GRUNDRISS
DER GESAMTEN CHIRURGIE

EIN TASCHENBUCH FÜR STUDIERENDE UND ÄRZTE

ALLGEMEINE CHIRURGIE · SPEZIELLE CHIRURGIE
FRAKTUREN UND LUXATIONEN · OPERATIONSKURS
VERBANDLEHRE

VON

PROFESSOR DR. ERICH SONNTAG

DIREKTOR DES CHIRURGISCH-POLIKLINISCHEN INSTITUTS
DER UNIVERSITÄT LEIPZIG

VIERTE
VERMEHRTE UND VERBESSERTE AUFLAGE

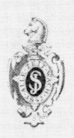

Springer-Verlag Berlin Heidelberg GmbH 1937

ISBN 978-3-662-36088-0   ISBN 978-3-662-36918-0 (eBook)
DOI 10.1007/978-3-662-36918-0

Vorwort zur ersten Auflage.

Vorliegender „Grundriß der Chirurgie" entstand auf Anregung des Verlegers. Ihm danke ich auch an dieser Stelle für sein weitgehendes Entgegenkommen, welches den Druck des Buches unter den erschwerenden Verhältnissen der Jetztzeit ermöglicht hat.

Der Zweck des Buches ist die Darstellung der gesamten Chirurgie in Form eines kurzgefaßten Grundrisses, welcher dem Mediziner, vor allem dem studierenden, ein Kompendium für das Studium, ein Vademecum für den Unterricht und ein Repetitorium für das Examen in Form eines Taschenbuches bieten soll.

Die Lehr- und Handbücher der Chirurgie haben einen derartigen Umfang angenommen, daß sie für die genannten Zwecke nicht handlich genug sind. In dieser Beziehung soll das Taschenbuch ergänzend eintreten. Keinesfalls aber kann und soll es jene ersetzen, d. h. ihr Studium entbehrlich machen. Es will für den Anfänger lediglich in dem umfangreichen Gebiete der Chirurgie einen Leitfaden geben, welcher das praktisch Wichtige heraushebt, damit es bei dem Studium als solches erkannt, bei der Wiederholung dem Gedächtnis eingeprägt und bei dem klinischen Unterricht durch vom Leser hinzugefügte Einzel- und Besonderheiten ergänzt werden kann, ohne daß im letzteren Falle durch das Mitschreiben die Aufmerksamkeit vom Vortrag abgelenkt wird.

Aufgenommen wurde in den Inhalt das gesamte Gebiet der Chirurgie, wie es auf der Hochschule gelehrt wird, also: 1. allgemeine, 2. spezielle Chirurgie, 3. Frakturen und Luxationen, 4. Operationskurs, 5. Verbandlehre, dabei auch nach Möglichkeit in den Text eingeflochten: Geschichte der Chirurgie, Kriegschirurgie, Unfallkunde, Orthopädie, Röntgenlehre, Urologie usw.

Bei diesem Umfange des Stoffes konnte auf Einzelheiten und Beispiele, so lehrreich solche sind, nicht eingegangen werden. Auch mußte für ein Taschenbuch der Telegrammstil gewählt werden; oft sind nur Schlagworte gegeben. Manches wurde freilich aus didaktischen Gründen ausführlicher behandelt. Das wissenschaftliche Beiwerk ließ sich bei einem Studentenbuche nicht entbehren, zumal es zum Verständnis unbedingt erforderlich ist. Überhaupt wurde Wert darauf gelegt, daß der Leser nicht nur Tatsachen, sondern auch deren Begründung und selbständige Beurteilung empfängt. Nur das allgemein Anerkannte und Geklärte wurde aufgenommen, das im Stadium des Versuches oder der Diskussion noch Stehende aber fortgelassen, höchstens angedeutet. Unter tunlichster Ausschaltung einseitiger Beurteilung wurde möglichst allen anerkannten Anschauungen Rechnung getragen. Naturgemäß herrschen die Lehren der Payrschen Schule vor, in welcher Verfasser seine Fachausbildung erhalten hat. Auch sind dem Buch diese Anschauungen und Erfahrungen zugrunde gelegt, ohne daß dies immer ausdrücklich vermerkt werden konnte. Ein ausführliches Inhaltsverzeichnis und Register erschien zum handlichen Gebrauche notwendig; dagegen mußte von Abbildungen, auch schematischen, so sehr sie das Verständnis erleichtern, vorläufig Abstand genommen mit Rücksicht auf Preis, Umfang und Herausgabe des Buches. In allen erwähnten Punkten sei auf die Lehrbücher verwiesen.

Auf Originalität macht der Grundriß keinen Anspruch; er stellt vielmehr großenteils einen Auszug aus den gebräuchlichsten Lehrbüchern der Chirurgie dar; zum eingehenden Studium seien diese daher empfohlen; um ihre Benutzung zu erleichtern, wurde ihr Lehrgangsplan auch für dieses Taschenbuch eingehalten. Von den benutzten Büchern seien vor allem genannt: Lexers Allgemeine Chirurgie, Handbuch der praktischen Chirurgie und die verschiedenen Lehrbücher der speziellen Chirurgie, Helferichs Atlas der Frakturen und Luxationen, Schmiedens Operationslehre und Hoffas Verbandlehre. Beim Unfallrentenschema wurde Linigers „Rentenmann" zugrunde gelegt.

Ähnliche Bücher wie das vorliegende (sog. „Repetitorien" der Chirurgie) sind zwar schon in der Literatur vorhanden; die meisten sind aber teils veraltet, teils sind sie einem besonderen Teile der Chirurgie oder einem bestimmten Zwecke bestimmt. Daher erscheint die Herausgabe des vorliegenden Grundrisses nicht überflüssig.

Es war kein geringes Unternehmen, welches sich der Verfasser zur Aufgabe machte, indem er das große Gebiet der Chirurgie in einem kurzen Grundriß vollständig, allgemeingültig und leichtfaßlich darzustellen versuchte. Verfasser ist sich bewußt, daß manche Lücken, Ungleichmäßigkeiten und Irrtümer zu finden sind und bittet um Nachsicht, vor allem aber um Ratschläge zur Verbesserung.

Leipzig, Ostern 1920.   Der Verfasser.

Vorwort zur vierten Auflage.

In der neuen Auflage sind die Fortschritte der letzten 5 Jahre auf dem Gebiete der Chirurgie berücksichtigt unter Benutzung der mittlerweile erschienenen Abhandlungen sowie Lehr- und Handbücher.

Änderungen und Ergänzungen erfuhren fast alle Abschnitte, vor allem die 1. aus der allgemeinen Chirurgie über Aseptik und Anästhetik (Vinethenrausch, Schlafmittelnarkosen, Spinalalgesie u. a.) sowie Blutstillung und -ersatz, 2. aus der speziellen Chirurgie über Hirn, Kiefer, Lungen, Wirbelsäule, Prostata u. a. sowie betr. Hämorrhoiden und Varicen (Injektionstherapie!), 3. aus Frakturen und Luxationen über Einrichtung in Distraktionsapparaten und Osteosynthese sowie Behandlung von Kiefer- und Schenkelhalsbrüchen, 4. aus der Operationslehre über Unterbindungen und Beinabsetzung, 5. aus der Verbandlehre über Knochendrahtextension. Aufgenommen wurden auch Bemerkungen über einige mittlerweile besser erkannte Krankheitsbilder: Bürgersche Krankheit, Muskelzugverletzungen, Ewing-Sarkom, Osteodystrophia deformans und cystica, unspezifische Knochennekrosen im Wachstumsalter, Chondromatose, Lipogranulomatose, Agranulocytose, Lymphogranulomatosis inguinalis, Rattenbißkrankheit u. a. Der Abschnitt über Unfallversicherung ist etwas umgearbeitet. Der Frage der Vererbung wurde bei den einzelnen Krankheiten besondere Aufmerksamkeit geschenkt, soweit die in den letzten Jahren mit besonderem Eifer betriebenen Forschungen Verwertbares ergeben haben. Vitamine und Hormone fanden mehr Beachtung. Die Blutkörperchensenkungsprobe wurde öfter erwähnt. Auch wurde Rechnung getragen der zunehmenden Zurückhaltung in der operativen Anzeige und der Wertschätzung natürlicher, auch physikalischer und diätetischer Heilverfahren, soweit dies nicht schon in den früheren Auflagen geschehen ist, ebenso der Bedeutung der Geschichte.

Im übrigen blieb das Buch in seiner Anlage aus den im Vorwort der früheren Auflagen angeführten Gründen auch diesmal unverändert; vor allem wurde absichtlich beibehalten der Verzicht auf bildliche Veranschaulichung und auf erzählende Darstellung; der Gebrauch von Fremdwörtern wurde weiter eingeschränkt, aber nicht unterdrückt, zumal wenn er die im Interesse von Preis und Handlichkeit des Büchleins wünschenswerte Kürze ermöglichte; dagegen erschien wie früher ein ausführliches Inhalts- und Sachverzeichnis unentbehrlich für ein Nachschlagebuch, welches übrigens kein Lehrbuch sein soll, ein solches auch nicht ersetzen kann.

Für die zahlreichen Anregungen, welche mir von Kollegen zugingen, danke ich auch an dieser Stelle und bitte mich auch weiterhin mit Ratschlägen unterstützen zu wollen.

Leipzig, Ostern 1937.   Der Verfasser.

Inhaltsverzeichnis.

Erster Teil: Allgemeine Chirurgie.

Zweiter Teil: Spezielle Chirurgie.

Dritter Teil: Frakturen und Luxationen.

Vierter Teil: Operationslehre.

Fünfter Teil: Verbandlehre.

Berichtigungsnachtrag.

S. 6, Zeile 19 v. o.: Bei dem Gazeschleier ist 2—4 fache Mullschicht neben
genügender Fadendichte erforderlich; am sichersten ist wohl ein
Schleier mit Cellophaneinlage (Kirschner). Auch ein besonderer
Rückenschutz des Ärztemantels kann ratsam sein.

S. 38, Zeile 23 v. o.: oder Meropitan (Hypophysenhinterlappen-Hormon).

S. 77, Zeile 18 v. o.: gesamte Blutmenge $3^1/_2$—5 l.

S. 81, Zeile 29 v. o.: Auch (frisch entnommenes) Leichenblut ist verwendbar.

S. 125, Zeile 17 v. u.: Neben 5% Tanninlösung wird gelobt Eisenchloridtinktur
mit 2 Teilen Wasser nebst $^1/_{100}$ Natriumhydroxyd, auch starker Tee-
aufguß.

S. 155, Zeile 10 v. u.: auch Arthrosis dissecans oder aseptische Epiphysennekrose genannt. Sequester kann frei oder gestielt sein. Unfallzusammenhang fraglich, ja unwahrscheinlich.

S. 156, Zeile 40 v. o.: Im Röntgenbild finden sich anfangs Knochenauflagerungen und Schleiffurchen sowie Kantenablösung der Gelenkenden.

S. 208, Zeile 16 v. u.: Bei Sepsis (ebenso wie bei Lungenabsceß) 15—$33^1/_3$%
Alkohol 10—40 ccm intravenös.

S. 210, Als Gasbranderreger gelten heute Bac. emphysem., oedem. maligni,
Pararauschbrandbacillus und Bac. histolyticus, und zwar in absteigender Häufigkeit und oft gemischt. Dementsprechend ist ein polyvalentes Serum prophylaktisch und therapeutisch angezeigt.

S. 213, Zeile 1 und 31 v. o.: bzw. Kreislaufmittel.

S. 214, Zeile 19 v. u.: Zickzackstreifen,

S. 216, Zeile 29 v. o.: Bulbärparalyse,

S. 217, Zeile 8 v. u.: Bodenverseuchung.

S. 225, Zeile 7 v. u.: Pyoctanin.

S. 226, Zeile 1 v. o.: Ephetonin.

S. 335, Zeile 11 v. o.: Bei Schädelverletzungen sei man vorsichtig mit Morphium; besser ist Brom und Calcium.

S. 339, Zeile 10 v. u.: Ganz überwiegend (über 75%) handelt es sich um genuine, also erbliche Epilepsie.

S. 341, Zeile 28 v. u.: Operation bei traumatischer Epilepsie ist keineswegs erfolgsicher.

S. 351, Zeile 10 v. u.: meist gutartig und operabel; ca 10%: Neurinome.

S. 353, Zeile 5 v. o.: sog. Meningeom; ca 10%; in der Regel gut operabel.
Zeile 19 v. u.: Lindausche Tumoren sind für Operation geeignet.

S. 358, Zeile 28 v. o.: Hypophysenadenome betreffen Erwachsene und Hypophysengangtumoren Jugendliche.

S. 541, Zeile 3 v. u.: Wirbelbogenbruch mit gleichzeitiger Wirbelverschiebung.

S. 572, Zeile 19 v. o.: unter Einschneiden der Rekti (Witzel-Janssen).
Am besten ist wohl die Einpflanzung der Harnleiter (einer nach dem
anderen mit mehrtägigem Zwischenraum) in das Sigma (Mayo-
Walther) unter Verwendung des Verfahrens von Coffey, während
die Blasenrändervernähung ein kompliziertes Operationsverfahren darstellt und keine Kontinenz ergibt.

S. 767, Zeile 23 v. u.: soweit nicht bei einfacher Hautkontraktur die Säge-
plastik nach Morestin genügt.

S. 784, Zeile 9 v. u.: Neben Zerklopfen wird bei Ganglion empfohlen multiple
Punktion nebst Ausdrücken und Druckverband.

S. 940, Zeile 20 v. u.: Die Fischerche Fraktur entsteht wohl meist durch
Sturz auf den Handrücken und ist erkennbar im seitlichen Röntgenbild.

S. 950, Zeile 3 v. o.: Schenkelhalsnagelung ist nicht angezeigt bei ungünstigem
allgemeinem oder örtlichem Zustand; auch droht Kopfnekrose.

S. 961, Zeile 1 v. o.: dazu Bewegungsschmerz bei Abduktion oder bei Drehung in stumpfwinkliger Beugung. Ruhigstellung erfolge für 3—12 Wochen (je nach der Schwere der Verletzung). Operativ ist am besten
Muskel-(Vastus-)plastik.

Erster Teil.

Allgemeine Chirurgie.

1. Abschnitt: Aseptik.

Begriff.

Asepsis ist die Verhütung der Wundinfektion durch Fernhalten der Krankheitserreger oder durch deren Abtöten an allen Gegenständen, welche mit der Wunde in Berührung kommen, und zwar mittels physikalischer Mittel (Hitze: kochendes Wasser oder gespannter Wasserdampf); Antisepsis ist die Abtötung der Krankheitserreger in der Wunde oder in den mit der Wunde in Berührung kommenden Dingen, und zwar mittels chemischer Mittel (Sublimat, Lysol, Zephirol, Valvanol usw.).

Aseptisch = keimfrei; antiseptisch = keimwidrig.

Desinfizieren heißt einen Gegenstand in einen Zustand versetzen, daß er nicht mehr infizieren kann; Sterilisieren heißt einen Gegenstand vollkommen keimfrei machen, so daß er also frei ist von allen lebenden Mikroorganismen (Lebens- und Dauerformen). Letzteres ist in der Praxis nicht immer möglich, jedenfalls nur an totem Material; man muß sich also oft mit ersterem begnügen (s. u.).

Geschichtliches.

Vor Einführung der Anti- und Asepsis waren die Wunden, offene Knochenbrüche, Operationen (z. B. Amputationen) und vor allem Kriegsverletzungen häufig von örtlicher und allgemeiner Eiterinfektion, Erysipel, Hospitalbrand, Tetanus usw. gefolgt, so daß man im wesentlichen nur Notchirurgie trieb und u. a. bei offenen Knochenbrüchen gern primär amputierte sowie die subcutanen Operationen (z. B. die subcutane Achillotenotomie) erfand; damals starben von offenen Knochen-, spez. Oberschenkelbrüchen über die Hälfte und von großen Operationen (Kropf-, Mamma- u. a. Operationen) auch fast die Hälfte (noch bei Billroth starben an Sepsis von offenen Knochenbrüchen 60% und von 5 Mammaamputationen mindestens 1).

Schon der Deutsche Ignaz Semmelweis (in den 40er Jahren des 19. Jahrhunderts) erkannte die Bedeutung der Kontaktinfektion, d. h. die Tatsache, daß oft die Hände des Operateurs die Wundinfektion übertragen, und zwar auf Grund einer bedeutenden Erkrankungs- und Sterblichkeitsdifferenz an Wochenbettfieber bei zwei Gebärabteilungen eines Wiener Krankenhauses, auf deren einer die Schwangeren durch Studenten untersucht wurden, welche mit anderen Kranken und mit Leichen in Berührung gekommen waren, auf deren anderer dies nicht statthatte sowie auf Grund gleicher Klinik- und Sektionsergebnisse der an Kindbettfieber verstorbenen Frauen und sonstigen an Sepsis verstorbenen Personen, auch eines befreundeten Kollegen, welcher nach einer Fingerverletzung bei einer solchen Sektion verstorben war. Er bezeichnete die Arzthände und Instrumente als hauptsächliche Krankheitsvermittler und forderte schon Chlorwaschungen.

Der englische Chirurg Lister (1867—1871), angeregt durch Pasteurs Entdeckung (1861) von den lebenden, der Außenwelt, spez. der Luft entstammenden Pilzen als Ursache von Gärungen und Zersetzungen organischer Massen, erkannte, daß die Wundinfektionen eine ähnliche Ursache haben und verwandte zur Desinfektion die 1860 von dem Pariser Apotheker Lemaire aus dem Steinkohlenteer gewonnene und 1863 von dem Italiener Bottini bei der Wundbehandlung benützte Carbolsäure, und zwar 5%ig für Wunden, Haut und Operationshände, Instrumente, Wundschwämme, Verband-, Naht- und Unterbindungsmaterial, sowie 2$\frac{1}{2}$%ig für die Luft des Operationssaales mittels Zerstäubungsapparates („Karbolspray"); 1867 veröffentlichte er seine glänzenden Erfolge bei 10 offenen Knochenbrüchen ohne Todesfall. Mit der weiteren Einführung der Listerschen antiseptischen Wundbehandlung, deren Einführung in Deutschland wir Thiersch, Volkmann, Nußbaum u. a. verdanken, kam es dann freilich zum Massenverbrauch der Carbolsäure spez. auch an der Wunde (welch letztere Lister selbst allerdings nicht mit Carbolsäure berieselte, vielmehr mit dem carbolgetränkten Okklusivverband behandelte).

Die antiseptische Wundbehandlung bedeutete den größten Fortschritt in der Chirurgie; sie eröffnete um die Mitte des vorigen Jahrhunderts im Verein mit der Anästhesie und der Blutleere eine neue Ära: die der modernen operativen Chirurgie.

Das Listersche Verfahren nahm rasch seinen Siegeszug durch die Welt, mußte aber bald einem vollkommeneren Platz machen: An die Stelle der mit Gewebsschädigung und mit Vergiftungsgefahr (Sublimat- und Carbolvergiftung!) verbundenen Antisepsis, d. h. Abtötung der Infektionserreger mit chemischen Mitteln (Carbolsäure, später Sublimat, Jodoform, Salicylsäure, Borsäure u. a.) trat um 1886 (Dampfdesinfektion!) die Asepsis, d. h. die Vermeidung der Infektionsmöglichkeit durch Reinlichkeit und Desinfektion aller mit der Wunde in Berührung kommenden Gegenstände, spez. Sterilisation des Operationsmaterials, und zwar auf physikalischem Wege (durch Auskochen und durch Behandlung im strömenden Wasserdampf, nachdem schon Pasteur 1874 die Verbandstoffe durch Hitze und Buchner 1878 die Instrumente durch Auskochen keimfrei zu machen gelehrt sowie Neuber 1884—1886 die Antiseptika durch keimfreie Kochsalzlösung ersetzt hatte. Gegenüber der Kontaktinfektion wurde gleichzeitig die Luftinfektion als wenig bedeutungsvoll erkannt; als besonders gefährlich haben zu gelten die vom Kranken stammenden Keime; überhaupt spielt die Virulenz der Erreger und die Widerstandskraft des Gewebes eine beachtenswerte Rolle. Der Fortschritt der Wissenschaft baute sich u. a. auf der Entdeckung sowie Züchtung und Isolierung der meisten Krankheitserreger auf, welche in diesen Jahren vor allem dank den Arbeiten von Rob. Koch (1881) und seinen Schülern gelang.

Bahnbrechend wirkte u. a. v. Bergmann, welcher durch seine berühmt gewordenen Knieschüsse aus dem russisch-türkischen Kriege (1877/78) zeigte, daß man schon bei sauberem Wundverband und bei sorgfältiger Ruhigstellung durch Gipsverband, auch ohne antiseptische Maßnahmen, welche im Felde durchzuführen nicht immer möglich war, gute oder vielmehr noch bessere Resultate erzielt (von 15 starb 1, während sonst bei Knieschüssen die Sterblichkeit das Zehnfache betrug). Er und sein Assistent Schimmelbusch (Instrumentenkocher und Verbandstofftrommel s. u.) machten sich in den Jahren 1886—1891 um die Durchführung der Asepsis besonders verdient.

Aseptische Vorbereitung (Sterilisation bzw. Desinfektion).

Die Aseptik ist neben Anästhetik und Blutsparung der wichtigste Grundpfeiler der operativen Chirurgie. Ideal ist Sterilisation durch Abtötung aller, auch harmloser Krankheitserreger; doch ist tatsächlich, auch unter den günstigsten Verhältnissen des Krankenhauses eine solche nicht immer erreichbar, sondern oft nur Desinfektion möglich. Von den verschiedenen Dingen ist das

„tote" Material, nämlich Instrumente und Verbandstoffe durch genügende Hitze unter Voraussetzung sachgemäßen Vorgehens einschl. ständiger Überwachung völlig keimfrei zu werden, wenn dies aber in der Allgemeinpraxis auch keineswegs immer gelingt. Dagegen lassen sich an Operateur und Operationsfeld, welche ja die zur Sterilisation erforderliche Hitze nicht vertragen, die Keime nicht gänzlich abtöten, sondern nur vermindern und abschwächen bzw. unschädlich machen. Dementsprechend heilen nicht alle Operationen primär, sondern es kommt in einem gewissen Prozentsatz (1—3%) zu mehr oder weniger bedenklicher Infektion mit Fadeneiterung, Absceß, Phlegmone, Sepsis usw. Von größter Gefährlichkeit ist dabei der Arzt, und zwar dessen Hand (wichtig ist daher Noninfektion und Abstinenz neben Desinfektion!), und in zweiter Linie dessen Luftwege (wichtig ist daher stummes Operieren neben Mundschutz!); demgegenüber ist die Gefahr von seiten des Operationsfeldes viel geringer (außer bei zufälligem Infektionsherd an Haut oder Tiefengewebe) ebenso wie von seiten des Naht- und Unterbindungsmaterials (Catgut!).

A. Körperoberfläche.

a) Operateur, spez. dessen Hände und b) Patient, spez. Operationsfeld; beide sind nicht absolut, sondern nur relativ sterilisierbar, da physikalische Sterilisation durch Auskochen unmöglich ist und die Haut eine unregelmäßige Oberfläche mit mannigfachen Unregelmäßigkeiten, spez. Vertiefungen und Poren sowie Haarbälgen und Schweißdrüsen besitzt.

a) Operateur und dessen Gehilfen, spez. deren Hände.

„Händedesinfektion." (Von der Gewissenhaftigkeit des Arztes hängt u. U. das Leben des Patienten ab!)

I. Prophylaxe. Das Wichtigste bei der Händedesinfektion ist nicht etwa nur das Waschen, sondern nicht zuletzt die Hautpflege und die Noninfektion bzw. Abstinenz!

1. Hautpflege. Desinfizierbar sind nur gepflegte, d. h. glatte und weiche Hände; rissige Hände sind Bakterienbrutstätten; deshalb empfiehlt sich Waschen der Hände mit milder Seife, weicher Bürste und nicht zu heißem Wasser und Einfetten mit Glycerin oder Lanolin, Quinbo, Niveacreme od. dgl. spez. nach den Operationen, sowie sorgfältige Behandlung auch der kleinsten Verletzung durch Betupfen mit Jodtinktur usw., bei empfindlicher Haut auch Vorsicht mit Schmierseife, scharfen Bürsten, Sublimat usw.; mit milden Seifen, weichen Bürsten und schonenden Desinfizientien erreicht man das Beste.

2. Noninfektion bzw. Abstinenz. „Nichtinfizieren ist besser als desinfizieren." (Semmelweis) oder „Man soll im gewöhnlichen Leben Handschuhe tragen, um sie zur Operation auszuziehen" (Kocher). Von größter Gefährlichkeit ist die Kontaktinfektion, und die gefährlichste Infektionsquelle ist die Arzthand, da sie mit hochgezüchteten Krankheitskeimen in Berührung kommt. Noninfektion bedeutet Schutz vor Berührung mit infektiösen Stoffen; daher soll bei unreinen Verbänden, Untersuchungen und Operationen nichts mit den Händen, sondern nur mit Instrumenten (Pinzetten) bzw. Tupfern angefaßt werden; am besten dabei Gummihandschuhe; auch diese oder wenigstens Condomfingerlinge, im Notfall auch Salbenüberzug bei Untersuchung der Körperöffnungen (Mundhöhle, Mastdarm, Scheide) und bei Anfassen von Präparaten. (Der beste Schutz in allen unsauberen Fällen ist der Gummihandschuh!) Dabei ist zu beachten, daß die Krankheitserreger nicht nur in unreinen Wunden haften, sondern oft weithin über Körperoberfläche, Verband, Gerät und Wäsche sowie Operationsraum und -einrichtung verstreut sind. Bei trotzdem erfolgter Infektion der Hände sind diese sofort und gründlichst mechanisch und chemisch zu desinfizieren, außerdem evtl. Vollbad, sowie Wäsche- und Kleiderwechsel; bei Vornahme mehrerer Operationen sei deren Reihenfolge entsprechend der Asepsis; vor aseptischen keine septischen Operationen oder septischen Verbandwechsel; getrennte Räume mit getrenntem Instrumentarium, Waschapparat, Rasiermesser, Gummihandschuhen und Personal für aseptische und septische Operationen sowie für Unfallverletzungen. Eiter usw. ist in Schalen aufzufangen, Tupfer in Eimer zu werfen (nichts auf den Boden!), Seife, Bürste, Waschschalen usw. nicht mit eiterbeschmutzten Händen anzufassen und nicht von mehreren Personen zugleich zu benutzen.

Abstinenz: Eitrige Prozesse an Händen und Armen, z. B. infizierte Schrunde, Wunde, Furunkel, Ekzem (auch bei Gummihandschuhschutz), desgl. Schnupfen, Halsentzündung, Bronchitis u. dgl. (auch bei Mundschutz) schließen aseptische Operationen aus; bei mit Eiter oder Leichenmaterial infizierten Händen ist eine Karenzzeit von 24—48 Stunden ratsam, es sei denn daß die Hände durch Gummihandschuhe zuverlässig geschützt waren.

II. Desinfektion. Vorbereitung: Bad, reine Wäsche und weißleinener Operationsanzug, sonst Ablegen von Rock und Weste sowie Aufstreifen der Hemdärmel bis über den Ellbogen; keine Ringe; Kopf- und Barthaar kurz gehalten und oft gereinigt, bei Frauen glatt gescheitelt und mit Haube, Binde od. dgl. gedeckt; statt Klemmer Brille; Nägel gekürzt (höchstens 2—3 mm lang); Mundspülen; undurchlässige Schürze aus Gummi oder Billrothbattist; Schuhe abstreichen und hohe Gummischuhe anlegen (Straßenschmutz!).

Händedesinfektion: Gewöhnlich nach Fürbringer bzw. nach Ahlfeld (nach letzterem ohne Nachbehandlung mit Desinfektionsmittel: sog. „Heißwasseralkoholmethode"):

1. 10(—20) Minuten (nach der Uhr bzw. Sanduhr; im Sitzen) zwecks Entfernung des oberflächlichen Schmutzes chemisches und mechanisches Reinigen der Hände und Vorderarme mit Wasser (fließend, andernfalls mehrmals gewechselt, genügend warm, mit kräftigem Strahl oder Brause), Seife (stets frisch; mild, und zwar neutral, evtl. alkalisch; wirksamer, aber angreifender ist die grüne oder Schmierseife oder Zusatz von Quarzsand [Sänger] oder von Marmorstaub [Schleich]) und Bürste (aus Holz sog. Wurzelbürste, nicht zu grob, stets frisch, ein- oder mehrmals gewechselt, nach Gebrauch ausgekocht oder besser trocken im Autoklav sterilisiert und in Sublimatlösung oder besser trocken in sterilem Behälter oder Leinwandsäckchen aufbewahrt) bzw. Luffa oder Gummischwamm (ausgekocht!) oder Gazelappen (steril!). Waschen systematisch und gründlich unter besonderer Berücksichtigung von Nagelfalz und -raum, Daumen- und Kleinfingerballen, Gelenkfalten, Streckseiten, Zwischenfingerflächen, Hohlhandfurchen und Vorderarmaußenseite; Nägel nicht bloß vor- und nachher, sondern während des Waschens mehrmals reinigen mit Nagelreiniger (aus Metall, ausgekocht, trocken in steriler Schale; stumpf, da sonst Gefahr der Verletzung!); öfters, namentlich zum Schluß Hände mit reichlich fließendem Wasser abspülen und abtrocknen mit sterilem rauhem Tuch (Handtuch oder Kompresse).

2. 3—5 Minuten abspülen und abreiben mit Bürste oder besser Mullappen in 70%igem (60—80%igem) Alkohol, evtl. mit Zusatz von Jodtinktur, Aceton, Salpetersäure, Tannin, Seife u. dgl.; Zweck: mechanische Reinigung, Entwässerung, Entfettung und Härtung (Gerbung) der Haut. Alkohol wirkt zwar gerbend und desinfizierend, aber nicht sterilisierend; daher empfiehlt sich Zusatz oder Anfügen eines Antisepticum, welches auch ohne Alkohol genügen kann, wenn es stark wirksam ist, z. B. Zephirol (billiger). Propylalkohol ist wirksamer, aber teurer als Äthylalkohol. Recht gut und preiswert ist auch Seifenspiritus (s. u.).

3. Evtl. noch 3 Minuten abspülen und abreiben in 1⁰/₀₀iger Sublimat- oder besser (schonender!) in 2—3⁰/₀₀iger Sublaminlösung, auch in Lysol, Lysoform, Chlormetakresol, Hydrarg. oxycyanat., Sagrotan, Valvanol, Zephirol, Clorina u. dgl.; evtl. während des Operierens wiederholen. Zweck: Sicherung der Desinfektion durch eine Imprägnierung der Haut mit einem Anti-

septicum, da die Alkoholwirkung mit der Zeit aufhört, namentlich wenn die Haut mit Wasser, Blut usw. benetzt wird. Bei empfindlicher Haut fortzulassen, vorausgesetzt daß die Hände vorher nicht infiziert waren; zuvor sorgfältige Abspülung der Hände von Seife, welche infolge unlöslicher Verbindung mit Sublimat sonst dessen Unwirksamkeit bedingt! Die Sublimatlösung wird am einfachsten hergestellt mit v. Angerers Sublimatkochsalzpastillen, deren Kochsalzgehalt ($^1/_2$) die Zersetzung durch die Alkalien des Leitungswassers verhütet und deren rote (Eosin-)Färbung die Unterscheidung gegenüber anderen Lösungen bzw. Wasser ermöglicht; die Pastillen enthalten 1 g Sublimat, 1 g Kochsalz und geben mit 1 l Wasser eine $1^0/_{00}$ige Sublimatlösung.

Ausnahmsweise, und zwar in eiligen Fällen (z. B. in der Kriegs- und Außenpraxis) genügt evtl. die abgekürzte oder Schnelldesinfektion durch 5—10 Minuten langes Abreiben der Hände mit einfachem Spiritus (70%ig) bzw. Brennspiritus (90%ig) oder Hartspiritus (Festalkohol), Seifenspiritus: Rp. 10,2 Kaliseife, 0,8 Olivenöl, 1,0 Glycerin, 43,0 Alkohol und 45,0 Wasser (v. Mikulicz), Salpetersäure(0,5%ig)alkohol (Schumburg) oder Acetonalkohol 1:2 (v. Herff) oder Tanninalkohol (Zabludowski), Dijozol bzw. Dijozolseife oder Jodbenzin (Heusner: Rp. 1 Jod, 250 Paraffinöl und 750 Benzin, herzustellen durch Stammlösung von 10 Jod mit etwas Schwefeläther und 90 Benzin; Vorsicht wegen Feuergefährlichkeit!). Formalinspiritus (Borchers) wird nicht durchwegs vertragen ebenso wenig wie Jodtinktur.

Weitere Vervollkommnung der Händedesinfektion mittels Vorbereitung im Wasserdampf, um die tiefergelegenen Keime heraufzubefördern und abzutöten, wird von manchen Autoren empfohlen, namentlich für länger dauernde Operationen, hat sich aber nicht eingebürgert, zumal dadurch die tiefergelegenen Keime nur heraufbefördert, also vermehrt werden.

Wegen der Unmöglichkeit absoluter Sterilisation der Hände empfiehlt sich, wenn irgend möglich, der Gebrauch von Gummihandschuhen (nahtloser Condomgummi: Halsted, Zoege v. Manteuffel, Friedrich), und zwar: a) bei septischen Operationen, Untersuchungen und Verbänden; hier prophylaktisch zum Schutz der später zu operierenden Kranken, auch zum Schutz des Arztes vor Selbstinfektion (dicke!); b) bei aseptischen Operationen (dünne sog. Condomhandschuhe!). Zweckmäßigerweise werden getrennte Gummihandschuhe benutzt für aseptische und septische Operationen; am besten sind geflickte Handschuhe auszuschließen. Nach dem Gebrauch Reinigen (am besten an der Hand, also vor dem Abstreifen!), Einlegen in Sublimat- oder Lysollösung $^1/_2$ Stunde, gründlich waschen, zum Trocknen aufhängen, nach zwölf Stunden umgedreht nochmals trocknen, auf Durchlässigkeit prüfen durch wustförmiges Aufblasen der Handschuhe, bei Defekt flicken durch Aufsetzen von Stücken zerrissener Handschuhe mittels Handschuhleims (Paragummilösung), mit Wattebäuschchen aufspreizen, in Fließpapier oder Mullkompresse einschlagen und in gespanntem Dampf bei 120⁰ sterilisieren (weniger verträglich ist Auskochen in Wasser oder Sodalösung). Anziehen steril, d. h. ohne Fingerberührung auf die sorgfältig getrocknete und mit sterilem Talk, Vasenol od. dgl. oder besser, falls es vertragen wird, mit dem (4%igen) formalinhaltigen, daher antiseptischen und antihidrotischen Vasoform bzw. Silberpulver (Cumasina) gepuderte Hand (nicht ratsam ist das Anziehen aus einer Flüssigkeit, z. B. aus phys. steriler Kochsalzlösung wegen der Hautmaceration und wegen des sog. „Handschuhsaftes"). Vor dem Anziehen der Gummihandschuhe wird zur Hautpflege Einfetten der Hände mit steriler Salbe empfohlen. Nachteile der Gummihandschuhe: Teuer und zerreißlich; aus Rissen (häufig bei Knochenoperationen!) droht Überschwemmen des Operationsgebietes mit den unter dem Handschuh befindlichen und evtl. vermehrten Hautkeimen („Handschuhsaft"); daher empfiehlt sich zuvor, wie sonst, sorgfältige Händedesinfektion und trockenes Anziehen der Handschuhe, bei Defekt Wechseln der Handschuhe, evtl. Überziehen von Zwirnhandschuhen, dies spez. bei Knochensowie Bauchoperationen.

Gummihandschuhersatz: Undurchlässiger Überzug von Harzlösung z. B. Chirosoter oder Dermagummit: billiger, aber unsicherer, weil leichter verletzbar, auch beim Schwitzen sich ablösend, daher verlassen.

Zwirnhandschuhe (v. Mikulicz). a) Allein nur ausnahmsweise, dann bei Durchfeuchtung oder bei Infektion zu wechseln, b) häufiger über Chirosoter oder Gummihandschuh, z. B. bei Knochenoperationen (hier zum Schutz der gefährdeten Gummihandschuhe), bei Bauchoperationen (hier zum besseren Halten der schlüpfrigen Eingeweide, spez. Därme, Leber usw.), ferner beim Herrichten von Verbandstoffen und beim Gipsen; auch hier sind die Zwirnhandschuhe zu wechseln bei Beschmutzung oder Durchfeuchtung sowie bei längerer Operation.

Sterile Operationskleidung, und zwar: Operationsmantel (mit langen Ärmeln bis zum Handgelenk, evtl. dazu Trikotmanschetten und mit Rückenschluß, durch Hilfspersonen zu besorgen) und Mundtuch (aus zwei- oder mehrfacher Gaze, ratsam gegen Tröpfcheninfektion durch Sprechen und Husten, spez. bei Katarrh der oberen Luftwege), evtl. außerdem Kopfmütze bzw. Ganzschleier (Schleier über den ganzen Kopf als Mund- und Kopftuch zugleich mit gesäumtem Augenschlitz und im Hinterkopf verknüpfbaren Bändern an den Enden des Schlitzes). Evtl. besonderer Rückenschutz.

Sonstige Verhaltungsmaßregeln: Nach beendeter Desinfektion jede Berührung nichtsteriler Gegenstände, spez. des eigenen Körpers (z. B. des Gesichtes) vermeiden; möglichst wenig sich unterhalten und möglichst wenig sich bewegen sowie möglichst „stumm operieren"; nicht in die Wunde husten, niesen usw.; Schweiß abtrocknen lassen. Bei Berührung mit nichtsterilen Gegenständen (z. B. durch Anstreifen) Desinfektion erneuern. Bei Berührung mit infektiösem Material (z. B. bei Eröffnung von Magen, Darm, Gallen- und Harnblase u. dgl.) Instrumente wechseln und Hände bzw. Gummihandschuhe in Sublimat- und dann in phys. steriler Kochsalzlösung abspülen und an sterilem Tuch abtrocknen, sowie evtl. Zwirnhandschuhe wechseln.

b) Patient, spez. Operationsfeld.

Vorbereitung: Evtl. sind einige Tage Krankenhausaufenthalt zur Vorbereitung der Desinfektion ebenso wie der Narkose notwendig. Nach erfolgter Stuhlentleerung (nicht zu spät und nicht zu energisch wegen Gefahr der Verunreinigung und Schwächung!) allgemeine Reinigung durch warmes Vollbad mit Seife und Bürste: abends zuvor (nicht am Operationstage selbst, sonst Hautaufweichung!); Haar gesäubert und bei Frauen geflochten (keine Nadeln!), bei Kopf- und Halsoperationen eingewickelt; Nägel gekürzt und gesäubert; Mund gespült; Zähne gebürstet, evtl. zahnärztlich gereinigt; evtl. Wunden mit Jodtinktur betupft; bei infizierter Wunde, Furunkel, Ekzem, Erysipel, Fistel u. dgl. Operation tunlichst aufschieben, und zwar mindestens für mehrere Wochen nach völliger Abheilung (vgl. Latente Infektion!), desgl. nicht Operieren bei Menses und bei Fieber; frische Leib- und Bettwäsche.

Operationsfeld gründlich abgeseift (unter besonderer Berücksichtigung von Nabel, Hautfalten u. dgl.), rasiert (zur mechanischen Abtragung der aufgelockerten Epidermisschicht, auch an haarlosen Stellen, aber nicht an den sehr langsam wachsenden Augenbrauen; getrennte Badewannen und Rasiermesser für aseptische und septische Fälle!), mit Äther und Alkohol desinfiziert und schließlich mit sterilem trockenem (nicht rutschendem) Verband bedeckt (feuchter antiseptischer, z. B. Sublimatverband, ist wegen Hautreizung nachteilig!).

Desinfektion (stets von der Mitte nach dem Rand; cave Verbrennung durch überschüssiges Desinfiziens, namentlich an Hautfalten und Aufliegestellen, sowie Abkühlung durch zu langes Bloßliegen oder Durchnässen!): Je zweimaliges Abwaschen durch Tupfer oder Wattestücke an Hand, Holzstäbchen, rostfreier Pinzette od. dgl. mit: 1. (zur Reinigung und Entfettung) Äther, Benzin od. dgl., 2. (zur Gerbung und Desinfektion) 70%igem Alkohol, 3. (zur Desinfektion) 5(—10) %iger Jodtinktur (nach Grossich; zur Schnelldesinfektion, z. B. bei frischen Verletzungen, evtl. auch allein genügend; am besten 10 Minuten vorher und nochmals unmittelbar vor der Operation; wegen Gefahr der Hautreizung (Dermatitis oder Ekzem mit anschließender Infektion: Erysipel usw.) statt 10%ige besser 5%ige und stets frische Lösung aus gut mit Glasstöpsel verschlossener Flasche, bei Hautplastik und überhaupt bei empfindlicher Haut (z. B. bei blond- und rothaarigen Personen und bei Kindern, sonst auch am Scrotum, Hals, Gesicht usw.) sowie bei Basedowkranken ersetzt durch Dijozol (reizloses Jodpräparat), auch durch 5%igen Thymol- bzw. 7,5%igen Tanninspiritus (durch einige Carbolfuchsinkristalle gefärbt) bzw. 5%igen Pikrinsäurespiritus bzw. Formalinspiritus (nicht immer verträglich) bzw. Malachit- oder Brillantgrünspiritus bzw. 10% Valvanolspiritus (nicht ganz reizlos; daher Vorsicht an den Genitalien und bei Benutzung von Silberfolie) bzw. 5—10 Bactolspiritus oder Heusners Jodbenzin; dieses auch allein genügend bei 5 Minuten langer Anwendung). Bei Schleimhäuten: trocken abtupfen; bei umschriebenem Eingriff, z. B. bei Schnitt oder bei Stich zur Lokalanästhesie und bei Eröffnen des Magen-Darmkanals, z. B. bei Gastroenterostomie, auch Jodtinktur aufstreichen; bei Operation in der Mundhöhle auch Ausspülung mit 3⁰/₀iger Wasserstoffsuperoxyd-, Menthoxol-, Kal.-permang.-, 2⁰/₀iger Bor- oder Boraxlösung usw., in Scheide und Mastdarm mit 3⁰/₀iger Lysol- oder 1⁰/₀₀iger Sublimat- bzw. 2—3⁰/₀₀iger Sublaminlösung (Gefahr der Sublimatvergiftung ist bei Schleimhautapplikation nicht ganz auszuschließen!).

Abdeckung. Nach Desinfektion in genügendem Umkreis: Abdecken des Operationsfeldes mit sterilen sog. ,,Abdecktüchern" (und zwar entweder mit einem einzigen großen ,,Schlitz"tuch oder besser mit mehreren, von allen Seiten umgelegten kleineren Tüchern, wobei keine Lücken gelassen werden dürfen und die Tücher nötigenfalls in mehrfacher Schicht zu legen sind; periphere Gliedabschnitte besser durch Säcke, sog. ,,Höschen"; Kopf durch ,,Mütze") und Befestigen der Tücher mittels Annähens oder mittels Anklemmens durch Hakenklemmen (sog. ,,Tuchklemmen", z. B. nach Backhaus; anzulegen zwecks anatomischer Orientierung an markanten Punkten, spez. solchen der Mittellinie, z. B. an Kinn, Jugulum, Schwertfortsatz, Nabel, Symphyse, Warzenfortsatz, Darmbeinstachel u. dgl.); daneben, spez. bei Operationen in Lokalanästhesie auch mittels Anklebens durch Mastisol; desgl. ist das Ankleben vorzuziehen evtl. bei Infektionen (sonst Stichinfektion!).

Abschluß infizierter Umgebung gegen das Operationsfeld (vor dessen Desinfektion, mit zu wechselnden Gummihandschuhen!): z. B. infizierte Wunde, exulcerierter Tumor, Geschwür, Fistel, Ekzem, Pustel u. dgl. mit Jodtinktur betupfen oder mit Thermokauter ausbrennen oder exzidieren und mit sterilem Köper- oder Guttaperchastoff mittels Mastisols zukleben oder (z. B. bei Darmfistel, ulceriertem Mammatumor, Mastdarmamputation) nach zirkulärer Hautumschneidung und Umkrempelung mit fortlaufender Naht zunähen; bei Mastdarmresektion After durch eine am Schluß der Operation wieder zu entfernende ringförmige Naht verschließen; bei Operation in der Nähe von Scheide und Mastdarm diese durch angenähtes oder angeklebtes Tuch bzw. wasserdichten Stoff abschließen; in der Nähe des Mundes, z. B. bei Strumektomie, durch ein um Kinn-Hinterhaupt fest umgestecktes zusammengefaltetes Handtuch oder durch Drahtbügel, sog. ,,Narkosebügel" (nach Kocher); an den Extremitäten, z. B. bei Amputation wegen Sepsis oder Gangrän, den ganzen peripheren Gliedabschnitt einwickeln mit steriler Kompresse und Binde, durch Ankleben oder Anklemmen gut befestigt.

B. Operationsmaterial.

a) Instrumente, b) Naht- und Unterbindungsmaterial, c) Tupfer und Verbandstoff, sowie Operationswäsche (sämtlich absolut sterilisierbar, und zwar auf physikalischem Wege!).

a) Instrumente

(möglichst glatt, einfach und aus einem Stück, ganz aus Metall, spez. ohne Holz-, Elfenbein- oder Horngriff u. dgl., vernickelt oder besser verchromt oder am besten, soweit möglich, aus rostfreiem Stahl (glatt und rostsicher!), auch versilbert; nötigenfalls, z. B. Scheren, Schieber und Klemmen auseinandernehmbar).

Sterilisation durch Auskochen in Wasser mit Sodazusatz (ca. 1—3%ige, also 1—2—3 Eßlöffel auf 1 l; wegen schädlicher Beimengungen der Handelsware nur chemisch reines Präparat: Natr. carb. puriss. sicc. in Pulver- oder Tablettenform. Zweck: Lösung des anhaftenden Schmutzes, erhöhte bakterizide Wirkung und Schutz gegen Rosten) 5—10 (—20), besser 15—30 Minuten lang (vom Kochen an gerechnet bei gut schließenden Deckel und ganz vom Wasser bedeckten Instrumenten; pathogene Mikroorganismen, z. B. Eiterkokken, werden in wenigen Sekunden, die sehr widerstandsfähigen Milzbrandsporen in 2—4 Minuten abgetötet! — Sicherer, auch native Erdsporen vernichtend, ist die Behandlung der Instrumente bei höherer Temperatur (120⁰) im Hochdruckapparat (1 Atü) für mindestens 8 Minuten, was für den Operationssaal zu fordern ist. Das Einlegen der Instrumente in 70 (60—80)%igem Alkohol oder 2—5%iger Carbollösung ist ungenügend und nur im Notfall bei nichtaseptischer Operation zulässig; jedenfalls sind die Instrumente, auch die scharfen, nach dem Gebrauch erst einmal auszukochen. — Das Einlegen in Sublimat ist wegen Quecksilberabscheidung nicht rätlich, ebensowenig das Ausglühen wegen Abblätterns des Nickels; auch das Abflammen d. h. Ausbrennen in einer Schale mit Alkohol genügt nicht. In höher gelegenen Orten über 1500 m, wo das Wasser nicht erst bei 100⁰ kocht, empfiehlt sich Zusatz von Formalin 2 ccm auf 1 l: im Kochapparat nach Schimmelbusch-Lautenschläger mit siebartig durchlöchertem Einsatz und Faßhaken, auch in Spargelkocher oder Fischkessel oder unter Einschlagen der Instrumente mit Handtuch im gewöhnlichen, aber gut schließenden Kochtopf (scharfe Instrumente entsprechend geschützt, z. B. Nadeln in gelochtem Nadelbüchschen und Messer auf Liegegestell, sog. „Steg" mit Watte- oder Mullstreifen umwickelter Schneide, auch nicht zu lang (ca. 5 Minuten) ausgekocht, also evtl. später eingelegt oder aufbewahrt für mindestens 15 Minuten in 5%iger Lysollösung, Seifenspiritus, 96%igem Alkohol, Sagrotan, Lavasteril, Valvanol, Zephirol od. dgl.; Spritzen und Glasdrains werden in kaltem oder lauem Wasser und mit herausgezogenem Stempel angesetzt).

Nach der Sterilisation Instrumente auf fahrbarem Instrumententisch mit Rahmen und die meistgebrauchten auf Beitisch, sog. „stummem Diener", geordnet ausbreiten und abkühlen lassen.

Während der Operation auf den Boden gefallene oder durch Anstreifen u. dgl. nicht mehr aseptische Instrumente sofort abspülen und neu auskochen, durch Berührung mit infektiösem Material infizierte ersetzen (z. B. zweites Instrumentarium zur Bauchnaht nach Magen-Darmoperationen).

Nach Gebrauch: Instrumente evtl. auseinandernehmen, mit Wasser unter Brause abspülen und abbürsten erst in kaltem Wasser (sonst koaguliert Blut und Eiter!), dann einlegen in heiße Soda- oder Seifenlösung, auskochen, abbürsten in Alkohol, gut mit Leinwand abtrocknen und im staubdichten und abgeschlossenen Instrumentenschrank auf Glasplatten geordnet einreihen, evtl., nämlich bei feuchter Luft dünn mit flüssigem säurefreiem Paraffin einfetten; infizierte Instrumente soll man wegen Gefahr der Keimverstreuung nicht erst in Wasser einlegen und abbürsten, sondern zunächst in Carbollösung bringen und kochen; für dringliche Operationen, z. B. Tracheotomie, sei ein Instrumentarium in sterilem Zustand fertig zusammengestellt.

Für Transport empfiehlt sich Segeltuchtasche, welche Dampfsterilisation zuläßt, für kleineren Bedarf auch steriles Tuch oder mitsterilisierter Metallbehälter. Instrumente, spez. Kanülen müssen nach jedesmaligem Gebrauch durch Auskochen oder durch gespannten Dampf sterilisiert und können dann steril aufbewahrt werden in Alkohol (sporenhaltig!)oder besser in antiseptischer Lösung z. B. 3—5% Phenollösung, Sagrotan, Lavasteril, Valvanol, Zephirol od. dgl. Wie die Instrumente in Sodalösung ausgekocht werden: Die kalt anzusetzenden Glasspritzen (bei Lokalanästhesie ohne Soda!) und alle Glas- und Metallsachen, also Glasdrains sowie Metalldraht, Metallkatheter usw. Gummiröhren und -katheter werden am besten ohne Soda und nicht zu lange und zu oft ausgekocht, auch besonders oder in Tuch eingeschlagen aufbewahrt (Metallinstrumente erhalten sonst schwarze Flecken!), und zwar in 60%igem Alkohol mit etwa Glycerinzusatz oder in antiseptischer Lösung z. B. 1—5% Phenollösung, Sagrotan, Valvanol, Zephirol od. dgl.; dagegen vertragen mit Lack überzogene Seiden- und Kautschukbougies und -katheter das Kochen in Sodalösung schlecht (sonst werden sie aufgeweicht, klebrig und rauh, damit unbrauchbar), wohl aber Sterilisation durch den strömenden Wasserdampf (eingewickelt in Fließpapier oder Handtuch) oder durch Formalindämpfe (in Glasbehältern mit entsprechenden Tabletten) oder in 1%iger Sublimatlösung nebst $1/3$—$1/2$ Glycerin für mindestens 24—48 Stunden nach vorheriger mechanischer Reinigung mit Seife und Bürste, Ätheralkohol usw.; desgl. in Formalindämpfen werden Cystoskope desinfiziert (sonst Lockerung der Kittsubstanz der Linse!), außerdem vor Gebrauch 3—5 Minuten mit Alkohol-Äther oder Seifenspiritus abgerieben. Dagegen vertragen das Auskochen die halbsteifen Katheter aus Kunstmasse. Glassachen werden am besten sterilisiert in Heißluft bei 150—170⁰ für 1½—2 Stunden, was auch für die Metallsachen brauchbar ist. Im übrigen werden alle Gummisachen (Handschuhe, Fingerlinge, Katheter, Dräns, Sonden, Schläuche, Eisbeutel, Luft- und Wasserkissen, Gebläse, Saugapparate u. dgl.) luftdicht, sowie kühl, dunkel und trocken in einem mit Zinkblech ausgeschlagenen Schrank aufbewahrt, auf dessen Boden ein mit Petroleum gefülltes Gefäß steht. Starr und brüchig gewordene Gummisachen, spez. Katheter dürfen nicht weiter benutzt werden wegen Gefahr des Abbrechens.

b) Naht- und Unterbindungsmaterial.

Jeder im Körper zurückbleibende Faden birgt als Fremdkörper die Gefahr der Bakterienansiedlung in sich („Implantationsinfektion"), damit die der Wundstörung, Fistelbildung und Fadenausstoßung („Fadeneiterung", Ligaturabsceß), und zwar:

1. primär bei der Herstellung (hiergegen schützt Sterilisation!);

2. sekundär beim Einfädeln, Zureichen und Knüpfen, sog. „Fingerinfektion" (hiergegen schützt Tragen von Gummihandschuhen, Fassen mit Instrumenten, nirgends anstreifen!);

3. tertiär bei der Wundinfektion (hiergegen schützt möglichst dünner, nötigenfalls mehrfach [statt einfach und dick] genommener, antiseptisch präparierter [Jodcatgut, Sublimatseide], möglichst wenig imbibierbarer [Paraffinseide, Celluloidzwirn, Metalldraht] und evtl. namentlich bei unreinen, auch latent infizierten Wunden resorbierbarer [Catgut-] Faden!).

Man versenke möglichst wenig Naht- und Unterbindungsmaterial und verwende möglichst dünne Fäden; besondere Vorsicht ist beim Einfädeln und Knüpfen zu beachten, um Infektion zu vermeiden.

Versenkte Seiden- oder Zwirnsfäden werden beim Abschneiden nur 2—3 mm, Catgutfäden aber 6—8 mm lang belassen, da bei diesen infolge nachträglicher Quellung sonst der Knoten sich lösen könnte; Hautnähte lasse man etwa 10 mm lang.

Man benutzt in der Praxis meist bereits fertig sterilisiertes Naht- und Unterbindungsmaterial in käuflichen Packungen, z. B. Glasröhrchen, welche man
übrigens zweckmäßigerweise mit den Instrumenten auskocht, damit sie von
außen keimfrei sind und vom Operateur selbst berührt werden können.
Man unterscheidet nichtresorbierbares und resorbierbares Fadenmaterial.

I. Nichtresorbierbares Fadenmaterial.

1. Seide. Vor und Nachteile: Zuverlässig haltbar und sicher sterilisierbar
(daher ist die Seide das gewöhnliche Naht- und Unterbindungsmaterial bei
aseptischen Operationen unter Voraussetzung einwandfreier Asepsis, falls
Festigkeit verlangt wird, z. B. bei der Bauchdeckennaht und bei der Unterbindung großer Gefäße), aber nicht resorbierbar, daher bei der rauhen Oberfläche sich leicht imbibierend (deshalb nicht ratsam für infizierte Wunden,
Massenligaturen bei Hernien u. dgl.), auch Inkrustation verursachend (deshalb
nicht in Gallen- und Harnblase). Herrichtung: Aufgewickelt auf Glasrollen
entweder aseptisch oder besser (da Seide nicht resorbierbar, dabei imbibierbar)
antiseptisch, z. B. als Kochers Sublimatseide: 12 Stunden in Äther und
12 Stunden in Alkohol abs. eingelegt, 5—10 Minuten in $1^0/_{00}$iger Sublimat- oder
in $2^0/_{00}$iger Sublaminlösung gekocht, darin aufgehoben und vor Gebrauch nochmals 5—10 Minuten in Sublimat- bzw. Sublaminlösung gekocht; auch andere
antiseptische z. B. Silberseide wird empfohlen; außerdem „gewachste" Seide
d. h. zwecks Glättung mit Paraffin imprägniert als Langes Paraffinsublimatseide.

2. Zwirn, d. h. **Leinenzwirn.** Billiger und fester, aber noch leichter imbibierbar, daher am besten imprägniert als Pagenstechers Celluloidzwirn.

3. Silkworm, d. h. der zu Fäden ausgezogene und erstarrte Inhalt der Spinn-
drüse der Seidenraupe: besonders glatt, daher wenig imbibierbar, aber teuer
und spröde, daher besonders geschmeidig gemacht und zur besseren Auffindung
beim Entfernen gefärbt („Tutosilk"); 2. und 3. anstatt Seide in Ausnahmefällen,
spez. zur Hautnaht sowie vor allem an Stellen mit Durchfeuchtung: Mund
sowie Genitalien und After; kochen in Salzlösung 10 Minuten und aufbewahren in $96^0/_0$ Alkohol.

4. Pferde- oder Menschenhaar. 30—40 cm lange ausgezogene Schwanzhaare
gesunder und gepflegter Tiere; sterilisiert durch Auskochen in Wasser 25 Minuten
ohne Sodazusatz oder besser durch gespannten Dampf bis 120^0 20 Minuten,
glatt und nicht imbibierbar, daher keine Stichkanaleiterung und keine auffällige Vernarbung, auch geschmeidig, aber wenig zug- und knotenfest, daher
zur Hautnaht aus kosmetischen Gründen, also im Gesicht, sowie überhaupt bei
Keloidneigung, evtl. auch zur Gefäßnaht; aufbewahren in $96^0/_0$ Alkohol.

**5. Metall, und zwar Silber- oder besser Aluminiumbronze- oder am besten
rostfreier Stahldraht.** Antiseptisch und nicht imbibitionsfähig, aber bei versenkten Nähten bisweilen störend und sich abstoßend, daher nur zu Knochennaht sowie zu Hautnaht in infiziertem Gebiet oder am Gesicht, schließlich
zur Entspannung, z. B. an Damm, Amputationsstumpf, Bauchdecken u. dgl.
Sterilisation durch Auskochen wie die Instrumente. Fixation durch Zusammendrehen mit den Händen und weiter (unter leichtem Anziehen) mit
Drahtzange oder Drahtschnürer und dann abkneifen mit Drahtzange, bei ganz
dünnem Aluminiumbronzedraht auch durch Knoten (z. B. zur Hautnaht in
infiziertem Gebiet oder am Gesicht usw.). Entfernen durch Aufschneiden mit
der Drahtschere und Herausziehen mit der Klemmzange.

II. Resorbierbares Fadenmaterial

und zwar **Catgut,** d. h. Schaf- (aber jetzt nicht mehr Katzen-) darm, welcher
durch Schaben von seiner Mucosa, Serosa und z. T. Muscularis befreit
ist und also fast nur noch die elastische Submucosa enthält, dann zu Seilen
zusammengedreht wird; notwendig ist ausgesuchtes Darmmaterial von Tieren
besonderer Landschaft, Ernährung und Wartung.

Vor- und Nachteile: Resorbierbar, und zwar je nach Vorbereitung in ca. 1—4 Wochen sich auflösend, aber manchmal bereits vorher schon weniger zugfest, daher nicht immer brauchbar zu stark belasteten Unterbindungen (großer Gefäße oder kleinerer im Fettlager, z. B. am Mesenterium) und Nähten, z. B. Magen-, Darm-, Bauchwand- und Bruch-, Sehnen-, Gefäß-, Haut- und Schleimhautnaht; auch nicht immer sicher steril, daher von manchen Chirurgen bei aseptischen Operationen verworfen; von anderen aber wegen der bei Seidenfaden zu befürchtenden Fadeneiterungen bevorzugt und auch bei stärkerer Belastung z. B. zu Bauchdecken- und Bruchnaht brauchbar, wenn es genügend gegerbt, also nicht vorzeitig resorbiert wird (Chromcatgut!). Dagegen als Ersatz der Seide jedenfalls anzuwenden in folgenden Fällen:

1. zu Ligaturen und versenkten Nähten in infektiösem Gebiet und bei Massenligaturen, überhaupt häufiger in der Allgemein- und Kriegspraxis (um Fadeneiterung zu vermeiden);

2. an Gallen- und Harnblase (um Inkrustation zu vermeiden);

3. zu Muskel-, Leber-, Lungennähten (um Durchschneiden der Nähte zu vermeiden);

4. zu Schleimhautnaht, z. B. an Mund, After, sowie an Scheide und Penis um das u. U. hier schwierige oder schmerzhafte Entfernen der Nähte zu vermeiden; doch bedenke man, daß u. U., spez. in der Mundhöhle z. B. in der Zunge die Catgutfäden unzuverlässig sind, weshalb man dann auch hier Seidenfäden wählen muß.

5. Zur Hautnaht unter dem Gipsverband, wenn er länger liegenbleiben soll.

Voraussetzungen: Sterilität sowie Reizlosigkeit, Zugfestigkeit und Haltbarkeit müssen genügend sein.

Herrichtung: Aufgespannt auf Glasplatten; Sterilisation ist physikalisch wegen Einbuße der Zugfestigkeit nicht möglich, daher chemisch, und zwar:

1. Jodcatgut (Claudius). Am besten (antiseptisch und zugfest!); 2—8 Tage in Jodjodkaliumlösung (1 Jodkali in etwas Wasser lösen, dazu 1 Jod und 100 Wasser); gewöhnlich nach 8 Tagen, spätestens 1—2 Monaten zu erneuern; vor dem Gebrauch in Alkohol einzulegen, welcher keim-, auch sporenfrei sein soll, daher durch Bakterienfilter geführt ist; ähnlich wie Lugolsche Lösung wirken 0,2%ige alkoholische Jodlösung (Kuhn) oder Joddämpfe (Abel-Storp).

Das Jodcatgut wird manchmal schlecht vertragen (Gewebsreizung mit Serombildung) oder schlecht resorbiert, weshalb u. a. Vorsicht bei Blasennaht u. dgl. notwendig ist wegen Gefahr der Inkrustation.

2. Formalincatgut (v. Hofmeister). 24 Stunden in 10%ige Formalinlösung einlegen, 12 Stunden in fließendem Wasser auswaschen, $1/4$ bis $1/2$ Stunde in Wasser ohne Zusatz kochen und aufbewahren in Alkohol mit Zusatz von 5% Glycerin und $1^0/_{00}$ Sublimat.

3. Kumolcatgut (Krönig). In Seidenpapier eingewickelt 2 Stunden im Trockenschrank bei 70⁰, dann mit Cumol im Heißluftkasten bei 150—160⁰ erhitzt, schließlich mit Benzin abgetupft und getrocknet. Auch fertig bezogen und trocken verwendbar; evtl. geschmeidiger gemacht durch einmaliges Eintauchen in phys. Kochsalzlösung oder durch Einlegen in 25%igen Glycerinalkohol.

4. Höllensteincatgut (Rovsing).

5. Chromcatgut (spät resorbiert).

Rohcatgut enthält u. U. — außer Fäulnisbakterien — auch Milzbrandsowie Gasbrand- und Tetanuskeime; daher empfiehlt sich die sog. ,,sterile Gewinnung" nach Kuhn durch Verwendung von Därmen frischer Schlachttiere, aseptische Behandlung bei der Fabrikation, Vor- und Nachdesinfektion z. B. Imprägnation mit Jod vor und nach dem Zusammendrehen der Darmlamellen, Sterilverpacken usw. sowie die Sterilitätskontrolle (am besten staatlich) auf Tetanus- u. a. Keime durch Stichproben.

Zusatz: Catgutersatz: Statt des nicht immer keimfreien und nicht sicher sterilisierbaren Catgut wird als ebenfalls resorbierbarer und zugleich im Ausgangsmaterial keimfreier Ersatz neuerdings empfohlen neben Fascie oder (Känguruh-) Sehne (derb und teuer):

1. Carnofil d. h. Muskelfleisch vom Pferd und Rind.
2. Synthofil d. h. synthetisch hergestellter Faden.

c) Tupfer, Verbandstoff und Handschuhe sowie Operationswäsche.

Sterilisation: 1. nur im Notfall durch 10 Minuten langes Auskochen oder weniger gut durch Einlegen der frisch gewaschenen und heiß geplätteten Stoffe in Alkohol; manchmal 2. (z. B. in der Allgemeinpraxis) durch Verwendung fertig sterilisierter und evtl. auch noch antiseptisch (z. B. mit Sublimat) imprägnierter Verbandstoffe, welche in Pergamentpapier oder Metallhülsen käuflich sind; gewöhnlich 3. durch strömenden gespannten Wasserdampf im Dampfsterilisator (sog. ,,Autoklav") bei $^1/_2$—1—2—3 Atmosphären Überdruck und 110—120—130—140⁰ C $^1/_2$—$1^1/_2$ Stunde lang (ratsam und bei richtig arbeitendem Apparat genügend sind 1 Atü und 120⁰ C 1 Stunde lang oder besser [Sicherheitsüberschuß]; aber teuer und verbunden mit hohem Verschleiß des Verbandguts] 2½ Atm. und 138⁰ C 20 Minuten lang vom Beginn der Dampfentwicklung bzw. der vorgeschriebenen Temperatur an gerechnet; zur Kontrolle der erreichten Temperatur und Dauer evtl. Testobjekte: bei einem bestimmten Temperaturgrad schmelzende Metallegierung oder umschlagende Farbe, z. B. Fließpapier mit 3%igem Stärkekleister bestrichen und halbtrocken durch Jodkaliumlösung gezogen muß statt schwarzblau farblos werden: Streifen mit dem Namen ,,steril"). Am besten verpackt in sog. Schimmelbuschschen Verbandtrommeln, d. h. Blechbüchsen mit doppelter Wandung und mit zahlreichen, durch einen seitlich verschiebbaren Blechstreifen verschließbaren Löchern, welche zum Durchströmen des Dampfes offengehalten und dann geschlossen werden. An den neueren Behältern sind die seitlichen Löcher fortgelassen, dafür Deckel und Boden durchlocht und mit Gewebe bespannt, damit der von oben eindringende Dampf die Luft gleichmäßig nach unten austreibt (Citocert). Für Handschuhe, Tupfer u. dgl. empfehlen sich auch Weidengeflecht- oder Spankörbe sowie Einschlagtücher mit staubdichtem Überzug. Die Behälter dürfen nicht fest, sondern nur locker gepackt werden, damit der Dampf gut durchstreichen kann. In der Allgemeinpraxis und im Feld ist die gleichzeitige Sterilisation der Instrumente und der Wäsche usw. ratsam in einem durch Gas-, Spiritus-, Petroleumbrenner oder elektrisch heizbaren Apparat, dessen unterer Kasten mit flachem Einsatz das Auskochen der Instrumente in Sodalösung, und dessen oberer (in den Rand des unteren passender, am Boden siebartig geflochtener und oben mit Klappdeckel versehener) das Durchströmen der Wäsche usw. mit den im unteren Kasten entwickelten Dämpfen ermöglicht (Prinzip des Kartoffeldämpfers); doch ist das Verfahren mangels genügenden Temperaturgrads und Überdrucks nicht sicher.

Zum Gebrauch Büchsen entweder selbst mittels Tretvorrichtung öffnen oder durch Hilfspersonen vorsichtig öffnen lassen; die nötigen Stücke mit in Lysollösung stehenden Greifzangen oder langen Pinzetten entnehmen; evtl. erstes Stück der vorstehenden Gaze als nicht sicher steril entfernen; Büchsen möglichst kurze Zeit offen lassen; stets frisch sterilisieren (also am besten am Morgen unmittelbar vor dem Operieren); Verbandstoff zum Sterilisieren in den Trommeln nicht fest einpressen.

Reinigen nach dem Gebrauch: In Seifen- oder 3%iges Sodawasser oder 3%ige Kresolseifenlösung einlegen unter Umrühren für 24 Stunden, dann $^1/_2$—1 Stunde in 3%iger Soda- oder Natronlauge auskochen, abspülen in heißem und kaltem Wasser, trocknen, bügeln, sterilisieren; evtl. bleichen in Chlorwasser (Eau de Javelle).

Material.

I. Wundstoffe: Tupfer und Verbandstoffe: 1. Gaze, 2. Watte und 3. Binden.

1. Gaze oder Mull, d. h. lockeres (netzartiges) Baumwollgewebe. Stark Wasser aufsaugend (hydrophil), daher gut sekretableitend. Als Rollgaze und als Wundkompressen, d. h. geordnet gelegt, 6—8fach, an den Rändern vernäht, evtl. (z. B. in der Bauchhöhle) gegen das Verschwinden geschützt durch Anknüpfen einer Glas- oder Bleiperle, Annähen eines Fadens, Anhängen einer Klemme od. dgl. (sog. „Perltuch, Stopftuch, Schürze, Serviette"), verwandt zum Abdecken und Abstopfen in der Wunde; ferner als Krüllgaze, d. h. auseinandergenommene und wieder lose zusammengefaltete, evtl. noch in einem Gazestück eingeschlagene und eingenähte Gaze, verwandt teils als Tupfer zum Abtupfen des Blutes während der Operation (statt der früher gebrauchten Wundschwämme), teils als Wundverband (und zwar zu dessen unterem Teil).

Jodoform-, Vioform-, Yatren- u. a. Gaze. Zur Herstellung entweder sterile Gaze mit Jodoformpulver mit sterilem Tupfer einreiben oder nach Anfeuchten in heißem Wasser mit Jodoformlösung (Rp. Jodoform 50, Glycerin 450, 96%igen Alkohol 500) tränken, auswinden, trocknen und aufwickeln; in sterilem Glasbehälter aufbewahren und zum Gebrauch mit steriler Pinzette und Schere entnehmen.

2. Watte, d. h. entfettete Baumwolle. Wenig aufsaugend, aber gut polsternd, verwandt teils als Wundverband (und zwar zu dessen oberem Teil zwecks Kompression, sonst hier besser ersetzt durch Zellstoff, im Notfall auch durch Holzwolle, Torf, Moos, Papier, Leinenscharpie u. dgl.), teils als Tupfer zum Desinfizieren des Operationsfeldes und evtl. auch (in 4facher Gaze briefumschlagartig eingeschlagen und vernäht!) zum Blutabtupfen statt der Krüllgaze.

3. Binden aus Mull, ausnahmsweise auch aus Kambrik (teuer aber haltbar, auch waschbar), im Notfall Papier oder Papiergarn.

II. Bekleidungs- und Abdeckungsstoffe: Operationswäsche: 1. Operationsmantel, Mundtuch und Kopfmütze bzw. Schleier, Trikotmanschetten, Gummi- und Zwirnhandschuhe. 2. Operationstücher: groß, klein, geschlitzt und sackartig, sowie Handtücher.

Anmerkung 1. Sterile physiologische, d. h. 0,9%ige Kochsalzlösung: Am besten beständig vorrätig im Autoklaven bei 120⁰ für 15—45 Minuten und mehr sterilisiert und durch Autoregulator auf 40—50⁰ C gehalten; Ausfluß durch Unterhalten einer Flamme leicht sterilisierbar oder mit staubsicheren Entnahmehahn; sonst durch Abkochen sterilisiert (Flasche klares, durch Watte filtriertes oder am besten destilliertes Wasser mit Zusatz von 9 g = 2 Teelöffel oder 1 gestrichenen Eßlöffel Tischsalz auf 1 l in lauwarmem Wasser auf Watte oder Gaze und mit Wattepfropfen ansetzen, vom Kochen des Inhalts 10 Minuten, im ganzen ca. ½ Stunde warten und auf Holzplatte absetzen, desgl. Öl, Glycerin, Vaseline!) und an Hand des Thermometers temperiert, d. h. nach Bedarf kalt und warm gemischt oder abgekühlt bzw. erwärmt; verwandt u. a. 1. zum Wundspülen, z. B. bei Peritonitis diffusa, 2. zur Herstellung feuchter Kochsalzkompressen (diese zum Abdecken in der Wunde, spez. in der Bauchhöhle zum Zurückhalten der Därme bzw. Abstopfen der Bauchhöhle beim sog. „Extraperitonealisieren" und Einpacken vorgelagerter Därme, z. B. bei der Ileusoperation), 3. zur subcutanen und intravenösen Kochsalzinjektion, 4. zur Verdünnung bei der Lokalanästhesie, 5. zur Nerveneinspritzung nach Lange.

Statt der phys. Kochsalzlösung werden als zweckmäßiger (unschädlicher), weil in dem Salzgehalt mehr der Blutzusammensetzung entsprechend, empfohlen u. a.:

a) **Solutio natrii chlor. phys. officinalis:** Rp. Natriumchlorid 8,0, Natriumcarbonat 0,15, Aq. dest. ad 1000,0; Sodagehalt erscheint jedoch zu hoch.

b) **Lösung nach Thies:** Rp. NaCl 6,0—9,0, $CaCl_2$ 0,2—03, KCl 0,2, Aq. dest. ad 1000,0.

c) Normosal (Straub), d. h. fertig beziehbares Serumsalz, welches im Verhältnis 10 g auf 1 l mit abgekochtem bzw. im Autoklav sterilisiertem Leitungs- oder besser destilliertem Wasser gemischt wird; zu beziehen vom Sächs. Serum- werk-Dresden; auch gebrauchsfertig in sterilen Ampullen käuflich, aber nicht haltbar und als fertige Lösung nur bis 85⁰ erhitzbar, daher nicht absolut steril; es enthält Natrium, Kalium, Calcium, Magnesium, Bicarbonat, Phosphat und Chlorid im phys. Verhältnis.

d) Tyrodelösung: Rp. NaCl 8,0, $CaCl_2$ 0,2, KCl 0,2, $MgCl_2$0,1, $NaHPO_4$ 0,005, $NaHCaO_2$ 1,0, Glykose 1,0, Aq. dest. ad 1000,0 (nicht im Autoklav sterilisierbar).

e) Ringersche Lösung: Rp. Natr. chlorat. 7,5, Kal. chlorat. 0,42, Calc. chlorat 0,24, Aq. dest. ad 1000,0; unbrauchbar, weil nicht ohne Ver- änderung sterilisierbar auf die Dauer, auch umständlich herzustellen.

f) Infusin bzw. Tutofusin (Weichardt) bzw. Pigofusin bzw. Sterosol bzw. Sterofundin: gebrauchsfertig in sterilen Ampullen käuflich; zu be- ziehen von Pfrimmer-Nürnberg bzw. Braun-Melsungen, unverändert halt- bar, daher am meisten zu empfehlen (osmot. Druck entsprechend Gefrierpunkt- erniedrigung 0,56, Gehalt an Na-, K-, Ca-, Mg- und Cl-Ionen, alkalische Reaktion pH 7,36 und Puffer in Gestalt von $NaHCO_2$- und $NaHPO_4$-Ionen).

Anmerkung 2. Traubenzuckerlösung 4(2—10)% Lösung vgl. Blutersatz!

Schüsseln für Alkohol, Sublimat, Kochsalzlösung usw. mit warmem Seifen- wasser abbürsten, mit Alkohol abreiben und ausbrennen (dazu 2—3 Eßlöffel Spiritus eingießen, anzünden und durch Hin- und Herdrehen: „Schwenken" verteilen, wobei freilich Rand und Außenfläche unsteril bleiben; wegen Berstungsgefahr in einer zweiten mit Wasser angefüllten Schüssel; Methode ist unsicher und nur als Improvisation berechtigt!) oder besser in Heißluft bei 160—180⁰ für 10—30 Minuten oder am besten für 30 Minuten bei 120⁰ im gespannten Dampf (Autoklaven) sterilisieren; bis zum Gebrauch mit sterilem Tuch bedecken; anfassen ohne Berühren der Innenfläche (Daumen außerhalb!).

Salbe, Öl und Paraffin ebenso wie Schüsseln, Glassachen, Instrumente, Spritzen u. dgl. sind sterilisierbar durch Heißluft bei 160—180⁰ für 10 bis 30 Minuten.

C. Operationsraum.

Hauptpunkte sind größte Reinlichkeit, genügende Wärme (20—26⁰C) und beste Beleuchtung!

Nach Gebrauch: Wände, Fußboden und Möbel abwaschen mit heißer Schmierseifen- oder Sodalösung und evtl. abspritzen mit Gartenschlauch, danach mehrere Stunden lüften und über Nacht bzw. vor der Operation mehrere Stunden abschließen (damit sich der Staub setzt!).

Während des Gebrauchs: Möglichst wenig Personen; kein unnötiges Herumlaufen oder Fenster- und Türenöffnen; Eiter, Tupfer u. dgl., spez. eitrige, nicht auf den Boden werfen, sondern im Eimer oder in fahrbarem Abfallbecken auffangen.

Einrichtung: Decken, Wände und Fußboden sowie Möbel glatt und abgerundet sowie abwaschbar; speziell Decken ohne Verzierung; Fenster und Türen ohne Reliefarbeit; Wände ganz aus Kacheln oder Tonplatten (dabei sind aber die Fugen nachteilig!) oder bedeckt mit Marmor- oder Glas- platten, oder am besten angestrichen mit Emaillelack; Fußboden nicht aus Holzdielen, sondern evtl. aus Linoleum, am besten aus Fliesen (in den Fugen mit Zementkitt ausgestrichen!) oder Terrazzo (gegen Sprünge mit Messingdraht durchzogen!) mit abgerundeten Ecken, mit Gefälle und mit gedecktem Wasserabfluß; Möbel einfach, glatt und abgerundet sowie ab- waschbar, daher am besten aus Eisen und Glas ohne Ecken, Fugen, Schrauben usw. mit Emaillelack bestrichen, in den bloßen Metallteilen aus rostfreiem Material (vernickelt oder verchromt), Tischplatten aus dickem Glas; Spiegel, Uhren, Stechkontakte eingelassen; Heizung entweder in verdeckter Wand-

einsenkung mit Gazefilter oder freistehend, aber nicht ganz auf den Fußboden reichend; Ventilation elektrisch, ohne Ventilationsschächte und nicht
während der Operation im Gang (sonst Staubentwicklung!); Fenster doppelt
(sonst Beschlagen!), außerdem Kipp- oder Drehfenster; keine Vorhänge,
daher am besten Lage nach Norden, sonst Vorhang außerhalb oder im Doppel-
fenster; Beleuchtung: a) natürliche: Seitenlicht von 2—3 Seiten und
direkt anschließendes, teilweises (aber nicht totales) Oberlicht, am besten
in Form eines erkerartigen Vorbaus aus Eisen und Glas, zugleich diffuses
reflektiertes Licht durch helle Wände (nicht grellweiß, sondern leichtgrün
getönt, auch im unteren Teile oder an einer Wand dunkel, damit das Auge
ausruhen kann), direktes Sonnenlicht muß dabei abgeblendet werden;
b) künstliche: durch elektrisches und Auergaslicht (beides zugleich für den
Fall, daß eines versagt; keine offene Flamme wegen Gefahr der Explosion
von Äther und Zersetzung von Chloroformdämpfen; am besten außerhalb
im Oberlichtboden oder in Glaskasten bzw. über Glasplatte; in der Höhe verstellbar und mit Reflektor), außerdem durch Beleuchtungslampe mit Refraktor,
evtl. verstellbare Spiegelvorrichtung mit Sammellinse (sog. Projektionslampe
nach Siedentopf von Zeiß-Jena); recht empfehlenswert ist eine sog.
„schattenfreie" Beleuchtungslampe z. B. Pantophos (Zeiß-Jena). Weiter
ist zu beachten: Getrennte Räume mit getrenntem Instrumentarium und
Personal für aseptische und septische Operationen, außerdem solche für
Diphtherietracheotomie, Verletzungen, Verband, Gipsen, endoskopische Untersuchungen usw. Septische Operationen und Verbandwechsel stets nach den
aseptischen Operationen. Möbel fahrbar und möglichst in Nebenräumen untergebracht, nämlich: Instrumententisch; Hilfsoperationstisch (sog. „stummer
Diener"); Narkosetisch; Drehschemel; Eimer und Abfallbecken mit Abfallzange;
Ständer mit Schimmelbusch-Trommeln für Tupfer, Verband und Operationswäsche; Irrigator; Waschschalen für Sublimat, Alkohol und Kochsalzlösung;
außerdem besondere Räume für: 1. Vorbereitung, 2. Waschung (getrennt
für aseptische und septische Operationen; große Porzellanbecken; fließendes
warmes Wasser mit durch Fuß oder besser durch Ellenbogen bedienbarem
Zulaufhebel, Brause, Mischhahn und Abflußsperre; Glasplatten für Seife,
Bürsten, Nagelreiniger und Schere; vernickelte Drahtkörbe oder mit Emaillelack bestrichene Kästen für gebrauchte Wäsche; Trommeln für Operationswäsche und Handtücher; Waschschalen usw.), 3. Instrumente und Verbandstoffe bzw. Wäsche, 4. Sterilisation.

Bei Operation im Privathaus ist ein passender Raum entsprechend her-
zurichten; das Operieren im Privathaus ist zu beschränken auf Notfälle, z. B.
Tracheotomie, Herniotomie, Absceßeröffnung, Empyemoperation u. dgl.

**Anmerkung. Sonstige Regeln spez. allgemeine Technik bei aseptischem
Operieren.** Zur Beherrschung der trotz aller aseptischen Vorbereitung in jeder
Operationswunde befindlichen Infektionskeime und zur Schonung der natür-
lichen Schutzkräfte des Organismus sind — abgesehen von Vorbereitung,
Blutersparnis, Vermeidung von Abkühlung, Auswahl geeigneter Anästhesie —
noch folgende Regeln der Operationstechnik zu beachten:

a) Schonung des Gewebes mit Vermeidung aller mechanischen, chemischen
und thermischen Schädigungen; dazu schnell operieren, aber zugleich
exakt (nicht nach der Uhr oder auf Rekord; die Schnelligkeit darf nie auf
Kosten der Exaktheit, spez. Gründlichkeit gehen!); anatomisches Vorgehen, spez. Beachten der Hautspalten, Gefäße, Nerven; genügend große
Schnitte; glatter Schnitt und scharfes Präparieren mit Messer bzw. Schere
und Pinzetten (nicht wühlen in der Wunde!); möglichste Beschränkung
der Operationsdauer, des Sprechens und der an der Wunde beteiligten
Personen auf den Operateur und evtl. einen Assistenten, während die
Assistenten nur mit Haken zufassen; Auseinanderhalten der Wunde nur
mit Haken; fingerloses Operieren (in die Wunde möglichst nicht mit den
Fingern, sondern nur mit Instrumenten!); tupfen, nicht „wischen"; nicht
quetschen, zerren oder wühlen; Wundspülung nicht mit scharfen Anti-

septica, sondern am besten nur mit phys. steriler Kochsalzlösung; Bedecken
der Wundränder mit trockenen oder kochsalzgetränkten Kompressen (gegen
Austrocknung, Wärmeverlust und Berührung mit infektiösem Material),
spez. durch Ausstopfen der Bauchhöhle bei Operationen an Magen-Darm
und Gallenblase, sowie Entfernen infektiöser Teile ohne deren Eröffnung und
Durchtrennen solcher mit dem zugleich desinfizierenden Thermokauter.

b) Blutstillung sorgfältigst bis zur völligen Trockenheit der Wundhöhle
sowie Vermeiden der als Bakteriennährböden wirkenden Sekret- und Blutergüsse, Nekrosen und Fremdkörper; daher: Blutgerinnsel und Hämatome
ausräumen; Ligaturen kurz abschneiden, keine Massenligaturen anlegen,
keine langen Stümpfe zurücklassen, bei Naht und Unterbindung möglichst
dünne, resorbierbare oder antiseptische und möglichst wenig inbibierbare
Fäden verwenden, tote Räume („Zwischenböden") vermeiden durch durchgreifende oder versenkte Nähte, sonst durch breit und weit gelegte Hautnähte
und bei Höhlenwunden durch Ableitung am tiefsten Punkt und bis in den
zurückbleibenden Hohlraum mittels Gummi- oder besser Glasdräns, z. B.
bei Strumektomie, Mammaamputation, Gliedamputation, Drüsen- und Tumorexstirpation, Hydrozelen- und evtl. Hernienoperation u. a. oder bei blutenden
und infektiösen Höhlenwunden, z. B. bei Rectumresektion durch Tamponade,
spez. Mikulicz-Tampon; Verband resorbierend und komprimierend (2 Lagen:
zunächst **deckende** aus Krüllgaze und Wattekompresse mit Mastisol oder
Heftpflaster fixiert, dann **aufsaugende** aus Watte oder Zellstoff, darüber
Binde und evtl. Sandsack); Ruhigstellung evtl. durch Schiene usw.

2. Abschnitt: Anästhetik.

Man unterscheidet folgende Methoden der Schmerzbetäubung (Anästhesie):
A. **Allgemeine** Betäubung (Totalanästhesie oder Narkose) und
B. **Örtliche** Betäubung (Lokalanästhesie) einschl. Leitungsanästhesie
sowie Lumbal-, Sakral- und Venenanästhesie.
Die Wahl unter den verschiedenen Betäubungsverfahren, welche in jedem
Einzelfall unter besonderer Berücksichtigung der jeweiligen Gefährdung (Herz,
Kreislauf, Atmung, Leber, Nieren usw.) sorgfältig zu treffen ist, richtet sich
einmal nach dem Zustand des Kranken und dann nach dem erforderlichen
Eingriff. Jedes Betäubungsverfahren hat seine Vorteile und Nachteile sowie
Anzeigen und Gegenanzeigen. Wo es angängig ist, verdient die örtliche Be-
täubung im allgemeinen den Vorzug vor der allgemeinen wegen ihrer geringeren
Gefährlichkeit.

A. Allgemeine Betäubung (Narkose).

Geschichtliches: Früher erstrebte man Schmerzbetäubung durch
narkotische Getränke oder damit getränkte Schwämme, z. B. Opium, Alkohol,
Hanf, Alraune, Schierling u. a. (in großen Dosen) oder durch Kompression des
Hauptnervenstammes mittels Gliedumschnürung oder Pelottendrucks sowie
durch Umschläge oder Kälte (so konnte Larrey in der Schlacht bei Eylau
wegen der damals herrschenden Winterkälte schmerzlos amputieren); auch
half man sich durch rasches Operieren oder durch Operieren im Kollaps;
schließlich benutzte man auch damals wohl schon die psychische Beeinflussung,
vielleicht auch eine Hypnose. Die jetzige Narkose begann mit der Entdeckung der Inhalationsnarkotika: Stickoxydul (Anfang des 19. Jahrhunderts)
sowie Äther und Chloroform (Mitte des 19. Jahrhunderts). In der ersten Zeit
hatte das Chloroform den Vorzug schon wegen seiner rascheren und stärkeren
Wirkung. Mit der Zeit fand aber der weniger gefährlichere Äther immer
mehr Anwendung, während man das Chloroform nur im Bedarfsfall verwandte und nötigenfalls dem Äther zufügte. Diese Inhalationsnarkose wurde
im Laufe der Jahre weiter ausgebaut zu der heute wohl allgemein ge-

bräuchlichen und noch nicht ersetzten Misch- und Kombinationsnarkose, wobei durch Verbindung mehrerer Narkotika ihre betäubende Wirkung erhöht und ihre gefährliche Wirkung erniedrigt wird. Schon frühzeitig verwandte man Narkosegemische oder man benutzte Äther und Chloroform nebeneinander unter Bevorzugung des Äthers, und zwar vornehmlich in Form der Äthertropfnarkose mit luftdurchlässiger Maske (Witzel 1902) oder mit dem Apparat nach Braun oder nach Roth-Dräger. Außerdem kombinierte man die Inhalationsnarkose mit Vorgabe eines Narkoticum subcutan sowie per os oder per rectum. Dagegen hat sich die reine Subcutannarkose bisher nicht durchgesetzt, da sie zu gefährlich, vor allem nicht steuerbar ist ebensowenig wie die rectale Narkose wegen der mit ihr verbundenen Mastdarmreizung und die intravenöse Narkose wegen der mit ihr verbundenen Thrombosegefahr — abgesehen davon, daß beide Methoden auch nicht steuerbar sind. In neuerer Zeit hat man, um einesteils die für die Lungen drohenden Gefahren und anderenteils die Belästigung des Patienten bei der Inhalationsnarkose zu vermeiden, verschiedene gasförmige Mittel (Lachgas sowie Äthylen und Acethylen) durch die Lungen und verschiedene Schlafmittel (Avertin, Pernocton, Evipan, Eunarcon, Rektidon u. a.) durch den Mastdarm bzw. Blutkreislauf eingeführt; doch sind diese Mittel zwar für den Patienten angenehm, oder nicht ungefährlich (Asphyxie und Blutdrucksenkung) und nicht immer genügend (Muskelentspannung), vor allem aber nicht genügend steuerbar, so daß sie nur als „Basisnarkose" verwendbar erscheinen (sog. „Schlafmittelnarkosen").

Begriff: Narkose erfolgt durch Zufuhr der Narkotika, und zwar gewöhnlich durch Einatmung (Inhalationsnarkose), evtl. kombiniert mit subcutaner Injektion (Injektionsnarkose); dagegen hat sich bisher nicht eingebürgert die rectale und die intravenöse Narkose in reiner Form, wohl aber als Basisnarkose. In allen Fällen erhält das Zentralnervensystem das Betäubungsmittel durch das Blut zugeführt.

Wirkung: Schmerzlosigkeit durch Lähmung des Centralnervensystems, und zwar in typischer Reihenfolge: zunächst des Großhirns (Bewußtsein!), dann des Rückenmarks (nacheinander: Sensibilität, Motilität, Reflexe!) und schließlich des verlängerten Marks (Atmung und Herztätigkeit!); auf der Widerstandskraft des verlängerten Marks, welches am spätesten gelähmt wird, gegen das bei der betr. Narkose verwandte Gift beruht also die Möglichkeit der Allgemeinbetäubung; wird durch Überdosierung auch das verlängerte Mark gelähmt, so droht der Tod. Wichtig ist, daß die durch die Narkose gesetzten Zellveränderungen umkehrbar sind. Die Narkosentiefe wird bedingt nicht durch die absolute Menge der verbrauchten Narkotikasubstanz, sondern durch den Grad ihrer Konzentration, also durch den Verbrauch in der Zeiteinheit.

Von den verschiedenen Narkoseverfahren ist hinsichtlich der Wirkung zu bemerken: Die Mittel der Alkoholgruppe (Äther, Chloroform usw.) sind für Narkosezwecke besonders geeignet, da bei ihnen — im Gegensatz zu den Alkaloiden und Schlafmitteln die lebenswichtigen Zentren von Kreislauf und Atmung im verlängerten Mark lange unbeeinflußt bleiben; wegen ihres niedrigen Siedepunktes sind sie für die Inhalationsnarkose verwendbar, insofern sie sich in Dampfform der Atmungsluft beifügen lassen, mit welcher sie rasch aufgenommen und rasch wieder ausgeschieden werden, und wegen ihrer guten Steuerbarkeit sind sie auch bei der rectalen und intravenösen Zufuhr weniger gefährlich als die Alkaloide (Morphium usw.) und Schlafmittel (Avertin, Evipan, Eunarcon usw.); allerdings sind sie auch nicht ungefährlich und in ihrer Handhabung umständlich und unangenehm. Die Schlafmittel sind zwar bei der Narkose für den Patienten angenehm, gehen aber eine chemische Bindung im Körper ein und sind nicht genügend steuerbar, daher nur zur Basisnarkose erlaubt. Bei den Gasnarkosen (Lachgas usw.) findet eine physikalisch-chemische Bindung im Körper auch nicht statt, sondern nur eine einfache Sauerstoffverdrängung; sie haben daher die besondere Gefahr der Asphyxie und sind gebunden an kostspielige Apparate mit Sauerstoffbeigabe unter genauer

Dosierung — ganz abgesehen davon, daß bei ihnen — ebenso wie bei den Schlafmittelnarkosen — die Muskelentspannung zu wünschen übrig läßt.

Wesen: Verhinderung der Oxydationsvorgänge (Sauerstoffassimilation),
wohingegen beim natürlichen Schlaf diese erhalten bleiben (Verworn).

Im übrigen bestehen z. Z. verschiedene Theorien über das Wesen der
Narkose; eine der beachtenswertesten lautet: Wesentlich ist die Löslichkeit
der Narkotika für Fette bzw. fettähnliche Körper (Lipoide); Wirkungsstärke
hängt dabei ab vom Teilungskoeffizienten zwischen Wasser und Gehirnlipoiden
(Meyer und Overton).

Anzeigen und Gegenanzeigen für die Allgemeinbetäubung:

a) Gegenanzeigen (statt dessen Lumbal-, Sakral-, Venen- oder Lokalanästhesie, evtl. kombiniert mit kurzer Narkose!): Inkompensierte Herzfehler
(kompensierte dagegen können narkotisiert werden!), Herzmuskelerkrankungen,
schwere Arteriosklerose spez. der Kranzgefäße des Herzens, Lungenemphysem
und -empyem, schwere Nieren- und Leberleiden, Diabetes (Gefahr des Koma!),
Fettsucht, schwere Anämie und Leukämie, Altersschwäche, Sepsis, Shock,
Basedow, Status thymico-lymphaticus sowie entzündliche Prozesse in der
Kehlkopfgegend mit Gefahr des Glottisödems (Tonsillarabsceß, Mundboden-
und Halsphlegmone u. dgl.).

b) Anzeigen (spez. gegenüber der örtlichen Betäubung): Psychisch
empfindliche Patienten, u. a. auch Kinder, Operationen ausgedehnter Art
und solche, welche völlige Muskelentspannung verlangen, spez. die meisten
Bauchoperationen, sowie Einrichtung von Frakturen und Luxationen (mit
gewissen Ausnahmen, wo Lokal- oder Lumbalanästhesie ausreicht).

Bedeutung: Die Einführung der Narkose bedeutet einen großen Fortschritt der Chirurgie: für den Kranken Wohltat und für den Operateur Hilfe.
Jedoch ist sie nicht ungefährlich, evtl. gar tödlich, namentlich durch Narkose-
störungen und durch Überdosierung. Jede Narkose (weil individuell verschieden) ist eine Kunstleistung; Narkotiseur soll instruiert und geübt sein;
er soll sich lediglich der Narkose widmen, nicht auch zugleich der Operation,
über deren Gang er allerdings so weit zu unterrichten ist, daß er (zwecks Ersparnis von Narkoticum) den einzelnen Phasen der Operation sich anpassen
kann; dabei soll die Narkose immer nur so tief sein, als die jedesmalige Phase
der Operation es verlangt („streng individualisierte Minimalnarkose"); andererseits eine „ruhige" Narkose zu erstreben ohne Schwanken von einem Extrem
ins andere; Übertragung während einer Narkose ist zu vermeiden; der Narkotiseur muß bis zum Erwachen bei dem Kranken verbleiben; Narkotiseur
soll Arzt sein, zum mindesten muß ein Arzt als verantwortliche Person an-
wesend sein, außer ihm auch wenigstens ein Zeuge (sonst Gefahr falscher
Verdächtigung, spez. bei Frauen!). Jeder Narkosetodesfall ist der Polizei-
behörde anzuzeigen; für die Straffreiheit des verantwortlichen Arztes ist
wichtig, daß kein Kunstfehler gemacht ist (also vorherige Körperuntersuchung,
richtige Operationsanzeige, Überwachung, Hilfs- und Wiederbelebungsmittel,
wohlgeeignete Betäubung usw.).

Allgemeine Technik.

a) Vorbereitung.

α) In allen Fällen: Genaue Vorgeschichte, Untersuchung (am ganzen
Körper, spez. auf Status thymico-lymph., Herz, Lungen, Eiweiß und Zucker,
sowie evtl. Aceton im Harn) und Beobachtung (spez. auf Temperatur und Puls
während mehrerer Tage); außerdem Mundpflege durch Mundspülen und
Zähnebürsten, evtl. -reinigen durch Zahnarzt (gegen Aspirationspneumonie!),
Atemübungen, Magenentleerung (gegen üble Zufälle durch Erbrechen während
oder nach der Narkose; daher mindestens 6 Stunden vorher nüchtern bleiben,
andernfalls Magen aushebern und evtl. spülen mit Magensonde durch Mund
oder Nase, desgl. stets bei Operationen wegen Magen-Darmverschlusses bzw.

-lähmung oder Magenleidens), Entleerung von Blase (evtl. durch Katheter) und Mastdarm (durch Abführmittel und Einlauf).

β) **In besonderen Fällen** (falls hier nicht besser die Allgemeinnarkose zu unterlassen und durch Lokal- od. dgl. Anästhesie zu ersetzen ist!): Bei Katarrh der Luftwege Atemübungen, Gurgeln, Inhalieren mit Kochsalzlösung oder Terpentindämpfen, Expektorantia, Eucalyptusmentholöl bzw. Transpulmin oder Calcium gluconic. intramuskulär usw. sowie zur Narkose Morphium und Atropin bzw. Skopolamin; bei Herz- und Kreislaufstörungen, spez. durch Herzfehler oder Herzmuskelerkrankung Digitaliskur, z. B. Tinct. Digitalis und Tinct. Strophanthus a̅a̅ oder Digalen oder besser (rascher wirksam) Digilanid, Convallan od. dgl. (Digitalis soll nicht wahllos zur Operationsvorbereitung benutzt werden wegen der damit verbundenen Vagusreizung; sonst gebe man es 3—4 Tage vorher und bis 14 Tage nachher evtl. neben Euphyllin), bei Morbus Basedow und nervöser Affektion besser: Tinct. Valerianae oder Tinct. Valerianae 15 und Tinct. Stroph. 5 oder Kardiotonin oder Chinin. hydrobrom. 0,25, außerdem Jod in Form der Lugolschen Lösung (vgl. Morbus Basedow!), sonst auch bei Neurasthenie einige Tage lang Sedativa z. B. Lubrokal; bei Schwäche bzw. Kachexie Bettruhe, Ernährung und Kochsalz- bzw. Blut- oder Traubenzuckerinfusionen, sowie vor der Narkose Analeptika (Digitalis, Coffein, Campher bzw. Kardiazol oder Hexeton und Alkoholklysma, z. B. Tee, Kognak und Rotwein a̅a̅ 50,0 mit 5 Tropfen Opiumtinktur); bei Diabetes (s. da) Herabsetzung des Zuckergehaltes durch entsprechende Diät und Insulin, auch Behandlung bzw. Vorbeugung des Koma durch Alkalien, z. B. Natr. bicarb. bis 30—50 g und mehr (per os und per rectum 10%, evtl. intravenös 4% z. B. 10—30,0:250—750,0 und evtl. auch Opium); bei Cholämie und anderen Arten der hämorrhagischen Diathese Calciumpräparate z. B. Afenil oder Calcium gluconic. oder Calcium chlorat. (1:30) 1,5 per os und 3,5 per rectum mehrere Tage sowie Röntgenbestrahlung der Milz u. dgl. (zur Erhöhung der Blutgerinnungsfähigkeit) und Bluttransfusion; bei Spasmophilie Phosphor- und Calciumpräparate sowie Höhensonnenbestrahlung; bei Pylorus- und Darmstenose Kochsalz- und evtl. auch Traubenzuckerlösung.

b) Einleitung.

Bequeme Lagerung des Kopfes (cave Knickung der Luftröhre!) und des Rumpfes (auf Wolldecke oder Gummischwammkissen), Festbinden an Handgelenken und Oberschenkeln (cave Nervenlähmung! s. u.); kleinste Kinder werden am besten ganz eingewickelt, Wärmezufuhr durch geheizten Operationsraum (ca. 20—26⁰C) und geheizten Operationstisch (cave Verbrennung!), gewärmte Tücher (evtl. mit wasserdichtem Stoff überdeckt gegen Durchnässung während der Operation), u. U., spez. bei Säuglingen und Geschwächten Watte- oder Flanellpackung der Glieder, Entfernung beengender Kleider, besonders am Hals (Kragen, Hemdbund), Mundrevision durch Befragen und Besichtigen (Fremdkörper: künstliches Gebiß, Kautabak, Kaugummi, Schokolade, Bonbon u. dgl.; ganz lockere Zähne sind zu extrahieren!), Zuspruch (Augen schließen, ruhig durch den geöffneten Mund atmen, zählen von 200 rückwärts langsam mit Atemholen zwischen den Zahlen), Sorge für Ruhe, sowie warten mit dem Desinfizieren bis zum Eintritt und mit dem Operieren bis zur Vertiefung der Narkose, evtl. Annarkotisieren im Bett im ruhigen und verdunkelten Kranken- oder Vorraum; außerdem Kontrolle der Vorbereitung (Mund frei, Blase und Mastdarm sowie Magen leer, Herz!) und Revision der Narkose- und Notinstrumente (geordnet auf fahrbarem Narkosetisch bzw. in Brechschale): Mundsperrer nach Roser (mit Branchendruck) oder Heister (mit Schraubendrehung), im Notfall durch eingeschobenen Löffelstiel od. dgl., Zungenzange (am schonendsten ist die Kugelzange nach Roser; im Notfall Durchziehen eines Fadens mit drehrunder Nadel!), Klemmzange und Stieltupfer, Handtuch und Brechschale, außerdem

Gegenmittel Campheröl, Coffein, Coramin, Kardiazol, Strophantin, Adrenalin oder Ephedrin bzw. Ephetonin oder Sympatol u. dgl. sowie Lobelin bzw. Ikoral oder Neospiran mit Spritze und Kanülen, Kochsalz- und Trauben-zuckerlösung mit Irrigator, Sauerstoff- und Kohlensäurebombe, evtl. Insufflationsapparat und Tracheotomiebesteck. Rachentubus nach Mayo macht Kiefersperrer und Zungenzange überflüssig. Empfehlenswert ist auch ein selbsttätiger Kieferhalter. Evtl. Gesicht mit Salbe einfetten und Augen mit Gummiband decken. Narkosemittel und -maske bzw. Apparat.

Bei der Einleitung der Narkose spielt die psychische Beeinflussung des Patienten eine beachtenswerte Rolle; man rede also gut zu und vermeide jegliche Beunruhigung des Patienten. Über Hypnotika (abends zuvor) und Narkotika oder Hypnotika (morgens zuvor), auch als Basisnarkose sowie Rauscheinleitung vgl. Kombinationsnarkose!

c) Verlauf bzw. Leitung.

Maßgebend ist hierbei der Verlauf der Narkose mit ihren Stadien:

I. Stadium des Einschlafens, dabei mehr oder weniger ausgeprägt:

a) Rausch- oder analgetisches Stadium, d. h. beginnende, aber nicht völlige Bewußtlosigkeit, nämlich traumartige Desorientierung und fehlende Schmerzempfindung, aber erhaltene sonstige Hirnfunktionen, Muskelbewegungen und Reflexe, evtl. auch Berührungsempfindlichkeit; dieses Stadium wird benutzt zum sog. Rausch, auch Rauschnarkose genannt, wie er zur Durchführung kurzdauernder Eingriffe auch allein genügt (s. u.).

b) Erregungs- oder Exzitationsstadium nach Art der Trunkenheit mit Unruhe, unkoordinierten Bewegungen, krampfhafter Atmungs- und Pulstätigkeit sowie Pulsbeschleunigung, Gesichtsröte usw., evtl. Tobsuchtsanfälle; verschieden, besonders ausgeprägt bei Männern, spez. Trinkern; gering oder fehlend bei vorheriger Darreichung von Morphium; bei starker Exzitation ist mit dem Narkoticum zu steigen, bei beginnender Beruhigung aber sofort zurückzugehen, spez. mit Chloroform vorsichtig! Rumpf und Glieder sind festzuhalten bzw. -binden (sonst Verletzung!), aber nicht zu roh (sonst verstärkte Erregung!). Hier besteht die Gefahr reflektorischen Atmungsstillstands und spastischer Asphyxie (s. u. Gefahren!).

c) Stadium der Magenreizung (Brechreiz!), namentlich bei zu rasch eingeleiteter, sonst bei zu flacher Narkose; bei Erbrechen Kopf auf die (linke) Seite legen und nötigenfalls tieflagern (aber nicht etwa Kopf anheben oder Kiefer vorschieben und Zunge vorziehen; sonst droht Aspiration!) und weiter narkotisieren (cave Erbrechen in die Wunde, zu verhüten durch Vorhalten eines Tuches!); nur bei Verdacht auf Aspiration (Hustenstöße, Cyanose usw.) erwachen lassen zwecks spontaner Expektoration. Vorzeichen des beginnenden Erbrechens sind: Schluckbewegungen, stoßende Atemzüge, Kollern im Leib u. dgl.

II. Stadium der tiefen Betäubung oder Toleranz. Kennzeichen: Völlige Bewußtlosigkeit, Schmerzlosigkeit, Muskelerschlaffung und Reflexaufhebung, Puls ruhig und langsam, Atmung gleichmäßig (schlafartig), Pupillen eng bis mittelweit und nicht oder doch nur schwach und träg reagierend, Hornhautreflex erloschen. Auf diesem sog. Normalpunkt ist die Narkose gewöhnlich zu halten, evtl. (bei Frakturreposition und orthopädischen Operationen) bis zum Fertigstellen und Festwerden des Verbandes; bei Bauchoperationen kann die Narkose zeitweise (zu Arbeiten an den Bauchorganen z. B. Magen-Darmverbindung oder -resektion) abgeflacht, muß aber dann zur Bauchdeckennaht zeitig und genügend wieder vertieft werden. Zur Beurteilung der Tiefe der Narkose ist notwendig die Kenntnis der individuellen Narkosenbreite (Spielraum zwischen Erwachen und Scheintod bzw. Tod), welche erkennbar ist aus dem Verlauf der Narkose bis zum Eintritt des Normalpunkts, im übrigen aus der Beachtung folgender Punkte: Atmung (an Bauch-Brust sichtbar und an Mund-Nase hör- oder doch fühlbar; bei geringster Störung der Atmung Vorsicht!), Puls (neben Atmung wichtig bei Chloroform-darreichung; fühlbar an der A. radialis oder carotis, sowie am Herz), Gesichts-farbe, Sensibilität (beim Vorbereiten und Operieren sich kundgebend), Muskelspannung (an Gliedern oder Unterkiefer; gewisse Muskelbewegungen, z. B. an Händen und Füßen, sowie Bulbusrollen oder -wandern kommen an-scheinend vorwiegend im Vorstadium, aber wohl auch bei tiefer Narkose vor); Reflexe, spez. Cornea- und Pupillenreflex, sowie Pupillenweite (wichtig ist vor allem Puls und Atmung, sowie Pupillenweite und -reflex!).

1. Corneareflex besteht in Zucken des unteren Augenlids am inneren Winkel bei Betupfen der Hornhaut mit dem Finger; die Prüfung des Corneal-reflexes empfiehlt sich nur ausnahmsweise, weil unsicher (d. h. nur bei Vor-handensein beweisend), und weil nachteilig (d. h. für die Hornhaut schädlich bei roh zufassendem oder chloroformbenetztem Finger); als Ersatz empfiehlt sich die Prüfung der Muskel-, z. B. Kau- oder Armmuskelerschlaffung, evtl. auch der Sensibilität (durch Kneifen mit Pinzette od. dgl.)

2. Pupillenreflex besteht in Engerwerden der Pupille bei Lichteinfall; zu prüfen durch Zu- und Wiederaufklappen der Augenlider einer-, evtl. beider-seits, nötigenfalls unter Zuhilfenahme einer elektrischen Taschenlampe; be-sonders wichtig bei Chloroformnarkose; herabgesetzt bei Morphiumgabe, Er-krankungen des Centralnervensystems, ungenügender Lichtquelle (infolge Abdeckung od. dgl.!). Neben dem Reflex ist die Weite der Pupillen zu beachten, besonders bei Chloroformnarkose: bei tiefer Narkose eng, bei zu flacher oder zu tiefer weiter; allerdings wird die Pupillenreaktionskraft und Pupillenweite beeinträchtigt durch vorher gegebene Injektionsnarkotika, z. B. verengt durch Morphium, erweitert durch Skopolamin usw.

Schema der Narkosentiefe (wichtig ist vor allem Puls und Atmung sowie Pupillenweite und -reaktion!):

a) bei zu flacher Narkose (Erwachen!): Pupillen weit und reagierend, Hornhautreflex meist vorhanden, außerdem Puls und Atmung ungleichmäßig und beschleunigt, Schmerzäußerung, Spannen, Reflexe, evtl. Erbrechen oder Brechbewegungen;

b) bei zu tiefer Narkose (Todesgefahr!): Pupillen maximal weit und nicht reagierend, Hornhautreflex fehlend, außerdem Atmung flach und un-gleichmäßig, evtl. fehlend, Puls schwach, evtl. fehlend, Gesicht cyanotisch oder leichenblaß, Blut der Operationswunde schwarz und stockend.

III. Stadium des Erwachens: Wiederkehr von Reflexen, Muskelspannung und Gefühl sowie Bewußtsein, evtl. Brechreiz und Erbrechen; später Kopfschmerzen, Mattigkeit bis Schlafbedürfnis, Übelkeit bis Erbrechen (Narkose-Jammer).

Bei unsachgemäßem Narkotisieren schiebt sich zwischen II. und III. Stadium je nach der Dosierung entweder das Stadium der Überdosierung oder das Stadium des vorzeitigen Erwachens; es ist Aufgabe des Narkotiseurs, während des ganzen Eingriffs eine genügende Schlaftiefe in möglichst gleichmäßigem Verlaufe beizubehalten, ev. die Narkose abzuflachen oder zu vertiefen, ohne in das Stadium der Überdosierung oder des vorzeitigen Erwachens zu kommen.

d) Nachbehandlung.

Aufsicht bis zum Erwachen (sonst Gefahr durch Atemstörung, Herz-schwäche oder Erbrechen sowie Herausfallen und Verbandabreißen!). Zimmer gelüftet, evtl. Fenster geöffnet, aber unter Vermeidung von Zugluft oder direktem Luftzug; Patient gut abgetrocknet und eingehüllt; Bett gewärmt (am besten durch Lichtbügel, jedenfalls Wärmflaschen heraus oder eingehüllt und nicht zu heiß; sonst Gefahr der Verbrennung spez. an den Fußsohlen!). Nach dem Erwachen Anhalten zu Mundspülen, Atemübungen (alle 5—10 Minuten 20 tiefe Atemzüge), Gliederbewegen, evtl. Aufsetzen und Umlagern, sog. ,,Spazier-gang im Bett", sowie u. U. Frühaufstehen. Ernährung vorsichtig, zunächst mindestens 6 Stunden nur Mundspülen (z. B. mit Mundwasser), Lippenanfeuchten

(z. B. mit Essig- oder Citronenwasser), höchstens schluckweise oder mit dem Löffel heißer oder kalter Tee oder kleine Stückchen Eis; evtl. Kochsalzlösung rectal (Tröpfcheneinlauf), subcutan oder intravenös und Cesol bzw. Neucesol sowie Herzanregung (Cardiozol usw.) und Atemanregung (Lobelin und Kohlensäurebombe bzw. Selterswassersiphon), später Darm- und Blasenentleerung (Wärme, Darmrohr und Einlauf usw.) (vgl. Bauchschnitt!) sowie leichte und nahrhafte Kost.

Gefahren der Narkose.

a) Während der Narkose: Narkosezufälle oder -störungen.

Jeder Narkosezufall ist sofort und laut zu melden.

Stets Maske fort, Atmung frei und Kopf tief, im übrigen kausal!

α) Atmungsstörungen. Dabei Puls zunächst noch gut!

I. Erstickung, d. h. Verlegung der Luftwege (mechanische oder periphere Atmungsstörung). Dabei Atmungsbewegungen zwar zunächst noch vorhanden, aber fruchtlos, d. h. ohne (hör- und fühlbares) Durchstreichen der Luft: sog. „Pumpen ins Leere" und meist krampfhaft, zugleich zunehmende Cyanose im Gesicht und an der Wunde: „Patient wird blau." Tod durch Erstickung läßt sich bei Aufmerksamkeit des Narkotiseurs wohl immer vermeiden. Häufigster Narkosezwischenfall! Therapie: Freimachen der Luftwege; evtl. Tracheotomie. Im einzelnen gilt:

1. Bei Tracheaknickung oder -kompression: Passende Lagerung, Entfernung beengender Kleider, Kropfluxation!

2. Bei Verstopfung der oberen Luftwege mit Schleim (Äthernarkose!), Erbrochenem (Darmverschluß!), Blut (Mundoperation!) oder Fremdkörper (Gebiß, Kautabak, Bonbon): Kopf tief und auf die (linke) Seite, dabei aber nicht Kiefer vor (sonst Aspiration!) und Auswischen mit Stieltupfer, evtl. Wachwerdenlassen und Reizen mit langer Feder, schlimmstenfalls Tracheotomie und Ansaugen mittels Gummirohrs.

Prophylaxe: Gegen Schleim Vorbehandlung der Luftwege, Vorgabe von Morph. + Atropin bzw. Atrinal oder Scopolamin, Hintenüberbeugen des Kopfes, evtl. forcierte Reklination nach Witzel oder Schleimabsaugvorrichtung, evtl. Schleimaustupfen mit Stieltupfer unter vorsichtigem Vorziehen der Zunge, im übrigen vgl. Äther!

Gegen Erbrechen Nüchternhalten; bei gefülltem Magen oder Magen-Darmverschluß Ausheben und evtl. Magensonde nach Kausch (mit im Ösophagus aufblasbarem Gummiballon); bei Erbrechen sofort Kopf tief lagern und auf die linke Seite drehen, aber nicht Kopf anheben oder Kiefer vorhalten!

Gegen Blut Operation am hängenden Kopf nach Rose (z. B. bei Gaumenspaltenoperation kleiner Kinder) oder oberflächliche sog. „Halb"narkose (z. B. bei Eröffnung eines Peritonsillarabscesses) oder Tracheotomie mit Tamponkanüle nach Trendelenburg mit in der Trachea aufblasbarem Gummiballon (z. B. bei Larynxexstirpation); im übrigen Blut rasch austupfen oder besser aufsaugen, bei Mundoperationen auch Wangentaschen und bei Nasenoperationen Choanen austamponieren — soweit nicht überhaupt Operation in Lokalanästhesie vorzuziehen ist.

Gegen Fremdkörper Mundrevision; evtl. unter Einsetzen des Mundsperrers mit Finger oder Rachenzange eingehen, aber vorsichtig, ohne den Fremdkörper tieferzustoßen, vgl. Fremdkörper im Rachen!

3. Im Erregungsstadium bei Anpressen der Zunge gegen den Larynx oder durch Krampf der Atmungsmuskulatur, kenntlich an der Muskelspannung (Kieferklemme): bei ungenügender Narkose vertiefen, sonst Kiefer aufsperren und Zunge vorziehen (aber weiterhin darauf achten, daß sie beim Kieferzusammenpressen nicht eingeklemmt wird!).

4. In der tiefen Betäubung bei Zurücksinken des Unterkiefers, damit des Zungengrundes und des Kehldeckels, wobei der Zustrom der Luft zum Kehlkopf behindert ist: Unterkiefer vorschieben, sog. „Lüften des Unter-

kiefers" durch den v. Esmarch-Heibergschen Handgriff: mit den beiderseits flach aufs Ohr gelegten Händen und den hinter den Kieferwinkeln eingehakten Zeigefingern den Unterkiefer nach vorn schieben derart, daß die Zähne des Unterkiefers vor denen des Oberkiefers stehen (aber nicht Kiefer abwärts drücken, sonst Gefahr der Unterkieferverrenkung!); damit man zum Kiefervorhalten nur eine Hand braucht und die andere zum Auftropfen immer frei behält, legt man die 4 Finger der linken Hand am Kieferwinkel oder Kinn an und den gespreizten Daumen auf Nasenrücken oder Stirn; statt dessen auch Kieferhebel oder selbsttätigen Kieferhalter! Reicht das Vorschieben des Unterkiefers nicht aus, so ist die Zunge vorzuziehen mit Gazeläppchen oder besser mit Zungenzange bzw. mit durch die Zunge durchgeführtem Seidenfaden, evtl. nach Kieferaufsperren. Rachentubus nach Mayo erspart Kiefervorhalten überhaupt.

Bisweilen, namentlich bei Greisen, entsteht Atmungsbehinderung durch Ansaugen der Nasenflügel oder Wangen; in diesem Fall ist der Eingangsweg frei zu machen durch Aufspreizen der Nasenlöcher oder Wangen.

II. Atemstillstand (sog. Asphyxie) d. h. Aufhören der Atembewegungen (centrale und meist toxische Atmungsstörung). Dabei Atmungsbewegungen fehlend!

I. Durch aktives Anhalten des Atems ganz zu **Beginn** der Narkose: Unbedenklich; fortnarkotisieren, evtl. nach kurzem Lüften der Maske!

2. In mehr oder weniger fortgeschrittener Narkose reflektorisch („Reflexasphyxie"): Bei erhaltener Pupillenreaktion, gutem Puls und Aussehen; wahrscheinlich durch Reflex von den in der Nase direkt getroffenen Trigeminusästen.

3. Bei Überdosierung: Respirationslähmung mit zunehmend flacher und ungleichmäßiger, auch aussetzender Atmung bei weiten und schließlich nicht reagierenden Pupillen, schlechtem Puls und blaß-cyanotischem Gesicht: Sofort Kopf tief lagern und frische Luft bzw. Sauerstoff zuführen, sowie Maske fort, dazu Lösen oder Entfernen hindernder oder beengender Kleidungsstücke, Freimachen der Atmungsorgane durch Kiefer-Aufsperren, Zunge-Vorziehen und -Befestigen, Auswischen des Schlunds (achte auf Gebiß, Fremdkörper, Schleim, Blut, Erbrochenes usw.); evtl. Tracheotomie. Sonst empfiehlt sich am meisten Erregung des Atemcentrums durch Kohlensäure-Inhalation (aus Bombe bzw. Beutel oder einfach aus Selterswassersiphon) und durch Atmungsreizmittel z. B. Lobelin. hydrochlor. (0,003 intravenös oder 0,01 subc. bzw. intramusc.) bzw. Ikoral oder Neospiran, auch Coffein suboccipital in großer Dosis sowie Herz- und Kreislaufmittel z. B. Coramin, Cardiazol, Hexeton, Sympatol u. dgl.. Versucht werden kann rhythmisches (18mal in der Minute) Vorziehen der angeklemmten Zunge nach Laborde; sonst sofort künstliche Atmung (bis zur Wiederkehr regelmäßiger und tiefer Spontanatmung, $\frac{1}{2}$—1 Stunde und mehr, gleichmäßig, nicht mehr als 18mal in der Minute, unter genügend langer Pause bei der Brustkorberweiterung (zum Einziehen der Luft!) und (Conditio sine qua non!) bei freigemachten Atmungsorganen: Kiefer und Zunge vor (s. o.), sowie am liegenden und entkleideten Patienten; Methoden der künstlichen Atmung: entweder nach König durch Zusammendrücken des Brustkorbs mit den beiderseits flach aufgesetzten Händen oder besser nach Silvester von ein oder zwei Assistenten durch Hochziehen der gestreckten Arme am Kopf seitlich vorbei und wieder Herabführen mit Anpressen der gebeugten Ellenbogen an die Brustseitenflächen bei stark seitswärts gedrehtem und herabhängendem Kopf, evtl. Einblasung von Luft oder Sauerstoff auch mit Zusatz von 5—7% Kohlensäure mittels Respirationsapparats, auch elektrisch betriebenen Beatmungsapparats mit rhythmischer Ein- und Ausatmung („Pulmotor") oder einfachen Überdrucknarkoseapparats mit luftdicht abschließender Marke und rhythmisch geöffneter Seitenöffnung zum Wiederentleeren, nötigenfalls unter Tracheotomie, Intubation oder Insufflation. Auch die elektrische Reizung des N. phrenicus am äußeren Kopfnickerrand (Duchenne) kann versucht werden. Gleichzeitig Herzanregung

(s. u.). Übrigens ist die Respirationslähmung in der Regel vermeidbar durch vorsichtige Dosierung und verbesserbar durch künstliche Atmung und Kohlensäurezufuhr, zumal vor dem Atmungsstillstand die Pupillen weit und starr werden.

β) **Herzstillstand** (Synkope). Puls fehlt, Gesicht blaß und nicht cyanotisch, Pupillen maximal weit und starr, Atmung flach und aussetzend; vorkommend fast nur in der Chloroformnarkose, namentlich bei zu konzentrierten Chloroformdämpfen (daher Tropf- statt Gußmethode und in der Narkose Atmung und Puls zugleich kontrollieren!); dagegen trifft den Narkotiseur bei dem Herztod keine Schuld, wenn richtig Indikation und Technik, sowie Gegenmaßnahmen durchgeführt sind.

1. **Reflektorische, primäre, stets als Herz- und Kreislaufsynkope:** Im ersten (Erregungs-) Stadium der Narkose bei Status thymico-lymph., Anämie, Shock, psychischer Erregung usw. sowie als toxische Herzsynkope bei Myokarditis, dekompensiertem Herzfehler oder Stauung im kleinen Kreislauf; anscheinend besonders bei plötzlicher starker Chloroformgabe, daher: Vorgabe von Morphium u. dgl., Tropfmethode und genaue Dosierung (am besten mit Apparat), sowie einschleichende und langsam fortschreitende, dabei aber genügend tiefe und nicht unterbrochene Narkose. Außerdem in tiefer Narkose reflektorisch spez. durch Shock, z. B. bei Zerrung am Samenstrang, Dehnung des Afterschließmuskels, eingreifender Bauchoperation, starkem Blutverlust usw. (vgl. Shock!).

2. **Toxische, sekundäre, teils als Herz- und Kreislaufsynkope, teils aber auch als Atmungssynkope:** In der tiefen Narkose durch Überdosierung.

T h e r a p i e d e s H e r z s t i l l s t a n d s: Außer der künstlichen Atmung, welche sofort vorzunehmen ist, sowie Kohlensäureatmung und Lobelin ist angezeigt H e r z m a s s a g e zunächst a) von a u ß e n durch rhythmische Stöße der Herzgegend mit dem Daumenballen der geöffneten Hand (K ö n i g), dann b) von i n n e n (am besten s u b d i a p h r a g m a t i s c h, d. h. durch das Zwerchfell hindurch) mit der (nach Laparotomie) in die Bauchhöhle eingeführten Hand, nur ausnahmsweise thorakal oder transdiaphragmatisch; fortgesetzt vorzunehmen, wenn die sonstigen Mittel nicht helfen; spätestens nach 5 Minuten bis ½ Stunde (bei Herzstillstand ist nach 5 Minuten die Aussicht nicht sehr groß. wohl aber bei Scheintod!); etwa 72—120mal in der Minute (vgl. Herz!) Daneben: H e r z a n a l e p t i k a, z. B. einige (5) Kubikzentimeter Campheröl oder besser Coramin, Kardiazol, Hexeton od. dgl. subcutan oder Coffein oder Ikoral subcutan oder besser intravenös oder nötigenfalls intrakardial oder Äther intramuskulär. I n t r a v e n ö s e K o c h s a l z - oder T r a u b e n z u c k e r - i n f u s i o n (10—30 ccm 10—40%) evtl. mit Adrenalin oder Ephedrin ½—1 mg oder mit Äther als sog. H o s e m a n n sche Injektion. Ev., nämlich bei Kreislaufschwäche, Adrenalin, Ephedrin oder Ephetonin bzw. Sympatol, auch Ikoral, ½—1 mg intramuskulär, intravenös oder intrakardial oder Strophantin 1—2 Amp. 0,0005 intravenös oder intrakardial. A u t o t r a n s f u s i o n durch Kopftieflagerung, sowie Hochlagerung und elastische Einwicklung der Glieder. H a u t r e i z e, z. B. Bürsten der Fußsohlen, Schlagen der Brust mit nassen Tüchern, Bespritzen des Gesichts mit kaltem Wasser u. dgl., Wärme z. B. Wärmflaschen, Heizkasten u. dgl.

b) Nach der Narkose: Spätstörungen.

α) **Herzspättod,** auch Chloroformspättod oder chronische Chloroformvergiftung. Durch fettige Entartung von Herz, Leber (ähnlich der akuten gelben Leberatrophie) und Nieren; namentlich nach langer oder bald wiederholter Narkose, spez. bei Chloroform und hier wiederum vornehmlich bei unreinem oder zersetztem, gelegentlich aber auch bei Äther und bei Schlafmitteln sowie bei bereits bestehender Erkrankung der genannten Organe und bei Operationen wegen Darmverschlusses oder entzündlicher Erkrankung der Bauchhöhle, z. B. Appendicitis oder Peritonitis; Kinder sind bevorzugt; gewöhnlich am 2.—5., spez. 3.—4. Tag Tod an Herzschwäche unter typischem Krankheitsverlauf: frequenter, später flatternder Puls, unstillbares Erbrechen, Ikterus, Harnverminderung und Albuminurie, Delirium, Koma.

β) **Postnarkotische Lungenkomplikationen: Bronchitis und Bronchopneumonie, evtl. Lungenabsceß und -gangrän.** Ursachen: 1. Aspiration von infektiösem Material: Speichel (vermehrt, spez. bei Äther), Blut oder Erbrochenem, gelegentlich auch von Teilchen kariöser Zähne oder Mandelpfröpfen, 2. Reizung der oberen Luftwege (spez. bei Äther, sowie auch bei durch offenes Licht zersetztem Chloroform), 3. Embolie, 4. erschwertes Durchatmen und Aushusten bei Bauch-, Hernien-, Mamma-, Struma- u. dgl. Operationen (hier aber wohl auch ebenso häufig nach Lokalanästhesie), 5. Abkühlung des Patienten spez. durch Zugluft, namentlich bei Schwitzen während der Operation, 6. Lungenhypostase, namentlich bei alten Leuten mit Kreislaufstörung durch Bettruhe.

Prophylaxe: Vgl. Narkosevorbereitung, spez. Untersuchung, Magenentleerung, Mundpflege, Atemübungen usw., ferner Mischnarkose mit Morphium- + Atropinvorgabe, Calcium (Afenil od. dgl.), Transpulmin od. dgl., Vermeiden von Abkühlung, spez. Zugluft vor, während und nach der Operation, Herzmittel, Lagewechsel, Darmanregung, Schmerzbekämpfung, Lokalanästesiewahl usw.

Therapie: Mundpflege, Atemübungen, Lagewechsel, Aufsetzen und Frühaufstehen, Schmerzbekämpfung, Herzanregung, Expektorantia (u. a. heißer Brusttee mit Anis, Anastil d. h. Guajakolpräparat oder Rp. Menthol 10,0 Eucalyptol 20,0, Ol. Dericini 50,0 oder besser Transpulmin intramuskulär 1,0 tgl. 1—2mal bis zu 8 Tagen), Brustumschlag, Spiritusabwaschungen oder Terpestroleinreibungen, Inhalieren, heiße Getränke, zum leichteren Aushusten Narkotika in kleinen Dosen z. B. Morphium oder Kodein und bei Bauchoperationen fester Leibwickel mit Flanell-, elastischer oder Gummibinde; außerdem werden empfohlen: Ätherinjektionen (Äther sulf. + Ol. Oliv. ca. 1—2mal tgl. intramusc. 1 ccm + ½ ccm ½% Nococain), Bluteinspritzungen (5—10 ccm intramusc. tgl.), Calciumpräparate (Calc. chlorat. oder Afenil oder Calcium. glucon. intravenös, letzteres auch intramusc. 5—10 ccm 2—3mal tgl.), sowie Kohlensäureinhalationen, evtl. Lobelin bzw. Ikoral und Röntgenbestrahlungen.

γ) **Fortdauerndes Erbrechen, evtl. postnarkotische Magenlähmung.** Ursache: Verschlucken narkosehaltigen Speichels.

Therapie: Absolutes Fasten mit Mundspülen und Lippenanfeuchten, höchstens schluckweise heiße Getränke, z. B. Tee, Kochsalzlösung, Vichywasser u. dgl., evtl. Eisstückchen; nötigenfalls rectale Ernährung, spez. Tröpfcheneinlauf. Lagewechsel: Aufsetzen, auf die (rechte) Seite legen, Beckenhochlagerung oder Knieellenbogenlage. Magen aushebern und spülen. Zu versuchen Anästhesin oder Cocain per os (0,1:50,0) tropfenweise, Coffein oder Atropin subcutan, Essigatmung (mit Essig befeuchtetes Tuch über das Gesicht).

δ) **Verbrennungen** durch geheizten Operationstisch (deshalb Isolierluftschicht oder besser Warmwasserfüllung statt Glühbirnen!), zu heiße und ungedeckte Wärmflaschen (spez. an den Fußsohlen), Desinfektionsmittel, z. B. Äther und Jodtinktur (an aufliegenden Stellen, in Hautfalten und bei längerer Einwirkung ohne Verdunstungsmöglichkeit!) und durch allzureichlich oder unachtsam aufgeträufeltes Narkosemittel im Gesicht unter der Narkosemaske, wenn die Haut nicht eingefettet und die Augen nicht durch Gummiband bedeckt sind.

ε) **Nervenlähmungen. 1. Zentrale** (selten!). Hemiplegie durch Hämorrhagie oder Embolie bei Arteriosklerose; besonders im Exzitationsstadium; namentlich bei Äthernarkose.

2. Periphere. Plexus brachialis durch Quetschung zwischen Schlüsselbein und 1. Rippe, vielleicht auch durch Druck des Oberarmkopfs am stark nach oben bzw. seitlich und hinten genommenen Arm (z. B. bei falscher Armlagerung, Pulsfühlen, Armhalten zur Achselhöhlenausräumung bei Mammacarcinom). N. radialis in der Mitte des Oberarms durch Druck der Tischkante am herabhängenden und nicht unterpolsterten Arm. N. ulnaris im Sulcus ulnaris durch Druck der Tischkante am seitlich angebundenen, dabei innen aufliegenden und nicht gepolsterten Arm. N. peroneus unter dem Wadenbeinköpfchen oder N. tibialis an den Schienbeinhöckern durch Druck der Tischkante, Beinhalter oder Riemen bei ungenügender Polsterung oder schlechter Einstellung.

Anmerkung. Der **Narkosetod** erfolgt entweder durch nicht behobene Zwischenfälle oder durch Giftwirkung, hier wiederum durch solche nach der Narkose (Spättod), oder solche in der Narkose: Respirationslähmung (Asphyxie) oder Herzlähmung (Synkope) oder beide zugleich. Für Todesfälle ist der Arzt dann verantwortlich, wenn ein Kunstfehler vorliegt. Von dem eigentlichen „Narkosetod" ist zu unterscheiden der Tod während der Narkose durch andere Ursachen, z. B. Shock, psychische Aufregung, Herzlähmung, Apoplexie, Lungenembolie. Über Gegenanzeigen der Allgemeinnarkose, spez. der Chloroformnarkose vgl. Chloroform!

Die einzelnen Narkoseverfahren.

In Betracht kommen: 1. Inhalationsnarkosen: Äthernarkose sowie Äther- bzw. Chloräthyl-, Solästhin- oder Vinethenrausch, Chloroformnarkose und die Misch- und Kombinationsnarkose (s. u.). Bromäthyl (CH5Br) hat vor dem Chloräthyl keine besonderen Vorteile und manche Nachteile. Die einzelnen Inhalationsnarkotika sind in ihrer Wirkung recht verschieden: a) Die Flüchtigkeit, damit die Dauer des Einschlafens und Erwachens richtet sich nach dem Siedepunkt (Chloroform 60^0, Äther 35^0, Solästhin $39{,}2^0$, Vinethen 28^0 und Chloräthyl $12{,}5^0$). b) Die Gefährlichkeit richtet sich nach der Giftigkeit (Chloroform ist Herz- und Äther-Atemgift, auch Atemwegereiz) sowie nach der Narkotisierungsbreite d. h. Grenze zwischen schlaf- und totbringender Wirkung (Chloroform hat geringere Narkosebreite als Äther).

1a) Gasnarkosen: Stickoxydul (Lachgas, N_2O), welches 1776 von Pristley entdeckt und 1800 von Davy empfohlen, 1844 vom Zahnarzt Wells in die Zahnpraxis wieder eingeführt und seitdem in Amerika vielfach, aber auch bei uns neuerdings in der großen Chirurgie angewandt wurde, ist rein nur für kurze Eingriffe verwendbar (sonst Erstickung!); vermischt mit O (10—20%) und verstärkt durch Kombination mit Äther und Injektionsnarkotika ist es gut für chirurgische Eingriffe brauchbar, aber an besondere Apparate gebunden und bei uns nicht allgemein eingebürgert, jedenfalls für die Allgemeinpraxis als zu gefährlich nicht zu empfehlen; in der Zahnpraxis ist die Lachgasbetäubung durch den Rausch und durch die Lokalanästhesie größtenteils verdrängt. Neben Stickoxydul sind neuerlich für die Gasnarkose, bei welcher nur eine flüchtige Bindung an das Blut, aber keine Zellvergiftung, daher auch rascheste Wirkung mit Bewußtseinsverlust stattfindet, sehr empfohlen: Äthylen (C_2H_4; nicht ungefährlich wegen evtl. Kohlenoxydgehalts) und vor allem Acetylen („Narcylen" C_2H_2: Gauß und Wieland 1922). Die Gasnarkotika haben den Vorteil rascher An- und Abflutung, fehlender Reizung der Atemwege und Schädigung des Kreislaufs sowie der parenchymatösen Organe, guter Steuerbarkeit, Nachteil der Kostspieligkeit, Explosibilität (außer Lachgas!) Apparatur und ungenügender Wirkung hinsichtlich Muskelentspannung (Laparotomie!), bedürfen aus letzterem Grunde daher der Ergänzung durch Äther bei Bauchoperationen, während sie bei Brust- und Gliedoperationen sehr gut brauchbar sind, namentlich bei Zuckerleiden, sowie bei Leber- und Nierenleiden, wo andere Narkosen kontraindiziert sind; auch droht, da die Gasnarkotika durch Sauerstoffverdrängung wirken, bei ihnen Erstickung, weshalb Sauerstoffbeigabe in besonderem Apparat erforderlich, auch bei Einengung der Atemfläche durch Lungenleiden u. dgl. Gegenanzeige gegeben ist.

2. Die rectale sowie subcutane und intravenöse Narkose mit Avertin (Tribromäthylalkohol), Pernocton, Evipan, Eunarcon und Rektidon u. dgl. (die Inhalationsnarkotika sind im Gegensatz zu den Schlafmitteln für rektale und intravenöse Narkose nicht geeignet) erlauben sich wegen der Steuerungsunmöglichkeit mit Vergiftungsgefahr (Atmung und Blutdruck) nicht allein, sondern nur in Kombination mit den obengenannten Inhalationsnarkotika als sog. „Basisnarkose" (s. u.).

a) Äthernarkose.

Geschichtliches. Der Äther wurde in seiner schmerzstillenden Wirkung bereits erkannt von Faraday (1818); die eigentlichen Entdecker für die praktische Heilkunde waren: Amerikanischer Chemiker Jackson (1841/42) und mit ihm zusammen amerikanischer Zahnarzt Morton und Chirurg Warren (1846); der Äther wurde dann aber durch das im nächsten Jahr entdeckte Chloroform verdrängt und erst um die Jahrhundertwende mit dem Ausbau der Äthertropfnarkose wieder in den Vordergrund gebracht.

Chemisches: Äther ist Schwefel- oder Äthyläther $(C_2H_5)_2O$; sehr flüchtig (Siedep. 35^0, also im Gegensatz zu Chloroform niedriger und im Gegensatz zu Vinethen und vor allem zu Chloräthyl höher!); zur Narkose nur als reines Präparat, sog. „Narkoseäther" (Äther pro narcosi); zurückbleibende Reste sind am besten nicht wieder zur Narkose zu verwenden; aufzubewahren in brauner, fest verschlossener, kühl und dunkel gehaltener Flasche (sonst zersetzt durch Luft und Licht und dann die Schleimhäute reizend!); feuergefährlich (cave Thermokauter und elektrisches Messer sowie Röntgenaufnahme und offenes Lampenlicht!).

Vor- und Nachteile des Äthers (spez. gegenüber Chloroform):
Vorteile: 1. Herzanregung und Blutdrucksteigerung.
2. Geringere Schädigung der parenchymatösen Organe.
3. Größere Narkosenbreite, d. h. bedeutende Differenz zwischen betäubender und tödlicher Dosis, daher geringere Gefahr der Überdosierung.
Nachteile: 1. Geringere Wirksamkeit, daher Mehrverbrauch, evtl. mit Überschreiten der unschädlichen Konzentration (s. 2) und schließlich mit Gefährdung des Atemcentrums (selten und bei richtiger Anwendung so gut wie vermeidbar; Atmung flach und aussetzend; Prophylaxe: Atmung kontrollieren; Therapie: künstliche Atmung); daher besser Kombinationsnarkose.
2. Erhöhte Gefahr postnarkotischer Lungenkomplikationen: Bronchitis und Bronchopneumonie; meist nach 2—3 Tagen; bedingt gewöhnlich durch Aspiration des stark vermehrten (bakterienhaltigen) Speichels, seltener durch direkte Reizung der Atemwege (dies namentlich bei zu starker Konzentration der Ätherdämpfe und Abkühlung der Atemwege sowie bei unreinem Präparat). Die Gefahr des akuten Lungenödems durch direkte toxische Schädigung des Lungengewebes ist anscheinend nicht groß. Prophylaxe (außer entsprechender Vorbereitung, s. o.): a) Reines und frisches Präparat und zweckmäßige Darreichung durch Tropfmethode, Luftbeimischung mittels durchlässiger Maske oder im Apparat, Vorgabe von Morphium und Atropin bzw. Skopolamin und Beigabe von Chloroform zur Erzielung der Toleranz. b) Kopftieflagerung (evtl. mittels der forcierten Reklination nach Witzel) und Entfernen des Speichels aus dem Schlund mittels Stieltupfers oder durch Absaugvorrichtung.

Mortalität bei Äthernarkose: 1:5000—20000 und mehr.

Anzeigen und Gegenanzeigen: Die Äthernarkose als die zur Zeit ungefährlichste Allgemeinnarkose ist die Methode der Wahl, namentlich bei langdauernder Operation und bei geschwächtem Patienten, z. B. bei Sepsis, Bauchschuß u. dgl. Gegenanzeigen gibt es außer denen der Allgemeinnarkose eigentlich überhaupt nicht; nur bei akut entzündlichen Erkrankungen der Lunge ist Chloroform vorzuziehen, wenn nicht Lokalanästhesie oder Kombination von Äther mit dieser oder mit der Schlafmittel-(Basis-)narkose ratsam erscheint.

Technik: a) Am besten als offene oder Tropfnarkose (Witzel 1902); entweder rein oder gewöhnlich als Misch- und Kombinationsnarkose, also nach Bedarf mit Chloroform gemischt und kombiniert durch Vorgabe eines Schlafmittels abends und eines Narkotikum (z. B. Morphium oder Pantopon + Atropin oder Atrinal) 1 Stunde zuvor.

(Vorteile: Beste Dosierbarkeit: gewöhnlich 100—200 Tropfen, nach dem Toleranzeintritt 50—100 pro 1 Minute, Luftbeimischung, geringste Abkühlung der Atemwege.)

α) Mit luftdurchlässiger Maske nach v. Esmarch-Schimmelbusch oder mit einfacher Mullkompresse von vier- oder mehr- (bis zwölf-), meist achtfacher Gazelage, auch improvisiert mit Drahtgestell oder Kragen, wobei aus großer Höhe und über die ganze Maske gleichmäßig verteilt aufzutropfen ist.

β) Mit Apparat, und zwar am besten mit Tropfenzählung und Sauerstoffzufuhr, evtl. auch mit Vorwärmung des Äthers (s. u.).

b) Nur ausnahmsweise (schnell und kurz!) als geschlossene oder Guß-, sog. „Erstickungs"narkose mit Maske von Julliard, d. h. großes, das ganze Gesicht bedeckendes Drahtgestell mit undurchlässigem Stoff (Wachstuch oder wasserdichtem Stoff) überzogen und mit Flanell- oder Watteeinlage bzw. Rosette zur Aufnahme des Äthers.

α) Mit 20—30 g oder mehr (—50—100) g Äther beschickt, was am besten im Meßglas abzumessen ist, allmählich dem Gesicht genähert und erst nach 1—2 Minuten mit erneuter Dosis fest aufgesetzt (sonst Erstickungsgefühl, evtl. reflektorischer Herz- und Atmungsstillstand!), nötigenfalls vorübergehend mit zusammengelegtem Handtuch abgeschlossen (gegen das Ausströmen der Ätherdämpfe!), evtl. fortgesetzt mit erneuter Dosis, dann unter Fortlassen des abschließenden Tuches und unter öfterem Lüften der Maske.

β) Besser statt dessen (Erstickung, konzentrierte Dämpfe, Abkühlung der Atemwege!) Maske mit fünfpfennigstückgroßem Fenster im undurchlässigen Überzug nach Herrenknecht; dabei Äther auftropfen wie bei der Tropfnarkose.

Die Guß- oder Erstickungsnarkose ist heutzutage verdrängt durch den angenehmeren und unschädlicheren Rausch.

Anmerkung. Äther- bzw. Chloräthyl- u. a. Rausch (Sudeck 1901 bzw. Kulenkampff 1911).

Prinzip: Dabei wird das Vorstadium der Narkose, d. h. das Stadium der Schmerzlosigkeit mit teilweise erhaltenem Bewußtsein zu Beginn der Narkose, das sog. „analgetische oder Rauschstadium" ausgenützt, welches bei tiefem und regelmäßigem Atemholen bald eintritt und als solches — außer bei phlegmonösen Prozessen am Hals mit Gefahr des Glottisödems — nicht gefährlich ist; jedoch ist der Patient gut festzumachen und auf Freisein des Munds zu kontrollieren.

Prüfung des Rauscheintritts durch Befragen, Zählenlassen (Zählen hört auf oder wird unsicher), Armhochhaltenlassen (Arm sinkt schlaff herab), Langsamerwerden oder Aufhören der Schluckbewegungen, Schmerzprüfung mit Kneifen, Nadel- oder Messerstich u. dgl.

Technik: a) Mit Äther entweder als Tropfmethode (rasche Tropfenfolge!) oder als Erstickungsmethode mit oder ohne durchlochte Maske; ungefährlich, aber mit langsamem Einschlafen und Erwachen, auch unangenehm, namentlich bei Patienten spez. Kindern, welche schon früher mit Äther betäubt waren; bei kräftigen Männern, spez. Trinkern gelingt mit Äther der Rausch nicht immer, jedenfalls ist eine genügende Konzentration durch rasches Auftropfen und Luftabschluß notwendig; dagegen ist der Ätherrausch vorzuziehen bei schwächlichen Kleinkindern und bei Herzleidenden.

b) Mit Chloräthyl = Äther chloratus (C_2H_5Cl); sehr flüchtig (Siedep. 12,5⁰), daher eleganter mit rascherem Einschlafen und Erwachen; Anwendung: aufgespritzt oder aufgetropft (nicht zu langsam, daher evtl. mit 2 Tuben!)

auf Gazemaske oder Gazekompresse, dabei möglichst auf deren ganze Fläche verteilt und evtl. durch um- und übergelegtes Tuch abgedichtet; meist bis 80 Tropfen.

c) Mit Vinethen: Divinyläther mit etwas (3,5%) Alkoholzusatz; recht flüchtig (Siedep. 28,0⁰), daher rasches Einschlafen und Erwachen sowie meist kein Erbrechen und keine Erregung, auch bei Kleinkindern und Schwächlichen brauchbar sowie zur kurzen Vollnarkose (bis 100 g und bis ½ Stunde, evtl. mit Vorgabe von Morphium und Atropin — außer bei Leber- und Nierenschädigung) und zur Narkoseeinleitung; bei kräftigen Erwachsenen nicht immer genügend, jedenfalls dann rasch zu tropfen, namentlich anfangs: 40—80, meist 60 Tropfen pro Minute.

d) Mit Solaesthin = Chlormethylen oder Dichlormethan, weniger flüchtig wie Chloräthyl (Siedep. 39,2⁰); Anwendung und Wirkung ähnlich wie bei Chloräthyl, aber mit langsamerem Einschlafen und Erwachen; auch ist eine gewisse Übung des Narkotiseurs nötig und gelegentlich starke Excitation mit Krampf und Cyanose; Vorteil: nicht feuergefährlich und nicht vereisend!

Vorteile: Angenehmer Geruch, Fehlen von Erstickungsgefühl, rascher Eintritt (in ca. ½—1½ Minuten nach wenigen Kubikzentimetern, durchschnittlich nach 50—100 Tropfen) und rasches Erwachen, geringe Nachwirkungen und meist Fehlen von Erbrechen, weshalb vorherige Magenentleerung nicht unbedingt erforderlich ist. Der Geruch kann anfangs durch Vorgabe oder Beigabe von Kölnischem Wasser oder Coniferenduft verbessert werden; man fährt dann mit reinem Chloräthyl fort. Gegen Erbrechen wird empfohlen Peremesin-Tabletten (1—2) ½ Stunde zuvor.

Nachteile: Bei geschlossener Maske und bei fortdauernder Narkose drohen bei Chloräthyl Gefahren, auch Todesfälle ähnlich denen des Chloroforms; daher ist Chloräthyl zu beschränken auf kurzdauernden Rausch, aber zu ersetzen durch Äther oder Vinethen bei protrahiertem Rausch und bei tiefer Narkose sowie überhaupt bei nicht intaktem Herzen und bei kleinen Kindern unter 10 Jahren, spez. Säuglingen; bei Aufgeregten und Trinkern gelingt der Rausch nicht immer. Am unschädlichsten sind Äther und Vinethen, weniger Chloräthyl und Solaesthin; feuergefährlich sind alle außer Solaesthin.

Anzeigen: 1. Als Äther- bzw. Chloräthyl- oder Vinethenrausch zu kurzdauernden Eingriffen, namentlich in der Sprechstunde, z. B. Untersuchung, Reposition von Frakturen und Luxationen ohne Notwendigkeit längerer Muskelerschlaffung (z. B. Radiusfraktur oder Humerusluxation), Incision von Phlegmonen, Abscessen und Furunkeln bzw. Karbunkeln, Kauterisation, Ausschabung, Wundversorgung, Verbandwechsel u. dgl., falls Lokalanästhesie nicht vorzuziehen ist (Operation muß dabei vorbereitet sein und darf nur wenige Augenblicke dauern!).

2. Desgl. (namentlich Chloräthyl- oder Vinethen-Rausch) als Einleitung zur tiefen Narkose oder auch, aber nur mit Vorsicht zur schnellen Vertiefung der Vollnarkose.

3. Als protrahierter Ätherrausch mit Äther oder Vinethen (am besten dann Vorgabe von Morphium!), dagegen mit Chloräthyl nur als mehrfach erneuerter (sog. intermittierender) Rausch z. B. im Shock zu Amputation od. dgl.

b) Chloroformnarkose.

Geschichtliches: Englischer Frauenarzt Simpson (1847/48).

Chemisches: Chloroform (entdeckt 1831 von Justus von Liebig) ist Trichlormethan ($CHCl_3$): mäßig flüchtig (Siedep. um 60—62⁰); zur Narkose nur als reines Präparat, z. B. Chloralchloroform Liebig, Salicylidchloroform Anschütz; aufzubewahren in brauner, fest verschlossener und nicht zu großer Flasche (sonst zersetzt durch Luft und Licht); unreines oder zersetztes, spez. länger der Luft ausgesetztes Chloroform darf nicht zur Narkose verwandt werden wegen Vergiftungs-, evtl. Todesgefahr; Prüfung des unzersetzten Chloroforms (nach Hepp) durch die Geruchprobe: einige Tropfen auf Fließpapier getropft dürfen nach dem Verdunsten keinen scharfen, ranzigen Geruch (Phosgen) hinterlassen oder (nach Langgard) durch die chemische Probe: 20 ccm Chloroform zusammen mit 15 ccm Schwefelsäure und 4 Tropfen Formalinlösung in einem mit Schwefelsäure ausgespülten und mit Glasstöpsel versehenen Fläschchen geschüttelt, dürfen sich innerhalb von ½ Stunde nicht färben; nicht verwendbar bei offenem Petroleum- oder Gaslicht (sonst zersetzt und die Schleimhäute reizend, was sich durch Geruch und Nebelbildung sowie Hustenreiz kundgibt; in diesem Fall sind große nasse Tücher aufzuhängen sowie Türen und Fenster zu öffnen!); zu vermeiden ist Benetzen des den Cornealreflex prüfenden Fingers (sonst Hornhautschädigung!) und Auftropfen auf die Haut vom Gesicht usw. (sonst Verbrennung!; daher beim Auftropfen auf einfache Kompresse Schutz durch Einfetten des Gesichts und durch Rinne mit Abflußrohr an der Maske).

Vor- und Nachteile des Chloroform (spez. gegenüber Äther):

Vorteile: Schnelle und intensive, daher bequeme Wirkung, zumal in Praxis und im Felde (aber Vorsicht, daher nur in erfahrener Hand und am besten nur mit Äther gemischt) sowie bei Gesichts-, spez. Gaumenspaltenoperationen (cave bei Shock!); außerdem Fehlen von Reizung der Luftwege; schließlich nicht brennbar und nicht explosibel.

Nachteile: 1. Große Gefahr der Vergiftung, namentlich bei Überdosierung infolge geringerer Narkosenbreite.

2. Herz- und Kreislaufschädigung mit Blutdrucksenkung in der Narkose (evtl. plötzlich, auch im Anfang als sog. Synkope durch Herzkammerflimmern) sowie Gefahr des Spättods durch Schädigung (fettige Degeneration) von Herz, Leber und Nieren, wodurch Spättod eintreten kann, namentlich wenn die betreffenden Organe schon vorher krank waren oder durch gleichzeitige Allgemeininfektion geschwächt sind.

Mortalität bei Chloroformnarkose 1:2000—5000, also etwa 3000.

Anzeigen und Gegenanzeigen.

Anzeigen: Chloroform ist als alleiniges Narkosemittel im allgemeinen nicht erlaubt, sondern nur neben Äther zur Vertiefung der Narkose, spez. bei Trinkern mit erhöhtem Narkoticumverbrauch, bei Personen mit gesunden Organen (Kinder, Gebärende und Soldaten) und bei Lungenkranken (jedoch auch hier niemals zu Eingriffen, wo Ätherrausch oder Lokal- u. dgl. -Anästhesie erlaubt wäre oder ausreichen würde).

Gegenanzeigen: Störungen der Herztätigkeit: inkompensierte Herzfehler (dagegen können gut kompensierte Herzfehler chloroformiert werden!), Herzmuskelerkrankungen, Arteriosklerose der Kranzgefäße des Herzens, Leber- und Nierenleiden, Infektion, Sepsis, Peritonitis, Ileus, Anämie, Schwäche, Shock, Status thymico-lymphaticus, Basedow, bald wiederholte Narkose usw.

Technik: Nur als Tropfmethode entweder mit durchlässiger Maske nach v. Esmarch-Schimmelbusch oder im Apparat; dabei langsam steigend aufgetropft (anfangs nicht über 10, später nicht über 60—75, höchstens 100 Tropfen in der Minute; bei Kindern weniger!), bei Excitation zeitweilig gelüftet, nach Eintritt der Toleranz zurückhaltend unter Prüfung der Pupillen und unter Beobachtung von Atmung und Puls (bei rascher Darreichung, namentlich im Anfang, spez. bei Auflegen der vollgegossenen Maske droht reflektorischer Herz- und Atmungsstillstand!).

c) Misch- und Kombinationsnarkosen.

Prinzip: Durch die Verbindung mehrerer Narkotika wird einerseits die Wirkung erhöht, und zwar bei entsprechender Auswahl wahrscheinlich die der einzelnen Mittel nicht nur summiert, sondern sogar potenziert (Bürgi), andererseits die Gefahren vermindert, und zwar 1. durch geringeren Verbrauch der einzelnen Mittel, welche, wie z.B. der Äther, sonst schädlich wirken, 2. durch eine individueller Indikation Rechnung tragende Auswahlmöglichkeit und 3. durch Antagonismus der kombinierten Mittel.

Technik: α) **Mischnarkose,** d. h. mit fertiger Mischung, z. B. mit sog. Billrothscher Mischung = 2 Teile Chloroform + 3 Teile Äther + 1 Teil Alkohol oder besser mit sog. ACE-Mischung des englischen Chloroform-Komitees = 1 Teil Alkohol + 2 Teile Chloroform + 3 Teile Äther oder am besten mit sog. Wiener Mischung = 1 Teil Chloroform + 3 Teile Äther; aufgetropft auf Gazemaske wie Chloroform; angewandt wie dieses allein oder bei Äthertropfnarkose zu deren Vertiefung; wirkend wie Chloroform, nur etwas schwächer und ungefährlicher, aber keineswegs ganz unbedenklich.

β) **Kombinationsnarkose** (Normalform der modernen Narkose!), und zwar gewöhnlich nach folgendem Schema: Im wesentlichen Tropfnarkose durch Äther mit Gazemaske oder Apparat. Zur Einleitung auch evtl. (rascher und angenehmer!) Chloräthylrausch, ausnahmsweise z. B. bei Kindern oder Ungebärdigen auch vorsichtig tropfenweise Chloroform. Nach Bedarf neben Äther ebenfalls in Tropfmethode Chloroform, im wesentlichen zur Vertiefung und zur Erhaltung der Tiefe, namentlich bei Männern, spez. Trinkern, sonst nur bei Kontraindikation von Äther (Lungenkrankheiten). Zur Unterstützung, und zwar zur Erzielung einer gleichmäßigen Narkose, Abkürzung des Excitationsstadiums, Vermeidung schädlicher Aufregung, Ersparnis von Narkoticum, spez. Äther, und zur sog. Halbnarkose bei Mund- usw. Operationen: abends zuvor Schlafpulver, z. B. Adalin, Noctal, Sandoptal, Veronal oder Veronacetin (0,5—0,75—1,0), ferner evtl. (bei Geschwächten, Trinkern) morgens 1 Stunde zuvor Alkoholklysma und morgens ½—1 Stunde zuvor ein Narcoticum subcutan: Morphium (0,01—0,015—0,02) oder statt dessen (spez. bei Frauen) Pantopon in doppelter oder Narkophin in dreifacher Dosis oder Dilaudid, Trivalin, Eukodal u. dgl., dagegen nicht bei Kindern (bis zu 15 Jahren) und bei Gefahr von Atemstörung (Hirntumor und -verletzungen), und gleichzeitig Atropin bzw. Atrinal 0,0005—0,001 (zur Verminderung der Speichelsekretion, spez. bei Äther, ferner zur Herabsetzung des Vagusreflexes und zur Anregung von Blutdruck und Atmung) oder statt dessen, aber nur ausnahmsweise (weil nicht ungefährlich, namentlich bei Chloroformnarkose) Scopolamin 0,0003—0,0006, am besten in 2 Dosen 3 und 1½ Stunden zuvor z. B. je Pantopon 0,01 + Scopolamin 0,0003 oder Scopolamin 0,0005 + Eukodal 0,01 + Ephetonin 0,025 oder ebenso in doppelten Mengen, dies auch intravenös, aber langsam innerhalb 1 Minute und je nach Körperbeschaffenheit dosiert: ½—1 ccm.

Vorteile des Scopolamins: Verminderung der Speichelsekretion und der Brechneigung, wesentliche Ersparnis von Narkoticum, Beruhigung und Amnesie, sog. ,,Dämmerschlaf''.

Nachteile des Scopolamins: Lähmung des Atemcentrums bei großen Dosen, besonders bei gleichzeitiger Chloroformgabe und bei gleichzeitiger Injektion von Morphium; daher dieses nur in beschränkter Dosis 0,01—0,015 oder ersetzt durch Pantopon 0,02—0,03 oder Dilaudid 0,0025 oder Eukodal 0,01 in Kombination mit Ephetonin (s. o.); zu beachten ist ferner: 1. die individuell sehr verschiedene Wirkung (vorsichtige Dosierung!), 2. der meist lange Nachschlaf mit Gefahr postnarkotischer Erstickung durch fehlerhafte Lagerung, Zurücksinken der Zunge, Aspiration von Speichel, Blut oder Erbrochenem, ungenügende Atmung (fortgesetzte Überwachung!), 3. die Nebenwirkungen auf Pupillen (erweitert und träg reagierend), Atmung (flach und verlangsamt), Puls (frequent), Gesichtsfarbe (cyanotisch).

Anzeigen und Gegenanzeigen des Scopolamins.

Anzeigen: Statt Atropin nur ausnahmsweise, z. B. bei Kropfoperation oder bei Katarrh der Atemwege.

Gegenanzeigen: Gefahr der Atemstörung, spez. bei alten und schwachen Leuten; Scopolamin erweist sich als bisweilen ungeeignet bei Alkoholikern, Basedowkranken und Hysterischen (Erregungszustand!) und wenig geeignet bei Laparotomie mit notwendiger Muskelerschlaffung in tiefer Narkose.

Anm.: Basisnarkose mit Avertin, Pernocton, Evipan, Eunarcon, Rektidon usw. s. o.!

Anhang.

1. Apparatnarkosen.

Vorteile: Genaue und begrenzte Dosierung, Luftbeimischung und Vorwärmung der Narkosedämpfe (starre Maske!).

Nachteile: Kompliziert und evtl. teuer sowie schematisierend (daher angezeigt meist im Krankenhausbetrieb!).

Apparattypen: **a) Junkersscher Apparat,** verbessert von Kappeler, bestehend aus Gummigebläse, Narkoseflasche und Metallmaske. Vorteile: Luftbeimischung. Nachteile: Ungenaue Dosierung; Anwendung nur für Chloroform oder Chloroform-Äthergemisch (dagegen für Äther zu schwach). Indikation: z. B. bei Gesichtsoperationen (mit hakenförmiger Metallkanüle für Mund oder Nase). **b) Braunscher Apparat,** sozusagen doppelter Junkersscher Apparat mit Gummigebläse durch Hand- oder (zum Freimachen der einen Hand) durch Fußbetrieb am Narkosetisch (Heynemann-Leipzig); für Äther und Chloroform zugleich brauchbar; mit ungefähr meßbarer und verschieden dosierbarer Mischung, auch für alleinige, evtl. wechselnde Verwendung des einen oder anderen Narkoticums. **c) Roth-Drägerscher Apparat** mit genau meßbaren und verschieden dosierbaren, dabei absolut begrenzten Mengen von Äther und Chloroform sowie mit Sauerstoffzufuhr (angenehm, exakt und sicher, allerdings in Anschaffung und Betrieb kostspielig: ideales Narkoseverfahren für Krankenhausbetrieb!). **d) Ombrédanne-Narkoseapparat:** Metallhohlkugel mit Filzstücken wird mit 150 g Äther beschickt, dann eine dicht anschließende Maske für Mund und Nase fest aufgesetzt und schließlich an der seitlich angebrachten Stellvorrichtung mit Skala 0—8 der Zeiger langsam innerhalb von ca. 2 Minuten auf 8 vorwärts- und nach Eintritt tiefer Narkose auf 5—1½ zurückgedreht; die Ausatmungsluft entweicht zum kleineren Teil durch die Hohlkugel nach außen, zum größten Teil aber in einen Tierblasenbeutel und wird mit dem nächsten Atemzug vermischt mit Narkoticum wieder eingeatmet, also vorgewärmt und mit Kohlensäure beladen, wodurch folgende Vorteile erzielt werden: 1. rasches Einschlafen und Erwachen, 2. Ätherersparnis, 3. Vorwärmung des Narkoticums, 4. Anregung des Atemcentrums durch Kohlensäure, 5. Fehlen bzw. Seltenheit postnarkotischer Störungen ("Rückatmungsnarkose"), 6. einfache Dosierung, daher auch in der Praxis brauchbar in der Hand von Hilfskräften, auch ohne besonderes Anlernen, also einfacher und stärker als Äther- und ungefährlicher als Chloroformnarkose; angezeigt für längere Eingriffe, wo der Rausch nicht genügt. Nachteil ist die Sauerstoffdrosselung; Vorteil: Ätherersparnis und -anwärmung, dadurch stärkere und flüchtigere Wirkung mit raschem Einschlafen und Erwachen, dazu ständige Anregung der Atmung und der Herztätigkeit. **e) Tiegelscher Apparat:** Hochgespannter Ätherdampf wirkt ähnlich wie Gas, also wenig unangenehm und reizend, zugleich kräftig; auch verlängerter Ätherrausch ist damit ausführbar; Explosionsgefahr im freien Raum fehlt.

2. Narkose bei verkleinertem Kreislauf (Klapp).

Technik: Abschnürung der Glieder mit Blutleer- oder auch mit Blutstaubinden.

Vorteile: Wesentliche Verminderung des Narkoticumverbrauchs, zugleich rascheres Eintreten und Aufhören der Narkose, sowie Möglichkeit plötzlicher Entgiftung des Organismus bei Narkosezufällen durch Lösen der Binden.

Nachteile: Gefahr der Thrombose (bei Varizen und Arteriosklerose!), Nervenschädigung und plötzlicher Herzüberlastung.

3a. Intubationsnarkose (Kuhn 1902). Inhalation durch ein mittels peroraler Intubation in die Luftröhre eingeführtes Rohr; für Gesichtsoperationen; bei Tamponade des Rachens und Abdichtung von Mund und Nase mit Hilfe von Druckluftapparat auch für Überdrucknarkosen.

3b. Insufflationsnarkose (Meltzer und Auer 1910). Luft- oder Sauerstoffeinblasung mit Hilfe von Druckapparat durch ein mittels peroraler Intu-

bation in die Luftröhre eingeführtes Rohr; für Gesichtsoperationen und Überdrucknarkosen.

4. Subcutane Narkose. Z. B. mit Morphium und Scopolamin (Schneiderlin 1900); angewandt als „Dämmerschlaf" in der Geburtshilfe; in der Chirurgie dagegen in der reinen Form oder in Kombination großer Dosen mit der Inhalationsnarkose zu gefährlich wegen Unmöglichkeit individualisierender Dosierung und jederzeitiger Unterbrechung, sowie wegen Gefahr von Lungenkomplikationen infolge langen Nachschlafs, daher bisher nur in Form der Kombinationsnarkose, also als Basisnarkose (ähnlich wie die rectale und intravenöse Narkose). Vgl. Kombinationsnarkose!

5. Rectale Narkose. Mit Äther als Dampf oder als (5%ige) wässerige Lösung; an und für sich angenehm (psychisch), auch vorteilhaft für Gesichtsoperationen, aber nicht gebräuchlich als zu nachteilig wegen Darmreizung; dagegen ist in dieser Beziehung nicht schädlich die Äther-Öl-Narkose (Rp. Aether pro narcosi 100, Ol. Oliv. 75, Ol. camphorat. 20, Tinct. opii gtts. X). Für kleine Kinder, spez. Säuglinge wird auch empfohlen die rectale Hedonalnarkose (1½ Stunde vor der Operation Einlauf von 30 ccm Haferschleim mit 1,0—1,5 Hedonal).

Neuerdings ist viel gebräuchlich a) die rectale Avertinnarkose, aber nur als „Basisnarkose", weil für Atmung und Blutdruck gefährlich und zugleich nicht „steuerbar" (Tribromäthylalkohol; 0,125—0,15 für Kinder und bis 0,1 für Erwachsene pro 1 kg, im ganzen aber nicht über 5—9 g; in 3% Aq. dest. bei 37—40⁰ frisch zu lösen und durch Kongorot zu kontrollieren auf Zersetzungsmöglichkeit; und b) die rectale Rektidonnarkose (Barbitursäurederivat; 10% Lösung; 0,7—1,0 pro 10 kg und im ganzen nicht über 8—10 ccm).

6. Intravenöse Narkose. Mit Äther in 5%iger wässeriger Lösung, am besten gleichzeitig mit Kochsalzlösung ohne Unterbrechung des Flüssigkeitsstroms (sog. „kontinuierliche Instillation", diese gegen Thrombose!); dagegen nicht mit Chloroform (sonst Hämoglobinurie!).

Vorteile: Annehmlichkeit, genaueste Dosierung und bei kontinuierlicher Instillation auch jederzeitige Unterbrechungsmöglichkeit, auch vorteilhaft für Gesichtsoperationen und Überdrucknarkosen.

Nachteile: Keine Steuerbarkeit, Gefahr der Thromboembolie; auch außerdem kontraindiziert bei Vollblütigkeit, Arteriosklerose, Myokarditis, Cholämie u. dgl.

Neuerdings, nämlich im letzten Jahrzehnt werden, da die Inhalationsnarkotika sich hierzu nicht recht eignen, verschiedene Mittel, und zwar teils Alkohol- teils Barbitursäurederivate (Schlafmittel) zur rectalen und vor allem zur intravenösen Narkose empfohlen, aber wegen der Steuerungsunmöglichkeit bei gleichzeitiger Vergiftungsgefahr hoher Dosen nur als „Basisnarkose", auch überhaupt nur im Klinikbetrieb zugelassen:

a) Avertin (Tribromäthylalkohol; 2½—3%ige Lösung; 0,8—1 ccm pro 1 kg Körpergewicht);

b) Pernocton (Barbitursäurederivat; 10%ige Lösung; 0,6—0,8 ccm pro 12½—15 kg Körpergewicht; im ganzen nicht mehr als 8, meist nur 4—5 ccm; langsam einzuspritzen; manchmal kommt es beim Erwachen zu starken Erregungszuständen);

c) Evipan (Barbitursäurederivat; 0,08—0,16 ccm pro 1 kg; im ganzen nicht über 10 ccm; langsam einspritzen, und zwar zunächst 2—4 ccm in 2 Minuten und nach 1—1½ Minute Pause weiter 1—2 ccm; öfters kommt es zu Unruhe und zu Nachschlaf; u. U. Narkoticum vorher).

d) Eunarcon (Barbitursäurederivat; 10%ige Lösung; 3—5, ausnahmsweise 6—9, meist 5 ccm; langsam einspritzen, 1 ccm in ½—1 Minute, und zwar zunächst 2—4 ccm und dann nach Bedarf weiter 2—4—6 ccm).

Zu 4—6: Die rectale und intravenöse Narkose haben gemeinsam den Vorteil des raschen Einschlafens und Erwachens, der Annehmlichkeit für den Patienten und des Fortfalls der Explosionsgefahr für den Operateur sowie der Reizlosigkeit für die Atemwege und der genauen Dosierbarkeit, aber trotz vorsichtiger Anwendung (Berechnung der Dosis nach Körper- und Sollgewicht, sowie schubweiser Zufuhr unter Kontrolle) und trotz wirksamer Gegenmittel (vgl. Narkosezufälle!) den Nachteil der Steuerungsunmöglichkeit, ganz abgesehen von Nachschlaf und Erregung —, sind daher wegen Vergiftungsgefahr nur in Kombination mit der steuerbaren Inhalationsnarkose erlaubt als sog. „Basisnarkose". Es ergibt sich daraus für die Schlafmittelnarkosen folgendes:

Anzeigen: 1. Psychische Labilität, auch Basedowsche Krankheit, falls Lokalanästhesie nicht erwünscht ist. 2. Reizung der oberen Luftwege, wo Äthernarkose sich verbietet. 3. Arbeiten mit Paquelin oder Hochfrequenzstrom, wo Explosion droht. 4. Operationen an Gesicht, Hals, Brust und Gliedern, auch Wunden, Eiterungen, Frakturen und Luxationen u. dgl.

Gegenanzeigen: 1. Mund- und Kieferchirurgie (Aspirationsgefahr!). 2. Leber- und Nierenleiden, Infektion, Sepsis, Peritonitis, Ileus, Anämie und Kachexie (Vergiftungsgefahr, da die Unschädlichmachung des Gifts nicht durch Ausatmung, sondern durch Bindung und Abbau in der Leber erfolgt!). 3. Kreislauf- und Atemstörung (Gefahr von Kreislauf- und Atemlähmung!). 4. Phlegmonöse Prozesse in der Kehlkopfgegend (Gefahr des Glottisödems!).

Technik: Berechnung der Dosis nach Körper- und Sollgewicht und langsame Einführung unter Kontrolle, und zwar zunächst in kleiner Menge und je nach Wirkung (Schlafdosis) weiter schrittweise in ganz kleinen Mengen, zumal die einzelnen Personen sehr verschieden auf Schlafmittel reagieren, überhaupt nur als Basisnarkose und dann nach Bedarf ergänzt durch die gut steuerbaren Inhalationsnarkotika, spez. Äther (aber nicht Chloroform!). Vorher bei kräftigen Männern mit Erregungsgefahr Narkoticum (Pantopon o. dgl.). Nachher bei Nachschlaf Weckmittel: Coramin oder Coffein sowie Lobelin und CO_2.

Gefahren: Auch bei richtiger Anzeige und Technik drohen Kreislauf- und Atemlähmung sowie Aufregungszustände.

Gegenmittel: Kohlensäureinhalation und Lobelin sowie Coramin, Kardiazol usw. und Ephetonin, Sympatol usw., auch Ikoral, Neospiran usw. intravenös, evtl. intrakardial in großen Dosen und wiederholt, auch Coffein suboccipital.

Auswahl: Die intravenöse Narkose eignet sich im allgemeinen mehr für kürzer- und die rektale für längerdauernde Eingriffe; für Kurznarkosen paßt vorwiegend Eunarcon und für längere Narkosen Evipan (beide intravenös) sowie Avertin und Rektidon (beide rektal), während das Pernocton (intravenös) überhaupt nur zum Dämmerschlaf bei Geburt, Tetanus, Psychose usw. gebraucht werden sollte.

B. Örtliche Betäubung (Lokalanästhesie).

Geschichtliches.

Früher wurde für die örtliche Betäubung u. a. die Kälte benutzt, und zwar zunächst der Äther (Richardson) 1866) und seit 1891 das Chloräthyl, neuerdings daneben das Metäthyl in Form des Aufsprayens, während das Chlormethyl zu stark wirkt; heutzutage ist aber die Kälteanästhesie wegen ihrer Unvollkommenheit fast verlassen. Die heutige Lokalanästhesie ist zurückzuführen auf die Einführung des Cocain (5—10%ige Lösung) durch den Wiener Arzt Koller 1884 in die Augenheilkunde; damit war die Oberflächenanästhesie der Schleimhäute ermöglicht. Anschließend wurde das Cocain auch eingespritzt, und zwar zuerst unter das Zahnfleisch, sowie in Gewebe und in Nerven; doch wurde das Mittel wegen seiner Gefährlichkeit in der erforderlichen 5—10%igen Konzentration bald wieder aufgegeben.

Die Injektionsanästhesie wurde erst in größerem Umfang ermöglicht, seitdem Schleich (1891—92) nach dem Vorgang von Roberts (1895) und von Reclus (1889) zur Injektion geringere Konzentration (0,1—0,2%) verwandte; heutzutage ist freilich diese Quellungsanästhesie nicht mehr üblich, außer zur Quaddelanlegung. Man ging dann wieder zu stärkeren Lösungen von 1%igem Cocain über, hatte aber damit keine befriedigenden Ergebnisse, da das Verfahren weder genügend noch gefahrlos sich erwies. Ihre heutige Bedeutung erlangte die Infiltrationsanästhesie erst durch Braun (1902—1905), welcher 1. durch Zusatz von Nebennierenpräparaten und 2. durch Ersatz des Cocain durch Novocain (Einhorn 1905) u. dgl. Cocainabkömmlinge die Wirkung erhöhte und die Gefahr herabsetzte. Schon zuvor hatte man Blutumlaufunterbrechung erzielt an den Gliedmaßen durch Blutleerbinde bzw. -Schlauch und sonst durch Chloräthylspray. Neuerdings wird das Suprarenin nicht mehr aus den Nebennieren hergestellt, sondern synthetisch, auch ersetzt durch Ephedralin, Corbasil u. a. Statt Novocain, welches aber auch heute noch wegen seiner geringen Giftigkeit und Gewebsreizung am meisten benutzt wird, wurden neuerdings empfohlen Tutocain, Larocain, Pantocain u. a. (Cocainpräparate) sowie Percain (Chininpräparat).

Hand in Hand damit ging die Einführung der Leitungsanästhesie Der erste Versuch am Kiefer stammt von Halsted 1885, welcher Cocain in den N. infraorbitalis injizierte zum Zwecke der Zahnextraktion, nachdem Corning den allgemeinen Hinweis gegeben hatte. Die Einspritzung der Trigeminusäste an der Schädelbasis machte zuerst Matas, und zwar an Foramen rotundum. Die Unterbrechung der Trigeminusäste als grundsätzliches Betäubungsverfahren bei Kopfoperationen ist von Braun ausgebaut und durch die Einführung der Alkoholinjektion bei Trigeminusneuralgie von Schlösser und von Härtel weiter gefördert worden. Es folgte die Leitungsanästhesie an den Rückenmarksnerven, sowie am Plexus brachialis und am Plexus lumbo-sacralis und sacralis, sowie die paravertebrale und parasacrale und die Querschnittsanästhesie, nachdem schon früher Oberst (1888) die zirkuläre Umspritzung an der Finger- und Zehenbasis gelehrt hatte. Für die Splanchnicusanästhesie gaben Kappis und Braun je ein Verfahren an. Hierher gehört auch die Lumbalanästhesie (Bier 1898—1901), sowie die Venenanästhesie (Bier 1909) und die Arterienanästhesie (Goyanos 1909). Schließlich nennen wir die Sacralanästhesie, welche von Cathelin (1903) angegeben und von Läwen (1910) ausgebaut wurde.

a) Eigentliche Lokalanästhesie einschl. Leitungsanästhesie.

α) Auf physikalischem Wege: Kälteanästhesie.

Prinzip: Abkühlung der Haut oder Schleimhaut durch Aufspritzen von flüchtigen Präparaten, wobei die betr. Hautnerven ihre Erregungs- und Leitungsfähigkeit vorübergehend verlieren. Der Vorgang ist in gesteigertem Maße derselbe, wie wenn man im Winter eine kalte Eisenstange längere Zeit mit der Hand anfaßt. Gefühllosigkeit ist eingetreten, wenn die Haut vereist, d. h. weiß und hart geworden ist.

Technik: Früher wurde Äther (Siedep. 35⁰) verwandt im Ätherzerstäubungsapparat nach Richardson (1866), jetzt statt dessen (rascher wirkend, schon durch die Wärme der Hand als kräftiger Strahl verflüchtigend, aber auch feuergefährlich!) Äthylchlorid, auch Kelen genannt (Siedep. +11⁰), oder Metäthyl (Gemisch von Äthyl- und Methylchlorid; dagegen ist das Methylchlorid selbst zu stark ebenso wie Kohlensäure: Nekrosegefahr!; so beträgt die Verdunstungskälte bei Chloräthyl — 35⁰, bei Chlormethyl — 55⁰ und bei Kohlensäure — 75⁰) und zwar aufgespritzt aus Glas- oder Metallflasche mit stumpf- oder rechtwinklig abgebogenem, capillarem Ausflußrohr und mit abschraubbarem oder durch Fingerdruck aufklappbarem Metallverschluß, in der vollen Faust gefaßt mit Mündung nach unten, senkrecht aus

Entfernung von 30—40 cm, nicht zu lange (sonst Hautnekrose!), aber auch genügend lange, nämlich bis zum Weiß- und Hartwerden, evtl. fortzusetzen bis zur Beendigung des Schnitts, befördert durch Überstreichen mit dem Messer, Fächeln oder Aufblasen, sowie durch vorherige Ätherabwaschung; beeinträchtigt durch vorherige Jodtinkturpinselung. Die Hautumgebung ist durch Salben- oder Pastenaufstrich zu schützen.

Nachteile: 1. Anästhesie nur oberflächlich und kurzdauernd.
2. Einfrieren und Auftauen schmerzhaft, namentlich in entzündetem Gebiet (Scheinbetäubung; sog. ,,Anaesthesia dolorosa'').
3. Präparieren in dem vereisten Gewebe unmöglich; jedenfalls verwende man ein kurzes und spitzes, zugleich recht scharfes Messer zum Einschnitt.
4. Gefahr der Nekrose durch zu lange Fortsetzung oder durch zu starkes Kältemittel (s. o.); auch soll nicht zugleich Blutleere angewandt werden!

Anzeigen und Gegenanzeigen: Nur ausnahmsweise (namentlich in der Sprechstunde), und zwar für Auskratzung oder Abtragung von Hautwarzen, sowie für kleine und oberflächliche Incisionen und Punktionen, spez. bei umschriebenen entzündlichen Prozessen (Furunkel und Karbunkel, sowie Absceß), wo die Injektionsanästhesie nicht angängig ist; sonst durch diese zu ersetzen, zumal die Vereisung zu ungenügendem Eingriff verleitet! In der Zahnheilkunde wird die Vereisung gelegentlich zur Extraktion eitriger lockerer Zähne oder Wurzeln verwandt, auch in Form des Gabelvereisers, wobei beide Seiten des Zahnfortsatzes zugleich vereist werden (Kühnen).

β) Auf chemischem Wege: Cocainanästhesie.

Präparate: Cocain und dessen Ersatzpräparate, sämtlich als salzsaures Salz.

1. Cocain (Koller 1884 für Augenoperationen): Alkaloid aus dem Kokastrauch, dessen Blätter von den südamerikanischen Eingeborenen als anregendes Genußmittel gekaut werden (die Drogue wurde 1859 nach Europa gebracht und 1 Jahr später das Cocain gefunden, welches jetzt synthetisch hergestellt wird); in Lösung durch Schimmelpilze oder durch längeres Kochen zersetzt.

Wirkung: Elektiv auf die Nervensubstanz, und zwar schmerzstillend, dabei nicht reizend (keine sog. ,,Anaesthesia dolorosa''), nach einiger Zeit verschwindend und keine Störung zurücklassend (,,reversibel''); es erlischt nacheinander Temperatur-, Schmerz-, Tastgefühl und kehrt in umgekehrter Reihenfolge wieder; anfangs besteht evtl. Überempfindlichkeit gegen Wärmereize, z. B. Thermokauter.

Nebenwirkung (Vergiftung): bisweilen Aufregungszustand mit Schwatzhaftigkeit; bisweilen Kollapszustand mit Ohnmacht, Schweißausbruch, Schwindel, Übelkeit, Erbrechen, Angstgefühl, Gesicht-, Gehör- und Geruchverlust, Trockenheit im Hals, Gesichtsblässe, weiten und starren Pupillen; in schweren Fällen typische Störung des Centralnervensystems ähnlich wie bei der Allgemeinnarkose: Bewußtlosigkeit, aber mit Krämpfen (Gehirn!), ferner Verlust von Motilität, Sensibilität und Reflexen (Rückenmark!) und Atemstörung (verlängertes Mark!), welche zum Tode führen kann.

Dosis: Pharmakologische Maximaldosis 0,05, jedoch für die Lokalanästhesie bedeutungslos, weil hierbei im Gegensatz zur intravenösen Einfuhr in den einzelnen Fällen die Resorption sehr verschieden, daher die Dosis z. T. zu hoch, z. T. überschreitbar ist; bei stärkerer Verdünnung kann verhältnismäßig mehr gebraucht werden, z. B. bei 1% bis 0,1 (= 10 ccm), doch sind auch bei stärkerer Verdünnung Nebenerscheinungen nicht mit Sicherheit auszuschließen; die in einzelnen Fällen beobachtete Vergiftung ist weniger zu erklären durch Idiosynkrasie des betreffenden Patienten, als durch Verschiedenheit der Resorption, und zwar infolge Menge, Konzentration oder Einführungsart; die Vergiftung erfolgt dabei, wenn das das Centralnervensystem durchströmende Blut auch nur in einem Augenblick das Alkaloid in einer für jenes Organ verhängnisvoll wirksamen Konzentration enthält. Besondere Vorsicht ist angebracht bei Leber- und Nierenkranken sowie nach Narkosen, spez. nach solchen mit Chloroform; cave intravenöse Injektion, evtl. auch paravertebrale, peritonsilläre u. a. sowie hohe Konzentration (über 2%!).

Gegenmittel: Horizontal- mit Kopftieflagerung; Einatmen von Amylnitrit; Analeptika, z. B. Kaffee und Alkohol per os, sowie Coffein und Campher oder besser Coramin od. dgl. subcutan oder intravenös; künstliche Atmung; zu versuchen ist Aufhalten der Resorption durch Abschnürung an den Extremitäten, sonst durch Kälte; im übrigen sofortige Operation zwecks Entleerung der eingespritzten Lösung.

Prophylaxe: Suprareninzusatz und genügende Verdünnung bzw. beschränkte Flächenausdehnung, sowie namentlich bei Injektion auch Verwendung der Ersatzpräparate.

2. Cocainersatzpräparate: Alypin, Tropacocain, Stovain, Eucain A und B, Novocain, Tutocain, Psicain, Pantocain, Larocain, Panthesin u. a., sowie das Chininpräparat Percain u. a.: sämtlich mehr oder weniger schwächer, dabei aber auch meist ungiftiger (etwa in genannter Reihenfolge; das Alypin ist kaum weniger giftig, und das Percain ist auch recht giftig, daher nur in geringer Konzentration, überhaupt mit Vorsicht zu verwenden); für die Injektion bester, lange Zeit, auch noch jetzt fast alleiniger und idealer Cocainersatz ist das **Novocain** (Braun 1905): 3mal schwächer, aber auch 7—10mal ungiftiger; dabei reizlos, nicht gefäßerweiternd und gut mit Suprarenin kombinierbar; man muß aber bis zur Vollwirkung längere Zeit warten und hat auch keine sehr lange anhaltende Wirkung; nicht geeignet ist das Novocain für die Oberflächenanästhesie; evtl. zwecks größerer Wirksamkeit mit Zusatz von 0,4% Kaliumsulfat auf 100 ccm Kochsalzlösung; verwandt gewöhnlich in ½—1%iger Lösung mit Suprareninzusatz, für Leitungsanästhesie in 1—2%; für Schleimhautanästhesie weniger wirksam als Cocain oder Alypin sowie Psicain, Percain, Larocain, Pantocain und Panthesin; pharmakologische Maximaldosis 0,5, klinische 1,25; anwendbar in ½%iger Lösung bis 250, in 1%iger 100—125, in 2%iger bis 40 ccm (in dieser Beschränkung ohne Gefahr!); Vorsicht, daher Beschränkung der Dosis ist spez. ratsam bei geschwächten, ausgebluteten und kachektischen Patienten, sowie bei centraler, spez. paravertebraler, peritonsillärer u. a. Injektion; streng zu vermeiden ist die intravenöse Injektion, weshalb bei tiefer Injektion Vorsicht angebracht ist (beim Vorschieben der Nadelspritzen sowie Spritze abnehmen oder besser aspirieren!). Gleich wirksam, dabei ungefährlicher und anhaltender als das Novocain ist **Tutocain** in etwa halb so starker Lösung, also ¼—1%ig ebenso wie **Larocain;** recht gut ist auch **Pantocain** (10mal stärker, dabei weniger giftig als Novocain); **Percain** (Chininpräparat) ist stärker wirksam und länger anhaltend, aber nicht ganz ungefährlich, weil viel giftiger als das Cocain, daher zur Infiltrations- oder Leitungsanästhesie verwendbar höchstens in kleiner Menge bei geringer Konzentration (0,05—0,15%). Außerdem **Präparate der Orthoformgruppe: Orthoform, Orthoform neu (Nirvanin), Anästhesin, Propäsin, Cycloform** u. a. mehr; in Wasser nur wenig löslich, aber wirksam als Streupulver oder in Salbe (cave Höllensteinsalbe, aus welcher es freie Salpetersäure abspaltet!) bei Wunden, Granulationen, Geschwüren, z. B. bei Unterschenkelgeschwür, Brandwunde, Decubitus, ulceriertem Carcinom, Rhagaden an Mund, After und Vagina, Operationswunden bei Hämorrhoiden, Zahnextraktion, Unguis incarnatus u. dgl. (hier gegen Nachschmerz); auch innerlich vor der Nahrungsaufnahme bei Magengeschwür, als Insufflation oder Inhalation bei Kehlkopfgeschwür, hier für mehrere Stunden bis Tage wirksam; wenig giftig (bis mehrere Gramm verwendbar), aber evtl. gewebsreizend (daher in jedem Fall auszuprobieren und nicht zu verwenden zu Injektionen!).

Anmerkung. Unterstützt wird die Wirkung der Cocainpräparate durch Gewebsanämie; dabei erfolgt infolge verminderter Resorption und verminderter Vitalität der Gewebe: 1. erhöhte Wirkung (nach Intensität, Eintritt und Dauer), daher sind hier auch weniger wirksame, aber auch weniger giftige

Ersatzpräparate des Cocain und diese in großer Verdünnung anwendbar; 2. verminderte Giftwirkung; 3. außerdem Vorteil der Blutleere (besonders wichtig bei Operationen an Kopf, Gesicht, Mund, Rachen, Schilddrüse, Parotis, Prostata u. dgl.). Gewebsanämie ist erzielbar: a) durch Gewebsabkühlung (z. B. Chloräthylspray mit 1—5% Cocainzusatz bewirkt einige Minuten nach dem Wiederauftauen intensive und lange Schleimhautanästhesie), b) durch Blutleerschlauch oder gewöhnlich c) durch Suprareninzusatz (Braun 1905).

Suprarenin (auch Adrenalin, Paranephrin, Epirenan u. a. genannt) ist der wirksame Extrakt der Nebennieren; jetzt synthetisch hergestellt; verwandt als salzsaures Salz in Lösung 1—1000 oder als Tabletten zu 1 mg; empfindlich gegen Alkalien sowie gegen Luft und Licht; zum Sterilisieren durch Kochen ist Salzsäurezusatz (8 Tropfen verdünnte Salzsäure auf 1 l) erforderlich; zersetzte (gelbliche oder rötliche) Lösung ist unzuverlässig wirksam, evtl. gewebsreizend und toxisch; Vergiftungserscheinungen (Oppressionsgefühl, Schweiß, Kollaps, Zittern, Pulsbeschleunigung, Herzklopfen, Herzschwäche usw.) finden sich sonst nur bei purer Lösung (über 0,5 einer Lösung 1:1000), fehlen aber bei den zur Lokalanästhesie verwandten Verdünnungen meist, wenn sie auch öfters in leichter Form beobachtet werden; Vergiftung bewirkt Herzlähmung nach kurzdauernder Blutdrucksteigerung. Gegenmittel: Atropin. Cave intravenöse Injektion sowie starke Konzentration und rasche Einführung. Bei Hochdruck, Klappenfehler, Hyperthyreose und Diabetes ist Suprarenin fortzulassen oder zu ersetzen durch Corbasil (Ersatzpräparat ohne Kreislaufschädigung).

Dosis: 1 Tropfen einer Lösung 1:1000 auf 10—20 ccm Novocainlösung entsprechend einer Konzentration 1:10000 und weniger, aber auch noch wirksam in Verdünnung bis 1:1000000, meist 16 Tropfen auf 200 ccm ½% oder auf 100 ccm 1% Novocainlösung; bei zu starker Konzentration droht, abgesehen von Vergiftungserscheinungen, evtl. Nachschmerz, Nachblutung und Gewebsnekrose (daher nicht zu verwenden bei gefährdeter Vitalität, z. B. bei Arteriosklerose, Diabetes, Bürger- und Raynaudscher Krankheit sowie Lappenplastik u. dgl.!), sowie bei phlegmonös-entzündetem Gewebe, z. B. Panaritium, hier jedenfalls nur in geringer Menge und Konzentration!); u. U. namentlich an Fingern und Zehen ist nicht zu viel Flüssigkeit und nur wenig Suprarenin einzuspritzen, auch der Blutumlauf nicht zu behindern und nötigenfalls zu befördern durch Hochlagerung, Wärme und Massage.

Die verschiedenen Methoden der Cocainanästhesie.

Man unterscheidet:

I. Oberflächenanästhesie.

II. Infiltrationsanästhesie.

III. Leitungsanästhesie; die Lumbal- und Sacral- sowie die Gefäß- (Venen- und Arterien-)Anästhesie werden als besondere Formen der Leitungsanästhesie gesondert besprochen; die Kataphorese, d. h. die Einverleibung von Lokalanästhetica mittels des galvanischen Stroms hat wenig chirurgische Bedeutung.

I. Oberflächenanästhesie. Brauchbar für Schleimhäute und seröse Häute (Haut vgl. Kälteanästhesie, Wunden vgl. Orthoform!); früher war Cocain hier unersetzbar; durch Zusatz von Kal. sulf. 0,4% läßt sich die Konzentration herabsetzen (Rp. Sol. Cocain. mur. 25% 2,0 Sol. Suprarenin. mur. 1⁰/₀₀ 2,5 Sol. Kal. sulf. 2% 5,0 Sol. acid. carbol. ½% ad 25,0); die Vergiftungsgefahr ist um so höher, je größer die resorbierende Fläche und je durchlässiger die Deckschicht ist; zur Verhütung der Vergiftung empfiehlt sich geringstmögliche Konzentration und kleinstmögliche Flächenausdehnung; Suprarenin („Cocainsparer") ermöglicht dabei geringere Konzentration und u. U. Verwendbarkeit der Ersatzpräparate (Alypin, Novocain, Tutocain und vor allem Psicain, Larocain, Pantocain, Percain usw.).

Nachteile: Süchtigkeits- und Vergiftungsgefahr; Cocain und Alypin werden selbst jetzt nicht mehr verwandt, sondern ersetzt durch Psicain, Pantocain, Percain, Panthesin u. dgl.

Vorteile: Anästhesie, Aufhebung der Reflexempfindlichkeit, Abschwellung der Schleimhaut, Blutleere.

Applikation mit Pinsel, Tampon oder Zerstäuber.

Konzentrationsschema: Für Mund, Nase, Rachen und Kehlkopf (hier auch zur Tonsillotomie, Ösophagoskopie usw.) als Bepinseln, Tamponauflegen oder Besprayen (Überschuß aushusten und ausspucken lassen) 5—20% Cocain, mit einigen (2—3) Tropfen Suprareninzusatz oder besser 5—10% Alypin oder 5% Psicain oder 2—5% Psicain-Neu oder 5—10% Larocain oder Panthesin oder 1—2% Pantocain oder ½—2% Percain.

Für Augenbindehaut 2% Cocain oder 2—5% Psicain oder 1—2% Psicain-Neu oder ¼—1% Pantocain oder 2—5% Larocain mit Suprareninzusatz als Einträufelung, evtl. wiederholt und bis 5% gesteigert, namentlich zur tieferen (Iris-) Anästhesie. Dabei ist gleichzeitig Lidspalte und Pupille erweitert, Bulbus vortretend, Akkommodation gestört.

Für Harnröhre (z. B. bei Katheterisieren, Cystoskopieren, Bougieren) ½—1% Cocain oder besser ½—2% Novocain oder 1—3% Alypin oder ½—1% Psicain oder ½—1⁰/₀₀ Percain oder ½—¾% Larocain oder ¼—1% Pantocain oder 1½% Panthesin mit Suprareninzusatz; Technik: (5) 10 ccm mit Tripperspritze einführen, dann Penisspitze zuhalten oder mit Band abbinden oder mit federnder Darmklemme zuklemmen für 10—15 Minuten, nach hinten massieren, evtl. mit zurückgezogenem Katheter im ganzen Verlauf instillieren. Bei sehr empfindlichen Patienten gebe man ½—1 Stunde vorher namentlich bei der Cystoskopie ein Narkoticum (z. B. Morphium 0,01—0,02 subc. oder Heroin 0,01 Extr. Belladonna 0,03 Pyramidon 0,5 rectal); ausnahmsweise empfiehlt sich Lumbaloder Sakralanästhesie oder gar Narkose.

Für weibliche Harnröhre, Scheiden- und Mastdarmeingang (z. B. bei Fissur) 2% Cocain oder Alypin oder 2—5% Psicain oder 2—5⁰/₀₀ Percain oder 1% Pantocain mit Suprareninzusatz (mit Wattetampon getränkt).

Für Harnblase 0,1% Cocain oder ½% Novocain oder ½% Alypin oder ½—1% Psicain oder 0,1—0,2% Psicain-Neu oder 1⁰/₀₀ Pantocain oder ¼—1⁰/₀₀ Percain mit Suprareninzusatz, als Einfüllung, evtl. nach Ausspülung der Blase.

Für seröse Häute: Bruchsack, Cavum vaginale testis, Gelenkhöhlen (hier vor Punktion, Injektion, Auswaschung, Reposition von Luxationen, Redressement von kontrakten Plattfüßen) ½% Novocain mit Suprareninzusatz als Einfüllung oder Einspritzung.

II. Infiltrations- oder terminale Anästhesie. ½%ige Novocainlösung mit Suprareninzusatz.

a) Direkte oder eigentliche Infiltrationsanästhesie nach Reclus und Schleich: Durch systematisch schichtweise Durchtränkung der Gewebsschichten von außen nach innen entsprechend dem operativen Vorgehen, dabei abwechselnd infiltrieren und operieren; verlassen ist die ursprüngliche Methode von Schleich (1891) mit stark verdünnter (0,01—0,1%iger) Lösung in Form der „Quellungs"-anästhesie (d. h. Injektion bis zur prallen Ödemisierung der Gewebe).

Nachteile: 1. Verschleierung der anatomischen Verhältnisse nach Ausdehnung in Fläche und Tiefe sowie nach Begrenzung (besonders unangenehm bei Drüsen, Tumoren, Fremdkörpern, Hämorrhoiden).

2. Beschränkte Wirkung (größere Nervenstämmchen werden erst allmählich beeinflußt).

3. Frühzeitiges Nachlassen der Wirkung.

4. Gefahr der Weiterverbreitung bei entzündlichen Prozessen und bei malignen Tumoren.

5. Gefahr der Gewebsschädigung.

6. Schmerzhaftigkeit.

Anzeige: Demgemäß nur ausnahmsweise für die Tiefe (bei sofortigem Operieren), wohl aber häufiger für die Haut als intrakutane Injektion: sog. „Quaddel" zur Einleitung tiefer Injektionen und zu sofortigem Hautschnitt, ferner für oberflächliche Punktionen, Incisionen, Fremdkörperextraktionen und Hautgeschwulstexstirpationen; eine solche Hautquaddel erscheint als ca. 1 cm im Durchmesser großes, beetartig erhabenes, mit sichtbaren Hautporen versehenes, weißes Gebilde.

b) Indirekte Infiltrations- oder Umspritzungsanästhesie (gewöhnliche Form der Leitungsanästhesie!): Durch allseitige Umspritzung des Operationsgebietes, und zwar bei subcutaner Lage zirkulär von mehreren Einstichpunkten (Kreis- bzw. Rhombus- bzw. Vieleckform: „Hackenbruchs Rhombus"), bei größerer Tiefe auch mittels Unterspritzung (Kegel- bzw. Pyramiden- bzw. Muldenform), bei großen und tiefreichenden Operationen mittels schichtweiser Infiltration, wobei nach Bildung mehrerer Hautquaddeln erst die tiefen und dann die oberflächlichen Gewebslagen infiltriert werden; hierher gehört auch die Betäubung an Fingern und Zehen durch zirkuläre Umspritzung des Grundgliedes evtl. mit Blutleerschlauch (Oberst); die Umspritzungsanästhesie ist der Technik nach zwar eine Infiltrations-, der Wirkung nach aber mehr eine (periphere) Leitungsanästhesie; die Ausführung ist bei jedem Körperteil bzw. bei jeder Operation eine verschiedene.

III. Leitungsanästhesie. 1—2%ige Novocainlösung mit Adrenalinzusatz; durch Einspritzung und damit Leitungsunterbrechung eines einzelnen Nervenstammes am Ort der Wahl (Corning, Oberst, Braun u. a.), und zwar:

a) Endoneural, d. h. in die Nervensubstanz selbst; dabei sofortiger Anästhesieeintritt und geringerer Anaestheticumverbrauch; das Fassen des Nerven ist u. U. schwierig, kann aber erreicht werden: 1. Perkutan, wobei Anhalt gegeben ist durch Knochenfühlung, Tiefenmessung, Kanülenrichtung, Nervenwiderstand und Angaben des Patienten betreffend Schmerz bzw. Parästhesien. Beispiele: N. alveolaris und N. lingualis (an der Lingula), N. ulnaris (am Ellenbogen), Plexus brachialis (über dem Schlüsselbein).

2. Durch Freilegen in Lokalanästhesie abseits vom Operationsgebiet.

3. Durch elektrische Untersuchung nach Perthes, wobei bei Reizung gemischter Nerven durch einen schwachen faradischen Strom mit einer bis auf die Spitze mit isolierendem Lack überzogenen Nadel Zuckung eintritt.

b) Perineural, d. h. in die Umgebung des Nervenstammes; dabei Anästhesieeintritt erst nach einiger Zeit (5—20 Minuten) und größerer Anaestheticumverbrauch wegen der die Diffusion behindernden Bindegewebshülle des Perineuriums. (Das perineurale Verfahren ist dem endoneuralen vorzuziehen, da bei letzterem Nervenschädigung droht.)

Für die **Leitungsanästhesie** kommen vor allem folgende Nerven in Betracht: Nn. ethmoidales ant. und post. für Operationen an Nasenspitze sowie Siebbein-, Stirn- und Nasenhöhle.

N. maxillaris (in der Fossa pterygopalatina oder am Foramen rotundum) für Operationen an Wange, Gaumen, Oberkieferzähnen, Oberkiefercystenoperation, Oberkieferresektion, Eröffnung der Highmorshöhle und Stirnhöhle.

N. infraorbitalis (am Foramen infraorbitale von innen oder von außen) für Zahn-, Oberkiefer-, Oberlippen- und Gesichtsoperationen.

Nn. alveolares sup. post. und med. (am Tuber von innen oder von außen) für Operationen an den oberen hinteren Zähnen. N. naso-palatinus Scarpae und N. palatinus ant. (am harten Gaumen vorn und hinten) für Operationen am Gaumen.

N. mandibularis (am Foramen ovale) für Unterkieferresektion.

N. alveolaris inf. und lingualis (an der Lingula) für Zahn-, Zungen- und Unterkieferoperationen.

N. lingualis (an der Zungenwurzel) für Zungenoperationen.

N. mentalis (am Foramen mentale) für Zahn- und Gesichtsoperationen.

Cervicalnerven (neben, und zwar seitlich hinter den Halswirbelquerfortsätzen) für Gesichts-, Kopf-, Schulter- und Halstumoren, sowie für tiefe Gefäßunterbindungen und Strumektomie. (Vorsicht wegen Vergiftungsgefahr!) N. laryngeus sup. (in der Membrana hyothyreoidea) für Kehlkopfoperationen. Nn. intercostales (im Intercostalraum) für Rippensekretion bei Pleuraempyem, Thorakoplastik, Lungen- und Herzoperation, Rippentuberkulose. N. ilio-ing. und ilio-hypogastr. (innen neben der Spina il. ant. sup.) für Leisten- und Schenkelbruchoperationen.

Plexus brachialis (in der Achselhöhle nach Hirsch oder besser in der Oberschlüsselbeingegend nach Kuhlenkampff) für Reposition von Frakturen und Luxationen, Resektionen, Amputationen und Exartikulationen, Operation bei Verletzungen, Entzündungen und Tumoren sowie Knochen- und Nervennaht der oberen Extremität. Verfahren ist technisch etwas schwierig und nicht ganz gefahrlos; cave dicke und spitze Nadel; Richtung parallel zur Pleura, also frontal nach innen-unten auf den 2.—3. Brustwirbeldornfortsatz zu. Dauer meist 1—2 Stunden. Komplikationen sind evtl. Plexusschädigung mit partieller Lähmung, sowie Verletzung von N. phren. und symp. (in beiden Fällen harmlos), Pleura (Reflex) und Lunge (Haut- und Mediastinal-Emphysem). Beiderseits nicht zulässig; auch verboten bei progredient-phlegmonösen Prozessen; überhaupt nnr anzuwenden, wenn Lokalanästhesie bzw. tiefe Leitungsanästhesie oder Rausch oder Narkose nicht genügen.

N. ulnaris (am Ellenbogen dicht hinter dem Epicondylus int. humeri subfascial) für Operationen am 5. Finger (z. B. Exartikulation) und an der Ulnarseite der Hand.

N. medianus (dicht über dem Handgelenk) und N. radialis (dorsal über dem unteren Speichenende) für Handoperationen.

Plexus lumbo-sacralis: N. fem. und N. obturatorius einschl. N. cut. fem. lat. (in der Lendengegend in Höhe der Darmbeinkämme und in einer Linie durch die Spina il. post. sup. senkrecht) für Operationen an der Bein-Innenseite und (in Verbindung mit Plexus sacralis) für Operationen am ganzen Bein.

Plexus sacralis (am Foramen ischiadicum) in Verbindung mit Leitungsanästhesie der sonstigen Hauptnerven des Beins für größere Operationen daselbst.

N. femoralis (unter dem Leistenband) für Varicenoperationen und Hautentnahme bei ausgedehnter Thierschscher Transplantation.

N. cut. fem. lat. (unter der Spina il. ant. sup.) für Hautentnahme bei Thierschscher Transplantation.

Ferner: Paravertebrale Anästhesie für Brust-, Bauch- und Nierenoperationen, aber umständlich und nicht gefahrlos; daher nur ausnahmsweise und dann jedenfalls langsam und mit beschränkter Dosis wegen Gefahr der Vergiftung infolge erhöhter Resorptionsfähigkeit; Aspiration vor Injektion ist hier besonders wichtig. Außer zur Operation ist die Paravertebralanästhesie verwendbar: a) zur Diagnose und b) zur Therapie bei Gallenblasen-, Nieren- und Magenschmerzen, z. B. Gallen- und Nierensteinkolik, tabischen Krisen, inoperablen Carcinomen, Pylorospasmus, reflektorischer Anurie usw., aber hier nicht erlaubt bei Perforationsgefahr und nicht brauchbar zur lokalen Differentialdiagnose (z. B. zwischen Nieren- und Wurmfortsatzerkrankung). Technik: am vornübergeneigten und mit auf der Brust verschränkten Armen sitzenden Patienten nach Anlegen einer Quaddel Einstich mit 10—12 cm langer Nadel 3—4 cm seitlich von der Wirbeldornfortsatzreihe jedesmal in einer Höhe mitten zwischen zwei Lendenwirbeldornfortsätzen 5 cm tief zunächst sagittal bis auf Knochenwiderstand und dann oberhalb weiter 3—4 cm tief im Winkel 20—30⁰ einwärts; vorher aspirieren (cave Blut und Liquor); Dosis 5—10 und mehr ccm $\frac{1}{4}$—$\frac{1}{2}$% Novocain-Suprareninlösung; für die einzelnen Organe kommen folgende Nervenwurzeln in Betracht: Magen D 6—8, Pylorus und

Duodenum D 7 rechts, Gallenblase D 9 und 10 rechts, Appendix D 12—L 3 rechts, Niere D 12—L 2. (Die Wirbelabzählung erfolgt entweder von oben: 7. Halswirbel ist Vertebra prominens oder von unten: 4. Lendenwirbeldornfortsatz wird getroffen von der Verbindungslinie beider Darmbeinkämme.)

Splanchnicusanästhesie für Bauchoperationen im Oberbauch (Gallenblase, Magen usw., aber nicht bei diffuser Erkrankung, z. B. Ileus oder bei septischer, z. B. Peritonitis) in Verbindung mit Lokalanästhesie der Bauchdecken; Technik: a) entweder von hinten beiderseits außen vom langen Rückenstrecker handbreit oder 7½ cm seitlich von der Dornfortsatzlinie schräg im Winkel von 30⁰ einwärts in Höhe des 1. Lendenwirbels unter der 12. Rippe ca. 10 cm tief an die Seite der Wirbelsäule; cave weiter davor, also tiefer Aorta (Kappis 1913) oder ungefährlicher, also besser bei Laparotomie (außer bei Verwachsungen): b) von vorn bei eröffneter Bauchhöhle nach örtlicher Betäubung der Bauchdecken unter Hochklappen des linken Leberlappens und Abwärtsziehen des Magens sowie unter Abdrängen der Aorta nach links auf den 1. Lendenwirbel retroperitoneal zwischen Aorta und Cava inf. oberhalb des Pankreas durch das kleine Netz hindurch (Braun 1914). Dosis 50—100 ccm ½% Novocain- oder ¹/₄% Tutocainlösung; cave Gefäßinjektion, daher vor Injektion Aspiration und feine lange Kanüle; Verfahren ist wie das vorgenannte nicht ungefährlich, auch nicht angezeigt bei Fettleibigen; Eintritt: sofort bis einige (5) Minuten); Dauer 1—2 Stunden; Gefahr des Kollapses bei intravenöser oder intraduraler Injektion; Versager kommen vor. Wesen: Ausschaltung der schmerzleitenden Fasern des vegetativen Systems durch Infiltration des Ganglion coeliacum und der Nn. splanchnici. Einfacher und manchmal auch genügend ist die Einspritzung von je 10—20 ccm ½—1% Novocainlösung möglichst zentral in die sympathischen Nerven neben den durch das Peritoneum durchschimmernden großen Bauchgefäßen: Aa. gastr. sin., hep., mes. sup. und inf.

Parasacrale Anästhesie (Leitungsanästhesie des kleinen Beckens, d. h. Leitungsunterbrechung der ventralen Äste der Sacralnerven an ihren Austrittsstellen an den Foramina sacralia) für die gleichen Operationen wie bei der Sacralanästhesie (s. da; aber sicherer und gefahrloser!), außerdem auch evtl. für Prostatektomie, Mastdarm-, Darm-, Penis-, Skrotum-, Testis-, Harnröhren-, Scheiden- und Gebärmutteroperation u. dgl. Dagegen genügt für Operation an Hämorrhoiden, Mastdarmfissuren und -fisteln in der Regel die einfache Lokalanästhesie. Unempfindlich werden After und Mastdarm bis zum Stromanum, Damm, Harnröhre, Blase und Genitalien, also beim Mann Penis, Hodensack und Prostata und beim Weib Scheideneingang, Scheide, Gebärmutter und Parametrien.

Technik: in Steinschnittlage von 2 Einstichpunkten 2 cm rechts und links von der Steißbeinspitze präsacral, d. h. am Knochen entlang parallel der Körperlängsachse 13 cm tief bis zu den ersten Sacrallöchern; evtl. ist zugleich Lokalanästhesie notwendig (in Form subcutanen Streifens neben After, Damm und Genitalien) und evtl. auch Samenstranginfiltration.

Quere Damminfiltration für Operationen an den Harn- und Geschlechtsorganen.

Samenstranginfiltration neben Infiltration der Schnittlinie bzw. Hodensackumspritzung für Operationen an Hoden und Samenstrang (Hydrocelenoperation, Kastration u. dgl.).

Anästhesie der Finger bzw. Zehen sowie der ganzen Hand bzw. Fußes für Operationen daselbst (s. o.).

Querschnittsanästhesie, d. h. Infiltration des ganzen Extremitätenquerschnitts gut handbreit oberhalb der Operationsstelle erst subcutan und dann in die Tiefe, auch an den größeren Nervenstämmen mit ½—1% Novocainlösung: am besten zwischen zwei 1—3 Fingerbreit voneinander entfernt angelegten Blutleerbinden, deren distale nach etwa 10 Minuten abgenommen werden kann; Eintritt der Anästhesie nach ¼—½ Stunde; Anästhesiedauer bis zu mehreren Stunden; Anzeige: gewisse Operationen an den Gliedmaßen, spez. unteren (an Stelle der schwierigen Leitungsanästhesie und umständlichen Venenanästhesie sowie der nicht ganz unbedenklichen Lumbalanästhesie). Eine Art Leitungs- oder Querschnittsanästhesie ist auch die zirkuläre Umspritzung an der Finger- und Zehenbasis (nach Oberst) mit 2—5 ccm ½—1% Lösung streckseits von 2 Einstichpunkten beiderseits neben dem Knochen; Eintritt der Anästhesie nach 3—5 Minuten; Dauer einige Stunden; geeignet für alle Operationen an Fingern und Zehen (außer bei progredierter Phlegmone, wo Rausch anzuwenden ist).

Instrumentarium.

1. Spritzen zu (1), 2, 10 (und 20) ccm aus Glas mit Metallstempel (Rekordspritze am besten; kalt ansetzen beim Sterilisieren!) oder ganz aus Glas (Luersche Spritze; zerbrechlich!) oder ganz aus Metall (sog. ,,Optima''spritze nach Braun; haltbar, aber undurchsichtig, weshalb für gewisse Zwecke z. B. für tiefe Injektionen in Gefäßnähe und für intravenöse Injektionen zur Kontrolle der Blutaspiration ein Glasansatzstück einzuschalten ist).

2. Kanülen aus vernickeltem Stahl oder aus Platiniridium (nicht zerbrechlich und nicht rostend, aber teuer!), evtl. zwecks sicheren Anschlusses mit Weichmetall- (Blei), Bajonett- oder Schraubenansatz; evtl. Knie- oder Winkelansatzstück; genügend lang, damit bei evtl. Abbrechen die Nadel nie ganz verschwindet; in folgenden Formen: für Hautquaddelbildung: fein (0,3 bis 0,5 mm), kurz (3—5 cm), Spitze lang und scharf; für Infiltration: kräftig (0,5—1,0 mm), lang (5—10 cm), Spitze nicht zu lang und nicht zu scharf; für Leitungsanästhesie: nicht zu stark (0,75—0,8 mm), nach Bedarf lang (7,5—15 cm), evtl. mit Schieber oder Korkstück und mit auskochbarem Metall-cm-Maßstab zum Tiefenabmessen, Spitze flach abgeschliffen.

3. Porzellanmensuren oder Gießfläschchen. Die Instrumente sind ohne Soda auszukochen oder mit Kochsalzlösung nachzuspritzen; die anästhesierende Lösung wird am besten hergestellt aus fertigen Novocain-Suprarenintabletten, welche in sterilem Porzellantiegel oder alkalifreiem Reagenzglas mit einigen Kubikzentimetern phys. Kochsalzlösung, welche wohl zweckmäßigerweise mit etwas Acid. hydrochlor. dil. (3 Tropfen auf 1 l) angesäuert wird, aufgekocht und in steriler Porzellanmensur entsprechend weiter verdünnt werden; wirksamer als Kochsalzlösung ist eine Lösung Rp. Aq. dest. 100,0, NaCl 0,7, Kal. sulfat. 0,4; für kleine Mengen empfehlen sich auch fertige Lösungen in sterilen Ampullen.

Technik.

1. Vorbereitung. Vor größeren Operationen und bei aufgeregten Patienten abends zuvor Schlafmittel und morgens ½—1 Stunde zuvor Morphium oder Pantopon oder Narcophin oder Dilaudid, evtl. mit Scopolamin in 2 Gaben 3 und 1½ Stunde zuvor, auch Scopolamin-Eukodal-Ephetonin subc. oder intravenös (s. o.); Patient soll nüchtern bleiben (für evtl. notwendig werdende Narkose!), evtl. etwas Flüssigkeit (Kaffee oder Wein) genießen; stets operiere man in Horizontallagerung des Patienten und sorge für bequeme Lagerung und psychischen Narkotiseur; gegebenenfalls verstopfe man dem Patienten die Ohren mit ölgetränkter Watte, Oropax od. dgl. und verbinde oder bedecke die Augen; auch Unterhaltung mit Radiomusik usw. wird empfohlen.

2. Einspritzung. Vorher provisorisches Desinfizieren und Abdecken des Operationsfeldes, evtl. ohne Jodtinktur. Zunächst Anlegen der Hautquaddeln mit feinster Nadel, evtl. nach Anästhesierung der Haut an der betr. Stelle durch Betupfen mit reiner Carbolsäure oder der Schleimhaut durch Andrücken eines Gaze- oder Wattetampons mit 5—10% Cocain- oder 1—2% Pantocain- oder ½—2% Percain-Adrenalinlösung. Dann Injizieren, und zwar zunächst die tiefsten Schichten; dabei ständige Kontrolle der Nadellage mit den Fingern der linken Hand, evtl. dieselben in Mund, Rectum oder Vagina einführen.

Vermeiden des Anstechens von Blutgefäßen durch Ausweichen vor sichtbaren oder fühlbaren Gefäßen, Verwendung feiner und wenig spitzer Kanülen, Einspritzen nur während des Vor- oder Zurückschiebens der Nadel und schließlich Spritze anziehen in der Nähe von größeren Gefäßen. Genügend lange Nadeln wählen und Nadeln nie bis zum Heft einstechen (Gefahr des Abbrechens und Verschwindens!); an Körperöffnungen, z. B. Mundhöhle oder Mastdarm, empfiehlt sich Kontrolle der Nadel durch Einführen des linken Zeigefingers, also bimanuelles Arbeiten. Nach Beendigung der Einspritzung genügend lange (evtl. ¼—½ Stunde) warten; unterdessen Schlußdesinfizieren und Abdecken des Operationsfeldes. Schonendes Operieren. Sorgfältige Blutstillung.

Anmerkung: Für klinische Zwecke wird Einspritzen unter Hochdruck empfohlen, wobei die Lösung rascher und weiter ins Gewebe eingeführt werden kann; der nötige Hochdruck wird gewonnen entweder durch Gebläse oder Irrigator oder besser durch Kohlensäurebombe in einem besonderen Hochdrucklokalanästhesieapparat (Kirschner).

3. Nachbehandlung. Nachschmerz ist gewöhnlich gering; evtl. wird derselbe bekämpft durch Morphiuminjektion vorher oder Morphium, Pantopon, Codein, Aspirin, Pyramidon u. dgl. nachher, bei Ambulanten als Pyramidon- oder Mischpulver mitzugeben; bei zurückbleibender Wundfläche (Nagelextraktion, Hämorrhoidenoperation u. dgl.) Orthoform-, Panthesin- oder Percainpräparate als Streupulver oder Salbe.

Nachteile

(sämtlich in der Regel vermeidbar, namentlich bei Leitungsanästhesie): 1. Vergiftungsgefahr (vermeidbar durch Cocainersatzpräparate, Verdünnung, beschränkte Menge, Suprareninzusatz, Vermeidung von Injektion in Blutgefäße, langsame Injektion im Falle stärkerer Konzentration, beschränkte Dosis bei paravertebraler, lumbaler und sakraler Injektion sowie in der Nähe von Hirn, Rückenmark, Kiefer, Nasenseptum, Tonsillen und Kehlkopf).

2. Gangrängefahr (vermeidbar durch nicht zu starke Infiltration und beschränkten Suprareninzusatz sowie durch Ausschluß ungeeigneter Patienten, spez. solcher mit Arteriosklerose, Diabetes, Bürger- und Raynaudscher Krankheit, sowie Vorsicht an Fingern und Zehen sowie an Hautlappen).

3. Infektionsgefahr (vermeidbar durch Asepsis betr. Spritzen, Kanülen, Injektionsflüssigkeit, Flaschen, Operateur und Operationsfeld sowie durch Unterlassen der Einführung in infizierte Gewebe).

Zu diesen Hauptgefahren: Vergiftung, Gewebstod und Infektion kommen noch hinzu:

4. Nachblutungsgefahr (vermeidbar durch beschränkten Suprareninzusatz und sorgfältige Blutstillung auch kleinster Blutungen: „Blutpunkte").

5. Verschleierung der anatomischen Verhältnisse, z. B. bei Hämorrhoiden (vermeidbar durch nicht zu starke und genügend weit entfernte Infiltration bzw. durch Leitungsanästhesie).

6. Weiterverbreitung entzündlicher Prozesse und maligner Tumoren (vermeidbar durch genügend weit entfernte Infiltration bzw. durch Leitungsanästhesie).

7. Psychische Alteration (vermeidbar durch Auswahl der Patienten und des Eingriffs, Vorbereitung, schonendes Operieren und psychischen Narkotiseur).

8. Nachschmerz (vermeidbar durch Beschränkung der Anästhesiemenge und der Adrenalindosis, Ausschluß entzündlicher Affektionen).

Vorteile.

Vermeiden der Allgemeinnarkose, damit der Narkosezufälle und -spätstörungen, außerdem Blutleere, Personalersparnis, Mithilfe des Kranken (z. B. zu Muskelbewegungen bei Sehnen-, Pressen bei Bruch-, Sprechen bei

Kropfoperation, sowie überhaupt beim Verbandanlegen); besonders wertvoll, namentlich mit Rücksicht auf die Gefahr der Aspiration, ist die Lokalanästhesie für die Mund- und Kieferchirurgie.

Anzeigen und Gegenanzeigen.

Gegenanzeigen: 1. Psychisch abnorme oder unruhig-benommene Erwachsene und (u. U., aber durchaus nicht stets!) Kinder.

2. a) Schlecht abgrenzbare Krankheitsprozesse, spez. entzündliche, und zwar progrediert-phlegmonöse Prozesse (z. B. Sehnenscheidenphlegmone, Parulis, Karbunkel u. dgl.), auch maligne Tumoren und ausgebreitete (tuberkulöse) Drüsengeschwülste, sowie Operationen in pathologisch (entzündlich, arteriosklerotisch und diabetisch) verändertem Gewebe (hier statt dessen Narkose, Rausch oder Chloräthylspray).

b) Operationen mit notwendiger Muskelentspannung: die meisten Bauchoperationen sowie die meisten, aber keineswegs alle Frakturen und Luxationen (hier statt dessen Narkose, evtl. Rausch, bei Bauch- und Brustoperationen u. U. auch kombiniert mit Lokalanästhesie!).

c) Ausgedehntere Operationen am Unterleib (z. B. Blasen- und Mastdarmoperationen) und an den unteren Gliedmaßen (z. B. Resektionen, Amputationen und Exarticulationen, ausgedehnte Verletzungen) (hier statt dessen Narkose oder Querschnittsanästhesie, bei nicht zu langen Operationen Lumbal-, ausnahmsweise Sacral- oder Venenanästhesie!).

Anzeigen: Die Lokalanästhesie ist die Methode der Wahl in allen Fällen, wo nicht besondere Gegenanzeigen bestehen, welche Narkose bzw. Rausch verlangen (s. o.) und die gegebene Methode, wo für die Allgemeinnarkose Gegenanzeigen (hohes Alter, Schwäche, Herz-, Lungen- und Nierenleiden usw.) oder besondere Gefahren (Tracheotomie, Strumektomie, Rippenresektion, Gastrostomie, Herniotomie, Mundoperationen usw.) bestehen. In Betracht kommen u. a. beschränkte Operationen an Haut bzw. Unterhaut und Schleimhaut (z. B. Verletzungen, Plastiken, Transplantationen, Tumoren: Atherome, Dermoide, Fibrome, Hämangiome, Lipome, kleine Carcinome und Sarkome, Fremdkörper), sowie solche an Schleimbeuteln (spez. Hygrome), Fascien, Muskeln, Sehnenscheiden und Sehnen, Knochen, Drüsen (solitäre); ferner u. a.:

Am Schädel: Gehirnpunktion, Balkenstich, Trepanation (z. B. bei Schädelverletzung, Schuß, Blutung aus der A. meningea media, Hirntumor, spez. solchem der hinteren Schädelgrube, wo die Narkose eine erhöhte Gefahr für das Atemcentrum bedingt).

Am Gesicht: Operationen bei Verletzungen, Plastiken, Geschwülsten der Haut, Hasenscharte und Gaumenspalte, Lippentumor, Zungentumor, Epulis, Ranula, ferner Ober- und Unterkieferresektion, Zahnoperationen, Tonsillotomie und -ektomie.

Am Hals: Gefäßunterbindungen, Drüsenexstirpationen, Tracheotomie, Strumektomie und sonstige Schilddrüsenoperationen (Phonieren!), Kehlkopf-, Pharynx- und Ösophagusincisionen und -resektionen, Operationen wegen Halscysten und Schiefhalses.

An der Brustdrüse: Entfernung benigner und evtl., aber wohl nur ausnahmsweise, auch maligner Tumoren.

An der Brust: Pleurapunktion, Rippenresektion wegen Empyem, Thorakoplastik, Lungen- und Herzoperationen, Operation wegen Rippen- oder Brustbeincaries.

Am Rückgrat: Laminektomie und Foerstersche Operation.

An der Niere (evtl.).

Am Bauch: Bauchpunktion, Gastro-, Entero- und Colostomie, evtl. auch Gastroenterostomie, Magen- und Darmresektionen, auch ausnahmsweise Appendektomie usw.

Ferner Operationen sämtlicher, spez. eingeklemmter Brüche (Leisten-, Schenkel-, Nabel-, epigastrische, postoperative), sowie die Alexander-Adamssche Operation.

An der Blase: Blasenpunktion, Blasenschnitt bei Blasenstein, evtl. auch bei Prostatahypertrophie und Blasentumor.

An der Harnröhre: Urethrotomia externa.

An den männlichen Geschlechtsteilen: Ablatio testis, Penisamputation, Operation wegen Hydro- und Varicocele, Hypospadie, Phimose. (Dagegen behandelt man die Paraphimose wohl besser im Rausch!)

Am Anus: Operation wegen Fissuren, Fisteln, Hämorrhoiden, Vorfalls, Tumor, Entzündung.

An den Gliedern: Reposition von manchen Frakturen und Luxationen, einzelne Knochennähte, Nagelextension, Gelenkpunktionen, Arthrotomie, Varizenoperation, Entnahme der Fascia lata, sowie sämtliche Operationen an den Fingern und Zehen, evtl. auch an Hand und Fuß, spez. bei lokalisiertem Panaritium und Paronychium, Verletzung, Sehnennaht, Fremdkörper, Tumor, Warze, Ganglion, Hygrom, eingewachsenem Nagel, Hammerzehe, Hallux valgus, Calcaneussporn sowie Amputationen und Exartikulationen an Fingern und Zehen.

Schließlich zahlreiche Operationen aus den Spezialgebieten der Augen-, Hals-, Nasen- und Ohren-, Zahn- und Frauenheilkunde.

Anhang.

Von den einzelnen Geweben sind schmerzempfindlich (dies nur durch cerebrospinale, nicht durch sympathische Nerven; individuell verschieden; bei Krankheit, spez. Entzündung gesteigert): Haut (außer Hornschicht), und zwar verschieden nach dem Ort, z. B. besonders stark an Fingerspitzen, Gesicht, Beugeseiten, Brustwarzen.

Unterhautzellgewebe, Muskeln, Fascien und Sehnen: Nur an den Stellen, wo Nervenstämmchen verlaufen.

Knochen an Knochenhaut und wohl auch Mark, dagegen nicht Rindenschicht.

Gelenke an Synovia, sowie Kapsel und Bändern.

Schleimhaut an den äußeren Öffnungen, und zwar: Auge, Mund, Nase, Kehlkopf, Scheiden- und Mastdarmeingang und Harnröhre (daselbst auch reflexempfindlich).

Gehirn und Rückenmark nur an den Nervenaustrittstellen.

Pleura und Peritoneum parietale, sowie Netz und Mesenterien (vor allem zugempfindlich!), dagegen nicht Serosa visceralis und auch die Baucheingeweide, spez. Magen und Darm, Nieren, Milz, Leber usw. außer an den Eintrittsstellen der großen Gefäße, woselbst auch die Verzweigungen des sensiblen Bauchnerven: Nn. splanchnicus maj. u. min. eintreten, welche zum Ganglion coeliacum ungefähr hinter dem Pankreas auf der Aortavorderfläche verlaufen.

b) Lumbalanästhesie.

Geschichtliches: Bier (1894—1901), auf Grund von Quinckes Lumbalpunktion (1891); vorher bereits, aber ohne praktischen Ausbau, amerikanischer Neurologe Corning (1885).

Prinzip: Einspritzung eines Lokalanaestheticum in den Lumbalsack in der Gegend der Cisterna terminalis, dadurch Leitungsunterbrechung an den Spinalnervenwurzeln und an den Nervenstämmen der Cauda equina intradural, d. h. vor ihrem Austritt aus dem Rückenmarkskanal an den hier noch scheidenlosen Nerven (also eine besondere Form der Leitungsanästhesie der betreffenden, hier scheidenlosen Nerven, dagegen nicht Anästhesie des Rückenmarks selbst: fälschlich sog. „Rückenmarksbetäubung").

Präparat: Ursprünglich Cocain, später Cocainersatzpräparate, am besten Tropacocain (ca. $2\frac{1}{2}$mal weniger giftig als Cocain): 1—2, meist $1\frac{1}{2}$ ccm einer 5%igen Lösung = 0,05—0,1 mit oder ohne Zusatz von einigen Tropfen Suprarenin in salzsaurer Lösung (zu beziehen in fertiggemischten Tabletten oder Ampullen, sonst Suprarenin nur frisch vor Gebrauch zugegeben; cave Soda, daher Spritzen und Kanülen entweder ohne Soda auskochen oder nachspritzen mit phys. Kochsalzlösung); tiefer und nachhaltiger, aber gefährlicher wirkt Stovain, ebenso wie Percain; Novocain, Tutocain oder Pantocain (Wirkung hält länger vor!) ist auch brauchbar z. B. Novocain 5—10 ccm einer 1%igen Lösung oder $1\frac{1}{2}$ (1—2) ccm einer 5%igen Lösung = 0,08 (0,05—0,1) mit einigen Tropfen Suprarenin, welche Lösung am besten vor dem Gebrauch mit phys. Kochsalzlösung jedesmal hergestellt wird.

Injektionsstelle: In den Lumbalsack in der Gegend der Cisterna terminalis durch einen Interarkualraum vom 2. Lendenwirbel abwärts, und zwar zwischen 2.—3. (gewöhnlich!) oder 3.—4., evtl. auch 4.—5. Lendenwirbel, dagegen nicht mehr zwischen 1.—2. (Gefahr der Markverletzung!); Orientierung: die Verbindungslinie der beiden Darmbeinkämme trifft den Dornfortsatz des 4. Lendenwirbels bzw. 3. Interspinalraum.

Lagerung: a) Gewöhnlich sitzend gerade (ohne seitliche oder drehende Rumpfverbiegung!) und quer auf dem Operationstisch mit seitlich herabhängenden Beinen und rund gekrümmtem Rücken, sog. „Katzenbuckel" (wobei die Lendenwirbelbogen klaffen).

b) Ausnahmsweise seitlich liegend, und zwar flach, ebenfalls mit kyphotischer Haltung, d. h. Kopf der Brust genähert, Rücken rund nach hinten herausgebogen und Hüften und Kniee stark gebeugt.

Injektionstechnik: Evtl. Vorgabe von Morphium (wegen Gefahr der Atmungsstörung in nicht zu großer Dosis und ohne Skopolamin!), oder besser von 0,0005 Skopolamin-0,01 Eukodal-0,025 Ephetonin evtl. intravenös, Vorbereiten der 10 ccm-Spritze mit dem Anaestheticum, Desinfektion der Haut mit Äther und Alkohol, am besten ohne Jodtinktur (sonst Meningealreizung?). Ausspannen eines sterilen Handtuches zwischen den beiden Darmbeinkämmen und Abtasten des nächst (2.) oder übernächst (3.) höheren Interspinalraumes, wo einzustechen ist. Lokalanästhesie durch Quaddelbildung. Lumbaltrokar, d. h. 6—10 cm lange und ziemlich dünne (bis 1 mm dicke) Kanüle mit kurz abgeschliffener Spitze und mit Mandrin, lanzenoder schreibfederförmig in die rechte Hand fassen und in den abgetasteten Interspinalraum einstoßen, und zwar am besten genau median, ausnahmsweise (bei stark überhängenden Dornfortsätzen) auch erst 1—$1\frac{1}{2}$ cm seitlich ein- und dann nach der Mitte weiterführen; den Mandrin zurückziehen (sonst Gefahr des Anstechens der Nervenwurzeln!), Kanüle weiter vorschieben bis zum Auftreten eines mäßigen Widerstandes und Schmerzes (Dura!), und zwar bei Erwachsenen gewöhnlich 5—6, höchstens 7—9 cm tief, im übrigen je nach der Dicke der äußeren Weichteile, nicht zu tief (bei Berührung der gegenüberliegenden Wand des Duralsacks tritt Blutung auf, ebenso evtl. bei Verletzung vor der Dura aus den Venen des Cavum epidurale) und weiter bis zum Abfließen von Liquor in rascher Tropfenfolge. Sofort, evtl. unter vorläufigem Aufsetzen des linken Daumens (gegen Abfließen von zu viel Liquor, wovon nur wenige Tropfen ablaufen sollen!) Aufsetzen der vorher mit dem Anaestheticum beschickten und von Luft befreiten Spritze von 10 ccm. Ansaugen von Liquor in einer Menge, welche sich nach der gewünschten Ausdehnung der Anästhesie richtet (gewöhnlich 5—10 ccm). Langsam einspritzen (nicht zuviel Liquor ablassen und nicht zu schnell einspritzen, sonst Kollapsgefahr und Nachwirkungen!); bei Mißlingen (kein oder spärlich Liquor oder Ausfließen von Blut!) zurückziehen und in anderer Richtung vorschieben bzw. im nächsthöheren Interarkualraum punktieren; bei bereits ausgeführter Injektion, aber unvollkommener oder fehlender Anästhesie darf die Injektion nicht wiederholt werden. Unter Herausziehen der Kanüle aseptischer Verband mit Gazeheftpflaster bzw.

Mastisol, und bald (nach 1 Minute) Horizontallagern mit leicht erhöhtem Oberkörper, evtl. zwecks Hochtreibens der Anästhesie, (z. B. bei Blasenoperation) leichte Beckenhochlagerung, aber dann gewöhnlich erst nach Beginn der Anästhesie und nicht über einen Neigungswinkel von 30⁰ hinaus.
Eintritt der Anästhesie: In ca. 5—10 Minuten.
Dauer: 1—2 Stunden.
Wirkung und deren Reihenfolge: Damm, Beine, Unterleib bis Nabel, evtl. höher anästhetisch (bereits nach wenigen Minuten, was eine schnelle Orientierung über die Ausdehnung der Anästesie erlaubt), dann Bein- und Bauchmuskulatur paretisch; Rückgang in umgekehrter Reihenfolge, und zwar zuerst Motilität, dann Sensibilität.
Hochsteigen des Anaestheticums und damit Hochstand der Anästhesie hängt ab im wesentlichen von mechanischen Momenten (während die im Tierexperiment nachweisbare aktive Liquorströmung nur eine untergeordnete Rolle spielt), und zwar:
1. vom spezifischen Gewicht der anästhesierenden Lösung (diese bleibt bei Wahl desselben Injektionsmittels natürlich gleich!),
2. von Menge und Druck der Injektion (gewöhnlich werden 10 ccm, evtl. aber auch weniger, also 1—5 ccm Liquors angesogen, z. B. ist 6—10 ccm angezeigt für Bauch-, 5 ccm für Bein- und 0—2½ ccm für Dammoperationen),
3. von der Körperlagerung; die Anästhesie steigt um so höher aufwärts, je mehr Liquor angezogen, je stärker der Druck bei der Injektion und je steiler die Beckenhochlagerung gemacht wird (bei starker und sofortiger Beckenhochlagerung droht Schädigung der Medulla oblongata; für gewöhnlich, d. h. für Eingriffe unterhalb des Nabels, empfiehlt sich Flachlagerung, evtl. Beckenhochlagerung, diese aber erst nach Eintritt der Anästhesie!).
Versager: a) Bisweilen erfolgt mehr oder weniger einseitige Anästhesie, und zwar bei mehr oder weniger einseitiger Injektion.
b) Keine Anästhesie, und zwar bei Verbiegung und Verknöcherung der Wirbelsäule oder bei Fehlen der Cisterna terminalis, außerdem bei Fehlern der Technik (schlechte Lagerung, unvollkommene Punktion, Blutbeimischung, ungenügende Liquorverdünnung, Sodabeimengung, Zersetzung des Anaestheticums u. dgl.); im ganzen selten!
Nachteile (abgesehen von der verhältnismäßig kurzen Dauer der Anästhesie): a) Nebenerscheinungen: Übelkeit, Aufstoßen, Erbrechen, Schweißausbruch, Muskelzittern, Angstgefühl, evtl. Atmungs- und Herzlähmung mit Tod (vgl. b 3!).
b) Nachwirkungen: 1. Übelkeit, Schwäche, Erbrechen bzw. Brechreiz, Nacken-, Kreuz- und vor allem Kopfschmerzen (letztere häufiger; in ca. 5%!), selten toxische oder eitrige Meningitis, Psychosen, epileptische Krämpfe; Gegenmittel sind Flachlagerung mit Kopftieflagerung und kalten Kopfkompressen sowie Kopfschmerzmittel und ½% alk. Nitroglycerin 4—6 Tropfen.
2. Paresen oder Lähmungen an Beinen, Blase und Mastdarm, selten an Armen, später (meist nach 1 Woche; sog. „Spätwirkungen") auch Lähmungen der Augenmuskelnerven, spez. des N. abducens, bisweilen trophische Störungen, z. B. Decubitus, symmetrische Fersengangrän usw.
3. Blutdrucksenkung mit Kreislauf- und Atmungslähmung evtl. mit tödlichem Ausgang (Mortalität ca. 1⁰/₀₀). Diese nachteiligen Wirkungen erklären sich durch Schädigung der Meningen oder Nerven, Ablassung von zuviel Liquor, Entstehen abnormer Druckverhältnisse oder Hochsteigen des Anaestheticums im Spinalkanal bis zur Medulla oblongata; in letzterem Falle kann Atmungslähmung, evtl. Tod erfolgen; dabei ist verhängnisvoll die Unmöglichkeit, die einmal eingetretene Giftwirkung wieder aufzuheben oder zu beeinflussen (Therapie: Punktion und Auswaschung des Lumbalsacks, bei Verdacht auf Liquormangel Staubinde an Hals und Flüssigkeitszufuhr in jeglicher Art, evtl. auch intravenös; sonst symptomatisch: Pyramidon, Coffein, Ephetonin, Lobelin u. dgl. sowie künstliche Atmung und Herzmassage! Prophylaxe: cave dicke Punktionsnadel, Wahl eines ungeeigneten

Injektionsmittels, Überdosierung [nicht über 0,05—0,06 Tropacocain!] und Hochtreiben des Anaestheticums [nicht zu baldige und lange Beckenhochlagerung] sowie Ephetonin vorher!).

Vorteile: Vermeidung der Allgemeinnarkose und der damit verbundenen Schädigung von Herz, Lungen, Nieren usw. sowie Erhaltung des Bewußtseins, auch ideale Erschlaffung der Bauch- und Beinmuskulatur sowie Vermeidung der Darmlähmung, gegen welche die Lumbalanästhesie auch therapeutisch verwandt werden kann (vgl. Ileus).

Anzeigen und Gegenanzeigen: Die Lumbalanästhesie kommt in Betracht nur in ganz bestimmten Fällen, und zwar wenn Allgemeinnarkose nicht notwendig oder nicht ratsam ist und wenn die Lokal-, Sacral- oder Venenanästhesie nicht möglich oder zu umständlich ist (dagegen keineswegs als gleichwertige Vertreterin von Allgemeinnarkose oder Lokalanästhesie!), außerdem im allgemeinen nur für Operationen vom Nabel abwärts (dagegen ist die Ausdehnung weiter hinauf mit Gefahr verbunden!).

Anzeigen: a) Gegenüber der Allgemeinnarkose: Altersschwäche (ältere Personen sind besonders geeignete Objekte für die Lumbalanästhesie!), Herz-, Lungen- und Nierenleiden, Diabetes, Alkoholismus, Tuberkulose.

b) Gegenüber der Lokal-, Sacral- und Venenanästhesie: α) Am Unterleib, und zwar an Blase und Harnröhre, sowie Damm, z. B. bei Blasenleiden, Prostatahypertrophie, Mastdarmkrebs (dagegen bei Hämorrhoiden, Analfisteln und- fissuren, Hydro- und Varicocele, Leisten- und Schenkelbruch ist vorzuziehen Lokal- bzw. Sacralanästhesie!).

β) An den unteren Extremitäten, besonders bei ausgedehnter, spez. doppelseitiger Affektion, z. B. bei Resektion, Amputation und Exartikulation, namentlich wegen arteriosklerotischer oder diabetischer Gangrän und wegen Tuberkulose, ferner ausnahmsweise bei ausgedehnten doppelseitigen Verletzungen, Entzündungen und Varizen (?), schließlich bei Frakturen und Luxationen unvorbereiteter Patienten, u. a. bei Oberschenkelschüssen im Felde.

Gegenanzeigen: Krankheiten des Centralnervensystems, akute Lues und Sepsis sowie eitrige Prozesse der Injektionsumgebung (Gefahr der eitrigen Meningitis!), sowie Verkrümmungen und Spaltbildungen der Wirbelsäule; hysterische und schwer neurasthenische Personen sowie Kinder unter 16 Jahren sind im allgemeinen überhaupt nicht geeignet; vorgeschrittene Schwangerschaft scheidet aus; bei Gefahr von Blutdrucksenkung (Blutverlust und Vergiftung!) oder Herzschwäche ist Abstand zu nehmen.

Zusatz 1. Hohe Lumbalanästhesie. Mit einem Betäubungsmittel, welches etwas leichter ist als Liquor z. B. Spinocain (Pittkin) oder Percain (Jones) ist auch eine hohe Lumbalanästhesie möglich; doch ist wegen Gefahr der Medullaschädigung durch Aufsteigen des Mittels im Lumbalsack einmal geringe Dosis und Seitenlage nötig.

Zusatz 2. Einstellbare gürtelförmige Spinalanästhesie (Kirschner). In Beckenhochlagerung werden je nach der beabsichtigten Höhe 5—30 ccm Liquor abgelassen und durch Luft ersetzt sowie 2—4 ccm $\frac{1}{4}\%$ Percainlösung eingespritzt, was als „Anästhesieplombe" an der Liquor-Luftgrenze Schmerzbetäubung in der gewünschten Höhe bewirkt, wobei nur ein bestimmter Körperbezirk gürtelförmig betäubt wird; allerdings ist die Technik eine ganz besondere, auch besonderes Instrumentarium erforderlich.

c) Sacral-, auch Extra- oder Epiduralanästhesie.

Geschichtliches: Cathelin (1903); ausgebaut von Läwen (1910).

Prinzip: Einspritzung eines Lokalanaestheticums in den Epiduralraum des Canalis sacralis, d. h. in den lockeren gefäß- und fetthaltigen Bindegewebsraum zwischen Lumbalsack und Sacralkanal, welcher von den hier mit dicken Scheiden umgebenen Nervenstämmen (N. sacralis 1—5 und N. coccygeus) durchzogen ist (also eine besondere Form der Leitungsanästhesie der be-

treffenden, hier **dickscheidigen Nerven**; Conus medullaris, d. h. Rückenmark, endigt am 1.—2. Lendenwirbel, Subduralraum, d. h. Lumbal- oder
Duralsack,, am 2.—3. Kreuzbeinwirbel, und zwar ca. 9 cm oberhalb der Sacral-
kanalöffnung!).

Präparat: 20 ccm einer 1½—2%igen Novocainlösung oder 30 ccm einer
1%igen Tutocainlösung, evtl. mit Zusatz von 0,4% Kaliumsulfat (Braun)
oder Natr. bicarb. (Läwen); vorrätig halten als Pulvermischung; vor Gebrauch
auflösen in Aqu. dest., kurz aufkochen und abkühlen; dazu einige (5) Tropfen
einer Suprareninlösung 1:1000. (Rp. Natr. chlorat. 0,1, Natr. bicarb. puriss.
Merck 0,15, Novocain 0,6, Aqu. dest. 30,0; aufkochen, abkühlen; dazu 4 Tropfen
Sol. Adrenalin. 1⁰/₀₀).

Injektionsstelle: Am Hiatus sacralis, d. h. dreieckige, die Finger- bis
Daumenkuppe aufnehmende, also ca. 1×2 cm große Öffnung des Sacralkanals
unter dem letzten Sacraldorn bzw. untersten Vorsprung der Crista sacralis
media und zwischen den beiden Cornua sacralia (die knöchernen Anhalts-
punkte sind jedoch nicht immer typisch ausgeprägt!), sowie oberhalb des
Steißbeins (Abtastung desselben schwierig!) und zwischen den Schenkeln
der Y-förmigen Ausmündung der Gesäßfurche 2 cm oberhalb deren Ende,
verschlossen durch eine derbe, prall-elastisch federnde bzw. wie eine Fontanelle
eindrückbare Verschlußmembran: Lig. sacro-coccygeum post. superfic.

Lagerung: a) sitzend quer mit den Tischrand hinten überragendem
Gesäß oder

b) in **Knieellenbogenlage** oder

c) **liegend** (spez. bei schwachen Patienten; stets mit gebeugten Hüften
und Knieen, dadurch Spannung der Verschlußmembran!).

Injektionstechnik: Desinfektion der Haut über dem Steißbein mit
Äther und Alkohol. Abtasten des Hiatus sacralis (s. o.). Lokalanästhesie durch
Quaddelbildung. Lumbaltrokar in den gut abgetasteten Hiatus sacralis ein-
stoßen, und zwar zunächst senkrecht zur Öffnung bzw. um 20⁰ gegenüber der
Körperlängsachse gehoben (durch Auflegen der linken Zeigefingerspitze auf
die Öffnung kontrollierend, ob die Nadel nicht subcutan liegt!), dann der
Körperlängsachse, d. h. Rückenfläche parallel; dann weiter vorschieben, und
zwar genau median 5—6 cm tief (am besten entsprechend einer vorher am
Trokar angebrachten Marke; nicht tiefer, sonst Gefahr des Anstechens des
Lumbalsacks!), bei Widerstand (3. Sacralwirbel!) Griff senken, Kontrolle der
richtigen Lage (beim Injizieren geringer Widerstand und keine subcutane
Vorwölbung!); dann körperwarm und langsam injizieren (2—3 und mehr
Minuten lang); bei Liquor- oder Blutausfluß Injektion unterlassen und nachher
für mindestens 10 Minuten halbsitzende bzw. halbstehende Stellung, aber
keine Beckenhochlagerung (sonst in den 3 letztgenannten Fällen Gefahr der
Ausbreitung nach oben und Vergiftung!).

Eintritt der Anästhesie: (10)—20—(25) Minuten.

Dauer: 1—1½—2 Stunden.

Wirkungen und deren Reihenfolge: An der Haut „Reithosenanästhesie", d. h. After, Glutäalgegend, Damm und unterer Mastdarm, Harnröhre, äußere Genitalien: Scrotum (aber nicht Hoden, Prostata nur teilweise!)
und Penis bzw. Scheide und Portio uteri (fortschreitend von der Steißbeinspitze bis zur Penisspitze und in umgekehrter Reihenfolge wieder nachlassend!),
außerdem Erschlaffung des Afterschließmuskels und Beckenbodens.

Versager: Bei verknöchertem Hiatus sacralis, sowie bei unzuverlässig
bestimmbarem Einstichpunkt, zpez. bei mangelhafter Ausbildung der Sacral-
hörner und bei Fettleibigkeit; im ganzen häufig (bis 10%!).

Nachteile: Stets lange Wartezeit, häufig Versager und bisweilen Nebenwirkungen: Übelkeit, Erbrechen, Schwindel, Blässe, kleiner und unregelmäßiger
Puls. Kollaps, Tod (Novocainvergiftung durch Einspritzung in Blutgefäß oder
in Lumbalsack?; Prophylaxe: vgl. Injektionstechnik!), vereinzelt Hautnekrose.

Anzeigen und Gegenanzeigen. Anzeigen: Bisweilen, aber nur ausnahmsweise als Ersatz der eingreifenderen Lumbalanästhesie und der evtl.

schwierigen und störenden Lokalanästhesie bei Hämorrhoiden, Analfisteln und -fissuren, Tumoren, Abscessen und Fremdkörpern am unteren Mastdarm, Hypospadie, Phimose, Penisamputation, schwieriger oder schmerzhafter Cystoskopie, (z. B. bei Blasentuberkulose), äußerem Harnröhrenschnitt, Dammplastik, Operation an den äußeren Genitalien der Frau u. dgl.; wegen der nicht seltenen Versager der Sacralanästhesie wird von manchen die Parasacralanästhesie bevorzugt.

Gegenanzeigen: Unmöglichkeit der Auffindung des Hiatus sacralis, spez. Fettleibigkeit oder Mißlingen der Punktion bzw. Abfluß von Blut oder Liquor, sowie Anämie, Herzschwäche, Hysterie.

Zusatz. Weitere Ausdehnung der Sacralanästhesie (bis zur Wirkung der Lumbalanästhesie s. da) mittels größerer Menge (bis 60 ccm) und mittels Beckenhochlagerung, sog. ,,hohe Extraduralanästhesie" ist möglich, aber wegen ihrer Gefährlichkeit nicht ratsam.

d) Gefäß- (Venen- und Arterien-) Anästhesie.

α) Venenanästhesie (Bier 1908).

Prinzip: Einspritzen einer größeren Menge von Lokalanaestheticum in die freigelegte Hauptvene eines durch zwei abschnürende Gummibinden eingeschlossenen Abschnittes der blutleer gemachten Extremität; dadurch Beeinflussung der Nervenendzweige des eingeschlossenen Bezirks (terminale Anästhesie in dem betreffenden Bezirk, sog. direkte Venenanästhesie) und außerdem später auch Beeinflussung der den betreffenden Bezirk durchlaufenden Nervenstämme (Leitungsanästhesie in dem distal gelegenen Gliedabschnitt, sog. indirekte Venenanästhesie).

Technik: Vene markieren und evtl. freilegen; Auswickeln der hochgehaltenen und desinfizierten Extremität von der Peripherie her bis oberhalb der Injektionsstelle mit steriler Gummibinde (,,Expulsionsbinde"), dann Abschnüren dicht central davon durch eine weitere Gummibinde (besser als der schmerzende Blutleerschlauch!; ,,obere oder centrale Kompressionsbinde"), dann Abnehmen der Expulsionsbinde und Anlegen einer weiteren Gummibinde 1—3 Handbreit peripher von der 1. (oberen) Kompressionsbinde (,,untere oder periphere Kompressionsbinde"); nahe der oberen oder centralen Kompressionsbinde in peripherer Richtung Einbinden einer stumpfen 1½—2 mm starken Venenkanüle mit Rillen und Verschlußhahn in die Hauptvene, und zwar an der unteren Extremität in die V. saphena magna, an der oberen in die V. cephalica, basilica oder mediana. (Vene vorher markieren, unter Infiltrationsanästhesie freilegen, central abbinden, peripher mit feiner und spitzer Schere seitlich anschneiden, unter Fassen der Wand mit Pinzette die Kanüle einschieben und einbinden.) Injizieren von 40—100 ccm ½% Novocainlösung nebst Adrenalinzusatz mittels Spritze nach Janet von 100 ccm mit dickwandigem Gummischlauch und Ansatzstück für die Kanüle unter ziemlichem, allmählich gesteigertem Druck (um die Venenklappen zu überwinden!). Nach Injektion Hahn schließen, Vene distal abbinden und resecieren, Haut nähen. Nach beendeter Operation erst die periphere, dann die centrale Kompressionsbinde langsam lösen.

Die periphere Kompressionsbinde kann nach Eintritt der Anästhesie zur Operation abgenommen werden, wenn sie stört.

Für periphere Gliedabschnitte genügt die Anlegung allein der centralen Kompressionsbinde.

Statt der namentlich bei langer Operation schmerzenden oberen Kompressionsbinde empfiehlt sich Verwenden des Kompressors nach Perthes oder Anlegen einer weiteren abschnürenden Binde unter der genannten im Gebiet der direkten Anästhesie.

Wirkung sowie deren Dauer und Reihenfolge: Eintritt der direkten Venenanästhesie sofort bis zu wenigen (höchstens 5) Minuten, der indirekten Anästhesie und der motorischen Lähmung etwas später (bis 10—15 Minuten). Fortschreiten der Anästhesie von der Seite der Injektion zur gegenüberliegenden.

4*

Ein Streifen Haut unter der Kompressionsbinde bleibt unbeeinflußt. Aufhören der Anästhesie sofort bis wenige Minuten nach Lösen der oberen Kompressionsbinde, weshalb bis dahin die Operation völlig beendet sein muß.
    N a c h t e i l e : **1. Versager** (selten, nur bei fehlerhafter Technik, spez. fehler-
hafter Injektion und Blutleere; evtl. ist an der der Injektion entgegengesetzten
Seite die Anästhesie unvollkommen).
    2. Vergiftungsgefahr (gering; zur Vermeidung empfiehlt sich Einspritzen
nach der Peripherie, evtl. Ausspülen der Vene vor Abnahme der oberen Kompressionsbinde).
    3. Umständlichkeit.
    A n z e i g e n u n d G e g e n a n z e i g e n. G e g e n a n z e i g e n : Senile und diabetische
Gangrän sowie Infektion mit Phlegmone, Lymphangitis, Osteomyelitis oder Sepsis.
    A n z e i g e n : Manchmal, aber wohl nur selten, bei Extremitätenoperationen,
und zwar bei solchen von der Mitte des Oberarms bzw. Oberschenkels abwärts,
z. B. bei Resektion, Tumorexstirpation, Sehnenplastik, Varizenoperation: in
Fällen, wo die Narkose nicht rätlich (Altersschwäche, Herz-, Lungen- und
Nierenleiden!) und wo die gewöhnliche Lokal- oder die Leitungs- oder die
Querschnittsanästhesie nicht vorzuziehen ist (spez. an der u n t e r e n Extremität,
wo die Leitungsanästhesie schwierig ist; dagegen an der o b e r e n Extremität
nur unter Berücksichtigung der Plexusanästhesie, d. h. spez. bei deren Versagen oder Gegenanzeige [bei Geschwächten, Nervenkranken, Kindern]).
    Außerdem ist einschränkend zu bemerken (daher hier meist besser Narkose
oder Lumbalanästhesie!): Bei v a r i c ö s e r Erkrankung der V. saphena magna
bleibt die Anästhesie häufig auf die i n n e r e Seite des Beines beschränkt (allerdings für Varizenoperation oft ausreichend!). Bei s c h w e r e n V e r l e t z u n g e n
ist die Bindenanlegung u. U. erschwert. Bei A m p u t a t i o n e n bringt die zwecks
exakter Blutstillung gewöhnlich ratsame Lösung der oberen Kompressionsbinde sofortige Rückkehr der Sensibilität mit sich, so daß also die genaue
Blutstillung erschwert ist. Bei i n f e k t i ö s e n P r o z e s s e n ist, soweit nicht
im Falle der Progredienz überhaupt Gegenanzeige besteht, Einwicklung und
Injektion genügend weit außer- d. h. oberhalb vorzunehmen.
    β) Arterienanästhesie (G o y a n e s 1909).
    P r i n z i p und T e c h n i k in ähnlicher Weise wie bei der Venenanästhesie:
Einspritzen von 25—50 ccm ½%iger Novocainlösung mittels feiner Hohlnadel in die freigelegte oder perkutan angestochene (aber nicht zu unterbindende)
Hauptarterie einer durch Auswicklung oder Anlegen der oberen Kompressionsbinde blutleer gemachten Extremität, z. B. in die A. brachialis, radialis,
femoralis, dorsalis pedis usw.
    W i r k u n g : Baldige Anästhesie im Stromgebiet der injizierten Arterie
(aber nicht im ganzen abgeschnürten Gliedabschnitt).
    N a c h t e i l : Kompliziert; daher nicht im Gebrauch, ebensowenig wie die
Venenanästhesie.

3. Abschnitt: Wunde, Wundheilung und Wundbehandlung
einschl. Plastik und Transplantation.
A. Wunde.

D e f i n i t i o n : Wunde ist eine gewaltsame (traumatische) Gewebsdurch-
trennung der freien Oberfläche von Haut, Schleimhaut oder Organen.
    U n t e r s c h e i d u n g : Man unterscheidet o b e r f l ä c h l i c h e und t i e f e, spez.
e i n f a c h e und k o m p l i z i e r t e W u n d e n; letztere sind solche mit gleichzeitiger
Verletzung von Haut und von tiefen Teilen z. B. Muskeln, Nerven, Gefäßen,
Knochen, Gelenken oder Körperhöhlen; letztere Wunden, spez. die mit Eröffnung von Gelenken oder Körperhöhlen, heißen p e n e t r i e r e n d e. Die Nebenverletzungen an Muskeln, Sehnen, Nerven, Knochen und Gelenken, sowie an
Luft-, Speise- und Harnorgan und an inneren Organen werden erkannt teils

durch direkte teils durch indirekte Untersuchung, spez. unter Berücksichtigung der Folgeerscheinungen (Funktionsausfall) sowie der Gewalteinwirkung und der Lokalisation.

Symptome: a) Allgemeine: Auch physiologischerweise kommt es bei der Wunde zu einer mehr oder weniger deutlichen Allgemeinreaktion in Form von Temperatursteigerung, Fibrinogenvermehrung, Blutkörperchensenkungsbeschleunigung und Stoffwechseländerung; zur pathologischen Allgemeinreaktion gehören Shock, Ohnmacht und Kollaps, Fettembolie, Thromboembolie, Diabetes und Delirium tremens (vgl. Allg. Verletzungsfolgen im Abschnitt 5!).

b) Örtliche: **1. Schmerz.** Er ist von bestimmtem Charakter, meist brennend, sog. „Wundschmerz"; Ursache des Wundschmerzes ist die Reizung freigelegter Nervenendigungen in der Wunde; seine Intensität ist — abgesehen von der individuellen Empfindlichkeit bzw. Willensstärke — abhängig von der Entstehungsursache (im allgemeinen um so geringer, je schärfer und rascher die verletzende Gewalt gewesen war, z. B. scharfes Messer macht weniger Schmerz als stumpfes; beim Schuß wird zunächst oft nur ein leichter Schlag verspürt) und von der Körpergegend (im allgemeinen entsprechend dem Nervenreichtum; besonders empfindlich sind die Körperöffnungen und Körperenden: Nase, Ohren, Lippen, Zunge, Zehen- und Fingerspitzen, Brustwarzen, äußere Geschlechtsteile und Aftergegend); die Beugeseiten der Glieder sind übrigens empfindlicher als die Streckseiten. Pathologische Schmerzverminderung bis -verlust (Hyp- bis Anästhesie) findet sich u. a. bei Rückenmarks- und Nervenverletzungen und -krankheiten, z. B. Tabes, Syringomyelie usw. Nach starker Quetschung besteht bisweilen Unempfindlichkeit infolge Beeinflussung der betreffenden peripheren Nerven: sog. Gewebsshock oder lokaler Wundstupor neben dem manchmal vorhandenen allgemeinen Shock. Therapie des Wundschmerzes: Verband mit Ruhigstellung sowie Antineuralgika (z. B. Pyramidon), evtl. Narkotika (spez. Morphium), u. U. Wundanaesthetica (z. B. Anästhesin).

2. Klaffen (Dehiszenz) der Wundränder. Sie ist die Folge der Elastizität des durchtrennten Gewebes. Die Wunde klafft im allgemeinen stark an Haut, Arterien, Nerven, Muskeln und Sehnen, wenig an parenchymatösen Organen (Gehirn, Leber, Niere). An der Haut richtet sich das Klaffen der Wunde — abgesehen von der Längenausdehnung — nach dem Verhältnis zwischen Verlaufsrichtung der Wunde und der der Hautspannungslinien (z. B. gering bei parallelem, stark bei zueinander senkrechtem Verlauf beider; diese Tatsache ist nach Kocher bei Anlegung der Operationsschnitte zu beachten, da bei paralleler Anordnung zu den Langerschen Hautspannungslinien die Narben bessere sind, abgesehen davon, daß auch bei dem weiteren Vordringen in die Tiefe Gefäße, Nerven usw. besser geschont werden); bei Stich- und Schußverletzungen ist die Wunde oft spaltförmig; am behaarten Kopf klafft die Wunde nur, wenn die innig mit der Haut verbundene Galea mit durchtrennt ist. Bei schrägwirkender Gewalt entsteht meist eine Lappenwunde, bei tangentialwirkender oft ein Substanzverlust (Defekt); die Ablösung der Haut von einem Glied, spez. Penis, heißt Schindung, die vom behaarten Kopf Skalpierung (s. d.) und die von der Unterlage Decollement (s. d.).

3. Blutung bzw. Austritt von Lymphe, an Gelenken auch von Synovia usw. Die Blutung ist die Folge der Verletzung von Blutgefäßen. Je nach Art der verletzten Blutgefäße spricht man von arterieller, venöser und capillarer Blutung (vgl. Blutgefäßverletzung!). Man unterscheidet die Blutungen als a) primäre, d. h. im Anschluß an die Verletzung, b) sekundäre, d. h. bei mechanischer oder eitriger Lösung des Thrombus, sog. „Nachblutung" (oft nach Quetschung). Der nach außen gerichtete Blutstrom schwemmt schon rein mechanisch etwa eingedrungene Fremdkörper oder Bakterien heraus; das „Ausblutenlassen" der Wunde ist also als durchaus richtig anzusehen. Die Intensität der Blutung hängt ab von der Schärfe der verletzenden Gewalt (z. B. Schnittwunden, spez. durch Rasiermesser, bluten meist stark, Quetsch- und Rißwunden wenig infolge Einrollung der Gefäßwandschichten, desgl. Schuß- und Stichwunden mit engem Kanal infolge Gewebsdrucks) und von der Menge, Größe und Art der verletzten Gefäße (Verletzungen der Arterien sind stark blutend, evtl. z. B. aus A. carotis comm., brach., fem. tödlich, solche der Capillaren wenig blutend, solche der Venen verschieden: stark bei großen Venen, Venenplexus: Schwellkörper an Nasenmuscheln und Penis bzw. Klitoris und gestauten bzw. abhängigen Venen, evtl. tödlich, z. B. bei den großen Venen in der Nähe des Rumpfes, u. U. aber auch aus geplatztem Varix). Blutung kann trotz Blutgefäßverletzung fehlen, wenn die äußere Wundöffnung nicht klafft oder wenn die äußeren Wundlagen sich gegenüber den inneren verschoben haben (z. B. bei Stich- und Schußwunden mit engem und langem Kanal) oder wenn das Gefäßrohr sich verschließt (z. B. bei Quetschwunden), auch durch Intimavorlegung oder durch Blutdrucksenkung oder durch Blutung nach innen (Schädel-, Brust- oder Bauchhöhle usw.). Abnorm starke Blutung bis Verblutung findet sich infolge Blutgerinnungsanomalie bei sog. hämorrhagischer Diathese u. a. bei Bluterkrankheit: Hämophilie (vgl. Blutergelenk). Sonst vgl. Blutgefäßverletzung und Blutstillung!

Sonstige Komplikationen örtlicher Art werden vor allem gegeben durch die Infektion, deren Gefahr u. a. abhängt von der Lokalisation und von der Art der Wunde.

Einteilung: Nach der Entstehungsursache, welche übrigens für Aussehen und Aussicht weitgehend von Einfluß ist, lassen sich folgende Arten von Wunden aufstellen: Schnitt- und Hieb-, Stich-, Quetsch- (einschl. Riß-, Biß- und Platz-) und Schußwunden.

1. Schnitt- und Hiebwunden: Vulnera secta et caesa.

Ursachen: Messer, auch Operationsmesser, Schere, Glas, Porzellan, Blech, Beil, Säbel, Eisen usw. Aussehen: Ränder gewöhnlich glatt und Umgebung unverändert, ausnahmsweise (z. B. bei stumpfem Instrument oder bei Hieb) Ränder gequetscht; das Klaffen der Wundränder hängt in seinem Stärkegrad ab von deren Verhältnis der Wundrichtung zur Spaltrichtung der Haut (s. o.). Schnittwunden bluten meist stark (Rasiermesserschnitt!). Nicht selten sind die Schnittwunden kompliziert durch Sehnen-, Gelenk- usw. -verletzung. Im übrigen ist die Heilungsaussicht bei den Schnitt- und Hiebwunden vermöge der geringen Wundrandschädigung in der Regel recht gut; diese Wunden gleichen am meisten den vom Arzt gesetzten Operationswunden.

2. Stichwunden: Vulnera puncta.
Ursachen: Nadel, Nagel, Messer, Trokar, Dolch, Stoßdegen, Seitengewehr, Bajonett, Lanze, Pfeil, Kuhhorn, Heugabel, Stock, Schirm, Pfahl usw. Aussehen: Ähnlich den Schnittwunden, aber schmal und tief, daher schlecht übersehbar, oft dem verletzenden Instrument entsprechend (wichtig für den Gerichtsarzt!), bisweilen, z. B. bei Stock, Schirm, Pfahl usw., ähnlich den Quetschwunden, also Ränder gequetscht. Komplikationen: 1. Steckenbleiben des Fremdkörpers, z. B. Messerklinge, Nadel, Stock- und Schirmzwinge, Pfahlstück usw.; evtl. unentdeckt in der Tiefe. 2. Penetration in Gelenk- oder Körperhöhlen: Schädel-, Brust- oder Bauchhöhle (z. B. mit der Spitze abgleitender Schusterpfriem ins Kniegelenk, vom Damm eingedrungener Pfahl in Bauchhöhle, Seitengewehr, Bajonett, Lanze usw. in Herz, Lunge oder Bauchhöhle mit Gefahr der Nachblutung oder Darmverletzung), sowie Verletzung von Sehnen, Nerven und Gefäßen; solche Nebenverletzungen sind bei Stichwunden nicht eben selten, daher ist die Prognose bei nicht erkennbarer Tiefe des Stichs dubiös. 3. Infektion; diese ist u. U. besonders gefährlich, indem Krankheitserreger tief ins Gewebe versenkt und dort festgehalten werden, z. B. durch Messer- oder Nadelstich bei infektiöser Operation oder Sektion.

Eine besondere Form bilden die sog. Pfählungsverletzungen, d. h. gequetschte Stichwunden durch Eindringen eines pfahlartigen Gegenstandes in den Körper, spez. in den Unterleib; früher bisweilen als Todesstrafe, sonst als Unfall: bei Fall oder Sprung in Heugabel, Besen, Zaun usw.; meist an After, Damm, Scheide, Bauch oder Schenkel; prognostisch wichtig ist — abgesehen von der Frage der Infektion mit Eiter-, sowie Tetanus- und Gasbranderregern — vor allem die Frage, ob die Bauchhöhle eröffnet ist oder nicht; therapeutisch: Freilegung des ganzen Pfählungskanals mit Entfernen evtl. Fremdkörpers, welcher ebenso wie Tuchfetzen u. dgl. nicht nur in der Wunde, sondern auch an Pfahl, Horn usw. zu suchen ist; evtl., und zwar stets bei Verdacht auf Bauchhöhlenverletzung, Laparotomie, vgl. Beckenverletzungen!

3. Quetschwunden: Vulnera contusa. Ursachen: Stockhieb, Hufschlag, Auffallen von Lasten, Steinen, Holz und Eisenteilen, Geschoßanprall, Türeinklemmung, Überfahrung, Maschinenverletzung (z. B. durch Fräse, Stanze, Zahnrad, Rolle) usw. Aussehen und Komplikationen: Ränder unregelmäßig gezackt und blutunterlaufen; außerdem oft Hautabschürfungen, subcutane Blutergüsse und Hautabhebungen; evtl. ausgedehnte Verletzungen tiefer Teile: Faszien, Muskeln, Sehnen, Gefäße, Nerven oder innerer Organe; Blutung oft gering (infolge Intimaaufrollung!), evtl. aber nachträglich (infolge mechanischer oder eitriger Thrombuslösung!) und Schmerzen oft fehlend (infolge lokalen Wundshocks); oft Infektion (infolge Gewebsschädigung; daher cave Naht!).

Eine besondere Form, welche am nächsten den Quetschwunden steht und wie diese zu Infektion neigt, bilden die Rißwunden (Nagel, Nadel, Dorn, Säge usw.), Bißwunden (Mensch; Pferd, Hund und sonstige Haustiere, auch Papagei, Affe u. a.; Löwe und Leopard, Krokodil, Haifisch, Schlange usw; oft infiziert durch den bakterienhaltigen Speichel und mit Recht besonders gefürchtet; bei Schlangen und tollwütigen Hunden usw. auch kompliziert durch spezifische Gifte s. d.: Schlangenbiß, Wundstarrkrampf und Tollwut) und Platzwunden (an der Haut, z. B. durch Explosion mit unregelmäßig zerfetzten Rändern, aber mit geringer oder fehlender Schädigung der Umgebung; an der Kopfhaut durch Stockschlag, evtl. mit scharfen Rändern, ähnlich einer Schnittwunde, aber doch meist etwas unregelmäßig und blutunterlaufen; an blut- oder flüssigkeitsreichen Organen, z. B. Milz, Leber, Nieren, Herz gefüllten Magen, Darm und Blase durch Überfahrung oder Sturz). Hier zu erwähnen ist auch die Gliedabquetschung, -abreißung und -abbeißung, wobei das Glied öfters in einem Gelenk abgelöst, öfters auch im Bereich eines langen Röhrenknochens unter dessen Torsionsfraktur abgetrennt wird; die Blutung steht dabei häufig, kann aber jederzeit wieder auftreten, so daß entsprechende Beobachtung und Versorgung angezeigt ist.

4. Schußwunden: Vulnera sclopetaria. Sie sind im wesentlichen sozusagen kombinierte Stich-, Riß- und Quetschwunden, auch den thermischen und chemischen Verletzungen nahestehend, aber doch Wunden besonderer Art.

Formen: a) Prellschuß. Geschoß dringt überhaupt nicht in den Körper ein, sondern prallt an ihm ab infolge geringer Kraft, sei es bei übergroßer Entfernung (über 2000 m beim Infanteriegeschoß), sei es bei Widerstand (Zigaretten- oder Brieftasche, Medaillon, Uhr), sog. „mattes Geschoß"; dabei entsteht überhaupt keine Wunde, evtl. aber Hautquetschung bis zur Nekrose, Bluterguß subcutan, subperiostal oder intrakraniell, subcutaner Knochenbruch, Schädeldepression usw.

b) Tangential- (Streif-, Rinnen- und Haarseil-) Schuß. Geschoß trifft tangential, und zwar entweder oberflächlich berührend (Streifschuß) oder eine Hohlrinne aufpflügend (Rinnenschuß) oder ein Stück unter der Haut durchgehend (Haarseilschuß).

c) Durchschuß. Geschoß geht durch den Körper hindurch; dabei unterscheidet man Einschuß und Ausschuß (letzterer ist gewöhnlich größer, namentlich bei Knochenverletzung, Aufschläger, Querschläger und Dumdumgeschoß), sowie Schußkanal (dieser ist zu rekonstruieren durch Verbindung von Ein- und Ausschuß geradlinig oder unter Berücksichtigung einer besonderen Körperstellung bei der Verwundung, vgl. Knie-Leber-Schuß im Hocken, Hacken-Gesäß-Schuß im Knien; auch ist an Ablenkung des Geschosses durch feste

Teile (z. B. Knochen) zu denken, wodurch Winkel in der Geschoßbahn entstehen können. In der Umgebung des Wundkanals unterscheidet man 1. die Zone der direkten traumatischen Nekrose und 2. weiter nach außen die Zone der molekularen Erschütterung.

d) Steckschuß. Geschoß bleibt im Körper stecken; infolgedessen besteht nur ein Einschuß, aber kein Ausschuß, und der Schußkanal endet blind. Vorkommen meist bei Schrapnell und kleinem Granatsplitter (25—40%), seltener beim Gewehrgeschoß (10—20%), hier am ehesten bei mattem (Weit-) Schuß, Körperlängsschuß, Aufschläger, Querschläger, sowie bei Widerstand außerhalb (Baum, Sandsack, Erde) oder innerhalb des Körpers (Bekleidung, Ausrüstung, Knochen). Komplikationen: Häufig Infektion, auch ruhende (latente), bisweilen Metall- (Blei-, Kupfer-) Vergiftung, Wanderung (in Absceß, Muskelspalte, Gehirn, Bauchhöhle, Gefäßsystem einschl. Herz), Funktionsstörung (z. B. im Gehirn), Neuralgie, Inkrustation (Nieren- und Blasenstein), freier Gelenkkörper, Hautdruck und evtl. -nekrose bei subcutaner Lage usw. Diagnose: Röntgenaufnahme, evtl. mit Lokalisation, spez. Tiefenbestimmung (s. u.).

e) Abschuß. Geschoß reißt einen ganzen Körperteil ab, und zwar vollständig oder bis auf eine ungenügende Verbindungsbrücke; vorkommend bei Granat- und Bombenverletzungen.

f) Ringel- oder Konturschuß (fraglich, jedenfalls selten). Geschoß tritt durch die Haut ein, geht dann aber an einem Knochen (Rippen, Schädel, Becken) oder vielleicht auch an einem angespannten Muskel (Bauchwand) entlang um einen Teil des Körpers, um schließlich auszutreten oder unter der Haut steckenzubleiben; meist wird allerdings die Abweichung des Schußkanals von der geraden Linie durch nachträgliche Verschiebung der kulissenartig sich einstellenden Weichteile vorgetäuscht.

Ferner sind zu unterscheiden:

g) Mehrfacher Schuß. Entweder durch mehrere Geschosse (Granatsplitter, Schrapnellkugeln, Gewehrgeschosse, spez. durch Maschinengewehr) oder durch dasselbe Geschoß, hier wiederum an demselben oder an mehreren Individuen (bei Verletzung durch dasselbe Geschoß ist die 2. meist großartiger, evtl. dumdumähnlich infolge der Geschoßdrehung bei der 1. und infolge fortgeleiteter Wirkung).

h) Nahschuß. Durch Zufall oder Selbstverstümmelung; dabei Explosionswirkung, spez. Ausschuß dumdumgeschoßähnlich als Platzwunde (z. B. sternförmig am linken Handrücken bei Selbstverstümmelung); außerdem kenntlich am grauschwärzlichen Pulverschmauch in der Wunde und an den Pulverkörnchen in der Umgebung sowie an der Hautverbrennung.

i) Indirektes Geschoß. a) Gegenstände vom Verletzten selbst: Knochenbruchstücke, Knöpfe, Orden, Geld, Schlüssel, Kompaß, Messer, Patronen, Taschen- und Armbanduhr, Feldstecher usw. b) Gegenstände der Umgebung: Steine vom Erdboden, Holz- und Eisenteile von Bäumen, Wagen, Häusern, Schiffen usw.

k) Querschläger. Im Flug aus der Achsenrichtung abgelenktes Gewehrgeschoß, spez. modernes (leicht, schlank und lang!) durch Antreffen an Baum, Zweig, Stroh, Körper usw.

l) Aufschläger, Rikoschett- oder Prallschuß infolge vorherigen Aufschlagens auf dem Boden.

Bei indirekten Geschossen, Quer- und Aufschlägern besteht stärkere Wundzerfetzung sowie Gefahr von Steckschuß und Infektion, spez. Gasphlegmone und Tetanus (Erdbeschmutzung!).

Geschosse.

A. Aus Handfeuerwaffen (Pistole, Revolver, Karabiner, Gewehr, Maschinengewehr).

a) Schrotkorn.

b) Bleikugel.
Rund- oder Langblei (rundlich oder länglich), sowie Weich- oder Hartblei (letzteres ist eine Legierung von Blei mit Kupfer usw. zwecks Vermeidung der Geschoßdeformierung und damit unnötiger Körperzerfetzung).

c) Das moderne „humane" Geschoß der Militärgewehre.
Entweder als Vollgeschoß, z. B. ganz aus Hartmetall, meist Kupfer (vgl. französische balle D) oder als Mantelgeschoß aus Hartbleikern und Geschoßmantel von Nickel, Messing usw. oder besser von nickel-, messing- usw. plattiertem Stahl (vgl. deutsches Stahlmantelgeschoß); zugleich ist für das moderne Geschoß der Militärwaffen, auch Maschinengewehre bemerkenswert: große Durchschlagskraft (Rasanz), sowie geringe Gewehrlaufweite (Kaliber jetzt 6—8 mm; früher bis zum Doppelten) und besondere Form (jetzt Spitzgeschoß, vgl. deutsches S-Geschoß; früher Spitzbogen- oder Rundgeschoß); Geschoßlänge beträgt 25—40 mm und -gewicht 10—15 g. Die Durchschlagskraft hängt ab — abgesehen von Form und Kaliber (zugespitzt und nicht zu klein) — von der Anfangsgeschwindigkeit und Weite des Geschosses; die Anfangsgeschwindigkeit beträgt meist 650—850 m, die Tragweite 4000—4500 m; die Durchschlagskraft ist bei dem modernen Geschoß so groß, daß es auch noch auf 500 bis 1000 m mehrere Körper durchschlagen kann; öfters sind aber auch Steckschüsse und Querschläger hierbei.

d) Explosiv- oder Dumdumgeschoß
(genannt nach der Explosionswirkung bzw. nach der englischen Geschoßfabrik Dumdum bei Kalkutta). Herstellung: Z. B. als Teilmantelgeschoß, d. h. im Gegensatz zum Vollmantelgeschoß mit unvollständigem Mantel, teils mit vorstehender Bleispitze (Bleispitzengeschoß, sog. „Weichnase"), teils mit Mantelhöhlung (Hohlspitzengeschoß), fabrikmäßig hergestellt oder jederzeit improvisierbar durch Einkerben des Mantels mittels Beißzange, Feile, Bohrer usw. (solches ist aber nicht möglich beim Vollgeschoß!) oder als Vollmantelgeschoß dünnmantelig mit doppeltem Kern von verschiedenem Gewicht, nämlich vorn mit Aluminium und hinten mit Blei, welch letzteres sich vermöge der größeren Beharrung durchpreßt und den dünnen Mantel zersprengt, wobei schon bei geringem Widerstand der Bleikern austritt und mit dem zersprengten Mantel nach allen Seiten verspritzt. Wirkung: Explosiv, zumal bei Nahschuß (bis 200—400 m); bereits an Weichteilen, besonders großartig aber an Knochen, hier auch noch bei einer Entfernung über 1000 m. Verwendung: Im Frieden verwandt zur Tier- (Elefanten-) Jagd und als sog. „Zerschellmunition" auf ungünstig gelegenen Schießplätzen, damit nicht nach dem Auftreffen abirrende Geschosse Schaden anstiften; im Kriege wegen unnötig quälender und verstümmelnder Wirkung durch internationale Vereinbarung auf der Haager Friedenskonferenz 1899 verboten, aber trotzdem von den Engländern im Burenkriege und von der deutschgegnerischen Entente im Weltkriege verwandt. Nachweis: Sicher nur durch Auffinden der nicht abgeschossenen Munition; verdächtig sind zahlreich verstreute Mantel- und Bleisplitter, spez. solche bereits am Einschuß (Röntgenbild!), sowie zerfetzte Wunde, spez. am Ausschuß, hier oft als Platzwunde mit parallelen Rissen; jedoch findet sich beides auch bei Querschlägern, Aufschlägern, indirekten Geschossen, mehrfachem Durchschuß, Nahschuß (s. o.).

B. Sprenggeschosse aus Artillerie- u. a. Waffen
(Schrapnells und Granaten, Gewehr- und Handgranaten, Bomben, Minen usw.). Granaten sind blumenvasen- bis zuckerhutähnliche Eisenzylinder mit hochbrisantem Sprengstoff gefüllt; Kaliber 7,7—42 cm, Länge von 22 cm an, Gewicht bis zu vielen Zentnern; sie zerspringen in einzelne bis hunderte scharfe Eisensplitter; sie krepieren auf Aufschlag oder Zeit. Schrapnelle, bei welchen die Entzündung der Pulverfüllung durch einen Zünder auf einen bestimmten Zeit-

punkt eingestellt wird, sind gefüllt mit mehreren (3—5) hundert Hart-Blei-
kugeln von Kirschgröße und -form und vom Gewicht 10—20 g. Ausbläser
sind Schrapnelle, welche nach Abspringen des Verschlusses bei ganzbleibender
Hülle ihren Inhalt ausschütten, Fehl- oder Blindgänger nicht zum
Krepieren gelangte Granaten oder Schrapnelle (Vorsicht: nicht berühren!).
Gewehr- und Handgranaten, sowie Bomben und Minen ähneln in
ihrer Wirkung den Granaten. Die durch die Sprenggeschosse erzeugten Geschoßsplitter im Verein mit den indirekten Geschossen (Stein- und Holzsplitter) bedingen starke Zerreißung am Ein- und vor allem Ausschuß, mitunter aber nur Quetschung (durch glatte Vollkugeln) oder aber breite Eröffnung von Körperhöhlen oder Abreißung ganzer Glieder (durch in der Nähe
platzende Granaten). Infektion ist sehr häufig, zumal oft Kleiderfetzen u. a.
mit in die Wunde hineingerissen werden.

Anmerkung 1. Explosions- oder Sprengwirkung bei Gewehrgeschossen. Die
modernen Gewehrgeschosse zeigen in geringer Entfernung wegen ihrer Rasanz
Sprengwirkung auf bestimmte Gewebe: auf Weichteile nur in nächster Nähe
bis zu wenigen Schritt (sog. ,,Nahschuß'', s. o.), dagegen auf Knochen und
flüssigkeitsgefüllte Organe (Gehirn, Herz, Milz, Leber, Nieren, gefüllten Magen-
Darm und Blase) auch noch bis zur gewöhnlichen Kampfentfernung von 500 bis
1000 m und mehr; die spröden Diaphysen der langen Röhrenknochen zeigen
mit steigender Entfernung Knochengrus, Splitterbruch und Schmetterlingsbruch, evtl. mit langen Fissuren bis ins Gelenk, erst über 1500 m Loch- und
über 2000 m Prellschuß, dagegen die spongiösen Epiphysen und die kurzen
Knochen eher Lochschüsse außer bei Nahschuß und Querschlägern; am Schädel
Sprengwirkung bis über 1500 m, bei weiterer Entfernung geringe Splitterung
oder Lochschuß; bei Nahschuß, z. B. zu Selbstmord, erfolgt bisweilen Herausschleudern des Gehirns im ganzen (Exenteratio cranii; Krönleinscher Schädelschuß). Noch gewaltiger ist die Sprengwirkung beim Dumdumgeschoß. Dem
Schrotschuß kommt nur aus nächster Nähe eine gewebszerreißende Wirkung zu.
Die Sprengwirkung der modernen Gewehrgeschosse wurde bereits 1870/71
bei den Nahkämpfen von Weißenburg und Wörth an den Chassepotkugeln
beobachtet und damals fälschlich auf Verwendung von Explosivgeschossen
seitens der Franzosen spez. Turkos zurückgeführt. Die Sprengwirkung ist
aufzufassen als hydrodynamische Wirkung, d. h. Fortleitung der Gewalt nach
allen Seiten durch die kleinen Flüssigkeitsteilchen.

Anmerkung 2. Infektion, und zwar eitrige, sowie Gasphlegmone und Tetanus
(letztere infolge Erdbeschmutzung!) ist bei den Schußverletzungen häufig;
die Schußwunde ist im bakteriologischen Sinne stets, im klinischen Sinne
häufig als infiziert zu erachten. Die Infektion kann erfolgen: a) primär durch
den Patronenpropfen und durch das Geschoß (spez. Artillerie-, überhaupt
Prellgeschosse) bzw. Kleidung und Haut, namentlich bei Erdbeschmutzung,
b) sekundär durch Haut, Kleidung, Erde, Stroh, Finger des Patienten oder
der Ärzte, Sondierung und Ausspritzung usw. Begünstigend wirkt Gewebsschädigung (daher besonders bei Querschlägern, Explosivgeschossen, Granatsplittern und Bomben), sowie Sekretstauung und mangelnde Ruhigstellung.
Dagegen sind einfache Gewehrschüsse mit glattem Schußkanal bei kleiner
Ein- und Ausschußöffnung als wenig infektionsverdächtig anzusehen.

B. Wundheilung.

Wundheilung bezweckt die dauernde Wiedervereinigung der getrennten
Teile, wobei die Heilung in der Regel von sich aus, also auf natürlichem
Wege und ohne Arzthilfe erfolgt u. a. durch die bei dem Gewebszerfall frei-
werdenden Fermente (,,Wundhormone''). Im günstigsten Falle erfolgt
Wiederherstellung des früheren Zustandes (Restitutio ad integrum) durch
Regeneration der getrennten Teile. Im ungünstigsten Falle entsteht die
Narbe (Cicatrix) durch minderwertiges Ersatzgewebe, welches zwar die Ver-

bindung der getrennten Teile durch Ausfüllung des Defektes schafft, aber sie in anatomischer und funktioneller Hinsicht nicht vollwertig ersetzt. In den übrigen Fällen findet sich, entsprechend der verschiedenen Regenerationsfähigkeit der einzelnen Gewebe, einer der zahlreichen Übergänge, indem neben der minderwertigen Narbe einzelne Teile der zerstörten Gewebe in ihrer ursprünglichen Form wiederhergestellt werden.

Man unterscheidet von alters her zwei Arten von Wundheilung: **1. Primäre oder direkte Wundheilung:** Sanatio per primam intentionem s. Prima intentio, d. h. Heilung im Verlaufe von Tagen durch primäre oder direkte Wundverklebung (ohne stärkere entzündliche Reaktion spez. Eiterung und bei aneinander liegenden bzw. gelegten Wundrändern).

2. Sekundäre oder indirekte Wundheilung: Sanatio per secundam intentionem s. per granulationem s. Secunda intentio, d. h. Heilung durch Ersatz- oder After-, und zwar Binde-, sog. Granulationsgewebe (bei Klaffen oder bei Eiterung der Wunde; demgemäß spricht man von sekundärer Wundheilung ohne und mit Eiterung).

Dazu kommt **3. Wundheilung unter dem Schorf.**

Im einzelnen sind die pathologisch-anatomischen Vorgänge folgende:

1. Die **primäre Wundheilung** erfolgt nicht einfach durch unmittelbares Zusammenwachsen der getrennten Teile (dies geschieht nur bei gefäßlosen und wenig geschädigten Elementen, und zwar im ausgebildeten Organismus nur bei Epithelwunden, dagegen nicht bei Wunden der ganzen Haut, Muskeln, Gefäße, Nerven usw.!), sondern nur provisorisch durch Verklebung der Wundränder mittels Fibrinschicht, definitiv durch entzündlich entstandenes Zwischengewebe, welches allerdings bei der primären Wundheilung sehr beschränkt ist. Ursache ist eine traumatische Entzündung infolge Reizes des austretenden Blut- und Gewebssaftes und absterbender Zellen, ferner infolge Trauma, Luft, nicht isotonischen oder antiseptischen Heilmittels usw. Der pathologisch-anatomische Vorgang ist derjenige der Entzündung überhaupt: Gefäßfüllung und -erweiterung, zunächst Strombeschleunigung und schließlich -verlangsamung, Randstellung und Auswanderung der polynucleären Leukocyten usw.; hierdurch Produktion einer die provisorische Wundverklebung besorgenden Fibrinschicht, Einschmelzung des nekrotischen Gewebes mittels eiweißlösender („peptischer") Fermente, Bildung von Schutzstoffen gegen die stets eindringenden pathogenen Keime, spez. Phagocytose dieser und der Gewebstrümmer, und zwar durch die Blutzellen oder Mikrophagen, d. h. polynucleäre Leukocyten und durch die Gewebszellen oder Makrophagen, d. h. junge und protoplasmareiche Bindegewebszellen; zugleich erfolgt eine Proliferation von Gewebszellen: Epithelien, Gefäßendothelien und Bindegewebszellen in Form der großen, vielformigen, protoplasmareichen, ein- oder mehrkernigen, evtl. riesenzellenartigen Bildungszellen oder Fibroplasten, sowie Bildung neuer Blutgefäße durch untereinander kommunizierende, zunächst solide und schließlich hohl werdende Capillarsprossen. Hierdurch entsteht das Keimgewebe, d. h. neugebildetes Bindegewebe mit Leukocyten, Lymphocyten und Plasmazellen und mit gewucherten neugebildeten Blutgefäßen. Später tritt an dessen Stelle die Narbe, d. h. festeres und geschrumpftes Gewebe, mikroskopisch kenntlich an dem festen Gefüge der Bindegewebsfibrillen mit Mangel an elastischen Fasern; in der Haut ist die Narbe außerdem glatt und weiß infolge Mangels an regelmäßigen Papillen und infolge Fehlens von Pigment, wie überhaupt von allen der Haut eigentümlichen Gebilden (Haare sowie Talg- und Schweißdrüsen).

2. Die **sekundäre Wundheilung** erfolgt im wesentlichen durch denselben Vorgang der Entzündung, nur in erheblich gesteigertem Grade (also zwischen primärer und sekundärer Wundheilung besteht kein prinzipieller, sondern nur ein gradueller, auch zeitlicher Unterschied!). Ursache der sekundären (statt primären) Wundheilung kann sein: Defekt, Gewebsschädigung, Fremdkörper, Bluterguß und vor allem Infektion. Charakteristisch für die sekundäre Wundheilung ist das nach Abstoßen des fibrinös-eitrigen

Belags an der „gereinigten" Wunde zutage tretende gekörnte, rote, leicht blutende Keim-, sog. Granulationsgewebe (benannt nach der körnigen Oberfläche!). Dasselbe besteht aus lauter kleinen Fleischwärzchen (Granula), d. h. Körnchen von Keimgewebe mit je einem baumförmig verästelten und an der Oberfläche schlingenförmig umbiegenden Gefäßstämmchen. Das Granulationsgewebe ist a) entweder gesund: grobkörnig, tiefrot, blut- bzw. saftstrotzend, derb bis prall und wenig absondernd, oder b) krank: flach, blaßrot, blutarm („glasig"), schlaff („schwammig"), evtl. fibrinös („speckig") oder schmierig belegt, auch bei Stauung dunkelblaurot und leicht blutend, bei Sepsis düsterrot und trocken; Ursachen der schlechten Granulationen sind teils allgemeine: allgemeine Schwäche, Blutarmut, Kachexie, Infektionskrankheiten, Tuberkulose, Syphilis usw., teils örtliche: lokale Infektion mit Eitererregern, Pyocyaneus, Diphtherie usw. sowie Nekrose, Fremdkörper, Venenstauung, Arteriosklerose, Nervenstörung usw.; Therapie bezweckt neben Allgemeinbehandlung Umstimmen der kranken Granulationen mit antiseptischen (Puder-, Salben- oder feuchten) Verbänden oder mit Jodtinkturpinselung oder mit Höhensonne oder mit Heißluft u. dgl. und Kompression, Ätzen mit Höllensteinstift oder Abtragen mit der gebogenen Schere, sowie Beseitigung evtl. Fremdkörper, Seidenligaturen, Knochen- und Sehnennekrosen. Vom Granulationsgewebe wird geliefert Wundflüssigkeit, -saft oder -sekret bzw. -belag, außer aus Blut und Lymphe aus serös-fibrinös-eitrigem Exsudat bestehend; bei nicht schwer infizierten Wunden ist das Wundsekret leukocytenreich, daher reichlich und rahmig („Pus bonum et laudabile"), dagegen bei schwer infizierten Wunden meist dünnflüssig und evtl. auch spärlich, wobei die Wunde trocken-mißfarben aussieht. Granulierende Wundflächen neigen zur Verklebung, so daß man sie durch Zusammenziehen mit Heftpflasterstreifen od. dgl. schneller zum Verschluß bringen kann. Epidermisbekleidung erfolgt an der Oberfläche durch Wucherung des Epithels von den Wundrändern her in Form eines sich allmählich verbreiternden Saums, außerdem evtl. von kleinen Epithelinseln inmitten der Granulationsfläche aus wuchernden Resten der Ausführungsgänge von Schweißdrüsen und Haarbälgen. Später, nämlich nach abgeschlossener Granulation, wird unter starker Schrumpfung des reifenden Bindegewebes das Granulationsgewebe zum Narbengewebe, wobei die Wunde in Fläche und Tiefe kleiner wird; bei der sekundären Wundheilung im Gegensatz zur primären ist Ausdehnung und Schrumpfung der Narbe bedeutend, deshalb evtl., spez. bei Verbrennung und Verätzung mit Verzerrung und Kontraktur verbunden, was namentlich in der Umgebung der Körperöffnungen z. B. an Mund, Lidern usw. (Ektropium!) sowie an Gelenkbeugen (Kontraktur!) verhängnisvoll wirkt; die Hautnarbe ist schließlich durch Schrumpfung weiß, glatt und eingesunken, dabei schwielig („kallös"), bisweilen aber durch Wucherung mit Ausbildung großer Gefäße rot, wulstig und erhaben (hypertrophische Narbe, sog. „Narbenkeloid"). Vereinzelt kommt im Laufe der Zeit Verkalkung sowie Knorpel- und Knochenbildung in Narben vor. Die Minderwertigkeit des Narbengewebes zeigt sich u. a. auch in Bauchwandbrüchen. Bisweilen entstehen in Narben bei ungünstiger Beschaffenheit infolge der fehlenden Unterpolsterung einer- und der mangelhaften Ernährung andererseits hartnäckige Narbengeschwüre. Ziemlich selten ist das Narbencarcinom.

3. Die **Wundheilung unter dem Schorf** ist Heilung unter einer schützenden Kruste aus Blut und Gewebssaft oder aus nekrotischem Gewebe; sie kommt vor teils bei oberflächlichen Substanzverlusten nach Hautabschürfungen oder Epidermistransplantationen, teils bei auch tieferen Substanzverlusten nach Verbrennung, Erfrierung, Verätzung; die Wundheilung unter dem Schorf steht zwischen primärer und sekundärer Wundheilung; bei Abreißen des Schorfs oder bei Wundinfektion erfolgt sekundäre Wundheilung mit reichlichem Granulationsgewebe.

Anmerkung 1. Heilung bei Fremdkörpern und Nekrosen. Auflösung, Einheilung und Abstoßung. Fremdkörper und Nekrose bedingen durch Reiz

Entzündung. Bei resorbierbarem Material (z. B. bei Catgut, Fibrin usw.) erfolgt Auflösung durch die bei der Entzündung tätigen Zellen bzw. Fermente. Bei nicht resorbierbarem Material (z. B. Stahlsplitter, Nadeln, Kugeln, nicht resorbierbares Naht- und Unterbindungsmaterial, spez. Seide und Metalldraht, größere Knochensplitter) erfolgt a) bei aseptischem Verlauf Abkapselung durch Bindegewebe bzw. Narbe, evtl. aber später, auch noch nach vielen Jahren, doch noch Ausstoßung und zwar oft durch zunächst mit eingeschlossene und untätige, später nach Trauma (Anstrengung, Quetschung, Operation u. dgl.) mobilisierte Bakterien: sog. „ruhende oder latente Infektion", z. B. Spättetanus bei Steckschuß. b) Bei nicht aseptischem Verlauf Abstoßung unter Eiterung, indem die um den Fremdkörper bzw. Nekrose sich bildende Entzündung allmählich nach außen bricht und eine mit Granulationen ausgekleidete Fistel mit pilzförmigem Granulationspfropf an der äußeren Mündung den Weg zum Fremdkörper bzw. zur Nekrose anzeigt (z. B. bei Steckschuß, Fadeneiterung, Sehnen- oder Knochennekrose).

Anmerkung 2. Regeneration.
Bei der Wundheilung ist bezüglich des Endergebnisses zu unterscheiden zwischen Reparation und Regeneration.

a) Reparation (falsche Regeneration) ist Gewebsvereinigung ohne Wiederherstellung der Funktion durch minderwertiges Ersatz-, Flick- oder Aftergewebe, nämlich das sog. Granulations- bzw. Narbengewebe.

b) Regeneration (echte Regeneration) ist Gewebsvereinigung mit Wiederherstellung der Funktion evtl. bis zur Restitution ad integrum durch die spezifischen Gewebselemente. Die Regeneration ist für die einzelnen Tierarten und Gewebe recht verschieden; sie ist im allgemeinen immer geringer, je höher in der Tierreihe die betr. Art und je höher in der Ausbildung das betr. Gewebe ist. Regeneration ist sehr bedeutend bei den niedersten Tieren, wie Würmern, vor allem aus verbliebenen Teilstücken des Ganzen und recht bedeutend bei den niederen und bei einigen höheren Tieren, wie Amphibien, Reptilien und einigen Fischen, wo ganze Gliedmaßen und Schwänze mit differenziertem Gewebe, aber immerhin nur Teile, und zwar die sog. Körperanhänge in vollkommener Weise wieder gebildet werden (z. B. Schwanz der Eidechse), dagegen gering bei den höheren, vor allem bei den Säugetieren und spez. beim Menschen, wo nicht mehr ganze Gliedteile, sondern nur Gewebe, und auch diese nicht alle und nicht alle in gleicher Vollkommenheit wieder gebildet werden. Die Regenerationskraft der Gewebszellen ist dabei in ihrer Wirkung spezifisch, d. h. im allgemeinen vermag Epithel nur Epithel und Bindegewebe nur Bindegewebe, hier wiederum Muskel nur Muskel und Nerv nur Nerv wiederzubilden; jedoch gehören die Gewebszellen des einfachen Stützgewebes (Bindegewebe, Knorpel, Knochen) in gewisser Hinsicht zusammen, indem Bindegewebe auch Knorpel und Knochen oder Knorpel auch Bindegewebe und Knochen bilden kann. Beim Menschen ist die Regeneration vollkommen nur am Deckepithel der Haut und Schleimhaut (vom Rand und evtl. von stehengebliebenen Inseln, bei nicht zu tiefem Defekt auch von den Ausführungsgängen der Drüsen), dagegen bisher gar nicht an der Cutis, auch recht gut im Sinne eines „geordneten Ersatzgewebes" an den Geweben der Bindesubstanz: Fettgewebe, Sehnen, Fascien, ferner Knorpel und Knochen (von Perichondrium bzw. Periost und Knochenmark durch ein den Knochen wohl nachbildendes Narbengewebe, sog. Knochennarbe „Kallus", vgl. Frakturen, Allg. Teil), bescheiden an Muskeln (nur bei geringfügigem Defekt durch Muskelsprossen, sonst durch bindegewebige Narbe nach Art einer Inscriptio tendinea, welche immerhin die Kontraktion zulassen kann, sog. „Muskelschwiele", vgl. Verletzungen der Muskeln), weiter an Nerven (Nerv regeneriert sich vom centralen Ende aus durch Aussprossen des Achsenzylinderfortsatzes; dies dauert entsprechend lange Zeit; bei Auftreffen der regenerierten Fasern auf undurchgängiges Narbengewebe unterbleibt die Wiederherstellung der Leitung, und es entsteht durch kolbige Auftreibung des centralen Endes ein Neurom: Durchtrennungsneurom, wie solches auch bei Gliedabsetzung sich entwickelt, vgl. Verletzungen der Nerven), schließlich gar nicht am Centralnervensystem: Gehirn und wohl auch Rückenmark (?), sowie an sonstigen inneren Organen, spez. denen des Stoffwechsels und der Fortpflanzung: Leber, Nieren, Milz, Hoden, Ovarien usw. Hier erfolgt allerdings ein oft erstaunlicher und genügender Ausgleich, jedoch im wesentlichen durch kompensatorische Hypertrophie. Schließlich sei hier erwähnt als eine Mischung von Regeneration und Reparation die Wiederbildung von Gelenken, z. B. bei irreponierten Luxationen, subperiostalen Resektionen, schweren Gelenkverletzungen und -erkrankungen und bei operativen Gelenkmobilisationen, wobei eine weitgehende Wiederbildung vom Kapsel und z. T. Bandapparat, von Gleitmasse nach Art eines Schleimbeutels (infolge schleimiger Umwandlung des Bindegewebes) und von Knorpelbelag (dieser aber nur in noch knorpelhaltigen Gelenken) erfolgt.

C. Wundbehandlung.

a) Wundversorgung.

Geschichtliches: Die Wundbehandlung ist von jeher, vor allem aber seit Einführung der Feuerwaffen im 16. Jahrhundert, verknüpft mit der Kriegs-Chirurgie (der Krieg, der Vater aller Dinge, schafft sozusagen ein Massenexperiment oder wie man gesagt hat, eine traumatische Epidemie!); neuerdings hängt sie auch eng zusammen mit der operativen Chirurgie und Aseptik. Die Wundnaht kannten schon die alten Inder, welche die Wunden dadurch verschlossen, daß sie Riesenameisen in den Wundrändern sich festbeißen ließen und dann deren Körper abdrehten unter Zurücklassen des festgebissenen Kopfes. Alkohol zur Wundbehandlung empfahl schon Hippokrates. Später benutzte man Harzstoffe, Gewürzauszüge oder Metallsalze. Im Mittelalter brannte man die Schußwunden mit kochendem Öl aus, bis Ambroise Paré, welchem in der Schlacht am Mont Cenis das Öl ausgegangen war und welcher daher viele Verwundete ohne Öl behandeln mußte, 1536/37 lehrte, daß die Wunden auch sonst ebenso gut heilten. Larrey, der Chirurg Napoleons 1798—1842 warnte vor der Vielgeschäftigkeit bei der Wundbehandlung ebenso wie Pirogoff und später v. Bergmann. Die offene Wundbehandlung empfahlen V. Kern und Walther, neuerdings (im Weltkrieg) Braun. Offene Wundbehandlung und zugleich operative Wundversorgung mit Entfernung der Fremdkörper forderte schon Bilguer (Generalchirurg Friedrichs des Großen), und Desault behandelte die Wunden aus den Straßenkämpfen bei der französischen Revolution mit Ausschneidung und Naht. Im Weltkrieg ging man, nachdem man zunächst die konservative Wundbehandlung durchgeführt hatte, bald über zur aktiven Wundbehandlung, wobei in frischen Fällen die von Friedrich 1898 empfohlene Wundausschneidung, im übrigen eine physikalische und chemische Wunddesinfektion angewandt wurde, während sich die Tiefenantisepsis nicht als durchführbar erwies (s. u.).

Eine wesentliche Aufgabe der Wundbehandlung ist, unter Abhaltung bzw. Schwächung der Krankheitserreger an Zahl und Virulenz einerseits und unter Kräftigung der allgemeinen und örtlichen Schutz- und Widerstandskräfte des Organismus andererseits der Wunde diejenige Beschaffenheit zu geben, welche die bestmögliche Heilung erzielt.

Das Schicksal der Wunde und damit des Verletzten hängt ganz wesentlich ab von der ersten Wundversorgung, und zwar sowohl von der vorläufigen, wie von der endgültigen.

α) **Vorläufige (provisorische) Wundversorgung,** d. h. Notverband. Gelegenheits- (accidentelle) Wunden können infiziert werden auf zweierlei Weise: 1. primär, d. h. bei der Verletzung (durch die verletzende Gewalt bzw. Fremdkörper oder Haut), 2. sekundär, d. h. später. Erstere Infektion ist unvermeidbar, letztere dagegen bei entsprechender Behandlung vermeidbar.

Die vorläufige Wundversorgung hat ihren Hauptwert nicht in dem Vernichten der primären Infektion, sondern in dem Schutz vor der sekundären; im übrigen gilt für Samariter der Satz „nil nocere". Daher empfiehlt sich folgende Technik: Nach vorsichtigem Entfernen bzw. Auf- und Abschneiden der Kleidung erfolgt das Bedecken der Wunde mit sterilem Verbandstoff: am besten Mull (aber nicht Watte, da diese mit der Wunde verklebt und den Sekretabfluß behindert, im Notfall auch saubere, d. h. frisch gewaschene und heiß mit Bügeleisen beiderseits geplättete Wäsche), und Befestigen des Verbandstoffes mit Binde, Pflaster bzw. Elastoplast oder Mastisol (letzteres ist besonders empfehlenswert einerseits wegen sparsamer und sicherer Verbandfixation, z. B. am Rumpf, andererseits wegen Keimarretierung: v. Oettingen 1905); außerdem Ruhigstellung durch Armtragetuch usw., bei Knochenbruch sowie überhaupt bei großen oder infizierten Wunden Notschiene; vorläufige Blutstillung durch Blutleerschlauch oder -binde usw. Verboten ist jedes Berühren der Wunde mit den Fingern; von Fremdkörpern sind nur oberflächliche und lose zu entfernen, tiefliegende und eingekeilte z. B. abgebrochene Messerklinge zu belassen (sonst Gefahr der Blutung oder Verletzung!). Empfehlenswert ist für Fabrikarbeiter, Soldaten, Sportleute usw. die Bereitstellung handlicher Einzelverbände in Form keimfreier Kleinpackungen von Gaze: sog. „Verbandpäckchen". Praktisch ist z. B. das im deutschen Heer eingeführte und jedem Soldaten mitgegebene bzw. im linken Rockschoß eingenähte Verbandpäckchen, bestehend aus aseptischer Mullkompresse und daran angenähter Mullbinde mit wasserdichter Zwirntuchhülle und Faden, welches vom Patienten selbst, entsprechend beigefügter Gebrauchsanweisung, auf die Wunde gelegt werden kann, ohne daß die Finger die Wunde oder den Wundverband berühren. Payr empfiehlt einen Notverband nebst einem mit Jodtinktur gefüllten Glasröhrchen, dessen beide spitz ausgezogenen und mit Feile angeritzten Enden leicht abgebrochen werden können, wobei die ausfließende Jodtinktur die Kompresse tränkt; neuerdings ist auch ein Jodstift empfohlen. Manche Autoren empfehlen statt aseptischer Gaze antiseptische, z. B. Jodoform- oder besser Vioform-, Yatren- u. dgl. Gaze. Jodoform und Jodtinktur werden nicht von jedem vertragen, daher besser nicht benutzt. Bei arterieller Blutung, aber nur dann und in richtiger Weise ist eine Blutleerbinde anzulegen, aber entsprechende Anweisung zu geben, daß sie spätestens nach einigen Stunden entfernt und die Blutung versorgt werden muß; vielfach wird die Blutleerbinde unnötigerweise (bei venöser oder kapillärer Blutung) oder in falscher Art (Stauung statt Blutleere) angelegt. Außerdem empfiehlt sich u. U. Schienung und evtl. auch Schmerzstillung; bei schweren Wunden ist Krankenhausaufnahme zu veranlassen, namentlich bei Unfallverletzten, welche nach den Weisungen des Versicherungsträgers am besten stets einem Facharzt als Durchgangsarzt zur Untersuchung vorzustellen und in bestimmten Fällen schwererer Verletzung einem Krankenhaus zur Behandlung zu überweisen sind.

β) Endgültige (definitive) Wundversorgung.

1. Bei klinisch nicht infizierten Wunden. Jede Gelegenheitswunde ist an und für sich als infiziert zu betrachten. Die Wundinfektion tritt allerdings klinisch nicht immer in Erscheinung und wird oft vom Körper, dank dessen mannigfaltigen Schutzvorrichtungen, überwunden, falls nämlich die Wunde primär nicht schwer infiziert ist und unter günstigen Heilungsbedingungen steht, z. B. bei den glatten Schnitt-, Stich- und Hiebwunden, einfachen Gewehrdurchschüssen und Durchstichfrakturen bzw. -luxationen. Hier ist das Prinzip der definitiven Wundversorgung ein konservatives und besteht in der einfachen a- oder antiseptischen Wundocclusion, günstigenfalls auch in der primären Naht, evtl. nach Wundanfrischung. Technik: Nach Schmerzstillung (meist Lokalanästhesie, sonst Morphiumvorgabe; nur ausnahmsweise Rausch oder Narkose!) und unter Schutz der Wunde mit sterilem Tupfer erfolgt (ähnlich wie bei aseptischer Operation) seitens des aseptisch vorbereiteten Arztes die Wundversorgung: Entkleiden, trockenes Rasieren, Desinfektion mit Äther bzw. Benzin, Alkohol und Jodtinktur oder Dijozol (vgl. Hautdesinfektion im Kapitel Aseptik!), bei schwer zu reinigenden Körperteilen mit letzterer allein, sowie Abdecken mit sterilen Tüchern. Falls technisch angängig (z. B. beschränkt an Gesicht, Hals, Ellenbeuge, Kniekehle, Fingern und Hand, sowie bei Vorliegen von Gefäßen, Nerven, Sehnen, Knochen, Organen usw.; überhaupt vorwiegend nur an der Hautdecke und sonst hinsichtlich nekrotischer Gewebsteile, aber nicht bei Gefahr anatomischen oder funktionellen Ausfalls durch Fortnahme wichtigen oder gar notwendigen Gewebes) und falls frühzeitig (bis 6—8, unter etwas reichlicherer Abtragung auch bis 12 Stunden) wird die Wunde im Gesunden (etwa 1—2 mm weit) mit öfters gewechseltem Messer und Pinzette ausgeschnitten: primäre Wundanfrischung oder -ausschneidung (Excision) nach Friedrich (1898); Gegenanzeigen der Wundausschneidung sind 1. Flächen- und Tiefenausdehnung, 2. Infektion. Es folgt Wundrevision unter Auseinander- ziehen mit scharfen Haken zur Orientierung und evtl. Versorgung von Gefäß-, Nerven-, Sehnen- und Knochenverletzungen (Depression am Schädeldach!), evtl. Naht (diese aber nur bei günstigen Verhältnissen bzw. nach Wundaus- schneidung und jedenfalls nur teilweise, evtl. nebst Drainage; Knochen und Gelenke sind tunlichst zu decken nach ihrer tunlichen Versorgung), Verband wie bei aseptischer Operationswunde und Ruhigstellung, evtl. Schienung (eine genügende Ruhigstellung ist von großer Wichtigkeit!). Anzuschließen ist evtl., ähnlich wie bei den infizierten Wunden (s. u.) im Anschluß an die Wunden- ausschneidung vor der Naht die chemische Desinfektion mit Jodalkohol, Dijozol, Rivanollösung, Wasserstoffsuperoxyd, Perubalsam, Silbermolke u. dgl. („verschärfte Prophylaxe"); die Tiefenantisepsis (s. u.) ist in ihrer Wirkung fraglich. Verboten ist: Wischen, Waschen, Spülen, Ausspritzen, Finger- berühren („Befingern"), Fremdkörper (Kugel) suchen, Sondieren, Tamponieren, Kauterisieren, Bepudern und Zupflastern, dichte Naht, feuchter Verband usw. („Nil nocere"; cave Sekundärinfektion und Sekrethemmung!).

2. Bei infizierten bzw. infektionsverdächtigen Wunden, z. B. bei den Quetsch- und Rißwunden (infolge Maschinengewalt, Überfahrung usw.), Bißverletzungen, vielen Schüssen spez. Artillerieschüssen und schweren komplizierten Frakturen und Luxationen (z. B. bei der offenen Verletzung der Hand mit Durchspießung von Elle und Speiche durch Fall auf die Erde). Hier ist das Prinzip der de- finitiven Wundversorgung ein aktives, und zwar sowohl im physika- lischen (mechanischen, d. h. operativen) wie im chemischen (antiseptischen) Sinne; dabei liegen die größten Chancen der infektionsvorbeugenden Maß- nahmen sowohl physikalischer wie chemischer Art in der ersten Zeit kurz nach dem Trauma, wo die in die Wunde gelangten Mikroorganismen noch ober- flächlich liegen und noch nicht ausgekeimt sind bzw. ihre schädigende Wirkung noch nicht voll entfaltet haben.

a) Die physikalische Desinfektion besteht in der Wunderöffnung (Débridement), wobei die Wunde unter die günstigsten Heilungsbedingungen zu bringen ist durch Umwandlung der infektionsgeeigneten Wunde in eine infektionsungeeignete, evtl. auch durch möglichstes Gleichmachen einer operativ gesetzten Wunde. Technik: Gegebenenfalls Wundausschneidung wie oben, sonst jedenfalls Abtragen der zerrissenen und gequetschten Wund- ränder sowie sonst abgestorbener Gewebsteile, Entfernen loser Knochen- splitter, Fremdkörper, Schmutzpartikel und Blutgerinnsel, evtl. Ausspülen der Wunde (z. B. mit Kochsalz- oder besser antiseptischer, z. B. Rivanol- bzw. Wasserstoffsuperoxydlösung od. dgl., vgl. b!), Öffnen aller Taschen und Höhlen durch Verlängerungsschnitte oder Gegenöffnungen, spez. an den abhängigen Teilen, Unterlassen der primären Verschlußnaht (höchstens ist in besonderen Fällen namentlich an Körperöffnungen und überhaupt im Gesicht eine weite Situationsnaht oder besser Heftpflasterfixation erlaubt!), lockere Tamponade oder Drainage und zwar am tiefsten Punkt, evtl. unter Anlegen einer besonderen Öffnung, Blutstillung, Ruhigstellung und Hochlagerung bzw. entsprechende Lagerung, evtl. prophylaktische Stauung.

b) die chemische Desinfektion der Wunde selbst tritt gegenüber der physikalischen zurück und wird von manchen Autoren überhaupt unterlassen, von vielen aber zur Unterstützung spez. bei Erdbeschmutzung, und zwar möglichst frühzeitig herangezogen, wobei zu bedenken ist, einerseits daß die Antiseptika z. T. ihre Wirksamkeit im Wundeiweiß verlieren und daß sie z. T. namentlich bei starker Konzentration nicht nur die Mikroorganismen, sondern auch die Gewebszellen schädigen, wodurch die Widerstandskraft derselben herabgesetzt wird, andererseits daß doch viele Antiseptika auch in der Wunde wirken und daß manche das Gewebe nicht nur nicht schädigen, sondern anregen dürften. In Betracht kommen vor allem 5—10%ige Jodtinktur, 5%iger Jodalkohol und Lugolsche Lösung, Dijozol, Jodalcet, Jodoform und seine Vertreter (z. B. Vioform, Airol, Xeroform, Dermatol usw. sowie Yatren und Preglsche Lösung), Anilinfarbstoffe (z. B. Pyoktanin), Akridinfarbstoffe (Rivanol und Trypoflavin), Silberpräparate spez. Kollargol, Yxin, Silargel u. a., Hypochlorit (Chloramin, Pantosept u. a.), Halogenlösung (JClFl), Wasserstoffsuperoxydpräparate, Natriumhypochlorit u. a. chlorabgebende Mittel, übermangansaures Kali, Phenolpräparate sowie Phenolcampher, Perubalsam usw.; Wright u. a. empfehlen hypertonische Lösungen z. B. 5—10%ige Kochsalzlösung (zur lymphatischen Selbstauswaschung des Gewebes); indifferente Pulver (weißer Ton, Pflanzen- und Tierkohle usw.) wirken durch Adsorption.

Die Kauterisation der Wunde mit Chemikalien (Carbolsäure, Chlorzink u. a.) oder mit dem Glüheisen bzw. Paquelin ist nur ausnahmsweise, auch nur in ganz frischen Fällen anzuwenden, und zwar spez. bei hochvirulenter Infektion mit Eitererregern bei Ärzten gelegentlich der Operation oder Sektion sowie bei Schlangenbiß, Tollwut, Tetanus u. dgl., sonst aber nicht ratsam wegen der Gefahr der Gewebsschädigung und der Sekretabflußhemmung durch den Ätzschorf.

Daneben ist wichtig die Arretierung der Infektionskeime in der Wundumgebung durch hautimprägnierende und gerbende Antiseptika, z. B. Jodtinktur (vgl. Hautdesinfektion!) oder durch Klebestoff, z. B. Mastisol, worauf schon Port 1884 hingewiesen und was um die Jahrhundertwende v. Oettingen eingeführt hat.

Die chemische Prophylaxe in Form der antiseptischen Infiltration oder Infiltrationsantisepsis der Wunde und ihrer Umgebung ,,(Tiefenantisepsis") ist noch im Stadium des Versuches, aber weder gewebsunschädlich, noch sicher, daher auch nur im Verein mit der physikalischen Prophylaxe erlaubt, z. B. mit Chininderivaten nach Morgenroth: Eukupin oder besser Vuzin (1:500—10000).

Die Serumprophylaxe ist beim Tetanus obligatorisch, beim Gasbrand zu versuchen, bei Streptokokkeninfektionen fragwürdig, wahrscheinlich illusorisch.

Besondere Berücksichtigung verdienen:

3. Kriegs- (Schuß-) Verletzungen.

Schablone in Form schematischer Leitsätze ist hier, wenigstens für die große Zahl der nicht chirurgisch ausgebildeten Kriegsärzte, ratsam.

Grundsätzliches: Infektion ist außerordentlich häufig, spez. eitrige, putride und Tetanusinfektion. Die Infektion erfolgt teils primär (durch Geschoß, dessen Erhitzung übrigens zur Abtötung der Keime nicht genügt, bzw. Erde, Kleidung, Haut), teils sekundär (spez. durch ungeeignete Behandlung: Verband und Wundversorgung, auch Befingern, Sondieren usw.). Im übrigen verhalten sich die einzelnen Schüsse recht verschieden: Ein Teil, spez. die glatten Gewehrschüsse verheilten ohne klinische Infektion, ein Teil, spez. von den Gewehrschüssen die Querschläger und explosiven Schüsse, sowie die meisten Artillerie-, Minen-, Bomben- usw. Verletzungen mit jener.

Geschichtliches: Die Wundbehandlung bei Kriegsverletzungen ist so alt wie die Welt. Schon in Papyrus, Bibel und Talmud, Homer usw. finden sich Bemerkungen über die Kriegswunden. Den Höhepunkt im Altertum verkörpern der Grieche Hippocrates, sowie die auf ihm fußenden Römer Celsus und Galenus. Ihre Lehren wurden fortgepflanzt durch die byzantinische und alexandrinische Schule, sowie später durch die Araber. Das Mittelalter war im ganzen die Zeit der „Wundsegen" und „Wundgetränke"; immerhin gab es einzelne hervorragende Wundärzte in allen Ländern. Mit der Einführung der Feuerwaffen gewann die Kriegschirurgie besondere Bedeutung. Jedoch forderten bis in das 19. Jahrhundert die Wundseuchen zahllose Opfer. Bereits im Mittelalter wurden die Schußwunden mit siedendem Öl ausgebrannt, um das „Pulvergift" zu zerstören. Ambroise Paré in der Mitte des 16. Jahrhunderts trat gegen dieses Verfahren auf, da er bemerkte, daß gerade diejenigen Verletzten nicht starben, deren Wunden er mangels des nötigen Vorrates an Öl nicht mit diesem ausgießen konnte. v. Bergmann in der Mitte des 19. Jahrhunderts stellte auf Grund seiner berühmt gewordenen Knieschüsse im Russisch-Türkischen Kriege den Grundsatz auf, daß die Schußwunden als steril anzusehen und daher mit der einfachen Wundocclusion zu behandeln seien; gleichzeitig kam die Anti- und später Asepsis zur Geltung. In dem Weltkriege erfolgte unter dem Eindruck der überwiegenden Artillerieverletzungen ein Umschwung der Grundsätze: an Stelle der konservativen Behandlung der Schußverletzungen tritt in der Regel die aktive, und zwar eine operative bzw. operativ-antiseptische (wie sie für die infizierten oder infektionsverdächtigen Gelegenheitswunden oben bereits entwickelt ist), nur für die glatten Wunden durch kleinkalibrige Geschosse eine weniger radikale Behandlung (ähnlich der für die klinisch nicht infizierten Gelegenheitswunden). Als besonders wichtig gilt auch hier Ruhigstellung sowie Tetanus- und Gasbrandschutzimpfung, als verboten jegliches Mißhandeln der Wunde, spez. Befingern, Sondieren, Kugelsuchen usw.

4. Wunden mit besonderer Infektionsgefahr.

Bei schwerer Infektion mit Eiterungen, z. B. bei Ärzteinfektion, gilt: sofort (mit Unterbrechung der Operation, Sektion usw.) ausbluten lassen, Desinfektion mit Jodtinktur oder mit konz. Carbolsäure oder Kauterisation, Ruhigstellung, evtl. Stauungshyperämie.

Bei Milzbrand-, Rotz-, Tollwut-, Schlangengift-, Tetanus- und Gasbrandgefahr: Excision, Desinfektion mit Jodtinktur usw., offene Wundbehandlung mit Jodoformgaze- usw. Tamponade bzw. Dränage, sowie gegebenenfalls Vaccine- und Serumprophylaxe.

b) Behandlung im Körper steckengebliebener Fremdkörper einschl. Steckgeschosse.

Indikation: a) In der Wunde sichtbare Fremdkörper, spez. Schmutz- und Erdpartikel, Tuchfetzen usw., sind mittels Pinzette oder Tupfers, evtl. mittels Spülung mit Wasserstoffsuperoxydlösung od. dgl. zu entfernen.

b) Bei tief eingedrungenen Fremdkörpern kann oft zunächst die Einheilung versucht werden; jedoch ist die Entfernung angezeigt: 1. bei solchen Fremdkörpern, welche erfahrungsgemäß häufig zu eitriger, Tetanus- oder Gasbrandinfektion führen oder solche bereits veranlaßt haben, z. B. bei Holz- und Granatsplittern oder sonstigen mit Tuchfetzen oder Erde beladenen Geschossen; hier ist die Entfernung des betreffenden Fremdkörpers bzw. Tuchfetzens oder Knochensplitters wenn irgend möglich bereits bei der primären Wundversorgung neben der notwendigen Wunderöffnung anzustreben, jedenfalls bei eintretender Infektion bzw. Fistelung durchzuführen; 2. bei solchen Fremdkörpern, welche Beschwerden machen durch Druck auf die Haut oder Sitz an oder in Nerven, Sehnen, Muskeln, Gelenken, Harnwegen (Blasenstein!); sonst, spez. bei Lage in Schädel-, Brust- oder Bauchhöhle ist stets gegenüber dem Vorteil der Entfernung der Nachteil des Eingriffes abzuwägen. Man bedenke, daß manchmal ein Fremdkörper überhaupt nicht oder nicht mehr vorhanden ist, daß überhaupt z. B. bei Hysterischen oder Simulanten die Angaben nicht zutreffen; man achte auf Wunde, Narbe, Fistel, Entzündung od. dgl. Bei chronischer Entzündung der Fistel denke man an Fremdkörper; umgekehrt sind oft die Beschwerden nicht durch Fremdkörper bedingt, sondern durch andere Krankheiten. Geschoßwanderung ist selten, am ehesten bei Eiterung möglich, sonst bei Nadeln. Technik der Fremdkörperentfernung: Manchmal sieht oder fühlt man den Fremdkörper von außen, so daß man nur darauf einzuschneiden oder gar ihn nur zu fassen braucht. Im übrigen soll die Fremdkörperentfernung nur nach genauester Lagebestimmung erfolgen; Lagebestimmung gelingt bei metallenen und manchmal auch anderen, spez. gläsernen (bleihaltiges Glas!) Fremdkörpern durch das Röntgenverfahren (Aufnahme in zwei senkrecht zueinanderliegenden Ebenen oder stereoskopisch oder mit besonderer Tiefenbestimmung z. B. nach Fürstenau, dabei stets unmittelbar vor der Operation und in der bei der Operation einzunehmenden Gliedstellung, da der Fremdkörper sich mit Muskeln oder Sehnen verschieben kann, bei Fisteln unter Ausspritzen derselben mit kontrastgebender Masse (Wismutpaste nach Beck, Kontraststäbchen aus Kakaobutter mit Zirkonoxyd, Jodoformglycerin, Jodipin u. dgl.); im übrigen hilft beim Suchen des Fremdkörpers: Beachten der Geschoßfährte (Blutung, Narben- bzw. Granulationsgewebe, Fistelgang), Untersuchen mit dem Finger, bei Fisteln Sondieren oder Ausspritzen mit Farblösung (z. B. Methylenblau) oder mit Tusche. Extraktion erfolgt mittels Kornzange, bei eisenhaltigem Fremdkörper, spez. Geschossen (z. B. Splittern von Granaten, Schrapnellschüssen und Bomben sowie bei Stahlmantelgeschossen) auch mittels des Riesenmagneten bzw. Elektromagneten oder mittels Operation unter dem Röntgenschirm ganz oder nach vorheriger Fremdkörperpunktion (d. h. nach Desinfektion und Anästhesierung, Anstechen des Fremdkörpers mit 1 oder mehreren Injektionskanülen) oder Fassen mit einer Pinzette bzw. Klemme hinter dem Röntgenschirm oder mittels des elektrischen Kugelsuchers, bei welchem der Kontakt des Instruments mit dem metallischen Fremdkörper Schließung eines elektrischen Stromkreises bewirkt und dies durch Galvanoskop, Glühlämpchen oder Läutewerk anzeigt.

Nachbehandlung bei infektiösen Fremdkörpern: Jodtinkturpinselung des Wundbetts, offene Wundbehandlung mit Dränage, Tetanus- und Gasbrandschutzimpfung (falls solche in den letzten Wochen nicht bereits erfolgt ist).

c) Wundnaht.

Indikationen. **1. Primäre Naht:** nichtinfizierte Wunden, daher a) aseptische Operationswunden sämtlich und b) akzidentelle Wunden nur ausnahmsweise, nämlich: α) glatte Schnittwunden (welche ähnliche Verhältnisse bieten wie aseptische Operationswunden z. B. Mensurverletzungen; dagegen nicht Quetsch-, Riß-, Biß-, Schußwunden!); β) frische Wunden nach primärer Anfrischung (dagegen nicht ältere oder infizierte Wunden!). Sonst sind höchstens einige Situationsnähte erlaubt, diese spez. im Gesicht, sowie überhaupt an den Körperöffnungen: Lippen, Nase, Lider, After, Scheide (gute Heilungstendenz und kosmetische bzw. funktionelle Rücksicht!). **2. Sekundärnaht** kommt nach Abschluß der Infektion bzw. im Stadium der Granulation in Betracht.

Material. **a) Nadeln und Nadelhalter:** Nadeln gewöhnlich mehr oder weniger gebogen, evtl. gerade oder schlittenförmig (beim Nähen mit der Hand handlicher!); aus vernickeltem oder rostfreiem Stahl, evtl. aus Platiniridium (haltbarer!); scharfkantig mit seitlichem Schliff „lanzettförmig" (meist, namentlich für Hautnaht!) oder drehrund (schonender z. B. für Magen-, Darm-, Nerven-, Sehnen- oder Gefäß-, sowie Leber- und Nierennaht!); mit einfachem oder praktischer mit Springöhr; einzufädeln mit der Hand, evtl. mit besonderem Einfädelungsinstrument, sog. „Einfädler" (aseptischer!); Nadelhalter einfach oder praktischer mit Klemmverschluß („sperrbarer Nadelhalter), evtl. Nadel und Nadelhalter aus einem Stück als sog. „gestielte Nadel" (z. B. für Schenkelbruchoperation!, auch als „Häkelnadel", welche erst durchgeführt und dann

vor dem Zurückziehen eingefädelt wird (R e v e r d i n); evtl. ist die Führung
der Nadel mit der Hand vorzuziehen (z. B. bei fortlaufender, überhaupt bei
Darmnaht).

b) Nahtmaterial: Seide, seltener Zwirn oder Silkworm für Hautnaht, im
Gesicht auch Pferde- oder Menschenhaar und feinster Aluminiumbronzedraht
(kosmetischer!); gelegentlich z. B. bei länger liegendem spez. Gipsverband
auch Catgut, bei Infektion oder bei Spannung sowie überhaupt zur Sekundärnaht und bei Knochennaht auch Metall-, spez. nicht rostender Stahldraht
(nicht imbibierbar und antiseptisch!); im übrigen vgl. Aseptik!

Nahtmethoden:

1. Knopf- oder Einzelnaht (gewöhnliche Naht!): Nadel ist durch die ganze
Tiefe der Wunde (nicht zu seicht wegen der Gefahr toter Räume!) durchzuführen unter Anheben des Wundrandes mit der Pinzette. Einstechen nahe
am Wundrand (durchschnittlich ½ cm von ihm entfernt). Nähte nicht zu
weit und nicht zu dicht (durchschnittlich 1 cm voneinander entfernt). Je nach
Bedarf wird die Naht angelegt als Situationsnaht (weit und tiefgreifend) oder
als Adaptierungsnaht (eng und oberflächlich). Die Naht soll beide Wund-
lippen g l e i c h m ä ß i g tief und weit fassen. Hautränder werden vom Assistenten
exakt adaptiert; cave Hauteinkrempelung oder Fetteinklemmung! Knoten als
Schifferknoten (mit e i n f a c h e r Umschlingung; dabei sind die Fäden parallel
zu halten, dagegen nicht gekreuzt: sog. Weiberknoten, welcher nicht verläßlich
hält) oder als chirurgischer Knoten (mit d o p p e l t e r erster Umschlingung).
Knoten seitwärts von der Wundlinie (nicht auf sie) legen und nicht zu lose
oder zu fest anziehen. Bei der Lembertnaht der Magen-Darmaußenfläche,
wobei breite Serosaflächen aneinandergebracht werden sollen, wird beider-
seits vom Wundrand, und zwar ½ cm entfernt, ein- und ausgestochen (vgl.
Magen- und Darmnaht!). V e r l o r e n e oder v e r s e n k t e N ä h t e dienen zur
Vermeidung toter Räume (sog. „Zwischenböden") in tiefen Wunden und als
E t a g e n n a h t zur schichtweisen Vereinigung der einzelnen Gewebe (z. B. von
Peritoneum, Fascie und Haut der Bauchwand); versenkte Nähte werden
nicht wieder entfernt, sondern sollen einheilen. Draht wird nur bei feinstem
Kaliber geknotet, sonst unter Anziehen gedreht, dann mit Plattzange nach-
gezogen und schließlich mit Kneifzange abgekniffen, worauf das verbleibende
Drahtende niedergelegt wird.

2. Fortlaufende oder Kürschnernaht, gewöhnlich als a) ü b e r w e n d l i c h e
N a h t, d. h. am einen Wundrand von außen nach innen und am anderen von
innen nach außen; z. B. bei Darm- und Gefäßnaht zur schnellen und innigen
(„wasserdichten") Vereinigung, sonst dagegen gewöhnlich nicht, weil bei eintretender Störung die g a n z e Naht gefährdet ist. Die Verknotung erfolgt durch
chirurgischen Knoten nach dem ersten Stich und nach dem letzten durch Verknüpfen des Fadenendes mit der letzten, nicht ganz durchgeführten Schlinge.

b) G e s c h ü r z t e N a h t, desgl. mit jedesmaligem Aufladen der durchgeführten Schlinge.

c) S c h n e i d e r- oder H e x e n n a h t, d. h. an beiden Wundrändern von
außen nach innen; z. B. bei Darmnaht, falls die Wundränder besonders gut
eingestülpt werden sollen (s. da).

d) M a t r a t z e n- oder Z i c k z a c k n a h t, d. h. der Faden verläuft jederseits
ein Stück parallel zur Wundrichtung außerhalb; z. B. bei starker Spannung
oder zur besonders soliden Vereinigung (z. B. bei der Querresektion des Magens
zur ersten Abschlußnaht). Eine Matratzennaht stellt auch dar die v e r s e n k t e
K u t a n n a h t n a c h H a l s t e d (an Gesicht und Hals sowie bei Gaumenspalte),
wobei ein dünner Silberdraht von einem zum anderen Wundwinkel dicht unter
der Cutis und parallel derselben abwechselnd beiderseits ein Stück innen durchgeführt und nach Heilung vom Ende her herausgezogen wird. Kurze Matratzennähte sind die V i e r s t i c h-, U- und Z i p f e l n a h t.

e) T a b a k s b e u t e l n a h t oder S c h n ü r n a h t, d. h. der Faden wird unter
mehrmaligem Ein- und Ausstechen durch ½—1 cm voneinander entfernte
Gewebsfalten kreisförmig um einen lochförmigen Defekt geführt und unter

Einstülpen des Centrums zusammengezogen; z. B. zum Verschluß kleiner Darmlöcher oder zum Versenken des Wurmfortsatzstumpfes. Besondere Arten der Naht sind ferner:

3. Zapfen-, Bäuschchen- oder Bleiplattennaht, d. h. der Faden wird an beiden Enden eingefädelt oder an jedem Ende mit einer Nadel armiert, so daß an der einen Wundseite eine Fadenschlinge, an der anderen die beiden Fadenenden hervorschauen; beiderseits wird dann ein cylindrischer Körper: Zapfen, Bäuschchen Schwammgummistück oder Bleiplatte eingeschoben, welche den Druck auf eine breite Fläche verteilt; z. B. als Entspannungsnaht bei Defekt nach Mammaamputation, Gaumenspalte, Bauchdeckennaht (soweit nicht zur Entspannungsnaht tiefgreifende und weite Knopfnähte, spez. mit Silberdraht oder Matratzennähte ausreichen), sowie als Lebernaht, da hier sonst die Fäden beim Knoten durchschneiden.

4. Naht mit Hautklammern:

a) nach Michel als Metallbogen mit spitzen Zähnchen, mittels Hakenpinzette angebogen (dabei Gefahr der Hautnekrose, daher besser),

b) nach v. Herff als „Serres fines", mittels der Hand an- und ablegbar.

Die Hautklammern haben den Nachteil unsicheren Haltens bei Spannung, aber den Vorteil des Vermeidens der Stichkanalinfektion und Narben sowie schonender (schmerzloser und unblutiger) Anwendung, welch letzterer Punkt für den Praktiker in der Sprechstunde bei ängstlichen Patienten, spez. Kindern wertvoll sein kann; auch wird die Narbe z. B. nach Kropfoperation kosmetischer, weshalb die Hautklammern an der Haut bei sauberen Wunden am Gesicht und Hals evtl. vorzuziehen sind.

Entfernung der Hautnaht soll nicht zu früh (Dehiszenz!) und nicht zu spät (Stichkanalinfektion!) erfolgen; im übrigen individuell, z. B. am Gesicht früh etwa am 5., am Bauch und Rücken, sowie an den Füßen spät, etwa am 10.—12. Tag; durchschnittlich nach 8 (5—12) Tagen. Bei eintretender Infektion ist die Naht evtl. sofort ganz oder teilweise zu entfernen.

Technik: Mit anatomischer Pinzette ein Fadenende des Knotens anheben, dann Nahtschlinge neben der Wundlinie, und zwar an der dem Knoten gegenüberliegenden Seite mit spitzer Schere durchschneiden und schließlich den Faden am Knoten herausziehen. Betupfen der Nahtlinie und Stichöffnungen mit Jodtinktur und Trocken- bzw. Dermatolpuderverband.

Zusatz: Bisweilen empfiehlt sich das **Zusammenziehen der Wunde** mit **Heftpflasterstreifen** od. dgl.

a) entweder neben der Naht zwecks deren Entspannung,

b) oder statt der Naht, wobei die Wunde im Falle von Infektion leicht und beliebig auseinander- und wieder zusammengebracht werden kann.

Eine besondere Art stellt die **Miedernaht** dar, wobei die mit Heftpflaster nebst Ösen versehenen Wundränder durch Schnüren einander genähert werden.

d) Ableitung des Wundsekrets (Dränage).

I. Stoff-, Docht- oder Capillardränage, sog. Tamponade.

Wirkung: Mechanisch ableitende: Capillare Saug- (Docht-) Wirkung und zugleich Wundsekretionsstrom anregende Wirkung, bei Verwendung antiseptischer (z. B. Jodoformgaze) neben physikalischer zugleich chemische Wirkung.

Indikation: a) Bei Wunden mit Gefahr der Nachblutung, spez. bei Höhlenwunden;

b) bei infizierten bzw. infektionsverdächtigen Wunden und bei Verletzungs- oder Operationswunden mit Kommunikation zu Nasen-Rachenhöhle, Magen-Darm, Scheide und Harnwegen usw. und daher mit Gefahr der endogenen Infektion durch sog. Innenkeime (z. B. bei Oberkieferresektion, Mastdarmresektion usw.).

Gegenindikation: a) Bei sonstigen aseptischen Wunden;
b) bei Wunden mit dickflüssigem Eiter.

Technik: Bereits früher als sog. „Meißel"; jetzt als Gazetampon am besten mit umsäumten Rändern (sonst Auffaserung!) und locker eingelegt (dagegen nicht fest eingestopft, sonst Sekretverhaltung!) sowie nicht unnötig lange belassen (sonst Schädigung der Gewebe spez. Sehnen u. dgl.!).

a) Feucht, z. B. mit Kochsalz-, essigsaurer Tonerde-, Kamillen-, Bor-, hypertonischer Salz-, Natriumhypochlorit- usw. Lösung (dabei wird am besten die angefeuchtete Gaze ausgedrückt und das außen vorstehende Ende ausgebreitet sowie von Zeit zu Zeit angefeuchtet; cave wasserdichten Abschluß, sonst Sekretstauung!).

b) Mit Salbenaufstrich (Verhütung von Wundverklebung und Verbandwechselschmerz!), auch als Desitin- (Lebertran-) Tampon.

c) Trocken: α) als gewöhnliche (aseptische) Gaze; und zwar entweder entfettet oder nicht entfettet („Rohgaze"), bei welch letzterer die saugende Wirkung fehlt, aber die ableitende mangels Verklebung und Retention sicherer ist;

β) als Jodoformgaze (Vorsicht wegen Ekzems und Vergiftung; angezeigt spez. bei großen oder bei putriden Wunden, auch nach Mastdarmoperationen!) bzw. Ersatz: Jod-, Vioform-, Dermatol-, Xeroform-, Isoform, Airol, Yatren- u. dgl. sowie Silber- oder Methylviolett- usw. Gaze (in der antiseptischen und blutstillenden Wirkung aber anscheinend der Jodoformgaze unterlegen!).

Mikulicz-Tampon, -Schleier, -Beutel oder -Schürze besteht aus einem Beutel in Gestalt eines großen quadratischen Stücks Jodoformgaze mit einem starken Seiden- oder Zwirnfaden im Centrum und aus einer Füllung in Gestalt von gewöhnlicher Rollgaze oder Binde. Beim Einbringen wird zunächst der Beutel mittels Kornzange in die Tiefe der Wundhöhle eingeführt, die Jodoformgaze rings entfaltet und der Seidenfaden herausgeleitet, dann die Gaze bis zur lockeren Füllung eingelegt. Beim Herausnehmen wird zunächst die Gazefüllung allmählich verringert bzw. erneuert unter vorläufigem Belassen des Jodoformgazebeutels und schließlich der Jodoformgazebeutel entfernt. Indikation: Große spez. infizierte Wundhöhlen, z. B. in der Bauchchirurgie. Vorteil: Schonende Erneuerung bzw. Entfernung der Tamponade.

II. Röhren- oder eigentliche Dränage.

Wirkung: Rohrableitung.

Indikation: a) Bei aseptischen spez. Höhlenwunden mit Gefahr der Blut- und Lymphansammlung, z. B. bei Strumektomie, Hydrocelenoperation, Drüsenausräumung, Tumorexstirpation, spez. Mammaamputation, evtl. auch bei Hernienoperation usw.;

b) bei eiternden Wunden, namentlich bei solchen von Gelenken und Körperhöhlen, z. B. Pleura, hier evtl. als Saugdränage verbunden mit Flaschenaspirator oder mit Wasserstrahlpumpe (z. B. bei Pleuraempyem) oder mit Heber; dagegen sind bei frischen infektionsverdächtigen Wunden der Gelenk- oder Körperhöhlen nur die Deckschichten zu dränieren, dagegen die Höhlen selbst zu schließen.

Material: 1. Gummi (elastisch!); 2. Glas, spez. bei aseptischen Operationen (starr; Vorteile: sicher ableitend; Nachteile: zerbrechlich und unbiegsam!), Celluloid (wie Glas, aber unzerbrechlich!), Hollundermark (leicht, z. B. für Gehirn: Payr) u. a. Für oberflächliche Wunden, z. B. in der Hohlhand, wo Röhren nicht oder schlecht einlegbar sind, kommen auch Spreizfedern in Betracht, welche mit zwei auseinanderfedernden Branchen die Wunde offenhalten.

Für schmale Wundkanäle benutzt man ganz dünne und längs durchgeschnittene, also rinnenförmige Gummidräns oder Gummilaschen. Wo Dränage überhaupt nicht möglich, hilft man sich mit öfters wiederholtem Absaugen.

Abarten: 1. Gleichzeitige Tamponade von I und II (zum breiteren Offenhalten eiternder Wunden in der ersten Zeit). 2. Umwickeln des

Dränagerohres mit Jodoformgaze als sog. „Stopfrohr" (zur gleichzeitigen Ableitung der Darmgase und zur Blutstillung, z. B. nach Hämorrhoidenoperation). 3. Lockeres Ausfüllen des Dränrohres mit Gazestreifen, Baumwollgarn, Lampendocht usw. oder Umwickeln eines entsprechenden Tampons mit Pergamentpapier, Kautschuk, Cofferdam, Protektivsilk, Gaudafil usw.: sog. Zigarettendrän (zum gleichzeitigen Ableiten des Eiters und zum Schutz gegen Verwachsung mit der Umgebung, z. B. in der Bauchchirurgie).

Technik der Röhrendränage: Rohr soll im allgemeinen kurz und dick sein. Evtl. Anbringen seitlicher Löcher (am Gummirohr durch seitliches Anschneiden längs mit der gebogenen Schere). Sorge für Gefälle, daher Anlegen der Dränage am tiefsten Punkt, evtl. von einer Gegenincision oder an einer Stelle abseits der Naht (z. B. Anlegen eines Hautknopflochs in der Achselhöhle bei Mammaamputation) und entsprechende Lagerung, evtl. Bauchlage. Um ein Hineingleiten in die Wunde, spez. an Brust- und Bauchhöhle, zu vermeiden, Annähen an die Haut oder Ankleben einer durchgeführten Seidenfadenschlinge oder Durchstechen einer Sicherheitsnadel mit unterlegter Gaze, sog. Dränfleck (gegen Decubitus!). Vorsicht in der Nähe großer Gefäße (hier sind starre Dräns zu vermeiden und auch weiche nicht zu lange zu belassen, sonst Arrosionsblutung!). Einführen mit langer, evtl. gebogener Kornzange. Entfernen: bei aseptischen Wunden nach 1—2 Tagen (sonst Gefahr der Sekundärinfektion!), bei infizierten Wunden nach Versiegen der Eiterung und Fieberabfall (sonst Gefahr der Höhlenveraltung, sowie der Gefäßarrosion usw.!); nach Bedarf sind die Dränröhren unter Durchspülen zu erneuern oder durch dünnere und kürzere zu ersetzen; zum Erneuern durchgehender Röhren empfiehlt sich evtl. Anbinden eines Leitfadens.

e) Blutsparung, Blutstillung und Blutersatz.

Geschichtliches: Zur vorläufigen Blutstillung bei Verletzungen und Operationen, spez. bei der Gliedabsetzung benutzte man wohl schon von jeher den Fingerdruck oder die Gliedumschnürung. Eine Vervollkommnung bedeutete das Tourniquet (Morel 1674) und das verbesserte Schraubentourniquet (Petit 1718). Allgemeine Anwendung fand die künstliche Blutleere aber erst durch die Einführung des Gummischlauchs von Esmarch 1873. Der Gummischlauch wurde dann später ersetzt durch die weniger gefährliche Gummibinde; haltbarer ist die Federdrahtspirale von Henle; noch schonender wirkt der Kompressor mit regulierbarem Druck von Perthes; recht einfach sind auch die Aderklemmen von Sehrt und Zwirn, welche im Weltkrieg angegeben wurden. Momburg 1903/1908 bewirkte durch Taillenumschnürung mit einem Gummischlauch eine Blutleere der ganzen unteren Körperhälfte für gewisse Fälle.

Zur endgültigen Blutstillung benutzte man schon von altersher Kompression und Tamponade sowie Kauterisation. Auch Unterbindung, Umstechung, Abklemmung und Abdrehung sind schon im Altertum und Mittelalter bekannt gewesen, aber erstere immer wieder verlassen und durch das Glüheisen ersetzt worden wegen eitriger Abstoßung des Fadenmaterials nebst Nachblutung, Nerveneinbindung usw. Erst die Einführung der Anti- und Asepsis ermöglichte die regelmäßige Anwendung des Umstechens und Unterbindens. Um die Jahrhundertwende gelang vermöge der fortgeschrittenen Technik die Gefäßnaht, welche bei großen Gefäßen in frischen und sauberen Fällen Anwendung verdient. Die Fortschritte der Wissenschaft, spez. Chemie bescherten uns in neuerer Zeit die allgemeinen und örtlichen Blutstillungsmittel, während man früher sich mit dem in die Wunde gestopften Feuer- oder Waschschwamm begnügte.

Zum Ersatz des verlorenen Blutes nach Verletzungen führte man schon frühzeitig Bluttransfusion aus. Aber erst die Entdeckung des Blutkreislaufs durch Harvey brachte die systematische Anwendung, wobei meist Blut vom Tier (Lamm), aber auch solches vom Menschen übertragen wurde.

Doch brachte die Zuführung unverträglichen Blutes schwere Gefahren mit sich, und als Kronecker 1879 die 0,7%ige Kochsalzlösung als Blutersatzmittel empfahl, ging man von der Blut- zur Salzwasserinfusion über. Die 0,7%ige Kochsalzlösung wurde durch die (physiologische) 0,9%ige Kochsalzlösung ersetzt und weiter durch andere der Blutzusammensetzung mehr entsprechende Salzlösungen, von welchen früher die Ringersche, neuerdings die Normosal- und vor allem die Tutofusin- o. a. Lösung verwandt wurden. Neben Kochsalz benutzt man heute auch Traubenzuckerlösung. In neuester Zeit ist man für schwere Fälle zurückgekehrt zur Bluttransfusion, da man ihre Überlegenheit erkannte und ihre Gefahren vermeiden lernte. Joh. Thies 1910 lehrte, das eigne aus der Blutbahn ausgetretene Blut des Patienten dem Gefäßsystem wieder einzufügen. Größere Anwendungsmöglichkeit gibt aber die Bluttransfusion von einem Menschen auf den anderen. Man verwendet entweder defibriniertes oder besser nicht defibriniertes Blut. Letzteres wurde zuerst mittels der Carrelschen Gefäßnaht direkt übertragen (Crile 1901). Wegen der umständlichen Technik ging man aber bald über zur indirekten Blutübertragung durch einen besonderen Apparat nach Oehlecker oder nach Brown-Percy. Die Entdeckung der Blutgruppen durch Landsteiner ermöglicht dabei die Wahl eines geeigneten Spenders mit verträglichem Blut.

α) Blutsparung.

Solche gelingt schon durch zweckentsprechende Lagerung, z. B. Hochlagerung des Kopfes bei Kopfoperationen. Souveränes, freilich nur an den Gliedmaßen gut anwendbares Mittel ist die Esmarchsche Blutleere mit Binde od. dgl. (s. u.). Gelegentlich kann auch ein Abklemmen mit Fingern, Darmklemme, Gummischlauch od. dgl. an gestielten sonstigen Teilen z. B. Milz, Zunge usw. stattfinden. Sonst verwendet man das auch bei der Lokalanästhesie wirksame Suprarenin z. B. an Schädel, Kiefern, Zunge, Gaumen, Schilddrüse, Niere, Prostata usw. Schließlich besorge man bei der Operation vorherige Unterbindung der größeren Blutgefäße oder sofortiges Abklemmen bei der Durchschneidung.

β) Blutstillung.

I. Vorläufige (provisorische) Blutstillung, d. h. bei der ersten Hilfe. Bei geringer (capillarer, venöser und evtl. auch arterieller) Blutung, z. B. bei Fingerverletzung, genügt Elevation bzw. später Hochlagerung, komprimierender Verband (mit aseptischem oder antiseptischem spez. Jodoformgazeverband oder in Notfall mit frischgewaschenem und heiß geplättetem Tuch) und Ruhigstellung evtl. mit Schiene (Stauung durch aufgestreiften Rockärmel oder Hosenbein, Strumpfband u. dgl. ist zu beseitigen!).

Bei starker (spez. arterieller) Blutung, wo wegen Gefahr des Todes durch Verblutung schleunigste Hilfe nottut und die Tamponade zwar zunächst manchmal ausreicht, aber die Gefahr der Nachblutung namentlich im infizierten Gebiet in sich trägt, kommt in Betracht:

1. Zunächst Zudrücken der Arterie durch Fingerdruck (Digitalkompression): nur im Notfall in der Wunde selbst, sonst central, d. h. zwischen Wunde und Herz an bestimmter (klassischer) Stelle, an welcher die hier oberflächlich gelegene, am Puls auffindbare Schlagader gegen den darunterliegenden Knochen angedrückt werden kann, und zwar:

A. carotis mit dem Daumen oder besser mit den 4 Fingern von hinten her am Innenrand des Kopfnickers in Höhe des Kehlkopfes gegen die Halswirbelsäule (am besten beiderseits wegen der Anastomosen zwischen beiden Seiten; der gleichzeitige Druck auf den N. vagus wird lästig empfunden; cave Druck auf den Kehlkopf!). A. maxillaris ext. gegen den Unterkiefer in der Mitte zwischen Kieferwinkel und Kinn. A. temporalis superfic. vor dem äußeren Gehörgang. A. occipitalis hinter dem Warzenfortsatz. A. coronaria labiorum an der Lippe am Mundwinkel von außen und innen zwischen

Daumen und Zeigefinger. A. subclavia mit einem oder mit beiden übereinandergelegten Daumen von hinten oben her am oberen Rand des Schlüsselbeins außen vom Kopfnickeransatz gegen die erste Rippe. A. brachialis gegen den Oberarmknochen am inneren Bizepsrand. A. radialis und A. ulnaris gegen den entsprechenden Knochen an der Pulsstelle. A. femoralis mit den von beiden Seiten und von oben her aufgelegten 2 Daumen gegen den horizontalen Schambeinast unter dem Leistenband etwas einwärts der Mitte zwischen Schambeinfuge und Darmbeinstachel. Aorta mit der Faust vom Bauch her knapp unterhalb des Nabels gegen die Lendenwirbelsäule.

2. Demnächst (da der Finger in wenigen Minuten ermüdet!): **elastische Umschnürung** („Esmarchsche Blutleere") etwas oberhalb der Mitte des Oberarms oder Oberschenkels mit Gummischlauch oder -binde, früher auch mit Aderpresse (Tourniquet), im Notfall auch mit elastischem Gurt oder Hosenträger, Gasschlauch, Tuch, Binde u. dgl., in letzterem Fall am besten mit gepolstertem Holzstab, eingeschobenem Stock, Schlüssel, Taschenmesser u. dgl. als Knebel (aber nicht mit Band oder Schnur!); zu vermeiden ist einerseits zu lose Umschnürung (sonst Stauung!), andererseits zu feste (sonst Schädigung von Nerven!), auch zu lange (sonst ischämische Kontraktur oder Brand!), schließlich überhaupt unnötige (falls nämlich Elevation und Druckverband ausreichen).

Ausnahmsweise (z. B. bei Fehlen einer geeigneten Blutleerbinde oder bei Gefahr des Abgleitens dicht am Rumpf) hilft Verbinden in übertriebener Gelenkbeugestellung (nach Adelmann): u. a. Hintenüber- und Herabziehen des Armes mit dem auf den Rücken gelegten anderen Arm (A. subcl., welche vom Schlüsselbein gegen die erste Rippe gepreßt wird), sowie Hyperflexion in Hüfte (A. ilaca ext. u. fem.), vor allem aber Knie (A. popl.) und Ellenbogen (A. cubitalis).

Blutleere nach v. Esmarch (1873): Sie ist wohl schon früher in Form der Gliedumschnürung oder der Gefäßzudrückung angewandt worden, aber in Form der elastischen Abbindung erst durch v. Esmarch in die Chirurgie eingeführt; sie dient auch bei Operationen an den Extremitäten zur vorübergehenden Blutstillung zwecks Blutsparung, sowie zwecks Übersicht und Assistenzersparnis (spez. bei Gliedabsetzung, Fremdkörpersuchen, Sehnenscheidenphlegmone usw.).

Gegenindikation: Frische Thrombophlebitis, hochgradige Arteriosklerose (hier erfolgt die Blutstillung nötigenfalls durch Fingerkompression seitens des Assistenten, z. B. bei Gliedabsetzung wegen Altersbrand).

Gefahren: Nervenlähmung bzw. ischämische Contractur und Nekrose: 1. bei zu langer (über 2½—6 Stunden, im übrigen je nach Intensität) oder 2. bei zu stärker Constriction, besonders an schwachen Gliedern, spez. am Arm. (Die Intensität der Constriction soll nicht stärker sein als zur Unterbrechung des Blutstroms bzw. Pulses genügt.)

Technik: Elevation für einige Minuten und evtl. Ausstreichen des elevierten Glieds. Elastische Einwicklung des Gliedes mit dünner Gummibinde („Expulsionsbinde") zentripetal (nicht zulässig ebenso wie das Ausstreichen bei progredierter Entzündung, malignem Tumor oder Thrombose wegen Gefahr des Eintreibens in den Kreislauf; hier muß man sich mit Elevation für längere Zeit begnügen!). Anlegen des fingerdicken, in Sublimatlösung desinfizierten Gummischlauches bzw. Binde („Constrictionsbinde") hoch oben am gestreckt hochgehaltenen Oberarm oder Oberschenkel (dagegen nicht am Unterarm und Unterschenkel, da hier die Arterien z. T. zwischen den Knochen verlaufen; zu vermeiden ist Einklemmen von Hautfalten (sonst Hautnekrose!); kurz fassen und stark anziehen, spez. in der ersten Tour, bis der Puls verschwunden ist; festgemacht durch mehrfache Schlinge oder durch Durchstecken des verdickten Endes oder durch sog. Schlauchklemme oder durch Haken und Kette od. dgl.; vor dem Abnehmen alle sichtbaren Gefäße fassen und unterbinden; nach dem Abnehmen Kompression der Wunde am hochgehobenen Glied mittels großen Gazebausches für einige Minuten und anschließend sorgfältiges Unterbinden aller blutenden Gefäße (man nehme also Schlauch bzw. Binde am besten nicht erst nach Wundnaht und Verband ab, sondern vorher!) Schädel vgl. Trepanation!

Material: 1. Gummischlauch, gewöhnlich fingerdick und 1—1½ m lang, im Notfall Gas- oder Radfahrerschlauch. An Fingern und Zehen genügt ein bleistiftdicker finger- bis spannenlanger Gummischlauch um Finger- bzw. Zehenbasis. An Schulter und Hüfte ist gegen das Abrutschen notwendig: Fixation am Rumpf durch Achtertour um denselben oder durch eingeschobene und nach oben gehaltene Schlinge, Bindenzügel, Gurt u. dgl. oder durch einen eingesteckten Spieß, Nagel, Kornzange usw. (nach Trendelenburg). Für die ganze untere Körperhälfte kommt gelegentlich, aber nur ausnahmsweise (z. B. bei schweren, spez. beiderseitigen Oberschenkel- und Beckenverletzungen, geburtshilflichen Blutungen, Becken- oder Schenkelaneurysma, Beckenresektion, Hüftexartikulation samt Beckenhälfte u. dgl.) das Aortenkompressorium oder einfacher die **Momburgsche Blutleere** (Momburg 1908) in Frage: Anlegen eines daumendicken und 1—2½ m langen Gummischlauches in der Taille zwischen Rippenbögen und Beckenschaufeln in Höhe des 3. Lendenwirbels, langsam in so viel (2—4) und so stark angezogenen Touren, daß der Femoralpuls verschwindet bzw. die Blutung aufhört, und zwar an dem in Beckenhochlagerung liegenden Kranken und in tiefer Narkose bzw. Lumbalanästhesie mit völliger Bauchmuskelentspannung; am besten vorher Beine einwickeln und nachher an den hochgelegten Ober- und Unterschenkeln angelegte Abschnürungen allmählich lösen (zwecks allmählicher Ein- und Ausschaltung des Blutes!); Gefahr der Darmschädigung und (beim Lösen) des Kollapses; auch empfiehlt sich das Unterlegen eines Faktiskissens unter den Schlauch zum Schutz der Baucheingeweide. Gegenanzeige bilden Herz- und Gefäßkrankheiten, besonders bei alten Leuten, ferner Darmgeschwüre, Meteorismus, Enteroptose, Nierendystopie, Wirbelsäulenverbiegung usw. Statt des evtl. schädlichen Gummischlauches empfehlen sich spez. am Arm:

2. Gummibinde, welche am einfachsten durch Einschieben des Endes (Bindenkopfes) von oben her unter die letztgelegte Tour befestigt wird (cave Nerv z. B. N. rad. am Oberarm!).

3. Kompressor nach Perthes (1910), d. h. regulierbare Constrictionsbinde mit einer von Metallhülse umgebenen Gummimanschette (nach Art einer Blutdruckapparatmanschette), mit Manometer zum Abmessen des Druckes (gewöhnlich 20—25 mm Hg) und mit Fahrradpumpe.

4. Klemme nach Sehrt (tasterzirkelartige gepolsterte Metallklammer mit Schraubenregulierung) u. a.

5. Aderpresse nach Zwirn (zwei nebeneinanderliegende umsponnene Drahtspiralen mit einem diese festhaltenden Schloß).

6. Kompressionsfederbinde nach Henle (mit Leinwandband durchzogene Stahldrahtspirale; ähnlich wie die Gummibinde, aber dauerhafter wie diese!)

II. Endgültige (definitive) Blutstillung.

1. **Unterbindung (Ligatur)**, d. h. Fassen mit Arterien- oder Unterbindungspinzetten (Klauenschiebern) nach v. Bergmann oder mit Arterienklemmen (Zangen mit Sperrvorrichtung nach Köberle, Péan, Kocher u. a.) und Unterbinden mit Seide bzw. bei infektiösen Wunden mit Catgut. Bei großen Gefäßen sind keine scharfen, sondern stumpfe Instrumente anzuwenden (sonst Anreißen des Gefäßes!). Bei zarten Gefäßen z. B. Piavenen ist der Faden nur einmal zu schlingen, während er sonst geknotet wird. Bei größeren Gefäßen und bei solchen in lockerem, zerreißlichem Gewebe in Form der Massenligaturen (z. B. an Netz, Mesenterium, peritonealen Verwachsungen) erfolgt die Unterbindung auf Kocherscher Hohlrinne und mit der Deschampschen Nadel, d. h. großöhriger, stumpfer, gestielter Nadel. Sonst sind Massenligaturen zu vermeiden. Große Gefäße sind evtl. nach Eröffnung der Gefäß-

scheide vom Nachbargewebe zu isolieren (sonst Gewebsnekrose, Abgleiten des Fadens und Schädigung von Nerven, Ureter u. dgl.!). Bei Massenligatur empfiehlt sich evtl. Vorquetschen mit Zange. Die Gefäße dürfen nicht blind gefaßt werden, damit nicht wichtige Gebilde z. B. Nerven (Stimmnerv bei Kropfoperation!) mit gequetscht oder unterbunden werden; vielmehr ist die Wunde übersichtlich frei und trocken zu legen; wenn die Blutung nicht durch centrale Arterienkompression zum Stehen gebracht werden kann, ist die blutende Stelle in der Wunde zu komprimieren, bis das betreffende Gefäß dem Auge sichtbar wird. Die Unterbindung erfolgt am besten am Ort der Verletzung, nur im Notfall am Ort der Wahl (sonst Nachblutung aus dem Kollateralkreislauf!), sowie zweimal: central und peripher, bei größeren Gefäßen auch central doppelt, und zwar erst mit dickem, dann oberhalb noch mit dünnem Seidenfaden (letztere Unterbindung empfiehlt sich wegen der durch erstere eintretenden Kaliberverkleinerung!). Bei Unterbindung der Hauptarterie droht, falls kein genügender Kollateralkreislauf vikariierend eintritt, Ernährungsstörung (Gangrän oder doch funktionsbeeinträchtigende Zirkulationsveränderung); zulässig ist meist die Unterbindung der A. carotis ext., subcl., brach., hypogastr., fem. unterhalb der A. prof. fem. und ohne weiteres die der A. rad. und uln., tib. ant. und post. usw., dagegen durchaus zu vermeiden die der Aorta, Gekrösearterien, Nierenarterie, carotis comm. und int., il. comm. und ext., fem. oberhalb der A. prof. fem., sowie vor allem auch die der A. popl.; bei unumgänglicher Unterbindung empfiehlt sich evtl. die gleichzeitige Unterbindung der Vene, spez. bei Unterbindung der A. carotis comm. gleichzeitig Unterbindung der V. jug. int. Die Venen können meist ohne Schaden unterbunden werden.

1a. Bei starker Zerreißung parenchymatöser Organe, spez. Milz, ist evtl. die **Naht oder Exstirpation des Organs** auszuführen.

2. Gefäßnaht bei großen Gefäßen, spez. bei solchen letztgenannter Art unter Voraussetzung frischer und sauberer Verletzung (vgl. Verletzungen der Blutgefäße.)

3. Umstechung, d. h. Durchführen eines Fadens mittels Naht durch das Gewebe dicht an der Spitze der Gefäßklemme und Knoten nach beiden Seiten, und zwar einfach nach der einen und doppelt nach der anderen Seite; angezeigt bei derbem (Kopfschwarte) oder bei brüchigem Gewebe (Muskulatur, Leber usw.), sowie bei schlechtgelegenen und schlecht isolierbaren Gefäßen.

4. Abdrehen (Torsion), d. h. Fassen mit Gefäßklemme und Drehen derselben um die Längsachse, bis sie abfällt; nur erlaubt bei kleinen Gefäßen, z. B. bei solchen der Subcutis (zur Ligaturersparnis).

5. Abklemmen (Forcipressur und Angiotripsie), d. h. Zerquetschen des Gefäßes mit Quetschzange; nur erlaubt bei kleinen Gefäßen, z. B. mit der Blutstillungszange nach Blunk oder bei größeren im Notfall, namentlich früher wegen der sonst gefürchteten Ligatureiterung, spez. bei tiefliegenden und unzugänglichen, z. B. gelegentlich vaginaler Operation mit der Kniehebelzange nach Zweifel, hier aber dann besser in Form der Dauerklemmen, z. B. nach Péan oder neuerlich nach Doyen u. a., welche einige (2—3 oder mehr) Tage liegenbleiben und durch Tampon gesichert werden müssen, aber auch so unsicher sind.

6. Thermokauter, früher als Ferrum candens, jetzt als Paquelin (zum Glühen gebrachter Platinstab mit Kugel, welche durch Halten in die offene Flamme eines Bunsenbrenners glühend gemacht und durch einen durch den Hohlstab eingeführten Strom benzingetränkter Luft aus einem Gebläse mit Benzinbehälter glühend erhalten wird), und zwar rotglühend: nur bei Blutung aus Schleimhäuten (z. B. an Nase, Mund, Zunge, After), parenchymatösen Organen (Leber), kavernösen Geweben (Corpus cavernosum), oberflächlichen Tumoren (Hämangiome, Sarkome, Carcinome); Nachteil ist die Gefahr der Nachblutung bei Abstoßung des Schorfs sowie die Behinderung der Wundheilung und Begünstigung der Infektion. Bei Operationen verwendet man auch heiße Kochsalzkompressen.

6a. Hochfrequenzstrom in Form der Elektrokoagulation, wodurch auch kleinere Gefäße zum Stehen gebracht und Unterbindungen gespart werden, was wiederum nicht nur Zeit- und Materialersparnis, sondern auch Vermeiden von Fremdkörperversenkung und Gewebsnekrosen in der Wunde bedeutet; größere Arterien sind jedoch zu unterbinden wegen Gefahr der Nachblutung bei der Schorfabstoßung.

7. Druckverband mit Gaze und Heftpflaster oder mit Watte und Binde usw. z. B. bei oberflächlicher parenchymatöser Blutung.

8. Kompression in der Wunde, evtl. kombiniert mit Hitze (in Form heißer Kochsalzkompresse) oder mit Styptika oder mit Tamponade, gelegentlich auch mit Stentsmasse, z. B. vorübergehend über den angefrischten Granulationen der Thierschschen Transplantationen, an parenchymatösen Organen (Leber) und bei zerreißlichen Gefäßen (Piavenen).

9. Tamponade, spez. mit Jodoform-, Xeroform-, Vioform-, Methylviolett- u. a. Gaze bei Höhlenwunden, in Zertrümmerungsherden, Nase, Scheide, Mastdarm usw.; bei Knochenblutungen empfiehlt sich eingepreßtes steriles Wachs; bei diesen und bei solchen aus parenchymatösen Organen (Leber und Milz), zerreißlichen Gefäßen (Piavenen und Hirnsinus) organischer, daher einhéilender oder resorbierbarer sog. ,,lebender Tampon'' aus aufgenähtem Muskel, Netz, Fett, Faszie u. dgl. vom Patienten selbst.

10. Hämostatika s. Styptika. a) Lokale: Früher Feuer- und Waschschwamm; sonst Eisenchloridwatte (unerwünschte Schorfbildung mit Gefahr der nachträglichen Abstoßung!); jetzt Jodoformgaze oder Stryphnonggaze oder Claudengaze (s. u.), Penghawar-Djambi (Pflanzenhaare eines ostindischen Baumfarn, sterilisiert in Gazebeutel), Essig, Alaun, Tannin, Wasserstoffsuperoxydlösung, heiße (50⁰) Kochsalzlösung, verdünnte 1⁰/₀₀ige Adrenalinlösung (wirkend durch aktive Gefäßwandconstriction; daher gefolgt von Dilatation mit Nachblutungsgefahr!), Koagulen, Clauden, Fibrin oder Perfibrin (Bergel) Gelatine (!), Serum, Organpräparate (z. B. Strumapreßsaft), Tuffon (gepulv. Traganth), Vivocoll (Rinderblutplasma mit Zusatz von Natriumcitrat 1:10 und 0,2% Oxychinolin; vor Gebrauch Aktivierungsflüssigkeit 0,5% Calciumchloridlösung 4,5:100,0 in die warme Spritze einziehen und in die Lösung einspritzen sowie umwirbeln; kühl aufbewahren und frisch verwenden) u. a.

b) Allgemeine (bei äußerer und innerer Blutung, spez. Wund-, Lungen-, Magen-, Darm-, Nieren-, Uterusblutung, auch bei hämorrhagischer Diathese: Hämophilie, Cholämie, Leukämie, Skorbut, Möller-Barlow, Purpura usw. sowie bei Aneurysma usw.): 1. Ergotin 0,1—0,5 mehrmals täglich per os oder Sol. Ergotini 20% ½—1 ccm bzw. Secacornin 1—2 ccm bzw. Gynergen 0,0005 subcutan bzw. intramusc., aber nicht intravenös oder Styptizin 0,05 3—6mal täglich per os oder 1—2,0 10%ig einmal täglich subcutan oder Extr. Hydrástis fluid. Tinct. amar. aa 3mal täglich 30—40 Tropfen. 2. Calciumpräparate z. B. Chlorcalciumlösung 2—3%ig 1,5 per os und 3,5 ccm per rectum täglich oder Calc. glucon. (Sandoz) 5—10ccm intramusc. oder intravenös oder Afenil intravenös. 3. Chlornatrium 5—10 ccm 5—10%ig intravenös in sterilen Ampullen evtl. mit Chlorcalciumzusatz. 4. Koagulen (Rinderblutplättchenextrakt nach Kocher-Fonio) intravenös (?) und lokal, auch per os (zu 10% in phys. Kochsalzlösung gelöst und 2—3 Minuten, aber nicht länger, durch Aufkochen sterilisiert; stets frisch hergestellt). 5. Clauden (nach Fischl: Extrakt aus Hammel- und Schweinelunge, Milz und Leber; 10 ccm intramusc. oder intravenös, später auch als Tabl.). 6. Serum von Mensch oder Tier, z. B. Pferd; auch als Diphtherie- oder Tetanusserum, aber am besten frisch; 10—20—40 ccm subcutan und lokal oder besser Blut 10—40 ccm intramusc. oder am besten Blut 50—150 ccm und mehr intravenös (als Bluttransfusion). 7. Gelatine subcutan: 40 ccm 10%ig auf 37⁰ im Wasserbad erwärmt, aber nur als sicher sterilisiertes und mit Kultur und Tierversuch spez. auf Tetanus geprüftes Präparat (Gelatinesterilisation Merck; die Sterilisation muß einerseits sicher sein, spez. gegen Tetanus, andererseits mit Rücksicht auf die Erhaltung der Wirksamkeit schonend, und zwar durch fraktionierte Sterilisation, d. h. an mehreren aufeinanderfolgenden Tagen bis 100⁰); auch (allerdings weniger wirksam) per os oder per rectum: 200 ccm 10%ige Gelatine-Kochsalzlösung mit etwas Himbeer- oder Zitronensaft; schließlich gegebenenfalls lokal als Tamponade, z. B. bei Epistaxis, spez. Hämophiler. 8. Röntgenbestrahlung von Milz u. dgl. (?). 9. Vitamin C: z. B. Fruchtsaft oder Nateina (nach Llopis: Calciumphosphorvitaminpräparat)? oder besser C-Ascorbinsäure (Cebion, Redoxon u. a.) oder A T 10 (bestrahltes Ergosterinpräparat vgl. Tetanie!). 10. Suprarenin. hydrochlor. 1⁰/₀₀ig ½—1 ccm oder besser (weniger giftig und mehr anhaltend) Stryphnon intramusc. (½%) oder intravenös ½⁰/₀₀. 11. Hormon-(Ovarial)-Präparate? 12. Sango-Stop (S-St): pflanzl. Pektinpräparat kolloidal mit Zusatz von Chlorcalcium und Chlornatrium bis zur Isotonie; 1—10 ccm 3%, per os 3mal tgl. 1 Eßl.

γ) Blutersatz.

Verblutung bzw. Todesgefahr durch einmaligen Blutverlust droht für Neugeborene schon bei wenigen Kubikzentimetern, für einjährige Kinder bei etwa 250 ccm, für den Erwachsene bei 1½—2½ l und mehr; letzteres entspricht etwa ¼—⅓—½ der gesamten Blutmenge (10—12 l), welche wiederum ca. ¹/₁₃ oder 7,5% des Körpergewichtes beträgt; Tod also bei über 3% des Körpergewichts; bei langsamem Verbluten kommt dazu eine toxische Wirkung durch Auftreten von Giftstoffen, welche das Centralnervensystem lähmen. Ursache des Verblutungstodes ist teils eine funktionelle (Sauerstoffmangel), teils eine mechanische (Leergehen der Herzpumpe). Bei der A. carotis comm. und fem. genügen bis zur Verblutung wenige Minuten; als kleinste Gefäße, deren Blutung lebensgefährlich werden kann, gelten A. popl. und axillaris; bei den kleineren Arterien, z. B. Pulsschlagader, steht die Blutung in der Regel frühzeitig genug mit dem sinkenden Blutdruck. Gefahr der Blutung ist abhängig einerseits von der Menge, andererseits von der Schnelligkeit des Blutverlustes (vgl. Verblutungstod auf dem Schlachtfeld, welchem die Hälfte der „im Feuer Gefallenen" erliegt!); außer der Schnelligkeit des Blutverlustes wirkt begünstigend Shock durch längerdauernde Operation oder Narkose sowie gleichzeitige Herz- und Gefäßkrankheit, Anämie usw. Besonders schlecht wird Blutverlust vertragen von kleinen Kindern und Greisen, gut von Frauen (vgl. Blutverluste bei der Geburt). Ebenso wie äußere können auch innere Blutungen lebensgefährlich werden, z. B. bei Ruptur von Milz, Leber, gravider Tube usw.

Wiederherstellung des verlorenen Blutes erfolgt bei leichten Blutverlusten in 2—5, bei mittleren in 5—14, bei schweren in 14—30 Tagen und geschieht zunächst durch Übertritt von Flüssigkeit aus den Geweben (dadurch Blutverwässerung, sog. „Weißbluten"), dann durch Wiederbildung der spezifischen Blutelemente.

Spontane Blutstillung findet oftmals statt, und zwar durch Retraktion und Kontraktion der Gefäßwand evtl. mit Einrollung der inneren Häute, spez. Intima (letzteres namentlich bei Quetschung und Zerreißung infolge Maschinenoder Granatenverletzung) und durch Pfropfbildung mit Gerinnung des Blutes infolge Übertritts von Lymphe und Leukocyten (posthämorrhagische Leukocytose), bei großem Blutverlust (über ¼ der Gesamtmenge des Blutes) und bei Shock (d. h. im Verlaufe längerer Operation oder Narkose) auch durch Sinken des Blutdrucks und vor allem durch Ableitung des Blutes in andere Körperbezirke und Einströmen des Gewebssafts ins Blut vermöge einer Selbststeuerung des Organismus.

Symptome der Verblutung: Blässe der Haut, spez. im Gesicht, Cyanose der Lippen, Kälte der Glieder, Verfall des Gesichts, Augenflimmern und Ohrensausen, Müdigkeit, Frösteln, Gähnen (Lufthunger), Atemnot, Schweißausbruch, Beängstigung, Unruhe, Durstgefühl, Erbrechen, Abgang von Harn und Stuhl, Zuckungen, Ohnmacht bis Bewußtlosigkeit, weite Pupillen, oberflächliche Atmung, frequenter, schwacher und schließlich kaum fühlbarer Puls.

Therapie bei starkem Blutverlust: Außer sofortiger und exakter Blutstillung ist das Ziel der Behandlung vor allem die Hebung des Blutdrucks:

I. Allgemeinbehandlung. 1. Horizontallagerung des Körpers mit Kopftieflagerung und Gliedereinwicklung (um die zur Lebenserhaltung wichtigen und empfindlichen Centren im Gehirn und verlängerten Mark mit dem noch verbliebenen Blut zu versorgen).

2. Erwärmung durch warme Decken, Einpackungen, Ziegelsteine, Wärmflaschen, Heizkissen, Glühlichtbad usw.

3. Sauerstoffzufuhr durch Inhalation mit Sauerstoffbombe bzw. Roth-Dräger-Apparat, evtl. mit Überdruck, u. U. künstliche Atmung.

4. Analeptika: Cardiazol, Hexeton, Coramin u. dgl. (per os, subcutan oder intravenös), Campheröl (1—10 ccm 10%ig subcutan, wiederholt), Coffein (1 ccm subcutan). Digalen usw. (1 ccm intramusc., intravenös oder intracardial) oder besser Strophantin ($\frac{1}{2}$—1 mg intravenös oder intracardial), Adrenalin bzw. Ephedrin oder Ephedralin (1 ccm 1⁰/₀₀ig subcutan, intravenös oder intracardial). Evtl. Herzmassage. Innerlich (per os oder per rectum) heißer Kaffee, Wein, Glühwein, Sekt, Grog, Kognak usw.; äußerlich Hautreize: Fußsohlenbürsten u. dgl.

II. Blutersatz (Trans- bzw. Infusion). ·

1. Autotransfusion, d. h. Hochlagerung und elastische Einwickelung der Arme und Beine; centripetal mit elastischen (Trikot- od. a.) Binden; kombiniert mit I; kontraindiciert bei Entzündung oder Thrombose an den Gliedern.

2. Kochsalzinfusion, d. h. Einführung von steriler körperwarmer (40—42⁰ C) physiologischer Kochsalzlösung, Normosal, Tutofusin, Sterofundin od. dgl. evtl. mit 7% Gummi-, Glykokoll- oder Gelatinezusatz od. dgl. (siehe da), evtl. spez. bei intravenöser Infusion mit Zusatz von 1⁰/₀₀iger Adrenalinlösung (8—20 Tropfen auf 1 l) bzw. Ephedrin 0,05—0,2, Hypophysin (3—10 E), Cardiazol oder Hexeton (1 ccm), Digalen (1—2 ccm), Insulin (20—100 E) u. dgl. oder nach Hosemann von Campher: (Rp. Spirit. camph. 3,5, Spirit 2,0, Aq. dest. steril. 4,5 auf 1 l); evtl. auch (zwecks Verhinderung der allzu schnellen Resorption aus dem Gefäßsystem) mit Zusatz von Gelatine oder Gummi arab. (3—6%). Statt der Kochsalzlösung wird u. U. empfohlen Traubenzucker- (Dextrose- oder Glucose-) Lösung, auch aus Glucose-Tabl. Merck herstellbar (per os 30—40 g mit Apfelsinen-, Zitronen- oder Rhabarbersaft oder $\frac{1}{4}$—1 $\frac{1}{2}$ l rectal als Tröpfcheneinlauf 15% Lösung oder intravenös 100—500 ccm 3% Lösung; bei notwendiger Flüssigkeitsbeschränkung auch 10—40 ccm 20—50% intravenös), ev. mit Zusatz von Insulin. Bei Coma diabeticum gibt man am besten 5—10—20% Natr. bicarb. (per os $\frac{1}{2}$stdl. 5,0 in 250,0 Fachinger Wasser, 10,0:100,0 rectal und 10,0—30,0:250,0—750,0, also 4% intravenös, zusammen bis 100,0 pro die); evtl. dazu Insulin (50—100—250 E intravenös, und zwar am besten zunächst 100 E und dann alle 2 Stunden weitere Dosen). Wirkung: Wiederfüllung des durch den Blutverlust plötzlich entleerten Gefäßsystems und damit Beseitigung der hierdurch bedingten momentanen Lebensgefahr, welch letztere weniger durch die Abnahme der Blutbestandteile als durch die Verminderung der Gefäßfüllung bedingt ist, also durch ein Mißverhältnis zwischen Weite und Füllung des Gefäßsystems, wobei das Herz „leer geht" (vgl. Kroneckers Versuch mit dem blutlosen Salzfrosch!). Tiere können durch Kochsalzinfusion am Leben erhalten werden, wenn der Blutverlust nicht mehr als 3% des Körpergewichts beträgt. Noch besser ist die Wirkung bei gleichzeitiger Sauerstoffinhalation. Die Wirkung ist allerdings nur eine vorübergehende und daher bei starkem Blutverlust eine ungenügende, weshalb sie hier wohl besser durch die Bluttransfusion ersetzt wird. Jedenfalls muß vor der Kochsalzinfusion die Blutstillung besorgt sein, z. B. bei Extrauteringravidität. Indikationen: Blutverlust oder Shock bei Verletzungen, Operationen, Geburten und Extrauteringravidität sowie Kreislaufschwäche bei Narkose und Verbrennung, Vergiftung, Eklampsie, Urämie, Coma diabeticum, schwerer und spez. allgemeiner Infektion (z. B. Peritonitis, Sepsis usw.), Entkräftung durch behinderte Nahrungsaufnahme bei unstillbarem Erbrechen, Ösophagus- und Pylorusstenose, blutendem Magen- und Darmgeschwür und -geschwulst, hoher Dünndarmfistel, Cholera, Dysenterie, Durchfall, hämolytischem Ikterus, perniciöser Anämie, Hämophilie usw. Der rectale Weg hat langsame Wirkung, ist aber herzschonend. Der intravenöse Weg ist vorzuziehen, wenn z. B. bei akutem Blutverlust oder Kollaps mit schlechtem Puls, weiten Pupillen usw. eine möglichst schnelle Wirkung notwendig ist oder wenn die Herzkraft zur raschen Resorption der auf einfacherem Wege einverleibten Flüssigkeit nicht mehr ausreicht; Kontraindikation der intravenösen Infusion bilden schwere Herz-, Lungen- und Gefäßleiden sowie Blutkrankheit (cave akute Herzdilatation!). Herstellung: vgl. Aseptik (Sterilisation der Lösung erfolgt durch Auskochen oder besser durch gespannten Dampf bei 120⁰; zum Behälter verwende man Jenaer Normalglas, welches wenig Alkali abgibt und auch bei rascher Erwärmung nicht springt).

Technik: a) Reetal als gewöhnlicher oder als Tröpfcheneinlauf nach langsamem Reinigungseinlauf mit schwacher Seifenlösung, aber nicht mit Öl (resorptionshinderlich!) (Irrigator ca. $\frac{1}{4}$—$\frac{1}{2}$ m hoch aufgestellt und durch Einschlagen in warme Tücher warm gehalten, Darmrohr bzw. Nélatonkatheter ca. 15—20 cm tief eingeführt, mit Quetsch- oder Stellhahn oder Ureterkatheter und mit Tropfkugel nach Martin (etwa jede Sekunde 1 Tropfen; im ganzen pro die 1—3 l nach vorherigem Reinigungsklysma; auch mit Zusatz von Tee, Kaffee, Wein, Kognak, Digitalis, Cardiazol, Traubenzucker, Kochsalz, Pepton u. dgl.

b) Subcutan. Mit großer (10 ccm) Spritze oder Infusionsflasche oder besser (schmerzloser!) mit Irrigator ($\frac{1}{2}$—1—1$\frac{1}{2}$ m hoch) langsam einfüllen, in lockeres Gewebe, z. B. Oberschenkel vorn- außen- oder innenseits (Scarpasches Dreieck), Brust (Unterschlüsselbeingruben), Bauch (Weichen), Rücken (Zwischenschulterblattgegend) usw.; zwecks rascherer Wirkung mit dicker, am besten zwei- oder dreigabliger Kanüle in hochgehobene Hautfalte einstechen, dann nach Bedarf vor- und zurückschieben sowie im Einstich wenden nach verschiedenen Richtungen; die Resorption wird begünstigt durch Massage und Wärme (z. B. Heizkissen); Haut vorher mit Ätheralkohol-Jodtinktur desinfizieren und durch Chloräthylspray oder Quaddelinfiltration anästhesieren, nachher mit Gazeheftpflaster bzw. Mastisolverband bedecken; je 250—500 ccm an verschiedenen Stellen. Gefahr der Infektion und Schmerzhaftigkeit sowie vor allem Wirkung nur langsam, auch flüchtig.

c) Intravenös. Perkutan oder nach Freilegen der Vene (in Lokalanästhesie Vene z. B. in der Ellenbeuge nach Anstauen mit Gummibinde od. dgl. freilegen, central anschlingen und peripher abbinden, nach Lösen der Stauung Vene mit Pinzette hochheben und mit feiner spitzer Schere seitlich anschneiden, stumpfe Kanüle unter Einlaufenlassen der Kochsalzlösung in leicht drehender Bewegung einführen, evtl. einbinden; nachher Vene auch central abbinden). Menge bis $^3/_4$—1$\frac{1}{2}$ l; evtl. wiederholt. Besonders herzschonend und anhaltend ist eine Dauertropfinfusion (alle 3—5 Sek. 1 Tropfen; evtl. mit Zusatz von Analeptika z. B. Ephetonin, später Cardiazol od. dgl. oder Hypophysenpräparat o. a.). Bei Kollaps wird auch empfohlen Wiederholung jede Stunde mit $\frac{1}{4}$ l Kochsalzlösung nebst 0,025 Ephedrin 4 Stunden lang. Auch in eine bei der Operation freigelegte Vene (z. B. bei Amputation in die Hauptvene oder bei Laparotomie in eine Netzvene) kann die Infusion ausgeführt werden. Gefahr der akuten Herzdilatation (s. o.); auch drohen bei Anisotonie oder bei Keimgehalt Schüttelfröste und Kollaps. Wegen Gefahr des Lungenödems muß die intravenöse Infusion langsam erfolgen (nicht mehr als 2 l pro die); gegen Luftembolie empfiehlt sich ständige Überwachung und rechtzeitige Flüssigkeitsauffüllung.

d) Intraabdominal. Durch Eingießen in die Bauchhöhle gelegentlich der Laparotomie, z. B. bei Peritonitis.

3. Bluttransfusion, d. h. Einführung von Blut eines anderen Individuums in die Blutbahn des Kranken. Wirkung: Unter Umständen der flüchtig und

ungenügend wirksamen Kochsalzinfusion wohl überlegen durch nachhaltigeren Effekt, Zufuhr von Blutelementen und Anregung der blutbildenden Organe; das überpflanzte Blut geht zwar allmählich zugrunde, unterhält aber zunächst das Leben und befördert mittlerweile die sekundäre Blutbildung; dazu kommt Reiz des retikulo-endothelialen Systems und Blutstillung. Indikationen wie die der Kochsalzinfusion, spez. statt oder nach dieser bei starkem einmaligem oder wiederholtem Blutverlust nach Trauma mit schwerer Gefäß- oder Organverletzung (z. B. Leber- oder Milzruptur), Operation oder Entbindung, Extrauteringravidität, Uterusatonie, Magen- oder Darmgeschwür und -Krebs, Uterusmyom, Lungenblutung; hämorrhagischer Diathese (Hämophilie, Cholämie, Purpura haemorrhagica usw.), Agranulocytose, Sepsis, Peritonitis, Pankreasnekrose (?), chronischer oder perniziöser Anämie (hier droht Lebensgefahr bei Sinken der Blutkörperchenzahl unter 1 Million und des Hämoglobingehalts unter 20—30%!) und Kohlenoxyd-(Leuchtgas-)vergiftung (hier vermögen die eigenen Blutkörperchen infolge Methämoglobinbildung den Sauerstoff nicht mehr aufzunehmen!) sowie Vergiftung mit Benzol, Anilin, Phenetidin und Chlorkalium (am besten nach vorherigem Aderlaß). Die Bluttransfusion ist aber nur angezeigt, wenn die Kochsalzinfusion nicht auszureichen scheint. Zuvor soll im allgemeinen die Blutungsquelle versorgt sein; sonst Vorsicht, jedenfalls nur wenig (— 150 ccm) Blut übertragen! Kontraindikationen: Myocarditis und dekompensierter Herzfehler, schwere Arteriosklerose mit Hochdruck, Pneumonie und sonstige Stauung im kleinen Kreislauf (Gefahr des Lungenödems), Leukämie, Thromboembolie und Fettembolie (wirkungslos!). Gefahr der Luft- und Thromboembolie ist erfahrungsgemäß bei sachgemäßer Ausführung gering, ebenso wie der Infektion; dagegen besteht die Möglichkeit der Hämolyse und Agglutination durch unverträgliches Blut, spez. durch solches einer andern Tierart, aber auch durch solches von Menschen einer anderen Blutgruppe, sowie der Übertragung von Infektionen, spez. Syphilis und Malaria (s. u.). Mortalität ½—1⁰/₀₀. Tod bei großer Blutübertragung in Minuten bis Stunden, sonst in 5—14 Tagen. Technik: Intravenös, vgl. intravenöse Kochsalzinfusion! Menge bis ½—1 l, namentlich bei Massenblutung; oft genügen ¼—½ l, manchmal, nämlich zur Organreizung oder zur Blutstillung, noch weniger: 50—100—150 ccm.

a) Tier-, spez. Lammblut wurde früher verwandt, verbietet sich aber wegen Gefahr der Hämolyse und der Agglutination des Krankenblutes durch aus jenen freiwerdende Stoffe, sowie wegen Gefahr der Anaphylaxie.

b) Menschenblut.

α) Ausnahmsweise als Auto- oder Rücktransfusion (Joh. Thies), d. h. Wiedereinführung des eigenen, aus der Gefäßbahn ausgetretenen Blutes, falls dieses steril geblieben ist, körperwärts in eine Vene z. B. Cubitalvene oder bei Bauchoperation auch Mesenterialvene od. dgl. (nach Aufschöpfen in verschiedener Körperlagerung mit Suppenkelle od. dgl. Durchseien und evtl. Verdünnen mit gleichen Teilen Kochsalz- oder ¹/₅—1%iger Natriumcitratlösung): bei Massenblutung in Brust- oder Bauchhöhle nach Hufschlag-, Schuß- od. dgl. Verletzung, z. B. bei Laparotomie nach Leber- oder Milzruptur (aber nicht nach gleichzeitiger Darmverletzung od. dgl. wegen Gefahr der Infektion!), ferner vor allem bei Extrauteringravidität. Verfahren ist nicht ganz ungefährlich.

β) Gewöhnlich als Transfusion, d. h. intravenöse Infusion des Blutes in einer Menge von ¹/₄—1 l von einem anderen gesunden Individuum, und zwar aus derselben Blutgruppe, gegebenenfalls (aber nicht bei Hämophilie) eines Blutsverwandten z. B. Sohnes oder Tochter (cave Krankheits-, spez. Syphilis- und Malariaübertragung, daher zuvor Befragung, Untersuchung des Spenders, auch mit der Wassermannschen Reaktion mit Blutbild, und cave Schädigung durch unverträgliches Blut, daher zuvor (aber nicht sicher!) Untersuchung auf Hämolyse und Agglutination 1. mittels Mischversuchs 1—2 Stunden im Brutschrank bei 37⁰. Einfach und jederzeit ausführbar ist der Agglutinationsversuch mittels der Dreitropfenmethode

nach Nürnberger: Je 1 Tropfen 10%ige Natriumcitratlösung, Spender-
und Empfängerblut werden auf einem gereinigten Objektträger zusammengebracht, dann vorsichtig 1—3 Minuten hin- und herbewegt und schließlich
makroskopisch und mikroskopisch untersucht, wobei keine Klümpchen und
keine lackfarbene Lösung auftreten dürfen. Besser ist die Blutgruppenbe-
stimmung mittels der Moßschen Probe unter Zuhilfenahme von im Handel
käuflichen, aber frischen sog. Testsera z. B. „Hämotest", welchen auf dem
Objektträger je 1 Tropfen Blut aus dem Ohrläppchen von Spender und Empfänger beigefügt wird, worauf unter leichtem Schwenken des Objektträgers
gemischt und auf Häufchenbildung (Agglutination) 2—5 Minuten beobachtet
wird; und, da auch bei Blutgruppengleichheit von Spender und Empfänger
Anaphylaxingefahr besteht, außerdem 2. mittels Vorinjektion einer kleinen
Probemenge von 10—20 ccm, wobei der Empfänger einige (2—5) Minuten lang
auf Gesichtsröte, Unruhe, Brechneigung, Darmunruhe bis Stuhlabgang, Lenden-
schmerz, Kopfschmerz, Pupillenerweiterung, Bewußtseinstrübung, Stöhnen,
Cyanose, Dyspnoe und Pulsverschlechterung zu beobachten und wobei im Falle
des Auftretens dieser Symptome von der Blutübertragung abzusehen ist (sog.
biologische Vorprobe nach Oehlecker). Bei Störung Zufuhr verträglichen
Bluts. Von größter Wichtigkeit ist die Frage der Verträglichkeit war die Entdeckung der Blutgruppen (Landsteiner); die Zugehörigkeit von Spender und
Empfänger zu den einzelnen Blutgruppen gelingt einfach durch ihre Vor-
untersuchung mit den sog. Testsera, welche im Handel käuflich sind. Der
Spender ist während der Blutübertragung zu kontrollieren durch Beobachtung
seines Blutdrucks und der Verblutungssymptome, spez. auf Pulsfrequenz und
Gesichtsfarbe; man nehme nicht über ½—¾ l im allgemeinen ab und wiederhole die Blutentnahme nicht vor 6 Wochen; hinterher Horizontallagerung für
einige Stunden und Armtragetuch für 2 Tage; bei Schwangerschaft ist Blutentnahme zu unterlassen wegen Gefahr der Schwangerschaftsanämie. Im
Notfall wähle man Blutsverwandte, evtl. Berufsspender.

Methoden der Bluttransfusion. **I. Mit defibriniertem Blut** (weniger
wirksam, aber einfacher als II.). 1. Durch Quirlen mit steriler Pinzette,
Elevatorium, Drahtspirale usw. oder durch Schütteln mit Glasperlen einige
(5—10) Minuten oder besser: 2. Durch Vermischung mit gerinnungshemmenden
Stoffen, z. B. Natriumcitrat (stets frisch herzustellen: 1 Teil 3—4%ig auf 10 Teile
oder besser, um das Blut nicht zu sehr zu verdünnen, 1 Teil 30%ig auf 100 Teile
Blut), evtl. ³/₄ Stunde im warmen Wasserbad stehenlassen und durch vierfache
Lage Leinen durchseihen ohne Auspressen der Gerinnsel (sonst Ferment-
intoxikation!), schließlich mittels Spritze oder Trichterschlauchs in eine Vene
langsam einbringen, und zwar am einfachsten perkutan unter Benutzung eines
Schaltstücks.

II. Mit nichtdefibriniertem Blut, sog. „vitale Bluttransfusion". (Vorteil:
Zufuhr von unverändertem, spez. sämtliche Blutbestandteile enthaltendem
Blut, daher wirksamer, aber umständlicher und eingreifender!) 1. Durch
Transport, d. h. durch Aufsaugen und Wiederausblasen des Blutes mittels
paraffinierter Glastube (Brown-Percy: einfach, auch möglich bei räum-
licher Trennung von Spender und Empfänger sowie bei beliebiger Lagerung,
jedenfalls erforderlich bei Infektionskrankheit. Neuerdings wird meist benutzt
der aus einem die Blutgerinnung verzögernden und die Wärme schlecht leitenden
Material hergestellte Bernstein- oder (als Ersatz) Athrombit-Apparat.
2. Durch Anastomose, d. h. durch Verbindung der Vene des Kranken mit
einer Arterie, z. B. A. radialis des Spenders: a) durch Prothese, d. h. Trans-
fusionskanüle aus Glas, evtl. mit Gummischlaucheinschaltung, welche am
besten mit Natriumcitrat gefüllt ist; b) durch Einstecken einer herauspräparierten und peripher durchtrennten Arterie des Spenders in eine mit Haltefäden angeschlungene und entfaltete Vene des Kranken (Sauerbruch);
c) durch Gefäßnaht; d) durch Einnähen einer formalinisierten Kalbsarterie
(Payr) (b, c und d kompliziert!). e) Als einfachstes und bestes (kombiniert
direkt-indirektes) Verfahren erscheint dasjenige mit dem Apparat von Oehl-

ecker, wobei zwei geriefte Glasschenkel in die Cubitalvenen des nebeneinander-
gelagerten Spenders und Empfängers eingebunden und mittels graduierter
50 ccm Spritze mit Zweiwegehahn das Blut vom Spender in den Empfänger
beliebig oft eingefüllt wird. Ähnlich ist das Verfahren von Beck. Am einfachsten
ist, namentlich in der Praxis, folgendes Verfahren: Man entnimmt dem Spender
mit Kanüle und Spritze unter Verwendung von Natriumcitrat Blut und fügt
es dem Empfänger in eine Vene ein, wobei man die Kanüle beim Spender liegen
und durch eine Hilfsperson zuhalten läßt und die Übertragung möglichst lange
wiederholt, oder man entnimmt vom Spender durch Aderlaß eine gewisse
Menge Blut in eine sterile Schale und spritzt sie mit größerer Spritze dem
Empfänger ein unter Liegenlassen der Kanüle.

Anmerkung. Aderlaß (Venaepunctio bzw. -sectio).

Indikation: Früher vielfach, jetzt a) zur Entlastung bei Zirkulationsstörung: Herz-, Lungen- und Nierenleiden, spez. Lungenentzündung oder
-ödem, Hirnapoplexie usw.; b) zur Entgiftung bei Narkose, Coma uraemicum
und diabeticum, Eklampsie, Hitzschlag, Vergiftung mit Kohlenoxyd, Karbolsäure, Nitrobenzol, Jodoform usw.; hier evtl. kombiniert mit Kochsalz-,
evtl. Blutinfusion; c) zur Anregung der Blutbildung bei Chlorose usw.

Technik: Im Liegen (sonst Gefahr des Kollapses!); nach Stauung durch
Gummibinde bzw. Stauapparat oder im Notfall durch Mullbinde, Handtuch,
Assistentenhand usw. und nach Hautdesinfektion; gewöhnlich in der Ellenbeuge
an der V. mediana, auch an der V. ceph. oder basilica, sonst an einer Vene von
Fuß- oder Handrücken, Stirn usw.; entweder mit Messer (Lanzette) oder mit
Kanüle (am besten hochglanzpoliertes Metall und kurze Spritze) und Spritze
bzw. Schlauch; cave Durchstechen der Venenhinterwand und Anstechen der
A. cub., evtl. zuvor Lokalanästhesie (ohne Suprareninzusatz); vorher Vene
zwischen Daumen und Zeigefinger fixieren und nachher Faust machen lassen;
Ablassen von $1/4$—$1/2$ (—1) l oder bis 1% Körpergewicht oder $1/10$ Gesamtblut;
nachher Abnehmen der Staubinde, Herausziehen der Kanüle, Elevation und
Druckverband.

f) Wundverband.

I. Bei aseptischen (operativen oder akzidentellen) Wunden

erfolgt trockener, aseptischer Verband, bestehend aus:

a) innerem oder Deckverband mit Mull in Form von gelegter oder besser
gekrüllter Gaze, fixiert mit Heftpflasterstreifen bzw. durchlochtem Heftpflaster
oder Elastoplast oder Mastisolgazeschleier oder Mastisolköperfleck; neuerdings
wird statt der an der Wunde haftenden Gaze auch Zellstoff mit durchlässiger
Filmlage empfohlen.

b) äußerem oder Aufsaugeverband mit Zellstoff od. dgl., zu Kompression
auch mit entfetteter Watte, fixiert mit Binde oder Tuch; bei Gliedmaßen
außerdem Schienung; zur Kompression z. B. nach Bruchoperation, evtl.
außerdem Sandsack (1, bei kleinen Kindern $1/2$ Pfd. schwer).

Bei aseptischen Operationswunden werden im allgemeinen keine Antiseptika in die Wunde gebracht; bei infizierten oder infektionsverdächtigen
Wunden wird u. U. empfohlen Jodoformpulver oder -glycerin, Rivanollösung
1⁰/₀₀, 3⁰/₀ Wasserstoffsuperoxyd u. dgl. oder auch, namentlich bei länger-
dauernden Operationen phys. Kochsalzlösung; wichtig ist exakte Blutstillung
evtl. unter Verwendung von Hämostyptika (Vivocoll, Clauden u. a.) und Naht
in Schichten; ausnahmsweise verwende man Dränage für 1—2 Tage oder
gar trockene Tamponade für kurze Zeit, meist 4—5 Tage.

Gesichtswunden, sowie Verbrennungen, Abschürfungen u. a. und Thierschsche
Transplantate können auch offen gelassen oder nur mit Dermatol, Calomel usw.
bepudert oder mit Mastisolköperstreifen oder mit Mastisolköperfleck oder mit
Silberblatt-Gazeverband versehen werden.

Wunden mit Beschmutzungsgefahr, z. B. bei kleinen Kindern oder überhaupt in der Nähe der Körperöffnungen bzw. eines Anus praeternaturalis oder einer Fistelöffnung werden auch abgeschlossen durch Bestreichen mit der Bruns- schen Airolpaste (Rp. Airol 5, Muc. Gummi arab. 10, Glycerin 10, Bolus alba q. s. ut f. pasta mollis), Dermatolzinkpaste od. dgl., evtl. auch mit Mastisol.

Verbandwechsel (streng aseptisch, mit stets frisch ausgekochten und ge- wechselten Instrumenten und mit Gummihandschuhen!) erfolgt bei Dränage nach 1—2, sonst gewöhnlich nach 8 Tagen. Ausnahmsweise ist angezeigt: Er- neuern, und zwar meist nur des äußeren Verbandes bei Durchtränkung (unter Aufstreuen eines aseptischen Puders, z. B. Dermatol), sowie bei Beschmutzung oder Verschiebung; ungesäumt hat stattzufinden völliger Verbandwechsel mit Wundrevision bei Infektion, d. h. bei fortdauerndem bzw. wieder auftretendem und „klopfendem" Schmerz, Geruch, Schwellung, Allgemeinstörung und Fieber. (Nicht bedenklich ist das nach vielen, spez. Kropfoperationen auftretende und durch Resorption von Blut, Gewebselementen und Mikroorganismen bzw. Toxinen bedingte „initiale postoperative Wundfieber" in Form des sog. „asep- tischen Fiebers", welches nicht mehr wie 2—3 (—4—5) Tage anhält und dann abfällt, meist nicht über 38,0—38,5⁰ beträgt und ohne Allgemeinerscheinungen verläuft; abzutrennen sind ferner durch entsprechende Untersuchung inter- kurrente Erkrankungen, spez. Bronchitis, Pneumonie, Pleuritis u. dgl.; im Zweifel empfiehlt sich jedoch Wundrevision!) Im Falle der Heilungsstörung ist die Naht ganz oder teilweise zu entfernen, die Wundverklebung zu lösen, evtl. zu erweitern durch Eingehen mit sterilem Instrument und Stoff- oder Röhren- dränage einzuführen; im Falle der Hämatombildung zu punktieren und evtl. aus- zuräumen mit späterer Sekundärnaht, während sonst die Wunde mit Heft- pflasterstreifen zusammengezogen wird. Auch Absaugen wird empfohlen. Nach Eröffnung von Eiterungen wird öfters der Verbandwechsel für einige Tage unter- lassen werden können („Entfieberung im 1. Verband"). Bei accidentellen Ver- letzungen ebenso wie nach ambulanten Operationen ist es ratsam, den Patienten bereits nach wenigen (2—3) Tagen wiederzubestellen und ihn aufzufordern, bei Fieber und bei Schmerz, Schwellung, Rötung usw. sofort sich vorzustellen.

Der Verbandwechsel erfolge schonend, evtl. unter Schmerzbetäubung (Pyramidonpulver oder Morphiumspritze einige Zeit vorher, nötigenfalls im Rausch); evtl. ist der Verband aufzuweichen im warmen Bad oder durch Auf- träufeln mit Wasserstoffsuperoxyd (u. U. einige Minuten vorher und öfters wiederholt); sonst ist Heftpflaster und Mastisol abzulösen mit Benzin, Äther, Öl u. dgl.

II. Bei infizierten bzw. granulierenden Wunden

kommen folgende Verbände in Frage, welche je nach der Beschaffenheit der Wunde hinsichtlich Sekretion, Granulation und Belag auszuwählen sind (ab- gesehen von schmerzstillenden und überhäutenden Sonderpräparaten):

1. Trockener a- oder antiseptischer (Jodoform-, Jod-, Vioform-, Airol-, Dermatol-, Noviform-, Yatren-, Methylviolett- usw. s. u.) Gazeverband, spez. bei frischen, nichtaseptischen Operations- und Gelegenheitswunden.

2. Pulververband, spez. bei stark sezernierenden Wunden.

α) Antiseptische Puder (zur Bekämpfung der Keimvermehrung): spez. bei genähten Operationswunden nach Fadenentfernung, ferner bei oberfläch- lichen Wunden, Verbrennungen und Erfrierungen (zur Heilung unter dem Schorf!) und bei Nekrosen (zur Mumifikation und gegen Gangrän):

Jodoform (von Mosetig-Moorhof 1880 erstmalig und weiter angewandt von Billroth u. a., auch heute noch viel von den meisten Chirurgen); ver- wandt als Jodoformpulver, -gaze, -glycerin, -öl, -paraffin, -plombe; chemisch Trijodmethan CHJ_3; Beseitigung des scharfen Geruches gelingt durch Zusatz von Coffea tosta, Tonkabohnen, Perubalsam, Terpentinöl, Eucalyptusöl u. dgl. Vorzüge: Gutes Blutstillungsmittel und Wundantisepticum (bakterizid und gewebsanregend), bei Tuberkulose anscheinend spezifisch. Nachteile: a) Jodoformekzem bzw. -erythem mit Juckreiz und Blasenbildung; evtl. übergreifend von der Wunde auf große Körpergebiete; bedingt durch Idiosynkrasie einzelner Individuen, welche zu entsprechender Mitteilung an den später behandelnden Arzt anzuhalten sind, ebenso wie der Arzt vor jeder Jodoformapplikation seinen Patienten nach evtl. Unverträglichkeit fragen soll. Therapie: Zinkpuder, -salbe oder -paste. b) Jodoformvergiftung: Infolge Idiosynkrasie oder Überdosierung (spez. beim Einstreuen von viel Puder: bei Erwachsenen im allgemeinen höchstens —25—50 g und bei Kindern —5—10 g in die Wunden, Jodoform-Glycerin in Abscesse usw.), namentlich bei frischen oder bei putriden Wunden und bei alten oder dekrepiden Leuten. Symptome (in den nächsten Tagen): Übelkeit, Erbrechen, Kopfschmerzen, Schlaflosigkeit, Unruhe bis Tobsucht, Albuminurie und Hämaturie, Durchfall, Herzschwäche. Diagnose: Jodnachweis im Harn und Blut (zu einigen Kubikzentimetern Harn a) erbsengroßes Stück Stärke, kochen, erkalten lassen, auf konzentrierte Salpetersäure schichten: blauer Ring von Jodstärke oder b) rauchende Salpetersäure zugeben und mit einigen Kubikzentimetern Chloroform ausschütteln: karminrote Färbung; ein geringer Jodgehalt des Harns beweist natürlich nicht Intoxikation; auch sind gewisse Beschwerden, z. B. Nierenreizung, auf das Glycerin zurückzuführen). Therapie: Sofortige Entfernung des Jodoforms durch Verbandwechsel mit Spülung, erneute Punktion und Auswaschung jodoformgefüllter Absceßhöhlen usw.; Laxantia und Diuretika, Kochsalzinfusion bzw. Bluttransfusion und Alkalien, z. B. Natrium bicarb. (es entsteht JNa!) oder Rp. Acid. sulfanil. 5,0, Natr. bicarb. 2,5, Aq. dest. ad 200,0 1—2 stündlich 1 Eßlöffel. Prophylaxe: Vermeidung des Jodoforms bei Idiosynkrasie (Anamnese!) Ungiftiges (gelöstes kolloidales) Jodoformersatzpräparat ist das Jodoformosol.

Ersatzmittel des Jodoforms (aber nicht so gut blutstillend und antiseptisch, spez. antituberkulös!):

1. Jodhaltige: Vioform (Jodchloroxychinolin).
   Isoform (Parajodanisol).
   Natrium sozojodolicum (Dijodparaphenolsulfosäure).
   Aristol (Dithymoldijodid).
   Novojodin (Hexamethylentetramindijodid).
   Yatren (Jodoxychinolinsulfosäure).
   Pregl-Lösung (Jodit, Jodol und Hypojodit mit etwas NaCl und NaHCO$_3$), auch fertig und haltbar als Presojod und Septojod.
   Dijozol (alkoholische Lösung des dijodierten Salzes der Phenylsulfosäure).
   Jodtinktur (Jod 7, Jodkalium 3, Weingeist 90) 5—10%.
   Lugolsche Lösung (Jod 1, Jodkalium 2 Aq. dest. ad. 100).
2. Wismuthaltige: Dermatol (Bism. subgall.).
   Airol (Wismutoxyjodidgallat).
   Xeroform (Tribromphenolwismut).
   Noviform (Tetrabrombrenzkatechinwismut).
   Anusol (Jodresorcinsulfosaures Wismut).
   Bism. subnitr.
   Bism. carbon.
3. Chlorhaltige: Chlorkalk (Calcaria chlorata) als Pulver (10%ig), Salbe (10%ig) oder Lösung (1%ig) u. a.; Mallebrin (Chlor und Sauerstoff abgebend), Natriumhypochlorit (s. u.).
4. Phenolpräparate: Carbolsäure (Acid. carbol.) und deren Lösungen (½—5, meist 2—3%ige) sowie Phenolcampher: Rp. Acid. carbol crist. puriss. 30, Camphora trit. japan. 60, Alkohol abs. 10 (Chlumsky); antibakteriell und gewebsanregend, aber weniger ätzend als Carbolsäurelösungen; empfohlen u. a. von Payr für Gelenke (s. da). Valvanol 1—10% (Chlor- Kresol-Diphenol in glycerin-alkoholischer Seifengrundlage).
5. Silberpräparate: a) Silbersalze: Höllenstein (Arg. nitric.) als Stift, Lösung (¹/₃%ig bis mehrproz.), Pulver (½—1%ig) und Salbe (1%ig);

je nach Konzentration adstringierend bis ätzend; daher u. U. zur Vermeidung der Eiweißfällung ersetzt durch

b) Silbereiweißverbindungen (Argentum proteinicum:) Protargol, Choleval u. a. als Lösung ($\frac{1}{4}$—20%ig) oder Salbe (5—10%ig).

c) Kolloidales Silber (Argentum colloidale: Crédé 1895); chemisch hergestellt: Kollargol als Lösung ($\frac{1}{2}$—2%ig) oder Salbe: Ungt. Crédé oder spez. zur intravenösen Applikation besser, weil mit feinerer Verteilung: Dispargen oder elektrisch hergestellt (auch mit feiner Verteilung, daher mit geringerer Reaktion): Elektrokollargol, Fulmargin usw.; auch zwecks Verstärkung der verhältnismäßig geringen bactericiden Wirkung kombiniert mit Farbstoffen: Methylenblau (Argochrom) oder Trypaflavin (Argoflavin) oder mit Jod (Jodkollargol oder mit Kupfer (Kupferkollargol) oder mit Urotropin (Argotropin). Silberpulver und Silbersalbe s. u. Silbermetall in aktivierter Form!

6. Farbstoffe: a) Anilinfarbstoffe, z. B. Methylenblau und vor allem Methylviolett: Rp. Pyoktanin. caerul. (Merck) als Pulver oder besser, weil weniger fleckend, als Gaze („Blaugaze": Baumann); Nachteil: Wunde und Umgebung, sowie Verbandstoff, Wäsche usw. werden intensiv gefärbt; Reinigung der Hände gelingt nur mit Säurealkohol.

b) Acridinfarbstoffe: z. B. Trypaflavin (als Pulver 5%, Salbe 2% oder Lösung $\frac{1}{2}$—2$^0/_{00}$) und Rivanol (als Pulver 2%, Salbe 1% oder Lösung $\frac{1}{2}$—1—2$^0/_{00}$ig).

7. Organische Chininpräparate (Morgenroth): bakterizid (spez. betr. grampositive Kokken: Pneumo-, Staphylo- und Streptokokken), aber nicht ideal, dazu in stärkerer Konzentration gewebsschädigend (Nekrose!); betr. Tiefenantisepsis s. da: Eukupin (Isoamylhydrocuprein) und vor allem Vuzin (Isophenylhydrocuprein; benannt nach dem französischen Ort Vouziers, wo es von Klapp im Weltkrieg zuerst angewandt wurde; aber stets frisch oder aus alkoholischer Stammlösung 1:10 unter Vermeidung von Alkali herzustellende Lösung 1:500—10000).

8. Urotropinpräparate: Urotropin (Hexamethylentetramin) 40 $^0/_0$ig 5 ccm bei Sepsis. Argotropin s. o.

Omeisan.

Calomel (Hydrarg. chlorat) als Pulver spez. für Gesichtswunden.

Yxin (ammoniakalisches Silberoxyd und Stärke nebst stärkelösendem Encym).

Silargel (kolloidale Kieselsäure mit 0,5%igem kolloidalem Chlorsilber).

Jodoform, Vioform, Airol, Dermatol, Xeroform, Yatren, Bism. subnitr. und carb., Chlorkalk, Pantosept usw. (s. o.)

Borsäure.

Albertan (Aluminiumverbindung eines Kondensationsprodukts höherer Phenole mit Formaldehyd) wirkt im wesentlichen als fein verteiltes Pulver und zugleich baktericid; auch empfohlen als reiz- und geruchloser Jodoformersatz.

Kohlensäurepuder und -stift.

Ferner die unten beschriebenen Antiseptika, u. a. die mit Sauerstoffwirkung: Wasserstoffsuperoxyd und Kaliumpermanganat, sowie viele andere.

β) Indifferente Puder (Wirkung: durch Adsorption, spez. durch Einhüllen der Bakterien und dadurch deren Unschädlichmachen sowie durch Bindung von Sekret und Geruch!), spez. bei stark eiternden oder jauchenden Wunden, Geschwüren und Geschwülsten; wegen der baldigen Erschöpfung der Adsorptionswirkung ist es notwendig, die indifferenten Puder dick aufzustreuen und oft, mindestens täglich zu erneuern: weißer Ton (Bolus alba), d. h. wasserhaltige kieselsaure Tonerde evtl. mit 1%igem Arg. nitric. oder mit 10%igem Chlorkalk oder mit 3%iger Arg. colloidale usw., auch als Bolus-Tierkohlemischung; Boluphen, d. h. Bolusphenolformaldehyd usw., Kieselsäure evtl. mit Wasserstoffsuperoxyd, Kaliumpermanganat usw. und kolloidal als Solusal; Bolusal (Bolus + Aluminiumhydroxyd)); Carbobolusal (Carbo animalis + Bolusal); Lenicet, d. h. Aluminiumacetat, evtl. mit 0,5%igem Arg. nitric. (Silberlenicet) oder 7,5%igem Perubalsam (Perulenicet) oder Adrenalin (Lenirenin); Lenicet-Bolus evtl. mit 0,5%igem Arg. nitric. oder 1%igem Phenol oder 5%igem Ichthyol oder 1%igem Jod; steriler (ausgeglühter) feiner Sand; Kohle (Carbo), spez. Tierkohle (Carbo animalis), und zwar als Tierblutkohle Merck evtl. mit 5%igem Jod, 10%igem Jodoform, Silber (Silberkohle), Trypsin („Carbencym") usw. (billiger, aber weniger gut ist Knochen- oder Pflanzenkohle); Weizenstärke (Amyl. tritic.), Rohrzucker (Saccharum alb.) als Streuzucker, evtl. mit Nafalan $\overline{aa}$; Bärlappsamen (Lykopodium) u. a.

γ) **Schmerzstillender Puder.** Anästhesin oder Cycloform usw. allein oder 5—10%ig mit Talk, Bolus usw.

δ) **Überhäutender Puder.** Pellidol(2%iger)-Bolus.

ε) **Bindegewebs- und epithelanregender Puder:** Granugen (7%iger Bolus).

3. Feuchter Verband. α) Ganzfeuchter oder feuchtabschließender Verband,

z. B. mit essigsaurer Tonerde, Alsol, Salicylsäure, Kamillentee u. dgl.; mit wasserdichtem Abschluß mittels wasserdichten Stoffs, Guttapercha u. dgl. und evtl. Wolle-(Flanell-)wickelung darüber; täglich und evtl. öfters zu erneuern; Wirkung: als „feuchtwarme Kammer" durch Hyperämie zur Aufsaugung (Resorption) oder Erweichung („Reifung") beginnender und geschlossener Entzündungen im Stadium der Infiltration, z. B. bei Lymphangitis, Phlegmone, Thrombophlebitis usw. Nachteile: Zugleich aber die Keimvermehrung begünstigend (daher nie bei frischen Wunden!) und die Haut aufquellend und evtl. macerierend (daher Schutz der umgebenden Haut durch Zinkpaste oder Salbe!); dadurch auch und wegen Schmerzstillung (z. B. bei Panaritium) das Fortschreiten der Entzündung verschleiernd; bei starken Antiseptika, spez. an Fingern und Zehen, auch Gangrän erzeugend (cave Carbolsäure und Sublimat, aber Vorsicht auch bei Alkohol, essigsaurer Tonerde u. a.!).

β) **Halbfeuchter oder feuchtabdunstender Verband** mit perforiertem oder durchlochtem wasserdichten Stoff oder mit Watte (wodurch die Verdunstung zwar verzögert, aber nicht ganz unmöglich gemacht wird). Wirkung: Infolge lange anhaltender Abdunstung stark saugend; daher zur Reinigung und Nekrosenabstoßung bei eiternden, jauchenden oder schmierig belegten Wunden, Geschwüren und Granulationen, auch vor der Thierschschen Transplantation, aber nicht bei progredienten Entzündungserscheinungen.

Phys. (0,9%ige Kochsalzlösung (Sol. Natr. chlorat.) bzw. Normosal bzw. Tutofusin u. a. Blutsalzlösungen.

Kamillentee bzw. Kamillosan: 1 Eßlöffel auf 1 l Wasser. (Gerbsäure und ätherische Öle enthaltend, daher adstringierend und gewebsanregend.)

Bleiwasser (Aqua Plumbi), d. h. Liq. Plumbi. subacet. (Bleiessig) 2%ig.

Essigsaure Tonerde (Liq. Alum. acet.) 1—2—3%ig, am besten verschrieben als Lösung mit Niederschlag (Rp. Alum. crud. 10, Plumb. acet. baseos. sol. 50, Aq. dest. ad 1000; non filtra; vor Gebrauch schütteln; davon 1 Eßlöffel auf 1 Tasse Wasser) oder (haltbar) Alsol, d. h. essigweinsaure Tonerde (Alum. aceticotartar.); beide, sowie die nächsten beiden angezeigt auch spez. bei Pyocyaneusinfektion; desgl. Ormicet d. h. ameisensaure Tonerde.

Salicylsäure (Acid. salicyl.) 1⁰/₀₀ig; spez. bei Pyocyaneusinfektion.

Borsäure (Acid. boric.) 2—3%ig., spez. bei Pyocyaneus- und als Pulver bei Aktinomycesinfektion.

Silberpräparate: a) Silbersalz: Höllenstein (Arg. nitric.) ½⁰/₀₀ig bis ¹/₃%ig; dazu Simanit (Silbermanganverbindung) und Silber aktiviert (Silbermolke u. dgl.).

b) Silbereiweißverbindung: Protargol, Choleval u. a.
c) Kolloidales Silber, hergestellt chemisch: Kollargol, Dispargen u. a. oder elektrisch: Elektrokollargol, Fulgarmin u. a., evtl. mit Methylenblau (Argochrom), Trypaflavin (Argoflavin), Jod (Jodkollargol) Kupfer (Kupferkollargol), Hexamethylentetramin (Argolaval und Argotropin) usw.

Spiritus (Alkohol) 50—96%iger evtl. mit Jod, Salicylsäure, Tannin, Resorcin usw.

Campherwein (Vinum camphorat.) Rp. Campher 1, Weingeist 1, unter Umrühren versetzt mit Gummischleim 3 und Weißwein 45; vor Gebrauch umschütteln; spez. bei schmierig belegten Unterschenkelgeschwüren.

Übermangansaures Kali (Kal. permangan.) Rp. 1 Teelöffel 1%iges auf 1 Glas Wasser oder von der Kristallmasse einige Körnchen bis zu burgunderroter Lösung; am besten warm; für infizierte Wunden spez. bei üblem Geruch, sowie für Cystitis; auch 5—10%ig zum Betupfen und Tamponieren bei Furunkel, Schweißdrüsenabsceß u. dgl.; auch für Bäder.

Wasserstoffsuperoxyd (Hydrogenium peroxydatum $= H_2O_2$, 3%ig; chemisch rein und haltbar 30%ig als Perhydrol Merck: 1—2—3%ig; fest als Pergenol, Leukozon, Ortizon, Perhydrit, Zinkperhydrol in Form von Pulver, Tabletten oder Stäbchen; blutstillend, desodorisierend, desinfizierend, spez. bei Anaërobierinfektion (Sauerstoffentwicklung!) und mechanisch reinigend (Schaumentwicklung!), daher auch zum Verbandablösen und Wundreinigen; evtl. kombiniert mit Jodkali innerlich (Pfannenstil).

Jodlösungen: Jodtinktur, Lugolsche Lösung, Dijozol, Yatren (1—5%ig), Preglsche Lösung usw.

Chlorzink (Zinc. chlorat.) 1%ig und mehr.

Chlorkalk (Calcaria chlorata) 1%ig, Chloramin (Mianin), Clorina, Presojod und Septojod (Pregl-Lösung) u. a.

Hypertonische Salz- (Natrium-, Calcium- und Magnesiumchlorid-) Lösung (1—) 5—10%ig (weniger unwirksam, mehr schädigend!); Wirkung durch Anregung des Sekretstromes infolge lymphatischer Selbstauswaschung des Gewebes („lymphlavage": Wright); angezeigt vor allem bei torpiden Wunden.

Natriumhypochlorit. (Carrel-Dakin) namentlich zu feuchten Verbänden und Dauerberieselung; Wirkung gut durch Sauerstoffzufuhr und Gewebeauswaschung, aber weder ideal noch unschädlich. Rp. Chlorkalk 200, Wasser 10 l, krist. Soda 140; schütteln, 30 Minuten stehenlassen, abheben und filtrieren, dazu bis zur Neutralisation unter Titrieren mit wässeriger Phenolphthaleinlösung: Borsäure krist. (ca. 25—40); oft (alle paar Tage) erneuern und im Dunkeln aufzubewahren, auch fertig und haltbar als Chloramin, Mianin oder Pantosept.

Sublimat: $1^0/_{00}$ig; nur ausnahmsweise bei Wunden zu Spülung (Gewebsnekrose und Eiweißfällung!).

Carbolsäure: ½—5%ig als Lösung. (s. o)

Acridinfarbstofflösungen: Trypaflavin, Rivanol u. a. und Anilinfarbstofflösungen: Methylenblau, Methylviolett u. a.

Organische Chininpräparate: Eukupin, Vuzin u. a.

4. Salben. Spez. bei granulierenden Wunden, Geschwüren und Fisteln zum Offenhalten; in Form der Reizsalben auch zur Reinigung und Überhäutung; dagegen nicht bei genähten Wunden sowie bei Wunden mit Nekrosen und Belägen.

Salbengrundlagen: 1. Schweinefett (Adeps suillus); durch Freiwerden von Fettsäuren leicht ranzig werdend. 2. Wasserfreies und wasserhaltiges Wollfett (Adeps Lanae und Lanolin); auch sich mischend mit wasserlöslichen Substanzen und nicht leicht ranzig werdend; daher vorwiegend als Medikamententräger verwandt. 3. Mineralfett: Paraffin und Vaselinum flavum bzw. album; nicht ranzig werdend („parum affine"); gut brauchbar als Hautschutz. 4. Vasenol; mit wasserlöslichen Stoffen gut sich mischend. 5. Vasogen (mit Sauerstoff imprägnierte Vaseline, welche besonders leicht in die Haut eindringt) u. a.

Salbenrezepte: α) **Indifferente Salben** (als Hautsalben, auch für die Arzthände).

Ungt. leniens (Cold Cream) aus Wachs, Walrat, Süßmandelöl und Rosenwasser.

Ungt. molle aus Vaselin und Lanolin aa oder Lanolin 60 Vaselin 30 Benzoëtinktur 10.

β) Antiseptische Salben.

Byrolin (Boroglycerinlanolin) aus Borsäure, Glycerin und Lanolin.

Borsalbe (Ungt. acid. boric.) 10%ig.

Zinksalbe (Ungt. Zinci oxyd.) 10%ig.

Salicylsalbe (Ungt. acid. salicyl.) 10%ig.

Ungt. diachylon Hebrae (Empl. Lith. + Vaseline oder Ol. Oliv. aa).

Ungt. Wilsonii (Zinc. oxyd. crud. 5,0 Vaselin, flav. ad 50,0).

Lenicetsalbe.

Vasenolsalbe.

Nafalansalbe.

Yxinsalbe.

Lyssiasalbe (Zinc. oxyd. Amyl., Vaselin flav., Nafalan, Perubalsam, Chinosol, Ichthyol, Extr. Hamamelid., Ol. Cacao, Airol, Adeps lanae).

Philoninsalbe (Gemisch).

Pechonsalbe (Gemisch mit Ichthyol).

Ilonsalbe (Gemisch äther. Öle mit Phenol).

Dextropursalbe (Traubenzucker).

Combustinsalbe (Gemisch).

Fissansalbe (kolloid. Milcheiweiß).

Varicosansalbe.

Collargolsalbe 15%ig.

Kamillosansalbe.

Camphersalbe (F. M. B.)

Chlorkalksalbe 10%ig.

Resorcin-, Schwefel-, Lenigallol- u. a. Salbe 2—5%ig.

Perubalsamsalbe 10%ig.

Ichthyol- bzw. Karwendol- bzw. Leukichthyol- bzw. Eutirsol-(letztere beide farblos) oder Thioseptsalbe 5—50, meist 10%ig.

Silbersalbe (Ungt. Crédé) aus Arg. colloid (1%ig,) Simanitsalbe (Silbermanganverbindung).

Jodoform-, Dermatol-, Yatren-, Jod-, Kupfer-, Ungt. Kal. jodat- u. a. Salbe 10%ig.

γ) Reizende und überhäutende Salben.

Königssalbe (Ungt. basilicum) aus Olivenöl 9, Wachs 3, Kolophonium 3, Talg 2 und Terpentin 2, evtl. mit Myrrhentinktur (10%ig); spez. bei Unterschenkelgeschwür. Ähnlich wirkt die Thymol-Ratanhiasalbe (1:10:100).

Quecksilbersalben z. B. graue Salbe (Ungt. Hydrargyri ciner. 30%ig), weiße Präcipitatsalbe (Hydrarg. praecip. 1,5 Vaselin. flor. 30,0) und rote Quecksilbersalbe (Ungt. Hydrargyri rubr.: Hydrarg. oxyd. 1 Vaseline 9) und 10%ige Lokopansalbe (Zinkquecksilbersalbe); spez. bei schlecht eiternden Wunden.

Billrothsche Schwarzsalbe: Rp. Arg. nitr. 1, Bals. Peruv. 10, Lanolin ad 100; spez. bei schlecht granulierenden Wunden zur Umstimmung und Überhäutung, auch nach Hämorrhoidenoperation.

Protargolsalbe 5—10%ige; spez. bei Verbrennungen und Verätzungen zur Überhäutung.

Scharlachrot- (Amidoazotoluol-) Salbe 8 %ig oder besser (reizloser und weniger intensiv färbend!) Pellidol- (Diazetylo-A.-) Salbe 2%ig, auch

Epithensalbe (Pellidol + Perubalsam + Anästhesin) oder Fissanalsalbe (Scharlachrot + Belladonna + Anästhesin (Hämorrhoidenbehandlung); spez. zur Überhäutung, aber wegen der Reizwirkung abwechselnd neben indifferenten oder milden Salben oder Multivalsalbe s. u.:
Resistan- (Phosphor-)Salbe,
Mallebrin-(Chlor-, Silber- und Sauerstoff-)Salbe.
Enzymsalben (aus Pankreassaft od. dgl.) z. B. Pankreas-dispertsalbe.

δ) Schmerzstillende Salben.

Anästhesin- bzw. Anästhesoform- (jodhaltig), Cycloform usw. Salbe 5—10%ig, z. B. nach Hämorrhoidenoperation, auch: Rp. Cocain 0,25, Menthol 0,2, Anästhesin 1,0, Lanolin 12,0 oder Rp. Anästhesin 1,5 Extr. Hamamelid. 2,0 Acid. tannic. 1,0, Vaseline 15,0, sowie Percainalsalbe (1—2% Percain mit oder ohne Menthol und Panthesinsalbe, Curtacainsalbe u. a.
Ferner: Ungt. Hebrae und Wilsonii vgl. Ekzem, Chlorkalksalbe vgl. Frostbeulen, Ungt. cinereum vgl. Syphilis usw.

5. Pasten, d. h. Salben-Pulvermischungen, spez. bei Ekzem.

Lassarsche Zinkpaste: Rp. Zinc. oxyd. 1, Amyl. 1, Vaseline 2; Dermatolzinkpaste (Lauenstein) Rp. Bism. subgall. 4,0 Zinc. oxyd. Amyl. aa 50,0 Adipis Lanae c. aq. 60,0 Ol. Lini 36,0 und Fissan-, Novalan-, Tumenolzink-, Lenigallol-, Teer-, Salicyl-, Schwefel-, Resorcin- usw. Paste 5%ig; Desitinpaste; Granugenpaste (s. u.); Novalanpaste; Brunssche Airolpaste 5%ig vgl. Wundnaht; Calotsche Paste und Becksche Wismutpaste vgl. Tuberkulose; Zellersche Paste vgl. Geschwülste.

6. Balsame, Öle usw.

Ätherische Öle z. B. Eukalyptusöl und Campheröl.

Perubalsam (Balsamum Peruvianum) oder weniger gut Perugen (synthetischer Balsam!): antiseptisch, bakterieneinhüllend und gewebsanregend, auch chemotaktisch; spez. bei frischen infizierten bzw. infektionsverdächtigen Wunden rein oder als 10%ige Salbe mit oder ohne 1%igem Höllenstein.

Wundöl Knoll (Granugenol): Gemisch verschiedener Mineralöle als Flüssigkeit, Pulver oder Paste; bindegewebsanregend; spez. für Wunden, Fisteln und Höhlen im Granulationsstadium.

Lebertran (Ol. Jecoris Aselli) evtl. mit Perubalsam (10%ig), auch als Salbe: Unguentolan oder Desitinolan oder mit Zinkoxyd und Talk als Paste: Desitinsalbe bzw. -paste; spez. bei torpiden Geschwüren (Ulcus cruris, Röntgenulcus usw.). Statt dessen auch Multival- und Iletinsalbe (Lecithin-Cholesteringemisch mit Vitamin A und D in zinkoxydhaltiger Salbengrundlage).

Paraffin liquid. evtl. mit Jodoform 5—10%ig, ätherischen Ölen usw. z. B. β-Naphthal. ros. 0,25, Ol. Eucalypti 2,0, Ol. Oliv. 5,0, Paraffin. molle 25,0, Paraffin. dur. 67,75; bei Wunden, Verbrennungen, Röntgenulcus u. dgl.

Teer: Birkenteer (Ol. Rusci), Fichtenteer (Pix liquida), Braunkohlenteer (Thiol), Steinkohlenteer (Anthrasol) und Tumenol; spez. bei Ekzem, Unterschenkelgeschwüren, Wunden usw. (hier als billiger Ersatz des Perubalsams in Form des Birkenteers).

Ichthyol bzw. Karwendol bzw. Leukichthol oder Eutirsol (entfärbt) auch Thiosept und (lebertranhaltig) Novalan, Pechon u. a. (Ammon. sulf. ichthyolic., aus bituminösem Gestein Nordtirols), auch als 5—50, meist 10%ige Salbe; spez. bei Erysipel und Erysipeloid, sowie zur Resorption von Infiltraten bei Lymphangitis, Thrombophlebitis, Phlegmone, Furunkel usw., auch bei Frostbeulen.

7. Enzympräparate als Lösung, Pulver oder Salbe.

Z. B. Salzsäurepepsinlösung nach Unna. Rp. Pepsin 1—5,0 Salzsäure, Karbolsäure äa 1,0 (oder Borsäure 4,0 + Salzsäure 0,4), Aq. dest. ad 100,0 oder Lanolin ad 50,0, sowie Präparate aus Pankreassaft (Pankreasdispert) Speichel usw., auch Incitamin.

Bei schlecht heilenden Wunden, Geschwüren, Fisteln und Höhlen, sowie als Dunstumschlag bei Narben, Keloiden, Hyperkeratosen, Kontrakturen u. dgl.

8. Plomben: Vaseline, Humanol, Paraffin, Wachs, Becksche Wismutpaste, Mosetigs Jodoformplombe: Gold und andere Edelmetalle, lebender Gewebstampon: z. B. Muskel, Fett, Haut usw.; angezeigt bei starrwandigen Höhlen und Fisteln, z. B. nach Pleuraempyem, Osteomyelitis u. dgl., falls Ausheilung durch baktericide und gewebsreizende Mittel (Jodoformglycerin, Wasserstoffsuperoxyd, Perubalsam, Granugenol, Salzsäurepepsinlösung u. dgl.) nicht gelingt.

g) Sonstige Methoden der Wundbehandlung.

1. Dauerberieselung (permanente Irrigation) mittels Irrigators; spez. bei schwer infizierten und breit offenen Wunden zur ständigen Einwirkung antiseptischer Spülflüssigkeit (Kochsalz-, Natriumhypochlorit-, Wasserstoffsuperoxyd u. dgl.) und zur Ableitung bzw. Abspülung der Wundsekrete; evtl. kombiniert mit der offenen Wundbehandlung und Saugbehandlung; Verfahren ist umständlich (Apparatur!).

2. Dauer- (permanentes bzw. prolongiertes) Bad, sog. „Wasserbett" (Hebra), spez. bei ausgedehnten infizierten und bei offenen Wunden nach Phlegmone, spez. Rumpf-, Becken- und Schenkeleiterungen, Knochen- und Gelenkeiterungen, eiternden Resektionen und Amputationen, Verbrennung, Decubitus, Tetanus, Verletzungen und Operationen an Darm- und Harnwegen, auch bei Kot- und Harnfistel. Gegenindikation: Shock, Kreislaufstörung und Lungenaffektion (spez. Bronchitis, Pneumonie, offener Pneumothorax bei Lungenverletzung oder bei Empyem usw.); Vorsicht bei Nierenleiden; cave Ertrinken, Schluckpneumonie und Mittelohreiterung (daher passende Vorrichtung und Überwachung gegen Hinabgleiten, spez. Kopfstütze!); gegen Hautmaceration empfiehlt sich Bestreichen der Haut, spez. Handflächen und Fußsohlen mit Zinkpaste, Fichtenteer od. dgl.; Wasser wird körperwarm (+ 37 bis 40° C) gehalten und immer wieder erneuert. Vorteile: Reinigung, sowie Schmerzstillung und Entfieberung.

3. Offene Wundbehandlung ist die Wundbehandlung ohne Deckverband. Geschichtliches: Bereits früher verwandt, u. a. von v. Kern, Walther, Burow; in der antiseptischen und aseptischen Ära verworfen wegen Gefahr der damals gefürchteten Luftinfektion; im Weltkrieg vor allem wegen Verbandstoffnot verwandt. Technik: Schutz der Wunde gegen Sekundärinfektion, Fliegen usw. durch Mullschleier über Drahtbügel, Zellstoff- oder Pappring usw. Voraussetzung ist entsprechende Wunderöffnung und -offenhaltung, evtl. durch Dränage, nötigenfalls von einer Gegenöffnung am tiefsten Punkt, Lagerung (evtl. Bauchlage) mit bestem Sekretabfluß und Ruhigstellung (Schiene oder Brückengipsverband, an der unteren Gliedmaße nach Braun usw.). Evtl. Kombination mit Freiluft- und Sonnenbehandlung oder mit Dauerberieselung. Wirkungen: Luftzutritt (Schädigung der Anaërobier!), Lichtbestrahlung (Schädigung der Bakterien und Anregung der Körperschutzstoffe!) und Austrocknung (Ausschwemmung schädlicher Stoffe, Anlockung der Schutzstoffe und Schädigung der Bakterien!), sowie vor allem Vermeidung von Sekretstauung und Sekretzersetzung. Vorteile: Ersparung von Schmerz und von schädlichen Bewegungen beim Verbandwechsel (wichtig spez. bei Frakturen und Infektionen!), außerdem Zeit-, Arbeit- und Verbandstoffersparnis. Nachteile: Krustenbildung mit Gefahr der Eiterverhaltung und Bakterienvermehrung, ferner gefährdeter Wundschutz gegenüber mechanischer Schädigung, Fliegen bzw. Maden usw. Indikation: Eiternde und jauchende Wunden auf der Höhe der Infektion (aber nicht im frischen oder im Heilungsstadium), spez. bei offenen Frakturen, Schußverletzungen, Gasbrand, Verbrennung und Erfrierung, Thierschschen Transplantationen, Fisteln und Wunden an Darm- und Harnwegen, Gesichtswunden, eiternden Amputationsstümpfen usw. (jedoch ist die Indikation nur eine relative, eine absolut höchstens bei Verbandstoffnot!) Gegenindikation: Frische nicht infizierte, spez. Operationswunden (Sekundärinfektion!) oder Wunden mit freiliegenden Sehnen oder Knorpeln (Austrocknung!) oder Wunden im Heilungsstadium (Verzögerung der Heilung!).

4. Freiluftbehandlung (zur Allgemeinkräftigung).

5. Strahlenbehandlung (Sonne, und zwar am besten natürliche, evtl. Höhensonne, Quarzlampe, Röntgenlicht) lokal und allgemein; vgl. Tuberkulose, aber auch bei infizierten Wunden und Eiterungen brauchbar.

6. Hyperämie.

a) Passive. 1. Staubinde (Bier) entweder in Form der Dauerstauung, wobei die Binde mehrere (bis 20) Stunden liegenbleibt oder in Form der rhythmischen oder intermittierenden Stauung, wobei dieselbe etwa alle 3—5 Minuten für 1—2 Minuten durch an- und abschwellenden Gasdruck in einer um die Gliedmaße angelegten Hohlgummimanschette mittels besonderen Apparates automatisch reguliert d. h. eingeleitet und unterbrochen wird (Thies); die Stauung soll warm, blaurot und schmerzlos sein. Technik verlangt Ausbildung und Erfahrung. Wirkung: Vor allem mechanisch ableitend bei offenen Wunden, daneben wohl auch antibakteriell und gewebsanregend (,,Hyperämie als Heilmittel'': Bier); Anwendung erfolgt prophylaktisch und therapeutisch. Indikationen: Akute und chronische Entzündungen; gonorrhoische Gelenkerkrankung und Tuberkulose s. da. **2. Saugglocke** (Bier und Klapp) als gläserner Schröpfkopf verschiedener Form mit Gummiballon oder Saugspritze, wobei das Saugen ähnlich wie bei der rhythmischen Stauung unterbrochen ausgeführt wird. Wirkung: Ähnlich wie bei Staubinde, dabei stärker ableitend, spez. mechanisch. Indikationen: Offene Abscesse, Phlegmonen, Furunkel und Karbunkel, Mastitis usw.

b) Aktive Hyperämie. 1. Heißluft als Heißluftdusche (,,Fön)'' oder als Glühlicht- oder Heißluftkasten, d. h. geräumiger, aufklappbarer, mit Packleinen überzogener Kasten aus harzfreiem Holz mit Heizquelle (Spiritus, Gas, Elektrizität), Thermometer, Zugloch, Schutzbrett und Öffnungen für das Körperglied nebst Abdichtungsmanschette; Temperatur 100—120 (80 bis 140)⁰ C; Applikationsdauer ½—1 Stunde; sämtliche brennbaren Teile des Apparates sind mit Wasserglas zu tränken (gegen Feuersgefahr!); Finger und Zehen als besonders wärmeempfindliche Glieder werden durch Asbest- oder Wasserglaswatte geschützt (gegen Verbrennung!); Wärmeregulation erfolgt durch Wahl entsprechender Stärke, Zahl und Höhenstellung der Heizquelle; Wirkung durch aktive Hyperämie teils antibakteriell teils gewebsanregend, spez. resorbierend, auch schmerzstillend. Indikationen: infizierte Wunden, Erfrierung, derbe Narben, Thrombophlebitis, Lymphadenitis, Ödeme, Elephantiasis, Myositis ossificans, Sehnenscheiden- und Gelenkentzündung akuter oder chronischer Art, Arthritis deformans, Gelenkversteifung, Rheumatismus, Neuralgie usw. Gegenindikation: Gefühlsstörung bei Syringomyelie od. dgl.

2. Heiße Bäder (Wasser-, physiologische Kochsalzlösung, Kamillen-, Salz-, Seifen-, Kleien-, Moor-, Wasserstoffsuperoxyd-, Kaliumpermanganat-, Chlorkalkbäder, Chinosol usw.), sowie Thermal-, Sol-, Schwefel-, Moor-, Sand- usw. Bäder; Güsse; Packungen mit Leinsamen, Hafergrütze, Kartoffelbrei, Senfmehl, Antiphlogistine, Fango, Moor usw.

7. Medikomechanische Nachbehandlung zur Behandlung evtl. zurückbleibender Narbenschrumpfung, Weichteilschwellung, Muskelschwäche, Gelenkversteifung usw.

a) Bäder, Heißluft, Diathermie, Lichtbestrahlung usw. (s. o.).

b) Massage.

c) Elektrizität.

d) Bewegungsübungen aktiv, passiv und an Apparaten, außerdem bei
Narbenschrumpfung: Fibrolysin- und Cholininjektionen (Fibrolysin ist eine lösl. Verbindung des Thiosinamin [Allylthioharnstoff]; steril
in Ampullen zu 2, 3 ccm zu Injektionen oder als Pflaster; elektiv wirksam auf
Narbengewebe, und zwar auflockernd, daher z. B. bei Verletzungs-, Ver-
brennungs- und Operationsnarben, Keloid, Röntgendermatitis, Gelenkver-
steifung, Tendovaginitis crepitans, Myositis ossificans, Dupuytrenscher
Kontraktur, Kehlkopf-, Trachea-, Ösophagus-, Magen-Darmstenosen,
Adhäsionen, Mastdarm- und Harnröhrenstriktur usw.; bisweilen treten Neben-
wirkungen [Anaphylaxie durch Austreten albuminoider Stoffe aus dem
Kollagen?] auf; außerdem Vorsicht bei infektiösen Prozessen und Gefäßnarben!).
Daneben Wärme, Massage, Resorbentia örtlich (Salzsäurepepsinmischung,
Ichthyol u. dgl.) und allgemein (Jod u. dgl.). Evtl. Operationen (Narben-
lösung und -exzision, Plastik usw.). Bei chronischem Ödem: Suspension
und elastische Kompression, evtl. Jodkalium. Bei Gelenkversteifung:
Freilassen der Finger usw., passende Gelenkstellung (z. B. Schulterabduktion!),
Stellungswechsel der Gelenke im Verband, zeitiges Fortlassen immobilisierender
Verbände, redressierende Schienen usw., vgl. auch Nachbehandlung der
Frakturen!

Anmerkung 1. Plastik.

Plastik ist Deckung bzw. Ersatz von Gewebsdefekten mittels Operation:
sog. ,,plastische Operation", z. B. zur Beseitigung eines kosmetischen (Nase usw.)
oder funktionellen Ausfalls (Hasenscharte und Wolfsrachen, Sehne, Muskel,
Nerv, Knochen, Gelenk, Fingerglied usw.); besonders häufig ist Ersatz gegeben
zum Ausgleich von Körperschäden, spez. Defekten nach Trauma, Entzündung,
Geschwulst oder Mißbildung (,,Wiederherstellungschirurgie").

Geschichtliches: Die Plastik war von jeher verbunden mit dem Nasen-
ersatz. Schon die alten Inder 1000 vor Christi Geburt ersetzten die bei Kriegsgefangenen oder Verbrechern abgeschnittenen Nasen durch einen gestielten
Hautlappen von Wange oder Stirn. Celsus übte die Hautplastik mittels
Verlängerungs- und Entspannungsschnitten. Die Hasenscharteoperation
findet sich schon bei Galen. Im Mittelalter trat an die Stelle der indischen
die italienische Methode des Nasenersatzes durch einen gestielten Hautlappen
vom Oberarm (Tagliocozzi 1597). Weiter ausgestaltet wurde die Gesichts-,
spez. Nasenplastik neuerlich von Graefe, Dieffenbach und Langenbeck
unter Verwendung frischer (statt granulierender) Hautlappen: sog. deutsche
Methode. Neben Hautlappen verwandte man jetzt auch zusammengesetzte
Lappen aus Haut und Schleimhaut zur Lippenplastik, aus Knorpel und Haut
zur Lid- und Nasenflügelplastik, aus Schleimhaut und Periost zur Gaumenplastik: Gaumenspaltenoperation nach Langenbeck 1861. Franz König 1896
benutzte zur Nasenbildung einen Haut-Periost-Knochenlappen der Stirn.
Einen weiteren Fortschritt bedeutete die Nasenbildung aus der Armhaut,
unter welche man vorher eine Knochenspange verpflanzt hatte. Schließlich
ist die osteoplastische Operation zu nennen, welche der bleibenden oder vorübergehenden Verlagerung eines Weichteil-Knochen-Abschnitts dient. Neuerdings
brachte Lexer einen wesentlichen Ausbau der Plastik, spez. Gesichtsplastik,
u. a. den Ersatz auch großer und behaarter Gesichtsteile.

I. Hautlappen, z. B. bei blutigen (Quetsch-, Riß-, Biß-, Schuß- u. a.)
Verletzungen, Defekt nach Geschwulstexstirpation, Defekt oder Kontraktur
nach Verbrennung oder Erfrierung, Gangrän, entzündlichen (tuberkulösen,
syphilitischen usw.) Geschwüren oder Fisteln, Ulcus varicosum, Dupuytrenscher Kontraktur, Syndaktylie usw.

Als Verfahren der Hautplastik kommen in Betracht entweder die gestielte
Plastik durch Bildung gestielter Lappen oder die freie Plastik durch
Verpflanzung (vgl. Transplantation); die Bildung gestielter Haut-
lappen kann erfolgen als:

A. Bildung gestielter Hautlappen **aus der Nachbarschaft** (technisch einfach ausführbar, aber naturgemäß beschränkt!), und zwar:

a) Anfrischung bzw. kreisförmige Umschneidung, sog. Zirkumcision nach Nußbaum (nur bei kleinem Defekt), evtl. mit Unterminierung der Wundränder durch halbscharfe und halbstumpfe Ablösung der Haut im Unterhautzellgewebe und mit Verziehen der mobilisierten Wundränder: sog. einfache Verschiebung Glissement (anwendbar auch bei großem Defekt, z. B. nach Mammaamputation).

b) Hilfsschnitte, α) teils in Form paralleler Entspannungsschnitte, β) teils in Form in der Verlängerung oder in anderer Richtung fortgeführter Wundrandschnitte mit nachfolgender Ablösung und Verschiebung des gebildeten Hautlappens (bereits von Celsus angewandt, später bei Gesichts-, spez. Lidplastik ausgearbeitet von Dieffenbach u. a.).

c) Bildung eines gestielten Hautlappens aus der Nachbarschaft mit Einschieben, Eindrehen oder Einklappen desselben in den Defekt (Lappenmethode oder sog. indische Methode):

I. Mit seitlichem Einschieben des Lappens:

1. Eines einfach gestielten Lappens, z. B. zur Augenlidbildung (Blepharoplastik) nach Dieffenbach, wobei der eine Rand des Defektes eine Seite des neuen viereckigen Lappens, zwei neue Schnitte zwei weitere Seiten und eine stehenbleibende Basis die letzte Seite bildet, der Lappen von der Unterlage abgelöst und schließlich in den Defekt geschoben wird.

2. Eines doppelt gestielten oder sog. brückenförmigen Lappens, z. B. aus dem Kinngegend zur Lippenbildung (Visierplastik nach Morgan), aus dem Unterschenkel zur Fersen- oder Fußstumpfdeckung (Steigbügelplastik nach Samter), aus der Gliedkontinuität zur Stumpfdeckung von schlecht geheilten Amputationsstümpfen und aus der Fingerbeugeseite (Klapp) zur Deckung der quer abgetrennten Fingerkuppe, während bei schräg abgetrennter ein seitlicher, einfach gestielter Lappen eingedreht wird (s. u., vgl. II).

II. Mit Eindrehen des Lappens um den gemeinsamen Stiel, z. B. aus der Gesichts- (Stirn- usw.) Haut zur Nasenplastik (bereits von den alten Indern bei den mit Nasenabschneidung Bestraften angewandt, später ausgebildet von Gräfe, Dieffenbach, Langenbeck u. a., neuerdings als Haut-Periost-Knochenlappen zugleich mit Periost und vorderer Corticalis des Stirnbeins, s. u.); ferner aus der Gliedkontinuität zur Stumpfdeckung bei schlecht geheiltem Amputationsstumpf, aus der Fingerbeugeseite bei schräger Abtrennung der Fingerkuppe und aus der evtl. übrigbleibenden Haut bei verstümmelnden Fingerverletzungen. Hierher gehört auch die sog. „Riemenplastik" zur schnelleren Überhäutung großer Wundflächen, wobei von einer oder beiden Seiten gestielte Lappen gebildet, quer bis schräg über die Wundfläche hinübergezogen und am anderen Wundrand eingenäht werden, nachdem die Granulationen entsprechend der Breite der Lappen grabenförmig ausgeschnitten sind.

III. Mit Umklappen des Lappens, z. B. zum Ersatz der Schleimhaut bei Defekt von Nase, Wange, Lippe, Speiseröhre, Magen-Darm und Blase (Ectopia vesicae):

1. durch türflügelförmiges Hineinklappen eines Lappens in den Defekt, wobei die nach innen gewandte Haut den Schleimhautersatz bildet und die nach außen gewandte Wundfläche durch sonstige Plastik oder durch freie Hauttransplantation nach Thiersch gedeckt wird, oder

2. durch sog. „gedoppelten Lappen", wobei derselbe so groß gewählt wird, daß er gedoppelt, d. h. sein Ende nochmals umgeschlagen und an der Basis vernäht werden kann.

B. Bildung gestielter Lappen von **entfernten Körperstellen, sog. Stiellappenplastik oder einfache Fernplastik, auch italienische bzw. deutsche Methode** (umständlicher, aber ergiebiger als A!). Indikationen: An Stellen, wo spontane Überhäutung und Thiersch sche Epitheltransplantation ungenügend (Haut straff, ungepolstert, unverschieblich, schrumpfend, verletzbar und empfindlich) und gestielter Lappen nicht angängig; also z. B. am Gesicht, spez. Nase (vom Oberarm), Hand und Finger (von Brust oder Bauch, bei Mädchen auch vom Rücken, Gesäß oder Oberschenkel, bei Männern auch vom Scrotum), unterer Extremität (von der anderen) usw.

Historisches: Früher erfolgte die Fernplastik in Form granulierender Hautlappen, welche einige Zeit vor der Einnähung von der Unterlage abgelöst und durch Einlegen von Verbandstoff zum Granulieren ihrer Wundfläche gebracht waren, wodurch sie blutreich, weniger leicht einrollend und schlecht infizierbar werden sollten: sog. italienische Methode, z. B. als Rhinoplastik nach Tagliacozza 1597 mit der Bildung der Nase aus einem granulierenden Lappen vom Oberarm; jetzt gebraucht man gewöhnlich frische Hautlappen: sog. deutsche Methode nach v. Graefe.

Technik: a) In der 1. Sitzung: Umschneiden eines dem Defekt entsprechenden Hautlappens aus einem entfernten Körperteil bis auf genügenden ernährenden Stiel (Basis) und Einnähen der freien Ränder in den Defekt; b) in der 2. Sitzung: nach 8—10—14 und mehr Tagen, nachdem organische Vereinigung seiner freien Ränder und wunden Fläche mit den angefrischten Rändern und· mit der Fläche des ihn aufnehmenden Defektes erfolgt ist, völlige Abtrennung des Lappens vom Mutterboden und restliches Einnähen in den Defekt, evtl. (spez. bei Brückenlappen) in mehreren Akten und nach Prüfung der neugebildeten Gefäßversorgung durch Probeabklemmung mit federnder Darmklemme, Fingerdruck u. dgl., sowie Skalpellritzer.

Formen: a) Bildung eines **einfach** gestielten Lappens, wobei eine Seite (Stiel oder Basis) mit dem Mutterboden in Zusammenhang bleibt (im allgemeinen mobiler, aber weniger sicher ernährt und weniger sicher fixierbar).

b) Bildung eines **doppelt** gestielten Lappens, wobei zwei, gewöhnlich parallele Hautschnitte gesetzt und die dazwischen gelegene Hautpartie unterminiert, dann der den Hautersatz empfangende Körperteil unter den abgehobenen Hautlappen wie unter eine Brücke oder in einen Muff eingeschoben wird: sog. ,,Brücken- oder Muffplastik'' (weniger mobil, aber sicherer ernährt und sicherer fixierbar, auch ergiebiger, namentlich bei Verlängerung der erst angelegten Hautschnitte oder bei Anschließung gestielter Hautlappen).

c) **Bildung von Hautlappen, deren Stiele über erhaltene Hautstrecken gelagert** und nach der Einheilung abgetrennt werden, z. B. am Gesicht aus der Halshaut und am Gaumen aus der Wangenhaut.

d) Bisweilen spez. für Fälle, wo der entfernt gelegene Körperteil dem Defekt nicht sogleich genähert werden kann, als ,,**Wanderlappenfernplastik'',** wobei die einfache Fernplastik zweimal wiederholt, d. h. zunächst das freie Ende des gebildeten Hautlappens in einem dem Defekt näher gelegenen Teil eingeheilt, dann der Stiel an der Ursprungsstelle durchtrennt und in die endgültige Stelle, d. h. Defekt, eingenäht und schließlich das erstgenannte freie Ende, welches mittlerweile den ernährenden Stiel darstellte, abgetrennt wird (Vorgehen nach Art des Wanderns einer Spannerraupe).

Grundregeln der Plastik: 1. Strengste Asepsis (cave differente Antiseptika, daher mehrmals Alkohol und auch ev. Dijozol, aber keine Jodtinktur; möglichste Asepsis des Operateurs und des Operationsfeldes; Defekt muß gereinigt und angefrischt, evtl. vernarbt sein); 2. sorgfältigste Blutstillung; 3. Berücksichtigung der Ernährungsverhältnisse (Schnittführung an der Haut entsprechend dem Gefäßverlauf, Knochen unter Mitnahme des Periosts usw.; außerdem rasche und schonende Loslösung und Einnähung). Für Hautlappenbildung gilt außerdem: Größe und Form des benötigten Hautlappens ist vorher abzumessen mit dem Finger oder besser mit sterilisierbarem Modell (Billroth-Battist-, Stanniol- oder Gazestück); Größe sei reichlich namentlich an der mit Muskeleinlage versehenen Hals- und Hodensackhaut, stets um ein Teil (mindestens $\frac{1}{4}$—$\frac{1}{3}$—$\frac{1}{2}$) größer als der Defekt (wegen Schrumpfung!) und Ernährung gesichert (wegen

Gangrängefahr!), deshalb Lappen nicht zu schmal und nicht zu lang, außerdem abgerundet (cave spitze Zipfel!), schließlich genügend und gleichmäßig dick mit der die ernährenden Gefäße enthaltenden Subcutanschicht, spez. am Stiel; Stiel genügend breit (um so breiter, je länger der Lappen ist, im allgemeinen nicht schmäler als die Hälfte der größten Lappenbreite und -länge), die wichtigsten Gefäße und Nerven enthaltend und nicht zu stark gespannt oder gedreht (Lappen darf dabei nicht weiß aussehen!). Vermeide Abknickung, Drehung und Spannung! Einnähung sei exakt, aber die Naht nicht zu dicht, nicht zu weitgreifend und nicht zu stark geschnürt. Defektdeckung erfolgt am besten primär durch Naht oder Plastik oder Thierschsche Transplantation. Verband sei ausfüllend bis leicht andrückend, aber weich gepolstert und nicht komprimierend, ferner antiseptisch (Jodoform bzw. Dermatol, Yatren usw.) und genügend oft gewechselt, evtl. mit Lüften oder Öffnen eiternder Nähte, schließlich immobilisierend (Heftpflaster, Schusterspan-Stärkebinde, Gips- o. a. Schiene, zirkulärer Gipsverband). Gegen Anämie des Hautlappens empfiehlt sich Wärme, Heißluftdusche, Glühbirne, Höhensonne usw.; gegen Hyperämie Sticheln oder Einschneiden in der Längsachse des Lappens mit anschließendem Saugen. Bei Schmerzen gebe man Aspirin, Pyramidon, Morphium usw. Evtl. medikomechanische Nachbehandlung, sowie korrigierende Nachoperationen: Fingerenthülsung, Narbenexcision, Ausschneiden zu massigen Polsters, Lappenverschiebung usw. Man beachte evtl. Behaarung; jedenfalls darf behaarte Haut nicht zum Schleimhautersatz in der Mundhöhle oder gar am Augenbindehautsack verwandt werden. Freie Hautverpflanzung vgl. Transplantation!

II. Zusammengesetzte Lappen, z. B. Schleimhaut und Haut zur Lidplastik, Knorpel und Haut vom Ohr zur Nasenflügel- oder Lidplastik, Schleimhaut und Periost vom harten Gaumen zur Gaumenplastik, Hautperiost-Knochenlappen von Stirn oder Arm zur Nasen- oder Schädelplastik, Hautperiost-Knochenlappen von Brust- oder Schlüsselbein oder Weichteil-Knorpellappen von Schildknorpel zur Luftröhrenplastik usw.

Hierher gehören auch die sog. osteoplastischen Operationen mit Auslösung eines Knochenabschnittes samt Weichteilen bzw. Haut: teils zur vorübergehenden Verlagerung als Voroperation bei der osteoplastischen Schädel-, Oberkiefer-, äußerer Orbitalwandresektion usw., teils zur bleibenden Verlagerung auf Knochenfragmente bei Resektion und Amputation (z. B. Pirogoffs osteoplastische Exartikulation des Fußes mit Aufsetzen des Fersenrestes auf die Sägefläche der Unterschenkelknochen, Grittis osteoplastische Amputation des Oberschenkels mit Aufsetzen der angefrischten Patella auf die Sägefläche des Oberschenkels, Biers osteoplastische Unterschenkelamputation mit Aufsetzen einer um ihren Perioststiel gedrehten Knochenspange auf die Sägefläche des Schienbeins).

Anmerkung 2. Transplantation.

Freie Plastik oder Gewebsverpflanzung (Transplantation) ist die Einheilung eines von einer anderen Körperstelle desselben oder eines anderen Individuums frei entnommenen Teils zwecks Defektersatzes.

Geschichtliches: Die freie Plastik oder Transplantation ist eine Errungenschaft der neueren Zeit. Bei der Hauttransplantation unterscheidet man Epidermis- und Cutisverpflanzung. Epidermis verpflanzte zuerst Reverdin 1869 mit Schere und Pinzette, dann Thiersch 1874 mit Rasiermesser; neuere Verfahren stammen von v. Mangoldt, Braun und Pels-Leusden. Die Cutistransplantation knüpft sich an Wolfe 1876, Esmarch 1885 und Krause 1893. Schleimhaut verpflanzte Czerny 1871 frei auf die Augenbindehaut, Fett Lexer, Fascie Kirschner, ganze Gelenke Lexer. Auch Knochen und Knorpel wurden verpflanzt, während Muskeln und Nerven, sowie Organe bzw. Organteile nicht mit dauerndem Erfolg transplantiert werden können.

Formen (angeordnet nach der steigenden Sicherheit des Erfolges):
1. Alloplastik: Verpflanzung von totem Material; ausnahmsweise, falls 4 nicht anwendbar.

2. Heteroplastik: Verpflanzung von fremder Tierart (d. h. beim Menschen vom Tier); ohne praktischen Erfolg.

3. Homo- oder Homoioplastik: Verpflanzung von der gleichen Tierart (d. h. beim Menschen vom Menschen; am schlechtesten von fremdrassigem, am besten von blutsverwandtem); unsicher, am ehesten anwendbar für Bindegewebe, spez. Knochenhaut.

4. Autoplastik: Verpflanzung von demselben Individuum; geschieht die Einpflanzung wiederum an der Entnahmestelle, so spricht man von Reimplantation oder Replantation; bestes Verfahren.

Grundregeln vgl. Plastik, spez. exakte Blutstillung, schonende Behandlung des Transplantats, schnelles Vorgehen usw.; außerdem ist Keimfreiheit, bei Homoplastik auch Syphilisfreiheit (Wassermannsche Reaktion!) zu fordern.

a) Haut.

α) Epidermis (Reverdin 1869, Thiersch 1886). Nachteile: die neue Haut ist straff, schrumpfend, ungepolstert, ungeschmeidig, verletzbar und empfindlich. Indikation und Gegenindikation: Hautdefekte nach Operation, Trauma, Geschwür, Verbrennung, Narbenexzision usw., spez. Skalpierung, Unterschenkelgeschwür usw.; dagegen nicht Defekte an Gesicht, Hand und Fingern, Fuß und Zehen, Schienbeinvorderfläche, Gelenkbeugen, spez. Achselhöhle usw. Technik: Narkose oder (zwecks Mithilfe des Patienten z. B. bei Notwendigkeit verschiedener Lagerung) Leitungsanästhesie (N. cut. fem. lat.!) bzw. Umspritzung, aber nicht Infiltrationsanästhesie. Defekt muß frisch oder, wenn granulierend, doch gereinigt und bluttrocken sein; die Granulationen sind dazu vorher mit essigsaurer Tonerde, $1^0/_{00}$iger Salicylsäure u. dgl. und komprimierend zu verbinden, nötigenfalls unmittelbar vorher mit dem scharfen Löffel oder besser mit dem flach geführten Skalpell abzutragen und die Blutung durch heiße Kochsalzlösung mit Adrenalinzusatz und Kompression für einige Minuten zu stillen. Entnahmestellen: Oberschenkel, Oberarm usw. Spender: gewöhnlich Patient selbst, auch ausnahmsweise Blutsverwandte (Eltern oder Geschwister) oder Angehörige der gleichen Blutgruppe (auch hierbei erfolgt keine völlige Anheilung, vorher aber Bildung längerdauernder Epidermisinseln!); dagegen nicht andere Menschen, amputierte Glieder oder frische Leichen. Vorbereitung der Entnahmestelle erfolgt nur durch Rasieren und Abspülen mit physiologischer steriler Kochsalzlösung, höchstens durch Desinfektion mit Äther und Alkohol und Nachspülen mit physiologischer steriler Kochsalzlösung; aber ohne Jodtinktur. Anspannen durch den Kleinfingerrand zweier Hände oder durch zwei flach aufgelegte Kornzangen. Abtragen der Epidermis früher nach Reverdin mit Pinzette und gebogener Schere in Form der „Greffes epidermiques", jetzt nach Thiersch mit langem, breitem, schwerem und flachgeschliffenem, mit Kochsalzlösung befeuchtetem Rasiermesser evtl. mit feststehendem Metallgriff, auch mit dem Transplantationsmesser nach Schepelmann (ähnlich wie bei Mikrotom kann mittels Mikrometerschrauben die Streifendicke genau bemessen werden) in sägenden Zügen; v. Mangoldt empfiehlt auch, spez. für schwer zugängliche Knochen- und Granulationshöhlen sowie für ausgedehnte Flächen Abschaben der Epidermis mit dem senkrecht aufgesetzten Rasiermesser in Form von Epithelbrei: sog. „Epithelaussaat"; für nicht gereinigte, ja selbst für schmierige oder jauchende Wunden empfiehlt Pels-Leusden Schabebrei von Deckepithel durch eine besondere Spritze mit durch Schraubengewinde getriebenem Stempel und mit anschraubbarer weiter Kanüle in die Granulationen einzuspritzen und Braun in linsengroße Stückchen zerschnittene Thiersch-Läppchen in mit feinem Skalpell angelegte Löcher der Granulationen mittels einer Pinzette schräg einzustecken. Für bestimmte Stellen z. B. Fingerdefekte, wo widerstandsfähige Haut erwünscht ist, kann man etwas dickere Hautlappen, sonst wie nach Thiersch bilden). Ausbreiten der Epidermislappen auf Spateln aus vernickeltem Blech (ähnlich wie das mikroskopischer Schnitte auf dem Objektträger). Auflegen und Ausbreiten der entfalteten Epidermisläppchen mittels Knopfsonden auf dem vorbereiteten bluttrockenen Defekt (evtl. Ränder 1—2 cm überstehen lassen; evtl. Einschneiden von Fenstern mit der spitzen Schere, spez. bei dicken Lappen und bei nicht ganz gereinigtem oder bluttrockenem Defekt; leichtes Andrücken an die Unterlage mit trockenem Gazebausch; evtl. Annähen an Grund und Rand mit feinster Naht; wichtig ist sorgfältiges Ausbreiten und Anlegen der Epidermisläppchen; cave Auflegen mit der Außenseite!). Verband trocken mit glattgelegter Gaze über Protektivsilk, Guttapercha, Cellophan, Stanniol, Blattsilber usw. (am besten perforiert oder in gitterförmig gelegten Streifen) oder offene Wundbehandlung (?). Ruhigstellung, evtl. mit Schiene. Verbandwechsel nach 3—5—8 Tagen. An der Entnahmestelle trockener Verband für 8—14 Tage. Nach 14 Tagen kann die Entnahmestelle wiederum für Transplantation benutzbar sein; sie ist anfangs gerötet, später oft noch lange erkennbar. Die transplantierte Epidermis ist anfangs blaurötlich und eingesunken, später blaß und flach, evtl. keloidartig gewulstet; im übrigen vgl. Nachteile!

β) **Cutis** (Wolfe 1875, Esmarch 1885, Krause 1893). Vor- und Nachteile: zwar kosmetisch und funktionell der Epidermistransplantation überlegen, aber unsicher im Gelingen, am sichersten noch bei frischen Operationswunden sowie an gut ernährten Stellen z. B. Gesicht (hier aber nicht durchaus geeignet wegen späteren Eintritts stärkerer Pigmentierung!). Indikationen: Hautdefekte an Gesicht (Nase, Ohr, Wange, Schläfe, Lid) und Hals, sowie Gelenkbeugen, Ferse, Hand und Fingern, z. B. bei Syndaktylie, Dupuytrenscher Kontraktur, Verbrennung, Defekt; evtl. gelingt das Aufsetzen einer ganzen Finger- oder Zehenkuppe von einem anderen (frisch amputierten) Finger auf Finger, Nase, Ohr usw. Technik: Voraussetzung des Gelingens ist Beachtung der Grundregeln der Plastik, spez. aseptisches, schonendes, trockenes und schnelles Operieren! Entnahmestellen: Oberschenkel, Oberarm, Rücken usw., für Lid auch Präputium. Spender: Patient selbst (Autoplastik). Entnahmelappen sei: 1. am besten spindelförmig (zwecks leichten Verschlusses; Verschluß erfolgt durch primäre Naht nach Unterminieren der Wundränder, sonst Deckung durch Thierschsche Epidermisläppchen); 2. um ein gut Teil ($^1/_3$) größer als der Defekt (wegen Schrumpfung!); 3. ohne oder (bei starker Schrumpfungsneigung) mit dünner Fettschicht (sonst ist letztere nachträglich mit gebogener Schere von der Innenfläche abzutragen). Man vermeide scharfe Antiseptika. Leichtes Aufdrücken, evtl. Naht. Trockener a- oder antiseptischer Verband. Verbandwechsel nach 8 Tagen. Anheilung braucht 3—5 Wochen; dabei gehen anscheinend die oberflächlichen Epidermislagen, vielleicht auch tiefere Teile zugrunde, werden aber von Resten der tieferen Schicht wieder ersetzt. Hierher gehört auch die Übertragung einer Zehenkuppe auf den Fingerstumpf (Nicoladoni).

Cutanes und subcutanes Bindegewebe der Haut nach Abtragen der Epidermisschicht kann man benutzen zum Ersatz von Bändern u. dgl. (z. B. Cutislappen vom Quadriceps zum Gastrocnemius bei Schlotterknie) sowie zum Bruchpfortenverschluß oder zur Deckung von Bauchnarbenbruch (Rehn jun.).

b) Schleimhaut (Czerny-Wölfler). Ähnlich wie Cutis, am besten autoplastisch, z. B. aus Lippe oder Wange bei Bindehaut-, Lid-, Wangen-, Harnröhrendefekt (der Schleimhautlappen muß wegen Retraktionsneigung recht reichlich, und zwar etwa doppelt so groß gewählt werden als der Defekt; Haut ist weniger geeignet zum Schleimhautersatz, aber auch manchmal genügend); ferner aus dem seines Serosaüberzuges entkleideten Wurmfortsatz als Harnröhrenersatz (?).

c) Knochen.

Pathologische Anatomie: Nicht nur, wie man früher annahm, toter oder artfremder, sondern jeglicher frei transplantierter Knochen verfällt der

Resorption und wird günstigenfalls von der ossifikationsfähigen Umgebung substituiert, wobei der alte Knochen gleichsam nur als Stütze und Leitung sowie Reiz dient, dagegen die Regeneration wohl vor allem vom ortsständigen Gewebe, spez. Mark erfolgt. Jedoch ist — wenigstens bei Auto- und Homoplastik — evtl. mitverpflanztes, spez. gestieltes Periost sowie Knochenmark wertvoll, indem es einige Zeit leben bleibt und dabei seine knochenneubildende Fähigkeit behält, wobei sich das von dem mitverpflanzten Mark und Periost neugebildete Knochengewebe dem absterbenden überpflanzten Knochen in inniger (organischer) Verbindung anlegt und schließlich auch die Form des alten Knochens wieder bildet. Die Homoplastik ist angängig und der Autoplastik nicht wesentlich unterlegen. Daher empfiehlt sich Verwendung von lebendem auto- oder im Notfall homoplastischem Knochen (als dem toten oder artfremden überlegen!) und Mitverpflanzung, evtl., z. B. bei Pseudarthrose, auch Alleinverpflanzung des Periosts (als knochenbildend!). M a t e r i a l : Am besten l e b e n d e r Knochen vom P a t i e n t e n s e l b s t (Autoplastik) oder doch von a n d e r e m M e n s c h e n (Homoplastik) n e b s t Periost und K n o c h e n m a r k , nur ausnahmsweise t o t e r Knochen von amputierten Gliedern oder von frischen Leichen (ausgekocht!), sowie t o t e s M a t e r i a l (Alloplastik, s. u.). E n t n a h m e s t e l l e für lebenden autoplastischen Knochen sind u. a. vordere Tibiakante, Darmbeinkamm, Schulterblattmitte (Rahmen mit Muskelansätzen bleibt!), Radius, Ulna, Fibula, Rippe, benachbarte Mittelfuß- und -hand-, sowie Unterarm- und Unterschenkelknochen; an Nase, Kehlkopf und Luftröhre auch Rippe oder Rippenknorpel; an Schädel auch benachbarte periostbedeckte Corticalis ,,Schällappen" oder reimplantierte Bruch- oder Trepanationsstücke. I n d i k a t i o n : Deckung von Schädel-, Nasen- u. a. Defekten, Vereinigung bzw. Defekt bei Frakturen und Pseudarthrosen, Arthrodese, H e n l e - A l b e e sche Operation usw. Am besten ist Autoplastik, weniger gut Homo- oder Heteroplastik.

d) Knorpel (am besten mit Perichondrium, welches hier hinsichtlich der Regeneration dieselbe Rolle spielt wie das Periost für den Knochen), z. B. Ohr- oder Rippenknorpel als Nasenflügel- oder Lidersatz; brauchbar ist hier die Homo- und die Autoplastik.

e) Gelenke bzw. Gelenkteile (L e x e r) (am besten von frischamputierten Gliedern bei schwerer Verletzung, Lähmung oder arteriosklerotischer Gangrän, vielleicht auch von frischen Leichen) unsicher!

f) Fett (z. B. von Bauch, Oberschenkel, Gesäß usw.) zur Umhüllung von Sehnen- und Nervennähten, namentlich im Anschluß an Neurolyse, als Interpositum bei Gelenkmobilisation, als Füllsel bei Enucleatio bulbi, zur Ausfüllung von Höhlen bei Empyem und Osteomyelitis (Erfolg hier aber fraglich wegen gestörter Asepsis), zur Defektdeckung an Dura, Peritoneum, Pleura, Perikard usw. zur Beseitigung subcutaner Defekte an Gesicht, Mamma, Hoden usw., u. a. auch bei Hemiatrophia facialis, schließlich zur Blutstillung als ,,lebender Tampon". Autoplastik kommt hier wohl allein in Frage. Bei der gerade im Fettgewebe leicht eintretenden Infektion droht Ausstoßung, so daß man bei Wundstörung baldige Entfernung erwägen muß; auch kommen cystische und narbige Veränderungen des transplantierten Fettes vor, was bei der Verwendung am Hirn zu beachten ist.

g) Fascie (nach K i r s c h n e r). Vorteile: Leichte und ausgiebige Beschaffung von autoplastischem Material, dabei große Festigkeit, Schrumpfungswiderstand, Adaptionsmöglichkeit und Einheilungstendenz. E n t n a h m e s t e l l e u n d - t e c h n i k : Fascia lata am Oberschenkel außen, ausnahmsweise Operationsstelle; zur Entnahme Längsschnitt am Oberschenkel außen, Ausschneiden eines entsprechenden Fascienstücks, Blutstillung, bei kleinerem Defekt Naht der Fascie, sonst Hautnaht. I n d i k a t i o n : Einhüllung unsicherer Nähte (z. B. an Gefäßen und Sehnen; dagegen ist die Umhüllung gelöster oder genähter Nerven nicht ratsam wegen Gefahr der Kompression infolge Schrumpfung der Fascie), Ersatz von Sehnen (Finger-, Quadriceps-, Achilles-, Peroneussehnen

usw.). Muskeln (bei Muskelruptur, z. B. am M. biceps brachii oder Muskel-
bzw. Nervenlähmung, z. B. bei Ptosis Verbindung des Tarsus mit M. frontalis
oder bei Facialislähmung Raffung des Mundwinkels an Jochbogen oder
M. temporalis), Gelenkbändern (z. B. bei habitueller Schulter- und Knieluxation)
und Haltebändern (bei Luxation der Peroneus-, Fingerstrecksehnen usw.),
Duradefekt (?), Brustwand- und Zwerchfelldefekt, Bauchwanddefekt, spez.
bei großen Hernien jeglicher Art, Deckung von Wunden und Blutstillung an
parenchymatösen Organen (Herz, Leber, Milz Niere), Überbrückung oder
Nahtsicherung bei Defekten von Organen mit Epithelbekleidung (Magen-
Darm, Blase-Harnröhre, Harnleiter Ösophagus, Trachea), Aufhängung von
Organen (z. B. bei Wanderniere an die 12. Rippe oder an die Fascia lumbocostalis
bzw. lumbodorsalis entweder um die Niere oder ein Stück unter der Capsula
fibrosa geführt), Zurückhaltung von Prolaps der Scheide oder des Mastdarms
(hier entweder als Thierschscher Ring statt Draht oder als Rectopexie an
Steißbein bzw. Kreuzbeinligamente), Interpositum bei Gelenkmobilisation
usw. Autoplastik ist hier die Regel.

h) Seröse Häute, spez. Peritoneum (z. B. Bruchsack, Tunica vaginalis) u. a.;
brauchbar (ähnlich wie Fascie) als Duraersatz usw.

i) Netz. Zur Blutstillung bei parenchymatösen Organen als „lebender
Tampon" (ähnlich wie Fascie und Muskel).

k) Sehnen. Am besten vom Patienten selbst, z. B. Palmaris longus, Zehenstrecker, Peroneus u. a.; ausnahmsweise auch von frischamputierten Gliedern;
vorwiegend als Ersatz bei Sehnendefekt, wobei auch der Funktionsersatz gut ist.

l) Muskeln. Im allgemeinen ungeeignet wegen völliger Degeneration der
freien Transplantats, höchstens zur Nahtsicherung und zur Blutstillung bei
parenchymatösen Organen (Herz, Leber, Milz, Niere) als „lebender Tampon",
und zwar autoplastisch und meist aus der Operationsgegend. Erfolgversprechend ist dagegen die Einpflanzung eines funktionstüchtigen Nerven in
einen gelähmten Muskel (z. B. des N. accessorius in den gelähmten M. cucullaris)
oder die breite Verbindung eines gelähmten mit einem gesunden Muskel oder
sein Ersatz unter Erhaltung des versorgenden Gefäß-Nervenbündels und unter
Berücksichtigung der Ansatzstelle (z. B. M. cucullaris und deltoideus) vgl.
Gesicht, Schulter u. a.!

m) Nerven. Ebenfalls im allgemeinen ungeeignet wegen völliger Degeneration der freien Transplantates, vielleicht bei Nervendefekt als Leitungs-
strang (Nervenschaltstück) brauchbar. Verwendbar ist hier Autoplastik und
wohl auch Homoplastik.

n) Gefäße, z. B. eine Arterie oder einfacher die V. saphena, welche allmählich sich den neuen Verhältnissen anpaßt, also arterialisiert wird, als
Gefäßdefektersatz (bei Gefäßnaht nach Verletzung, Aneurysma, Tumorexstirpation), ferner zur Einscheidung bei Sehnen- und Nervennähten, als
Urethraersatz und schließlich zur dauernd offenen Verbindung des Seiten-
ventrikels mit einem Sinus bei Hydrocephalus (nach Payr). Hier scheint außer
Autoplastik auch Homoplastik erfolgreich zu sein; doch ist die Autoplastik
auch der geringeren Thrombosegefahr wegen vorzuziehen.

o) Organe. Die Organtransplantation bietet wenig Aussicht bei Hetero-,
aber wohl auch nicht bei Homo-, sondern am meisten bei Autoplastik; auch
dabei erfolgt zwar zunächst Einheilung, später (im Verlauf von Monaten) aber
Schwund. Die Einheilung kleiner, aus dem Zusammenhang excidierter Organteile
(am besten flacher Scheiben) vermag auch nicht die Funktion im Sinne der äußeren
Sekretion aufrechtzuerhalten, wohl aber im Sinne der inneren Sekretion
(Schilddrüse, Epithelkörperchen, Ovarien, Hoden usw.), jedoch auch hier
zufolge des allmählich eintretenden Schwundes der transplantierten Organe
nur vorübergehend, es sei denn, daß die körpereigenen Organe mittlerweile
wieder genügend leistungsfähig geworden sind oder andere verwandte Organe zu
stärkerer Tätigkeit angeregt werden („Hormonstoß"!); dazu kommt, namentlich

7*

an den Geschlechtsorganen, die günstige Beeinflussung im psychischen Sinne. Da
es sich bei der Organtransplantation nicht um lokalen Ersatz handelt, so ist
man hinsichtlich der Transplantationsstelle nicht (wie bei der Gewebstrans-
plantation) an einen bestimmten Ort gebunden, kann sie vielmehr „am Orte
der Wahl" vornehmen unter dem Gesichtspunkt, daß das Implantat am
neuen Standort günstigste Ernährungsbedingungen findet und daß die Implantation leicht und sicher gelingt; als Implantationsstelle kommen demgemäß in Betracht: Subcutis, Muskulatur, Peritoneum, Properitoneum, Netz,
Milz und Knochenmark. Besonders wichtig ist für Organtransplantation neben
Asepsis und Blutstillung schnelles und schonendes Operieren (daher u. a.
cave Zeitverlust, Quetschung des Transplantats, Antiseptica!). Mit vorübergehendem Erfolg wurde bisher ausgeführt die Homoplastik u. a. an Schilddrüse, z. B. von der Mutter in die kindliche Milz (Payr) oder in die obere
Tibiaepiphyse (Kocher u. a.) usw. bei Cachexia strumipriva idiopathica und
operativa, die an Epithelkörperchen bei Tetania parathyreopriva, die an
Hoden bei spontaner, sowie bei traumatischer, entzündlicher oder operativer
Kastration, namentlich frühzeitiger (u. a. bei Eunuchoidismus), die an Ovarien
bei Kastration. Infantilismus usw., die an Hypophyse bei hypophysärer Mager-
sucht (Simmondsche Krankheit). Noch günstiger verhält sich die Autoplastik; lassen sich bei Operationen die Epithelkörperchen oder von größeren
Organen (z. B. bei doppelseitiger Hodentuberkulose) Scheiben erhalten, so
empfiehlt sich deren Reimplantation, sog. „Stückchentransplantation". Evtl.
ist die Transplantation zu wiederholen. Schließlich muß sie u. U. unterstützt
werden durch Verfütterung von Organsubstanz, während die Organtransplantation auf die Dauer nicht wirksam bleibt mangels der für ihre Tätigkeit
notwendigen Blut- und Nervenversorgung. Die Transplantation ganzer
Organe, und zwar solcher mit innerer und evtl. auch solcher mit äußerer
Sekretion mittels Gefäßnaht ist noch im Stadium des Versuchs, gelingt
dauernd aber wohl nur bei Autoplastik; mittels Gefäßnaht erreichte ferner
Carrel die Wiederanheilung eines abgetrennten Schenkels beim Hund und
Enderlen, Sauerbruch u. a. die Parabiose künstlich vereinigter Warm-
blüter; dagegen mißlingt die homoplastische Extremitätentransplantation.

Anhang: **Alloplastik.** Totes Material kann bei aseptischem Wund-
verlauf einheilen; sonst wird es aber ausgestoßen als Fremdkörper, jedoch
aber auch bei aseptischem Verlauf oft noch nachträglich (vgl. Seidenfäden,
Silberdrähte u. a.!). Dabei ist zu unterscheiden zwischen nichtresorbierbarem
Material, welches ohne organische Vereinigung bleibt und nur Füllmaterial
bildet (z. B. Metall), und resorbierbarem Material, welches resorbiert und
substituiert wird (z. B. toter Knochen, Elfenbein, v. Mosetigs Jodoformplombe). Die Bedeutung der Alloplastik liegt im wesentlichen darin, daß der
Fremdkörper als Platzhalter (sog. innere Schiene) wirkt und ferner, daß unter
seinem Reiz die Regenerationskräfte des Organismus zu stärkerer Tätigkeit
angeregt werden. Manchmal wird man ihn nachträglich entfernen, wenn er
seine Schuldigkeit getan hat, zumal wenn er auf die Dauer stört oder schädigt
(z. B. bei der Knochennaht). Alloplastik findet vereinzelt als Notbehelf Verwendung: z. B. bei Sehnen- und Nervennähten als Catgut- oder Seidenzopf,
bei großen Leisten- und Nabelbrüchen als Silberdrahtnetz (dabei besteht aber
Gefahr von Ausstoßung, Zerteilung und Knotenbildung: sog. Argentome)!,
bei deform geheilten Frakturen und Pseudarthrosen als Bolzen von Elfenbein,
Horn usw. oder Nagel und Schraube von Stahl, Silber, Gold usw., bei Schädel-
defekten als Platte von Bernstein, Horn, Celluloid, Silber, Gold, Platin, bei
Zahnkaries als Plombe von Gold, Amalgam usw. Die subcutane Paraffininjektion (Gersuny) bei eingesunkener Gesichtsnarbe, Hemiatrophia facialis,
Sattelnase, Mamma- und Hodendefekt, Blaseninsuffizienz, Scheiden- und
Mastdarmprolaps, Bruchpfortenverschluß usw. ist verlassen worden wegen
bindegewebiger Durchwachsung mit knotiger Aufteilung (sog. Paraffinome,
d. h. chronisch-entzündlicher Narbentumoren), Schmelzens in der Wärme,
Gefahr der Embolie der Lungen und der A. centralis retinae mit Erblindung!

Anmerkung 3. Geschwür (Ulcus).

Definition: Geschwür ist ein aus Gewebszerfall hervorgegangener und schlecht heilender, dabei granulierender Substanzverlust der Körperoberfläche.

Ursachen (oft wirken mehrere Ursachen zusammen): a) Traumen: Verletzung, Erfrierung, Verbrennung, Radium- oder Röntgenbestrahlung, Verätzung, Gelbkreuzverletzung u. a. (traumatische Geschwüre); dabei auch durch künstliche Reize, z. B. bei Hysterie (artefizielle Geschwüre).

b) Druck von innen durch Dehnung (z. B. seitens eines andrängenden Knochenbruchstücks) oder meist von außen durch Aufliegen, Kleidung, Verband, Fremdkörper, Steine, Zahnrand, Zehennagel usw. (Dekubitalgeschwüre).

c) Trophoneurose durch Krankheiten und Verletzungen, spez. Lähmungen von Rückenmark und Nerven, auch Tabes, Syringomyelie, Spina bifida, Lepra, Raynaudsche und Bürgersche Krankheit u. dgl. (spez. als Malum perforans pedis).

d) Zirkulationsstörungen durch Erkrankungen von Arterien (Sklerose und Lues, sowie Embolie) und Venen, spez. Varizen (hier als Ulcus cruris varicosum); dazu gehört auch das Narbengeschwür, d. h. das Geschwür in einer schlecht durchbluteten, daher widerstandsunfähigen Hautnarbe.

e) Entzündungen, und zwar teils eitrige (z. B. nach Phlegmone, Karbunkel u. dgl., z. B. Blutgeschwür bei Karbunkel, Zahngeschwür bei Parulis, Fingergeschwür bei Panaritium, teils sog. spezifische (Tuberkulose bzw. Lupus, Syphilis, Aktinomykose, Sporotrichose, Lepra, Rotz, Dysenterie, Typhus, Schanker, Diphtherie, Angina Plaut-Vincent u. a.).

f) Geschwülste, spez. maligne, dies namentlich an der Schleimhaut: Carcinom und Sarkom.

Symptome.

1. Zahl verschieden, manchmal multipel, z. B. bei Allgemeinschaden, Ernährungsstörung oder Allgemeininfektion (z. B. Tuberkulose), aber gelegentlich auch bei Traumen.

2. Ort je nach der Schädlichkeit; manchmal typisch, z. B. bei Ulcus cruris varicosum am unteren Teil des Unterschenkels.

3. Größe verschieden; z. B. meist klein bei Schleimhauttuberkulose und oft groß bei Röntgenverbrennung, Decubitus oder Krampfadern.

4. Form verschieden; manchmal typisch, z. B. bei Syphilis lochartigrund oder durch Zusammenfließen mehrerer guirlandenförmig bzw. serpiginös.

5. Begrenzung: Unscharf oder scharf; letzteres z. B. bei Syphilis.

6. Rand: Derb bei Primäraffekt, steil bei Syphilis, wallartig bei Carcinom, weich und unterminiert („sinuös") bei Tuberkulose, manchmal hart und erhaben bei sog. callösem Geschwür des Magens.

7. Grund: Matsch, evtl. mit Knötchen bei Tuberkulose, zerklüftet, evtl. mit Zellzapfen bei Carcinom, speckig bei Syphilis, mit festem Belag bei Diphtherie; je nach Zustand der Granulationen unterscheidet man: a) gereizte (erethische) und b) reizlose (torpide) Geschwüre; bei ersteren sind die Granulationen üppig, prall und rot, bei letzteren spärlich, schlaff und glasig. Bei rasch fortschreitendem Gewebszerfall spricht man von fressenden oder phagedänischen Geschwüren.

8. Umgebung evtl. entzündet bei Eiterinfektion, livid bei Tuberkulose, schwielig bei Trophoneurose, varicös bei Varizen u. dgl.

9. Schmerzhaftigkeit bisweilen auffallend gering (bei Trophoneurose) oder auffallend groß (bei Röntgenverbrennung).

Diagnose: u. a. Besichtigung bzw. Endoskopie, Betastung, Röntgenaufnahme mit Kontrastmasse, Probeexcision bzw. -exkochleation mit histologischer, serologischer, biologischer und bakteriologischer Untersuchung (u. a. Wassermannsche Reaktion, Tuberkulinreaktion u. dgl.).

Komplikationen:

1. Körperhöhleneröffnung (z. B. Bauchhöhleneröffnung bei Magen Darmgeschwür).

2. **Arrosionsblutung** (bei Eiterung, Tuberkulose, Typhus, Magen-Darm-
geschwür usw.).

3. **Infektion.**

4. **Narbenverzerrung** bzw. -**Stenose** (z. B. an Magen, Darm, Harnröhre usw.).

5. **Carcinomentwicklung** (spez. bei Lupus-, Verbrennungs-, Röntgen-
und Beingeschwür, bzw. -narbe).

Therapie: Möglichst **kausal** (z. B. bei Nervenleiden sowie Syphilis, Tuberkulose u. a. Infektionen); evtl. auch operativ (z. B. Nervendehnung-, Varizenoperation oder -wicklung u. dgl.); sonst vgl. **Wundbehandlung**; meist
empfiehlt sich zugleich Ruhigstellung und Hochlagerung; ferner bei **torpiden
Geschwüren** auch Ätzen mit Jodtinktur, Höllenstein, Carbolsäure od. dgl.
sowie Kauterisation, Heißluft-, Licht- und Röntgenbestrahlung, Novocain-
oder Blutinjektion u. a., bei Schmerzen Perkain- oder Panthesinsalbe und
Antineuralgika, bei **ausbleibender Überhäutung** außer Scharlachrot-
bzw. Pellidolpräparaten u. dgl. evtl. Circumcision oder Excision nebst Plastik
aus Nachbarschaft oder Ferne oder Transplantation, ausnahmsweise bei
unheilbarem Geschwür entbehrlicher Teile Gliedabsetzung (vgl. Unterschenkelgeschwür!).

Anmerkung 4. Fistel (Fistula).

Definition: Fistel (zu deutsch Röhre) ist ein regelwidriger, mit unspezifischen oder spezifischen Granulationen (Röhrenfistel) oder mit Epithel (Lippenfistel) ausgekleideter Gang, welcher tiefgelegene Hohlräume mit der äußeren
oder inneren Körperoberfläche oder Hohlräume untereinander (kommunizierende Fistel, z. B. Blasenscheidenfistel) verbindet.

Formen: Man unterscheidet:
a) **äußere Fisteln**, d. h. mit Mündung an der Haut, und
b) **innere Fisteln**, d. h. mit Mündung an der Schleimhaut, sowie
a) **Röhrenfisteln**, d. h. mit Granulationsbekleidung, und
b) **Lippenfisteln**, d. h. mit Epithelbekleidung, welche kongenital angelegt oder (meist) durch nachträgliche Einwanderung des Epithels in die
Granulationen der Röhrenfisteln entstanden ist, wobei die epithelbekleideten
Fistelwände ebensowenig wie die Lippen des Mundes miteinander verwachsen;
auch operativ werden solche Fisteln öfters angelegt als künstliche Öffnungen:
Magen-, Darm-, Blasen- u. a. Fistel.

Einteilung und Benennung.
1. **Nach der Entstehung:**
A. **kongenital**, z. B. mittlere und seitliche Halsfisteln, Nabel- und
Urachusfistel, Dermoidfistel.
B. **erworben:** a) traumatische, z. B. Fremdkörperfistel (Geschoß, Tuchfetzen, Drän, Seidenfaden, Tupfer u. a.),
b) entzündliche: α) unspezifische, z. B. Empyem-, Osteomyelitis-, Atheromfistel,
β) spezifische, z. B. tuberkulöse, aktinomykotische, syphilitische u. a. Fistel.
2. **Nach der Lokalisation:** z. B. Zahn-, Knochen-, Gelenk-, Magen-,
Darm-, Blasen-, Scheidenfistel.
3. **Nach der Absonderung:** Eiter-, Lymph-, Chylus-, Ascites-, Liquor-,
Synovia-, Speichel-, Milch-, Dermoid-, Atherom-, Luft-, Harn-, Kot-, Pankreas-,
Gallenfistel.
4. **Nach der Ausdehnung:** vollständige oder unvollständige Fisteln
vgl. Mastdarmfistel!

Diagnose: U. a. Besichtigung bzw. Endoskopie, Sondierung, Eingießung
von Farblösungen (z. B. Milch, Methylenblau, Pyoktanin u. dgl.), Röntgenaufnahme mit Sonde bzw. Ureterkatheter oder Kontrastmasse (z. B. Jodipin
oder 60%iges Abrodil), Probeexkochleation mit chemischer sowie histologischer
und bakteriologischer Untersuchung. Üppige (knopfförmige) **Granulationen** an der Fistelöffnung deuten auf Fremdkörper z. B. Sequester.

Wichtig ist auch Ausgangsherd und Sekret (Serum, Eiter, Blut, Harn, Kot, Galle usw.).

Die Sondierung erfolgt im allgemeinen mit dicker, schwerer und biegsamer, evtl. Bleisonde, evtl. mit Knopf; festzustellen ist Länge und Verlauf, sowie Inhalt (z. B. hart bei Knochen, rauh wie Sandstein bei bloßliegendem und angefressenem Knochen, dumpf und glatt bei lebendem Knochen, beweglich bei gelöstem Sequester).

Komplikationen: 1. Belästigung (z. B. bei Harn- und Kotfistel). 2. Säfteverlust (z. B. bei Magen-, Dünndarm-, Gallen- und Pankreasfistel). 3. Infektion (z. B. bei Liquor- oder Ascitesfistel).

Therapie: Möglichst kausal (durch Beseitigung der Ursachen, z. B. bei Harnröhrenstriktur, Gallenstein, Knochensequester, Fremdkörper, Seidenfaden, Drän, Zahn, tuberkulösem od. a. Infektionsherd); sonst zu versuchen Trockenlegen der Fistel (z. B. Dauerkatheter bei Blasenfistel, Diabetesdiät bei Pankreasfistel, Trockendiät bei hoher Dünndarmfistel) oder Desinfektion des Fistelgangs (mit Jodtinktur, Äther, Dijozol, Wasserstoffsuperoxyd, Jodoformglycerin, Wismutpaste u. a.; evtl. operativ: Ätzung mit Jodtinktur, Carbolsäure u. dgl. oder Kauterisation, Excision mit Naht oder Plastik, u. U. Verödung, Resektion oder Exstirpation des betr. Organs.

Bei Lippenfistel ist die Zerstörung der Epithelauskleidung oder die Exstirpation des Fistelgangs notwendig vgl. Darmfistel, Halsfistel u. a.!

Anmerkung 5. Narbe.

Definition: Die Narbe ist das Ausgangsprodukt einer Wunde oder eines Geschwürs.

Beschaffenheit: Die Narbe ist ausgezeichnet durch das Fehlen von Hautpapillen, Haaren, Schweiß- und Talgdrüsen, elastischen Fasern und Nerven. Die Oberfläche ist sehr glatt, die Farbe anfangs rot, später blaß, manchmal bräunlich durch Blutfarbstoffaustritt (z. B. am Unterschenkel bei Varizen) und manchmal gefärbt durch Fremdkörper (z. B. blau durch Einlagerung von Pulverschmauch, Kohlenstaub oder Metallkörper).

Komplikationen: Hypertrophie, Keloidbildung, Kontraktur, Ectropium, Verwachsung mit der Unterlage (Fascien, Muskeln, Sehnen, Nerven, Knochen, Gelenke usw.), latente Infektion, Geschwürsbildung, Verkalkung, Verknorpelung und Verknöcherung, Bauchbruch, Carcinomentwicklung.

4. Abschnitt: Nekrose.

a) Allgemeines.

Definition. Nekrose oder Brand (so benannt nach dem verkohlten Aussehen!) ist lokaler Gewebstod.

Ursache ist Zirkulationsstörung mit Aufhebung der Ernährungszufuhr oder unmittelbare Vernichtung des Zellebens oder meist beides zusammen, wobei vor allem die Unterbrechung des arteriellen Hauptstamms, aber auch die des venösen allein oder zusammen mit dem arteriellen bedeutungsvoll ist für das Leben einer Gliedmasse; im übrigen s. u. (Formen der Nekrose).

Einteilung: **a) Trockener Brand, Necrosis sicca s. Mumificatio** (wegen des bräunlichschwarzen und verschrumpften „mumienartigen" Aussehens!) und **b) feuchter Brand, Necrosis humida s. Gangrän** (letztere ist bedingt durch gleichzeitige eitrige oder putride Infektion, fehlt dagegen also gewöhnlich im Gehirn, bei im Mutterleib abgestorbenen Früchten usw.)

Symptome: Ischämie oder venöse Hyperämie, schließlich trockener oder feuchter Brand; Glieder, und zwar meist und zuerst deren peripherer Teil (Finger und Zehen) sind blaß (dies bei plötzlichem Eintritt) oder blau (dies bei allmählichem Eintritt), ödematös, evtl. mit Brandblasen und kalt, dazu anästhetisch (bisweilen gleichzeitig bzw. zuvor parästhetisch oder schmerzhaft) und bewegungsunfähig.

Verlauf: An der Grenze von totem und lebendem Gewebe erfolgt Demarkation (zunächst Demarkationslinie durch Hyperämie infolge Fremdkörperentzündung, später Demarkationsgraben durch Granulationsgewebe) und Abstoßung (in verschieden langer Zeit, z. B. bei Haut in ca. 1 bis 2 Wochen, bei Knochen je nach Dicke desselben in ca. 2—3 Wochen bis Monaten und später).

Komplikationen: Infektion mit Lymphangitis, Phlegmone und Sepsis sowie Tetanus u. a.; außerdem Gefahr der Arrosionsblutung oder Eröffnung einer Körperhöhle, z. B. Magen-Darmperforation mit Peritonitis.

Therapie: a) kausal (s. u.), b) allgemein: Kräftigung und Herzanregung; gegen Schmerzen Pyramidon, Morphium od. dgl., c) lokal: trockener oder besser antiseptischer Verband mit Jodoform, Dermatol, Yatren usw. (zur Verhütung des feuchten Brandes!), evtl. 10% Campherölverband oder 3% Tanninumschlag oder 70% Alkoholumschlag (aber ohne wasserdichten Abschluß!), später bei begrenzten und oberflächlichen Nekrosen zur schnelleren Abstoßung evtl. feuchter Verband, Campherwein, Lebertran, Granugen, Pyoktanin, Epithen, Perubalsam usw.; außerdem Hochlagerung bei Bettruhe, Fön- oder Glühlampenbestrahlung, Abtragen von Nekrosen u. dgl.

Bei Organnekrose baldigste Exstirpation des betr. Organs (Hoden, Niere, Darm usw.).

Bei Gliedbrand Gliedabsetzung, gewöhnlich aber erst nach deutlicher Abgrenzung der Nekrose; über die Höhe der Gliedabsetzung entscheidet im allgemeinen: 1. Hautbeschaffenheit: Rosige Farbe, Wärme und Gefühl; genaueren Aufschluß gibt die nach Abnahme einer 5 Minuten dauernden Blutleere auftretende reaktive Hyperämie (Moszkowiczscher Versuch) oder einfacher diejenige nach kräftiger Ätheralkoholabreibung oder nach Heißluftbad; zu achten ist auf Ausdehnung, Intensität und Eintrittsdauer, am besten im Vergleich mit der anderseitigen gesunden Gliedmaße. 2. Arterienpuls. Daneben u. U. auch: 3. Röntgenbild (Wandverkalkung); aber nicht konstant und nicht allein entscheidend. 4. evtl. Probeincision.

Bei Infektion, spez. Lymphangitis, Phlegmose oder Sepsis ist die evtl. Gliedabsetzung sofort, hoch und ohne primäre Naht (statt dessen provisorisch gelegte Silberdrähte!) vorzunehmen.

Bei arteriosklerotischem und diabetischem Brand cave Allgemeinnarkose bzw. Chloräthylrausch und Infiltrationsanästhesie (statt dessen Lumbal- oder Leitungsanästhesie; bei neuropathischer Nekrose cave Infiltrationsanästhesie, überhaupt Suprarenin, meist Rausch oder Lumbal- bzw. Leitungsanästhesie), Blutleere (höchstens kurzdauernd und vorsichtig; besser statt dessen Digitalkompression!), zu tiefe Absetzung (am Bein muß oft, nämlich bei diabetischer Gangrän mit Infektion oder Nekrose bis oberhalb des Fußes, Oberschenkelamputation, ausnahmsweise Operation nach Gritti, sonst Unterschenkelamputation, günstigenfalls bei Vorderfußnekrose ohne Infektion auch Fußabsetzung nach Pirogoff, Chopart oder Lisfranc, bei bloßer Zehennekrose Zehenauslösung erfolgen!), komplizierte Lappenbildung, enge Naht, festen Verband. Daneben verordne man je nach dem Grundleiden Diät und Medikamente, nämlich bei Arteriosklerose, Raynaudscher Krankheit u. dgl. Jod und Padutin, bei Diabetes Insulin usw.

Prophylaxe: Hochlagerung, lockerer Verband bzw. offene Wundbehandlung mit Gazeschleierschutz, Fön bzw. Heißluft bzw. Diathermie, Stichelung oder Incidierung hyperämischer Hautstellen mit anschließender Saugglockenbehandlung, Saugapparat mit Luftverdünnung für die ganze Gliedmaße (Bein) 2mal tgl. $\frac{1}{4}$—2 Stunden zur Anregung des Kollaterialkreislaufs seitens der kleineren Gefäße, Eröffnung von gefäßkomprimierenden Infiltraten oder Hämatomen; sonst kausal: Jod, Padutin, Insulin, Eupaverin usw. (s. u.).

Nekroseformen (auch wichtig für Differentialdiagnose und kausale Therapie!) vgl. Besonderes!

b) Besonderes.
A. Nekrose durch Trauma.

Entstehung teils durch unmittelbare Einwirkung auf das Gewebe, z. B. durch Quetschung infolge Maschinenverletzung, Verschüttung u. dgl. (hier entweder sofort oder infolge Gefäßthrombose erst später), teils durch Verletzung, Ruptur oder Unterbindung der Hauptgefäße bzw. durch völlige Gewebsabtrennung, wobei das Wiederanheilen nur ausnahmsweise gelingt (z. B. bei der freien Hauttransplantation). Bedingung für das Zustandekommen der Nekrose ist in letzterem Falle dabei das Nichteintreten eines genügenden Kollateralkreislaufs, sei es, daß derselbe aus anatomischen Gründen ausbleibt (keine bzw. ungenügende Anastomosen; sog. Endarterie!), sei es, daß er keine Zeit zu seiner Ausbildung findet (daher ist schneller Eintritt der Zirkulationsstörung verhängnisvoller als langsamer, welch letzterer öfters durch Druck seitens eines malignen Tumors beobachtet wird ohne Eintreten der sonst wahrscheinlichen Gliednekrose); ferner wirkt ungünstig: a) allgemein: Schwäche, Blutarmut und Blutverlust, Diabetes, Infektionskrankheiten u. dgl.; b) lokal: Bluterguß und entzündliches Infiltrat, Gefäßerkrankungen (Arteriosklerose und Phlebektasie), enger Verband, herabhängende Gliedlage. Schließlich verhalten sich gegen die Zirkulationsstörung als verschieden widerstandsfähig: a) die einzelnen Gewebe, und zwar in aufsteigender Reihenfolge: Centralnervensystem, innere Organe (Milz, Nieren, Hoden usw.), Drüsen, Nerven, Muskeln, Haut, Knochen, Knorpel, Sehnen und Fascien; Hautnekrose ist aus verständlichen Gründen verhältnismäßig häufig, z. B. bei Quetschung, auch bei Operation, namentlich Hautplastik in Form gestielter oder gar freier Lappen; b) die einzelnen Körperteile: Arm ist im allgemeinen prognostisch günstiger als Bein. Absterben des peripheren Gliedabschnitts erfolgt im Falle der Unterbindung der Hauptarterie bei A. il. comm. in mindestens 50%, A. fem. comm., d. h. oberhalb der A. profunda 25%, A. il. ext. und A. fem. ext. (unterhalb des Abgangs der A. prof. femoris) 10—15%, A. popl. 15—33^1/$_3$% (?), A. axillaris 15%, A. brach. und A. subcl. 5%, (vgl. Operationslehre, 1. Unterbindungen!). Von inneren Organen werden häufiger betroffen: Hoden (Verletzung der A. sperm. gelegentlich Leistenbruch- oder Krampfaderoperation), Nieren, Milz, Darm, Gehirn (hier Tod nach Unterbindung der A. carotis comm. in fast 33^1/$_3$% oder herdförmige Degeneration nach Unterbindung der A. carotis int. oder comm., auch einerseits, spez. bei alten Leuten; daher ist bei Leuten über 30 Jahren die Unterbindung der A. carotis comm. oder int. höchstens nur allmählicher Drosselung zulässig). Manchmal kommt es nur zu einer beschränkten Nekrose; besonders empfindlich ist die Muskulatur. Wichtig für die Frage der Nekrose ist, ob die Blutunterbrechung rasch (Verletzung) oder langsam (Aneurysma) erfolgt. Prophylaxe: Evtl. vor Gefäßunterbindung „Drosselung" der zuführenden Arterien, d. h. allmähliche Kompression durch Pelotte bzw. Verband oder durch umgelegten Gummischlauch, Catgutfaden oder Fascienstreifen. Empfohlen wird auch (spez. bei A. carotis comm., manchmal auch an den Gliedmaßen) gleichzeitige Unterbindung der begleitenden Vene (?). Bei frischen und aseptischen Verletzungen und Operationen erstrebe man die Gefäßnaht bei den obengenannten Arterien.

B. Nekrose durch Druck, Abschnürung, Einklemmung und Stieldrehung.

a) Drucknekrose oder Druckbrand (Decubitus). a) Druckbrand durch **Körperschwere bei Bettlage,** speziell bei elenden und mageren Patienten und bei Durchnässung mit Kot oder Harn sowie vor allem bei Rückenmark- oder Nervenverletzung; in letzterem Falle erhöhte Infektionsgefahr mit

Ausbruch von Erysipel, Lymphangitis, Phlegmone und Sepsis sowie Tetanus. **Lokalisation:** je nach Körperlagerung des Patienten, und zwar: Kreuz-Steißbein, Wirbeldornfortsätze, Schultergräte und -blatt, Ferse, Hinterhaupt usw. bei Rückenlage; bei Seitenlage Trochantergegend usw. **Prophylaxe:** Lagewechsel, glatte, weiche und trockene Unterlage: Rehleder, Wasser- oder Luftring, -kissen oder -bett, evtl. permanentes Wasserbad, Abhalten von Kot und Harn, Hautpflege durch regelmäßige Waschungen mit lauwarmer Seifen-, Citronen-, Essig-, Spirituslösung, danach Einpudern oder bei Benetzungsgefahr Einfetten. **Therapie:** Anfangs Mastisolanstrich oder Zinkpflaster; später trockener antiseptischer Puder- (z. B. Dermatol-, Xeroformod. dgl.) oder Salbenverband (Zink-, Desitin-, Epithen- od. dgl. Salbe); bei Nekrose deren Abtragung mit Pinzette und Schere.

β) **Druckbrand durch schlecht gepolsterten, spez. Gipsverband** (vgl. Verbandlehre!). **Lokalisation:** 5. Mittelfußbasis, Ferse, Knöchel, Achillessehne, Schienbeinkante, Kniescheibe, Großrollhügel usw.

b) Abschnürungsnekrose. Durch abschnürenden, spez. Gipsverband, namentlich bei Knochenbrüchen oder Entzündung, ferner durch **Esmarch**sche Blutleere (ab 2½—6stündiger Dauer), schließlich vereinzelt am Penis durch Paraphimose, am vorgefallenen Arm des Fötus durch Beckeneingang usw.

c) Einklemmungsnekrose (Incarceration). Z. B. Brucheinklemmung, d. h. Einklemmung eines Darmteiles in der Bruchpforte mit Gefahr der Kotphlegmone und evtl. jauchiger Peritonitis.

d) Stieldrehungsnekrose (Torsion). Z. B. am Darm (Volvulus des Dünndarms oder der Flexura sigmoidea), Nieren, Milz, Hoden, Ovarial- und Uterustumoren.

C. Nekrose durch thermische und chemische Ursachen.

a) Thermische: Große Kälte oder Hitze; ferner Röntgen- und Radiumstrahlen, sowie Starkstrom. In diesen Fällen versuche zunächst Hochlagerung, trockene Wärme, 3% Tannin- oder 70% Alkoholumschlag ohne wasserdichten Abschluß, antiseptischen Puderverband und Einschnitte bis ins Unterhautzellgewebe. Gliedabsetzung erfolgt erst nach erfolgter Demarkation und möglichst schonend, meist erst nach Tagen bis Wochen, letzteres namentlich bei Starkstromverletzung — außer bei feuchtem Brand, fortschreitender Infektion, unstillbarer Blutung und allgemeiner Vergiftung, wo bald, jedenfalls nicht zu spät einzugreifen ist.

b) Chemische: *α*) **Ätzmittel:** Säuren und Alkalien, ferner (u. U. bereits bei 24stündigem Fingerumschlag mit wasserdichtem Abschluß!) Antiseptika, auch verdünnte, spez. Carbolsäure, sowie Lysol, Alkohol u. a. Chemikalien mannigfacher Natur, auch im gewerblichen Betrieb. Bei Einspritzung ins Gewebe können zahlreiche Mittel zur Nekrose führen: Äther, Salvarsan, Afenil, hypertonische Salzlösung u. a., sowie Tintenstiftmasse.

β) **Sekrete und Exkrete:** Magensaft (im Magen anscheinend bei Zirkulationsstörung oder Verletzung der Schleimhaut Magengeschwür [?], an der Haut bei Magenfistel Ekzem), Pankreassaft (Fettgewebsnekrose bei Verletzung oder Entzündung des Pankreas), Harn und Kot (spez. bei hinzutretender putrider Infektion).

γ) **Toxine der pathogenen Mikroorganismen,** spez. die des Gasbrands (vgl. chirurgische Infektionskrankheiten!).

D. Nekrose durch arterielle Thrombose und Embolie.

a) Thrombose entsteht bei Arteriosklerose, Syphilis, Aneurysma, Quetschung mit Intimaruptur, Druck seitens Geschwulst, eitriger Entzündung usw. der Arterien oder bei Endokarditis nach Infektionskrankheiten (Typhus, Pocken, Scharlach, Sepsis usw., zumal bei gleichzeitiger Herzschwäche).

b) Embolie entsteht durch Verschleppung eines Thrombus aus dem centralen Körperlaufkreis oder aus dem linken, ausnahmsweise (bei offenem Foramen ovale als sog. ,,paradoxe Embolie") auch aus dem rechten Herz bei Thromben-bildung im Herz (Endokarditis bei Infektion: Typhus, Scharlach, Sepsis usw.), spez. bei Mitralstenose; besonders wichtig ist die Embolie der Mesenterial-gefäße (unter dem Bild des Ileus mit Blutungen aus der hämorrhagisch infarzierten Darmwand und mit Gefahr der Peritonitis infolge Darmgangrän, s. da) und die der Extremitätengefäße (vgl. Gefäßerkrankungen im nächsten Abschnitt. Embolie ist häufiger am Bein als am Arm; meist an der Teilungs-stelle der A. il., fem., popl.; der Embolus sitzt höher als die obere Grenze der Blutumlaufstörung; Gliednekrose beginnt peripher und bleibt manchmal be-schränkt auf die Peripherie; Therapie: zu versuchen ist Arteriotomie mit Thrombusextraktion, im Notfall -zerdrücken (aussichtsreich etwa bis 15 Stunden!); sonst Bettruhe, Hochlagerung, Heißluft u. dgl.; bei Glied-nekrose sowie bei zu später oder mißlingender Embolektomie: Absetzung; zu versuchen ist Eupaverin).

Differentialdiagnose. Zirkulationsstörung ist bei Thrombose — im Gegensatz zur Embolie — gewöhnlich langsamer, nicht absolut und eher reparabel (Ausbildung des Kollateralkreislaufs!).

E. Nekrose durch chronische Gefäßerkrankung.

a) Gefäßerweiterung (nur selten und nur an der Haut): α) **venöse** (Phleb-ektasien), und zwar **Varizen** (spez. am Unterschenkel im Gebiete der V. saphena magna und parva, oft beiderseits: als varicöses Unterschenkel-geschwür, Ulcus cruris varicosum) und **genuine diffuse Phlebekasie.**

β) **arterielle:** **Aneurysma**, auch arterio-venöses, **Rankenangiom** und genuine diffuse Phlebarteriektasie.

b) Gefäßverengerung (bei weitem häufiger und bedenklicher; durch End-arteriitis obliterans mit Gefäßverschluß). α) **Arterio- oder angiosklerotische Nekrose** meist senil (,,Altersbrand"), selten präsenil (anscheinend begünstigt durch Kälte, Alkohol, Tabak und Syphilis; spez. bei zigarettenrauchenden polnischen Juden). Vorkommen: Vorwiegend bei Männern. Lokalisation: An peripheren Gliedabschnitten, und zwar an Fuß bzw. Zehen häufiger als an der Hand bzw. Fingern (Zirkulationsverhältnisse!); oft nacheinander beiderseits. Symptome und Verlauf: Allmählicher (oft jahrelanger) Beginn mit Kälte, Cyanose, Taubsein, neuralgischen oder rheumatischen Schmerzen und Funktionsstörungen (an den Beinen in Form des ,,intermittierenden Hinkens, Dysbasia s. Claudicatio intermittens angiosclerotica"; Ursache plötzlicher Gefäßverschluß bei Gefäßkrampf der arteriosklerotisch veränderten Gefäße); schließlich Nekrose als blauschwarze Stellen an Zehen-oder Fingerspitzen, oft nach Trauma oder Entzündung mit hinzutretendem Ödem (Verletzung, Hühneraugenschneiden, Stiefeldruck, Paronychie, Unguis incarnatus, Erfrierung u. dgl.). Diagnose: U. a. Fehlen der Pulsation, fühl-bare Verhärtung der Arterienwand und u. U. (aber nicht immer und auch nicht allein maßgebend) Röntgenbild der Arterien (Kalkschatten!). Therapie: Jodkali, Natr. nitros. oder Amylnitrit, Eupaverin, Insulin, Padutin, Reiz-körper auch nach Bedarf Analeptika und Narkotika u. dgl., sowie Bettruhe, Hochlagerung, Wechsel- oder elektrische Bäder oder Wärme z. B. Fön, Heiz-kissen über Wattepackung, Diathermie, Heißluftbäder u. dgl.

β) **Diabetische Nekrose.** Komplikationen: 1. Gangrän durch pyogene oder putride Infektion, begünstigt durch Virulenzsteigerung des Erregers infolge zuckerhaltigen Nährbodens und durch verminderten Gewebswider-stand. 2. Rasche Ausbreitung der Nekrose. 3. Akute Herzschwäche und diabetisches Koma, spez. nach Allgemeinnarkose. Diagnose: Harnunter-suchung! Therapie: Diabetesdiät; zur Verhütung des Koma, spez. ante operationem: Natr. bicarb. bis 150 g pro die per os und 3—5%ig intravenös

sowie Insulin und Wundbehandlung (s. o.); bei Nekrose, spez. Gangrän beizeiten Gliedabsetzung, und zwar am Bein meist Oberschenkelamputation.
γ) **Syphilitische Nekrose.** Entstehung durch Endarteriitis syphilitica.
Vorkommen auch im jugendlichen und mittleren Alter. Diagnose (spez.
gegenüber Arteriosklerose): Jugendliches Alter bis 35 Jahre (aber dies auch
bei präseniler Arteriosklerose, s. o.!) und Syphilissymptome, spez. Wassermannsche Reaktion, therapeutischer Heileffekt usw.! Therapie: Antisyphilitisch (Jodkali usw.).

F. Neuropathische Nekrose.

Ursachen: Trophische und vasomotorische Störungen im Verein mit
äußeren Ursachen (Druck, Verletzung, Entzündung) neben gleichzeitiger Vernachlässigung mangels Gefühls.

Beispiele: a) **Keratitis neuroparalytica** (Verletzung durch Staub, Finger
usw.) sowie **Ulceration der Zungen-, Lippen- und Wangenschleimhaut** (Verletzung
beim Kauen!) bei Affektion des N. trigeminus (Verletzung, Tumor, Aneurysma,
Alkoholinjektion oder vor allem Resektion des Ganglion Gasseri wegen
Neuralgie).

b) **Decubitus bei Hemi- oder Paraplegie** (cerebraler oder spinaler Tumor,
Hämorrhagie, Wirbelsäulenfraktur).

c) Geschwüre, z. B. an Fingergreiffläche und Fußsohle, hier als **Malum
perforans (Mal perforant du pied: Nélaton).** Ursachen: Centrale oder periphere
Nervenaffektion („neuroparalytisches Geschwür"): bei Tabes, Syringomyelie,
Spina bifida, Verletzungen und Erkrankungen der Wirbelsäule mit Rücken-
markskomplikation, Verletzungen, Entzündungen und Tumoren der peri-
pheren Nerven oder des Rückenmarks, Nervenlepra usw. Symptome:
Chronisches, hartnäckiges, schmerzloses Geschwür mit steilen und unter-
wühlten Rändern bei gleichzeitigen Gefühls- und trophischen Störungen der
Umgebung. Komplikationen: Häufig Zerstörung benachbarter Knochen und
Gelenke. Lokalisation meist am Fuß, spez. an der Sohle an den drei Haupt-
aufstützpunkten: unter dem Köpfchen des 1. und 5. Metatarsus und an der
Ferse. Differentialdiagnose: Vernachlässigte traumatische Geschwüre,
Schwielen oder Schleimbeutelvereiterung (Schmerzen und Fehlen von Nerven-
affektion!) vgl. Fuß!

d) **Raynaudsche Krankheit oder symmetrische Gangrän, besser Nekrose.**
Ursache unbekannt, bisweilen Rückenmarksleiden (spez. Tabes, Syringo-
myelie, Rückenmarkstumor, sonst wohl Reizzustand des vasomotorischen
Nervensystems). Vorkommen bei anämischen und neuropathisch belasteten
Jugendlichen. Lokalisation: Finger, weniger häufig auch Zehen, selten
Ohren, Wangen, Nase; meist symmetrisch. Symptome: Schmerzen und
Parästhesien, lokale Ischämie oder Cyanose, schließlich Nekrose an den End-
phalangen. Verlauf: Monate bis Jahre in sich wiederholenden Anfällen.
Diagnose: u. a. anfallsweises Auftreten. Differentialdiagnose: Syringo-
myelie, Lepra, Arteriosklerose, Syphilis und Bürgersche Krankheit.

e) **Bürgersche Krankheit** oder Endarteriitis bzw. Thromboangitis obliterans
juvenilis. Vorkommen: Bei Jugendlichen (juvenile Spontangangrän). Wesen
unbekannt, wohl nervöse Störung mit Unordnung des Kollakteralkreislaufs; auslösend und begünstigend wirken anscheinend Intoxikationen (Nicotin), Infektionen (orale Sepsis!) und Erfrierungen; Erblichkeit, auch Rasse? Pathol. Anatomie: Entzündliche Verdickung der Intima mit zellreichem, auch riesenzell-
haltigem Granulationsgewebe bis zur Thrombose. Lokalisation: Zehen, aber
auch Finger und Ohren. Symptome: Zunächst Kribbeln, Schmerzen und
Krampfzustände, am Bein in Form des intermittierenden Hinkens, später
Pulsschwäche bis -fehlen, Blässe oder bei Herabhängen der Gliedmaße Bläue
und Kälte, trophische Störungen an Zehen-, bzw. Fingerspitzen mit Nägel-

teilnahme, schließlich Nekrose. Differentialdiagnose: Rheumatische und statische Schmerzen sowie Arteriosklerose, Syphilis, Diabetes und Raynaudsche Krankheit.

f) Agranulocytose vgl. Rachen!

g) Ergotismus, Mutterkorn- oder Kribbelkrankheit. Vorkommen: Im Mittelalter als „Ignis sacer" weit verbreitet, jetzt nur noch spärlich im südlichen Europa. Ursache: Chronische Vergiftung mit Mutterkornpilz (Secale cornutum) infolge Verwendung erkrankten Korns zum Brotbacken.

Therapie: Kausal (z. B. bei Raynaudscher Krankheit Eisen, Herzund Kreislaufhormone z. B. Padutin, Jod, Papaverin usw. sowie Hochlagerung, Stauen oder Saugen, Wärme, Wechselbäder, Spirituswaschungen, Dermothermasalbe, Diathermie, Histaminbäder, Röntgenbestrahlung, Reizkörper, paravertebrale Novocaininjektion); zu versuchen, namentlich bei Maleum perforans Nervendehnung (Chipault) oder Nervenvereisung (Läwen) sowie Sympathektomie (Leriche) empfohlen (bei Bürgerscher Krankheit versagt gewöhnlich die periarterielle Sympathektomie, ist jedenfalls nur aussichtsvoll bei Fehlen von thrombotischem Gefäßverschluß, besser wirkt die lumbosakrale Ganglien- bzw. Grenzstrangresektion beiderseits von einem extraperitonealen Schnitt wie zur Freilegung der Iliakalgefäße) eventl. nach probatorischer Lumbalanästhesie; bei Raynaudscher Krankheit cervico-dorsale Sympathektomie); bei Nekrose Gliedabsetzung; sonst Aufweichung und Abtragung der schwieligen Ränder sowie Wundpflege und -verband, bei Knochennekrose Sequestrotomie, bei Gelenkeiterung Resektion; bei ausgedehntem Decubitus Dauerbad; bei Keratitis neuroparalytica Schutzglas, Borwasser oder -salbe, Atropin; sonst Prophylaxe und Therapie vgl. oben: Allgemeines!

Anhang: Diabetes.

Vor jeder Operation untersuche Harn auch auf Zucker und gegebenenfalls auch auf Aceton und Acetessigsäure, und zwar von der gesammelten Tagesmenge, evtl. wiederholt, auch quantitativ, gegebenenfalls auch Blut, evtl. nach Zuckerfütterung.

Ist Zucker vorhanden, so ist dieser tunlichst zu beseitigen durch Diät und Insulin (20—40, evtl. 100 E in 2—3 Dosen $\frac{1}{4}$—$\frac{1}{2}$ Stunde vor den Hauptmahlzeiten subc. Gefahren: Coma diabeticum (Infektionen und Intoxikationen, auch Narkose, spez. Chloroformnarkose!), sowie Infektion und Gangrän (Operationen in schlecht ernährtem oder infektionsverdächtigem Gebiet, z. B. Hühneraugе, eingewachsener Nagel u. dgl.).

Bei Hyperglykämie: Coma diabeticum (erkennbar durch Kopfschmerz, Schläfrigkeit, Übelkeit, Appetitlosigkeit, Erbrechen, Durst und ziehende Schmerzen, später tiefe und beschleunigte Atmung, Blässe, Benommenheit, Pulsbeschleunigung und -verschlechterung, Blutdrucksenkung und Acetongeruch) gebe baldigst, jedenfalls in den ersten 6—8 Stunden Alkalien, z. B. Natr. bicarb. bis 100 g pro die per os und per rectum. evtl. auch intravenös, 100—1000 ccm 4—5%ige Lösung oder 100—200 ccm 20%ige Dextroselösung oder 50—100 ccm 50% Dextropur intravenös, überhaupt viel Flüssigkeit: Tee, Kaffee usw., zunächst auch Cognac bis 250 ccm und Herzmittel: Cardiazol oder Coffein und evtl. $\frac{1}{2}$ mg Strophantin, weiterhin Campher und außerdem Insulin (100 E, davon $\frac{1}{2}$ intravenös sofort und nach 2—3 Stunden wiederholt nach Bedarf, später subc. 20—30 E unter Harnkontrolle), später Haferkost.

Bei Hypoglykämie (meist 1—2 Stunden nach Insulingabe und erkennbar durch Gesichtsröte, Hunger, Schwäche, Zittern, Angstgefühl, Pulssteigerung, später Schweißausbruch, Aufregung, Krämpfe, Bewußtlosigkeit, Blutdrucksenkung, Temperatursturz usw.) gebe sofort Zucker oder Dextropur 10—50 g bzw. Zuckerwasser mit Apfelsinen-, Zitronen- oder Rhabarbersaft, evtl. 10—20 ccm 50%ige Dextroselösung oder 10—50 ccm 2—10% Dextropurlösung zur Injektion, evtl. 1 ccm 1⁰/₀₀ Suprareninlösung intramusk.

Operationsanzeige bei Diabetes: 1. Dringliche Operationen (Wundversorgung, Absceßspaltung, Appendectomie, Ileusoperation u. a.) sind jederzeit auszuführen. 2. Nichtdringliche, aber notwendige Operationen (Krebsoperationen u. a.) mache man erst nach Beseitigung von Zucker und Säure,
überhaupt erst nach einer der Norm möglichst angeglichenen Stoffwechsellage.
3. Nicht notwendige Operationen (Bruch- oder kosmetische Operationen u. a.)
sind im allgemeinen zu unterlassen, jedenfalls erst nach Beseitigung von Zucker
und Säure auszuführen. Operationstechnik: Cave Chloroform, überhaupt
längere Allgemeinnarkose (dafür Lumbalanästhesie oder Evipan- bzw. Eunar-
connarkose), Vorsicht bei Lokalanästhesie; glattes und rasches Operieren;
Digitalkompression statt Blutleerschlauch; nachher reichlich Insulin, auch
einige Stunden und abends nach der Operation; vorher einige Tage Diät und
Insulin, dann einige (3) Stunden vorher Insulin und 10 ccm 25% Dextropurlösung in Fruchtsaft, evtl. mit Cebion und ½ Stunde vorher, bei langer Operation auch wiederholt nochmals, überhaupt vor jeder Operation bei Diabetes
einige Stunden vorher Insulin und kohlehydrathaltige Mahlzeit (Hafersuppe
oder Traubenzuckerlösung).

Diabetiker sind infolge gestörter Gewebsvitalität besonders empfänglich für
Infektion (akute Eiterinfektionen, spez. Karbunkel verlangen daher rasche
und ergiebige Eröffnung bzw. Ausschneidung) und für Nekrose (Vorsicht bei
Operation des Unguis incarnatus und des Hühnerauges); man denke also an
Diabetes bei Infektion und Nekrose sowie bei Balanitis, Phimose, Ekzem,
Pruritus, Stomatitis, Alveolarpyorrhoe, Furunkel und Karbunkel,
Panaritium und Paronychium, Lungenabsceß, Haut- und Glied-
maßennekrose u. dgl., auch bei Gicht, Fettsucht, Arteriosklerose,
Neuralgie, Impotenz u. dgl.

5. Abschnitt: Verletzungen.
(Mit Ausschluß der Frakturen und Luxationen.)

A. Mechanische Verletzungen.
I. Haut und Unterhaut.

1. Hautabschürfung (Excoriatio) ist Epidermisverlust, wobei das Corium,
als sog. ,,rohes Fleisch'', leicht blutend und schmerzhaft vorliegt. Ursache:
Fall (auf Knie, Ellenbogen, Stirn, Kinn usw.), Stoß, stumpfe Gewalt usw.
Heilung erfolgt gewöhnlich ohne Narbe. Gefahr der Infektion mit Erysipel,
Phlegmone, Lymphangitis usw. Therapie: Nach Entfernen von Schmutz
durch Pinzette oder Tupfer bzw. durch Wasserstoffsuperoxydspülung und nach
Desinfektion der Umgebung mit Äther, Alkohol und Jodtinktur oder mit
letzterer allein trockener oder gelegentlich Salbenverband, evtl. Wundstarrkrampfschutzimpfung bei Erdbeschmutzung (Wundstarrkrampfgefahr jedoch
hier wegen der oberflächlichen und offenen Wundbeschaffenheit erfahrungsgemäß gering, daher Schutzimpfung im allgemeinen nicht nötig und bei der
Häufigkeit solcher Verletzungen namentlich bei Kindern mit Rücksicht auf
die Anaphylaxie nicht ratsam!).

2. Hautquetschung (Contusio) ; auch in Form roter Streifen oder (erhabener)
Striemen; Gefahr der Hautnekrose! Therapie trockener a- oder antiseptischer
Schutzverband; evtl. Blutblase anstechen (wie Brandblase).

3. Bluterguß im Unterhautzellgewebe (Beule, subcutanes Hämatom). Formen:
Punktförmig (Ekchymose), strichförmig (Sugillation), capillar (hämorrhagisches
Infiltrat), aus größeren Gefäßen (Hämatom), arteriell (pulsierendes Hämatom;
selten wegen der Widerstandsfähigkeit der Arterien!). Besonders großen Blut-
erguß, auch bei verhältnismäßig geringer Gewalt (z. B. Kneifen) sieht man bei
Hämophilie. Symptome: Weichteilschwellung mit blauroter, später gelb-

grünlicher Verfärbung der Haut, manchmal bedeutend, spez. an lockeren Stellen (Lider, Hodensack); evtl. Fluktuation oder Schneeballenknistern (je nach dem flüssigen oder geronnenen Zustand der Blutmassen); bei großem Bluterguß auch (sog. ,,aseptisches") Fieber. Gefahr der Vereiterung bzw. Verjauchung (infolge Infektion durch gleichzeitige Wunde oder durch benachbarten Entzündungsherd oder auf dem Blutweg; Unfallzusammenhang ist anzuerkennen, wenn der Bluterguß durch den Unfall entstanden und die Vereiterung spätestens nach 8—14 Tagen aufgetreten ist!) oder der Blut- bzw. Lymphcyste (infolge verzögerter Resorption!), sowie der Thrombo-Embolie und des Aneurysma. Therapie: Hochlagerung, Ruhigstellung und Kompression, evtl. kalter Umschlag oder Eisbeutel; nach etwa 1 Woche Bäder, Heißluft, Massage und Bewegungsübungen; bei Vereiterung breite Incision nebst Dränage; bei zögernder Resorption Punktion, evtl., aber nur ausnahmsweise Spaltung, Ausräumung und Wiedervernähung; bei postoperativem Hämatom teilweises oder völliges Öffnen der Naht und Auspressen der Gerinnsel durch seitlichen Tupferdruck ohne Wundberührung, evtl. Gefäßunterbindung; u. U. anschließend Jodoformgazetamponade und Kompressionsverband, später Sekundärnaht. Komprimierendes Hämatom ist beizeiten zu entleeren durch Punktion oder Incision. Prophylaxe: Sofortiges Fassen und Unterbinden aller blutenden Gefäße nach dem Durchschneiden (spez. bei Infiltrationsanästhesie!) und sorgfältige Blutstillung vor dem Wundschluß, sowie Kompressionsverband und Ruhigstellung (da sonst die Gefäße beim Erwachen aus der Narkose, Erbrechen, postoperativem Blutdruckwiederanstieg, Nachlassen von Infiltrationsdruck und Adrenalinwirkung nachbluten). Zur Verhütung der Infektion empfiehlt sich von vornherein Hautdesinfektion in weitem Umkreis mit Jodtinktur und aseptischer Deckverband.

4. Traumatische Blut- bzw. Lymphcyste. Mit bindegewebig verdichteter Wand und mit bräunlichem, dick- oder dünnflüssigem Inhalt; sie bleibt bisweilen bei ungenügender Resorption zurück nach Hämatom bzw. Serom. Therapie: Punktion und evtl. Injektion von Alkohol, Jodtinktur oder Karbollösung, auch Clauden (2—5 ccm); ferner Discision subcutan mittels Tenotoms; evtl. Incision mit Ausräumung oder Exstirpation.

5. Subcutane Hautlosreißung (Décollement traumatique de la peau). Mit Verschiebung der Haut gegen ihre Unterlage, dadurch flächenhaftes Losreißen der Verbindungen zwischen Haut und Fascie, ausnahmsweise auch der tieferen Verbindungen, nämlich zwischen Muskulatur und Periost oder zwischen Periost und Knochen (Décollement de la peau et des couches sousjacentes). Ursache: Tangential wirkende stumpfe Gewalt, z. B. Quetschung, Maschinenverletzung, Überfahrung. Vorkommen meist am Oberschenkel und Rumpf. Symptome: Großes, flächenhaftes Blutextravasat; zum Unterschied von einfachem Hämatom bzw. Serom allmählich anschwellend, nicht oder nur wenig verfärbt und schlaff-undulierend oder prall-fluktuierend. Prognose: hartnäckig-rezidivierend. Gefahren: Hautnekrose und Infektion. Therapie: Ruhigstellung und Kompressionsverband neben Hautdesinfektion und Verband; bei großem und hartnäckigem Erguß Punktion, Jodtinktur- oder Carbolsäureinjektion und subcutane Discision mit Tenotom; bei Vereiterung Incision und Dränage.

6. Völlige Hautabreißung. Ursache: Rotierende Maschinenteile, Pferdebiß usw. Vorkommen: Meist an der behaarten Kopfhaut von Frauen, spez. Fabrikarbeiterinnen, deren langes Haar gefaßt wird (,,Skalpierung"), ferner an Penis und Scrotum (,,Schindung"), sowie an Hand und Fingern (deren Haut wie ein Handschuh abgestreift werden kann). Therapie: Hauttransplantation gestielt oder frei, meist nach Thiersch, und zwar am besten primär, sonst sekundär.

7. Traumatisches Hautemphysem ist Lufteinpressung ins Unterhautzellgewebe, evtl. weiter in das lockere um die Muskeln, Gefäßnervenbündel und Organe gelegene Gewebe. Ursachen: Meist Lungenverletzung bei Rippenbruch sowie bei Schuß, Stich usw. oder bei Anlegung von Pneumothorax oder Pneumoabdomen, seltener offene und subcutane Verletzung von Nasenhöhle, Sinus front. und max., Proc. mastoideus, bisweilen Verletzung oder entzündliche (tuberkulöse) Perforation von Kehlkopf und Trachea, Tracheotomiewunde bei zu enger, verstopfter oder herausgeglitterer Trachealkanüle, Weichteilwunde mit Lufteinziehung infolge Wundhakenzugs oder infolge Bewegungen, bei Laparotomie mit Beckenhochlagerung auch infolge Erbrechens mit Austritt von Luft aus der Bauchhöhle in die Bauchwand, Weichteilwunde mit Einpressung von Pulvergasen usw. Symptome: Luftkissenartige Weichteilschwellung schmerzlos, weich, elastisch, wegdrückbar, unscharf begrenzt, auf Druck knisternd und mit tympanitischem Klopfschall (ohne Entzündungssymptome!). Differentialdiagnose: Bluterguß (s. o.) und Gasphlegmone (örtliche und allgemeine Zeichen von Infektion!). Verlauf und Prognose: Meist gering und beschränkt, dann in 2—3 Tagen durch Resorption verschwindend; selten Ausbreitung ins Mediastinum mit Gefahr des Erstickungstodes (spez. bei Verletzungen von Kehlkopf und Luftröhre). Therapie: Kausal (an der Nase Verstopfen mit Tampon, an Kehlkopf und Trachea Naht und Tracheotomie unterhalb, bei perforierenden Thoraxwunden mit Pneumothorax feste Tamponade oder Pleuranaht oder Ventildränage); sonst Ruhe und Morphium; bei bedrohlichem Mediastinalemphysem Punktionen oder breite Weichteilincisionen am Jugulum usw.

II. Fascien und Muskeln.

1. Fascienriß bzw. echter Muskelbruch (Muskelhernie). Ursache: Plötzliche und heftige Muskelkontraktion oder -kontusion. Symptome: Fascienlücke und vorquellende Muskelmasse (diese verschwindet bei dem echten Muskelbruch mit unverletztem Muskel durch Muskelkontraktion, wird dagegen größer und härter bei dem falschen Muskelbruch mit zerrissenem Muskel Therapie: Evtl. Fasciennaht, z. B. bei kleiner Lücke als Kreuzstichnaht, wobei des Haltes wegen der Muskel mitzufassen ist.

2. Muskelquetschung und -hämatom. Ursache: Fall, Stoß, Schlag, Pferdebiß usw. Symptome: Schmerz, Schwellung und Funktionsstörung des betreffenden Muskels. Ausgänge: Muskelschwiele (Myositis traumatica fibrosa), bisweilen Verknöcherung (Myositis traumatica ossificans), Vereiterung, Blut- bzw. Lymphcyste. Folgen: Kontraktur. Prognose: sonst vergehen bis zur Restitutio ad integrum meist einige Wochen. Therapie: Ruhigstellung und Kompressionsverband; später Bäder bzw. Heißluft, Massage, Bewegungsübungen, bei größerem Bluterguß Punktion; bei Vereiterung Incision, bei Kontraktur s. da.

3. Muskelzerreißung (Muskelruptur); auch **falscher Muskelbruch** genannt. Vorkommen: recht häufig, manchmal auch doppelseitig, aber oft verkannt; Kinder werden selten, ältere Leute häufiger befallen; typisch sind gewisse Muskelrisse bei bestimmtem Sport und Beruf.

Ursache: a) Meist **indirekt** durch Überdehnung: a) seltener im ruhenden Zustand (z. B. Kopfnicker bei Steißgeburt, Adduktoren bei Reposition der angeborenen Hüftluxation); β) häufiger im kontrahierten Zustand, und zwar gewöhnlich bei kräftigen Männern infolge plötzlicher und kräftiger (affektbetonter) Muskelaktion, namentlich bei Sport oder Gymnastik, sonst auch durch plötzliche unwillkürliche Muskelkontraktion bei Schreck und vor allem bei Krampfzustand (Tetanus, Eklampsie und Epilepsie sowie Starkstromverletzung) z. B. Quadrizeps bei drohendem Fall nach rückwärts, Quadrizepsoder Wadenmuskulatur beim Absprung, Tib. ant. oder peroneus longus bei Fußballspielern, Psoas beim Rumpfstrecken, Bergsteigen, Tennisspielen, Trapezius und Deltoideus beim Heben oder Zerren, Triceps beim Werfen oder Fallen, Biceps brachii, spez. langer Kopf beim schweren Heben, Adduktoren bei Reitern, Schulter-, Becken-, Rücken-, Nacken- oder Bauchmuskeln bei Rumpf-, Kopf- oder Gliederbewegungen (vgl. Spez. Chirurgie!); bisweilen ohne stärkere Anstrengung bei krankhafter Veränderung des Muskels durch Infektionskrankheit: Typhus, Scharlach, Pocken, Sepsis, Miliartuberkulose (z. B. Rectus abd. beim ersten Aufrichten in der Rekonvaleszenz des Kranken) sowie Alter, Nervenleiden: Tabes u. dgl., Arteriosklerose, Lues, Phosphorvergiftung, Alkoholismus, Rheuma, Fettleibigkeit, Arthritis deformans usw., auch professionell (vgl. Ext. poll. long.!) und lokal (Atrophie, Narbe, Verkalkung, Verknöcherung, Geschwulst oder Entzündung spez. Typhus). b) Selten **direkt,** am häufigsten bei gewissen Frakturen und Luxationen (s. da); sonst bei stumpfer Gewalt z. B. Schlag, Hufschlag u. dgl. Formen: Vollständige oder unvollständige Zerreißung. Lokalisation: an der schwächsten Stelle, und zwar je nach Lebensalter, Entstehung, Körperstellung usw. verschieden, im allgemeinen selten im Muskelbauch, meist am Übergang zwischen Muskel und Sehne und am Sehnenansatz, evtl. mit Knochenabriß z. B. an Wirbeldorn- oder Querfortsätzen, Darmbeinstachel usw. (s. u.). Symptome: Blitz- oder schlagartiger Schmerz, evtl. Krach, Druckschmerz und Funktionsausfall; außerdem sicht- und fühlbarer Spalt und Wulst, besonders bei Muskelkontraktion, später evtl. verdeckt durch das Hämatom. Differentialdiagnose: u. a. Fascienriß (Fascienlücke mit vorquellender Muskelmasse) und namentlich an der Wade Thrombose (Fehlen eines Trauma und Vorhandensein örtlicher und allgemeiner Entzündungssymptome, evtl. eines derben Strangs und eines Weichteilödems, aber keines Blutergusses!). Folgen: Muskelschwiele, Verknöcherung, Vereiterung und evtl. Kontraktur, z. B. Schiefhals. Prognose: je nach der Vollständigkeit des Risses mehr oder weniger, im allgemeinen recht günstig. Therapie: Ruhigstellung mit Bandage, Schiene oder Gipsverband in der dem Kontraktionszustand des verletzten Muskels entsprechenden Stellung für einige, aber höchstens 2—4—6 Wochen, worauf baldigst elastische Wirkung bzw. Pflaster-, Elastoplast- oder Zinkleimverband, sowie Wärme, Massage, Elektrisieren und Übungen folgen; ausnahmsweise, spez. bei völliger Zerreißung und großer Lücke Muskelnaht oder in veralteten Fällen Naht mit Fascienverstärkung oder seitliche Befestigung des peripheren Stumpfs an einem Nachbarmuskel oder Muskelplastik mit gestieltem Muskellappen aus der Nachbarschaft nebst freier Fascientransplantation oder Muskelverlagerung (z. B. Verwendung des M. sartorius als Beinstrecker durch Annähen an die Kniescheibe oder des M. pect. maj. als Armheber durch Annähen an den Schultergürtel, vgl. Spez. Chirurgie!).

4. Offene Fascien- und Muskelverletzung. Naht z. B. Vierstichnaht, evtl. mit Fascienverstärkung.

III. Sehnen.

1. Sehnenquetschung (nur durch grobe Gewalt, z. B. Maschinenverletzung, Hufschlag) und **Blutergüsse in den Sehnenscheiden** (bei Quetschung oder Zerrung; u. a. auch bei Distorsion, Fraktur und Luxation).

2. Sehnenzerreißung, im ganzen selten, und zwar häufiger am Übergang zum Knochen (evtl. mit Abrißfraktur) oder zum Muskel als im Verlauf der Sehne selbst. Ursache: Meist indirekte Traumen, und zwar häufiger im scharf kontrahierten als im ruhenden Zustand, seltener direkte (also ebenso wie bei der Muskelzerreißung!). Begünstigend wirken pathologische Vorgänge z. B. Entzündung der Sehne oder ihrer Umgebung (z. B. Ruptur der langen Bicepssehne bei chronischer Omarthritis bzw. Periarthritis humero-scapularis), chronische Zerrung oder sonstige Schädigung (z. B. solche am Extensor pollicis long. sin. bei Trommlern bzw. dext. bei anderen Berufen oder nach Radiusfraktur, Mondbeinverrenkung, Mittelhandbruch, Handverstauchung u. dgl., längere Ruhigstellung oder Ganglion (sog. pathologische oder Spontanruptur). Vorkommen: Psoas (am Kleinrollhügel), Rectus femoris (am oberen vorderen Darmbeinstachel), Quadrizeps (und zwar meist Kniescheibenband am Schienbeinhöcker oder Kniescheibe oder Quadrizepssehne an Kniescheibe oder Muskel, selten in der Sehne selbst), Biceps brachii (meist langer Kopf), Achillessehne (am Fersenbein oder am Muskelübergang), Trizepssehne (am Olekranon),

Streck- und (selten!) Beugesehnen der Finger (an den Ansatzstellen). Symptome: Oft hörbarer Krach und fühlbarer Ruck, sicht- und fühlbare Lücke und vorspringender Muskelbauch, Funktionsausfall und abnorme Stellung sowie zunächst Schwellung und später Blutverfärbung. Therapie: Ruhigstellung in entspannter Stellung 3—6 Wochen oder bei völliger Durchreißung besser Sehnennaht nebst entsprechender Nachbehandlung, evtl. nachträglich nach Narbenexcision, sonst elastische Wicklung, sowie Wärme, Massage und Bewegungsübungen, vgl. Spez. Chirurgie!

3. Sehnenluxation, d. h. Verlassen des Sehnenlagers nach Sprengen der Sehnenscheide und der Haltebänder. Vorkommen: Selten; bisweilen Peronei (nach vorn über den äußeren Knöchel bei Umknicken des Fußes nach innen und bei gleichzeitiger Peroneikontraktion), langer Bizepskopf (nur bei Fraktur oder Luxation des Oberarms), Fingerstrecker (an den Metakarpalköpfchen ulnarwärts nach Zerreißung der Haltebrücke zur Nachbarsehne). Therapie: Reposition und Fixation mittels Gaze- oder Wattebausches im Verband für einige Wochen; evtl. operative Befestigung durch künstliches Halteband aus Seide, Bindegewebe oder Fascie.

4. Offene Sehnenverletzung. Ursachen: Scharfe Instrumente (z. B. Messer, Metall- und Glassplitter) oder Quetschungen und Zerreißungen bei Maschinen-, Explosions- und Bißverletzungen; bei Ausreißungen der Finger, spez. des Daumens oder bei Aufrollung der Sehne durch einen in Bewegung befindlichen Bohrer erfolgt evtl. Abreißung bis zum Muskelansatz. Komplikationen: Gefäß-, Nerven-, Knochen- oder Gelenkverletzung. Diagnose: Genaue Wundrevision (evtl. nach Hilfsschnitt) und Funktionsprüfung, auch bei kleinster Verletzung. Therapie: Sehnennaht. Technik: 1. Möglichst primär, d. h. sofort, nur bei infizierter oder eiternder Wunde sekundär (sonst Vereiterung und evtl., namentlich bei Fingerbeugesehneneiterung fortschreitende Phlegmone sowie Ausbleiben der Nahtvereinigung!), aber stets so früh als möglich (sonst Muskelschrumpfung mit Retraktion!). 2. Aufsuchen der Sehnenstümpfe (welche sich infolge des Muskelspannungszustandes retrahieren, und zwar stark das centrale, schwach das periphere): Wundrevision mit Haken, maximale Beugung bzw. Streckung mit Entspannungsstellung des Muskels, an den Beugesehnen des Fingers auch nebst Hyperextension der Nachbarfinger, centrifugales Ausstreichen mit der Hand oder Auswickeln mit einer elastischen Binde, Hervorziehen des am endständigen Blutgerinnsel (durchblutetes Peritenonium!) kenntlichen Sehnenstumpfendes aus der Scheide mit Pinzette, spitzem Häkchen od. dgl., nötigenfalls Hilfsschnitt, welcher am besten etwas seitlich oder aufwärts von der Sehne anzulegen ist, wobei im letzteren Fall die Sehne unter einem Tunnel durchgeführt wird; bei mehrfacher Sehnenverletzung helfen zur Differenzierung der zusammengehörigen Stumpfenden: Form und Größe der Sehne und ihres Querschnittes, anatomische Lage und die durch Ziehen am peripheren Ende auslösbare Funktion. 3. Anschlingen der gefundenen Sehnenstümpfe. 4. Anfrischen gequetschter oder zerrissener Sehnenstümpfe. 5. Naht mit drehrunder Nadel und Catgut oder sicherer feiner Seide, am besten Paraffinsublimatseide; dabei Sicherung der Naht gegen das Durchschneiden der Fäden und Ausreißen der Sehne mittels Durchflechtung, Umschnürung u. dgl. nach Wölfler, Haegler, Wilms, Dreyer, Trnka, v. Frisch, Lange o. a.; genaue Adaptierung der Querschnitte und Knüpfen der Fäden in Entspannungsstellung; man sorge für gute Verankerung der Fäden an den Sehnenstümpfen, vermeide aber starkes Abschnüren von Sehnenfaserbündeln und Behinderung des freien Gleitens der Sehne, wozu auch genaue Adaption der beiden Sehnenstümpfe erforderlich ist; der Heilungsvorgang ist im übrigen gut bei scheidenlosen Sehnen z. B. Fingerstreckern infolge Vorhandenseins einer gefäßführenden Bindegewebsumhüllung, dagegen schlecht bei eingescheideten Sehnen z. B. Fingerbeugern, weshalb man hier das Offenlassen oder Ausschneiden der Sehnenscheide vorgenommen, im übrigen völlig Entspannungsstellung, Fadenextension am proximalen Sehnenstumpf peripherwärts und vorübergehende

(Catgut-) Fixation der Stümpfe an Nachbargewebe empfohlen hat. 6. Naht der Sehnenscheide und Bänder. 7. Evtl. Umhüllung und Deckung der Sehnennaht durch subcutane Nähte od. dgl. 8. Hautnaht: locker d. h. nicht lückenlos, evtl. mit Dränage, zuvor Wunddesinfektion mit Rivanollösung o. dgl.; dabei nötigenfalls mit Hautplastik zur Sehnennahtdeckung, welche unter allen Umständen verlangt werden muß. 9. Feststellender Verband mit Schiene in Entspannungsstellung, und zwar gewöhnlich in mittlerer, ausnahmsweise in starker für 1—3 Wochen. 10. Danach vorsichtig gesteigerte Nachbehandlung mit Wärme, Massage, Elektrizität, Bewegungsübungen usw. — Bei größerem Sehnendefekt ist Sehnenplastik angezeigt, wobei auf zweckmäßige Spannung zu achten ist; dabei 1. Ausfüllung des Zwischenraums zwischen den Sehnenstümpfen im Sinne eines Leiters (Konduktors) durch interponierte Seidenfäden bzw. -zöpfe, am besten aus Paraffinsublimatseide (Lange) oder 2. bei dicken Sehnen seitliches Abspalten eines schmalen Längsläppchens aus einem oder aus beiden Sehnenstümpfen oder 3. freie Transplantation: Sehne (z. B. von Palmaris longus oder entbehrliche zweite Strecksehne von Daumen, Zeige- und Kleinfinger), Fascie, Muskel, Subcutangewebe, epidermislose Cutis, Vene usw. oder 4. Sehnenüberpflanzung (Sehnentransplantation) oder richtiger gesagt — Sehnenverlagerung, d. h. Übertragung eines gesunden Muskels durch Vernähen der Sehne bzw. (bei nur teilweiser Entbehrlichkeit) eines abgespaltenen Längslappens derselben mit dem peripheren Sehnenstumpf z. B. bei Ausfall einer Fingerbeuge- oder Strecksehne Vernähen des peripheren Sehnenendes mit einer Nachbarsehne (bei Spätruptur der langen Daumenstreckersehne mit dem M. ext. carpi rad. oder ext. indic. propr.) oder mit dessen Knochenansatzstelle (sog. ,,periostale Sehnenverpflanzung" nach Lange), z. B. bei Lähmung des M. tibialis ant. Annähen des M. extensor hallucis an das Kahnbeinperiost.

IV. Periphere Nerven.

1. Nervenerschütterung bedingt nur vorübergehende Funktionsstörung, evtl. Shock; solche Schädigung betrifft entweder den Stamm z. B. bei Stoß am Ellbogen (N. ulnaris!) oder die Endzweige z. B. bei Prellschlag auf die Hand.

2. Nervenquetschung bedingt ,vorübergehende oder bleibende Funktionsstörung. Ursachen: 1. Druck a) in leichter Form und meist sofort nach Stellungsänderung unter Kribbeln verschwindend während des Schlafes bei schlechter Lage von Arm oder Bein, z. B. an N. uln., rad., isch.; b) in schwerer Form und evtl. mehrere Wochen anhaltend während der Narkose, z. B. am N. rad. durch Druck der Tischkante auf den herabhängenden Arm, am N. peroneus durch Druck der Beinhalter und am Plexus brach. durch Zerrung oder Quetschung bei elev, iertem und abduziertem Arm (Drucklähmung hat keine durchaus ungünstige Aussicht, da sie oft spontan, allerdings nur langsam wieder vergeht!). 2. Abschnürung durch Esmarch-Schlauch oder durch schlechten Verband, z. B. an N. rad., uln., peroneus. 3. Narbe, sowie Callus- oder Fragmentdruck, z. B. an N. rad., uln., peroneus (Therapie: Neurolyse und evtl. Nervennaht). 4. Maligner Tumor.

3. Subcutane Nervendehnung und -zerreißung bedingt ebenfalls vorübergehende oder dauernde Funktionsstörung. Ursache: Meist als Nebenverletzung bei Frakturen und Luxationen (z. B. die der Armnerven bei Schulterverrenkung, der Hirnnerven bei Schädelbasisbruch). Differentialdiagnose: Muskelatrophie, -zerreißung oder ischämische Lähmung. Therapie: Ruhigstellung für 8 Tage, dann Elektrisieren usw.; bei bleibender Funktionsstörung mit Entartungsreaktion spätestens nach 4—6 Wochen Neurolyse und evtl. Nervennaht.

4. Nervenluxation, d. h. Verlagerung des Nerven aus seinem Bett. Vorkommen: Bisweilen am N. peroneus und vor allem am N. uln. z. B. bei Bruch des Wadenbeinköpfchens bzw. des inneren Oberarmknorrens; bei dessen flacher Gestaltung auch habituell teils angeboren, teils traumatisch (bei

kräftigen Vorderarmbewegungen). Diagnose: Schmerzhafte Palpation des
Nerven an falscher Stelle und evtl. Funktionsstörungen. Therapie: Bei
Beschwerden operative Zurücklagerung und Befestigung mittels Weichteil-
(Bindegewebs-, Muskel- oder Fascien-) Lappens, evtl. nach Vertiefung der
Knochenrinne.

5. Offene Nervenverletzung. Physiologisches über De- und Regeneration des verletzten Nerven: Bei jeder Nervendurchtrennung erfolgt
Entartung (Degeneration) des ganzen peripheren Nervenabschnittes
und einer kleinen Strecke des centralen, und zwar jedenfalls bis zum
nächsten Ranvierschen Schnürring, evtl. noch weiter. Die Regeneration
geschieht durch Auswachsen junger Nervenfasern (Achsencylinder) vom
centralen Stumpf bis in die äußerste Peripherie (Wallersches Gesetz), wobei
die untergegangenen Fasern anscheinend nur als Leitungsstränge für die
neugebildete Nervenfaser dienen, vielleicht aber auch das periphere Stück
sich aktiv an der Regeneration beteiligt unter Anregung seitens des centralen;
gewöhnlich dauert daher das Wiedereintreten der Funktion Monate bis Jahre,
nur ausnahmsweise weniger, nämlich falls die Verletzung nur eine geringfügige ist und die Leitung sich wieder herstellt, ehe die periphere Nervenfaser degeneriert ist; im übrigen ist für die Dauer der Funktionswiederkehr
maßgebend die Länge des Wegs, welchen die aus dem centralen Nervenende
auswachsenden Nervenelemente zurücklegen müssen; durch jeglichen Widerstand, z. B. Narbe oder Bluterguß, werden die auswachsenden Fasern abgelenkt; unterbleibt die Nervenvereinigung (z. B. durch Wundinfektion,
Defekt, Verschiebung, Zwischenlagerung), so schwillt das centrale Ende kolbig
an durch die auswachsenden und anschlußverfehlenden Nervenfasern (Durch-
schneidungsneurom, am Amputationsstumpf Amputationsneurom),
und der periphere Nervenabschnitt degeneriert bindegewebig, während die
von ihm abhängige Muskulatur atrophiert (neurogene Muskelatrophie).
Ein durchtrennter Nerv kann nicht nur in seinen peripheren Stumpf auswachsen, sondern auch unmittelbar in einen Muskel, wenn man ihn in diesen
nach der Durchtrennung verlagert (Neurotisation des Muskels). Schließlich können auch zwei verschiedene motorische Nerven miteinander zur Vereinigung gebracht werden, z. B. Hypoglossus und Facialis zwecks Heilung der
Gesichtslähmung, wobei der Zungennerv die mimische Gesichtsmuskulatur
bewegen lernt, also, ,,umlernt''.

Ursachen: Schnitt, Stich, Schuß, Quetschung und Zerreißung durch
Maschinen- oder Granatverletzung usw.; bei matten Geschossen spez. Schrapnells weichen die Nerven in der Regel aus; gelegentlich wird ein Nerv durchschnitten, gequetscht oder abgebunden bei Operation (z. B. N. recurrens
bei Kropfoperation, N. accessorius bei Halsdrüsenoperation).

Differentialdiagnose: Hysterie (massive Lähmung, zugleich infolge
Untätigkeit und Herabhängens oft Schwellung, Cyanose und Kälte; faradische
Erregbarkeit erhalten; man untersuche mittels Täuschungsmanöver!).

Symptome sind die der teilweisen oder völligen Funktionsstörung:
1. Motorische Störungen: Schlaffe Lähmung mit Verminderung bis Aufhebung der Sehnenreflexe (meist typisch, vgl. Radialis-, Ulnaris-, Peroneus-,
Facialislähmung; bisweilen, spez. bei Verletzung von nur einzelnen Nerven-
zweigen aber verschleiert durch die Funktion ähnlich wirkender Muskeln);
zugleich elektrische Erregbarkeit am Nerven faradisch und galvanisch allmählich (etwa bis zum 12. Tag) vollkommen erlöschend, am Muskel faradisch
ebenfalls erlöschend, galvanisch zunächst (innerhalb der 2. Woche) gesteigert
bei träger Zuckung, dann nach einigen (3—4) Wochen mit Entartungsreaktion (Umkehrung des Zuckungsgesetzes, so daß die ASZ. die KSZ. an
Stärke übertrifft), schließlich nach Monaten infolge Muskelatrophie ebenfalls
völlig erlöschend; später durch Verkürzung der Antagonisten Contracturstellung. Zu beachten ist, daß die elektrische Untersuchung kein eindeutiger
Indicator für die Operation ist; z. B. beweist Reaktionslosigkeit nicht immer
komplette Nervendurchtrennung, findet sich vielmehr auch bei Narbenkom-

pression u. dgl. 2. Sensible Störungen: Anästhesie, meist aber nicht genau
entsprechend dem anatomischen Ausbreitungsbezirk, sondern beschränkter,
auch unvollkommen und allmählich verschwindend infolge sog. „supplierender
Funktionen" durch Anastomosen mit benachbarten Nerven bzw. Hinein-
wachsen neuer Zweige aus diesen oder durch Versorgung des betreffenden
Bezirks durch mehrere Nerven; ausgedehnt und dauernd dagegen u. a. bei
Verletzung mehrerer benachbarter Nervenstämme oder sämtlicher Stränge
des Armplexus. 3. Vasomotorische Störungen: Rötung oder meist Cyanose
nebst Schwitzneigung sowie Kälte der Haut. 4. Trophische Störungen:
Glätte und Trockenheit der Haut mit Neigung zu Ekzem, Herpes, Ulceration,
Nagelatrophie, Hornanomalie. Bei Entzündung, Verwachsung, Druck oder
Fremdkörperreiz kann Neuralgie und Neuritis hinzutreten, ebenso wie
später Neurombildung und Kontraktur.

Therapie: Nervennaht. Technik: 1. Baldigst primär oder sekundär,
auch noch nach Jahren zu versuchen, aber schon nach ½ Jahr wenig aussichtsvoll; bei Schußverletzung im Hinblick auf die oft unvollkommene Durchtrennung und in diesem Fall spontane Wiederherstellung evtl. abwartend,
aber nicht länger als einige Wochen; in der Regel wird die sekundäre Nervennaht mit Rücksicht auf das Abwarten spontaner Funktionswiederkehr einerseits und erhöhte Infektionsgefahr andererseits in der Zeit zwischen 3 und
6 Monaten ausgeführt; langes Zuwarten verbietet sich wegen der zunehmenden
Muskelatrophie und -schrumpfung. 2. Queres Anfrischen der (an ihrer Streifung
kenntlichen) Nervenstümpfe, bei Narben unter deren gründlicher Entfernung
in Serienschnitten bis zum gesunden Querschnitt, und zwar mit scharfem
Messer (nicht mit der quetschenden Schere!). 3. Schonendes Behandeln der
Nerven: Anfassen nur am Neurilemm mit feinster Pinzette oder Ringpinzette.
Naht mit drehrunder Nadel und mit feinem Catgut oder Seide; dabei genaues
Adaptieren der zusammengehörigen Nervenbündel entsprechend dem anatomischen Querschnitt („innere Topographie des Nerven" nach Stoffel);
teils durch die Nervenfasern, teils vor allem und wenn möglich allein indirekt
durch Nervenscheide bzw. paraneurotisches Bindegewebe hindurchgeführt.
4. Umscheidung (Tubulisation) bzw. Einbettung und Deckung der Nervennaht mit freiem oder besser gestieltem Fett- oder Muskellappen oder mit
Vene oder mit formalingehärteten Kalbsarterien nach Foramitti (aber wohl
besser nicht mit Fascie, da diese möglicherweise schrumpft und den Nerven
komprimiert!). 5. Hautnaht weit, evtl. mit Dränage. 6. Ruhigstellung in entspannter Stellung für 3—4 Wochen. 7. Nachbehandlung mit Bädern, Massage,
Elektrizität und Bewegungsübungen.

Bei Nervendefekt sind folgende Verfahren anzuwenden: a) Bis 3 cm:
Vorziehen und Dehnen der Nervenstümpfe. b) Bis 8 cm: Entsprechende (entlastende) Gliedstellung, z. B. für Plexus brach. Oberarmadduktion, N. med.
und rad. bzw. ulnaris am Oberarm Oberarmadduktion und Unterarmbeugung
bzw. -streckung, N. med. bzw. rad. bzw. ulnaris am Unterarm Unterarmbeugung und -supination und Handbeugung bzw. -streckung, N. isch. am
Gesäß Beinstreckung, N. isch., tib. und peroneus am Oberschenkel Oberschenkelstreckung, Unterschenkelbeugung und Fußsenkung, N. fem. Ober-
schenkelbeugung. c) Ausnahmsweise, z. B. am Oberarm, spez. bei gleichzeitiger
Pseudarthrose Knochenresektion. d) Nervenverlagerung z. B. am N. uln. auf
die Beugeseite zwecks Wegverkürzung. e) Nervenplastik (unsicher!), und
zwar: 1. Ausfüllung des Zwischenraumes zwischen den Nervenstümpfen durch
interponierte Catgut- bzw. Seidenfäden oder 2. seitliches Abspalten eines
schmalen Längsläppchens aus dem peripheren Nervenstumpf oder 3. freie
Transplantation eines entbehrlichen (sensiblen) Nervenstücks vom Patienten,
Amputierten oder Tier oder 4. Nervenpfropfung, d. h. Verbindung des peripheren Nervenstumpfes mit dem angefrischten Nachbarnerven bzw. mit einem
davon abgespaltenen Lappen, z. B. des N. fac. mit dem N. accessorius oder
hypoglossus, des N. med. mit dem N. uln. oder rad. und umgekehrt usw. oder
5. Einpflanzen eines gesunden Nerven in den gelähmten Muskel (Heineke),

z. B. des N. med. in den M. biceps bzw. eines gesunden Muskelteils in einen gelähmten z. B. gestielten Muskellappen vom M. temp. und vom M. masseter (N. trig.) in die mimische Gesichtsmuskulatur bei Facialislähmung.

Wiederkehr der Funktion, welche sich zuerst in der Sensibilität und erst später in der Motilität zeigt, erfolgt gewöhnlich nicht vor Wochen bis Monaten bis Jahren, bestenfalls nicht vor einigen Wochen; sie gelingt im allgemeinen um so rascher, je weiter peripher die Verletzungsstelle liegt und je früher die Nervennaht erfolgt; bei der sekundären Nervennaht ist sie weniger sicher und weniger rasch als bei der primären; Voraussetzung für den Operationserfolg ist natürlich, daß Muskulatur, Gelenke usw. funktionstüchtig erhalten worden sind durch Bäder, Massage, Elektrisieren und Bewegungsübungen (Vorsicht wegen Beschädigungsgefahr infolge Gefühllosigkeit bei Hitze z. B. Heißluft!). Bei Mißlingen empfiehlt sich Revision mit Neurolyse oder evtl. mit wiederholter Nervennaht. Bei länger dauernder Lähmung entsteht mit der Zeit teils durch die Wirkung der nicht mehr genügend gehemmten Antagonisten, teils durch äußere Einflüsse, nämlich Schwere oder Schmerz Contracturstellung, und zwar meist an der Schulter Adduktion, am Ellenbogen Halbbeugung und Pronation, an der Hand Beugung, an den Fingern Beugung, an der Hüfte Beugung und Adduktion, am Knie Halbbeugung, am Fuß Plantarflexion und an den Zehen Beugung. Evtl. empfiehlt sich mittlerweile Stützvorrichtung oder Sehnenoperation gegen Contracturstellung, z. B. Schiene bei Radialis- und Peroneuslähmung oder (gegen Kapseldehnung) z. B. Heftpflasterverband oder Armtragetuch bzw. -schlinge bei Deltamuskellähmung.

V. Blutgefäße.

1. Subcutane Verletzung. Ursachen: a) an den Gliedern: Quetschung und Zerrung durch Stoß, Schlag, Überfahrung oder Verschüttung (u. a. bei Frakturen und Luxationen), ferner Überdehnung durch gewaltsame Gliedstreckung bei Beugecontractur; b) in der Schädelhöhle: Schädelbruch mit Zerreißung der A. meningea media; c) in der Brusthöhle: Rippenbruch mit Zerreißung der Intercostalgefäße, d) in der Bauchhöhle: stumpfe Verletzung (z. B. Hufschlag, Wagendeichselstoß) mit Zerreißung der Mesenterialgefäße oder der Aorta sowie blutreicher Organe: Leber, Milz, Nieren usw. Begünstigend wirken Atherosklerose, Infektion, Tumor u. dgl. Formen: a) Intimaruptur mit Restitutio ad integrum oder mit Thrombose; b) Verletzung der Intima und Media mit Thrombose oder mit Aneurysma traum. verum.; c) Verletzung aller Gefäßhäute; dabei entweder seitliche Wunde oder völlige Kontinuitätsdurchtrennung mit Thrombose unter gleichzeitigem Bluterguß oder mit Aneurysma traum. spurium. Gefahren: Verblutung, Infektion und Druck auf wichtige Organe (z. B. Hirndruck, Herztamponade, Gliedmaßengangrän). Therapie: Revision mit Hämatomausräumung und Gefäßversorgung: Unterbindung, evtl. Naht; bei bedrohlicher Blutung in Schädel-, Brust- und Bauchhöhle Blutstillung unter Eröffnung der betreffenden Körperhöhle; an den Gliedern zugleich Ruhigstellung und Hochlagerung sowie Druckverband, bei Thrombose außerdem Spaltung evtl. Blutherds; bei innerlicher Verblutung doppelte Unterbindung an der Verletzungsstelle, nur ausnahmsweise am Orte der Wahl oberhalb (hierbei Gefahr der Nekrose und der Nachblutung!) oder in frischen Fällen besser Gefäßnaht seitlich oder zirkulär.

2. Offene Verletzung. Ursache: Schnitt, Hieb, Stich, Schuß, Quetschung oder Zerreißung (durch Explosions-, Granat-, Maschinenverletzung, Biß, Gliederausreißung, komplizierte Frakturen und Luxationen), ferner Operation, schließlich Arrosion (durch verlagertes Knochenfragment, Dränrohr, Trachealkanüle usw.). Vorkommen: im Krieg besonders häufig; allein fast ½ aller Gefallenen sterben durch Gefäßverletzung am Verblutungstod, und von den Überlebenden sterben noch viele an Nachblutung oder Infektion oder Nekrose. Im Frieden sind es vor allem Schnitt- und noch mehr Stichverletzungen.

Folgen: a) unmittelbare: Blutung nach außen oder innen, Thrombose, Luftembolie, Nekrose. b) mittelbare: Infektion, Nachblutung, Thrombo-Embolie, Aneurysma. Komplikationen: Nebenverletzungen an Lymphgefäßen, Nerven, Knochen, Gelenken und inneren Organen sowie Kompression an Nerven, Trachea u. dgl. Prognose: vgl. Folgen; 25% sterben noch später an Nachblutung, Infektion oder Thrombo-Embolie; Spontanheilung kommt gelegentlich auch an großen Gefäßen vor; im übrigen ist die Blutung um so gefährlicher, je größer das Blutgefäß ist, namentlich bei Arterien, aber auch bei Venen gelegentlich (z. B. bei Stauung) gefährlich—abgesehen von der bei dieser gelegentlich vorkommenden Luftembolie (s. u.). Formen: a) nicht durchgehende Gefäßwunde vernarbt oder führt noch später zu Aneurysma traum. verum.; b) durchgehende Gefäßwunde vernarbt (aber nur bei feinem Stich mit Nadel od. dgl.) oder führt zu Blutung mit Thrombose oder mit Aneurysma spurium oder (bei gleichzeitiger Verletzung von Arterie und Vene an gegenüberliegenden Stellen) mit Aneurysma arterio-venosum; c) völlige Gefäßdurchtrennung führt bei Quetschung und Zerreißung durch stumpfe Gewalt bisweilen, namentlich bei gleichzeitiger Drehung, infolge Einrollung der Intima und Media sowie Gefäßretraktion und Blutdrucksenkung zu spontanem Gefäßverschluß, evtl. mit nachfolgender Thrombose; sonst kommt es zur Blutung, und zwar teils arterieller (hellroter, kräftiger, mit dem Puls zu- und abnehmender Strahl „wie aus einem Springbrunnen spritzend"), teils venöser (dunkelroter, schwacher und gleichmäßiger Strahl „wie aus einer Quelle rieselnd", auch bei centraler Stauung oder bei Gliedherabhängen stärker und umgekehrt bei Gliedhochlagerung schwächer werdend), teils capillarer oder parenchymatöser (kleine Blutpunkte mehr oder weniger dunkler Farbe, welche langsam zu einem größeren Tropfen zusammenfließen, aber auch bei größerer Flächen- und Tiefenausdehnung eine beträchtliche Sickerblutung bedingen können). Bei Bluterkrankheit (Hämophilie) kann infolge Blutgerinnungsanomalie auch eine kleine Blutung (z. B. bei Verletzung oder Operation, auch Zahnextraktion) verhängnisvoll werden; eine beachtenswerte Neigung zu Blutverlust besteht ferner bei hämorrhagischer Diathese infolge Cholämie, Sepsis, Leukämie, Skorbut, Moeller-Barlowscher Krankheit usw. Folgen: 1. Nachblutung ziemlich häufig, und zwar am 3. Tag bis zur 8. Woche, meist in der 2. Woche, häufig in Schüben infolge Lösung des Thrombus durch Bewegung (spez. bei Lagewechsel, Transport, Verband u. dgl.) oder Fremdkörper, Knochensplitter, Drän u. dgl. oder Eiterung bzw. Gefäßwandnekrose. 2. Luftembolie (Verschleppung eingedrungener Luft in Blutkreislauf): Die Venen der oberen Thoraxöffnung, spez. V. jug. int. und subcl., evtl. auch V. axillaris u. fem., aber auch kleinere Venen sowie die venösen Blutleiter der harten Hirnhaut klaffen bei ihrer Verletzung u. U., nämlich bei entsprechender Körperhaltung stark wegen ihrer Verbindung mit der umgebenden Fascie bzw. Muskulatur und saugen bei der Inspiration Luft an (Luftaspiration) und führen dieselbe zum Herzen (Luftembolie); in schweren Fällen erfolgt Exitus sofort oder in wenigen Minuten bis Stunden unter Unruhe, Angstgefühl, Atemnot, Blässe oder Cyanose, Pulslosigkeit und Krämpfen, indem die aspirierte Luft das rechte Herz und von hier weiter die Lungenarterien gleichsam als ein großer Embolus füllt und den lebenswichtigen Centren im Gehirn und im verlängerten Mark den Blutzutritt versperrt; die Luftembolie macht sich bemerkbar durch schlürfendes Geräusch bei der Inspiration und evtl. Austreten schaumigen Blutes bei der Exspiration, welchem auf dem Fuß lebhafte Dyspnoe, Beklemmung, Herzklopfen, Schwindel, Bewußtseinschwund bei blaßbläulicher Gesichtsfarbe und kleinem frequenten Puls, evtl. Tod folgt; evtl. Herzmühlengeräusch und Röntgenbild; sofort nach dem gefahrdrohenden Schlürfen ist das Loch in der Vene zuzudrücken und zu unterbinden, nachdem die eingedrungene Luft ausgetrieben ist durch seitliches Zusammenpressen des Brustkorbes bei gleichzeitigem Lüften des die Vene zudrückenden Fingers während der Exspiration (damit bei diesem Vorgehen nicht von neuem Luft aspiriert wird, wird der Finger vor Beginn der Inspiration wieder zugedrückt und die Wunde am besten vorher vollbluten gelassen oder mit phys. Kochsalzlösung überschwemmt!); evtl. Kopftieflagerung, Thoraxkompression, künstliche Atmung und Herzanregung, im äußersten Notfall Punktion und Aussaugen des rechten Herzventrikels bzw. Herzohrs und der A. pulm.; Prophylaxe der Luftembolie besteht in vorherigem Unterbinden der Venen, während gleichzeitig Entspannungsstellung eingehalten wird (z. B. Kopf vorgeneigt, Arm angespreizt, Bein gebeugt). Differentialdiagnose: Thrombo- und Fettembolie, sowie Shock und Vergiftung z. B. durch Narkose oder Lokalanästhesie. Vorkommen u. a. bei Operationen wegen Kropfs, spez. substernalen (V. jug. ant. und V. jug. ext.), Mammacarcinom (V. axillaris), sowie an Hirn, Lungen, Knochen usw. Voraussetzung für den Lufteintritt in das Blutadersystem ist einmal das Klaffen der Venen und dann ihr negativer bzw. geringer Druck; Venenklaffen wird ermöglicht durch ihre Anheftung an die Nachbarschaft spez. Fascie (Venen der vorderen Hals- und Brust- sowie Achselgegend, Knochenvenen u. a.) oder durch Einbettung in entzündliche oder geschwulstartige Verwachsungen (Placentar- und Lungenvenen) sowie durch seitliche Eröffnung ohne völlige Durchtrennung; negativer Druck findet sich nahe dem Herz, spez. bei Inspiration sowie bei Lagewechsel (Beckenhoch- oder gar Knieellenbogenlagerung, am Hirnsinus Kopfhochlagerung); daneben ist manchmal anzuschuldigen direktes Lufteinpressen bei Lufteinfüllung in Blase, Venen, Gebärmutter, Tuben, Nebenhöhlen usw. Neben der venösen gibt es auch eine arterielle Luftembolie durch Eindringen von Luft entweder durch das in 30% offene Foramen ovale oder direkt in die Pulmonalvenen bei Brustoperationen (Pneumothoraxanlegung, Punktion, Injektion, Spülung, Pneumotomie, Thorakoplastik usw. sowie Verletzungen; Folgen sind Eindringen der Luft in die Herzkranzgefäße oder in das Hirn; Prophylaxe: Operieren mit Überdruck, Lokalanästhesie, Morphiumvorgabe, an Extremitäten Blutleere sowie Horizontal- oder Tief-, aber keine Beckenhochlagerung, Gliedentspannung, Venenkompression proximal und Kochsalzüberschwemmung der Wunde; Therapie wie oben, dabei Oberkörperaufrichten bei angezogenen Schenkeln. Therapie: Blutstillung und Blutersatz (vgl. Wundbehandlung); Blutstillung erfolgt: a) **Vorläufig** durch Elevation, Kompressionsverband und Ruhigstellung (bei venöser Blutung gewöhnlich genügend!); bei starker arterieller und ausnahmsweise auch venöser Blutung durch 1. centralen Finger- oder Handdruck oder 2. Esmarch-Schlauch bzw. -Binde (cave Blutstauung statt Blutleere sowie Anlegen ohne zwingende Notwendigkeit: Verletzung einer größeren Schlagader!) oder 3. ausnahmsweise übertriebene Gelenkstellung (nach Adelmann) oder 4. Kompression der Wunde mit Tampon und Druckverband (wenn Verfahren 1—3 nicht angängig sind, z. B. bei A. oder V. anonyma). b) **Endgültig:** 1. Unterbindung bzw. Umstechung (in der Wunde, sonst am Ort der Wahl) oder 2. Gefäßnaht (spez. bei A. carotis comm., subcl., axill., fem. und popl., wo sonst d. h. bei Unterbindung Nekrose droht, vgl. Nekrose!; Voraussetzung ist frischer und aseptischer Fall); dagegen können ohne Bedenken unterbunden werden: A. carotis ext. und deren Äste, A. rad. u. uln. und wohl auch brach., A. tib. ant. u. post, sowie A. fem. prof. Über den Kollateralkreislauf unterrichtet das Zeichen von Henle-Coenen-Lexer: aus dem distalen Arterienende muß hellrotes Blut im kräftigen Strahl fließen. Seitliche Gefäßwanddefekte verschließt man bei kleineren Gefäßen durch seitliches Abbinden und bei größeren durch seitliche Gefäßnaht. Technik: 1. Möglichst bald. 2. Vorher Verschluß der Stumpfenden durch Fingerdruck oder besser durch mit Gummischlauch überzogene federnde Klemmen bzw. in Esmarchscher Blutleere nach Carrel-Stich u. a. 3. Gefäßnaht mit feinster drehrunder Nadel und mit feinster paraffinierter oder vaselinierter Seide oder Pferde- bzw. Frauenhaar (vorher einzufädeln!) nach Präparation der Gefäßstümpfe aus dem periarteriellen Gewebe (nicht zu weit!), fortlaufende überwendliche Naht, dicht, durch alle 3 Gefäßwandschichten mit Auskrempelung der Intima (während bei der Darmnaht die Mukosa eingekrempelt wird); je nach der Wunde seitlich oder zirkulär; bei der zirkulären Gefäßnaht unter Anlegen von 3 auf die Circumferenz verteilten Haltefäden (Knopf- oder U-Nähte); bei größeren Gefäßen noch Übernähung der Adventitia bzw. periadventitiellen Schicht und Gefäßscheide, evtl. Umlagerung mit Muskelstück; Klemmen langsam lösen und Nahtstelle einige (1—2) Minuten mit sanftem Fingerdruck über Gazebausch (am besten feucht zwecks Quellung der Fäden!) leicht komprimieren, um die Stichkanäle durch koagulierendes Blut zu schließen. Naht der Weichteildecken in Schichten, evtl. mit Dränage. Ruhigstellender Verband in Entspannungsstellung für 2—3 Wochen. Die zirkuläre Gefäßnaht mit Prothese (z. B. mit der resorbierbaren Magnesiumprothese nach Payr) ist überholt durch die Gefäßnaht als solche, höchstens bei Gefäßdefekt zu erwägen. Bei Defekt (z. B. nach Verletzung, Tumor- oder Aneurysmaexstirpation), falls nicht Mobilisieren der Gefäßstümpfe oder Beugestellung der Gelenke genügt, evtl. Einschaltung eines frisch resezierten Venenstücks, z. B. aus der Begleitvene oder aus der Vena saphena (unter Berücksichtigung der Klappenstellung, also entgegen der normalen Verlaufsrichtung und am besten autoplastisch), ausnahmsweise aus einer Arterie eines frisch amputierten Gliedes. Anschließend evtl. Blutersatz (s. da). Bei Nachblutung: Wundrevision mit Gefäßversorgung durch Unterbindung, nur im Notfall Tamponade, sonst Amputation; dazu Hämostatica (s. da).

VI. Lymphgefäße.

1. Chylorrhoe, d. h. Ausfluß von Chylus. Ursache: Meist Verletzung des Ductus thoracicus bzw. eines seiner Hauptäste an der linken Halsseite zwischen V. jug. int. und subcl. bei Operation tiefliegender und verwachsener Lymphdrüsen und Tumoren, ferner ausnahmsweise bei Stich- und Schußverletzung der Oberschlüsselbeingegend. Verlauf: Gelegentlich Lympherguß oder Lymphfistel, dies namentlich an der Haut. Prognose: Mortalität ca. 5%. Therapie: Unterbindung oder wenn möglich Naht; sonst Tamponade, wobei gewöhnlich eine Stumpffistel für einige Zeit bleibt, schließlich aber ausheilt.

2. Chylothorax und chylöser Ascites, d. h. Erguß von Chylus in Brustbzw. Bauchhöhle. Ursache: Verletzung des Ductus thoracicus bei Brustbzw. Bauchkontusion oder bei Wirbelbruch, sowie scharfe Verletzung und vereinzelt Gastrektomie (Cisterna chyli hinter und rechts der Aorta unter der Zwerchfellkuppel), auch Stauung bei Druck tuberkulöser oder carcinomatöser Lymphdrüsen. Diagnose: Probepunktion ergibt milchige Flüssigkeit mit Fett und Eiweiß und meist auch Zucker. Prognose: Spontanheilung kommt öfters zustande durch den Druck der ergossenen Flüssigkeit. Therapie: Bei Atemnot Punktion (Entleerung soll aber nur mäßig sein, sonst erfolgt rasch Wiederansammlung!).

VII. Gelenke.

Penetrierende Gelenkverletzungen. Ursachen: Stich, Schnitt, Hieb, Schuß u. dgl., meist durch Geschoß, Nadel, Nagel, Glas, Porzellan, Blech, Stein- oder Holzsplitter, Messer, Ahle, Sense, Beil u. dgl. Symptome und Diagnose: Vorgeschichte, Lokalisation, Gelenkschwellung, Funktionsstörung, Ausfließen von Synovia d. h. fadenziehender Flüssigkeit (evtl. erst nach Auspumpen oder Ausdrücken; Fadenziehen der Flüssigkeit wird festgestellt durch Ausziehen zwischen zwei Fingerspitzen oder Pinzettenbranchen); evtl. bei Fremdkörpern (z. B. Steckgeschoß), Röntgenaufnahme. Gefahr der Infektion (s. da). Therapie: Wundversorgung; evtl. -exzision möglichst nebst Fremdkörperentfernung, Desinfektion mit Phenolcampher od. dgl. und Nahtverschluß des Gelenks, während bei infektionsverdächtigen Wunden die äußeren Decken zu dränieren sind; anschließend Ruhigstellung durch Schienen-, Gips- oder Streckverband; evtl. Tetanus- und Gasbrandschutzimpfung; cave Sondieren. Bei Infektion: Punktion oder Incision oder Aufklappung oder Resektion oder Amputation.

VIII. Schleimbeutel.

Schleimbeutelhämatom. Ursache: Stoß, Schlag, Fall u. dgl. Lokalisation: meist Bursa präpatallaris, olecrani u. a. Verlauf und Prognose: oft Übergang in Hygrom. Therapie: Ruhigstellung und Umschläge, evtl. Druckverband; bei starkem oder anhaltendem Erguß Punktion evtl. nebst Injektion von Lugolscher, Phenol-, Alkohol-, Claudenlösung u. dgl.; bei chronischem Hygrom Exstirpatuion.

IX. Innere Organe vgl. Spez. Chirurgie!

B. Thermische Verletzungen.

a) Erfrierung (Congelatio).

Ursache: Kälte in Luft, Wasser, Schnee usw.; für das Zustandekommen der Erfrierung ist wichtig: Grad, Dauer und Art der Kälte (bei Feuchtigkeit und bei scharfem Wind ist die Kälte besonders verhängnisvoll!) einerseits, sowie andererseits Widerstandsschwäche des Organismus (Gewöhnungsmangel, Herzschwäche, Blutarmut, Unterernährung, Rekonvaleszenz, Infektion, Nicotin- und Alkoholabusus, hohes Alter) und des betreffenden Körperteils (spez. Nase und Ohren, sowie Finger und Zehen infolge Bloßseins, peripherer Lage und Zirkulationsstörung durch enge oder durchnäßte Bekleidung, z. B. Reithosen, Wickelgamaschen, Fußlappen, schadhafte oder enge Schuhe und Handschuhe sowie Nerven- oder Gefäßerkrankung); besonders betroffen sind im Frieden Landstreicher, Obdachlose, Verirrte, Schiffbrüchige und Betrunkene, im Kriege Fußsoldaten, spez. beim Stehen, Hocken oder Knieen im nassen Schützengraben. Erfrierung erfolgt öfters auch bei Temperaturen über 0⁰, spez. bei Nässe, sog. „Nässegangrän", also auch bei Tauwetter, weniger leicht bei trockener Kälte; begünstigend wirken auch Schweißfüße. Die Füße sind überhaupt bevorzugt, dabei beide meist zugleich, wenn auch nicht immer gleichstark.

1. Allgemeine Erfrierung. Symptome: Müdigkeit bis Schlafsucht, schließlich Bewußtlosigkeit. Verlauf: Schließlich (bald oder nach einigen Tagen) Tod unter Daniederliegen aller Stoffwechselvorgänge oder langsame Erholung mit zurückbleibenden Kopfschmerzen, Delirien, Lähmungen. Prognose: Wiederbelebung gilt als möglich, wenn die Körpertemperatur im Rectum nicht unter 20⁰ gesunken ist; dabei kann der Puls auf 40 und die Atmung auf 8 sinken; noch nach Stunden bis Tagen kann der Scheintote zum Leben gebracht werden. Prophylaxe: Körperbewegung und reichliche Ernährung, aber bei fehlender Erwärmungsmöglichkeit kein Alkohol. Therapie (Prinzip: langsame Erwärmung, sonst lokale Nekrose, Hemiplegie und evtl. Tod durch plötzliches Eintreten massenhafter Zerfallselemente in den Kreislauf!): Einbringen in ein kaltes und erst allmählich erwärmtes Zimmer (steigend von 1 auf 20⁰), dann Abreiben mit Schnee oder mit naßkalten Tüchern und schließlich kühles und allmählich erwärmtes Bett (cave Wärmflaschen!) oder Vollbad (steigend von 15 auf 30⁰ innerhalb 3 Stunden); außerdem künstliche Atmung und Herzanregung mit Cardiazol bzw. Campher und Coffein, später mit Wein, Grog und Kaffee; gegen die Schmerzen der auftauenden Glieder kalter Umschlag und Morphium.

2. Örtliche Erfrierung. Symptome: Man unterscheidet (wie bei der Verbrennung) 3 Grade der örtlichen Erfrierung: **1. Grad: Rötung (Congelatio erythematosa).** Hautrötung meist mit Stich ins Bläuliche, Schwellung und nach anfänglichen Schmerzen Gefühllosigkeit; bisweilen, spez. an Nase und Ohren, bleibt die Rötung bestehen infolge dauernder Gefäßerweiterung.

2. Grad: Blasenbildung (Congelatio bullosa). Bei blauer, kalter und gefühlloser Haut seröse oder meist blutig-seröse Blasen, welche unter Borkenbildung abheilen oder (torpide) Geschwüre hinterlassen.

3. Grad: Verschorfung (Congelatio escharotica). Durch Nekrose (sog. „Frostbrand bzw. Frostgangrän") bei blauer oder weißer und gefühlloser Haut und Blasenbildung dunkelblauer Schorf bis Mumifikation, welche unter Rötung der Umgebung sich demarkieren; Ohren und Nasenspitze sowie dünne Glieder können bei scharfer Kälte wie Glas abbrechen; an den mehr central gelegenen Körperteilen wird das Glied meist nicht ganz, sondern nur in der äußeren Schicht, spez. Haut nekrotisch. Folgen: 1. Infektion der Blasen, Nekrosen, Geschwüre und Demarkationszone mit eitrigen, putriden und Tetanuserregern, letzteres spez. an den Füßen; evtl. Lymphangitis, Phlegmone, Phlebitis, Sepsis usw. 2. Geschwüre, Narben, Defekte, myogene Kontrakturen, Nervenlähmungen, Gefäßthrombose mit nachträglicher Nekrose. Prophylaxe: Allgemeine Kräftigung und örtlich Kleiderwechsel und Wahl einer bequemen, warmen und sicheren Bekleidung unter Vermeidung schnürender oder schadhafter Gamaschen und Schuhe bzw. Handschuhe sowie Hautpflege mit Abwaschen, Frottieren und Einfetten der Hände und Füße (Dermotherma?). Therapie: Vgl. Allgemeine Erfrierung; spez. allmähliche (aber nicht plötzliche) Erwärmung, Spiritusabwaschungen, Massage u. dgl., später Hochlagerung, Heißluft, Massage usw. sowie ev. Incision und Absaugen; sonst a- oder besser antiseptischer trockener Verband mit Puder z. B. Dermatolpulver oder Blattsilber oder Verband mit Spiritus oder Tanninlösung; empfohlen wird auch Abziehen der die Austrocknung des Gewebes hindernden Epidermisdecke neben Föhn, Heißluft, Höhensonne, Röntgen u. dgl., bei Zirkulationsstörung vertikale Suspension und lockerer Verband, evtl. Incisionen bis ins Unterhautzellgewebe und Saugen, heiße Bäder, Heißluft, Fön, Höhensonne, Röntgen, Alkoholumschläge, Massage und Bewegungen sowie Padutin (?); Nekrosen nach Demarkation abtragen mit Schere und Pinzette; Gliedabsetzung außer bei drohender Sepsis, wo Frühoperation angezeigt ist, konservativ, dagegen operativ erst nach deutlicher Abgrenzung der Nekrose (die Entscheidung über Eintreten und Ausdehnung der Nekrose ist in der ersten Zeit noch nicht sicher möglich, zumal oft noch an den centralen Teilen Erholung erfolgt und die Hauptursache der irreparablen Nekrose die Gefäßthrombose ist; wichtig ist Verfärbung, Kältegefühl, Anästhesie, Mangel an Capillarblutung und reaktiver Hyperämie!); evtl. Hautplastik von anderem Bein, Brust, Bauch usw.; bei Erfrierung an den Füßen Tetanusschutzimpfung.

3. Frostbeulen (Perniones) beruhen auf chronischer Entzündung bzw. degenerativen Veränderungen an Haut und Unterhaut infolge Kälte. Ursache: Häufige leichte (sozusagen chronische) Erfrierung bei naßkaltem Wetter oder bei Durchnässung der Bekleidung bzw. bei Arbeiten in kaltem Wasser, zumal bei Störung des Blutumlaufs durch enge und ungeeignete Schuhe oder Handschuhe, daher besonders bei Droschkenkutschern, Straßen- und Feldarbeitern, Wäscherinnen und Köchinnen, Fleischern, Kaufmannslehrlingen (Heringslake!). Vorkommen: Bevorzugt sind jugendliche, schwächliche und anämische Menschen, spez. bleichsüchtige Mädchen, Herzkranke, Schwindsüchtige usw;. außerdem ist wichtig vasomotorische Störung, vegetative Stigmatisation, innersekretorische Störungen, Vergiftungen (Nikotin, Coffein, Alkohol), Unterernährung und Darmkrankheiten. Lokalisation: Meist Hände und Füße bzw. Finger und Zehen, spez. an der Streckseite über den Gelenken sowie Fußaußenrand und Fersenkappe; seltener Gesicht, Nase und Ohren. Symptome: Blaurote, glänzende, juckende bis brennende Hautinfiltrate; Beschwerden treten zumal bei Winteranfang, sowie bei Tauwetter auf. Folgen: (Frost-) Geschwüre und Rhagaden. Verlauf: Chronisch mit Rezidiv in jedem Winter. Therapie (Prinzip: Zirkulationsanregung!): a) Allgemein: Ernährung spez. kochsalzfreie (Titrosalz!), Luft-, Licht- und Sonnenbäder, sowie Gymnastik; dazu Ichthyol, Calcium, Organpräparate, Arsen und Eisen. b) Lokal: Befreiung von Durchnässungen und Erkältung (evtl. Berufswechsel!), Abhärtung durch kalte Waschungen und Duschen; warme, am besten wollene, trockene und weite Bekleidung (Handschuhe und Schuhe sowie Strümpfe), Abtrocknen und Einsalben der Hände und Füße nach Durchnässen, Elektrisieren, Massage, warme und Wechselbäder, Heißluft, Föhn, heiße Sandbäder, Senfmehlbäder und -wickel, Antiphlogistine u. dgl., Höhensonne, Diathermie, Röntgenbestrahlung, Alkoholumschläge, Bäder mit Alaun, Tannin oder Eichenrindenabkochung (1—2 Handvoll), Chlorkalk, Pernionin, Essig oder Spiritus; Pinselung mit Jodtinktur oder Collodium oder Jodcollodium (5—10%ig); Salbenverband mit Jodvasogen, Perubalsam, Perulenicetsalbe, Höllensteinsalbe, Ichthyol (10%ig), Chlorkalkparaffinsalbe (10%ig), Tumenolzinkpaste (5%ig), Lebertransalbe, Pernionin, Frostmitin, Frostgranugenpaste, Camphersalbe (10%ig), Bromokoll, Analgit, Dermotherma, Akrotherm, Novalan, Novitan u. dgl.; bei bleibender Hautrötung an der Nase: Stichelung mit Tenotom oder mit Galvanokauter, sowie Alkohol- oder Ergotininjektionen.

b) Verbrennung (Combustio).

Ursache: Verbrennung entsteht durch Hitze, und zwar durch strahlende Hitze (Sonnenstrahlen, Brennglas, künstliche Höhensonne usw. und offenes Feuer, z. B. bei Bäckern, Glasbläsern, Heizern), Flamme (z. B. offenes Licht, Feuerbrunst, Ofenflamme), heiße Körper (z. B. Ofen; sonst meist glühendes oder zerschmolzenes Metall, z. B. Eisen), Flüssigkeiten (siedendes Wasser, Kaffee, Öl: sog. „Verbrühung") oder Dämpfe (bei Explosion von Dampfkesseln, Pulver, Dynamit, Grubengasen usw.); im Kriege durch Brandgeschosse oder -bomben, Flammenwerfer, Granatexplosion, Leuchtkugeln, Pulvergase, Munition, Handgranaten, Mine usw. Wichtig ist Art, Grad und Dauer der Einwirkung (strahlende Hitze bringt gewöhnlich 1., höchstens 2., Flamme und heiße Flüssigkeit meist 2. und glühender Körper oft 3. Grad).

Symptome: Man unterscheidet (wie bei der Erfrierung) 3 Grade der Verbrennung:

1. Grad: Rötung (Combustio erythematosa). Rötung, Schwellung und brennender Schmerz; durch Sonnen- bzw. Gletscherbrand spez. in großer Höhe oder auf Schneefeld bzw. Gletscher oder am Meer entsteht eine ähnliche Verbrennung 1. Grades („Erythema solare"), evtl. auch Blasen- und Borkenbildung (Eczema solare"), schließlich eine dunkelbraune Pigmentierung; Schutz durch Sonnenschirm, Schleier und Handschuhe oder Salbe bzw. Puder. — Ähnlich, aber stärker wirkt die künstliche Höhensonne; daher Vorsicht!

2. Grad: Blasenbildung (Combustio bullosa). Innerhalb einiger bis 24 Stunden im Bereich der Hautverbrennung 1. Grades durch Exsudation zwischen Horn- und Schleimschicht entstehen verschieden große Blasen mit wasserhellem bis gelblichem und serösem bis gallertartigem Inhalt und mit feiner Epidermisdecke; nach Platzen der letzteren liegt das gerötete, empfindliche Corium frei (sog. „frische Brandwunde" im Gegensatz zu der nach Schorfabstoßung entstehenden); unter Krustenbildung erfolgt völlige Heilung, nur bei Eiterung Narbe. Gefahr der Infektion.

3. Grad: Verschorfung (Combustio escharotica). Neben Verbrennung 1. und 2. Grades entsteht durch Nekrose ein Schorf (Eschara) bis Verkohlung (Mumifikatio), welche sich allmählich demarkieren und lösen. Komplikationen: 1. Hypertrophische, „keloidartige" (Verbrennungs-) Narben mit Entstellung (spez. im Gesicht) und Funktionsstörung: Ektropium (an Lidern und Lippen), Verwachsungen (zwischen Brust und Kinn, Arm und Brust oder Fingern untereinander usw., „sog. Flügelfell- oder Schwimmhautbildung"), Beuge-, Adduktions- u. a. Contracturen (an Leiste, Knie, Fuß, Achsel, Ellen- und Handbeuge, Fingern, sowie Lidektropium, Kieferklemme usw.); außerdem im Bereich der Narbe: Rhagaden-, Geschwürs- und Carcinombildung. 2. Bei Abstoßung der Nekrosen Eröffnung von Gelenken, Körperhöhlen, Gefäßen. 3. Infektion mit pyogenen, putriden und Tetanuserregern, evtl. Sepsis; außerdem Allgemeinstörungen: erst Temperatursturz, dann Fieber; Blutdrucksenkung; Eiweiß, Zucker und Blut bzw. Blutfarbstoff im Harn; bisweilen Magen- und vor allem Duodenalgeschwüre; gelegentlich Pneumonie, Pankreatitis, Fettembolie usw.

Prognose: Ungünstig ist Ausdehnungsgröße (bei Ausdehnung über mehr als ½ Körperoberfläche erfolgt der Tod fast stets, bei solcher über mehr als ⅓ häufig, namentlich bei Kindern, bei welchen ein ungünstiges Verhältnis zwischen Körperoberfläche und Körpermasse besteht), sowie Infektion (evtl. Sepsis oder Amyloid). Besonders empfindlich sind kleine Kinder. Tod erfolgt unter Blutdrucksenkung, Koma, Unruhe, Delirien, Krämpfen, Puls- und Atmungsschwäche, Anurie usw. Frühtod wird verschieden erklärt: durch Überhitzung, Bultdrucksenkung, Shock, Resorption toxischer Zerfallsprodukte, Anaphylaxie, Blutkörperchenzerstörung mit Hämoglobinämie, Plasmaverarmung des Blutes mit Bluteindickung, Unterdrückung der Hauttätigkeit (vgl. Todesfall von als vergoldete Engel gefirnißten Kindern); Frühtod erfolgt in der Regel (80%) in den ersten 24—48 Stunden, manchmal später. Spättod kann eintreten durch Infektion (mit Eiter-, putriden und Tetanuserregern) oder durch Erschöpfung bei langdauernder Eiterung.

Therapie: a) Allgemein: Schmerzstillung (spez. Pyramidon oder meist Morphium bzw. Pantopon bzw. Narcophin [Vorsicht!], besser Atropin und Calcium), sowie Kreislauf- und Herzanregung (spez. Cardiazol bzw. Campher und Coffein sowie Ephetonin subc.) und reichliche Flüssigkeitszufuhr (spez. phys. Kochsalz- und Traubenzuckerlösung rectal, subcutan und intravenös, am besten, namentlich in dringlichen Fällen als intravenöse Dauertropfinfusion evtl. mit Adrenalin, evtl. Bluttransfusion). b) Lokal: Einzelne Autoren (Sonnenburg, Tschmarke, Pels-Leusden u. a.) empfehlen primäre Desinfektion durch Abtragen der nekrotischen Teile mit Pinzette und Schere, Reinigen der Wunde und ihrer Umgebung mit warmem Wasser und Seife, Abspülen mit sterilem Wasser und Nachspülen mit Borwasser od. dgl. in (Äther-) Narkose bzw. Rausch; die meisten aber solche nur bei starker Verschmutzung, zumal die aktive Therapie im Kollapsstadium gefährlich, im übrigen nicht nötig erscheint, sonst bei 1. Grad: Puder, Salbe oder Bleiwasserumschlag; bei 2. Grad: aufgerissene Blasen (als infiziert) sind abzutragen, geschlossene dagegen nicht (wegen des Schutzes der Decke!), sondern große nur an der Basis anzustechen, und zwar mit sterilen Instrumenten. Verband mit antiseptischem Pulver: Jodoformersatz, z. B. Dermatol ohne oder bei großer Ausdehnung mit Bolus u. dgl. (auch mit steriler phys. Kochsalzlösung zu mayonnaisedickem Brei angerührt, Payr) oder Bism. carbon. oder weniger gut Bism. subnitric., dies auch als Bardelebens Brandbinde „Bardella" (Magisterium Bismuti und Amylum aa); cave Jodoform, aber auch bei anderen Antiseptika z. B. Wismut spez. Bism. subnitric. ist Vorsicht angebracht wegen Intoxikationsgefahr! Auch werden empfohlen sonstige Pulver (Albertan, Omeisan, Granugen u. dgl.), Salben (Zink-, Desitin-, Iletin-, Granugen-, Combustin-) oder Öle (Thiol, Lebertran, Granugenol) oder Rp. Naphthol. ros. 0,25 Öl. Eucalypti 2,0 Ol. Oliv. 5,0 Paraffin moll. 25,0 Paraffin. dur. 67,75 oder 2—5%ige wässerige Tanninlösung (Davidson) oder Blattsilber u. a. Von jeher wird gelobt Brandliniment (Ol. lini, Aq. calcis aa) oder dies mit 5% Tannin (frisch zu bereiten mit einer 50% Tanninlösung). Brauchbar ist in der Praxis auch Verband mit 5—10% Tanninsalbe sowie mit Unguentolan oder Desitinolan, Combustin-, Crinol- u. a. Salbe. Verband kann evtl. 1—2 Wochen liegenbleiben und ist dann im warmen Bad oder mit Wasserstoffsuperoxyd abzuweichen und nunmehr durch Salbenverband zu ersetzen; bei 3. Grad: antiseptisches Pulver, z. B. Dermatol, später Salbe oder (bei schmierigem Belag) feuchter Umschlag, bei ausgedehnter Verbrennung später (aber nicht im Kollapsstadium!) auch prolongiertes oder permanentes Wasserbad. Zur Überhäutung Scharlachrot bzw. Pellidolpräparate bzw. Epithensalbe, evtl. spez. bei Gefahr von Narbencontracturen frühzeitig gestielte Hautplastik oder -transplantation nach Thiersch. Bei Contracturneigung Lagewechsel mit Schienen- oder Streckverband und Bewegungsübungen. Bei Verwachsungsneigung Einlegen von Verbandmaterial, z. B. zwischen die einzelnen Finger. Bei Narbencontractur Medikomechanik sowie Heißluft, Röntgenbestrahlung und Fibrolysininjektionen, evtl. Excision und Hautplastik oder -transplantation, auch Morestinsche Plastik, bei Ohr- oder Nasenverlust Kunstorgan. Bei Brand oder bei bedrohlicher Allgemeininfektion Gliedabsetzung. Bei Tetanusgefahr Schutzimpfung.

Verbrennung durch Röntgen- und Radiumstrahlen. a) Teils akut, und zwar bei einmaliger Applikation übergroßer Dosis oder ohne Filterschutz, spez. bei weicher Röhre als sog. akute Röntgendermatitis nach Art der gewöhnlichen Verbrennung in den 3 Graden der Rötung, Blasenbildung und Verschorfung; Inkubationszeit beträgt 1—3 Wochen. b) Teils (spez. bei Ärzten, Schwestern und Technikern) chronisch, und zwar bei Summierung oft wiederholter kleinerer Dosen als sog. chronische Röntgendermatitis mit Inkubationszeit von ein oder mehreren Tagen bis Wochen bis Monaten bis Jahren; hierbei Hautatrophie mit Trockenheit, Haarausfall, Rissigwerden der Nägel, Hyperkeratose, abnormer Pigmentierung, Teleangiektasien usw., ferner äußerst hartnäckige und schmerzhafte Ulceration (verbunden mit schweren Gefäßveränderungen im Sinne der Endarteriitis obliterans), Verstümmelung an Fingern bzw. Händen und Carcinom- bzw. Cancroidentwicklung, außerdem Veränderungen des Blutes und der Lymphdrüsen, sowie der Milz und des Knochenmarks, evtl. mit Tod (ähnlich Leukämie) und schließlich vor allem der Hoden und Ovarien (Sterilität, d. h. Impotentia generandi bei erhaltener Potentia coeundi) usw. Prophylaxe: Ärztliche Aufsicht mit Dosimetrie und Schutzvorrichtungen. Diagnose: Anamnese und Befund: hartnäckiges und schmerzhaftes Geschwür mit nekrotischem Grund, scharfen Rändern und glattnarbiger Umgebung nebst büschelartigen Gefäßerweiterungen. Therapie: Vgl. Verbrennung; außerdem Quarzlampe, Heißluft, Brei-, Kamillen-, Salzwasser- oder Lebertranumschlag, Pellidol-, Anästhesin- bzw. Anästheform- oder besser Percain-, Panthesin-, Suprarenin- u. a. Salben, antiseptische Pulver: Jodoform, Dermatol, Yatren, Albertan, Omeisan, Granugen, Kohlensäure u. a., Desitinsalbe, Granugenpaste, Methylviolettgaze u. dgl., sowie Massage, Infiltration mit phys. Kochsalz- oder Novocainlösung sowie Blutinjektion usw.; evtl. Excision, und zwar genügend weit im Gesunden, u. U. (oft wegen der mangelnden Heilungstendenz der Wundränder!) mit anschließender Hautplastik, außerdem innerlich Jod und Arsen sowie Reizkörper.

Starkstromverbrennung. Entstehung: Berührung (sei es direkt mittels des Körpers, sei es indirekt mittels Metallinstruments bzw. -drahts) mit Starkstromleitung (Fabrikmotoren, Straßen- und Landbahn; im Kriege auch elektrisch geladener Stacheldraht u. dgl.) infolge Herabfallens der Enden eines zerbrochenen Kabels, unvorsichtigen Arbeitens, absichtlicher Berührung bei Selbstmordversuch oder Hinrichtung usw. Die Einschaltung in den Stromkreis kann sein entweder zweipolig durch direkte oder indirekte Berührung mit zwei Leitern verschiedenen Potentials oder einpolig, wobei der Körper des Verletzten mit der Erde in gut leitender Verbindung („gut geerdet") ist. Bei den tödlichen Unfällen erfolgt der Eintritt des Stromes meist ($^9/_{10}$) durch die linke Hand. Wichtig ist vor allem Stromstärke und -spannung (Ströme über 200 Volt sind gefährlich und über 500 Volt meist tödlich) sowie Phasenzahl des Wechselstroms (Gefahr sinkt im allgemeinen mit wachsender Zahl), auch Dauer und Weg, sowie Kontaktfläche und Körperwiderstand (bei nasser Haut sind die Störungen bedeutender, sowie weniger örtlich als allgemein). Der elektrische Strom wirkt thermisch (als Verbrennung: sog. Joulesche Wärme), mechanisch (Muskelkontraktionen auslösend bis zum Fortschleudern des Patienten), elektromechanisch (auf das Nervensystem) und vor allem elektrolytisch (Nekrose). Symptome: a) Allgemeine: öfters Bewußtlosigkeit, Lähmungen und Krämpfe, evtl. Tod durch Shock oder durch Wirkung auf das verlängerte Mark bzw. Herz. b) Lokale: Verbrennung aller 3 Grade, meist Nekrose (tiefgreifend, u. U. einschl. Knochen, und schmerzlos sowie bisweilen Ödem unter dem Bilde der Phlegmasia alba dolens); an den Ein- und Austrittsstellen des Stroms, spez. an Handteller und Fußsohle, entstehen rundliche und tiefe „loch- (schuß-)"förmige Wunden. Spätfolgen sind funktionelle und organische Erkrankungen des Nervensystems, u. a. auch des

Seh- und Hörorgans. Komplikationen: Tiefennekrose und Nachblutung. Prognose: sonst gute Vernarbungstendenz mit weicher und schöner Narbe. Therapie: Vgl. Verbrennung, spez. Anregung der Atmungs- und Herztätigkeit, wobei Scheintote wieder zum Leben gebracht werden können, weshalb man die Wiederbelebungsversuche, spez. die künstliche Atmung genügend, evtl. mehrere (bis 4) Stunden lang fortsetzen soll. Befreiung des Verletzten aus dem Stromkreis erfolge sofort, aber nur mit Isolierinstrumenten oder -handschuhen bzw. Kleidungsstücken oder besser nach Abstellen bzw. „Erden" des Stroms; man darf weder den Verletzten noch den Strom mit bloßen Händen berühren; der Verletzte ist aufzufangen und zunächst nicht zu ernähren. Gliedabsetzung erfolge nicht voreilig, sondern erst nach Entscheidung über die Ausdehnung der Nekrose, was oft Wochen dauert, dagegen vorher nur bei Allgemeininfektion, feuchtem und fortschreitendem Brand oder unstillbarer Blutung, wenn auch die Unterbindung der Arterie am Orte der Wahl nicht gelingt (Blutung erfolgt meist nach 2 Wochen; Blutleerschlauch ist bereitzuhalten bei jeder tiefreichenden Starkstromverbrennung!).

Blitzschlag wirkt ähnlich wie elektrischer Starkstrom. Vorkommen: vor allem bei Feldarbeitern; begünstigend wirken einzelstehende Erhöhungen, z. B. Bäume, von denen einzelne Arten (Eiche) mehr disponiert sind als andere (Buche). a) Allgemein: Evtl. Tod unter Herz- und Atemlähmung, sonst unter dem Bild der Gehirnerschütterung mit Bewußtlosigkeit, schwachem Puls, oberflächlicher Atmung usw., evtl. mit Lähmungen (von guter Prognose). b) Lokal: Verbrennung an den Ein- und Austrittsstellen in Form „lochartiger" Wunden, sowie entlang dem Verlaufe des Blitzes in Form einige Tage andauernder rotbrauner Streifen mit „schlingpflanzen- oder baumverästelungsartiger" Verzweigung entsprechend der Hautgefäßanordnung (Gefäßparalyse?), sog. „Blitzfiguren", und an den Stellen anliegender Metallteile, welche schmelzen (Brille, Knöpfe, Uhrkette, Schlüssel, Geldstücke); oft sind die Kleider zerrissen und manchmal ganze Glieder abgetrennt. Mortalität ca. 75%. Therapie: Vgl. Verbrennung, spez. Herz- und Atemanregung.

Sonnenstich (Insolation) entsteht durch unmittelbare Einwirkung der Sonnenstrahlen (bisweilen auch des elektrischen Lichtes oder des strahlenden Feuers) auf den entblößten Körper, spez. Kopf, beim Aufenthalt in der Sonne ohne Kopfbedeckung, z. B. bei Erntearbeitern, Soldaten, Touristen usw. sowie bei spielenden oder im Wagen schlafenden Kindern, welche in die Sonne geschoben werden. Symptome und Verlauf: Kopfschmerzen, Schwindel, Ohrensausen, Funkensehen u. dgl., schließlich Bewußtlosigkeit, evtl. Tod mit Hyperämie und Ödem des Gehirns; vereinzelt eitrige Meningitis und Hirnabsceß (durch Sekundärinfektion); bei Genesung evtl. langdauernde geistige Störungen. Therapie: Abkühlung durch kalte Übergießungen und Einpackungen; zu versuchen Blutentziehung am Kopf; evtl. Lumbalpunktion (?); nach Bedarf auch hier künstliche Atmung und Herzmittel. Prophylaxe: Kopftuch (Tropenhelm, Burnus u. dgl.)

Hitzschlag (Hyperthermie) entsteht im Gegensatz zum Sonnenstich nicht allein durch direkte Sonnenbestrahlung, sondern wahrscheinlich auch ohne diese durch Überwärmung des Gesamtorganismus bei Wärmestauung, d. h. Mißverhältnis zwischen der erhöhten Wärmeerzeugung und der erschwerten Wärmeabgabe, und zwar bei feuchtwarmem Wetter nebst Windstille, namentlich zu Zeiten der sommerlichen Hitzewellen, verdunstungshindernder Kleidung und körperlicher Anstrengung z. B. bei Erntearbeitern, Soldaten, Heizern, Bergsteigern usw. Begünstigend wirken Alkoholabusus, sowie Fettsucht und Erkrankungen des Zirkulations- und Respirationsapparates. Symptome: Mattigkeit, Übelkeit, Durst, Erbrechen, Beklemmung, Kopfschmerzen, dann Schwerhörigkeit, lallende Sprache und taumelnder Gang, schließlich plötzliches Hinstürzen in Bewußtlosigkeit mit cyanotischem Gesicht, engen und starren Pupillen, schwacher und beschleunigter Herz- und Atemtätigkeit, Temperatursteigerung bis 40—41⁰ und mehr, öfters auch mit Krämpfen und

Delirien. Prognose: In $^2/_3$ der Fälle Tod durch Herzlähmung in wenigen Stunden; sonst allmählich Genesung, aber oft mit länger anhaltenden, vorwiegend funktionellen Störungen des Herzens und Centralnervensystems. Therapie: Ruhe, Abkühlung durch Hinbringen an kühlen Ort, Luftzufächeln, Entkleiden und kühle Vollbäder bzw. Übergießungen oder Umschläge, ferner Flüssigkeitszufuhr, spez. phys. Kochsalzlösung per os und subcutan bzw. intravenös, schließlich Herzanregung und künstliche Atmung. Prophylaxe: Trainieren, Ausruhen an schattigem und kühlem Ort, Lüften der Kleidung, spez. des Kragens, leichte und poröse Kleidung, lockere Marschordnung, Gepäckentlastung, reichliche Flüssigkeitszufuhr durch öfteres Trinken von Wasser, Tee, Kaffee u. dgl. (aber cave Alkohol!).

C. Chemische Verletzungen.

Ursachen: Sog. „Ätzmittel", und zwar Alkalien: Ätzkali und -natron (Seifensiederlauge), Ätzkalk (häufig im gewerblichen Betriebe, ferner durch Hinfallen in Kalkgruben, schließlich bei Anwendung der Wiener Ätzpaste); Säuren: Salz- (Ätzschorf grauweiß), Schwefel- (Ätzschorf braunschwarz) und Salpetersäure (Ätzschorf gelbbraun), spez. rauchende (auch als Ätzmittel bei Warzen und Hämangiomen), sowie Carbol-, Arsen-, Chrom-, Milch-, Trichloressigsäure (letztere beiden auch als Ätzmittel bei Schleimhautaffektionen, spez. bei Tuberkulose); Metallsalze: Argentum nitric. (auch als Ätzmittel bei Granulationen usw. als Höllensteinstift: Lapis infernalis, oder milder mit Zusatz von Kal. nitric. 1:2 als Lapis infernalis mitigatus), Chlorzink (auch als Ätzmittel bei malignen Tumoren; die gesunde Haut nicht angreifend), Kupfervitriol, Sublimat, außerdem Senf- und Crotonöl, Canthariden, Jodtinktur, Kohlensäureschnee, Äther, Chloräthyl, Chloroform Gelbkreuzverletzung usw. Symptome und Folgen vgl. Verbrennung (je nach dem verschiedenen Grad der Wirkung: Rötung, Blasenbildung und Verschorfung unterscheidet man die Ätzmittel in Rubefacantia, Vesicantia und Kaustika); an der Haut hypertrophische oder keloidartige Narben mit Contractur (Ektropium der Lider und Lippen sowie Flügelfellbildung), an Speiseröhre und Magenausgang sowie Harnröhre auch Strikturen (s. da). Therapie: Gegenmittel (bei Alkalien Säuren, z. B. Essig, Citronensaft usw., und bei Säuren Alkalien, z. B. Kalk, Kreide, Milch, Soda, Seife, Natr. bicarb. usw.) nur bei sofortiger Anwendung (bis ½ Stunde); sonst vgl. Verbrennung: Puder- oder Salbenverband, evtl. primär oder sekundär Hautplastik oder -transplantation.

Anhang: Allgemeine Verletzungsfolgen.

I. Kollaps, Ohnmacht und Shock.

1. **Kollaps** ist plötzliche allgemeine Schwäche, spez. Herz- und vor allem Kreislaufschwäche. Wesen: Lähmung der Capillaren mit deren Erweiterung bei gleichzeitiger Abnahme der zirkulierenden Blutmenge. Ursachen: Überanstrengung bis zur Erschöpfung, Blutverlust und Nervenreizung (nach Verletzung oder Operation), Herzverletzung, Lungenembolie, Hirnanämie, Blutdrucksenkung (z. B. bei Ascitespunktion, Tumorexstirpation u. dgl.), Anaphylaxie (bei Seruminjektion), Hämolyse (bei Bluttransfusion), Vergiftung (z. B. mit Schlangengift oder Narkotika) oder bakterielle Intoxikation (z. B. bei diffuser Peritonitis). Symptome: Hochgradige Blässe, kalter Schweiß, weite Pupillen, Bewußtseinsstörung, Temperatursenkung, oberflächliche Atmung, kleiner, beschleunigter und unregelmäßiger, evtl. aussetzender Puls; evtl. Tod. Therapie: Herzmittel (Ol. camph. 10%ig 1—5 ccm, wiederholt alle ¼—½ bis 1—2 Stunden sowie besser (rascher) Coramin, Hexeton, Cardiazol, Coffein oder

Äther subcutan), evtl. Morphium und Atropin, Strychnin, Hypophysin u. a., in leichten Fällen Baldrian, ferner Sauerstoffatmung, | Herzmassage, Alkohol (Glühwein, Cognac, Sekt), warme Einpackung, phys. Kochsalz- oder besser Traubenzuckerlösung (subcutan oder besser intravenös, am besten als Dauertropfinfusion evtl. mit Adrenalin oder besser Ephedrin, Ephetonin oder Sympatol, auch intrakardial; spez. bei Blutverlust, Vergiftung und Allgemeininfektion), evtl. Bluttransfusion oder Autotransfusion durch Kopftieflagerung und Gliedereinwicklung sowie künstliche Atmung, Kohlensäure und Lobelin bzw. Ikoral oder Neospiran.

2. Ohnmacht ist plötzlicher und bald vorübergehender Bewußtseinsverlust. **Ursache:** Hirnanämie, reflektorisch bedingt durch psychisches Trauma: Angst oder Schreck, z. B. bei Anblick von Blut, Operation, Verband, Instrumenten; namentlich bei nervös-erregbaren Frauen und Alkoholikern sowie bei nüchternem Magen und in dichtgefüllten Räumen; bei anämischen Personen genügt manchmal schon bloßes Aufrichten oder Aufstehen, sonst Blutverlust! **Symptome:** Oft bestehen Vorboten: Blässe bzw. Farbewechseln, Übelkeit, Schwindel, kalter Schweiß, Schwarzwerden vor den Augen; dann erfolgt plötzliches Umfallen mit Bewegungs- und Empfindungslosigkeit, weiten Pupillen, langsamer und oberflächlicher Atmung, etwas beschleunigtem und schwachem, aber regelmäßigem Puls; vereinzelt (z. B. vor Operation) Tod. **Therapie:** Körperflach- und Kopftieflagerung, Kleider öffnen, Zufuhr frischer Luft, Haut- und Geruchreize, z. B. Anspritzen mit kaltem Wasser, Abwaschen der Stirn mit Kölnischem Wasser, Einatmen von Salmiakgeist, Essigsäure, Amylnitrit u. dgl. („Riechfläschchen"); sonst wie bei 1, spez. Cognac.

3. Shock (Wundschreck bzw. Wundschlag oder Stupor) ist im unmittelbaren Anschluß an eine starke äußere Gewalteinwirkung plötzlich („schlagartig") eintretender Zusammenbruch d. h. Zustand schwerster Erschöpfung aller Lebenskräfte bei erhaltenem Bewußtsein (Blutdrucksenkung bzw. Gefäßkrise durch Reflex auf dem Weg der Nervenbahnen, vgl. Goltzscher Klopfversuch); dabei Verminderung des zirkulierenden Blutmenge durch Blutverlust bzw. Blutabsackung ins Splanchnicusgebiet (bei Blutverlust, Narkose oder Anaphylaxie) oder durch Bluteindickung infolge Austritts größerer Plasmamengen ins Gewebe (bei Verbrennung, Quetschung oder Baucheingriff). **Ursache:** Erschütterung großer sensibler Nervengebiete, spez. bei Zermalmung oder Ausreißung ganzer Glieder durch schwere Maschinen, Verschüttung, Explosion, Artillerieverletzung, Verbrennung und Erfrierung, Starkstromverletzung, Blitzschlag, Brustquetschung, stumpfer Bauchverletzung, Magen-Darmperforation, Operation (spez. Vorlagern und Zurückbringen oder Zerrung der Därme, Ziehen am Samenstrang, Quetschung des Hodens, Dehnung des Afterschließmuskels, Durchtrennen oder Zerren großer sensibler Nerven), vielleicht auch schweres physisches Trauma: Angst oder Schreck (sog. Nervenshock); begünstigend wirken Allgemeinschwäche oder Blutverlust oder Hunger und Durst oder Überanstrengung oder Infektion. **Symptome:** a) Meist torpide Form: Verfall und Blässe des Gesichts, Cyanose der Lippen, kalte und evtl. cyanotische Glieder, kalter und klebriger Schweiß, Durst, Aufstoßen, Singultus und Erbrechen, weite und träge Pupillen, kaum fühlbarer und evtl. unregelmäßiger, dabei zumeist langsamer Puls, flache, unregelmäßige und seltene Atmung, Temperatursenkung, Blutdrucksenkung, stark verminderte Empfindungs- und Reflextätigkeit, Apathie (aber bei erhaltenem Bewußtsein). b) Bisweilen erethische Form mit Unruhe bis Tobsucht. **Prognose:** Oft Tod in Minuten bis Stunden bis Tagen; prognostisch ungünstig ist Temperatursenkung (auf 35⁰) und schlechter Puls. **Differentialdiagnose:** Besteht ein Intervall oder gehen die Erscheinungen des Shocks nicht binnen wenigen Stunden zurück, so bestehen, spez. bei Unterleibskontusion, außerdem Blutung oder Intoxikation, z. B. Peritonitis, welche evtl. zum Eingriff nötigen; man denke an Blutung, Vergiftung, Gehirnerschütterung, Luft-, Fett- und Thromboembolie. **Therapie:** vgl. Kollaps, spez. Kreislauf- und Herzmittel (z. B. Campher oder Coffein und Adrenalin bzw. Sympatol, auch Hypophysen-

präparat sowie Ruhe und Schmerzbekämpfung, evtl. Morphium oder besser
Atropin, auch Wärme, Kopftieflagerung und Flüssigkeitszufuhr, spez. Kochsalz oder Traubenzucker; evtl. Bluttransfusion, meist Kochsalz- oder Traubenzuckerlösung mit Sympatol (2—3 ccm oder bei Dauerinfusion bis 10 ccm),
dazu Kohlensäureatmung und Lobelin; Vorsicht mit Transport; Operationen
sind durchaus kontraindiziert und möglichst aufzuschieben, außer lebens-
rettenden, z. B. Blutgefäßunterbindung oder Tracheotomie, welche am besten
in Äthernarkose (cave Chloroform!) oder in Lokalanästhesie bzw. Lumbalanästhesie auszuführen sind nach vorheriger Herzanregung; vor Durchschneidung großer Nervenstämme wird deren Anästhesierung empfohlen
(Crile).

II. Säuferwahnsinn (Delirium tremens).

Vorkommen: Meist bei Männern im 4. und 5. Jahrzehnt, und zwar bei
Gewohnheits-, spez. Schnapstrinkern oft ohne besondere Ursache, manchmal
nach Infektionen und vor allem nach Verletzungen, spez. nach Brustverletzungen sowie nach Frakturen oder Operationen, namentlich bei erzwungener
Bettruhe. Symptome: Oft bestehen Vorboten: Schlaflosigkeit, Reizbarkeit,
Schwatzen, Unruhe und Zittern der Hände; dann erfolgt Bewußtseinstrübung
mit Wahnvorstellungen (Wirtshausaufenthalt, Rauferei, Verfolgung, Sehen
von Getier, z. B. Mücken, Mäusen usw., evtl. Fluchtversuch und Tobsuchts-
anfall); dabei Schmerzlosigkeit mit rücksichtslosem Gebrauch der gebrochenen
oder sonstig verletzten Glieder. Prognose: ernst; Tod in ca. 20—50% durch
Herzschwäche (namentlich bei Blutverlust), Infektion und Pneumonie;
sonst, namentlich bei sachgemäßer Behandlung Genesung in 3—8 Tagen nach
langem und tiefem Schlaf mit Amnesie beim Erwachen; nicht selten Rückfälle. Unfallzusammenhang ist wahrscheinlich bei Zwischenraum von 2—3 Tagen,
dagegen unwahrscheinlich bei Eintritt sofort oder erst Wochen nach dem
Unfall. Therapie: Alkohol wird von manchen Autoren verworfen, von anderen
als Vorbeugungsmittel und als Behandlungsmittel, spez. bei Herzschwäche
gegeben; kräftige Ernährung und vor allem Flüssigkeitszufuhr (Fruchtsaft,
Milch, Tee u. dgl.); außer Bett Setzen; haltbarer, evtl. Eisenbandgipsverband,
am besten als Gehverband; Herzmittel (Digitalis und Kardiazol) und Narkotika (z. B. Morphium oder besser Paraldehyd, aber kein Skopolanin oder
Chloralhydrat, auch Somnifen subcutan); regelmäßige und sachgemäße Überwachung mit ständiger Beschäftigung, evtl. (aber nur ausnahmsweise, heutzutage veraltet!) Tobzelle und Zwangsjacke. Insulin (20—40 E tgl. mit Zuckerwasser) und Decholin (10 ccm 20%ige Lösung, evtl. wiederholt) werden empfohlen.

III. Fettembolie

ist Eintritt von Fett in den Blutkreislauf im Anschluß an Verletzungen. Ursache: spez. Fett aus verletzten Weichteilen und vor allem Knochen bei
Knochenbruch oder -kontusion, Prellschuß, Brisement forcé, Reposition von
Frakturen und Luxationen, Redressement bei Fuß- oder Kniedeformität sowie
bei Contractur oder Ankylose, Osteotomie, Osteoclasis, Resektion sowie
bisweilen bei Osteomyelitis, seltener Fett aus Unterhautzellgewebe, verfetteter
Muskulatur, Bauchdecken- und Mesenterialfett, Leber usw., gelegentlich auch
bei Verbrennung oder bei subcutanen Verletzungen durch Sturz, Überfahrung,
Mißhandlung usw. oder bei Delirium von Alkoholikern oder Geisteskranken,
seltener bei Operationen an Weichteilen oder inneren Organen, manchmal
bei subcutaner oder intravenöser Ölzufuhr zwecks Ernährung oder Medikation
(Campheröl, Humanol, Eukalyptol u. dgl.). Vorkommen: vorwiegend bei
älteren Leuten im Alter von 20—50 Jahren (Fettmark! selten bei Kindern
(fettarmes Mark!) und bei Greisen (gallertatrophisches Mark!). Disponierend
wirken Herz-, Gefäß- und Lungenleiden, Chloroformnarkose, Status thymico-
lymphaticus u. dgl. sowie längere Bettruhe oder längerer Gipsverband. Patho-

logische Anatomie: Das in den Kreislauf übertretende Fett stammt größtenteils aus dem zertrümmerten Knochenmark; von da gelangt es in die eröffneten Lumina der Lymph- und vor allem Blutgefäße, vor allem solcher des Knochenmarks und weiter durch die Blutbahn, nur zum geringen Teil durch die Lymphbahn unter Vermittlung des Ductus thoracicus in die Lungencapillaren (Lungenembolie), evtl. noch weiter durch die Lungen oder gelegentlich durch ein offengebliebenes Foramen ovale über das linke Herz in das arterielle Gefäßsystem (massenhafte Verlegung der Capillaren des großen Kreislaufs, spez. im Centralnervensystem sowie in Nieren und Nebennieren); schließlich wird das Fett, soweit es nicht in den Gefäßen resorbiert wird, durch die Nieren ausgeschieden, und zwar periodisch mit mehrtägigen Pausen. Fettembolie ist pathologisch-anatomisch häufig, ja bei Knochenbrüchen fast regelmäßig, aber klinisch vortretende, also bedrohliche, selten. Symptome (sofort oder doch spätestens einige Stunden bis Tage nach der Verletzung): a) teils pulmonale: Dyspnoe, Unruhe, Angst, Husten und Hämoptoë infolge Lungeninfarkts, evtl. Exitus durch Atmungsinsuffizienz (Lungenembolie oder Embolie des kleinen Kreislaufs), b) teils cerebrale: Somnolenz bis Koma, Angstgefühl, Unruhe, Delirien, Krämpfe, Lähmungen (Gehirnembolie oder Embolie des großen Kreislaufs; diese vorwiegend später und im Anschluß an erstere); auch Anurie, Haut- und Schleimhautblutung u. a. Diagnose: Bei Lungen- oder Hirnerscheinungen meist leicht; evtl. Nachweis von Fettröpfchen im Augenhintergrund (Augenspiegel) und im Blut (Lipämie), später im Harn (Lipurie) makroskopisch, chemisch und mikroskopisch, bei der Sektion in den Lungen mikroskopisch (mit Natronlauge oder Sudan III; Fett liegt in Tropfen innerhalb der Capillaren, vorwiegend an deren Vereinigungsstellen). Differentialdiagnose: u. a. Wundshock (plötzlich, also ohne Intervall sowie mit Temperatursturz und vollem Bewußtsein). Prognose: In leichten Fällen Rückbildung der Symptome, in schweren Fällen Exitus durch Erstickung mit Herzschwäche oder durch Hirnschädigung (Todesursache ist meist eine komplexe: Hirn-, Herz- und Lungenschädigung!) in den ersten Minuten bis Stunden bis Tagen (dagegen bei Throboembolie meist später, d. h. nach einigen Tagen bis Wochen!). Prophylaxe: Vorsicht beim Geradebiegen verkrümmter Knochen oder versteifter Gelenke, spez. bei atrophischen Knochen; Durchsägen statt Durchmeißeln fettreicher Knochen; allmähliches Lösen der Blutleere nach Knochenoperationen; auch Vorsicht bei Transport und Reposition frischer Frakturen sowie baldige und gute Ruhigstellung im Verband. Therapie (symptomatisch): Herzmittel, Aderlaß, Hypophysin, Insulin, Traubenzucker- oder Kochsalzinfusion, Sauerstoffatmung mit Überdruck, Arenalin oder Ephetonin; zu versuchen ist Anlegen der Blutleere bzw. Blutstaubinde und Freilegen des verletzten Knochens, auch Unterbindung der abführenden Hauptblutadern, schlimmstenfalls Gliedabsetzung, bei cerebraler Form auch Lumbalpunktion, bei Meteorismus mit Ileusgefahr Einläufe und Hypophysin.

IV. Traumatischer Diabetes.

Nach Verletzungen, spez. Frakturen und Verletzungen bzw. Operationen an Kopf, sowie Leber und Pankreas u. a. erfolgt bisweilen Glykosurie, und zwar meist geringe (bis höchstens 1%) und vorübergehende (bis 1 Woche lang), selten Diabetes mellitus (z. B. bei Schädelverletzung, sonst bei Fettembolie) oder insipidus (bei Hypophysenerkrankung).

V. Thrombo-Embolie vgl. Blutgefäße!

6. Abschnitt: Chirurgische Erkrankungen der einzelnen Gewebe.

(Mit Ausschluß der Verletzungen, Ernährungsstörungen, Infektionen und Geschwülste.)

I. Haut und Schleimhaut.

1. Mißbildungen. Spaltbildungen und Fisteln (infolge unvollkommen zusammengeflossener Embryonalspalten), Verwachsungen (z. B. Syndactylia cutanea in Form völliger Vereinigung oder Schwimmhautbildung zwischen den Fingern), Flughautbildungen (an Kniekehle, Achselhöhle, Hals), Furchen an Gesicht und Gliedern bis zur völligen Abschnürung letzterer (infolge amniotischer Stränge).

2. Erythem, d. h. akute Hautentzündung vorwiegend am Papillarkörper. Symptome: Haut ist gerötet, schmerzhaft und geschwollen, evtl. mit Bläschen und Geschwüren. Ursachen: Oberflächliche Reize verschiedener Art: a) mechanische: Reibung der Kleider, b) thermische: leichtester Grad der Erfrierung und Verbrennung, letzterer auch durch Sonne („E. solare"), c) chemische: Schweiß, Harn und Kot, feuchte Verbände, gewisse Speisen und Medikamente, bakterielle Toxine usw. Therapie: Kausal; sonst Puder (Talk-, Weizen-, Reis-, Zink-, Dermatol-) oder Salbe (Bor-, Zink-) bzw. Paste (Zink-, Dermatol-, Tumenol-) oder feuchter Umschlag (essigsaure Tonerde).

Erythema exsudativum multiforme (scharf begrenzte, erhabene und hellrote Herde; symmetrisch an Hand- und Fußrücken, sowie an Unterarmen und Unterschenkeln streckseits, evtl. am ganzen Körper); **Erythema nodosum** (blaurote, schmerzhafte, knotige Infiltrate, meist an Unterschenkeln streckseits; meist mit Fieber und rheumatischen Beschwerden bei Jugendlichen), und **Purpura s. Peliosis simplex** (linsengroße Blutunterlaufungen an Unterschenkeln und Unterarmen) sind wohl aufzufassen als akute Infektionskrankheiten und treten bei jugendlichen Personen besonders im Frühjahr und Herbst auf, evtl. mit Fieber u. a. Allgemeinerscheinungen, sowie mit Affektion von Gelenken, serösen Häuten, Herz usw. Therapie: Bettruhe, Salicyl und später evtl. Chinin, Umschläge oder Ichthyolsalbe usw. Prophylaxe: Vermeiden von Kälte und Anstrengung. **Erythema induratum Bazin** (vgl. Tuberkulose!).

3. Ekzem, d. h. oberflächlicher Hautkatarrh. Symptome (in charakteristischem Polymorphismus neben- oder nacheinander): Rote Flecken (Eczema erythematosum), Knötchen (E. papulosum), Bläschen (E. vesiculosum), Pusteln (E. pustulosum), Nässen (E. madidans), Borken (E. crustosum), Schuppen (E. squamosum). Verlauf: Akut oder chronisch; die chronischen Ekzeme sind teils trocken-schuppend, teils (meist!) nässend, z. B. an Kopf (als „Weichselzopf" in vernachlässigten Fällen), Gesicht, Ohr, Brustwarze, Nabel, After, Genitalien, Gelenkbeugen, Händen und Vorderarmen, Unterschenkeln; dabei besteht oft starkes Jucken. Gefahren: 1. Eingangspforte für pyogene Infektionen (Furunkel, Lymphangitis, Thrombophlebitis, Phlegmone, Erysipel, Sepsis). 2. Störung des aseptischen Wundverlaufs bei Operationen, z. B. Intertrigo bei Operation des eingeklemmten Bruchs, an der Mamma usw., sowie Gefährdung der Asepsis bei Ekzem an den Händen des Chirurgen. 3. Bei chronischem Ekzem Carcinomentwicklung oder Elefantiasis. Ursachen: Reize verschiedener Art: a) mechanische: Reibung bei der Arbeit (z. B. bei Schustern und Schneidern), durch Kleidung (z. B. Hosenträger, Leibgurt, Strumpfband) oder an aneinanderliegenden, spez. schwitzenden Körperstellen (z. B. Damm, Schenkelbeuge, Achselhöhle, Hängebrüste, Zehenzwischenräume: sog. „Intertrigo oder Wolf", bzw. „intertriginöses Ekzem"), sowie Kratzen (bei Krätze, Nesselausschlag, Erythem, Insektenstich, Kopf-, Filz- und Kleiderläusen); b) thermische: strahlende Wärme der Sonne oder des offenen Feuers (z. B. bei Bäckern, Schmieden und

Maschinisten), auch Röntgenlicht, sowie Kälte; c) chemische: Medikamente (z. B. Jodoform, Jodtinktur u. a. Jodpräparate sowie Carbolsäure, Sublimat usw., überhaupt viele sog. Händedesinfektionsmittel), Primeln, Gewerbeschäden (z. B. Säuren und Alkalien, Seife, Carbol, Schmieröl, Terpentin, Teer, Kunstdünger), Magen- und Dünndarmsaft, auch als „symptomatisches Ekzem" bei Ikterus, Skrofulose, Rachitis, Gicht, Fettsucht, Diabetes, Nephritis, Chlorose, Dyspepsie, Dysmenorrhoe und Klimakterium usw. Differential-diagnose: Gleichzeitiges Vorhandensein verschiedener Stadien und Fehlen von Narben. Therapie: Kausal (spez. Arsen und Eisen sowie Hormone, Calcium usw.), sowie lokaler Schutz, z. B. Handschuhe; Wasser ist meist unzuträglich, daher Abwaschen mit Benzin oder besser Olivenöl; sonst (wie bei Erythem): Puder bzw. Schüttelmixtur, Salbe, Paste oder feuchter (z. B. Essigsaure Tonerde-, Bor-, Resorcin-, Tannin-, Kamillen- u. a.) Umschlag; besonders empfohlen werden Schwefel- oder Teerschwefelpuder (Sulfoderm), Dermatol, Methylviolettlösung, Schwefelsalbe, auch Hebras Diachylonsalbe (Rp. Empl. lith. spl. Vaselin. flav. āā) und Wilsonsche Salbe (Rp. Zinc. oxyd. alb. 6, Adip. benzoic. 30), bei Juckreiz Thymol-, Menthol-, Heliobrom-, Calmitol-, Percain-, Panthesin-, Pantocain- (z. B. Kurtacain-) oder Anästhesinsalbe neben Röntgenbestrahlung und inneren (z. B. Brom-)präparaten, bei gewissen (spez. bei chronischen, trockenen, schuppenden, dagegen nicht bei frischen und bei nässenden) Fällen Teerpräparate (Pix. liquida, Ol. rusci, Liqu. lithanthracis aceton., 5% Tumenol-oder Lenigallolzinkpaste, Ekzemyl u. a.), auch Röntgen- und Quarzlampenbestrahlung, Reizkörper, Organpräparate (Schilddrüsen-, Eierstock u. a.), Calcium, Diät, spez. salz- und fleischarme, Hefe, Kohle, Ichthalbin, Stuhlregelung, Insulin usw. Bei der Auswahl der Medikamente ist Versuchen, auch Abwechseln angezeigt, im übrigen Stadium und Reizbarkeit zu berücksichtigen in dem Sinne, daß je chronischer und torpider das Ekzem ist, desto intensiver Lokalbehandlung Platz zu greifen hat und umgekehrt, wobei man anfangs milde Mittel wählt und auch diese nur auf einem Teilgebiet bzw. auf einer Körperseite anwendet. Je nach der Schärfe der einzelnen Ekzemmittel läßt sich folgende Skala aufstellen: Zinkoxyd, Wismut, Borsäure, -Salicylsäure, Resorcin, Schwefel, Ichthyol, Thigenol, Lenigallol, Tumenol, Naphthalin, Steinkohlenteer, Pyrogallussäure, Chrysarobin. Im übrigen ist auch die Inkorporation des betr. Heilmittels wichtig: Puder bzw. Schüttelmixtur, Paste oder Salbe sowie Pflaster (manche Menschen vertragen vor allem keine Salbe oder nur eine bestimmte milde z. B. Fissan-[Milcheiweiß-]salbe oder Puder; empfohlen wird dann Esiderm, Ekzemyl [teerhaltiger Chloräthylspray] u. a.).

3a. Exanthem, d. h. fleckige, etwas erhabene und rötliche Hautveränderung bei gewissen Infektionskrankheiten: Masern, Scharlach, Pocken, Windpocken, Typhus usw. und bei gewissen Hautkrankheiten sowie manchmal bei Injektion von artfremdem Serum und bei Darreichung gewisser Medikamente: Jod, Balsamica, Antipyretika u. a., falls hier nicht Urticaria auftritt.

3b. Pruritus vgl. After!

4. Urticaria oder Nesselsucht, d. h. Quaddelbildung mit Juckreiz und evtl. mit Ödem, vereinzelt auch an Rachen und Kehlkopf (mit Erstickungsgefahr). Ursachen (im allgemeinen Innervationsstörungen der vasomotorischen Nerven der Hautgefäße: Angioneurose): a) Äußere Reize: Brennesseln, Insektenstiche, Raupen, Primeln u. a. b) Gewisse Speisen: Krebse, Hummer, Kaviar, Muscheln, Fische, Beeren, spez. Erdbeeren, aber auch alle möglichen Nahrungsmittel, spez. Eier, Milch, Mehl u. a. („Nahrungsmittelallergie"). c) Arzneimittel: Copaivabalsam, Terpentin, Jod, Chinin, Antipyrin usw. d) Serum (bei Serumkrankheit, s. da). e) Allgemeinleiden, spez. Stoffwechlesstörungen: Verdauungsstörung, Unterleibsleiden, endokrine Störung, Gicht, Diabetes, Leber- und Nierenkrankheit, Würmer u. dgl. f) Wärme oder vor allem Kälte. Therapie: Kausal (zur Diagnose u. a. allergische Hautreaktion!); sonst Puder oder Schüttelmixtur oder Salbe oder Betupfen mit Carbol- oder Mentholspiritus (Rp. Acid. carbol. liquef. 2, Menthol 5, Spirit. ad 100), evtl. Calcium und

Atropin innerlich sowie nach Bedarf: Brom, Adalin, Pyramidon, Veronal, Chloralhydrat od. dgl., sonst reizlose Kost und Stuhlregelung sowie Bade- und Trinkkur, Hefe, Arsen u. a., vor allem Calcium und Ephetonin.

4a. Herpes zoster oder Gürtelrose. Wesen und Ursache: Nervenentzündung durch Infektion, seltener Intoxikation oder Trauma. Vorkommen: bei Neuritis, auch Tabes, Nierenstein, Wirbelerkrankung usw. Lokalisation: am häufigsten Brust (vgl. Zwischenrippennervenschmerz!), dann auch Gesicht: Lider, Ohr, Kinn und Wange, selten Lippe, Wangentasche, Gaumen, Kehlkopf, Hals, Bauch, Arme und Beine; manchmal beiderseits und gelegentlich an mehreren Nerven. Symptome: Bläschenausschlag entlang den in der Haut bzw. Schleimhaut verlaufenden Nerven. Therapie: Puder, später Salbe; sonst kausal, auch mit Antineuralgika.

5. Ödem, d. h. wässerige (seröse) Durchtränkung der Gewebsspalten der Haut bzw. Schleimhaut. Ursachen: 1. Venöse Stauung durch Unterbindung, Thrombose oder Tumordruck größerer Venen. 2. Gestörte Capillarsekretion infolge mechanischer, thermischer oder chemischer Schädigung der Capillarendothelien, z. B. bei Entzündung, Ischämie, Hydrämie bzw. Anämie und Kachexie. 3. Lymphstauung infolge Verlegung größerer Lymphstämme (z. B. des Ductus thoracicus) durch malignen Tumor oder nach radikaler Entfernung von Lymphdrüsen (z. B. nach Exstirpation der entzündeten Leistendrüsen). 4. „Oedema ex vacuo" in starrwandigem Hohlraum, z. B. in Gehirn und Rückenmark, sowie in abgeschlossenen Bruchsäcken. Symptome: Verschwommene Schwellung, gespannte, glänzende, trockene, wachsbleiche oder blaßbläuliche Haut, Schwere und Gebrauchsbehinderung des Gliedes. Formen: 1. Stauungsödem: a) allgemein bei Herz- und Lungenleiden (cardialer Hydrops: blaßblau und schmerzlos sowie allgemein, spez. am frühesten und stärksten an den abhängigen Teilen, also meist Füßen. b) örtlich bei Lymph- oder Blutstauung durch Thrombose, Stenose, Kompression und Durchtrennung bzw. Unterbindung bei Operationen, Verletzungen usw., manchmal symmetrisch, und zwar an beiden Beinen bei Thrombose oder Stauung der unteren und an beiden Armen bei solcher der oberen Hohlvene. 2. Hydrämisches Ödem bei Nierenleiden (renaler Hydrops), mit sekundärem cardialem Hydrops kombiniert: blaß bzw. blaßblau und meist zuerst im Gesicht spez. Augenlidern. 3. Kachektisches bzw. marantisches Ödem bei Kachexie und Anämie durch Carcinom, Phthise, Inanition, Hunger u. a. 4. Entzündliches Ödem bei Entzündungen bakteriellen, toxischen, chemischen oder traumatischen Ursprungs z. B. Osteomyelitis, Parulis, Parotitis, Karbunkel und Furunkel, Sehnenscheidenphlegmone usw. (gerötet und schmerzhaft sowie beschränkt auf die Entzündungsgegend). 5. Angioneurotisches Ödem bei Nervenleiden: Polyneuritis und Hysterie sowie Intoxikation und Infektion, auch Seruminjektion und Arzneimitteldarreichung. Diagnose: Fingerdruck bleibt evtl. bestehen. Differentialdiagnose: Elephantiasis, Lymphangiom, Hämatom, Lipom u. a. Komplikationen: Bei chronischem Ödem folgt Rissigwerden mit Neigung zu rezidivierender Entzündung und schließlich mit Übergang in Pachydermie, an Schleimhaut mit Übergang in Leukoplakie, ferner spez. an Schleimhäuten Bildung von Papillomen, Fibromen, Angiomen, Carcinomen; bei Larynxödem droht Erstickung (Intubation oder Tracheotomie!). Therapie: Kausal; sonst Hochlagerung, elastische Einwicklung, Bäder und Heißluft, Massage (aber nicht bei entzündlichem und thrombotischem Ödem!); evtl. kochsalz- und fettarme Kost, Schilddrüsenpräparate, Calcium u. a., nach Bedarf Herzmittel.

5a. Myxödem ist schleimige (mucinöse) Gewebsdurchtränkung infolge angeborenen Mangels, Entartung, Erkrankung oder Exstirpation der Schilddrüse, verbunden mit Intelligenz- und Wachstumsstörungen usw. („Cachexia strumipriva" s. da.). Die Schwellung ist derber als beim Ödem und ohne bleibenden Fingerdruck; zugleich Haut blaßblau und kühl und trocken sowie Nägel rissig und Haare spärlich und dünn. Therapie: Schilddrüsenpräparate (verfüttert oder besser verpflanzt) helfen vorübergehend.

5b. Hartes traumatisches Ödem, vgl. Spez. Chirurgie, Hand- und Fußrücken!

6. Elephantiasis (und zwar E. nostras und E. arabum id est scriptorum; im Gegensatz zur E. graecorum, d. h. Lepra) **oder Pachydermie,** d. h. angeborene Verdickung der Haut, Unterhaut und evtl. tieferer Teile, spez. Fascie, so daß die Teile unförmig („elefantenartig") verdickt erscheinen. Lokalisation: Vorwiegend Beine und Genitalien (Scrotum und Penis bzw. Schamlippen), seltener Kopf, Gesicht (spez. Lider, Lippen, Ohren, Nase), Brüste, Arme (diese u. a. als Folge von Erkrankung oder Ausräumung der Achseldrüsen bei [Mammacarcinom). Pathologische Anatomie: Chronisch-entzündliche Wucherung des Bindegewebes (an Haut, Unterhaut und evtl. Fascie und Muskulatur mit Atrophie der letzteren, evtl. Periostitis) und Lymphgefäßerweiterung. Formen: Bald sulzig (E. mollis), bald schwielig (E. dura), bald mit vorwiegender Lymphgefäßerweiterung (E. lymphangiectatica). Folgen: Pigmentierungen, Borken, Bläschen, Krusten, Ekzeme, Rhagaden, Geschwüre, Papillome usw. Gefahr der rezidivierenden Infektion. Ursachen: a) (Meist!) langdauernde und rezidivierende entzündliche Reize der Haut und Unterhaut, spez. solche durch Streptokokken, z. B. Erysipel, Phlegmone, Lymphangitis und Thrombophlebitis bzw. Phlegmasia alba dolens, chronisches Ekzem, varicöses, tuberkulöses und gummöses Geschwür, osteomyelitische, tuberkulöse und syphilitische Knochenerkrankungen, Erfrierungen usw. b) Örtliche Zirkulationsstörungen, z. B. Lymphstauung bei Trauma, spez. ausgedehntem und tiefem: stumpfer Gewalt mit Quetschung, spez. an Hand- und Fußrücken (als sog. „traumatisches hartes Ödem"), Schußverletzung, Frakturen, Gelenkentzündung, eingeheiltem Fremdkörper, ferner bei Geschwülsten oder nach Exstirpation carcinomatöser, tuberkulöser oder vereiterter Lymphdrüsen in Leiste oder Achsel, sowie vermehrte Lymphbildung bei Venenerweiterungen und -thrombosen (z. B. am Bein bei Thrombose der V. fem. oder bei ausgedehnter oberflächlicher Venen). Außerdem c) angeboren, z. B. bei amniotischen Schnürfurchen. d) In den Tropen endemisch z. B. in Arabien, Indien, Centralamerika („Cochin- und Barbadosbein") usw. durch Infektion mit Filaria sanguinis hominis (Bancrofti) oder anderen Filarien (fingerlanger, catgutfadenartiger Wurm, durch Moskitos übertragen, dessen Embryonen massenhaft die Lymphbahnen verstopfen und der bei Ansiedlung in der Niere Hämaturie, in Ductus thoracicus Chylurie bedingt; diagnostisch wichtig ist hier Eosinophilie). Differentialdiagnose: Angeborene elefantiastische Formen von Lymph-, Hämangiomen und Neurofibromen, sog. „Elephantiasis teleangiectodes, lymphangiectodes und neurofibromatosa congenita" (Entstehung und Verlauf!) und partieller Riesenwuchs (gleichzeitige Knochenvergrößerung!). Therapie: a) Konservativ: Hochlagerung, elastische Kompression (Gummibinde bzw. -strumpf), Bewegungsübungen, Massage (?), Wärme (Bäder, heiße Umschläge, Heißluft, Lichtbad, Diathermie) und evtl. Fibrolysininjektionen; daneben Hautpflege durch Bäder und Salbenverbände. b) Chirurgisch: Alkoholinjektionen, punktförmige Ustion und Arterienunterbindung meist erfolglos. Methode der Wahl sind massige „melonenscheibenartige" Keilexcisionen oder besser gleichzeitige Excision von langen und breiten Fascienstreifen (sog. „Fascienfenster") nach Kondoleon-Payr. Bei Saftstauung empfahl Handley sog. Fadendränage d. h. Einführen von dicken Seidenfäden in ganzer Gliedlänge subcutan und evtl. auch subfascial. Evtl. spez. bei bedrohlicher Infektion ist Gliedabsetzung angezeigt, vgl. Spez. Chirurgie, Unterschenkel!

6 a. Erythrocyanosis crurum puellarum oder Dickhaut an den Unterschenkeln bei jungen Mädchen, vgl. spez. Chirurgie, Unterschenkel!

Anmerkung. Rinophym, d. h. Knollen-, auch Pfund- oder Säufernase ist eine elefantiastische Verdickung der Nase bei alten Leuten, spez. Säufern auf dem Boden der Acne rosacea, beruhend auf Bindegewebshyperplasie, Blutgefäßdilatation und Talgdrüsenhypertrophie bzw. -erweiterung, vgl. Spez. Chirurgie, Gesicht!

II. Muskeln.

1. Mißbildungen. Regelwidrige Insertion oder Fehlen von Muskeln, z. B. M. tib. ant., ext. dig. comm. am Fuß; pect. maj. und min. bzw. von deren Teilen (dadurch Vortäuschung von Lähmungen; doch bestehen gewöhnlich auch noch anderweitige Mißbildungen!); M. trapezius (dadurch evtl. angeborener Schulterhochstand); M. serratus ant.; M. quadr. fem. u. a.

2. Muskelatrophie. a) Einfache Atrophie: Bestehend in Abnahme der Muskelfasern an Zahl und Umfang, aber ohne anatomische Veränderung. Ursachen: Untätigkeit und immobilisierende Verbände bei Entzündung und Verletzung, spez. bei Knochenbrüchen oder Gelenkerkrankungen. Wesen: Teils Inaktivitäts-, teils Reflexatrophie (reflektorischer Einfluß auf die Rückenmarksvorderhörner durch vom Erkrankungsherd auf sensiblen Bahnen fortgeleitete Reize?). Symptome: Abmagerung und Schwäche; die elektrische Erregbarkeit ist herabgesetzt, doch besteht keine Entartungsreaktion. Lokalisation: Vorwiegend Streckmuskulatur, z. B. Deltoideus (Schulter), Trizeps (Ellenbogen), Quadrizeps (Knie), Glutäen (Hüfte). b) Degenerative Atrophie: Bestehend in Verfettung, Gerinnung, Verflüssigung u. dgl. Komplikation: Contractur (Antagonistenschrumpfung!) der Muskelfasern und evtl. deren Ersatz durch Binde- und Fettgewebe. Ursachen: Verletzung, Entzündung, Zirkulationsstörung (bei Tumoren oder Infektionskrankheiten, z. B. Typhus, Tetanus, Diphtherie), Lähmung (entweder infolge peripherer Störung durch Neuritis, Nervenverletzung oder infolge spinaler Störung durch Erkrankung der Vorderhörner).

Anmerkung. Ischämische Muskellähmung und -contractur vgl. Spez. Chirurgie, Unterarm und Hand!

3. Myositis ossificans vgl. Geschwülste, spez. Osteome!

4. Myositis septica (metastatica) vgl. Infektionskrankheiten, spez. pyogene!

III. Sehnen und Sehnenscheiden.

1. Fibröse Knötchen, z. B. in und über Fingerbeugern (auch als „schnellender" Finger, wobei das Hindernis erst durch kräftige Muskelanspannung unter deutlichem Ruck überwunden wird), selten an Fingerstreckern, Trizeps, Peronei usw.

2. Verknöcherung der Sehnen, spez. am Knochenansatz; nach Trauma, nachweisbar im Röntgenbild; z. B. an Achilles-, Trizeps- (als „Olecranonsporn" und „Ellenbogensporn"), Quadrizepssehne bzw. Kniescheibenband, Lig. nuchae („Occiputsporn") usw.; vgl. Myositis ossificans!

3. Tendovaginitis (Velpeau) bzw. Peritendinitis (Metadesmitis oder Paratenonitis acuta) crepitans ist eine Synovitis sicca mit wenig Serum und viel Fibrin (ähnlich der trockenen Pleuritis) in der Gleithülle scheidenloser Sehnen. Symptome: Reibendes (lederartiges) Knarren bei Bewegungen (infolge Fibrinauflagerungen in der Sehnenscheide bzw. in der Sehnenumgebung, aber verschwindend bei Ruhigstellung oder bei Resorption im Laufe der Zeit), Schmerzen bei Bewegungen, Druckempfindlichkeit, längliche Anschwellung (infolge entzündlicher Infiltration der Umgebung). Differentialdiagnose: Knarren bei Frakturen und Gelenkerkrankungen (Auslösung sowie Lokalisation durch Schnenbewegung!). Ursachen: Überanstrengung oder Sehnenzerrung. Daher Gefahr des Rezidivs. Lokalisation: Meist an Vorderarm und Hand (s. da), und zwar an Daumenstreckern bei Wäscherinnen (Wäsche auswinden!), Zimmerleuten (Bohren!) oder an Hand- und Fingerstreckern bei Schmieden und Schlossern (Prellschläge!), Schneeschauflern, Trommlern, Klavierspielern, Fechtern usw., ferner am Oberschenkel; spez. am Quadrizeps und vor allem am Unterschenkel, spez. an Peronei und Tibialis bei Sportsruderern, Schnittern, Fußtouristen, Soldaten, sowie an Achillessehne oder am Fußrücken bei Ballettänzerinnen usw. Therapie: Ruhigstellung (Pappschiene) mindestens 8 Tage, sowie Jodtinkturpinselung oder feuchter Umschlag; später Bäder, Heißluft und Massage; noch längere Zeit Schonung und Wickelung.

3a. Tendovaginitis chronica fibrosa bzw. deformans stenosans (de Quervain 1895). Wesen: Sehnenscheidenstenose mit schwieliger Verdickung
durch fibröse Wucherung, evtl. mit Faserknorpelbildung. Lokalisation:
meist Sehnen der Strecker und Abspreizer des Daumens (M. ext. pollicis
brevis u. abd. pollicis longus im Bereich des unteren Speichenendes bzw.
Speichengriffelfortsatzes: sog. Periostitis oder Styloiditis radii), seltener Strecker
der übrigen Finger und Hand, Beuger in der Gegend des Finger- bzw. Daumen-
grundgelenks (hier evtl. mit dem Symptom des schnellenden Fingers) und
Peronei sowie Fuß- und Zehenstrecker; manchmal multipel, spez. symmetrisch.
Symptome: Ausstrahlende Schmerzen, Funktionsstörung, Druckempfindlichkeit und derbe Schwellung, evtl. Periostverdickung. Vorkommen: häufiger;
bevorzugt sind Frauen, namentlich ältere, z. B. Hausfrauen, Dienstmädchen,
Wäscherinnen und Köchinnen. Ursache: wahrscheinlich häufige Überan-
strengung beim Waschen, Bürsten, Holzhacken, Klavierspielen, Schreiben usw.
Verlauf: chronisch über Wochen bis Monate. Prognose: hartnäckig, auch
rückfällig. Therapie: Schonung unter Aussetzen der schädigenden Tätigkeit
für einige Wochen, evtl. Ruhigstellung durch Schiene sowie Umschläge oder
Wärme bzw. Heißluft, Jod-, Quecksilber- oder Ichthyolsalbe, Massage,
Röntgenbestrahlung u. dgl. sowie Reizkörper und Organpräparate; schließlich
Operation: Incision oder besser Excision des durch die chronische Ver-
schwielung verdickten und verengerten Sehnenscheidenfachs in Form eines
ca. $\frac{1}{2}$ cm breiten und mindestens 2 cm langen Streifens unter Spaltung des
Handgelenkquerbands, aber unter Schonung der Gefäße und Nerven, spez.
N. rad. R. superfic.

4. Hydrops ist seröser oder serofibrinöser Erguß, evtl. mit Reiskörperchen;
auch als chronischer Hydrops (sog. ,,Sehnenscheidenhygrom"), oft, spez.
(aber nicht immer) bei Tuberkulose, verbunden mit Reiskörperchen oder
Lipoma arborescens; ein solcher ist oft tuberkulös; meist an der Hand (s. da);
sonst gibt es auch bei anderen, spez. traumatischen, luetischen, gonorrhoischen
und rheumatischen Erkrankungen Sehnenscheidenhygrome, manchmal multiple,
auch symmetrische.

5. Ganglion (Überbein) ist traumatische Degenerationscyste, z. B. in der
Gegend des Metakarpophalangealgelenks an der Beugesehnenscheide oder andernorts, z. B. in der Gegend des Handgelenks an der Beuge- oder vor allem Streck-
sehnenscheide, falls hier nicht wie in der Regel am Gelenk; evtl. Neuralgie durch
Druck auf Fingernerven; vgl. Ganglion und Organe, spez. Hand und Finger!

6. Tendovaginitis urica mit Uratablagerungen bei Gicht, vgl. Arthritis urica!

IV. Schleimbeutel.

Bursitis chronica s. Hydrops s. Hygrom (d. h. Wassergeschwulst) ist
chronische Entzündung des Schleimbeutels mit vermehrtem Inhalt in Form
einer Flüssigkeitsansammlung. Pathologische Anatomie: Inhalt teils
dickflüssig: gelatinös-kolloid, teils dünnflüssig: serös, evtl. blutig (infolge
Blutungen in den Hohlraum); Sackwand: meist mit Zotten bis Balken,
so daß ein mannigfaltiges Gewirr von warzen-, zotten- und balkenartigen
Erhebungen und von dellen-, nischen-, divertikel- und handschuhfingerartigen
Vertiefungen entsteht, evtl. mit freien Körpern (teils entzündlich-produktiv
infolge entzündlicher Veränderung mit Wucherung und Fibrinniederschlägen:
,,Bursitis proliferans", z. B. an Bursa praepatellaris, olecrani u. a.; teils
degenerativ infolge flüssiger Umwandlung des entzündlich schrumpfenden
Gewebes im Sinne der Koagulationsnekrose: ,,Bursitis destruens" z. B. an
Bursa subacromialis, subachillea usw.); evtl. verkalkend (,,Bursitis bzw. Peritendinitis calcarea"), spez. an Schulter: sog. ,,Periarthritis humero-scapularis",
sonst an Ellenbogen, Knie u. a. (Röntgenbild). Symptome: Cystische Geschwulst, typisch lokalisiert und gestaltet, halbkugelig, schmerzlos, umschrieben,
in der Tiefe sich verlierend, wenig beweglich, prall elastisch, meist fluktuierend,
evtl. mit Knirschen; evtl. dabei ausstrahlende Schmerzen, Stauung und

Funktionsstörungen; bisweilen Konkrementbildung: sog. „Bursolithen", spez. in der Bursa subdeltoidea und subacromialis bei sog. Periarthritis humeroscapularis (Röntgenbild!), aber auch sonst z. B. an Bursa semimembranosa u. a. **Neigung zu Rezidiv! Komplikation:** Infektion. **Ursachen:** Einmalige oder meist fortgesetzte mechanische Reize sowie Blutergüsse usw. **Lokalisation:** An angeborenen oder erworbenen Schleimbeuteln (letztere, die sog. „atypischen, inkonstanten, akzidentellen oder supernummerären Schleimbeutel" entstehen wie erstere, wo Haut, Fascien, Muskeln oder Sehnen über Knochen Druck oder gegenseitiger Verschiebung ausgesetzt sind): meist am Knie, und zwar präpatellar, als sog. „Bursitis praepatellaris" bei Hausmädchen, Scheuerfrauen oder Parkettlegern infolge Rutschens (Hausmädchenknie"), seltener in der Kniekehle, ferner an Tuberositas tibiae bei Betern infolge Kniens, an Ellenbogen bei Bergarbeitern, an Schulter bei Lasten- oder Gewehrträgern, an Hüfte und Knie infolge Distorsion mit Bluterguß, an äußerem Fußrand bei Klumpfuß, an Innenseite des 1. Metatarsusköpfchens bei Hallux valgus, an Trochanteren bei Schneidern und Türken infolge des sog. „Türkensitzes", ferner über schiefgeheilten Knochenbrüchen und über Exostosen („Exostosis bursata", s. da). **Differentialdiagnose:** Gonorrhoe, Tuberkulose und Syphilis (Multiplizität, auch Doppelseitigkeit!), sowie Tumor (rasches Wachstum, infiltrierende Ausdehnung, Metastasen!), Senkungsabsceß oder Drüsenabsceß (Punktion!), Aneurysma (z. B. in der Kniekehle). **Therapie:** Ruhe, Kompressionsverband, Bäder und Heißluft, Jodtinkturpinselung oder feuchter Umschlag; **bei großem Erguß:** evtl. Punktion und Injektion von Jodtinktur, **Lugol**scher Lösung oder 3—5%iger Carbolsäure sowie Chinin-Urethan, Clauden u. dgl. mit nachfolgender Kompression; Methode der Wahl, spez. bei stark veränderter Wand, ist die Exstirpation; **bei Vereiterung:** Incision bzw. Excision und Dränage.

V. Blut- und Lymphgefäße.

1. Arteriosklerose oder Atherosklerose (sog. „Atherom der Arterien"). **Pathologische Anatomie:** Degenerationsprozeß bestehend in Wucherung und fettiger Entartung der Intima mit atheromatösen Herden, Geschwüren, fibröser Verhärtung und Verkalkung; Media teilweise, Adventitia wenig beteiligt. **Ursachen:** Funktionelle Überanstrengung infolge Blutdrucksteigerung, besonders frühzeitig und stark unter Einwirkung von Giften (Alkohol, Tabak, Blei u. a.), Infektionskrankheiten (Syphilis), Stoffwechselanomalien (Gicht und Diabetes), körperlichen und geistigen Anstrengungen, Kälte u. a. **Vorkommen:** Bei älteren Leuten, spez. Männern; seltener vor dem 40.—50. Jahr. **Symptome:** Sichtbare Arterien (Schläfen-, Pulsschlagader usw.) hart und geschlängelt; das Röntgenbild zeigt evtl. die sklerotischen Arterien mit Kalkplättcheneinlagerung in Form charakteristisch geschlängelter, band- oder perlschnurartiger Schatten; freipräpariert gelblichweiß und höckrig, auf dem Durchschnitt stark konzentrisch verengt. **Folgen:** 1. Zirkulationsstörungen mit Funktionsschwäche, z. B. am Bein als sog. „intermittierendes Hinken" (Dysbasia s. Claudicatio intermittens angiosclerotica). 2. Gefäßverschluß infolge Obliteration oder Thromboembolie, dadurch Altersbrand der Finger und Zehen oder embolische Nekrose größerer Gliederteile. 3. Gefäßruptur, z. B. am Gehirn als Apoplexie. 4. Aneurysma spez. in Kniekehle, Achselhöhle usw. (s. da). **Therapie:** Schonung, Diät unter Vermeidung von Alkohol und Nicotin und Coffein, Jod, Digitalis, Diuretin, Kreislauf- und Herzhormone (z. B. Padutin), Natr. nitros., Adalin u. a., Hydrotherapie.

Anmerkung. Syphilitische Blutgefäßänderungen bestehen in Wucherung und zelliger Infiltration der Arterienhäute mit Neigung zur Obliteration, sog. „Endarteriitis syph. obliterans"; im Gegensatz zu arteriosklerotischen Blutgefäßveränderungen sind die syphilitischen: 1. bei jüngeren Leuten, 2. an kleineren Gefäßen, spez. an den cerebralen Endästen der Carotis int., z. B. an der A. fossae Sylvii, basilaris, vertebralis, 3. mit starker Adventitiawucherung sowie ohne Verfettung und Verkalkung.

2. Aneurysma (d. h. Arterienerweiterung) ist umschriebene Arterienerweiterung. Man unterscheidet:

A. Falsches A. (A. spurium s. traumaticum). Arterielles (pulsierendes) Hämatom nach Verletzung der Arterienwand entweder (meist) durch perforierende Verletzung, z. B. Stich, Schuß, Hieb (z. B. auf Mensur an der A. temporalis) oder (seltener) durch subcutane Verletzung, z. B. Quetschung oder Zerreißung, auch durch mattes Geschoß oder flachen Schlägerhieb (u. a. an der A. temporalis bei Schlag gegen die Schläfe, am oberflächlichen Hohlhandbogen bei Fall auf die Hand), auch bei Fraktur oder Luxation; die Sackwand wird gebildet nicht von der Arterienwand, sondern von dem ins Gewebe ergossenen und thrombosierten Blut und besteht aus Bindegewebe ohne Endothelauskleidung, da das falsche A. aus einem durch scharfe oder stumpfe Verletzung der Gefäßwand entstandenen Hämatom unter Abkapselung gegen die Umgebung hervorgeht; unter der Umgebung (Nerven, Muskeln) innig verwachsen und daher nicht auslösbar.

B. Wahres A. (A. verum). Arterienerweiterung durch Wanderkrankung; man unterscheidet:

a) Einfaches arterielles A. (A. arteriale): Arterienwanderweiterung.

b) Arterio-venöses A. (A. arterio-venosum s. A. per anastomosin): Desgl. mit Verbindung zwischen Arterie und Vene.

a) A. arteriale.

Entstehung und Formen: 1. A. congenitale: Angeboren; einzeln oder multipel (selten!). **2. A. spontaneum** (am häufigsten!): a) als Dehnungsaneurysma: nach Arteriosklerose, Lues, Entzündung, traumatischer Vernarbung; diffus-spindelig, cylindrisch oder rankenförmig; b) als Rupturaneurysma bei plötzlich erhöhtem Blutdruck infolge körperlicher Anstrengung oder psychischer Alteration; circumscript, und zwar sackartig. **3. A. dissecans:** Mit Blutergießung zwischen den Gefäßwandschichten, und zwar entweder (nach Einreißen der erkrankten Intima) zwischen Intima und Media oder zwischen Media und Adventitia; vorkommend spez. an Aorta und Hirnarterien. **4. A. traumaticum:** Nach Quetschung oder Riß (als A. traum. verum im Gegensatz zu dem häufigeren A. traum. spurium). **5. A. per arrosionem** in eitrigen oder tuberkulösen Abscessen infolge entzündlicher Infiltration und Nekrose der Gefäßwand, auch am Amputationsstumpf. **6. A. embolicum s. mycoticum** durch Infektion der Intima infolge bakterienhaltigen Embolus. **Lokalisation:** Meist Aorta thoracica, dann A. popl. und fem., ferner Aorta abdominalis, A. carotis, subclavia, axillaris, iliaca, Hirn- und Lungenarterien (in letzteren sind kleine Aneurysmen recht häufig). **Vorkommen:** Meist im 30.—50. Jahr, auch früher oder später; Männer sind bevorzugt. **Verlauf und Prognose:** Langsam (außer bei mykotisch-embolischem A.); unterbrochen durch Thrombenbildung und entzündliche Wandverdickung, aber ständig fortschreitend, evtl. bis zur Ruptur; nur selten erfolgt bei kleinen Aneurysmen Spontanheilung durch Thrombose und bindegewebige Organisation. **Symptome:** Im Beginn nicht erkennbar; später Tumor sicht- und fühlbar mit Pulsation (und zwar im Gegensatz zu der bloß „mitgeteilten" besteht hier sog. „Eigen- oder expansive" Pulsation, wobei die aufgelegten Finger des Untersuchers nicht nur gehoben, sondern auch auseinandergetrieben werden), sowie mit stoßweisem Schwirren und blasendem Geräusch (mit dem Puls synchron, auf Kompression des Tumors oder der zuführenden Arterie verschwindend); Puls auf der kranken Seite schwächer und verspätet; Röntgenbild (Schatten). **Komplikationen:** 1. Druckerscheinungen auf Nerven (Neuralgien, manchmal auch Sensibilitätsstörungen und Lähmungen), Venen (Stauung), Weichteile und Knochen (letztere werden usuriert durch den ständigen Wellenanschlag „wie der Stein vom ständig auffallenden Tropfen", z. B. bei Aortenaneurysma Brustbein, Rippen oder Wirbelkörper). 2. Thromboembolie mit nachfolgender Ernährungsstörung, ischämischer Contractur oder Nekrose („embolischer Brand der Glieder"). 3. Ruptur mit innerlicher oder äußerlicher Verblutung, z. B. in Perikard, Brusthöhle, Gehirn, durch die Haut nach außen, bisweilen in Vene („sekundäres arteriovenöses A.").

b) A. arterio-venosum s. per anastomosin.

Formen. Man unterscheidet 3 Formen: α) **Venöser Sack** durch Ausbuchtung der Venenwand: „Varix aneurysmaticus"; meist traumatisch infolge gleichzeitiger Verletzung von Arterie und Vene an gegenüberliegender Stelle oder seltener spontan infolge Durchbruchs einer (atheromatös, luetisch od. dgl.) veränderten Arterie in die Vene. β) **Falscher oder intermediärer Sack** aus den Resten des Blutergusses zwischen Arterie und Vene bei deren gleichzeitiger Verletzung: „A. varicosum". (am häufigsten!) γ) **Arterieller Sack** eines wahren Aneurysma, welches in die Vene durchgebrochen ist: „A. arteriovenosum secundarium" (selten!). Ursachen: Stichverletzung (durch Waffe, Glassplitter, Punktionsnadel oder früher auch durch Aderlaßlanzette), Schnitt-, Hieb- oder Schußverletzung, manchmal auch stumpfes Trauma mit Ruptur sowie Gefäßerkrankungen (spez. an A. carotis int.). Lokalisation (in abnehmender Häufigkeit): A. brach., fem., popl., carotis, temp., subcl., ax., Aorta thor. und abd., A. carotis int. (am Sinus cav.). Symptome (bedingt durch Einströmen des Arterienblutes in die Vene): Wie bei A. arteriale pulsierender Tumor, auf Kompression verschwindend, aber dabei: Wirbelbewegung als sausendes Geräusch hör- und als Schwirren fühlbar, und zwar am deutlichsten über der Kommunikation, ununterbrochen und centripetal fortgeleitet; Pulsation nicht nur im Sack, sondern auch peripher und central in der Vene fortgeleitet; Stauung und Venenerweiterung mit elefantiastischer Wucherung, Muskelatrophie, Ernährungs- und Funktionsstörung, vereinzelt Nekrose. Komplikation: Embolie.

Zu a) und b): Differentialdiagnose: Akute und chronische Abscesse (evtl. Fieber und örtliche Entzündungserscheinungen u. a.; doch kommen solche auch bei Aneurysma gelegentlich vor, namentlich bei Infektion) sowie Tumoren (Pulsation fehlend oder nur mitgeteilt, daher nur in einer Richtung; keine Geräusche); schwierig zu unterscheiden sind evtl. pulsierende Sarkome und Angiome spez. rankenförmige (s. da). Das arterio-venöse A. ist gegenüber dem arteriellen ausgezeichnet durch geringeren Tumor, stärkeres Geräusch von bestimmter Beschaffenheit (s. o.) und Stauungserscheinungen.

Diagnose: u. a. Probepunktion (die Symptome des A. können mehr oder weniger fehlen oder sie können umgekehrt auch bei anderen Leiden vorkommen!). Unfallzusammenhang ist nur anzuerkennen bei entsprechendem Unfall und bei allmählicher Entstehung im Anschluß an den Unfall; das typische Aortenaneurysma ist fast immer luetischer Natur, dagegen traumatischer nur ganz ausnahmsweise, höchstens bei starker Brustquetschung oder Verheben; Voraussetzung für den Unfallzusammenhang ist das Vorhandensein von Brückensymptomen; dagegen ist für ein großes Aneurysma bald nach dem Unfall der Unfallzusammenhang unwahrscheinlich; auch Verschlimmerung, spez. Platzen ist nur ausnahmsweise auf Unfall zurückzuführen, wobei ähnliche Voraussetzungen verlangt werden müssen; auch für periphere Aneurysmen (z. B. an A. temporalis) ist die traumatische Entstehung seltener gegeben. Komplikationen: Blutung, Infektion, Thrombo-Embolie, Kompression an Nachbarorganen. Prognose: Spontanheilung (durch Thrombose) ist bei ausgebildetem A. sehr selten, am ehesten bei frischer Gefäßverletzung oder bei pulsierendem Hämatom. Therapie: a) Bei Gliednekrose Amputation. b) Die Methode der Wahl ist sonst (unter künstlicher Blutleere; an Kopf, Hals und Rumpf unter Digitalkompression; evtl. nach vorbereitender Drosselung der zuführenden Arterien zwecks Förderung des Kollateralkreislaufs) Exstirpation des Aneurysmasacks mit doppelter Ligatur der Arterie oberhalb und unterhalb sowie sämtlicher seitlicher Sackäste (Philagrius), und zwar wenigstens für die Arterien, welche ohne Gefahr der Gliednekrose unterbunden werden können (an Hand und Fuß, Unterarm und Unterschenkel, auch am Kopf außer A. carotis. comm.). c) Oder wenn möglich d. h. bei fehlender Infektion und bei großen Arterien (z. B. an Hals, Oberarm und Oberschenkel), spez. bei ungenügendem Kollateralkreislauf (Zeichen für genügenden Kollateralkreislauf sind, abgesehen von kräftiger reaktiver Hyperämie (Moskowicz) und gutem Gliedaussehen nach centraler Abklemmung: 1. nach Henle-Lexer-Coenen: rückläufige hellrote, rhythmische und kräftige Blutung aus dem peripheren Arterienrohr, 2. nach v. Frisch: Füllung der abgeklemmten Hauptvene von der Peripherie her, 3. nach v. Haberer: guter Puls in der Peripherie) Gefäßnaht, evtl. unter freier Gefäßtransplantation mit Vene oder unter Gefäßplastik aus dem Aneurysmasack oder aus der Arterie selbst; kleinere Distanzen von einigen Zentimeter lassen sich auch durch entsprechende Gelenkbeugestellung überwinden. (Ideale Aneurysmaoperation unter Erhaltung der Blutpassage.) Bei Unmöglichkeit der Exstirpation kommt in Betracht Spaltung und Ausräumung des Sacks nach Unterbindung oberhalb und unterhalb (Antyllus) oder unter Ligatur vom Sackinneren aus (Kikuzi). d) Die alleinige Unterbindung oberhalb (Hunter) oder unterhalb, in letzterem Fall also bei der austretenden Schlagader (Brasdorp und Wardrop) ist als unsicher, erstere auch als bedenklich (Gliednekrose!) verlassen, höchstens ausnahmsweise anzuwenden z. B. bei A. arteriovenosum an der A. carotis mit pulsierendem Exophthalmus; die alleinige Unterbindung unterhalb kommt in Frage nur, wenn die Ligatur oberhalb nicht möglich ist, also bei A. aorta, aneurysma, subclavia und carotis com.; besser ist die Unterbindung ober- und unterhalb, aber diese auch nicht sicher (Seitenäste bleiben ununterbunden!). e) Bei erschwerter Sackentfernung ist auch anwendbar, allerdings nicht sicher betr. Rezidiv und nicht unbedenklich betr. Gliednekrose die Aneurysmorrhaphie (Matas): Sack wird eröffnet, alle Gefäßöffnungen von innen vernäht und der Sack durch Raffnähte eingestülpt. Ist die Ligatur oberhalb zu gefährlich, so kann die Drosselung durch allmähliche Zuschnürung mit Hilfe eines Fascienmantels erwogen werden, z. B. an A. carotis com., aorta, iliaca com., lienalis. Bester Zeitpunkt der Operation traumatischer Aneurysmen ist mit Rücksicht auf Ablauf der Infektion und Ausbildung des Kollateralkreislaufs in der Regel gegeben nach ca. 2 Monaten, evtl. schon nach 3—6 Wochen; dagegen muß u. a. bei Größenzunahme, Druckerscheinungen, Ernährungsstörungen, Blutung, Infektion o. dgl. schon früher operiert werden, wobei man durch Digital- oder andere Kompression oberhalb die Ausbildung des Kollateralkreislaufs befördert; bei kleinen Gefäßen kann jederzeit operiert werden, ebenso bei Fehlen des peripheren Pulses. Bei Inoperabilität (unzugängliche Arterien, z. B. Aorta, Carotis int. usw. oder bei Alter bzw. Schwäche des Patienten) kommen in Frage unblutige Verfahren, welche den Sack veröden sollen; sie sind aber unsicher und nicht unbedenklich (operationserschwerende Verwachsungen und Thrombo-Embolie!): a) Kompression: manuell oder mit Apparat; dauernd oder in Zwischenräumen; am besten nur oberhalb, aber nicht direkt (sonst Gefahr von Embolie und von Berstung!) und nicht zirkulär (sonst Stauung!); wohl aber evtl. brauchbar zur Vorbehandlung vor Operation zwecks Förderung des Kollateralkreislaufs. b) Gelatineinjektionen: subcutan (pro Woche ca. 100 ccm), sowie per os oder per klysma. Die direkten Injektionen (z. B. mehrere ccm 20%iger Eisenchloridlösung), sowie Aku-, Igni- und Elektropunktur sind als gefährlich (Blutung, Entzündung, Thrombose und Embolie) verlassen. Sonst Bettruhe; Vermeidung von Anstrengungen, Erregungen und alkoholischen Exzessen; Jod.

Bei Aneurysma arterio-venosum ist Spontanheilung in frischen Fällen möglich; sonst ist auch hier die Operation angezeigt, und zwar nicht zu spät wegen der sonst auftretenden bedeutenden Venenerweiterungen, welche die Operation erschweren; auch besteht Emboliegefahr; die Operation ist ebenso

wie bei A. art., nur ist das arterielle und venöse Bett zu trennen; die centrale
Unterbindung allein ist hier nicht statthaft (außer an A. carotis com. bzw. int.).

3. Phlebektasien.

Phlebektasien oder Krampfadern, auch (spez. bei Knotenform) Varizen
und (bei Solitärknoten) Varix genannt, sind mehr oder weniger diffuse Venenerweiterungen. Ursachen: Teils Steigerung des Blutdruckes bzw. Erschwerung des Abflusses, teils angeborene oder erworbene Widerstandsschwäche der Venenwand und am Bein auch Insuffizienz der Venenklappen
(in welch letzterem Fall der Druck der ganzen Blutsäule vom rechten Herzen
herab bis zum Fuß auf der Gefäßwand lastet). Pathologische Anatomie:
Venenwand z. T. unter Schwund der muskulären und elastischen Elemente
infolge Bindegewebswucherung verdickt oder infolge Atrophie verdünnt;
oft mit der Umgebung verwachsen durch chronische Entzündung des
perivaskulären Gewebes; infolge Blutstromverlangsamung und Intimawucherung
Thromben und durch deren Verkalkung Venensteine (Phlebolithen); infolge Abschnürung einzelner Säcke und Druckatrophie des
Zwischengewebes anastomosierender Varizen entstehen manchmal Blutcysten. Differentialdiagnose: u. a. kavernöses Haemangiom, diffuse
genuine Phlebektasie, arterio-venöses Aneurysma. Vorkommen: 1. After
(im Gebiet der Hämorrhoidalvenen und ihres Plexus als „Hämorrhoiden";
spez. bei chronischer Stuhlverstopfung oder Pfortaderstauung). 2. Samenstrang (im Gebiet des Plexus pampiniformis als „Varicocele"). 3. Ober- und
spez. Unterschenkel (im Gebiet der V. saphena major und minor als „Unterschenkelvarizen", spez. bei Leuten, welche viel stehen und bei Frauen
nach mehreren Geburten [„Kindsadern"], ferner bei Beckentumoren usw.),
dagegen selten Arme (hier fast nur bei Tumoren oder Aneurysma arterio-
venosum der V. ax. und subcl.). Schließlich 4. Bauchdecken um den Nabel
(als „Caput medusae" bei Pfortaderthrombose oder Lebercirrhose), Brusthaut (bei Mediastinaltumor) usw. Folgen: Zirkulations- und Ernährungsstörungen; spez. am Unterschenkel: Hautatrophie, Ekzem, Geschwür, Thrombophlebitis, Ödem, Elephantiasis (sog. „variköser Symptomenkomplex"); ferner
bei tieferen Venenerweiterungen: Funktionsschwäche, Atrophie (Muskeln,
Hoden), Krämpfe (daher „Krampfadern"), neuralgische Schmerzen (Beine,
Hoden). Gefahren: Infektion, Thromboembolie und (evtl. tödliche)
Blutung nach außen, z. B. am Unterschenkel und After (daher „Hämorrhoiden",
d. h. Blutfluß), oder in Speiseröhre, Gehirn usw. Therapie: Hochlagerung
und Kompression, am Hoden Suspensorium; evtl. Einspritzung oder Operation
(vgl. Varizen, Varicocele, Hämorrhoiden); sonst kausale Therapie (z. B. bei
Tumor).

Anmerkung. Genuine diffuse Phlebektasie und Phlebarteriektasie: Den Blut-
gefäßerweiterungen und -geschwülsten nahestehend; jedoch ist die Gefäßanlage eines ganzen Körperteils von Erweiterung betroffen, und zwar entweder
das Venensystem oder das Venen- und Arteriensystem zugleich. Anlage ist
offenbar angeboren, worauf öfters gleichzeitige Gefäßmäler hinweisen; Entwicklung erfolgt allerdings erst im Lauf des Lebens, und zwar entweder in
den Entwicklungs- oder erst in späteren Jahren, wobei mechanische und
fluxionäre Momente eine Rolle spielen dürften (Beruf, Menstruation und
Schwangerschaft usw.). Symptome: Gefäßerweiterung eines ganzen Gliedes
bzw. Gliedteils, und zwar die Venen krampfaderähnlich, aber gleichmäßiger
und stärker, auch an den tiefen und großen Venen, evtl. Phlebolithen (Röntgenbild positiv bei genügender Verkalkung) und an den Arterien mit starker
Pulsation und Schwirren; zugleich oft Gliedvolumvermehrung, Verlängerung
und Verdickung, evtl. auch Verbiegung der Knochen, Muskelatrophie, Hauttemperatursteigerung; Verfärbung, Pigmentation, Behaarung und Schwitzen.
Verlauf: mehr oder weniger fortschreitend, dabei langsam. Komplikationen:
Schmerzen, Funktionsstörungen und Geschwürsbildung mit Infektion, Blutung
und Nekrose. Therapie: Schonung, evtl. Berufswechsel, Hochlagerung und

elastische Wicklung; bei raschem Fortschritt: Alkohol- u. a. Injektionen und Igni- bzw. Elektropunktur, sowie Ligaturen und Resektionen (schrittweise wegen Nekrosegefahr!); bei unerträglichen Schmerzen sowie bei Infektion, Blutung oder Nekrose Gliedabsetzung (nicht zu spät, jedenfalls vor Sepsis!).

4. Thrombose und Embolie.

a) **Thrombose** ist Pfropfbildung durch Blutgerinnung innerhalb des Gefäßrohres während des Lebens; das den Gefäßpfropf bildende Gerinnsel heißt Thrombus. Vorgang: Zunächst werden abgeschieden an einer geschädigten Endothelstelle bei verlangsamtem Blutstrom Blutplättchen („Blutplättchenthrombus"), dann unter dem Einfluß des Fibrinfermentes aus zerfallenen Blutplättchenhaufen Fibrin, schließlich weiße und rote Blutkörperchen (je nach Blutstromgeschwindigkeit und Gehalt an den verschiedenen Blutelementen hyaliner, weißer, roter und gemischter Thrombus). Zum Blutgerinnungsvorgang gehören a) Fibrinogen und b) Fibrinferment oder Thrombin; ersteres ist im Blutplasma vorhanden, letzteres entsteht durch Zusammenwirken von Thrombogen und Thrombokinase unter Anwesenheit von Kalksalzen, und zwar spez. Thrombokinase aus Blutplättchen und Zellen (Leukocyten, Gewebszellen) unter Fremdkörper-, Toxin- od. dgl. Reiz. Bedingungen der Thrombose (dabei bedarf es nicht nur einer, sondern mehrerer der nachstehenden Bedingungen!): 1. Blutstromverlangsamung: a) allgemein bei Herzschwäche im Alter oder in Infektionskrankheiten sowie nach schwächender Operation oder Verletzung („marantische Thrombose") oder b) lokal bei Gefäßwandverengerung durch Unterbindung, Arteriosklerose, Tumor, Knochenbruch, Verband („Stagnationsthrombose") usw. bzw. Gefäßwanderweiterung mit Wirbelbildung durch Aneurysma oder Phlebektasien („Dilatationsthrombose"). 2. Gefäßwandveränderung durch Unterbindung, Quetschung, Verletzung, Entzündung, Fremdkörper, Geschwulst, Arteriosklerose (vgl. Zahnscher Versuch: Thrombose im Gefäß des Froschmesenteriums durch Reizung mit Kochsalzkrystall). 3. Blutveränderung mit erhöhter Gerinnbarkeit durch Vermehrung des Fibrinfermentes infolge Zell- oder Gewebszerfalls bei pyogener Allgemeininfektion, Tumor, Blutverlust, Chlorose, Leukämie, Röntgen- und Radiumbestrahlung, Verbrennung und Erfrierung, Operation und Geburt. Vorkommen: Bevorzugt sind ältere (über 50 Jahre alt) und konstitutionell gezeichnete Leute; dagegen erkranken so gut wie nicht Kinder unter 15 Jahren. Formen des Thrombus: 1. Wandständig oder verschließend (obturierend). 2. Beschränkt oder fortgesetzt (z. B. vom Fuß bis zur V. cava inf.). 3. Bland oder infiziert. Verlauf: 1. Organisation durch gefäßhaltiges Bindegewebe („Gefäßnarbe"); z. B. bei Unterbindung ist dies der ideale Verlauf. 2. Schrumpfung durch Wasserabgabe, evtl. mit Verkalkung („Phlebolith") oder mit Wiederdurchgängigwerden („Rekanalisation"). 3. Erweichung a) einfache (durch Autolyse) oder b) eitrige bzw. jauchige (dabei erhöhte Gefahr der Embolie, und zwar infektiöser!). 4. Ablösung und Weiterschleppung („Embolie" s. u.). Arten der Thrombose: a) Arterienthrombose entsteht in Herz und großen Gefäßen nach Verletzung, Entzündung, Aneurysma, fortgeleiteter Thrombose; sie bedingt Ernährungsstörung bis Nekrose. b) Venenthrombose entsteht nach Thrombophlebitis, spez. bei Herzschwäche, auch postnarkotischer und postoperativer; sie bedingt öfters Thromboembolie (s. u.); Symptome der Venenthrombose: harte, schmerzhafte, geschlängelte Stränge und Gliedödem; Lokalisation: am häufigsten Unterschenkelvenen, spez. bei Varizen (bis zur V. saph. magna und V. fem.; auf letztere auch übergreifend von den Uterusvenen bei Puerperalinfektion (als sog. „Phlegmasia alba dolens" und vom Plexus pampiniformis), ferner Sinus transversus bis V. jug. int. bei Mittelohreiterung, Mesenterialvenen bis V. portarum bei Darmincarceration, V. cava inf. und sup. und subclavia durch Fortsetzung der Thrombose aus ihren Ästen oder durch Druck seitens Tumoren oder Aneurysmen. Über infektiöse Thrombose vgl. Infektionskrankheiten!

b) Embolie ist Verschleppung des Thrombus in der Blutbahn; der fort-getragene Thrombus heißt Embolus; Thrombus stammt am häufigsten aus Beinvenen an Fuß, Wade, Oberschenkel, großer und kleiner Rosenkranzvene, sowie Beckenvenen, spez. bei Krampfadern, dagegen selten aus Armvenen; außer Blutgerinnsel (Thrombus) kann den Embolus bilden auch: Fett, Luft, Fremdkörper (Kohle, Projektil), Geschwulstteile, Bakterien (sog. ,,Fett-, Luft-, Fremdkörper-, Geschwulst- und Bakterienembolie"). Begünstigende Ur-sachen der Embolie: Trauma oder heftige Bewegung (z. B. Aufrichten, Auf-stehen, Stuhlentleerung u. a.) sowie Erregung; im übrigen sind disponierend Alter, Fettleibigkeit, Kreislaufstörung, schlaffer Habitus, Varizen, Infektion, Carcinom u. a. Die infektiöse Thrombose neigt im allgemeinen nicht gerade sehr zur Embolie. Ganz besonders häufig ist die postoperative Thrombo-Embolie, nämlich in ca. 2,5%, dabei tödlich in $\frac{1}{4}$—$\frac{1}{2}$%; bevorzugt sind Bauch-, spez. Magen- und Unterleib-, sowie Bruchoperationen, dagegen wenig gefährlich Kopf-, Gesichts- und Hals-, spez. Schilddrüsenoperationen sowie ambulante Eingriffe der kleinen Chirurgie; sehr selten erkranken Kinder bis zum 15. Jahre, selten Jugendliche, häufiger Erwachsene über 40—50 Jahre und sehr häufig Greise über 70 Jahre; der Eintritt der Embolie ist meist am 1.—15. Tag oder später, meist (50%) am 3.—8. (1. Woche), dann $33\frac{1}{3}$% am 9.—15. (2. Woche), seltener (20%) am 16.—20. (3. Woche) und selten (3%) nach dem 20. Tag (4. Woche und später); Frühsymptome sind Kletterpuls (Mahler) und subfebrile Temperatur sowie Druckschmerz, später derbe und schmerzhafte Venenstränge und Gliedödem. Formen: Blander oder infek-tiöser Embolus. Verlauf und Folgen: a) Aus linkem Herzen und Arteriensystem: Embolus wandert im Arteriensystem peripherwärts weiter, bis er steckenbleibt, oft an einer Arterienteilungsstelle, sonst an der entsprechenden Enge; Folge: Ernährungsstörung bis Nekrose des ab-hängigen Gebietes; bei Endarterie (z. B. in Hirn, Lunge, Milz, Niere) Infarkt; bei infiziertem Embolus Arteriitis oder embolisch-mykotisches An-eurysma. b) Aus Venensystem (häufiger und gefährlicher!): Durch rechtes Herz in die Lungenarterien; Folge: (evtl. tödliche) Lungenembolie (durch Aufhebung der Lungentätigkeit) oder Infarkt; bei infiziertem Embolus Lungenabsceß. c) Bisweilen, nämlich bei offenem Foramen ovale, gelangt der Embolus in den großen Kreislauf: ,,paradoxe Embolie" oder d) bei starker Überfüllung des rechten Herzens und des venösen Kreislaufs rückläufig in kleine Venen: ,,retrograde Embolie".

Anmerkung 1. Lungenembolie vgl. Spez. Chirurgie, Lungen und Herz!

Anmerkung 2. Embolie der Extremitätenarterien. Entstehung: Thrombus stammt aus linkem Herz oder Aorta, bei offenem Foramen ovale auch aus rechtem Herz oder Venensystem (vgl. Embolie!). Ursache: meist Herzfehler, spez. Mitralfehler, gelegentlich Myocarditis, Endocarditis, Arteriosklerose und Aortenaneurysma, gelegentlich auch Infektion oder Operation (ohne Herz-fehler). Lokalisation: meist Teilungsstelle der Aorta (9%), Iliaca comm. (18%) und ext. (2%), Femoralis comm. (51%) und propria, Poplitea (10%), Brachialis, Axillaris, Subl. (1%), Rad. (0,5%), Uln. (0,5%), Tib. post. (0,5%) usw.; öfters multiples Auftreten. Symptome: plötzliche Schwäche, Gefühllosigkeit, Parästhesie, Kälte und Schmerz sowie Blässe, Kälte, Motilitäts-, Sensibilitäts- und Reflexverlust, Pulslosigkeit; dazu Symptome des Grundleidens. Diagnose: Blutumlauf- und Pulsanomalien. Differentialdiagnose: Senile Gangrän, Angiospasmus, Thrombophlebitis, Myelitis u. a. Komplikationen: multiple Embolie. Prognose richtet sich nach Grundleiden und nach der Vollständig-keit des Gefäßverschlusses; es droht Nekrose. Therapie: Baldmöglichst (bis zu 10—15 Stunden ist Gliederhaltung möglich, dagegen nach 24 Stunden aussichtslos) Embolektomie: Arteriotomie mit Thrombusextraktion, falls Brand droht; im Notfall, aber nur, wenn Operation unmöglich, ist Zerdrücken des Embolus zu versuchen; außerdem, jedenfalls vor der Operation Eupaverin (0,03—0,06 intravenös alle 2—3 Stunden und bei Erfolg weiter mehrere Tage) sowie Hochlagerung und Wärme.

Therapie der Thromboembolie: Ruhigstellung (und zwar bis zur soliden Thrombusorganisation, daher in der Regel mindestens ca. 3—6 Wochen) und Hochlagerung sowie Wärme (Heißluft, Glühlicht, Föhn, Senfmehlpackung u. dgl. und Alkohol-, Bleiwasser-, Ichthyolsalben- u. dgl. Umschlag; bald elastischer, evtl. plastischer Verband; cave brüske Bewegungen und Aufregungen sowie Bäder und Massage (Kunstfehler!); bei Lungenembolie außerdem Morphium, Sauerstoffatmung und nötigenfalls (bei Kollaps) Herzanaleptika und Aderlaß, evtl. Operation (Trendelenburgsche Operation, an den Gliedern evtl. Embolektomie, falls Eupaverin nicht zum Ziel führt). Prophylaxe: Allgemeinkräftigung und Glieder-, Darm-, Lungen- und Herzanregung, auch Kochsalz-, Traubenzucker- oder Blutinfusion, sowie elastische Wickelung bzw. Zinkleimverband varicöser Beine, spez. bei Operationen vor- und nachher; zu versuchen Kohlensäureatmung, Sympatol und Herzmittel, auch Chinin-, Calcium-, Reizkörper- und Organ-, spez. Schilddrüsenpräparate, Blutegel (2—4 längs der betr. Vene alle 2—3 Tage); evtl. Unterbindung der thromborierten Vene (z. B. V. saphena magna); bei Operation strengste Asepsis, Gewebsschonung und Blutstillung, vgl. auch Narkose, Bauchschnitt u. a.!

5. Lymphangiektasien oder Lymphvarizen sind Lymphgefäßerweiterungen: a) an großen Stämmen, spez. Ductus thoracicus infolge Tumordrucks; evtl. mit chylösem Erguß in Brust- oder Bauchhöhle (Chylothorax und chylöser Ascites) infolge Berstung der erweiterten Lymphbahnstelle; b) an Haut und Unterhaut. Ursachen: Verengerung, meist infolge fortgesetzter Entzündung (Erysipel, Lymphangitis), selten infolge Leistenoder Achseldrüsenausräumung, ausgedehnter Quetschung, Narbenzugs, Geschwulst, Drucks von Bruchband oder Binden. Symptome: Ödem evtl. mit dichtstehenden Bläschen; bei größeren Stämmen regenwurmartige Stränge; bei subfascialer Form große, weiche Geschwülste (ähnlich Lymphangiomen). Komplikationen: Lymphorrhoe evtl. mit hartnäckiger Fistelung, Infektion und Elephantiasis. Therapie: Hochlagerung und Druckverband; bei umschriebener Form Exstirpation; bei Lymphorrhoe Salbe; bei Fistel Ätzen mit Höllensteinstift oder Thermokauter.

VI. Nerven.

1. Neuralgie oder Nervenschmerz ist anfallsweise heftiger Schmerz in einem bestimmten Nervenstamm; evtl. auf der Höhe auf benachbarte Nervenbezirke übergreifend (Ausstrahlung, Irradiation); teils spontan entstehend, teils ausgelöst durch leichte Reize, z. B. Luftzug, Trauma, Ärger od. dgl. Anfallsdauer Minuten bis Stunden; Pausen Stunden bis Tage mit vollständigem oder unvollständigem Abklingen. Sonstige Symptome: **a)** im **erkrankten Bezirk** Gefühlsstörungen (Hyperästhesie, seltener Anästhesie), vermehrte Drüsensekretion (Tränen, Schwitzen, Speichelfluß), Blässe oder Röte der Haut, reflektorische Muskelzuckungen (z. B. in der Gesichtsmuskulatur bei Trigeminusneuralgie), Atrophie der Haut, Ausfall und Erkrankung der Haare, Ekzem, Herpes zoster (Brust, Gesicht), sowie **b) Allgemeinstörungen:** Schlaflosigkeit, Reizbarkeit und Trübsinn, bei Trigeminusneuralgie auch Beeinträchtigung der Nahrungsaufnahme. Verlauf: Tage bis Jahre, evtl. lebenslang; bisweilen, spez. bei Trigeminusneuralgie Morphinismus und Selbstmord. Vorkommen: Mittleres und höheres Alter. Lokalisation: Meist Trigeminus, Ischiadikus, Intercostales und Occipitales, ferner Plexus lumb., pudendohaemorrh. und coccyg., sowie Gliedernerven. Diagnose: Schmerzausbreitung entsprechend dem Nervenstamm, sowie bestimmte Druckpunkte (Valleix), z. B. bei Ischiadikus an Glutäusrand und Kniekehle, bei Supra- und Infraorbitalis an gleichnamigem Ausschnitt bzw. Loch. Differentialdiagnose: Neuritis (s. u.), auch Hysterie und centrale Nervenleiden: Tumor, Tabes u. dgl. Formen: a) genuine oder primäre, b) symptomatische oder sekundäre Neuralgie. Ursachen: a) allgemeine: Infektionskrankheiten (Malaria, Typhus, Pocken, Influenza, Syphilis), Vergiftungen (Blei, Quecksilber, Kupfer, Arsen, Alkohol, Nicotin), Konstitutionskrankheiten (Diabetes, Gicht, Fettsucht,

Anämie, Stuhlverstopfung u. a.), b) örtliche: Erkältung, Nervenquetschung und -zerrung, Fremdkörper, Narbe, Knochenfragment, Exostose, Aneurysma, Varizen, Gumma, Tumor, Entzündung (z. B. Kieferperiostitis, Zahnkaries, Nebenhöhleneiterung, Wirbel-, Kreuzbein-, Becken- und Rippentuberkulose). Bei doppelseitiger Neuralgie bestehen fast immer allgemeine (s. o.) oder centrale Ursachen: Tumoren von Gehirn und Rückenmark, Spondylitis usw.; außerdem wirken begünstigend: Neurasthenie, körperliche, geistige und psychische Überlastung, Allgemeinschwäche, Abmagerung, Kachexie, Anämie, sowie Obstipation. Therapie: a) allgemein: Allgemeinkräftigung, evtl. Eisen, Arsen, Brom, Lecithin u. dgl. sowie Vitamin B (Betaxin)?; b) kausal: Stuhlregelung (bei jeder Neuralgie empfiehlt sich zunächst energische Abführkur mit Ricinusöl od. dgl.), Chinin bei Malaria, Eisen und Arsen bei Anämie, Salicylpräparate bei Erkältung, Jod bei Syphilis, Diät bei Diabetes und Gicht, Abstinenz bei Alkoholismus, operative Entfernung von Tumor, Narbe, Callus, Knochenfragment, Exostose, cariösen Zähnen, hypertrophischen Tonsillen, Fremdkörper usw.; c) symptomatisch: Bäder, evtl. Badekuren, Heißluft, Diathermie, Kurzwellenbehandlung, Röntgenbestrahlung, Radium (als Trink-, Bade- und Inhalationskur), Lichtbestrahlung, warme Umschläge, Massage, spez. Nervendruckpunktmassage (Cornelius), konstanter Strom, Antineuralgika (Chinin, Aspirin, Antipyrin, Pyramidon, Gardan, Atophan od. dgl., auch kombiniert z. B. Antineuralgicum compos. oder Titretta analgica, nur im Notfall Morphium od. dgl., z. B. als Mischpulver Rp. Morph. mur. 0,01—2, Pyramidon 0,3—5), lokale Injektion von Novalgin mit anschließender Diathermieapplikation, ableitende Pflaster, Salben und Einreibungen, Impletol, Reizkörpertherapie; endo- oder perineurale Injektionen von dünner (ca. $\frac{1}{2}$%iger) Novocainlösung in großen Mengen unter hohem Gewebsdruck nach Lange (dadurch Nervenumstimmung durch Auffaserung und vorübergehende Betäubung) oder von 1%iger Osmiumsäure oder besser von 70—80%igem Alkohol (nach Schlösser; dadurch Vernichtung des Nerven; daher nicht angängig bei gemischten d. h. zugleich motorischen Nerven, auch erst nach Versagen der konservativen Therapie, spez. Röntgenbestrahlung); d) operativ (aber nicht bei centralen Leiden!): α) bei gemischten Nerven (z. B. bei N. ischiadicus) Nervendehnung: 1. unblutig (z. B. bei N. ischiadicus: am allgemein oder örtlich betäubten Patienten durch maximale Hüftbeugung des im Knie und Fuß gestreckten Beins und Festhalten in dieser Stellung für einige, etwa 5 Minuten); 2. blutig (z. B. bei Ischiadikus, Interkostales): durch Emporheben des freigelegten Nerven mittels Fingers oder Instruments und Ausziehen nach beiden Seiten; β) bei sensiblen Nerven, evtl. auch bei gemischten, wenn durch Ausfall der Nervenfunktion kein wesentlicher Schaden erfolgt:

1. Nervendurchschneidung (Neurotomie), unsicher!
2. Nervenresektion (Neurektomie), unsicher!
3. Nervenausdrehung (Extraktion): Nach Thiersch mit besonderer Nervenzange nahe am Centralorgan fassen und aufwickeln durch langsames Drehen der Zange nach Durchschneiden des Nerven möglichst weit central.

Evtl. bei Trigeminusneuralgie Resektion des Ganglion Gasseri, bei Tabes u. a. Resektion der hinteren Rückenmarkswurzeln oder Chordotomie.

Evtl. genügt Erfrieren des Nerven z. B. durch Vereisung mit Chloräthyl, wodurch die Nervenleitung für längere Zeit unterbrochen wird (Trendelenburg-Perthes).

Bei Trauma, z. B. Schuß, kommt auch die Nervenfreilegung mit Neurolyse, Fremdkörperextraktion usw. in Frage.

2. Neuritis oder Nervenentzündung besteht in Entzündung des Perineurium und des interstitiellen Gewebes mit Hyperämie und entzündlicher Exsudation, später in bindegewebiger Wucherung des Nervenbindegewebes zugleich mit Zugrundegehen von Nervenfasern. Symptome: Spindelförmige Anschwellung im Nervenverlauf entsprechend den Entzündungsherden, später knotige Verdickungen („Neuritis nodosa"); ferner Reizerscheinungen (Schmerzen, Parästhesien und Hyperästhesien, Muskelcontracturen) und

Lähmungserscheinungen (Anästhesien, Schwund der Sehnenreflexe, trophische Störungen, motorische Schwäche, später schlaffe Lähmung, degenerative Muskelatrophie und Entartungsreaktion). Verlauf: Akut oder chronisch. Formen: Peripher oder meist central fortschreitend („de- und ascendierende Neuritis"). Lokalisation: Oft an mehreren Nerven: „Polyneuritis", spez. bei allgemeinen Ursachen (z. B. bei Diabetes N. ischiadicus und N. fem.; bei Alkohol- und Arsenvergiftung meist Strecker an Händen und Füßen; bei Bleivergiftung Vorderarmstrecker; bei Diphtherie Gaumensegel- und verschiedene andere Nerven). Prognose: Je nach Ursache und nach Dauer der Krankheit; es erfolgt Heilung durch Rückbildung oder dauernde Funktionsstörung. Differentialdiagnose: Neuralgie (Schmerz nur anfallsweise sowie Druckpunkte an einzelnen bestimmten Stellen, außerdem Fehlen von Leitungsstörungen sensibler, motorischer und atrophischer Art und von Verdickungen des Nerven) sowie Tabes u. a. Ursachen: a) Mechanische: Kontusion, Zerrung, wiederholter Druck (Handwerkszeug: sog. „Beschäftigungsneuritis"), Krücke, Callus, luxierte Gelenkteile, Fremdkörper (Glassplitter, Messerklinge, Kugel), Tumor, Halsrippe. b) Toxische: a) lokale: übergreifende eitrige, tuberkulöse, syphilitische Knochen-, Gelenk- u. a. Herde; b) allgemeine: Infektionskrankheiten (Sepsis, Typhus, Diphtherie, Tuberkulose, Syphilis), Vergiftungen (Blei, Arsen, Alkohol, Nicotin, Schwefelkohlenstoff, Kohlenoxyd u. a.), Konstitutionskrankheiten (Rheumatismus, Gicht, Diabetes, Leukämie, Arteriosklerose). Therapie: Kausal: Giftentziehung, antidiabetische Diät, Geschwulstentfernung, antiluetische Behandlung, Schwitzkur und Salicyl- oder Pyramidonpräparate usw. (s. o.); evtl. operativ (Neurolyse, Nervenvereisung, Fremdkörperextraktion); sonst symptomatisch: Ruhigstellung und schmerzstillende Mittel; später Bäder, evtl. Badekuren, Massage, Übungen und Elektrizität; vgl. auch Neuralgie!

VII. Gelenke.

1. Nichttraumatische Luxationen und Subluxationen. a) Angeborene Luxationen: Wohl infolge intrauteriner Belastung; meist an Hüfte (ein- oder seltener doppelseitig; vorwiegend bei Mädchen), selten an Schulter, Knie, Hand, Finger, Kniescheibe, Schlüsselbein, Ellenbogen, Fuß u. a. Therapie: Reposition wenn möglich unblutig, sonst blutig. Vgl. Spez. Chirurgie!

b) Erworbene, sog. spontane oder pathologische Luxationen. a) Bei entzündlichen Gelenkerkrankungen entweder infolge Kapseldehnung (Distentionsluxation) oder infolge Kapsel- und Gelenkendenzerstörung (Destruktionsluxation). β) Bei Defekt oder Verkürzung des Nachbarknochens am Unterarm und Unterschenkel infolge abnormer Belastung. γ) Bei Muskellähmung, und zwar entsteht bei völliger Muskellähmung ein paralytisches Schlottergelenk, bei teilweiser infolge Wirkung der nicht gelähmten Antagonisten) eine Luxationsstellung („paralytische Luxation"), z. B. an der Hüfte bei Lähmung der Abductoren und Rotatoren Verrenkung des Schenkelkopfs aufs Darmbein durch die Wirkung der Adductoren. Therapie: Reposition durch Streckverband; in veralteten Fällen blutig; bei Gelenkzerstörung Resektion; bei paralytischer Luxation Sehnenverkürzung bzw. -plastik oder Arthrodese; sonst Stützapparat.

2. Contracturen. Contracturen sind anhaltende Gelenkzwangsstellungen d. h. veränderte Gelenkstellungen mit verminderter bis aufgehobener Bewegungsfähigkeit infolge Weichteilveränderung (-schrumpfung). Je nach Richtung des Zuges unterscheidet man: Flexions-, Extensions-, Adductions-, Abductions-, Rotations-, Pro- und Supinationscontracturen: je nach der Ursache. **A. Angeborene Contracturen.** Teils als Bildungsfehler (Knochendefekte!), teils als intrauterine Belastungsdeformität (Druck der Uteruswand bei Fruchtwassermangel, Umschlingung durch Nabelschnur oder amniotische Stränge). Vorkommen: Am häufigsten Fuß (Klump-, Platt-, Hacken-, Spitzfuß), seltener Hand (Klumphand), Kleinfinger, Knie, Hüfte usw., vgl. Spez. Chirurgie, Fuß usw.!

B. Erworbene Contracturen, evtl. kombinierte:

a) Dermatogene Contracturen. Durch Hautnarbe nach Entzündung (Eiterung, Lupus, Syphilis usw.) oder Verletzung bzw. Verbrennung, Verätzung usw. **Prophylaxe:** Passende Gliedstellung; evtl. frühzeitige Transplantation. **Therapie:** zu versuchen sind heiße Bäder und Heißluft, Massage, Bewegungen, Fibrolysin, Salzsäure-Pepsinlösung, Kochsalz- oder Novocainlösung usw.; sonst Durchtrennung oder besser plastische Operation (z. B. quere Durchtrennung und Längsvernähung, Morestinsche Hautplastik u. dgl.), evtl. Excision und Transplantation bzw. Plastik.

b) Desmogene Contracturen. Entweder infolge nutritiver Verkürzung als Begleiterscheinung gleichzeitiger myo- bzw. tendo- oder arthrogener Contractur oder durch tiefergreifende Narbe, z. B. nach Verletzung, Verätzung, Verbrennung oder Entzündung spez. Eiterung mit Fasciennekrose; an der Hand und selten am Fuß auch spontan als Dupuytrensche Fingercontractur infolge Schrumpfung der Palmaraponeurose. **Therapie:** wie bei a), ferner evtl. Incision oder besser Excision und evtl. Transplantation, vgl. Spez. Chirurgie, Hand!

c) Tendogene Contracturen. Nach Sehnenscheidenphlegmone bei Verletzung, Entzündung usw. **Therapie:** Sehnenplastik. **Prognose:** schlecht; auch sind meist die übrigen Weichteile (Haut, Gelenke) zugleich verändert.

d) Myogene Contracturen. a) **Durch Dauerstellung bei verkürztem Muskel (nutritive Verkürzung),** z. B. Gewohnheitscontractur mit gebeugten Fingern bei Kutschern und Handarbeitern, Adduction und Flexion des Oberschenkels bei Bettlägerigen, Spitzfußstellung bei Bettlägerigen infolge Belastung durch Bedeckung und Schwere des Fußes oder beim Gehen mit verkürztem Bein, Quadricepscontractur mit behinderter Kniebeugung bei langdauernder Ruhigstellung des Beins mit gestrecktem Knie u. a. Contracturen bei langer Ruhigstellung im Verband, Flexion des Oberschenkels bei Hochlagerung des Stumpfes nach Beinamputation, ferner Zwangshaltung bei Lymphdrüsen-, Knochen- u. a. Eiterung usw. sowie nach Verletzungen z. B. Distorsion (Schulter!). β) **Durch Muskelerkrankung** bzw. sich daran anschließende bindegewebige Schrumpfung bei Eiterung, Tuberkulose, Syphilis, Ischämie, Quetschung und Zerreißung des Muskels, z. B. Fingercontractur bei Sehnenscheidenphlegmone, Klauenstellung der Hand und Finger nach ischämischer Lähmung der Vorderarmmuskulatur. Caput obstipum nach Zerreißung des Kopfnickers bei der Geburt. **Prophylaxe:** Lagerung in geeigneter Gelenkstellung. **Therapie der myogenen Contractur:** Bäder bzw. Heißluft, Massage, Elektrizität, aktive, passive und Apparatübungen; besonders wertvoll ist die Quengelmethode nach Mommsen (1922), wobei die Gewaltwirkung unterhalb der Reizschwelle für den reflektorischen Muskelspasmus, also im Gegensatz zu Redressement und Operation schonend und schmerzfrei bleibt. Später allmähliche oder gewaltsame, aber vorsichtige und etappenweise Streckung in Narkose und Zugapparat; sonst Muskel- bzw. Sehnen-Durchschneidung, Verlängerung oder Überpflanzung, ausnahmsweise Knochenresektion.

e) Neurogene Contracturen. a) **Reflektorisch** als Spasmus der die betreffende Gelenkbewegung besorgenden Muskulatur durch Reizung der sensiblen Nerven bei schmerzhaften Leiden, z. B. Entspannungsstellung bei Gelenkentzündung, Hüftbeugecontractur (Psoascontractur) bei Appendicitisabsceß, Kopfschiefhaltung bei Halseiterung, Kieferklemme bei Entzündungen der Kaumuskelgegend, fixierter Plattfuß. **Therapie:** möglichst kausal durch Entfernung der Schmerz und Muskelspannung auslösenden Ursache; evtl. Richtigstellung und feststellender Verband in Narkose. β) **Spastisch** (Muskulatur abnorm gespannt und zugleich motorisch geschwächt bei gesteigerten Sehnenreflexen im Gegensatz zur schlaffen Lähmung: „spastische Lähmung") durch Reizung der motorischen Nerven bei der spastischen Spinalparalyse, ferner bei Hysterie, multipler Sklerose, Apoplexie, Hirntumor, -absceß oder -verletzung, Hydrocephalus, Kompressionsmyelitis nach Trauma, Tuberkulose und Syphilis und bei der angeborenen spastischen Gliederstarre infolge

Defekts durch Blutung, Degeneration usw., und zwar oft (ca. 50%) infolge
schwerer (Zangen- oder Früh-) Geburt, evtl. auch durch Schußverletzung des
Großhirns (Littlesche Krankheit), hier oft nur an den Beinen, spez.
Flexoren und Adductoren betreffend; dazu Sprachstörungen, Augen-
erscheinungen usw. Therapie: Kausal (Brom und Jod, Laminektomie)
sowie in leichten Fällen Bäder, Massage, Elektrisieren, passive Bewegungen,
Zug- oder Gipsverbände; sonst Sehnendurchschneidung oder besser -ver-
längerung, evtl., aber nur ausnahmsweise in schwersten Fällen und nur
bei geistig leistungsfähigen Kindern Foerstersche Operation (s. da),
d. h. Resektion eines Teiles der sensiblen Rückenmarkwurzeln zur
Schwächung des Reflexbogens (Foerster) oder unvollständige Resektion der
motorischen Teilbahnen für die hypertonische Muskulatur in peripheren
Nerven (Stoffel) bzw. Durchschneidung einzelner Nerven (z. B. des N. obturatorius (Selig) zur Behebung des Adductorenspasmus) oder Muskeldurch-
schneidung oder Sehnenverlängerung. γ) Paralytisch infolge ,,schlaffer
Lähmung" einzelner Muskeln und gleichzeitiger elastischer Verkürzung,
schließlich Schrumpfung ihrer Antagonisten im Verein mit der Gliedschwere
bei spinaler und cerebraler Kinderlähmung (z. B. als Pes equino-varus, equinovalgus und calcaneo-valgus) sowie bei peripherer Lähmung (z. B. bei Qua-
driceps-, Deltoideuslähmung usw. s. da), ferner bei Verletzung oder Neuritis
peripherer Nerven (z. B. Krallenhand bei Ulnarislähmung oder Spitzfuß bei
Peroneuslähmung) und schließlich bei Hirn- und Rückenmarkleiden.
Therapie: Bäder, Massage, aktive und passive Bewegungsübungen, Elektrizität, ferner Schienenhülsenapparat mit elastischem Zug oder Lähmungsprothese
evtl. mit Muskelplastik; evtl. Operation, aber spez. bei spinaler Kinderlähmung erst nach Abwarten spontaner Wiederherstellung: bei ausgedehnter
Lähmung Arthrodese, z. B. am Fuß; sonst Sehnenverkürzung, -verpflanzung
(vgl. Fuß) oder Antagonistendurchschneidung; evtl. Nervenpfropfung, d. h.
Anschluß des gelähmten Nerven oder Muskels an einen gesunden Nerven.

**Anmerkung. Akute epidemische spinale Kinderlähmung (Poliomyelitis anterior
acuta epidemica infantum: Heine-Medin** 1840-1890) Wesen: Herdförmige
Entzündung und anschließend Degeneration der nervösen Elemente in der
grauen Substanz der Vorderhörner des Rückenmarks. Ursache: unbekannt;
offenbar handelt es sich um eine akute Infektionskrankheit, deren Erreger
noch unbekannt sind, wohl ein unsichtbares, dabei filtrierbares Virus darstellen,
und welche durch den Respirations- oder Darmtractus einzudringen scheinen,
und zwar im ersteren Fall vermittels des Nasensekrets oder Auswurfs, vielleicht
auch durch Kontakt; Übertragung findet wahrscheinlich auch statt durch
Bacillenträger, und zwar Menschen oder Tiere. Inkubationszeit: 1—8—12,
meist 3—10, durchschnittlich 9 Tage. Vorkommen: ganz überwiegend bei
kleinen Kindern in den ersten Monaten bis Jahren, meist im 1.—4. Jahr, also
im Vorschulalter; mitunter auch bei Säuglingen oder bei Erwachsenen; oft
epidemisch, auch in Kinderheimen; meist im Spätsommer oder Frühherbst;
Knaben erkranken häufiger als Mädchen. Symptome: 1. Früh- oder Entzündungsstadium (einige Stunden bis Tage): meist hohes Fieber, Schlafsucht bis Bewußtseinsstörung, Gliederschmerzen, bronchialkatarrhalische oder
gastrointestinale Symptome (jede katarrhalische Affektion an Luft- oder Darmwegen beim Kleinkind ist verdächtig!), Krämpfe, Erbrechen, Durchfälle,
Schwitzen, Muskelerregbarkeit, Zittern, Muskelzuckungen, Druckschmerz der
Nervenstämme, Rückenschmerz beim Rumpfzusammenbiegen, Nackensteifigkeit, Kernig- und Lasèguesches Zeichen, gesteigerte Patellarreflexe, Hyperästhesie usw. 2. Lähmungsstadium (nach 2—3—4, manchmal bis 9 Tagen):
schlaffe Lähmungen mit erst gesteigerten, dann geschwächten und schließlich
fehlenden Reflexen; Sensibilität in der Regel erhalten; Lähmungen betreffen
erst Hals, manchmal auch Rücken oder Bauch, ferner Glieder, Gesicht oder
Augen. 3. Rückbildungs- oder Reparationsstadium (einige Wochen bis
Monate): Einengung und Rückgang der Lähmungen bis auf einen bleibenden
Rest, wobei der größte Teil der Lähmungen sich zurückbildete (Rückgang des

entzündlichen Ödems im Rückenmark mit Wiederkehr der Funktion in den nur
vorübergehend ausgeschalteten Vorderhornzellen, während in anderen Fällen,
nämlich bei bleibender Lähmung die Vorderhornzellen vernichtet sind!).
4. End- oder Dauerstadium (nach 1—1½ oder mehr Jahren): Zurückbleibender Lähmungsrest an Muskeln eines oder beider Beine bzw. Arme;
zugleich Muskeln atrophisch und mit Entartungsreaktion; Haut kühl und
bläulich, evtl. mit Geschwüren; Knochen atrophisch; Gliedmaßen im Wachstum
zurückgeblieben, spez. verkürzt; Gelenke bei partieller Lähmung kontrahiert
oder seltener, nämlich bei totaler Lähmung schlotternd mit Subluxations- oder
Luxationsstellung; Sehnenreflexe fehlend; Sensibilität ungestört; Lumbalpunktion ergibt Albumine und Globuline, sowie Zellgehalt vermehrt, makroskopisch Spinnwebegerinnsel. Lokalisation: Ausdehnung der Lähmungen ist
mehr oder weniger bedeutend; selten sind gelähmt die motorischen Hirnnerven:
Facialis, Oculomotorius usw., falls nämlich die motorischen Nervenzellen in
verlängertem Mark und Brücke auch ergriffen sind, ebenso wie Encephalitis
und Menigitis, weniger häufig auch Rumpf (Rücken und Bauch sowie Hals),
meist Gliedmaßen, und zwar entweder ein oder beide Beine oder ein oder beide
Arme oder ein Arm und ein Bein (dann meist gekreuzt) oder alle 4 Gliedmaßen;
von den einzelnen Muskelgruppen werden betroffen in absteigender Reihenfolge:
Peronei, Fußstrecker und -beuger, Unterschenkelstrecker und -beuger, Quadriceps, Gesäß, Deltoideus, Triceps, Biceps, Handstrecker und -beuger, selten
Sartorius, Tensor fasciae latae, Ileopsoas, Großzehenstrecker, Rücken-, Bauch-
und Halsmuskulatur. Typen: meningeale, bulbäre und spinale. Diagnose der
Lähmungen durch aktive Bewegungen, bei kleinen Kindern durch Nadel-
reaktion sowie durch elektrische Untersuchung; Frühdiagnose: s. o., auch
wiederholte Lumbalpunktion: Zellvermehrung und evtl. auch Druckerhöhung.
Differentialdiagnose: Grippe, Bronchitis, Gelenkrheumatismus, Gastro-
enteritis, Meningitis, Myelitis, Diphtherie, rheumatische Fascialisparese, cerebrale Kinderlähmung (Hemi- oder Monoplegie bei erhöhten Reflexen!), bei
Erwachsenen auch Lyssa und Bleivergiftung. Prognose: bisweilen (ca. 10 bis
15%) Tod durch Atemmuskellähmung, und zwar meist am 3.—4. Tag; im
übrigen kommt es oft infolge bleibender Lähmungen zum Krüppeltum (Bauch-
muskelschwäche und -vorwölbung, Skoliose, Gliederlähmung mit Verkürzung
und Atrophie, Gelenkkontraktur mit gebeugter Hüfte und Knie, X-Bein und
Genu recurvatum, Schlottergelenk mit Subluxation oder Luxation, Klump-,
Spitz- oder Hackenfuß, Schulteradduktion, Skoliose und Kyphose usw. Bei
Erwachsenen ist die Prognose schlechter als bei Kindern. Prophylaxe: Isolierung und Desinfektion. Therapie: 1. im Entzündungsstadium: Bettruhe mit Flachlagerung, Eisblase, Diät, Stuhlregelung (Calomel), Urotropin
per os oder intravenös, Salicylpräparate, Lumbalpunktion evtl. mit Aus-
blasung und wiederholt, Rekonvaleszenten- bzw. Erwachsenen- oder Pferdeserum (5—10 ccm intralumbal oder 20—50 ccm intramusculär, evtl. wiederholt),
evtl. Gipsbett später (nach Fieberabfall), Wärme (heiße Bäder oder Diathermie),
Röntgenbestrahlung und Reizkörper. 2. und 3. im Lähmungs- und Rück-
bildungsstadium: Allgemeinkräftigung mit Luft, Licht, Sonne und Ernährung, ferner Rückenmarkgalvanisation und lokale Bäder bzw. Duschen oder
Packungen, Massage, Elektrizität und Heilgymnastik; zur Verhütung von
Muskelüberdehnungen und Contracturen an Rumpf, Schulter, Hüfte, Knie,
Fuß usw. Bewegungen und Lagerung, evtl. Apparat (Körper flach, Gesäß hoch,
Oberkörper eben, Schulter abgespreizt, Knie durchgedrückt, Füße gestützt
usw.; sonst droht Skoliose oder Kyphose, Hüft- und Kniebeugung, Klump-,
Spitz- oder Hackenfuß, Schulteradduktion usw.). 4. im Dauerstadium (nach
Abwarten der spontanen Wiederherstellung, also nicht vor 1 Jahr): a) Schienen-
hülsenapparat oder b) Operation und zwar bei Contractur (Spitzfuß, Adduc-
toren- oder Kniebeugecontractur) Quengeln oder Redressement und nötigenfalls
Muskel- oder Sehnendurchschneidung bzw. -verlängerung, auch Osteotomie,
bei partieller Lähmung nach vorheriger Korrektur Sehnenverpflanzung oder
Nervenpfropfung, bei Schlottergelenk infolge totaler Lähmung Arthrodese

bzw. Arthorise oder Tenodese. (Die 1. Arthrodese stammt von Albert 1878 und die 1. Sehnenverpflanzung von Nicoladoni 1880.) Bei großer oder völliger Lähmung ist, wenn Schienenhülsenapparat nicht gewünscht und Muskelverpflanzung nicht aussichtsreich ist, eine Versteifung des Schlottergelenks vorzunehmen; von den verschiedenen Verfahren empfiehlt sich im allgemeinen die Arthrodese für Fuß und evtl. auch Schulter, aber nicht für Hüfte und Ellenbogen, die Arthrorise (Gelenksperrung statt der eben genannten Gelenkversteifung, evtl. nebst Sehnenplastik) für Fuß (bei Lähmung der Strecker oder bei sonst nicht völliger Lähmung werden die zweckmäßigen Bewegungen im oberen Sprunggelenk erhalten, dagegen die unzweckmäßigen ausgeschaltet durch Anschlagsperre, indem das Talo-Calcaneusgelenk versteift wird durch einen Tibiaspan in die Talusrolle oder gar in den Calcaneus), die Tenodese (im Gegensatz zur Arthrodese) zur Schonung der Wachstumslinie bei Jugendlichen und zur Schaffung eines besseren Gangs.

Spezielles vgl. Spez. Chirurgie! 1. Hals: bei völliger Haltlosigkeit des Kopfes Stützapparat, bei dem (seltenen) Schiefhals Tenotomie am gesunden Kopfnicker. 2. Rumpf: Stützapparat. 3. Schulter: Deltamuskellähmung Stützapparat, bei erhaltener Schultermuskulatur Arthrodese oder Muskel- und Sehnenverpflanzung (Cucullaris, Pect. maj., Teres maj.) oder Nervenpfropfung. 4. Ellenbogen: bei parterieller Lähmung des Triceps Muskelverpflanzung (Deltamuskel) oder Nervenpfropfung (N. med.), des Biceps Muskelverpflanzung (Triceps) oder Nervenpfropfung (N. rad. oder med.). 5. Hand und Finger: bei Radialislähmung Stützapparat oder Extensorenraffung oder Nervenpfropfung (N. med.). 6. Arm im ganzen: Arthrodese oder Stützapparat. 7. Hüfte: bei totaler Lähmung Schienenhülsenapparat oder Arthrodese (aber nur auf einer Seite); bei partieller Lähmung Streckverband evtl. mit Tenotomie und Osteotomie. 8. Knie: bei totaler Lähmung Schienenhülsenapparat oder Athrodese, bei partieller Lähmung Quadricepsplastik aus Sartorius und Flexoren, spez. Biceps, bei Beugecontractur Streckverband, Federapparat, Redressement und evtl. Tenotomie, bei Genu recurvatum Ligamentplastik oder Stützapparat. 9. Fuß: bei Spitz-Klumpfuß nach Redressement evtl. mit Tenotomie Schienenhülsenapparat bzw. Schienenstiefel oder Arthrodese nebst Sehnen- oder Fascienfixation; bei Spitzfuß Stützapparat oder Sehnenverpflanzung; bei Plattfuß dgl.; bei Hackenfuß mit totaler Lähmung Arthrodese und mit partieller Lähmung Sehnenverpflanzung (Peroneus longus, Zehenflexoren oder Tibialis post.) oder Nervenpfropfung (N. peroneus). 10. Beine im ganzen: beiderseits (Handgänger) Athrodese verschiedener Gelenke. 11. Beinverkürzung: Schuherhöhung oder Spitzfuß mit Korkeinlage oder in schweren Fällen Schienenhülsenapparat.

f) Arthrogene Contracturen. Durch Schrumpfung des Gelenkapparates (Synovia, Kapsel und Bänder) infolge Verletzung oder Entzündung, sowie evtl. und neben sonstiger Contractur infolge reflektorischer Contractur bei Gelenkentzündung usw.

3. Ankylose (d. h. „Winkelstellung") der Gelenke ist deren Versteifung, soweit solche bedingt ist durch intraartikuläre Prozesse. Formen: Fibrös und knöchern (letztere ist im Gegensatz zu ersterer völlig und schmerzlos; dazu kommt das Röntgenbild). Therapie: Schienen-, Gips- oder Schienenhülsenapparat mit Feder- bzw. Schraubenwirkung oder Streckverband mit permanenter Gewichtsextension oder (ausnahmsweise; aber mit Gefahr von Fettembolie, Aufflackern latenter Infektion, Auftreten von Blutungen und Verwachsungen, Nerven- und Gefäßschädigung, daher jedenfalls nur vorsichtig und schrittweise, dagegen nicht roh und auf einmal) gewaltsame Stellungsverbesserung „Brisement forcé" in Narkose evtl. mit Tenotomie und mit medikomechanischer Nachbehandlung, Osteotomie lineär oder keilförmig (z. B. unterhalb des Trochanters bei Hüftankylose), Resektion mit Stellungsverbesserung, sog. „orthopädische" (z. B. am Knie) oder wenn möglich Arthroplastik (siehe da: Gelenkmobilisation; in manchen Fällen, spez. am Ellenbogen, Unterkiefer u. a. zu empfehlen; und zwar am sichersten mit

Zwischenlagerung von Gewebe, z. B. Fascie, Muskel, Fett u. dgl.). Prophylaxe: Bäder, evtl. Badekur, Heißluft, Diathermie, Fibrolysin, Massage, Elektrizität, aktive, passive und Apparatübungen; ist die Versteifung unabwendbar, so ist für funktionell beste Gelenkstellung zu sorgen. Vgl. Spez. Chirurgie!

4. Schlottergelenk ist abnorme Beweglichkeit des Gelenks infolge Erschlaffung des Kapselbandapparates. Ursachen: a) angeborene, b) erworbene: länger dauernder seröser oder blutiger Erguß, eitrige, tuberkulöse, neuropathische u. a. Gelenkentzündung, Verletzung des Kapselbandapparates bei Distorsion, Gelenkfraktur oder Luxation, Atrophie oder Lähmung der kapselspannenden Muskulatur. Prophylaxe: achte auf Contractur oder Gelenkendenverschiebung und verordne Schiene, Apparat o. a. Therapie: a) konservativ: Gelenkbandage bzw. Schienenhülsenapparat. b) operativ: α) Teno- bzw. Fasciodese, d. h. Verstärkung und Raffung des Kapselbandsehnenapparates, Cutisverpflanzung, Elektrokoagulation o. dgl. oder (unbeweglich, aber sicherer!): β) Arthrodese, d. h. künstliche Gelenkversteifung z. B. bei dauernder und irreparabler, völliger Muskellähmung spez. an Schulter, Knie, Fuß (aber nicht vor dem 11.—13. Jahr), oder (wenn möglich): γ) Muskelplastik, d. h. Muskelverpflanzung z. B. Ersatz des M. cucull. durch M. stenocleido-mast., des M. delt. durch M. cucull. und M. pect., des M. quadriceps durch M. sartorius, semimembr. und biceps femoris usw. Vgl. Spez. Chirurgie!

5. Synovitis chronica serosa s. Hydrops articularis s. Hydarthros (d. h. Gelenkwassersucht) ist chronische Synovitis mit Verdickung der Synovialmembran samt Zottenwucherung („Zottengelenk") und mit seröser Exsudation. Ursachen: Akute und chronische Entzündung sowie benachbarte (z. B. Epiphysen)-Entzündungsherde, Bluterguß (durch Kontusion, Distorsion, Fraktur und Luxation einschl. Meniskusverletzung), langdauernde Ruhigstellung, Überdehnung im Streckverband, Gelenkkörper, Tumoren, Tuberkulose, Syphilis, Echinococcus u. a.; der Hydrops kann eine selbständige oder (häufiger!) eine begleitende Krankheit sein. Lokalisation: Ein oder mehrere Gelenke; meist Knie. Symptome: Gelenkschwellung in für jedes Gelenk charakteristischer Form mit Fluktuation, evtl. Knirschen; außerdem geringe Schmerzen und Funktionsstörungen: Spannung, Schwere, Unsicherheit und Ermüdung. Diagnose: u. a. ursächliches Leiden. Differentialdiagnose: spezifische (tuberkulöse, syphilitische u. a.) Arthritis. Verlauf: Chronisch. Rezidivneigung. Folgen (infolge der langdauernden Kapseldehnung): Schlottergelenk und Subluxation sowie Versteifung. Therapie: möglichst kausal (z. B. Entfernung freier Körper); sonst Ruhigstellung, Jodtinkturpinselung oder feuchter Umschlag oder Wärme, Röntgenbestrahlung, Jod innerlich, Kompression; bei großem Erguß Punktion und evtl. Auswaschung mit Lugolscher, $\frac{1}{4}$% Rivanol- oder 3%iger Carbollösung, in hartnäckigen Fällen evtl. Arthrotomie mit Kapselinnenhautexcision oder -resektion („Kapselfenster"), später warme Wasser-, Sand-, Moor- u. dgl. Bäder, Heißluft, Glühlicht, Diathermie, Fangopackungen, Massage, Bewegungsübungen; außerdem elastische Binde oder Bandage.

6. Chronischer Gelenkrheumatismus (Arthritis bzw. Periarthritis chron. destruens bzw. rheum.) ist eine chronische, leicht rezidivierende Gelenkentzündung. Vorkommen: vorwiegend bei ärmeren Leuten (Arthritis pauperum) im Gegensatz zur Gicht (Arthritis divitum); bei der Frau vorwiegend in der Klimax; überhaupt im mittleren bis höheren Alter und vorwiegend bei Frauen. Ursache: Unbekannt; vielleicht Erkältungen, Abkühlungen und Durchnässungen, z. B. als Berufskrankheit an den Fingern bei Wäscherinnen und überhaupt bei Jägern, Fischern, Schiffern usw.; ferner infektiöse Ursachen (Masern, Scharlach, Influenza usw., sowie Herde in Zähnen, Tonsillen, Darm, Harnwegen, Prostata, Nebenhöhlen); weiter endokrine Störungen und senile Involution (Klimakterium!); bisweilen Übergang aus dem akuten Gelenkrheumatismus („sekundärer chronischer Gelenkrheumatismus"), hier spez. multipel. Entstehung: primär oder sekundär. Lokalisation: Ein oder meist mehrere, evtl. alle Gelenke; bevorzugt sind die kleinen Gelenke:

Finger und Zehen (Grund- und Mittelgelenke!), Hand, Fuß, Knie, Schulter. Formen: 1. Einfache Form: Geringe Schmerzen, Gelenkschwellung, Kapselverdickung und Beweglichkeitsbeschränkung; außerdem Muskelatrophie (z. B. an Finger- und Hand-, Kniestreck- oder Deltamuskel) und Subluxationen (z. B. an den Fingern im Metakarpophalangealgelenk gebeugt und ulnar verschoben, sowie in den Interphalangealgelenken gebeugt oder überstreckt). 2. Schwere Form: Desgleichen, aber hochgradiger, evtl. mit akut entzündlichen Schüben. 3. Ankylosierende Form („A. chron. rheum. ankylopoëtica"): Mit Ankylose infolge Schrumpfung der gewucherten Kapsel und Zerstörung des Gelenkknorpels; evtl. an zahlreichen Gelenken, wobei der Kranke völlig hilflos wird; an der Wirbelsäule als chronisch-ankylosierende Spondylitis (v. Strümpell-Pierre Marie und Bechterew), evtl. auch verbunden mit Ankylose der großen Glieder- oder der Kiefergelenke. Röntgenbild: evtl. Verschmälerung des Gelenkspalts, Subluxation und Luxation, Gestaltsveränderung der Gelenkenden in Form von Abplattung und Verbreiterung, Knochenatrophie. Diagnose: Vorgeschichte, Primärherd (fokale Infektion, spez. orale Sepsis), Entzündungsschübe, Blutsenkungsgeschwindigkeit, Blutbild, Temperaturkontrolle, Röntgenbild. Differentialdiagnose: Arthritis deformans, Gicht, Gonorrhoe, Tuberkulose, Syphilis, Gelenkrheumatismus, Gelenkneurose (d. h. Gelenkschmerzen ohne objektiven Befund bei Neurasthenie und Hysterie, auch als Unfallneurose). Prognose: Quoad sanationem et functionem schlecht. Therapie: In frischen Fällen ist zu versuchen: Salicyl, Pyramidon oder Atrophan, später Jod, auch Streptokokkenu. a. -serum und -vaccine, Reizkörper (Sanarthrit, Caseosan, Yatren-Casein, Aolan, Milch, Detoxin, Gold z. B. Solganal, Schwefel z. B. Diasporal, Detoxin, Sufrogel, Mirion u. dgl.), Organpräparate, Radium als Bade-, Trink- und Inhalationskur, Licht-, Sonnen- oder Röntgenbestrahlung, Fibrolysininjektionen; außerdem Bäder, spez. „Stanger"-Bäder, evtl. Badekuren (Thermal-, Radium-, Schwefel-, Sool-, Moor-, Sandbäder), Umschläge mit Arnikaspiritus, Heißluft, Glühlicht, Diathermie, Kurzwellenbehandlung, Prießnitz-, Sand-, Fango- und Moorumschläge, heiße Packungen, Elektrisieren, Massage, aktive, passive und Apparatübungen bzw. Gymnastik; sonst vgl. Ankylose! Das Gelenk ist keinesfalls länger ruhig zu stellen, vielmehr dauernd in Bewegung zu halten; andererseits ist das Gelenk zu schonen und vor Überanstrengung und Traumen zu schützen; meist empfiehlt sich auch elastische Wickelung oder Schutzkappe oder Schienenhülsenapparat; evtl. Operation: Resektion, aber dies nur ganz ausnahmsweise. Heberdensche Knoten (an den Fingern). Vgl. Spez. Chirurgie, Hand!

Zusatz: Stillsche Krankheit. Wesen: multiple chronische Gelenkerkrankung im Kindesalter. Folge: multiple Gelenkversteifungen. Komplikationen: Drüsen- und Milztumor, Fieber, Perikarditis usw.; ev. Sklerodermie. Vorkommen: bis 6., meist um das 3. Jahr; bevorzugt sind Mädchen. Verlauf: chronisch-progressiv, manchmal aber ausheilend. Lokalisation: vorwiegend Knie und Füße, auch Hände, Ellenbogen und Finger, sowie Halswirbelsäule. Differentialdiagnose: Tuberkulose u. a. Therapie vgl. 6!; dazu orthopädische Maßnahmen.

7. Arthritis s. Osteoarthritis oder besser Arthrosis s. Osteoarthropathia chronica deformans progressiva (d. h. fortschreitende chronisch-verbildende Gelenkerkrankung).

Pathologische Anatomie: Neben Kapselverdickung mit Zottenwucherung und serösen Ergüssen bestehen charakteristische Veränderungen an Knorpeln und Knochen, und zwar teils atrophisch-degenerative: Schwund von Knorpel und Knochen durch Erweichung und Zerfaserung, spez. an den Druckstellen, dadurch Knorpeldefekte und wagenspurenartige Schleiffurchen, spez. an den Scharniergelenken, teils hypertrophisch-proliferierende: Wucherung von Knorpel und Periost, spez. am Rand in Form von korallen- oder nasenartigen Randwülsten und lippen- oder stalaktitenartigen Zacken; dadurch Bildung freier Gelenkkörper (s. u.) und evtl. gewaltige Veränderungen am Gelenkapparat z. B. an Hüfte: Kopf und

Pfanne verbreitert und abgeplattet mit unregelmäßigen Vertiefungen und
Erhebungen, sowie höckrigen Randwülsten, Kopf und Hals evtl. geschwunden),
aber keine Ankylose. Wesen: trophisch, spez. vasculär? Ursache: Un-
bekannt; begünstigend wirken namentlich bei frühzeitigem Auftreten
Gelenkverletzungen und -erkrankungen (Kontusion, Distorsion und Luxation,
Gelenkfraktur, Operation, Ruhigstellung, Osteomyelitis, Tuberkulose, Lues,
akute eitrige oder gonorrhoische Arthritis usw.) sowie zirkulatorische
(Varizen) und statische Momente (z. B. an Knie: Plattfuß, O-Bein, rhachitische
Deformitäten u. dgl. sowie Verkürzung, Erkrankung oder Absetzung am anderen
Bein); es handelt sich anscheinend um eine Abnutzungskrankheit; Alter und
Konstitution spielen auch eine Rolle ebenso wie Erblichkeit, dazu endokrine
Störungen (Klimakterium!), schließlich Sport in unzweckmäßiger und übertriebener Form bei Jugendlichen. Vorkommen: Spontan, gewöhnlich im
mittleren bis höheren Alter; ,,Malum senile" ist eine chronisch-deformierende,
spez. atrophische Gelenkentzündung älterer und alter Leute über 40 Jahre, meist
an den großen Gelenken, und zwar an Knie, Hüfte, Schulter und Ellenbogen,
bedingt durch senile Ernährungsstörung, begünstigt durch Nichtgebrauch bzw.
Ruhigstellung im Verband, z. B. nach Fraktur. Formen: a) primär oder
genuin, b) sekundär oder symptomatisch, auch traumatisch (dann auch
bei jüngeren Leuten). Unfallzusammenhang ist nur in besonderen Fällen
anzuerkennen. Enstehung durch Unfall hat zur Voraussetzung, daß
Patient vorher nicht krank war und eine geeignete (schwere) Gelenk-, spez.
Knorpelbeschädigung erlitt, sowie anschließend erkrankte, so daß er sich
sofort krank meldete, die Arbeit niederlegte und den Arzt hinzuzog. Für
die Verschlimmerung durch Unfall gelten ähnliche Bedingungen, wenn
auch leichtere Schäden eines anfälligen Gelenks zur Auslösung bzw. Verschlimmerung des Leidens führen können, wenigstens vorübergehend
(Reizzustand!), dagegen dauernd nur, wenn das Leiden nachweislich eine
rasche und starke Verschlimmerung aufweist (Röntgenbild!), dann auch gewöhnlich nur teilweise, etwa zur Hälfte, während der Rest der Erwerbsbeschränkung dem natürlichen Verlauf des vorbestandenen Leidens zuzuschreiben ist. Neben dem ursächlichen Zusammenhang ist auch der
zeitliche einschl. Brückensymptomen bedeutungsvoll, wobei aber auch ein
langer Zeitraum (bis 10 Jahren) in Betracht kommt; dagegen ist der Unfallzusammenhang abzulehnen, wenn sofort oder bald nach dem Unfall schon
schwere Veränderungen da sind (Röntgenbild!). Außer dem direkten Unfallzusammenhang ist u. U. (z. B. bei schlechter Knochenbruchheilung mit Verkürzung oder Deformität, übrigens auch am anderen Bein) auch ein indirekter für Entstehung oder Verschlimmerung möglich, wobei meist ein
längerer Zeitzwischenraum anzunehmen sein wird. Wichtig für die Beurteilung
des Unfallzusammenhangs ist auch Vergleich der anderen Körperseite sowie
sonstiger Gelenke und der Wirbelsäule (Röntgenbilder!) sowie überhaupt genaue
Prüfung des Einzelfalles an Hand der Akten. Lokalisation (in abnehmender
Reihenfolge): Knie, Hüfte, Ellenbogen, Schulter, Daumen, Großzehe, Hand,
Fuß, Finger, dazu oft Erkrankung der Wirbelsäule, (,,Spondylitis deformans"),
gelegentlich auch Dupuytrensche Contractur u. a.; betroffen sind ein
(meist!) oder mehrere Gelenke, öfters auch symmetrisch, aber nicht immer
gleichzeitig und nicht gleich stark. Verlauf: Chronisch über Jahre bis
Jahrzehnte, dabei meist stetig fortschreitend, wenn auch langsam und in
Schüben. Symptome: Zunehmende reißende Schmerzen, Druckschmerz,
Knarren oder Reiben bei Bewegungen, Ermüdbarkeit, Steifigkeit bis Bewegungsbeschränkung (zunächst spez. nach Ruhe, also nach Schlaf, Sitzen usw.,
später in einer der Deformierung entsprechenden Form), Verdickung, auch
fühlbare Knorpel- und Knochenwucherungen, bescheidener Erguß, evtl.
Nachweis freier Körper und Deformierungen (Vorsprünge und Defekte) im
Röntgenbild, evtl. später etwas abnorme Beweglichkeit, evtl. pathologische
Luxation bzw. Subluxationsstellung, aber fast niemals Ankylose. Komplikationen: Verknöcherungen, spez. Spornbildungen an Calcaneus, Ole-

kranon, Occiput u. a. und Kapselosteome, spez. an Knie, Hüfte u. a. im vorgeschrittenen Stadium evtl. mit Einklemmungseischeinungen. Manchmal spez. nach Trauma entzündlicher Reizzustand mit Schwellung, Erguß, Wärme, Bewegungsstörung usw. Diagnose: wichtig, aber allein nicht ausschlaggebend sind Geräusche und Röntgenbild, welches durchaus nicht immer mit den Beschwerden übereinstimmt; gegenüber Entzündung, spez. Tuberkulose ist bedeutungsvoll die auffallend geringe Muskel- und Knochenatrophie, sowie Funktions- spez. Bewegungsstörung, auch Fehlen von Fieber, Blutkörperchensenkung usw. Differentialdiagnose (Röntgenbild!): chronischer Gelenkrheumatismus, neuropathische Gelenkerkrankung, Gicht, Tuberkulose, Blutergelenk, Psoriasis, Alkaptonurie, Gelenkmaus. Prognose: Quoad vitum gut, quoad sanationem schlecht. Therapie: Vgl. chronischer Gelenkrheumatismus, spez. Wärme, Jod usw.; wichtig ist Schonung einer- und Bewegung andererseits (cave Überanstrengung und Traumen einer- und völlige Ruhigstellung andererseits), ausnahmsweise vorübergehend Streckverband; Therapie ist ziemlich machtlos; meist empfiehlt sich elastische Wirkung, gelegentlich Stütz- oder Schienenhülsenapparat, nur ganz ausnahmsweise Operation. (Operation ist nur angezeigt bei starken Schmerzen oder schlechter Stellung; in Frage kommen vorwiegend jüngere Patienten mit sozialer Notlage; Gegenanzeige ist hohes Alter und schlechter Allgemeinzustand sowie multiples Auftreten; die Operation besteht in Arthrotomie oder Synovektomie oder Resektion bzw. Arthrodese oder Arthroplastik oder Osteotomie oder Amputation, auch Korrektur statischer Veränderung bei X- oder O-Bein, sowie Plattfußeinlage, Sohlenerhöhung, Krampfaderbeseitigung oder -wicklung u. dgl. zur Prophylaxe); im übrigen versuche reizlose und fleischarme Kost, Entfettung, Stuhlregelung, Organ(Eierstock- od. dgl.)präparate, Reizkörper (Yatren-Casein, Detoxin, Sufrogel, Mirion, Sanarthrit u. a.), Wärme (Heißluft, Glühlicht, Diathermie, Kurzwellenbehandlung u. a.), Bäder bzw. Badekuren (Sol-, Radium-, Schwefel-, Moor- oder Sandbäder), Röntgenbestrahlung, Pulver (Salicyl-, Pyramidon- oder Atophanpräparate z. B. Novalgin, Pyramidon, Gardan, Atophan, Novatophan, Arcanol, Opolen u. a.), Gelenkinjektionen (Novocain, Humanol, Jodoformosol, Immetal, Phenolcampher u. a.).

8. Gelenkkörper (Corpora libera) oder Gelenkmäuse (Mures articulares).
Formen: Man unterscheidet im allgemeinen: weiche und harte Gelenkkörper, im besonderen: faserstoffige, fettige, bindegewebige, knorpelige und knöcherne; freie Gelenkkörper können wachsen (durch Apposition). Ursachen: a) Traumatische durch Knorpel- und Knochenabsprengung bei Distorsion, Kontusion, Fraktur oder Luxation; bisweilen auch Fremdkörper (Nadel, Projektile). b) Pathologische oder arthritische infolge Kapselwucherung oder Knorpelbildung bei chronischer Arthritis, Tuberkulose, Syphilis, neuropathischer Arthropathie und Arthritis deformans (in letzteren Fällen evtl. zahlreich, wobei man das Gefühl eines Sacks mit Nüssen haben kann). c) Hierher gehört auch die sog. Osteochondritis dissecans (König) spontan oder wahrscheinlicher nach geringfügigem Trauma (Umdrehen im Bett, Überstreckung, Distorsion, Kontusion usw.) mit subchondralem Bluterguß, wodurch eine Stelle des Gelenkendes in der Ernährung beeinträchtigt, nekrotisch und infolgedessen allmählich losgelöst wird, da die zur knöchernen Heilung erforderlichen Voraussetzungen (Ernährung durch Periost und subchondrale Markräume) fehlen: traumatisch bedingte Ernährungsstörung ? Im übrigen ist das Leiden offenbar konstitutionell, auch familiär, gelegentlich doppelseitig oder in mehreren Gelenken. Unfallzusammenhang ist nur gegeben, bei entspr. starkem örtlichen Trauma und bei zeitlichem Zusammenhang, aber unwahrscheinlich bei mehrfacher Lokalisation oder bei vorheriger Erkrankung. Symptome (nicht immer sämtlich oder doch zugleich vorhanden): Schmerzen, seröser Erguß und Einklemmungs-, sog. Maussymptom (d. h. plötzlich, evtl. ruckartig und unter heftigem Schmerz, evtl. Kollaps einsetzende und gewöhnlich sich rasch wieder lösende schmerzhafte Bewegungshemmung des Gelenks, in rezidivierenden Anfällen; zuweilen bei ganz bestimmten Gelenkbewegungen), außerdem

Röntgenbild (es sind aber nicht alle Gelenkkörper immer dabei erkennbar!) und evtl. sicht- oder fühlbarer Körper, welcher beim Abtasten leicht unter den Fingern wegschlüpft (daher „Gelenkmaus" genannt). Lokalisation: Meist Knie, seltener Ellenbogen und Hüfte usw. Vorkommen: Meist bei kräftigen Männern im mittleren Lebensalter. Diagnose: Nachweis des Gelenkkörpers durch Palpation und Röntgenbild (cave Fabella, z. B. im lateralen Gastrocnemiuskopf!). Differentialdiagnose: Anderweitige Gelenkerkrankungen, auch am Knie u. a. Meniscusluxation. Prognose: mit der Zeit öfters chronische seröse oder deformierende Arthritis; Spontanheilung durch Resorption oder Wiederfestwachsen ist möglich. Therapie: Entfernung durch Arthrotomie (bei pathologischen Gelenkkörpern ist die Operation im allgemeinen nicht angezeigt).

9. Neuropathische Gelenkerkrankung (Arthritis neuropathica, spez. tabica, auch tabisches oder Charcotsches Gelenk: Charcot 1868). U. a. bedeutsam in forensischer Hinsicht (Unfall!). Ursachen: Tabes und Syringomyellie, (hier oft als Frühsymptom), ferner multiple Sklerose, Paralyse, Mißbildung (Spina bifida), Kompression und Verletzung des Rückenmarks, Entzündung und Durchtrennung peripherer Nerven (dabei trophische Störungen, Knochenbrüchigkeit und Analgesie!). Symptome: Wucherungen und Störungen wie bei Arthritis deformans, nur rascher und gewaltiger, evtl. grotesk (Karikatur der Arthritis deformans); typisch spez. gegenüber Arthritis deformans sind die Knochenwucherungen paraartikulär (an den trophisch anormalen und durch die unzweckmäßigen Bewegungen geschädigten Weichteilen!), sowie ohne Schmerzen, dabei Schwellung (mit hartem Ödem und weichderben Sackbildungen) und Krepitation; außerdem abnorme Stellungen und Bewegungen, bisweilen grotesk („Hampelmannbeine"), serös-blutige Ergüsse, Gelenkkörper, Spontanfrakturen, pathologische Luxationen (z. B. habituelle Schulterluxation bei Syringomyelie). Diagnose: Extreme Gelenkalteration bei guter Beweglichkeit, geringer Muskelatrophie und Schmerzlosigkeit; außerdem Röntgenbild (Knochendeformierung teils hyper-, teils atrophischen Charakters ähnlich wie bei Arthritis deformans, aber großartiger, paraartikuläre Knochenneubildung, Schlottergelenk, Corpora mobilia, Frakturen usw.). Differentialdiagnose: Arthritis deformans, tuberculosa u. a. Lokalisation: Bei Tabes spez. Knie (am häufigsten!), Hüfte, Fuß und Zehen, also untere Extremität (u. a. später auch ataktischer, „stampfender" Gang des Tabikers!), bei Syringomyelie spez. Schulter und Ellenbogen, also obere Extremität (entsprechend den hier meist befallenen oberen Rückenmarksabschnitten im Halsmark); betroffen ist meist nur ein, evtl. (spez. bei Tabes, aber auch bei Syringomyelie) zwei symmetrische Gelenke; die Gelenkerkrankung zeigt sich oft schon früh, also im Anfangsstadium des Tabes, ehe klinische Nervenerscheinungen ausgesprochen sind. Gefahr der Infektion (fortgeleitet oder metastatisch): Hochgradig. Prognose: Schlecht. Therapie: Jod und Stützapparat, spez. an den unteren Gliedmaßen; evtl., nämlich bei völlig unbrauchbarem Glied sowie bei Sepsis- oder Gangrängefahr Amputation; Punktion ist nicht unbedenklich wegen hoher Infektionsgefahr, (daher nur in besonderem Fall und mit Vorsicht) und Resektion nicht aussichtsreich und nicht ungefährlich; gelegentlich allerdings ist angezeigt Resektion mit künstlicher Versteifung oder Osteotomie paraartikulär wegen Fehlstellung. Antiluetische Behandlung kann versucht werden, ist aber wenig aussichtsvoll. Unfallzusammenhang im Sinne der Auslösung oder Verschlimmerung ist gegebenenfalls nicht abzulehnen, nämlich bei erheblicher und örtlicher Gelenkbeschädigung sowie bei bald nach dem Unfall einsetzenden Krankheitserscheinungen (Zeitgrenze liegt etwa zwischen 4 Wochen und 4 Monaten); die Verschlimmerung ist meist aber nur vorübergehend; keinesfalls ist für das luetische Grundleiden ein Unfalleinfluß annehmbar.

10. Gelenkgicht, auch Zipperlein oder Podagra (Arthritis urica s. uratica). Wesen: Ablagerung von Uraten, spez. Harnsäure bzw. saurem harnsaurem Natron im Gelenk und dessen Umgebung, vor allem am Gelenkknorpel, so daß die Gelenkflächen wie mit Gips oder Kreide überzogen oder wie mit Salz

bestreut erscheinen oder die Gelenke mit mörtelartiger Masse aus büschel-
förmig angeordneten Krystallnadeln erfüllt sind; zugleich finden sich oft
Uratablagerungen in der Haut von Kopf, Ohr usw. sowie in Sehnenscheiden
und Schleimbeuteln. Ursache: Gicht (Stoffwechselkrankheit mit Störung
der Harnsäureverarbeitung); begünstigend wirken Vererbung (und zwar
meist von seiten des Vaters; im ganzen ca. 50%) und üppige Lebensweise,
spez. reichliche Fleischkost und schwere Weine, sowie ungenügende Körperbewegung: ,,Vinum der Vater, Coena die Mutter, Venus die Hebamm', machen
das Podagram", daher fast stets bei Männern, und zwar gewöhnlich im mittleren
und höheren Lebensalter, spez. vermögenden, daher ,,Arthritis divitum" (im
Gegensatz zur ,,Arthritis pauperum", d. h. chronischer Gelenkrheumatismus),
gelegentlich auch bei Frauen, dann aber gewöhnlich nicht als Podagra; auch
die Konstitution spielt eine Rolle; bisweilen besteht gleichzeitig Rheumatismus,
Diabetes, Fettsucht u. dgl. Lokalisation: Meist ein Gelenk, und zwar
meist peripheres: vorzugsweise das Grundgelenk der großen Zehe (,,Podagra")
ein- oder beiderseits, seltener Finger und Hand (,,Chiragra"), Schulter (,,Oma-
gra"), Knie (,,Gonagra") usw., sowie Sehnenscheiden, Schleimbeutel (an
Olekranon, Patella usw.) und Fascien. Verlauf: Akut oder chronisch. Symptome: a) Akuter Gichtanfall (meist nach Alkoholexceß, Verdauungsstörung, Erkältung, Trauma u. dgl.; spez. zur Nachtzeit auftretend und rezidivierend; in 1—2 Wochen ablaufend; evtl. unter allgemeinen Vorboten):
Gelenkschwellung, Haut gerötet, heiß, gespannt und glänzend, Schmerz,
Fieber. b) Chronische Gelenkgicht (unter Wiederholung der Anfälle in
Wochen bis Monaten bis Jahren): Fortschreitende Usur von Knorpel und
Knochen mit Kapselverdickung, Gelenkversteifung, Gelenkerguß, Krepitieren,
Subluxation bzw. Luxation (z. B. in den Metakarpophalangealgelenken
ulnar); außerdem Gichtknoten (Tophi d. h. Uratablagerungen in Form rundlicher, harter, schmerzhafter, perlenförmiger Knoten mit gespannter, verdünnter und wenig verschieblicher Haut, evtl. weißlich durchschimmernd,
evtl. führend zu schmerzhaften torpiden Entzündungen im Unterhautzellgewebe oder durchbrechend zu langwierigen Geschwüren oder Fisteln mit
Abstoßung kreidiger Massen von feinen Harnsäurenadeln, aber wenig neigend
zu Infektion) in Umgebung der Gelenke an Hand- und Fußrücken, Knie und
Ellenbogen, sowie an Sehnenscheiden, Schleimbeuteln und Fascien, schließlich
an der Haut von Kopf, Ohren, Lidern, Nase usw. (also an den peripheren
Körperstellen!); später auch viscerale Gicht und chronische Nierenschrumpfung
(sog. ,,Gichtniere"), sowie Arteriosklerose mit Hypertrophie des linken Ventrikels
und Myokarditis, welche evtl. zum Tode führen. Röntgenbild: Umschriebene
rundliche Aufhellungen (Urateinlagerungen), an den Gelenkenden auch Defekte,
spez. locheisenförmig; daneben Gelenkverödung und Knochenatrophie.
Komplikationen: Vereiterung, fistulöser Durchbruch und Gichtulcera,
sowie Versteifung, Stellungsanomalie und deformierende Arthritis. Diagnose:
Nachweis von Harnsäure im Blut nach purinfreier Kost und verlangsamte
Harnsäureausscheidung bzw. Gichtanfall nach purinreicher Kost. Differentialdiagnose: Trauma, eitrige Arthritis, Tuberkulose, Gonorrhoe, akuter
und chronischer Gelenkrheumatismus, Arthritis deformans. Therapie:
a) Allgemein: vor allem purinfreie Diät (cave nucleinreiches Fleisch, konzentrierten Alkohol, scharfe Gewürze), Trinkkur (alkalische, spez. Lithionwässer:
Karlsbad, Marienbad, Wiesbaden, Homburg, Kissingen, Salzschlirf, Fachingen,
Neuenahr u. a.), Radium, Hydrotherapie, Körperbewegung, Massage, Stuhlregelung. b) Lokal: im akuten Anfall: Bettruhe, Hochlagerung und evtl.
fixierender Verband, Diät, Watteeinpackung, feuchter, spez. Alkoholumschlag,
Ichthyolsalbe, Röntgenbestrahlung, heißer Sand, Glühlicht, Heißluft, Diathermie, Colchicum (Rp. Tinct. colchici 3mal täglich 20 Tropfen), Aspirin
bzw. Pyramidon oder Atophan bzw. Novatophan, Arcanol, Opolen od. dgl.,
auch Atophanyl intravenös, evtl. Morphium; auch Reizkörper, spez. Ameisen-
säure bzw. Fonabisit oder Bienengift bzw. Apicosan; Injektionen in und um
das Gelenk, sonst evtl. Excision oder Auskratzung (z. B. bei lästigen Weichteil-

tophi), Resektion bei Contractur, Subluxation oder Ankylose und Absetzung schwer zerstörter, spez. vereiterter Finger und Zehen.

11. Blutergelenk oder Gelenkerkrankung bei Bluterkrankheit (Hämophilie).

Vorkommen: Bei Kindern und Jugendlichen männlichen Geschlechts; vererbt nur durch die Frauen („Konduktoren"), welche selbst gesund bleiben und auf einen Teil, etwa die Hälfte der Söhne die Krankheit übertragen, während die übrigen Söhne selbst gesund bleiben, aber die Anlage wieder auf einen Teil der weiblichen Nachkommen übertragen. (Erbgang ist geschlechtsgebunden — rezessiv); begünstigend wirkt Inzucht, auch in Fürstenhäusern, z. B. Zarewitsch u. a. Abkömmlinge der Königin Viktoria von England; es gibt dabei verschiedene familiäre Typen nach Krankheitsbeginn und Blutungserscheinungen (leichte oder schwere Bluter); daneben gibt es eine erbliche Thrombopathie, bei welcher auch die Frauen erkranken. Die Blutungen treten auf meist in den ersten Lebensjahren (zur Zeit des Laufenlernens erkranken vorwiegend die Gelenke spez. Kniegelenk), bisweilen erst später, und zwar in der Pubertät; die Blutung erfolgt oft erst nach Pause von 3—6 Stunden; manchmal tritt sie schon ein beim Abnabeln, meist erst später z. B. bei der Beschneidung, Zahnziehen, Verletzung od. dgl. oder erst in der Pubertät, dann immer seltener; spontane Blutungen erfolgen in der Schleimhaut von Mund, Nase und Darm, ferner im Nierenparenchym und schließlich in der Gelenkinnenhaut; subcutane Blutergüsse treten auffallend leicht auf und werden nur langsam resorbiert; Wundheilung verlangsamt mit übermäßigen und minderwertigen Granulationen; Blutgerinnungszeit verlängert (Blutgerinnungszeit wird bestimmt durch das Auftreten der Blutgerinnung in einer feuchten Kammer oder in einem Jenaer Reagensglas bei 20⁰ C [normaliter 7—12 Minuten, bei Hämophilie erst nach 20 Minuten bis Stunden] oder durch Blutungsstillstand bei einer mit der Franckschen Nadel an Ohr oder Fingerkuppe gesetzten 3 mm tiefen Hautwunde, welche immer wieder mit einem Gazebausch abgetupft wird [normaliter 2—3 Minuten]); morphologisches Blutbild regelrecht. Blutung spontan, meist aber nach Anstrengung oder geringfügigem Trauma; außer an Gelenken auch an Haut, Unterhaut, Muskulatur (Ileopsoas), Schleimhaut von Nase, Mund (Zahnextraktion!), Darm und Blase sowie Nieren und Nierenlager. Lokalisation: Ein oder oft mehrere Gelenke; bevorzugt ist Knie, weniger Ellenbogen, Fuß, Hüfte usw. Verlauf und Symptome: 1. (akutes) Stadium: oft wiederholter Hämarthros unter geringem Schmerz und Fieber, später Hautverfärbung; 2. (chronisches) rezidivierendes Stadium (bei öfteren Rückfällen): chronische Entzündung (ähnlich Tuberkulose) mit zurückbleibender Kapselverdickung und blutig-serösem Erguß, Schmerzen, Krepitieren, Beweglichkeitsbeschränkung, Contracturen; 3. (ankylosierendes) Stadium: Ankylose infolge Kapselschrumpfung, Gelenkverödung und Knorpeldefekts. Formen (verschieden je nach dem familiären Typ): symptomenreich oder -arm, mit spontanen oder traumatischen Blutungen, sowie mit inneren oder Gelenkblutungen. Diagnose: Vererbung, Vorgeschichte, Rückfall mit freien Intervallen, Befund und Röntgenbild; evtl. Nachweis abnormen Blutergusses bei Kneifen oder Anstechen der Bauchhaut sowie Feststellung der Blutgerinnungszeit (s. o.). Differentialdiagnose: Hämarthros, akute Infektion, Tuberkulose und Tumoren, spez. perforiertes Sarkom. Prognose: Rückfälle, evtl. tödliche Blutung; oft Tod vor Pubertät; im übrigen Contracturen und Ankylosen; Heilung in Form einer kausalen Therapie ist unmöglich. Prophylaxe: Cave Operationen, auch Zahnextraktion, Vasektomie od. dgl. und Traumen; daher Sport- und Turnverbot, Berufswahl usw.; sonst für die betr. Frauen Heiratsverbot oder Sterilisierung oder Empfängnisverhütung (vgl. Zahn, die Frauen von Tannò). Therapie: Ruhigstellung, Hochlagerung, Kälteapplikationen und Kompression; evtl. allgemeine und örtliche Styptika, spez. Chlorcalcium und Chlornatrium, Blut, Serum und Koagulen, Gelatine, Sangostop, Cebion, A T 10, Vivocoll, Milzbestrahlung usw.; später elastische Wicklung oder Schutzapparat; bei großem Erguß evtl. Punktion mit feiner Nadel; bei Contracturen Apparat, Schienen- oder Streckverband cave; gewaltsame Streckung und blutige Eingriffe (sonst Lebensgefahr); Massage und Bewegungen erst später und vorsichtig, ebenso wie Heißluft u. dgl. und vorsichtiges Redressement. Vitamine, spez. Vitamin C (Cebion oder Redoxon, auch A T 10 (bestrahltes Ergosterin); Nateina (Vitaminpräparat mit Calcium und Phosphor: Llopis)? Organ- (Ovarial- oder Schilddrüsen-) präparate? Bestes Mittel ist Bluttransfusion (große).

12. Gelenkchondromatose. Vorkommen: nicht ganz selten; meist bei jungen Männern, selten Frauen in den 20—30er Jahren. Wesen: wohl Fehldifferenzierung: In der Synovialmembran angelegte Knorpelzellen entwickeln, stielen und lösen sich, worauf sie in der Gelenkhöhe weiter wachsen. Lokalisation: Knie ($33^1/_3$—50%), seltener auch Ellenbogen, Hüfte, Schulter, Hand und Fuß. Ursache: synovial verlagerte Knorpelkeime (?). Zahl: 1—100. Symptome: Schmerzen, Schwellung, Erguß, Bewegungsbehinderung, Knirschen, Einklemmungssymptone. Diagnose: Röntgenbild. Differentialdiagnose: Freie Gelenkkörper, spez. solche bei Arthritis deformans. Verlauf: chronisch. Prognose: (Sekundäre) Arthritis deformans; auch Rezidiv. Therapie: Arthrotomie oder Resektion oder Kapselexstirpation. Vgl. Gelenkkörper!

13. Arthritis alcaptonurica: bei hereditärer Alkaptonurie (Ausscheidung der Homogenitinsäure im Harn und dunkelblaue Verfärbung des Knorpels z. B. Ohrmuschelknorpel); vorwiegend im Knie. Sonst vgl. 7.!

14. Arthritis chronica deformans bei Psoriasis. Vorkommen: gelegentlich (2—5%) bei Psoriasis; meist im mittleren bis höheren Alter (40.—45. Jahr); $^3/_4$ der Erkrankten sind Männer. Lokalisation: Finger, Zehen, Knie, Schulter, Fuß, Hand, Ellenbogen, Hüfte, Kiefer, Brustbein-Schlüsselbeingelenk. Sonst vgl. 7!

Anmerkung. Ganglion. (Die volkstümliche Bezeichnung ,,Überbein'' rührt wohl her von der irrtümlichen Auffassung einer Knochenbildung, veranlaßt durch die scheinbare Knochenhärte und Knochenverbindung mancher, spez. kleiner, prall gespannter und tiefgestielter Ganglien.) Begriff: cystische Geschwulst mit gallertartigem Inhalt und feiner Bindegewebshülle. Pathogenese: wahrscheinlich nicht Ausstülpung der Gelenkhöhle oder Sehnenscheide, sondern Degenerationscyste in dem durch Gefäßschädigung veränderten Bindegewebe in der Nachbarschaft bzw. Bindegewebshülle der Gelenke, seltener Sehnen und Sehnenscheiden, gelegentlich Nervenscheiden, Periost usw. sowie im Meniskus. (Ledderhose-Payr); nach anderer Auffassung (Floderus) handelt es sich um Arthrome d. h. Neubildungen ausgehend von embryonal restierenden oder versprengten Keimpartien des arthrogenen Gewebes. Pathologische Anatomie: Sackwand besteht aus stark verdünntem und degenerativ unter Gewebsverflüssigung verändertem Bindegewebe mit synovialisähnlicher Innenschicht und der Inhalt aus zähflüssiger bis gallertiger, also synoviaähnlicher Masse; der Sack ist oft, namentlich anfangs mehr- bis vielkammerig, später meist einkammerig; mit Gelenk oder Sehne bzw. Sehnenscheide besteht Zusammenhang durch einen mehr oder weniger breiten, dabei kurzen Stiel, welcher meist durch eine zarte Schicht Ganglion und Gelenk oder Sehne bzw. Sehnenscheide trennt. Ursache: unbekannt; begünstigend wirken anscheinend öftere Traumen in Form von Zerrung oder Dehnung des dadurch in der Ernährung geschädigten und degenerativ entarteten Bindegewebes, namentlich in der Nähe von Gelenken und Sehnen (arthrogene und tendinogene Ganglien) z. B. bei Klavierspielen, Rudern, Fechten u. dgl.; dagegen ist das einmalige Trauma in Form von Quetschung oder Zerrung anscheinend nicht, jedenfalls nur ganz selten anzuschuldigen, jedenfalls abzulehnen bei baldigem und großem, spez. einkammerigem Ganglion (Unfallzusammenhang!). Disposition wird angenommen. Vorkommen: meist bei Jugendlichen im 10.—25. Jahr, spez. weiblichen (75%), dies wenigstens an der oft befallenen Hand, dagegen am Bein (Knie und Fuß) vorwiegend bei Männern, auch älteren (80—90%). Symptom: Cystische Geschwulst, evtl. fluktuierend, meist aber prall gefüllt, daher hart, zugleich scharf begrenzt, kugelig, glatt oder unregelmäßig-bucklig, etwas, aber schlecht beweglich (je nach der Tiefe und Breite des Stiels); Haut darüber verschieblich; wenig druckempfindlich, aber oft mit Schmerzen und Funktionsstörungen, spez. Bewegungsbehinderung an Gelenk oder Sehne. Diagnose: Sitz, sowie Form, Konsistenz, Tiefenlage und Beweglichkeit. Differentialdiagnose: Gelenkerguß, Sehnenscheiden- und Schleimbeutelhygrom, Exostose, Tumor, traumatische Epithelcyste u. a. Verlauf: langsam wachsend. Prognose: Spontanheilung (durch Platzen und Resorption) möglich; Rezidivneigung, spez. bei jüngerem Ganglion; Vereiterung mit anschließender Gelenk- und Sehnenscheidenvereiterung bei Punktion oder Incision. Therapie: Versucht werden kann, aber mit Rezidivmöglichkeit in ca. 50% Zerdrücken (mit Bleiknopf, Münze, Daumen od. dgl.) oder Zerklopfen (mit Holzhammer auf Holzspatel bei guter Unterstützung und Vorwölbung der Hand über einem Sandsack); anschließend Druckverband und Ruhigstellung, später Wärme, Jodtinktur und Massage; evtl. mehrmals zu wiederholen, aber unzulässig bei Gefährdung an Nerv oder Gefäß (z. B. an der A. radialis). Unsicher ist auch Punktion evtl. nebst Zerstechen und Ausdrücken durch eine etwas dickere Kanülennadel oder Injektion von Alkohol, Jodtinktur, Carbolsäure od. dgl. oder Discision mit Tenotom oder Resektion durch breite Eröffnung und Ausschneidung. Am besten ist die Radikaloperation durch Exstirpation (gründlich unter vorsichtiger Ausschälung, des Cystensacks in toto bis zum Stiel, dabei streng aseptisch wegen der möglichen Eröffnung von Gelenk oder Sehnenscheiden!), und zwar am besten erst dann, wenn das Ganglion gut abgekapselt, einkammerig und schmerzlos, also „reif" geworden ist; Operationsanzeige ist gegeben namentlich durch Schmerzen oder Funktionsstörung; Rezidive sind nicht selten. Lokalisation: 1. Handgelenk am häufigsten und zwar meist a) dorsal, hier wiederum häufiger radial (80%) zwischen den Sehnen des M. ext. dig. comm. und M. ext. pollicis longus. bzw. ext. carpi rad. brevis, seltener ulnar (2½%), seltener b) volar zwischen den Sehnen des M. flexor carpi rad. und M. abd. pollicis longus neben oder unter der A. rad.; 2. Finger nicht selten, und zwar beugeseits in der Grundgelenkgegend an der Beugesehnenscheide, spez. an den mittleren, vorwiegend Ringfinger; 3. Ellenbogen gelegentlich beugeseits am Bicepsansatz oder streckseits am Olecranon; 4. Schulter, 5. Fuß ähnlich, aber seltener wie an der Hand, und zwar meist am Fußrücken außen an Peronei oder Strecksehnen sowie Talocruralgelenk usw. 6. Knie gelegentlich hinten außen oder innen an M. semimembr., gastrocnemius und soleus, außen am Meniscus lat., sowie an Wadenbeinköpfchen oder Waden-Schienbeingelenk, vorn neben der Kniescheibe. 7. Hüfte. 8. Kiefer. Außer den genannten Ganglien an Gelenken und Sehnen bzw. Sehnenscheiden sowie Meniscen finden sich solche an peripheren, spez. exponierten Nerven, z. B. N. peroneus am Wadenbeinköpfchen, N. tibialis am Fuß, N. medianus und ulnaris an Ellenbogen und Hand u. a.

VIII. Knochen.

1. Mißbildungen und angeborene Knochenerkrankungen.

a) Defekte durch fehlerhafte Anlage oder Entwicklungshemmung, z. B. völliger oder teilweiser Mangel einzelner Gliederknochen (Fibula, Tibia, Radius, Ulna, sowie Schlüssel- und Brustbein), Defekte der Schädelknochen oder Wirbelbogen, Spaltbildung am Oberkiefer (sog. „Wolfsrachen"), Enddefekte der Glieder (durch Selbstamputation infolge Abschnürung seitens amniotischer Stränge).

b) Überzählige Bildungen, z B. Phalangen, sowie Metakarpal- und Metatarsalknochen (sog. Polydaktylie), ferner Hals- und Lendenrippen, Schwanzwirbel.

c) Knochenverkrümmungen durch fötale Knochenkrankheiten oder intrauterine Fraktur;

d) Allgemeiner bzw. teilweiser Riesenwuchs (Makrosomie bzw. Makromelie) und Zwergwuchs (Mikrosomie bzw. Mikromelie).

e) Athyreotischer Zwergwuchs verbunden mit Idiotie, Infantilismus, Myxödem usw. als Kretinismus durch Störung der Schilddrüsenfunktion (Mangel oder Entartung); in Kropfgegenden endemisch; dabei Knochenkerne spät auftretend und Knorpelfugen überlange fortbestehend ohne Fähigkeit zum normalen Längenwachstum. Vgl. Spez. Chirurgie, Schilddrüse!

f) Chondrodystrophia foetalis s. congenita. Wesen: Störung (Stillstand oder Unordnung) der enchondralen Ossification durch intrauterine Erkrankung des Wachstumknorpels mit fehlendem oder mangelhaftem Wachstumvermögen; dadurch mangelhafte Längen-, aber regelrechtes Dickenwachstum (chondrale Dystrophie); fälschlich auch bezeichnet als angeborene oder fötale Rachitis. Entstehung und Vorkommen: Wohl erblich; öfters bei Frühgeborenen. Symptome: Unproportionierter Zwerg; Kopf gut verknöchert und groß; Stirn gewölbt; Nasenwurzeln oft eingesunken (durch prämature Tribasilarsynostose, d. h. frühzeitige Verknöcherung in den Knorpelfugen der 3 Schädelwirbel an der Schädelbasis); Gesicht kurz und breit evtl. mit Kretinenphysiognomie, aber, meist, freilich nicht immer bei guter Intelligenz (Hofnarren, Clowns), Rippenrosenkranz ähnlich dem rachitischen; Becken abgeplattet oder allgemein verengt, Coxa vara; Glieder auffallend kurz, verkrümmt und verdickt (plump) mit aufgetriebenen Epiphysen und namentlich bei Föten mit zu großen Fleischmassen (wie Puffärmel und Pumphosen); Hände kurz und plump, sowie fleischig (viereckig), auch mit gespreizten und gebogenen Fingern, wobei oft Finger 2 und 3 sowie 4 und 5 zusammenliegen (dreizackig oder radspeichenartig); Überwiegen der oberen Körperhälfte über die untere mit entsprechendem Aufwärtsrücken des Körpermittelpunktes (der ausgewachsene Chondrodystrophiker reicht mit den Händen nur bis zur Höhe der Beckenschaufeln); oft sonstige Mißbildungen. Es gibt auch abortive Formen mit Brachydaktylie und Chondrodystrophia tarda mit Verbreiterung der knöchernen Gelenkenden, Wirbelsäulenveränderung usw. Röntgenbild: Massive Diaphysen und zackige Ossificationslinie mit Bindegewebs- (Periost-) Streifen; charakteristisch ist Handaufnahme (mit Verspätung der Carpusossification usw.). Differentialdiagnose: Vom chondrodystrophischen Zwerg ist zu unterscheiden der echte, rachitische, athyreotische, mongoloide. Therapie: Bei zurückbleibender Gliedverkrümmung evtl., aber nicht zu frühzeitig Osteotomie, z. B. bei X- oder O-Bein; sonst Redressionsschiene; zu versuchen Organ-, spez. Schilddrüsenpräparate.

g) Osteogenesis imperfecta s. Osteopsathyrosis congenita s. idiopathica. Wesen: Mangelhafte Knochenanbildung (Osteoblasteninsuffizienz), vielleicht auch gesteigerte Resorption der spärlich angelegten Knochenbälkchen (ossale, spez. periostale und endostale, aber nicht enchondrale Dystrophie); daher Röhrenknochen normal lang, aber dünn und zerbrechlich; überhaupt Minderwertigkeit des mesenchymalen Gewebes. Komplikationen: Knochenbrüche und -verbiegungen (ca. 50%) sowie Blaufärbung der Skleren (ca. 95%) und manchmal Schwerhörigkeit (ca. 25%). Vorkommen: Wohl (dominant) erblich; vorwiegend bei Frühgeborenen; weibliches Geschlecht erkrankt anscheinend häufiger als männliches. Symptome: Geringe Körpergröße; Kopf nicht vergrößert und auffallend weich wie schlaffer Gummiball oder wie ein mit zerbrochenen Eierschalen gefülltes Säckchen; Glieder, sowie Rippen und Schlüsselbein etwas verkürzt und vor allem geknickt oder verbogen, evtl. mit Spontanfrakturen bzw. mit perlschnur- oder bambusstockartigen Callusverdickungen; keine Nasenwurzeleinziehung, Hände fein und selten Mißbildungen. Röntgenbild: Diaphysen schwach mit verdünnter Corticalis und schwacher, oft kaum erkennbarer Bälkchenzeichnung; Ossificationslinie gerade und regelmäßig ohne Perioststreifen. Diagnose: Probeexcision mit histologischer Untersuchung. Differentialdiagnose: Rachitis, Osteomalacie und Chondrodystrophie. Prognose: Kinder sterben meist vor oder in der Geburt oder doch in den ersten Tagen bis Monaten nachher; ausnahmsweise bei milder Form bleiben sie am Leben unter multiplen (bis über 100) Frakturen, diese auch schon bei unbedeutender Gewalt (z. B. Stoß, Schleudern, Umdrehen u. dgl.), wobei das Röntgenbild sehr geringfügigen Callusschatten zeigt. Therapie: Machtlos; zu versuchen ist — ähnlich wie bei Rachitis — Phosphor, Calcium, Lebertran, Vigantol, Schilddrüsensubstanz u. dgl., sowie Adrenalininjektionen; ev. Gliederschienung.

2. Knochenatrophie. Dieselbe erfolgt unter dem Bild der lacunären Resorption; dabei ist wohl die normale Resorption nicht gesteigert, sondern nur die Apposition vermindert. Man unterscheidet: a) konzentrische (von außen), b) exzentrische Atrophie (von der Markhöhle her). Der Knochen wird porös (Osteoporose), dabei entweder brüchig (Osteopsathyrosis) oder unter Kalkeinbuße biegsam (porotische Osteomalacie). Ursachen: a) Örtliche: Aneurysma, Tumor, Echinococcus usw. durch Druck von außen oder von innen (Druckatrophie) und Nichtgebrauch (Inaktivitätsatrophie). b) Allgemeine: Angeboren als sog. „idiopathische Osteopsathyrosis mit Spontanfrakturen" (erblich), ferner Alter (spez. an Schädel, Schenkelhals, Wirbelsäule, Kiefern usw.: senile Atrophie), schwere, besonders infektiöse Krankheiten (marantische Atrophie), Hunger bzw. Unterernährung (Hungeratrophie), centrale oder periphere Nervenleiden (neurotische oder neuropathische d. h. trophoneurotische Atrophie, z. B. bei Paralyse, Tabes und Syringomyelie, Apoplexie u. dgl. sowie bei Krankheiten und Verletzungen peripherer Nerven; bei Lähmungen kombiniert mit der Inaktivitätsatrophie), nach Verletzungen (z. B. Schuß) und Entzündungen der Glieder, spez. der Gelenke, aber auch der Knochen und Weichteile (reflektorische Atrophie, d. h. durch Reiz der Spinalganglien auf dem Wege der sensiblen Nerven kombiniert mit Inaktivitätsatrophie; oft schon nach 4—6—8 Wochen; kompliziert mit verminderter Callusbildung, abnormer Brüchigkeit und nachträglicher Verkrümmung; im Röntgenbild erkennbar, meist bereits nach einigen Wochen, zunächst als fleckiges und verwachsenes Abblassen, später auch noch als zartere und blasige Zeichnung des Knochenschattens mit zart-dünnen Knochenbälkchen und mit schmaler Randschicht; zuerst in der spongiösen Substanz spez. von Hand- und Fußwurzel, sowie von Epiphysen der langen Röhrenknochen (sog. „akute Knochenatrophie" nach Sudeck), bei eitrigen, tuberkulösen und syphilitischen Knochenerkrankungen (entzündliche Atrophie; infolge rarefizierender Ostitis).

3. Knochenhypertrophie ist häufig bei entzündlichen Knochenerkrankungen z. B. Syphilis (Hyperostosen) und Osteomyelitis (Totenlade), sowie bei Knochenverletzungen, spez. Knochenbruch (Callus); außerdem besteht u. U. (bei entzündlichen Knochenerkrankungen in der Wachstumszeit) **abnorme Steigerung des Längenwachstums** am erkrankten Knochen bzw. Glied.

Anmerkung 1. Abnorme Steigerung des Längenwachstums: Allgemein an den Gliedern bei frühzeitigem Verlust der Keimdrüsen (Riesenwuchs· der Kastraten) und lokal neben Knochenhypertrophie bei chronisch-entzündlichen Knochenerkrankungen (s. o.), auch bei Phlebektasie und Phlebacteriektasie (s. da).

Anmerkung 2. Leontiasis ossea ist eine hypertrophierende kranio-faciale Knochenerkrankung mit Verdickung (bis auf 4—5 cm) und Verhärtung des ganzen Schädel- und Gesichtsskelets, meist ausgehend vom Oberkiefer; anscheinend gewöhnlich in der Jugend beginnend und chronisch-progredient über mehrere Jahrzehnte sich entwickelnd. Folgen: Druck auf das Gehirn (mit Kopfschmerzen, geistigen Störungen, Krämpfen und Lähmungen), Verlegung der Nasenhöhle und Orbita, Erblindung, Geruchsverlust, Trigeminusneuralgie. Therapie: Machtlos; zu versuchen ist Jod und Röntgenbestrahlung; evtl. Operation: Resektion (?). Vgl. Ostitis deformans!

Anmerkung 3. Akromegalie ist eine Verdickung nicht nur der Knochen, sondern auch der Weichteile, spez. der „Spitzen" d. h. „gipfelnden" Teile: Nase, Ohr, Lippe, Zunge, Kinn, Stirn, Penis und Klitoris mit wulstiger Verdickung; dabei Unterkiefer vergrößert, Hände und Füße tatzenartig, Unterarm und Unterschenkel auch verdickt, dabei Periostitis und Knochenhypertrophie, Arthritis deformans, Gelenküberbeweglichkeit, Kyphose. Beginn: In jugendlichem und mittlerem Alter. Ursache: Veränderungen der Hypophyse mit Hyperpituitrismus (Tumoren: Adenom und Adenocarcinom des Vorderlappens, Hypertrophie, Cysten, Sklerose). Therapie: Hypophysektomie. Vgl. Hypophysentumoren in der Spez. Chirurgie!

Anmerkung 4. Angeborener partieller Riesenwuchs: Wesen: Angeborene Wachstumsstörung im Sinne exzessiven Wachstums einzelner Körperteile, und zwar entweder ganzer oder halber Gliedmaßen oder einzelner Abschnitte z. B. Hand oder Finger bzw. Fuß oder Zehen; dabei sind alle Gewebe beteiligt, vor allem die Knochen, aber auch die Weichteile. Ursache: Fehlerhafte Keimanlage oder fehlerhafte Beeinflussung in frühester Entwicklungszeit (Fruchtwassermangel, Amnionfäden, trophoneurotische und zirkulatorische Anomalien). Vorkommen: Wohl erblich. Lokalisation (geordnet in absteigender Reihenfolge): Untere und obere Gliedmaßen, spez. Zehen und Finger, Gesicht, Geschlechtsorgane. Folgen: Stellungsanomalien z. B. an Fingern und Zehen. Komplikationen: Sonstige Mißbildungen spez. an Haut (Naevi bzw. Neurofibromatose) sowie Syn- und Polydaktylie. Differentialdiagnose: Erworbener partieller Riesenwuchs bei Akromegalie, Elephantiasis usw. Therapie: Evtl. Entfernung störender Gliedteile; Epiphysenknorpelresektion und Hauptarterienunterbindung dagegen unsicher und nicht ohne Nachteile.

Anmerkung 5. Osteopathia hyperostotica monomelica s. Melorhostose (Léri 1922): Wesen: Knochenverdichtung beschränkt auf nur eine Gliedmaße. Vorkommen: Sehr selten. Ursache: Fraglich (Mißbildung oder Infektion oder Trophoneurose?) Symptome und Folgen: Deformierung und evtl. Bewegungsstörung. Differentialdiagnose: Osteomyelitis, Lues, Pagetsche oder Marmorknochenkrankheit. Diagnose: u. a. Röntgenbild. Therapie: Zu versuchen lokale und Parathyreoid-Bestrahlungen; Sympathicusoperation?

4. Rachitis oder Rhachitis (d. h. Rückgratleiden?), auch englische Krankheit (nach englischen Bearbeitern: Glisson 1650 u. a. benannt?), Zwiewuchs oder doppelte Glieder (wegen der Doppelgestalt der Gelenkgegenden infolge Epiphysenauftreibung!).

Wesen: Störung des Knochenwachstums mit übermäßiger Entwicklung von kalklosem „osteoidem" Gewebe und mit mangelhafter Verkalkung des neugebildeten und mit gesteigerter Resorption des fertigen Knochengewebes; Knochen ist dabei kalkärmer, daher weicher als normal (Halisteresis). Pathologische Anatomie: Wucherungszone verbreitert und unregelmäßig. Ursache: Unbekannt; vermutet wird Infektion oder Intoxikation; wahrscheinlich ist es im wesentlichen eine Stoffwechselstörung endokriner Natur in Verbindung mit Armut an Vitaminen sowie an Phosphor und Kalk und mit Mangel an Licht, Luft und Sonne; jedenfalls handelt es sich nicht um einfache Kalkarmut der Nahrung; von Bedeutung ist die Erblichkeit; begünstigend wirken Mängel der Ernährung (Überfüttern, zu langes Stillen u. a.), Wohnung (kalte und feuchte, spez. Kellerbehausung), Licht, Luft und Sonne; daher ist das großstädtische Proletariat bevorzugt. Vorkommen: Häufig, namentlich in der ärmlichen Bevölkerung der Großstadt (wenigstens früher, damals 50—90%). Auftreten: Im ersten halben bis 4., meist im 1.—2. Jahr, selten später (bis 6 Jahre); in der Pubertätszeit als sog. Spätrachitis (Rhachitis tarda), wozu von einigen Autoren auch gerechnet werden die Belastungsdeformitäten (Skoliose, Genu varum und valgum, Coxa vara adolescentium). Symptome: In hochgradigen Fällen Zurückbleiben des allgemeinen Wachstums („rachitischer Zwerg"); an den einzelnen Knochen verschieden je nach dem zeitlichen Einsetzen der Rachitis im Verhältnis zur knöchernen Entwicklung der einzelnen Teile, gewöhnlich zuerst an Kopf und Brust und später an den Gliedmaßen; im übrigen bestehen folgende wichtigsten Veränderungen: am Schädel weite und lang (bis zum 3.—4. Jahr) offen bleibende Fontanellen. Kopf groß („Hydrocephalus") und eckig-würfelförmig („Caput quadratum") mit Verdickung der Tubera parietalia und frontalia. Hinterhaupt weich und dünn, evtl. eindrückbar wie ein steifer Filzhut („Kraniotabes"). Gaumen hoch („spitzbogenförmig"). Zahnent-

wicklung gestört und verzögert (vom 12. Monat bis 3. Jahr statt vom 6. Monat
bis 2. Jahr); Schneidezähne geriffelt (infolge von Schmelzdefekten). Unterkiefer eckig mit abgeplattetem Kinnabschnitt (durch Muskelzug). Brustkorb:
Auftreibung an der Knorpel-Knochengrenze („rachitischer Rosenkranz"), Einsinken der seitlichen Brustteile (infolge Zwerchfellzugs, Atmosphärendrucks,
Anpressung, unzweckmäßigen Tragens und des Aufnehmens der Kinder) mit
Vortreten des Brustbeines („Kiel- oder Hühnerbrust, Pectus carinatum").
Schlüsselbeine stärker gekrümmt. Wirbelsäule kyphotisch und skoliotisch
(infolge Auf-dem-Arm-Tragens). Becken abgeplattet von vorn nach hinten
oder allgemein verengt oder pseudomalazisch, d. h. kartenherzähnlich. Extremi-
täten in der Gegend der Wachstumszone aufgetrieben, spez. an Hand- und
Fußgelenken („Zwiewuchs oder doppelte Glieder") sowie an den Fingern
(„Perlschnurfinger"), Verkrümmung des Schaftes infolge Muskelzugs, Belastung
oder Infraktion (spitzwinklig), z. B. Ober- und Unterschenkel, meist nach vorn
und außen, Schienbein dabei seitlich abgeplattet („Säbelscheidenform").
Regelwidrige Gelenkstellungen, z. B. Genu varum, valgum und recurvatum,
Plattfuß, Coxa vara, Cubitus varus oder seltener valgus; auch Verkrümmung
an den Armen (spez. beim Kriechen auf allen Vieren). Daneben bestehen:
Frakturen oder Infraktionen, Muskelschwäche, Anämie, Verdauungsstörungen
mit Trommelbauch, katarrhalische Lungenerkrankungen, Lymphdrüsenschwellungen, Schwitzen, Hautekzeme, Tetanie, Krämpfe, Laryngospasmus
sowie überhaupt spasmophile Diathese. Verlauf: Chronisch in Schüben.
Dauer: Monate bis einige Jahre. Prognose: In der Regel, namentlich in
leichten Fällen und bei frühzeitiger und sachgemäßer Behandlung erfolgt
allmähliche Ausheilung bis zum 6. Jahr oder später, spez. bei erhaltenem
Längenwachstum; u. a. bemerkbar durch zunehmendes Längenwachstum,
Verschluß der Fontanellen, Kleinerwerden der Epiphysenauftreibung, Ausgleich
der Verkrümmungen (sie bilden sich bei erhaltenem Längenwachstum in ca.
75% bis zum 6.—7. Lebensjahr von selbst zurück), im Röntgenbild durch
Schmalerwerden der Epiphysenfuge, Dickerwerden der Corticalis und Auftreten von einem oder mehreren Kalkbändern, d. h. Verkalkungsschichten in
der Metaphyse parallel der Knorpelfuge; zur Zeit der Pubertät kann der Prozeß
verschwunden sein bis auf gewisse Reste: Hirn- und Gesichtsschädelverände-
rung, Zahnanomalien, Rosenkranz, plumpe Gestalt der Gelenkenden, geringe
Verbiegung des Rumpfes (Kyphoskoliose, Hühnerbrust!) und der Glieder
sowie rachitisches Becken (Geburtserschwerung!). Schwächliche Kinder sind
gefährdet bei Lungen-, Darm- und Infektionskrankheiten, spez. Tuberkulose.
Bei Spasmophilie erfolgt bisweilen plötzlicher Exitus. Diagnose ist bei voll
entwickeltem Krankheitsbild leicht; für Frühdiagnose wichtig ist u. a. bei
kleinen Kindern Kraniotabes, Rosenkranz und Kyphose. Röntgenbild:
Flauer (verwaschener) Knochenschatten mit streifiger oder fleckiger Knochenatrophie und mit verdünnter Corticalis, evtl. Infraktionen und Frakturen,
sowie Verbiegungen, ferner unregelmäßige, oft „fransenförmige" Begrenzung
des Diaphysenschattens, unregelmäßig verbreiterte Knorpelzone, wiederholte
Kalkbänder („Jahresringe" entsprechend den Rezidiven), abnorm weite
Epiphysenfuge mit Fehlen der Knorpelverkalkungszone (besonders deutlich
an Rippen, sowie am unteren Ende von Oberschenkel, Unterschenkel und
Unterarm). Therapie: a) Allgemein: Gute Ernährung (Brustnahrung und
später bald gemischte Nahrung unter Beschränkung der Milch und Zugabe
von Schleim, Mehl, Griess, Spinat, Mohrrüben, Tomaten, Rüben- oder Zitronensaft u. dgl.), Wohnung, Luft und Licht spez. Sonne, evtl. auf dem Lande,
auch künstliche Höhensonne, Solbäder (mit Staßfurter Mutterlauge, Neurogen-
salz, Seewasser, Sole u. a.) oder Schmierseifeneinreibungen, evtl. Eisen, dazu
vor allem 1. Phosphorlebertran (Rp. Phosphor 0,01, Ol. jecoris aselli ad 100,0,
S. 3mal tgl. 1 Teelöffel) oder Lebertran mit Orangensaft und Malz (Sanostol)
Protylin od. dgl.; 2. zu versuchen, namentlich bei Spasmophilie Calcium (Rp.
Kalkwasser teelöffelweise in Milch oder Calc. phosphor. carb., chlorat., lact.,
glukonic. o. a. 1,0—3,0 3mal tgl. 1 Pulver oder Kalzantabletten, Calcimint-,

Calcipot-, Calmed, Calimellen o. a. 3. Vitamine D und A spez. Vigantol (mit ultraviolettem Licht bestrahltes Ergosterin 5 E pro die oder 1—4mal tgl. 2—20 Tropfen oder Dragées 0,004) bzw. Vigantol-Lebertran und Vogan oder Detavit (Vitamin D und A kombiniert). b) Chirurgisch: Solange die Knochen weich sind: glattes Matratzenlager und vorwiegend Rückenlage, nicht viel laufen oder sitzen lassen und nicht tragen, wohl spazierenfahren; evtl. Schienen, Korsett und Plattfußeinlagen neben Redressement und Massage; operativ wegen Möglichkeit spontaner Heilung und wegen Rezidivgefahr erst nach Ablauf der frischen Rachitis (nach dem 6. Jahr): gewaltsame Biegung evtl. nach vorheriger Knochenerweichung durch mehr- (4—6)wöchigen Gipsverband, Osteoklasis (mit Hand oder besser bei sklerosierten Knochen mit Osteoklast) oder am besten Osteotomie (lineär oder keilförmig), vgl. Spez. Chirurgie, Wirbelsäule, Schenkelhals, Unterschenkel, Fuß usw.!

Anmerkung. Spätrachitis (Rachitis tarda): rachitisartige Erkrankung im späten Kindesalter, spez. in der Adolescenz. Wesen: Verzögerung der enchondralen Ossification mit Offenbleiben der Epiphysenfugen, auch noch nach Abschluß des Längenwachstums. Vorkommen: ziemlich häufig, namentlich bei Nahrungsmangel (Hunger bzw. Blockade) sowie bei Fehlen von Luft, Licht und Sonne; begünstigend wirkt schwere Arbeit; das männliche Geschlecht ist bevorzugt. Pathologisch-anatomische Veränderungen ähnlich wie bei kindlicher Rachitis, nur weniger hochgradig. Symptome: ähnlich wie bei Rachitis, nur geringer; charakteristisch sind Schmerzen und Druckempfindlichkeit in der Wachstumszone, Weichheit (an Brustbein und Rippen), Auftreibung (an Metaphysen sowie Rippenknorpelgrenze), Verbiegungen, Spontanfrakturen, Zurückbleiben des Längenwachstums und Infantilismus; auch gehören hierher wohl die sog. Belastungsdeformitäten: Skoliose, Coxa vara, Genu varum und valgum, Pes plano-valgus (X-Bein der Bäckerlehrlinge, Coxa vara der Bauernburschen usw.). Differentialdiagnose: Spondylitis bzw. Arthritis, Spinalleiden, Hysterie usw. Prognose und Therapie: vgl. Rachitis!

5. Möller-Barlowsche Krankheit, auch Säuglings- oder kindlicher Skorbut. Ursache und Wesen: Unbekannt, wahrscheinlich infantiler Skorbut als Nährschaden bei Fehlen eines in frischer Nahrung (Fleisch, Kartoffeln, Gemüse, Obst usw.) vorhandenen Vitamin C; Rachitis besteht öfters, aber nicht immer gleichzeitig. Vorkommen: Bei ½—1½jährigen Kindern mit ungenügender oder falscher spez. künstlicher Ernährung. Lokalisation: Rippen, sowie untere Gliedmaßen und Vorderarm, spez. an dem distalen Ende. Pathologische Anatomie: Subperiostale Blutergüsse, Frakturen, Infraktionen und Fissuren; an der Knorpel-Knochengrenze Trümmerfeldzone des abnorm brüchigen, weil zellarmen und schlecht vascularisierten Gerüstmarks. Symptome: Fieber, Abmagerung und Schlaflosigkeit, sowie lokal Schmerzen, Schwellungen und Blutergüsse, spez. subperiostale Blutergüsse, meist am unteren Femur- oder am oberen Tibiaende, seltener an Armen, Kopf und Rumpf (Rippen); ferner Schleimhaut-, spez. Zahnfleischblutung, Hautblutungen, Hämaturie; an den Knochen (infolge ungenügender Ossification bei fortdauernder Resorption) Frakturen, Infraktionen und Epiphysenlösungen mit starken Blutergüssen; im Röntgenbild evtl. ein der jüngsten Diaphysengrenze entsprechender, unregelmäßig begrenzter Schattenstreifen, ev. auch subperiostale Blutungsherde und Epiphysentrennungen. Prognose: Evtl. Tod an Schwäche und Anämie in mehreren Wochen (in ca. 10%); sonst, namentlich bei richtiger Ernährung, Genesung in Wochen bis Monaten. Therapie: Gute und ungekochte oder doch nicht lange gekochte Ammen- oder Kuhmilch sowie antiskorbutische Diät (frisches Gemüse und Obst, z. B. Möhren, Spinat, Rüben u. a. und Apfelmus bzw. frische Fruchtsäfte, z. B. Frucht-, Citronen- oder Apfelsinensaft) sowie frisches Fleisch bzw. Fleischsäfte, überhaupt Vitamin C (Cebion oder Redoxon); dazu Ruhe, evtl. Schiene. Diagnose: multiple Schwellungen neben Haut- und Schleimhautblutungen, sowie Röntgenbild. Differentialdiagnose: Entzündliche Epiphysenlösungen (Lues, Osteomyelitis usw.) und Knochentumoren.

6. Osteomalacie. Wesen: Erweichung des normal entwickelten und ausgewachsenen Knochensystems unter starker Kalkverarmung und unter Auftreten von osteoidem Gewebe (also morphologisch rachitisähnliche bzw. -gleiche Vorgänge am fertigen Knochen der Erwachsenen, also nicht der Wachsenden), wobei der Knochen biegsam und schneidbar wird. Ursache: wohl z. T. Ernährungs-, z. T. endokrine Störungen. Vorkommen: Selten; bisweilen endemisch in einzelnen Gegenden; bei Erwachsenen, vorwiegend bei Frauen, spez. in Schwangerschaft oder Wochenbett, außerdem bei Altersschwäche, sowie bei allgemeiner Ernährungsstörung. Lokalisation: Becken, Wirbelsäule, Brustbein, untere Rippen, Oberschenkel usw. Symptome: Rheumatische oder neuralgische Schmerzen in Becken, Brust, Kreuz, Rücken und Oberschenkeln sowie Druckempfindlichkeit, spez. an den unteren Rippen; Knochen leicht zerbrechlich oder (spez. später) biegsam wie Kautschuk, bei Frauen zuerst am Becken (durch seitliches Zusammenschieben seitens der Schenkelköpfe und Einsinken des Kreuzbeins ,,schnabel- oder kartenherz- oder kleeblattförmig"), bei Männern zuerst an Wirbelsäule und Thorax (zusammensinkend, u. U. so weit, daß die Rippenbogen tiefer stehen als die Darmbeinkämme; dabei Kyphoskoliose oder Lordose der Wirbelsäule und seitliche Kompression des Brustkorbs sowie ringförmige Einziehung am Brustkorb entsprechend dem Zwerchfellansatz, auch Rosenkranz an den Rippen), später an Gliedern (mannigfaltig verkrümmt, ,,fischschwanzartig", dabei watschelnder Gang; Patient wird immer kleiner und unbeholfener, Frauen wird vorn der Rock zu lang); gleichzeitig oft Muskelschwäche (z. B- Unmöglichkeit des Beineerhebens von der Unterlage) und Muskelspasmen (z. B. Adduktorenspasmus) sowie mechanische Nervenerregbarkeit (ähnlich wie bei Tetanie). Röntgenbild ergibt auffallend verwaschene Knochenstruktur, evtl. Einknickungen oder Verbiegungen; Thorax glockenförmig und Becken kartenherzförmig. Verlauf: Chronisch jahrelang, unterbrochen von Stillstand und Besserung; schließlich meist unter Kachexie, Lungen- und Darmerkrankungen Tod. Komplikationen: evtl. Spontanfrakturen. Prognose: Verschlimmerung mit jeder Schwangerschaft; bisweilen in leichten Fällen spontan oder bei sachgemäßer Therapie Heilung, bei Männern aber sehr selten; sonst Tod unter Kachexie. Therapie: Bettruhe mit entsprechender Lagerung, Freiluftkur, Bäder, Allgemeinkräftigung sowie bei Schmerzen oder Deformitäten entlastende Stützapparate; zu versuchen ist Phosphor (Tonophosphan, Phosphorlebertran u. a.), Calcium und Adrenalin; prophylaktisch Sterilisierung durch Fortnahme von Ovarien oder durch Röntgenbestrahlung; bei Schwangerschaft ist evtl. Frühgeburt, Perforation oder Kaiserschnitt erforderlich sowie Entwöhnung des Säuglings. Differentialdiagnose: Hysterie, Rheumatismus und Knochentumoren (Carcinom, Myelom).

7a. Ostitis fibrosa bzw. cystica localisata. Wesen: Knochenschwund durch Entkalkung und lacunäre Resorption mit Osteoklasten und Riesenzellen, sowie mächtige Knochenneubildung von osteoidem Gewebe und Umwandlung von Knochenmark in zellarmes Bindegewebe (Fasermark) sowie riesenzellenartige Granulationswucherungen mit Blutungsherden und Cystenbildungen: sog. brauner Knochentumor; keine Metastasen. Ursache: Unbekannt, vielleicht Wachstumstörung (Dysplasie) oder resorptiv-regenerative Fehlbildung (Resorptiver, Granulationstumor?); manchmal im Anschluß an Traumen. Vorkommen: nicht eben selten; bei Kindern und Jugendlichen im Alter von 5—25 Jahren, selten bei Erwachsenen. Lokalisation: Es erkrankt gewöhnlich nur 1 Knochen (,,solitäre Knochencyste"). Bevorzugt ist die Gegend der Wachstumszone, spez. proximal. Häufigkeit etwa an Bein, spez. Knie 50% und mehr, Arm 25%, Stamm 20%; lange Röhrenknochen (spez. Tibia, Unterarm, Oberarm, Oberschenkel usw.), Schädeldach, Kiefer, Kniescheibe, Schlüsselbein, Beckenknochen, Wirbel, Fersenbein, Rippen u. a. Symptome: Zunehmende, aber mäßige reumatische bis dumpfbohrende Schmerzen, auch

Druck- und Stauchungsschmerz, Verkrümmungen, Verdickungen, evtl. Spontanfrakturen (das Leiden beginnt oft damit und wird dann erst erkannt!). Formen: a) lokalisiert, b) generalisiert. Komplikation: bisweilen Sarkom. Verlauf: Chronisch-progredient. Prognose: Zweifelhaft; bisweilen erfolgt Spontanheilung, manchmal, aber nicht immer nach Spontanfraktur. Diagnose: U. a. Röntgenbild (Knochenrarefikation mit aufgehobener Bälkchenzeichnung, z T. cystische Hohlräume in Gestalt scharf begrenzter Aufhellungszone mit verdünnten (aufgeblasenen) Knochenumrissen einheitlich oder wabig, dabei Rinde evtl. verdünnt [aber nicht unterbrochen und keine Periostverdickung oder Knochenatrophie!], daneben Verdickungen, Verkrümmungen und Frakturen); evtl. Probeexcision. Differentialdiagnose: Geschwülste, spez. centrales Sarkom, Knochencysten bei Geschwülsten, Ostitis fibrosa generalisata, Hungerosteopathie, Myelom, Xanthom, Osteomalacie, Rachitis, Callus, senile Osteoporose und Parasiten (Echinococcus), eitrige, tuberkulöse (Schaft-Tuberkulose ist aber selten!) und syphilitische Ostitis. Therapie: bei lokalem, aber progredientem Prozeß, falls nicht spontan bzw. unter der konservativen Therapie oder im Anschluß an Spontanfraktur Heilung erfolgt, ist zu versuchen Aufmeißelung und Auskratzung sowie Jodoformglycerin, sonst Stützapparat und Jod, Phosphor (z. B. Tonophosphan oder Phosphorlebertran), Calcium, Vigantol, Badekur (Radium), Röntgenbestrahlung, Organ-, spez. Epithelkörperchen-, Schilddrüsen- und Hypophysenpräparate und Ernährung, evtl. aber nur ausnahmsweise Resektion (hier oder bei nach Exkochleation nicht tragfähigem Knochen: Knochenverpflanzung!) oder schlimmstenfalls, also bei Sarkom, Amputation; sonst ist verstümmelnde Operation kontraindiziert.

7b. Ostitis fibrosa generalisata (v. Recklinghausen 1891).
Wesen: Systemerkrankung mit Ausbreitung mehr oder weniger über das gesamte Skelet; vorwiegend erkranken lange Röhrenknochen sowie Schädeldach, Schlüsselbein, Rippen, Becken und Wirbel. Ursache: fraglich, wohl endokrine Störung, spez. der Epithelkörperchen mit Erhöhung des Kalkblutspiegels (in ca. 50% findet sich ein Epithelkörperchentumor). Vorkommen: sehr selten; Beginn meist im 3.—4. Jahrzehnt; Frauen sind bevorzugt. Pathologische Anatomie: Überstürzter Knochenumbau, überwiegend Abbau bis Schwund (Hypostose), andererseits Neubildung von osteoidem Gewebe mit Corticalisverdünnung an stark beanspruchten Stellen; Umwandlung des Knochenmarks in Fasermark mit Verdrängung von Fett- und Blutmark; Knochen ist weich bis schneidbar; sekundär riesenzellenhaltige Geschwulst und Cysten. Symptome: Knochen verdickt und verbogen, auch Spontanfrakturen; Schädel verdickt und unförmig; Kleinerwerden; Stehen und Gehen beeinträchtigt; dazu rheumatische Schmerzen und Druckempfindlichkeit sowie Schwäche und Blutarmut. Röntgenbild: Aufhellungen mit Compactaschwund erst grobwabig, später unregelmäßig in Form einzelner Aufhellungen. Differentialdiagnose: Solitäre Knochencysten, Ostitis deformans, Osteomalacie. Verlauf: schleichend-fortschreitend über das Skelet. Prognose: ungünstig (fast stets tödlich); Sarkom sehr selten, Spontanheilung soll ausnahmsweise vorkommen. Therapie: wenn möglich Epithelkörperchentumorentfernung (frühzeitig und nicht gänzlich alle E., sonst Tetanie; auch Rezidiv; wenn kein Epithelkörperchentumor gefunden wird, hat man die beiden unteren Schilddrüsenarterien unterbunden, doch ist der Erfolg fraglich und kurzdauernd); sonst Röntgenbestrahlung und Organpräparate sowie Calcium, namentlich bei Tetanie. Cave Osteotomie wegen Gefahr der Pseudarthrose.

7c. Ostitis deformans (Paget 1876).
Pathologische Anatomie: Umwandlung von Fettmark in Fasermark sowie hochgradiger Schwund vorhandener Knochensubstanz und seitliche periosta'e und myelogene Knochenneubildung; überwiegend ist Knochenanbau (Hyperostose). Wesen: Osteosklerose als Systemerkrankung. Ursache: unbekannt. Vorkommen: selten; bevorzugt sind Ältere, spez. männliche über 40 (—50) Jahre; selten erkranken Jüngere. Lokalisation: meist lange Röhrenknochen, vorwiegend an der

unteren Extremität: Tibia, Fibula, Femur, Humerus, Scapula, Radius, Ulna, Clavicula, Rippen, Hand und Fuß, Schädel, Brustbein, Schlüsselbein, Becken, Kreuzbein, Wirbelsäule usw. Symptome: Knochen verdickt und verkrümmt (z. B. Tibia säbelscheidenartig nach außen und Schädel viereckig-bucklig mit Umfangvermehrung bis auf 60—70 cm), sowie dumpfe (neuralgische oder rheumatische) Schmerzen. Verlauf: langsam-fortschreitend über Jahre bis Jahrzehnte; Stillstand kommt vor. Prognose: manchmal erkrankt nur 1 Knochen z. B. Tibia, manchmal später mehrere oder viele bis alle, auch symmetrische, dann aber nicht auf beiden Seiten gleich; gelegentlich Spontanfraktur und Sarkom. Diagnose u. a.: Röntgenbild (anfangs Aufhellung, später Verdickung und Verdichtung, namentlich an Periost, auch Rinde längs aufgefasert; „Mosaikstruktur"; am besten wird das ganze Skelet untersucht!). Differentialdiagnose: Knochentumoren spez. Carcinom und Sarkom, Ostitis fibrosa bzw. cystica, Syphilis, Osteomylitis chron., Osteomalacie, Leontiasis, Akremegalie u. a. Therapie im allgemeinen machtlos: zu versuchen Organ-, spez. Schilddrüsenpräparate und Vitamine, Calcium, Phosphorlebertran u. dgl. sowie Arsen, Jod, Reizkörper und Röntgenbestrahlung; evtl. Osteotomie, Exkochleation oder Aufsplitterung (?); auch Stützapparat.

8. Knochenerkrankung der Perlmutterdrechsler. Symptome: Schmerzen und elastische Anschwellungen, später harte Verdickungen der Knochen. Vorkommen: Bei jugendlichen Perlmutter- und Muschelarbeitern. Lokalisation: Gefäßreiche Metaphyse der langen Röhrenknochen, ferner kurze und platte Knochen, z. B. Unterkiefer. Wesen und Ursache: Entzündliche Knochen- und Knochenhautreizung durch eingeatmeten und hämatogen abgelagerten Perlmutterstaub bzw. durch das darin enthaltene organische Conchiolin, vielleicht auch durch anorganische Substanzen oder Erreger (Strahlenpilz?). Differentialdiagnose: Subakute eitrige Osteomyelitis und centrale Knochentumoren. Prophylaxe: Hygiene, spez. Entstäubungsanlage. Therapie: Aufgabe der Beschäftigung.

9. Phosphornekrose vgl. Allgemeine Chirurgie, Infektionskrankheiten und Spez. Chirurgie, Kiefer!

10. Osteoperiostitis ossificans, auch sog. „Osteoarthropathie hypertrophiante pneumique" (Pierre Marie 1890). Wesen und Symptome: Hyperplastische Knochen- und Knochenhautverdickung an den Knochengelenkenden beginnend nebst Weichteilverdickung an den Finger- und Zehenendgliedern in Form der sog. „Trommelschlegelfinger". Vorkommen: Im mittleren Alter, besonders bei Männern. Ursachen: Meist chronische Herz- und Lungenleiden mit Eiterung, Einschmelzung oder Brand: Bronchiektasien, putride Bronchitis, Lungengangrän, Lungentuberkulose, Pleuraempyem, seltener Lungen-, Rippenfell- und Mittelfelltumoren, Herzleiden, Eiterung an Wirbelsäule, Verdauungs- und Harnwegen, sowie einseitig bei venöser Stauung infolge Aneurysma aortae oder A. subclaviae. Lokalisation: Mittelhand und Mittelfuß, Unterschenkel, Unterarm, Oberschenkel, seltener Oberarm, sowie Grund- und Mittelglieder, dagegen nicht Endglieder der Finger. Diagnose: Trommelschlegelfinger und (evtl. aber nicht immer), Knochenverdickung im Röntgenbild der genannten Knochen, spez. an Mittelhand und Mittelfuß. Therapie: Wenn möglich kausal (Empyemoperation usw.).

11. Marmorerkrankung der Knochen (Albers-Schönberg): betrifft das ganze Skelet und besteht in einer Knochenverdickung durch endostale Knochenneubildung auf Kosten von Markhöhle und Spongiosa; sehr selten; Nachweis durch das Röntgenbild.

12. Örtliche Knochenerweichungsherde (Unspezifische lokale Malacie): Lokalisation: Epi- und Apophysen der Röhrenknochen sowie Hand- und Fußwurzel (Mondbein der Hand und Kahnbein des Fußes!). Vorkommen: im Wachstumsalter; manchmal beiderseits, auch untereinander kombiniert. Wesen: Unspezifische Knochennekrose. Ursache: fraglich; beschuldigt werden Konstitution, endokrine Störung, Infektion u. a.; begünstigend wirken anscheinend Trauma und Überanstrengung (Beruf!). Diagnose: klinisch und vor allem röntgenologisch, dazu Alter und Lokalisation. Differentialdiagnose: Tuberkulose und Lues sowie Fraktur. Prognose: bei frühzeitiger und sachgemäßer Behandlung nicht ungünstig, auch oft schon bei Schonung Spontanheilung; dagegen droht sonst Deformität und Bewegungsstörung sowie Arthritis deformans secundaria im benachbarten Gelenk. Therapie: Schonung bzw. Entlastung; sonst allgemein: Ernährung mit Hormonen und Vitaminen, dazu Phosphor und Calcium und lokal: Wärme, Umschläge, Einreibungen, Bestrahlung u. dgl. vgl. Krankheiten von Perthes, Schlatter, Koehler I und II, Kienböck u. a.: Spez. Chirurgie, Gliedmaßen!

7. Abschnitt: Die chirurgischen Infektionskrankheiten.

A. Allgemeines über Infektion.

a) Wesen der Infektion.

Infektion einer Wunde wird bedingt durch Verunreinigung mittels fremder Stoffe. Solche können sein: a) giftige Stoffe, z. B. Schlangengift (Intoxikation) oder vor allem b) pathogene Mikroorganismen, spez. Bakterien (eigentliche oder Bakterieninfektion).

Bei Aufnahme der fremden Stoffe in den allgemeinen Kreislauf entsteht die Allgemeininfektion; dieselbe kann sein: eine bakterielle (z. B. bei den meisten Eiterinfektionen als sog. Pyämie, ferner bei der putriden Infektion und schließlich bei den spezifischen Infektionen: Milzbrand, Pest, Rotz, Lepra, Miliartuberkulose) oder eine toxische (z. B. bei Tetanus und Diphtherie, sowie bei gewissen Eiterinfektionen als sog. Septikämie) oder meist eine kombinierte (z. B. bei den Eiterinfektionen als sog. Septikopyämie).

In der Regel ist nur eine Bakterienart als Krankheitserreger vorhanden: Monoinfektion. Bei Vorhandensein mehrerer Bakterienarten spricht man von Poly- oder Mischinfektion und, falls die Begleitbakterien erst später zu den primären hinzutreten, von Sekundärinfektion; bei den chirugischen Infektionskrankheiten handelt es sich dabei meist um das Hinzutreten von Strepto- oder Staphylokokken zu Tuberkel-, Diphtherie-, Coli-, Influenza-, Tetanus- u. a. Bazillen, wodurch das Krankheitsbild in der Regel verschlimmert, spez. zum sog. „septischen" gestaltet wird.

Manchmal schlummert die Infektion lange in einem mehr oder weniger verborgenen Herd: sog. „ruhende oder latente Infektion"; besonders gilt dies im Falle steckengebliebener Fremdkörper z. B. Geschosse, Seidenfäden u. dgl.; die Entzündung kann dabei jederzeit wieder aufflammen, namentlich nach Trauma, Anstrengung, Operation, Massage u. dgl.; daher empfiehlt sich Vorsicht bei späterer Operation z. B. Gelenkmobilisation; Erkennung der ruhenden Infektion gelingt bisweilen durch Nachweis, sonst durch Hervorrufen von Entzündungssymptomen (lokal Hauttemperaturerhöhung evtl. festzustellen mit Hautthermometer usw. und allgemein Temperatursteigerung, Hyperleukocytose, Blutsenkungsgeschwindigkeitsvermehrung) durch Massage, Anstrengung, Bewegen, Gymnastik, Beklopfen, Röntgenbestrahlung, Reizkörperinjektion usw.; zur Bekämpfung versuche man Antiseptika innerlich (Chinin, Urotropin u. dgl.) und lokal (Jod-, Farbstoff-, Chininpräparate usw.) sowie Vaccine, auch Bestrahlung, Diathermie und Hyperämie; Operationen sind möglichst aufzuschieben für 1—2 Jahre; bei Steckgeschoß-, spez. Granatsplitterentfernung ist Tetanusschutzimpfung zu geben bzw. wiederholen.

b) Die Infektionserreger.

(Allgemeine Morphologie und Biologie der pathogenen Mikroorganismen.)

Die krankmachenden Kleinlebewesen (pathogenen Mikroorganismen) stehen auf der Grenze von Pflanzen- und Tierreich und sind kleinstenteils niederste Tiere (Protozoen; z. B. Plasmodium malariae), größtenteils niederste Pflanzen (Protophyten). Zu letzteren gehören neben Schimmelpilzen und Sproß- oder Hefepilzen als die wichtigsten, spez. als Erreger der chirurgischen Infektionskrankheiten die Bakterien (so genannt nach der Stäbchenform, welche viele von ihnen besitzen) oder Spaltpilze: Schizomyceten (so genannt nach der Art der Vermehrung, nämlich durch Spaltung). Die Bakterien werden nach ihrer Form eingeteilt in:

1. Kugelbakterien (Kokken): Kugelig, bisweilen lanzettförmig (Pneumococcus), abgeplattet-bohnenförmig (Gonococcus); bei der Teilung angeordnet zu zweien: sog. Diplococcus (Pneumo-, Gono-, Meningococcus), Ketten (Streptococcus), Trauben (Staphylococcus), Vierertafeln (Tetragenus) oder Warenballen (Sarcine).

2. Stäbchenbakterien (Bacillen): Stäbchenförmig, bisweilen leicht gebogen, ei-, keulen- oder hantelförmig; Teilung stets in querer Richtung zur Achse; evtl. Anordnug in kürzeren oder längeren Fäden (z. B. Milzbrand-, Ödembacillus).

3. Schraubenbakterien (Spirillen): schraubenförmig (z. B. Spirochäta pallida). Form bisweilen variabel mit Involutionsformen (z. B. Pestbacillus bei unzusagendem Nährboden) oder mit besonderen Wuchsformen (Tuberkelbacillus).

Größe mikroskopisch, daher nur zu sehen im Mikroskop mit ca. tausendfacher Vergrößerung (Ölimmersion!), gemessen nach $\mu = {}^1/_{1000}$ mm.

Färbbarkeit mit den meisten, spez. mit Anilinfarben.

Bestandteile: Protoplasma und Zellmembran (Endo- und Ektoplasma); bisweilen — aber nur bei Züchtung aus dem Tierkörper — Kapsel: sog. ,,Kapselbakterien'' (z. B. Bacillus und Diplococcus pneumoniae); bei einzelnen Bakterien (z. B. Diphtheriebacillus) sieht man im Bakterienleib metachromatische, sog. Babes-Ernstsche Körperchen (wohl Stoffcentren).

Bei verschiedenen Infektionserregern (z. B. Bacillen von Milzbrand, Tetanus, malignem Ödem): Sporen, d. h. Dauerformen; gebildet bei Unterernährung u. dgl.; besonders widerstandsfähig gegen Austrocknung, Erhitzung, Chemikalien usw.; ungefärbt stark lichtbrechend; schwer färbbar, aber nach gelungener Färbung (,,Sporenfärbung'') die Farbe auch nur schwer abgebend; stets endogen, dabei entweder mittelständig, dann spindelartig: sog. Klostridiumform (z. B. Milzbrand) oder endständig, dann stecknadel-, trommelschlegel- oder notenförmig: sog. Köpfchensporen (z. B. Tetanus).

Bei vielen, und zwar bei Stäbchen- und Schraubenbakterien, besteht Eigenbewegung, wohl zu unterscheiden von der Brownschen Molekularbewegung (welch letztere allen in Flüssigkeiten suspendierten Körperchen zukommt); ermöglicht wird die Eigenbewegung durch Geißeln, d. h. Bewegungsorgane in Form von fadenartigen Fortsätzen der Zellmembran; darstellbar durch besondere Färbungs-Beizungsmethoden (,,Geißelfärbung''); es gibt Bakterien ohne Geißeln und solche mit Geißeln, diese wiederum an einem oder beiden Enden, in Form von Geißelbüscheln oder als Geißeln ringsum (nach Art des Tausendfußes): A-, Mono-, Amphi-, Lopho- und Peritricha.

Vermehrung durch Spaltung bzw. Sporenbildung außerordentlich (bis zu mehreren Millionen in 24 Stunden).

Wachstum größtenteils auch auf künstlichen Nährboden (Bouillon, Gelatine, Agar, Ei, Kartoffel, Brot, Milch usw.); wichtig ist dabei aber die chemische Zusammensetzung (einzelne Bakterien wachsen am besten nur auf Blutserumnährboden, manche, z. B. Meningo- und Gonococcus, nur auf menschlichem Eiweiß), Reaktion (am besten alkalisch oder neutral; dagegen saure meist unzuträglich), Temperatur (größere Hitze schädigt,

Kälte konserviert; bei den pathogenen Bakterien ist das Temperaturoptimum um die Körpertemperatur, also im Brutofen bei 37⁰ C), Belichtung (direktes Sonnenlicht tötet ab, vor allem Tuberkel- und Milzbrandbacillen), Sauerstoffgehalt (je nach Wachstum bei Sauerstoffgegenwart oder -abwesenheit unterscheidet man Aërobier und Anaërobier, letztere wiederum in fakultative und obligate; doch können auch letztere in Symbiose mit sauerstoffzehrenden Keimen bei Sauerstoffgegenwart wachsen).

Physikalische und chemische Leistungen: Farbstoffbildung, Phosphorescenz und Fluorescenz, Wärmeproduktion, chemischer Umsatz (spez. Eiweiß-, Fett- und Kohlehydratspaltung unter Hilfe spezifischer Enzyme; wichtig bei Fäulnis [Reduktion] und Verwesung [Oxydation!], Stoffwechselumsatz im menschlichen und tierischen Körper, Herstellung von Nahrungs- und Genußmitteln: Brot, Käse, Wein, Bier, Kefir, Essig u. s.) und Erzeugung von Infektionskrankheiten.

Bei den Infektionskrankheiten handelt es sich um die sog. pathogenen Mikroorganismen im Gegensatz zu den saprophytischen, welche wiederum fakultativ oder obligat saprophytisch sein können; bei Kombination mehrerer Keimarten erfolgt entweder Symbiose oder Antagonismus, z. B. Streptococcus begünstigt das Wuchern anderer pathogener Bakterien, Bac. pyocyaneus schädigt es u. U. („Pyozyanase" bei Diphtherie!); durch Änderung der Lebensbedingungen ergibt sich Anpassung und Variation, z. B. Virulenzzunahme durch Tierpassage; Mutation, d. h. Variation sprunghafter Art mit Entstehung neuer Typen ist möglich und kommt vielleicht auch für die Pathogenität in Betracht z. B. beim Colibacillus, jedoch ist ein Übergang rein saprophytischer Mikroorganismen in pathogene in historischer Zeit nicht mit Sicherheit beobachtet.

Die pathogenen Bakterien wirken weniger mechanisch (z. B. durch Capillarverstopfung bei Milzbrand) als chemisch (durch Bildung giftiger Stoffe). Diese Giftstoffe sind a) teils spezifisch, hier wiederum α) Bakteriensekretionsprodukte, sog. Ektotoxine oder Toxine sensu strictiori (auch im keimfreien Filtrat vorhanden; empfindlich, spez. thermolabil; chemisch unbekannt, wahrscheinlich den Fermenten nahestehend; z. B. Tetanus- und Diphtherietoxin). β) Bakterienkörpergifte: sog. Endotoxine (durch Zerfall freiwerdend; z. B. bei Cholera, Typhus, Pest). b) Teils unspezifisch: Bakterienkörpersubstanz: sog. Bakterienproteine (pyogen, sonst weniger wichtig!).

Die Intensität der infektiösen Erkrankung hängt ab: 1. vom angreifenden Krankheitserreger (Virulenz; diese wird z. B. gesteigert durch Tier- und vor allem Menschenpassage); 2. vom angegriffenen Organismus (Immunität; diese ist teils allgemein, teils örtlich; erstere ist z. B. vermindert bei Diabetes, Nephritis, Anämie, Unterernährung usw.); 3. von äußeren Bedingungen (z. B. wirken ungünstig: a) örtlich traumatische Wundschädigung mit Nekrose, Sekretstauung u. dgl. sowie b) allgemeine Vergiftung, Narkose, Erkältung u. dgl.).

c) Folgen der Infektion.

a) Örtliche Folgen. Der durch die Entwicklung der eingedrungenen Krankheitserreger erzeugte örtliche Krankheitszustand ist die Wundinfektion. Jede Wunde ist der Schauplatz eines Kampfes zwischen den eingedrungenen Bakterien und den Körperschutzstoffen; dieses durch Angriff und Abwehr bedingte Geschehen im Verein mit den Aufräumungsarbeiten des Gewebes bezeichnet man als Entzündung. Die Entzündungsvorgänge sind abhängig von der Zahl und Kraft der eingedrungenen Erreger einerseits und von der Widerstandskraft des Organismus und Gewebes andererseits; dazu treten noch äußere Bedingungen.

Die Intensität der örtlichen Entzündungssymptome erlaubt uns einen Rückschluß auf die Stärke der Reaktion des Organismus, aber nicht auf

die Schwere der Infektion, wie denn gerade bei den stärksten und raschesten
Formen septischer Allgemeininfektion nur geringe örtliche Erscheinungen
gefunden werden. Inkubationszeit heißt die Zeit vom Eindringen der
Infektionserreger bis zur Krankheitserzeugung. Sie ist für jede Infektions-
krankheit typisch, im übrigen schwankend nach Menge und Virulenz der
Erreger, im allgemeinen besonders kurz bei von kranken Menschen (im
Gegensatz zu von außen!) stammenden Keimen und bei Möglichkeit schneller
Verbreitung im Organismus, z. B. oft nur wenige Stunden bei Sepsis, Menin-
gitis, Peritonitis, Phlegmone; namentlich bei der gefürchteten Infektion der
Ärztehand bei Operationen und Sektionen beginnt der Infektionsprozeß sofort
mit der Verwundung, während bei den alltäglichen Gelegenheitswunden des
Laien der Körper gewöhnlich einige Stunden Zeit hat, um der beginnenden
Infektion mit den in ihm ruhenden Schutzkräften entgegenzutreten vgl.
Wundbehandlung, spez. physikalische und chemische Wundantisepsis einschl.
Wundausschneidung! (Dabei spielen wohl gewisse die Bakterienwirkung be-
günstigende Stoffe eine Rolle: sog. Angriffsstoffe oder Aggressine.)

Entzündung.

Ursachen der Entzündung (sog. Entzündungsreize):

1. Infektiöse, und zwar bakterielle bzw. toxische Entzündungsreize:
pathogene Mikroorganismen bzw. deren Stoffwechselprodukte (Hauptursache!). Jede Entzündung, spez. Eiterung einer Wunde ist im wesentlichen
bedingt durch Mikroorganismen bzw. deren Stoffwechselprodukte, während
das Trauma an sich nur eine untergeordnete, im wesentlichen nur Eingang
und Ansiedlung ermöglichende Rolle spielt;

2. mechanische: Trauma bzw. Überanstrengung;

3. thermische: Verbrennung und Erfrierung;

4. chemische: ätzende Stoffe (z. B. Quecksilber, Höllenstein usw.).

Vorgänge bei der Entzündung:

1. Störungen der Zirkulation mit Exsudation (vgl. Cohnheims Studien
am Froschmesenterium unter dem Mikroskop): Hyperämie mit Gefäßerweiterung und mit kurzdauernder Strombeschleunigung (aktive Hyperämie), dann
Stromverlangsamung (passive Hyperämie), Randstellung der (leichteren)
Leukocyten, Auswanderung (Extravasation) der weißen Blutkörperchen
(amöbenartig infolge Chemotaxis, angelockt durch den Entzündungsreiz) an
den Capillaren, spärlicher auch der roten Blutkörperchen durch die Kitt-
linien der Gefäße (Diapedesis), gesteigerte Transsudation von Flüssigkeit
aus den Gefäßen in das Gewebe infolge vermehrter Durchlässigkeit der
geschädigten Gefäßwand und infolge verminderter Gewebsspannung, Proliferation der Gewebszellen; dementsprechend klinisch: entzündliches Infiltrat
des Krankheitsherdes (Symptome s. u.!) sowie entzündliches Ödem der Umgebung (evtl. ,,Fingerdruck bleibt stehn'').

2. Degeneration mit Einschmelzung (Nekrose) des Gewebes als Folge des
Entzündungsreizes (infektiösen, mechanischen, thermischen oder chemischen),
sowie der entzündlichen Zirkulations- und Ernährungsstörungen (Druck, Stase,
Thrombose!); oft bedeutend, z. B. bei Phlegmone, Osteomyelitis, Diphtherie,
Milzbrand; bei Tuberkulose auch als Verkäsung und bei putrider Infektion
als Gangrän; durch Gefäßwandnekrose spez. an größeren Arterien droht
Blutung bzw. Nachblutung.

3. Regeneration mit Bildung von Granulationsgewebe, später von Narben-
gewebe durch Wucherung der Bindegewebszellen, daneben der Lymph- und
Blutgefäßendothelien, sowie unter Auftreten großer, runder, einkerniger, mit
Methylenblau stark und eigenartig sich färbender Zellen unbekannter Her-
kunft: sog. Plasmazellen (Unna); das neue Gewebe besteht aus Fibro-
blasten, Leukocyten und neuen Gefäßen, welch letztere durch solide, infolge
Verflüssigung hohl werdende Sprossenbildung der Gefäße entstehen; zwecks
Ausfüllung der Gewebslücken an Geschwüren der Haut und Schleimhaut,

Knochensequestern, Abscessen, Fisteln u. dgl.; oft bedeutend (sog. „produktive" Entzündung) in Form von Elephantiasis der Haut, Schwielen seröser Häute, Hyperostose, chronischer Tonsillen- und Lymphdrüsenhyperplasie; bei chronischer Entzündung, spez. bei Tuberkulose, Syphilis, Aktinomykose, Lepra, Rotz, Rhinosklerom in Form von Granulationsgeschwülsten oder Granulomen, d. h. typischen knotenförmigen Wucherungen mit den spezifischen Erregern darin.

Bei der Entzündung spielen sich physiko-chemische Veränderungen im Gewebe ab (Schade), welche mit der Wasserstoffionenkonzentration zusammenhängen; im Mittelpunkt der Entzündung steht die Stoffwechselsteigerung, welche schließlich zum Gewebsbrand führen kann, während der Körper mit seinen Schutzmitteln entgegenwirkt; die Entzündungssymptome sind auf eine H-Hyperionie zu beziehen und lassen sich bei Alkalisierung günstig beeinflussen (v. Gaza).

Wesen der Entzündung: Entzündung darf als ein nützlicher, d. h. den Körper schützender und die Heilung einleitender Vorgang aufgefaßt werden („Abwehrreaktion"), indem die Hyperämie, spez. aus den Gefäßen austretendes Serum und Zellen also humorale und zelluläre Schutzstoffe (s. u.), und zwar je nach der Immunitätslage des Organismus in wechselndem Grade enthalten im Kampf gegen die Entzündungserreger und ihre Angriffsstoffe, wobei die genannten Schutzstoffe die Resorption und Reparation anbahnen.

Symptome der Entzündung: a) örtliche: Dazu gehören u. a. (freilich weder erschöpfend noch konstant!) die vier klassischen oder Kardinalsymptome (schon den Alten bekannt; vgl. Galens Tier mit vier Ohren!):

1. **Rötung (Rubor)** ⎫ beide infolge Hyperämie.
2. **Hitze (Kalor)** ⎭

3. **Schwellung (Tumor)** infolge Hyperämie, zelliger Infiltration und Exsudation.

4. **Schmerz (Dolor)** infolge Entzündungsreizes und Druckes der Gewebsspannung auf Nervenendigungen. Dazu kommt

5. **Funktionsstörung (Functio laesa)** infolge Schmerzen und Schwellung, dann Muskelspannung unwillkürlicher Art, wie sie auch als Gelenkkontraktur und als Bauchdeckenspannung bei Gelenk- oder Bauchfellentzündung auftritt, sowie b) allgemeine: die **allgemeinen Folgen, spez. Fieber** (s. u.).

Formen der Entzündung: Je nach der Art des Exsudates unterscheidet man:
1. **Seröse Entzündung.** Exsudat verhältnismäßig arm an Eiweiß (aber immerhin reicher als Blutplasma und Transsudat) und arm an Zellen; z. B. bei Schleimhautkatarrh, Hautblasen, Unterhautzellgewebsödem, Körperhöhlen- sowie Gelenk-, Schleimbeutel- und Sehnenscheidenerguß.

2. **Fibrinöse Entzündung.** Exsudat reich an Eiweiß mit dessen Gerinnung; an Schleimhäuten mit fibrinösem Belag, bei Tuberkulose mit freien Fibrinflocken und in Gelenken, Schleimbeuteln und Sehnenscheiden evtl. mit samenkornähnlichen Gebilden, sog. Reiskörperchen (Corpora oryzoidea).

3. **Eitrige oder purulente Entzündung** (häufigste und wichtigste Form der Entzündung; hier ist auch die wichtigste Abwehrvorrichtung des Körpers. nämlich die Eiterbildung d. h. Ansammlung von weißen Blutkörperchen). Exsudat mit Serum und mit reichlich neutrophilen polynucleären Leukocyten („Eiterkörperchen"), ferner mit eingeschmolzenem Gewebe (infolge der proteolytischen Leukocytenfermente) und mit Mikroorganismen. Eiter wird experimentell auch erzeugt durch chemische Stoffe (Terpentin u. dgl.); im Gegensatz zur infektiösen Eiterung ist die chemische nicht fortschreitend! Bei den einzelnen Erregern verschieden, und zwar ziemlich typisch z. B. bei Staphylococcus rahmartig und gelblich oder weiß, bei Strepto- und Pneumokokken dünnflüssig und gelbgrünlich, bei Gonococcus grünlich, bei Pyocyaneus blaugrün und kleisterartig riechend, bei Tuberkelbacillen dünnflüssig mit Fibrinflocken, bei Typhus bräunlich und dünnflüssig mit nekrotischen Gewebsbröckeln.

An Schleimhäuten spricht man von eitrigem Katarrh (Pyorrhoe), an präformierten Höhlen (Gelenken, Pleura, Hirnventrikel, Gallenblase, Appendix usw.) von eitrigem Erguß (Empyem), bei diffuser Ausbreitung von eitriger Infiltration und bei Abgrenzung im Gewebe von Absceß. Abscesse nennt man bei akuter Entzündung heiße, bei chronischer (Tuberkulose) kalte; metastatische Abscesse entstehen durch Thromboembolie; Ausgang (falls nicht Rückbildung): Durchbruch nach innen oder außen; Diagnose: Temperaturkurve, Blutbild und Blutkörperchensenkung, evtl. Fluktuation; dazu Punktion; sonst betr. Symptome und Behandlung vgl. Entzündung!

Unterscheidung zwischen tuberkulösem und Kokkeneiter gelingt bisweilen, dagegen nicht bei Mischinfektion oder nach Jofoformglycerinbehandlung: 1. im letzteren Kokken nachweisbar, im ersteren dagegen Tuberkelbacillen nur selten; 2. in letzterem gut erhaltene Eiterkörperchen, in ersterem Detritus, evtl. Lymphocyten; 3. Eiter in Uhrgläschen mit Millons Reagens getropft zerfließt bei letzterem, bleibt dagegen als feste, mit der Platinöse aufhebbare Scheibe bei ersterem; Grund: Proteolyse durch Eiterzellenferment bei letzterem (E. Müllers Eiterprobe).

4. Hämorrhagische Entzündung. Exsudat mit starker Blutbeimengung infolge hochgradiger Gefäßwandalteration, z. B. bei tuberkulöser Pleuritis und Perikarditis, sowie überhaupt bei schwerer Allgemeininfektion.

5. Jauchige oder putride Entzündung. Exsudat zunächst serös, später hämorrhagisch, ferner mit Detritus und mit Gas, daher mißfarben und stinkend („Brandjauche").

Verlauf der Entzündung: Akut, subakut oder chronisch (je nach der Entzündungsursache und deren Reizstärke).

Ausgänge der Entzündung: 1. Völlige Wiederherstellung (Restitutio ad integrum) durch Resorption. 2. Degeneration oder Nekrose bzw. Sequestrierung mit Narbe.

Prognose der Entzündung: Im übrigen je nach Lokalisation (Hirnabsceß!), Zustand (Alter und Konstitution des Patienten), Behandlung u. dgl. Tod kann erfolgen durch lokale Ausbreitung der Entzündung auf lebenswichtige Organe (Hirn usw.!) oder durch Allgemeininfektion.

Behandlung der Entzündung, spez. der pyogenen: Wenn möglich, kausal: Entfernung der Ursache, sowie evtl. des Fremdkörpers, Knochensplitters u. dgl., sowie frühzeitige Beseitigung oder Verminderung der Infektionsstoffe durch operative Eröffnung nebst weiterem Offenhalten des Entzündungsherdes. Bei Phlegmone und bei Absceß (außer bei tuberkulösem) Incision „Onkotomie" („ubi pus, ibi evacua"; Diagnose s. o., u. a. Druckschmerz und vor allem Fluktuation, welche aber nicht immer vorhanden ist z. B. bei Tiefenlage, deshalb in gewissen Fällen Fieber, sowie Schmerz, Schwellung u. a. zu entscheiden hat, evtl. vorher Probepunktion!); am besten mit dem Messer, gelegentlich auch mit dem Glühbrenner oder am besten (Vermeidung von Keimverstreuung und Blutung!) mit dem Kaltkauter, und zwar schonend, aber genügend groß, sowie zwecks Schonung wichtiger Gebilde (Nerven, Blutgefäße usw.) anatomisch-schichtweise und in Narkose bzw. Rausch, gegebenenfalls Chloräthylspray oder ausnahmsweise Leitungsanästhesie (aber nicht Infiltrationsanästhesie; sonst Schmerzen, Unwirksamkeit, Gewebsschädigung, Fortleitung und Bakterienverschleppung!); nötigenfalls zwecks klarer Übersicht mit Blutleere, gewöhnlich aber nicht, dagegen u. U. bei Sehnenscheidenphlegmone; cave jede mechanische oder chemische Reizung, z. B. Ausdrücken, Auslöffeln, Sondenbohren (sonst Gefahr der Resorption!), sowie Ätzen mit Desinfizientien u. dgl. (sonst störender Schorf!); anschließend lockere (!) Tamponade mit Jodoform- u. dgl. Gaze, auch mit Flüssigkeit oder Salbe getränkter (nach 24—48 Stunden zu wechseln, weil nicht mehr saugend, auch gewebsschädigend, daher einzuschränken!) oder besser Dränage mit Gummirohr bzw. Gummilasche oder beides u. dgl. Salbenverband. Ruhigstellung, evtl. mit Schiene, nötigenfalls bei Bettruhe. Verband nicht zu früh und nicht zu oft sowie schonend abnehmen im Bade oder mit Wasserstoffsuperoxydlösung. Verbandwechsel nur mit Gummihandschuhen und Instrumenten; möglicht Isolieren der eiternden Wunden auf „septischer Station".

Im übrigen sei die Behandlung **symptomatisch**: Allgemeinbehandlung; evtl. Herzanregung; kräftigende, evtl. Fieberdiät; Ruhigstellung durch Schiene usw. und evtl. Bettruhe, Hochlagerung. **Antipyretika** zur künstlichen Herabsetzung des Fiebers erscheinen meist weder notwendig noch ratsam; dagegen sind Antineuralgica oft erforderlich sowie Antiseptika (Prontosil u. a.) ratsam. Verband nach eröffnetem Eiterherd am besten mit **Salbe** (5—10%ige Zink- oder Borvaseline) oder Paste (Zinkpaste); zuvor, nämlich im Stadium der Infiltration: Jod-, Ichthyol- oder Quecksilbersalbe oder **halb-feuchter Verband**: hydropathischer (**Prießnitz**-) Umschlag, Kataplasmen von Leinsamen-, Kartoffel-, Grieß- u. dgl. Brei oder besser Paste mit Glycerin, Aluminiumsilicat, Antiseptika und ätherischen Ölen: Antiphlogistine, Enelbin, Albertistine, Antigin, Kurtatherm u. a., Kamillentee, 3%iger essigsaurer Tonerde, 70—96%igen Spiritus u. dgl. nur zwecks Einschmelzung („Reifen") namentlich tiefliegender Eiterungen und zwecks Abstoßung von Nekrosen, aber Haut angreifend und Gewebseinschmelzung (Sehnen, Brustdrüse!) befördernd, auch durch Schmerzlinderung verschleiernd.

An sonstigen Behandlungsverfahren werden empfohlen:

I. Hyperämiebehandlung nach **Bier** (1893—1905), und zwar zur Vermehrung der ja vom Organismus oft selbst erzeugten Abwehrvorgänge, aber nur neben, spez. vor der operativen Therapie, daher nicht zu lange. **Formen**: teils passive (Staubinde und Saugglocke), teils aktive (Heißluft, Bäder, Umschläge usw.):

1. Staubinde, d. h. dünne Gummibinde, ca. 6 cm breit am Oberarm und Oberschenkel, ca. 3 cm am Hals; über Mullbinde; festgemacht mit Nadel, mit angenähten Fäden oder mit naßgemachtem Ende; an Schulter und Hoden Gummischlauch. 10—22 Stunden fortdauernd oder rhythmisch 6 Stunden lang mit 6 Stunden Pause. Stauung soll sein: heiß, blaurot, ödematös, schmerzlos. Prinzip: durch passive Hyperämie mechanische Ausschwemmung der Infektionsstoffe nach außen und vielleicht auch Steigerung der Schutzkräfte des Organismus lokal. Anzeige: Beginnende Eiter- und vor allem gonorrhoische Gelenkerkrankungen.

2. Saugglocke (**Bier-Klapp**), d. h. schröpfkopfähnliches Saugglas, in welchem die Luft durch Ansaugen mittels Spritze oder Gummiballes verdünnt wird. ¾ Stunde mit Pausen von 1—3 Minuten alle 2—5 Minuten. Indikation: abgekapselte und vor allem offene bzw. geöffnete Herde (kleine, evtl. multiple Incisionen genügen dann meist) z. B. Furunkel und Karbunkel, Mastitis, Lymphdrüsenvereiterung, Panaritium.

3. Wärme zur Nachbehandlung nach Incision in Form der Heißluftkästen oder der elektrischen Heißluftdusche „Fön", Glühlichtkästen, Heizkissen, Heilschlamm, Diathermie, Kurzwellenbehandlung, Solluxlampe, Bäder usw. neben Umschlägen und Salben (s. o.), sowie Röntgenbestrahlung (s. u.).

II. Antifermentbehandlung (E. Müller)? Antiferment: Blutserum, Transsudat (z. B. Ascitesflüssigkeit), Blutserum von mit Pankreastrypsin immunisierten Tieren (Leukofermantin **Merck**). Prinzip: Schutz des Gewebes durch ein Antiferment vor übermäßiger Einschmelzung seitens des proteolytischen Leukocytenfermentes bei umschriebenen heißen Entzündungsherden, sowie bei Fisteln und Wunden.

IIa. Antivirus (sterile, also gefilterte und erhitzte Kulturen von Staphylokokken, Streptokokken und Pyocyaneus) nach **Besredka**, auch als Handelspräparate: Antipiol, Antiflammin u. a. zu Umschlägen und Salbenverbänden.

IIb. Bakteriophagen (Zerstörung der Bakterien durch ein lebendes Virus entsprechend dem d'**Herelle**schen Phänomen) z. B. Staphylophagen oder Coliphagen.

III. Desinfektionsbehandlung, z. B. Chininderivate (Vuzinlösung **Klapp**), Rivanol u. dgl.

IV. Reizkörperbehandlung (**Bier, Schmidt, Weichardt** u. a.). **Prinzip:** Durch Reizwirkung paroral eingeführter Reiz-, spez. Proteinkörper erstrebt man eine Leistungssteigerung (Protoplasmaaktivierung) des Organismus, spez. künstliche Steigerung der nützlichen natürlichen Heilkräfte, spez. Entzündungsvorgänge als Abwehrreaktion (Heilentzündung und Heilfieber). Präparate (Reiz-, spez. Proteinkörper): Milch, Aolan, Omnadin, Novoprotin, Caseosan, Yatren-Casein, Blut, Serum, Vaccine, Vaccineurin, Sanarthrit, Kollargol, Terpentin bzw. Terpichin und Olobinthin, Detoxin, Sufrogel, Mirion, Fibrolysin u. a.; hierher gehört wohl auch, wenigstens teilweise, die Wirkung physikalischer Methoden, spez. Höhensonne und Röntgenbestrahlung sowie Badekuren und Klimaveränderung, Diät, Antipyretika und Antiseptika. Darreichung: paroral, und zwar entweder subcutan oder besser intramuskulär bzw. epiperiostal, ausnahmsweise, aber nur falls nötig (im übrigen stärker wirksam, aber evtl. bedenklich wegen Gefahr von Vergiftung bzw. Anaphylaxie sowie Fett-, Luft- und Thrombo-Embolie) intravenös. Dosierung: individuell, spez. je nach Wirkung und Nebenwirkung steigend etwa fallend, etwa 0,2 bis 20,0, meist 0,5—5,0 ccm in Pausen von ½—1 Woche zu Serien von 2 bis 24 Einspritzungen; allzustarke Reaktion soll vermieden werden, namentlich bei akut-septischen Prozessen. Reaktion (je nach Art der Entzündung und Präparat, Darreichung und Dosis verschieden): a) allgemein: Temperatursteigerung, Frösteln bis Schüttelfrost, Schwindel, Mattigkeit, Hypo- oder Hyperleukocytose, Blutbildveränderung usw. b) örtlich: Hitze, Rötung, Schwellung, Schmerz. Indikationen: subacute und chronische Entzündungen, spez. Furunkel, Schweißdrüsenentzündung, Akne, Erysipel und Erysipeloid, Ekzem, Pruritus, Lymphdrüsenentzündung, Gelenkrheumatismus, gonorrhoische Unterleib-, Gelenk-, Nebenhoden- und Prostataentzündung, Cystitis, Mastitis, Neuralgie, Thrombophlebitis, Ulcus ventriculi und duodeni, Sepsis usw. Anmerkung: Hier einzufügen ist die Eigenblutbehandlung (Autohämatotherapie): 10—100, meist 50 ccm aus der gestauten Hautvene der Ellenbeuge od. a. des Patienten werden parenteral, nämlich intramuskulär oder am Ort des Infektionsherds (Furunkel, Schweißdrüsenentzündung, Bubo, Röntgengeschwür, Pseudarthrose usw.) eingespritzt.

V. Vaccine- und Serumbehandlung (spezifische Behandlung): a) Vaccine (entweder als Autovaccine aus der Eigenkultur des Infektionsherds oder als Fertigvaccine): 1. Staphylokokken-V. (bei Pyodermie, Furunkulose, Hidradenitis, Osteomyelitis, Arthritis, Sepsis): Staphylosan, Staphar, Staphylo-Yatren, Leukogen, Opsonogen u. a. 2. Streptokokken-V. (bei Erysipel, Arthritis, Sepsis): Strepto-Yatren u. a. 3. Gonokokken-V. (bei Arthritis, Epididymitis): Arthigon, Gono-Yatren u. a. 4. Coli-V. (bei Cystitis und Pyelitis sowie Sepsis): Coli-Yatren u. a. b) Sera: bei Diphtherie, Tetanus, Gasbrand, Schweinerotlauf, Milzbrand, Meningitis epidemica und evtl. auch Streptokokkeninfekt, spez. Sepsis.

VI. Röntgenbestrahlung (Heidenhain u. a.): Wirkung teils durch Wärme (vgl. I 3!) teils durch Reiz (vgl. IV!): u. a. bei Phlegmone, Furunkel, Schweißdrüsenentzündung, Mastitis und Arthritis gonorrhoica sowie bei Tuberkulose und Aktinomykose.

b) Allgemeine Störungen, bedingt durch Verbreitung der Krankheitserreger bzw. ihrer Gifte im Körper; die Verbreitung erfolgt meist durch Resorption seitens der (frischen) Wunde, Schleimhäute, serösen Höhlen (sofort!), seltener durch unmittelbares Hineinwuchern in Lymph- und Blutgefäße (später!). Ein Teil davon wird in Lymphdrüsen, inneren Organen und Blut vernichtet. Eine physiologische Ausscheidung durch die Nieren und andere drüsige Organe, sowie durch die Schweißdrüsen ohne deren Erkrankung findet wahrscheinlich nicht statt. Bei großer Menge oder Virulenz der Erreger und bei zu geringer Widerstandskraft des Organismus bzw. Verbrauch seiner natürlichen Schutzkräfte kommt es zur allgemeinen Entwicklung der Erreger, und zwar a) teils in gewissen Organen (Metastasen), z. B. bei Rotz, Miliartuberkulose (hier aber nur bei unmittelbarem Einbruch in größere Gefäße), Gonorrhoe (in Gelenken und Herzklappen), gewissen pyogenen

Infektionen (als Pyämie); b) teils im Blut, z. B. bei Pest, Milzbrand, gewissen pyogenen Infektionen (als Sepsis), und c) teils in beiden, z. B. bei gewissen pyogenen Infektionen (als Septikopyämie); bei manchen Infektionskrankheiten, z. B. bei Tetanus und Diphtherie, kommt es im Körper niemals über eine beschränkte Vermehrung der Erreger.

Fieber.

Hauptsymptom des Fiebers ist — abgesehen von Verdauungs-, Zirkulations-, Respirations- und nervösen Störungen (Appetitlosigkeit, Erbrechen, Atmungs- und Pulsbeschleunigung, Reizbarkeit, Kopfschmerz, Bewußtseinsstörung, Unbehagen; dazu Herpes, Exanthem u. a.) — die erhöhte Körpertemperatur. Die Körpertemperatur wird je nach ihrer Höhe verschieden bezeichnet: unternormal (bei Kollaps), normal, subfebril, leicht, mäßig oder beträchtlich erhöht, hoch, hyperpyretisch (bei Tetanus, Wirbelbruch u. a.). Eine ungefähre Schätzung der Körpertemperatur gelingt schon durch das Auflegen der Arzthand auf den zuvor bedeckt gewesenen Körper (Rücken) des Kranken; nur darf dieser nicht schwitzen oder abgekühlt sein, und die Arzthand darf nicht abgekühlt sein. Genau gemessen wird das Fieber mit dem Thermometer nach Celcius-Graden; am zweckmäßigsten benutzt man ein Minuten-, zugleich Maximumthermometer (geeicht und evtl. vor Gebrauch durch Eintauchen in heißes Wasser auf seine Zuverlässigkeit geprüft); das Thermometer muß genügend lange liegen, jedenfalls solange es noch steigt und evtl. nochmals für einige Zeit eingelegt werden. Gemessen wird die Körpertemperatur in der Achselhöhle (vorher abtrocknen und gut festhalten!) sowie im Mastdarm bzw. in der Scheide oder unter der Zunge bei geschlossenem Munde; im Mastdarm stets bei Kindern, Greisen und Mageren sowie bei Bewußtlosen namentlich bei Fieberverdacht (Appendicitis!), da der Temperaturunterschied, welcher schon normaliter $1/4 - 1/2^0$ beträgt, hier deutlicher wird (normaliter schwankt die Körpertemperatur von 36 bis höchstens 37,3 bzw. 37,6⁰; nachmittags und abends ist die Temperatur etwas höher, und zwar um $1/2 - 1^0$; Schwankungen über 1⁰ sind nicht mehr normal; Temperaturerhöhung findet sich auch bei reichlicher Mahlzeit, Aufregung, Körperanstrengung, heißem Bad, Heißluft usw.). Die Temperaturerhöhung im Fieber ist bedingt durch die Störung des Gleichgewichtes zwischen Wärmebildung und Wärmeabgabe, und zwar ist erstere gesteigert (durch Vermehrung von Stoffumsatz infolge Infektionserreger bzw. deren Giften, daher vermehrte Stickstoffausscheidung im Harn entsprechend einem gesteigerten Zerfall von Körpereiweiß!), letztere ungenügend, so daß Wärmestauung resultiert. Nach dem Fiebertypus (spez. Tagesdifferenz, d. h. Fieberschwankungen zwischen Maximum und Minimum), unterscheidet man: Febris continuens (Tagesdifferenz bis 1⁰), remittens (bis 1$\frac{1}{2}^0$) und intermittens (evtl. mehr; jedenfalls in stundenweisen Fieberanfällen). Der Fiebertyp wird bestimmt nach der Tagesschwankung d. h. Unterschied zwischen niedrigster und höchster Temperatur; er ist wichtig für die Spezialdiagnose: eine besonders charakteristische Fieberkurve haben z. B.: Malaria (F. intermittens), Sepsis (oft F. remittens), Erysipel und Pneumonie (F. continuens).

Im Verlaufe des Fiebers folgen aufeinander: 1. Fieberanstieg (Stadium incrementi) mit Frost (Kontraktion der Hautcapillaren durch Reizung des Vasomotorencentrums), evtl. (bei plötzlichem Anstieg) mit Schüttelfrost (reflektorisch ausgelöste Muskelzuckungen des ganzen Körpers); Schüttelfrost kommt vor a) im Beginn einiger akuter Infektionskrankheiten mit raschem Temperaturanstieg: Erysipel und Pneumonie, dagegen nicht oder kaum bei Typhus, b) in wiederholten Anfällen, und zwar entweder in regelmäßigen Zwischenräumen und durch Chinin unterdrückbar bei Malaria oder sonst bei Pyämie: „erratische Fröste". 2. Fieberhöhe oder Hitzestadium (Fastigium) und 3. Fieberabfall oder Entfieberung (Deferveszenz oder Stadium decrementi): entweder langsam (Lysis) oder rasch (Krisis), evtl. mit kurzem Anstieg zuvor (Perturbatio critica), oft mit Schweiß-

ausbruch, evtl. mit Kollaps (infolge akuter Herzschwäche, was häufiger zum
Tode führt). Fiebererregend wirken alle blutfremden Eiweißstoffe,
und zwar a) sowohl artfremde: in erster Linie Giftstoffe und Körperzerfall-
stoffe der pathogenen Mikroorganismen (!), auch Schlangengift, artfremdes
Serum usw.; b) als auch arteigene, aber blutfremde: Zerfallsprodukte
von Körperzellen, z. B. aus Blutergüssen, Exsudaten, Verletzungs- und Entzündungsherden, Geschwülsten, demgemäß auch Blutzellen auflösende Toxine
und Chemikalien, sowie Fermente, wie Fibrinferment (?). Fieber ist ein Abwehr-
vorgang des Organismus gegen die Wirkung fremder Stoffe, daher der Ausdruck erwünschter Hochleistungen des Organismus im Kampf um seine Selbst-
erhaltung, also an sich und ohne weiteres nicht als schädlicher Vorgang zu
betrachten, sondern als nützlicher, daher evtl. auch künstlich zu erzeugen als
Heilfieber neben Heilentzündung durch Reizkörper u. a. Maßnahmen (s. o.).
Bei ganz schweren Infektionen bzw. bei Versagen der natürlichen Schutzkräfte
des Organismus tritt kein Fieber ein, oder es erfolgt sogar Temperaturerniedrigung.
Aus der Höhe des Fiebers ist überhaupt ein Schluß auf die Prognose nicht ohne
weiteres erlaubt. Die Fieberkurve ist für die einzelnen Infektionskrankheiten
typisch. Die Temperaturkurve ist auch ein wichtiger Fingerzeig für das Ver-
halten der Wunde bei Entzündung, insofern jede Temperatursteigerung eine
Wundstörung (Beginn der Infektion oder Fortschreiten der Entzündung oder
Ansammlung bzw. Zurückhaltung von Entzündungsstoffen) verrät, dagegen
Temperaturabfall Entleerung des Eiters oder Rückgang der Entzündung.
(Antipyretica daher unzweckmäßig!). Wichtig ist dabei auch das Verhalten
des Pulses; ungünstig ist schlechte Spannung und Füllung sowie starke Beschleunigung; ein „signum mali ominis" stellt dar die Kreuzung von Puls-
und Temperaturkurve („Totenkreuz").

　　Es gibt auch nichtinfektiöses, sog. „aseptisches" Fieber (v. Volkmann), z. B. nach subcutanen Verletzungen, spez. Frakturen (wohl bedingt
durch Resorption von blutfremden Stoffen aus dem Bluterguß und von ab-
gestorbenem Gewebe infolge der dabei auftretenden abgebauten Eiweißkörper
oder vielleicht auch infolge Fibrinferments (?); vom infektiösen Fieber unterschieden durch geringe (selten über 38,5⁰; bei Kindern, welche überhaupt eine
etwas höhere Körpertemperatur haben und auch leicht hohes Fieber bekommen,
aber auch bis 40⁰) und atypische Temperatursteigerung, sowie durch Fehlen
von Schüttelfrost und durch auffallend geringe Allgemeinstörungen), sowie
vielleicht auch nervöses Fieber bei Hirn- und Rückenmarkverletzungen
und gewissen Geisteskrankheiten (wohl bedingt durch Zerstörung oder Reizung
gewisser mit der Wärmeregulierung zusammenhängender Hirnpartien, vgl.
Wärmestich!). Das aseptische Fieber bei Wunden, auch nach Operationen und
Geburten, ist dagegen wohl oft der Ausdruck einer, wenn auch leichten Infektion. Das sog. Katheterfieber ist eine akute, fast immer günstig verlaufende Allgemeininfektion.

　　Außer dem Fieber bewirken die Bakteriengiftstoffe cerebrale Erscheinungen
und andere Alterationen des Nervensystems, wie Myelitis, Neuritis, Neuralgie,
ferner gastrische Störungen und Albuminurie, ferner bei Tetanus, Staphylo-,
Streptokokken- und Pyocyaneussepsis: Auflösung der Erythrocyten, schließlich
bei chronischen Eiterungen (Osteomyelitis, Allgemeininfektion) und bei langdauernden Infektionen (Tuberkulose, Syphilis, Aktinomykose) parenchymatöse
und amyloide Degeneration der inneren Organe (Herz, Leber, Nieren, Milz usw.).

Anhang: Natürliche Schutzkräfte des Organismus.

　　Die natürlichen Schutzkräfte des Organismus sind enthalten teils im
Serum (humorale), teils in den Zellen (celluläre).

　　I. Das Blutserum enthält die den sog. Antigenen entsprechenden (spezifischen) Gegen-, Anti- oder Immunkörper, und zwar **1. bakterienschädigende
(antibakterielle): Bakteriolysine, Agglutinine, Präzipitine.** Dabei wirken zwei
Körper: a) das thermolabile und unspezifische Komplement und b) der

thermostabile Amboceptor oder Zwischenkörper, welcher spezifisch, und zwar normaliter vorhanden, aber erst im Laufe der Krankheit angereichert ist.

2. Toxinschädigende (antitoxische): Antitoxine, z. B. bei Tetanus und Diphtherie; Toxine und Antitoxine binden sich, und zwar anscheinend nach chemischen Gesetzen (ähnlich wie Säure und Alkali zur neutralen Salzlösung); ihre chemische Natur ist noch nicht geklärt. Das Toxin kreist im Blute und wird in bestimmten Körperzellen (z. B. bei Tetanus in denen des Centralnervensystems gebunden); die Bindung Toxin-Zelle läßt sich nur sprengen, wenn sie noch nicht fest geworden ist; daher muß das Antitoxin frühzeitig und in genügender Menge gegeben werden sowie evtl. wiederholt (wegen rascher Ausscheidung des Antitoxins aus dem Organismus).

II. Die Zellen, spez. die Leukocyten, wirken teils durch Abgabe von Schutzstoffen, teils durch Verdauung der Bakterien (daher Metschnikoffs Bezeichnung der Leukocyten als Freßzellen: Phagocyten), und zwar unter Mitwirkung des Serums, welches bakterienbeeinflussende Stoffe enthält (Opsonine Wrights; verwertbar zu Diagnose und Behandlung, z. B. bei Staphylokokkenaffektion; durch Injektion geringer Mengen abgetöteter Bakterienkultur läßt sich der Opsoningehalt steigern; der opsonische Index, d. h. das Verhältnis des Opsoningehaltes des kranken zu dem des normalen Serums läßt den Grad der Krankheit und deren Beeinflussung durch die Behandlung erkennen).

Bei Entzündung findet sich in der Regel Hyperleukocytose, d. h. Vermehrung der neutrophilen polynucleären Leukocyten (über 10000), und zwar bei fast allen Infektionskrankheiten, ganz besonders ausgesprochen bei eitrigen Entzündungen mit Bildung eines Abscesses, dagegen nicht bei gewissen Fällen von Sepsis, spez. Septikämie und bei Typhus, Masern, Malaria u. a., sowie bei Tuberkulose u. a. (woselbst Hyperlymphocytose, d. h. Vermehrung der Lymphocyten besteht); herstammend aus Milz, Lymphdrüsen und Knochenmark; weniger neugebildet als vielmehr herangelockt durch die Bakteriengifte bzw. -proteine (Chemotaxis oder Chemotropismus); auch diagnostisch anwendbar zur Erkennung tiefliegender Eiterung, z. B. bei Appendicitis und sonstiger abdominaler Entzündung, aber hier nicht konstant und nicht spezifisch, daher nur verwertbar im Verein mit den klinischen Symptomen.

Daneben ist u. U. wichtig das Blutbild: Linksverschiebung d. h. Vermehrung der normaliter 4—6% betragenden stabkernigen Leukocyten sowie das Auftreten von Jugendformen im Verein mit Lymphopenie deutet auf entzündlichen Prozeß, auch wenn kein Fieber und keine Hyperleukocytose besteht.

Schließlich kann der Nachweis erhöhter Blutsenkungsgeschwindigkeit bedeutungsvoll sein.

Ehrlichs Seitenkettentheorie.

Nach Ehrlich besitzt die Körperzelle einen Leistungskern und verschiedene (für Aufnahme und Assimilitation der Nahrung bestimmte) Seitenketten oder Rezeptoren (Paradigma: Benzolkern!). Das Giftmolekül besitzt eine haptophore und eine toxophore Gruppe. Die Giftbindung erfolgt nun durch Verbindung der haptophoren Gruppe des Giftmoleküls und eines Receptors bestimmter Körperzellen (welcher auf jene paßt „wie der Schlüssel zum Schloß"). Zum Ersatz der außer Funktion gesetzten Zellteile erfolgt nun bei dem Überstehen der Infektionskrankheit — ähnlich wie bei dem Gewebsersatz nach dem Weigertschen Regenerationsgesetz — eine Neubildung von Seitenketten (und zwar im Überschuß!) und dann ihre Abstoßung ins Blut, wo diese als Immunkörper (Antitoxine bzw. antibakterielle Immunkörper: Lysine, Agglutinine, Präcipitine) kreisen und zufolge ihrer spezifischen Bindungsfähigkeit evtl. die Toxine bzw. Bakterien unschädlich machen.

12*

Immunität.

Immunität ist Unempfänglichkeit bzw. Widerstandsfähigkeit gegen Infektion vermöge der Abwehrkräfte des Organismus. Man unterscheidet:

A. Natürliche oder angeborene Immunität, erhöhbar durch Arzneimittel (z. B. Chinin, Arsen usw.), Injektion von Kochsalzlösung, Serum und anderen Eiweißkörpern u. dgl., sowie Nichteiweißkörpern (vgl. Protein- bzw. Reizkörpertherapie!), Ernährung, Hyperämie u. dgl.; herabsetzbar durch Hungern, Ermüdung, Trauma, Abkühlung, Stoffwechselstörung, chronische Krankheiten, chronische Vergiftung, spez. Alkoholismus.

B. Erworbene Immunität; die künstlich erworbene Immunität heißt Schutzimpfung.

a) Aktive oder mittelbare Immunität, erworben durch Überstehen der spezifischen Infektion entweder bei natürlicher Erkrankung (evtl. auch bei leichter) oder bei künstlicher Infektion mit den lebenden (veraltet!) oder mit den abgeschwächten (Vaccine z. B. bei Pocken, Lyssa u. a.) oder abgetöteten (z. B. bei Cholera, Typhus) Erregern oder Bakterienextrakten (z. B. Tuberkulin). Man unterscheidet Autovaccine (direkt vom gleichen Patienten genommen) und Stammvaccine (von verschiedenen Patienten genommen in Form von meist polyvalenten Kulturmischungen); erstere ist umständlicher, aber u. U. wirksamer. Die aktive Immunisierung läßt sich evtl. kombinieren mit der passiven. Eintritt der Unempfindlichkeit erst nach einigen (5—15) Tagen mit vorübergehender Überempfindlichkeit („negative Phase"). Dauer verschieden, im ganzen ziemlich lang: z. B. lang, evtl. lebenslang bei Pocken, Scharlach, vielleicht auch bei Masern und Typhus (?); kurz oder fehlend bei den Streptokokken (rezidivierendes Erysipel!) und Staphylokokken (Furunkulose!); nicht sehr lang auch bei Diphtherie und Pneumonie. Die Immunität wird erreicht durch Bildung von Schutzstoffen, spez. von solchen, welche die Phagocytose befördern (Metschnikoff, Wright u. a.); sie kann gegen die Erreger oder gegen deren Gifte gerichtet sein. Bisweilen schützt auch Überstehen einer ähnlichen Krankheit (z. B. Kuhpocken gegenüber Pocken).

b) Passive oder unmittelbare Immunität, erworben durch Übertragung, und zwar am besten durch Injektion von Serum aktiv immunisierter Tiere, spez. größerer, z. B. Pferde, Rinder usw. (aber nicht durch solches natürlich immuner Tiere). Das Blut immunisierter Tiere gewinnt stark giftneutralisierende Fähigkeiten und überträgt sie bei Einspritzung einem anderen Organismus. Eintritt sofort. Daher ist die passive Immunität wertvoll bei dringlicher Gefahr, z. B. bei Diphtherie und Tetanus. Dauer besteht aber nur so lange, als das fremde Serum im Organismus kreist; daher ist die Schutzimpfung evtl. zu wiederholen, vgl. Tetanus!

Bakterien- und Serumtherapie.

A. Bakterientherapie, d. h. aktive Immunisierung durch Injektion abgetöteter Bakterien, auch Vaccinetherapie, namentlich bei chronischen Erkrankungen mit träger Antikörperbildung, nämlich bei Tuberkulose, sowie Gono-, Staphylo- und Coliinfektion, z. B. Tripperrheumatismus, Furunkulose, Coliinfektion der Harnwege; unter genauer Kontrolle des Immunisierungsverlaufes, evtl. mit Hilfe des opsonischen Index und der klinischen Symptome: Allgemein- und Herdreaktion; Wert ist noch umstritten.

B. Serumtherapie, d. h. passive Immunisierung.

a) Antitoxische (!) bei Tetanus (hier vor allem prophylaktisch: Schutzimpfung, aber auch therapeutisch) und Diphtherie, evtl. auch bei Gasbrand, Milzbrand, Rotz u. a., sowie bei Schlangen-, Fleischvergiftung, Heufieber u. a.; gewonnen werden die antitoxischen Sera durch Immunisierung von Tieren mit Bakteriengiften; sie enthalten spezifische Antitoxine gegen letztere.

b) Antibakterielle bzw. antiinfektiöse (?) bei Strepto-, Meningo-, Pneumokokken u. a. (Erfolg nicht allgemein anerkannt!); gewonnen werden die antibakteriellen Sera durch Behandlung von Tieren mit Bakterien; sie enthalten keine Antitoxine im eigentlichen Sinne.
Vorbedingungen der Serumtherapie: Keimfreiheit, Haltbarkeit, Wertigkeit der Heilsera (daher empfiehlt sich deren Herstellung, Wertbestimmung und Prüfung unter staatlicher Kontrolle!).
Eiweißgehalt der Sera: Natives Heilserum hat einen Eiweißgehalt von durchschnittlich 7,5%, gereinigtes (eiweißarmes) von höchstens 5% und konzentriertes von höchstens 12%; konzentrierte Sera sind wertvoll zur schnellen Behandlung schwerster Krankheitsfälle und eiweißarme zur Minderung der Serumkrankheit.

Überempfindlichkeit (Anaphylaxie) bzw. Serumkrankheit.

Definition: Anaphylaxie ist eine Reaktion mit Vergiftung des Organismus bei parenteraler Zufuhr von artfremdem Eiweiß (pflanzliches oder tierisches, spez. auch Normal- oder Immunserum); als Anaphylaxie erklärt sich auch die Überempfindlichkeit gegen Heilserum ("Serumkrankheit"), gegen die früher übliche Transfusion von Lammblut, gegen Tuberkulin, gegen Ausfließen von Echinokokkeninhalt in die Bauchhöhle bei Punktion, vielleicht auch: Eklampsie, Verbrennung, Jodoformvergiftung, Nahrungsmittelidiosynkrasie u. a.
Wesen: Anaphylaxie ist eine besondere Form der künstlich erworbenen Immunität. Die parenteral zugeführten Eiweißkörper (Antigen oder hier spez. Anaphylaktogen) bilden mit dem im Organismus erzeugten anaphylaktischen Reaktions- oder Immunkörper unter Mitwirkung von Komplement ein den Peptonen nahestehendes, giftiges Eiweißabbauprodukt: das Anaphylatoxin. Durch Injektion von Serum eines entsprechend vorbehandelten (sensibilisierten) Tieres kann von diesem der anaphylaktische Zustand auf ein Normaltier übertragen werden (passive Anaphylaxie). Nach Überstehen des anaphylaktischen Shocks bleibt vorübergehend Antianaphylaxie, d. h. Unempfindlichkeit. Im übrigen bleibt die Überempfindlichkeit (Anaphylaxie) viele Jahre, ja lebenslang bestehen.
Vorkommen: a) Bisweilen erfolgt Anaphylaxie schon bei einmaliger parenteraler Zufuhr des artfremden Serums (Idiosynkrasie oder Serumkrankheit des Erstinjizierten); Symptome zwischen dem 6. und 12. Tage.
b) Häufiger jedoch bei mehrmaliger (Serumkrankheit der Reinjizierten), und zwar erst nach einem gewissen Zeitraume seit der ersten Injektion (Inkubationsstadium: 8—30, meist 12 Tage im Tierexperiment, oft aber weniger, manchmal nur 4 Tage: "beschleunigte Serumreaktion"), dann aber mit verkürzter Inkubation und mit verstärkter Reaktion, dies besonders bei intravenöser Reinjektion; Disposition Monate bis Jahre, u. U. lebenslang anhaltend.
Symptome: Serumkrankheit zeigt gewöhnlich Fieber, Schwäche, Kopfschmerz, Durchfälle, Brechreiz, urticariaartiges, juckendes Exanthem (erst an der Injektionsstelle, später am ganzen Körper), Ödeme, Drüsen- und Gelenkschwellungen u. a., auch manchmal Polyneuritis mit Parese am Arm für Wochen bis Monate; evtl., spez. bei intravenöser Reinjektion sofort als anaphylaktischer Shock: Schweiß, Erbrechen, Zittern, Schwindel, Unruhe, Benommenheit, Blässe oder Dyspnoe, Cyanose, Durchfälle, Glottisödem, Blutdrucksenkung, Herzschwäche, evtl. Tod (?); bei Tieren Tod und vereinzelt auch bei Menschen, namentlich bei Status thymicus, sonst wohl nur bei Reinjizierten unter Temperatursturz, Blutdrucksenkung, Krämpfen, Dyspnoe, Lungenblähung (durch Krampf der Bronchialmuskulatur). Reinjizierte sind mehr empfindlich als Erstinjizierte, Erwachsene mehr als Kinder und Allergische mehr als andere.
Dauer: 2—5 Tage.
Überempfindlichkeitkontrolle: Bei intracutaner Injektion von 0,2 ccm und subcutaner von 0,8 ccm steriler phys. Kochsalzlösung mit 10% Serum entsteht in kurzer Zeit (1 Stunde) eine Quaddel mit rotem Hof und

Druckschmerz, während Kontrolle mit einfacher Kochsalzlösung keine Reaktion hervorruft; dazu Temperatursteigerung.

Prophylaxe der Anaphylaxie bei Heilserumbehandlung: 1. Entgiftetes (eiweißarmes, erwärmtes, abgelagertes) und möglichst hochwertiges Serum oder besser, wenn möglich (allerdings weniger hochwertig und stärker toxisch): 2. Serum einer anderen Tierart (Rind, Esel, Hammel, Ziege usw.). 3. Antianaphylaxieerzeugung („Desensibilisieren") durch Vorgabe einer minimalen, meist dem Serum in besonderer Ampulle beigefügten Dosis ($^1/_5$—$^1/_2$ ccm) Serum subcutan einige (2—4) Stunden zuvor oder in eiligen Fällen alle 5 bis 10 Minuten 1, 5, 10, 25 ccm $^1/_{10}$ verdünntes und dann 1 ccm und schließlich Rest unverdünntes Serum; überhaupt Seruminjektion langsam und subcutan, evtl. in ein vorheriges Depot einer Kochsalzlösung. 4. Versuchsweise Calcium z. B. Calcium glucon. 10 ccm i. m.

Zu vermeiden ist intravenöse Reinjektion (Ersatz durch subcutane bei bereits Injizierten); sonst Zufuhr nur in Narkose!

Therapie (symptomatisch!): Lauwarme Bäder, kalte Packung, Herzanregung. Adrenalin bzw. Racedrin bzw. Ephedrin $^1/_4$—$^1/_2$ ccm alle $^1/_2$ Stunde subcutan und Calcium intravenös oder intramuskulär, namentlich bei Glottisödem, später in Tabl., Atropin (?). Lokal Mentholspiritus, essigsaure Tonerde, Puder, Salbe. Dazu nach Bedarf Brompräparate, Adalin od. dgl. Bei anaphylaktischem Shock Suprarenin 1 ccm subc. oder besser $^1/_4$—$^1/_2$ ccm in $^1/_4$ l warmer phys. Kochsalzlösung intravenös sowie Herzmittel: Coffein, Cardiazol u. dgl. auch Hypophysin und künstliche Atmung.

Bei Beachtung genannter Vorsichtsmaßregeln erscheint die Anaphylaxie beim Menschen zwar als unangenehmen, aber in den allermeisten Fällen nicht lebensgefährlicher Zustand; jedenfalls kann sie nicht ohne weiteres als Kontraindikation gegen Schutz- und Heilserumbehandlung gelten, zumal sonst die Krankheit z. B. Tetanus gefährlicher sein kann als die Anaphylaxie; auch ist letztere ja zu verhüten oder zu bekämpfen ebenso wie der sehr seltene Shock.

B. Spezielles über die einzelnen Infektionskrankheiten.

a) Wundinfektion durch Eiter- und Fäulniserreger.
(Pyogene und putride Infektion.)

α) Pyogene (aërobe) Infektion.

Charakteristisch für die pyogene Infektion ist die eitrige Entzündung, jedoch nicht konstant; vielmehr erfolgt bei zu schwachen bzw. zu wenigen Erregern auch leichte Entzündung ohne Eiterung und bei zu starken bzw. zu zahlreichen Erregern Entzündung mit Nekrose.

Eintrittspforten der pyogenen Infektion: meist Wunden (auch kleinste Schrunden!) der Haut oder Schleimhaut, aber auch unverletzte Haut vermöge der Durchtrittsstelle der Haare, also zwischen Haarschaft und -scheide bei Einreiben der Erreger (Schimmelbusch und Garrè erzeugten Furunkel durch Einreiben von Staphylokokken in die unverletzte Haut) und unverletzte Schleimhaut bei Schädigung ihrer Schutzkräfte (Leukocyten, Schleimabsonderung, Flimmerbewegung), z. B. infolge Erkältung (Angina, Pneumonie), Zirkulationsstörung (Darmeinklemmung), chemischer oder mechanischer Reize u. dgl., vor allem an den Stellen der lymphatischen Follikel mit den Stöhrschen Epithellücken, woselbst die Schleimhaut durch die durchwandernden Leukocyten gelockert ist (Tonsillen, Rachenmandel, Follikel des Zungengrundes, Peyersche Haufen). Für die Praxis ist an der Tatsache festzuhalten, daß als Eingangspforte für die eitrige Infektion einschl. Sepsis eine Verletzung der deckenden Epithelschicht angenommen werden muß, wenn sie auch nicht immer gefunden wird („kryptogenetische Infektion"), und weiterhin, daß die Luftinfektion (außer als Tröpfcheninfektion) nur eine untergeordnete Rolle spielt gegenüber der Kontaktinfektion, spez. durch die Arzthand. Dagegen ist wenig empfänglich die granulierende Wunde, indem deren Sekret die Keime abspült und deren Schutzkräfte sie abtöten; jedoch versagt der Schutz der granulierenden Zellschicht bei deren Verletzung (durch grobes Abreißen des Wundverbandes, Ätzen mit Höllensteinstift, Abkratzen mit dem scharfen Löffel u. dgl.), wobei leicht Lymphangitis oder Erysipel, evtl. auch Phlegmone usw. oder Allgemeininfektion erfolgt.

I. Erreger der pyogenen Infektion.

Beim Menschen entsteht die Eiterung unter gewöhnlichen Verhältnissen durch bestimmte, manchmal allerdings durch gleichzeitig mehrere Mikroorganismen; als solche kommen in Betracht:

1. Staphylococcus (Becker-Rosenbach) (häufigster Eitererreger; in ca. 15—80% aller Eiterungen!). Coccus, meist „traubenförmig" gelagert, seltener einzeln oder zu zweien; grampositiv; auf festen Nährböden üppig wachsend; in Bouillon starke Trübung mit mäßigem Bodensatz, Gelatine verflüssigend (Kolonien bilden Vertiefung „wie durch Locheisen"); sehr widerstandsfähig gegen Austrocknung, Desinficientia usw.; bemerkenswert ist Pigmentbildung; je nach Pigmentbildung unterscheidet man: 1. St. aureus (goldgelb); 2. St. albus (weiß; seltener und meist harmloser) und 3. St. citreus (citronengelb; selten); daneben gibt es einen anaëroben St. (bei gewissen Fällen von Puerperalfieber). Tierpathogenität verschieden, im ganzen gering, erhöhbar durch Tierpassage; bei Injektion in Brust- oder Bauchhöhle, sowie in die Blutbahn bei Kaninchen, weniger bei Meerschweinchen und Mäusen tödliche Allgemeininfektion mit Metastasen in Nieren, Herz, Knochenmark usw., bei subcutaner Injektion Absceßbildung. Beim Menschen saprophytisch auf Haut (auch an der Tageshand des Chirurgen) und auf Schleimhäuten, sowie in der Umgebung (Wäsche, Zimmerstaub), wobei unter entsprechenden Verhältnissen der saprophytische Erreger pathogen werden kann; pathogen bei allen möglichen (meist typischen!) Eiterungen: Furunkel und Karbunkel, Schweißdrüsenentzündung, Phlegmone, Panaritium, Ekzem, Abscessen, Osteomyelitis (hier gewöhnlicher Erreger: 85—90%!), Sepsis spez. Pyämie (dagegen selten bei Tonsillen- und noch seltener bei Genitalaffektion!), ferner als Mischerreger bei Tuberkulose, Aktinomykose, Diphtherie, Otitis media, Pyelitis, sowie bei Streptokokkeninfektionen; Empfänglichkeit des Menschen im allgemeinen nicht sehr groß, aber begünstigt durch allgemeine (Diabetes) und lokale Disposition (Kleiderscheuern, Unreinlichkeit). Es besteht Rezidivneigung (Furunkulose!). Diagnose: Präparat, evtl. auch Kultur und Tierversuch. Bei Blut-, Liquor- u. dgl. Untersuchung cave Hautsaprophyten! Zur Pathogenitätsprüfung dienen (aber nicht absolut entscheidend!): Hämolyse, Agglutination, Tiervirulenz der Erreger bzw. Antihämolysine und Agglutinine des Krankenserums. Therapie: Serumtherapie erfolglos, Bakteriotherapie fraglich, aber zu versuchen: Staphylokokkenvaccine z. B. bei Furunkulose.

2. Streptococcus (zweithäufigster Eitererreger; in ca. 10—50% aller Eiterungen). Fehleisens Streptococcus erysipelatos, Rosenbachs Streptococcus pyogenes usw. bilden eine Arteinheit; das erzeugte Krankheitsbild ist weniger abhängig von einer bestimmten Streptokokkenart als von Virulenz der Erreger bzw. von Empfänglichkeit des Organismus; gemäß dem Verhalten auf Blutplatten unterscheidet man (nach Schottmüller) folgende, aber wohl nicht wesensverschiedene Arten: **1. Str. longus pathogenes s. pyogenes** (dies ist zugleich auch der Str. erysipelatos): hämolysinbildend (Blutplatte). **2. Str. mitior s. viridans:** Selten, z. B. bei Endocarditis lenta und bei Sepsis chronica; milder, mit kleinen grünlichen Kolonien! **3. Str. mucosus:** Selten, namentlich bei Pneumonie; schleimbildend! **4. Str. putridus s. anaërobieus:** Selten, und zwar bei putrider Infektion; anaërob wachsend! Im übrigen

gilt für den Str. im allgemeinen: Coccus, in leicht geschlängelten Ketten
(schöne lange Ketten bis zu 20 Gliedern und mehr entwickeln sich namentlich
in flüssigen Substraten: Bouillon und Agarkondenswasser) oder zu zweien
(namentlich im Gewebe); grampositiv; Gelatine nicht verflüssigend; oberflächliche Agarkolonien zeigen bei zartem Wachstum granuliertes Centrum
mit aufgefasertem Rande; Züchtung erfolgt im übrigen am besten auf Agar
oder Blutserumagar; Tiervirulenz sehr verschieden: bei weißen Mäusen,
Kaninchen usw. nach subcutaner oder intraperitonealer Injektion Sepsis
mit Metastasen in Gelenken, seltener in Organen, bei jungen Tieren auch in
Knochen; bei Kaninchen subcutan am Ohre Erysipel. Beim Menschen saprophytisch auf Haut und vor allem auf Schleimhäuten, sowie in der Umgebung;
pathogen bei (meist schweren und fortschreitenden) Eiterungen, spez.
Phlegmone, Angina, Puerperalfieber, Erysipel usw. und bei Sepsis, spez.
Septikämie (besonders gefährlich sind Streptokokken von kranken Menschen,
z. B. mit Peritonitis, Puerperalfieber usw.!); auch als Mischerreger bei Tuberkulose der Lungen usw., Diphtherie, Tetanus, putrider Infektion, sowie bei
Scharlach und Gelenkrheumatismus (Streptokokkensekundärinfektion wirkt
in der Regel verhängnisvoll!). Diagnose: Präparat, evtl. Kultur und Tier-
versuch (bei Streptococcus longus s. haemolyticus im Gegensatz zum saprophytischen Str. brevis Auswachsen zu langen Ketten in Bouillon und
Hämolysinbildung auf Blutplatten, evtl. auch Tiervirulenz!) Therapie: u. a.
Streptokokkenserum (und zwar polyvalentes, auch von Menschenstämmen)
fraglich, aber zu versuchen, spez. bei Erysipel, Puerperalfieber, Meningitis,
Peritonitis, Pyämie und chronischer Septikämie, sowie bei mischinfiziertem
Scharlach und Gelenkrheumatismus (Vorsicht bei nicht eröffneten Eiter-
ansammlungen!).

3. Diplococcus lanceolatus capsulatus s. pneumoniae s. Pneumococcus

(Fränkel-Weichselbaum). Coccus; lanzett- oder kerzenflammenförmig zu
zweien mit nach außen gekehrten Spitzen, in Kulturen bisweilen atypisch:
kleiner, oval oder stäbchenförmig und in kurzen Ketten (4—6); grampositiv;
im Tierkörper mit Kapsel um den Kokkenverband; Gelatine nicht verflüssigend;
am besten wachsend auf Ascitesagar und Blutserum bei Körpertemperatur,
jedenfalls nicht unter 20⁰, überhaupt anspruchsvoll und wenig widerstandsfähig; bei subcutaner Injektion sterben weiße Mäuse in 2—3 Tagen an Sepsis
(Erreger im Blut usw. nachweisbar); beim Menschen saprophytisch auf der
Schleimhaut der oberen Luftwege sowie in der Mund-Nasenhöhle und im
Bindehautsack, pathogen bei kruppöser Pneumonie und bei katarrhalischer
Bronchopneumonie (hier bis zu 90%; sonst finden sich hier: Streptococcus
spez. mucosus, Influenza- und Pneumobacillus Friedländer: kurzes und
plumpes, gramnegatives Kapselstäbchen), ferner fortgeleitet oder auf dem
Blutweg verschleppt bei Rhinitis, Nebenhöhlenkatarrh, Otitis media, Parotitis,
Conjunctivitis, Keratitis und Ulcus corneae serpens, Pleuritis bzw. Empyem,
Peritonitis, Endocarditis, Meningitis, Osteomyelitis, Arthritis, Cystitis, Orchitis
usw., sowie bei Wunden, Mastitis, Phlegmone und Allgemeininfektion. Diagnose: Präparat, Kultur und Tierversuch. Therapie: Pneumokokkenserum
fraglich, aber zu versuchen, spez. bei Ulcus corneae serpens (Roemer). Ähnlich
verhalten sich **Pneumobacillus** und **Influenzabacillus.**

4. Micrococcus tetragenus (Koch-Gaffky). Coccus in Verbänden zu vier

innerhalb einer Kapsel; grampositiv; kulturell ähnlich Staphylococcus, aber
Gelatine nicht verflüssigend; bei Meerschweinchen und weißen Mäusen bakterielle Allgemeininfektion nach subcutaner Injektion; beim Menschen saprophytisch im Speichel und im Eiter von tuberkulösen Lungenkavernen, pathogen
(selten!) bei Absceß, Halsphlegmone, Tonsillarabsceß, Allgemeininfektion.

5. Gonococcus (Neißer). Diplococcus fast halbkugelig („kaffeebohnen-,

nieren-, biskuitförmig") mit der breiten oder Hilusseite einander zugekehrt
(„Semmelform"); in Gruppen frei oder intracellulär, spez. in den Eiterzellen
um die Kerne herum (charakteristisch!); gut färbbar mit Anilinfarben, am

schönsten darstellbar mit sehr verdünnter Methylenblaulösung; gramnegativ; Kultur (mit zarten Kolonien) am besten auf Blut, Serum oder Ascites (menschliches Eiweiß!) bei Körpertemperatur (aber nicht über 38⁰); überhaupt wenig resistent, namentlich gegen Hitze und Austrocknung; Tierimpfung im allgemeinen erfolglos. Beim Menschen nicht saprophytisch, sondern nur pathogen, und zwar bei gonorrhoischer Urethritis (Tripper), sowie bei Conjunctivitis, Cystitis, Urethritis, Pyelonephritis, Proctitis und Peritonitis, sowie beim Manne bei periurethralem Absceß, Cavernitis, Epididymitis, Prostatitis, Samenblasenentzündung; beim Weibe bei Bartholinitis, Endo- und Parametritis, Salpingitis, bei jungen Mädchen auch bei Vulvitis, bei Neugeborenen bei Conjunctivitis, schließlich bei Allgemeininfektion mit Metastasen in Endokard, Gelenken, Sehnenscheiden und Schleimbeuteln usw. (s. da). Übertragung durch Coitus (bisweilen, aber jedenfalls selten, am ehesten bei Vulvovaginitis kleiner Mädchen), auch durch Wäsche, Schwamm, Finger usw., bei Neugeborenen auch durch Geburt (Augenbindehaut!; hier prophylaktisch Einträufeln eines Silberpräparates in den Konjunktivalsack nach Crédé). Inkubatoinszeit: Stunden bis Tage (1—8, meist 2—4). Diagnose: Präparat aus Urethralsekret, evtl. auch aus Urin, Conjunctiva-, Vagina-, Rectumsekret, Gelenkpunktat (Semmelform; gramnegativ; intracellulär), nötigenfalls, spez. bei chronischer Gonorrhoe nach Provokation mechanisch (Expression mittels Knopfsonde), chemisch (urethrale Injektion von 1%igem Arg. nitr. oder 10%igem Perhydrol) oder biologisch (Gonokokkenvaccine z. B. Arthigon 0,1 intravenös), bei Frauen auch nach Menstruation; dazu Komplementbindung; evtl. (namentlich bei extraurethraler Lokalisation, z. B. im Mastdarm oder in der Scheide) Kultur und Tierversuch (negativ!). Therapie: Gonokokkenserum fraglich; aktive Immunisierung mit abgetöteter Kultur: Vaccine z. B. Arthigon oder Kompligon ebenso wie Reizkörper zu versuchen bei subcuten, isolierten und geschlossenen Herden, spez. Epididymitis, Arthritis usw. Prophylaxe: Condom, Urinieren nach Coitus und einige Tropfen 20%ige Protargollösung intraurethral.

6. Bacillus pyocyaneus („Bacillus des blaugrünen Eiters"). Kleines, schlankes Stäbchen; beweglich mit einer Geißel; gramnegativ; Gelatine verflüssigend, empfindlich gegen Säure; blaugrünen Farbstoff bildend, aber nicht bei Sauerstoffabschluß, bei unzusagendem Nährboden oder bei Symbiose mit Staphylo- und Streptokokken; Meerschweinchen usw. sterben an Sepsis. Beim Menschen saprophytisch auf der Haut, besonders an schweißreichen Stellen (Leistenbeuge, Achselhöhle, Afterfalte), auch an Wunden, Fisteln usw. (hierbei starke Wundsekretion und Störung der Überhäutung und Hauttransplantation!), zuweilen pathogen allein oder kombiniert mit Staphylo- und Streptokokken bei Mastitis, Otitis media usw. und bei Allgemeininfektion (selten, besonders aber bei geschwächten Personen, spez. Säuglingen). Therapie: Wasserstoffsuperoxydpräparate, Salicylsäure, Borsäurepulver, essigsaure Tonerde, Jodoform, Airol (!), Isoform, Yatren u. a., sowie Jodtinktur (diese spez. auf umgebender Haut!) usw.

7. Bacterium coli commune. Kurzes und plumpes, an den Ecken abgerundetes Stäbchen; meist beweglich mit seitlichen Geißeln (im Gegensatz zum Typhusbacillus); gramnegativ; Kulturen auf besonderen Nährboden mit charakteristischer Reaktion (Gas-, Säure-, Indolbildung, Milchgerinnung usw.); Meerschweinchen sterben bei intraperitonealer, evtl. auch bei subcutaner Injektion. Saprophytisch bei Menschen und Tieren im Darme (hier wohl wichtig zur Beschränkung der Fäulnis und zum Abbau der Nahrung!), sowie in Haut, Kleidung, Staub, Wasser, Luft usw.; pathogen bei Infektionen im Darm: Appendicitis, Cholecystitis, Peritonitis, Periproctitis usw. oder in den Harnwegen: Cystitis und Pyelitis (namentlich bei kleinen Mädchen und Frauen; hier aufsteigend spontan vom Genitale oder durch Katheterismus, auf Blutweg oder infolge Durchwanderung!), aber auch ektogen spez. bei Operationswunden mit Fäkalinfektion, z. B. am After, ferner bei Panaritium, Lymphangitis und Phlegmone sowie bei Allgemeininfektion. Der Colibacillus ist je nach seiner

Wirkung sowohl den pyogenen wie den putriden Infektionserregern zu-zurechnen, (s. da.) Diagnose: mikroskopisch, kulturell und im Tierversuch, ferner durch Agglutination! Postmortaler Nachweis nicht beweiskräftig (spontane Durchwanderung erfolgt bereits nach einigen Stunden!).

8. Bacterium typhi (Eberth-Gaffky). Kurzes, weniger plumpes und abgerundetes Stäbchen; beweglich mit Geißeln ringsum; gramnegativ; vom Colibacillus durch dort genannte Nährböden unterscheidbar; Meerschweinchen und Mäuse sterben nach 1—2 Tagen bei intraperitonealer Injektion. Beim Menschen Übertragung durch infizierte Finger, Trinkwasser, Milch usw., auch von Rekonvaleszenten: sog. „Typhusbacillenträgern", welche Typhus-bacillen jahrelang im Darme, spez. in den Gallenwegen beherbergen können; Eingangspforte Darm. Lokalisation: Lymphatische Follikel des Darmes; bisweilen im Rekonvaleszentenstadium posttyphöse Eiterung, evtl. im Verein mit Staphylo-, Strepto- und Pneumokokken und Colibacillen (Eiter ist ge-wöhnlich dünnflüssig und rötlichgelb). Diagnose: 1. Sofort: Nachweis der Erreger im Blut (in der ersten Woche bereits; am besten an-gereichert in Rindergalle; bis 90%), Roseolen (bis 75%), Stuhl (meist erst in der zweiten Woche; auf Spezialnährböden; dagegen nicht mikro-skopisch wegen Vorkommens ähnlicher Stäbchen im Stuhl). Evtl. Identi-fizierung der Erreger durch Agglutination (Immunserum macht in starker Verdünnung Typhusbacillen unbeweglich und zusammengeballt) oder durch Bakteriolyse (Pfeifferscher Versuch: Typhusbacillen gemischt mit Immunserum werden in der Meerschweinchenbauchhöhle aufgelöst, nicht aber gemischt mit Normalserum). 2. Später: Serumdiagnostik: Agglu-tinationsprobe nach Gruber-Widal: Blutserum Typhuskranker agglutiniert Typhusbacillen (aber erst nach einigen Tagen der Krankheit!). Therapie: Immunisierung mit abgetöteten Erregern ist angezeigt nur pro-phylaktisch, aber nicht therapeutisch (auch Gefahr der Vergiftung durch die infolge Bakteriolyse freiwerdenden Endotoxine!).

Ähnlich wie Typhusbacillus verhält sich der **Bacillus des Paratyphus B.**

Oft (in $^1/_3$—$^1/_2$ der Fälle) besteht **Misch- oder Polyinfektion,** und zwar meist Kombination von Staphylo- und Streptococcus, sonst dieser mit den anderen genannten oder mit putriden sowie Tetanus-, Diphtherie- u. a. Erregern.

II. Die pyogene Infektion der verschiedenen Gewebe.
1. Haut und Unterhaut.

a) **Furunkel** ist umschriebene, akut-eitrige Entzündung des Haarbalges und seiner Talgdrüse. Erreger: Gewöhnlich Staphylococcus aureus oder albus („Staphylomycosis circumscripta cutis"), selten Streptococcus (?). Prä-dilektionsstellen sind behaarte Stellen, welche zugleich mechanischem Reiz und Unreinlichkeit ausgesetzt sind: Nacken (Hemd- oder Rockkragen!), Rücken (Rucksack oder Tornister!), Nates, Oberschenkelinnenseite, Achsel, Stirn (Kopfbedeckung!), Kopfhaut (Kratzen!), Handgelenk (Manschette!), Taille (Hosengurt oder Rockbänder!), Gehörgang und Naseneingang (Finger-bohren!), Arme, spez. Unterarm, Hand- und Fingerrücken und Beine, dagegen nicht haarlose Stellen: Handteller und Fußsohle und seltener nur die Prädilektionsstellen der Schweißdrüsenabscesse: Achsel, Brustwarze, After, große Schamlippe; ferner wirkt disponierend a) allgemein: Diabetes, Kachexie, Marasmus, chronische Infektionskrankheiten, Verdauungsstörung usw.; b) lokal: juckende Hautveränderungen, wie Ekzem, Scabies usw. sowie abschließende, spez. feuchte Verbände. Vorläufer ist oft ein sog. „Blütchen" oder „Pickel" d. h. umschriebene kleine Eiterpustel in der Epidermis (Impetigopustel) oder eine Haarbalgentzündung (Sycosis). Sym-ptome: Etwas erhabenes, tiefrotes, hartes Knötchen mit centralem Eiter-pfropf, welcher kegelförmig mit der Spitze in der Subcutis steht und nach $^1/_2$—1—2 Wochen ausgestoßen wird. Gefahren: 1. Ausbreitung in die Umgebung, namentlich bei Diabetikern und bei schwächlichen Säuglingen, auch begünstigt durch Kataplasmabehandlung: Furunkulose und Karbunkel (s. u.). 2. Verbreitung in Lymph- und Blutwege, auch begünstigt durch Bewegungen oder durch grobe Behandlung (Ausquetschen, Auslöffeln usw.): Lymphangitis, Thrombophlebitis, z. B. an V. facialis (Gesicht-, spez. Oberlippenfurunkel!) und V. saphena (Unterschenkelfurunkel!), Allgemeininfektion mit Metastasen in Gelenken, Knochenmark, Niere bzw. paranephritischem Gewebe, Lungen usw. Abarten: 1. Follikulitis, d. h. beschränkte und harmlose Entzündung an Haarbalg und Talgdrüse, an den Cilien als Gerstenkorn (Hordeolum), in der Bartgegend fortschreitend als Folliculitis barbae s. Sycosis. 2. Acne, d. h. Talgdrüsenverstopfung mit Entzündung; bei unreinlichen oder zu Comedonen (Mitesser) neigenden Menschen, spez. in der Pubertät. 3. Karbunkel, d. h. progredienter Furunkel, ausgezeichnet durch Wachstum, Gewebszerfall und stärkere Schwellung, Schmerzen, Fieber und Allgemeinerscheinungen; dabei multiple dicht beieinanderstehende Absceßchen und schließlich siebartige Durchlöcherung der Haut; bis handtellergroß und bis auf die Fascie tief; spez. an Nacken, Rücken, Gesicht, Lippe; Diabetes prädisponiert (daher stets Harnuntersuchung auf Zucker!); differentialdiagnostisch cave Milzbrandkarbunkel, Rotz und Insektenstich; Gefahr: Thrombophlebitis, Allgemeininfektion und (bei Schwächlichen und Diabetikern) Kräfteverfall. Prognose: Im allgemeinen günstig; lebensgefährlich werden u. U. Karbunkel, spez. diabetische und Lippenfurunkel. Behandlung: Zu versuchen ist Kupierung durch Kauterisation mit Spitzbrenner bzw. glühend gemachter Stricknadel oder durch Betupfen mit Jodtinktur, Phenolcampher oder Carbolsäure, sowie Haarextraktion, Abtragen der Kuppe, Stauen oder Saugen (nicht ganz unbedenklich wegen Gefahr der Lösung infizierter Thromben!). Sonst (außer Ruhigstellung und nötigenfalls spez. am Bein Bettruhe) Quecksilbercarbolpflaster oder besser Salben- bzw. Pastenverband, z. B. Borvaseline, Zinkpaste, Pechon-, Ilon-, Panthesin-, Lokopan- oder sonstige Quecksilbersalbe, Jodsalbe, Ichthyolsalbe bzw. Ichthyol (rein mit Watteflocke), Histopinpflaster oder -salbe, Antipiol (?) u. dgl. am Gehörgang und Naseneingang entsprechender Tampon, nachdem die Umgebung mit Ätheralkohol gereinigt und mit Salben- bzw. Pastenanstrich geschützt ist. Daneben empfiehlt sich bei phlegmonösem Prozeß Alkoholumschlag oder Heizkissen oder Diathermie bzw. Kurzwellenbehandlung oder Röntgenbestrahlung. (Feuchter Verband, Kataplasma usw. ist nicht ratsam wegen vermehrter Einschmelzung und Verbreitung in der Umgebung infolge Hautmaceration mit Furunkelaussaat!). Bei zunehmender Infiltration (mit Hilfe von Chloräthylspray oder Rausch sowie nach Abwaschen und Einsalben der Umgebung) Incision mit Messer oder Thermo- bzw. Kaltkauter zeitig, schonend (cave Ausdrücken und Auslöffeln!) und genügend, d. h. so tief und so weit, als die Infiltration reicht, manchmal nur als Stichincision, sonst als Incision, evtl. nämlich bei großem Furunkel oder Karbunkel Kreuzschnitt mit Ablösen oder Abtragen der mittels Haken auseinandergezogenen Hautzipfel namentlich bei diabetischem Karbunkel empfiehlt sich — neben Diät und Insulin — baldige und ausgiebige Eröffnung bis ins Gesunde, und zwar am besten mit dem Hochfrequenzstrom, evtl. auch kreisförmige Excision des ganzen Karbunkels bis auf die Muskelfascie; dazu Krankenhausaufnahme. Anschließend lockere Jodoform-, Yatren-, Pyoktanin-, Perubalsam-, Serum- usw. Gazetamponade für 1—2—3 Tage; später Salbenverband. Ruhe, evtl. Bettruhe oder Schiene bzw. Armtragetuch; cave. Drücken, Kratzen, Bohren u. dgl.; nötigenfalls Krankenhausaufnahme vgl. Gesichtsfurunkel! Evtl. künstliche Höhensonne (bis zur Reinigung) und Saugglocke. Zurückbleibende Defekte werden durch Heftpflasterzug verkleinert; evtl. Hauttransplantation.

Bei Furunkulose: Sorgfältiger Furunkelverband, Händesauberkeit, Schmierseifen-, bzw. Salz-, Kaliumpermanganat-, Chinosol-, Jod-, Schwefel- oder Heißluftbäder, Wäschewechsel, Enthaarung durch Rasieren oder besser durch Chemikalien (Rp. Bariumsulfid 50, Zinkoxyd, Amylum aa 25 mit warmem

Wasser zu Brei anrühren, mit Spatel aufstreichen und nach 2—10 Minuten mit feuchter Watte abwaschen). Fortlassen von scheuernder Kleidung oder Verband. Pyoctanin- oder Jodtinkturpinselung und Salben- oder Formalin-, Resorcin-, Tannin-, Thymol-, Rivanol- u. a. Spiritusverband. Zu versuchen Staphylokokken-, spez. Autovaccine oder Reizkörpertherapie (z. B. Omnadin bzw. Staphyloyatren), ferner Quarzlampen- oder Röntgenbestrahlung, reizlose Diät, Vitamin A (Vogan), Stuhlregelung (Blutreinigungstee oder Karlsbader u. a. Trinkkur), Hefe (Bierhefe bzw. Levurinose, Biofaex oder Furunkolin), Schwefel, Jod, Arsen und Eisen; bei Diabetes Diät und Insulin. Prontosil ?

aa) Schweißdrüsenentzündung und -absceß vgl. Spez. Chirurgie, Schulter!

b) Subcutaner Absceß ist eine im lockeren Subcutangewebe abgegrenzte Eiterung infolge einer durch Ernährungsstörung entstandenen Gewebsnekrose mit mangelndem Granulationswall. Ursachen: Furunkel, Erysipel, Lymphangitis, Phlegmone, ferner durchbrechende Eiterungen (aus Körperhöhlen, Gelenken, Knochen, Muskeln usw.), vereiterte Hämatome, infizierte Subcutaninjektionen (z. B. Morphiuminjektion), schließlich Allgemeininfektion mit Metastasen. Erreger: meist Staphylococcus, weniger Streptococcus, selten Thyphusbacillus. Symptome: Schwellung, Rötung, Hitze, Schmerz, evtl. (wenigstens bei oberflächlicher Ausdehnung) Fluktuation. Verlauf: Evtl. spontaner Durchbruch mit vorübergehender Eiterfistel. Gefahr: fortschreitende Entzündung oder Einbruch in Lymph- oder Blutwege (spontan und besonders nach Trauma, Massage, heftiger Bewegung). Behandlung: Incision und Dränage.

c) Subcutane Phlegmone ist flächenhaft fortschreitende Entzündung subcutan, evtl. auch intermuskulär; an Fingern und Zehen Panaritium genannt. Entstehung: 1. direkt nach Verletzung, spez. auch nach Operation oder Sektion, oft nach unbedeutender, z. B. Nadelstich (scheinbar ,,spontan"); 2. fortschreitend aus der Nachbarschaft bzw. Tiefe bei Erysipel, Furunkel, Lymphdrüsenentzündung usw.; 3. metastatisch bei Allgemeininfektion. Betriebsunfallzusammenhang ist möglich, und zwar sei es durch Wunde sei es durch Infektion einer bestehenden Wunde; doch muß die Beurteilung eine strenge sein mit Rücksicht auf die außerordentlich häufige Möglichkeit von Wunden oder von Wundinfektionen auch im gewöhnlichen Leben. Inkubationszeit: gewöhnlich 1—4 Tage, spätestens 3 Wochen. Erreger: Staphylo- und vor allem Streptokokken. Symptome: a) lokal: Schmerzen, Schwellung, Rötung, Hitze, auchÖdem der Umgebung, evtl. kollateral auch an entfernterStelle z. B. bei Hohlhandphlegmone am Handrücken, wobei diagnostische Irrtümer entstehen können (Fingerdruck bleibt!). b) allgemein: Fieber, Hyperleukocytose usw. Formen: a) umschriebene (circumscripte) und b) fortschreitende (diffuse) oder progrediente; letztere bei Virulenz der Erreger oder bei Schwäche des Organismus (Diabetes, Marasmus) bzw. des Gewebes (Schädigung durch Trauma, Massage, groben Verbandwechsel, Kataplasmabehandlung, verspätete oder ungenügende Incision usw.); dabei evtl. Haut-, Fascien-, Sehnen-, Muskel- und Periostnekrose mit folgender Narbencontractur. Nach der Tiefenlokalisation unterscheidet man: a) oberflächliche (subcutane), b) tiefe (subfasciale) Phlegmone z. B. periösophageal, mediastinal, retroperitoneal, perirenal, cervical, retromammär, subpektoral usw. (s. d.). Nach dem pathologischen Befund lassen sich trennen: seröse, eitrige und nekrotisierende Formen. Ausgang: Resorption oder Absceßbildung oder Fortschreiten oder Sepsis. Gefahren: 1. Übergreifen auf wichtige Organe, z. B. an Gesicht und Kopfschwarte Meningitis, am Halse Mediastinitis und Glottisödem usw., sowie überhaupt auf Knochen, Gelenke, Lymph- und Blutgefäße mit Thrombophlebitis, Gefäßarrosion usw. 2. Allgemeininfektion, evtl. Metastasen in Lunge usw. Prognose: ernst, namentlich bei ausgedehnter spez. fortschreitender oder tiefer Phlegmone sowie überhaupt bei Streptokokkeninfektion; die diabetische Phlegmone hat eine besonders schlechte Aussicht. Behandlung: (außer Allgemeinbehandlung, spez. entsprechende Ernährung, Herzanregung usw. und Hochlagerung sowie Ruhigstellung evtl. mit

Schiene): anfangs bei gutartiger Form Ruhigstellung und Kamillen- bzw. Kamillosan-, Alkohol-, Ichthyol- od. dgl. Verband, sowie Wärme bzw. Diathermie bzw. Kurzwellenbehandlung oder Röntgenbestrahlung, sonst unter ausreichender Betäubung Incision: frühzeitig, schonend (glatter Schnitt mit Messer oder Thermokauter oder Hochfrequenzapparat; Eiter nicht ausdrücken, höchstens vorsichtig ausstreichen!) und ausgiebig, spez. unter Verfolgung des Eiters und mit Eröffnung aller Muskelinterstitien (z. B. am Hals) und Gegenincisionen an abhängigen Stellen; anschließend lockere Tamponade oder Dränage oder am besten beides kombiniert; baldigst Hyperämie durch warme Packungen oder Bäder u. dgl.; Verbandwechsel schonend und nicht voreilig, wenn möglich warte man auf Entfieberung im ersten Verband; später, aber rechtzeitig und vorsichtig gesteigert medikomechanische Nachbehandlung; evtl. Hauttransplantation; bei durch Incision nicht beherrschbarer Phlegmone der Gliedmaßen mit Sepsis evtl., aber keinesfalls zu spät, Gliedabsetzung.

d) Erysipel (Rose, Wundrose, Rotlauf) ist Entzündung in den Lymphspalten der Haut bzw. Schleimhaut. Entstehung: 1. meist ektogen von Wunden mit Verletzung, Verbrennung, Operation („Wundrose"), auch von älteren und kleineren Rhagaden, Geschwüren (auch Unterschenkelgeschwür) usw., spez. vorkommend im Gesicht: Naseneingang, Lippen und hinter den Ohren (Fingerkratzeffekte!), ferner an den Fingern des Arztes bei Operation oder Sektion, am Nabel bei Neugeborenen usw.; 2. lymphogen von tiefer gelegener Entzündung, meist der Subcutis (Phlegmone), seltener der Knochen, Gelenke, Drüsen z. B. bei Spaltung einer Phlegmone, Punktion eines Gelenk- oder Pleuraempyems, Nasen- oder Ohroperation usw. 3. hämatogen bei metastasierender Allgemeininfektion (selten, hier bisweilen multipel!). Erreger: Streptococcus pyogenes. (Besondere Erysipelstreptokokken gibt es nicht!); Erysipel ist also eine Streptomykose der Haut (Streptodermie). Lokalisation (in absteigender Reihenfolge): Gesicht, spez. Nase (Kopf erkrankt bei weitem am häufigsten, ca. 90%!), Kopfschwarte, Extremitäten, spez. Unterschenkel, Genitalien, Rumpf. Inkubationszeit: 1—3 Tage und mehr. Formen: a) nichteitrig, d. h. akut-serös (gewöhnlich!); b) eitrig; c) nekrotisch (in schweren, spez. eitrigen Fällen und an besonders disponierten Hautstellen, sei es an wenig dehnbaren (Schienbeinkante, Patella, Olecranon, Jochbein, Darmbeinkante) oder an locker gewebten (Lider, Genitalien). Man spricht von Erysipelas erythematosum (Rötung!), bullosum (nichteitrige Blasen!), pustulosum (eitrige Blasen!), phlegmonosum (fortschreitende Eiterung!), necroticum s. gangraenosum (Hautnekrose!). Symptome: Schüttelfrost und meist hohes Fieber (oft 40—41⁰), gewöhnlich kontinuierlich, bei Schüben auch reoder intermittierend und starke Allgemeinerscheinungen (dies namentlich bei Kopfrose: Kopfschmerzen, Bewußtlosigkeit, Delirien usw., evtl. meningitisartig). Lokal zunächst rötliche, heiße und schmerzhafte Flecken, dann scharf begrenzte, schmerzhafte und druckempfindliche, intensive und glänzende, etwas erhabene Hautrötung mit bogenförmigen oder flammenartig gezackten Ausläufen in unregelmäßigen Schüben, „sprungweise wie im Gefecht vorstürmende Schützenlinien" („Rotlauf"); oft haltmachend an festen, mit der Unterlage verbundenen Hautstellen (z. B. an Kinn, Haargrenze, Darmbeinschaufel, Großrollhügel, Kreuzbein, Schulterhöhe, Handteller und Fußsohle); an locker gewebten Hautpartien (Gesicht, spez. Lider sowie äußere Genitalien) stärker ödematös; nach 2—4 Tagen oder schon früher abblassend. Das Erysipel an der behaarten Kopfhaut, sowie das Schleimhauterysipel (z. B. an Rachen, Nase, Larynx, weiblichen Genitalien), ist als solches nur aus dem heftigen Verlauf mit hohem Fieber und mit schweren Allgemeinerscheinungen zu vermuten und erst beim Übertritt auf die Haut mit Sicherheit zu erkennen. Dauer: durchschnittlich 6—8—10 Tage, am Gesicht gewöhnlich 1 Woche; bisweilen abortiv 1—2 Tage; bisweilen mehrere Wochen, nämlich bei Fortwandern über größere Körperstrecken: „Erysipelas migrans"; bei fortbestehender Infektionsquelle (Fistel, Geschwür, Rhagaden, chronisches Ekzem, chronische Schleimhautentzündung, spez. Schnupfen)

droht „rezidivierendes, evtl. habituelles Erysipel" (z. B. in der Gegend
von Fisteln und Geschwüren, sowie besonders im Gesicht, wo schon das
Schneuzen der Nase als mechanischer Reiz genügt; bisweilen ohne Fieber;
Immunität tritt nicht ein; vielleicht besteht dann zugleich individuelle Prädisposition durch besonders geringe Widerstandsfähigkeit gegen Streptokokken!). Lokale Folgen: Lymphstauung mit Pachydermie im Gesicht und
mit Elephantiasis an Beinen und Genitalien (z. B. am Unterschenkel). Komplikationen: Lymphangitis und -adenitis, Thrombophlebitis mit Gefahr der
Metastasierung, Fortschreiten auf Schleimbeutel und Sehnenscheiden, Muskeln,
Gelenke, Kehlkopf (Stenose durch Glottisödem!) und Lungen (sog. descen-
dierende Pneumonie), Orbita und Meningen (Orbitalphlegmone und Meningitis
bei Erysipel der Kopfschwarte!), Allgemeininfektion mit (toxischer) akut
hämorrhagischer Nephritis (meist schließlich ausheilend), Ikterus, Metastasierung und Lungenabsceß. Differentialdiagnose: Erysipeloid, Ekzem,
Erythem, Exanthem, Phlegmone, Osteomyelitis, Arthritis, Lymphadenitis,
Bursitis u. dgl. (Erysipel ist gegenüber der Phlegmone u. a. ausgezeichnet
durch plötzlich und stark ansteigendes Fieber evtl. mit Schüttelfrost sowie
durch hochrote, erhabene und scharf begrenzte Rötung, entsprechend der
Lokalisation in, aber nicht unter der Haut!) Prognose: Mortalität ca. 10% an
Meningitis, Herzschwäche und Pneumonie, besonders bei Trinkern, Greisen und
Neugeborenen (hier bis 66²/₃%); ungünstig ist die phlegmonöse und nekrotisierende
Form; nicht ungünstig ist die gewöhnliche (nicht eitrige) Gesichtsrose; man
untersuche stets, namentlich bei längerer Krankheitsdauer, Herz und Nieren.
Therapie: leichte aber vollwertige Ernährung und Herzanregung, Bettruhe,
Ruhigstellung, Hochlagerung; Verband (am Gesicht maskenartig zugeschnittener
Lappen) mit indifferenter oder am besten Ichthyolsalbe oder mit feuchtem
Verband (2%iger essigsaurer Tonerde, 3%igem Resorcin, 3⁰/₀₀iger Salicylsäure
mit Ichthyol u. dgl.). Die Übertragung des E. von einem Patienten auf den
anderen erfolgt nicht durch die Luft, sondern nur durch Kontakt spez. Arzt.
Evtl. Phenolcampherverband (Vorsicht: Hautnekrose, daher nicht luftdicht
abgeschlossen!). Gegen Fortschreiten zu versuchen: wiederholtes Pinseln
mit Kollodium, Phenolcampher, 10% Jodtinktur, Höllensteinlösung (16—25%)
usw., sowie Begrenzung im Gesunden mit Heftpflasterstreifen, Höllensteinstift usw. Bei Allgemeininfektion Streptokokkenserum sowie Chinin, Pyramidon, Antipyrin usw. und Antiseptika, spez. Prontosil (2—3mal tgl. 1—3
Tabl. oder intravenös bzw. intramusk. 3—20 ccm 0,25%ige Lösung oder
kombiniert) (s. u.). Quarzlampen- oder vor allem Röntgenlicht, Kurzwellenbehandlung, Reizkörper spez. Bluteinspritzung oder -transfusion, auch
Omnadin oder Streptoyatren oder Detoxin. Herzmittel sowie Traubenzucker und Insulin. Calcium. Bei Vereiterung des Gewebes Incisionen.
Prophylaxe: Sachgemäße Behandlung von Rhagaden, Unterschenkelgeschwüren usw. und sachgemäße (aseptische) Wundbehandlung, spez. gut
abschließender und nicht scheuernder Verband; die Gefahr der Ansteckung ist
nicht anders zu bewerten als bei sonstigen pyogenen Infektionen (die Erysipel-
blasen enthalten nur selten, die Schuppen gar keine Erreger!); immerhin tut man
gut, die Erysipelkranken zuletzt zu behandeln und evtl. zu isolieren, jedenfalls
nur mit Gummihandschuhen anzufassen; aseptische Operationen sind bei
Erysipelkranken zu unterlassen, und zwar für längere Zeit; evtl. Streptokokkenserum prophylaktisch und lokale Stauungshyperämie und künstliche
Höhensonne (?). Bemerkenswert ist der bisweilen beobachtete Heileffekt
interkurrenter Erysipele auf Lupus, Syphilis und Geschwülste („kuratives
Erysipel").

Anmerkung. Erysipeloid (Rosenbach) oder wanderndes Erythem ist eine
erysipelartige Hautentzündung, aber mit blauroter Farbe, geringer Schwellung,
mäßigem Spannen, Brennen und Jucken, öfters in Form von beetartig erhabenen
Plaques nach Art der „Backsteinblattern", meist ohne Fieber und Allgemeinerscheinungen, gelegentlich, aber selten mit Lymphbahn- und Lymphdrüsenaffektion, manchmal später mit Gelenkschwellung, -schmerz, -druckempfind-

lichkeit und -behinderung (Fingermittelgelenke!) gewöhnlich an den Fingern, mit scharfen Grenzen abschneidend und manchmal auf den Handrücken oder gar auf den Unterarm, öfter aber evtl. auf die benachbarten Finger übergreifend, selten an anderen Körperstellen: Nase, Wange, Hals usw.; betroffen sind fast stets Leute, welche mit toten Tierstoffen (Fleisch, Wild, Fisch, Krebs, Austern usw.) zu tun haben: Tierärzte, Schlächter, Gerber, Fleisch-, Wild- und Fischhändler, Hausfrauen, Dienstmädchen, Köchinnen u. dgl. („zoönotisches Erysipeloid"). Vorkommen: häufiger, namentlich gehäuft im Frühjahr und besonders im Herbst. Erreger: Schweinerotlaufbacillus (Löffler 1882): schmales, kurzes, unbewegliches, grampositives Stäbchen, welches sich nicht nur bei schweinerotlaufkranken Tieren, sondern auch bei gesunden Schweinen und anderen Tieren, überhaupt außerordentlich verbreitet findet und resistent ist; der von Rosenbach früher beschuldigte Erreger ist unwahrscheinlich. Erregernachweis mikroskopisch und kulturell Diagnose: Neben den obengenannten typischen Krankheitszeichen, ist wichtig Vorgeschichte (Fleisch-, Fisch- oder Wildzurichten), Beruf (Hauspersonal!) und Lokalisation (Finger!). Differentialdiagnose: Erysipel, Phlegmone, Maul- und Klauenseuche, Milzbrand, Rotz usw. sowie Raynaudsche Erkrankung. Dauer eine bis mehrere, meist 3 Wochen. Neigung zu Rezidiven. Prognose gut. Behandlung: Ruhigstellung (Armtragetuch, Pappschiene) und Verband mit Salbe (indifferente, Ichthyol- usw.) oder Alkohol- u. dgl. Umschlag, sowie Licht- und Röntgenbestrahlung, auch Reizkörperbehandlung; evtl. Jodtinkturpinselung, Analgit, Stauen. Evtl., namentlich in schweren und hartnäckigen Fällen, aber doch wegen Gefahr der Anaphylaxie mit gewisser Zurückhaltung. Schweinerotlaufserum (Susserin) intramusc. (intraglutäl) 5—15 ccm, auch zu Pinselungen und Umschlägen vgl. Schweinerotlauf! Inkubationszeit: 1—10, meist 2—5, gewöhnlich 3 Tage.

2. Schleimhäute.

Erreger: Staphylo-, Strepto-, Pneumococcus, Pneumonie-, Influenzabacillus, Bact. coli, Gonococcus. Entstehung: ekto-, lympho- und hämatogen. Formen: seröser, eitriger oder eitrig-hämorrhagischer Katarrh, evtl. Abstoßung der oberflächlichen Epithelschichten (desquamativer Katarrh) oder Geschwürsbildung (katarrhalisches Geschwür); Gerinnung des Exsudates bei völligem Epithelverlust führt zum fibrinösen Belag, selbständig in der Mundhöhle als Aphthen und bei Masern, Scharlach, Pneumonie, Keuchhusten, Typhus usw. in Mundhöhle, Blase, Scheide und Darm als Diphtheroid (zum Unterschied von der tiefergreifenden echten Diphtherie!); in Knochenhöhlen (Sinus max., front., sphen.) und in Hohlorganen (Gallenblase, Wurmfortsatz) bei Verlegung des Ausganges durch Schleimhautschwellung usw. kommt es zur Eiteransammlung und evtl. Verjauchung: Empyem. Ausgang: Schleimhauthypertrophie (samt solcher der Drüsen und des lymphadenoiden Gewebes) oder--atrophie. Komplikationen: 1. Schleimhautphlegmone bei tiefgreifender Entzündung, dadurch an Mundboden, Rachen, Speiseröhre usw.: Glottisödem und Mediastinitis, am Kopf: Meningitis, an Tonsillen: Tonsillarabsceß und -phlegmone, am Magen und Darm, spez. Wurmfortsatz: Peritonitis, an Harnröhre: Perinealphlegmone, an Rectum: ebensolche, sowie periproktitischer Absceß und Mastdarmfistel, an Knochen: Periostitis und Osteomyelitis usw. 2. Lymphadenitis: chronisch-hyperplastische, evtl. eitrige, z. B. am Hals nach Angina. 3. Allgemeininfektion evtl. mit Metastasen in Subcutis, Muskeln, Knochen und Gelenken, z. B. nach Angina oder Nebenhöhlenentzündung. Behandlung: Zwecks mechanischer Entfernung und Abtötung der Erreger häufige Spülungen mit physiologischer oder 1%iger Kochsalz-, Kal.-permang.-, Borsäure-, essigsaurer Tonerde- und vor allem (zugleich schäumend und desodorisierend!) Wasserstoffsuperoxydlösung (3%ig), bei chronischer Entzündung auch mit Tannin-, Alaun-, Höllensteinlösung usw. Cave mechanische oder chemische Reizung; daher Vorsicht bei Pinseln des Rachens, Ausspritzen der Harnröhre und Nebenhöhlen (sonst Gefahr von Komplikationen s. o.!). Bei Phlegmone mit Absceß

Incision; bei Hypertrophie der Gaumen- und Rachenmandeln (zur Verhütung von Rezidiven) evtl. Exstirpation; bei Kehlkopfaffektion Tracheotomie.

3. Lymphgefäße und -drüsen.

Erreger: Staphylo- und Streptokokken, gelegentlich Gonokokken. **Ursprung:** Schwer infizierte und mechanisch (durch Trauma, Massage, Bewegung, Scheuern usw., auch bei Operation oder Sektion) gereizte Wunden (spez. an Händen und Füßen!), Granulations- und Geschwürsflächen, Entzündungsherde und Schleimhautinfektionen.

A. Akute Entzündung.

a) Lymphangitis acuta. Symptome: Rote Streifen, später harte und schmerzhafte Stränge; entsprechend den Lymphbahnen; entlang den Subcutanvenen von der Infektionsquelle bis zu den regionären Lymphdrüsen, welche evtl. geschwollen und schmerzhaft sind. Außerdem mäßige Schwellung des betr. Gliedes und Fieber. Ausgänge: 1. Rückbildung oder 2. Thrombolymphangitis mit nur langsam in (1—2 Wochen) sich rückbildenden, dicken, gelbbräunlichen Streifen oder 3. eitrige Lymphangitis mit perilymphangitischem Absceß bzw. Phlegmone und eitriger Lymphadenitis; an lymphbahnreichen Körperstellen z. B. an Hand- und Fingerrücken kommt es bisweilen zur sog. confluierenden Lymphangitis, welche ähnlich wie die Phlegmone eine flächenhafte Rötung und Schwellung ohne deutliche Einzelstränge darstellt. Komplikationen: Thrombophlebitis, evtl. mit Lungeninfarkt, Phlegmone, Allgemeininfektion ohne oder mit Metastasen (z. B. Lungenabscesse).

b) Lymphadenitis acuta, oft verbunden mit Periadenitis. Ursachen: Infizierte Wunden oder Entzündungen an Fingern, Zehen, Zähnen, Mandeln, Genitalien, After usw. Symptome: Lymphdrüsen geschwollen und schmerzhaft, sowie Fieber; zugleich evtl. Primäraffekt und von diesem zu jenen hinführende Lymphangitis. Formen: I. L. simplex und II. L. purulenta, diese wiederum 1. serös-eitrig oder 2. eitrig-abscedierend. Hierher gehört auch der Bubo, d. h. Lymphadenitis inguinalis bei Ulcus molle und bei Gonorrhoe sowie bei sonstigen Infekten des Quellgebiets: Genitalien, After und Beine. Komplikationen: Absceß, Phlegmone (subcutan oder progredient, spez. intramuskulär, z. B. am Halse, an der Thoraxmuskulatur, im Retroperitoneum usw.), Thrombophlebitis, Allgemeininfektion. Vorkommen: am häufigsten erkranken die Lymphdrüsen an Hals, Achselhöhle und Leisten- bzw. Schenkelgegend, selten an Ellenbeuge oder Kniekehle, vgl. Spez. Chirurgie!

B. Chronische Entzündung: Lymphangitis bzw. -adenitis chronica.

Entstehung: Durch rezidivierende akute Lymphangitis bzw. -adenitis oder durch ständige Resorption infektiöser Stoffe, z. B. chronische Entzündung der Halsdrüsen bei Ekzem, Ulcus oder Rhagaden der Nase und Lippen, Schleimhautkatarrh u. dgl. (pyogene Form der Skrofulose; im Gegensatz zur Tuberkulose hierbei Drüsen klein bleibend!). Folgen: Elephantiasis und Pachydermie (ähnlich wie bei rezidivierendem Erysipel).

Behandlung: Möglichst kausal: Eröffnung bzw. Beseitigung des Primärherdes; sonst: Bettruhe, Ruhigstellung (Schiene; cave Massage, Auswickeln, Muskelanstrengungen usw.!), Hochlagerung und Jod-, Quecksilber- oder Ichthyol-Salbenverband; bei einfacher Form auch Prießnitz-, Alkohol- oder Breiumschlag, sowie Röntgenbestrahlung; bei milder Infektion z. B. bei Bubo inguinalis genügt manchmal die bloße Punktion ohne oder mit Injektion z. B. Rivanollösung; sonst bei Absceß Incision; bei subakuter und chronischer Lymphadenitis evtl. Exstirpation (sonst Rezidiv, aber bei radikaler Totalausräumung Gefahr der Lymphstauung und der Schutzberaubung!).

4. Blutgefäße.

Arterien (mit stärkerer Gefäßwand!) sind seltener betroffen als Venen.

a) Arteriitis purulenta. Entstehung: 1. von außen (als Periarteriitis beginnend) bei Absceß, namentlich bei durch Kataplasma gezüchtetem, auch unter dem Einfluß von Traumen: Quetschung bei der Verletzung, Gummidränage; früher, d. h. in der vorantiseptischen Zeit, auch nach Operation, z. B. an Amputationsstümpfen; 2. von innen (als Endoarteriitis beginnend), auf dem Blutwege bei Allgemeininfektion durch infizierten Thrombus oder infektiösen Embolus (Thromboarteriitis purulenta), bisweilen (z. B. bei Influenza und Typhus) auch auf dem Wege der Vasa vasorum. Ausgänge: 1. bei gelinder Entzündung Gefäßobliteration durch entzündliche Wucherung der Intima (Endarteriitis productiva); 2. bei schwerer Entzündung Zerstörung der Gefäßwand mit Gefahr der Blutung bei größeren Gefäßen, namentlich bei schweren Verletzungen mit Nekrose oder Gangrän, spez. in früheren Kriegen recht häufig bei den nicht aseptisch durchgeführten Gliedabsetzungen; die Nachblutung erfolgt — abgesehen von Gefäßverletzung — entweder von außen (75%) oder von innen, und zwar meist plötzlich, nach Stunden oder Tagen oder Wochen und mit hoher Mortalität (50%); bei Durchbruch in die Absceßhöhle entsteht pulsierendes Hämatom: sog. falsches Aneurysma; bisweilen erfolgt vor dem Durchbruch die Bildung eines echten Aneurysmas entweder infolge Usur (sog. spontanes Aneurysma) oder infolge eines infizierten Embolus (embolisch-mykotisches Aneurysma).

b) Phlebitis purulenta. Entstehung: 1. von außen, und zwar vereinzelt bei infizierter Verletzung oder Operation (Blutentnahme, Aderlaß, Infusion oder Injektion) oder häufiger fortgeleitet von akutem Entzündungsherde: Furunkel, Absceß, Phlegmone, Lymphangitis usw. oder 2. von innen: metastatisch bei Allgemeininfektion. Ausgänge: 1. bei leichter Entzündung Thrombophlebitis; bei rezidivierender: Phlebitis chronica hyperplastica mit Verdickung und Verengerung der Wand und evtl. mit Verkalkung der Thromben: Venensteine oder Phlebolithen; 2. bei schwerer Entzündung eitrige Phlebitis (Thrombophlebitis purulenta) mit Abscessen. Symptome: Harte und schmerzhafte Stränge entsprechend den Venenbahnen; außerdem neben entzündlichem Kollateralödem bei Thrombosierung größerer Venen ödematöse Schwellung des Gliedes (Stauungsödem) (z. B. in Form der Phlegmasia alba dolens infolge entzündlicher Schenkelvenenthrombose bei Wöchnerinnen). Gefahren: 1. Fortschreiten auf dem Wege der Venen, z. B. nach Mittelohreiterung auf Sinus transv. und V. jugularis; nach Lippenfurunkel auf V. fac., ophthalm., Sinus cav. oder nach Kopfschwartenphlegmone auf Diploë- und Duravenen, dadurch Meningitis; nach Nabelinfektion der Neugeborenen auf V. umbilicalis, dadurch Peritonitis; nach Appendicitis, Cholecystitis, Enteritis, Hämorrhoiden u. dgl. auf V. mes. und Pfortader; nach Puerperalfieber auf V. sperm., hypogastr., iliaca comm., fem. und cava inf.; nach Extremitäteneiterungen auf oberflächliche oder tiefe Extremitätenvenen z. B. nach Krampfadern und Krampfadergeschwür auf V. saphena oder V. fem. usw. 2. Thromboembolie mit Metastasenbildung: Pyämie mit Abscessen in Lungen, Leber usw. Prognose: Bei ausgebrochener Pyämie schlecht. Differentialdiagnose: Thrombo-Lymphangitis (die entsprechenden Stränge sind oberflächlicher, gelbbräunlich gefärbt und weniger dick). Prophylaxe: Rechtzeitige und sachgemäße Eröffnung von Eiterherden (z. B. Exstirpation von vereiterter Gallenblase, Wurmfortsatz u. dgl., Incision bei Lippenfurunkel, Phlegmone u. dgl., Warzenfortsatzaufmeißelung), sachgemäße Wundbehandlung und Offenlassen von infizierten Wunden und Amputationsstümpfen, strengste Asepsis bei Operationen und Geburten. Behandlung: Bettruhe, Ruhigstellung, Hochlagerung, Heißluftdusche, Röntgen- oder Lichtbestrahlung, feuchter oder Alkoholumschlag oder Jod-, Quecksilberoder Ichthyolsalbe; bei Abszedierung Incision; bei eitriger Thrombose Incision und evtl. Ausräumung der vereiterten Vene; bei Gefahr der Thromboembolie mit anschließender Pyämie ist rechtzeitig zu versuchen die Ligatur und evtl. Durchschneidung des abführenden Venenstammes oberhalb des Thrombus z. B. Extremitätenvenen (spez. V. fem. oder V. saphena magna bzw. V. cephalica) nach Extremitäteninfektion (Lee-Müller 1865/1902), V. jug. int. bei Thrombose des Sinus transversus nach eitriger Otitis (Zaufal 1880/84) oder bei Thrombose der V. fac. nach Gesichtsfurunkel oder bei Angina usw., V. hypogastrica, evtl. auch V. iliaca comm. oder gar V. cava inf. nach Puerperalfieber (Trendelenburg 1902), V. mesenterialis sup. bzw. V. ileo-colica nach Appendicitis (Wilms-Braun 1913).

5. Knochen. Eitrige Entzündung von Knochenhaut, -mark und -rinde: Periostitis, Osteomyelitis und Ostitis purulenta, am Finger auch Panaritium ossale.

Erreger: Alle pyogenen Erreger, bei der hämatogenen Osteomyelitis gewöhnlich (ca. 85—90%) Staphylococcus aureus, seltener Staph. albus oder Streptococcus (allein oder mit anderen Erregern kombiniert), vereinzelt Pneumococcus, Pneumonie-, Influenzabacillus, Gonococcus, Coli-, Paratyphus- und Typhusbacillus. (Osteomyelitis typhosa: meist in der vierten bis sechsten Krankheitswoche, evtl. nach Monaten bis Jahren; nicht selten nach Trauma; evtl. mit Eitererregern kombiniert, dann Eiter wie gewöhnlich, sonst rostfarbenes Exsudat; meist an den Rippen oder an deren Knorpeln in der Gegend der Rippenknorpelgrenze und an der Tibia, bisweilen auch an der Wirbelsäule, sonst selten; öfters multipel; Verlauf verhältnismäßig gutartig und mild; evtl. Fistelung).

Entstehung: a) von außen direkt: nach perforierender Verletzung (z. B. Stich, Hieb, Schuß usw.) oder Operation (Amputation, Resektion, Osteotomie) oder b) fortgeleitet durch Übergreifen einer benachbarten Entzündung (z. B. Panaritium, Phlegmone, Gelenkentzündung, Mittelohreiterung, Nebenhöhleneiterung, Periodontitis usw.) oder c) hämatogen (meist!), z. B. nach Panaritium, Furunkel, infizierter Wunde, Ekzem, Angina bzw. Tonsillarabsceß, Mittelohreiterung, Nebenhöhleneiterung u. dgl. sowie bei Allgemeininfektionen. Hämatogene (metastatische) Osteomyelitis ist bei weitem die häufigste und wichtigste pyogene Infektion am Knochen bei Jugendlichen an der Metaphyse wachsender Knochen.

Pathogenese: Die bei pyogenen Infektionen resorbierten Erreger werden recht häufig im Knochenmark abgelagert, teils mechanisch infolge der eigentümlichen Gefäßverteilung, teils infolge Anlockung durch bactericide Stoffe; zur Eiterung kommt es aber nur unter besonderen Bedingungen, und zwar bei großer Virulenz bzw. Menge der Erreger oder bei Schädigung des Gewebes, z. B. durch Trauma; dabei erkrankt besonders leicht die Metaphyse der langen Röhrenknochen in der Wachstumzeit infolge deren großen Gefäßreichtums, physiologischer Hyperämie mit Stromverlangsamung und reichlich freier Gefäßschlingen, wobei die Staphylokokken zufolge ihres eigentümlichen Wachstums in Haufen besondere Disposition zur Verschleppung aufweisen. Von Bedeutung für Entwicklung und Lokalisation sind anscheinend öfters Traumen (Quetschung, Erschütterung u. dgl.), wobei die Knochenerkrankung nach Stunden bis Tagen sich einstellt. Unfallzusammenhang ist aber nur ausnahmsweise gegeben und ist besonders streng zu beurteilen, verlangt jedenfalls entsprechend schweres und lokalisiertes Trauma (mit Blutunterlaufung sowie Arbeitsniederlegen und Arzthinzuziehung!) sowie zeitlichen Zusammenhang (Auftreten innerhalb weniger Tage!) mit entsprechenden Brückensymptomen; bei Vorhandensein eines eitrigen Prozesses ist jederzeit die Entwicklung einer Osteomyelitis möglich während seines Bestehens, nach Abheilung aber im allgemeinen nicht über 3 Wochen. Natürlich ist die Fortleitung einer infizierten Verletzung auf den Knochen möglich vgl. Panaritium! Auch im Tierversuche rufen bei jugendlichen Kaninchen usw. intravenös injizierte Staphylokokken und andere Eitererreger Knocheneiterungen hervor mit vorzugsweiser Lokalisation an den Metaphysen der langen Röhrenknochen und an der Stelle eines Trauma (Locus minoris resistentiae!), bei erwachsenen Tieren aber Gelenkeiterungen.

Pathologische Anatomie: a) bei Entzündung von außen, z. B. bei Verletzung oder Phlegmone: zunächst Periostitis, dann durch die Haversschen Kanäle oberflächliche Ostitis, schließlich evtl. auch Osteomyelitis, nämlich an den kurzen und platten Knochen, seltener an den langen, hier vom vereiterten Gelenk durchbrechend durch den Gelenkknorpel oder bei offenen

Frakturen mit Eröffnung der Markhöhle; b) bei hämatogener Entzündung zunächst Osteomyelitis. Diaphysenherd führt meist zum Durchbruch unter das Periost und weiter nach außen, aber auch oft zur Markphlegmone; diese macht häufig an den beiden Knorpelfugen halt oder bedingt Epiphysenlösung. Metaphysenherd bewirkt entweder Markphlegmone oder Epiphysenlösung oder Durchbruch in die Epiphyse oder weiteren Durchbruch ins Gelenk oder aber neben der Knorpelfuge durch das Periost (und zwar je nach Gelenkkapselansatz extra- oder intrakapsulär). Entsprechend der Markerkrankung befällt die Entzündung durch die Haversschen Kanäle das Periost, dasselbe abhebend und schließlich durchbrechend: eitrige Periostitis. Die Kompakta, innen und außen von Eiter umspült und durch Periostabhebung und durch Markgefäßthrombose der Ernährung verlustig, verfällt der Nekrose. Je nach ihrer Ausdehnung über die Knochendicke unterscheidet man die Nekrose als durchgehende (penetrierende), centrale (innere) und periphere (äußere, oberflächliche), unterscheidbar nach Glätte von Konvexität, Konkavität oder beider; außerdem kann der ganze Knochenquerschnitt (spez. am Amputationsstumpfende) und die ganze Knochenlänge betroffen sein (totale Nekrose des Querschnittes oder der Diaphyse). Das nekrotische Knochengewebe erregt in seiner Umgebung eine reaktive Entzündung, und zwar einesteils eine rarefizierende, anderenteils eine osteoplastische. An der Grenze zwischen gesundem und totem Knochen sprießen aus der gesunden Spongiosa und aus den Haversschen Kanälen Granulationen und führen (in Wochen bis Monaten) zur Demarkation, d. h. Lösung durch Einschmelzung zwischen gesundem und totem Knochen, dazwischen lassend den Demarkationsgraben, d. h. einen mit Granulationen und Eiter gefüllten Zwischenraum. Der tote Knochen: Sequester ist schließlich weiß (blutleer) und mit Löchern, Rinnen und Zacken (von Granulationen angenagt); je nach der Ausdehnung der Nekrose (s. o.) unterscheidet man: a) durchgehenden oder penetrierenden S., b) Innen- oder Mark- (centralen oder medullaren) S., c) Außen- oder Rinden- (peripheren oder corticalen) S., außerdem den totalen S., und zwar bei Beteiligung des ganzen Knochenquerschnittes (z. B. am Amputationsstumpfende) Totalquerschnitts-S. und bei Beteiligung der ganzen Diaphyse Total-Diaphysen-S.; kenntlich ist der totale Querschnitts-S. an der Röhrenform, der centrale an der Rinnenform und Konkavitätsglätte, der periphere an der Spanform und Konvexitätsglätte; der Sequester wird entweder ausgestoßen oder bleibt liegen, bisweilen aber auch (spez. bei nur kleinen, spongiösen Knochenteilen) resorbiert. Zugleich erfolgt namentlich an den langen Röhrenknochen, wenig an den platten Knochen unter dem fortdauernden Entzündungsreiz Knochenneubildung, und zwar vor allem vom Periost: Periostitis ossificans; anfangs ist die aus dem Sequester neugebildete Knochenschale (Totenlade) dünn und bimssteinartig-porös, daher evtl. spontan frakturierend, schließlich dick und sklerotisch („Eburneation"); verschiedene, mit Granulationen ausgekleidete Löcher in der Totenlade: Kloaken, lassen den im Innern entstehenden Eiter austreten. Als Folgen entstehen evtl. Verdickungen und Verkrümmungen, bei Epiphysenschädigung auch Verkürzung oder Verlängerung, sowie fehlerhafte Stellungen von Gliedteilen (s. u.).

Vorkommen: Meist Wachstumsperiode: 8.—17., nicht selten aber auch früher, öfters auch im Säuglingsalter, selten nach dem 25. Jahre, dann auch oft als Rezidiv bzw. Aufflackern einer latenten Infektion (s. u.).

Sitz: Meist lange Röhrenknochen: Femur, Tibia, Humerus, Radius, Ulna, Fibula, und zwar deren Metaphyse, also Wachstumszone, vor allem (in abnehmender Häufigkeit, und zwar entsprechend der Wachstumstärke): untere Metaphyse des Femur, obere der Tibia, obere des Humerus und untere der Tibia; dagegen selten die Lieblingsstellen tuberkulöser Herde: Epiphysen der langen Röhrenknochen sowie kurze (am ehesten Fersenbein) und platte Knochen (Becken spez. größere Spongiosaanteile am Darmbeinkamm, horizontalem Schambeinast und Pfannengegend, Unterkiefer, Schlüsselbein,

Schulterblatt, selten Schädel und Stirnknochen). Untere Gliedmaßen sind überwiegend (ca. 80%) betroffen. Bisweilen erkrankt der ganze Röhrenknochen. Öfters sind mehrere Knochen befallen (ca. 20%, namentlich bei Säuglingen).

Klinik:

a) Osteomyelitis purulenta acuta. Symptome: Im Beginn hohes Fieber mit Schüttelfrost und mit heftigen (bisweilen typhösen: „Typhus des membres") Allgemeinerscheinungen, sowie heftige Schmerzen in einem langen Röhrenknochen, meist im Anschluß an ein Trauma dieser Gegend, dann Anschwellung daselbst mit entzündlichem Ödem, Rötung und Spannung der Haut, evtl. später auch Fluktuation, Venenzeichnung und Lymphdrüsenentzündung, öfters auch Gelenkbeteiligung (s. u.) oder Epiphysenlösung (meist am Ende der 1. Woche; in 10—15%; diagnostisch wichtig ist u. a. abnorme Beweglichkeit, Dislokation!). Bei der Operation findet sich: seröse Durchtränkung bis zu eitriger Phlegmone der Weichteile, mißfarbenes und durch rahmigen Eiter abgehobenes Periost, vom Eiter umspülter weißer Knochen, Eiter mit Fetttropfen aus den Gefäßkanälchen des Knochens vorquellend, Knochenmark mit Eiterherden oder als gelbgrünliche Masse.

Formen: leicht (seltener), mittelschwer (gewöhnlich) und schwer (bisweilen; sog. foudroyante O.); dabei ist der Krankheitsverlauf verschieden je nach Art und Virulenz der Krankheitserreger, manchmal überhaupt von vornehereinchronisch.

Abarten: **1. Multiple Osteomyelitis** mit Erkrankung auch der selteren befallenen Knochen neben und nach dem gewöhnlich befallenen; bisweilen (ca. 20%!); meist schwer und stürmisch, gewöhnlich foudroyant.

2. Herdförmige Osteomyelitis der Gelenkgebiete, meist bei Kindern bis zum 5. Jahre; in Form kleiner Eiterherde periostal, cortical und intraossal; verursacht durch Staphylo-, Strepto- und Pneumokokken; gefolgt von Gelenkeiterung oder (bei extrakapsulärem Durchbruch) von paraartikulärer Phlegmone.

3. Osteomyelitis und Periostitis serosa s. albuminosa s. non purulenta. Chronisch; mit serös-schleimiger Flüssigkeit (statt Eiter); manchmal nach Art einer Knochencyste.

4. Tumorartige oder sklerosierernde Osteomyelitis: Mit starker und harter Weichteil- und Knochenhaut- sowie Knochenverdickung unter Markhöhlenverkleinerung in der Diaphyse; spez. an Femur und Humerus; differentialdiagnostisch cave Sarkom und Lues; in dem sklerotischen Mark finden sich manchmal Abscesse, Granulome oder Cysten; selten Fisteln.

5. Centraler Knochenabseeß (Brodie 1830): Eiterhöhle mit Granulationswandung und darum Knochensklerose; der Knochen kann aufgetrieben sein und periostole Auflagerung zeigen; selten Fistel; zunächst mehr oder weniger akut beginnend, später oder von vorneherein, aber chronisch verlaufend mit dumpfbohrenden Schmerzen und mit zeitweisen Entzündungssymptomen, evtl. sympathischer Gelenkerguß; im Röntgenbild rundliche Aufhellung nahe der Knochenmitte mit dichter Begrenzung, zugleich Corticalisverdickung und Periostitis in seiner Umgebung; aufzufassen als abortive Markphlegmone. Vorkommen nicht eben selten, vorwiegend bei älteren Leuten; spez. Tibia, Radius u. a.; meist in der Gegend der Metaphyse, selten Diaphyse; Verlauf chronisch über Jahre bis Jahrzehnte; Differentialdiagnose: Tuberkulose, Syphilis, Knochencyste usw.; Therapie: Aufmeißelung; im übrigen vgl. chronische Osteomyelitis!

Diagnose: Stürmisch beginnende Allgemeinerkrankung, hohes Fieber, deutlich vermehrte Blutkörperchensenkung, starker Schmerz und lokale Entzündung, meist an typischer Stelle und nach Trauma; Blutuntersuchung auf Erreger (meist Staphylococcus aureus) im fieberhaften Stadium bzw. Nachschub gewöhnlich positiv; evtl. Probeschnitt (osteomyelitischer Eiter enthält Fettropfen!); Röntgenbild ist anfangs negativ, wird aber später wichtig (unregelmäßig-fleckige Aufhellung, später Sequester).

Differentialdiagnose: Lokale: Erysipel, Thrombophlebitis, Weichteilphlegmone, tiefe Lymphangitis, Myositis, Osteomyelitis, Arthritis od. dgl. und allgemeine Affektionen: akuter Gelenkrheumatismus, Typhus, Miliartuberkulose, Pneumonie, Meningitis, Influenza usw.

Komplikationen: 1. Gelenkerkrankung: Entstehung 1. durch Durchbruch von Metaphysenherd oder Markphlegmone oder 2. seltener metastatisch oder 3. sympathisch als Begleiterscheinung eines abgeschlossenen Epiphysenherdes (serös: Gelenkpunktion!); hier evtl. intermittierend auftretend und mit Ausheilung des Primärherds verschwindend. Im frühen Kindesalter ist Gelenkbeteiligung häufig bei Epiphysenosteomyelitis spez. an Hüfte und Knie, sowie Schulter, woselbst sie u. a. zu pathologischer Luxation führen kann. Folgen: s. u.: Epiphysenlösung! 2. Fortleitung auf wichtige Organe, z. B. an Rippen eitrige Pleuritis, an Schädel und Wirbeln Meningitis. 3. Allgemeininfektion mit oder ohne Metastasen (Endokarditis!). 4. Beteiligung von benachbarten Nerven und Gefäßen, und zwar primär durch Arrosion und sekundär durch Narbe. 5. Übergang in chronische Form und Rezidiv, auch noch nach Jahren bis Jahrzehnten.

Prognose: Ernst; bisweilen, namentlich bei multiplen Herden in der ersten Woche oder später Exitus (Mortalität 7—35%), sonst vgl. Komplikationen!

Therapie: Eröffnung (möglichst frühzeitig und bis auf den Eiterherd; unter Schonung der Muskeln, Gefäße, Nerven usw. und unter Erhaltung des nur zu spaltenden Periosts) durch Spaltung des bereits vorhandenen Abscesses in den Weichteilen oder unter dem Periost; von einigen Autoren wird dazu in besonderen Fällen, z. B. wenn kein Absceß außerhalb des Knochens vorhanden ist und wenn der subperiostale Eiter Fettropfen zeigt und aus den Poren des sorgsam abgetupften Knochens Eiter herausquillt, namentlich bei septischem Allgemeinzustand (evtl. nach Probetrepanation bzw. Anbohren an verschiedenen Stellen) die schonende Eröffnung der Markhöhle mit dem Meißel breit vorgenommen, d. h. soweit die eitrige Infiltration des Knochenmarks reicht (cave: Eröffnung der Gelenkkapsel und Einbrechen dünner Knochen sowie Epiphysenlösung; auch droht Fortschreiten oder Allgemeinwerden der Infektion!). An platten Knochen (Darmbeinschaufel, Schulterblatt) ist die Resektion auszuführen. In schwersten (foudroyanten) Fällen mit septischem Zustand ist die Operation meist aussichtslos; jedoch ist jedenfalls der Eiterherd zu eröffnen, evtl. an verschiedenen Stellen. Auch die Gliedabsetzung kann angezeigt erscheinen, dies aber nur bei solitärem vorgeschrittenem Prozeß, dann aber auch nicht zu spät. Im übrigen Allgemeinbehandlung ähnlich wie bei Sepsis, spez. leichte und vollwertige Ernährung, reichliche Flüssigkeitszufuhr und Herzmittel. Anschließend an die Operation Dränage, Salbenverband und Ruhigstellung mit Schienen- oder Gipsverband; Verbandwechsel schonend und sparsam. Bei Gelenkaffektion empfiehlt sich: neben Ruhigstellung entweder Punktion oder Auswaschung oder Eröffnung oder Resektion oder Amputation.

b) Osteomyelitis purulenta chronica. Entstehung: Teils als Folge der akuten Osteomyelitis, teils selbständig [und zwar wie jene a) von außen, z. B. nach offener Knochenverletzung oder durch Übergreifen einer benachbarten Eiterung, z. B. nach Ulcus cruris infic.; b) hämatogen].

Symptome: Ähnlich wie bei akuter Form, aber an Stärke und Ausdehnung geringer.

Formen: 1. Centraler Sequester, 2. Knochenabsceß, 3. sklerosierende Osteomyelitis, 4. seröse oder albuminöse Osteomyelitis (s. o.).

Gefahren: 1. Akute Verschlimmerung evtl. mit Abscedierung, z. B. nach Trauma; 2. rezidivierende Osteomyelitis (meist bei Erwachsenen; auch noch nach jahrelangen Pausen; wahrscheinlich zu erklären durch latente Infektion).

Folgen: 1. Spontanfrakturen der Totenlade, selten des Sequesters; evtl. bleibt Pseudarthrose. 2. Verbiegungen: Teils durch Belastung und

Muskelzug an schwachen Stellen der Totenlade (z. B. am unteren Femurende
nach vorn, am oberen Tibiaende nach hinten), teils vor allem stark durch
Epiphysenlösung mit nachfolgender Verheilung in fehlerhafter Stellung.
Prophylaxe der Verbiegungen, Contracturen und Luxationen: Lagerung,
Kontentivverband oder Apparat. Therapie: Osteotomie, Gelenkmobilisation
oder Apparat. 3. Wachstumsanomalien, und zwar a) Verkürzung durch
Zerstörung der Knorpelfuge; b) Verlängerung durch Reizung der Wachstumszone bei dia- oder metaphysärem Herd, auch durch entzündliche Hyperämie am
gesunden Oberarm bzw. Oberschenkel bei Erkrankung am entsprechenden
Unterarm bzw. Unterschenkel; dadurch auch c) an zweiknochigen Gliedern Miß-
gestaltung mit pathologischer Verkürzung oder Verlängerung des einen Knochens:
Pes valgus und varus, Genu valgum und varum, Manus radioflexa. 4. Gelenk-
contracturen und -ankylosen bei Vereiterung des Gelenkes. 5. Pathologische Luxation (Hüfte) bzw. Subluxation (Knie) durch Destruktion
(Vereiterung)! oder durch Distention (Kapseldehnung). 6. Carcinomentwicklung in der Fistelauskleidung, evtl. auf den Knochen übergreifend;
kenntlich u. a. an Fistelmundwulstung und an serös-blutigem, stinkendem
Sekret. 7. Amyloid bei langdauernder Eiterung.

Diagnose: bei geschlossenem Herd allgemeine und örtliche Entzündungssymptome: Fieber, Hyperleukocytose, Blutsenkungsbeschleunigung usw. und
Schwellung. Hitze, Rötung, Schmerz, Druckempfindlichkeit, Knochenverdickung; bei Fistelung u. a. Sondierung (rauher Knochen, aber nicht immer zu
tasten, z. B. nicht bei gewundener Fistel!); Röntgenbild (centrale Aufhellung
[Einschmelzung] und Verdichtungen an Knochen und Knochenhaut [reaktive
Wucherung), evtl. Sequester); evtl. Probeschnitt oder -ausschneidung.

Differentialdiagnose: Periostales Sarkom (z. B. an Clavicula oder
in der Nähe der Gelenke), Tuberkulose (namentlich bei epiphysärem Herd
mit Gelenkbeteiligung), Gumma (spez. bei sklerosierender Osteomyelitis),
Ostitis deformans, Cyste und Echinococcus.

Therapie: Zu versuchen Diathermie oder Röntgenbestrahlung sowie Jod
und Vitamine, auch Reizkörper, Autovaccine und Rekonvaleszentenserum;
sonst bei Sequester Nekrotomie d. h. nach Längsspaltung der Weichteile
unter Schonung von Gefäßen, Nerven und Muskeln und nach Ablösung des
zu erhaltenden Periostes (also subperiostal) breite Aufmeißelung in Form einer
flachen Mulde und gründliche, aber schonende Entfernung der Sequester,
Granulationen und Absceßmembranen (unter Vermeidung von Knochenbruch
und Gelenkeröffnung). Man operiere weder zu früh noch zu spät: Voraussetzung
ist Lösung der Sequester und genügende Totenlade (wichtige Zeichen der
Sequesterlösung sind Schmerzen und Bluten der Granulationen, Beweglichkeit
des Sequesters, Röntgenbild und Krankheitsdauer; Dauer meist bis ca. $\frac{1}{4}$ bis
$\frac{1}{2}$ Jahr, bei Phalangen weniger, bei totalem Diaphysensequester langer Röhrenknochen mehr); aber auch zu langes Warten empfiehlt sich nicht wegen der
durch den Sequester unterhaltenen Eiterung; cave Fraktur sowie Knorpelfuge
und Gelenk! Anschließend an die Nekrotomie Verband mit Vaseline (Orr) oder
Lebertranvaseline (Löhr) und Ruhigstellung durch Gipsverband; Verbandwechsel selten und schonend. — Zum Verschluß der (starrwandigen, daher
renitenten) Knochenhöhle: ausnahmsweise Knochenplombierung z. B. mit
Mosetigs Jodoformplombe (Rp. Jodoform 60, Walrat 40. Sesamöl 40; vor
Gebrauch erwärmt und umgeschüttelt; nach sorgfältiger Blutstillung und Austrocknung mit heißer Luft, Alkohol abs., 1% Formalin, Jodoform, Phenolcampher, Rivanol, Jodalkohol, eingepreßtem Wachs od. dgl.) oder besser
gestielte, ausnahmsweise freie Plastik (mit Periost, Knochen, Fett, Muskel,
Haut usw. unter Einlegen, Einpressen oder Einnageln des Weichteillappens in
die abgeflachte Knochenmulde) oder gelegentlich osteoplastische Nekrotomie.
Aufstehen vorsichtig, evtl. mit Gipsverband. Vgl. Spez. Chirurgie spez. Unterschenkel!

Phosphornekrose der Kiefer ist eine sekundäre, aber nicht rein eitrige Osteomyelitis der Kiefer, spez. des Unter-, selten des Oberkiefers. Path. Anatomie:

Knochensklerosierung und (durch von cariösen Zähnen ausgehende Infektion) Nekrose mit Auftreibung, Sequestrierung und Fistelung. Vorkommen: Spez. bei Arbeitern der Zündholzindustrie, hier aber heutzutage dank der Fabrikhygiene so gut wie verschwunden; dagegen noch gelegentlich in industriellen Betrieben, in welchen Phosphor gewonnen oder verarbeitet wird (z. B. bei Drehern von Phosphorbronze). Entstehung: Durch chronische Phosphorvergiftung infolge Einatmung von Phosphordämpfen bei der Verarbeitung des krystallinischen (gelben oder weißen, d. h. amorphen, nicht roten) Phosphors zur Herstellung der Phosphorzündhölzer: wohl ausgehend von cariösen Zähnen oder Alveolarpyorrhoe, durch welche pathogenen Mikroorganismen Zutritt ermöglicht wird (jetzt übrigens nur noch in der Heimindustrie!). Verlauf: Chronisch, Formen: Teils abnorme Brüchigkeit der Kiefer mit häufigen Frakturen. teils Sklerosierung mit Verdickung. Symptome: Zunächst Entzündung an Zahnfleisch und Periost mit Lockerung der Zähne, Fisteln, Knochenfreilegung; dann Nekrose mit Sequester (gelegentlich total) und Totenlade, Komplikationen: Kieferklemme, Ernährungsbehinderung, Magen- und Darmstörungen, Lungenaffektionen, Schmerzen, Fieber, Kräfteverfall. Prognose: Mortalität bis 50% und mehr durch Meningitis, Pneumonie, Lungentuberkulose, Allgemeininfektion, Entkräftung mit Amyloidentartung; nach Ausstoßung des Sequesters kann Heilung eintreten. Prophylaxe: Fabrikhygiene spez. Verbot der Verwendung des gelben Phosphors zur Zündholzfabrikation, sowie Mund- und Zahnpflege und Sauberkeit der Hände. Therapie: Absceßspaltung, evtl. subperiostale Resektion frühzeitig und genügend weit im Gesunden, evtl. total. (Periost ist außerordentlich regenerationsfähig, so daß selbst bei Totalresektion des Unterkiefers ein leidlich funktionelles und kosmetisches Resultat möglich ist.)

6. Gelenke. Synovitis bzw. Arthritis purulenta, am Finger auch Panaritium articulare.

Anatomie: Die Gelenkkapsel besteht aus a) gefäßreicher Innenhaut Stratum synoviale (innen); gebildet durch eine dünne Lage Bindegewebszellen mit Synovialzotten, welche Fettgewebe und viel Blut- und Lymphgefäße enthalten; b) fibröser Kapsel Stratum fibrosum (außen). Die Widerstandsfähigkeit der Gelenke gegen Infektion ist eine sehr geringe (Gründe: geringe Resorptionsfähigkeit; schleimiges, die Bakterien einhüllendes und gegen die natürlichen Schutzkräfte des Organismus abschließendes Fluidum; Verteilung pathogener Keime über den ganzen Gelenkhohlraum durch die Gelenkschmiere; guter Nährboden für Bakterien?).

Entstehung: a) primär durch penetrierendes Trauma: Schuß, Stich, Hieb, Biß, Fremdkörper (Nadeln, Nägel, Dorn, Schusterahle, Glas- und Stahlsplitter), komplizierte Fraktur oder Luxation; b) sekundär α) fortgeleitet aus der Nachbarschaft, z. B. bei Panaritium und Phlegmone (im Kriege spez. bei Granatsplittersteckschuß), Erysipel, Furunkel, Thrombophlebitis, Osteomyelitis (sog. osteomyelitische Perforationsarthritis), auch traumatisch sowie bei infiziertem (Schuß-) Bruch mit Längsfissuren bis ins Gelenk; β) hämatogen bei Allgemeininfektion, spez. im Anschluß an Gelenktrauma (Distorsion oder Kontusion), z. B. bei Furunkel und Karbunkel, Osteomyelitis, Phlegmone, Erysipel, Puerperalfieber, Angina, Nebenhöhlen- oder Mittelohreiterung, Katarrh der Luft-, Darm- oder Harnwege usw. sowie bei Sepsis und sonstigen Allgemeininfektionen.

Erreger: Meist Eiterkokken, u. a. bei Osteomyelitis, bisweilen putride Erreger z. B. als „Gasphlegmone", seltener sonstige, und zwar allein oder im Verein mit ersteren: z. B. bei Meningitis epidemica, Influenza, Pocken, Masern, Scharlach, Dysenterie, Typhus (selten; im Rekonvalescenzstadium; serös oder serös-hämorrhagisch; gutartig), Pneumonie (selten; im Höhestadium; sero-fibrinös oder eitrig; Prognose dubiös; bei kleinen Kindern; auch ohne Pneumonie bei Pneumokokkenosteomyelitis z. B. als Säuglingsarthritis im Hüftgelenk), Gonorrhoe (sog. Tripperrheumatismus (Arthritis gonorrhoica) häufiger: ca. 2% und mehr in allen

Stadien, aber in der Regel nicht im ersten Stadium des Trippers d. h. meist nicht vor der dritten Woche der Infektion); meist nur an einem, seltener an mehreren Gelenken und vorzugsweise an großen Gelenken: meist Knie (75%), ferner Hand, Ellenbogen, Schulter, Fuß, Hüfte, Finger, und zwar beim Manne meist untere Extremität, spez. Knie, beim Weibe meist obere Extremität, spez. Hand; namentlich bei Reizung des Infektionsherdes (bei stark reizender Lokalbehandlung des Trippers, Coitus, Ritt usw.) oder des Gelenks (Anstrengung oder Trauma), bei Frauen auch in Schwangerschaft, Geburt oder Wochenbett, bei Neugeborenen auch bei Conjunctivitis oder Stomatitis. Unfall als Ursache ist nur anzunehmen bei ursächlichem (schweres und lokales Trauma!) und bei zeitlichem Zusammenhang (Auftreten der Gelenkerkrankung innerhalb weniger Tage!). Formen: 1. serös bzw. sero-fibrinös; 2. eitrig und 3. phlegmonös evtl. mit paraarticulärem Infiltrat, vollständiger Obliteration des ganzen Kapselschlauchs und fibröser bis ossaler Ankylose, ja Synostose infolge der Destruktion aller Teile des Gelenkapparats; Verlauf akut oder meist chronisch (in Wochen bis Monaten), anfangs meist stürmisch unter akutem Beginn, aber mit relativ wenig alteriertem Allgemeinbefinden; Rezidivneigung; Abscedierung selten; öfters, spez. bei phlegmonöser Form Versteifung durch Contractur oder Ankylose; Gefahr der oft tödlichen Endocarditis. Differentialdiagnose: sonstige, spez. Grippe-Monarthritis sowie Gelenkrheumatismus, Gicht, Tuberkulose, Syphilis. Diagnose: Akuter Beginn, heftige Schmerzen, geringes Fieber, erhöhte Blutkörperchensenkung und relativ wenig alteriertes Allgemeinbefinden, häufiges Befallensein von nur einem Gelenk, Jod und Salicyl erfolglos; Komplementbindungsreaktion; Röntgenbild evtl. mit frühzeitiger Knorpelusur und mit Knochenatrophie; evtl., aber oft nicht und auch meist nur im Frühstadium gelingend Gonokokkennachweis durch Kultur im Gelenkpunktat, ferner mikroskopisch im Urethralsekret; Arthigonreaktion. Verlauf: langwierig über Wochen bis Monate. Prognose: Quoad vitam günstig, quoad sanationem ungünstig (Ankylose tritt oft ein oder in milderen Fällen später Arthritis deformans). Behandlung: Vorübergehende, nicht zu lange Ruhigstellung, Staubinde (22 Stunden) und später Heißluft, Diathermie, Kurzwellenbehandlung oder Ichthyolverband, Gonokokkenvaccine (Arthigon, Gonoyatren, Gonargin u. a.) oder Reizkörper, Röntgenbestrahlung, bei großem Erguß Punktion und evtl. Auswaschung mit Novocain-, Rivanol-, Carbollösung; nur bei Mischinfektion Incision; später sorgfältige Nachbehandlung: Bäder, heiße Sandbäder, Heißluft, Diathermie, auch Badekur, Bewegungsübungen, Fibrolysininjektionen; bei Versteifung evtl. Operation: Arthrotomie (Resektion oder Gelenkmobilisation). Der akute Gelenkrheumatismus (Polyarthritis rheum. acuta) stellt wohl ebenfalls einen spezifischen, hämatogenen, polyartikulären Infekt bzw. Intoxikation dar.

Formen: Im allgemeinen: eitrige und nichteitrige; im besonderen: seröse, fibrinöse, eitrige und jauchige Entzündung.

Differentialdiagnose: Akuter Gichtanfall sowie akuter Gelenkrheumatismus, Gonorrhoe usw.

Diagnose: Probepunktion mit bakteriologischer Untersuchung (Streptokokken!) und Röntgenbild (Epiphysenherd!)

Symptome: **a) Seröse und sero-fibrinöse Entzündung** (am meisten rückbildungsfähig, aber manchmal übergehend in chronische Arthritis mit Hydarthros, Zottenwucherung, Schlottergelenk oder Bewegungseinschränkung!): Anschwellung des Gelenks entsprechend der gefüllten Gelenkkapsel mit Verlust der normalen Gelenkkonturen, bei starkem Erguß evtl. Fluktuation, Schmerzen, Funktionsbehinderung, charakteristische Entlastungsstellung; außerdem mäßiges Fieber. Entstehung: 1. vornehmlich bei paraartikulären Infektionen, spez. epiphysärem Knochenherd („sympathischer oder besser symptomatischer Erguß"); 2. bei leicht infiziertem Hämarthros und 3. im sog. Latenzstadium der schweren Gelenkinfektion. 4. bei Allgemeininfektionen.

b) Eitrige bzw. jauchige Entzündung: *a)* oberflächliche (Gelenkempyem): reparationsfähig, daher manchmal ausheilend ohne Bewegungsstörung, aber meist mit Behinderung durch Verwachsung oder Kapselschrumpfung, selten mit Schlottergelenk! Entstehung spez. bei Abschluß der Gelenkhöhle auf Zeit z. B. bei Stichverletzung, Steck- und Durchschuß usw. sowie bei einbrechender Knocheneiterung und bei Sepsis und anderen Allgemeininfektionen: Typhus, Pneumonie u. a. Symptome: Praller Gelenkerguß in der für das betr. Gelenk charakteristischen Form, evtl. Fluktuation; geringe paraartikuläre Veränderungen, spez. Fehlen von Entzündungserscheinungen an der Haut und von kollateralem Ödem; Entlastungsstellung; Möglichkeit aktiver Bewegung (evtl. auf Zureden) passiven Stellungswechsels und aktiver muskulärer Gelenkfixierung; Schmerzen mäßig und Allgemeinbefinden ziemlich gut.

β) Tiefgreifende (Kapselphlemone) bzw. Totalvereiterung (Panarthritis): destruierend! Symptome (Differentialdiagnose gegenüber Empyem!): Stärkere paraartikuläre Weichteilschwellung mit Verlust der Gelenkform; passive Ruhigstellung; evtl. abnorme Stellung und Beweglichkeit; Schwinden kräftiger muskulärer Gelenkfixierung; Unmöglichkeit aktiver und hochgradige Schmerzhaftigkeit passiver Bewegungen; Allgemeinbefinden schlecht und Fieber hoch. Komplikationen (Ursachen: Zurückgebliebener Infektionsherd und Sekretverhaltung!): Evtl. paraartikuläre Abscesse (s. u.), paraartikuläre Phlegmone, Osteomyelitis, Zerstörung des Gelenkapparates (abnorme Beweglichkeit und rauhes Crepitieren durch Einschmelzen des knorpeligen Überzuges der Gelenkenden), infektiöse Venenthrombose und Arrosionsblutung großer Arterien (begünstigt durch Projektile, Knochensplitter, Dränröhren [z. B. an A. popl. und cub.]), Allgemeininfektion mit Metastasen (Albuminurie und Endokarditis sind besonders zu beachten); Entstehung bei breiter Gelenkeröffnung oder im Anschluß an Kapselempyem, spez. bei nicht frühzeitig oder nicht genügend behandeltem (nicht behobener Herd, spez. Fremdkörper und Knochenverletzung im Kriege: in Gelenkweichteilen, Gelenkhöhlen, Gelenkkörpern, ferner bei einbrechendem Knocheneiterherd und schließlich metastatisch.

Folgen: 1. Kapseldurchbruch mit paraartikulärem Absceß, Phlegmone, Osteomyelitis, Sepsis. Der paraartikuläre Absceß erscheint als 1. subcutaner Absceß; 2. Schleimbeutel-, 3. Sehnenscheidenempyem, 4. intramuskulärer (Röhren-) Absceß mit Ausbreitung in dem lockeren paraartikulären Bindegewebe und weiter in den intermuskulären Bindegewebsräumen und mit Ferneiterungen, oft mit einem Wechselspiel von Sekretverhaltung und -abfluß, z. B. bei Kniegelenkseiterung an der Oberschenkelhinterseite zwischen den langen Beugemuskeln und in der Tiefe der Wade. 2. Gelenkversteifung (Ankylosis): a) bindegewebige (A. fibrosa) durch Kapselschrumpfung und -verwachsung, u. a. bei Gonorrhoe in der phlegmonösen Form; b) knöcherne (A. ossea), letztere mar bei Knorpelnekrose spez. infolge gonorrhoischer oder eitriger Entzündung, wobei der Knorpel durch Eiterbad und Granulationen zerstört wird und gelblich bis braungrün erscheint. Prophylaxe: Beste Gelenkstellung (Funktion!). Therapie: Medikomechanische Behandlung, spez. Badekur; evtl. später Operation: Gelenkmobilisation (s. da). 3. Stellungsanomalien: A. Contracturen: a) Myogen; b) arthrogen. Meist in typischer Stellung, in welcher die Muskulatur erschlafft und der Schmerz gering ist und in welcher großes Fassungsvermögen der Gelenkkapsel besteht (Bonnet), und zwar Hüfte in Beugung und Adduction, Knie in Beugung, Fuß in Plantarflexion usw. B. Pathologische Luxation bzw. Subluxation: a) als Destruktionsluxation durch Gelenkzerstörung (bei schweren Eiterungen); b) als Distentionsluxation durch Kapseldehnung infolge Ergusses (z. B. an Hüfte bei Typhus, Scharlach, Pocken). Therapie: abgesehen von Wärme, Massage und Übungen sowie Fibrolysin oder später durch Quengeln kommen in Frage Streckverband, Brisement forcé, Resektion, Gelenkmobilisation.

4. Trophische Störungen: Muskelatrophie teils als Inaktivitäts-, teils als Reflexatrophie, namentlich an der Streckmuskulatur, z. B. am Quadriceps femoris. Prophylaxe und Therapie: Frühzeitige Medikomechanik: aktive, passive und Apparatübungen, Massage, Elektrizität, Bäder; auch Badekur, Heißluft, Diathermie, künstliche Höhensonne, Fibrolysin- oder Cholininjektionen; evtl. Operation: forcierte Gelenkbewegung in Narkose, Muskel- bzw. Sehnendurchschneidung oder besser -plastik, Osteotomie, Resektion, orthopädische Gelenkmobilisation.

5. Arthritis deformans: infolge Knorpelusur bei minderschwerer Entzündung.

Therapie: Ruhigstellung mit Schienen-, Gips- oder Streckverband; Hyperämie (Eisbeutel, hydropathischer [Prießnitz-, essigsaure Tonerde- oder besser Alkohol- usw.] Umschlag, Staubinde, Heißluft, Diathermie, Jodtinkturpinselung usw). Bei serösem Erguß: Kompression, später Gummikappe; bei starkem Erguß: evtl. Punktion (sonst Kapseldehnung!); bei chronischer Entzündung: Ausspülung mit ½—1%iger Carbollösung, 1—2⁰/₀₀ Rivanol, Yatren usw.; bei eitrigem Erguß: Punktion (mit Bakteriennachweis; Spülung ist hier nicht unbedenklich wegen Gefahr der Eiterausschwemmung) oder Incision mit Dränage, evtl. nach hinten (dies spez. bei Schulter-, Hüft-, Knie-, evtl. auch Ellenbogen- und Sprunggelenk; im übrigen schonend unter Erhaltung wichtiger Muskeln und Nerven!), oder Aufklappung oder Resektion (spez. bei infiziertem Gelenkkörperschuß) oder Gliedabsetzung. Wichtig ist Unterscheidung zwischen Empyem und Kapselphlegmone und rechtzeitige Diagnose der Komplikationen, spez. der Ursache der fortbestehenden Eiterung. Bei drohender akuter oder chronischer Allgemeininfektion evtl. Gliedabsetzung (dagegen primär nur bei Gangrängefahr!). Bei drohender Versteifung: Medikomechanik frühzeitig, aber vorsichtig mit Wärme, Bädern (Moorpackungen, Diathermie oder Heißluft), später auch mit Muskelmassage und Bewegungsübungen, und zwar zunächst aktiven; zunächst ist das Gelenk nach der Eiterentleerung ruhig zu stellen. Bei unvermeidlicher Versteifung Sorge für beste Gliedstellung und Verhütung von Contracturen; evtl. später paraartikuläre Osteotomie oder Gelenkmobilisation (cave Wiederaufstöbern latenter Infektion) (s. o.).

Prophylaxe (besonders im Kriege bei allen Steckschüssen, spez. Granatsplittern und bei breiter Eröffnung des Gelenks!): 1. Operativ: Frühoperation mit Excision des Wundkanals und möglichster Entfernung des keimbeladenen Fremdkörpers, spez. Tuchfetzens, Granatsplitters usw. oder Knochensplitters (möglichst nach radiologischer Lagebestimmung); ein gelenknaher Knochenherd ist bei Zeiten zu eröffnen oder zu beseitigen, um das Gelenk zu bewahren. 2. Antiseptisch-biologisch: Phenolcampher nach Chlumsky (Rp. Acid. carbol. crist. 30, Camph. trit. 60, Alkohol abs. 10: Payr) u. dgl. als Stichinjektion oder als Eingießung in ein durch Frühoperation eröffnetes Gelenk mit nachfolgendem Nahtverschluß oder bei drohender Infektion mit Glasrohrsicherheitsventil, sog. „Ventildränge" (Glasrohr wird in Stichincision des Gelenkes eingeführt und wasserdicht in die Haut eingenäht, 2—10 ccm Phenolcampher eingespritzt, mit Wattepfropf abgeschlossen, nach 24 Stunden geöffnet und evtl. wiederholt gefüllt; nach einigen Tagen entfernt. Wirkung: Hyperämie und antiseptische Dauerwirkung sowie Kapselschlauchentfaltung und Schmerzstillung) (Payr). (Daneben werden empfohlen: Yatren, Rivanol u. a. Zu versuchen ist ferner die Stauungshyperämie. Außerdem ist wichtig Ruhigstellung, evtl. Schiene.

7. Sehnenscheiden und Schleimbeutel.

Entstehung: a) direkt durch penetrierende Verletzung spez. Stich (meist!); b) fortgeleitet von benachbarter Entzündung (z. B. eitrige Hautwunde, Furunkel, Phlegmone bzw. Panaritium, Erysipel); c) hämatogen bei Allgemeininfektion (selten!). Erreger: Meist Staphylo- und Streptococcus, selten sonstige: Pneumococcus, Colibacillus und vor allem Gonococcus (am häufigsten neben Gelenk; als Schleimbeutel- [z. B. Bursitis achillea, praepatellaris, subcruralis, trochanterica, ischiadica, plantaris usw.] oder als Sehnenscheidenentzündung [z. B. an Fingerbeugern und -streckern sowie an den Sehnen hinter dem inneren Knöchel]; meist gutartig!).

a) Schleimbeutelentzündung (Bursitis acuta purulenta). Symptome: Schwellung umschrieben, und zwar entsprechend Sitz und Ausdehnung des betr. Schleimbeutels (z. B. Bursitis praepatellaris oder olecrani), später evtl. Fluktuation; Haut heiß und gerötet; Schmerzen; Funktionsstörung; außerdem Ödem und Fieber. Folgen: Hautdurchbruch mit Fisteleiterung oder Phlegmone (durch nekrotischen Zerfall der Sackwand; umschrieben oder fortschreitend) oder Fortsetzung ins benachbarte und evtl. kommunizierende Gelenk sowie in die umgebenden Weichteile. Therapie: Ruhigstellung und Umschlag, Jod-, Quecksilber- oder Ichthyolsalbe od. dgl.; evtl. Incision oder, wenn möglich, Exstirpation und Dränage.

b) Sehnenscheidenentzündung (Tendovaginitis acuta purulenta) oder **Sehnenscheidenphlegmone,** am Finger auch **Panaritium tendinosum** (s. da). Symptome: Schwellung entlang der Sehne fortschreitend (an den Fingerbeugern 2, 3 und 4 reicht die Sehnenscheide nur bis zur Hohlhandquerfurche, an denen 5 und 1 bis in die Handgelenksgegend, hier evtl. kommunizierend untereinander und mit der der oberflächlichen und tiefen Fingerbeuger: sog. V-Phlegmone); Hauthitze und -rötung; Schmerzen bei Druck und bei Bewegungen; Funktionsstörung; evtl. (aber erst spät!) Fluktuation. Folgen: Zerfall der Sehne (rasch!), langdauernde Fisteleiterung (die nekrotische Sehne wirkt als Fremdkörper ähnlich wie Knochensequester), Sehnenausstoßung und nachfolgende Narbencontractur mit Funktionsstörung; Übergreifen auf Gelenke; fortschreitende Phlegmone und Allgemeininfektion. Therapie: Incision, und zwar 1. möglichst frühzeitig: „Frühoperation" (Untersuchung auf Schmerz bei Bewegungen und bei Druck, z. B. mit Skalpellstiel; Fluktuation ist erst „Spätsymptom"). 2. Zunächst schonend: unter Erhaltung der Scheidenquerbänder an Fingern und Handgelenk; an den Fingern auch seitlich von der Sehne; nötigenfalls später breit unter Durchtrennung aller Hautbrücken und Querbänder. (Dabei besteht die Gefahr der Sehnennekrose und damit Gliedversteifung; denn die freiliegende oder gar wie ein Telegraphendraht freischwebende Sehne ist gewöhnlich verloren!) Nachbehandlung: Bewegungsübungen in Warmwasser- oder Heißluftbädern. Bei Narbenkontraktur Medikomechanik (meist, bei gleichzeitiger Gelenkversteifung stets erfolglos!); sonst Operation: Narbenexstirpation und Sehnenwiederbildung evtl. mit Plastik von Haut (Geradstellung des Gliedes!) und Sehne (frei, z. B. Palmaris longus, oder gestielt, z. B. von Nachbarsehne abgespalten; sonst ersetzt durch Seidenzopf od. dgl.). Bei drohender Allgemeininfektion Gliedabsetzung, desgl. bei hindernder Gliedversteifung spez. an Fingern.

8. Muskeln: Myositis acuta purulenta.

Entstehung: a) ektogen bei Wunden, namentlich bei solchen mit traumatischer oder zirkulatorischer (ischämischer) Schädigung, daher bei solchen mit Muskelzerfetzung, z. B. bei komplizierter Fraktur, Schuß, Biß, Maschinenverletzung; b) fortgeleitet aus der Nachbarschaft, z. B. bei Erysipel, Tendovaginitis, Lymphangitis und -adenitis, Phlebitis, Osteomyelitis; c) hämatogen bei Allgemeininfektion durch Staphylo- und Strepto-, selten Pneumo-, Gonococcus, Coli-, Typhus-, Influenzabcillus, auch nach Angina, Panaritium u. dgl., spez. bei subcutaner Muskelverletzung mit Hämatom (Locus minoris resistentiae!). Differentialdiagnose: Lymphangitis, Osteomyelitis u. a. Entzündungen sowie vor allem Dermatomyositis (Muskelentzündung nebst Hautentzündung, derbem Ödem und Fieber in Schüben) und hämorrhagische Polymyositis (ähnlich wie vorige nebst hämorrhagischen Herden). Formen: Interstitiell oder parenchymatös-degenerativ. Folgen: Muskelnarbe (sog. „Myositis fibrosa"), Absceß, fortschreitende Phlegmone und Allgemeininfektion. Therapie: Längsincision (entsprechend dem Muskelfaserverlauf); bei fibröser Myositis evtl. nach Narbenexcision Vereinigung des Sehnenstumpfes mit gesundem Muskel oder gestielte Muskelplastik, am besten mit gleichzeitiger freier Fascientransplantation.

Subfasciale intermuskuläre Phlegmone: Entstehung und Vorkommen: Bei tiefen Wunden, Phlegmone oder durchbrechender Eiterung von tiefgelegenen Gebilden z. B. Lymphdrüsen, Ösophagus, Knochen- oder Gelenkherd usw.; spez. entlang den großen Halsgefäßen (Gefahr der Mediastinitis mit tödlichem Glottisödem!), in Achselhöhle (evtl. fortschreitend als subpektorale Phlegmone) oder in Kniekehle. **Therapie:** Incision frühzeitig und ausgiebig unter Freilegung der befallenen Muskelinterstitien und des Ausgangsherdes (Ösophagusperforation, Knochenherd, Gelenkeiterung u. dgl.!); cave Arrosion der großen Gefäße durch Dränröhren.

Holzphlegmone ist eine subacute Entzündung mit brettharter (sulziger) Infiltration der Weichteile an Hals, seltener an Gesicht, Bauchwand, Extremitäten usw. (vgl. Hals!).

Fascienvereiterung und -nekrose ist sekundär bei Haut-, Unterhaut-, Muskel-, Sehnenscheiden- oder Knocheneiterung, u. a. bei nekrotisierendem Erysipel sowie nach Operationen, spez. Bauch- oder Bruchschnitt.

9. Seröse Höhlen: Pleuritis, Perikarditis, Peritonitis, Meningitis.

Entstehung: a) **direkt** α) **ektogen** durch tiefgehende Verletzung, z. B. Stich, Hieb, Schuß; β) **endogen** durch Perforation innerer Organe, z. B. **Meningitis** bei Schädelbasisfraktur mit Verletzung des inneren Ohres oder der Siebbeinzellen, **Pleuritis** bei Rippenfraktur mit Bronchialverletzung, sowie bei Perforation von Lungenkavernen, Ösophaguscarcinom u. dgl., **Peritonitis** bei Darmruptur, Entzündungsperforation (z. B. Appendicitis, Cholecystitis, Fremdkörperanspießung oder Einklemmung); b) **lymphogen** oder **unmittelbar** fortgeleitet, z. B. **Meningitis** bei Schädeleiterung, Blutleiterthrombose oder Hirnabsceß, **Pleuritis** bei Peritonitis (auf dem Wege der Zwerchfellymphgefäße sowie bei Lungenabsceß, Pneumonie oder Rippenosteomyelitis, **Peritonitis** bei Pleuritis (s. o.), Magen- und Darmwandphlegmone oder Bauchwandphlegmone; c) **hämatogen** bei Allgemeininfektion z. B. Pleuraempyem, Pneumokokkenperitonitis usw. **Formen:** Abgekapselte, akut fortschreitende und allgemeine Entzündung. **Therapie:** Bei serösem Erguß Punktion, bei eitrigem Eröffnung und Dränage, und zwar an Schädel und Thorax mittels Voroperation sowie wenn möglich Entfernung des primären Herdes z. B. Append- oder Cholescystektomie.

10. Innere Organe.

Entstehung: Ekto- oder **endo-** (z. B. bei Verletzung oder Geschwür), **lympho-** (z. B. Hirnabsceß bei extraduraler Eiterung oder bei Thrombophlebitis) und **hämatogen** (z. B. Lungen- und Leberabscesse). **Formen: Herdförmig-umschriebene** und **akut-fortschreitende** Entzündung. **Therapie: Absceß**spaltung (z. B. in Leber oder Lungen); evtl. **Exstirpation** (z. B. Niere, Hoden, Eierstock, Milz).

III. Die pyogene (septische) Allgemeininfektion: Sepsis bzw. Septikämie und Pyämie.

Allgemeininfektion mit pyogenen Erregern erfolgt, wenn die bei jeder örtlichen Entzündung in den Blutkreislauf gelangenden Erreger im Kampf mit dem Organismus überwiegen, so daß es nicht zu ihrer Abtötung, sondern zu ihrer Vermehrung kommt; die septische Allgemeininfektion ist also eine Erkrankung, welche auf Infektion mit Eitererregern erfolgt in einer Weise, daß es zur Infektion des Allgemeinorganismus mit entsprechenden Krankheitserscheinungen kommt, wobei die Eitererreger im Blut nicht nur vorkommen, sondern konstant oder kontinuierlich eingeliefert werden und u. U. sich hier vermehren.

Formen: Die pyogene Allgemeininfektion (sog. ,,Sepsis") tritt in zwei Formen, nämlich als bakterielle und als toxische Allgemeininfektion auf, welche allerdings vielfach ineinander übergreifen (sog. ,,Septicopyämie"):

a) als **metastasierernde** (sog. „Pyämie") mit embolischer Verbreitung der Erreger („Metastasierung"), wobei häufig eine Thrombophlebitis, manchmal eine Endokarditis vorliegt.

b) als **nichtmetastasierende** (sog. „Septikämie" oder Sepsis im eigentlichen Sinne), d. h. Überschwemmung der Blutbahn („Blutinfektion") mit den Krankheitserregern („Bakteriämie") bzw. mit den Giften („Toxinämie"), aber ohne embolische Verbreitung, evtl. auch ohne Bildung eines primären Entzündungsherdes und von sehr ernster Prognose, meist durch Streptokokken und öfters zur baldigen Absetzung nötigend.

Erreger. (Dazu gehören in erster Linie die eigentlichen Eitererreger: Strepto- und Staphylokokken, aber öfters auch ihnen gleichartige: Pneumokokken, Meningokokken, Enterokokken, Gonokokken, Coli-, Typhus-, Paratyphus-, Pyocyaneusbacillen u. a.

Streptokokken. Mehr Septikämie (65%; hier überhaupt häufigster Erreger!) und weniger Pyämie (25—35%), und zwar Metastasen in Gelenken und in serösen Höhlen sowie als Phlegmone und Erysipel; herstammend meist von Schleimhautinfektion, spez. Kindbettfieber, Angina, Mittelohreiterung usw., ferner bei Diphtherie und Scharlach; meist Spreptococcus pyogenes (haemolyticus), selten Streptococcus mitior (spez. bei Endocarditis lenta), mucosus (spez. bei mancher Otitis) und anaërobicus (spez. bei septischem Abort); oft mehr seröse als eitrige Entzündung; an der Eingangspforte häufiger nur geringe Veränderungen; oft Lymphangitis; häufig, spez. bei otogener oder puerperaler Infektion Thrombophlebitis sowie Endokarditis.

Staphylokokken. Bei weitem am meisten Pyämie (90—95%, und zwar Metastasen in Nieren, Lungen, Herz, jugendlichem Knochenmark, Gelenken, Muskeln usw.) und selten Septikämie (nur 5%); herstammend von Furunkel, Panaritium, Osteomyelitis, Pleuritis, Appendicitis, Parametritis, Cholecystitis, Harnwegeinfektion usw.; meist Staphylococcus aureus, dann albus, selten citreus; häufig auch bei Mischinfektion neben Streptococcus, Coli- und Typhusbacillus u. a.

Pneumokokken. Mehr Septikämie (meist nach Pneumonie) und weniger, aber keineswegs selten (25%) Metastasen (Endokarditis, Meningitis, Peritonitis, Arthritis usw.); herstammend von Schleimhäuten: Mundhöhle einschl. Tonsillen, Bindehautsack, Ohr, Gallenwegen, Luftwegen, puerperalen Genitalien usw.

Pneumobacillen: mitunter; meist mit Metastasen.

Meningokokken: selten; dabei Metastasen in Gelenken und Herz (Endokarditis).

Gonokokken. Wenig Septikämie und mehr Metastasen (vor allem in Gelenken („Tripperrheumatismus": gewöhnlich monoartikulär s. o.) sowie in Sehnenscheiden und Schleimbeuteln, ferner in Herz, selten in Subcutis, Muskeln, Periost und Knochenmark, Nieren, serösen Häuten: Pleura, Peritoneum usw.). Metastasen sind verhältnismäßig gutartig, aber oft begleitet von heftigen Schmerzen und Funktionsstörung, dagegen bei Mischinfektion mit Eitererregern bösartiger; Mortalität nicht eben gering; Ausgang vom Urogenitalsystem, spez. Harnröhre, selten vom Bindehautsack.

Colibacillen. Mehr Septikämie und wenig Metastasen; herstammend von Darm-, Gallen- und vor allem Harnwegen, hier auch als Katheterfieber.

Typhus- und Paratyphusbacillen. Metastasen in Knochenmark (Brustbein, Schlüsselbein, Wirbelsäule u. a.), Periost, Subcutis, Muskulatur, Gelenken, Parotis, Schilddrüse, Auge, Hoden und Nebenhoden, Ovarium, Milz, Leber, Pleura, Bauchfell, Meningen; auch spät auftretend im Rekonvalescentenstadium.

Ferner u. a. **Bac. pyocyaneus, Bac. proteus, Micrococcus tetragenus** sowie die **putriden Erreger** (s. u.), auch **Streptothrix** und **Blastomyces** (Pyämie!).

Öfters handelt es sich um Mischinfektion der vorgenannten Erreger mit Staphylo- und Streptokokken sowie mit putriden Erregern.

Infektionsquelle (primärer Krankheitsherd): a) Schwer infizierte Wunden, namentlich Quetsch-, Riß-, Biß-, Überfahrungs-, Schuß- und Maschinenverletzung, Nabelwunde, Geburt und Abort („Kindbettfieber" am häufigsten: ca. 50%; besonders gefährdet sind künstliche Eingriffe, spez. krimineller Abort; Erstgebärende bevorzugt; Eintritt gewöhnlich am 3. bis 4. bis 5. Tag; Erreger meist Streptococcus haemolyt., auch anaërobicus, ferner Staphylo-, Pneumo-, Gonococcus, Colibacillus), Operation (heutzutage selten; namentlich infolge Übertragung von Streptokokken aus eitrigen Wunden durch Ärzte und Hebammen), Katheterismus (Erreger: Staphylo-, Strepto-coccus und Colibacillus!), mischinfizierte Ulcerationen bei Tuberkulose, Syphilis und Carcinom usw.;

b) örtliche Entzündungsherde, z. B. Furunkel und Karbunkel, Phlegmone bzw. Panaritium und Paronychium, Erysipel, Angina (tonsilläre Sepsis kommt zustande auf dem Blut- oder Lymphweg), Zahnerkrankung, Nebenhöhlen-eiterung, Otitis media (Erreger: meist Streptococcus pyog., auch mucosus und Pneumococcus, selten Staphylococcus, Bac. pyocyaneus, Proteus), Lymph-angitis und -adenitis, Thrombophlebitis (V. facialis, jugularis, saphena usw.), Endokarditis, Lungeneiterung, Cysto-Pyelo-Nephritis, Darmgeschwüre bei Typhus, Dysenterie u. a., Hautgeschwür, Dekubitus, Arthritis, Osteomyelitis (Erreger meist Staphylococcus aureus bzw. albus, selten andere, s. da).

Bisweilen bleibt die Infektionsquelle unbekannt: kryptogenetische Sepsis; diese ist oft zurückzuführen auf abgeheilte, wohl unbeachtet gebliebene Herde (welche Bakterien in kleinen venösen Thromben oder in Lymphdrüsen der Nachbarschaft zurückgelassen hatten), spez. solche der inneren Decken (z. B. Schleimhautinfektionen in Nase, Rachen [Angina], Hals, Blase, Uterus), ferner Wunden, Furunkel usw. Recht häufig ist die orale Sepsis, namentlich in chronischer Form als „fokale Infektion" (s. u.). Nach der Entstehungsart unter-scheidet man folgende Haupttypen: 1. thrombophlebitische (Uterus, Mittelohr, Tonsillen, Venen u. a.), 2. lymphangitische (Tonsillen, Haut und Unterhaut-zellgewebe, Lymphdrüsen u. a.), 3. organische (Uterus, Gelenke, Knochen, Nebenhöhlen, Luft-, Darm-, Harn- und Gallenwege u. a.), 4. endokarditische (Herzinneres).

Bedingungen: Wichtig für das Zustandekommen der Allgemeininfektion ist a) allgemeine Schädigung des Organismus bzw. seiner Schutzkräfte (s. o.): Diabetes, Nephritis, Vergiftung, Unterernährung, Überanstrengung, Erkältung, Durchnässung, Anämie und Blutverluste nach Geburt, Abort, Operation usw.; b) örtliche Schädigung des primären Krankheitsherdes: Nekrose (Quetschung, z. B. bei Überfahrung, Artillerieverletzung) und Sekretstauung sowie Trauma, Massage, Muskelanstrengung u. dgl.

Symptome:

a) Pyämie: Heftiger Schüttelfrost, öfters sich wiederholend und hohes Fieber (40⁰ und mehr; mit steilem Anstieg; gewöhnlich remittierend in ein- oder mehrtägigem Typus, ausnahmsweise aber auch kontinuierlich, näm-lich bei ständiger Resorption pyogener Stoffe oder bei Allgemeinerkrankung mit Erlahmen der Schutzkräfte des Organismus), ferner Hyperleukocytose neben Abnahme der Erythrocyten und des Hb-Gehalts, schwere Allgemein-erscheinungen, trockene und belegte Zunge, Durchfälle (toxisch oder meta-statisch-embolisch), Ikterus (durch Auflösung der roten Blutkörperchen), Milztumor, Druckempfindlichkeit des Magens und der Leber, Erbrechen u. dgl., schließlich (charakteristisch!) Metastasen: In Herz (ulceröse Endokarditis in $\frac{1}{6}$—$\frac{1}{5}$ der Fälle; meist durch Strepto- und Staphylo-, sowie Pneumokokken, selten durch Gonokokken und Colibacillen), Lungen (Pneumonie mit Pleuritis oder Infarkt mit Dyspnoe, Blutauswurf usw.), Milz, Nieren (akute hämorrhagische Nephritis oder Nierenabscesse, meist multiple Rinden- und paranephritische Abscesse, namentlich durch Staphylokokken nach Furunkeln oder anderen Hauteiterungen!), Gelenken (seröse oder eitrige Synovitis, namentlich durch Staphylokokken!), Schleimbeuteln und Sehnenscheiden (spez. bei Gonorrhoe; hier neben Gelenken), serösen Häuten (Pleuritis, Perikarditis, Peritonitis; spez.

durch Strepto-, Pneumo- und Meningococcus), Knochen, Muskulatur (Absceß oder fortschreitende Entzündung; spez. durch Staphylococcus), Subcutis, Cutis (Erythem, Blutungen, Herpes, Pusteln; manchmal Scharlach oder Erysipel oder Erythema nodosum ähnlich!), Schleimhaut, Auge (Blutungen und Nekrose der Netzhaut, Glaskörpertrübung und -eiterung, Iridochorioiditis, Panophthalmie), Hirn und Hirnhäute (Hirn spez. bei otogener Sepsis, Meningen spez. durch Pneumococcus), Parotis, Schilddrüse, Ovarien, Hoden und Nebenhoden u. a. Im allgemeinen, spez. bei Staphylokokken sind bevorzugt Milz, Nieren und Knochenmark.

Lokalisationsbestimmend für die Metastasierung wirken u. a. Trauma oder Abkühlung (Locus minoris resistentiae!) sowie lokale Gewebsdisposition zufolge besonderer Gefäßanordnung (z. B. in Lunge, Knochenmark, Niere, Leber), und zufolge Bildung bactericider Stoffe (z. B. im Knochenmark). Hier ist auch zu erwähnen die Vereiterung traumatischer Blutungsherde z. B. Frakturhämatome und die von Druckstellen z. B. in der Glutäalgegend. Im übrigen ist für die Lokalisation bestimmend der Sitz des primären Herdes (z. B. Leberabscesse bei Eiterungen im Pfortadergebiet).

b) Septikämie. Schüttelfrost und Fieber wie bei a), aber kontinuierlich hoch mit geringen Schwankungen von ½—1⁰, evtl. (z. B. bei höherem Alter sowie bei Endocarditis lenta) aber nicht erheblich gesteigert und gelegentlich vor dem Tode subnormal (Kollapstemperatur); Pulsfrequenz; Atmung beschleunigt und oberflächlich, in der Regel keine Leukocytose; Wunde trocken und mißfarben mit oberflächlicher Nekrose sowie ohne Eiterung und Granulationsbildung; schwere Allgemeinerscheinungen: Benommenheit, Delirien, Krämpfe usw., evtl. Euphorie (d. h. gehobene Stimmung mit geringer Schmerzempfindung); trockene und belegte Zunge; Durst; Appetitlosigkeit; Durchfälle (zuweilen blutig); Albuminurie; Cyanose; Ikterus; scharlach- oder urtikaria- oder pustelartiges Hautexanthem; Milztumor; Blutungen in Haut (Petechien), Schleimhäuten, serösen Häuten und Netzhaut, sowie Verdauungs- und Harnwegen (Darm, Blase usw.).

Inkubationszeit: Wenige Stunden bis Tage.

Dauer: 24 Stunden bis Tage bis Wochen bis Monate; meist akut, öfters subakut, selten chronisch.

Diagnose: Nachweis der Erreger in Blut oder in Metastasen; die bakteriologische Blutuntersuchung ist jedoch nicht absolut beweisend, da sie negativ sein kann trotz Allgemeininfektion und da sie evtl. auch positiv sein kann ohne Allgemeininfektion, spez. im Leichenblut einige Zeit nach dem Tode; wichtig ist Art und Zahl der Erreger sowie Zeitpunkt der Entnahme (am aussichtsreichsten kurz nach einem Schüttelfrost); bei nachgewiesenem Staphylococcus ist im Hinblick auf dessen Vorkommen in Haut usw. Vorsicht im Urteil angezeigt. Dazu Temperatur, Blutbild (oft Leukocyten, auch Linksverschiebung), Herpes (Coliinfektion!), Primärherd, Metastasen, auch in Haut und Augenhintergrund u. a.

Bakteriologische Blutuntersuchung; ca. 10—20 ccm Blut nach sorgfältiger Hautdesinfektion und steril, am besten mit der trocken sterilisierten Spritze, entnommen aus der angestauten Vene z. B. V. mediana cubiti und unter Fortgießen der ersten Tropfen; sofort verarbeitet zu Kultur; nicht zuviel Blut (wegen der bactericiden Wirkung!): je 1 ccm auf 10 ccm Nährboden; mehrere große Bouillonröhrchen und Agarplatten, bei Streptokokken auch Blutplatten, bei Pneumokokken Serumplatten, bei Typhus Gallerröhrchen; stets auch anaërobe (Traubenzuckeragarschüttel-) Kulturen; ferner Widalsche und Wassermannsche Reaktion und Tierversuch (1 ccm subcutan oder besser intraperitoneal macht bei weißen Mäusen tödliche Sepsis in 1—2 Tagen; Bacillennachweis im Blut usw.).

Differentialdiagnose: Sonstige Intoxikationen, Infektionskrankheiten, spez. akute Miliartuberkulose, Rotz, Malaria, Syphilis, Influenza und Typhus, Bangsche Infektion, Weilsche Krankheit sowie Eklampsie, Urämie, Leukämie, perniciöse Anämie, Agranulocytose und Lymphogranulomatose; bei scharlach-

artigem Exanthem auch Scharlach; bei Metastasen Organerkrankungen,
spez. Cerebrospinalmeningitis, Nephritis, Pneumonie, Gelenkrheumatismus.
Prognose: Ernst jedenfalls dubiös. Mortalität ca. 50—75% durch Herzschwäche, namentlich bei Endokarditis und Pneumonie. Endocarditis lenta
endet fast stets letal. Wichtig ist Puls: steigende Pulsfrequenz ist ungünstig;
ominös ist das „Totenkreuz", d. h. Kreuzung der abfallenden Temperatur-
und der ansteigenden Pulskurve. Bei der bakteriologischen Blutuntersuchung
ist wichtig Art und Zahl der Keime; wiederholter positiver Befund, gar mit
steigender Keimzahl ist ungünstig, desgl. Linksverschiebung des Blutbildes
sowie hohe oder niedrige Leukocytenzahl. Im allgemeinen ungünstig ist Strepto-
kokken-, günstig Staphylokokken- sowie Gonokokken- und Koliinfektion.
Schlechteste Prognose bietet die Sepsis im Puerperium (30—50—85% Mortalität), gute die der Harnwege, ziemlich gute auch (unter Voraussetzung sachgemäßer Therapie) die otogene (5—20—33$\frac{1}{3}$% Mortalität) und osteomyelitische.
Septikämie hat bei akutem Verlauf infauste Prognose; die Prognose der
Pyämie ist getrübt bei akutem Verlauf und bei mehrfachen Metastasen,
im übrigen abhängig von der Lokalisation der Metastasen. Chronischer Verlauf
ist im allgemeinen als günstig anzusehen ebenso wie Absceßbildung. Komplikation mit Allgemeinerkrankung (z. B. Diabetes) macht die Prognose infaust.
Im Kindesalter ist die septische Allgemeininfektion nicht günstig.

Prophylaxe: Sachgemäße Behandlung von Wunden und Eiterungen
sowie strengste Asepsis bei Operationen und Geburten einschl. Nabelwunde,
vgl. Asepsis und Wundbehandlung!

Therapie: a) **Chirurgische Behandlung:** Hauptsache ist frühzeitige, aber
schonende Eröffnung des primären Entzündungsherdes, z. B. Furunkel,
Karbunkel, Panaritium, Phlegmone, Osteomyelitis, Gelenkeiterung, Otitis
media, Prostatitis, Puerperalfieber usw., evtl. dessen Entfernung durch Exstirpation (z. B. Appendix, Gallenblase, Niere, Uterus usw.) oder durch
Gliedabsetzung. Bei Pyämie (Fieberanstieg mit Schüttelfrösten!) evtl.
frühzeitige Unterbindung der Sammelvene (vgl. Thrombophlebitis) sowie
Eröffnung metastatischer Eiterungen (z. B. in Gelenken, Lungen, Nieren,
Parotis, Schilddrüse, Hirn, Unterhaut, Muskeln usw.).

b) **Allgemeinbehandlung:** Kräftige und zugleich leicht verdauliche, spez.
hochwertige Ernährung: Milch, Eier, Gelees, Fleischbrühe, Zucker, Nährpräparate u. dgl., evtl. Alkohol (Sekt, Rotwein und Cognac), reichlich Flüssigkeit, spez. physiologische Kochsalz- oder Traubenzuckerlösung, auch als
Tröpfcheneinlauf (rectal, subcutan und intravenös) oder Bluttransfusion,
Insulin, Schwitzen, Diurese und Stuhlregelung, Mund- und Hautpflege (sonst
Parotitis bzw. Decubitus), Atemübungen, Kreislauf- und Herzanregung (frühzeitig Digitalis, später Cardiazol, Campher und Coffein sowie Strophantin
und Ephetomin oder Sympatol), hydropathische Umschläge und Bäder, Antipyretica (Chinin, Salicylsäure, Jod, Arsen, Neosalvarsan, Introcid usw.?), bei
Unruhe Morphium, Ephedralin (?).

c) Zu versuchen Argentum colloidale = Kollargol, Dispargen,
Silberdiasporal oder Elekrargol (als Salbe, sowie rectal z. B. 2—3mal tgl.
5—10% 20—25 ccm oder besser intravenös: 1—2% bzw. 50—100 ccm 1%ige
bzw. 2—5—10 und mehr ccm 1—2%ige), Farbstoffe: Methylenblau und
Argochrom, Trypaflavin (alle 2—3 Tage 10—20 ccm 2% intravenös),
Argoflavin, Rivanol (tgl. 20—50 ccm 1⁰/₀₀ intravenös) u. a. und spez. bei
Streptokokkeninfektion Prontosil (1—3mal tgl. 1—3 Tbl. oder 3—20 ccm
0,25% intravenös bzw.intramusk.) und Salicyl-, Chinin-, Jod-, Urotropin-
bzw. Cylotropin- (Coliinfektion!) u. a. Präparate (intravenös oder intramuskulär) sowie Reizkörper (Omnadin, Terpichin, Olobinthin, Caseosan, Yatren-
casein usw. intramusk., auch Detoxin 1—2mal tgl. 10—20 ccm $\frac{1}{2}$—2% intravenös) usw. oder Vaccine (Staphylococcus) oder Serum (Strepto- und
evtl. Pneumococcus) u. a.

Zusatz: Fokale Infektion. Wesen: Infektiöse Wirkung eines mehr oder
weniger, oft gar nicht in Erscheinung tretenden örtlichen Herdes („Fokus")

in fern gelegenen Organen bzw. Organsystemen. Ursächlicher Herd liegt oft in Zähnen (Wurzelgranulom oder -cyste, selten Paradentose), Tonsillen, Nebenhöhlen, Harn- und Darmwegen, Prostata, Gallenblase, Adnexen usw. Krankheitserscheinungen in Gelenken (Polyarthritis), Wirbelsäule (Spondylitis ankylo-poëtica), Nerven (Neuralgie bzw. Neuritis), Haut (Ekzem), Nieren (Nephritis), Herz (Endokarditis) usw. Diagnose: 1. Allgemeine Symptome: Temperatur, Blutbild, Blutkörperchensenkung usw., 2. lokale Symptome an den genannten Körperstellen und am Primärherd; dazu Röntgenbild. Therapie: Beseitigung des ursächlichen Herds (Zahnextraktion oder Wurzelspitzenresektion sowie Exkochleation, Tonsillektomie, Appendektomie, Cholecystektomie usw.), sonst symptomatisch.

β) Die putride (anaërobe) Infektion, spez. Gasbrand bzw. Gasphlegmone und malignes Ödem, auch Wangenbrand und Hospitalbrand.

Die putride oder jauchige Entzündung ist charakterisiert durch das anfangs serös-hämorrhagische, später schmutzig-stinkende, oft gashaltige Exsudat: sog. „Brandjauche" und durch den fauligen Brand „Gangrän" des Gewebes. Fäulnis ist Reduktion von stickstoffhaltiger organischer Masse, spez. von Eiweiß unter Entwickelung z. T. stinkender Gase (CO_2, H, H_2S, CH_4, NH_2); dabei entstehen die sog. putriden Stoffe: Fäulnisalkaloide „Ptomaine" und giftige Eiweißkörper „Toxalbumine", deren Resorption besondere Vergiftungserscheinungen neben der durch die Bakterien bedingten hervorruft. Die putride Infektion wird veranlaßt durch die putriden Erreger, denen sich allerdings zumeist Fäulniserreger und oft auch pyogene sowie Tetanuserreger in Form der Mischinfektion beigesellen. Wohl zu unterscheiden von der putriden Infektion mit anschließendem Brand ist der aseptische Brand, z. B. bei primärer Gefäßstammverletzung bzw. -verschluß mit sekundärer Ansiedlung von Fäulnisbakterien in dem nekrotischen Gewebe, welcher im Gegensatz zu ersterem, der an der infizierten Wunde beginnt, peripher einsetzt. Ferner ist abzutrennen die gashaltige Eiterphlegmone; sie wird bedingt durch pyogene Erreger: Staphylo- oder Streptokokken, welchen sich putride zugesellen: Coli-, Proteus- u. a. nicht pathogene Anaërobier; sie ist mehr oder weniger beschränkt auf den Herd und ausgezeichnet durch die Symptome eitriger Entzündung.

Putride Erreger. Proteus-, Coli-, Emphysem-, Ödem- und vielleicht auch Pararauschbrandbacillen sowie anaërobe Streptokokken; dazu kommen vielleicht noch die in schlechtgehaltener Mundhöhle (z. B. bei Gingivitis, Stromatitis, Alveolarpyorrhoe, Angina Plaut-Vincent usw.) nachweisbaren Bacillus fusiformis und Mundspirochäte (sog. Fuso-Spirillose). Häufigster Erreger ist Bac. emphysematosus ($40-66^2/_3\%$), dann Bac. oedematis maligni (40%), dann Pararauschbrandbacillus ($10-20\%$). Die Ätiologie der putriden Infektion ist nicht einheitlich, sondern erstreckt sich auf verschiedene Erreger. Diese gehören in die Gruppe der Buttersäurebacillen; sie werden eingeteilt: in nicht bewegliche (Gasbrandgruppe) und bewegliche (Rauschbrandgruppe). Die Erreger sind vergesellschaft mit anderen Bakterien, spez. mit Fäulniserregern, wohingegen sie selbst keine Fäulnis erregen. Die putriden Erreger wirken nur durch Giftstoffe und sind nicht in Parallele zu setzen mit den echten Wundinfektionserregern, sondern sind toxigene Saprophyten bzw. Halbparasiten; zur Entstehung der putriden Infektion bedarf es wohl nicht einfach der Infektion mit putriden Erregern, sondern außerdem eines bestimmten (ungünstigen) Wundzustandes, spez. der Nekrose und des Luftabschlusses (Quetschwunde oder Granatsplitterverletzung im Kriege!). Häufig besteht Mischinfektion genannter Erreger miteinander oder dieser mit Eitererregern (spez. Streptococcus) sowie mit Tetanus-, Pyocyaneus-, Proteus-, Coli- u. a.

Bacillus. Eiterung ist nur vorhanden bei Mischinfektion mit Eitererregern; im übrigen gehört die negative Chemotaxis zu den bemerkenswerten Begleiterscheinungen der putriden Infektion.

Die putriden Erreger sind Anaërobier und Gasbildner. Sie finden sich häufig im menschlichen oder tierischen Kot, sowie in Erde, Staub usw.

1. Bac. emphysematosus s. phlegmonis emphysematosae s. aërogenes capsulatus: Emphysembacillus oder Fränkelscher Gasbacillus: Bac. perfringens der Franzosen (Fränkel-Welch 1891/1892). Dem Milzbrandbacillus ähnliches, d. h. kurzes und plumpes Stäbchen mit abgerundeten Ecken, auch in Diplobacillen- und Fadenform. Die Charakteristika sind im übrigen nicht ganz sichere: meist (aber nicht immer?) ohne Sporen, unbeweglich, mit Kapseln und grampositiv; Gelatine wird verflüssigt; Kultur am besten in Traubenzucker- bzw. Menschenblut-Traubenzuckeragar bei Luftabschluß. Auch die Tierpathogenität ist wechselnd und im ganzen gering: Bei Meerschweinchen (dagegen im Gegensatz zum Ödembacillus nicht bei Kaninchen usw.) erfolgt nach subcutaner Injektion an der Impfstelle der Bauchhaut typische Entzündung mit Nekrose, fleischwasserähnlichem Exsudat und geruchlosem Gas sowie ohne Eiter, dagegen bei Mischinfektion mit Eitererregern mit übelriechendem Gas und Eiter. Vorkommen im menschlichen und tierischen Darm bzw. Kot sowie in Erde, Staub usw. Pathogen bei Gasphlegmone (soweit nicht andere Erreger hierbei in Frage kommen s. u.).

2. Bac. oedematis maligni: Bacillus des malignen Ödems (Koch-Gaffky-Novy 1881); **Vibrion septique** (Pasteur 1877). Schmales und langes Stäbchen mit abgerundeten Ecken, oft in langen, vielfach umbiegenden Scheinfäden mit mittelständigen Sporen; beweglich, mit Geißeln ringsum; grampositiv (aber labil und schwer; daher lange färben und vorsichtig differenzieren!); Kultur in den üblichen Nährböden; bei Kaninchen usw. nach subcutaner Injektion fortschreitendes entzündliches Ödem. Vorkommen in Darm, Milch usw. von Pflanzenfressern sowie in Erde, Staub, Wasser usw. Übertragung durch Erdbeschmutzung, Injektion von Arzneilösung oder Serum (Zimmerstaubverunreinigung?). Pathogen bei malignem Ödem; dagegen ist Gasbildung und Gangrän untergeordnet.

3. Para-Rauschbrandbacillus. Tetanusbacillus ähnliches Stäbchen mit Sporen; beweglich; grampositiv; pathogen für Weidevieh (Rind), vielleicht auch für Mensch (?).

4. Bac. proteus. Langes und breites Stäbchen mit Geißeln, beweglich, gewöhnlich gramnegativ; typische Gelatinekultur: Vertiefung mit weißer Masse gefüllt und darum rasenartige Zone feiner strahliger Ausläufer (Bacillenschwärme). Vorkommen häufig in der Außenwelt, auch im Menschenkot. Beim Menschen pathogen (allein oder meist kombiniert mit Streptococcus und Colibacillus) bei Wunden, Fisteln und Geschwüren am After sowie bei Gallen- und Harnwegeinfektion, Perforationsperitonitis usw.

5. Bact. coli comm. (s. o.). Allein oder kombiniert mit Proteus usw. bei Wunden mit fäkaler Infektion, Perforationsperitonitis, Gasphlegmone usw.

Entstehung:

a) Ektogen: Heutzutage (bei der modernen Wundbehandlung) selten; begünstigt durch allgemeine (Shock, Blutverlust, Erschöpfung, Unterernährung, Abkühlung und Durchnässung) und lokale Schädigung (Wundverunreinigung, Druckschädigung, drückender Verband, Luftabschluß, Blutleere bzw. -mangel), daher am ehesten bei spät oder nicht sachgemäß versorgten und mit schwerer Gewebsschädigung verbundenen Wunden, spez. bei Muskelzerfetzungen und bei komplizierten Frakturen oder Luxationen, besonders nach Erdbeschmutzung (Überfahrung, Pflugverletzung, Pfählung, Sichel- oder Sensenhieb, Stich, Schuß- spez. Artillerie- und Bombenverletzungen; überhaupt im Kriege häufiger als im Frieden, aber selten an Bord von Schiffen!) und als sog. Harn- und Kotinfektion bei Infektion von Harn- und Verdauungswegen (Verletzung und Operation an Harn- und Verdauungswegen, Decubitus, Operationswunde an After und Scheide), ferner bei Infektion vom puerperalen Uterus, Lappennekrose nach Lippen- oder Wangenplastik mit Infektion von der Mundhöhle, Nekrose (durch Druck, Arteriosklerose, Embolie, Diabetes, Innervationsstörung, Erfrierung, Carbolumschlag usw.), Arznei-, Kochsalz- und Seruminjektion (Staubverunreinigung bei mangelhafter Asepsis; namentlich bei Nekrose hervorrufenden Mitteln: Äther, Coffein, Campher, Digitalis, Afenil Adrenalin, Morphium, Chinin, Sekale u. dgl.!).

b) Endogen. In Mund und Rachen als Stomatitis ulcerosa, Angina gangraenosa, Rachendiphtherie mit putrider Mischinfektion, Periodontitis cariöser Zähne, ferner bei Zahnextraktion oder Verletzung, spez. Mundschuß (Gefahr der Mundboden-, Hals- und Retropharyngealphlegmone mit Glottisödem oder Mediastinitis!) sowie bei Mundoperationen mit Lippen- oder Wangenplastik.

In Kehlkopf und Rachen als putride Mischinfektion bei carcinomatösem, syphilitischem und tuberkulösem Kehlkopfgeschwür.

In Lungen bei Aspiration von Fäulniskeimen aus Zungen- oder Kehlkopfcarcinom, cariösen Zähnen usw. (in den Lungen auch ektogen, z. B. bei Lungenschuß mit Tuchfetzenimplantation!)

In Speiseröhre bei Perforation durch Operation, Ösophagoskop, Fremdkörper, Carcinom.

In Darm bei Perforation durch Operation, Fremdkörper, Ernährungsstörung, Geschwür, Appendicitis usw. (jauchige Peritonitis bzw. subphrenischer u. a. Bauchabsceß); auch bei Darmwandgangrän nach Brucheinklemmung mit Austritt von Kot in die Weichteile (Kotphlegmone).

In Mastdarm nach Schleimhautverletzung sowie nach Mastdarmverletzungen und -operationen als periproktitischer Absceß (evtl. Mastdarmfistel).

In Blase und Harnröhre durch Fäulniserreger in austretendem, spez. cystitischem Harn bei Harnröhren- oder Harnblasenruptur nach Beckenfraktur oder -verletzung, Katheterismus, Periurethritis hinter Striktur (Urinphlemone an Damm, Bauchdecken, Penis und Hodensack).

Symptome: a) Wunde des primären Krankheitsherdes trocken, mißfarben bis schwärzlich mit nekrotischen Gewebsfetzen, eigentümlich stinkend, Brandjauche und Gas, zunächst nur eine fleischsaftartige und mit Blasen vermengte Flüssigkeit entleerend; heftige Schmerzen mit „Klagen über zu engen Verband"; Schlaflosigkeit; Fieber. b) Phlegmone (Gasphlegmone, Gasbrand, Gasödem, malignes Ödem usw.): Haut gefühllos und blaß, an der Stelle der Phlegmone gelbgrün bis kupferrot bis sepiabraun:„blutapfelsinenartig" oder „bronzefarben" oder veilchenblau", oft fleckig marmoriert, evtl. gangränös, mit Venenzeichnung, evtl. mit Blasen („Brandblasen", schließlich mit braunen und lederharten Stellen); Weichteile gewaltig aufgetrieben, und zwar elastisch-gespannt ohne bleibenden Fingerdruck sowie ödematös und gashaltig, „luftkissenartig" mit Emphysemknistern und mit Schachtelton bei Perkussion mit dem Finger bzw. mit der stimmgabelartig geschwungenen Pinzette oder beim Überstreichen mit dem Rasiermesser (differentialdiagnostisch cave Hämatom, z. B. bei Oberschenkelbruch!), evtl. im Röntgenbild als gashaltig erkennbar durch das Auftreten von unregelmäßigen Flecken oder Streifen im Unterhautzellgewebe und namentlich in der Muskulatur („gefiedertes Muskelbild") bei der Gasphlegmone oder von Luftblasen bei Gasabsceß; Finger bzw. Hand und Zehen bzw. Fuß blaßbläulich bis weiß, kalt und gefühllos; Subcutis sulzig und mißfarben, graugrünlich mit Brandjauche und Gasblasen sowie nekrotischen Fetzen; Muskulatur mißfarben-rotbraun und zunderartig zerfallend, „wie gekocht"; Fascien weithin schmierig-nekrotisch; alle Weichteile, spez. Muskulatur, blutleer und Gefäße thrombosiert mit jauchigem Zerfall der Thromben und mit Gefahr der Arrosion größerer Arterien; Periost vom Knochen abgelöst; Knochenmark jauchig; in Gelenken Kapsel zerfallen und Knorpel geschwunden. Bevorzugt ist die Muskulatur, spez. die der unteren Gliedmaßen (Erdbeschmutzung!); daher Gesäß, Oberschenkel und Wade, demnächst Schulter, Oberarm und Unterschenkel usw.; an sonstigen Geweben ist die Erkrankung

meist fortgeleitet, z. B. an Gehirn, Pleura usw. c) **Allgemeininfektion**
unter dem Bild einer schweren Vergiftung mit hohem Fieber oder Kollapstemperatur, Schweißausbruch, Blutdrucksenkung, sehr frequentem Puls,
tiefer, unruhiger Atmung, evtl. Ikterus, schwerer Störung, spez. plötzlicher
Verschlechterung des Allgemeinbefindens (Abgeschlagenheit, Unruhe, fahler
Blässe, Erbrechen, Schluckbewegungen, Atemnot usw., aber bei erhaltenem
Bewußtsein, evtl. Euphorie); evtl., aber selten mit jauchigen Metastasen auf
dem Blut- oder Lymphweg. (Dies namentlich an geschädigten Stellen z. B.
in der Gesäßgegend infolge intramuskulärer Injektion oder infolge Drucks
beim Aufliegen.)

Diagnose: Farbe, Geruch und Gasgehalt der Wunde; Schmerzen,
Schwellung, Farbe, Emphysemknistern bzw. Schachtelton, evtl. Röntgenbild
des Gliedes, blaßgelbliche Gesichtsfarbe, frequenter Puls, große Atmung,
Fieber und sonstige Allgemeinerscheinungen, spez. Verschlechterung des
Allgemeinbefindens mit Kollaps (letzteres namentlich wichtig bei tiefliegenden
und daher der Untersuchung schlecht zugänglichen Prozessen, z. B. in der
Hüftbeckengegend); dagegen fehlen Hitze und Rötung sowie regionäre Lymph-
drüsenschwellung, und Eiterung besteht nur bei Mischinfektion mit pyogenen
Erregern.

Entwicklung: In Stunden bis Tagen (1—4), meist innerhalb der ersten
24—48, manchmal schon nach 2—5 Stunden, seltener am 3. und 4. Tag oder
gar noch später; auch nach Wochen bis Monaten möglich, dann infolge latenter
Infektion. Auch Rezidive kommen vor, namentlich bei Operation oder Transport.

Differentialdiagnose: **Saprophytische Gasbildung** (in
nekrotischem Gewebe bei primärer Gefäßverletzung bzw. -verschluß), **Nekrose
mit Gasbildung** (durch eingedrungene, auch eingespritzte Chemikalien
z. B. Benzin oder Petroleum bzw. Petrolat) und **Hautemphysem** (durch
Eintritt von Luft ins Gewebe bei Verletzung lufthaltiger Räume [Mund-
und Nasen- sowie Nebenhöhlen und Luftwege] oder bei Einpumpen infolge
Muskelaktion, Hakenzugs usw.) sowie **Streptokokkenphlegmone** und
Sepsis.

Verlauf: Stunden bis Tage; der Prozeß greift dabei immer weiter um sich,
und zwar teils peripher-, teils vor allem centralwärts; dabei werden vorwiegend
die Muskelmassen ergriffen; zugleich entwickelt sich ein gewaltiger Druck,
welcher die Gewebe blutleer macht, und zugleich kommt es zur Gefäßthrombose,
welche ihrerseits verhängnisvoll (tötend) auf das Zelleben wirkt; zugleich
erfolgt Herzschwäche bzw. Vasomotorenlähmung oder Atemlähmung.

Prognose: Prognostisch läßt sich eine lokalisierte, spez. **oberflächliche**
(epifasciale) und eine fortschreitende, spez. **tiefe** (**subfasciale**) Form
unterscheiden; erstere ist recht selten, letztere die gewöhnliche; bei letzterer,
besonders bei Affektion der Muskulatur, rascher Fortschritt. Die „blaue"
Form gilt als ungünstiger als die „braune"; erstere führt anscheinend meist
zur Gliednekrose und zwingt daher zur Gliedabsetzung. Lokalisation an Oberschenkel und Oberarm ist bedenklicher als die an Unterschenkel und Unterarm;
besonders ungünstig kann, weil radikal nicht angreifbar, die Lokalisation am
Rumpf bzw. Gesäß sein. Bei Allgemeininfektion erfolgt meist Tod in einem
oder wenigen Tagen (foudroyante Form) durch Atemlähmung oder Herzschwäche, auch oft trotz Gliedabsetzung. Bisweilen entwickelt sich eine Pneumonie. Fälle mit Ikterus verlaufen anscheinend stets letal; daher kann Ikterus
als signum mali ominis gelten. Mortalität hoch (um 50%).

Prophylaxe: Rechtzeitige und offene Wundbehandlung aller gefährdeten,
spez. erdbeschmutzten und überhaupt Kriegswunden (s. da) mit Entfernung
aller Nekrosen, Hämatome, Blutgerinnsel, Knochensplitter und Fremdkörper
(Holz- und Granatsplitter, Tuchfetzen usw.), breites Öffnen der Wundtaschen
und Gegenöffnungen an den abhängigen Teilen, Dränage oder lockere Tamponade mit Wasserstoffsuperoxyd, Kal. permangan., Natriumhypochlorit, Perubalsam, Rivanol, Trypaflavin usw. (bei Jodoformgaze Vorsicht wegen Gefahr

der Vergiftung infolge Zerlegung durch Fäulnisstoffe!). Zucker? Bei Nekrose (z. B. bei Druck-, Alters- und Diabetesbrand) trockener antiseptischer Verband, z. B. mit Dermatol (cave feuchten Verband wegen Gefahr des feuchten Brandes). Empfohlen wird Tiefenantisepsis (Vuzin usw.), Staubinde, evtl. in rhythmischer Stauung (Bier-Thies), Röntgenbestrahlung und Gasbrand- bzw. Anaërober-Serum (Gasbrand- und Tetanusserum) evtl. neben Tetanusserum (?).

Therapie: Breite und tiefe Incisionen, und zwar bei der tiefen Form den Muskelinterstitien folgend (besonders an muskelreichen Gegenden: Gesäß, Oberschenkel, Wade) und evtl. unter Muskelaufklappung oder -excision (spez. am Rumpf), sowie Entfernung des Infektionsherdes (Fremdkörpers) und aller Gewebsnekrosen; anschließend breite Tamponade mit Wasserstoffsuperoxyd usw. sowie Ruhigstellung, evtl. Schiene; zu versuchen ist Wärme (z. B. Leinsamenkataplasma), Röntgenbestrahlung und rhythmische Stauung; O- oder H_2O_2-Einblasungen sind nicht ratsam wegen Luftemboliegefahr. Bei Absterben eines ganzen Gliedes (Entspannungsschnitte meist erfolglos!) sowie bei drohender Allgemeininfektion und spez. bei schwerer Muskelbeteiligung, Knochenzertrümmerung und Gelenkverletzung sowie Arteriendurchtrennung evtl., und zwar rechtzeitig, Gliedabsetzung (anschließend offene Nachbehandlung; einfaches, d. h. glattes Verfahren durch ein- oder zweizeitigen Lappenschnitt, ev. lineär, auch Exartikulation; Absetzung hoch; maßgebend ist dabei die Erkrankung der Muskulatur, nicht die der Haut; die Absetzung erfolgt am besten im Gesunden; sie kann und muß evtl. aber auch in gashaltigem Gebiet erfolgen, nur sollen keine erkrankten Muskeln zurückbleiben). Zu versuchen ist Heilserum (polyvalentes antitoxisch-antibakterielles; sofort; wiederholt; in hohen Dosen; intramuskulär oder ausnahmsweise [Vorsicht wegen Shock!] intravenös). Außerdem Kochsalz- und Traubenzuckerinfusionen, evtl. Bluttransfusion und Kreislauf- bzw. Herzmittel sowie Allgemeinbehandlung.

Anm.: Als besondere Formen der putriden Infektion unterscheidet man klinisch: **Gasbrand oder Gasphlegmone** ist eine putride Infektion, charakterisiert durch reichliche Gasbildung und Gangrän, bedingt durch Emphysembacillus, häufig Mischinfektion mit Proteus- und Colibacillus, auch mit Eitererregern.

Malignes Ödem ist eine putride Infektion, charakterisiert durch serösblutiges Exsudat ohne Gas- und Geruch, bedingt durch den Ödembacillus.

Wangenbrand (Noma, Wasserkrebs). Erreger: Noch unbekannt, vielleicht auch bisweilen fusiforme Bacillen und Spirochäten, Diphtheriebacillus oder Streptothrixpilz. Vorkommen: Heutzutage selten; meist an Wange, selten an Zahnfleisch, Lippen, Gehörgang und Gaumen sowie an After und Vulva; bei stark geschwächten, spez. schlecht genährten Personen, namentlich bei Kindern in der Rekonvaleszenz nach Masern, Scharlach, Pocken, Cholera, Diphtherie, Typhus, Tuberkulose, Syphilis usw.; gewöhnlich auf dem Boden einer Schleimhautentzündung: Stomatitis ulcerosa oder mercurialis. Symptome (vorherrschend ist Brand!): Beginn als blauschwarzes Bläschen oder Geschwür an der Wange innenseits mit schmerzlosem, derbem Infiltrat der Umgebung (charakteristisch ist das Fehlen der entzündlichen Rötung in der Umgebung!), bald in Fläche und Tiefe sich ausdehnend in Form blauschwarzer, immer weiter und tiefer greifender, schließlich jauchig zerfallender Nekrose, evtl. bis auf den Knochen. Differentialdiagnose: Lues, Diphtherie, Streptotrichose, Leukämie und Agranulocytose. Prognose: Mortalität hoch, ca. 50—75% durch Herzlähmung (toxisch), Durchfälle oder Pneumonie, auch durch Aspiration der Brandjauche; selten Heilung, dann aber unter Hinterlassen großer Defekte an Wange, Lippen und Nase mit Kieferklemme, Verzerrung des Augenlides usw. Therapie: Radikale Entfernung des befallenen Gewebes durch Ätzung mit Paquelin oder mit Kaltkauter, auch mit Carbolsäure, Chlorzink, Pyoctanin, Rivanol usw., evtl. nach Freilegen vom queren Wangenschnitt; später Plastik. Gasbrandserum. Salvarsan? sonst Allgemein-behandlung mit Bettruhe, Ernährung, Infusionen, Kreislauf- und Herzmitteln usw.

Hospitalbrand (Gangraena nosocomialis). Wundinfektion mit fortschreitender Nekrose, wobei eine o b e r f l ä c h l i c h e und t i e f e oder eine u l c e r ö s e und p u l p ö s e Form unterschieden wurde; wohl aufzufassen als putride Infektion, vielleicht auch z. T. als Fuso-Spirillose, Gasbrand, nekrotisierende Streptokokkenphlegmone, Wunddiphtherie u. dgl.; früher gehäuft in Hospitälern spez. Kriegslazaretten mit Mortalität bis 75%; sonst vgl. Noma!

b) Chirurgische Infektionskrankheiten.

I. Wundinfektion durch Giftstoffe: Wundvergiftung.

1. Insektenstiche von Mücken, Bienen, Wespen, Hummeln, Skorpionen, Moskitos Giftspinnen. S y m p t o m e : Lokal Anschwellung (evtl. sehr lästig, z. B. an Lidern oder gefährlich unter Atmungsbehinderung z. B. an der Zunge) mit Jucken, evtl. (spez. bei Überfall durch Bienen- oder Wespenschwarm) Allgemeinerscheinungen: Kollaps bis Exitus, jedenfalls Schwindel, Herzklopfen, Cyanose, Asthma, Hautausschlag und Blutungen. Giftwirkung ähnlich wie bei Schlangengift, aber milder; dazu Ätzwirkung. Bei Imkern entwickelt sich Immunität. „Unfallfolge ist nur anzuerkennen, wenn Patient durch seine Berufstätigkeit besonders gefährdet oder wenn der Stich sonst während der Arbeit erfolgt ist. K o m p l i k a t i o n e n : Pyogene Infektion primär oder aber öfters sekundär. P r o p h y l a x e : Nelkenöl (?). T h e r a p i e : Entfernung des Giftstachels samt Giftbläschen (am schonendsten und leichtesten unter Novocaininfiltration), Betupfen mit Soda oder Salmiakgeist, d. h. verdünntem Ammoniak (zur Neutralisierung der tierischen Säure) und Verband mit Zinksalbe bzw. -paste oder essigsaurer Tonerde, Bleiwasser usw.; evtl. Herzanregung, spez. Ephedralin oder Racedrin ¼—½ Tabl. ½stdl., evtl. Injektion. Bei H o l z b o c k darf man nicht die Extraktion forcieren, da sonst der verhakte Kopfteil stecken bleibt und herauseitert oder herausgeschnitten werden muß; wenn die Ablösung nicht gelingt, nachdem sich der Holzbock vollgesogen hat, soll man ihn mit Benzin, Petroleum, Äther, Chloroform, Terpentinöl, Tabaksaft od. dgl. betupfen und dann vorsichtig abnehmen. Bei Infektion evtl. Incision, falls die konservative Therapie nicht zum Ziele führt; beim einfachen (nicht infektiösen) Ödem ist dagegen eine Incision nicht angezeigt. Bei bedrohlichen Allgemeinerscheinungen (allergischer Shock) oder bei Glottisödem Calcium intravenös oder intramusk. und per os sowie Racedrin (s. o.).

2. Schlangenbiß. In Deutschland fast nur durch Kreuzotter (bis 80 cm lang; charakteristisch ist für Giftschlangen der kurze und breite sowie hinten scharf abgesetzte [dreieckige] Kopf; Kainszeichen: schwarzbrauner Zicksackstreifen am Rücken vom Nacken bis zur Schwanzspitze und auf dem Kopf einem Andreaskreuz ähnlich, doch fehlend bei der schwarzen Abart!), gelegentlich, nämlich im Süden sowie in Italien, Balkan u. a. durch Sand- oder Aspisviper, in Amerika durch Klapperschlange, in Asien und Afrika durch Kobraschlange (Aspis der Alten, Schlange der Kleopatra) sowie durch Seeschlangen; Schlangengift ist das Sekret der Giftdrüsen, welche den Speicheldrüsen der höheren Tiere entsprechen, und besteht aus Toxalbuminen. D i a g n o s e : Biß von Giftschlangen ist kenntlich an den zwei, gelegentlich drei (bei Ersatzzahn!) dicht beieinanderstehenden Stichwunden der Giftzähne (dagegen Biß n i c h t giftiger Schlangen, welche keine Giftzähne besitzen, halbrund-zickzackförmig!). S y m p t o m e : (z. B. bei Kreuzotterbiß) l o k a l bläulichrote, sofort gewaltige und meist sehr schmerzhafte Anschwellung des Gliedes, später mit Hautblutungen und oft gefolgt von Lymphangitis und Thrombophlebitis (Phlegmone nur bei Sekundärinfektion mit Eitererregern), nach wenigen Stunden. K o m p l i k a t i o n : Sekundärinfektion. A l l g e m e i n e r s c h e i n u n g e n : Mattigkeit, Somnolenz, Schweiß, Schwindel, Durst, Erbrechen, Durchfälle, Angstgefühle, Heiserkeit, Pulsverschlechterung, Atmungsstörung usw.; nach Stich in Vene z. B. am Fußrücken evtl. sofortiger Tod. P r o g n o s e : Tod durch Atem- (meist!) oder Kreislauf- und Herzlähmung bei Kreuzotterbiß selten, allerhöchstens 1—10% (meist in den ersten Tagen; später ist die Prognose gut; jedoch sind Kinder besonders gefährdet, dagegen wenig Erwachsene; neben Venenbiß ist der Gesichtsbiß gefährlich!), bei Klapper- und Kobraschlangenbiß bis 20%. Prophylaxe: Ausrottung der Giftschlangen mit Prämie sowie hohe und feste Kleidung, spez. Schuhe aus Leder; cave Barfußgehen und Lagern in gefährdeter Gegend! Therapie: Sofort Aussaugen (bei intakter Schleimhaut ungefährlich; dagegen empfiehlt sich bei rissigen Lippen Schröpfkopf oder Saugglas!) und Ausdrücken der Wunde sowie Abbinden des Gliedes (bewährtes Volksmittel!), dann — zunächst unter Belassen der Abschnürung (aber wegen Gangrängefahr im ganzen nicht länger als einige Stunden!) — Ausätzen bzw. Ausbrennen oder besser Ausschneiden der Wunde; evtl. Amputation kleiner Glieder; außerdem Incisionen, Skarifikationen und Schröpfköpfe am engeschwollenen Glied, Ruhigstellung, Suspension, feuchter oder Alkoholumschlag. Allgemeinbehandlung mit Herzanaleptika, z. B. Branntwein, auch Kaffee und Tee per os und Ephetonin sowie Coramin, Cardiazol, Campher, Coffein usw. subcutan, Magen- und Darmentleerung; Kochsalzinfusionen. Evtl. künstliche Atmung und Lobelin subcutan oder intravenös. Hauptmittel ist antitoxisches polyvalentes Serum (Calmette), welches baldmöglichst, am besten in den ersten 12—24 Stunden einzuspritzen ist. Empfohlen wird auch Kaliumpermanganat als Pulver oder 2—5%ige Lösung zur Wundbehandlung und zur Infiltrationsinjektion der Wundumgebung.

3. Pfeilgifte der Eingeborenen: Teils Schlangengifte (s. o.), teils Pflanzengifte, z. B. Strophantus, Strychnin, Curare (letzteres von südamerikanischen Indianern verwandtes Pfeilgift lähmt die willkürliche Muskulatur, schließlich die der Atmung).

4. Geschoßgifte: Blei (Gewehrsteckschuß), Phosphor (Leuchtgeschoß). Therapie: Geschoßentfernung, evtl. nebst Wundexcision.

5. Leichengifte, z. B. durch Leicheninfektion bei Sektionen. Selten handelt es sich dabei um Intoxikation durch Fäulnisalkaloide, sog. Ptomaine (Cadaverin usw.), meist um Infektion mit hochvirulenten Bakterien, spez. Streptokokken bei Meningitis, Peritonitis, Puerperalfieber, Sepsis, usw. Therapie: Ausdrücken und Desinfizieren mit konzentrierter Essigsäure, Carbolsäure u. dgl., evtl. Ausglühen oder Ausschneiden sowie Jodtinkturpinselung, Verband und Ruhigstellung.

6. Rattenbißkrankheit (Sodoku): Vorkommen: In Japan, aber auch gelegentlich eingeschleppt in Europa. Erreger: Eine besondere Spirochaete (Futaki 1915); übertragen durch Ratten, auch Eichhörnchen, Marder, Katzen u. a.; nachweisbar im Abstrich und Tier-(Meerschweinchen-)versuch. Symptome: Luesähnlicher Primäraffekt z. B. am Finger, dazu erysipelähnliche Lymphangitis, Exanthem, undulierendes Fieber mit Schüttelfrösten. Mortalität ca. 10%. Therapie: Neosalvarsan (bis nach Abklingen aller Beschwerden; sonst Rezidiv!).

II. Wutkrankheit, Toll- oder Hundswut (Lyssa oder Rabies); auch Wasserscheu (Hydrophobie).

Entstehung: Durch Biß wutkranker Tiere (meist Hunde und Katzen, selten Wölfe, Füchse, Dachse, Iltisse, Pferde, Rinder usw.), wobei deren Speichel in eine frische Wunde gelangt; auch schon vor Manifestwerden der Erkrankung des Tieres kann dessen Biß infektiös sein, im übrigen wirkt der Biß eines tollwutkranken Tieres aber nur krankmachend während der akuten Krankheitsperiode und kurz vor ihrem Ausbruch; wenn das betr. Tier nicht bald stirbt und auch nicht innerhalb von 10 Tagen erkrankt, ist es wahrscheinlich nicht tollwütig; das betr. Tier zeigt entweder die stille Wut (Rückenmark!) oder meist die rasende Wut (Gehirn!) mit Reizbarkeit, Unruhe, Beißsucht, Schlingkrämpfen (spez. bei jedem Versuch zu trinken: „Wasserscheu"); man unterscheidet das Prodromal-, Irritations- und Paralysestadium.

Vorkommen: In Kulturländern vereinzelt, in Deutschland nur noch in den östlichen (Rußland benachbarten) Provinzen.

Erreger: Noch unbekannt; die im Centralnervensystem, spez. im Ammonshorn nach besonderem Verfahren färbbaren sog. Negrischen Körperchen (d. h. in den Ganglienzellen eingeschlossene runde Körperchen mit Membran und mit wabigem Bau nebst Vacuolen) sind für Tollwut spezifisch und für die Diagnose wichtig, aber wahrscheinlich nicht die Erreger (also nicht Protozoen), sondern Zelldegenerationsprodukte.

Disposition: Es erkranken nicht alle, sondern nur etwa $33^1/_3\%$ (10—50%, bei Wolfsbissen noch mehr) der Gebissenen; Schutz gewährt anscheinend Kleidung oder stärkere Blutung; auch sind bei mehreren Opfern die Letztgebissenen günstiger daran; die Aussicht ist um so ungünstiger, je tiefer die Wunde und je näher sie dem Centralnervensystem liegt; besonders gefährdet ist die nackte sowie gefäß- und nervenreiche Haut an Kopf, Gesicht und Händen.

Inkubationszeit: 6—60 Tage und mehr (bis 6 Monate, meist 3 bis 9 Wochen, fast nie vor 14 Tagen).

Symptome: Nach Prodromalstadium mit Verstimmung, Kopfschmerz, Schlaflosigkeit, Unruhe usw. (Stadium melancholicum) und mit ziehenden Schmerzen in der Wunde bzw. Narbe zeitweise unter Pausen normalen Verhaltens Schling- und Atemkrämpfe sowie gesteigerte Reflexerregbarkeit bis zu klonischem Krampf der ganzen Körpermuskulatur, ferner Delirien bis zu Wutanfällen; später Depression mit Lähmungen; schließlich nach 3—6 Tagen fast stets Tod durch Herzlähmung bei erhaltenem Bewußtsein. Seltener als eine solche rasende Wut ist beim Menschen die stille Wut.

Prognose: fast 100% Mortalität; es sind allerdings einzelne abortive Fälle beschrieben.

Differentialdiagnose: Kopftetanus mit Schlingkrämpfen sowie funktionelles Nervenleiden, spez. Hysterie und Delirium tremens, auch Tetanus und Bulbusparalyse.

Frühdiagnose: Außer Anamnese: 1. Sektionsbefund, spez. Nachweis der Negrischen Körperchen im Gehirn des wutverdächtigen Tieres (Resultat erhältlich in einem pathologischen Institut durch Einschicken der Tierleiche; positiv bis 95%); 2. Tierversuch: Einspritzen von Markemulsion bei Kaninchen subdural oder intracerebral, bei Fäulniserregern nach Desinfektion intramuskulär oder intraokulär (Resultat erst in 3 Wochen oder später; aber sicher!)

Prophylaxe: Anzeigen, Isolieren und Vernichten der tollwütigen Tiere bzw. der von ihnen gebissenen, ferner zeitweise Hundesperre, -besteuerung und Maulkorbzwang.

Therapie: a) Zu versuchen sofortiges Aussaugen der Wunde und Abschnüren des Gliedes, ferner baldigst und gründlichst Ausschneiden der Wunden mit Messer oder Kaltkauter nebst offener Nachbehandlung, weniger gut Ausglühen und Ätzen (Schorf!); keine Naht; evtl. Amputation kleiner Glieder.

b) Schutzimpfung in Form aktiver Immunisierung (Pasteur 1883) baldigst in einem sog. „Pasteur-Institut" (z. B. in Berlin, München, Breslau, Dresden, Nürnberg, Bern u.a.). Prinzip: Die verhältnismäßig lange Inkubationszeit beim Menschen wird benutzt, um noch vor dem Ausbrechen der Krankheit diese zu verhüten durch Angewöhnung an große Mengen des Wutvirus (Bildung von Schutzstoffen!). Das Virus findet sich in Centralnervensystem, peripheren Nerven, Speicheldrüsen usw. und wird dorthin geleitet durch die Nervenbahnen. Das vom wutkranken Tiere stammende Virus heißt „Straßenvirus". Durch Tier- (Kaninchen-) Passage gelingt Erzielung eines modifizierten Virus mit konstanter und mit zugleich schnellerer Wirkung (Inkubationszeit nur eine Woche statt drei Wochen!): „Passagevirus oder Virus fixe". Durch Trocknung des Marks gelingt Abschwächung, so daß das mehr oder weniger lang getrocknete Mark zwar immunisatorisch, aber nicht giftig wirkt. Technik der Schutzimpfung: Keimfrei gewonnenes und in Glycerin konserviertes Mark von mit „Virus fixe" geimpften Kaninchen wird dem Patienten subcutan in der Unterbauchgegend injiziert nach einem besonderen

Schema im Turnus von ca. 21 Tagen mit immer kürzer getrocknetem, daher immer virulenterem Mark; evtl. abgekürzt; evtl. wiederholt; Schutzimpfung muß, damit die Bildung der Schutzstoffe noch in der Inkubationszeit abgeschlossen ist, sofort erfolgen, namentlich im Hinblick auf die lange Dauer der Schutzbehandlung (5—6, bei abgekürzter Behandlung 2—3 Wochen) und die evtl. kurze Inkubationszeit (schlimmstenfalls 10 Tage); Resultat gut, aber nicht absolut sicher, im übrigen um so besser, je frühzeitiger die Schutzimpfung erfolgt. Die Mortalität beträgt bei Schutzimpfung, falls sie rechtzeitig und richtig erfolgt, $\frac{1}{2}\%$ und weniger im allgemeinen; bei Wolfsbissen allerdings erkranken die meisten und sterben bis 10% trotz Schutzimpfung. Tollwutschutzgeimpfte scheinen gegen Tetanus immun zu sein. Wenn das betr. Tier nach 10 Tagen noch lebt und gesund ist, kann die Schutzimpfung abgebrochen werden (s. o.).

c) Bei ausgebrochener Krankheit ist die Therapie machtlos; sie sei hier symptomatisch, und zwar ähnlich wie bei Tetanus: Narkotica, spez. Morphium, auch Curare, evtl. Narkose, Kochsalzinfusionen usw.

III. Wundstarrkrampf (Tetanus).

Erreger: Tetanusbacillus (Nicolaier-Rosenbach-Kitasato 1884/85 und 1889): schlankes, an den Ecken leicht abgerundetes Stäbchen, grampositiv; beweglich mit peritrichen Geißeln, mit endständigen Sporen: Köpfchensporen („stecknadel-, nagel-, noten-, trommelschlegelförmig", bei Aneinanderlagerung zweier Bacillen „hantelförmig"); sehr resistent (in der Erde oder an Fremdkörper z. B. an Holzsplitter viele [z. B. 11] Jahre haltbar und den meisten Desinfektionsmitteln physikalischer und chemischer Art trotzend; durch strömenden Wasserdampf in 5 Minuten abtötbar; gegen direktes Sonnenlicht empfindlich). Kultur anaërob mit widerlich-süßlichem Geruch und mit Gasbildung, später auch aërob. Mäuse usw. sterben bei subcutaner Impfung (am besten an der Schwanzwurzel mittels getränkten Holzsplitters) in einigen Tagen unter den typischen Erscheinungen des Wundstarrkrampfes (s. u.). Von Tieren erkranken häufiger Pferde, Rinder usw.

Übertragung: Tetanus ist stets bedingt durch eine spezifische Wundinfektion mit dem Tetanusbacillus: T. traumaticus (T. idiopath. s. spontaneus, rheumat., toxicus usw. ist abzulehnen, dgl. solcher durch periphere Nervenreizung; vielmehr handelt es sich in solchen Fällen um kryptogenetische oder um latente Infektion, wobei Trauma, Erkältung u. dgl. lediglich als auslösendes Moment agieren). Eintrittspforte ist stets eine Wunde: a) meist der Haut, vor allem Holzsplitterverletzung (z. B. beim Kegeln) und Schuß spez. Granatsplitter, auch Acnepustel, Insektenstich, Injektion, Furunkel, Schweißrhagaden, Brandwunden, Erfrierungsnekrose, Nabelwunde der Neugeborenen („T. neonatorum"); b) oder der Schleimhaut, z. B. an Nase oder Rachen (wahrscheinlich bei sog. T. rheumaticus), bei cariösen Zähnen oder Zahnextraktion, Darmkatarrh, nach Geburt oder Abort, also im Wochenbett („T. puerperalis"; hier durch Unsauberkeit der Hebamme, Abtreibungsversuch usw.). Gelegentlich wird auch Laboratoriumsinfektion beobachtet durch Verletzung mit Eindringen von Tetanustoxin.

Vorkommen: Tetanusbacillus ist außerordentlich verbreitet, z. B. im Erdboden (bis 30 cm tief), sowie im Kot von Menschen und Tieren (Pferd, Rind usw.; hier bis zu 90—100%); daher auch in gedüngten Äckern und Gärten sowie in Höfen, Ställen, Straßen usw., dagegen in der Regel nicht im Walde; allerdings ist die Bodenversuchung in den verschiedenen Gegenden recht verschieden, manchmal gering (Engadin, Wallis u. a.). Infektion ist aber verhältnismäßig selten; es bedarf besonderer Hilfsmomente, z. B. Bluterguß bei Sekretverhaltung, Gewebsschädigung durch Weichteilquetschung, Muskelzerfetzung, Knochenbruch usw. („Retentions- bzw. Destruktionsinfektion"), Zurückbleiben eines Fremdkörpers, z. B. Holzsplitter, Erde, Stroh, Tuchfetzen, Granatsplitter usw. („Fremdkörperinfektion"), Mischinfektion mit Eiter- oder Fäulniserregern („entzündlicher, fauliger und Detersionstetanus").

Im Frieden ist Tetanus selten (1:10—20000 Verletzungen). Im Kriege ist Tetanus besonders häufig (bis 1%, wenigstens früher vor der Schutzimpfung); begünstigend wirken hier Erdbeschmutzung (Schützengraben), erdbeschmutzte Haut, Wäsche, Kleider und Schuhe, Prellschüsse, Artillerieverletzung, Berührung mit Pferden und mit Stroh (Schienen, Lager), Ausdehnung und Größe der Schlacht. Als besonders gefährdet („tetanusverdächtig"), daher der Schutzimpfung zu unterwerfen sind: a) im Kriege: 1. alle Schuß-, spez. Artillerie-, Bomben-, Minen- usw. sowie Querschlägerverletzungen (Gewebsschädigung, Erdbeschmutzung, Fremdkörper, Mischinfektion!); 2. alle Wunden an Fuß und Unterschenkel spez. Fußsohlen und Zehen einschl. Nägel, namentlich bei Barfußgehen (Erdbeschmutzung!); 3. alle Steckschüsse sowie fremdkörperhaltige (Erde, Stroh, Mist, Holzsplitter, Straßenstaub, Tuchfetzen usw.!); b) im Frieden: Schuß-, auch spez. Platzpatronenverletzung, Hufschlag, Überfahrung, Deichsel-, landwirtschaftliche Maschinen-, Auto- und Straßen-, Holzsplitterverletzung, Fußballspielwunden, Holzbock, Verletzungen bei Barfußlaufen, Erfrierung und Verbrennung der Zehen sowie überhaupt alle tiefen und zerfetzten, also buchtigen zugleich beschmutzten, spez. Pfählungs-, Quetsch-, Biß- und Rißwunden, spez. solche mit Verunreinigung durch Erde, Staub, Mist, Stroh u. dgl., also bei Landleuten, Fuhrleuten u. dgl., auch manche komplizierte Frakturen, auch solche am Arm bei Sturz auf die Erde; bisweilen entsteht Tetanus aber auch im Krankenhaus übertragen bei Operation, Verband, Infektion, Decubitus sowie durch infektiöses Catgut, Penghawar Djambi, Gelatine.

Manchmal, spez. im Kriege, wird endemische Häufung beobachtet, erklärbar durch Jahreszeit und Witterung, Bekleidung, Erdboden (geologische Beschaffenheit und vor allem mehr oder weniger ausgedehnte Landwirtschaft!), direkte Übertragung seitens des Arzt- und Pflegepersonals (früher in Hospitälern z. B. als „T. neonatorum" und als „T. puerperalis"; auch im Kriege als Wund-T. unter ungünstigen Verhältnissen).

Inkubationszeit: 1—60, durchschnittlich 4—21, meist 6—14 Tage; nur selten weniger (z. B. bis 4 Tage bei Laboratoriumsinfektion), bisweilen mehr: Wochen bis Monate bis Jahre (hier wohl zu erklären durch latente Infektion, wobei zunächst Einkapselung der Erreger bzw. Sporen, namentlich um Fremdkörper [z. B. Granatsplitter, Holzsplitter] stattfand und später durch Operation, Trauma, Narkose, Erkältung, Marsch usw. in der Narbe der Tetanus ausgelöst wurde: „Narbentetanus", „T. remorantior und remorantissimus"). Ebenfalls durch latente Infektion oder durch Neuinfektion kommen Rezidive vor.

Symptome: **a) Prodromalsymptome, spez. gesteigerte Reflexerregbarkeit** (u. a. bisweilen auch Facialsphänomen) und **Lokalerscheinungen im verletzten Körperteile als schmerzhafte Spannung und Zucken,** sog. „Aura tetanica"; daneben Kopfschmerzen, Schwindel, Mattigkeit, Frösteln, Schwitzen, Dysurie, Schlaflosigkeit, evtl. Fieber. (Diese Prodromalsymptome, namentlich Gliederschmerz und -spannung sowie Schwitzen sind wichtig für Frühdiagnose und -therapie!)

b) Krankheitssymptome: α) Starre (Spasmus), d. h. tonischer (Dauer-)Krampf: allmählich zunehmend; gelöst nur in Schlaf, Narkose, Ohnmacht; selten aufsteigend vom verletzten Körperteil („T. ascendens"), gewöhnlich absteigend („T. descendens") in folgender Reihe: Kiefer (Kieferklemme Trismus), Gesicht (grinsend, mit breit verzerrtem Mund und kummer- oder greisenhafter Fältelung der Haut an Stirn und Wangen: Risus sardonicus, Hundskrampf, Spasmus cynicus oder Facies tetanica), Nacken und Rücken (brückenförmig nach hinten überbogen, so daß der Körper schließlich nur auf Hinterkopf und Kreuzbein bzw. Nacken aufliegt: Opisthotonus oder gerade wie ein Stock: Orthotonus, vereinzelt nach vorn gebogen: Emprosthotonus oder seitlich gedreht: Pleurothotonus), Bauch, Extremitäten.

β) Zugleich Stöße oder **Krisen: Konvulsionen,** d. h. klonische Zuckungen, von wechselnder Zahl und Dauer, äußerst schmerzhaft, anscheinend eintretend auf Reiz (Erschütterung, Geräusch, Lichtstrahl); evtl. solche der Schlingmuskulatur mit Nahrungsbehinderung (T. hydrophobicus) und der Atemmuskulatur (Zwerchfell, Glottis) mit Dyspnoe, evtl. Erstickung. Dabei ungestörtes Bewußtsein; Schlaflosigkeit; Reflexsteigerung; meist geringes Fieber, selten hohes (spez. bei Mischinfektion), bisweilen agonal und noch mehr postmortal Hyperpyrexie (bis 42—45⁰); starkes Schwitzen; Verhaltung von Stuhl und Harn.

Lokaler Tetanus ist eine besondere (abgeschwächte) Entwicklungsform, aber keine besondere Abart des Tetanus; wohl bedingt durch Eindringen von wenig Gift bei dessen Transport auf dem Wege eines größeren Nervenstamms; abzutrennen vom allgemeinen Tetanus mit lokalem Beginn; meist ohne Fieber und prognostisch günstiger, spez. bei dem hier öfteren chronischen Verlauf, wobei aber jederzeit Übergang in die allgemeine Form möglich bleibt; sonst beschränkt auf den verletzten Körperteil: Extremität, Rumpf oder Kopf: Kopftetanus, T. cephalicus mit Fascialiskrämpfen oder Lähmung („T. facialis s. paralyticus") oder mit Beteiligung sonstiger Hirnnerven, spez. Augenmuskellähmungen (N. oculomotorius und trochlearis), evtl. (ungünstig!) mit Schlingkrämpfen („T. hydrophobicoides", d. h. lyssaähnlich) vgl. Spez. Chirurgie, Gesicht!

Verlauf und Dauer: Bei tödlichem Ausgang meist nur wenige (2—4) Tage, sonst meist 12—13 Tage, evtl. einige Wochen, evtl. Monate. Man unterscheidet einen akuten und chronischen Tetanus; letzterer ist meist inkomplett und prognostisch günstig; bisweilen bleiben noch für längere Zeit Muskelstarre („posttetanische Starre"), evtl. mit Contracturen, auch mit Wirbelsäulenverkrümmung; oft eigentümlicher Gang oder Gesichtsausdruck.

Rezidive kommen infolge der nur kurz dauernden Immunität vor, und zwar meist auf Grund von latenter Infektion, spez. bei steckengebliebenem Fremdkörper (z. B. Geschoß) im Anschluß an Anstrengung, Trauma, Operation u. dgl., seltener durch Neuinfektion (s. o.), wobei meist ein chronischer Tetanus mit günstiger Prognose auftritt.

Komplikationen: Mischinfektion mit Eiter- oder Fäulniserregern; dadurch Phlegmone, Gasbrand und Sepsis.

Folgen: a) Durch die **Stöße:** Zungenbiß, Muskelrupturen (M. rect. abd., pect.), Frakturen und Luxationen; b) durch die **Spasmen:** Contracturen (namentlich bei chronischem Tetanus; hier auch bei Jugendlichen Kyphose, evtl. Gibbus, was auch durch Wirbelbruch zustande kommen kann, welcher nicht immer erkannt wird); außerdem: Decubitus, Parotitis, hypostatische, katarrhalische und Schluckpneumonie.

Prognose: Mortalität früher 80 (70—90%), bei der modernen Behandlung aber wohl viel weniger (50—33—25—15%), durchschnittlich 33¹/₃ und weniger; Kopftetanus ist wie jeder lokale Tetanus im allgemeinen nicht ungünstig, dagegen allgemeiner Tetanus bei Kopfverletzung ungünstig; T. neonatorum und T. puerperalis ist besonders ungünstig; Tod durch Erstickung, Erschöpfung (Herzschwäche!), Pneumonie, Sepsis.

Prognostisch wichtig sind folgende Momente: 1. **Inkubationszeit.** „Je später der Tetanus ausbricht, um so milder verläuft er" (Rose: in der ersten Woche 90, in der zweiten 80, später 50% Mortalität; jetzt sind die Zahlen wohl durch Frühdiagnose und Frühbehandlung entsprechend geringer, nämlich etwa 75 bzw. 50 bzw. 33¹/₃—15%; der 10. Tag bildet bezüglich der Prognose einen Grenzpunkt!). 2. **Heftigkeit, Schnelligkeit und Vollständigkeit des Krankheitsbildes.** „Wer den vierten Tag überlebt, dürfte auch die Krankheit überstehen" (Hippokrates); kritisch sind also die ersten 4—5 Tage, und mit der Krankheitsdauer wird die Aussicht immer günstiger; anscheinend besonders günstig verläuft der chronische und verhältnismäßig günstig der lokale, auch wohl der Kopftetanus. 3. **Lokalisation der Krämpfe.** Ungünstig ist Befallenwerden der Schlingmuskulatur (Ernährung, Schluckpneumonie!) und Atemmuskulatur (Erstickung!). 4. **Mischinfektion** mit Eiter- und putriden Erregern ist ungünstig, spez. Sepsis.

Diagnose: Auf der Höhe der Krankheit leicht: Stöße und Starre (Trismus, Nackensteifigkeit, Schluckbeschwerden, Facies tet.).
Frühdiagnose (therapeutisch wichtig!): **a) Klinisch:** 1. Prodromalsymptome, spez. Schwitzen, Kopfschmerz, Unruhe, gesteigerte Reflexerregbarkeit und lokale schmerzhafte Spannung, spez. auf Beklopfen; 2. später beginnende Starre, spez. Kieferklemme (Zahnabstand beim Mundöffnen und beim Zungezeigen, Abtasten der vorderen Masseterkante vom Munde aus!), Nackensteifigkeit (beim Aufrichten und Kopf der Brust nähern!), Zahnschmerz und Schluckbeschwerden (ähnlich Angina!). **b) Bakteriologisch:** Mikroskopisch und kulturell selten (am ehesten in Tarozzibouillon), im Tierversuch öfters aussichtsreich (Wundsaft, -schorf oder -gewebe, am besten mit gleichzeitigem Fremdkörper z. B. Holzsplitter, subcutan an der Schwanzwurzel bei weißen Mäusen macht Tetanus in 1—2—3 Tagen mit typischer Lähmung zunächst am gleichseitigen Hinterbein (Unilateralstarre); positives Resultat ist aber nicht absolut beweisend, da Tetanusbacillen auch ohne Erkrankung vorkommen, aber jedenfalls spezifische Therapie indizierend, s. u.).
Differentialdiagnose: Kieferklemme oder Schluckbeschwerden durch Kiefergelenkentzündung, Kiefererkrankung, Periostitis bei Zahnleiden und Weisheitszahndurchbruch, Parotitis, Mandelentzündung und -absceß, ferner Meningitis und Hirnabsceß, Lyssa, Hysterie, Strychninvergiftung, Urämie, Muskel- und Gelenkrheumatismus, Tetanie, Trichinose.
Prophylaxe: **a) Antitoxisch (Serumprophylaxe oder Schutzimpfung).** Indikation: Bei verdächtigen Wunden, spez. bei allen Kriegs-, aber auch bei zahlreichen Friedensverletzungen (s. o.); dagegen sind alle oberflächlichen und glatten Wunden wenig gefährdet, auch nicht die Abschürfungen, selbst wenn sie mit Erde etwas verschmutzt sind, wie solche recht häufig bei Kindern am Knie usw. vorkommen; wichtig ist für die Frage der Tetanusgefahr einmal die Wundbeschaffenheit und dann die Wundbeschmutzung; man wird aber in verdächtigen Fällen lieber einmal zu viel als zu wenig spritzen. Technik: Möglichst frühzeitig und genügend; also sofort, 20 alte oder 2500 neue A.-E. (Antitoxineinheiten), nur im Notfall weniger, aber bei großer oder verschmutzter Wunde 2—5mal mehr; zuverlässiges (deutsches) Präparat; subcutan; evtl. wiederholt alle 1 Woche bis 1 Monat, spez. bei sich nicht reinigenden Wunden und bei Steckschüssen sowie vor einer späteren Operation, z. B. Geschoßentfernung, Nervennaht, Gelenkmobilisation, Gliedabsetzung u. dgl. (Schutzwirkung hält nur eine oder höchstens mehrere Wochen vor!). Erfolge: Durch die Schutzimpfung wird bei richtiger Anwendung (also rechtzeitig und genügend, evtl. wiederholt!) der Tetanus nahezu mit Sicherheit verhütet (Versager unter 1%) und eine Lebensgefahr so gut wie nicht beobachtet (Serumkrankheit droht bei Reinjektion und -shock wohl nur ganz selten, am ehesten bei intravenöser Injektion; beide lassen sich auch verhüten und bekämpfen vgl. Prophylaxe: jedenfalls ist der Tetanus gefährlicher als die Anaphylaxie); Unterlassung der Schutzimpfung erscheint daher gegebenenfalls als eine Versäumnis und kann also eine straf- und zivilrechtliche Anklage wegen Kunstfehlers nach sich ziehen, ebenso wie die Unterlassung der physikalischen und chemischen Wundprophylaxe, namentlich wenn Serum- und Wundprophylaxe beide versäumt sind, aber Gegengründe nicht vorliegen. (Jeder Arzt, jedenfalls jede Apotheke sollte einige Ampullen Tetanusantitoxin vorrätig halten!)
b) Antibakteriell (Wundprophylaxe): Umwandlung der Wunde in eine tetanusungünstige; vor allem *a)* physikalisch durch Extrahieren evtl. Fremdkörpers (Holz- oder Granatsplitter, Tuchfetzen, Stroh, Erde usw.), Abtragen aller Nekrosen, breite Eröffnung und Dränage; evtl. Wundexcision; notwendige Gliedabsetzung ungesäumt; *β)* daneben evtl. auch chemisch durch Desinfektion mit Wasserstoffsuperoxydpräparat, Jodtinktur, Perubalsam u. dgl. Alle verschmutzten, spez. buchtigen Wunden sind zu revidieren und nicht zu nähen!

Zur Prophylaxe gehört sowohl die Schutzimpfung wie die Wundversorgung; sie sind möglichst beide anzuwenden, zumal jede versagen kann; wenn eines der beiden Vorbeugemittel nicht durchführbar ist, muß ganz besonders auf das andere Wert gelegt werden.

Therapie: Schwerpunkt der Tetanusbekämpfung liegt in der Prophylaxe, spez. Schutzimpfung neben der Wundbehandlung; Behandlung des ausgebrochenen Tetanus ist zwar nicht sehr aussichtsreich, aber auch nicht aussichtslos; ohne Behandlung ist die Prognose jedenfalls schlechter (etwa doppelt so schlecht). Wenn möglich, empfiehlt sich Krankenhausaufnahme. Man unterscheidet folgende 4 Behandlungsarten, welche nebeneinander anzuwenden sind (kombinierte Behandlung!): 1. Serum-, 2. narkotische, 3. Wund- und 4. Allgemeinbehandlung.

1. Serumbehandlung zwecks Neutralisierung des Giftes (also antitoxische Therapie). Wirkung: Tetanusbacillen wirken durch Gift. Das Gift wird im Centralnervensystem gebunden. Nach einer gewissen Zeit, jedenfalls bei Auftreten klinischer Erscheinungen, spez. Krämpfe ist das Gift so fest verankert, daß es nicht mehr beeinflußbar ist, wohingegen anfangs der Zustand noch reversibel sein dürfte. Die Zuleitung erfolgt teils durch die motorischen Nervenbahnen, teils durch das Blut. Das Heilserum mit seinem Antitoxin neutralisiert das Gift, aber nur das noch nicht fest verankerte, und zwar um so eher, je früher es angewendet wird. Beim ausgebrochenen Tetanus kann das Heilserum nur das noch nicht resorbierte, also das unterwegs befindliche und das noch nicht fest verankerte Gift beeinflussen, bei Querschnittsinfiltration bzw. bei endoneutraler oder intraspinaler Applikation auch den Nervenweg sperren, also im wesentlichen auch nur Schutzwirkung entfalten; immerhin ist, zumal im Hinblick auf den Erfolg der Serumtherapie (Herabsetzung der Mortalität auf 50% und weniger!) ihre Unterlassung als nicht erlaubt anzusehen. Technik: 1. Sofort, spätestens in den ersten 30 Stunden; 2. in großen Dosen, mindestens je 100 alte bzw. 12500 neue A.-E. oder dessen Mehrfaches, im übrigen je nach Inkubationszeit und Schwere der Symptome (maßgebend ist natürlich nicht die Menge in Kubikzentimetern, sondern in Antitoxineinheiten!); 3. täglich (über 6 Tage und mehr, meist aber nicht länger als 10 Tage wegen Anaphylaxiegefahr) wiederholt, spez. bei intralumbaler Applikation; 4. in verschiedener Applikation: subcutan oder besser intramuskulär (langsam, aber nachhaltig wirksam!) oder am besten intravenös (letzteres ist wegen der raschen Wirkung in der Regel die Methode der Wahl; nur bei Gefahr des anaphylaktischen Shocks zu ersetzen durch erstere), daneben lokal am besten in Form der Wundinfiltration eingespritzt, sonst in die Wunde flüssig oder in Tampons, dagegen weniger verläßlich fest oder gar als Salbe!) zur Neutralisierung des noch nicht resorbierten Giftes und intralumbal (nach Ablassen von ebensoviel Liquor nach Morphiumvorgabe oder in Chloroformu. a. Narkose [Toxinsprengung?], und zwar entweder vom Suboccipitalstich oder vom Lumbalstich mit anschließender Oberkörper-Tieflagerung zwecks Diffusion im Rückenmarkkanal) zur Neutralisierung des noch nicht fest verankerten Giftes, sowie ausnahmsweise subdural (unter Trepanation), evtl. spez. bei lokalem und chronischem Tetanus auch endoneural (perkutan oder sicherer nach Freilegung z. B. am Plexus brachialis oder lumbosacralis, auch als Querschnittsinfiltration oberhalb der Wunde) zur Nervensperre, dagegen wohl nicht intraventrikulär bzw. intracerebral (Gefahr der Hirnblutung oder -infektion sowie des anaphylaktischen Shocks und anscheinend auch nicht wirksamer!) oder intraarteriell (A. carotis comm. oder besser int.); Nebenwirkung: Serumkrankheit (Anaphylaxie); jedoch in den allermeisten Fällen nicht lebensgefährlich und zur Unterlassung der Serumprophylaxe und -therapie jedenfalls nicht berechtigend, immerhin zu beschränken durch Ersatz der intravenösen Reinjektion durch die subcutane bei Schutzgeimpften oder bei bereits mit Serum Behandelten im Zustand der Überempfindlichkeit, d. h. nach der ersten Woche und durch entgiftetes und hochwertiges, oder am besten andersartiges Serum, subcutane Vorgabe einer Spur Serum, Chlorcalcium, Ephedrin usw. (vgl. Serumkrankheit!).

Die neue (internationale) A.-E. beträgt das 125fache der alten.

2. Narkotische Behandlung: Zur Bekämpfung der Starre und Stöße, spez. der evtl. tödlichen Schling- und Atemkämpfe (Unterernährung, Schluckpneumonie und Erstickung!) als symtomatische, dabei aber auch kausale bzw. rationelle Behandlung. Technik: Große (mehrfache Maximal-) Dosen; oft (2—6mal), evtl. auch nachts wiederholt; individuell; Abwechslung der Präparate; Kombination derselben unter Berücksichtigung potenzierter Wirkung, aber auch Nebenwirkung auf Atmung und Herztätigkeit. Präparate: a) Morphium, Pantopon u. dgl., evtl. kombiniert mit Skopolamin, Chloralhydrat (10—50 ccm 4—10% Rp. Chloralhydrat 10,0 Mucil. Salep ad 250,0; je 50 ccm rektal!), Luminal usw.; auch evtl. Narkose (Chloroform!) bei Operation, Lumbalinjektion, Verbandwechsel usw. sowie bei gehäuften Krämpfen und bei intravenöser Seruminjektion neuerdings wird auch Avertin (0,05—0,1 pro 1 kg 3% Lösung, evtl. mit Magn. sulf. 25% intramusk.) empfohlen, namentlich abends, im übrigen täglich wiederholt.

b) Magnesium sulfuricum (Meltzer u. Auer 1905) 50—100 ccm subcutan (10—30) 25% oder in $^2/_3$ Dosis intramuskulär 30%, in schweren Fällen 50—100 ccm intravenös 2,5—3% (Vorsicht Atemzentrum und Herz!) oder besser 5—10 ccm intralumbal mit Oberkörper-Tieflagerung 15% oder 3—7 ccm 25%; Tageshöchstgabe ist 30 g bei subcutaner Applikation, bei intramuskulärer, intralumbaler oder intravenöser entsprechend weniger; die Dosis ist auf 2—4mal täglich zu verteilen; Vorsicht Atmung! — als Gegenmittel künstliche Atmung evtl. mittels Tracheotomie oder Intubation mit Sauerstoffzufuhr und Lobelin, Chlorcalcium 5 ccm 5%ig oder Afenil intravenös bzw. Calcium glucon. intramusk., Physostigmin und Lumbalsackauswaschung.

c) Carbolsäure(?) (Baccelli) subcutan einige Kubikzentimeter 2—3%iger Lösung bis 1 g und mehr (Harnkontrolle!).

d) Kurare (?).

3. Wundbehandlung zur Beseitigung der Infektionsquelle (antibakterielle Therapie); hauptsächlich physikalisch durch Wundexcision, Fremkörperextraktion, breite Eröffnung und Dränage usw., aber ohne Naht, daneben auch chemisch durch Wasserstoffsuperoxydpräparate, Jodtinktur, Perubalsam usw. (s. o.); cave verschorfende Mittel; Lichtbehandlung (?). Gliedabsetzung erfolge nur, wenn sie sonst angezeigt ist (Zertrümmerung, Gangrän, Sepsis), am ehesten an Fingern und Zehen (Beeinflussung des ausgebrochenen Tetanus, auch des Todes durch Gliedabsetzung als solche ist nicht zu erwarten!).

4. Allgemeinbehandlung spez.: a) Krankenpflege: Isolieren in dunklem und ruhigem Zimmer unter Abhalten aller Licht-, Schall- usw. Reize; Überwachung bei Zungenbiß, Verschlucken, Ersticken; evtl. Herzanregung; Entleerung von Harn und Stuhl evtl. künstlich; passendes Lager bei flacher Lage (Matratze oder Wasserkissen); Mund- und Hautpflege usw. b) Ernährung genügend reichlich, aber flüssig; bei Kieferklemme mit Gummischlauch; bei Schlingkrämpfen mit Magensonde oder rectal und subcutan, spez. mittels Kochsalzinfusionen; evtl. Gastrostomie. c) Protrahierte heiße Bäder (Vorsicht wegen Gefahr des Ertrinkens!) oder besser Packungen, O-Inhalationen usw. Nervendurchschneidung zwecklos, ersetzbar durch endoneurale Injektion. Bei Atemkrämpfen evtl. Tracheotomie (falls Narkotica: Morphium in großen Dosen oder Magnesium sulf. intralumbal mit Oberkörper-Tieflagerung sowie künstliche Atmung und O- oder CO_2-Zufuhr versagen). Bei Zwerchfellkrampf evtl. doppelseitige Phrenicotomie. Bei Schlingkrämpfen evtl. Gastrostomie.

IV. Diphtherie.

(auch Croup, häutige oder Rachenbräune) ist eine spezifische Infektionskrankheit mit fibrinöser Entzündung und Nekrose an Schleimhäuten, bedingt durch Diphtheriebacillus, evtl. im Verein mit Staphylo- und Streptococcus.

Erreger: Diphtheriebacillus (Klebs-Löffler 1884): schlankes, oft etwas gekrümmtes Stäbchen (ebenso lang, aber breiter als der Tuberkelbacillus); mit kolbiger Anschwellung des einen Endes („keulenförmig"), aber ohne Sporen; typisch gelagert: parallel („pallisadenartig") oder divergierend („handschuhfinger-, fächer-, hirschgeweihartig"); grampositiv, aber nicht stark (Vorsicht bei Entfärbung!); meist gekörnt mit Babes-Ernstschen Polkörnchen, welche mit der Neisserschen Polkörnchenfärbung auf Präparaten aus Serumkulturen von 9—18 Stunden darstellbar sind. Kultur: Löfflers (Hammel-) Blutserum und Glycerinagar (hier neben Staphylo- und Streptokokken als stecknadelkopfgroße, halbkugelige, weißgraue, undurchsichtige, feuchte, gekörnt-gezackte Kolonien). Tierversuch: Meerschweinchen sterben durch Vergiftung bei Injektion der Erreger bzw. der bakterienfreien Toxine (hämorrhagisches Infiltrat an der Impfstelle, Nebennieren groß und blutreich usw.).

Übertragung: a) Unmittelbar durch Küssen, Anhusten, Anniesen usw. oder seltener b) mittelbar durch Eßgeräte, Taschen- und Handtücher usw. seitens Diphtheriekranker oder Bacillenträger (d. h. Personen, welche Bacillen beherbergen infolge überstandener Krankheit oder infolge Verkehrs mit Kranken). Besonders disponiert sind Kinder von 2—4—6 Jahren, wenig Erwachsene, und zwar mit zunehmendem Alter; prädisponierend wirken Katarrh der oberen Luftwege, Angina usw.

Inkubationszeit: 2—5 Tage und mehr.

Klinik: a) **Wunddiphtherie.** Vorkommen: Früher (in der vorantiseptischen Zeit) häufiger, namentlich endemisch, z. B. in Kinderspitälern (wohl auch bezeichnet als Noma und als Hospitalbrand), jetzt nur noch bisweilen, am ehesten an der Tracheotomiewunde und manchmal, auch endemisch, an sonstigen Wunden und Geschwüren. Entstehung durch Übertragung von Rachendiphtherie desselben oder anderer Patienten, auch Bacillenträger oder von Wunddiphtherie anderer Patienten. Symptome: Wechselnd; meist akut fortschreitende Gangrän der Wunde mit dicken, schmierigen und schwer abzulösenden Belägen, später jauchig zerfallenden Nekrosen mit blaurotem, evtl. blasigem Randsaum; gewisse Unterschiede bestehen, je nachdem ob eine frische oder granulierende Wunde befallen wird. Komplikationen: Vgl. Diphtherie, spez. Lähmungen; die praktische Bedeutung liegt vor allem in der Gefahr der Weiterverbreitung der Diphtherie auf andere Wunden, auf Operationswunden und auf Rachen von Ärzten, Pflegern und Patienten. Diagnose: Bakteriologisch durch Präparat, Kultur und Tierversuch (cave diphtherieähnliche Saprophyten, spez. Pseudodiphtheriebacillen, welche auf Wunden häufig und nur durch Tierversuch unterscheidbar sind). Prophylaxe: Isolierung (bis zum 3maligen Freisein von Bacillen bei Untersuchung in 1wöchigen Pausen), sowie bei Tracheotomie Jodoformgaze um die Trachealkanüle. Therapie: Umschlag mit essigsaurer Tonerde, Jodtinkturpinselung, Yatren, Albertan, Silber- und Quecksilberpräparate, Methylenblau, Methylviolett, 5% Lapislösung, Trypaflavin, Rivanol (1%ig), Eukupin (5%iger Alkohol oder 2%ige Salbe) und Vucin u. dgl., natürliche und künstliche Sonne, Röntgenbestrahlung u. dgl. sowie Diphtherieserum lokal und allgemein; evtl. Auskratzung, Ausbrennung oder Ausschneidung.

b) **Schleimhautdiphtherie.** Lokalisation: Meist Tonsillen, Gaumenbögen und Pharynx, von da evtl. übergreifend auf Nase und Nebenhöhlen (primär selten!), Larynx (primär selten!), Trachea, Bronchien und Lungen, Mittelohr, Konjunktiven (bei Ärzten hier auch primär durch Anhusten), selten Speiseröhre und Magen, bisweilen Vulva und Vagina.

Symptome: Außer Allgemeinerscheinungen mit hohem, manchmal aber niedrigem Fieber und Lymphdrüsenschwellung zunächst Entzündung der Schleimhaut; dann kleine, weißliche, wenig erhabene und leicht abwischbare Flecken; später ausgedehnte, auch auf Gaumen, Zäpfchen und Rachen übergreifende, grauweiße bis gelbgrünliche und zusammenhängende mit eigentümlich süßlichem Geruch, später tiefergreifende, nur schwer und unter Zurücklassen von blutenden Defekten entfernbare Membranen (auf der mehr oder weniger tiefen Ausdehnung der Membranen beruht die frühere Unterscheidung in kruppöse und diphtherische Veränderungen; beides sind hier aber nur verschieden schwere Formen desselben spezifischen Prozesses!); schließlich Abstoßung der Membranen (bei Erwachsenen nach einem oder mehreren Tagen, bei Kindern nach einer Woche), bisweilen bei Mischinfektion mit tiefen, bis auf Knorpel und Knochen reichenden Geschwüren (z. B. in Larynx und Nase), oder mit Gangrän ganzer Schleimhautbezirke; dadurch narbige Stenosen (z. B. im Larynx).

Komplikationen: 1. Lokal im Rachen Schlingbeschwerden, in der Nase blutig-eitriger Ausfluß, im Kehlkopf Heiserkeit und Husten sowie spez. bei kleinen Kindern (enges Lumen!) Larynxstenose mit Erstickungsgefahr (Einziehungen!) infolge Membranbildung, Sekretmassen und Schleimhautschwellung, evtl. trotz Tracheotomie fortbestehend, nämlich beim Absteigen des Prozesses in die Lunge; man unterscheidet drei Stadien: 1. Prodromalsymptome. 2. Stenose mit Atmungskompensation. 3. Dekompensation; Operationsanzeige ist gegeben bei Atemnot, Stridor, angestrengter Arbeit der Hilfs-, spez. Bauchmuskulatur, Einziehungen in Kehl- und Magengrube, sowie Unruhe und Pulsbeschleunigung; zur Asphyxie mit Cyanose und Somnolenz darf man es nicht kommen lassen, da sonst Kohlensäureüberladung des Gehirns erfolgt. 2. Allgemeinintoxikation mit Herzschwäche (Myokarditis), auch als plötzlicher Spättod. 3. Albuminurie oder akute Nephritis (toxisch). 4. Periphere Lähmungen infolge toxischer Neuritis, evtl. mit nachfolgender centraler Degeneration: a) als Frühlähmung bei schweren Fällen; in ca. 10%; meist am Gaumensegel mit Verschlucken; b) als Spätlähmungen, d. h. nach der 3. (2.—4.) Woche; meist an Gaumensegel und Schlundmuskulatur (mit Störung von Sprache und Nahrungsaufnahme: nasale Sprache und Regurgitieren), ferner an Augenmuskeln (mit Unfähigkeit zu lesen), selten an Facialis, Stimmbändern, Zwerchfell (seltenste, aber gefährlichste Komplikation!), Rumpf und Gliedern oder als „Pseudotabes diphtherica" mit Schwäche sowie Ataxie und Fehlen der Patellarreflexe, bisweilen Hemiplegie infolge Hirnblutung oder Embolie. 5. Bronchopneumonie infolge Aspiration oder Fortschreitens der Krankheit abwärts. 6. Mischinfektion mit Eitererregern, spez. Streptokokken oder Staphylokokken, Pneumokokken u. a. (evtl. Abszeß, Phlegmone, Nekrose) oder mit putriden Erregern, evtl. Allgemeininfektion (evtl. mit Hautblutungen, Gelenkentzündung, Endokarditis, Nephritis, Otitis usw.; im Blut Streptokokken o. a. nachweisbar; oft ähnlich einer septischen Angina: schwere nekrotisierende Geschwüre mit bräunlich-schwarzen Belägen, penetrantem Foetor, Lymphadenitis und Periadenitis an Kieferwinkel und Hals; septisches Bild; nicht reagierend auf Diphtherieheilserum; sehr oft: 50% und mehr tödlich in wenigen Tagen an Kreislauf- und Herzschwäche, sog. „maligne D." oder „D. gravissima").

Prognose hängt ab von den Komplikationen (man unterscheidet lokalisierte, allgemeine und septische Diphtherie), im übrigen vom Epidemiecharakter (Virulenz!), sowie Lokalisation und Fortschreiten des Prozesses (Kehlkopf-, Lungendiphtherie). Mortalität im Kindesalter groß, im ersten Jahre fast 100%, mit dem Alter abnehmend: durchschnittlich 5%, im Krankenhaus 15% (schwere Fälle!). Tod meist in der ersten Woche (3.—5. Tag) durch Asphyxie, Allgemeinintoxikation, Sepsis oder Pneumonie, aber auch durch Herzschwäche noch in der Genesung. Von den Tracheotomierten sterben ca. $\frac{1}{3}$, und zwar meist an Intoxikation bei zu später Behandlung.

Differentialdiagnose: cave Angina (weiß-gelbe und verstreute sowie auf die Tonsillen beschränkte Beläge bei hohem Fieber und entsprechend beschleunigtem Puls, aber Lymphdrüsenschwellung gering oder fehlend) und Angina Plaut-Vincent sowie Agranulocytose (s. da), bei Erwachsenen auch Syphilis im 2. Stadium (kein Fieber, dagegen sonstige Luessymptome und indolente Lymphdrüsenschwellung). Diagnose: Stets (spez. wegen Serumtherapie!) ist zu fordern bakteriologischer Nachweis: Sekret von Tonsillen, Nase, Rachen, Kehlkopf, Konjunktiven, Wunden usw. (ohne deren vorherige Desinfektion!) mittels sterilen Wattebausches abstreichen und an bakteriologische Untersuchungsstelle einschicken; untersucht wird sofort direkt vom Abstrich (nicht ganz sicher) mikroskopisch (Carbolfuchsin- und Gramfärbung) und kulturell (von Löfflers Serum- und von Glycerinagarplatten Abklatsch- und später Abstrichpräparat nach 6—12—24 Stunden); gegenüber diphtherieähnlichen Erregern ist wichtig: Gramfärbung, Form, Lagerung und Polkörnchenfärbung (Xerose- und Pseudodiphtheriebacillen sind kürzer und dicker, nicht typisch gelagert und ohne Polkörnchenfärbung), evtl. weitere Identifizierung durch Kultur, Tierversuch (bei Impfung mit der betr. Kultur typische Erkrankung und Tod, dagegen bei Impfung und gleichzeitiger Heilserumapplikation keine Erkrankung und Tod) und Agglutination. Sonst ist für die Diagnose wichtig eigentümlicher Foetor ex ore, Pulsfrequenz u. a.

Prophylaxe: Desinfektion und Isolierung der Kranken, auch der Bacillenträger bis zum Bacillenfreisein; bei Hausepidemie: Schutzimpfung der Familienangehörigen, spez. Geschwister, welche am besten auswärts untergebracht werden, mit 100—600 A.-E. Heilserum subc. oder intramusk. (Impfschutz tritt sofort ein und hält bis 3 Wochen vor; Nachteil ist die Präparation der Anaphylaxiebereitschaft, daher verwende man Serum anderer Tierart und belehre den Patienten). Aktive Immunisierung mit Toxin-Antitoxin-Gemisch kann im Gegensatz zu dem vorgenannten passiven anhaltenden Schutz gewähren, dies aber erst nach einigen Wochen und evtl. erst bei wiederholter Zufuhr; sie soll aber erst einige Wochen nach prophylaktischer oder therapeutischer Serumgabe vorgenommen werden. Neuerdings gibt es eine aktiv-passive Schutzimpfung mit Ditoxoid „Asid".

Behandlung: a) Antitoxisch: Heilserum (Behring 1893). Technik: 1. Subcutan (meist ungenügend, vor allem zu langsam!) oder besser intramuskulär oder ausnahmsweise in dringenden Fällen (jedenfalls angezeigt in schweren, spez. späten Fällen, aber sonst weder ganz unbedenklich noch immer notwendig!) intravenös bzw. intramuskulär und intravenös zugleich; 2. möglichst frühzeitig, am besten sofort (in verdächtigen Fällen auch ohne Abwarten der bakteriologischen Diagnose!); 3. in genügend hoher Dosis (nicht unter 1500—3000—5000 A.-E., bei schweren oder schon vorgeschrittenen Fällen Mehrfaches: 5000—10000—15000 A.-E. und mehr, im übrigen je nach dem Alter, wobei ca. 500 A.-E. auf 1 kg berechnet werden, meist 3000—15000 A.-E.; evtl. wiederholt, und zwar in schweren Fällen innerhalb 24 Stunden. Wirkung: Antitoxisch; und zwar günstig allgemein (Intoxikation, Fieber) und lokal (Beschränkung, Membranabstoßung, Stenose, Lähmung). Mortalität ist um ca. 50% gesunken; Unterlassen bzw. ungeeignete, zu späte oder ungenügende Ausführung der Serumtherapie gilt mit Recht als großer Fehler. Nebenwirkung: Serumkrankheit (vgl. Anaphylaxie und Tetanus!). Versagen muß die Serumtherapie natürlich bei zu später oder zu geringwertiger Anwendung sowie bei septischer Mischinfektion, wobei Streptokokken- oder Gasbrandserum (Höchst) gleichzeitig zu geben, auch Bluttransfusion zu versuchen ist. Lähmungen sind wohl durch Serum nicht beeinflußbar.

b) Lokal: Bettruhe, leichte Kost, frische Luft, Absaugen, Prießnitzumschlag bzw. Eiskravatte um den Hals, sowie Kochsalzinhalationen und Gurgelungen mit Wasserstoffsuperoxyd-, Kal.-permang.-, Borax- usw. Lösung, auch Jodtinktur, Yatren, Eukupin und Vuzin, Silber- und Quecksilberpräparate, Pyoctanin, Trypaflavin, Panflavin, Flavicid, Rivanol u. dgl.; zu versuchen Pyocyanase (Emmerich), d. h. Pyocyaneusbouillonkultur als Spray oder Pinselung. Cave chemische oder mechanische Reizung (sonst Weitergreifen oder Allgemeininfektion!). Später Pyoctamin, Höllenstein- oder Jodtinkturpinselungen und 3mal Untersuchen auf Bacillenfreiheit.

c) Symptomatisch: bei Komplikationen: Larynxstenose mit zunehmendem inspiratorischem Stridor (Umschläge, Dampfspray, Frischluft und Narkotika oder Hypnotika: Morphium oder besser Narcophin, Adalin, Luminal u. dgl. sowie Calcium intramusk. oder intravenös; evtl. Tracheotomie oder Intubation, vgl. Larynx!), sowie Kreislauf- und Herzschwäche (Ruhe, Digitalis und Cardiazol bzw. Campher bzw. Coramin und Ephetomin bzw. Sympatol mit intravenöser Traubenzuckerinfusion, auch Bluttransfusion), Nephritis, Lähmungen (Elektrisieren und Strychnin sowie Vitamin B), Phlegmone usw. Bei Komplikationen, spez. Larynxstenose empfiehlt sich baldigst Krankenhausaufnahme. **Anmerkung.** **Angina Plaut-Vincent:** Diphtherieähnliche Schleimhautentzündung mit krümelig-schmierigem Belag, später Geschwür an Mandeln, Zahnfleisch und Wangenschleimhaut nebst geringer Drüsenschwellung, aber ohne höheres Fieber und Allgemeinstörung. Vorkommen: Bei Jugendlichen und Erwachsenen; meist einseitig. Diagnose bzw. Bakterienbefund: Neben Kokken finden sich im gefärbten Abstrich spindelförmige (fusiforme) Bacillen und Spirochäten (Fuso-Spirillose). Differentialdiagnose: Angina, Diphtherie, Lues, Tumor usw. Prognose: Gut; in der Regel ohne Komplikationen ausheilend in 2—3 Wochen. Therapie: Wie bei Angina und Diphtherie (s. da), spez. Jodtinkturpinselungen und Wasserstoffsuperoxyd- bzw. Kamillozonspülungen; evtl. lokal und intravenös Salvarsan oder Spirocid (?).

V. Milzbrand (Anthrax).

Erreger: Milzbrandbacillus Bac. anthracis (Rob. Koch 1876): Großes und dickes Stäbchen mit scharfkantigen verdickten Enden (cylindrisch), oft in Fäden („Bambusform"); grampositiv; mit Kapsel; mit mittelständigen („perlschnurartigen") Sporen, welch stark lichtbrechend und schwer färbbar sind; sehr resistent (daher zu Desinfektionsprüfungen). Kultur auf Gelatine typisch gekräuselt, d. h. mit im Bogen zurückkehrenden Fäden („löwenmähnen- oder medusenartig": Klatschpräparat!) und als Agarstich mit seitlich rechtwinklig abzweigenden Borsten („ähnlich einem umgekehrten Tannenbaum"). Bei weißen Mäusen (auch Meerschweinchen und Kaninchen) sulzig-hämorrhagisches Ödem der Impfstelle, Milz vergrößert, dunkelrot-schwarz und weich (daher „Milzbrand"), in den Blutgefäßen der inneren Organe massenhaft vermehrte Bakterien (Tod aber wohl weniger mechanisch, als toxisch). Vorkommen beim Weidevieh (Rind, Schaf, Pferd usw.); meist als Darmmilzbrand mit dem Futter auf exkrementverseuchten Weideplätzen; in einzelnen Gegenden endemisch; die Sporen halten sich evtl. jahrelang in Erde, Kot, Fell, Lumpen, Papier, Borsten usw.

Inkubationszeit: 2—4—7 Tage.

Symptome: 3 Formen beim Menschen (je nach der Eingangspforte): pulmonal, intestinal und kutan:

1. Lungenmilzbrand (auch Hadernkrankheit): Selten; durch Einatmen sporenhaltigen Staubes beim Sortieren von Lumpen, Fellen usw. in Papier-, Woll-, Borstenfabriken, Roßhaarspinnereien usw.; unter dem Bild einer schweren atypischen Pneumonie; meist in wenigen Tagen tödlich; Diagnose: Sputumuntersuchung.

2. Darmmilzbrand: Noch seltener; entweder auf dem Blutweg oder durch Genuß von ungekochtem Fleisch, Milch usw. kranker Tiere bzw. durch Infektion seitens verunreinigter Finger; unter dem Bild einer schweren Enteritis; fast immer tödlich; Diagnose: Stuhluntersuchung.

3. Äußerer oder **Hautmilzbrand:** Am häufigsten und chirurgisch am wichtigsten; durch Infektion von Wunden, oft von kleinen Riß- oder Kratzwunden, Insektenstichen usw., vielleicht auch durch die unverletzte Haut von Haarbälgen; besonders an den unbedeckten Körperstellen: Unterarme und Hände streckseits sowie von da durch Kratzen od. dgl. Gesicht (am häufigsten!) und Hals usw., dagegen nicht an bekleideten Körperstellen und am behaarten Kopf; bei Schlächtern, Abdeckern, Schäfern, Viehhändlern, Landwirten, Tierärzten, Kutschern, Leder-, Roßhaar-, Pelz-, Handschuh-, Borsten-, Pinsel-, Papierarbeitern, Schuhmachern, Gerbern, Sattlern usw.; im Gesicht auch durch Rasierpinsel und am Nacken durch rohe Häute ausländischer Herkunft; bisweilen bei Schlächtern, welche beim Schlachten milzbrandkranker Tiere das Messer in den Mund genommen haben, auch an den Lippen; schließlich als

Laboratoriumsinfektion: a) meist als Milzbrandpustel und -karbunkel: Zunächst kleine, gerötete und juckende Stelle, später (nach 1—2 oder mehr Tagen) blaurotes Bläschen mit blutig-serösem, bei Mischinfektion mit eitrigem Inhalt (Milzbrandpustel Pustula maligna), dann mißfarbener Schorf (sog. „Brandschorf") eingesunken inmitten entzündlichen Infiltrats mit Randwulst und mit ausgedehntem Ödem als sog. Milzbrandkarbunkel; b) daneben als hartes Ödem mit Rötung: Milzbranderysipel, z. B. an Lidern, Wange und Hals bei Gesichtskarbunkel, evtl. Nekrose; außerdem Lymphbahn- und -drüsenschwellung und evtl. (aber nur in 25%) Fieber und Pulsbeschleunigung sowie Gliederschmerzen.

Komplikation: Allgemeininfektion.

Diagnose (außer Anamnese und Symptomen): Erregernachweis mikroskopisch (unbeweglich, grampositiv, Sporen- und Kapselfärbung!), kulturell und im Tier- (Maus-) versuch aus Pustelinhalt oder Ödemsaft bzw. Sputum bzw. Faeces, und zwar in der ersten Woche.

Differentialdiagnose: Eitriger Karbunkel, Phlegmone, Gasbrand, Noma, Rotz und Erysipel.

Prognose: Bei innerem Milzbrand ungünstig (50—100% Mortalität), bei äußerem nicht ungünstig (1—15—30% Mortalität); aber stets zweifelhaft, spez. ungünstig an Gesicht, spez. Lippen und vor allem Hals (Schluckpneumonie und Glottisödem!) sowie bei eintretender Allgemeininfektion, welche sich durch höheres Fieber kenntlich macht, dagegen günstig an den Gliedmaßen und sonst bei langsamem Verlauf über 1 Woche und mehr.

Prophylaxe: Desinfektion bzw. Vernichten der Tiere, Felle, Ställe usw., sowie Gewerbeschutz und Fleischbeschau, auch Reinlichkeit an Körper und Kleidung. Serum?

Therapie: Bettruhe, Hochlagerung, Ruhigstellung mit Schiene, Wärme und Salbenverband; in schweren Fällen zu versuchen Serumtherapie (20 bis 100 ccm und mehr Milzbrandserum [Sobernheim] lokal und intramuskulär) neben entsprechender Allgemeinbehandlung und Neosalvarsan oder Argochrom intravenös (also konservativ seit v. Bergmann; cave Incidieren, Excidieren, Ausbrennen und Auskratzen sowie häufiger Verbandwechsel und Abzupfen des Schorfes [sonst Bakterienresorption mit Allgemeininfektion!]; der Milzbrandkarbunkel stellt eine „Noli me tangere" dar); von einigen Autoren wird Incision oder Excision mit Messer oder Kauter allerdings empfohlen, namentlich bei frischem Herd.

VI. Rotz- oder Hautwurm (Malleus).

Erreger: Rotzbacillus (Löffler u. Schütz): schlankes und kleines Stäbchen mit leicht abgerundeten Ecken (ähnlich dem Tuberkelbacillus, nur dicker und gleichförmiger); gramnegativ; unbeweglich; evtl. mit Polkörnchen, aber ohne Sporen. Kultur auf Blutserum, Kartoffel (hier charakteristisch als rotbrauner und transparenter Belag „wie Honig oder Bernstein") usw. Männliche Meerschweinchen erkranken nach subcutaner oder intraperitonealer Injektion nach 2—3 Tagen an Hodenschwellung und -vereiterung, teigigem Infiltrat, später schankrösem Geschwür der Impfstelle, Lymphdrüsenknoten und -vereiterung und sterben nach wenigen Wochen mit Rotzknoten in den inneren Organen.

Übertragung: Abgesehen von Laboratoriumsinfektion (große Gefahr!) bei Kavalleristen, Kutschern, Pferdepflegern, Tierärzten usw. von Pferden, Eseln, Maultieren (aber nicht vom Rindvieh!) durch Eiter der Haut- oder der Maul- und Nasenschleimhautgeschwüre; besonders gefährlich ist der chronische Rotz, da er oft nicht erkannt wird. Diagnose des Tierrotzes: Schwellung der Kehlgangsdrüsen, ferner Malleinreaktion, Agglutination und Komplementbindung.

Inkubationszeit: 3—5 Tage.

Vorkommen: Beim Menschen selten.

Lokalisation: An Händen oder Gesicht, bisweilen Lippen, Nase und Augenbindehaut.

Formen: **a) Akuter Rotz:** Schwere septische Allgemeininfektion mit Fieber und Allgemeinsymptomen, evtl. mit metastatischen Abscessen in Subcutis, Muskeln, Knochen und Gelenken sowie in Hoden, Lungen usw.; ferner charakteristische Hautveränderungen: (pemphigus- oder variolaartiges) pustulöses Hautexanthem (Rotzpustel), multiple cirkumscripte Hautinfiltrate oder (erysipelartige) abgegrenzte Hautrötung; fast stets tödlich in spätestens 2—5 Wochen.

b) Chronischer Rotz: Hautinfiltrate in Form größerer karbunkelartiger Knoten und rosenkranz- oder wurmförmiger Stränge (daher ,,Hautwurm''!), übergehend in unregelmäßige, zusammenhängende, schmierige und buchtige Geschwüre, bisweilen ähnlich syphilitischen nierenförmig und mit stinkendem Sekret oder Abscesse mit stinkendem, dünnflüssigem Eiter, außerdem Schwellung und Vereiterung der Lymphdrüsen (,,Rotzbubonen'') sowie Knoten, Geschwüre und Abscesse längs den Lymphbahnen; in ca. 50% ausheilend in Monaten bis Jahren, aber manchmal recidivierend.

Differentialdiagnose: a) bei akutem Rotz: Typhus, Gelenkrheumatismus, Sepsis, Variola, Erysipel, Milzbrand; b) bei chronischem Rotz: Syphilis, Hauttuberkulose, Aktinomykose.

Diagnose (außer Anamnese, Beruf, Tierrotz usw. und klinischen Symptomen): Bacillennachweis in Eiter, Knotensaft und Drüsengewebe, und zwar mikroskopisch und kulturell (beides wenig aussichtsreich!), besser im Tierversuch (s. o.), ferner evtl. durch Malleinreaktion (bei Tieren) sowie Agglutination und Komplementbindung (?).

Prophylaxe: Feststellen, Isolieren und evtl. Vernichten der kranken Tiere.

Therapie: a) lokal: Absceßspaltung sowie Exstirpation der Geschwüre und Knoten mit Messer oder Kauter (cave Auskratzen, Abreiben usw.); evtl. Gliedabsetzung; b) allgemein; auch Jod, Quecksilber oder Arsen; c) spezifisch mit Mallein (Kulturextrakt der Rotzbacillen) zu versuchen.

VII. Maul- und Klauenseuche.

Blasen und später Geschwüre der Maulschleimhaut oder Klauenhaut bei Rindern, Schweinen, Ziegen, Schafen usw.; selten beim Menschen, spez. bei Kindern in Form schmerzhafter Bläschen an Lippen und Zunge als Stomatitis aphthosa mit Magen- und Darmkatarrh infolge Genusses von ungekochter (infizierter) Milch usw. und bei Tierärzten, Tierpflegern, Fleischern, Melkern usw. als Bläschenausschlag nebst blaß- bis blaurotem Infiltrat an Händen und Vorderarmen infolge Wundinfektion beim Schlachten, Melken usw., in letzterem Fall typisch lokalisiert an den Beugeflächen und Interdigitalfalten an Hand und Fingern, Erreger unbekannt. Inkubationszeit: 3—4 Tage. Prophylaxe: Meldepflicht, Isolieren, sowie Schutzimpfung bei Tieren. Therapie: Symptomatisch; an Hand und Fingern Ruhigstellung und Salbenverband (vgl. Erysipeloid!).

VIII. Schweinerotlauf (vgl. Erysipeloid).

Erreger: Schweinrotlaufbacillus (Löffler 1882); schmales und kurzes Stäbchen; grampositiv; unbeweglich; auf den gewöhnlichen Nährböden züchtbar.

Übertragung: Durch Verletzung beim Schlachten oder Pflegen kranker Tiere (Schweine), aber auch sonst häufig beim Umgehen mit Tierstoffen und mit infiziertem Wasser usw. (Die Erreger sind weitverbreitet und resistent, finden sich daher auch bei gesunden Tieren sowie in Erde, Wasser usw.).

Vorkommen: U. a. bei Schlächtern, Landwirten, Tierärzten usw., auch gelegentlich bei Fleisch-, Wild- und Fischhändlern sowie bei Küchenpersonal.

Inkubationszeit: meist einige (2—5) Tage.

Lokalisation: Finger, Hände und Unterarme, selten Hals, Wange, Nase usw.

Symptome: Juckende blaurote Schwellung, evtl. in Form von Quaddeln (nach Art der Backsteinblattern); evtl. Lymphangitis und Lymphadenitis; aber kein Fieber; gelegentlich Gelenkbeteiligung (Fingermittelgelenke!).

Verlauf: In einigen Wochen heilend, aber hartnäckig und rezidivierend.

Prognose: Gut.

Diagnose: (außer Anamnese und klinischen Symptomen) Bacillennachweis aus Bouillonkultur eines exzidierten Hautstückchens.

Therapie: Ruhigstellung und Verband mit Ichthyol- od. dgl. Salbe sowie Jodtinkturanstrich, Bestrahlung u. dgl.; evtl. Schweinerotlauf-Serum („Susserin") 10—50 ccm intramuskulär.

IX. Strahlenpilzkrankheit (Aktinomykose).

Erreger: Strahlenpilz oder Aktinomyces (Bollinger 1876/77 und Israel-Ponfick 1878), gehörig zu den Tricho- bzw. Hyphomyzeten oder Haar- bzw. Fadenpilzen (Übergang zwischen Schimmel- und Spaltpilzen); schlankes Stäbchen, leicht wellig gebogen, oft baumartig verzweigt; mit dünnfädigem Mycel und mit binnenständigen oder freien kokkenähnlichen Gebilden (Sporen?); grampositiv. Kulturen teils aërob, teils anaërob (mit Übergängen); im übrigen langsam und schwierig. Tierversuch möglich, aber wenig aussichtsreich. Vorkommen bei Tieren (Rindern, Schweinen usw.) als Kiefergeschwulst.

Übertragung: Durch Getreidegrannen (von Gerste, Roggen, Hafer usw., welche auch von manchen Leuten aus spielerischer Gewohnheit in den Mund genommen werden und dabei sich evtl. tief ins Gewebe, ja bis auf den Knochen einbohren, spez. die mit Widerhaken versehenen Gerstengrannen), ferner Stroh, Heu, Gras, Blätter, Disteln, Körner usw.; entweder durch Hautverletzung mit landwirtschaftlichem Gerät, Holzsplitter, Stacheldraht, Pferdebiß, Hufschlag usw., auch beim Lagern auf Stroh u. dgl. (Hals sowie Arme und Beine!) oder meist durch Schleimhautverletzung beim Kauen von Ährenteilen (Mundhöhle, Zunge, Rachen, Speiseröhre, Darm, spez. Ileocöcalgegend), auch von cariösen Zähnen, sowie von Tonsillen und Speicheldrüsen, sowie durch Einatmen (Luftwege). Unfallzusammenhang kann gegeben sein bei landwirtschaftlicher Verletzung oder an unbekleideten Stellen (Hand und Fuß) durch Stroh od. dgl.

Inkubationszeit: Wochen bis Monate, durchschnittlich 2—4 Wochen.

Vorkommen: Spez. bei Landbevölkerung und besonders im Herbst; betroffen ist meist das mittlere Alter (3.—5. Jahrzehnt).

Pathologische Anatomie: Granulationsgeschwülste mit vorherrschender Proliferation zelliger Elemente (Exsudation und Gewebsdegeneration treten zurück!); zugleich schleichender Gewebszerfall und reaktive Bindegewebswucherung.

Symptome: Entzündliche Neubildung bretthart und allmählich in die Umgebung übergehend sowie mit Tiefe und Hautdecke verwachsen („Berg-und-Tal"-Bild) und mit strangförmigem Infiltrat zur Ursprungsstelle, am Hals oft in parallel gestellten Wülsten; oft Erweichungsherde mit blau-rötlich verfärbter und verdünnter Haut und Durchbruch dünnflüssigen, körnchenhaltigen Eiters mit hartnäckigen, oft weit verzweigten Fisteln. Evtl. durch Hineinwachsen in thrombosierte Venen Metastasen (z. B. in Wirbel, Schenkelhals usw. und in inneren Organen z. B. Lungen, Leber, Niere, Gehirn usw.) mit wohl stets tödlichem Ausgange. Fieber sowie Lymphdrüsenerkrankung und Phlegmone nur bei Mischinfektion, wobei das Krankheitsbild dann in atypischer Weise verändert wird. Außer dem obengenannten klassischen Krankheitsbild wird als Frühform ein solches in Form von Infiltrat oder Absceß (z. B. perimandibulär) beschrieben.

Formen (nach der Eintrittspforte): **I. Kopf und Hals** (am häufigsten: ca. 75%) ausgehend von Verletzungen der Mundschleimhaut oder von cariösen

Zähnen sowie von Tonsillen und Speicheldrüsen, und zwar: **1. Gesicht, spez. Wange und Unter-, selten Oberkiefer** (mit strangartigem Fortsatz zur Ursprungsstelle entsprechend dem Infektionsweg, evtl. fortgesetzt bis in die Submaxillaroder Schläfengegend und von da weiter nach der Schädelhöhle mit Meningitis und Encephalitis oder prävertebral bis ins Mediastinum hinab; Komplikation: Kieferklemme). **2. Mund - Rachenhöhle:** Zunge, Lippen, Mundboden, Speicheldrüsen, Rachen, Kehlkopf, Speiseröhre (knotiges Infiltrat; ähnlich Absceß, Tuberkulose, Syphilis oder Carcinom). **3. Hals** (quergestelltes, wulstiges, bretthartes, bläulichrotes Infiltrat, oft in parallelen Wülsten und Vertiefungen; fortgesetzt von 1 oder 2).

II. Lungen (seltener: ca. 10—20%): a) Meist durch Aspiration von Staub u. dgl., ausgehend von der Schleimhaut der Atemwege; b) bisweilen fortgesetzt von der Brust- oder Bauchhöhle sowie Pleura, Wirbelsäule, Nieren, Retroperitoneum oder c) selten metastatisch (meist beginnend in den abhängigen Lungenpartien; zunächst als Bronchopneumonie, später als ausgedehntes Infiltrat ähnlich tuberkulöser Phthise; charakteristisch ist basaler Herd und bindegewebige Schrumpfung sowie [durch Übergreifen in die Nachbarschaft] seröse oder schwielige Pleuritis und tumorartiges Infiltrat über den Rippen, schließlich Durchbruch nach außen, Herzbeutel, Wirbelsäule, Becken, Bauchhöhle, Milz, Leber sowie Metastasen; Diagnose: Röntgenbild, aber ähnlich Tuberkulose, Lues oder Tumor; Sputumuntersuchung kann positiv sein!

III. Darm (seltener: ca. 10—20%, und zwar selten am Dünn- und Dickdarm, meist [50%] am Cöcum, hier bisweilen unter dem Bilde von Perityphlitis, Parametritis usw., Tuberkulose oder Darmtumor): schließlich ausgedehnte Schwielenbildung; evtl. Durchbruch in Darm, Niere, Blase, Rectum oder meist durch die Haut nach außen mit Fistel an Nabel, Leiste, Lende, Gesäß; evtl. Kotfistel, sowie Metastasen in Leber u. a. Organen).

Die **Haut** erkrankt: a) Meist sekundär bei vorgenannten Formen; b) selten primär nach Hautverletzung durch Ährenteil beim Arbeiten mit Ähren, Strohlager usw. (als lupusähnliches Knötchen, knotiges Infiltrat, Absceß-, Geschwürs- oder Fistelbildung, evtl. fortschreitend in die Tiefe bis an und in den Knochen, so daß eine chronische Osteomyelitis vorgetäuscht werden kann); der **Knochen** (am ehesten Kiefer: ca. 8%, auch Wirbel und Becken) erkrankt selten, und zwar in der Regel durch Fortleitung von einem benachbarten Herd, nur ganz vereinzelt metastatisch.

Verlauf: Chronisch.

Prognose: Sehr verschieden, je nach Zugänglichkeit, und zwar a) an Kopf und Hals sowie Haut günstig (Mortalität 10—25%); b) an Lungen und Darm ungünstig (Mortalität ca. 75—100%), ferner ungünstig bei Durchbruch in die Schädelhöhle, Übergreifen auf lebenswichtige Organe, Mischinfektion mit chronischer fortschreitender Eiterung, Amyloidentartung, Sepsis und Metastasierung. Nicht allzu tief gehende Infiltrate können dagegen nach Ausstoßung der pilzbeladenen Granulationen ausheilen.

Differentialdiagnose: Absceß, Holzphlegmone, Gumma, Tuberkulose, Sarkom, Carcinom.

Diagnose: **a) Klinisch:** Bei chronischem Verlaufe und gewöhnlich ohne Fieber, Schmerzen und Lymphdrüsenerkrankung besteht ein bretthartes Infiltrat mit strangförmiger Verhärtung zur Ursprungsstelle, in die Tiefe sich verlierend und mit der Hautdecke verwachsen, evtl. fistelnd mit dünnflüssigem, körnchenhaltigem Eiter; dazu Beruf (Landwirte!) und Lokalisation (Wangen- und Kiefergegend!). **b) Bakteriologisch:** Im Eiter, gegebenenfalls in Auswurf, Lumbalpunktat oder Kot (a b e r n u r f r i s c h , d. h. s o f o r t n a c h d e m E i t e r - d u r c h b r u c h bzw. -incizion oder -exkochleation; dagegen meist nicht im Fistelsekret!) blaßgelbe, hanfkorn- oder stecknadelkopfgroße Körnchen: sog. A c t i - n o m y c e s k ö r n c h e n oder D r u s e n , d. h. Pilzrasen mit centraler Fadenmasse aus Bakterien (in der Mitte weniger dicht: Wurzelgeflecht und außen dicht mit strahligen Büscheln: Keimlager) und mit einer äußeren Schicht radiär gestellter

Kolben in Form eines Strahlenkranzes (kein Fruktifikationsorgan: Conidion, sondern gallertig-nekrobiotisches Degenerationsprodukt: strukturlos, evtl. verkalkt!); in der Umgebung Sporen sowie Stäbchen und Fäden; Drusen sind mit dem bloßen Auge erkennbar und am besten im Mikroskop bei schwacher Vergrößerung untersuchbar: darstellbar mit den gewöhnlichen Anilinfarben, spez. nach Gram, auch im Schnitt oder gefärbt mit Anilingentianaviolett unter Nachfärben mit Eosin-Pikrinsäure-Alkohol, sonst auch ungefärbt durch Essigsäure- oder Kalilaugezusatz. Pilzzüchtung aërob und anaërob. Agglutination und Komplementbindung sind nicht konstant.

Therapie: Incision und Auskratzung (genügend gründlich und evtl. wiederholt!), anschließend Jodoform- oder Borsäuretamponade (zur Entfernung der Pilzmassen und Vernichtung zurückgebliebener Reste sowie zum Schutz vor Mischinfektion) oder in geeigneten Fällen Radikaloperation; daneben innerlich Jod und Arsen (Natr. cacodyl.) oder Yatren bzw. Yatrenkasein (steigend 0,5—5,0 ccm 4%ig in steigenden Dosen intravenös) sowie Röntgenbestrahlung (dies unter Kontrolle noch längere Zeit wegen Rezidivgefahr), Vaccine, spez. Autovaccine? Rindermilz-Drüsenextrakt?

X. Streptotrichose, spez. Madurafuß.

Erreger: Streptotrix in Form gelblicher oder schwarzer Körner, bestehend aus verfilzten Bakterienfäden mit radiärer Anordnung in der Peripherie, aber ohne Kolbenkranz, also keine typischen Drusen (Unterschied gegenüber Aktinomyces!); grampositiv; Kulturen aërob und anaërob sowie mit oder ohne Farbstoff; pathogen beim Menschen; selten!

Symptome: 1. Als tuberkuloseähnliche Erkrankung bei **Meningitis und Hirnabsceß vom Ohr aus** sowie im **Gesicht** und in den **Lungen**.

2. Als **Madurafuß** (im Orient, zuerst in Madura, überhaupt in Indien): chronische fortschreitende Entzündung an Fuß, selten Hand; beginnend an der Fußsohle, später auch am Fußrücken als rundliche, später ineinanderfließende, weiche, blaurote, schmerzlose Knoten, später zerfallend und fistelnd mit dünnflüssigem und übelriechendem, körnchenhaltigem Eiter, schließlich übergreifend auf Sehnen, Gelenke, Periost und Knochen.

Verlauf: chronisch über Jahre, manchmal aber akut beginnend in Form einer putriden Intoxikation, auch mit Metastasen (ungünstig!).

Diagnose: u. a. mikroskopisch und kulturell; pathologisch-anatomisch ähnelt das Bild der Aktinomykose oder Tuberkulose.

Differentialdiagnose: Tuberkulose, Aktinomykose u. dgl.

Prognose: oft erfolgt Tod.

Therapie: versuchsweise Spaltung und Auskratzung; sonst Amputation.

XI. Blasto-, spez. Saccharomykose.

Vorkommen: selten.

Erreger: Sproß-, spez. Hefepilze.

Symptome: Tuberkulose- oder geschwulstähnliche Knötchen, Infiltrate und Geschwüre in Haut, bisweilen auch in Lymphdrüsen und inneren Organen.

Prognose: bei Allgemeininfektion tödlich.

Verlauf: akut oder chronisch.

Diagnose: u. a. Erregernachweis mikroskopisch und kulturell.

Differentialdiagnose: Fibro- und Myxosarkom sowie Tuberkulose.

Therapie: In- und Excision sowie Röntgenbestrahlung und Jod oder Arsen.

XII. Sporotrichose.

Vorkommen selten, spez. in Frankreich, Amerika usw.

Erreger: Sporotrichum (de Beurmann 1903): Fadenförmiger, verzweigter Pilz; mit Sporen; grampositiv (aber schwierig); Kultur auf Traubenzuckerpeptonagar (aber langsam; später mit braunschwarzem Pigment; auch in der Kälte); pathogen für Ratten usw.

Übertragung: Von Feldfrüchten, Gräsern usw.; daher namentlich vorkommend bei Gärtnern, Gemüsefrauen, Köchinnen usw.

Ausgang: Haut oder Schleimhaut.

Lokalisation: Spez. an Armen und Gesicht.

Symptome: Meist als chronische Dermatomykose: schmerzlose, derbe Knoten der Haut bzw. Unterhaut oder Schleimhaut, schließlich erweichend und abscedierend; außerdem Lymphdrüsen und evtl. kokkoide Allgemeininfektion (akut und fieberhaft), gelegentlich an Schleimhaut der oberen Luftwege: Mund, Rachen und Kehlkopf sowie an Weichteilen, spez. Muskeln und Sehnen, Knochen, Gelenken, Auge und Nebenhoden.

Formen: Syphilitisch, tuberkulös und kokkoid.

Differentialdiagnose: Syphilis, Tuberkulose und Kokkeninfektion sowie Aktinomykose, Blastomykose, Rotz usw.

Diagnose: Erregernachweis mikroskopisch, kulturell und im Tierversuch, evtl. Agglutination und Komplementbindung.

Prognose: im allgemeinen günstig.

Therapie: Spalten evtl. Abscesse; sonst Jod innerlich und äußerlich.

XIII. Botryomykose.

Infektiöse Granulationsgeschwulst bei Pferden im Anschluß an Verletzungen und Operationen, spez. Kastration („Kastrationsschwamm der Pferde"), bedingt durch Botroycoccus (ein dem Staphylococcus aureus ähnlicher, auch in der Kultur kaum, wohl aber im Tierversuch unterscheidbarer Traubencoccus); die beim Menschen als Botryomykose beschriebenen Fälle: kleine, langsam wachsende, schmerzlose, knollige, dünngestielte, blaurote Granulome mit höckriger, leicht blutender Oberfläche an Fingern, seltener an Handrücken, Armen, Kopf usw., sind wahrscheinlich aufzufassen als teleangiektatische Granulome (Küttner), vgl. Hämangiome!

XIV. Sklerom oder Rhinosklerom

ist ein infektiöses Granulom.

Vorkommen bei Erwachsenen; in Deutschland selten, spez. in Polen, häufiger im Osten und Süden Europas.

Erreger: Rhinosklerombacillus, d. h. Kapselbacillus ähnlich dem Pneumoniebacillus (?).

Lokalisation: Meist beginnend in dem Nasenrachenraum, von dort fortschreitend nach außen und innen auf Haut von Nase, Lippen, Wangen, auf Zahnfleisch und auf Schleimhaut der oberen Luftwege: Nase, Rachen, Kehlkopf und Luftröhre (diese auch primär).

Symptome: Langsam und schmerzlos wachsende, derbe bis knorpelharte, platte oder knotenartige Infiltrate; Neigung zur Hautverwachsung und narbiger Schrumpfung mit descendierender Stenose der oberen Luftwege; dagegen fast nie Geschwüre.

Verlauf: Chronisch (jahrzehntelang).

Komplikationen: Ösophagus- und Tracheastenose sowie Lungenkomplikationen.

Diagnose: U. a. Rhino-Laryngo-Bronchoskopie sowie histologische Untersuchung excidierter Gewebsstückchen.

Differentialdiagnose: Syphilis, Tuberkulose und sonstige Granulome sowie Sarkom und Carcinom (charakteristisch für Rhinosklerom ist Lokalisation, Härte und Fehlen von Rückbildung, spez. Fehlen von Geschwüren).

Prognose: Recidivierend.

Therapie: Möglichst Exstirpation; sonst Excision, Röntgenbestrahlung und Jod; evtl. Tracheotomie.

XV. Aussatz (Lepra).

Erreger: Leprabacillus (Hansen-Neißer). Stäbchen ähnlich dem Tuberkulosebacillus, aber etwas gedrungener und in dichten Haufen gelagert; auch grampositiv und säurefest wie jener, aber leichter (auch kalt) färbbar und leichter entfärbbar. Kultur und Tierversuch mißlingen (Differential-diagnose gegenüber Tuberkelbacillus!).

Vorkommen: Im Altertum (Bibel!) und im Mittelalter weitverbreitet, jetzt aber in zivilisierten Ländern fast ausgestorben, außer vereinzelt in nörd-lichen, östlichen und südlichen Staaten Europas, sowie in Deutschland im Kreis Memel, dagegen noch verbreitet in anderen, spez. tropischen Weltteilen.

Übertragung: Nur durch innige Berührung, sonst auch bei Husten durch Rachenschleim, Sprechen usw., aber nur schwer (Pflegepersonal erkrankt nur selten und bei gewöhnlicher Sauberkeit überhaupt nicht!).

Inkubationszeit: Jahre (2—5 und mehr).

Symptome: 2 Formen, welche sich kombinieren können zu einer 3. Form (L. mixta).

a) Lepra tuberosa oder Hautlepra. Beginnend oft mit Kältegefühl an Händen und Füßen, Hyperästhesien, braunroten Flecken und Infiltraten der Haut; später Leprome, d. h. harte Knoten, meist zuerst im Gesicht (an Stirn, Nasenflügeln und Lippen mit schmetterlingsartigem Exanthem und mit Aus-fallen der Barthaare, Cilien und Augenbrauen, so daß schließlich ein tierisches Aussehen entsteht: „Satyriasis s. Leontiasis leprosa" mit tiefen Falten und mit dicken Wülsten an Augenbrauen, Nasenflügeln, Lippen und Kinn), weiter an der Streckseite der Arme und Beine sowie am übrigen Körper (Exanthem mit roten, später braunen Flecken, Infiltraten und Geschwüren), evtl. auch an der Schleimhaut von Auge, Nase (Nasenspiegel!), Mund, Rachen, Kehlkopf (Vox rauca leprosa und Larynxstenose!), schließlich an Lymph-drüsen sowie an inneren Organen: Lunge, Leber, Milz, Hoden usw.

b) Lepra maculo-anaesthetica s. nervosa oder Nervenlepra. Pigmentierte Flecken (z. T. braunrot, z. T. weiß, auch atrophisch und haarlos; oft land-kartenartig geformt; nebst hier beginnender Anästhesie („Lepra maculo-anästhetica"), Blasen und Infiltrate sowie Nervenaffektion in Form wulstiger Stränge mit spindelförmigen Verdickungen, spez. an N. ulnaris, medianus, peroneus, facialis u. a.; dabei Anästhesien, trophische Störungen, Muskel-atrophien, Contracturen, Druckgeschwüre an den Fußsohlen, Verstümmelungen von Fingern und Zehen („Lepra mutilans").

Prognose: Tödlich in 1—20 Jahren in chronischem Siechtum mit lepröser Erkrankung der inneren Organe, lepröser oder tuberkulöser Lungen-phthise, Amyloid.

Diagnose: a) Klinisch in ausgeprägten Fällen leicht, aber sonst oft schwierig, b) bakteriologisch: mikroskopisch in Nasenschleim und Sputum, selten in Harn und Kot sowie im Blut, ferner reichlich in Granulations-geschwülsten Lepromen (hier typisch in Haufen als sog. „Leprazellen Globi"), dagegen spärlich in Nervenknoten.

Differentialdiagnose: Tuberkulose, Syphilis (bei Exanthem), Syringo-myelie (bei Lepra mutilans).

Prophylaxe: Strengste Isolierung der Kranken in Aussatzheimen („Leprosorien"); der deutsche Name „Aussatz" stammt von dem zur Be-kämpfung der Krankheit üblichen „Aussetzen" der Kranken.

Therapie: a) Allgemeinbehandlung: Pflege, Ernährung und Reinlich-keit; b) innerlich: Lebertran, Jod, Quecksilber, Salicylsäure oder Salvarsan; c) spezifisch: Chaulmoograöl und Injektionen von Nastin (Fettkörper aus Saprophyten der Leprösen) oder Tuberkulin (?); d) evtl. chirurgisch: Verbände bei Geschwüren usw.; evtl. Excision oder Kauterisation von Knoten, spez. im Gesicht; Absetzung abgestorbener Finger und Zehen; evtl. Tracheotomie.

XVI. Tuberkulose

ist die häufigste der chronischen Infektionskrankheiten.

Erreger: Tuberkelbacillus Bacillus tuberculosis (Rob. Koch 1882).
Dünnes und schlankes Stäbchen mit leicht abgerundeten Ecken, gerade oder
etwas gekrümmt, ca. 1—4 μ d. h. $\frac{1}{4}$—$\frac{1}{2}$ rotes Blutkörperchen lang; oft
gekörnt („perlschnurartig"); bisweilen kolbig oder verästelt (aktinomyzes-
ähnlich); im Harn „fischzug- oder zopfartig" gehäuft; unbeweglich. Wegen
Wachshülle sehr widerstandsfähig (nur empfindlich gegen direktes Sonnenlicht!) und schwer färbbar, aber auch schwer wieder entfärbbar, spez. säurefest (am besten darstellbar durch Doppelfärbung, d. h. Färbung lang, heiß
und mit Beize, Entfärbung der Begleitbakterien durch Säure und Alkohol
und Nachfärbung mit dünner Farblösung, z. B. nach Ziehl-Neelsen:
färben 2—5 Minuten mit konzentriertem Carbolfuchsin unter Erwärmung bis
zur Dampfentwicklung, abspülen in Wasser und entfärben in 1—3%igem
Säurealkohol, nachfärben mit verdünnter Methylenblaulösung ca. $\frac{1}{2}$ Minute:
Tuberkelbacillen rot, die übrigen blau; ähnlich auch im Schnitt); grampositiv;
in gewissen Fällen lassen sich im Gewebe nur noch Zerfallstrümmer nachweisen in Form der Muchschen Granula, und zwar nur nach der Gramschen
Färbungsmethode, doch ist die Bedeutung dieser Gebilde umstritten. Kultur
schwierig und langsam, am besten auf Spezialnährböden, spez. auf Blutserum-
und Glycerinagar bzw. Asparaginglycerinagar. Tierversuch: Meerschweinchen
(wegen Möglichkeit spontaner Tuberkulose und Todes durch interkurrente
Krankheit sind stets mehrere zu impfen!):

a) Intraperitoneal geimpfte Tiere sterben in 4—6—8 Wochen an Tuberkulose der inneren Organe: portale, retroperitoneale, bronchiale Lymphdrüsen,
Peritoneum, Leber, Milz, Lungen usw.; evtl. sind die Tiere zu töten (nach
einigen Wochen).

b) Subcutan, und zwar in Leisten- d. h. Kniefaltengegend (spez. bei
Begleitbakterien!) geimpfte Tiere zeigen tuberkulöse Erkrankung der regionären Lymphdrüsen (histologischer und bakteriologischer Nachweis nach
Excision in Äthernarkose); beschleunigter Nachweis (bereits nach ca.
10 Tagen) gelingt bei subcutaner Injektion durch Quetschung der Leistendrüsen, auch durch intrahepatische Injektion und durch Tuberkulinreaktion
der geimpften Tiere.

Mischinfektion mit Eitererregern (Staphylo- und Streptokokken) ist nicht
selten, übrigens prognostisch ungünstig.

Übertragung: Infektionsquellen und -wege sind:

1. **Luft,** sog. „Einatmungs-, Inhalations- oder besser Aspirations-
tuberkulose" (meist, und zwar als Lungen- und als Drüsentuberkulose!):
In der Regel mit Sputum von kranken Menschen teils durch Zerstäubung
des auf Boden, Teppich, Taschentuch usw. entleerten Sputums („Stäubchen-
infektion"), teils direkt durch Ansprechen, Anhusten und Anniesen („Tröpfcheninfektion"). Hauptinfektionsquelle der Tuberkulose ist also der
tuberkulosekranke Mensch, spez. dessen Sputum. Prophylaxe: Möglichst Isolierung Kranker, sonst u. a. Spucknapf!

2. **Nahrung** (seltener und zwar als Drüsen- und als Intestinaltuberkulose!),
sog. „Fütterungs- oder besser Deglutinationstuberkulose": a) durch
Verschlucken bacillenhaltigen Sputums bzw. durch nicht gereinigte Eß- und
Trinkgeschirre oder b) durch Milch, seltener durch Butter, ungekochtes Fleisch
usw. tuberkulöser Kühe. Ansteckung des Menschen durch Geflügel- und
Kaltblüterbacillus ist unwahrscheinlich, durch Rinderbacillus (Erreger
der Perlsucht, sog. „Typus bovinus"; vom „Typus humanus" unterscheidbar
mikroskopisch, kulturell und im Tierversuch [pathogen vor allem für Kalb
und Kaninchen, weniger für Meerschweinchen] bei der menschlichen Tuberkulose sicher und nicht selten vorkommend, spez. am ehesten bei Kindern,
und zwar vor allem als Cervical- und Mesenterialdrüsenaffektion sowie als
Haut-, aber auch wohl als sonstige, z. B. Knochen- und Gelenktuberkulose;
im allgemeinen ziemlich gutartig.

3. Haut und Schleimhaut (selten), und zwar am häufigsten als Hauttuberkulose, spez. Lupus, sonst auch an Lippen, sowie Händen und Füßen durch tuberkulöse Infektion von Wunden oder Geschwüren, z. B. bei Operation, Verband und Sektion (daher bei Ärzten, Krankenpflegern und Leichendienern, aber auch bei schwindsüchtigen Patienten an Operationswunden und Verletzungen (z. B. bei Bedecken mit vorher abgelecktem Pflaster oder bei Verband mit unreinem Taschentuch bei Wunden) sowie als Autoinokulation bei Verletzungen an Mundhöhle oder After), ferner bei Schlachten, Melken usw., daher bei Fleischern. Schweizern usw., schließlich bei ritueller Beschneidung, Coitus, Impfung, Tätowierung u. dgl.; ein solcher Impftuberkuloseherd kann, wenn auch nur selten, zur allgemeinen Ausbreitung führen und wird am besten von vornherein radikal exstirpiert. Hier zu erwähnen ist auch die Dissemination der Tuberkulose, sei es durch Inokulation bei der Operation tuberkulöser Organe im Operationsgebiet (z. B. tuberkulöse Erkrankung der Dränwunde bei Exstirpation einer tuberkulosen Niere) oder mit dem Sekretionsstrom auf die Oberfläche (z. B. tuberkulöse Erkrankung der Blase mit dem Harn von der primär erkrankten Niere), sei es durch Einbruch z. B. ins Bauchfell von Bauchorganen, ins Gelenk von Knochen, in Lymphoder Blutbahn von Drüsen usw., in welch letzterem Fall es zu Miliartuberkulose kommen kann (s. da).

4. Vererbt bzw. angeboren. Möglich, aber jedenfalls selten ist die Übertragung von der kranken Mutter auf den Fötus, und zwar entweder unmittelbar durch die Blutbahn oder mittelbar nach Placentaaffektion („placentare Infektion"). Fraglich ist die Übertragung vom kranken Vater durch tuberkulöses Sperma („germinative Infektion"). Im übrigen erkranken — abgesehen von einzelnen im Mutterleib erkrankten Säuglingen — die Kinder Tuberkulöser nicht durch Vererbung, sondern meist durch frühzeitige Ansteckung im postfötalen Leben, wobei die Disposition eine begünstigende Rolle spielt, und zwar sowohl die vererbte (Habitus phthisicus: Brustbau usw.!) wie die erworbene (schlechte Ernährung und Wohnung, ferner Allgemeinleiden, z. B. Wochenbett, Influenza, Masern, Keuchhusten, schließlich lokale Schädigungen, z. B. an Lungen Staubinhalation, an Knochen und Gelenken sowie am Hoden Trauma, in Gelenken Arthropathie, in der Leber Cirrhose usw.); die Tuberkulose ist also eine Familien- und Wohnungskrankheit, und die Kinder Tuberkulöser können gesund bleiben bei Entfernung aus der infektiösen Umgebung und aus den unhygienischen Verhältnissen.

Im übrigen hängt die Erkrankung eines Menschen an Tuberkulose ab nicht nur von Menge und Virulenz der Bacillen, sondern auch von der Widerstandskraft des Organismus. Überstehung der Krankheit verleiht eine gewisse Immunität, ohne jedoch Wiederaufflackern alter Herde oder Neuinfektion auszuschließen. Meist erfolgt Ansteckung in der Kindheit, und durch die in der Kindheit durchgemachte Infektion hat fast jeder Mensch eine gewisse Immunität gegen Tuberkulose, allerdings bei einem zurückbleibenden ruhenden (abgeheilten oder abgesackten) Tuberkuloseherd in Lungen, Bronchialdrüsen, Darm usw.; doch versagt diese Immunität bei heftiger Neuinfektion oder Schwäche des Organismus oder beiden; immerhin ist dann der Verlauf in der Regel chronisch, also nicht ungünstig.

Unfallzusammenhang ist bei Tuberkulose nur ausnahmsweise anzunehmen, und zwar im Sinne der Entstehung überhaupt nur bei der sog. Impftuberkulose (Ärzte, Krankenpfleger, Leichendiener, Tierärzte, Schlächter, Schweizer usw. als Leichentuberkel, bei Fleischern auch als Sehnenscheidenentzündung an Hand und Fingern), sonst aber nur im Sonne der Auslösung bei latenter Tuberkulose oder im Sinne der Verschlimmerung, auch Verallgemeinerung (Streuung") bei bereits bestehender Tuberkulose, vorausgesetzt, daß der ursächliche und zeitliche Zusammenhang erwiesen oder wahrscheinlich ist (vorherige Gesundheit, erhebliches und örtliches Trauma, Brückensymptome bei kontinuierlichem Verlauf und bald, d. h. nicht vor einigen

[4] Wochen und nicht nach [6] einigen Monaten einsetzender Erkrankung); in diesem Sinne ist also gelegentlich bei chirurgischer Tuberkulose, namentlich bei solcher der Knochen und Gelenke sowie Nebenhoden eine traumatische Einwirkung anzuerkennen, ebenso wie Entwicklung der Miliartuberkulose im Anschluß an traumatische Schädigung eines tuberkulösen Herds (ähnlich wie nach unblutigem oder blutigem Eingriff: Redressement, Gelenkresektion od. dgl.), dann aber nur bei baldiger Erkrankung.

Allgemeine pathologische Anatomie.

Charakteristisch ist für Tuberkulose die Bildung der Tuberkel, d. h. bis hirsekorn-kleiner grauer Knötchen mit anschließender zentraler weißgelblicher Verfärbung (Verkäsung), wie dies auch sich zeigt am Rand spezifischer Fisteln, am Peritoneum, an der Blasenschleimhaut (Cystoskopiebild!); der Tuberkelbacillus erzeugt am Orte der Niederlassung Degeneration der Gewebszellen und der Grundsubstanz sowie anschließend Proliferation der gesund gebliebenen Gewebszellen und Einwanderung von Leuko- und Lymphocyten. Es vermehren sich durch Zellteilung die Bindegewebszellen, Endothelien der Lymph- und Blutbahnen und Epithelzellen zu großen und protoplasmareichen epitheloiden Zellen; ferner wandern aus den Capillaren der Umgebung Leuko- und Lymphocyten in verschiedener Menge (wodurch beim Überwiegen der letzteren kleinzellige oder lymphoide und beim Überwiegen der ersteren großzellige oder epitheloide Tuberkel entstehen); das auseinandergedrängte alte Gewebe bildet das Stützgerüst (Reticulum) des Tuberkels; in der Mitte des Knötchens liegen häufig eine oder mehrere vielkernige Langhanssche Riesenzellen mit randständigen Kernen und mit Bacillenhaufen (wahrscheinliche Genese: Bacillengifte regen zwar die Kernteilung an, nicht aber die Protoplasmateilung!); infolge mangelhafter Vascularisation und Ernährung sowie infolge Giftwirkung der Bacillen erfolgt allmählich Zerfall der Zellen zu homogenen Schollen (Koagulationsnekrose) und schließlich, im Centrum beginnend, körniger Zerfall (Verkäsung), durch Wucherung des umgebenden Bindegewebes infolge reaktiver Entzündung fibröse Kapselbildung oder Durchwachsung (Vernarbung), evtl. Ablagerung von Kalksalzen (Verkalkung), durch Zerfall des erkrankten Gewebes (meist matsch, ödematös und blaßgrau!) Bildung von Geschwüren (Ränder unterminiert!), Fisteln (an der Öffnung schlaffe Granulationen und livide Ränder!), Hohlräumen mit eitrigem Inhalt (Lungenkavernen, Drüsenabscesse, kalte Abscesse mit Neigung zum Fortwandern entsprechend der Schwere und dem Gewebswiderstand vgl. typische Senkungsabscesse bei Spondylitis tuberculosa s. da), in serösen Höhlen und in Gelenken serofibrinöse bis eitrige Exsudation, durch Mischinfektion mit Eitererregern spez. bei offener Tuberkulose pyogene Eiterung (dadurch hochgradiger Gewebszerfall; Prognose meist getrübt!).

Tuberkulöser Eiter ist weißlich-grünlich, wässerig, mit körnigen Käsebröckeln oder mit Fibrinflocken; Tuberkelbacillen sind mikroskopisch nur selten darin, wohl aber sind sie meist durch Kultur- oder Tierversuch nachweisbar; Eiter ist reich an Eiweißstoffen und (außer bei pyogener Mischinfektion und bei Jodoformglycerininjektion!) frei von proteolytischen Fermenten der Leukocyten, daher im Gegensatz zu pyogenem Eiter in Schälchen mit Millons Reagens getropft nicht zerfließend, sondern zusammenbleibend als festes Häutchen (Eiterprobe nach E. Müller), vgl. Entzündung!

Klinik (tuberkulöse Erkrankung der verschiedenen Organe):

A. Örtlich beschränkte Tuberkulose.

1. Haut: Tuberculosis cutis.

    a) **Leichentuberkel:** Kleine, derbe, rotbraune Knötchen bzw. Wärzchen oder **Tuberculosis verrucosa cutis:** flaches, rundliches Infiltrat mit blaurotem Rand und mit warzenartigen Wucherungen auf der Oberfläche; beide gutartig und nicht geschwürig; vorkommend spez. an der Streckseite von Finger,

Hand und Vorderarm; kompliziert bisweilen durch Cubital- und Achseldrüsenschwellung; entstehend durch Infektion von Hautverletzungen an den Händen infolge Berührung tuberkulösen Auswurfs bei Schwindsüchtigen oder deren Umgebung, aus zerbrochenem Speiglas auch beim Pflegepersonal oder meist tuberkulöser Menschen- und Tierleichen bei Ärzten und Anatomen, Tierärzten, Schlächtern, Abdeckern, Schweizern usw.; ferner bisweilen beim Impfen, Tätowieren u. dgl. und als **Präputialinfektion bei der rituellen Beschneidung** jüdischer Knaben infolge Aussaugens der Wunde seitens tuberkulöser Beschneider, schließlich übergreifend von Schleimhauterkrankung an Mund, After usw. an der Durchbruchsstelle tiefliegender Herde bei heruntergekommenen Tuberkulösen.

b) Lupus. Vorkommen: ziemlich häufig (verbreitetste Form der Hauttuberkulose: fast $1^0/_{00}$ der deutschen Bevölkerung!).

Entstehung: 1. Meist von außen, auch bei unverletzter Haut und Schleimhaut mittels Einreibens, gewöhnlich aber bei Verletzung oder Schrunde, auch häufig bei Ekzem; bisweilen auch bei Operation, z. B. Gelenkresektion, und zwar gewöhnlich durch Berührung mit dem Auswurf von Schwindsüchtigen, bisweilen auch bei Füttern oder Melken von perlsüchtigem Vieh und Übertragen ins Gesicht durch Kratzen oder in die Nase durch Bohren mit dem verunreinigten Fingern, aber oft auch von innen (Lungen, Drüsen usw.). 2. Manchmal lymphogen in der Umgebung tuberkulöser Herde, z. B. Fisteln, Drüsen, Knochenherde, Schleimhautaffektionen an Lippe, Nase, After usw. 3. Seltener hämatogen.

Symptome: Zunächst gelblich- oder bräunlichrote Flecke, später etwas erhabene, derbe, kleine (meist stecknadelkopfgroße) Knötchen, welche auf Druck (z. B. mit dem Glasspatel) nur wenig verschwinden, indem sie zwar etwas abblassen, aber ihren apfelgeleeartigen oder kandiszuckerartigen Farbenton behalten, mit der Knopfsonde sich etwas eindrücken lassen (Diagnose!); schließlich zusammenfließend und geschwürig zerfallend.

Diagnose: u. a. Symptome: spez. Farbe und Form, auch bei Glasdruck und Knopfsondendruck; jugendliches Alter; typische Lokalisation; sonstige, spez. Lymphdrüsentuberkulose und Tuberkulinreaktion; evtl. Probeexcision.

Verlauf: Chronisch über Jahre bis Jahrzehnte unter ständigem Entstehen und Vergehen von Knötchen; Beginn meist im Kindesalter.

Formen (je nach Vernarbung, Gestalt und reaktiver Gewebswucherung): Lupus disseminatus (zerstreut einzelne Knötchen), serpiginosus (bogenförmig aneinandergereihte Knötchen), exfoliativus (Epidermisabschuppung, Ausstoßung der verkästen Tuberkel und Vernarbung), exulcerans (Zerfall größerer Knoten zu flachen Geschwüren; spez. an Gesicht, Fingern und Zehen; evtl. mit großen Zerstörungen, sog. ,,fressende Flechte, Lupus exedens"), oder gar verstümmelnd (ähnlich der Lepra, sog. Lupus mutilans), planus (flächenhaft und flach), hypertrophicus (tumorartige Wucherung des cutanen und subcutanen Bindegewebes; spez am Ohrläppchen), verrucosus s. papillaris (Wucherung der Hautpapillen; spez an Gliedern), cornutus (Epithelverhornung).

Lokalisation: Meist Gesicht, hier meist beginnend am Naseneingang und übergreifend auf Nase, Oberlippen und Wangen mit charakteristischer Schmetterlingsfigur (75%), spez. Nase ($33\frac{1}{2}\%$), Wangen und Oberlippe; dann Glieder und Rumpf, spez. Hals sowie Hände und Füße, überhaupt an unbekleideten Körperstellen. Oft ist auch die Schleimhaut erkrankt, wahrscheinlich nicht selten primär (z. B. an der Nase; sonst Augenlider, Mund, Rachen und Kehlkopf); in diesem Falle kann der Lupus lange unbemerkt bleiben.

Folgen: Infiltrate, Geschwüre und verzerrende Narben am Gesicht mit Ectropium, Mundspaltenverengerung, Verwachsung des Naseneinganges, ferner an Fingern und Zehen Contracturen, Verkrümmungen und Verkrüppelungen, sowie Defekte an Ohrmuschel und Nase: Lupus vorax s. mutilans s. exedens (Nase erscheint wie ,,abgegriffen"; im Gegensatz zum Verlust der knöchernen

Nase bei Syphilis entsteht bei Lupus Verlust der Weichteil-Knorpelnase, letzteres infolge Freilegens des Knorpels von außen und innen!); überhaupt erfolgt gelegentlich schließlich Gliederverstümmelung ähnlich wie bei Aussatz.

Komplikationen (außer der Entstellung): 1. Recidive, 2. tuberkulöse Erkrankung der Organe, spez. Lungen und Pleura, sowie der Lymphdrüsen, Knochen und Gelenke, 3. Erysipel, oft habituell, 4. Carcinom auf Lupus oder Lupusnarbe, sog. ,,Lupuscarcinom": ca. 5% (sich abhebend dunkel, hart und vorragend!).

Prognose: Bei frühzeitiger Erkennung und Behandlung günstig (Lupus ist die mildeste Form der Tuberkulose!); manchmal kommt es aber sonst zu Entstellung, wodurch das gesellschaftliche, auch berufliche Fortkommen beeinträchtigt werden kann.

Therapie der Hauttuberkulose: Neben der unerläßlichen Allgemeinbehandlung mit Luft, Licht, Sonne, Ernährung, Lebertran, evtl. Jodkali und Tuberkulin: Licht (Drucklicht-Quarzlampe, Finsen, Röntgen- und Radiumbestrahlung), Ätzmittel (Arsenikpaste, Pyrogallussäure bis 20%, Milchsäure 50% usw.) sowie Ektebinsalbe, Exkochleation, Kohlensäureschnee und Paquelinisierung bzw. Diathermie; am sichersten, falls der Herd nicht sehr ausgedehnt und günstig lokalisiert ist, Excision genügend weit im Gesunden und genügend tief samt Unterhautzellgewebe nebst Lymphgebiet bis auf die Muskulatur mit nachfolgender Naht oder evtl. Transplantation von Epidermis oder besser Cutis; bei Narben Gesichtsplastik (aber erst nach völliger Ausheilung des Lupus). Man beobachte auf Rezidiv unter ständiger Kontrolle. Die Behandlung soll möglichst früh und genügend (meist Jahre) lang durchgeführt werden, am besten in einer entsprechenden Heilanstalt. Ansteckungsgefahr ist nicht groß.

2. Unterhaut: Scrophuloderma s. Gummata tuberculosa oder scrophulosa.
Spez. bei Kindern über Knochen- oder Drüsenherden, aber auch von außen oder auf dem Blutweg entstehend; vorkommend namentlich an Gesicht und Hals sowie Beinen; hier auch als Erythema induratum Bazin (vgl. Unterschenkel!); als umschriebenes, knotiges Infiltrat, Granulom oder Absceß; schließlich durchbrechend durch die blaurote Haut als hartnäckiges Geschwür mit tuberkulösen Granulationen; Therapie: Punktion oder Incision, sonst Auskratzung bzw. Kauterisation und Jodoformgazetamponade.

3. Muskeln: Myositis tuberculosa. Selten, und zwar gelegentlich, auch multipel, primär auf dem Blutweg als fungöser oder abscedierender Knoten (z. B. in der Bauchmuskulatur), meist sekundär bei tiefgreifenden Haut- und Schleimhautgeschwüren (z. B. an Wange, Lippe, Zunge) oder bei durchbrechendem Drüsen-, Knochen- oder Gelenkherd (z. B. an Ober- und Unterarm, Oberschenkel, Bauch usw.). Differentialdiagnose: Sonstige Tuberkulose sowie Sarkom, Gumma, Eiterung oder Hernie der Muskulatur. Therapie: wie sonst Allgemein- und Lokalbehandlung, evtl. Punktion oder Incision und Auskratzung, ausnahmsweise Gliedabsetzung.

4. Schleimhäute.
Entstehung: a) Meist **sekundär** bei Lungentuberkulose durch verschlucktes oder ausgehustetes Sputum, z. B. im Nasenrachenraum, spez. an Gaumen- und Rachenmandel, von hier fortschreitend nach dem Mittelohr, ferner im Kehlkopf und Darm an den lymphatischen Follikeln (bei Lungentuberkulose in ca. 90% Darmtuberkulose!), spez. in der Ileocöcalgegend (hier als Ileocöcaltumor, evtl. mit Perforation oder Stenose), am Anus als Mastdarmgeschwür- und -fistel, am Urogenitalsystem fortgeleitet von Hoden oder Nieren (in der Richtung des Sekretstroms durch das Drüsensekret). b) Seltener **primär** durch infizierte Nahrung im Verdauungs- und durch Einatmung im Atemsystem, spez. im Nasenrachenraum und Kehlkopf, in der Mundhöhle auch durch Küssen, cariöse Zähne u. dgl., in der Nase durch Bohren mit dem infizierten Finger, im Urogenitalapparat durch Coitus. c) **Hämatogen**.

Symptome: Infiltrate oder Geschwüre mit verkästem Grund und mit unregelmäßigen, unterwühlten Rändern (nicht so hart wie Carcinom) und mit Knötchen oder Geschwürchen in der Umgebung.

Therapie: Ätzung mit Milchsäure 50—80%, Chlorzink 8% usw.; ausnahmsweise bei zusammenhängender und umschriebener Affektion Excision oder Auskratzen bzw. Ausbrennen oder Verkochen.

5. Lymphgefäße und -drüsen.

a) Lymphgefäße: Lymphangitis tuberculosa, im ganzen selten, aber gelegentlich z. B. bei tuberkulösen Darmgeschwüren in den Chylusgefäßen bis zum Mesenterium, bei Hauttuberkulose der Hände und Füße in den oberflächlichen Lymphbahnen der Arme und Beine, sowie bei Geschwüren und Fisteln nach Durchbruch eines Knochenherdes; als Knoten oder strangförmige Infiltrate sowie Geschwüre, Abscesse und Fisteln entlang den Lymphbahnen.

b) Lymphdrüsen: Lymphadenitis tuberculosa. Entstehung: Meist sekundär in den regionären Drüsen bei tuberkulösen Entzündungsherden, oft aber auch primär, z. B. in den Hals- und Bauchdrüsen von Kindern (ohne Haut- und Schleimhauterkrankung), bisweilen hämatogen.

Vorkommen: Spez. bei Jugendlichen zwischen 15—25 Jahren.

Lokalisation: 1. Hals meist (ca. 90%); spez. Regio submax., subment. und Carotisfurche bzw. Venenwinkel, Nacken und oberes seitliches Halsdreieck. 2. Gesicht, spez. in und auf Parotis sowie auf M. buccin. 3. Achselhöhle und gelegentlich Ellenbeuge (bei Haut-, sowie Gelenk- und Knochenherden der Hände). 4. Leiste und gelegentlich Kniekehle (bei Haut- sowie Knochen- und Gelenktuberkulose der Beine sowie der After- und Geschlechtsgegend usw.). 5. Mesenterial- und Retroperitonealdrüsen (bei Darmtuberkulose; bei Kindern auch primär ohne solche). 6. Bronchialdrüsen (u. a. bei Lungentuberkulose).

Symptome: Induration oder Verkäsung, weiter Verkalkung oder Abscedierung evtl. mit Fistelbildung oder Periadenitis mit Verlötung von benachbarten Drüsen (zu Paketen oder Konglomerattumoren), Muskeln, Gefäßen; evtl. Durchbruch in Lymphbahnen oder Venen z. B. Durchbruch verkäster Halslymphdrüsen in den Ductus thoracicus oder in die V. jugularis int. oder verkäster Bronchialdrüsen in Lungenvenen; dabei besteht Gefahr der akuten allgemeinen Miliartuberkulose; bisweilen Druck auf die Nachbarschaft (z. B. auf Trachea mit Atemnot, auf Choledochus mit Ikterus usw.). Selten ist reine Hyperplasie, sog. Sternbergscher Drüsentumor (ähnlich der Pseudoleukämie, aber mit Tuberkelbacillenbefund).

Formen: indurativ oder verkäsend.

Diagnose: (außer den allgemeinen Zeichen der Tuberkulose): Drüsengeschwulst derb, langsam wachsend, diffus, verwachsen untereinander und mit der Umgebung bzw. Haut; evtl. abscedierend mit Käsebröckeln oder fistelnd mit typischen Granulationen; dazu u. U. Röntgenaufnahme oder Probeexcision bzw. -exkochleation bzw. -punktion nebst Bacillennachweis im Mikroskop, Kultur- oder Tierversuch sowie histologische Untersuchung.

Differentialdiagnose: Lymphosarkom (ohne kleine, derbe und bewegliche Nebendrüsen!), Leukämie (Blutbefund!), Pseudoleukämie (beweglich!), entzündliche Hyperplasie (weicher!), carcinomatöse (hart und höckrig) und syphilitische (Wassermannsche Reaktion und Heileffekt) Drüsen; an Gesicht und Hals auch Atherom, Dermoid, Kiemengangscyste (evtl. Probepunktion).

Komplikationen: Rückfall und Miliartuberkulose

Prognose: sonst nicht ungünstig.

Therapie: a) Früher operativ, jetzt aber nur ausnahmsweise, nämlich bei zugänglichen solitären und beweglichen Drüsentumoren: möglichst Exstirpation, dabei radikal (sonst Rezidiv!) und schonend (sonst Entstellung und Nervenverletzung, z. B. am Hals N. accessorius!), Jodoformpulver, evtl. Glasrohr. Bei großen Paketen mit ausgedehnter Verwachsung und Fistelung: Punktion und Jodoforminjektion oder Incision, Auskratzung und Jodoformtamponade. b) Jetzt mit Rücksicht auf die meist unmögliche Radikaloperation mit Gefahr von Rückfall und Miliartuberkulose meist konservativ: Allgemeinbehandlung und Höhensonne-, lokal Röntgenbestrahlung sowie Jod, Eisen oder Arsen usw.; bei Abscedierung Punktion oder Incision nebst Exkochleation und Jodoformgazetamponade, letzteres bei Mischinfektion bzw. Perforationsgefahr.

Anmerkung. Skrofulose ist eine Konstitutionsanomalie mit chronischen Schleimhautkatarrhen, Ekzem und entzündlichen Schwellungen der Lider, Lippen und Wangen sowie mit ausgedehnten Lymphdrüsenschwellungen, spez. am Hals bei Kindern, welche dadurch evtl. schweinsähnlich aussehen (daher ,,Skrofulose''!); bedingt meist durch Tuberkelbacillen, bisweilen durch Eitererreger (sog. tuberkulöse und pyogene Skrofulose, welch letztere aber in erstere übergehen kann; im übrigen handelt es sich bei der Skrofulose um eine Konstitutionsschwäche mit Empfindlichkeit der Haut und Schleimhaut gegen verschiedene Reize im Verein mit starker Reaktion der lymphatischen Organe: sog. exsudative Diathese!).

6. Knochen: Ostitis tuberculosa.

Entstehung: a) Meist **hämatogen** durch Bakterienembolie — abgesehen von der chirurgisch weniger interessierenden Miliartuberkulose — bei Lungen-, Drüsen-, Darm- u. a. Tuberkulose nach deren Einbruch in Ductus thoracicus oder in Lungenvenen (dafür spricht auch die häufige Lokalisation an der gefäßreichen Epiphyse des jugendlichen langen Röhrenknochens und die oft infarktartige [keilförmige] Gestalt der Knochenherde, während an den kurzen Röhrenknochen von Hand und Fuß die Diaphyse erkrankt mit Apposition des gereizten Periosts vgl. Spina ventosa!). b) Ferner **sekundär** durch Übergreifen einer Gelenk-, seltener Haut-, Schleimhaut- (Paukenhöhlen-) Tuberkulose. c) Vielleicht auch **lymphogen** von benachbartem tuberkulösem Herde. Bisweilen tritt Knochentuberkulose nach Trauma (Quetschung, Stauchung u. dgl.) auf, wohl zu erklären durch Aufflammen oder Verschlimmerung eines bereits bestehenden, bisher abgekapselten Herdes oder vielleicht auch, aber nicht gerade häufig, durch Bakterienembolie am Locus minoris resistentiae (vgl. Unfallzusammenhang!).

Vorkommen: Besonders in der Jugend, hier wiederum in der ersten (2.—6. Jahr bzw. 1.—2. Jahrzehnt); aber auch später.

Pathologische Anatomie: Zunächst graurötliches Granulationsgewebe mit miliaren Tuberkeln, später gelbliche Verkäsung; Knochengewebe wird dabei zerstört (,,Caries''), wobei teils umschriebene, kleine (bis haselnußgroße) Höhlen mit tuberkelnhaltiger Absceßmembran, käsigem Brei und Knochensand entstehen, teils Sequester (meist festhaftend, dabei klein, zugleich rundlich und glatt, oft in Keilform mit Basis am Gelenkknorpel und mit Spitze an der Knorpelfuge entsprechend der embolischen Entstehung [z. B. an Epiphysen der langen Röhrenknochen, Becken, Schädel, Diaphyse der kurzen Knochen]). Selten ist die tuberkulöse Knochenaffektion diffus-progressiv über einen großen Knochenabschnitt, evtl. über einen ganzen Röhrenknochen mit schnell fortschreitender Vereiterung (als sog. ,,Osteomyelitis tuberculosa''). Bisweilen, namentlich bei corticalen Herden, erfolgt periostale Wucherung (Periostitis ossificans), spez. bei Gelenktuberkulose, Spondylitis, Phalangen- und Metakarpal- bzw. Metatarsalknochen (hier als sog. ,,Spina ventosa'', s. u.).

Lokalisation und Formen (entsprechend der Gefäßverteilung s. o.!): a) An **langen Röhrenknochen:** (Entsprechend der besonders guten Gefäßversorgung der Wachstumszone). Meist Metaphyse, dann (nicht so häufig, aber doch nicht selten) Epiphyse, schließlich (selten) Diaphyse (während bei pyogener Osteomyelitis die Ausbreitung meist in dem Schaft erfolgt), dagegen nicht am Gelenkende; bisweilen diffus, sonst umschrieben, und zwar häufig keilförmig. b) An **kurzen Röhrenknochen:** (Entsprechend der schnellen Verästelung der kräftigen A. nutritia) Diaphyse; an Fingern usw. mit flaschenförmiger Auftreibung des Gliedes: sog. ,,Winddorn Spina ventosa'' (infolge ossifizierender oder granulierender Periostitis). c) An **kurzen Knochen:** An Wirbeln mit Einknickung der Wirbelsäule als Spondylitis, evtl. mit Buckel Gibbus (,,Malum

Pottii") infolge Knochenzerstörung (diese betrifft meist den Körper, selten spez. an Atlas und Epistropheus den Bogen) und mit Kongestions- oder mit Senkungsabscessen (Retropharyngeal-, Psoasabsceß usw.), evtl. (an Hand- und Fußwurzel oft) kombiniert mit Gelenktuberkulose. d) An **platten Knochen:** An Rippen subperiostal oder innen evtl. mit Sequester; an Schädel, spez. Seiten-, Schläfen-, Stirn-, Felsenbein und Warzenfortsatz (dadurch Otitis media tuberculosa!), evtl. perforierend bis auf Dura; an Gesichtsknochen, spez. Orbitarändern und Jochbein (es bleibt dort eine charakteristische trichterförmige Narbe), ferner an Schulterblatt, Schlüssel-, Brustbein, Darmbeinschaufel usw. An den spongiosareichen Knochen (Wirbelkörper, Becken, Brustbein, Hand- und Fußwurzel) handelt es sich meist um Ostitis; am Schädeldach, Gesicht und Rippen findet sich auch oft Periostitis mit kleinem Knochendefekt und kaltem Absceß.

Anm.: Ostitis tuberculosa cystoides multiplex (Jüngling) besteht in eigenartigen multiplen Knochenveränderungen an Händen und Füßen, und zwar Phalangen und Metatarsi bzw. Metacarpi. Klinisch finden sich Knochenverdickungen oder -defekte neben Kompaktaverdünnung, nicht selten auch Weichteilveränderungen mit Weichteilschwellung und livider Hautverfärbung, evtl. mit Durchbruch durch die Haut (ähnlich Lupus pernio). Röntgenbild zeigt erst wabige, später rundliche und scharf begrenzte Knochenaufhellungen ohne Periost- und Gelenkbeteiligung. Differentialdiagnostisch cave Cyste, Tumor, Gicht, Rheuma u. a. Infektionen. Verlauf äußerst chronisch. Prognose günstig. Höchstwahrscheinlich handelt es sich um eine chronische Knochentuberkulose von mildem Verlauf bei geschwächten Erregern und bei gutem Reaktionszustand des Körpers.

Lokale Komplikationen: 1. Durchbruch ins **Gelenk,** besonders an Fuß- und Handwurzel (sog. „ossale" Form der Gelenktuberkulose). 2. Durchbruch in **Weichteile,** evtl. durch die Haut mit tuberkulöser Fistel, sonst als tuberkulöser oder kalter Absceß, auch bei kleinen Knochenherden und oft an entfernten Stellen als sog. „Senkungs-" oder als „Kongestionsabsceß" (der Weg wird bestimmt einesteils durch Schwere, andernteils durch Gewebswiderstand!), besonders bei Wirbel- und Schädeltuberkulose.

Diagnose (außer den allgemeinen Zeichen der Tuberkulose einschl. Temperatursteigung, Blutsenkungsgeschwindigkeit und Tuberkulinreaktion): Lokalisation, Krankheitsbild und Verlauf (oft typisch, z. B. bei Wirbel-, Schädel-, Gesichts-, Phalangentuberkulose, s. o.) sowie evtl. kalter Absceß mit dünnflüssigem und bröckeligem oder fibrinösem Eiter oder Fistel mit tuberkulösen Granulationen. Ferner, wenigstens nach einiger Zeit, ergibt das Röntgenbild: Ausgedehnte gleichmäßige Aufhellung des ganzen Knochens mit schwacher und verschwommener Knochenzeichnung (Sudecksche Knochenatrophie (während die einfache Inaktivitätsatrophie meist geringer ist!), evtl. umschriebene Aufhellungsherde (Caries), begrenzte und unregelmäßige Schattenstücke (Sequester), birnenförmige Weichteilumschattung mittleren Grades (Absceß).

Differentialdiagnose: Chronische Osteomyelitis purulenta, spez. der Gelenkenden (Knochenauftreibung; diese zwar auch bei der seltenen primären Schafttuberkulose, aber im ganzen bei Tuberkulose im Röntgenbild schwächere periostale Auflagerungen, ferner stärkere Knochenatrophie sowie Sequester klein, rundlich und atrophisch), Syphilis, Ostitis fibrosa bzw. cystica, Typhus, Tumor.

Therapie (außer Allgemeinbehandlung, spez. Höhensonne) lokal: a) Konservativ: Ruhigstellung durch Schienen-, Gips- oder Streckverband bzw. Schienenhülsenapparat, Salzbäder, Staubinde oder Heißluft, Röntgenbestrahlung; bei Absceß Punktion und Jodoformglycerininjektion. b) Operativ: Möglichst frühzeitige Entfernung des tuberkulösen Knochenherdes durch Auslöffeln oder -Meißeln, und zwar subperiostal und unter Schonung der Knorpelfuge bei Jugendlichen; bei platten Knochen (z. B. Schädel, Gesicht, Rippen, Schulterblatt, Darmbeinschaufel) Resektion nebst Jodoformbehandlung, evtl. Knochenplombe; bei ausgedehnter, infiltrierender Ostitis entbehrlicher Glieder oder bei dekrepiden alten Leuten evtl. **Amputation.** Operation ist unbedingt angezeigt bei paraartikulärem Herd mit Gefahr des Gelenkeinbruches; sie ist auch oft nicht zu umgehen bei Sequesterbildung.

Bei tuberkulösem Absceß: a) Mit **zugänglichem Knochenherd:** Spalten und Entfernen des Herdes im Knochen samt Absceßmembran, bei Misch-infektion anschließend Tamponade. b) Bei **nichtzugänglichem Knochenherd,** spez. Senkungsabsceß: Zunächst Punktion, und zwar mit genügend dicker Kanüle schräg von gesunder Hautpartie aus und anschließend, evtl. wiederholt Jodoformglycerininjektion; nur ausnahmsweise Incision nebst Exkochleation mit folgender Naht (sonst Gefahr der Fistelung und sekundärer Eiterinfektion!). c) Bei **Fistel:** Einspritzen von Jodoformglycerin bzw. Jodoformosol, Jodtinktur, Beckscher Wismutpaste usw.

7. Gelenke: Arthritis tuberculosa.

Entstehung (etwa gleich häufig, dabei erstere häufiger bei Erwachsenen und letztere häufiger bei Jugendlichen): **a) Hämatogen** bzw. lymphogen, d. h. auf dem Blutweg bzw. bisweilen auch auf dem Lymphweg (primäre oder synoviale Form der Gelenktuberkulose) oder **b) durch Einbruch oder Fortleitung eines Knochenherdes** der Epiphyse bzw. der Hand- und Fußwurzelknochen in das Gelenk (sekundäre oder ossale Form); selten auch durch Einbruch einer Sehnenscheidentuberkulose. Betr. Auslösung oder Verschlimmerung durch Trauma vgl. Knochentuberkulose!

Vorkommen: Gewöhnlich in den ersten beiden Dezennien, meist im 2.—6. Jahr (dagegen wohl nicht bei Säuglingen bis zum Ablauf des ersten Halbjahrs!), aber auch später z. B. bei Schultertuberkulose; im ganzen, ebenso wie die Knochentuberkulose, recht häufig!

Lokalisation: Bevorzugt sind (in absteigender Reihenfolge) Knie, Hüfte, Ellenbogen, Fuß, Hand, Schulter usw.

Pathologische Anatomie: Teils serös bzw. serös-fibrinös, teils fibrös-schrumpfend (trocken-granulierend), teils weich-zerfallend (käsig-eitrig), evtl. mit Durchbruch in die Nachbarschaft (paraartikulärer Herd und Senkungsabsceß) und durch die Haut (Fistel). Bisweilen in Form großer umschriebener Granulationswucherungen (knotige Form, tuberkulöses Fibrom) oder in Form zottiger Wucherungen der Synovialis mit baumförmigen Verästelungen und mit dicken Fibrinauflagerungen (tuberkulöses Zottengelenk, auch als Lipoma arborescens) oder in Form des akuten, subakuten und chronischen Gelenkrheumatismus (tuberkulöser Gelenkrheumatismus Poncet).

Gelenkknorpel- und Knochenschwund (Caries) kann erfolgen spez. bei Eiterung oder bei Druck; eine besondere Form geht ohne Exsudation vor sich, spez. an Schulter und Hüfte (Caries sicca).

Gelenkinhalt kann sein: serös (dünnflüssig, gelblich und klar) oder sero-fibrinös (mehr oder weniger getrübt; evtl. wie in Sehnenscheiden und Schleimbeuteln mit zottenartigen oder freien Gelenkkörpern, ähnlich Samenkörnern: „Reiskörperchen, Corpora oryzoidea", erklärt als Fibrinniederschläge oder als Degenerationsprodukte bei zottiger Form) oder eitrig (dünnflüssig-eitrig mit quarkartigen Fibrinflocken; seltener!).

Klinische Formen:

1. Hydrops: seröse bzw. serös-fibrinöse Form. (häufig; spez. am Knie, auch am Fuß und Ellenbogen!). Symptome (in charakteristisch schleichendem Beginn zunächst mit Müdigkeit, Unlust zum Spielen, Schonung des Gelenks usw. und in chronischem, nur bei Durchbruch eines Epiphysenherds akutem Verlauf) neben Fieber: Ausstrahlende Schmerzen, Funktionsstörung und mehr oder weniger hochgradige Fixation in meist charakteristischer Stellung, Gelenkschwellung und meist (Gelenk-) Fluktuation,

2. Fungus oder Tumor albus: granulierende Form (am häufigsten!). Charakteristisch ist Spindelform (infolge Gelenkschwellung und Muskelatrophie) und Pseudofluktuation, evtl. Schneeballenknirschen (daher „Gliedschwamm, Fungus"), oft auch gespanntes, glänzendes und anämisches Aussehen der einbezogenen ödematösen Haut (daher „Tumor albus"); außerdem Schmerzen, Entlastungsstellung, Kontraktur (durch muskuläre Fixation) und Bewegungseinschränkung sowie hochgradiger Muskelschwund.

3. Kalter Absceß. Eitrig-käsige Form (seltener!). Käseherd unter Knochenzerstörung, evtl. mit paraartikulärem kaltem Absceß und Fistelbildung.

Lokale Komplikationen: Contracturen, fibröse oder knöcherne Ankylose, Deformitäten, Wachstumsstörung, außerdem Luxation bzw. Subluxation: teils durch Knochenzerstörung, z. B. am Knie als Genu varum, valgum oder recurvatum, an Hüfte mit sog. Pfannenwanderung nach hinten und oben nach Schenkelkopfschwund oder Pfannenusur (Destruktionsluxation), teils durch Kapseldehnung (Distentionsluxation).

Differentialdiagnose: Rheumatischer oder traumatischer Erguß, Gelenkmaus, Gonorrhoe, Syphilis bzw. Syphilis hereditaria (spez. bei kleinen Kindern unter 1 Jahr), sympathischer Erguß bei Epiphysenherd, ferner Blutergelenk, chronischer Rheumatismus, Arthropathia neurotica und deformans, Epiphysenosteomyelitis, periostales Epiphysengumma, Knochensarkom.

Diagnose: Allgemeinerkrankung mit Temperatursteigerung, Blutsenkung usw., Röntgenbild (positiv meist erst später, also nach einigen Wochen: evtl. Epiphysenherd, auch Sequester oder Gelenkendenzerstörung; zugleich diffuse auffällige Knochenatrophie, Gelenk verschattet durch Erguß, Absceß oder Kapselverdickung und Gelenkspalt bei Zerstörung verschmälert, seltener, nämlich bei Erguß erweitert), evtl. Punktion (Fibrinflocken; aber Bacillennachweis meist aussichtslos) oder Probeexcision nebst histologischer Untersuchung usw. Tuberkulinreaktion.

Prognose: sonstige Tuberkulose, Miliartuberkulose und Amyloidentartung; die eitrige Form ist ungünstiger als die nichteitrige; sonst ist wichtig Allgemeinzustand und Alter (vor dem 15. Jahr ist die Aussicht günstig); Bewegungsbehinderung bleibt häufig, oft auch Versteifung; Rückfall ist möglich.

Therapie: Außer Allgemeinbehandlung (s. da.) lokal: a) Zunächst **konservativ** (unter möglichster Beachtung der Gelenkbeweglichkeit oder andernfalls der für den Gebrauch günstigsten Gelenkstellung): Funktionelle Entlastung, nötigenfalls auch (aber nicht zu lange)! Ruhigstellung, und zwar in für Versteifung bester Gelenkstellung durch Stärke-, Wasserglas-, Celluloid- oder Gipsverband (bei Fisteln gefenstert!) oder besser (spez. bei Contracturen) durch Streckverband; bei Fieber und bei Schmerz (auf Druck oder auf Belastung) Bettruhe; sonst entlastende Gehverbände (Gipsverband mit Gehbügel usw. oder Schienenhülsenapparat nach Hessing), schließlich, solange Contractureneigung besteht, Schutzhülse (Tutor), am besten leicht (aus Celluloid usw.) und abnehmbar.

Bei Contractur: Streckverband; evtl., aber nur in schonender Form Redressement in Etappen (dabei aber Vorsicht wegen Gefahr örtlicher Verschlimmerung und Miliartuberkulose!).

Bei fibrösen und knöchernen Ankylosen: Gelenkresektion oder korrigierende Osteotomie extraartikulär; am besten erst nach völliger Ausheilung. Gelenkmobilisation ist wegen Gefahr des Tuberkuloserezidivs nicht unbedenklich.

Außerdem evtl. Punktion und Jodoformglycerininjektion oder Auswaschung mit 1—5%iger Carbollösung; in schweren Fällen Ignipunktur, d. h. tiefe Einstiche in das tuberkulöse Gewebe mittels des spitzen Paquelins mit Jodoformbehandlung; ferner in frischen Fällen, dagegen nicht aussichtsvoll bei schwerer Knochenzerstörung oder Mischinfektion sowie bei alten Leuten Stauung, evtl. neben Jodmedikation (bei der granulierenden

Form spez. an Hand und Fuß sowie Ellenbogen), Sonnen-, Licht- und vor allem Röntgenbestrahlung usw.

b) **Operativ** (blutig): Bei erfolgloser konservativer Behandlung, ferner bei weitgehender Zerstörung oder Knochentuberkulose, bei Abscessen und Fisteln und bei schlechtem Allgemeinzustand spez. bei Erwachsenen, dagegen nur ausnahmsweise bei Kindern, und zwar Arthrotomie: Arthrektomie oder besser Resektion mit Messer oder Hochfrequenzstrom (1. gründlich unter Mitentfernung von Knochenherden, paraartikulären Herden usw. und 2. schonend evtl. atypisch, spez. unter Beachtung der Knorpelfuge bei Jugendlichen; Heilung in 2 Monaten mit teilweiser Beweglichkeit oder mit völliger Versteifung; evtl. Verriegelung des Gelenks mit verpflanztem Knochenspan z. B. an der Hüfte, (ähnlich wie an der Wirbelsäule s. da); noch längere Zeit ist Hülse notwendig wegen Contracturgefahr spez. am Knie s. da!). Von Bedeutung für die Frage der Operation ist auch die soziale Indikation; man wird bei Leuten, welche keine Mittel zu langdauernder konservativer Behandlung haben, oder welche bald wieder arbeitsfähig werden wollen, sich eher zur Operation entschließen. Schließlich spielt die Lokalisation eine Rolle, indem manche Gelenke (z. B. Ellenbogen, Knie und Fuß, seltener Schulter oder Hüfte) für die Operation im allgemeinen geeigneter sind als andere (z. B. Hand) vgl. Spez. Chirurgie! Rechtzeitig anzugreifen sind bei Gefahr von Gelenkeinbruch paraartikuläre Knochenherde (s. da).

Bei schwerer Mischinfektion oder bei schlechtem Allgemeinzustand, spez. bei decrepiden alten Leuten über 50 Jahren evtl. beizeiten Gliedabsetzung.

8. Sehnenscheiden und Schleimbeutel: Tendovaginitis und Bursitis tuberculosa (im allgemeinen ähnlich der Gelenktuberkulose!).

Entstehung: a) **Primär**, und zwar entweder hämatogen oder nicht selten direkt, dies auch nach Verletzung (z. B. bei Fleischern nach Stichverletzung an der Hand) oder b) meist **sekundär** bei benachbarter Lymphdrüsen-, Knochen- oder Gelenktuberkulose; letzteres namentlich in mit dem Gelenk kommunizierenden Schleimbeuteln (z. B. am Knie).

Lokalisation: Von Sehnen am häufigsten Fingerbeuger und -strecker in der Handgelenkgegend, ferner Peronei und Zehenstrecker, von Schleimbeuteln Bursa subdelt., iliaca, trochant. superfic. u. prof., praelaryngea, isch-., popl., semimembr., praepatellaris, olecrani (letztere beiden Schleimbeutel erkranken aber verhältnismäßig selten tuberkulös) u. a. Bisweilen ist die Lokalisation multipel bzw. symmetrisch.

Symptome: Außer Schmerzen und Funktionsstörung chronische reizlose Schwellung entsprechend den Sehnenscheiden und bei Bewegungen Zusammenhang mit den Sehnen zeigend; an den Fingerbeugern bzw. -streckern evtl. infolge des straffen Lig. carpi volare bzw. dorsale zwerchsackförmig ("Zwerchsackhygrom").

Formen: **1. Hydrops oder tuberkulöses Hygrom** (serös bzw. serös-fibrinös; fluktuierende Schwellung von typischer Lage und Form), oft auch als Hydrops serofibrinosus oder Reiskörperchenhygrom (Erguß gering; wenig bis massenhaft Zotten und Reiskörperchen; durch letztere schwirrend bis knirschend) oder als Lipoma arborescens (mit lipomatöser Wucherung an Scheideninnenwand und Sehne).

2. Fungus (granulierend-schrumpfend, selten knotig; Erguß gering oder fehlend).

3. Kalter Absceß (mit verkästen Granulationen; Erguß eitrig, dabei evtl. Durchbruch mit Fistel; bei isolierter Affektion selten).

Komplikationen: Knochen- und Gelenktuberkulose.

Diagnose: Leicht bei Reiskörperchenhygrom (Schneeballenknirschen!) sowie bei Fistelbildung. Differentialdiagnose: einfache Entzündung, Rheuma, Gonorrhoe, Syphilis, Tumor sowie Ganglien und Lipom.

Therapie: Bei seröser Form: Punktion und Jodoforminjektion, sonst Exstirpation mit gründlicher Entfernung aller Granulationen und Jodoformbehandlung; bald (nach 10 Tagen) medikomechanische Behandlung; bei Fistelung Incision und Excochleation sowie Stauen und Röntgenbestrahlung neben Allgemeinbehandlung.

9. Seröse Höhlen: Meningitis, Pericarditis, Pleuritis, Peritonitis tuberculosa vgl. Spez. Chirurgie!.

10. Innere Organe: Nebenhoden, Hoden und Samenstrang, Niere, Ureter und Blase, Brustdrüse, Schilddrüse, Lungen usw. (vgl. Spez. Chirurgie!).

B. Akute allgemeine Miliartuberkulose

ist eine akute Überschwemmung des ganzen Körpers mit Tuberkelbacillen unter Auftreten hirsekorngroßer (miliarer) Tuberkel in fast sämtlichen Organen.

Entstehung: Durch Einbruch tuberkulöser Herde (z. B. bei Bronchial- und Mesenterialdrüsen-, Lungen-, Knochen- und Gelenktuberkulose, auch Lupus) in die Lymph-Blutbahn, spez. in Ductus thoracicus oder in Lungen- venen; auch nach Trauma und Operation, spez. Gelenkresektion oder Osteo- clasie.

Formen: typhoid, pulmonal und meningeal.

Verlauf: in der Regel tödlich in Stunden bis Monaten; Heilung ist selten.

Diagnose: u. U. schwierig, aber evtl. möglich durch Nachweis miliarer Tuberkel der Chorioidea im Augenhintergrund mit dem Augenspiegel; im übrigen Vorgeschichte, Belastung, Haut-, Knochen-, Drüsen- u. a. Narben, Pleuritis, Untersuchung, Diazoreaktion, Lymphocytose, Röntgenbild usw. sowie hohes und anhaltendes Fieber; sonst sind die Symptome recht verschieden, und zwar bei den Hauptformen: a) Durchfall mit Darmblutungen (typhoid); b) Atemnot, Cyanose und Husten (pulmonal); c) Bewußtlosigkeit, Delirien, Nackenstarre und Krämpfe (meningeal).

Therapie: Aussichtslos; daher nur symptomatisch.

Allgemeine Diagnose, Prognose, Prophylaxe und Therapie der Tuberkulose.

Diagnose: **1. Bacillennachweis mikroskopisch** (nicht absolut spezifisch und nicht absolut konstant, z. B. negativ im Sputum bei geschlossener Tuber- kulose und evtl. positiv im Harn bei Smegmabacillen; im allgemeinen um so aussichtsreicher, je frischer der tuberkulöse Prozeß ist; nachweisbar im Sputum, Harn oder Kot, dagegen im Eiter bzw. Exsudat meist aussichtslos); mittels spezifischer Färbung (s. o.), evtl. nach Anreicherung a) entweder durch Sedimentierung (mittels Centrifuge oder Absitzenlassens) oder b) durch Aufschließen des Sputums durch Lauge usw. oder durch Antiformin (welches alle corpusculären Elemente, spez. Begleitbakterien auflöst, dagegen nicht die durch ihre Wachshülle geschützten Tuberkelbacillen). Unterscheidung von Leprabacillen, Smegmabacillen (in Präputial-, Anal- und Vulvasekret, Harn, Kot, Ohrenschmalz usw.) und von sonstigen säurefesten Stäbchen (in Milch und Butter, Lungengangrän usw.) gelingt durch besondere Färbe- methode (Smegmabacillen werden entfärbt bei Behandlung mit Carbolfuchsin unter Nachbehandlung mit konz. Methylenblau in Alkohol abs.!) und durch Tierversuch (bei Tuberkulose positiv!); für Tuberkelbacillen im Harn ist außerdem charakteristisch die Lagerung in ,,Zöpfen''; schließlich empfiehlt sich Harnentnahme mit dem Katheter.

2. Kultur (s. o.: Erreger!).

3. Tierversuch (s. o.: Erreger!). Spez. für bacillenarmes Sputum, Drüsen- eiter, Pleura- und Gelenkpunktat, excidierte Gewebsstückchen, Harn und Kot; langsam, aber sicher, allerdings nicht immer positiv!

4. Histologische Untersuchung von excidierten Gewebsstückchen (nicht ratsam bei geschlossener Tuberkulose und nicht immer positiv, insofern typische Tuberkel öfters fehlen, spez. im Granulationsgewebe) oder Eiter (Unterschied von tuberkulösem und Kokkeneiter s. o.).

5. Tuberkulinreaktion (beruhend auf Überempfindlichkeit des tuberkulösen Organismus gegenüber den Eiweißstoffen des Tuberkelbacillus). **a) Subcutan** (Rob. Koch): Injektion mit Alttuberkulin Koch steigend von $1/10$—1—10 mg in 2—3tägigen Pausen bei 2—3stündiger Temperaturmessung (möglichst außer nachts); zu achten ist auf lokale (Herd-) und allgemeine Reaktion; der positive Ausfall beweist aber nur Vorliegen eines manifesten Prozesses überhaupt; verdächtig ist Temperaturanstieg über 0,5—1°; meist nach 10 bis 12 Stunden; bei Fieber ist die Prüfung zu unterlassen; sie ist überhaupt gefährlich wegen Verschlimmerungsmöglichkeit; unschädlicher ist das Tebeprotin (Toenießen), d. h. ein durch chemisches Verfahren von den Nährbodenbestandteilen gereinigter Bacillenextrakt.

b) Intracutan (v. Pirquet): Hautimpfung mit 25%igem Alttuberkulin; zu achten ist auf lokale Entzündung (Rötung, Abgrenzung, Infiltrat, Quaddel); meist nach 12—24, seltener nach 48—72 Stunden und sich zurückbildend in 5—8 Tagen; auch positiv bei latenter Tuberkulose, daher ist nur bei kleinen Kindern der positive Ausfall absolut beweisend, sonst nur der negative Ausfall (außer bei mangelnder Reaktionsfähigkeit infolge Kachexie, Fieber u. dgl., wobei auch der negative Ausfall nichts beweist); desgleichen:

c) Percutan (Moro): Einreiben einer talergroßen Stelle der Brust-Bauchhaut $1/2$—1 Minute mit erbsengroßem Stück 50%iger Alttuberkulinsalbe; zu achten ist auf lokale Entzündung (Knötchen) bis 24—48 Stunden.

d) Konjunktival (Calmette bzw. Wolff-Eisner): Einträufeln von 1 bis 2 Tropfen 1%igem Alttuberkulin; zu achten ist auf Bindehautentzündung; diese Probe ist am besten zu unterlassen als nicht unbedenklich, spez. bei tuberkulösen oder bei anderen Augenkrankheiten (wegen Gefahr fortschreitender Entzündung, spez. Keratitis).

Alle cutanen Prüfungsverfahren haben gegenüber den subcutanen den Nachteil der Unsicherheit: sie sind weder spezifisch noch konstant.

Dazu tritt der klinische und röntgenologische Untersuchungsbefund (u. a. charakteristisches Geschwür oder Fistel, kalter Absceß sowie Primärherd und Komplikationen), auch Temperaturkontrolle und Blutsenkungsprobe.

Differentialdiagnose: akute und vor allem chronische Entzündungen (Lues und Actinomycose) sowie gut- und vor allem bösartige Geschwülste (Sarkom und Carcinom).

Prognose: Stets zweifelhaft; Ausheilung ist möglich durch Vernarbung; aber jederzeit droht infolge Durchbrechung der Abkapselung Rezidiv, außerdem Tuberkulose innerer Organe (Lungen!), akute allgemeine Miliartuberkulose, Mischinfektion mit Eitererregern und Amyloiddegeneration; prognostisch wichtig ist a) Art des lokalen Herds, spez. Multiplizität, Lokalisation, Größe, Abgeschlossenheit, radikale Entfernbarkeit; b) Virulenz der Erreger und Widerstandskraft des Organismus, spez. Alter (Kinder bis zu 15 Jahren außer Säuglingen geben bei chirurgischer Tuberkulose im allgemeinen bessere Prognose). Bei schwerer chirurgischer (z. B. doppelseitiger Nieren-, aber auch gelegentlich bei Knochen- oder Gelenktuberkulose) kann Schwangerschaftsunterbrechung angezeigt sein. Im übrigen ist für die Prognose wichtig eine frühzeitige und längere Behandlung, spez. Allgemeinbehandlung.

Prophylaxe: Isolieren und Desinfizieren; Fürsorgestellen und Heilstätten.

Therapie: Die sog. „chirurgische" Tuberkulose ist meist durch allgemeine und konservative Behandlung heilbar.

I. Allgemeinbehandlung. 1. Kräftige, spez. fett-, aber auch eiweißreiche, auch wechselnde **Ernährung** (Landbutter, Milch u. dgl.) sowie Lebertran und Rohfleisch, spez. Geschabtes oder Preßsaft aus roher Milz. Neuerdings wird, namentlich bei Hauttuberkulose und auch sonst für gewisse exsudative Formen der Tuberkulose, eine besondere: kochsalzarme sowie mineralien- und vitaminreiche (Vitamin A, C und D) Kost empfohlen (Gerson-Sauerbruch-Herrmannsdorfer).

2. Freiluftbehandlung, am besten unbekleidet an windgeschützter Stelle, verbunden mit Besonnung und Gymnastik; spez. in Heilstätten, Ferienkolonien und Badekuren in Wald-, Höhen-, südlichen, Sol- und Seekurorten. **3. Licht: a) Sonne** („Heliotherapie") kombiniert mit 2. in Form der Luft- und Sonnenbäder bzw. Sports; nötigenfalls in der Ebene in windgeschützten, rauchfreien, wald- und seenreichen Orten mit sog. Heilstätten, Ferienkolonien u. dgl. (z. B. Hohenlychen, Erzgebirge, Schwarzwald, Oberbayern, Nordseebäder Sylt, Norderney u. a.), besser aber im Hochgebirge und oder besser über 1000 m in geschützt (südwärts) gelegenen Kurorten (z. B. Leysin, Engadin, Oberbayern usw.) als „Höhensonne" (bedeutungsvoll ist dabei Intensität und Dauer der Sonnenbestrahlung [auch im Winter, hier erhöht durch die reflektierende Wirkung des Schnees], trockene, radioaktive und reine [fast keimfreie] Luft, verminderter Luftdruck mit Stoffwechselanregung usw.); notwendig ist dabei sorgsam gesteigerte Dosierung bezüglich Zeitdauer und Körperfläche sowie Schutz von Kopf (Leinen- oder Strohhut) und Augen (gelbe, sog. Schneebrille). **Wirkung:** Teils lokal, teils (vor allem) allgemein. **Nachteile:** Langsam und kostspielig. **Gegenanzeigen.** Nur Amyloid- und schwere Lungentuberkulose. **Anzeigen:** Chirurgische, spez. Haut-, Drüsen-, Knochen-, Gelenk-, Sehnenscheiden-, Bauchfell-, Hoden- und Mammatuberkulose; vor allem beginnende, zu Rezidiv neigende und inoperable Fälle, spez. bei Kindern. Nahe einem Gelenk sitzende geschlossene Knochenherde mit Gefahr des Gelenkeinbruchs oder Sequester ohne Resorptionsneigung (Röntgenbild) werden besser operiert. **b)** Teilweiser, freilich bescheidener Ersatz: **„Künstliche Höhensonne"** (Quarzlampe u. dgl. mit ultravioletten und evtl. auch mit Wärmestrahlen) lokal (wegen geringer Tiefenwirkung nur bei oberflächlicher, spez. Hauttuberkulose) und vor allem allgemein; Dosierung: alle 1—2 Tage; steigend von 3 auf 30 Minuten jedesmal um ca. 1—2, später 3—5 Minuten; ca. 1 m Abstand; ca. 20mal; evtl. öfters wiederholt mit 4—6wöchigen Pausen. **c) Röntgenstrahlen:** evtl. Tiefentherapie mit harter Röhre und Aluminiumfilter, genügende, aber auch nicht zu starke (sondern intermittierende kleinere sog. „Reiz"-) Dosis und öftere Wiederholung in Pausen von ca. 1 Monat ¼—1 Jahr lang; cave Früh- und Spätschädigung der Haut sowie Wachstumsstörungen im Kindesalter), indiciert wie bei a), spez. bei hyperplastischen Drüsen (bei vereiterten mit Punktion oder Stichincision und Auskratzung), bei kleinen und zugänglichen Knochen z. B. bei Spina ventosa und bei seröser sowie bei fungöser Affektion kleinerer Gelenke, spez. an Hand und Fuß sowie Schulter, Ellenbogen und Knie usw., kontraindiziert bei Amyloid; Wirkung ist hauptsächlich lokal. **4. Jod-** (z. B. Tölz), **Sol-** (z. B. Reichenhall, Kreuznach, Kösen, Dürrenberg usw.) **oder Seebäder** oder Bäder mit Staßfurter Salz steigend 1—6% 2—3mal wöchentlich 10—30 Minuten mit anschließender Frottierung und Bettruhe für 1—2 Stunden usw. oder Einreibungen mit Schmierseife (Sapo kalinus): walnußgroßes Stück (entsprechend 10—40 g) ½ Stunde einreiben 2—3mal wöchentlich an wechselnden Körperstellen. **5. Innerliche Medikation:** Lebertran, Phosphor, Kreosot, Jod, Eisen, Arsen u. dgl. sowie Reizkörper z. B. Yatren-Casein oder Bluteinspritzungen? Gold (z. B. Krysolgan oder besser Solganal alle 14 Tage 20—40 ccm 1⁰/₀₀ intravenös oder lokal) ? **6. Spezifische Behandlung** (Serumtherapie bisher fraglich; zu versuchen ist bei manchen Fällen z. B. Epididymitis Tuberkulintherapie). **a) Tuberkulin Koch,** und zwar Alttuberkulin, d. h. Glycerinextrakt des filtrierten Kulturrückstandes; von $1/_{1000}$ mg an subcutan unter Vermeidung von Reaktionen (Gefahr der Verschlimmerung!); Neutuberkulin, d. h. 50%ige Glycerinwasseraufschwemmung von getrockneten feingepulverten Tuberkelbacillen, ist wieder verlassen worden; gelobt wird das Tebeprotin, d. h. von Nährbodenbestandteilen chemisch gereinigter Extrakt nach Toennießen; Partialantigentherapie nach Deycke-Much, d. h. bestimmte Modifikation des Tuberkulins wird nicht allgemein anerkannt. **b) Tuberkulin Rosenbach,** d. h. Tuberkelbacillenkultur mit Zusatz von Trichophytonpilz (letzterer zwecks Entgiftung der ersteren); Dosis 100fache des Alttuberkulins Koch. **c) Tuberkulosemittel Friedmann,** d. h. Kaltblüter-(Schildkröten-) Tuberkelbacillenaufschwemmung zum Zwecke aktiver Immunisierung wird fast allgemein abgelehnt als nicht unbedenklich und nicht wirksam.

II. Lokale, spez. chirurgische Behandlung. 1. Konservativ: Lokale Sonnen-, Licht- oder vor allem Röntgenbestrahlung (s. o.); Wärme; Salz- oder Jodbäder; evtl. Stauungshyperämie (Bier) mit oder ohne Jodmedikation; ruhigstellende, entlastende und evtl. stellungsverbessernde Maßnahmen bzw. Verbände, aber nicht mit dauernder Ruhigstellung (sonst Gelenkversteifung!); bei Abscedierung Punktion (wegen Bröckel und Fibrinflocken: mit dicker Kanüle bzw. Trokar; wegen Fistelgefahr mit Sekundärinfektion: aseptisch sowie nicht auf der Absceßkuppe an verdünnter Hautpartie, sondern schräg von unveränderter Hautpartie oder nötigenfalls unter kleiner Incision mit vorher gelegter Tabaksbeutelnaht) und Injektion von Jodoformglycerin bzw. -Öl oder besser Jodoformosol (kolloidal) (10%ig; wöchentlich zu erneuern; vor Gebrauch umzuschütteln; etwa alle 1—4 Wochen wiederholt; bis zu 25—50 ccm höchstens; bei Kindern bis zu 5 — 10 — 15 ccm; cave Jodoformvergiftung, spez. bei Operationswunden); bei Fistel Einspritzen von Jodoformglycerin, Jodtinktur, Beckscher Wismutpaste (Rp. Bism. subnitr. oder besser das ungiftige Bism. carb. 30, Vaselin 60, Wachs 5, flüssiges Paraffin 5; cave Lungenembolie und Wismutvergiftung; daher einspritzen nur unter geringem Druck und nur bis 30 g!) oder Calotscher Paste (Rp. Phenolcampher 6, Naphtholcampher 6, Guajacol 15, Jodoform 20, Spermacet oder Lanolin 100); Sequestrotomie. Statt gewöhnlicher Jodoformpräparaten wird neuerdings das kolloidale, daher ungiftige Jodoformosol bevorzugt.

2. Radikal, d. h. radikale Entfernung des tuberkulösen Herdes: Exstirpation, Auskratzung, Ausmeißelung, Knochen- und Gelenkresektion, Entfernung erkrankter Organe (z. B. solitärer Drüsen, sowie einseitig erkrankter Nebenhoden, Nieren usw.) bei Versagen der konservativen Therapie, spez. bei sozialer Indikation, bei Gefahr der Progredienz (z. B. Gelenkeinbruch paraartikulärer Knochenherde, Urogenitaltuberkulose seitens Nebenhoden- oder Nierenherds), bei Vorhandensein nicht resorbierbarer Sequester u. dgl., dagegen im allgemeinen selten bei Kindern, bei welchen man möglichst konservativ vorgeht mit Rücksicht auf die große Heilungstendenz des jugendlichen Organismus einerseits und die Möglichkeit der Verstümmelung, bei Knochen und Gelenken auch Gefährdung der Wachstumszone andererseits; evtl. spez. bei decrepiden alten Leuten (über 50 Jahre) mit schwerer Erkrankung von Fuß, Knie, Hand usw. Amputation.

Gelegentlich kommen auch indirekte Operationsverfahren in Betracht z. B. Pneumothorax oder Thorakoplastik bzw. Plombe bei einseitiger Lungentuberkulose, Laparotomie bei exsudativer Bauchfelltuberkulose, Knochenspanversteifung bei Wirbel- oder Gelenktuberkulose u. a. vgl. Spez. Chirurgie!

XVI. Syphilis (Lues)

ist nach der Tuberkulose die häufigste chronische Infektionskrankheit; sie ist auch chirurgisch wichtig, und zwar diagnostisch wegen ihrer nicht seltenen Ähnlichkeit mit anderen Leiden und therapeutisch wegen ihrer nicht selten nötigen operativen Behandlung.

Erreger: Spirochaeta pallida (Schaudinn-Hoffmann 1905) ist eine Spirochäte, d. h. korkzieherartig gestaltetes Kleinlebewesen 4—14 μ lang mit zahlreichen (6—30), regelmäßigen, eng und steil stehenden Windungen und auffallend zart, d. h. schwach lichtbrechend und schwach färbbar (daher Spirochaeta „pallida"; differentialdiagnostisch wichtig gegenüber anderen Spirochäten, spez. Spirochaeta refringens bei Balanitis, Ulcus molle, spitzen Condylomen, Carcinomen usw.!); mit Eigenbewegung, färbbar nur schwach und schwer (erst nach Stunden) mit Giemsalösung oder mit Gentianaviolett, im Schnitt ebenso oder mittels Versilberung nach Levaditi (schwarz!), sonst

leichter nachweisbar mittels Tusche nach Burri oder mittels Dunkelfeld-
beleuchtung; Kulturen möglich, aber schwierig; Tierversuch an Kaninchen
(Hornhaut oder Scrotum!) und Affen.

Übertragung: Nur durch Infektion einer Wunde der Haut oder Schleimhaut; notwendig ist anscheinend inniger und frischer Kontakt. Ansteckend
sind vor allem ulcerierte Primäraffekte, feuchte Papeln und Schleimhautaffektionen, ferner Blut spez. im floriden Sekundärstadium, aber auch (allerdings wenig) Gummata. Absolute Immunität tritt nicht ein, meist nur unvollkommene im Sinne veränderter Reaktionsfähigkeit; Re- und Neuinfektion
ist möglich. Infektion erfolgt meist an den Genitalien, und zwar durch
den Coitus, öfters aber auch extragenital (hier oft erst spät erkannt, daher
spät behandelt und evtl. prognostisch ungünstig, auch zu Endemie Anlaß
gebend!), und zwar hier teils durch unnatürlichen Coitus, teils außerhalb des
Geschlechtsverkehrs („Syphilis insontium"): an jeder Körperstelle, spez.
Lippen (durch Kuß), Augenwinkel, Wangen, Kinn, Nase, Zunge, Gaumen,
Tonsillen, After, Brustwarzen (durch Säugen usw.), Fingern (bei Chirurgen,
Geburtshelfern, Hebammen, Schwestern und Pflegern), auch indirekt durch
beschmutzte Finger, Instrumente (z. B. Zahnzange, Rasiermesser, Tätowier-
und Impfnadel, Injektionskanüle), Eß-, Trink- und Rauchgeräte, rituelle Beschneidung, ferner durch Säuggeschäft (Amme oder Kind), bei Glasbläsern,
und schließlich die kongenitale Syphilis hauptsächlich durch intrauterine Infektion und vielleicht auch durch Ovulum oder Sperma (konzeptionelle oder
germinative Vererbung: „hereditäre Syphilis im eigentlichen Sinne").

Stadien und Formen der Syphilis.

I. Syphilis I,

auch **Primäraffekt**, harter oder indurierter Schanker, Huntersche
Induration oder Knoten. Inkubationszeit: 2—7, meist 2—3 Wochen.
Histologisch: Kleinzelliges Infiltrat mit Wucherung der Bindegewebszellen.
Klinisch entweder als (tiefersitzende) Initialsklerose: Rundliche, scharf-
begrenzte, plattenartige, knorpelharte Verdichtung oder als (oberflächlich
sitzende) Initialpapel: Erhabener Knoten; bald durch Epidermisabstoßung
nässend und schließlich durch Endovasculitis obliterans syph. zerfallend zu
schmutzigbelegtem Geschwür mit harten, wallartigen, nicht unterwühlten
Rändern und mit hartem, etwas erhabenem Grund; außerdem 1—2 Wochen
nach Primäraffekt und 4—5 Wochen nach Infektion indolenter Bubo,
d. d. Lymphdrüsenschwellung regionär (also gewöhnlich, nämlich bei genitalem
Sitz, in der Leiste): langsam kommend und vergehend, nicht schmerzhaft,
derb, gegeneinander und gegen die Haut verschieblich, dabei in der oft befallenen Leistengegend beiderseits in Reihen angeordnet („syphilitischer
Rosenkranz"). Diagnose: Härte des Primäraffekts (durch seitlichen Druck
festzustellen!) und indolente Bubonen, außerdem Spirochätennachweis und
evtl., aber erst später Wassermannsche Reaktion (s. u.). Differentialdiagnose: Carcinom (langsamer Verlauf, Zerfall und Lymphdrüsenschwellung!), Gumma (Fehlen großer Drüsenpakete sowie Stärke und Verlauf der
Wassermannschen Reaktion!), Ulcus venereum und non venereum (spez.
durch Ätzung verhärtetes), Herpes genitalis usw.; von besonderer Bedeutung
ist für den Chirurgen auch der extragenitale Primäraffekt, spez. der am
Finger von Ärzten, Pflegepersonal usw., wo er als torpides Panaritium im-
ponieren kann (s. o.).

Anmerkung. Weicher Schanker (Ulcus molle venereum). Inkubationszeit:
2 Tage; evtl. bei Mischinfektion mit Syphilis durch Hinzutreten des harten
Schankers nach 2—4 Wochen sich verhärtend, also zum sog. „Chancre mixte"
sich entwickelnd. Erreger: Streptobacillus Ducrey: kleine und schlanke
Stäbchen in kettenförmiger Lagerung; gramnegativ; Kultur mit Blut; Tierversuch an Affen und Katzen. Vorkommen und Formen: An den äußeren
Genitalien, spez. Frenulum, Sulcus, Glans usw. als nichtinduriertes Geschwür,

scharfrandig, mit festem Eiterbelag; außerdem schmerzhafte, meist abscedierende Drüsenaffektion (dolenter „Bubo"); Neigung zu Propagierung durch
Autoinokulation (meist bestehen mehrere Geschwüre; evtl. entwickelt sich
ein serpiginöser Schanker!) und Gefahr des gangränösen Zerfalls („Ulcus
molle gangraenosum s. phagedaenicum"), aber lokal bleibend, d. h. ohne
Allgemeininfektion. Therapie: Jodoformpulver, evtl. Carbolsäureätzung.

II. Syphilis II.

Nach Pause von einigen (ca. 6—8) Wochen („Frühlatenz") unter Allgemeinerscheinungen (leichtes Fieber, besonders nächtliche Kopf- und Gliederschmerzen, Mattigkeit) infolge allgemeiner Durchseuchung („Generalisation")
folgt die sekundäre oder Frühsyphilis: Eruptionsperiode mit allgemeinem
Haut- bzw. Schleimhautausschlag bald fleckig (maculös), bald knotig (papulös),
und blasig (pustulös) in charakteristischer Mannigfaltigkeit der Hauterscheinungen: bisweilen bleibt eine weißliche Hautpigmentierung zurück:
„Leucoderma syph.", spez. am Nacken von Frauen; Haarausfall diffus oder
herdförmig, Paronychie, d. h. Nagelbett- und -falzerkrankung, Psoriasis pal-
maris et plantaris, d. h. papulosquamöses Exanthem der Handteller und
Fußsohlen, Affektionen an Muskeln, Sehnenscheiden, Schleimbeuteln, Periost
und Nerven, am Auge u. a.; außerdem lang fortbestehende kleine, harte
Lymphdrüsenknoten („Skleradenitis", s. u.). Differentialdiagnose: Cave
Arzneiexanthem sowie Infektionskrankheiten- (Scharlach-, Masern-, Typhus-)
Exanthem, Herpes, Ekzem, Urticaria, Lupus und sonstige Haut-, Haar-,
Nagelerkrankungen, ferner Angina usw.

III. Syphilis III.

Nach weiterer 2—20jähriger teils kürzerer (evtl. fehlender: „galoppierende
oder maligne Syphilis"), teils längerer (bis jahrzehntelanger) Pause („Spät-
latenz") erfolgt in einer relativ geringen Zahl von Fällen die tertiäre oder
Spätsyphilis: lokales Gumma, Gummigeschwulst oder -knoten,
Syphilom. Histologisch: Granulationsgeschwulst aus zellreichem Gewebe
mit epitheloiden Zellen und mit vereinzelten Riesenzellen, außerdem typische
Blutgefäßerkrankung mit verdickter Wand und mit zelliger Infiltration der
Umgebung: Vasculitis und Perivasculitis, spez. in den Randpartien. Klinisch:
Elastische (daher „Gumma"!), graurötliche, glasig durchscheinende, um-
schriebene Geschwulst, oft mit Nekrosen (durch Obliteration der ernährenden
Gefäße infolge spezifischer Erkrankung, s. o.). Vorkommen: In allen möglichen Organen. Ausgang: Resorption, Abkapselung, Abscedierung, Geschwür;
häufig (z. B. an Unterschenkel, Gesäß) ist das gummöse Geschwür („Ulcus
gummosum"): annähernd rund mit tiefem, oft kraterförmigem Grund und
mit steil abfallenden, wenig unterwühlten Rändern, manchmal „wie mit
Locheisen ausgeschlagen", oft durch einseitiges Fortschreiten „nierenförmig"
oder durch ungleichmäßige Vernarbung „girlandenförmig"; die Ausheilung
erfolgt unter charakteristischer: weißlich-strahliger Narbe. Differentialdiagnose: Tumor (Carcinom) und chronische Entzündung, spez. Tuberkulose.

IV. Metaluetische Erkrankungen: Tabes und Paralyse.

(Ohne Syphilis keine Tabes oder Paralyse!)

Syphilis der einzelnen Organe.

1. Haut.

a) Primäraffekt (s. o.).

b) Hautgumma (in 3 Formen).

α) Papeln. Multiple, rotbraune, derbe, erhabene Knötchen, evtl. am
Rande fortschreitend in Bogenlinien (papuloserpiginöses Syphilid). Differentialdiagnose: Cave Lupus des Gesichts (langsamer, nicht in der
Peripherie fortschreitend, nicht girlandenförmig; Geschwür flach bis erhaben
mit typischen Granulationen).

β) und γ) Cutaner oder subcutaner Knoten oder Geschwür, mit weißglänzender Narbe ausheilend oder tiefer fortschreitend mit Zerstörung (z. B. an ganzem Kopf oder Gesicht, an Stirn, Nase, Lid, Lippe sowie an Unterschenkel und Penis bzw. Corpora cavernosa). Differentialdiagnose: Cave Erythema nodosum (akut, schmerzhaft und mit Fieber), Mycosis fungoides, multiple Hautsarkome (langsam!), Gesichtscarcinom (Geschwür mit hartem, zerklüftetem, evtl. Pfröpfe entleerendem Grund und mit hartem, wallartigem Rand; harte Lymphdrüsenschwellung; bisweilen entwickelt sich Carcinom nachträglich auf der syphilitischen Ulceration), chronischer Hautrotz (Bacillennachweis im Tierversuch!), lepröse Knoten und Geschwüre (Bacillennachweis im Gewebe!), Rhinosklerom (langsamer und härter!), Aktinomykose (Fistel mit körnigem Eiter!), Tuberkulose und Lupus, vernachlässigte traumatische Geschwüre, Ulcus varicosum, Primäraffekt und Ulcus molle, spez. am Penis usw.

2. Schleimhäute.

a) Primäraffekt. Als schmutziges, hartes Geschwür an Lippen, Zunge, Tonsillen, Gaumen usw. nebst indolenter Halsdrüsenschwellung.

b) Frühsyphilis. Spez. an der Mundschleimhaut, ferner an Rachen, Kehlkopf, Nase usw. als scharf begrenztes Erythem oder als flache, rundliche, weißgraue („opalisierende") Papel oder als schmutziges Geschwür mit Rhagaden, z. B. am Mundwinkel; besonders bemerkenswert ist die Angina syphilitica mit nach vorn scharf begrenzter Rötung von Zäpfchen und Gaumenbögen und mit Papeln und Geschwüren an den Tonsillen. Differentialdiagnose: Cave Angina (ohne scharfe Begrenzung sowie Fieber und keine Rachenpapeln!), Diphtherie (Fieber, keine Papeln des Rachens!) usw.

c) Spätsyphilis. Gumma meist geschwürig mit ausgedehnter Zerstörung einschließlich Knorpel und Knochen, z. B. an Lippen (selten), an hartem und weichem Gaumen mit Perforation und evtl. mit Durchbruch ins Gehirn, an Nase mit stinkendem Eiterausfluß („Ozaena syph.") und mit Zerstörung des Septum und der knöchernen Nase in Form der Sattelnase („Ostitis gummosa"), an Gaumen, Rachen, Kehlkopf und Luftröhre, sowie Magen-Darmkanal, spez. Rectum mit narbiger Verziehung, evtl. Stenose. Differentialdiagnose: Cave Carcinom von Lippen, Zunge, Tonsillen, Kehlkopf, Magen, Darm usw. (Lymphdrüsenmetastasen, Probeexcision!), andersartige Leukoplakie der Mundhöhle, andersartige Ozaena, tuberkulöse Geschwüre (flach mit granulierendem Grund, zerfressenen Rändern und Tuberkelknötchen in der Umgebung!), Lepra, traumatische Geschwüre der Zunge, sonstige Strikturen an Kehlkopf, Speiseröhre, Mastdarm usw.

3. Muskeln.

a) Rheumatische Muskelschmerzen im Vorstadium der Frühsyphilis.

b) Myositis fibrosa diffusa einige Jahre nach der Infektion; meist in Masseter und Wade, ferner in Oberarm, Kopfnicker, Afterschließmuskel; als interstitielle Entzündung mit Anschwellung, später Schwiele mit Contractur (Kieferklemme, Schiefhals!) und mit Bewegungsstörungen.

c) Muskelgumma im Spätstadium nach 10—30 Jahren; als umschriebener, oft gewaltiger, derber Knoten, später Narbe oder Absceß, evtl. tiefbuchtiges Geschwür; lokalisiert mitten im Muskelbauch oder am Ursprung bzw. Ansatz, evtl. an verschiedenen Muskelstellen, auch an mehreren Muskeln, mitunter symmetrisch; meist an Kopfnicker, ferner an Kaumuskulatur, Zunge, Schulter, Oberarm, Oberschenkel, Wade, Gesäß. Diagnose: Typische Lokalisation in Kopfnicker, Zunge, Masseter, Quadriceps, Triceps usw. Differentialdiagnose: Cysticercus, Fibrom und Angiom; bei Fortschreiten Sarkom; bei Ulceration Carcinom; bei Abscedierung chronische Entzündung, spez. eitrige, tuberkulöse und aktinomykotische; bei hartem Infiltrat der Kaumuskulatur bzw. Kieferklemme Aktinomykose oder Weisheitszahnbeschwerden; bei Absceß mit fortgeleiteter Pulsation Aneurysma. Lokaltherapie: Evtl. Exkochleation und Excision.

4. Lymphdrüsen.

a) Lymphdrüsenschwellung bei Genitalsklerose. Regionär (also meist in der Leiste), langsam entstehend und schmerzlos („indolenter Bubo").

b) Lymphdrüsenschwellung im Eruptionsstadium. Allgemein, spez. aber an Hals, Nacken, Ellenbogen; klein; derb; jahrelang fortbestehend („Scleradenitis").

c) Lymphadenitis gummosa im Tertiärstadium (selten!). Z. B. submaxillar, inguinal usw.; als harter und höckeriger Tumor, später Geschwür. Gefahr evtl. tödlicher Blutung aus V. anonyma, femoralis usw. Differential-diagnose: Sarkom und Carcinom, Tuberkulose, Aktinomykose und chronisch-eitrige Entzündung. Lokaltherapie: Evtl. Exstirpation.

5. Knochen.

a) Periostitis syphilitica. Bereits im Frühstadium bis Spätlatenz; in Form flacher („uhrglasförmiger"), elastischer, schmerzhafter Buckel bei meist normaler, evtl. geröteter Hautbedeckung; im Röntgenbild: der Corticalis aufgelagerter Schatten; bevorzugt sind Stirn- und Scheitel-, Schien-, Brust- und Schlüsselbein, Vorderarmknochen.

b) Gumma im Periost (häufiger) oder im Knochenmark bzw. Spongiosa (seltener), **(Periostitis und Ostitis gummosa).** Im Spätstadium. Knochen wird teils zerstört („Caries"), teils neugebildet durch Osteophyten in Form von Hyperostosen oder Eburneation (infolge Reizung seitens der Nekrosen). Ab-norme Knochenbrüchigkeit Osteopsathyrosis (infolge Osteoporose) findet sich teils lokalisiert bei Gumma, teils allgemein infolge Kachexie. Evtl. Vereiterung, Durchbruch und Geschwür. Abstoßung zernagter, scheiben-förmiger Knochennekrosen. Ausheilung mit fest am Knochen haftender, strahliger Narbe bei durch Höcker und Gruben unregelmäßig gestalteter Knochenoberfläche. Röntgenbild ergibt umschriebene Aufhellung (Caries) im Knochen (Knochengumma) oder am Knochen (Periostgumma), später darum Schattenvertiefung (reaktive Knochenneubildung).

α) Zirkumskript: Schädel, spez. Stirn- und Seitenwandbein (Schädeldefekte bis auf Dura, im Schädelinnern bzw. Orbita Druck auf Hirn bzw. Sehnerv), Gesicht, spez. Nase („syphilitische Sattelnase" durch Zerstörung des knöchernen Teiles; sonst entsteht die Sattelnase traumatisch; dagegen erfolgt bei Lupus Zerstörung des knorpeligen Teiles), Gaumen (Perforation), Wirbel, spez. obere (Zusammenbruch; selten!), Rippen, Brust- und Schlüsselbein, Finger („Dactylitis syphilitica" mit winddornartiger Auftreibung ähnlich wie bei Tuberkulose infolge centraler Einschmelzung und peripherer Apposition; evtl. Phalangennekrose; auch bei angeborener Syphilis, hier meist multipel und ohne Aufbruch), lange Röhrenknochen (selten an Gelenkenden, mit Gefahr des Gelenkeinbruchs; häufiger an der Diaphyse, z. B. an Unterschenkel und Unterarm; dabei centrale Knochenauftreibung und Gefahr der Spontanfraktur infolge Osteoporose).

β) Diffus: Schädel (ausgedehnte Zerstörung!), lange Röhrenknochen, spez. Unterschenkel und Unterarm (teils sklerotisch mit gewaltigen Hyperostosen, teils osteoporotisch mit abnormer Brüchigkeit).

Bei kindlicher (hereditärer) Syphilis und zwar sog. Spätsyphilis (Syphilis hereditaria tarda) entwickelt sich Periostitis und vor allem Ostitis deformans syph.: Knochen, spez. Unterarm- und Unterschenkelknochen, z. B. Tibia infolge entzündlichen Reizes verlängert, verdickt und nach vorn gekrümmt (ähnlich rhachitischer Säbelscheidenform sog. „Säbelscheidentibia".

Bei angeborener Syphilis Periostitis ossificans syph.: Diaphysen-schaft von Humerus, Tibia, Radius, Ulna, Fibula usw. plump mit zwiebel-schalen- oder mantelartigen Knochenauflagerungen und Osteochondritis syph.: Epiphysen schmerzlos aufgetrieben, evtl. gelöst mit Pseudoparalyse (d. h. Scheinlähmung mit schlaff herumpendelnden Gliedmaßen infolge Epiphysen-erkrankung bzw. -lösung: sog. „Pseudoparalyse der Säuglinge" Parrot),

Gelenkerkrankung, Knochenverkürzung oder -verlängerung (bedingt durch Erkrankung an der Wachstumszone mit deren Verbreiterung durch ungleichmäßige Kalkablagerung und Markraumbildung, sowie durch Granulation in den anliegenden Markräumen zwischen Epi- und Diaphyse, wodurch die Knochenbälkchen zerstört und die Epiphyse gelockert werden kann); im Röntgenbild: an der Epiphysengrenze von Ober- und Unterschenkel, Unterarm usw., also an Knie, Ellenbogen usw. homogener oder durch hellere Querstreifen unterbrochener Bandschatten, welcher diaphysenwärts gut begrenzt und epiphysenwärts unregelmäßige und verbreiterte Querstreifen zwischen Diaphyse und Knorpelfeld aufweist entsprechend der Verkalkungszone; dadurch Wachstumsänderung oder Epiphysenlösung, an der Hüfte auch Coxa vara.

Diagnose: U. a. „Dolores osteocupi nocturni, d. h. nächtlicher Bohr- oder Klopfschmerz", Röntgenbild (rundlicher Knochendefekt meist an der Diaphyse, Periost- und Corticalisverdickung!); evtl. Spontanfraktur; später unregelmäßige Knochenoberfläche und strahlige Narbe; Wassermannsche Reaktion und Heileffekt.

Differentialdiagnose: Traumatische Periostitis, Gichtknoten, Tuberkulose (gewöhnlich epiphysär statt diaphysär!), eitrige Osteomyelitis, centrale und periostale Tumoren, spez. Sarkom (Amputationsfrage!), sowie Myelom und Chlorom, Knochencyste und Ostitis deformans; bei Spontanfraktur: spez. Tuberkulose, Osteomyelitis purulenta, Tumor, Tabes.

Lokaltherapie: Bei Nekrose Aufmeißelung, Auskratzung und Sequestrotomie (vgl. Tuberkulose); bei Schädeldefekt ohne genügende Knochenregeneration Knochenplastik; sonst Allgemeinbehandlung, spez. Jodkali od. dgl. in großen Dosen.

6. Gelenke.

a) Akute und schmerzhafte Gelenkschwellung mit serösem Erguß (unter dem Bild des akuten Gelenkrheumatismus, aber im allgemeinen weniger schwer und bald zurückgehend, „syphilitischer Pseudorheumatismus"); im Eruptionsstadium.

b) Chronischer Hydrops. In der sekundären oder tertiären Periode; in der letzteren durch gummösen Herd in Synovialis oder im Gelenkknorpel; auch bei hereditärer Syphilis (hier sowohl bei kleinen Kindern als bei Jugendlichen in der Pubertät [Lues hereditaria tarda]).

Lokalisation: Knie (hier auch beiderseits), ferner Ellenbogen und Fuß, Schlüsselbein-Brustbeingelenk, Finger und Zehen usw.; oft multipel bzw. symmetrisch.

Vorkommen: nicht selten, auch bei hereditärer Lues (kindliche Gelenkerkrankungen sind syphilisverdächtig!)

Folgen: Arthritis deformans (infolge Chondritis syph.), Schlottergelenk, Ankylose und Vereiterung.

Diagnose: Evtl. doppelseitiges oder multiples Auftreten, wechselnde (intermittierende) Symptome spez. Erguß und verhältnismäßig geringe Schmerzen und Funktionsstörung, außerdem Versagen des Salicyls und Erfolg antisyphilitischer Behandlung. Wassermannsche Reaktion (in Blut und Gelenkpunktat, welch letzteres im allgemeinen ebenso wie ersteres reagiert, evtl. aber stärker und früher reagieren kann als ersteres), sonstige Luessymptome usw.; Röntgenbild oft uncharakteristisch, manchmal aber mit typischen Veränderungen der Diaphyse und ohne erhebliche Knochenatrophie.

Differentialdiagnose: Rachitis, Epiphysenosteomyelitis, Tumor, Tuberkulose, spez. Rheumatismus tuberculosus Poncet, Gelenkrheumatismus, Arthritis deformans, Gicht, Gonorrhoe, Trauma, Syringomyelie.

Lokaltherapie: Ruhigstellung, evtl. Punktion und Kompressionsverband; bei tumorartiger Kapselwucherung Exstirpation; bei Vereiterung evtl. Resektion oder Gliedabsetzung.

c) Sekundär, spez. an Fingern im Anschluß an durchgebrochene intraossale oder periostale Herde mit Zerstörung des Bandapparats und Gelenkknorpels; dadurch Schlottergelenk oder Ankylose mit Contracturen.

7. Sehnenscheiden und Schleimbeutel (ähnlich wie Gelenke).

a) Erguß im Frühstadium.

b) Gumma, spez. in den Schleimbeuteln am Knie (mit Durchbruch ins Kniegelenk oder nach außen).

c) Sekundär bei Haut- oder Knochengumma, z. B. Sehnenscheidenaffektion bei Dactylitis syph.

Lokaltherapie: Auskratzung.

8. Innere Organe, vor allem (als chirurgisch interessierend): G e h i r n [a) mit S y m p t o m e n d e s G e h i r n t u m o r s durch Hirn- oder Knochengumma bzw. Exostose oder b) E r w e i c h u n g s h e r d durch Arteriitis obliterans syph. oder c) A p o p l e x i e durch auffallend frühzeitige Arterienwanderkrankung]; R ü c k e n - m a r k; L e b e r (teils interstitiell, teils knotig; d i f f e r e n t i a l d i a g n o s t i s c h cave Cirrhose, Echinococcus, Cyste, Carcinom [härter und ohne Leberrand- einziehungen!]); P a n k r e a s; N i e r e n; N e b e n n i e r e n; H o d e n (als inter- stitielle Orchitis syph. und als Gumma; d i f f e r e n t i a l d i a g n o s t i s c h cave Gonorrhoe, Tuberkulose, Carcinom [hart und höckerig, sowie mit Lymph- drüsenmetastasen!]); L u n g e n (teils als multiple peribronchitische Herde, teils als geschwulstartige Knoten; d i f f e r e n t i a l d i a g n o s t i s c h cave Tuber- kulose und Tumor); M a m m a usw.

Anmerkung. Hereditäre Syphilis kann sich bemerkbar machen in ver- schiedener Weise:

a) Fehl- oder Frühgeburt toter oder nicht lebensfähiger Kinder,

b) Schnupfen, Pemphigus an Handflächen und Fußsohlen, Hautsyphilis, breite Kondylome, Rhagaden an Mund und Augen, Lymphdrüsenschwellung, Osteochondritis, Periostitis, Arthritis, Hydrocephalus, interstitielle Entzündung von Leber, Milz, Nieren usw.;

c) Spätsyphilis (Lues hereditaria tarda): Zahnveränderung, Hornhaut- trübung und Labyrintherkrankung (sog. H u t c h i n s o n sche Trias), ferner Osteochondritis, interstitielle Entzündung von Leber, Milz und Nieren, Lymph- drüsenschwellung, Gummata von Knochen mit Sattelnase, Gaumenperforation, Knochenverbiegung sowie -verlängerung oder -verkürzung, Gelenkerkrankung und Erkrankung an inneren Organen einschl. Centralnervensystem usw.

Allgemeine Diagnose, Prognose, Prophylaxe und Therapie der Syphilis.

Diagnose: Erschwert durch die infolge Scham oder Unkenntnis oft negative oder falsche Anamnese (,,Omnis syphiliticus mendax"); diagnostisch verwertbar sind:

1. Sonstige klinische Symptome der Syphilis. Spez. Narben von Primär- affekt an den Genitalien (aber auch nach weichem Schanker!) Leucoderma, Scleradenitis, weißglänzende Narben an Gesicht oder Unterschenkel, Gaumen- perforation, Sattelnase, Knochenauftreibungen an oberflächlichen Knochen: Stirn-, Scheitel-, Brust- und Schlüsselbein, Gummata an Haut, Schleimhaut, Muskulatur und Knochen sowie inneren Organen usw. einschl. Röntgen- befund; bei F r a u e n auch F e h l - oder F r ü h g e b u r t e n mit nicht lebens- fähigen, toten oder verfaulten Kindern; bei Kindern mit h e r e d i t ä r e r Syphilis Hutchinsonsche Trias: 1. Keratitis parenchymatosa, 2. ver- kümmerte (pflockartige und verschmälerte) Krone sowie vergrößerte Zwischen- räume, Schmelzdefekte und ein- oder mehrfache halbmondförmige, wie mit Locheisen gestanzte Einkerbung am freien Rande der oberen inneren Schneidezähne zweiter Dentition; außerdem Quer- und Längsfurchung ähnlich wie bei Rachitis. 3. Taubheit.

2. Therapeutischer Heileffekt, z. B. einer Jodkalikur bei Hautgumma; bei Verdacht auf malignen Tumor ist jedoch, falls nicht innerhalb zwei Wochen ein deutlicher Erfolg eintritt, mit der Operation nicht länger zu zögern.

3. Probeexcision mit histologischer Untersuchung, z. B. bei Zungengumma; die histologische Unterscheidung, spez. die zwischen Gumma und Sarkom, kann jedoch schwierig oder unmöglich sein.

4. Spirochätennachweis mikroskopisch (s. o.) gelingt bei allen Manifestationen, besonders beim Primäraffekt und bei Papeln des zweiten Stadiums (hier dominierende Untersuchungsmethode!); Fundorte: Reizserum (d. h. das nach Abreiben des Ulcus mit trockenem Wattebausch austretende Serum), Geschabsel, Drüsenpunktat, evtl. Blut; spärlich in tertiären Herden (Gummata), reichlich in Blut und inneren Organen bei tödlich verlaufender Syphilis der Föten.

5. Serumdiagnostik mittels der Wassermannschen Reaktion (W. R.).

Entdecker: Wassermann (1906).

Prinzip: Komplementbindungsreaktion, d. h. die im Blutserum, Gelenkpunktat, Transsudat, Liquor usw. des Syphilitikers vermuteten Antikörper vereinigen sich mit einem in syphilitischen u. a. Organextrakten enthaltenen Antigen nur unter Bindung von Komplement, was durch Zusatz eines ebenfalls unter Bindung von Komplement sich vereinigenden zweiten, und zwar des sog. hämolytischen Systems (Hammelblutkörperchen + deren Kaninchenhämolyseserum) nachweisbar ist, indem dessen Schicksal optisch in Erscheinung tritt, und zwar entweder als Hämolyse (syphilisnegativ) oder als deren Hemmung (syphilispositiv).

W. R. ist eine komplizierte, spez. fehlerreiche Untersuchungsmethode und gewährt daher die notwendige Sicherheit nur bei Untersuchung in einem zuverlässigen, am besten serologischen Institut. Die Beurteilung des Untersuchungsergebnisses verlangt besondere Vorsicht, spez. Mitberücksichtigung des **klinischen** Bildes und der nachstehend aufgeführten Reaktionsgesetze.

W. R. ist, wie die meisten Untersuchungsmethoden, nicht absolut spezifisch und nicht absolut konstant.

I. W. R. ist zwar nicht für Syphilis streng spezifisch, wohl aber praktisch genommen charakteristisch, wenigstens in einer gewissen Reaktionsbreite; sie findet sich sonst nur bei einigen, in unserem Klima nicht vorkommenden oder doch leicht abgrenzbaren Krankheiten, nämlich einigermaßen ausgesprochen bei Lepra, Frambösie, Trypanosomiasis, Rückfall- und Fleckfieber usw., ferner bei Malaria und Scharlach (hier aber nicht immer und nur schwach und vorübergehend), vielleicht noch (aber höchstens schwach angedeutet) bei Tumor-, Narkose- und Leichensera sowie in der Geburt.

II. W. R. ist zwar nicht absolut konstant, aber ausgenommen nur bei beginnender, latenter und behandelter, dagegen in fast 100% und meist stark bei generalisierter, manifester und unbehandelter Lues aller Stadien: I, II, III, congenita, Tabes und Paralyse; demnach bedeutet:

1. Positive Reaktion in letzterem Falle praktisch Syphilis; freilich ist dabei zu beachten, daß sie nur die allgemeine, nicht aber die lokale Diagnose ergibt, ferner nicht das Stadium (z. B. kann sowohl Primäraffekt wie Gumma der Genitalien positiv reagieren) und schließlich nicht Ausschluß von Kombination der Syphilis mit Tuberkulose, Carcinom usw. (z. B. kann ein Phthisiker positiv reagieren, wenn er zugleich Luetiker ist; so daß die Lungenaffektion nicht ohne weiteres als syphilitisch anzusprechen ist). Weitere Aufklärung bringt evtl. die Reaktionsstärke (quantitative Titrierung!), indem die generalisierte, manifeste und unbehandelte Lues stark, dagegen die beginnende latente und behandelte, wenn nicht überhaupt negativ, so doch schwach reagiert.

Bei Erkrankungen des Centralnervensystems (Tabes und Paralyse, sowie Lues cerebrospinalis) ist neben Blutserum der Liquor cerebrospinalis mit zu untersuchen, und zwar nach der Hauptmannschen Auswertungsmethode mit steigenden Dosen Liquor, zumal letzterer vor ersterem positiv reagieren kann; positive Reaktion des Liquors beweist dann Lues des Centralnervensystems; bei Paralyse reagiert Blutserum fast immer und Liquor kon-

stant und stark positiv, bei Tabes und sonstiger Lues cerebrospinalis weniger
häufig und weniger stark, spez. bei behandelten und bei Frühfällen der Tabes
u. a. auch bei solchen mit Arthropathie, Malum perforans, Spontanfraktur u. a.
(nur in 20—30% ist das Blut positiv, daher Liquor zu untersuchen bei Tabes
und Hirnsyphilis, dieser übrigens auch auf Eiweiß- und Zellvermehrung
sowie Kolloidreaktion!).

2. Negative Reaktion beweist ebenfalls nur bei Verdacht auf generalisierte,
manifeste und unbehandelte Syphilis deren Fehlen; außerdem fehlt die Reaktion
vielleicht auch bei **kleinen** und **lokalisierten** Herden und bei **maligner**
Syphilis mit schweren Haut- und Allgemeinerscheinungen sowie ab und zu
bei Lues II. Dagegen fehlt die Reaktion **häufig** im Beginn (hier meist nicht
vorhanden vor der 7.—9. Woche und meist nicht vor dem Primäraffekt),
Latenz und Behandlung sowie oft bei Lues cerebrospinalis und Tabes, auch
vereinzelt bei Paralyse im Blut.

3. Inkomplette (schwachpositive) Reaktion ist für Syphilis verdächtig,
und zwar für die letztgenannten Fälle; Klärung gibt die Wiederholung, evtl.
später, spez. nach Aussetzen der spezifischen Behandlung oder aber nach deren
Einleiten, spez. auf Salvarsaninjektion innerhalb 24 Stunden („provokatorische
Reaktion").

Aus dem Gesagten ergibt sich der praktische Wert der W. R.:

a) Diagnostisch. 1. Lues I. Bei Mißlingen oder Unmöglichkeit des Spiro-
chätennachweises, spez. bei Phimose, nach Exstirpation eines zweifelhaften
Geschwürs, bei extragenitalem Primäraffekt usw. (mit obengenannter Einschränkung; daher vor dem Spirochätennachweis in der Regel zurücktretend!).

2. Lues II. Bei wenig ausgesprochenen oder zweifelhaften Hauterscheinungen,
Myositis, Periostitis, Arthritis und unbestimmten Allgemeinsymptomen (auch
hier vor dem Spirochätennachweis zurücktretend!).

3. Lues III. Spez. gegenüber chronischen Infektionen (vor allem Tuberkulose,
Aktinomykose, Echinokokkose) und gegenüber malignen Tumoren: Sarkom
und Carcinom von Haut, Zunge, Muskeln, Knochen (an Extremitäten Amputationsfrage!), Gehirn, Lungen, Leber, Speiseröhre, Magen-Darm, Mamma
usw., zumal hier die sonstigen Untersuchungsmethoden nicht immer zum Ziele
führen (Bacillennachweis, Serumdiagnostik usw. [bei Infektionen] und histologische Untersuchung, [spez. gegenüber Sarkom und evtl. Cancroid]) oder
nicht immer angängig sind (Probeexcision) oder kostbare Zeit verschlingen
(therapeutischer Heileffekt; bei Verdacht auf malignen Tumor ist jedenfalls
damit nicht länger als etwa zwei Wochen zu zögern!).

4. Tabes. Spez. gegenüber Augen-, Magen-, Blasen-, Gelenk- und Knochenaffektionen, Rückenmarktumor, multipler Sklerose usw. und **Paralyse** gegenüber multipler Sklerose, Hirntumor, posttraumatischer u. a. Psychose, alkoholischer u. a. Pseudoparalyse usw.

5. Kongenitale Syphilis. Abgesehen von den bereits unter 1—4 genannten
Affektionen spez. bei Idiotie, Hydrocephalus, Chorea minor usw.

b) Prognostisch und therapeutisch. Hier aber nur als ein **einzelnes**
und als ein **neben den klinischen** verwertbares Symptom; wichtig u. a. für
die Krankenbehandlung, ferner für gerichtliche Medizin, Unfallbegutachtung,
Lebensversicherung, Ansteckungsfrage, Ehekonsens, Familienschutz, Ammen-
wahl, Prostituiertenkontrolle, operative Transplantation (Blut, Serum, Knochen,
Organe usw.).

Differentialdiagnose: Pyogene, akute und vor allem chronische Prozesse
und spezifische Entzündungen, spez. Tuberkulose und Aktinomykose sowie
Geschwülste, spez. Carcinom und vor allem Sarkom.

Prognose: Bezüglich **Ausheilung** ernst, stets zweifelhaft; im allgemeinen
um so günstiger, je frühzeitiger und energischer behandelt wird; bezüglich
Ansteckungsgefahr für Ehegatten und Nachkommenschaft (Ehekonsens)
ist zu verlangen: Ausheilung auf Grund wiederholter Untersuchung (klinische
Symptome und W. R.) und wiederholter Behandlung, im allgemeinen mindestens
ein Zeitraum von 3—5 Jahren seit der Infektion.

Prophylaxe: Aufklärung, persönliche Prophylaxe (Condom, Sublimatwaschungen und Kalomelsalbe od. dgl.), Prostituiertenkontrolle und -behandlung.

Therapie: a) **Lokale (chirurgische) Therapie:** Bei frischem Primäraffekt ist, falls angängig, zu versuchen: Excision im Gesunden (dadurch Kupierung der Syphilis vor ihrer Generalisation, allerdings nicht mit absoluter Sicherheit!); sonst und bei Sekundärerscheinungen: Quecksilberpflaster und -salbe oder Präcipitatsalbe, Jodoformpulver, Sublimat- oder Höllensteinpinselungen usw.; bei geschwürigem Gumma (z. B. an Haut, Muskeln, Lymphdrüsen, Mamma): Excochleation bzw. Exstirpation; bei Knochensyphilis evtl. Sequestrotomie; bei Gelenkerguß, Punktion; bei Kehlkopfstenose: Tracheotomie; bei Hirndruck: Trepanation; bei Darmstriktur, Resektion oder Anastomie usw. Später kommen evtl. plastische Operationen in Frage z. B. bei Defekten an Nase und Gaumen sowie Osteotomie verkrümmter Glieder, aber erst nach Abheilung des spezifischen Prozesses.

b) Allgemeine (Chemo-) Therapie: Chronisch-intermittierend auf Grund chronisch-intermittierender Untersuchung (klinische Symptome und W. R.); möglichst frühzeitig und energisch; aussichtsreich ist vor allem die Früh- (Abortiv-) Behandlung, spez. vor der Generalisation (spez. vor dem positiven Ausfall der W. R.!). In Betracht kommen (neben Badekur): **Quecksilber, Jod, Arsen** und **Wismut** (evtl. miteinander kombiniert).

I. Quecksilber (vor allem bei Frühform, evtl. kombiniert mit III).

1. Einreibungs- oder Inunktionsbehandlung (sog. „Schmierkur") mit grauer Salbe (Ungt. Hydrargyri cinereum) $33^1/_3\%$ig täglich 3—5 g, bei Kindern $\frac{1}{2}$—2 g etwa 15 Minuten lang abends in mehreren Kuren zu je 30 Einreibungen, und zwar je 5 Touren zu je 6 Applikationen abwechselnd an verschiedenen Körperabschnitten, so daß in 6 Tagen die ganze Körperoberfläche behandelt ist und am 7. Tag ein Bad genommen wird. Nachteile: Unbequemlichkeit, Hauterkrankung (spez. bei starker Behaarung) und Gefahr der Stomatitis mercurialis (d. h. Zahnfleischentzündung mit Zahnlockerung, Speichelfluß usw.; dagegen empfiehlt sich vorherige Zahnrevision und Mundpflege mit Spülungen und mit Kal. chlor. o. a. Zahnpasten, sowie mit weicher Zahnbürste, auch Rauchverbot!; evtl. muß Quecksilber ausgesetzt werden).

2. Injektionsbehandlung: Intramuskulär mit löslichem (Sublimat) oder (nachhaltiger!) mit unlöslichem Quecksilber (Kalomel, Oleum cinereum usw.); Gefahr des Abscesses (daher Asepsis!) und der Lungenembolie (daher vor Injektion aspirieren!); heutzutage wohl ersetzt durch Wismut vgl. IV!

3. Innerliche (Kalomel oder Hydarg. jodat. flav.) und äußerliche Behandlung (Sublimatbäder): Nur bei kleinen Kindern.

II. Jod (spez. in der Tertiärperiode): Jodkali (Rp. Sol. Kal. jodati 10,0: 200,0. S. 3mal tgl. 1 Eßlöffel nach dem Essen in Wasser) oder (verträglicher, aber schwächer!) Jodnatrium (z. B. als Fournierscher Jodsirup: Rp. Natr. jodat. 5,0, Sir. cort. Aurant. ad 100,0. S. steigend 1—3mal tgl. 1 Teelöffel in Wasser) oder Jodipin (d. h. Jodadditionsprodukt des Sesamöls 10%ig per os 1—3mal tgl. 1 Tee- bis Eßlöffel und 25%ig subcutan tgl. 5—15 ccm), Endojodin, Jodfortan, Dijodyl od. dgl.; bei Kindern auch Jodeisensirup (eßlöffelweise); in mehreren Kuren von mindestens je 6 Wochen Dauer. Nachteile: Bisweilen Jodismus in Form von Jodschnupfen (Katarrh der oberen Luftwege), Jodacne oder bedrohlicheren Vergiftungserscheinungen; Aussetzen ist meist nur bei letzteren notwendig.

III. Arsen, und zwar Salvarsan = Dioxydiamidoarsenobenzol (Ehrlich) spez. bei abortiven und bei gegen Quecksilber refraktären Fällen; meist kombiniert mit I und II; intravenös; mehrmals (3—5mal) wiederholt in Serien mit steigenden Dosen je nach Verträglichkeit 0,1—0,6; bei Kindern und Säuglingen entsprechend weniger; in $\frac{1}{2}$—1—2wöchigen Pausen oder besser Neosalvarsan, Salvarsannatrium, Silbersalvarsan usw. sowie Myosalvarsan (intramuskulär). Wirkung: Außerordentlich energisch. Nachteile: 1. Gefahr der Heranzüchtung „arsenfester" Spirochäten bei ungenügender Dosis, daher „Therapia magna sterilisans", d. h. von vornherein große Dosis; Ictus immunisatorius, d. h. Abtötung aller Spirochäten durch einmalige Dosis ist noch nicht gelungen, daher ist mehrmalige Wiederholung und Kombination mit Quecksilber ratsam. 2. Gefahr der Vergiftung, evtl. des Todes bei großer Dosis (das Mittel ist zwar stark parasitotrop, aber auch organospez. neurotrop); kontraindiciert ist Salvarsan u. a. bei Herz- und Gefäßleiden, Nephritis, Diabetes, Status thymicolymphaticus, Basedowscher Krankheit, Alters- und sonstiger Schwäche, Erkrankungen des Centralnervensystems, syphilitischen Erkrankungen des Auges und seiner Nerven.

IV. Wismut, und zwar meist kombiniert mit Arsen (Cyarsal, Bismarsan u.a.) oder mit Jod, Quecksilber und Kupfer (Embial u. a.), sonst in kolloidaler Form mit protrahierter Wirkung durch Depot von langsamer Resorption: Casbis, Bismugenol, Bismophanol, Embial u. a.

Außerdem empfiehlt sich Allgemeinbehandlung, auch (Jod- oder Schwefel-) Trink- und Badekuren (z. B. Aachen, Tölz u. a.) und Holzgetränke (Zittmannsches Dekokt).

Schutzimpfung und Serumtherapie ist noch nicht gelungen.

8. Abschnitt: Geschwülste.

A. Allgemeiner Teil.

Definition. Echte Geschwulst oder Gewächs (Tumor) oder Neu-. bildung (Neoplasma oder Blastom) ist nicht jede durch Zellwucherung hervorgebrachte Vergrößerung, sondern nur solche Gewebsneubildung, deren

1. Entwicklung selbständig, d. h. gegenüber der Umgebung und dem Organismus abgeschlossen, so daß man von einem Wachstumsexceß mit autonomem Charakter sprechen kann (Borst),

2. Bau atypisch, d. h. von morphologisch-anatomischem Bau des Mutterbodens abweichend und zwar von den ersten Anfängen an,

3. Wachstum ohne endgültigen physiologischen Abschluß unbeschadet eines vorübergehenden Stillstands oder Rückgangs,

4. Entstehungsursache und Ziel unbekannt ist, ja zwecklos erscheint.

Der anatomische Geschwulstbegriff deckt sich dabei keineswegs mit dem sprachgebräuchlichen: Daher gehören u. a. nicht hierher alle Hypertrophien (z. B. Kompensationshypertrophie in Leber, Nieren, Hoden usw. sowie die Arbeitshypertrophie der Skeletmuskulatur), Hyperplasien (z. B. Schwielenbildung), entzündlichen Wucherungen (z. B. Elefantiasis, spitze Kondylome), regenerativen Wucherungen (z.B. Caro luxurians, Callus luxurians, Amputationsneurom usw.) und infektiösen Granulationsgeschwülste (bei Tuberkulose, Aktinomykose, Rotz, Lepra, Syphilis, Rhinosklerom), auch die Retentionsgeschwülste oder Cysten nur dann, wenn sie aus soliden Tumoren sich entwickeln (z. B. durch regressive Veränderungen: Erweichungscysten) oder wenn ihre Wand selbständiges Wachstum zeigt (Epithel-, Dermoid- und teratoide Cysten); erst recht gehören natürlich nicht dazu Vorgänge mit nur vorübergehender Anschwellung durch Blutung oder Entzündung (z. B. Blutgeschwulst, Zahngeschwulst u. dgl.).

Einteilung. Die Einteilung der Geschwülste erfolgt am besten vom histologisch-anatomischen Standpunkt entsprechend den einzelnen Keimblättern (Meso-, Ekto- und Endoblast) bzw. Primitivgeweben (Binde-, Muskel-, Nerven-, Epithel- und Endothelgewebe); der Name wird gegeben von der vorherrschenden Gewebsform (de potiori fit denominatio!), bei neben dem Hauptbestandteil noch wesentlich hervortretenden anderen Bestandteilen von beiden, z. B. Fibroangiom oder Angiofibrom, (je nachdem das Angiom oder das Fibrom den Hauptbestandteil ausmacht), sowie Fibro-, Chondro-, Osteosarkom u. a.; dazu kommen noch die richtigen Mischgeschwülste.

Demgemäß ergibt sich folgendes Einteilungsschema:

A. Mesoblasttumoren.

a) Bindegewebsgeschwülste: Desmoide oder histoide Tumoren (aus Binde-oder Stützgewebe):

1. Fibrome (aus Bindegewebe).
2. Lipome (aus Fettgewebe).
3. Chondrome (aus Knorpelgewebe).
4. Osteome (aus Knochengewebe).
5. Angiome, und zwar Hämangiome und Lymphangiome (aus Blut- bzw. Lymphgefäßgewebe).
6. Sarkome (aus einem Bindegewebe, welches ähnlich wie das embryonale und entzündliche Bindegewebe vorwiegend aus Zellen besteht); unreife (maligne) Gruppe der Bindegewebsgeschwülste (Borst).

b) Muskelgeschwülste: Myome (aus Muskelgewebe), und zwar: Rhabdo-myome (aus quergestreifter) und Leiomyome (aus glatter Muskulatur).

c) Nervengeschwülste (aus Nervengewebe), und zwar Neurome (aus Nerven- und Ganglienzellen) und Gliome (aus Gliazellen).

B. Ektoblasttumoren: Epitheliale Tumoren:

1. Fibroepitheliale Tumoren (in welchen Bindegewebe und Epithel in ebenbürtiger, und zwar in ähnlicher Beziehung zueinander stehen wie in Haut bzw. Schleimhaut und Drüsen: Papillome und Adenome).
2. Carcinome (mit überwiegendem und selbständigem Epithel und mit bis auf die Ernährungszwecke zurücktretendem Bindegewebe); unreife (maligne) Gruppe der Epithelgeschwülste (Borst).

C. Endoblasttumoren: Endotheliome (aus Endothel).

D. Mischgeschwülste (aus den verschiedenen Geweben der drei Keimblätter; z. B. Teratome).

Außerdem spricht man von homologen Geschwülsten, d. h. solchen, deren Zellen sich nicht von denen des Mutterbodens unterscheiden (z. B. Lipom im Unterhautzellgewebe) und von heterologen, d. h. solchen, deren Zellen sich von denen des Mutterbodens unterscheiden (z. B. Lipom im Gehirn).

Die Unterscheidung in gutartige und bösartige Geschwülste, welche Virchow mit der in Nutz- und Giftpflanzen verglich, bleibt daneben für die klinische Betrachtung wichtig. Es kommen dabei aber Übergänge vor. Zu den bösartigen Geschwülsten gehören Sarkom und Carcinom. Die bösartigen Geschwülste greifen über die Stelle ihres Sitzes auf den ganzen Organismus über; die gutartigen dagegen haben für den Organismus im allgemeinen nur die Bedeutung eines lokalen Prozesses, können freilich bei besonderer Lokalisation auch verhängnisvoll für den Gesamtorganismus werden (z. B. Hirntumor durch Hirndruck, Struma oder Dermoid in Thorax durch Tracheakompression, Duo-denumpapillom durch Ikterus, Darmpolyp durch Invagination usw.). Die bös-artigen Geschwülste sind charakterisiert klinisch durch a) rasche Ent-wicklung und infiltrierendes Wachstum mit schrankenlosem Übergreifen in die Umgebung auf andere Gewebe und Organe nebst deren Zerstörung, b) Rezi-divierung auch nach gründlicher operativer Entfernung, c) Metastasenbildung und d) Kachexie, histologisch durch Zellatypie in Kernform und -größe, asymmetrische Mitose, Zellreichtum und -mannigfaltigkeit usw. Eine scharfe Trennung in gut- und bösartige Geschwülste lässt sich allerdings weder klinisch noch histologisch immer durchführen; z. B. bieten gewisse Strumen histologisch den Befund wie einfache Kolloidkröpfe, setzen aber in verschiedenen Organen (Lungen, Lymphdrüsen, Knochen) Metastasen, was schließlich das entscheidende Merkmal bösartiger Geschwulst ist. Nicht ganz selten beobachtet man übrigens den Übergang einer gut- in eine bösartige Geschwulst, z. B. Melanocarcinom oder -sarkom bei Naevus pigm., Carcinom bei Mamma-Adenom und Mastdarm-Polyp, Sarkom bei Chondrom der Finger usw. (sog. maligne Degeneration bzw. präcanceröser Zustand).

Lubarsch hat unter Berücksichtigung des Wachstums und des klinischen Verhaltens folgendes Schema der Geschwulstgruppen aufgestellt:

1. Geschwülste, welche in der Anordnung ihrer Elemente von dem Mutterboden abweichen, meist aber kein oder nur vorübergehendes Wachstum erkennen lassen (verschiedene teratoide Neubildungen, verlagerte Gewebskeime, angeborene Naevi, viele Adenome, Myome, Fibrome, Lipome, Chondrome, Osteome).

2. Geschwülste, welche in ihrem Bau eine gewisse Autonomie und Unabhängigkeit erkennen lassen, sich aber doch im großen und ganzen den normalen Lebensgesetzen fügen, indem sie stets die physiologischen Gewebsgrenzen respektieren (Myome, Adenome, Angiome, Lipome).

3. Geschwülste, welche sich von den physiologischen Lebensgesetzen völlig emanzipiert haben und vollkommene Gesetzlosigkeit zeigen (Carcinome und Sarkome).

Ätiologie: Wenn auch die Endursache der Geschwulstbildung selbst noch unbekannt ist, so kennt man doch begünstigende (disponierende) Einflüsse, nämlich:

a) Chronisch entzündliche und traumatische Reize, besonders für die Entstehung des Krebses, z. B. chronisches Ekzem an Händen und Vorderarmen bei Paraffin-, Pech- und Steinkohlenarbeitern, desgleichen am Scrotum bei Schornstein- (Ruß-) Fegern (Paraffin- „und Schornsteinfegerkrebs"), chronische Balanitis bei Phimose, Blasenkatarrh bei Anilinarbeitern und bei Bilharziose, Lungenreizung durch Arsen bei Schneeberger Lungenkrebs, Röntgen-, Radium- und Verbrennungsdermatitis, -geschwür, und -narbe, varicöses Unterschenkelgeschwür, Magengeschwür, Verletzungsgeschwür, das traumatisch (durch Spitzen cariöser Zähne) entstandene Geschwür der Zunge und Wange, tuberkulöse und syphilitische Hautgeschwüre, Lupus, langdauernde Fisteln bei Knochennekrose, See- und Landmannshaut an Gesicht sowie Hand- und Fingerrücken, Leukoplacie der Mundhöhle und Zunge sowie des Rachens bei Rauchern, Hyperkeratose, papilläre Warzen, Schleimhautpolypen, spez. am Dickdarm, Zottenpolypen der Harnwege, Darmdivertikel, Gallensteine, Nieren- und Blasensteine, Leberparasiten, chronische Mastitis bzw. Mastopathia cystica u. a.; weniger sicher, aber doch recht wahrscheinlich ist die Bedeutung des Rauchens, spez. Pfeiferauchens und des Rasierens für Lippenkrebs und des Trinkens für Zungen-, Mundhöhlen-, Rachen- und Speiseröhrenkrebs (Reisschnaps der Chinesen!). Bemerkenswert ist auch die Beziehung zwischen regenerativen Prozessen und Geschwulstentwicklung z. B. Carcinom bei Lebercirrhose; auch bei reparativer Epithelwucherung scheint es leicht zur Krebsentwicklung zu kommen, vielleicht durch Ablenkung des Wachstums in atypische Bahn z. B. Carcinom in Narbe, Geschwulst oder Fistel.

Hier anzureihen sind auch sog. präkanzeröse Zustände: Mastopathia cystica, Xeroderma pigmentosum, Polypen in Darm und Harnblase, Adenome, Nävi, Warzen u. dgl. sowie in geringerem Maße Geschwüre, Narben und Fisteln.

Dagegen ist die Rolle des einmaligen Traumas, also der Unfallzusammenhang recht fraglich, ja unwahrscheinlich. Bisweilen erscheint allerdings die Geschwulstentwicklung im direkten Anschluß an ein Trauma, und zwar die eines Sarkoms nach Kontusion oder Fraktur, z. B. nach Stoß gegen das Schienbein sowie im Frakturcallus. Meist aber dürfte der Tumor symptomlos vorbestanden haben, während das Trauma erst den Patienten auf das schleichende Leiden aufmerksam gemacht hat, so daß dieses als Unfallfolge ihm imponiert, z. B. Mammacarcinom nach Brustquetschung oder Magencarcinom nach Bauchkontusion. Ja manchmal ist das Trauma nicht die Ursache, sondern die Folge der Geschwulst, z. B. Fall durch infolge Blutung od. dgl. eintretender Bewußtlosigkeit bei Hirngeschwulst. Dagegen ist durch das Trauma eher als die Entstehung so die Verschlimmerung zuzugeben in gewissen, aber doch nur in Ausnahmefällen, und auch hier nur mit einer gewissen Wahrscheinlichkeit; z. B. wird ein begünstigender Einfluß des Traumas auf das Wachstum vorhandener Geschwülste, spez. Melanome gelegentlich beobachtet ebenso wie auf Blutung in eine Geschwulst, z. B. bei Hirngliom, so daß u. U.

die Beschleunigung des tödlichen Endes angenommen werden kann. Daß ein Trauma einen Einfluß auf die Metastasenbildung hat in dem Sinne, daß bei einer örtlichen Schädigung an der betr. Stelle als an einem Locus minoris resistentiae die Geschwulstmetastase zur Ansiedlung gebracht wird, oder daß bei einer Schädigung des Primärtumors dessen Aussaat angeregt worden ist, oder daß die Geschwulst einen Anreiz zu raschem Wachstum erfahren hat, erscheint fraglich, ja unwahrscheinlich. In der Unfallversicherung ist demgemäß eine im Anschluß an einen Unfall bemerkte Entstehung nur schwer, eine Verschlimmerung leichter, aber auch nur ausnahmsweise anzuerkennen, beide jedenfalls nur nach sorgfältiger Entscheidung an Hand der Krankengeschichte von Fall zu Fall unter Berücksichtigung des sachlichen und zeitlichen Zusammenhangs. Voraussetzung für die Anerkennung des Unfallzusammenhangs ist der Nachweis des ursächlichen und zeitlichen Zusammenhangs; in letzterer Hinsicht ist zu fordern vorherige Gesundheit und anschließende Erkrankung mit Brückensymptomen in einem angemessenen Zeitraum, welcher je nach der Geschwulstgröße und vor allem nach der Geschwulstart etwas verschieden zu bemessen ist, aber mindestens Wochen und höchstens Monate bis Jahre (1—2) betragen darf, in ersterer Hinsicht genügendes und örtliches Trauma evtl. mit dem Nachweis äußerer Gewalteinwirkung bei der klinischen und erheblicher Gewebsveränderung, spez. Blutung bei der histologischen bzw. operativen oder autoptischen Untersuchung. Über Epithelcysten s. da!

b) Erblichkeit bzw. ererbte Disposition ist bei Nävi, Angiomen, multiplen Fibromen der Haut und der Nerven, Lipomen, Enchondromen, Exostosen häufiger, auch für Carcinome angeblich öfter beobachtet; dabei scheint die Disposition nicht nur zur Krebserkrankung überhaupt, sondern auch zur Erkrankung eines bestimmten Organs (Brustdrüse, Magen usw.) vererbt zu werden.

c) Alter. Z. B. das Carcinom bevorzugt das höhere Alter, das Sarkom betrifft auch das jüngere und jugendliche; die Altersdisposition beim Krebs erklärt sich wohl auf verschiedene Weise: einmal durch Änderung der Gesamtdisposition, dann durch den erst nach vielen Jahren wirksam werdenden Einfluß von Reizursachen, womit freilich die Pathogenese keineswegs erschöpft ist, da Krebs auch in der Jugend öfters vorkommt.

Über die noch unbekannte **Endursache** der Geschwulstbildung bestehen verschiedene Theorien; dabei ist zu bedenken, daß die einzelnen Geschwulstarten wahrscheinlich keine einheitliche Entstehungsursache und kein gleichwertiges Wesen haben, spez. manche den Mißbildungen angehören; das Wesen der Geschwülste beruht wohl auf einer qualitativen Veränderung der Konstitution der Geschwulstzellen selbst mit gesteigerter Wachstumsenergie und mit verminderter Funktion (sog. ,,Wildwerden" der Krebszellen), wobei Regenerationsvorgängen eine besondere Rolle zuzukommen scheint, daneben auf Veränderung der Umgebung (Thiersch vermutete verminderten Widerstand des Bindegewebes) und des Gesamtorganismus (Alter, Ernährung, Hormongehalt u. dgl., wobei Schutzkräfte unspezifischer Art eine Rolle spielen, welche vornehmlich gebildet werden vom retikulo-endothelialen Apparat des Mesenchyms in Milz, Thymus, Lymphdrüsen, Knochenmark, Darm, Nebennieren, Plazenta usw., was auch künstlich angeregt werden kann durch Röntgen- und Radiumbestrahlung, Ernährung, physikalische Heilmittel, Medikamente, Reizkörper usw. sowie durch Zufuhr antiplastischer Nekrohormone in fötalen Organen obengenannter Art, vgl. Therapie! Am meisten Anerkennung finden folgende Theorien:

1. Absprengungs- oder Verlagerungstheorie. Die Geschwülste entstehen aus Zellen, welche im embryonalen oder auch im extrauterinen Leben aus ihrem organischen Zusammenhang durch Abschnürung oder Absprengung gelöst sind, oder aus embryonalen Keimen, welche statt Rückbildung Persistenz zeigen (Cohnheim). So erklären sich z. B. Epidermoide und Dermoide (aus verlagerten Hautkeimen), Enterocysten (aus Schleimhautkeimen), die sog. heterologen, d. h. in der Struktur vom Mutterboden abweichenden Tumoren, z. B. Lipome in Pia und Gehirn, Myome in Nieren u. a. (aus entsprechend verlagerten

Keimen), Osteo- und Chondrosarkome in Mamma, Schilddrüse, Samenstrang, Plattenepithelinseln im Uterus und Lig. latum und Magenepithelinseln im Ösophagus, Tumoren aus Gewebe von Schilddrüse an Zungenwurzel und in Trachea, von Brustdrüse in deren Umgebung, Achsel oder Leiste aus accessorischen Mamma und vor allem aus Inseln versprengten Mammagewebes, von Pankreas in Magen und Dünndarm, von Nebenniere in Niere, Lig. latum, Nebenhoden oder Leber, von Eierstock und von Milz in der Nachbarschaft dieser (aus abgesprengten Organteilen oder sog. Nebenorganen), Cysten und Carcinome aus Resten von Kiemengängen, Urachus, Dottergang und Ductus thyreoglossus u. a. Vor allem werden auf Verlagerung eines Gewebskeims (Gefäßanlage) zurückgeführt die Hämangiome sowie Lipome, Fibrome, Chondrome usw. (s. da). Durch die Cohnheimsche Theorie erklären sich freilich nicht alle Tumoren, spez. nicht die in höherem Alter auftretenden. Ergänzend nimmt Ribbert an, daß die Geschwülste entstehen sowohl aus Gewebskeimen, welche bei den embryonalen Wachstumsvorgängen, wie auch aus solchen, welche postembryonal, d. h. im späteren Leben durch Wachstumsvorgänge oder durch traumatische und entzündliche Einflüsse aus ihrem physiologischen Zusammenhang gelöst und selbständig geworden sind.

2. Reiz-, spez. parasitäre Theorie (Virchow). Die Geschwülste entstehen aus Zellen, welche durch Wachstumsreize unbekannter und eigentümlicher Art, vielleicht z. T. unter dem Einfluß von Parasiten (besonders wird dies für Carcinome und Sarkome vermutet!) proliferieren. Der Nachweis von spezifischen Parasiten gelang bisher noch nicht; die als Erreger beschuldigten Bakterien haben sich als unschuldige Parasiten des Geschwulstgewebes und die angeblichen niederen tierischen Lebewesen (Blastomyceten oder Protozoen: Sporozoen, Infusorien u. a.) als veränderte Geschwulstzellen, Vakuolenbildungen oder Zelleinschlüsse (z. B. die „vogelaugenähnlichen Gebilde" usw. in Krebszellen) herausgestellt. Dagegen gelang experimentell zwar die Bildung von Geschwülsten durch Verpflanzung von lebendem Geschwulstgewebe, z. B. beim Mäusecarcinom (Ehrlich u. a.), besagt aber nichts weiter als das Gelingen von Geschwulsttransplantation. Klinisch wird zugunsten der parasitären Theorie (spez. für das Carcinom) u. a. angeführt: Vorkommen an Stellen, welche äußeren Einflüssen ausgesetzt sind, namentlich chronischen Reizen unterliegen (s. o.), spez. im Verdauungstractus an den meist gereizten Stellen: Lippen, Zunge, Ösophagusengen, Kardia, Pylorus, Dickdarmflexuren, Rectum, sowie an Haut, Brustdrüse und Gebärmutter (vgl. Ätiologie!), ferner die mehrfachen Tumoren, die Abklatschcarcinome an gegenüberliegenden Stellen von Lippen, Mundhöhle, Scheide, Bauchfell usw. und die Häufung in manchen Familien spez. unter Ehegatten bzw. Wohnungen.

Die parasitäre Theorie steht nicht auf gesichertem Boden, dagegen wohl die Reiztheorie, wofür die obengenannten Beobachtungen und gewisse Experimente sprechen. Man nimmt an, daß Normalzellen durch langanhaltende Reize verschiedener Art zu erhöhter und besonderer Poliferation getrieben werden können, wobei sie eine gesteigerte, aber veränderte Wachstumsenergie erhalten. Dafür sprechen die bereits genannten klinischen Befunde von Krebs nach äußeren Reizen, wobei übrigens die durch die ständigen Reize verursachte und unterhaltene regenerative Zellwucherung von Bedeutung sein dürfte. Solche Reize gehen aus von Teer, Ruß, Pech, Anilin, Bilharziose, Röntgen- und Radiumstrahlen u. a. Hierher gehören wohl manche Carcinome an Haut, Lippen, Zunge, Speiseröhre, Magen, Darm, Mastdarm, Gebärmutter und Brustdrüse. In gleichem Sinne sind gewisse experimentell erzeugte Geschwülste zu erklären. So konnte Fibiger durch eine Nematode (Spiroptera neoplastica) künstlich Magenkrebs erzeugen bei Ratten, wenn er die Nematodenlarven selbst oder die sie enthaltenden Küchenschaben verfütterte; da diese Krebse aber auch nach Zugrundegehen der Würmer weiter wuchsen und sich auf andere Tiere übertragen ließen, ohne daß die entsprechenden Impftumoren Parasiten enthielten, so können letztere nur als mittelbare Ursache angesehen werden in dem Sinne, daß unter ihrem Einfluß normale Zellen verändert werden.

Gleiches gilt wohl auch für das durch Tumorfiltrate oder durch Blut tumorkranker Hühner übertragbare Sarkom von Rous.

Verlauf: Die **Ernährung** der Geschwülste geschieht durch Gefäße aus der Umgebung; neben dem spezifischen Geschwulstgewebe (Geschwulstparenchym) besteht das nichtspezifische, gefäßführende Stützgewebe (Geschwulststroma). Mitunter, namentlich bei schnellem Wachstum mit ungenügender Ernährung oder bei infiltrierendem Wachstum mit Verstopfung oder Kompression der Gefäße erfolgt Nekrose, bei gleichzeitigem Bakterienzutritt Verjauchung, bei oberflächlicher Lage Geschwürsbildung, ferner u. U. degenerative Veränderung: fettige, schleimige oder hyaline Umwandlung, Verhornung, Verkalkung (und zwar dies wie im Muttergewebe).

Das **Wachstum** der Geschwülste und ihrer Metastasen erfolgt durch Zellproliferation, und zwar aus sich selbst heraus (dagegen nicht aus den angrenzenden Teilen, welche nur die ernährende Stützsubstanz liefern, höchstens mit letzterer mitwachsen) und durchaus nach den physiologischen Gesetzen, d. h.: 1. nur aus Zellen (omnis cellula e cellula!), 2. unter Innehalten des betreffenden Keimblattypus (omnis cellula specialis e cellula speciali d. h. Metaplasie kommt nicht vor: z. B. eine Epithelzelle bringt niemals eine Bindegewebszelle hervor und umgekehrt), 3. mit Zellvermehrung durch Mitose und Karyokinese (allerdings häufig in atypischer Form).

Das Wachstum schreitet gewöhnlich fort; Wachstumsstillstand, auch dauernder, wird manchmal beobachtet bei einzelnen gutartigen Geschwülsten, z. B. bei Uterusmyomen, Chondromen und Osteomen; Spontanheilung nur ausnahmsweise, z. B. bei multiplen Exostosen und vielleicht auch ab und zu bei sonstigen Tumoren spez. Hämangiomen, namentlich nach Eingriffen, auch wenn diese nicht radikal waren.

Bezüglich des Verhaltens zur Umgebung unterscheidet man das Wachstum als:

a) Exstruktiv oder expansiv, d. h. die Umgebung bloß verdrängend und u. U. scharf abgegrenzt, evtl. mit Bindegewebskapsel; daher leicht auslösbar (heraushebbar oder -präparierbar); typisch für gutartige Geschwülste.

b) Destruktiv oder infiltrierend, d. h. die Umgebung durchsetzend und mit verschwommener und unregelmäßiger Grenze in das benachbarte Gewebe hineingreifend (gleichsam hineinfressend wie die Wurzeln im Erdreich), dabei rücksichtslos vor keinem Gewebe haltmachend und oft weiter reichend, als es makroskopisch den Anschein hat; daher nicht einfach auslösbar und weit im Gesunden zu umschneiden; typisch für bösartige Geschwülste.

Prognose: Die klinische Bedeutung der Geschwülste liegt in dem mehr oder weniger großen Schaden für den Organismus. Man unterscheidet dabei zwischen gutartigen und bösartigen Geschwülsten, zu welch letzteren u. a. die Carcinome und Sarkome gehören. Die Schädigung des Organismus durch die Geschwülste, spez. durch die bösartigen, erfolgt durch nachstehende Momente:

1. Wachstum, d. h. Vergrößerung und Beziehungen zu benachbarten Organen: am schlimmsten bei bösartigen Geschwülsten infolge des raschen und infiltrierenden, vor keinem Gewebe haltmachenden, sondern das benachbarte Gewebe zerstörenden Wachstums; dadurch Druck auf Gefäße (Zirkulationsstörungen) und Nerven (Neuralgien und Lähmungen), Gefäßarrosion, Stenose an inneren Wegen, Perforation in Leibeshöhlen u. dgl.; aber auch bei gutartigen Geschwülsten evtl. verhängnisvoll, z. B. bei Hirnfibrom (Hirndruck!), Darmwandlipom (Invagination oder Abknickung des Darms!), endothorakalem Kropf oder Dermoid (Tracheakompression!) u. dgl. Ein scheinbar infiltrierendes, aber dabei nur zwischenhineindringendes, aber nicht einfressendes Wachstum findet auch manchmal bei gutartigen Geschwülsten, z. B. bei gewissen Hämangiomen, statt.

2. Rezidiv, d. h. Nachwachsen auch nach anscheinend völliger operativer Entfernung durch zurückgebliebene, aber makroskopisch nicht erkennbare Geschwulstteile: namentlich bei bösartigen Geschwülsten mit infiltrierendem

Wachstum und mit evtl. weit vorgedrungenen, mit dem bloßen Auge nicht erkennbaren Ausläufern („Vorposten"); dagegen erfolgt u. U. ein Nachwachsen (falsches Rezidiv) bei gutartigen Geschwülsten, z. B. Hämangiomen nur, wenn Teile der bereits entwickelten Geschwulst zurückgelassen wurden, was namentlich bei mit Fortsätzen versehenen oder bei noch nicht ausgereiften Geschwülsten geschehen kann, zumal wenn die Operation nicht sehr sorgfältig, spez. nicht gründlich gemacht wurde; bei den Keloiden beruht der auch nach gründlichster Ausschneidung häufig vorkommende Rückfall auf einer besonderen Disposition des betr. Organismus. Rezidive entstehen teils an der Stelle des ursprünglichen Tumors (Lokalrezidiv), teils in der Umgebung entsprechend der Lymphausbreitung (Lymphbahnen- und Lymphdrüsenrezidiv), teils an entfernten Körperstellen bei Metastasierung (metastatisches oder Fernrezidiv); zum Schutz vor dem Rezidiv ist die Entfernung bösartiger Geschwülste weit im Gesunden (mindestens 1 cm von den makroskopisch erkennbaren Grenzen des Krankheitsherdes entfernt) und stets mit Einschluß der regionären Drüsen erforderlich, z. B. bei Mammacarcinom stets die Fortnahme der ganzen einen Brust mit der Brustdrüse einschließlich M. pect. major und mit Achsel-höhlenausräumung. Die Rezidive erscheinen meist bereits nach Wochen bis Monaten („Frührezidive"), seltener nach Jahren („Spätrezidive"); ein Aus-bleiben über einen Zeitraum von ca. 3—5 Jahren macht Dauerheilung wahr-scheinlich, aber nicht sicher.

3. Metastasen, d. h. Tochtergeschwülste an entfernten Körperstellen in Abhängigkeit von der primären Geschwulst: stets von der Struktur der Mutter-geschwulst, auch von deren Charakter (z. B. mehr oder weniger destruierend) und stets bedingt durch Zellen der Muttergeschwulst, welche in das Lymph- oder Blutgefäßsystem einbrechen und darin verschleppt sind. Die Metastasierung ist häufig bei bösartigen Geschwülsten (infiltrierendes Wachstum!), nur ausnahmsweise bei gutartigen, falls diese nämlich in die Venen einbrechen, z. B. bei gutartigen Schilddrüsentumoren (Knochenmetastasen!). Die Me-tastasenbildung hängt wahrscheinlich nicht nur von den Geschwulstelementen ab, sondern auch von der Widerstandsfähigkeit des beteiligten Organismus und der beteiligten Organe, welche vielleicht wiederum mit schädlichen Ein-flüssen des primären Tumors und im übrigen mit der individuellen Veranlagung in Beziehung steht; denn die Metastasierung ist verschieden: manchmal über-haupt ausbleibend, manchmal gewisse Organe befallend und andere freilassend, manchmal auffallend rasch oder langsam. Manchmal treten Metastasen erst nach vielen Jahren auf. Gelegentlich sind die Metastasen ausgedehnt und mächtig bei kleinem, vielleicht unbemerktem primärem Tumor, z. B. bei gewissen Fällen von Hoden-, Prostata-, Ösophagus-, Schilddrüsen- oder Nierencarcinom. Bei bestimmten Tumoren sind oft ganz bestimmte Organe von den Metastasen bevorzugt, z. B. Hirn bei Bronchialcarcinom, Knochen bei Prostata-, Mamma- und Schilddrüsencarcinom, auch bei Bronchial-, Magen- u. a. Carcinomen. Vgl. Carcinom! Manche Organe bleiben von Metastasen gewöhnlich ver-schont, z. B. Muskulatur, auch Milz. Bemerkenswert ist die Neigung der Carcinome zu lymphogenen und die der Sarkome zu hämatogenen Metastasen. Lokalisation: A. Mit dem Lymphstrom in den **regionären Drüsen (regionäre Metastasen),** z. B. in den Achseldrüsen bei Mammacarcinom. B. Bei Einbruch in das Blut- (hämatogene) oder Lymphgefäßsystem (lymphogene Metastasen) nach den **Gesetzen der Embolie (entfernte Metastasen)** und zwar: a) bei Einbruch in die Venen des großen Kreislaufs bzw. Ductus thoracicus in den Lungen, b) bei Durchpassieren der über $5\,\mu$ weiten Lungencapillaren oder ohne den Lungenumweg bei dem nicht ganz seltenen Offenbleiben des Foramen ovale durch das linke Herz und Arteriensystem in sonstigen Organen, und zwar vorwiegend in solchen mit starker Blutgefäßversorgung und engen Capillaren, z. B. in Leber, Nieren, seltener in Knochen, Haut usw., c) bei Einbruch in das Pfortadersystem, z. B. bei Magen-Darmtumoren in Leber usw. Seltener ist C. **continuierliches Wachstum** in den Lymphgefäßen bis zu den nächsten Drüsen, z. B. bei Magen- und Darmcarcinom, oder in den

Venen, z. B. bei Nierensarkom und Hypernephrom in die V. cava inf., bei Schilddrüsentumor in die V. cava sup., evtl. bis in das rechte Herz usw. und D. **retrograder Transport,** d. h. Wanderung der Geschwulstkeime in den Gefäßen gegen die Stromrichtung, und zwar bei venöser Stauung, indem die Zellen in den durch Stauung strotzend gefüllten Venen durch die vom rechten Herzen kommenden Pulsationen absatzweise immer wieder kleine Strecken zurückgetrieben und dann an der Gefäßwand anklebend durch das in der Zwischenzeit der Pulsation nur mit sehr geringer Kraft zum Herzen strömende Blut nicht wieder mitgenommen werden, oder bei Lymphgefäßsperre, wobei die Lymphe sich andere Wege sucht. E. **Verpflanzung (Transplantation):** a) Disseminationsmetastasen: In serösen Höhlen (Peritoneum, Pleura, Perikard) durch die Bewegungen der Eingeweide (Darmperistaltik, Lungenatmung, Herzkontraktion), in der stets vorhandenen freien Flüssigkeit schwimmend gehalten und auf der freien Oberfläche ausgesät, auch der Schwere nach herabsinkend bis zum tiefsten Punkt (z. B. in der Bauchhöhle bis zum Douglasschen Raum als dem „Sedimentierglas der Bauchhöhle", soweit sie nicht hierhin auf dem Lymphwege entlang den prävertebralen Lymphdrüsen transportiert sind; Diagnose per rectum!). b) Impfmetastasen: Desgleichen bei Operation (durch das mit Geschwulstkeimen beladene Messer?) z. B. bei Mammacarcinom in der Operationsnarbe oder bei spontanem Durchbruch bzw. Platzen, z. B. bei Ovarialcarcinomen in der Peritonealhöhle, Bauchnarbe usw. c) Abklatsch- oder Kontaktmetastasen an zwei gegenüberliegenden, sich berührenden Flächen, z. B. zwischen Ober- und Unterlippe, Zunge und Wangenschleimhaut, Portio und Vaginalwand usw.; nicht sicher bewiesen und für die intakte Haut und Schleimhaut unwahrscheinlich ist das Fortwandern von Geschwülsten von oberen nach unteren Teilen, z. B. von Zunge oder Speiseröhre nach dem Magen, von Trachea oder Bronchien nach der Lunge usw.

4. Geschwulstkachexie, d. h. Allgemeinentkräftung verbunden mit eigentümlich weiß- oder graugelblicher Hautfarbe, Schwäche, Appetitmangel, Wundheilungsstörung, Körpergewichtsabnahme (Waage!), Anämie (Hämoglobingehalt!) u. dgl. Die Kachexie ist zu erklären durch Selbstvergiftung infolge Resorption von Zerfallstoffen aus der Geschwulstmasse (proteolytische Fermente, bei geschwürigen oder verjauchten Tumoren auch putride Stoffe), ferner durch Organstörung bzw. bei Tumoren des Verdauungstraktus (Zunge, Speiseröhre, Cardia, Pylorus, Darm) durch Ernährungsbehinderung, schließlich durch Eiweiß- und Blutverluste, Schmerzen, Schlaflosigkeit u. a. Aus den genannten Gründen ist die Kachexie typisch für bösartige Geschwülste, zumal für solche mit Metastasenbildung (bei den Carcinomen übrigens mehr als bei den Sarkomen), selten bei gutartigen, und zwar hier höchstens bei multiplen oder kolossalen, z. B. bei diffuser Lipomatose oder bei stark blutenden Uterusmyomen; allerdings ist die Kachexie bei malignen Tumoren weder konstant (meist erst im Spät- bzw. Endstadium) noch spezifisch (u. a. auch bei sonstigen schweren Krankheiten z. B. Inanition, Tuberkulose, Malaria u. dgl.).

Differentialdiagnose: akute und vor allem chronische Entzündungen, spez. Tuberkulose, Syphilis und Aktinomykose, aber auch pyogene Infektion (bei Holzphlegmone und Schlofferschem Bauchdeckentumor u. dgl.), sowie gut- und bösartige Geschwülste untereinander.

Diagnose: Vgl. Spez. Chirurgie; wichtig ist u. a. Vorgeschichte (Ausgang sowie Art und Schnelligkeit des Wachstums!) sowie Allgemeinzustand und örtlicher Befund nebst Metastasen, festzustellen durch Besichtigung, auch Endoskopie, Betastung, Röntgenbild, Untersuchung von Blut, Harn, Stuhl, Magensaft, Auswurf usw., Probepunktion, -incision oder -excision nebst histologischer Untersuchung (sie ist in den meisten Fällen diagnostisch aufklärend, während negativer Befund nicht durchaus beweist; letztere in genügender Masse und aus dem Tumor selbst, aber aus intakten, spez. Randpartien; bei malignen Tumoren cave Anoperieren mit Zellverschleppung und Wachstumsbeschleunigung sowie Infektion, daher möglichst baldige, am besten sofortige histologische Untersuchung und anschließend Radikaloperation, auch Röntgenvorbestrahlung; wenn möglich überhaupt Ausschneiden im Gesunden bei der Probeexcision), sowie bei inneren Organen deren Probefreilegung durch Laparotomie, Trepanation, Thorakotomie. Manchmal werden verborgene Carcinome z. B. Ösophaguscarcinome erst erkannt aus ihren Metastasen (sog. „Sendboten aus der Tiefe"). Die serologische Krebsdiagnose ist bisher noch nicht in befriedigendem Maße gelungen. Bedeutungsvoll ist oft die Blutkörpersenkungsbeschleunigung; freilich ist sie nicht konstant (anfangs nicht selten fehlend) und nicht spezifisch (auch vorhanden bei Entzündung oder Nekrose!).

Von größter Bedeutung für die Behandlung, spez. Operation ist die Frage, ob eine nachgewiesene Geschwulst als primär oder als sekundär, d. h. als Metastase eines nicht in die Augen fallenden Primärtumors aufzufassen ist; z. B. sind Halsdrüsentumoren oft Metastasen eines Rachen-, Speiseröhren- oder Magentumors, Lebertumoren Metastasen eines Tumors im Pfortaderwurzelgebiet, Lungen-, sowie Ovarial-, Knochen- u. a. Tumoren Metastasen eines Magen- oder anderen Tumors. Multiple Tumoren kommen vor, sind aber selten, am ehesten an der Haut bei deren chronischer Reizung; im übrigen wird man gewöhnlich bei multiplen Tumoren Metastasen eines (vielleicht kleinen und verborgenen) Primärtumors annehmen dürfen.

Behandlung: Ideal der Behandlung der Geschwülste ist: so bald und so radikal als möglich, besonders bei bösartigen Geschwülsten!

a) Kausale Behandlung.

I. Operative Behandlung. Am sichersten ist die blutige (operative) Entfernung der Geschwulst, und zwar gewöhnlich mit dem Messer, auch mit dem Thermokauter oder Kaltkauter. Bei gutartigen Geschwülsten ist die Exstirpation die Methode der Wahl; absolut indiziert ist sie hier bei störender Größe oder Lokalisation (z. B. bei Hirntumor, Struma, Kehlkopfpolyp, Ovarialcystom u. dgl.), bei bedrohlichem Wachstum (z. B. Hämangiomen von Kopf und Gesicht) oder bei drohender maligner Entartung (z. B. bei wachsendem Pigmentnävus); dagegen muß sie unterbleiben bei unverhältnismäßig großem oder entstellendem Eingriff (z. B. bei großem Gesichtshämangiom) oder bei multiplen Tumoren (z. B. Exostosen, Fibromen, Lipomen usw.) und kann unterbleiben bei nicht störenden, dabei sicher gutartigen Geschwülsten. Bei bösartigen Geschwülsten ist die Exstirpation Grundsatz, und zwar möglichst frühzeitig und möglichst radikal durch Ausschneidung weit im Gesunden mit Einschluß der regionären Lymphdrüsen, und zwar am besten in toto (z. B. bei Mammacarcinom: Fortnahme der ganzen Brust mit Brustdrüse und M. pectoralis major sowie mit Achselhöhlenausräumung). Die regionären Lymphdrüsen sind, mögen sie fühlbar sein oder nicht, mit allem sie umgebenden Fett- und Zellgewebe gründlich auszuräumen; sitzt der Primärkrebs in oder nahe der Mittellinie (z. B. an Lippen, Zunge, Kehlkopf, Nabel, Genitalien, After), so soll die Lymphdrüsenausräumung unter allen Umständen beiderseits geschehen. Gleich radikales Vorgehen gilt in erhöhtem Maße für Rezidive, aber nur für lokale und regionäre, nicht aber mehr für entfernte, welche in der Regel die Inoperabilität des betr. Falles anzeigen; auch bei Rezidivoperation ist übrigens die Aussicht auf Dauerheilung um so besser, je frühzeitiger operiert wird; man wird dann sehr radikal vorgehen, evtl. mit Glüheisen oder Hochfrequenzapparatur. Die sicherste Radikalheilung gewährt bisher nur die chirurgische Operation; alle nichtoperativen Mittel sind bisher nicht als zuverlässig und zureichend erwiesen; es besteht daher bis auf weiteres die Forderung zu Recht, daß eine operable Krebsgeschwulst sobald als irgend möglich ausgeschnitten werden soll. Dagegen sind bösartige Geschwülste hinsichtlich der Radikaloperation aussichtslos (inoperabel) in folgenden Fällen:

1. Bei zu großer Ausdehnung der primären Geschwulst, spez. Verwachsung mit der Nachbarschaft (z. B. bei Mammacarcinom mit der knöchernen Brustwand) oder gar bei Ergreifen lebenswichtiger Organe (z. B. der Lungen, wenn

auch hier die Möglichkeit der Mitentfernung manchmal gegeben sein wird in rein technischer Hinsicht, aber doch mit nur geringer Aussicht auf Dauerheilung).

2. Bei zu weiter Metastasierung (z. B. in Haut, Peritoneum, Knochen, Lunge, Leber usw.). Dabei gilt als Erfahrungstatsache, daß die nachweisbaren Metastasen gewöhnlich nur ein kleiner Teil der tatsächlich vorhandenen sind. Was die Lymphdrüsenmetastasen angeht, so besteht noch Aussicht auf Dauerheilung, wenn erst die regionären Lymphdrüsen 1. Ordnung ergriffen sind, während eine Metastasierung darüber hinaus geringe Aussicht bietet (z. B. bei Mammacarcinom dürfen die Achseldrüsen erkrankt sein; aber schon bei Erkrankung der Oberschlüsselbeindrüsen ist Dauerheilung unwahrscheinlich).

3. Bei schlechtem Allgemeinzustand, welcher die Operation bzw. Betäubung nicht erlaubt, es sei denn, daß durch gewisse Vorbehandlung oder Schutzmaßnahmen Abhilfe geschaffen werden kann (z. B. Lokalanästhesie bei Herz-, Lungen- und Nierenleiden, Diät und Insulin bei Diabetes).

An Stelle des Messers bedient man sich in manchen Fällen, spez. bei bösartigen Geschwülsten, namentlich vorgeschrittenen oder rückfälligen, aber auch bei gewissen gutartigen (Hämangiomen) ebenso wie bei Entzündungen, (spez. Eiterung und Tuberkulose) und bei Tätowierung, Warze, Muttermal od. dgl. des elektrischen (Hochfrequenz-) Stroms. Prinzip ist Joulesche Wärme, welche bei der Durchleitung der Tesla-Ströme im Körper infolge des Gewebswiderstands entsteht; als passive Elektrode dient eine breite Bleiplatte, welche fest und gleichmäßig an den Rücken o. a. angewickelt wird (Verbrennungsgefahr, namentlich bei Durchnässung!), als aktive Elektrode entweder a) zum Verkochen (Elektrokoagulation) Stahlkugel od. dgl. bei großer Stromstärke oder b) zum Schneiden (Schmelzschnitt) Stahlband oder -schlinge od. dgl. bei großer Stromfrequenz; zweckmäßigerweise benutzt man einen besonderen Handgriff mit Stromunterbrechung bzw. -einschaltung durch einfachen Fingerdruck. Nachteile: 1. Verbrennungsgefahr an der passiven Elektrode. 2. Explosionsgefahr bei Äther- und Chloräthylbetäubung. 3. Nachblutungsgefahr. 4. Lähmung bei Einwirkung auf Hirnrinde, Pyramidenbahn oder Rückenmark. 5. Heilungsverzögerung in der Verschorfungszone; (die genannten Nachteile sind aber bei richtiger Anzeige und Ausführung vermeidbar!). Vorteile: 1. Rasches und übersichtliches Operieren durch Blutungsverminderung infolge Verschlusses der kleinen Gefäße in der Verkochungszone, während größere Gefäße zu unterbinden sind. 2. Abtötung von Infektionserregern, spez. wichtig bei verjauchten Geschwülsten und bei Eiterungen, sowie bei Noma, Tetanus, Diphtherie, Milzbrand, Rotz, Tuberkulose usw. 3. Verhütung von Impfmetastasen durch sofortige Versiegelung der Blut- und Lymphbahnen bei malignen Tumoren, auch wichtig bei Probeexcision, wobei aber in der Verkochungszone das Gewebe verändert wird. 4. Möglichkeit besseren Ablösens der Geschwulst bei entzündlichen Verwachsungen. 5. Gute Heilungstendenz mit zarter, weicher und glatter Narbe. 6. Geringer Wundschmerz. 7. Verminderung des postoperativen Shocks.

Die Kauterisation mit Ätzmitteln, Thermokauter, Kaltkauter usw. ist im allgemeinen abzulehnen, da ungenügend (nicht radikal!) und gefährlich (Beschleunigung des Wachstums durch Reizung!); zulässig ist sie nur radikal bei gewissen kleinen gutartigen Geschwülsten, (z. B. Warzen und Hämangiomen) und palliativ bei inoperablen bösartigen. Das Abbinden (bei Warzen sowie pendelnden Haut- und Schleimhautfibromen von messerscheuen Ärzten beliebt) ist wegen des unvermeidlichen Zurückbleibens von Geschwulstteilen ungenügend, daher nur im Notfall z. B. bei Hämophilie erlaubt; sonst wird es besser ersetzt durch die Entfernung in Form von spindelförmiger Ausschneidung im Gesunden samt Geschwulstbasis.

Die Ligatur der zuführenden Gefäße kommt nur bei inoperablen Geschwülsten in Betracht, spez. auch bei Haemangioma art. racemos, sowie malignen Tumoren der Glieder (Hauptarterie), Zunge (A. lingualis) oder Gebärmutter (A. uterina), desgl. Versuche zur Beeinflussung der Tumoren

durch Anämisierung (Adrenalininjektionen), fibröse Umgestaltung (Alkoholinjektionen) u. dgl.

II. Nichtoperative Behandlung. Angezeigt bei gewissen gutartigen und bei
den inoperablen bösartigen Geschwülsten.

1. Röntgen- und Becquerelstrahlen (Radiotherapie). Wirkung nicht
spezifisch, evtl. aber in gewissem Sinne elektiv, d. h. die Tumorzellen
werden bei entsprechender Technik am lebhaftesten geschädigt, ähnlich
wie das embryonale Gewebe und das Parenchym in Hoden und Ovarien, Milz,
Lymphdrüsen und Knochenmark (,,Radiosensibilität''); neben der Schädigung
der Geschwulstzellen findet zugleich eine Reizung des umgebenden gesunden
Gewebes, spez. Bindegewebes statt, dessen entzündliche Vorgänge der Abwehr
dienen (vor allem wird das retikulo-endotheliale System angeregt, in welchem
die Schutzvorgänge ihren Hauptsitz haben). Indikation: 1. Gewisse gutartige
Geschwülste, nämlich Warzen, Teleangiektasien, Uterusmyome usw. 2. Bösartige Geschwülste (Carcinome und vor allem Sarkome, spez. lymphogene) nur im
Falle der Inoperabilität des Tumors bzw. Tumorrezidivs und sonst evtl. neben
(nach und evtl. auch vor) der Operation. Durch die neuerdings vervollkommnete Technik ist die Radiotherapie wirksam gestaltet und auch auf operable
bösartige Geschwülste namentlich von gynäkologischer Seite (Krönig) mit
Erfolg ausgedehnt worden. Bisher ist jedoch nach dem Urteil der weitaus
meisten Chirurgen die alleinige Radiotherapie bei den operablen Carcinomen
und Sarkomen zu verwerfen, da sie hier — abgesehen von allgemeinen
und örtlichen Schädigungen (Röntgenverbrennung und Röntgenkater bzw.
Kachexie!) — weniger sicher ist, auch nicht besser vor Rezidiven schützt und
schließlich wegen der unvollkommenen Tiefenwirkung die Gefahr des Weiter-
greifens in der Tiefe bei oberflächlicher Vernarbung oder bei ungenügender
Dosierung gar die Gefahr der Reizung und wegen des Zuwartens die Gefahr
der mittlerweile einsetzenden Metastasierung in sich birgt; auch scheinen
widerstandsfähige Reste des Tumors bzw. Tumorrezidivs in bestrahltem Gebiet sich besonders bösartig zu verhalten. Die Röntgentherapie der malignen
Tumoren beschränkt sich daher im wesentlichen auf die inoperablen und
rezidivierenden Fälle; hier ist neben der tumorzellenzerstörenden auch die
schmerzstillende und die psychische Wirkung von Bedeutung. Inwieweit es
gelingt, durch prophylaktische Röntgenbestrahlung nach Radikaloperation
die Rezidivgefahr herabzusetzen, ist noch nicht sicher, so lange die notwendige
Dosierung noch nicht genau berechnet und gemessen werden kann; jedenfalls ist Reizung der Carcinomzellen zu vermeiden, da sonst der Schaden
größer ist als der Nutzen, was sich in frühem Rezidiv zeigt. Besonders guter
Erfolg wird erzielt bei den malignen Drüsentumoren: Lymphosarkomen usw.
und überhaupt bei den Sarkomen, spez. bei solchen von Lymphdrüsen, Tonsillen, Schilddrüse u. a., sowie bei Carcinommetastasen der Knochen und bei
den oberflächlichen Carcinomen, spez. Cancroiden an Gesicht, Lippen, Penis,
Cervix usw.; bei letzteren wird die Radiotherapie, wie sonstige nichtoperative
Verfahren, von manchen Chirurgen zugelassen und im Falle kosmetischer
Rücksicht z. B. im Gesicht spez. an Auge, Nase und Lippe vorgezogen, im
übrigen aber von der operativen Entfernung an Sicherheit, Schnelligkeit und
Einfachheit übertroffen; jedenfalls ist sorgfältige Nachuntersuchung der be-
strahlten Fälle nötig und bei Mißerfolg der Strahlentherapie der betr. Fall
der Operation zeitig genug zuzuführen, diese überhaupt von vornherein auszuführen bei erfahrungsgemäß refraktären oder sonst für die Bestrahlung
nicht geeigneten Fällen z. B. bei Osteosarkom und bei Hautcarcinom an
Stamm und Gliedern sowie bei Carcinom der inneren Organe; jedenfalls
sind alle gut operablen Geschwülste zu operieren, spez. solche an Haut,
Brustdrüse, Hoden, Nieren usw., wobei eine Nach- und evtl. auch eine Vorbestrahlung zur Unterstützung herangezogen wird. Technik: a) Röntgenstrahlen: Man verwendet teils weiche (niedrig evakuierte und wenig
durchdringende) Röhren für oberflächliche Tumoren, teils harte (höher
evakuierte und stark durchdringende) für tiefliegende. Im ersteren

Falle ist die gesunde Haut der Umgebung durch sog. Blenden, d. h. absorbierende Stoffe, z. B. Bleiplatten zu schützen; höchstens darf ein Tage bis Wochen später auftretendes Erythem entstehen („Erythem- oder Normaldosis"; durch sog. „Dosi- oder Quantimeter" bestimmbar); heutzutage läßt sich bei entsprechender Technik (Dosimetrie und Schutzfilter) der Röntgenschaden so gut wie vermeiden; andernfalls droht Röntgenverbrennung, -geschwür (noch nach Monaten; äußerst hartnäckig wegen schlechter Granulationsbildung infolge Gefäßveränderungen) und -carcinom (s. da). Im zweiten Fall ist zwecks Tiefenwirkung ein verstärktes Röntgenlicht zu verwenden (sog. „Röntgentiefentherapie": Krönig u. a.), dabei aber die Haut vor den auch in harter Röhre entstehenden weichen Strahlen zu schützen durch sog. Filter, d. h. zwischengeschaltete, einige Millimeter dicke Metall- z. B. Aluminium-, Kupfer- oder Zinkplatten („Filtriermethode"), auch zwecks gleichmäßiger Strahlendurchsetzung des ganzen Krankheitsgebiets die Bestrahlung abwechselnd von verschiedenen Hautstellen oder gleichzeitig von verschiedenen Richtungen vorzunehmen („Kreuzfeuerverfahren"), auch evtl. bei tiefliegenden Tumoren unter Vorlagerung derselben durch Zurückschlagen der Haut, bei solchen der Bauchhöhle durch Einnähen oder Einstopfen in die Laparotomiewunde. Zur Verstärkung der Strahlenwirkung hat man auch versucht, das erkrankte Gewebe zu sensibilisieren durch Einspritzung von Serum, Blut, Eiweiß, Arsen, Jod, Chinin u. dgl.; doch ist man davon wieder abgekommen, seitdem man wirksamere Verfahren der Bestrahlungsbehandlung gefunden hat. Heutzutage wird die Bestrahlung auch oft fraktioniert-protrahiert durchgeführt unter Aufteilung in zahlreiche Einzeldosen von geringerer Intensität bei starker Filterung und bei weiter Entfernung (Coutard).

b) Becquerelstrahlen: Radioaktive Substanzen, und zwar Radium (als Salz, meist als Radiumbromid; „Halbwertzeit" beträgt ca. 1700 Jahre), Mesothorium (billiger, aber von kürzerer Dauer; Halbwertzeit beträgt nur einige, durchschnittlich 6,7 Jahre), Thorium X (von noch kürzerer Dauer; Halbwertzeit beträgt nur einige, durchschnittlich 3,64 Tage) auch intratumoral, intravenös und per os [sog. Trinkkur] usw. Technik: In Metallröhrchen, -kapseln, -nadeln u. dgl. mit Metallfilter. Dosis: 50 bis mehrere Hundert Milligramm bei mehrstündiger bis mehrtägiger Dauer, berechnet nach Milligrammstunden. Wirkung: Man unterscheidet 3 Strahlengruppen, von denen die α- und β-Strahlen wenig durchdringend und durch Aluminiumfilter absorbierbar, die γ-Strahlen sehr durchdringend (stärker als die härtesten Röntgenstrahlen) und durch Metallfilter etwa von mehreren Zentimeter Dicke passierend sind; Berechnung nach Mache-Einheit = 1000 × elektrostatische Einheit. Wirkung erfolgt in ihrer vollen Höhe erst nach einiger Zeit (Latenzstadium); sie kann viele Wochen bis Monate anhalten (Nachwirkung). Tiefenwirkung: Bis 3 und mehr Zentimeter. Gefahren: Bei zu geringer Wirkung Reizung der nicht beeinflußten Zellen in der Tiefe oder in der Randzone, bei zu starker Wirkung Geschwürsbildung und Durchbruch in innere Organe (Blase, Peritonealhöhle, Darm, Herz und große Gefäße). Indikation: Zugängliche Tumoren der Haut und Schleimhäute, sowie in erreichbaren Höhlen: Mundhöhle, Speiseröhre, Scheide, Mastdarm usw., also Carcinome von Haut, Mamma, Zunge, Tonsillen, Ösophagus, Mastdarm, Prostata, weiblichen Genitalien usw.

2. Blitzbehandlung, Fulguration (Keating-Hart), d. h. Einwirkung von 10—20 cm langen elektrischen Funken durch Entladung hochgespannter und hochfrequenter sog. „Tesla-Ströme"; anwendbar für oberflächliche Carcinome in Verbindung mit Operation; Erfolg im allgemeinen gering, daher nur für oberflächliche Tumoren brauchbar und hier durch andere Methoden ersetzbar.

3. Elektro- oder Kaltkaustik, d. h. Durchleiten hochgespannter und hochfrequenter Ströme teils als Elektrokoagulation, wobei das Gewebe durch Aufsetzen der (sog. aktiven) Elektrode koaguliert wird, teils als Lichtbogenoperation, wobei das Gewebe durch das einige Millimeter entfernt gehaltene

Nadelinstrument (de Forestssche Nadel) mittels des entstehenden Licht-
bogens durchschnitten wird (Vorsicht in der Nähe der Körperhöhlen und der
großen Gefäße!); Erfolg bei gutartigen Geschwülsten befriedigend, z. B.
bei Hämangiomen, heutzutage auch bei bösartigen Geschwülsten in Form des
Verkochens oder des Ausschneidens (s. o.).

4. Elektrolyse.

5. Licht (,,Sonnenlichtersatz"): Kohlenbogen- (Finsen) und Quecksilber-
dampflicht (sog. ,,künstliche Höhensonne"); Wirkung oberflächlich und gering.

6. Kälte. Flüssige Luft oder besser Kohlensäureschnee; einfach und nicht
sehr schmerzhaft sowie kosmetisch; Tiefenwirkung ist allerdings gering,
höchstens 10 mm; angezeigt z. B. bei oberflächlichen Hämangiomen, Fibromen
u. dgl.; zweckmäßigerweise wird die Kohlensäure aus einer Bombe in einem
Rehlederbeutel aufgefangen und in Celluloidhülsen mit Holzstempel von
besonderer Querschnittsform auf die betr. Stelle aufgepreßt; Dauer 20 bis
60 Sekunden und mehr.

7. Hitze. Thermokauter (Cauterium actuale), früher als Ferum
candens, jetzt als Paquelin oder als Galvanokauter.

8. Ätzung (Cauterium potentiale), d. h. Ätzung mit chemischen
Mitteln, welche entweder die Geschwulst zerstören oder durch künstliche
Erzeugung einer mehr oder weniger tiefgreifenden Entzündung zur Rückbildung bringen, z. B. bei Warzen rauchende Salpetersäure und sonstige
Mineralsäuren 50—80%, Milchsäure 10—20%, Chromsäure 10—30%, Pyrogallussäure, Trichloressigsäure, Ätzalkalien, auch als Wiener Ätzpaste (Ätz-
alkali mit Alkohol oder Kal. caust., Calcar. ust., Sapo virid., Aq. dest aa.),
15—50%ige Chlorzinklösung oder -paste, Arsenik (z. B. Arsenic. alb. 0,5 Cinna-
baris 2,5 Ungt. ros. 20,0), auch als Zellersche Paste (Rp. Acid. arsenic. 2,0,
Hydr. sulfur. rubr. 6,0, Carbo animalis 2,0, Glycerin 1,0, Vaselin ad 20,0),
ferner milder z. B. bei oberflächlichen Hämangiomen (s. da) als Pinselungen,
Umschläge, Pflaster oder Kollodiumkombination mit Chlorzink, Resorcin,
Sublimat, Formalin, Aceton, Ichthyol, Jod, Kal. permangan. usw. sowie
Kupfdermasan u. dgl.

9. Chemotherapie, d. h. Verabreichung, spez. Injektion chemisch wirksamer
Mittel mit spezifischer Beeinflussung der Tumorzellen unter Schonung der
normalen Gewebszellen: Jod (als Jodkalium oder Jodnatrium, Jodipin u. dgl.,
intramuskulär oder intravenös auch als Endojodin oder Alival: organisches
Jodpräparat) und vor allem Arsen (als Arsenik, Rp. Sol. arsenic. Fowleri,
Tinct. amar. aa 15,0, steigend von 6 auf 36 Tropfen und wieder zurück, alle
2 Tage um 1 Tropfen, 3mal täglich nach dem Essen sowie Natr. cacodyl.,
Solarson, Atoxyl, Optarson, Rivoren (Solarson + Endojodin) subc. oder Arsa-
cetin und Salvarsan intravenös), vielleicht auch Selen u. a. Metalle: Gold,
Silber, Kupfer, Wismut, Blei, Kobalt u. a. z. B. Introcid (Jod-Cer-Verbindung
mit Salzen) oder Seleneosin (Wassermann; bisher nur mit Erfolg bei
subcutanen Mäusetumoren) und Cholin (Werner-Exner: chemische Imi-
tation der Röntgenstrahlen) sowie Farbstoffe: Methylenblau, Methylviolett,
Trypaflavin und vor allem Isaminblau (in Kombination mit Strahlentherapie)?

10. Serotherapie (sog. ,,Immunisierungs- oder Vaccinetherapie") stützt
sich auf die Beobachtung Ehrlichs, welcher aktive Immunisierung bei
Mäusen durch Verimpfung eines wenig virulenten Mäusecarcinoms gegenüber
hochvirulenter Krebsmasse erzielte; Technik: Verimpfung des unter strengster
Asepsis gewonnenen Geschwulstbreis (cave ulcerierte Tumoren) entweder
nach einigen Tagen steriler Autolyse im Brutschrank (wohingegen lebende
Zellen Impfmetastasen hervorrufen können) subcutan oder besser intravenös
oder nach technischer Zerkleinerung (wobei nicht nur die Fermente, sondern
alle antagonistischen Stoffe, auch die Substanzen der Tumorzellen erhalten
bleiben); am besten ist die Verwendung des eigenen Tumors (,,Autovacci-
nation"). Die aktive und passive Immunisierung mit vermeintlichem Ge-
schwulsterreger ist natürlich aussichtslos, solange ein solcher nicht erwiesen

und bekannt ist, und da ein solcher unwahrscheinlich ist, muß die Serotherapie im Sinne der Immunisierung fallen gelassen werden; sie kann daher wohl nur als Reizkörpertherapie gelten.

11. Bakteriotherapie (sog. ,,antagonistische Therapie") stützt sich auf die gelegentliche Beobachtung günstiger Beeinflussung von Geschwülsten durch darüber hinwegziehende Infektionen, z. B. bei malignen Tumoren, spez. Sarkomen durch Erysipel; Wirkung unsicher und evtl. gefährlich; empfohlen wurde unter anderem bei Hämangiomen Kuhpockenimpfung auf dieselben, bei malignen Tumoren, spez. Sarkomen Einspritzung von Toxin aus sterilisierten Streptokokken- und Prodigiosuskulturen (Coley) oder von Antitoxin, d. h. Serum von mit durch Tierpassage virulenzgesteigerten Streptokokkenkulturen vorbehandelten Schafen (Emmerich und Scholl) sowie Vaccine aus abgetöteten Reizkulturen verschiedener Parasiten spez. Megamyceten (Schmidt: Antimeristem).

12. Reizkörpertherapie (d. h. Einspritzung von Reiz- spez. Proteinkörpern, z. B. Serum, Milch, Caseosan, Aolan, Novoprotin, Omnadin, Yatrencasein, Blut u. dgl.) dürfte bei Tumoren nur geringen oder keinen Erfolg haben, wenigstens nicht wesentlich und dauernd.

13. Fermenttherapie: Trypsin, Pankreatin usw.

14. Organotherapie: Schilddrüse, Thymus, Milz, Pankreas, Leber, Lymphdrüse, Knochenmark, Hoden und Eierstöcke u. a. am besten von jungen Tieren oder Föten (z. B. Extrakt nach Fichera) sowie Serum von mit Organen, Bakterien oder Tumorextrakten vorbehandelten Tieren z. B. Carcinolysin (mit Öl gemischter Pflanzenextrakt), Tumorcidin (Serum von mit Keimdrüsen geimpften Tieren) u. a.

15. Gastherapie: Sauerstoff und Kohlensäure gemischt zur täglichen Inhalation für je 2 Stunden monatelang (Fischer-Wasels).

Anmerkung: Für die kausale Behandlung ist ausreichend allein die Operations- und mit gewissen Einschränkungen auch die Strahlenbehandlung; von den übrigen Behandlungsverfahren sind die letztgenannten überhaupt fragwürdig und die erstgenannten auch nur für gutartige Geschwülste ausreichend, dagegen für bösartige beide Gruppen ungenügend, daher abzulehnen, falls Operations- und Strahlenbehandlung möglich und aussichtsvoll sind.

b) Symptomatische Behandlung.

Verband ulcerierter Tumoren mit antiseptischen, ätzenden, desodorisierenden, aufsaugenden, blut- und schmerzstillenden Lösungen, Pulvern und Salben, z. B. mit Lösungen von Kamillen bzw. Kamillosan, essigsaurer Tonerde, Wasserstoffsuperoxyd, übermangansaurem Kali, Dijozol, Rivanol, Alkohol 30% u. a.; Lebertran, Granugenol u. a. sowie schmerzlinderndes Öl; Holz- oder Tierkohle, Bolus alba evtl. mit 1% Höllensteinzusatz (Silberbolus) usw. sowie Jodoform, Dermatol, Bism. subnitric., Zinkperborat, Albertan u. a.; Resorcin, Ichthyol, Formalin, Chlorzink usw. (vgl. 8: Ätzung!), evtl. Exkochleation oder Kauterisation usw. sowie Hochfrequenzstrom.

Schmerzstillung lokal mit physikalischen (Wärme, spez. Fön, Diathermie, Röntgenbestrahlungen usw.) und chemischen Mitteln, (Anästhesin, Perkain usw.) und allgemein mit Antineuralgika (Aspirin, Pyramidon, Gardan usw.) sowie mit Hypnotika (Veramon, Allional, Dormalgin, Optalidon usw.) und nötigenfalls mit Narkotika (Eukodal, Narkophin, Dilaudid, Trivalin, Morphium u. a.; z. B als Mischpulver mit Pyramidon als Treupelsche Tabletten, Titretta analgika od. dgl. oder als Injektion ist schließlich das einzige Mittel, das schreckliche Ende zu erleichtern!). Auch Chlordotomie d. h. Durchtrennung der Vorderseitenstränge des Rückenmarks ist gelegentlich ausgeführt worden (s. da). Kobratoxin ?

Palliative Eingriffe, z. B. Entlastungstrepanation, Tracheotomie, Gastrostomie, Gastroenterostomie, Cholecystenterostomie, Colostomie, Cystostomie, sowie Punktion von Pleura, Abdomen, Hydrocelensack usw.

Der Krebskranke ist im allgemeinen über die wahre Natur seines Leidens zu täuschen (ihm gegenüber spreche man auch nicht von Krebs, sondern immer nur von Gewächs, Wucherung, Geschwür u. dgl., auch in der Unterhaltung mit Kollegen nicht von Carcinom, sondern von malignem Tumor, Epitheliom u. dgl.); die Angehörigen dagegen sind gewöhnlich, aber auch nicht immer, jedenfalls nur mit Auswahl und Vorsicht aufzuklären. Bei inoperablem Tumor ist in der oben geschilderten Weise palliativ und symptomatisch zu behandeln (sonst droht Selbstmord oder Zuflucht zum Kurpfuscher!).

Daneben versuche man seelische und körperliche Allgemeinbehandlung, u. a. Luft, Licht, Sonne, Ernährung, spez. vegetabilische Kost, Dextropur, Vitamine, Organpräparate (Leber, Milz, Thymus, Hoden und Eierstock, am besten von jungen Tieren, auch verpflanzt), Radium-, Trink- und Badekuren, Abführkuren, Aderlässe, Bluttransfusionen, Hochgebirgsklima, Jod-, Eisen- und Arsenpräparate (Introcid, Solarson und Eisenelarson, Aegrosan, Endojodin, Rivoren u. dgl.), Insulin usw. (s. o.).

B. Spezieller Teil.

a) Mesoblasttumoren.

α) Bindegewebs-, β) Muskel-, γ) Nervengeschwülste.

α) Bindegewebsgeschwülste.

1. Fibrom, 2. Lipom, 3. Chondrom, 4. Osteom, 5. Angiom: Häm- und Lymphangiom, 6. Sarkom.

1. Fibrome (Bindegewebsgeschwülste).

Aufbau vorwiegend aus Bindegewebe, und zwar aus Bindegewebszellen und -fibrillen; diese entweder dicht (hartes Fibrom, auch Desmoid) oder locker (weiches Fibrom); Gefäßreichtum wechselnd, bisweilen, z. B. bei Nasen- und Nasenrachenpolypen bedeutend, evtl. Übergang zu Gefäßgeschwülsten (F. teleangiektaticum, cavernosum, lymphangiektaticum); evtl. mit Verflüssigung der Grundsubstanz (F. myxomatodes) oder mit Höhlenbildung (F. cysticum); auch Mischformen mit Gefäß-, Muskel-, Knorpel-, Knochen- und Nervengewebe: Fibroangiom, -lipom (z. B. im subcutanen und subserösen Gewebe), -myom (z. B. im Uterus), -chondrom und -osteom (z. B. an der Schädelbasis), sowie -sarkom. Form rundlich, an Haut und Schleimhäuten oft gestielt.

Ausgang: oftmals Keimversprengung; ob es sich bei den aus Entzündungs- und Verletzungsvorgängen hervorgehenden Fibromen um echte Geschwülste handelt, erscheint fraglich (Bauchdeckendesmoid).

Vorkommen: **a) Haut: 1. Weiche oder Fleischwarze** (Verruca carnea), einzeln an Gesicht oder Nacken, multipel an der ganzen Körperoberfläche, hier meist ausgehend von den Hautnerven [s. u.; wohl zu unterscheiden von den fibro-epithelialen Geschwülsten (s. da) und von den Warzen an den Händen, welche durch Hypertrophie von Papillarkörper und Epidermis entstehen, auch übertragbar sind (s. da)].

2. Fibroma molluseum an den Gliedmaßen; wohl ausgehend von den Nerven als Nervenfibrom; gewöhnlich multipel (davon wohl zu unterscheiden ist das sog. Molluscum contagiosum).

3. Haut- oder Lappenelephantiasis an Gesicht, Kopf, Schulter usw.; z. T. zu den Neurofibromen oder zu den Häm- und Lymphangiomen gehörig (s. u.).

4. Hartes Fibrom. Als harte Warze in Form eines kleinen harten Knotens oder als Fibroma pendulum in Form einer pilzförmig gestielten Geschwulst (z. B. an Rücken sowie Innenseite der Oberarme und vor allem der Oberschenkel).

Anmerkung. Keloid (d. h. „Krebsschere") ist eine bindegewebige Narbengeschwulst aus der retikulären Schicht der Cutis (wohl zu unterscheiden von der einfachen hypertrophischen Narbe, welche sich im Gegensatz zum Keloid nicht erst später, d. h. nach einigen Wochen, sondern zugleich mit Wundheilung und bei mehr oder weniger ausgesprochener Störung derselben entwickelt und sich gewöhnlich langsam, wenn auch nicht vollkommen zurückbildet); Bau aus dickbalkigen homogenen Zügen und dazwischengelagerten protoplasmareichen Zellen bei Mangel an elastischen Fasern und Reichtum an kollagenen Fasern, bedeckt von gefäßreicher dünner Lage nicht verhornter Cutis, daher glänzend und rötlich, aber ohne elastische Fasern, Haare und Haarbalgdrüsen; manchmal schmerzhaft und juckend; Entstehung bisweilen anscheinend spontan, sonst gewöhnlich in Hautnarben („Narbenkeloid") bei Verbrennung, Säure- und Laugenätzung, primär oder sekundär heilenden Verletzungen und Operationsschnittwunden und Stichkanälen, chronischen infektiösen Geschwüren, Impfung, Quetschwunden (Peitschenhieb), Morphiuminjektionen, Acne, Furunkel, Herpes usw.; bevorzugt sind Ohrläppchen (Ohrringstich), Oberarm (Impfstelle), Gesicht, Hals, Brust und Bauch, namentlich in der Brustbeingegend und Achselhöhle; verschont bleiben Handteller und Fußsohle; Erblichkeit (spez. Habitus asthenicus) und Rasse (Neger!) prädisponieren; große Neigung zu Rezidiv; daher Exstirpation unsicher (auch trotz Excision im Gesunden oder Transplantation von Haut; zum Wundschluß Haar oder feinster Silberdraht, besser Wundklammern oder Subcutannaht mit baldigster, am besten sofortiger Röntgenbestrahlung); daneben zu versuchen sind hyperämisierende und erweichende Maßnahmen z. B. Heißluft, Diathermie, Kohlensäureschnee, Elektrolyse, Jodund Ichthyolpräparate, 10% Pyrogallolsalbe, Salzsäurepepsinlösung zu Umschlägen und Injektionen, Fibrolysininjektionen allgemein und vor allem lokal sowie Fibrolysinguttoplast; auch vor allem prophylaktisch und therapeutisch, auch neben Operation Röntgen- bzw. Radiumbestrahlung und weniger Finsenlicht. Padutin?

b) Subcutis. Als harte, abgekapselte, gegen Haut und Unterlage verschiebliche Knoten.

c) Schleimhaut. Sog. Schleimhautpolypen (feinfaserig und weitmaschig mit viel Flüssigkeit, nach deren Auspressen die bis hühnereigroßen Tumoren stark zusammenfallen); meist in der Nase (Nasenpolypen), seltener an Mundboden, Zahnfleisch und Zunge, sowie Kehlkopf, bisweilen in Harnröhre und Gallengängen (klein und multipel) und in Magen-Darm (submukös).

d) Fascien und Aponeurosen. An Hals und Nacken, sowie besonders als sog. „Desmoid" an den Bauchdecken (s. da), hier gewöhnlich nur bei Frauen, welche geboren haben (traumatische Entstehung?); meist ausgehend von dem hinteren, selten vorderen Blatt der Rektusscheide, Fascien der schrägen Bauchmuskeln, Fascia transversa und Linea alba; Nachweis bei Bauchmuskelanspannen; wegen Auseinanderdrängens der Muskeln ist deren Vernähung nach Exstirpation des Tumors notwendig (sonst Bauchbruch!).

e) Periost. An Ober- und Unterkiefer (gewisse Formen von Epulis und centrale Fibrome), sowie an Schädelbasis und -dach (Nasenrachentumoren, vorwiegend bei männlichen Personen von 15—25 Jahren am Dach der Rachenhöhle, evtl. von hier bis in Nasen- und Nebenhöhlen und evtl. durch die Decke der Keilbeinhöhle bis in das Schädelinnere); selten an sonstigen Knochen.

f) Drüsige Organe, spez. Mamma (Fibroadenoma) und **Nieren** (in Rinde und Markkegeln; hier auch als Fibrolipom und -myxom).

g) Nerven, und zwar cerebrospinale und sympathische: sog. „Neurofibrome". Teils als vereinzelte, oft schmerzhafte Haut- und Unterhautknoten (Tubercula dolorosa) oder meist als multiple (bis zu Hunderten über den ganzen Körper) weiche Fibrome oder als elephantiastische Lappenbildungen, verbunden mit behaarten und pigmentierten Nävi, weichen Warzen usw. (multiple oder generalisierte Neurofibrome, v. Recklinghausen 1888; bei gleichzeitiger Haut- und Unterhautwucherung in Form elephantiastischer Lappenbildung: Elephantiasis neuromatosa, Virchow), teils beschränkt auf einzelne Nervengebiete (Rankenneurom; ähnlich wie das Rankenangiom in Form ranken- oder regenwurm- oder rosenkranzartiger und geschlängelter Gebilde an den Hautnerven und in Form großer, spindelig-knolliger Verdickungen an den größeren Nerven, ausgehend vom Nerven-bindegewebe [Endo- und Perineurium]). Pathogenese: Entwicklungsstörung; häufiger besteht Heredität und öfters Kombination mit Mißbildungen. Vor-kommen: meist im Alter von 15—40 Jahren, selten später. Männer erkranken häufiger als Frauen. Lokalisation: 1. Extremitätennerven, spez. N. med., uln., rad., N. antebrach. cut. med., N. cut. fem. lat., isch., fem., tib.; 2. Hirn-nerven, spez. N. acust. (ein Teil der sog. Acusticus- bzw. Kleinhirnbrücken-winkeltumoren gehört hierher), trig., fac., vagus, accessorius, glossopharyngeus; bisweilen spez. bei multiplem Sitz auch Rückenmarkswurzeln spez. Cauda equina. Symptome: Sicht- und fühlbarer, meist derber und druckempfind-licher, gegen Haut und Unterlage verschieblicher Tumor im Nervenverlauf; Beschwerden gewöhnlich gering, bisweilen Schmerzen neuralgischer Art oder Hyper-, An- oder Parästhesien sowie Paresen mit Muskelatrophie oder motorischen Reizerscheinungen, selten trophische Störungen und (spez. bei Sitz am Ursprung der Hirn- und Rückenmarksnerven) funktionelle Störungen; evtl. fortschreitend; jederzeit wenn auch selten, droht maligne, und zwar sarkomatöse Entartung mit raschem und infiltrierendem Wachstum, evtl. Hautperforation, sowie mit Metastasen; evtl. nach unvollkommener Exstir-pation rezidivierend. Prognose: zweifelhaft; an den Gliedern nicht ungünstig, aber an Hirn und Rückenmark ungünstig; in ca. 10% maligne Degeneration. Therapie: Evtl. operativ, möglichst unter Erhaltung oder sonst unter Wieder-herstellung der Nervenkontinuität.

h) Peritoneum vom subserösen Gewebe des Mesenterium bzw. Mesocolon und Netzes, sowie vom retroperitonealen Gewebe.

2. Lipome (Fettgeschwülste).

Meist weich, bei starker Ausbildung des fibrösen Stroma hart (Lipoma fibrosum); bisweilen in Kombination mit anderen Geweben (Fibro-, Angio-, Myxo-, Myolipom); Umwandlung durch Ölcysten, Verkalkung, Verknöcherung, sowie Nekrose, evtl. mit Ulceration und Verjauchung. Aufbau aus Fettgewebe. Form „gelappt", dabei Fetträubchen wie die Beeren einer Traube dem Gefäß-stiel aufsitzend und durch Bindegewebe zu großen Lappen oder fingerförmigen Fortsätzen (Kotyledonen) vereinigt; meist abgegrenzt (gewöhnlich), evtl. mit bindegewebiger Kapsel, welche sich zwischen die einzelnen Lappenfurchen einsenkt und mit spärlichen Gefäßen; daher (außer bei Entzündung und chronischer Reizung) gut ausschälbar; seltener infiltrierend. Das Lipom ver-drängt die Umgebung, manchmal zwischen Muskeln und Sehnen einwachsend; dadurch auch Bauchbruch begünstigend in Schenkel- und Leistenkanal und in Lücken der Linea alba (Hernia epigastrica!). Diagnose meist leicht (Lokali-sation, spez. subcutan, langsames Wachstum, Abgrenzbarkeit und Verschieb-lichkeit, lappiger Bau, derbweiche Konsistenz bzw. Pseudofluktuation); schwierig bei Sitz in der Tiefe (Ganglion, Hygrom, Dermoid, Echinococcus u. a., Cysten sowie tuberkulöser Absceß) und in Organen (sonstige Tumoren). Evtl. Schmerzen durch Druck auf benachbarte Nerven (diffus als Adipositas dolorosa). Bevorzugt ist das mittlere Alter (30—50 Jahre), spez. das weibliche Geschlecht. Bisweilen entstehen Lipome anscheinend traumatisch z. B. bei Lastenträgern auf der Schulter. Auch bei allgemeiner Abmagerung verkleinern sich Lipome nicht. Therapie: Exstirpation durch Ausschälung, bei diffusen durch Aus-schneidung; cave Infektion (wegen der hohen Infektionsgefahr empfiehlt sich glattes, schonendes und schnelles Operieren, sowie gute Blutstillung, evtl. Dränage) und starkes Quetschen beim Operieren (sonst Gefahr der Fettembolie!).

Vorkommen: **a) Unterhautzellgewebe.** Am häufigsten, besonders an Schultern (hier auch bei Lastentragen), Rücken und Hals, weniger an Brust und Gesäß sowie Oberschenkel, seltener an Gesicht, Kopf, Hodensack und Schamlippen. Evtl. ist das Lipom gestielt (Lipoma pendulum, auch als sog. „Pseudoschwanz"), evtl. in Form kopfgroßer Anhänge.

Bisweilen multiples, evtl. symmetrisches Auftreten, auch entlang den Nerven: „multiple Lipomatose" evtl. nebst Schmerzen sowie Asthenie und Depression auf Grund einer Störung der inneren Sekretion als sog. Adipositas dolorosa (Dercumsche Krankheit); zu versuchen sind Ovarial- und andere Organpräparate, sowie Reizkörper.

Eine diffuse Zunahme des Fettgewebes kommt vor als diffuse, oft symmetrische Lipome, z. B. am Hals als „Fetthals nach Madelung" (infiltrierend, evtl. dem ganzen Hals breit aufsitzend wie ein spanischer Kragen oder Stuartkrause; nicht auszuschälen, sondern auszuschneiden!) und angeboren an Extremitäten (Fingern) als partieller Riesenwuchs.

b) Fascien und Aponeurosen bzw. Muskulatur (subfascial bzw. inter- oder seltener intramuskulär). Seltener; z. B. an Stirn, Wangen, Hohlhand (hier unter der Palmarfascie, evtl. zwischen den Metacarpalknochen bis zum Handrücken durchwachsend), Fingern (an der Beugeseite), Rücken und Brust (inter- oder seltener intramuskulär z. B. unter dem M. latiss. dorsi oder unter dem Pectoralis), Bauchdecken (hier oft als Vorläufer von Hernien vgl. Lipoma und Hernia präperitonealis epigastrica!).

c) Periost. Selten.

d) Bauchhöhle (subserös). An Netz (namentlich in Hernien), Appendices epiploicae (evtl. mit Bildung freier Körper durch Atrophie des Stiels), Magen-Darm (submucös und subserös; evtl. dadurch innere Einklemmung infolge Invagination oder Knickung), Properitoneum (namentlich epigastrisch, selten andernorts, auch in der Linea Spiegelii, evtl. vortretend durch eine Fascienlücke und als Vorläufer einer Hernie), Retroperitoneum (oft gewaltig bis 30 kg, mit Verdrängungserscheinungen, auch rezidivierend und maligne entartend).

e) Innere Organe. Nieren (in der Rinde als Myolipom), selten Lunge, Leber, Herz, Uterus, Mamma, Tonsillen, Pia (sog. heteroplastisches Auftreten durch embryonale Keimversprengung?).

f) Gelenke (Knie). Ausgehend von den Gelenkzotten, evtl. baumförmig verzweigt; meist subsynovial („Lipoma arborescens"); desgl. **Sehnenscheiden** (Hand).

g) Orbita, Samenstrang, Zunge, retromammäres Gewebe usw.

Anmerkung: Entzündliche Scheingeschwülste oder Lipogranulomatosis. Vorkommen: im Fettgewebe, spez. subcutan z. B. an Mamma, Oberschenkel und Gesäß. Ursache: Trauma (Quetschung), Infektion (Grippe), Verbrennung (Diathermie) u. dgl. Wesen: Fettgewebsnekrose mit Granulombildung. Differentialdiagnose: spezifische Entzündung (Lues) und Geschwulst (Sarkom). Therapie: Excision.

3. Chondrome (Knorpelgeschwülste).

Aufbau aus Knorpelgewebe mit Knorpelzellen (diese aber im Gegensatz zum normalen Knorpelgewebe unregelmäßig verteilt und gebaut ohne oder mit atypischer Kapselbildung), Knorpelsubstanz (meist hyalin, seltener bindegewebig oder elastisch) und Kapsel bzw. Septen aus gefäßhaltigem Bindegewebe; öfters Mischformen: Chondrofibrom, -myxom, -angiom, -osteom u. dgl.; bisweilen Umänderung: Verknöcherung mit Übergang zu cartilaginären Exostosen, Verkalkung, Erweichung (Ch. myxomatodes) und Cystenbildung (Ch. cysticum); öfters maligne Entartung: Chondrosarkom und bei gleichzeitigem Knochengewebe Osteochondrosarkom bzw. Ch. oder Osteochondroma sarcomatodes. Form: Umschrieben-knollig, meist hart oder doch derb-elastisch, am Knochen festhaftend, schmerzlos, bläulich-opalisierend („wie gekochter Sago"). Entstehung: Wahrscheinlich aus versprengten Knorpelkeimen infolge Entwicklungsstörung. Auftreten: Kongenital, auch erblich; oft multipel wie die cartilaginären Exostosen, mit welchen sie sich manchmal kombinieren. Wachstum: Gewöhnlich nur expansiv; bei weichen, zellreichen und kapsellosen Tumoren unter Gewebseinschmelzung auch einbrechend in Venen oder Lymphgefäße, dann metastatisch in den Lungen usw. oder kontinuierlich innerhalb der großen Venen bis zum Herzen. Bisweilen, spez. bei solitären erfolgt maligne Entartung, evtl. plötzlich nach jahrelangem Bestehen. Differentialdiagnose: Entzündungen (Lues, Tuberkulose, Osteomyelitis) und Geschwülste (Fibrome, Osteome, Sarkome, Carcinome) sowie Cysten, auch Echinococcus. Diagnose: Wird gesichert durch das Röntgenbild (umschriebene Knochenaufhellung diaphysär evtl. mit Verkalkung, sowie mit mehr oder weniger dünner Knochenschale, dagegen bei entzündlichen Knochenherden verdickte Schale des aufgetriebenen Knochens, bei Sarkomen gleichmäßige Aufhellung ohne Knochenleisten!); Chondrosarkom ist ausgezeichnet durch rasches Wachstum bei sonst gleichem Befund. Therapie: Möglichst Entfernung der Geschwulst (wegen des zweifelhaften Charakters), bei multiplen jedenfalls die der rasch wachsenden Tumoren; Vorgehen dabei im allgemeinen konservativ: Ausschälung und Auslöfflung unter Erhaltung des Knochenrestes, aber bei ausgedehnter Knochenzerstörung und bei Rezidiven radikal: Knochenresektion evtl. mit plastischem Ersatz oder spez. an Hand und Fuß, sowie an Fingern und Zehen in solchen malignen Fällen Amputation. Vorkommen: entweder als Enchondrome oder als Ekchondrome.

a) Enchondrome, d. h. Chondrome an normaliter knorpelfreien Stellen: α) **An Knochen.** Häufiger; meist von den Metaphysen ausgehend, entweder vom Inneren (centrale) oder von der Oberfläche (corticale Ch.); betroffen sind: **Finger- und Zehenglieder, sowie Metakarpal- und Metatarsalknochen** (hier oft multipel in Form aneinandergereihter Knoten mit evtl. gewaltiger Vergrößerung und Verunstaltung), **lange Röhrenknochen,** und zwar Femur, Tibia, Radius usw. (hier Verunstaltung, evtl. Cystenbildung, bei centralem Sitz Spontanfraktur), **Rumpf,** und zwar meist **Becken** (bis kopfgroß) und **Schulterblatt,** seltener **Kiefer, Rippen** und **Schädel,** sehr selten **Wirbel, Schlüsselbein, Brustbein, Zungenbein.**

β) **Sonst** (aus abgesprengten isolierten Knorpelinseln; hier oft als Mischgeschwulst, z. B. in Speicheldrüsen, Schilddrüse, Hoden): An Muskeln und vor allem Gelenkkapsel, Zwerchfell (aus Skelettanlage), Geschlechtsdrüsen (aus Urwirbeln), Parotis, Nebenhöhlen, Nieren, Tonsillen, Hals, Schilddrüse, Hals und Speicheldrüsen (aus Kiemenbogen), Mamma (aus Rippenknorpeln), Wangen- und Halshaut bzw. Unterhautzellgewebe, Ohr, Kehlkopf, Luftröhre, Bronchien und Lungen (aus Ohranlage bzw. Knorpeln der Luftwege sog. ,,Auricularanhänge").

b) Ekchondrome, d. h. Chondrome an normaliter knorpelhaltigen Stellen: In Kehlkopf und Luftröhre, Rippenknorpeln, Symphyseninnenfläche, Zwischenwirbelscheiben.

Anmerkung. Chordom heißt Geschwulst aus Chordagewebe mit blasigen Knorpelzellen (Physaliden), welche an die Chorda dorsalis erinnern; Aussehen glasig-transparent; hervorgegangen aus Chordarest; vorkommend in der Nähe des Centralnervensystems, und zwar entweder caudal oder cranial, hier meist am Clivus Blumenbachii subdural in den oberflächlichen Markräumen des Knochens und evtl. durchbrechend durch die Dura; stets klein (erbsen- bis kirschgroß) und gewöhnlich ohne klinische Bedeutung, ausnahmsweise klinisch vortretend mit entsprechenden Symptomen von Hirn oder Rückenmark bzw. deren Nerven; evtl. maligne (rezidivierend und metastasierend, aber langsam wachsend); Exstirpation.

4. Osteome (Knochengeschwülste).

Aufbau aus Knochengewebe, und zwar entweder aus kompaktem (Osteoma durum s. eburneum) oder aus spongiösem (O. spongiosum); evtl. mit zahlreichen und größeren Knochenmarkhöhlen (O. medullosum); überzogen (je nach der Herkunft) mit Periost (periostales oder fibröses O.) oder mit Knorpel (chondrales oder cartilaginäres O.); bisweilen erfolgt maligne Entartung (Osteosarkom).

Vorkommen: Zumeist an Knochen, selten an sonstigen Geweben. („heteroplastisch"), bei welch letzteren es sich gewöhnlich allerdings nicht um eigentliche Geschwulstbildung handelt (s. u.).

a) Exostosen, d. h. Osteome, ausgehend von der Knochenoberfläche.

α) **Cartilaginäre Exostosen.** Meist multipel (sog. „Stachelwuchs"), evtl. symmetrisch; etwas häufiger, und zwar doppelt so häufig beim männlichen Geschlecht; häufig vererbt (dominant) und familiär; meist angeboren oder doch in früher Jugend auftretend und in der Pubertät wachsend und sich vermehrend; öfters verbunden mit multiplen Chondromen (s. da) und mit Wachstumsstörungen bzw. mit Bildungsstörungen des ganzen Skelets (sog. „chondrale Dysplasie") und Zwergwuchs (übermächtiger Rumpf auf kurzen Beinen sowie mit geistiger und seelischer Minderwertigkeit); höchstwahrscheinlich ausgehend von der knorpeligen Epiphysenfuge, mit dem weiteren Wachstum aber manchmal, nämlich bei früher Entstehung, von der Meta- auf die Diaphyse fortrückend, evtl. einen Gelenkkapselzipfel mitnehmend und entstanden durch deren Entwicklungsstörung; langsam wachsend bis zu nuß-, apfel-, faust-, seltener kinds- bis mannskopfgroßen, rundlich-knolligen oder warzen-, griffel-, haken-, korallenförmigen, breit- oder dünngestielten, knochenharten und dem Knochen fest aufsitzenden Tumoren; bisweilen, spez. an der unteren Femurepiphyse mit Schleimbeutel, welcher hier wie sonst, z. B. am Klumpfuß, als durch äußere Reize entstanden zu erklären ist und evtl. auch freie Körper enthält (sog. „Exostosis bursata"). **Pathogenese:** Aufzufassen als Fehlbindung mit Störung der enchondralen Ossification in Form einer genotypisch bedingten Systemerkrankung des Skelets (hereditär, multipel und mit Wachstumsstörungen!). **Diagnose:** Leicht (erblich und familiär, multipel, lokalisiert an der Wachstumszone der langen Röhrenknochen, in der Pubertät wachsend, knochenhart und fest dem Knochen aufsitzend; außerdem Röntgenbild, welches die Spongiosa der Exostose übergehend in den Knochen zeigt; differentialdiagnostisch cave Knochencyste, daher Aufnahme in zwei Ebenen!) und Sarkom. (Im Verknöcherungsstadium der Exostose gibt es zwar auch Randdefekte, Knochenspieße und Kalkkrümel, also konvexer Aufhellungsherd und basale Randverdichtung!). **Differentialdiagnose:** Periostales Fibrom, Exostose, Enchondrom, Callus und Myositis ossificans circumscripta sowie Sarkom (nicht erblich und nicht symmetrisch!). **Komplikationen:** Durch Druck auf Gefäße, Nerven, Rückenmark usw. Zirkulationsstörungen, Schmerzen oder Lähmungen, Sehnen- und Gelenkbehinderung, Greif- und Gehstörungen, Schleimbeutelentzündung, Sarkomentwicklung (?). **Prognose:** Nach Abschluß des Längenwachstums ist Stillstand, auch Rückbildung möglich. **Therapie:** Abmeißelung bei störenden Tumoren, und zwar bei Nervenschädigung frühzeitig (z. B. an der Fibula bei Peroneusparese), ferner bei Bewegungsstörungen oder Deformitäten (z. B. X-Bein, Knickfuß). **Lokalisation:** Meist an den Metaphysen der langen Röhrenknochen mit Bevorzugung der Stellen der größten Wachstumsintensität, am häufigsten an der unteren, seltener oberen Femur- sowie an beiden Tibia-, Fibula-, Radius-, Ulna- und Humerusepiphysen usw., und zwar hier an den Metaphysen (knorpelige Epiphysenfuge!), gelegentlich auch innerhalb der Gelenkhöhle, selten im Bereich der Diaphyse; ferner, aber nicht häufig, an Rippen, Brust- und Schlüsselbein, Becken (hier an Knorpelfugen, also Symphyse und Sakroiliakelverbindung sowie am Promontorium, Sitzbeinhöcker, Darmbeinstacheln und Darmbeinkamm, auch als sog. „Stachelbecken" mit Geburtsbehinderung), Schulterblatt (hier an der Innenfläche und am äußeren Rand); seltener an Fingern und Zehen, Schädel, Wirbeln, Patella.

β) **Periostale oder fibröse Exostosen.** An Schädeldach, spez. Stirn- und Seitenwandbein (hier vereinzelt oder zahlreich, klein und linsen- bzw. pilz- oder knopfförmig, an der inneren oder an der äußeren Corticalis oder an beiden zugleich), an Orbita und Gesichtshöhlen (an Stirn- und Keilbeinhöhle, aber auch ausgehend von fötalen Knorpelresten des knorpelig angelegten Siebbeins; evtl. die betreffende Höhle ausfüllend als sog. „eingekapselter

„Knochenkörper"; bei Stielnekrose frei als sog. „totes Osteom"; u. U. durch
die Knochenwand durchbrechend in Orbita, Oberfläche oder Schädelinneres),
an Kiefern (periostale Exostosen und centrale Tumoren: teils Osteome, teils
Odontome, welche im wesentlichen aus Dentin bestehen und von central verlagerten Zahnkeimen ausgehen), an Zehen (subungual) usw. Entwicklung:
vornehmlich im jugendlichen Alter. Komplikationen: Verdrängen des
Gehirns oder Bulbus, Druck auf N. opticus und trigeminus, Verlegung der
Nebenhöhlenmündungen, dadurch Empyem. Diagnose: Langsam wachsend,
schmerzlos, umschrieben, gleichmäßig den Knochen auftreibend, im Röntgenbild tiefen Schatten gebend. Differentialdiagnose: Centrales Sarkom und
Empyem sowie Leontiasis ossea.

b) Enostosen, d. h. Osteome, ausgehend vom Knocheninneren: vielleicht
von herdförmigen kompakten Knocheninseln im spongiösen Knochen; selten;
an Röhrenknochen und Schädel (von der Diploe nach außen und nach innen
vordringend, daher evtl. „hemdenknopfartig").

Anhang: Zu unterscheiden von den eigentlichen **Knochengeschwülsten** sind,
ohne daß freilich immer eine sichere Abtrennung möglich ist, gewisse **geschwulstartige Knochenbildungen:**

a) An den Knochen: Exostosen, spez. periostale aus umschriebenen hyperplastischen Wucherungen infolge entzündlicher oder traumatischer Reize, z. B.
an Frakturcallus (teils handelt es sich um Callus luxurians, teils um Callus-
tumoren, sog. „traumatische Osteome"), durch Druck innenseits am ersten
Metatarsusköpfchen (bei Hallux valgus) und subungual an der großen o. a.
Zehe (bei Stiefeldruck), durch Zug an Muskel- und Sehnenansätzen, durch
Entartung, sog. „Arthritis deformans" an Gelenk- und Wirbelflächen; hier
seien auch genannt die genetisch unklaren Hyperostosen: Ostitis deformans
bzw. fibrosa sowie Leontiasis ossea (s. da).

b) An den Weichteilen: Hier ebenfalls wohl meist entzündlicher oder
traumatischer Genese, evtl. aber auch aus versprengten knochenbildenden
Keimen; Vorkommen u. a. an Haut, Gehirn, Dura, spez. Falx major (platten-
artig), Lungen (hier wohl teils Ossifikationen chronisch-entzündlicher Verdichtungen, teils Osteome aus isolierten Keimen der Bronchien), Corpora
cavernosa penis (sog. „Penisknochen"), Pleura- und Perikardschwarten usw.
und ganz besonders in den Muskeln als sog. **„Myositis ossificans",** wobei zu
unterscheiden ist eine fortschreitend-allgemeine und eine beschränkt-
örtliche Form:

1. Teils fortschreitend als zunehmende Verknöcherung der gesamten
Muskulatur: **Myositis ossificans multiplex progressiva** (Münchmeyer 1869):
vereinzelt, hauptsächlich bei Kindern und Jugendlichen, nur ausnahmsweise
nach dem 20. Jahr auftretend, und zwar bei männlichen dreimal häufiger
als bei weiblichen; manchmal mit sonstigen Mißbildungen: Mikro- oder
Brachydaktylie beider Daumen und Großzehen (fast konstant), seltener
Polydaktylie, auch Exostosen u. a.; ursächlich wird vermutet mangelhafte
Differenzierung des Mesenchyms neben endokriner Störung; histologisch
findet sich ausgehend vom Bindegewebe eine Hyperplasie, und zwar zunächst
zellreiches Keimgewebe, dann narbiges Bindegewebe und schließlich Knochengewebe; Beginn plötzlich, auch mit Fieber; zunächst schmerzhafte, teigige
Schwellung, später Induration, schließlich Verknöcherung mit Spangen und
Platten, welche die Knochen miteinander verbinden und Gelenke überbrücken
(Röntgenbild!); gewöhnlich anfangend in Hals-, Nacken- und Rückenmuskulatur
(diese Lokalisation ist dagegen bei der unten beschriebenen M. ossif. circumscripta fast nie anzutreffen!), dann in wiederholten Schüben mit verschieden
großen, oft jahrelangen Zwischenräumen, aber unaufhaltsam fortschreitend auf
die gesamte Muskulatur des Rumpfes, sowie der Extremitäten, und zwar (meist
in ziemlich symmetrischer Form) an den Armen spez. von M. delt. und biceps,
seltener triceps, an den Beinen von Adductoren, dagegen selten in der
Peripherie (Unterarm und Unterschenkel, Hand, und Fuß) und meist zuletzt
noch auf die Kaumuskeln; selten erkrankt Gesicht-, Darm- und Geschlechts-

teil-Muskulatur; frei bleibt Herz, Zwerchfell und Schlundmuskulatur; schließlich ist die Körperoberfläche ähnlich einem Gebirgsrelief und der ganze Körper bewegungslos ähnlich einer Statue (sog. „versteinerter Mensch"); zuletzt erfolgt Tod durch Erschwerung der Nahrungsaufnahme (Kaumuskulatur!) und Atmung (Interkostalmuskulatur!) an Inanition oder Lungenerkrankung, auch Phthise. Diagnose: jugendliches Alter, symmetrisches Auftreten, Lokalisation in Rückenmuskulatur, chronisches Trauma, schubweis-progressiver Verlauf, Röntgenbild, sonstige Mißbildungen usw. Prognose: schlecht. Therapie machtlos; zu versuchen ist Jod, Fibrolysininjektion, Radium, Röntgenbestrahlung, Reizkörper, Bäder u. dgl. sowie Parathormon und Ansäuerung im Vorstadium der Verknöcherung; bei Contracturen empfiehlt sich unblutiges Redressement in Narkose nebst Gehapparat; bei Kieferklemme ist Ernährung durch Zahnlücke oder Unterkieferresektion notwendig.

2. Teils beschränkt auf einen Muskel unter dem Einfluß einmaliger starker oder (häufiger) leichter Traumen und nicht auf andere Muskeln übergreifend, also lokal und meist im späteren Alter: **Myositis ossificans circumscripta.** Formen: I. traumatisch, und zwar entweder a) durch einmaliges schweres direktes oder indirektes Trauma (Kontusion, Ruptur, Fraktur, Luxation) am M. brachialis int. (bei Vorderarmluxation und bei Brüchen des unteren Humerusendes, spez. suprakondylären in Form des Extensionsbruches) und am M. quadriceps, spez. vastus femoris (bei Zerrung oder Zerreißung durch Turnen, Springen u. dgl.; dabei häufiger durch direktes, und zwar entweder [meist] stumpfes Trauma: Hufschlag, Tritt, Wagendeichselstoß, Überfahrung, Auffallen von Balken u. dgl.), sowie Adductoren, Wade, Masseter u. a. oder (seltener) scharfes Trauma: Operation an den Bauchdecken, Einspritzung an Ellenbeuge oder Gesäß, Schuß an verschiedenen Stellen usw., seltener durch indirektes Trauma bei energischer Muskelaktion mit Ruptur: Sturz am Quadriceps, Reiten oder Springen an den Adductoren, Reiten am Rectus femoris, Zangengeburt am Kopfnicker usw. sowie durch unsachgemäße Reposition bei Frakturen und Luxationen; zu erklären wohl meist als periostaler Callus durch abgerissene · oder abgequetschte, verlagerte Periostknochenlamellen, vielleicht auch durch Metaplasie im nekrotischen und blutdurchtränkten oder entzündeten Bindegewebe, oder b) durch wiederholte leichtere Traumen als „Reitknochen" in den Adductoren, selten im M. gracilis und pectineus, „Exerzierknochen" im M. pectoralis und deltoideus, „Bajonettierknochen" im M. brachialis int., „Turnerknochen" im M. biceps brachii, „Säbelscheidenknochen" im M. vastus lat. femoris, außerdem im M. masseter, temporalis, Daumen- und Kleinfingerballen, Bauchmuskeln sowie bei Bierfahrern am Oberschenkel und bei Sattlern, Schuhmachern usw. am Unterbauch. II. neurotisch (trophoneurotisch?): Bei der neurotischen Myositis ossificans (bei Erkrankungen von Hirn, Rückenmark oder Nerven: Spina bifida, Tabes, Syringomyelie, Myelitis, Rückenmarksverletzung, Paralyse, Hemiplegie, Polyneuritis usw.) ist die Schädigung wohl entweder eine trophische oder eine mechanische infolge Zerrung der Muskeln in der Nähe der an neuropathischer Atrophie erkrankten Gelenke, spez. Hüfte, Knie u. a., sowie Triceps, Biceps, Brachialis, Glutaci, Quadriceps, Masseter usw. Komplikationen: Schädigung von Gelenken, Nerven und Gefäßen. Differentialdiagnose: Sarkom, Gumma, Osteomyelitis, Muskelhernie oder -schwiele oder -hämatom oder -tumor, Exostose u. dgl. sowie M. ossific. progressiva (s. o.) Diagnose: u. a., aber erst später Röntgenbild (gleichmäßige oder meist wolkige Schatten unweit der Diaphyse auf einer Seite) in länglicher Form, mit der Zeit sich differenzierend. Vorkommen: Vorwiegend bei Männern im jugendlichen, mittleren oder höheren Alter. Prognose: Spontanheilung, Stationärbleiben oder Fortschreiten, letzteres namentlich bei der neurotischen Form. Prophylaxe: Bei Verletzungen, spez. Frakturen und Luxationen (z. B. Ellenbogenverrenkung) Einrichtung frühzeitig und schonend, Ruhigstellung genügend und lange Medikomechanik vorsichtig ohne Massage und passive Bewegungsübungen. Therapie:

Zunächst Ruhigstellung und Hydrotherapie; später Wärme, heiße Bäder und Umschläge, Heißluft, Diathermie, Moorpackungen und Fibrolysininjektionen sowie
Parathormon und Ansäuerung; evtl. (aber nur ausnahmsweise, nämlich bei Bewegungsstörungen und nicht zu früh, sondern erst nach Abschluß der Verknöcherung, im allgemeinen nicht vor 1 Jahr sowie schonend und gründlich,
samt Periost doch mit Gefahr des Rezidivs) Exstirpation; Massage ist
namentlich anfangs nicht ratsam und muß auch später nur sehr schonend
ausgeführt werden, ebenso wie passive Bewegungen.

Außerdem kommen häufiger, namentlich bei älteren Männern mit ,,rheu-
matischer" Veranlagung (Rheuma, Arthritis, Gicht, Arteriosklerose u. dgl.),
aber auch bei sonst gesunden und bisweilen bei jugendlichen Individuen, hier
spez. nach Traumen (z. B. Rißverletzung oder Redressement versteifter Gelenke)
Verkalkungen oder Verknöcherungen in den Sehnen, Bändern und
Fascien vor, spez. am Knochenansatz, hier oft in Form von Spornbildung,
wobei die Knochenbildung wohl von abgerissenem Periost und Knochen,
vielleicht aber auch metaplastisch aus Bindegewebe im traumatischen Bluterguß entstanden sein dürfte, z. B. Plantarfascie bzw. -muskeln am Calcaneus
(Calcaneussporn), Achillessehne am Calcaneus, Kniescheibenband an Kniescheibe oder seltener am Schienbeinhöcker, Adductoren oder Pectineus an
Schambein, Hüftmuskulatur an Trochanter major und minor, Tricepssehne
am Olecranon (Olecranonsporn oder -scheibe), Nackenband am Hinterhauptshöcker (Occiputsporn) oder an den untersten Halswirbeldornen längs usw.

5. Angiome (Gefäßgeschwülste).

a) Hämangiome (Blutgefäßgeschwülste). Pathologische Anatomie:
Aufbau aus Blutgefäßen. Bisweilen Kombination mit anderen Geweben
in Form von Mischtumoren, und zwar mit Lymphgefäßerweiterung (Hämato-
lymphangiom), Bindegewebe entweder in Form des Hämangioms mit
Wucherung des Zwischengewebes (Fibroangiom) oder in Form des Fibroms
mit Gefäßwucherung (Angiofibrom), auch mit elephantiastischer Bildung
(Angioelephantiasis; z. B. an Kopf und Gesicht in Form herabhängender
Wülste und Falten oder in lockerem Gewebe, z. B. am Augenlid gestielt, an
den Extremitäten mit allgemeiner Gliedhypertrophie bei vermehrtem Längenwachstum) ferner mit Fettgewebe (Angiolipom bzw. Lipoangiom, z. B.
im subcutanen Gewebe der Wange, Augenlieder, Vorderarme, Rücken und Brust),
seltener mit Muskel-, Knorpel- und Knochengewebe. Meist handelt es sich
aber wohl nicht um Mischtumoren, sondern nur um besonderen Blutgefäß-
reichtum in andersartigen Tumoren; diese sind dann nach ihrem Geschwulstcharakter mit dem Beiwort ,,angiomatosum bzw. teleangiectodes oder cavernosum" zu benennen.

Als bösartige Blutgefäßgeschwülste werden aufgeführt: 1. Häm-
angiosarkome, d. h. entweder Hämangiom mit sarkomatösem Charakter
des Zwischengewebes oder Sarkom mit Gefäßreichtum, in letzterem Falle
besser zu bezeichnen als Sarcoma angiomatosum. 2. Endotheliome, d. h.
Geschwülste durch atypisches Wachstum des Gefäßendothels. 3. Peritheliome,
d. h. Geschwülste aus der von den platten Endothelien gebildeten Membran
um die Blutgefäße vgl. Sarkome und Endotheliome! Maligne Entartung
gutartiger Hämangiome ist fraglich, jedenfalls selten; angeblich beobachtete maligne Symptome an Hämangiomen erklären sich auch ohne Malignität,
z. B. infiltrierendes Wachstum durch Atrophie oder Druckusur des benachbarten Gewebes, Rezidive und Metastasen durch Zurücklassen von Ge-
schwulstresten nach unvollständiger Exstirpation oder durch Anlage
multipler Tumoren.

Zu den Hämangiomen werden u. a. auch gerechnet:

1. Nävus (Muttermal) ist ein angeborenes Hämangiom ohne geschwulst-
mäßiges Wachstum; zum Unterschied von den — oft gleichzeitig vorhandenen—
anderen (Warzen-, Haar- und Pigment-) Mälern bezeichnet als N. vasculosus
s. sanguineus (Gefäß- oder Blutmal). Farbe entweder mehr scharlach-

bis kirschrot, d. h. arteriell (N. flammeus, Feuermal, Tâche de feu) oder mehr weinrot (N. vinosus, Tâche vineux, Portweinfleck) bis stahlblau, d. h. venös (N. caeruleus). Begrenzung meist unregelmäßig, evtl. zackig mit Ausläufern, ähnlich den Beinen einer Spinne (N. araneus). Form vorragend (N. prominens) oder knotenförmig (N.tuberosus) oder warzenartig (N. verrucosus) oder flach (N. planus) oder maulbeerartig (N. morus) oder massig (N. giganteus s. elephantiacus) oder kombiniert mit Haar- oder Pigmentbildung (N. combinatus). Nach ihrer Genese spricht man von fissuralen, neuropathischen, halbseitigen, systematisierten Nävi. Nävus Pringle oder vasculärer Warzennävus ist ein Adenoma sebaceum von angiomatösem Typus.

2. Senile Angiome sind kleine (höchstens linsengroße), umschriebene, scharf begrenzte und kaum vorspringende Endgefäßerweiterungen (Capillarvarizen), vielleicht auch Endgefäßneubildungen ohne Geschwulstform und ohne Geschwulstcharakter bei älteren Leuten; wahrscheinlich zurückzuführen auf die senile Involution, d. h. die in höherem Alter eintretende Gewebsatrophie und -degeneration; vorkommend meist an Brust und Bauch, ferner freiem Lippenrand in der Mitte der Unterlippe. Die senilen Angiome sowie die neben ihnen vorkommenden Warzen und fleckförmigen Pigmentierungen wurden als pathognomisches Symptom für Carcinom gedeutet (sog. Leser-Trélatsches Symptom), sind aber hier weder konstant noch spezifisch, vielmehr überhaupt mit zunehmendem Alter (von den 20—30er Jahren an) und besonders bei rascher Gewebsrückbildung, daher anscheinend auch bei Carcinom häufig, mithin an sich als „Carcinom-Diagnosticum" nicht ohne weiteres verwertbar.

3. Angiokeratom (Mibelli). Derbe, warzenartige, bleigraue Knötchen; entstehend durch Gefäßwucherung der Papillargefäße und Hyperkeratose; gewöhnlich nach Erfrierung, spez. Frostbeulen bei jungen Leuten mit asthenischem und anämischem Typus, auch bei Tuberkulose (hier aber ohne Kausalkonnex), besonders an peripheren Körperstellen: Dorsalfläche der Finger und Zehen, seltener Ohrmuschel, Hodensack und Unterschenkel.

4. Angiolupoid. Lupusähnliche teleangiektatische Plaques von veilchenblauer Farbe an der Nasenwangenfalte unter dem inneren Augenwinkel bei Frauen in den 40er Jahren.

5. Teleangiektatisches Granulom (Küttner). Kleine, warzige, blau- oder braun- bis schwarzrote, pilzförmig-gestielte, „himbeerartige" Tumoren mit eitrigem Sekret zwischen den Höckern und Neigung zu Blutungen; an unbedeckten Stellen von Haut und Schleimhaut, also an der Volarfläche der Finger oder Zehen, seltener an Lippen, Zahnfleisch, Zunge, Wange, Stirn, Nacken, Schulter, Knie und Fuß; meist nach mißhandelten kleinen Verletzungen evtl. mit Fremdkörper; histologisch: Granulationsgeschwulst mit zahlreichen und erweiterten Capillaren; früher aufgefaßt als menschliche Botryomykose, d. h. Botryomycesinfektion in Analogie zur tierischen Botryomykose, s. da. (Kastrationsschwamm usw. bei Pferden); Differentialdiagnose: Granulom (spez. Tuberkulose) oder Tumor (spez. Angiom und Angiosarkom). Therapie: Exstirpation samt Stiel ev. mit Kauerisation der Basis, falls nicht konservative Therapie mit Bädern und Salben- oder Puderverband nach Abtragen oder Abätzen des Granuloms genügt.

Letztere drei Affektionen gehören strenggenommen nicht zu den Hämangiomen; abzutrennen sind ferner (weil ohne Geschwulstcharakter!):

6. Die **Gefäßneubildungen bei Wundheilung** und

7. Die **Gefäßerweiterungen** der Aneurysmen, Varizen (Hämorrhoiden, Varicocele, Unterschenkelvarizen usw.) und Capillarektasien: sog. **symptomatische Teleangiektasien** vor allem im Gesicht, hier an Nase, Wangen und Lippen, aber auch an Brust und Extremitäten durch Wettereinflüsse (Kapitäne, Förster, Landwirte!), Alkoholgenuß (Weintrinker!), Hauterkrankungen (Lupus, Acne!), Röntgen-, Radium- und Lichtbehandlung, Ätz-, Brand- und Operationsnarben usw.

Pathogenese: Das Hämangiom wird aufgefaßt als Fehlbildung durch Entwicklungsstörung, nämlich durch Verlagerung eines Gewebskeims, d. h. einer Gefäßanlage (Ribbert); dafür spricht das selbständige und aus sich heraus erfolgende Wachstum, die in Injektionsversuchen nachweisbare Abgeschlossenheit des angiomatösen Gefäßbezirks und die gute Abgrenzung, evtl. Ausschälbarkeit, ferner häufigeres Auftreten kongenital, erblich oder familiär sowie multipel in Kombination mit anderen Mißbildungen, schließlich die oft eigentümlich lokalisierten Hämangiome, spez. Nävi, nämlich die fissuralen (Virchow vermutet Beziehung zu den fötalen Gesichtsspalten, Trendelenburg solches nicht allgemein, dagegen für die angeborenen Gesichtsnävi mit Beschränkung auf das Gebiet einer Entwicklungseinheit und mit sonstigen Verbildungen in diesem Bereich fötale Entwicklungsstörungen im ersten Kiemenbogen), neuropathischen (entsprechend dem Ausbreitungsbezirk von Nerven, z. B. Trigeminus, Rückenmarksnerven; dabei metamer oder zosterförmig oder entsprechend den Voigtschen-Grenzlinien, d. h. Trennungslinien zwischen den Verteilungsgebieten zweier Nerven), halbseitigen, systematisierten Nävi usw. Äußere Einflüsse funktioneller, traumatischer oder entzündlicher Art werden auch beschuldigt teils für die kongenitalen Tumoren, z. B. Druck des mütterlichen Beckens für die Gefäßmäler am Nacken in der Mittellinie („Unnas Drucktheorie"), teils für die im späteren Leben auftretenden, hier aber nur als Wachstum auslösendes Moment, z. B. Zirkulationsveränderungen (durch Pubertät, Menses, Gravidität, Klimakterium usw.), Quetschwunden und Entzündungen lokaler oder allgemeiner Natur.

Formen (dabei bestehen Übergänge!):

1. Angioma simplex s. plexiforme s. Teleangiektasie. Es handelt sich aber nicht nur, wie der Name besagt, um Endgefäßerweiterung, sondern auch um deren Neubildung. Betroffen sind die Capillaren. Form meist flach, bisweilen geschwulstartig: polypös, lappen-, kuchen-, beet- oder beerenförmig. Farbe hochrot oder bläulichrot, bisweilen buntscheckig. Begrenzung meist unregelmäßig, auch landkartenartig. Vorkommen: in Haut (hier meist angeboren als Nävus) und Schleimhaut, seltener in Mamma, Parotis, Gehirn und Rückenmark usw.

2. Angioma cavernosum s. Kavernom. Die Gefäßneubildung betrifft hier vorwiegend die größeren Gefäße, und zwar meist Venen, selten auch Arterien (letzteres z. B. im Gesicht hochrot und erhaben, „hahnenkammartig"). Maschenwerk von weiten, vielfach kommunizierenden Biräumen, durch bindegewebiges Fachwerk abgeteilt (ähnlich der Struktur eines blutgetränkten Badeschwammes oder des schwammigen Gewebes der Schwellkörper); in blutleerem Zustand zähfestes, weißliches Strickwerk; bisweilen mit aus verdichtetem Bindegewebe gebildeter Kapsel, durch welche Arterien und Venen zur Geschwulst treten (sog. „A. circumscriptum s. incapsulatum, im Gegensatz zum A. diffusum). Charakteristisch (allerdings mehr oder weniger ausgesprochen je nach Weite der Biräume, Tiefenlage, Mischgewebe, Kapselbildung u. dgl.) ist Blaufärbung, weich-elastische Konsistenz (wie Schwamm oder Luftkissen) und Volumenveränderlichkeit, und zwar einmal Erektilität oder besser gesagt Turgescenz (d. h. Anschwellen bei Stauung, Tieflagerung, psychischer Erregung, Pressen, Verdauung, Genuß erregender Mittel, z. B. Alkohol; bei Frauen auch zur Zeit der Menses; dagegen Abschwellen bei Hochlagerung, Ohnmacht u. dgl.) und zweitens Komprimierbarkeit (d. h. Entleerung durch Fingerdruck und Sich-wieder-Anfüllen bei dessen Nachlassen). Vorkommen: In Haut und Unterhaut sowie Schleimhaut, seltener in Nerven, Muskeln, Knochen und Gelenkkapsel, sowie in inneren Organen: Leber (häufig!), Milz, Nieren usw.

3. Angioma racemosum s. cirsoides arteriale und seltener **venosum** sowie diffuse Gefäß- (Arteri-, Phlebarteri- und Phleb-) Ektasie. Pathogenese: Angeborene fehlerhafte Anlage eines Gefäßbezirks; anscheinend öfters ausgehend von einem angeborenen Hämangiom, bisweilen vielleicht auch nach Trauma oder Zirkulationsveränderung, z. B. Quetschwunde, Biß, Rudern, Klavier- und Violinspielen, Pubertät, Schwangerschaft u. dgl.(?) Pathologische Anatomie: Geflecht aus verdickten, erweiterten und verlängerten (daher rankenartig aufgerollten) sowie neugebildeten Gefäßen eines ganzen größeren Bezirkes, dessen Stämme und Äste bis in die feinsten Verzweigungen betroffen und dessen Gefäße niederer Ordnung in solche höherer umgewandelt sind; dabei handelt es sich nicht um einfache Dilatation vorhandener Arterien, sondern um Neubildung an ihnen, und zwar an allen Elementen der Gefäßwand, daneben auch um degenerative Prozesse (diese anscheinend erst sekundär). Gewöhnlich sind die Arterien betroffen, öfters zugleich auch die Venen (wohl sekundär infolge Capillarenerweiterung oder infolge freier Verbindung mit den Arterien), seltener allein die Venen. (Zu unterscheiden vom Rankenangiom ist das Rankenaneurysma [Aneurysma racemosum s. cirsoides], welches keine Geschwulstbildung darstellt, sondern eine Gefäßrohrerweiterung, und zwar eine solche besonderer Form, d. h. mit Übergreifen des Prozesses auf die Gefäßäste.) Vorkommen: Im ganzen selten, am häufigsten als arterielles Rankenangiom: meist an Kopf und Gesicht (behaarter Kopf, Ohr, Stirn, Schläfe, Unterlippe), selten Kiefer, Gehirn u. a., ferner an den Gliedmaßen, spez. an den oberen (Hand und Unterarm); selten als venöses Rankenangiom, z. B. an Hals und Gliedmaßen; an letzteren auch als diffuse Gefäß- (Arteri-, Phlebarteri- und Phleb-) Ektasie (s. o.). Symptome: Konvolut regenwurmartig geformter und geknäuelter Stränge. Haut evtl. bläulich, meist verdünnt oder seltener verdickt, verwachsen oder geschwürig, an den Schädeldecken mit vermindertem Haarwuchs. An Arterien Pulsation und Schwirren; bei Druck auf die Hauptarterie bisweilen, aber nicht immer (Anastomosen!) Aufhören von Pulsation und Schwirren sowie Verlangsamung und Verstärkung des Pulses (infolge plötzlicher Ausschaltung eines größeren Stromgebietes!). An den Gliedmaßen wird auch vermehrtes Längenwachstum beobachtet. Wachstum: Gewöhnlich langsam, aber fortschreitend (z. B. über den ganzen Kopf oder eine Seite desselben); selten ist Stillstand oder gar Rückbildung. Komplikationen: Schmerzen, Funktionsstörungen (an Muskeln, Nerven!), Ulceration mit Infektion und Blutung (evtl. tödlich!); außerdem am Kopf unangenehmes Klopfen und Sausen; an den Extremitäten trophische Störungen, Contracturen; am Gehirn Krämpfe, Hirndruck usw. Differentialdiagnose: Pulsierendes Sarkom (Tumor, Begrenzung, Sitz, schnelles Wachstum!) und Aneurysma (Entstehung bald nach Trauma sowie Ausdehnung!), am Kopf auch Cephalocele und perforierendes Sarcoma durae matris. Behandlung: Möglichst frühzeitig (wegen des fortschreitenden Wachstums!); Methode der Wahl ist die Operation, hier wiederum Exstirpation, bei ausgedehnten Fällen unter Abpräparieren der Geschwulst vom Weichteillappen von innen her neben Gefäßunterbindungen (Krause-Körte-Clairmont), sonst Excision (evtl. wiederholt) oder zirkuläre Umstechung (durch bis auf den Knochen durchgeführte Kettennaht); Unterbindung der zuführenden Hauptarterien ist gar nicht oder nur teilweise und vorübergehend wirksam (Anastomosen besonders an Kopf und Gesicht!), die der A. carotis comm. oder Extremitätenhauptarterie auch bedenklich; immerhin kann Gefäßunterbindung (z. B. an Kopf die einer oder beider Aa. carotes ext. bzw. ihrer Äste) versucht werden als Voroperation (Blutstillung) vor blutigen oder als Hilfsoperation bei unblutigen Verfahren. An den Gliedmaßen kommen in Frage: Exstirpation, Excision und Gefäßunterbindungen, sowie evtl. Gliedabsetzung. Besondere Beachtung verlangt die Blutstillung. Bei inoperablen oder nicht radikal operablen Fällen (z. B. kosmetischer Nachteil im Gesicht, sowie Blutungsgefahr bei Kindern, Alter und Schwäche) Alkoholinjektionen sowie Elektropunktur und Elektrolyse, an Extremitäten auch Kompression (mit elastischen Binden!) und Elevation; evtl. neben blutigen Eingriffen (Excisionen, Unterbindungen und Umstechungen).

Vorkommen der Hämangiome: Haut oft multipel, evtl. diffus sich ausbreitend; meist am Kopf ($\frac{3}{4}$ aller Fälle), hier wiederum im Gesicht ($\frac{2}{3}$), besonders an Stirn, Wange (als subcutanes Kavernom, Angiolipom oder mit Lymphgefäßerweiterung), Lippen (auch öfters mit Lymphgefäßerweiterung), Nase, Ohr, Augenlid, ferner an Schädeldecken ($^1/_3$; hier öfters verbunden mit arteriellem Rankenangiom oder allein als solches), Nacken (besonders an der Haargrenze in der Mittellinie), Rumpf (am Bauch als Kavernom oder Angiolipom; ferner an Brust und Bauch als senile Angiome), Genitalien, Extremitäten (öfters verbunden mit arteriellen und venösen Ektasien sowie z. B. am Vorderarm als Angiolipom). Schleimhaut teils primär, teils übergreifend von der Haut; infolge der dünnen und zarten Bedeckung leicht ulceriert, daher infiziert und blutend; differentialdiagnostisch cave Varizen und Polypen; vorkommend an Lippen, Wange, Zahnfleisch (Zähne können sich lockern und ausfallen!), Zunge (dabei Sprachstörung, Speichelfluß, Behinderung der Nahrungsaufnahme, selten des Kauens und Schluckens, Formveränderung und abnorme Beweglichkeit bzw. habituelle Subluxation des Unterkiefers, Gefahr von Infektion und Blutung), Gaumen, Tonsillen, Zäpfchen, Nasenrachenraum (die sog. Nasenrachenpolypen sind aber gewöhnlich gefäßreiche Fibrome!), Kehlkopf (Heiserkeit und evtl. Atemnot, besonders beim Bücken), Magen-Darmkanal (differentialdiagnostisch cave Varizen am Ösophagus und Mastdarm!), Nierenbecken und Blase. Mamma, Speicheldrüsen, spez. Parotis (meist ist die ganze Drüse zu entfernen unter Schonung des N. facialis!), Muskeln (öfters mit Verkalkungen und Phlebolithen, welche im Röntgenbild erkennbar; auch als Fibro-, Lipo- und Myangiom; kompliziert durch Kontrakturen und Neuralgien; differentialdiagnostisch cave Echinococcus, kalter Absceß, Tuberkulose, Aktinomykose, Sarkom usw.), intramuskuläres Fettbindegewebe, Nerven, Gelenkkapsel, Knochen (hier aber meist gefäßreiche Sarkome, aber nicht selten auch Hämangiome z. B. im Wirbel s. da!). Gehirn (Krämpfe, Herdsymptome, Stauungspapille, plötzliche Bewußtlosigkeit!), Rückenmark, Herz, Lungen, Leber (häufig, aber selten groß und klinisch erkennbar), Milz, Nieren, Placenta (als Chorangiom, d. h. ausgehend von den Gefäßen der Chorionzotten), Ovarien, Mesenterium, seröse Häute, Lig. latum usw.

Verlauf und Prognose: Kongenitale Hämangiome sind zunächst meist klein, oft unbemerkt; sie wachsen gewöhnlich bald nach der Geburt, selten später, z. B. in der Pubertät. Verlauf 1. stationär (namentlich bei flächenhaften Nävi) oder 2. (selten) sich zurückbildend: spontan oder nach Entzündung oder durch Spannung infolge des darunterliegenden wachsenden Knochens (z. B. am Kreuzbein) oder 3. weiter wachsend, evtl. sich ausbreitend über eine ganze Gesicht-, Kopf-, Rumpf- oder Gliedseite sowie von Haut übergreifend auf Schleimhaut (z. B. bis tief in Mund-Rachenhöhle oder umgekehrt); daher empfiehlt sich die möglichst frühzeitige und gründliche Behandlung, welche allerdings bei Ulceration oder Infektion bis zu deren Abheilung aufzuschieben ist.

Wachstum expansiv, bisweilen allerdings fast infiltrierend; niemals Metastasen.

Sekundäre Veränderungen: Entzündung (meist nach Ulceration oberflächlicher Tumoren; evtl. allgemeingefährlich, besonders bei Kavernomen der Schädeldecken und Orbita durch Fortleitung bis ins Schädelinnere), Thromben und Phlebolithen, Verkalkung, Blutcysten, Ulceration (vorkommend bei oberflächlichen Angiomen an der Haut: durch Quetschung, Verletzung, Ätzen, Kleidungreiben, Kratzen mit Fingernagel, am Kopf auch mit Kamm u. dgl., sowie der Schleimhaut, z. B. in Mundhöhle durch Biß, Zahnreibung, Nahrungsaufnahme u. dgl.), Blutung (an der Körperoberfläche oder aus Nase, Mundhöhle, Darm, Blase, Genitalien sowie aus inneren Organen; evtl. bedrohlich).

Diagnose: Meist sinnfällig; charakteristisch ist Farbe und Volumenveränderung (Schwellbarkeit bei Hängelage oder bei Stauung sowie Komprimierbarkeit bei Finger- bzw. Glasdruck). Schwierig ist die Diagnose u. U. bei Mischtumoren und bei tiefliegenden Hämangiomen, spez. bei solchen innerer Organe; hier hilft Lagewechsel (z. B. Heiserkeit durch Bücken bei Hämangiomen des Kehlkopfes), Röntgenbild (Verkalkungen und Phlebolithen, z. B. bei Muskelhämangiomen), gleichzeitiges Vorkommen von Hauthämangiomen (z. B. im Gesicht bei Hirnhämangiomen).

Behandlung: **a) Operative.** Die Operation, und zwar die Exstirpation, und zwar mit Messer oder Hochfrequenzstrom, ist die Methode der Wahl; absolut angezeigt (dann frühzeitig und radikal!) bei Wachstum oder bei Umwandlung in Rankenangiom oder in maligne Geschwulst; bei nicht gründlicher Operation, namentlich bei nicht ausgereiften Hämangiomen kleiner Kinder, erlebt man gelegentlich Rezidiv. Ferner kommt in Frage: bei subcutanem Kavernom auch subcutane Ausschälung mit Messer bzw. Schere und Präpariertupfer von linearer Incision aus; sonst unter Excision der miterkrankten Hautpartie; bei diffusen Lippen-, Augenlid-, Zungen-, Schädeldeckenangiomen Keilexcision (evtl. wiederholt); bei durchgebrochenem Schleimhautangiom z. B. in der Mundhöhle Auskratzung mit dem scharfen Löffel; ausnahmsweise: bei oberflächlichen Scarification, bei tiefen Discision mit Tenotom, bei gestielten Abbinden (veraltet!). Besondere Beachtung verlangt der kosmetische Operationseffekt (Entstellung und Funktionsstörungen an Lid, Nase, Lippen, sowie überhaupt Gesicht; evtl. hier plastische Operation!) und die Blutstillung (Blutung evtl. bedeutend, dann gefährlich, namentlich bei kleinen Kindern; zur Blutstillung Digitalkompression, Klemmpinzette oder Darmklemme, percutane Umstechung bzw. tiefe Steppnaht, Blutleerschlauch; ausnahmsweise, z. B. beim arteriellen Angiom auch vorherige Gefäßunterbindung, aber nicht die der A. carotis comm. (Lebensgefahr bzw. Hirnschädigung!).

b) Nichtoperative. Indikation: Fälle, wo die Operation verweigert oder nicht angezeigt ist, spez. bei sehr ausgedehnten oder ungünstig lokalisierten Geschwülsten (z. B. bei großen Nävi an Gesicht, Nase, Auge sowie bei kleinen Kindern). Evtl. empfiehlt sich Kombination des operativen und nichtoperativen Verfahrens. Bei der Wahl des nichtoperativen Verfahrens ist zu unterscheiden zwischen **cutanen** und **subcutanen** Hämangiomen.

a) **Bei cutanen Hämangiomen:**

1. Kompression (gegen knöcherne Unterlage mit Pelotte, Gummi- oder Heftpflasterzug, Sublimatkollodium u. dgl.) kann versucht werden bei nicht wachsendem Angiom am Kopf kleiner Kinder; sonst an den Extremitäten, spez. bei diffuser Erkrankung (hier mit elastischen Binden oder Bandagen).

2. Impfung, d. h. Kuhpockenimpfung ist veraltet, weil unsicher und gefährlich, auch nur außerhalb des Gesichtes zulässig.

3. Ätzung mit Chemikalien (rauchende Salpetersäure, Höllenstein usw.; auch als 5—10%iges Sublimat-, Ichthyol-, Chlorzink- u. dgl. Kollodium oder als entsprechende Salben und Pflastermulle; beachte Schutz der Umgebung, Schonung der Hornhaut, Blutung und weißliche Narbe) oder besser:

4. Hitze. Rotglühender Thermokauter, früher als Ferrum candens, spez. in Form von Setaceum candens und Ignipunktur, jetzt als Paquelin in Form des Spitzbrenners oder in Form des mit dem Paquelin erzeugten Heißluftstroms (eleganter und kosmetischer als Ätzung, aber übertroffen vom Elektrokauter).

5. Galvano- oder Elektrokauter mit dem Spitzbrenner in Form der Elektropunktur (in Abständen von einigen Millimetern; am besten mit Unterbrecherhandgriff!).

6. Elektrolyse (uni- oder bipolar, evtl. oft wiederholt in Pausen von einigen Wochen).

7. Kaltkauter mit der de Forestschen Nadel bzw. Hochfrequenzstrom.

8. Kälte. Flüssige Luft oder besser Kohlensäureschnee (aus Kohlensäurebombe, in Rehlederbeutel aufgefangen, mit Messer geformt und mit Elevatorium angedrückt oder in Zylinderhülsen mit Stempel; 10 bis 20 bis 30 Sekunden lang; evtl. wiederholt alle 1—2 Wochen); anschließend Puder-(Dermatol-) oder Salbenverband.

9. Strahlentherapie. Röntgenstrahlen, Radium, Finsen- und Queck-silberdampflicht (Wirkung nicht durch Verbrennung, sondern durch Erzeugung einer leichten Entzündung und evtl. auch Gefäßwandumstimmung; beachte Gefahr der Verbrennung sowie weißliche Narbe und Teleangiektasien).

10. Tätowierung, d. h. Einimpfung von Farbmischungen (zur kosmetischen Verbesserung des Behandlungsresultats).

β) **Bei subcutanen Hämangiomen:** Außer den eben genannten Methoden (vor allem Igni- und Elektropunktur, Elektrolyse, Hochfrequenzstrom, Kohlensäureschnee und Radium) noch:

11. Injektionsbehandlung entweder a) intravasculär (zur Erzeugung von Blutgerinnung) Eisenchloridlösung u. dgl. oder neuerdings kochendes Wasser, Sublimat, Traubenzucker- oder Kochsalzlösung oder (besser und ungefährlicher): b) interstitiell (zur Erzeugung von Schrumpfung) 50—80%igen Alkohol (wenige Kubikzentimeter oder Teile davon; nicht zu viel und tief genug unter Vermeidung dünnschichtiger Hautpartien wegen Gefahr ihrer Nekrose; evtl. oft wiederholt).

12. Magnesiumspickung (Payr) bei subcutanen Kavernomen; absolut angezeigt bei inoperablen, aber auch vorteilhaft bei sonstigen, evtl. vor Operation (2 mm breite und 1½ cm lange Pfeile von Magnesiummetall rein, vor Gebrauch in Essigsäure kurz abgewaschen, in mit Tenotom angelegte feine Öffnung mittels spitzer und feiner Arterienklemmen tief eingeschoben und zweckmäßig verteilt; Hautnaht; komprimierender Verband; evtl. wiederholt nach einigen Wochen; cave Haut und Schleimhaut sowie N. fac.!). Wirkung chemisch (Mg zerlegt das Gewebswasser in H und O, Mg verbindet sich mit O und wird als Salz resorbiert, H wirkt als Gas gerinnungerzeugend) und mechanisch, und zwar dies teils als Trauma, teils als Fremdkörperreiz (ähnlich dem Haarseil).

13. Hochfrequenzstrom: Elektrokoagulation.

b) Lymphangiome (Lymphgefäßgeschwülste) im wesentlichen analog den Hämangiomen. Pathogenese: Angeboren als Geschwulst oder als fehlerhafte Anlage; dagegen niemals durch Lymphstauung. 3 Formen (zwischen welchen Übergänge bestehen):

1. L. simplex. Wucherung von Lymphgefäßen eines beschränkten Haut- und Unterhautbezirks in Form von flachen oder leicht höckrigen, wenig umschriebenen Hautverdickungen; selten; bisweilen an Gesicht und Hals.

2. L. cavernosum. Häufigste Form. Aufbau (ähnlich wie bei Hämangioma cav.) aus unregelmäßig miteinander verbundenen, mit Lymphe gefüllten und mit Endothel ausgekleideten Hohlräumen, welche von einem bindegewebigen Maschenwerk gebildet werden und z. T. mit den normalen Lymphgefäßen der Umgebung verbunden sind; bisweilen kombiniert mit Blutgefäßgeschwulst (Hämatolymphangiom) oder mit Bindegewebsbeteiligung in Form großer Lappen oder Wülste (Elephantiasis lymphangiektatica). Vorkommen: In Haut, Unterhaut und Zwischenmuskelgewebe, besonders an Wangen (Makromelie), Zunge (Makroglossie), Lippen (Makrocheilie) und Ohren (Makrotie) sowie an Augenlid, Hals, über Encephalo- und Myelocele, an der Schleimhaut von Mund, Rachen, weichem Gaumen und Kehlkopf. Symptome: Flache, diffuse, weich-schlotternde, mehr oder weniger ausdrückbare (aber im Gegensatz zum Hämangiom nicht durch Tieflagerung usw. schwellbare) Geschwulst mit nicht abhebbarer und gewöhnlich nicht verfärbter Haut. Wachstum: Langsam, aber stetig; typisch sind Unterbrechungen mit akutem An- und Abschwellen infolge Eindringens von Entzündungserregern.

3. L. cysticum. Einzelne oder häufiger zahlreiche stecknadelkopf- bis kindskopfgroße Cysten mit: 1. Inhalt serös bzw. milchig, bisweilen blutig, 2. Belag mit Endothel, 3. Wand aus Bindegewebe mit Blutgefäßen, Fett, Lymphknötchen und glatter Muskulatur sowie mit kavernösem Maschenwerk; untereinander zusammenhängend, aber nicht mit der Umgebung, sondern meist abgekapselt. **Vorkommen:** In subcutanem und intramuskulärem Bindegewebe, besonders am Hals (sog. „**angeborenes Cystenhygrom des Halses**", **Hygroma s. Lymphangioma cysticum colli congenitum**; seitlich vor und hinter dem Kopfnicker vom Kieferwinkel bis Oberschlüsselbeingegend, evtl. gefährlich durch Druck auf Luft- und Speiseröhre, namentlich bei plötzlichem Anschwellen infolge Entzündung), seltener an Wange, Achselhöhle, Leiste, Gliedbeugeseite, sehr selten an Kreuzbeinvorderseite, Radix mesenterii, Milz, Nieren, Lungen usw. **Differentialdiagnostisch:** Kiemengangs- oder Blutcyste am Hals, Echinococcus der Wange, Lipom, Dermoid usw. **Komplikationen:** Druck auf Nerven, Muskeln, Knochen, große Gefäße, Luft- und Speiseröhre sowie entzündliche Veränderungen durch Infektion (mit Lymphorrhoe bei Lymphfistel oder mit Erysipel, Phlegmone, Orbitalphlegmone, Mediastinitis, Meningitis). **Therapie:** Bei abgekapselten Cysten Exstirpation durch Ausschälung und Druckverband; Spaltung und Tamponade gefährlich wegen Infektionsgefahr. Bei einfachen und kavernösen L. Alkoholinjektionen, auch Kauterisation und Excisionen (aber unsicher und ebenfalls nicht gefahrlos!).

Nicht dazu gehören: **Lymphangiektasen** durch Lymphstauung und Thrombose sowie entzündliche Bindegewebshypertrophie bei chronischen Entzündungen.

Anmerkung. 1. Als **hypertrophische Lymphangiome** gelten: Pigmentnävi, Linsenflecke, Sommersprossen und Fleischwarzen.

2. **Lymphangioma tuberosum cutaneum multiplex (Kaposi):** Multiple, linsengroße, gelblichbraune Knötchen; selten; aufzufassen wohl als Lymphangiektasien.

3. **Bösartige Lymphgeschwülste** sind: **Lymphangiosarkome** und **Endotheliome** (s. da).

6. Sarkome.

Begriff: Bösartige Tumoren der **Bindesubstanzreihe**, und zwar aus unreifem bzw. unfertigem, d. h. auf niederer Entwicklungsstufe verbliebenem Gewebe infolge gesteigerter Wucherungsfähigkeit der zelligen Elemente (ähnlich dem embryonalen Gewebe und dem Granulationsbindegewebe bei der Wundheilung, aber ohne genügend vollendete Bildung von Zwischensubstanz und ohne Erreichung eines gewissen Abschlusses).

Entstehung: Unbekannt, manchmal auf dem Boden von gutartigen Geschwülsten, Nävi, Mischtumoren u. dgl.; gelegentlich in mißbildeten oder verlagerten Hoden; Wachstums-, Entzündungs- und Verletzungs-, überhaupt Regenerationsvorgänge scheinen manchmal eine Rolle zu spielen.

Aufbau: 1. Zellen (gegenüber der Zwischensubstanz überwiegend; dabei abnorme Kernteilungsvorgänge usw.), 2. Zwischensubstanz (zurücktretend; je nach Abstammung des Tumors fibrillär, knorpelig, knöchern usw.) und 3. Gefäße (oft zartwandig, daher öfters Blutung und Erweichung sowie Geschwulsteinbruch; bisweilen außerordentlich entwickelt: sog. „**S. haemangiektodes s. angiomatosum**").

Wachstum erst im wesentlichen expansiv [daher evtl. ausschälbarer Tumor (?), schließlich infiltrierend, dabei vor keinem Gewebe haltmachend, am ehesten vor Knorpel; evtl. Durchbruch nach außen mit Geschwürsbildung und Verjauchung.

Regressive Metamorphosen (häufig und oft kombiniert, wobei ein buntes Bild im Durchschnitt entsteht): Fettiger und körniger Zellzerfall, Nekrose, Thrombose, Verkalkung, hyaline Entartung, Blutungen, Erweichungshöhlen, Blutcysten.

Metastasen (im allgemeinen häufig und zahlreich, wenig bei abgekapselten Tumoren und Fibrosarkomen, viel bei zellreichen, spez. Rundzellen- und Melanosarkomen; Charakter wie der des primären Tumors, z. B. bei Osteosarkom ossifizierend, im übrigen lebhaft proliferierend; Verbreitung seltener auf dem **Lymphweg**, desto häufiger (infolge Hineinwachsens des primären Tumors in die Gefäße, manchmal in Form intravasculär fortwachsender Geschwulstzapfen) auf dem Blutweg, und zwar meist in Lungen (u. a. Röntgen-bild!) und von da in alle Organe: Leber, Milz, Nieren, Knochenmark usw.; evtl. leukämie-ähnlicher Blutbefund.

Wirkung: a) Allgemein: unregelmäßiges Fieber (Resorption von Zerfalls-produkten!) und Anämie; sonst ist Kachexie meist weniger ausgesprochen als bei Carcinom, b) lokal, z. B. Druck in Gehirn, Mediastinum usw.

Durchschnitt: Im allgemeinen nicht sehr derb und im Anfang gleichmäßig graurötlich oder hellgrau (wie Heringsmilch), später öfters ungleichmäßig in buntem Durcheinander; nicht selten fließt ein klarer und fadenziehender Saft ab (wie Hühnereiweiß); Melanosarkome sind graubraunschwarz schattiert (ähnlich einer Trüffel) oder bläulichschwarz (ähnlich einem Tusche- oder Tintenfleck); Knochensarkome enthalten oft stellenweise Knochen oder Knorpel.

Histologischer Befund: Ein beginnendes Sarkom ist manchmal schwer von einer regenerativen oder entzündlichen Neubildung zu unterscheiden; dagegen unterscheidet sich ein fortgeschrittenes Sarkom von Granulations-gewebe: ersteres zeigt eine einzige und meist atypische Zellart mit den Zeichen der Geschwulstzelle, letzteres typische Zellformen der Entzündung: Fibro-plasten, Lymphocyten, Plasmazellen, Leukocyten usw.

Diagnose: Alter, Sitz, Wachstum, Röntgenbild, Probeexcision und -incision usw.; später Metastasen.

Differentialdiagnose: u. a. sonstige benigne (Fibrome usw.) oder maligne Tumoren (Carcinom), sowie Gumma (Wassermannsche Reaktion, therapeutischer Effekt — antiluetische Kur ist aber nicht länger als zwei Wochen statthaft! Probeexcision ist nicht immer entscheidend, vielmehr manch-mal ähnliches Bild bietend wie tuberkulöses oder gummöses oder pyogenes Granulationsgewebe).

Behandlung (radikal und baldmöglichst!): Exstirpation, evtl. Resektion oder Gliedabsetzung bei Knochensarkomen (s. u.). Bei inoperablen Tumoren: Arsen und Jod sowie Röntgen- und Radiumbestrahlung; Chemo-, Sero- und Bakteriotherapie fragwürdig.

Vorkommen: Fast gleichmäßig in jedem Lebensalter; meist im mittleren Alter (30—60 Jahre), aber auch öfters im jugendlichen; bei Kindern auch angeboren.

Häufigkeit: Im allgemeinen 10mal seltener, aber an den Gliedmaßen 30mal häufiger als Carcinom.

Lokalisation: In allen Organen, vorwiegend aber in den Körperdecken und im Bewegungsapparat, spez. Knochen; sonst in Mamma, Prostata, Magen, Darm, Hoden, Nieren, Speicheldrüsen usw.

Einteilung:

A. Sarkome aus Zellen des gesamten Stützgewebes: Bindegewebs- sowie Chondro- und Osteosarkome.

B. Aus lymphkörperähnlichen Zellen: Lymphosarkome.

C. Aus Schleimgewebe: Myxosarkome.

D. Aus Pigmentzellen: Melanosarkome.

A. Sarkome aus Zellen des gesamten Stützgewebes.

a) Bindegewebssarkome.

Formen: 1. Spindelzellensarkome, „S. fusocellulare" (am häufigsten; meist, spez. bei den Fibrosarkomen, reich an Zwischensubstanz und Zellen ähnlich den Bindegewebszellen, aber protoplasmareich, großkernig und ungleichmäßig; derb; lang expansiv wachsend und weniger metastasierend).

2. Rundzellensarkom, „S. globocellulare" (weniger häufig; meist zellreich und sehr bösartig durch lokale Zerstörung, rasche Vergrößerung, infiltrierendes Wachstum und Metastasierung; evtl. markig als sog. „Medullarsarkom" oder mit Zellen im Maschenwerk eines stark entwickelten Stroma als sog. „Alveolar-sarkom", manchmal auch carcinomähnlich als sog. „Carcinomsarkom").

3. Riesenzellensarkom, „S. gigantocellulare" (bisweilen; Aufbau aus osteoklastenähnlichen, großen und kernreichen Riesenzellen neben Spindel- oder Rundzellen; besonders gutartig, langsam wachsend sowie wenig rezidivierend und metastasierend); ein großer Teil der Riesenzellen haltigen und fälschlich als Riesenzellensarkome bezeichneten Bildungen, spez. der am Periost der Kiefer als „Epulis" und im Knochenmark der langen Röhrenknochen als „brauner Knochentumor" vorkommenden sowie die Fingerstreckseitenfibrome, Xanthome u. dgl. gehören nicht zu den Sarkomen, überhaupt wohl nicht zu den echten Geschwülsten, sondern zu den Resorptionstumoren, d. h. reaktiven Granulationswucherungen, wenn auch manche bösartig sind oder werden können. Vgl. Spez. Chirurgie!

Lokalisation: Haut und Unterhaut: Dermal oder hypodermal; auch in Warzen und Papillomen sowie Neurofibromen; rundlich-knotiger oder pilzförmig gestielter, grauroter Tumor oder zerklüftetes Geschwür; solitär oder multipel; differentialdiagnostisch cave: Carcinom (harte Lymphdrüsen!), Fibrom (langsames Wachstum!), Gumma (s. o.); evtl. multipel als sog. „Sarcomatosis cutis", wohl zu unterscheiden von **Mycosis fungoides** (dunkelrote Knoten bzw. Geschwüre, z. T. in Halbkreis- oder Girlandenform; auftretend in den 30—50er Jahren; solitär an Gesicht sowie Händen und Füßen; mit jahrelangen Hautprodromen: Erythemen, Ekzemen und Infiltraten; Pathogenese fraglich; vielleicht entzündliche Granulationsgeschwulst; Therapie: Arsen und Röntgenbestrahlung oder Exstirpation größerer Knoten mit Messer oder besser Hochfrequenzstrom), Schleimhaut (meist submucös an den Körperostien: Mund, Mastdarm, Scheide sowie in Magen-Darm, Zunge, Luftröhre), intermuskuläres Gewebe, Fascien, Gefäßscheiden und Sehnenscheiden (z. B. der Fingerbeuger; sonst vorwiegend an Nacken, Hals, Rücken, Bauchwand und Gliedmaßen; als derbes Fibrosarkom langsam wachsend, abgekapselt, verschieblich und von gesunder, spez. verschieblicher und faltbarer Haut bedeckt, als Rund- oder Spindelzellen- sowie als Myxosarkom rasch wachsend, infiltrierend, bald unverschieblich und die Haut ergreifend [schmerz- und fieberlos entstandene und deutlich wachsende Knötchen subcutan oder subfascial sind sarkomverdächtig!]), Nervenbindegewebe, Schleimbeutel, Gelenkkapsel (selten; ähnlich Gelenktuberkulose), Periost und Knochenmark (als Spindel- oder als Riesenzellensarkom; letzteres z. B. an den Alveolarfortsätzen der Kiefer: sog. „Epulis" ist aber nur ausnahmsweise ein echtes Sarkom; an den Enden der langen Röhrenknochen, z. B. an der unteren Femurepiphyse; an der Dura als sog. „Fungus durae matris"), Organe: Parotis, Mamma, Schilddrüse, Prostata, Hoden, Nieren, Uterus usw., seröse Häute: Pleura und Peritoneum, Retroperitoneum (oft gewaltig), Lymphdrüsen (als primäres Bindegewebssarkom, s. u.).

b) Chondro- und Osteosarkome.

Fast nur an Knochen, vereinzelt an Weichteilen: Fascien, Zwischenmuskelgewebe, Mamma, Samenstrang usw.; hier meist als Mischtumor.

I. Chondrosarkome: Mit knorpeliger Grundsubstanz; mitunter hervorgehend aus Chondromen; aber zellreicher mit verschiedenartigen Zellen in größeren Haufen zwischen den Knorpelinseln und unregelmäßiger auf der Schnittfläche, und zwar ist diese teils weich und rötlich (Sarkom), teils opalbläulich (Knorpel), teils weiß (Verkalkung), teils hart (Verknöcherung), teils erweicht (Cysten), teils schwarzrot (Blutung). Wachstum rasch zu großen Geschwülsten mit Metastasen. Vorkommen seltener, und zwar am Skelet, sonst an Uterus, Harnblase, Hoden, Nieren uesw.; auch gemischt mit Knochengewebe als Osteochondrosarkom.

II. Osteosarkome (sog. ossifizierende Sarkome): Mit neugebildeter Knochen-Substanz bzw. deren Vorstufen. Vorkommen häufiger ($^{1}/_{3}$ aller Sarkome; vorwiegend, nämlich in 50% bei Jugendlichen zwischen 10 und 25 Jahren, und zwar an den Enden der langen Röhrenknochen namentlich $^{4}/_{5}$) der unteren, dann auch der oberen Extremität (spez. Femur unten und Tibia oben, dann Humerus oben), ferner an Becken, Schulterblatt, Schlüsselbein, Oberarm, Brustbein, Schädelknochen, Kiefern, spez. Oberkiefer, Rippen, kurzen Röhrenknochen, Wirbeln, Fersenbein, Kniescheibe. Man unterscheidet von jeher sog. periostale und myelogene Osteosarkome:

1. Periostale oder Osteoidsarkome (sog. **periphere** Knochensarkome): Mit knochenartiger Zwischensubstanz, sowie öfters mit osteoidem (zarte, nicht verkalkte Knochenbälkchen) und chondroidem Gewebe (breite, verkalkte Knorpelsubstanz), schließlich (zuerst an den ältesten Teilen) verkalkend; entweder in Form eines feinen spongiösen Knochenmarks oder eines büschel- bzw. strahlenförmigen Knochenbalkenwerks; zumeist an den Metaphysen der langen Röhrenknochen; erst als kleine, umschriebene Anschwellung, schließlich keulenförmig um den ganzen Knochen; erst in der Periostschicht, dann weiter infiltrierend in den Weichteilen, spez. Muskel-, Sehnen- und Bänderansätzen sowie Gelenkkapsel, schließlich durch die Haversschen Kanäle in Corticalis und Markhöhle einwuchernd, dann ähnlich den myelogenen Sarkomen, aber ohne die bei diesen anfangs vorhandenen Knochenschale.

2. Myelogene oder Myeloidsarkome (sog. **centrale** Knochensarkome); häufiger als erstere; oft in Erscheinung tretend mit Spontanfraktur; zumeist an den Metaphysen der langen Röhrenknochen Jugendlicher: Femur, Tibia, Humerus, Fibula, Radius, wo sie oft in der Markhöhle hoch hinaufreichen, was bei der Radikaloperation entsprechend zu beachten ist, ferner an kurzen Knochen: Unterkiefer, Hand- und Fußwurzel, (Calcaneus) Schädeldach, Wirbelkörper, Becken; dabei häufiger: Riesenzellen (gutartig), sowie erweiterte Gefäße, sog. pulsierende und schwirrende Arterien (sog. ,,Knochenaneurysmen'', welche meist gefäßreiche Sarkome darstellen, seltener Endotheliome oder Angiosarkome), cystische Hohlräume, dünne und nachgiebige Knochenschale auf Druck knitternd wie Pergament oder eindrückbar wie Eierschalen (,,Pergamentoder Eierschalenknittern''), Spontanfrakturen, Hautdurchbruch mit Blutung und Verjauchung, Gelenkergüsse, Störungen in Nerven (Neuralgien), Gefäßen (Zirkulationsstörungen), Muskeln, Gehirn, Lunge usw.

Diagnose: Solitärer, großer, rasch wachsender, breit und fest am Knochen sitzender, schließlich nach außen durchbrechender Tumor mit Knochenauftreibung, evtl. Pergamentknittern, Druckempfindlichkeit, Schmerzen, Hautvenenzeichnung, Druck auf Gefäße und Nerven, evtl. Pulsation; gewöhnlich keine Lymphdrüsenaffektion; evtl. Metastasen (z. B. in Lungen mit blutigem Pleuraerguß sowie in Knochen, Nieren, Leber, Milz usw., selten in Lymphdrüsen); später evtl. Spontanfraktur und zwar meist als Querbruch; Kachexie fehlt meist; Röntgenbild: 1. beim periostalen Sarkom um den Knochen unregelmäßig, wolkiger oder streifiger Schatten, allmählich in der Knochenbegrenzung sich verlierend, aber zugleich mit Annagung des Knochens, manchmal radiär ausstrahlend, oft am oberen und unteren Ende Periostsporn; 2. beim myelogenen Sarkom im Knochen hellere Flecke, umgeben von stark verdünnter, aufgeblähter Corticalis (dagegen bei Chondromen und Cysten kein Geschwulstschatten; bei Entzündung [Tuberkulose, Osteomyelitis] kein Geschwulstschatten und keine zarte Knochenschale, vielmehr bei Osteomyelitis Knochenneubildung weithin über den Knochenschaft; bei Gumma unregelmäßige Hyperostosen der Corticalis, bei Ostitis fibrosa bzw. cyst. wabenartig und scharf umrissen); man mache stets, spez. vor Radikaloperation eine Röntgenuntersuchung auch der Lungen auf Metastasen; Probeexcision (aber nicht sicher und auch nicht unbedenklich); Blutbild und Blutkörperchensenkung.

Differentialdiagnose: Osteomyelitis (Entzündungszeichen allgemein: Fieber usw. und örtlich, u. a. Hautrötung!), Tuberkulose (auch oft an Epiphysen und kurzen Knochen, aber langsames Wachstum!), Syphilis (Wassermannsche Reaktion und Probekur), gutartige Tumoren, spez. Fibrom, Chondrom, Osteom, Exostose, Myelom, Myositis ossificans, Ostitis fibrosa bzw. cystica und deformans (langsames Wachstum, Sitz, Röntgenbild, Probeexcision), Carcinommetastase, Knochenechinococcus, Aneurysma (gegenüber gefäßreichem Sarkom!), Periostitis traumatica, Rheumatismus, Neuralgie und Blutergelenk sowie Gelenksyphilitis und -tuberkulose.

Prognose: schlecht; Dauerheilung selten nach Operation; auch strahlenrefraktär; Metastasen häufig, auch in Lungen (s. o.).

Therapie: s. o.; bei gutartigen, spez. centralen (abgekapselten und Riesenzellen-) Sarkomen Ausschälung mit Elevatorium oder besser Auskratzung mit scharfem Löffel nebst folgender Ausätzung ·mit Karbolsäure od. dgl., am besten samt Knochenbasis mit Meißel, Knochenzange u. dgl. oder hier, sowie bei noch nicht auf die Weichteile übergreifenden: Knochenresektion; sonst bei infiltrierenden, spez. bei periostalen Sarkomen, Exstirpation weit im Gesunden (z. B. an der Orbita unter Entfernung des Augapfels, an der Brustwand unter Eröffnung der Brust- und Bauchhöhle, an den Gliedmaßen durch Gliedabsetzung bis zum Ursprung der betreffenden Muskeln: also am Unterarm bzw. Unterschenkel durch hohe Oberarm- bzw. Oberschenkelamputation, am Oberarm bzw. Oberschenkel durch Exartikulation in Schulter bzw. Becken evtl. samt deren Gürtel). Röntgenbestrahlung?

Zusatz 1: Alveoläres Rundzellensarkom des Knochens (Ewing 1921—22). Wesen: Ewing-Sarkom ist eine besondere Art des Knochensarkoms — im Gegensatz zum osteogenen Sarkom. Pathologische Anatomie: Rund-(Retikulum-) zellen klein, rund und chromatinreich ohne Intercellularsubstanz, aber mit reaktiver Knochenwucherung der Umgebung periostal; makroskopisch: weich und grauweiß bis rötlich ähnlich Hirnmark oder Fischfleisch. Häufigkeit: ca. 15% aller Knochensarkome. Vorkommen: bei Jugendlichen, meist ab 14. Jahr; Männer erkranken häufiger wie Frauen. Lokalisation: in großer Ausdehnung ($^1/_3$—½—1) des Markraums der Diaphyse der langen Röhrenknochen: Femur, Tibia, Fibula, Humerus, Radius, Hand, Fuß, Schultergürtel, Becken, Schädel, Wirbel, Rippen u. a. Symptome: evtl. wiederholte Schübe von Fieber und Schmerzen, später Schwellung. Komplikation: im vorgeschrittenen Stadium evtl. Fraktur sowie Metastasen in den Knochen, spez. Schädel, Wirbel, Schlüsselbein, Schulterblatt u. a., seltener Lungen oder Lymphdrüsen. Röntgenbild: glattbegrenzter Knochenschwund mit honigwabenartiger Aufhellung auf lange Strecke im Schaft der langen Röhrenknochen nebst leicht erweitertem Knochen und zwiebelschalenartiger oder strahliger Periostreaktion, manchmal ähnlich wie bei Osteomyelitis, aber ohne Sequester. Diagnose: evtl. Probeexcision. Differentialdiagnose: Osteomyelitis chron., Lues, Osteodystrophia fibrosa oder deformans, Myelom, Carcinommetastase und osteogenes Sarkom (Spindelzellensarkom mit Intercellularsubstanz; an der Metaphyse der Röhrenknochen; ·schneller wachsend und ungünstiger, auch weniger strahlenempfindlich). Prognose: ungünstig, meist in 19 Monaten zum Tod führend. Therapie: Radikaloperation, sonst Röntgenbestrahlung (aber Rezidiv und Metastasen möglich).

Zusatz 2: Myelome (s. u.).

B. Sarkome aus lymphkörperähnlichen Zellen: Lymphosarkome sowie sonstige Lymphdrüsentumoren.

a) Lymphosarkome oder Lymphocytome. Aufbau: Gleichmäßig aus lymphocytenähnlichen Zellen in einem mehr oder weniger dichten Reticulum, aber ohne Lymphfollikel und Lymphbahnen (also darin abweichend vom lymphoiden Gewebe). Vorkommen: An Stellen normalen lymphatischen Gewebes, besonders in Lymphdrüsen an Hals, Achsel, Retroperitoneum, Mediastinum usw., ferner in den Lymphfollikeln an Tonsillen, Rachen, Magen-Darm, Thymus, Milz, Knochenmark. Diagnose: Sitz und Form wie Lymphdrüsen, knollig, auf dem Durchschnitt grauweiß „markig", rasch wachsend und infiltrierend, einbrechend in Nachbarschaft und Tiefe, evtl. durch die Haut. Differentialdiagnose: Bindegewebssarkome der Lymphdrüsen und maligne Lymphome (s. da). Komplikationen: Kompression von Nachbarorganen (z. B. Luftröhre, Speiseröhre, Lungen, Herz, Nerven und großen Gefäßen bei den von Thymus oder Lymphdrüsen ausgehenden Mediastinaltumoren) sowie Metastasen auf Lymph- oder Blutweg (in Lungen, Nieren, Milz, Leber, Haut usw.). Therapie: Frühzeitig Exstirpation, sonst Röntgenbestrahlung und Arsen. Prognose: ungünstig; meist Rezidive.

b) Sonstige primäre Sarkome der Lymphdrüsen: Als Bindegewebssarkome in Lymphdrüsen. Vorkommen: Selten. Diagnose: Solitärer Tumor, ausgehend von einer Lymphdrüse, infiltrierend wachsend in die Umgebung; dabei aber nicht nur die Lymphdrüsen befallend.

c) Sekundäre Sarkome der Lymphdrüsen. Als regionäre Metastasen bei Sarkom anderer Organe.

Anm. Von den Sarkomen abzutrennen sind u. a. folgende **andersartige Lymphdrüsentumoren:**

a) Maligne Lymphome s. Granulome, sog. pseudo- oder aleukämische Tumoren (Hodgkinsche Krankheit). Bei Jugendlichen in den 20—30er Jahren; beruhend nicht auf einfacher Hyperplasie der lymphatischen Elemente, sondern auf Granulationswucherung, vielleicht infolge spezifischer Infektion (Corynebakterium?); wie die Lymphosarkome durch Neubildung lymphatischen Gewebes, aber im Gegensatz zu jenen 1. niemals die Drüsenkapsel durchbrechend, daher verschieblich und mit normaler Haut bedeckt, sowie gegeneinander verschieblich und 2. fortschreitend befallend das ganze lymphatische System einschließlich Milz und bisweilen auch Knochenmark, zunächst gewöhnlich in einer Lymphdrüsengruppe am Hals, dann in benachbarten, z. B. in der Achselhöhle oder Leiste, weiter an Rachen, Magen-Darm, Milz, Thymus, Mediastinum und Retroperitoneum; dabei intermittierendes Fieber, Anämie, Schwäche und Milztumor, evtl. Verdauungsstörungen; im Gegensatz zu Leukämie ohne stärkere Blutveränderungen außer Hyper- oder selten Hypoleukocytose, Eosinophilie usw.; auf dem Durchschnitt graurötlich bis weiß mit gelblich-grauen Nekroseherden (im übrigen vgl. Hals!).

b) Leukämische Lymphome (wie die aleukämischen, aber mit den typischen Blutveränderungen der Leukämie, sowie mit Milztumor und sonstigen Affektionen des lymphatischen Systems).

c) Sternbergsche Tumoren. (Wesen fraglich; vielleicht handelt es sich um eine nicht verkäsende, atypische Lymphdrüsentuberkulose; Diagnose: Mikroskop und Tierexperiment).

d) Tuberkulöse Lymphome (evtl. verwachsen, vereitert, fistelnd usw.).

e) Gummöse Lymphome (hart, evtl. verwachsen, geschwürig usw.).

Anmerkung 1. Myelome: sehr selten; vorwiegend bei älteren Erwachsenen, spez. Männern jenseits der 40er Jahre; Systemerkrankung mit primärer Knochenmarkgeschwulst vom Bau der Lymphosarkome; grauweiß bis gelblichbraun-rötlich; im Knochenmark; circumscript (in der Regel) oder diffus (selten), rasch wachsend mit Knocheneinschmelzung, dadurch später Verbiegung (Wirbelsäule!), Auftreibung (Rippen, Schädel, Becken, Brustbein) oder Defekt (Schädeldach), Spontanfraktur (Rippen und lange Röhrenknochen z. B. Oberschenkelkopf); multipel; gelegentlich infiltrierende Ausbreitung, gewöhnlich aber keine Metastasierung; im Harn evtl., aber nicht konstant und auch nicht spezifisch Bence-Jonesscher Eiweißkörper (Trübung oder flockiger Niederschlag bei Erwärmen auf 40—50—60⁰, beim weiteren Erwärmen wieder verschwindend und beim Abkühlen wiederkehrend); außerdem ziehende („rheumatische") Schmerzen sowie Klopf- und Druckempfindlichkeit, evtl. Pergamentknittern, Kachexie, Anämie und Gewichtsverlust, Röntgenbild (kreisrunde, scharf umschriebene oder seltener diffuse Aufhellungen central in einem sonst mehr oder weniger erhaltenen Knochen), gelegentlich Hirn- und Rückenmarkserscheinungen mit Neuralgie, Lähmung usw.; Blutbefund: sekundäre Anämie mit relativer Lymphocytose; histologisch unterscheidet man: myelocytäre, myeloblastische, lymphocytäre, plasmazelluläre, erythroblastische und gemischtzellige M.; Verlauf: schleichend; Prognose schlecnt, insofern Tod in einigen Monaten bis Jahren, meist in 1—1¹/₂ Jahren erfolgt unter dem Bild einer perniciösen Anämie; Lokalisation (platte und kurze Knochen): Rippen, Brustbein, Schulterblatt, Wirbel, Becken und Schädel, weniger lange Röhrenknochen, spez. Oberarm und Oberschenkel (Schaft!). Diagnose: Schwäche und Anämie, Knochendruckempfindlichkeit und später -schwellung, Röntgenbild, Lokalisation, Blutbefund, Bence-Jonesscher Eiweißkörper im Harn u. a.; evtl. Sternalpunktion mit histologischer Untersuchung. Differentialdiagnose: Osteomalacie, osteoklastische Carcinose, Markendotheliom usw.; Therapie: machtlos; zu versuchen ist Radium- oder Röntgenbestrahlung und Arsen, Jod, Phosphor, Calcium u. dgl.

Anmerkung 2. Chlorome: sehr selten; bei Jugendlichen; metastasierendes Periostsarkom vom Bau der Lymphosarkome; gras- bis braungrün (durch fettartigen Farbstoff); vom Periost an Schädel- und Gesichtsknochen (Schläfen- und Felsenbein, Nase, Oberkiefer, Augenhöhle nebst typischen Folgen: Exophthalmus, Seh-, Gehör- und Gesichtsmuskelstörungen), Brustbein, Rippen, Wirbeln (dabei evtl. Symptome von Spondylitis und Kompressionsmyelitis), langen Röhrenknochen; gleichzeitig Anämie und verschiedener, evtl. leukämieähnlicher Blutbefund; evtl. multipel; rasch wachsend und metastasierend; Prognose: schlecht; Therapie: machtlos; zu versuchen ist Röntgenbestrahlung und Arsen usw.

C. Sarkome aus Schleimgewebe: Myxosarkome.

Aufbau aus Schleimgewebe ähnlich dem der Whartonschen Sulze im Nabelstrang oder dem des Glaskörpers, d. h. aus gallertiger und gelblicher bis graurötlicher Masse, welche eine fadenziehende, klebrige, mikroskopisch die Mucinreaktion gebende Flüssigkeit abgibt und besteht aus 1. schleimiger Grundsubstanz, 2. sternförmigen, mit langen Ausläufern versehenen Zellen und 3. faserigem Bindegewebe mit Gefäßen; evtl. zellreich und bösartig (Myxosarkom), fibrillenreich (Myxofibrom), gefäßreich (M. cavernosum bzw. teleangiektodes), fettreich (M. lipomatodes), mit Erweichungscysten (M. cysticum). Nicht mit Schleimgewebe zu verwechseln ist u. a. ödematöses Gewebe bei Nasenpolypen, gallertiges Knochenmark bei Osteomen, erweichtes Knorpelgewebe bei Chondromen. Lokalisation: Haut und Unterhaut (meist am Oberschenkel in der Kniegegend, seltener Arm, Gesäß, Hals, Augenhöhle, Gesicht und Kopf, äußeren Genitalien), intermuskuläres und retroperitoneales Bindegewebe, Schleimbeutel, Fascien, Periost und Knochenmark, z. B. an den Kiefern periostal oder im Innern (Adamantinom dagegen vom Zahnsäckchen ausgehend), Gehirn, Rückenmark, periphere Nerven (N. opticus), Parotis (oft als Mischtumor), Mamma, Ovarien, Hoden und Samenstrang, Nieren, Leber, Lungen Endokard (als gelappte Geschwulst an der Scheidewand des linken Vorhofes, seltener an Herzklappen oder sonst; von hier nach Abriß embolische Herde veranlassend). Vorkommen: vorwiegend im jugendlichen und mittleren Alter. Diagnose: Tuberkulöse Abscesse, Lipome, Cysten (z. B. Ranula, Hygrom, Ganglion). Prognose: Metastasen selten, Rezidive häufiger; lokale Störungen in Augenhöhle, Herz usw. Therapie: Exstirpation evtl. durch Ausschälung, sonst radikal durch Resektion oder Gliedabsetzung.

D. Anmerkung. Geschwülste aus Pigmentzellen: Melanosarkome und -carcinome bzw. Melanoblastome oder maligne Melanome.

Entstehung wahrscheinlich nur aus Pigmentzellen, d. h. (Bindegewebs-) Zellen (Chromatophoren) mit Pigment (Melanin), daher auch Pigmentzellengeschwulst oder Chromatophorom genannt (Ribbert); ausgezeichnet durch Farbe (gelb- bis schwarzbraun bis blauschwarz „wie Sepia, Trüffel, Tusche oder Tinte") und durch besondere Bösartigkeit: rasches infiltrierendes Wachstum, auch einbrechend in Lymph- und Blutgefäße und ausgedehnte

Metastasen auf dem Lymph- und Blutweg in Lymphdrüsen sowie in allen,
auch in sonst selten von Metastasen befallenen Organen: Lungen, Leber (!),
Milz, Nieren, Gehirn, Herz, Magen- und Darmwand, Schilddrüse, serösen Häuten,
Knochenmark (spez. Wirbelsäule und Becken!), Haut; evtl. durch beim Tumorzerfall freigewordenes und in die Blutbahn geratenes Pigment ausgedehnte
Verfärbung der Haut und Schleimhäute („Melanose") und öfters (in 25—33$^1/_3$%)
dunkle, evtl. tinten- oder lackfarbene Veränderung des Harns („Melanurie").
Lokalisation: Nur Stellen, wo Pigmentzellen normaliter vorhanden oder
durch Entwicklungsstörung (Versprengung) hingeraten sind, daher I. gewöhnlich: 1. Haut (hier oft, aber nicht immer ausgehend von Pigmentnävi, evtl.
nach deren Reizung, z. B. Ätzung; besonders Gesicht und Genitalien, z. B.
Penis, ferner Glieder, und zwar seltener Arm und häufiger Bein, hier spez.
an den Beugeseiten, Bett und Umgebung des Nagels (subunguales Melanom:
Hutchinson), Plantarseite von Fuß und Zehen; verdächtig für maligne Entartung von Pigmentnävi ist Dunklerwerden, rasches Wachstum, Geschwulstform
und evtl. spannender Schmerz). 2. Schleimhaut (selten; z. B. Nase, Gaumen,
Rachen, Speiseröhre, Mastdarm, Anus). 3. Auge (ausgehend von Chorioidea
oder von Iris oder von Pigmentflecken am Hornhautrand; rasch wachsend
unter Bulbuszerstörung nach Durchbruch aus Orbita oder in Schädelhöhle).
II. Selten in sonstigen Organen mit normaliter oder durch Versprengung
enthaltendem Pigmentgewebe: Dura mater, Parotis, Nebenhoden, Samenblasen,
Ovarien, Nieren und Nebennieren usw. (hier wohl teils primär, teils sekundär).
Aussehen: Hell- bis dunkelbrauner (wie Sepia oder Trüffel) oder bräunlich-
bzw. bläulichschwarzer Fleck (wie Tusche- oder Tintenfleck) bzw. Knoten,
später Geschwür (knollig, breit oder pilzförmig gestielt, leicht blutend). Vorkommen: Bei Menschen im ganzen selten, häufiger bei Tieren, u. a. Pferden,
spez. Schimmeln. Diagnose: Meist leicht (typisch in Farbe und Lokalisation).
Prognose: Schlecht wegen rascher Ausbreitung, ausgedehnter Metastasierung,
Rezidivneigung und Giftwirkung; Tod erfolgt meist schon nach Monaten,
seltener Jahren; Melanurie ist von ungünstiger Aussicht; nach Operation
folgt gewöhnlich rasch Rezidiv am ursprünglichen Ort und in Lymphdrüsen,
sowie Metastasierung; in beiden letzteren Fällen ist die Prognose infaust.
Prophylaxe: Entfernung von wachsenden Pigmentnävi in radikaler, aber
schonender Form. Therapie: Radikaloperation mit Nach- und evtl. auch
Vorbestrahlung, dabei Exstirpation möglichst glatt (cave Quetschung, sonst
Metastasierung!), sowie bald und radikal (z. B. am Bulbus mit Orbita-
ausräumung, an den Gliedern durch Ausschneidung weit im Gesunden nebst
Ausräumung der regionären Lymphdrüsen oder sicherer durch hohe Absetzung
und am Rumpf durch Ausschneidung der Primärgeschwulst samt Lymphdrüsen in einem Stück; bei Lymphdrüsenaffektionen oder Metastasierung
so gut wie aussichtslos; bei Melanurie kontraindiziert. Röntgenbestrahlung
und Arsenmedikation ist zu versuchen, aber auch wenig aussichtsreich.

   Anhang. Pigmentmäler (Naevi pigmentosi): Formen: glatt und flach (N. spili;
manchmal klein: ähnlich Linsenflecken und Sommersprossen), erhaben
(N. prominentes), behaart (N. pilosi, evtl. tierfellartig), warzig (N. verru-
cosi s. papillomatosi); angeboren oder bald nach der Geburt; häufig
multipel; wachsend mit dem sonstigen Wachstum und dann meist dauernd
stationär; bisweilen Entwicklung von Melanom; Exstirpation gewöhnlich
nur aus kosmetischen Gründen, ferner — dann am besten glatt (cave Ätzen,
Brennen od. dgl.) sowie weit im Gesunden und samt regionären Lymphdrüsen — bei Eintreten einer rasch wachsenden, tiefdunklen, knotenförmigen
und manchmal auch schmerzenden Wucherung (Gefahr des Melanoms!).

β) Muskelgeschwülste (Myome).

I. Leiomyom (M. laevicellulare): Aufbau aus glatter Muskulatur, sowie
außerdem aus bindegewebiger Stützsubstanz mit Gefäßen; mikroskopisch:
längs-, schräg- und quergetroffene dichtgeflochtene Züge glatter Muskelfasern

mit „stäbchenförmigen" Kernen (Ecken der Kerne abgerundet im Gegensatz zu den spitzen der Fibrome); evtl. fettreich (Lipomyom), bindegewebsreich (Fibromyom), gefäßreich (Fibromyoma teleangiektaticum), drüsenhaltig (Adenomyom); bösartig teils als malignes (metastasierendes) Myom, teils als Myosarkom (d. h. Sarkom im Bindegewebe eines Myoms). Häufiger, namentlich in größeren Tumoren, erfolgen Veränderungen: Erweichungscysten, Verfettung, hyaline Umwandlung, Verkalkung, ödematöse Durchtränkung und Nekrose (namentlich bei gestielten infolge Stielabknickung oder Drehung). Lokalisation: Meist Uterus (und zwar gewöhnlich am Fundus, seltener Ovarien, ferner Lig. latum und rotundum. Formen: 1. subseröse [äußere], 2. submucöse [innere], 3. interstitielle [intramurale]; auch als Fibro- und Adenomyom; Symptome: Derber, knolliger Tumor, evtl. gestielt, öfters abgekapselt; einzeln oder multipel; von Hanfkorn- bis Mannskopfgröße; langsam wachsend, evtl. Blutung, Verjauchung, Schwangerschaftsstörung; Therapie: Exstirpation durch Ausschälung, Ausschneidung, Uterusfortnahme oder Röntgenstrahlen), ferner seltener Haut (ausgehend von Gefäßmuskulatur oder Haarbalgmuskeln; oft multipel; evtl. schmerzhaft ähnlich den Fibromen der Hautnerven, aber ohne deren Begleiter: Pigmentflecken und weiche Warzen), Speiseröhre und Magen-Darm (meist als innere, seltener als äußere Tumoren; breitblasig oder gestielt; evtl. multipel; bis mannskopfgroß; evtl. Divertikel, Blutung, Jauchung, Invagination, Darmabknickung), Blase, Niere (auch als Lipomyom), Mamma, Gallenblase, Samenstrang, Hoden, Prostata (hier meist kombiniert mit Bindegewebs- und Drüsengewebswucherung als „Hypertrophie", welche im übrigen meist bedingt ist durch adenomatöse Wucherung periurethraler Drüsen).

II. Rhabdomyom (M. striocellulare): Aufbau aus quergestreifter Muskulatur, sowie außerdem aus bindegewebiger Stützsubstanz mit Gefäßen; selten rein, meist als Mischgeschwulst mit embryonalem Binde-, Fett-, Knorpelgewebe usw.; mikroskopisch: keine ausgebildeten quergestreiften Muskelfasern, sondern embryonale Formen mit hohlröhrigen oder soliden, mehrkernigen Bändern evtl. mit Querstreifung und mit spindeligen oder rundlichen Zellen sowie mit Glykogentropfen (auf Jodzusatz braun!); bösartig als malignes Rhabdomyom oder als Myosarkom. Pathogenese: Wohl aus ausgeschalteten embryonalen (Muskel-) Keimen, meist verlagerten. Lokalisation: Meist Niere (bis mannskopfgroß; Parenchym verdrängend und Nierenbecken verzerrend), seltener Nierenbecken, Blase, Hoden, Uterus (polypös), Herz (multiple Knötchen), Speiseröhre, Magen, Parotis, Prostata, Körpermuskulatur (Glieder, Zunge, Orbita, Schläfe, Hals).

γ) Nervengeschwülste: Neurom und Gliom.

I. Neurom s. Ganglioneurom aus Nervenfasern (größtenteils marklosen, kleinstenteils markhaltigen) und aus Ganglienzellen in verschiedener Menge, sowie aus bindegewebigen Nervenscheiden, Bindegewebe mit Gefäßen und Fettzellen; sehr selten; bei Kindern und Jugendlichen; vorwiegend am sympathischen System; knollige Tumoren bis Mannskopfgröße an Ganglien und Nervensträngen der Brust- und Bauchgegend (z. B. retroperitoneal links neben der Wirbelsäule) und multipel in der Haut, wohl ausgehend von den sympathischen Gefäßnerven. Therapie: Exstirpation.

Nicht dazu gehören 1. Fibrome, Myxome und Sarkome der Nerven: sog. falsche Neurome, d. h. Geschwülste der bindegewebigen Anteile des Nerven mit bloßer Verdrängung der Nervenfasern, vgl. Neurofibrome! 2. Traumatische Neurome, nämlich an Amputationsstümpfen („Amputationsneurome"), sowie an sonst völlig oder teilweise durchschnittenen Nerven („Durchschneidungsneurome"), dies wohl auch in Narben, namentlich bei Reizung, z. B. an Knochenrand des Unterkiefers und Supraorbitalbogens nach Mensurschmissen oder sonstigen Verletzungen („Narbenneurome"); Pathogenese: Aus Nervenbindegewebe und aus regenerierten Nervenfasern infolge übermäßiger regenerativer Wucherung der verletzten Nerven (also keine wahren Geschwülste, sondern Regenerationsprodukte!); Prophylaxe: Nervenkürzung, -verlagerung oder -verätzung bzw. -verbrennung; Therapie: Exstirpation, vgl. Allg. Chirurgie, Nervenverletzungen und Operationslehre, Amputationen! 3. Neurinome s. Neurocytome: Geschwülste aus neugebildeten Zellen und Fasern, aber (im Gegensatz zu den echten Neuromen) ohne Ganglienzellen, wohl hervorgegangen aus embryonal liegengebliebenen und nicht zum Nervenaufbau verwandten Nervenelementen (Verocay): ziemlich häufig, namentlich an der Körperoberfläche, auch in inneren Organen z. B. Brusthöhle mit gleichmäßigem rundem Schatten im Röntgenbild und Drucksymptomen an den Nerven: Neuralgie oder Parese.

II. Gliom aus Gliazellen („Spinnenzellen") und Fibrillennetzwerk der Neuroglia (Stützsubstanz des Centralnervensystems), wobei das Verhältnis zwischen Zellen und Fibrillen ein verschiedenes sein kann ebenso wie die Blutgefäßentwicklung. Lokalisation: Gehirn und Rückenmark, sowie Auge. Differentialdiagnose: u. a. Sarkom. Therapie: Am Auge Ausräumung der Orbita, am Gehirn und Rückenmark Exstirpation zu versuchen, aber wenig aussichtsvoll (Sitz und Ausdehnung!). Vorkommen: 1. Gehirn: Kirsch- bis faustgroß, evtl. eine ganze Hemisphäre einnehmend; innerhalb der weißen und grauen Substanz; grauweiß oder (bei Gefäßreichtum) graurötlich, unscharf begrenzt, infiltrierend, langsam wachsend und selten metastasierend; öfters mit Hämorrhagie, Nekrose oder Cystenbildung; klinisch unter den Erscheinungen des Hirntumors evtl. mit apoplektischen Anfällen infolge plötzlicher Blutungen (s. da). 2. Rückenmark: Entweder als umschriebener Knoten oder „stiftförmig" ausgedehnt in der Umgebung des Centralkanals und mit spindeliger Auftreibung der Medulla, evtl. mit Höhlenbildung; klinisch unter dem Bilde der Syringomyelie oder des Rückenmarktumors. 3. Auge: Ausgehend von der Retina, aus Zellen vom Bau der Neuroepithelien (Neuroepitheliom); fast nur bei Kindern; oft kongenital; evtl. doppelseitig; als grauer, weicher, kugeliger Tumor; infiltrierend wachsend durch Hornhaut nach außen und durch Sklera in Orbita mit deren Zerstörung oder dem Sehnerven folgend in die Schädelhöhle; metastasierend und rezidivierend.

b) Ektoblasttumoren: Epitheliale Tumoren.

I. Fibroepitheliale Tumoren.

Bildung durch gemeinsame Wucherung von Bindegewebe und Epithel in ebenbürtiger Weise, dabei in ähnlicher Beziehung wie in normalen Geweben der Haut bzw. Schleimhaut oder wie in Drüsen.

1. Papillome. Aufbau aus Bindegewebe, spez. Papillarkörper und aus Deckepithel in Form eines bindegewebigen Grundstocks langgestreckter und vielverzweigter, gefäßführender Papillen mit einem Epithelbelag. Pathogenese aus einem selbständig proliferierenden Hautbezirk mit allen seinen Teilen. Lokalisation: **a) Haut** meist als harte Papillome mit verhornendem Epithel; entweder zusammengehalten als Warze oder zerklüftet als himbeer-, trauben- oder zottenförmiger Tumor; breitbasig oder kurzgestielt; evtl. multipel, gewöhnlich langsam wachsend, selten schneller, z. B. nach Verletzung, Ätzung usw.; besonders bei alten Leuten; an Kopfhaut, Achselhöhle, Leiste, unter der Mamma, Rücken, Damm und After (hier durch chronischen Reiz infolge Scheuerns, Schweißes und Unreinlichkeit, soweit es sich hier nicht um spitze Kondylome handelt s. u.), Schläfe (aus seborrhagischen Flecken).

Hier sind anzufügen: 1. Hornwarze (Verruca); besonders an Fingern, oft spontan verschwindend (vgl. Spez. Chirurgie, Finger!); 2. Hauthorn (Cornu cutaneum): meist bei alten, selten bei jüngeren Leuten; vorwiegend an Kopf und Gesicht (Stirn, Nase, Lider, Wangen, Lippen, Ohr), seltener an Rumpf, Gliedern (z. B. Hand, Unterarm, Fuß), Penis und Scrotum; kurze und breite konische Zäpfchen oder schmale, evtl. lange (bis 10—30 cm), krallenartig gekrümmte oder mehrfach gewundene Hörner mit graugelblicher oder dunkelbraunschwarzer und glatter oder meist längsgeriefter Oberfläche; bisweilen aus Verbrennungen, Entzündungen, Verätzungen, Warzen, offenen Atheromen u. dgl. hervorgehend; nach Abfallen, Abdrehen, Abreißen, Abbinden oder ungenügendem Abschneiden rezidivierend; daher gründlich auszuschneiden samt Basis in der Hautspaltrichtung; Prognose: Spontanheilung erfolgt nicht; Komplikation: Carcinom häufiger; Differentialdiagnose: Warzen und Keratome (multiple juvenile); histologischer Befund: Wucherung der Papillen und des Epithels mit gesteigerter Verhornung; 3. spitze Kondylome (Condylomata acuminata) an äußeren Geschlechtsteilen und am Damm durch den Reiz von Trippersekret u. a., also bei Tripper, Balanitis, Mastdarm- und Afterkatarrh u. dgl. (papillomatös gebaut, aber keine eigentlichen Tumoren, sondern hyperplastische Bildungen, auch mit Entfernung der Ursache verschwindend!); 4. Xanthome: manchmal in der Haut, spez. an den Lidern älterer Leute als flache schwefelgelbe bis bräunliche Erhabenheiten (X. planum); sonst vorwiegend an den Extremitätenstreckseiten, ausgehend von Bindegewebe der Gelenkkapsel, Bänder, Zwischenknorpel, Schleimbeutel, Sehnen und Sehnenscheiden, Fascien usw.; gelb gefärbt und erhaben (X. tub.); neben fibrösem Grundgewebe sind charakteristisch die Xanthomzellen: wabig-schaumige Zellen mit lipoider Substanz, welche doppeltlichtbrechend ist, sich mit Sudan leuchtend gelbrot färbt und chemisch Cholesterinfettsäureester darstellt, zugleich oft Riesenzellen und Blutungen bzw. Blutpigment; man unterscheidet a) echte (primäre) Xanthombildung bei gleichzeitiger Cholesterinämie, und zwar entweder genuin-familiär oder symptomatisch bei Diabetes, Leber- und Nierenleiden, Syphilis, Schwangerschaft usw.; b) falsche (sekundäre) Xanthombildung bei Entzündung, Fremdkörper, Verletzung, Geschwulst usw.; wahrscheinlich sind es keine echten Geschwülste, sondern riesenzellenhaltige Resorptionstumoren; Prognose: an und für sich gutartig, gelegentlich rezidivierend; manchmal Sarkombildung; Therapie: bei Störung oder Wachstum Exstirpation.

b) Schleimhaut: Hier meist als weiche Papillome oder Polypen („behaarte" Polypen sind zu den Teratomen zu zählen); mit reicher Gefäßentwicklung und ohne verhornendes Epithel. a) Plattenepitheltragende, z. B. an Mundhöhle, Lippen, Wangen, weichem Gaumen, Zunge; hier aus leukoplakischen Flecken), Nase, Rachen, Kehlkopf (auch bei Jugendlichen); bisweilen kongenital; evtl. multipel; rasch wachsend und rezidivierend; Speiseröhre, Vagina („Blumenkohlgewächs"), Harnblase, Ureter und Nierenbecken (weich, gestielt, leicht blutend mit algenartig verzweigten, flottierenden Zotten: „Zottenpolyp"; evtl. übergehend in Zottenkrebs); β) zylinderepitheltragende, vor allem an Rectum („Mastdarm-, Zotten- oder villöse Polypen: Tumor villosus"; leicht blutend), sonst selten: an Uterus, Magen und Darm, Gallengängen.

c) Gehirnventrikel von Ependym bzw. Plexus chorioidei.

Komplikationen: Entstellung und Verzerrung (am Lid Ectropium!), Blutungen (Blase, Mastdarm), Dyspnoe (Kehlkopf!), bei unvollkommener Entfernung auch Rezidiv, schließlich carcinomatöse und vielleicht auch sarkomatöse Entwicklung (Zottenkrebs, z. B. in Blase). Therapie: Am besten Ausschneiden im Gesunden samt Basis, evtl. nach Freilegung (z. B. an Kehlkopf, Blase!), falls nicht endolaryngeale bzw. endovesikale Abtragung gelingt; ausnahmsweise (aber unsicher und nicht unbedenklich wegen Rezidiv- und Carcinomgefahr!) Abbinden oder Abschneiden nebst Kauterisation des Stielrestes, Verätzen mit rauchender Salpetersäure, Röntgenbestrahlung u. dgl.

2. Adenome. Aufbau aus Bindegewebe und Epithel in drüsenähnlichem Bau. Vorkommen in drüsigen Organen. Aufbau: aus talgdrüsenähnlichen Epithelläppchen mit einem bindegewebigen Stroma. Lokalisation: a) Haut: a) Adenoma sebaceum (Adenom der Talgdrüsen; an Gesicht, spez. Nase, und Lidern; weich, bucklig, rötlich oder perlmutterartig-transparent). β) Ade-

noma sudoriparum (Adenom der Schweißdrüsen; aus zylinderepithel-
tragenden Schläuchen mit Erweiterungen und Cysten in seitlichem Bindegewebe; blasses Knötchen oder bei stärkerem Wachstum pilzförmige, evtl.
ulcerierte Geschwulst, bei subcutanem Sitz von normaler Haut bedeckt;
an Gesicht, und zwar Stirn, Schläfe, Nase, Lippen und Kinn, ferner an Kopf,
Brust, Rücken, Nabel, Achselhöhle, Leiste, Schamlippen, Gliedern). Vorkommen beider besonders am Gesicht; vereinzelt oder multipel; namentlich
bei älteren Leuten; im allgemeinen selten. Wachstum langsam; evtl.
Ulceration; bisweilen Übergang in Carcinom. Differentialdiagnose zwischen
beiden schwer; ferner cave Carcinom, Basalzellenkrebs, Endotheliom, bei
subcutanem Schweißdrüsenadenom auch: Lipom, Lymphangiom, versprengte
Brustdrüsenkeime usw. Therapie: Exstirpation, evtl. Kauterisation oder
Röntgenbestrahlung.

b) Schleimhaut meist gestielt als sog. ,,Schleimhautpolypen'', oft mit
lang ausgezogenem Stiel; selten als umschriebene, flache, glatte oder höckrige
Verdickungen der Schleimhaut; Tiefenausdehnung nicht weiter als bis an
Submucosa und Muscularis mucosae. Vorkommen: Nase und Kehlkopf,
Magen (spez. am Pylorus, evtl. stenosierend bzw. den Pylorus verlegend,
dann Carcinom vortäuschend) und Darm, spez. Mastdarm (im Magen und
Darm auch multipel; schon bei Kindern; evtl. vererbt und familiär [,,Polyposis
recti et intestini crassi, seltener ventriculi oder intestini'' mit hartnäckigem
Dickdarmkatarrh, Blutungen, Stenosierung, Invagination, Prolaps, Übergang
in Adenocarcinom], Uterus, Nabel (aus Resten des Dotterganges; bei
kleineren Kindern). Therapie: Exstirpation durch Ausschneiden im
Gesunden, bei kleinen und gestielten auch durch hohe Unterbindung; sonst
z. B. am Darm ist wegen der hohen Gefahr der Carcinomentwicklung
Resektion ratsam.

c) Drüsige Organe entsprechend dem Bau des drüsigen Ausgangsorgans,
aber in recht verschiedenen Formen (vgl. Mammaadenome!): mit reichlich
und hartem Bindegewebe als Fibroadenom, mit Schleimgewebe als
Adenomyxofibrom; auch in bösartigen Formen: mit zellreichem Bindegewebe als Adenosarkom, mit carcinomatösem Charakter als Adenocarcinom; bisweilen, z. B. in Nebennieren, Schilddrüse usw., handelt es
sich aber nur um sog. malignes Adenom mit rein adenomatösem Bau,
jedoch mit stark vordringendem Wachstum und in Venen einbrechend, dann
metastasierend; bei Epithelanordnung in Schläuchen (ähnlich den Ausführungsgängen): tubuläres Adenom oder in Alveolen (ähnlich den Drüsenläppchen): acinöses oder alveoläres Adenom; bei Umwandlung der
Tubuli oder Alveolen in Cysten: Cystadenoma, bei seitlicher Verzerrung der
Spalten durch vorwachsende Bindegewebsknoten oder bei Einwachsen von
papillären Wucherungen mit baum- oder blattförmigen Verzweigungen in die
Cysten: Cystadenoma papilliferum s. Papilloma s. Fibroma s.
Myxoma s. Sarcoma phyllodes s. intracanaliculare. Vorkommen:
Mamma (häufig; runde abgekapselte Knoten; bei unvollkommener Exstir-
pation rezidivierend, bei älteren Frauen öfters als Cystadenoma und viel-
leicht auch bei Mastitis chronica cystica mit zahlreichen bräunlichen Cysten),
Schilddrüse (im Gegensatz zur diffusen Hyperplasie als umschriebene
Knoten; mikroskopisch aus embryonalem Drüsengewebe; gelegentlich nach
Einwachsen in Venen auf dem Blutwege metastasierend in Lungen und anderen
Organe, vor allem in Knochen: Spontanfrakturen!), Hypophyse (im vorderen
Abschnitt; von dessen Bau; den Türkensattel erweiternd und vordringend
in Schädelhöhle und Keilbeinhöhle, evtl. verbunden mit Akromegalie), Neben-
niere (als sog. ,,Nebennierenadenome s. Hypernephrome s. Strumae para-
renales''; entsprechend dem Bau der Nebennierenrinde mit Fett und Glykogen;
als weicher und hellgelber Knoten; oft, namentlich später und in den älteren
Partien, mit Nekrose, Blutung und Cystenbildung; bisweilen in Nebennieren,
ferner aus versprengten Nebennierenkeimen in Lig. latum, Nebenhoden,
Ovarien und vor allem in der Niere, hier oft gewaltig und durchbrechend

in Nierenbecken oder V. renalis, dann fortgesetzt bis zum rechten Herz oder metastasierend), Niere (klein, grauweiß, abgekapselt in der Rinde), Leber (weich und hell; evtl. durchbrechend in Pfortader- oder Lebervenenäste, dann mit Metastasen in Lungen, Knochen usw.; evtl. gelb gefärbt; gegenüber der knotigen Hyperplasie bei akuter gelber Leberatrophie und bei Lebercirrhose abgeschlossen und ohne Zusammenhang mit der Umgebung), Prostata (als Adenom, Fibroadenom oder Adenomyom; meist handelt es sich aber um Hypertrophie des Organs durch Adenombildung der periurethralen Drüsen), Speicheldrüsen spez. Parotis, Gl. submaxillaris und sublingualis (selten).

3. Epithelcysten: Fibroepitheliale Geschwülste mit Cystenbildung von vornherein infolge fötaler Isolierung von Hautkeimen.

a) **Dermoide und Epidermoide.** Aufbau außen glatt aus Bindegewebe (mit der Umgebung meist locker verbunden; daher ausschälbar!), innen (entsprechend der Haut) aus Epidermis, Papillarkörpern, Haaren, Haarbälgen, Talg- und Schweißdrüsen, daher grau-weißlich mit feinen und kurzen oder mit dicken und langen Haaren; an einer mehr oder weniger großen Stelle rund, glatt und bräunlich; gebildet aus Bindegewebe mit Fremdkörperriesenzellen. Inhalt breiig und weißgelblich, oft atheromartig, aber mit Haaren u. dgl., bisweilen ölig („Ölcysten") oder selten serös („wässerig"), nach Blutung rotbraun („schokoladenfarben"); bestehend aus abgestoßenen Zellen, Hautdrüsensekret, Haaren, Fettröpfchen und Cholestearintafeln. Epidermoide bestehen im Gegensatz zu den Dermoiden nicht aus Cutis, sondern nur aus Plattenepithel, haben also keine Haare und Drüsen; sie werden zurückgeführt auf Einstülpung eines haar- und drüsenlosen Hautkeims. Pathogenese: aus abgeschnürten Hautkeimen, daher nur an Stellen, wo in früher Periode der embryonalen Entwicklung Spalten, Furchen und Vertiefungen der Körperoberfläche sich schließen oder Einsenkungen des Ektoderm vor sich gehen (wohingegen die kongenitalen Spaltbildungen, z. B. Hasenscharte, an den später sich schließenden Spalten entstehen). Vorkommen: stets angeboren, aber meist bei der Geburt noch nicht bemerkt und erst im jugendlichen Alter hervortretend (während Atherome gewöhnlich nicht vor dem 15. Jahre vorkommen) sowie solitär. Lokalisation (typisch!): meist Kopf, und zwar Umgebung der Augen am oberen Orbitalrand außen (dicht unter der normalen Haut oder dicht auf dem Knochen, daran Mulde oder Defekt bis auf die Dura oder Einschnürung zu Zwerchsackdermoid: teils innerhalb der Orbita, teils innerhalb der Schädelhöhle; differentialdiagnostisch cave Encephalocele (mit Verkleinerung und mit Hirndrucksymptomen auf Druck von außen!) oder innerhalb der Orbita (evtl. den Bulbus verdrängend), ferner über großer und kleiner Fontanelle, vor dem Tragus, am Warzenfortsatz, an Nasenrücken und -Spitze, Augennasenfurche, Wangenmitte usw.; weiter häufig Hals (hier seitlich unterhalb der Submaxillardrüse oder median; cave Lipom und Lymphdrüsentuberkulose [mit sonstigen Lymphdrüsentumoren und Entzündungserscheinungen!]), seltener Mundboden (genau median; gegenüber der mehr oder weniger seitlich gelegenen Ranula!) und Rachen, Kreuzsteißbeingegend, Mediastinum, Bauchdecken, Netz, Mesenterium, retroperitoneales und Beckenbindegewebe, Scrotum und Penis, Schädelbasis, Wirbelkanal usw. Komplikationen: Fistel durch Trauma oder Entzündung (z. B. am Steißbein), Vereiterung nach Verletzung, carcinomatöse Entwicklung. Differentialdiagnose: Atherom (intracutan, oft multipel, erst im späteren Alter, nicht typisch lokalisiert), Cephalocele (auch angeboren und fest aufsitzend, aber meist anders lokalisiert und bei Druck verkleinerbar unter Hirndruckerscheinungen), Lipom (solid, lappig und anders lokalisiert). Lymphdrüsenentzündung, spez. tuberkulöse (neben sonstigen Lymphdrüsen) usw. Diagnose: Jugendliches Alter, typischer Sitz, Lage unter der unveränderten Haut, scharfe Begrenzung, Beweglichkeit, teigige bis fluktuierende Konsistenz, evtl. Formbarkeit (dies namentlich bei Abkühlen mit Eisblase oder mit Chloräthylspray) und Haarknistern; bei Fisteln Vorwachsen von Haarbüscheln. Therapie:

Ausschälung in toto (bei bloßer Resektion oder Incision dagegen droht Rezidiv!). Vgl. Spez. Chirurgie, weiche Schädeldecken, Steißbein usw.!

b) Epitheleysten (traumatische). Aufbau: Wand aus Bindegewebe und einseitig (innenseits) geschichtetem Plattenepithel, sowie Inhalt (grützbeutelähnlich) aus geschichteten Hornmassen. Pathogenese: Implantationscyste durch Verlagerung kleiner Hautstückchen, vereinzelt auch von Haarbälgen sowie Talg- und Schweißdrüsen, also von Hautanhangsgebilden infolge Trauma z. B. Steckschuß, Stich usw. oder Operation. Vorkommen meist an Hohlhand und Fingerbeugeseite, seltener an Fußsohle und Zehen, gelegentlich am Nagelbett, selten andernorts, u. a. an Finger- und Zehenstümpfen unter Verlagerung in die Wundfläche des abgesetzten Knochens. Diagnose: Klein (höchstens kirschgroß), rundlich, auf Palmarfascie und Beugesehnenscheide verschieblich, Haut evtl. verwachsen und mit kleiner Narbe. Therapie: Exstirpation durch Ausschälung von einem Hautschnitt in Lokalanästhesie.

e) Cholesteatome (Perlgeschwülste). Aufbau: Wand aus Bindegewebe und aus mehrschichtigem Epithel gleich den Dermoiden, Inhalt aber seidenartig-weiß oder „perlmutterartig"-glänzend in blättriger, konzentrischer Schichtung aus verhornten Epidermisschuppen, fettigem Detritus und Cholestearin (daher Benennung!). Pathogenese: aus fötaler o. a. Epithelverlagerung. Lokalisation: Mittelohr spez. Paukenhöhle und Antrum (dabei sekundär oft Otitis media, evtl. Knochenusur und Durchbruch in die Schädelhöhle; die hier häufigeren „unechten Cholesteatome" sind Produkt chronischer Entzündung und haben keinen epidermoidalen Belag außer bei Einwanderung vom Epithel durch Perforation hautwärts), ferner Pia mater (an Hirnbasis oder in Hirnventrikeln), Gesichts- und Schädelknochen, sowie Augen- und Nasennebenhöhlen, Harnwege, Blase, Ureter und Nierenbecken (nicht als echte Geschwulst, sondern als Produkt des hier abnormerweise vorkommenden Plattenepithels, besonders hinter einer Striktur).

d) Adamantinome und follikuläre Kiefercysten. *a)* Adamantinome: selten vorkommend, und zwar in jedem, vorwiegend aber im jugendlichen und mittleren Alter; im Inneren der Kiefer, dieselben schalig auftreibend, am Oberkiefer in die Highmorshöhle einbrechend; Aufbau entweder gleichmäßig-derb (ähnlich Fibromen bzw. Epitheliomen) oder aus vielen Cysten: „multiloculäres Kiefercystom"; Epithelanordnung netzförmig (ähnlich dem Schmelzorgan); Entstehung anscheinend aus Schmelzepithelresten (daher Benennung!); Differentialdiagnose: Osteom und centrales Sarkom sowie Kiefercyste; Therapie: Entfernung durch Ausschälung, evtl. namentlich bei viel cystischen und fortschreitenden bzw. rezidivierenden Fällen Kieferresektion bzw. Exartikulation.

β) Follikuläre Kiefercysten aus Zahnsäckchen, namentlich aus abnorm gelagerten oder aus solchen überzähliger Zähne; daher Lokalisation verschieden, auch z. B. in aufsteigendem Unterkieferast, Gaumen, Orbita; bei Jugendlichen; Aufbau aus glatter Sackwand mit von Zahnsäckchen stammendem Epithelüberzug, evtl. mit rudimentärem oder ausgebildetem Zahn; Inhalt serös-schleimig mit Cholestearinkristallen; Wachstum langsam und schmerzlos, den Knochen auftreibend, evtl. durchbrechend in die Highmorshöhle; Differentialdiagnose: Osteom, centrales Sarkom, Adamantinom und chronische Entzündung der Highmorshöhle; Therapie: breite Eröffnung der Cyste mit Fortnahme der bedeckenden Knochenschicht und Ausschälung der Sackwand, sowie Einschlagen der Weichteile nach muldenförmiger Abflachung der Knochenhöhle.

Davon abzutrennen sind die (viel häufigeren) periostalen Kiefercysten oder Wurzelcysten: entzündliche Produkte nach Wurzelperiostitis infolge cystischer Umwandlung des Wurzelgranuloms cariöser Zähne unter Mitwirkung von Epithelresten; Diagnose: schmerzhaft, rasch auftretend, subperiostal, in jedem (aber selten im kindlichen) Alter; Therapie: breite Spaltung, Auskratzung, Entfernung der hineinragenden kranken Wurzel bzw. Zahns oder Zahnwurzelresektion und mehrtägige Tamponade oder besser unter mulden-

förmiger Abflachung der Knochenhöhle Einschlagen eines Schleimhautperiostlappens. Vgl. Spez. Chirurgie, Kiefer und Zähne!

e) **Epithelcysten aus normalen embryonalen Anlagen,** und zwar aus liegengebliebenen und nicht zurückgebildeten Resten embryonaler Spalten und
Gänge. Vorkommen: **I. Hals:** angeborene Halscysten im jugendlichen
Alter bzw. kongenital; glatter, kugeliger, fluktuierender, nicht schmerzhafter
und verschieblicher Tumor im oberen Halsdreieck unter dem Platysma.
1. Seitliche aus Ductus thymo-pharyngeus oder aus Kiemengängen:
Kiemengangscysten; 2. mittlere mit strangartiger Verbindung zur
Zungenbeingegend aus Resten des Ductus thyreo-glossus; differentialdiagnostisch cave Lipome, Lymphangiomcysten, Lymphdrüsentuberkulose, Dermoide, Kropfcysten usw.; im übrigen vgl. Hals! **II. Mundboden** in der Zunge
oder am Mundboden aus Resten des Ductus lingualis. **III. Bauch.** 1. Aus
Urachus, d. h. embryonaler Verbindungsgang zwischen Harnblase und Allantois, welcher normaliter geschlossen das Lig. umbilicale med. bildet: a) bei
völligem Offenbleiben Urachusfistel (harnabsondernd); b) bei teilweisem Verschluß Urachuscyste (zwischen Nabel und Symphyse vor dem Peritoneum);
Komplikation: Vereiterung und carcinomatöse Entwicklung. 2. Aus Dottergang, d. h. Ductus omphalo-mesentericus, d. h. embryonaler Verbindungsgang zwischen Darm (unterem Ileum) und Dottersack: a) bei Offenbleiben bis in die Nabelschnur Dottergangsfistel (Darminhalt und Schleim
absondernd); b) bei Verschluß des Nabelendes und offengebliebenem Blindsack am unteren Ileum: Meckelsches Divertikel; c) bei Verschluß des
Darmendes: Nabeldottergangsdivertikel; d) bei Verschluß beiderseits:
Dottergangscyste: Enterocystom (innerhalb der Bauchdecken nahe dem
Nabel vor dem Peritoneum oder in der Bauchhöhle in Verbindung mit parietalem
Bauchfell oder mit Darmschlingen oder mit Mesenterium; bei multiplen
Enterocystomen handelt es sich wohl um Absprengungen von Teilen des Darm-
drüsenblattes); Therapie: Ausschälung des ganzen Sackes. Vgl. Spez. Chirurgie,
Bauchdecken!

II. Carcinome.

Begriff: Bösartige Epithelgeschwülste (maligne Epitheliome).

Benennung: Carcinom, Krebs oder Cancer (angeblich herrührend von
Galen nach der krebsartigen Schlängelung der Hautvenen bei manchen Mamma-
carcinomen); in Gegenwart des Erkrankten spricht man besser nicht davon,
sondern von Blastom, spez. Epitheliom oder von Geschwür od. dgl.

Aufbau: Aus a) **Parenchym** von Epithelzellen, und zwar von Deck-
oder Drüsenepithel, bisweilen von versprengtem Epithel, z. B. in Kiemengangscysten und -fisteln (,,branchiogenes Ca."), Dermoidcysten usw. b) **Stroma**
oder Stützgerüst in Form eines netzförmigen Balkenwerks von gefäßhaltigem,
meist zellig infiltriertem Bindegewebe. Dabei ist das Epithel über seine Grenzen
hinausgegangen: atypische Epithelwucherung; die Epithelwucherung ist
wahrscheinlich das Primäre, und die Bindegewebswucherung läuft daneben
her, nur ersterer aber nicht Schritt haltend.

Formen: Man unterscheidet einerseits nach der Art des Epithels:
1. Plattenepithel-, 2. Cylinderepithel- und 3. Drüsencarcinome;
andererseits nach dem Verhältnis von Epithel und Bindegewebe: 1. Scirrhus,
Ca. scirrhosum (Stroma überwiegend; Tumor klein, hart und schrumpfend;
vorkommend z. B. in Mamma, Magen, Haut), 2. Markschwamm Ca. medullare (Parenchym überwiegend; Tumor weich; besonders bösartig), 3. Ca.
simplex (Mittelform).

Häufig sind Metamorphosen: Fettige Degeneration. Erweichung
(evtl. mit Cysten infolge mangelhafter Ernährung des schnell wachsenden
und dabei hinfälligen Gewebes oder infolge Obliteration ernährender Gefäße
durch Druck oder Verstopfung, wodurch bei geschlossenen Krebsknoten eine
Oberflächeneinsenkung: sog. ,,Krebsnabel" und bei durchgebrochenen eine
Geschwürsbildung: sog. ,,Krebsgeschwür" entsteht). Blutung (infolge Gefäß-

arrosion; bei solcher großer Arterien evtl. tödlich). Verkalkung (z. B. in verhornten Plattenepithelkrebsen; außerdem in Brustdrüse, Ovarien, Uterus usw. in besonderer Form, ähnlich wie in Psammomen, mit konzentrisch geschichteten, sandkornartigen Kalkkugeln als Ca. psammosum: psammöser Krebs). Schleimbildung (infolge Sekretion und Entartung; in Zellen (Siegelringformen) oder Alveolen oder Bindegewebsmaschen; Aussehen: schleimig-kolloid-gallertig; Vorkommen in Mamma und Darm, spez. Mastdarm, seltener Pankreas oder Gallenblase, Lungen, Parotis, Ovarium, auch infiltrierend in Darmwand, Mesenterium, Netz, Appendices epiploicae, Peritoneum: Schleim-, Kolloid- oder Gallertkrebs, Ca. gelatinosum).

Aussehen: Sehr verschieden, je nach dem Ausgangsort: knotig (in Organen), knollig, blumenkohlartig-papillär (in Haut, Harnblase), polypös (in Magen und Darm), infiltrierend-flach, geschwürig (bei oberflächlichem Haut- und Schleimhaut-, evtl. auch bei an die Oberfläche durchwachsendem tiefem z. B. Mammacarcinom).

Durchschnitt ist meist gleichmäßig weißlich- bis rötlichgrau, oft etwas durchscheinend und mehr oder weniger derb, im vorgeschrittenen Stadium oft ungleichmäßig: rotgelb marmoriert und stellenweise erweicht. Bemerkenswert ist namentlich bei den häufigen Plattenepithelkrebsen: 1. weißlichgelbe Epithelnester als komedonenartige Pfröpfe, sog. Krebszapfen ,,Vermicelli", durch seitlichen Druck ausquetschbar oder als Fleckung und Strichelung im Gewebe auf dem Durchschnitt erkennbar; 2. weißlicher, milchiger Saft, sog. ,,Krebsmilch"; bestehend aus Fett und Krebszellen; ausquetschbar oder mit dem Messer abstreifbar.

Wachstum infiltrierend, dabei frühzeitig mit der Umgebung verwachsend und vor keinem Gewebe haltmachend: ,,wie mit einem Wurzelwerk in die Umgebung sich hineinsenkend." Das Carcinom wächst dabei aus sich selbst heraus, und die benachbarten Teile werden nur zerstört, tragen aber nicht zum Wachstum des Carcinoms bei.

Metastasierung: **1. örtliche Metastasierung:** Aussaat (Dissemination) in der unmittelbaren Umgebung des primären Herdes, z. B. in Mamma (hier in der Haut evtl. ausgedehnt in Form des,,Panzerkrebses, Cancer en cuirasse"), Ösophagus, Magen, Peritoneum usw.; wohl durch Aussaat mit dem Lymphstrom; an den serösen Häuten der Körperhöhlen sowie an den Luft-, Verdauungs- und Harnwegen vielleicht auch durch Impfung; an gegenüberliegenden und sich gegenseitig berührenden Flächen, z. B. Lippen, Zunge, Wangen, Schamlippen, Stimmbändern usw., auch Abklatsch; **2. allgemeine Metastasierung, und zwar auf dem Blut- oder Lymphweg** (beim Carcinom ist im Gegensatz zum Sarkom der Lymphweg früher und häufiger!): **a) auf dem Lymphweg:** betroffen sind häufig die regionären Lymphdrüsen (vergrößert und verhärtet fühlbar; mikroskopisch Einwanderung zuerst in den Randsinus, dann in Follikeln und Marksträngen, schließlich total und evtl. durch die Kapsel auf die Nachbarschaft übergreifend); besonders verhängnisvoll ist die Erkrankung der perivaskulären Lymphbahnen um die großen Blutgefäße, deren Durchwucherung an den Arterien zu evtl. tödlicher Blutung, an den Venen zu Thrombose und Blutmetastasierung führt; bisweilen erfolgt Fortschreiten des Carcinoms im Quellengebiet der Lymphgefäße mit netzförmiger Anordnung entsprechend den feinsten Lymphbahnen, z. B. an Haut, Meningen, Pleura pulmonalis, Mesenterium; Erkrankung abseits liegender Lymphdrüsen geschieht durch zusammenhängendes Fortwuchern in den Lymphgefäßen oder durch selbständiges Wandern, evtl. auch gegen die Stromrichtung (sog. ,,retrograder Transport"); fortschreitend durch den Lymphweg erkranken z. B. Wirbel bei Mamma- oder Bronchialcarcinom, Schädel bei Schilddrüsencarcinom, Humerus bei Mammacarcinom, Becken, Kreuzbein und Femur bei Uterus- und Prostatacarcinom, Unterkiefer bei Zungen- und Wangencarcinom, Halswirbel bei Kehlkopfcarcinom; **b) auf dem Blutweg** entweder vermittels des Ductus thoracicus oder seltener, aber früher, durch Einbruch in eine Vene, hier wiederum entweder vom primären Herd (z. B. in Leber, Schilddrüse) oder von **sekundär erkrankten Lymphdrüsen** (z. B. in Leber von mesenterialen Lymphdrüsen). **Häufigkeit der Metastasen in den einzelnen Organen:** meist Lymphdrüsen; seltener Leber (häufig bei Magen- und Darmcarcinom), Lungen, Pleura, Peritoneum, Haut, Knochen, Nieren; recht selten Milz und Herzmuskel sowie Gliederweichteile. Manchmal sind die Metastasen frühzeitig oder groß, während der Primärtumor klein und verborgen ist, z. B. bei Prostata-, Ösophagus-, Hoden- u. a. Carcinom. Gewöhnlich sind die Metastasen mehrfach bis multipel oder gar generalisiert, wenn auch verschieden nach Zeit und Größe; gelegentlich finden sie sich solitär (wie bei maligner Struma oder Hypernephrom). **Knochenmetastasen** sehr verschieden: besonders häufig bei Mamma- (Frauen!), Prostata- (Männer!) und Schilddrüsen- (beide Geschlechter!), auch Bronchial-, Nieren- u. a. Carcinom, dagegen verhältnismäßig seltener bei Magen-, Speiseröhren-, Mastdarm- u. a. Carcinom; betroffen sind meist die Enden der langen Röhrenknochen, spez. obere Teile am Femur und Humerus und die Wirbelkörper, sowie Becken, Rippen, Brustbein, Schädel, Schultergürtel, Kiefer (selten) usw.; dabei entweder Einschmelzung mit Spontanfraktur (sog. osteoklastische Carcinome; z. B. Schenkelhals- oder Humerusfraktur bei Mammacarcinom) oder Knochenneubildung (sog. osteoplastische Carcinome; z. B. bei Prostata-, aber auch gelegentlich bei Mamma-, Magen- u. a. überhaupt anscheinend bei langsam wachsendem und bindegewebsreichem Carcinom); das Mammacarcinom bedingt überhaupt etwa die Hälfte aller Knochenmetastasen; im übrigen beträgt die Zahl der Knochenmetastasen bei Mammacarcinom ca. 25—70%, bei Prostatacarcinom ca. 25% und bei Schilddrüsencarcinom ca. 40%, dagegen bei Magencarcinom nur ca. 1—2%. **Diagnose:** rheumatoide Knochenschmerzen, gelegentlich Schwellung, Ödem, Rötung und Hitze, später Spontanfraktur bzw. Gibbus, Röntgenbild (positiv bei Strukturveränderung: Einschmelzung oder Anbau, also unregelmäßige Aufhellung, bei osteoplastischem Carcinom Verdichtung; evtl. Spontanfraktur), auch Sternumpunktion und Probeexcision (?). **Differentialdiagnose:** Neuralgie, Osteomyelitis, Tuberkulose, Lues, Cyste, Myelom und Sarkom. **Verlauf:** auftretend gewöhnlich innerhalb 1—2 Jahre nach dem Primärtumor, aber besonders spät und langsam bei Schilddrüsencarcinom und Hypernephrom. **Therapie:** Operation ist gewöhnlich kontraindiziert, auch nicht bei solitärer Metastase außer bei solcher nach Schilddrüsencarcinom oder Hypernephrom; sonst, spez. bei Schmerzen Bestrahlung.

Eche Multiplizität ist selten (ca. 1—2%), dabei meist gleichartig auf dem Boden eines gleichartig veränderten Gewebes (z. B. bei Hodensackkrebs der Teerarbeiter, Hautkrebs auf dem Boden von Ekzem, Röntgendermatitis usw., Schleimhautkrebs nach Leukoplakie, Darmkrebs bei Polyposis usw.); daneben gibt es aber auch selten multizentrische Carcinome d. h. mehrfache Krebse verschiedener Art, welche also unabhängig voneinander und daher von verschiedener Struktur, Metastasierung usw. sind, z. B. Magen- (Cylinderepithel-) und Haut- (Plattenepithel-) Krebs; sonst cave Metastasen, spez. solche durch Dissemination, Impfung und Abklatsch, sowie Rezidive!

Vorkommen: Häufigkeit ist anscheinend in neuerer Zeit im Zunehmen, was aber vielleicht auf äußere Umstände zurückzuführen ist (Zunahme des Lebensalters, vervollkommnete Diagnostik, Laienaufklärung u. dgl.); der Krebs ist nach Herzleiden und Tuberkulose die häufigste Todesursache, nämlich in ca. 10% und mehr.

Relative Häufigkeit der betroffenen Organe: Haut (Gesicht) und Schleimhaut (Unterlippe) sowie Verdauungskanal (Magen, Darm, spez. Mastdarm, Speiseröhre), Uterus, Mamma, seltener Ovarien, Leber, Gallenblase, Pankreas, Lungen bzw. Bronchialbaum, Pleura, Peritoneum, Kehlkopf, Schilddrüse, Zunge, Prostata, Harnblase, Nieren, selten Haut des Rumpfes und der Gliedmaßen, sowie Schleimhaut des Dünndarms. Magenkrebs bildet ca. 50% aller bösartigen Geschwülste.

Weibliches Geschlecht erscheint etwas bevorzugt (Mamma und Uterus), so daß jede 7. Frau und jeder 10. Mann an Krebs stirbt; Männer sind ganz überwiegend betroffen von Carcinom der Lippen, Zunge und Speiseröhre (Rauchen und Trinken?).

Alter: Meist höheres (über 35—40 Jahre) spez. fünftes und siebentes Jahrzehnt (Maximum der Häufigkeit ist z. B. bei Magen- und Mastdarm 60—70 und bei Mamma 45—60 Jahre), bisweilen früher (18—35 Jahre), selten kindliches Alter; in teratoiden Mischtumoren auch angeboren. Unter 30 Jahren beträgt die Häufigkeit ca. 2%, und zwar im ersten Jahrzehnt 0,1%, im zweiten 0,2% und im dritten 2%; bei Kindern erkrankt meist der Verdauungstraktus (über 50%), dann die Eierstöcke (20%) und schließlich die Haut; Wachstum und Metastasierung sind besonders rasch. Frauen erkranken im allgemeinen früher als Männer; im 30.—50. Jahr sind unter den Krebskranken die Frauen häufiger und nach dem 50. Jahr umgekehrt die Männer.

Prognose und Therapie: Prognose im allgemeinen schlecht, im einzelnen aber etwas verschieden: verhältnismäßig gutartig sind die flachen Hautkrebse (langsames Wachstum, geringe Zerstörung, späte Metastasierung!); besonders bösartig sind die weichen, spez. medullären Krebse, sowie die in jugendlichem oder früherem Alter auftretenden. Maßgebend für die Prognose sind auch örtliche Störungen (z. B. Stenose an Speiseröhre, Magen, Darm, Harn- und Gallenwegen, ferner Zersetzung, Blutung, Perforation usw.) und Metastasen sowie Rezidive. Tod erfolgt meist in 2—3 Jahren, bisweilen (spez. beim Medullarcarcinom und an Jugendlichen) in einigen Monaten oder (spez. bei den gutartigen Krebsen, z. B. beim flachen Hautkrebs oder schrumpfenden Scirrhus der Mamma), auch erst in vielen Jahren. Spontanheilung kommt nicht vor. Jedoch können Krebszellen vom Körper z. B. in den Lungen vernichtet werden. Heilung ist nur möglich durch völlige Vernichtung des Tumors, am besten durch frühzeitige Exstirpation mit dem Messer weit im Gesunden samt regionären Drüsen. Im Anfang ist der Krebs, wenn auch eine Allgemeindisposition besteht, sozusagen (praktisch gesehen) ein lokales Leiden und kann geheilt werden, wenn es gelingt, ihn gründlich auszuschneiden. Krebsoperationen sind dringlich und sollen aus äußeren Gründen nie länger als 1—2 Wochen hinausgeschoben werden. Das Hinhalten von krebsverdächtigen Kranken ohne Feststellung der Diagnose unter Anwendung von Einreibungen, Umschlägen, Salben, Pulvern usw. ist ein Kunstfehler; wer seiner Sache nicht sicher ist, dringe auf Hinzuziehung eines Facharztes. Das Ätzen, Brennen und Auskratzen von Krebsgeschwüren, das Abbinden gestielter Zottenkrebse, das zaghafte Ausschneiden von Krebsen nicht weit genug im Gesunden und ohne Ausräumung der regionären Lymphdrüsen führt in der Regel nicht zur Heilung, sondern zur Beschleunigung und Verschlimmerung des Krebses. Nur chirurgisch ausgebildete Ärzte dürfen Krebsoperationen ausführen. Der Krebs ist auf diese Weise in vielen Fällen dauernd heilbar; durch sachgemäße Operation werden durchschnittlich, im übrigen je nach Art des Krebses und Zeitpunkt der Operation z. B. geheilt: Hautkrebse ca. 70—95%, Lippenkrebse 65—80%, Gebärmutterkrebse 55%, Peniskrebse 40%, Zungenkrebse 30 (15—45)%, Brustdrüsenkrebse 25—33—50—75 (20—66)%, Mastdarmkrebse 10—30%, Magenkrebse 5—10—20%, im allgemeinen alle Krebse 5—25% der operierten Fälle. Es kommt alles darauf an, den Krebs früh zu erkennen und chirurgischer Behandlung zuzuführen; denn die Prognose bessert sich mit der frühzeitigen Diagnose und Exstirpation. Falls dies nicht möglich ist (nämlich bei zu großer Ausdehnung des primären Tumors oder bei zu weiter Verbreitung in den Lymphdrüsen, ferner stets bei hämatogener Metastasierung: sog. „inoperables Carcinom") tritt an die Stelle sonstige Behandlung, evtl. Palliativoperation („kleine Carcinome, große Operationen; große Carcinome, kleine Operationen"). Inoperabel sind z. Zt. über 50% aller der ärztlichen, spez. chirurgischen Behandlung zugeführten Carcinome (spez. Rectumcarcinome). Auch bei Radikaloperation droht freilich das Rezidiv. Dauerheilung ist erst nach mindestens 3—5jähr. Rezidivfreiheit anzunehmen; jedoch kommen Rezidive bisweilen auch noch später vor, sogar nach 5—10 Jahren und mehr. In der ersten Zeit müssen die operierten Patienten alle 3 Monate nachuntersucht werden, wobei besonders auf Verhärtungen in oder neben der Operationsnarbe und in der Gegend der regionären Lymphdrüsen zu achten ist; durch Entfernung kleiner örtlicher Rückfälle ist Dauerheilung immer noch möglich, wobei auch hier die Operation so früh und so radikal als möglich vorzunehmen ist. Die Dauerheilung ist in neuerer Zeit häufiger infolge Verbesserung der Diagnose (Frühdiagnose!) und Therapie (Radikaloperation!).

Neben der Operation ist an zweiter Stelle zur Behandlung brauchbar die Röntgen- und Radiumbestrahlung. Ihre Wirkung wird erklärt teils durch Vernichtung der Krebszellen teils durch Anregung des Normalgewebes, wobei sich Wiederholung und Dosenaufteilung bewährt hat. Die Technik verlangt eine besondere Apparatur und Ausbildung; sie ist daher vorzubehalten dem Röntgenfacharzt, am besten auch einem Zentralinstitut. Der Erfolg bleibt manchmal aus, auch bei Hautcarcinom, vor allem aber bei unzugänglichen (tiefgelegenen) z. B. Magen-, Darm-, Leber-, Pankreas- u. a. Carcinomen. Anzeige ist gegeben a) therapeutisch, und zwar einmal bei inoperablen Fällen und dann bei bestimmten Carcinomen: Haut, vor allem Gesicht und Kopfhaut, Mundhöhle, spez. Zunge, Lippen, Mandeln, Schilddrüse, Penis u. a., auch hier kombiniert mit der Operation; b) prophylaktisch als Nach- und evtl. auch Vorbestrahlung, namentlich bei den vorgenannten sowie bei Mamma-, Hoden-, Kiefer- u. a. Carcinomen (kombiniertes Verfahren).

Diagnose evtl. schwierig (cave vor allem Tuberkulose und Syphilis, sowie sonstige, auch gutartige Geschwülste!); ein spezifisches Carcinomdiagnosticum ist noch nicht gefunden (Leser-Trélatsches Symptom ist ganz unzuverlässig, s. da), auch die serologische Untersuchung noch nicht brauchbar für die Praxis; verwertbar ist in gewissem Sinne die Blutkörperchensenkung, insofern ihr negativer Ausfall gegen Carcinom spricht, falls dieses vorgeschritten ist; Fieber und Schmerz sowie Tumor sind meist, namentlich anfangs fehlend, wohl aber Funktionsstörungen öfters, später auch Metastasen vorhanden, auch Endoskopie und Röntgenuntersuchung evtl. mit Kontrastmasse wertvoll, vgl. Spez. Chirurgie! Gegebenenfalls macht man eine Probeexcision mit histologischer Untersuchung (s. o.).

Betr. Pathogenese, Metastasierung, Verlauf, Diagnose, Prognose und Therapie vgl. allgemeinen Teil der Geschwülste!

Lokalisation: a) Haut, b) Schleimhaut und c) drüsige Organe.

a) Hautcarcinome. Aufbau: Kleinstenteils Drüsenepithelcarcinom (ausgehend von den Hautdrüsen), größtenteils Plattenepithelcarcinom (ausgehend vom Deckepithel). Häufig, aber nicht immer, spez. nicht beim flachen Gesichtshautcarcinom Verhornung oberflächlich oder in konzentrisch geschichteten „zwiebelartigen" Kugeln: sog. Krebs- oder Hornperlen (und zwar in den älteren, d. h. mittleren Partien, spez. in kolbig angeschwollenen Zellzapfen). Im Gesicht (z. B. an Wange, Stirn, Nase) bisweilen Hautcarcinom aus kleinen und länglichen Zellen (ähnlich den Zellen des Spindelzellensarkoms) in schmalen und spitzzulaufenden, wurzelförmig vordringenden Strängen und evtl. drüsenähnlich mit Lumen in den Zellhaufen ohne Verhornung: sog. Basalzellenkrebs (Krompecher), welcher im Gegensatz zum verhornenden Krebs nicht aus den Stachel-, sondern aus den Basalzellen hervorgehen soll (?); solche Basaliome sind gutartig, nämlich langsam wachsend, spät ulcerierend, selten rezidivierend und nicht metastasierend. Pathogenese: Teils auf normaler Haut, teils auf krankhaft veränderter, hier bei angeborenen und erworbenen Anomalien: 1. bei gutartigen Tumoren: Warzen, Papillomen, Hauthörnern, Adenomen der Talg- und Schweißdrüsen, Atheromen, Dermoiden; 2. bei chronisch-entzündlichen Hauterkrankungen: See- und Landmannshaut, chronische Erfrierung bei Kutschern, Förstern usw., Ekzemen an Skrotum und Gliedern durch Ruß (Schornsteinfegerkrebs), Teer und Paraffin (Paraffinkrebs), Psoriasis, Xeroderma pigmentosum, Seborrhoea senilis (gelbbräunliche Auflagerungen oder Warzen an Schläfe, Stirn, Wange und Rücken älterer Leute; bestehend aus Epidermiswucherung mit Verhornung und Einlagerung von Talgdrüsensekret); 3. bei Geschwüren und Narben infolge Tuberkulose und

Syphilis, Varizen, Röntgen- u. a. verbrennung, Trauma und bei jahrelang
bestehenden Fisteln, z. B. infolge Mastdarmfistel, eitriger oder tuberkulöser
Knocheneiterung, Pleuraempyem. Vorkommen: Fast ausschließlich (über
90%) am Gesicht, sonst an Penis u. a., sowie an den Gliedern (ca. 1%; verhornendes Plattenepithelcarcinom; entstehend teils auf Ekzem u. a. Haut-
leiden, teils auf Warzen und Mälern, teils auf Narben nach Verletzung, Verbrennung, Lupus, Unterschenkelgeschwür, Osteomyelitisfistel, Röntgenbestrahlung u. dgl.; auch öfters im frühen Alter; langsam wachsend und wenig
metastasierend). Arten: α) flaches, β) tiefgreifendes und γ) papilläres Hautcarcinom.

α) **Flaches Hautcarcinom,** auch **Cancroid** oder (als flaches und langsam
fortschreitendes Geschwür) **Uleus rodens** genannt. Typus: Wachstum langsam
(oft über Jahre) und flächenhaft, Verlötung mit der Unterlage meist erst nach
Jahren, schließlich Weichteile und Knochen zerstörend bis in Nebenhöhlen und
Schädelhöhle; bisweilen, spez. bei Übergang auf die Schleimhaut bösartiger
werdend; spätes Ergreifen der regionären Lymphdrüsen (bei frühzeitiger
Affektion Entzündung); selten hämatogene Metastasen, häufig Neigung zu
Schrumpfung (dabei radiäre Verziehung der Umgebung, evtl. Verzerrung, z. B.
an Lidern, Mund) und Neigung zu scheinbarer Überhäutung, wobei aber der
Tumor in der Tiefe weitergreifen kann. Aussehen: Zunächst kleines, derbes,
graurötliches oder wie Seidendamast weißglänzendes Knötchen, oft hervorgehend aus Geschwür oder seborrhagischen Krusten, an der Schläfe bisweilen
lupusähnlich mit immer wieder neu auftretenden und vorrückenden Knötchen;
später als scharf begrenzter Knoten oder meist als flaches und langsam fortschreitendes Geschwür, dessen Rand zunächst oft nur wenig verhärtet, später
aber wallartig und derb, oft buchtig angefressen oder unterwühlt und dessen
Grund nässend oder borkig belegt und leicht blutend, aber im allgemeinen
wenig zerklüftet ist. Vorkommen: Gesicht- und Kopfhaut, spez. Wange,
Lider, After, Schläfen, Stirn und Ohrmuschel, ab und zu Brustwarze, Nabel,
Vulva, After usw. Diagnose: Krebsgeschwür ist meist nur in Einzahl, zunächst
annähernd kreisförmig, hart, mit wallartigem Rand („Krebswall") und mit
zerklüftetem Grund, evtl. mit ausdrückbaren weißen Pfröpfen („Krebszapfen"),
später mit harter Lymphdrüsenschwellung. Differentialdiagnose: Tuberkulöses und vor allem gummöses Geschwür (Gestalt unregelmäßig, evtl. nierenförmig; Rand scharf und steil, evtl. zernagt und oft weit unterminiert; Grund
mit graurötlichen oder verkästen Granulationen), Geschwür bei Hautdrüsen-
adenomen und seborrhagischer Veränderung (Rand nie verdickt). Therapie:
Gründliche Excision in gesunder Umgebung und Tiefe nebst anschließender
Hautplastik, nötigenfalls mit Knochenabmeißelung und Drüsenexstirpation;
dagegen ist Ätzung, Kauterisation, Fulguration, Röntgen- und Radiumbehandlung nicht ganz sicher (Gefahr des Weiterwucherns in der Tiefe bei
oberflächlicher Scheinheilung), daher am besten nur bei inoperablem, gelegentlich aber auch bei operablem Tumor anzuwenden, falls nämlich ein besserer
kosmetischer Erfolg zu erwarten ist: Röntgen- oder Radiumbehandlung.

β) **Tiefgreifendes Hautcarcinom.** Typus: Schneller Zerfall, rasches Wachstum in Umgebung und Tiefe, oft Ergreifen der regionären Lymphdrüsen;
nicht selten hämatogene Metastasen. Aussehen: Zunächst mit Schuppen
oder Borken bedeckte Knötchen, schnell geschwürig zerfallend, oft jauchend
und gelegentlich blutend, mit auspreßbaren Krebszapfen, evtl. mit knolligen
oder papillären Wucherungen; Rand hart und knollig „wallartig", evtl. überhängend; Grund zerklüftet, sowie bald mit den tiefen Teilen (Fascien und
z. B. am Unterkiefer Knochen) verwachsen. Vorkommen: Meist am Gesicht, spez. Nase, Lidern, Lippenrand; hervorgehend entweder aus lang bestehendem flachem Hautcarcinom oder aus Hautdrüsen. Therapie: Excision
in großer Ausdehnung evtl. mit Knochenresektion samt Ausräumung der
regionären Lymphdrüsen.

γ) **Papilläres Hautcarcinom.** Typus: Ziemlich rasches Wachstum, häufig
Ergreifen der regionären Lymphdrüsen und hämatogene Metastasen. Aus-

sehen: Knollig „warzen- oder später blumenkohlartig", über der Hautober-
fläche hervorwachsend. Vorkommen: Äußere Genitalien, spez. Penis und
After, sowie Glieder (z. B. Handrücken), seltener Gesicht; oft im Anschluß
an Warzen, Papillome, Atherome und Dermoide, sowie Fisteln, Lupus, Narben
und Geschwüre, z. B. Unterschenkelgeschwüre (charakteristisch ist hier das
Auftreten von harten Knoten innerhalb schlaffer Granulationen einer Ge-
schwürsfläche). Therapie: Gründliche Excision; evtl. Amputation an Penis
und Gliedern, falls nicht Röntgenbestrahlung zum Ziele führt.

b) Schleimhautcarcinome. α) **Plattenepithelcarcinome.** Vorkommen:
Zunge und Lippen, spez. Unterlippe (meist tiefgreifend und geschwürig);
sonst (teils geschwürig, teils papillär) Mundhöhle, spez. Wangen, Mundboden,
weicher Gaumen und Tonsillen, Oberkieferhöhle, Kehlkopf, Speiseröhre,
Cardia, Vagina, Portio, Schamlippen, Präputium und Glans, Harnwege (hier
meist papillär: „Zottenkrebs"), ausnahmsweise auch (statt als Cylinder-) als
Plattenepithelcarcinom (hier aus versprengten Plattenepithelkeimen) Gallen-
blase, Harnblase und Nierenbecken, Magen, Luftröhre, Bronchien und Lungen,
Uterus, Mastdarm usw.; öfters im Anschluß an fibroepitheliale Geschwülste
(z. B. an Polypen des Kehlkopfs oder der Harnwege) und an Geschwüre und
Narben infolge Trauma, Tuberkulose oder Syphilis, in der Mundhöhle durch
Scheuern cariöser Zähne und in der Mundhöhle, spez. Zunge, selten Wangen,
Lippen und Gaumen oder gelegentlich an Genitalien auf dem Boden der
Leukoplakie (d. h. weißlichgraue, etwas erhabene, unregelmäßige, scharf be-
grenzte Flecken von Epithelverdickung; in mittleren bis höheren Jahren;
oft nach Tabak, sowie Alkohol und Syphilis). Komplikationen: Schmerzen
im Gebiet der Trigeminusäste, Blutung aus Harnblase oder Nierenbecken,
Verjauchung in der Mundhöhle mit Verdauungsstörungen und Pneumonie,
Stenose im Kehlkopf mit Dyspnoe und im Ösophagus mit Ernährungsbehinderung.

β) **Cylinderzellencarcinome.** Aufbau aus Cylinderzellen (oft Becher-
formen) in Form von Drüsenschläuchen; bisweilen (z. B. in Rectum oder
Appendix) mit schleimiger Umwandlung: sog. „Schleim- oder Gallertkrebs".
Aussehen: Knotig, zugleich meist geschwürig mit stark gewulstetem Rand
in Form eines kraterförmigen Geschwürs, seltener knotig-prominierend oder
flach-infiltrierend oder papillär. Vorkommen: Magen-Darmkanal, spez. an
Pylorus, kleiner Kurvatur, Coecum, Dickdarmflexuren, Rectum (hier oft
auch im Anschluß an Geschwüre (z. B. im Magen an Ulcus callosum sowie
im Darm an Dysenterie- und Tuberkulosegeschwüre) und an fibroepitheliale
Tumoren (z. B. an Polypen des Magens und Darms), Nase, Luftröhre,
Gallenblase (hier öfters bei Gallensteinen), Cervix und Corpus uteri usw.
Komplikationen: Stenose (durch papilläre Wucherung oder schrumpfendes
Geschwür), jauchiger Zerfall mit Schleimhautkatarrh oder mit Perforation in
freie Bauchhöhle (jauchige Peritonitis!) oder in Nachbarorgane (z. B. Mast-
darmscheidenblasenfistel!), Blutung (bluthaltiges Erbrechen oder Stühle).
Diagnose: Vorgeschichte (Beginn und Wachstum), Alter, Berufs- und
Lebensgewohnheiten, Lokalisation, infiltrierendes Wachstum, schnelles Wachs-
tumstempo, regionäre Lymphdrüsen und Metastasen, präkanzeröse Zustände
(solche sind: a) angeborene: Muttermal, Polyposis usw., oder b) erworbene:
Warzen, Leukoplakie, Geschwüre und Narben usw.), klinische Symptome
(schlechter Allgemeinzustand und Schmerzen fehlen oft!). Oft ist die Diagnose
schwierig, zumal das Carcinom oft verborgen ist; wichtig ist klinisch die
Beachtung carcinomverdächtiger Symptome („Signalsymptome"): 1. Katarrhe (Nasenausfluß, Heiserkeit, Magenbeschwerden, Durchfälle, Scheiden-
fluß); 2. Blutungen (aus Nase, Mund, After, Scheide, Blase); 3. Stenoseerscheinungen (erschwertes Schlingen oder Atmen, Erbrechen, Darmkolik
und Stuhlverstopfung usw.); evtl. empfiehlt sich: Abtastung in Narkose,
Probeschnitt und -excision bzw. Curettement (Probeexcision: nicht zu klein,
tief genug, senkrecht zur Oberfläche, aus der Peripherie; aber nicht aus der
zerfallenen Mitte oder aus der gesunden Umgebung; zur Untersuchung am

20*

besten einzusenden an ein pathologisches Institut in Fixierungsmittel [10% Formalin oder 70% Alkohol]); mikroskopische und chemische Untersuchungen von Ausscheidungen aus Nase, Lunge, Magen, Darm, Blase, Blutuntersuchungen im Erbrochenen oder Stuhl, Magenausheberung, Sondenuntersuchung der Speiseröhre, Fingeruntersuchung des Mastdarms und der Scheide, Endo-(Rhino-, Laryngo-, Rekto-, Cysto-)skopie, Röntgenuntersuchung nach Einführung schattengebender (Wismut- oder besser Barium- od. dgl.) Aufschwemmung usw. Therapie: Frühzeitige Radikaloperation, sonst evtl. Palliativoperation.

c) Carcinome drüsiger Organe: Adenocarcinome. Aufbau aus Drüsenschläuchen. Formen: hart (Scirrhus) oder weich (Markschwamm) oder gallertig (Gallertcarcinom); bei oberflächlichen Tumoren evtl. geschwürig, z. B. an Mamma sowie an Haut und Schleimhaut; öfter cystisch: sog. „Cystocarcinoma papilliferum", z. B. in Mamma. Vorkommen: Mamma (hier öfters im Anschluß an chronische Entzündung oder an gutartigen Tumor, spez. Cystadenoma), Leber (hier auch bei Parasiten, z. B. Distomum, Echinococcus), Pankreas, Nieren, Ovarien, Hoden, Schilddrüse, Prostata, Parotis, Haut- und Schleimhautdrüsen. Komplikationen: Lymphdrüsen- und hämatogene Metastasen (oft!), Übergreifen auf Nachbarorgane (z. B. von Prostata auf Blase und Mastdarm), geschwüriger Zerfall (s. o.). Symptome, Diagnose und Therapie vgl. Spez. Chirurgie!

Anmerkung. Malignes Chorionepitheliom ist ein maligner Tumor, aufgebaut und ausgehend von den epithelialen Zellen der Chorionzotten (fälschlich auch bezeichnet als „malignes Deciduom" nach den bindegewebigen Deciduazellen). Pathogenese: im Anschluß an Abort oder Geburt, hauptsächlich (in ca, 50%) bei Blasenmole; oft nach Monaten. Vorkommen: Meist Uterus, seltener Scheide und — nach Tubargravidität — auch Tube, ferner in Mischgeschwülsten, spez. Embryomen. Aussehen: Weich und blutreich („plazentaartig"). Komplikationen: Blutung evtl. mit schwerer Anämie, Zerfall evtl. mit Sepsis, hämatogene Metastasen (in Lungen sowie Leber, Nieren, Milz, Gehirn usw.; infolge Durchbruchs in die Uterusvenen; aussehend wie der primäre Tumor, makroskopisch evtl. als hämorrhagischer Infarkt imponierend).

e) Endoblasttumoren: Endotheliome.

Aus Endothelien; histologisch nicht immer sicher klassifizierbar; klinisch meist nicht diagnostizierbar; selten; im ganzen ziemlich gutartig: langsam wachsend und selten metastasierend, aber oft rezidivierend; therapeutisch bei abgekapselten Geschwülsten Ausschälung, sonst, nämlich bei infiltrierenden Geschwülsten Exstirpation oder Röntgenbestrahlung (wie bei den malignen Tumoren).

I. Lymphangioendotheliome: Ausgang von den Lymphgefäßendothelien. Aufbau aus kubischen Zellen in lymphgefäßartig angeordneten schlauchartigen oder soliden Zügen und aus Bindegewebszwischengewebe. Vorkommen in Haut und Unterhaut, z. B. an Gesicht als umschriebener Knoten oder als unscharf begrenzte Infiltration, dabei ähnlich dem Sarkom oder namentlich in geschwürigem Zustand dem Carcinom. Hierher gehören vielleicht auch 1. Endotheliome (oder Mischtumoren?) der Organe, z. B. Hoden und Ovarien, Speicheldrüsen, Knochen. 2. Endotheliome (nach einigen Autoren aber Carcinome!) der serösen Häute: Pleura (als diffuses, schwartiges Infiltrat), Peritoneum (als umschriebene Knollen) und Perikard (ganz selten).

II. Hämangioendotheliome: Ausgang von den Blutgefäßendothelien. Aufbau aus vielfach verästelten und im Lumen Blut enthaltenden Strängen von Endothelzellen gewucherter Blutgefäße. Aufbau typisch aus zu Zellcylindern gewucherten und die Gefäße füllenden Endothelzellen. Vorkommen in Organen und Knochen (hier die Corticalis schalig auftreibend; evtl. aneurysmaähnlich; auch multipel) in Form umschriebener, auf dem Durchschnitt Hämangiomen oder gefäßreichen Sarkomen ähnlicher Tumoren.

III. Peritheliome. Ausgang von den Belegzellen an der Außenseite der Blutgefäße oder von den Endothelien der die Gefäße umspinnenden Lymphräume (?). Aufbau aus erweiterten Capillaren mit mächtigem Zellmantel. Vorkommen: als umschriebene Knoten oder diffuse Infiltrate in Hirnhäuten und Gehirn, seltener in Unterhaut (Wange, Unterlippe!), Muskeln und Knochen; hierzu werden auch gezählt die Tumoren der Carotisdrüse (s. da).

IV. Psammome (d. h. „Sandgeschwülste"). Ausgang von Endothelien der Durainnenfläche. Aufbau aus dichten Zellsträngen parallelgelagerter, länglicher oder vielgestaltiger Endothelzellen; durch deren hyaline und verkalkende Degeneration enthalten sie in wechselnder Zahl sandkornartige Kalkkugeln und -balken in konzentrischer „zwiebelschalartiger" Schichtung (wie in Zirbeldrüse und Dura). Vorkommen: An Durainnenfläche (und zwar häufiger an Hirnwölbung, seltener -basis), selten in Orbita an der Durascheide des N. opticus usw.; als umschriebene, halbkugelige, breit oder dünn gestielte, derbe, graurötliche Tumoren, meist unter stecknadelkopfgroß und daher erst zufällig bei der Sektion gefunden, selten über walnuß- bis apfelgroß mit Hirntumorsymptomen (Trigeminusneuralgie usw.) und evtl. durchbrechend durch Dura und Schädel.

V. Cylindrome (Billroth 1856). Aufbau aus breiten Zellzügen in Form von kleinen, glashellen Cylindern mit zahlreichen Verästelungen und kolbigen Auftreibungen; infolge hyaliner Degeneration der Zellstränge oder des Zwischenbindegewebes in Endotheliomen und Peritheliomen, aber auch in Adenomen, Sarkomen und Carcinomen, spez. Basalzellencarcinomen. Vorkommen in Orbita, Speicheldrüsen, Gaumen und Mundboden bzw. Zunge, Oberkieferhöhle, sowie Haut, Hirn- und Rückenmarkshäuten, Muskeln, Knochen Peritoneum (sehr selten!).

d) Mischgeschwülste oder zusammengesetzte Geschwülste.

Aufbau aus verschiedenen Geweben, welche dabei voneinander unabhängig sind (dies im Gegensatz zu den fibroepithelialen Tumoren, z. B. Adenomen und zu den kombinierten Geschwülsten, z. B. Fibromyomen, Osteochondrosarkomen usw.). Pathogenese aus versprengten, unverbraucht liegengebliebenen Keimen bzw. Furchungskugeln, welche in besonders früher Embryonalzeit ausgeschaltet, daher noch nicht differenziert und infolgedessen noch imstande sind, die verschiedene Gewebe in mehr oder weniger ungeordneter Nachahmung normaler Bestandteile zu entwickeln. Vorkommen selten; angeboren, sowie bei Kindern und Erwachsenen. Lokalisation typisch.

I. Einfache Mischgeschwülste in eigenartig buntem Durchschnittsbild von Epithelzellen und Bindegewebe mit myomatösen, knorpeligen und knöchernen Partien in regellosem Durcheinander.

1. Speicheldrüsen: Meist Parotis, selten Submaxillaris oder Sublingualis und akzessorische Drüsen in Wange, Gaumen, Mundboden, Oberlippe, Nase, Orbita. Vorkommen: In jedem Lebensalter, besonders im zweiten und dritten Jahrzehnt. Symptome: Groß (bis mannskopfgroß), knollig, scharf abgegrenzt, verschieblich, mit normaler Hautbedeckung, zur betr. Speicheldrüse breit oder schmal gestielt oder in ihr mehr oder weniger tief gelegen, derb oder fluktuierend. Wachstum meist langsam (über Jahrzehnte), bisweilen (in ca. 10%) plötzlich schnell mit Durchbruch durch die Kapsel und Hautverwachsung sowie Metastasierung. Komplikationen: Schwerhörigkeit (durch Gehörgangsverengerung) und bei maligner Degeneration Facialislähmung. Differentialdiagnose: Tuberkulöse Lymphdrüsen, Lipome, Retentionscysten; bei bösartigen Formen auch: Sarkom und Carcinom der Speicheldrüsen. Prognose: An sich gutartig, aber in erheblichem Prozentsatz bösartig; auch sonst öfters rezidivierend bei Zurücklassen lappiger Fortsätze. Therapie: Möglichst Ausschälung mit Facialisschonung, an der Submaxillaris Entfernung samt dieser; bei bösartigen Formen Radikaloperation oder Röntgenbestrahlung.

2. Mamma: Im mittleren und höheren Alter; als knolliger, gut abgegrenzter und verschieblicher Tumor, evtl. ulceriert; klinisch ähnlich Adenomen, Cystadenomen und Cystosarkomen; aber histologisch entsprechend dem Bau der Mischgeschwülste; therapeutisch Mammaamputation.

3. Urogenitalsystem: Meist Nieren (schon bei kleinen Kindern, auch angeboren; oft beiderseits, bösartig: rasch und zu enormer Größe wachsend, evtl. durchbrechend durch die Nierenkapsel und mit lympho- und hämatogenen Metastasen; prognostisch ungünstig auch trotz Exstirpation samt Nierenrest), Harnblase (polypös), Vagina und Cervix uteri (bei kleinen Kindern und Erwachsenen; die Scheide ausfüllend und aus der Schamspalte vorwachsend oder das Beckenbindegewebe infiltrierend, evtl. verjauchend), Vas deferens bzw. unterer Hodenpol (hier auch als Rhabdomyosarkom beschrieben).

II. Komplizierte Dermoidcysten der Ovarien und Hoden, ähnlich den einfachen Dermoidcysten bestehend aus Sackwand und Wulst, aber reichhaltiger an großen Haarbüscheln, Zähnen und Knochenspangen und nicht in regellosem Durcheinander, sondern in unverkennbarer Nachahmung der embryonalen Anlage mit Vorherrschen der am frühesten zur Entwicklung kommenden Gewebe und Organe, spez. der Kopfregion und des Ektoderms. Lokalisation: Ovarien häufiger: fast 10% aller Ovarialtumoren; (innen oder oberflächlich oder nach Stielablösung frei in der Bauchhöhle; evtl. durchbrechend in Blase und Mastdarm; stielgedreht, vereitert oder verjauchend mit anschließender Peritonitis oder carcinomatös), seltener Hoden, spez. retinierter (Leisten- oder Bauch-) Hoden (teigig, während solide Hodengeschwülste fest sind!).

III. Teratoide Mischgeschwülste einerseits gegenüber den einfachen Mischgeschwülsten von viel reichhaltigerer Zusammensetzung infolge Wucherung der Abkömmlinge aller 3 Keimblätter in wüstem Durcheinander verschiedenster Gewebe (embryonales und gereiftes Binde-, Schleim-, Fett-, Knorpel-, Knochen-, quergestreiftes und glattes Muskel-, peripheres und centrales Nervengewebe), andererseits gegenüber den komplizierten Dermoidcysten solid bzw. polycystisch und gegenüber den Teratomen ohne hochentwickelte Rudimente von ganzen Gliedern usw. Lokalisation (wie Teratome) meist Hoden (zwischen 20. und 40. Jahr; teils gutartig: langsam wachsend zu großen Tumoren von ungleichmäßiger Form und Konsistenz, teils bösartig: von sarkomatösem oder adenocarcinomatösem Bau mit Durchbruch in die Umgebung und mit zahlreichen Metastasen) und Ovarien, selten Mund-, Rachen- und Nasenhöhlen (als „behaarte Polypen"), Hirn (in Ventrikel oder Hypophyse), Hals, Mediastinum, Herzbeutel, Bauchhöhle, Kreuzsteißbeingegend.

IV. Teratome: Gegenüber den teratoiden Mischgeschwülsten ausgezeichnet neben unregelmäßigen Klumpen verschiedenster Gewebe durch mehr oder weniger ausgebildete fötale Rudimente: Schädel-, Kiefer-, Becken- und Extremitätenknochen, ganze Glieder mit Gelenken, Fingern und Zehen, Darmschlingen mit Mesenterium, Lungen, Schilddrüse, Pankreas, Gehirn mit Windungen und Ventrikeln, Nerven, Augenanlage usw.; anscheinend Übergang zwischen teratoiden Mischgeschwülsten und Doppelmißbildungen, daher auch bezeichnet als „eingeschlossene zweite Fötalanlage" (bigerminale fötale Inklusion) oder „verkümmerte Zwillingsbildung im Fötus" (parasitärer foetus in foetu); stets angeboren; oft von enormer Größe; als knolliger Tumor von unregelmäßiger Form und Konsistenz mit kapselartiger Hülle und mit einem Gefäßstiel. Lokalisation (typisch): a) teils nahe der Körperoberfläche, z. B. am hinteren Körperende („sog. Steißteratome") oder an der Decke der Mundhöhle mit der Schädelbasis verbunden (sog „Epignathi"); b) teils in Körperhöhlen: Schädel-, Brust- und Bauchhöhle (sog. „fötale Inklusion"). Diagnose: Typische Lokalisation und Beschaffenheit, sowie Nachweis von Gliedern und Zähnen durch Palpation oder Röntgenbild.

Anhang: Cysten.

Cysten sind gegen die Umgebung völlig abgeschlossene Säcke mit dünn- oder dickflüssigem Inhalt; sie sind teils ein-, teils mehrkammerig.

Außer sog. falschen Cysten d. h. cystischen Bildungen bei Tumoren infolge Erweichung oder Wachstumseigentümlichkeit (Cystadenome, embryonale Cysten), Fremdkörpercysten (um traumatisch eingelagerte Fremdkörper z. B. Raupenhaare, Metallsplitter u. dgl.; meist riesenzellenhaltig und oft tuberkelartig: sog ,,Fremdkörpertuberkel") und parasitären Cysten (Echinococcus und Cysticercus) gibt es echte Cysten.

Man unterscheidet bei letzteren: 1. Exsudations- und Extravasations-, 2. Erweichungs- und 3. Retentionscysten.

1. Exsudations- und Extravasationscysten: Durch Exsudat oder Blutextravasat in vorhandenem oder durch pathologische Vorgänge gebildetem Hohlraum, z. B. Hydro- und Hämatocele der Tunica vaginalis von Hoden oder Samenstrang, Hygrom der Schleimbeutel und Sehnenscheiden, traumatische Blut- oder Lymphcyste; auch kann sich ein leerer Bruchsack gegen die Bauchhöhle und eine Meningocele gegen die Schädel-Rückgrathöhle schließen und zur Cyste umwandeln infolge Abflußbehinderung.

2. Erweichungscysten: Durch Erweichung von Gewebe infolge Ernährungsstörung, z. B. ischämischer Erweichungsherd im Gehirn, degenerative Verflüssigung des umliegenden Gewebes an Gelenkkapsel und Sehnenscheiden (sog. ,,Ganglion").

3. Retentionscysten: Durch Undurchgängigwerden von Abflußwegen bzw. Ausgangspforten flüssigkeitserzeugender oder -enthaltender Hohlräume, Drüsen oder Gefäße.

a) Hohlgebilde: Durch Anomalie, Torsion, Narbe, Steineinklemmung (z. B. Hydrops, Empyem oder Haematocele vesicae felleae, processus vermiformis, tubarum usw., sowie Hydronephrose).

b) Drüsen:

α) **Hautdrüsen: Grützbeutel oder Schmerbalg (Atherom, d. h. Brei- oder Balggeschwulst)** ist Retentionscyste der Talgdrüsen oder Haarbälge durch Verstopfung des Ausführungsganges spez. bei übermäßiger Sekretion und Schuppenbildung; Vorstufen: Mitesser (Comedo): Sekretpfropf des Haarbalges und Milium: solcher der Talgdrüse. Cystenwand oder Balg besteht aus Bindegewebe und Plattenepithelinnenbelag ohne Stratum Malpighii und Papillen, aber mit Resten von Talgdrüse und Haarbalg. Inhalt der Atherombrei ist gelblich bis grauweiß, salbenartig bis dickbreiig (ähnlich gekochter Grütze, daher die Benennung!) oder später bei zunehmendem Hornreichtum trockenblätterig, evtl. eitrig oder jauchig und besteht aus abgestoßenen Epidermiszellen, Horn, Fett und Cholestearin. Lage: zunächst im Corium, später mit zunehmendem Wachstum nach der Subcutis vorrückend. Lokalisation (in absteigender Häufigkeit geordnet): Kopfhaut, Gesicht (Ohr, Wange, Lider), Nacken, Rücken, Genitalien; öfters multipel. Vorkommen: In der Regel nicht vor dem 15. Jahr und mit zunehmendem Alter häufiger; etwas häufiger bei Frauen. Komplikationen: Entstellung, Belästigung, bindegewebige Durchwachsung, Verkalkung, Vereiterung, carcinomatöse Entwicklung. Diagnose: Typischer Sitz in der Haut, rundliche Form, scharfe Begrenzung, Verschieblichkeit gegen die Unterlage, prall elastische oder teigig fluktuierende Konsistenz, langsames und schmerzloses Wachstum bis zu Kirsch-, Walnuß- oder vereinzelt Faustgröße. Differentialdiagnose: Dermoide und Epidermoide (Drüsen und Haare bzw. Haarpapillen außer dem Epithelbelag!); bei Entzündung: Furunkel, Phlegmone, Lymphdrüsenvereiterung. Therapie (indiciert wegen Entstellung, Störung [z. B. beim Kämmen], Entzündung und Gefahr carcinomatöser Entwicklung): Ausschälung in Lokalanästhesie (evtl. nach Rasieren) stumpf mit Präpariertupfer, Elevatorium,

Sonde, gebogener Schere u. dgl. von einem Hautschnitt über der Geschwulst, bei verdünnter Haut halbbogenförmig an ihrem Fuß, bei verwachsener Haut mit deren elliptischer Excision (bei bloßer Incision oder unvollkommener Sackentfernung droht Rezidiv!), sonst vgl. Spez. Chirurgie, Kopf!

β) **Schleimhautdrüsen:** Lokalisation: Lippen-, spez. Unterlippeninnenfläche, Wange, Zunge, Nase und Nebenhöhlen, Dickdarm, Uterus und Vagina; wohl nach chronischer, mit Atrophie verbundener Entzündung. Diagnose: Typischer Sitz, rundliche Form, scharfe Begrenzung, Durchsichtigkeit, langsames und schmerzloses Wachstum (bis Bohnengröße). Differentialdiagnose: Cystisches Lymphangiom, cavernöses Hämangiom, Aneurysma. Therapie: Excision der äußeren Wand samt bedeckender Schleimhaut mit gebogener Schere und Zerstörung des Restes mittels Thermokauters oder besser Exstirpation evtl. samt der oft verdünnten und verwachsenen Schleimhautbedeckung.

γ) **Speicheldrüsen:** 1. **Ausführungsgänge:** Speichelgangcysten infolge Verletzung, Entzündung oder Speichelsteinbildung; in Form länglicher Wülste im Bereich des Ductus submaxillaris, sublingualis oder parotideus; Spontanheilung durch Durchbruch in die Mundhöhle; sonst Schlitzen der Wand.

2. Drüsenkörper: Speicheldrüsencysten: Infolge chronischer Entzündung; meist an der Sublingualis (sog. ,,Ranula'' am Mundboden seitlich vom Frenulum); ferner an der Blandin-Nuhnschen Drüse (an der Zungenspitze), Parotis und Submaxillaris. Diagnose: Evtl. Punktion (klare, fadenziehende Flüssigkeit!). Therapie: Exstirpation samt Drüse, an Parotis Ausschälung der Cyste; hier evtl. versuchsweise Punktion und Jodtinkturinjektion (hierbei sowie bei einfacher Incision aber leicht Rezidiv!).

δ) **Drüsige Organe:** Mamma (,,Milchcyste Galaktocele''; auch multiple Cysten infolge chronischer Entzündung oder Gewebsmißbildung), Vasa efferentia bzw. Ductuli aberrantes des Nebenhodens (,,Spermatocele''; z. B. bei gonorrhoischer Epididymitis), Pankreas, Leber, Ovarium (,,Hydrops follicularis'' aus reifen, nicht geborstenen Follikeln), Schilddrüse (durch Zusammenfließen stark erweiterter kolloidhaltiger Follikel).

c) Gefäße: *α)* **Blutcysten** am Hals (angeboren aus Entwicklungsstörung der Gefäßanlage an Stelle einer fehlenden V. jug. int., ext., comm., fac. comm., subclavia) und am Bein (durch völlige Abschnürung von varicösen Erweiterungen der V. saph.). *β)* **Lymph- und Chyluscysten** (durch cystische Degeneration bei Stauung).

Anmerkung. Parasitäre Cysten.

a) Echinococcus ist die Blasenform oder Larve (Finne) der Taenia echinococcus.

Pathogenese und pathologische Anatomie: Blasen- oder Hundewurm (Taenia echinococcus) ist ein Bandwurm, ca. 4 mm lang und bestehend aus Kopf (Scolex) mit Saugnapf und Hakenkranz und aus (meist) 4 Gliedern (Proglottiden). Vorkommen im Darm der Haustiere, spez. Hunde. Übertragung auf den Menschen meist durch innigen Verkehr mit Hunden, seltener Rindern, Schafen, Schweinen, Katzen usw. (Lecken lassen oder gemeinsame Benutzung von Eß- und Trinkgeschirr, auch Genuß von Trinkwasser, Milch, Gemüse, Obst usw.!). Entwicklung beim Menschen: Die in den menschlichen Darmkanal gelangenden Bandwurmeier entwickeln sich nicht zum Bandwurm, wohl aber zu Finnen; die im Magensaft aus ihrer Eihülle freigewordenen Embryonen bohren sich durch die Darmschleimhaut in Blut- oder Lymphwege und gelangen von hier in die verschiedenen Organe (und zwar auf dem Blutwege in die Leber und auf dem Lymphwege durch den Ductus thoracicus über das rechte Herz in die Lungen, in welch beiden Organen die über 25 μ großen Embryonen gewöhnlich steckenbleiben, evtl. aber durch die Capillaren weiter in andere Organe durchgeschleppt werden); dort entwickeln sie sich in mehreren Monaten (ca. ½ Jahr) bis zu kinds- oder mannskopfgroßen und mehrere Kilogramm schweren Blasen; meist bilden sich in der Mutterblase aus deren Parenchymschicht mit den Bandwurmköpfchen Tochter- und evtl. Enkelblasen bis zu Tausenden (sog. ,,Echinococcus hydatidosus'').

Die Echinococcusblasen (Cysten) bestehen aus: a) Membran (Cuticula): Lamellös geschichtet und zellig, aber innen mit einer Parenchymschicht von Muskelfasern, Gefäßen und Keimzellen; ca. $\frac{1}{2}$—1 mm dick, b) Blaseninhalt: Wasserklar und flüssig mit viel Kochsalz, oxalsaurem Kalk, häufig Traubenzucker und Bernsteinsäure (chemisch nachweisbar!), aber ohne Eiweiß (daher nicht beim Kochen gerinnend!) und meist mit Köpfchen und Haken (mikroskopisch nachweisbar!).

Um die Echinococcusblase bildet sich aus dem umgebenden Gewebe unter leichter Entzündung eine bindegewebige Hülle, welche gewöhnlich immer mehr an Stärke zunimmt, evtl. aber an oberflächlich gelegener Blase sich verdünnt und durchbricht; dadurch erfolgt Durchbruch nach außen (z. B. durch Haut, Magen-Darm, Trachea, Harnwege) mit Selbstheilung oder mit Infektion; bei Durchbruch in die freie Bauchhöhle entsteht auch Aussaat der Tochterblasen oder Vergiftung des Wirtes mit urticariaartigem Hautausschlag (durch Toxalbumine, wohl im Sinne der Anaphylaxie, s. da); bei Durchbruch in die Vena cava evtl. tödliche Embolie. Vereiterung bzw. Verjauchung tritt ein entweder infolge Durchbruchs nach Haut, Bronchialbaum, Magendarmkanal, Gallenwegen usw. oder infolge hämatogener Infektion oder infolge Durchwanderung von Bakterien aus dem Darm usw.; im Gefolge der Eiterung kann Arrosionsblutung auftreten, z. B. in Leber, Lunge usw. Absterben mit Veränderung der Blase in fettig-kreidige Masse kann bei Krankheiten des Wirts stattfinden.

Eine besondere Form, vielleicht als Produkt einer besonderen Täniaart, wobei der Zwischenwirt wahrscheinlich vom Rind dargestellt wird, ist der Echinococcus multilocularis s. alveolaris; bei ihm besteht keine einheitliche Kapsel, sondern Entwicklung durch exogene Sprossung mit schwieliger Bindegewebsmasse zwischen den einzelnen Cysten; dadurch Bildung eines großen wabenartigen Tumors, der im Durchschnitt infolge der vielen Cysten ,,alveolär'' gebaut erscheint; Wachstum ist infiltrierend; Lokalisation: fast ausschließlich Leber (hier oft verbunden mit Ikterus, Milztumor und Marasmus, ähnlich wie bei Lebercirrhose), selten Lungen, Knochen usw.

Vorkommen: Bei uns vorwiegend in Mecklenburg und Vorpommern; außerdeutsch dagegen vielerorts, besonders in Schottland, Island, Australien und Südamerika (bei den dortigen Vieh-, spez. Schafherden); dagegen E. multilocularis in Süddeutschland: Oberbayern sowie Schweiz und Tirol.

Lokalisation: Evtl. multipel; in verschiedenen Organen, meist in Leber ($66^0/_0$) und Lungen sowie Pleura, selten in Nieren, Milz, Bauchhöhle, Beckenbindegewebe, Muskeln, Knochen, Haut, noch seltener in Pankreas, Harnblase, Hirn, Mamma, Schilddrüse, ausnahmsweise in Speicheldrüsen, Prostata, Herz und Herzbeutel usw.

Symptome: Im allgemeinen die einer cystischen Geschwulst.

Dauer im allgemeinen über Jahre.

Selbstheilung (Durchbruch oder Absterben mit Verkalkung) und Komplikationen (Durchbruch, Vereiterung und Vergiftung), s. o.

Prognose: Im übrigen je nach der Lokalisation; besonders ungünstig ist die Lokalisation in inneren Organen, sowie in der Wirbelsäule und im Becken; Tod kann eintreten durch Infektion, Druck, Peritonealaussaat, Lungenembolie, Erstickung, Blutung.

Diagnose: Vgl. Spez. Chirurgie; im übrigen ist wichtig Nachweis einer Cyste, evtl., nämlich bei mit Tochterblasen dicht gefüllten Cysten mit Hydatidenschwirren (aber nicht konstant und auch nicht spezifisch); evtl. Röntgenbild; außerdem hilft Eosinophilie (d. h. Vermehrung der eosinophilen Leukocyten im Blut; dieselbe ist aber nicht spezifisch, da auch bei sonstigen Entozoen und einigen anderen Krankheiten vorhanden!), Exanthem (in 10%, besonders nach Punktion oder Operation einer Cyste), Reaktion nach intracutaner Injektion von Hydatidenflüssigkeit und Komplementbindung (aber nicht konstant!); bei oberflächlichen (dagegen nicht bei tiefen wegen Gefahr der Vergiftung und vor allem der Keimaussaat!) auch unter Probepunktion Untersuchung des Blaseninhaltes oder Nachweis von Membranen und Häkchen in den Excreten nach Durchbruch in Bronchial- oder Harnwege (s. o.).

Therapie: (Ideal ist die völlige Entfernung der Cysten samt Kapsel!) Ausschälung bei äußeren, sowie bei solchen in Peritoneum, Mesenterium und Netz; sonst Exstirpation, Resektion oder Spaltung des vorher freigelegten und in die Wunde eingenähten Sackes (ein- oder zweizeitig) und gründliche Entleerung des Sackes mit nachfolgender Dränage; empfohlen wird Formalininjektion vor und nach Cystenöffnung („Masurpialisation" vgl. Leber!) bei Knochenechinococcus Aufmeißeln und Auskratzen, evtl. Resektion oder Amputation. Bei multilokulärem Echinococcus Exstirpation nach Art eines malignen Tumors, dies aber nur in beschränkter Ausdehnung, bei Milz oder Niere Exstirpation des Organs.

Prophylaxe: Vorsicht im Verkehr mit Hunden (cave Leckenlassen an Gesicht und Händen, sowie Benutzung des Futtergeschirrs); auch Verbot der Hausschlächterei und des Fütterns roher Organe von geschlachteten Haustieren an die Hunde, sowie regelmäßige Bandwurmkuren bei diesen.

Echinococcus der einzelnen Organe:

a) Innere Organe: Vgl. Spez. Chirurgie, Leber, Lungen, Milz, Nieren usw.

b) Haut, Subcutis, Muskulatur und oberflächliche Organe: Symptome: Langsam, oft schubweise wachsend, manchmal jahrzehntelang beschwerdelos, schließlich bis kindskopfgroß und mehr, rundlich, gut abgrenzbar und verschieblich, aber nur mitsamt dem benachbarten Gewebe (Haut und Muskeln sind daher meist nicht abhebbar!), glatt bis höckerig, fluktuierend. Sitz: Meist an Rumpf und Hals (Kopfnicker, Rücken, Gesäß, Lendengegend, Bauchdecken, Brust, Schulter, Achselhöhle, Leiste, Halsgefäßfurche, Schilddrüse und Mamma), selten an Gliedern (hier meist an Biceps bzw. Oberarminnenfurche, Deltamuskel, Quadriceps, Adductorengegend, Kniekehle) und Kopf (hier in M. temp. und masseter, sowie in Orbita). Differentialdiagnose: Lymphangioma cysticum, Lipom, Fibrom, Atherom, Dermoid, Hygrom, Mamma- und Strumacyste, Ranula, tuberkulöser Absceß usw. Diagnose: bisweilen Hydatidenschwirren (d. h. zitternde Bewegung der Wandung beim kurzen Anschlagen mit dem Finger infolge der in Bewegung geratenen Tochterblasen); evtl. Probepunktion mit Blaseninhaltuntersuchung auf Eiweiß, Haken usw.

c) Knochen (selten: $1/2$—1%; häufiger, nämlich in 1—2% der Fälle, ist hier der E. multilocularis): Verlauf, Symptome und Komplikationen: Langsam (über Jahre bis Jahrzehnte) und lange Zeit ohne Symptome bis auf ziehende (rheumatoide) Schmerzen und Ermüdungsgefühl; schließlich Spontanfraktur oder Durchbruch in Haut, Weichteile oder Gelenke, bei Schädelknochen evtl. Durchbruch in Stirn- oder Keilbeinhöhle oder in Schädelinneres, bei Wirbeln Zusammensinken der Wirbelsäule und Kompressionsmyelitis, bei platten Knochen Auftreibung mit Pergamentknittern oder Fluktuation. Sitz: Meist lange Röhrenknochen, spez. Humerus, und zwar spongiöses Ende, sowie wahrscheinlich auch Stellen alter Fraktur oder frischer Kontusion, ferner Becken und Wirbelkörper, selten Schädelknochen spez. Stirn- und Scheitelbein, Rippen, Brustbein, Schulterblatt, Phalangen. Diagnose: Palpation evtl. mit Pergamentknittern und Röntgenbild (entsprechend der centralen Knochenzerstörung finden sich umschriebene rundliche Aufhellungen wabenartig innerhalb aufgeblasener Knochenkonturen; charakteristisch ist das Bestehen zahlreicher nebeneinanderliegender Cysten und der Mangel reaktiver Knochenwucherung). Differentialdiagnose: Sonstige Knochentumoren oder -cysten; bei Spontanfraktur: Myelogenes Sarkom, Knochencyste, tuberkulöser Knochenabsceß und Gumma; bei Absceß oder Fistel: Chronische eitrige und tuberkulöse Osteomyelitis (für E. spricht hier der Befund von zahlreichen Chole-stearinkristallen; andererseits finden sich Eitererreger evtl. auch bei Echino-coccus!).

b) Cysticercus cellulosae ist die Blasenform (Finne) der Taenia solium.

Pathogenese und pathologische Anatomie: Die Finne wird über-tragen durch den Genuß von rohem oder ungenügend gekochtem Fleisch kranker Schweine, sowie Wildschweine, Bären, Hunde, Hirsche und Rehe (Zwischenwirt!), gelegentlich auch von verunreinigtem Wasser oder Nahrungs-mitteln. Sie entwickelt sich im Darm des Menschen zum Bandwurm; die Band-wurmeier gelangen durch mit Kot von kranken Menschen oder Tieren ver-unreinigtes Trinkwasser, Nahrungsmittel, Finger usw. in den Magen; nach Auflösung der Hülle im Magensaft wandert der Embryo durch die Darmwand in Blut- oder Lymphbahnen, gelangt von hier in die verschiedensten Organe und entwickelt sich in mehreren (ca. 9) Wochen zu einer erbsen- bis kirsch-großen Blase (Cysticercus); vom umgebenden Gewebe wird evtl. unter leichter Entzündung eine Kapsel gebildet (außer in Gehirn und Auge); durch Absterben kann die Blase verkalken; bei oberflächlichen Blasen wird auch Vereiterung beobachtet.

Größe: Erbsen- bis walnuß- bis taubeneigroß.

Vorkommen: Evtl. multipel (bis zu Hunderten bis Tausenden).

Lokalisation und Symptome: a) Muskeln und vor allem Subcutis (rundliche oder ovale, glatte, prall-elastische, verschiebliche, höchstens haselnuß-große Tumoren evtl. mit Schmerzen und Lähmungen; von Muskeln erkranken die an Brust, Rücken, oberen und unteren Gliedmaßen; b) Gehirn (oft ohne Symptome; evtl. Rindenepilepsie; sonst Symptome wie bei Hirntumor: Kopf-schmerz, Schwindel, Reiz- und Lähmungserscheinungen; Tod: vgl. Hirntumor!) und c) Rückenmark (hier selten, bisweilen in der besonderen Form zahl-reicher, traubenartig zusammenhängender Bläschen: sog. ,,Cysticercus racemosus"; evtl. Rückenmarkstumorsymptome); d) Auge (Augenhinter-grunduntersuchung!); selten Mesenterium, Mesenterialdrüsen, Magenserosa, Leber, Parotis, Herz, Lungen, Pleura usw., ver-einzelt Knochen.

Diagnose: nicht immer leicht; wichtig ist Anamnese, multiples Vor-kommen, spez. im Unterhautzellgewebe und Eosinophilie, evtl. Probeexcision; bei Verkalkung Röntgenbild.

Differentialdiagnose: sonstige Tumoren der betr. Organe.

Prognose: bei multiplen schlecht, bei solitären nicht ungünstig; öfters kommt es, spez. bei oberflächlichen C. zu Vereiterung und sonst zu Absterben mit Verkalkung.

Therapie: Frühzeitige und völlige Exstirpation; dazu Extr. Filicis maris od. dgl.

Prophylaxe: Fleischbeschau und Bandwurmkrankenbehandlung.

Anmerkung. Sonstige Parasiten bieten gelegentlich chirurgische Kom-plikationen:

1. Ascariden: im Magendarmkanal gelegentlich, spez. bei Kindern Ileus und sonst Perforation durch Geschwüre oder Nähte, in den Gallenwegen Ikterus und Cholecystitis evtl. mit Leberabscessen.

2. Oxyuren: Ekzem bzw. Pruritus und Fissuren am After; bei der Appendicitis spielen sie wohl im wesentlichen nur eine untergeordnete Rolle.

3. Bilharziawurm: Fisteln und Geschwüre an Darm, After und Geni-talien sowie Papillom in Mastdarm und Harnwegen evtl. mit Blutung, Stein-bildung und Carcinomentwicklung.

4. Fliegenmaden: in Wunden und deren Verband, falls die Wundbe-handlung nicht sorgfältig und regelmäßig erfolgt (z. B. im Krieg).

5. Leberegel (Distoma s. Fasciola hep.): gelegentlich in der Leber mit Cirrhose, evtl. Ikterus und Cholangitis; dazu Eosinophilie und Eiernach-weis (in Stuhl oder Duodenalsaft); Carcinomentwicklung?

Zweiter Teil.

Spezielle Chirurgie.

1. Abschnitt: Weiche Schädeldecken.

A. Verletzungen.

a) Subcutane durch **stumpfe** Gewalt: **Weichteilquetschungen (Kontusionen), Lymph- und Bluterguß** (evtl. pulsierend infolge Arterienverletzung) bei Quetschung durch Stoß, Schlag, mattes Geschoß, Fall usw. Da Haut mit Sehnenhaube (Aponeurose oder Galea) fest verbunden ist, dagegen zwischen Aponeurose und Periost eine Schicht lockeren Zellgewebes besteht, so vermögen sich Flüssigkeitsergüsse in letzterer flächenhaft auszudehnen, nicht aber in ersterer.

1. Subcutan als sog. „Beule"; spez. bei Kindern, welche noch nicht sich zu schützen gelernt haben; namentlich an Stirn-, Scheitel- und Hinterhauptgegend; in Form einer kleinen, umschriebenen, harten Geschwulst mit an der charakteristischen Verfärbung kenntlicher Blutunterlaufung.

2. Subaponeurotisch: Häufiger, spez. bei stumpfer, flacher und ausgedehnter, zugleich tangential angreifender Gewalt, z. B. Hieb oder Überfahrung; oft mit weichem Centrum und harter Peripherie (Wall infolge Blutgerinnung und Ödems; gegenüber Schädelfraktur mit Depression: über das Schädelniveau vorragend und wegdrückbar — abgesehen vom Röntgenbild!).

3. Subperiostal als sog. „Cephalhämatom"; namentlich bei kleinen Kindern während der Geburt (s. u.) durch Quetschung oder Zerrung.

T h e r a p i e: Kompression (z. B. mit der Fläche einer Messerklinge, Münze od. dgl.) und Kühlen (z. B. mit Eisbeutel, kaltem Umschlag mit Bleiwasser oder essigsaurer Tonerde); evtl. bei hartnäckiger Flüssigkeitsansammlung (Serom) Punktion (unter strengster Asepsis!) und Kompressionsverband; bei Infektion Incision; bei Arterienverletzung mit schnell auftretendem und pulsierendem Bluterguß Arterienunterbindung (z. B. an A. temporalis, occipitalis usw.). Achte auf Haut-, Knochen- und Hirnläsion; daher genaue Vorgeschichte aufnehmen und genaue Untersuchung vornehmen, auch Verletzungsstelle am besten rasieren, sonst Haar mit sterilen Tupfern teilen und mit gebogener Schere abschneiden!

Anmerkung. Hautemphysem und Pneumatocele capitis.

1. Hautemphysem, d. h. diffuse, flache, schmerzlose, weiche, knisternde Schwellung durch Luftansammlung im Subcutangewebe; entweder bei allgemeinem Hautemphysem nach Verletzung der oberen Luftwege (Kehlkopf, Luftröhre und Lungen s. da; mehr allgemein) oder nach Kopfverletzung mit Eröffnung der in dem Schädel eingelagerten Lufträume, z. B. nach Fraktur von Stirn-, Nasen- und Siebbein oder seltener des Warzenfortsatzes (mehr lokalisiert; als Lid-, Stirn- usw. Emphysem); Therapie meist unnötig, da der Zustand harmlos ist und von selbst verschwindet.

2. Pneumatocele capitis, d. h. cystenartige Luftgeschwulst zwischen Pericranium und Cranium, also periostale Luftcyste.

V o r k o m m e n: Selten, fast nur am Hinterhaupt („occipitale oder supramastoideale Pneumatocele") oder selten an Stirn („syncipitale oder frontale Pneumatocele"). Voraussetzung ist Lücke im Knochen und Zusammenhang zu lufthaltiger Höhle, daher Vorkommen fast nur in der Gegend von Warzenfortsatz (meist) oder von Stirnhöhle (seltener). Dabei tritt anscheinend die Luft unter gewissem Druck bei Blasen, Schneuzen, Niesen od. dgl. unter das Periost aus und kann wegen Ventilverschlusses nicht zurück.

Entstehung: 1. Angeborener Defekt (in der Gegend der Fissura mastoideosquamosa oder der Stirnhöhle). 2. Gefäßlücke. 3. Defekt nach Trauma (z. B. Schädelbruch oder -schuß) oder nach Entzündung mit Knochennekrose (spez. syphilitischer, traumatischer oder otitischer) oder nach seniler Knochenresorption.

Symptome: Umschriebene Geschwulst unter unveränderter Haut, weichelastisch, mit hartem, erhabenem Rand und tympanitisch, evtl. anschwellend beim Pressen oder beim Zuhalten von Mund und Nase und allmählich verschwindend beim Ausdrücken unter blasendem oder sausendem Geräusch; Schädeldefekt ist nachweisbar durch Palpation und Röntgenbild; bisweilen besteht Kopfschmerz und Schwindel.

Differentialdiagnose: Hautemphysem (diffus!) sowie Meningocele und Tumor (derb, nicht tympanitisch und nicht veränderbar in der Größe bei Druckerhöhung innerhalb der pneumatischen Räume).

Therapie: Kompression meist erfolglos; daher Punktion oder Incision mit Tamponade oder am besten Verschluß der Knochenlücke durch Wachs oder Schädelplastik; bei Infektion Incision, Sequestrotomie und Tamponade.

Anmerkung. Intrakranielle Pneumatocele, d. h. Luftansammlung im Schädelinneren entsteht gelegentlich durch penetrierende Verletzung z. B. Schuß mit Eindringen von Luft aus den gleichzeitig eröffneten pneumatischen Räumen (Siebbein-, Keilbein-, Stirnhöhle oder Warzenfortsatzzellen), vereinzelt durch Hirnabsceß oder Knocheneiterung mit Einbruch in lufthaltige Stellen, auch Gasbrandinfektion; die Luft kann dabei auch in die Ventrikel gelangen, was auch durch Eröffnung des Subarachnoidalraums geschehen kann; Formen: 1. intraventrikulär: sog. Pneumocephalus (selten), 2. intracerebral (häufiger), 3. extracerebral (subdural) z. B. zwischen Stirnbein und Dura (selten); Diagnose: Kopfschmerz, Nasenausfluß, Bewegungsgeräusche und Tympanieschall sowie Röntgenbild; Komplikationen: Infektion und Hirndruck; Therapie: Operation mit Ausräumung und Dränage.

b) Offene durch **scharfe** oder durch **stumpfe** Gewalt: **Weichteilwunden (Vulnera).**

I. Durch **scharfe** Gewalt: **Schnitt-, Hieb- und Stichwunden** (z. B. durch Messer, Dolch, Beil, Schläger oder Säbel usw.) bluten und klaffen stark, letzteres aber nur bei mitdurchtrennter Galea, mit welcher die Kopfhaut am Schädel innig verbunden ist; sie heilen in der Regel gut (Gefäßreichtum!); bei Stich ist an das Abbrechen des verletzenden Instrumentes (Messer, Dolch, Schirm, Stock, Pfeife, Nadel, Pfahl usw.) und an Verletzung tiefer Teile (Knochen, Hirn, Blutgefäße, auch Hirnleiter) zu denken und darauf zu untersuchen u. a. durch Wundrevision, evtl. Röntgenbild und durch Besichtigung des verletzenden Instrumentes; Messerklinge bricht meist in Höhe der Knochenoberfläche ab und kann noch nach Jahren zu Hirnabsceß führen.

II. Durch **stumpfe** Gewalt: **Quetsch- und Rißwunden.**

1. Lineäre durch Eindringen des verletzenden Instrumentes oder durch Bersten infolge plötzlicher Pression (z. B. bei Anstoßen an eine scharfe Kante oder bei Stockschlag oder bei Auffallen auf harte Unterlage als sog. „Platzwunden"); evtl. der Schnittwunde zum Verwechseln ähnlich, aber mit zackigen Wundrändern sowie mit Blutaustritten in den Wundrändern und mit erhaltenen Gewebssträngen in der Wunde (forensisch wichtig!).

2. Lappenförmige bei schräg auftreffender Gewalt, z. B. durch Schlag mit kantigem Holzscheit, Vorbeistreifen an einem harten Gegenstand oder Auffallen eines eckigen Steins; betroffen ist entweder allein die Haut oder auch Galea oder auch Pericranium oder auch Schädel; bei gleichzeitiger Mitnahme eines Stücks Schädel (z. B. durch Säbelhieb bei Kavalleriegefechten) spricht man von Aposkeparnismus.

3. Stark zerfetzte bei Gasexplosion oder Nahschuß ohne Patrone.

4. Mit Substanzverlust (Defekt); ist dieser groß, so spricht man von „Skalpierung", wobei der Skalp entweder noch hängt oder ganz abgerissen ist; z. B. durch rotierende Maschine oder Transmissionsriemen, sowie durch Überfahrung (spez. bei Frauen, deren aufgelöstes Haar erfaßt wird), ferner durch Schleifen nach Sturz vom Pferd, durch Tatze eines wilden Tieres (spez. Bären) oder durch Indianerskalpierung.

Prognose: 1. Gefäßverletzung, dadurch Blutung (oft stark wegen reicher Gefäßversorgung, evtl. bedeutend, spez. aus A. temp. superfic. und prof. oder A. occipitalis) oder Bluterguß bzw. Aneurysmabildung (z. B. nach scharfer oder stumpfer Verletzung der Schläfengegend bei Mensuren an der A. temp.).

2. Haut- und vor allem Aponeurosengangrän (am Kopf auch bei weit abgelöstem Lappen selten wegen der guten Ernährung der Haut, aber wohl bei schmalem, gefäßarmem und gequetschtem Stiel sowie bei Infektion!).

3. Infektion (namentlich bei Quetschwunden): Erysipel, progrediente diffuse Phlegmone (spez. bei subaponeurotischer Eiterung), Knochennekrose, Osteomyelitis („Diploitis"), Knochenvenenphlebitis, eitrige Meningitis, Encephalitis, Hirnabsceß und Sinusthrombose sowie Septicopyämie.

4. Nervenverletzung an Trigeminuszweigen mit Funktionsausfall (Gefühlsstörung), später auch Durchtrennungsneurom evtl. mit Neuralgie.

5. Hirnverletzung s. da.

Therapie: Entfernen der Haare mit Schere bzw. Haarschneidemaschine und mit Rasiermesser bzw. Rasierhobel in genügendem Umkreis, evtl. total (sonst Übersehen von Verletzungen und Gefährdung der Asepsis!); Hautdesinfektion; Revision der Wunde mit Haken auf Fremdkörper (Splitter, Schmutz, Tuchfetzen, Haare, Blutgerinnsel) sowie auf Knochen- und Hirnverletzung; cave Sondieren; Blutstillung (meist durch Umstechung und zwar gewöhnlich subcutan oder im Notfall percutan oder durch die Hautnaht, nur ausnahmsweise durch Arterienunterbindung in der Kontinuität, z. B. A. temporalis oder gar carotis ext.); evtl., d. h. in den ersten 6—12 Stunden, Wundexcision; evtl. Gegenincision und Dränage (nur im Notfall mit lockerem und bald entferntem Dochte oder besser mit an der Haut angenähtem Gummiröhrchen), sonst Situationsnaht (spez. bei glatten und nicht infizierten, aber auch wegen der sonst eintretenden Lappenschrumpfung bei Lappenwunden, dagegen nicht bei infektionsverdächtigen oder infizierten Wunden); Verband mit Krüllgaze, darüber Mullbinde nach Art des Capistrum duplex oder des Kopfwickels, nötigenfalls mit übergewickelter Stärkebinde; gegebenenfalls Wundstarrkrampf- und Gasbrandschutzimpfung.

Bei Defekt: Sofern nicht Mobilisieren der Wundränder genügt, Hautplastik aus der Nachbarschaft (z. B. irisblendenartig, d. h. unter Bildung tangentialer Lappen) oder spez. bei Skalpierung Hauttransplantation nach Thiersch (frühzeitig, und zwar möglichst primär, sonst sekundär nach Reinigung der granulierenden Wunde) nebst Perücke.

Anmerkung: Starkstromverletzungen sind auch am Kopf öfters mit tiefgreifender, u. U. Knochen und Hirn beteiligender Nekrose verbunden.

B. Entzündungen.

1. Erysipel der behaarten Kopfhaut („Kopfrose"): Vorkommen: Häufig. Entstehung entweder primär, z. B. nach infizierten Kopfwunden, Kratzeffekten, Läuseekzem usw. oder (meist) sekundär übergreifend vom Gesicht mit Ausgang von Nase oder Mund usw., sowie nach Operation von Entzündungsprozessen. Komplikationen: Vorübergehender Haarschwund; schwere (meningitisähnliche) Allgemeinerscheinungen; Abscedierung mit Fasciennekrose, Orbitalphlegmone, Sinusthrombose, Meningitis, Sepsis; Fortschreiten auf Stirn, Augenlider, Ohren und Nacken, wobei es evtl. erst erkannt wird.

2. Furunkel und Karbunkel ziemlich selten; meist am Nacken (Kragen!) und an der Schläfe (Kopfbedeckung und Kratzen!); öfters multipel und hartnäckig als „Furunkulose"; Gefahr von Phlegmone, Erysipel, Phlebitis und Meningitis.

3. Phlegmone und Absceß: entweder oberflächlich (subcutan) oder tief (subaponeurotisch bzw. subperiostal), namentlich in letzterem Falle diffus fortschreitend und zwar rasch mit weitem und starkem kollateralem Ödem (namentlich an Gesicht, spez. Stirn, Augenlidern usw. und Ohrmuschel) und mit schweren Allgemeinerscheinungen (Fieber und Benommenheit); evtl. mit Haut-, Fascien- und Knochennekrose. Entstehung durch infizierte Weichteilwunden, Schrunden, Kratzeffekte u. dgl. oder durch entzündliche Prozesse an Weichteilen (Erysipel, Furunkel und Karbunkel, Geschwülste, spez. Atherome), Drüsen (Lymphdrüsenentzündung nach Verletzung oder Ekzem z. B. am Nacken und hinter dem Ohr) oder Knochen (Osteomyelitis), auch fortschreitend von Gesichtsphlegmone. Prognose ernst wegen Gefahr von eitriger Meningitis, Sinusthrombose und Pyämie. Therapie: Frühzeitige und genügende Spaltung (an seitlichen Kopfpartien senkrecht zwecks Vermeidung von Aussackungen!) nebst Dränage durch Gazedocht oder besser durch Gummiröhrchen.

4. Chronisch-entzündliche Prozesse, spez. Geschwüre: Meist tuberkulös oder syphilitisch; in der Regel kombiniert mit entsprechender Erkrankung des Knochens (s. d.).

5. Schwielenkopfschmerz: Wohl rheumatische Myositis; Therapie: Salicylpräparate und Wärme; später Jod, Massage usw.

C. Geschwülste.

In den weichen Schädeldecken gibt es häufig teils gutartige Geschwülst (Fibrome, Lipome, Lymph- und Hämangiome usw.), teils bösartige (Sarkom und Carcinome); dazu kommen die hier besonders häufigen Atherome, sowie Dermoide und Epidermoide.

1. Fibrome, spez. weiche als weiche Warze, Fibroma molluscum, Pigmentnaevus, Rankenneurom und Elephantiasis; oft untereinander oder mit Häm- und Lymphangiomen kombiniert. Elephantiasis der Kopfhaut kommt vor bisweilen als Teilerscheinung allgemeiner Erkrankung teils angeboren, teils erworben infolge stumpfer Traumen oder wiederholter Entzündungen, spez. Erysipele; manchmal sitzen die Geschwülste in Form dicker Hautwülste kappenartig dem Kopf auf oder hängen herab, evtl. bis über das Auge. Die von den Nervenscheiden ausgehenden Ranken- oder plexiformen Neurome zeigen harte und empfindliche Knoten oder Stränge.

2. Lipome. Häufiger diffus in der Nackengegend und dann manchmal bis auf Hinterhaupt- oder Warzenfortsatzgegend hinaufreichend, selten solitär an behaartem Kopf, sowie vor allem an Stirn (hier auch subfascial; daher flach, umschrieben und hart sowie infolge ihrer Verbindung mit dem Periost fest aufsitzend, bisweilen umgeben von starr infiltriertem Pericranium in Form eines harten Walles, wodurch centrale Knochenvertiefung oder Knochengeschwulst z. B. Sarkom vorgetäuscht wird). Differentialdiagnose: Atherom (mit der Haut verschiebbar!), Dermoid (typischer Sitz und angeborenes Vorkommen!), Cephalocele (Sitz und Entleerbarkeit!), kalter Absceß usw.

3. Lymph- und Hämangiome, letztere als H. simplex, cavernosum und racemosum. Das Hämangiom bevorzugt den Kopf, und zwar die Schädeldecken etwa ein halb so oft als das noch häufiger befallene Gesicht; betreffend arterielles Rankenangiom bieten dagegen die Schädeldecken den Lieblingssitz (vgl. Hämangiome!).

4. Einfaches und selten (bei gleichzeitiger Arterien- und Venenverletzung) **arterio-venöses Aneurysma,** spez. an der exponiert gelegenen Art. temporalis superfic., nach deren Stich- oder Schnittverletzung (z. B. durch Mensurhieb), aber auch nach stumpfem Trauma, früher auch nach Arteriotomie daselbst, selten an Arterien des behaarten Kopfs; meist klein (z. B. bohnen-, selten bis hühnereigroß). Therapie: Vgl. Allgemeine Chirurgie; am besten ist die Sackexstirpation.

5. Sinus pericranii, auch Varix spurius s. traumaticus communicans genannt, ist eine zirkulierendes Blut enthaltende Cyste unter dem Pericranium, welche mit einem Sinus der Dura mater oder mit epiduralen, durch Verletzung des Sinus entstandenen Bluträumen durch Schädellücken in Verbindung steht. Entstehung: Wohl traumatisch infolge Knochenanspießung des Sinus oder Abreißens einer Vene. Sitz: Meistens Mittellinie an Stirn oder Hinterhaupt im Verlauf des Längsblutleiters, seltener an Pfeil- oder Lambdanaht. Symptome: Flache und kleine (bis walnußgroße) Geschwulst evtl. bläulich durchschimmernd, weich-elastisch, ausdrückbar durch Knochenlücke und sich wieder anfüllend bei Vornüberbeugen, Kopftieflagern, Pressen, Husten und Ausatmen sowie bei Zudrücken der Halsvenen; evtl. Kopfschmerz und Schwindel. Differentialdiagnose: Perforierendes, d. h. mit dem intrakraniellen Gefäßsystem durch Knochengefäße kommunizierendes Kavernom, Varix simplex bzw. cirsoides (d. h. Erweiterung von Kopfhautvenen oder eines ganzen Konvoluts) und Meningocele. Gefahr der Blutung, Luftembolie und Infektion mit Meningitis. Therapie: bei stärkeren Beschwerden Radikaloperation: Freilegung und Stielung der Geschwulst unter Erweiterung der Knochenlücke, Unterbindung und Schädeldeckung durch Plastik mit Facie, Muskel oder Knochen oder einfacher durch eingepreßtes Wachs.

6. Sarkome der Haut und Fascie (letztere spez. an der Schläfe); im allgemeinen selten; evtl. mit Lymphdrüsenmetastasen (in Hals- oder Nackengegend) oder mit allgemeinen (Haut- und Organ-) Metastasen, namentlich bei Melanosarkom; evtl. blutreich und pulsierend; schließlich, aber spät ulcerierend; manchmal hervorgehend aus Fibrom bzw. Papillom oder aus Naevus, spez. pigmentiertem; in jeglichem Lebensalter, auch in jugendlichem.

7. Papillome, auch Hauthörner: Lieblingssitz ist der behaarte Kopf, sowie Stirn und Schläfe. Therapie: Abtragung unter elliptischer Umschneidung der Ursprungsstelle (bei einfachem Abschneiden droht Rezidiv und Carcinomentwicklung!).

8. Adenome der Schweiß- und Talgdrüsen: Selten; häufiger sind Carcinome dieser Drüsen.

9. Dermoide und Epidermoide. Entstehung: Durch Einstülpung von Ektoderm in frühester Embryonalzeit. Vorkommen: An Vereinigungsstellen embryonaler Spalten, und zwar am oberen Orbitarande außen, innerem Augenwinkel, Glabella, Nasenwurzel, großer und kleiner Fontanelle, Warzenfortsatz, in der Orbita usw. Symptome: Halbkugelige Cyste mit scharfer Begrenzung, unveränderter Haut, Beweglichkeit, teigiger bis fluktuierender Konsistenz, evtl. Formbarkeit und Haarknistern, evtl. Zusammenhang mit Schädelperiost, evtl. Knocheneindellung oder -lücke; bisweilen (spez. in Orbita) teils außer-, teils innerhalb der Schädelhöhle (sog. „Zwerchsackdermoid"). Diagnose: Angeboren, aber manchmal zunächst klein und erst allmählich wachsend, daher auch oft in der Jugend oder bisweilen erst später; ferner fast nur solitär, tief gelegen (daher Haut verschieblich und in Falten abhebbar) und typisch lokalisiert (s. o.). Differentialdiagnose: Atherom (intracutan; evtl. multipel; nicht typisch lokalisiert und nicht angeboren, vielmehr meist bei Älteren!) und Hirnbruch (zwar auch angeboren und dem Knochen fest aufsitzend, aber andere Lokalisation: zwar auch an innerem Augenwinkel und Glabella, aber nie an Schläfe und Warzenfortsatz, sowie Verkleinerung und Hirndrucksymptome bei Kompression!); gegenüber Orbitadermoiden auch sonstige Orbitatumoren. Therapie: Totalexstirpation evtl. mit Schädelresektion und -plastik; an der Orbita mit osteoplastischer Resektion der äußeren Orbitalwand.

10. Carcinome. Spez. an Stirn und Schläfe sowie Ohrmuschel; meist als flache und langsam wachsende Geschwulst (Cancroid) oder Geschwür

(Ulcus rodens), an der Schläfe bisweilen lupusähnlich; seltener als tief-greifendes oder als knolliges (papilläres) Hautcarcinom. In der Regel handelt es sich um Hautcarcinom, ausgehend vom Deckepithel, oft mit Verhornung; bisweilen (spez. an Schläfe und Ohrmuschel) ist Basalzellenkrebs, ausgehend von der Basalzellenschicht des Deckepithels; vereinzelt ist Cylindrom mit hyalinen Schläuchen aus drüsenartig wachsenden, cylindrischen Zellen; seltener geht das Carcinom von den Haut- (Talg- und Schweiß-) Drüsen aus in Form umschriebener, kugliger, glasig-durchschimmernder und meist nicht metastasierender Tumoren. Ab und zu entwickelt sich Carcinom in Atheromen, Dermoiden, Lupus- oder anderen Narben und Geschwüren, Warzen, Hauthörnern, Ekzem, seniler Seborrhoe usw. Komplikationen: Fortschreiten in die Tiefe bis auf Knochen, Dura und Gehirn, sowie Metastasen in den regionären Lymphdrüsen (in Kiefer-, Ohr- und Nackengegend) usw. Therapie: Am besten ist die frühzeitige Exstirpation im Gesunden evtl. mit Schädelresektion und mit Lymphdrüsenausräumung; ausnahmsweise bei operablem und überhaupt bei inoperablem Carcinom kommt auch konservative Therapie, spez. Röntgen- oder Radiumbestrahlung in Betracht, welche anhaltende und kosmetisch gute Erfolge aufweist, namentlich bei flachen Formen; im übrigen vgl. Carcinom!

11. Atherome, d. h. Brei- oder Balggeschwülste, auch Schmerbälge oder Grützbeutel genannt. Häufig (Kopf ist Lieblingssitz wohl dank der besonderen Zahl und Größe der Haarbälge und ihrer Talgdrüsen!), besonders bei Frauen: in der Regel im späteren Alter (gewöhnlich nicht vor dem 15. bis 20. Jahr); häufig multipel. Differentialdiagnose: Dermoid und Lipom (wichtig ist u. a. der cutane und [gegenüber ersterem] beliebige Sitz des Atheroms!) sowie solide Geschwülste der weichen Schädeldecken (wichtig ist u. a. rundliche Form und Fluktuation bzw. pralle Spannung des Atheroms!). Folgen: Entstellung, Belästigung (z. B. beim Kämmen), Verdünnung und evtl. Verwachsung der (meist blassen und haarlosen) Haut, Fistelung, Vereiterung, Verkalkung und Verknöcherung, carcinomatöse Umbildung. Prognose: Multiple, spez. in Entwicklung begriffene der nächsten Umgebung. Prophylaxe: Allgemeine und örtliche Behandlung mit Diät, Stuhlregelung, Schwitz- und Luft-Sonnenbäder, Hautpflege mit Spiritus u. dgl. Therapie: Ausschälung evtl. mit Hautexcision in Lokalanästhesie nach Rasur der betreffenden Stelle, bei Vereiterung Incision und am besten zugleich Exstirpation des Sacks, welcher sich sonst in den nächsten Tagen bis Wochen spontan abstößt, bei Entzündung Salbenverband und später Exstirpation oder nötigenfalls Incision (im übrigen vgl. Allgemeine Chirurgie!).

2. Abschnitt: Schädelknochen.

A. Deformitäten des Schädels.

a) Primäre Schädeldeformitäten.

1. Schädeldachdefekt völlig (Cranioschisis totalis) oder größtenteils (Hemikranie mit gut entwickelten, daher verhältnismäßig großen Augen: sog. „Krötenkopf") oder an einzelnen Stellen; evtl. verbunden mit Cephalocele sowie bei hochgradigem oder völligem Schädeldachdefekt mit Anencephalie.

2. Turm- oder Hochschädel (Turri- s. Pyrgocephalie). Entstehung: Durch prämature Synostose der Schädelknochen, spez. in der Pfeil- und Kronennaht. Symptome: Schädel, spez. Stirnteil abnorm hoch, zugleich Augenhöhlen hoch und verkürzt, dadurch Augäpfel vorgetrieben, harter Gaumen hoch und eng. Komplikationen: Verdünnung und Usur, evtl. Spontantrepanation des Schädels (durch Hirnwachstum); Hirndrucksymptome, spez.

migräneartiger Kopfschmerz, evtl. epileptische Insulte und psychische
Störungen, sowie Stauungspapille mit nachfolgender Sehnervenatrophie nebst
Sehstörungen (durch Hirndruck); Septumverbiegung (durch Tiefstand der
Crista galli); Röntgenbild mit typischer Kopfform, netzartiger Zeichnung
(durch deutlicher vortretende Impressiones digitatae und Juga cerebralia),
Schädelverdünnung und Nahtsynostose; im seitlichen Bild Vertiefung der
mittleren Schädelgrube und steiler Anstieg der Basis der vorderen Schädel-
grube. Therapie: Evtl. Ventrikel- und Lumbalpunktion, Balkenstich oder
Entlastungstrepanation; auch zur Sehnervenentlastung Entfernung der oberen
Wand des Canalis caroticus.

3. Mikrocephalie. Hirnschädel abnorm klein mit flacher Stirn und flachem
Hinterhaupt, meist verbunden mit Hirnaplasie; gewöhnlich besteht Idiotie.
Ursache ist wohl in der Regel das Zurückbleiben des Gehirns, dessen Wachs-
tum Größe und Gestalt des Schädels bestimmt, nur ausnahmsweise prämature
Synostose der Schädelknochen. Nur in letzteren (Ausnahme-) Fällen käme
Operation: Kraniektomie (d. h. Excision von Knochenstreifen) in Betracht,
deren Begründung aber fraglich und deren Erfolge nicht ermutigend sind.

b) Sekundäre Schädeldeformitäten.

Asymmetrie: Bei Caput obstipum als Schädel- neben Gesichts- bzw.
Wirbelskoliose.

Atrophie: Angeboren und erworben, letzteres u. a. bei Hydrocephalus,
angeborenen Lipomen, Hämangiomen und Dermoiden, Schädeldeckenge-
schwülsten, Caries durch Tuberkulose und Syphilis, Rachitis (s. u.), Osteomalacie (s. u.), Alter (senile Atrophie als exzentrische in Form von Usur und
von symmetrischen Gruben an beiden Parietalia).

Anmerkungen. Hypertrophie: In Form circumscripter Osteophyten bei
Tuberkulose und vor allem bei Syphilis (hier ungleichmäßig, auch kombiniert mit
Knochenverdichtung: Osteosklerosis s. Eburneatio) sowie bei Schwangerschaft
und Akromegalie oder in Form diffuser Hypertrophie bei Ostitis deformans
(s. u.).

Osteomalacie: Abnorme Weichheit der Knochen; am Schädel selten.

Rachitis: Häufigste Ursache der Atrophie am Kinderschädel; Symptome:
Offenbleiben der Fontanellen bis zum 3. Jahr und länger, Weichheit
der Nahtgrenzen und der Knochen spez. am Hinterhaupt, welches abgeflacht
und wie ein Kartenblatt eindrückbar werden kann, sowie abnorm schwitzt und
druckempfindlich ist: ,,Kraniotabes''; später Sklerose spez. an den Tubera der
Stirn- und Seitenwandbeine: ,,Caput quadratum'' (neben Hydrocephalus und
neben allgemeiner Rachitis spez. Laryngospasmus, Rosenkranz, Zahnanomalien
usw.). Therapie: Häufiger Lagewechsel und Lochkissen neben Allgemeinbehandlung. Vgl. Allg. Chirurgie, Rachitis!

Osteogenesis imperfecta mit Fragilitas ossium congenita: Abnorme Dünne
des Knochens mit intrauterinen Frakturen.

Chondrodystrophie: Abnorm große Fontanellen und weiche Nahtsäume
(neben charakteristischen Veränderungen an den Knorpelenden der langen
Röhrenknochen). Vgl. Allg. Chirurgie!

B. Verletzungen:
Hieb-, Schnitt-, Stich- und Schußwunden.

a) Hieb- und Schnittwunden, z. B. durch Schläger, Säbel, Beil; penetrierend
(d. h. die ganze Knochendicke durchdringend) oder nicht penetrierend; in
ersterem Fall evtl. Hirnverletzung; linear oder lappenförmig, evtl. mit einem
an den Weichteilen noch hängenden oder samt diesem abgeschlagenen Schädel-
lappen (,,Aposkeparnismus''); öfters Fissuren evtl. bis in die Schädelbasis oder
starke Splitterung der inneren Tafel (spez. bei Beilhieb).

b) Stichwunden, z. B. durch Messer, Dolch usw.; Messerklinge kann abbrechen, und zwar meist in Höhe der Knochenoberfläche, und jahrelang symptomlos steckenbleiben, aber dann noch spät zu Hirnabsceß führen (Röntgenbild!); bisweilen z. B. durch Regenschirm oder Stock (Zwinge kann zurückbleiben; Röntgenbild!), Pfeife, Heugabel, Nadel, Holzstück usw. erfolgt Orbitaldachverletzung. Öfters drohen Blutung (aus A. meningea media und an Auge oder Ohr A. carotis cerebralis sowie aus Sinus durae matris) und Infektion mit Meningitis, Encephalitis oder Hirnabsceß. Daher empfiehlt sich Röntgenbild und Wundrevision.

c) Schußwunden.

Formen: **1. Prellschüsse,** z. B. durch Infanteriefernschuß, Schrapnellkugel (welche sich evtl. teilt) usw.; dabei Impression oder Schädelfraktur oder alleinige Splitterung der inneren Tafel; bisweilen und zwar mit, aber auch ohne Schädelverletzung erfolgt Hirnverletzung: -erschütterung, -druck (Blutung!) und -quetschung, letztere evtl. an der gegenüberliegenden Seite (z. B. bei Stirnschuß in Hinterhaupt oder Kleinhirn).

2. Tangential- (Streif-, Rinnen- und Haarseil-)Schüsse. Meist mit ausgedehnter Splitterung, spez. an der inneren Tafel.

3. Durch- (Diametral- und Segmental-)Schüsse. Mit verschiedensten Hirnerscheinungen (je nach Lokalisation der Verletzung an Schläfe und Hinterhaupt); meist symptomlos und durch Muskulatur verdeckt; evtl. Gefäßverletzung, spez. an Sinus longitudinalis und A. meningea media.

4. Steckschüsse. Spez. bei Infanteriefernschuß und bei Pistolen- und Revolverschuß sowie bei Schrapnellkugel (welche sich teilen kann) und Granatsplitter; bei letzterem oft infiziert; Geschoß kann im Hirn einheilen, dabei aber auch nachträglich wandern.

Bei dem modernen (rasanten) Infanteriegeschoß ist bemerkenswert die explosionsähnliche Wirkung (zu erklären nicht durch hydraulischen Druck, sondern durch hydrodynamische Druckwirkung im feucht-weichen Gehirn zufolge der hohen Anfangsgeschwindigkeit, bei dem Dumdumgeschoß außerdem zufolge der Geschoßdeformierung); und zwar erfolgt: aus nächster Nähe bis 50—100 m Zerreißung der ganzen Schädelkapsel, bis 500—1000—1500 m mehr oder weniger Splitterung, über 1500 m Lochschuß, über 2000 m Steck- oder Prellschuß; aus nächster Nähe entsteht unter besonderen Bedingungen bisweilen Exenteratio cranii, d. h. Herausschleudern des ganzen nur wenig versehrten Gehirns aus der zertrümmerten Schädelkapsel („Krönleinscher Schädelschuß"); die Friedenspistolen und -revolver machen meist Steck- oder Lochschuß. Die Eintrittsstelle im Knochen ist kleiner und weniger gesplittert, die Austrittsstelle (gewöhnlich die Tabula interna, dagegen am Ausschuß und beim Schuß in den Mund die Tabula externa) größer und mehr gesplittert. Evtl. ist das Hirn mitverletzt, und zwar entweder in Form direkter Zerstörung durch das Geschoß oder durch Knochensplitter bzw. Fremdkörper oder in Form von Fernwirkung durch fortgesetzten Druck bzw. Seitenstoß des Geschosses. Im übrigen vgl. Allgemeine Chirurgie, Schußwunden!

Diagnose: Wundrevision, Röntgenbild, Nervenbefund, Augenspiegeluntersuchung (Stauungspapille!), Lumbalpunktion (Druck, Blutbeimischung usw.).

Komplikationen und Prognose:
1. Depression und Splitterung, spez. an der inneren („Glas-") Tafel.
2. Fremdkörper.
3. Hirnverletzung (sog. „penetrierende Schädelwunde") mit Herdsymptomen sowie mit Allgemeinsymptomen in Form von herabgesetzter geistiger Leistungsfähigkeit, Kopfschmerz, Schwindel usw.
4. Blutung evtl. mit Hirndruck (aus A. meningea media oder aus Sinus long. sup. und anderen venösen Bluträumen).
5. Meningitis serosa.
6. Epilepsie.

7. Infektion mit Phlegmone, Osteomyelitis, Meningitis, Encephalitis, Hirnabsceß (früh oder spät, auch noch nach Jahren, evtl. dann plötzlich tödlich endend), Hirnprolaps, Sinusthrombose, Sepsis.

Prognose: Mortalität im Kriege ca. $^2/_3$—$^3/_4$, davon wiederum $^2/_3$—$^3/_4$ in den ersten Wochen; im Frieden geringer.

Therapie: Im allgemeinen, spez. bei blanken Waffen, Friedensrevolverschüssen und glatten Infanteriedurchschüssen Hautdesinfektion und a- oder antiseptischer Deckverband. Dagegen bei Verdacht auf Knochensplitterung oder Infektion, daher spez. bei Prell- und Tangential-, aber nicht unbedingt bei Durch- und Steckschüssen ohne Splitterung prinzipiell sofortige (primäre) Wundrevision.

Technik: Rasieren und Jodtinkturdesinfektion. Lokalanästhesie (½% Novocainlösung mit Adrenalinzusatz) oder spez. bei unruhigen Patienten Narkose; Wundrevision; Revision mit scharfen Haken und evtl. Hilfsschnitt. Bei äußerlich unverletztem Schädel, aber bei bestehenden Hirnerscheinungen (z. B. Splitterung der inneren Tafel oder Hirnverletzung spez. bei Prellschuß oder bei stumpfer Gewalt) Probetrepanation; bei Depression (nicht in allen Fällen zu operieren) Entfernen deprimierter Knochenstücke unter genügendem Wegkneifen störender Knochenteile nach allen Seiten mit Knochenzange nach Luer, Chipault usw., evtl. nach Anbohren mit elektrischer Fräse (cave den erschütternden Meißel!), Anheben mit Elevatorium (cave Duraverletzung; daher vorsichtig z. B. mit 2 Elevatorien an gegenüberliegenden Stellen oder eins auf dem anderen: Hypomochlion!) und Herausziehen mit Pinzette; unverletzte Dura nur bei dringender Indikation (vermehrte Spannung und fehlende Pulsation sowie Hirndrucksymptome!) angehen, zunächst nur punktieren und meist erst bei Hirnbreiaspiration spalten; bei verletzter Dura Knochen so weit fortnehmen, bis rings im Umkreis von etwa ½—1 cm intakte Dura erscheint und das Elevatorium überall frei zwischen Dura und Schädel eindringt; bei offener Ventrikelverletzung Deckung durch Fett oder Fascie, dagegen keine Dränage; Entfernen aller Knochensplitter (mit dem Periost zusammenhängende Knochensplitter belassen, lose reimplantiert werden nach Heben, Glätten und Reinigen!) und Fremdkörper (Haare, Kleiderfetzen, Blutgerinnsel, Tuchfetzen, Projektile usw.) unter Abtasten mit behandschuhtem Finger, Metallborste od. dgl. (cave Hirnschädigung durch Wühlen oder Bohren!). Bei wahrscheinlicher Infektion oder bei Hirnverletzung empfiehlt sich wegen Gefahr des Hirnabscesses Tamponade (z. B. Jodoformgaze mit Perubalsam) oder Dränage (z. B. Gummirohr); sonst Naht. Schädeldeckung nur ausnahmsweise primär (Reimplantation der in phys. steriler Kochsalzlösung aufbewahrten Knochensplitter oder Knochenplastik), sonst sekundär. Evtl. Wundstarrkrampfschutzimpfung. Transport ist in den ersten 3 Wochen zu vermeiden.

Bereits eingetretene Infektion alter Schädelverletzung erfordert breite Weichteilspaltung und Knochenfortnahme.

Hirndruck, Blutung, Infektion, Schädeldefekt, Epilepsie usw. s. da.

Schädelbruch vgl. Frakturen und Luxationen!

Stumpfe Kopfverletzungen können sich auch verbinden mit Schädelbruch, epi- und subduralem Hämatom, hämorrhagischer Pachymeningitis, Hirnblutung und -zertrümmerung; ev. Herdsymptome, Epilepsie usw.

C. Entzündungen.

I. Syphilis. Abgesehen von (maculösen und papulösen) Hautsyphiliden an der Haargrenze der Stirn („Corona veneris") und Weichteilgummata bzw. Geschwüren: Knochenaffektionen (nicht selten, spez. bei Erwachsenen, aber auch bei angeborener Syphilis; oft multipel; unter charakteristischen, meist nächtlichen Kopfschmerzen: „Dolores osteocopi").

1. Periostitis. Spez. an Stirn- und Scheitelbein in Form uhrglasförmiger, prall-elastischer Buckel oder größerer Knoten (Nodi); bisweilen durchbrechend oder zu Knochennekrose führend; meist auf spezifische Behandlung in wenigen Wochen zurückgehend.

2. Gummata im Knochenmark: Teils durch Einschmelzung (Caries), teils durch osteophytische Anbildung (Hyperostose); infolgedessen starke Schädelunebenheit mit gruben- bis kraterförmigen Vertiefungen und mit wall- bis buckelartigen Erhebungen, dann eitriger Zerfall des schließlich eigentümlich „wurmstichigen" Knochens mit charakteristischen serpiginösen und speckig belegten Geschwüren und später mit weißlichen, strahligen und mit dem Schädel verwachsenen Narben (evtl. als „Totenschädel"), Nekrose mit Sequesterbildung, Bloßlegung und später Verwachsungen sowie Verdickungen der Dura.

Diagnose: (Außer den charakteristischen Hautgeschwüren bzw. -narben und Knochenunebenheiten) Anamnese, langsamer Verlauf, multiples Auftreten, sonstige Luessymptome, Wassermannsche Reaktion und therapeutischer Effekt.

Röntgenbild: Verdichtungen der Diploë und periostitische Auflagerungen (Osteosklerose), sowie landkartenartige Aufhellungen (Osteoporose).

Differentialdiagnose: Tuberkulose und Tumor (spez. Sarkom).

Komplikationen: Meningitis, Sinusthrombose und Hirnabsceß sowie Amyloiddegeneration.

Therapie: Außer spezifischer Behandlung (Jodkali und Schmierkur), welche vor- und nachher anzuwenden ist, zögere man nicht bei Eiterung und Nekrose mit Auskratzung und Sequestrotomie (diese nicht immer leicht; Vorsicht in der Tiefe!); oft erfolgt auffallende Spontanverkleinerung bis -schließung des entstandenen Schädeldefekts.

II. Tuberkulose. Vorkommen und Entstehung: Ziemlich selten; meist bei Jugendlichen, aber auch gelegentlich bei Erwachsenen, spez. Greisen; evtl. gleichzeitig an mehreren Stellen; spez. an Stirn- und Scheitelbein sowie Felsenbein, besonders Warzenfortsatz (hier meist sekundär im Anschluß an tuberkulöse Erkrankung der Paukenhöhlenschleimhaut).

Symptome: Kalter Absceß mit dünnem, bröckeligem Eiter; evtl. unterminierte Geschwüre, Fisteln und Sequester, welche leicht beweglich und entfernbar sind; im Gegensatz zur Syphilis nicht knochenbildend; später evtl. Schädel perforierend und Dura angehend (Eiter pulsiert!), seltener größere Abschnitte infiltrierend („diffuse oder progressive Schädeltuberkulose!"). Meist besteht sonstige Tuberkulose von Haut, Drüsen, Lungen und anderen Knochen mit charakteristisch lokalisierten Narben (z. B. im Gesicht am Augenhöhlenrand und Jochbein).

Verlauf: In der Regel chronisch.

Diagnose: Sonstige Tuberkulose, jugendliches Alter, typische Lokalisation und Beschaffenheit, kalter Absceß, Fistel, Beweglichkeit des Sequesters, Fehlen von Knochenneubildung, mikroskopischer Nachweis.

Differentialdiagnose: Syphilis (s. o.; auch meist bei Erwachsenen!).

Prognose: Je nach dem Allgemeinzustand; auch große Knochenlücken können sich spontan wieder knöchern schließen; Gefahr tuberkulöser Hirnhautentzündung.

Therapie: (Außer Allgemeinbehandlung) bei geschlossenem Absceß Punktion und Jodoforminjektion; bei Sequestrierung Spalten, Auskratzen und Ausmeißeln mit Sequestrotomie; anschließend Jodoformbehandlung.

III. Akute Osteomyelitis (Diploëphlegmone oder Diploitis). Vorkommen: Im ganzen selten (wie überhaupt an platten Knochen); öfters neben Herden an sonstigen Körperstellen, spez. Gliedern und dann von übler Aussicht; meist beginnend akut unter schweren Allgemeinerscheinungen, sowie Schmerzen, Schwellung usw., auch im Anschluß an Kontusion („Beule"); gewöhnlich im Wachstumsalter.

Entstehung: a) primär (selten) oder b) sekundär, und zwar entweder metastatisch oder fortgeleitet von infizierten Kopf-, bzw. Schußwunden mit Phlegmone oder Erysipel sowie von Nebenhöhleneiterung.

Komplikationen: Abscedierung, Schädelnekrose mit Sequestrierung, eitrige Meningitis, Encephalitis, Hirnabsceß oder Sinusthrombose sowie Pyämie.

Prognose daher dubiös, meist ernst.

Differentialdiagnose: Tuberkulose und Syphilis (chronischer Beginn und langsame Entwicklung!).

Therapie: Frühzeitig Absceßspaltung und evtl. Trepanation mit Entfernung des kranken Knochens in ganzer Ausdehnung und Dicke; später, aber am Kopf beizeiten (jedenfalls früher als an anderen Körperstellen) Sequestrotomie.

D. Geschwülste.

1. Cysten. Selten, und zwar I. parasitäre (Echinococcus) und II. nicht parasitäre (Ostitis deformans bzw. cystica und zerfallene Tumoren).

2. Osteome, spez. Exostosen, und zwar fibröse: Formen: Außen oder innen oder beiderseits (in letzterem Fall evtl. „hemdenknopfartig"); meist solitär, bisweilen multipel; entweder breit aufsitzend (kegelförmig) oder gestielt (pilzförmig).

Lokalisation: Spez. Stirn- und Seitenwandbeine, ferner auch in Stirnhöhle und in Keilbeinhöhle, sowie in Orbita (hier entweder eingekapselt ausgehend vom Periost von Siebbeinlabyrinth, Stirn- und Keilbeinhöhle und durch Entzündung losgelöst als sog. „totes Osteom" oder breit aufsitzend obenaußen).

Differentialdiagnose: Centrales Sarkom und Stirnhöhleneiterung.

Diagnose: Kegel- oder Pilzform, Knochenhärte, Schmerzlosigkeit, langsames Wachstum, Röntgenbild, sowie Verdrängungserscheinungen außen oder in der Nasenhöhle (Behinderung der Nasenatmung) in Orbita (Bulbusverdrängung bzw. -vordrängung mit Doppeltsehen, Erblindung) oder in Gehirn (Epilepsie, Herdsymptome, Hirnnervenstörungen).

Therapie: (Nach Orientierung über Ausgang und Ausdehnung mittels Röntgenbildes) Radikaloperation, evtl. unter Schädelresektion, bei Nebenhöhlentumoren mit Entfernung der deckenden Knochenkapsel, bei Orbitatumoren mit temporärer Aufklappung der Orbita nach Krönlein. Gefahr der Infektion besteht namentlich bei Stirnhöhlentumoren, wo eine Fortleitung von Nase auf Hirnhäute droht, weshalb evtl. Tamponade der Operationswunde notwendig erscheint.

3. Cholesteatome, spez. am Schläfenbein, gelegentlich an der Schädelbasis. Vgl. Ohr!

4. Sarkome. Selten, meist in der Scheitelbeingegend; primär oder sekundär; bisweilen gefäßreich, evtl. pulsierend (sog. „Angiosarkome"); periostal oder myelogen als sog. „Diploësarkom" (hier zunächst noch mit deckender Knochenschale, welche Pergamentknittern geben kann), sowie dural (sog. „Fungus durae matris").

Symptome: Schädeldachgeschwulst rasch wachsend sowie breit und fest dem Schädel aufsitzend mit zunächst unveränderter Haut, evtl. perforierend; evtl. allgemeine und lokale Hirnsymptome (vgl. Hirntumoren!); lokale und allgemeine Dissemination (spez. in Lungen); Röntgenbild (auch der Lungen!); Akidopeirastik; Probeexcision. Charakteristisch für Durasarkom ist frühes Auftreten von Kopfschmerzen und Hirnsymptomen, Schwinden vorhergegangener Hirnsymptome bei gleichzeitigem Hervortreten einer äußerlichen Geschwulst, Mitbewegungen bei Atmung und Pulsation, Zurückdrängbarkeit unter Hirndrucksymptomen (Kopfschmerz, Schwindel, Pulsverlangsamung, Bewußtseinsverlust); jedoch fehlt Pulsation und Zurückdrängbarkeit im Falle des Anwachsens des Durasarkoms an Knochen.

Differentialdiagnose: Carcinom, Tuberkulose, Syphilis, Ostitis deformans, angeborener und traumatischer Hirndruck, Hirntumor, Gefäßgeschwulst.

Prognose: Infaust; Tod erfolgt meist in 1—2 Jahren unter Hirnstörungen, Metastasenbildung oder Jauchung.

Therapie: Wenn möglich Operation (Vorsicht wegen Gefahr von Infektion, Blutverlust und Luftembolie; daher evtl. doppelte Sinusunterbindung) mit anschließender Knochen- und evtl. auch Duraplastik; sonst, nämlich bei inoperablem Tumor Radiotherapie und Arsen usw.

Zu den periostalen Sarkomen wurde früher gerechnet (gehört aber wohl besser zu den leukämischen und pseudoleukämischen Tumoren) das **Chlorom:** Auf dem Durchschnitt grasgrün und infiltrierend; meist an Dura, Orbita (Exophthalmus!) und Schläfenbein; als Teilerscheinung einer allgemeinen Entwicklung in Röhrenknochen, Drüsen und inneren Organen; unheilbar (Operation ist zwecklos!), evtl. beeinflußbar durch Röntgenstrahlen u. dgl. Vgl. Allg. Chirurgie!

5. Carcinome. Sekundär (z. B. bei Lungen-, Leber-, Nebennieren-, Pankreas-, Prostata-, Ösophagus- und Mamma-, sowie relativ am häufigsten bei Schilddrüsencarcinom); im Röntgenbild Aufhellungen oder Verdichtungen je nach Knochenzerstörung oder -bildung.

6. Hypernephrommetastasen (öfters solitär) oder Metastasen eines bösartigen Neurocytoms bei Kindern.

7. Strumametastasen (öfters solitär; Carcinom oder malignes Adenom, überwiegend Frauen im 40.—70. Jahre).

8. Myelome vgl. Allg. Chirurgie!

Anmerkung 1. Ostitis deformans (Paget) und fibrosa (v. Recklinghausen). Mehr oder weniger diffuse Hypertrophie der Knochen an Schädel und Gesicht spez. Kiefer, evtl. auch an Extremitäten und Schlüsselbeinen, welche verdickt und verkrümmt erscheinen; manchmal umschrieben und dann gewöhnlich beginnend in der Schläfengegend und von hier auf Stirn-, Scheitel-, Joch- und Oberkieferbein übergreifend.

Pathologische Anatomie: Dickenzunahme des Knochens mit sklerotischer Verdichtung der Diploë durch fibröse Umwandlung, evtl. Cysten- und Sarkombildung.

Symptome: Knochen stark (am Schädel bis 4 cm) verdickt und uneben, meist symmetrisch; dadurch Schädelumfang fortschreitend vergrößert (bis 70 cm), Stirn verbreitert und vorgewölbt, desgl. Schläfe und Scheitelbeine sowie Augenbrauenwülste und Orbitalränder: sog. „Leontiasis ossea" s. Elephantiasis ossium.

Folgen und Komplikationen: Schädelhöhle verengt, dadurch infolge Akkommodation zwar keine Erscheinungen akuten Hirndrucks, aber Kopfschmerzen, sowie Krämpfe und Lähmungen, bisweilen Beeinträchtigung von Psyche und Intelligenz bis zum Stumpfsinn; Augenhöhlenränder verdickt und Augenhöhlen ausgefüllt, dadurch Exophthalmus, schließlich Amaurosis und Phthisis bulbi; Nasenhöhle unwegsam, dadurch Atmungs- und Geruchsstörung; Druck auf Gefäße und auf Nerven, dadurch Zirkulationsstörungen und Neuralgien.

Verlauf: Chronisch über Jahre.

Diagnose: u. a. Röntgenbild (Schädelknochen verdickt sowie gefleckt mit Aufhellungs- und Verdichtungsherden, zugleich deformiert); evtl. Probeexcision.

Differentialdiagnose: Akromegalie (hier Gesichtsschädel befallen sowie Extremitäten vergrößert und Röntgenbild mit Ausweitung des Türkensattels infolge Hypophysenvergrößerung!) und Rachitis (Tubera!) sowie Geschwülste spez. Osteosarkom, Duraendotheliom u. dgl. und Syphilis (nicht so gleichmäßige und ausgedehnte Knochenverdickung!), auch kompensatorische Schädelhyperostosen bei Hydrocephalus, Epilepsie, cerebraler Kinderlähmung, Senilität usw.

Therapie: Meist machtlos; zu versuchen Jodkalikur und Röntgenbestrahlung; sonst Resektion der primär affizierten Knochen mit breiter Aufmeißelung und Ausräumung; evtl. Entlastungstrepanation oder Neurolyse.

Anmerkung 2. Verletzungen des Kopfes vor und während der Geburt.

a) Vor der Geburt: durch Trauma z. B. Hufschlag, Wagendeichselstoß, Sturz, Kuhtritt, Hornstoß, Fußtritt, Heugabelstich, Fruchtabtreibungsversuch usw. oder durch Stich, Schuß, Abtreibungsinstrument usw. (selten, dann meist tödlich!), sowie durch Amnionstränge.

b) Während der Geburt (sog. „Geburtsverletzungen") durch Kunsthilfe (Zange, Extraktion) oder (auch bei normaler Geburt) durch Druck der mütterlichen Geburtswege, spez. vom Promontorium.

I. Weichteile: 1. „**Druckmarken**" in Form von flecken- oder streifenförmiger Rötung, Quetschwunde oder Schrunde evtl. mit anschließender Hautgangrän und Infektion z. B. am Scheitelbein vom Promontorium; beim platten Becken am Stirnbein vom horizontalen Schambeinast; beim allgemein verengten Becken verschiedenenorts; bei Zangengeburt an beiden Wangen oder (bei Schräglage) an Auge und gegenüberliegendem Ohr, evtl. mit Facialislähmung (am Foramen stylomastoideum vom Zangendruck) oder mit Ohrmuschelabriß.

2. Kopfgeschwulst („Caput succedaneum") ist circumscriptes Stauungsödem entsprechend der ringförmigen Öffnung des Muttermundes oder des Beckenausgangs an der bei Schädellage allein nicht gedrückten Stelle des kindlichen Kopfes, und zwar meist (bei der 1. Lage) am rechten, sonst (bei der 2. Lage) am linken Scheitel- und Hinterhauptbein; vorkommend häufig, spez. bei starken Wehen und kräftigem Widerstand des Muttermundes; bald, meist in 3 Tagen von selbst verschwindend.

3. Kopfblutgeschwulst („Cephalhämatom") ist Blutansammlung zwischen Periost und Schädelknochen infolge Verschiebung der Schädeldecken mit Gefäßzerreißung, evtl. auch infolge Knochenfissur oder -impression durch Druck der mütterlichen Geburtswege.

Lokalisation: Meist wie die der Kopfgeschwulst.

Vorkommen: Etwas weniger häufig als die Kopfgeschwulst, wenn auch nicht ganz selten.

Symptome: Evtl. zunächst nicht, meist aber bald oder erst am 2.—3. Tag oder noch später (gewöhnlich am 5.—6. Tag) nach der Geburt erkennbare flache bis taubeneigroße Beule mit unveränderter Haut am Scheitelbein in dessen hinterem und oberem Winkel, nicht über die Nähte hinausreichend; später mit weichem Centrum und harter Peripherie („Knochenwall" durch vom abgehobenen Periost ausgehende Knochenwucherung).

Dauer: Meist Wochen bis Monate.

Differentialdiagnose: Hirnbruch (vorgetäuscht durch den Knochenwall, aber stets an anderer, und zwar typischer Stelle, auch meist pulsierend, beim Schreien vortretend und reponibel) sowie Depressionsfraktur und Kopfblutgeschwulst (ausgedehnter, sowie früher und kürzer).

Gefahr: Infektion mit Kopfschwartenphlegmone, Knochennekrose, Sepsis und Meningitis.

Therapie: Kompressionsverband; evtl. Punktion; bei Infektion Incision.

Anmerkung. Cephalhämatoma int.: Blutansammlung zwischen Knochen und Hirnhäuten; bei Fraktur; sehr selten; evtl. Hirndrucksymptome; im Liquor kein Blut (im Gegensatz zu Hirnblutung); evtl. Aspiration nach Probepunktion.

II. Knochen: 1. Deformitäten.

a) Häufig sind Verschiebungen der Schädelknochen gegeneinander in ihren Nahtverbindungen; sie werden meist bald und schadlos wieder ausgeglichen und bedingen nur selten durch Sinusverletzung lebensgefährliche Blutungen der Schädelhöhle sowie durch Hirnhautruptur Hirnvorfall oder Meningocele spuria traum.

b) Selten sind Gestaltsveränderungen der einzelnen Schädelknochen, z. B. Abplattung des hinterwärtigen (also meist linken) Scheitelbeins durch Druck des Promontorium bei verengtem Becken; teils allgemein teils beschränkt, hier wiederum entweder seicht (rinnenförmig) oder tief (trichter- oder löffelförmig); letzteres spez. bei Zangengeburt, wobei öfters Tod erfolgt, und zwar teils durch intracraniellen Bluterguß, teils durch Asphyxie infolge

Geburtsverzögerung beim engen Becken. Auch Exostosen an einem sonst normalen Becken können Knocheneindrücke hervorrufen. Differential-diagnostisch cave verbrecherische Gewaltakte nach der Geburt!

2. Kontinuitätstrennungen der Knochen (sog. „angeborene Knochenbrüche": Fissuren, Frakturen und Impressionen)). Vorkommen: Sehr selten in utero, bisweilen in partu, spez. bei Zangengeburt. Lokalisation: Fast ausnahmslos am Scheitelbein, bzw. am Zangenangriffspunkt; gelegentlich kommt es zur meist tödlichen Absprengung der Hinterhauptschuppe. Gefahr: Intracranielle Blutung oder Asphyxie infolge Geburtsverzögerung. Therapie: Bei Asphyxie künstliche Atmung, bei intracraniellem Bluterguß mit Hirndruck, Lähmungen, Krämpfen usw. evtl. Trepanation; sonst abwartend. Differentialdiagnose: Osteogenesis imperfecta (haltlose Schale aus lauter Zwickelbeinen neben Extremitätenfrakturen) oder Ossifikationsdefekte (als sog. „angeborener Weichschädel" oder mit intracranieller Drucksteigerung bei Spina bifida usw. als sog. „vorgewölbter Weich- oder Blasenschädel"; in Form von Spalten oder Löchern, allmählich zugespitzten Rändern, Mangel an Weichteilver-änderungen usw.).

III. Hirn: Intracranielle Verletzungen spez. Blutungen. Vorkommen: nicht ganz selten bei Neugeborenen nach normaler und vor allem nach künst-licher Geburt, auch nach künstlicher Atmung, namentlich bei Frühgeborenen. Formen: 1. epidural, 2. subdural, 3. intermeningeal, 4. intracerebral, 5. ventri-kulär. Auftreten: sofort oder doch nach einigen, höchstens 14 Tagen. Symptome: a) allgemeine (Hirndruck mit Unruhe, Krämpfen, Asphyxie usw.), b) örtliche (Krämpfe bzw. Spasmen mit Reflexsteigerung und Läh-mungen z. B. an Gesicht, Arm oder Bein); später auch Idiotie, Epilepsie usw., Littlesche Krankheit (im allgemeinen sind aber Spätschäden wohl selten, vielmehr die überlebenden Kinder gesund); evtl. Tod unter Asphyxie, Somnolenz u. a. Diagnose: u. a. Hirn- und Lumbalpunktion (aber nicht unbedenklich und meist auch zwecklos!). Therapie: im allgemeinen konser-vativ, evtl., nämlich bei Auftreten alarmierender Symptome operativ. Prophy-laxe: Vorsicht bei Geburt, spez. bei Zangenanwendung und künstlicher Atmung.

3. Abschnitt: Gehirn, sowie dessen Häute und Gefäße.

A. Mißbildungen.

a) Hirnbruch (Hernia cerebri oder Encephalocele).

Definition: Angeborene Geschwulst der Schädeloberfläche, mit Weichteilen überzogen und durch eine Öffnung (Defekt) im knöchernen Schädeldach mit dem Schädelinnern in Verbindung stehend in Form einer bruchartigen Aus-stülpung des Schädelinhaltes (Hirns und seiner Häute). Entstehung: Durch mehr oder weniger ausgedehntes Ausbleiben des Verschlusses des aus den beiden ektodermalen Längswülsten entstehenden Medullarrohrs in der frühesten Embryonalzeit vielleicht infolge Hemmungs-mißbildung (durch amniotische Fäden oder durch zu großen Innendruck) oder infolge Keimfehlers usw.; öfters familiär (Degeneration infolge Minderwertig-keit oder Krankheit der Eltern?) und verbunden mit sonstigen, spez. Schädel-mißbildungen (Hemikranie, Hydrocephalus, Schalt- und Keilwirbel, Wirbel-spalte und -defekt, Gesichts-, Lippen-, Gaumen-, Blasen-, Brustbeinspalte, Klumpfüßen und -händen, Syndaktylie, Finger- und Zehendefekt, Armdefekt, angeborene Hüftverrenkung usw.) und kombiniert (wohl infolge gleichzeitiger Keimversprengung) mit angeborenen Geschwülsten (Häm- und Lymph-angiom, Fibrom, Lipom, Chondrom, Sarkom usw.), welch letztere den Hirn-bruch maskieren und bei ihrer Entfernung zur Eröffnung der Hirnhäute mit Meningitisgefahr führen können.

Lokalisation: Typisch an Stellen, wo im embryonalen Leben mehrere Knochenabteilungen miteinander in Vereinigung treten, nämlich vorwiegend in der Mittellinie oder in deren Nähe, dabei meist am Hinterhaupt (C. occipitalis), und zwar hier entweder ober- oder häufiger unterhalb des Hinterhaupthöckers (Cephalocele occipitalis sup. und inf.), in letzterem Falle evtl. übergehend in das Foramen magnum und weiter in die Halswirbelsäule, oder seltener am Vorderhaupt (C. sincipitalis s. fronto-ethmoidalis) und zwar hier stets austretend durch die Siebbeinplatte, aber je nach der Richtung des weiteren Vordringens verschieden, nämlich an der Glabella (C. naso-frontalis) oder am inneren Augenwinkel (C. naso-orbitalis) oder unter einem Nasenbein (C. naso-ethmoidalis), schließlich auch ganz selten basal austretend in Nasenrachenhöhle oder durch eine Gaumenspalte in die Mundhöhle oder durch die Fissura orb. sup. in die Orbita oder durch die Fissura orb. inf. in die Fossa sphenomaxillaris.

Vorkommen: Selten, jedenfalls seltener als Rückenmarkbruch (ca. 0,1 bis 0,5 gegenüber 1⁰/₀₀).

Formen (Übergänge zwischen den einzelnen Formen kommen vor):

1. Wasserhirnbruch (Hydroencephalocele s. Encephalocystocele): Ausstülpung eines ganzen Hirnteils samt Seitenventrikel, umgeben von schmaler Hirnsubstanz, Hirnhäuten und Schädelweichteilen; meist!

2. Echter Hirnbruch (Encephalocele s. Kenencephalocele): Im wesentlichen aus Hirnmasse nebst Hirnhäuten ohne cystischen Inhalt; wahrscheinlich eine in Rückbildung begriffene Encephalocystocele.

3. Encephalocystomeningocele: Desgleichen mit Cystenbildung in den Meningen.

4. Hirnhautbruch (Meningocele s. Hydromeningocele): Ausstülpung nur von Hirnhäuten mit Flüssigkeitsansammlung; wahrscheinlich ebenfalls umgebildete Encephalocystocele, wobei sich der von Hirn umgebene Ventrikelabschnitt zurückgezogen hat oder wobei die Hirnschicht um den Ventrikelfortsatz geschwunden und nur das cystische Fachwerk zurückgeblieben ist, so daß schließlich eine Ausstülpung der Hirnhäute vorgetäuscht wird, jedoch die darin vorhandene Ependymschicht die Herkunft verrät.

5. Seröse Cysten des Gehirns und der Schädeldecken sind ebenso wie die sog. Nasengliome und manche entsprechend gelagerten Kopfgeschwülste (Hämangiome, Fibrome, Lipome, Chondrome usw.) wenigstens z. T. wohl Meningocelen, welche intrauterin abgeschnürt wurden.

6. Cranioschisis (als höchster Grad der Mißbildung) ist Defekt von Knochen und Weichteilen mit Vorliegen des meist grob mißbildeten Hirns (Acranie), welches teilweise oder ganz fehlt (Anencephalie); gleichzeitig fehlt auch der Hals fast völlig („Krötenkopf"); gewöhnlich besteht keine Lebensfähigkeit, sondern die Kinder gehen bald nach der Geburt rasch zugrunde, so daß sich eine Therapie erübrigt, zumal Idiotie und sonstige Mißbildungen fast immer vorliegen.

Symptome: Geschwulst der Schädeldecken, angeboren, in der Mittellinie oder nahe von ihr, selten mehrfach, auch doppelseitig, aus Schädellücke hervortretend, meist mehr oder weniger reponierbar, evtl. unter Hirndrucksymptomen (Bewußtlosigkeit, Erbrechen, Druckpuls, Unruhe, Krämpfe usw.) und bei Schreien, Pressen, Husten usw. vortretend, verschieden (wallnuß- bis kindskopf-) groß, weich-elastisch, evtl. fluktuierend, meist (außer bei enger Verbindung oder bei starker Spannung) pulsierend und mit der Atmung wechselnd, evtl. spez. bei Meningocele durchscheinend, flach oder halbkugelig bis kugelig oder birnförmig-gestielt; Haut darüber unverändert oder verdünnt oder geschwürig oder narbig oder mit Geschwülsten (s. o.); Röntgenbild (Knochenlücke!)

Diagnose: angeborene Geschwulst mit typischer Lage (in der Mittellinie bzw. entsprechend den fötalen Ossifikationsstellen), weicher Konsistenz, fühlbarer Knochenlücke, Pulsation, Reponierbarkeit, evtl. unter Hirndrucksymptomen usw.; dazu Röntgenbild.

Differentialdiagnose: Encephalocele spuria s. traumatica (Trauma und atypische Lage!), Cephalhämatom (meist am Scheitelbein, und zwar häufiger rechts, bald spontan verschwindend, nicht reponibel, auf einen Knochen beschränkt, nicht gestielt), Dermoid (auch angeboren, aber teigig, nicht reponibel und anders lokalisiert: an der großen Fontanelle usw.), Angiom, Lipom, Fibrom usw., Atherom, kalter Absceß, Sinus pericranii, pulsierender Exophthalmus usw.

Prognose: Ungünstig; meist erfolgt Exitus durch Berstung bzw. Decubitus und Infektion mit Meningitis; immerhin ist Spontanheilung bei kleinen Hirnbrüchen möglich durch Platzen oder Abschnürung oder Verödung.

Therapie: Früher versuchte man (neben Hautpflege und Seitenlagerung, evtl. Kopfschutz) Kompression, Punktion und (Alkohol-, Jodtinktur- usw.) Injektion sowie Ligatur (unsicher und gefährlich!); jetzt am besten einige (3) Wochen nach der Geburt, aber jedenfalls vor Gefahr der Sackruptur evtl. nach Punktion unter Kopfhochlagerung (gegen übermäßigen Liquorabfluß) in Lokalanästhesie mit ½%iger Novocain-Adrenalinlösung Radikaloperation (spez. bei abgeschlossenen mit dünnem Stiel und bei kleinen Hirnbrüchen, dagegen nicht bei solchen mit Wasserkopf, Spaltbildung bis in die obersten Halswirbel oder sonstigen schweren Mißbildungen sowie bei Lebensschwäche): Lappenschnitt, Zurückpräparieren der Weichteilbedeckung, Stielen, Eröffnen oder Abbinden der Geschwulst oberhalb der Knochenlücke möglichst mit Erhalten der oft in der Sackwand befindlichen und elektrisch nachweisbaren Nervensubstanz, evtl. mit Abtragen von Gehirnsubstanz und Eröffnen des Ventrikels, Einstülpen des Restes in die Schädelhöhle unter doppelter Sacknaht, Decken mit seitlichen Weichteillappen, exakte Hautnaht und (meist sekundär!) Schädelplastik (aus Nachbarschaft oder Ferne); anschließend Kompressionsverband, Gipsbett und Kopfhochlagerung, später evtl. Pelottenschutz.

Operationsmortalität bedeutend; es besteht — abgesehen von Shock und Infektion — Gefahr der Hirnschädigung und der Liquorfistel sowie der nachträglichen Flüssigkeitsansammlung in den Hirnkammern mit bedrohlichem Hydrocephalus internus.

Anmerkung. Erworbener Hirnbruch (Meningo- bzw. Encephalocele traumatica s. spuria): Entstehung: Infolge eines durch Trauma (subcutaner Schädelbruch durch Schlag oder Stoß, bei Geburt auch durch Zange) oder durch Krankheitsprozeß (Tuberkulose, Syphilis, Osteomyelitis usw.) entstandenen Knochendefekts. Symptome: Unter den weichen Schädeldecken durch Lücke von Knochen und Hirnhäuten mit dem Ventrikel zusammenhängende Geschwulst; evtl. (bei gleichzeitiger Hirnverletzung) Ausfallserscheinungen, z. B. Hemiplegie (motorisches Rindengebiet). Vorkommen: Sehr selten; fast nur bei Kindern in den ersten Lebensjahren und nur ganz ausnahmsweise bei Erwachsenen. Lokalisation: Überall; im Gegensatz zu den angeborenen Hirnbrüchen (welche meist in der Mittellinie oder neben ihr vorkommen), also an der Stelle des entzündlichen oder traumatischen Knochendefekts, und zwar meist an den seitlichen Partien in Stirn-, Seiten- oder Schläfenbein. Verlauf und Prognose: Gewöhnlich allmählich Verschluß der Lücke durch straffes Bindegewebe.

b) Wasserkopf (Hydrocephalus)

ist Wasser- (Liquor-) Ansammlung in der Schädelhöhle, und zwar a) in den Meningen: H. externus s. meningeus (seltener und unwichtiger; oft auch neben dem folgenden), b) H. internus s. ventriculorum. Ursache ist, allgemein gesagt, Mißverhältnis zwischen Produktion und Resorption entweder im Sinne vermehrter Absonderung (Entzündung der Meningen oder des Ventrikelependyms) oder im Sinne verminderten Abflusses (Stauung bei Verschluß der Abflußwege zum Subarachnoidealraum am Foramen Magendii oder an den Foramina Luschkae). Der Hydrocephalus ist eine sekundäre

Erscheinung, stellt also nur ein Symptom vor. Pathogenetisch unterscheidet man vier Formen: 1. H. communicans. 2. H. obstructivus. 3. H. male resorptivus. 4. H. hypersekretorius; dabei kombinieren sich oft verschiedene Formen. Im übrigen trennt man einen angeborenen und einen erworbenen Wasserkopf, wobei aber Übergänge vorkommen.

1. Angeborener Wasserkopf (H. congenitus): Häufiger und zwar meist als H. internus, selten als H. externus und öfters als H. universalis in Kombination der beiden erstgenannten.

Ursache: Unbekannt; vielleicht embryonale Mißbildung infolge Entwicklungsstörung oder Folge fötaler Traumen und Entzündungen spez. Lues; beschuldigt wird auch Lues und Alkoholismus sowie Blutsverwandtschaft und Degeneration der Eltern; es besteht familiäre Disposition.

Pathologische Anatomie: Liquor vermehrt (100 ccm bis 1 oder mehrere Liter), dementsprechend Gehirn reduziert (bis auf wenige Zentimeter oder Millimeter, und zwar spez. Großhirn, weniger Kleinhirn) und Schädel ausgedehnt.

Symptome (sinnfällig!): Hirnschädel enorm und rasch (manchmal von Woche zu Woche) vergrößert (horizontaler Schädelumfang an Glabella-Hinterhaupthöcker bis 150 statt 35—40 cm und auch noch nach dem ersten Jahr größer als der Brustumfang) bei gleichzeitig klein gebliebenem Schädelgrund und Gesicht (Entfernung von Haargrenze bis Nasenwurzel ist ebenso groß oder gar größer als von Nasenwurzel bis Kinn). Nähte und Fontanellen weit. Knochen atrophisch, evtl. papierdünn und durchscheinend. Kopfhaut nur wenig behaart und mit erweiterten Hautvenen. Orbitaldach abwärts gedrängt; daher Augenbrauen hoch, Augäpfel gesenkt, oberer Teil der Sklera vergrößert; zugleich Strabismus und Nystagmus, sowie öfters (aber nur in weit vorgeschrittenen Fällen) Stauungspapille und Sehnervenatrophie. Lähmungen und Spasmen an den Beinen. Aufrechthalten und Gehen erschwert. Sprechen schlecht. Aussehen greisenhaft und blaßmüde. Kopf vorgesunken. Oft tonische und klonische Krämpfe. Häufig plötzliches Aufschreien („Cri hydrocephalique"). Intelligenz meist beeinträchtigt (Schwach- bis Blödsinn), bisweilen, spez. in leichten Fällen aber nicht (Beispiele: Helmholtz, Menzel, Napoleon, Edison, Schopenhauer, Beethoven, Wagner u. a.). Oft bestehen sonstige Mißbildungen: Porencephalie, Kranio- und Rachischisis oder Encephalocele und Spina bifida, Hasenscharte, Klumpfuß, Syndaktylie, Zwergwuchs.

Diagnose: Besichtigung, Schädelmessung, Beklopfung (hohe Tympanie, evtl. Schettern), Diaphanoskopie (Transparenz) u. a. sowie Röntgenaufnahme, evtl. in Form der Encephalo- oder Ventriculographie; außerdem Lumbalpunktat vermehrt und unter erhöhtem Druck (bis 1500), aber sonst im allgemeinen unverändert: klar, eiweiß- und zellarm (Lymphocyten manchmal vermehrt; Eiweiß- und Zellgehalt ist verschieden je nach der Pathogenese, spez. bei entzündlichem und bei mechanischem H. nicht gleich!) sowie bakterienfrei.

Differentialdiagnose: Rachitis und Hydrocephalus acquisitus.

Prognose: Im allgemeinen schlecht, spez. bei sonstigen Mißbildungen; meist Tod bald nach der Geburt oder in der 1. Woche, seltener im 1. Jahr oder noch später; sonst Wachstum langsam fortschreitend in Schüben; nur leichte Fälle, spez. luetische können stationär bleiben oder gar ausheilen, sind aber oft schwachsinnig und gelähmt; vereinzelt Durchbruch in Nase, Ohr, Rachen, Schädeldecken usw. (Hydrorrhoea nasalis usw.); Gefahr der Erblindung.

Komplikationen in der Geburtshilfe: Hochgradiger Hydrocephalus ist ein unüberwindliches Geburtshindernis; häufig ($33^1/_3\%$) Beckenend-, seltener Schräg- oder Querlage; Mutter ist stark gefährdet durch Uterusruptur, Blutung oder Infektion (20% Mortalität); daher wird in schweren Fällen zweckmäßigerweise der Kopf perforiert, zumal es keinen Zweck hat, Idioten zu erhalten.

Therapie:

a) Konservativ: Quecksilber und Jod, spez. bei Lues sowie Phosphor-, Lebertran-, Calcium- und Organ-, spez. Schilddrüsenpräparate, Diuretin, Röntgenbestrahlung und Schädelkompression.

b) Operativ (zwecklos bei schwersten Fällen mit Hirnatrophie, Erblindung, Lähmungen oder Mißbildungen; dagegen sonst bei Hirndruckerscheinungen, spez. bei drohender Erblindung angezeigt, dann aber auch nicht zu spät; die Behandlung ist allerdings wenig aussichtsvoll, spez. 1 und 2 in der Wirkung beschränkt und vorübergehend, 3 sehr gefährlich, 4 nur im Notfall angezeigt, 5 und 6 unsicher!):

1. Lumbal- bzw. Suboccipital- oder Ventrikelpunktion: aber nicht ungefährlich (Infektion, Blutung, Druckschwankung!) und nur vorübergehend erfolgreich, daher zu wiederholen alle paar Wochen; erstere auch nur wirksam bei offengebliebener Kommunikation zum Subarachnoidealraum; ablassen langsam und nicht zu viel (ca. 100 ccm); nachher Kompression des Schädels und obige Maßnahmen zur Dehydratisierung des Gehirns.

2. Balkenstich (nach Anton und v. Bramann) oder **Suboccipitalstich** (nach Anton und Schmieden) bzw. **Cisternenstich** (nach Lossen-Payr); s. da!

3. Ventrikeldränage, d. h. neue, und zwar dauernde Ableitung des in den Hirnkammern gestauten Liquors nach außen oder, da bisher wohl fast immer mit der Zeit Infektion mit tötlicher Meningitis auftritt, besser nach innen, nämlich ins Zellgewebe, Höhlen oder Blutgefäßsystem (erfolgversprechend, aber eingreifend!); s. da!

4. Entlastungstrepanation (wenn 1 und 2 versagen).

5. Resektion oder Verschorfung des Plexus chorioideus (nach Hildebrand) bei chronischem Hydrocephalus von kommunizierendem Typ (?).

6. Röntgenbestrahlung.

2. Erworbener Wasserkopf (H. acquisitus): Selten; teils als H. ext., teils H. int.; entweder diffus oder circumscript (als sog. Meningitis serosa diffusa oder circumscripta).

Ursachen: 1. Traumen: von Schädel, Hirnhäuten und Gehirn durch Depression, Fremdkörper, Narbe, Cyste, Blutung nach Geburt, Fraktur, Operation, Schuß usw.

2. Entzündungen: Meningitis und Encephalitis (nach Meningitis tuberculosa oder epidemica, sowie Phlegmone, Osteomyelitis, Ohreiterung mit Hirnabsceß oder Sinusthrombose usw.), ferner Schwangerschaft, Herzfehler, Nierenleiden, Tuberkulose, Lues, Rachitis, Intoxikation (Blei, Alkohol), Allgemeininfektionen (Typhus, Pneumonie, Influenza, Diphtherie, Malaria, Masern, Scharlach usw.).

3. Tumoren, Cysten und Parasiten, namentlich solche im Hinterkopf, spez. bei venöser Stauung oder bei Verlegung des Aquaeductus Sylvii, Foramen Monroi usw., ebenso wie Geschwülste an Schädelbasis, Hals, Brust und Bauch mit Druck auf Vv. jug. int. oder cava.

4. Hirnatrophie nach Encephalitis, Apoplexie, progr. Paralyse usw. an der Stelle von zugrundegegangenem Hirngewebe (H. ex vacuo).

Symptome (allgemeine Hirnsymptome, oft ähnlich wie bei Meningitis oder Tumor cerebri: sog. „Pseudotumor", aber selten Herdsymptome!): Benommenheit, Kopfschmerz, Schwindel, Erbrechen, Pulsverlangsamung, Stauungspapille und Sehnervenatrophie, sowie Krämpfe und Lähmungen an den Hirnnerven. Vgl. Hirngeschwülste und Meningitis!

Verlauf: akut oder chronisch.

Differentialdiagnose: Meningitis und Encephalitis sowie Hirntumor.

Prognose: Nicht durchaus schlecht; Spontanheilungen kommen vor, namentlich im Anschluß an Infektionskrankheiten; vereinzelt Spontandurchbruch von selbst oder traumatisch, und zwar nach innen (z. B. in den Subarachnoidalraum) oder nach außen (Subcutis, Nasen- und Nebenhöhlen, Augenhöhlen, Ohren, Mund usw.), Gefahr der Verblödung und Erblindung; schließlich bei steigendem Hirndruck unter zunehmender Benommenheit Tod.

Im übrigen ist die Flüssigkeitsmenge bei erworbenem Hydrocephalus geringer als bei angeborenem, bei Erwachsenen gewöhnlich nicht über ½ l.

Therapie: Möglichst kausal, z. B. Quecksilber und Jod bei Syphilis oder Phosphorlebertran und Calcium bei Rachitis, sowie Trepanation bei Depression, Fremdkörper, Narbe, Cyste, Tumor und Parasit; sonst symptomatisch; evtl. Lumbalpunktion, Balkenstich und Dekompressivtrepanation, sowie Ventrikeldränage. Operationsergebnisse sind im allgemeinen wenig befriedigend. Am ehesten kommen in Frage öftere Lumbal- oder Suboccipitalpunktionen neben Hirndehydratisierung bei erworbenem akutem H. nach Entzündungen, z. B. epidemischer Meningitis. Bei H. obstructivus kann Balkenstich oder Ventrikeldränage helfen; fast immer nur vorübergehend wirksam ist die Liquorableitung in Körperhöhlen, Blutgefäßsystem oder Blase, da die Dränagewege meist mit der Zeit verlegt und das Gewebe resorptionsuntüchtig wird — ganz abgesehen davon, daß diese Operationsverfahren schwierig und eingreifend sind.

B. Verletzungen.

a) Gehirn.

α) Hirnerschütterung (Commotio cerebri).

Wesen: Schädigung des Gesamthirns, spez. der Rinde (Bewußtseinsstörungen) und des verlängerten Marks (Atmungs- und Pulsstörungen), und zwar mechanisch (vgl. Schädelverhämmerung im Tierexperiment!); dabei handelt es sich nicht einfach um Zirkulationsstörung (diese wohl nur sekundär), sondern um Stauchung des Gesamthirns, dabei wohl auch um molekulare Umlagerung oder Quetschung der Hirnelemente (vielleicht auch um Zerrung des Zusammenhangs zwischen grauer und weißer Substanz?); oft bestehen zugleich diffus capillare Apoplexien und kleinste Erweichungsherde.

Ursachen: Meist breit angreifende stumpfe Gewalt, z. B. Stock-, Gummiknüppel-, Sandsack-, Beil- usw. Schlag, Anrennen gegen harte Wand, Fall auf festen Boden, Schlag unters Kinn, gegen Meißeltrepanation, Überfahrung, Schuß; oft besteht gleichzeitig Schädelbruch.

Symptome: Vorherrschend ist (sofortige) Bewußtlosigkeit (stunden- bis tagelang) mit verhaltenem oder meist unwillkürlich abgehendem Stuhl und Harn, daneben fast immer Erbrechen, Blässe, Temperatursenkung, langsame und oberflächliche, mit tiefen Zügen untermischte Atmung, schwacher, unregelmäßiger und verlangsamter Puls (Vagusreizung!), in schweren Fällen beschleunigter Puls (Vaguslähmung!). Evtl. folgt auf dieses Stadium der Depression ein Stadium der Exaltation: Unruhe, Kopfschmerz, gerötetes Gesicht und glänzende Augen usw. Im übrigen gehen meist Reizung und Lähmung miteinander gemischt nebeneinander her, je nach Empfindlichkeit der verschiedenen Hirngebiete. Nach dem Erwachen besteht teilweiser oder vollkommener Verlust der Erinnerung an den Unglücksfall, evtl. auch an die letzte Zeit zuvor („Amnesie", evtl. „retrograde"; diagnostisch und forensisch wichtig!), sowie Störung im Sprechen und Greifen (Aphasie und Ataxie).

Formen: Leichte, mittelschwere und schwere.

Folgen: Intellektuelle und psychische Störungen, spez. Kopfschmerzen, Reizbarkeit, Alkoholintoleranz, Vergeßlichkeit, Apathie, Dämmerzustände, Denkschwäche, Demenz, sowie Geisteskrankheiten usw.; bisweilen, namentlich bei Unfallpatienten u. dgl. handelt es sich aber auch um funktionelle Neurose (Hysterie, Neurasthenie).

Verlauf und Prognose: Schnelle oder langsame Erholung (meist, namentlich bei Kindern erfolgt völlige Wiederherstellung im Laufe von ¼ bis 1 Jahr); gelegentlich Tod im Koma.

Komplikationen: Hirndruck und -quetschung (s. da).

Differentialdiagnose: Hirndruck und -quetschung, später Neurose, Arteriosklerose usw.

Diagnose: Charakteristisch für Hirnerschütterung ist die Gesamt-affektion des Gehirns mit Fehlen von Herdsymptomen sowie der sofortige Eintritt der Erscheinungen, spez. der Bewußtlosigkeit und deren Flüchtig-keit, d. h. schnelles und völliges Verschwinden; dagegen ist bei längerer Dauer der Erscheinungen oder bei Einsetzen neuer Erscheinungen, spez. Bewußt-losigkeit, Herdsymptome usw. an anatomische Veränderungen zu denken, spez. an Hirndruck und -quetschung. Lumbalpunktion ergibt bisweilen Druck-vermehrung, sonst nichts Pathologisches.

Therapie: Ruhe, und zwar Bettruhe für 3 Wochen, evtl. länger und Transportunterlassung sowie Eisblase, leichte Diät und Stuhlregelung; nach Bedarf Antineuralgica (Pyramidon usw.) oder Narcotica (Morphium usw.); zu versuchen Jod und Brom; bei Shock dazu Erwärmung, Kopftieflagerung, Herzanregung (Autotransfusion, Hautreize, Coffein und Campher, Herzmassage usw.) und u. U. künstliche Atmung; bei Erregung Morphium, Eisblase und Blutentziehung; zu achten ist auf Verschlucken und Harnverhaltung (evtl. Katheterisieren).

β) Hirndruck (Compressio cerebri).

Wesen: Erhöhter intrakranieller Druck mit Raumbeengung infolge räum-lichen Mißverhältnisses zwischen Schädelinnenraum und Schädelinhalt, da-durch mangelhafte Hirndurchblutung und vor allem mechanische Schädigung (Substanzkompression) des Nervengewebes, spez. des verlängerten Marks (vgl. Einpressen von Wachs, Finger usw. im Tierexperiment!), falls der Druck groß und anhaltend ist und ein genügender Ausgleich durch Ausweichen von Hirn, Liquor, Blut oder Lymphe nicht stattfinden kann.

Ursachen: a) Akute: Blutung supradural, subdural oder intracerebral, spez. aus A. meningea media (meist), schweres stumpfes Kopftrauma, tiefe und ausgedehnte Depressionsfraktur, Fremdkörper, eitrige Meningitis, Ence-phalitis, Sinusthrombose und Hirnabsceß, Hirnödem, Meningitis serosa.

b) Chronische: Hirntumor, -cyste und -parasit, tuberkulöse Meningitis, chronischer Hirnabsceß, angeborener und erworbener Hydrocephalus, prämature Synostose, Geschwülste (Osteome, Sarkome usw.) und Entzündungen (Syphilis usw.), auch Ostitis deformans an den Schädelknochen.

Symptome (teils allgemeine, teils örtliche Hirndrucksymptome): Zunächst **a) Reizstadium:** Unruhe mit Irrereden, Schreien usw.; Kopfschmerzen; Er-brechen; Gesicht gerötet; Pupillen verengt; Puls verlangsamt (bis 50 bis 40 bis 25 Schläge), regelmäßig und voll bis hart; sog. ,,Druckpuls", manchmal freilich nur für kurze Zeit oder bei Fieber nur relativ verlangsamt (Vagusreizung!); Blutdruck gesteigert; Atmung unregelmäßig und beschleunigt.

Dann **b) Lähmungsstadium:** Somnolenz bis Sopor bis Koma mit unwill-kürlichem Abgang von Harn und Kot; Pupillen erweitert; Puls beschleunigt (bis 120—140—160), unregelmäßig, aussetzend und klein (Vaguslähmung!); Blutdruck gesenkt; Atmung langsam und tief, oft schnarchend, schließlich bis zu 1 Minute aussetzend mit äußerst tiefen Inspirationen (,,Cheyne-Stokessches Phänomen"), evtl. Tod an Erstickung, wobei das Herz noch wenige Minuten weiterschlagen kann. Bei etwas länger bestehendem Hirndruck auch Stauungspapille, und zwar oft auf der kranken Seite früher und stärker. Öfters auch Pupillenerweiterung der kranken Seite. Evtl. Herd-symptome, und zwar meist ausgedehnte, z. B. kontralaterale Glied-lähmung bei Hämatom aus der verletzten A. meningea media; Herdsymptome fehlen bei Druck auf sog. ,,stumme" Hirnpartien; im übrigen unterscheidet man Lokal-, Nachbarschafts- und Fernsymptome; vgl. Hirngeschwülste!

Verlauf und Prognose: Erholung oder Tod, letzterer oft schon in den ersten 24—48 Stunden; bedrohlich ist das Umspringen des Pulses aus dem langsamen in den schnellen Typus ohne gleichzeitige Besserung der Allgemein-symptome.

Komplikationen: Hirnerschütterung und -quetschung (s. da).

Differentialdiagnose: Hirnerschütterung und -quetschung, sowie Betrunkenheit (dabei oft auch tiefe Benommenheit und langsamer Puls, aber niemals Fortschreiten der Erscheinungen!).

Diagnose: Charakteristisch für Hirndruck, aber freilich nicht immer rein (vielmehr oft verwischt, z. B. bei Blutung oder Depressionsfraktur, verbunden mit Commotio und Compressio cerebri) ist das freie Intervall entsprechend dem „Stadium der Kompensation oder des latenten Hirndrucks" (einerseits Ausgleich durch Ausweichen von Hirn, Liquor, Blut und Lymphe, andererseits allmähliche Druckzunahme!), ferner Verlauf, Reizstadium, Bewußtseinstrübung, Atmung, Puls, Stauungspapille, Fehlen von circumscripten Herdsymptomen, evtl. gekreuzte Halbseitenlähmung, einseitig starr dilatierte Pupille der kranken Seite usw., schließlich Lumbalpunktion (Druck hier 150 bis 500 und mehr; aber manchmal trotz starker Drucksteigerung im Schädelinneren normal, falls der Rückenmarksack gegen den Schädelsubduralraum abgeschlossen ist) und evtl. Ventrikelpunktion sowie Röntgenbild, auch bei Arteriographie.

Therapie: **a) Kausal:** Entfernung von Blutextravasat, Knochendepression, Eiter, Geschwulst usw.

b) Symptomatisch (außer Ruhe und Eisblase, Blutentziehung, Stuhlentleerung): Sog. entlastende Eingriffe bei starkem bzw. zunehmendem Hirndruck, spez. bei Schmerzen und Erblindungsgefahr (Stauungspapille!); evtl. wiederholt.

1. Lumbalpunktion mit Bestimmung von Druck, Eiweiß, Zellen usw. sowie Blut (vorausgesetzt, daß Lumbalsack und Subarachnoidalraum bzw. Hirnventrikel miteinander kommunizieren; Vorsicht bei Hirntumor der hinteren Schädelgrube spez. des Kleinhirns wegen Todesgefahr durch Einpressen des Hirns in das Hinterhauptloch infolge plötzlicher Druckänderung: sog. „Stöpselmechanismus"; daher Punktion nur erlaubt in Seitenlage, mit dünner Kanüle und unter Ablassen von nur wenig Liquor!).

2. Ventrikelpunktion bzw. -dränage oder Balken- bzw. Suboccipitalstich bzw. Eröffnung der Cisterna cerebello-medullaris.

3. Entlastungs-(Dekompressiv-)Trepanation, und zwar sowohl bei Blutung als auch bei Hirnödem.

4. Dehydrierung: Einspritzung von 50—80 ccm 15%iger Kochsalz- oder 10—20%iger Magnesiumsulfat- oder 50%iger Traubenzucker- (also hypertonischer) Lösung langsam intravenös, auch 90 ccm oral oder 180 ccm rectal.

γ) Hirnquetschung bzw. -wunde (Contusio cerebri).

Wesen: Hirnzertrümmerung in Form eines blutdurchtränkten Herdes bis Breies.

Ursachen: Stumpfe Gewalt (Stock-, Hammer-, Hufschlag, Sturz usw.), sowie scharfe Gewalt: Hieb-, Stich- und Schußwunde. Evtl. besteht gleichzeitig Weichteilwunde („offene Hirnwunde"), Fraktur des Schädels bzw. allein der inneren Tafel, Hirnhautriß, Blutung.

Lokalisation: Meist an der Stelle der einwirkenden Gewalt, bisweilen an der gegenüberliegenden Schädelseite (letzteres durch Gegenstoß [Contrecoup]).

Symptome und Diagnose: Besonders wichtig, aber natürlich nicht immer vorhanden, sind Herdsymptome (Krämpfe und Lähmungen usw.), und zwar circumscripte (Monoplegie nebst Monospasmus, und zwar entweder isoliert an Bein oder Arm oder Kopf oder kombiniert an Bein + Arm oder Arm + Kopf, aber nicht Bein + Kopf, da deren beiden Centren nicht beieinander liegen, sondern von einander durch das Armcentrum getrennt sind; selten ist betroffen die innere Kapsel, welche tief gelegen, wohl aber bei Apoplexie oft betroffen ist) und sofort nach dem Unfall eintretende; die Herdsymptome fehlen aber in manchen Fällen, nämlich bei Affektion „stummer" Hirnpartien, und sind oft kompliziert durch Hirnerschütterung und -Druck, Blutung, Infektion, Nachbarschafts- und Fernsymptome. Evtl. ist angezeigt Lumbal- oder Hirnpunktion oder Probetrepanation.

Prognose: Evtl. Tod, spez. bei Schädigung von Atem- oder Herzcentrum; andererseits ist teilweiser oder völliger Rückgang der Symptome möglich, falls das Hirn nicht zerstört, sondern nur geschädigt (gedrückt usw.) ist.

Komplikationen: Hirnerschütterung und -druck (s. da).

Folgen: a) Narbe (aus Bindegewebe; Regeneration der nervösen Elemente findet wohl nicht statt!), Cyste, Blutungsherd, gelbe Erweichung (sog. „Encephalomalacie", d. h. Nekrose der Hirnsubstanz infolge Zirkulationsstörung; durch Blutung gelbrot; oft ausgedehnt; auch noch nach Jahren), traumatische Spätapoplexie, sekundäre Degeneration der (vom Centrum abgetrennten) nervösen Elemente, traumatische Epilepsie, Meningitis serosa, Psychose, Demenz und traumatisches Irresein; vielleicht auch Tuberkulose, Tumor und Encephalitis.

b) Infektion mit Meningitis, Encephalitis, Hirnabsceß (dieser auch noch nach Jahren!), Hirnprolaps, Sepsis; Infektion erfolgt meist bei offenen Hirnwunden; ausgehend von Fremdkörper, Haut oder Schleimhaut (Stirn-, Keilbein-, Pauken- und Nasenrachenhöhle); selten ist Infektion bei subcutanen Hirnverletzungen (hier metastatisch oder fortgeleitet von infizierter Weichteilwunde, Nasenhöhle od. dgl.!).

Therapie: Vgl. Behandlung der Schädelverletzungen, spez. primäre Wundrevision (sonst Infektion!) und möglichst Extraktion von Fremdkörpern: Projektil, Messerspitze, Nagel, Knochensplitter usw. an Hand des direkten Nachweises, der Herd- spez. Reizsymptome und vor allem des Röntgenbildes. (Operation ist angezeigt primär gelegentlich der Wundrevision, sekundär bei Infektion oder evtl. auch bei Hirndruck, tertiär bei Spätabsceß oder Epilepsie; sonst unter gegenseitiger Abwägung der Nachteile des Fremdkörpers einerseits und der Operation andererseits.)

b) Intracranielle Gefäße und Nerven.

α) Gefäße.

Dadurch Blutung nach außen oder intracranieller (extra- oder intraduraler) Bluterguß, evtl. mit Hirndruck.

1. A. meningea media bzw. deren Äste (häufig: ca. 90%).

Entstehung: Selten direkt durch Schuß, Stich usw., meist indirekt bei Schädelbruch (s. da) oder bisweilen auch ohne solchen (durch Ruptur), dabei vereinzelt an der Gewalteinwirkung entgegengesetzten Seite (durch sog. „Contrecoup").

Folgen: Blutung nach außen oder intracranieller, und zwar epiduraler Bluterguß; evtl. d. h. bei größerer Masse (50—250 ccm) Hirndruck, welcher sich in (meist nach einem freien Intervall einsetzenden) allgemeinen und lokalen Hirndrucksymptomen äußert, spez. in Krämpfen und Lähmungen, und zwar meist auf der gegenüberliegenden Seite, bei Contrecoup auch auf derselben (befallen sind dabei meist ganze Gliedabschnitte, aber keine einzelnen Muskelgruppen); vgl. Hirndruck!

Komplikationen: Hirndruck ist öfters verbunden mit Hirnerschütterung oder -quetschung.

Diagnose: U. a. Lumbal- und evtl. Hirnpunktion sowie Röntgenbild, auch arteriographisch.

Lokalisation: Diffus oder circumscript; in letzterem Falle wiederum:
a) vorn, d. h. unter dem Tuber frontale: Haematoma anterius s. frontotemporale; am seltensten.
b) mitten, d. h. in der mittleren Schädelgrube: Haematoma medium s. temporo-parietale; am häufigsten.
c) hinten, d. h. unter dem Tuber parietale: Haematoma posterius s. parieto-occipitale; selten.
Differentialdiagnose: Commotio oder Contusio cerebri (sofort eintretend; evtl. gleichzeitig neben Compressio cerebri vorhanden), sowie Apo-

plexie, Meningitis serosa, Pachymeningitis haemorrhagica interna, Hirnabsceß und Encephalitis, Alkoholvergiftung, Urämie, Coma diabeticum und Fettembolie (letztere bei gleichzeitigen schweren Extremitätenfrakturen!).

Prognose: Ernst, meist tödlich in 1—2 Tagen; bei operativem Eingriff läßt sich die Mortalität von 90% auf 33$^1/_3$% herabsetzen.

Therapie: Baldigst (meist in den ersten 24 Stunden unter ständiger Kontrolle von Atmung, Puls, Bewußtsein usw.), und zwar auch im Zweifelsfalle, evtl. nach Probetrepanation: Trepanation mit Unterbindung, Umstechung oder Tamponade entweder unter Erweiterung der vorhandenen Wunde oder osteoplastisch nach Wagner, u. U. beiderseits (vgl. Operationslehre); im Notfall, aber nur ganz ausnahmsweise, auch Unterbindung der A. carotis comm.; bei Verletzung am Foramen spinosum auch Verschluß mit Wachs, Elfenbein oder Holzstift.

2. Intracranielle Blutleiter (Sinus durae matris).

Entstehung: Meist bei Schädelbruch durch Hieb, Stich, Schuß, Trepanation, Geburt (hier auch ohne Knochenbruch), vereinzelt durch Arrosion, z. B. bei Schläfenbeineiterung.

Folgen: Blutung (bedeutend und schwer stehend, da die Sinus wegen Fixation an Dura und Knochen nicht kollabieren; dabei ist der Hergang meist der, daß die Sinusverletzung indirekt durch Knochensplitter erfolgt und durch denselben verschlossen wird, aber bei der Wundversorgung mit der Hebung des deprimierten Splitters plötzlich Blutung einsetzt), Hirndruck (langsamer und geringer, daher auch freies Intervall etwas länger als bei A. meningea med. sowie mit anderweitigen Herdsymptomen), Luftembolie, bei offener Verletzung auch Infektion mit Thrombophlebitis.

Lokalisation: Sinus long. sup. (am häufigsten, spez. bei Trauma wegen der exponierten Lage), transv. usw.

Prophylaxe: Vorsicht bei Operation in der Nähe von Sinus, spez. Sinus longitudinalis, z. B. bei Depression, wenn Hirnverletzung oder Hirndruck nicht zum Heben der Depression nötigen; man besorgt die Trepanation dann am besten durch Bildung eines osteoplastischen Lappens, da die Versorgung einer Sinusverletzung schwierig und unsicher ist.

Therapie: Tamponade (mit Jodoformgaze für 8 Tage; auch mit lebendem Tampon, spez. Muskel), Umstechung oder fortlaufende Naht unter beiderseitiger Incision der den Sinus klaffend erhaltenden Dura oder parasinuöse Naht oder Muskelaufpflanzung nach Trepanation bzw. Freilegung der Wunde; sonst mehrfache Lumbalpunktion oder Dekompressivtrepanation.

3. Piagefäße mit subduralem Hämatom; bei penetrierender Schädelverletzung, Kontusion, schwerer Geburt (Zange oder Extraktion); Behandlung wie bei 2).

4. A. carotis cerebralis. Selten; am ehesten durch Stich (mit Messer, Schirm usw.) oder Schuß (Granatsplitter, Revolver- und Gewehrkugel), sowie vor allem, aber an sich selten (ca. 3%) bei Schädelbasisbruch (elastische Einbettung im Sinus cav.!).

Folgen: Tod oder **Aneurysma,** und zwar bei gleichzeitiger Verletzung des Sinus cav.: **Aneurysma arterio-venosum mit pulsierendem Exophthalmus.**

Differentialdiagnose: Spontanes (syphilitisches) Aneurysma und intraorbitale Gefäßgeschwülste, spez. arterielles racemöses Angiom.

Symptome: Pulsierender Exophthalmus sowie hör- und fühlbares Sausen (beide mit dem Carotispuls synchron und bei Carotiskompression verschwindend), fluktuierende Venengeschwulst am Auge, Lidödem, Verdrängung des Augapfels nach außen und innen, Lähmung aller oder einzelner Augenmuskeln bzw. -nerven (z. B. Abducens), weite und starre oder schlecht reagierende Pupille, evtl. Stauungspapille und später Sehnervenatrophie mit fortschreitender Sehschwäche bis zur Erblindung.

Prognose: Gefahr der Verblutung in die Schädelhöhle; Spontanheilung nur vereinzelt Heilung durch Operation 50—75% und Mortalität 30%.

Therapie: Bei Aneurysma fortgesetzte Kompression der Carotis und Gelatineinjektionen, evtl. Ligatur oder Drosselung der A. carotis comm. oder besser int. (am besten, spez. bei älteren Leuten nach längerer Kompression oder Drosselung; am Hals oder nötigenfalls, wenn dies versagt, intrakraniell) oder Einpflanzung von Muskelstückchen in die A. carotis int., falls Versuch mit Digitalkompression Erfolg verspricht; sonst Sackexstirpation (von temporärer Resektion der äußeren Orbitalwand nach Krönlein).

β) Nerven.

Meist indirekt in Form von Zerrung, Quetschung oder Durchblutung bei Schädelbasisbruch durch Schlag, Fall, Zangengeburt usw., sonst direkt durch Stich oder Schuß, und zwar entweder primär durch Knochensplitter, Geschoß usw. oder sekundär durch Hämatom, Aneurysma, Callus, Entzündung usw. (sog. „Spätlähmung"); am häufigsten sind betroffen: N. facialis, acusticus, abducens, opticus (hier evtl. z. B. bei Querschuß infolge Selbstmordversuchs oder Kriegsverletzung beiderseits mit völliger Erblindung), seltener die übrigen Hirnnerven; bei unvollkommener Durchtrennung (Quetschung, Dehnung, Durchblutung), welche übrigens öfters übersehen wird, ist Besserung und Heilung möglich; vgl. auch Schädelbrüche!

Zusatz 1: Geburtsverletzungen vgl. Schädelknochen!

Zusatz 2: Pneumatocele extracerebralis (subduralis), intracerebralis und intraventricularis s. Pneumocephalus vgl. Schädelweichteile!

C. Epilepsie (Fallsucht, Morbus sacer).

Wesen: Unbekannt; charakteristisch sind Anfälle von Bewußtlosigkeit mit tonischen und klonischen Krämpfen, wobei es sich aber nur um einen Symptomenkomplex handelt, in dessen Mittelpunkt die Krampfanfälle stehen.

Pathologische Anatomie negativ; daher aufgefaßt als „funktionelles Nervenleiden" von einigen Autoren, während andere organische Hirnveränderungen annehmen, welche bisher nicht pathologisch-anatomisch faßbar sind. Wichtig erscheint eine gewisse (epileptische) Reaktionsfähigkeit des Gehirns, welche teils konstitutioneller, teils erworbener Art ist.

Ätiologie: **a) Genuine oder idiopathische Epilepsie** (ohne organisches Substrat). Ursache unbekannt; von größter Bedeutung ist wohl Heredität, sonst neuropathische Belastung, spez. des vegetativen Systems, Konstitution (endokriner Apparat usw.), Trunksucht, Syphilis, Diabetes, Nierenleiden und Bleivergiftung, ferner vielleicht, aber jedenfalls nur selten auch Reize (sog. „Reflexepilepsie", z. B. an peripheren Teilen spez. Nerven (selten an Gliedmaßen, eher Kopf und hier wiederum in steigender Reihenfolge Weichteile, Knochen und Nervensystem, wahrscheinlich überhaupt nur letzteres!): durch Narbe oder Fremdkörper, sowie Fremdkörper in Nase, Ohr, Mastdarm usw., Nasenpolypen, cariöse Zähne, Darmparasiten, Phimose u. a. Sexualaffektionen usw.), welche aber anscheinend nur krampfauslösend bzw. verschlimmernd wirken.

b) Organische oder symptomatische, spez. traumatische Epilepsie: Gehirnkrankheiten, spez. Geschwülste in Gehirn, Hirnhäuten und Schädelknochen: u. a. Angiome, Hämatome, Cysten, Cysticercen, Syphilis, Tuberkulose, Hirnabsceß, Meningoencephalitis, cerebrale Kinderlähmung, progressive Paralyse und multiple Sklerose, Hydrocephalus und Turricephalus usw. Eine besonders wichtige Form der organischen Epilepsie ist die traumatische nach Kopfverletzungen, spez. Depressionsfrakturen oder Schädelschüssen, bei Kindern auch nach schweren (Zangen-) Geburten mit Verletzung von Knochen, Dura und Hirn nebst anschließender Hirnnarbe, -blutung, -cyste oder -verwachsung

sowie mit steckengebliebenem Fremdkörper, Geschoß, Knochensplitter usw.;
die traumatische Epilepsie ist im allgemeinen selten, und zwar am häufigsten
nach Schädelschüssen, sonst nur in ca. ½% aller Schädelverletzten, wobei
von Bedeutung sind Lokalisation, Infektion und Narbenbildung neben Konstitution, während Heredität nicht notwendig ist. Nach dem zeitlichen Auftreten unterscheidet man eine Frühepilepsie (unmittelbar anschließend an
die Verletzung oder doch bald danach) und eine Spätepilepsie (nach
abgeschlossener Wundheilung innerhalb Monate bis Jahre bis Jahrzehnte),
sowie innerhalb dieser wiederum nach der Ausdehnung der Krämpfe
diffuse und fokale sog. Jacksonsche Epilepsie (s. u.).

Entstehung: Bei der genuinen Epilepsie meist im Kindes- oder Pubertätsalter, selten nach dem 20.—30. Jahre.

Symptome: 1. **Prodromalstadium.** Oft bestehen Vorboten (sog. „Aura"),
und zwar sensible (Parästhesien, Sensationen), motorische (Zuckungen), vasomotorische und psychische.

2. **Krampfstadium.** Bewußtlosigkeit; zugleich meist tonische und dann
klonische Krämpfe; Pupillen weit und reaktionslos; sonstige Reflexe ebenfalls
erloschen; Abgang von Stuhl, Harn und Samen; Gesicht blaurot; Hände
geballt mit eingeschlagenem Daumen; oft Verletzung (meist Zungenbiß, evtl.
Luxatio humeri usw.). Dauer ½—5 Minuten. Häufigkeit der Anfälle verschieden: von seltenen alle paar Jahre bis zu zahlreichen pro Tag oder gar pro
Stunde (sog. „Status epilepticus" evtl. mit Exitus), meist 1—2 pro Monat;
evtl. ausgelöst durch körperliche, geistige oder psychische Traumen (Coitus,
Alkoholexceß usw.).

3. **Stadium des postepileptischen Koma** mit Übergang in tiefen Schlaf;
später Kopfschmerzen und Mattigkeit.

Im Gegensatz zum ausgeprägten Krankheitsbild der E. major besteht
bisweilen nur E. minor. („Petit mal") mit nur nächtlichen, daher evtl. nicht
bemerkten Anfällen („E. nocturna"), Bewußtseinsverlust ohne Krämpfe
(„Absence") oder Dämmerzustand („Äquivalent") mit Delirium, traumhafter
Verwirrtheit, Wandertrieb, Enuresis, psychischer Anomalie (forensisch wichtig
z. B. bei Kleptomanie usw.).

Oft besteht Schwach- bis Blödsinn, bisweilen aber keine Intelligenzstörung
(Beispiele: Cäsar, Mahomed, Napoleon I.), meist aber jedenfalls psychische
Anomalie; bei der traumatischen Epilepsie sind in dieser Hinsicht die Aussichten besser, denn sie verläuft meist nicht progredient und führt nur selten
zur Persönlichkeitsveränderung.

c) Jacksonsche oder Rindenepilepsie ist eine besondere Form der organischen
Epilepsie mit fokalem Typ: Krampfanfälle beginnen immer in einem bestimmten
Gebiet: Körperseite, Extremität oder Extremitätenabschnitt, gefolgt von
beiderseitiger Parese, und bleiben hier lokalisiert oder werden erst später evtl.
allgemein in gesetzmäßiger Weise; Bewußtsein anfangs oft ganz oder teilweise
erhalten; häufig geht eine Aura sensorischer oder motorischer Art in der erst-
befallenen Gegend voraus; Krampfanfälle sind vorwiegend klonisch; es handelt
sich dabei um Reizung des motorischen Rindenfelder (meist traumatisch infolge Narbe, Fremdkörper, Knochensplitter usw., sonst durch Blutung, Entzündung oder Neubildung).

Diagnose: Verletzung oder Narbe usw.; u. a. Röntgenbild (Depression,
Knochensplitter, Callus, Knochenwucherung bei Lues, Fremdkörper usw.).

Differentialdiagnose: Hysterie und Simulation (kein oder unvollkommener Bewußtseinsverlust; Pupillen reagieren; Lider beim Prüfen der
Hornhautreflexe zusammengekniffen; keine Petechien an Gesichts- und Halshaut sowie Conjunctiven; kein Zungenbiß oder sonstige Verletzungen; kein
Abgang von Harn, Stuhl oder Samen; Anfälle gekünstelt, bisweilen längerdauernd, sowie willkürlich hervorzurufen und zu unterdrücken), Ohnmacht
(keine Krämpfe, evtl. Puls schlecht), Eklampsie, Urämie, symptomatische

Epilepsie bei Hirntumor, -tuberkulose, -gumma, -cyste usw. (sonstige Krankheitssymptome).

Prognose: Spontanheilung selten (höchstens 10%). Evtl. Tod im Anfall, bisweilen im Status epilepticus, sonst auch durch Verletzung, Erstickung, Ertrinken, Verbrennen (daher Überwachen mit Verhütung von Verletzung durch passende Lagerung und von Zungenbiß durch Einschieben eines Gummikeils oder Tuchs zwischen die Zahnreihen; cave Maschine, Feuer, Wasser usw.!).

Unfallzusammenhang ist hinsichtlich der Entstehung nur gegeben bei traumatischer E., hinsichtlich der Verschlimmerung auch sonst möglich, aber nur ausnahmsweise, falls nämlich nach dem Unfall eine auffällige Zunahme der Krampfanfälle nachgewiesen wird. Die Erwerbsfähigkeit richtet sich nach der Häufigkeit der Krampfanfälle; bei sehr häufigen, spez. täglichen kann sie so gut wie aufgehoben sein; jedenfalls ist der Epileptiker in bestimmten, spez. maschinellen Betrieben nicht verwendbar.

Therapie: a) **Kausal,** wenn irgend möglich, vgl. Ätiologie (z. B. bei symptomatischer, spez. Reflexepilepsie, Lues usw.). Bei der organischen, spez. traumatischen Epilepsie, falls der fokale Typ der Rindenepilepsie vorliegt, empfiehlt sich möglichst frühzeitige Trepanation mit Entfernung von Depression, Knochensplitter, Fremdkörper, Narbe, Cyste, Tumor, Hämatom, Phlebektasie usw.; Technik: Meningo- und evtl. Encephalolyse, evtl. Duraplastik (alles organische Material gibt Verwachsung, spez. Fascie, auch Fett, am wenigsten Muskel und Peritoneum; manchmal gelingt das Aufteilen der Dura in zwei Blätter; empfohlen wird auch Thierschsche Transplantation oder Kopfschwartenlappen oder alloplastische Knochendeckung mit Silber, Gold, Celluloid usw.; Schädeldeckung nicht vor Jahren und nicht bei Krämpfen, Stauungspapille oder Fremdkörper, dabei nach Kocher als Sicherheitsventil gegen vermehrten intrakraniellen Druck unter Belassen einer Knochenlücke bzw. unter Verkleinerung des osteoplastischen Lappens). Bei der genuinen Epilepsie sind die Aussichten der Operation gering, am besten noch bei Jacksonscher Epilepsie. Hier wird auch empfohlen die Excision des primär krampfenden (epileptogenen) Centrums bis in die weiße Substanz ca. 5 mm tief (Horsley) nach vorheriger Bestimmung durch unipolare Reizung mit schwachem faradischem Strom (Gefahr der Lähmung, evtl. auch Aphasie!). Wenig ratsam, da unsicher und schädigend, erscheint die Unterschneidung der Hirnrinde (Trendelenburg). Sonst sind zu versuchen: Lumbal- bzw. Ventrikelpunktion (spez. im Status epilepticus, evtl. wiederholt), Balkenstich und Entlastungstrepanation mit Belassen einer Knochenlücke nach Kocher (s. o.). Erfolglos erscheinen: die Exstirpation des obersten Halssympathicusganglion oder des ganzen Halssympathicus einer- oder beiderseits, sowie die Unterbindung der Aa. vertebrales oder des Sin. long. oder die Verengerung der Carotiden sowie deren periarterielle Sympathektomie (Leriche); Exstirpation einer Nebenniere oder einfacher deren Röntgenbestrahlung ist auch empfohlen worden, erscheint aber noch problematischer.

b) **Symptomatisch** (dies auch nach Operation noch für längere Zeit, im übrigen Normalverfahren bei genuiner E. sowie bei milder Jacksonscher E. ohne Häufung der Anfälle oder mit Übergang von lokalem zu allgemeinem Typ): Schonung (cave körperliche, geistige und psychische Anstrengung!), Diät (reizlos, am besten salzarm; cave Kaffee, Alkohol usw.), Kaltwasserbehandlung. Bei häufigeren Anfällen Brom (Bromkali, Erlenmeyersches Gemisch, brausendes Bromsalz, Bromipin, Sedobrol, Bromural, Brosedan usw.) evtl. mit Opium oder Belladonna oder Luminal (0,015—0,3), auch als Lubrokal (0,6 Kal. brom. + 0,04 Luminalnatrium oder Prominal). Bei Status epilepticus evtl. Chloroforminhalation; sonst Lumbalpunktion (s. o.).

Prophylaxe: Bei genuiner Epilepsie empfiehlt sich Sterilisieren oder Ehe- bzw. Kinderverbot.

D. Entzündungen.

a) Hirnhautentzündung (Meningitis).

α) Eitrige, spez. traumatische Hirnhautentzündung (Meningitis purulenta).

Entstehung: a) direkt (primär), also traumatisch bei penetrierender Hirnverletzung, z. B. Stich, Hieb, Schuß usw. (traumatische Meningitis), und zwar entweder sofort (Frühmeningitis) oder erst später von Fremdkörper, Knochennekrose, Prolaps, Sinusthrombose oder Hirnabsceß (Spätmeningitis).

b) Fortgeleitet (sekundär), also vor allem oto- oder rhinogen auf dem Wege der Blut- oder Lymphbahnen bzw. Nervenscheiden von Entzündungen in der Nachbarschaft: Weichteile (infizierte Wunden oder Phlegmone, Erysipel, Furunkel und Karbunkel), Knochen (Schädelschüsse und komplizierte Frakturen, auch Basisfrakturen mit Verbindung zu Ohr und Nase bzw. Nebenhöhlen; ferner Osteomyelitis, sowie Tuberkulose und Syphilis), Ohr (z. B. Mittelohrentzündung), Nase und Nebenhöhlen (z. B. Stirn- oder Oberkieferhöhlenempyem, Tuberkulose und Syphilis, Geschwülste), Orbita (z. B. Orbitaphlegmone nach Bulbusenukleation), Gehirn (Encephalitis, Hirnabsceß und Sinusthrombose), wobei Meningitis dann in der Regel die Todesursache ist.

c) Bisweilen metastatisch bei Pyämie, sowie bei sonstigen Allgemeininfektionen (Pneumonie, Influenza, Typhus, Gelenkrheumatismus, Pocken, Scharlach usw.), hier manchmal begünstigt durch Schädeltrauma („Locus minoris resistentiae"); manchmal auch auf dem Umweg über Mittelohrentzündung, z. B. bei Scharlach. Bei dieser Entstehungsform kann das Leiden auch in leichtem Grade auftreten als sog. „Meningismus" mit günstiger Prognose.

Pathologische Anatomie: Im wesentlichen Leptomeningitis, zum Teil auch Pachymeningitis interna und externa. Je nach Ausdehnung unterscheidet man 2 Formen: a) beschränkt (M. circumscripta), z. B. auf Verletzungsstelle bei penetrierender Verletzung, wobei durch Verklebungen die weitere Ausbreitung verhütet wird; b) ausgedehnt (M. diffusa). Bei der traumatischen Meningitis handelt es sich nicht nur um Konvexitäts-, sondern meist auch Basilarmeningitis. Exsudat ist serös-eitrig oder fibrinös-eitrig oder rein-eitrig, ausnahmsweise jauchig, dabei evtl. stinkend und gashaltig. Krankheitserreger: In der Regel Staphylo- oder Streptokokken, vereinzelt Pneumo-, Meningokokken, Influenza-, Typhus-, Colibacillen usw., sowie Anaërobier.

Symptome (verschieden nach Grundkrankheit und Ausdehnung, sowie oft verwischt durch Grundkrankheit und Komplikationen, und zwar bei Frühmeningitis nach Trauma durch Hirnerschütterung, -druck oder -quetschung, bei Spätmeningitis durch Encephalitis, Hirnabsceß oder Sinusthrombose):

a) Allgemeine Symptome: Fieber (hoch und anhaltend, selten mit Schüttelfrost beginnend), Kopfschmerzen (außerordentlich stark und durch Medikamente kaum beeinflußbar, manchmal schwankend, evtl. auch erkennbar bei Bewußtseinsstörung: Greifen nach dem Kopf, schmerzhaftes Verziehen des Gesichts, Aufschreien und Zähneknirschen), Schwindel, Erbrechen bzw. Brechreiz, Bewußtseinsstörung (Unruhe bis Delirien und später Somnolenz bis Sopor bis Koma), Puls (unregelmäßig und beschleunigt, seltener verlangsamt) und Atmungsanomalie (beschleunigt und später unregelmäßig bis aussetzend).

b) Lokale Symptome (je nach Ausdehnung verschieden): Nackenstarre, Hyperästhesie, Reflexsteigerung, Muskelrigidität, Beugecontractur der Beine (Kernigsches Symptom), kahnförmige Leibeinziehung, Harn- und Stuhlverhaltung (Rückenmark!), ferner Gesichtszuckungen oder -lähmung mit Ptose, Trismus, Augenmuskellähmungen (Wurzelreizung!), Nystagmus, Pupillendifferenz, Reaktionsträgheit und -verengerung oder -erweiterung (Hirnnervenreizung bzw. -lähmung!), schließlich bei Konvexitätsmeningitis auch

Zuckungen oder Krämpfe und Lähmungen halbseitig in Form von Mono- und Hemiplegie, Aphasie, Hemianopsie (Rindencentrenlähmung!).

Diagnose: Primäre Infektionsquelle (Trauma, Ohrleiden usw.) und charakteristische Symptome (1. Entzündungssymptome: Fieber usw.; 2. Hirnsymptome allgemeiner und örtlicher Natur: Kopfschmerz, Schwindel, Erbrechen, Bewußtseinsstörung usw. und Krämpfe bzw. Lähmungen; 3. Meningensymptome: Nackensteifigkeit, Kernig, Hauthyperästhesie, Sehnenreflexsteigerung usw.); dazu Augenspiegelbefund (oft Neuritis optica und zuweilen Stauungspapille) und Lumbalpunktion (meist Druck- und Mengenerhöhung, Trübung, Eiweiß- [Pandysche Reaktion ist positiv!] und Zellvermehrung: Pleo-, spez. Polynukleocytose und Bakteriengehalt; aber bei Verklebung des Foramen Magendii evtl. fehlend).

Differentialdiagnose: Teils lokale Hirninfektionen: Meningitis serosa, epidemica, tuberculosa usw., sowie Encephalitis, Hirnabsceß und Sinusthrombose, teils allgemeine Infektionen: Septikopyämie, Miliartuberkulos, Typhus, Pneumonie usw., auch Urämie, sowie Hysterie.

Verlauf: Akut; meist 1—3 Tage, manchmal kaum 24 Stunden, zuweilen 1—3 Wochen.

Stadien (mehr oder weniger unterscheidbar): 1. Reizung oder Delirium mit Kopfschmerz, Unruhe bis Delirien, Pupillenverengerung, Pulsverlangsamung und Zuckungen bis Krämpfe. 2. Lähmung oder Depression mit Sopor bis Coma, Pupillenerweiterung, Pulsbeschleunigung und Lähmungen. Vorauf geht ein Stadium der Prodrome.

Komplikationen: Encephalitis, Sinusthrombose und Hirnabsceß, sowie Pneumonie.

Prognose: Sehr schlecht; fast stets erfolgt Tod; vereinzelt ist Heilung, am ehesten bei circumscripter Meningitis oder bei Meningismus, aber dann Gefahr des Hydrocephalus.

Prophylaxe: Sachgemäße Behandlung von Verletzungen (Schädelwunden) und Eiterungen (Ohrleiden). Urotropin 3mal tgl. 1 g (?).

Therapie: a) Operativ: Zu versuchen, namentlich bei circumscripter M., ist breite Eröffnung des primären Eiterherdes (Schädelverletzung, Ohraffektion) unter ausgedehnter Trepanation, Duraspaltung und Dränage, sowie Fremdkörperentfernung; bei diffuser M. desgl. unter Trepanation am Hinterhaupt beiderseits; sonst Lumbalpunktion evtl. wiederholt und evtl. Eröffnung der Cisterna cerebello-medullaris oder Ventrikel- und Balkenstich.

Daneben Antiseptica oral, intravenös oder intralumbal (Urotropin bzw. Cylotropin, Jodpräparate, Silber, Farbstoffe, Chininderivate usw., auch Prontosil; z. B. 3mal 5—10 ccm 40%iges Urotropin oder 10—20 ccm 10—20%iges Jodnatrium oder Septojod). Serum und Vaccine (?).

b) Konservativ und zwar symptomatisch: Allgemein: Ruhiges und kühles Zimmer, leichte Kost, Harn- und Stuhlregelung; lokal: Eisblase oder Kühlröhre, Einreibungen mit grauer Salbe auf den rasierten Kopf und Blutentziehungen durch Schröpfköpfe oder Blutegel an Schläfe oder Warzenfortsatz; bei Schmerzen: Antineuralgika (Pyramidon usw.); bei Unruhe: Narkotika (Morphium usw.).

Anmerkung. Seröse Hirnhautentzündung (Meningitis serosa).

Entstehung: Traumatisch, und zwar a) entweder als Reaktion auf einen traumatischen Hirninsult, z. B. Hirnquetschung bei Depressionsfraktur oder Verletzung, spez. Schuß (M. traum. serosa aseptica) oder b) als Begleiterscheinung eines infektiösen Prozesses in der Nähe von Hirnoberfläche oder Ventrikel, z. B. Knocheneiterung, Extraduralabsceß, Konvexitätsmeningitis, Rindenabsceß, Sinusthrombose oder Hirnabsceß (M. traum. serosa comitans s. sympathica).

Lokalisation: Meningen (M. serosa externa) oder Ventrikel (M. serosa interna).

Ausdehnung: Entweder ausgebreitet (M. diffusa) oder beschränkt (M. circumscripta), auch bei Verschluß des Foramen Monroi als einseitiger

Ventrikelhydrops oder bei Verschluß des Foramen Magendii als doppelseitiger Ventrikelhydrops (Hydrocephalus internus ventricularis), ohne daß dabei der Druck im Spinalkanal erhöht zu sein braucht.

Symptome: Teils durch allgemeinen oder lokalen Hirndruck (bei M. diffusa ähnlich Hydrocephalus und bei M. circumscripta ähnlich Hirntumor), teils durch meningeale Reizung (ähnlich Meningitis, aber abgeschwächt); bei starkem Hirndruck Stauungspapille; Lumbalpunktat evtl., aber nicht immer, mit Druck- und Mengenerhöhung, sowie mit Eiweiß- und Zellvermehrung, dabei aber klar und steril (serös).

Therapie: Im Falle von Hirndruck bei M. circumscripta: Trepanation und Durapunktion bzw. -incision, bei M. diffusa: Lumbal- oder Ventrikelpunktion, sowie Balken- oder Suboccipitalstisch, ausnahmsweise Entlastungstrepanation.

β) Tuberkulöse Hirnhautentzündung (Meningitis tuberculosa).

Vorkommen und Entstehung: Spez. bei Kindern und Jugendlichen, u. a. nach Masern und Keuchhusten, ferner nach Operation tuberkulöser Herde (Knochen- oder Gelenkresektion), schließlich im Anschluß an Hirntuberkel, überhaupt meist auf dem Blutweg bei Lungen-, Drüsen-, Knochen-, Gelenk-, Urogenital-, Bauchfell- u. a. Tuberkulose, seltener auf dem Lymphweg bei Augen-, Ohren-, Nasen- u. a. Tuberkulose.

Verlauf: Weniger stürmisch.

Lokalisation: Vorwiegend Hirnbasis (Basilarmeningitis).

Diagnose: Sonstige (Lungen-, Pleura-, Drüsen-, Knochen- und Gelenk-) Tuberkulose (Röntgenbild der Lungen usw.!), Augenspiegelung (Chorioidealtuberkel!), Lumbalpunktion (Lymphocytose und Tuberkelbacillennachweis!), sowie jugendliches Alter und schleichender Beginn.

Prognose: Meist in 2—8 Wochen tödlich.

Therapie: Außer allgemeiner und symptomatischer Behandlung (s. o.) evtl. Lumbalpunktion.

γ) Epidemische Hirnhautentzündung oder Genickstarre (Meningitis cerebrospinalis epidemica).

Epidemisch; Therapie: Lumbalpunktion mit Antimeningokokkenserum 20 ccm intramuskulär und intralumbal oder mit Einblasung von Luft bzw. Acethylen in 4—5facher Menge des abgelassenen Liquor, dazu lauwarme Bäder und Packungen, Eisblase, Urotropin und Luminal. Prophylaxe: Isolierung der Bacillenträger.

b) Hirnentzündung (Encephalitis).

Definition: Die traumatische eitrige Hirnentzündung ist eine progrediente Phlegmone (Hirnphlegmone); diese phlegmonöse Form stellt im Gegensatz zur abscedierenden (Hirnabsceß) ein praktisch weniger bedeutungsvolles Krankheitsbild dar, zumal dieses meist vor der fast immer gleichzeitig bestehenden Meningitis zurücktritt. Unter traumatischer, nicht infektiöser (aseptischer) Hirnentzündung versteht man die traumatische Schädigung des Hirns in Form eines Zertrümmerungsherds ohne Infektion. Die nicht traumatische Hirnentzündung kommt bei Allgemeininfektionen vor.

Pathologische Anatomie: Eitrige Einschmelzung mit umgebendem Ödem.

Entstehung: a) meist direkt bei infizierten Hirnverletzungen, spez. -schüssen, b) bisweilen fortgeleitet bei Knocheneiterung, Meningitis, Hirnabsceß oder Sinusthrombose, c) vereinzelt metastatisch bei geschlossenem Quetschungsherd durch Stoß, Schlag, Fall, Prellschuß, Depressionsfraktur usw.

Formen: Früh- und Spätmeningitis (letztere bei ruhender Infektion im Anschluß an Fremdkörperextraktion, Wundstörung, Prolapseinklemmung, Hirnabsceß usw.).

Symptome und Diagnose: Symptome der fast stets begleitenden Meningitis: Fieber, Nackenstarre usw., sowie ausgeprägtere allgemeine Hirndrucksymptome: Kopfschmerz, Erbrechen, Unruhe oder Benommenheit usw. und Herdsymptome: Halbseitenläsion usw.; im Augenhintergrund meist Neuritis optica; Lumbalpunktat zeigt evtl. Vermehrung von Menge, Druck, Eiweiß- und Zellgehalt.

Differentialdiagnose: Meningitis purulenta und serosa, sowie Hirnabsceß, intrakranielle Blutung usw.

Prognose: Schlecht; vereinzelt Rückgang oder Absceßbildung; in der Regel Tod durch Einbruch in Ventrikel oder Meningen.

Therapie: Vgl. Meningitis; evtl. Eröffnung des Primärherds nebst Dränage, sowie druckentlastende Eingriffe, spez. Lumbalpunktion.

c) Hirnabsceß.

Entstehung: a) direkt-traumatisch (häufig); b) fortgeleitet, und zwar otogen (häufig), rhinogen (seltener) oder osteogen (selten); c) metastatisch (seltener).

I. Traumatischer Hirnabsceß: Häufig, spez. im Kriege; vorkommend bei infizierten Schädelwunden, spez. komplizierten Frakturen und Schüssen ohne oder vor allem mit Depression, falls Eiterretention statthat; meist solitär, aber auch nicht selten multipel, und zwar entweder mehr oder weniger zusammenhängend oder verstreut (letzteres z. B. bei eintretender Venenentzündung); teils oberflächlich, teils tief gelegen.

1. Akut-traumatischer Hirnabsceß (sog. „Frühabsceß"), d. h. in den ersten Tagen bis Wochen nach der Verletzung.

2. Chronisch-traumatischer Hirnabsceß (sog. „Spätabsceß", auch wegen der mehr oder weniger ausgebildeten Absceßmembran „Balgabsceß" genannt), d. h. in Wochen bis Monaten bis Jahren mit einem mehr oder weniger ungestörten Befinden nach der Verletzung; der chronisch-traumatische Absceß entsteht entweder aus dem akuten oder von vornherein allmählich, dies namentlich bei Knochen- und Venenentzündung oder auf Grund ruhender Infektion spez. um Fremdkörper (Knochensplitter, Messerklinge, Geschoß usw.).

II. Fortgeleiteter Hirnabsceß:

a) Otogener oder otitischer Hirnabsceß: Häufig, und zwar im Frieden anscheinend häufigster Hirnabsceß (ca. $33^1/_3\%$); anschließend an akute (10—20%) oder überwiegend an chronische Ohrleiden (80—90%), spez. bei gleichzeitiger Knocheneiterung; Fälle mit Cholesteatom, akutem Nachschub, fötider Absonderung, polypenähnlicher Granulationswucherung, ungünstig (z. B. im oberen Trommelfellteil) gelegener Perforation usw. sind besonders verdächtig; lokalisiert meist im Schläfenlappen ($^2/_3$) oder im Kleinhirn ($^1/_3$), letzteres namentlich bei Labyrintheiterung.

b) Rhinogener Hirnabsceß: Seltener; fortgeleitet bei Eiterung in Nase oder Neben- (Stirn-, Keilbein-, Oberkiefer-) Höhlen; lokalisiert meist im Stirnlappen (daher gewöhnlich ohne Herdsymptome), selten (z. B. bei Oberkieferhöhlenempyem) auch im Schläfenlappen.

c) Osteogener Hirnabsceß: Selten; bei sonstiger Knochennekrose nach Osteomyelitis, sowie nach Tuberkulose oder Syphilis des Schädels.

III. Metastatischer oder embolischer Hirnabsceß: Seltener; meist multipel und oft auch tief, daher selten angreifbar; meist links (Carotis liegt links in grader Verlängerung der Aorta), und zwar im Gebiet der A. fossae Sylvii und hier wiederum in ihrem spitzwinklig abgehenden Rindenzweige (daher Herdsymptome gewöhnlich in Form der charakteristischen kontralateralen Krämpfe und Lähmungen); anschließend an endothorakale, spez. Lungeneiterungen: Bronchiektasien, Bronchitis, Pneumonie, Lungenabsceß und -gangrän, Pleuraempyem, Bronchialdrüsenvereiterung, ferner an Appendicitis, Cholecystitis, Leber-, Milz- und Nierenabsceß, schließlich an Pyämie nach

infizierten Wunden, Operationen, Aborten und Geburten, ulcerierten Carci-
nomen, Parotitis, Panaritien, Furunkeln und Karbunkeln usw. und an sonstige
Allgemeininfektionen: Typhus, Influenza, Masern, Scharlach, Diphtherie,
Rotz usw.; hierher gehören wohl auch die meisten der sog. ,,idiopathischen"
Hirnabscesse, welche ca. 10% aller Fälle ausmachen.

Pathologische Anatomie: 2 Formen: a) Akuter Hirnabsceß zeigt
bräunlichen Eiter und zerfetzte Wand, sowie darum rote Erweichung und
weiterhin Ödem. b) Chronischer Hirnabsceß (Balgabsceß) ist meist abgekapselt (eingebalgt) durch eine bis zu mehreren (2—5) Millimetern dicke
Absceßmembran (Balg), welche zunächst aus Granulations- und später aus
Fasergewebe besteht; Eiter ist grün-, weiß- oder schwefelgelb und zähflüssig
bis rahmig, dabei geruchlos, nur ausnahmsweise jauchig, dabei evtl. stinkend
und gashaltig. Größe: Verschieden, von Hirsekorn bis Faust und mehr,
meist Walnuß bis Apfel; im Kleinhirn bis Kastanie. Zahl: Von einem bis
zu hunderten; multiple Hirnabscesse entstehen meist metastatisch, aber
nicht selten auch traumatisch, dies namentlich bei multipler Verletzung oder
bei eintretender Hirnvenenentzündung. Sitz: Oberflächlich (Rindenabsceß) oder tief (Markabsceß).

Krankheitserreger: Meist Staphylo- oder Streptokokken, ausnahmsweise Meningo-, Pneumokokken, Pneumo-, Typhus-, Coli-, Proteusbacillen,
Streptothrix usw., sowie Anaërobier.

Symptome:

a) Symptome der Grundkrankheit: Hirnerschütterung, -druck oder -quet-
schung, Ohr,- Nasen- und Nebenhöhlen-, Lungen- u. a. Eiterung; evtl. Wunde
ist mißfarben, schmierig und zerfallen, sowie aus der Tiefe eiternd und in
der Umgebung ödematös.

b) Symptome der Eiterung als solcher: Fieber (aber beim chronischen
Absceß oft lange fehlend oder doch nur gering und unregelmäßig, spez. abends,
manchmal auch nur periodenweise), Unbehagen, Reizbarkeit, Appetitlosigkeit und Verdauungsstörungen, später auch Verfall mit Abmagerung und
Mattigkeit, sowie fahlgraue Gesichtsfarbe; dazu Hyperleukocytose.

c) Symptome allgemeiner Hirnerkrankung (Hirndrucksymptome): Kopfschmerzen (dauernd oder anfallsweise; evtl., aber nicht immer, lokalisiert
und kombiniert mit lokaler Klopfempfindlichkeit; diese ist aber nur bedeutungsvoll, wenn ausgesprochenermaßen lokalisiert und heftig), Bewußtseinsstörung (Trägheit, Schläfrigkeit, Benommenheit oder Koma), Schwindel und
Erbrechen, Pulsveränderung (Pulsverlangsamung namentlich bei Hirndruck
und Pulsschwankungen bei Lagewechsel, z.B. Aufschnellen von 40 auf 100 Schläge
beim Aufrichten).

d) Symptome lokaler Hirnerkrankung (Herdsymptome): Bedingt teils durch
Einschmelzung, teils durch Druck oder Ödem der näheren und weiteren
Umgebung, also oft lange und evtl., nämlich bei Lokalisation in ,,stummer"
Hirnregion auch ganz fehlend; u. a. kontralaterale Krämpfe und Lähmungen
(z. B. bei traumatischem Rindenabsceß in der motorischen Region), Sprach-
störungen, spez. sensorische Aphasie (z. B. bei otogenem Absceß im linken
Schläfenlappen), Kleinhirnstörungen (z. B. bei otogenem Absceß im Klein-
hirn), keine Herdsymptome oder erst bei großer Ausdehnung durch Fernwirkung kontralaterale Monoplegie in Gesicht und Arm und bei linksseitigem
Sitz auch Sprachstörungen (z. B. bei rhinogenem Absceß im Stirnhirn).

Diagnose: Primärer Eiterherd (Kopfverletzung, Mittelohrentzündung,
Lungeneiterung usw.), sowie pyämische Symptome (Fieber, Unbehagen,
Verdauungsstörungen, Gesichtsfarbe usw. sowie Blutbild und Blutkörperchensenkung), Hirndrucksymptome (Kopfschmerz und evtl. lokale Klopfempfindlichkeit, Bewußtseinsstörung, Schwindel, Erbrechen, Pulsverlangsamung und
-schwankungen) und vor allem Herdsymptome (z. B. kontralaterale Krämpfe
und Lähmungen, sensorische Aphasie, cerebellare Symptome usw.); dazu
Augenspiegelbefund (evtl. Stauungspapille oder Neuritis optica; manchmal einseitig oder doch auf einer Seite stärker, und zwar meist auf der

kranken; jedoch oft fehlend und nicht stark außer bei Eiterung in Sehcentrum oder in Sehnervenbahn oder bei starkem Hirndruck), Lumbalpunktion (wegen Ventrikeldurchbruchsgefahr vorsichtig, daher langsam und wenig ablassen; es findet sich meist Druck und Menge, evtl. auch Eiweiß- und Zellgehalt vermehrt), Hirnpunktion (wegen Meningitisgefahr nicht ohne sofort angeschlossene Operation), Röntgenbild (wichtig bei Fremdkörper, spez. Geschoß oder Sequester, sonst ausnahmsweise positiv bei großem und dickem, spez. verkalktem Eiterherd; evtl. Ventrikulographie). Diagnose ist oft schwierig, namentlich bei chronischen Abscessen, wo charakteristische Symptome lange fehlend oder gering sein können, dagegen verhältnismäßig leicht bei akuten Abscessen, und zwar bei den meisten otogenen (Mittelohreiterung) und bei manchen metastatischen (Lungeneiterung), sowie vor allem bei akuten traumatischen Rindenabscessen. („Wo spät bei abendlichen Fiebererscheinungen Kopfschmerzen, konvulsivische Anfälle und einseitige Lähmungen an der der Wunde entgegengesetzten Seite sich einstellen, ist das Vorhandensein von Hirnabsceß wahrscheinlich"; v. Bergmann). Die topische Diagnose, welche für die Operation des Hirnabscesses notwendig ist, ergibt sich aus Ausgangsherd und Herdsymptomen, evtl. Röntgenbild bzw. Pneumoradiographie und im Notfall Hirnpunktion.

Differentialdiagnose:

1. Meningitis und Encephalitis (rascher Verlauf, anhaltendes und hohes Fieber, Pulsbeschleunigung, Nackenstarre und sonstige Rückenmarkwurzelreizsymptome, Hirnnervenaffektionen, trüber und bakterienhaltiger Liquor usw.).

2. Sinusthrombose (intermittierendes Fieber, Symptome lokaler oder auf die Jugularvene fortgeleiteter Thrombose, Fehlen von Hirndruck usw.).

3. Hirntumor einschl. **Meningitis serosa circumscripta** (langsamerer und regelmäßigerer Verlauf, stärkere Stauungspapille, Fehlen von Absceßfieber und von primärem Eiterherd usw.).

4. Hirnsyphilis (dazu Heileffekt und Wassermannsche Reaktion in Blut und Liquor).

5. Meningeablutung (sehr rascher Eintritt und typische Symptome; dagegen kein Absceßfieber usw.).

6. Nephritis mit Urämie (Harnbefund usw.).

Verlauf: 2 Formen: a) akut, d. h. nicht vor 5—12 Tagen entstehend und nicht länger dauernd als Tage bis Wochen; b) chronisch, d. h. nicht vor 3—5 Wochen entstehend und dabei andauernd Wochen bis Monate bis Jahre (vereinzelt bis 20—30—40 Jahre); dies auf Grund ruhender Infektion, namentlich bei Fremdkörper.

Beim chronischen Absceß kann man mehr oder weniger 4 Stadien unterscheiden:

1. Entwicklungsstadium mit den sog. „primären" Hirnsymptomen.
2. Latentes Stadium mit mehr oder weniger ungestörtem Befinden, aber oft unterbrochen durch Schübe von Fieber, Kopfschmerz usw.
3. Manifestes Stadium mit den sog. „sekundären" Hirnsymptomen.
4. Endstadium mit Exitus.

Prognose: Schlecht. In der Regel erfolgt Tod durch Einbruch in Ventrikel oder in Meningen oder durch fortschreitende Encephalitis mit Hirnödem. Nur ganz ausnahmsweise ist Spontanheilung durch Durchbruch in Nase oder in Paukenhöhle oder durch Verkalkung. Sonst ist Heilung möglich durch Operation, und zwar spez. bei oberflächlichem und solitärem Absceß, daher bei otitischem (hier bis 50%, durchschnittlich $33\frac{1}{3}\%$) bzw. bei Kleinhirnabsceß (10—20%) und bei traumatischem; dagegen sind die metastatischen meist und auch die traumatischen Abscesse nicht selten multipel und tief, daher nicht heilbar; Markabscesse sind überhaupt ungünstiger als Rindenabscesse. Im übrigen ist zu unterscheiden zwischen Absceß und Phlegmone.

Prophylaxe: Sachgemäße Behandlung von Schädelverletzungen und rechtzeitige Eröffnung von Eiterherden (infizierte Schädelbrüche und -schüsse, Ohr- und Nebenhöhleneiterungen, Lungenherde, Furunkel usw.).

Therapie: Bei sichergestellter oder wahrscheinlicher Diagnose des Hirnabscesses möglichst frühzeitige Operation: Eröffnung, Entleerung und Dränage des Eiterherds. Technik: Evtl. Beseitigung des Primärherds; genügende Schädeleröffnung (unter Verzicht auf osteoplastische Deckung); in der Tiefe achten auf Duravorwölbung und -spannung, sowie auf Fehlen der Hirnpulsation; evtl. weiter vorgehen mit Punktionskanüle, Messer oder vorn stumpfem Instrument in die Tiefe, aber unter Vermeidung des Ventrikels; Erweitern der Absceßöffnung; Suchen nach Fremdkörpern (Knochen- und Geschoßsplitter) und Nebenherden, sowie Einlegen von Drän (Gazestreifen mit Protektivsilk oder Guttaperchaumwicklung oder Gummi-, Hollundermark-u. dgl. Rohr unter Haken- oder Spekulumentfaltung und unter direkter Beleuchtung; achten auf Eiterverhaltung oder Absceßentwicklung (Fieberanstieg!); lagern halb sitzend mit nach der kranken Seite leicht geneigtem und gedrehtem Kopf.

Bei akutem traumatischem Rindenabsceß: Schädellücke erweitern mit Luerscher Zange od. dgl.; bei abseits (,,exzentrisch") gelegenem Absceß entsprechend ausgedehnt oder an anderer Stelle erneut.

Bei otogenem Absceß im Schläfenlappen Eingehen entweder durch Warzenfortsatz (vgl. Radikaloperation bei Mittelohreiterung!) oder durch Felsenbeinschuppe; im Kleinhirn darüber.

Bei rhinogenem Absceß Vorgehen durch Stirnbeinhöhle unter Fortnahme deren vorderer Wand; im übrigen symptomatisch (vgl. Meningitis!).

Bei chronischem Absceß mit Neigung zur Abkapselung auch Entlastungstrepanation und später (nach 3—4 Wochen) Exstirpation (Vincent).

d) Hirnvorfall (Prolapsus cerebri).

Definition: Hirnvorfall ist der Austritt einer mit dem übrigen Hirn und in sich zusammenhängenden Hirnmasse durch eine traumatische Lücke der gesamten Hirnbedeckung (Weichteile, Knochen und Dura) unter der Voraussetzung eines erhöhten Hirndrucks.

Entstehung: Man unterscheidet 2 Formen:

a) Stauungs-, aseptischer, primärer oder gutartiger Hirnprolaps: Nach Operation raumbeengender Prozesse innerhalb der Schädelhöhle, spez. Hirntumoren oder nach Verletzung mit anschließender traumatischer Hirnreaktion (Hirnödem und Liquorvermehrung); rasch eintretend und gutartig; kleinbleibend und zurückgehend.

b) Infektiöser, septischer, sekundärer oder bösartiger Hirnprolaps: Nach infizierter Hirnverletzung, spez. komplizierter Schädelfraktur, Hirnschuß u. dgl. oder nach Trepanation bei entzündlichen Hirnerkrankungen spez. Hirnabszeß oder bisweilen nach osteomyelitischer, tuberkulöser oder syphilitischer Knochennekrose bei erhöhtem Hirndruck infolge Infektion in Form von entzündlichem Ödem, Encephalitis oder Hirnabsceß; allmählich, evtl. spät eintretend und bösartig; neigend zu Einklemmung, Eiterverhaltung, Phlegmone in Hirn oder Kopfweichteilen.

Symptome: Durch Weichteil-Knochen-Duralücke vorquellende Hirnmasse; später an der Oberfläche matschig; manchmal pulsierend (außer bei Verwachsung bzw. Einklemmung und bei Innenspannung) und reponibel evtl. unter Hirndruckerscheinungen.

Der bösartige Prolaps ist im Gegensatz zum gutartigen groß (statt walnuß- bis faustgroß), rasch fortschreitend und nicht pulsierend; zugleich bestehen meist Zeichen von Infektion (Fieber usw.) und von Hirndruck (Kopfschmerz, Erbrechen, Pulsveränderung usw.), sowie im Augenhintergrund Neuritis optica und im Lumbalpunktat Druck- und Menge-, sowie evtl. auch Zell- und Eiweißvermehrung.

Differentialdiagnose: Blutgerinnsel, Granulome und Geschwülste (Dura- und Knochensarkome, Gummata usw.).

Prognose: Verlauf ist entweder zu- oder abnehmend; der gutartige und nach spontaner oder operativer Entleerung von Eiter bzw. Fremdkörper auch der bösartige Prolaps kann sich zurückbilden: schrumpfen, zurücksinken und vom Rand aus sich überhäuten.

Komplikationen: 1. Verwachsung mit den umliegenden Kopfweichteilen; 2. Einklemmung in Schädellücke und 3. Abstoßung von durch Einklemmung oder Zerfall abgestorbenen Massen.

Gefahren: Durch Abstoßung oder Abtragung, sowie durch Lösen von Verklebungen bei Transport, Verbandwechsel od. dgl. droht Ventrikeleröffnung oder Meningeninfektion oder fortschreitende Encephalitis mit raschem Tod.

Prophylaxe: Sachgemäße Behandlung von Hirnverletzungen mit Fremdkörperentfernung, Dränage usw.

Therapie: a) Möglichst kausal: Beseitigung der Infektionsquelle durch Eitereröffnung, Fremdkörperentfernung und Dränage unter genügender Erweiterung der Schädellücke, aber unter Vermeidung des Ventrikels. Unnötig und wegen Gefahr der Ventrikeleröffnung gefährlich ist Punktion, Incision und Abtragung. Bei vorzeitiger Verwachsung mit Kopfweichteilen: Lösung. Bei Einklemmung mit Gangrängefahr: Erweiterung der Schädellücke.

b) Sonst symptomatisch: Kopfruhig- und -hochlagerung; entlastender (nicht drückender) Schutzverband mit essigsaurer Tonerde-, Höllenstein-, Alkohol-, Formalin- od. dgl. Lösung, Perubalsam oder Pulver; evtl. Heißluft, Quarzlampen- oder Röntgenbestrahlung (?).

Bei Hirndruck: Lumbalpunktion oder Balkenstich oder Entlastungstrepanation (z. B. an der Gegenseite oder am Hinterhaupt, evtl. mit Eröffnung der Cisterna cerebello-medullaris).

e) Sinusthrombose.

Definition: Entzündung (Thrombophlebitis) der Hirnblutleiter.

Entstehung: a) Vereinzelt direkt-traumatisch bei penetrierender Schädelverletzung; b) meist fortgeleitet bei Eiterungen der Nachbarschaft: Hirn und dessen Häute (Hirnabsceß, Encephalitis, Meningitis), Orbita (z. B. Orbitalphlegmone), Nase und Nebenhöhlen (z. B. Stirnhöhlenempyem), Ohr (akute und chronische Ohreiterungen; am häufigsten: ca. $^2/_3$ aller Fälle), Knochen und Knochenhaut (z. B. Knocheneiterung nach komplizierter Fraktur oder Schuß, ferner Osteomyelitis und Periostitis spez. am Oberkiefer, auch nach Zahnaffektion) und Weichteile (z. B. Gesichts- und Kopfphlegmone und -erysipel, Oberlippenfurunkel, Tonsillitis, Parotitis); c) manchmal metastatisch bei Pyämie mit Thromboembolie.

Lokalisation: 1. Überwiegend Sinus transv. bzw. sigm., und zwar bei Ohreiterung; hier auch vereinzelt Sinus petrosus sup. oder inf. 2. Bisweilen Sinus cavernosus, z. B. bei Orbita- oder Gesichtseiterung. 3. Manchmal Sinus longitudinalis sup., z. B. bei Eiterung in Weichteilen (z. B. Phlegmone und Erysipel) oder in Knochen (z. B. Knochennekrose nach komplizierter Fraktur oder Schuß), sowie bisweilen fortgeleitet vom Confluens sinuum bei Ohreiterung.

Evtl. pflanzt sich die Thrombose von einem der genannten Sinus auf benachbarte fort und schließlich bis auf V. jugularis, evtl. anonyma und cava sup.

Symptome (evtl., aber nicht immer vorhanden, auch oft verdeckt durch Grundkrankheit oder durch pyämische Allgemeinerkrankung oder durch komplizierende Meningitis oder Hirnabsceß oder beide):

a) pyämische: Intermittierendes Fieber mit Schüttelfrösten, dazu evtl. Durchfall, Ikterus, Milztumor usw., sowie Metastasen in Lungen (klinisch meist als diffuse Bronchitis, seltener als herdförmiger Lungenabsceß), Gelenken (Schulter!), Schleimbeuteln, Muskeln, inneren Organen: Niere, Milz, Hirn usw.

b) cerebrale: Kopfschmerz (auch lokal), Schwindel, Erbrechen, Bewußtseinsstörung (gering); evtl. Stauungspapille oder Neuritis optica (selten und gering außer bei Thrombose des Sinus cav.) und im Lumbalpunktat Druck und Menge, evtl. auch Eiweiß und Zellzahl vermehrt.

c) lokale: Teils infolge Drucks auf benachbarte Hirnpartien oder Hirnnerven, teils infolge lokaler Blutabflußbehinderung, welche an den äußeren Venen sichtbar sein kann als Stauung nebst Ödem; bei Fortsetzung der Thrombose auf die Jugularvene walzenförmiger, derber und druckempfindlicher Strang am Hals innen vom Kopfnicker mit Neigung des Kopfs nach der kranken Seite; im einzelnen:

Sinus transv.: evtl., aber nicht immer, Ödem am Warzenfortsatz (Griesinger), seltener stärkere Füllung der äußeren Drosselvene auf der gesunden Seite (Gerhardt) und selten Druckempfindlichkeit am Hinterhaupt (Laurens), ferner durch Reizung benachbarter Hirnnerven: Heiserkeit, Atemnot, Pulsveränderung (Vagus), Zuckungen und Krämpfe an Kopfnicker- und Kappenmuskel (Accessorius) und Schluckstörungen (Glossopharyngeus).

Sinus cav.: Einseitiges Ödem der Augenlider und Bindehaut, sowie Exophthalmus; im Augenhintergrund Retinastauung und -ödem, evtl. Stauungspapille; ferner durch Reizung benachbarter Hirnnerven: Neuralgien in Frontal- und Supraorbitalgegend (Trigeminus, 1. Ast) und Augenmuskellähmungen (Occulomotorius, Trochlearis und Abducens).

Sinus long. sup.: Venenstauung mit Ödem am Scheitel; ferner bei Stauung in den Venen der Hirnoberfläche (Hirnrinde) Krampfanfälle.

Diagnose: Pyämische, cerebrale und lokale Symptome; dazu Augenspiegelung und Lumbalpunktion; evtl. Primärherd (Ohr, Schädelverletzung, Kopf- oder Gesichtseiterung usw.); u. a. bakteriologische Blutuntersuchung, evtl. wiederholt.

Differentialdiagnose: Teils eitrige und sonstige Allgemeininfektionen: Miliartuberkulose, Typhus, Malaria usw.; teils sonstige lokale (Hirn-) Infektionen: Meningitis, Encephalitis und Hirnabsceß.

Komplikationen und Prognose: Schlecht. Meist erfolgt Tod, und zwar durch Meningitis, Encephalitis oder Hirnabsceß, sowie durch Pyämie. Besonders ungünstig sind ausgesprochen septische Fälle, sowie überhaupt solche mit Thrombose des Sinus cav.

Prophylaxe: Sachgemäße Behandlung von Verletzungen und Operationswunden, sowie rechtzeitige Eröffnung von Eiterungen (Ohreiterung!).

Therapie: Zu versuchen ist Operation und zwar möglichst frühzeitige.

Technik: Freilegung, Eröffnung und evtl. Ausräumung des entzündeten Sinus nebst anschließender Tamponade, ferner Jugularisunterbindung vorher (spez. bei bereits bestehender Jugularisthrombose oder bei septischen Fällen) oder nachher (spez. bei fortbestehendem hohem Fieber mit Schüttelfrösten).

Besonders gute Aussicht (bis $^2/_3$ Heilung) gibt die rechtzeitige Operation am Sinus transv. nach Ohreiterung (Zaufal 1880); hier ist sie angezeigt, wenn nach Abklingen der ursprünglichen Fiebererscheinungen noch hohes Fieber mit Schüttelfrösten bleibt, ohne daß Eiterretention anzunehmen bzw. trotzdem solche angegangen ist.

Außerdem sind evtl. metastatische z. B. Lungenabscesse anzugehen; sonst ist die Behandlung symptomatisch (vgl. Meningitis und Pyämie!).

Anmerkung. Primäre oder marantische oder autochthone Sinusthrombose (im Gegensatz zur sekundären oder entzündlichen) entsteht bisweilen infolge Darniederliegens des Blutdrucks und Herzschwäche bei unterernährten kleinen Kindern (Pädatrophie) und bei elenden Greisen, sonst auch nach erschöpfenden Krankheiten: Carcinose, Phthise, Chlorose, Typhus usw.; gewöhnlich ist der

Sinus long. sup. befallen und evtl. von hier auch weitere Sinus; mit Rücksicht auf Grundkrankheit und auf nicht infektiöse Natur der Thrombose kommt ein chirurgischer Eingriff wohl nie in Betracht; Therapie: Schonung und kräftigende Ernährung, evtl. Eisen.

E. Hirngeschwülste (Tumor cerebri).

Pathogenese und pathologische Anatomie: Der Symptomen-komplex des klinischen Krankheitsbildes „Hirndruck" wird bedingt durch raumbeengende Prozesse verschiedener Art, und zwar: echte Geschwülste oder Granulationsgeschwülste oder Gefäßveränderungen in Ge-schwulstform oder Cysten; dazu kommen noch Hydrocephalus und extracerebrale, spez. Knochengeschwülste sowie Pachymeningitis hämorrhagica int.

I. Echte Geschwülste: Ausgehend von Hirn, Hirnhäuten, Gefäßen und Nerven, sowie Knochen; teils primär, teils sekundär (metastatisch); vor-kommend nicht allzu selten, meist im mittleren Alter (zwischen 20 und 40 Jahren), später selten, aber auch häufiger im Kindesalter (hier neben Tuberkulose vor allem Gliome und Sarkome; Juden sollen häufiger erkranken.

1. Gliome: Am häufigsten, spez. im Großhirn (ca. 40%) aller Hirngeschwülste, namentlich bei Jüngeren; gewöhnlich haselnuß- bis mannsfaustgroß; meist solitär und fast nie multipel; gewöhnlich nicht begrenzt und daher nicht aus-schälbar, im übrigen mehr oder weniger bösartig; für die Operation günstig sind die Astrocytome und die Oligodendrogliome, dagegen ungünstig die Glio-blastome und dann die Medulloblastome (s. u.); oft blutreich, evtl. hämor-rhagisch oder cystisch; es handelt sich um eine dem Centralnervensystem eigentümliche Geschwulst, bestehend aus Neurogliazellen und aus dazwischen gelegenem Faserwerk; teils weicher (zellreich), teils derber (faserreich); manch-mal myxomatös oder sarkomatös oder teleangiektatisch; Querschnittsbild in der Regel bunt. Man unterscheidet im einzelnen folgende 4 Arten: a) Medullo-blastome: ähnlich Rundzellensarkomen, gefäßreich, metastasierend (Dura-metastasierung), zerebellar, im Kindesalter, maligne, meist innerhalb 1 Jahres tödlich, mit $33^{1}/_{3}\%$ Operationsmortalität; b) Astrocytome: häufig (ca. 40%) aller Gliome, mit Glasgliazellen neben vereinzelten Riesenzellen, oft cystisch, auch verkalkend, benigne, mit 3,3% Operationsmortalität; c) Glioblastome: bei Erwachsenen im 40.—60. Jahr, mit Riesengliazellen, oft mit Cysten, Blutungen und Nekrosen, in der weißen Substanz der Großhirnhemisphären, auch zur anderen Seite und bis in die Rinde reichend, sehr maligne, in Wochen bis Monaten tödlich, mit 12—50% Operationsmortalität; d) Oligodendro-gliome: bei Erwachsenen, in Großhirnrinde, verkalkend, relativ benigne; in einigen Jahren tödlich, mit 7,5—15% Operationsmortalität.

2. Sarkome: Am zweithäufigsten; ausgehend von Hirnhäuten oder Gefäß-und Nervenscheiden oder Knochenhaut; in der Regel peripher, spez. an der Basis; meist primär und solitär, selten metastatisch, und dann auch multipel, spez. als Melanosarkom; oft scharf begrenzt und derb, daher besser operabel wie 1.

3. Fibrome bzw. Neurinome: Seltener; ausgehend von Periost, Dura oder Hirnnervenscheiden, spez. als Acusticustumor am Kleinhirnbrückenwinkel; derb und umschrieben.

4. Cholesteatome oder Perlgeschwülste: Mit Bildung weißglänzender Perlen von Seiden- oder Perlmutterglanz; seltener; gewöhnlich an der Basis, spez. am Kleinhirnbrückenwinkel; ausgehend von Dura oder vereinzelt vom Plexus chorioideus.

5. Endondrome, Osteome, Lipome: Sehr selten.

6. Carcinome: Selten primär vom Plexusepithel oder Ventrikelependym, meist metastatisch und dann oft multipel in Hirn und Hirnhäuten spez. Dura, hier auch als Pachymeningitis carcinomatosa (z. B. nach Mamma-, Lungen-und Bronchial-, seltener Leber-, Magen-, Prostata-, Nierencarcinom usw.).

7. Hypernephrome und **Deciduome:** Metastatisch; vereinzelt.
8. Endotheliome, Peritheliome und **Cylindrome:** Selten; ausgehend vom
Endo- bzw. Perithel der Blut- und Lymphgefäße, spez. an der Dura als sog.
„Fungus malignus durae matris"; manchmal mit Kalkeinlagerung als sog.
Psammo-Endotheliom, auch einwachsend in Hirn, Nerven, Hypophyse, Sinus
und Knochen mit Knochenverdickung knoten- oder rasenförmig als sog.
osteoplastisches malignes Duraendotheliom.
9. Psammome oder Sandgeschwülste: D. h. durch Kalkeinlagerung in Form
geschichteter Kugeln oder knorriger Spieße ausgezeichnete sonstige Geschwülste: vor allem Endotheliome, ferner Gliome, Fibrome, Sarkome usw.
(sog. Meningeome); meist gut begrenzt und daher ausschälbar, auch langsam
wachsend; dabei Knochenveränderungen „Knochenhügel"; selten rezidivierend;
meist im 30.—50. Jahr; Operationsmortalität verhältnismäßig gering.

II. Granulationsgeschwülste:

1. Tuberkel: Häufig, spez. im Kindesalter (meist im 1.—14. Jahr), wo er
50% und mehr aller Hirntumoren ausmacht; meist in Kleinhirn, ferner Brücke,
seltener Hirnrinde; solitär als sog. „Solitär- oder Konglomerattuberkel" oder
öfters auch multipel; manchmal als lokalisierte, tumorartige Erkrankung der
Meningen (Meningoencephalitis tuberculosa cirsumscripta); anscheinend stets
sekundär bei gleichzeitiger sonstiger Tuberkulose; manchmal im Anschluß
an Trauma; hirsekorn- bis faust-, meist hasel- bis walnußgroß. Komplikation:
Tuberkulöse Meningitis und Miliartuberkulose. Diagnose: Sonstige Tuberkulose, spez. an Drüsen, Lungen, Pleura, Knochen und Gelenken usw.
2. Gummata: Häufig bei Erwachsenen, öfters auch als basale Meningitis
mit multiplen Hirnnerven- (spez. Augenmuskel-) Lähmungen. Lokalisation:
Meist Konvexität, spez. Centralwindungen. Diagnose: Anamnese, Narben,
Aborte, Wassermannsche Reaktion, therapeutischer Heileffekt, sowie unregelmäßiger Gesamtverlauf.
3. Aktinomykose: Sehr selten; entweder metastatisch bei Lungen- und
Pleuraaktinomykose oder meist fortgeleitet von Gesicht, Hals usw. oder
ganz vereinzelt primär.

III. Gefäßveränderungen in Geschwulstform: Lymph- oder Hämangiome spez. Angioma cavernosum und Angioma racemosum

(arteriale oder venosum
oder kombiniert): Evtl. neben äußeren Hämangiomen spez. in Kopf- und
Gesichtshaut; als Symptome bestehen oft allgemeine und lokale Hirnsymptome
(meist Krämpfe epileptischer Art, evtl. Herdsymptome: schubweise mit
vorübergehender Lähmung, dagegen weniger Hirndrucksymptome, spez.
Stauungspapille), sowie Gefäßsymptome: Gefäßgeräusche und Erweiterungen
von Gefäßen und Herz; dazu Arterio- und evtl. Ventrikulographie.
Dazu kommen noch Angioretikulome und Angiogliome sowie Lindausche Tumoren (mit Cysten verbundene Hämangiome am Kleinhirn).
Aneurysma arterio-venosum s. o. (Verletzungen, intrakranielle Gefäße
B, b!).
Aneurysmen: an den basalen Hirnarterien, spez. A. fossae Sylvii, basilaris
und carotis int.; nicht selten, namentlich im mittleren und höheren Alter;
nach Syphilis, Arteriosklerose usw., sowie nach Trauma; meist erbsen- bis
hühnereigroß; nicht selten multipel; bei größeren Aneurysmen bestehen
allgemeine und lokale Hirnsymptome, spez. Störungen an den benachbarten
Hirnnerven, sowie pulsierende Gefäßgeräusche; evtl. (spez. nach Trauma
oder Erregung) erfolgt Ruptur mit apoplektiformem Anfall oder Exitus.

IV. Cysten:

1. Nicht parasitäre: Vereinzelt **Dermoide und Teratome sowie erweichte
Tumoren,** spez. Gliosarkome sowie häufiger **angeborene** und **traumatische
Cysten:** sog. „falsche oder Pseudocysten" als Reste von Bluterguß oder Erweichungsherd nach Trauma (Geburts- oder späterer Verletzung, spez. Schuß),
Entzündung oder Apoplexie, Meningitis serosa circumscripta; s. da!
2. Parasitäre: Echinococcus: Selten und gewöhnlich solitär und **Cysticereus
cellulosae:** Meist multipel, spez. im 4. Ventrikel und in der Hirnrinde bzw.

an der Hirnhaut als „Cysticercus meningitidis"; meist bei Fleischern, heutzutage wegen der Fleischbeschau anscheinend seltener; zugleich evtl. Cysticerken in Subcutis und Orbita sowie in Lumbal- und Hirnpunktat sowie Eosinophilie, auch periodische Druckerscheinungen und toxische Wirkungen; evtl. Tod durch plötzlichen Druck auf das verlängerte Mark, z. B. bei Sitz im 3. oder 4. Ventrikel.

Symptome.

I. Allgemeinsymptome (Hirndruck!).

1. Kopfschmerzen: Fast stets vorhanden; meist dumpfbohrend und heftig, spez. bei Kongestion (Husten, Pressen, Bücken, Erregung, Alkoholgenuß usw.); bisweilen, aber nicht immer lokalisiert oder verbunden mit circumscripter Klopfempfindlichkeit, sowie mit tympanitischem oder schepperndem Klopfschall (Schädelverdünnung!).

2. Stauungspapille und evtl. **Sehstörungen:** Sehr häufig (bis 80—90%), evtl. einseitig oder stärker auf der kranken Seite, spez. bei Tumoren im Kleinhirn und in der hinteren Schädelgrube mit bald und rasch auftretendem Hydrocephalus internus, dagegen sonst nicht immer sogleich (u. a. fehlend bei den früh diagnostizierten Tumoren der motorischen Region und der Hirnbasis); anschließend später Sehnervenatrophie; Sehstörungen erst in letzterem Falle, daher oft zunächst nicht vorhanden; evtl. Gesichtsfeldeinschränkung.

3. Bewußtseinsstörungen: Somnolenz bis Sopor bis Koma, auch in ohnmachtartigen Anfällen, spez. bei multiplen Tumoren (Carcinom und Sarkom, Cysticercus, Syphilis usw.), ferner Schläfrigkeit, Gedächtnisschwäche, Denk- und Assoziationshemmung mit verlangsamtem Sprechen, Schreiben, Verstehen usw.; bei Stirnhirntumoren sowie bei multiplen Tumoren (Cysticerken) auch Intelligenz- und Psychestörungen.

4. Allgemeine Krampfanfälle: häufiger (in ca. 25%).

5. Schwindel im Sinne des Gefühls von Unsicherheit, bei Kleinhirntumoren auch echter Drehschwindel.

6. Erbrechen: unabhängig von der Nahrungsaufnahme und oft zugleich auftretend neben Kopfschmerz und Schwindel; recht häufig (in ca. 50%), namentlich bei Tumoren in der hinteren Schädelgrube.

7. Veränderung, spez. Verlangsamung von Puls (auf 60—50—40) und von **Atmung.**

II. Lokal- oder Herdsymptome: unmittelbare durch Zerstörung und mittelbare durch Schädigung (Druck, Ödem, Blutung, Erweichung) der betreffenden benachbarten oder entfernteren Hirnpartie; zunächst überwiegend Reiz-, später Lähmungs- oder Ausfallsymptome, welch letztere für die topische Diagnose im allgemeinen wichtiger sind als erstere, da diese auch als Nachbarschaftssymptome vorkommen; bisweilen, namentlich anfangs, sowie überhaupt bei kleinen und flachen Tumoren oder bei Tumoren in sog. „stummer" Hirnregion (z. B. im Stirn- oder im rechten Schläfenlappen) fehlend und nur eindeutig bei großer Reinheit, sonst verdeckt durch Allgemein- sowie Nachbarschafts- und Fernsymptome; bei Vorliegen mehrerer Herdsymptome sind die Symptome in der Regel von einem Punkt zu erklären, es sei denn daß es sich um multiple Tumoren handelt; schließlich ist zu bestimmen, in welchem Abschnitt der Nervenbahn die durch das Herdsymptom erkennbare Störung sitzt (z. B. bei Facialislähmung sprechen relatives Freisein der zugleich von der anderen Seite innervierten Stirnäste, gekreuzter Sitz und gleichzeitige Extremitätenlähmung für centrale, dagegen Lähmung aller Äste, gleichseitiger Sitz und gleichzeitige Augenmuskellähmungen für basale Affektion).

Beispiele: Im **Stirnhirn** (Häufig, aber nicht immer und auch vorhanden bei sonstigen Hirntumoren): Störungen von Intelligenz, Charakter und Psyche, spez. Affektanomalien z. B. närrische Heiterkeit (Moria), Witzelsucht, Apathie sexuelle Perversität, Stimmungswechsel usw.; bei größeren Tumoren auch Muskelkontrakturen, Ataxie („frontale Ataxie"), Mangel an Regsamkeit, A- und Dyspraxie; bei Tumor in der 3. Stirnwindung links: motorische Aphasie (Broca); bei Tumor in der 2. Stirnwindung rechts: Amusie, dazu evtl. Nachbarschaftssymptome an Centralwindungen und benachbarten Hirnnerven: Olfactorius, Opticus, Abducens, Occulomotorius usw.

In **der motorischen Centralregion:** Frühzeitig Krämpfe von Jacksonschem Typus und meist anschließend, selten voraufgehendLähmungen, und zwar kontralateral an Gesicht, Arm und Bein (von unten nach oben und entsprechend dem Erkrankungsherd in einer bestimmten Muskelgruppe beginnend und von hier evtl. auf benachbarte übergreifend!), evtl. verbunden mit Parästhesien und Schmerzen, aber selten mit Gefühlsstörungen (und zwar sind dann meist nur Lage- und Tastgefühl verloren, dagegen Schmerz- und Temperaturgefühl erhalten, während deren Verlust auf Beteiligung der inneren Kapsel hinweist).

Im **Schläfenlappen:** Links sensorische Aphasie, ferner Gehörsensationen (Glockenläuten, Pfeifen, Rauschen, Sausen usw.); dazu evtl. Nachbarschaftssymptome von Centralwindungen, innerer Kapsel, Hinterhauptlappen sowie Fernsymptome vom Augenmuskeln.

Im **Scheitellappen:** Oft keine Herdsymptome; evtl. Nachbarschaftssymptome von Centralwindungen, innerer Kapsel, Hinterhauptlappen.

Im **Hinterhauptlappen:** Gekreuzte homonyme Hemianopsie; bei umschriebener Läsion (z. B. Schußverletzungen) auch Quadrantenhemianopsie oder isolierte Skotome; bei medianer Affektion beiderseits; ferner Seelenblindheit, optische Aphasie und Gesichtssensationen (Blitzen, Funkensprühen, bewegte Gegenstände und Personen usw.); dazu evtl. Nachbarschaftssymptome von innerer Kapsel, Schläfenlappen und Kleinhirn.

Im **Kleinhirn:** (Außer frühzeitigen und starken Hirndrucksymptomen, spez. Kopfschmerzen meist in Hinterkopf und selten im Stirnhirn, Schwindel und Erbrechen, sowie [in 90%] Stauungspapille mit baldiger Sehnervenatrophie) cerebellare Ataxie, d. h. Schwanken wie bei Trunkenheit beim Stehen und Gehen, evtl. nach der Seite des Tumors, Drehschwindel, Manegebewegungen, breitspuriger Gang, Nystagmus, Bewegungsataxie, Vorbeizeigen im Bárányschen Zeigeversuch, d. h. beim Zeigen mit dem von unten nach oben kommenden Zeigefinger unter geschlossenen Augen, Adiadochokinese, d. h. Unmöglichkeit rasch aufeinanderfolgender Bewegungen von Antagonisten (z. B. Pro- und Supinatoren oder Beugern und Streckern), Asynergie, d. h. Ausfall der Koordination zwischen Rumpf- und Gliedbewegungen (z. B. beim Gehen Vorsetzen der Beine und Zurückbleiben des Rumpfes oder beim Aufrichten Erheben von Armen und Zurückbleiben des Rumpfes); evtl. dazu Nachbarschafts- und Fernsymptome von Vierhügeln, Brücke, verlängertem Mark und Hirnnerven 3—12, spez. 5—8, z. B. Corneaareflexie.

Im **Kleinhirnschenkel:** Zwangs-(Manege-) Bewegungen.

Im **Kleinhirnbrückenwinkel** (sog. Kleinhirnbrückenwinkeltumoren; histologisch meist Fibrome, Neurofibrome, Fibrosarkome oder Psammome: ein- oder bisweilen doppelseitig; ausgehend von den dort gelegenen Hirnnerven 5, 6, 7, 9 und 10, und zwar in der Regel vom Acusticus: Acusticustumoren): Störungen von Acusticus (Ohrensausen, Hörverminderung bis -verlust, vestibulärer Schwindel), Trigeminus (Corneaareflexie, Hyp- und Parästhesien in einer Gesichtshälfte, Gesichtsneuralgien), Facialis, Glossopharyngeus, Accessorius, Trochlearis und Abducens; dazu Nachbarschaftssymptome von Brücke, verlängertem Mark und Kleinhirn.

An der **Hirnbasis** (Osteome, Chondrome, Sarkome und Gummata von Knochen, ferner Fibrome, Sarkome und Endotheliome von Dura, schließlich Fibrome, Neurofibrome und Fibrosarkome von Hirnnerven): Multiple Hirnnervenstörungen, spez. an Opticus, Oculomotorius, Abducens und Facialis (z. B. Geruchsstörung bis -verlust, Sehstörung mit Opticusatrophie, Augenmuskellähmungen, spez. Ptose, Neuralgien im 1. Trigeminusast, Gesichtslähmung usw.); dazu Nachbarschaftssymptome (je nach Sitz des Tumors in der vorderen, mittleren oder hinteren Schädelgrube) von Stirnhirn, Hypophyse, Hirnschenkeln, Brücke, verlängertem Mark und Kleinhirn.

An **Hemisphärenmark und Stammganglien,** und zwar in der inneren Kapsel: Halbseitenparese bzw. -plegie evtl. mit Hemianästhesie und Hemi-

anopsie; im Corpus striatum: Contralaterale hemichoreatische und hemi-
athetotische Störungen; im Corpus lentiforme: Rigidität der contra-
lateralen Muskulatur; im Thalamus opticus: gekreuzte halbseitige Sensibilitätsstörungen nach voraufgegangenen Reizerscheinungen.

Im **Balken:** Störungen von Psyche und Intelligenz, A- und Dyspraxie usw.

In **Vierhügeln:** Augenmuskellähmungen, Ptosis, Nystagmus usw.; dazu
Nachbarschaftssymptome von Sehhügeln und Hirnschenkeln.

In **Großhirnschenkeln** (meist Tuberkel und Gummata): Alternierende
Hemiplegie, d. h. Lähmung des Oculomotorius auf der gleichen Seite und
Lähmung der Extremitäten nebst Facialis und Hypoglossus auf der anderen
Seite; dazu Nachbarschaftssymptome von rotem Kern, verlängertem Mark usw.

In **Brücke:** Assoziierte Blicklähmung nach der kranken Seite und alternierende Hemiplegie, d. h. Lähmung von Hirnnerven (spez. Facialis, Abducens, Trigeminus und Acusticus) auf der kranken Seite und Lähmung der
Extremitäten evtl. nebst Sensibilitätsbeteiligung auf der anderen Seite; dazu
Nachbarschaftssymptome von Kleinhirn und verlängertem Mark.

In **verlängertem Mark:** Symptome der langsam fortschreitenden und unregelmäßigen Bulbärparalyse mit Störungen am 8.—12. Hirnnerven (spez.
Dysarthrie, Dysphagie, Aphonie, Taubheit, Geschmackverlust, Herz- und
Atmungsstörungen, Singultus, Zungen- und Gesichtslähmung); dazu Nachbarschaftssymptome von Pyramidenbahnen und Kleinhirn; evtl. erfolgt Lungen-
lähmung mit tödlichem Lungenödem bei gutem Puls oder Lähmung der Herztätigkeit.

In **3. und 4. Ventrikel:** Meist ausgesprochener Hydrocephalus, sowie Nachbarschaftssymptome, und zwar am 4. Ventrikel Symptome von Kleinhirn
oder von verlängertem Mark sowie typische Kopfhaltung mit zunehmender
Senkung des Kopfes auf die Brust und durch Kopfbewegungen ausgelöstes
Erbrechen, Schwindel und cerebellare Ataxie, evtl. blitzartiges Zusammen-
brechen.

Cysticerken ebenso wie Geschwülste oder Solitärtuberkel des 4. Ventrikels
können den Brunsschen Symptomenkomplex bieten: Perioden schwerster
Hirnstörung (Kopfschmerz, Schwindel, Erbrechen, psychische Störungen,
Störungen von Puls und Atmung) wechseln mit Perioden des Wohlbefindens;
Störungen sind dabei abhängig von der Kopfhaltung; Patienten halten den
Kopf daher ängstlich still; plötzliche und scharfe Kopfbewegung kann den
Tod herbeiführen.

In **verschiedenen Hirnpartien** (multiple Tumoren): Kombiniert.

Diagnose: Allmählich eintretende und zunehmende **Allgemeinsymptome**
(Kopfschmerzen, Sehstörung usw.) und **Herdsymptome** (z. B. Krämpfe und
Lähmungen bei Tumor der motorischen Region). Wichtig ist — abgesehen
von genauer Anamnese und wiederholter Untersuchung — ferner:

1. Augenspiegeluntersuchung (Stauungspapille ist vorhanden sonst bei
Hydrocephalus, dagegen gering oder fehlend bei Hirnabsceß, Meningitis,
Encephalitis, Schädeltrauma, Turmschädel, multipler Sklerose, Apoplexie usw.).

2. Röntgenbild: Exostosen, Knochensarkome, kalkhaltige Tumoren, spez.
Meningeome und Gliome, vor allem Astrocytome und Oligodendrogliome, Hypo-
physen- und Epiphysentumoren, Cholesteatome, Dermoide, Gefäßgeschwülste,
Cysten, Gummata, Solitärtuberkel, Parasiten usw.; (cave Verkalkungen der
Epiphyse, Plexus chorioidei, Pachionischen Granulationen und Hirnsichel!),
bei Hypophysentumoren Ausweitung und Usurierung des Türkensattels;
Knochenwucherungen bei Meningeomen, Neurinomen und Cholesteatomen, bei
Kleinhirnbrückenwinkeltumoren Verdünnung und Verdrängung der vorderen
Sattellehne und Erweiterung des Porus acusticus internus; sonst überhaupt
bei Hirntumoren mit allgemeinem Hirndruck: Erweiterung des Türkensattels,
Verschiebung der verkalkten Zirbeldrüse, lokale Knochenverdünnung, Vertiefung der Impressionen und Verschärfung der Juga, Nahtdehiszenzen, Erweiterung der Gefäßfurchen, Sinus, Diploëvenen und Emissarien. Evtl.
schreite man zur Pneumoencephalo- bzw. Ventriculographie d. h.

23*

Röntgenaufnahme bei Lufteinblasung oder Kontrastfüllung in die Subdural-
räume nach Lumbalpunktion oder Ventrikelpunktion oder Cisternenpunktion,
auch bei intraarterieller Kontrastfüllung in die A. carotis int. (Weite, sowie
Form und Lage der Ventrikel); doch ist das Verfahren eingreifend und nicht
unbedenklich (s. u.).

3. **Hirnpunktion und -aspiration** (Tumorbröckel mit Zellreichtum, Unregel-
mäßigkeit und Mitosen sowie Cysteninhalt, Blut, Eiter usw.; Gefahr von
Fistelung, Blutung und Infektion; daher nur in besonderen Fällen erlaubt,
auch meist entbehrlich und unsicher!).

4. **Lumbalpunktion** (Vorsicht spez. bei Tumor der hinteren Schädelgrube, daher hier höchstens zur Druckbestimmung sowie Benutzung eines
dünnen Trokars und Ablassen des Liquors langsam und sparsam; sonst Gefahr
der Einpressung des Hirns in das Hinterhauptloch mit plötzlichem Tod:
sog. ,,Stöpselmechanismus"), wichtig für Hirntumor ist Menge- und Druckerhöhung sowie Kolloidreaktion, ferner Geschwulstzellen bei echten Tumoren,
Lymphocytose und Tuberkelbacillen bei Tuberkel, Wassermannsche Reaktion
bei Syphilis, Membranen und Häkchen bei Echinococcus, Blasen bei Cysticerus.

5. **Evtl. Explorativtrepanation.**
Topische Diagnose: Vgl. Herdsymptome! (Die Lokalisation der Hirngeschwulst gelingt bei neurologischer Spezialuntersuchung in der Regel — außer
in 5—10%; im übrigen in $33\frac{1}{3}$—95%.)
Differentialdiagnose: (Vgl. Pathogenese) Carcinom, Tuberkulose,
Syphilis, Cysticercus usw.; ferner Meningitis, Encephalitis, Hirnabsceß und
Sinusthrombose (infektiöser Prozeß mit Primärherd, raschem Verlauf, Fieber
und geringer oder fehlender Stauungspapille), Meningitis serosa und Hydro-
cephalus (traumatisch, infektiös oder angeboren), Arteriosklerose, Pachymeningitis haemorrhagica interna, Apoplexie (Alter, Anamnese, Verlauf usw.
sowie Lumbal- oder Hirnpunktion!), traumatische intrakranielle Blutung
(Trauma!), multiple Sklerose, progressive Paralyse, Epilepsie, Trigeminusneuralgie, Migräne, Neurasthenie, Hysterie (kein Hirndruck, spez. keine
Stauungspapille!), Urämie (Retinitis albuminurica, Ödeme, Herzhypertrophie,
Blutdruckerhöhung und Harnbefund!), Bleivergiftung usw.
Verlauf: Verschieden; in der Regel chronisch über Wochen bis Monate
bis Jahre, durchschnittlich 1—4 Jahre, im übrigen verschieden: schnell bei
bösartigen und langsam bei gutartigen, spez. kongenitalen Tumoren; nicht
selten sind Schwankungen infolge Rückbildung, Degeneration, Blutung,
Liquorstauung usw.; Gummata zeigen einen besonders unregelmäßigen Verlauf;
durch Blutung in den Tumor (spez. Gliom) oder Platzen eines Aneurysma
erfolgt manchmal akuter Eintritt und Verlauf, evtl. Exitus.
Prognose: Fast stets tödlich unter Schmerzen und Erblindung sowie
Lähmungen usw., dabei oft unter Benommenheit; bei Aneurysmen, sowie bei
Tuberkulose ist Spontanheilung möglich, bisweilen erfolgt jedoch bei letzterer
tuberkulöse Meningitis oder Miliartuberkulose, auch nach Operation; Syphilis
kann bei spezifischer Behandlung ausheilen; Echinokokken und Cysticerken
können absterben und verkalken.
Therapie: **a) Symptomatisch:** Antineuralgika (Pyramidon usw.) und
Narkotika (Morphium usw.) bzw. Sedativa (Brom, Opium, Luminal usw.),
Eisblase, kalte Kompressen oder Kühlröhre, lokale Blutentziehungen, im
übrigen Harn- und Stuhlentleerung, sowie nahrhafte und leichte Kost (cave
Kaffee, Alkohol usw.!); dazu Entwässerung (Dehydration) durch salzfreie Kost
und durch Zufuhr hypertonischer Lösung rektal (90 g Magn. sulf. in 180 g
Wasser) oder intravenös (50 ccm 50% Glucoselösung).

b) Kausal, und zwar unter Umständen konservativ (medikamentös),
spez. bei Tuberkulose und Lues (Salvarsan nicht ungefährlich; zu empfehlen ist
Jod und Quecksilber, auch bei Fehlen von Lues, aber nicht zu lange, spez. nicht
bei Sehstörung); bei Tumor evtl. Operation, und zwar wenn möglich als
Radikaloperation, sonst als Teiloperation, im Notfall als Entlastungsoperation:

A. Radikaloperation. Trepanation osteoplastisch (außer am Hinterhaupt, wo Sinus und Medulla oblongata durch den aufgebrochenen Knochenlappen gefährdet und die kräftigen Weichteile schützend sind), am Kleinhirn wegen der schwierigen Seitenbestimmung meist beiderseits; Dura wird durch Kreuz- oder Lappenschnitt eröffnet und später evtl. plastisch gedeckt durch Aufspalten der Dura in zwei Blätter oder durch freie Fascien- u. dgl. Transplantation; gewöhnlich keine Dränage. Druckentlastung erfolge nur langsam. Evtl. vorher Punktion. Bei tiefliegendem Tumor achten auf Vorbauchung, Abflachung der Windungen und Verstreichung der Furchen; evtl. palpieren, probepunktieren und -incidieren. Evtl. namentlich bei Kleinhirnbrückenwinkeltumor, Tumor ansaugen mit besonderem Saugapparat. Evtl. zweizeitig vorgehen. Tumoren sind auszuschälen oder auszuschneiden, wobei sich der Hochfrequenzstrom besonders empfiehlt; Cysten desgleichen, im Notfall auch nur zu resecieren oder incidieren; bei Hämangiomen genügt evtl. Unterbindung oder Umstechung der zuführenden Gefäße; bei Acusticustumor kann Querspaltung oder teilweise Resektion einer Kleinhirnhemisphäre nötig werden. Nach glücklich verlaufener Radikaloperation bilden sich die Allgemeinsymptome, auch Stauungspapille meist schnell zurück; Sehkraft kann erhalten bleiben, falls sie noch leidlich war; Lokalsymptome (z. B. Lähmung, Aphasie usw.) schwinden, wenn die betr. Hirnpartie nur geschädigt, aber nicht zerstört war; jede operative Heilung bedeutet Lebensrettung, und zwar manchmal Dauerheilung, sonst wenigstens Besserung, namentlich betr. Kopfschmerzen und Erblindung. Dauerheilung 5—35%, für Tuberkel und Gummata, Kleinhirnbrückenwinkeltumoren und vor allem Kleinhirncysten aber bedeutend mehr. Radikal operabel sind höchstens 10%. Radikaloperation ist gefährlich (Mortalität 10—40% und mehr) und nicht oft möglich wegen Schwierigkeit der topischen Diagnose (diese gelingt dem erfahrenen Facharzt aber in 35—95%), sowie der Zugänglichkeit und Entfernbarkeit; daher nur angezeigt bei lokalisierten (meist bei Tumoren in motorischer Region, Hinterhauptlappen, Kleinhirn und Kleinhirnbrücken- winkel, selten bei solchen in Stirn- oder Schläfenlappen), zugänglichen (ober- flächlichen) und begrenzten sowie solitären und primären Tumoren; besonders günstig sind Cysten und Fibrome sowie gewisse Endotheliome und Sarkome, oft auch Tuberkel und Gummata, ungünstig Gliome und gewisse Sarkome, ganz ungeeignet naturgemäß metastatische Tumoren; im Gegensatz zu den Tumoren der Konvexität sind der Operation nicht zugänglich die meisten an der Basis, sowie die in Marklager, innerer Kapsel und Stammganglien oder die in Brücke und verlängertem Mark. Bei den Kleinhirnbrückenwinkeltumoren empfiehlt sich mit Rücksicht auf die sonst hohe Mortalität die Enukleation, d. h. intrakapsuläre Ausschälung unter partieller Kleinhirnresektion. Cysten des 5. und 6. Ventrikels erreicht man unter Balkenspaltung. Bei großen oder tiefen Geschwülsten kann man den Tumor zunächst nur freilegen, worauf er sich unter dem intrakraniellen Druck von selbst entwickelt und durch einen 2. Eingriff leichter entfernt werden kann. Bei inoperablem Tumor kann auch eine Teilentfernung mit Messer oder eine Elektrokoagulation nützlich sein. Bei Aneurysma mit Blutung kann Freilegung und Muskelumlagerung versucht werden (Dott). Bei extra- und subduralem Hämatom bzw. Pachymeningitis hämorrhagica int. mit zunehmendem Hirndruck empfiehlt sich Freilegung und Ausräumung, evtl. nach Probebohrung. Bei jeder Hirngeschwulstoperation besteht die Gefahr des akuten Hirnödems. Zur Technik: Lokalanästhesie; Blutleere; Bluttransfusion vorbereiten; schonendes Arbeiten; Saugapparat; Diathermieinstrument; evtl. Probepunktion oder Probeincision am freigelegten Gehirn; nachher Überwachung von Puls und Atmung sowie Blutdruck, Pupillen und Temperatur; Morphiumvorgabe mit Vorsicht!

B. Palliativ- oder Entlastungsoperation. Lumbalpunktion, evtl. wieder- holte, kann in Frage kommen bei Hydrocephalus, ist aber bei Tumoren in der hinteren Schädelgrube nicht ungefährlich (s. o.) und bei fehlender Kommuni- kation zwischen Ventrikelsystem und Rückenmarkkanal nicht erfolgreich; zu versuchen ist Balken- oder Suboccipitalstich, Hirn- oder Ventrikelpunktion und Entlastungs- (Dekompressiv-) Trepanation (d. h. Herstellung einer Lücke im knöchernen Schädel nebst Duraspaltung entweder durch Opferung des Knochendeckels oder durch dessen Verkleinerung rings um 1—2 cm) am vermuteten Ort oder bei unmöglicher Lokalisation subtemporal nach Cushing oder bei Kleinhirntumor an dem durch feste Weichteile geschützten Hinterhaupt; bei Hirnstammgeschwulst mit Einschnürung im Ring des Zeltes wird Spaltung des Kleinhirnzeltes empfohlen. Die entlastenden Eingriffe wirken gegen Hirndruck, sind daher angezeigt spez. bei heftigen Kopfschmerzen und bei drohender Erblindung, hier aber frühzeitig (vor Ausbildung der Sehnervenatrophie!) und nötigenfalls, nämlich bei sehr starkem Hirndruck doppelseitig; als nachteilige Folgen drohen Hirnbruch, Blutung und Liquorcyste mit Infektion.

Bei inoperablen Tumoren (spez. Sarkomen, Gliomen und Hypophysengeschwülsten) wird Arsen und vor allem Röntgenbestrahlung empfohlen; diese ist auch nach der Operation zu empfehlen.

Anmerkung 1. Hypophysentumoren. Pathologische Anatomie: Man unterscheidet im allgemeinen zwei Typen, welche auch klinisch zwei mehr oder weniger, aber nicht immer scharf trennbaren Krankheitsbildern entsprechen: a) Meist Tumoren bzw. Hyperplasien: Adenome, Adenocarcinome und Strumen des vorderen (Drüsen-)Lappens mit Hypofunktion (Dystrophia adiposo-genitalis) oder mit Hyperfunktion (Akromegalie); b) selten Hypophysengangtumoren, d. h. Stachelzellen- oder Plattenepithelcarcinome und Cysten von versprengten Keimen des fötalen Hypophysengangs: Ductus craniopharyngeus (Erdheim), meist mit Hyperfunktion, ganz selten Gliome und Fibrome des hinteren (Hirn-) Lappens, sowie Tuberkulose und Syphilis mit Hypofunktion (Dystrophia adiposo-genitalis).

Vorkommen: Meist in den 20—30er Jahren, aber auch früher oder später, bisweilen in der Schwangerschaft.

Verlauf: Chronisch über Jahre bis Jahrzehnte; allmählich fortschreitend.

Prognose: Spontanheilung kommt anscheinend nicht vor, höchstens längerer Stillstand; schließlich Tod im diabetischen Koma oder an Hirndruck.

Symptome.

a) Hirntumor-, d. h. Hirndrucksymptome: α) allgemeine (oft aber gering oder fehlend), spez. Kopfschmerzen, Erbrechen, Schwindel, selten Stauungspapille und sekundäre Sehnervenatrophie; β) lokale; vor allem bitemporale Hemianopsie mit Amaurose oder mit centralen Skotomen ein- oder beiderseits (infolge Beeinträchtigung der gekreuzten Opticusfasern im vorderen Winkel des Chiasma, welche bekanntlich zu dem nasalen Anteil der Netzhaut gehören), ferner Augenmuskellähmungen, Geruchstörung bis -verlust, Trigeminusneuralgie im 1. Ast; dazu Nachbarschaftssymptome von Brücke und Kleinhirn.

b) Innersekretorische Symptome:

1. Akromegalie, d. h. zunehmende Vergrößerung der Körperenden, der sog. „gipfelnden Teile" (Akra), meist zuerst bemerkt am Zuengwerden von Hut, Handschuhen und Stiefeln, besonders ausgeprägt an Händen und Füßen („tatzenartig"), spez. Fingern und Zehen („wurstförmig"), sowie Nase, Ohren, Lippen, Zunge, Unterkiefer (Prognathie); bisweilen allgemeiner Riesenwuchs.

2. Dystrophia adiposo-genitalis, d. h. Fettsucht und Rückgang der geschlechtlichen Funktion mit Verlust der sekundären Geschlechtsmerkmale, beim Mann auch Verlust von Libido und Potenz, bei der Frau auch Amenorrhoe, bei Jugendlichen Infantilismus mit Hypoplasie der Genitalien und mit Zurückbleiben der sekundären Geschlechtsmerkmale (z. B. Mangel der Behaarung) sowie mit Zwergwuchs; bei Vorderlappenaffektion auch Kachexie mit greisenhaftem Aussehen, Haarverlust, Zahnausfall usw.

Dazu Störungen von Intelligenz und Psyche, Kopfschmerz, Sehstörung, Schlafsucht, subnormale Temperatur, Polydipsie und Polyurie, Diabetes mellitus oder insipidus.

Aufgefaßt wird 1 als Folge von Hyperfunktion (Adenome!), 2 als Folge von Hypofunktion (sonstige Hypophysenaffektion mit Destruktion oder Kompression der Drüse!); 1 entsteht gewöhnlich in mittleren und 2 in jungen Jahren (1.—14. Jahr).

Übergangsformen. Beziehung zu sonstigen endokrinen Drüsen, spez. Keim- und Schilddrüse. Nebenhypophysen, spez. Rachendachhypophyse. Pituitrin, d. h. der wirksame Drüsenextrakt, erregt glatte (Darm-, Uterus-) Muskulatur.

Differentialdiagnose: Allgemeiner Hirndruck und sonstige (extrasellare) Geschwülste in stummen Hirngebieten.

Diagnose: Außer klinischen Symptomen Röntgenbild (oft, freilich nicht immer, nämlich nicht bei kleinem oder extrasellarem Tumor findet sich Vertiefung, Verbreiterung und Eingangserweiterung sowie Usurierung des Türkensattels mit Verschmälerung der Sattellehne; einfache [flache] Vergrößerung findet sich auch als individuelle Anomalie und bei Hydrocephalus, Hirntumor usw.; außerdem besteht bei Akromegalie: Verdickung an den Knochen, spez. distal [Hand und Fuß] mit verstärkten Muskelansätzen, vertieften Gefäßfurchen und Osteophytenbildung, bei wachsenden Individuen auch Knochenverlängerung; bei Dystrophia adiposo-genitalis: Verzögerung der Knochenkernbildung und des Epiphysenschlusses, bei wachsenden Individuen auch Knochenverkürzung; bisweilen ist Verkalkung des Tumors erkennbar) und evtl. Hypophysenstich (Simons und Hirschmann 1927: 2½—3 cm oberhalb der Verbindungslinie der Tubera frontalia und 1 cm nach links von der Mittellinie erfolgt Anlegen eines Fräslochs und Punktion nach Duraincision im Winkel 120⁰ auf das Planum sphenoidale, dann unter Wenden der Nadel schräg nach hinten-unten durch das Diaphragma sellae in die Hypophyse bis auf den Boden der Sella; cave Sehnervenkreuzung und A. cerebri ant!).

Therapie: Vgl. Hirntumoren! Zu versuchen Jodkali, Hypophysin-, spez. Präphysontabletten (spez. bei Dystrophia adiposo-genitalis) und Röntgenstrahlen. Bei heftigen Kopfschmerzen und drohender Erblindung Operation: Radikaloperation ist unzulässig (Exstirpation der ganzen oder der vorderen Hypophyse wirkt im Tierexperiment tödlich), daher zur Entlastung des Hirns im ganzen und der Sehnervenkreuzung im besonderen (die bereits eingetretene Sehnervenatrophie ist natürlich nicht mehr rückgängig zu machen!) Palliativtrepanation (sellar) oder besser (nachhaltiger) partielle Exstirpation (entweder intrakraniell, d. h. mit osteoplastischer Schädelresektion unter Lüftung des Stirnschläfenlappens, aber unter Schonung der Stirnhöhlen, also transfrontal [Krause] oder weniger ratsam (unübersichtlich und unaseptisch!) transphenoidal, d. h. durch die Keilbeinhöhle mit temporärer Aufklappung der Nase [Schloffer] oder durch die Orbita [Oehlecker], auch zur Vermeidung der Gesichtsentstellung sublabial (Halsted) oder palatinal oder pharyngeal oder endonasal, d. h. vom Naseninneren [Hirsch]); bei Cysten kann auch der Hypophysenstich genügen. Nachbestrahlung.

Anmerkung 2. Epiphysentumoren, d. h. Tumoren der Zirbeldrüse (Glandula pinealis).

Pathologische Anatomie: Echte Tumoren, und zwar Psammome, Teratome, Gliome, Sarkome und Carcinome, ferner Cysten und Gummata.

Vorkommen: Vorwiegend bei Jugendlichen.

Symptome und Diagnose: a) Hirntumorsymptome: α) Allgemeine: U. a. Stauungspapille. β) Lokale (ähnlich wie bei Vierhügeltumor): Augenmuskellähmungen, Ataxie, choreatische und athetotische Störungen usw.

b) Innersekretorische Symptome: Bei Kindern rasche körperliche und geistige Entwicklung (Frühreife, Pubertas praecox) mit abnormem Längenwachstum (Makrosomie) und mit schneller und starker Genitalienbildung (Hypergenitalismus); bei Erwachsenen Fettsucht oder Kachexie.

Röntgenbild: Zirbeldrüse zeigt auch normaliter öfters Verkalkung.

Therapie: Vgl. Hirntumor.

Anhang: Hirnoperationen.

1. Trepanation: Vgl. Operationskurs!

2. Entlastungs- (Dekompressiv-) Trepanation.

Prinzip: Schaffung eines Ventils für das unter Druck stehende Hirn durch Bildung einer Schädellücke.

Indikationen: Hirndruck durch inoperablen (nicht lokalisierbaren oder nicht entfernbaren) Hirntumor (z. B. diffuses Gliom), Encephalitis, Meningitis, Hydrocephalus, Turmschädel usw.; angezeigt spez. bei Kopfschmerz oder Erblindungsgefahr (Stauungspapille), wenn Ventrikelpunktion und Balkenstich versagen, aber frühzeitig (vor ausgesprochener Sehstörung).

Gefahren (abgesehen von denen der Trepanation überhaupt): Hirnbruch mit Ventrikeleröffnung, Hirnschädigung (Lähmungen usw.) und Hautnekrose mit Infektion (Meningitis usw.).

Methoden: a) Entweder Fortnahme des ganzen Knochendeckels oder b) zur sicheren Verhütung des Hirnbruchs unter osteoplastischer Schädelresektion Verkleinerung des Knochendeckels durch Abtragung von ca. 1 cm an den Rändern, evtl. nebst Periostentfernung und Umklappung der Dura nach außen um die scharfen Knochenränder.

Operationsstelle: Im allgemeinen über dem Erkrankungsherd, aber wegen Gefahr der Schädigung nicht über wichtigem (z. B. motorischem) Rindenbezirk, daher:

a) Gewöhnlich nach Cushing subtemporal, d. h. unter dem durch seine kräftige Fascie und Muskelmasse den Hirnbruch verhütenden Schläfenmuskel, und zwar bei Rechtshändern rechts, evtl. doppelseitig. Technik: Umschneiden eines bogenförmigen Hautlappens entsprechend dem Schläfenmuskelansatz mit unterer Basis fingerbreit oberhalb des Jochbogens, Eingehen durch Fascie und Muskelmasse des Schläfenmuskels entsprechend deren Faserrichtung, T-förmig Spalten und Beiseiteschieben des Periosts, Fortnahme eines 5—8 cm im Durchmesser großen Knochenstücks, Eröffnen und evtl. Fortnehmen der Dura unter vorheriger Unterbindung der hinteren Äste der A. meningea med., Naht von Muskulatur, Fascie und Haut.

b) Bei Affektion der hinteren Schädelgrube nach Krause-Küttner occipital, d. h. am Hinterhaupt, wobei der Knochendeckel am besten fortgenommen wird, da der belassene Knochendeckel Sinus und verlängertes Mark gefährdet und die kräftige Nackenmuskulatur hier den Hirnbruch und -vorfall verhütet; Nachteil: Decubitus infolge Aufliegens.

c) Ausnahmsweise, spez. bei Hypophysentumor, nach Schüller sellar, d. h. am Boden des Türkensattels unter Anwendung der von Schloffer angegebenen Hypophysenoperation; Nachteil: Gefahr der Infektion von der Nasenhöhle.

Instrumentarium, Vorbereitung, Lagerung, Anästhetik, Blutsparung und Technik im allgemeinen: Vgl. Trepanation!

3. Trepanation der Opticusscheide (de Wecker — Leop. Müller).

Indikation: Zur Besserung des Sehvermögens bei Hirndruck mit Sehstörung.

Technik: Unter temporärer Aufklappung der seitlichen Orbitawand nach Krönlein mit elektrischer Kreissäge und Vorziehen des Bulbus am angeschlungenen M. rectus ext. wird oberhalb dessen oberen Randes aus der Opticusscheide dicht hinter dem Bulbus ein Rechteck von 3 mm Breite und 6 mm Länge mit Schere und Pinzette ausgeschnitten.

4. Hirn- und Ventrikelpunktion (Neisser u. Pollack 1904).

Indikationen: a) Diagnostisch (als sog. Probepunktion) zur Entnahme von Hirnsubstanz bei Hirntumor oder von Liquor, Blut, Eiter, Cystenflüssigkeit bei Hydrocephalus int. und Meningitis, Blutung, Absceß, Cyste, spez. Kleinhirncyste usw., ferner zur Einführung von Methylenblaulösung in den Seitenventrikel mit anschließender Lumbalpunktion (Feststellung der Wegsamkeit des

Ventrikelsystems!) und schließlich zur diagnostischen Einblasung von Luft bzw. Sauerstoff (ca. 10—35 ccm und mehr) in einen Seitenventrikel, und zwar auf der gesunden Seite mit anschließender Röntgenaufnahme in verschiedener Lage (Darstellung des Ventrikelsystems nach Weite, sowie Form und Lage!).

b) Therapeutisch: α) Zur Hirndruckentlastung bei intracerebraler bzw. subduraler Blutung, sowie bei Meningitis serosa externa, Meningitis epidemica und Hydrocephalus int. acquisitus, namentlich wenn die Lumbalpunktion infolge Fehlens einer Kommunikation zwischen Subduralraum und Spinalkanal ergebnislos verläuft oder infolge Gefahr der Einpressung des Hirns ins Hinterhauptloch gefährlich erscheint.

β) Zur Entleerung und Spülung des Hirnventrikels bei Absceßeinbruch in denselben.

γ) Zur Einführung von Medikamenten, z. B. Heilserum bei Tetanus, Salvarsan bei Syphilis (?) usw. (als sog. intracerebrale bzw. intraventrikuläre Injektion).

Gefahren (notwendig ist streng aseptisches und vorsichtiges Vorgehen, spez. mit stumpfer Kanüle, unter Auswahl der Punktionsstelle usw., überhaupt nur bei dringender Indikation, wenn die sonstigen Untersuchungsmethoden spez. die neurologischen, auch Röntgenaufnahme, nicht zum Ziele führen; das planlose Anbohren ist unzulässig; am besten verbleibt die Hirn- und Ventrikelpunktion überhaupt dem Chirurgen, welcher auch zur sofortigen Trepanation bei evtl. Blutung usw. bereit ist):

1. Verletzung von Blutgefäßen mit Blutung, Aneurysmabildung usw., und zwar von Piavenen bzw. Sinus (z. B. Sinus transversus) und von Arterien (z. B. A. meningea media, A. corporis callosi usw.), sowie manchmal von Aneurysmen, Hämangiomen und sonstigen blutreichen Tumoren; solche Gefäßverletzungen sind sonst bei Hirntumoren selten, erfordern aber dann evtl. die sofortige Trepanation.

2. Verletzung von wichtigen Hirnpartien mit deren Schädigung, Lebensgefahr usw. (Sprachcentrum, motorische Bahn usw., sowie verlängertes Mark), sowie Anstechen der Ventrikelplatte (daher nicht tiefer als bis 4—5 cm und nur mit stumpfer Kanüle vorgehen!); bei sachgemäßem Vorgehen sind auch solche Nebenverletzungen vermeidbar.

3. Infektion mit Meningitis usw., auch Mischinfektion bei Tuberkulose und Meningeninfektion bei Hirnabsceß (daher hier nur erlaubt bei evtl. sofort angeschlossener Trepanation), sowie Verschleppung von Geschwulst- und Parasitenteilen; bei sorgfältiger Asepsis ist sonst in aseptischen Fällen die Infektion nicht zu fürchten.

Technik: Rückenlage mit erhöhtem Kopf. Rasieren des Kopfes in genügender Ausdehnung, am besten ganz. Hautdesinfektion mit Äther, Alkohol und Jodtinktur. Lokalanästhesie. Kleinster Hautschnitt. Schädelknochen anbohren mit elektrischem Instrument (z. B. mit 2 mm dickem Bohrmeißel), im Notfall auch mit Stilleschem od. a. Handbohrer; dabei bedient man sich zweckmäßig, wenn man sich nicht mit dem festen Anpressen der Weichteile an den Schädelknochen begnügt, eines Führers oder Suchers (z. B. Rinnenspatels nach Götze, Payr u. a.) zum sicheren Auffinden des Bohrlochs wegen der sonst eintretenden Hautverschiebung, welche das Wiederauffinden des Bohrlochs erschwert. Punktieren mit dünner (1—3 mm) und langer (10—12 cm), dabei stumpfer Nadel mit seitlicher Öffnung nahe ihrem abgerundeten Ende und Ansaugen mit Spritze, und zwar während des Vorschiebens, aber nicht bei ruhender Kanüle; bei Ventrikelpunktion ohne Ansaugen, aber mit Druckbestimmung.

Punktionsstellen:

a) Hirnpunktion: An der entsprechenden Hirnstelle unter Benutzung der kranio-cerebralen Topographie (s. u.), wobei wichtige Hirnpartien (Sprachcentrum usw.) und größere Blutgefäße (Sinus und A. meningea media usw.) zu vermeiden sind; im einzelnen punktiert man z. B. Stirnhirn auf einer

Linie senkrecht über der Mitte des Supraorbitalrands 4 oder 8 cm hoch, Schläfenhirn ½—1½ cm über dem oberen Ohrmuschelansatz bzw. 1½ cm nach vorn, Scheitel- und Hinterhaupthirn über den entsprechenden Lappen, Kleinhirn in der Mittellinie in oder unter einer Linie Hinterhaupthöcker—Warzenfortsatz, Hämatom der A. meningea media in Höhe der sog. oberen Horizontalen etwas hinter der vorderen oder hinter der hinteren Vertikalen usw.

b) Ventrikelpunktion: Bei noch nicht geschlossenem Schädel an Fontanellen oder Nahtlücken, und zwar meist im lateralen Fontanellenwinkel 3 cm seitlich von der Mittellinie (cave Sinus long.!), sonst durch den Schädel unter Anlegen einer Knochenlücke mit dem elektrischen oder Handbohrer nämlich die Seitenventrikel, und zwar Vorderhorn durch das minder wichtige Stirnhirn, Unterhorn auch von der Schläfenlappenbasis aus und Hinterhorn vom hinteren Schläfenlappen oder vom Hinterhauptlappen; gewöhnlich erfolgt die Ventrikelpunktion:

a) Vorderhorn: 2—3 cm oder 1½ Querfinger seitlich vom Bregma ca. 4—6 cm tief (Kocher) oder 5—6 cm oberhalb der Augenbraue nach hinten-unten auf die Verbindungslinie der beiden äußeren Gehörgänge (v. Bergmann).

b) Hinterhorn: Je 3 cm über und hinter dem äußeren Gehörgang nach dem oberen Rand der anderen Ohrmuschel ca. 4 cm tief (Keen).

5. Ventrikeldränage.

Prinzip: Neue, und zwar dauernde Ableitung des gestauten Liquors aus den Hirnkammern bzw. Subduralraum.

Indikation: Hydrocephalus internus.

Gefahren: Liquorfistel und Sekundärinfektion, sowie Operationsshock.

Prognose: Mortalität ist sehr hoch.

Abflußwege: a) Nach außen (wegen Infektionsgefahr und Druckschwankung verlassen!). b) Nach innen und zwar entweder α) direkt d. h. vom Hirnsystem, und zwar ins Blutgefäßsystem, spez. ins Venensystem: Venöse Blutleiter (z. B. Sinus longitudinalis) oder Gesichts-Halsvenen (z. B. V. jugularis oder facialis communis) oder (weniger gut) ins Lymphsystem: Subduralraum oder subaponeurotische Schicht oder Orbitalfett, aber nicht an die freie Schädeloberfläche bzw. in den Verband (wegen Gefahr der Sekundärinfektion oder Liquorfistel); oder β) indirekt d. h. vom Spinalkanal, falls dieser und Ventrikelsystem kommunizieren, auch in Pleura- oder Peritonealhöhle, sowie Harnleiter, dagegen (wegen baldiger Resorptionsuntüchtigkeit) wenig ratsam in Subcutis oder Retroperitoneum.

Dränagemittel: Frei transplantierte Gefäße (Arterien oder Venen, spez. Vena saphena magna, sowie formalinisierte Kalbsarterien) oder zur Röhre in sich vernähter Fascien- oder Duralappen; dagegen sind nicht brauchbar Gummischlauch, Seiden- oder Katgutbündel, Silber- oder Goldkanülen usw., da körperfremdes Material zur wegverlegenden Gewebsproliferation reizt, so daß der Fremdkörper „eingesargt" wird.

6. Balkenstich (Anton und v. Bramann, 1908).

Prinzip: Zwecks Liquorabflusses (statt der krankhaft verlegten alten Verbindung) Schaffung einer neuen Kommunikation zwischen Hirnkammern und Subduralraum durch Anlegen einer Öffnung im Balken und anschließend Erweitern derselben, wobei durch den stetig nachströmenden, zugleich unter Druck stehenden Liquor die Öffnung dauernd erhalten bleiben soll und kann, wenigstens eine gewisse anhaltende Dränage des 3. Ventrikels in die Arachnoidalräume entsteht.

Indikationen: Hydrocephalus internus, spez. H. occlusivus mit intraventrikulärer Druckerhöhung, Turmschädel, Mehingitis serosa, Tumor, Verletzung mit Hirndruck, spez. Stauungspapille, und zwar vor der Dekompressivtrepanation und nach oder statt der erfolglosen oder u. U. gefährlichen Lumbalpunktion.

Nachteile und Gefahren: Öfters Wiederverschluß der Öffnung im Balken, vereinzelt Blutung aus Piavenen bzw. Balkengefäßen oder Kollaps durch plötzliche Druckschwankung oder Hirnverletzung oder Liquorfistel.
Vorteil: Wegfall eines als Dränmaterial verwandten Fremdkörpers.
Aussicht: Erfolg bleibt in vielen Fällen aus, namentlich bei chronischem Hydrocephalus. Bei Hirntumor ist nur eine vorübergehende Besserung zu erwarten, daher Entlastungstrepanation anzufügen.

Technik: Rückenlagerung mit erhöhtem Kopf. Rasieren des ganzen Kopfes, bei Frauen wenigstens in Halbhandtellergröße. Hautdesinfektion mit Äther, Alkohol und Jodtinktur. Narkose oder einfacher Lokalanästhesie, jedenfalls Adrenalininfiltration. Über einer Stelle finger- bis daumenbreit (ca. 2 cm) seitlich von der Sagittallinie (Nasenwurzel—Hinterhaupthöcker) und ebensoweit hinter dem Bregma (fühlbare Vereinigung von Stirn- mit den beiden Seitenbeinen), und zwar bei Rechtshänder gewöhnlich rechts: Anlegen eines 3—4 cm langen Querschnitts von der Mittellinie seitwärts bis auf den Knochen. Sofort einsetzen von zwei breiten, kräftig angezogenen, scharfen Haken (zur Blutstillung). Zurückschieben des Periosts nach beiden Seiten. Anlegen eines Bohrlochs von 1 cm Durchmesser mit elektrischer Kugelfräse, im Notfall auch mit Stilleschem Handbohrer. Probepunktion mit feiner Nadel (cave Sinus longitudinalis bzw. dessen Lacunae laterales, weshalb man sich mindestens 1½ cm von der Sagittallinie entfernt halten soll). An einer gefäßfreien Stelle nahe dem Längsblutleiter Einschneiden der Dura mit feinem spitzem Messer, und zwar quer (wegen der Piagefäße). Balkenstichkanüle (2—3 mm dick, gebogen, stumpf, mit Löchern am Ende und an den Seiten, nebst Mandrin) einführen, und zwar zunächst parallel der Hirnoberfläche median bis zur großen Hirnsichel, dann dieser entlang bis zum Balkendach abwärts und dann durch dasselbe an der Grenze des vorderen und mittleren Drittels schräg nach unten-vorn-innen zur Mitte des gegenseitigen Jochbogens bis 6—7 cm tief. Vor dem Eindringen in den Balken Mandrin entfernen und sofort nach dem Eindringen in den Ventrikel untersuchen: Druck oder Tropfenfolge, sowie Punktat mikroskopisch, chemisch, bakteriologisch und serologisch. Evtl. zum Erweitern der Balkenöffnung Kanülengriff hin und her bewegen, und zwar vor- und rückwärts. Man lasse den Liquor nur langsam ab und nicht mehr als einige ccm, da sonst plötzliche Druckschwankung droht. Cave vorn Corpus striatum und hinten Vierhügel und V. magna Galeni! Bei stark blutendem Knochen oder bei nicht ganz aseptischer Kopfschwarte Einstopfen von sterilem Bienenwachs od. dgl. in das Knochenbohrloch. Weite und tiefgreifende Hautnaht. Mastisolverband.

Einige Autoren machen den Balkenstich unter Kontrolle des Auges, also nach großer osteoplatischer Trepanation, um Nebenverletzung, spez. Blutung zu vermeiden.

Bei kleinen Kindern mit offenen Fontanellen punktiert man im Bereich der großen Fontanelle, braucht also keine Knochendurchbohrung oder -eröffnung.

7. Genick- (Suboccipital-) Stich (Anton und Schmieden, 1918) bzw. Eröffnung der Cisterna cerebello-medullaris (Lossen, Payr).

Prinzip: Eröffnung und evtl. Fensterung der basalen Cisterna cerebello-medullaris von der angestochenen und evtl. gefensterten Membrana atlanto-occipitalis oder von einem Bohrloch am Hinterhaupt.

Indikationen: a) zur Diagnose: Druckmessung sowie Luft- oder Kontrastmasseneinfüllung, b) zur Therapie: Eiterentleerung und Ausspülung bei eitriger Meningitis, ferner Antitoxineinfüllung bei Tetanus, schließlich Drucksteigerung in der hinteren Schädelgrube bei Hydrocephalus, Meningitis serosa traumatica aseptica basilaris, Meningitis chronica, Meningitis epidemica, Hirntumor usw. (statt der hier unter Umständen gefährlichen und bei Fehlen von Kommunikation zwischen Subduralraum und Spinalkanal unwirksamen Lumbalpunktion oder Ventrikelpunktion, also neben oder statt dieser, wenn diese ungenügend oder unmöglich sind z. B. bei meningealer Verklebung, Wirbelsäulenveränderung oder Hautekzem).

Technik: Seiten-, Sitz- oder Bauchlagerung. Kopfhaut rasiert und desinfiziert wie bei Balkenstich. Lokalanästhesie.

a) Ca. 10 cm langer Längsschnitt median von 2 cm unter dem Hinterhaupthöcker bis zum 2. Halswirbeldornfortsatz durch Haut und Nackenband. Abpräparieren der Nackenmuskulatur bis zum Freiliegen des Hinterhauptlochs in seinem hinteren Umfang. Durchstoßen der straff gespannten, in Fingernagelgröße vorliegenden Membrana atlanto-occipitalis und weiterhin des Abschlusses des 4. Ventrikels; evtl. (zwecks dauernden Offenhaltens) Ausschneiden eines quadratischen Fensters von ½ cm Seitenlänge aus der genannten Membran. Mehrschichtige Naht. 10 Tage Bettruhe mit Kopfpappschiene. Oder

b) Kleiner Längsschnitt fingerbreit unterhalb des Hinterhaupthöckers etwas seitlich von der Mittellinie durch Haut, Nackenmuskulatur und Periost. 1—2 cm seitlich von der Mittellinie (cave Sinus occipitalis) Bohrloch anlegen und eingehen mit der Balkenstichkanüle ähnlich wie beim Balkenstich; evtl. (zwecks dauernden Offenhaltens) Einlegen eines lebenden Tampons aus Venen-, Muskel- oder Knorpelstück.

Anmerkung. Technik der Cisternenpunktion: Lagerung am besten liegend (Liquor tropft dann von selbst ab), sonst sitzend (Liquor muß dann meist mit Spritze angesogen werden, tropft aber manchmal auch ab, namentlich bei Halsvenenstauung); Kopf vornübergebeugt, zweckmäßigerweise von einem Assistenten fixiert, und zwar genau gerade. Rasieren und Desinfektion der Haut in der üblichen Weise. Lokalanästhesie, evtl. mit Dicodid od. dgl. Die 0,8 mm im Durchmesser dicke und 8 cm lange Nadel wird genau in der Mitte zwischen Hinterhaupthöcker und 1. Halswirbeldornfortsatz an der tiefst eindrückbaren Stelle eingestochen schräg nach oben bis auf die Hinterhauptschuppe, dann nach Verlassen der Knochenfühlung unter Anheben des hinteren Nadelendes etwas nach unten gewendet bis auf eine Stelle 2—3 cm oberhalb der Augenbrauen vorgeschoben durch die als elastischer Widerstand fühlbare Membrana atlanto-occipitalis und schließlich einige mm, höchstens aber 1—1½ cm, im ganzen bei Erwachsenen durchschnittlich 3—6 cm tiefer geführt, bis Liquor abtropft, der aspiriert werden kann. (Schwierig bei Korpulenten, überhaupt nicht ganz ungefährlich wegen Anstechens von Gefäßen und verlängertem Mark!) Anschließend Bettruhe mit Horizontallagerung für 24 Stunden; evtl. Pyramidon.

8. Lumbalpunktion (Quincke 1891).

Prinzip: Eröffnung des Lumbalsacks in der Gegend der Cisterna terminalis unterhalb des Rückenmarkendes.

Indikationen: **a) Diagnostisch:** Bei Verletzung (Schädel-, spez. Basisbruch, sowie Hirnerschütterung, -druck und -quetschung), Entzündung (Meningitis, Encephalitis, Hirnabsceß und Sinusthrombose) und Geschwulst von Hirn und Hirnhäuten sowie zwecks Einblasung von Luft oder Sauerstoff (Pneumoencephalographie s. da).

b) Therapeutisch: α) Zur Hirndruckentlastung bei intracerebraler Blutung, Pachymeningitis haemorrhagica, Hirntumor, Commotio cerebri, Hitzschlag, Starkstromschädigung, Urämie, Eklampsie usw., sowie vor allem bei Meningitis und Hydrocephalus, falls Kommunikation zwischen Subduralraum und Spinalkanal besteht; aber stets vorsichtig und gar nicht erlaubt bei Tumor der hinteren Schädelgrube (Stöpselmechanismus!); auch nur vorübergehend wirksam, daher evtl. zu wiederholen.

β) Zur Entleerung und evtl. Spülung bei Meningitis purulenta.

γ) Zur Einführung von Medikamenten als sog. ,,intralumbale Injektion" (z. B. Heilserum bei Pneumokokken- und vor allem bei Meningokokken- u. a. Infektion, sowie Heilserum und Magnesium sulf. bei Tetanus, Salvarsan bei Syphilis usw.).

δ) Zur Lumbalanästhesie; s. da!

Technik (vgl. Lumbalanästhesie!): Lagerung sitzend oder in diesem Fall am besten seitlich liegend bei gebeugtem Rumpf, also mit „Katzenbuckel" (cave Seitenabbiegung!). Hautdesinfektion mit Äther und Alkohol, aber ohne Jodtinktur (sonst Meningenreizung?). Lokalanästhesie durch Quaddelbildung der Haut und Stichkanalinfiltration. In einem Interarkualraum zwischen 2.—3. oder 3.—4. oder 4.—5. Lendenwirbel (Orientierung: Verbindungslinie der beiden Darmbeinkämme trifft den 4. Lendenwirbeldornfortsatz; daher Ausspannen eines sterilen Handtuchs zwischen den beiden Darmbeinkämmen und Abtasten des nächst oder übernächst höheren Interspinalraums) Lumbaltrokar (6—10 cm lange und 1—1½ mm dicke Kanüle aus vernickeltem Stahl oder besser aus dem nicht rostenden und weniger leicht zerbrechenden Platiniridium mit kurz abgeschliffener Spitze und mit Mandrin), im Notfall auch entsprechende Spitzenkanüle lanzen- oder schreibfederförmig in der rechten Hand einstoßen, und zwar nahezu senkrecht, dabei aber etwas kopfwärts im Winkel von ca. 75⁰ gerichtet und am besten genau median oder ausnahmsweise (bei eng stehenden oder stark überhängenden Dornfortsätzen) erst 1—1½ cm seitlich ein- und dann nach der Mitte weiterführen, dann Mandrin zurückziehen und Kanüle weiter vorschieben durch die Dura (mäßiger Widerstand) in den Lumbalsack bis zum Liquorabfluß (durchschnittlich 5—7 cm tief); bei Mißlingen der Punktion (kein Abfließen von Liquor oder Ausfließen von Blut) schiebe man die Nadel etwas vor oder zurück oder in anderer Richtung oder punktiere — am besten mit neuer Nadel — im benachbarten, spez. nächsthöheren Interarkualraum. Langsam und nicht zu viel Liquor abnehmen, sowie langsam und körperwarm einspritzen, auch nicht mehr als 5—10 ccm abnehmen und Druck nicht unter 120 sinken lassen. Gazeheftpflaster oder -mastisolverband. 24 Stunden Bettruhe in Horizontallagerung und leichte Kost ohne Alkoholzufuhr.

Anmerkung 1. Liquoruntersuchung:

a) Makroskopisch:

1. Menge und Druck: ergibt sich schon aus Dicke und Kraft des Liquorstrahls bzw. aus der Tropfenfolge, genauer aus der Druckmessung mit Quecksilbermanometer oder einfacher mit Steigrohr (ca. 2½ mm weites Glasrohr mit kurzem Verbindungsschlauch und auf die Punktionsnadel passendem Conus); normaliter 100 (75—175) im Liegen und 200 (150—250) mm im Sitzen; vermehrt bei Hydrocephalus (bis 1500) und Tumor (bis 1000), ferner bei Meningitis (bis 250—500 und mehr), Encephalitis, Hirnabsceß, Sinusthrombose, Lues, Tabes, Paralyse, multipler Sklerose, Hirnerschütterung, Hitzschlag, Starkstromschädigung, Urämie, Eklampsie usw., vorausgesetzt daß Spinalkanal und Subduralraum kommunizieren.

2. Aussehen: Normaliter klar; dagegen trüb bis eitrig bei Meningitis, spez. purulenta.

3. Farbe: Normaliter wasserhell; fleischfarben bis blutrot bei Blutung (dabei bei frischer [sowohl artefizieller als organischer] Blutung nach Zentrifugieren wasserhell; bei alter Blutung infolge Auslaugens des Erythrocytenfarbstoffs gelblich; außerdem ist bei artefizieller Blutung das Blut meist nicht gleichmäßig dem Liquor beigemischt, sondern vorgehend oder nachfolgend oder streifig; evtl. ist die Blutbeimengung noch mikroskopisch, chemisch oder spektroskopisch nachzuweisen; Blutbeimengung findet sich u. a. bei Hirn- und Rückenmarkverletzung, aber hier nicht bei Fehlen der Kommunikation zwischen Spinalkanal und Subduralraum und nicht bei extraduraler Blutung); bisweilen mehr oder weniger gelb (Xanthrochomie) mit Eiweißvermehrung und evtl. Gerinnung, aber ohne oder mit nur geringer Zellvermehrung bei Tumor, Verwachsung oder Entzündung (infolge Liquorstauung).

b) Mikroskopisch:

4. Zellgehalt, und zwar quantitativ: Zellzählung in der Fuchs-Rosenthalschen Zählkammer mit Farblösung und Pipette wie bei Leukocytenzählung; normaliter 1—2 (0—5) in 1 cmm; Zellvermehrung (Pleocytose)

findet sich vor allem bei Meningitis, ferner auch bei Lues, Tabes, Paralyse, multipler Sklerose und evtl. auch bei Encephalitis, Hirnabsceß, Sinusthrombose usw., und qualitativ: Zelldifferenzierung durch Zentrifugalpräparat wie bei Blutuntersuchung; es findet sich Leukocytose bei akuter eitriger Meningitis, Lymphocytose bei subakuter, spez. tuberkulöser und syphilitischer, Eosinophilie (bis 10%) bei Echinokokkose; außerdem evtl. Tumorzellen, Cysticercussäckchen, Echinococcushäkchen und -membranen, Actinomyceskörnchen usw.

c) Chemisch:

5. Eiweißgehalt: Normaliter 0,025%, also geringer wie in Blut und Lymphe; vermehrt bei Meningitis, evtl. auch bei Encephalitis, Hirnabsceß, Sinusthrombose sowie bei spinaler Kinderlähmung im akuten Stadium, ferner bei Lues, Tabes, Paralyse, multipler Sklerose usw. Am einfachsten, und zwar auch bei geringer Liquormenge möglich, ist die Globulinreaktion nach Pandy: In einem Uhrschälchen mit 1 ccm Carbolsäurelösung 1:15 (5—7%) gibt 1 Tropfen Liquor mittels Capillarpipette vom Rand zugefügt mehr oder weniger milchige Trübung (nach 3 Minuten gegen schwarze Unterlage betrachten!).

d) Bakteriologisch:

6. Bakteriengehalt: Positiv bei Meningitis (Staphylo-, Strepto-, Pneumo-, Meningokokken, Influenza-, Typhus-, Coli-, Milzbrand-, Actinomyces-, Tuberkelbacillen, Anaërobier usw.); nachzuweisen mikroskopisch, kulturell und im Tierversuch.

e) Serologisch:

7. Wassermannsche Reaktion: Positiv bei Lues, Tabes und Paralyse, aber evtl. erst unter Benutzung der Hauptmannschen Auswertungsmethode mit steigenden Liquormengen.

Anmerkung 2. Encephalo- bzw. Ventriculographie (Dandy 1918), d. h. Röntgenuntersuchung nach Einfüllung von Gas (Luft oder Sauerstoff) oder Kontrastmasse in das Hirnkammersystem bzw. Subduralraum. Einführungswege: 1. Ventrikel, und zwar Vorder- oder Hinterhorn, gewöhnlich nur auf einer, nämlich auf der Gegenseite, sonst rechts, gelegentlich auf beiden Seiten (es werden im wesentlichen nur die Hirnventrikel gefüllt; auch ist das Verfahren schwierig und nicht unbedenklich wegen Gefahr von Blutung und Hirnverletzung, daher nur angezeigt, wenn 2 und 3 versagen!). 2. Lumbalsack (Normalverfahren; Verfahren ist leicht und ungefährlich außer bei Hinterhaupthirngeschwulst; jedoch werden die Ventrikel nicht immer dargestellt). 3. Cisterna cerebello-medullaris (angezeigt, wenn Ventrikel- und Lumbalpunktion unmöglich ist, z. B. bei Wirbelsäulenveränderung oder Hautekzem). Menge: bei Ventrikelpunktion nicht unter 35, bei Lumbalpunktion nicht unter 100 ccm. Röntgenaufnahme in verschiedener Richtung, evtl. auch stereoskopisch; meist genügen zwei Aufnahmen in zwei zueinander senkrechten Ebenen, also von vorn und seitlich; manchmal empfiehlt sich noch je eine Aufnahme in umgekehrter Richtung. Vor- und Nachbehandlung: vor- und evtl. auch nachher Narkoticum; Entnahme von 2—10 ccm Liquor; anschließend mindestens 24 Stunden Bettruhe. Ergebnisse: Durch die Ventriculographie werden dargestellt hauptsächlich die beiden Seitenventrikel nach Weite sowie Form und Lage, seltener 3. und 4. Ventrikel, fast niemals Basalzisterne und Subarachnoidalraum der Hirnconvexität; es ergeben sich folgende Möglichkeiten: 1. Liquorräume sind nicht oder nur teilweise gefüllt: Verlegung der Verbindung zwischen Ventrikelsystem und Subarachnoidalraum. 2. Ventrikel oder Subarachnoidalraum sind ganz oder teilweise erweitert: Hydrocephalus comm. oder obstructivus, int. oder ext., part. oder totalis. 3. Ventrikel sind nach Form, Lage und Weite verändert: Tumor, Hämatom, Exsudat, Parasit, Gumma, Epilepsie usw. Gegenanzeige: Hirndruck und Geschwulst der hinteren Schädelgrube.

Dazu tritt die arterielle Encephalographie mittels Einspritzung von Kontrastflüssigkeit in die A. carotis int.

9. Schädelplastik.

Indikationen: Knochendefekt angeboren oder erworben nach Trauma (Fraktur, Schuß usw.), Operation (wegen Depressionsfraktur, Schußverletzung, Epilepsie, Hirntumor usw.), Entzündung (Tuberkulose, Syphilis usw.) oder Tumor (Sarkom usw.) des Schädels. Bei kleinen Defekten bildet sich oft eine genügend feste Bindegewebsnarbe, evtl. gar nebst Knochenregeneration, namentlich bei Kindern, bei welchen Knochendefekte bis zu 1-Markstückgröße unberücksichtigt bleiben können. Sonst soll evtl. Schädelplastik bei Gefahr latenter Infektion erst nach genügender Zeit (nicht vor ½—1½ Jahren) erfolgen. In der Zwischenzeit, sowie überhaupt bei Operationsverweigerung oder -unmöglichkeit ist ein nach Gipsabguß hergestellter Schutzdeckel aus lederbezogenem Metall, Celluloid od. dgl. ratsam. Bei Hirnoperationen läßt sich in der Regel die nachherige Schädelplastik ersparen durch die osteoplastische Schädelresektion nach Wagner. In manchen Fällen von traumatisch oder operativ gesetztem Schädeldefekt ist die Reimplantation der Knochenstücke angängig. Im übrigen ist bei bleibendem, spez. großem Schädeldefekt die Schädelplastik angezeigt, wobei das Ersatzstück entweder zwischen Knochen und Dura eingeschoben oder in die Diploë eingefalzt wird, sowie unter Excision der Hautnarbe und unter Ablösen des Hirns, und zwar möglichst ohne Duraeröffnung, sonst mit Duraverschluß bzw. -plastik (s. u.). Bei Hirnbruch ist zuvor der Erfolg des Repositionsversuchs abzuwarten hinsichtlich der Verträglichkeit (Hirndruck!), ehe die Schädeldeckung überhaupt vorgenommen wird.

Methoden (dem Werte nach geordnet; nach Möglichkeit nehme man den Ersatzknochen periostbedeckt und markhaltig; am besten ist Knochen vom gleichen Individuum; bei Knochen vom anderen Menschen ist dieser zuvor auf Syphilisfreiheit zu untersuchen mittels Wassermannscher Reaktion usw.; toter Knochen ist auszukochen oder zu entkalken oder auszuglühen, fremde Stoffe sind ebenfalls zu sterilisieren, übrigens nur bei ganz einwandfreier Asepsis zu benutzen):

a) Nach Müller-König: Gestielter Hauptperiostknochenlappen (Normalverfahren!).

b) (Bei kleinem Defekt, spez. aus kosmetischen Gründen.) Nach Garrè: Gestielter Periostknochenlappen nach Umschneiden und Zurückklappen eines Hautlappens wird auf den Defekt verschoben oder besser nach v. Hacker-Durante zwecks Verhütens von Hirnverwachsungen umgeklappt, so daß die Periostseite hirnwärts liegt oder nach Leotta: zwei rechteckige Lappen werden an zwei gegenüberliegenden Defekträndern umschnitten und nach der Mitte zusammengeschoben.

c) Autoplastik frei mit transplantiertem Knochenstück (z. B. von Schädel, spez. Seitenbein, Schienbein, Rippe, Brustbein, Darmbein, Schulterblatt usw.) vom gleichen Individuum; die freie Plastik kommt in Frage, wenn a) und b) nicht möglich sind; statt der Autoplastik wählt man nur im Notfall die Homo-, Hetero- oder Alloplastik.

d) Homoplastik mit Knochen von anderen Menschen bzw. menschlichen Leichen.

e) Heteroplastik mit Knochen von Tieren (Affen, Hunden usw.).

f) Alloplastik mit Celluloid, Juvelit, Horn, Metall (Aluminium, Silber, Gold, Platin usw.).

10. Duraplastik.

Indikationen: Defekt nach Trauma oder Operation (wegen Epilepsie, Hirntumor usw.).

Methoden: a) Aufblätterung der Dura in 2 Blätter durch Abpräparieren und Umklappen der dickeren und gefäßhaltigen oberen Schicht evtl. nach Kochsalzinfiltration (Brüning).

b) Gestielte Plastik mit Temporalfascie oder mit umgeklapptem Periostknochenlappen nach v. Hacker-Durante, wobei das Periost nach dem Hirn zu liegen kommt.

c) **Autoplastik frei** Fascie oder Peritoneum bzw. Bruchsack, als Hirnplombe auch Netz, weniger gut (weniger widerstandsfähig und mehr narbig sich umwandelnd) Fett; usw.; dagegen sind auch hier wenig ratsam:

d) **Homoplastik** mit Peritoneum frisch oder präpariert (formalinisiert).

e) **Heteroplastik** mit Fischblasencondom, Eihaut, Gefäßwandstück usw.

f) **Alloplastik** mit Gelatine, Papier, Gummi usw.

Anmerkung. Craniocerebrale Topographie.

Die **craniocerebrale Topographie** umfaßt die topographischen Beziehungen zwischen Hirnoberfläche und Schädelkapsel. Die Auffindung bestimmter Hirnpartien (z. B. der motorischen Rindencentren) am uneröffneten Schädel gelingt durch die **Schädelmessung (Craniometrie)**. Wegen der individuell (nach Alter, Größe, Geschlecht und Rasse) wechselnden Verhältnisse ist allerdings in der Regel eine ziemlich ausgiebige Freilegung der Hirnoberfläche unerläßlich; auch verwendet man aus dem gleichen Grunde zur Lagebestimmung **statt absoluter** (Längen- und Winkelmaße) besser **relative** Werte. Es geschieht dies unter Benutzung bestimmter Punkte und Linien, welche zweckmäßigerweise vor der Operation am rasierten Kopf bestimmt und mit Höllensteinstift oder besser (aseptischer) mit Carbolfuchsinpinsel aufgezeichnet werden. Nicht unbedingt nötig, aber erleichternd wirkt dabei ein sog. **Schädelmesser (Craniometer)**, d. h. ein das Punkt- und Liniensystem verkörperndes Instrument aus verstellbaren Stahlblechstreifen, welches auskochbar ist. Wohl am gebräuchlichsten ist die Schädelmessungsmethode von **Krönlein**, wobei folgende Linien bestimmt werden:

1. **Untere rote deutsche Horizontale:** durch Infraorbitalrand und oberen Rand der äußeren Gehörgangsöffnung.

2. **Obere Horizontale:** durch Supraorbitalrand, parallel der vorigen.

3. **Vordere Vertikale:** von der Mitte des Jochbogens senkrecht auf der deutschen Horizontalen.

4. **Mittlere Vertikale:** vom Unterkieferköpfchen senkrecht auf der deutschen Horizontalen.

5. **Hintere Vertikale:** vom hinteren Rand der Warzenfortsatzbasis senkrecht auf der deutschen Horizontalen.

6. **Linea Rolandi obliqua:** Verbindungslinie des Kreuzungspunkts der vorderen Vertikalen und oberen Horizontalen mit dem Schnittpunkt der hinteren Vertikalen und Schädelsagittallinie.

7. **Linea Sylvii obliqua:** Halbierungslinie des Winkels zwischen Rolandscher Linie und oberer Horizontalen, verlängert nach hinten bis zur Kreuzung mit der hinteren Vertikalen.

Linea Rolandi und Sylvii ergeben: Centralwindungen, Sprachcentrum, Schläfen-, Stirn- und Scheitellappen. Der Hinterhaupthöcker orientiert über den Hinterhauptlappen. Die Fissura parieto-occipitalis, welche den Hinterhauptlappen vom Cuneus (Sehcentrum) trennt, liegt zwischen oberem und mittlerem Drittel des Abschnitts der Sagittallinie zwischen verlängerter Linea Sylvii und oberer Horizontalen. Die **vordere Vertikale** entspricht dem **Stamm** bzw. **vorderen Ast** und die **hintere Vertikale** dem **hinteren Ast** der A. meningea media. Das Rechteck über dem äußeren Gehörgang zwischen oberer und unterer Horizontalen und zwischen mittlerer und hinterer Vertikalen andererseits bildet die Trepanationsstelle für Schläfenlappenabscesse bei Ohreiterung nach v. **Bergmann.**

Einfache Methoden zur Bestimmung der Centralfurche sind auch folgende:

a) Man errichtet ein Lot über der äußeren Gehörgangsöffnung, geht 7½ cm aufwärts und dann daumenbreit nach vorn: **unteres Ende der Centralfurche.**

b) Man mißt die Distanz Glabella-Occiput auf der Sagittallinie der Schädeloberfläche, trägt darauf von der Glabella an die Hälfte der Entfernung $+ 1^{1}/_{4}$ cm ab und zieht von hier im Winkel von $67,5^0$ eine 10 cm lange Linie nach der Temporalgegend: **Centralfurche.**

Hirntopographie: Die motorischen Rindencentren liegen vor der Centralfurche (Fissura Rolandi), und zwar im obersten Drittel das Beincentrum, im mittleren Drittel das Armcentrum und im unteren Drittel das Gesichtscentrum, noch weiter unten an der Spitze des vorderen Astes der seitlichen Furche (Fissura Sylvii) im hinteren Teil der unteren Stirnwindung, und zwar bei Rechtshändern links, das motorische Sprachcentrum für Lippen-, Zungen-, Gaumen- und Kehlkopfmuskulatur (Broca), unterhalb der seitlichen Furche im Bereich der oberen Schläfenwirkung das Hörcentrum, im Hinterhaupt, spez. im Cuneus das Sehcentrum, im Gyrus Hippocampi das Geruchscentrum, im basalen Teil der Schläfenwindung das Geschmackscentrum usw.

Zur genauen Bestimmung der einzelnen Centren am freigelegten Hirn (z. B. des primär krampfenden Centrums bei der Epilepsieoperation) verhilft nötigenfalls die elektrische Untersuchung durch Reizung der Hirnoberfläche mit schwachem induziertem Strom mittels auskochbarer Knopfelektrode (nach Krause).

4. Abschnitt: Gesicht.

A. Mißbildungen.

a) Zu weit gehende Verschmelzung der bei der Gesichtsentwicklung einander entgegenwachsenden Fortsätze; dadurch: Verkleinerung (Mikrostomie) oder Verschluß (Atresie) von Mundspalte, Lidspalte, Nasenloch usw.

Therapie: Spaltung mit Plastik (vgl. Stomatoplastik!).

Auricularanhänge sind warzige bis knotige, oft gestielte Hautprominenzen mit Knorpelkern im Bereich der Verwachsungslinie zwischen Oberkieferfortsatz und 1. Kiemenbogen; meist vor dem Ohr; öfters beiderseits, evtl. verbunden mit Spaltbildung.

Therapie: Abtragung.

b) Ausbleibende Verschmelzung der bei der Gesichtsentwicklung einander entgegenwachsenden Fortsätze, dadurch:

α) Kongenitale Fisteln z. B. an Ober- oder Unterlippe, querer oder schräger Gesichtsspalte, Nase usw.

Therapie: Ausätzen oder Auskratzen; besser völlige Excision mit Wundrandvereinigung.

β) Kongenitale Spaltbildungen bzw. (bei bloß retardierter intrauteriner Verschmelzung) statt dessen bloß narben- oder nahtartige **Raphe.**

Pathogenese: Hemmungsmißbildung, und zwar im Beginn, nämlich in den ersten Wochen des fötalen Lebens infolge Ausbleibens der Verschmelzung der bei der Gesichtsentwicklung einander entgegenwachsenden Fortsätze; Ursache unbekannt, vielleicht einesteils primäre Entwicklungsanomalie durch fehlerhafte Keimanlage wohl infolge Degeneration durch Minderwertigkeit oder Krankheit der Vorfahren (Erblichkeit und familiäres Auftreten ist nicht selten, wobei natürlich oft nur ein Nachkomme betroffen ist; oft bestehen zugleich sonstige Mißbildungen: Kryptorchismus, Hypospadie, Poly- und Syndaktylie usw.), anderenteils (aber wohl nur sehr selten!) äußere, d. h. mechanische Hindernisse (Interposition von Hirnbruch, Tumor, amniotischen Falten und Strängen, Zunge, Finger spez. Daumen u. dgl., bzw. von überzähligem Zahn).

Formen:

I. Nasenspalten.

1. Mittlere in Form einer mehr oder weniger breiten medianen Furche der Nase („Doggennase"), evtl. übergehend nach unten in mediane Oberlippen-, Zwischenkiefer-, Gaumenspalte.

2. Seitliche in Form einer Furche oder eines Defekts im Nasenflügel; beide Nasenspalten sind sehr selten!

II. Schräge Gesichtsspalte (Meloschisis): Selten; entstehend durch Ausbleiben der Vereinigung zwischen lateralem Teil des Stirnfortsatzes und Oberkieferfortsatz; schräg von der Oberlippe zum Auge und evtl. darüber hinaus bis zur Haargrenze; unvollständig (Einkerbung der Oberlippe und keilförmiger Defekt [sog. Kolobom] des unteren Augenlids oder klaffender innerer Augenwinkel, beide durch rapheartigen Streifen verbunden) oder vollständig; nur Weichteile oder auch Knochen betreffend; evtl. übergehend in Kiefer-Gaumenspalte; ein- oder doppelseitig.

III. Quere Gesichts- oder Wangenspalte, auch ,,Riesenmund'' oder ,,Großmaul'' (Makrostoma) genannt: selten; entstehend durch Ausbleiben der horizontalen Vereinigung zwischen Oberkieferfortsatz und l. Kiemenbogen (Unterkiefer); seitliche Verlängerung des Mundspaltes oder auch nur naht- bzw. narbenartige Raphe vom Mundwinkel in die Wange bis Masseter oder Tragus; häufiger kombiniert mit kleinen Hautanhängen, auch mit Fistel des Ohrspeicheldrüsengangs.

IV. Mediane Spalte von Unterlippe und Unterkiefer: Sehr selten; entstehend durch Ausbleiben der Vereinigung zwischen beiden Seitenteilen des Unterkiefers; einfache Einkerbung des Unterlippensaums oder tiefer Spalt von ganzer Unterlippe und Unterkiefer, evtl. mit gleichzeitiger Spaltung von Mundboden und Zunge.

V. Oberlippenspalte (Cheiloschisis s. Labium fissum), auch ,,Hasenscharte'' **(Labium leporinum)** genannt:

1. Mittlere Oberlippenspalte (Fissura labii sup. medialis), sog. ,,eigentliche Hasenscharte'' (entsprechend der Hasenlippe): sehr selten; entstehend durch Ausbleiben der Verschmelzung an der medialen Seite beider Proc. globulares bzw. Proc. nasalis med. des Stirnfortsatzes, evtl. kombiniert mit entsprechender Kieferspalte nebst Auseinanderstehen der mittleren Schneidezähne.

2. Seitliche Oberlippenspalte (Fissura labii sup. lateralis), sog. ,,gewöhnliche Hasenscharte'' (Labium fissum s. leporinum): häufigste Spaltbildung des Gesichts; häufiger bei Knaben sowie mehr ein- als doppelseitig und bei einseitiger häufiger linkerseits; entstehend durch Ausbleiben der Verschmelzung zwischen Oberkiefer- und Stirnfortsatz. Spalte geht dabei zwischen Eck- und 2. (seitlichem) Schneidezahn oder gelegentlich zwischen 1. und 2. Schneidezahn hindurch. Ein- oder (seltener) doppelseitig. Unvollständig (mehr oder weniger seichte Einkerbung des Lippensaums oder weitergehend bis ins Lippenrot oder bis in die Haut oder bis zur Nase) oder vollständig (von Lippenrot bis ins Nasenloch durchgehende Spalte, wobei die Nasenflügel verbreitert, abgeflacht und ohne hintere Umrandung sind). Einfach oder verbunden mit Kiefer- und Gaumenspalte, worauf stets durch Besichtigung der Mundhöhle zu untersuchen ist. Evtl., spez. bei doppelseitiger Spalte prominiert der Zwischenkiefer in Form eines Bürzels mit unregelmäßig gebildeten und verkümmerten 2 bzw. 3 oder seltener 4 Zähnen, und zwar (bei der meist ungleichmäßigen Spaltbildung) der weniger betroffenen Seite genähert und schräggestellt; evtl. fehlt der Zwischenkiefer auch, evtl. samt Vomer, Schädel- und Hirnbasis (doppelseitige Spaltbildung mit fehlendem Mittelstück oder Arhinencephalie).

Häufigkeit: $1^0/_{00}$ (bei weitem häufigste Spaltbildung des Gesichts!); einseitig ca. 75% und doppelseitig ca. 25%; dabei vollständig doppelt so häufig wie unvollständig (nämlich einseitig 50 bzw. 25% und doppelseitig 10—20 bzw. 5—10%); links 3mal so oft wie rechts; männliches Geschlecht erkrankt etwas häufiger als weibliches.

Entstehung: Wohl fast immer endogen, auch erblich (s. o.).

Prognose: Kinder mit gleichzeitiger Schädel- und Hirnanomalie sind meist nicht lebensfähig; sonst drohen, abgesehen von Nahrungsbehinderung, Entstellung und Sprachstörung bei einfacher Lippenspalte, bei der kombinierten Lippen-Kiefer-Gaumenspalte wegen erschwerter Nahrungsaufnahme spez. Behinderung oder Unmöglichkeit des Saugens und Nichterwärmung der Atemluft Magendarmkatarrhe und Nasen-, Rachen- sowie Mittelohrkatarrhe, selbst Pneumonien mit oft tödlichem Ausgang; ohne Operation gehen auch viele Kinder zugrunde, und alle behalten Entstellung und Sprachstörung; dagegen wird durch die sachgemäße Operation ein Normalzustand geschaffen; unvollständige Lippenspalten brauchen das Saugen nicht zu beeinträchtigen.

Therapie: Operation, und zwar möglichst frühzeitig (dadurch Besserung der Nahrungsaufnahme usw.!), gewöhnlich in der 2.—8. meist 3.—6. Woche, evtl. (bei Icterus neonatorum, Schwäche, Aphthen, Hautinfekt, Luftwege- und Darmkatarrh) später ebenso wie bei unvollständiger Spalte, welche das Saugen nicht behindert und daher besser erst im 1.—2. Jahr operiert wird, im übrigen je nach der Ernährungsmöglichkeit, also bei Ernährungsschwierigkeit früher, sonst nicht vor dem 3. Monat; man operiert nicht gern in den heißen Sommer- oder in den kalten Wintermonaten, auch möglichst nur bei aufsteigender Gewichtskurve. Bis zur Operation ist die Milch abzuziehen und mit dem Löffel oder mit der Saugflasche zu füttern, und zwar mit hochwertiger Nahrung, am besten Frauenmilch. Cave Narkose, Infektion, Blutaspiration, Wärme- und Blutverlust! Narkose bei Neugeborenen ist in der Regel nicht erforderlich; evtl. Leitungsanästhesie des N. intraorbitalis; auch Novocain-Suprarenininfiltration kann zwecks Blutsparung und Gewebsauflockerung ratsam sein. Zweckmäßig ist das Aufblättern der Spaltränder in die Einzel- (Haut-, Muskel- und Schleimhaut-) schichten und deren isoliertes Vernähen. Blutstillung möglichst präventiv durch Fingerdruck oder durch federnde Klemmen beiderseits am Mundwinkel. Watte-Flanellbindeneinwicklung gegen Wärmeverlust. Lagerung: Aufrecht am hochgestellten Kopfstück des Operationstisches festgebunden um Rumpf einschließlich Arme; Kopf vom Assistenten mit den beiden breit an die Wangen angelegten Händen gehalten, aber nicht zu weit nach hinten angehoben (sonst Blutaspiration!). Technik: Unter Anspannen der Ränder Anfrischen der Spalte mit lanzenförmigem Messerchen breit, daher nicht einfach grade, sondern schräg, und zwar zur Vermeidung der Lippensaumeinziehung nach einer der folgenden Methoden:

1. Bogenförmig (v. Gräfe).

2. Winkelförmig durch Hinzufügen zweier seitlicher Hilfsschnitte parallel dem Lippensaum mit Bildung zweier seitlicher Läppchen aus dem Lippenrot und Herabziehen derselben mit Schiebern, wodurch ein Tuberculum des Lippensaums, und zwar seitlich entsteht (Malgaigne).

3. Unter Verwendung nur eines Läppchens aus dem Saum des besser entwickelten, meist lateralen Spaltrandes, indem der längere Spaltrand ganz angefrischt oder am Fuße des Läppchens abgetragen, der kürzere winklig angefrischt oder an der Spitze abgetragen und das Läppchen der besser entwickelten Seite nach Vernähung des eigentlichen Spaltes in den angefrischten Lippenrand der anderen Seite eingefügt wird, wodurch statt der unschönen Einziehung bzw. des seitlich gelegenen Vorsprungs ein medianes Tuberculum des Lippensaums entsteht (Mirault- v. Langenbeck u. a.). Es sind außerdem verschiedene komplizierte Schnittführungen angegeben worden. Zwecks Entspannung und zwecks Vermeidung einer störenden Einziehung unter dem Nasenloch müssen nach der Lappenanfrischung die am oberen Spaltrand verwachsenen Weichteile vom Oberkiefer genügend, nötigenfalls bis in die Fossa canina abgelöst werden durch Scherenschlag an der Wangenschleimhautübergangsstelle oder ausnahmsweise durch äußere Hilfsschnitte am Nasenflügel. Sorgfältige, aber nicht zu enge und straffe Knopfnähte der Haut mit feiner Seide oder Draht, beginnend am Lippenrot, dann außen und schließlich auch (unter Hochziehen der erstangelegten Fäden) innen, sonst Schichtennaht von Schleimhaut, Muskulatur und Haut; Veau empfiehlt eine Vernähung des Schließmuskels zusammen mit der Schleimhaut in Form einer Entspannungsnaht. Bei doppelseitiger Spalte kann das häutige Mittelstück (Philtrum) verwandt werden unter rundlicher, V- oder U-förmiger Anfrischung.

Bei vorstehendem Bürzel (Zwischenkiefer) mache man nicht dessen Resektion (Dupuytren), sondern (da sonst die Schneidezähne verloren gehen und der Oberkiefer verkümmert, sowie die Oberlippe einfällt) dessen Reposition mit subperiostalem Einschneiden des Vomer (v. Bardeleben); dazu Längs-

schnitt auf dem unteren Vomerrand unter dem Zwischenkiefer durch Schleimhaut und Periost, Abheben desselben samt A. naso-palatina, Durchtrennen des
Vomer 1—2 cm hoch senkrecht oder keilförmig mit Knochenschere, Zurück-
drängen des Zwischenkiefers mit Elevatorium und evtl. Annähen des Zwischenkiefers an den Kiefer mit Catgut; sofort anschließend Hasenschartenoperation.
Besser aber ist nach V e a u erst plastische Bildung des Nasenbodens und dann
der Oberlippe, wobei dann die Oberlippenmuskulatur die Zurückdrängung des
Bürzels allmählich besorgt.

Wundheilung unter dem Schorf (Airolpaste oder antiseptischer Puder, z. B.
Kalomel) oder mit entspannendem (schnurrbartähnlichem) Streifen von
Englisch- oder Heftpflaster bzw. Mastisolstoff- bzw. Elastoplaststreifen,
nötigenfalls auch unter Zuhilfenahme zweier federnder Drahtklammern an
beiden Wangen nebst Befestigung am Kopf; Hände festbinden oder Ellen-
bogenmanschetten anlegen; Schreien verhüten (Pflege, sowie 1 Tropfen Opiumtinktur oral oder 0,5 Hedonal in 30,0 Haferschleim rektal usw.); Nasenlöcher
reinigen; Darm vom verschluckten Blut entleeren (Laxans z. B. Sirupus
mannae 2—3 ½—1 Teelöffel); Ernährung mit der abgedrückten Muttermilch
aus Flasche oder Löffel bzw. Tee oder verdünnte Muttermilch. Nähte entfernen am 5.—7. Tag. Bei Aufgehen der Naht versuche man Zusammenziehen
mit Pflaster oder Sekundärnaht sofort. Evtl. Nachoperation (wegen Rezidivs,
Lippensaumeinziehung, Nasenflügelverzerrung und Septumschiefstands) nicht
vor 2—3 Monaten bis zu 1—2 Jahren.

Ziel der Hasenschartenoperation ist die volle Herstellung einer normalen
Gesichtsform mit genügend vorspringender und schön geschweifter Oberlippe
(„Amor- oder Cupidobogen") sowie mit gut geformtem (engem, hohem und
gewölbtem) Nasenflügel.

Gaumenspalte (Urano- oder Palatoschisis s. Palatum fissum).

P a t h o g e n e s e : Ebenso wie bei der Gesichts-, spez. Oberlippenspalte,
welche oft gleichzeitig vorhanden ist, handelt es sich bei der Gaumenspalte um
Ausbleiben der normalen Verschmelzung einander entgegenwachsender Fortsätze, hier des Stirn- (Vomer) und Oberkieferfortsatzes (Gaumenplatte) im
Bereiche des Mundhöhlendachs; entstehend anscheinend ganz überwiegend
infolge primärer Entwicklungsanomalie, auch kombiniert mit sonstigen Mißbildungen: Hydrocephalus, Spina bifida, Schiefhals, Hüftluxation, Syndaktylie
usw. (Erblichkeit!), vereinzelt infolge Interposition (amniotische Stränge,
Zunge bzw. Zungengeschwulst z. B. Zungenkropf, Finger usw.). E r w o r b e n e
Gaumenspalten kommen vor durch Syphilis und selten durch Tuberkulose oder
Carcinom sowie durch Trauma (Stock bzw. Skistock, Tabakspfeife, Geschoß
usw.) oder Dekubitus (Sauger) aber in anderer (lochartiger) Form.

H ä u f i g k e i t : Gaumenspalt ist — ebenso wie die oft gleichzeitig vorhandene
Lippenspalte — ziemlich häufig. Von den verschiedenen Formen ist am häufigsten die einseitige Kiefer-Gaumenspalte (ca. 40%), seltener (wie an der Lippe)
die doppelseitige (ca. 10—15%), häufiger wieder die Gaumen-Gaumensegelspalte
(ca. 33⅓%) und seltener die Spalte des Gaumensegels allein (ca. 10—20%).
Die linke Seite ist doppelt so oft betroffen wie die rechte (also ähnlich wie bei
der Lippenspalte). Auch hier ist das männliche Geschlecht etwas häufiger befallen als das weibliche.

S y m p t o m e : Unvollständig (Uranokolobom) oder vollständig (Urano-
schisis). Meist einseitig (unilateral, meist linksseitig; wobei die gesunde Gaumenplatte mit dem Vomer in Verbindung steht) und seltener doppelseitig (bilateral;
wobei der Vomer median in die gemeinsame, daher als einfache mediane im-
ponierende Spalte hineinragt). Einfach oder kombiniert vorn mit Hasenscharte
(ein- oder doppelseitig), hinten mit Spalte des weichen Gaumens und Zäpfchens
(infolge Ausbleibens der Verschmelzung der beiden Gaumenplatten, daher nur
median); die doppelseitige durchgehende Lippen-Kiefer-Gaumenspalte heißt
W o l f s r a c h e n ; im übrigen kommen die verschiedensten Kombinationen vor.

Folgen (infolge Fehlens des Abschlusses zwischen Mund- und Nasenhöhle:

1. Ernährungsstörung mit behindertem Saug- und Schluckakt; dadurch Unterernährung und Magenkatarrhe sowie Gefahr der Aspiration.

2. Atmungsstörung infolge Nichterwärmung der Atmungsluft; dadurch Katarrhe der Atmungsorgane sowie des Mittelohrs.

3. Sprachstörung mit nasalem Beiklang und behinderter Bildung gewisser Laute, spez. der Verschluß- und Reibelaute (p, t, k, s, f, ch).

Therapie: Prothese aus vulkanisiertem Kautschuk in Form einer Gaumenplatte an den Zähnen, bei Säuglingen auch am Sauger zu befestigen (sog. „Obturator") oder besser, zumal mit dem Wachstum der Obturator immer wieder geändert werden muß und die Zähne abnutzt, ja schließlich deren Verlust bedingt, Operation (Uranoplastik oder Staphylorrhaphie nach v. Langenbeck): Gewöhnlich nicht vor dem 2.—3. Jahre (sonst Operationserschwerung, Lebensgefahr und Wachstumshemmung!) und nicht nach dem 5.—6. Jahre (sonst bleibende Wachstums- und Sprachstörung sowie Gefahr der Mittelohreiterung!), am besten im 2.—4. Jahre, also tunlichst vor dem Sprechenlernen. (Bis dahin ist zeitweise, z. B. zum Saugen, ein auf dem Kopf oder ein am Saugpfropfen der Milchflasche befestigter Obturator ratsam.) Vorbedingung der Operation ist guter Allgemeinzustand, spez. Fehlen von Magen-Darmstörung und die Beseitigung infektiöser Prozesse in der Mundhöhle; daher Vorbereitung mit Inhalieren, Pinseln, Mundspülen, Entfernung hypertrophischer Mandeln und adenoider Vegetationen, Zahnextraktion bzw. -plombierung usw.; man sei auch zurückhaltend mit Operieren in den Winter- und Übergangsmonaten. Gelegentlich kann einige Zeitlang vorher das Tragen eines zahnärztlichen Apparats zur Näherung der Spaltränder ratsam sein. Narkose mit dem rasch und intensiv wirkenden Chloroform, gewöhnlich durch den Junkerschen Apparat oder mit Äther bzw. Äthergemisch, bei älteren Kindern und Erwachsenen Lokalanästhesie (Gefahr durch Chloroformvergiftung und durch Pneumonie!). Lagerung des narkotisierten Patienten mit hängendem Kopf auf Kopfstütze (sonst Blutaspiration!). Whiteheadscher Mundsperrer o. a. bei vorgezogener Zunge. Adrenalininfiltration. Zweckmäßig ist ein Absaugapparat (Elektromotor oder Wasserstrahlpumpe) zum Blut- und Schleimabsaugen.

Technik: 1. Spaltränder mit zweischneidigem Messer bzw. Periostmesser anfrischen, und zwar breit, daher etwas schräg, und zwar unter Fortnahme von etwas mehr Material an der Mundseite, aber sparsam; auch das Aufspalten der Ränder ist zweckmäßig, worauf die Vereinigung in 3 Schichten erfolgt, auch die Nasenschleimhaut mobilisiert und vernäht wird.

2. Seitliche Entspannungsschnitte bis auf den Knochen dicht (1 mm) neben der Zahnreihe von hinten (am Hamulus) bis vorn (am Eck- oder seitlichen Schneidezahn) unter Belassen einer nicht zu schmalen Verbindungsbrücke vorn und vor allem hinten; zwecks weiterer Entspannung können die Seitenschnitte nach hinten verlängert werden bis zur hinteren Rachenwand unter Durchtrennung des palatinalen Gefäß-Nervenstrangs, wodurch die beiden Brückenlappen weitgehend mobil werden.

3. Ablösen des mucös-periostalen Gaumenüberzugs vom unterliegenden Knochen mittels stumpf- (120°) winklig abgebogenen scharfen Raspatoriums (Trélat) von den Seitenschnitten her, so daß zwei vorn und hinten gestielte Lappen entstehen, welche von der Unterlage gelöst sind und sich spannungslos vereinigen lassen, auch nach der Mundhöhle heruntersinken (cave Aa. palatinae).

4. Vereinigung der beiden, bis zur völligen Entspannung genäherten Brückenlappen durch Paraffinseiden- oder Silkrocomknopfnähte od. dgl., welche von der Uvula aus beginnen und zunächst nicht geknüpft, sondern angeschoben und erst zum Schluß geknüpft werden (nicht zu fest!).

5. Jodoformgazetamponade für einige (8—14) Tage (cave Aspiration des sich lockernden Tampons) oder -auspudern der Seitendefekte sowie (zur Hoch- und Rückverlagerung des Gaumens, auch zum Nahtschutz) Drahtgitter oder Gazeauflage mit Aceton-Celluloidaufstrich und Zahndrahtschiene, evtl. später

mit korrigierender Guttaperchaauftragung, welche allmählich verstärkt wird (Ernst). Lach- und Sprechverbot; flüssige Kost (Tee und Schleimsuppe sowie Traubenzuckerlösung) mit Schnabeltasse und Gummischlauch (cave Milch und Brei bis zum 5. Tag!), evtl. Tröpfcheneinlauf; Mundspülen; Inhalieren; Betupfen mit Jodtinktur, Höllensteinlösung, Myrrhen- oder Kantharidentinktur. Später Atem- und vor allem Sprechübungen sowie Korrektur fehlerhafter Zahnstellung und zahnkonservierende Maßnahmen durch Zahnarzt; auch ist bei frühzeitiger Gaumenspaltenoperation die orthodontische Regulierung der Kieferform nebst Zahnstellung ständig zu überwachen. Nachoperationen nicht vor 3—6 Monaten. Evtl. zurückbleibende Fisteln werden (ähnlich wie die Gaumenspalte selbst) nachoperiert unter Anfrischung, Mobilisierung und Naht; evtl. gestielter Lappen aus der Nachbarschaft. Ein bei totaler Gaumenspalte vorn verbliebenes Loch wird zweckmäßigerweise, um nicht am vorderen Brückenteil die Blutversorgung zu gefährden, in einer 2. Sitzung 4—6 Wochen später geschlossen.

Veau legt (unter Verzicht auf die Entspannungsschnitte) eine Metalldrahtschlinge, welche die gesamte Muskulatur der Gaumensegelhälften umfaßt und zusammenbringt, und zwar submukös für 10 Tage; ferner mobilisiert und vernäht er die Nasenschleimhaut im Gebiet des harten Gaumens; schließlich legt er Wert auf Brückenlappenhebung durch Bildung plastischer Lappen am harten Gaumen nebst Hoch- und Rücklagerung desselben.

Brophy erstrebt eine gewaltsame Annäherung der beiden Kiefer samt Gaumenfortsätzen mit zwei fest zusammengeschnürten Metalldrähten, welche von je zwei Einstichen seitlich an der Umschlagsfalte eingeführt werden; doch ist das Verfahren nicht ratsam wegen Entwicklungsstörung in der Kieferform und Zahnstellung.

Bei sehr großem Defekt (z. B. nach Schußverletzung) oder bei mißglückter Operation kommt gestielte Plastik mit gedoppeltem Lappen aus Wange, Stirn, Hals, Brust, Oberarm usw. in Frage.

Zur Sprachverbesserung sind verschiedene Verfahren angegeben, welche eine Verengerung des Mesopharynx bzw. eine Verlängerung und Beweglichkeit des Gaumensegels erstreben, z. B. Einnähen eines gestielten Schleimhaut-Muskellappens aus der hinteren Rachenwand in Höhe der Zungenwurzel unterhalb der Recessus pharyngis in die Gaumensegelnaht: ,,Schlundwandplastik" (Schönborn-Rosenthal); ein solches Verfahren ist angezeigt namentlich bei Materialmangel sowie bei voroperierten Fällen mit kurzem oder narbigem Gaumensegel.

B. Verletzungen.

Gesichtswunden heilen meist gut (vorzügliche Ernährung infolge Blutgefäßreichtums!); daher ist meist Situationsnaht erlaubt (aber nicht zu eng und mit Dränage), spez. an Lippen, Augenlidern, Nasenflügeln usw., hier mit sorgfältiger Adaption (Lippenrot!) und mit feinem Nahtmaterial (Seide, Draht oder Haar oder spez. bei Kindern mit Wundklammern). Wundheilung unter Verband oder unter Schorf mit Calomel- oder Dermatolpuder usw. Nähte werden bereits ab 5. Tag entfernt.

Formen und Komplikationen:

I. Quetschwunden. Evtl. starkes Ödem, spez. an Augenlidern; evtl. besteht gleichzeitig Knochenbruch von Oberkiefer, Joch- und Nasenbein sowie Schädelbasis; achte auf Verletzungen der Schleimhaut an Lippen und Wangen, welche durch die Zähne entstehen.

II. Schnitt- und Hiebwunden.

1. Blutgefäße: A. temp., max. ext., coronaria labii usw. unterbinden (sonst evtl. Aneurysma!); ausnahmsweise kann bei Gesichtsverletzung die Unterbindung der A. carotis ext. nötig werden; die A. max. int. ist am Ort zu unter-

binden, während die Unterbindung der A. carotis ext. statt dessen nicht sicher ist; bei venöser und parenchymatöser Blutung kommt auch Jodoformgaze-tamponade in Betracht.

2. N. facialis bzw. dessen Äste (z. B. bei Mensurverletzung; auch zu beachten bei Operationen, z. B. Plastik, Ober- und Unterkieferresektion, Trigeminus-behandlung, Mittelohr- bzw. Cholesteatomoperation, Zahnextraktion, Mandibularisanästhesie, Kiefergelenkinjektion oder -resektion, Drüsen- oder Parotis-tumorexstirpation). Ursachen: Periphere, basale oder corticale Affektion, spez. Verletzung (spez. Schädelfraktur, Hieb, Stich, Schuß sowie Geburt, bei welcher entweder Hirnblutung, also centrale oder Zangendruck, also periphere Schädigung erfolgen kann), Hirn-, spez. Kleinhirnbrückenwinkeltumor, Apoplexie, Gumma, Aneurysma, Meningitis gummosa, Rheuma, Mittelohreiterung, Operation von Mittelohreiterung, Gesichts- oder Kiefergelenkoperation, Parotis-carcinom, Parotitis, Alkoholinjektion usw. Folge (bei peripherer Facialis-lähmung sind in der Regel alle Äste, auch der Stirnast befallen, dazu auch Chorda tympani mit Geschmackverlust an den vorderen $^2/_3$ der Zunge und Speichelverminderung; dagegen ist bei centraler Facialislähmung nur der untere Abschnitt an Wangen-, Nasen- und Mundmuskulatur betroffen!): Entstellende Gesichtsmuskellähmung nebst Störung von Sprechen und Kauen, Pfeifen, Stirnrunzeln, Augenschließen, Bindehautkatarrh, Gefühlsherabsetzung an der Zungenspitze; später 'Contractur. Therapie: zu versuchen bei der (ziemlich häufigen und prognostisch günstigen) rheumatischen Erkrankung: Wärme, Salicyl u. dgl.; sonst Wärme, Massage, Elektrizität, Übungen sowie zur Hebung des unteren Augenlids Heftpflasterstreifen am äußeren Augenwinkel von der Wange zur Stirn. Nervenoperation, spez. Neurolyse bzw. Nervennaht oder Nervenpfropfung (d. h. Anschließen des peripheren Nervenabschnitts an N. accessorius oder besser hypoglossus oder am besten glossopharyngeus; dabei stören aber, namentlich anfangs, gegenseitige Mitbewegungen in den entsprechenden Nervengebieten, und es fehlen die unwillkürlichen Bewegungen) oder Einpflanzung eines gesunden Nerven in die gelähmte Muskulatur oder am besten neurotisierte Muskel- bzw. Fascienplastik (abgespaltener gestielter Lappen aus M. masseter zum Mundwinkel und aus M. temporalis zum äußeren Augenwinkel, unter genügender Spannung evtl. unter entsprechender Hautexcision vernäht) oder am einfachsten, aber in Dauerwirkung unsicher, vom Mundwinkel zum Schläfenmuskel subcutan geführter Fadenzügel oder frei transplantierter Fascienzügel; statt der Operation ist auch empfohlen zur Mundwinkelhebung das Tragen einer Zahnschiene mit Stützhaken in der Gegend des zweiten Prämolaren oben. — Bei Facialiskrampf (Verletzung, Entzündung, Blutung oder Geschwulst spez. Hirnverletzung oder -geschwulst, sowie Neurasthenie, Hysterie, Epilepsie, Tetanus u. a.) empfiehlt sich, falls kausale Behandlung, evtl. Allgemeinerkrankung einschl. Sedativa (Hysterie) oder Beseitigung örtlicher Reizquelle (Entzündung von Mundschleimhaut, Tonsillen, Alveolarfortsatz, Facialiskompression usw.) versagt, Nervendehnung bis zu mäßiger Parese und im Notfalle Alkoholinjektion oder Nervendurch-schneidung mit anschließender Beseitigung der entstandenen Facialislähmung durch Muskelverpflanzung. Hypoglossusanastomie od. dgl.

3. Trigeminusäste mit Anästhesie oder mit Neuralgie (durch Narbenver-wachsung).

4. Tränennasenkanal evtl. mit Tränenträufeln.

5. Ohrspeicheldrüsengang evtl. mit Speichelfistel (s. da).

6. Stirn- und Oberkieferhöhle evtl. mit Hautemphysem.

7. Völlige Lappenabtrennung (z. B. Nasenspitze, Ohrmuschel und Lippen auf der Mensur); zu versuchen ist Annähen mit feinen und dichten Nähten nach sorgfältiger Blutstillung und nach Abspülen des Lappens in warmer phys. Kochsalzlösung.

III. Stichwunden.

1. Abbrechen der Messerspitze hinter dem Jochbein, in Nasen-, Stirn- und Oberkieferhöhle sowie in Orbita.

2. Infektion (Phlegmone, Empyem der Stirn- und Oberkieferhöhle, Menigitis, Sinusthrombose, Hirnabsceß und Sepsis).

3. Blutung aus A. max. int. und temp. prof. Therapie: Unterbindung in der Wunde, sonst evtl. der A. carotis ext. (A. carotis int. oder comm. ist wegen Gefahr der Hirnschädigung spez. bei alten Leuten tunlichst nicht zu unterbinden).

IV. Schußwunden.

1. Entstellung z. B. bei Schrotnahschuß (gegen eingesprengte Pulverkörner Ausschaben oder Umschläge mit 1%igem Sublimat).

2. Schädel- und Hirnverletzung.

3. Atmungsstörung durch Zurücksinken der verletzten Zunge oder durch Glottisödem; im ersteren Fall Vorhalten der Zunge durch mit drehrunder Nadel durchgelegten dicken Seidenfaden, sonst evtl. Tracheotomie!

4. Infektion spez. bei Steckschuß.

5. Blutung primär oder sekundär (letzteres infolge Arrosion).

6. Knochenverletzung.

V. Erfrierungen (aller 3 Grade, besonders an Nasenspitze und Ohren, evtl. mit Haut- und Knorpelnekrose; manchmal bleiben als Erfrierungsfolge die Ohrränder dünn und gezackt ,,wie angefressen'').

Verbrennungen (aller 3 Grade; eine Verbrennung leichtesten Grades ist auch das Erythema solare, z. B. bei Sonnenbad, Gletscherwanderung, Höhensonnenbestrahlung usw.; nicht zu verwechseln mit Erysipel!) und

Verätzungen (mit Säuren und Laugen) erfordern in leichten Fällen Puder; sonst, spez. bei drohender Narbenverzerrung Maskenverband mit Salbe; evtl. z. B. an Mund, Nase, Augenlid (Ectropium!) frühzeitig Transplantation und später Gesichtsplastik; doch ist die schädigende Wirkung oft nur oberflächlich, und die Haut erholt sich wieder; zu achten ist auf Komplikationen an Augen, sowie an Speise- und Luftwegen.

Anmerkung. Hemiatrophia facialis: Teils angeboren, teils erworben; meist im jugendlichen Alter; vorwiegend beim weiblichen Geschlecht; häufiger links als rechts; es besteht eine Atrophie von Haut, Unterhautzellgewebe, Muskeln und Knochen bei erhaltener Muskelfunktion. Therapie: Paraffininjektionen wegen Embolie nicht ungefährlich und wegen nachträglicher bindegewebiger Durchwachsung nicht dauerhaft; daher Fettgewebseinpflanzung von kleinem Hautschnitt.

C. Entzündungen.

1. Furunkel und Karbunkel.
Vorkommen und Entstehung: Spez. an Stirn, Naseneingang, Lippen usw.; bisweilen (,,bei unreinem Teint'') auf dem Boden von Comedonen und Acne; am Lidrand auch als Gerstenkorn (Hordeolum).

Differentialdiagnose: Milzbrand und Rotz; auch stets Harn untersuchen (auf Diabetes!).

Prognose: Nicht immer günstig; bei sog. malignem Gesichts-, spez. Oberlippenfurunkel (mit rüsselartiger Lippenschwellung und Ödem einer ganzen Gesichtsseite einschl. Augenlider) droht Thrombophlebitis der V. angularis und weiter V. facialis ant., ferner auf dem Wege der V. ophthalm. sup. Thrombose des Sinus cav. (Lidödem, Exophthalmus usw.) und evtl. der V. jugularis int. sowie Meningitis oder Pyämie, auch Phlegmone mit Glottisödem.

Therapie: (im allgemeinen konservativ): Salbenverband und Wärme oder Alkoholverband, evtl. Röntgenbestrahlung, Stauen? Reizkörper?, sowie Ruhe, evtl. Bettruhe und flüssige Kost neben Sprech- und Kauverbot, evtl. Morphium (cave Kratzen, Drücken etc.!); evtl. (spez. bei malignem Oberlippenfurunkel mit wachsendem Strang, Infiltrat und Fieber) im Rausch vorsichtige d. h. glatte Spaltung mit Messer oder Kauter und nötigenfalls lockere Jodoformgazetamponade; bei drohender Thrombophlebitis mit Pyämie Unterbindung der V. jugularis int.

2. Gesichtsphlegmone. Entstehung: bei infizierter Verletzung (selten!), Operation (spez. Gesichtsplastik), Parotitis, Parulis, Periostitis, Osteomyelitis, Phosphornekrose, Oberkiefer- und Stirnhöhlenempyem, Lymphadenitis, Dakryocystitis usw.

Differentialdiagnostisch cave Aktinomykose und Tumor, spez. an der Schläfe!

Gefahren: Thrombophlebitis, progredierte Phlegmone und Allgemeininfektion.

Komplikation: Kieferklemme.

Therapie: Frühzeitig Incision, evtl. nach Probepunktion.

Anmerkung 1: Orbitalphlegmone. Entstehung: Bei Verletzung, Fremdkörper, Liderysipel, Thrombophlebitis, Knochen- und Nebenhöhleneiterung; auch metastatisch bei Pyämie, Scharlach, Influenza usw. Symptome: U. a. Lidödem, Bulbusverdrängung, evtl. Panophthalmie. Gefahr von Meningitis, Sinusthrombose und Hirnabsceß sowie Allgemeininfektion. Therapie: Incision; bei Fremdkörper und Knochennekrose evtl. osteoplastische Resektion der äußeren Orbitalwand nach Krönlein.

Anmerkung 2: Subtemporalphlegmone. Entstehung: bei Verletzung, Fremdkörper, Gehörgangfurunkel, Otitis media, Kieferknochen- und Nebenhöhleneiterung. Symptome: Tiefe Schwellung mit Ödem, Druckempfindlichkeit usw. Gefahren: Thrombophlebitis, Sepsis usw. Therapie: frühzeitig Incision und Dränage, evtl. unter Jochbogenaufklappung.

Anmerkung 3 : Mundbodenphlegmone s. da.

3. Wangenbrand (Noma). Heutzutage selten. Vgl. Allg. Chirurgie!

4. Gesichtsrose (Erysipel).

Ursachen: Schrunden und Ekzem (spez. an der Nase z. B. bei Schnupfen), Verletzung, Operation (z. B. Nasenplastik), Nasenbeinbruch, Tonsilleninfekt usw.

Prognose: Nicht ungünstig; bisweilen rezidivierend, habituell oder weiterwandernd.

Gefahren: Fortschreiten (auf Kopf und Rumpf oder in Mundhöhle), Phlegmone (spez. Orbitalphlegmone), Abscedierung und Hautnekrose (z. B. an den Lidern), bisweilen Tod an Meningitis, Glottisödem und Wanderpneumonie sowie Allgemeininfektion. Symptome, Diagnose und Therapie: Vgl. Allg. Chirurgie!

5. Akute eitrige Ostitis und Periostitis. Entstehung: Hämatogen sehr selten (fast nur an Joch- und Nasenbeinen), häufiger fortgeleitet von Entzündungen der Haut oder Schleimhaut (z. B. nach komplizierter Fraktur, Schußverletzung, Zahncaries, Nebenhöhleneiterung usw.), gelegentlich direkt (nach penetrierender Verletzung, z. B. Schuß).

Differentialdiagnose: Gesichtsphlegmone, Nebenhöhlenempyem usw. Therapie: Absceßincision und evtl. Sequestrotomie.

6. Tuberkulose.

a) Haut und Schleimhäute. Als Lupus in seinen verschiedenen Formen; hier häufig, spez. an Nase, ferner an Wangen und Lippen (schmetterlingförmig), Stirn, Kinn. Vgl. Allg. Chirurgie, Tuberkulose!

Vorkommen: Fast nur bei Jugendlichen.

Entstehung: Ektogen (mit Sputum infiziertes Taschentuch, Finger usw.), lymphogen oder hämatogen.

Symptome: Braunrote Knötchen mit nicht erhabenen Rändern, welche bei Druck mit dem Glasspatel etwas abblassen, aber ihre apfelgeleeartige Farbe behalten und sich mit der Sonde eindrücken lassen, später Geschwüre mit Knötchen und mit zunderartig zerfallenen Granulationen, in welche die untersuchende Sonde ohne Gewalt weit einbricht, schließlich Narben mit immer wieder kommenden und gehenden Knötchen; oft multipel.

Diagnose: Typische Knötchen, Geschwüre oder Narben (Untersuchung mit Glasspatel, Sonde usw.), sowie jugendliches Alter, chronischer Verlauf, Lokalisation, sonstige Tuberkulose, Tuberkulinreaktion, Probeexcision.
Differentialdiagnose: Syphilis und Carcinom.
Verlauf: Chronisch über Jahre.
Komplikationen: Fortschreiten auf die Schleimhaut von Mund- und Nasenhöhle; Tuberkulose der Lymphdrüsen, Knochen, Gelenke und inneren Organe; Mischinfektion nebst Erysipel und Phlegmone; Verzerrung durch Narbe an Lippen, Lidern (Ectropium) und Nase (Verschluß der Nasenlöcher); Zerstörung durch tiefgreifende Infiltrate, z. B. an Weichteilen und Knorpelgerüst der Nase (wie „abgegriffen"); Carcinomentwicklung auf Geschwür oder Narbe, spez. auch nach Licht- und Röntgenbehandlung.
Therapie (außer Allgemeinbehandlung): Excision, Auskratzung, Kauterisation mit Paquelin, Heißluftdusche, Ätzen (mit Jodtinktur, Sublimat, Höllenstein, Pyrogallussäure usw.), Licht- (Finsen-) und Röntgenbestrahlung.

b) Subcutis: Skrofuloderma: Bei Kindern und kombiniert mit verschleppter Drüsentuberkulose auch bei Erwachsenen; in Form umschriebener, länglicher Infiltrate an Wangen-, Unterkiefer- und Halsgegend; allmählich durchbrechend zu flachen Geschwüren mit schlechten Granulationen und unterminierten Hauträndern; hartnäckig. Therapie: Vgl. Lupus!

c) Lymphdrüsen. Vor dem Ohr und in der Wange, hier auch auf oder in der Parotis mit Absceß-, Geschwür- und Fistelbildung. Vgl. Hals!

d) Knochen mit kaltem Absceß und später mit charakteristischer vertiefter Narbe (differentialdiagnostisch cave Osteomyelitis!), spez. an Augenhöhlenrand unten-außen zwischen Jochbein und Oberkiefer sowie an Joch- und Nasenbeinen, bei Erwachsenen auch am Stirnbein.

7. Aktinomykose. Lokalisation: Meist an Unterkiefer und Schläfe.
Entstehung: Meist von Mundhöhle (nach Verletzung infolge Kauens von Getreidegrannen oder bei cariösen Zähnen oder ausgehend von den Speicheldrüsen), selten von außen oder hämatogen.
Symptome: Chronisches, schmerz- und fieberloses, bretthartes Infiltrat mit Strang zur Eingangspforte, parallelgestellten Wülsten, Erweichungsherden und Fisteln mit drusenhaltigem Eiter.
Differentialdiagnose: Phlegmone, Periostitis, Tuberkulose, Gumma, Sarkom, entzündetes Atherom.
Prognose: Spontanheilung ist möglich.
Komplikationen: Kieferklemme (durch Kaumuskelinfiltration); Mischinfektion (Fieber!); Fortschreiten auf Schädelbasis und Wirbelsäule; Metastasierung.
Therapie: Incision, Auskratzung und Jodoformapplikation; außerdem Jodkali und Röntgenbestrahlung.

8. Syphilis.

a) Primäraffekte. Meist an Lippen, ferner an Wange, Nase, Lidern, Kinn (durch Küssen, Kratzeffekt, Rasiermesserschnitt, Eß- und Trinkgeschirr usw.); dabei frühzeitige harte und indolente Anschwellung der regionären Lymphdrüsen.

b) Geschwüre. Charakteristisch: speckig, scharfrandig und serpiginös, d. h. halbmond-, nieren- oder girlandenförmig (infolge Fortschreitens am Rand und Verheilung in der Mitte!), später weißlich-strahlige Narben; bald Knochenzerstörung (z. B. Sattelnase, Gaumenperforation), außerdem Verzerrung an Mund und Lidern und Carcinomentwicklung, sowie an der Haargrenze der Stirn in Form kleiner zerfallender Hautinfiltrate als sog. „Corona veneris".

c) Gummata. An Weichteilen und seltener an Knochen (z. B. Jochbogen, Kiefern und Augenhöhlenrand).
Diagnose: Anamnese, Verlauf, Heilerfolg, Wassermannsche Reaktion bzw. Spirochätennachweis.

Differentialdiagnose: Tuberkulose bzw. Lupus und Carcinom, auch Rotz und Milzbrand.

Therapie: spezifisch vgl. Allg. Chirurgie!

9. Rotz.

a) Akut mit Knoten, Pusteln und Geschwüren; bisweilen mit erysipelähnlichem Hautinfiltrat oder phlegmonös oder furunkelähnlich; meist rasch tödlich.

b) Chronisch mit Knoten und Geschwüren; ähnlich Tuberkulose, Gumma oder Aktinomykose.

10. Milzbrand (häufig; neben Händen ist das Gesicht bevorzugt!):

Entstehung: Meist durch Finger bei Lumpensortierern, Fleischern usw.; vielleicht auch durch Insekten (Fliegen); gelegentlich durch Rasierpinsel.

Symptome: Milzbrandkarbunkel an Lippen, Wange, Lidern als blaurotes Bläschen (,,Pustula maligna") mit schwärzlichem Schorf und hellem Sekret sowie mit ausgesprochenem Ödem.

Gefahren: Allgemeininfektion, evtl. Glottisödem.

Prognose: Mortalität ca. $33^1/_3\%$.

Therapie (konservativ!): Salbenverband; außerdem Milzbrandserum.

11. Kopftetanus. Ausgehend von Kopfwunden und beginnend am Kopf sowie mehr oder weniger beschränkt auf den Kopf; Schlingkrämpfe (T. hydrophobicus) und Lähmungen im Facialis (T. paralyticus s. facialis), bei Augenverletzungen auch im Oculomotorius, Trochlearis usw.; evtl. absteigend auf den übrigen Körper, auch auf die Atemmuskulatur; im allgemeinen günstig (vgl. Allg. Chirurgie!).

12. Lepra. Evtl. mit Facies leonina (s. da!).

D. Geschwülste.

1. Fibrome. Als weiche Warzen, Fibromata mollusca, Lappenelephantiasis und Rankenneurome; oft miteinander und mit Naevus pilosus, pigmentosus, Lymph- und Hämangiom kombiniert; evtl. wulst- oder lappenförmig herabhängend, dabei kosmetisch und funktionell störend. Therapie: Excision, evtl. Plastik; sonst Keilexcision (z. B. Lappenelephantiasis).

1a. Hypertrophische Narbe und Keloid. Bisweilen nach Verbrennung, Verätzung, Verletzung oder Operation, am Ohr häufiger nach Ohrringstechen. Therapie: vgl. Allgemeine Chirurgie!

2. Lipome. Selten, z. B. an Stirn, Schläfe, Kinn, Lidern, Nasenrücken, Lippen usw., gelegentlich subfascial, und zwar am häufigsten als tiefes Wangenlipom ausgehend vom Bichatschen Fettpfropf der Wange, sonst auch an der Stirn oder in der Augenhöhle (hier vom retrobulbären Fett); hier differentialdiagnostisch cave Absceß, Dermoid, Atherom, Schleimcyste, Lymphangiom, Parotistumor; evtl. kombiniert als Fibro- oder Angiolipom. Therapie: Ausschälung.

3. Chondrome (an Nasen- und Lidknorpeln) und **Osteome** (an Stirnbein und Kiefern sowie in Nebenhöhlen und Orbita): Selten.

4. Hämangiome. Häufig ($^2/_3$ aller Hämangiome betreffen das Gesicht), und zwar (in absteigender Reihenfolge) Stirn, Wangen, Lippen, Nase, Ohren, Lider; weibliches Geschlecht ist bevorzugt ($^2/_3$); oft kongenital als sog. Gefäß-, Blut- oder Feuermal (Naevus vasculosus), vielleicht in Beziehung zur fötalen Entwicklung: Spalten (fissurale Angiome) oder wahrscheinlicher Fortsatzgebieten (systematisierte bzw. neuropathische Angiome). Formen: H. simplex, cavernosum und racemosum, hier arteriale oder seltener venosum. Evtl. kombiniert mit Fibrom als Fibroangiom oder Elephantiasis teleangiectodes und cavernosa, mit Lipom als Lipoangiom (Wange und Lider), mit Lymphangiom als Hämato-Lymphangiom (Lippen und Lider). Gefahr des fortschreitenden Wachstums über eine ganze Gesichtsseite, in Mundhöhle usw.

Differentialdiagnose: Lymphangiom.

Diagnose: Farbe, Volumänderung bei Stauung und Kompression usw. Therapie: Am besten frühzeitig Exstirpation, evtl. Keilexcision; sonst rauchende Salpetersäure, Paquelin, Elektrolyse, Kohlensäureschnee, Licht-, Röntgen- und Radiumstrahlen; bei subcutanem H. außerdem Alkoholinjektionen und Magnesiumspickung. Vgl. Allg. Chirurgie, Hämangiome!

5. Lyphangiome: simplex, cavernosum und cysticum; evtl. kombiniert mit Bindegewebs- und Blutgefäßbildung; häufiger diffus an Lippen (Makrocheilie), Wangen (Makromelie), Lidern, Zunge und cystisch an Wange; hier differentialdiagnostisch cave Echinococcus, Parotistumor, Kiemengangscyste, Schleimcyste, Lipom, Hämangiom, Lymphstauung bei Skrophulose u. dgl.; zeitweise an- und abschwellend bei entzündlichen Schüben. Therapie: Exstirpation, Keilexcision, Paquelin, Alkoholinjektionen.

6. Sarkome (außer in Knochen, Speicheldrüsen und Lymphdrüsen): Seltener.

a) Haut, hier als weiche papilläre Geschwulst oder als tiefer Knoten; häufiger ist Myxosarkom (Gesicht, Augenhöhle, Wangenfettpfropf) und Melanosarkom (in Haut oft ausgehend von Pigmentmälern, in Auge von Chorioidea oder Iris; bösartig; metastasierend in Umgebung, Lymphdrüsen und Organen); differentialdiagnostisch cave Carcinom, Syphilis, Mycosis fungoides.

b) Wangenfettpfropf, spez. als Myxosarkom.

c) Orbita ausgehend von Bulbus, Sehnerv bzw. dessen Hüllen, Bindegewebe, Periost, Knochen, Tränendrüse; als schnell wachsender, harter, höckeriger, nicht fluktuierender, nicht pulsierender und nicht kompressibler Tumor, evtl. den Augapfel verdrängend und in Schädelhöhle (in Dura und Gehirn) hineinwachsend; Therapie: Radikaloperation unter temporärer Resektion der äußeren Orbitalwand nach Krönlein oder mittels Evacuatio orbitae.

7. Rhabdo- und Leiomyome: Selten.

8. Hautpapillome: Als pilzförmige Warzen, evtl. pigmentiert und behaart; an Stirn, Schläfe, Ohren, Lidern, Nase und Lippen Erwachsener; bisweilen als Cornu cutaneum (vgl. Kopf!). Gefahr der Carcinomentwicklung. Therapie: Excision samt Basis.

9. Adenome der Schweißdrüsen (an Augen- und Kieferwinkel, evtl. perforierend zu hartnäckigen Geschwüren) und Talgdrüsen (an Nase und Lidern; auf dem Boden der Seborrhoe; evtl. verkalkend); beide evtl. multipel und bei älteren Leuten. Gefahr der Carcinomentwicklung. Therapie: Exstirpation; auch Röntgenbestrahlung.

10. Dermoide und Epidermoide: Typisch lokalisiert, meist am Orbitalrand oben-außen, dann an innerem Augenwinkel, Glabella, Nasenwurzel, seltener Nasenrücken und -seiten, Wangen usw. Diagnose: Kongenitales oder jugendliches Vorkommen, solitäres Auftreten, typischer Sitz, Konsistenz und Inhalt (Brei mit Haaren), kugelige Form, scharfe Begrenzung, Beweglichkeit, unveränderte und verschiebliche Hautbedeckung. Differentialdiagnose: Absceß, Atherom, Lymph- und Hämangiom, Lipom, Hirnbruch usw. Prognose: selten ist Carcinomentwicklung. Therapie: Radikalexstirpation samt Sack (sonst Rezidiv!).

11. Carcinome: Häufig, und zwar (in absteigender Reihenfolge) an Unterlippe (hier meist bei Männern, spez. Pfeifenrauchern), Nase (hier im Gegensatz zu Lues und Lupus nicht in der Umgebung der Nasenlöcher, sondern an Nasenrücken und -seiten), Lidern (spez. Unterlid, und zwar meist am inneren Augenwinkel), Wange, Stirn, Ohr, Schläfe, Oberlippe, Kinn; gewöhnlich bei älteren, spez. Landleuten (frühes Welkwerden der Gesichtshaut unter Witterungseinfluß?); oft auf dem Boden von Warzen, Papillomen, Hauthörnern, Schweiß- und Talgdrüsenadenomen, Dermoiden und Atheromen, ferner nach Erysipel, Ekzem, Psoriasis, Lupus, Tuberkulose und luetischen Geschwüren, Narbe nach solchen Geschwüren, Verbrennung und Verletzung, Röntgenbestrahlung, Erfrierung, chronischem Trauma (Rasiermesser, Zahnstümpfe,

Tabakspfeife?), Seborrhoe und Leukoplakie. Betroffen sind fast nur alte Leute im 5. und 6. Jahrzehnt.

Formen (meist handelt es sich um ein vom Deckepithel ausgehendes Plattenepithelcarcinom mit Neigung zur Verhornung):

a) Flaches, meist geschwüriges Hautcarcinom (Cancroid oder Ulcus rodens). Z. B. an Schläfe, Stirn, Nasenrücken und -flügeln, Wange, Lidern, Lippen; flach, jahrelang bestehend ohne Heilungstendenz, ohne Metastasen, leicht vernarbend und stark schrumpfend mit Verzerrung von Lidern, Lippen usw.; schließlich in die Tiefe greifend; manchmal im Beginn nur als eine schuppende und — nach Ablösen der Schuppe — blutende Stelle.

b) Wucherndes, später papilläres oder tiefgreifendes Hautcarcinom. Z. B. an Unterlippe, Nasenkuppe, Lidern; knollig oder geschwürig mit zerklüftetem Grund, hartem wallartigem Rand und komedonenartigen Epithelzapfen, rasch wachsend mit baldigen Metastasen in Lymphdrüsen und Organen: meist verhornend mit Hornkugeln; bisweilen (spez. an Wange, Stirn, Nase, Kinn und Lippen) als Basalzellenkrebs (Basaliom) oder als Talg- und Schweißdrüsenkrebs.

Differentialdiagnose: Lupus und Lues einschl. Primäraffekt sowie gutartige Geschwülste: Fibrome, Papillome, Adenome usw. sowie Sarkome.

Diagnose: Geschwür mit wallartig aufgeworfenem Rand und zerklüftetem Grund, aus welchem sich Krebsmilch und Krebszapfen ausdrücken lassen sowie harte Schwellung der regionären Lymphdrüsen. Dazu Alter, Einzahl (außer bei präkanzerös veränderter Haut von Land- oder Seeleuten usw.), Schmerzlosigkeit und Wachstum. Evtl. Probeexcision bzw. Exstirpation mit histologischer Untersuchung.

Prognose: im allgemeinen nicht ungünstig bei frühzeitiger und geeigneter Behandlung.

Therapie: Am besten sofort Radikaloperation mit dem Messer rücksichtslos weit (mindestens 1 cm) im Gesunden, evtl. samt Knochenunterlage und stets mitsamt regionären Lymphdrüsen beiderseits; sonst (weniger sicher, daher im allgemeinen nur in inoperablen Fällen; aber evtl. kosmetischer, daher bei Fällen, in welchen die Operation Verunstaltung bedingt, also vor allem an Auge, Nase und Mund) Röntgen- und Radiumbestrahlung (dagegen nicht ratsam Ätzen, Kauterisieren usw.), sowie symptomatische Behandlung.

Anmerkung. Lippenkrebs ist wohl einer der häufigeren Gesichtskrebse; Unterlippe erkrankt 10—25mal häufiger als Oberlippe und bei Männern ca. 9—30mal häufiger als bei Frauen (Pfeifenrauchen?); meist Plattenepithelcarcinom, gelegentlich Basaliom; klinisch anfangs Geschwür oder Knoten, später kraterförmiges Geschwür mit wallartigem Rand; differentialdiagnostisch cave Primäraffekt (Spirochätennachweis und später Wassermannsche Reaktion!) sowie Tuberkulose und Syphilis; Prognose nicht ungünstig; bei Operation Dauerheilung 70—90%; Therapie: Keilexcision, evtl. Hautplastik; außerdem Lymphdrüsenausräumung (zuvor).

12. Endotheliome. Selten.

13. Teratome. Selten.

14. Atherome. Seltener als am Kopf im Gesicht, und zwar meist an Stirn, Ohr, Wange, Lidern und Lippen; öfters multipel. Differentialdiagnostisch wichtig ist der intracutane und der beliebige Sitz. Komplikationen: Entzündung, Verkalkung, Carcinomentwicklung. Therapie: Ausschälung oder bei Verwachsung Ausschneidung, bei Vereiterung Incision und Exkochleation. Vgl. Kopf!

15. Schleimcysten (Retentionscysten der Schleimdrüsen) in Unterlippe und **Speichelcysten** in der Parotis. Differentialdiagnose: Häm- und Lymphangiome.

16. Parasitäre Cysten: Echinococcus und Cysticercus: Selten; in Haut oder Orbita sowie im Schläfenmuskel.

17. Rhinophym (Hebra 1856). D. h. ,,Knollennase", auch ,,Kartoffel-, Pfund-, Kupfer-, Säufer-, Schnaps-, Wein-, Burgundernase" genannt: ist eine elephantiastische Verdickung der Nase bei älteren Leuten, meist Männern, spez. Säufern.

Entstehung: Gewöhnlich auf dem Boden der Acne rosacea; begünstigend wirken: Alkoholismus (Wein- und Schnapssäufer!), Witterungseinflüsse (Landleute, Kutscher, Dienstmänner!) und Störungen des Magen-Darmkanals und der weiblichen Sexualorgane, u. a. Klimakterium, Darmparasiten, Obstipation u. dgl.

Pathologische Anatomie: Bindegewebshyperplasie, Blutgefäßdilatation und Talgdrüsenhypertrophie bzw. -erweiterung.

Symptome: Blau- bis kupferrote, glänzende, weiche, unförmliche Klumpenbildung mit lappigen, meist breitbasigen Auswüchsen und mit tiefen Poren (entsprechend den Ausführungsgängen der Hautfollikel, aus welchen sich oft Pfröpfe oder Bänder zu Brei ausdrücken lassen!), namentlich an Nasenspitze und -flügeln.

Therapie: Zu versuchen Diät (cave Alkohol, heiße Getränke, stark gewürzte und fette Speisen!), Stuhlregelung, Arsen-, Hefe- und in Klimakterium Eierstockpräparate, sowie Schälkur mit 10% Schwefel-, Salicyl- oder Ichthyolsalbe und Betupfen mit Thymol- oder Resorcinspiritus, Licht- oder Röntgenbestrahlung, Wärme (Fön), Jodtinktur- oder Schwefeläther-Betupfungen, Teer-Schwefel-Ichthyolseife, Keraminseife, Sol. Vlemings, Zellersche Paste u. dgl.; sonst, nämlich in schweren und hartnäckigen Fällen, am besten in Lokalanästhesie unter Eingehn mit dem Finger in die Nasenlöcher, oberflächliches, also flaches Abschälen mit dem Messer, ähnlich wie man eine Gurke schält (Überhäutung erfolgt spontan von den stehengebliebenen Talgdrüsenresten; zugleich Pellidol-, bzw. Epithensalbe!); auch Scarificationen, Alkoholinjektionen, Sticheln mit Galvanokauter oder Paquelin, Mikrobrenner Kohlensäureschnee, Keilexcisionen oder schlimmstenfalls Ausschneidung mit Hautplastik.

Anmerkung 1.

Gesichtsneuralgien.

a) Trigeminus- oder Quintusneuralgie,

auch Gesichtsschmerz (Prosopalgie), Tic douloureux genannt:

Symptome: Anfallsweise Schmerzen im beschränkten Gebiet des Trigeminus, und zwar eines, selten mehrerer seiner 3 Äste oder Endverzweigungen, z. B. N. supraorbitalis (häufig; spez. auch bei Malaria, Influenza), N. infraorbitalis, N. alveolaris inf., N. lingualis, N. subc. malae, N. auriculo-temp. usw.; vereinzelt beiderseits (dies spez. bei Stoffwechsel-, Infektions- und Intoxikationskrankheiten). Oft ausgelöst durch Berührung, Geräusch, kalte Luft, Waschen, Sprechen, Kauen, körperliche, geistige und psychische Erregung, Bücken, Kopfbewegen, Alkohol- oder Tabakabusus usw. Evtl. kombiniert mit Hyper- oder (spez. in älteren Fällen) Anästhesie der Haut, Gesichtsrötung, Tränen-, Nasen- oder Speichelfluß, Schwitzen, Hitze, Herpes, Ergrauen oder Ausfallen der Haare, Facialiszuckungen (,,Tic convulsiv") sowie Übelkeit und Erbrechen; bisweilen mit schmerzhaften Druckpunkten, spez. an den Knochenaustrittsstellen (z. B. I. an Incisura supraorbitalis, seltener Nase, innerem Augenwinkel und Tub. parietale, II. an Foramen infraorbitale, seltener Jochbein und Oberlippe, III. an Foramen mentale, seltener Schläfe); manchmal ausstrahlend (irradiierend) in eine ganze Gesicht- oder Kopfseite, Nacken, Schulter oder benachbarte Nervengebiete, wobei der ursächlich bzw. ursprünglich erkrankte Nervenzweig anfänglichen und jedesmaligen Beginn, Centrum, Höhepunkt und Konstanz des Schmerzes erkennen läßt.

Verlauf: Chronisch; meist mit stärker, ausgedehnter und häufiger werdenden Anfällen.

Prognose: Verschieden nach Ursache; ungünstig bei chronischen Fällen, spez. im 2. und 3. Ast; Rückfälle häufig; Störungen von Arbeit, Nahrungsaufnahme und Schlaf; häufig Morphinismus und Selbstmord.

Vorkommen: Häufig (nach Ischias häufigste Neuralgie), und zwar bei älteren Erwachsenen; häufiger rechts als links; nur vereinzelt (ca. 1%) doppelseitig (dies z. B. bei Diabetes).

Ursachen: a) Allgemeine: Konstitution, neuropathische Belastung, höheres Lebensalter, vorzeitige Seneszenz, Inanition, Anämie und Kachexie, Arteriosklerose, Stoffwechselkrankheiten (Gicht und Diabetes), Infektionskrankheiten: akute (Malaria, Influenza, Ruhr, Typhus, Masern, Pocken usw.) und chronische (Syphilis), Rheumatismus, Erkältung, Intoxikationen (Alkohol, Nicotin, Quecksilber, Blei, Kupfer, Arsen usw.), Verdauungsstörungen und spez. chronische Stuhlverstopfung, sowie lokale Mastdarmerkrankungen (Fissur, Fistel, Hämorrhoiden, Polypen usw.), vielleicht auch Erkrankungen entfernter Organe (Wanderniere, Gebärmutterverlagerung und -knickung) als sog. „reflektorische". b) Örtliche: α) Centrale: Multiple Sklerose, Hirntumoren, -abscesse, -syphilis und -tuberkulose (spez. an Hirnbasis, Brücke, Kleinhirnbrückenwinkel und Kleinhirn, sowie Hypophyse), Meningitis, Schädelknochen- und -knochenhautentzündung und -tumoren, Knochensplitter oder -wucherung nach Schädelbasisbruch bzw. -schuß. β) Periphere: Verletzungen, auch Schüsse an Knochen von Gesichtsschädel, ferner Narben, Fremdkörper, Tumoren und Entzündungen (eitrige, tuberkulöse, syphilitische) an benachbarten Teilen spez. Knochen und Knochenhaut, schließlich Varizen und Aneurysmen (z. B. an A. carotis int.). Dazu kommen Erkrankungen an Kiefern und Zähnen (cariöse oder retinierte Zähne, schlecht sitzende Plomben, Zahnbeinwucherungen, Knochensplitter nach Zahnextraktion, Kiefercysten und -geschwülste, spez. Exostosen, Aneurysmen der A. mandibularis, Knochenveränderungen am zahnlos gewordenen Unterkiefer alter Leute), Nase und Nebenhöhlen (chronische Oberkiefer- und Stirnhöhleneiterungen), Ohr (Mittelohrentzündung, Cholesteatom, epiduraler und Schläfenabsceß), Auge (Refraktionsanomalien, Conjunctivitis, Iritis, Glaukom).

Je nachdem man eine Ursache findet oder nicht, unterscheidet man symptomatische und idiopathische Formen von Trigeminusneuralgie.

Abzutrennen von der echten Trigeminusneuralgie sind Schmerzen im Trigeminusgebiet psychischer Art bei Hysterie: sog. „Pseudoneuralgien"; sie sind in der Regel nicht genau an ein bestimmtes Nervengebiet gebunden, sondern unbestimmt lokalisiert und auf andere Nervengebiete übergreifend, auch mit sonstigen hysterischen Symptomen verbunden, schließlich auf psychische Momente reagierend (z. B. bei Selbstbeobachtung entstehend und zunehmend, aber bei abgelenkter Aufmerksamkeit verschwindend und abnehmend, dagegen nicht oder wenig auf Antineuralgika ansprechend).

Differentialdiagnose: 1. Neuralgie des Ganglion spheno-palatinum: z. B. bei Nebenhöhlenentzündung durch Übergreifen auf das Ganglion; Symptome sind Schmerzen im Gebiet des 2. Trigeminusastes, spez. Oberkiefer und Nasenwurzel, aber auch Ohr, Schulter und Nacken; Therapie: Ganglioninjektion oder -exstirpation, auch Resektion der vier obersten Rami comm. oder Durchschneidung des Halssympathicus.

2. Neuralgie des Ganglion geniculi: Schmerzen sind im und hinter dem Ohr, nach der Schulter ausstrahlend und mehr kontinuierlich; Therapie: Ganglioninjektion oder -exstirpation.

3. Neuralgie des N. glosso-pharyngeus: Schmerzen im Tonsillengebiet, ausgelöst durch Schlucken, Brechen, Gähnen, Husten usw.; nicht zu verwechseln mit Neuralgie des 3. Trigeminusastes, nach dessen Betäubung der Schmerz bleibt; Therapie: Exärese des N. glosso-pharyngeus submandibular, falls die konservative Therapie versagt.

4. Neuralgie des N. mandibularis und Ganglion oticum. Diagnose: Wichtig ist die Feststellung des Nervenastes (weniger als die Ausdehnung des Schmerzes ist entscheidend anfänglicher und jedesmaliger

Beginn, Centrum, Höhepunkt und Konstanz desselben) und des Sitzes (bei centralem oft mehrere Äste, daneben evtl., aber nicht immer und manchmal auch fehlend: sonstige Symptome centraler, spez. intrakranieller Erkrankung; bei peripherem evtl. Nachweis einer peripheren Ursache: Erkältung, Verletzung, Narbe, Fremdkörper, Geschwulst usw.!).

Therapie: Notwendig ist ein bestimmter Behandlungsplan mit richtiger Reihenfolge der einzelnen Behandlungsmethoden: kausale, physikalische, medikamentöse, Bestrahlungs-, Injektions- und Operationsbehandlung; auch ist der Kranke darauf aufmerksam zu machen, damit er nicht das Zutrauen verliert oder die Behandlung durchkreuzt; gewisse Behandlungsmethoden werden nämlich durch andere voraufgehende unwirksam, z. B. Röntgenbestrahlung durch Alkoholinjektion oder durch Operation und Alkoholinjektion durch Operation; im allgemeinen sind erst die harmloseren und dann die eingreifenderen Behandlungsmethoden anzuwenden; in jedem Fall ist weit central genug vorzugehen; akute Fälle sind frühzeitig und energisch zu behandeln, damit sie nicht erst chronisch werden; je nachdem, ob eine Ursache gefunden wird oder nicht, muß man unterscheiden zwischen symptomatischen und idiopathischen Fällen.

a) Kausale Behandlung: Angezeigt bei symptomatischen Fällen; dazu ist in jedem Fall nach einer Ursache zu suchen und gegebenenfalls die entsprechende Behandlung einzuleiten, was allerdings nur in einem Teil der Fälle gelingt und wiederum nur in einem weiteren Teil zur Heilung führt.

Die Untersuchung soll unter Zuhilfenahme der entsprechenden Fach-(Nerven-, Augen-, Ohren- und Zahn-) Ärzte und unter Benutzung aller (u. a. Röntgen-, Blut-, Harn-) Untersuchungsmethoden erfolgen, und zwar rasch nacheinander und ohne Einschaltung immer neuer Behandlungsmethoden. Pseudoneuralgien sind von den echten Neuralgien abzuscheiden und psychotherapeutisch zu behandeln. In jedem Fall empfiehlt sich eine energische Abführkur, und zwar in frischen Fällen 2—3 Eßlöffel Rizinusöl und in chronischen Fällen Blutreinigungskur mit Rhabarber od. dgl. und mit Klystieren, evtl. Kur in Kissingen, Homburg, Karlsbad oder Marienbad (hier kombiniert als Trink- und Badekur); daneben eine entsprechende Lebens- und Ernährungsweise: Ruhe, evtl. Bettruhe mit Schutz vor Schädlichkeiten, spez. Erkältungen; evtl. Körperbewegung mit Gymnastik oder Sport, aber ohne Überanstrengung; evtl. Klimawechsel; evtl. vegetarische Kost; evtl. Entfettungs- oder Mastkur, bei Abmagerung auch Lebertran. Bei Diabetes oder Gicht Diät. Bei Altersneuralgien Jodkali. Bei Neurasthenie Sedativa (Brom) und Tonika (Lecithin). Bei Anämie Eisen und Arsen. Bei Influenza, Rheumatismus und Erkältung Salicylpräparate (Aspirin usw.). Bei Malaria Chinin und evtl. Arsen. Bei Syphilis Jodkali usw. Bei Intoxikationen Giftentziehung, sowie Schweiß-, Harn- und Stuhlanregung. Bei lokalen (peripheren oder centralen) Ursachen deren Beseitigung, evtl. unter Zuhilfenahme der entsprechenden Fachärzte (z. B. Verletzungen, Narben, Fremdkörper, Knochensplitter, Entzündungen und Tumoren, cariöse oder retinierte Zähne, chronische Ohr-, sowie Oberkiefer- und Stirnhöhleneiterungen, Refraktionsanomalien und andere Augenleiden). Vitamin B.

b) Physikalische Behandlung: Hitze (heiße Umschläge, Heißluft, Glühlicht, Dampfbad, Diathermie), Massage, Elektrizität (spez. galvanische), sowie ableitende (Senf-, Canthariden- usw., sowie Schröpfkopf, Glüheisen oder Chloräthylspray) und schmerzstillende (Chloroform, Cocain, Anästhesin, Veratrin, Aconitin, Menthol usw.) Linimente, Salben, Öle, Tinkturen und Pflaster.

c) Medikamentöse Behandlung: Antineuralgica (Aspirin, Antipyrin und Pyramidon, auch Trigemin, Migränin, Lactophenin, Phenacetin, Antifebrin, Atophan, Chinin usw.) und evtl., aber wegen Gefahr der Angewöhnung nur im Notfall und nicht dauernd, Narkotica (spez. Morphium per os oder subc.), evtl. mit Atropin oder Scolopamin). Chlorylen, d. h. Trichloräthylen, mehrmals täglich 20 bis 30 Tropfen auf Watte einzuatmen oder als Perlen einzunehmen (?). In chronischen Fällen auch Reizkörpertherapie (?).

d) Bestrahlungsbehandlung: Röntgenbestrahlung zu versuchen, und zwar v o r Alkoholinjektion und Operation, da sonst wegen Narbenbildung unwirksam.

e) Injektionsbehandlung:

α) ¼% Novocainlösung (nach Lange): Nervenbetäubend sowie lösend, dehnend und lockernd; in großer Menge (bis 30—50 ccm) unter starkem Druck; zu versuchen an den Endausbreitungen der 3 Äste.

β) 70—80% Alkohol (nach Schlösser): Nervenzerstörend; langsam (tropfenweise) bis zu mehreren (1—2½) ccm unter sorgfältiger Verteilung auf den gesamten Nervenquerschnitt, und zwar möglichst endoneural, während die perineurale Injektion einmal in der Dauerwirkung unsicher und dann wegen Nebenverletzung und Narbenbildung sowie Erscheinung evtl. späterer Operation nicht unbedenklich, jedenfalls für Nachinjektion bei Rezidiv erschwerend ist; ziemlich, aber nicht ganz erfolgsicher (Rezidive nach Monaten bis Jahren kommen namentlich bei den peripheren Injektionen vor) und bei wiederholtem Rezidiv immer weniger sicher; angezeigt n a c h Röntgenbestrahlung und v o r Operation; Technik vgl. Lokalanästhesie! (vorher gebe man evtl. Morphium und lege eine Quaddel der Haut nebst Stichkanalinfiltration an, während die probatorische Injektion von etwas Novocainlösung in den Nerven selbst nicht von allen Autoren gemacht wird; Einspritzung langsam vornehmen und bei Nebenerscheinungen abbrechen!).

1. peripher;
2. basal;
3. ins Ganglion Gasseri (Harris und Haertel 1912): angezeigt in schwersten Fällen n a c h Röntgenbestrahlung sowie peripheren und basalen Injektionen und v o r Ganglionexstirpation, aber nicht zu lange wiederholt. Erfolg bei gelungener Injektion (Anästhesie!) gut, aber nicht absolut sicher vor Rezidiv und bei wiederholtem Rezidiv immer unsicherer, auch wegen Narbenbildung die nachträgliche Ganglionexstirpation erschwerend. Gefahren: Alkoholschädigung an Hirn und benachbarten Hirnnerven (Oculomotorius, Abducens, Opticus, Facialis usw.) und Augenmuskeln, Verletzung der A. carotis int., maxillaris int. und meningea media, sowie V. ophthalmica und Sinus cavernosus, Hämatom der Opticusscheide, Kieferklemme und vor allem Keratitis neuroparalytica, dies auch trotz sachgemäßer Nachbehandlung (Uhrglasverband für 1 Woche, später Schutzbrille sowie Borwasser bzw. -salbe und Atropineinträufelung) und trotz Schonung des 1. Astes (beschränkte Menge und entsprechende Richtung bei der Injektion); daher nur im Krankenhaus und durch erfahrenen Facharzt; anschließend Bettruhe, Diät und Stuhlregelung. Am besten macht man vorher eine probatorische Injektion von 1 bis 2½ cm 2%iger Novocainlösung. Dauerwirkung wird erzielt meist erst durch mehrere Injektionen. In den ersten 2 Tagen entscheidet sich, welches Gebiet dauernd beeinflußt ist. Die evtl. nötigen Nachinjektionen macht man nach 2 bis 8 Tagen, wobei wegen Narbenbildung die Nervenerfassung meist erschwert ist.

f) Operationsbehandlung: Nervenlösung, -erfrierung und -dehnung, sowie -durchschneidung und -resektion sind unsicher; daher ist nur erlaubt N e r v e n ausreißung (Neurexairesis), d. h. Herausdrehung des ganzen Nervenstamms samt peripheren Verzweigungen, und zwar centripetal nach T h i e r s c h : Nerv central freilegen, centralwärts hoch hinauf verfolgen, sorgfältig isolieren, möglichst weit central mit einer quer oder besser längs gerieften Klemme ohne scharfe Kanten senkrecht zu seinem Verlauf fassen und unter ganz langsamer Drehung der Klemme (höchstens ½ Drehung pro Sekunde) herausreißen; evtl. anschließend Verschorfung des Nervenstumpfs und Verstopfung des Knochenkanals mit Wachs usw.

1. Peripher: z. B. N. supraorbitalis und frontalis am oberen Orbitalrand unter Zurückschieben des Periosts von einem Querschnitt in der Mitte der Augenbraue, aber ohne deren Rasur, N. infraorbitalis am Pes anserinus oder besser (zum Mitfassen der Nasen- und vorderen Zahnäste) im Canalis infraorbitalis unter dessen Aufmeißelung bis zur Orbita von einem Schräg-

schnitt ½—1 cm unter dem medialen Infraorbitalrand entsprechend dem inneren Hornhautrand, N. mentalis am Foramen mentale von einem Querschnitt am Kieferrand in der Eckzahngegend oder N. mandibularis an der Lingula oder im Unterkieferkanal usw. Anzeige: Einfach und ungefährlich, aber wenig sicher (Rezidive bis ⁶/₇); daher nur ausnahmsweise, spez. an den Endausbreitungen des 1. Astes, jedenfalls an einer so hoch gelegenen Stelle, daß alle befallenen Zweige mit fortfallen.

2. Basal: d. h. an der Schädelbasis, und zwar außerhalb (extrakraniell), nämlich 2. Ast am Foramen rotundum und 3. Ast am Foramen ovale. Anzeige: Schwieriger, aber sicherer; daher in hartnäckigen Fällen nach Röntgenbestrahlung und Alkoholinjektionen, aber vor der gefährlicheren Ganglionexstirpation, jedoch im allgemeinen nicht gebräuchlich, am 3. Ast auch nicht ratsam wegen Gefahr narbiger Kieferklemme und Ausfalls der motorischen Funktion.

3. Intrakraniell: Exstirpation des Ganglion semilunare s. Gasseri (Krause 1893) oder statt dessen Durchschneidung des Trigeminusstamms zwischen Ganglion und Brücke unter Schonung der motorischen Wurzel zwecks möglichster Vermeidung der Keratitis neuroparalytica und der motorischen Störungen (Frazier und Spiller). Üble Zufälle: Behinderung der Mundöffnung durch Schläfenmuskelschrumpfung, Infektion mit Knochennekrose, Hirnquetschung und anschließend -erweichung mit Aphasie, Halbseitenlähmung usw., Blutung durch Verletzung am Sinus cav., A. carotis interna und meningea media und vor allem Keratitis neuroparalytica mit Erblindungsgefahr, dies auch trotz sachgemäßer Nachbehandlung (Uhrglasverband, Borwasser bzw. -salbe und Atropineinträufelung) und trotz bloßer Durchschneidung des 1. Astes oder Trigeminusstammdurchschneidung (sog. physiologische Ausschaltung des Ganglion mit Erhaltung des trophischen Centrums), sowie Mortalität durch Shock, Blutverlust, Infektion, Hirnquetschung usw. durchschnittlich 10 (5—15) und mehr Prozent. Erfolg: Glänzend (sofort Aufhören der Schmerzen, sowie der Arbeits-, Ernährungs- und Schlafstörung) und nahezu sicher; Rezidive nur ganz vereinzelt (bis 5%), dies namentlich bei Stehenlassen von Ganglionresten oder bei unvollendeter Operation wegen Schwielenbildung, Blutung, Allgemeinschwäche u. dgl. Anzeige: Nur in den schwersten Fällen, gewöhnlich erst nach allen anderen Behandlungsmethoden, auch nach der weniger gefährlichen Alkoholinjektion, aber auch nicht zu spät, speziell vor Morphinismus oder vor oft wiederholter Alkoholinjektion. Technik: a) temporal durch die mittlere Schädelgrube, und zwar entweder rein temporal (Krause) oder sphenotemporal (Lexer), b) occipital durch die hintere Schädelgrube (Dandy), wobei Operationsmöglichkeit trotz vorheriger Injektion oder Operation besteht; namentlich angezeigt bei Hirngeschwulst.

Auch mittels des Hochfrequenzstroms durch eine nur an der Spitze leitende Nadelelektrode ist eine Zerstörung des Ganglion Gasseri möglich in Form der Elektrokoagulation, wobei eine genau umschriebene Wirkung erzielbar ist, daher Schonung des 1. Asts sowie der übrigen Hirnnerven, spez. N. abd., facialis und opt., welche sonst, namentlich bei Alkoholinjektion gelegentlich geschädigt werden; dabei bewährt sich der von Kirchner angegebene Zielapparat, wodurch nach individueller Maßberechnung im Röntgenbild ein an einem Bügel angebrachter Spieß durch das Foramen ovale in das Ganglion eingeführt wird, während durch eine passende Stütze der Kopf genau waagerecht festgehalten werden muß.

Sympathicuseingriffe (Resektion des Grenzstrangs oder des Halssympathicus oder des Ramus comm., sowie Denudation der A. carotis comm. oder deren Betupfen mit Alkohol bzw. Carbolsäure) sind recht unsicher.

b) Occipitalneuralgie.

Selten N. occipitalis major, minor und tertius, noch seltener N. auric. magnus, subc. colli und supraclavic.

Entstehung: vgl. Trigeminusneuralgie! (öfters ist Ursache Erkältung oder Grippe- u. a. Infektion, sowie Halswirbel- und Ohrerkrankungen).

Symptome: vgl. Trigeminusneuralgie; Druckpunkt z. B. in der Mitte zwischen Warzenfortsatz und Halswirbeln 2—3 cm auswärts vom Hinterhauptshöcker für den N. occipitalis major und hinter der Warzenfortsatzspitze für den N. occipitalis minor; öfters Ergrauen oder Ausfallen der Haare.

Differentialdiagnose: Caries, Arthritis deformans und Carcinom der oberen Halswirbel; ferner Periostitis, Myalgie und Neuralgie, schließlich Neurasthenie und Hysterie.

Therapie: vgl. Trigeminusneuralgie; operativ: Injektionen, Extraktion der entsprechenden Nerven oder Durchschneidung der Cervicalnerven.

Anmerkung 2.

Gesichtsplastik.

I. Nasenbildung (Rhinoplastik).

Indikationen: Syphilis, Lupus, Carcinom, Verletzung (Granatsplitter, Nahschuß, Säbelhieb, Biß usw.); Sattelnase entsteht meist durch Syphilis, seltener durch Trauma (Nasenbeinbruch) oder Nekrose (Verletzung, Tuberkulose, Osteomyelitis).

Voraussetzung ist die völlige Abheilung des Grundleidens: Syphilis usw. (Wassermannsche Reaktion usw.).

Allgemeine Regeln: Einfache Hautplastik ohne Knochen genügt bei Fehlen des letzteren nicht, da die neue Nase hinterher mangels Stütze schrumpft. Paraffininjektionen haben den Nachteil nachträglicher Zerteilung und die Gefahr der Embolie. Künstliches Gerüst aus Metall, Hartkautschuk, Bernstein usw. führt zu Schrumpfung und Eiterung. Im Notfalle hilft eine Prothese mit Brillengestell: sog. „künstliche Nase".

Spezielles: **1. Vollständige Rhinoplastik.**

a) Französisches Verfahren: Aus den Wangen mittels zweier seitlicher Lappen, welche von beiden Seiten in der Mitte zusammengebracht werden (Erfolg meist schlecht: statt Profils entsteht platte Nase!).

b) Indisches (frontales) Verfahren (schon von den alten Indern verwandt, bei welchen die Strafe des Naseabschneidens gebräuchlich war): Aus der Stirn; am besten nach König mit Haut-Periost-Knochenlappen, welcher nach unten umgeklappt und auf der nach oben sehenden Wundfläche mit einem weiteren Hautlappen aus der Stirn gedeckt wird.

c) Italienisches (brachiales) Verfahren (Tagliacozza): Aus dem Arm, welcher zeitweise an den Kopf fixiert wird, unter Benutzen des dort vorhandenen (Ulna) oder eines vorher eingepflanzten Knochens (Tibia, Rippenknorpel) als sog. „Stiellappenfernplastik".

2. Unvollständige Rhinoplastik. Z. B. Nasenseite, -flügel oder -spitze: durch gestielten Hautlappen aus Stirn oder besser (kosmetischer) aus gesunder Nasenseite, Wange (Nasolabialfalte!), Lippen, Arm oder durch frei transplantiertes Stück Ohrmuschel samt Knorpel oder Zehenbeere; bei kleinem Defekt der Nasenflügel auch durch V-Schnitt und Y-Naht; Septum aus der Oberlippe, und zwar aus der ganzen oder besser (zur Vermeidung äußerer Narbe) nur aus ihrer Schleimhaut mit Durchziehen des Lappens durch ein Knopfloch der Oberlippe.

3. Sattelnasenplastik. a) Stiellappen aus der Stirn nach König (s. 1b) nach Ablösen und Abwärtsverlagern der (geschrumpften und nach oben verzerrten) Nasenspitze.

b) Einschieben eines mit Periost bedeckten Tibiaspans, Rippenknorpelstücks usw., im Notfall Elfenbeinspans oder in leichteren Fällen eines Stücks

Bindegewebe (Fascie) von Längsschnitt oder besser nach v. M a n g o l d t von kleinem Querschnitt an Nasenspitze oder -wurzel in die mit stumpfem Eleva- torium von der Unterlage abgelöste Haut (cave Eröffnung der Nasenhöhle, sonst Gefahr der Nekrose des subcutan einzuheilenden Knochens bzw. Knorpels!); doch gelingt auch meist das Einschieben von einem kleinen Schnitt im Nasenvorhof (endonasales Vorgehen nach J o s e p h).

II. Lippenbildung (Cheiloplastik).

Indikationen: Defekt durch Geschwülste, spez. Carcinom der Unterlippe, Verletzung, Verbrennung, Noma, tuberkulöse und syphilitische Geschwüre, maligne Furunkel usw.

Technik: 1. Bei Defekten bis zur Hälfte gelingt und genügt auch meist die **Naht** des elliptischen oder keilförmigen Defekts, an der Oberlippe evtl. nach Ablösen der Lippe von der Knochenunterlage mittels Wellenschnitts um die Nase nach D i e f f e n b a c h.

2. Nach **Dieffenbach.** Ein- oder beiderseits Schnitt vom Mundwinkel quer durch die Wange bis zum Masseteransatz oder weiter und dann abwärts parallel dem Defektrand bis zum Unterkieferrand und Verschieben des abgelösten Lappens nach dem Defekt zu, wobei nach J ä s c h k e die Schnitte besser statt winklig b o g e n f ö r m i g angelegt und die Schleimhaut für sich und etwas höher oben durchtrennt, auch die Fascia parotideo-masseterica samt Ohrspeichel- drüse und die A. max. ext. geschont werden. Nach L e x e r wird ein entsprechend gebildeter Lappen aus der Kinnhaut nach oben verschoben.

3. Nach **Bruns** (bei kürzeren, nicht bis auf das Kinn reichenden Defekten) Eindrehen zweier seitlicher Lappen aus den Nasolabialfalten und Vereinigen derselben in der Mitte.

4. Nach **v. Langenbeck.** Eindrehen eines einfach gestielten Lappens aus Kinn oder Hals mit Stiel am Mundwinkel, während auf der anderen Seite ein dreieckiger Lappen (sog. ,,Sporn") ebenfalls abgelöst und unter Austausch mit dem ersteren Lappen zu dessen Defektdeckung benutzt wird.

5. Nach **Morgan.** Heraufklappen eines doppelt gestielten (sog. ,,brücken- förmigen") Lappens, welcher durch einen Schnitt unter und parallel dem Kinn bzw. Mund mit Ablösen der dazwischenliegenden Hautbrücke von ihrer Unter- lage genommen wird (,,Visierlappenplastik").

6. Nach **Estlander-Abbé.** Eindrehen und später Abtrennen eines gestielten Lappens aus der anderen Lippe (z. B. bei zu kurzer Oberlippe nach Hasen- schartenoperation aus der Unterlippenmitte).

7. Nach **Burow.** An der Oberlippe bei rechteckigem Defekt (unter Ver- längerung der Längsseiten desselben) Bildung zweier seitlicher Lappen und Zusammenziehen derselben in der Mitte, wobei zur Vermeidung von Haut- verzerrung beiderseits oben und unten ein gleichschenkeliges Dreieck aus- geschnitten werden kann.

III. Mundbildung (Stomatoplastik).

Indikationen: Angeborener Formfehler sowie narbige Verzerrung oder Verengerung der Mundspalte nach Verletzung, Verbrennung, Syphilis, Lupus usw.

Technik: 1. Bei **Ectropium:** V-Schnitt mit Y-Naht oder in schwierigen Fällen Hautplastik.

2. Bei **Mikrostoma bzw. Atresia oris:** Querer Wangenschnitt mit Heraus- nähen der Schleimhaut, wobei (zur Verhütung der Wiederverwachsung vom Mundwinkel aus) zunächst nur die äußere Haut und dann erst die Schleimhaut durchtrennt wird, diese nicht ganz ebenso weit sowie nach R o s e r nebst Aus-

einanderlaufen des Schnittes am Schnittende und Umnähen des entstehenden Schleimhautdreiecks nach außen.

3. Bei **Defekt:** Lippensaumverziehung nach v. Langenbeck durch teilweise Umschneidung der Lippe unweit und parallel dem Lippensaum und Nahtvereinigung des letzteren.

IV. Wangenbildung (Meloplastik).

Indikationen: Verletzungen (spez. Schuß), Carcinom und Sarkom, sowie narbige Kieferklemme (s. u.) usw.

Technik: Gestielter Hautlappen aus Stirn, Schläfe, Kopfhaut (diese für Plastik an behaarten Gesichtsteilen: Augenbrauen, Schnurr- und Kinnbart; z. B. pistolengriffförmiger Hautlappen aus Schläfe und Scheitel für Schnurrbartgegend), Kinn, Hals oder Brust.

Bei durchgehendem Defekt ist neben der Haut auch die Schleimhaut zu ersetzen durch eine der folgenden Methoden: 1. Thierschsche Läppchen (Schrumpfung!); 2. freie oder besser gestielte Schleimhautlappen aus Lippen, Wange, Gaumen, Mundboden und Zunge; 3. zweiten Hautlappen; 4. Doppellappen, d. h. Umschlagen des Endes eines recht langen Hautlappens (cave Verlegen behaarter Stellen in die Mundhöhle!).

V. Augenlidbildung (Blepharoplastik).

Indikationen: Hautnekrose bzw. -defekt nach Erysipel, Verbrennung, Verletzung, syphilitischen und tuberkulösen Geschwüren, Geschwülsten.

Technik: 1. V-Schnitt mit Y-Naht. 2. Eindrehung eines gestielten Lappens aus Schläfe oder Wange mit Stiel am Defekt. 3. Seitliche Verschiebung eines nebenliegenden rhombischen Lappens aus der Wange, welcher durch seitlichen und dann dem Defektrand parallelen Schnitt gebildet wird entsprechend Dieffenbachs Cheiloplastik (vgl. II 2). 4. Zusammenziehen zweier seitlicher Lappen. 5. Einklappen eines seitlich doppeltgestielten Brückenlappens von der Nachbarschaft (z. B. vom Ober- bzw. Unterlid). 6. Gestielter Fernlappen (z. B. vom Arm). 7. Transplantation eines freien Hautlappens.

Bei durchgehendem Defekt ist auch die Bindehaut zu ersetzen, z. B. durch Transplantation freier Schleimhautlappen aus Wange usw. oder durch Doppellappen; sonst vgl. Meloplastik (IV).

Bei Lidknorpeldefekt empfiehlt sich freie Transplantation aus Ohrmuschel samt Knorpel.

Bei Ptosis verwendet man Seide-, Fascien- oder Muskelzügel; vgl. Facialisparese!

VI. Ohrbildung (Otoplastik).

Indikationen: Verbrennung, Erfrierung, Geschwülste (Angiome, Carcinome usw.), angeborener Formfehler usw.

a) Bei Defekt (soweit nicht Prothese: sog. „künstliches Ohr" oder Verdeckung durch Haartracht vorzuziehen ist): Gestielter Hautlappen aus der Umgebung evtl. mit Aufkrempelung des Randes (Ohrläppchen, Ohrmuschel) oder aus dem Arm evtl. mit vorher eingeheiltem Rippenknorpel oder Transplantation eines freien keilförmigen Stücks aus der anderen Ohrmuschel.

b) Bei zu großen Ohren: Excision eines keilförmigen Stücks aus der ganzen Ohrmuschel oder eines Halbmonds oder sichelförmigen Stücks aus Haut und Ohrknorpel.

c) Bei abstehenden Ohren: Versuch mit Bandagen; sonst Verkleinerung wie b), evtl. dazu Raffung der Ohrmuschel nach hinten an das Warzenfortsatzperiost.

5. Abschnitt: Speicheldrüsen: Glandula parotis, submaxillaris und sublingualis.

A. Mißbildungen.

Defekte und abnorme Lagerungen sowie Cystenbildung.

(Hier kann zur Diagnose ratsam sein die Sialographie d. h. Röntgenbild nach Füllung der Speicheldrüse und ihres Gangsystems von diesem aus mit Kontrastmasse [z. B. Jodipin], dies übrigens auch bei Verletzung, Fistel, Steinbildung und Cyste s. u.)

B. Verletzungen

der Drüsen, spez. Parotis oder (seltener) ihrer Ausführungsgänge.

Ursachen: Schläger- und Säbelhieb, Operationsschnitt, Schuß usw.

Symptome: Vorliegen von Drüsengewebe in der Wunde, sowie Speichelfluß aus der Wunde bzw. Speichelansammlung unter der Nahtlinie (besonders beim Kauen oder bei Verabreichen von Zucker, Essig usw.).

Komplikationen: Speichelansammlung unter der Nahtlinie und Speichelfistel (im allgemeinen selten; meist spontan heilend in Wochen; evtl. permanent, letzteres namentlich bei Verletzung des Ausführungsgangs).

Therapie: Exakte Naht der Weichteile und möglichst auch des Ausführungsganges oder doch seiner Umgebung, wobei der Abfluß nach der Mundhöhle erhalten bleiben muß; evtl. mit Einnähen des Gangs in die Mundhöhle; Druckverband sowie Sprech- und Kauverbot für einige Tage.

Prophylaxe: cave Verletzung des Ductus parotideus, welcher in einer Linie vom Ohrläppchenansatz zum Oberlippenrot verläuft und an der Wangenschleimhaut gegenüber dem 2. oberen Backzahn einmündet.

C. Speichelfisteln

der Drüsen (Speicheldrüsenfisteln) oder ihrer Ausführungsgänge (Speichelgangfisteln); letztere teilt man nach ihrer Lage ein in buccale, massetere und glanduläre, von welchen die ersteren am häufigsten und günstigsten sind; im übrigen sind die Gangfisteln wichtiger und häufiger als die Drüsenfisteln.

Formen: Äußere (nach der Haut) oder innere (nach der Mundhöhle).

Ursachen: Verletzungen (Stich, Schnitt, Schuß, Mensurhieb usw.) und Operationen (z. B. Incision bei Parotitis purulenta oder Tumorexstirpation); seltener, und zwar dann, wenn ein Teil der Speicheldrüse oder ihres Ausführungsgangs zerstört wird, Fremdkörper, Steine, Mißbildungen, Entzündungen (Aktinomykose, Tuberkulose, Syphilis, Noma), Geschwülste (Carcinom).

Symptome: Speichelfluß (besonders bei Mahlzeit; dadurch sind die betreffenden Kranken gesellschaftsunfähig!), Ekzem, Entzündung.

Diagnose: Speichelfluß, Sondierung mit feinem Metallinstrument oder Ureterkatheter, Farbeinspritzung und Röntgenbild mit Kontrastflüssigkeit (Jodipin).

Therapie: Zu versuchen, falls nicht die Beseitigung eines evtl. Hindernisses (Stein, Fremdkörper, Verwachsung oder Verlegung) in Frage kommt, wozu auch die Sondierung und Dilatation (Laminariastift!) zu rechnen ist, Ätzen mit Höllensteinstift, Thermo- oder Galvanokauter, Jodtinktur, Carbolsäure usw. oder Operation: Fistelumschneidung, -verfolgung, -anfrischung, -vernähung evtl. Weichteil-Lappendeckung; sonst, und zwar bei permanenter, spez. bei Gangfistel (diese tritt ein 1. infolge Verwachsung von Haut und Gangschleimhaut: sog. „Lippenfistel", 2. infolge Verschlusses des peripheren Gangstücks, 3. infolge größeren Defekts im Gangverlauf):

a) Wiederherstellung des Gangs durch Naht, evtl. Plastik der beiden Gangstümpfe mit Offenhalten der Lichtung durch zum Mund geleiteten Catgutfaden, Draht u. dgl.

b) bei buccaler, also vor dem Masseter gelegener Fistel Verwandlung der äußeren Speichelfistel in eine innere; dazu

α) entweder nach Excision der äußeren Fistelöffnung Durchstoßen eines Trokars nach der Mundhöhle und Einlegen eines Gummidräns für 1—2 Wochen (Desault-Kaufmann) oder Durchstoßen an zwei nebeneinanderliegenden Stellen und allmähliches Durchschneiden der Schleimhautbrücke mittels einer im Mund geknüpften Ligatur: sog. ,,doppelte Punktion" (nach Déguise) oder Durchstoßen einer goldenen an Oberkieferschiene befestigten Kanüle mit Vorstoßen nach innen (bei äußerer Geschwulst) oder mit Umschneidung der Fistel bis zur Drüse und von da Einlegen der Kanüle nach innen (bei äußerer Fistel): Lindemann;

β) oder direkte Einpflanzung des herauspräparierten centralen Gangendes in die Mundschleimhaut (v. Langenbeck), evtl. zugleich mit einem an der Fistelöffnung stehengelassenen Hautkranz (Perthes) oder Bildung eines neuen Ganges bzw. eines in den Gangstumpf mündenden Trichters durch Mundschleimhaut-, Venen-, Haut- od. a. Plastik (Nicoladoni-Braun).

c) Verödung der zugehörigen Drüse durch Resektion oder Ausdrehung des Sekretionsnerven: N. auriculo-temporalis: sog. ,,Entnervung der Drüse" von einem Schnitt vor dem äußeren Gehörgang neben der A. temp.

d) Partielle oder totale Exstirpation der Drüse (an der Parotis ist der N. fac. zu schonen!); an der Submaxillaris und Sublingualis ist deren völlige Entfernung das sicherste Verfahren.

e) Röntgenbestrahlung zwecks vorübergehender Drüsenausschaltung, dies auch zur Unterstützung operativer Maßnahmen.

c), d) und e) sind möglichst zu vermeiden, weil verstümmelnd; die centrale Unterbindung des Ausführungsgangs ist kontraindiziert.

D. Fremdkörper und Speichelsteine.

(Fischgräten, Haare, Getreidegrannen und -körner, Holzsplitter, Obstkerne, Borsten, Federkiele, Geschosse usw.) und **Speichelsteine** (sog. ,,Sialolithiasis" in Form solitärer oder multipler, kleinster ⌈sandkorngroßer⌉ oder größerer ⌈erbsen- bis bohnen- bis hühnereigroßer⌉, länglicher, grau- bis gelbweißer oder dunkelgefärbter Steinchen aus anorganischer Masse [im wesentlichen phosphor- und kohlensaurer Kalk] mit organischem Kern [Speichel und Bakterien]).

Vorkommen: Selten; meist in den Ausführungsgängen, seltener in den Speicheldrüsen, hier spez. in Submaxillaris (ca. 60%), selten in Parotis (ca. 10%) und häufiger in Sublingualis (ca. 30%); bevorzugt sind Männer im mittleren Alter.

Symptome: Schwellung und Schmerzen, letztere auch als Speichelkoliken (,,Coliques salivaires") mit intermittierender Speichelgeschwulst (,,Tumor salivalis"), spez. bei Genuß von Mahlzeiten oder schon bei deren Anblick.

Ursache: Speichelstauung und Speicheldrüsenentzündung.

Komplikationen: Entzündung, Abscedierung und Mundbodenphlegmone sowie Speichelfistel, bei Fremdkörper auch Speichelsteine.

Prognose: Bisweilen erfolgt Spontanheilung.

Differentialdiagnose: Speichelstauung durch Narbe, Krampf, Geschwulst usw., ferner Mundbodenphlegmone, Kieferperiostitis, Lymphdrüsenentzündung sowie Entzündung, spez. Tuberkulose, Syphilis usw. oder Tumor von Speicheldrüsen und Mundboden.

Diagnose: Besichtigung und Betastung von innen und außen, Vorgeschichte, Speichelkoliken, Pyorrhoe, Sondieren, Nadelpunktion, Röntgenbild evtl. mit Kontrastfüllung (Film!).

Therapie: Extraktion, evtl. nach Incision der Gangmündung oder nötigenfalls des Gangs selbst (meist von der Mundhöhle aus, von außen nur evtl., nämlich bei Parenchymstein an der Parotis, sowie bei Fistel oder Abscedierung; man achte auf mehrere Steine). Bei Submaxillaris empfiehlt sich meist die Drüsenexstirpation mit sorgfältiger Entfernung des ganzen Gangsystems bis zur Mundhöhle, woselbst der Gangstumpf mit Catgutligatur abgebunden wird. Manchmal genügt schon das Ausstreichen der Drüse und ihres Ausführungsgangs.

E. Entzündungen.

Teils am Ausführungsgang (Sialodochitis), teils an der Drüse (Sialoadenitis), und zwar vorwiegend an der Parotis (Parotitis), gelegentlich aber auch an der Submaxillaris und Sublingualis.

a) Akute.

α) Primäre (als Krankheit sui generis): **Parotitis epidemica** (sog. „Mumps" oder „Ziegenpeter" bzw. „Bauernwetzel"); wohl infolge Eindringens besonderer Krankheitserreger durch den Ductus Stenonianus; Inkubationszeit 14—18 Tage; oft in Schulen oder Kasernen; meist bei Kindern im 6. bis 15. Jahr, gelegentlich aber auch bei Erwachsenen; oft doppelseitig; mit akuter Schwellung bei mäßigem Fieber sowie Erschwerung von Mundöffnen, Kauen und Schlucken; nach 1—2 Wochen abklingend; selten Vereiterung oder bei Männern im geschlechtsreifen Alter gelegentlich (20—25%) am 8.—10. Tag Hodenentzündung evtl. mit Vereiterung oder Atrophie, bei Frauen, aber seltener Oophoritis und Mastitis sowie Meningitis, Pankreatitis, Nephritis usw.
Prognose: Günstig.
Therapie: im allgemeinen konservativ (s. u.).
Prophylaxe: Isolierung und Mundpflege.

β) Sekundäre: **Parotitis purulenta.**
Entstehung: 1. Bei lokalem Infektionsherd neben gleichzeitiger Speichelstauung: Fremdkörper oder Stein, Lymphdrüseneiterung, Stomatitis, Angina, Zahncaries usw. sowie gelegentlich bei infizierter Verletzung durch Stich, Schnitt, Hieb, Schuß usw.
2. Bei allgemeinen Infektionen: Typhus, Paratyphus, Fleckfieber, Malaria, Pocken, Maltafieber, Pneumonie, Scharlach, Influenza, Septikopyämie usw., sowie (hier am 2.—10., meist am 3.—5.—7. Tag, also in der ersten Woche) bei Operationen, namentlich bei nicht ganz aseptischen, spez. Laparotomie wegen Appendicitis, Cholecystitis, Magen-Darmleidens (Magenresektion!), eingeklemmten Bruchs, Darmverschlusses, Eierstockerkrankung oder anderen Genitalleidens usw., auch nach Geburt, Abort, Curettement u. dgl. sowie Darmplastik, Katheterismus, Phimosenoperation, Prostatektomie (hier wird die Entstehung verschieden erklärt, und zwar entweder metastatischhämatogen durch Bakteriämie oder wahrscheinlicher ascendierend-stomatogen, und zwar fortgeleitet von der Mundhöhle bei mangelhafter Salivation; wohl auch begünstigt durch mangelhafte Mund- und Zahnpflege sowie durch Quetschung oder Zerrung der Drüse beim Kiefervorhalten während der Narkose, ferner durch Sekretionsverminderung bzw. Wasserverarmung nach Operation und Narkose oder schließlich auf Grund nervöser bzw. hormonaler Reflexwirkung).
Vorkommen: bei Operationen in ca. $1^0/_{00}$; Frauen überwiegen anscheinend etwas; meist im mittleren Alter (20.—50. Jahr); meist ($^2/_3$) einseitig, und zwar anscheinend etwas häufiger rechts; seltener ($^1/_3$) doppelseitig, dann meist gleichzeitig und nicht von besonderer schlechter Prognose; meist ist betroffen die Parotis, selten die Submaxillaris.
Prophylaxe: Mund- und Zahnpflege durch vorherige Sanierung der Mundhöhle und nachheriges Mundspülen und -auswischen mit Glycerin oder Citronensaft, fleißiges Kauen von Brotrinde, Zwieback, Kaugummi od. dgl.,

frühzeitige orale Ernährung oder Flüssigkeitszufuhr durch Kochsalz- oder Traubenzuckerinfusionen, Darmanregung, Cesol bzw. Neucesol und Pilocarpin (2mal tgl. 2½ mg).

Differentialdiagnose: Mumps, Parulis, Lymphadenitis u. a. sowie spezifische Entzündung (Tuberkulose, Syphilis und Aktinomykose) und Geschwulst, auch Leukämie und Mikuliczsche Krankheit.

Symptome: Starke Schwellung mit Ödem, Druckempfindlichkeit und Abhebung des Ohrläppchens, Schmerzen ausstrahlend nach Gesicht, Ohr und Nacken, Kieferbehinderung und Fieber mit schweren Allgemeinerscheinungen.

Komplikationen: Vereiterung (Fluktuation oft nicht deutlich wegen der derben Fascia parotideo-masseterica), evtl. (spez. bei diffuser Phlegmone) Durchbruch in den äußeren Gehörgang oder unterhalb des Kieferwinkels oder in die Mundhöhle, ferner progrediente Phlegmone mit Fortleitung in den retro- oder antevisceralen Raum nach Mundboden oder nach Mediastinum oder nach der Schädelhöhle mit Meningitis, Thrombophlebitis und Sepsis, auch gelegentlich Facialislähmung bzw. -schwäche oder Gefäßarrosion; evtl. Fistel schließt sich meist wieder von selbst, selten bleibt sie dauernd.

Prognose: Ernst; Mortalität beträgt ca. 30% und mehr; ungünstig ist die eitrige und vor allen die phlegmonöse Form, während die übrigen Fälle (ca. 30%) meist spontan zurückgehen in einigen Tagen.

Therapie: Bettruhe, flüssige Diät und Flüssigkeitszufuhr sowie Mundspülungen mit Kamillen- oder Salbeitee, Silargetten- oder Panflavintabletten, warme, kalte oder Salbenapplikation z. B. Jodtinkturpinselung, Leinsamenpackung, Antiphlogistine od. dgl., Jod-, Ichthyol- oder Quecksilbersalbe, Alkoholumschlag, Röntgenbestrahlung u. dgl.; bei Vereiterung sowie bei der sekundären Form mit über 3 Tage fortdauernder Schwellung und Temperatursteigerung in oberflächlichem Rausch (cave Narkose bei Mundboden- und Halsphlegmone!) Incision (evtl. nach Punktion; Hautschnitt quer; weiteres Vordringen vorsichtig, daher in der Tiefe stumpf, z. B. mit Kornzange oder mit geschlossenem Schieber; evtl. Gegenincision; cave Speichelgang, Facialisäste, A. carotis ext. und V. fac. post.!). Bei progredienter Phlegmone weitere Incisionen. Bei Glottisödem Tracheotomie.

b) Chronische, evtl. mit rezidivierenden Schüben; öfters als entzündlicher Tumor (sog. „Küttnersche Speicheldrüsengeschwulst"), spez. an der Submaxillaris; am häufigsten bei Steinbildung; hier am besten zu exstirpieren, falls unter konservativer Therapie kein Rückgang erfolgt.

c) Spezifische: Aktinomykose (meist sekundär, d. h. fortgeleitet von der Nachbarschaft, selten primär wohl von der Mundhöhle her durch den Ausführungsgang), **Tuberkulose** und **Syphilis:** selten, am ehesten als Tuberkulose in der Parotis an den auf und in derselben gelegenen Lymphdrüsen neben sonstiger, spez. Halslymphdrüsentuberkulose; die Tuberkulose der Speicheldrüse selbst ist sehr selten; sie entsteht wohl meist fortgeleitet von der Nachbarschaft bei Lymphdrüsentuberkulose, selten direkt oder hämatogen oder vom Ausführungsgang; Formen umschrieben oder disseminiert, sowie fibrös oder käsig-eitrig; Verlauf chronisch; Prognose nicht ungünstig; Therapie: Röntgenbestrahlung und Jod, evtl. Punktion oder Incision, Exkochleation und Jodoformgazetamponade neben Allgemeinbehandlung.

Anmerkung. Symmetrische Erkrankung der Tränen- und Mundspeicheldrüsen (Mikuliczsche Krankheit: Mikulicz 1892).

Ursache: Unbekannt, auch wohl nicht einheitlich (bisweilen Tuberkulose oder Lues?).

Wesen: Erkrankung des lymphatischen Gewebes der betr. Drüsen, evtl., aber nicht immer, kombiniert mit allgemeiner lymphatischer Systemerkrankung: Leukämie oder Pseudoleukämie.

Pathologische Anatomie: Lymphadenoide Neubildung mit Lymphocyteninfiltration (Lymphomatose) oder mit Granulationsgewebsbildung (Granulomatose).

Symptome (meist in Form eines charakteristischen Krankheitsbildes): Gleichmäßige und derbe sowie unempfindliche Schwellung der Drüsen, und zwar gewöhnlich symmetrische Erkrankung der Tränen- und Mundspeicheldrüsen: Parotis, Submaxillaris und Sublingualis, gelegentlich auch der Blandin-Nuhnschen, Gaumen-, Lippen-, Wangen- und Kehlkopfeingangdrüsen; seltener solche nur einer der beiden Gruppen, dabei aber wohl immer eine symmetrische; bisweilen auch Lymphdrüsen- und Milzschwellung ohne oder mit Blutveränderung entsprechend der Pseudoleukämie oder Leukämie.

Diagnose: Typisches Krankheitsbild verbunden mit Sekretionsstörungen; dazu Blutuntersuchung und evtl. Probeexcision.

Differentialdiagnose: Syphilis, Tuberkulose, Leukämie, Pseudoleukämie, Sarkom usw.

Verlauf: Chronisch.

Folgen: Entstellung, sowie Behinderung von Kauen und Sprechen, an den Augen auch Abnahme der Tränenabsonderung sowie Juckreiz und am Mund Trockenheit, sowie Zahnausfall.

Prognose: Quoad vitam gut außer bei Blutveränderung, überhaupt je nach der evtl. Grundkrankheit: Tuberkulose, Lues, Leukämie und Pseudoleukämie; quoad sanationem fraglich bis schlecht, weil meist, allerdings langsam fortschreitend, nur bisweilen stationär oder zurückgehend.

Therapie: Meist machtlos; neben guter Ernährung und Mundpflege nebst Zahnbehandlung ist zu versuchen: Jodkali, Arsen und Röntgenbestrahlung, sowie (außer an Parotis) Totalexstirpation (?). Im übrigen ist die evtl. Grundkrankheit zu behandeln.

F. Geschwülste.

a) Cysten. Wesen: Selten Echinococcuscyste, meist Retentionscyste durch Behinderung des Speichelabflusses.

Pathogenese: Angeboren (Imperforation) oder erworben bei Trauma, chronischer Entzündung, Fremdkörper, Stein, Tumor usw.

Vorkommen: Meist an der Sublingualis (hier als sog. „Ranula" vgl. Mundhöhle!).

Symptome: Abgegrenzte, verschiebliche, nicht druckempfindliche, fluktuierende, dünnwandige, bläulich durchschimmernde Geschwulst, bei Erkrankung am Ausführungsgang diesem entsprechend gelegen und geformt (länglich, meist „spindel- oder walzenförmig").

Diagnose: Besichtigung, Betastung, Akidopeirastik, Röntgenbild mit Kontrastmasse, Punktion und Probeexcision.

Verlauf: Wachsend oder stationär oder zurückgehend.

Komplikationen: Infektion mit Abscedierung oder Aufbruch mit Speichelfistel; bei Aufbruch in die Mundhöhle auch Spontanheilung.

Therapie: Punktion und Injektion meist erfolglos; daher am besten Operation (von innen oder von außen) Incision mit Abtragung der Vorderwand nebst Vernähen der Cystenwand und Schleimhaut oder am besten Exstirpation, an der Sublingualis und Submaxillaris samt Drüse.

b) Bindegewebige: Häm- und Lymphangiome (selten primär, öfters aus der Umgebung übergreifend), Lipome, Fibrome usw. sowie Sarkome (selten; auch im jugendlichen Alter; gewöhnlich stark vortretend und bald zerfallend, dagegen später verbunden mit Facialislähmung und Schmerzen sowie Lymphdrüsenmetastasen).

c) Epitheliale: Adenome (selten) und Carcinome (häufiger, aber doch nicht eben häufig).

Vorkommen: Fast immer bei älteren Leuten; Männer erkranken etwa 2mal häufiger als Frauen (Rauchen?).

Lokalisation: am häufigsten Parotis, selten Submaxillaris und noch seltener Sublingualis.

Formen: a) Scirrhus: zellarm, hart, schrumpfend mit Hautreaktion (evtl. „panzerartig" wie bei Brustkrebs), oft mit Facialisparese; langsam wachsend und wenig metastasierend. b) Markschwamm: Zellreich, weich bis derb, frühzeitig zerfallend und wuchernd; schnell wachsend und gern metastasierend, und zwar spez. in den regionären Lymphdrüsen und in Organen.

Komplikationen: Schmerzen, Sprach-, Kau-, Schling-, Atmungs- und Hörstörungen, evtl. (spez. bei Scirrhus) Facialislähmung sowie Zerfall und Metastasen.

Prognose: Bei Markschwamm ungünstiger, überhaupt bei vorgeschrittenen Fällen schlecht.

Differentialdiagnose: Akute und chronische, speziell tuberkulöse, syphilitische und aktinomykotische Entzündung, sowie Sarkom und Mischtumor, ferner Steinbildung und schließlich Tumoren der Nachbarschaft, spez. Lymphdrüsen.

Diagnose: Rasches und infiltrierendes Wachstum mit Schmerzen und Facialislähmung, evtl. Probeexcision; dazu Alter.

Therapie: Totalexstirpation samt regionären Lymphdrüsen unter Opferung der N. facialis; sonst Röntgenbestrahlung.

d) Mischtumoren. Pathologische Anatomie: In buntem Bild Wucherung von epithelialen und bindegewebigen, also verschiedenartigen Gewebselementen, auch von Schleim- und Knorpelgewebe; oft cystisch, verkalkt und verknöchert sowie ähnlich Carcinom, Sarkom, Enchondrom, Myxom und deren Kombinationen, z. B. Cystochondromyxosarkom; eine besondere Form stellt dar das Cylindrom, welches sich auszeichnet durch hyaline Massen in Form von Zylindern bzw. Kugeln, Kolben oder Strängen (Billroth).

Pathogenese: Wohl durch Keimverlagerung (sog. „embryonale Mischgeschwulst").

Vorkommen: Häufiger, und zwar in allen Lebensaltern, meist im 2. bis 3. Dezennium, also im Gegensatz zum Carcinom auch bei Jugendlichen.

Lokalisation: Häufiger in Ohrspeichel- (80%), selten in Unterkiefer- (19%) und Unterzungendrüse (1%), sonst auch in der Nachbarschaft: Wange, Gaumen, Zunge, Orbita usw.

Symptome: Scharf umschriebene, verschiebliche, rundliche, glatte bis höckerige, derbe oder weiche bis fluktuierende Geschwulst.

Diagnose: Jugendliches bis mittleres Alter; typischer Sitz; umschriebene, grobknotige, derbe, unempfindliche Geschwulst bei unveränderter Haut; langsames Wachstum; histologische Untersuchung.

Verlauf: Meist chronisch über Jahre und ohne Komplikationen, bisweilen (10—30%) plötzlich maligne werdend (schnelles Wachstum, Unverschieblichkeit, Hautverwachsung, Schmerzen, Kieferbehinderung, Facialislähmung, Metastasen!).

Prognose: In letzterem Falle fraglich, sonst nicht schlecht, aber öfters, spez. nach unvollkommener Entfernung rezidivierend.

Differentialdiagnose: Sonstige Tumoren (Fibrome, Lipome, Adenome, Cysten usw. sowie Carcinome und Sarkome) der Speicheldrüsen (dabei Fehlen von Facialislähmung!) und solche der Umgebung, (bei letzteren Fehlen typischer Lage und Form sowie der Ohrläppchenabhebung!) sowie chronische, auch tuberkulöse Entzündung der Speichel- oder Lymphdrüsen.

Therapie: Ausschälung des Tumors, bei malignen Fällen Totalexstirpation der Drüse samt Kapsel und mit regionären Lymphdrüsen (an Parotis ist bei malignen Fällen N. facialis zu opfern und das Auge mit Uhrglasverband und Feuchterhalten zu behandeln, wenn man nicht ausnahmsweise in geeignetem Fall den oberen Ast erhalten will?, sowie A. carotis ext. vorher zu unterbinden oder anzuschlingen, an Submaxillaris A. maxillaris ext. zu versorgen); bei fortgeschrittenen Fällen Röntgenbestrahlung.

6. Abschnitt: **Ohr.**

A. Mißbildungen.

1. Spalten (z. B. am Ohrläppchen sog. „Colobom").

2. Fisteln (unter oder vor dem Tragus, seltener an der Ohrmuschel; Therapie: gründliche Excision (vgl. Halsfistel!)

3. Aurikularanhänge (vgl. Gesicht!).

4. Polyotie (d. h. Verdoppelung der Muschel), **Makrotie, Mikrotie, Anotie, Abstehende Ohren, Ungleichmäßigkeiten** und **Verunstaltungen,** z. B. Fehlen oder Anwachsen des Ohrläppchens, Einrollung der Helix, Darwinsche Spitze (d. h. Verdickung von Helixrand hinten-oben) und Scheitelspitze (sog. „Spitz- oder Satyrohr") usw. (Degenerationszeichen?). Therapie der vergrößerten und abstehenden Ohren vgl. Gesichtsplastik!

5. Atresie des Gehörgangs (meist des häutigen und knöchernen zugleich nebst Verkümmerung der Paukenhöhle und in letzterem Fall nicht heilbar, aber selten verbunden mit völliger Aufhebung des Hörvermögens).

B. Verletzungen
einschl. Fremdkörper im Gehörgang.

1. Wunden: Entstehen meist durch Schläger- oder Säbelhieb, Stich, Pferde- biß, Hufschlag, Maschinenverletzung usw.; sie heilen meist gut, erfordern aber Situationsnaht unter sorgfältiger Adaptierung der Wundränder; auch bei ausgedehnter und selbst bei völliger Abtrennung der Ohrmuschel oder ihrer Teile ist das Annähen zu versuchen; evtl. (spez. bei Ohrringstechen) droht Phlegmone, Perichondritis, Tuberkulose, Keloid, Elephantiasis, Ge- schwülste, Spaltung des Ohrläppchens (leicht heilbar durch Anfrischen der Spaltränder und Naht, aber mit Bildung eines dreieckigen Zipfels aus dem einen Spaltrand zwecks Verhütung unschöner Einkerbung); cave festen Ver- band und starke Antiseptika, spez. Carbolsäure wegen Gangrängefahr an der nur durch eine verhältnismäßig schmale Ernährungsbrücke mit dem Kopf verbundenen Ohrmuschel.

2. Ohrblutgeschwulst (Othämatom) ist Bluterguß zwischen Perichondrium und Knorpel an der Vorderfläche der oberen Ohrmuschelgegend.

Entstehung durch stumpfes, spez. tangentiales Trauma, z. B. Stoß, Faustschlag, Umkrempelung, Reiben und Kneifen, namentlich bei dem spröden Knorpel aller Leute und Geisteskranker, z. B. Paralytiker (hier als Selbst- verletzung oder als Mißhandlung durch Wärter), ferner bei Ring- oder Faust- kämpfern, schließlich bei Fußballspielern und bei Lastenträgern (Packer, Fleischer); manchmal auch durch bloße Umknickung im Schlaf.

Symptome: Schnell wachsende, undurchsichtige, weich-polsterartige bis fluktuierende Geschwulst.

Komplikationen: Vereiterung, evtl. mit langwieriger Knorpelnekrose oder (speziell bei Infektion oder bei weiteren Insulten, z. B. bei Ringkämpfern, Boxern, Sackträgern) starke Deformierung der Ohrmuschel.

Therapie: Kalte Umschläge oder Jodtinkturpinselung und Kompressions- verband bzw. Kollodiumanstrich, später Wärmestrahlung; evtl. unter strengster Asepsis Punktion oder Incision (bogenförmig am oberen oder unteren Rand) mit Druckverband am unterpolsterten Ohr; bei Abscedierung frühzeitig Incision und bei Knorpelnekrose Entfernung des sequestrierten Knorpels.

3. Erfrierung bzw. Frostbeulen (häufiger; evtl., nämlich bei wiederholter Erfrierung 3. Grades unter Hinterlassen charakteristischer Narben an den Ohrmuschelrändern, welche wie zernagt oder angefressen aussehen), sowie **Verbrennungen** und **Verätzungen.**

3a. **Nekrose** findet sich an den Ohrmuschelrändern, und zwar symmetrisch, auch bei R a y n a u d scher Krankheit.

4. **Fremdkörper im Gehörgang:** a) im I n n e r e n e n t s t a n d e n: Gehörgangpfröpfe durch verstopfendes Ohrenschmalz („Cerumen obturans"; evtl. mit plötzlicher Taubheit und Ohrensausen nach Waschen, Bad oder Schwitzen; auch öfters vorwiegend e i n seitig bei bestimmten Menschen mit abnormem Gehörgang), b) von a u ß e n h i n e i n g e l a n g t (durch Zufall oder Absicht, und zwar bei Kindern aus Spielerei und bei Erwachsenen zum Schutz gegen Geräusch, Entfernen von Ohrenschmalz oder Lindern von Schmerzen): Kaffeebohnen, Kirschkerne, Erbsen, Bohnen, Glasperlen, Geschosse, Steinchen, Knöpfe, Zahnstocher, Streichhölzer, Strohhalme, Blätter, Papier, Wachs, Watte, ferner Zwiebel- oder Knoblauchstückchen (gegen Zahnschmerz eingeführt!), schließlich Insekten und Würmer (Fliegen, Maden, Ohrwürmer, Küchenschaben, Käfer, Flöhe, Wanzen usw.).

P r o g n o s e: Fremdkörper verletzen von sich aus fast nie den Gehörgang oder das Trommelfell und brauchen daher nicht dringlich entfernt zu werden außer bei Mittelohrvereiterung mit Sekretverhaltung. Bei unzweckmäßigem Entfernungsversuch seitens des Patienten, Angehörigen oder Arztes droht Gehörgang-, Trommelfell-, Mittelohr- oder Hirnverletzung mit Mittelohreiterung, Meningitis usw. Blinde Faßversuche mit Zange oder Pinzette sind Kunstfehler.

T h e r a p i e: Zuvor Feststellung mit Ohrenspiegel (Ohrtrichter und Reflektor)! 1. Vorsichtiges Ausspritzen mit lauwarmem Borwasser oder abgekochtem Leitungswasser durch Ohrspritze mit a n g e s c h r a u b t e r Spitze bzw. Hartgummispitzenstück und evtl. Gummirohransatz (sonst evtl. Ausschleudern derselben mit Verletzung!), während die Ohrmuschel nach hinten-oben gezogen wird; nachher Watte für einen Tag. Nicht spritzen bei frischer Trommelfellverletzung (z. B. bei Schädelbasisbruch) oder bei akuter Mittelohreiterung; evtl. zuvor Ohrenschmalz aufweichen mit Glycerineinträufeln dreimal täglich 10 Tropfen, ½% Sodalösung, 3% Wasserstoffsuperoxyd, Rp. Acid. carbol. liquef. 00,6 Natr. bicarb. 0,6 Glycerin 7,5 Aq. dest. ad 30,0; zur Vorbeuge Gehörgang alle 8 Tage mit Borvaseline auswischen; Cholesteatom lösen mit Salicylsäure-Alkohol a̅a̅; usw.; lebende Insekten ablösen bzw. abtöten mit Alkohol oder Öl; Leguminosen härten mit Alkoholglycerineinspritzung. Wenn das Ausspritzen nicht zum Ziel führt, was aber in den meisten Fällen statthat, kommen folgende Behandlungsverfahren in Betracht, welche am besten dem Facharzt überlassen werden: 2. Sonst evtl. unter Reflektorbeleuchtung Eingehen mit stumpfem, rechtwinkligem Haken, evtl. auch Sonde, Löffel usw., aber nicht mit grader Zange oder Pinzette (sonst Weiterhineinschieben oder Perforieren durch Trommelfell usw., dadurch evtl. Meningitis und Hirnabsceß!); bei Granatsplitter u. dgl. evtl. mit Magnet. 3. Bei Entzündung mit Schwellung der äußeren Gehörgangswand hydropathische Umschläge bis zur Abschwellung. 4. Im äußersten Falle (z. B. bei Komplikationen: Mittelohrentzündung usw. oder bei Mißlingen der konservativen Maßnahmen) Operation: Vorklappen der Ohrmuschel durch bogenförmigen Schnitt hinter der Ohrmuschel und Eröffnen des Gehörganges zwischen häutigem und knöchernem Teil.

5. Trommelfellverletzungen.

U r s a c h e n: a) d i r e k t e: Instrumente (Ohrlöffel, Ohrspritze usw.), Strohhalm, Baumzweig, Geschoß, Strick- oder Haarnadel, Federhalter oder Bleistift usw. (meist in der Verlängerung des äußeren Gehörgangsabschnitts, daher hinten-oben sowie mit grober Läsion!).

b) I n d i r e k t e: Luftdruckänderung, und zwar entweder L u f t v e r d ü n n u n g bei Kuß usw. oder bei Tauchen oder häufiger L u f t v e r d i c h t u n g bei Ohrfeige (meist links) oder bei Granatexplosion (oft beiderseits) (beide im am straffsten gespannten Trommelfellteil, daher unten sowie mit zarter Läsion!), sowie bei Gehörgangswand- und Schädelbasisbruch (hier ist in jedem Fall

das Ohr sofort zu untersuchen, spez. Trommelfell zu besichtigen, u. a. wegen
Frage der Unfallentschädigung!).

Diagnose: Knall, Schmerz, Hörstörung, Blutung, Trommelfellbefund:
bei traumatischer Perforation sind Blutgerinnsel vorhanden, bei eitriger nicht.

Gefahr: Eiterung mit Meningitis, sowie Nebenverletzungen innerer Teile.

Therapie: Schonung und Watte- oder Gazebausch (zur Abhaltung von
kalter Luft und Wasser); cave Spülen und Sondieren!

C. Entzündungen.

a) Ohrmuschel.

1. Erysipel: Häufiger übergreifend von der Kopf- oder Gesichtshaut oder
noch häufiger ausgehend von Schrunden am Gehörgang, spez. bei Mittelohreiterung, auch nach Operation, sowie **Phlegmone:** Nach infiziertem Bluterguß,
Erysipel, Typhus usw.; evtl. kompliziert durch eitrige Perichondritis mit
Knorpelnekrose; Therapie: Antiphlogistisch; bei Absceß Incision, und zwar
frühzeitig (zur Verhütung ausgedehnter Knorpelnekrose).

2. Ekzem: Nach Seborrhoe, Pediculosis, Otorrhoe infolge Mittelohreiterung,
Applikation von Jodoform und dessen Ersatzpräparaten usw.; Therapie:
Essigsaure Tonerde, Präcipitatsalbe, Zinkpaste, Lenigallolzinkpaste, Perulenicetsalbe, Puder usw.; bei trockenem Ekzem Teersalbe oder -paste; evtl.
Röntgenbestrahlung; bei exsudativer Diathese auch Ganzbestrahlungen mit
künstlicher Höhensonne, Solbäder, Lebertran usw.; gegebenenfalls Weglassen
schädlicher Arzneimittel (Jodoform usw.); zur Reinigung benutzt man am
besten angewärmtes Olivenöl.

3. Gichtknoten: evtl. unter den Symptomen akuter Entzündung.

4. Tuberkulose mit Perichondritis sowie vor allem **Lupus** (selten primär
z. B. als Impftuberkulose nach Ohrringstechen, meist sekundär bei Gesichts-
lupus, spez. bei Kindern; Therapie: evtl. Excision).

5. Syphilis als Primäraffekt (durch Kuß, Biß, Kratzen), Papel oder Gumma;
evtl. mit Knorpelnekrose.

b) Gehörgang.

1. Schimmel- und andere Pilzerkrankungen: Mit verschieden gefärbten
Pilzrasen, welche sich manchmal als handschuhfingerartige Gehörgangsausgüsse
abstoßen; Therapie: 1% Salicylspiritus.

2. Furunkel: Lokalisation: Meist rechts, spez. an der Vorderwand;
Entstehung: durch Bohren mit Finger, Bleistift, Zahnstocher, Haarnadel,
Ohrtrichter, Instrument usw.; auch bei Diabetes, Gicht, Furunkulose, Kopf-
läusen und sonstigem Kopfekzem; Symptome: Starke Schmerzen im Gehörgang, Druckempfindlichkeit an Gehörgang und Ohrmuschel, aber nicht am
Warzenfortsatz (Knochen), flache bis kugelige Gehörgangsschwellung und
-verlegung, keine oder nur mäßige Hörstörung, teigige Schwellung, Drüsenschwellung hinter dem Ohr, evtl. Absceß; Differentialdiagnose: Mittelohreiterung, spez. sekundäre Gehörgangeiterung (s. u.) und (bei sog. „Pseudo-
mastoiditis" mit kollateraler Entzündung oder Absceß) Mastoiditis; Prognose:
Langwierig und rezidivierend; Therapie: Äußerlich hydropathischer spez.
heißer oder Alkoholumschlag sowie Wärmestrahlung; innerlich Tampon mit
Salbe, Histopin, Alkoholglycerin usw. und Alkoholreinigung; evtl. Incision;
daneben Antineuralgika und Narkotika; vgl. Allg. Chirurgie, Furunkel!

3. Periaurikuläre Phlegmone (Otitis externa phlegm.) ähnlich 2.; evtl. fortschreitend auf Warzenfortsatz, Hals, Parotis, Schläfe usw.

4. Gehörgangstenose: Nach Fraktur, Verbrennung oder Verätzung; Therapie: bei häutiger Narbenbildung Excision vom äußeren Gehörgang oder nach
Loslösung der Ohrmuschel von hinten her.

5. Trommelfellentzündung (Myringitis) vgl. Otitis ext. und media!

c) Mittelohr.

Mittelohr- (Pauken- und Nebenhöhlen-) Entzündung (Otitis media):

1. Otitis media acuta.

Ursachen: Allgemeine akute Infektionskrankheiten (Masern, Scharlach, Influenza, Pneumonie, Typhus, Diphtherie usw.) und Entzündungen von Nase und Rachen (fortgeleitet durch die Tube, speziell bei unsachgemäßer Ohrbehandlung oder Nasendusche), bisweilen auch infizierte Verletzungen des Trommelfells (s. o.; spez. Schuß); begünstigend wirken vergrößerte Rachen- und Gaumenmandeln, Nasen- und Rachenpolypen, Muschelhypertrophie, Septumdeviation, Tumoren, chronischer Nasen-, Nebenhöhlen- und Rachenkatarrh.

Erreger: Strepto- und Pneumococcus, selten Pyocyaneus-, Diphtherie-, Typhusbacillus usw.; Streptococcus mucosus bedingt, namentlich bei älteren Männern, schleichende und nicht eitrige sog. hyperplastische Mittelohrentzündung, welche evtl. erst bei Komplikation (Mastoiditis, Extraduralabsceß) sich offenbart (Mucosus-Otitis).

Symptome: Ohrschmerzen, -druck und -sausen, Lymphdrüsenschwellung, Druckempfindlichkeit am Warzenfortsatz, Hörstörung, Fieber, evtl. cerebrale Symptome, Trommelfellbefund (Trommelfell hochrot injiziert, vorgewölbt und verfärbt; evtl. bereits perforiert mit stecknadelstichgroßer Perforation auf umschriebener zitzenförmiger Vorwölbung hinten-oben, aus welcher tropfenweise pulsierender Eiter quillt), Hörprüfung.

Verlauf: Ohne oder mit Perforation des Trommelfells; letztere spontan nach einigen Tagen; dadurch Spontanheilung oder Narbenbildung mit Hörstörung oder Otitis media chronica (selten).

Komplikationen:

1. Warzenfortsatzerkrankung (Mastoiditis) mit Kopfschmerz, Druckschmerz, harter (periostitischer) Schwellung, evtl. Absceß oder sekundär flache Schwellung im Gehörgang hinten-oben, stärkere Hörstörung, Drüsenschwellung vor dem Ohr, Fieber (häufigste Komplikation!); evtl. zugleich Facialislähmung.

2. Knochennekrose der Paukenhöhle und Gehörknöchelchen.

3. Labyrintherkrankung.

4. Subperiostaler und extra-(epi-)duraler Absceß.

5. Sinusthrombose (spez. am Sinus sigm.) mit pyämischen Symptomen.

6. Meningitis.

7. Hirnabsceß im Schläfenlappen ($^2/_3$) oder im Kleinhirn ($^1/_3$); evtl. durchbrechend in Meningen oder Ventrikel. (Zu 5, 6 und 7 vgl. Hirnkrankheiten!)

8. Übergang in chronische Entzündung.

Prognose: Meist günstig, im Einzelfall freilich unbestimmt; bei Infektionskrankheiten, spez. Scharlach, ernst.

Prophylaxe: Beseitigung prädisponierender Erkrankungen (Rachenmandelhypertrophie usw.); cave hintere Nasentamponade, Nasenspülungen und falsches Schneuzen!

Therapie: Außer Bettruhe, Schwitzprozedur einschl. Kopflichtbad, Aspirin oder andere Salicylpräparate bzw. Pyramidon, Gardan od. dgl., Diät und Stuhlregelung antiphlogistisch mit Dunst- oder heißem Umschlag und in den Gehörgang Borsalbenstreifen (Rp. Acid. boric. 2,5 Adip. lanae hydr. 15,0 Paraffin. liquid. ad 25,0); sonst frühzeitig, falls innerhalb 3—5 Tagen die Entzündung nicht zurückgeht, Trommelfellschnitt (Parazentese) mit Nadel oder Messer unter Cocainisierung (Rp. Acid. carbol. liquef. 0,5, Cocain mur. 2,0, Menthol 2,0, Alkohol abs. ad 10,0) oder im Rausch; bei Knochenerkrankung (Mastoiditis) mit fortdauernden klopfenden Schmerzen, Druckempfindlichkeit, Schwellung, Eiterung, Fieber, intrakraniellen, meningitischen usw. Symptomen: Aufmeißelung (sog. einfache Trepanation oder Antrotomie) des Warzenfortsatzes (nach Schwartze).

(Technik: Vertikaler oder Bogenschnitt ½—1 cm hinter dem Ohrmuschelansatz von der Linea temporalis bis zur Warzenfortsatzspitze, Incision und Abhebeln des Periosts, Aufmeißeln erst mit breitem, zum Schluß mit schmalem

Meißel sowie vorsichtig [flach, sowie von hinten und oben] und exakt zu einem breiten Trichter unter Entfernung der vereiterten Warzenfortsatzzellen, Jodoformgazetamponade; cave Sinus sigm. [hinten], N. fac. [vorn], und Dura [oben]: obere Grenze ist die Linea temporalis in Höhe der oberen Gehörgangswand in Fortsetzung der oberen Kante der Jochbeinwurzel und vordere Grenze die Spina suprameatum am hinteren und oberen Umfang des knöchernen Gehörgangs!).

2. Otitis media chronica.

Ursachen: Meist verschleppte akute Mittelohrentzündung, spez. nach Scharlach, Masern, Influenza usw., bisweilen Syphilis und Tuberkulose (letztere spez. bei Kindern, seltener und meist kombiniert mit sonstiger Tuberkulose bei Erwachsenen).

Symptome, Verlauf und Komplikationen vgl. oben.

Oft besteht nur schleimig-eitriger Ausfluß und Gehörbeeinträchtigung, oft cholesteatomatöse Bröckel und Granulationswucherungen.

Häufiger droht Sinusthrombose, Meningitis und Hirnabsceß, ferner Knocheneiterung und schließlich Cholesteatom (s. u.).

Therapie: Sorge für Eiterentleerung durch Ausspülen und Einblasen von Borsäure usw., sowie Entfernen eventueller Granulome mit Drahtschlinge, Galvanokauter, scharfem Löffel, Curette, Höllenstein oder Chromsäure usw.; später Wattetampon.

Bei fortbestehender, spez. übelriechender Eiterung, mangelhaftem Abfluß, rezidivierenden Granulomen, Cholesteatom mit Eiterretention oder mit intrakraniellen Komplikationen sowie allgemein bei letzteren Radikaloperation, d. h. Freilegung der gesamten Mittelohrräume: Gehörgang, Paukenhöhle und Warzenfortsatzzellen mit Entfernung der Gehörknöchelchen und mit Fortnahme der hinteren Gehörgangswand; zum Schluß wird ein aus der häutigen hinteren Gehörgangswand gebildeter Hautlappen in die Höhle eingeschlagen und antamponiert (sog. ,,Totalaufmeißelung'' im Gegensatz zur ,,einfachen Aufmeißelung''; s. da).

D. Geschwülste.

a) Äußeres Ohr: Keloide (z. B. nach Ohringstechen), Hauthörner, Fibrome, Lipome, Talgdrüsenadenome, Dermoide (vor oder hinter der Ohrmuschel oder am Warzenfortsatz), Atherome (häufig), Hämangiome (spl., cav. und art. racemosum, letzteres meist ausgehend von der A. auricularis post. und verbunden mit lästigen Ohrgeräuschen), Sarkome und Carcinome (meist ausgehend von der Ohrmuschel oder Haut der Umgebung, seltener von Parotis, Kiefer, Nasenrachenraum, Mundhöhle usw.; schließlich in die Tiefe fressend mit Knochenzerstörung, Schmerzen, Taubheit und Facialislähmung; in inoperablen Fällen Röntgenbestrahlung und Arsen, sowie schmerzstillende Mittel lokal (Anästhesin. Percain) und allgemein (Pyramidon, Morphium), bei Jauchung Jodoform-, Silberbolus- oder anderes Pulver.

b) Mittelohr: Fibrome (am Schläfenbein), Exostosen (an den Rändern des Os tympani bzw. des knöchernen Gehörganges), Osteome (in den Warzenfortsatzzellen; dabei die hintere Gehörgangswand vorwölbend und durch Gehörgangsverlegung zu Hörstörung führend), Chlorome, Endotheliome, Sarkome und Carcinome (primär oder häufiger sekundär, nämlich metastatisch; meist rasch zerfallend, evtl. durchbrechend nach Unterkiefergelenk, Schädelbasis, Oberkiefer, Hals oder Nacken; selten mit Meningitis, Hirnabsceß oder Sinusthrombose, oft eiternd unter Fieber, daher verwechselt mit Otitis media purulenta oder Tuberkulose, aber mit Beteiligung von Hirn und Hirnnerven, spez. des Facialis und Acusticus, sowie des Labyrinths und mit Lymphdrüsenmetastasen, später mit Schmerzen, Jauchung, Blutung, Kachexie; Röntgenbild und Probeexcision sind evtl. zur Diagnose heranzuziehen), Cholesteatome (zwiebelförmig geschichtete, perlmutterartig glänzende Massen aus mehr oder weniger eingetrockneter Epidermis mit Verhornung, Verfettung und Cholestearinbildung; teils als echte, d. h. Epidermoide mit zarter Membran, teils (meist!) als falsche, d. h. Produkte einer chronischen desquamativen Entzündung bei Otitis media chronica, und zwar in Form der sog. Otitis atheromatosa s. desquamativa mit Zugrundegehen der Schleimhaut und Einwuchern der Haut vom Gehörgang aus nach Trommelfellperforation, wobei es sich also nicht um eine echte Geschwulst sondern um Endprodukt einer chronischen Entzündung handelt. Symptome: Chronischer und oft stinkender Ausfluß, Druckempfindlichkeit hinter der Ohrmuschel, Gehörbeeinträchtigung usw.; Spontanheilung erfolgt nur ausnahmsweise unter Druckusur der Gehörgangswand und Entleerung des gesamten Cholesteatoms in den Gehörgang (sog. „natürliche" Totalaufmeißelung); Gefahr der Knochenusur und -nekrose mit Übergreifen auf Hirnhäute, Hirn oder Labyrinth. Therapie: Evtl. Radikaloperation (vgl. Otitis media!)

Ohrpolypen sind meist Granulationswucherungen bei Otitis media chronica, selten Fibrome.

e) **Inneres Ohr:** Fibrome bzw. Fibrosarkome usw. des Acusticus: sog. „Acusticus- oder Kleinhirnbrückenwinkeltumoren" (vgl. Hirngeschwülste!).

7. Abschnitt: Zähne und Kiefer.

A. Mißbildungen.

a) Entwicklungsstörungen der Zähne. Zahnmangel, Über- und Unterzahl von Zähnen (Doppelbildung findet sich namentlich am seitlichen Schneidezahn, und zwar entweder normal geformt oder spitzkonisch: sog. „Griffel-, Zapfen- oder Dutenzahn"), Doppelzähne, überzählige Zähne (an Zahnfleisch, Gaumen, Kieferhöhle usw.), übermäßige oder mangelhafte Entwicklung von Zähnen, Zahnkronen oder -wurzeln, spez. Schmelzhypoplasien (auch durch Rachitis, Lues und Störung der inneren Sekretion) und Knickung oder Verwachsung von Zahnwurzeln (Röntgenbild; wichtig bei Extraktion) sowie Wurzelschwund, Verschmelzung benachbarter Zähne, Stellungsanomalie (Vorstehen, Zurückstehen oder Achsendrehung; bedingt durch Kieferanomalie, unregelmäßigen Zahndurchbruch, zu frühzeitiges Entfernen bzw. Ausfallen der Milchzähne, über- oder unterzähligen Zahn usw.; therapeutisch: bei Schiefstand Korrektur durch orthopädische Apparate, bei Platzmangel Extraktion, z. B. je eines Molaren oder Prämolaren), verirrte oder erratische Zähne (namentlich überzählige z. B. in Nasen- oder Kieferhöhle), Retention (gewöhnlich durch Zurückbleiben eines voll entwickelten Zahnkeims im Kiefer, namentlich am Eckzahn oben, dann Schneidezahn und Weisheitszahn unten, (auch durch Trauma, Entzündung oder Geschwulst), verzögerter Durchbruch (sog. „Dentitio difficilis s. Angina dentaria"; meist am Weisheitszahn welcher erst im 16.—24., manchmal aber erst nach dem 30. Jahr erscheint und die deckende Schleimhaut nicht recht durchbricht; dabei evtl., namentlich bei Platzmangel, sonst auch durch Druck der Oberzähne, entzündliche Erscheinungen an Zahnfleisch und Periost sowie Kieferklemme, evtl. Fortleitung in Form der progredienten Phlegmone (vgl. Parulis!); Therapie, falls konservative Therapie mit Mundspülen, Zahnfleischpinselung und Wärme bzw. Umschlägen sowie Jodoformgazetamponade der Zahnfleischtasche versagt: Incision oder Aufklappung oder Ausschneidung der Zahnfleischkappe, evtl. Extraktion oder Ausmeißeln, dies namentlich bei Verlagerung bzw. Verdrehung).

b) Deformitäten der Kiefer.

a) Angeborene: Spaltbildung am Oberkiefer (sog. „Gnathoschisis" vgl. Lippen- und Gaumenspalte!), Poly-, A-, Makro- und Mikrognathie bzw. -genie am Ober- und vor allem am Unterkiefer.

b) Erworbene: α) Makro- oder Prognathie s. Progenie, d. h. abnormes Vortreten des meist zugleich hohen Unterkiefers (u. a. auch bei Akromegalie und Kretinismus) oder des Oberkiefers (u. a. bei behinderter Nasenatmung durch Polypen, Septumverbiegung u. dgl., öfters verbunden mit gotischem, d. h. spitzbogenförmigem Gaumen oder bei Schnuller- oder Fingerlutscher namentlich bei gleichzeitiger Knochenweichheit infolge Rachitis). β) Mikro- oder Opisthognathie s. Opisthogenie, d. h. abnorme Kleinheit nebst Zurücktreten des Unterkiefers: sog. „fliehendes Kinn" oder „Vogelgesicht"; angeboren oder erworben durch Kiefergelenkankylose oder Knochenzerstörung nach Trauma, Entzündung oder Geschwulst) oder des Oberkiefers (bei Gaumenspalte oder bei Depressionsfraktur).

Ursachen: Trauma (z. B. Fraktur spez. durch Schuß) oder Entzündung des Knochens mit Epiphysenschädigung oder im Kiefergelenk sowie Zahnverlust bzw. -extraktion im Milchgebiß, spez. 2. Milchmahlzahn, ferner Nasenbehinderung, Zungenvergrößerung, Narbenzug, Schiefhals, Tumor, Facialislähmung, Kyphokoliose, Schulterblatthochstand usw.; Prognathie des Unterkiefers ist aber öfters erblich (z. B. in Familie Habsburg, Medizi, Wagner u. a.), die des Oberkiefers ebenfalls oder vielleicht früh erworben durch fortgesetztes Schnuller- oder Fingerlutschen, namentlich bei gleichzeitiger Knochenweichheit durch Rachitis.

Komplikationen: Entstellung (sog. „Vogelgesicht" bei Unterkieferverkümmerung), mangelhafter Zahnschluß (sog. „offener Biß") und Gelenkbehinderung sowie Sprach- und Ernährungsstörung.

Therapie: Orthopädische bzw. orthodontische Apparate mit Schrauben, Federn oder Gummizügen an Zahnschienen evtl. unter gleichzeitiger Zahnextraktion (z. B. bei Oberkiefervorstehen der beiden 1. Prämolaren) oder Operation, und zwar bei Mikrognathie plastische Verlängerung des Unterkiefers nach treppenförmiger oder schräger Durchtrennung oder besser Osteotomie mit Knochen- (Rippen-, Darmbeinkamm- od. dgl.) Transplantation, bei Prognathie, Osteotomie oder nötigenfalls keilförmige Ober- bzw. Unterkieferresektion nebst intraoraler Schienenfixation oder Drahtextension, evtl. außerdem zuvor Arthroplastik des ankylosierten Kiefergelenks.

B. Zahnverletzungen.

Gelockerte Zähne können wieder fest werden, reponierte und u. U. auch replantierte wieder einheilen, doch muß die Pulpa, wenn sie, wie meist nicht mehr lebensfähig ist, abgetötet und entfernt, sowie Wurzelkanalbehandlung durchgeführt werden (Füllung); evtl. empfiehlt sich Fixationsschiene oder Ligatur unter Befestigung des Zahnes an seinen Nachbarn. Zahnbrüche entstehen durch Fall, Stoß, Schlag, Hieb, Schuß usw. sowie durch Aufbeißen bei Nußknacken u. dgl. und betreffen meist die vorderen Zähne: Schneide- und Eckzähne. Abgebrochene Kronenteile können plastisch ergänzt werden; sonst sind sie zurecht zu schleifen. Einfache Brüche können mit Callus heilen. Im übrigen ist zu unterscheiden zwischen Kronen- und Wurzelbrüchen. Wichtig ist, ob die Pulpahöhle eröffnet ist oder nicht; auch kann infolge Erschütterung die Pulpa absterben. In beiden Fällen ist Füllung nach Ausräumung nötig.

C. Entzündungen.

a) Zahnfleischentzündung (Gingivitis) bzw. Alveolarpyorrhoe, auch Paradentose.

Ursachen (teils äußere, teils innere): Zahncaries und Zahnstein, Stomatitis catarrhalis s. simplex, ulcerosa und haemorrhagica (letztere bei Barlowscher Krankheit, Skorbut, Hämophilie, Purpura, Leukämie, Ikterus usw.), sowie mangelhafte Mundpflege, Tuberkulose, Aktinomykose, Phosphornekrose der Kiefer, Diabetes, Nephritis, Tabes, Körperschwäche, Schwangerschaft bzw.

Wochenbett; gelegentlich Aphthen, Gonorrhoe, Soor, Diphtherie, Angina Plaut-Vincent; unter Stomatitis mercurialis versteht man eine Zahnfleischentzündung bei Quecksilbereinwirkung durch Syphilisbehandlung (Schmierkur oder Injektionskur) oder durch Berufskrankheit, wie sie ähnlich auch bei Wismut, Kupfer, Blei, Silber und Arsen vorkommt.

Symptome: Zahnfleisch gerötet und geschwollen, eiternd, blutend und geschwürig, evtl. dabei Foetor ex ore, Zahnlockerung bis -ausfall, Alveolarpyorrhoe (d. h. Zahnfleischeiterung unter Loslösung und Retraktion nebst eitergefüllten Taschen, sowie Granulationsbildung, wobei der Zahn verlängert erscheint), Periodontitis, Kiefernekrose; evtl. Lymphdrüsenschwellung und -vereiterung submental und submaxillar sowie Fieber.

Diagnose: Sonde dringt bei Alveolarpyorrhoe u. U. zwischen Zahn und Zahnfleisch abnorm weit vor ohne Widerstand und ohne Schmerzempfindung.

Prophylaxe und Therapie: Allgemeinbehandlung mit Vitaminen, Organpräparaten usw. sowie Reizkörper, Vaccine, Insulin und Arsen, spez. Salvarsan; schonende Kost und Rauchverbot, Zahnpflege durch Mundspülungen oder besser -Ausspritzungen und Zahnbürste oder schonendes Abwischen mit Wasserstoffsuperoxyd, Menthoxol, Preglscher Lösung, Trypaflavin, Kamillozon, Flavicid, Chloramin, Borax, Kaliumpermanganat, Myrrhentinktur, Kantharidentinktur usw. oder Tabletten (Formamint, Silargetten, Panflavin u. dgl.) sowie Massage mit alkoholgetränktem Leinwandläppchen; Mund- und Zahnkosmetika; Einreibungen mit Jodoformbrei; Bestreichen mit Jodtinktur und evtl. gründliches Verätzen mit dem Paquelin, 8% Chlorzinklösung usw.; Zahnsteinentfernung mit scharrenartigem Instrument; Extraktion völlig gelockerter Zähne; evtl. Abtragung der Zahnfleischtaschen oder am besten deren Beseitigung durch Zurückpräparieren mit Messer und Pinzette in weiter Ausdehnung (sog. „Zahnfleischaufklappung"), nach Bedarf Schmerzstillung durch Antineuralgika und evtl. Narkotika. Bei Dentitio difficilis (erschwerter Durchbruch des Weisheitszahns s. o.) kommt es öfters zu Parulis (s. da). Prothesen fortlassen!

b) Zahncaries ist Zerstörung der Zahnsubstanz, und zwar erst des Zahnschmelzes und dann des Zahnbeines; meist beginnend am Hals oder in Kronenfurchen infolge Bakterien und Chemikalien (z. B. Säuren, spez. Milchsäure).

Vorkommen: Äußerst häufig, fast bei jedem Kulturmenschen; weiße Zähne sind mehr gefährdet als gelbe; begünstigend wirkt mangelhafter Gebrauch, ungeeignete Ernährung, gedrängte Zahnstellung und ungenügende Zahnpflege, ferner Erblichkeit, Rachitis, Diabetes, Schwangerschaft, Wachstum usw.

Symptome: Schwärzliche Verfärbung und Zerfall, später (spez. bei Pulpitis) Zahnschmerzen (s. u.).

Stadien und Komplikationen: 1. Caries von Schmelz und Dentin mit schwärzlicher Verfärbung und Defekt. 2. Pulpitis mit Schmerz spontan und auf Reiz, spez. auf Temperaturunterschied. 3. Periodontitis mit Druckschmerz am Kieferfortsatz und Weichteilschwellung („dicke Backe"); evtl. Absceß, Zahnfistel innen oder außen, Phlegmone, Oberkieferhöhlenempyem, Knochennekrose, Thrombophlebitis und Pyämie; bei chronischer Form auch Wurzelgranulom und -cyste (s. da).

Prophylaxe: Zahnpflege durch desinfizierende (aber milde, nicht säurehaltige) Mundwässer und Zahnpasten, -seifen oder -pulver, sowie durch mäßig weiche Zahnbürste (spez. nach den Mahlzeiten und vor dem Schlafengehen), regelmäßige Entfernung des Zahnsteins und zahnärztliche Revision (in der Schulzeit regelmäßig in Form der Schulzahnarztpflege, später mindestens alle ½—1 Jahr), evtl. (spez. bei gedrängter Zahnstellung) Extraktion der vier ersten Molaren im 13.—15. Jahr. Vermeiden von säurebildenden Speisen (Kuchen, Zucker, Schokolade usw.) und Medikamenten (Salzsäure usw.) sowie reichlicher Genuß von hartem Brot oder Zwieback.

Therapie: Zahnärztliche Behandlung, d. h. Füllen des Zahns („Plombieren" genannt nach Plumbum; jetzt mit Gold, Amalgam [d. h. Quecksilber-

metallverbindung od. dgl.], Cement, Porzellan usw.) nach Entfernen des nekrotischen Gewebes (Ausbohren) und Sterilisieren sowie Austrocknen der Zahn-
höhle; nur im Notfall Extraktion nicht erhaltbarer Zähne, welche aber dann
durch künstliche Zähne bzw. Gebiß zu ersetzen sind.

**Zusatz: Chronische Wurzelhautentzündung mit Granulombildung (Wurzel-
granulom).**

Entstehung: Durch allmählichen Zerfall des Zahnmarks bei freiem Abfluß der Zerfallsprodukte durch die Carieshöhle.

Folge: Allmählicher Durchbruch mit Fistelbildung innen oder außen.

Prognose: Gefahr der oralen, spez. dentogenen Sepsis bei fokaler Infektion (vgl. Allg. Chirurgie!).

Diagnose: U. a. Röntgenbild.

Therapie: Wurzelspitzenresektion (spez. bei Frontzähnen!), sonst Zahnextraktion; dazu Fistelauskratzung (diese allein ist natürlich zwecklos!).

Anmerkung 1. Zahnextraktion.

Indikationen: a) Meist bei **kranken** Zähnen, soweit sie nicht der Plombierung oder Wurzelspitzenresektion zugänglich sind (Frontzähne sind tunlichst zu erhalten!), und zwar bei ausgedehnter Caries, Pulpitis, Periodontitis
und Periostitis, Zahnabsceß, Zahnfistel und Nekrose, Kieferhöhleneiterung,
Sepsis, Geschwulst mit Neuralgie, erschwertem Zahndurchbruch mit Entzündung. b) Bei **gesunden** Zähnen nur **ausnahmsweise**, und zwar bei
Retention, Schiefstand, Platzmangel, Gebißanfertigung u. dgl., falls orthodontische Maßnahmen unmöglich und nicht angezeigt sind; über die symmetrische Extraktion der 4 ersten, nämlich der sog. 6 Jahr-Molaren bei Gebiß-
engstellung sind die Ansichten geteilt; doch wird zur Selbstregulierung von
Stellungsanomalien ihre Entfernung anerkannt, aber nicht zu früh. c) Bisweilen zwecks künstlicher Ernährung bei Kieferklemme, falls Nasenernährung
nicht angängig.

Instrumentarium: Früher Zahnschlüssel (jetzt verboten wegen Gefahr
der Alveolarfraktur!), jetzt Zahnzangen, und zwar je eine besondere für obere
und untere Schneide-, Eck-, obere und untere Prämolar-, obere rechte und
obere linke und alle unteren Molarzähne), evtl. spez. bei Wurzeln Wurzel-
zangen, Zahnhebel nach Lécluse, Bein, Vajna, Trélat, Berten u. a. oder
Geißfuß (wie Petschaft zu halten; doch besteht Gefahr des Abgleitens, daher
nur bei bereits gelockerten Wurzeln empfehlenswert!) und Meißel.

Anästhesie: Meist Lokalanästhesie terminal (subgingivale bzw. subperiostale Injektion von ½—2% Novocain + Adrenalin) bzw. Leitungsanästhesie (spez. beim Unterkiefer an der Lingula und beim Oberkiefer am
Tuber oder in der Flügelgaumengrube bzw. am Gaumen); evtl. Chloräthyl-
bzw. Ätherrausch oder Halbnarkose.

Technik: 1. Anlegen der geöffneten Zahnzange unter Leitung des Auges
am tiefsitzenden Patienten. 2. Vorschieben derselben unter das Zahnfleisch
(dasselbe nicht mitfassen!) tief ins Alveolarfach über den ganzen Hals bis
nahe zur Wurzel. 3. Schließen der Branchen bis zum festen Zangenschluß.
4. Seitliches Hebeln („Luxieren") bis zur Lockerung. 5. Extraktion. Evtl. ist
zuvor das Zahnfleisch mit spitzem Messer einzuschneiden, spez. bei Weisheitszahn, alter Wurzel usw., oder es ist das Zahnfleisch in Form eines Lappens
zu umschneiden, Zahnfleisch mit Periost zurückzuschieben mit Raspatorium,
die Alveolarwand fortzunehmen mit Meißel und der Zahn auszumeißeln oder
hebeln, spez. bei Weisheitszahn, alter Wurzel, Wurzelverhakung oder -ver-
wachsung, retiniertem Zahn usw. Nötigenfalls werden stehengebliebene scharfe
Alveolarränder mit der Hohlmeißelzange bis zur Glättung abgetragen. Anschließend: Zusammendrücken der Alveole und Mundspülen (cave Bohren mit
dem Finger od. dgl.) sowie Schmerzstillung durch Antineuralgika.

Komplikationen: 1. Infektion (dagegen Mundspülen vor- und nachher
sowie Zahnfleischpinselung, Auskochen der Instrumente!). 2. Blutung (dagegen
Zusammenpressen des Alveolarfachs nach der Extraktion mit Daumen und
Zeigefinger, evtl. nach gründlicher Reinigung der Alveole von allen Blut-

gerinnseln mit Löffel od. dgl., Ausstopfen derselben systematisch unter Hilfe des Stopfers nach Luniatschek od. dgl. mit schmaler und nicht zu vieler Jodoform-, Vioform-, Stryphnon- u. a. Gaze oder Umstechen bzw. Nähen, Penghawar-Djambi od. dgl., Aufbeißenlassen auf Gazebausch oder Kork mit keilförmigem Ausschnitt, Funda maxillae oder Capistrum dpl.; evtl. Eingehen mit dem Thermokauter sowie Haemostyptica: Gelatine, Serum, Calcium usw.; zugleich Ruhe mit Kopfhochlagerung sowie Sprech- und Kauverbot; bei Leukämie und Hämophilie besteht Kontraindikation der Zahnextraktion wegen lebensgefährlicher Blutung!). 3. Extraktion falscher Zähne (Reimplantation versuchen!). 4. Kieferfraktur oder -luxation. 5. Verschlucken oder Aspirieren des extrahierten Zahnes. 6. Abbrechen der Krone. 7. Versenken in Oberkieferhöhle oder Wurzelcyste unter deren Eröffnung (sofort Ausräumung). 8. Abbrechen der Injektionsnadel (Prophylaxe: lange Nadel).

Anmerkung 2. Wurzelspitzenresektion (Partsch 1896). In Lokalanästhesie nach Röntgenkontrolle Bogenschnitt evtl. unter Fistelausschneidung über der Wurzelspitze buccal, Zurückschieben des Zahnfleisches mit Raspatorium, Freilegen der Wurzelspitze, gründliches Auskratzen und evtl. auch Ausbohren der Granulationen, Abtragen der Wurzelspitze mit Meißel, Zange oder Bohrer, muldenförmiges Abflachen der Knochenhöhle, Desinfektion mit Jodtinktur oder Jodoformbrei bzw. -pulver, Zurückklappen der Schleimhaut und deren Fixation durch Catgutnaht; evtl. Dränage mit Jodoformgaze oder Glasrohr (aber nur bei stärkerer Infektion); zuvor Zahnfüllung.

c) Zahnmarkentzündung (Pulpitis).

Entstehung: Durch Vordringen der Zahncaries bis auf die Pulpa (populär „Nerv": „Nerv ist bloßgelegt"), gelegentlich auch durch Infektion bei Pulpagangrän eines nicht cariösen Zahns, spez. Schneidezahns im Anschluß an Trauma oder an wiederholte Erschütterungen.

Symptome: Starke Zahnschmerzen mit Empfindlichkeit gegen mechanische, chemische und thermische Reize (heiße und kalte Speisen, kalter Luftzug usw.), evtl. ausstrahlend in das betr. Gesamtnerven- oder in benachbarte Nervengebiete (differentialdiagnostisch cave Trigeminusneuralgie; s. da) sowie auf benachbarte Zähne, bei chronischer Pulpitis evtl. Pulpapolyp mit Blutungen.

Diagnose: Ausspritzen mit kaltem Wasser, Untersuchen auf Druck- und Klopfschmerz mit der Zahnsonde, Elektrisieren (Induktionsstrom) und evtl. Sondieren unter Spiegeluntersuchung; gelegentlich steht der betr. Zahn vor; schließlich bestehen oftmals Entzündungssymptome (vgl. da!); später hilft auch Röntgenbild; im Zweifelsfall kann auch Novocaininjektion aufklären betr. Lokalisation.

Therapie: (Nach Ausspülen mit lauwarmem Wasser und Austupfen) Abtöten des Nerv mit Carbolsäure, Arsenpaste oder beidem (Rp. Acid. arsenicos. 1, Cocain mur. oder besser Novocain 1, Acid. carbol. q. s. oder Acid. arsenicos. 1. Morph. mur. 3, Kreosot q. s. ut. f. pasta.); daneben Antineuralgika oder Narkotika; dann baldigst (d. h. in den nächsten Tagen) Versorgung des Zahns durch Extraktion oder Plombierung mit Wurzelkanalfüllung und evtl. auch Wurzelspitzenresektion.

d) Wurzelhaut- und Kieferknochenhautentzündung (Periodontitis und Periostitis alveolaris, auch Parulis genannt).

Ursachen: Zahnkrankheiten (marginal von Zahnfleisch, dies namentlich bei erschwertem Weisheitszahndurchbruch oder meist apikal von Pulpa), spez. Caries, Gingivitis oder Dentitio difficilis, Stomatitis mercurialis usw.

Differentialdiagnose: Osteomyelitis, Tuberkulose, Syphilis und Aktinomykose, Phosphornekrose, Tumor, Cyste, Kieferhöhlenempyem, Phlegmone, Furunkel, Lymphdrüsenentzündung usw.

Symptome: Heftigste, meist klopfende Schmerzen, spez. bei Blutandrang, evtl. ausstrahlend über eine ganze Kiefer- oder Gesichtsseite; Kiefer geschwollen und druckempfindlich mit Wangenödem (sog. „dicke Backe"); apikaler Druck-

schmerz; Zahn empfindlich, auch druck- und klopfempfindlich, evtl. vorstehend; Zahnfleisch geschwollen; Lymphdrüsen entzündet; Röntgenbild
(mit einem in die Mundhöhle eingelegten Filmpäckchen).

Formen: Akut und chronisch.

Folgen: Zahnfleischabsceß (sog. „Parulis", d. h. neben dem Zahnfleisch außen oder innen, auch am Gaumen; populär „Zahngeschwulst" bzw.
„Zahngeschwür"); Zahnfistel (entweder a) innere oder Zahnfleisch-
fistel: am Zahnfleisch oder an der Umschlagsfalte, gelegentlich am Gaumen
oder Nasenhöhlenboden, wobei manchmal die Fistel weit vom kranken Zahn
liegt und die Ursache erst durch Sondierung oder Röntgenuntersuchung
erkannt wird, oder b) äußere oder Hautfistel, sog. „eigentliche Zahnfistel"; letztere z. B. an Kinn, Kieferwinkel, Jochbein, Orbitarand; beide mit
Granulationspfropf; differentialdiagnostisch cave Tränensack- und Speichel-
gangfistel sowie Osteomyelitis, Nebenhöhleneiterung, Fremdkörper, Lues,
Tuberkulose, Phosphornekrose, Geschwulst, Cyste usw.); Fortleitung oder
Einbruch in Oberkieferhöhle mit Empyem, submentale bzw. submaxillare, sublinguale, parapharyngeale, perimaxilläre, Orbital-,
Gesichts-, Temporal- und Subtemporal-, pterygo-palatinale,
Mundboden-, Hals- und Mediastinalphlegmone, Thrombophle-
bitis, Sinusthrombose, Meningitis, Sepsis, Knochennekrose,
Kieferklemme; in chronischen Fällen Granulom oder Wurzelcyste
(s. da).

Therapie: Mundspülungen und Jodtinkturpinselung der Schleimhaut,
Antiphlogistine oder Prießnitzumschlag der Wange, Röntgenbestrahlung u. dgl.
sowie Antineuralgika (z. B. Pyramidon); bei Abscedierung Eröffnung, und
zwar gegebenenfalls durch Zahnextraktion, sonst durch Schnitt innen oder
nötigenfalls außen, bei progredienter Phlegmone Incisionen; bei Knochennekrose Sequestrotomie; bei Antrumempyem Spülung oder Eröffnung nach
Luc-Caldwell; bei Thrombophlebitis Jugularisunterbindung; am kranken
Zahn Plombenentfernung, Wurzelkanalfüllung und Wurzelspitzenresektion
oder am sichersten Extraktion.

e) Osteomyelitis der Kiefer.

Ursachen: Meist Zahnerkrankungen (spez. vernachlässigte Caries, Pulpitis
und Periodontitis, fälschlich plombierter Zahn, zurückgelassene Wurzel u. dgl.
sowie traumatische Pulpengangrän eines nicht cariösen Zahns, z. B. durch
Schlag, Sturz od. dgl., auch beruflich bei Schustern, Sattlern, Tapezierern,
Schneidern, Näherinnen usw., welche Zwecken, Nadeln oder Nägel im Mund
halten), ferner unsaubere Zahnextraktion und Infiltrationsanästhesie, verzögerter Durchbruch des Weisheitszahns, eitrige Stomatitis, Alveolarpyorrhoe,
Antrumempyem, infizierte Kieferfraktur (spez. Schuß), Noma usw.; selten
(dann meist am Unterkiefer und bei Kindern in der Dentitionsperiode) metastatisch (bei Eiterinfektion, hier oft schon in der Kindheit und auch in der
Säuglingszeit, evtl. kombiniert mit Osteomyelitis der langen Röhrenknochen,
sowie bei Typhus, Influenza, Masern, Scharlach, Pocken usw.), schließlich
direkt bei Verletzung, spez. Schuß.

Symptome und Komplikationen: Fieber, sowie Hitze, Rötung, Schwellung, Schmerzen und Druckempfindlichkeit, evtl. Hyperästhesie oder Anästhesie (z. B. am N. mentalis), Lymphdrüsenschwellung, Absceß, Osteomyelitis, Oberkieferhöhlenempyem, perimaxilläre Phlegmone (mit Fortschreiten nach Schläfe, Orbita, Mundboden usw. vgl. Parulis), Meningitis,
Thrombophlebitis, Sinusthrombose, Septicopyämie sowie Knochennekrose,
Pseudarthrose, Defekt und Kieferankylose.

Formen: Circumscript (gutartiger) und diffus (bösartiger) bzw. abscedierend und phlegmonös.

Therapie: Baldigst Absceßspalten und evtl. Knochenaufmeißeln; später
Sequestrotomie (schonend und vorsichtig mit Meißel, Zange oder Fräse; cave
Deformität und Splitterung!); bei Zahncaries Extraktion oder spez. bei Pulpen-
gangrän eines nicht cariösen Zahns auch Wurzelspitzenresektion neben An-

bohren, Sterilisieren und Füllen des Wurzelkanals, bei völlig gelockertem Zahn jedoch auch hier Extraktion (zeitig, jedenfalls nach Abklingen der akutentzündlichen Erscheinungen, aber auch manchmal sofort!).

f) Tuberkulose: Entstehung und Symptomatik: teils fortgeleitet von der Nachbarschaft (z. B. am Alveolarfortsatz von Zahnfleischgeschwür bei Lungentuberkulose oder von einem cariös erkrankten Zahn über eine tuberkulose Wurzelhautentzündung, ferner von Gaumen oder Nase), teils primär-hämatogen (hier spez. am Infraorbitalrand nahe Jochbein mit Abscedierung und Fistelung, später mit charakteristischer knochenadhärenter und das Unterlid verzerrender Narbe; Differentialdiagnose: Osteomyelitis und Syphilis; Komplikation: oft Mischinfektion mit Eiterungen aus der Mundhöhle; Therapie: Loslösung und Fetteinpflanzung; Prognose: Nicht günstig, spez. am Unterkiefer progredient).

g) Aktinomykose: Im Gegensatz zur tierischen sind bei der menschlichen A. häufiger die Weichteile und seltener die Kiefer erkrankt, am ehesten Unterkiefer, selten Oberkiefer; öfters ausgehend von cariösen Zähnen bzw. Wurzeln pulpaloser Zähne, sonst von Zahnfleisch oder Mundschleimhaut; chronischer Verlauf mit derbem und später erweichendem Infiltrat, mehrfachen Hautdurchbrüchen und hartnäckiger Kieferklemme; bei der ungünstigeren, aber viel selteneren Oberkiefererkrankung droht Übergreifen auf Oberkieferhöhle und Schädelbasis nebst Meningitis, Hirnabsceß usw., sonst Generalisation mit Metastasierung oder Fortleitung auf Lungen und Darm. Therapie: Entfernung eines schuldigen Zahns nebst Auslöffelung und Jodoformgazetamponade; sonst vgl. Allg. Chirurgie!

Differentialdiagnose: Osteomyelitis, Phosphornekrose, Tuberkulose und Syphilis, sowie Osteom, Sarkom, Carcinom, Cyste oder Adamantinom.

Therapie: Jodkali und Röntgenbestrahlung, evtl. Operation samt Beseitigung des evtl. Ausgangsherds (Zahns).

h) Syphilis: teils als umschriebenes Gumma z. B. am Gaumen mit Perforation nach der Nasenhöhle, teils (aber selten) als diffuse gummöse Ostitis mit Knochenzerstörung (Spontanfraktur des Unterkiefers!) und mit Hyperostosen.

Therapie: Antisyphilitisch, bei Sequester operativ.

i) Phosphornekrose und Perlmutterdrechslerkrankheit (vgl. allgemeine Chirurgie!).

k) Ostitis fibrosa bzw. cystica und Ostitis deformans.

l) Kiefergelenkentzündung.

α) Akute: Direkt bei penetrierender Verletzung oder metastatisch bei Septikopyämie spez. puerperaler, akutem Gelenkrheumatismus, Gonorrhoe, akuten Exanthemen, Typhus, Scharlach usw. oder fortgeleitet bei Eiterung der benachbarten Weichteile oder Knochen, z. B. Phlegmone, Parotitis, Osteomyelitis, Otitis media usw.

β) Chronische: Rheumatismus, auch (sehr selten) **Tuberkulose** und **Syphilis.**

Diagnose: Allgemeine und örtliche Entzündungssymptome spez. Schmerz, Bewegungsbehinderung, Entlastungsstellung in leichter Mundöffnung, evtl. Probepunktion; dazu Röntgenbild (anfangs nicht immer positiv: zunächst Verbreiterung und später Verschmälerung des Gelenkspalts sowie Gelenkendenusur).

Differentialdiagnose: Ohrspeicheldrüsen-, Lymphdrüsen- und Weichteilentzündung.

Komplikationen: 1. Vereiterung evtl. mit Durchbruch nach Schädelbasis (Meningitis, Sepsis usw.!), 2. Ankylose oder Contractur, 3. Arthrosis deformans, 4. Schlottergelenk.

Therapie: Wärme, auch Kopflichtbad, Moorpackung, Antigin, Ichthyolsalbe, Umschläge, Diathermie, Bestrahlung, Jodtinkturpinselung, Aspirin, Arthigon, od. a. Vaccine usw. sowie orthodontisch (Bißerhöhung an den Molaren oder Schienenapparat); evtl. Punktion, Ausspülung, Incision oder Kieferköpfchenresektion, später, aber erst längere Zeit nach völligem Abklingen der Entzündungserscheinungen Arthroplastik. Dazu anfangs kausale Therapie.

Anmerkung 1. Kieferklemme (Kieferkontraktur und -ankylose s. Ankylostoma).

Formen: a) Kontraktur, b) Ankylose.

Ursachen: 1. Mikrognathie (auch angeboren); 2. Narbe nach Schleimhautzerstörung bei Verletzung, Verbrennung, Lupus, Syphilis, Aktinomykose, Stomatitis mercurialis (wohl am häufigsten!), Phlegmone, Noma, Tumor spez. Wangentaschenkrebs, Kaumuskelverknöcherung z. B. nach Hufschlag usw. (narbig, und zwar dermato-, desmo- und myogen); 3. Weisheitszahndurchbruch, Parulis, Periostitis, Osteomyelitis, Tuberkulose, Aktinomykose, Syphilis, Phosphornekrose, Angina bzw. Peritonsillitis, Parotitis, Gesichts- und Halsphlegmone (reflektorisch bzw. entzündlich); 4. Kaumuskelkrampf sog. „Trismus" bei Hysterie, Apoplexie, Epilepsie, Tetanie, Tetanus usw. (spastisch); 5. Gelenkverletzung, spez. -Fraktur- und -entzündung bei Eiterung nach Mittelohrerkrankung, Sepsis usw., Gelenkrheumatismus, Gonorrhoe, Arthritis deformans usw. im Kiefergelenk (arthrogen); in diesen Fällen kommt es auch zur Ankylose.

Folgen: Störungen in Nahrungsaufnahme, Kauen, Sprechen usw. im Wachstumsalter auch Mikrognathie mit Vogelgesicht, dazu Zahnveränderungen mit Schiefstellung, Caries, Zahnfleischentzündung usw. Diagnose: u. a. Röntgenbild.

Therapie: a) konservativ: Mundsperrer oder Kork- bzw. Gummikeil bzw. Kreisel (d. h. gerinnter Holzkegel) oder orthopädischer Apparat außen mit distalem Zug, Feder od. dgl., während das Brisement forcé gefährlich erscheint wegen Gefahr von Asphyxie, Keimversprengung u. dgl.; ferner Fibrolysin, Wärme usw.; b) blutig: an Weichteilen Durchtrennung oder besser Ausschneidung und evtl. Hautplastik („Meloplastik"); an Gelenk Arthrotomie mit partieller (Köpfchen-) Resektion ein- oder nötigenfalls beiderseits und mit Interposition eines gestielten Muskellappens (vom M. temporalis oder M. masseter) oder eines freien Fett- oder Fascienstückes, anschließend sorgfältigste mediko-mechanische Nachbehandlung sowie Zahnpflege und Behandlung der Mikrognathie (s. o.); sonst Anlegen einer Pseudarthrose am Unterkiefer oder einer Zahnlücke. — Vorübergehend Ernährung paroral z. B. mit Schlauch durch die Nase. Im übrigen sei die Behandlung kausal z. B. bei Tetanus, Eiterung, Tumor, Exostose u. a.

Anmerkung 2. Arthrosis deformans bzw. tabica.

Ursache: a) primär als Abnutzungsleiden, namentlich in höherem Alter, dann meist neben entspr. Veränderungen an anderen Körpergelenken und an der Wirbelsäule, manchmal aber auch in früherem Alter bei Zahnfehlstellung, Zahnverlust, Bißsenkung oder -erhöhung, Gesichtsmißbildung, Contractur u. dgl., b) sekundär: nach Gelenkverletzungen oder -entzündungen (s. o.)

Symptome: Gelenkgeräusche und Schmerzen, auch Druckschmerz, manchmal Schwellung, später Bewegungsstörung oder Köpfchenverlagerung mit Biß- und Kaustörungen.

Diagnose: u. a. Röntgenbild (Unregelmäßigkeiten der Gelenkenden; gelegentlich freie Gelenkkörper).

Therapie: Kausal bei Gebißstörung, sonst symptomatisch wie bei chronischer Gelenkentzündung, auch Röntgenbestrahlung, Reizkörper oder Badekur; evtl. Köpfchenresektion.

Anmerkung 3. Gelenkköpfchenhypertrophie: Bei Arthritis deformans oder primär als Exostose mit charakteristischer Unterkieferschiefstellung; Röntgenbild; evtl. Köpfchenresektion.

Anmerkung 4. Gelenkchondromatose: Ganz selten.

Anmerkung 5. Kieferknacken: Häufiger; allein oder mit Kiefersperre oder mit Kieferklemme; Therapie zunächst konservativ mit Schonung, Wärme, Massage u. dgl. sowie orthodontisch, sonst Arthrotomie mit Diskusentfernung oder -verlagerung.

Anmerkung 6. Epiphysennekrose am Köpfchen mit sekundärer Arthritis deformans bei Jugendlichen (entspr. Perthesscher Krankheit am Hüftgelenk)?

D. Geschwülste.

a) Kiefer- oder Zahncysten.

1. Follikuläre Cysten. Entstehung: Durch cystische Degeneration eines im Kiefer retinierten (versprengten, gelegentlich auch eines überzähligen) Zahnfollikels während der Zahnentwicklung (also Entwicklungsstörung!).

Anatomie: Cyste mit Balg aus Bindegewebe und Plattenepithelbelag (Schmelzkeim!), mit serösem (klarem, gelbem und geruchlosem) Inhalt (darin u. a. weißgelbliche und perlmutterartig glänzende Schüppchen: Cholestearintafeln!) und mit disloziertem Zahn bzw. Zahnrudiment in der Cystenwand, wobei gewöhnlich die Zahnreihe entsprechend unvollständig ist (Zahnkeim ist dann retiniert; er kann aber auch überzählig oder zugrunde gegangen sein!).

Vorkommen: Selten (etwa 30mal seltener als die Wurzelcysten); in der Regel bei Jugendlichen kurz nach der 2. Dentition (10.—20., meist 12. bis 16. Jahr), aber nicht ganz selten auch später z. B. im 3. Jahrzehnt, namentlich wenn ein retinierter Weisheitszahn Anlaß gibt; am häufigsten geht die Cyste von den Eckzähnen aus, dann von den Weisheits- und Backzähnen, sehr selten von den Schneidezähnen; meist am Unterkiefer, nach einigen Autoren aber ebenso oft oder noch häufiger auch am Oberkiefer; manchmal liegt eine Follikelcyste, wenn sie nämlich von einem verlagerten Zahnkeim ausgeht, abseits vom Alveolarfortsatz, z. B. im Oberkieferstirnfortsatz, unter dem Augenhöhlenrand, im harten Gaumen oder Oberkieferkörper; manchmal finden sich mehrere Cysten.

2. Wurzelcysten. Entstehung: Durch cystische Umwandlung des Wurzelgranuloms unter Benutzung von bei der Zahnentwicklung liegengebliebenen Epithelresten (Malassez), d. h. Granulationswucherung an der Wurzel cariöser Zähne (also Zahnerkrankungsfolge!).

Anatomie: Ähnlich follikulärer Cyste, aber ohne dislozierten, wohl aber bei cariösem Zahn.

Vorkommen: Nicht sehr selten, entsprechend der Häufigkeit der Zahncaries; ca. 30mal häufiger als Follikelcysten; in allen Lebensaltern, spez. im mittleren, nämlich im 20.—30. Jahre, dagegen äußerst selten an den Milchzähnen bei kleinen Kindern im 1. Jahrzehnt; häufiger am Oberkiefer, hier evtl. Oberkiefer facial oder palatinal auftreibend oder sich vorwölbend in die Oberkieferhöhle (differentialdiagnostisch cave u. a. Oberkiefertumor, sowie Hydrops und Empyem der Oberkieferhöhle!).

Symptome: zu 1. und 2.: glatte, halbkugelige, schmerzlose Auftreibung des Kiefers nach außen und innen, Nase, Gaumen, Oberkieferhöhle usw., evtl. mit Pergamentknittern und Fluktuation, schließlich durchbrechend nach außen oder innen; Röntgenbild (rundliche und begrenzte Knochenaufhellung, und zwar bei follikulärer Cyste mit retiniertem bzw. überzähligem Zahn — Krone nach dem Cysteninneren und Wurzel nach der Wand — und bei der radikulären Cyste mit krankem bzw. extrahiertem Zahn — mit der kranken Wurzel in die Cyste hineinragend), Probepunktion (typischer Inhalt mit Cholesterinkrystallen ähnlich „Danziger Goldwasser").

Größe: Bis kirsch- oder pflaumen-, selten ei- oder apfelgroß.

Verlauf: Chronisch.

Differentialdiagnose: 1. und 2. untereinander (1. schmerzlos und langsam, auch selten, meist bei Jugendlichen und am Unterkiefer (?), zugleich betr. Zahn nicht erkrankt, aber Gebiß evtl. unvollständig. 2. manchmal schmerzhaft und rasch, auch häufiger, etwas mehr bei Älteren und am Oberkiefer; zugleich betr. Zahn erkrankt), auch gegenüber Gesichtsspaltencyste, Nasengaumengangscyste und Paradentalcyste, sowie gegenüber centralem Sarkom, Adamantinom, Echinococcuscyste, Osteom usw. und gegenüber Entzündung, spez. Knochenmarkabsceß bzw. Ostitis cystica oder Oberkieferhöhlenempyem (Röntgenbild zeigt bei Cyste scharfe und rundliche Begrenzung).

Komplikationen: Vereiterung, Fistelung, Phlegmone, Knochennekrose, Antrumempyem und Sepsis; vereinzelt ist Carcinomentwicklung beschrieben.

Therapie: Wurzelspitzenresektion nach Zahnfüllung oder Zahnextraktion, sowie Radikaloperation: In Lokalanästhesie von einem Schnitt innen an der Umschlagsfalte der Schleimhaut teilweise Resektion der vorderen Cystenwand samt Knochenschale (durch Meißel, Hohlmeißelzange usw. oder besser durch Fräse) und dann entweder a) Vernähen des restlichen Cystensacks mit der Mundschleimhaut (Partsch I) oder besser b) Exstirpation bzw. Exkochleation des Cystensacks, Abflachen der Knochenhöhle und Schleimhautnaht, evtl. unter Einschlagen eines Schleimhautperiostlappens (Partsch II); am Oberkiefer macht man bei großen, spez. bei in die Oberkieferhöhle eingebrochenen Cysten am besten die Radikaloperation nach Luc-Caldwell, indem man nach Eröffnung und Ausräumung der Cyste von der Mundhöhle her hier in der Fossa canina wieder vernäht, nachdem man breit zur Nasenhöhle eröffnet und dräniert hat unter Einklappen eines Schleimhautlappens durch das im unteren Nasengang angelegte Fenster in der nasalen Kieferhöhlenwand.

Zusatz 1. Nasengaumengangscyste. Wesen: Cyste von versprengten Keimen des Ductus naso-palatinus. Vorkommen: sehr selten. Symptome: ähnlich Kiefer- oder Zahncyste, aber birnen- bis eiförmig geformt und typisch gelegen im Frontzahnbereich in der Mittellinie am harten Gaumen dicht hinter der Zahnreihe. Diagnose: u. a. Röntgenbild. Differentialdiagnose: Zahncysten. Komplikationen: u. U. Vereiterung und Durchbruch in Nasenhöhle, Knocheneiterung usw. Therapie: Radikaloperation, und zwar bei kleiner Cyste Ausschälung und bei großer Partsch I, dabei entweder bei zahnlosem Kiefer buccal oder sonst (zwecks Erhaltung der gefährdeten Frontzahnwurzelspitzen, wenn man sie nicht resezieren will) besser palatinal.

Zusatz 2. Gesichtsspaltencyste. Wesen: Dermoidcyste im Bereich einer fötalen Gesichtsspalte, meist der seitlichen Oberlippenspalte. Vorkommen: selten. Symptome: subcutan rundliche Geschwulst unter dem Nasenflügel, ähnlich Kiefercyste, aber zwischen Wange und Oberkiefer, und zwar zumeist außerhalb des Kiefers, welcher aber eingedellt sein kann. Therapie: Ausschälung (von einem Schnitt an der Umschlagstelle; cave Verletzung der Nasenschleimhaut!). Diagnose und Differentialdiagnose: Röntgenbild evtl. mit Kontrastfüllung (Knochen und Zähne intakt); im Punktat sind keine Cholesterinkrystalle.

Zusatz 3. Paradentalcyste ist vermutlich nicht völlig geschlossene Follikelcyste am Zahnhals vorwiegend des Weisheitszahns, gelegentlich auch eines retinierten Zahns.

b) Sonstige odontogene Tumoren.

3. Adamantinome. Aufbau: Teils cystisch (sog. ,,multilokuläre Cystome"), teils (seltener) solide mit palisadenartig nebeneinanderstehenden hohen cylindrischen Zellen außen und mit netzartig angeordneten sternförmigen Zellen innen, vom Schmelzkeim ausgehend, also von Zellen der Zahnanlage oder des werdenden Zahns, daher ,,Adamantinome" oder ,,gutartige Epitheliome der Kiefer".

Vorkommen: Selten (die cystische Form ist anscheinend häufiger als die solide); fast ausschließlich am Unterkiefer (links häufiger als rechts); dagegen selten am Oberkiefer, und zwar vorzugsweise an den hinteren Molaren und Prämolaren, spez. Weisheitszähnen; bevorzugt sind Frauen (2:1); meist im jugendlichen und vor allem im mittleren Alter; langsam wachsend und nicht metastasierend, aber manchmal infiltrierend, auch ausgedehnt über den aufsteigenden Unterkieferast.

Diagnose: Mittleres Alter, weibliches Geschlecht, Lokalisation im Unterkiefer und langsames Wachstum sowie dem Knochen angehörende, harte, höckerige oder grobbucklige, meist hühner- bis gänseeigroße Geschwulst, evtl. mit Pergamentknittern; dazu Röntgenbild (mehr oder weniger wabenartiges vielkammeriges Cystengebilde mit Begrenzung); evtl. Probeexcision nebst histologischer Untersuchung.

Differentialdiagnose: Follikelcyste, Sarkom u. a.

Folgen: Sprach-, Kau- und Atmungsstörungen, Beeinträchtigung des Kieferschlusses; gelegentlich Spontanfraktur; maligne Entartung?

Prognose: Gelegentlich infiltrierend und rezidivierend, aber nicht metastasierend. (Beobachtung ist also nach der Operation für längere Zeit nötig.)

Therapie: Punktion oder Injektion sind ungenügend; zu versuchen ist Exkochleation, sonst, jedenfalls bei Rezidiv partielle oder nötigenfalls totale Kieferresektion. Bestrahlung?

4. Odontome. Aufbau: Aus allen oder einzelnen Geweben (Dentin, Schmelz, Zement) des fertigen Zahns, also aus Hartgebilden; der betr. Zahn fehlt wohl in der Regel, und nachbarliche können retiniert oder verlagert werden.

Entstehung: Aus versprengten Zahnkeimen.

Vorkommen: Selten; meist am Unterkiefer, gewöhnlich am Kieferwinkel, selten am Oberkiefer, dann in der Eckzahngegend vorwiegend, wohl auch gelegentlich als sog. „totes Osteom" der Neben-, spez. Oberkieferhöhle; bei Jugendlichen (7.—26. Jahr) im Anschluß an die zweite Dentition; am häufigsten ist betroffen der Weisheitszahn bzw. dessen Keim.

Formen: I. Zusammengesetzte O. (mehrere Zahnanlagen sind beteiligt, evtl. in grotesker Form aus vielen bis hunderten zusammenhängenden Zähnen bzw. Zahnrudimenten).

II. Einfache O. (nur eine einzige Zahnanlage ist betroffen):

a) Anhängende O. (nur ein Teil des Zahns ist gewuchert: Schmelztropfen an der Zahnkrone oder Dentikel im Pulpakanal oder Zementhypertrophie im Kieferknochen; dadurch Schmerzen und Zahnextraktionsbehinderung).

b) Selbständige O. (alle Teile des Zahnes sind gewuchert: praktisch wichtigste Form als im Kieferknochen gelegene, aber vom Knochen durch Bindegewebsschicht getrennte Geschwulst von Bohnen- bis Hühnereigröße, harter Konsistenz, glatter Oberfläche und buckliger Form; Knochen aufgetrieben; Weichteile intakt; Schmerzen gering oder fehlend, manchmal neuralgisch; Wachstum langsam; durch Infektion der bindegewebigen Hülle droht Entzündung und Fistelung, so daß Verwechselung mit Osteomyelitis oder Sarkom eintreten kann; Röntgenbild zeigt wolkigen, und unregelmäßigen dichten Schatten mit Abgrenzung gegenüber dem Kieferknochen, während das Osteom diffus in den Kieferknochen übergeht und das Adamentinom ebenso wie Kiefercyste eine rundliche Aufhellung im Knochen zeigt; differentialdiagnostisch cave solide oder cystische Kiefergeschwülste, spez. Osteome und Adamantinome.

Therapie: Ausschälung mit Elevatorium, scharfem Löffel u. dgl. nach Knochenaufmeißelung und anschließend Vernähung nach muldenförmiger Abflachung der Knochenhöhle, evtl. unter deren Ausfüllung mit Plombe oder Schleimhautlappen; Zahnabdruck vorher ist ratsam wegen Gefahr von Fraktur bei der Radikaloperation.

c) Alveolarfortsatztumoren.

5. Epulis (d. h. „auf dem Zahnfleisch"). Aufbau: Meist riesenzellenhaltige Bildungen, wahrscheinlich (resorptive) Granulationsgeschwülste ähnlich den braunen Knochengeschwülsten bei der Ostitis fibrosa cystica, gelegentlich Fibrome oder Sarkome (?) am Alveolarrand, ausgehend von dessen Periost bzw. Periodontium; öfters anscheinend infolge chronischer Reizung an Zahnlücken, Wurzelresten, Prothesen, Plomben u. dgl. oder infolge Fremdkörperwirkung.

Vorkommen: Meist zwischen 20—40 Jahren, auch in der Jugend oder im höheren Alter; häufiger (ca. $66^2/_3$—75%) bei Frauen; am häufigsten befallen wird Eckzahn und 1. Prämolar.

Symptome: Dem Alveolarrand mehr oder weniger breitgestielt aufsitzend, zwischen den evtl. gelockerten oder herausgeschobenen Zähnen vorwachsend und leicht blutend; entweder mehr braunrot und derb oder mehr blaurot und weich.

Diagnose: U. a. Probeexcision nebst histologischer Untersuchung.

Folgen: Blutung, Jauchung und Zahnlockerung, evtl. Sarkombildung.

Differentialdiagnose: Zahnfleisch- und Pulpapolypen sowie solide und cystische Kiefergeschwülste (Carcinom, Sarkom, Adamantinom u. a.) und -entzündungen (Tuberkulose, Osteomyelitis u. a.).

Prognose: Gutartig, spez. langsam (in Monaten bis Jahren) wachsend und nicht metastasierend sowie ohne regionäre Lymphdrüsenaffektion; bei ungenügender Exstirpation rezidivierend und öfters infiltrierend-resorptiv.

Therapie: Abtragung samt Periost- und Knochenbasis des Alveolarfortsatzes (sonst Rezidiv!) durch Umschneiden und Zurückschieben von Schleimhaut und Periost, Abmeißeln oder besser Abfräsen oder Abkneifen mit Luerscher Hohlmeißelzange, Jodoformgazetamponade oder besser Schleimhautnaht nach muldenförmiger Abflachung des Knochens. Die beteiligten Zähne müssen gewöhnlich geopfert werden, da sonst Rückfall droht.

d) Kiefertumoren (überwiegend bösartige, selten gutartige).

6. Fibrome: Periostale und centrale (gegenüber Sarkom langsam wachsend, nicht zerstörend, abgegrenzt, derb; selten; vorwiegend im jugendlichen Alter von 20—30 Jahren; meist am horizontalen Ast des Unterkiefers; Röntgenbild zeigt einen gleichmäßigen Schattendefekt mit wolkiger Mitte und deutlicher Begrenzung).

7. Osteome: Mehr oder weniger gestielte Exstosen (z. B. am Bulbus mit Sehstörungen, am Unterkieferköpfchen mit Kaustörungen), Exostosen im Kieferkörper und abgekapselte Osteome in den Nebenhöhlen, spez. in der Oberkieferhöhle mit Neigung zu Nekrose und Empyem; außerdem gibt es echte diffuse Osteome im Knochen; Röntgenbild zeigt einen wolkigen und unregelmäßigen, zugleich dichten Schatten ohne scharfe Begrenzung zum umgebenden Knochen; differentialdiagnostisch cave chronisch-entzündliche Hyperplasie und Osteopathia deformans.

8. Chondrome: selten.

9. Angiome: Angioma arteriale racemosum, sog. ,,Knochenaneurysma der Kiefer" (z. B. der A. alveolaris inf.) mit bedrohlicher Blutung bei Zahnextraktion oder bei Exstirpation.

10. Sarkome. Vorkommen: Ziemlich häufig, spez. am Oberkiefer, seltener am Unterkiefer; in jedem Alter, auch in der Jugend und im mittleren Alter, meist im 30.—40. Jahr; häufiger bei Frauen.

Formen: a) Peripheres oder periostales (anfangs hart und wie angeklebt aufsitzend bzw. umwachsend, und auch Organ-, spez. Lungenmetastasen sind meist erst spät) und b) (häufiger und bösartiger) centrales oder myelogenes (weich und den Knochen von innen her auftreibend, evtl. mit knitternder Knochenschale: sog. ,,Pergamentknittern"); Rund- und Spindelzellensarkom, bisweilen Melanosarkom bzw. Melanom, Myxosarkom, Fibrosarkom, Osteosarkom, Chondrosarkom, Ewingsarkom usw.; Lymphdrüsenmetastasen fehlen gewöhnlich; es besteht mehr Neigung zu Geschwulstbildung und weniger zu Ulceration. Recht selten sind metastatische Kiefersarkome ebenso wie metastatische Melanome, Hypernephrome und Schilddrüsenadenome.

11. Carcinome. Vorkommen: Noch etwas häufiger als Sarkome, spez. am Oberkiefer, aber nur ganz vereinzelt als echter Primärtumor; meist im höheren Alter (40.—60. Jahr); häufiger bei Männern.

Formen: **a) Primär:** 1. peripher von Schleimhaut des Zahnfleisches, Alveolarfortsatzes und Gaumens (Plattenepithelkrebs), gelegentlich bei Reizung durch scharfe Zahnränder oder Prothese sowie bei Leukoplakie, Rauchen usw. 2. central von Schleimhaut der Oberkieferhöhle als sog. ,,Antrumtumor": recht bösartig (Cylinderzellenkrebs); bisweilen auch als echter Primärtumor von versprengten Epithel- (Zahn-) Resten oder vom Epithel einer Zahncyste.

b) Sekundär, und zwar entweder fortgesetzt von Haut, Wangenschleimhaut, Lippen, Mundboden, Zunge, Nase, Parotis, Submaxillaris, Sublingualis,

Lymphdrüsen usw. oder vereinzelt metastatisch z. B. bei Brust-, Prostata-oder Schilddrüsen- sowie Lungen-, Eierstock-, Magen-, Mastdarm- u. a. Krebs. Zu 10. und 11. (bösartige Kiefergeschwülste!). Symptome: 1. Andauernde und heftige, evtl. neuralgische Schmerzen, spez. Zahnschmerzen, 2. Vordrängen bzw. Einwachsen in Nase mit Verlegung einer Nasenhälfte oder des Tränen-nasenkanals mit Tränenträufeln und evtl. mit Ausfluß, welcher oft übelriechend und blutig ist; in Augenhöhle mit Bulbusverdrängung, Exophthalmus oder Doppelbildern; in Oberkieferhöhle mit Empyem; in Mundhöhle mit Vorwölbung am Gaumen bzw. Mundboden, evtl. mit Ausfluß; in Haut mit Geschwürsbildung; ferner Zahnausfall, Knochennekrose, Unterkieferspontanfraktur, Kieferklemme. 3. Auftreibung des Kiefers mit Ödem, Hautvenenerweiterung, Verkleinerung und Hochdrängung der Lidspalte, Seitenverschiebung der Nase, Schiefstellung der Mundspalte bei Verstreichung der Nasenlippenfalte (bei Oberkiefer-geschwulst typisches ,,Froschgesicht''). 4. Öfters bestehen Lymphdrüsen-metastasen, spez. bei Carcinom des Unterkiefers (submentale, submaxillare und tiefe cervicale) und bei Sarkom auch Organ-, spez. Lungenmetastasen.

Differentialdiagnose: Im Anfang bei Oberkiefertumor Nasenpolypen, Zahncaries, Tränensackstenose usw.; sonst gutartiger Tumor, Adamantinom, Odontom, Cyste oder Entzündung (Periostitis, Osteomyelitis, Tuberkulose, Syphilis, Aktinomykose, Oberkieferhöhlenempyem usw.).

Diagnose: Verlauf, Symptom und Inspektion, sowie Rhinoskopia ant. und post., Palpation (auch vom Rachen), Diaphanoskopie, Röntgenbild, Probepunktion und -incision bzw. -exkochleation.

Prognose: Schlecht; bei jauchigem Zerfall bald (in etwa $^1/_4$—$^1/_2$ Jahr) Tod durch Erschöpfung, Meningitis, Blutung oder Aspirationspneumonie; bei Operation nicht geringe Mortalität und häufig Rezidiv.

Therapie: Am Oberkiefer Totalresektion, am Unterkiefer Kontinuitäts-resektion oder Exartikulation (vgl. Operationslehre!), zugleich gegebenenfalls, namentlich bei primärem Schleimhautkrebs gründliche Ausschneidung der deckenden Schleimhaut bzw. Haut, evtl. (bei Carcinom stets) mit Lymph-drüsenausräumung; sonst Arsen und Röntgenstrahlen bzw. Radium, dies auch als Nachbestrahlung bei Radikaloperation.

12. Mischgeschwülste sowie **Endotheliome** und **Cylindrome** (z. B. am harten und weichen Gaumen sowie Zunge usw. vgl. Speicheldrüsen!): Abgekapselt, langsam wachsend und nicht metastasierend; evtl. plötzlich maligne ent-artend.

13. Geschwulstähnliche Hyperostosen bei Leontiasis ossea (s. da); spez. am Oberkiefer; mit Verdrängungserscheinungen an Nase, Tränenwegen und Bulbus.

14. Dermoidcysten: Sehr selten.

15. Cholesteatome: Sehr selten.

16. Centrale Kiefergranulome: Selten; am Unterkiefer häufiger als am Oberkiefer; den Knochen mehr oder weniger rasch zerstörend; spindel- oder rundzellen-, aber nicht riesenzellenhaltiges Granulationsgewebe; Diagnose: Röntgenbild, evtl. Probeexcision nebst histologischer Untersuchung; Diffe-rentialdiagnose: Chronische Entzündung oder Geschwulst; spez. Sarkom des Kiefers; Therapie: Partielle oder totale Kieferresektion; Röntgenbestrahlung?

17. Chronisch-entzündliche Wucherungen, aber nicht echte Geschwülste stellen dar gewisse Fibrome, auch symmetrische Fibrome am Oberkiefer in der Gegend beider Weisheitszähne sowie Exostosen in der Nähe periodonti-tischer Herde des Kiefers.

8. Abschnitt: **Nase und deren Nebenhöhlen.**

(Äußere Nase, vgl. Gesicht!)

A. Mißbildungen.

Vorsprünge, Schiefstand und Totaldefekt des Septum, mangelhafte Ausbildung der Muscheln, Verwachsungen derselben mit dem Septum, Choanenstenose oder -atresie (d. h. membranöser oder häufiger knöcherner Abschluß zwischen Keilbein und Gaumenplatte; dagegen sind vorn und in der Mitte der Nase die totalen und partiellen Verwachsungen meist entstanden durch ulceröse Prozesse: Lupus, Lues usw. oder durch operative Eingriffe, spez. galvanokaustische Ätzung), Nasenzähne (Röntgenbild!) usw.

B. Verletzungen.

Entstehung: Selten scharf durch Haken, Schläger oder Säbel, Schuß usw., meist stumpf durch Stock- oder Faustschlag, Steinwurf, Fall usw.

Folgen und Komplikationen: Fraktur der Nasen-, Stirn-, Oberkiefer- und Siebbeine oder des Septum, Septumdeviation, Entstellung („Flach- oder Platt-, Stumpf-, Schief-, Sattelnase" usw.), Nasenverlegung, Hämatome und Abscesse am Septum, Knochen- und Knorpelnekrose, Nebenhöhlenaffektion, Gesichts- und Orbitalphlegmone, Hautemphysem; gewöhnlich besteht auch starkes Nasenbluten infolge Schleimhautzerreißung und starke Weichteilschwellung infolge Blutunterlaufung, wodurch Deformitäten evtl. zunächst verdeckt und erst später erkannt werden.

Therapie: Bei Weichteilverletzung Situationsnaht unter Annähen ganz oder teilweise abgetrennter Teile z. B. Nasenspitze (vgl. Gesicht!); bei Fraktur nach Oberflächenanästhesie Reposition mit Kornzange, Elevatorium, Knopfsonde od. dgl., evtl. forciert mit Finger- bzw. Daumendruck oder Holzhammer im Rausch (unblutige Reposition gelingt noch bis zur 4.—8. Woche und muß evtl. mehrmals wiederholt werden) und Jodoformgazetamponade in leicht überkorrigierter Stellung für einige Tage (vgl. Frakturen!), evtl. Heftpflasterverband oder besser Nasenformer, später bei deformer Heilung evtl. Osteotomie oder Resektion nebst orthopädischem Apparat; bei vereitertem Septumhämatom senkrechte Incision oder Excision; später evtl. bei Septumdeviation submucöse Septumresektion und bei traumatischer Sattelnase Plastik durch Einpflanzen eines Knorpel- oder Knochen- oder Elfenbeinstücks (s. da).¡

C. Verbiegungen und Auswüchse sowie Perforationen und Hämatome der Nasenscheidewand.

a) Verbiegung der Nasenscheidewand (Deviatio septi): traumatisch durch Fall, Schlag usw. (hier evtl. mit seitlicher Verbiegung der äußeren Nase), aber auch angeboren oder während des Wachstums entstehend (meist mit Konvexität nach rechts; evtl. mit Asymmetrie des ganzen Gesichtsschädels).

b) Leisten und Dornen der Nasenscheidewand (Cristae und Spinae septi): Knorpel- und Knochenauswüchse; in der Regel im unteren Drittel der Scheidewand; meist verbunden mit Septumverbiegung; häufig, namentlich in leichten Graden; oft angeboren oder traumatisch.

Zu a) und b). Symptome: Entstellung und Nasenverlegung mit Atmungsstörung, Kopfschmerzen usw.

Komplikationen: Spez. „Reflexneurosen": Asthma, Krämpfe, neuralgische Schmerzen usw.

Differentialdiagnose: Polypen und Muschelhypertrophie, welche übrigens evtl. gleichzeitig vorhanden und dann in der Regel für die Beschwerden hauptverantwortlich sind.

Therapie: (Nach Pinselung mit Cocain oder besser mit Ersatz und Injektion von Novocain + Adrenalin) Einschneiden und Abhebeln von Schleimhaut und Perichondrium sowie Abtragen des vorstehenden Knorpelteils mit Messer, Meißel, Zange oder Säge: sog. „submuköse Fensterresektion" nach Killian (cave Perforation der gegenüberliegenden Septumschleimhaut; daher dort ebenfalls submuköse Infiltration, sowie Kontrolle mit dem eingeführten Finger!).

c) Perforation der Nasenscheidewand.

Ursachen: Verletzung, Operation, vereiterndes Hämatom, Ulcus simplex perforans, Lues, Tuberkulose usw. (s. u.).

d) Hämatom der Nasenscheidewand.

Ursache: Verletzung, auch geringfügige.

Symptome und Diagnose: Auftreibung des vorderen Nasenteils und innen kugelige fluktuierende Vorwölbung der Septumschleimhaut.

Differentialdiagnose: Polyp.

Prognose: Spontanrückgang oder Vereiterung evtl. mit Knorpelnekrose und Septumperforation.

Therapie: Bei Absceß ausgiebige Incision und Tamponade.

D. Fremdkörper und Nasensteine (Rhinolithen).

Ursachen: Bohnen, Erbsen, Kirschkerne, Glasperlen, Steinchen, Knöpfe usw. (meist aus Spielerei eingeführt bei Kindern und Geisteskranken); bisweilen Schwamm-, Gaze- oder Wattestückchen; Projektile; Tiere (Tausendfüßler, Ohrwürmer, Insekten, Fliegenmaden usw.); selten Speisen, Spulwürmer usw. (bei Erbrechen und Husten von hinten heraufgebracht); manchmal Zementstaub u. dgl.

Verlauf: Fremdkörper bleiben oft unbemerkt lange Zeit in der Nase liegen, evtl. inkrustiert (Nasensteinbildung) neben einseitigem, stinkendem Schnupfen.

Folgen: Nasenverlegung, Naseneiterung, Ozaena, Ulceration, Nebenhöhleneiterung, Knochennekrose, Perforation, Inkrustation („Rhinolith").

Diagnose: u. a. Besichtigung mit dem Nasenspiegel.

Differentialdiagnose: Tumor oder Eiterung in Nase bzw. Nebenhöhlen sowie Nasenzähne (Röntgenbild!).

Therapie: Man versuche Entfernen des Fremdkörpers durch Schneuzen unter Verschließen des freien Nasenlochs evtl. mittels einer Prise Schnupftabak; sonst nach Cocain- + Adrenalinapplikation oder evtl. (spez. bei Kindern) im Rausch unter Leitung des Nasenspiegels Herausbefördern nach vorn-unten (nicht nach oben) mit abgebogener Sonde, Haken, Hebel oder Löffel, namentlich bei kugeligen Körpern (cave 1. [außer bei weichen und platten Gegenständen, z. B. Papier] gerade Pinzette oder Kornzange; sonst Tieferstoßen! 2. Nasendusche; sonst Gefahr der Otitis media! 3. Durchstoßen; sonst Aspiration, welche man allerdings durch Hängelage oder durch Vorneigen des Kopfes und Auffangen des Fremdkörpers mit zwei Fingern vom Rachen aus verhüten kann!); nur ganz ausnahmsweise ist zur Entfernung des Fremdkörpers operatives Ablösen der Nase nötig. Tierische Parasiten sind abzutöten mit Chloroform od. dgl.

E. Nasenbluten (Epistaxis).

Ursachen: Meist (80%) und öfters habituell Ulcus simplex und blutende Septumpolypen, seltener Traumen: Fall, Stoß usw., sowie Frakturen der Nasenbeine und der Schädelbasis, operativer Eingriff (Septum-, Muschel-, Polypenoperation usw.), Fremdkörper, chronische Rhinitis, Tuberkulose,

Tumoren, ferner Allgemeinleiden: Hämophilie und Leukämie sowie akute Infektionskrankheiten, spez. Purpura sowie Influenza, schließlich Herz-, Gefäß- und Nierenkrankheiten mit gesteigertem Blutdruck, bei Frauen auch vereinzelt z. Z. der Menses als sog. ,,vikariierende Blutung"; auch spontan und evtl. habituell.

Lokalisation: Meist vorn-unten am Septum entsprechend dem Locus Kiesselbach, selten höher oben an Septum, Nasenboden oder unterer Muschel.

Prognose: Gut (außer bei Krankheiten mit Blutdrucksteigerung oder vor allem bei hämorrhagischer Diathese).

Therapie: Ruhe, Durchatmen, Verbot des Schneuzens, Lagerung mit steil erhobenem Kopf, Beseitigung schnürenden Kragens, kalte Kompressen oder Eisblase auf Stirn oder Nacken. Oft, spez. bei habitueller Blutung, und zwar bei sichtbarer Blutungsstelle genügt zur Blutstillung Verschorfen der blutenden Stelle, z. B. am Septum oder seltener an der Nasenbodenschwelle mit Paquelin oder besser Betupfen mit Trichloressigsäure, Chromsäure od. dgl. an Tupfer oder Silberdraht. Evtl. unter Benutzung von Refraktor und Speculum sowie nach Cocain- bzw. Pantocain-Adrenalinbetupfung Nasentamponade für 24 bis 48 Stunden: mit 1½ cm breiter Jodoform-, Dermatol-, Vioform- usw. Gaze, Penghawar-Djambi, Gelatine-, Serum-, Koagulen-, Adrenalin-, Stryphnongetränkter Gaze usw., welche systematisch Stück für Stück mittels eines Stopfers nach Luniatschek eingeschoben wird. Evtl. neben dieser vorderen mache man auch noch die hintere oder Choanentamponade mit Bellocqschem Röhrchen oder einfacher mit entsprechend armiertem Katheter (vgl. Operationslehre!); aber nicht länger als 24, höchstens 48 Stunden und nur im Notfall (z. B. bei Blutung im hinteren Nasenraum bzw. Epipharynx spez. wegen Tumors) wegen Gefahr der Otitis media und der Nebenhöhleninfektion. Außerdem evtl. subcutan Ergotin, Gelatine, Serum usw. oder intravenös 5—10 ccm 5—10%ige Kochsalzlösung bzw. Calcium, auch Saugostop usw. (vgl. Blutstillung in Allg. Chirurgie!).

F. Entzündungen.

a) Nasenhöhlenentzündung (Rhinitis).

a) **Akute:** Einfacher Katarrh oder Schnupfen (Coryza), Blennorrhoe, Diphtherie, Furunkel, Phlegmone, Fremdkörper, Rhinolith usw.; Nasenschleimhaut gerötet und geschwollen sowie schleimig-eitrig absondernd. Komplikationen: Absteigender Katarrh von Rachen, Kehlkopf usw. sowie von Nebenhöhlen, Tube und Mittelohr. Differentialdiagnose: Bei längerer Dauer, sowie bei einseitiger Eiterung und Schmerzhaftigkeit besteht Verdacht auf Nebenhöhleneiterung. Prophylaxe: Jod (z. B. Jodtinktur einige Tropfen in einem Glas Wasser). Therapie: Schwitzen mit heißem Bad, Fliedertee und Salicylpräparate z. B. Gardan oder Aspirin (2 g innerhalb 2 Stunden) sowie Kopflichtbad; evtl. Schnupfpulver oder Salbe: Borsäure oder Sozojodolzink 1:10, evtl. mit Zusatz von Menthol 0,1, Cocain 0,1, Adrenalin 0,001, auch Lenirenin- oder Renoformschnupfpulver, sowie Bormelin-, Carvaseptu. a. Salbe oder Rhinovasogen od. dgl. als Nasentropfen.

β) **Chronische:** 1. Hypertrophische mit Schleimhautwucherung, spez. Hyperplasie der Schwellkörper an mittlerer und unterer Muschel; dadurch Nasenverlegung (,,Stockschnupfen"). Therapie: Ätzen mit Chrom-, Trichloressigsäure usw. oder besser mit Paquelin oder Galvanokauter; evtl. Muschelresektion oder Abtragen der Polypen mit kalter Schlinge; bei Rezidiv Nebenhöhlenoperation.

2. Atrophische mit Kopfschmerz, Trockenheit in Nase und Rachen, stinkendem Sekret und graugrünen Borken (sog. ,,einfache Stinknase Ozaena simplex" s. Rhinitis atrophicans simplex; wohl zu trennen von Ozaena nach Fremdkörper, Nebenhöhleneiterung, Tuberkulose, Syphilis, Tumor usw.).

Therapie: Schnupfpulver (Rp. Natr. sozojodol. Natr. biborac. $\overline{aa}$), Spülungen mit Kochsalz-, Soda-, Bor-, Wasserstoffsuperoxydlösung, Einblasungen und Salben (gelbe Präzipitatsalbe, Ichthyol usw.); Kur in Ems, Soden, Reichenhall usw.; evtl. Ausätzen, Ausbrennen und Auskratzen.

b) Entzündung (Hydrops und Empyem) in den Neben- (Stirn-, Oberkiefer-, Siebbein- und Keilbein-) Höhlen. (Antritis s. Sinusitis frontalis, maxillaris, ethmoidalis und sphenoidalis).

Ursachen: a) Lokale, spez. traumatische (komplizierte Fraktur, Schuß, Stich usw., namentlich bei steckenbleibendem Fremdkörper sowie Operation), dentale (z. B Kieferhöhlenentzündung bei Caries der Zähne, spez. des 2. Backzahns), nasale (am häufigsten Schnupfen, sonst auch Fremdkörper und Rhinolith, Nasenoperation), ossale (Osteomyelitis, Tuberkulose und Syphilis der Knochen).

b) Allgemeine, also hämatogene z. B. Influenza, Scharlach, Diphtherie, Pneumonie usw.

Begünstigend wirkt Sekretabflußbehinderung durch Muschel- oder Tonsillenhypertrophie, Septumdeviation oder -spica, ungünstig gelegenes Ostium usw.; im übrigen ist auch hier wichtig einmal die Schwere der Infektion und dann die Schwäche des befallenen Organismus.

Von den einzelnen Entstehungsarten ist die direkte selten, häufiger die metastatische und am häufigsten die fortgeleitete, und zwar die nasale (Schnupfen usw.), selten die dentale (Oberkieferhöhle!).

Erreger: Staphylo-, Strepto- und Pneumokokken.

Vorkommen: Kieferhöhle (häufig), Stirnhöhle (etwas seltener), Keilbeinhöhle (nicht selten; häufig kombiniert mit Empyem anderer Nebenhöhlen), Siebbeinhöhle (sehr selten isoliert, aber öfters kombiniert mit Stirn- und Kieferhöhlenempyem); öfters sind zwei oder mehrere Nebenhöhlen zugleich erkrankt und bisweilen alle einer- oder beiderseits, spez. bei Influenza und Scharlach (Pansinusitis).

Formen: Akute und chronische (letztere durch Verschleppung, erstere infolge ungünstig gelegener Ostien, Muschelhypertrophie, Septumdeviation, schlechten Allgemeinbefindens usw.) sowie seröse, polypöse, eitrige und jauchige.

Symptome: 1. Fieber, sowie fahles Aussehen, Ermüdbarkeit, geistige Leistungsunfähigkeit, Kopfdruck, Gedächtnisschwäche, Depression, Alkoholintoleranz.

2. Lokalisierte Schmerzen in Gesicht, spez. Oberkiefer und Zähnen, Stirn usw. (meist klopfend, oft neuralgiform wie bei Supra- und Infraorbitalneuralgie; bei Stirnhöhlenentzündung in der Regel tagsüber von 10—4 Uhr) sowie lokalisierte Druck- und Klopfempfindlichkeit z. B. an der Stirnbeinhöhle am inneren Teil ihres Bodens, an der Siebbeinhöhle am inneren Augenwinkel und Nasenrücken usw.

3. Naseneiterung: grünlich-gelbes Sekret, sowie Borken (evtl. stinkend als sog. Ozaena); „einseitiger Schnupfen" ist verdächtig auf Nebenhöhlenerkrankung, kommt allerdings auch bei Fremdkörpern, Lues, Tumor usw. vor!

4. Weiches und blasses Ödem im Gesicht; evtl. Abscedierung.

Komplikationen (facial oder okulo-orbital oder intrakraniell): Durchbruch (nach außen, Fossa canina, Gaumen, Orbita, Nasenhöhle, Schädelhöhle usw.), evtl. Extraduralabsceß, Meningitis, Encephalitis, Hirnabsceß (Stirnhirn!), Sinusthrombose (Sinus longitudinalis oder cavernosus!), Orbitalphlegmone und Sehnervenneuritis, Osteomyelitis der flachen Schädelknochen, Infektion der Nachbarhöhlen, evtl. Pansinusitis, Pyämie mit Metastasen in Milz, Niere usw.

Differentialdiagnose gegenüber Stirnhöhlenempyem: Trigeminus-, spez. Supraorbitalneuralgie und Osteomyelitis; gegenüber Oberkieferempyem: Infraorbitalneuralgie, radikuläre und follikuläre Zahncysten, Furunkel, Phlegmone, Parulis, Oberkieferosteomyelitis (jugendliches Alter, hohes Fieber, frühzeitige Wangenschwellung!), Tumor der Kiefer und Nebenhöhlen (s. da) usw.

Diagnose: Besichtigung, Rhinoscopia anterior und posterior, Finger-untersuchung vom Rachen, Diaphanoskopie und Röntgenbild (frontal und vor allem sagittal: statt Luftgehalt Verschattung der betr. Höhle), Aspiration, Sondierung, Probepunktion und Ausspülung von der Nase aus (nur bei Ober-kiefer-, aber nicht bei Stirn- und Siebbeinhöhlenempyem!).

Prognose: im allgemeinen nicht ungünstig, dagegen schlecht bei Sinus-thrombose und Meningitis, auch ernst bei Hirnabsceß, Sepsis usw.

Therapie: (ähnlich wie bei Rhinitis acuta) bei akuter Entzündung: Heiße Bäder, Umschläge und Getränke ohne Alkohol, leichte Kost, Stuhl-regelung, elektrisches Kopflichtbad, Antipyretica und Antineuralgica (Aspirin, Pyramidon, Gardan usw. sowie Jodkali), Mentholchloroformeinatmung, Cocain-bzw. Pantocain-Adrenalinpinselungen usw.; bei chronischem Empyem Punktion und evtl. auch Ausspülungen von erweiterter (natürlicher oder künstlicher) Öffnung im unteren, evtl. auch im mittleren Nasengang, Abtragen von cystischen oder polypösen Schleimhautveränderungen, sowie von Septum-vorsprüngen und verlegenden Teilen der mittleren und unteren Muschel. Evtl., nämlich bei fortdauernden Beschwerden oder Sekretion, aber nicht ungefähr-lich (Osteomyelitis, Sepsis, Meningitis, Sinusthrombose, Hirnabsceß usw.) Radikaloperation der betr. Höhle, bei akutem Empyem auch nur deren Eröffnung:

a) **Kieferhöhle: dental bzw. alveolar:** 1. Vom Alveolarfortsatz bzw. Zahnfach mit Bohrer nach Extraktion eines kranken, spez. des 2. Molarzahns (nach Cooper); bei dentaler Ursache, sonst unsicher und unerwünscht!

2. **Facial bzw. facio-nasal:** Vom Mund in der Fossa canina nach Incision und Abhebeln von Schleimhaut und Periost an der Übergangsfalte oberhalb des letzten Molaren durch Trepanation der facialen Wand des Antrum High-mori (nach Küster) und evtl. weiter von der Oberkieferhöhle auch der nasalen Wand (Luc-Caldwell): also unter breiter Eröffnung, Einschlagen und Einnähen eines Schleimhautlappens vom unteren Nasengang auf den Boden der Oberkieferhöhle; Dränage.

3. **Nasal:** Von der Nase am mittleren oder unteren Nasengang.

b) **Stirnhöhle:** 1. Von der Nase, evtl. nach Resektion des freien vorderen Randes der mittleren Muschel mit schneidender Schlinge oder Konchotom.

2. Von außen durch Schnitt in der (nicht zu rasierenden) Augenbraue sowie Aufmeißelung oder in chronischen Fällen Radikaloperation unter Fort-nahme der (frontalen) Vorder- und (orbitalen) Unterwand, aber tunlichst (außer bei ihrer Erkrankung) unter Belassen einer zwischenliegenden 1—1½ cm breiten Periostknochenspange entsprechend dem Margo supraorbitalis (sonst Entstellung!), Ausräumen der erkrankten Schleimhaut, evtl. auch der er-krankten Siebbein- und Keilbeinzellen, breite Verbindung mit Dränage zur Nase (nach Killian) oder gegebenenfalls, nämlich in infektionslosen Fällen osteoplastisch mit gestieltem Hautperiostknochenlappen.

c) und d) **Keil- und Siebbeinhöhle:** 1. Von der Nase (wenn möglich; sonst): 2. Von der gleichzeitig befallenen, daher dann eröffneten Stirn- oder Kieferhöhle usw.

Bei **Komplikationen,** spez. bei **intrakraniellen:** Extradural- oder Hirnabsceß ist entsprechend weiter vorzugehen, und zwar gewöhnlich anschließend an die Eröffnung der primär affizierten Höhle (z. B. durch die vordere Stirnhöhlen-wand bei Stirnhöhlenempyem mit intrakraniellem Absceß).

c) Ulcerationen.

Ursachen: Seborrhoisches Ekzem, trockener Katarrh, Tuberkulose bzw. Lupus, Lues, Septumoperation, Trauma (oft Fingerbohren!), Zement-staub usw.

Komplikationen: Rhinitis, Rhinolith, Nasenblutung, Knorpelnekrose, Perforation (häufig ist das perforierende Ulcus des Septum).

Lokalisation: Vorn am Septum in der Regel durch trockenen Katarrh, Tuberkulose bzw. Lupus, Fingerbohren, Septumoperation, während durch

Lues vorzugsweise Ulcera hinten am knöchernen Septum und am Vomerrand bedingt werden.

Therapie: Vgl. Rhinitis chronica (Borsalbe usw.; bei Blutung oder Granulationswucherung Chromsäureätzung).

d) Infektiöse Granulationsgeschwülste (vgl. Allg. Chirurgie!).

a) **Tuberkulose bzw. Lupus:** Spez. bei fortgeschrittener Lungentuberkulose, Lupus usw.; oft auch am Septum vorn an der Stelle der blutenden Septumpolypen (Impfstelle des bohrenden Fingers?); meist vorn; blaßrot und kleinhöckrig mit braunroten Knötchen, evtl. ulcerierend. Diagnose: U. a. Probeexcision und sonstige Tuberkulose bzw. Lupus. Therapie: Galvano- und Chemokaustik (Pyrogallussäure usw.), evtl. Exkochleation oder Excision; sonst Allgemeinbehandlung, auch Gold (Solganal).

β) **Syphilis:** I. Primäraffekt, II. syph. Katarrh („Coryza syph.") mit Geschwüren, III. Gumma mit Narbe, Atresie, Septumperforation, Sattelnase, Ozaena syph., Sequesterbildung; meist hinten am Septum und an der Seitenwand; evtl. ulcerierend zu speckig belegten und steilrandigen Geschwüren. Diagnose: U. a. Wassermannsche Reaktion. Therapie: Antisyphilitisch.

γ) **Rotz** (beim Menschen aber in der Nase seltener als beim Pferd).

δ) **Lepra.**

ε) **Rhinosklerom.**

ζ) **Aktinomykose.**

Anmerkung 1. Ekzem am Naseneingang: Selbständig oder meist bei chronischem Katarrh von Nase und Nebenhöhlen; vorzugsweise bei Kindern mit exsudativer Diathese; oft Rhagaden mit Gefahr von Erysipel, Furunkel, Phlegmone, Impftuberkulose, Septumgeschwür und -perforation; differentialdiagnostisch cave Nasendiphtherie; therapeutisch Abweichen der Borken mit Öl oder mit ½%iger Sodalösung, bei Rhagaden Bor- oder Diachylonsalbe, bei Erosionen 2—10% Höllensteinpinselung, bei exsudativer Diathese Höhensonne, Salzbäder, Leberthran usw.

Anmerkung 2. Furunkel am Naseneingang: An Nasenspitze, -flügel und Oberlippe; meist entstehend durch Fingerbohren; evtl. Gefahr von Phlegmone, Thrombophlebitis, Meningitis usw.; differentialdiagnostisch cave Phlegmone, Parulis, Erysipel u. dgl.; therapeutisch neben Ruhe mit Sprech- und Kauverbot Ichthyol- od. dgl. -salbe nebst Wärme oder Alkoholumschlag, evtl. Incision und Dränage; im übrigen vgl. Allg. Chirurgie, Furunkel und spez. Chirurgie, Gesichtsfurunkel!

G. Geschwülste der Nase und ihrer Nebenhöhlen.

a) Polypöse Schleimhautgeschwülste (sog. „Schleim- oder Nasenpolypen").

Pathogenese und path. Anatomie: Gewöhnlich chronisch-entzündliche Schleimhauthypertrophien („Granulationstumoren"); meist bei chronischer Rhinitis oder Nebenhöhlenentzündung; zunächst in Form umschriebener ödematöser Schwellungen und später (unter dem Zug der Schwere) in Form gestielter Polypen.

Vorkommen: Häufig, meist im jugendlichen und mittleren Alter.

Lieblingssitz: unterer Rand der mittleren Muschel.

Verlauf und Prognose: Häufig rezidivierend; sonst gutartig.

Symptome: Nasenverstopfung (dadurch Mundatmung, Schnarchen, nasale Sprache: sog. „Stockschnupfen"), Nasenausfluß, Kopfschmerz oder -druck, Herabsetzung der geistigen Leistungsfähigkeit, Reflexneurosen (Asthma, Migräne, Krämpfe usw.).

Differentialdiagnose: Chronische Entzündung, Muschelhypertrophie, Fremdkörper oder Tumoren der Nase und ihrer Nebenhöhlen.

Diagnose: Meist multipel, gelatinös-graugelblich bis bläulichweiß, rundlich, evtl. gestielt, bisweilen aus der vorderen Nasenöffnung hervorragend, bisweilen aber auch verborgen weit hinten oder hoch oben, gut beweglich, weich (Rhinoskopia ant. und post.).

Therapie: Ausdrehen und Abreißen mit Kornzange (sog. „Polypenzange"); jetzt meist Abtragen mit galvanokaustischer oder kalter Schlinge.

b) Fibrome und **Enchondrome** selten, etwas häufiger **Osteome** (meist ausgehend von der Knochenwand einer Neben-, spez. Stirn- oder Siebbeinhöhle, auch als freie und dann nekrotisch werdende sog. „tote" Osteome; Gefahr der Eiterung, Perforation, Meningitis usw.).

c) Gutartige epitheliale Tumoren: Papillome und Adenome, ferner vereinzelt in der Kieferhöhle (aus Zahnanlage) Adamantinome und in den Nebenhöhlen (ähnlich wie im Mittelohr s. da!) echte oder unechte, also traumatische oder entzündliche Cholesteatome.

d) Endotheliome bzw. Cylindrome.

e) Sarkome (von Knochen oder Knorpel bzw. deren Häuten; auch im jugendlichen Alter).

f) Carcinome (teils im Naseninnern, spez. -dach als Plattenepithelkrebs von Plattenepithelinsel oder von durch Ozaena usw. umgewandelter Schleimhaut oder von außen hereinwachsend auf der Haut, spez. als Lupuscarcinom, teils in Nasen- und Neben-, spez. Kieferhöhle als Zylinderzellenkrebs).

Zu d), e) und f) Symptome: 1. Nasenverstopfung mit Atmungs-, Geruch- und Sprachstörung. 2. Übelriechende Eiterung und Blutung aus der Nase. 3. Vortreibung und evtl. Durchbruch (nach außen, Nase, Gaumen, Orbita oder Schädel mit Bulbusverdrängung, Augenmuskellähmungen, Meningitis usw.). 4. Schmerzen. 5. Lymphdrüsenmetastasen (submaxillar).

Differentialdiagnose: Chronische Entzündung, Nebenhöhlenempyeme, Lues, Tuberkulose, gutartige Tumoren spez. Nasenpolypen sowie Trigeminusneuralgie, Zahnerkrankung, spez. Zahncyste usw.

Diagnose: U. a. Rhinoskopia ant. und post., evtl. Probepunktion und -excision; Röntgenbild.

Vorkommen: ziemlich selten.

Prognose: Schlecht.

Therapie: Radikalentfernung, und zwar entweder intranasal oder extranasal, hier wiederum evtl. mit Voroperation unter Freilegung des Naseninneren (Aufklappen der knorpeligen oder der ganzen Nase durch Spaltung nach oben, unten oder seitlich) oder mit temporärer Resektion der oberen Nasenbezirke oder von außen mit Oberkieferresektion usw. oder vom Gaumen unter temporärer Resektion oder vom Mund an der Umschlagsfalte; dazu Lymphdrüsenausräumung. Bei inoperablem Tumor Radium- oder Röntgenbestrahlung und Arsen sowie symptomatische Therapie.

g) Dermoide bzw. Dermoidfisteln auf dem Nasenrücken median.

h) Kiefercysten vgl. Kiefer und Zähne!

i) Nasenrachenfibrome vgl. Rachen!

9. Abschnitt: Mundhöhle spez. Zunge.

A. Mißbildungen.

Totaler und partieller Defekt der Zunge, mehr oder weniger weit gespaltene Zunge: sog. Schlangenzunge (Lingua bifida), gelappte Zunge (Lingua dissecata), angewachsene Zunge (d. h. Verklebung oder Verwachsung der Zungenunterfläche mit Mundboden oder Unterkiefer), Ankyloglosson (d. h. Fesselung der Zunge durch ein zu kurzes, breites und weit vorreichendes Frenulum; Saugen und Sprechen werden dadurch gewöhnlich nicht gestört; daher „Lösen der Zunge" durch Einschneiden des Bändchens dicht am Mundboden unter Vermeidung der A. profunda linguae quer und Naht längs nur ausnahmsweise angezeigt, aber meist unnötig und wegen Gefahr der Geschwürsbildung meist mißlich), übermäßig lange Zunge, Makroglossie (durch kongenitales Lymph- bzw. Hämangiom).

B. Verletzungen.

Ursachen: Außer Biß-, Schnitt-, Stich- und Schußwunden, sowie Verbrennungen und Verätzungen: öfters solche durch Stock, Pfeife, Stricknadel, Bleistift, Gabel, Messer, Zahnstocher, Nadel, Knochen, Gräten, Riedgras, Papier, cariöse Zähne, Zahnextraktion usw.

Komplikationen: Blutung (Blutverlust, Blutinfiltrat oder Blutaspiration und Infektion, namentl. durch steckenbleibende Fremdkörper (Fischgräte, Nadel, Zahn, Knochen usw.); dabei oft Zungen- sowie Mundbodenphlegmone und Sepsis.

Therapie: Naht; bei Blutung Naht oder Umstechung unter Vorziehen der Zunge mit Gazeläppchen oder mit durchgeführtem Seidenfaden, evtl. (spez. bei Nachblutung) Unterbindung der A. lingualis oder der A. carotis ext.; bei Erstickungsgefahr Vorziehen mittels eines mit drehrunder Nadel durchgezogenen dicken Seidenfadens, evtl. Tracheotomie. Sonst flüssige Kost mit Eispillen usw. oder parorale Ernährung, sowie Mundspülen mit Wasserstoffsuperoxydlösung. Achten auf steckengebliebene Fremdkörper!

Anmerkung 1. Zungenbiß. Durch Fall oder Schlag auf das Kinn bei vorgestreckter Zunge, ferner bei Unachtsamkeit bzw. Schreck, Epilepsie, Tetanus, Narkose.

Anmerkung 2. Zungenstich durch Bienen oder Wespen bei Genuß von Wabenhonig oder Früchten, Fruchtkuchen usw.; dabei Gefahr der Erstickung durch Zungenschwellung oder Glottisödem.

Anmerkung 3. Dentitionsgeschwür bei Säuglingen am oberen Winkel der Frenuluminsertion durch zu früh erschienene und daher meist schlecht entwickelte untere mittlere Schneidezähne.

Anmerkung 4. Keuchhustengeschwür bei keuchhustenkranken Kindern an der Zunge seitlich oder unten (sog. ,,Unterzungengeschwür") durch Reibung der im Anfall vorgestreckten Zunge gegen die Schneidezähne, deren manchmal sägeblattartige Krone dann abgeschliffen werden muß.

Anmerkung 5. Dekubitalgeschwür bei Erwachsenen am Zungenrande durch spitze Fragmente eines abgebrochenen oder cariösen Zahns oder durch Druck einer schadhaften Prothese; evtl. entzündlich induriert und dann carcinomähnlich; im Zweifelsfall empfiehlt sich Probeexcision oder Exstirpation nebst histologischer Untersuchung.

C. Entzündungen.

a) Stomatitis ulcerosa, auch als sog. Mundfäule (Stomacace). Meist bei
schwachen Kindern in der 1. oder 2. Dentition, aber auch bei Erwachsenen, ferner bei Skorbut, Soor, Quecksilber- u. dgl. -behandlung (St. mercurialis), Zahnleiden, ungeeigneten, auch verschiedenartigen Metallplomben, Maul- und Klauenseuche (Stomatitis aphthosa), Noma (St. gangraenosa), Agranulocytose, Syphilis, Tuberkulose und Aktinomykose usw.

Symptome: Geschwüre mit schmierigem Belag, Foetor ex ore und Speichelfluß sowie Fieber und Schwellung der submaxillaren oder submentalen Lymphdrüsen; evtl. Vereiterung oder Nekrose.

Therapie: Möglichst kausal; ferner Ernährung flüssig, mild und lau unter Verbot von Obst und Süßigkeiten sowie Fortlassen des Quecksilbers und Rauchverbot; sonst symptomatisch: Mundspülen mit Kamillen- oder Salbeitee, Wasserstoffsuperoxyd, Kamillozon, Kal. chlor. oder permangan., Borsäure, Borax, Myrrhen- oder Ratanhiatinktur und Pinseln mit Höllenstein, Jodtinktur, Dijozol, Pyoctanin, Chromsäure usw.

b) Syphilis, Tuberkulose und Aktinomykose.

α) Syphilis. I. Primäraffekt an Spitze und Rändern der Zunge, sowie an Lippen; auch oft nicht genital, sondern durch Küssen, Schnuller, Eß-, Trink- und Rauchgerät (spez. Gabel, Becher und Pfeife, Flöte, Glasbläserrohr), ärztliche Instrumente (z. B. Mundspatel, Injektionsspritze oder Zahn-

zange); differentialdiagnostisch cave Gumma und Carcinom (charakteristisch
für Primäraffekt sind harte, indolente Lymphdrüsen!). II. Erythem (mit
scharfer Begrenzung an weichem Gaumen und Tonsillen) und Papeln
(Plaques muqueuses): sog. ,,Angina luëtica''; differentialdiagnostisch cave
Angina. III. Gumma spez. an der Zunge; teils als circumscripter Knoten
bzw. Geschwür, teils als gummöses Infiltrat mit charakteristischen Einziehungen: sog. ,,sklerosierende Glossitis mit Lappenzunge der Syphilitiker'';
differentialdiagnostisch cave Primäraffekt, Tuberkulose und Tumor (bei
Syphilis multipel, an Spitze oder vorderem Rand, mit scharf abschneidenden
Rändern und speckigem Grund!).

β) **Tuberkulose.** Selten primär, gewöhnlich sekundär, und zwar fortgeleitet bei Lupus des Gesichts oder auf dem Blutweg oder wohl am häufigsten
durch Sputum bei sonstiger Tuberkulose; teils als carcinomähnlicher derber
und wenig empfindlicher größerer Solitärknoten bzw. -geschwür intramuskulär oder seltener submukös spez. an den Zungenrändern (tuberöse
Form), teils häufiger als disseminierte Knötchen bzw. Geschwüre, also multipel an Zungenrücken sowie -spitze und -seiten, Mundwinkel und Gaumen,
schmerzhaft, oberflächlich, weich, evtl. sinuös, mit graugelben Knötchen
(ulceröse Form) nebst weicher Hasldrüsenschwellung. Diagnose: u. a.
Bacillennachweis, histologische Untersuchung und Tuberkulinreaktion.

γ) **Aktinomykose.** Meist bei gleichzeitiger Wangen-, Kiefer- oder Hals-
erkrankung, dagegen selten isoliert; häufig durch Getreidegrannen; schwielig-
hart, evtl. ulcerierend.

c) Leukoplakia s. Psoriasis buccalis bzw. linguae. Flache, milchweiße,
unregelmäßige, scharf begrenzte Flecke an Zungenrücken, seltener an Wangen,
Lippen und Gaumen.

Formen 1. netzartig glatt-dünn. 2. plaquesartig. 3. papillär.

Path. Anatomie: Lokalisierte Epithelwucherung mit Verhornung, evtl.
atypische (Pachydermie).

Vorkommen und Entstehung: Überwiegend bei Männern, spez.
Rauchern; häufig ist gleichzeitig Syphilis oder Carcinom (ca. $33^1/_3$—50%:
,,Präkancerose'').

Therapie: Rauchverbot, Mundspülungen und Zahnversorgung mit Entfernung von Wurzeln, Metallkronen und Kautschukprothesen, evtl. Verschorfung mit Flachbrenner; bei Carcinomverdacht Excision nebst histo
logischer Untersuchung.

d) Glossitis phlegmonosa.

Vorkommen: Ziemlich selten (gute Heilungstendenz der Zungenwunden!).

Lokalisation: U. a. am Zungengrund (genaue Besichtigung, auch der
vorgezogenen Zunge!).

Ursachen: Infizierte Verletzungen (z. B. nach Stich, Schuß, Biß, Verbrennung, Verätzung usw.; namentlich bei steckengebliebenem Fremdkörper
z. B. Fischgräte oder Getreidegranne) oder Geschwür (z. B. bei cariösem
Zahn, Stomatitis mercurialis usw.), ferner fortgeleitet von benachbarter Entzündung (Peritonsillitis, Erysipel der Gesichtshaut oder Mundschleimhaut) oder
metastatisch bei Allgemeininfektion (Typhus, Masern, Scharlach usw.).

Differentialdiagnose: Fremdkörper und chronische Entzündung, spez.
Aktinomykose, Tuberkulose und Lues.

Komplikationen: 1. Atemnot bis Erstickung (teils mechanisch durch
Schwellung der Zungenwurzel, teils durch Glottisödem).

2. Fortschreitende Phlegmone von Mundboden und Hals (Angina Ludovici), evtl. mit Gefäßarrosion, Sepsis usw. oder günstigenfalls akuter bzw.
chronischer Zungenabsceß.

3. Schluckpneumonie.

Therapie: Frühzeitige und tiefe Spaltung; evtl. Tracheotomie. (Krankenhausaufnahme mit Nachtwache ist ratsam wegen Gefahr plötzlich eintretenden
Glottisödems oder Nachblutung.)

D. Geschwülste.

1. Hämangiome. H. simplex oder cavernosum oder kombiniert; teils primär, teils sekundär, d. h. fortgeleitet von benachbarten Teilen, spez. von den äußeren (Haut!).

Vorkommen: Etwas seltener als an der Gesichtshaut, und zwar vor allem an Zunge, sowie Lippen, Wangen, Mundboden, Gaumen und Rachen.

Folgen: Entstellung, Sprach- und Ernährungsstörung, Speichelfluß, Zahnausfall usw., ferner Blutung und Infektion, schließlich Ausbreitung über einen großen Teil der Mundhöhle bis in die oberen Luft- und Speisewege.

Komplikationen: Fortschreitendes Wachstum (über Mundschleimhaut, Zunge, Mundboden, Zahnfleisch, Gaumen, Zäpfchen, Rachen und Kehlkopf), Ernährungsbehinderung, Blutung, Ulceration, Entzündung mit septischer Thrombophlebitis.

2. Lymphangiome. L. cysticum und cavernosum; häufiger, und zwar gewöhnlich kongenital als diffuses cavernöses Lymph- und evtl. zugleich auch Hämangiom (sog. ,,Makroglossia congenita'').

Symptome und Komplikationen: a) diffus als Zungenvergrößerung und -vorragung (sog. ,,Prolapsus linguae''; nicht zu verwechseln mit angeborener Muskelhypertrophie sowie mit Akromegalie, Entzündung oder Geschwulst) mit Sprach-, Atmungs- und Schluckstörungen; evtl. Exkoriationen; nicht selten intermittierende Entzündung in Schüben, gelegentlich Phlegmone, evtl. Sepsis. b) circumscript als Knötchen (Lymphcysten), spez. am Zungenrücken, bisweilen aber auch an Zungenunterfläche.

Zu 1. und 2. Therapie: Wenn möglich Exstirpation, und zwar baldigst; sonst Keilexcision oder Incision mit Auskratzung bzw. Kauterisation und Jodoformgazetamponade. Falls Operation nicht möglich ist, versuche man Igni- oder Galvanopunktur; Elektrolyse; Alkoholinjektionen; evtl. zugleich Unterbindung beider Aa. linguales bzw. der A. max. ext.

3. Cysten.

a) Am häufigsten **Ranula** (d. h. Fröschleingeschwulst, weil Geschwulst evtl. ähnlich der Kehlblase der Frösche und Sprache evtl. quakend!): Retentionscyste der Glandula sublingualis bzw. ihres Hauptausführungsgangs, selten der Glandula submaxillaris oder der Zungenspitzendrüse.

Vorkommen: In allen Lebensaltern, auch kongenital.

Symptome: Sublinguale (zwischen Zungenbändchen und Unterkieferinnenfläche) oder submentale, meist seitlich gelegene Cyste halbkugelig, elastisch oder fluktuierend, transparent, blaurötlich oder bläulich durchschimmernd, mit verschieblicher Schleimhaut, die Zunge nach oben-seitlich und evtl. die Kinnmuskulatur nach unten drängend; Inhalt: zähe und farblose (hühnereiweißähnliche) Flüssigkeit.

Folgen: Behinderung von Sprache, Kauen und Mundpflege sowie (spez. bei Neugeborenen) auch von Atmung und Ernährung (Saugen).

Komplikation: Infektion mit Mundbodenphlegmone.

Wachstum: Langsam fortschreitend.

Diagnose: Besichtigung und Betastung; evtl. auch Röntgenbild mit Kontrastmasse sowie Probepunktion und Probeexcision.

Differentialdiagnose: Sonstige Cysten, Dermoide, Häm- und Lymphangiome, Lipome, Speicheldrüsen- spez. Sublingualistumoren.

Gefahr des Rezidivs.

Therapie: Punktion und Injektion sowie einfache Incision ungenügend (Rezidiv!); daher Abtragung der vorderen Cystenwand in Form eines elliptischen Stücks mit Vernähen von Cystenwand und Mundschleimhaut zu Lippenfistel und Offenhalten derselben durch Sondieren oder Resektion mit Verschorfung des zurückbleibenden Restes oder besser Totalexstirpation (vom Mund oder in ausgedehnten Fällen von Submentalgegend evtl. samt

Sublingualisdrüse), wobei im Falle der Cysteneröffnung zwecks Erkennung der Cystenwand sofort eine Methylenblaupinselung ratsam ist.

b) Ziemlich häufig **Schleimcysten oder Schleimdrüsencysten,** d. h. Retentionscysten der Schleimdrüsen an Lippen spez. Unterlippe (nahe dem freien Lippenrotrand), Wange, Zungenrand und -unterfläche; als erbsen- bis haselnußgroßes, halbkugeliges, prallelastisches, glasiges oder bläulich durchschimmerndes, nicht wegdrückbares Geschwülstchen; Therapie: Ausschälung oder Ausschneidung.

c) Bisweilen **Zungengrundcysten oder Flimmercysten,** d. h. Cysten nebst verzweigten Gängen mit Flimmerepithel in der hinteren Zungenregion in der Mittellinie am Foramen coecum aus Resten des Ductus thyreoglossus (aus den sog. Bochdalekschen Schläuchen).

d) Selten **Zungenspitzencyste,** d. h. Cyste in der Zungenspitze unter der Schleimhaut inmitten der Längsmuskulatur, wohl Retentionscyste der Blandin-Nuhnschen Drüse.

4. Selten in Zunge oder Mundboden **Echinococcus- und Cysticercuscysten** (letztere multipel!).

5. Dermoide aus abnormen Einstülpungen des äußeren Keimblattes in der Gegend embryonaler Spalten, daher in der Mittellinie; entweder sublingual oder submental; in letzterem Fall in Form einer Vorwölbung in der Unterkinngegend ähnlich einem Doppelkinn, in ersterem Fall ähnlich Ranula, aber gewöhnlich nicht transparent, weißgelblich, mit derberer Wand und mit wie Ton knetbarem Inhalt, sowie median gelegen und bei unveränderter Haut bzw. Schleimhaut.

Diagnose: Alter, Wachstum, Lage, Cystenform und Inhalt.

Differentialdiagnose: Lipom, Ranula, Halscyste u. a.

Komplikationen: Infektion mit Phlegmone usw.

Vorkommen: Kongenital, aber meist erst in den Pubertätsjahren (im 15.—25. Jahr) wachsend.

Therapie: Radikalexstirpation durch Ausschälung vom Mund oder vom Unterkinn aus.

6. Teratoide Tumoren (in Zungen- und Gaumengegend spez. Gaumendach und vorderem Gaumenbogen, mit Epidermis, evtl. auch Haaren bedeckt, ähnlich wie die sog. behaarten Rachenpolypen s. da).

7. Lipome (in Zungenspitze, -unterseite und -basis, sowie Mundboden, Wange, Lippen, Gaumen, Zahnfleisch; submucös oder intramuskulär).

8. Fibrome, auch **Neurofibrome** (an der Oberfläche der Zunge sowie an Wangen- und Gaumenschleimhaut; flach und klein). Am Zahnfleisch und Gaumen finden sich manchmal, namentlich im Bereich der hinteren Zähne, circumscripte oder diffuse, manchmal symmetrische Wucherungen: sog. Fibrome, welche aber wohl fibromatöse Granulationswucherungen auf Grund chronischer (entzündlicher und traumatischer) Reize darstellen.

9. Papillome (an Zäpfchen, Gaumenbogen und Zungengrund; meist gestielt und zerklüftet; Carcinomentwicklung möglich).

10. Adenome (selten).

11. Mischtumoren (gelegentlich, meist im Winkel zwischen weichem Gaumen und Zunge; dazu gehören wohl auch Fälle von Endotheliom, Cylindrom bzw. Basaliom, Myxom usw. vgl. Speicheldrüsen!).

12. Strumae accessoriae linguales, d. h. Tumoren aus normalem oder pathologischem Schilddrüsengewebe, ausgehend von Resten des embryonalen mittleren Schilddrüsenlappens am Zungengrund in der Gegend des Foramen coecum, d. h. an der Einmündungsstelle des Ductus thyreoglossus; fast ausschließlich bei jugendlichen Frauen und Mädchen; gleichzeitig Schilddrüse normal oder entartet oder fehlend, was für die Frage der Operation wichtig ist; typisch gelegen am hinteren Teil des Zungenrückens genau median als flache bis bucklige, glatte, weiche, gefäßreiche Geschwulst mit normaler Schleimhautbedeckung; später Störungen von Sprechen, Schlucken und Atmen; zu versuchen ist zunächst konservative Therapie mit Jod usw. (wie bei Kropf); evtl., nämlich bei Störungen Operation: Resektion (aber nicht Totalexstirpation) mit Wiedereinpflanzung properitoneal (Gefahr des Myxödems bei fehlender oder entarteter Schilddrüse!); Punktion und Incision sind zu ·vermeiden wegen Blutungsgefahr.

13. Sarkome (selten in Mundhöhle, spez. Zungenrücken und -grund, sowie Rachen, Gaumen und Mandeln), auch Melanosarkome oder Lymphsarkome. (Das Zungensarkom findet sich in jedem Alter und öfters auch bei Frauen im Gegensatz zum Carcinom; interstitiell oder gestielt; als rasch wachsender und bedeutender, aber meist spät ulcerierender Knoten; bisweilen, aber selten Lymphdrüsenmetastasen; im übrigen vgl. Carcinome!).

14. Carcinome. Sitz: Seltener Wangen (hier meist an der Backentasche mit Kieferklemme), Mundboden (hier meist sekundär durch Übergreifen von Zunge oder Speicheldrüsen, bisweilen primär spez. am Zungenbändchen) und harter Gaumen sowie Zäpfchen, meist (ca. 50%) Zunge: **Zungenkrebs (Carcinoma linguae).**

Lokalisation: Zungenrand, dann Zungengrund, seltener Zungenspitze und -rücken.

Vorkommen: Ziemlich häufig, und zwar meist im höheren Alter (45 bis 65 Jahre), überwiegend bei Männern (5—10mal häufiger als bei Frauen); begünstigend wirken anscheinend Alkohol und Tabak, sowie Syphilis, cariöse Zähne, Alveolarpyorrhoe, chronische Geschwüre, gutartige Geschwülste, spez. Papillome, Leukoplakie, Prothesendruck u. dgl.

Symptome: Erst Geschwulst (hart und infiltrierend), später Geschwür (mit wallartigem und hartem Rand und mit zerklüftetem Krater; oft lassen sich komedonenartige Pfröpfe von Krebszapfen ausdrücken); daneben (infolge der zahlreichen Lymphspalten häufig und oft doppelseitig) harte regionäre Lymphdrüsenmetastasen submaxillar, submental, cervical und evtl. supraclavicular; aber selten Organmetastasen (auf dem Blutweg), gelegentlich werden die benachbarten Speicheldrüsen ergriffen.

Differentialdiagnose: U. a. Dekubitalgeschwür und gutartige Geschwülste, Mischtumor, Zungenstruma oder Sarkom (s. o.) sowie Syphilis und Tuberkulose bzw. Aktinomykose (s. u.).

Diagnose: u. a. Probeexcision (mit sofort anzuschließender Radikaloperation!), sowie Alter, Geschlecht, Lokalisation, Krankheitssymptome und -verlauf nebst Komplikationen: Schmerzen, Jauchung und Blutung.

Komplikationen: Häufig fortschreitendes Wachstum in die Nachbarschaft (Mundboden, Kiefer, Gaumen, Rachen, Tonsillen und Kehlkopf), sowie neuralgische Schmerzen, stinkende Jauchung und Blutungen, Sprach-, Kau- und Atmungsstörungen, Kieferklemme, Kachexie (wodurch der Patient bis zum Morphinismus oder Selbstmord gequält werden kann).

Prognose: Schlecht; meist schnell (spätestens in ½—1—2 Jahren) tödlich durch Marasmus, Pneumonie, Sepsis oder Arrosionsblutung. Operationsprognose ungünstig, weil der Zungenkrebs infolge reichlicher Lymphbahnentwicklung sich rasch ausdehnt und oft rezidiviert; Dauerheilung selten (10—30%), namentlich bei Drüsenbeteiligung (unter 10%). Mortalität bis 20%.

Therapie: Röntgen- oder Radiumbestrahlung oder wenn möglich frühzeitige und gründliche Exstirpation weit (mindestens 1 cm) im Gesunden mit prinzipieller Lymphdrüsenausräumung einschl. Submaxillaris, (in der Regel 3—4 Wochen später) ein- oder besser beiderseits zuvor und evtl. (spez. bei großem Tumor) nach präliminarer Unterbindung beider Aa. linguales oder einer A. carotis ext., sowie nötigenfalls unter entsprechender Voroperation: wenn möglich in Lokalanästhesie, sonst mit Verhütung der Blutaspiration; zuvor — ähnlich wie bei Kieferresektion (s. da) — Mundpflege; Vorgabe von Morphium + Atropin od. dgl.; Sitzlagerung mit erhobenem Kopf; zweckmäßig ist statt des Messers der Hochfrequenzapparat; anschließend Mundspülungen und Schlundsonden- bzw. Rectalernährung.

Technik im einzelnen: 1. Bei kleinen und vorngelegenen Tumoren schrittweise Keilexcision und Naht vom Mund aus unter Anschlingen der Zungenspitze mit durchgelegtem kräftigem Seidenfaden. 2. Quere Wangenspaltung einer- oder beiderseits (unter Schonung des Ductus parotideus). 3. Durchsägen des Unterkiefers entweder median (nach Sédillot) oder (bei seitlich bzw. hinten gelegenen Tumoren) seitlich, dabei schräg, und zwar wegen des entsprechenden Muskelzugs am besten von vorn-unten-innen nach hinten-oben-außen unter vorherigem Anlegen von Bohrlöchern für die spätere Drahtvereinigung, wenn man nicht Zahnschiene vorzieht (nach Langenbeck). 4. Resektion oder Exartikulation des Unterkiefers. 5. Pharyngotomia suprahyoidea (bei im Zungengrund gelegenem Tumor).

Bei inoperablem, spez. auf den Mundboden übergreifendem Tumor: evtl. Unterbindung der A. carotis ext. (zwecks Verödung!) und Alkoholinjektion oder Neurektomie des N. lingualis (zwecks Schmerzstillung!); sonst Mundspülungen mit Wasserstoffsuperoxyd, Kamillozon, Borax u. dgl., Ernährung durch Schnabeltasse, Nasenschlauch, Nährklysma, Gastrostomie usw. sowie Schmerzstillung (durch Anästhesin, Perkain o. dgl. und durch Antineuralgica, evtl. Narkotica: Pyramidon, Morphium, Mischpulver usw.), evtl. Tracheotomie; im übrigen Röntgen- oder Radiumbestrahlung und Arsen.

Anmerkung. Teleangiektatische Granulome (vgl. Allg. Chirurgie, Hämangiome!) kommen auch bisweilen im Anschluß an mißhandelte Verletzungen an Zunge, vereinzelt an Lippen und Zahnfleisch vor und dürfen nicht mit malignen Tumoren verwechselt werden.

Differentialdiagnose der Zungengeschwüre bzw. -geschwülste.

a) Sitz: Traumatische an den Rändern, gegenüber einem scharfen Zahn bzw. Zahnstumpf, Plombe oder Prothese, syphilitische an vorderem Rand bzw. Spitze, tuberkulöse und carcinomatöse am Rücken bzw. Rand.

b) Zahl: Tuberkulöse und luetische öfters multipel, carcinomatöse solitär, traumatische meist solitär.

c) Ausbreitung: Traumatische und tuberkulöse mit weichen, Primäraffekt mit harten und indolenten, carcinomatöse mit harten Lymphdrüsenmetastasen.

d) Ränder: Tuberkulöse unterminiert, syphilitische weich, steil und scharf, carcinomatöse hart und wallartig.

e) Grund: Traumatische glatt, tuberkulöse mit graugelben Knötchen, syphilitische speckig, carcinomatöse kraterförmig mit Epithelzapfen.

f) Farbe: Traumatische rosagelb, tuberkulöse gelbgrau, syphilitische grau, carcinomatöse schmutziggrau.

g) Form: Traumatische ausgefranzt, tuberkulöse und syphilitische abgeschrägt, carcinomatöse zerrissen.

h) Tiefe: Traumatische verschieden, tuberkulöse seicht, syphilitische tief, carcinomatöse tief.

i) Induration: Traumatische und tuberkulöse nicht ausgesprochen, syphilitische mäßig, carcinomatöse ausgeprägt hart.

k) Außerdem ist wichtig Alter, Geschlecht, Entstehung, Verlauf, Krankheitsdauer, sonstige Krankheitssymptome (cariöser und spitzer Zahn, Lues, Tuberkulose, Drüsenbeteiligung), serologische Untersuchung (Tuberkulinreaktion und W. R.), therapeutischer Heileffekt (bei syphilitischen Ulcera Jodkali in großen Dosen; cave Verzögerung der Operation!), Probepunktion und Probeexcision bzw. Exstirpation mit histologischer Untersuchung (letztere ist in allen verdächtigen Fällen heranzuziehen!).

10. Abschnitt: Rachen.

A. Mißbildungen.

Spaltbildungen am harten und weichen Gaumen (vgl. Gaumenspalte!) sowie am Zäpfchen, hier auch isoliert (sog. „Uvula bifida"), Divertikel, Cysten und Fisteln (ausgehend von den Kiemengängen), Encephalocele mit Durchtritt durch eine Gaumenspalte, Epignathie (Doppelmißbildung).

B. Verletzungen.

Entstehung: Z. B. beim Fall auf spitzen Gegenstand (Stock, Pfeife. Trompetenmundstück usw.) oder bei Stich, Schnitt, Schuß.

Komplikationen: Gaumenperforation, Verwachsung, Infektion mit Glottisödem, Blutung (z. B. bei Florettstich in die Gegend der Gaumenmandel: Verletzung der A. carotis int. und Erstickung durch das die Lungen überschwemmende Blut).

Therapie: Evtl. Gaumennaht.

C. Fremdkörper.

Ursachen: Knochensplitter, Fischgräte, Nadel, Borste, Münze, Geschoß, Glasstück, künstliches Gebiß usw., sowie Fleischstücke (bei zahnlosen Menschen oder bei Schreck usw.).

Vorkommen: Nicht häufig und fast nur bei spitzen Fremdkörpern, da sonstige in Speiseröhre oder Magen hinabrutschen.

Lokalisation: Tonsillen, Vallecula zwischen Zungengrund und Epiglottis, Sinus piriformis und Hypopharynx.

Diagnose: Besichtigung und Betastung von innen und außen, evtl. Laryngo- und Ösophagoskopie, Röntgenbild.

Therapie: Extraktion mit Fingern oder mit Nasen-, Kehlkopf- oder Schlundzange unter Reflektorbeleuchtung.

D. Entzündungen.

a) Akute Entzündungen: Angina simplex s. catarrhalis s. erythematosa, lacunaris, parenchymatosa, erysipelatosa und ulcero-membranosa, sowie Diphtherie und Angina Plaut-Vincent (vgl. Allgem. Chirurgie!), ferner Lues, Aphthen, Pemphigus usw.

Symptome: Fieber, Prostation, Kopf- und Gliederschmerzen, Halsschmerzen, Schluckbeschwerden, Sprachstörung, Rötung, Schwellung, Belag, Lymphdrüsenschwellung.

Komplikationen: Chronische, evtl. rezidivierende Entzündung und Tonsillenhypertrophie, Peritonsillitis phlegmonosa bzw. Tonsillarabsceß, Mittelohrentzündung, Nebenhöhleneiterung, Thrombophlebitis und septische Allgemeininfektion bzw. Endo- und Myokarditis, Nephritis, Pleuritis, Appendicitis, Osteomyelitis, Gelenk- und Muskelrheumatismus usw. Harn ist regelmäßig zu untersuchen (Nierenreizung!).

Differentialdiagnose: Diphtherie und Angina Plaut-Vincent (vgl. Allg. Chirurgie!), sowie Tuberkulose, Syphilis und Tumor.

Therapie: Bettruhe, Schwitzkur, Salicyl- und Chininpräparate (z. B. Gardan, Novalgin, Chinisal, Aspirin oder Pyramidon), Prießnitzumschlag; Gurgeln mit Wasserstoffsuperoxyd, Menthoxol, Kamillozon, Kal. chlor. oder permang., Trypaflavin, Rivanol usw.; Pinseln mit Jodtinktur, Dijozol, Pyoctanin, Höllensteinlösung usw.; Formamint- oder Panflavinpastillen bzw. Silargetten, bei Schmerzen Anästhesin, Psicain, Percain usw. (z. B. Thyangol- oder Dyphagintabletten); Inhalieren; flüssige Kost, spez. Eispillen oder heiße

Getränke; evtl. Reizkörper oder Vaccine. Bei rezidivierender Entzündung und Hypertrophie Tonsillektomie. Bei septischer Thrombophlebitis Unterbindung der V. jug. int. Diphtherie vgl. Allgem. Chirurgie!

b) Angina s. Tonsillitis und Peritonsillitis phlegmonosa, bzw. Mandel-(Tonsillar-) Absceß, d. h. phlegmonöse Entzündung bzw. Absceß im Bindegewebe der Mandel und ihrer Kapsel bzw. zwischen Mandel und Pharynxmuskulatur; meist nach Angina, sonst nach Schleimhauterysipel oder Trauma (Fremdkörperverletzung, Verätzung usw.).

Symptome und Diagnose: Starke und fortdauernde, oft doppelseitige Schwellung und Rötung mit Vorwölbung des Gaumensegels und Verdrängung des Zäpfchens, starke allgemeine (Fieber, Prostration) und lokale Beschwerden (nasale bzw. kloßige Sprache, Schluckschmerzen, Speichelfluß, Kieferklemme, Atmungsbehinderung usw.); Fluktuation anfangs selten; evtl. Probepunktion.

Differentialdiagnose: Parulis bei Weißheitszahndurchbruch, syphilitischer Primäraffekt, Syphilis, Tuberkulose, Carotisaneurysma und maligner Tumor.

Komplikationen: Glottisödem, Lymphdrüsenvereiterung, Erstickung durch Eiterdurchbruch und -aspiration im Schlaf, Arrosionsblutung der A. carotis int., Parotitis, Mediastinitis, Sepsis, Thrombophlebitis in V. jugularis sowie Sinus pteryg. und cav. mit Meningitis.

Prognose: Dubiös; Spontandurchbruch ist möglich; Rezidiv kommt vor.

Therapie: Zunächst konservativ mit Bettruhe, Halsumschlag und Eispillen ähnlich wie bei Angina (s. o.); evtl., nämlich bei steigenden allgemeinen und örtlichen Entzündungssymptomen, meist am 3.—5. Tag Absceßspaltung; Technik: nach Pinseln mit 10—20% Cocainlösung od. dgl. oder nötigenfalls in Lokalanästhesie, ausnahmsweise im ganz oberflächlichen Chloräthylrausch (cave Narkose wegen Gefahr von Glottisödem und Aspiration!) Incision mit ein- oder zweischneidigem, bis nahe zur Spitze mit Heftpflaster umwickeltem Messer oder mit einem besonderen Schneide- und Sperrinstrument auf der Höhe der Schwellung z. B. waagrecht in der Mitte einer Verbindungslinie zwischen Zäpfchenbasis und hinterem Backzahn (cave außen A. carotis int.) oder besser senkrecht (parallel dem vorderen Gaumenbogenrand und 1—2 cm lateral davon am oberen-äußeren Teil); Nachgehen sofort und evtl. nochmals am nächsten Tag mit Kornzange, Sonde usw. Achte auf Abscedierung auf der anderen Seite und Glottisödem, dies auch noch in den ersten Tagen nach der Operation! Bei drohender Pyämie Jugularisunterbindung.

c) Retropharyngealabsceß ist Eiterung im lockeren Bindegewebe hinter und seitlich dem Pharynx.

Ursachen: Erkrankung, spez. Tuberkulose der Wirbelsäule und Schädelbasis, Vereiterung der retropharyngealen Drüsen nach Katarrhen und Infektionen von Nase und deren Nebenhöhlen, Pharynx, Ösophagus, Tonsillen usw. oder nach Erysipel, Scharlach, Masern, Keuchhusten, Diphtherie usw.

Formen: Akut und chronisch.

Vorkommen: Meist im Kindesalter, spez. (über 50%) im ersten Jahr.

Symptome: (Außer septischen Symptomen) evtl. Tracheakompression und Glottisödem sowie Durchbruch in Pharynx, Speiseröhre, Mediastinum, Pleura, Kopfnickerrand, Parotisgegend oder Kieferwinkel; im Rachen sicht- oder fühlbare Vorwölbung; Schling-, Sprach- und Atmungsstörungen.

Diagnose: Evtl. Probepunktion.

Differentialdiagnose: U. a. Aortenaneurysma.

Komplikationen: Glottisödem, Tracheakompression, Mediastinitis, Aspiration des durchbrechenden oder operativ entleerten Eiters.

Therapie: Incision von außen am hinteren Kopfnickerrand oder nur ganz ausnahmsweise (zur Vermeidung von Verletzung der Zunge usw. mit einem bis an die Spitze mit Heftpflaster umwickelten und von unten nach oben geführten Messer) vom Mund (cave Eiteraspiration; daher vorsichtige und allmähliche Eiterentleerung, evtl. am hängenden Kopf!); bei Tuberkulose

Incision nicht oder doch nur von außen (sonst Mischinfektion!), daher hier gewöhnlich Punktion und Jodoforminjektion, evtl. bei Atemnot Incision.

d) Hypertrophie des lymphatischen Rachenrings: Gaumen-, Rachen- und Zungenmandeln.

α) **Hypertrophie der Rachenmandel,** sog. „adenoide Vegetationen".
Vorkommen: Bei Kindern bis zum 20., meist im 3.—14. Jahr (hier die häufigste Ursache der Nasenverlegung sowie der Verschleppung akuter und chronischer Mittelohrentzündungen!).

Ursache und Wesen: Unbekannt; bisweilen besteht gleichzeitig Tuberkulose und oft exsudative Diathese.

Symptome: Behinderung der Nasenatmung mit offenstehendem Mund, unruhigem Schlaf, Schnarchen, blödem Gesichtsausdruck und Trägheit bis Blödheit, Ohrenschmerzen, Schwerhörigkeit (Tubenverlegung), Sprache mit nasalem Beiklang (sog. „Rhinolalia clausa"), hoher und spitzbogenförmiger Gaumen und spitzwinkliges Vorstehen der oberen Schneidezähne.

Komplikationen: Entzündungen an Ohr und Luftwegen.

Diagnose: Besichtigung (Rhinoscopia ant. und post.) und Betastung (mit Finger vom Rachen, indem der Untersucher den Kopf von hinten her mit der linken Hand hält und mit dem rechten Zeigefinger die Wangenhaut zwischen Zähne und geöffnetem Mund eindrückt, damit das Kind nicht zubeißt, während eine Hilfsperson das Kind auf dem Schoße festhält, die Beine zwischen die Knie klemmend und beide Arme fassend).

Therapie: Adenotomie d. h. Abtragen mit Ringmesser (nach Beckmann, Gottstein u. a.) oder mit Zange vom Rachen her in Rausch oder wegen Aspirationsgefahr besser in Lokalanästhesie; nachher Mundspülen.

β) **Hypertrophie der Gaumenmandeln.**
Vorkommen: Ziemlich häufig (vielleicht oftmals Ursache von chronischen Allgemeininfektionen, spez. von Gelenk- und Muskelrheumatismus usw.).

Ursache und Wesen: Hypertrophie auf Grund chronischer, evtl. rezidivierender Entzündung („Tonsillitis chronica hyperplastica").

Lokalisation: In der Regel doppelseitig; bei einseitiger Mandelvergrößerung denke man auch an Tumor oder Carotisaneurysma.

Symptome: Gaumenmandeln vergrößert mit tiefen Buchten und mit gelben Pfröpfen, evtl. auch mit Konkrementen (sog. „Mandelsteine"); zugleich Schluck- und Atmungsstörungen, Reflexhusten und -krämpfe.

Therapie: Falls das regelmäßige Ausquetschen der Tonsillen durch Streichen von unten nach oben mit einem stumpfen Instrument oder Röntgenbestrahlung nicht zum Ziele führt, aber erst einige Wochen nach Abklingen der Entzündungserscheinungen unter Cocainpinselung bzw. Novocain-Suprarenininjektion: a) Schlitzen der Crypten mit sichelförmigem, evtl. geknöpftem Messer oder b) Abtragen sog. „Kappen" (Amputatio tonsillae s. Tonsillotomie) mit Ringmesser (nach Fahnenstock od. a.) oder mit Pinzette und Messer oder mit kalter oder kaustischer Schlinge oder c) in schweren, spez. rezidivierenden Fällen Ausschälen (Tonsillektomie) unter Incision am oberen Pol, Auslösen mit gebogener Schere und Abschneiden oder vorsichtiger Abtragen mit der schneidenden Schlinge; Überwachung für 1—2 Tage im Krankenhaus wegen Gefahr der progredierten Infektion und Nachblutung; bei Blutung evtl. Tamponade oder Naht; cave Aspiration und Verletzung der A. tonsillaris, pharyngea asc., maxillaris int. oder carotis int.; bei akuter Angina ist die Operation zu verschieben.

γ) **Hypertrophie der Zungentonsille** selten.

δ) **Hypertrophie des Zäpfchens,** evtl. mit Brechreiz. Therapie: Amputatio uvulae.

e) Chronischer Rachenkatarrh (Pharyngitis chronica.)

Entstehung: Entweder primär durch Staub, Chemikalien (Industriearbeiter, Müller), Alkohol und Tabak oder am häufigsten sekundär bei Nasenrachenleiden (chronischer Katarrh, Nebenhöhlen-, spez. Kieferhöhleneiterung, Muschel- und Rachenmandelhypertrophie, Polypen usw.).

Symptome: Druck- und Fremdkörpergefühl, Hustenreiz, Schleim-absonderung; Schleimhaut ist gerötet, geschwollen und mit zähem Schleim bedeckt, im übrigen entweder hypertrophisch oder atrophisch.

Verlauf und Prognose: Langwierig.

Therapie: Möglichst kausal (bei Staub, Chemikalien, Alkohol und Tabak sowie Nasenrachenleiden); sonst symptomatisch: reizlose Kost (ohne Alkohol und Tabak), heiße Milch mit Emser oder Sodener Salz bzw. Pastillen, Gurgeln mit Salzwasser, Pinseln mit 2—20%igem Höllenstein oder bei trockenem Katarrh mit Lugolscher Lösung, Ätzen mit Trichloressigsäure, evtl. Kur in Ems, Soden, Reichenhall usw.

f) Granulationsgeschwülste.

α) **Syphilis.** I. Primäraffekt z. B. an Tonsillen nebst schmerzloser Schwellung der Kieferwinkeldrüsen; differentialdiagnostisch cave Peritonsillitis und malignen Tumor. II. Erythem und Papeln (Plaques muqueuses) bzw. Geschwüre (Angina specifica s. luëtica); anfangs evtl. unter dem Bilde einer einfachen Angina, aber langdauernd und rezidivierend, ohne Fieber, mit sonstigen Symptomen des Lues II (Ausschlag, multiple Drüsenschwellung usw.); diffe-rentialdiagnostisch cave Angina und Diphtherie. III. Gummata bzw. charakte-ristische Geschwüre mit Gaumenperforation, Zäpfchennekrose, narbiger Rachenstenose; differentialdiagnostisch cave Tuberkulose und Tumor.

β) **Lupus und Tuberkulose.** Letztere sehr selten primär, meist sekundär durch Sputum bei Kehlkopf- und vor allem Lungentuberkulose, auch neben Halsdrüsentuberkulose namentlich im 20.—30. Jahr; differentialdiagnostisch cave Lues und Tumor sowie Herpes, Pemphigus u. a.; Diagnose: evtl. Probe-excision; Therapie (außer Allgemeinbehandlung): Galvano- oder Chemo-kaustik (Milchsäure, Chromsäure, Carbolsäure, vor allem Trichlor-essigsäure usw.), evtl. Exkochleation; sonst symptomatisch: Orthoform aufgestäubt oder trocken geschluckt und Antineuralgika bzw. Narkotika bei Schluckbeschwerden.

γ) **Aktinomykose.**

δ) **Lepra.**

ε) **Sklerom.**

ζ) **Rotz.**

E. Stenose,

sog. Verwachsung: meist nicht Verklebung, sondern Schrumpfung durch Narbe.

Ursachen: a) Angeborene, b) erworbene: meist Syphilis, seltener Tuberkulose, Lupus, Diphtherie, Lepra und Sklerom sowie Trauma, spez. Verätzung.

Folgen: Verengerung bis Verschluß zwischen Gaumensegel und hinterer Rachenwand am Cavum pharyngo-nasale oder glosso-pharyngeum, und zwar im Epipharynx mit Atmungs- („Mundatmung") und Sprachstörung („Rhino-lalia clausa"), im Meso- oder Hypopharynx mit Schluckstörung.

Prognose: Behandlung ist schwierig und bei tiefem Sitz wegen Media-stinitisgefahr auch gefährlich.

Therapie: Allmähliche Dilatation durch Schwämmchen, Tampon, Ballon, Laminariastift oder Bougies, auch durch Dilatator von der Nase aus (Rethi) evtl. nach blutiger Durchtrennung oder Plastik, sowie Thierschsche Epi-dermistransplantation oder Hohlcylinder als Dauerbougie; evtl. Tracheotomie und Gastrostomie.

F. Geschwülste.

1. Sog. typische Nasenrachenpolypen oder -fibrome: Fibrome, und zwar oft gefäßreiche; ausgehend vom Periost der Schädelbasis oder wahrscheinlicher von den dort gelegenen Faserknorpelresten der Fibrocartilago basilaris, spez. Keilbeinunterfläche (sog. Basalfibroid).

Vorkommen: Fast stets bei Jugendlichen zwischen 15 und 25 Jahren, und zwar überwiegend bei männlichen.

Symptome: Blaß- bis dunkelrote, rundliche, breitgestielte, etwas, aber im ganzen wenig bewegliche, ziemlich derbe Tumoren in Nase und Rachen sicht- und fühlbar; evtl. ulcerierend und blutend.

Folgen: a) Einwachsen in Rachen, Nase und deren Nebenhöhlen, Fossa sphenopalatina, Orbita, Schädelhöhle usw. mit Nasenverlegung, Mundatmung, Schwerhörigkeit, Neuralgie, Kieferklemme, Sprech-, Schling- und Atemstörungen, Exophthalmus, Meningitis usw. b) Entstellung durch Vorwölbung von Nase, Augapfel, Wange, Schläfe usw. c) Blutung. d) Ulceration mit Infektion, dadurch Meningitis oder Sepsis. e) Sarkomatöse Umbildung.

Verlauf und Prognose: Bis zur Pubertät wachsend, dann meist stillstehend oder zurückgehend (Involution bei beendetem Schädelwachstum zum Pubertätsausgang), und zwar vom 20.—25. Jahr an (Immunitätsgrenze); bei größeren Geschwülsten nötigen Beschwerden und Blutung oft zur Operation, namentlich wenn der Kranke noch weit von der Immunitätsgrenze entfernt ist. Metastasen fehlen. Häufig Rezidiv, auch nach gründlicher Operation.

Diagnose: Besichtigung einschl. Rhinoskopia ant. und post. und Betastung sowie Röntgenuntersuchung.

Differentialdiagnose: Nasenpolypen (grauweiß und weich sowie ohne Ulceration, Blutung, Auftreibung und Durchbruch); Tumoren, spez. Sarkome in Nase und Nebenhöhlen, Oberkieferkörper, Retro- und Epipharynx; Rachenmandelhypertrophie.

Therapie: Man versuche Röntgenbestrahlung. Galvanokaustik oder Elektrolyse sind unsicher; besser Abtragen mit Schnürschlinge, Zange, Löffel usw. oder am sichersten Exstirpation (am besten in Lokalanästesie und evtl. mit präliminarer Unterbindung der A. carotis ext.), und zwar entweder von den natürlichen Öffnungen oder Voroperation: 1. mit temporärer Nasenspaltung bzw. -aufklappung, oder 2. mit Ober-, Unterkiefer- oder Jochbeinresektion oder 3. mit Spaltung des weichen Gaumens und evtl. Resektion der Gaumenplatte, (also pernasal oder permaxillar oder perpalatinal bzw. kombiniert).

Sonstige gut- und bösartige Geschwülste (vgl. Mundhöhle!)

2. Teratome, auch behaarte (sog. „behaarte Rachenpolypen").

3. Fibrome.

4. Lipome.

5. Enchondrome und Osteotome.

6. Hämangiome, auch Angioma art. racemosum (neben Varizen und Aneurysmen der A. max. int. und carotis int.).

7. Lymphangiome.

8. Papillome.

9. Adenome.

10. Retentionscysten der Schleimdrüsen.

11. Mischgeschwülste, auch Endotheliome, Cylindrome u. dgl.; evtl. zusammenhängend mit der Parotis (sog. „sanduhrförmige Parotisgaumengeschwülste").

12. Retroviscerale Tumoren, d. h. von retropharyngealem Bindegewebe bzw. Wirbelperiost ausgehende Fibrome, Enchondrome, Mischgeschwülste sowie accessorische Strumen (letztere an der hinteren Pharynxwand seitlich von der Medianlinie, ausgehend vom oberen Pol eines Seitenlappens der Schilddrüse).

13. Sarkome, meist Lymphosarkome der Rachen-, Gaumen- und Zungenmandeln bzw. der Follikel der hinteren Rachenwand; an den Tonsillen Rund- und seltener Spindelzellensarkome; großer kugeliger Tumor zunächst ohne, erst spät mit Ulceration und evtl. mit großen und (im Gegensatz zu Carcinom) weichen Lymphdrüsenknoten, auch im jugendlichen Alter sowie einseitig (im Gegensatz zu Mandelhypertrophie).

14. Carcinome, als Drüsen- oder als Plattenepithelkrebs, gelegentlich (günstig) als Basaliom; gewöhnlich als enormes und schnell wachsendes kraterförmiges Geschwür mit hartem und erhabenem Rand sowie mit harten Lymphdrüsenknoten retromaxillar und cervical.

Vorkommen: Vorwiegend bei alten Männern, spez. Rauchern, Trinkern und Luetikern (?).

Lokalisation: meist Tonsillen, seltener Rachenseitenwand, Zäpfchen, Gaumensegel und Hinterwand; im übrigen unterscheidet man Epi-, Meso- und Hypopharynx.

Symptome und Komplikationen: Halsschmerzen, Schluckbeschwerden, Sprachstörung, Ohrenweh, Neuralgie im N. auricularis major und minor, Kieferklemme, Erstickung, Ulceration, Jauchung, Foeter ex ore, Blutung, Kachexie, Übergreifen auf weichen Gaumen, Oberkiefer und Wirbelsäule (nasopharyngeale) oder Gaumen, Zungengrund und Mundschleimhaut (oropharyngeale) oder Zunge und Kehlkopf (laryngopharyngeale Tumoren).

Prognose: Tödlich durch Gefäßarrosion, Erstickung, Durchfälle oder Pneumonie; wegen der schmerzlosen Entwicklung meist erst spät erkannt und wegen der reichlichen Lymphgefäßversorgung rasch metastasierend, daher meist nicht operabel außer am Gaumensegel (selten) und am Hypopharynx, spez. Sinus piriformis (häufig), dagegen meist nicht an Rachen und Tonsillen.

Differentialdiagnose: Angina, Lues, Tuberkulose, Sarkom.

Diagnose: U. a. Probeexcision.

Therapie: Nach Unterbindung der A. carotis ext. (ähnlich wie bei Zungenkrebs) Lymphdrüsenausräumung an der ganzen Halsseite und Exstirpation mit temporärer Unterkieferresektion oder Pharyngotomia supra- bzw. infrahyoidea; günstig gelegene und früh erkannte Tumoren am weichen Gaumen oder Zäpfchen lassen sich auch vom Mund aus ohne Hilfsoperation entfernen; bei inoperablen Fällen (meist!) Arsen und Röntgen- bzw. Radiumbestrahlung, evtl. Tracheotomie oder Ösophagostomie; außerdem symptomatisch (bei Schmerzen Anästhesin-, Psicain- oder Percainpräparate und Antineuralgika oder Narkotika).

Zusatz: Agranulocytose (Schultz 1922).

Wesen: Verminderung der Leukocyten, vor allem der neutrophilen (Granulocyten) infolge einer Störung der Leukopoëse nebst Widerstandsunfähigkeit der Gewebe (Schleimhaut und Haut) gegenüber den banalen Krankheitserregern in Form einer sekundären Sepsis (anaphylaktische Reaktion des Knochenmarks?).

Ursache: unbekannt, auch wohl nicht einheitlich, wahrscheinlich chemische oder bakterielle Gifte, manchmal sekundär bei Benzol, Phenacetin, Spirocid, Salvarsan, Wismut, Gold, Typhusvaccine, Pyramidon, Barbitursäurederivaten und Röntgenbestrahlung.

Vorkommen: selten; Frauen (75%) erkranken häufiger als Männer (25%); selten Kinder; befallen sind meist das 30.—60. Jahr, also höheres Lebensalter.

Symptome: nach akutem Beginn mit hohem Fieber, sowie manchmal Ikterus und manchmal Hautjucken zeigt sich ein nekrotischer Herd an Schleimhaut oder Haut: meist Zahnfleisch, Zunge, Mundhöhle oder Mandeln, seltener Rectum oder Vagina sowie äußere Haut.

Diagnose: Blutbild.

Differentialdiagnose: Sepsis und Anämie bzw. Leukämie sowie Diphtherie, Nekrose, Noma, Carcinom, Syphilis und Tuberkulose bzw. Lupus.

Prognose: schlecht, namentlich bei Sinken der Leukocyten unter 10000 und der Neutrophilen unter 3%; Mortalität 75%; Spontanheilung möglich, aber selten.

Therapie: Allgemeinkräftigung, spez. Ernährung, auch Leberpräparate und Verhütung der sekundären Infektion, dazu Röntgenbestrahlung der langen Röhrenknochen, Reizkörper (Omnadin, Detoxin u. dgl.), Traubenzucker und vor allem Bluttransfusion; Pentosanukleotid (Nucleotrat in genügender Dosierung!); bei Nekrose milde Antiseptica z. B. Dijozol oder Pyoctanin, evtl. Incision, Excision, Kauterisation oder Hochfrequenzstrom; sonst vgl. Sepsis!

11. Abschnitt: Hals.

A. Mißbildungen.

1. Angeborene Halsfistel (Fistula colli congenita).

a) Mediane oder mittlere Halsfistel ist Rest des Ductus thyreoglossus, d. h. des embryonalen Ganges vom Foramen coecum am Zungengrund zum Processus pyramidalis der mittleren (unpaaren) Schilddrüsenanlage; entweder vor dem Zungenbeinkörper oder mitten durch denselben verlaufend; ursprünglich stets als inkomplete innere Fistel imponierend, erst durch sekundäre Perforation der Haut evtl. komplett werdend und dann außen auftretend, evtl. mit mehreren Öffnungen.

Formen: Vollständige oder unvollständige, im letzteren Falle äußere oder innere Fistel.

Symptome: Meist kleine äußere Mündung in der Mittellinie oder bisweilen etwas seitlich davon in wechselnder Höhe zwischen Zungenbein und Jugulum, meist in Höhe des Ringknorpels, innere am Foramen coecum des Zungengrundes; feiner (für Sonde oder nur für Borste durchgängiger) Kanal mit typischem Verlauf in der Mittellinie; meist geringe und nicht rein eitrige, sondern Schleim und Epithelzellen enthaltende Sekretion; charakteristischer Schleimhautbelag mit Platten- und Cylinder- bzw. Flimmerepithel, Schleimdrüsen und lymphoiden Elementen; häufiger Ausbuchtungen oder mehrfache Anlage.

Komplikationen: Cystenartige Anschwellung (durch Mündungsverlegung), Infektion mit Phlegmone (nach deren Incision wird die vorher inkomplette Fistel zur kompletten), Carcinom.

Differentialdiagnose: Drüsen-, Knochen- usw. Eiterung bei Kokkeninfektion, Tuberkulose, Syphilis, Aktinomykose usw.

Diagnose: Besichtigung, Betastung, Sondierung (meist nur bis zum Zungenbein gelingend, woselbst der Gang umbiegt), Injektion mit schmeckender (Zucker) oder gefärbter Flüssigkeit (Milch, Tusche, Methylenblaulösung usw.), Röntgenbild mit Kontrastmasse: Wismutpaste, Jodipin, 20%ige Natriumbromidlösung u. dgl., Probeexcision bzw. -exkochleation.

Therapie: Injektion von ätzender Flüssigkeit (Jodtinktur, Chlorzink-, Carbolsäure-, Höllensteinlösung) nicht ungefährlich (Eindringen in Pharynx!) und nicht zuverlässig (Rezidiv!); daher besser sorgfältige Excision des ganzen Fistelganges evtl. bis zum Foramen coecum, und zwar in breitem elliptischem Streifen (samt Ausbuchtungen des Ganges!) und evtl. mit Resektion vom Zungenbeinmittelstück, am besten unter Hilfe markierender Sonde oder Injektion von Methylenblaulösung.

b) Laterale oder seitliche Halsfistel ist Rest des Thymusgangs (Ductus thymopharyngeus), d. h. des embryonalen Gangs vom Pharynx seitlich unterhalb der Tonsillen längs dem Kopfnickerinnenrand zum Brustbein oder (nach anderen Autoren) Kiemengangrest (sog. „branchiogene oder Kiemengangfistel"): äußere Mündung meist etwas seitlich, und zwar am inneren (vorderen) Kopfnickerrand, meist dicht oberhalb des Brustschlüsselbeingelenks, innere Mündung an der seitlichen Rachenwand nahe der Tonsille; gewöhnlich ist die Fistel inkomplett, und zwar außen oder selten innen; die rechte Seite ist häufiger betroffen als die linke oder gar beide; Fistelgang geht meist durch den Gefäßnervenstrang des Halses, mit welchem er oft verwachsen ist, und unter dem M. biventer; Exstirpation oft schwierig, evtl. mit Resektion bis zum M. biventer und anschließend Extraktion des umgestülpten centralen Stücks mittels einer vom Mund eingeführten Fadenschlinge oder Resektion bis zum Gefäßnervenstrang, Abbindung dort und Resektion des Restes von oben ebenfalls bis dahin.

2. Angeborene Halscysten.

Vorkommen: Kongenital oder meist erst in der Pubertät oder später in Erscheinung tretend. Formen: Mediane und laterale. Lokalisation:

Entweder in der Mitte zwischen Zungenbein und Jugulum (mediane) oder seitlich in der Kopfnickergegend (laterale). Pathogenese: Rest des Ductus thyreoglossus (mediane) bzw. thymopharyngeus (laterale): vgl. Halsfistel, evtl. mit dieser kombiniert und wie diese verlaufend (spez. mediane mit Zungenbein, laterale mit Gefäßnervenstrang verwachsen!). Bau: Cystenwand aus innerer oder Epithel- (Platten- oder flimmerndes Cylinderepithel) und aus äußerer oder Bindegewebsschicht; Inhalt: serös-schleimig oder dermoidartig (sog. „tiefes Halsdermoid"). Symptome: Cyste kugelig, glatt, elastisch-fluktuierend, undurchsichtig, etwas verschieblich (bis auf Tiefenfixation), nicht druckempfindlich, mit normaler Hautbedeckung. Komplikationen: Druck auf Nachbarorgane, Blutung, Entzündung, Vereiterung, Carcinom (sog. „branchiogenes Ca."). Wachstum langsam; manchmal verschwindet die Cyste unter Fistelung mit oder ohne Entzündung. Differentialdiagnose: Blut- oder Lymphcysten, Strumacysten, kalter Absceß, Bursitis praehyoidea, erweichte Geschwülste, Lipome, Lymphome, Atherome und Dermoide. Diagnose: Evtl. Probepunktion (Epithelzellen!). Therapie: Incision mit Tamponade oder Injektion unsicher; daher Radikalexstirpation durch Ausschälung (vgl. Halsfisteln!).

3. Kiemengangauswüchse oder Auricularanhänge. Verschieden gestaltete, bisweilen ohrähnliche Hautanhänge vom Ohr bis zur Brust in der Kopfnickergegend aus Haut, Unterhaut und Netzknorpel; wohl ausgehend von den Kiemengängen. Prognose: Carcinombildung möglich, sonst kosmetische Störung. Therapie: Exstirpation.

4. Halsrippen bzw. Rippenstummel, d. h. rippenentsprechende Auswüchse, also überzählige Rippen am Querfortsatz der Halswirbel mit Artikulation an diesem und am Wirbelkörper, und zwar der unteren (meist des 7., selten auch des 6., 5., 4. u. a.); nicht selten (fast 1%), aber nur in einem kleinen Teil der Fälle Beschwerden verursachend, dies namentlich bei Frauen; dann meist in den 20 und 30er Jahren; verschieden lang: entweder wie Querfortsatz kurz und „adlerschnabelartig" geformt oder ähnlich den sonstigen Rippen, dann wie diese entweder frei endigend oder ansetzend am Knochen bzw. Knorpel der 1. Rippe oder am Brustbein; ein- oder häufiger ($^2/_3$) doppelseitig, dann aber ungleich lang, im übrigen links etwa doppelt so häufig als rechts. Pathogenese: Wohl Störung in der Keimentwicklung; öfters verbunden mit sonstigen Mißbildungen (Auricularanhänge, Hasenscharte, Defekt, Spaltbildung oder Keilform der Wirbel usw.); auch hereditär; zugleich oft Schulterblatthochstand und Skoliose. Symptome: Geschwulst fingerbreit oberhalb des Schlüsselbeins und lateral vom Kopfnicker, haselnuß- bis taubeneigroß, bucklig, knochenhart, unverschieblich, nicht schmerzhaft, von normaler Haut bedeckt; darüber die auffallend oberflächlich pulsierende A. subclavia. Diagnose: Röntgenbild neben Besichtigung und Betastung sowie Gefäß- und Nervenerscheinungen. Differentialdiagnose: Exostose der ersten Rippe, Lymphdrüsentuberkulose, Tumor spez. Lymphosarkom, Aneurysma der A. subclavia, Raynaudsche Krankheit, centrales und peripheres Nervenleiden, Neuritis, Muskelrheumatismus, Syringomyelie, Friedreichsche Ataxie, Sympathicustumor usw.. Beschwerden nur bei gewisser Größe (in ca. 5—10%) und oft nur zeitweilig (z. B. beim Tornistertragen, Armbeugen usw.); erstmalig auftretend meist erst spät in der Pubertät (Wachstum!) oder gar erst im Alter (Rigidwerden der Rippen), bisweilen nach Trauma, spez. Unfall (bei Soldaten Gewehr- oder Tornistertragen, sonst Lastentragen auf Schulter oder am Schulterbügel z. B. Milcheimer), sowie Rucksacktragen, ferner nach Fettschwund, Schlüsselbeinbruch u. dgl. Komplikationen: Kompressionserscheinungen an A. und selten V. subclavia sowie häufig am Armplexus, welche bei größerer Länge der Halsrippe über dieselbe ziehen und evtl. von ihr hochgehoben werden (wie Violinsaite auf Steg); daher evtl. Ernährungsstörungen (z. B. Kälte und Blässe, seltener Cyanose und Pulsschwäche, oft zeitweise, auch anfallsweise, Gangrän der Finger; aber im ganzen selten und gering wegen Anastomosenbildung!), Thrombose oder Aneurysma sowie häufiger Neuralgien und Parästhesien, selten An- und Hyperästhesie, Schwäche, Atrophie und Parese der Armnerven, spez. N. ulnaris und medianus. (Die Nervenstörungen betreffen vor allem die ersten Plexuswurzeln: Sensibilitätsstörungen an Vorderarm und an den letzten zwei Fingern und motorische Störungen am Kleinfinger- und Daumenballen sowie Interossei, wobei Reizerscheinungen häufiger sind als Lähmungserscheinungen; seltener sind Störungen von seiten des Sympathicus, Phrenicus und Recurrens). Nebenher geht, anscheinend nicht unmittelbar damit zusammenhängend, eine Zervikothorakalskoliose von besonders hoher Lokalisation und von besonderer Starrheit (Konvexität nach der Halsrippe; differentialdiagnostisch cave Rachitis, Schiefhals und Schulterblatthochstand). Therapie: Schonung, Wickelung, Bäder, Massage, Elektrisieren usw.; bei stärkeren, spez. Nervenstörungen zeitig (spätestens nach 1—2 Monaten) und gründlich Resektion der überzähligen Rippe samt Periost (cave Pleura, Gefäße und Nerven!).

Lendenrippen und Klippel-Feilsche Krankheit vgl. Wirbelsäule!

B. Schiefhals (Caput obstipum s. Torticollis).

a) Angeborener oder muskulärer Schiefhals (C. o. congenitum s. musculare) ist Kontraktur, später sehnige Degeneration des Kopfnickers, angeboren oder kurz nach der Geburt auftretend. Oft ist Erblichkeit erkennbar, auch familiäres Auftreten, was auf fehlerhafte Erbanlage hinweist.

Ätiologie: 1. Meist kongenital durch intrauterine Belastungsdeformität (ähnlich wie kongenitaler Klumpfuß), und zwar wohl als ischämische Muskeldegeneration durch Druck der kindlichen Schulter gegen den Hals bei Fruchtwassermangel (spez. bei Steißlage!), vielleicht auch durch intrauterine Entzündung oder durch anormale Ausbildung (hereditär oder kombiniert mit sonstigen Mißbildungen!).

2. In manchen, spez. in den erst nach der Geburt aufgetretenen Fällen traumatisch als Narbenkontraktur infolge Drucks oder Zerreißung des Muskels spez. bei Gefäßnervenschädigung während der Geburt (oft Steißlage, dann Zangen-, seltener gewöhnliche Geburt; bedeutungsvoll ist wohl eine lange Austreibungszeit; besonders oft handelt es sich um Erstgeburten!).

3. Nach einigen Autoren auch entzündlich bzw. traumatisch-entzündlich als Myositis fibrosa durch Infektion eines intra partum entstandenen Muskelrisses bei Haut-, Rachen-, Darm- oder Allgemeininfektion.

Pathologische Anatomie: Kopfnicker verkürzt und fibrös, d. h. bindegewebig entartet: derb und blaßgrau mit narbigen Verwachsungen der Umgebung, evtl. auch von Fascie und Platysma.

Vorkommen: Nicht eben selten (dritte häufigste angeborene Deformität; Alexander d. Große); betroffen ist vornehmlich die claviculare Portion des Kopfnickers; rechts etwas häufiger als links und vielleicht bei Mädchen etwas häufiger als bei Knaben.

Symptome: Kopf bzw. Kinn nach der kranken Seite geneigt und nach der gesunden Seite gedreht; Kopfnicker als derber Strang sicht- und fühlbar, spez. beim Versuch des Kopfgeraderichtens. Sekundäre Veränderungen (durch asymmetrisches Wachstum infolge veränderten Muskelzugs und infolge Nichtfunktion): Asymmetrie von Hirnschädel und Gesicht (kranke Gesichtsseite erscheint niedriger und breiter, sozusagen „zusammengeschoben", so daß alle Verbindungslinien entsprechender Punkte beider Gesichtsseiten nach der kranken Seite konvergieren und alle unpaaren Punkte des Gesichts in einer nach der kranken Seite zentrierten Krümmungslinie liegen; die gesunde Gesichtshälfte schließt die kranke sozusagen halbmondförmig ein; Augen und Ohren befinden sich nicht mehr in einer Horizontalen; Nase und Mund stehen schief; Ohrläppchen ist auf der kranken Seite weniger weit von der Schulter entfernt als auf der gesunden), also Schädel- und Gesichtsskoliose sowie Halswirbelskoliose mit der Konvexität nach der gesunden Seite und entsprechende

Brustwirbelskoliose nach der entgegengesetzten Seite, außerdem Verkürzung sämtlicher Weichteile auf der kranken Halsseite.

Differentialdiagnose: Rotationsluxation, Spondylitis cervicalis, Halsrippe und erworbener Schiefhals vgl. b)!

Prognose: gut bei frühzeitiger und sachgemäßer Behandlung; im übrigen wird mit zunehmendem Alter die kosmetische Störung immer stärker und hartnäckiger.

Therapie (frühzeitig in Hinblick auf die sekundären, mit der Zeit immer mehr zunehmenden Veränderungen an Kopfstellung, Gesichtsasymmetrie und Halswirbelskoliose!): a) Konservativ: zu versuchen, aber allein meist wirkungslos, dabei lästig ist Massage, Wärme (z. B. warme Wasser- oder Breiumschläge), Jod, Bauchlage, Übungen, manuelles modellierendes Redressement, korrigierender Verband (Watte-, Filz-, Leder-, Pappe-, Gips-, Celluloidkravatte oder entsprechendes Diadem mit seitlichem Gummizug an Schulter, Becken usw. oder Gipsbett oder Streckverband an Glissonscher Schlinge mit asymmetrischem Bügelzug). (Gewöhnlich genügt die konservative Therapie allein aber nicht, sondern dient nur zur Ergänzung des Operationsergebnisses). b) Operativ (nicht zu spät, spez. bei Kindern vom 1.—2.—3. Jahre an): 1. Subcutane Tenotomie nach Stromeyer: Ungenügend und nicht ungefährlich (V. jug. int. u. comm. sowie Nerven!); daher heutzutage verlassen. 2. Offene Myotomie nach v. Volkmann von Längsschnitt zwischen Clavicular- und Sternalportion oder besser, spez. bei Mädchen von Querschnitt auf dem Schlüsselbein zwischen den beiden Kopfnickerportionen; meist im unteren Teil; gründlich unter Berücksichtigung aller zerstreuten Muskelzüge und auch der hinteren und benachbarten Narbenstränge bis auf das Gefäßbündel, evtl. auf der Hohlsonde und unter Nachtasten mit dem Finger auf stehengebliebene Strangreste. 3. In schweren oder rezidivierenden Fällen Exstirpation des degenerierten Muskels nach v. Mikulicz, aber am besten mit Ausnahme der hinteren oberen Partie (cave N. accessorius!). 4. Plastische Verlängerung z. B. nach Gussenbauer, Föderl u. a., welcher die Clavicularportion an ihrem Knochenansatze und die Sternalportion am Muskel abtrennt und dann beide miteinander vereinigt, wodurch der verkürzte Kopfnickermuskel verlängert, aber die kosmetisch wichtige Muskelkulisse des Kopfnickers erhalten bleibt. Anschließend an die Operation folgt die orthopädische Nachbehandlung: für 2—6 Wochen redressierender (z. B. Watte-, Papp- oder Gipsschienen-) Verband in Überkorrektur, welcher aber namentlich bei Erwachsenen nicht in forcierter Weise erfolgen darf wegen Gefahr von plötzlicher Hirnblutumlaufveränderung; später, und zwar noch für längere Zeit Massage, Übungen usw. sowie Redressement und Bandage: z. B. Watteverband nach Schanz, besser Lederdiadem mit Gummizügel zur Achsel oder Lederkravatte, nötigenfalls Gipsbett od. dgl. für ca. ½—1 Jahr (zunächst Tag und Nacht, später nur Tag oder Nacht, auch schließlich nur stundenlang unter Einfügen von Massage und Übungen).

b) Erworbener Schiefhals (C. o. acquisitum).

a) Dermatogen. Narbe nach Verbrennung, Läuseekzem, Phlegmone, Karbunkel, Tuberkulose und Syphilis. Therapie: Fibrolysin, Salzsäurepepsinumschlag, Wärme, Röntgenbestrahlung usw. neben Dehnung; sonst Excision der Narbe und Hautplastik.

b) Desmogen nach Phlegmone mit Fasciennekrose.

c) Myogen nach Myositis infolge Rheumatismus („Torticollis rheum."; Therapie: Wärme, Massage, Antirheumatica usw.) oder akuter Infektionskrankheit (Masern, Scharlach, Diphtherie, Typhus), Lues, Verletzung usw.; häufiger an Kopfnicker oder bisweilen an Scaleni.

d) Osteogen bzw. arthrogen bei Distorsion, Fraktur, Rotationsluxation, Deformität, Rheumatismus, Tuberkulose, Lues, Osteomyelitis, Halsrippe, Wirbelspalte, Wirbelverschmelzung, Schaltwirbel, Spondylitis ankylopoëtica, Tumor usw.

e) Neurogen (spastisch, paralytisch, kompensatorisch und vor allem reflektorisch als Schmerzstellung) bei Neuralgie, Nackenmuskellähmung, Muskelrheumatismus, Augenmuskellähmung (M. obl. sup. andersseitig), Angina, Mandeloperation, Lymphdrüsenentzündung, Otitis, Läuseekzem, Karbunkel, Warzenfortsatzeiterung, Labyrintherkrankung usw. sowie bei Hysterie.

Anmerkung. Neurogener Schiefhals (Torticollis spasmodicus s. spasticus oder Tic rotatoire) sind klonische oder klonisch-tonische Krämpfe im Gebiete von M. sternocleidomastoideus, Nackenmuskeln usw. mit anfallsweisen Kopfdrehungen. Symptome: Kopf dreht sich anfallsweise schief, und zwar entweder auf einmal ganz oder in einzelnen aufeinanderfolgenden Schüben, wobei das kranke Ohr der Schulter genähert und das Kinn nach der entgegengesetzten Seite gehoben ist; zugleich ist der Kopfnicker vorgewölbt und hart. Zuweilen ist der Kopf nach hinten gebogen und die kranke Schulter gehoben; dabei ist der Trapezius vorgewölbt und hart. Anfall läßt sich meist durch Druck auf Wange oder Hinterhaupt coupieren. Ursache: Wahrscheinlich nicht organische, spez. Accessorius- (periphere), sondern funktionelle (centrale) Affektion; spez. bei nervösen Patienten vorkommend; auch oft ausgelöst durch psychische Erregung (Ärger, Schreck u. dgl.) und unterdrückbar durch Fingerdruck, Armbewegung usw. sowie durch psychischen Einfluß, z. B. bei abgelenkter Aufmerksamkeit, auch im Schlaf ausbleibend; manchmal besteht gleichzeitig ein organisches Leiden: Neuralgie, Intoxikation, Infektion, Augen-, Ohren-, Hals- oder Hirnerkrankung. Prognose: Sehr hartnäckig und lästig, nicht selten führend zu Morphinismus oder Selbstmord. Therapie: a) Konservativ (zunächst stets zu versuchen!): Allgemeinbehandlung spez. Ruhe, Ernährung, Arsen, Brom, Jod und Atropin bzw. Belladonna sowie Suggestion; außerdem Massage, Gymnastik und Elektrisieren, sowie Schiefhalsbandage oder Gipsverband; b) (aber erst, wenn die konservative Therapie versagt) operativ: Dehnung, Durchschneidung oder Resektion des N. accessorius (nur angezeigt bei isolierter Kopfnickererkrankung, auch unsicher und wegen Lähmung nachteilig); evtl. kombiniert mit intraduraler Resektion der hinteren Äste der ersten 3—4 Cervicalnerven, aber nicht beiderseits, auch wegen der großen Gefahr der Laminektomie an der Halswirbelsäule (Halsmark!) und der Ausfallserscheinungen (Zwerchfell usw.!), aber weniger sicher: Infiltration, Durchschneidung oder Exstirpation der erkrankten Muskeln, wobei das abnorm reizbare Rindencentrum durch das Ausbleiben der vom gespannten Muskel ausgehenden centripetalen Impulse für längere Zeit außer Tätigkeit gesetzt wird; anschließend Verband in überkorrigierter Stellung (Kocher).

C. Verletzungen.

a) Verbrennungen evtl. mit Narbenkontraktur, dadurch Pterygium, traumatischer Schiefhals oder Fixation des Kopfes an die Brust. Prophylaxe: Salbenverband in entspr. Stellung. Therapie: Durchtrennung oder Exstirpation mit Plastik nach Morestin oder Hautplastik frei (Thiersch) oder gestielt z. B. bei sog. brustschildförmiger Narbenbildung an Kinn, Hals und Brust je ein seitlich gestielter Hautlappen von Brust — Achsel oder von Nacken — Schulter.

b) Stumpfe Verletzungen: Schlag, Stoß, Überfahrung, Erhängen, Erwürgen und Erdrosseln (bei letzteren drei Verletzungsarten erfolgt meist rascher Tod durch Erstickung, aber spez. bei Erhängten evtl. noch abwendbar durch künstliche Atmung und Tracheotomie; jedoch auch noch später eintretend durch Lungenödem oder durch Thrombose infolge Intimaruptur).

c) Hieb-, Stich-, Schnitt- und Schußwunden.
Komplikationen betreffen Verletzungen folgender Gebilde:
1. Zungenbein, Kehlkopf und Luftröhre (vgl. Frakturen).
2. Luft- und Speiseröhre (s. u.).

3. Gefäße: Arterien und Venen; dadurch u. a. Blutung bzw. Bluterguß oder Aneurysma und bei Venen auch Luftembolie. Formen: Traumatisch; hier teils primär, teils sekundär (durch Loslösung des Thrombus infolge wiederansteigenden Blutdrucks oder infolge Bewegung); auch durch Wandarrosion bei Absceß oder bei malignem Tumor; schließlich bei Operation. Vorkommen: A. und V. anonyma sowie subclavia: selten und fast immer tödlich z. B. bei Banditenstich in die Oberschlüsselbeingrube. A. carotis comm. bzw. ext.: häufiger durch Schnitt oder Stich infolge Mordes oder Selbstmordes; oft weicht allerdings das Gefäß aus; der Selbstmörderschnitt am Hals verläuft meist von links-oben nach rechts-unten, umgekehrt, übrigens oft auch in mehreren parallelen und zugleich oberflächlichen Linien. A. carotis int.: selten; meist durch Stich oder Schuß am Kieferwinkel oder im Munde, ferner bisweilen durch Schnitt bei Tonsillenoperation, schließlich durch Arrosion bei Tonsillenschuß oder -carcinom. V. jug. ext. und int.: häufiger, spez. bei Operation. A. vertebralis: selten; meist durch Stich oder Schuß in den Nacken am Atlas (wohl zu unterscheiden von Carotisblutung, welche durch Kompression oberhalb des Tuberc. carotic. steht!). A. thyr. sup., lingualis und pharyngea: selten. Prognose: Blutung a) nach außen mit Gefahr der Verblutung (häufig!) bzw. Nachblutung, bei Venen spez. am Hals auch Luftembolie (s. da) oder b) nach innen: Hämatom mit Kompression der Trachea, Vereiterung, Aneurysmabildung. Therapie: Blutstillung a) provisorisch durch Kompression central, im Notfall auch in der Wunde mit Finger oder Verband, dann baldigst, b) definitiv durch doppelte Ligatur in der Wunde, sonst am Ort der Wahl oder möglichst Gefäßnaht (letztere spez. bei A. carotis comm., deren Unterbindung überhaupt tunlichst, namentlich aber bei alten Leuten wegen Gefahr der Hirnschädigung vermieden werden muß), bei kleineren Venen auch durch Tamponade und Kompression. Bei Blutung nach innen mit Atemnot Freilegung und Versorgung des blutenden Gefäßes.

Anmerkung. Aneurysmen.

a) Arterielle. Entstehung und Formen: Teils traumatische oder falsche A. (stumpfe Verletzung sowie scharfe: Stich, Schnitt, Schuß), teils spontane oder echte A. (Lues, Arteriosklerose usw.; bei A. carotis int. auch Scharlachangina).

Vorkommen: Am ehesten A. carotis comm., selten A. carotis ext. und int., subclavia, anonyma, vertebralis.

Symptome: Geschwulst mit wahrer (Eigen-)Pulsation und mit systolischem Schwirren, welch Beides bei Kompression der zuführenden Arterie verschwindet, sowie Pulsverspätung an Temporal- bzw. Radialarterie.

Komplikationen: Druck auf Luftröhre (Atemnot), Speiseröhre (Schluckerschwerung), Nerven (Neuralgie und Lähmung des Plexus brach., Hypoglossus, Accessorius, Recurrens, Sympathicus), sowie cerebrale Zirkulationsstörungen (Kopfschmerz, Schwindel, Ohnmacht, Hemiplegie).

Differentialdiagnose: Dermoide, Lymphome, Senkungsabscesse, Kiemengangcysten, Halsrippen, Blutcysten, gefäßreiche Sarkome und Gefäßkröpfe; bei A. carotis int. auch Tonsillarabsceß und -tumor.

Prognose: Gefahr der Ruptur; Spontanheilung erfolgt bisweilen.

Therapie: Vgl. Allg. Chirurgie; bei Operation zuvor probeweise Kompression der Arterie; an der A. anonyma und subclavia empfiehlt sich zwecks besseren Zugangs die Schlüsselbeindurchtrennung; die Unterbindung der A. carotis comm. ist nach Möglichkeit zu vermeiden.

b) Arteriell-venöse entweder α) als Varix aneurysmaticus oder β) als Aneurysma arterio-venosum; entstehend bei gleichzeitiger Arterien-Venenverletzung; bisweilen an A. carotis comm. und V. jug. int., sonst selten; öfters spontan stillstehend oder zurückgehend; daher nur bei stärkeren Beschwerden oder bei Wachstum operativ anzugehen.

4. Ductus thoracicus: Selten durch Schnitt, Stich oder Schuß, am häufigsten bei Operationen in der linken Oberschlüsselbeingegend zur Entfernung tuberkulöser oder maligner Drüsentumoren (vgl. Allg. Chirurgie!). Diagnose: Abfluß milchiger Flüssigkeit. Prognose: 5% Mortalität, sonst Chylothorax oder Chylusfistel, welche meist allmählich spontan ausheilt. Therapie: Unterbindung oder Naht, sonst Tamponade.

5. Nerven: Selten, und zwar meist operativ, seltener traumatisch.

a) N. vagus: Lähmung (z. B. operativ durch Durchtrennung bei Geschwulstexstirpation oder Gefäßunterbindung, selten durch Stich oder Schuß; N. recurrens durch Druck von Aortenaneurysma, Mediastinaltumor, Struma, sowie durch Durchtrennung, Einbindung, Einnähung, Quetschung oder Zerrung bei Kropfoperation bzw. Unterbindung der Art. thyr. inf., durch deren Gabel evtl. der Nerv tritt) bedingt einseitig vorübergehende Pulsbeschleunigung und Atemverlangsamung sowie Heiserkeit bzw. Stimmlosigkeit, oft (nämlich bei hoher Verletzung mit Einbeziehung des N. laryngeus sup.) auch sensible Lähmung der betr. Rachen- und Kehlkopfhälfte, doppelseitig meist tödliche Pneumonie; Reizung (z. B. durch Ligatur, Abklemmung, Kompression, Zerrung) bedingt evtl. Atem- und Herzstillstand, daher Vorsicht bei Halsoperationen!

b) N. sympathicus: Lähmung (z. B. operativ durch Durchtrennung bei Halstumorexstirpation, auch vorübergehend bei Plexusanästhesie od. dgl.) bedingt Pupillenverengerung, Ptosis, Bulbusretraktion, sowie zunächst Rötung, Hitze und Schwitzen der betr. Gesichtsseite; Reizung (z. B. durch Druck von Geschwülsten) Pupillen- und Lidspaltenerweiterung, Bulbusprotrusion, sowie Blässe und Kühle der betr. Gesichtsseite.

c) N. hypoglossus: Durchtrennung (z. B. durch Stich oder Schnitt in der Submaxillargegend sowie Halstumorexstirpation) oder Kompression (z. B. durch Halsgeschwulst oder Halswirbelerkrankung) oder centraler Ausfall bei Hemiplegie bedingt Zungenlähmung, und zwar einseitig Abweichen der vorgestreckten Zunge nach der gelähmten Seite, während sie bei Krampf nach der gesunden Seite abweicht, später Zungenabmagerung; doppelseitig schwere Sprach-, Kau- und Schlingstörung, wobei die Zunge gewulstet und unbeweglich am Mundboden liegt (Bulbärparalyse).

d) N. accessorius: Durchtrennung (z. B. bei Stich und Schuß am hinteren Kopfnickerrand, sowie im Ramus ext. vor allem [66²/₃%] bei Operation von Halstumoren, spez. von tuberkulösen u. a. Lymphomen) bedingt teilweise bis völlige Lähmung des Kopfnickers und Cucullaris (welche zum Teil aber auch von Ästen der oberen Cervicalnerven versorgt werden); dadurch Herabsinken nach vorn-unten und Lähmung der Schulter im Heben über die Waagerechte und im Zurücknehmen, aber kompensiert durch M. levator scapulae, rhomb. und serratus ant.; Therapie: evtl. Bandage oder Operation, auch Fascie desc.

e) N. phrenicus: Durchtrennung einseitig (z. B. operativ bei Geschwulstexstirpation) bewirkt einseitige Zwerchfellähmung mit dessen Hochstand, was in Form der Phrenicotomie oder besser -exärese therapeutisch benutzt wird bei der Behandlung der Lungentuberkulose, doppelseitig Atemstörung; Reizung einseitig Kontraktion des Zwerchfells mit Hebung der Bauchwand dicht unter dem Rippenbogen.

f) N. facialis in seinem unteren Aste: Durchtrennung (z. B. bei Operationen im oberen Halsdreieck) bewirkt entstellende Mundwinkelsenkung und -lähmung, sonst vgl. Gesichtsverletzungen!

g) N. glosso-pharyngeus: Lähmung durch Fraktur, sonst Geschwulst oder Gumma an der Schädelbasis bewirkt Anästhesie im oberen Pharynx und Geschmackverlust an der hinteren Zunge und am Gaumen, evtl. auch erschwertes Schlingen.

D. Entzündungen.

a) Akute.

1. Erysipel.

2. Furunkel und Karbunkel. Besonders häufig, ausgedehnt und hartnäckig am Nacken an der Haargrenze (durch Kragenreiben!); man untersuche stets den Harn auf Zucker; sonst vgl. Allg. Chirurgie!

3. Lymphadenitis acuta sowie Halsphlegmone und -absceß. Ursachen: a) Direkt bei infizierter Wunde bzw. Rhagade, und zwar entweder von außen (Haut) oder von innen (Rachen, Speiseröhre, Kehlkopf und Luftröhre).

b) Fortgeleitet von benachbartem Entzündungsherd (Furunkel, Otitis, Mastoiditis, Tonsillitis, Strumitis, Periostitis und Osteomyelitis des Unterkiefers, Mundschleimhaut-, Zungen- und Speicheldrüsenentzündung).

c) Meist auf dem Lymphweg unter Vereiterung der Lymphdrüsen (Lymphadenitis acuta purulenta der Glandulae submax., subment., cervicales superfic. und prof., mediastinales ant. und post.) z. B. nach Erkrankungen der Haut oder Schleimhäute (Ekzem, infizierte Wunde, Rhagaden, Fremdkörper, Furunkel und Karbunkel, Entzündungen der Mund- und Rachenschleimhaut, Zahncaries, Tonsillitis): sog. Adenophlegmone.

d) Selten auf dem Blutweg bei Pyämie.

Formen:

a) Diffus: spez. bei gleichzeitiger Allgemeinschädigung: (Scharlach, Phthise, Diabetes usw.).

b) Circumscript:

α) submaxillar z. B. bei Zahncaries, Kieferperiostitis und -osteomyelitis, Angina, Gesichts-, Nasen-, Augen- oder Wangeninfekt; ausgehend von den Gl. submax.

β) submental z. B. bei Kinn-, Zungen-, Mundboden- und Unterlippeninfekt; ausgehend von den Gl. subment.

γ) Im Gefäßspalt, d. h. in dem vom Felsenbein bis zum Aortenbogen herabziehenden und mit dem Mediastinum ant. und post. zusammenhängenden Bindegewebe um die Gefäße z. B. bei Zahncaries, Angina, Scharlachangina, Diphtherie, Kopf-, Nasen-, Gesichts-, Rachen-, Speiseröhren-, Ohr-, Warzenfortsatz-, Zungen-, Kiefer- und Speicheldrüseninfekt; ausgehend von den Gl. cervic. prof.

δ) Im Spalt hinter dem unteren Teile des Kopfnickers, evtl. weiter entlang dem Gefäßnervenstrang nach der Achselhöhle.

ε) Im Spatium praeviscerale, d. h. Spalt zwischen vorderen Halsmuskeln und Halseingeweiden (Luftwegen bzw. Schilddrüse), evtl. weiter im Mediastinum ant., z. B. von Halshaut-, Kopfnicker-, Brustbein-, Schilddrüsen-, Kehlkopf- und Luftröhreninfekt.

ζ) Im Spatium retroviscerale, d. h. Spalt zwischen Halseingeweiden (Speiseröhre) und Wirbelkörper bzw. Prävertebralfascie, evtl. weiter im Mediastinum post., z. B. von Speiseröhre oder Wirbelinfekt (vgl. auch Retropharyngealabsceß!).

Symptome: Diffuse oder circumscripte Infiltration bzw. Absceß, ferner Kopfschief- und -steifhaltung sowie Fieber usw.

Folgen: Schmerzen, sowie Schluck- und Atemstörungen; evtl. Kiefersperre.

Komplikationen: 1. Fortsetzung nach Achselhöhle, Schulterblatt, Mediastinum, Pleura, Pericard. 2. Thrombophlebitis mit Pyämie oder Sepsis. 3. Gefäßarrosion. 4. Glottisödem. 5. Aspirationspneumonie.

Prognose: Ernst.

Therapie: Zunächst Bettruhe, Wärme bzw. feuchter oder Alkoholumschlag sowie Röntgenbestrahlung, evtl. Reizkörper und Antipyretica; dann rechtzeitig (evtl. vor Nachweis der Fluktuation) Incision (wegen Gefahr der Atemstörung möglichst in Lokalanästhesie; vorsichtig präparando: Erst scharf durch Haut, Platysma und Fascie, dann im Muskelspalt in die Tiefe evtl. mit Kornzange; Dränage mit evtl. angenähtem Gummirohr am tiefsten Punkt,

aber nicht mit Gazetamponade!). Bei Thrombophlebitis evtl. Jugularisunterbindung. Bei Tracheastenose oder Glottisödem Tracheotomie.
Gegebenenfalls kausal (Zahnextraktion, Absceßincision, Fremdkörperentfernung usw.).

Anmerkung 1. Mundbodenphlegmone, auch Angina Ludovici (L u d w i g 1836):
Phlegmone im Mundboden und Hals zwischen Kinn und Zungenbein, spez.
Submaxillarraum; als derbe Anschwellung in der Submaxillargegend am Mund-
boden und Hals sowie hohes Fieber mit erschwertem Mundöffnen, Kauen,
Schlucken und Atmen, auch mit Gefahr von Glottisödem und Sepsis (straffe
Kapselumhüllung!). Ursache: Zahncaries, Parulis, Angina, Glossitis, Parotitis,
Entzündung der Glandula submax., Mastoiditis, Lymphadenitis usw. Erreger:
Staphylo- und Streptokokken, oft auch Anaërobier. Prognose: Ernst;
Mortalität bis 50%. Prophylaxe: Mund- und Zahnpflege; bei Entzündung
frühzeitig Incision. Therapie: Frühzeitig Incision fingerbreit unter und parallel
dem Unterkieferrand durch die Fasern des Mylohyoideus nach Spaltung
von Haut, Platysma und Fascie und evtl. auch im Mundboden; evtl.
Tracheotomie (ratsam ist sorgfältige Überwachung nach der Operation, am
besten Krankenhausaufnahme im Hinblick auf die Gefahr der Erstickung
durch Glottisödem; daher auch cave Narkose, vielmehr nötigenfalls Lokalanästhesie).

Anmerkung 2. Holzphlegmone: Subakute bis chronische Phlegmone mit
geringer Eiter- und starker Bindegewebsbildung; meist in der oberen seitlichen
Halsgegend; ausgehend von der Mund - Rachenhöhle; wohl bedingt durch
abgeschwächte Erreger, namentlich bei schwächlichen, spez. älteren Personen;
als derbes bis bretthartes Infiltrat; differentialdiagnostisch cave Tuberkulose,
Syphilis, Akinomykose und malignen Tumor.

b) Chronische.

I. Lymphdrüsen.

**1. Einfach hyperplastische Lymphome: chronische Lymphadenitis (L.
chronica hyperplastica).**
Ursachen: Chronische Entzündungen an Haut und Schleimhäuten:
Infizierte Wunden bzw. Rhagaden, Ekzem, Augenbindehaut-, Nasen- und
Rachenkatarrh, Angina, Tonsillenhypertrophie, Zahncaries, sowie Entzündung
bei Masern, Scharlach, Diphtherie usw.
Vorkommen: Meist bei Kindern, spez. bei solchen mit exsudativer
Diathese.
Lokalisation: Meist submaxillar.
Symptome: Weiche (zellige) oder harte (fibröse), kleine, verschiebliche,
nicht oder wenig druckempfindliche Drüsen.
Prognose: Vereiterung selten, oft Übergang in Tuberkulose (sog. ,,skrofu-
löse Lymphome'').
Therapie: Kausal (Zahnextraktion, Tonsillektomie, Ekzem- und Katarrh-
behandlung usw.); sonst allgemein und lokal (Umschläge, Pinselungen, Salben);
evtl. blutig (Exstirpation fortbestehender Lymphome).

2. Tuberkulöse bzw. skrofulöse Lymphome (Lymphomata colli tb.).
Pathogenese: Selten auf dem Blut-, meist auf dem Lymphweg bei Lupus,
skrofulösem Ekzem, Lidrandentzündung, Bindehaut-, Nasen- und Rachenkatarrh, sowie vom lymphatischen Rachenring (Gaumen- und Rachentonsillen)
infolge Ansteckung vom Mensch durch Anhusten, Küssen usw. oder vom
Rindvieh durch Milch und deren Produkte.
Vorkommen: Häufig; häufigste Lokalisation (90%) der Drüsentuberkulose.
Meist (75%) bei Jugendlichen im 2. und 3. Dezennium. Bevorzugt sind Leute
in schlechten Ernährungs- und Wohnungsverhältnissen, daher die ärmere Bevölkerung, Kinder spez. nach Masern.
Formen: a) reine Hyperplasie (selten), b) Hyperplasie mit Knötchen-
bildung, c) Verkäsung.

Symptome: a) Ohne Periadenitis: Nicht verwachsene, daher bewegliche (sog. intrakapsuläre) Lymphdrüsengeschwulst; einzeln oder gewöhnlich in größerer Gruppe, evtl. bilateral, meist in Paket- oder Kettenanordnung; erbsen- bis nuß- bis hühnereigroß, knollig, glatt, weich oder fest, verschieblich.

b) Mit Periadenitis: Verwachsene, daher nicht bewegliche (sog. periglanduläre) Formen; wie a), aber mit fibröser Verhärtung und Verdickung, später oder namentlich bei eitriger Einschmelzung weich-elastisch bis fluktuierend; evtl. Haut verwachsen, livid, ödematös oder verdünnt; evtl. perforiert mit Fistelgängen und mit charakteristisch aussehenden und unterminierten Geschwüren; später mit charakteristisch verwachsenen und strahligen Narben.

Komplikationen: Verwachsung mit Haut, Muskeln, Gefäßen usw.; kalter Absceß; Perforation mit Fistelbildung und Ulceration; Mischinfektion mit Eitererregern; Einbruch in Venen (spez. V. jugularis) oder Ductus thoracicus, dadurch Miliartuberkulose; sonstige (Lungen-, Knochen-, Gelenk-, Haut-, Hirn-) Tuberkulose; Amyloid usw.

Prognose: Erkrankung reicht oft weiter, spez. tiefer, als man äußerlich vermutet (evtl. nach aufwärts bis zur Schädelbasis und nach abwärts bis in die Brusthöhle). Rezidiv häufig. Spontanheilung öfters durch bindegewebige Schrumpfung bzw. Verkalkung oder bei Durchbruch nach außen durch Sequestrierung. Ein Teil der Patienten erkrankt und stirbt an sonstiger, spez. Lungentuberkulose.

Verlauf: Chronisch.

Differentialdiagnose: Einfach hyperplastische, purulente, pseudoleukämische und leukämische Lymphome, maligne Tumoren und deren Drüsenmetastasen, Syphilis, Aktinomykose, Cysten, Strumen (spez. aberrierte), Dermoide, Atherome, Lipome, Halsrippen (am praktisch wichtigsten sind differentialdiagnostisch subakute purulente Lymphadenitis, pseudoleukämische Lymphome und Carcinomlymphdrüsenmetastasen).

Diagnose: Tuberkulinreaktion, evtl. Probepunktion oder -excision.

Therapie: Außer Allgemeinbehandlung (spez. Ernährung, natürliche oder künstliche Höhensonne, Sol- oder Seebäder, Lebertran, Jodeisensirup usw.).

a) Konservativ: Röntgenbestrahlung in der Regel, namentlich bei multiplen, spez. bei nicht vereiterten Drüsen; sonst kombiniert mit b).

b) Blutig in besonderen Fällen, spez. bei solitären und abgegrenzten Lymphomen: α) Bei nicht vereiterten: Exstirpation möglichst aller, auch kleiner Drüsen und Jodoformbehandlung des Wundbettes; Technik: Ausschälung nach Incision der Drüsenkapsel; Hautschnitt möglichst in der Spaltrichtung der Haut, evtl. Lappenschnitt mit Durchtrennung der Kopfnickers oben (Küttner) oder unten (de Quervain); cave Verletzung des N. facialis inf., N. accessorius usw. (daher evtl. präparatorisches Freilegen der Gefäße und Nerven wie zu anatomischem Präparat!). β) Bei vereiterten: ebenso oder meist Punktion und Jodoforminjektion, nötigenfalls (bei drohendem Durchbruch oder bei Mischinfektion) Incision, Auskratzung und Jodoformtamponade.

3. Syphilitische Lymphome. I. Regionär z. B. in der oberen Halsgegend bei Primäraffekt der Nase, Lippen, Zunge, Tonsillen usw., als sog. indolente Bubonen, II. im Sekundärstadium fast konstant als multiple, kleine, harte, bewegliche und schmerzlose Drüsen sämtlicher Gruppen des ganzen Körpers, III. selten als Lymphdrüsengumma bzw. -geschwür. Diagnose: u. a. Anamnese, Verlauf, Spirochätennachweis bzw. Wassermannsche Reaktion, Heilerfolg. Differentialdiagnose: u. a. tuberkulöse Lymphome (s. da), Therapie: spezifisch.

II. Sonstige Weichteile.

1. Tuberkulose. Meist bei Lymphdrüsen- oder Knochen- (Warzenfortsatz-, Wirbel-) Tuberkulose.

2. Syphilis. Spez. im Kopfnicker als sklerosierende Myositis oder als Gumma bzw. Geschwür.

3. Aktinomykose. Vorkommen: Häufiger; meist fortschreitend vom Kiefer infolge Infektion von der Mundhöhle, ausgehend von Tonsillen, cariösen Zähnen, Wunden usw.; betroffen sind vor allem Landleute. Formen: Akut oder chronisch. Symptome: Charakteristisch bretthartes Infiltrat und Erweichungsherde nebeneinander in parallel gestellten Wülsten und Dellen, sog. „Berg- und Talbild", evtl. mit livider Hautverfärbung und Fistelung, aber ohne Lymphdrüsenbeteiligung. Komplikationen: Fortleitung nach unten in Mediastinum, Pleura, Lunge und Herz oder nach oben zu Wirbelsäule oder Schädelbasis und Gehirn, evtl. Durchbruch in Gefäße mit Allgemeininfektion, Mischinfektion, Amyloid. Prognose: Nicht ganz ungünstig. Differentialdiagnose: Subakute, spez. Holzphlegmone, tuberkulöse Lymphome mit Periadenitis, Gumma und maligne Tumoren. Diagnose: Typischer Eiter mit Drusen.

III. Knochen. Tuberkulose und Syphilis des Zungenbeins.

E. Geschwülste.
a) Cystische Geschwülste.

1. Angeborene Halscyste s. o.

2. Cystisches Lymphangiom (Lymphangioma cysticum colli), fälschlich auch genannt „angeborenes Cystenhygrom". Pathol. Anatomie: Komplex von oft miteinander kommunizierenden Hohlräumen aus erweiterten Lymphbahnen mit bindegewebigem Fachwerk, Endothelauskleidung und seröser, evtl. durch Blut bräunlicher Flüssigkeit. Vorkommen: Am häufigsten am Hals, und zwar bei kleinen Kindern in der Submaxillar-, bei Erwachsenen, spez. Frauen in der Oberschlüsselbeingegend. Verlauf: meist angeboren und langsam, aber stetig wachsend. Formen: Subkutane und tiefe; letztere zwischen den Halsgebilden in die Tiefe wachsend. Symptome: Cyste glatt oder buckelig, mäßig gespannt bis schlotternd, evtl fluktuierend, transparent, mit verschieblicher, evtl. verdünnter Haut. Differentialdiagnose: Angeborene Halscyste (Lage und Probepunktion!), Cavernom (kompressibel und erektil, sowie undurchsichtig und blau durchscheinend!), tiefes Lipom, Lymphdrüsengeschwulst, Kropfcyste oder -adenom. Komplikationen: Umspinnung der Halsorgane mit Kompression von Luft- oder Speiseröhre (Schluck- und Atembeschwerden, daher evtl. Tod durch Ernährungsstörung oder durch Erstickung!) sowie Infektion mit Vereiterung. Therapie: Radikale Exstirpation (dabei droht Rückfall, Lymphorrhoe und Infektion!); nur im Notfall Punktion und Jodtinkturinjektion, sonst meist wertlos (mehrkammerige Beschaffenheit!) und nicht ungefährlich (Neigung zu Infektion!).

3. Blutcyste (Hämatocele colli). Pathol. Anatomie: Endothelauskleidung und Blutinhalt. Wesen: Fötale Hemmungsbildung an Stelle einer fehlenden Vene (dann meist in offener Verbindung zur V. jugularis) oder Blutgefäßgeschwulst (Cavernom oder venöses Rankenangiom); auch als unechte Blutcyste durch Blutung in kongenitale Halscyste oder in Lymphcyste. Vorkommen: Selten. Symptome: Cyste undurchsichtig, evtl. bläulich durchschimmernd und evtl. ausdrückbar, sowie evtl. anschwellend bei Venenstauung, z. B. beim Bücken. Differentialdiagnose: Hämangiom, Aneurysma, Lipom, Cystenkropf, kalter Absceß, maligner Tumor. Diagnose: evtl. Probepunktion. Therapie: Exstirpation.

4. Atherom und **Dermoid** (sog. „tiefes Atherom des Halses").

5. Schleimbeutelcyste (Hygrom) in der Umgebung des Zungenbeins, und zwar meist von Bursa subhyoidea, seltener von Bursa suprahyoidea oder B. antethyreoidea; selten; klein; in der vorderen Halsgegend; klinisch oft kaum zu unterscheiden von medianer Halscyste oder Kropfcyste.

6. Echinococcuscyste selten; am oder im Kopfnicker; charakteristisch ist schubweises Wachsen sowie Punktat.

Kropfcyste.

Speicheldrüsencyste.

Kalter Absceß bei Lymphdrüsen- u. a. tuberkulose s. da!

b) Sonstige gutartige Geschwülste.

7. Hämangiome. a) Einfache, b) kavernöse (auch als tiefliegende; kompressibel und erektil!), und c) rankenförmige arterielle und venöse (letztere sind überhaupt am häufigsten am Hals!).

8. Fibrome. Oberflächliche und tiefe (letztere besonders als Nackenfibrome; ausgehend von Aponeurose, Gefäßscheide oder Wirbelperiost); bisweilen diffus als Elephantiasis und dann oft kombiniert mit Neuromen, Häm- und Lymphangiomen; bisweilen später sarkomatös.

9. Neurome. Meist s u b c u t a n als Rankenneurome, oft kombiniert mit Fibromen (Neurofibromatosis); seltener als t i e f e an den Nervenstämmen (N. vagus, symp. usw.) mit entsprechenden (Schluck-, Atmungs- usw.) Beschwerden; differentialdiagnostisch cave Schädelbasisfibrom und Retropharyngealabsceß.

10. Lipome. V o r k o m m e n: Häufiger und oft gewaltig, spez. am Nacken. F o r m e n: a) C i r c u m s c r i p t e: Meist subcutan, vereinzelt subfascial (hier oft tief zwischen die Halsgebilde, ähnlich malignen Tumoren; aber nicht verwachsen). b) D i f f u s e: Meist halskrausenartig um den ganzen Hals bei älteren Männern, und zwar meist nicht abgegrenzt ("diffuser Fetthals oder M a d e l u n g sche Krankheit"), bisweilen periganglionär mit Neuralgien (wohl zusammenhängend mit der "Adipositas dolorosa" oder D e r c u m scher Krankheit, wobei an verschiedenen Körperstellen Fettmassen mit Druckempfindlichkeit und Neuralgie auftreten). D i a g n o s e: Charakteristische Lappung und Konsistenz. D i f f e r e n t i a l d i a g n o s e (spez. bei tiefem Lipom): Struma, Hygrom, Cavernom, Absceß, Tumor usw. T h e r a p i e: Exstirpation; bei d i f f u s e m Lipom, wo die Entfernung der verwachsenen und tief hineinreichenden Fettgeschwulstmassen mühsam und blutig ist, evtl. Excision in mehreren Sitzungen; bei Lipomatose bzw. D e r c u m scher Krankheit Organ-, spez. Schilddrüsenpräparate.

11. Enchondrome und Osteome. Von fötalen Kiemenbogenresten oder von Knorpel bzw. Knochen an Brust-, Schlüsselbein, Rippen usw.

c) Lymphdrüsengeschwülste.

12. Lymphogranulomatose oder maligne Lymphome s. Granulome (auch P s e u d o l e u k ä m i e oder H o d g k i n sche K r a n k h e i t: H o d g k i n 1832, fälschlich bisweilen L y m p h o s a r k o m a t o s e genannt). P a t h o l. A n a t o m i e: Makroskopisch: Schnittfläche markig grauweiß bis graurötlich, derb oder fest-weich, trocken oder succulent; mikroskopisch: Fortschreitende Lymphdrüsenhyperplasie, aber nicht einfache Hyperplasie der lymphatischen Elemente, sondern Granulationswucherung, wahrscheinlich infolge chronisch-entzündlicher Erkrankung des lymphatischen Apparats; dabei eigenartiges Granulationsgewebe mit überwiegend eosinophilen und lymphocytoiden Formen sowie mit eigenartigen Riesenzellen besonderer Art (P a l t a u f - S t e r n b e r g), intensive Zellwucherung mit zahlreichen Kernteilungsfiguren, großkernigen, Riesen-, Plasma- und eosinophilen Zellen usw., Zerstörung des lymphatischen Gewebes und Auftreten von regressiven Metamorphosen (Nekrose usw.). F o r m e n: Weich-medullär und hart-fibrös (je nach Überwiegen der zelligen oder bindegewebigen Elemente). W e s e n: Unbekannt; vielleicht spezifische Infektionskrankheit (entzündliche Granulationsgeschwulst?) mit Ausgang vom Nasen-Rachenraum bzw. Luft- oder Speiseweg; öfters kombiniert mit Tuberkulose ("pseudoleukämische Form der Lymphdrüsentuberkulose")? V o r k o m m e n: Nicht ganz selten; meist bei Jugendlichen (Höhepunkt der Erkrankung liegt zwischen 15 und 35 Jahren), auch bei Kindern; männliches Geschlecht überwiegt. S y m p t o m e: Lymphdrüsenpakete aus umschriebenen, zusammenhängenden, aber untereinander abgrenzbaren Tumoren nuß- bis eigroß, weich oder hart von eigenartiger Konsistenz ohne eitrige Einschmelzung, nicht schmerzhaft, beweglich, mit normaler Haut; daneben rekurrierendes unregelmäßiges, oft hohes Fieber, Abmagerung und Anämie, Schwitzen, Verdauungsstörungen, Durchfälle, Hautjucken, Milztumor usw.; Blutbild entspricht im wesentlichen dem der sekundären Anämie neben geringen spezifischen Veränderungen (Eosinophilie sowie Vermehrung der Leukocyten und Lymphocyten, später Verminderung der letzteren: Lymphopenie und Granulocytose 20000 und mehr usw.). Lokalisation: Meist multipel; gewöhnlich (ca. 50%) beginnend an einer Drüsengruppe des Halses, seltener Achselhöhle, Oberschlüsselbeingrube, Kieferwinkel, Nacken, Leiste usw., dann fortschreitend auf die ganze eine Halsseite (Kieferwinkel-, Kopfnicker- und Oberschlüsselbeingegend) und dann auf die andere Halsseite, Nacken, Achsel, Leiste usw., ferner auf mediastinale, retroperitoneale u. a. Lymphdrüsengruppen, sowie auf Milz, Leber, Nieren, Thymus, Knochenmark (Wirbel, Rippen und platte Knochen), Lungen usw. Röntgenbild: Bei mediastinalem Drüsentumor evtl. Schatten; im Knochen Herd ähnlich wie Tuberkulose oder Carcinom. Verlauf: Fortschreitend in Wochen bis Monaten unter periodischer Verschlimmerung; schließlich in ½ bis 2 bis 3 und mehr Jahren tödlich endigend. Stadien: 1. Latenz mit lokalen Lymphdrüsentumoren. 2. Verallgemeinerung über das ganze Lymphdrüsensystem einschl. Milz, Leber, Darm usw. mit Fieber, Anämie und Kachexie. Besondere Verlaufstypen: Akute und chronische, lokalisierte und generalisierte, larvierte, splenomegalische, mediastinale, ostitisch-periostitische usw. Prognose: Schlecht. Komplikationen: Marasmus und Druck auf Gefäße, Nerven, Luft- und Speiseröhre (spez. bei Mediastinaltumor). Differentialdiagnose: Sonstige Lymphdrüsentumoren, spez. leukämische (mit spezifischem Blutbild!), hyperplastische, akut- und chronisch- entzündliche, syphilitische (Wassermannsche Reaktion!), tuberkulöse (verwachsen, solitär!), sarkomatöse und carcinomatöse (infiltrierend, spez. in die Umgebung einwachsend!), Leprom, Rhinosklerom, Chlorom, Myelom usw. Diagnose: Evtl. (aber nicht immer entscheidend) Probeexcision (Mikroskop, Tierversuch!); dazu baldiges Recidiv und hinzutretende sonstige Drüsentumoren, Milztumor, Hautjucken, Durchfälle, Anämie, Eosinophilie, rekurrierendes Fieber usw. Therapie: Da es sich nur um Teilerscheinung eines Allgemeinleidens handelt, so ist Operation, spez. bei Recidiv wohl zwecklos, höchstens im Zweifelsfall oder bei Druckerscheinungen (Neuralgie!); evtl., nämlich bei mediastinalem Tumor mit Dyspnoe, Tracheotomie; sonst Luft, Licht, Sonne und Ernährung sowie anfangs Salicyl-, Pyramidon- und Chininpräparate, später Arsen innerlich (Levicowasser oder Sol. arsenic. Fowleri, Tinct. amar. aa 3mal tgl. 2—10 Tropfen steigend alle 2 Tage um einen Tropfen und wieder zurück) subcutan, parenchymatös oder intravenös (Atoxyl, Natr. cacodyl., Solarson usw., sowie evtl. Salvarsan) und versuchsweise, spez. bei weicher Form Röntgenbestrahlung; sonst symptomatische Behandlung. Bluttransfusion.

13. Leukämische Lymphome (Blutbild).

Sarkomatöse und carcinomatöse Lymphome (Sarkom teils primär als Lymphosarkom oder als Sarkom der Lymphdrüse, teils sekundär; Carcinom sekundär) s. u.

d) Bösartige Geschwülste.

14. Sarkome. a) Sekundäre an Lymphdrüsen bei Sarkom von Parotis, Glandula submax., Schilddrüse, Kiefer usw. (als sog. „sekundäres Lymphdrüsensarkom"). b) Primäre: Selten an Haut, Fascie, Gefäßscheide, Knochen, Muskeln- und Nervenbindegewebe, Tonsillen usw., häufiger an Lymphdrüsen (als sog. „Lymphdrüsensarkom"), ausgehend vom lymphadenoiden Gewebe (sog. „Lymphosarkom oder Lymphocytom") oder vom Bindegewebe der Lymphdrüse (sog. „Sarkom der Lymphdrüse").

15. Carcinome. a) Sekundäre an Lymphdrüsen als carcinomatöses Lymphom, und zwar erst hart und höckerig, später zerfallend zu kraterförmigem, evtl. zapfenartige Gebilde entleerendem Geschwür, im übrigen rasch wachsend und mit der Umgebung verwachsend, daher unbeweglich und mit ausstrahlenden Schmerzen bei (oft kleinem und versticktem!)

Carcinom von Gesicht- und Kopfhaut, Nase, Lippe, Mundhöhle, Zunge, Kiefer, Rachen, Speiseröhre, Kehlkopf, Speicheldrüsen, Schilddrüse, Mamma, Abdomen usw. b) Primär: α) Selten als Hautcarcinom, spez. nach Narbe, Lupus, Atherom usw. β) Etwas häufiger, und zwar immer bei älteren Leuten, und zwar fast nur bei über 40 Jahre alten Männern, als sog. **branchiogenes Carcinom:** Plattenepithelcarcinom in der oberen seitlichen Halsgegend am vorderen oder seltener hinteren Kopfnickerrand um die tiefen Halsgebilde mit ausstrahlenden Schmerzen und mit Neigung zu Nekrose; wohl ausgehend von Resten der Kiemengänge bzw. versprengter Thymus- oder Schilddrüsenanlage; auch in kongenitalen Halsfisteln und -cysten.

16. Carotisdrüsengeschwülste. Im oberen Halsdreieck am Kopfnicker-vorderrand in Kehlkopfhöhe an der Carotisteilungsstelle (anfangs ist am vorderen Umfang die A. carotis ext. und am hinteren die A. carotis int. fühlbar); ziemlich selten; erst nach der Pubertät im 20.—50., meist 30. bis 50. Jahr; etwas häufiger links; langsam (in Jahren bis Jahrzehnten) wachsender längsgestellter, ovaler, glatt-lappiger, anfangs mit der Haut nicht verwachsener und gut (außer gegen die Tiefe) abgrenzbarer und seitlich (aber nicht auf- und abwärts) verschiebbarer, später umverschieblicher und weich-elastischer Tumor als alveolär gebautes und mit Blutgefäßnetz durchzogenes Endo- bzw. Peritheliom (?) oder Struma (?); manchmal maligne.

Zu 14, 15 und 16: Symptome: Solitäre, derbe Knoten, erst noch beweglich, bald aber verwachsen mit Muskeln, Gefäßen, Nerven, Luft- und Speiseröhre, Haut und schließlich ausgedehnt über eine ganze Halsseite.

Komplikationen: Hautdurchbruch mit Blutung und Jauchung, Neuralgie, Ösophagus- und Tracheakompression, Metastasen.

Differentialdiagnose (vgl. maligne Lymphome!): Malignes, tuberkulöses und syphilitisches Lymphom, Holzphlegmone, Aktinomykose, primäres und sekundäres Sarkom und Carcinom spez. Lymphdrüsenmetastase bei Carcinom der Luft- und Speisewege, Hautcarcinom, branchiogenes Carcinom, Speicheldrüsencarcinom, sowie Carotisdrüsengeschwulst, Lymphangiom, Hämangiom, Carotisaneurysma, Struma.

Diagnose: Evtl. Probeexcision.

Prognose: Schlecht; meist rasch (bis 1½ Jahr) tödlich endigend.

Therapie: Exstirpation (aber meist schwierig und aussichtslos!), evtl. z. B. bei Carotisdrüsengeschwulst mit Resektion von Vene, Nerv, (Vagus) usw. sowie Carotis, welche zuvor einige (3—4) Wochen gedrosselt werden muß, um Kollateralkreislaufbildung anzubahnen oder wobei zweckmäßigerweise die V. jug. int. mit unterbunden wird; sonst, spez. bei sekundärem Tumor, Arsen und Röntgenbestrahlung (diese auch nach Operation!); bei Tracheastenose Tracheotomie.

12. Abschnitt: Kehlkopf und Luftröhre.
A. Mißbildungen.

a) Angeborenes Diaphrama des Kehlkopfs, d. h. quere Membranbildung zwischen den Stimmbändern mit teilweiser Verlegung der Stimmritze.

b) Angeborene Verbiegungen von Kehlkopf oder Luftröhre.

c) Luftcyste (Aëro-: Laryngo- und Tracheocele), d. h. herniöse Ausstülpung der Schleimhaut; an Kehlkopf als innerer oder äußerer Kehlsack (letzterer ähnlich dem Luftsack gewisser Affen).

B. Verletzungen.

Ursachen: Stumpfe Gewalt: Stoß, Schlag, Fall, Strangulation usw. (dabei evtl. Fraktur, Schleimhautwunde, Blutung, Hautemphysem usw.) oder scharfe Gewalt: Schuß (spez. im Kriege), Schnitt und Stich (meist als „Kehledurchschneiden" bei Mord oder Selbstmord, z. B. mit Rasiermesser), Verbrennung und Verätzung (heißer Tee usw., sowie ätzende Flüssigkeit oder Dämpfe). Frakturen s. da!

Symptome: Heiserkeit bis Stimmlosigkeit; Atmungsstörung; Hustenreiz; Schmerzen beim Sprechen, Schlucken und Husten; bei gleichzeitiger Schleimhautverletzung Blutauswurf und Hautemphysem (letzteres spez. bei Stich).

Gefahren: Tod infolge Erstickung durch Fragmentdislokation, Bluterguß, Blutaspiration, Emphysem, Glottisödem, quere Abtrennung und Zurückschlüpfen der Trachea; ferner später fortschreitende Phlegmone bzw. Eiterung (Mediastinitis!) oder Aspirationspneumonie.

Sonstige Folgen: Stenose, Luftfistel und Stimmbandlähmung.

Therapie: Ruhe und Morphium; bei Gefahr der Atmungsstörung am besten sofort, auch schon im Verdachtsfalle: Tracheotomie unterhalb sowie oberhalb möglichst Naht von Kehlkopf und Trachea (ohne Mitfassen der Schleimhaut und ohne Schluß der äußeren Wunde; am besten mit Catgut oder Silberdraht!); bei völliger Tracheadurchtrennung evtl. Einnähen des mit Klemmen vorgezogenen Tracheastumpfes in die Hautwunde.

C. Fremdkörper.

Ursachen: a) Meist vom Munde aus bei Kindern, spez. bei solchen unter 5 Jahren, welche Gegenstände aus Spielerei im Munde halten und dieselben bei Erbrechen, Fallen, Stolpern, Stoßen, Sprechen, Lachen, Erschrecken usw. plötzlich aspirieren, oder bei Erwachsenen, welche gierig essen, mit in den Mund gesteckten Nadeln oder Nägeln oder mit vollem Munde sprechen oder lachen, wobei sie ebenfalls plötzlich aspirieren: Bohnen, Erbsen, Fruchtkerne, Kornähren, Glasperlen, Brot, Fleisch, Knochen, Gräten, Nadeln, Nägel, Hemdenknöpfe, Münzen, Bleisoldaten usw.; ferner vor allem bei Schlingmuskellähmung (Tumor, Bulbärparalyse, Diphtherie), sowie bei Reflexstörung, Erschrecken oder Bewußtlosigkeit (fester Schlaf, Betrunkenheit, Narkose, Ohnmacht, Krämpfe): Zahn, Zahnstein, Plombe, Zahnkrone, Gebiß, Zahnnadel, Kautabak, Bonbon, sowie Erbrochenes und Blut; weiter gelegentlich bei Operationen an den oberen Luftwegen: Blut und Eiter (Tonsillar- und Retropharyngealabsceß); schließlich bisweilen durch bloße Aspiration: Staubteilchen, Insekten und (bei Trinken verunreinigten Wassers) Pferdeblutegel. b) Selten von außen: Projektil, Nadel usw. oder c) von der Nachbarschaft bei durchbrechendem Ösophagusfremdkörper, verkästen Bronchialdrüsen, Wirbelsequester usw.

Lokalisation: Larynx, Trachea oder Bronchus, und zwar hier häufiger rechts (größere Weite und geringere Winkelabweichung des rechten Hauptbronchus!); bisweilen „flatternd" oder „tanzend", d. h. mit den Atmungsbewegungen in der Trachea auf- und abwandernd zwischen Glottis und Bifurkation und dann evtl. beim Anschlagen an die Glottis zu hören und zu fühlen.

Symptome: Husten, Stridor, Erstickungsanfälle, Schmerzen, ängstlichsteife Körperhaltung, Sprachstörung, Blutauswurf.

Diagnose: Besichtigung und Betastung von außen und vom Munde, Laryngoskopie, Bronchoskopie, Lungenuntersuchung, Röntgenbild. (Röntgenbild zeigt oft, aber nicht immer, und zwar in ca. 50% Fremdkörperschatten, dies spez. bei Metall, sowie bei Obstruktionsatelektase Lungenverschattung und Holzknechtsches Phänomen des Bronchusverschlusses, d. h. Verschiebung des Mediastinalschattens nach der Seite des verschlossenen Bronchus bei der Einatmung, weil sich die entsprechende Lungenhälfte infolge Bronchusverlegung nicht rasch genug mit Luft füllt und daher auf das Mediastinum ansaugend wirkt.)

Komplikationen und Prognose: 1. Erstickung (spez. durch Flüssiges: Erbrochenes, Blut, Schlamm usw., aber auch durch Fleisch, Bohne usw.). 2. Geschwür, Sekretion, Blutung, Entzündung und Glottisödem, Absceß,

Perforation nach außen oder in die Speiseröhre, Eitersenkung ins Mediastinum, Pleuritis oder Perikarditis, Gefäßarrosion. 3. Bronchopneumonie, Absceß oder Gangrän der Lungen; bei Verlegung des Bronchiallumens (z. B. durch aufgequollene Bohne) Obstruktionsatelektase und später Kollapsinduration (sog. Karnefikation) des betreffenden Lungenteils evtl. mit abgeschwächtem Atmungsgeräusch, Lungenklopfschall und Stimmschwirren, sowie mit charakteristischem Röntgenbild (s. o.) oder bei Infektion Lungenabsceß bzw. -gangrän.

Therapie: Zu versuchen Inversion (d. h. auf den Kopf Stellen, bzw. Oberkörpertieflagerung) und auf den Rücken Klopfen, sowie Brechmittel; sonst künstliche Entfernung und zwar je nach der Höhenlage: 1. vom Munde mit Finger oder mit Zange, bei Flüssigkeit mit Aspirationskatheter, 2. desgl. unter Laryngoskopie, 3. desgl. unter Tracheo- oder Bronchoskopie: a) Oberer, d. h. vom Munde aus oder sicherer, namentlich in schwierigen Fällen, z. B. bei kleinen Kindern oder bei „tanzenden" Fremdkörpern: b) unterer, d. h. von der Tracheotomiewunde aus, 4. desgl. nach Pharyngo-, Laryngo-, Tracheo- oder Pneumotomie (Pneumobronchotomie unter Rippenresektion ist angezeigt, wenn wegen der Tiefenlage die bronchoskopische Entfernung nicht gelingt und pneumomische Erscheinungen sie verlangen; in Betracht kommen vor allem kleine und spitze bzw. scharfe Fremdkörper z. B. Geschosse und Nadeln, falls sie lokalisierbar sind [Röntgen]; Laryngotomie ist angezeigt, wenn die Fremdkörper von innen nicht entfernbar sind, und erfolgt längs genau median durch Schild- und meist auch durch Ringknorpel und oberste Luftröhrenringe). Außerdem bei Erstickungsgefahr sofort Tracheotomie, wobei der Fremdkörper (z. B. Bohne) ausgehustet, exprimiert oder herausgezogen werden kann; dies ist namentlich angezeigt bei Kindern und bei tanzenden Fremdkörpern.

Anschließend empfiehlt sich für einige Tage klinische Beobachtung; manchmal, spez. bei kleinen Kindern, erfordert auch noch nachträglich zunehmende Kehlkopfstenose infolge Verschwellung, falls Halseisschlauch und Salzwasserinhalationen nicht helfen, Tracheotomie.

D. Entzündungen.

I. Diphtherie, vgl Allg. Chirurgie!

Pathogenese: Selten primär, meist sekundär, und zwar häufig von Rachen oder Nase (descendierend!), selten von den tiefen Luftwegen (ascendierend!).

Symptome und Komplikationen: Vgl. Allg. Chirurgie; bei Kehlkopfaffektion bestehen außer Fieber vor allem Heiserkeit und Atemnot (zunächst mit, dann ohne Kompensation), inspiratorisches Atmungsgeräusch („Stridor") und inspiratorische Einziehungen der nachgiebige Thoraxpartien (Ober- und Unterschlüsselbeingruben, Zwischenrippenräume, Jugulum und Epigastrium) durch Mitwirkung der accessorischen Atmungsmuskulatur, dann Cyanose und Unruhe mit Angstgefühl und Aufrichten; schließlich (bei Kohlensäurevergiftung und Erschöpfung) Blässe und trügerische Ruhe bis Somnolenz mit schnellem, schwachem und unregelmäßigem Puls.

Gefahr der Erstickung infolge Larynxstenose, und zwar durch Membranen, Sekretmassen oder Schleimhautschwellung; besonders bei kleinen Kindern.

Prognose: Erholung oder Tod (durch Erstickung, Lungenkomplikation oder Sepsis).

Folgen: Larynxstenose und Perichondritis.

Diagnose: Bacillennachweis und charakteristische Beläge in Rachen, Nase usw.

Differentialdiagnose: Laryngitis acuta spl. oder phlegmonosa, Perichondritis, Glottisödem, Tumor, Fremdkörper (spez. verschluckte Bohne), Retropharyngealabsceß, Pneumonie usw.

Therapie (außer Serum-, lokaler und symptomatischer, auch narkotischer Behandlung vgl. Diphtherie!): Bei schwerer Dyspnoe, welche sich auch nicht auf Seruminjektion bessert, rechtzeitig (d. h. vor Eintritt schwerer Asphyxie mit Dekompensation, Lungenkomplikationen, Sepsis usw.) Tracheotomie oder Intubation (vgl. Operationslehre!).

II. Glottis- oder besser Kehlkopfödem (Oedema laryngis).

Wesen: Schleimhautschwellung infolge seröser Durchtränkung der Mucosa und Submucosa an den aryepiglottischen Falten, ferner an Epiglottis und Taschenbändern, selten an Stimmbändern.

Ursachen: a) **Nicht entzündliche** (Stauungsödem mit Transsudat): α) Allgemeine: Herz-, Lungen- und Nierenleiden. β) Lokale: Hals- und Mediastinaltumoren, spez. Struma, Lymphdrüsengeschwulst, Aortenaneurysma. γ) Angioneurose (auch nach Genuß gewisser Speisen und Medikamente). δ) Jodgebrauch. b) (meist!) **Entzündliche:** (Entzündungsödem mit Exsudat): Operation (Kehlkopfoperierte dürfen nicht sogleich nach Hause entlassen werden!), Verletzung, Knorpelfraktur, Verbrennung, Verätzung, Fremdkörper, Insektenstich, Diphtherie, Pseudocroup (d. h. stenosierender Larynxkatarrh bei Kindern), Erysipel, Laryngitis phlegmonosa (bei Sepsis, Influenza, Typhus, Pocken, Scharlach, Masern usw.), Perichondritis, Tuberkulose, Syphilis und Carcinom des Kehlkopfes, Mundboden-, Zungen- und Halsphlegmone, Retropharyngealabsceß, Peritonsillitis, Speicheldrüsenentzündung, Strumitis usw.

Symptome: Außer Schmerzen und Heiserkeit besteht Dyspnoe.

Diagnose: u. a. Laryngoskopie.

Gefahr der Erstickung, namentlich bei Kindern (wegen der verhältnismäßigen Enge des Kehlkopfeingangs).

Verlauf: oft rapid.

Daher Prognose dubiös.

Therapie: Möglichst kausal (Fremdkörperextraktion, Absceßpunktion oder Incision usw.); sonst symptomatisch: Bettruhe, Eiskrawatte, Sprechverbot, Diät, Narkotika usw. sowie vor allem, spez. bei Anaphylaxie, Calcium intravenös bzw. intramuskulär; bei Erstickungsgefahr rechtzeitig, evtl. schon prophylaktisch Tracheotomie (Krankenhausaufnahme ist von vornherein erforderlich).

III. Knorpelhaut-Knorpelentzündung (Perichondritis laryngea).

Path. Anatomie: Knorpelnekrose durch perichondrale Eiterung.

Lokalisation: Meist Aryknorpel, dann Ringknorpel, Schildknorpel, Epiglottis.

Ursachen: Intubation und Tracheotomie bei Diphtherie, Verletzung, Fremdkörper, Syphilis, Tuberkulose, Rotz, selten lupöse und carcinomatöse Geschwüre, Laryngitis phlegmonosa bei Sepsis, Influenza, Typhus, Pocken, Scharlach, Masern usw.

Symptome: Spontane Schmerzen und vor allem Schlingbeschwerden, Heiserkeit, Atemnot, lokale Druckempfindlichkeit und Schwellung, evtl. Absceß mit Fistelung und Knorpelsequestierung; später narbige Schrumpfung mit Fixation der Knorpel und Stimmbänder.

Diagnose: U. a. Laryngoskopie.

Verlauf: Langwierige Eiterung und Sequestrierung, evtl. Perforation nach innen oder außen oder beidseitig mit partieller oder totaler Larynxfistel.

Prognose: Erstickung durch Absceßdruck, Eiteraspiration, Larynxzusammenbruch, kollaterales Glottisödem, Senkungsabsceß nach dem Mediastinum und Sepsis; bei Ausheilung evtl. Larynxstenose.

Therapie: Kausal; sonst symptomatisch mit Ruhe, Umschlägen usw.; evtl. Punktion, Incision, Sequestrotomie; bei Erstickungsgefahr Tracheotomie.

IV. Spezifische Entzündungen.

1. Tuberkulose bzw. Lupus. Pathogenese: Selten primär, meist sekundär bei gleichzeitigem Lupus descendierend oder bei gleichzeitiger offener Lungentuberkulose durch bacillenhaltiges Sputum. Lokalisation: Meist Hinterwand, ferner Stimmband, Morgagnische Taschen und Epiglottis; oft multipel, zunächst einseitig. Vorkommen: Vorwiegend bei Männern. Symptome: Heiserkeit, Husten, Schmerzen beim Sprechen und Schlingen. Diagnose: Laryngoskopie (Infiltrat, Geschwür bzw. Granulationswucherung, Perichondritis), ferner sonstige (spez. Lungen-) Tuberkulose, Lokalisation, Bacillennachweis, Probeexcision. Differentialdiagnose: U. a. Lues und Tumor. Prognose: Je nach dem Allgemein-, spez. Lungenzustand, im allgemeinen schlecht; meist Tod an der Lungentuberkulose; selten Ausheilung, dabei aber Perichondritis und Stenose. Therapie: (außer Allgemeinbehandlung): Schweigegebot, Inhalieren von Eukalyptusöl, Menthol u. dgl., Einblasen von Jodoform sowie Orthoform, Anästhesin usw., Röntgenbestrahlung, Alkoholinjektion (1—2 ccm 85%), Vereisung oder Resektion des N. laryngeus sup.; bei geschwulstartiger Wucherung Ätzen mit Milchsäure (20—100%), Galvanokaustik oder Curettement; bei isolierter Larynxtuberkulose evtl. Laryngotomie; evtl. Tracheotomie (bei Erstickungsgefahr) und Gastrostomie (bei unleidlichen Schluckbeschwerden).

2. Syphilis: Sekundär als hartnäckige diffuse Laryngitis mit Papeln und Kondylomen oder tertiär als Gumma bzw. Geschwür; meist am Kehldeckel beginnend, aber auch sonst, z. B. an wahren oder falschen Stimmbändern, Hinterwand usw.; anschließend evtl. Perichondritis, Fistelung, Mediastinalabsceß, Gefäßarrosion, Lungenkomplikationen und verschiedene, spez. diaphragmaartige Narbenbildung. Differentialdiagnose: U. a. Tuberkulose und Tumor. Therapie: Antiluetisch; evtl. Tracheotomie.

3. Aktinomykose.

4. Rhinosklerom.

5. Lepra.

E. Larynx- und Tracheastenosen.

a) Larynxstenose. Ursachen: Meist endo-, seltener extralaryngeale: Kongenitale Membranbildung, Operation, Wunde, Fraktur, Syphilis, Tuberkulose, Lepra, Rhinosklerom, Strumen und Geschwülste endo- oder extralaryngeal, Perichondritis, Diphtherie (spez. nach Tracheotomie oder Intubation). Symptome: Stridor und Atemnot mit verlangsamter und erschwerter Atmung, verlängertem Inspirium und Einziehung von unterer Rippengegend, Epigastrium usw.; Kehlkopf geht beim Atmen leidlich mit; Kopf rückwärts geneigt. Diagnose: U. a. Laryngoskopie. Gefahr der Erstickung. Therapie: Möglichst kausal (bei Fremdkörper, Tumor, Aneurysma, Syphilis, Tuberkulose usw.). Bei Erstickungsanfall Tracheotomie; sonst Intubation oder Dilatation endolaryngeal von oben, bzw. von Tracheotomiewunde mit Hartgummi- bzw. Zinnbougies bzw. Bolzen nach Trendelenburg, v. Schroetter, Thost u. a., bzw. mit Bolzenkanülen nach Brüggemann, evtl. nach Incision, Excision oder Galvanokaustik; evtl., falls die Dilatation nicht zum Ziele führt, Laryngotomie mit Excision der verengerten Partie und Einlegen einer Kanüle. Tube oder Laryngostomie mit anschließender Dilatation oder Larynxresektion nebst Plastik.

b) Tracheastenose. Ursachen: a) Meist äußere: Kropf, Aneurysma, Thymus-, Lymphdrüsen-, Ösophagus-, Wirbel-, Sternum- und Mediastinumaffektionen, spez. -tumoren. b) Seltener innere: Syphilis, Tuberkulose, Sklerom, Geschwülste, Fremdkörper, Tracheotomie bzw. Tracheotomiekanüle, Knorpelnekrose bei Typhus u. a., Ruptur, Schnitt und Schuß. Symptome: vgl. a); Dyspnoe ist meist exspiratorisch, Kehlkopf geht beim Atmen wenig mit und Kopf wird vorwärts geneigt gehalten. Diagnose: u. a. Laryngo- und Tracheo- bzw. Bronchoskopie, sowie Röntgenbild. Therapie: Dilatation endotracheal oder von Tracheotomie wie bei a); sonst Tracheotomie, Excision oder Resektion, evtl. mit Tracheaplastik (s. u.).

F. Larynx- und Tracheafisteln.

a) Äußere. Ursachen: Ulceration, spez. diphtherische und carcinomatöse, sowie Schnitt-, Stich- oder Schußverletzung mit Lippenfistelbildung. Symptome: Austritt von Luft und Schleim, sowie Sprachstörung.

b) Speiseröhren-Luftröhrenfisteln. Formen und Ursachen: Einfache durch Perforation bei eingekeiltem Fremdkörper oder Carcinom oder doppelte z. B. bei Verletzung; vereinzelt sind Fälle von angeborener Speiseröhren-Luftröhrenfistel beschrieben. Diagnose: Ösophago- und Bronchoskopie, sowie Schlundsondenuntersuchung mit unter Wasser gehaltenem Ende. Gefahr: Aspirationspneumonie. Therapie: Kauterisation mit Höllensteinstift u. dgl.; sonst Tracheaplastik (Anfrischung und Naht oder nötigenfalls Ersatzplastik aus gestielter oder freier Haut, Schleimhaut, Fascie, Muskulatur oder Periost oder bei größerem Defekt besser [da hier nur eine versteifte Verschlußplatte gegenüber inspiratorischer Ansaugung und gegenüber äußerem Druck die freie Atmung genügend sichert] kombiniert aus Haut bzw. Schleimhaut und aus Knorpel [gestielt aus Schildknorpel oder frei nebst Haut aus Ohrmuschel] oder Knochen [gestielt aus Schlüssel- oder Brustbein oder frei aus Darmbeinkamm, Rippen, Schienbein, Schultergräte usw. nach vorheriger Einheilung in einen gestielten Hautlappen]). Voraussetzung des Fistelschlusses ist, daß oberhalb keine Stenose besteht!

G. Nervenaffektionen.

a) Lähmungen. Chirurgisch wichtig ist die Rekurrenslähmung, und zwar die doppelseitige unvollständige, welche beginnt mit einer Schädigung der Nervenäste zu den Auswärtsbewegern der Stimmbänder (bilaterale Postikusparalyse); dadurch Stimmbänder in Median- oder Phonationsstellung (später, d. h. bei doppelseitiger vollständiger Rekurrenslähmung in Ruhe- oder Kadaverstellung, sowie schlaff und exkaviert, d. h. in der Mitte eingebogen) sowie Stimmritze verengt. Symptome: Inspiratorische Dyspnoe, namentlich bei Anstrengung (z. B. Treppensteigen). Gefahr jederzeitiger Erstickung. Diagnose: U. a. Laryngoskopie. Ursachen: a) Häufiger centrale (meist doppelseitige!): Tabes, Bulbärparalyse, multiple Sklerose, Hirntumor usw. b) Selten periphere (meist einseitige): Hals- und Mediastinaltumoren spez. Struma, Aneurysma, Ösophaguscarcinom, entzündliche und vor allem maligne Lymphdrüsentumoren sowie luetische, alkoholische oder rheumatische Neuritis. Therapie: Kausal; evtl. rechtzeitig, auch prophylaktisch Tracheotomie. In unheilbaren Fällen ist die Stimmstörung auszugleichen entweder durch ein Kompressorium, welches die gelähmte Seite medianwärts drückt oder durch Paraffineinspritzung in das gelähmte Stimmband oder durch plastische Operation (z. B. nach Payr, wobei am Schildknorpel ein zungenförmiger Knorpellappen ausgeschnitten und nach innen fixiert wird, so daß das gelähmte Stimmband medianwärts gedrängt ist).

b) Stimmritzen- oder Glottisschließerkrampf (Spasmus glottidis s. Laryngospasmus). Vorkommen: Meist bei schwächlichen, spez. rachitischen Kindern als Teilerscheinung der Spasmophilie, selten bei Erwachsenen durch Reizung des N. recurrens oder vagus infolge Kompression seitens Geschwulst oder Aneurysma. Gefahr der Erstickung. Therapie: Kausal, evtl. Intubation oder Katheterismus mit Lufteinblasung.

H. Geschwülste.

a) Gutartige.

Vorkommen: Häufig, vor allem Fibrome und Papillome; spez. im Larynx (hier 90% gutartig und 10% bösartig), dagegen seltener in Trachea und Bronchien.

Symptome: Störungen von Stimme (Heiserkeit, Überschnappen) und von Atmung (Stridor und Dyspnoe), Fremdkörpergefühl, Husten und Auswurf; bisweilen (und zwar bei gestielten und in der Stimmritze pendelnden) plötzlich auftretend und wieder verschwindend.

Diagnose: Laryngo- und Tracheo- bzw. Bronchoskopie, evtl. Probeexcision; ferner jugendliches Alter, Lokalisation an Stimmbändern, langsamer Verlauf, Fehlen von Schmerzen und von Schluckbeschwerden.

Differentialdiagnose: 1. Tuberkulöse, syphilitische u. a. Granulationsgeschwülste (meist an der hinteren Kehlkopfwand!), 2. bösartige Geschwülste (s. u.).

Prognose: Gut; aber evtl. Stimmstörung durch Narbe sowie (spez. bei Papillomen) multiples Vorkommen, Rezidiv (häufig) und bösartige Umwandlung (selten).

Therapie: Entfernung, und zwar in der Regel endolaryngeal bzw. endotracheal (mittels Ätzstifts, Galvanokauters oder Zange nach Cocainpinselung); bei multiplen Tumoren außerdem Arsen und Röntgen- bzw. Radiumbestrahlung; nur ausnahmsweise (d. h. falls ersteres unmöglich) Pharyngo-, Laryngo- oder Tracheotomie.

Formen: 1. **Fibrome:** Knötchenartig, klein (stecknadelkopf- bis hanfkorn- bis erbsen- bis bohnengroß), breitbasig oder gestielt evtl. pendelnd, meist derb und seltener weich (sog. „Schleimpolypen"), blaß bis dunkelrot (je nach Gefäßreichtum); meist an den Stimmbändern; vorwiegend bei Erwachsenen; fast immer solitär.

2. Papillome: Warzen- oder blumenkohlartig und weißlichgrau; vorkommend wie 1. meist an den Stimmbändern, aber vorwiegend bei Jüngeren (spez. im 2.—14. Jahr) und sehr häufig multipel, evtl. weit ausgebreitet über Larynx, Trachea und Bronchien; auch öfters rezidivierend.

3. Häm- und Lymphangiome.

4. Retentionscysten.

5. Adenome.

6. Lipome.

7. Ekchondrome, Chondrome und Mischgeschwülste: In Trachea und Bronchien; bisweilen als multiple Osteochondrome in Form massenhafter Plättcheneinlagerungen der Schleimhaut.

8. Amyloidtumoren.

9. Schilddrüsentumoren (sog. „intratracheale Strumen") in unterem Larynx und oberer Trachea; selten, spez. bei jugendlichen Frauen. Diagnose: Laryngoskopie. Therapie: Exstirpation durch intralaryngeale Abtragung oder bei breitbasiger Geschwulst durch Excision von einer Tracheaincision nebst freier Schleimhaut- oder Hautdeckung (Thiersch-Läppchen).

10. Kinder- und Sängerknötchen: Kleinste (bis hirsekorngroße) Tumoren jederseits symmetrisch am freien Stimmbandrand von verschiednem (meist fibro- oder papillomatösem) Charakter, sowie als Retentionscyste; wohl entstehend durch Stimmüberanstrengung. Therapie: Symptomatisch; evtl. Kaustik oder Curettage.

b) Bösartige.

11. Sarkome: In Larynx selten, in Trachea und Bronchien häufiger, und zwar vorwiegend im mittleren Alter (30—60 Jahre); meist primär als Lympho- oder Chondrosarkom, seltener sekundär, und zwar fortgeleitet (z. B. von Schilddrüsensarkom) oder metastatisch; im Gegensatz zum Carcinom selten Geschwulstzerfall und Lymphdrüsenaffektion, daher geringere Beschwerden und langsamer Verlauf.

12. Carcinome: Häufiger, aber immerhin selten, spez. bei Älteren (im 40.—60. Jahr), und zwar Männern (Trinkern, Rauchern, Syphilitikern bzw. Tabikern); meist primär, seltener sekundär, und zwar fortgeleitet von Speiseröhre, Magen, Bronchien, Schilddrüse, Zunge, Rachen, Hals (branchiogenes Carcinom) usw.; teils innerlich (an Stimmbändern usw.), teils äußerlich (an Epiglottis, Kehlkopfhinterwand usw.), letzteres spez. bei sekundären

Carcinomen; meist Platten-, seltener Cylinderepithel- (Drüsen-) Krebs; häufig Geschwürszerfall evtl. mit Hautdurchbruch und Drüsenaffektion.

Vorkommen: In Larynx seltener, und zwar meist Carcinom, selten Sarkom; in Trachea und Bronchien häufiger, spez. Sarkom.

Symptome: Atemstörungen und chronische Heiserkeit ohne Husten (bei Älteren stets verdächtig und Laryngoskopie erfordernd!), ferner später auch Schmerzen, besonders beim Sprechen, Husten und (bei äußerlichem oder bei fortgeschrittenem Larynxcarcinom) auch beim Schlucken, übelriechender Ausfluß und Blutung, Lymphdrüsengeschwülste (beim inneren Krebs meist erst spät), Kachexie.

Diagnose: Laryngoskopie und evtl. Probeexcision, auch Laryngotomie.

Differentialdiagnose: Tuberkulose und Syphilis, sowie Pachydermia laryngis und gutartige Tumoren (s. da).

Prognose: Tod in 1—3 Jahren durch Erstickung, Aspirationspneumonie, Blutung oder Marasmus; bei Operation ist Dauerheilung nicht häufig (ca. 25%) und Mortalität nicht unbedeutend (12%).

Therapie: Radikaloperation: Nie endolaryngeal, sondern stets durch Laryngotomie oder bei vorgeschrittenem, auch sekundärem Kehlkopfkrebs durch partielle (halbseitige) oder totale Kehlkopfentfernung: Larynxresektion oder -exstirpation oder Laryngektomie; in letzterem Falle bleibt oft leidliche Flüstersprache, sonst künstlicher Kehlkopf (Trachealrohr und darauf aufgesetzt Pharyngealrohr mit Stimme) oder besser (dabei Abschluß gegen den Pharynx mit Vermeidung der Aspirationspneumonie!) phonetischer Nasenapparat (Trachealrohr und darauf aufsetzbar Nasalschlauch mit Stimme). Bei inoperablem Tumor: Arsen und Röntgen- bzw. Radiumbestrahlung (nicht ungefährlich wegen Glottisödem und Spätschadens): Schweigegebot, Inhalieren, sowie symptomatische Behandlung (ähnlich wie bei Larynxtuberkulose): Orthoformeinblasen und Morphium, evtl. Alkoholinjektion, Vereisung oder Resektion des Laryngeus sup., evtl. Tracheotomie und bei unerträglichen Schluckbeschwerden Gastrostomie.

13. Abschnitt: Speiseröhre.

A. Mißbildungen.

Verdoppelung, Mangel, totale Atresie oder Zweiteilung mit solidem Zwischenstück oder Obliteration unten, Septumbildung, Ösophagustrachea- bzw. Bronchusfistel bei gleichzeitigem Blindsack oberhalb, angeborene Stenosen bzw. Strikturen und Divertikel. (Speiseröhrenmißbildungen sind im ganzen sehr selten; meist besteht eine offene Verbindung zu den Luftwegen, und zwar in der Regel derart, daß der obere Teil blind endigt und der untere Teil direkt in die Trachea, selten Bronchus mündet. Therapie: Operation mit präliminarer Gastrotonie; bei Stenose Bougierung.)

B. Verletzungen.

Ursachen: a) Von innen her (evtl. als sog. Ösophagusperforation durchgehend): Verschluckte Fremdkörper oder verschluckte Gegenstände bei sog. „Schwertschluckern", sowie Instrumente (z. B. Schlundsonde, Bougie, Ösophagoskop, Fremdkörperzange usw.), Verbrennung und Verätzung (mit Säure oder Lauge, spez. Seifensiederlauge usw.; häufig!), sowie Geschwüre und Geschwülste (s. u.).

b) Von außen her: Quetschung (durch Faustschlag, Überfahrung, Strangulation od. dgl.) sowie Operation, Schnitt, Stich und Schuß: selten isoliert, meist kombiniert mit oft schweren Verletzungen sonstiger Halsorgane (Luftröhre, Gefäße, Nerven, Schilddrüse, Rückenmark) oder Brustorgane (Herz, Lungen und Pleura), u. a. bei Selbstmord oder bei Operation (Tracheotomie, Kropfoperation, Kehlkopfoperation u. dgl.)

Symptome: (evtl., aber nicht immer): Schluckbeschwerden, Speisenaustritt, Blutbeimengung, Hautemphysem.

Komplikationen: 1. Erstickung. 2. Blutung. 3. Entzündung: Phlegmone nebst Mediastinitis usw. (spez. bei Stich an der Hinterwand und überhaupt bei Verletzung im Brustteil!). 4. Fisteln. 5. Später Stenose. 6. Fissur nebst Spasmus (ähnlich wie am After).

Diagnose: u. a. Ösophagoskopie und Röntgenbild (nicht ungefährlich!)

Prognose: Am Brustteil ungünstiger als am Halsteil; im übrigen je nach Nebenverletzungen; bei schweren Nebenverletzungen erfolgt gewöhnlich noch Exitus; bei völliger Durchtrennung der Speiseröhre sterben die Meisten.

Therapie: Absolute Diät und Wundrevision; nur im Notfall Tamponade, sonst Ösophagusnaht (Submucosa ohne Mitfassen der Mucosa mit Catgut und darüber die übrige Wand mit Catgut oder Seide) mit Jodoformgazetamponade ohne Hautnaht oder mit Glasrohrdränage bei teilweiser Hautnaht bei Verletzung am Halsteil, dagegen bei Verletzung am Brustteil am besten Gastrostomie; außerdem Analeptika und Narkotika, sowie Ernährung durch Nasenschlauch, Mastdarmeinläufe oder Magenfistel; evtl. Tracheotomie oder Mediastinotomie; bei gleichzeitiger Verletzung der Trachea ist deren Naht anzustreben; bei bloßer Fissur empfiehlt sich deren Betupfen mit Cocain-Suprareninlösung im Ösophagoskop; bei Verbrennung und Verätzung nach 1—2 Wochen Frühbougierung (s. da).

Anmerkung 1. Rupturen.

Ursachen: a) **Traumatische,** z. B. durch Pufferquetschung, Überfahrung, Sturz usw., b) **spontane,** d. h. durch Muskelkontraktion bei Erbrechen, Mahlzeit, Stuhlgang u. dgl. wohl nur an brüchiger Wand (sog. „Ösophagusmalacie") infolge Magensafteinwirkung auf die zirkulatorisch geschädigte Ösophaguswand oder infolge Alkoholabusus, Sepsis u. dgl., sowie bei Fremdkörper, Verätzung, Geschwür, Carcinom, Exostose usw.

Lokalisation: Meist dicht oberhalb der Cardia; gewöhnlich längs verlaufend.

Symptome und Verlauf: Meist rascher Tod unter plötzlichem heftigem Schmerz, Kollaps und Hautemphysem.

Therapie: Narkotika und Analeptika; evtl. transpleurale Freilegung des Ösophagus nebst Versorgung sowie Gastrostomie.

Anmerkung 2. Ösophagusblutungen.

a) **Von innen:** Bei Fremdkörper, äußerer und innerer Verletzung (Magenschlauch usw.), Verbrennung und Verätzung, Entzündung, Ulcus pepticum, Hämangiom und vor allem **Varizen** (Ösophagusvarizen finden sich gewöhnlich im unteren Teil, spez. bei Lebercirrhose und sonstiger Pfortaderstauung, Pfortader- oder Milzvenenthrombose, Lebersyphilis, Mediastinaltumor, endothorakaler Struma usw.; auch angeboren oder bei Jugendlichen, meist aber bei Älteren), perniciöser Anämie, Typhus, Drüsenerweiterung, Carcinom usw.

b) **Von außen:** Bei Aortenaneurysma u. a. (selten und verhängnisvoll).

Diagnose: Ösophagusblutung sowie Schmerz und Dysphagie; dazu Röntgenkontrastbild und Ösophagoskopie.

Differentialdiagnose: u. a. Magengeschwür.

Therapie: Ruhe, Morphium bzw. Cocain, Eispillen und perorale Ernährung, lokale und allgemeine Hämostyphica, auch Bluttransfusion (vgl. Magenblutung!); evtl. Gastrostomie.

Anmerkung 3. Ösophagusfistel.

a) **Isolierte (Ösophagusfistel):** Bei Verletzung von innen oder außen, gelegentlich bei Bronchialdrüseneiterung, Traktionsdivertikeldurchbruch u. dgl.; meist sich bald wieder schließend, jedoch bei Eiterung und bei Lippenfistel evtl. langdauernd; Therapie: Excision und Naht, evtl. Plastik, u. U. nach Anlegung einer Magenfistel.

b) Kombinierte (Ösophagus-Tracheafistel): Bei gleichzeitiger Verletzung von Ösophagus und Trachea äußere oder innere, sonst bei Ösophaguscarcinom, Tuberkulose, Syphilis, Aktinomykose, Fremdkörper u. dgl. Gefahr der Aspirationspneumonie. Therapie: Operatives Schließen, und zwar erst der Ösophagus-, dann der Tracheafistel oder umgekehrt durch Naht oder Plastik, evtl. unter Zwischenlagerung der Schilddrüse; zuvor evtl. Gastrostomie. Diagnose: Speisenaustritt, Röntgenbild mit Kontrastfüllung, Fistelfüllung mit Methylenblau, Ösophagoskopie.

Anmerkung 4. Ösophagusperforation.

Ursache: Fremdkörper, Verätzung, Verletzung, Striktur, Carcinom, Divertikel, Geschwür an der Speiseröhre sowie Schilddrüsencarcinom, Bronchialdrüsenvereiterung, Aortenaneurysma, Lymphosarkom des Mediastinum, Senkungsabsceß bei Wirbeltuberkulose, Phlegmone u. a.

Diagnose: (außer klinischen Symptomen) Ösophagoskopie und Röntgenbild mit Kontrastfüllung.

Therapie: Gastrostomie.

C. Fremdkörper.

Ursachen: Vgl. Kehlkopf und Luftröhre; meist handelt es sich um Knochen und Gräten sowie Gebisse, auch Zahnnadeln u. dgl., ferner um ungekaute und zähe Fleisch- und Kartoffel-, Glas- und Emaillestücke, Fruchtkerne, Nadeln, Draht, Schreibklammern, Nägel, Rasierapparatklingen, Knöpfe, Ringe, Schlüssel, Dominosteine, Pfeifchen, Bleisoldaten, Broschen, Spulwürmer, Frösche, Fische, Aale, Schlangen, Münzen usw., und zwar bei Kindern aus Spielerei und bei Erwachsenen aus Eßgier, bei letzteren auch bei gestörtem Bewußtsein (tiefer Schlaf, Betrunkenheit, Narkose, Ohnmacht, Krämpfe usw.), sowie Geisteskrankheit (Rosenkranz, Kreuz!), auch in selbstmörderischer Absicht oder zwecks Haftentziehung (Messer, Gabeln, Löffel, Draht, Zahnbürste, Bleistift, Federhalter u. dgl.) oder zum Verbergen bei Dieben, Schmugglern usw. (Juwelen, Geldstücke, Löffel u. dgl.).

Eingangspforten: in der Regel Mund, ausnahmsweise Nase, vereinzelt Magendarmkanal sowie Außenfläche (perforierende Verletzung, z. B. durch Schuß: Geschoß).

Formen: Man unterscheidet aus praktischen Gründen im wesentlichen a) glatte bzw. weiche (z. B. Fleisch, Früchte, Kuchen) oder harte (z. B. Steine, Ringe, Knöpfe, Kerne, Perlen, Kugeln, Münzen) und b) spitze bzw. harte Fremdkörper (z. B. Knochen, Gräten, Draht, Nadeln, Nägel, Gebisse).

Lokalisation: Große Fremdkörper (z. B. Knochen, Gräten, Gebiß, Fleisch u. dgl., bei Kindern auch Münzen) bleiben oft schon im Hypopharynx stecken, sonst an den Engen, und zwar meist im Halsteil am Ringknorpel (25%) oder über der oberen Brustapertur (50%), selten an der Tracheabifurkation und häufiger auch (spez. infolge Hinabschlingens mit Speisen oder infolge Hinabstoßens mit Sonde) am Zwerchfellhiatus etwas oberhalb der Cardia (die Entfernungen von der oberen Zahnreihe an betragen bekanntlich 15, 20, 25 und 40 cm); öfters auch, dann auch bei kleineren Gegenständen (Fleisch, Fruchtkern usw.) an narbigen oder krebsigen Strikturen, sowie in Divertikeln.

Symptome (je nach Art und Sitz des Fremdkörpers etwas verschieden): Druck oder Stechen, Schluckbeschwerden, Festsitzen und Herauswürgen der Speisen (fester, breiiger oder flüssiger), Atemstörung bis Erstickung.

Verlauf: 1. Herausbrechen oder 2. Hinunterschlucken in Magen-Darmkanal oder 3. Steckenbleiben, evtl. tage- bis jahrelang; dabei meist periösophageale Phlegmone evtl. mit spontaner Ausstoßung; bei spitzen Nadeln auch Wandern.

Komplikationen: 1. Erstickung durch Tracheakompression, evtl. sofort (z. B. bei Fleisch oder Gebiß); Therapie: Tracheotomie. 2. Blutung aus Aorta, A. anonyma, carotis, thyreoidea inf., subclavia, pulmonalis sowie V. cava sup., azygos, thyreoidea inf. usw.; infolge Verletzung (meist erst später), und zwar durch spitze Fremdkörper z. B. Gebiß, Decubitus, Sondierung, Ösophagoskopie, Eiterarrosion usw.; Therapie: Ösophagusfreilegung mit Gefäßunterbindung. 3. Periösophageale Phlegmone mit Mediastinitis, Pleuritis, Perikarditis, Pneumonie, Lungenabsceß und -gangrän, Gefäßarrosion, Fistel, Striktur usw.; Symptome: Fieber mit Schüttelfrösten, Schmerzen, Schwellung, Atemstörung, Emphysem; Therapie: Ösophagusfreilegung mit breiter Incision (collare oder evtl. thorakale Mediastinotomie) und Dränage bei hochgestelltem Bettende, sowie Fremdkörperextraktion.

Prognose: Ernst.

Differentialdiagnose: Stenose (s. u.).

Diagnose: **1. Anamnese und Klagen.** Beide oft unzuverlässig in positivem und negativem Sinne; Fremdkörpergefühl und Schmerz bleibt auch nach Fremdkörperpassage oft noch einige Zeit, daher ist auf Abgang des Fremdkörpers durch Stuhlrevision und Röntgenbild zu untersuchen. **2. Besichtigung** und **Betastung:** a) Von außen (d. h. vom Hals) und b) von innen (d h. vom Rachen, evtl. mit Laryngoskop). 3. **Schluckversuch** nacheinander mit Brot, Brei und Wasser (zur Feststellung des Grades der Stenose!). **4. Röntgenbild** bzw. -durchleuchtung schonend (daher vor 5. und 6. vorzunehmen, spez. bei entzündlichen Erscheinungen), allerdings nicht immer positiv (z. B. nicht bei Glas, Holz, Fleisch, kleinen Knochen usw., wohl aber meist bei Metall und oft auch bei Knochen, Gebissen, Glas u. dgl.); differentialdiagnostisch cave Verkalkungen in Hals- und Bronchialdrüsen, sowie in Strumen usw.; Aufnahme einerseits von vorn nach hinten, andererseits im Halsteil von der Seite und im Brustteil zur Vermeidung von Herz- bzw. Wirbelschatten schräg (in sog. „Fechterstellung") mit der Röhre links hinten; vor therapeutischem Eingriff wegen Möglichkeit der Lageveränderung unmittelbar zuvor ausgeführt bzw. wiederholt; u. U. mit Kontrastfüllung. **5. Sondierung** mit weichem Schlundrohr oder mit elastischer Sonde, am besten mit v. Hackers Fremdkörpersonde (d. h. Bougie aus Fischbein mit auswechselbarem, und zwar anschraubbarem Elfenbein- oder Metallknopf bzw. -olive); differentialdiagnostisch cave Reiben an der Zahnreihe; Sondierung ist unzuverlässig (Vorbeigleiten!) und gefährlich (Perforation, spez. bei entzündlichem Prozeß nicht ganz frischer Fremdkörper!), daher am besten zu unterlassen, höchstens bei ganz frischen und fest glatten bzw. weichen Fremdkörpern angängig, dann aber vorsichtigschonend auszuführen; namentlich angezeigt bei unmöglicher, fraglicher oder negativer Röntgenuntersuchung und Ösophagoskopie. **6. Ösophagoskopie** allerdings nicht immer positiv (Verdeckung durch Schleimhautfalten oder Verschwinden beim tiefen Eindringen z. B. von Nadeln, Gräten, Knochen u. dgl.; sonst sieht man den Fremdkörper selbst oder doch an der Stelle des Eindringens Rötung, Bluterguß, Wunde usw.) und nicht immer zulässig und angängig; zur Ösophagoskopie Sitzen auf tiefem Stuhl bzw. Schemel oder (linke) Seiten- oder meist Rückenlage mit frei herabhängendem, dabei etwas, aber nicht zu weit rekliniertem Kopf; Narkose oder meist Morphium- bzw. Morphium- und Scopolamininjektion und Pinseln des Rachens, Kehlkopfs und Speiseröhreneingangs mit 10—20%iger Cocain-Adrenalinlösung; zuvor sonstige Untersuchung durch Anamnese, Röntgenbild, Sondierung usw.; verboten ist die Ösophagoskopie bei Dyspnoe oder Herzschwäche, ferner bei Aortenaneurysma und schließlich bei geschwürigem, varicösem oder entzündlichem Prozeß der Speiseröhre (sonst Perforation!), unmöglich bei Kieferklemme, Wirbelsäulenverkrümmung, intaktem Gebiß und kurzem Hals.

Therapie: a) **Unblutig:** 1. zu versuchen Apomorphin subc. zwecks Erbrechens; sonst 2. bei hohem Sitz (im Pharynx und oberen Ösophagus) Extraktion vom Rachen mit Finger (Metallschutz oder Mundsperrer!) oder mit Schlundzange (d. h. der Mund-Rachenlinie entspr. gebogener Kornzange, welche von vorn nach hinten oder seitlich sich öffnet, am besten mit Parallelverschiebung der Branchen, wobei sich nur das Maul öffnet und

Schleimhauteinklemmung vermieden wird). 3. Bei tiefem Sitz Extraktion ösophagoskopisch mit besonderen Faßzangenansätzen für Bohnen, Münzen, Gräten, Scherben usw. (aber versagend bei Größe oder Verhakung und kontraindiziert bei Entzündung oder Blutung), u. U. mit anschließender Zerkleinerung durch Schneidezange z. B. bei Gebiß; dagegen ist im allgemeinen nicht ratsam und nur im Notfall gestattet: 4. z. B. bei Münzen und Gräten blinde oder besser röntgenologische Extraktion mit am Fremdkörper vorbei und dann mit ihm zurückgezogenen Instrumenten, z. B. Weiß' Grätenfänger, Graefes Münzenfänger und Kirmissons Schlundhaken und 5. nur bei weichen (dagegen nicht bei spitzen spez. verhakten Fremdkörpern!) z. B. bei Fleisch-, Kuchen- oder Kartoffelstücken: Hinabstoßen in den Magen mittels Schlundsonde (blind oder röntgenologisch oder ösophagoskopisch) und anschließend Kartoffelbreikost, außerdem Untersuchung des Stuhlgangs, Austasten der Mastdarmampulle und Röntgenbild auf Fremdkörperabgang.

b) Blutig (bei Mißlingen der unblutigen Behandlung oder bei Blutung und Entzündung, und zwar baldigst): 1. Bei hohem Sitz Pharyngotomia, 2. bei Sitz im Halsteil Oesophagotomia collaris s. cervicalis. Technik: Halbsitzende Stellung mit nach hinten und nach der Seite (und zwar gewöhnlich nach der rechten) gedrehtem Kopf; gewöhnlich links, nur bei besonderer Anzeige (z. B. bei Perforation oder bei Rechtslage des Fremdkörpers) rechts; Schnitt in Schildknorpel- bis Jugulumhöhe am Vorderrand des Kopfnickers durch Haut, Platysma und oberflächliche Fascie; Schilddrüse nach innen und Kopfnicker sowie Gefäße nach außen ziehen; evtl. Durchtrennung des M. omohyoideus sowie Kopfnickeransatzes und Unterbindung der A. thyreoidea inf. sowie Strumaresektion; Schlundsonde vom Mund einführen; Spalten der längsgefaserten und gelbrötlichen bis muskelroten, evtl. durch Sonde markierten Speiseröhrenwand zwischen Pinzetten oder Fadenschlingen längs; unter schonender Behandlung der Ösophaguswand vorsichtige Extraktion des Fremdkörpers durch Eingehen mit Finger, Kornzange usw.; manchmal gelingt es, an der freigelegten Speiseröhre ohne deren Eröffnung den Fremdkörper nach oben oder unten zu schieben; Nadeln kann man auch einfach durchstechen; Naht des Ösophagus in zwei bis drei Schichten: Submucosa (ohne Mucosa) mit Catgut und übrige Wand mit Catgut oder Seide; Jodoformgazetamponade ohne Naht der äußeren Wunde oder Glasrohrdränage bei teilweiser Hautnaht; Ernährung durch Schlundsonde (am besten durch die Nase), rectal oder mit Magenfistel; bei bereits bestehender Mediastinitis Dränage des Mediastinums, Oberkörpertieflagerung und Gastrostomie. 3. Bei Sitz im Brustteil Oesophagotomia thoracalis vom hinteren Mediastinum (diese Operation ist jedoch trotz Anwendung des Überdruckapparates und trotz vorheriger Anlegung einer Magenfistel wegen Gefahr der Mediastinitis sehr gefährlich, aber gelegentlich nicht zu umgehen, wenn nämlich der Fremdkörper sonst nicht zu erreichen und der Allgemeinzustand gut ist); daher bei tiefem Sitz, wenn möglich Gastrotomie bzw. Gastrostomie mit anschließender Extraktion mittels Fingers oder Instruments unter Dehnung der Cardia, wobei man bis 10—15 cm, nämlich bis zum 6. Brustwirbel hoch kommen kann, während man von der Oesophagotomia cervicalis 25—30 cm tief ab Zahnreihe gelangt, also auch bis zum 6. Brustwirbel.

D. Entzündung (Oesophagitis) und Geschwür (Ulcus oesophagi) sowie Verätzung.

a) Entzündung (Oesophagitis).

1. Oesophagitis catarrhalis acuta und chronica bei Verletzung, Verbrennung, Verätzung, Sondierung, Oesophagoskopie, Ektasie, Tumor, Divertikel, Alkohol- und Tabakabusus, Herz- und Lungenleiden usw.

2. Oesophagitis purulenta: phlegmonosa und suppurativa bei Verletzung, Fremdkörper, Verbrennung, Verätzung, Ösophagoskopie usw. sowie Durchbruch entzündlicher Herde (Drüsen-, Wirbel-, Knorpelentzündung, z. B. Perichondritis laryngea): selten vgl. Magen!

3. Oesophagitis erouposa und diphtherica bei Typhus, Sepsis, Scharlach, Masern, Diphtherie usw.; Ausgang: bei schwerer Infektion Exitus, sonst evtl. Narbenstriktur.

4. Oesophagitis toxica s. corrosiva bei Verbrennung und Verätzung mit Säuren (Salz-, Salpeter-, Schwefelsäure sowie Essig) oder meist mit Alkalien (Natron- oder Seifensiederlauge, Salmiakgeist usw.) sowie mit Lysol, Carbolsäure, Sublimat u. dgl. aus Unachtsamkeit der Kinder oder aus Versehen oder Selbstmordversuch Erwachsener. Symptome: Sofort heftiger Schmerz und schleimigblutiges Erbrechen. Diagnose: Charakteristischer Mundrachen-, spez. Lippenschorf; vgl. Allg. Chirurgie, Verätzungen!; evtl. Ösophagoskopie. Folgen: Sofort Tod oder später Striktur, letztere spez. an den Ösophagusengen sowie Phlegmone und Carcinombildung. Prognose: $^1/_{10}$—$^1/_3$ (je nach Art, Konzentration, Dauer und Füllungszustand) stirbt sofort, $^1/_3$ später (an der Striktur), also insgesamt $^1/_4$—$^1/_2$; Bougierung hat eine Mortalität von 5—10%. Therapie: Rectal- und Subcutanernährung, evtl. Eispillen, Morphium und Herzanregung; in den nächsten Tagen evtl., nämlich bei Verschwellung oder Verlegung Gastrostomie und bei gleichzeitiger Pylorusstenose auch Gastroenterostomie oder bei gleichzeitiger Magenverätzung Jejunostomie; Vorsicht mit Sondierung in den ersten Wochen (sonst Perforation!); evtl. Dauersonde (aber nicht dick, sonst Druckbrand und Infektion!); besser nach Salzer (1920) Frühbougierung vom 2.—6. Tag an mit Liegenlassen der von der Nase eingeführten weichen bzw. elastischen und stumpfen Sonde steigend 5 Minuten bis $^1/_2$ Stunde für einige (3—6) Wochen täglich oder dauernd (namentlich bei Kindern in leichteren Fällen; Heilung bis 90% und Mortalität nur 4%). In frischen Fällen kann man auch Neutralisierung versuchen mit Essig oder umgekehrt mit Magnesia (dagegen wegen Kohlensäureentwicklung mit Perforationsgefahr besser nicht Soda oder Natr. bicarb.); zugleich Öleinspritzungen und Diät: Milch, Eier, Hafer- oder Reisschleim sowie Belladonna bzw. Atropin.

b) Geschwür (Ulcus oesophagi):

6. Druckbrand- (Decubital-) Geschwür, teils von innen durch steckengebliebene Fremdkörper, Dauersonde usw., teils von außen bei Struma, Aneurysma, Wirbelsäulenexostose usw., aber auch bei Marasmus ante finem durch Ring- oder Trachealknorpel; meist an den physiologischen Engen, und zwar vorwiegend am Ringknorpel.

7. Peptisches oder rundes Geschwür (Ulcus pepticum s. rotundum oesophagi). Vorkommen: Selten; meist bei Erwachsenen im 30.—60. Jahr; Männer erkranken etwas häufiger als Frauen. Lokalisation: Im untersten Teil, einige Zentimeter über dem Mageneingang; gelegentlich mehrfach. Pathogenese: Gewebsnekrose wohl unter Mitwirkung des Magensaftes, vielleicht teils auf Magenschleimhautinseln, -teils bei Zurückfließen des Magensaftes; öfters neben Magen- oder Zwölffingerdarmgeschwür, spez. stenosierendem; befallen werden anscheinend Prädisponierte, spez. Anämische und Alkoholiker. Symptome: Teils solche des Magengeschwürs: Schmerz (im Oberbauch) und Blutung (evtl. Bluterbrechen und Blutstuhl), teils solche der Speiseröhren-verengerung: Schluckbehinderung und Erbrechen. Diagnose: (u. a., aber nicht ganz ungefährlich) Sondierung, Röntgenbild, Ösophagoskopie; u. U. Probeexcision. Differentialdiagnose: Geschwür, Entzündung, Tuberkulose, Syphilis, Aktinomykose, Geschwulst, Spasmus, Varicen, Divertikel und Fremdkörper. Gefahren: Perforation und Blutung; später Striktur. Prognose: Spontanheilung ist möglich; Perforation kann erfolgen in Mediastinum und Bauchhöhle sowie Lungen und Pleura; auch droht Inanition. Therapie: Gastrostomie und evtl. auch (bei gleichzeitiger Pylorusstenose) Gastroenterostomie oder Gastro-Ösophagostomie, gelegentlich, nämlich bei Carcinom, Cardiaresektion; im übrigen konservativ mit Schonung, Diät, Wärme, Spasmolytika und Alkalien, evtl. parorale Ernährung; zu versuchen Pinselungen mit Cocain-Suprarenin- oder Höllensteinlösung (10—20%ig); vgl. Magen- und Zwölffingerdarmgeschwür!

E. Verengerungen (Stenosen bzw. Strikturen).

Ursachen und Formen:
I. Wandstenosen oder echte Strikturen (Wanderkrankung!): 1. Angeborene. 2. Entzündliche. 3. Narbige: Meist durch Trauma oder am häufigsten durch Verätzung, seltener durch Phlegmone, Diphtherie, Scharlach und Typhus, Syphilis, Aktinomykose und Tuberkulose, peptisches Geschwür usw. 4. Spastische: Teils primär bei funktionellen Nervenleiden, spez. Hysterie als Ösophagismus bzw. Cardiospasmus (s. da), teils sekundär bei Fremdkörper, Fissur, Geschwür, Verätzung usw. 5. Neoplastische: Selten Polypen u. a., häufig Carcinome.

II. Obturationsstenosen (Lumenverlegung!) durch Fremdkörper, Soor, Neoplasma (meist Carcinom, vereinzelt Sarkom, Myom, Fibrom, Polyp, Cyste usw.).

III. Kompressionsstenosen (Druck von außen!) durch Aortenaneurysma (meist!), Struma spez. retrosternale und maligne, Bronchial- und Mediastinaldrüsen-, Wirbel-, Lungen-, Pleuraeiterung oder -Tumor, Wirbelexostose, Dermoid, Retropharyngealabsceß, gefülltes Ösophagusdivertikel, Zwerchfellhernie usw.

Vorkommen: Meist Carcinom (von 100 Stenosen sind 50—75 carcinomatös, spez. bei älteren Männern) und Verätzungsstriktur (20—30%; hierbei sehr häufig; Anamnese!), sowie Aortenaneurysma.

Lokalisation: Strikturen sitzen meist an den Ösophagusengen, und zwar am häufigsten unterhalb des Rachens, seltener an Tracheabifurkation und recht häufig wieder am Hiatus oesophageus.

Formen: 1. Oberflächliche (häutige) und tiefe (callöse), 2. ring- bzw. halbring- (klappen-) und röhrenförmige, 3. partielle und totale, 4. ein- und mehrfache.

Folgen: Oberhalb besteht meist Dilatation und Muskelhypertrophie sowie Schleimhautkatarrh, evtl. Geschwürsbildung, an der Strikturstelle evtl. entzündliche Erweichung mit Gefahr der Perforation der morschen Wand, dies spez. bei Ösophagoskopieren und Sondieren.

Symptome: Schlingbeschwerden, Schleimsekretion, Würgen und Zurücklaufen bzw. Erbrechen gewisser Speisen, und zwar verschieden je nach Höhe (Zeitdauer des Erbrechens!) und Grad der Striktur (Passage fester, breiiger oder flüssiger Speisen; dabei gehen feste und vor allem fettige Speisen noch am besten durch; manchmal sind die Schluckbeschwerden wechselnd je nach Vorhandensein von Spasmus!), schließlich Abmagerung und Austrocknung (oft ähnlich wie bei Carcinom).

Prognose: Dubiös; es droht Rezidiv und in $^1/_3$ der Fälle Tod durch Inanition oder durch Perforation (entweder infolge Decubitus durch steckenbleibende Fremdkörper, z. B. Pflaumenkern oder infolge Durchstoßung mittels Sonde oder Ösophagoskops in Form eines sog. falschen Wegs; gelegentlich auch spontan durch Durchbruch eines Geschwürs oder Abscesses) mit Mediastinitis, Pleuritis, Pericarditis, Lungengangrän usw.; die Strikturen nach Infektionskrankheiten, Fremdkörpern oder Geschwüren sind meist oberflächlich, daher besser heilbar, die nach Verätzung oft tief; neben der Tiefe der Wandveränderung spielt auch deren Länge eine Rolle für die Prognose; im Kindesalter ist die Aussicht eine günstige, falls die Kinder mit dem Leben davonkommen; bei schwerer Striktur droht Inanition nebst Lungentuberkulose.

Diagnose: 1. Auskultation neben der Trachea vorn über dem Brustbein oder hinten neben der Brustwirbelsäule (Durchpreßgeräusch!). 2. Röntgenbild bzw. Durchleuchtung mit Metallsonde oder mit Kontrast- (Wismut- oder Barium-) Brei bzw. -milch. 3. Sondierung: Mit

Schlundsonde oder Rohr, evtl. Fremdkörpersonde; zunächst mit dicker, dann mit immer dünnerer, evtl. Darmsaite; Bestimmung der Höhe, Enge, Länge und Zahl der Strikturen; vorsichtig wegen Wandbrüchigkeit; zur Sondierung Kopf leicht erhoben, künstliches Gebiß fort, tief ein- und ausatmen; Arzt drückt mit zwei Fingern der linken Hand die Zunge nieder und führt die schreibfederartig gefaßte, vorher in warmem Wasser erweichte und mit Öl, Vaseline, Glycerin od. dgl. angefettete Sonde ein; cave Luftwege (reflektorischer Husten und Dyspnoe) und Perforation; verboten ist die Sondierung bei frischem und granulierendem Geschwür nach Trauma, Verätzung, Ulcus pepticum, Fremdkörper usw. und bei Aortenaneurysma; Entfernung von der Zahnreihe beträgt gewöhnlich bei mittlerer Größe für Ösophaguseingang 15, Bifurkation 25, Cardia 40 (45) cm, bei Frauen und kleinen Personen ziehe man 1—2 cm ab, bei Kindern bis 1 Jahr nehme man die Hälfte und bei Kindern zwischen 1. und 6. Jahre $^2/_3$ der angegebenen Werte; bei Kompressionsstenose gelangt im Gegensatz zu Wandstenose auch eine stärkere Sonde anstandslos in den Magen trotz ausgesprochener Schlingbeschwerden. 4. Ösophagoskopie. 5. evtl. Probeexcision.

Differentialdiagnostisch ist wichtig außerdem: Anamnese, Verlauf, Dauer, Alter des Patienten (Carcinom!), Untersuchung des Erbrochenen (auf Eiter, Blut, Tumorelemente usw.), Probeexcision.

Prophylaxe: Frühzeitige Dauersondierung des Ösophagus durch die Nase unter Liegenlassen einer Ernährungssonde dauernd oder täglich für ½ Stunde wiederholt für einige Wochen bei Verätzung usw. (s. o.).

Therapie: a) Unblutige: Dilatation, und zwar allmähliche (mit weicher oder meist halbstarrer cylindrischer bis konischer Sonde (Bougie) oder mit Olivensonde (d. h. Fischbeinstab mit anschraubbarer Elfenbeinolive verschiedener Stärke); bei enger Striktur auch mit Darm- oder Metallsaite; zwecks gleichzeitiger Ernährung auch mit Schlundrohr; evtl. „Sondieren im Bündel" mittels eines trichterförmigen Hohlbougies als Führungsrohr, auch als Teleskopinstrument, später auch mit einem über einem Stab aufgespannten Dränrohr, welches durch Wiederannahme des alten Kalibers dilatierend wirkt, evtl. mit Hilfe des Ösophagoskop; zweckmäßigerweise gibt man vorher etwas Suprareninlösung und Öl bzw. Butter oder fettet die Sonde mit Öl, Butter, Vaseline, Glycerin oder Hühnereiweiß ein; täglich 1—2mal je 1—30 Minuten; langsam und vorsichtig wegen Wandbrüchigkeit mit Gefahr der Perforation; daher bei frischer granulierender Striktur zu unterlassen und bei Fieber, Schmerz usw. zu unterbrechen für einige Tage; daneben zu versuchen Diathermie. Elektrolyse und Fibrolysin; sonst symptomatische Therapie (vgl. Ösophaguscarcinom!).

b) Blutige: Falls Sondierung nicht zulässig oder nicht möglich! 1. Oesophagotomia interna, d. h. Durchtrennen der Striktur vom Rachen mit urethrotomartigem Messer oder Galvanokauter oder durch Elektrolyse; heutzutage verlassen als unsicher und vor allem als gefährlich (Blutung, Phlegmone und Perforation!) bis auf die Elektrolyse, welche von manchen Autoren gerühmt wird; am ehesten ist der innere Speiseröhrenschnitt angängig bei den häutigen Strikturen, spez. bei den angeborenen, und zwar mit dem messerförmigen Galvanokauter oder Diathermiemesser im Ösophagoskop.

2. Am Halsteil: Oesophagotomia externa, und zwar cervicalis, d. h. äußerer Speiseröhrenschnitt am Halsteil bei inoperabler Striktur des Halsteiles; evtl. anschließend Dilatation durch Einführen von Bougies von der Ösophagotomiewunde; evtl. als kombinierte Ösophagotomie, d. h. äußerer kombiniert mit innerem Speiseröhrenschnitt; evtl. (aber meist weder nötig noch möglich) Resektion; evtl. als temporäre Ösophagostomie, d. h. als Ernährungsfistel (z. B. unterhalb der Resektionsstelle), sonst besser ersetzt durch Gastrostomie zwecks Ernährung sowohl wie Strikturbehandlung, dagegen nur selten zwecks gewaltsamer Dehnung tiefsitzender Striktur.

3. Am Brustteil: Gastrostomie, d. h. Magenfistel bei nicht passierbarer und inoperabler Striktur im Brustteil, falls das Körpergewicht immer mehr sinkt, dabei hoch oben anzulegen und immer dickere Rohre einzuführen; manchmal wird dann die Striktur von oben durchgängig; sonst ist anschließend zu versuchen (nach einigen Tagen bis Wochen): Retrograde Bougierung evtl. unter retrograder Ösophagoskopie oder Sondierung ohne Ende nach v. Hacker; dazu entweder Sondierung von oben oder von unten bzw. von einer Ösophagotomiewunde aus oder Schluckenlassen eines Fadens mit Knoten bzw. einer mit doppeltem Seidenfaden versehenen durchbohrten Stahlkugel oder -perle bzw. Schrotkorns, Herausholen der letzteren mittels Spülung bzw. Magnets oder Herausholen mit Kornzange vor dem Röntgenschirme oder Herausfischen mit einem Operationscystokop nach Füllung des an der Fistelstelle abgedichteten Magen mit ca. 300 ccm Wasser, Anbinden eines Gummidräns, Bougies, Catgutfadens, Aluminiumbronzedrahtseils od. dgl. und Durchziehen durch die Striktur, worauf es etwa ½ Stunde täglich liegen bleibt.

4. An der Cardia auch ausnahmsweise: Ösophagogastrostomie, d. h. Speiseröhren-Magenverbindung transpleural oder besser (ungefährlicher) transperitoneal; eingreifend und nur angezeigt bei umschriebener Striktur der Cardiagegend.

5. Antethorakale Ösophagoplastik: Nur bei absolut impermeabler und ausgedehnter, und zwar gutartiger, aber nicht bösartiger (carcinomatöser) Striktur des Brustteiles, falls Sondierung, Elektrolyse und retrograde Bougierung vergeblich versucht, Gastrostomie oder Ösophagogastrostomie nicht vorzuziehen sind; überhaupt nur ausnahmsweise, weil technisch schwierig sowie langdauernd (oft ca. 1 Jahr) und nicht gefahrlos (Mortalität 20%), am besten zuvor Gastrostomie:

I. **Dermato-Ösophagoplastik** (Bircher-Esser). Aus Haut: Ein oder zwei seitliche (türflügelartige) Brusthautlappen werden umschnitten, mit der Hautseite eingeschlagen und in sich zum Hautschlauch vernäht, darüber die seitlich abpräparierte Brusthaut verzogen und vereinigt, schließlich der antethorakale Hautschlauch unten mit dem Magen und oben mit der Speiseröhre verbunden.

II. **Entero-Ösophagoplastik** bzw. **Gastro-Ösophagoplastik**. Aus Darm (meist Jejunum (Roux-Herzen), auch Quercolon (isoperistaltisch: Kelling oder antiperistaltisch: Vulliet) bzw. Colon asc. (Reith) oder Magen bzw. Magenstreifen (aus der großen Kurve: Beck, Jianus-Halpern oder aus der Magenvorderwand: Hirsch): Darmschlinge wird durch Resektion ausgeschaltet unter Belassen des gefäßführenden Mesenteriums, an dem Analende mit dem Magen verbunden und mit dem Oralende bis zum Jugulum hervorgezogen, dort eingenäht und später mit der Speiseröhre verbunden.

Fink (antiperistaltisch) sowie Kirschner (isoperistaltisch) haben in ähnlicher Weise den durch Unterbindungen isolierten und unter der unterminierten Brusthaut bis zum Ösophagushalsteil emporgezogenen Magen benutzt.

III. **Aus Haut und Darm kombiniert** (Wullstein-Lexer); zunächst Ausschaltung einer Jejunumschlinge und Verlagerung unter die Brusthaut bis in Rippenbogenhöhe, dann Bildung eines Hautschlauchs vor dem Brustkorb und schließlich Vereinigung dieses Hautschlauchs mit der Speiseröhre oben und mit dem ausgeschalteten Darm unten.

F. Erweiterungen (Ektasie und Divertikel) sowie Cardiospasmus.

a) Ektasie, d. h. gleichmäßig-diffuse, und zwar entweder spindel- cylinderförmige Ausweitung (wie ein „Vormagen").

α) **Durch Stauung** (mit Druck der angesammelten Speisen bei gleichzeitiger fettiger Degeneration der Muskelschicht, falls diese nicht hypertrophiert)

oberhalb einer Striktur oder eines Carcinoms von Speiseröhre oder Mageneingang usw.

β) **Durch Spasmus** bei angeborener oder erworbener Innervationsstörung,
spez. hysterischer („Ösophagismus"), seltener bei Tetanus und Lyssa sowie
Infektionskrankheit, Urosepsis u. dgl., schließlich reflektorisch bei Fissur, Geschwür, Entzündung, Tuberkulose, Tumor, Divertikel usw. von Ösophagus oder
von seiner Nachbarschaft, auch Bauchorganen (Ulcus ventriculi bzw. duodeni,
Appendicitis, Hernia epigastrica oder diaphragm., Enteroptose u. dgl.).

I. Selten am Ösophaguseingang: Öfter nur als Druckgefühl („Globus
hystericus"); vereinzelt als schwere Schluckbehinderung, dadurch Inanition
und später infolge Nahrungsstauung mit Nachgeben der dort schwachen
hinteren Ösophaguswand sackartige Ausbuchtung, wobei die Speiseröhre
armdick werden und 1—2 l fassen kann, auch Katarrh, evtl. Geschwür auftritt („spasmogenes Pulsionsdivertikel" s. u.).

II. Häufiger am Ösophagusausgang (Kardiospasmus bzw. Hiato-
spasmus).

Pathogenese: Wohl vegetative Organneurose in Form einer Disharmonie
zwischen autonomem und sympathischem Nervensystem mit Überwiegen des
Sympathicus (Sympathicotonie); dabei Innervationsschwäche des Vagus und
infolge Wegfalls von dessen hemmender Wirkung Überwiegen der automatischen
Nervencentren des Ösophagus, dadurch Krampf des Sphincter cardiae (d. h.
der am Ösophagusausgang mächtiger entwickelten Ringmuskelschicht) mit
Ausbleiben des Öffnungsreflexes. Auslösend wirken wohl Schreck, Angst u.dgl.
Folge ist Erweiterung und später auch Hypertrophie der Speiseröhre (Mega-
Ösophagus).

Symptome: Steckenbleiben und Regurgitieren von (nicht sauren und
nicht verdauten) Speisen, und zwar meist bald nach dem Essen (dabei passieren
Flüssigkeiten meist schlechter als feste Speisen; besser geht manchmal das
Schlucken unter Nachtrinken von etwas Flüssigkeit oder unter Brustkorb-
kompression; die Erscheinungen zeigen einen wechselnden Verlauf), ferner
vermehrte Schleimsekretion, Druck bis Schmerz hinter dem Brustbein und
Atembeklemmung sowie Angstgefühl.

Folge: Evtl. Inanition, Aspirationspneumonie, Geschwür, Perforation und
Carcinom.

Differentialdiagnose: Striktur, tiefsitzendes (epiphrenales) Divertikel,
Zwerchfellbruch und Carcinom.

Diagnose: Sondierung (Sonde wird bei Striktur im Zurückziehen festgehalten, bei Spasmus nicht oder nur zeitweise; im übrigen kommt sie in einen
erweiterten Speiseröhrensack), Aushebung, Röntgenbild bzw. Durchleuchtung mit Kontrast- (Wismut- oder Barium-) brei bzw. -milch (diffuse
Erweiterung der ganzen Speiseröhre, sowie scharfe Begrenzung und Spitze vor
dem Magen, in welchen die Masse langsam und fadenförmig einfließt; dabei
evtl. Wechsel des Bildes zu verschiedenen Zeiten), Ösophagoskopie (nach
vorheriger Entleerung und Spülung); charaktersitisch für Spasmus ist außerdem
Wechsel der Erscheinungen, auch Auslösung des Spasmus durch Erregung
(s. o.).

Therapie: a) Unblutig: Gewöhnlich genügt Psychotherapie, evtl. Diät,
(öftere und kleinere Mahlzeiten sowie reizlose Kost unter Verbot von Alkohol,
Tabak, Kaffee u. dgl.), Gymnastik, Sedativa (Brom, Baldrian, Luminal, Lubrokal, Prominal, Morphium, Pantopon, Codein, Atropin, Belladonna, Papaverin,
Spasmolysin, Eupaco usw.). Dilatation mit ein oder mehreren Sonden, spez.
mit Starkes oder Gottsteins (aufblasbarer bzw. auffüllbarer) Sonde. (Die
unblutige Dehnung der Cardia mittels Sonde erfolge nur vorsichtig, am besten
vor dem Röntgenschirm; Gefahr von Verletzung mit Infektion, dadurch
Mediastinitis, Pleuritis, Peritonitis und Sepsis; gebräuchlich ist entweder eine
Sonde mit aufblasbarem oder auffüllbarem Gummiball [Gottstein] oder eine
Sonde mit spreizbarem Metallstäbegerüst am unteren Ende, woran ein queck-
silber- oder schrotgefülltes Schlauchstück als „Pfadfinder" angeschlossen

werden kann [Starke]). Spülungen mit Tannin-, Höllenstein- u. dgl. Lösung sowie Öleingießungen und evtl. Fütterung mit Schlundrohr, im Notfall rectal oder unter Gastrostomie. Sonst, aber nur ausnahmsweise, falls die konservative, auch psychische Therapie, sowie Dilatation versagt, also in schwersten Fällen mit immer weiter sinkendem Körpergewicht:

b) **Blutig:** 1. Laparotomie mit oder ohne Gastrostomie (diese als Not- oder Voroperation); evtl. anschließend Dehnung von unten mit eingebundenem Finger oder weniger gut mit Uterusdilatator, Kornzange u. dgl., auch nebst Sondierung ohne Ende (Mikulicz).

2. Kardioplastik, d. h. Längsspaltung und Quervernähung in ganzer Wanddicke (Marwedel-Wendel) oder (da dies nicht ungefährlich und nicht sicher) besser submucös, also ohne Verletzung der Schleimhaut: Kardiomyotomie (Heller).

3. Ösophagogastroanastomie, und zwar entweder abdominal-subdiaphragmatisch (Heyrowsky) oder ausnahmsweise, wenn nämlich die Speiseröhre nicht heruntergezogen werden kann thorakal-transdiaphragmatisch, also transpleural (Sauerbruch).

4. Kardiektomie (?): Nur ganz ausnahmsweise, jetzt aber so gut wie verlassen.

b) Divertikel, d. h. umschriebene blindsack- oder taschenartige Ausbuchtung eines beschränkten Ösophaguswandteiles.

α) Pulsionsdivertikel (sog. Zenkersches Divertikel: Zenker 1877): Durch Druck von innen!

Pathogenese: Wohl durch den Druck gestauter Speisen auf eine kongenital schwach angelegte Ösophaguswand spez. nach Trauma oder Fremdkörper, bisweilen auch oberhalb eines Spasmus am Ösophaguseingang (,,Spasmogenes Pulsionsdivertikel'').

Lokalisation: 1. Selten tiefsitzend, dann am ehesten oberhalb des linken Bronchus an dessen Kreuzung mit der Speiseröhre (,,epibronchiales D.'') oder oberhalb des Zwerchfells bzw. Mageneingangs (,,epiphrenales bzw. epikardiales D.''), hier zu verwechseln mit Kardiospasmus.

2. Meist am Übergang von Pharynx und Ösophagus (,,Grenzdivertikel''), und zwar an der Hinterwand entsprechend dem dreieckigen Raum von Laimer, woselbst die longitudinale Muskelschicht schwach entwickelt ist, von hier evtl. hinabreichend bis in den Brustraum zwischen Ösophagus und Wirbelsäule und etwas links; davon abzutrennen ist das echte Pharynxdivertikel, welches weiter oben gelegen ist und zurückgeführt wird auf inkomplette innere Kiemengangfistel.

Aufbau: Wand aus Mucosa und Submucosa, meist auch aus dünnen Muskularisresten, spez. am Hals; je kleiner der Sack, um so mehr Muskelschicht ist vorhanden.

Größe: Kirsch- bis kindskopf-, meist nuß- bis ei- bis faustgroß.

Vorkommen: Selten; meist (70—75%) bei älteren (über 40—50 Jahre alten) Männern, seltener (25—30%) Frauen.

Symptome: Anfangs Hustenreiz und Verschleimung sowie Kratzen im Hals, später wechselndes Steckenbleiben von Speisen und Regurgitieren nicht verdauter Speisen etwa 24—36 Stunden nach der Nahrungsaufnahme, Aufstoßen, Schleimabsonderung, Foetor ex ore; ferner zeitweise (bei Füllung des Divertikels) Druck, Schlingbeschwerden, kropfähnliche Halsanschwellung linkerseits von Pflaumen- bis Faustgröße zeitweise und evtl. entleerbar durch Druck, sowie evtl. Dämpfung hinter dem Brustbein und glucksende Geräusche bei Sprechen, Druck, Lageänderung und Schlucken.

Folgen: Druck auf Ösophagus, Trachea, Gefäße und Nerven (N. recurrens und symp.), sowie Katarrh, Ulceration, Perforation und Carcinomentwicklung.

Verlauf: Über Jahre bis Jahrzehnte; erst bei Größerwerden des Divertikels Beschwerden.

Diagnose: Alter und Geschlecht, Anamnese, langsamer Verlauf, typische Beschwerden und Wechsel dieser, sicht- und fühlbare, sowie ausdrückbare

Geschwulst mit Speisenentleerung in den Mund, Schluckbeschwerden, Regurgitieren, Aufstoßen, Schleimabsonderung, Foetor, Geräusche, Dämpfung, Sondierung (am besten mit Divertikelsonde, d. h. am Ende stumpfwinklig abgebogener und durch Draht versteifter Speiseröhresonde oder mit zwei Sonden, davon eine ins Divertikel und eine in den Magen: „Zweisondenversuch" nebst anschließender Eingießung und Ausspülung mit verschieden gefärbten Flüssigkeiten; dabei ist das Sondierungsergebnis wechselnd, d. h. manchmal passiert die Sonde glatt, manchmal bleibt sie stecken, und zwar dann bald; sie bleibt aber dabei zu bewegen, wird also nicht festgehalten wie bei Striktur oder Spasmus), Ösophagoskopie (namentlich wichtig zur Erkennung gleichzeitiger Geschwürs- oder Carcinomentwicklung) und vor allem, weil am unschädlichsten, Röntgenbild (mit Bleisonde oder Wismut- bzw. Bariumbrei, evtl. daneben mit Magensonde; evtl. erst nach Divertikelentleerung durch Ausdrücken und Ausspülen; auch in verschiedener Stellung), Untersuchung des Erbrochenen bzw. Ausgeleerten evtl. nach besonderer Mahlzeit (Rosinen).

Differentialdiagnose: U. a. Ösophaguscarcinom, Spasmus, Kropf, Lungentuberkulose usw.

Prognose: Dubiös; es droht Tod durch Inanition, Aspirationspneumonie, Ulceration mit Perforation (dies auch bei Sondierung oder Ösophagoskopie) und Phlegmone oder carcinomatöse Umwandlung; Mortalität ohne Operation 20—25% (doch können Patienten mit kleinem Divertikel viele Jahre leben) und mit Operation 5—10%.

Therapie: Zu versuchen, namentlich bei kleinem Divertikel oder bei schlechtem Allgemeinzustand konservativ mit Diät (öftere und kleinere Mahlzeiten mit Nachtrinken von Flüssigkeit), Spülungen mit kurzem und weichem Schlauch durch 3% Borwasser, Kaliumpermanganat, Wasserstoffsuperoxyd u. dgl., Kandiszucker und Spasmolytica, im Notfall Gastrostomie. Sondierung oder Dilatation und Magenfistel können bei Operationunmöglichkeit versucht werden; aber sie geben keine Dauerheilung; daher am besten Radikaloperation durch Abbinden oder besser (1- oder 2zeitig) Exstirpation (nach Mundpflege und Divertikelspülungen sowie Vorgabe von Morphium + Atropin in Lokal- bzw. Leitungsanästhesie, Schnitt am linken Kopfnickerinnenrand, Ausschälen des evtl. durch Sonde markierten Divertikels unter Hervorholen aus dem Brustraum, Stielen und Abtragen im Bereich des Sacks durch Abklemmen mit federnder Darmklemme, Steppnaht, Einstülpen des Stumpfes, doppelte Übernähung wie bei Magenresektion, Muskeldeckung, Tamponade oder Glasrohrdränage im unteren Wundwinkel; Kopftieflagerung, Ernährung rectal bzw. subcutan oder u. U. [sicherer] mit Magenfistel; zugleich Narkotika: Codium, Morphium u. a.). Bei tiefsitzendem Divertikel kommt in Frage Ösophagogastrostomia transpleuralis oder abdominalis; doch ist die Operation sehr gefährlich, übrigens auch nicht immer nötig. Überhaupt wird man bei dekrepiden alten Leuten mit der Radikaloperation zurückhalten und sie nötigenfalls 2zeitig ausführen, auch eine Gastrostomie anlegen oder sich auf diese beschränken.

β) **Traktionsdivertikel:** Durch Zug von außen!

Pathogenese: Selten Mediastinitis, Wirbelkaries, Schilddrüsentumor, Perichondritis laryngea, tuberkulöse und pneumonische Lungenschrumpfung, meist Anthrakose, Chalikose und vor allem Tuberkulose der Bronchialdrüsen; hierbei:

Lokalisation meist an der Vorderwand in Höhe der Tracheabifurkation, selten andernorts; öfters mehrfach.

Größe: Gering (bis haselnußgroß).

Form: Trichterförmig.

Vorkommen: Häufiger; öfters bei Kindern, aber meist bei Erwachsenen über 30 Jahre (Bronchialdrüsentuberkulose!).

Symptome: Meist fehlend; evtl. Fremdkörpergefühl, Druckschmerz und Liegenbleiben von Speisen; dazu Röntgenbild und Ösophagoskopie.

Prognose: Bisweilen Fremdkörpereinkeilung mit Ulceration und Perforation in Trachea bzw. Bronchus (Lungengangrän), Pleura (Empyem), Pericard, Pulmonalisäste, Aorta, V. cava usw. sowie Mediastinitis und Fistel usw.; vielleicht auch Carcinomentwicklung und Tuberkulose.

Therapie: Kommt wohl nie in Frage; die Traktionsdivertikel werden in der Regel nicht groß und erst auf dem Sektionstisch beobachtet; evtl. werden sie auch durch Röntgenaufnahme mit Kontrastbrei erkannt. Man verordne langsames Essen von weichen oder flüssigen Speisen mit Nachtrinken von Flüssigkeit sowie Schlucken von 1% Wasserstoffsuperoxyd oder $1^0/_{00}$ Höllensteinlösung; evtl. Gastrostomie.

G. Geschwülste.

a) Gutartige: Selten Cysten zwischen Luft- und Speiseorgan, Schleimdrüsenretentionscysten, Flimmerepithelcysten, Papillome, Fibrome, Lipome, Hämangiome (selten; häufiger sind Ösophagusvarizen angeboren oder erworben bei Lebercirrhose, Pfortaderthrombose usw., wobei evtl. tödliche Blutung erfolgt s. o.: Ösophagusblutung!) und Myome (letztere sind submuköse Geschwülste, bisweilen gestielt als sog. „Ösophaguspolypen"; meist im Hypopharynx oder an der Grenze von Pharynx und Ösophagus oder in Höhe der Bifurcation oder an der Kardia; evtl. an der Oberfläche ulceriert; manchmal tief in die Speiseröhre hinabgehend, manchmal nach dem Mund hervorgehend, dann mit charakteristischem Wechsel der Symptome entsprechend dem Lagewechsel, spez. mit Würgen und krampfhaftem Erbrechen; sonst mit Schluckbeschwerden, Fremdkörpergefühl, Schmerzen usw.; Gefahr der Erstickung durch Auffallen der Polypen auf den Kehlkopfeingang und des Verhungerns durch Speiseröhrenverlegung).

Diagnose: U. a. Sondierung, Röntgenuntersuchung und Ösophagoskopie.

Prognose: Gelegentlich erfolgt Spontanheilung durch Herausbrechen.

Therapie: Abtragen vom Rachen evtl. unter Leitung des Ösophagoskops oder von außen durch Speiseröhrenschnitt am Hals oder vom Magen unter Gastrotomie; im Notfalle Gastrostomie.

b) Häufiger bösartige: Sarkome und vor allem Carcinome.

Vorkommen: Ziemlich häufig (5% aller Carcinome und weitaus häufigste Speiseröhrengeschwulst), und zwar überwiegend (80%) bei Männern (Trinkern ?) nach dem 40.—50. Jahr; seltener bei Frauen, hier spez. im Halsteil; begünstigend wirken anscheinend Tabak und Alkohol sowie hastiges oder heißes Essen und Trinken.

Pathogenese: 1. Teils primär, 2. teils sekundär, und zwar durch Übergreifen von der Nachbarschaft, selten durch Inokulation von höher oder tiefer gelegenen Krebsgeschwüren des Verdauungstraktus, dann auch bisweilen mehrfach oder infiltrierend über einen großen Teil der Speiseröhre oder 3. ganz selten metastatisch.

Pathologische Anatomie: Meist Plattenepithelkrebs, und zwar entweder medullär mit Zerfallsneigung oder scirrhös mit Strikturneigung, selten Cylinderzellenkrebs (von Schleim- oder von Magendrüsen).

Lokalisation: Vorwiegend an den Ösophagusengen: Ringknorpel-, Bifurkation- und vor allem Hiatus- bzw. Kardiagegend (es betreffen Halsteil 5%, Brustteil 75%, Kardiateil 20%); öfters auch an Geschwürsnarben, Stenosen und Divertikeln.

Symptome: Schluckunmöglichkeit in mehr oder weniger hohem Grade (mit der Zeit fortschreitend für feste, breiige oder flüssige Speisen, z. B. Brot, Kartoffelbrei, Wasser; im Gegensatz zu Kompressionsstenose ist die Passage schließlich nicht nur für feste, sondern auch für flüssige oder breiige Speisen behindert), Regurgitieren, süßfauliger Foetor ex ore bzw. übler Geruch am Sondenende, reichlich zäher und evtl. blutiger, dabei stinkender Schleim, Schmerzen und Druckempfindlichkeit hinter dem Brustbein am Oberbauch und im Rücken, Abmagerung und Austrocknung; evtl., aber gewöhnlich erst spät, doch manchmal bedeutend Metastasen in den regionären Drüsen (vor allem als sog. Virchowsche Drüse supraclavicular, ferner cervical, bronchial, mediastinal, epigastrisch usw.) und in Organen (Lungen, Leber, Niere, Pankreas, Knochen, Gehirn usw.).

Komplikationen: 1. Sympathicus- und Rekurrensreizung oder häufiger -lähmung bzw. -schwächung (teils durch den primären Tumor, teils durch die Drüsenmetastasen; meist links). 2. Perforation in die Umgebung mit Mediastinitis, putrider Bronchitis, Pneumonie, Lungengangrän, Pleuritis, Pericarditis, Peritonitis, Septikopyämie, Rückenmarkskompression usw. 3. Aspirationspneumonie (Rekurrens!). 4. Blutung (durch Perforation von Aorta, Subclavia usw.; selten).

Prognose: Schlecht; Tod meist in ½—1—1½ Jahren durch Inanition oder Perforation; vorübergehende Besserungen sind zuweilen beobachtet durch Zerfall des stenosierenden Tumors.

Diagnose (jede spontane Ösophagusstenose älterer Leute ist carcinomverdächtig!): Anamnese, Alter, Symptome, Verlauf, Gewichtsabnahme, Komplikationen, Drüsen- u. a. Metastasen, Kachexie, Röntgenbild mit Kontrastfüllung (unregelmäßige Aussparung und evtl. Stenose); Sondierung (vorsichtig; nicht angängig bei Aortenaneurysma!), Ösophagoskopie (vorsichtig und ausnahmsweise, spez. in Frühfällen mit Schluckbeschwerden, aber mit Sondenpassierbarkeit), Probeexcision evtl. mit Fenstersonde, sonst ösophagoskopisch (wenig ratsam und meist unnötig!).

Differentialdiagnose: Sonstige Ösophagusstenose, auch luetische (Wassermannsche Reaktion), sowie gutartige Speiseröhrengeschwulst, Divertikel, Spasmus. Atonie, ferner sonstige Brusttumoren von Drüsen, Mediastinum u. dgl. sowie Tauchkropf und Aortenaneurysma.

Therapie: a) Unblutige: 1. Sondendilatation? (gefährlich wegen Tumorreizung und Impfaussaat, auch nicht möglich bei Impermeabilität und nicht erlaubt bei Zerfall mit Perforations- und Blutungsgefahr). 2. Radium- und Röntgenbestrahlung (beides, spez. letzteres, wenig aussichtsvoll und ersteres nicht gefahrlos wegen Perforation und Tumorreizung, auch ersteres evtl. nur neben Gastrostomie mit Sondierung ohne Ende); außerdem symptomatisch: geeignete und genügende (reizlos und flüssig-breiig, spez. Milch, Sahne, Eier, Kakao, Suppe, Butter, Öl, Gelee u. dgl.), evtl. rectale Ernährung; häufiges Schlucken von Öl, ½% Cocain- oder Anästhesin-, Kandiszucker-, Thymol-, Kochsalz-, Natr. bicarb., 1%ige Höllenstein-, 1—2%ige Wasserstoffsuperoxydlösung, sowie Trinken und Speiseröhrenspülungen mit alkalischem (Karlsbader) Wasser; evtl. Antineuralgica (Antipyrin, Pyramidon usw.) und schließlich beizeiten Anaesthetica (Cocain, z. B. Rp. Mixt. gumm. 150,0, Cocain 0,2, Adrenalin 1:1000 30 Tr., teelöffelweise), sowie Narkotika (Morphium, Codein, Heroin usw.); gegen Schleimsekretion auch Atropin oder Eumydrin bzw. Belladonna.

b) Blutige. α) Palliative: Gastrostomie (in Lokalanästhesie wenig gefährlicher und hinsichtlich Geschwulstbeeinflussung, Schmerzstillung und Nahrungszufuhr mit dadurch erreichter Lebensverlängerung segensreicher Eingriff; angezeigt bei Unmöglichkeit der Ernährung von oben, aber nicht zu spät, vielmehr vor Perforation und Kräfteverfall [wöchentlich Körpergewichtswägungen und Harnmengenbestimmungen!]).

β) Radikale: Ösophagusresektion (im Brustteil bisher trotz Druckdifferenzverfahrens noch nicht aussichtsvoll, dagegen weniger gefährlich, aber nicht harmlos [Mortalität ca. 30%] im Kardia- und im Halsteil, und zwar bis ca. 20 cm hinter der Zahnreihe). Technik: am besten (8—14 Tage zuvor) präliminare Gastrostomie; Lokalanästhesie; Zirkulärnaht oder Einnähen des Ösophagusstumpfes in die Haut und später Ösophagoplastik durch ein oder zwei türflügelartige gestielte Hautlappen aus der Nachbarschaft, welche mit der Haut nach innen geschlagen und zu einer Röhre vernäht werden; tief, d. h. nahe der Kardia gelegene Carcinome werden evtl. unter dem Zwerchfell gelöst und abgetragen, wobei der untere Stumpf in den Magen versenkt und der obere am Hals herausgeleitet wird oder beide miteinander vereinigt werden, oder transpleural exstirpiert, wobei beide Stümpfe versenkt und später eine künstliche Speiseröhre gebildet wird; s. da). Bei den recht häufigen Ösophaguscarcinomen im Brustteil kommt in Frage die Radikaloperation und zwar entweder retropleural durch Mediastinotomia paravertebralis oder transpleural durch Theracotomia dorsalis; doch ist die Operation trotz Druckdifferenz und 2zeitigen Vorgehens sehr gefährlich, daher so gut wie nicht in Anwendung.

14. Abschnitt: Schilddrüse.

A. Mißbildungen.

1. Schilddrüsenmangel (Aplasie) oder -Verkümmerung (Hypoplasie): Selten; vgl. auch Hypothyreoidismus!

2. Vorkommen eines mittleren Lappens (sog. „Proc. pyramidalis"): Häufig, fast bei jedem dritten Menschen; bisweilen bedeutend, spez. aufwärts reichend bis zum Zungenbein; u. a. wichtig für Tracheotomia sup.

3. Fehlen des Isthmus oder eines Lappens: Selten.

4. Tieflagerung (Thyreoptosis).

5. Accessorische Schilddrüsen (d. h. embryonal abgegrenzte Drüsenanteile): In Zungengrund, Kehlkopf, Luftröhre usw.; wichtig als evtl. Ausgangspunkt von sog. Nebenkropf oder von malignem Tumor eines solchen und als evtl. Ersatz der normalen Schilddrüse bei deren Wegfall oder Mangel.

B. Kropf (Struma).

Vorkommen: Häufig; überwiegend bei Frauen; gewöhnlich im 2. bis 4. Dezennium, spez. zur Pubertätszeit (sog. Kinder-, Jungmädchen- oder Schulkropf); bisweilen im frühen Kindesalter und angeboren.

Auftreten: a) Meist endemisch, spez. in gewissen Gebirgstälern von Alpen, Schwarzwald, Thüringen, Harz, Erz- und Riesengebirge, Pyrenäen, asiatisches und amerikanisches Hochgebirge usw., dagegen im allgemeinen nicht auf Hochplateaus und an der Meeresküste (das Auftreten des Kropfes geht dabei parallel mit dem des Kretinismus s. u.); b) bisweilen sporadisch überall; c) vereinzelt epidemisch in Pensionaten, Kasernen, Anstalten usw.

Pathogenese: Ätiologie ist noch unbekannt. Ursache ist vielleicht Infektion bzw. Intoxikation durch einen organischen, an bestimmte tellurische Gestaltungen gebundenen und durch das Trinkwasser dem Menschen mitgeteilten Krankheitskeim. Träger des kropfbildenden Agens ist anscheinend das Trinkwasser; dafür spricht das Vorkommen von „Kropfbrunnen", spez. das Erkranken kropffreier Menschen bei deren Genuß und das Genesen kropfkranker Menschen bei deren Vermeiden, sowie die experimentelle Erzeugung von Kropf bei Tieren mittels Kropfbrunnenwassers. Abgekochtes Wasser ist unschädlich, filtriertes bleibt schädlich. Weiterhin ist anscheinend die geologische Bodenbeschaffenheit von Bedeutung. Auch Mangel an Jod im Trinkwasser wird beschuldigt; dafür spricht die Kropffreiheit der meisten Meeresufer sowie die Wirksamkeit der Jodprophylaxie und -therapie u. a. (Trinkwasser-, geologische und Jodmangeltheorie!). Begünstigend wirken Pubertät und Gravidität, sowie Anstrengungen (Bergsteigen, Lastentragen, Schreien u. dgl.). Auch Erblichkeit und Konstitution spielen eine Rolle ebenso wie innere Sekretion (weibliches Geschlecht ist bevorzugt).

Path. Anatomie: Die Schilddrüsenveränderung beim gutartigen Kropf ist keine echte Geschwulst, sondern ein hyperplastisch-degenerativer Prozeß. Man unterscheidet folgende Kropfformen:

I. Nach der Ausdehnung des Prozesses: 1. Struma diffusa, d. h. gleich-mäßig-totale (am häufigsten als Schul- oder Mädchenkropf bei jugendlichen Mädchen in Form einer diffusen und weichen [parenchymatösen] Struma) und 2. Struma partialis, spez. nodosa und cystica, d. h. umschrieben-partielle oder knotige bzw. cystische Schilddrüsenvergrösserung (spez. als Kolloidkropf).

II. Nach der Beteiligung der einzelnen Gewebe, wobei es sich oft um Misch-formen handelt: 1. Struma parenchymatosa s. follicularis, d. h. Ver-mehrung der epithelialen (drüsigen) Elemente.

2. Struma fibrosa, d. h. Vermehrung der bindegewebigen (Zwischen- oder Stütz-) Substanz.

3. Struma colloides s. gelatinosa, d. h. Vermehrung des Follikel-inhaltes (sog. „Gallertkropf").

4. Struma vasculosa, d. h. Vermehrung der Gefäße, spez. der arteriellen (sog. „Gefäßkropf").

Ferner werden folgende sekundären Veränderungen beobachtet:

Cystenbildung infolge Zusammenfließens von kleineren Kolloidknoten bei kolloider Struma, Nekrose oder Blutung.

Verkalkung: Häufig, und zwar spez. als Kalkeinlagerung in Kolloid-knoten oder in Cystenwand; evtl. im Röntgenbild erkennbar.

Verknöcherung: Selten.

Amyloiddegeneration: Bei allgemeiner Amyloiderkrankung.

Blutung: Traumatisch oder spontan, auch bei Husten, Pressen usw.; dabei plötzliche Größenzunahme, Spannung, Schmerz und evtl. Atemnot.

Entzündung: Vgl. Strumitis!

Die vorgenannten Kropfformen kombinieren sich oft miteinander.

Sonst gilt im allgemeinen: Adolescentenkropf zeigt parenchymatöse diffuse Hyperplasie, dabei kolloidarm. Der typische Flachlandkropf ist eine Hyper-thyreose leichten Grades. Basedowkropf ist eine Struma hyperplastica paren-chymatosa teleangiektodes, verbunden mit Kolloidverflüssigung und papillärer Wucherung. Knotenkropf findet sich überwiegend bei älteren Frauen. In den Centren der Endemiegebiete trifft man den Kretinenkropf.

Symptome: Halsgeschwulst (Hals wird dicker, daher Kragen zu eng: sog. „Blähhals") vorn und seitlich unter dem Kehlkopf entsprechend der Lage und Form der Schilddrüse unter Vordrängung der Halsgefäße nach hinten und des Kopfnickers nach der Seite bzw. nach vorn sowie mit dem tastbaren Puls der oberen Schilddrüsenarterie am oberen Pol, evtl. z. Z. der Menses oder Gravi-dität anschwellend, beweglich und beim Schluckakt aufsteigend (infolge Fixation an Luftröhre und Kehlkopf, welche beim Schluckakt aufsteigen; Untersuchung durch Schluckenlassen von Wasser; Schluckbeweglichkeit fehlt bei entzündetem und malignem Kropf, sowie bei isoliertem Nebenkropf und evtl. auch bei endothorakal fixiertem Kropf, schließlich bei congenitaler Halscyste, Lymph-drüsentuberkulose usw.), im übrigen je nach den path.-anatomischen Ver-änderungen (s. o.) diffus oder knotig, sowie weich oder hart oder prall elastisch oder ausdrückbar oder eigenpulsierend und mit Gefäßgeräuschen; Röntgenbild.

Folgen:

I. Entstellung.

II. Kompression von Nachbarorganen, (nicht immer entsprechend der Größe des Kropfs; u. U. bei großem, aber freiem Kropf fehlend, dagegen vor-handen spez. beim zirkulären und beim endothorakalen Kropf): 1. Trachea-kompression (häufig!); dadurch: a) Verlagerung, Verbiegung, Verdrehung und Verengerung der Luftröhre: einseitig, doppelseitig („säbelscheidenartig"), von vorn nach hinten, zirkulär, mehrfach („schlangen- oder S-förmig"); er-kennbar durch Besichtigung, Laryngoskopie, Palpation und Röntgenunter-suchung und b) Erweichung der Luftröhrenwand infolge Knorpelringdegene-ration; zugleich chronischer Larynx-, Trachea- und Bronchialkatarrh, Lungen-emphysem, Heiserkeit („Kropfstimme"), Atembeklemmung, Stridor bei Anstrengung, Laufen, Treppen- oder Bergsteigen, Tragen u. dgl. („Kropfasthma"), schließlich Erstickungsanfälle mit evtl. plötzlichem Tod („Kropftod") teils durch Verschlucken, Husten, Katarrh usw., teils durch Druck auf Nn. recurrentes, teils durch Wanderweichung, wobei z. B. in Schlaf, Narkose oder Operation der nachgiebig gewordene Luftröhrenschlauch wie ein schlappgewordenes Gummirohr beim Lufteinziehen zusammenklappt (s. u. Tracheomalacie).

2. Ösophaguskompression (beim gutartigen und nicht entzündeten Kropf selten!); dadurch Verschlucken, Schluckbehinderung und Schmerzen (dabei ist typisch: Schlucken gelingt gut bei festen und schlecht bei flüssigen Speisen im Gegensatz zum Ösophaguscarcinom, wo es umgekehrt ist!).

3. Gefäßkompression: Halsvenenerweiterung sowie Verdrängung dieser und der A. carotis nach außen.

4. Nervenkompression: N. recurrens (häufiger; dabei entsteht a) durch Reizung Heiserkeit und krampfhafter Husten, ausnahmsweise bei doppelseitiger Reizung tödlicher Stimmritzenkrampf oder b) durch Lähmung Heiserkeit bis Stimmlosigkeit; meist ist letztere Störung einseitig und durch vermehrte Tätigkeit des anderen Stimmbandes kompensiert), N. sympathicus (durch Reizung Pupillenerweiterung usw. oder durch Lähmung Pupillenverengerung usw.), N. vagus, N. hypoglossus, Plexus brachialis (selten!).

III. Herzsymptome (sog. „Kropfherz").

1. Mechanisches oder pneumisch-dyspnoisches Kropfherz: Dilatation und Hypertrophie des rechten Herzens; infolge Trachealstenose mit Lungenkreislaufstörung und Lungenblähung.

2. Chemisches oder thyreotoxisches Kropfherz: Dilatation und Hypertrophie des linken Herzens; infolge Hyper- bzw. Dysthyreose. Öfters sind beide Formen kombiniert.

Komplikationen: Blutung (spez. in Kropfcyste; entstehend u. a. bei Schreien, Pressen, Anstrengung usw.; evtl. mit bedrohlicher Atemnot; daher evtl. sofortige Operation, im Notfall Punktion), Vereiterung, Kropffistel (bei Entzündung oder Trauma), Carcinomentwicklung.

Verlauf: Rückgang, Stationärbleiben oder Wachstum.

Diagnose: Anamnese, Inspektion (spez. Schluckversuch!), Palpation (Konsistenz, evtl. Pulsation, Beweglichkeit und Hautverschiebung), Perkussion (bei endothoraklem Kropf evtl. Dämpfung hinter Brust- oder Schlüsselbein!), Auskultation (bei Gefäßkropf Gefäßgeräusch!), Messung des Halsumfangs, Röntgenbild (wichtig wegen Überblicks über den Kropf und seine Beziehungen zur Luftröhre und besonders wichtig bei unbefriedigendem Untersuchungsbefund, spez. bei Tauchkropf oder retrosternalem Kropf: Verlagerung, Verbiegung und Verengerung der Luftröhre; bei verkalkter Struma auch Kalkschatten, welche beim Schluckakt aufsteigen), Laryngoskopie (Neigung des Kehlkopfes nach einer Seite, einseitige Vorwölbung der Trachealwand und abnorme Stimmbandstellung und -beweglichkeit: bei Stimmbandparese ist das betr. Stimmband träge beweglich oder bewegungslos in mittlerer [sog. „Kadaverstellung"], während das andere Stimmband kompensatorisch die Mittellinie überschreiten kann).

Differentialdiagnose: Lymphdrüsengeschwülste, Lymphangiome, Halscysten, branchiogene Tumoren, Sarkome, Dermoide, kalte Abscesse usw.

Prophylaxe: Vermeiden bzw. Abkochen kropfigen Wassers, evtl. Ortswechsel und Jod in kleinsten Mengen, z. B. als jodhaltiges Speisesalz oder als Dijodyl-, Jodostarin- od. a. Präparat.

Therapie:

a) Konservativ: (neben Luft, Licht, Sonne und Ernährung, auch Seebadekur) 1. namentlich bei Jugendlichen mit parenchymatöser Struma Phosphorpräparate (Phosphorlebertran, Recresal, Photophysin, Tonophosan, Natr. phosphor., Protylin usw.); 2. u. U., spez. bei diffuser parenchymatöser Erkrankung (z. B. Schul- und Mädchenkropf) versucht werden kann, jedoch nicht wirksam bei vorgeschrittener kolloider oder cystischer Erkrankung und nicht ratsam bei beabsichtigter Operation (Verwachsungen der Kropf-kapsel?) und nicht erlaubt wegen Gefahr des Jodbasedow bei thyreotoxischen Symptomen (während der Kur achte man auch auf Tachykardie, Abmagerung und nervöse Beschwerden!): Jod (innerlich in kleinsten Mengen zu ca. 0,005 bis 0,01 täglich bis wöchentlich als jodhaltiges [z. B. Tölzer] Mineralwasser, Jodtinktur 1—2 Tropfen, Jodkalium oder -natrium 0,001 (Sol. 0,03:100,0 wöchentlich 1 Teelöffel), Jodostarin ½—1 Tabl., Dijodylkügelchen, Jodtropon-tabletten u. dgl. pro die oder (wenig empfehlenswert!) äußerlich als Jodjodkali-salbe 1:10:100), sowie Schilddrüsentabletten oder Jodothyrin bzw. Jodothyreoglobulin (durch Jod wird die unterwertige Schilddrüse kompensiert; die überwertige kann zum Jodbasedow führen; der Basedow wird nur vor-übergehend gehemmt!), 3. Röntgenbestrahlung; auch hierbei vielleicht entstehen Verwachsungen, welche eine spätere Operation erschweren. Reiz-körper?

b) Operativ: Angezeigt einerseits bei ernsten Beschwerden (Atemnot sowie Gefahr vor Herz- und Lungenschädigung usw.), andererseits bei Ver-sagen oder Unzulässigkeit der internen Therapie, spez. bei Kolloidknoten oder Cyste, dagegen gewöhnlich nicht bei der diffusen und weichen Struma der jungen Mädchen usw.; die kosmetische Indikation allein ist nicht ohne weiteres anzuerkennen, doch liegt meist zugleich auch eine funktionelle vor; im all-gemeinen operiere man schon der Rezidivgefahr wegen nicht zu früh, gewöhn-lich nicht vor dem 20. Jahr; Gefahr bei sachgemäßem Vorgehen gering, Embolie sehr selten; Mortalität unter ½—1%.

Technik der Strumektomie: Lagerung sitzend, Asepsis sorgfältig mit Abdecken gegen das Gesicht (Erbrechen!) mittels sog. „Narkosebügels" oder mittels zusammengelegten, fest um Kinn und Scheitel gesteckten Handtuchs. Schmerzverhütung nur ausnahmsweise durch (Äther-, aber nicht Chloroform-) Narkose (Gefahr für Herz, Lungen, Atmung und Recurrens!), sonst gewöhn-lich durch Lokalanästhesie, ausnahmsweise, aber nicht unbedenklich durch Leitungsanästhesie der betr. Cervicalnerven (hinter dem Kopfnicker zum 3. und 4. Halswirbelquerfortsatz; cave Eindringen in den Rückenmarkskanal!) nebst Depot je in der Mitte des hinteren Kopfnickerrands am Halshautnerven-knotenpunkt und an dem oberen Schilddrüsenpol 1 cm seitlich und unter der Zungenbeinkörperecke, sonst Lokalanästhesie subcutan und subfascial (beim Schlucken muß hier die Kanüle einen starken Ausschlag machen; cave Injektion in die erweiterten Venen, daher vor Injektion aspirieren!) nach Vorgabe von Morphium und Atropin bzw. Morphium und Scopolamin. Hautschnitt meist quer, dabei nach unten leicht konvex bogenförnig von einem Kopfnicker zum anderen, und zwar möglichst tief unten am Hals etwa fingerbreit über den Jugulum („Kragenschnitt" nach Kocher) durch Haut und Platysma, sowie Heraufpräparieren des Hautplatysmalappens und provisorisch Annähen nahe Kinn. Durchtrennung der oberflächlichen Halsvenen nach doppelter Unterbindung (cave Luftembolie!). Durchschneiden der platten Halsmuskeln und evtl. auch des M. omohyoideus jederseits auf Kocherrinne, und zwar möglichst tief unten, wenn man sie nicht schonen und in ihrer Faserrichtung eingehen will (z. B. bei einzelnen Knoten oder Cysten). Freilegen der vorderen Kopfnickerrandes und nach außen Halten desselben mit stumpfem Haken. Spalten der äußeren Kropfkapsel (bis auf die gefäßführende innere). Luxieren des Kropfes vorsichtig und unter exakter Unterbindung aller zum Kropf ziehenden Gefäße, spez. der oft dünn ausgezogenen Venen (Jugularisäste, Vv. imae usw.), evtl. unter Entwickeln intrathorakaler Anteile (s. da) mit An-ziehen durch Kropfzange, Anschlingen durch starken Seidenfaden oder Vor-wälzen durch Kropflöffel, Finger usw., sowie nach Ausräumung evtl. Knoten oder Cysten. Ausnahmsweise Einkerben oder gar Längsspalten des Brustbeins. Strumektomie aber erst nach völliger Freilegung der ganzen Schilddrüse beiderseits und nach Orientierung über Ausreichen der zu belassenden Schild-drüsensubstanz. Gründliche Strumektomie und sorgfältige Kapselnaht nach Unterlegen von Gazekompressen in die Wundhöhle gegen das Ausfließen von

Kropfsaft; cave N. recurrens! Exakte Blutstillung. Naht der platten Hals-
muskeln mit Catgutknopf- oder U-Nähten unter Vorwärtsbiegen des Kopfes.
Platysmanaht. Exakte Hautnaht mit Knopfnähten oder besser Hautklammern.
1—2 Gummi- oder Glasdräns ins Jugulum für 1—2 Tage (sonst Gefahr des
Hämatoms mit Infektion oder Tracheakompression!). Wundverband nach
Jodtinkturpinselung oder mit Silberfolie. Verband mit Fixation des Kopfes
zur Brust. Schürze aus Billrothbattist zum Schutz der Wunde gegen Auswurf,
Speisen, Erbrochenes. Aufsetzen. Frühaufstehen nach 1—3 Tagen, falls kein
Fieber oder Herzschwäche besteht. Nähte können meist schon nach einigen
(5—7) Tagen entfernt werden, wenigstens teilweise.

Operationsmethoden:

1. Enukleation bzw. Exenteration, d. h. Ausschälung isolierter großer
Kropfcysten oder -knoten aus der Schilddrüse: Durchtrennen der dünnen
Schilddrüsenparenchymschicht über dem Knoten an einer möglichst gefäß-
armen Stelle nach beiderseitigem Anschiebern, Ausschälung des Knotens,
exakte Blutstillung, Catgutnaht der Schilddrüse. Vorteile: einfach und
schonend, spez. das umliegende normale Drüsengewebe erhaltend. Nachteile:
Blutung und Nachblutung; bei schwieriger Blutstillung ist besser Resektion
oder Exstirpation auszuschließen. Anzeige: Bei isolierten größeren Cysten
und Knoten ohne sonstige Schilddrüsenveränderung, in welchem Falle die
Resektion anzuschließen ist.

2. Resektion, d. h. melonenscheibenförmige Ausscheidung eines Keiles
mit vorderer Basis aus einem oder meist aus beiden Schilddrüsenlappen mit
Erhaltung der hinteren Schicht einschl. Epithelkörperchen und Stimmnerv
und mit Fortnahme alles kranken Gewebes, spez. circumscripter Knoten;
evtl. kombiniert mit Enukleation größerer Cysten und Knoten: sog. ,,Enukle-
ationsresektion": Unterbinden der oberen und evtl. auch eines oder beider
unteren Gefäße, schrittweise Anlegen zweier schräger, hinten zusammen-
stoßender Schnitte und gleich anschließende Catgutnaht mit möglichster
Kapseldeckung, wobei die Kapsel in genügender Ausdehnung, spez. lateral
zu erhalten ist. Anzeige: Bei diffuser, spez. vielknotiger Erkrankung, überhaupt
Normalverfahren in Form beiderseitiger Resektion (Mikulicz) bzw. Enukle-
ationsresektion (Kocher), wobei eine erhebliche Reduktion des Kropfgewebes
anzustreben ist — außer bei Kolloidstruma Jugendlicher in Kropfgegenden,
wo eine gewisse Zurückhaltung angezeigt erscheint.

3. Partielle (halbseitige) Exstirpation, d. h. Entfernung eines ganzen Schilddrüsenlappens bis auf eine geringe hintere Parenchymschicht in der Recurrens-
und Epithelkörperchengegend, (evtl. kombiniert mit Unterbindung der oberen
Gefäße oder Enukleation und Resektion auf der anderen Seite): Unterbinden
der oberen und unteren Gefäße einerseits, Durchtrennen des Isthmus auf
einer zwischen ihm und Trachea durchgeführten Kocherrinne nach Durch-
quetschen und Abbinden, Fortnahme einer Kropfhälfte bis auf eine geringe
hintere Parenchymschicht (cave: 1. totale Schilddrüsenexstirpation; diese ist
nur bei malignem Tumor erlaubt s. da. 2. Epithelkörperchenentfernung.
3. Recurrensschädigung. 4. Tracheaverletzung!). Anzeige: Bei vorwiegend
halbseitiger Erkrankung.

4. Ligatur, d. h. Unterbindung der Schilddrüsenarterien, und zwar von
3—4, meist beider oberen und evtl. dazu noch einer oder beider unteren.
Anzeige: Meist kombiniert mit einseitiger Enukleation, Resektion oder
Exstirpation, sonst allein (Gefahr des Rezidivs!) nur bei rasch wachsendem
parenchymatösem oder gefäßreichem Kropf, sowie bei Basedowleiden, und
zwar als Voroperation: A. thyr. sup. nach Freilegung des oberen Schilddrüsen-
pols unter Schonung des N. laryngeus sup., A. thyr. inf. (wegen Gefahr der
Schädigung des Recurrens, welcher vor oder hinter oder oft durch die Gefäß-
gabel tritt) entweder nur nach Freilegung des Recurrens oder besser unter
seiner Nichtberührung genügend weit lateral von ihm, also außerhalb der
Kropfkapsel. Vor der Unterbindung Novocaininfiltration in die Gefäßscheide.
Unterbindung mit Catgut bzw. central mit Seide, und zwar central doppelt

(dick und dünn), peripher einfach (dick) und anschließend Durchtrennung;
dabei ist das Gefäßbündel genügend zu isolieren, jedenfalls nicht Muskulatur
oder Schilddrüsengewebe mit einzubinden.

5. Thyreopexie, d. h. Kropfvorlagerung mit Fixation des stumpf gelösten
Kropfs an die Halsmuskulatur spez. an Kopfnicker oder durch ein Knopfloch
der platten Halsmuskeln (,,Knopflochvorlagerung"). Anzeige: Ausnahmsweise zur Behebung der Atemnot (Tracheakompression), falls die Strumektomie
(z. B. bei Rezidiv nach Operation oder bei bereits ausgeführter Exstirpation
der anderen Seite) nicht angängig ist.

6. Tracheotomie (und zwar unterhalb der Stenose, sonst mit genügend
langer, sog. ,,Hummerschwanzkanüle"!): Schwierig und nicht ungefährlich
(Wundinfektion und Aspirationspneumonie!), daher Anzeige: Nur im Notfall
z. B. bei Nichtgelingen der Kropfoperation mit Luxation des komprimierenden
Kropfs, sowie bei inspiratorischem Zusammenklappen der Trachea nach
Strumektomie, Carcinom usw. infolge sog. Tracheomalacie, falls Nahtfixation
nicht genügt (s. u.).

7. Punktion kann bei Blutung in eine Kropfcyste wegen Atemnot ausnahmsweise als dringlicher Noteingriff in Frage kommen, ist im übrigen aber nicht zu
empfehlen wegen Unsicherheit einerseits und Gefahr von Blutung und Infektion
andererseits.

Gefahren der Schilddrüsenoperation:

1. Status thymico-lymphaticus mit plötzlichem Herztod, namentlich
bei Chloroformnarkose; Prophylaxe: Untersuchung, Lokalanästhesie, Thymektomie (?).

2. Herz- und Lungenschädigung (Pneumonie!); Prophylaxe: Untersuchung, Vorbereitung, Lokalanästhesie.

3. Nachblutung mit Erstickung oder Verblutung; Prophylaxe: sorgfältige Blutstillung, vor allem exakte Ligatur der Schilddrüsenarterien (s. o.),
auch Glasdrän.

4. Luftembolie namentlich am unteren Pol und bei substernaler Struma;
Prophylaxe: Unterbindung aller Venen vor Anschneiden derselben und
Vermeiden des Anstechens beim Wiedervernähen; bei substernaler Struma
Überdruck.

5. Asphyxie (während der Operation durch Tracheaknickung und nachher
durch Knickung oder Hämatom); Prophylaxe: Isthmusdurchtrennung,
Kropfluxation, Tracheotomie.

6. Infektion; Prophylaxe: Tadellose Asepsis, sorgfältige Blutstillung
und evtl. Hämatomentleerung durch Punktion oder Eröffnung, auch Glasdrän
in gegebenen Fällen; zur Verhütung der oft langwierigen Fadeneiterungen
empfiehlt sich Catgutbenutzung.

7. Rekurrensschädigung (Rekurrensschädigung ist stets verbunden mit
erhöhter Pneumoniegefahr wegen Störung des Aushustens infolge mangelhaften
Stimmlippenschlusses. Teilweise Lähmung mit Posticusparese kann symptomlos verlaufen, doppelseitige zu rascher Erstickung führen; völlige Lähmung
mit Ausfall aller Kehlkopfmuskeln bedingt infolge Kadaverstellung des
Stimmbands vorübergehende, doppelseitige dauernde Heiserkeit, aber meist
nicht Atmungsbehinderung). Prophylaxe: Lokalanästhesie und vorsichtiges Operieren, auch während der Operation, namentlich bei Fassen oder
Unterbinden von Gefäßen sowie Kropfnaht ,,a" sagen lassen, sowie Belassen
der hinteren Parenchymschicht und Freilegen des Rekurrens oder besser
genügend weit laterale Unterbindung der A. thyr. inf. entfernt vom Kropf.
Therapie: bei einseitiger Lähmung (Aphonie) Paraffininjektion in das
gelähmte Stimmband unter direkter Laryngoskopie (Brüning) oder Schild-
knorpelplastik mit Einstellung des gelähmten Stimmbands in Adductionsstellung (Payr); bei doppelseitiger Lähmung (dazu Gefahr von Aspirationspneumonie und Erstickung) evtl. Tracheotomie.

8. **Kachexia thyreopriva**; Prophylaxe: Belassen genügenden gesunden Kropfparenchyms; im Falle der Exstirpation höchstens halbseitig vorgehen und auch hierbei eine hintere Scheibe belassen. Therapie: s. u.

9. **Tetania parathyreopriva**; Prophylaxe: Belassen einer hinteren Parenchymschicht nebst den Epithelkörperchen (auch bei Exstirpation!) und Vorsicht bei Unterbindung der unteren Schilddrüsenarterie (also lateral!). Therapie: s. u.

10. **Rezidiv**: bis $33^1/_3\%$; Prophylaxe: Gründliches Operieren und nicht zu früh Eingreifen, namentlich nicht bei Jugendlichen unter 20 Jahren.

11. **Thrombo-Embolie** ist auffallend selten nach Strumaoperation.

12. **Verletzung des Ductus thoracicus** bei linksseitiger Strumoperation, namentlich bei intrathoracaler Struma; Prophylaxe: Vorsichtiges Operieren.

13. **Schädigung des N.** sympathicus erfolgt bei Unterbindung der A. thyr. inf. und bedingt bei Lähmung Miosis, Ptosis und Enophthalmus (Hornerscher Symptomenkomplex), dagegen bei Reizung Mydriasis.

14. **Mediastinalemphysem und -hämatom** bei intrathoracaler Struma.

15. **Tracheomalacie**, d. h. Zusammenklappen der schlappgewordenen Trachealwand im Anschluß an die Strumektomie; Diagnose gelingt u. U. vorher durch Röntgenuntersuchung; Therapie: Fixation der seitlichen Trachealwand jederseits an den Kopfnicker (Bircher) oder des Kropfstumpfs an den Kopfnicker (Sauerbruch).

16. **Kropffistel.**

Anmerkung. Abnorm gelagerte Kröpfe.

1. **Intrathoracaler, und zwar retrosternaler oder retroclavicularer Kropf:** Nach unten in die obere Brustapertur entwickelt, fortgesetzt oder gesenkt; auch dort als Nebenkropf; vorwiegend linkerseits.

Symptome und Komplikationen: Tracheastenose mit Bronchitis, Emphysem und Asthma, sowie Dyspnoe und Stridor evtl. mit Erstickungsanfällen, namentlich nachts (infolge Stauung, Ödem oder Blutung), dazu Schwellung und Blaufärbung des Gesichts sowie Halsvenenstauung, später Herzvergrößerung, ferner Schlingbeschwerden, neuralgische Schmerzen im Plexus brach., Sympathicusdruck, Kehlkopfmuskellähmung.

Diagnose: U. a. Venendilatation, Herz- und Lungenbefund (Emphysem ohne sonstige Erklärung!), Schluckversuch (Emporsteigen eines intrathoracalen Anteils; namentlich bei hängendem Kopf mit erschlafften Kopfnickern sicht- und fühlbar!), Perkussion (Dämpfung hinter Brust- bzw. Schlüsselbein!), Röntgenbild, Laryngo- und Tracheoskopie. (Seltener ist eine mit dem Schluckakt aufsteigende Geschwulst durch Besichtigung, Betastung und Beklopfung nachweisbar, eher schon durch das Röntgenbild; im übrigen sind wichtig die indirekten Symptome von seiten der Nachbarorgane)

Therapie: Strumektomie mit Entfernung des intrathoracalen Anteils unter vorsichtiger Entwicklung durch Anziehen mit Faßzange, Anschlingen mit drehrunder Nadel und starker Seide, Luxieren mit Kropflöffel, Finger u. dgl., sowie bei Cysten und Knoten evtl. nach deren Punktion oder Ausräumung; bei allzugroßem Mißverhältnis zwischen diesem und Brustapertur mache man entweder Verkleinerung des ersteren (spez. bei degeneriertem Kropf, und zwar: bei Cyste Punktion und bei Knoten Exenteration) oder ausnahmsweise Erweiterung der letzteren mittels Sternumeinkerbung bzw. -durchtrennung längs evtl. mit Einklemmen eines Holzkeils oder ganz ausnahmsweise -resektion (spez. bei gefäßreichem Kropf).

2. **Retrovisceraler, zirkulärer oder Ringkropf:** Auch nach hinten, spez. um die Trachea oder Pharynx herum entwickelt. Symptome ähnlich wie bei 1.

3. **Wanderkropf** ist ein auffallend beweglicher, der sog. „Tauchkropf" im besonderen ein bei der Inspiration intrathoracal herabtretender, evtl. bei tiefer Inspiration dort sich einkeilender und infolge Anschwellung zu Erstickungsanfall führender Kropf.

4. Nebenkröpfe:

Formen: a) Falsche oder alliierte, d. h. mit der Hauptdrüse durch eine Brücke bindegewebig verbundene und beim Schluckakt mehr oder weniger mit aufsteigende.

b) Echte oder isolierte, d. h. völlig von der Hauptdrüse getrennte und beim Schluckakt nicht mit aufsteigende; von sog. accessorischen Schilddrüsen ausgehend, und zwar teils von der mittleren, teils von der seitlichen, teils von anderwärts versprengter Schilddrüsenanlage.

Sitz: Untere (evtl. intrathoracale), obere, hintere (evtl. retroviscerale) und vordere.

Diagnose: Vgl. Struma; ferner u. a. Schluckversuch, Röntgenbild.

Differentialdiagnose: Halscysten, Lymphdrüsen, Tumoren, Aneurysmen usw.

Komplikationen: Struma und Carcinom.

5. Intratrachealer Kropf: Vgl. Larynx und Trachea!

6. Zungenkropf: Vgl. Mundhöhle!

C. Entzündungen der Schilddrüse, spez. der kropfigen (Thyreoiditis spez. Strumitis).

a) Akute Thyreoiditis und Strumitis.

Vorkommen: Selten; häufiger im Kropf als in der normalen Schilddrüse, welch letztere wohl nur ganz selten erkrankt; Männer erkranken dabei anscheinend häufiger als Frauen; meist ist das mittlere Alter betroffen; manchmal als akute oder subakute Thyreoiditis ohne Eiterung (Grippe?).

Ursachen: a) Selten traumatisch durch direkte Verletzung mit Infektion, auch operativ (namentlich früher bei Punktion und Injektion von Kropfcysten); b) am häufigsten metastatisch bei Infektionskrankheiten (Typhus, Dysenterie, Cholera, Pneumonie, Masern, Scharlach, Pocken, Diphtherie, Gelenkrheumatismus, Cerebrospinalmeningitis, Influenza, Malaria, Pyämie bei Puerperalfieber oder bei infiziertem Abort usw.); c) öfters auch fortgeleitet von Entzündungen der Nachbarschaft (Tracheitis, Laryngitis, Angina, Erysipel, Diphtherie usw.).

Symptome: Schilddrüse vergrößert und empfindlich, später mit heißer und roter Haut, evtl. fluktuierend, sowie mit Weichteilödem; sowie Fieber evtl. mit Schüttelfrost; außerdem evtl. Hustenreiz und Atemnot, Schlingbeschwerden, ausstrahlende Schmerzen, Heiserkeit, Sympathicusreizung usw.

Formen: Strumitis simplex und purulenta.

Verlauf: Akut oder chronisch bzw. intermittierend.

Ausgang: Zerteilung, Übergang in chronische Form (sog. „eisenharte Struma", welche dem Scirrhus ähnelt s. u.), Eiterung evtl. mit Perforation nach außen oder innen (Trachea oder Ösophagus sowie Mediastinum und Pleura), Sepsis, Trachealstenose, Kropffistel, Nekrose von Schilddrüsensubstanz, Myxödem, Basedow.

Differentialdiagnose: Kropfblutung, spezifische Entzündung (Tuberkulose, Syphilis usw.) und Struma maligna sowie allgemeine und örtliche Infektion, spez. Halsphlegmone, Mediastinitis u. dgl.

Prognose: evtl. (in 7,5—15%) Tod durch fortschreitende Phlegmone mit Mediastinitis, Sepsis, Gefäßarrosion, Pneumonie, Erstickung (infolge Glottisödems); bei chronischer sklerosierender Form infolge narbiger Umwandlung auch Myxödem.

Therapie: (Wegen Gefahr des Glottisödems unter strenger Beobachtung, am besten im Krankenhaus.) Bettruhe, Wärme, hydropathischer oder Alkoholumschlag, Röntgenbestrahlung oder Jod-, Quecksilber- oder Ichthyolsalbe sowie Salicylpräparate; evtl. Probepunktion; bei Erstickungsgefahr Tracheotomie; bei Eiterung Incision oder bei chronischen Fällen evtl. (spez. bei zurückbleibender Kropffistel) Resektion; bei vereiterter Cyste oder Knoten ebenfalls Resektion, falls nicht ihre Ausschälung gelingt.

b) Spezifische Entzündungen: Echinococcus, Aktinomykose, Syphilis (Gumma) und Tuberkulose (selten; meist bei gleichzeitiger Lungen-, Halsdrüsen- u. a. Tuberkulose; teils disseminiert in Form diffuser Tuberkel, u. a. als Teilerscheinung der Miliartuberkulose, teils in Form solitärer Tuberkelknoten; in letzterem Fall ähnlich Struma, spez. maligner).

Anmerkung 1. Kropffistel. Entstehung durch Trauma oder Entzündung, spez. Strumitis, namentlich bei Cyste, Knoten, Fremdkörper u. dgl. Diagnose: Mitgehen des Fistelgangs beim Schluckakt und voraufgegangene Entzündung. Therapie: Ausschneiden der Fistel nebst Entfernung der Cyste oder des Knotens durch Ausschälung oder Ausschneidung.

Anmerkung 2. Sog. eisenharte Struma (Riedel 1896). Wesen: Umwandlung eines Kropfes durch chronische Entzündung fraglicher Art (nach Art der Holzphlegmone). Vorkommen: Gelegentlich im mittleren bis höheren Alter, vorwiegend bei Männern. Ausgang: In der Regel eine umschriebene Stelle, und zwar in einem Seitenlappen. Path. Anatomie: Schwieliges Bindegewebe. Verlauf: Langwierig. Stadien: Intra- und extrakapsulär. Folgen: Evtl. Tracheastenose und Recurrenslähmung. Prognose: Im allgemeinen günstig. Differentialdiagnose: Struma specifica und maligna sowie Holzphlegmone. Diagnose: Evtl. Punktion oder Probeexcision. Therapie: Zu versuchen Umschläge, Salbenverbände und vor allem Röntgenbestrahlung sowie Jod; sonst Resektion, vielleicht Arterienunterbindung; evtl. Tracheotomie.

D. Neubildungen, spez. bösartige: sog. Struma maligna (auch Schilddrüsenkrebs).

Formen: Selten gutartige: Lipome, Fibrome, Adenome; häufiger bösartige: maligne oder metastasierende Adenome und Papillome, Endotheliome, Sarkome und Carcinome sowie Carcinosarkome; für letztere bösartige Geschwülste gilt:

Vorkommen: Nicht ganz selten, aber viel (100mal) seltener als Mamma- oder Magencarcinom; häufiger (90%) bei Kropf (hierbei in 1—5—10%, daher auch häufiger in Kropfgegenden); Carcinom betrifft ältere Personen, dagegen Sarkom auch jüngere, aber meist auch ältere. (Höhepunkt für bösartige Kropfgeschwülste ist das 5. und 6. Jahrzehnt.) Begünstigend wirken angeblich Schwangerschaft und Infektionskrankheiten, sowie Traumen und Entzündungen des Kropfes. Verhältnismäßig häufig sind Männer befallen. (Verhältnis der Männer zu Frauen ist hier 1:2, dagegen bei Kropf 1:5.) Häufiger betroffen sind knotige (10%) als diffuse Kröpfe (1%), selten große Cysten, gar nicht fibröse und verkalkte Knoten sowie Basedowkröpfe. Das maligne Adenom befällt überwiegend Frauen im 40.—70. Jahr.

Formen: Isolierter Knoten, mehrfache Knotenbildung, Cyste mit intra- oder pericystischem Wachstum, diffuse Form.

Symptome: Auffallend rasch und stark wachsender und meist einseitiger, zugleich derber, höckriger, nicht scharf begrenzter, spez. wenig beweglicher Knoten in einem seit Jahren bestehenden Kropf älterer Personen; zugleich oft:

Komplikationen: 1. Durchbruch der Kropfkapsel und Fortschreiten auf die Umgebung; dadurch später Hautverwachsung mit schließlicher Geschwürsbildung, zuvor mangelnde Verschieblichkeit und geringes oder fehlendes Aufsteigen beim Schluckakt, sowie seltener Fortwachsen, Druck auf Trachea (Heiserkeit und Atembeschwerden), Ösophagus (Schlingbeschwerden), Gefäße (Kopf- und Armödem), Plexus brach. und Halsnerven (Neuralgien in Arm und Hinterkopf bzw. Schulter), N. recurrens (Heiserkeit), N. symp. (Pupillen- und Lidspaltenverengerung) usw. sowie Verwachsung mit Muskeln (Kopfnicker und Zungenbeinmuskulatur) und mit Knochen (Brust- und Schlüsselbein sowie Wirbelsäule).

2. Metastasen ziemlich häufig (ca. 40%); teils auf dem Lymphweg in den regionären Lymphdrüsen des Halses, teils (spez. bei Sarkom häufiger) auf dem Blutweg in Lungen (Blutspucken ohne Tuberkelbacillen), sowie in Leber, Milz, Nieren, Hirnhaut, Schleimhaut (hier öfters solitär und langsam wachsend) und (namentlich bei malignem Adenom, wo die Knochenmetastase das erste Krankheitszeichen sein kann), in Knochen, spez. in platten (Schädel, Wirbel, Brustbein, Rippen, Becken, Schlüsselbein, Unterkiefer, Schulterblatt usw.), aber manchmal auch in den langen Röhrenknochen (Femur und Humerus, selten Radius, Ulna, Calcaneus usw.).

Bei dem seltenen Scirrhus besteht harte Konsistenz, aber keine stärkere Schilddrüsenvergrößerung, ferner regionärer Lymphdrüsentumor und bisweilen Kachexia thyreopriva.

Bei den seltenen malignen oder metastasierenden Adenomen (mikroskopisch vom Bau des parenchymatösen Typs der Struma nodosa: kleinfollikuläres Adenom Langhans) bestehen meist kleine Knoten und solitäre Metastasen aus Schilddrüsengewebe regionär, sowie entfernt, spez. in Knochen (Schädel, Wirbel, Brustbein, Schulterblatt, Rippen, Becken, Oberschenkel, Oberarm usw.), aber auch in Haut und Schleimhaut; sie verlaufen bisweilen auffallend langsam als sog. ,,wuchernde Struma''; Zeit bis zu Rezidiv und Metastase nach Strumaoperation kann Jahre bis Jahrzehnte betragen.

Diagnose: Alter über 40—50 Jahre, rasches und starkes Wachstum, Einseitigkeit, derbe bis harte Konsistenz, Unbeweglichkeit, Hautverwachsung und geringes Aufsteigen mit dem Schluckakt, sowie thyreotoxische und später, namentlich bei Kapseldurchbruch Drucksymptome (Atem- und Schluckbeschwerden, neuralgische Schmerzen, Heiserkeit, Sympathicussymptome usw., später Venenstauung) und Metastasen (s. o.); dazu Röntgenuntersuchung und Probeexcision.

Differentialdiagnose: Kropfcyste und -blutung, sowie Thyreoiditis bzw. Strumitis, Tuberkulose, Syphilis usw. der Schilddrüse und Lipom, Lymphom, Halscyste, Dermoid, Larynx- und Ösophagustumor, branchiogenes Carcinom, Drüsenmetastasen u. dgl.

Prognose: Schlecht; Tod meist in ½—1—2 Jahren an Herzschwäche, Glottisödem, Blutung, Erstickung od. Rezidiv; nach Operation erfolgt oft Rezidiv.

Prophylaxe: Operation jedes im späteren Alter (nach dem 30.—35. Jahr) auftretenden Kropfes bzw. Kropfvergrößerung, namentlich wenn plötzliches rasches Wachstum erfolgt.

Therapie: Erweiterte Resektion oder Hemistrumektomie oder Exstirpation der Schilddrüse evtl. mit Resektion von Epithelkörperchen, N. recurrens, N. vagus, N. symp., Gefäßen, Trachea, Ösophagus usw. Dauerheilung gering (10%) und Mortalität hoch (30—50%); gegen Kachexia thyreopriva Schilddrüsen-, gegen Tetania parathyreopriva Epithelkörperchenfütterung und evtl. auch -verpflanzung (s. u.). Die Operation ist durchaus angezeigt bei intrakapsulärer Form, dagegen nicht mehr aussichtsreich bei Kapseldurchbruch oder Metastasen; auch ist die Radikaloperation in solchen vorgeschrittenen Fällen nicht unbedenklich, steht jedenfalls in keinem rechten Verhältnis zu Dauererfolg und Gefährlichkeit. Daher meist besser Röntgenoder Radiumbestrahlung, evtl. kombiniert mit Operation; durch Nachbestrahlung lassen sich bis 30% mehrjährige Heilungen erzielen, spez. bei malignen Adenomen und Papillomen. Evtl. Tracheotomie, und zwar möglichst unterhalb der Stenose, sonst oberhalb mit Königscher Hummerschwanzkanüle oder durch den Tumor hindurch; Tracheotomie ist aber meist aussichtslos und schwierig. Gelegentlich kann als Palliativoperation die Durchschneidung der vorderen Halsmuskulatur oder gar die Spaltung des Brustbeins erwogen werden, evtl. neben Thyreoidektomie oder Tracheotomie oder Gastrostomie sowie neben Bestrahlung. Gelegentlich, spez. bei malignem Adenom, kann auch eine solitäre Metastase im Knochen z. B. Brustbein Anlaß zur operativen Entfernung geben.

E. Hyper- und Hypothyreose.

a) Hyperthyreose,

d. h. Steigerung der innersekretorischen Schilddrüsentätigkeit.

Dazu gehört die **Basedowsche Krankheit (Morbus Basedowii)**, benannt nach dem deutschen Arzt v. Basedow (1840).

Wesen: Im wesentlichen handelt es sich wohl um eine übermäßige und wohl auch zugleich krankhaft veränderte Schilddrüsensekretion (Hyper- und Dysthyreosis); dadurch sekundär Vergiftung des Organismus mit besonderer Affektion des Nervensystems, spez. des sympathischen. Die Auffassung von einer primären Nervenerkrankung hat wenig Wahrscheinlichkeit. Kropf ist nur ein Symptom, aber ein wichtiges und therapeutisch mit meist gutem Erfolg faßbares. Im übrigen dürfte eine pluriglanduläre Erkrankung vorliegen, indem neben Schilddrüse auch Nebenschilddrüsen, Thymus, Pankreas, Nebennieren, Hypophyse, Genitalien usw. beteiligt sind. Auch die Konstitution spielt eine Rolle. Leichtere Formen (sog. Hyperthyreose) finden sich übrigens bei vielen Menschen, spez. kropfkranken.

Vorkommen: Ganz überwiegend bei Frauen, und zwar meist im mittleren Alter (Verhältnis der Frauen zu den Männern 6—9:1); selten bei Kindern.

Als begünstigend gelten: Pubertät und Gravidität, körperliche, geistige und vor allem psychische Traumen, spez. Aufregung, Schreck usw. (auch als Kriegsbasedow; Entstehung oder Verschlimmerung ist als Unfallfolge aber nur ausnahmsweise anzuerkennen, jedenfalls nur im Fall schwerer psychischer Alteration bei vorheriger Latenz und bei engem Anschluß der Krankheitserscheinungen an den Unfall), akute Infektionskrankheiten (Influenza, akuter Gelenkrheumatismus, Typhus, Scharlach usw. sowie Strumitis). Konstitution!

Symptome (die vier klassischen allerdings nicht immer stark ausgeprägten sind: Struma, Exophthalmus, Tachycardie und Tremor, also sämtlich mit einem „Zuviel!").

1. Struma. Meist in Form einer mehr oder weniger ausgesprochen und diffus angelegten, weichen, schmerzlosen, gefäßreichen Schilddrüsenvergrößerung; Gefäße reichlich weit und zartwandig; Eigenpulsation und der Herzaktion synchrone Gefäßgeräusche; mikroskopisch: Epithelwucherung, Einlagerung lymphoider Zellen in Form von Lymphfollikeln und perivaskulären Lymphocyteninfiltraten, Desquamation, Gefäßreichtum (Struma hyperplastica parenchymatosa teleangiectodes); dagegen spärlich Kolloid.

2. Exophthalmus s. Protrusio bulborum (meist doppelseitig) mit eigentümlich starrem, „verschrecktem" Blick („Glotzaugenkrankheit"), evtl. schließlich mit Verschwärung der Hornhaut nebst Panophthalmie; sonstige Augensymptome (nicht konstant und meist erst spät, im übrigen in nachstehender Reihenfolge) sind:

a) Stellwagsches Symptom: Seltener Lidschlag.

b) Möbiussches Symptom: Insuffizienz der Konvergenz, d. h. bei Fixieren eines nahen Gegenstandes (Fingers) baldiges Wiederabweichen nach außen.

c) Graefesches Symptom: Zurückbleiben des oberen Lids beim langsamen Senken des Blicks nach unten.

3. Cardiovasculäre Symptome, und zwar Beschleunigung der Herzaktion (Tachycardie): 100—120—140—160 und mehr Pulsschläge in der Minute (Tachycardie ist ein konstantes Symptom!) und Verstärkung der Herzaktion mit Herzklopfen usw., sowie thyreotoxisches Kropfherz mit Dilatation und Hypertrophie des linken Ventrikels.

4. Tremor feinschlägig, z. B. an Händen und Fingern sowie an Zunge und Augenlidern.

Außerdem: Vasomotorische Hautanomalien: vermehrte Schweißsekretion und Hitze (Haut daher feucht und warm; zugleich mit vermindertem Widerstand für galvanischen Strom), umschriebenes Erythem, Ödem und Urticaria, Rissigwerden der Nägel, Blutungen, Pigmentierungen, Haarausfall

usw., Gewichtssturz, Grundumsatzsteigerung, Abmagerung, Schwäche, Schlaflosigkeit, Kopfschmerzen, psychische Alteration, spez. Unruhe und Reizbarkeit, evtl. Psychose, Neurasthenie und Hysterie; (alimentäre) Glykosurie;
Hyp-, seltener Hyperacidität, Erbrechen; profuse und wässerige Durchfälle;
Anomalien, und zwar Vermehrung oder häufiger, spez. später, Verminderung
bis Aufhören der Menses; Dilatation und Hypertrophie des linken Herzens,
erhöhter Blutdruck, verzögerte Blutgerinnung und verändertes Blutbild
(meist Leukopenie mit relativer Lymphocytose), Hyperplasie des lymphatischen
Apparats: Lymphdrüsen, Tonsillen, Darmfollikel, Milz, Thymus.

Diagnose: Vor allem Tachycardie, Tremor, Struma und Glotzauge sowie
sonstige Augensymptome (letztere beiden fehlen öfters, spez. in leichten Fällen
von Hyperthyreoidismus: sog. ,,formes frustes", thyreotoxische Äquivalente
oder ,,Basedowoide") und Grundumsatzsteigerung.

Differentialdiagnose: Funktionelle Nervenleiden, spez. Hysterie und
(cardiovasculäre) Neurose; besonders erschwert ist die Differentialdiagnose,
wenn in letzteren Fällen gleichzeitig ein Kropf besteht.

Verlauf: Meist schleichend über Jahre mit Remissionen; bisweilen
foudroyant; man unterscheidet sonst leichte, mittelschwere und schwere
Formen (Tachykardie!).

Prognose: Tod an Herzschwäche bzw. Erschöpfung öfters (10—25% und
mehr); Stationärbleiben oder relative Besserung bisweilen; Heilung selten;
bei Operation, spez. ungenügender, erfolgt bisweilen Rezidiv.

Therapie: a) Unblutig (angezeigt vor allem in leichten und beginnenden
Fällen sowie als Vor- und Nachbehandlung der Operation): Vermeiden von
körperlichen, geistigen und seelischen Strapazen, sowie von Kaffee-, Tabak-
und Alkoholabusus; Liege-, Luft- und Mastkur; Hydrotherapie (Kaltwasser-
kuren, sowie kohlensaure oder Fichtennadelbäder); Eisblase aufs Herz; Wald-
und mittlere bis hohe Höhenluft; Diät (reizlose, spez. fleisch- und salzarme,
also vorwiegend laktovegetabilische); neben klimatisch-physikalisch-diätetischer
Behandlung sind zu versuchen Arzneimittel, spez. Tonika und Sedativa (Eisen,
Arsen, Brom, Bromural, Luminal, Adalin, Neodorm, Phanodorm), Chinin
(z. B. Chinin hydrobrom. 0,25), Phosphor (z. B. Protylin steigend 5—7 Tabl.
oder phosphorsaures Natron 1—3mal 2,0 pro die oder Recresal oder Tonophosan oder Phytophosin usw.) sowie Calcium (z. B. Afenil intravenös oder
Calc. gluconic. intramusc. oder Robural), auch Secalepräparate z. B. Ergo-
tamin oder besser dessen weinsaures Salz: Gynergen (per os, aber nicht subcutan); Vitamine: A (Vogan); Thyrosin oder besser Thyronorman (jodfrei); An-
thithyreoidin (Möbius) und Rodagen (d. h. Serum bzw. Milch thyreoidekto-
mierter Ziegen oder Hammel); Röntgenbestrahlung ist zu versuchen, namentlich bei operativem Mißerfolg oder bei thymogener Erkrankung sowie in leichten
und beginnenden Fällen oder bei Operationsunmöglichkeit (unsicher und
längerdauernd, auch nicht unschädlich; dabei auch Kapselverwachsung und
bisweilen Verschlimmerung sowie Gefahr von Haut- und Stimmschaden?).
Kontraindiziert sind im allgemeinen Jod- und Schilddrüsenpräparate (sonst
evtl. Verschlimmerung: sog. ,, Jodbasedow"); in gewissen Fällen, auch kurzdauernd zur Vor- und Nachbehandlung der Operation, sind kleinste Jodgaben
angebracht (s. u.). Digitalis wirkt im allgemeinen (außer bei Dekompensation)
nicht besonders; statt dessen Kardiotonin (3mal 15 Tropfen), Baldrian usw.,
bei frequentem Puls auch Chinin. hydrobrom (s. o.)
    b) Blutig: Strumektomie. Indikation: Bei Versagen der internen Therapie,
aber nicht zu spät, d. h. spätestens nach einigen (durchschnittlich 2—3) Monaten,
jedenfalls vor Ausbildung des schweren Krankheitsbildes, spez. vor Herzinsuffizienz (frequenter, kleiner und unregelmäßiger Puls, Blutdrucksenkung
Herzdilation, psychische und kachektische Symptome!); aber nicht ohne
Vorbehandlung für mindestens 1—4 Wochen, evtl. Monate mit Bettruhe,
Diät, Eisblase, Adalin, Bromural, Luminal oder Chinin bzw. Chinidin usw.,
sowie Röntgenbestrahlung; von Bedeutung ist auch die soziale Indikation;
wichtig für Anzeige und Zeitpunkt der Operation sind vor allem Körper-

gewicht, Grundumsatz und Pulsfrequenz. (Operation hilft rascher als die konservative Therapie). Vorbereitung und Nachbehandlung: unblutige, spez., psychische klimatische, physikalische, diätetische und arzneiliche Behandlung (spez. Bettruhe, Eisblase, Chinin. hydrobrom. usw. für 1 bis mehrere Wochen); neuerdings wird empfohlen unter Kontrolle von Puls, Schlaf, Gewicht und Grundumsatz Jodbehandlung nach Plummer: 1 bis 2 bis 3mal tgl. 5—10—15 Tropfen Lugolsche Lösung (Jod 5 Jodkalium 10 Aq. dest. ad 100) 8—14 Tage vor und 3—8 Tage nach der Operation bei gleichzeitiger Bettruhe, evtl. zugleich an den letzten 3 Tagen vor der Operation 3mal tgl. 15 Tropfen Digitalistinktur, wordurch eine künstliche Remission erzeugt wird; doch ist die Wirkung nur vorübergehend und bei nicht ausgeführter Operation von Rückschlag gefolgt; bei Geschmackempfindlichkeit statt dessen Endojodin 2—6 ccm tgl., auch Dijodtyrosin u. a. Schmerzverhütung: Gewöhnlich Lokalanästhesie nebst Morphium + Atropin oder u. U. Scopolamin; ausnahmsweise Äther- (nicht Chloroform-) Narkose; neuerdings wird empfohlen Avertinbasisnarkose. Bei Hautdesinfektion: Statt Jodtinktur Dijozol, Tannin- oder Thymolspiritus od. dgl. Methodik (Ziel ist die Verkleinerung der Schilddrüse um mindestens $^3/_5$—$^4/_5$ und mehr; dabei ist im allgemeinen der Operationserfolg proportional der entfernten Schilddrüsenmasse; man vermeide das Ausfließen des Schilddrüsensaftes in die Wundhöhle): Ein- oder beiderseitige Resektion oder Exstirpation evtl. mit Arterienunterbindung der anderen Seite; in schweren Fällen möglichst einfache Eingriffe in $^1/_4$—$^1/_2$—$^3/_4$jährigen Etappen und mit präliminarer Unterbindung von 1—2—3—4 (meist von den beiden oberen Arterien; die Arterienunterbindung kann u. U. auch allein helfen und genügen). Bei Thymuspersistenz (s. u.) evtl. zugleich Thymektomie oder Röntgenbestrahlung (?). Nachbehandlung: Bettruhe, Diät, 3—8 Tage weiter Lugolsche Lösung od. dgl., evtl. Chinidin (3—5mal 0,2 ccm 4—6 Tage) und Verodigen (3mal ½ Tabl.), auch Luminal, evtl. Aderlaß und Traubenzuckerinfusion mit Aderlaß. Gefahren: Herzschwäche, Shock, Vergiftung, Lungenödem, Pneumonie, Nachblutung und Thymustod. Mortalität: ca. 0—10, durchschnittlich 3—5% und mehr, und zwar etwa 10mal größer als bei einfacher Struma; besonders gefährdet ist der Status thymico-lymphaticus sowie jugendliche akut-progrediente Fälle. Erfolge: Bis über 75%—90% Heilung bzw. Besserung (Tachycardie, Tremor, Durchfälle, Kachexie und subjektive Beschwerden, seltener und später Exophthalmus!). Kontraindikation: Ausgesprochene Kachexie und Herzmuskelerkrankung.

b) Hypo- bzw. Athyreose,

d. h. Herabsetzung bzw. Ausfall der innersekretorischen Schilddrüsentätigkeit.

I. Spontaner oder idiopathischer Kretinismus und Myxödem.

1. Angeboren: Kretinismus oder angeborenes Myxödem.

Entstehung: Angeboren, aber erst nach der Geburt allmählich eintretend (bis zur Geburt genügt das Schilddrüsensekret im mütterlichen Blut); bisweilen erst später im Verlaufe der Kindheit.

Vorkommen: In Kropfgegenden (Alpen usw.) oder sporadisch.

Symptome: 1. Schilddrüsenkleinheit bis Fehlen oder angeborener Kropf.

2. Haut- und Schleimhautveränderungen (durch Mucineinlagerung, aber nicht durch Ödem: Fingerdruck bleibt nicht oder jedenfalls nicht sofort stehen, wie dies z. B. beim nephritischen Ödem der Fall ist!): Haut dick, derb, blaß oder bläulich, kalt, trocken, schuppend; Gesicht gedunsen; Nase knopfförmig mit kurzem Nasenrücken und mit eingesunkener Nasenwurzel infolge Zurückbleibens des Keilbeins in seiner Entwicklung ("Himmelsriecher"); Zunge verdickt und vorstehend (dadurch Saugen und Schlucken beeinträchtigt); Lidspalte verengert; Augenlider dick, Backen voll, Lippen aufgeworfen, Hände und Füße tatzenartig, Wülste und Falten in der Wangen-, Nasen-,

Nacken- und Oberschlüsselbeingegend; Nägel brüchig und Haare dünn, trocken und ausfallend, dadurch „schütteres Haar"; Zähne cariös und ausfallend; Extremitäten kühl; Kältegefühl; (durch Schleimhautschwellung) Stimme rauh, Atmung behindert und Stuhl verstopft; Bauch erscheint auffallend groß.

3. Wachstumsstörungen: Vermindertes Längenwachstum der Knochen mit kurzen und plumpen Gliedern bei verhältnismäßig großem Kopf nebst Zwergwuchs, so daß die Kinder viel jünger erscheinen, als sie tatsächlich sind — ähnlich wie bei Chondrodystrophie (dagegen besteht bei echtem Zwergwuchs proportionierte Wachstumshemmung); im Röntgenbild erkennbar durch verspätetes Auftreten der Knochenkerne (Carpalia!) und langes Bestehenbleiben der Nähte und Fontanellen, sowie Epiphysenfugen (infolge deren später Verknöcherung), sowie Knochensklerose mit Markhöhleneinengung, zugleich Ober- und Unterarm gekrümmt mit Behinderung der Ellenbogenstreckung und Unterarmdrehung, Fingermittelglieder dorsal-konvex gekrümmt, Schenkelhals und -kopf verdickt und verkürzt, Femur- und Tibiaepiphysen verbreitert usw.

4. Infantilismus, d. h. mangelhafte Entwicklung der Genitalien und deren Funktion.

5. Idiotie: Mangelhafte Entwicklung der Sinne spez. Taubstummheit, Stumpfheit oder gar Willens- und Geistesschwäche („Tier- und Pflanzenmensch"), oft mit dumm-dreist lächelndem Gesichtsausdruck; Kinder lernen spät sitzen, laufen und stehen.

6. Blutbeschaffenheitsänderung, spez. Verminderung der Erythrocyten, sowie Vermehrung der Lymphocyten und eosinophilen Zellen, meist unter dem Bild der Anämie und Blutdruckverminderung sowie Stoffwechselanomalien mit Obstipation, Nabelbruch usw.; zugleich verminderter Grundumsatz.

Differentialdiagnose: Echter, hypoplastischer, rachitischer und chondrodystrophischer Zwerg sowie mongoloide Idiotie (Epikanthus, Augenschiefstellung und flaches Gesicht!)

Prognose: Bisweilen Tod.

Therapie: Schilddrüsenfütterung (Thyreoidintabletten oder Jodothyrinbzw. Jodthyreoglobulintabletten oder Elithyrantabletten oder Thyroxintabletten) oder evtl. -transplantation (z. B. von der Mutter in Subcutis, Peritoneum, Properitoneum [!], Milz, Knochenmark u. dgl.); die Organtransplantation ist nur vorübergehend wirksam, daher durch Verfütterung zu ergänzen. Bei genügend lange durchgeführter Behandlung ist Besserung, auch Knochenwachstum möglich.

2. Erworben: Myxoedema adultorum.

Vorkommen: Endemisch oder sporadisch, meist bei Frauen im mittleren Alter, bisweilen aber auch in früher Kindheit; begünstigend wirken anscheinend Infektionskrankheiten und Vergiftungen (Alkoholismus).

Symptome (vgl. 1.): 1. Kropfige Entartung, Erkrankung (chronische Entzündung mit Sklerose, Tuberkulose, Syphilis, Aktinomykose, Tumor) oder Verkleinerung der Schilddrüse. 2. Trophische Störungen an Haut, Haaren, Nägeln und Zähnen wie bei 1). 3. Wachstumsstörungen fehlen naturgemäß; doch wird bei Erwachsenen verlangsamte Heilung von Knochenbrüchen beobachtet. 4. Herabgesetzte Genitalfunktion, sowie Menstruationsanomalien. 5. Geistige Schwäche, Denkverlangsamung, Schläfrigkeit bis Apathie bis Stumpfsinn, Gedächtnisschwäche, Urteilsverminderung, Sprachstörung.

Differentialdiagnose: Fettsucht.

Therapie: Wie bei 1.

II. Operative Cachexia thyreo- bzw. strumipriva.

Ursache: Isolierter Ausfall der Schilddrüse durch Fortnahme der Schilddrüse bis auf einen zu kleinen oder nicht genügend funktionsfähigen Rest, spez. totale beiderseitige Exstirpation gelegentlich der Strumektomie (früher häufiger, jetzt evtl. noch bei der Radikaloperation der Struma maligna).

Bisweilen erfolgt Ersatz durch Nachwachsen des zurückgelassenen Restes oder durch accessorische Schilddrüsen; umgekehrt ist bei Exstirpation letzterer Kachexie möglich, falls die normale Schilddrüse fehlt, weshalb auf deren Vorhandensein vorher zu untersuchen ist (vgl. Zungenstruma!).

Prophylaxe: Bei der Strumektomie ist ein genügend großer und funktionsfähiger Teil der Schilddrüse zurückzulassen (im allgemeinen mindestens $^1/_4$; Zurückhaltung ist namentlich angezeigt beim Kolloidkropf Jugendlicher); auch ist die Unterbindung aller vier Arterien auf einmal nicht ganz unbedenklich.

Symptome und Therapie wie bei I.

Anmerkung. Tetania parathyreopriva (A- bzw. Hypoparathyreose).

Ursache: Isolierter Ausfall der Epithelkörperchen (Glandulae parathyreoideae), also Nebenschilddrüseninsuffizienz; meist postoperativ, d. h. durch deren Exstirpation oder durch Gefäßunterbindung (namentlich bei Unterbindung aller 4), aber auch durch sonstige Schädigung bei der Strumektomie, bisweilen auch spontan durch Verletzung, Entzündung spez. Tuberkulose oder durch Geschwulst sowie nach Magen-Darmerkrankungen und Operationen wegen Pylorusstenose, Ileus u. dgl.; disponierend wirkt Spasmophilie, Rachitis, Hunger, Schwangerschaft u. a.

Prophylaxe: Schonung der Epithelkörperchen durch Erhaltung des hinteren Schilddrüsenteils bei der Strumektomie, und zwar sowohl bei der Resektion wie bei der Exstirpation sowie Vorsicht bei Unterbindung der Schilddrüsenarterien, von welchen die unteren besser lateral aufzusuchen sind.

Symptome der manifesten Tetanie: (beruhend auf einem abnormen Erregungszustand des gesamten Nervensystems): Tetanusähnliche Starre und tonische Krämpfe (sog. „Schusterkrampf"), spez. an den Extremitäten, meist beginnend an den Händen („Schreib-, Pfötchen- oder Geburtshelferhandstellung") und Füßen (Equinovarusstellung), bei Kindern auch als Laryngospasmus; Frühsymptome sind infolge hochgradiger Steigerung der mechanischen und elektrischen, spez. galvanischen (Erb) Erregbarkeit: 1. Chvosteksches Phänomen, d. h. Gesichtsmuskelcontraction bei Facialisreizung durch Streichen der Wange von Schläfe zum Unterkiefer mit Finger oder Perkussionshammer, sowie bei Klopfen auf den Kieferast. 2. Trousseausches Phänomen, d. h. Vorderarmkrampf bei Druck auf den Gefäßnervenstrang des Oberarms im Sulcus bicipitalis oder bei Umschnürung des Oberarms mit Gummibinde (weniger konstant, spez. bei der latenten Form); daneben Kachexie, Ermüdung, Schwäche, psychische Störungen, Kopfschmerz, Schwitzen, Störungen von Geschmack, Geruch, Gehör und Gesicht, Übelkeit, Erbrechen, Stuhlverstopfung bis Ileus, Polyurie, Durchfälle, blaue und kalte Gliederenden, spez. Hände und Füße, Ödem, trophische Störungen an der Haut mit Haarausfall, Ekzem, Nagelveränderungen u. dgl. und Knochenveränderungen sowie Starentwicklung.

Verlauf: Bisweilen, spez. nach Operation akut, auch evtl. unter allgemeinen, spez. Kehlkopf- und Zwerchfellkrämpfen mit Erstickung letal, bisweilen (spez. bei nicht totalem Verlust) chronisch in Tagen bis Wochen bis Monaten und dann oft ausheilend, evtl. auch latent oder doch nicht voll entwickelt, dies auch als Nachstadium der manifesten Form.

Prognose: Ernst.

Differentialdiagnose: Tetanie bei Schwangerschaft und Lactation, Infektionskrankheiten, Vergiftungen (Ergotismus), Peritonitis, Magenstauung, Spasmophilie usw., sowie Tetanus, Meningitis, Beschäftigungsneurose, Myotonie, Epilepsie, Eklampsie, Hysterie usw.

Therapie: Epithelkörperchenpräparate, und zwar nicht per os (Hormon wird von den Verdauungssäften zerstört), sondern per injektionem (Präparate sind nicht immer zuverlässig; zugleich gebe man Schilddrüsenpräparat) oder evtl. (aber auch nur vorübergehend für 1—2 Monate und überhaupt ungenügend wirksam, auch schwer beschaffbar) -transplantation (am besten homoplastisch,

d. h. vom Menschen z. B. vom Strumektomierten oder Frischgestorbenen; in Properitoneum usw.); daneben Calcium (z. B. Calcium lact. oder phosph. oder chlorat. oder glucon. per os oder Calc. glucon. intramusc. bzw. nötigenfalls intravenös 5—50 g pro Tag und Parathormon (Collip) oder besser bestrahltes Ergosterin: A T 10 (Holtz) unter ständiger Kontrolle des Serumkalkspiegels (dieser ist bei Tetanie herabgesetzt; normaliter 9,5—11 mg-% Ca; Vorsicht mit A T 10 bei gleichzeitiger Kalkmedikation), sowie Bettruhe, fleischarme, dabei kohlehydrat- und milchreiche Kost nebst viel frischem Gemüse und Obst (Schutzkost: Blum), Vitamin C und A, protrahierte warme Bäder, Roborantia (Arsen usw.), evtl. Narkotika (Brom, Luminal, Chloralhydrat usw.). Bei Magentetanie außerdem Trockendiät, Klysmen und Magenausspülungen; bei Pylorusrenose Gastroenterostomie; bei Schwangerschaftstetanie evtl. Schwangerschaftsunterbrechung. In dringlichen Fällen gebe man, da A T 10 erst innerhalb von einigen Tagen Calciumanstieg bewirkt, Calcium intravenös bzw. intramuskulär und Parathormon.

15. Abschnitt: Thymus.

A. Mißbildungen.

A- und Hypoplasie (dabei Kachexie, Knochenerweichung und Idiotie), angeborene Thymuscysten (dabei evtl. tödliche Tracheakompression infolge Blutung durch Geburtstrauma, Schreien usw.: sog. Thymusapoplexie s. u.) und Fisteln (infolge Sekretretention oder Entzündung).

Anmerkung. Kreislaufstörung: sog. Thymusapoplexie, d. h. hämorrhagische Infarzierung des Thymus entsteht (außer durch Blutung in angeborene Thymuscysten) auch ohne solche bei Neugeborenen durch das Geburtstrauma, spez. bei Wendung oder Zangenextraktion und später bei Infektionskrankheiten: Keuchhusten, Masern, Pneumonie usw. und führt evtl. zu unmittelbarem Tod durch Tracheakompression; zu versuchen Punktion oder Incision nebst Tamponade evtl. unter Stammresektion.

B. Thymushyperplasie bzw. Thymuspersistenz: sog. Status thymicus und Status thymico-lymphaticus.

Wesen: Hyperplasie bzw. Persistenz des normaliter bis zum 2. Jahr wachsenden und vom 10.—15. Jahr sich zurückbildenden, später im wesentlichen nur als retrosternaler Fettkörper fortbestehenden Thymus.

Path. Anatomie: Neben quantitativer und qualitativer Veränderung des Thymusparenchyms spez. des Marks besteht zugleich meist Hyperplasie des lymphatischen Apparats (Milz, Leber, Magendarmkanal, Schilddrüse, Knochenmark usw.) und Hypoplasie des chromaffinen Systems.

Ätiologie: Unbekannt; beschuldigt wird Vererbung, auch Alkoholismus und Syphilis der Eltern; manchmal besteht zugleich Schilddrüsenhyperplasie, spez. mit Hyperthyreoidismus (Basedowsche Krankheit).

Symptome: Dämpfung hinter dem Brustbein-Handgriff und evtl. bei der Exspiration vortretende weiche und rundliche Geschwulst im Jugulum, sowie Röntgenschatten (mantelartig um große Gefäße und Herz in Form einer Verbreiterung des ,,Mittelschattens''), evtl. inspiratorische Atemnot und Stridor mit anfallsweisen Atmungsstörungen: sog. Asthma thymicum, evtl. Erstickungsgefahr (Trachea) sowie Schluckbehinderung (Ösophagus), Pulsverlangsamung (N. vagus), lokalisierte Cyanose und Schwellung der oberen Hals- und Drosselvenen, pastöser Habitus mit Hautblässe, wäßriges Fettpolster und schlaffe Muskulatur usw.; oft zugleich Hyperplasie des lymphatischen Apparates (Rachen-, Zungen- und Gaumentonsillen, Darmfollikel, Lymphdrüsen, Milz usw.); Lymphocytose (bis 85%).

Diagnose: Nicht immer möglich; wichtig ist u. a. Besichtigung, Betastung, Röntgenbild und Blutbefund.

Differentialdiagnose: Kehlkopfmißbildung und -Papillomatose, adenoide Vegetationen, Retropharyngealabsceß, Posticuslähmung, Krupp, Laryngitis, Glottisödem, Stimmritzenkrampf, Bronchialdrüsenhypertrophie u. dgl. (Wichtig ist bei Thymushyperplasie die mechanische Atmungsbehinderung unterhalb des Kehlkopfs bei fehlender Heiserkeit und bei nur geringem Auf- und Abwärtswandern des Kehlkopfs).

Gefahren: Plötzlicher Tod z. B. bei Erregung, Kopfrückwärtsbiegen, Luftwegekatarrh, Keuchhusten, Baden, Narkose, Verbrennung, Tetanus- u. a. Seruminjektion usw. (teils toxisch durch Herzshock infolge Blutdrucksenkung, teils mechanisch durch Erstickung infolge mechanischen Mißverhältnisses im oberen Brustraum, wobei arterielle Fluxion bei dem Mangel venösen Abflusses und bei den beschränkten Raumverhältnissen des Kindes besonders verhängnisvoll wirkt, und zwar im Sinne der Tracheakompression); bisweilen bei der Geburt, spez. bei solcher mit Zange oder Wendung.

Vorkommen: Bei Kindern besonders häufig im 6.—12. Monat, aber gelegentlich auch bei älteren Kindern und Erwachsenen, spez. im 2. und 3. Jahrzehnt.

Therapie: Evtl. (namentlich bei Erstickungsanfall oder bei chronischer Stenose mit Atemnot, Cyanose usw.) Thymusresektion in Form der Keilexcision oder Lappenenukleation, und zwar am besten intrakapsulär von einem Hautschnitt quer, und zwar bogenförmig nach unten konvex oberhalb der Incisura jugularis unter Durchtrennung der Fascie und der langen Halsmuskeln mit Fixation der Kapsel an die Fascia sterni (partielle Thymektomie mit Ektopexie), evtl. (sofort oder später) mit medianer Spaltung oder Resektion des oberen Brustbeins. Totale Thymusexstirpation im frühen Kindesalter ist zu widerraten; sie bedingt wohl meist Kachexie, Knochenerweichung, Wachstumsstörungen, Idiotie, evtl. Tod. Im Notfall Intubation oder besser Tracheotomie mit Hummerschwanzkanüle; aber nicht ratsam bei später beabsichtigter Thymektomie (Mediastinitisgefahr!). Röntgenbestrahlung ist im akuten Anfall kontraindiziert; sie ist bei Kindern mit Tracheastenose der Operation vorzuziehen.

C. Entzündungen.

Eitrige Entzündung (fortgeleitet oder meist metastatisch bei Angina, Diphtherie, Nabelinfektion, Pyämie, Exanthemen: Masern, Pocken, Erysipel usw.), sowie Syphilis und Tuberkulose: selten.

D. Geschwülste.

Flimmerepithelcysten, Lipome, Dermoide, Häm- und Lymphangiome, Carcinome, Sarkome (am häufigsten), sowie leukämische und pseudoleukämische Tumoren.

Symptome, Diagnose und Prognose: Vgl. Mediastinaltumoren!; u. a. bestehen Dyspnoe, Ödem und Cyanose von Gesicht und Armen, Erbrechen und Verdauungsstörungen, evtl. Intoxikationssymptome ähnlich wie bei Basedowscher Krankheit und Metastasen in Nieren, Leber usw.

Therapie: Evtl. Radikaloperation unter Mediastinotomia ant., wenn man sich nicht mit dieser begnügt; sonst Arsen und vor allem Röntgenbestrahlung, zumal die Radikaloperation sehr gefährlich ist.

16. Abschnitt: **Brustdrüse.**

A. Mißbildungen.

1. **Fehlen beider oder einer Brust (Amastie) oder nur der Brust-drüse (Aplasie) oder nur der Brustwarze (Athelie)**: selten.

2. **Mangelhafte Entwicklung der Brust (Mikromastie) oder nur der Brustdrüse (Hypoplasie)**: häufiger.

3. **Überzählige (accessorische) Brustwarzen (Polythelie) oder überzählige Brustdrüsen (Polymastie)**: Letztere meist gelegen entsprechend der Anordnung in zwei symmetrischen Längsreihen von der Achselhöhle über die normale Drüse hin bis zu den Genitalien bzw. Oberschenkeln (entsprechend der „Milchleiste" der Säugetiere), am häufigsten unterhalb der Brustwarze auf dem Rippenbogen, und zwar häufiger links, seltener oberhalb nach den Achselhöhlen, manchmal symmetrisch oder in der Umgebung der Mamma, seltener verstreut an anderen Körperstellen: Oberschenkel, Rücken, Schulter usw.; evtl. während der Lactation schmerzhaft anschwellend und Milch absondernd; anscheinend zu Geschwulst- (Adenom- bzw. Fibroadenom- und im Alter zu Carcinom-) entwicklung Anlaß geben, wenn auch selten.

In ausgesprochenem Maße gilt letzteres anscheinend für Inseln versprengten (aberrierten) Brustdrüsengewebes, welche im Gegensatz zu den überzähligen (accessorischen) Brustdrüsen überall, und zwar auch außerhalb der Milchleiste, meist aber in der Nachbarschaft der Brustdrüse vorkommen, übrigens keine Ausführungsgänge besitzen.

4. **Stark entwickelte und evtl. Milch absondernde Brustdrüsen beim Manne (Gynäkomastie)**, u. a. häufiger bei Genitalmißbildung, spez. bei Hypospadie und überhaupt bei atrophischen Hoden sowie bei Tumoren der Hypophyse und der Nebennieren (Pseudohermaphroditismus); es handelt sich dabei um eine Hypertrophie der männlichen Brust mit Drüsen-, Binde- und Fettgewebshyperplasie; selten; meist bei Jugendlichen im 2. und 3. Jahrzehnt; ein- oder doppelseitig; differentialdiagnostisch cave Pseudohypertrophie der Brustdrüsen bei Fetten oder Kastraten und Mastitis adolescentium; bei Beschwerden evtl. Ablatio mammae von einem periareolären Schnitt unter Erhaltung der Brustwarze.

5. **Mißbildung der Brustwarzen, spez. eingezogene (Hohl-) Warzen**: Flach-, Spalt- und Hohlwarzen; beruhend auf Mißverhältnis zwischen papillärer und areolärer Muskulatur; Folgen können sein: Entzündung oder Stillstörung; bei Hohlwarzen empfiehlt sich Plastik nach Sellheim: Bogenschnitt ober- und unterhalb um die Brustwarze, Vorziehen der Warze, Einkerben, Raffen und Einnähen des Warzenhofrandes.

B. Verletzungen.

Ursachen: Stich-, Schnitt- u. a. Wunden, sowie Verbrennung usw.
Folgen: Evtl. Milchfistel oder -cyste.

C. Entzündungen.

a) Brustwarze und -warzenhof.

1. Risse und Schrunden (Fissurae mamillae): Ursache: Meist Saugen, spez. ungeschicktes. Vorkommen: Namentlich bei Stillenden (hier in fast 50%), spez. bei schlechter (Hohl-) Warze. Folgen: Schmerzen mit Saugbehinderung oder Infektion, spez. Mastitis acuta und Erysipel. Prophylaxe: Pflege des Säuglingsmundes und vor allem der Mutterbrust, spez. Reinlichkeit und Abhärtung letzterer mit Seifenwasser, Alkohol u. dgl. Therapie: Umschläge mit essigsaurer Tonerde, Alkohol, Franzbranntwein od. dgl. oder

Borsalbe, Lanolin, Glycerin, Perubalsam, Granugenpaste, Zinkpaste, Desitinsalbe, Höllensteinsalbe, Lyssiasalbe, Combustinsalbe, Movasalbe, Hamamelis-
salbe, Pellidol- oder Epithensalbe, Cocain-, Perkainal- oder Panthesinsalbe u. dgl.
sowie Höhensonne; außerdem Betupfen mit 5% Tanninspiritus oder 3% Borglycerin, Bepinseln mit 2—10% Lapislösung oder Ätzen mit dem Höllensteinstift;
Saughütchen oder Absetzen.

2. Ekzem. Ursache: Unreinlichkeit. Vorkommen namentlich unter
großen und schlaffen (Hänge-) Brüsten. Folgen: Phlegmone und Abscedierung.
Prophylaxe: Wie bei 1. Therapie: Zink-, Tumenol- u. dgl. -salbe oder -paste.

3. Furunkel.

4. Erysipel: Bei Schrunden stillender Frauen od. dgl.

5. Brustwarzenkrampf: Bei Fissura mamillae (s. da).

b) Brustdrüse.

1. Akute Brustdrüsenentzündung (Mastitis acuta).

Vorkommen und Formen: a) Bisweilen bei Neugeborenen beiderlei
Geschlechts am 4.—6. Tag im Anschluß an die normaliter nach der Geburt
eintretende Anschwellung und die sog. ,,Hexenmilch" liefernde Sekretion
(M. neonatorum). b) Manchmal bei Knaben und Mädchen in der
Pubertät (M. adolescentium) im Alter von 10—15 Jahren, namentlich
bei Stoß, Fall, Reibung durch Hosen- oder Rockträger sowie am Schreibtisch
oder -pult; meist nach einigen Monaten wieder verschwindend. c) In der Regel
bei Frauen, und zwar meist bei stillenden am Ende des 1. Monats (3. bis
4. Woche) nach der Entbindung, bisweilen aber auch erst in den späteren Monaten
des Wochenbetts (M. lactantium s. M. puerperalis); seltener vor der Entbindung als Schwangerschaftmastitis; teils als einfache Stauungsmastitis, teils
vor allem als eitrige Mastitis; letztere entsteht entweder direkt durch die
Ausführungsgänge der Milchkanälchen oder meist fortgeleitet durch die
Lymphbahnen bei infizierten Rissen und Schrunden, bisweilen auch bei
eiternden Wunden, Krätze, Ekzem, Furunkeln, Lymphangitis und Erysipel,
selten auch traumatisch bei scharfer oder stumpfer Verletzung sowie metasta-
statisch bei Puerperalsepsis, Typhus, Paratyphus, Dysenterie, Maltafieber,
Grippe, Mumps usw. Die M. puerperalis ist bei weitem am häufigsten und
wichtigsten (ca. 98% aller Mastitisfälle und in 0,5—5,0% aller Wöchnerinnen,
vorwiegend bei Erstgebärenden [$^1/_2$—$^2/_3$]), danach die Schwangerschafts-
mastitis, die anderen selten und praktisch weniger bedeutungsvoll.

Formen: Parenchymatös, phlegmonös, abscedierend und gangränös;
Abszeß kann sein prä-, intra- oder retromammär, auch multipel.

Symptome: Fieber evtl. mit einleitendem Schüttelfrost, Schmerz, Druckempfindlichkeit, Schwellung, Ödem, Rötung, evtl. Fluktuation.

Folgen: Abszeß (auf, in oder hinter der Brustdrüse, d. h. 1. subcutan
oder prämammär, 2. interstitiell oder intramammär, 3. retromammär), Nekrose,
Schrumpfung; selten Milchfistel oder -cyste.

Prophylaxe: Mutterbrustpflege durch Alkoholabwaschungen (Franzbranntwein, Tanninspiritus oder Glycerin-Alkoholgemisch 60:40) und Einfetten, evtl. sorgfältige Behandlung von Schrunden, Ekzem usw. (vgl. a 1),
sowie Saughütchen, auch saubere Wäsche und Hände.

Therapie: a) Bei der nicht eitrigen Mastitis, spez. bei der Mastitis
neonatorum und adolescentium genügt Ruhe, Suspension durch Verband oder
Büstenhalter, Kompression, feuchter (essigsaure Tonerde- oder Alkohol-) oder
(Jod-, Ichthyol- oder Quecksilber-) Salbenverband; bei der einfachen Stauungsmastitis der Schwangeren und Wöchnerinnen außerdem Abführen, Jodkali,
Höhensonnen-, Solluxlampen- oder vor allem Röntgenbestrahlung, Reizkörper-
injektionen und Milchabziehen mit Saugglocke oder mit Milchsauger, falls
nicht der Säugling angelegt werden kann.

b) Bei der eitrigen Mastitis: desgleichen, vor allem Wärme, Umschläge
oder Kataplasmen (Antiphlogistine od. dgl.) und Bestrahlung sowie Hochbinden der Brust und Absetzen des Säuglings; bei eitriger Einschmelzung im
Rausch Incision und evtl. Gegenincision mit Messer oder Thermokauter

oder Hochfrequenzapparat (frühzeitig und ungenügend; sonst ausgedehnte Nekrose oder verschleppter Verlauf mit Drüsenverödung!) und Dränage sowie Hochlagerung und Armruhigstellung, evtl. Bettruhe; dazu evtl. Saugbehandlung nach Bier-Klapp (täglich ½—¾ Stunde alle 5 Minuten mit je 3 Minuten Pause), wobei man evtl. mit kleinem Thermokauterstich und ohne Dränage auskommen kann. Reizkörper- und Vaccinetherapie? Bei einseitiger Erkrankung kann, falls Ersatz nicht gut beschaffbar ist, an der gesunden Brust weiter gestillt werden, evtl. auch an der kranken Brust, falls nicht Schmerzen einer- und Eiterbeimengung andererseits es verbieten.

Technik der Incision:

a) Bei Warzenhofabsceß: Beliebig, auch zirkulär, d. h. parallel dem Warzenhof.

b) Bei Brustdrüsenabsceß: Radiär (sonst Drüsenverödung bei querer Durchtrennung der Milchgänge!) oder hier, sowie

c) Bei retromammärem Absceß: Incision mit Aufklappung der Mamma nach Bardenheuer mittels ¼—½ des Halbkreises betragenden Bogenschnitts am unteren Rand der Mamma ½—1 cm aufwärts der sub-mammären Falte, stumpfen Ablösens von der Pektoralfascie und Radiär-schnitten an der umgeklappten Mamma von innen her (tief genug, evtl. bis nahe an die Haut). Evtl. ebenso auch bei Brustdrüsenabsceß spez. multiplem oder bei diffuser interstitieller Entzündung, wobei der Vorteil guten Abflusses und unauffälliger Narbe besteht.

2. Chronische Brustdrüsenentzündung oder besser diffuse Fibromatose mit Cystenbildung (Mastitis chronica, bzw. Mastitis bzw. Mastopathia chronica interstitialis s. cystica [König] oder Maladie cystique de la mamelle [Reclus]).

Wesen: Wahrscheinlich handelt es sich nicht um eine eigentliche Entzündung, sondern um Degenerations- oder Proliferationsvorgänge fibroepithelial, d. h. im Drüsenepithel und im Bindegewebsmantel in einem von den Eierstöcken abhängigen Cyklus, also um eine hormonal bedingte Störung (Menstruationsveränderungen).

Path. Anatomie: Schwielige Bindegewebswucherung mit kleinzelliger Infiltration, evtl. mit multiplen, stecknadelkopfgroßen oder größeren, dunklen, bräunliche Flüssigkeit enthaltenden Cysten in den verdrängten und erweiterten Drüsenläppchen sowie gleichzeitig Epithelwucherung bis zu mehrschichtigen und papillomatösen Bildungen (sog. ,,Schrotkugelbrust''); teils als chronische Entzündung mit Retentionscysten teils als Geschwulstbildung mit Proliferationscysten (Cystadenoma mammae) aufgefaßt, auch als polycystische Brustdrüsendegeneration bezeichnet (s. u.).

Vorkommen: Nicht sehr selten; meist bei etwas älteren Frauen nach der Pubertät, also im mittleren Lebensalter (30—50 Jahre); öfter doppelseitig.

Symptome: Multiple, bohnen- bis walnuß- bis taubeneigroße, glatte oder knollige bis höckrige, derbe oder prall-elastische Knoten, meist, aber nicht immer, vor allem nicht in der Drüse verschieblich und ohne Hautveränderung; in der Regel ohne Lymphdrüsenaffektion; evtl. während der Menses anschwellend und schmerzhaft; manchmal, spez. auf Druck durch die Mamilla bräunliche Flüssigkeit ohne oder mit Blut entleerend (sog. ,,blutende Mamma'', welche sonst auch, aber seltener vorkommt, nämlich bei sonstiger Entzündung oder Geschwulstbildung, spez. Milchgangpapillom oder Fibrocystadenom, aber auch bei Carcinom der Mamma).

Formen: Diffus oder umschrieben.

Verlauf: Chronisch (über Jahre).

Folgen: Öfters (in ca. 10—50%) Carcinomentwicklung.

Prognose: sog. präcanceröser Zustand, daher sorgfältige Beobachtung, evtl. Exstirpation oder Probeexcision mit histologischer Untersuchung, namentlich bei älteren Frauen oder bei Wachstum, Verhärtung, Blutung usw.

Differentialdiagnose: Fibrom bezw. Fibroadenom und Carcinom sowie Mammahypertrophie.

Diagnose: U. a. Schmerzen, Verlauf, Geschwulst evtl. mit ausdrückbaren Cysten, Abgrenzbarkeit, Multiplizität und evtl. Doppelseitigkeit, Fehlen von Drüsenaffektion; evtl. Probeincision bzw. -excision, wobei aber natürlich nicht immer mit Sicherheit die richtige Stelle gefunden wird, so daß also negativer Ausfall nicht durchaus beweisend ist.

Therapie: Am sichersten, namentlich bei Wachstum und bei Alter Exstirpation (am besten von inframammärem Bogenschnitt unter Aufklappung der Mamma; dabei wird entweder, nämlich bei einzelnem Knoten nur die betr. Partie oder nötigenfalls die ganze Mamma entfernt unter Erhaltung der Haut mit anschließender Fettunterpolsterung; anschließend sofort mikroskopische Untersuchung) oder von vorneherein Mammaamputation (dies namentlich bei älteren Frauen mit einseitiger Erkrankung, spez. bei raschem und infiltrierendem Wachstum) oder bei nachgewiesenem Carcinom (s. da) Radikaloperation in Form der Mammaamputation mit Achseldrüsenausräumung; sonst, spez. bei doppelseitigem ausgedehntem Prozeß symptomatisch: Hochbinden (Mieder), Umschläge, Kompression, Saugen usw. Jod? Röntgenbestrahlung? Hormone?

3. Spezifische Entzündungen: Aktinomykose (entweder primär von außen oder sekundär, und zwar fortgeleitet von Lungen oder vielleicht auch metastatisch; diagnostisch ist entscheidend Drusennachweis; Behandlung ähnlich wie bei Tuberkulose), **Cysticercus, Echinokokkose, Syphilis** (I als Primäraffekt spez. bei Ammen; die Syphilis der Mamma ist praktisch auch wichtig für die Ammenfrage, insofern dabei gesunde Kinder infiziert, andererseits kranke Kinder die gesunden Ammen infizieren können, welche syphilitische Kinder säugen, II als breite Condylome oder Papeln, III als Gumma) und **Tuberkulose;** für letztere gilt:

Vorkommen: Selten, vorwiegend im geschlechtskräftigen Alter bei Müttern.

Entstehung: Selten primär von außen; etwas häufiger metastatisch bei Lungen- u. a. Tuberkulose; am häufigsten fortgeleitet von tuberkulösen Lymphdrüsen (z. B. in der Achselhöhle), Sternum und Rippen, Pleura usw.

Formen und Symptome: a) Umschriebener kalter Absceß (z. B. retromammär; differentialdiagnostisch cave Absceß bei Empyema necessitatis oder bei der Rippentuberkulose) oder häufiger b) sklerosierte Knoten: höckrig, wenig schmerzhaft, oft erweicht, mit der Haut verlötet, schließlich durchbrechend mit krümeligem Eiter, auf der Unterlage meist verschieblich; gleichzeitig mit großem Paket evtl. verkäster Lymphdrüsen in der Achselhöhle. c) Miliartuberkulose.

Differentialdiagnose: Benigner und maligner, spez. carcinomatöser Tumor und kalter Absceß bei Rippentuberkulose, Pleuraempyem usw. sowie untereinander.

Diagnose: Tuberkulose-Nachweis mikroskopisch, kulturell und im Tierversuch, sowie histologisch (Probeexcision) und biologisch (Tuberkulinreaktion), abgesehen von dem oft charakteristischen Krankheitsbild mit kaltem Absceß oder Fistel, Eiter usw.

Prognose: Sonstige Tuberkulose; bei isolierter Mammatuberkulose günstig.

Therapie: Bei umschriebenem Absceß oder Knoten Punktion oder Incision (mit Auskratzung und Jodoformbehandlung) oder Excision, sonst am besten schonende Amputatio mammae mit evtl. Fortnahme erkrankter Achseldrüsen. Im übrigen Allgemeinbehandlung sowie Jod und Röntgenbestrahlung.

D. Geschwülste.

a) Brustwarze und -warzenhof: Atherome, Fibrome, Papillome, Adenome, Myome, Hämangiome, Sarkome, Melanome und Carcinome (auch als Basaliom und vor allem als sog. „Krebsekzem der Brust: Paget's disease of the nipple"; beginnend in Form einer geröteten, nässenden und krustenbedeckten Epithelabschilferung des Warzenhofs [ähnlich einem Ekzem] und evtl. in Jahren sich ausbildend zu einem auf die Brustdrüse übergreifenden Carcinom).

b) Brustdrüse.

1. Mammahypertrophie bzw. Mastoptose und Mastodynie: Fortschreitende Vergrößerung der Brüste; bedingt durch Zunahme der normalen (teils drüsigen, teils bindegewebigen) Elemente der Brustdrüse, evtl. verbunden mit Fibrom- und Lipombildung.

Symptome: Gleichmäßig und evtl. bis zu enormer Größe und Gewicht (bis 15 kg) auswachsende und evtl. tief (bis auf die Genitalien) herabhängende Brüste. Hängebrust (Mamma pendula s. Mastoptose) kommt sonst, also außer bei Mammahypertrophie oder bei Tumor, auch vor infolge Lockerung der Verbindung der Brustdrüse und der Pectoralfascie nach Schwangerschaft und in höherem Alter sowie überhaupt bei Abmagerung oder Fettzunahme. Brustdrüsenschmerz (Mastodynie) findet sich a) essentiell bei Mammahypertrophie oder Mastoptose; b) symptomatisch bei Entzündung oder Tumor; bevorzugt sind neuropathische Personen und Zeit der Menses.

Formen: Ein- oder meist doppelseitig, meist im 30.—50. Jahr.

Vorkommen: Bei Frauen, spez. in der Pubertät oder Gravidität; vereinzelt auch in geringem Grade bei Männern (sog. „Gynäkomastie" s. da).

Folgen: Ptose, Mastodynie, Ekzem, Entstellung.

Prognose: Spontanheilung kommt nicht vor.

Therapie: a) Zu versuchen konservativ: Suspension mit Binden oder besser mit Bandage (Mieder bzw. Büstenhalter), Kompression, Umschläge mit essigsaurer Tonerde usw. und Jodkali sowie Röntgenbestrahlung. b) Sonst operativ: von Warzenhof-, Achselhöhlen- oder submammärem Bogenschnitt Mastopexie (an Pectoralfascie, Periost oder Rippenknorpel der 2.—3. Rippe), Excision oder Amputation.

Anmerkung. Mammaplastik.

Anzeige gibt die Hängebrust, spez. hypertrophische, welche teils körperliche (Schmerzen, Ekzem, Bewegungsstörung), teils seelische Störungen bedingt (Entstellung), was auch sozial ins Gewicht fällt bei bestimmten Berufen: Schauspielerinnen, Sängerinnen, Tänzerinnen, Gymnastinnen, Probierdamen u. dgl. Zu versuchen Bandage bzw. Büstenhalter sowie Mast- oder Entfettungskur, Bäder, Unterwassermassage, Alkoholwaschungen, Röntgenbestrahlung, Insulin, Jod- und Organ- (Ovarial- u. a.) präparate. Sonst Mammaplastik zur Verkleinerung und Hebung der Mamma nebst Brustwarzenverlagerung. Ausnahmsweise Mammaamputation unter Bildung eines brustähnlichen Gebildes aus dem übrigbleibenden Gewebematerial nebst Brustwarzenersatz durch Tätowierung oder freie Transplantation von Warzenhofteilen bzw. Brustwarze. Unsicher ist Mastopexie: Hebung der Brust durch Fixierung an die Pectoralfascie oder Rippen, evtl. nebst Verkleinerung der Brust durch Resektion und Umformung durch Raffung, und zwar am besten vom submammären Bogenschnitt. Am besten ist die eigentliche Plastik, wobei entweder die verkleinerte Brust unter Hautexcision höher oben befestigt wird unter Hautraffung oder (wirksamer, aber wegen Brustwarzengefährdung schwieriger, daher nur in schweren Fällen von hypertrophischer Hängebrust angezeigt) der verkleinerte Brustdrüsenkörper durch Knopfloch- oder Hautschlitz aufwärts verschoben wird, und zwar entweder ein- oder zweizeitig.

2. Milchcyste (Galaktocele) ist eine Milchretentionscyste mit evtl. eingedickter („butterähnlicher") Milch infolge cystischer Erweiterung eines narbig verschlossenen Drüsenausführungsgangs bei Wöchnerinnen nach Entzündung, Geschwulst, Verletzung oder Verbrennung. Verlauf und Prognose: Rückbildung oder Durchbruch. Therapie: Am besten Exstirpation oder Ablatio mammae, sonst Punktion oder Incision nebst Exkochleation zu versuchen.

3. Atherom, Cholesteatom, Dermoid.

4. Lipom (meist außerhalb der Brustdrüse, spez. para-, intra- und retro-mammär).

5. Hämangiom und Lymphangiom sowie Endotheliom (gelegentlich auch in der Brustdrüse selbst).

6. Neurofibrom (evtl. mit Mammaneuralgie als sog. „Mastodynie"; differentialdiagnostisch cave Hysterie!).

7. Myom } bzw. Mischgeschwülste (ähnlich wie in den
8. Chondrom } Speicheldrüsen!)
9. Osteom }

10. Fibrom, Adenom und Fibroadenom bzw. Fibrocystadenom.

Path. Anatomie: Teils bindegewebiges Stroma, teils epitheliales Drüsengewebe, teils cystische Bildung; bisweilen mit Bindegewebswucherung in blättrigem Bau: als sog. „Fibroma intercanaliculare", dabei wie ein durchgeschnittener Kohlkopf als sog. „Fibroma phyllodes" oder bisweilen vordringend gegen die Drüsenschläuche in papillären Wucherungen als sog. „Fibroma intracanaliculare s. pericanaliculare".

Formen: Häufiger sind Fibroadenome bzw. Fibrocystadenome (spez. fibroepitheliale Tumoren), seltener reine Adenome oder Fibrome.

Vorkommen: Meist bei Jugendlichen in den zwanziger und dreißiger Jahren, selten bei Kindern, auch Neugeborenen, gelegentlich bei Männern oder Jungen.

Lokalisation: Auch mehrfach, bisweilen beiderseits.

Symptome: Kirschkern- bis haselnuß- bis mannskopfgroßer, rundlicher oder eckiger, glatter oder buckliger, derber oder prall-elastischer bis fluktuierender schmerzloser Knoten, in der Brustdrüse abgekapselt und gegen Haut, Brustdrüse und Unterlage verschieblich; bisweilen, spez. auf Druck besteht bräunlich-roter Ausfluß aus der Brustwarze: sog. „blutende Brust" (häufiger ist diese jedoch bei Mastopathia cystica s. o.); Lymphdrüsenaffektion fehlt.

Verlauf: Langsam wachsend.

Komplikationen: Bisweilen, aber seltener Carcinomentwicklung.

Differentialdiagnose: Carcinom und Mastopathia cystica bzw. Fibromatosis mammae.

Diagnose: Alter (unter 30—35 Jahren), Wachstum (langsam über Jahre), Befund (abgekapselt, verschieblich, nicht mit der Haut verwachsen und ohne Lymphdrüsenmetastasen) und am besten: Probeincision bzw. -excision oder besser Exstirpation mit sofortiger mikroskopischer Untersuchung derart, daß nötigenfalls die Brustdrüsenradikaloperation sofort angeschlossen werden kann.

Prognose: Spontanheilung ist nicht zu erwarten; gelegentlich, aber seltener ist Carcinomentwicklung, weshalb man gut tut, die Geschwulst zu entfernen und histologisch genauestens, und zwar auch in verschiedenen Teilen zu untersuchen, sowie anschließend klinisch lang und regelmäßig zu beobachten, jedenfalls bei Nichtoperieren zu kontrollieren und evtl., namentlich bei älteren Frauen oder bei Wachstum, eine Probeexcision vorzunehmen, wenn man nicht lieber gleich die Geschwulst im ganzen entfernt.

Therapie: Am besten, namentlich bei älteren Frauen und überhaupt bei Carcinomverdacht Ausschälung von Warzenhofrand-, Radiär- oder unterem Randschnitt oder von Aufklappung der Mamma durch inframammären Bogenschnitt, evtl. mit partieller oder totaler Entfernung der Mamma unter Erhaltung der Haut und anschließender Fettunterpolsterung; evtl. (bei großen und spez. bei carcinomverdächtigen Tumoren) Mammaamputation.

11. Sarkom.

Path. Anatomie: Öfters kombiniert mit Angiom, Fibrom, Adenom, Myom, Chondrom, Osteom, sowie als Cysto- und Myxosarkom; bisweilen als Carcinosarkom oder als Melanosarkom (sehr bösartig!).

Vorkommen: Viel seltener als Carcinom und ca. 2—5% aller Mammatumoren ausmachend; nicht selten auch bei Jugendlichen vorkommend, meist im 3.—5. Jahrzehnt (Durchschnittsalter ist 40 Jahre), also etwas früher als Carcinom; bisweilen, aber selten auch bei Männern.

Symptome: Ähnlich wie bei Carcinom, aber Tumor oft auffallend groß und kugelig sowie gewöhnlich ohne Brustmuskelverwachsung und meist ohne Lymphdrüsenmetastasen.

Verlauf: Rasch wachsend.

Komplikationen: Häufiger sind Metastasen auf dem Blutweg, also in Lungen, Leber, Gehirn usw.

Differentialdiagnose: Fibroadenom und Carcinom.

Therapie: Mammaamputation, evtl. (spez. bei erkrankten ʃAchseldrüsen) mit deren Entfernung; bei inoperablem Sarkom Arsen und Röntgenbestrahlung, sonst vgl. Carcinom.

Prognose: Operation ergibt bis 75% Dauerheilung; die Aussicht ist also besser als bei Carcinom!

12. Carcinom.

Vorkommen: Häufig (nach Uterus- und Magencarcinom an 3. Stelle und nach manchen, spez. klinischen Statistiken über 80% aller Mammatumoren und ca. 10% aller Carcinome ausmachend), und zwar bei älteren Frauen spez. bei solchen, welche geheiratet, geboren und gestillt haben, meist in den vierziger und fünfziger Jahren, spez. im 45.—50. Jahr (also in der Menopause); selten vor dem 30.—40. Jahr und fast gar nicht vor der Pubertät (hier meist rapid und bösartig!); vereinzelt bei Männern (hier fast 50—100mal seltener als bei Frauen, auch meist etwas später, nämlich im 50.—60., durchschnittlich im 54. Jahr und anscheinend bösartiger!).

Pathogenese: Unbekannt; begünstigend wirken anscheinend Ekzem (als sog. „Pagets Krebsekzem"), akute und besonders chronische Mastitis, auch Tuberkulose, vor allem (10—50%) Mastopathia cystica (s. da), selten gutartige Geschwulstbildung; fraglich ist in ihrer disponierenden Wirkung: Stillen, mechanische Reizung (bei Frauen Korsett, bei Männern Hosenträgerschnalle) u. dgl., unwahrscheinlich aber einmaliges Trauma (Stoß u. dgl.?); bedeutungsvoll ist wohl auch die Erblichkeit; verhältnismäßig häufig befallen ist anscheinend sog. aberriertes Mammagewebe, d. h. Inseln isolierten Mammagewebes ohne Ausführungsgang in der Umgebung der Mamma, seltener accessorische Mamma (s. o.).

Path. Anatomie: Man unterscheidet folgende Formen, unter welchen Übergänge häufig sind:

1. **Markschwamm** (C. medullare), d. h. mit reichlichem Epithel bei geringem Bindegewebe, und zwar entweder in Form von traubigen Haufen (C. acinosum) oder in Form von schlauchartigen Strängen (C. tubulare): Seltener, weich, groß und rund, auch rasch wachsend und früh zerfallend, sowie stark metastasierend; vorwiegend im mittleren Alter.

2. **Scirrhus** (C. scirrhosum), d. h. mit überwiegendem Bindegewebe bei schmalen und spärlichen Epithelzügen: Häufig (bis 90%), hart (evtl. knirschend unter dem Messer), stark schrumpfend, langsam wachsend und spät zerfallend sowie spät und mäßig metastasierend; vorwiegend im höheren Alter.

3. **Gallertkrebs** (C. gelatinosum), d. h. mit schleimiger Umwandlung des Bindegewebes und Epithels: Selten (ca. 1%) und günstig, spez. wenig metastasierend und langsam wachsend.

Daneben spricht man auch von einem Carcinoma simplex s. solidum, bei welchem Epithel und Bindegewebe in mittlerem Mengenverhältnis vertreten sind.

Manchmal findet sich Kombination mit Cystom, sowie mit Chondrom, Osteom usw., auch mit Sarkom (als sog. Carcinosarkom).

Sekundäre Carcinome sind an der Mamma selten, und zwar gelegentlich von der Haut oder metastatisch bei Primärtumor von Haut, Geschlechtsorganen usw.; ähnliches gilt von sonstigen malignen Tumoren, spez. Sarkomen.

Akute Formen des Mammacarcinoms sind: 1. Panzerkrebs („Cancer en cuirasse": Velpeau) d. h. Ausbreitung subcutan in den Lymphspalten. 2. Erysipelas carcinomatosum (Küttner) d. h. Ausbreitung subepidermoidal mit erysipelatöser Hautrötung. 3. Mastitis carcinomatosa

(v. Volkmann) d. h. schnell zunehmende diffuse Erkrankung einer oder beider Brüste bei Schwangeren oder Wöchnerinnen mit Schwellung, Rötung usw., sowie Fieber; meist in 3—8 Wochen tödlich verlaufend.

Hautformen des Carcinoms sind, abgesehen vom Plattenepithelcarcinom oder vom Basaliom der Hautdecke folgende: 1. subepidermoidal: Erysipelas carcinomatosum, 2. intraepidermoidal: Paget-Krebs, 3. subcutan: Panzerkrebs.

Symptome: Meist schnell wachsender und schmerzloser, bisweilen (aber nicht immer und oft erst spät) empfindlicher Knoten in der Mamma, derb, höckrig, nicht abgegrenzt, vor allem in der Regel nicht in der Drüse verschieblich und mit der Haut bald, mit der Unterlage (M. pectoralis) später verwachsend; oft, spez. beim Scirrhus: Hauttrichter (,,Krebsnabel") und Hauteinziehungen (,,Apfelsinenschalenhaut oder Peau d'orange"), Einziehung der Brustwarze und Verkleinerung des Warzenhofs, Höherstand der kranken Brust mit Verstreichung der unteren Brustfalte, Fettraffung (ein wahres prämammäres Lipom ist im Gegensatz zum retromammären enorm selten und verdächtig auf darunterliegenden Scirrhus, welcher das Fett ,,aufgehäufelt" hat: Payr), manchmal mit Blutung aus der Mamilla, spez. bei Entwicklung aus Mastopathia cystica bzw. Fibrocystadenom (sog. ,,blutende Mamma"), Krebskachexie (aber erst im Spätstadium!).

Komplikationen: 1. **Hautverwachsung** (nach durchschnittlich 1 Jahr), **Durchbruch** nach außen (nach durchschnittlich 1½ Jahren) mit jauchigem Zerfall (,,Cancer apertus"). 2. **Verwachsung** mit Fascie, M. pectoralis maj. und minor (nach durchschnittlich 1½ Jahren; Prüfung bei zwecks Muskelanspannung seitlich erhobenem oder in die Seite gestemmtem Arm durch Verschieben der Brustdrüse parallel zur Faserrichtung des Muskels, d. h. von oben nach unten, aber nicht senkrecht, d. h. von einer Seite zur anderen, vgl. Violinsaite!), Brustbein und Rippen (in jeder Stellung fixiert!), Pleura und Lungen. 3. **Metastasen:** a) Lymphdrüsenmetastasen (hart und verwachsen): In der Achselhöhle der entsprechenden und später auch der anderen Seite (Untersuchung durch Abtasten der seitlichen Brustwand zwischen Brustdrüse und Achselhöhle am äußeren Pectoralisrand in Höhe der 3. Rippe; schließlich übergreifend auf die tiefen Lymphdrüsen mit Neuralgien, seltener Parese im Plexus brachialis und Ödem des Arms [entweder blau durch Venenstauung oder blaß durch Lymphstauung], selten Gangrän), Unter-, Oberschlüsselbeingrube, anderer Brust (entweder primär oder metastatisch, meist nacheinander), retrosternal, mediastinal, pulmonal, pleural usw. (Axillardrüsen erkranken durchschnittlich nach 15 und Supraclaviculardrüsen nach 19 Monaten). b) Hautmetastasen in Form linsengroßer Knötchen in der Umgebung (,,C. lenticulare"), evtl. die ganze Brust einnehmend und umschnürend (sog. ,,Panzerkrebs: Cancer en cuirasse"). c) Blut-, spez. Organmetastasen: In Leber, Lungen, Pleura und Knochen (Knochenmetastasen in 5—30%; meist, nämlich in 95% osteoklastisch, selten osteoplastisch; in der Regel multipel, gelegentlich generalisiert, selten solitär; Oberschenkel und Schenkelhals, Oberarm, Becken, Wirbelsäule, Schädel, Brustbein, Rippen, Schultergürtel, Unterkiefer usw.; oft mit Spontanfraktur; Röntgenbild!), selten in Nieren, Milz, Eierstock, Gebärmutter, Hirn und Hirnhäuten, Herz und Herzbeutel, Magen, Harnblase usw. (u. a. deuten Rückenschmerzen auf Wirbel-, Beinschmerzen auf Becken- und Polyurie auf Hypophysenmetastasen).

Lokalisation: Oft (in $^1/_3$—$^2/_3$ der Fälle) im oberen äußeren Quadranten (entsprechend dem Fortsatz zur Achselhöhle), seltener im äußeren unteren oder in den beiden inneren sowie im Centrum; gelegentlich beiderseits (ca. 5%).

Diagnose: Alter, Wachstum, Konsistenz, Verwachsung mit Haut und Brustmuskel (s. o.), Lymphdrüsen- u. a. Metastasen, Kachexie, evtl. Probeincision und -excision bzw. -exstirpation (nicht ganz sicher, insofern nicht immer die betr. Stelle entfernt und untersucht wird, und nicht ganz unbedenklich, insofern Reizung und Keimverstreuung droht; daher am besten gegebenenfalls Radikaloperation baldigst oder sofort anzuschließen!). Für die klinische

Beurteilung ist wichtig der Vergleich mit der anderen Seite; praktisch gesehen ist jeder Brustknoten bei einer älteren Frau über 35 Jahre carcinomverdächtig, namentlich falls er wächst oder falls er infiltrierend ist, wenn auch freilich Verwachsung bei Mastopathia cystica u. a. vorkommt und umgekehrt anfangs auch der Carcinomknoten beweglich sein kann.

Differentialdiagnose: Mastitis chron., traumatische Blutcyste bzw. Hämatom, Rippentuberkulose mit kaltem Absceß, intra- und retromammärer Absceß, Echinococcus, Aktinomykose, Tuberkulose und Syphilis, gutartiger Tumor, Sarkom, Chlorom, Lymphadenitis (gegen die Brustdrüse verschieblich!).

Prognose: Meist Tod in 3, manchmal schon in 1—2 Jahren durch Verjauchung, Metastasierung oder Krebskachexie, bei Scirrhus und Gallertkrebs manchmal erst in 5—10—20 Jahren; bei Markschwamm in Wochen bis Monaten bis Jahren; ungünstig ist Brustkrebs im jugendlichen Alter unter 40 Jahren, bei Schwangeren und bei Männern; bei alten Frauen über 70 bis 80 Jahre ist das Wachstum meist sehr langsam.

Dauerheilung durch Operation in durchschnittlich 30—33$^1/_3$% (1—75% und mehr), im übrigen verschieden je nach Art und Ausdehnung des Tumors; Rezidive erscheinen meist bald (oft schon binnen 3 Monaten, in der Regel im 1., aber auch bis zu 3, vereinzelt bis zu 5—10 Jahren); am häufigsten ist das Rezidiv lokal, dabei in der Operationsnarbe ($^2/_3$), dann in den Achseldrüsen usw.

Operationsmortalität ca. 1% (Embolie, Pneumonie, Sepsis, Herzschwäche usw.).

Im übrigen richtet sich die Prognose nach dem Stadium, in welchem das Mammacarcinom zur Operation kommt; nach der Einteilung von Steinthal läßt sich die Dauerheilung folgendermaßen schätzen:

1. Tumor klein und nicht verwachsen mit Haut und Pektoralfascie, sowie Achseldrüsen fehlend oder klein: 80 (75—100)%.

2. Tumor groß und mit der Haut verwachsen sowie Achseldrüsen deutlich: 30 (25—33$^1/_3$)%.

3. Brustdrüse größtenteils ergriffen und verwachsen mit Haut und Unterlage sowie Supraclaviculardrüsen beteiligt: 0 (0—12,5)%.

Therapie: Radikaloperation, und zwar möglichst frühzeitig (Hinhalten verdächtiger Fälle mit Umschlägen und Salben ist Kunstfehler!) und radikal (stets mit Fortnahme der ganzen Brustdrüse samt Brustwarze und Haut, Pectoralis maj. und evtl. auch minor sowie mit Achseldrüsenausräumung!), dies übrigens am besten bei aberrierten Mammainseln mit Carcinomentwicklung.

Technik der Mammaamputation: Allgemeinnarkose ist die Regel, gelegentlich Lokalanästhesie. Lagerung bei schräggestelltem Tisch auf dem Rücken mit leicht erhöhtem Oberkörper, kranker Schulter am Tischrand und seitlich (bis 90 Grad) vom Assistenten oder besser durch (Eisele-) Schiene hochgehobenem Arm (cave Hyperabduction wegen Plexuslähmung oder -neuralgie!). Ringe ab! Bei Ulceration Jodtinkturpinselung, Kauterisation und Jodoformgaze-Mastisolverband oder Zusammennähen nach Hautumschneidung. Elliptische Umschneidung der Mamma einige Finger breit im Gesunden (ohne Rücksicht auf die nachherige Deckung!) von Achselhöhle bis Schwertfortsatz mit großem Lappenmesser oder Hochfrequenzapparat nach Vorzeichnen des Schnitts. Zurückpräparieren der gesunden Haut unter Beachtung von Drüsenkörperfortsätzen. Gründliche Fortnahme der ganzen Brustdrüse weit im Gesunden und ohne Rücksicht auf den entstehenden Defekt samt Fascie und M. pectoralis major in seiner Sternalportion, evtl. auch samt M. pectoralis minor und serratus (mit langen, flachen Messerzügen; cave Verletzung der Interkostalräume und damit der Pleura; am Sternum ein fingerbreiter Muskelstumpf zu belassen!). Provisorische Blutstillung und Zuklemmen der Brustwunde. Fortsetzung des Schnittes evtl. unter Fortnahme eines Gewebsstreifens bis in die Achselhöhle an der vorderen Haargrenze oder besser (aseptischer!) auf dem Pektoraliswulst, Freilegen der V. axillaris peripher und von da weiter des ganzen Gefäßnervenstrangs zu einem anatomischen Präparat der Achselhöhle und unter Durchtrennen des M. pectoralis major knapp, höchstens zweifingerbreit vor seinem Ansatz auf Finger oder Kocherrinne und unter Hochhalten seines Stumpfes und des M. pectoralis minor mit stumpfem breitem (sog. Pektoralis-) Haken. Evtl. ist der M. pectoralis minor zu durchtrennen oder auch mit fortzunehmen; auch kann man ihn zum Schutz des Gefäßnervenstrangs über die Achselhöhle umklappen und annähen an den M. serratus unter Erhaltung seiner Insertion am Rabenschnabelfortsatz. Exstirpation des ganzen dreizipfligen Fettdrüsenkörpers der Achselhöhle im Zusammenhang mit der erstlich abgetrennten Mamma; dabei ist nach Möglichkeit zu erhalten (sonst kann der Arm nicht nach median, innen und hinten z. B. zum Gesäß gebracht werden!) Nn. subscapulares (zu M. subscapularis und M. teres major) N. thoracicus longus (zu M. serratus ant.) und N. thoracodorsalis (zu M. latissimus dorsi), dagegen ohne Schaden zu durchtrennen die sensiblen Intercostalzweige (zur Haut von Rücken und Arm). Evtl. V. axillaris resezieren oder bei Verletzung unterbinden oder besser nähen und die Supraclaviculardrüsen entfernen von einem Schnitt über dem Schlüsselbein evtl. mit temporärem Durchsägen des Schlüsselbeins (meist aber ist der Fall bei Erkrankung der Supraclaviculardrüsen ebenso wie bei Übergreifen auf die knöcherne Brustwand aussichtslos!; in letzterem Fall ist evtl. Brustwandresektion in Überdruck zu versuchen). Kleinfingerdickes Glasdrän für zwei Tage in die Achselhöhle am tiefsten Punkt neben dem Vorderrand des M. latissimus dorsi von besonderer Stichincision; nötigenfalls weitere Glasdräns in der Wundlinie. Hautnaht abwechselnd mit Situations- und Adaptierungsnähten, dies namentlich in der Achselhöhle. Bei Spannung Bleiplatten- oder Bäuschchensilberdrahtnaht. Bei Defekt Unterminieren der Hautränder oder Eindrehen eines gestielten sichelförmigen Hautlappens aus der unmittelbaren Nachbarschaft von Bauch und Rücken mit nach der Achselhöhle gerichtetem Stiel oder Hauttransplantation nach Thiersch. Verband für zwei Tage mit an die Brust anbandagiertem Arm bei guter Ausfütterung der Achselhöhle und Druckverband; dann mit Freilassen des Armes zwecks Armbewegungen spez. aufwärts und seitlich (Frisieren!). Frühzeitig außer Bett setzen. Später Büstenhalter mit Daunenkisseneinlage.

Nachbehandlung: Regelmäßige Revision auf Rezidiv, sowie Arsenkur und Röntgenbestrahlung, auch Allgemeinbehandlung mit Luft, Licht, Sonne (am besten im Hochgebirge oder an der See) sowie (vegetabilische) Kost, Abführkuren, Aderlässe u. dgl.

Bei Rezidiv möglichst sofortige Nachoperation (Excision); sonst Röntgenbestrahlung usw.

Bei inoperablem Tumor bzw. Rezidiv (Verwachsung mit knöchernem Brustkorb, Gefäßnervenstrang usw., schlechtem Allgemeinzustand, Hautdissemination und Metastasen in Organen, Knochen usw., wohl auch schon solche in Supraclavicular- und Cervicaldrüsen!): Arsen und Röntgenbestrahlung; sowie Wärme (Diathermie) und Pyramidon, Morphium usw. Bei Jauchung Auskratzung, Kauterisation mit Glühbrenner oder Ätzmittel: Chlorzink- und Formalinlösung, Arsenpaste, antiseptischer Streupuder (Silberbolus u. dgl.) und desodorisierende Umschläge (Wasserstoffsuperoxyd, Kaliumpermanganat u. dgl.) usw. Bei Armödem, welches bedingt wird durch Venenthrombose bzw. -resektion oder Narbenkompression oder Carcinomrezidiv, versuche man Hochlagerung und elastische Einwicklung sowie Wärme, Massage und innerlich Jod; evtl., aber nur bei der blauen (venösen) Stauung Operation: Venenbefreiung unter Clavicularesektion und -pseudarthrosenbildung, bei der blassen (Lymph-) Stauung evtl. Lymphangioplastik. (Vgl. auch Allg. Chirurgie, Carcinome!).

Anmerkung. Blutende Mamma ist keine Krankheit eigener Art, sondern nur ein Symptom verschiedener Leiden; Ursache ist nicht einheitlich: meist Mastopathia cystica, gelegentlich Fibrocystadenom bzw. intrakanalikuläres Papillom, öfters Carcinom, spez. auf dem Boden einer Cyste, vereinzelt Hämangiom. Gelegentlich sieht man vikariierende Blutungen aus der Brustdrüse statt oder neben der menstruellen. Pathologisches Substrat sind sonst cystisch erweiterte Drüsenräume mit papillomatösen bzw. carcinomatösen Wucherungen. Klinisch zeigt sich neben dem ursächlichen Leiden (Tumor) eine Absonderung aus der Brustwarze, und zwar serös-blutige, wobei die Blutung konstant oder intermittierend auftritt, meist verstärkt z. Z. der menstruellen Brustdrüsen-hyperämisierung. Carcinomentwicklung erfolgt in 5—50%; verdächtig ist höheres Alter, Erblichkeit und Befundsänderung. Therapie besteht am besten in Resektion oder bei diffuser Erkrankung in Ablatio mammae durch Ausschälung von submammärem Bogenschnitt nach Warren nebst histologischer Untersuchung, deren negativer Ausfall aber nicht absolut beweisend ist, da ja entspr. Stellen dem Nachweis entgehen können; dagegen wird man im allgemeinen nicht operieren bei jungen Frauen ohne Erblichkeit und ohne klinischen Carcinomverdacht; namentlich bei doppelseitiger Erkrankung sei man zurückhaltend. Sonst Suspension, Umschläge, Jod und Röntgenbestrahlung bei ständiger Beobachtung (präkanzeröser Zustand). Bei Carcinomverdacht oder -nachweis mache man, namentlich bei älteren Frauen die Brustabsetzung oder besser die typische Radikaloperation durch Amputatio mammae nebst Achseldrüsenausräumung.

17. Abschnitt: Brustwand.

A. Formfehler (Deformitäten).

a) Angeborene Thoraxdeformitäten (sog. Mißbildungen).

1. Angeborene Trichterbrust, d. h. trichterförmige Eindellung am Brustbeinkörper. Vorkommen: Nicht allzuselten. Ursachen: Primäre Keimstörung (öfters familiär und kombiniert mit anderen Entwicklungsstörungen: Hasenscharte, Syndaktylie usw.) oder intrauterine Belastung (durch Druck von Kinn, Knie, Fuß, Ellenbogen usw. bei Fruchtwassermangel). Folgen: Dekompensationsstörungen an Lungen und Herz, sowie Lungentuberkulose. Therapie: Atem- und Blasübungen, sowie Saugglocke und passive Thoraxkompression seitlich, evtl. Operation: Brustbein- und Rippenknorpelresektion oder besser -hebung.

2. Rinnen- oder Furchenbrust, d. h. in Form einer Längsrinne tiefgelegtes Brustbein.

3. Brustbeinvarietäten. Abnorme Länge des ganzen Brustbeines oder seines Schwertfortsatzes, Quersegmentierung mit Fugen, knöcherne Ankylose zwischen Handgriff und Körper, vermehrter Angulus sternalis Ludovici, Vermehrung der wahren Rippen unter Einbeziehung der 8. und evtl. auch der 9. Rippe, Auf- oder Einwärtsbiegung des Schwertfortsatzes (dabei evtl. Hautnekrose und fortdauerndes Erbrechen), halb- oder ganzseitiges Fehlen bzw. Ersatz von Brustbein oder Schwertfortsatz durch eine bindegewebige Platte (dabei evtl. Herzvorfall), totale oder partielle Spaltbildung des Brustbeins: sog. „Fissura sterni" (Brustbein ist bilateral angelegt), ein- oder mehrfache Lückenbildung (dabei evtl. epigastrische Hernie. Therapie: Bandage oder besser Muskel- oder Periostknochenplastik, ein- oder zweifache Gabelung des Schwertfortsatzes: sog. „Processus xiphoideus bifidus" (dabei evtl. Rectusdiastase).

4. Rippenvarietäten. Verminderung, Vermehrung (spez. „Hals"- und „Lendenrippen" s. da), Verschmelzung, Divergenz, Fehlen einer oder mehrerer Rippen: sog. „Fissura thoracis lateralis transversa" (dabei evtl. Lungenhernie; öfters zugleich Scoliose und Scapulahochstand, wodurch das Bild evtl. verdeckt wird; Röntgenbild!), Fehlen des vorderen Rippenteiles: sog. „Fissura thoracis parasternalis" (selten an allen, meist an einer oder mehreren Rippen; entweder mehr oben oder mehr unten; öfters zugleich Muskel- spez. Pectoralisdefekt und Stellungsanomalien an Brustdrüse, Brustbein, Schulterblatt, Wirbelsäule, Zwerchfell, inneren Organen).

5. Angeborene Lungenhernie, d. h. Vortreten von Lungengewebe durch Gewebslücken, spez. durch angeborenen oder traumatisch bzw. operativ erworbenen Brustbein- bzw. Rippen-Weichteildefekt. Symptome: Weiche Geschwulst mit tympanitischem Klopfschall und vesiculärem Atmungsgeräusch; bei Exspiration, Husten, Schreien, Pressen usw. sich vorwölbend und unter emphysemartigem Knistern reponierbar. Therapie: Nach Reposition Bandage oder Brustwandplastik.

6. Muskeldefekt spez. am M. pectoralis major bzw. an dessen Portionen (Abflachung der Brust, Offensein der Achselhöhle, Vortreten der Achselgefäße), Intercostalmuskeln (dabei evtl. intercostale Lungenhernie) und Rückenmuskeln z. B. Trapezius, Latissimus dorsi u. a. (dabei evtl. Schulterblatthochstand und -steuerlosigkeit); meist einseitig, und zwar vorwiegend rechts, aber auch doppelseitig; öfters kombiniert mit sonstigen, spez. Rippendefekten und Muskeldefekten am übrigen Körper; wohl erblich; Therapie: Muskelplastik; Diagnose: Sichtbare Formveränderung und nachweisbarer Funktionsausfall, welcher aber durch vicariierende Hypertrophie benachbarter Muskeln mehr oder weniger ausgeglichen wird; Differentialdiagnose: Erworbene Muskeldefekte z. B. bei progressiver Muskelatrophie.

7. Doppelmißbildungen „Thoracopagi," und zwar totale oder partielle, diese an Brustbein: „Sternopagi" oder am Schwertfortsatz: „Xiphopagi"; Beispiel: Siamesische Zwillinge; Therapie: Evtl. operative Trennung (Vorsicht wegen Leber-, Pericard- und Pleurabrücken).

b) Erworbene Thoraxdeformitäten.

1. Erworbene Trichterbrust: Vor allem als rachitische Deformität, später auch als professionelle Schädigung infolge langdauernder Druckwirkung angeblich bei Schustern (sog. „Schusterbrust") sowie bei Töpfern, Stellmachern, Eisenbahnarbeitern usw. oder infolge Sternalinfraktion, Narbenbildung im Brustinneren, Speiseröhrenverätzung u. dgl.; im übrigen vgl. a, 1 und b, 2.

2. Hühnerbrust, auch **Kielbrust (Pectus carinatum),** d. h. „hühnerbrust"- oder „schiffkielartiges" Vorragen des Brustbeins bei muldenartiger Eindellung der Brustseiten. Ursachen: Meist Rachitis (hier fast stets mehr oder weniger vorhanden und entstehend durch den äußeren Luftdruck und den Lungen-Zwerchfellzug, vielleicht auch durch Druck der Arme und Aufnehmen der Kinder seitens der Mutter; dabei sonstige Zeichen der Rachitis, spez. rachitischer Rosenkranz), seltener Tuberkulose, Spondylitis und paralytische Wirbelsäulenverkrümmung. Folgen: Kurzatmigkeit und Bronchialkatarrhneigung. Therapie: Flache Rücken- oder Bauchlagerung auf fester Matratze, Spielen, auch Schwimmen im Freien sowie Haltungs-, Atem- und Preßübungen und manuelle Kompressionen von vorn nach hinten; evtl. Gipsbett, später Bandage mit Feder und Pelotte; sonst wie bei Rachitis!

3. Schnürbrust, d. h. Einengung des unteren Brustkorbes mit Einwärtsverlagerung der untersten Rippen infolge Schnürens mit Mieder oder mit Rockbändern.

4. Thoraxdeformität bei Wirbelsäulenverkrümmung: Kyphose und Scoliose (s. da). Besichtigung von hinten (Wirbelsäule) und vorn (Körperkleinheit, Brustkorbkürze und Schulternbreite!). Folgen: Rippenbuckel, Asthma und Disposition zu Pneumonie und Lungentuberkulose. Therapie: Evtl. Dekompressionsoperation.

5. Verkleinerung der kranken Brustkorbhälfte durch narbige Pleuraschrumpfung bei langdauerndem Pleuraempyem, spez. nach Thorakoplastik sowie durch Lungenschrumpfung bei chronischer Pneumonie oder Tuberkulose (sog. „Rétrécissement thoracique"). Prophylaxe: Atemgymnastik; bei Pleuraexsudat rechtzeitige Entleerung. Therapie: Evtl. Thorakoplastik (vgl. Pleuraempyem!).

6. Primäre und sekundäre Verengerung der oberen Thoraxapertur, d. h. infantilistische Verkürzung und infolge Funktionsmangels vorzeitige Verknöcherung an der ersten und evtl. an den folgenden Rippen. Folgen: Verengerung der Pleurakuppel mit furchenförmiger Kompression der Lungenspitze (,,subapikale Druckfurche" Schmorls); dadurch Beeinträchtigung der Lüftung und Zirkulation in der Lungenspitze: Disposition zu Tuberkulose (?). Diagnose: Messung (Abstand zwischen Rabenschnabelfortsatz und Brustbeinmitte), Akupunktur und Röntgenbild. Therapie: Durchtrennung der 1. Rippe bzw. ihres Knorpels evtl. mit Muskelinterposition nach Freund mit anschließender Atemgymnastik; Erfolg fraglich und Gefahr der Verletzung von Gefäßen, Nerven und Pleura; Indikation nur bei initialer und ausschließlicher Spitzenaffektion.

7. Starre Thoraxdilatation (Brustkorb erweitert, und zwar meist faßförmig und epigastrischer Winkel stumpf- statt rechtwinklig) infolge Degeneration (asbestartiger Zerfaserung) und Verkalkung der Rippenknorpel; dadurch (infolge Thoraxelastizitätsverlustes) ein Lungenemphysem (das Lungenemphysem ist in einzelnen, aber nicht in allen Fällen nicht die Ursache, sondern die Folge der Thoraxdilatation, und zwar der starren; solche Fälle von Lungenemphysem infolge starr dilatierten Brustkorbs sind bei nicht zu spätem Eingreifen evtl. operativer Therapie zugänglich: Rippenknorpelresektion nach Freund). Therapie (cave Pluraverletzung!): In Lokalanästhesie und unter Bereitstellung des Überdruckapparats Resektion von mehreren (meist 2.—6.) Rippenknorpeln an der Rippenknorpelgrenze in mindestens 3 cm Länge; zur Verhütung des Rückfalles Muskelinterposition oder Verschorfung des hinteren Perichondriums mit Carbolsäure oder Thermokauter; Nachbehandlung: Frühaufstehen, Atemgymnastik, Morphium, Eucalyptolinjektionen usw.

B. Verletzungen.

a) Stumpfe Verletzungen: Stoß, Schlag, Quetschung, Sturz, Überfahrung, Verschüttung, Pufferquetschung usw.:

1. Contusio thoracis ohne oder mit Verletzung (Riß bis Zerreißung) der Binnenorgane: Lungen und Pleura (evtl. Hämoptoe, Hämato- und Pneumothorax, Weichteilemphysem!), Herzwand, -klappen und -beutel, große Gefäße, Trachea, Zwerchfell (evtl. Zwerchfellhernie mit Verlagerung und Einklemmung von Baucheingeweiden in die Brusthöhle), Leber, Milz, Nieren, Darm usw. Verletzung ist verschieden je nach Füllungszustand und nach pathologischen Veränderungen; Rupturen erfolgen evtl. auch ohne Fraktur von Brustbein, Rippen und Wirbelsäule, spez. bei gleichzeitig erfolgendem Glottisverschluß, am ehesten bei Jugendlichen mit elastischem Thorax.

2. Commotio thoracis ohne erhebliche Veränderungen an Brustwandung und Binnenorganen spez. bei starkem Stoß gegen die Brustbeingegend; Shock und vereinzelt Tod mit Blutdrucksenkung (Einwirkung auf das Nervensystem mit intrathoracischer Vagusreizung: vgl. Goltzscher Klopfversuch am Leib!).

3. Compressio thoracis, evtl. mit **Stauungsblutungen infolge Rumpfkompression (Perthes):** Cyanose von Kopf und Hals mit zahlreichen Blutaustritten unter Haut, Augenbindehaut, äußeren Gehörgang, Trommelfell, Mundschleimhaut usw.; erklärbar durch Drucksteigerung im Thorax und deren Fortpflanzung in die klappenlosen Venen von Kopf und Hals bei gleichzeitigem reflektorischem Glottisverschluß und Bauchdeckenanspannung! Dagegen sind solche Stauungsblutungen meist nicht vorhanden intrabulbär und intrakraniell (hier wohl vermieden durch den daselbst herrschenden Binnendruck!).

b) Scharfe (aber nicht penetrierende) Verletzungen: Hieb-, Stich-, Schnitt- und Schußwunden. Bei den nicht penetrierenden Schußwunden sind bemerkenswert die sog. ,,Kontur- oder Ringelschüsse", d. h. Schüsse mit langem Schußkanal, wobei das Projektil den Thorax z. T. umkreist zu haben scheint (wohl infolge Ablenkung an Rippe usw.); z. T. handelt es sich dabei aber wohl um ungenaue Beobachtung von ,,Tangentialschüssen" mit nachträglicher Verlagerung der Schußöffnungen oder von tatsächlich „perforierenden" Schüssen ohne klinische Symptome. **Komplikationen:** 1. **Blutungen** (primär oder infolge Eiterarrosion bei Mastitis, Osteomyelitis usw. sekundär; teils nach außen, teils in Pleura) aus A. mammaria int. (Unterbindung vgl. Operationslehre), A. intercostalis (Unterbindung meist mit Rippenresektion; im Notfall Tamponade mit fingerdicker und -langer, gedrehter Jodoformgaze in den Intercostalraum gepreßt und fixiert durch Heftpflaster-Bindenverband!), A. thoracica longa usw. sowie **Aneurysmen.** 2. **Infektion** evtl. mit Phlegmone (auch subpectoraler), traumatische Osteomyelitis oder Osteochondritis, Pleuraempyem oder Sepsis.

Therapie: Bettruhe, elastischer Brustwickel, Eis, Morphium und Analeptika; evtl. Operation, und zwar a) bei stumpfer Verletzung im Falle von Herz- und Lungenzerreißung, Blutung aus A. mammaria int. oder intercostalis, Hämato- oder Pneumothorax mit Kompression, Weichteil- oder Mediastinalemphysem mit Tracheakompression und außerdem b) bei scharfer Verletzung im Fall von großer Wunde mit breit offenem Pneumothorax (Mediastinalflattern!) sowie von Blutung oder Infektion.

Binnenverletzungen (sog. „penetrierende" Verletzungen): Vgl. Lungen, Herz usw.!

Muskelrisse (M. pect. maj., intercostalis, rhomb., serrat. ant., trapezius, latiss. dorsi und erector trunci) vgl. Allg. Chirurgie!

Brustbein-, Schlüsselbein-, Schulterblatt- und Rippenbrüche: Vgl. Frakturen und Luxationen.

C. Entzündungen.

a) Weichteile.

1. Comedonen, Aenepusteln, Furunkel und Karbunkel: häufig; spez. in Nacken und Rücken (Reichtum an Talgdrüsen, mangelhafte Reinigung, Scheuern von Kragen, Hosenträgern und Rockbändern usw.!); untersuche auf Diabetes!

2. Erysipel: Ausgehend von Kopf, Brustdrüse, Penis und Scrotum, Armen und Beinen (Unterschenkelgeschwür!).

3. Phlegmone spez. Subpectoralphlegmone. Entstehung: Selten primär (z. B. bei infizierter Verletzung und Fremdkörper: Nadel, Holzsplitter usw.); meist fortgeleitet von Kopf, Hals, Brustdrüse (Mastitis), Knochen (Brustbein- oder Rippenosteomyelitis), Pleura (Empyem), Bauch (auch als Harnphlegmone), Oberarm (auch bei Periostitis), vereiterten axillaren und supraclavicularen Drüsen mit Fortleitung längs der Gefäße und zwischen den Muskeln (besonders beachte subpectoralen und subscapularen Herd!); bisweilen metastatisch bei eitriger und putrider Allgemeininfektion, Influenza, Pneumonie, Typhus usw. Symptome: Spannung, Ödem, druckempfindliches, evtl. fluktuierendes Infiltrat, Adductionsstellung der Schulter und Behinderung der Armabduction, Fieber evtl. mit Schüttelfrösten und Allgemeinerscheinungen, Hyperleukocytose. Diagnose: U. a. Probepunktion zeitig. Prognose: ernst; Gefahr der Fortleitung nach Pleura, Mediastinum usw. sowie der Sepsis! Therapie: Frühzeitig Incision und Dränage; bei Subpectoralphlegmone von einem Schnitt am Pektoralisrand nahe dem Vorderrand der Achselhöhle.

4. Absceß: Subcutan, intra- bzw. submuskulär (spez. subpectoral und subscapular), peripleural (sog. „Peripleuritis", d. h. Entzündung des Bindegewebes zwischen Pleura costalis und Rippenwand mit Ausgang in Abszeßbildung; spez. nach Pleura- oder Knocheneiterung, aber auch ohne diese); differentialdiagnostisch cave osteomyelitische Rippen- und Brustbein-, sowie Lungen-, pleurale („Empyema necessitatis") und subphrenische Abscesse; im übrigen vgl. 3!

5. Tuberkulose: Scrophuloderma, regionäre Lymphgefäß- und -drüsentuberkulose (bei Lymphdrüsen- und Rippentuberkulose); oft in

Form von Reihenabscessen entsprechend den erkrankten Lymphbahnen), **Muskeltuberkulose** (selten primär, meist fortgeleitet von Brustbein- und Rippen-, Mamma-, Lymphdrüsen-, Pleuratuberkulose oder metastatisch bei Finger-, Lungen- oder Drüsentuberkulose; teils als kalter Absceß, teils als sklerosierter Knoten), **intermuskuläre Abscesse oder seröse Cysten** (vielleicht ursprünglich gestielte, später abgeschnürte Senkungsabscesse von Wirbel-, Rippen-, Drüsentuberkulose), **Lymphdrüsentuberkulose** (an sternalen und intercostalen Drüsen nach Pleura- oder Halsdrüsentuberkulose; bisweilen zwerchsackförmig teils innen, teils außen mit enger Verbindung durch die Zwischenrippenweichteile), **subpleurale Abscesse** (bei Pleura- und Lungentuberkulose, spez. Kavernen), **Stichkanaltuberkulose** der Punktionsstelle bei Pleuratuberkulose. **Therapie:** Möglichst Radikalentfernung bzw. Exkochleation mit Jodoformbehandlung; sonst vgl. Allg. Chirurgie!

6. Syphilis: Myositis gummosa, spez. an Pectoralis und Rückenmuskeln; differentialdiagnostisch cave Sarkom.

b) Knochen.

1. Osteomyelitis acuta. Vorkommen: Bei hämatogener Infektion z. B. nach Furunkel, Panaritium usw.; meist neben oder nach sonstigen Herden, zuweilen im Anschluß an Quetschung oder Fraktur bzw. Infraktion; im ganzen selten; selten an Brustbein, häufiger an Rippen, und zwar gewöhnlich an der Rippenknorpelgrenze, seltener nahe dem Wirbelende; öfters auch noch nach dem 25. Jahr (bis ins 4. Dezennium sich hinausschiebender Wachstumsabschluß der Rippen!). Symptome und Komplikationen: 1. Absceß (vorn oft entlang oder unter dem Pectoralis und in der Achselhöhle, hinten evtl. entfernt von der Entstehungsstelle z. B. an der Lende; evtl. mit Durchbruch durch die Haut, seltener in Pleura, Lungen (Bronchusfistel), Bauchhöhle usw. oder vereinzelt mit Arrosionsblutung der Intercostalarterie. 2. Nekrose. 3. Spontanfraktur bzw. -epiphysenlösung. Prognose: Dubiös, spez. bei Brustbeinosteomyelitis (ca. 50% Mortalität durch Mediastinitis, Pneumonie, Pleuritis, Pericarditis, Sepsis). Differentialdiagnose: Weichteil- und Lymphdrüseneiterung, Wirbelosteomyelitis, Pneumonie, Pleuraempyem, subphrenischer und paranephritischer Absceß. Therapie: Zunächst Absceßspaltung, später frühzeitige und völlige Resektion von erkrankter Rippe bzw. Brustbein.

2. Typhöse u. a. Ostitis und Chondritis. Häufigste Typhusosteomyelitis; vorzugsweise an der Knochenknorpelgrenze; in der späten Rekonvaleszenz, evtl. noch nach Jahren; verhältnismäßig mild mit geringer Neigung zur Eiterung, Nekrose und Sequesterbildung, aber bei Mischinfektion der akuten Osteomyelitis ähnlich; diagnostisch Agglutinationsprobe und Probepunktion (Eiter rotgelb „rostfarben" und dünnflüssig, kulturell Typhusbacillen!).

3. Fortschreitende Rippenknorpelnekrose (Chondritis necroticans progrediens). Path. Anatomie: Nekrotischer Knorpel erscheint braungelb und trockenbrüchig „hornartig", von Perichondrium entblößt und mit Eiter umspült. Vorkommen: Meist an den Knorpeln der unteren (5.—9.) Rippen spez. bei älteren Leuten in den 40—60er Jahren. Entstehung: Nach infizierten Gelegenheits- und Operationswunden z. B. bei Rippenresektion, Gallenblasenoperation, Eröffnung subphrenischer Abscesse usw. Prophylaxe: Cave Knorpelentblößung; daher keine Tamponade bis auf den Knorpel und Einschlagen desselben mit Muskel- oder Aponeurosenlappen oder Bedecken mit Haut. Therapie: Radikaloperation durch gründliche Entfernung alles erkrankten Knorpelgewebes.

4. Tuberkulose. Entstehung: Meist neben sonstiger Tuberkulose, und zwar fortgeleitet bei Wirbel-, Pleura-, Lungen-, Weichteil- oder Drüsentuberkulose oder wohl meist embolisch, also metastatisch, auch bei Knochenund Gelenktuberkulose; manchmal anscheinend im Anschluß an Trauma, z. B. bei Soldaten nach Stoß mit dem Fechtgewehr. Lokalisation: An den Rippen ziemlich häufig, vorzugsweise an den mittleren (5.—7.), und zwar vorn oder seitlich, seltener hinten; seltener am Brustbein, und zwar hier spez. an den Rippenknorpelansätzen; auch von der Hinterseite des Knochens ausgehend; öfters in multiplen Herden an einer oder mehreren Rippen; gelegentlich am Brustbein sowie am Brustbein-Schlüsselbeingelenk (s. da); auch der Rippenknorpel, spez. nahe Brustbein oder Rippen, kann erkranken, und zwar entweder als Perichondritis oder häufiger als Chondritis. Vorkommen: Meist im 2.—3. Jahrzehnt. Formen: Ossal (Osteomyelitis) oder periostal (Periostitis). Verlauf: Chronisch, dabei ohne viel Fieber und Schmerz. Symptome: Zunächst schmerzlose Anschwellung spindelförmig längs der Rippe und dem Knochen fest aufsitzend; später kalter Absceß schmerzlos, weich bifluktuierend und langsam wachsend; entweder als Kongestionsabsceß am Knochenherd (teils supracostal, teils subcostal, teils kombiniert als Zwerchsackabsceß) oder als Senkungsabsceß (evtl. entlang Brust- und Bauchmuskulatur fortkriechend und öfters an entfernten Stellen lokalisiert, z. B. subpectoral, retromammär, lumbal, inguinal, peripleural usw.), schließlich mit Durchbruch (fast stets nach außen durch die Haut und selten, aber etwas häufiger am Brustbein nach innen in Mediastinum, Perikard, Pleura, Lunge, Bronchus) und mit Fisteln (oft mäandrisch gewunden und nur schwer bis zum Knochenherd sondierbar). Diagnose: Infiltrat oder kalter Absceß evtl. mit Fistelung; Sondierung; Röntgenbild (evtl. mit kontrastgebender Fistelfüllung); Probepunktion; Tuberkulinreaktion, Blutsenkungsgeschwindigkeit usw. Differentialdiagnose: Brustwandtumoren und -cysten, Abscesse (spez. retromammäre und subpectorale), Zahnfistel, Kropffistel, Lungenhernie, Mediastinal- und Bronchialdrüsenerkrankung usw. sowie typhöse, luetische oder osteomyelitische Erkrankung der Rippen sowie des Sternums bzw. Sternoclaviculargelenks; am Brustbein auch: Tumor, Syphilis, Aktinomykose und Aortenaneurysma. Therapie: Am besten, zumal im Hinblick auf den geringen Funktionsausfall, spez. bei Sequestrierung Operation: subperiostal evtl. mit Überdruckapparat (cave Pleura!) radikale Entfernung des Herdes mit Knochenresektion; bei geschlossener Tuberkulose samt Absceß und einbezogener Haut uneröffnet in toto; bei Knorpelabsceß mit totaler Knorpelfortnahme wegen Gefahr fortschreitender Knorpelnekrose; bei Fistelung mit sorgfältigem Nachgehen aller Fistelgänge bis zum Krankheitsherd unter Methylenblaufüllung. Bei Sternumtuberkulose spez. perforierender oder innenseitiger ist die Operation u. U. schwierig. Sonst: Evtl. wiederholte Punktion und Jodoforminjektion, sowie Röntgenbestrahlung und Allgemeinbehandlung.

5. Syphilis.

a) Angeboren als „Osteochondritis syph." an der Rippenknorpelgrenze.

b) Erworben an Rippen und häufig an Brustbein bzw. an Brust-Schlüsselbeingelenk.

Syphilis II: Flache, elastische, druckempfindliche Buckel: „Tophi" mit neuralgiformen Schmerzen bis zur Atemnot: „Asthma syph."

Syphilis III: Gummata bzw. Geschwüre; differentialdiagnostisch cave Tuberkulose und Sarkom; Therapie: Evtl. Fistelexcision und Knochenresektion.

6. Aktinomykose. Bretthartes Infiltrat in Form chronischer „holzartig" harter Phlegmone des Thorax mit multipler eitriger Einschmelzung und mit „fuchsbau"artigen Fistelgängen bis auf Rippen und Lungen; entstehend selten primär nach Verletzung der Brustdrüse oder Muskulatur mit Holzsplitter, Getreidegranne usw., fast immer sekundär von einer fortgeleiteten Mund-, Lungen- oder Darmerkrankung.

D. Geschwülste.

a) Entozoen.

Trichinose (in den Intercostalmuskeln).

Cysticercus cellulosae (meist zwischen M. pect. maj. und minor, seltener am M. trapezius; evtl. im Röntgenbild Verkalkung).

Echinococcus (subcutan oder in bzw. unter M. pect. maj. oder in Knochen).

b) Gutartige Geschwülste.

Pigment-, Haar- und Gefäßmäler (oft halbseitig und segmentär: sog. „systematisierte Naevi").

Atherome (am Rücken).

Dermoide (über dem Sternum: sog. „fissurale Dermoide").

Narbenkeloid und **spontanes Keloid** (namentlich an der Achselhöhlenbegrenzung).

Lipome (häufig und öfters gewaltig; spez. am Rücken, ferner in Achselhöhle, Zwischenmuskelgewebe und Brustdrüse, hier meist retromammär; subcutan, subfascial und subpleural s. subserös; hier evtl. „kragenknopfartig" teils außen, teils innen vom Intercostalraum; auch symmetrisch und multipel).

Fibrome (harte oder weiche, letztere als Fibroma molluscum, Neurofibromatose oder Lappenelephantiasis; Komplikationen: Größe, multiples Auftreten, Fortwachsen in Wirbelkanal usw., Entzündung, Gangrän, maligne Umwandlung, Neuralgie).

Neurome (an Intercostalnerven; dabei Neuralgie).

Ganglioneurome (von sympathischen Nerven im Winkel zwischen Rippen und Wirbelsäule).

Hämangiome (auch in Muskulatur; hier differentialdiagnostisch cave Lipom, Sarkom, kalter Absceß usw.).

Lymphangiome (in Achselhöhle, seitlicher Brustwand, Rücken, auch unter dem Schulterblatt).

Osteome, multiple kartilaginäre Exostosen und Enchondrome (meist an der Knorpelknochengrenze; vereinzelt am Schulterblatt mit Scapularkrachen).

Hygrome (in Schleimbeuteln an Schulter, Rücken und subscapular; hier ebenfalls evtl. mit Scapularkrachen).

c) Bösartige Geschwülste.

Enchondrome. Path. Anatomie: Selten reine Chondrome, meist Mischformen: Fibro-, Lipo-, Myxo-, Osteochondrome und Chondrosarkome. Entstehung: Aus abgesprengten Knorpelkeimen; öfters in Erscheinung tretend nach Trauma. Vorkommen: Nicht ganz selten, vorzugsweise an den unteren 6 Rippen, spez. an der Knochenknorpelgrenze; selten am Brustbein; vereinzelt in Brustweichteilen. Symptome und Diagnose: Geschwulst an den Knochen (Rippen) unverschieblich aufsitzend, knollig, hart oder fluktuierend, bis kindskopfgroß, Röntgenbild. Verlauf: Meist über Jahre; schließlich meist bösartig. Komplikationen: Intercostal-, Schulter- und Armschmerzen; Kompression von Binnenorganen (spez. bei Sternumtumoren); mucinöse Erweichung, Verkalkung, Verknöcherung, geschwüriger Aufbruch und Verjauchung, bösartige Umwandlung mit Einbruch in Mediastinum, Zwerchfell, Herzbeutel, Lunge, Leber, Wirbelkanal und mit Metastasen in Lungen, Milz, Wirbeln, Gehirn usw. (infolge des häufigen Einbruchs in Venen!). Therapie: Am besten frühzeitig Radikaloperation evtl. samt Pleura.

Sarkome. Primär oder sekundär, hier metastatisch oder fortgeleitet (von Mamma-, Mediastinum-, Pleuratumor); in Haut (auch als Melanosarkom, sowie als multiple Sarkomatose der Haut), Fascie, intermuskulärem Gewebe (spez. in M. pect. maj.), Knochen (periostale und myelogene, sowie Osteoid- und Ewingsarkome, bisweilen auch Myelome und Chlorome; im übrigen vgl. Chondrome!).

Carcinome. Primär selten (z. B. als Cancroid in Verbrennungs- und Syphilisnarben, sowie an den Brustkorbhängen als „Korsettkrebs"); häufiger sekundär in Weichteilen spez. Haut, auch als „Cancer en cuirasse" (z. B. bei Mamma-, Mediastinum- und Schilddrüsenkrebs) oder in Knochen (z. B. bei Mamma-, Prostata- und Schilddrüsen-, sowie Magen- und Darmkrebs).

Therapie der malignen Brustwandgeschwülste: Brustwandresektion: Hier samt Periost und Pleura mit Überdruckapparat; cave Pleura- und Perikardverletzung, Luftembolie und Blutung aus A. mammaria int. und Aa. intercostales; anschließend evtl. Brustwandplastik (Fascie, Haut usw.).

E. Zwischenrippennervenschmerz (Intercostalneuralgie).

Ursachen: Vergiftungen (Blei usw.), Obstipation und Dyspepsie, Syphilis, akute Infektionskrankheiten (spez. Malaria, Typhus, Dysenterie, Influenza usw.), Rheuma, periphere Affektionen, z. B. Pleuritis, Pneumonie, Aortenaneurysma, Tuberkulose, Syphilis und Tumor der Rippen, Rippenbruch bzw. -callus, Lues, Tuberkulose und Tumor, sowie Skoliose und Arthritis deformans bzw. ankylopoëtica der Wirbelsäule, Rückenmarksleiden (Entzündung, Blutung, Tumor, sowie Tabes).

Lokalisation: Vorzugsweise im Gebiet des 5.—12. Intercostalnerven; häufiger links; oft an mehreren Nerven; auch doppelseitig.

Symptome und Diagnose: Anfallsweise auftretender Schmerz gürtelförmig entsprechend dem betr. Intercostalnerven; verschlimmert bei Tiefatmen, Husten, Niesen, Erschüttern, Rumpfdrehen, Armheben usw.; Druckpunkte an den Hautnervendurchtrittsstellen vertebral, lateral oder sternal; Überempfindlichkeit des zugehörigen Hautfeldes; öfters auch Herpes zoster im Bereich des betr. Intercostalraumes als sog. „Gürtelrose".

Differentialdiagnose: Neurasthenie (oft gleichzeitig, und zwar häufig sekundär), Hysterie, Organ- spez. Herzleiden, Pleuritis, Brustmuskelrheumatismus, Aortenaneurysma, Rippen-, Wirbel- und Rückenmarkaffektion; im übrigen vgl. Ursachen (sog. symptomatische Neuralgie).

Therapie: Wenn möglich kausal (z. B. bei Callus, Tumor, Caries usw.); sonst symptomatisch (vgl. Neuralgie im allg. Teil!); evtl. Röntgenbestrahlung, Novocain-, Alkoholinjektion, Dehnung, Exaerese.

18. Abschnitt: Rippenfell.

A. Pneumothorax.

Definition: Luftansammlung im Brustfellraum, öfters zugleich mit Serum (Seropneumothorax) oder mit Eiter (Pyopneumothorax).

Ursachen: Eröffnung des Brustfellraums:

a) Von außen durch penetrierende Brustverletzung (Schuß, Stich usw.) oder Operation, auch Operation einer intrathorakalen Struma (traumatischer und operativer Pneumothorax).

b) Von innen durch Einbruch von tuberkulösen Lungenkavernen (am häufigsten!), Lungenabsceß und -gangrän, Speiseröhren- oder Magengeschwür bzw. -carcinom usw., sowie bei Lungenanspießung (durch Rippenbruch!) und bei Lungenruptur (bisweilen scheinbar spontan bei geringfügiger Ursache, z. B. infolge Pressens, Hebens usw.).

Wesen: Bei Eröffnung des Brustfellraumes kollabiert oder besser gesagt retrahiert sich die betr. (normalerweise gedehnt erhaltene) Lunge vermöge ihrer Elastizität, welche etwa 6—7 mm Hg- oder 10 cm H_2O-Druck entspricht.

Formen: a) Offener Pneumothorax: Perforationsstelle bleibt offen, so daß die Luft ein- und ausstreichen kann.

b) Geschlossener Pneumothorax: Perforationsstelle ist spontan oder künstlich verschlossen z. B. durch Wundverklebung, Blutgerinnsel od. dgl.

c) Ventilpneumothorax: Perforationsstelle öffnet sich bei jeder Inspiration, wobei Luft eintritt, und schließt sich bei jeder Exspiration „ventilartig", wobei Luft nicht ausströmen kann.

Symptome: Ausdehnung der kranken Brustseite mit Auseinanderdrängung der Rippen und mit Verstreichung bzw. Vorwölbung der Zwischenrippenräume, sowie Nachschleppen bzw. Stillstand der betr. Brustseite bei der Atmung; voller bis tympanitischer Schall mit Vergrößerung und ohne Verschieblichkeit der Lungengrenzen; fehlendes oder fern klingendes, metallisches Atmungsgeräusch und abgeschwächtes Stimmschwirren; bei gleichzeitiger Flüssigkeit auch Schallwechsel und Plätschern; Röntgenbild (entsprechend dem Luftgehalt Aufhellung, bei gleichzeitiger Flüssigkeitsansammlung Verschattung mit horizontalem, bzw. bei Lagewechsel nach dem Prinzip der Wasserwage sich einstellendem Spiegel, ferner bei starkem Druck auch Verdrängung der Nachbarorgane: Zwerchfell, Herzgefäße, Luftröhre).

Folgen: 1. Bei der Entstehung oft Kollaps; bei geschlossenem Pneumothorax erfolgt meist baldige Resorption der eingedrungenen Luft, falls keine Infektion erfolgt, wozu der Pneumothorax allerdings disponiert.

2. Bei gleichzeitiger Kommunikation zwischen Brusthöhle und Unterhautzellgewebe (z. B. bei subcutanen Rippenbrüchen mit Lungenverletzung) entsteht Hautemphysem, d. h. Luftansammlung im Unterhautzellgewebe, und zwar zunächst an der Verletzungsstelle, dann evtl. über den ganzen Körper, spez. an Stellen mit schlaffer und magerer Haut (z. B. Hals und Hodensack, sowie überhaupt bei alten Leuten); meist erfolgt allmählich Resorption ohne Schaden.

3. Bei Ventilpneumothorax (z. B. bei Stich oder Schuß mit engem oder schrägem Wundkanal, sowie bei Lungenrupturen mit Verbindung zu größerem Bronchus spez. bei heftigen Hustenstößen oder bei infolge Wundschmerzes entstehender Preßatmung mit krampfhaftem Glottisverschluß) droht neben zunehmendem Haut- und Mediastinalemphysem Spannungspneumothorax, d. h. zunehmende Spannung der in Pleurahöhle und in angrenzendes Mediastinum ausgetretenen Luft; Folge: Verdrängung von Lunge, Herz und Gefäßen; Symptome: Zunehmende Dyspnoe, Cyanose, Pulsverschlechterung (erst noch unverändert; später klein, frequent und unregelmäßig), Hautemphysem (erst am Jugulum, während sonst zuerst an der Verletzungsstelle!), Anschwellung der Halsvenen, Tympanie und Vorwölbung der Zwischenrippenräume, Verschiebung der Herzdämpfung nach der gesunden Seite. Therapie: Punktion, Ventildränage oder Thorakotomie mit Absaugen, und zwar bei bedrohlichen Erscheinungen sofort.

4. Bei weit offenem oder bei plötzlichem, totalem oder vor allem doppelseitigem (dagegen nicht bei langsamem, partiellem oder einseitigem) Pneumothorax (z. B. bei schweren Brustschüssen spez. Nahschüssen, Tangentialschüssen, Querschlägern, Granattreffern usw. oder bei Operation von Rippentumor, Herz- oder Lungenleiden; dagegen gewöhnlich nicht bei schwartiger Versteifung des Mittelfells durch Empyem usw.) droht Störung von Atmung und Herztätigkeit bis Tod; dieser Zustand ist nur zum geringsten Teil bedingt durch funktionelle Ausschaltung der retrahierten Lunge, vielmehr vor allem durch das sog. „Mediastinalflattern" (Garrè), d. h. mit Ein- und Ausatmung erfolgendes Hin- und Herpendeln des Mittelfells mit Beeinträchtigung der andersseitigen Lunge, Verdrängung des Herzens und Abknickung der Gefäße, sowie durch Pleurareflex.

Prophylaxe und Therapie: Ruhe, Morphium und Herzanregung; sonst: 1. Primärer Verschluß der Öffnung bei offenem Pneumothorax.

2. Lagerung auf die bedrohte Seite oder Bauchlagerung.

3. Langsame Anlegung des Pneumothorax durch zeitweiligen Verschluß mit angewärmter Gazekompresse (Krause).

4. Vorziehen der sich retrahierenden Lunge mit Hand oder Zange in die Brustwunde (Müllerscher Handgriff) und Fixieren der Lunge durch Naht an den Brustwundrand („Pneumopexie").

5. Vorherige Einnähung der Lunge durch fortlaufende Rückstich- oder Hinterstichsteppnaht (d. h. im Verlauf der Naht wird beim Einstich des neuen Stichs immer etwas gegen den Ausstich des vorhergegangenen Stiches zurückgegangen) zwischen beiden Brustfellblättern zur Erzeugung von Verwachsungen z. B. bei Angehen eines Lungenprozesses ohne pleuritische Verwachsungen oder bei transpleuraler Eröffnung eines subphrenischen Abscesses („präliminare Pneumopexie"), und zwar entweder in derselben oder in einer vorherigen Sitzung („ein- oder zweizeitige Operation").

6. Operieren mit Druckdifferenz: a) Entweder im Unterdruck (Sauerbruch), d. h. mit Veränderung der Luft außerhalb der Lunge in der sog. Unterdruckkammer mit innerhalb befindlichem Operateur und Assistent, sowie Körper des Patienten, aber außerhalb gelegenem Kopf oder zweckmäßiger (heutzutage überhaupt in der Regel) b) in Überdruck (Brauer), d. h. mit Verdichtung der Luft innerhalb der Lunge zwecks Verhütung ihres Kollabierens, und zwar am einfachsten durch Maskenapparat nach Schoemaker, Henle-Tiegel o. a., wobei die mit Motor erzeugte Druckluft mittels Sauerstoffbombe oder Ventilationsgebläses durch luftdichtschließende Mundnasenmaske in die Trachea eingeführt wird, oder auch durch Intubation nach Kuhn oder durch Insufflation nach Meltzer-Auer, wobei in die Trachea ein halb so dicker Katheter durch den Kehlkopf eingeführt wird; der Druck beträgt durchschnittlich ca. 6—7 mm Hg, bei Eröffnung 3—5, bei Abschließung 10—12, zur Erkennung von Lungenverletzungen 7—9, zum Arbeiten an der Lunge 3—5 und am Ösophagus nur bis 3. Im Notfall genügt fest aufgesetzte Maske mit Anschluß an eine Sauerstoffbombe. (Dieses Operieren mit Druckdifferenz ist heutzutage das Verfahren der Wahl für endothorakale Eingriffe, jedenfalls unerläßlich für doppelseitigen, während das Fassen und Einnähen der Lunge einen Notbehelf darstellt und das langsame Anlegen des Pneumothorax in jedem Fall, auch bei Empyemoperation angezeigt ist.)

B. Verletzungen.

Ursachen: Hieb, Stich, Pfählung, Schuß usw., sowie Rippenbruch.

Folgen: Nachblutung evtl. mit Hämatothorax; Pneumothorax und Hautemphysem evtl. mit Spannungspneumothorax; Infektion (entweder von außen spez. bei Fremdkörper oder von der Lunge aus!) evtl. mit Empyem.

Komplikationen: Verletzung der Brustwandgefäße (Aa. mammaria int. oder intercostales), Lunge, Herz usw. (s. da).

Therapie: Im allgemeinen konservativ: Bettruhe ohne Transport für mindestens 2—3 Wochen, Morphium, Herzmittel, Heftpflasterverband, Eisbeutel; sonst evtl. operativ bei Komplikationen: Hämatothorax, breit offener Pneumothorax, Spannungspneumothorax, Knochen- und Knorpelnekrose, Empyem, sowie Lungen-, Herz- und Gefäßverletzung (s. da).

C. Entzündungen: Rippenfellentzündung (Pleuritis).

a) Pleuritis serosa s. Serothorax.

Entstehung: a) Meist fortgeleitet von Lungen (Pneumonie, Tuberkulose, Gangrän, Absceß, Infarkt, Tumor), Mittelfell, Speiseröhre, Hals, Zwerchfell, Herzbeutel, Bauchraum. b) Seltener metastatisch bei Sepsis und bei sonstigen Allgemeininfektionen. c) Bisweilen traumatisch bei penetrierenden Brustverletzungen im Anschluß an Bluterguß.

Symptome: Fieber und andere Allgemeinerscheinungen, Seitenstechen, Husten, evtl. Dyspnoe und Cyanose, Vorwölbung und Nachschleppen der kranke Seite, gedämpfter Klopfschall, abgeschwächtes Atmen oder fernklingendes, bronchiales Atmungsgeräusch, fehlendes Stimmschwirren, Röntgenbild, Probepunktion (Beschaffenheit, auch Bakteriengehalt des Exsudates), evtl. wiederholt und an verschiedenen Stellen!

Folgen (in der Regel von 1—2 l Exsudatmenge an): Kompression der Lunge und Verdrängung von Mittel- und Zwerchfell, Herz, Leber, Magen und Darm; dadurch Störung der Atmung und Blutzirkulation.

Ausgänge: Resorption, verzögerte Resorption, Schwartenbildung, Erstickungstod.

Therapie: a) Konservativ: Bettruhe, Umschläge (Prießnitzumschlag, Wärme, Diathermie, Stangerotherm, Lichtkasten, Höhensonne u. dgl.), Derivantien (Jodtinkturpinselung, sowie Einreibungen mit Jodsalbe oder noch besser mit Schmier-, Jodcampher- oder Terpestrolseife), Röntgenbestrahlung, Reizkörper), flüssigkeits- und kochsalzarme Kost, Diuretika, Digitalis, Calcium, Natr. salicyl. oder Aspirin bzw. Pyramidon und Morphium, Codein od. dgl. sowie nach Bedarf Analeptika. b) Operativ: Bei Verdrängungserscheinungen (Dyspnoe, Cyanose, Pulsverschlechterung, Fortschreiten der Dämpfung auf die vordere Brustwand und aufwärts!) oder bei verzögerter Resorption (Schwartenbildung und Vereiterung!): Punktion (Thorakocentese). Technik: Lokalanästhesie (Hauptquaddel und Stichkanalinfiltration, nur ausnahmsweise Rausch; außerdem vorher Morphium und evtl. Herzmittel (Kaffee oder Wein per os und Coffein oder Campher subcutan); wegen Gefahr des Kollapses lasse man nicht zu rasch und nicht zu viel Flüssigkeit auf einmal ab (nicht mehr als 1—2 l) und wiederhole lieber die Punktion mehrmals, halte auch Analeptika bereit. Strengste Asepsis. Lagerung halb sitzend vorgeneigt mit Unterstützung durch Hilfsperson von vorn, und zwar derart, daß die Punktionsstelle den tiefsten Punkt der Pleurahöhle bildet. Punktionsstelle: im Centrum bis zum unteren Bereich der stärksten Dämpfung, meist hinten zwischen hinterer Axillar- und Scapularlinie im 7. bis 10. I. K. R., ausnahmsweise vorn im 5. bis 7. I. K. R., und zwar hier am oberen Rippenrand (die Intercostalarterien verlaufen hinten von der Rippe gedeckt, dagegen nach vorn von der Axillarlinie am unteren Rippenrand). Punktionsnadel genügend lang (Schwarten!) und genügend dick (Gerinnsel oder dickflüssiges Exsudat!), evtl. Trokar mit Mandrin. Gegen Luftaspiration hilft Ansetzen einer Spritze oder eines Condoms oder eines in sterile Flüssigkeit tauchenden Gummischlauchs; auch ist tiefe Inspiration im Augenblick der Punktion zu vermeiden; man geht im allgemeinen nicht tiefer als 4 cm; cave Intercostalarterien, Lunge und Bauchhöhle. Entleerung erfolge allmählich, also langsam (ca. 10 Minuten auf 1 l) und in begrenzter Menge (nicht über 1—2 l auf einmal), auch ohne gewaltsame Absaugung. Die Entleerung kann beschleunigt werden durch Saugapparat (Aspirator) nach Dieulafoy (Exsudat wird durch Gummischlauch in eine 200 ccm-Spritze angesaugt und nach Hahnumstellung durch einen 2. Gummischlauch ausgepreßt) oder nach Potain (Exsudat wird in eine Flasche angesaugt, in welcher nach Hahnumstellung die Luft mittels Spritze verdünnt wird); jedoch ist das Absaugen weder notwendig (es besteht sowieso positiver Druck im exsudatgefüllten Pleuraraum!) noch unbedenklich (es droht Thrombenmobilisation, Blutung in Pleurahöhle und Lungenriß!).

Anmerkung. Analog wie Serothorax sind evtl. zu behandeln:

1. Hämatothorax, d. h. Bluterguß. Hier bei bedrohlicher Blutung Punktion oder Thorakotomie mit Gefäßligatur; bei verzögerter Resorption Punktion, aber erst nach 8—14 Tagen (sonst droht Nachblutung!).

2. Chylothorax, d. h. Chyluserguß durch Verletzung, Tuberkulose oder Tumor.

3. Hydrothorax oder Brustwassersucht, d. h. nicht entzündlicher Flüssigkeitserguß (Transsudat) als Teilerscheinung von allgemeinem Hydrops bei Herz- oder Nierenleiden (hier doppelseitig) oder seltener als Folge von Kompression von Brustvenen oder Ductus thoracicus z. B. durch Tumor. Hier empfiehlt sich vor allem auch kausale Therapie!

4. Pleuritis tb. Entstehung: a) Bei primärer Pleuratuberkulose oder bei Lungentuberkulose. b) Bei Einbruch eines tuberkulösen Herdes von Lungen, Bronchialdrüsen, Wirbeln usw. (hier oft mischinfiziert!), sowie bei Anlegung eines künstlichen Pneumothorax. Diagnose: Scheinbar primäres Auftreten (sog. ,,autochthones Empyem" ist oft tuberkulös), Doppelseitigkeit, sonstige Tuberkulose, Probepunktion (Eiter dünnflüssig und steril, außer bei Mischinfektion: darin Lymphocyten und Tuberkelbacillen; diese mikroskopisch selten nachweisbar, wohl aber im Tierversuch, sowie bei gleichzeitiger Lungentuberkulose im Sputum). Therapie: Evtl., nämlich bei starkem oder hart näckigem Erguß Punktion, u. U. mit anschließender Jodoforminjektion oder Spülung mit Pregl-, Trypaflavin-, Rivanol- o. a. Lösung oder gegebenenfalls, nämlich bei einseitigem Prozeß, spez. bei Kaverne oder bei Lungenblutung mit anschließendem künstlichem Pneumothorax, evtl. wiederholt. Evtl., nämlich bei dickflüssigem Eiter Heberdränage oder Thorakotomie (s. u.); letzteres aber nur bei mischinfizierten Fällen mit hohem Fieber nach Kaverneneinbruch. Prognose: In letzterem Fall ungünstig, sonst dubiös, und zwar je nach dem Zustand der sonstigen Tuberkulose.

b) Pleuritis purulenta s. Pyothorax s. Empyema pleurae.

Entstehung und Formen:

1. Traumatisches E., d. h. durch penetrierende Brustverletzung (z. B. Stich, Hieb, Schuß, Pfählung usw.) mit anschließender Infektion spez. bei Fremdkörpern (z. B. bei Schuß), sowie stets bei offenem Pneumothorax.

2. Para- und metapneumonisches E., d. h. bei und nach Pneumonie (am häufigsten!).

3. Pulmonales E., d. h. nach durchbrechenden Lungeneiterungen: Lungenabsceß, -gangrän oder Bronchiektasien; oft jauchig und gefährlich; günstiger ist das Grippe-E., welches durch einen kleinen pleuranahen Lungenabsceß entsteht.

4. Mediastinales E., d. h. bei durchbrechenden oder fortgeleiteten Nachbareiterungen: Speiseröhrenkrebs oder -fremdkörper, Perikarditis, Mediastinitis, Halsphlegmone, Rippenosteomyelitis, Brustwandphlegmone, -furunkel oder -erysipel usw.

5. Abdominales E., d. h. nach abdominalen Erkrankungen: Durchbrechendem Leber-, Milz- oder subphrenischem Absceß, auf dem Lymph- oder Blutweg fortgeleiteter Eiterung nach Magen- oder Duodenumperforation, Peritonitis, Appendicitis, Pankreasnekrose, Paranephritis usw. (,,Durchwanderungs-E.'').

6. Metastatisches E. bei Scharlach, Influenza, Typhus, Sepsis (z. B. nach Kindbettfieber, Osteomyelitis, Gelenkeiterung, Erysipel, Pyodermie, Cystitis, Otitis, Angina usw.).

7. Tuberkulöses E. mit Mischinfektion bei einbrechender Lungen-, Bronchialdrüsen- und Wirbeltuberkulose, sowie bei langdauernder Aspirationsbehandlung.

Erreger: Streptococcus (z. B. bei infizierter Wunde, Erysipel, Sepsis), Staphylococcus (z. B. bei Furunkel), Pneumococcus (z. B. bei Pneumonie), putride Erreger (z. B. bei Lungengangrän, Bronchiektasie, Speiseröhrenkrebs), selten Typhusbacillus, Influenzabacillus, Gonococcus usw.

Symptome: Vgl. Pleuritis; dabei hohes oder remittierendes Fieber mit Schüttelfrost und schweren Allgemeinerscheinungen, Druckempfindlichkeit und Ödem der Brustwand, evtl. septische Zeichen (Ikterus, Milztumor, Albuminurie usw., sowie Blutbild).

Ausbreitung: Entweder a) Totalempyem oder b) Teil- oder abgesacktes Empyem, und zwar dann meist als parietales E. (d. h. der Brustwand anliegend) oder seltener (auch schwieriger diagnostizierbar) als interlobäres E. (d. h. zwischen zwei Lungenlappen) oder als basales E. (d. h. über dem Zwerchfell) oder als mediastinales E. (d. h. zwischen Lunge und Pleura mediastinalis).

Diagnose: U. a. Probepunktion (evtl. wiederholt) mit mikroskopischer, kultureller und tierexperimenteller Untersuchung, sowie spez. bei kleinerem, abgesacktem und interlobärem Empyem auch Röntgenbild (Verschattung!).

Differentialdiagnose: Pneumonie, Lungenabsceß und -gangrän, Bronchiektasie, subphrenischer, Leber-, Milz-, paranephritischer oder appendicitischer Absceß usw.

Folgen: **1. Verdrängung der Brustorgane.**

2. Sepsis oder **Amyloiddegeneration.**

3. Durchbruch a) nach außen, d. h. durch die Brustwand meist unter der Brustwarze oder am Brustbeinrand mit allmählich durchbrechender Eiterung als sog. ,,Empyema necessitatis" oder besser gesagt ,,E. perforans" (hier ist in der Regel wegen der sonst ungünstigen Abflußverhältnisse die typische Empyemoperation unter Rippenresektion hinten unten anzuschließen!) oder b) nach innen, d. h. in den Bronchialbaum mit Pyopneumothorax evtl. Spannungspneumothorax oder mit Erstickung durch Eiterüberschwemmung der Bronchialwege, dies auch bei Operation in Narkose, weshalb Lokalanästhesie vorzuziehen ist.

3a. Perikarditis.

4. Pleuraschwarte mit Behinderung der Lungenentfaltung: sog. ,,Rétrécissement thoracique" und **,,veraltetes Empyem".**

5. Bronchial- oder Lungenfistel (s. da).

Prognose: Ungünstig bei Streptococcus und putriden Erregern (z. B. bei Trauma, Sepsis, Speiseröhrencarcinom und -fremdkörper usw.); sonst relativ günstig, spez. bei Pneumococcus (metapneumonisches E.), soweit nicht Mischinfektion vorliegt; eine schlechte Prognose hat im allgemeinen auch das tuberkulöse Empyem; bei kleinen Kindern ist die Prognose auch ungünstig, namentlich bei Säuglingen, welche eine doppelt so große Mortalität aufweisen als ältere Kinder. Operation hilft am besten bei Kindern (hier ist meist die Punktion und bei Fortdauer des E. über 3 Wochen, Verschlechterung oder Verjauchung die Bülausche Heberdränage angezeigt, nur ausnahmsweise die Rippenresektion meist im 7. I. K. R.), und bei frischem (bis 14 Tage altem) E.; Behandlungsdauer schwankt zwischen 3 Wochen und vielen Monaten. Sich selbst überlassen, heilt das Empyem nur ausnahmsweise aus unter Resorption oder unter Perforation, führt dagegen meist in langwierigem Krankenlager unter den genannten Komplikationen zum Tode.

Therapie: Stets operativ, und zwar genügend frühzeitig, aber auch nicht zu früh und vollkommen, dabei vorsichtig, spez. unter Vorgabe von Herzmitteln und mit langsamer Entleerung, auch vorsichtig bei kleinen Kindern und bei doppelseitiger Erkrankung (s. u.!).

1. Punktion evtl. mit Aspiration, nötigenfalls wiederholt (vgl. Pleuritis!) ist im allgemeinen ungenügend und nur gestattet als Voroperation bei doppelseitigem Empyem oder bei schlechtem Allgemeinzustand, evtl. aber angezeigt bei serös-eitrigem Pneumokokkenempyem kleiner Kinder im 1. und 2. Jahre, spez. Säuglinge (hier ist die Rippenresektion nur ausnahmsweise erlaubt, nämlich bei einseitigem Empyem älterer Säuglinge mit gutem Allgemeinzustand ohne bronchopneumonische Veränderungen der anderen Seite), sowie bei parapneumonischem, grippalem, postoperativem, posttraumatischem und tuberkulösem Empyem; u. U. Nachspülen mit Trypaflavinlösung (?).

2. Bülaus Heberdränage desgl., spez. bei tuberkulösem Empyem sonst, falls nicht Punktion (bei dünnflüssigem Exsudat) oder Rippenresektion (bei septischem Empyem) angezeigt ist. Technik: In der vorderen Axillarlinie im 5. bis 7. I. K. R. Einstechen eines dünnen Trokars, Zurückziehen des Mandrins und rasch (vor Lufteindringen in die Pleurahöhle!) Einführen eines mit Quetschhahn provisorisch verschlossenen Nélatonkatheters oder Gummirohrs, Befestigen desselben an der Brustwand, Anschließen eines in ein auf dem Boden ca. ½ m tiefer stehendes Standgefäß mit steriler Flüssigkeit tauchenden und mit Glasverbindungsstück versehenen Gummirohres, welches bei Lagewechsel oder Standgefäßerheben abgeklemmt werden muß, damit kein Rückfluß erfolgt; das Standgefäß darf nicht zu tief stehen, und der Schlauch soll öfters, namentlich nachts abgeklemmt werden. Vorteil: Einfach und schonend, daher namentlich bei doppelseitigem Empyem oder bei schlechtem Allgemeinzustand, wenn nicht Punktion genügt, also bei dickflüssigem Exsudat. Nachteil: Evtl. ungenügend.

3. **Rippentrepanation** desgl., aber irrationell wegen zu kleiner Öffnung!

4. **Intercostalschnitt** ebenfalls irrationell wegen Gefahr der Dränabklemmung durch die nach der Eiterentleerung zusammenrückenden Rippen.

5. **Thorakotomie mit Rippenresektion** ist namentlich bei akuten schweren, spez. bei metapneumonischen (Fibringehalt!) und bei posttraumatischen oder toxischen (Giftgehalt) sowie bei chronischen abgekapselten Empyemen das Normalverfahren außer bei nicht oder nicht schwer mischinfizierter Tuberkulose (hier Punktion!), bei parapneumonischem, Grippe-, Kinder- u. dgl. frischem und gutartigem Empyem (hier Punktionen oder Bülausche Heberdränage!) und bei doppelseitigem E. (hier zunächst nur einseitig und andersseitig Punktion, nach einigen Tagen ebenfalls hier Rippenresektion!). Technik: Am besten in Lokal- bzw. Leitungsanästhesie; an der Probepunktionsstelle, und zwar bei totalem E. am tiefsten Punkt (meist 8.—10. Rippe in der Scapularlinie); mit genügender Rippenresektion (mindestens 8—10 cm); im übrigen vgl. Operationslehre! Bei trotz Operation fortbestehendem Fieber denke man an Eiterverhaltung, zweiten Eiterherd, doppelseitiges Empyem, subphrenischen Absceß oder Perikarditis.

Nachbehandlung (zwecks Wiederentfaltung der Lunge):

1. **Ventilverband** in Form eines gut abschließenden feuchten Verbandes oder einer Schürze aus wasserdichtem Stoff, wobei eine Ventilwirkung statthat, d. h. bei der Exspiration der Eiter abfließt, bei der Inspiration aber der Verband abschließt; Verband soll nicht zu früh (nicht vor 3—5 Tagen) und nicht zu oft gewechselt werden; Drän ist nach Bedarf zu wechseln, allmählich zu reduzieren und nicht zu spät zu entfernen, und zwar bald nach Entfieberung und Eiterversiegung, evtl. schon nach 6—8 Tagen, meist nach 1—2—3 Wochen. Ausspülungen unnötig. Tamponade unzulässig.

2. Eiteransaugung und Luftverdünnung durch **Aspiration** am luftdicht eingenähten oder mit Gummiplatte abgedichteten Dränrohr nach **Perthes**, und zwar entweder mit Wasserstrahlpumpe (zunächst mit geringem Minusdruck nicht unter 30 mm Hg und erst allmählich gesteigert wegen Gefahr der Lungenzerreißung!) oder mit Flaschenaspirator (zwei auf einem treppenförmigen Gestell verschieden hoch plazierte und durch Gummischlauch verbundene Flaschen; das in die obere Flasche eingefüllte Wasser fließt in die untere Flasche und erzeugt in der oberen allmählich Luftverdünnung, deren Grad von der Niveaudifferenz der Wasserspiegel in beiden Flaschen abhängt: meist ca. 20 cm).

3. **Atem- und Blasübungen** (mit Luftkissen, Trompete, Wasserflasche od. dgl., sowie gymnastische Übungen frei als Summ-, Fächer- u. dgl. Übungen [Atemgymnastik nach Hofbauer] oder im Atmungsstuhl, sowie Aufblasen der Lunge im Überdruckapparat, später Badekur in klimatischem Kurort und pneumatische Therapie.

Anmerkung. Veraltetes oder chronisches Empyem.

Wesen: Lunge kann sich in einigen, spez. in spät operierten oder spontan perforierten Fällen, namentlich bei Erwachsenen, nicht genügend entfalten wegen der Starre des unnachgiebigen Thorax und wegen der die Lunge wie ein Panzer umschließenden Pleuraschwarten; bisweilen ist die Ursache des Fortbestehens der Eiterung eine Bronchusfistel oder ein Fremdkörper (Drän, Geschoß, Rippensequester u. dgl., welche durch Röntgenuntersuchung oder Endoskopie nachgewiesen werden können).

Diagnose: Bestimmung der „Empyemhöhle" durch Sondierung, Füllung mit Kochsalzlösung und Röntgenbild mit Kontrast-(Wismut- oder Barium-) Masse, im übrigen durch Besichtigen und Austasten bei der Radikaloperation);

stets denke man an Bronchusfistel (s. da) und an Fremdkörper (verlorenes Drän u. a.).

Prognose: Gefahr der Amyloiddegeneration oder Sepsis mit Hirnabscessen usw., wodurch viele Patienten sterben.

Therapie: Brustwandmobilisation (,,Thorakoplastik").

Indikation: Empyem über 2 Monate fortbestehend.

Prophylaxe: Rechtzeitige und sachgemäße Behandlung sowie Nachbehandlung der Empyeme (s. o.).

Vorbehandlung: Saug- und Überdruckapparat evtl. nach Erweiterung der Fistelöffnung durch Hegarsche Bolzen, Laminariastifte od. dgl., und nötigenfalls nach vorheriger breiter Eröffnung durch Resektion mehrerer Rippen (Retentionsfieber!).

Kontraindikation: Amyloiddegeneration.

Technik: Evtl. in mehreren Sitzungen; Lokalanästhesie; großer hufeisen- oder hakenförmiger Hautmuskellappen mit oberer Basis; zum Schluß Einschlagen des Hautmuskellappens in die Höhle, teilweise Naht, Dränage am tiefsten Punkt und Kompressionsverband.

Verfahren (auszuwählen von Fall zu Fall je nach Empyemhöhle und Allgemeinzustand):

1. Nach Estlander: Subperiostale Resektion der die Höhle deckenden Rippen in genügender Zahl (evtl. 2.—10.) und in genügender Ausdehnung (evtl. vom Knorpelansatz bis zum Tuberculum) oder meist:

2. Nach Schede: Desgl.; außerdem Entfernung der Schwarten zwischen Rippenweichteilen und Pleura parietalis oder in verzweifelten Fällen:

3. Nach Delorme: Desgl.; außerdem Abschälung der die Lunge umschließenden Pleuraschwarten (,,Dekortikation der Lunge"); dieses Verfahren ist aber einerseits sehr eingreifend (Blutverlust, Lungenembolie, Emphysem, Pleurareflex), andererseits nicht immer erfolgreich (Übergreifen des Schrumpfungsprozesses auf die Lungen selbst!).

D. Geschwülste.

Außer Echinococcus (meist sekundär von Lunge oder Leber s. da) maligne Geschwülste:

a) Selten **primär:** Sarkom und Endothelkrebs (Endotheliom; in Form schwieliger Platten oder Knoten; klinisch unter dem Bild einer chronischen Pleuritis; evtl. mit Metastasen in Lungen, Lymphdrüsen, Leber usw.).

b) Häufiger **sekundär:**

α) Bisweilen metastatisch z. B. bei Carcinomen als Pleuritis carcinomatosa mit kleinen Knötchen (ähnlich wie bei Miliartuberkulose).

β) Öfters übergreifend bei Sarkom oder Enchondrom der Rippen, Mediastinaltumor, Mammacarcinom.

Symptome und Diagnose: Intercostalschmerz, Pleuraexsudat, Lymphdrüsenmetastasen, Probepunktion (hämorrh. Exsudat mit Tumorelementen), Röntgenbild.

Differentialdiagnose: Einfache oder tuberkulöse Pleuritis chronica.

Prognose: Schlecht; kausale Therapie ist meist unmöglich.

Therapie: Symptomatisch; bei Verdrängungserscheinungen Punktion.

19. Abschnitt: Lungen.

A. Verletzungen.

Ursachen: a) Subcutane: Rippenbruch oder Überfahrung, Pufferquetschung, Verschüttung, Volltreffer, Sturz usw. mit Thoraxkompression bei reflektorischem Glottisverschluß, wobei die Lunge platzt wie ein aufgeblasener Gummiballon (sog. ,,Lungenruptur"); dabei bestehen evtl., aber nicht immer (z. B. nicht bei jugendlichen Individuen mit elastischem Thorax) multiple Rippenbrüche, doch kommen auch ohne sonstige Verletzungen nicht selten Lungenrisse vor. Vgl. stumpfe Verletzungen des Brustkorbs, auch Quetschung mit Stauungsblutungen!

b) Penetrierende: Hieb, Stich, Pfählung, Schuß, Explosion, Maschine, Verkehr u. dgl.

Symptome: a) Allgemeine: Shock, Blässe bzw. Cyanose, Unruhe, Dyspnoe bzw. frequente und oberflächliche Atmung mit Schonung der verletzten Seite, Schmerz, Hustenreiz, gleichseitige Bauchdeckenspannung, kleiner, frequenter und unregelmäßiger Puls. b) Lokale: Aushusten (mehrtägiges Blutspucken) oder Wundfluß von hellrotem und schaumigem Blut, Hämatothorax (aber evtl. auch vorhanden bei Verletzung von Aa. intercostales oder mammaria int.) und Pneumothorax, ferner bisweilen (aber nicht bei offener Kommunikation zwischen Pleurahöhle und Außenluft, andererseits evtl. auch vorhanden bei äußerer Wunde mit Lufteinziehung) Hautemphysem und selten Lungenprolaps, d. h. Austritt von Lungengewebe durch die äußere Wunde (dadurch Abschluß der Pleurahöhle; selten schließlich Gangrän des Prolapses).

Diagnose: U. a. Röntgenbild; Sondierung verboten wegen Gefahr der Infektion; oben genannte Symptome sind nicht immer vorhanden; wichtig ist Art der Verletzung, sowie Lage und Richtung der Wunde.

Komplikationen: 1. Neben- (Herz-, Zwerchfell-, Bauch-, Rippen-, Wirbelsäule- usw.) Verletzungen.

2. Bedrohliche Blutung: Aus Lungen-, spez. Hilusgefäßen; bisweilen erst nach einigen Tagen infolge Nachblutung; spez. bei frühzeitigem Transport od. dgl.; dadurch Kompression der Lunge und Verdrängung von Herz und großen Gefäßen; gefährlich ist Steigen des Hämatothorax, ferner zunehmende Blässe, Schwäche und Dyspnoe, sowie Pulsverschlechterung.

3. Spannungspneumothorax sowie Mediastinalemphysem: Bei Ventilpneumothorax mit Luftvermehrung von außen (z. B. bei Rappierstich) oder von innen (bei Verletzung eines größeren Bronchus); im übrigen vgl. Rippenfell!

4. Pleuritis.

5. Infektion mit Empyem oder Lungenabsceß bzw. -gangrän (s. da), entweder a) von außen, spez. bei steckenbleibendem Fremdkörper (Steckgeschoß, spez. Granatsplitter oder vor allem Tuchfetzen usw.) und stets bei weit offenem Pneumothorax oder b) von innen, d. h. von der Lunge. Wichtig ist ansteigendes Fieber und septische Allgemeinsymptome, spez. Pulsverschlechterung sowie Blutbild. Röntgenbild (Fremdkörper!). Steckgeschosse in der Lunge werden nur entfernt bei Infektion. Sie können auch, und zwar noch nach Jahren, in einen größeren Bronchus gelangen und ausgehustet werden.

6. Narbenschrumpfung mit Rétrécissement thoracique.

7. Lungenhernie.

8. Zwerchfellhernie.

Prognose: Günstig verlaufen meist glatte Gewehr- und Revolverschüsse, spez. solche aus Friedenswaffen (Patienten gehen oft noch damit herum und genesen bald und völlig); ungünstiger sind Nahschüsse, Tangentialschüsse und Querschläger, sowie Schrapnell- und vor allem Granatsplitterverletzungen.

Therapie: a) Im allgemeinen konservativ, und zwar Bettruhe in sitzender Lage für mindestens 2—3—4 Wochen ohne Abtransport, ferner Eisbeutel, Heftpflaster- oder Handtuchverband, Morphium, Analeptika, Hämostyptika; lokal: a- oder antiseptischer Okklusivverband mit Mastisol oder Heftpflaster nach Jodtinkturpinselung der Haut.

b) Nur bei bedrohlicher Blutung (zunehmende Dämpfung, Atemnot, Anämie, Pulsverschlechterung usw.) operativ, und zwar im Notfall Punktion, besser Thorakotomie in Lokalanästhesie mit Überdruckapparat; evtl. Lungennaht mit runder Nadel und feiner Seide oder Catgut bzw. Gefäßligatur.

Bei gleichzeitiger Herz-, Zwerchfell- und Bauchorganverletzung: Versorgung dieser (s. da); meist transpleural.

Bei verzögerter Blutresorption mit Gefahr nachträglicher Schwartenbildung oder Vereiterung bzw. Lungenkompression: Evtl. Punktion, aber nicht vor 8—14 Tagen (sonst Gefahr der Nachblutung!).

Bei offenem Pneumothorax: Wundversorgung mit Lungen- und Brustwandnaht bei Überdruck oder im Notfall Einnähen der vorgezogenen Lunge mit Ansaugen.

Bei Spannungspneumothorax oder Mediastinalemphysem: Punktion, Dränage oder Thorakotomie mit Absaugen.

Bei Empyem: Punktion oder meist Rippenresektion mit Dränage; gegebenenfalls zugleich Fremdkörperentfernung.

Bei Lungenabsceß oder -gangrän: s. da.

B. Entzündungen.

1. Lungenabsceß und -gangrän.

Entstehung: a) Meist fortgeleitet bei Pneumonie (hier im allgemeinen selten, am ehesten bei Bronchopneumonie, sonst bei Widerstandsschwäche durch Alter, Kachexie, Alkoholismus und Diabetes), Bronchiektasien, Lungentuberkulose, Ösophagus- und Magencarcinom, Mundboden- und Hals- sowie Brustwandphlegmone, Osteomyelitis, Speiseröhrendivertikel, Mediastinitis, subphrenischem Abszeß, Pleuraempyem usw.

b) Ferner metastatisch bei Pyämie, spez. nach Angina, Furunkel, Otitis media, Unterschenkelphlebitis, Zehengangrän, Decubitus, Puerperalfieber, Phlegmone, Appendicitis und Cholecystitis usw.

c) Häufiger auch infolge Aspiration von Fremdkörpern, spez. Speiseteilen bei Verschlucken, Schreck, Epilepsie, Alkoholrausch, Narkose, diphtherischer Schlucklähmung, Bulbärparalyse, Hemiplegie, sowie bei jauchigen Prozessen im Mund, Rachen und Kehlkopf (verjauchter Zungenkrebs, cariöser Zahn u. dgl.) sowie nach Operationen, z. B. Tonsillektomie (häufiger!).

d) Vereinzelt direkt nach Lungenverletzung spez. Steckschuß, u. a. auch nach subcutaner Thoraxverletzung durch Quetschung.

Bevorzugt sind Greise, Potatoren und Diabetiker.

Lungengangrän entsteht bei Infektion putrider Art, d. h. mit Fäulniserregern.

Lokalisation: Solitär oder multipel, auch doppelseitig, namentlich bei metastatischer Entstehung; Gangrän ist meist im Unterlappen lokalisiert, Absceß überall.

Symptome und Diagnose: Reichlicher und periodisch ausgehusteter Auswurf, bei Lungengangrän fötid, d. h. widerlich süßlich bis aashaft stinkend neben entspr. Foetor ex ore, bei Blutung in die Eiterhöhle schokoladen- oder pflaumenmusartig, sonst eitrig, oft dreischichtig (schaumig, serös und eitrig); mikroskopisch u. a. mit Alveolenresten, elastischen Fasern und Fettsäurenadeln, aber ohne Tuberkelbacillen. Umschriebene Dämpfung und Bronchialatmen oder Tympanie und amphorisches Atmen in typischem Wechsel mit dem Aushusten des Eiters, sowie entspr. Röntgenbild (begrenzte rundliche Verschattung ohne oder mit Eiterspiegel, welcher sich nach dem Prinzip der Wasserwaage horizontal bei Lagewechsel einstellt und eine Luftblase über sich hat); Bronchographie ist meist unnötig und auch nicht ungefährlich; ratsam ist aber u. U. ein stereoskopisches Bild. Evtl. Einziehung, Nachschleppen, Druckempfindlichkeit, Ödem und Pleuritis an der erkrankten Seite. Oft Fieber evtl. mit Schüttelfrösten, Verfall, Blässe, Dyspepsie und Durchfälle. Probepunktion vor Lungenfreilegung ist im allgemeinen unzulässig (Gefahr des Empyems).

Komplikationen: Wie bei Bronchiektasien (s. u.), spez. Durchbruch in Pleura-, Perikardhöhle, Mediastinum usw. sowie Sepsis.

Differentialdiagnose: Abgesacktes Empyem oder subphrenischer Absceß sowie Bronchiektasien, Pneumonie, Tuberkulose und Tumor.

Prognose: Ungünstig; Spontanheilung kann bei kleinem frischem Absceß erhofft, darf aber nicht länger als 6—10 Wochen abgewartet werden; jedenfalls ist bei Absceß mit anhaltendem Fieber und schlechtem Allgemeinbefinden, sowie überhaupt bei Gangrän baldigst zu operieren. Gangrän ist ungünstiger als Absceß. Ungünstig ist Altersschwäche, Potatorium und Diabetes. Manchmal erfolgt Durchbruch in den Bronchialbaum, häufiger aber in den Brustfellraum o. a. Tod erfolgt durch Durchbruch (in Subphrenium, Mediastinum, Pleura) oder Allgemeininfektion. Mortalität beträgt ohne Operation 75 (60—90)%, dagegen mit Operation 15—$33^1/_3$%.

Therapie: Frühzeitig bei (klinisch und röntgenologisch) sicher gestellter Diagnose und Lokalisation; am besten bei gefülltem Eiterherd, daher zuvor steile Sitzlagerung und Morphium oder Codein sowie unter Herzanregung; Pneumotomie unter Rippenresektion, und zwar ein- oder nötigenfalls zweizeitig. Technik: In Lokalanästhesie mit Morphium; mit Überdruckapparat; Lappenschnitt; Resektion mehrerer Rippen; Einnähen der Lunge in die parietale Pleura mit Hinterstichnaht in weiterer Umgebung des Herdes und Tamponade; Eröffnung und Ausräumung in derselben oder sonst in zweiter Sitzung mit Paquelin nach Besichtigung, Betastung und Probepunktion; jodoformgazeumwickeltes Drän oder Tamponade; Weichteilsituationsnaht. Pleuranahe (corticale) Lungenherde werden auf diese Weise unter Rippenresektion eröffnet und dräniert. Bei pleurafernen (hilusnahen) Lungenherden ist in dringlichen Fällen unter Einnähen in die parietale Pleura der Absceß zu eröffnen und abzusaugen; sonst empfiehlt sich unter Rippenresektion das Anlegen einer Paraffinplombe, worauf manche Herde komprimiert und ausgehustet werden, wieder andere in das Plombenbett perforieren und schließlich die restlichen nach eingetretener Verklebung zu eröffnen sind. Das Anlegen eines Pneumothorax kommt höchstens in Frage bei Blutung. Die Bronchoskopie mit Eiterabsaugung empfiehlt sich nur bei frischem offenem Absceß mit Eiterhusten (doch besteht die Gefahr von Blutung und Aspiration!). Bei chronischem Absceß erwäge man die Lungenresektion. Pleuraempyem verlangt die Thoracotomie, wobei man bei doppelseitiger Erkrankung die beiden Seiten nacheinander eröffnet und zunächst die eine Seite punktiert. Sonst: Passende Körperlagerung, kräftigende Ernährung einschl. Alkohol, Röntgenbestrahlung, Diathermie, Reizkörper (Omnadin od. dgl.), Expektorantia und Narkotika, spez. Myrtol (3 × 0,15), Terpentin- oder Thymoinhalationen od. dgl., Guajakol- (Anastil-) oder Transpulmin- bzw.Menthol-Eucalyptolinjektion, auch 15—33% Alkohol 30—40 ccm oder 2% Trypaflavin bzw. ½% Argoflavin 10 ccm intravenös, Salvarsan bzw. Neosalvarsan. Serum und Vaccine? Unter dieser konservativen Therapie kann man bis 8 Wochen abwarten, muß aber eingreifen bei Gangrän, Pleuravereiterung u. dgl.

Zur Beseitigung zurückbleibender Höhle später Thoracoplastik oder Sackexstirpation mit Einheilung eines Hautmuskellappens.

2. Bronchiektasien.

Entstehung: a) Häufig angeboren. b) Öfters entzündlich spez. bei Pneumonie, sowie „cylindrisch" auch bei chronischer Bronchitis, Tuberkulose, Emphysem, Keuchhusten, Masern, Grippe usw. c) Öfters auch bei Lungen- und Pleuraschrumpfung spez. nach Empyem. d) Gelegentlich traumatisch bei Lungen-Bronchusverletzung.

Lokalisation: Meist doppelseitig, aber auch oft einseitig und umschrieben; meist im Unterlappen, und zwar vorwiegend links, dies namentlich bei angeborenen B., bei Tuberkulose meist in der Lungenspitze.

Formen: Diffus-cylindrisch und circumscript-sackförmig.

Symptome: Anfallsweiser Husten und Auswurf eitrig, öfters blutig, meist stinkend, reichlich („maulvolle Expectoration") und dreischichtig; mikroskopisch u. a. mit Fettsäurenadeln und Dittrichschen Pfröpfen, selten mit elastischen Fasern im Gegensatz zur Lungengangrän und wie diese an und für sich ohne Tuberkelbacillen. Bronchitis- und Kavernensymptome.

Röntgenbild (Erweiterung, Wandverdickung, Sekretfüllung usw.), evtl. broncho-graphisch (mit Kontrastfüllung der Luftwege). Schließlich Fieber, Kachexie, Herzinsufficienz, Amyloidentartung und Trommelschlegelfinger.

Differentialdiagnose: Anfangs Tumor, Tuberkulose und Bronchitis, später Lungenabsceß oder -gangrän und durchbrechendes Pleuraempyem.

Verlauf: Chronisch über Jahre.

Prognose: Mit der Zeit droht Tod durch Sepsis oder Amyloidentartung oder Herzinsufficienz.

Komplikationen: Blutungen (durch Ulceration oder Ruptur), Lungenent-zündung, -absceß und -gangrän, Pyopneumothorax, Mediastinitis, Pyämie (mit Abscessen in Gehirn, Rückenmark, Leber, Gelenken usw.), Amyloiddegeneration, Endo- und Myocarditis, Speiseröhrendivertikel, Bronchialcarcinom, Bronchial-fistel nach außen oder innen (Speiseröhre, Magen, Subphrenium).

Therapie: Bei umschriebener sackförmiger Erkrankung mit Renitenz gegen interne Therapie und mit Komplikationen, spez. bei großer Eiterhöhle Eröffnung wie bei Lungenabsceß und -gangrän; bei multipler einseitiger Erkrankung kann versucht werden die Lungenkollapstherapie, und zwar, falls keine Pleuraverwachsungen bestehen und nur geringe Lungen-veränderungen vorliegen, künstlicher Pneumothorax oder Phrenicus-exärese oder extrapleurale Plombierung (namentlich bei Kindern) oder besser (spez. bei Verwachsungen) Brustwandmobilisation in Form der extrapleuralen Thorakoplastik durch Fortnahme mehrerer Rippen in großer Ausdehnung, evtl. mit Auslösung, Verlagerung und Fältelung der Lunge oder Unterbindung der A. pulmonalis bzw. ihrer Äste; bei verzweifelten Spät-fällen sowie bei manchen angeborenen Bronchiektasien kommt ausnahmsweise in Frage Resektion oder Amputation eines Lungenlappens unter vorheriger Unterbindung des betr. Lungenarterienastes, evtl. nach Voroperation (Phrenicotomie, Entknochung, Plombierung u. dgl.), aber nicht zu spät, jedenfalls vor Kachexie und Kreislaufschwäche, spez. bei Jugendlichen; sonst, Durstkur, Neosalvarsan, Transpulmininjektionen, Myrtol, Terpentin-od. dgl. Inhalationen und Atemgymnastik, sowie warmes und trockenes Klima. (Ägypten, auch Reichenhall!)

3. Lungenemphysem,

und zwar Fälle von starrer Thoraxdilatation infolge primärer Rippenknorpel-erkrankung, falls starke Kurzatmigkeit besteht, welche durch hinzutretende Bronchitis oder Herzinsufficienz verschlimmert wird; im allgemeinen ist die Operation zu beschränken auf Jugendliche mit erhaltener Lungenelastizität.

Diagnose: Neben den allgemeinen Zeichen von Lungenemphysem (Dyspnoe bei Anstrengung, Hustenreiz, chronischer Bronchialkatarrh, faß-förmiger Thorax, enge Intercostalräume, horizontal verlaufende Rippen, stumpfer epigastrischer Winkel, Schachtelton, Verschwinden der Herzdämpfung, tiefstehende und gering verschiebliche Lungengrenzen, leises Atmungsgeräusch, verlängertes Exspirium, accentuierter 2. Pulmonalton, herabgesetzte Lungen-kapazität im Spirometer) Akupunktur (spröder Rippenknorpel) und Röntgenbild (unregelmäßige Kontur, trübe Fleckung und Verbreiterung).

Differentialdiagnose: U. a. Asthma nervosum.

Therapie: Thorakolyse, d. h. Chondrotomie bzw. -resektion (Freund). Technik: Lokalanästhesie. Längsschnitt am Brustbeinrand. Resektion des 2.—4., evtl. 1.—5. Rippenknorpels in 1—5 cm Länge ein- oder beiderseitig bis auf das hintere Perichondrium (cave Pleura; Überdruckapparat bereithalten!); zur Verhütung der Rippenregeneration Muskellappenzwischenlagerung oder einfacher Verschorfen des hinteren Perichondriums mit Thermokauter oder Carbolsäure. Nachbehandlung: Morphium und Frühaufstehen, später Atem-gymnastik im Atemstuhl und pneumatische Behandlung: Einatmen ver-dichteter oder Ausatmen in verdünnte Luft; daneben Expectorantia, Jodkali, Herzmittel, Schonung und Vermeidung von Überanstrengung und Staub-inhalation. Kontraindiziert ist die Operation bei fieberhafter Bronchitis oder bei inkompensiertem Herzen.

4. Lungentuberkulose.

Operative Therapie ist bei Versagen der konservativen Therapie in Aus-
nahmefällen, spez. bei einseitiger Erkrankung (dagegen nicht bei floridem
Prozeß der anderen Seite) zu versuchen, und zwar (in Lokalanästhesie mit
Morphium und unter Bereitstellen des Überdruckapparates!):

a) Sprengung der oberen Thoraxapertur (im allgemeinen nicht anerkannt,
daher nur ausnahmsweise zwecks besserer Entfaltung der Lungenspitze Jugendlicher bei zu frühzeitiger Verknöcherung des 1. Rippenknorpels: Freund 1859):
Resektion des 1. Rippenknorpels oder (einfacher und schonender) paravertebrale Resektion der 1. Rippe.

b) Lungenkollapstherapie (häufiger angezeigt zwecks funktioneller Ruhigstellung und Umänderung [zunächst Stauung, später Bindegewebsvermehrung]
der Lunge bei überwiegend einseitiger Erkrankung, auch Kaverne oder
Lungenblutung, überhaupt spez bei Frühfällen mit produktivem Prozeß und
mit leidlichem Allgemeinzustand, falls konservative Therapie versagt, dagegen
nicht bei gleichzeitiger florider Erkrankung der anderen Brustseite oder bei
käsig-pneumonischem Prozeß oder bei Nieren-, Wirbel- oder Darmtuberkulose,
sowie bei höherem Älter, Herz-, Lungen- oder Niereninsuffizienz, Kachexie,
Amyloidentartung, Diabetes, Nephritis usw.):

α) Künstlicher Pneumothorax (Forlanini 1882, später Murphy-
Brauer) bei fehlenden Verwachsungen, so daß also ein freier Pleuraspalt
vorhanden ist; Technik: Punktion oder evtl. (wegen Gefahr der Lungenverletzung und Luftembolie) Schnitt meist im 5.—7. Intercostalraum hinten
oder seitlich, Einbohren einer stumpfen Kanüle, Einblasen von evtl. durch
Gaze- oder Wattefilter sterilisierter und erwärmter Luft, Sauerstoff oder
Stickstoff unter Manometerkontrolle (im allgemeinen nicht über 45 mm Hg)
ca. ½—1—2 l in 10—15 Minuten, gegebenenfalls unter Röntgenbeobachtung,
evtl. wiederholt über Jahre; Gefahr von Pleurareflex, -blutung oder -exsudat
mit Mischinfektion (Empyem) sowie Luftembolie, auch Kavernendurchbruch
und Streuung. Empfohlen wird auch u. U. Oleothorax (Bernon). Evtl. Strang-
durchtrennung thoraskopisch oder offen unter Leuchtspatelbelichtung (Jaco-
baeus 1913). Dazu evtl. Phrenicusexärese (s. u.). Erfolge vorzüglich (ca. 70%).

β) Bei Verwachsungen extrapleurale Thorakoplastik (Brauer-
Friedrich); Technik: Von großem, hinterem Hakenschnitt subperiostale
Resektion der 2.—10., evtl. 1.—11. Rippe in 10—25 cm Länge; evtl. mehrzeitig; anschließend Kompressionsverband bzw. -bandage. Schonender ist
Pfeilerresektion (Sauerbruch-Wilms), d. h. Entfernung von Rippen-
teilen parasternal oder besser paravertebral oder beides in einer oder mehreren
Sitzungen; man unterscheidet nach der Rippenzahl die Voll- und die Teil-
plastik, bei welch letzterer eine beschränkte Zahl Rippen, z. B. 3.—7. (8.)Rippe
im Bereich der erkrankten Lungenpartie reseziert wird, dies vor allem bei
beschränktem Spitzenprozeß als obere Teil-(Spitzen-)Plastik, evtl. verbunden
mit Spitzenlösung und Phrenicusvereisung gegen Aspiration. Vorgehen ein-
oder zweizeitig; Lokalanästhesie, ausnahmsweise Narkose; Überdruckapparat
ist bereit zu halten (Mediastinalflattern!); Operation ist eingreifend und Mortalität groß (1—15%): sofort drohen Zirkulations- und Respirationsstörungen
und später, d. h. in der Rekonvaleszenz Aspirationspneumonie, daher nur
indiciert bei leidlichem Allgemeinzustand und bei Fehlen von Altersschwäche,
Emphysem, Bronchiektasie, Herzleiden, sonstiger schwerer Tuberkulose usw.
sowie bei Versagen der konservativen Therapie, spez. bei quälendem Husten
oder bei drohender Sepsis; aussichtsreich sind einseitige, jugendliche und fibröse
Fälle, in welchen bis 33% Heilung und ebenso oft Besserung erzielt wird; evtl.
dazu Phrenicusexaerese (s. u.). Bei renitenten Kavernen: dazu 1. Pneumolyse, spez. Apicolyse extrafascial oder extrapleural nebst Weichteil-Periost-
plastik oder 2. extrapleurale Plombierung des Pleuraraums nach Rippenresektion und Pneumolyse mit Paraffinplombe (Baer) oder Fett- o. a.
Lappen (Gefahr der Kavernenperforation und der Plombenausstoßung bei
Infektion, sowie ungenügender Wirkung, aber wenig eingreifend und wenig

entstellend!) oder 3. Phrenikotomie oder besser -exärese (Stürtz-Sauerbruch 1911 bzw. Felix); Wirkung: künstliche Zwerchfellähmung mit maximaler Exspirationsstellung, d. h. Hochstand des Zwerchfells, dadurch Ruhigstellung der Lunge nebst Kompression des Unterlappens; meist allein nicht genügend, daher kombiniert mit Pneumothoraxanlegung oder als Vor- oder Nach-(Unterstützungs-)operation zur Thorakoplastik; Nachteil: Gastrokardiale Störungen, daher evtl. nur temporäre Phrenicusausschaltung durch Quetschung, Vereisung oder Alkoholinjektion in gegebenen Fällen; Anzeige: Vorwiegend Unterlappenherd (selten!), dagegen Mittel- und Oberlappenherd nur ausnahmsweise, nämlich bei Unterlappenverwachsung mit Zwerchfell und Brustwand, sowie Verschwartung des Interlobärspalts. 4. Alkoholinjektion der Interkostalnerven zwecks deren Ausschaltung (ca. 2 ccm 95% Alkohol am 3.—6. evtl. 7. Interkostalnerven beiderseits alle 3—4 Monate für mindestens 2 Jahre, falls Pneumothorax oder Thorakoplastik nicht angezeigt sind, auch bei Hämoptoë (Leotta).

c) Pneumektomie, d. h. Resektion oder Amputation von frisch oder von septisch erkrankten Lungenherden oder -lappen bei umschriebener Erkrankung; aber nur ausnahmsweise!

5. Aktinomykose.

Vorkommen: ca. 10—20% in der Lunge.

Entstehung: a) Primär ausgehend von der Schleimhaut der Atemwege durch Einatmung (Staub) oder durch Aspiration (Getreidegranne, Zahnfragment). b) Fortgeleitet von Hals (Ösophagus), Leber, Wirbelsäule, Retroperitoneum usw. c) Metastatisch.

Symptome: Zunächst Lungensymptome katarrhalischer Art ähnlich wie bei Tuberkulose mit nachfolgender Lungenschrumpfung (im Gegensatz zur Tuberkulose gewöhnlich basal, aber nicht in der Lungenspitze!); dann Pleuritis mit Reiben oder (hämorrhagischem) Erguß; schließlich bretthartes Infiltrat der Thoraxwand über große Strecken von Rücken, Lende, Leiste, Oberschenkel oder Rückgrat oder Subphrenium, evtl. mit quatschender Luft mit Fistelung. Evtl. drusenhaltiger Eiter oder Sputum; Röntgenbild; Probepunktion (mit genügend dicker Kanüle!) und Probeincision.

Diagnose: Wird meist nicht oder erst spät gestellt, vielmehr anfangs übersehen oder mit Tuberkulose verwechselt (im Sputum fehlen Tuberkelbacillen und elastische Fasern!); entscheidend ist der Drusennachweis im Auswurf oder im Infiltrat, sonst das klinische Bild: Lungenschrumpfung und harter Brustwandtumor mit schleichendem Verlauf.

Verlauf: Chronisch-progredient über Jahre.

Differentialdiagnose: Tuberkulose, Syphilis, durchbrechendes Pleuraempyem, Lungentumor oder -echinococcus sowie Brustwandtumor, spez. -sarkom.

Prognose: Nicht günstig; meist Tod durch chronische Eiterung mit Pyämie infolge Mischinfektion oder durch Metastasen (in Haut, Muskeln, Knochen, Leber, Darm, Nieren, Herz, Hirn usw.).

Therapie: Frühzeitige und gründliche Radikaloperation, evtl. mit Resektion der Weichteile, Rippen und Lungen und mit antiseptischer Nachbehandlung (Carbolsäure, Chlorzink, Jod, Formalin usw.); sonst Jodkali oder Arsen (Salvarsan) und Röntgenbestrahlung sowie Allgemeinbehandlung (ähnlich wie bei Tuberkulose).

6. Echinococcus.

Vorkommen: Ca. 10% und mehr, und zwar nächst der Leber hier am häufigsten.

Lokalisation: Gewöhnlich solitär; meist im Unterlappen; zweimal häufiger rechts wie links.

Entstehung: Meist sekundär auf dem Blutweg oder durchbrechend von Leber oder Pleura.

Symptome: Fieber, Verfall, Bruststechen, trockener Husten, umschriebene Dämpfung mit abgeschwächtem Atmungsgeräusch und Stimmenschwirren,

Verdrängung von Herz- und Zwerchfell, Röntgenbild (scharf begrenzter runder Schatten; oft Pleuritis; außerdem evtl. (aber nicht konstant, anscheinend spez. bei Durchbruch) Eosinophilie und Komplementbindung.

Komplikationen: 1. Durchbruch in Bronchialbaum (reichlich Sputum; meist dünnflüssig mit Tochterblasen, Skolices und Häkchen; evtl. eitrig, blutig oder bei durchgebrochenem Leberechinococcus ockergelb), Perikard, Pleura, Abdomen, Darm, nach außen; dadurch Weiterentwickelung, Spontanheilung, Erstickung oder Vereiterung. 2. Vereiterung bzw. Verjauchung evtl. mit Lungenentzündung, sowie Lungenabsceß bzw. -gangrän. 3. Spontanheilung durch Durchbruch oder Verkalkung.

Differentialdiagnose: Lungentuberkulose, -aktinomykose, -lues und -absceß, Pleuritis, Brusttumor, Aortenaneurysma.

Prognose: Spontandurchbruch in den Bronchialbaum (ca. 30%) ist möglich; sonst droht Sepsis. Mortalität ohne Operation 25—66$^2/_3$%; Heilung durch Operation 80—90%.

Therapie: Punktion und Injektion gefährlich wegen Gefahr der Blutung, Infektion, Metastasierung und Anaphylaxie; am besten Operation (ähnlich wie bei Lungenabsceß mit Überdruckapparat ein- oder besser zweizeitig: Rippenresektion, Einnähen der Lunge nebst Jodtampon oder besser Einlegen einer Plombe, Eröffnen mit Paquelin, Ausräumen und Tamponade); im Notfall, nämlich bei schwerer chronischer Eiterung auch Pneumothoraxanlegung oder Phrenicusexärese; Ausschälung ist wohl nur ausnahmsweise durchführbar.

C. Geschwülste.

Formen: a) Primäre und zwar selten gutartige: Fibrome, Angiome und Hämangioendotheliome, Lipome, Enchondrome, Osteome, Atherome, Dermoide und Teratome (evtl. Aushusten von Haaren!), Bronchuscyste (Flimmerepithelcyste, wohl hervorgehend aus einem kongenital angelegten Brochusrudiment); häufiger bösartige: Sarkome und vor allem Carcinome (meist Cylinder-, selten Platten- oder Pleuraendothelzellenkrebs; ausgehend von Bronchialschleimhaut, Bronchialdrüsen, Alveolenepithel oder Lymphbahnendothel; lokalisiert im Lungenlappen oder diffus-bronchial (Alveolar- und Bronchial- bzw. Hiluscarcinom); öfters neben Tuberkulose, Bronchiektasien und Staubinhalation, spez. in den arsenhaltigen Kobaltgruben von Schneeberg im Erzgebirge; nicht selten, vorwiegend bei Männern und seltener bei Frauen (4:1) im mittleren und höheren Alter; begünstigt anscheinend durch Tuberkulose und Rauchen; Metastasen s. u.).

b) Sekundäre: Entweder fortgeleitet von Pleura, Mediastinum, Ösophagus, Thymus, Mamma usw. oder meist (ca. 75%) metastatisch nach Einbruch primärer Tumoren in Venen: Carcinome und vor allem Sarkome (Hodensarkom, Hypernephrom, Mamma- Schilddrüsen- oder Knochentumor usw.).

Symptome: Kachexie, Abmagerung, Fieber, Gewichtssturz, Brustschmerz, Beklemmungsgefühl, Atemnot, trockener Husten, Lungeninfiltrat mit Dämpfung und mit bronchialem oder abgeschwächtem Atmungsgeräusch, Röntgenbild (dichter Schatten; umschrieben oder diffus: Alveolarcarcinom rundlich abseits vom Hilus oder Bronchialcarcinom vom Hilus sich verzweigend; oft erst erkennbar nach Ablassen des begleitenden Pleuraexsudats; evtl. gleichzeitig Lungenatelektase durch Bronchusstenose, Verzerrung von Zwerch- und Mittelfell, Pneumonie), öfters wiederholte kleine Lungenblutungen oder anhaltendes „himbeerartiges" Sputum mit Blut, Fettkörnchenkugeln und Tumorbröckeln bzw. -zellen (groß, polymorph, kernhaltig, mit Kernteilung, Vacuolen usw., glykogenhaltig und pigmentfrei) und entspr. Punktat; öfters Pleuritis („haemorrhagica" oder „purulenta"), Kompressionserscheinungen (Herzverlagerung; Intercostal- Neuralgie und Venenstauung an Kopf, Hals, Brust und Armen; Schluckbeschwerden, Heiserkeit, Tracheal- oder Bronchialstenose vgl. Mediastinaltumoren!), Trommelschlegelfinger und Metastasen (spez. in den bronchialen, axillaren und cervicalen, sowie supraclavicularen Drüsen, selten in anderen Organen: Leber, Nebennieren, Nieren, Hirn, Pankreas, Milz und häufiger Knochen, spez. Wirbelsäule usw.).

Diagnose: U. a. Röntgenbild und Probepunktion der Lunge oder Probeexcision an Drüsenmetastasen, evtl. Bronchoskopie.

Differentialdiagnose: Chronische Pneumonie, Lungenabsceß, Infarkt, Echinococcus, Aktinomykose, Syphilis und Tuberkulose der Lungen, abgesacktes Empyem, Pleura- oder Mediastinaltumor, Dermoid, Rippentuberkulose, Bronchialdrüsentuberkulose und -tumor, Ösophaguscarcinom, Aortenaneurysma.

Prognose: Schlecht; meist Tod in einigen Monaten an Marasmus, Erstickung, Sepsis, Bronchopneumonie, Absceß usw.

Therapie: Meist aussichtslos; evtl. Lungenresektion oder -amputation in Form der Lobektomie oder Pneumektomie; bei inoperablem Tumor mit Atmungsbehinderung evtl. Pleurapunktion oder Bronchotomie, sonst Arsen und Radium- bzw. Röntgenbestrahlung, auch unter Bronchoskopie Resektion und Radiumbehandlung.

D. Lungen- oder Bronchusfisteln.

Ursachen: Operativ eröffneter oder spontan durchgebrochener Lungenabsceß bzw. -gangrän, Bronchiektasie, Lungenechinococcus usw.

Formen: a) Innere, d. h. zu benachbarten Hohlorganen (Speiseröhre, Magen, Subphrenium) bei intakter Brustwand. b) Äußere, d. h. zur Körperaußenfläche; hier wiederum: α) Indirekt, d. h. unter Vermittlung eines Pleuraempyems; β) direkt, d. h. ohne dieses.

Symptome: 1. Wasserpfeifengeräusch. 2. Luftansaugen und -ausstoßen (bei Zusammenhang der Fistel mit Bronchus oder Kaverne). 3. Rückläufige Atmung, d. h. bei geschlossener Mund- und Nasenhöhle. 4. Aushusten von gefärbter Flüssigkeit (Indigkarmin) nach Fisteleinspritzung. 5. Hustenreiz bei Einspritzen von reizender Flüssigkeit (Jodtinktur, Benzin) in die Fistel. 6. Füllung mit Kontrastmasse zwecks Röntgenuntersuchung. 7. Ausdrücken von Luft unter Wasser bei Absaugen.

Prognose: Spontanheilung kommt bisweilen vor.

Therapie: Evtl. Bronchusverschluß durch Kauterisation, Elektrokoagulation oder Umschneiden der Fistel samt Schwartensaum, Isolieren von Adhäsionen, Abklemmen, Schleimhautexcision bzw. Kurettage, Ligatur, Einstülpen und Übernähen evtl. mit Schwarte, Lungengewebe und evtl. gestieltem Hautmuskellappen. Bei indirekter Fistel ist die gleichzeitig bestehende Empyemhöhle zu beseitigen.

Zusatz: „Gitterlunge" ist eine Bronchusfistel nicht in Form einer einfachen Rohrmündung, sondern zahlreicher Öffnungen verzweigter Luftkanäle innerhalb einer epithelialisierten Höhle; Therapie: Excision des gesamten Schleimhautbezirks oder gestielte Thoracoplastik.

E. Lungenhernien.

Definition: Durchtritt von Lungengewebe durch einen Brustwanddefekt bis unter die Haut (dagegen ist Lungenprolaps: Vorfall bei offener Brustverletzung s. o. und Ektopie der Lunge: Verlagerung außerhalb der Brusthöhle).

Vorkommen: Selten.

Entstehung: Angeboren oder erworben, hier wiederum spontan (z. B. bei Lungenemphysem, Muskelvereiterung) oder traumatisch (bei

Rippenbruch oder bei Muskelriß z. B. infolge Keuchhustens oder Geburts-
wehen oder bei Stich- oder Schußverletzung).

Symptome: Subcutane Geschwulst mit weicher und knisternder („luft-
kissenartiger") Konsistenz, tympanitischem Klopfschall und Bläschenatmen;
bei Ausatmung sowie vor allem bei Husten und Pressen größer, bei Einatmung
und Druck kleiner werdend.

Therapie: Reposition und Bandage mit Pelotte oder besser plastischer
Brustwandverschluß mit Fascien- oder Periostknochenlappen.

20. Abschnitt: Herzbeutel, Herz und große Blutgefäße.

A. Mißbildungen.

Situs inversus, Transposition der Gefäße, Scheidewand-
defekte, spez. offengebliebenes Foramen ovale, Fehlen oder Defekte
von Herzbeutel und Zwerchfell, Verwachsung der Herzspitze mit
Brust- und Bauchwand, Ektopie des Herzbeutels (d. h. Verlagerung in
den Bauchraum) haben keine praktisch-chirurgische Bedeutung; bei Ectopia
cordis infolge Spaltbildung der vorderen Brustwand sowie bei angeborener
Brustbeinspalte ist Weichteil- und Knochenplastik möglich; bei Trichterbrust hat man eine präkardiale Thoracotomie zwecks Brustwandfensterung
vorgenommen (s. o.); Pulmonalstenose vgl. Klappenfehler!

B. Verletzungen.

Vorkommen: Nicht eben häufig und zudem oft rasch tödlich.

Ursachen: a) Stumpfe Gewalt, z. B. Stoß mit Bajonettiergewehr
oder Wagendeichsel, Hufschlag, Sturz, Überdehnung, Pufferquetschung usw.
mit Ruptur an Herzwand bzw. Papillarmuskeln oder -klappen (Unfallzusammenhang!).

b) Wunden, z. B. Stich, Schnitt, Hieb, Riß, Pfählung und Schuß.

Formen: Penetrierende und (meist!) nicht penetrierende Wunden. Isolierte Verletzung des Herzbeutels ist möglich, aber wohl selten. Bisweilen
ist umgekehrt das Herz verletzt ohne Herzbeutel (z. B. bei matter Kugel,
welche den Herzbeutel nur vorstülpt). Nicht jeder Herzschuß braucht sofort
tödlich zu sein (Beispiel: Hirsch, welcher mit Herzschuß noch durch den
Königsee geschwommen ist). Bei dem modernen Infanteriegeschoß findet im
Nahschuß ausgedehnte Zerreißung statt infolge Sprengwirkung durch die
Übertragung der lebendigen Kraft des rasanten Geschosses auf den flüssigen
Inhalt des Herzens (ähnlich wie an Gehirn, Leber usw.). Von steckengebliebenen
Fremdkörpern können kleinere (z. B. Schrotkörner, Nadeln, Nägel, Geschosse
usw.) in der Herzwand oder im Herzbeutel einheilen, frei im Herzen befindliche
(z. B. Geschosse) als Emboli im Kreislauf verschleppt werden. Nach außen
vorstehende große Fremdkörper (z. B. Messer, Dolch, Feile) dürfen nicht vor
der Herzoperation extrahiert werden wegen Gefahr der Verblutung (Beispiele:
Epaminondas, Julianus Apostata, Kaiserin Elisabeth von Österreich), dagegen
wohl Nadeln, welche man durch einen genügend tiefen Schnitt freilegen und
mit festfassender Klemme herausziehen soll, um sie nicht zu verlieren. Bisweilen wandern verschluckte Nadeln von der Speiseröhre in Herz oder große
Blutgefäße.

Symptome und Diagnose (nicht immer ausgesprochene und einheitliche
Symptome, daher Diagnose nur auf Grund kritischer Verwertung sämtlicher
Symptome; Stoßblutung und Herzgeräusche fehlen oft; besonders wichtig
ist zunehmende Anämie und Pulsverschlechterung!): a) Allgemeine: Shock,

Ohnmacht, zunehmende Anämie, Dyspnoe, Cyanose und kleiner, rascher und
unregelmäßiger Puls. b) Lokale: Lage und Richtung der Verletzung; stoßweise Blutung aus der Wunde; mit dem Herzschlag synchrone Geräusche
z. B. gurgelndes bis plätscherndes: sog. „Mühlengeräusch" oder systolisches
Spritzgeräusch); Herzschmerz und -beklemmung; Bluterguß in Pleura oder
Perikard (bei letzterem evtl. sog. „Herzdruck, Herzkompression oder Herztamponade" nach Rose; Ursache: Bluterguß in Herzbeutel spez. rasch zunehmender z. B. bei Verletzung des Herzens oder der Aa. coronariae; Folge:
Erschwerung der Herzbewegungen, sozusagen durch Herzerwürgung; Symptome: zunehmende Vergrößerung der Herzdämpfung, leise oder verschwindende Herztöne, röntgenologisch vergrößerter Herzschatten, Herzschmerz, Beklemmung, Unruhe, Atemnot, Cyanose, kleiner Puls, Anschwellung
der Halsvenen, Bauchdeckenspannung; Verlauf: akut — in wenigen Stunden —
oder chronisch — in Tagen bis Wochen —); evtl. Röntgenuntersuchung.

Komplikationen (außer Herzdruck): oft Nebenverletzungen an Zwerchfell, Pleura, Lungen, Speiseröhre, Magen, Darm, Nieren und Gefäßen.

Prognose: ernst, oft schlecht; Spontanheilung erfolgt nur in ca. 10—15%,
und zwar am ehesten bei Stich- und Schnitt-, dagegen seltener bei Schußwunden; Tod teils sofort durch Verblutung oder durch reflektorischen Herzstillstand (Reizleitungssystem!), teils bald (d. h. in Stunden bis Tagen) durch
Verblutung oder durch Herztamponade, teils spät (d. h. in Tagen bis Wochen)
durch Nachblutung bzw. sekundäre Herzruptur oder durch Infektion (Pericarditis oder Pleuritis) oder durch Embolie; außerdem droht bisweilen Herz-
aneurysma, traumatischer Klappenfehler, Muskelschwiele und vor allem
Perikardverwachsung; Operation hat ca. 25—50% Mortalität durch Kollaps
oder Blutverlust oder Infektion (letztere allein in 30%).

Therapie: a) Evtl. zunächst konservativ: Wundversorgung sowie in
halbsitzender Lagerung Ruhe für 2—3 Wochen, Eisbeutel, Hämostyptica,
Morphium, Digitalis. b) Bei Herztamponade ist im Notfall provisorische
Punktion des Herzbeutels angezeigt. c) Sonst ist bei sicherer oder wahrscheinlicher Herzverletzung (verdächtig gelegene Wunde, Herzstörungen, zunehmende Herzdämpfung, Pulsverschlechterung, Anämie usw.!) baldmöglichst
(am besten in den ersten 4 Stunden), aber jedenfalls unter strengster Asepsis,
Freilegung und Naht des Herzens notwendig (L. Rehn 1896). Technik:
(l. bei gleichzeitiger Pleuraverletzung, aber nicht bei Infektion transpleural:
Zwischenrippenschnitt evtl. mit Rippenresektion (4. oder 5. Rippe)
oder sonst, spez. bei Infektion extrapleural: 2. Türflügelförmiger
Lappen mit lateraler Basis über der 3.—6. meist 4.—5. Rippe, welche am
Sternum durchschnitten und nach außen umgeklappt werden, oder 3. Parallelschnitt am linken Rippenbogen evtl. mit Resektion von Schwertfortsatz
und von 7. Rippe und evtl. darauf senkrechter Schnitt in der Brustbeinmitte;
im übrigen: Überdruck (nicht zu stark, allmählich gesteigert von 3—10 mm Hg);
Lokalanästhesie oder Narkose bzw. Rausch; strengste Asepsis; ruhiges Vorgehen bis zur Herzfreilegung. Doppelte Unterbindung der A. mammaria int.
Pleura möglichst abschieben, mit feuchter Gazekompresse bedecken und mit
stumpfen Haken zurückhalten. Herzbeuteleröffnung zwischen zwei Pinzetten
mit Messer und weiter mit geknöpfter Schere. Rasche Ausräumung der Blutgerinnsel. Herz mit Zwirnhandschuh unterfassen, vorziehen und absuchen.
Evtl. Kompression der Vv. cavae mit Zeige- und Ringfinger oder mit Daumen
und Mittelfinger der linken Hand, aber ohne den Gefäßstiel abzuknicken.
Herznaht mit drehrunder Nadel und feiner Seide; Knopfnaht; breit und tief
gefaßt; nicht zu fest angezogen; in der Diastole geknüpft; evtl. Sicherung
durch freie Muskel- oder Perikardtransplantation. Genaue Revision auf
multiple Wunden, auch an der Hinterwand. Perikard- und Pleura-, Weichteil-
und Hautnaht (weit und ohne Dränage). Evtl. Traubenzuckerinfusion und
Analeptica.

C. Entzündungen: Herzbeutelentzündung (Perikarditis).

Vorkommen: nicht eben selten; bevorzugt ist jugendliches und mittleres Alter zwischen 10 und 30 Jahren; am häufigsten ist wohl die Ursache Gelenkrheumatismus, demnächst Tuberkulose (entweder hämatogen oder meist fortgeleitet von Lymphadenitis, Pleuritis oder Peritonitis; am häufigsten fibrinös, gelegentlich serös oder hämorrhagisch oder käsig oder schwielig oder miliar; langwierig).

Entstehung: a) Traumatisch durch penetrierende Brustverletzung infolge Schusses oder Stichs sowie Operation (Herznaht). b) Fortgeleitet von der Nachbarschaft: Lungen und Rippenfell (Pneumonie und Pleuritis!), Mediastinum, Ösophagus, Lymphdrüsen, Brustbein, Rippen, Wirbelsäule, Abdomen (subphrenischer oder Leberabsceß, Cholecystitis, Ulcus ventriculi perf. usw.). c) Metastatisch bei akutem Gelenkrheumatismus (häufig: ca. 5—30%), sowie bei Strepto-, Staphylo-, Pneumo- und Gonokokkensepsis, Angina, Erysipel, Phlegmone, Arthritis, Osteomyelitis, Masern, Scharlach, Influenza, Skorbut, Typhus usw. Ferner kommen vor: Tuberkulose (häufiger), sowie Syphilis und Aktinomykose (selten).

Formen: 1. Pericarditis fibrinosa s. sicca; öfters ausgehend in Zottenbildung: sog. „Zottenherz" (Cor villosum).

2. P. serosa bzw. serofibrinosa: Am häufigsten; bisweilen gleichzeitig in Perikard, Pleura und Peritoneum als sog. „Polyserositis".

3. P. haemorrhagica: Spez. bei Tuberkulose, malignem Tumor und Skorbut.

4. P. purulenta, z. B. bei Trauma, Sepsis, Pleuritis und Pneumonie; sowie P. putrida, z. B. bei perforierendem Ösophaguscarcinom oder subphrenischem Absceß sowie bei Granatsplitterverletzung; das seltene Pneumoperikard entsteht durch Trauma (Stich, Schuß usw.) oder durch Perforation (Lungenkaverne, Speiseröhrenkrebs, Magengeschwür usw.).

Symptome und Diagnose: Fieber evtl. mit Schüttelfrösten, Herzschmerz, Beklemmungsgefühl, Herzklopfen, Dyspnoe, Cyanose, kleiner, frequenter und unregelmäßiger Puls; durch Kompression evtl. Halsvenenschwellung, Schluckbeschwerden, Stimmbandlähmung; lokal: u. U. Vorwölbung der Herzgegend, jedenfalls rasch zunehmende Dämpfung (zunächst im rechten 5. Intercostalraum mit Ausfüllung des Herzleberwinkels, schließlich mit charakteristisch „dreieckiger" Dämpfungsfigur), Spitzenstoß innerhalb (statt wie bei Herzvergrößerung am Rand) der Dämpfung, leise Herztöne; evtl. Reibegeräusch (P. fibrinosa!) oder Tympanie bzw. Metallklang (Pneumoperikard!), Röntgenbild, Probepunktion.

Differentialdiagnose: Mediastinaltumor u. dgl. und sonstige Herzleiden mit Dilatation oder Hypertrophie.

Ausgänge: 1. Restitutio ad integrum. 2. Herzmuskelschädigung. 3. Behinderung der Herzbewegung durch Herzbeutelverwachsungen: a) durch endoperikardiale Verwachsungen: sog. „Obliteratio s. Concretio pericardii totalis", b) durch mediastino-perikardiale Verwachsungen; dadurch evtl. Stauung in V. cava inf. und Pfortader ähnlich wie bei Lebercirrhose: sog. „perikarditische Pseudolebercirrhose (Cirrhose cardiaque) nach Pick". 4. Herztamponade. 5. Vereiterung.

Prognose: Ungünstig, spez. bei septischer und auch nicht gut bei tuberkulöser, überhaupt ernst.

Therapie: a) **Konservativ:** Ruhe, Eisblase mit Oberkörperhochlagerung, Diät, Stuhlregelung, Salicyl- oder Atophanpräparate, Morphium oder besser Trivalin, Digitalis, Diuretica, Herzanaleptica z. B. Campher, Coffein u. a.; bei anhaltendem Bestand des Ergusses, bei Vereiterung und bei bedrohlichem Druck mit sog. Herztamponade:

b) **Operativ: I. Herzbeutelpunktion (Parazentese):** Nur im Notfall, und zwar
bei bedrohlichem Druck oder bei verzögerter Resorption, aber gewöhnlich
nicht genügend bei eitrigem Erguß; Technik: cave Verletzung von Herz
(welches bei Herzbeutelerguß an die vordere Brustwand rückt), sowie A.
mammaria int. und Pleura bzw. Lunge; daher in Lokalanästhesie mit feiner
Kanüle, evtl. Trokar unter Hautschnitt einstechen bei leichter Thorax-
reklination des halbsitzenden Patienten in Ausatmung (Retraktion der Lungenränder!) und nach Eindringen in eine Tiefe von ca. 2—3 cm sofort Spitze
zurückziehen (sonst evtl. Herzverletzung!), außerdem Einstichstelle: 1. entweder
nahe dem äußeren Rand der Dämpfung des Spitzenstoßes bzw. der
linken Brustwarzenlinie im 5. oder 6. Intercostalraum oder besser, spez. bei
eitrigem Erguß 2. zur Vermeidung der Pleura an der Herzbeutelbasis im
Winkel zwischen 7. Rippe und Schwertfortsatz oder 3. weniger gut (Herzverletzung!) dicht am linken oder rechten Sternalrand im 5. (oder 6.) Intercostalraum. Flüssigkeit langsam ablassen. Evtl. nach einiger Zeit Punktion
wiederholen. Bei Eiterung anschließend sofort Schnitt.

II. Herzbeutelschnitt (Perikardiotomie): Spez. bei eitrigem Erguß, aber
u. U. auch bei wiederkehrendem serösem Erguß (hier evtl. nebst Dauerdränage
durch Fensterbildung im Herzbeutel nach Brusthöhle oder einfacher Unterhautzellgewebe); Technik: Lokalanästhesie. Möglichst Druckdifferenzverfahren. Schnittführung: 1. Entweder Schrägschnitt an der 7. Rippe nahe
Schwertfortsatz mit epigastrischem, aber extraperitonealem Vorgehen oder
2. Querschnitt von Brustbeinmitte zur 5. Rippe. Evtl. subperiostale bzw.
subperichondrale Resektion von 5., 6. oder 7. Rippe in ihrem Knorpelteil
am Sternum. Ablösen von M. transv. thoracis und Pleura von der Hinterfläche des Sternum nach außen. Doppelte Unterbindung der A. mammaria int.
Durchtrennung der Zwischenrippenmuskulatur dicht neben dem Brustbein.
Eröffnen des Herzbeutels zwischen zwei Pinzetten mit Messer und weiter
mit geknöpfter Schere. Eiter langsam ablassen. Dicke Gerinnsel herausziehen.
Dränage durch kurzes und dickes Gummidrän mit Kondomüberzug (dies gegen
Luftaspiration), und zwar am tiefsten Punkt; auch Bülausche Heberdränage
ist manchmal ratsam. Halbsitzende Lagerung und Herzkräftigung.

III. Herzbeutelausschneidung (Perikardresektion): Evtl. bei Tuberkulose,
wenn hier die Punktion evtl. mit Ausspülung oder Lufteinblasung nicht genügt.

IV. Kardiolyse. Indikation: Verwachsungen des Herzbeutels nach Perikarditis, und zwar teils innere oder endopericardiale („Concretio
pericardii"), teils vor allem äußere oder mediastinopericardiale
(„Accretio pericardii" d. h. Verwachsung des Herzbeutels mit Mediastinum,
Zwerchfell, Pleura, Lungen, Sternum und Rippen) in Form der schwieligen
Mediastinopericarditis, wodurch das schwielig umklammerte Herz (spez. infolge ständiger Einziehungen der starren Thoraxwand) später an Myokarditis
erkrankt und schließlich unter den Zeichen der Herzinsuffizienz (Ödeme!)
erlahmt. Ursache: Rheumatismus, Tuberkulose und Sepsis bzw. Pleuritis,
selten traumatische Blutung. Vorkommen: selten; meist betroffen ist
das mittlere bis höhere Alter; Männer erkranken doppelt so häufig als
Frauen. Symptome: Herzbeutelverwachsung zeigt sich — abgesehen von
Herzbeklemmung und Atemnot — meist, freilich nicht immer durch inspiratorische Unbeweglichkeit der Herzgegend und der Lungenränder, systolische
Einziehung der Herzspitze bzw. einer größeren Thoraxpartie und entspr.
diastolisches Zurückfedern (sog. „Brustwandschleudern"), inspiratorisches Anschwellen und diastolisches Abschwellen der Halsvenen, Pulsus paradoxus
(d. h. Kleinerwerden bis Verschwinden des Pulses auf der Höhe tiefer Inspiration!); dazu kommen Stauungszustände unter Leberschwellung mit Ascites
und Ödemen an Gesicht, spez. Augenlidern usw. (sog. parikarditische oder
Pseudo-Lebercirrhose: Pick). Diagnose: u. a. Röntgenbild (bisweilen Verkalkung!). Differentialdiagnose: u. a. Mitralstenose, Tricuspidalinsuffizienz,
Lebercirrhose, Schrumpfniere, Mediastinaltumor usw. Prognose: Perikard-
schwiele ist (ebenso wie Pleuraschwiele) rückbildungsfähig, namentlich im

Kindesalter; umgekehrt sind freilich die Folgen bei Kindern ungleich schwerwiegender als bei Erwachsenen. Die Operation erfolge frühzeitig, ehe das Herz erlahmt ist, und genügend, sonst droht Rezidiv; der eigentliche Krankheitsprozeß muß abgeklungen sein. Ohne Operation sterben die meisten Schwerkranken an Herzinsuffizienz innerhalb von Monaten; Operation bringt Heilung oder Besserung in je 20%; Mortalität 20%. Technik: 1. Cardiolysis praecardiaca (Brauer 1902), d. h. Mobilisieren der vorderen Thoraxwand durch Fortnahme eines Stückes Knochen und Knorpel der 3.—5. bzw. 4.—7. Rippe zwischen Brustbeinwand und vorderer Achsellinie, und zwar am besten samt vorderem und evtl. hinterem Periost, aber ohne Lösung der weiteren Perikardverwachsungen: in schweren Fällen zu versuchen; dagegen sind mehr eingreifend: 2. C. extrapericardiaca, d. h. außerdem Ausschälung des Herzens aus den mediastino-perikardialen Verwachsungen oder gar 3. C. endopericardiaca, d. h. außerdem Ausschälung auch aus den inneren Herzbeutelverwachsungen bis auf das gesunde Herzfleisch in Form der Perikardresektion (Rehn), wobei jedesmal die besonderen Verhältnisse hinsichtlich Schwielenausdehnung zu berücksichtigen, meist die linke und evtl. auch die rechte Kammer zu entrinden sind, während die Vorhöfe im allgemeinen nicht angegangen werden, jedenfalls nicht die Herzohren. Überdruck bereithalten bei Gefahr der Pleuraeröffnung. Bei Verwachsungen zwischen Herzbeutel und Zwerchfell, wie sie bei Tuberkulose häufiger vorkommen, Phrenicotomie oder -vereisung versuchen. Sonst Beruhigungs- und Herzmittel sowie Diät und Diuresebeförderung.

D. Geschwülste.

a) Des Herzbeutels: Fibrome, Myome, Angiome und Lipome, sowie Sarkome und Carcinome und b) des Herzens (primär oder sekundär) sind selten und wohl nicht angreifbar (außer Herzbeutellipom).

E. Herzklappenfehler

angeborener oder erworbener Ursache (Pulmonalstenose sowie Aorten- und Mitralstenose) sind vereinzelt, namentlich in fortschreitenden Fällen operiert worden, und zwar entweder durch Eingriff an den Herzklappen, nämlich durch stumpfe Dehnung oder durch blutige Durchschneidung bzw. Ausstanzung verengter Klappen von der eröffneten Herzkammer aus, oder da ja nur dekompensierte Herzfehler für chirurgischen Eingriff in Betracht kommen und solche intrakardiale Eingriffe kaum aushalten, durch extrakardiale Operation, nämlich durch Raffung oder Spaltung des Herzbeutels zwecks Außendruckvermehrung oder -verminderung.

F. Direkte Herzmassage und -Injektion.

Indikation: Herzstillstand bei Narkose (Chloroformsynkope s. da), Vergiftung, Erstickung, Erhängen, Erfrierung, elektrischem Schlag, Blitzschlag, Verletzung, Operation, Hirnerschütterung, Peritonitis, Diphtherie, Pneumonie, Lungenembolie, Asphyxie usw. (Voraussetzung ist strenge Indikation und begründete Aussicht).

Technik: a) Direkte Herzmassage: 1. Thorakel, d. h. unter Thorakotomie mit Zwischenrippenschnitt oder Rippenresektion (vgl. Perikardiotomie): eingreifend; daher nur angezeigt bei bereits breit eröffneter Pleura oder evtl. bei eitriger Peritonitis, wo 3. kontraindiziert wäre.

2. Abdomino-transdiaphragmatisch, d. h. unter Laparotomie und Zwerchfellincision oder (schonender!):

3. abdomino-subdiaphragmatisch, d. h. unter Laparotomie mit Umfassen des Herzens durch das intakte, aber erschlaffte Zwerchfell: Methode der Wahl, spez. bei Narkosesynkope mit bereits ausgeführter Laparotomie.

Außerdem vorher (aber nicht länger als 5 Minuten) sonstige Wiederbelebungsmittel, nämlich: Anregung des Atemcentrums durch Zungen-
traktionen, Kohlensäureinhalation, Lobelin usw. und des Herzcentrums
durch Kopftieflagerung, Gliedereinwicklung, Wärme, Kochsalz- oder Traubenzuckerinfusionen, Hautreize, Analeptica (Coffein, Coramin, Ikoral usw.) sowie
direkte oder unblutige Herzmassage durch rhythmische Stöße der Herzgegend
von außen mit dem auf- und niederwippenden Daumenballen der geöffneten
Hand bzw. einfach mit der geballten Faust (vgl. Narkose!); zugleich
künstliche Atmung (frühzeitig, d. h. in den ersten 5—15 Minuten; 18mal
in der Minute; evtl. fortgesetzt bis ½—2 Stunden; schonend, sonst Herzmuskelschädigung!) und b) intrakardiale Injektion von Strophantin
¼—1 mg oder Adrenalin $1^0/_{00}$ ¼—1 ccm (in 10—20 ccm steriler phys.
Kochsalzlösung) langsam mit langer und dünner Kanüle ca. 3½—5 cm tief in
dem 4. oder 5. Intercostalraum links dicht neben dem Brustbein (weiter
auswärts cave A. mammaria int. und in der Tiefe cave das Reizleitungssystem
im Septum usw.!) am oberen Rand der Rippe bei Exspiration.

G. Trendelenburgs Operation der Lungenembolie (1907).

Indikation: Sichergestellte schwere Lungenembolie bei frühzeitiger
Operation und bei noch leidlichem Allgemeinbefinden; einschränkend ist zu
bemerken: Diagnose ist nicht immer möglich, Lungenembolie auch öfters
spontaner Genesung fähig und Operation eingreifend, auch nach längerem
Herzstillstand wegen irreperabler Hirnveränderung aussichtslos. Instrumentarium muß in sterilem Zustand stets bereit stehen, Patient ist bei Eintritt
der Lungenembolie sofort in den Operationssaal zu bringen und auf Verschlimmerung zu beobachten. Lungenembolus stammt gewöhnlich aus peripherer Vene der Beine oder seltener des Beckens: V. saphena, fem., sperm.,
hypogastr. usw., ausnahmsweise aus dem rechten Herzen, namentlich bei Herzfehler. Gefährlich sind Krampfadern und Schwäche, sowie Fettleibigkeit. Meist
betroffen sind Erwachsene über 40, spez. 70 Jahre; sehr selten Jugendliche
unter 15 Jahren. Nach Operationen ist die Lungenembolie häufig (ca. 2—5%,
davon tödlich in ca. ¼—½%); namentlich sind betroffen Bauch-, dann Bruch-,
Blasen-, Prostata- und Mastdarmoperationen, selten dagegen Kropfoperationen;
gewöhnlich erfolgt die Embolie am 1.—15., meist am 4.—14. Tag, selten früher
oder später (nach 3 Wochen und mehr), meist bei Aufrichten, Aufstehen, Stuhlgang u. dgl. Symptome sind Angstgefühl, Herzbeklemmung, Bewußtlosigkeit,
Atemnot, Blässe und später Cyanose, kleiner und schneller Puls; Vorboten:
Kletterpuls sowie Waden- und Fußsohlendruckschmerz, Ödem usw. Differentialdiagnostisch cave Herzschwäche, Coronarinfarkt, Lungenödem, Blutung,
Apoplexie, Urämie u. a. Prophylaktisch versuche man Herzanregung, Flüssigkeitszufuhr, Atemübungen, Gliederbewegen, Stuhlregelung, evtl. Frühaufstehen; bei Varizen: Elastische Wicklung bzw. Zinkleimverband; bei Thrombose: Hochlagerung, Umschläge und Blutegel; cave brüske Bewegungen und
Massage! Technik: 10 cm langer Querschnitt über dem 2. Rippenknorpel
und Längsschnitt am Brustbeinrand über die 1.—3. Rippe. Resektion der
2. und 3., evtl. auch weiterer Rippen unter möglichster Schonung der Pleura.
Beiseiteschieben oder Unterbindung der A. mammaria int. Herzbeuteleröffnung. Vorsichtiges Umführen eines Gummischlauchs mittels Sonde von
links nach rechts um Aorta und A. pulmonalis, sowie Anziehen oder Um-
schnüren (¾ Minute lang, sonst wiederholt unter Verschluß der Gefäßwunde
mit Klemmzange). Einschnitt 1—2 cm lang in die A. pulmonalis. Auseinanderhalten der Gefäßwunde mit Sperrpinzette und gründliches Ausziehen des
Thrombus aus dem Hauptstamm und aus den beiden Zweigen der Pulmonalis
mittels Polypen- oder Kornzange, evtl. unter Aussaugen mittels Rohrs. Naht
von A. pulmonalis (über Klemmzange), sowie von Herzbeutel und evtl. Rippenfell und Thoraxwunde (Muskulatur und Haut) ohne Dränage. Vorher Morphium

sowie Kreislauf- und Herzmittel. Nachher künstliche Atmung, Kohlensäureinhalation und Lobelin, evtl. mit Tracheotomie und Herzanregung durch Herzmittel, intrakardiale Adrenalininjektion und Herzmassage. Stets versuche man vor der Operation Eupaverin, vgl. Allg. Chirurgie, Thrombo-Embolie!

H. Aortenaneurysma.

Ursachen: Lues, Arteriosklerose oder Trauma (spez. stumpfe Brustquetschung).

Vorkommen: Meist bei älteren (40—50jährigen) Männern.

Lokalisation: Meist Aorta ascendens, seltener Arcus aortae und Aorta descendens.

Formen: a) Entweder mehr diffus-spindelig oder b) mehr circumscript-sackförmig.

Symptome: Bruststechen; pulsierende Vorwölbung an der vorderen Brustwand (evtl. mit Schwund von Brustbein und Rippen, sowie von Weichteilen) oder an Rücken links neben der Wirbelsäule; Eigen- oder Expansivpulsation daselbst oder im Jugulum; fühl- und hörbares Schwirren; Pulsdifferenz: Kleinheit und Verspätung im Radial- und Carotispuls; Röntgenbild (lokale Ausbuchtung des Gefäßschattens bei Aufnahme von vorn und schräg); evtl. Wassermannsche Reaktion; ferner Kompressionserscheinungen an Plexus brachialis und Interkostalnerven (Neuralgien!), N. vagus, sympathicus (Pupillendifferenz!) und recurrens (Stimmbandlähmung spez. links!), V. cava sup. (Venenerweiterungen an Kopf und Armen!), A. subclavia (Hochstand derselben!), Ösophagus (Schluckbeschwerden; cave Sondierung!), Trachea und Bronchien (Atemnot!), Herz (Verschiebung nach links!).

Differentialdiagnose: Retrosternale Struma, Dermoid, Mediastinal-, Wirbel-, Sternum-, Rippen-, Lungen-, Bronchialdrüsentumor oder -absceß, umschriebenes Empyem, Echinococcus, Interkostalneuralgie usw.

Prognose: Spontanheilung sehr selten; meist Tod durch Herzschwäche oder durch Perforation nach außen oder in Herzbeutel (Herztamponade!), Trachea oder Bronchien, Pleura, Ösophagus usw.

Therapie: a) Konservativ, vgl. Aneurysmen; spez. Ruhe, Diät, Jodkali, Gelatine und Ergotin. b) Ausnahmsweise operativ: 1. Aku- oder besser Galvanopunktur. 2. Unterbindung der A. carotis comm. oder A. subclavia oder beider (eingreifend und für Gehirn gefährlich, dabei fraglich). 3. Bei unerträglichen Schmerzen Mediastinotomie mit Brustbeinspaltung, am besten nebst Sperrung der geteilten Sternalränder durch Rippenknorpel od. dgl.

21. Abschnitt: Mittelfellraum.

A. Verletzungen.

Vgl. Herz, Lungen usw.!

B. Mediastinalemphysem.

Entstehung, Symptome und Komplikationen vgl. Pneumothorax! (u. a. kommen in Frage Trachea- und Lungenverletzungen, auch Rupturen sowie Operation der intrathorakalen Struma).

Therapie: Kausal, spez. Versorgung der Luftzufuhrquelle; sonst Punktion und evtl. Incision (Mediastinotomie mit Dränage von Querschnitt oberhalb des Jugulum) nebst Aspiration; gleichzeitiges Hautemphysem entleere man u. U. durch Hautschnitte und Pneumothorax durch Punktion nebst Absaugung.

C. Entzündung (Mediastinitis).

Entstehung: a) Bisweilen **primär** durch Trauma spez. Schuß. b) Meist **fortgeleitet** von gesenkter Halsdrüsen-, Ohr-, Zahn-, Speicheldrüsen-, Schilddrüseneiterung usw. oder von Ösophagus (Fremdkörper, Entzündung, Sondierung, Ulcus und Carcinom), Trachea, Bronchialdrüsen, Rippen, Brustbein und Wirbeln (Osteomyelitis und Tuberkulose), Lungen, Pleura und Perikard (Pleuritis und Perikarditis), Dermoid (Vereiterung), Subphrenium (subphrenischer Absceß nach Magengeschwür, Gallenblasenentzündung, Pankreatitis usw.). c) Selten **metastatisch** bei Sepsis, Typhus usw.

Formen: Phlegmone oder Absceß.

Symptome: Fieber mit Schüttelfrösten; Schmerz vorn hinter Brustbein oder hinten neben Wirbelsäule (spontan, auf Druck oder bei Atmung); Beklemmungsgefühl; Atmungs-, Zirkulations- und Schlingbeschwerden; Venenstauung am Hals und Ödem an Brustbeingegend, Oberschlüsselbeingrube oder Jugulum; Dämpfung; Röntgenbild; Probepunktion.

Folgen: Sepsis oder Absceß mit evtl. Durchbruch nach außen (an Jugulum, Oberschlüsselbeingrube usw.) oder in Trachea, Ösophagus, Perikard, Pleura.

Differentialdiagnose: Lungenabsceß, abgesacktes Empyem, Mediastinaltumor, Tuberkulose und Aktinomykose, Sepsis usw.

Prognose: Schlecht; im allgemeinen günstiger ist die abscedierende, ungünstiger die phlegmonöse Form.

Therapie: Bei Absceß Incision und Dränage mit Oberkörpertief-, evtl. Seitenlagerung, und zwar a) **vorn** evtl. mit Rippen- und Sternumtrepanation oder -resektion, b) **hinten:** 1. **kollar**, d. h. neben Halsösophagus (s. da) oder bei tieferem Sitz: 2. **thorakal**, d. h. paravertebral mit Rippenresektion (unter Schonung der stumpf abzulösenden Pleura; daher vorsichtshalber mit Überdruck!).

D. Geschwülste.

Formen: Endothorakale Strumen, Lipome, Chondrome, Ganglioneurome und Fibrome (im vorderen oberen Mittelfellraum), Dermoidcysten und Teratome (in der Pubertät, aber oft erst im mittleren Alter in Erscheinung tretend; meist im vorderen Mediastinum; oft Pleuritis; ferner Röntgenbild mit rundlichem, scharf begrenztem Schatten und Probepunktion steriler, öliger, evtl. haarenthaltender Flüssigkeit; evtl. Aushusten von Haaren bei Perforation in den Bronchialbaum; sonst Gefahr von Perforation in die Lungen oder von Infektion auf dem Blutweg oder von den Lungen übergreifend, sowie Kompression; Operation), Flimmerepithelcysten (aus divertikelartigen Ausstülpungen oder versprengten Keimen von Ösophagus sowie Trachea und Bronchien), Lungencysten, Lungenechinococcus, Thymushypertrophie (in Kindesalter), leukämische und pseudoleukämische Drüsentumoren, Lymphosarkome, Bronchialdrüsentuberkulose, Bronchialcarcinome, Bronchialdrüsenendotheliome, einwachsende Sarkome und Carcinome (von Sternum und Rippe, Mamma, Ösophagus, Lungen usw.), Syphilis, Tuberkulose, Aortenaneurysma.

Symptome: Schmerz, Beklemmungsgefühl, Dyspnoe, Stridor, Cyanose, Fülle und Lymph-Venenstauung oder bisweilen nur blaurotes Ödem (**Stokes**scher Kragen) an Kopf, Hals und oberer Brust, trockener Husten, Schlingbeschwerden (Ösophagus), Heiserkeit (N. recurrens), Vasomotorenstörung und Pupillendifferenz (N. sympathicus), Zwerchfellähmung (N. phrenicus), Schall- und Atemgeräuschabschwächung über einem Lungenbezirk (Bronchus), Dämpfung und Tumor hinter dem Brustbein, Röntgenbild; außerdem **Wassermann**sche Reaktion, Blutbild, Probeexcision von Halsdrüsen usw.

Therapie: Kausal (z. B. bei Syphilis); sonst (spez. bei Pseudoleukämie und Sarkom) Röntgenbestrahlung und Arsen; bei Kompressionserscheinungen evtl. Sternumspaltung median oder bei Atemnot Tracheotomie mit Hummer-schwanzkanüle; nur ausnahmsweise (z. B. bei gutartigem Tumor) operativ mit Sternum- und Rippenresektion oder mit Sternumspaltung (cave Blutung aus A. mammaria interna, sowie Pleuraverletzung und Luftembolie; daher am besten in Überdruck!); bei Dermoid Einnähung und Dränage mit späterer Exstirpation oder (wenn möglich) sofort Radikaloperation durch Ausschälung.

22. Abschnitt: Zwerchfell.

A. Mißbildungen.

Angeborene Defekte (entweder alle Schichten oder nur die muskulös-sehnige Zwischenlage ohne die beidseitigen serösen Häute betreffend), Even-tratio s. Relaxatio diaphragmatis (d. h. Vorbuchtung des abnorm schlaffen und dünnen Zwerchfells in die Brusthöhle; dabei klinisch und röntgeno-logisch ähnliches Bild wie bei Zwerchfellbruch s. u.) und Zwerchfelldiver-tikel (d. h. circumscripte Vorstülpung der Zwerchfellplatte; Folgen: an-geborener Zwerchfellbruch.

B. Verletzungen.

Entstehung: a) Subcutane (sog. Zwerchfellrupturen) meist durch große und breit angreifende stumpfe Gewalt, z. B. Überfahrung, Pufferein-klemmung, Verschüttung, Sturz, Auffallen schwerer Lasten; bisweilen durch Muskelüberanstrengung bei Erbrechen oder bei Wehen; selten durch Rippen-bruch. b) Percutane (sog. Zwerchfellverletzungen) bei penetrierender Brust- oder Bauchwunde durch Stich, Hieb, Pfählung, Schuß, Explosion, Fremdkörper, Speiseröhrensonde usw.

Symptome: Schmerz, erschwertes Husten und Schonung der betr. Seite; bisweilen an der äußeren Wunde Prolaps von Bauchorganen (meist Netz; seltener Magen, Darm, Milz usw.); oft gleichzeitig Symptome der Verletzung von Organen der Brust- und vor allem der Bauchhöhle (Magen Darm, Leber, Milz, Nieren, Pankreas).

Prognose: Shock, Organverletzung, Infektion von Brust- und Bauchhöhle, Darmeinklemmung.

Folge: Traumatischer Zwerchfellbruch (evtl. erst später).

Therapie: Evtl. Thorakotomie (an der Wunde bzw. an der 6. bis 7. Rippe) und evtl. auch Laparotomie (unter Rippenbogenaufklappung).

C. Zwerchfellbrüche (Herniae diaphragmaticae).

Formen: a) H. d. verae, d. h. mit Bruchsack, wobei der Durchtritt von Baucheingeweiden nur durch muskulös-sehnige Lücke erfolgt, während Peri-toneum (als Bruchsack) und Pleura (als Bruchhülle) erhalten sind; und meist b) H. d. spuriae s. falsae, d. h. ohne Bruchsack, wobei der Durchtritt von Baucheingeweiden durch alle Zwerchfellschichten (Pleura, Muskel, Peri-toneum) erfolgt.

Ursachen: a) H. d. congenitae und b) H. d. acquisitae, spez. trau-maticae (Hieb, Stich, Schuß usw. oder Ruptur infolge Überfahrung, Sturz, Verschüttung. Pufferquetschung usw.).

Besonders häufig sind Zwerchfellbrüche nach Kriegsverletzung (Brust-oder Bauchschuß), weshalb bei solcher mit Magendarmstörung, spez. Ileus u. dgl. immer daran zu denken und darauf zu untersuchen ist (Röntgenbild!).

Lokalisation: Häufiger links (rechts Schutz durch die Leber!); im übrigen nach der Häufigkeit: H. d. paraoesophageae, sternales, fora-minis Bochdalek, sympathicae usw. sowie H. atypicae.

Komplikationen: Vorfall von Netz, Querdarm, Magen, Dünndarm, Duodenum, Coecum, Leber, Pankreas, Milz, Nieren usw. in die Brusthöhle, dagegen selten umgekehrt Vorfall von Lunge in die Bauchhöhle; Incarceration evtl. mit Ileus oder Peritonitis bzw. Pleuritis ist nicht selten, spez. bei traumatischem Zwerchfellbruch.

Symptome und Diagnose: Subjektive und objektive Symptome von seiten der Brust- und Bauchorgane (Dyspnoe, Dysphagie, Dyspepsie, Aufstoßen, Erbrechen, Koliken usw.); Thoraxasymmetrie; Ausweitung der betr. Brust- und Eingesunkensein der betr. Bauchseite; Herzverlagerung (bei isolierter Dextrokardie denke man stets an Zwerchfellbruch!); wechselnder physikalischer Befund spez. bei Lagewechsel mit Atmungsgeräuschabschwächung, Tympanie und Plätschern; Magendarmaufblähung; Röntgenbild evtl. mit Kontrastfüllung von Magen und Darm; evtl. Einklemmungssymptome von Magen (meist in Form den „Kardiastenose") und von Darm (in Form des Magen- oder des hohen Darmverschlusses).

Differentialdiagnose: U. a. Pneumothorax, Cardiospasmus, Angina pectoris u. a., bei Einklemmung Ileus (umgekehrt denke man bei Ileus durch innere Einklemmung auch an Zwerchfellbruch!). Auch die Relaxatio diaphragmatica ist zu berücksichtigen.

Prognose: Tod droht nicht selten durch Erstickung und vor allem durch Einklemmung mit Ileus oder Gangrän, anschließend Peritonitis oder Pleuritis.

Therapie: Schonung, Diät, Stuhlregelung usw.; evtl. Operation: Laparo- oder Thorakotomie oder kombiniert (Brustoperation ist vorzunehmen bei traumatischer Zwerchfellhernie gelegentlich der Wundversorgung, sonst absolut indiziert bei Einklemmung, aber auch sonst, und zwar bald ratsam wegen Gefahr der immer möglichen Einklemmung!). Evtl. Schwangerschaftsunterbrechung.

D. Entzündungen.

a) **Akute Entzündung,** evtl. mit entzündlicher Perforation α) von der Brusthöhle her bei Pneumonie, Lungenabsceß, Tuberkulose, Pleuritis, Perikarditis und Mediastinitis oder β) von der Bauchhöhle her bei Peritonitis, Appendicitis, Leberabsceß, Cholecystitis, Leber- und Milzechinococcus, Milz- und Niereneiterung, Magen- und Darmgeschwür.

b) **Tuberkulose** und **Aktinomykose.**

E. Geschwülste.

Primär wohl ganz selten, häufiger sekundär bei Sarkom und Carcinom von Pleura, Rippen, Lymphdrüsen, Magen usw.

Therapie: Evtl. gelegentlich der Radikaloperation des Primärtumors Zwerchfellresektion mit Wiederverschluß durch Naht zwischen Zwerchfellwundrand und Brust- bzw. Bauchmuskulatur oder mit Einnähen von Leber oder Milz oder mit freier Fascientransplantation.

23. Abschnitt: Wirbelsäule.

A. Mißbildungen.

Wirbelspalte (Spina bifida), d. h. angeborene Spaltbildung der Wirbelsäule, und zwar meist an der hinteren Seite der Wirbelbogen mit bruchartigem Vortreten des Duralsackes bzw. Rückenmarks.

Entstehung: Hemmungsmißbildung durch Ausbleiben des Zusammenschlusses der beiden die Rückenfurche begrenzenden Medullarwülste zum Medullarrohr infolge Ausbleibens der Trennung des Hornblatts vom Medullarrohr.

Vorkommen: Ziemlich, aber nicht ganz selten (ca. $1^0/_{00}$).

Lokalisation: Meist am Lumbal- oder Sakralteil (entsprechend der Stelle des hier spätesten Medullarrohrschlusses), aber auch sonst, u. a. an Atlas (selten vorn oder seitlich, meist hinten, auch in Form des Fehlens des ganzen oder halben Wirbelbogens).

Spaltbildung ist selten ganz (R. totalis) und häufig teilweise über ein oder mehrere Wirbel (R. partialis), und zwar meist in der Lumbo-Sakralgegend (der Häufigkeit nach ist die Spaltbildung lumbal bzw. lumbosakral $^1/_2$—$^2/_3$, sakral $^1/_4$, thoracal $^1/_{10}$ und cervical $^1/_{12}$; sehr selten ist die Spaltbildung vorn, d. h. an den Wirbelkörpern (R. anterior), vielmehr in der Regel hinten, d. h. an den Wirbelbögen (R. posterior).

A) Spina bifida anterior (sehr selten): prävertebrale, spez. präsakrale und zugleich retrorektale Cyste im kleinen Becken mit Schmerzen, Harn- und Stuhlbeschwerden sowie Verdrängungserscheinungen, evtl. Rückenmarkssymptome z. B. Klumpfuß und öfter sonstige Mißbildungen, welche auf die sonst sehr schwierige Diagnose leiten; bei Verdrängungserscheinungen, spez. Ileus oder bei Geburtshindernis ist Operation angezeigt; Probepunktion ist kontraindiziert wegen Meningitisgefahr; Röntgenbild.

B) Spina bifida posterior (nicht selten): Man unterscheidet dabei Sp. b. occulta und Sp. b. aperta bzw. cystica, zwischen welchen Übergänge vorkommen; erstere kann als abgeschwächte bzw. ausheilende Form letzterer gelten ist nicht selten (5—10%).

Formen: a) Spina bifida occulta, d. h. einfacher Spalt in der Wirbelsäule ohne Vortreten von Rückenmark und dessen Häuten, sowie bedeckt von Haut, und zwar meist an Kreuzbein, spez. 1. Kreuzbeinwirbel und 5. Lendenwirbel, selten an Brust- und Halswirbelsäule. Der Spalt ist oft klein und nur schwer tastbar; wichtig ist Röntgenbild (allerdings ist bei Säuglingen der Befund nicht zu verwerten und später manchmal der Spalt durch Verknöcherung ausgefüllt!) und meist, allerdings nicht immer lokale Hautanomalie (narbig eingezogene Hautpartie, Hypertrichosis [Haarrichtung central konvergierend] oder Geschwulstbildung: Lipom, Fibrom, Angiom, Myom, Chondrom bzw. Mischgeschwulst usw.); bisweilen bestehen teilweise Lähmungen oder Spasmen sowie Reflexveränderungen von Beinen, sowie von Blase und Mastdarm, ferner sensible und trophische Störungen, oft auch nur Enuresis, Klump- oder Hohl- oder Plattfuß spez. Ballenhohlfuß, Malum perforans, Neuralgie usw. Mißbildung wird manchmal erst im späteren Leben bei Wachstum der bedeckenden Geschwulst erkannt und macht auch oft erst spät, namentlich in der Adoleszenz zur Zeit des stärksten Längenwachstums Beschwerden und Erscheinungen infolge Drucks oder Zerrung des durch Verwachsungen festgehaltenen Rückenmarks, indem durch die verbleibenden Verbindungen zwischen Rückenmark und Bedeckung der normale Aufstieg des Rückenmarks behindert wird, während die Wirbelsäule weiter wächst; im übrigen werden die Symptome allerdings bedingt durch Myelodysplasie auf Grund angeborener Fehlbildung oder Kompression bzw. Zerrung des Rückenmarks und seiner Nervenwurzeln. Differentialdiagnostisch cave Rückenmarkerkrankung durch Trauma, Friedreichsche Tabes, Syringomyelie, multiple Sklerose, spastische Spinalparalyse, spinale Kinderlähmung u. dgl.; nicht selten bestehen als koordinierte Mißbildungen Hüftverrenkung, Polymastie, Hasenscharte, Gaumenspalte, Syndaktylie usw. Bei Exstirpation der äußeren Geschwulst kann das Rückenmark freigelegt oder dort die Rückenmarkhäute eröffnet werden, daher strengste Asepsis!

b) Spina bifida aperta: I. Spina bifida totalis s. Rachischisis, d. h. stärkster Grad der Mißbildung in Form eines offenen Spaltes der Wirbelsäule mit Vorliegen des Rückenmarks, welches nicht von Haut bedeckt und evtl. ebenfalls gespalten ist. Man unterscheidet in letzterem Fall an dem vorliegenden Teil:

1. Mittlere Partie in Form eines dunkelrotbraunen und sammetartigen Längsstreifens aus Resten des Rückenmarks: Zona medullovasculosa.

2. Seitlich davon aus Resten der Pia bestehende weißliche und narben-ähnliche Partien: Zona epithelio-serosa.

3. Noch weiter außen eine häutige Umrandung aus zarter, manchmal abnorm behaarter Haut, sowie Dura- und Arachnoidea: Zona dermatica. Darunter und seitlich fühlt man die verdünnten Wirbelbogenfortsätze, und am oberen und unteren Ende des Rückenmarkdefekts sieht man als kleine Einziehungen (Polpunkte) die Mündungen des Centralkanals.

II. Spina bifida partialis s. cystica zeigt sich in einer Bruchbildung, und zwar in folgenden (öfters kombinierten) Formen:

1. Meningocele s. Hydromeningocele, d. h. Vorfall der Rücken-markhäute mit Cystenbildung darin, und zwar entweder subdural oder sub-arachnoideal; im allgemeinen selten (ca. 10%) und meist nur am Kreuzbein; die Nervenstränge des Conus terminalis flottieren frei oder sind an der Sack-wand verwachsen; Lähmungen selten ebenso wie gleichzeitige Mißbildungen; oft recht groß und nicht reponibel, da gewöhnlich enger Wirbelspalt mit schmalem Stiel besteht; Prognose am günstigsten hinsichtlich Ausheilung.

2. Myelomeningocele, d. h. Vorfall von Rückenmarkhäuten und -mark mit Cystenbildung subdural oder subarachnoideal; wohl am häufigsten, und zwar im Lumbalteil; meist Lähmungen an Beinen, sowie an Blase und Mast-darm; dabei breiter Spalt mit breitem Stiel, sowie irreponibel und transparent, aber mit durchschimmernden Nervenelementen.

3. Myelocystocele, d. h. Vorfall von Rückenmark samt Centralkanal mit Cystenbildung in letzterem (sog. „Hydromyelus"); an allen Stellen vor-kommend; Lähmungen öfters, daneben auch sensible Störungen nebst tropho-neurotischen, namentlich in Form der Hemiplegie und Hemianästhesie; oft verbunden mit Mißbildungen z. B. Hydrocephalus; mehr oder weniger repo-nibel; transparent ohne Nervenelemente im Cystenhohlraum; ziemlich, aber nicht ganz selten.

Komplikationen: Häufig bestehen gleichzeitig an der Spaltstelle (wohl infolge gleichzeitiger Keimversprengung) äußerliche Geschwulstbildung: Naevus pigmentosus, pilosus und vasculosus, Lipom, Fibrom, Myom, Chondrom bzw. Mischgeschwulst usw., und oft, namentlich bei 2 und 3 auch anderweitige Mißbildungen (Cranioschisis, Hydrocephalus, Hasenscharte und Gaumen-spalte, Syndaktylie, Ectopia vesicae, Atresia ani, Klumpfuß, Hüftluxation usw. sowie an der Wirbelsäule Defekte, Keilwirbel, Kyphose, Lordose und Skoliose); bei schwanzartigem Haut- bzw. Haaranhang, allgemeiner Hyper-trichosis und Pes equinus resultiert dabei ein „Teufel"- oder „Faun"-ähnliches Bild; die Fälle von Spina bifida aperta sind im ganzen selten ohne Nerven-symptome (höchstens $1/5$), während die übrigen mehr oder weniger Lähmungs-erscheinungen aufweisen.

Diagnose: Bei Spina bifida occulta besteht neben sekundären Nerven-symptomen (s. u.) und koordinierten Mißbildungen (s. o.) evtl. nur lokale Geschwulst bzw. Hautanomalie (Hypertrichosis usw.) in der Mitte des Rückens, spez. lumbosakral und sonstige Mißbildungen, sowie röntgenologisch gelegent-lich palpatorisch nachweisbarer Wirbelspalt; sonst findet sich, und zwar meist in der Lendenkreuzgegend haselnuß- bis faust- oder gar kindskopfgroße, rundliche, mehr oder weniger gestielte, weich-gespannte bis fluktuierende Geschwulst, evtl. transparent und evtl. ausdrückbar unter Ohnmacht, Krämpfen, Somnolenz, Schwäche und Hirndruck-Symptomen; daneben oft Nerven-störungen, und zwar motorische (Beine, sowie Blase und Mastdarm), sowie sensible und trophische Störungen: Lähmungen, Anästhesien, Decubitus, Malum perforans oder sonstige trophoneurotische Geschwüre, Anus- oder Uterusprolaps, Platt-, Knick-, Klump-, Klauen- oder Hohlfuß usw. Röntgen-bild (außer bei kleinen Kindern, bei welchen bis zum 3. Jahr die Spalte fast immer offen, aber ab 15. Jahr in der Regel geschlossen ist, so daß also bei Jugendlichen das Röntgenbild nichts beweist).

Verlauf: Wachstum und Nervenstörungen erfolgen evtl. erst allmählich, nicht selten erst im 2. und 3. Dezennium (Enuresis, Klumpfuß, Mal perforant usw.).

Differentialdiagnose: Traumatisches Lymphextravasat (Meningocele spinalis spuria s. traumatica) und Sakrococcygealtumoren sowie sonstige Geschwülste: Lipome, Fibrome, Angiome, Atherome und Dermoide (oft andere Lokalisation und keine Nervenstörungen!) und Fußdeformitäten (meist angeboren und nicht progredient).

Prognose: Schlecht; am günstigsten noch bei Meningocele mit intakter Hautbedeckung, dagegen ungünstig bei Myelomeningocele und Myelocystocele. Nur ganz ausnahmsweise erfolgt Spontanheilung durch Sackruptur oder -verödung; sonst allmähliches Wachstum; oft Tod in den ersten Lebenswochen durch sonstige Mißbildungen, Perforation und Liquorabfluß, Meningitis, Lähmungen. Ohne Operation sterben die meisten. Bei Radikaloperation droht hohe Mortalität (ca. 50%), auch Hydrocephalus (Gefahr desselben ist in nicht dringlichen Fällen evtl. vorher erkundbar durch diagnostische Kompression der Geschwulst!); auch bleiben viele Operierten gelähmt. Bei Spina bifida occulta ist die Prognose günstig; vereinzelt entsteht Pyelitis, Menigitis oder Sepsis.

Therapie: Ligatur ungeeignet (nicht ungefährlich und oft wertvolles Nervengewebe zerstörend, daher höchstens bei tiefsitzender Meningocele angängig!). Kompression in der Regel erfolglos! Bei drohender Perforation Punktion und evtl. Injektion von Alkohol, Lugolscher Lösung, Jodtinktur, Jodoformglycerin usw. empfohlen, aber nur vorübergehend wirksam und gefährlich wegen plötzlicher Druckentlastung (daher Entleerung langsam, teilweise und unter Kopftieflagerung!) und wegen Fistelung mit Infektionsmöglichkeit (daher Punktion nur mit sehr dünner Hohlnadel sowie an normaler Hautstelle und schräg!); die anschließende Injektion unterbleibt besser. Daher in der Regel, und zwar bei drohender Perforation sofort, sonst erst ca. 2—3 Wochen später nach Abwarten der Lebensfähigkeit unter Hautpflege, Ernährung und Warmhalten sowie Tragen elastischer Binden mit Schutzkapsel ist bei Meningocele und Myelocele ohne schwere Veränderungen (dagegen nicht bei schweren Lähmungen oder bei schwerer Mißbildung, spez. Hydrocephalus sowie bei Infektionsgefahr durch Ekzem oder Ulcus und bei schlechtem Allgemeinzustand usw.) Radikaloperation zu unternehmen in Form der Sackversorgung und Bruchpfortenverschließung. Technik: Strengste Asepsis; Bauchlagerung mit tiefgelegtem Kopf. Warmeinpackung der Glieder. Blutsparung durch Adrenalininfiltration; Lokalanästhesie oder leichte Narkose. Lappenschnitt in Form querer Ellipse bei sparsamer Umschneidung. Präparation des Geschwulststiels. Eröffnung des Sackes. Zurückhalten des Liquors unter Kopftieflagerung. Möglichst sorgfältige Erhaltung der nervösen Elemente durch Ablösen, Umschneiden usw.; bei Myelocystocele ist in der Regel die hintere Sackwand so degeneriert, daß sie geopfert werden darf. Naht oder Ligatur des Sackrestes und Reposition desselben. Die Reposition des uneröffneten oder eröffneten Sacks im ganzen ist zu widerraten wegen Gefahr von Lähmung und Raumbeengung im Wirbelkanal. Exakte Blutstillung. Schichtennaht in verschiedener Lageanordnung. Plastischer Verschluß des Wirbelspaltes durch gestielte Fascien-, Muskel- oder Periostknochenlappen oder im Notfall durch freie Fascien-, Knochen- oder Fremdkörpertransplantation, meist durch gestielte Muskelfascienplastik (Bayer). Spannungslose Hautnaht ohne Dränage. Nachbehandlung in Bauchlage auf einem vorher anmodellierten Gipsbett mit Defäkationsausschnitt.

Außerdem später u. U. Klumpfußoperation, Osteotomie bei X-Bein, Amputation bei trophoneurotischem Geschwür, Skoliosenbehandlung, Sehnen- oder Nervenverpflanzung usw.

Bei Spina bifida occulta mit äußerem Tumor empfiehlt sich dessen Entfernung unter Versorgung evtl. Rückenmarkbruchs, und zwar frühzeitig, um späterer Schädigung des Rückenmarks durch Druck oder Zerrung vorzubeugen. Therapeutisch ist Operation sonst nur angezeigt bei schweren nervösen Störungen: Lähmungen oder Spasmen, Fußdeformität, Malum perforans u. dgl.; doch warte man nicht so lange, bis irreparable Störungen eingetreten sind, und bedenke, daß oft schon kongenital eine Verkümmerung oder Schädigung besteht, welche nicht zu beheben ist; im übrigen ist die Aussicht hier um so besser, je später die Störungen auftreten und je früher operiert wird. Technik: Entfernung der Geschwulst und der bindegewebigen Narbenstränge unter Lösung der Nervenelemente, welche geschont werden müssen. Sonst versuche Epiduralinjektion bei Beschwerden, spez. bei der sehr häufigen Enuresis.

Zusatz: Sonstige Mißbildungen bzw. Varianten der Wirbelsäule: Verminderung oder Vermehrung der Wirbel, Keilwirbel, Schaltwirbel (d. h. überzählige Wirbel, manchmal keilförmig), Blockwirbel (d. h. Verschmelzung zweier Wirbelkörper), Halbwirbel (entweder seitlich mit Skoliose oder seltener vorn bzw. hinten mit Kyphose), Segmentverschiebung d. h. Verschiebung ganzer Wirbelkörperhälften um die halbe Höhe mit alternierenden Halbwirbeln, Klippel-Feilsche Erkrankung der Halswirbelsäule (sog. angeborener ossärer Schiefhals, auch Kurz- oder Froschhals d. h. knöcherne Verschmelzung der Halswirbelsäule unter Reduktion der Wirbelelemente nach Zahl und Form; dadurch Verdickung, Verkürzung und Schiefhaltung sowie Versteifung des Halses; oft verbunden mit sonstigen Mißbildungen: Wirbelspalte, Halsrippen, Wolfsrachen usw. sowie mit Schulterblatthochstand; nicht zu verwechseln mit Entzündung, spez. Tuberkulose der Halswirbelsäule: Klippel-Feil 1912), Lumbalisation (Vorhandensein eines 6. Lendenwirbels infolge Nichtverschmelzung des 1. Kreuzbeinwirbels mit dem übrigen Kreuzbein; ca. 1%; ein- oder häufiger doppelseitig) und Sakralisation (Einbeziehung von Lendenwirbeln, spez. des 5., selten auch des 4. und 3. in das Kreuzbein infolge Verschmelzung der Querfortsätze mit ihm; nicht selten und häufiger als Lumbalisation: ca. 2,5—9%; ein- oder doppelseitig; in Form bloßer Vergrößerung oder tatsächlicher Verschmelzung der Querfortsätze; wohl keine Beschwerden oder Störungen bedingend, nur ausnahmsweise ischiasartige Kreuzschmerzen; Unfallzusammenhang in der Regel abzulehnen, höchstens anzunehmen im Sinne vorübergehender Verschlimmerung in gegebenen Einzelfällen; Nachweis durch Röntgenbild in Steinschnittlage, und zwar erst in der Adolescenz, nachdem die Kreuzbeinverschmelzung eingetreten ist), Occipitalisation (Einbeziehung der obersten Halswirbel in das Hinterhauptbein), Kreuzbeinlordose, Spitz- und Bogenkreuzbein (Sacrum acutum und arcuatum), Wirbelgleiten (Spondylolisthesis bzw. Spondylolyse und Pseudospondylolisthesis) u. a.

B. Entzündungen.

1. Osteomyelitis acuta und (seltener) chronica.

Vorkommen: Nicht häufig (seltenste Lokalisation der Osteomyelitis); vorwiegend bei Jugendlichen, spez. männlichen in den ersten 2 Jahrzehnten.

Lokalisation: Oft Wirbelbogen und -fortsätze, sowie -körper; meist im Lenden-, selten Brustteil.

Symptome: Hohes Fieber und sonstige Allgemeinsymptome, Druck- und Stauchungsschmerz, ödematöse Weichteilschwellung neben der Wirbelsäule, Abszeß, evtl. schnell auftretende Kyphose und Nervensymptome.

Diagnose: U. a. Fieber, Hyperleukocytose, Lumbalpunktion und Röntgenbild (oft, aber namentlich anfangs nicht positiv, sondern erst nach 3—4 Wochen oder später: Randständiger Herd und Wirbelkörperentkalkung, später Knochenzerstörung, evtl. Abszeßschatten, bei chronischer Form auch Sklerose, schließlich Synostose, evtl. Keilwirbel, Elfenbeinwirbel und Randzacken, aber meist kein Gibbus und kein Sequester!).

Differentialdiagnose: Meningitis, Pleuritis, Perikarditis, Peritonitis usw.

Komplikationen: Senkungsabsceß (retropharyngeal, retroösophageal, lumbal, am Psoas usw.) mit Durchbruch nach außen oder mit Mediastinitis, Pleuritis, Perikarditis, Peritonitis, Meningitis usw. oder mit Pyämie sowie Markkompression.

Prognose: Schlecht; oft (ca. 60%) durch Pyämie u. dgl. Exitus, spez. bei Wirbelkörpererkrankung.

Therapie: Frühzeitig Absceßspaltung mit breiter Freilegung und Tamponade des Knochenerkrankungsherds, und zwar bei prävertebralem Absceß durch Costotransversektomie; später Sequestrotomie; bei Rückenmarkkompression oder Meningitis Laminektomie.

2. Spondylitis bzw. Spondylarthritis infectiosa, spez. typhosa: Metastatisch nach Infektionskrankheiten (Typhus und Paratyphus, Pneumonie, Influenza, Scharlach, Masern, Diphtherie, Pocken, Maltafieber, Sepsis usw.); selten, am häufigsten bei Typhus (hier in 1—2% und nach Wochen bis Monaten); an der Halswirbelsäule unter dem Bild des entzündlichen Schiefhalses, manchmal auch subakut oder chronisch, dann ähnlich der Wirbeltuberkulose; Röntgenbild.

3. Tuberkulöse Wirbelentzündung oder Pottsches Übel: Spondylitis tbc. s. Spondylarthrocace s. Malum Potti (Pott 1779).

Vorkommen: Häufig, besonders bei Kindern (ca. $^2/_3$), spez. um das 1.—5., meist 2.—3. Jahr, aber auch später, überhaupt im 1.—4. Jahrzehnt, auch bei kräftigen Leuten (überhaupt neben Hüftgelenktuberkulose häufigste chirurgische Tuberkulose!).

Lokalisation: Meist Wirbelkörper (Sp. ant.; hier seltener oberflächlich, häufiger tief mit Wirbelzusammenbruch), seltener -bogen und -fortsätze (Sp. post.) oft an mehreren benachbarten Wirbeln zugleich unter Mitbeteiligung der Wirbelscheibe; bevorzugt ist Übergang von Brustlendenteil oder Halsbrustteil, letzterer besonders bei Kindern; am häufigsten betroffen sind die Brustwirbel (ca. 50%), häufiger auch die Lendenwirbel (ca. 35%), am seltensten die (mittleren) Halswirbel und die Kreuzbeinwirbel (ca. 15%), gelegentlich auch in Wirbel-Rippengelenk und nicht ganz selten mehrere Wirbel an verschiedener Stelle (daher ist immer die ganze Wirbelsäule zu untersuchen!).

Symptome: **a) Latenz- oder Prodromalstadium.**

1. Allgemeinsymptome: Leichtes Fieber, Appetitlosigkeit, Blässe, Abmagerung und Müdigkeit; bei kleinen Kindern Unlust zum Stehen, Gehen und Spielen.

2. Lokaler Schmerz spontan, bei Bewegungen (Bücken, Aufrichten, Umdrehen, Treppabgehen, Wagenfahrt, Erschütterung, Niesen, Husten, Lachen, Tiefatmen, Fehltritt usw.), auf Druck (Bestreichen mit in heißes Wasser getauchtem Wattebausch oder Schwamm, Elektrisieren, Betasten und Beklopfen mit Finger oder Perkussionshammer) und auf Stauchung (leichter Druck oder Schlag auf Schultern oder Kopf bei auf dem Stuhlrand sitzenden Patienten; Vorsicht wegen Gefahr der Rückenmarkschädigung!), sowie Schmerzen in Brust, Bauch, Kreuz, Armen und Beinen (oft in Form von Intercostalneuralgie, Ischias usw.).

3. Steife Haltung der Wirbelsäule beim Stehen (angelehnt!) und Gehen (ängstlich gerade mit hochgezogenen Schultern usw. oder mit Stock), sowie beim Sitzen (mit aufgestützten Armen!) und besonders bei Rumpfbewegungen, spez. beim Umdrehen, Bücken und Aufrichten (charakteristisch ist das Aufheben von Gegenständen vom Boden, wobei die Patienten mit geradem Rücken und mit gebeugten Hüften und Knien sich hinhocken und mit beiden Händen an den Oberschenkeln hinauf kletternd sich wieder aufrichten: sog. ,,Tauchsymptom‟); bei Halswirbelerkrankung Kopf ängstlich-starr gehalten und evtl. mit beiden Händen gestützt; überhaupt wird jegliche Körpererschütterung (Springen u. dgl.) vermieden.

4. Reflektorische Muskelspannung.

b) Manifestes Stadium.

5. Buckelbildung, d. h. scharfe Kyphose in Form des sog. Pottschen Buckels oder Gibbus, evtl. verbunden mit Skoliose; teils, und zwar meist bei geringer Ausdehnung winklig (angulär), teils bei weiterer Ausdehnung über mehrere Wirbel mehr oder weniger bogenförmig (arcuär); vorkommend in ca. 20%, bei Erwachsenen öfters erst spät oder ganz fehlend; plötzlich oder meist allmählich entstehend; bedingt durch Zusammensinken der Wirbelsäule infolge Zerstörung des nekrotischen Knochens (Wirbelkörpers) bis zur Keilform, wobei der entsprechende Dornfortsatz am Rücken buckelartig vortritt, namentlich an der Brustwirbelsäule, bisweilen auch nachträglich nach Abheilung des entzündlichen Prozesses infolge der zurückbleibenden Knochenweichheit. Zugleich Deformierung von Thorax (dadurch Störung von Atmung und Herztätigkeit usw.), Becken und Kopf sowie Verkürzung des erkrankten Wirbelsäulenabschnitts und kompensatorische Lordose der übrigen Wirbelsäule mit hohlem Rücken, rekliniertem Kopf u. dgl.; differentialdiagnostisch cave bei der arkuären Form im jugendlichen Alter Rachitis und im späteren Alter Spondylosis deformans und ankylopoëtica, bei der angulären Form Fraktur, Osteomyelitis und Tumor.

6. Eiterung in Form des kalten Abscesses; vorkommend klinisch in ca. 25—50% und mehr, evtl. doppelseitig mit gegenseitiger Verbindung vor dem Wirbelherd; der Absceß liegt in der Regel vorn (praevertebral); Absceß tritt vor teils an Ort und Stelle („Kongestionsabsceß"), teils an entfernter, und zwar meist tieferer, selten höherer Stelle („Senkungsabsceß"); Verbreitung der Abscesse (wenigstens der nicht mischinfizierten, während die mischinfizierten Abscesse infolge der zerstörenden Eiterwirkung kein Hindernis kennen und auch an nicht typischen Stellen vortreten!) erfolgt teils nach der Schwere, teils nach dem Gewebswiderstand, daher in anatomisch vorgeschriebenen Bahnen, spez. in den Spalten zwischen den Muskeln und entlang den großen Gefäßen und Nerven, und zwar:

a) Bei Tuberkulose der Wirbelbogen und -fortsätze nahe dem Krankheitsherd am Rücken neben der Mittellinie.

b) Bei Tuberkulose der oberen Halswirbel: nuchal unter dem Hinterhaupt oder retropharyngeal (sog. „Retropharyngeal-Absceß"; dabei vom Munde sicht- und fühlbare Vorwölbung des Rachens, sowie Schluck- und Atembeschwerden) oder bisweilen retroösophageal oder entlang der A. thyreoidea inf. supraclavicular vor oder hinter dem Kopfnicker oder weiter entlang dem Gefäßnervenstrang axillar oder selten in der Parotis- oder Wangengegend.

c) Bei Tuberkulose der unteren Halswirbel: desgl. oder entlang den Intercostalgefäßen an den Rippen oder im Mediastinum post. entlang den großen Gefäßen iliakal oder femoral.

d) Bei Tuberkulose der Brust- und Lendenwirbel: selten intercostal oder durchbrechend in Pleura, Perikard, Peritoneum, Trachea und Bronchien, Ösophagus, meist entlang den großen Gefäßen in die Fossa iliaca und von hier präperitoneal aufwärts, evtl. bis zur Nabelgegend („Ileoabdominalabsceß") oder über dem Leistenband oder mit dem Samenstrang ins Scrotum oder ins kleine Becken und von hier selten durchbrechend in Blase, Darm, Hüftgelenk oder nach dem Damm, häufiger mit dem N. ischiadicus unter die Glutäen („Glutäalabsceß") oder nach der Oberschenkelhinterseite („Ischiofemoral-absceß") oder weiter nach der Kniekehle („Kniekehlenabsceß") oder oberhalb und unterhalb des Leistenbandes („Ileofemoralabsceß") oder mit dem M. psoas am Oberschenkel innen („Psoasabsceß"; dabei Psoaskontraktur!) oder mit dem M. iliacus neben dem oberen vorderen Darmbeinstachel („Iliacusabsceß") oder mit dem M. quadratus lumborum lumbal („Lumbalabsceß").

7. Nervensymptome, und zwar am Rückenmark (spastische Parese an den Armen oder meist Beinen, evtl. auch an Blase und Mastdarm; seltener und später atrophische Lähmungen und sensible Störungen sowie trophische: Decubitus an Kreuzbein, Fersen usw.) und vor allem frühzeitig an den Nervenwurzeln (Neuralgien an Hinterhaupt, Nacken, Gürtel usw. und Paresen an Armen, Beinen und Rumpf); vorkommend in ca. 10—15%, spez. bei Hals- und Brust-, seltener Lendenwirbeltuberkulose; plötzlich oder meist allmählich eintretend; oft partiell, schwankend und zurückgehend; bedingt durch Kompression mit Stauungsödem oder mit Anämie, aber nicht mit Entzündung des Rückenmarks (fälschlich sog. „Kompressionsmyelitis"), und zwar selten infolge Wirbelzerstörung mit Stenose oder Knickung („Deviationslähmung") oder infolge regenerativer Knochenwucherung, sondern meist infolge auf die Dura übergreifender fungöser Granulationen bzw. Käseherdes (Pachymeningitis tbc. externa") oder infolge Abscesses oder infolge Sequesters.

Diagnose: Zunächst Allgemeinsymptome einschl. Allgemeinzustand, Körpertemperatur und Blutsenkungsgeschwindigkeit, sonstige Tuberkuloseherde, Lokalschmerz und Steifhaltung; später evtl. Buckel, Senkungsabsceß und Nervensymptome; auch später, evtl. wiederholt Röntgenbild von vorn und seitlich bzw. schräg (Absceßschatten in Form eines spindelförmigen Schattens um den Wirbelherd in symmetrischer Anordnung beiderseits und mit wellenförmigen Einbuchtungen, bei Psoasabsceß auch Verbreiterung des Psoasschattens und evtl. Knochennekrose und -deformität mit Aufhellungsherden und Gestaltsveränderungen: Erniedrigung, Keilform, Schiefstellung, Bandscheibenzerstörung, Dornfortsatzaufkippung usw., sowie Rippenverlauf horizontal oder gar divergierend; u. U. Sequester!), Eiteruntersuchung, Tuberkulinreaktion (Vorsicht!).

Differentialdiagnose: Kyphose bei Rachitis (Ausbiegung statt Abknickung d. h. Buckel statt spitz- mehr stumpfwinklig, Schmerzlosigkeit, Beweglichkeit und Ausgleich der Kyphose bei Lagewechsel, spez. beim Aufheben des in Bauchlage befindlichen Kindes an den Beinen; dagegen Rippenbuckel usw.), Adolescentenkyphose, Skoliose, Fraktur und Luxation, Osteomyelitis, Syphilis, Aktinomykose, Tumor (spez. metastatisches Carcinom, sowie Sarkom, Myelom, Angiom u. a.: weniger Schmerz auf Stauchung und Druck und keine Absceßbildung, dagegen gewöhnlich stärkere Nervenerscheinungen!), Lymphogranulomatosis, Spondylolisthesis, Spondylarthritis deformans oder ankylopoëtica, Coxitis, Ischias, Lumbago, Osteomalacie, Wachstumsschmerzen, Nieren- und abdominale Affektionen (spez. Ulcus ventriculi oder duodeni sowie Gallenoder Nierensteine), Intercostalneuralgie, Hysterie; bei Psoaskontraktur auch Coxitis (hierbei nicht nur Streckung, sondern auch Ab- und Adduction sowie Rotation behindert; Ausgleich durch Lendenlordose; evtl. Verkürzung und Trochanterhochstand!); ferner bei Senkungsabsceß an:

Hals: Lipom, Kiemengangcyste, Halscyste, Dermoid, Struma, Ösophagusdivertikel.

Brust: Lipom, Rippentuberkulose, Empyema necessitatis.

Lende: Lipom, Lumbalhernie, Rippen- und Beckencaries, Perinephritis.

Becken: Beckenosteomyelitis, Ileocökaltuberkulose, Tumor.

Leiste: Leistenbruch, Cyste des Lig. rot.

Schenkel: Schenkelbruch, Hygrom, Tumor, Varix.

Kniekehle: Hygrom, Gangliom, Aneurysma.

Damm: Dermoid usw.

Verlauf: Chronisch über Jahre, evtl. mit Exacerbationen oder Rezidiv infolge Trauma oder infolge mangelhafter Pflege bzw. Erschöpfung.

Prognose: Nicht günstig; Spontanheilung selten, am ehesten bei Kindern, und zwar unter callusähnlicher Knochenneubildung und unter seröser Umwandlung der Abscesse; Lähmungen gehen oft (in ca. 50%) zurück; Mortalität 20 bis 50% und mehr, und zwar durch Komplikationen, spez. durch Allgemeintuberkulose, Meningitis, Amyloidentartung, Eiterung oder Lähmungen mit anschließendem Decubitus oder Urosepsis.

Komplikationen: 1. Lungen- und Herzinsuffizienz. 2. Absceßdurchbruch und evtl. Mischinfektion mit Sepsis oder Amyloiddegeneration, bei Retropharyngealabsceß auch Gefahr der Erstickung (bei Durchbruch oder Operation). 3. Kompressionsmyelitis in Form bleibender Lähmungen mit Gefahr von Cystitis-Pyelitis-Nephritis-Urosepsis oder von Decubitus-Sepsis. 4. Sonstige, spez. Lungen-, Hirnhaut- oder Miliartuberkulose.

Therapie: a) **Allgemeine,** spez. Ernährung, Luft, Licht, Sonne bzw. Höhensonne, Sol- u. a. Bäder, Schmierseifeneinreibungen, Medikamente spez. Lebertran oder Jod, evtl. in Krankenhaus oder Heilstätte (vgl. Allg. Chirurgie!); b) **lokale:** *α*) konservative: I. Bis zum Ablauf von floridem Prozeß bzw. Schmerzhaftigkeit bzw. Konsolidierung entlastende Ruhigstellung durch horizontale Rückenlagerung in Lordose, und zwar dazu 1. entweder (spez. am oberen Teil) Extension in Glissonscher Schlinge mit zwecks Gegenextension hochgestelltem Kopfende oder (spez. am mittleren und unteren Teil): 2. Bauchlage oder 3. Reklination durch untergeschobenes Rollkissen nach Maaß oder durch Schwebegurt nach Rauchfuß oder durch Stehbett nach Phelps oder am besten durch Gipsbett nach Lorenz. II. Später, aber nicht zu frühzeitig (falls Druck- und Belastungsschmerz nicht mehr besteht) portativer Apparat durch ständiges oder besser abnehmbares Mieder bzw. Korsett aus Gips, Celluloid, Schienendrell oder Leder nach Hessing usw., angelegt in vertikaler Extension am Galgen bis zur Fußspitzenschwebe und die Extension festhaltend durch Anmodellieren und Stützpunktfassen; für die Halswirbeltuberkulose mit Halskravatte oder mit Stahlbügel nebst Kopfschlinge: sog. ,,Not- (Jury-) Mast". Gewaltsames Redressement nach Calot ist wegen Gefahr von Exitus, Lähmungen und Miliartuberkulose verlassen; statt dessen empfiehlt sich schonendes Vorgehen in Etappenverbänden durch allmählich gesteigerte Korrektur mit Watte-, Filz-, Paragummi- oder Schwammpolster.

β) Operative: 1. Bei Senkungsabscessen, falls sie oberflächlich geworden sind, Punktion und Jodoform-Glycerininjektion (ca. 5—30 ccm; evtl, wiederholt alle 1—6 Wochen; mit genügend dicker Kanüle, schräg und von intakter Haut aus; dagegen gewöhnlich nicht Incision wegen Gefahr der Mischinfektion). 2. Bei Fistel Injektion von Jodoformglycerin, Vaseline. Beckscher oder Calotscher Paste usw. 3. Bei Absceß ausnahmsweise (gelegentlich bei Bogen- oder Dornfortsatz-, dagegen nicht Wirbelkörpererkranknng!), und zwar bei solchem mit drohendem Durchbruch, Sepsis oder Erstickungsgefahr (letztere spez. bei retropharyngealem Absceß!) Incision. 4. Bei Bogen- und Fortsatztuberkulose stets und bei Wirbeltuberkulose mit Rückenmarklähmung, falls Lagerung und Absceßpunktion nicht helfen, Laminektomie oder bei Körpertuberkulose Costotransversektomie mit Entfernung komprimierender Granulationen oder Abscesse oder Sequester, aber gewöhnlich ohne Duraeröffnung; übrigens gehen Rückenmarklähmungen oft von selbst wieder zurück. Neuerdings wird bei gewissen Fällen zur Abkürzung des Heilungsverlaufs spez. bei ungünstigen äußeren Verhältnissen (dagegen nicht bei Eiterung oder Fistelung sowie bei kleinen Kindern, auch sonst wohl nicht nötig und vegen Infektionsgefahr nicht unbedenklich) empfohlen die Henle-Albeesche Operation: Schienenbildung durch die Transplantation eines Knochenstücks, z. B. Tibiaspans, eingesetzt in den hinteren Teil (gespaltene Dornfortsätze) der erkrankten Wirbelsäulenstelle, wobei aber für einige Zeit, mindestens ¼ Jahr, das Tragen eines Stützapparates nicht zu entbehren ist ebensowenig wie Allgemeinebehandlung.

Unfallzusammenhang für Wirbeltuberkulose ist im Sinne der Entstehung wohl fast immer abzulehnen und im Sinne der Verschlimmerung auch nur ausnahmsweise zuzugeben, nämlich als Verallgemeinerung oder als Manifestwerden einer latenten oder als Schlechterwerden einer manifesten Wirbeltuberkulose, aber nur bei Nachweis des ursächlichen (schweres und örtliches Trauma) und des zeitlichen Zusammenhangs nebst Brückensymptomen (baldiges, aber auch nicht zu spätes Auftreten der Krankheitserscheinungen innerhalb von Tagen bis Wochen bis Monaten).

Anmerkung. Spondylarthritis tbc. s. Malum suboccipitale ist Tuberkulose in den beiden obersten Halswirbelgelenken, d. h. zwischen Kopf und Atlas oder häufiger zwischen Atlas und Epistropheus.

Therapie, Symptome und Diagnose: Siehe o., spez.: Kopf wird steif gehalten und mit beiden Händen gestützt; Nicken bzw. Drehen des

Kopfes ist unmöglich; Kopf ist nach der kranken Seite geneigt und nach der gesunden gedreht (sog. ,,Torticollis ossalis"), zugleich bei einseitiger Luxation nach einer Seite, bei doppelseitiger nach vorn geneigt mit der Brust genähertem Kinn. Hals im Profil abnorm breit. Neuralgie im Gebiet der obersten Cervical-nerven, d. h. an Hinterkopf, Ohrmuschel, Parotis und Nackengegend, sowie an Brachialnerven. Evtl. Absceß am Nacken oder retropharyngeal mit Schluck-und Atembeschwerden. Spastische Lähmungen und Parästhesien in Armen, Beinen, Blase und Mastdarm, Rumpf, Zwerchfell. Röntgenbild (an den 3 obersten Wirbeln erfolgt die Aufnahme von vorn durch den geöffneten Mund).

Differentialdiagnose: Torticollis congenita, rheum. usw. und ausgeheilte Frakturen oder Luxationen.

Prognose: Bisweilen Tod durch Erstickung bei Absceßdurchbruch oder durch Markzerquetschung bei Knochen-, spez. Zahnfortsatzdislokation.

Therapie: s. o.; Retropharyngealabsceß gewöhnlich punktieren und evtl. Wirbelherd mit Sequester angehen (von außen).

4. Syphilis, und zwar Gumma: Selten; im späteren Alter; meist cervical, nämlich an den 4 obersten Halswirbeln, seltener an Brust- und Lendenwirbeln; mit intermittierenden, spez. nächtlichen bohrenden Schmerzen, Gibbus (selten) und Marksymptomen (spät), aber ohne größere Abscedierung; differential-diagnostisch wichtig ist neben Röntgenbild (Caries, später Osteosklerose, zu-gleich gewöhnlich Formerhaltung!) Wassermannsche Reaktion und thera-peutischer Heileffekt sowie oft bestehende Knochenherde (auch an Schädel, Schienbein u. a.); bei Lähmungen kommt evtl. Laminektomie mit Schwielen-excision in Frage.

5. Aktinomykose: Selten, und zwar sekundär übergreifend auf die Wirbel-säule von Brust oder Bauch bei vorgeschrittener Ösophagus-, Lungen- oder Darmerkrankung; daher infolge fehlenden Wirbelzusammenbruchs im Gegen-satz zu der sonst ähnlichen Tuberkulose meist keine Gibbusbildung und keine Marksymptome!

6. Echinococcus: In Wirbelkörper oder -bogen an den mittleren Brust-wirbeln oder am Kreuzbein; ähnlich Tuberkulose, aber ohne Wirbelzusammen-bruch.

7. Ostitis fibrosa und deformans.

8. Lymphogranulomatosis: Oft multipel; im Röntgenbild ähnlich Tumor, doch nicht immer.

C. Wirbelsäulenversteifung.

Spondilitis s. Spondylosis s. Spondylarthritis deformans und **ankylopoëtica** (Bechterew-Pierre Marie-Strümpell 1892/97).

Wesen dieser beiden, nicht immer scharf getrennten Krankheitsbilder ist noch nicht völlig geklärt; es handelt sich wahrscheinlich teils um eine Spon-dylosis deformans der Wirbelsäule im Sinne einer Alters- und Aufbrauch-veränderung (Spondylosis deformans), teils um eine chronisch-ankylosierende Arthritis mit Gelenkverödung und Verknöcherung im Sinne einer Polyarthritis rheumatica der Wirbelgelenke infolge Infektion (Spondylosis s. Spondyl-arthritis ankylopoëtica).

Pathologische Anatomie: Verknöcherung durch Osteophytenwuche-rung mit Knochenspangenbildung an der Vorder- und Seitenfläche der Wirbel bzw. ihrer Fortsätze, sowie an den Zwischenwirbelscheiben und Bändern; bei der ankylosierenden Form außerdem evtl. Verknöcherung der Wirbel- und Wirbelrippengelenke sowie ihrer Bänder.

Vorkommen und Ausdehnung: a) Spondylarthritis ankylopoëtica ist im ganzen selten. Männer erkranken häufiger wie Frauen. Beginn meist im besten Mannesalter: 20.—40. Jahr (75%), wohl in der Regel vor dem 30. Jahr, aber zunächst nicht erkannt und voll ausgebildet im 40.—50. Jahr. Es handelt sich höchstwahrscheinlich um eine entzündliche Systemerkrankung im Sinne der Polyarthritis rheumatica durch Infektion: Rheuma, vielleicht auch Gonorrhoe, Lues, Typhus, Dysenterie, Pneumonie u. a.; häufig ist fokale Infektion vorhanden mit Herd an Zähnen, Mandeln, Mittelohr u. a.; oft ist Angina vorausgegangen; manchmal besteht Herzklappenfehler und häufig Iritis rheumatica.

b) Spondylosis deformans ist sehr häufig, im höheren Alter sogar sozusagen konstant in mehr oder weniger ausgesprochenem Grade, namentlich bei Männern (im 50. Jahr 60%, im 70. Jahr 80%, nachher 90% und mehr). Männer erkranken viel häufiger, früher und stärker als Frauen. Es handelt sich um eine Abnutzungskrankheit. Begünstigend wirken Schwerarbeit, spez. Landarbeit, Lastentragen u. dgl. Athleten zeigen besonders starke Veränderungen. Die Veränderungen und Beschwerden sind nicht parallel. Die Veränderungen sind gewöhnlich nicht vor dem 4. Jahrzehnt vorhanden, sondern erst nach dem 50. Jahr. Lokalisation: Brust- und Lendenwirbel am häufigsten und stärksten; Kreuzbein-Darmbeinfugen sind nicht aufgehoben, zeigen aber manchmal Randzacken ebenso wie die großen Körpergelenke.

Unfallzusammenhang ist im Sinne der Entstehung im allgemeinen überhaupt abzulehnen, insofern das Leiden, wie das Röntgenbild oft erkennen läßt, schon vorher bestanden hat und durch Alter und Körperveranlagung oder durch Krankheit bedingt ist, dagegen durch Verletzungen, auch durch Wirbelbruch oder Bandscheibenverletzung nur in beschränktem d. h. lokalem Ausmaß an der Verletzungsstelle im Sinne des Frakturcallus oder eines reparativen Stützungsprozesses entsteht; es ist im Sinne der Verschlimmerung auch oft abzulehnen, wenigstens auf die Dauer, manchmal allerdings je nach Lage des Einzelfalls, wie er sich aus den Akten, insbesondere aus dem Nachweis vorheriger Arbeitsfähigkeit und nachheriger, und zwar in zeitlichem Zusammenhang anschließender Erkrankung ergibt, anzuerkennen, und zwar meist wenigstens vorübergehend, manchmal, namentlich bei alten Leuten und bei schwerer Verletzung mit langem Krankenlager, aber auch dauernd, zumal wenn eine unzweckmäßige Behandlung stattgefunden hat, insofern eine schmerzhafte Behinderung des Rumpfes durch den Unfall bzw. Ruhigstellung bedingt oder verschlimmert sein kann, aber nicht im Sinne einer wirklichen Verschlimmerung des Krankheitsprozesses selbst, wobei dann auch eine prozentuale Trennung der Unfallfolgen und der Krankheitsfolgen angemessen erscheint.

Für die **Spondylarthritis ankylopoëtica** gilt außerdem:

Symptome: Rückenschmerzen und Wirbelsäulenversteifung, und zwar (anscheinend je nach Gewohnheitshaltung, auch Beruf sowie Behandlung und Willenskraft) entweder in gestreckter Geradhaltung oder meist in kyphotischer bzw. kypho-skoliotischer Verkrümmung der Wirbelsäule mit Abflachung der Lendenlordose sowie Verstärkung der Brustkyphose und Halslordose; zugleich Steifhalten, namentlich im Lenden- und Kreuzteil bei Rumpfbewegungen spez. beim Bücken (es fehlt das Vortreten der Dornfortsätze und das Spiel der Rückenmuskulatur; die Wirbelsäule ist steif wie ein Stock oder Brett; es wird kein richtiger Katzenbuckel gemacht), sowie Unmöglichkeit der Rumpfbeugung beim Schuh- und Strumpfanziehen, ferner beim Aufheben der Gegenstände vom Erdboden u. dgl. (Patient hockt sich dabei hin statt sich zu bücken, und das Hinlegen, Umdrehen und Aufrichten gelingt nur mühsam und nicht ohne Armunterstützung). Körpergröße vermindert sich. Körper neigt sich auf eine Seite, wobei das eine Hosenbein länger wird. Rumpf ist fast immer und der Hals in etwa der Hälfte der Fälle versteift, oft auch Schultern und Hüften. Mit der Zeit erscheint der Brustkorb dem Becken genähert und am Oberbauch Querfaltenbildung.

Folgen: Wurzelsymptome, spez. Neuralgien, namentlich Interkostalneuralgien, Ischias usw.; dadurch Störung der Atmung (Kurzatmigkeit bei Laufen, Steigen usw., oberflächliche Atmung, verminderte Brustkorbausdehnung bis auf wenige bis 0 cm und abdominaler Atmungstyp mehr oder weniger allein: ,,Zwerchfellatmung''; auch Lungenemphysem usw.), Verdauung (Blähungen, sowie Durchfälle oder Verstopfung), Haltung (Skoliose) und Gang (ängstlich-steif mit hochgezogenen Schultern: ,,Duckmäuserhaltung''); dazu durch Atmungs- und Verdauungsbehinderung, Schmerzen (namentlich bei plötzlichen oder starken Bewegungen, auch bei Fehltreten, Reiten und Autofahren, Niesen usw.), Schlaflosigkeit, Gemütsdepression usw.: Abmagerung, Anämie und Neurasthenie. Rückenmarksymptome fehlen. Die Schmerzen pflegen mit zunehmender Versteifung nachzulassen.

Komplikationen: Schmerzhafte Behinderung anderer, spez. der dem Rumpf anliegenden Extremitäten- (Schulter- und Hüft-) Gelenke erfolgt mit der Zeit in manchen Fällen.

Typen (aber nicht immer ausgesprochen und trennbar) sind früher unterschieden, aber jetzt aufgegeben:

a) Typus Bechterew: fortschreitend von oben nach unten; ohne Versteifung sonstiger Gelenke (Schulter, Hüfte usw.); dagegen mit Kyphose und mit Nervensymptomen; bei Älteren.

b) Typus Strümpell und Pierre-Marie: fortschreitend von unten nach oben; mit Versteifung sonstiger Gelenke; dagegen ohne Kyphose und ohne Nervensymptome; bei Jüngeren.

Diagnose: U. a. Röntgenbild (meist, aber gewöhnlich erst später im Verlaufe von Jahren bis Jahrzehnten und in der Regel im 5.—10. Jahr der Krankheit ausgesprochen: schnabel-, nasen- oder zackenartige Vorsprünge bis zu klammer- oder brückenartigen Verbindungen an den Wirbelrändern, und zwar meist zuerst an der Lendenwirbelsäule und überwiegend rechts; schließlich bogenförmige Verlötung der Wirbel untereinander durch seitliche Knochenspangenbildung, sowie Verknöcherung der Wirbel- und Wirbelrippengelenke nebst Bändern und Verschmälerung der Zwischenwirbelräume (,,Bambusform'' oder ,,vlämische Säule''), schon zeitig drei Längsschattenstreifen entsprechend Lig. longitudinale und beiden Wirbelgelenkreihen und früh Verödung der Kreuzbein-Darmbeinfugen; die Veränderungen betreffen mehr oder weniger die ganze Wirbelsäule, wobei sie meist an den Lendenwirbeln, seltener an den Halswirbeln beginnen. Bei der Spondylosis deformans finden sich Randzacken in Nasen- oder Schnabel- oder Kleiderhakenform, später auch brückenartige Spangen, und zwar vorwiegend an der stark beanspruchten Brust- und Lendenwirbelsäule, während die Wirbelgelenke frei sind; die Kreuzdarmbeinfugen sind nicht verödet, können aber auch Randzacken aufweisen ebenso wie die Körpergelenke. Ähnliche Randzacken finden sich allgemein bei Tabes und lokal bei Wirbelbruch, Caries, Tumor, Rückgratverbiegung und Weichteilverletzung oder -entzündung.

Für die Frühdiagnose ist wichtig: Rücken-, spez. Kreuz- und Nackenschmerzen, Rumpfsteifhaltung mit Abflachung der Lendenlordose, Näherung von Brustkorb und Becken, Verminderung der Brustexkursion, Schiefer-, Kleiner- und Krummerwerden, Ischias und Zwischenrippennervenschmerzen, Abmagerung, Anämie und Verdauungsstörungen; dazu Röntgenbild (Verschwinden der Kreuzbein-Darmbeinfugen) und Allgemeinsymptome: Temperatursteigerung, Hyperleukocytose und Lymphocytose, Blutsenkungsgeschwindigkeitvermehrung.

Differentialdiagnose: Spondylosis deformans, Tabes, Alterskyphose, Fraktur und Luxation, Tuberkulose, Syphilis, Carcinom und Unfallneurose, Intercostal- u. a. Neuralgie, Ischias, Muskelrheumatismus, Myositis ossificans progressiva usw.

Lokalisation: Meist, aber nicht immer beginnend in der Lendenwirbelsäule, manchmal in der Halswirbelsäule; dann fortschreitend auf die übrige Wirbelsäule und schließlich evtl. total.

Verlauf: Chronisch-progredient über Jahre bis Jahrzehnte.

Prognose: Quoad sanationem ungünstig, quoad vitam nicht ungünstig; Patienten werden meist alt, leiden aber oft sehr durch Wirbelsäulenversteifung und -verkrümmung, Schmerzen, Atmungs- und Verdauungsstörungen nebst anschließender Abmagerung, Anämie und Neurasthenie; bisweilen, aber wohl selten droht Lebensgefahr bei Herz- und Lungen- (Phthise, Pneumonie) oder bei Darmaffektion (Magen- oder hoher Darmverschluß). Haltung ist abhängig von der Gewohnheit, daher sehr von Behandlung und Willenskraft, so daß günstigenfalls die Wirbelsäule zwar immer mehr steif wird, aber mehr oder weniger gerade bleibt.

Prophylaxe: Aufsuchung und Behandlung septischer Herde, spez. an Zähnen, Mandeln und Mittelohr, vgl. Fokale Infektion in der Allg. Chirurgie!

Therapie (im ganzen machtlos, daher vorwiegend symptomatisch): Zu versuchen sind anfangs Salicyl-, Pyramidon- oder Atophanpräparate u. dgl., später Jod, Arsen, Fibrolysin, Reizkörper (Mirion, Sufrogel, Detoxin, Solganal u. dgl.), Sonnen- und Röntgenbestrahlung; im übrigen (vgl. Arthritis deformans): Bäder, Duschen und Packungen, sowie Heißluft, Glühlicht, Diathermie und Kurzwellenbehandlung sowie Stangerbad, im Sommer auch Kuren in Thermal-, Sol-, Moor-, Schwefel- und Sandbädern. Massage bzw. Einreibungen mit Panthesinbalsam, Rheumasan, Diffundolsalbe, Chloroformöl, Spiritus u. dgl. Elektrizität, spez. galvanische, Gymnastik, namentlich des Rumpfes nebst Atemübungen, am besten in einem entspr. Zanderinstitut bzw. Kurort. Wichtig ist Sorge für Geradhaltung der versteifenden Wirbelsäule. Stützapparat fraglich, jedenfalls nicht anhaltend erlaubt, höchstens vorübergehend bei starken Beschwerden und dann auch am besten nur in elastischer Form als Bandage oder Binde evtl. mit Rückenstütze. Schmerzmittel sind manchmal nicht zu entbehren und namentlich zur medikomechanischen Behandlung ratsam; doch sei man mit Narkotika, spez. Morphium zurückhaltend und bevorzuge Antineuralgika (Salicyl-, Atophan- und Pyramidonpräparate, z. B. Novalgin, Gardan, Atophan, Opolen usw.).

Anmerkung. Spondilitis traumatica (Verneuil-Kümmell 1891)?

Wesen und pathologische Anatomie: Noch nicht einwandfrei geklärt, wahrscheinlich überhaupt abzulehnen im Sinne einer posttraumatischen Erkrankung: angenommen wird eine posttraumatische Osteomalacie durch Ernährungsstörung mit fortschreitendem Druckschwund in der Spongiosa, also rarefizierende Nekrose des Wirbelkörpers; daher wird die sog. Kümmellsche Krankheit (statt Spondylitis traumatica) besser bezeichnet als posttraumatische sekundäre Wirbelerkrankung (Spondylopathia traumatica).

Vielleicht gehören manche Fälle entweder zu den Frakturen und Luxationen oder zur Spondylosis deformans und anklyopoëtica, soweit nicht überhaupt eine echte, bzw. tuberkulöse Spondylitis vorliegt.

In vielen Fällen, namentlich bei Unfallpatienten liegt überhaupt kein Knochenzusammenbruch, sondern nur eine schmerzhafte Rumpfversteifung durch unzweckmäßige Ruhigstellung vor, welche durch unberechtigtes Beharren in Entschädigungsansprüchen bedingt, übrigens durch unzweckmäßigeSchonung mit Ruhighaltung oder Behandlung (Korsett) begünstigt wird, namentlich wenn Alter nebst Spondylosis deformans vorliegt.

Schließlich wird für gewisse Fälle angenommen eine Insufficientia vertebrae im Sinne einer statischen Belastungsdeformität (Schanz), welche aber keine einheitliche Krankheit darstellt, sondern nur auf Rückenschwäche beruht, die wiederum organisch, auch statisch oder funktionell begründet ist, letzteres namentlich bei Unfallpatienten.

Ursachen: Traumen, und zwar Distorsion oder Kontusion, manchmal auch Fissur oder Kompressionsfraktur durch Sturz, Sprung, Stauchung, Quetschung usw.

Symptome und Verlauf (in 3 Stadien): 1. Sofort nach dem Trauma kurze Zeit, und zwar meist nur wenige Tage Schmerzen; 2. dann freies Intervall mit mehr oder weniger völligem Wohlbefinden nebst Arbeitsfähigkeit; 3. schließlich nach Monaten bis Jahren erneut Schmerzen in Wirbelsäule und Nervenwurzeln (u. a. Intercostalneuralgien) sowie Wirbelsäulenverkrümmung im Sinne der Kyphose mit flachem Gibbus.

Röntgenbild: In der Regel, spez. anfangs, negativ; später evtl. Erniedrigung der Wirbelkörper und Verschmälerung der Zwischenwirbelscheiben. Im übrigen vgl. Spondylitis deformans und ankylopoëtica, sowie Frakturen und Luxationen!

D. Geschwülste.

Formen: a) Selten gutartige: Fibrome, Lipome, Hämangiome (häufig und zwar in 10% aller Leichen, aber selten klinisch in Erscheinung tretend; meist bei Jugendlichen, auch multipel; evtl. Einwuchern in den Wirbelkanal oder Zusammenbruch mit Rückenmark- oder Wurzelsymptomen; im Röntgenbild Zerstörung oder Verdichtung des Knochens), kartilaginäre Exostosen, Enchondrome, Osteome, Echinococcus, Chordome (außer an der Schädelbasis auch am Kreuzbein); b) meist bösartige: Myelome (multipel und auch in anderen Knochen; diagnostisch wichtig ist der Bence-Jonessche Eiweißkörper, vgl. Allg. Chirurgie!), Hypernephrome (metastatisch), Sarkome (selten primär oder häufiger sekundär; vorkommend in fast 50% aller Sarkome als Metastase; vorzugsweise im Wirbelkörper; oft langsam verlaufend), Carcinome (sekundär, und zwar teils fortschreitend von Magen, Speiseröhre usw., teils metastatisch bei Carcinom von Brustdrüse, Schilddrüse, Speiseröhre, Magen, Darm, Lungen, Luftröhre, Harnblase, Uterus, Prostata usw.; gewöhnlich im Wirbelkörper, spez. im Brust- oder Lendenteil; oft multipel; entweder osteoklastisch oder seltener osteoplastisch; in 15—25% aller Carcinome s. da).

Symptome und Diagnose: Schmerz spontan, auf Druck und bei Bewegungen; Geschwulstbildung; Deformität der Wirbelsäule im Sinne der bogenförmigen Kyphose oder des „Entassement" (d. h. des zu Verkürzung führenden Zusammensinkens); Rückenmark- oder Wurzelsymptome, spez. Reizsymptome: Neuralgien und Muskelkrämpfe, später auch Marksymptome, und zwar meist partielle, vor allem spastische Lähmung mit Schmerzen, aber weniger ausgesprochen Anästhesie: Paraplegia dolorosa, bei seitlichem Sitz auch im Sinne der Brown-Séquardschen Lähmung; Röntgenbild (Knochenzerstörung mit Aufhellungsherd oder seltener, spez. bei osteoplastischem Carcinom Verdichtung, evtl. Zusammenbruch!); evtl. Tumor.

Differentialdiagnose: Tuberkulöse Caries (jugendliches Alter; Fieber; spitze Kyphose; Fehlen von Kachexie, lokaler Geschwulst, Drüsenmetastasen, Primärtumor usw.), Aktinomykose, Lues, Typhus, Osteomyelitis, Echinococcus, Lymphogranulomatosis, Osteoporose, Ostitis deformans und cystica, Marmorknochenkrankheit, Elfenbeinwirbel, traumatischer Gibbus, Spondylosis deformans und ankylopoëtica, Schmorlsches Knorpelknötchen, Osteomalacie, Rückenmarktumor, Aortenaneurysma, Mediastinaltumor, Ganglioneurom u. a.

Prognose: Schlecht.

Therapie: Symptomatisch; operativ nur bei gutartigem und ganz ausnahmsweise bei primärem bösartigem Tumor wegen Schmerzen und Lähmungen.

E. Wirbelsäulendeformitäten.

Die Wirbelsäule ist beim Neugeborenen gerade, bezw. einfach gebogen erfährt aber unter der Belastung eine physiologische Hals- und Lendenlordose, sowie Brustkyphose (S-Form) und außerdem eine leichte rechtskonvexe Brustkoliose. Übergang zu den eigentlichen (krankhaften) Deformitäten bilden die sog. Haltungsfehler: Rund-, Hohl- und Flachrücken.

a) Kyphose, d. h. Ausbiegung der Wirbelsäule nach hinten (konvex), spez. im Brustteil.

Ursachen: 1. Habituell bzw. konstitutionell als sog. „runder Rücken" in der ersten Kindheit infolge zu frühen Aufsetzens und vor allem in der Schul- oder Pubertätszeit im 7.—16. Jahr infolge nachlässiger Haltung, schlechten Sitzes bei viel Les- und Schreibarbeit in ungeeigneten Schulbänken oder bei

mangelhafter Beleuchtung und ohne genügende Muskelkräftigung (Rücken-
schwächling); häufiger, spez. bei Juden. 2. Rachitisch in den ersten (1.—5.)
Lebensjahren; spez. im unteren Brust- und Lendenteil; durch zu frühzeitiges
und zu langes Sitzen; spätere Folge ist runder Rücken und Skoliose. 3. Professionell bei Lastenträgern. 4. Senil als „runder Greisenrücken" oder
„Alterskyphose" (in der Mitte der Brustwirbelsäule). 5. Paralytisch bei
Lähmung der Rückenstrecker oder der Bauchmuskulatur, auch bei Fried-
reichscher Ataxie, Syringomyelie usw. 6. Angeboren bei Keilwirbel od. dgl.
(selten). 7. Pathologisch bei Zerstörungsprozeß, vgl. Differentialdiagnose!

Symptome des runden Rückens: Nach hinten konvexe Ausbiegung
der Wirbelsäule spez. im Brustteil, bei kleinen Kindern deutlich werdend bei
Hochheben an den Beinen und Bauchlage (entscheidend gegenüber entzündlicher Wirbelerkrankung ist die Beweglichkeit der kyphotischen Wirbel-
deformität, spez. ihr Ausgleich bei Bauchlage!); Kopf nach vorn geneigt;
Brust eingesunken; Gesäß abgeflacht; Bauch vorgewölbt; Schultern vorgefallen; Schulterblätter flügelförmig abstehend; Knie leicht gebeugt, Füße
einwärts.

Differentialdiagnose: Spondylitis tbc., syphilitica, deformans, ankylopoëtica, carcinomatosa, traumatica usw. sowie Hungerosteopathie und Osteomalacie.

Prophylaxe: Entsprechende Haltung, Schulbank und Muskelkräftigung
nebst Pausen und Gymnastik in der Schule; in der ersten Kindheit nicht zu
früh aufsitzen und gehen lassen, dagegen Bauchlage und Kriechen.

Therapie: Horizontallagerung in Reklination (in Rauchfußscher Schwebe
oder über Rolle, besser auf Reklinationsbett bzw. Gipsschale oder auf schiefer
Ebene), auch Bauchlage und passives Redressement durch Suspension am
Lorenzschen Wolm und später Geradehalter nach Nyrop u. a.; in schweren
Fällen, namentlich bei Lähmung, Korsett nach Hessing; daneben Massage und
orthopädisches Turnen (spez. Kriech-, Rumpf-, Atem-, Geh-, Marschier-, Stab-,
Hantel-, Ring- und Schwimmübungen, Schlittschuh- und Schneeschuhlaufen,
Hangübungen, Lastentragen auf dem Kopf, Rumpfstrecken in Bauchlage usw.;
dagegen nicht Radfahren u. dgl.); außerdem kausal, spez. allgemein bei
Rachitis usw.

**Zusatz 1. Adolescentenkyphose (Kyphosis osteochondropathica juvenilis s.
Osteochondropathia deformans juvenilis: Scheuermann 1920):**

Vorkommen: Nicht selten, meist im 12.—17. Jahr, meist beim männlichen
Geschlecht, aber auch beim weiblichen, dann etwas früher; begünstigend wirkt
schwere Arbeit, daher bei Landleuten, sonst bei Lehrlingen.

Lokalisation: 7.—11., meist 8.—10., also untere Brustwirbel, auch obere
Brust- und Lendenwirbel.

Wesen: Bandscheibenveränderung mit Knorpelknötchen.

Ursache: Konstitution, vielleicht endokrine Störung (Hypophyse?).

Symptome: Schmerzhafte Rumpfbehinderung und Buckelbildung.

Diagnose: Röntgenbild: unregelmäßige Begrenzung der Schlußplatten,
Wirbelveränderung in Keilform, Wirbelkörperecken ausgefranst, Knochenkalk-
gehalt herabgesetzt; Knorpelknötchen; erweiterte Gefäßkanäle in der Wirbel-
körpermitte quer.

Prognose: Gut bei frühzeitiger und sachgemäßer Behandlung; sonst droht
Rumpfversteifung und Buckelbildung, auch Spondylosis deformans.

Therapie: Ruhe mit Bauchlage oder in Gipsschale für einige Wochen; sonst
Schonung, Wärme, Massage und Streckübungen sowie Korsett, dazu Allgemeinbehandlung.

Zusatz 2. Fischwirbelkrankheit.

Vorkommen: Gelegentlich.

Wesen: Unspezifische Nekrose bzw. Osteoporose.

Ursache: Fraglich, vielleicht Stoffwechselstörung.

Lokalisation: Vorwiegend am 10.—12. Brust- und 1.—2. Lendenwirbel,
sonst an der ganzen Wirbelsäule.

Verlauf: Schleichend.

Symptome: Schmerzen im Rücken, spez. am Brust-Lendenteil (beim Bücken) und Klopfschmerz sowie Kyphose.

Diagnose: Röntgenbild (fischwirbel- oder sanduhrartige Form der Wirbelkörper mit centraler Eindellung oben und unten.

Differentialdiagnose: Tumor, Myelom, Spondylitis, Trauma u. a.

b) Lordose, d. h. Ausbiegung der Wirbelsäule nach vorn, spez. im Lendenteil.

Ursachen: 1. Habituell bzw. konstitutionell, auch erblich als sog. „hohler oder hohlrunder Rücken" (selten). 2. Rachitisch. 3. Professionell bei Lastenträgern und -schiebern. 4. Hysterisch. 5. Kompensatorisch bei Kyphose sowie infolge Beckenschrägstellung bei Coxitis, Luxatio coxae congenita, Coxa vara, Psoascontractur, Ischias, Lähmung der Rückenstrecker, Glutaei oder Bauchmuskeln nach Poliomyelitis acuta oder nach progressiver Muskelatrophie.

Symptome: Lendengegend ausgehöhlt; Bauch vorgewölbt; Oberkörper und Gesäß nach hinten vorgebuchtet.

Therapie: Kausal; sonst Stützapparat und Übungen.

Anmerkung. Spondylolisthesis oder Wirbelgleiten, d. h. Vorwärtsverschiebung des letzten Lendenwirbels gegenüber dem Kreuzbein, selten des 4. oder gar 3.

Wesen: Spaltbildung im Zwischengelenkteil (Portio interarticularis) des Wirbelbogens zwischen oberem und unterem Gelenkfortsatz, wohl entsprechend einer offen gebliebenen Fuge, so daß der Wirbel in einen vorderen-oberen Anteil (Wirbelkörper mit den beiden Bogenwurzeln und oberen Gelenkfortsätzen) und in einen hinteren-unteren Anteil (untere Gelenkfortsätze und Dornfortsatz) geteilt ist, wobei der erstere unter der Rumpfbelastung nach vorn gleitet, während der letztere an seinem Platze bleibt. Selten besteht eine sog. Pseudo-Spondylolisthesis d. h. ohne Spaltbildung.

Ursachen: Kongenitale Anlage in Form einer entwicklungsgeschichtlich bedingten Anomalie (Nichtverschmelzen der Knochenkerne, dadurch Defekt im Zwischengelenkstück des Bogens), ausnahmsweise Fraktur, Tuberkulose, Typhus usw.

Symptome: Starke Lordose in rechtwinkliger Form und ohne Ausgleich beim Bücken sowie teleskopartig verkürzter Rumpf spez. Unterleib, fehlende Lendenaushöhlung, verstärkte Brustkyphose, Vorspringen der Rückenstreckerwülste und vortretendes Gesäß („Hottentotten-Venus") bei scheinbarem Kleinerwerden und Verlängerung der Arme sowie Näherung des Brustkorbs an das Becken und Querfaltenbildung am Oberbauch bzw. Rücken, auch Lendenversteifung; dazu tastbare Stufenbildung an der Dornfortsatzreihe; Kreuzschmerzen, Schwäche- und Steifigkeitsgefühl im Rücken, Behinderung der Rumpfbeugung; Stehen mit leicht gebeugten Knien; Gang oft watschelnd mit gekreuzten Beinen; Röntgenbild, spez. seitlich (Wirbelverschiebung; mit der Zeit konsolenartigeWucherung vorn am Kreuzbein nach Art der Spondylosis deformans).

Folgen: u. a. Geburtserschwerung (evtl. deshalb Kaiserschnitt!).

Diagnose: Röntgenbild.

Differentialdiagnose: Fraktur und Luxation, Sacrum acutum und arcuatum, Spina bifida, Muskelrheumatismus, Wurzelneuralgie, Unfallneurose u. a.

Therapie: Außer Schonung zwecklos, ausnahmsweise Stützapparat: Rückenstütze mit breiter Bauchbinde; Operation (Knochenspaneinpflanzung)?

Unfallzusammenhang wohl abzulehnen, auch im Sinne der Verschlimmerung, höchstens vorübergehend für Wochen bis Monate (angeborene Fehlbildung!), außer bei Wirbelbruch mit veränderter Statik oder bei traumatisch bedingtem Wirbelgleiten.

c) Skoliose, d. h. Ausbiegung der Wirbelsäule nach der Seite; fast stets kombiniert mit Torsion und öfters kombiniert mit Kyphose oder Lordose.

Vorkommen: Sehr häufig, namentlich bei Mädchen als habituelle Skoliose; die praktisch wichtigsten (häufigsten) Skoliosen sind die habituellen und die rachitischen.

Anatomie: Seitliche Abweichung (Inflexion); dabei zugleich Drehung (Torsion); Wirbel sind in der Form etwas verändert, spez. die den Scheitel der Krümmung bildenden keilförmig („Scheitel- oder Keilwirbel").

Ursachen: 1. Angeboren selten; infolge intrauteriner Belastungs-deformität (hier evtl. kombiniert mit Klumpfüßen u. dgl.), fötaler Rachitis oder sonstiger Mißbildung: asymmetrische Wirbelanlage bzw. Segment-verschiebung, asymmetrischer Sakralisation, Wirbel- oder Rippenverschmelzung, Schulterblatthochstand, Muskeldefekt, Keilwirbel, Wirbeldefekt oder -überzahl, Halsrippen (hier zervikodorsalkonvex), Spina bifida usw. 2. Rachitisch: häufig (ca. $^1/_3$—$^1/_2$); in den ersten Lebensjahren, also vor der Schulzeit; wohl infolge Tragens auf dem linken Arm oder Führens an der rechten Hand oder Aufsitzens im Bett; hier gewöhnlich total, und zwar meist links-, selten rechtskonvex; meist schwer in Form eines kurzen und scharfen Bogens und kombiniert mit Kyphose als Kyphoskoliose sowie mit sonstigen Symptomen von Rachitis, auch mit Wachstumsbeeinträchtigung; Ursache: Abnorme Knochenweichheit. 3. Habituell bzw. konstitutionell: Häufig, spez. bei Mädchen; flacher Rücken disponiert stark, runder wenig; vorkommend in der Schul- oder Pubertätszeit um 7. bis 16. Jahr als sog. „Belastungs-deformität" infolge ungleichmäßiger Belastung der Wirbelsäule in Verbindung mit Anlage, Ernährungsmangel, Muskelschwäche, Rachitis tarda, Chlorose, adenoiden Vegetationen usw., sowie überhaupt bei sog. Insufficientia vertebrae (Schanz), vor allem unter dem Einfluß schlechter Schulbänke und Schrift, also als „Schul-, Sitz- oder Schreibkrankheit", sonst durch einseitige Inan-spruchnahme z. B. bei Schreinern, Violinspielern, Gondelführern sowie bei Schul-kindern durch einseitiges Bücher- und Schulmappentragen usw. (vgl. Prophy-laxe!). 4. Statisch: Bei stärkerer Verkürzung eines Beines mit Beckenschief-stand z. B. durch angeborene Hüftluxation, Coxa vara, Erkrankung von Hüfte, Knie oder Fuß, Fraktur, Deformität an Ober- oder Unterschenkel, X- oder O-Bein, Gelenkkontraktur usw. sowie an der obersten Brustwirbelsäule auch durch Verlust oder Schwäche eines Armes und an der Brust-Lendenwirbel-säule durch Verlust oder Schwäche eines Beines. 5. Traumatisch: Nach Frakturen oder Luxationen mit zurückbleibender Deformität. 6. Osteo-malacisch. 7. Spondylitisch: Bei Tuberkulose, Osteomyelitis, Tumor usw. 8. Cicatriciell: Nach Verbrennung, Phlegmone, Verletzung, Pleura-Empyem usw., namentlich bei jugendlichen Individuen. 9. Reflektorisch (zwecks Schmerzvermeidung): Bei Rückenfurunkel, Appendicitis, Unterleibs-leiden, Lumbago („Skoliosis rheumatica": meist homolog, d. h. nach der kranken Seite konvex) und Ischias („Sk. ischiadica": im Brustteil; meist heterolog, seltener homolog, bisweilen alternierend). 10. Hysterisch. 11. Paralytisch: Einseitige Rückenmuskellähmung infolge spinaler Kinder-lähmung oder progressiver Muskelatrophie (Konvexität häufiger nach der gesunden, seltener nach der kranken Seite.) 12. Neuropathisch: Osteo-arthropathie infolge Paralyse, Syringomyelie usw.

Benennung nach der Konvexität.

Formen: a) Einfache: α) totale als „c-förmige": seltener (z. B. bei Rachitis und bei Mädchen um das 10. Jahr); häufiger links-, seltener rechts-konvex; β) partielle häufiger! b) Zusammengesetzte, d. h. mit kompen-satorischen Krümmungen entgegengesetzter Art ober- und unterhalb oder doppelte (s-förmige am häufigsten); in der Regel, also bei habitueller Skoliose.

Symptome der häufigsten Formen: a) Rechts konvexe Dorsal-skoliose: Bogenförmige Abweichung der Dornfortsatzlinie im Brustteil rechts konvex, rechtsseitiger Rippenbuckel hinten (besonders deutlich bei Blick über den Rücken des langsam nach vorn sich beugenden Patienten) und linksseitiger geringerer vorn, Verkleinerung der rechten Thoraxhälfte, Hochstand der rechten Schulter, Vorspringen des rechten Schulterblattes,

Verschiebung des Brustbeins nach links, Beckenschiefstand, Vortreten der rechten Hüfte und Vertiefung des rechten Taillendreiecks (d. h. der Luftfigur zwischen seitlich am Rumpf herabhängendem Arm einer- und seitlichem Brust-Beckenumriß andererseits).

b) **Links konvexe Lumbalskoliose**: Vortreten der Hüfte und Vertiefung des Taillendreiecks auf der rechten Seite.

Diagnose: Schon den Eltern fällt auf: Hochstand einer Schulter, schiefe Taille und Vortreten einer Hüfte; der Arzt, spez. Haus- und Schularzt, muß **frühzeitig**(!) die Diagnose stellen durch Besichtigung, Betastung, Messung, Lotfällung und Zeichnung des ganz entblößten Kindes; evtl. Röntgenbild. (Wirbelsäulenverbiegung und -formveränderung, und zwar Wirbel auf der konkaven Seite schmäler, dabei im Gegensatz zum Bruch meist nicht sehr erheblich sowie Zwischenwirbelscheiben verändert und Wirbel mit Randzacken auf der Bogeninnenseite, gelegentlich seitliches Wirbelabgleiten unter Drehung zwischen zwei Biegungen nebst Randzacken).

Unfallzusammenhang ist abzulehnen im Sinne der Entstehung (außer bei Veränderung der statischen Verhältnisse durch Bruch oder Verrenkung mit Wirbelscheibenverletzung) und meist auch im Sinne der dauernden Verschlimmerung, während die Beschwerden sich durch den natürlichen Verlauf des Leidens erklären lassen; im übrigen vgl. Ursachen!

Komplikationen: 1. Muskelatrophie bzw. Muskelhärte mit nachfolgender Kontraktur. 2. Verdrängung bzw. Kompression von Brust- und Bauchorganen mit Neigung zu Lungenstauung, Spitzentuberkulose, Herzhypertrophie bzw. -insuffizienz, Intercostalneuralgien, Ösophagusknickung usw. 3. Andere Belastungsdeformitäten: Coxa vara, Genu valgum und varum, Pes planus usw.

Verlauf: Man unterscheidet drei Stadien oder Grade: 1. **Lockere oder mobile Sk.**, d. h. leicht ausgleichbare schon aktiv durch Annehmen einer straffen („militärischen") Haltung oder durch passive Suspension oder Redression mittels Apparats oder Arzthand. 2. **Kontrahierte Sk.**, d. h. nur z. T. ausgleichbare. 3. **Versteifte oder fixierte Sk.**, d. h. nicht ausgleichbare.

Prognose: Im Früh-, spez. 1. (mobilen) Stadium heilbar, später nur aufhaltbar; ungünstig ist längeres Bestehen, spez. **fixierte** Skoliose; auch die **abgelaufene** rachitische Skoliose ist nicht heilbar.

Prophylaxe: In den ersten Jahren bei Rachitis Horizontallagerung auf fester Matratze unter Vermeidung des auf dem linken Arm Tragens und des an der rechten Hand Führens; später in der Schulzeit richtiges Sitzen, Stehen und Gehen, auch Abwechselung zwischen beiden Körperseiten bei Bettlage, Spiel, Schulmappetragen usw., sowie vor allem geeignete Schrift (Steil- statt Schrägschrift) und Schulbank (richtige Sitzhöhe und Minusdistanz, d. h. Horizontalabstand zwischen hinterer Tisch- und vorderer Bankkante, sowie Tisch-, Sitz- und Lehnfläche leicht nach rückwärts geneigt und dabei Rückenlehne hoch- und ausgebogen); außerdem bei habitueller und rachitischer Skoliose genügende Ernährung, spez. Muttermilch, Luft, Sonne, Sol- und Seebäder, Schlaf, flache Horizontallagerung, Atemübungen, Turnen, Spielen, Sport (spez. Reiten, Schwimmen, Ballspiel usw.) und Massage; in der Schule zeitweilige Arbeitsunterbrechung durch eingeschobene Freiübungen, genügende Pausen und Gymnastik durch Spiel, Sport und Turnen. Vitamin.

Therapie: Zunächst, namentlich bei einfacher Haltungsstörung **Kräftigung der Rückenmuskulatur** durch Massage und Faradisieren, sowie **Mobilisierung der Wirbelsäule** durch Bäder, Heißluft, Heilgymnastik und orthopädisches Turnen (frei und an Geräten; Widerstandsbewegungen; Rumpfbeugen, -strecken und -drehen; Übungen mit Stab, Ringen, Reck, Leiter usw.; Bruststärker; auch Kriechübungen nach Klapp); später **aktives Redressement** durch entspr. (besondere) Freiübungen oder durch Gipsgürtel in überkorrigierter Seitwärtsneigung und **passives Redressement** durch Gipsschale oder Liegebrett, auch durch Suspension am **Lorenz**schen Wolm, **Beely**schen Rahmen usw. oder durch Lagerung im Detorsionsapparat mit

Druckpelotten, in Barwellscher Schlinge usw. oder in schweren Fällen auch durch korrigierendes, daher in Extension oder in Überkorrektur angepaßtes Korsett bzw. Gradehalter (dies aber nur zeitweise, nicht zu frühzeitig und nicht ohne gleichzeitige Massage und Gymnastik!); nur ganz ausnahmsweise kommt in Frage Operation: Rippenresektion auf der konkaven Seite oder Gelenk- und Querfortsatzresektion auf der konvexen Seite; im übrigen ist die Therapie kausal bei Rachitis, Spondylitis, Narbe, Hysterie, Ischias, Beinverkürzung usw.

Berufswahl: Schlecht ist: Schreiber, Schuster, Schneider u. dgl., wenig gut auch: Bäcker, Friseur, Arbeiter u. dgl., gut: Landwirt, Gärtner, Bote, Tischler, Maurer, Maler u. dgl.

24. Abschnitt: Rückenmark.

I. Rückenmarkhäute.

A. Blutungen: Extra- oder intradural; bei stumpfer oder scharfer Verletzung, Operation, Fraktur und Luxation usw.

B. Entzündungen:

a) Pachymeningitis externa (direkt oder fortgeleitet): Bei Verletzung, Operation, perforierendem Decubitus, geplatzter Spina bifida, Wirbeltuberkulose, -syphilis und -osteomyelitis usw.

b) Pachymeningitis interna und Leptomeningitis.

Entstehung und Formen: 1. Meningitis purulenta; wie bei a).

2. M. metastatica: Bei Pyämie, Typhus, Pneumonie usw.

3. M. epidemica: Bei entspr. cerebraler M.

4. M. tbc.: Meist bei tuberkulöser cerebraler M., selten bei Wirbeltuberkulose.

5. M. serosa diffusa und circumscripta: Bei Verletzung, Tuberkulose, Lues, Tumor, extraduraler Eiterung usw.; oft unter dem Bild des Rückenmarktumors (sog. „Pseudotumor").

Symptome: Außer Allgemeinsymptomen und Symptomen der cerebralen Meningitis häufig Herderscheinungen (ähnlich wie bei Rückenmarkgeschwulst): Reizerscheinungen, und zwar sensible (Rückenschmerz, Hyperalgesien, Neuralgien) und motorische (Muskelspannung, -zuckungen und -kontrakturen, sowie Blasen- und Mastdarmstörungen); seltener, spez. bei gleichzeitiger Markerkrankung Lähmungserscheinungen.

Diagnose: U. a. Lumbalpunktion: Lumbalpunktat ist bei Blutung blutig; bei M. purulenta trüb, sowie mit Eiweiß, Leukocyten und Kokken; bei M. tbc. klar mit Flocken, Lymphocyten und Tuberkelbacillen; bei M. serosa mit erhöhtem Druck.

Therapie: Kausal und symptomatisch; evtl. wiederholte Lumbalpunktion.

II. Rückenmark.

A. Rückenmarkverletzungen.

a) Stumpfe Verletzungen.

1. Rückenmarkerschütterung (Commotio medullae spinalis): Durch Stoß, Sturz usw.; ohne oder mit rasch vorübergehenden und partiellen Marksymptomen; oft handelt es sich aber nicht um Markerschütterung, sondern um Markquetschung oder aber auch bloß um Unfallneurose, spez. früher bei Eisenbahnunfällen als sog. „Railway-spine" bekannt.

2. Rückenmarkquetschung (Contusio m. sp.).

Ursache: Stumpfe oder scharfe Verletzung, spez. bei Fraktur und Luxation, Schuß, Stich (mit Messer, Dolch, Degen usw.); meist am Hals; oft mit Halbseitenläsion oder mit partiellen und rasch vorübergehenden Marksymptomen (infolge Blutung oder Quellung in der Umgebung); evtl. Steckenbleiben des Fremdkörpers (daher Röntgenbild!).

Formen: a) total, b) partiell, auch halbseitig oder nur an den Nervenwurzeln.

Symptome: Motorische Lähmung mit gesteigerten oder (infolge sekundärer Schädigung des Reflexbogens) mit fehlenden Reflexen und Anästhesie nebst Zone dissoziierter Empfindungslähmung (Analgesie und Thermoanästhesie oberhalb infolge Blutung oder Erweichung in der grauen Substanz oberhalb); dazu Temperatursteigerung usw.

Komplikationen: Infektion und Markkompression durch zurückbleibenden Fremdkörper (Projektil usw.) oder durch dislozierte Knochensplitter, Callus luxurians, Schwiele, Bluterguß, Meningitis serosa circumscripta u. dgl. (s. u.).

3. Rückenmarkblutung (Hämatomyelie).

Ursachen: Distorsion (z. B. forciertes Kopfbeugen oder Verheben), Kontusion (z. B. Schlag auf den Rücken, Fall aufs Gesäß, schwere Geburt usw.), Fraktur und Luxation.

Anatomie: Blutung in der Marksubstanz, spez. in der grauen; bisweilen weithin längs ausgedehnt als sog. „Röhrenblutung".

Symptome: Teils bleibend (bei Zerstörung), teils vorübergehend (bei Druck); öfters Syringomyelie ähnlich; stets plötzlich auftretend; evtl. Lähmungen, und zwar sensible (Anästhesie sowie oberhalb der Grenze der totalen Hautanästhesie eine Zone sog. dissoziierter Empfindungslähmung, spez. Thermoanästhesie und Analgesie) und motorische (atrophische; spez. in den Armen; bisweilen nur halbseitig).

Prognose: Nicht ungünstig, da oft ausheilend, falls nicht das Mark verletzt ist.

4. Rückenmarkdruck (Compressio m. sp.), sog. Drucklähmung, auch fälschlich (es besteht ja keine Entzündung)! Kompressionsmyelitis genannt.

Ursachen: Pachymeningitis und Meningitis serosa circumscripta, Blutungen, Fremdkörper (Geschosse usw.), Wirbelcaries, spez. tuberkulöse (s. da), Frakturen (hier durch dislozierte Fragmente oder Callus), Luxationen, Knorpelknötchen und Geschwülste (s. da).

Symptome: Neuralgien und motorische Störungen, spez. Lähmungen mit gesteigerten oder (infolge sekundärer Schädigung des Reflexbogens) mit fehlenden Reflexen, seltener sensible Störungen, außerdem trophische Störungen.

b) Scharfe (penetrierende) Verletzungen.

Ursachen: Stich, Schuß usw.

Symptome und Folgen: Manchmal besteht nur Erschütterung, Quetschung, Blutung oder Druck des Rückenmarks, wobei sich die Erscheinungen spontan wieder verlieren; achte auf zurückgebliebenen Fremdkörper (Messerklinge, Geschoß); evtl. Röntgenuntersuchung und Lumbalpunktion; u. U. besteht totale oder partielle Markläsion, auch Halbseitenläsion.

Komplikationen: Nebenverletzungen an Hals-, Brust- und Bauchorganen, wodurch die Rückenmarkverletzung verdeckt sein kann.

Differentialdiagnose: U. a. Unfallneurose.

Therapie: Bei Wurzeldurchtrennung versuche man deren Nahtvereinigung und bei Rückenmarkkompression (durch Fremdkörper, Blutung, Callus usw.) Laminektomie; sonst Lagerung ohne Abtransport und Wundversorgung mit Revision auf Fremdkörper.

B. Rückenmarkgeschwülste.

a) Extravertebrale: Z. B. Aortenaneurysma.

b) Vertebrale (namentlich als metastatisches Carcinom bei Mamma-, Prostata- und Schilddrüsen- sowie Lungen-, Blasen- u. a. Carcinom, überhaupt in 15—20% aller Carcinome; sonst als Angiom, Lipom, Enchondrom, Osteom,

Chordom, Melanom, Sarkom u. a., vgl. Wirbelsäule!): Meist Wurzelsymptome spez. sensible (Neuralgien!), aber auch motorische (Muskelkrämpfe) und meist erst später und partiell Marksymptome, spez. spastische Paraplegie mit wenig ausgesprochener Anästhesie, aber mit Schmerzen: Paraplegia dolorosa.

c) **Extradurale:** Lipome, Sarkome, Carcinome, Enchondrome, Tuberkulose, Echinococcus; häufig; auch multipel; oft hinten oder seitlich sowie gutartig, daher ausschälbar; mit Symptomen ähnlich d), aber ausgedehnteren.

d) **Intradurale:** Meningeome bzw. Psammome (meist dorsal, rundlich, bis kirschgroß, gutartig und nicht rezivierend), Neurinome (weicher und größer, meist lumbosakral, längs an Nervenwurzel), Fibrome, Lipome, Angiome, Endotheliome, Sarkome, Echinococcus, Tuberkulose und Syphilis; zunächst und oft jahrelang nur Wurzelsymptome (entsprechend dem Sitz hinten meist sensible, spez. Neuralgien, seltener motorische: Zuckungen und später atrophische Lähmungen) und meist erst spät Marksymptome (zunächst und meist Halbseitenläsion, später totale Querschnittläsion).

e) **Intramedulläre:** Gliome (meist im Halsmark; ungünstig!), Sarkome, Hämangiome, Endotheliome, Cholesteatome, sowie Tuberkel, Syphilome und Cysticerken; selten; frühzeitig Mark-, aber keine Wurzelsymptome (ähnlich wie bei Myelitis, aber oft einseitig); bisweilen sind Sarkome, Carcinome und Gliome diffus; vereinzelt kommen metastatische Tumoren vor; im ganzen sind die Geschwülste im Rückenmark viel seltener als im Gehirn.

Dazu kommen die **Geschwülste der Cauda equina** und die **Geschwülste der Nervenwurzeln** sowie die **Pulposushernien** (traumatische Ausstülpungen des Nucleus pulposus, bestehend aus feinfadiger Grundsubstanz mit einzelnen Knorpelzellen, namentlich im Lumbo-Sakralteil: Luschka; neuerlich als Knorpelknötchen: Schmorl; häufiger, aber meist ohne Erscheinungen, meist vortretend in den Wirbelkörper durch die obere Deckplatte, selten nach hinten und ganz selten nach vorn; bei Entwicklung nach hinten können Druckerscheinungen auf Rückenmark und Nervenwurzeln auftreten wie bei einer Geschwulst; auch vorkommend bei Spondylosis deformans sowie bei Kyphose und Skoliose.

Diagnose, Prognose und Therapie der Rückenmarkleiden.

Diagnose: Bisweilen Röntgenbild (positiv namentlich bei Wirbelaffektion; aber auch sonst manchmal wertvoll unter Myelographie, d. h. Kontrastfüllung des Lumbalsacks mit einigen ccm 40%iges Jodipin od. dgl. ober- und evtl. auch unterhalb der Erkrankungsstelle, wobei sich ein mehr oder weniger vollständiger „Stop" zeigen kann; manchmal findet sich auch auf dem sagittalen Leerbild ein vermehrter Abstand der beiden Bogenwurzeln voneinander oder eine Deformierung einzelner Bogenwurzeln z. B. ersteres bei intraduralen und intramedullären oder letzteres bei extraduralen Tumoren) und Lumbalpunktion (bei Meningitis, Blutung, Tumor usw.), im übrigen Mark- und Wurzelsymptome.

Man unterscheidet: a) Totale Querschnittläsion mit motorischer und sensibler, auch Blasen- und Mastdarm-, sowie Geschlechtsfunktionslähmung, vasomotorischen und trophischen Störungen usw.

b) Partielle, spez. (bei seitlichem Sitz) Halbseitenläsion mit Unvollkommenheit, Asymmetrie, Verspätung, Schwanken und Wiederverschwinden der Lähmung, Inkongruenz zwischen motorischer und sensibler Lähmung, Erhaltensein oder Wiederauftreten der Sehnenreflexe usw.

Die topische-, Höhen- oder Segmentdiagnose der Rückenmarkaffektion ergibt sich aus dem Umfang der motorischen und sensiblen Lähmung. Bei partieller Läsion ist für die Höhenbestimmung diejenige Zone zu verwerten, in welcher die Störung am ausgesprochensten ist; Reizerscheinungen entsprechen bei Totalläsion einem höheren als dem erkrankten Gebiet, bei partieller Läsion dagegen meist dem erkrankten selbst. Wegen Versorgung der betreffenden Gebiete durch verschiedene Segmente ist die Lähmung im obersten Lähmungsbezirke nicht immer eine komplette, und es wird der Sitz der Läsion gewöhnlich etwas zu tief angenommen, insbesondere wird jedes Hautgebiet von mindestens drei benachbarten Nervenwurzeln versorgt; andererseits kann durch aufsteigende Myelitis oder durch vorübergehende Fernwirkung (Zirkulationsstörung u. dgl.) eine höhersitzende Affektion, namentlich bei Trauma, vorgetäuscht werden; bei Operation ist außerdem zu beachten, daß die betr. Rückenmarkabschnitte höher liegen als die entsprechenden Wirbelkörper und noch höher als die entsprechenden Dornfortsätze (im allgemeinen entspricht der tastbare Dornfortsatz dem nächst unteren Wirbelkörper); motorische und sensible Lähmung entsprechen im allgemeinen einander ("Koinzidenz der Lähmungen"), bisweilen aber nicht (wegen partieller Schädigung oberhalb der Hauptläsionsstelle). Dissoziierte Empfindungslähmung (spez. Thermoanästhesie und Analgesie bei erhaltener Lage- und Berührungsempfindung) weisen auf centrale Läsion in den grauen Hinterhörnern z. B. bei traumatischer Blutung oder Erweichung und bei centralem Gliom. Reflexe sind erhalten oder gesteigert ("centrale oder spastische Lähmung") bei Affektion oberhalb des betr. Reflexsegmentes, dagegen fehlend ("periphere oder schlaffe Lähmung") bei Affektion des betreffenden Reflexsegmentes selbst, aber auch bemerkenswerterweise (wohl infolge sekundärer Schädigung des Reflexbogens) bei den meisten, spez. plötzlich (traumatisch) eintretenden Totalläsionen oberhalb des betreffenden Reflexsegmentes. Betr. Symptomatik vgl. auch Wirbelbrüche; es besteht bei Tumoren im Halsteil: Parese mit spastischer, schließlich schlaffer Lähmung der oberen Extremitäten, spez. an Medianus und Ulnaris (Schwund der kleinen Handmuskulatur!), Hyp- oder Anästhesie, spez. an Ulnaris und Neuralgien an Hinterkopf, Nacken und Armen; dazu evtl. Vasomotorenlähmung des Gesichts (zunächst Rötung und Hitze, später Cyanose und Kälte) und Hornerscher Symptomenkomplex (Miosis, Enophthalmus und Ptosis); im Brustteil: Intercostalneuralgien und Fehlen der verschiedenen Bauchdeckenreflexe; im Lendenteil: Neuralgien und evtl. Lähmungen im Plexus lumbalis; im Kreuzteil: Neuralgien und evtl. Lähmungen am Kreuzbein, Damm und Beinen. Bei Affektion des Conus terminalis besteht Blasen- und Mastdarm- sowie Geschlechtsfunktionslähmung und Reithosenanästhesie ohne, bei zugleich höher hinaufreichender Affektion aber mit an den Beinen lokalisierter motorischer (Unterschenkelmuskeln!) und sensibler (Hinterseite!) Störung. Affektion der Cauda equina bietet ein ähnliches Bild, dabei aber im Gegensatz zur Markaffektion häufig sensible Reizerscheinungen ("Paraplegia dolorosa") und keine symmetrischen oder totalen Lähmungen, keine dissoziierten Empfindungsstörungen und geringe lumbale Symptome. Besonders schwierig ist die Diagnose bei multiplen Tumoren (Neurofibromen, Endotheliomen, Sarkomen, Tuberkeln, Cysticerken usw.).

Differentialdiagnose: Spondylitis (tuberculosa, syph. usw.), Pachymeningitis, Meningitis serosa circumscripta, Syringomyelie, multiple Sklerose, Tabes, chronische Myelitis, spinale Muskelatrophie, Magengeschwür, Nieren- und Gallensteinkolik, Wurzelneuralgie usw.

Verlauf: Meist Monate bis Jahre.

Prognose: Ungünstig spez. bei totaler und bleibender Lähmung. Spez. bei Blasen- und Mastdarmlähmung drohen Cystitis und Decubitus, meist schließlich mit letalem Ausgang. Häufig sind Nierensteine. Bei Totalläsion im Halsmark erfolgt bald Tod an Erstickung bzw. Pneumonie durch Lähmung der Intercostal-, Zwerchfell- und Bauchmuskulatur. Heilung ist evtl. möglich spontan bei Commotio und Hämatomyelie sowie bei Tuberkel, Echinococcus und Cysticerkus, und operativ bei partieller Drucklähmung infolge Trauma, Tuberkulose oder umschriebenen und solitären, spez. gutartigen Tumoren.

Therapie: Bei Commotio und Hämatomyelie: Ruhe, Eis, Morphium; sonst kausal (z. B. bei Syphilis, Frakturen und Luxationen, Wirbeltuberulkose) und symptomatisch (spez. hinsichtlich Blasen- und Mastdarmlähmung vgl. Wirbelbrüche!); bei inoperablen Tumor evtl. Arsen und Röntgenbestrahlung; sonst evtl. operativ, und zwar frühzeitig:

I. Laminektomie, d. h. Fortnahme der rückwärtigen Knochenbedeckung des Rückenmarks zwecks Rückenmarkfreilegung.

Technik: Narkose oder besser Lokalanästhesie nebst Morphium. Adrenalininfiltration der Weichteile ¼ Stunde vorher. Seiten- oder Bauchlagerung in kyphotischer Haltung; zeitweise (gegen zu starken Liquorabfluß) evtl. Körpertieflagerung. Medianschnitt durch Haut. Spaltung der Fascie beiderseits neben der Dornfortsatzreihe. Beiseiteschieben der langen Rückenmuskulatur bis auf die beiderseitigen Wirbelbogen mit breitem Raspatorium, Elevatorium oder Meißel. Zurückhalten mit breiten Haken und Austamponieren mit heißer Adrenalin-Kochsalzlösung für einige Minuten zur Blutstillung. Durchtrennen der Zwischendornfortsatzbänder mit dem Periostmesser. Vorsichtiges Abkneifen der Dornfortsätze mit Knochenschneidezange und weiter der Wirbelbogen mit Hohlmeißelzange nach Luer, Chipault u. a. Stumpfes Trennen des gefäßreichen epiduralen Fettes. Evtl. (aber nur bei besonderer Indikation, spez. bei Druckspannung, Blutdurchschimmern oder außerhalb nicht auffindbarer Lähmungsursache) Eröffnung der Dura zwischen zwei Haltefäden, und zwar gewöhnlich vom oberen Wundwinkel aus, um eine Verletzung der mit dem Liquor vordringenden Wurzeln zu vermeiden. Revision des Rückenmarkkanales, Duralsackes und Markes. Enge Duranaht mit feinster Seide oder (weniger gut) Catgut. Weichteilnaht in Etagen (Muskulatur, Fascie, Haut) ohne Dränage. Nähte entfernen nicht vor 10—12 Tagen. Bettruhe 14 Tage.

Gefahren: Shock, Markschädigung, Liquoransammlung oder -fistel, Infektion; die Trag- und Bewegungsfähigkeit der Wirbelsäule wird in der Regel nicht beeinträchtigt bei Fortnahme von nur 3—4 Bogen, während bei Fortnahme von 6—10 Bogen allmählich Verbiegung der Wirbelsäule nach hinten eintritt.

Indikationen: Drucklähmung bei Tumor (spez. extramedullärem, gutartigem und solitärem), Tuberkulose, Syphilis, Osteomyelitis, Aktinomykose, Echinococcus, Trauma (Schuß, Fraktur und Luxation, spez. bei Bogenfraktur und bei röntgenologisch nachgewiesener Kompression durch Knochensplitter oder Fremdkörper), und zwar als Frühoperation (baldigst, evtl. nach Abklingen des Shocks oder nach Abwarten evtl. spontaner Besserung; ferner auch später bei Fremdkörper, Callus, Meningitis serosa circumscripta, Absceß u. dgl.); dagegen wohl aussichtslos bei totaler Querschnittsläsion und unratsam bei lebensbedrohlichen Komplikationen.

II. Freilegung der Wirbelkörper und des Rückenmarks: Von hinten unter Laminektomie oder (z. B. bei prävertebralem Absceß) von hinten-seitlich als sog. „Kostrotransversektomie" oder (ausnahmsweise) von vorn, d. h. transabdominal.

III. Bei unheilbarer Totallähmung empfahl Wilms **die beiderseitige hohe Oberschenkelamputation.**

IV. Resektion der hinteren (sensiblen) Wurzeln (Foerstersche Operation), welche freilich wegen der mehrbahnigen Schmerzleitung nicht immer genügt, erscheint angezeigt bei:

1. Wurzelneuralgie, wenn sonstige Therapie spez. Nervendehnung oder -durchschneidung nicht hilft (entspr. Wurzel!).

2. Tabes mit schweren Neuralgien oder gastrischen Krisen (meist 6. bis 12., spez. 7. bis 10. oder 11. Dorsalwurzel beiderseits; Orientierung: 5. Brustwirbeldornfortsatz entspricht der 6. Dorsalwurzel); bei fortdauerndem Erbrechen, welches aber oft durch Magenüberladung infolge Sensibilitätsverlustes bedingt wird und durch entspr. Nahrungsbeschränkung zu beheben ist, evtl. außerdem Vagusdurchschneidung ?

3. Spastische Lähmungen cerebralen oder spinalen Ursprungs z. B. nach (abgelaufener) Encephalitis oder Rückenmarkaffektion bei tuberkulöser oder traumatischer Spondylitis und spez. bei Diplegia spastica congenita:

„Littlesche Krankheit" (dabei Steigerung der Reflexe, Abwehrbeugereflex der Beine und spastische Muskelkontrakturen, später sekundäre Schrumpfungskontrakturen an Muskeln, Sehnen, Fascien, Gelenken und Haut); hier individuell, meist 4 Wurzeln und zwar gewöhnlich 2., 3., 5. Lumbal- und 2. oder 1. Sakralwurzel (Bein) oder seltener 4., 5., 7. und 8. oder 5., 6. und 8. Cervicalwurzel (Arm); Orientierung: 5. Lendenwirbeldornfortsatz, welcher bei der Operation durch einen in der Muskulatur angelegten Seidenfaden markiert wird, entspricht 1. Sakralwurzel; wegen Gefahr von totaler Anästhesie und Ataxie dürfen nicht zu viel, nämlich nicht mehr wie 2 benachbarte Wurzeln reseciert werden, sondern zwischenliegende sind zu erhalten, da immer mindestens 3 das periphere Gebiet versorgen (Sheringtonsches Gesetz), anschließend sorgsame und evtl. jahrelange Nachbehandlung mit Sandsackbelastung, abnehmbaren Gipshülsen oder Streckverbänden sowie mit Bewegungsübungen, Massage und Heißluft. Evtl. außerdem Eingriffe wegen Sehnen- und Gelenkkontraktur (Durchschneidung, Verlängerung oder Überpflanzung), z. B. an Achillessehne, Kniebeugern, Adduktoren.

V. Chordotomie (Durchschneidung der Vorderseitenstrangbahn des Rückenmarks): Es wird dabei die Schmerzleitung an einer Stelle unterbrochen, wo einerseits die Schmerzempfindungsbahnen vereinigt liegen und andererseits die Bahnen für motorische und andere Leistungen abseits verlaufen. Indikation geben unerträgliche, durch andere, spez. peripheren Eingriff nicht beeinflußbare Schmerzen bei inoperablen Tumoren von Brust- und Bauchorganen, Wirbelsäule, Becken, Mastdarm und Urogenitalapparat sowie bei schmerzhaften Wirbelbrüchen und Beinamputationsstümpfen (dagegen sind weniger geeignet Tabes und andere nicht streng lokalisierbare Prozesse).

Technik: Bauch- bzw. Seitenlage. Lokalanästhesie, gelegentlich hohe Lumbalanästhesie oder Allgemeinnarkose. Laminektomie über 3—4 Wirbelbogen. Duraeröffnung auf einige cm. Unter Durchschneidung der hinteren Wurzeln und Vorziehen des Marks erfolgt (meist beiderseits) ein Einschnitt quer 3—3½ mm, und zwar meist in Höhe von D 3—4. Gefahr der zu geringen oder der zu weitgehenden Durchtrennung, spez. der dauernden Lähmung durch Verletzung der dicht daneben dorsalwärts verlaufenden motorischen Bahnen für Beine sowie Blase und Mastdarm oder der Wurzelschädigung!

25. Abschnitt: Becken.

A. Verletzungen.

Ursachen: a) Subcutane und b) offene (durch Stich, Pfählung, Schuß usw.).

Komplikationen: Verletzungen von: 1. Gefäßen: A. iliaca comm., ext. und int., sowie glutaea sup., inf. und pudenda int.; Folgen: Blutung bzw. Nachblutung oder Aneurysma (iliacale und glutäale Aneurysmen entstehen teils traumatisch, teils spontan, z. B. bei Arteriosklerose oder Syphilis; differentialdiagnostisch cave Absceß, Sarkom, Hernie usw.; bei jeder Anschwellung der Hinterbacke nach Trauma denke man an Aneurysma; für letzteres spricht Pulsation und Schwirren sowie Gefäßgeräusch, welche auf Kompression des Hauptarterienstammes verschwinden, dazu Kompressionserscheinungen an Gefäßen und Nerven, u. U. rectale oder vaginale Untersuchung, evtl. Probepunktion; therapeutisch kommt in Frage Radikaloperation in Momburgscher Blutleere, evtl. nach Unterbindung der A. hypogastrica).

2. Nerven: Zweige des Plexus lumbalis und sacralis, spez. N. obturatorius, ischiadicus, pudendus usw. mit Lähmung oder Neuralgie, dies auch später durch Narbe, Callus, Hämatom, Sequester, Fremdkörper usw.

3. **Harn- oder Darmwegen** mit Harn- oder Kotphlegmone, sowie später Harnröhrenverengerung usw.

4. **Bauchhöhle** mit Peritonitis.

5. **Knochen** evtl. (bei Infektion usw.) mit Knochennekrose; dazu:

6. **Infektion**, spez. Gasbrand.

7. **Fremdkörper** (Messerklinge, Pfahl, Geschoß, Tuchfetzen usw.).

Therapie: Nur im Notfall Tamponade; sonst Wundversorgung mit Revision auf Fremdkörper (in Wunde, sowie an Instrument und Kleidung; evtl. Röntgenbild), evtl. Gefäßunterbindung und (z. B. bei Schuß oder Pfählung mit Verdacht der Peritonealverletzung) Laparotomie; u. U. Tetanus- und Gasbrandschutzimpfung. Vgl. Pfählungsverletzungen, sowie Mastdarm und Harnröhre!

B. Entzündungen.

a) Weichteile.

1. Decubitus der Kreuzsteißbeingegend durch langdauernde Rückenlagerung, spez. bei gleichzeitiger Rückenmarkaffektion mit Blasen- und Mastdarmlähmung; Gefahr der Sepsis. Vgl. Allg. Chirurgie, Nekrose!

1a. Wasserkissenabseeß ist eine Zellgewebsentzündung im durch Druck beim Liegen geschädigten Gewebe am Gesäß u. a., welche wohl meist metastatisch bei Sepsis zustande kommt.

2. Bursitis acuta oder chronica, auch tbc., luetica, urica usw. an Bursa trochanterica, iliaca, glutaea, tuberis ischii usw.; Therapie am besten Totalexstirpation.

3. Lymphadenitis purulenta an den Beckenlymphdrüsen; Therapie: Freilegung von einem Schnitt wie zur Unterbindung der Iliakalgefäße.

4. Beckeneiterungen: Entstehung selten primär, meist ausgehend von I. Wirbelsäule, II. Beckenknochen oder III. extraperitonealen Beckenorganen (Darm einschl. Appendix, Harnblase und weiblichen Genitalien sowie retroperitonealen Lymphdrüsen).

Formen: Bei I.: Psoasabscesse:

Ursachen: Spondylitis und Beckenknocheneiterung spez. tuberkulöse und osteomyelitische, vereiterte retroperitoneale Lymphdrüsen bei infizierten Wunden, Hämorrhoiden, Entzündungen der After-, Geschlechts- und Beingegend, tiefe Phlegmone, Perinephritis, Appendicitis, Colitis, Diverticulitis, Adnexerkrankung, Darmfremdkörper usw.; vereinzelt ist eine metastatische Eiterung im Psoas beschrieben.

Symptome und Diagnose: Beugekontraktur des Oberschenkels.

Differentialdiagnose: Coxitis (bei Psoaskontraktur ist Hüftgelenk selbst frei, daher bei gebeugter Hüfte und Knie Rotieren möglich; außerdem Röntgenbild usw.), sowie Hernie, Aneurysma, Tumor u. dgl.

Bei II.: 1. Iliacusabscesse: Vortretend über oder meist unter dem Leistenband am M. sartorius (während die Psoasabcesse weiter innen vortreten), bisweilen auch durch die Bursa iliaca einbrechend ins Hüftgelenk, selten nach Lumbalgegend oder durch Foramen ischiadicum.

2. Glutäalabscesse: Durch das Foramen isch. unter die Gesäßmuskulatur oder weiter entlang den Unterschenkelbeugern an die Unterschenkelhinterseite.

3. Dammabscesse, evtl. eintretend ins Rectum.

4. Lumbalabscesse.

Bei III.: Subseröse (subperitoneale) Abscesse.

Therapie: Bei nicht mischinfizierter Tuberkulose Punktion und Jodoformglycerininjektion, sowie bei Fistel Injektion von Beckscher Paste od. dgl.; sonst Incision und Dränage, evtl. nach Probepunktion (bei subserösen Abscessen cave Peritoneumeröffnung!).

5. Beckenfisteln: a) Eiterfisteln, d. h. nach Durchbruch von Beckeneiterungen, spez. tuberkulösen (s. da);

b) Harn- und Kotfisteln, d. h. nach Durchbruch von verletzten, operierten oder perforierten Harn- und Darmwegen, spez. Harnröhre und Mastdarm (s. da);

c) Dermoidfisteln, d. h. nach Durchbruch von vereitertem Dermoid (s. da).

b) Knochen und Gelenke.

1. Osteomyelitis acuta: Vorkommen: Ziemlich selten; meist bei Jugendlichen; öfters nach Trauma; bisweilen metastatisch. Lokalisation: Am häufigsten Darmbein; selten Kreuzbein, spez. dessen Seitenteile, sowie Scham- und Sitzbein (Mangel an spongiöser Substanz!). Symptome: Plötzliches Auftreten von hohem Fieber usw., später Röntgenbild; evtl. Probepunktion. Komplikationen: Beckeneiterung (s. o.), evtl. mit Durchbruch nach außen, selten in das Ileosakralgelenk, Hüftgelenk (hier evtl. mit Lösung der Y-Fuge, dadurch Hüftverrenkung!), Spinalkanal (bei Kreuzbeinerkrankung), Peritoneum, Blase, Mastdarm und weibliche Genitalien. Differentialdiagnose: Allgemeine (Typhus) und örtliche Infektionen, spez. (bei schleichendem Verlauf) Tuberkulose. Prognose: Schlecht, spez. bei diffuser oder bei Streptokokkenaffektion. Therapie: Absceßspaltung; evtl. Frühresektion; bei diffuser Erkrankung Totalresektion (z. B. des Darmbeins); später (meist nach 6—8 Wochen) Sequestrotomie (entweder von hinten oder bei Lage des Herdes an der Innenfläche von vorn-seitlich unter Ablösung der Weichteile von Darmbeinkamm und -schaufel usw.).

2. Tuberkulose. Vorkommen: Nicht selten und häufiger als 1; meist bei Erwachsenen. Lokalisation: a) Seltener Knochen: Darmbeinschaufel und Kreuzbein, selten Steißbein (differentialdiagnostisch cave Coccygodynie und Analfistel!) sowie Scham- und Sitzbein; b) meist Gelenke: Schambeinfuge und vor allem, namentlich bei Jugendlichen, spez. weiblichen und meist einseitig Kreuzdarmbeingelenke als sog. „Tuberkulose der Articulatio sacro-iliaca s. Sakrokoxalgie". Symptome (in sehr chronischem Verlauf): Zunächst Schmerzen (bei Bewegungen, Gehen, Stehen, Sitzen usw.; oft ischiasähnlich; durch Druck auf die benachbarten Nerven), evtl. reflektorische Beckenschiefhaltung mit Skoliose, Trendelenburgsches Phänomen, positiver Lasègue usw.; später Druckempfindlichkeit, ödematöse Schwellung und kalter Absceß (von außen oder innen d. h. rectal bzw. vaginal festzustellen); evtl. Röntgenbild. Komplikationen: Beckeneiterung (s. o.) mit Ausbreitung nach hinten oder häufiger nach vorn nebst Fistelung. Differentialdiagnose: Lumbalneuralgie spez. Ischias, Osteomyelitis, Coxitis, Arthritis deformans usw. Prognose: Oft getrübt durch Amyloiddegeneration, Sepsis oder sonstige Tuberkulose. Therapie: In der Regel konservativ; bei Absceß Punktion und Jodoforminjektion; evtl. Resektion, spez. frühzeitig bei der gut zugänglichen Symphysentuberkulose.

3. Syphilis, spez. am Darmbeinkamm.

4. Metastatische Gelenkentzündung bei Septikopyämie, Gonorrhoe usw.; an Symphyse oder an Articulatio sacro-iliaca.

5. Chronische, spez. rheumatische oder deformierende Erkrankung der Articulatio sacro-iliaca: häufig, aber nur bisweilen mit Beschwerden in Form von Kreuz- oder Hüftschmerzen. Differentialdiagnose: Lumbago oder Ischias. Diagnose: U. a. Röntgenbild (u. U. in besonderer Projektion!).

C. Geschwülste.

a) Weichteile: Atherome (meist in der Dammgegend), Dermoide (im pararectalen Bindegewebe und vor allem in der Steißbeingegend s. u.; gelegentlich an der Vorderseite vom Kreuz-Steißbein, wo sie nicht verwechselt werden dürfen mit Ovarialdermoid), Schleimbeutelcysten, Lipome, Fibrome, Neurome, Sarkome (an Fascie und intermuskulärem Bindegewebe), Echinococcus (im Beckenbindegewebe zwischen Blase, Mastdarm und weiblichen

Genitalien); differentialdiagnostisch cave Blasen-, Prostata-, Darm- und Uterustumoren, sowie Beckenabscesse, Gekrösegeschwülste, Kotballen, am Gesäß auch Abscesse, Aneurysmen und Hernien.

b) Knochen: Echinococcus, Fibrome (am Darmbein, spez. in der Gegend des oberen vorderen Darmbeinstachels; differentialdiagnostisch cave Bauchdecken- und subseröse Fibrome sowie Lipome, Osteome usw.), Enchondrome (innere, äußere und beiderseitige: sog. „hemdenknopfartige"), Exostosen und Osteome (bei Frauen evtl. mit Geburtsbehinderung; öfters multipel), Carcinome (metastatisch bei Mamma-, Prostata-, Schilddrüsenu. a. Tumor; häufiger; meist am Darmbein), Sarkome und Mischgeschwülste (häufiger als gutartige Tumoren, spez. an Darmbeinschaufel und -grube; meist osteogen, selten periostal; evtl. enorm; oft gefäßreich und dann evtl. mit systolischem Blasen; ausgezeichnet durch Schmerzen und Drucksymptome an den benachbarten Teilen, spez. an Nerven und Gefäßen, sowie an Blase und Mastdarm; differentialdiagnostisch cave Uterus- u. a. Tumoren und Hüft-, Ileosakralgelenk- u. a. Tuberkulose, Senkungsabsceß, Ischias, Aneurysma u. dgl.; Röntgenbild!). Therapie: Beckenresektion, evtl. Resektion einer ganzen Beckenhälfte oder Exarticulatio interilio-abdominalis (in Lumbalanästhesie, mit Beckenhochlagerung und mit Momburgscher Blutleere); bei inoperablem Tumor Arsen und Röntgenbestrahlung. Evtl. Schwangerschaftsunterbrechung.

D. Angeborene Kreuzsteißbeingeschwülste, spez. Dermoidcysten (Sakraltumoren bzw. Sacrococcygealtumoren).

Formen: 1. Sarkome und Mischtumoren, 2. Meningocele sacrococcygealis (an der Grenze von Kreuz- und Steißbein bei mangelhaftem Bandverschluß des Hiatus sacralis, evtl. kombiniert mit Lipom, Lymphangiom oder Teratom). 3. Dermoide (flach-kugelige Geschwulst mit ein oder mehreren haarfeinen Öffnungen in der Mittellinie oberhalb der Gesäßfalte über dem Kreuz-Steißbein zwischen Kreuz-Steißbein und Hautbedeckung; evtl. vereiternd, dann mit Phlegmone bzw. Absceß und später mit Kreuz-Steißbeinfistel in Form eines kurzen und wenig, evtl. auch Pflasterepithel und Haare absondernden Blindsacks am Kreuz-Steißbein; häufiger, namentlich beim weiblichen Geschlecht; in Erscheinung tretend meist um das 20. Jahr in Form entzündlicher Schübe; differentialdiagnostisch cave Mastdarm- oder Harnwegoder Eiterfistel!). 4. Teratome. 5. Fötale Inklusion sog. „foetus in foetu" bzw. Sakromelie d. h. Vorkommen von Gliedmaßen oder deren Teilen (infolge doppelter Keimanlage). 6. Ausgebildete Doppelmißbildung als sog. Pygo- oder Ischio- oder Ischiothorakopagus. 7. Wahre Schwanzbildung, d. h. abnorm großer Steißhöcker oder überzähliger Steißwirbel (von bescheidenem Stummel bis zu schweineschwanzähnlichem Anhängsel). 8. Falsche Schwanzbildung durch Weichteilgeschwulst, z. B. durch Fibroma oder Lipoma pendulum (sog. „Pseudoschwanz").

Therapie: Am besten Totalexstirpation; Injektionen mit Jodtinktur usw. sind unsicher; bei Entzündung eines Kreuz-Steißbeindermoids Ruhe und Umschläge bzw. Ichthyolsalbe, bei Vereiterung Incision, nach Abklingen der Entzündung Exstirpation des ganzen Sacks mit seinen Ausläufern und bis auf die harte Fascie über dem Kreuz-Steißbein von einem bogenförmigen Schnitt unter Umschneidung der Fistel, evtl. nach Methylenblaufüllung.

Anmerkung. Präsakrale Tumoren sind Dermoide, Teratome, Chordome, Myelo- oder Myelocysto- oder Cystocelen, Lipome, Sarkome u. a.

E. Steißbeinschmerz (Kokzygodynie).

Symptome: Heftige und hartnäckige Schmerzen spontan oder bei Druck, Sitzen, Stuhlgang, Treppensteigen usw. in der Steißbeingegend spez. im Plexus coccygeus. Vorkommen spez. bei Frauen. Ursache: oft unbekannt, jedenfalls uneinheitlich; beschuldigt werden Entzündungen (Osteomyelitis, Tuberkulose u. a.) und Geschwülste (Chordome, Dermoidcysten u. a.), auch solche an Knochen, Schleimbeuteln, Mastdarm und Genitalien sowie Traumen, spez. bei solchen mit Fraktur oder Luxation sowie Stellungsanomalie bei Fall, selten Stoß, Geburt, Coitus, Obstipation usw. In manchen Fällen vermutet man Neuralgie. Oft handelt es sich um ein funktionelles Leiden. Diagnose: Druckschmerz bei äußerer oder innerer Betastung, sowie Schmerzen spontan; evtl. Steißbein verdickt, verbogen oder verschoben; dazu Röntgenbild (auch intrarektal mittels eines in das Rektum eingeführten und dann dort entfalteten Films). Differentialdiagnose: U. a. Hysterie sowie Mastdarmleiden usw. Therapie: Bei Hysterie Psychotherapie; sonst symptomatisch: Sitzbäder, Duschen und Umschläge, Jodtinkturpinselung, Diathermie, Röntgenbestrahlung, Massage, Faradisieren, Antineuralgica und evtl. Narkotika (Gardan, Dilaudid usw.) per os und per rectum; evtl. Novocaininfiltration oder epidurale Injektion (40 ccm 1%iger Novocainlösung, evtl. wiederholt), schließlich Steißbeinexstirpation (subperiostal von medianem Längs- oder besser bogenförmigem Querschnitt in Lokalanästhesie); bei Fraktur oder Luxation ist Reposition zu versuchen.

26. Abschnitt: Niere und Harnleiter.

A. Mißbildungen.

a) Niere. 1. Fötale Niere, d. h. Niere mit fötaler Lappung.

2. Doppelniere, und zwar I. Bogen- oder Hufeisenniere (Ren arcuatus) d. h. beide Nieren sind mit ihrem unteren Ende verbunden durch eine Band- oder durch eine ganze Parenchymbrücke; nicht sehr selten (ca. 1⁰/₀₀). II. Kuchen-, Klumpen- oder Schildniere (Ren scutaneus) d. h. beide Nieren sind zu einer Masse verschmolzen; selten. III. Langniere (Ren elongatus) d. h. beide Nieren sind übereinander gelagert, wobei die Nierenbecken gleich oder entgegengesetzt gerichtet sein können; ganz selten.

Diagnose: Außer durch Operation unter Umständen durch Röntgenbild mit Kontrastmasse bei Ureterenkatheterismus (Pyelographie: intravenös oder retrograd).

Komplikationen: Schmerzen, Hydronephrose und Steinbildung. Bedeutungsvoll ist die Frage der Doppelniere für Nierenoperation, spez. -exstirpation. Bei Tuberkulose oder Tumor der einen Hälfte der Hufeisenniere, was verhältnismäßig häufig vorkommt, ist die kranke Seite unter Trennung des Isthmus zu entfernen.

3. Hypo- und Aplasie, d. h. rudimentäre Entwicklung oder Mangel einer Niere, wobei die andere Hyperplasie zeigt (sog. „Einzelniere"; nicht ganz selten, daher Vorsicht bei jeder Nephrektomie; Nachweis möglich durch Cystoskopie und Ureterenkatheterismus).

4. Überzählige Nieren.

5. Dystopia s. Ektopia congenita, d. h. Lageveränderung, spez. abwärts (sog. „angeborene Wander- oder Beckenniere"; ähnlich der erworbenen, aber mit fester Befestigung und mit kurzen Gefäßen sowie Ureter (Pyelographie!); ein- oder doppelseitig; linksseitiger Nierentiefstand ist in der Regel angeboren; evtl. mit Stuhlbeschwerden; differentialdiagnostisch cave Becken- oder Drüsentumor, auch Rectumcarcinom, bei Frauen auch Genitaltumor (Myom, Adnextumor, Ovarialcyste usw.).

6. Angeborene Cysten (s. u.).

b) Harnleiter. 1. Einseitiger Mangel.

2. Doppelbildung mit normaler oder abnormer (ektopischer) Mündung des überzähligen Ureters in Blase, Harnröhre, Samenbläschen, Samenausführungsgang oder Samenleiter, bei Frauen auch in Vagina oder Vulva.

3. Angeborene Verengerung bis zu blinder Endigung (s. u.); Folge u. U. Hydrureter evtl. mit Ureterocele (d. h. in die Blase sich vorwölbende Harnleitercyste) und Hydronephrose, weiter Druckatrophie der Niere; Diagnose: Cystoskopie und Ureterenkatheterismus, sowie Röntgenuntersuchung mit Uretersonde oder Pyelographie.

4. Abknickung durch aberrierte Gefäße, spez. atypisches unteres Nierenpolgefäß (von der Aorta über den Harnleiter zum unteren Nierenpol); nicht ganz selten; Symptome und Diagnose vgl. 3! Therapie: Gefäßresektion.

B. Verletzungen.

a) Subcutane.

Entstehung: Entweder direkt (durch Stoß, Schlag, Hufschlag, Fußtritt, Prellung, Fall, Überfahrung, Verschüttung, Palpation usw.) oder seltener indirekt (durch Fall, Springen, Heben, Erschütterung usw.), vielleicht auch durch plötzliche und starke Muskelwirkung (Sprung u. dgl.); gelegentlich pathologisch oder spontan bei Hydronephrose u. dgl.

Vorkommen: Nicht sehr selten, und zwar besonders bei Verkehrs-, Betriebs- oder Sportunfall (Fußball!), gelegentlich auch bei Selbstmordversuch.

Lokalisation: Am häufigsten am Nierenbecken und Kelchsystem (schwächste Stelle!).

Formen: 1. Riß der Fett- und eigentlichen Kapsel (perirenale Blutung!). 2. Kontusionsherde, Nierenrisse, Nierenzertrümmerung und Zerreißung des Hilus mit Ureter und Gefäßen (Blutung bzw. Verblutung und Urininfiltration, evtl. Verjauchung). 3. Traumatische Nephritis (Eiweiß und Cylinder!) in Form umschriebener Entzündungsprozesse im Nierenparenchym, welche aber mit der Vernarbung ihr Ende finden.

Symptome: Shock, Anämie, Schmerz, evtl. Hautabschürfung, Schwellung, Druckempfindlichkeit, Bluterguß und vor allem fast immer (sofort oder später) Blutharnen (Hämaturie), und zwar evtl. unter Ureterkolik und Anurie (durch Verstopfung des Harnleiters mit Blutgerinnsel); dazu Cystoskopie und Röntgenbild, auch mit Ausscheidungs- oder retrogradem Pyelogramm.

Komplikationen: 1. Nebenverletzungen in Schädel-, Brust- und Bauchhöhle: Brüche an Schädel, Wirbelsäule bzw. Lendenwirbelquerfortsätzen und vor allem Rippen sowie Organverletzungen (Lungen, seltener Magen, Darm, Leber, Gallenwege, Pankreas, Milz, Rückenmark usw.). 2. Blutung, evtl. Verblutung und Nachblutung (letztere durch Lösung der Thromben infolge jauchiger Eiterung!). 3. Ureterkolik bzw. -verstopfung durch Blutkoagula. 4. Reflektorische Oligurie und Anurie. 5. Urininfiltration (Diagnose: Schmerz, Schwellung, Fieber, Probepunktion; bei Nierenbeckenzerreißung auch Cystoskopie und Ureterenkatheterismus!) nebst Verjauchung (durch Sekundärinfektion von Blase, Darm oder Körperaußenfläche her). 6. Pyelo-Nephritis. 7. Steinbildung. 8. Urinfistel. 9. Traumatische Hydronephrose (bei Abknickung oder Striktur des Ureters). Dagegen ist Unfallzusammenhang abzulehnen für Tuberkulose und Tumor sowie Wanderniere.

Diagnose: Hämaturie (95%) und Schmerz, weiter Kolik, dazu Bauchdeckenspannung (50%) und bisweilen Tumor, Darmparese und Shock. Fehlen der Hämaturie spricht nicht ohne weiteres gegen Nierenverletzung, kann vielmehr bedingt sein durch Verstopfung oder Abreißung des Harnleiters. Pyelogramm ist auch u. U. ratsam; doch bleibt das Ausscheidungsbild manchmal aus bei bloßer Nierenschädigung.

Differentialdiagnose: Retroperitoneales Hämatom und Peritonitis.

Prognose: Ernst; Tod in 15—50%, spez. bei Nebenverletzung, Blutung bzw. Nachblutung, Urininfiltration mit Verjauchung, bzw. paranephritischem Absceß.

Therapie: In der Regel (außer bei zunehmendem Hämatom und bei zunehmender Anämie) konservativ mit Ruhe, Wattekompressions- oder Heftpflasterverband, Diät, Diurese, Eisblase und Morphium, evtl. Hämostyptica.
Operation ist sofort angezeigt bei bedrohlichen Erscheinungen, spez. Blutung oder Nebenverletzung, und zwar lumbal oder nötigenfalls transperitoneal (Bauchverletzung!) oder später bei Infektion, Nachblutung, Harninfiltration, paranephritischem Absceß, und zwar dann lumbal.

Bei Verdacht gleichzeitiger Bauchverletzung: Laparotomie.

Bei drohender Verblutung bzw. Nachblutung: Tamponade (cave Jodoformgaze wegen Degenerationswirkung!), Ligatur, Nierennaht-, -resektion oder meist (spez. bei Hiluszerreißung) -exstirpation.

Bei Urininfiltration mit beginnender Verjauchung (Fieber, septische Symptome, Weichteilödem und starke Druckempfindlichkeit!): Incision oder Nephrektomie.

Bei Harnleiterzerreißung: Ureternaht oder -neueinpflanzung (in Harnblase, nur ausnahmsweise in den anderen Ureter oder Haut usw.) oder evtl. Nephrektomie.

Bei nicht abgehenden Blutgerinnseln mit Anurie (neben Diuretica): Ureterenkatheterismus mit Ausspülen, Ansaugen und Auspressen; evtl. (bei enger Harnröhre) Blasenschnitt, falls heißes Bad und Morphium + Atropin oder Spasmolytika versagen.

Bei Ureterfistel (falls sie sich nicht bald spontan schließt; wegen Gefahr ascendierender Infektion der Niere): Fistelplastik oder abdominale Ureterimplantation in Blase; bei infizierter Niere Nephrektomie.

b) Percutane:

Entstehung: Meist im Kriege durch Stich, Schnitt, Hieb oder Schuß (bei letzterem oft infolge Sprengmechanismus: Zerreißung des flüssigkeitsgefüllten Organs; sonst unterscheidet man Streif-, Steck-, Zertrümmerungs-, Nierenbecken- und Gefäßschuß!); Ureter wird verletzt auch bei Geburten oder Operationen (z. B. wegen Adnex-, Ovarial-, Uterus- oder Rectumtumors od. dgl.).

Symptome: Vgl. a); außerdem evtl. Urinabfluß aus der Wunde. Bei Ureterverletzung: Schmerz und Schwellung im Ureterbereich, sowie Urinfistel oder Hydronephrose; weitere Aufklärung bringt Cystoskopie ("Ureter liegt tot oder geht leer") und Ureterenkatheterismus.

Komplikationen: vgl. a); häufig sind Nebenverletzungen; außerdem drohen Infektion und Nierenvorfall, bei Ureterverletzung Urininfiltration oder Ureterfistel.

Formen: intra- und extraperitoneal.

Prognose: Ungünstig, spez. bei Hilusverletzung; Mortalität beträgt bei Stich 25—33$\frac{1}{3}$% und bei Schuß 50—70%, vor allem bei intraperitonealer Verletzung (sonst vgl. a)!

Therapie: Evtl. genügt Wundversorgung, sonst vgl. a); bei Nierenzertrümmerung durch Schuß usw. ist Nephrektomie angezeigt.

Anmerkung. Pararenales Hämatom oder Blutung bzw. Massenblutung ins Nierenlager.

Ursache: Bisweilen ungeklärt; manchmal Trauma, sonst meist Tumor, gelegentlich Tuberkulose, Stein, Nephritis, cystische Degeneration, Hämophilie, Leukämie, Lebercirrhose usw.; auch Embolie wird beschuldigt. Begünstigend wirken anscheinend Stauung und Entzündung.

Symptome: Plötzlicher heftiger Nierenschmerz, rasch wachsende, schließlich fluktuierende Geschwulst retroperitoneal, Zeichen innerer Blutung (spez. Kollaps und Anämie), dazu Darmparese mit Meteorismus.

Differentialdiagnose: Hydronephrose, perinephritischer Absceß, Nierentumor, Aortenaneurysma usw.

Verlauf: Meist akut, vereinzelt chronisch.

Prognose: Meist Tod unter Anämie.

C. Wanderniere bzw. Nierensenkung (Ren mobilis bzw. Nephroptose).

Vorkommen: Überwiegend (85—95%) bei Frauen, und zwar teils bei Mädchen (sog. ,,virginelle Ptose''), teils vor allem bei Frauen, welche geboren haben (sog. ,,materne Ptose'').

Lokalisation: Häufiger (15mal und mehr) rechts (Leber!) als links; selten doppelseitig.

Entstehung: Begünstigend wirken Traumen (Fall, Stoß usw.), aber dies wohl nur ausnahmsweise, dagegen eher schwere körperliche Arbeit, Erschütterung, Reiten, Schnürung durch Korsett oder Rockband, schnelle Abmagerung, Schwangerschaften und Geburten, langer und schwächlicher Körperbau (sog. ,,Habitus asthenicus'' **Stillers**), spez. mit schlaffen Bauchdecken und Eingeweidesenkung (sog. ,,Splanchno-, spez. Enteroptose''), Hydro- und Pyonephrose usw.

Unfallzusammenhang ist nur ganz ausnahmsweise gegeben: Plötzliche Verlagerung einer normalen Niere ist nur möglich bei schwerer Nierenverletzung nebst entspr. ausgesprochenen Symptomen der Nierenverletzung (Blutharnen usw.); dagegen ist bei Enteroptose eine Wanderniere, spez. rechterseits in der Regel als vorbestehend anzusehen. Ebenso setzt Verschlimmerung einer Wanderniere durch Unfall den Nachweis einer erheblichen und lokalisierten Gewalt nebst anschließender Erkrankung bei vorheriger Gesundheit voraus.

3 **Grade** je nach dem Stand des fühlbaren unteren Nierenpols: am Rippenbogen, Darmbeinkamm oder Promontorium oder je nachdem man nur den unteren Pol oder einen großen Teil der Niere oder auch den oberen Pol fühlt.

Symptome: Ziehende Schmerzen im Unterleib (ausstrahlend nach Oberbauch und Kreuz, verschlimmert bei aufrechter Haltung spez. bei Gehen, Tanzen oder erschütternden Bewegungen und gebessert bei Horizontallagerung oder beim Tragen einer gutsitzenden Leibbinde), ferner Übelkeit, Erbrechen, Gelbsucht, Herzklopfen, Beklemmung, Stuhlverstopfung usw.; evtl. zeitweise Anfälle mit unerträglichem Schmerz, Erbrechen, Kollaps, Nierenschwellung, Harnretention, Hämaturie und später Harnflut, intermittierende Hydronephrose und Urämie (zu erklären als sog. ,,Einklemmungssymptome'' infolge Abknickung oder Stieldrehung des Hilus: Ureter und Gefäße).

Folgen: Hydronephrose und evtl. (durch Infektion) Pyelonephritis; auch öfters Steinbildung und Tuberkulose.

Komplikationen: Splanchno- (Entero-, Gastro-, Hepato- usw.) -ptose, Neurasthenie, Appendix- und Gallenblasenreizung.

Differentialdiagnose: Neurasthenie und Hysterie, Magen- und Darmgeschwür, Magen-, Dickdarm-, Ovarien-, Milz-, Leber- und Gallenblasentumoren, Wandermilz und -leber bzw. Schnürleberlappen, Appendicitis, Colitis, Salpingitis, Cholecystitis bzw. Cholelithiasis, Nierensteine und -tumoren usw.

Diagnose: Palpation! (Die bei tiefer Atmung von abdominalem Typus in Rücken- oder Seitenlage, u. U. erst nach Stehen oder Springen, evtl. in Lagewechsel, Bad, Narkose usw. fühlbare, sowie an ihrer Nierengröße, bohnenförmigen Gestalt, harten Konsistenz und glatten Oberfläche sowie an ihrem Hilus nebst pulsierendem Gefäßstiel kenntliche Niere zeigt abnormen Tiefstand, ferner [meist, freilich nicht immer] abnorme Beweglichkeit, spez. Reponierbarkeit in die Lendengegend und schließlich charakteristische Druckempfindlichkeit); Harn meist normal, nur bei Einklemmung evtl. blutig; Röntgenbild mit Pyelographie (Tiefstand und evtl. auch Erweiterung des Nierenbeckens; dazu u. U. Ureterknickung).

Therapie: a) In der Regel und stets zunächst **konservativ**: Bettruhe mit horizontaler Rückenlagerung bei Bettfußende-Hochstellung und Mastkur; später, aber nur bei **schlaffen Bauchdecken Bandage**, d. h. **Leibbinde** evtl. mit Pelotte; im übrigen **kausal** (z. B. bei Neurasthenie oder Hysterie) und **symptomatisch**. Bei Einklemmung: Ruhe, Eis und Morphium, evtl. manuelle Reposition nebst Beckenhochlagerung; später Bandage.

b) Sonst ausnahmsweise in schweren Fällen, spez. bei Neigung zu Einklemmung mit starken Beschwerden oder mit Hydronephrose und Ureterabknickung (Pyelogramm!), aber nicht bei Hysterie bzw. Neurasthenie und gewöhnlich auch nicht bei allgemeiner Splanchno- (Entero- Gastro- usw.) -ptose: **Nephropexie**. **Technik:** Lumbalschnitt, Annähen der Niere mit Seidennähten durch Nierenkapsel ohne oder mit oberflächlicher Nierenschicht, evtl. mit Unterstützung des unteren Nierenpols durch einen gestielten Kapseloder Muskel- oder besser freien Fascienlappen an die Weichteile (Fascia lumbodorsalis und M. quadratus lumb.) oder an die 12. Rippe bzw. deren Periost; cave Knickung des Hilus; anschließend 4—6 Wochen Bettruhe und Mastkur.

D. Nierensteine (Nephrolithiasis).

Vorkommen: Besonders häufig einesteils bei kleinen Kindern, andernteils bei Erwachsenen; öfters endemisch (z. B. in Holland, England, Dalmatien, Türkei, Ägypten usw.) und erblich (dies namentlich bei Uraten und Cystinsteinen); auch als sog. sekundäre Nephrolithiasis bei gewissen Erkrankungen des Harnsystems mit Stauung oder Infektion oder beiden (s. u.), sowie bei Rückgrat- und Rückenmarkleiden, langer Bettruhe u. dgl. (s. u). Bedeutungsvoll ist auch Fettleibigkeit, Alkoholismus u. dgl. Männer erkranken viel häufiger als Frauen.

Entstehung: Bisweilen, aber doch nur vereinzelt, ist die Ursache ein Fremdkörper: Geschoß, abgebrochene Nadel, Katheterstückchen, Unterbindungsfaden usw. Viele Steine haben ein organisches Gerüst aus Epithel, Fibrin, Schleim, Blut, Bakterien, Parasiten usw. Begünstigend wirken Stauung und Infektion. Häufig ist Steinbildung bei kongenitalen Anomalien mit ungünstigem Abfluß (Hufeisen-, Beckenniere usw.) und bei Erkrankungen mit Stauung und Infektion (Cystitis-Pyelitis sowie Tuberkulose), spez. bei Rückenmarklähmung (Rückenmarkverletzung, Tabes, Syringomyelie usw.; bei Rückenmarkverletzung mit Blasenlähmung in ca. 50%), sowie bei Stoffwechselstörungen (Urat-, Phosphat-, Oxalat-, Cystinurie auf Grund entspr. Diathese).

Unfallzusammenhang ist sehr selten anzuerkennen, und zwar möglich auf dem Weg eines Blutgerinnsels oder einer Harnveränderung oder einer Nervenbeeinflussung vorausgesetzt, daß eine entspr. starke und lokalisierte Verletzung vorliegt und auch der zeitliche Zusammenhang stimmt; Verschlimmerung kann vorübergehend durch Trauma erfolgen in Form von Blutung oder Einklemmung.

Lokalisation: Meist im Nierenbecken, seltener in Nierenkelchen oder Ureter, ganz selten in den gewundenen Harnkanälchen (sog. „Parenchymsteine"); meist einseitig, seltener (ca. 10—25%) doppelseitig.

Zahl: Oft multipel, auch doppelseitig (10—25%), sonst (in etwa 50%) solitär.

Größe: Pulverig (Nierensand), körnig bis stecknadelkopfgroß (Nierengrieß) oder größer: bis hühnerei- oder orangengroß (Nierensteine).

Form (je nach Bau und Entstehungsort): Im Nierenparenchym linsenähnlich, in Nierenkelchen und -becken rundlich oder backzahnähnlich oder wetzstein- bzw. dattelkernförmig, evtl. „korallen- oder hirschgeweihartig" verzweigt; bei multiplen Steinen evtl. facettiert.

Bau: Selten rein, d. h. aus einer einzigen Substanz; meist gemischt, wobei eine Substanz überwiegt und den Namen gibt:

1. **Phosphate:** Aus phosphorsaurem Kalk, Magnesia oder Ammoniak-Magnesia; am häufigsten; vorkommend nur bei alkalischer Reaktion, spez. als sog. „sekundäre" Steine bei eitrigem Katarrh; rundlich, gerauht bis glatt, staubgrauweiß, leicht, weich und bröckelig (außer bei krystallinischem Gefüge); im Röntgenbild deutlich.

2. **Urate:** Aus Harnsäure oder harnsaurem Ammoniak bzw. Natron; häufig, spez. bei kleinen Kindern (häufig Harnsäureinfarkte!) und bei gichtischen Erwachsenen; eiförmig, fein gekörnt oder glatt, gelb bis braunrot (Ziegelmehlsediment!), schwer, fest; im Röntgenbild weniger deutlich.

3. **Oxalate:** Aus oxalsaurem Kalk; seltener; meist klein und solitär; kugelig, drusig bis stachelig (sog. „Maulbeersteine"), dunkel- bis schwarzbraun, schwer, hart; im Röntgenbild deutlich.

4. **Cystinsteine:** Sehr selten; nur bei Cystinurie; rundlich bis eiförmig, fein gekörnt, gelblich und wachsartig glänzend, weich; im Röntgenbild nicht deutlich; oft rezidivierend.

5. **Xanthin-, Cholestearin-, Indigosteine usw.:** ganz selten.

Symptome und Diagnose:

1. **Schmerzen** in der Nierengegend, evtl. ausstrahlend in Blase, Harnröhre, Eichel, Hoden, Gesäß, Schenkelinnenfläche; selten krampflos in Form von dumpfem Schmerzgefühl (spez. bei im Standort fixierten Korallensteinen), in der Regel aber in Form von zeitweisen **Koliken**, d. h. krampfartigen Anfällen von Schmerzen evtl. verbunden mit Kollaps, Unruhe, Schweißausburch, Meteorismus bis Darmlähmung, Übelkeit und Erbrechen sowie schmerzhafter Harndrang uud Harnanomalie (Harn zunächst normal, aber spärlich oder fehlend: Anurie; minuten- bis stundenlang; in Perioden von Tagen bis Wochen und in Pausen von Tagen bis Wochen bis Monaten; ausgelöst durch Körperhaltung (Stehen, Sitzen), Bewegung und Erschütterung, Reiten, Tanzen, Radfahren, Springen, Wagenfahrt auf holprigem Wege usw., Coitus, Menstruation, psychische Erregung, Kälte (kalte Füße, kaltes Bad), Speisen (alkoholische, gewürzte und blähende); zu erklären durch Steineinklemmung, während Steine in den Nierenkelchen und im Nierenbecken schmerzlos sein können; dazu Druckschmerz, **Headsche Zone** von Hauthyperästhesie und evtl. Herpes zoster dorsal mit Fortsetzung nach der Leiste entsprechend den Rückenmarksegmenten D 9—L 2.

2. Oft **Hämaturie,** d. h. Befund von Blut oder Blutkörperchenschatten (d. h. ausgelaugte rote Blutkörperchen); auftretend spez. nach Kolik, Anstrengung usw., daher zu prüfen wiederholt, evtl. nach Provokation durch Anstrengung, Marsch od. dgl.; nachweisbar bisweilen schon makroskopisch, vor allem aber mikroskopisch und chemisch, evtl. nur mikroskopisch (gewöhnlich gering, aber konstant, spez. konstanter als bei Tumor; konstant negativer Befund spricht **gegen,** dagegen positiver Befund bei Fehlen von Tuberkelbacillen, Tumorelementen, Eiterzellen, Cylindern usw. **für** Nierenstein!); bei infizierter Steinniere zeigt der Harn Eitergehalt.

3. Bisweilen **Abgang von Steinen** bzw. **Grieß** bzw. **Sand.**

4. Vereinzelt **Fühlbarkeit der Steine,** bei multiplen auch **krepitierende.**

5. Vereinzelt (spez. bei Hydro- und Pyonephrose) **Niere vergrößert und druckempfindlich.**

6. **Röntgenbild:** Meist positiv, aber nicht immer (Versager ca. 1—25, durchschnittlich 20%, spez. positiv bei Oxalaten und Kalksteinen, aber negativ bei Uraten sowie Cystin- und Xanthinsteinen oder überhaupt bei kleinen oder locker gebauten Steinen; erschwerend für den röntgenologischen Nachweis wirkt Fettleibigkeit, Darmfüllung, Eiterniere u. dgl.). **Technik:** Nach schlackenarmer Kost und gründlicher Darmentleerung durch Rizinusöl und Einläufe, sowie Kohle und Enzyme, mit Kompression über Luffaschwamm, in Atmungsstillstand; evtl. wiederholt, spez. unmittelbar vor der Operation (Steinwanderung!); stets **beide** Nieren, sowie Ureteren und Blase; evtl. mit intravenöser oder evtl. retrograder Pyelographie, wobei der Stein als Aussparung im evtl. erweiterten Nierenbecken oder wobei (nach Ablassen der Kontrastmasse) aufgelagerte Restflecke erkennbar sind; evtl. in verschiedenen Stellungen, u. U. stereoskopisch; Pneumoradiographie; Pneumoperitoneum. Differentialdiagnostisch cave Skybala, verkalkte Drüsen, tuberkulöse Herde

in Niere u. a., verkalkte Rippenknorpel, Wirbelquerfortsätze, Phlebolithen, Geschwülste, Gallen- und Pankreassteine usw. (vgl. Uretersteine!).

7. Cystoskopie und evtl. Ureterenkatheterismus (Abgang von Blut oder Eiter oder von beiden aus dem Ureter, besonders bei Druck auf die kranke Niere oder Funktionsstörung, gelegentlich sichtbarer Stein in der Uretermündung oder fühlbarer Stein im Ureter bei Ureterenkatheterismus).

8. Probefreilegung der Niere mit Abtastung und Sondierung nach Incision.

Folgen: Blutverlust, Infektion und Harnverhaltung; dadurch Hydro- bzw. Pyonephrose mit Pyelitis (sog. ,,Pyelitis calculosa"), Nephritis, Paranephritis, Blasen- und Harnleiterstein, Sepsis oder Amyloid sowie Anurie (,,A. calculosa"; dabei evtl. Urämie).

Diagnose: Schmerz bzw. Koliken und Druckschmerz, Blutharnen bzw. Blutnachweis im Harn, Röntgenbild usw.

Differentialdiagnose: Gallensteine, Magen- und Duodenalgeschwür, Adnexerkrankung, Appendicitis, Perforationsperitonitis, Ileus, Pankreas-affektion, tabische Krisen, Ischias, Neurasthenie, sowie Nierenentzündung, -tumor, -tuberkulose, -echinococcus und Wanderniere.

Therapie: a) Interne (kleine Steine spez. viele Urate können spontan abgehen und sind im Harn zu suchen; sonst ist konservative Therapie meist aber wegen Unmöglichkeit des spontanen Abgangs größerer Steine aussichtslos und oft wegen obengenannter Folgen nicht ungefährlich!):

1. Diät (bei Uraturie vegetabilisch mit viel Milch und mit wenig kern-haltigem Fleisch und Salz sowie Kaffee, Tee und Alkohol, außerdem Alkalien, spez. kohlensaures Lithion oder Natron, Uricedin usw.; bei Oxalaturie: cave Gemüse, spez. Spinat, Tomaten, Weintrauben, Rhabarbar, Sauerampfer, Kaffee, Tee, Kakao usw.; bei Phosphaturie, Harnantiseptika und öfters Säure, z. B. Citrone, Salzsäure, kohlensaure Wässer usw.), bei Cystinurie eiweißarme Kost und Alkalien). Überhaupt ist bei der Diät des Nierenstein-leidens zu beachten: Kost, Flüssigkeitsmenge und Harnreaktion. Empfohlen wird Vitamin A (Vogan).

2. Abtreibungskur: Reichlich Mineralwässer von Wildungen, Brücke-nau, Salzschlirf, Bilin, Fachingen, Vichy usw.; evtl. Wasserstoß, d. h. Trinkkur für mehrere Tage täglich 2—3 l Aq. dest. oder Kamillentee in Portionen von zunächst 1½ l nüchtern und dann alle ½ Stunde von $^1/_8$ l oder Glycerin-limonade: 30 ccm Glycerin in 1 l Wasser mit etwas Citronensaft, sowie zeit-weises Verhalten des Harns und abends heißes Bad; außerdem wird empfohlen: Abführkur, spez. Einlauf von 1—1½ l 45º C heißem Wasser oder besser (wenn möglich) subaquales Darmbad: ,,Enterocleaner". Hypophysenpräparat (nur bei kleinen Steinen; aber nicht sicher und auch nicht unbedenklich wegen Gefahr der Steineinklemmung!).

3. Bäder.

4. Ruhe ohne größere Körperanstrengungen, aber auch nicht ohne Körper-bewegung.

Bei Kolik: Ruhige Horizontallagerung, heißer Umschlag, warmes Bad, viel heißer Tee, evtl. Antineuralgica (z. B. Novalgin, evtl. intravenös) oder Narkotika, nötigenfalls auch Morphium, Merzmorf, Dilaudid od. dgl. und evtl. Atropin, Papaverin bzw. Eupaverin subcutan oder intravenös (1—2 Amp. + Eukodal ½ Amp.), sowie Paravertebralanästhesie (D 12—L 1). Achte auf Steinabgang!

b) Operative (in der Regel ratsam, und zwar frühzeitig, spez. bei größeren Steinen, welche spontan nicht abgehen können und unbedingt bei wiederholten Schmerzen bzw. Koliken, Blutungen, Infektion mit Pyonephrose oder Anurie mit drohender Urämie, dagegen sonst nicht immer nötig, da Nierensteine nicht immer Störungen bedingen und auch spontan oder auf konservative Therapie abgehen können; Rezidive [5—25%], spez. bei doppelseitigen und infizierten Steinen, sowie bei Cystinsteinen sind nicht selten, wobei es sich übrigens manchmal um übersehene oder um wiedergebildete Steine handelt; doppelseitige Korallensteine wird man nicht angehen; Mortalität —5%!).

I. Konservativ als Lithotomie, d. h. Entfernung der Steine mit Elevatorium, Steinlöffel oder -zange nach lumbaler Freilegung der Niere; evtl. nach Akupunktur zur Steinaufsuchung; Ureter temporär abgeklemmt; zum Schluß Nierenbecken und -kelche sorgfältig ausspülen bzw. abtasten und Ureter bis zur Blase sondieren; bei schwerer Infektion des Nierenbeckens Dränage desselben, und zwar immer durch die Niere; konservative Methoden zwecks Lithotomie sind folgende:

1. **Pyelotomie,** d. h. Incision des Nierenbeckens längs an seiner Hinterwand und zum Schluß mehrschichtige Catgutnaht desselben (über Ureterenkatheter) evtl. mit Herüberklappen eines türflügelförmigen Lappens der fibrösen Kapsel mit Basis zum Nierenbecken; bei evtl. notwendiger Dränage erfolge diese durch die Niere! (Methode der Wahl: weil Niere schonend und Blutung bzw. Nachblutung vermeidend; auch gut heilend, falls Ureter durchgängig: jedoch nicht immer möglich bei großen, bei in den Kelchen verhakten oder bei nicht vom Nierenbecken fühlbaren Steinen, sowie bei durch Verwachsungen behinderter Luxation der Niere; in diesen Fällen 2 oder 3!).

2. **Nephrotomie,** d. h. Sektionsschnitt der Niere; evtl. unter Blutleere am Nierenstiel mittels Klemmzange oder Gummischlauchs oder Digitalkompression; meist (mit Rücksicht auf die entsprechend gelegene Trennungsebene des vorderen und hinteren Gefäßgebietes) nach Zondek etwas ($\frac{1}{2}$1—$\frac{1}{2}$ cm) nach hinten von der Konvexität d. h. Äquatorialebene; gewöhnlich an der Grenze des mittleren und unteren Drittels; genau und tief (3 cm) ins Nierenbecken; möglichst sparsam (meist 2—4—6 cm lang); zum Schluß nicht zu fest geknüpfte Nähte der Niere mit feiner und drehrunder Nadel und mit mittelstarkem Catgut ca. 1$\frac{1}{2}$ cm voneinander und ebenso weit vom Wundrand entfernt. (Anzeige: In den unter 1 genannten Fällen, spez. bei großen und infizierten Steinen; Nachteile: Parenchymschädigung und Blutung bzw. Nachblutung!).

3. **Kombinierte Nephro- und Pyelotomie** (in besonderen Fällen).

II. Radikal als Nephrektomie (primär nur bei eiterzerstörter Niere, sekundär bei Pyonephrose oder multiplen Abscessen, auch bei dauernder Fistel oder Nachblutung; hier innerhalb der mit der Nachbarschaft fest verwachsenen Schwiele, da sonst Zerreißung von Bauchfell, großen Gefäßen usw. droht!).

Anmerkung. Uretersteine.

Entstehung: Meist hinabgewanderte und eingeklemmte Nierensteine, selten primär im Ureter entstandene bei dessen Wanderkrankung (Decubitalgeschwür) oder Abflußbehinderung (Striktur).

Vorkommen: Einzeln oder öfters multipel, auch doppelseitig spez. neben Nierensteinen; meist handelt es sich um Oxalatsteine, betroffen sind meist Erwachsene zwischen 20 und 40 Jahren, selten Kinder; männliches Geschlecht scheint bevorzugt zu sein.

Form: Gewöhnlich dattelkern- oder torpedoförmig.

Lokalisation: Typisch an den Engen, und zwar I. an physiologischen: 1. Nierenbeckenhals. 2. Beckeneingang. 3. Blaseneintritt. 4. Blasenwand (sog. „intraparietale"). 5. Blasenschleimhaut (sog. „intravesicale"); am häufigsten sind die „juxtavesicalen" spez. bei Frauen, dann die „juxtarenalen". II. An pathologischen: bei Striktur, Knickung oder Kompression des Ureters.

Symptome und Diagnose: Vgl. Nierensteine; spez. Schmerzen und Hämaturie, evtl. Steinabgang, Fühlbarkeit der Steine (auch rektal oder vaginal), Cystoskopie und Ureterkatheterismus, Röntgenbild (evtl. wiederholt und in verschiedenen Stellungen, stereoskopisch, ferner mit Uretersonde oder Pyelographie oder Pneumoradiographie oder Pneumoperitoneum; cave Versager und Fehlerquellen; auch ist zu beachten, daß die Uretersonde an einem Uretersteine vorbeipassieren oder daß sie mit einem sonstigen Röntgenschatten zufällig sich decken kann. Differentialdiagnostisch cave sonstige schattengebende Prozesse, spez.: Phlebolithen, Kotsteine, verkalkte Drüsen, Herde oder

Steine in Nieren, Ureteren, Blase, Prostata oder Tuben und verkalkte Myome, Schleimbeutel usw., Nieren-, Blasen-, Prostata- und Pankreassteine, Bursolithen, verkalkte oder zahnhaltige Dermoidcyste, Extrauteringravidität, Verkalkungsherde im Lig. sacro.-iliacum, in arteriosklerotischen Gefäßen und in Appendices epiploicae, Knochenbildungen in Adhäsionen, Bauchnarben, Sehne des M. obtur., sowie an 12. Rippe, Rippenknorpel, Lendenwirbelquerfortsätzen, Spina ischii, Darmbein, Beckenschaufel usw., schattengebende Medikamente im Darm oder in Injektionsdepots: Wismut, Eisen, Jodipin, Salol usw., Fremdkörper im Darm oder an der Haut, Hautwarzen, Plattenfehler usw.).

Folgen: Hydro- und Pyonephrose, sowie (spez. bei doppelseitigem Ureterstein) Anurie; bisweilen bleibt der Ureter aber mehr oder weniger durchgängig; häufig geht der Harnleiterstein spontan ab.

Therapie: Stets, namentlich falls der Stein das Lumen des Ureters nicht vollkommen verschließt und normaler Urin an ihm vorbeifließt, zunächst versuchsweise konservativ mit Diurese (vgl. Nierenstein: Trinkkur mit 1—2 l heißem Wasser nebst Glycerin, heißem Bad und Einlauf bzw. subaquales Darmbad neben Spasmolytica: Atropin oder Papaverin bzw. Eupaverin u. dgl. am besten intravenös nebst Eukodal); zu versuchen ist ferner Hypophysenpräparat oder Prostigmin oder Paravertebralanästhesie oder Diathermiesonde oder Ureterenkatheterismus evtl. mit Einspritzung von 1—2 ccm Glycerin oder Olivenöl nebst Adrenalin oder mit Dilatation durch Olivensonde oder mit Luft bzw. Wasser füllbarem Ballon oder Sperrinstrument; sonst beizeiten, spez. bei Solitärniere, Infektion oder Anurie (wobei zunächst der Harnabfluß herzustellen ist, und zwar gewöhnlich an der Seite des letzten Steinverschlusses!): Lithotomie (unter Freilegung des Ureters; meist lumbal, also retroperitoneal, im Notfall auch transperitoneal mit Verlängerung des Nierenschnittes; wenn möglich durch Pyelotomie nach vorherigem Heraufmassieren des Uretersteins bis zum Nierenbecken; im untersten Teile evtl. transperitoneal [Peritonitisgefahr!] oder endovesical oder transvesical, dagegen gewöhnlich nicht rectal oder vaginal oder parasacral; anschließend Sondieren des Ureters nach oben und unten sowie mehrfache Naht über Ureterkatheter). Bei Anurie ist Harnleiterkatheterismus zu versuchen. Überhaupt ist manchmal der Harnleiterstein endovesikal fortzubringen z. B. bei Sitz im Ureterostium unter dessen Einkerbung mit dem Hochfrequenzstrom.

E. Entzündungen.

a) Nephritis acuta und chronica, spez. toxica (Sublimat-, Chlorkali-, Oxalsäure- usw. -vergiftung) und infectiosa evtl. mit Absceßbildung als sog. „Nephritis apostematosa": Traumatisch (bei Wunde oder Operation), hämatogen (bei Pyämie, sowie Angina, Zahncaries, Tonsillitis, Appendicitis, Erysipel, Karbunkel u. a. pyogenen Infekten, Influenza, Pneumonie, Diphtherie, Scharlach, Typhus usw.) oder urogen (aufsteigend von Harnblase oder Harnröhre bei Harnröhrenstriktur, Prostatahypertrophie usw.), schließlich auch bei Eklampsie (Toxin?).

Diagnose: U. a. Cystoskopie mit Ureterenkatheterismus.

Komplikationen: 1. Schmerzen: sog. „Nephritis dolorosa s. Nephralgie". 2. Blutungen, sog. „Nephritis haemorrhagica s. Nephrorrhagie"; auch als „essentielle Nierenblutung" (letztere auch bei Anstrengung, Trauma, Wanderniere, Schwangerschaft, Hämophilie, Angioneurose, Hysterie usw.). 3. Anurie.

Therapie: In gewissen Fällen, spez. bei Schmerzen, Blutungen und Anurie kommt, falls sonstige spez. interne Maßnahmen (Diät, Schwitzkur, Aderlaß und Diuretica sowie Wärme, Schröpfköpfe, Röntgenbestrahlung, Reizkörper, Diathermie, Traubenzuckerinfusionen), Blasen- und Nierenbeckenspülungen, paravertebrale und Splanchnicusanästhesie usw. nicht helfen, aber keinesfalls zu spät, in Frage: 1. Nierendekapsulation (nach Edebohls, 1901) d. h.

Längsspaltung der fibrösen Kapsel auf der Hohlsonde, stumpfes Ablösen mit den Zeigefingern bis zum Hilus und Abschneiden mit der Schere, und zwar meist einseitig, ausnahmsweise doppelseitig, evtl. nacheinander; Zweck: Schaffung eines Kollateralkreislaufs, Blut- und Lymphdränage und Entlastung von der intrarenalen Spannung bei sog. „Nierenglaukom" (?); Wert noch umstritten; bei schwerer, akuter Entzündung, spez. Eiterung auch: 2. Nephrotomie oder schließlich bei schlechtem Zustand der Niere: 3. Nephrostomie oder 4. ausnahmsweise bei schwerer und ausgedehnter, dabei einseitiger Nierenveränderung Nephrektomie (?).

b) Para- bzw. Perinephritis und paranephritischer Absceß.

Entstehung: a) direkt bei Stich, Schuß usw., b) fortgeleitet direkt oder lymphogen von Niere (bei Tuberkulose, Echinococcus, Stein, Tumor, Absceß, Trauma mit infiziertem Urininfiltrat oder Hämatom, Pyelitis usw.) oder von Magen, Darm, Appendix, Parametrien, Wirbelsäule, Leber und Gallenblase, Pleura, Beckenorganen usw., c) hämatogen d. h. metastatisch bzw. durch Ausscheidung bei akuten Infektionskrankheiten, z. B. Pocken, Scharlach, Typhus, Diphtherie und vor allem Pyämie (nach Angina, Puerperalfieber, Phlegmone, Panaritium, Furunkel und Karbunkel, Ekzem, Erysipel, Pyodermie, Osteomyelitis usw.).

Symptome: a) allgemeine: Fieber, Hyperleukocytose usw.; b) lokale: Schmerz, Druckempfindlichkeit, Muskelspannung in der Lende, Schief- und Steifhaltung des Rumpfes, Tumor, ödematöse Schwellung, Fluktuation, evtl. Probepunktat; c) nachbarliche: Psoascontractur, ausstrahlende Oberschenkelschmerzen, Beinödeme, Erbrechen, Obstipation usw. Harnbefund ist häufig negativ; öfters finden sich Blut- und Eiterkörperchen sowie Bakterien. Cystoskopie ergibt evtl. Funktionsstörung. Röntgenbild evtl. mit Pyelogramm oder Lufteinblasung, spez. Ausscheidungspyelogramm (u. a. Fehlen des Nieren- und Psoasschattens sowie Zwerchfellhochstand und Dickdarmvordrängung).

Differentialdiagnose: Blutung ins Nierenlager, Hydronephrose, Nierentumor, -stein oder -tuberkulose, Psoasabsceß, Wirbel- und Beckeneiterung, subphrenischer Absceß, Appendicitis, Cholecystitis, Parametritis, Pleuritis, Lumbago, Typhus und andere Infektionen.

Verlauf: Durchbruch nach außen (über dem Darmbeinkamm oder unter der 12. Rippe) oder selten nach innen (Pleura und Lungen, Peritonealhöhle, Darm, spez. Duodenum und Dickdarm, Nierenbecken, Blase, Scheide usw.).

Therapie: Nach Probepunktion (ca. 2 fingerbreit unter der 12. Rippe nach außen zur Rückenstrecker aufwärts) Incision und Dränage von Lumbalschnitt wie zur Nierenfreilegung, welche u. U. anzuschließen ist; cave Peritoneum! Bei Nierenabscessen evtl. Nephrotomie oder (bei Nierenvereiterung) Nephrektomie.

Zusatz: Nierenkarbunkel ist ein embolisch (z. B. bei Furunkel und Karbunkel, Angina, Phlegmone, Osteomyelitis, Sepsis usw.) entstandener Absceßhaufen in einer beschränkten Nierenpartie (vgl. b!).

c) Tuberkulose.

Entstehung: a) Meist metastatisch-embolisch bzw. durch Ausscheidung bei sonstigem (Lungen-, Drüsen-, Knochen-, Gelenk-, Darm-, Nebenhoden- usw.) Tuberkuloseherd; gewöhnlich beginnend in der Papillenspitze oder seltener in der Rinde, schließlich perforierend in das Nierenbecken und weiterhin auch absteigend nach Nierenbecken, Harnleiter und Blase (hier zuerst an der Ureterenmündung). b) Wohl selten aufsteigend (also gegen den Harnstrom!) von den Genitalen bzw. Blase, dies am ehesten in der 2. Niere; aber auch hier seltener, da die beiderseitige Nierentuberkulose meist hämatogen zustande kommt.

Path. Anatomie: Man kann unterscheiden a) akut-miliare Form, b) chronisch-käsige Form. Anfangs besteht oft eine Ulceration der Papillenspitzen und später käsige Kavernen; dazu tritt Perinephritis und Ureteritis, Cystitis usw.

Lokalisation: Anscheinend meist (fast 90%) einseitig, wenigstens im Beginn; schließlich aber oft doppelseitig (2. Niere erkrankt hämatogen oder lymphogen oder ascendierend).

Vorkommen: Nicht selten; meist in mittleren Jahren, nämlich im 10.—50., meist 20.—40. Jahr (75%); selten bei Kindern. Begünstigend wirken vielleicht Trauma, Mißbildung, Verlagerung, Nierenstein, Nephritis, Hydro- und Pyonephrose, Gonorrhoe usw.

Symptome und Diagnose: Zunächst klarer oder trüber und bisweilen blutiger Harn (aber im Gegensatz zu Stein und Tumor ist die Blutung bei Tuberkulose meist gering und ohne stärkere Beschwerden!), Unterleibsschmerzen und öfters Allgemeinschwäche, Blässe und Abmagerung; dann (ähnlich wie bei Pyelonephritis): Fieber und Allgemeinsymptome, Schmerzen in der Lendengegend bis in die Weiche, evtl. kolikartig, später Vergrößerung, Verwachsung und Druckempfindlichkeit von Niere und Ureter (evtl. rectal, bei Frauen auch vaginal tastbar), Harndrang, Harnflut und Blasenkatarrh mit terminaler Hämaturie und mit häufigem, spez. auch nächtlichem Harndrang bis zur Inkontinenz, Harnbefund (Reaktion anfangs oft sauer und nur wenig getrübt; chemisch Eiweiß und evtl. Blut [meist in kleinen Mengen], mikroskopisch Eiter- und Blutkörperchen, elastische Fasern und vor allem Tuberkelbacillen, oft in „Zopfform", Bacillen aber nicht bei geschlossener Tuberkulose, auch evtl. erst nach Sedimentierung oder Antiforminanreicherung oder kulturell oder im Tierversuch [längerdauernd und nicht immer positiv]; cave Smegmabacillen, daher Katheterisieren, Farbdifferenzierung, Kultur oder Tierversuch), Cystoskopie (Affektion der Blase mit Rötung, Ulcerationen und evtl. Tuberkelknötchen um die kraterförmig klaffende und evtl. hochstehende Ureterenmündung und evtl. Entleerung trüben bis eitrigen Harns aus derselben; bei Chromocystoskopie erscheint das Indigkarmin später und schwächer, evtl. gar nicht auf der kranken Seite), Ureterenkatheterismus (Vorsicht wegen Keimverschleppungsgefahr!) mit Tuberkelbacillennachweis, Röntgenbild (evtl. vergrößerter Nierenschatten, Kelcherweiterung und Kalkherde sowie Pyelo- und Cystographie!), sonstige (Lungen- u. a.) Tuberkulose, Tuberkulinreaktion. Probefreilegung der Niere.

Differentialdiagnose: U. a. Nierentumor und -stein, sowie Pyelonephritis, Appendicitis usw.

Verlauf: Chronisch über Jahre; anfangs ist vorwiegend nur eine Niere erkrankt, später meist beide; schließlich oft, und zwar in ca. $33\frac{1}{3}\%$ Tod in 3—5 Jahren an doppelseitiger Nierentuberkulose mit Durchbruch, Peritonitis, Meningitis, Urämie, Amyloid oder Allgemeintuberkulose; selten und meist nur unter schwerer Zerstörung der erkrankten Niere erfolgt Spontanheilung. Als Komplikation erfolgt später, spez. bei alkalischem Harn sog. „sekundäre" Steinbildung und bisweilen Pyelonephritis mit kaltem, bei Mischinfektion mit heißem Absceß. Nephrektomie gibt bis 50—75% Heilung und fast 20% Mortalität, und zwar 5 (1—10)% primäre und 15—30% sekundäre (durch Lungen-, Bauchfell-, Hirnhaut-, Miliartuberkulose usw.); wichtig ist Frühoperation auf Grund von Frühdiagnose; Dauerheilung ist allerdings nicht sicher; auch kommt es manchmal im Anschluß an die Operation zu Wundbettinfektion, Ureterstumpffistel oder Blasentuberkulose sowie Miliartuberkulose. Frühoperation ist namentlich aus sozialer Indikation angezeigt mit Rücksicht auf die Tatsache, daß die Nierentuberkulose anfangs oft einseitig ist und mit der Zeit Ureter, Blase und andere Niere erkranken, während bei rechtzeitiger Entfernung der primär erkrankten Niere meist Dauerheilung erfolgt; bei beiderseitiger Erkrankung wird man die eine Niere nur dann entfernen, wenn Sepsis, Schmerzen oder Blutung dazu nötigen und die andere Niere nur wenig erkrankt ist, dagegen nicht bei schwerer Erkrankung des Urogenitalsystems (Blase oder andere Niere) oder der Lungen usw.

Therapie: a) **Konservativ:** Allgemeinbehandlung spez. Ernährung sowie Klimato- und Heliotherapie, Tuberkulin usw.

36*

b) Chirurgisch: Bei der käsigen Lokaltuberkulose, falls die Nieren-erkrankung im Vordergrund der Tuberkuloseinfektion steht und die andere Niere vorhanden und funktionstüchtig ist, frühzeitig Nephrektomie, und zwar möglichst extraperitoneal, evtl. subkapsulär mit Versorgung des Ureters (Isolieren, Kauterisieren bzw. Carbolsäureätzung bzw. -Injektion und tief Resezieren evtl. mit Übernähen oder Einnähen in die Haut an einer besonderen Schnittöffnung); zugleich Behandlung von evtl. Blasen- Nebenhodentuber-kulose usw. (s. da). Nephrotomie oder Nierenresektion ist wegen Rezidiv- und wegen Miliartuberkulosegefahr nicht rätlich.

d) Syphilis.

Als Gumma oder diffuse Nephritis mit Hämaturie; differentialdiagnostisch cave Tuberkulose, Tumor oder Stein (Wassermannsche Reaktion!); thera-peutisch Vorsicht mit Quecksilber wegen Gefahr der Intoxikation infolge behinderter Ausscheidung seitens der erkrankten Niere.

e) Aktinomykose: Selten.

F. Sackniere (Cystonephrose: Uro- s. Hydro- und Pyonephrose).

a) Uro- s. Hydronephrose.

Entstehung: Harnretention durch Hindernis in den Abflußwegen spez. Ureter, aber auch an Harnröhre und Vorhaut (Phimose):

I. Angeboren: Schiefer Abgang, blinde Endigung, abnorme Ausmündung, cystische Erweiterung des Endes, Stenose, Klappenbildung, Knickung, Kom-pression durch abnorme Gefäße am Ureter (s. o. vgl. Mißbildungen!).

II. Erworben (extra- und intraurethrale sowie mechanische und dyna-mische): 1. Ureterstriktur infolge Trauma, (Schuß, Operation, spez. gynäko-logischer, z. B. Uterusexstirpation, Ruptur, Steindecubitus), Entzündung (Gonorrhoe, Tuberkulose, Ureteritis chron. proliferans oder cystica), Tumor (Papillom und Carcinom). 2. Ureterstein. 3. Ureterkompression durch Peri-metritis, Schwangerschaft, Retroflexio uteri, Prolaps, Appendicitis, Mesenterial-drüsentuberkulose, Samenblasenentzündung usw. oder am häufigsten durch primären oder sekundären Magen-, Darm-, Becken-, Drüsen-, Uterus-, Ovarial- oder Blasentumor. 4. Abknickung oder Verdrehung des Ureters bei Wanderniere (intermittierend!) sowie weitgehende Ablösung des Ureters mit nachfolgender Bewegungsstörung desselben. 5. Phimose, Hypospadie, Urethral-striktur, -Stein oder -Geschwulst, Blasenstein oder -tumor, Schwangerschaft oder Infektion ohne oder mit Insuffizienz des vesicalen Ostium (Refluxus) und Prostatahypertrophie (Hydronephrose ist hier beiderseits; selten). 6. Dynamische Ursachen: a) Spasmus und b) Atonie (bei Trauma).

Vorkommen: Entweder schon intrauterin oder im späteren Leben, dabei manchmal erst spät (z. B. durch Stein, Entzündung usw.), meist im 20.—40. Jahr; weibliches Geschlecht und rechte Seite überwiegen nicht so sehr wie bei Wanderniere.

Formen: Offene und geschlossene, sowie intermittierende.

Symptome (schleichend oder stürmisch; bisweilen, z. B. bei Wander-niere, intermittierend: sog. ,,intermittierende Hydronephrose" mit anfalls-weise Schmerz, Geschwulst, Erbrechen, Wind- und Stuhl- sowie Harnverhaltung oder Harndrang usw.; manchmal nach Trinken, Lagewechsel, Laufen, Coitus usw.): 1. Druckgefühl bis Schmerzen nach Genitalien und Rücken. 2. Ge-schwulst in der Lendengegend bis unter den Rippenbogen, evtl. bis über die Mittellinie und bis in das kleine Becken: oft in der Größe schwankend, prall-elastisch bis fluktuierend, glatt, mit gedämpftem Klopfschall, druckempfindlich, wenig verschieblich, aber meist in die Lendengegend durchzuballotieren; der evtl. aufgeblähte Dickdarm liegt vor der Geschwulst. 3. Druck auf Nachbar-organe; dadurch u. a. Appetitmangel, Brechreiz, Aufstoßen, Verstopfung,

Ödem, Ascites usw. 4. Chromocystoskopie (Ureter spritzt schwach oder gar nicht oder selten; evtl. Stein, Cyste, Entzündung u. dgl. erkennbar!) und evtl. Ureterenkatheterismus (Harnleiter evtl. verengt oder verlegt sowie Harnbeschaffenheit!). 5. Röntgenbild mit Pyelographie (Erweiterung des Nierenbeckens und seiner Kelche!). 6. Probepunktion (nicht ungefährlich und unsicher!) oder besser -incision. 7. Im Harn evtl. Blut oder Eiter.

Komplikationen: 1. Erweiterung des Nierenbeckens mit urinösem, schließlich serösem Inhalt und Druckatrophie der Niere. 2. Platzen der Sackniere spontan oder traumatisch nebst Peritonitis oder retroperitonealer Harnphlegmone. 3. Infektion des stagnierenden Harns auf Blut- oder Lymphweg, bei offener Hydronephrose auch auf Harnweg als sog. „infizierte Hydronephrose" mit Pyonephrose, Pyelitis und Nephritis, sowie Pleuritis usw. 4. Urämie (bei parenchymatöser Degeneration oder Abflußbehinderung beider Nieren).

Prognose: Bisweilen erfolgt Spontanheilung durch Verschwinden des Hindernisses, Obliteration oder Perforation; sonst (spez. bei doppelseitiger Affektion) Tod in chronischem Verlauf durch Infektion, Urämie oder Herz- und Lungenbehinderung.

Diagnose: Anamnese (intermittierende und in der Niere lokalisierte Schmerzattacken nebst Begleitsymptomen), im Anfall druckempfindliche, rundliche und cystische Geschwulst in der Lendengegend, Harnbefund, Harnverhaltung oder Harnflut mit evtl. Blutung oder evtl. Trübung, Cystoskopie evtl. mit Ureterenkatheterismus und Funktionsprüfung, Röntgenbild.

Differentialdiagnose: Cystische oder solide Tumoren der Niere oder anderer Bauchorgane (Ovarien, Leber, Milz, Gallenblase usw.), sowie Bauchfelltuberkulose; in Anfall der intermittierenden Hydronephrose auch Nieren- und Gallensteinkolik, Appendicitis usw.

Therapie: a) Kausal; evtl. Ureterenkatheterismus mit Spülung, Bougierung, Dilatation, Lösung, Neueinpflanzung, Resektion, Anastomie oder Plastik; bei Stein Extraktion; bei Ureterstriktur Senkrechtspalten und Quervernähen; bei Wanderniere Nephropexie usw.; bei Tuberkulose, sowie Phimose, Harnröhrenstein, -tumor oder -striktur und Prostatahypertrophie, Blasengeschwulst, Genitalprolaps s. da!

b) Palliativ: 1. Ausnahmsweise (z. B. bei Anurie infolge Wanderniere, Uretersteins usw.) Punktion (Nachteile: Rückfall und Vereiterung mit Sepsis oder Peritonitis!) oder besser, wenn möglich, Ureterenkatheterismus; sonst 2. Nephrotomie oder besser Pyelotomie, d. h. Eröffnung und Dränage des Sackes möglichst mit Beseitigung des Abflußhindernisses (z. B. Steinextraktion, Ureterbougierung usw. vom eröffneten Cystensack; angezeigt, wenn nur eine Niere vorhanden oder wenn die andere Niere nicht genügend funktionierend bzw. über sie keine Gewißheit zu bekommen ist, z. B. bei Anurie im Occlusionsanfall oder bei schwerer Infektion der Hydronephrose). 3. Meist z. B. bei großer Hydronephrose spez. bei vereiterter oder gar zerstörter Niere mit Funktionsunfähigkeit evtl. nach Punktion eines großen Sacks Nephrektomie, falls die andere Niere vorhanden und funktionstüchtig, spez. nicht hydronephrotisch ist; sonst gelegentlich Pyelouretero- bzw. Ureterooder Pyelocystostomie (also nur angezeigt bei fehlender oder schwererkrankter anderer Niere, falls der Fall aseptisch ist); bei Ruptur in frischen Fällen Laparotomie, sonst Lumbalschnitt mit Nephrektomie oder Fistelanlegung, je nachdem die andere Niere funktionstüchtig ist oder nicht.

b) Pyonephrose bzw. Pyelitis oder Pyelonephritis.

Entstehung: 1. Am häufigsten, und zwar begünstigt durch die Funktion der Niere als Ausscheidungsorgan, hämatogen (zunächst in Rinde oder seltener in Papillen, dann weiter absteigend) bei Intoxikationen (Kanthariden usw.) und Infektionen (Masern, Scharlach, Pocken, Typhus, Cholera, Dysenterie, Diphtherie, Erysipel usw. sowie Sepsis nach Furunkel und Karbunkel, Angina, Phlegmone, Osteomyelitis, Empyem usw.). 2. Urogen, d. h. aufsteigend von Harnblase und Harnröhre bei Cystitis usw., und zwar bei kleinen Mädchen,

sowie vor allem bei Frauen oft während der Menses oder in der Gravidität
(sog. „Schwangerschaftspyelitis" durch Harnstauung), auch nach Gonorrhoe;
bei Männern nach Prostatahypertrophie und Harnröhrenstriktur; ferner bei
Rückenmarklähmung, Nierenstein, Tumor, Tuberkulose, Ureterpassagestörung
usw. 3. Lymphogen bei benachbarter Entzündung, und zwar meist vom
Darm (Appendicitis), sonst von Gallenblase, Ovarien usw.

Vorkommen: Weibliches Geschlecht ist häufiger befallen als männliches,
letzteres meist erst nach dem 40. Jahr, ersteres vorwiegend im Kindesalter
und bei der Schwangerschaft.

Lokalisation: Seltener beider- und häufiger einerseits, und zwar
vorwiegend rechts.

Erreger: Meist (60—90%) Colibacillus, ferner Staphylo-, Strepto-, seltener
Pneumo-, Gonococcus, Paratyphus- und Proteusbacillus usw.; oft kombiniert.

Symptome: Fieber, evtl. mit Schüttelfrösten, kolikartige Schmerzen, Vergrößerung und Druckempfindlichkeit der Niere, Harnbefund (Eiterkörperchen
und Eiweiß, und zwar in ihrem Grade entsprechend dem Leukocytengehalt,
aber fehlend bei Harnleiterverschluß), evtl. (Chromo-) Cystoskopie und
ausnahmsweise, jedenfalls vorsichtig Ureterenkatheterismus sowie Pyelographie.

Formen: Akut und chronisch; die chronische Form ist sehr hartnäckig,
namentlich bei Coliinfektion.

Komplikationen: Pyelonephritis, Sepsis, Urämie, Steinbildung.

Differentialdiagnose: Cystitis, Steinniere, Tuberkulose und Tumor
der Niere, Appendicitis, Cholecystitis, Magengeschwür, Adnexerkrankung,
Pleuraempyem usw.

Therapie: Man versuche zunächst für einige Wochen a) Interne: Bettruhe bis zur Entfieberung, Wärme, reizlose, spez. Mehl- und Milchdiät ohne
Fleisch, Stuhlregelung, Flüssigkeitszufuhr durch Tee oder Wässer und Harnantiseptica (vgl. Cystitis!), evtl. in chronischen Fällen spez. bei Coliinfektion
Vaccine- oder Reizkörpertherapie. Empfohlen werden auch Collargol, Argochrom, Cylotropin, Prontosil, Neosalvarsan.

b) Chirurgische: In leichten bis mittelschweren, aber nicht in akuten
Fällen zu versuchen Blasenspülungen nebst Nierenbeckeninstillationen oder
(weniger ratsam) -spülungen mittels Ureterkatheters (Arg. nitr. $\frac{1}{2}{}^0/_{00}$—1%,
Targesin od. dgl.), auch als Dauerkatheter; sonst Nephrotomie, Nierenresektion
oder in schweren Fällen oft Nephrektomie (letztere aber mit Vorsicht wegen
der Möglichkeit doppelseitiger Erkrankung; auch nur bei totaler Nierenvereiterung!). Schwangerschaftsunterbrechung? Im übrigen verfahre man
kausal bei Darm-, Wurmfortsatz-, Adnex-, Prostata-, Tonsillen- u. a. Infektion
sowie bei Wanderniere, Nierenstein, Harnröhrenstriktur, Prostatahypertrophie,
Ureterpassagestörung usw. Bei Vorhandensein nur einer Niere ist Nierendekapsulation zu versuchen.

G. Geschwülste.

a) Solide Geschwülste.

Formen: a) Selten gutartige: Lipome (meist in der Kapsel als sog.
„Kapsellipome"; retroperitoneal; oft gewaltig; mit Obstipation, Erbrechen,
Dyspnoe, Beinödemen und Ascites usw. oder seltener Lipome und Lipomyome
in der Nierenrinde aus versprengten Kapselteilen), Fibrome bzw. Fibromyome, Adenome (häufiger als kleine, weißgelbliche Knoten im Parenchym;
evtl. carcinomatös), ferner vereinzelt Myome, Häm- und Lymphangiome,
Osteome, Enchondrome, Dermoide usw.

b) Häufiger bösartige: Carcinome (knotig oder infiltrierend, dabei
selten und recht bösartig; in Nierenbecken und Harnleiter als Zottenkrebs
ähnlich wie in Harnblase, s. da; vorwiegend bei alten Leuten in den 50 bis
70er Jahren: öfters nach Steinbildung; bei kleinen Kindern infolge Mesoderm-
zellenversprengung auch als „embryonales Adenocarcinom": sog. maligne

Nierengeschwulst; meist polar gelegen, selten mit Hämaturie); Sarkome (seltener; auch als Fibro-, Myo-, Myxo-, Chondrosarkome; auch bei kleinen Kindern im 1.—5. Jahr, bei welchen der Nierentumor meist sarkomatös ist und große „Bauchgeschwülste" meist Nierensarkome sind), Endo- und Peritheliome, vor allem (ca. 75%) Hypernephrome s. Hypernephroide s. Strumae suprarenales aberrantes (sog. „Nebennieren- oder Grawitzsche Tumoren": Grawitz 1883; ausgehend von versprengten Nebennierenkeimen in der Nierenrinde oder von der Niere; auf dem Durchschnitt weißgelbrötlich, fett- oder hirnmarkähnlich mit dazwischenliegenden knorpeligtransparenten oder sulzigen Bindegewebsmassen samt Gefäßen; mikroskopisch zartes, vaskularisiertes Stroma mit eingestreuten Haufen von großen, polygonalen, glasigen, mit Fettropfen und Glykogen gefüllten Zellen, manchmal atypisch d. h. carcinom- oder sarkomähnlich, oft mit Hämorrhagien, Fettmetamorphosen und Cholestearinhaufen; langsam wachsend; oft blutend; besonders häufig auf dem Blutwege metastasierend spez. in Knochen: Wirbel, Femur, Schädel, Rippen, Brustbein, Becken, Oberarm, Unterarm, Unterschenkel, Schlüsselbein, Schulterblatt usw.; Metastasen 80%, spez. in Knochen 30—60%, manchmal solitär 25%; meist nach dem 40. Jahr; bei Erwachsenen häufigster· Nierentumor).

Symptome: 1. Geschwulst der Niere mit mehr oder weniger Erhaltung von deren Form sowie mit Hilus und Gefäßstiel, und zwar bei Sarkom meist groß und bei Carcinom hart und höckrig (am besten in Israelscher Seitenlage bei Bauchdeckenentspannung mit hochgezogenen Beinen, evtl. im heißen Bade oder in Narkose zu fühlen, am ehesten bei der nur in $1/_3$ der Fälle bestehenden Lokalisation am unteren Pol und bei Kindern), bei der Atmung ziemlich wenig verschieblich (außer bei großem Tumor; im übrigen je nach Ausdehnung und Art der Verwachsungen, nämlich bei Zwerchfellverwachsung gut und bei Bauchfellverwachsungen schlecht), in die Lendengegend durchballotierbar (und zwar auch in Seitenlage) und hinter bzw. neben dem (evtl. aufgeblähten) Dickdarm. 2. Dumpfer oder manchmal neuralgischer Schmerz. 3. Hämaturie: oft: ca. 50—80% und häufig schon frühzeitig, dabei plötzlich auftretend und verschwindend; im Gegensatz zu Steinblutung weniger schmerzhaft (außer bei Gerinnselabgang) und ohne besondere Gelegenheitsursache sowie reichlich, dies namentlich bei Hypernephrom, überhaupt bei alten Leuten verdächtig auf Nierentumor, falls Stein oder Tuberkulose sowie Nephritis ausschließbar. 4. Harnbefund (Blut-, Tumor- und Nierenelemente!). 5. Cystoskopie und Ureterenkatheterismus mit Nierenfunktionsprüfung, welche meist Störung aufweist (s. u.). 6. Metastasen (spez. bei Carcinom und vor allem bei Hypernephrom, dagegen weniger bei Sarkom; durchschnittlich in 80%) in Lymphdrüsen (bei Carcinom!) und Organen (Lungen, Leber, Hirn, Rückenmark, anderer Niere, Knochen usw.), sowie Kachexie, Ascites und Beinödem. 7. Bisweilen Varicocele auf der kranken Seite (einseitig, bei Horizontallagerung nicht verschwindend, rasch auftretend, schmerzhaft und in spätem Alter!). 8. Röntgenbild evtl. mit Kontrastfüllung des Nierenbeckens und Harnleiters retrograd oder sonst intravenös (unregelmäßiger Füllungsdefekt und Verlagerung des Beckens bzw. Ureterverlagerung!), sonst ohne (gegenüber Stein wichtig!) oder mit Kontrasteinlauf (Verlagerung und evtl. mangelhafte Füllung des Dickdarms). 9. Probeschnitt. 10. Blutsenkungsprobe.

Diagnose: Tumor (anfangs öfters nicht nachweisbar), Schmerz, Hämaturie, Röntgenbild mit Pyelogramm, Probeschnitt.

Differentialdiagnose: Sonstige Nierenleiden, auch Pyo- bzw. Hydronephrose und Wanderniere, sowie andere Geschwülste, spez. auch cystische von Nieren und Nachbarorganen (Leber, Gallenblase, Pankreas, Milz, Magen, Dickdarm, Eierstock usw.).

Prognose: Schlecht; auch bei Operation Mortalität hoch und Lokalrecidiv häufig: ca. 30% (Dauerheilung bei Carcinom ca. 20—30%; Mortalität ca. 15—30%).

Therapie: Bei gutartigem Tumor gewöhnlich vom lumbalen Schnitt, evtl. unter Resektion der 12. Rippe: Ausschälung oder Nierenresektion, sonst Nephrektomie samt Fettkapsel, und zwar möglichst glatt und schonend (sonst Metastasierung!); inoperabel sind Tumoren mit Durchwachsung der Fettkapsel sowie mit Übergreifen auf Leber, Milz, Hohlvene, Weichteilbedeckung usw. (Unbeweglichkeit!) oder mit Metastasen (Venenstauung und Ödeme!), auch in Knochen (Röntgenbild!).

Zusatz 1: Nierenbeckengeschwülste: Meist Zottenpolype oder Zottenkrebse ähnlich den entspr. Geschwülsten von Harnleiter und Harnblase; Symptome: Intermittierende Blutung, Schmerzen und Geschwulst, dazu Harnuntersuchung, Cystoskopie und Pyelogramm; Therapie: Nephrektomie.

Zusatz 2: Perirenale Geschwülste: Meist Nebennierentumoren, selten Kapseltumoren, spez. Fibroliposarkome.

Zusatz 3: Nebennierengeschwülste: Teils Metastasen von Nierenhypernephromen, teils primäre Carcinome (ohne Papillen, Zotten und Grawitzzellen sowie ohne Lipoid und Glykogen), teils bösartige Neurocytome bei Kindern; typische Symptome sind somatische und psychische Sexualveränderungen im Sinne des Virilismus, Hautpigmentationen, Fieber, Schmerzen in Schultergürtel und Becken sowie Metastasen in Lungen, auch in Knochen, spez. Schädel.

b) Cystische Geschwülste.

I. Echinococcus.
Vorkommen: Selten (ca. 5%).
Symptome: Nierentumor glatt, rundlich und prallelastisch oder fluktuierend, evtl. mit Hydatidenschwirren; evtl. unter Ureterkolik Abgang von Tochterblasen und Häkchen im Harn; Probepunktion unsicher und nicht ratsam.

Komplikationen: Perforation (in Nierenbecken, Peritonealhöhle, Darm, Lunge usw.) und Vereiterung mit Pyämie.
Differentialdiagnose: Vgl. solitäre Nierencyste!
Therapie: Einnähung oder evtl. Exstirpation.
II. Nicht parasitäre Nierencysten.
1. Polycystische Nierendegeneration.

Entstehung: Wohl kongenital als Hemmungsmißbildung infolge Nichtvereinigung der Mark- und Rindenanlage oder als Geschwulstbildung infolge Epithelwucherung mit nachfolgender cystischer Erweiterung der Hohlräume: sog. „multilokuläres Adenocystom s. Cystadenom"; dagegen wohl nur ausnahmsweise durch angeborenen Verschluß der abführenden Harnwege infolge Harngrieß oder Entzündung („Papillitis obliterans").

Vorkommen: Bei Neugeborenen und Erwachsenen; meist (80%) doppelseitig und oft kombiniert mit Cystenbildung in Leber, Ovarien, Nebenhoden usw. und mit sonstigen Mißbildungen; öfters hereditär und familiär.

Symptome: Nierentumor bucklig, evtl. fluktuierend, kolikartige Schmerzen und Druckgefühl, Hämaturie; später Schrumpfniere mit reichlichem und dünnem, evtl. Eiweiß und Blut enthaltendem Harn, Herzhypertrophie und Arteriosklerose; wichtig ist doppelseitige Erkrankung.

Differentialdiagnose: Tumor, Stein, Eiterniere, Hydronephrose, Echinococcus und Solitärcyste.

Prognose: Schlecht; meist schließlich Tod durch Urämie, Blutung oder Sepsis.

Therapie: Symptomatisch; nur bei heftigen Schmerzen, profusen Blutungen, großem Tumor mit Dyspnoe oder sonstigen Verdrängungserscheinungen oder Vereiterung mit Sepsisgefahr Operation: Punktion bzw. Ignipunktur oder Incision oder Resektion oder ausnahmsweise (aber möglichst nur bei einseitiger Affektion bzw. bei funktionstüchtiger anderer Niere, sowie bei älteren Leuten!) Nephrektomie.

2. Solitäre Nierencyste.

Entstehung: Wie polycystische Nierendegeneration, wobei es sich aber um solitäre oder doch in der Zahl beschränkte Cystenbildung evtl. mit Zusammenfließen mehrerer Cysten handelt.

Vorkommen: Selten; meist bei Erwachsenen, spez. Frauen.

Symptome: Cystischer Nierentumor kugelig, prallelastisch oder fluktuierend sowie drückendes oder ziehendes Gefühl im Leibe.

Verlauf: Chronisch über Jahre.

Prognose: Günstig.

Komplikationen: Druckatrophie der Niere und Ureterabknickung.

Diagnose: u. a. Röntgenbild mit Pyelogramm (Größe, Form und Lage von Niere und Nierenbecken, u. U. Verkalkung; sonst rundlicher und begrenzter Schatten innerhalb des Nierenschattens).

Differentialdiagnose: Sonstige Nierentumoren, spez. cystische, nämlich parasitäre Cysten (Echinococcus), Erweichungscysten (Geschwülste, Tuberkulose, Gummata), Blut- und Lymphcysten und Dermoidcysten, Cystenniere, ferner abgeschlossene Sackniere und Nierenaneurysma sowie sonstige Abdominal- (Ovarial-, Pankreas-, Mesenterial- usw.) Cysten.

Therapie: (Evtl. nach Punktion) Ausschälung oder Sackresektion mit Sackverödung durch Verschorfung und Catgutübernähung oder Nierenresektion oder ausnahmsweise Nephrektomie; einfache Punktion oder Injektion ist erfolglos.

3. Paranephritische Cysten: Selten; wohl durch cystische Entartung versprengter Nierenkeime.

4. Nierenaneurysma: Entstehung: Traumatisch oder infolge Gefäßsklerose. Symptome: Wie Nierentumor nebst Blutung (in Peritonealhöhle, Retroperitoneum oder Nierenbecken) sowie nebst Pulsation und Gefäßgeräusch. Therapie: Exstirpation des Aneurysmasacks samt Niere.

Anmerkung. Nierenoperationen, spez. Nephrektomie:

Geschichtliches: Simon 1869.

Vorbereitung: Darmentleerung vorher und Darmanregung nachher. Evtl. Bekämpfung bestehender Harnweginfektion. Dazu Herzanregung.

Nachbehandlung: Darmanregung; Binde oder Bandage bei Gefahr von Bruchbildung.

Anästhesie: Morphium-Äthernarkose; ausnahmsweise Lumbal- bzw. gürtelförmige einstellbare Spinalanalgesie oder Leitungs- (Paravertebral-) Anästhesie.

Lagerung auf der gesunden Seite mit (aufblasbarer) Nierenrolle zwischen Rippenbogen und Becken, nötigenfalls unter zeitweisem Gegendrängen der Niere vom Bauche her durch Assistenten.

Technik: a) In der Regel lumbal: Schräger Lendenschnitt nach v. Bergmann-Israel 1 cm unter und parallel der 12. Rippe hinten nach außen vom Rückenstrecker bis vorn zur Achsellinie, 2 Querfinger breit einwärts und aufwärts vom oberen vorderen Darmbeinstachel, evtl. fortgesetzt bis nahe zum Leistenband; ausnahmsweise unter subperiostaler Resektion der 12. Rippe (cave Pleura!). Spaltung der Fascia lumbo-dorsalis und der Mm. latiss. dorsi, obl. ext., int. und transv. (unter Schonung des zwischen Muskulatur und Nierenfett gelegenen N. intercost. XII, welcher weder durchschnitten noch unterbunden werden darf) und Nachhintenziehen des M. quadratus lumb. Weiter Durchtrennung der Fascia transv. unter stumpfem Abschieben des Peritoneums, zu dessen Schonung man sich im hinteren bzw. oberen Bereich der Wunde zu halten hat. Schließlich scharfes Eröffnen mit dem Messer zwischen 2 Pinzetten und Anklemmen der Fascia renalis samt Fettkapsel mit Mikulicz-Klemmen. Teils stumpfes, teils scharfes Auslösen der Niere aus der Fettkapsel sowie unter Umgehen und Vorwälzen erst des unteren, dann des oberen Pols mit den Fingern: Luxieren der Niere; bei schweren entzündlichen Verwachsungen erfolgt die Nierenauslösung nötigenfalls innerhalb der mit der Nachbarschaft (Bauchfell, Zwerchfell, Gefäßen usw.) verwachsenen

Schwiele: „intrakapsulär"; bei malignen Tumoren samt Fettkapsel, cave Verletzung der V. cava inf. oder des Darms; auch darf man den Darm nicht miteinbinden. Große Wasser- oder Eitersäcke werden zweckmäßigerweise vorher durch Punktion entleert. Unter Freilegung des Hilus Unterbindung der Gefäße, evtl. auch accessorischer (central am besten doppelt, und zwar erst dick und dann dünn mit Seide, bei Eiterung mit Catgut) und des Ureters (wenn möglich gesondert und zuletzt; bei Infektion mittels Thermokauters; bei Tuberkulose s. da). Sorgfältige Etagennaht der Weichteile (unter Freilassung des N. intercost. XII); bei septischer Niere Mikulicz-Tampon, sonst Glasdränage im hinteren Wundteil.

b) Nur ausnahmsweise (bei großem Tumor oder Hydronephrose, bei Beckenniere und vor allem bei gleichzeitiger abdominaler Verletzung, dagegen nicht bei infektiösem Prozeß) abdominal, also transperitoneal unter Eröffnung und Abdeckung der Bauchhöhle sowie Einschneidung des seitlichen Bauchfells an der Hinterwand über der Niere.

Nach Fortnahme einer Niere übernimmt deren Funktion die andere Niere unter kompensatorischer Hypertrophie, wobei meist die Harnmenge erst allmählich die Norm erreicht und oft, spez. nach mechanischer Schädigung bei der Operation, vorübergehend Blut und Cylinder im Harn erscheinen. Übergangsrente 20—40, durchschnittlich 30% für 1—2 Jahre, aber keine Dauerrente, falls die andere Niere sich gemäß Funktionsprüfung leistungsfähig erweist; die bloße Körperversehrtheit ist also nicht ausreichend für Gewährung einer Dauerrente trotz Notwendigkeit entspr. Schonung und Diät.

Nierenfunktionsprüfung: Voraussetzung der Nephrektomie ist die Feststellung des Vorhandenseins und der Funktionstüchtigkeit der anderen Niere, welche im allgemeinen durch Allgemeinzustand, Blutdruck, Harnmenge und spez. Gewicht usw. und im besonderen vor allem durch folgende, miteinander zu kombinierende Verfahren nach Möglichkeit sicherzustellen ist:

1. Blauprobe oder Chromocystoskopie (Voelcker-Joseph): Nach intramuskulärer bzw. intravenöser Injektion von 0,08—0,16 bzw. 0,01—0,02 (1—2 Tabletten frisch gelöst und kurz aufgekocht oder besser sterile Ampulle 5 ccm intravenös bzw. 20 ccm intramuskulär) Carminum caeruleum (Indigkarmin) in 10—20 ccm steriler Kochsalzlösung scheidet die gesunde Niere nach ca. 5—15 bzw. 2,5—7 Minuten blau in kräftigem Strahl ca. alle 10—40 Sek., die kranke Niere dagegen später, schwächer und unregelmäßiger aus, was cystoskopisch kontrolliert wird. Vorher Abführen und Dursten sowie Trinkenlassen von Tee, Kaffee oder Glycerinwasser. Zunächst prüfe man die einfache Blauausscheidung, und erst nach deren genauer Beurteilung mache man den Ureterenkatheterismus, weiter nötigenfalls auch die getrennte Entnahme und Untersuchung des Nierenharns sowie die retrograde Pyelographie.

2. Phloridzinprobe: Nach subcutaner Injektion von 1 ccm 1—2% also (0,01) Phloridzinlösung scheidet die Niere nach 15—30 Minuten Zucker aus für 2—3 Stunden, was mit dem Ureterenkatheterismus bestimmt wird; die Zuckerausscheidungsstörung macht sich bemerkbar in Herabsetzung der Gesamtmenge und des Prozentgehalts sowie in Verzögerung.

3. Kryoskopie, d. h. Gefrierpunktsbestimmung in Harn (Δ) und vor allem in Blut (δ) mit dem Beckmannschen Apparat: Bei Niereninsuffizienz hat Harn und Blut infolge Ansteigens der nicht genügend ausgeschiedenen Molekularstoffe zu viel Moleküle und demgemäß einen abnorm niedrigen, und zwar dem des destillierten Wassers genäherten Gefrierpunkt; Blutgefrierpunkt δ über — 0,60 verbietet im allgemeinen Nierenoperation, jedenfalls Nephrektomie, dagegen beweist normaler ($\delta = -0,56$ bis 0,59) nur Vorhandensein genügenden Nierengewebes, während über die andere Niere der Ureterenkatheterismus Aufschluß gibt.

4. Bestimmung des Harns, spez. seiner Harnstoffmenge, und zwar einmal des gemeinsamen Harns von beiden Nieren und dann des Einzelharns von jeder Niere unter Ureterenkatheterismus. (3% und darunter Harnstoff deuten

auf Insuffizienz der einen bzw. beider Nieren.) Im Blut beträgt der Reststickstoff normaliter 20—40 mg; Niereninsuffizienz liegt vor bei Erhöhung auf über das 3fache (120 mg). Ambardsche Konstante, d. h. Beziehung zwischen Blutharnstoffgehalt und Quadratwurzel der Harnstoffausscheidung im Harn beträgt normaliter 0,07; Wert über 0,15 beweist schwere Nierenstörung.

5. Wasserverdünnungs- und Konzentrationsversuch (Volhard). Bestimmen morgens spezifisches Gewicht des gesammelten Nachtharns und des Körpergewichts und dann nach Gabe innerhalb $\frac{1}{2}$—$\frac{3}{4}$ Stunde morgens nüchtern nach vorheriger Blasenentleerung 1½ l Mineralwasser oder Tee mit anschließender Trockenkost wiederum Bestimmen alle 2—4 Stunden spezifisches Gewicht des jeweils gesammelten Harns und des Körpergewichts, wobei die Ausscheidung des Wassers einerseits und der stickstoffhaltigen Substanzen andererseits ermittelt wird. Bei Niereninsuffizienz wird die 1½ l Flüssigkeit in 4 Stunden nicht völlig ausgeschieden (statt wie normal ganz); ferner ist das spezifische Gewicht des Harns gering, z. B. sinkend auf 1004 und wieder steigend auf unter 1016 (statt wie normal sinkend auf fast 1000 und wieder steigend auf 1025—1030 im Trockenstadium), evtl. gar Nachtharn, Wasserflußharn und Konzentrationsharn immer gleich um 1009—1012, schließlich Körpergewicht nachher erhöht um 1040—1250 g (statt wie normal vor- und nachher gleich zu sein); die Bechersche Zahl: Tagesmenge: 100 + höchstes spezifisches Gewicht ist gering, nämlich unter 24 (statt wie normal 40 Höchstzahl und 24 Mindestzahl).

6. Pyelographie (Voelcker-v. Lichtenberg), d. h. Röntgenaufnahme der Harnwege zunächst leer und dann nach Füllung mit Kontrastmittel, wobei a) gewöhnlich unter Cystoskopie mit einem dünnen Ureterkatheter (Nr. 5) körperwarm 2,5—20 ccm 10% Kollargol oder 40% Jodipin oder 5—10% Jodkalium oder 15% Jodnatrium oder 25% Jodlithium (Umbrenal) oder 25% Bromnatrium oder Abrodil oder Uroselektan (wegen Ausfällungsgefahr ist dagegen weniger ratsam Thorotrast): sog. retrograde oder Füllungs-Pyelographie (cave Verletzung mit Blutung und Infektion!) oder ausnahmsweise, falls Ureterenkatheterismus nicht möglich, b) ca. 20 ccm Uroselektan B oder Per-Abrodil (mit ca. 50% organisch festgebundenem Jod) intravenös eingeführt wird: sog. intravenöse oder Ausscheidungs-Pyelographie; in letzterem Fall ergibt sich zugleich aus Menge, Schnelligkeit und Zeitdauer der Ausscheidung des Mittels im Harn ein Aufschluß über die Nierenfunktion (angenehmer, aber kontrastschwächer; das beste Röntgenbild ergibt sich meist nach 15 (10 bis 50) Minuten, evtl. aber später; man beachte Größe und Form des Nierenbeckens, Lage der Niere, Harnstauung, Wandveränderung, Nierenleistung usw., im Leerbild auch Größe, Lage, Konkremente usw.).

7. Abtastung.

8. Explorative Freilegung.

27. Abschnitt: Harnblase.

A. Mißbildungen.

1. Blasenspalte. Formen: a) Meist totale, d. h. mit Fehlen der Blasenvorderwand und kombiniert mit Spaltung von knöchernem Becken, spez. Symphyse, Bauchdecken und Genitalien: Ectopia vesicae.

b) Selten partielle, d. h. mit geschlossener Symphyse, und zwar Spaltbildung entweder nahe dem Scheitel oder häufiger nahe der Basis der Blase: Fissura vesicae sup. bzw. inf.

Entstehung: Hemmungsmißbildung (infolge Ausbleibens der Verschmelzung zwischen den Rändern der Primitivrinne).

Vorkommen: Häufiger bei Knaben (welche dann bei der Geburt leicht als Mädchen angesehen werden); überhaupt in ca. 0,02⁰/₀₀.

Symptome: In der Mittellinie dicht über der Symphyse flach bis kugelig vorspringende, dunkelrote, Blut und Schleim absondernde Geschwulst; bestehend aus der Hinterwand der Blase mit den beiden Ureterenmündungen.

Komplikationen: Symphysenspalte, Spaltung von Penis und Scrotum bzw. Klitoris mit oben offener Harnröhre (Epispadie), Atresia vaginae et ani mit Kloakenbildung in Form von Einmündung des Ileum bzw. Coecum in die Blase, sonstige Mißbildungen (Spina bifida, Hasenscharte usw.).

Folgen: 1. Harnträufeln mit Ekzem an Scrotum und Schenkeln und evtl. mit penetrantem Harngeruch. 2. Infektion der gesamten Harnwege mit Cysto-Pyelo-Nephritis. 3. Blasencarcinom. 4. Oft baldiger Tod nach der Gebuit.

Prognose: Ungünstig ($^9/_{10}$ sterben in den ersten Jahren).

Therapie: a) Urinal oder b) Radikaloperation: Plastik (plastischer Verschluß der Blasenspalte): 1. Nach Thiersch mit gestieltem gedoppeltem oder mit zwei seitlichen brückenförmigen Hautlappen oder 2. nach Mikulicz mit ausgeschalteter Darmschlinge (langwierig und unsicher!) oder 3. nach Czerny mit Ablösung, Anfrischung und Naht der Spaltränder nebst Hautdeckung; evtl. dazu nach Trendelenburg vorher Redressement des in den Kreuzdarmbeinfugen durch Meißelschlag getrennten Beckens mittels Gummi-oder Federdrucks oder Entspannung der Bauchdecken vorübergehend durch Einschneiden sowie Ableiten des Harns mittels Harnleiterkatheter durch die Bauchdecken oder am besten 4. Deviationsoperation, d. h. nach dem Vorgang von Maydl Ableitung des Harns durch Einnähen der Ureteren bzw. des ganzen Trigonum in Urethra, Bauchhaut oder Vagina bzw. Darm, spez. Flexur (aber auch bei breiter lateraler Anastomose der zu- und abführenden Schlinge droht hier ascendierende Infektion mit tödlicher Pyelonephritis; Coffey hat deshalb empfohlen, die Harnleiter einige Zentimeter lang in die Submucosa einzuführen zwecks Schaffung einer Art Klappenapparat) oder am besten in ein ausgeschaltetes Darmstück, z. B. Coecum (als künstliche Harnblase) nebst in die Bauchhaut eingenähter Mündung, z. B. Wurmfortsatz (als künstliche Harnröhre) oder nach der Modifikation von Makkas: Totale Ausschaltung des Coecum unter Einnähen der Appendix in die Bauchdeckenwunde und dann Einpflanzung der Ureteren samt Blasenlappen in das ausgeschaltete Coecum. Die Plastik hat eine hohe Mortalität, und zwar bei Deviation durchschnittlich $33^1/_3\%$; sie wird daher am besten erst ab 3. Jahr oder später vorgenommen.

2. Blasenmangel mit Mündung der Ureteren in die Urethra.

3. Abnorme Blasendilatation durch Harnröhrenobliteration oder Klappenbildung spez. am Orificium ext. (Dabei erschwertes Harnlassen spez. im Liegen und bei gefüllter Blase; evtl. dadurch Geburtshindernis.)

4. Doppelblase oder Sanduhrblase (Vesica duplex und bipartita s. bilocularis) in Form einer vollkommenen oder einer nur teilweisen Scheidung (sehr selten) oder (häufiger) in Form einer Taschenbildung: sog. „**Blasentasche oder Blasendivertikel**".

Begriff: Blasendivertikel sind Nebenhöhlen der Blase, welche mit ihr durch eine mehr oder weniger weite Öffnung in Verbindung stehen und welche in ihrer Wand größtenteils die Blasenschichten aufweisen, wobei die Blasenschleimhaut in die Nebenhöhle übergeht.

Vorkommen: a) Angeboren auf Grund einer physiologischen Wandschwäche (meist solitär, groß, rundlich, scharf begrenzt und typisch lokalisiert; manchmal aber erst später, z. B. im Alter bei Prostatahypertrophie, manifest werdend) oder b) erworben bei pathologisch geschwächter Muskulatur, also an schwachen Stellen, meist an der Hinterwand neben den Uretermündungen: α) bei Harnstauung, spez. bei Harnröhrenstriktur oder Prostatahypertrophie sowie Spinalleiden („Pulsionsdivertikel") oder β) bei Zug benachbarter Organe, auch im Bruchsack („Traktionsdivertikel").

Zu den angeborenen Divertikeln gehören die Uretermündungsdivertikel und das Urachusdivertikel, zu den erworbenen die Balkenblasendivertikel.

Symptome und Diagnose: Harnentleerungsstörungen mit Restharn evtl, mit Harnverhaltung und Entleerbarkeit nur in besonderer Lage, Schmerzen, Cystitis, Blutung, Harntrübung (meist erst später und spez. beim Druck vom Mastdarm nach Reinspülung der Blase), Geschwulst neben der Blase (mit Verschwinden beim Katheterisieren; Betastung vom Bauch und von Rectum bzw. Vagina), Cystoskopie und evtl. Röntgenbild (ohne und mit Kontrastfüllung; dabei in verschiedener Lagerung und Richtung). Differentialdiagnose: Sog. Blasenhernie, d. h. Verlagerung eines Blasenzipfels im Bruchsack (vgl. Hernien!) und falsches Divertikel infolge von krankhafter Verbindung der Blase mit Nachbarorganen durch Eiterperforation, Fistel usw., wobei eine einzelne, kleine, unregelmäßige Öffnung der Blase besteht und keine Blasenwandbestandteile die Höhlung umgeben. Komplikationen: Divertikulitis mit Blutungen, Urosepsis, Perforation, Dysurie bis Harnverhaltung, Harnstauung mit Hydro- bzw. Pyonephrose, Tumor- und Steinbildung sowie Tuberkulose (selten). Prognose: Nicht eben günstig in schweren Fällen; doch verlangt nicht jedes Divertikel chirurgische Behandlung, sondern nur bei Komplikationen: Blutung, Infektion, Abflußstörung, Stein- oder Tumorbildung. Therapie: Wenn möglich kausal: Beseitigung eines evtl. Abflußhindernisses; sonst Katheterismus oder Blasenfistel oder Erweiterung der Divertikelöffnung durch endovesikale Elektrokoagulation; am besten (außer bei schlechtem Allgemeinzustand oder bei vorgeschrittener Urosepsis; zuvor möglichste Beseitigung der Infektion!) Radikaloperation, und zwar wenn möglich extraperitonal und extravesikal mit Einstülpung oder Exstirpation des Divertikels (transvesikal, transperitoneal, sakral oder perineal.)

5. Urachusfisteln und **-cysten** infolge gestörter Obliteration des Allantoisgangs, d. h. des späteren Lig. vesico-umbilicale med.; median zwischen Nabel und Harnblase; entweder abgeschlossen oder verbunden mit Haut oder Harnblase. Therapie: Exstirpation.

B. Verletzungen.

a) Indirekte als Ruptur, d. h. Zersprengung durch gesteigerten Binnendruck, spez. bei gefüllter (Trunkenheit!) oder bei krankhaft veränderter Blase (Entzündung, Geschwulst).

Vorkommen: Seltener, bei stumpfer Bauchverletzung in ca. 4%, dagegen bei gleichzeitigem Alkoholismus in ca. 25% (stärkere Füllung der Blase sowie größere Nachlässigkeit und Verletzungsgefahr!).

Entstehung: 1. traumatisch, z. B. durch Hufschlag, Fußtritt, Faustschlag, Stoß, Überfahrung, Pufferverletzung, Quetschung, Verschüttung, Sturz usw.; auch durch Bauchpresse bei Heben, Geburt usw.; schließlich durch zu starke Füllung; bei der Bottinischen Prostataoperation auch infolge Gasbildung aus dem verdampften Blaseninhalt; 2. spontan bei Nervenleiden (Paralyse, Verletzung, Myelitis) sowie Harnröhrenstriktur und Prostatahypertrophie.

Symptome: Shock, Schmerz, Druckempfindlichkeit, evtl. Bauchdeckenspannung, Erbrechen u. dgl. (Bauchfellreizung und später -entzündung!), Blasenblutung, Harnverhaltung bzw. Fehlen der Blasendämpfung trotz Harnverhaltung, unbefriedigender evtl. blutiger Katheterismus, Geschwulst, Probeschnitt.

Verlauf und Prognose: Ohne Operation ungünstig; Tod erfolgt durch Shock, Blutung, Perforation oder Harnvergiftung; später droht Cysto-Pyelo-Nephritis (Mortalität ca. 75%); zu unterscheiden ist a) intraperitoneale Ruptur mit abgesackter oder diffuser Peritonitis; b) extraperitoneale Ruptur mit Urininfiltration und Urinphlegmone. Prognostisch günstig sind unvollständige, d. h. nur die Schleimhaut betreffende Rupturen. Im übrigen richtet sich die Prognose nach Nebenverletzungen an Bauchorganen, Wirbelsäule,

Becken, Blutgefäßen, Harnröhre usw. Sie ist bei konservativer Therapie aber schlecht, insofern Spontanheilung einer Harnblasenzerreißung selten ist.

Therapie: Bei geringfügiger Verletzung genügt manchmal, aber wohl nur ausnahmsweise, Einlegen eines Dauerkatheters, welcher die Gefahr der Infektion mit sich bringt und daher nur im Notfall anzuwenden ist; sonst frühzeitig Operation: Sectio alta mit Blasennaht, Verweilkatheter oder besser suprapubische Blasendränage und Dränage des prävesikalen Raums; bei intraperitonaler Verletzung auch Laparotomie mit Blasennaht und Dränage.

b) Direkte als Wunde.

Ursache: Stich (von Damm, Rectum, Vagina, Foramen isch. maj., min. und obtur., Bauchdecken); Fremdkörper (z. B. Haarnadel) in der Blase; Pfählung; Hieb, Schnitt; Schuß, auch Steckschuß; Beckenbruch mit durchspießenden Fragmenten; Operation (z. B. Blasenoperationen, auch Katheterismus und Steinzertrümmerung, ferner Bauch- und vor allem Hernienoperation, sowie vaginale und abdominale Unterleibsoperationen, spez. bei Douglasabsceß, Prolaps, Adnextumor, Ovarium-, Vagina-, Rectumcarcinom usw.); Geburt (durch Kindskopf oder durch Zange, Haken, Perforatorium); krimineller Abort; Klystierspritze; Durchbruch von Carcinomen an Uterus, Scheide, Mastdarm usw.

Symptome: Vgl. a); außerdem evtl. Harnfluß aus Wunde, in Darm usw.

Komplikationen: 1. Nebenverletzungen an Beckenknochen (häufiger auch dann gleichzeitig an Bauchorganen!), sonst an Darm, Genitalien, Harnröhre, Nieren und Harnleitern, Gefäßen usw. 2. Blasenfisteln, und zwar entweder innere (Darm, Scheide, Uterus) oder äußere (Gesäß, Scrotum, Damm, Bauch). 3. Blasenstein, und zwar dies bei steckengebliebenem Fremdkörper (Projektil, Knochensplitter, Tuchfetzen).

Formen: Intra- und extraperitoneale Blasenverletzungen.

Prognose und Therapie: Vgl. a); besonders ungünstig sind gewöhnlich die intraperitonealen Schußverletzungen. Bei intraperitonealen Blasenverletzungen mache man Bauchschnitt mit Blasennaht und Dränage, bei extraperitonealer Blasenfistel.

C. Blasenfisteln.

Entstehung: Vgl. Verletzungen!

Formen: Äußere und innere.

Symptome: Harnfluß, Blasenspülprobe (evtl. mit gefärbter Spülflüssigkeit) und Cystoskopie (Fistelöffnung, evtl. mit Eiter, Blut usw.) sowie Röntgenbild.

Differentialdiagnose: 1. Nieren-, Ureter- oder Urethrafistel (Harnfluß aus der Wunde ist bei Nieren- und Ureterverletzung ständig mit evtl. ungestörter Miktion, bei Harnröhrenverletzung nur zeitweilig, und zwar bei der Miktion). 2. Harnblaseninkontinenz. 3. Abnorme Ureterausmündung.

Prophylaxe: Dauerkatheter.

Therapie: Naht unter breiter Anfrischung oder Plastik; anschließend Dauerkatheter.

D. Fremdkörper.

Entstehung: a) Durch die Harnröhre: bisweilen durch den Arzt eingeführte und abgebrochene Katheter und Bougies, filiforme Bougies mit schadhaftem Gewinde, Vaseline, Watte usw. oder meist (spez. bei Mädchen) aus erotischen Gründen eingeführte Haarnadeln, Stricknadeln, Federhalter, Bleistifte, Griffel, Strohhalme, Bohnen, Wachskerzen usw.

b) Durch Wunden: Projektil, Knochensplitter, Tuchfetzen, Holzsplitter usw.

c) Durch pathologisch veränderte Wand: Seidenligaturen, im Becken zurückgelassene Gazekompressen oder Instrumente, Pessare, Kotsteine, Sequester usw.

Symptome und Diagnose: (Vgl. Blasenstein): Schmerzen, Harndrang, Harnträufeln, schmerzhaftes Harnlassen, abbrechender, dünner oder gedrehter Harnstrahl bzw. Harnverhaltung, Haemat- und Pyurie, Palpation, Katheterisieren, Cystoskopie, Röntgenbild.

Komplikationen: Cystitis, paravesicale Entzündung, Perforation (in Darm, Scheide, Bauchhöhle) und Inkrustation.

Therapie: Baldmöglichst (mit Rücksicht auf Cystitis und Perforationsgefahr) Extraktion, und zwar entweder a) spez. bei Frauen per vias naturales (cave Verletzung des Blasenhalses wegen Gefahr zurückbleibender Schlußinsufficienz; daher am besten unter Kontrolle des in die Scheide eingeführten Fingers; evtl. nach Dilatation der Urethra mit Bougie [nach Simon od. dgl.]; nötigenfalls mit Instrument [Silberdrahtschlinge, Haken, Kornzange usw.], Magnet oder Evakuationspumpe; evtl. nach Zerkleinerung des Fremdkörpers; am besten cystoskopisch, wobei das Faßinstrument entweder durch das Operationscystoskop oder bei größerem Fremdkörper neben dem Cystoskop eingeführt und nach richtiger Einstellung erst letzteres und dann ersteres mit dem Fremdkörper herausgezogen wird) oder b) nach Sectio alta oder bei Frauen unter Kolpocystotomie (außer bei langer und enger, spez. kindlicher Scheide und bei großen oder vielen Fremdkörpern sowie bei voraufgegangener Wertheimscher Operation). Betr. Wachs oder Paraffin vgl. Blasensteine!

E. Entzündungen.

1. Blasenentzündung oder -katarrh (Cystitis).

Vorkommen: Häufig.

Entstehung: a) Ascendierend, d. h. von Harnröhre bei Gonorrhoe usw. oder von außen durch unsauberen Katheterismus, Sondierung oder Einspritzung; spez. bei Blasenstein, Fremdkörper oder Tumor, Harnröhrenstriktur, Prostatahypertrophie, Blasenlähmung durch Rückenmarksleiden usw.; auch bei Frauen (spez. in Schwangerschaft und Wochenbett) und bei kleinen Mädchen (anscheinend spontan als Colicystitis).

b) Descendierend von Niere bzw. Nierenbecken bei Tuberkulose, Stein, Pyelitis und Pyelonephritis.

c) Fortgeleitet von der Nachbarschaft bei Peritonitis, Douglasabsceß, Parametritis, Puerperalfieber, Prostatitis, Appendicitis, Colitis, Rectumexstirpation usw., bisweilen auch durch Wunde oder Fistel.

d) Selten hämatogen bei Allgemeininfektionen: Typhus, Diphtherie usw.

Begünstigend wirken Stauung und Läsion z. B. Erkältung, Genuß reizender, spez. scharfgewürzter, kalter und gärender Getränke (z. B. junges Bier) oder Gifte (Canthariden usw.), Harnretention (z. B. bei Harnröhrenstriktur oder -stein, Prostatahypertrophie, Rückenmarksleiden), Blasenreizung (durch Steine, Fremdkörper oder Tumor), Darmkatarrh, Defloration, Menses, Schwangerschaft, Geburt, gynäkologische spez. radikale Operationen u. dgl.

Krankheitserreger: Meist Colibacillus, seltener Staphylo-, Strepto-, Pneumo-, Gonococcus, Proteus-, Typhus-, Pyocyaneus-, Tuberkulosebacillus.

Formen: a) Cystitis acuta und chronica; letztere z. B. bei Prostatahypertrophie, Tb, Tumor usw., b) Cystitis simplex s. catarrhalis, purulenta, putrida, crouposa und diphtherica, gangraenosa (durch Verätzung, Incarceration des retroflektierten und graviden Uterus, Quetschung des Uterus zwischen Symphyse und Kindskopf auch bei normaler Geburt usw., abdominale Radikaloperation des Uteruscarcinoms), hyperplastica, ulcerativa, cystica usw.

„Reizblase" („Irritable bladder") besagt reizbare Blasenschwäche, insbesondere des Blasenschließmuskels und evtl. Blasenneuralgie, und zwar ohne entzündliche Zeichen an der Blase.

Symptome: 1. Evtl. Fieber mit Schüttelfrösten und Allgemeinerscheinungen. 2. Vermehrtes Harnbedürfnis bis zu ständigem Harndrang

(„Blasentenesmus"). 3. Schmerzhaftes Wasserlassen, spez. zum Schluß der Entleerung (sog. „kalte Pisse"). 4. Harnbefund: Harn trüb; chemisch: Eiweiß, und zwar (im Gegensatz zu Nephritis) in mäßiger Menge und entsprechend dem Eitergehalt (nicht über 1‰); mikroskopisch: Eiter- und Blutkörperchen sowie Bakterien; oft infolge ammoniakalischer Gärung (spez. nach einigem Stehen) alkalisch reagierend mit freiem Ammoniak, stechend nach „Pissoir" riechend und mikroskopisch mit amorphem Sediment (Phosphate), Sargdeckelkrystallen (phosphorsaure Ammoniakmagnesia) und Stechapfel- oder Morgensternformen (harnsaures Ammoniak); dagegen manchmal, spez. öfters bei Coli- und Tuberkelbacilleninfektion sauer. 5. Cystoskopie (Hyperämie, Ödem und Eiterabsonderung sowie gelegentlich, aber selten Geschwürsbildung; bei chronischer Entzündung samtartige Verdickung oder eitrige Beläge, zuweilen bläschenartige Buckel: sog. Cystitis cystica).

Komplikationen: 1. Pyelonephritis: häufiger; dagegen selten: 2. Perinephritis und paravesicale Abscesse oder 3. Blasencarcinom oder 4. Steinbildung.

Prophylaxe: Asepsis bei Blaseneingriffen, sowie prophylaktische Spülung oder Injektion von 50 ccm 1‰ Arg. nitr.; ferner Urotropin, Tee, Wasser usw.

Therapie: Möglichst kausal (bei Stein, Fremdkörper, Verengerung, Tumor, Tuberkulose usw.; man bedenke, daß eine anhaltende Cystitis meist Begleiterscheinung einer anderen Krankheit ist und suche nach letzterer evtl. durch Harnuntersuchung, Cystoskopie, Röntgenbild usw.!); sonst: Bettruhe, warme Voll- oder Sitzbäder, warme Umschläge, Stuhlregelung, reizlose Kost (spez. Milchdiät; cave Alkohol, Gewürze, kalte Getränke usw.), reichlich Flüssigkeit, spez. Tee (Bärentrauben- bzw. Buccotean-, Lindenblüten- oder Birkenblättertee) und Brunnenwässer bzw. Trinkkuren (Wildungen, Fachingen, Brückenau, Reinerz, Vichy usw.), Harnantiseptica (Urotropin, Cystopyrin, Helmitol, Borovertin, Hexal bzw. Neohexal, Neotropin, Acidolamin, Prontosil, Uromed, Myrmalyd usw. sowie Cylotropin oder Argotropin intramusc. oder intravenös; Camphersäure; bei alkalischer Reaktion Phosphor- oder Salzsäure 3mal 10—20 Tropfen; auch Salol [nicht länger als ca. 1 Woche!] und spez. bei Gonorrhoe Balsamica: Sandelöl bzw. Santyl, Gonosan, Copaivabalsam, Terpentin usw.).

Bei Blasentenesmus Stuhlzäpfchen mit Narkotika: Morphium, Dilaudid, Opium, Belladonna, Eupaco usw. sowie heiße Sitzbäder und Umschläge.

Bei Blasenblutung: Ruhe, Diät und Eisblase; gegebenenfalls kausale Therapie bei Cystitis, Tuberkulose, Stein, Fremdkörper, Tumor, Prostatahypertrophie usw., sonst Spülungen mit 2% Tannin, 5% essigsaurer Tonerde, 1—5% Resorcin, 5% Collargollösung od. dgl., Adrenalininstallation, Injektion von 100 ccm 1‰ Höllensteinlösung, evtl. Verweilkatheter oder Sectio alta mit Cystostomie; dazu Haemostyptica vgl. Allg. Chirurgie!

Bei chronischem (aber nicht bei akutem!) Katarrh, spez. bei nicht vollständiger Blasenentleerung (Prostatahypertrophie, Striktur, Tabes u. a.) evtl. lokale Behandlung, und zwar regelmäßig (bis täglich) Blasenentleerungen und -spülungen durch sterilen Irrigator oder Spritze mit steriler und erwärmter physiologischer Kochsalzlösung, Borwasser 3%, Hydrargyrum oxycyanat. oder besser Arg. nitric. ¹/₅—1‰ oder besser kolloidaler Silbereiweißverbindung z. B. Agesulf oder Targesin (—10%), Carbolsäure ¼—2%, Kal. permangan. 1‰, Chinosol ½—1‰, Yatren 1—2%, Clorina 1‰, Rivanol ¹/₅‰, Preglscher Lösung usw. Empfohlen wird auch Einfüllen von 10 ccm Novojodinanästhesinöl 2% oder Eucupin 1%.

Bei schweren Fällen oder bei schwierigem Katheterismus: Dauerkatheter nebst Blasenspülungen; evtl. Blasenfistelanlegung.

Evtl. Vaccine- oder Reizkörpertherapie bei chronischer Infektion mit Colibacillen usw.

2. Paravesicale Entzündung und Absceß.

Ursache: Tiefgreifende Cystitis, Tumor, Verletzung, Fremdkörper, Prostatitis, Colitis, Appendicitis, Pelveoperitonitis bei gonorrhoischer, tuberkulöser und puerperaler Infektion der Adnexe, Sepsis usw.

Lokalisation: Perivesiculärer, spez. prävesicaler Raum.

Komplikationen: Adhäsionen. Bindegewebsinfiltration, Perforation nach außen oder innen (Urethra, Vagina, Rectum, Peritonealhöhle) oder Einbruch in die Blase von benachbarten Krankheitsherden (Appendicitis, parametranes Exsudat, eitriger Adnextumor, Eierstocksdermoid, infizierte Tubargravidität usw.).

Therapie: Evtl. Freilegung nebst Dränage.

3. Tuberkulose.

Entstehung: Meist sekundär bei Nieren- oder Genitaltuberkulose, sowie bisweilen bei Miliartuberkulose.

Symptome und Diagnose: Vgl. Cystitis; besonders charakteristisch ist Blasenempfindlichkeit, -drang und -blutung sowie geringe Blasenkapazität; Reaktion des frischen Harns oft sauer (länger dauernder Blasenkatarrh mit saurem Harn ist tuberkuloseverdächtig!); cystoskopisch findet sich — neben den Zeichen der Entzündung — anfangs Lokalisation um die starre und klaffende Uretermündung, später diffus mit weißgelblichen und leicht erhabenen Knötchen und Geschwüren; mikroskopisch (evtl. nach Anreicherung) und (sicherer, aber längerdauernd) im Tierversuch Tuberkulosebacillen, dagegen trotz Eitergehaltes oft keine anderen Bakterien im frischen Harn, vgl. Nierentuberkulose!

Komplikationen: Nieren-, Ureter-, Hoden-, Prostata-, Samenblasentuberkulose usw.

Prognose: Je nach der ursächlichen Nieren- oder Genitaltuberkulose.

Therapie: Möglichst kausal (Nephrektomie, Kastration!); sonst wie bei Cystitis, spez. Blasenspülungen mit Hydrargyrum oxycyanat. $(^1/_5$—$^1/_{10}^0/_{00})$ oder vor allem mit Jodoform-, Eukupin- oder Rivanolöl oder mit Carbolsäure (bis 5%), evtl. nach Anästhesierung oder Morphiuminjektion; bei Tenesmus evtl. Narkotika; u. U. Nephro- oder Ureterostomie; daneben Allgemeinbehandlung, auch mit Tuberkulin.

4. Syphilis: Als Gummaknoten bzw. -geschwür mit Neigung zu plötzlicher und heftiger Blutung.

5. Bacteriurie (sog. „autochthone" im Gegensatz zu allgemeinen und lokalen Infektionen mit anschließender Blasenentzündung) d. h. Harn trübschillernd (opalescierend) und übelriechend, mit massenhaft Bakterien (in der Regel Coli-, vereinzelt Typhusbacillen, Staphylokokken usw.), aber ohne stärkere Cystitis spez. Eiterung.

Vorkommen: Ganz überwiegend bei Frauen.

Entstehung: Urethral, und zwar meist spontan, bisweilen instrumentell; öfters wohl auch als Ausgangsstadium einer leichten entzündlichen Erkrankung.

Beschwerden: Gering, evtl. Brennen beim Wasserlassen.

Therapie: Vgl. Cystitis; evtl. Vaccinetherapie.

F. Blasensteine (vgl. Nierensteine!).

Vorkommen: Häufiger einesteils bei kleinen Kindern, andernteils bei alten Leuten zwischen 50 und 70 Jahren; überwiegend beim männlichen Geschlecht (lange und enge Harnröhre!), dagegen selten (1—4%) bei weiblichen (Bau und Lage der Harnblase und Harnröhre sowie Fehlen von Harnröhrenstriktur und Prostatahypertrophie!); öfters endemisch z. B. in Dalmatien, Bosnien und Herzegowina, Rußland, England, Persien, Indien und Ägypten; bisweilen kombiniert mit Steinen in Niere, Ureter oder Harnröhre.

Entstehung: Teils in der Niere, teils in der Blase. Bisweilen handelt es sich um inkrustierte Fremdkörper (s. da; z. B. abgebrochenes Katheterstück, Haarnadel, Geschoß, Seidenligatur usw.) oder Parasiteneier (Distomum haematobium, Filaria). Begünstigend wirken Stauung (Harnröhrenstriktur, Prostatahypertrophie, Trabekelblase, Cystocele, Blasengeschwulst, Divertikel, Schwangerschaft, Rückenmarkslähmung usw.) und Entzündung (Cystitis s. da). Oft liegt eine Stoffwechselstörung vor (Urat-, Phosphat-, Oxalat-,

Cystinurie). Sog. Fettsteine entstehen durch Einführung fetthaltiger Massen z. B. bei Onanieren (Wachs), Katheterisieren (Vaseline oder Salbe als Kathetergleitmittel!) oder Einfüllen (Salbenmedikamente bei Gonorrhoe).

Unfallzusammenhang kann ausnahmsweise gegeben sein, und zwar durch Verletzung mit Blutgerinnsel oder Infektion oder Lähmung oder Harnröhrenverengerung (vgl. Harnröhrenverletzung).

Zahl: Solitär oder multipel: von mehreren bis zu Hunderten (selten).

Größe: Von Grieß- bis Hühnereigröße und mehr.

Form und Lage: Rundlich; bei multiplen Steinen evtl. facettiert; bisweilen als „Pfeifensteine" teils in Harnblase, teils in Harnröhre; öfters in Divertikeln; evtl. intramural abgekapselt.

Bau: Selten rein; meist gemischt, und zwar geschichtet; oft mit organischem Kern aus Epithel, Fibrin, Schleim, Blut, Bakterien, Parasit usw.; man findet am häufigsten Phosphate, dann Urate und Oxalate, selten Cystin-, Xanthin-, Cholestearin-, Indigosteine usw.; (vgl. Nierensteine!).

Symptome (fehlend bei Ruhe und verschlimmert durch Bewegungen, Gehen, Aufstehen, Umwenden, Reiten, Tanzen, Radfahren, Springen, Fahren auf holperigen Wegen usw.; überhaupt gering bei Frauen).

1. Schmerz, und zwar wechselnd, spez. nachts gering (im Gegensatz zu Prostatahypertrophie!), evtl. schneidend und ausstrahlend bis in Mastdarm und Eichel, wodurch Knaben zum Melken der Vorhaut veranlaßt werden können.

2. Miktionsstörung, und zwar wechselnd, manchmal nur bei veränderter Körperlage und manchmal fehlend, spez. bei Divertikelstein, sonst gelegentlich Harnstrahlunterbrechung, Harndrang, Harnträufeln.

3. Blutung spez. am Schluß der Miktion; vorwiegend nach Erschütterung (z. B. Ritt, Wagenfahrt usw.).

4. Harnbefund: Blut, öfters zugleich Cystitissymptome; außerdem findet man mikroskopisch die betreffenden Steinbildner; evtl. Steinabgang.

5. Bisweilen Fühlbarkeit der Steine bei bimanueller Palpation von außen und rectal bzw. vaginal; differentialdiagnostisch cave Skybala und Tumoren (von Blase, Becken usw.).

6. Systematische Absuchung in verschiedener Lagerung, spez. in Beckenhoch- oder Knieellenbogenlagerung mit Steinsonde (d. h. starkes Metallbougie mit kräftigem kurzem Schnabel und mit zur Resonanzerhöhung dick und hohl gefertigtem Handgriff); dabei können aber überzogene oder in Trabekelblasen verdeckte oder in Divertikeln gelagerte Steine entgehen oder Skybala und Tumoren täuschen.

7. Röntgenbild nach gründlicher Stuhlentleerung, evtl. in Lagewechsel oder mit Luftfüllung bzw. Kontrastmasse; auch achte auf Steinbildung in Ureteren und Nieren; Versager (Urate!) und Irrtümer (Phlebolithen, verkalkte Uterusmyome usw.) vgl. Nieren- und Uretersteine!

8. Cystoskopie (nicht immer möglich z. B. bei Harnröhrenverengerung und nicht immer sicher z. B. bei Cystitis oder Blasenblutung).

Differentialdiagnose: Tumor, Divertikel, Tuberkulose und Katarrh der Blase sowie Prostatahypertrophie usw.

Verlauf und Prognose: Sehr selten Spontanzerfall bzw. -fraktur und -abgang oder Perforation in Mastdarm oder Scheide; meist Wachstum, Beschwerden (Schmerzen, Blutungen, Miktionsstörungen) und evtl. Infektion; dadurch Cystitis, Pyelitis und Nephritis mit Gefahr tödlicher Urämie; bisweilen Blasencarcinom oder -papillom.

Therapie:

a) Konservativ, vgl. Nierensteine und Cystitis (Steinauflösung: Litholyse ist z. Z. nicht möglich außer bei sog. Fettsteinen aus Wachs oder Paraffin, welche mit Benzin, Xylol u. dgl. auflösbar sind, indem man 30—50 ccm für mehrere Stunden darin läßt nach Ausspülen der Blase mit sterilem Wasser!).

b) Chirurgisch:

α) Steinzertrümmerung und -evakuation (Lithotripsie und Litholapaxie)

durch Lithotrip (d. h. katheterförmiges Metallinstrument mit zwei gerieften oder gefensterten Branchen, welche durch Schraubenwirkung einander genähert, den zwischengefaßten Stein zerteilen) nebst Aspirator s. Evakuator (d. h. weiter und mit großem Fenster versehener Metallkatheter mit Saugpumpe, wodurch der Steinschutt herausgesogen wird). Vor- und Nachteile: Höchstens angezeigt bei alten Leuten mit schlechtem Allgemeinzustand sowie bei guter Blasenfüllbarkeit; sonst technisch schwierig und nicht ungefährlich wegen Arbeitens im Dunkeln, daher überhaupt nur zulässig bei besonderer Ausbildung und Ausrüstung des erfahrenen Facharztes, bisweilen auch nicht möglich (bei Harnröhrenstriktur und Prostatahypertrophie, Tumor usw. sowie bei Schrumpfblase, auch bei großen oder harten Steinen). Besser ist das Arbeiten mit dem cystoskopischen Lithotriptor und -evakuator, mit welchen übrigens auch Fremdkörper (abgebrochene Katheter u. dgl.) zerteilt und herausgebracht werden können.

β) Steinschnitt (Lithotomie):

1. Sectio profunda, und zwar entweder mediana oder lateralis: Im Mittelalter von den Steinschneidern und später auch von den Chirurgen benutzt, wobei auf Itinerarium, d. h. auf eine in die Harnröhre eingeführte Sonde mit Rinne auf der Konvexität eingeschnitten wurde; jetzt verlassen wegen Gefahr der Nebenverletzung, Infektion und Unsicherheit.

2. Sectio alta ist die Methode der Wahl, überhaupt für alle Fälle brauchbar, jedenfalls angezeigt bei alten und dekrepiden Leuten, Schrumpfblase, Harnröhrenverengerung und großen oder harten Steinen; Technik: Lokal- oder Lumbalanästhesie; Füllung der Blase mit Luft; Beckenhochlagerung; kleiner Blasenschnitt; Extraktion des Steines mit der Steinzange oder -löffel (cave Steinzerbröckelung!); exakte Blasenrevision mit Finger usw. auf versteckte Steine; evtl. Ausspülung der Blase; Dauerkatheter; Etagennaht der Blase mit Catgut; Dränage des prävesicalen Raumes und bei schwerer Cystitis auch der Blase. Mortalität 10% bei alten Leuten an Herzschwäche, Pneumonie, Thromboembolie usw.

Bei Frauen evtl. auch Extraktion durch die Urethra, evtl. nach deren Dilatation (mit Hegarschem Bougie od. dgl.) unter Kontrolle des in die Scheide eingeführten Fingers oder unter cystoskopischer Kontrolle (vgl. Blasenfremdkörper!), oder (spez. bei gleichzeitiger Cystocele vaginalis, dagegen nicht bei langer und enger, spez. kindlicher Scheide oder bei großen und vielen Steinen sowie bei voraufgegangener Wertheimscher Operation) Blasenscheidenschnitt Kolpocystotomie, d. h. Eröffnung der Blase von der Scheide aus.

G. Geschwülste.

Formen: Selten Sarkome, Mischtumoren, Dermoide, Teratome, Cysten, Hämangiome, Myome, Fibrome, Adenome bzw. Fibroadenome und Endometriome (während der Menses anschwellend und zu schmerzhafter Miktion führend vgl. Bauchdecken!); häufiger Papillome (sog. „Zottenpolypen"; aus verzweigtem gefäßhaltigem Bindegewebsgerüst mit mehrschichtigem Epithel; polypös, weich, mehr oder weniger breit gestielt in Mucosa, aber nicht in Muscularis; solitär oder häufig multipel; meist an der Basis um den Schließmuskel und vor allem in der Nähe der Ureteren; leicht blutend und zerfallend; Gefahr chronischer Verblutung und in ca. 50% Übergang in Carcinom, namentlich bei älteren Leuten, bei welchen jedes Papillom carcinomverdächtig ist) und Carcinome (meist bei älteren Männern; häufiger bei Ektopia, chronischer Cystitis, Bilharziosis, Stein, Divertikel, Anilineinwirkung: als sog. „Anilinkrebs" usw.; Formen: a) primär, und zwar α) papillär als „Zottenkrebs", hervorgegangen aus Zottenpolyp; β) infil-

trierend, und zwar als Scirrhus, Markschwamm oder Gallertkrebs; breitbasig und ausgedehnt bzw. multipel, evtl. ulcerierend und verjauchend,
langsam weiterwuchernd auf Vagina oder Rectum und ziemlich spät metastasierend in Peritoneum, Lungen, Leber, Skelett usw.; b) sekundär, und zwar
sehr selten metastatisch, häufiger fortgeleitet von Prostata, Uterus und
Vagina, Rectum).

Vorkommen: Im ganzen selten; meist als Carcinom im 40.—60. Jahr;
bei Kindern auch als Sarkom.

Symptome: 1. Schmerzen. 2. Harndrang oder Miktionsbehinderung. 3. Blutungen (intermittierend, meist spontan und am Schluß der
Miktion). 4. Harnbefund (evtl. Tumorelemente, spez. Zotten). 5. Fühlbarkeit (am besten bei bimanueller Palpation von außen und rectal bzw. vaginal,
evtl. in Narkose). 6. Cystoskopie. 7. Röntgenbild (evtl. mit Collargol-,
Umbrenal-, Jodipin-, Abrodil- od. dgl., auch evtl. nach Ablassen einer etwas
dickeren Bariumlösung mit Luftfüllung). 8. Probeexcision (endovesical).

Komplikationen: 1. Blutungen mit Anämie. 2. Infektion der Harnwege mit Cystitis usw. 3. Ureterenverschluß mit Hydronephrose, Druckatrophie der Niere, Urämie. 4. Perforation in perivesicales Gewebe, Rectum,
Vagina. 5. Steinbildung.

Differentialdiagnose: Stein, Fremdkörper, Verletzung, bullöses Ödem,
Cystitis, Blasentuberkulose, Prostatahypertrophie usw.

Prognose: Bei Sarkom und infiltrierendem Carcinom schlecht; auch bei
Operation hohe Mortalität und häufig lokales Rezidiv.

Therapie: a) Radikal, und zwar α) endovesical, d. h. cystoskopisch
mit Ätzmittel (Trichloressigsäure od. a.) oder kaustischer Schlinge oder besser
heutzutage mit Elektrokoagulation: ausnahmsweise bei kleinen gestielten, spez.
gutartigen Geschwülsten, namentlich bei Zottenpolypen und -krebsen; hier
wird auch die Absaugung, und zwar am besten unter Sicht und evtl. nachher
Koagulation empfohlen; sonst β) durch Blasenschnitt (meist Sectio alta
extra- und evtl. transperitoneal, nötigenfalls mit temporärer Symphysen-
resektion), und zwar:

1. Bei gestieltem Tumor: Vorziehen mit Zange oder Fadenschlinge;
Excision aus der Schleimhaut weit im Gesunden; Catgutligaturen und -nähte
(cave Ureteren, welche am besten sondiert werden); Blasennaht nebst Dauerkatheter oder -dränage.

2. Bei breitbasigem Tumor, spez. bei Zottenpolyp oder Zottenkrebs
Resektion oder Cystektomie in ganzer Wanddicke partiell oder total evtl. mit
Ureterenimplantation in Darm spez. Sigma, Scheide, Harnröhre oder Haut;
evtl. präliminäre Einnähung der Ureteren in die Lendengegend oder Nephrostomie.

b) Palliativ (bei Schmerzen, Blutung, Harnverhaltung und Blasen-
katarrh!): vgl. Cystitis; evtl. (spez. bei urämischen Symptomen) Cysto-,
Uretero- oder Nephro- bzw. Pyelostomie.
Außerdem Radiotherapie.

H. Harnblasenbruch (Cystocele).

Vorkommen: a) In einem Eingeweidebruch, und zwar bei Männern in
Hernia inguinalis indirecta oder directa und bei Frauen in Hernia femoralis,
seltener in Hernia lineae albae, perinealis, obturatoria, ischiadica. Dabei ist
entweder die ganze oder meist nur ein Teil der Harnblase, selten Ureter durch
eine Bruchpforte nach außen gestülpt; oft handelt es sich dabei übrigens um
Kunstprodukt, indem die Harnblase beim Vorziehen des isolierten Bruch-
sackes mit vorgezogen wird.

Formen: Meist para-, seltener extra- und selten intraperitoneal.

b) Als Cystocele rectalis und vaginalis, letztere spez. nach Geburt ohne oder häufiger mit Dammriß; dabei ist die der betreffenden Rectal- bzw. Vaginalwand anliegende Blasenwandpartie vorgefallen.

c) Selten ist der Vorfall der invertierten Blase oder Inversio per urethram, wobei die Blase umgekrempelt, d. h. mit der Schleimhaut nach außen aus der Harnröhre vorfällt.

Symptome: Bruchgeschwulst mit periodischem Volumwechsel (entsprechend Füllung bzw. Entleerung der Harnblase) und mit Harnbeschwerden (Dysurie oder Harndrang); evtl. Befund bei künstlicher Entleerung und Füllung der Harnblase, sowie Cystoskopie.

Differentialdiagnose: Hydrocele communicans.

Komplikationen: 1. Cystitis. 2. Blasenstein. 3. Einklemmung. 4. Verletzung oder Ligatur bei Bruchoperation. (Folge: Hämaturie und Harninfiltration oder Peritonitis; Differentialdiagnose: Im Zweifelsfall spez. bei Vorliegen eines zweiten Sackes neben dem Bruchsack versuche man Füllung oder Sondierung von der Harnröhre aus; Prophylaxe und Therapie: Bei Blasenverletzung doppelte Naht mit Catgut, Wunddränage und Verweilkatheter).

J. Bettnässen (Enuresis infantum).

Wesen: Unwillkürliche Blasenentleerung über die physiologische Altersgrenze (1.—2. Jahr) hinaus ohne organische Erkrankung als sog. essentielle Inkontinenz d. h. Neurose.

Entstehung und Vorkommen: Meist bei Kindern, vorwiegend Knaben mit Neurasthenie oder Hysterie; auch reflektorisch bei Mißbildungen oder Erkrankungen der Harn- und Geschlechtsorgane z. B. Intertrigo, Glansverklebung, Phimose, Hydro- und Spermatocele, Blasenentzündung, -tumor oder -stein, Vulvitis, Oxyuren und Askariden, Verdauungsstörung, Kottumor, adenoiden Vegetationen, Onanie, Epilepsie, Lues, Myelodysplasie usw.; öfters besteht Kreuzbeinspalte mit Spina bifida occulta (Röntgenbild!) sowie sonstige Degenerationszeichen.

Formen: 1. Meist nur nachts, und zwar im Schlaf, anscheinend unter Träumen als Bettnässen („E. nocturna"). 2. Selten auch tags als öfteres Wasserlassen oder gar als Hemdnässen („E. diurna"). 3. Bisweilen ständig („E. continua").

Differentialdiagnose: Organische Leiden, spez. Rückenmarkaffektion, Schrumpfniere, Diabetes usw., sowie überzähliger, abnorm mündender Ureter.

Prognose: Oft in der Pubertät, selten erst in den 20er Jahren spontan heilend.

Therapie: Möglichst kausal (z. B. bei Phimose, Würmern, Kottumor, Blasen- und Darmerkrankung usw.); sonst Erziehung durch entspr. Gewöhnung nebst Psychotherapie, evtl. Krankenhausaufenthalt; Freiluftgymnastik, Abhärtung, kalte Waschungen, Massage, Elektrisieren; Tonica (Eisen usw.) und Sedativa (Brom usw.); Calcium, Ergotin, Strychnin, Atropin bzw. Belladonna, Extr. fluid. Rhois arom. (2 × tgl. 15 Tropfen usw.), Cadechol (0,1 + Acid. benzoic. 0,2 + Sacch. lact. 0,7); reizlose Kost und Flüssigkeitsbeschränkung, spez. abends ab 4—6 Uhr; leichte Bettdecke und Auf-der-Seite-liegen (auch dazu Aufbinden einer Bürste auf den Rücken!), urinieren lassen vor Zubettgehen und regelmäßig nachts wecken (auch dazu Penisklemme!); Bettfußende hochstellen; evtl. Harnröhrendilatation oder -kühlsonde; Ätzen des Blasenhalses mit 10% Höllensteinlösung; vorsichtige Blasendehnung durch steigende Füllung; Injektion von 10—20 ccm Kochsalz- oder Novocainlösung epidural, d. h. in den Sacralkanal, oder bei Spina bifida Operation derselben mit Lösung evtl. verwachsener Nervenstränge.

28. Abschnitt: Harnröhre.
A. Mißbildungen.

1. Fehlen der Harnröhre: Als Hemmungsmißbildung unter Persistieren des Sinus urogenitalis; oft verbunden mit sonstigen Mißbildungen der Genitalien.

2. Totale oder partielle Obliteration: Dabei evtl. Harnverhaltung mit Erweiterung von Harnröhre, Blase, Ureteren und Nieren oder Spontandurchbruch durch Urachus, Bauchdecken, Rectum usw.; evtl. wegen Harnverhaltung suprapubische Punktion erfordernd, falls nicht Tod der Frucht oder des Kindes erfolgt.

a) Am häufigsten **Atresie als Verklebung oder als häutiger Verschluß der äußeren Harnröhrenmündung**; Therapie: Durchstoßen mit Vernähen und Dilatieren.

b) **Obliteration der Eichelharnröhre** (,,sog. Imperforatio glandis"); Therapie: Durchstoßen mit Trokar und Sondieren.

c) **Obliteration im hinteren Teil**; Therapie: Fistelbildung am Damm, später evtl. vordere Tunnelierung.

d) **Atresie der inneren Harnröhrenmündung**; Therapie: Durchstoßen.

e) **Totale Obliteration;** Therapie: Suprapubische Fistel.

3. Angeborene Verengerung (kongenitale Striktur):
a) Am häufigsten, spez. bei gleichzeitiger Phimose **Enge der äußeren Harnröhrenmündung**; Therapie: Meatotomie, d. h. Erweiterung an der unteren Wand durch Scherenschlag, Naht und Bougieren.

b) Auch häufig **Klappenbildung am hinteren Ende der Fossa navicularis.**

c) Selten **Striktur an der Pars cavernosa** oder

d) **Klappenverschluß in der Pars prostatica**; Therapie: Dilatation, Incision oder Excision.

4. Angeborene Erweiterungen in Sackform (Divertikel). Lokalisation: stets an der Unterseite; meist dicht hinter der Eichel. Symptome: Sackartige Erweiterung. Diagnose: Ausdrücken, Sondieren, Urethroskopie, Röntgenbild mit Kontrastmasse. Folgen: Erschwerte Harnentleerung oder Inkontinenz oder Vereiterung, evtl. Konkrementbildung. Therapie: Sackexstirpation oder -resektion.

5. Verdoppelung bzw. rudimentäre zweite Harnröhre in Form accessorischer Gänge: Ductus paraurethrales spez. **dorsales.** Symptome: Angeborene Harnfistel mit blindem Ende oder mit Mündung in Harnröhre oder (selten) in Blase. Therapie: Totale Exstirpation des Fistelgangs bis zum Ende (ähnlich wie bei Kiemengangsfistel!).

6. Harnröhrenspalte (Fissura urethrae): Wohl Hemmungsmißbildung; öfters erblich und verbunden mit sonstigen Mißbildungen an den Genitalien, spez. mit mangelhaftem Hodendescensus usw.; Hypospadie ist viel häufiger als Epispadie (150:1), überhaupt nicht allzu selten (3⁰/₀₀).

a) **Obere Harnröhrenspalte (Fissura urethrae superior s. Epispadie),** d. h. Harnröhre bildet eine nach oben offene Rinne, wobei Harn und Samen aus einer an der Penisoberseite gelegenen Öffnung herauskommen.
Vorkommen: Sehr selten.
3. Grade: 1. Eichelepispadie (Epispadia glandis): Selten! 2. Penis-E. (E. penis): Häufiger! 3. Total-E. (E. totalis) evtl. verbunden mit Symphysenspalte und Blasenektopie (s. da): Am häufigsten!
Folgen: Harnbeschmutzung mit Ekzem der Umgebung, sowie Störung der geschlechtlichen Funktion, und zwar der Samenergießung (Impotentia generandi) und bei rudimentärem oder nach oben retrahiertem Penis auch des Beischlafs (Impotentia coeundi).
Therapie: Zuvor evtl. perineale oder suprapubische Blasenfistel. Zunächst (nach Beseitigung des Ekzems) Streckung des Penis durch Querschnitt und Längsnaht sowie nötigenfalls Hautplastik durch freie Hauttransplantation oder besser durch Brückenlappen z. B. vom Bauch; dann Spaltverschluß

entweder 1. nach Duplay durch mediane Vereinigung der breit angefrischten Rinnenränder mit Zapfennaht od. dgl. oder 2. nach Thiersch u. a. durch Hautplastik mittels Lappen von Penis, Präputium, Scrotum oder Bauchhaut; 3. bei bloßer Eichelepispadie auch nach Beck und 4. in schweren Fällen plastischer Harnröhrenersatz: vgl. Hypospadie!

b) Untere Harnröhrenspalte (Fissura urethrae inferior s. Hypospadie), d. h. Harnröhre bildet eine nach unten offene Rinne, wobei Harn und Samen aus einer an der Penisunterseite gelegenen Öffnung herauskommen.

Vorkommen häufiger.

3 Grade: 1. Eichel-Hypospadie (Hypospadia glandis): häufiger! 2. Penis-H. (H. penis): seltener! 3. Scrotal- bzw. Perineal-H. (H. scrotalis bzw. perinealis): selten!

Symptome: Bei 1. besteht die äußere Harnröhrenmündung dicht hinter der Eichel entsprechend dem Frenulumansatz, bei 2. an dem nach unten retrahierten, daher hornartig verkrümmten und zugleich verkümmerten Penis, spez. am Übergang von Penis und Scrotum, bei 3. am Scrotum oder Perineum; dabei meist Penis rudimentär und ähnlich einer Klitoris, Scrotum gespalten und ähnlich einer Vulva und Harnröhrenmündung dazwischen in einer Einziehung ähnlich einer Vagina, evtl. dazu Kryptorchismus, so daß Hermaphroditismus (Scheinzwitter: Hermaphroditismus spurius) oder gar weibliches, selten umgekehrt männliches Geschlecht vorgetäuscht wird.

Folgen: Vgl. Epispadie!

Therapie (wie bei Epispadie): Zunächst, und zwar möglichst frühzeitig Penisstreckung durch Querschnitt mit Längsvernähung oder Hautplastik; mit Rücksicht auf die anfängliche Kleinheit der Verhältnisse später (d. h. im allgemeinen nicht vor dem 3.—6., meist im 6.—12. Jahr, aber vor dem Pubertätseintritt) Harnröhrenbildung: Bei bloßer Eichelhypospadie, evtl. aber auch bei Penis- und perinealer Hypospadie, gelingt Distentionsplastik oder Harnröhrenverlagerung nach Beck, d. h. Herauspräparieren der vorhandenen Harnröhre samt ihrem Schwellkörper vom Penis über Katheter, Durchziehen der gut mobilisierten Harnröhre durch die mit spitzem Messer genügend tunnelierte Eichel und Annähen der Schleimhaut an die Eichelhaut; jedoch ist das Verfahren in schweren Fällen nicht ratsam wegen der hier eintretenden Vernarbungsschrumpfung, Verkrümmung und Erektionsstörung. Sonst ist Lappenplastik nötig mittels gestielten Lappens von Penis, Präputium, Scrotum, Bauch usw. (wie bei Epispadie); doch wird man eine solche plastische Operation besser aufschieben bis zum 6. Jahre. Bei hohen Graden der Hypospadie ist auch Harnröhrenersatz durch frei transplantierte Haut, Schleimhaut, V. saphena, Ureter, Appendix usw. empfohlen. In schweren Fällen ist der Plastik die Anlegung einer Harnfistel, und zwar die Urethrostomia perinealis oder sonst die suprasymphysäre Blasendränage vorauszuschicken.

Bei Unmöglichkeit der operativen Therapie oder bei bleibender Blaseninkontinenz ist Harnrezipient zu beschaffen.

B. Verletzungen.

Entstehung: **a) Wunden** von innen oder außen durch Katheter, Bougie, Cystoskop oder Lithotriptor (spez. als sog. ,,falscher Weg" oder ,,fausse route", namentlich bei Harnröhrenstriktur und Prostatahypertrophie), Verätzung, Stein, Fremdkörper, Knochensplitter nach Becken-, spez. Schambeinbruch, Schnitt, Hieb und Stich (durch Unglück, Verbrechen oder Selbstverstümmelung bei Geisteskranken), Schuß, Geburt, Operation (Kolporrhaphie, Symphyseound Hebosteotomie usw.), Pfählung.

b) Stumpfe Verletzung (als Kontusion mit periurethralem Hämatom, Schleimhautriß, partielle oder totale Zerreißung) meist durch Fall mit dem Damm rittlings auf Eisenstange, Balken, Brett, Sattelknopf, Fahrradsattel oder -hinterrad usw.; seltener durch Schlag, Stoß, Tritt, Hufschlag, Überfahrung, Verschüttung usw., übrigens oft indirekt durch Fragmente bei Beckenbruch.

Symptome: 1. Anschwellung und Blutunterlaufung am Damm und evtl. weiter, meist schmetterlingsförmig nach beiden Seiten ausgebreitet. 2. Abgang von Blut oder Blutgerinnseln aus der Harnröhre, evtl. auf Ausdrücken derselben. 3. Harnverhaltung mit Blasenausdehnung.

Folgen: 1. Blutung (spez. bei Schwellkörperverletzung). 2. Urininfiltration (an Damm, Hodensack, Penis, Unterleib und Schenkeln; bei Verletzung hinter dem Diaphragma urogenitale paravesical-versteckt), evtl. Gangrän und Sepsis. 3. Harnfistel. 4. später Striktur (ca. 25%). 5. Cysto-Pyelo-Nephritis. 6. Steinbildung. 7. Divertikel.

Komplikationen: oft Beckenbruch.

Lokalisation: meist am Damm, also an der Pars membranacea s. nuda, seltener an der Pars prostatica und am seltensten an der Pars cavernosa.

Prognose: Tod und Heilung in ca. 30%; aber oft bleiben zurück Folgen, vor allem Harnweginfektion.

Differentialdiagnose: Blasenverletzung (keine Schwellung am Damm, Harnverhaltung oder Harnröhrenhindernis!).

Therapie: Bei Harnverhaltung, falls einmaliger vorsichtiger und kurzer Katheterismus mit dickem Katheter gelingt, ausnahmsweise Dauerkatheter (vorsichtig mit dickem und weichem Katheter, aber Infektionsgefahr, daher nicht ohne Notwendigkeit); daher, wenn die Harnentleerung nicht bald spontan erfolgt, besser, sonst sofort Urethrotomia externa auf Metallbougie (mit Naht über Katheter; zum Aufsuchen des centralen Harnröhrenendes evtl. Sectio alta und Katheterismus posterior; Dauerkatheter für 12—14 Tage oder Drän im prävesikalen Raum) oder Sectio alta mit suprapubischer Blasenfistel und später Harnröhrennaht. Später für längere Zeit mit zunehmend größeren Pausen Bougieren. Im Notfall zunächst suprasymphysäre Blasenpunktion oder Blasenfistel. Bei Urininfiltration Incisionen unter Freilegung des centralen Harnröhrenendes.

C. Harnröhrenverengerung (Strictura urethrae).

Ursachen: 1. **Angeborene Strikturen:** Selten (höchstens 5%); namentlich vorn am Orificium ext., spez. bei Phimose oder Hypospadie sowie Verschluß, selten hinten durch Klappenbildung.

2. Obturationsstrikturen durch Fremdkörper, Steine oder Tumoren.

3. Kompressionsstrikturen durch benachbarte Geschwülste, Hämatome oder Eiteransammlungen.

4. Spastische Strikturen bei Erkrankung oder Operation an Harnröhre, Blase, Prostata, Mastdarm (z. B. Analfissuren, Hämorrhoiden), sowie nach Katheterismus.

5. Entzündliche Strikturen bei Gonorrhoe oder Schanker.

6. Organische oder narbige Strikturen (gewöhnliche!):

a) Infolge Trauma (meist am Damm und solitär, sowie bald auftretend): meist Quetschung durch Fall auf Zaun, Fahrradsattel u. dgl., sonst Schuß-, Stich- oder Schnittwunde, Ruptur, Fremdkörper, Stein, Katheterismus mit falschem Weg usw., sowie Operation (Urethrotomie, Prostatektomie), bei Frauen auch Geburt.

b) Infolge Entzündung: Gonorrhoe (häufigste Ursache der Strikturen: in ca. 75—95%; stets schleichend, meist ausgedehnt und öfters mehrfach; meist ebenfalls am Übergang der Pars bulbosa und membranacea, aber nie jenseits des Diaphragma urogenitale außer bei Prostatainfekt; manchmal schon im 1. Jahr, aber in der Regel erst nach mehreren (3—20) Jahren, spez. zur Zeit der Involution der Gewebe) sowie (selten) harter Schanker, Diphtherie, Tuberkulose, Balano-Posthitis usw.

c) Infolge Verätzung: spez. durch zu scharfe medikamentöse (Sublimat-u. a.) Einspritzungen, z. B. bei Gonorrhoe.

Symptome: 1. Harnstrahl schwächer, evtl. bandartig, gedreht, schief oder geteilt; schließlich Harnentleerung verzögert, nur tropfenweise oder gar nicht möglich, auch mit Nachträufeln. 2. Schmerzen in der Harnröhre sowie Harndrang. 3. Hindernis beim Bougieren (Bougieren mit elastischem Knopfbougie ,,Sonde à boule"; anfangend mit dickem und übergehend zu immer dünnerem, evtl. filiformem). 4. Urethroskopie. 5. Röntgenbild mit Kontrastmasse (Umbrenal u. dgl.).

Folgen: 1. Harnretention nebst Restharn mit exzentrischer, bei jüngeren Leuten und bei rasch eintretender Verengerung auch mit konzentrischer Hypertrophie der Blase nebst Trabekel- und Divertikelbildung; zugleich durch Detrusorlähmung Harnverhaltung (,,Ischurie") und schließlich unter Sphinkterlähmung ständiges Harnträufeln aus der überdehnten Blase (,,Ischuria paradoxa"); evtl. Urämie. 2. Cystitis, Pyelonephritis und Urosepsis. 3. Harnröhrendivertikel mit Konkrementbildung. 4. Ulceration mit Urininfiltration, periurethralem Absceß, Cavernitis, Harnfisteln, Sepsis.

Differentialdiagnose: Cystitis, Blasenlähmung, Blasensteine, Prostatahypertrophie, -entzündung oder -Steine, paraurethraler Absceß, Harnröhrenstein, -fremdkörper, -entzündung (Gonorrhoe) oder -geschwulst sowie Spasmus (Bougie findet weichen und elastischen, nach einiger Zeit, namentlich bei abgelenkter Aufmerksamkeit auch nachlassenden Widerstand; dazu Urethroskopie und Röntgenuntersuchung).

Diagnose: Vorgeschichte, Beschwerden, Knopfsondenbougierung, Urethroskopie und Röntgenaufnahme.

Formen: Klinisch unterscheidet man Strikturen mit und ohne Restharn, bei letzteren wiederum solche ohne und mit Infektion.

Prognose: Je nach Art, Grad und Dauer, sonst nach Restharn und Infektion; Tod an Urosepsis bis 10%.

Therapie: Bei kompletter Harnverhaltung Katheter bzw. filiformes Bougie, falls Ruhe, Wärme, Morphium + Atropin bzw. Papaverin und Harnröhrenanästhesierung nicht genügen, oder im Notfall zunächst suprasymphysäre Punktion; sonst

a) unblutig: Dilatation: zuerst zu versuchen und oft genügend! (Fast jede Striktur, durch welche Harn passiert, wenn auch nur tropfenweise, ist bei entspr. Geschicklichkeit bougierbar; namentlich eignet sich die gonorrhoische Striktur, dagegen nicht die callös-traumatische und die tuberkulöse sowie der klappenventilartige Verschluß; unterstützend wirkt Wärme, spez. Diathermie mittels Harnröhrenelektrode).

α) Langam: Mit Bougie (zu deutsch: ,,Wachskerze"), und zwar mit elastischem Bougie, welches zweckmäßigerweise, um keine Verletzung zu machen, ein abgerundetes Ende hat (sog. Knopfbougie), später auch mit Metallbougie, bei enger Striktur mit immer dünnerem, evtl. filiformem Bougie nebst anschraubbarem Metallbougie nach Le Fort, evtl. mit korkzieherartig gedrehten oder bajonettförmig abgebogenen Bougies oder mit mehreren wechselnd vorgeschobenen (,,Sondieren im Bündel") oder unter gleichzeitigem Einspritzen von Flüssigkeit; 10—20 Minuten und länger liegenlassen; zunächst alle Tage, später alle 2—3 Tage, Wochen, Monate und Jahre; fortgesetzt bis Nr. 24—30; oft Jahre lang; vorher evtl. Schleimhautanästhesierung mit Adrenalinzusatz und Einspritzen von sterilem Öl oder Glycerin; gleichzeitig Harnantiseptica, vgl. Cystitis; bei Fieber, Epididymitis, falschem Weg, Blutung usw. einige Tage aussetzen; cave Infektion, Schmerzen und Blutung (falscher Weg!); daneben heiße Bäder, Heißluft, Diathermie, Fibrolysin, Elektrolyse (?).

β) Forciert: Mit sog. Dilatatorium (nach Kollmann, Oberländer, Prätorius, Wossidlo u. a.), d. h. katheterförmigem Instrument, dessen zwei Branchen durch Schraube mit Zeigervorrichtung nach Belieben auseinander gespreizt werden: weniger ratsam und nur möglich bei ziemlicher Durchgängigkeit spez. bei weiter Striktur oder als Nachbehandlung nach der Bougierung; man gehe auch hier nur allmählich in Etappen vor, aber nicht gewaltsam in einer Sitzung.

b) blutig: Bei Versagen der Dilatationsbehandlung, spez. bei impermeablen oder bei stark callösen Strikturen nach Trauma, sowie bei klappenartigem Ventilverschluß, auch bei Komplikation mit Harnphlegmone, Absceß, Fistel oder Blasenjauchung:

α) **Innerer Harnröhrenschnitt (Urethrotomia interna)** d. h. Durchschneiden mit **Urethrotom nach Maisonneuve** u. a. (d. h. gedecktes Messer in katheterartigem Instrument, welches geschlossen eingeführt und an der Striktur mittels Schraube aufgerichtet wird; dabei schneidet es entweder von vorn nach hinten (anterograd) oder von hinten nach vorn (retrograd); anschließend Verweilkatheter und später Bougieren: Unsicher und nicht ungefährlich (Infektion und Blutung!); daher heutzutage verlassen bis auf Fälle, bei welchen die Dilatation unmöglich oder ungenügend und der äußere Harnröhrenschnitt nicht angezeigt ist, auch nur anwendbar bei ziemlicher Durchgängigkeit!

Ratsamer, spez. bei Klappenventilverschluß angezeigt ist die urethroskopische Durchtrennung mit Thermokauter oder besser mit Hochfrequenzapparat.

β) **Äußerer Harnröhrenschnitt (Urethrotomia externa** s. **Sectio perinealis, auch Boutonnière,** vgl. Operationslehre!): Auf Metallbougie eingehen, und zwar am besten an oder, wo dies nicht möglich ist, vor der Striktur; zur Auffindung des centralen Endes Blase ausdrücken vom Bauch oder vom Mastdarm, sowie Methylenblau in die Harnröhre einfüllen oder intramuskulär einspritzen, sonst Sectio alta mit Katheterismus posterior oder im Notfall perineale Harnfistel. Evtl. Resektion des Narbencallus. Partielle (vordere) oder besser zirkuläre Naht über Katheter mit Catgut ohne Mitfassen der Schleimhaut. Bei Defekt evtl. Plastik mit gestieltem Hautlappen von Scrotum oder mit frei transplantierter Haut, V. saphena, Ureter, Wurmfortsatz usw. oder (einfacher, meist auch bei beträchtlichem Defekt möglich) Mobilisieren der Harnröhrenstümpfe. Verweilkatheter. Später Bougieren.

Evtl., namentlich bei Harnstauung oder Infektion, zuvor Anlegen einer Blasenfistel unter Sectio alta.

Im Notfall mache man eine Dammfistel.

Bei Verschluß der äußeren Harnröhrenmündung genügt Durchstoßen mit Messer oder Trokar; sonst lege man eine untere Harnröhrenfistel an und beseitige sie später wieder (ähnlich Hypospadie s. da).

Bei Verengerung der äußeren Harnröhrenmündung spalte man diese nach unten genau in der Mittellinie mit Messer oder Schere und vernähe die Harnröhrenschleimhaut mit der äußeren Haut.

D. Harnröhrenfisteln.

Entstehung: a) Angeborene vgl. Mißbildungen!

b) Erworbene:

1. Nach **Verletzung:** Schnitt-, Stich-, Schuß- usw. Wunde, Zerreißung durch Quetschung oder Beckenbruch, Fremdkörper, Operation (Prostatektomie, Urethrotomia ext., Mastdarmresektion usw.), bei Frauen auch häufiger bei Geburt.

2. Nach **Entzündung:** Urininfiltration, periurethralem Absceß, traumatischer, gonorrhoischer u. a. Striktur (häufig), Lues, Penisgangrän, Tuberkulose von Urethra, Cowperschen Drüsen und Prostata.

3. Nach **zerfallenen Neubildungen:** Carcinom und Sarkom von Harnröhre, Prostata, Rectum usw.

Lokalisation: Penis-, Scrotum-, Perineum-, Rectum- und Vagina-Urethrafistel.

Symptome: 1. Entleerung von Harn evtl. mit Eiter aus der Fistel während der Miktion (dagegen ständig bei Harnröhrenfistel mit gelähmtem Sphinkter oder bei Harnblasenfistel), evtl. deutlich bei mit Methylenblau usw. gefärbtem Harn, bei Rectum- und Vaginafistel unter Betastung und Besichtigung von

Rectum und Vagina; bei Harnröhrenmastdarmfistel auch selten Kot, häufiger Winde aus der Harnröhre abgehend.

2. Sondierung: Meist schwierig; evtl. empfiehlt sich gleichzeitiges Einführen eines Metallbougie in die Harnröhre, wobei beide Instrumente aufeinander treffen können.

Differentialdiagnose: Blasenfistel, sowie Fistel bei Beckenkaries, Prostataeiterung oder -tuberkulose usw.

Prognose: Spontanheilung selten, am ehesten bei Verletzung.

Therapie: Wenn möglich kausal (Eröffnung periurethraler Abscesse, Spaltung bzw. Resektion von Strikturen, Entfernung von Fremdkörpern, Exstirpation von Tumoren usw.); sonst: Zu versuchen Ätzung oder Kauterisation; besser, spez. bei Lippenfisteln, Excision und Vernähung der mobilisierten Haut; evtl. Hautplastik mit gestieltem oder brückenförmigem Lappen.

Bei Rectum- und Vaginafistel: Eingehen unter Trennung dieser Gebilde von der Harnröhre und Vernähen, evtl. mit Lappenbildung.

Bei eiternden Fisteln: Zunächst genügende Spaltung.

E. Fremdkörper.

Entstehung: a) In der **Harnblase:** Knochenfragment bei Osteomyelitis und Beckenbruch, Projektil, Parasiten, Nieren-, Blasen- und Prostatasteine (spez. bei der engen Harnröhre kleiner Knaben). b) In der **Harnröhre:** α) Von außen eingeführt: Nadel, Bleistift, Federkiel, Halm, Kornähre, Fruchtkern usw. (von Onanisten oder Geisteskranken), sowie abgebrochene Katheter- und Sondenstücke (vom Arzt), auch Papier-, Wachs-, Glas- u. a. Kugeln (zur Samensperrung zwecks Konzeptionsverhütung beim Coitus). β) Innen entstanden (spez. in Pars membranacea und in Fossa navicularis oder in Divertikeln): Harnsteine; meist bei kleinen Kindern.

Symptome: Schmerzen, Ausfluß, Blutung, Harnbehinderung bis -verhaltung; ferner Palpation von außen und von Rectum bzw. Vagina, Bougieren, Urethroskopie, Röntgenbild.

Folgen: Urethritis; Harnabsceß, -infiltration und -fistel; Harnverhaltung mit abscedierender Infektion oder mit Urämie; Einwandern in Blase. Man achte auf gleichzeitige Blasensteine.

Therapie: Zu versuchen forciertes Urinieren nach einigem Zuhalten der äußeren Harnröhrenmündung oder Herausmassieren unter gleichzeitigem Versperren des Weges zur Blase oder Herausspülen unter Druck; sonst: Extraktion (mit Collinscher Fremdkörperzange, Haken, Curette, Gallenblasenlöffel, Schlinge, Magnet usw.) evtl. nach Spalten der äußeren Harnröhrenmündung (und zwar unterwärts zur Vermeidung des Penisschwellkörpers) sowie unter Dilatation und Endoskopie der Harnröhre; Nadeln auch nach Durchstechen durch den umgebogenen Penis und Stecknadeln ebenso, aber mit ,,Wendung" (d. h. unter Umwenden mit dem Kopf nach vorn zur Harnröhrenmündung) oder sonst Urethrotomia externa.

F. Harnröhrenentzündung (Urethritis).

Ursachen: Am häufigsten Gonorrhoe, selten Colinfektion u. a. sowie Lues und Tuberkulose (meist sekundär bei Nieren- oder Genitaltuberkulose, vermittelt durch Blase oder Prostata und Samenbläschen; selten auf dem Blutweg oder primär durch geschlechtlichen Verkehr); bisweilen Sonde, Dauerkatheter usw. sowie Fremdkörper, Steine, Geschwülste u. a. Erkrankungen der Harnröhre.

Symptome: Brennen beim Urinieren, vermehrter Harndrang, eitriger Ausfluß bzw. Beimengung zum Harn.

Folgen: Paraurethrale Abscesse, Fisteln und Strikturen, sowie Cystitis, Prostatitis, Epididymitis, Arthritis, Sepsis usw.

G. Geschwülste.

Formen: **a) Gutartige:** 1. Papillome bzw. Granulome und spitze Condylome (bei Gonorrhoe oder sonstigem Katarrh, spez. bei Frauen an der äußeren Harnröhrenmündung als sog. „Harnröhrenkarunkel"). 2. Polypen bzw. Papillome, Fibrome, Myome, Angiome und Adenome (meist am Colliculus seminalis). 3. Cysten der Cooperschen Drüsen.

b) Bösartige: 1. Sarkome (selten), 2. Endotheliome und 3. Carcinome (primär selten, anscheinend öfters nach Gonorrhoe, Striktur, Fistel, Polyp usw.; häufiger sekundär von Prostata, Blase, Uterus, Corpus cav. penis, Penishaut, Vagina, Vulva usw.

Symptome: Schmerzen, Ausfluß, Blutung, Miktionsbehinderung, Tumor.

Diagnose: Palpation, Bougieren, Spülung, Urethroskopie, Kürettement mit mikroskopischer Untersuchung, Probeschnitt.

Differentialdiagnose: Callöse Striktur und Carcinom der Cowperschen Drüsen.

Therapie: Bei gutartigem Tumor Abtragen mit Kürette, Schlinge, Messer usw. per urethram unter Kontrolle des Urethroskops; bei bösartigem Tumor Harnröhrenresektion oder Penisamputation samt Ausräumung der Leistendrüsen; sonst suprapubische Fistel.

H. Vorfall der Harnröhrenschleimhaut.

Vorkommen: An der weiblichen Harnröhre; meist bei schwächlichen Kindern und Greisinnen, sonst nur nach Trauma, Coitus, Geburt, Blasenstein u. dgl.

Symptome: Vorfall der Schleimhaut aus der äußeren Harnröhrenmündung. Formen: Partiell oder total (d. h. zirkulär).

Differentialdiagnose: Tumor (nicht reponierbar!).

Therapie: Ätzung oder Kauterisation; evtl. Abbinden oder Ausschneiden mit Naht über Dauerkatheter.

J. Urininfiltration oder Urinphlegmone.

Ursachen: Verletzung, Fremdkörper, Entzündung bzw. Striktur, Stein usw. (s. o.).

Symptome: Weichteilschwellung in der Umgebung der Harnröhre, schließlich fortschreitend auf Penis, Hodensack, Damm, Bauch und Schenkel: zunächst ödematös, später phlegmonös, schließlich gangräneszierend mit Fieber, septischem Allgemeinzustand und urinösem Geruch.

Gefahr der Sepsis.

Therapie: Frühzeitige Spaltung durch tiefe und breite Incisionen mit Gegenincisionen und Dränage, sowie Freilegen der Perforationsstelle; Nachbehandlung am besten im Dauerbad.

29. Abschnitt: Vorsteherdrüse.

A. Mißbildungen.

1. Totaler oder partieller Defekt (bei gleichzeitiger entsprechender Mißbildung des Urogenitalapparates).

2. Accessorische Drüsen (aus versprengten Keimen).

3. Angeborene Cysten: a) Retentionscysten des Sinus prostaticus s. pocularis. b) Cysten im Bindegewebe zwischen Prostata und Rectum aus Überresten der Müllerschen Gänge (median) bzw. des Wolffschen Körpers (lateral). c) Dermoidcysten. Daneben gibt es auch erworbene z. B. d) Echinococcuscysten.

Folgen: Harnverhaltung oder -drang.

Differentialdiagnose: Prostatatumor, Blasendivertikel usw.

Therapie: Bei Harnverhaltung Katheterisieren unter Nachhelfen des Spontandurchbruchs oder am besten Exstirpation.

B. Verletzungen.

Entstehung: Meist vom Mastdarm (durch Knochen, Gräten oder sonstige Fremdkörper, sowie bei Pfählungsverletzung, Stich, Schuß usw). oder von Harnröhre (bei Katheterismus, Sondierung, Steinschnitt usw.). Gefahr der Prostataeiterung (s. u.).

C. Prostatasteine.

Entstehung: Aus den (schnupftabakfarbenen) Corpora amylacea durch deren Inkrustation mit Kalksalzen, spez. bei chronischer Entzündung. Auftreten einzeln oder häufig multipel.

Symptome: Schmerzen beim Urinieren, Harndrang, schlechter Harnstrahl bis Harnverhaltung oder Inkontinenz; palpatorischer Nachweis der vergrößerten Prostata oder der Steine rectal; Steinsonde; Röntgenbild.

Differentialdiagnose: Harnröhrensteine.

Folgen: Prostatitis sowie Einwandern in Harnblase oder Harnröhre oder Mastdarm.

Therapie: Prostatamassage zu versuchen; sonst Extraktion mit Zange unter Urethroskopie oder durch perinealen Schnitt.

D. Entzündungen.

a) Prostatitis bzw. Prostataabsceß.

Formen: Akut und chronisch.

Entstehung: 1. Häufig von der Urethra bei Gonorrhoe (hier auch noch nach Jahren!), Tuberkulose, Striktur, Stein usw.; 2. ferner von der Nachbarschaft bei eitrigen Entzündungen an Harnblase, Harnröhre, Samenblasen, Darm, Rectum (Hämorrhoiden, Fisteln usw.!), Perineum, Becken usw. (auch bei infiziertem Decubitus); 3. nicht selten metastatisch bei Septicopyämie (nach Angina, Furunkel, Parotitis usw.; umgekehrt denke man bei jeder unklaren Septicopyämie auch an Prostatitis), Pneumonie, Influenza, Typhus, Rotz, Pocken usw. Begünstigend wirken Erkältung, Anstrengung (Reiten, Radfahren usw.) und Trauma (Katheter, spez. Dauerkatheter, Bougierung oder Injektion usw.).

Erreger: Staphylo-, Strepto- und Gonokokken, sowie Colibacillen.

Symptome: Evtl. Fieber mit Schüttelfrösten, Hyperleukocytose usw. sowie Schmerzen (beim Samenerguß, Harnlassen und Stuhlgang), Harn- und Stuhldrang oder -verhaltung, Fäden aus Epithelzellen und Eiterkörperchen, manchmal auch Blut in Harn (Dreigläserprobe mit Harnentleerung in 3 Portionen: 1. Urethralschleim, 2. Blasenharn, 3. Prostatasekret; am besten erkennbar beim Harnlassen absatzweise in 3 verschiedene Gläser) und Sekret bzw. Eiter beim Druck auf die Prostata exprimierbar (sog. ,,Prostatorrhoe''), Prostata im ganzen oder an einzelnen Stellen vergrößert, druckempfindlich und elastisch gespannt, evtl. fluktuierend sowie Mastdarmschleimhaut ödematös sicht- und fühlbar.

Komplikationen: Absceß mit Durchbruch (in Harnröhre bzw. Harnblase, Mastdarm oder am Damm nach außen), Phlegmone, Peritonitis, Sepsis, Harninfiltration und Fistelung; bei chronischer Entzündung auch Prostataatrophie oder Aspermatismus oder Spermatorrhoe sowie Neurasthenie.

Prognose: Bei akuter, spez. metastatischer Entzündung ernst (Sepsis!); im übrigen ist Rückgang oder Spontandurchbruch in Harnblase, Harnröhre oder nach außen möglich; die urethral entstandene Entzündung ist oft chronisch, aber manchmal hartnäckig mit entzündlichen Schüben.

Diagnose: Evtl. Probepunktion (rectal oder am Damm bei in den Mastdarm eingeführtem Finger).

Differentialdiagnose: Cystitis, Urethritis usw., bei Absceß auch Gonorrhoe, Tuberkulose, Hypertrophie oder Carcinom der Prostata.

Therapie: Bettruhe, heiße Sitzbäder, heiße Umschläge, heiße Dusche oder Kühlapparat rectal; Jod- oder Ichthyolsuppositorien oder 10 ccm 10%ige Jodipininjektionen; Belladonna, Opium, Morphium usw. als Zäpfchen, evtl. subcutan; Stuhlregelung; Harndesinfektion, spez. Neotropin, vgl. Cystitis! Bei chronischer Entzündung: Desgl., spez. heiße Sitzbäder und Duschen sowie Ichthyol und Jodipin rectal. Evtl. (aber nicht ungefährlich wegen Gefahr von Phlegmone und Sepsis, spez. bei frischem Prozeß) Prostatamassage rectal. Bei Absceß: Nach Punktion rechtzeitig, spez. bei hämatogener Entzündung Incision urethral (Metallkatheter) oder rectal (ausnahmsweise, wenn sich nämlich der Absceß hier vorwölbt) oder (spez. bei tiefem Absceß, namentlich wenn er nach außen vordringt) besser perineal (Schnitt seitlich parallel dicht neben dem linken aufsteigenden Schambeinast, Beiseiteschieben des M. ischio-cav. samt A. pudenda int. einwärts und dann stumpf mit Kornzange od. dgl. durch die Fascie; cave Rectum und Urethra, welch letztere zweckmäßigerweise durch Metallkatheter markiert wird!).

Zu versuchen ist bei subakuter oder chronischer Prostatitis: Vaccine (Arthigon) oder Reizkörper (z. B. Terpichin, d. h. gereinigtes Terpentinöl mit Chininzusatz; 2 Querfingerbreit unter dem Darmbeinkamm epiperiostal in der hinteren Achsellinie alle 3 Tage ½—3 ccm mehrmals) sowie Badekur.

b) Tuberkulose (nicht allzu selten, meist bei Männern zwischen 20 und 40 Jahren; fast stets entstanden nach Urogenitaltuberkulose ascendierend oder descendierend, und zwar nach Nebenhodentuberkulose durch Sperma oder nach Blasen- bzw. Nierentuberkulose durch Harn), sowie **Syphilis** und **Aktinomykose** (beide sehr selten!). Therapie: Allgemein und lokal (wie bei Cystitis und Prostatitis), nämlich bei Mischinfektion, Incision und Dränage (vom Damm) oder ausnahmsweise evtl. auch Jod und Röntgenbestrahlung; Radikaloperation.

E. Prostatahypertrophie und -atrophie.

a) Prostatahypertrophie.

Anatomie: Hypertrophie normaler Gewebsbestandteile, meist der submukösen periurethralen Drüsen zwischen Prostata und Urethra am Blasenhals, und zwar entweder mehr der bindegewebs-muskulären (fibro-myomatöse Form) oder mehr der drüsigen (adenomatöse Form) oder beider (gemischte Form).

Formen: I. Allgemeine. 1. Gleichmäßige oder diffuse. 2. Ungleichmäßige oder knotige. II. Partielle: 1. Seiten- oder 2. Mittellappen betreffend.

Vorkommen: Im Alter, und zwar fast nie vor dem 40.—50. und selten im 50.—60., meist nach dem 60.—70. Jahr; hier häufig (ca. $33\frac{1}{3}\%$) und nach dem 70. Jahr fast regelmäßig vorhanden, aber nur in einem Teil (ca. 15%) klinisch in Erscheinung tretend.

Ursache: Unbekannt; beschuldigt werden vor allem Arteriosklerose und frühere Entzündung, spez. Gonorrhoe; ferner Erblichkeit sowie Gicht, Syphilis, Tuberkulose, Exzesse in baccho et venere, Obstipation, Blasensteine, Strikturen usw. Es handelt sich um eine sozusagen physiologische Alterserscheinung, welche gelegentlich pathologische Form annimmt; für die Harnverhaltung ist dabei nicht nur die Größe, sondern vor allem die Lage der Vergrößerung zum Blasenausgang bedeutungsvoll. Wahrscheinlich ist maßgebend für die Entwicklung der Prostatahypertrophie ein Nachlassen in der hormonalen Wirkung der Keimdrüsen.

Symptome:

1. Stadium der Entwicklung (Kompensation): Vermehrter Harndrang, spez. nachts, und erschwerte Harnentleerung, spez. erst nach einigem Warten und in schwachem oder unterbrochenem Strahl trotz starker Inanspruchnahme der Bauchpresse, wobei sich der Patient „auf die Schuhe pißt"; dabei Blasenentleerung völlig möglich (Blase nach spontaner Entleerung bei Katheterisieren leer!)

2. Stadium der Harnverhaltung (Retention): Blasenentleerung nicht mehr völlig möglich (nach spontaner Entleerung läßt sich bei Inspektion, Palpation und Perkussion noch Harn in der Blase nachweisen und beim Katheterisieren, evtl. unter Exprimieren der Blase, noch 50—100 ccm und mehr, nämlich bis zu mehreren Litern Harn entleeren: sog. „Rest- oder Residualharn", und zwar ohne Blasendistention).

3. Stadium des Harnträufelns (Insuffizienz): Harn fließt aus der überdehnten Blase fast ständig ab: sog. „Ischuria paradoxa"; dabei ist die Harnblase stark gefüllt nachweisbar durch Inspektion, Palpation und Perkussion sowie Katheterismus; zugleich besteht nunmehr oft urotoxische Allgemeinschädigung. (Vorsicht bei Operation!).

Evtl. erfolgt plötzlich vorübergehende Harnverhaltung, spez. nach längerem Harnverhalten, Genuß kalter Getränke (spez. Bier), Sitzen auf kalter oder nasser Unterlage, Erkältung, geschlechtlichem Exzeß usw.

Diagnose: U. a. rectale Palpation (Achten auf Größe, Form, Konsistenz usw.): Prostata ist bis pfirsich- oder apfel- (statt kastanien-) groß bzw. bis 50—500 (statt 15—20) g schwer, dabei derb-weich und mit glatter Oberfläche, worüber die Schleimhaut verschieblich ist. Katheterismus: Harnröhre verlängert und stärker gekrümmt bzw. geknickt, sowie verlegt (spez. bei Mittellappenhypertrophie) „wie durch ein Klappenventil", aber nicht verengert; evtl. Residualharn; auch achten auf Blasenkapazität. Cystoskopie (namentlich auszuführen vor Operation zur Erkennung von Komplikationen s. u., sonst nicht unbedenklich wegen Gefahr von Infektion und Harnverhaltung): Evtl. Cystitis; evtl. Varizen; Balkenblase mit Trabekeln und Divertikeln; evtl. Konkremente, sowie evtl. Vorspringen der Seiten- und vor allem des Mittellappens; Sphinkter erscheint gelb, undurchsichtig, dicht und konvex). Harnbefund (evtl. entsprechend Entzündung oder Blutung). Röntgenbild (evtl. Steinbildung). Dazu kommen die charakteristischen Harnbeschwerden: öfteres Wasserlassen und schlechte Strahlbildung oder verzögerte Entleerung, wobei Beschwerden und Befund, spez. Größe der Prostata nicht durchaus parallel zu gehen brauchen.

Komplikationen: 1. Blutungen (spez. bei Varizen; spontan und beim Katheterisieren!). 2. Harnverhaltung (durch Blasenverschluß oder Ureterknickung!) mit Urämie: Appetitlosigkeit, Durst, Stuhlverstopfung, Übelkeit bis Erbrechen, Verfall. 3. Infektion mit Urethritis, Cystitis, Pyelitis, Nephritis, Urosepsis (spez. durch unsauberen Katheterismus), auch Prostataabsceß, Epididymitis usw. 4. Steinbildung (spez. bei Stauung und Infektion). 5. Divertikelbildung. 6. Carcinombildung (ca. 10—20%).

Differentialdiagnose: Harnröhrenstriktur, ferner Blasenstein, -entzündung, -tumor oder -lähmung, schließlich Entzündung, Tuberkulose oder Carcinom der Prostata sowie Tabes usw.

Therapie: **a) Nicht operativ:** Warme Voll- oder besser Sitzbäder und Duschen, auch Thermal-, Radium-, Jod- und Moorbäder, heiße Umschläge, Heizkissen oder Diathermie, Radium- u. dgl. Trinkkur, Blasentee, Prostacom (Kürbiskerntinktur)? Harnantiseptica (Urotropin u. dgl.); Körperbewegung bzw. Gymnastik; heißes Olivenöl, Ichthyol oder Jodipin rectal u. dgl., sowie Warmhalten; milde (reizlose) Diät und Stuhlregelung, auch Karlsbader Kur (cave Erkältung und Genuß kalter, stark gewürzter oder alkoholischer Getränke außer etwas angewärmten Rotwein, sowie Stuhlverstopfung; auch ist verboten Reiten oder Radfahren!). Radium- und Röntgenbestrahlung von Prostata oder vielleicht auch von Hoden (Röntgenkastration?). Injektion (angezeigt namentlich bei Gegenanzeige zur Operation z. B. bei schlechtem

Allgemeinzustand, dann vor der Bestrahlung; einige Kubikzentimeter 1%ige Pregl-Pepsinlösung mit zehnfacher Menge ½ Novocain-Suprareninlösung einspritzen in die Seitenlappen von einem Punkt seitlich der Mittellinie zwischen Hodensackwurzel und After in Steinschnittlage mit feiner und langer Kanüle unter Kontrolle des in den Mastdarm eingeführten Zeigefingers, wiederholt mehrmals in Pausen von 2—3 Tagen und mehr: Payr)? Hormon? Nach Bedarf Antineuralgika und evtl. Narkotika bzw. Spasmolytika, auch als Stuhlzäpfchen.

Bei Harnverhaltung oder Residualharn (über ¼ l): 2—3mal täglich Katheterisieren: recht dicke Nummer; dabei am besten elastischer Katheter mit Mercierkrümmung bzw. Tiemannkatheter oder langer Metallkatheter mit starker einfacher oder am besten mit doppelter (S-förmiger) Krümmung; bei überdehnter Blase erstmals langsam und nicht ganz entleeren Gefahr von Nierenstarre oder Blasenblutung!); später Harnrest exprimieren; bei Cystitis anschließend Spülung mit Kochsalz- oder Borlösung, später Höllenstein- oder Rivanollösung; bei schwierigem Katheterismus, sowie bei Blutung oder bei Infektion oder bei häufigem Harndrang etwas dünnerer, zeitweilig zugestöpselter Dauerkatheter unter regelmäßigen Blasenspülungen; cave falschen Weg und Infektion, daher schonend mit dickem Katheter und unter sorgfältiger Desinfektion der Harnröhrenmündung, Instrumente und Hände! Evtl., aber nur im Notfall einmalig suprapubische Blasenpunktion mit anschließend wiederholtem Katheterismus, sonst besser suprapubische Blasenfistel. Vgl. b I!

b) Operativ:

I. Palliativoperation: Suprapubische Blasenfistel mit Pezzerkatheter oder mit Witzelscher Schrägkanalbildung, auch perkutan unter Vorstoßen eines Blasentrokars in steiler Beckenhochlagerung (bei Kontraindikation der Radikaloperation, spez. bei starker Infektion oder Blutung sowie bei schlechtem Allgemeinzustand!); auch als Voroperation vor Prostatektomie, wenn Dauerkatheter zur Behebung der Nierenschwäche nicht genügt, dagegen für die Dauer nur als wenig erfreulicher Notbehelf.

II. Prostata indirekt beeinflussende (sexuelle) Operation: Kastration oder schonender Vasektomie, d. h. Resektion des Vas deferens, dagegen nicht des Samenstrangs wegen Gefahr der Hodengangrän (unsicher, daher nicht anerkannt!); letzteres ist angezeigt vor der Prostatektomie zur Verhütung der Epididymitis.

III. Radikaloperation:

1. Prostatotomie nach Bottini (1874): Einbrennen mehrerer (2—3) und genügend (2—3 cm) tiefer Rinnen in die Prostata von der Harnröhre aus durch ein katheterähnliches Instrument mit Platinschneide, welche mittels Triebrads hervorgebracht und mittels elektrischen Stroms zur Weißglut erhitzt wird, während durchfließendes Wasser die Instrumenthülle zwecks Schutzes der Harnröhre kühlt. (Unsicher wegen Rezidivmöglichkeit und nicht ungefährlich wegen Blutungs- und Infektions- sowie Inkontinenzgefahr; daher nicht bei bestehender Infektion und höchstens bei Kontraindikation der Prostatektomie, auch dann nur ausnahmsweise, spez. bei Mittellappenhypertrophie.)

1 b. Endourethrale Prostatotomie bzw. -resektion: (heutzutage statt der vorgenannten Prostatotomie!) Koagulation oder Stanzung oder am besten Resektion durch den Hochfrequenzstrom mit einem besonderen Instrumentarium in Form einer Diathermiesonde; weniger gefährlich als die Prostatektomie, aber unsicher, daher angezeigt bei Gegenanzeige der Radikaloperation, spez. bei schlechtem Allgemeinzustand z. B. Herz- und Gefäßleiden, Niereninsuffizienz oder Infektion, sowie bei Sphinktersklerose und Mittellappenhypertrophie, aber nicht bei Blasenstein, Blutung und Carcinom, auch nicht möglich bei Harnröhrenverengerung; Gefahr von Infektion, Blutung, Embolie und Pneumonie sowie Rezidiv.

2. Prostatektomie, und zwar in der Regel intrakapsulär, d. h. in Form der Ausschälung aus der Kapsel. (Methode der Wahl: Angezeigt, wenn Katheter-

leben unumgänglich, aber nicht gewünscht oder nicht ratsam, spez. bei schwierigem Katheterismus, häufigem Harndrang, Infektion, Blutung, Divertikel, Steinbildung usw.; dagegen nicht bei Altersschwäche, Arteriosklerose, Diabetes, Herz-, Lungen- und Nierenleiden bzw. -insuffizienz sowie bei schwerer Infektion im Operationsgebiet; auch nicht zu spät (bei Restharn von 100 ccm), aber auch schon frühzeitig, wenn der Katheter nicht entbehrt werden kann; schließlich erst nach Beseitigung evtl. septischer und urämischer Symptome, daher evtl. zweizeitig, d. h. erst nach ein- bis mehr- (acht-), meist 2—3wöchiger Behandlung durch Verweilkatheter oder sonst, falls durch diese Vorbehandlung innerhalb von etwa 4 Wochen die Niereninsuffizienz nicht behoben wird, durch Blasenfistel mit regelmäßigen Blasenspülungen). Zeichen der Niereninsuffizienz sind Gewichtsabnahme, Austrocknung, Durst, Appetitlosigkeit, Brechneigung, Blutdruckerhöhung usw. sowie Untersuchung auf Harnbefund, spez. Gewicht, Reststickstoff im Blut, Gefrierpunkt in Harn und Blut, Indigkarminausscheidung, Wasser- und Konzentrationsversuch (s. o.). Zur Verhütung der sonst in 10—33$^1/_3$% eintretenden Nebenhodenentzündung empfiehlt sich gleichzeitig oder vorher Vasektomie bzw. Vasoligatur doppelseitig.

a) Perineal bzw. ischiorectal oder parasacral, h. h. extravesical von querem Bogen- oder von seitlichem Schnitt (dabei im allgemeinen weniger Blutung und Infektion, häufiger aber Rectumfistel, Inkontinenz und Impotenz sowie Orchitis bzw. Epididymitis und Striktur (?), auch geringere Mortalität; daher bei den meisten Chirurgen für die einfache Prostatahypertrophie weniger beliebt, außer in besonderen Fällen, spez. sehr fetten Bauchdecken und vor allem bei Carcinom!); sonst ist besser (einfacher, übersichtlicher und ungefährlicher) die folgende Operation:

b) Suprapubisch, h. h. transvesical (nach Freyer u. a.): Sectio alta in Lumbal-, Parasakral- oder Lokalanästhesie nach Luftfüllung der Blase mit Beckenhochlagerung und unter Zurückschieben des Bauchfells; nach genügender Eröffnung der Blase und Einsetzen von Blasenspateln hufeisenförmiger Schnitt auf die evtl. durch Adrenalininfiltration anämisierte Prostata am hinteren Umfang der inneren Harnröhrenmündung, Ausschälung der Prostata aus der Kapsel in der lockeren Schicht zwischen dieser und dem Tumor mit dem Zeigefinger, Abtrennen (aber nicht Abreißen) der Harnröhre von der vorgezogenen Prostata samt prostatischem Teil der Harnröhre mit der gebogenen Schere, heiße Tamponade des Wundbettes für einige Minuten, Dauerkatheter für ca. 10—14 Tage und dann (je nach Lage des Falls) entweder ganz zunähen oder ganz offen lassen unter Tamponade oder meist nur fingerdickes Blasendrän in oberen Winkel für einige (3—6) Tage, sonst Blasen- und Bauchdeckennaht. (Mortalität ziemlich hoch [3—30, meist 5—10% und mehr] an Herzschwäche, Lungenkomplikation, Embolie, Niereninsuffizienz, Blutung oder Infektion nebst Sepsis; daher Vorsicht in der Operationsindikation und sorgfältige Vorbereitung von Herz, Lungen und Blase (evtl. für 2—3 Wochen Dauerkatheter oder Blasenfistel s. o.). Häufiger droht Epididymitis; dagegen empfiehlt sich Harnantiseptica, Trinkkur, Wechseln des Dauerkatheters und Spülen der Harnröhre, auch Hochlegen, Stauen und Föhnen des Hodensacks sowie vor allem zuvor Vasektomie; gelegentlich Blutung, Infektion, Inkontinenz oder Striktur; nach Prostatektomie zurückbleibende Miktionsbeschwerden sind zu erklären durch Tabes, Blasenatonie, Narbenstriktur, zurückgebliebene oder nachgewucherte Gewebsteile oder Carcinom.

b) Prostataatrophie:

Vorkommen: Selten.

Wesen: Bindegewebige Degeneration des Drüsen- und Muskelgewebes als Folge einer chronisch-indurativen Prostatitis, auch als „Sphinktersklerose".

Ursachen: Kastration, Verletzung, Entzündung (spez. gonorrhoische), Harnröhrenstriktur, Kompression, Konsumptionskrankheit und vor allem Alter.

Symptome: Ähnlich wie bei Prostatahypertrophie; spez. vermehrter Harndrang, sowie Inkontinenz oder Harnverhaltung, auch Impotenz; rectal

Prostata klein und hart; cystoskopisch Gegend der inneren Harnröhren-mündung auffallend eben.

Therapie: Bei Harnverhaltung Prostatektomie in Form der Resektion, auch endourethral mit dem Hochfrequenzstrom.

F. Geschwülste.

Formen und Vorkommen: I. Gutartige: Außer Cysten (vgl. Miß-bildungen!) und Echinocuccuscysten selten Fibrome. II. Bösartige: a) Sarkom: Selten vorkommend; auch bei Jugendlichen. b) Carcinom: Häufig und in ca. 10—20% aller Fälle von Prostatahypertrophie; fast nur bei alten Leuten über 60 Jahre; meist primär, bisweilen sekundär bei Blasen- und Mastdarmcarcinom.

Symptome und Komplikationen: 1. Beschwerden ähnlich wie bei Prostatahypertrophie, aber meist schneller und stärker; spez. Schmerz, Harn-drang, Inkontinenz oder häufiger Harnverhaltung, sowie manchmal Hämaturie; zugleich besonders schwieriger und blutiger Katheterismus. 2. Rectalbefund: Prostata bei Sarkom oft groß, knollig und weich; bei Carcinom diffus ver-größert, höckrig und hart, evtl. verwachsen mit der Rectalschleimhaut (un-verschieblich!) und mit Rectum, Blase und sonstigen Beckenorganen (beim Pressen nicht herabsteigend!). 3. Cystoskopie (Schleimhaut verändert und uneben!). 4. Harnbefund (evtl. Tumorelemente!). 5. Metastasen bei Sarkom selten; bei Carcinom häufig, und zwar in inguinalen und retroperitonealen Lymphdrüsen, sowie in inneren Organen: Leber, Milz, Lungen, Pleura usw. und oft (in ca. 25—70, durchschnittlich $33^1/_3\%$; meist multipel, selten solitär) frühzeitig in Knochen: Wirbel, Becken spez. Darmbein, Oberschenkel, Rippen, Brustbein, Oberarm, Schädel usw., hier gewöhnlich nicht in der osteoklastischen, sondern in der osteoplastischen Form, daher ohne Spontanfrakturen! 6. Kachexie (später).

Differentialdiagnose: Prostatahypertrophie und -tuberkulose, Blasen-stein, -tuberkulose und -tumor usw.

Prognose: Ungünstig, namentlich bei Kapseldurchbruch.

Therapie: Nur ausnahmsweise in Frühfällen Totalexstirpation der Prostata, und zwar am besten perineal oder kombiniert suprapubisch-perineal, doch ist Rezidiv oder Metastasierung häufig auch bei frühzeitiger Operation; bei Kapseldurchbruch ist die Operation wohl aussichtslos; sonst bei Harnverhaltung evtl. suprapubische Blasenfistel, sowie Arsen und Röntgenbestrahlung, evtl. nebst urethraler Elektrokoagulation bzw. -resektion.

30. Abschnitt: Samenblasen.

A. Mißbildungen.

Verschmelzung zu unpaarigem Organ oder Fehlen von Samenblasen bzw. Ausführungsgang.

B. Verletzungen.

Z. B. bei Pfählungsverletzung, Beckenbruch, Operation (perineale Prosta-tektomie, Urethrotomie, Rectumamputation usw.); Folgen: Samenblasen-fistel oder -verödung.

C. Entzündungen.

a) Spermatocystitis.

Entstehung: Bei Tripper oder sonstiger Entzündung von Urethra sowie bei Verletzung usw.

Formen: Akut und (häufiger) chronisch.

Symptome: Fieber, sowie Schmerzen bei Wasserlassen und Stuhlgang; rectal Vergrößerung, teigige Schwellung und Druckempfindlichkeit der Samenblasen, evtl. (spez. bei rectaler Expression) blutiges oder eitriges Sperma („Hämo- oder Pyospermie").

Folgen: 1. Vereiterung mit Phlebitis, Sepsis, Tripperrheumatismus, Peritonitis oder Mastdarmfistel. 2. Atrophie mit Aspermie (Sterilität!), Cystenbildung, Steinbildung, Ureterkompression mit „falschen Nierenkoliken".

Therapie: Vgl. Prostatitis; bei chronischer Entzündung: Massage rectal; bei Vereiterung: Nach Punktion Incision.

b) Tuberkulose primär, d. h. hämatogen bei sonstiger Tuberkulose, oder meist sekundär, d. h. fortgeleitet bei Urogenital-, spez. Nebenhodentuberkulose; Diagnose: Rectalpalpation; Therapie: Evtl. Exstirpation perineal oder sacral.

D. Geschwülste.

Sarkom und Carcinom: Primär oder (häufiger) sekundär bei Hoden-, Blasen-, Prostata-, Rectumtumor usw.

Therapie: Evtl. Exstirpation perineal oder sakral.

31. Abschnitt: Hoden und seine Hüllen.

A. Mißbildungen.

1. Mediane Längsspaltung des Scrotums infolge Ausbleibens der Vereinigung in der Raphe, namentlich bei Hypospadie (s. da).

2. Aplasie oder häufiger **Hypoplasie der Testikel** nebst viel Bindegewebe zwischen den Samenkanälchen, spez. bei Retentio testis; sonst Hyperorchidie (3 oder 4 Hoden) und Anorchidie (Fehlen der Hoden) angeboren (ein- oder seltener doppelseitig) oder erworben, d. h. durch Kastration bei gewissen Sekten (Skopzen) und bei Eunuchen (hier mit oder ohne Penisfortnahme: „großes und kleines Siegel"), bisweilen bei Trauma, Operation, Lues, Gonorrhoe, Sepsis usw.

Folgen: Eunuchoidismus, d. h. Verkümmerung der Genitalien und sekundären Geschlechtsmerkmale (Bartwuchs usw.) sowie Impotentia generandi und coeundi mit Verlust von Leidenschaft, Mut, Intelligenz usw., im jugendlichen Alter auch Verzögerung der Epiphysenverknöcherung und Vermehrung des Längenwachstums bei überwiegender Unterlänge (Hochwuchs), Fettentwicklung (namentlich an Hüften, Unterbauch, Brüsten und Hals; ähnlich der bei Dystrophia adiposo-genitalis), Zurückbleiben des Kehlkopfs mit Erhaltung der kindlichen Stimme („Kastratenstimme") usw. Bei Erwachsenen sind nach traumatischem oder operativem Hodenverlust die Ausfallserscheinungen gering; vielmehr bleibt lange erhalten Libido nebst Potentia coeundi sowie sekundäre Geschlechtsmerkmale.

Therapie: Evtl. Hodenverfütterung und -verpflanzung.

3. Retentio testis.

Entstehung: Infolge Störung im Descensus testiculorum als sog. „Descensus incompletus", während normaliter zur Geburt die Hoden in den Hodensack herabgestiegen sein sollen.

Vorkommen: Nicht sehr selten (bei Neugeborenen bis 3%, bei jungen Leuten über 20 Jahre 0,2%); meist gleichzeitig mit Bildungsanomalie (Aplasie oder Hypoplasie) der Testikel usw.; auch öfters hereditär.

Diagnose und Differentialdiagnose: Bei Kindern hat der Hoden oft eine wechselnde Lage und eine erhebliche Retraktionsfähigkeit; dann ist wichtig, ob die Hodensackhälfte voll ausgebildet ist oder nicht.

Formen: Hoden ist liegengeblieben entweder (meist) a) im Leistenkanal: Leistenhoden (Retentio testis inguinalis) oder b) in der Bauchhöhle:

Bauchhoden (R. t. abdominalis); in letzterem Fall heißt das Fehlen eines
Hodens Monorchismus, das beider Kryptorchismus.

Symptome: Hoden fehlt im Hodensack und ist beim Bauchhoden überhaupt nicht, beim Leistenhoden meist in der Leiste fühlbar als charakteristisch
druckempfindlich, aber infolge Atrophie bzw. Hypoplasie auffallend klein,
schließlich bei Lage am hinteren Leistenring durch Muskulatur verdeckt.

Komplikationen: Meist gleichzeitig Offenbleiben des Proc. vaginalis
mit Hydrocele oder Hydrocele communicans oder Hernia ing. cong. oder Hernia
prae- bzw. properitonealis.

Folgen: 1. Atrophie bzw. Hypoplasie (innersekretorische Tätigkeit
ebenso wie Samenproduktion ist erhalten, wenn auch in vermindertem Maße;
auch Geschlechtstrieb und sekundäre Geschlechtsmerkmale sind vorhanden).
2. Entzündung (purulente, gonorrhoische, tuberkulöse, luetische). 3. Einklemmung. 4. Maligne Entartung: Teratom, Rhabdomyom, Sarkom
oder Carcinom (nicht sehr häufig, aber doch in $1^o/_{oo}$ und 100mal häufiger
als bei normalem Hoden, gewöhnlich nicht vor der Pubertät; auch meist
bei Leisten-, wenig bei Bauchhoden). 5. Abnorme Beweglichkeit, spez.
a) Verlagerung (Ectopia testis): Nach Damm (E. perinalis) oder nach
Schenkelkanal und Hodensack (E. scroto-femoralis) oder nach Penis
(E. penis) oder zwischen Bauchfell und Bauchwand (E. properitonealis).
b) Verdrehung (Inversio testis) um horizontale oder häufiger vertikale
Achse (Torsion); in letzterem Falle infolge Kontusion, forzierter Bewegung oder
Bauchpresse erfolgt Torsion des Samenstranges mit evtl. Gefäßverlegung; be-
sonders bei bösartiger Entartung; dabei zeigt sich lokal: empfindliche Schwel-
lung, sowie evtl. peritoneale Reizerscheinungen: Schmerzen, Ohnmacht und
Erbrechen; Gefahr der Hodennekrose; differentialdiagnostisch cave Entzündung des retinierten Hodens oder Nebenhodens, spez. gonorrhoische,
Appendicitis und eingeklemmten Bruch (Hoden im Hodensack nachweisbar
und Geschwulst ohne charakteristischen Hodendruckschmerz, zugleich evtl.
Ileussymptome!).

Prognose: Nicht selten erfolgt spontanes Herabtreten des Hodens;
dies auch evtl. erst in der Pubertät; man wartet daher meist bis zum 8.—12. Jahr,
operiert aber vor der Pubertät, also vor dem 15. Jahr, da bei rechtzeitiger
Operation die Hodenatrophie verhütet und die Zeugungsfähigkeit erhalten
werden kann — ganz abgesehen von der psychischen Wirkung.

Therapie (bei Leistenhoden):
a) unblutig: Bei Leistenhoden kleiner Kinder bis zum 4.—10. Jahr Herab-
massieren und evtl., aber nur bei bereits genügend herabgetretenem Hoden
Bruchband mehrere Monate versuchen, ebenso wie Hormon- (Testis- und
Hypophysen-) präparate, auch gonadotropes Hormon (aus dem Harn schwange-
rer Frauen); sonst nicht zu spät, jedenfalls spätestens in der Pubertät, meist
im 10.—14. Jahr, falls nicht Komplikationen (Entzündung, Einklemmung,
Geschwulstbildung, Verlagerung oder Verdrehung) schon früher es verlangen:
b) blutig: Orchidopexie; Technik: Operation des gleichzeitig bestehenden
angeborenen Leistenbruchs, ferner hohes Isolieren und Mobilisieren des mehr
oder weniger kurzen Samenstrangs unter hoher Abtrennung und Vernähung
des Processus vaginalis und nötigenfalls auch der Samenstranggefäße (?)
(Bevan), stumpfes Erweitern des Hodensackfaches und Einnähen des Hodens
mit seinem Gubernaculum Hunteri bzw. mit dem unteren Ende der evtl.
umgeklappten Tunica vag. propria (cave Hoden und Nebenhoden!) an die
Dammfascie (aber nicht an der nachgiebigen Skrotalwurzel!) bei gespreizten
Beinen unter besonderer Incision an der Skrotalwurzel. Anschlingen und
Durchziehen des Hodens, subcutane Tabakbeutelnaht an der Skrotalwurzel
(nach Nicoladoni) oder subcutan an der Hodensackwurzel zwischen Haut
und Tunica dartos (Hahn) oder Vernähen am anderen Hoden, evtl. mit Ver-
lagern nach der anderen Seite durch Septumschlitz als sog. „Synorchidie"
(nach Gersuny-Witzel); zugleich mache man die Vasektomie (sonst droht
Gefahr der Epididymitis!).

Bei zu kurzem Samenstrang: Reposition in die Bauchhöhle bzw. hinter den Bauchdecken unter völligem Verschluß des Leistenkanals oder ausnahmsweise bei starker Atrophie (aber nur jenseits der Pubertät und im Falle einseitiger Erkrankung; auch muß bei der operativen Verlagerung die Verletzung bzw. Unterbindung der A. sperm. int. und jede übermäßige Zerrung des Samenstrangs vermieden werden wegen Gefahr unerträglicher Neuralgie!) sowie bei Nekrose, Carcinom usw. Hodenexstirpation in Form der Semikastration.

Bei Torsion: Sofortige Detorsion und Fixation im Skrotum oder bei Hodennekrose Exstirpation.

Bei maligner Entartung, welche eine schlechte Prognose bietet: Semikastration.

Bei Ektopie: Operation mit Rückverlagerung.

Bauchhoden ist nur Gegenstand chirurgischer Maßnahme, wenn er Beschwerden macht oder maligne entartet; im übrigen ist er gewöhnlich beschwerdefrei sowie genügend ausgebildet, aber doch auch neigend zu Verdrehung und zu maligner Entartung, weswegen er bei entspr. Verdacht zu entfernen ist.

B. Verletzungen.

I. Scrotum.

1. Stumpfe Verletzung durch Stoß, Hufschlag, Tritt, Fall usw.

Folgen: Zurückbleiben eines Blutergusses zwischen Tunica dartos und Tunica vaginalis communis („Haematoma inveteratum scroti") sowie evtl. dessen Vereiterung und Hautnekrose.

Therapie: Bettruhe, Hochlagerung und feuchter Verband mit Bleiwasser u. dgl.; später Suspensorium, heiße Sitzbäder, Wärme, Heißluftdusche, Ichthyolsalbe usw.; evtl. Punktion; cave im allgemeinen Eisblase (Gangrän!) und Stichelung (Infektion!).

2. Scharfe Verletzung: Quetsch-, Riß-, Stich-, Schnitt- und Schußwunden.

Folgen: Infektion und Hodenvorfall.

Therapie: Bei Hodenvorfall Reposition und Albugineanaht sowie teilweise Naht der Decken, evtl. mit Drainage; u. U. Hautplastik.

II. Scheidenhäute: Hämatoma extra- und intravaginale.

Therapie: evtl. Punktion, nötigenfalls Incision; im übrigen vgl. I.

III. Hoden, Nebenhoden und Samenstrang.

Entstehung: 1. Subcutan: Quetschung durch Stoß, Fußtritt, Hufschlag, Fall (auf Sattelknopf oder Fahrradsattel), Prellschuß usw. 2. Penetrierend: durch Stich (auch bei Punktion der Hydrocele), Schnitt, Schuß.

Symptome: U. a. eigentümlicher Schmerz und Shock (evtl. tödlich).

Komplikationen: Schwiele, Atrophie, Vereiterung, Tuberkulose, maligne Entartung, Hodenluxation (unter die Haut von Bauch, Penis, Damm, Leiste und nach der Bauchhöhle), Gangrän (spez. bei Zerreißung oder Durchtrennung sowie bei Torsion des Samenstrangs), Samenkanälchenvorfall mit Granulationswucherung (sog. „Fungus benignus testis"; progredient!).

Therapie: Wie bei a); bei Luxation Reposition; bei Gangrän oder ausgedehnter Zerstörung (Schuß!) Exstirpation; bei Samenkanälchenvorfall Albugineanaht (sonst fortschreitender bis totaler Vorfall!).

C. Entzündungen.

I. Scrotum.

1. Ekzem: Oft hartnäckig und leicht kompliziert durch Erysipel und Phlegmone; man denke an Diabetes, Ungeziefer, Oxyuren, Reibung, Schweiß u. dgl.

2. Pruritus vgl. After!

3. Emphysem: Gelegentlich bei allgemeinem Emphysem.

4. Ödem: entweder allgemein bei Herz- und Nierenleiden oder örtlich bei Varicocelenoperation, Bruchbanddruck, Lymphdrüsenerkrankung sowie überhaupt bei Trauma oder Infektion.

5. Furunkel: Namentlich bei Diabetes.

6. Erysipel: Häufig nach oberflächlicher Hautwunde oder Ekzem; gelegentlich nicht als solches erkannt, da Rötung nicht immer ausgesprochen, wohl aber kenntlich an Fieber und an Fortschreiten; Neigung zu Rezidiv und Elephantiasis sowie Hautnekrose.

7. Phlegmone: Ursachen: Penisgeschwür, eitrige Cavernitis, Urininfiltration (nach Verletzung oder Harnröhrenstriktur), Prostataabsceß, Hoden- und Nebenhodeneiterung, Periproktitis usw. Gefahr von Gangrän und Sepsis sowie Peritonitis. Therapie: Lange Incisionen nebst Dränage bzw. Tamponade; später Dauerbad; evtl. später Hautplastik.

8. Elephantiasis. Entstehung: Häufig und evtl. enorm in den Tropen (Ägypten, Indien, China, Barbados und vor allem Samoa) bei Filaria sanguinis, übertragen durch Moskitos; seltener bei uns nach wiederholtem Erysipel und (kombiniert mit Elephantiasis des Penis und der Beine) nach beiderseitiger Leistendrüsenausräumung u. a. Differentialdiagnose: Ödem bei Herz- und Nierenleiden usw. Prophylaxe: Hautpflege. Therapie: Hochlagerung, heiße Bäder, Umschläge und Heißluft, Ichthyolsalbe; Fibrolysin?; evtl. Excision (z. B. in Lyraform) oder Exstirpation.

9. Gangrän: Nach Erysipel, Phlegmone, spez. Harn- und Kotphlegmone usw., sowie bei Infektionskrankheiten (Pocken, Influenza, Typhus, Cholera, Sepsis usw.); begünstigend wirkt Diabetes.

10. Tuberkulose, Syphilis und Aktinomykose sowie Blastomykose.

II. Scheidenhäute.

1. Periorchitis acuta und chronica serosa: Nach Quetschung oder Entzündung (Gonorrhoe, Allgemeininfektion usw.). Therapie: Ruhe, Hochlagerung und Umschlag; evtl. Punktion.

2. Periorchitis purulenta: Nach Hämatom, Verletzung. Operation, Punktion, Gonorrhoe usw.; Gefahr der Phlegmone, Thrombophlebitis, Sepsis, Peritonitis usw.; Therapie: Incision nebst Dränage.

3. Periorchitis tuberculosa.

III. Hoden, Nebenhoden und Samenstrang.

1. Orchitis, Epididymitis und Funiculitis.

Entstehung: a) Bisweilen bei penetrierender Verletzung. b) Meist fortgeleitet von Harnröhre (am häufigsten bei Tripper, und zwar hier in 10—50%, meist in der 2.—3. Woche, öfters nach Stoß, Quetschung, Tanzen, Marschieren, Reiten, Turnen, Coitus u. dgl. sowie im Anschluß an lokale, spez. instrumentelle Behandlung, ferner bei Katheterismus, Dauerkatheter, Bougierung, Cystoskopie, Steinzertrümmerung, Urethrotomie und Prostatektomie, sowie bei Urethralstriktur und Prostatahypertrophie), Blase, Prostata, Samenblasen usw. (Nebenhoden!). c) Metastatisch bei Infektionskrankheiten: Pyämie, Gelenkrheumatismus, Influenza, Pneumonie, Typhus, Scharlach, Diphtherie, Pocken, Malaria usw., sowie vor allem (in ca. $10—33^1/_3\%$, aber nur bei geschlechtsreifen Patienten, meist am 6. Tag) bei Parotitis epidemica (Nebenhoden oder Hoden!).

Formen: Akut, subakut und chronisch.

Lokalisation: Meist Nebenhoden, seltener (metastatisch) Hoden.

Erreger: Gonokokken, daneben Pneumo-, Staphylo- und Streptokokken, Colibacillen u. a.

Symptome: Fieber, Schmerz und entzündliche Schwellung (Nebenhoden ähnlich einem Raupenhelm!); oft besteht gleichzeitig Hydrocele (symptomatica), sowie Zeichen des ursächlichen Leidens: Urethritis, Cystitis, Prostatitis usw.

Folgen: Vereiterung evtl. mit Fistel, Hodenatrophie oder -gangrän und Obliteration des Vas deferens (bei beiderseitiger Samenstrangerkrankung resultiert oft Sterilität!), Übergreifen auf Nachbarorgane, Septikopyämie und (namentlich bei Leistenhoden) Peritonitis; im übrigen bleiben öfters zurück Restinfiltrat und Hydrocele.

Differentialdiagnose: Gonorrhoe, Syphilis und vor allem Tuberkulose (Geschwulst höckerig und weniger schmerzhaft, Verlauf, Beteiligung anderer Organe, Erweichung und Fistelung, Tuberkulinreaktion, Probeexcision) sowie sonstige Infektion, Trauma, Periorchitis bzw. Hydrocele, Leistenbrucheinklemmung, Appendicitis u. dgl.

Prognose: Komplikationen sind nicht sehr häufig; oft erfolgt Spontanheilung in Wochen bis Monaten.

Prophylaxe: Vasektomie bei Dauerkatheter, Katheterismus, Prostatektomie u. dgl.

Therapie: Bettruhe, Diät und Stuhlregelung; lokal: Hochlagerung und Umschläge mit kalter oder heißer essigsaurer Tonerde; später heiße Bäder bzw. Sitzbäder, Umschläge und Heißluft bzw. Diathermie, Jod-, Quecksilber- oder Ichthyolsalbe, Frickes Heftpflasterkompressionsverband, Suspensorium; Antineuralgica und Narkotica, spez. als Zäpfchen; Harnantiseptica (Urotropin od. dgl.). Reizkörper? Vaccine? Jod? Stauen? Jede lokale Behandlung der Harnröhre, Harnblase oder Prostata ist auszusetzen und jede körperliche Anstrengung, auch sexueller Verkehr zu verbieten. Evtl. Probeexcision. Ausnahmsweise Excision oder Exstirpation.

Bei Gonorrhoe: Stauung und Arthigon.

Bei Vereiterung: Punktion oder Incision.

Bei Hodengangrän oder -totalvereiterung: Exstirpation.

Bei Hydrocele: Punktion und Suspensorium.

2. Tuberkulose.

Entstehung: in der Regel sekundär (hämatogen), und zwar bei Lungen-, Knochen-, Drüsen-, Darm- oder Bauchfelltuberkulose oder bei sonstiger Urogenital-: Nieren-, Blasen-, Samenblasen- und Prostatatuberkulose (hier vielleicht auch deszendierend); begünstigend wirken wohl Trauma (meist wohl nur verschlimmernd, aber gelegentlich auch auslösend: Unfallzusammenhang!) und Tripper.

Vorkommen: In jedem, gelegentlich auch im kindlichen, meist aber im geschlechtskräftigen Alter (20—50 Jahre).

Lokalisation und Symptome: Allmählich entstehender, wenig bis mäßig schmerzhafter und derber Knoten, in der Regel zunächst im Nebenhoden, und zwar in dessen Kopf oder vor allem Schwanz, von da allmählich einbrechend in den Hoden und später oft auch auf den anderen Hoden übergreifend, schließlich fortschreitend (entsprechend dem Sekretstrom!) auf Samenstrang (diffus oder oft rosenkranzartig verdickt!), sowie Prostata und Samenblasen (rektale Palpation!); häufig (ca. 30—50%) ist die Erkrankung doppelseitig.

Verlauf: chronisch.

Komplikationen: Hydrocele symptomatica und Periorchitis adhäsiva, sowie tuberkulöse Fistel (meist hinten) und perforierende Granulationsgeschwulst als sog. ,,Fungus benignus tuberculosus testis", abgesehen von entsprechender Erkrankung von Prostata, Samenblasen, Harnblase usw. sowie Lungen, Lymphdrüsen, Bauchfell, Darm, Knochen, Gelenken usw.

Diagnose: Chronischer Beginn, typische Lokalisation (zunächst im Nebenhoden) und geringe Schmerzhaftigkeit, später Fistelbildung und sonstige, spez. urogenitale Tuberkulose, Tuberkulinreaktion, Probeexcision.

Differentialdiagnose: Orchitis bzw. Epididymitis (manchmal auch in Form knotiger Verdickungen des Nebenhodens nach Trauma, Gonorrhoe, Influenza, sonstiger Infektionskrankheit usw.), Lues und Tumor.

Prognose: In einem Teil der Fälle erfolgt schließlich Tod an tuberkulöser Meningitis oder Miliartuberkulose oder sonstiger Urogenital- oder Organ-, spez. Lungentuberkulose; im übrigen ist die Prognose abhängig von sonstiger Erkrankung an Tuberkulose; Ausheilung ist in günstigen Fällen möglich, namentlich bei Jugendlichen.

Therapie: a) Konservativ (spez. bei beiderseitiger Erkrankung!): Allgemein mit Ernährung, Luft, Licht, Sonne, spez. Höhensonne oder See-

bädern, Jod usw. und lokal mit Ruhe, Suspension, Stauung, Wärme, spez.
Diathermie, Röntgenbestrahlung, Jodoformglycerininjektionen usw.Tuberkulin ?
   b) Operativ: Falls konservative Therapie versagt oder nicht möglich und
der Allgemeinzustand leidlich ist, frühzeitig Radikaloperation, und zwar zunächst Exstirpation in Lokalanästhesie des zuerst und evtl. allein erkrankten
Nebenhodens (evtl. mit Einpflanzung des Ductus deferens, falls nicht auch
erkrankt, in den Hoden unter Spaltung der Albuginea nach Rasumowsky!),
nötigenfalls auch des Hodens (evtl. nach explorativem Sektionsschnitt; möglichst unter Erhaltung einer lokal oder unter die Bauchdecken einzupflanzenden
Parenchymscheibe zur Wahrung der inneren Sekretion bzw. zur Vermeidung
von Ausfallserscheinungen bei doppelseitiger Erkrankung, sonst Hodenverfütterung oder -verpflanzung!), sowie von Samenstrang (hoch unter Spaltung
des Leistenkanals mit Paquelin abtragen; cave sog. ,,Evulsion" wegen Gefahr
der Nachblutung und des Abreißens an kranker Stelle!), evtl. auch von Prostata,
Samenbläschen, Niere usw. Evtl. Fistel oder Granulationswucherung unter
elliptischer Umschneidung fortnehmen. Jodoformnachbehandlung.
   Bei doppelseitiger Erkrankung verfährt man im allgemeinen konservativ
und beschränkt sich auf Palliativoperation: Exkochleation und Jodoformbehandlung; ausnahmsweise, spez. bei alten Leuten Kastration.
   Im übrigen vgl. Operationslehre, Kastration!
   3. Lues: Fast nur im Hoden (im Gegensatz zur Tuberkulose, welche im
Nebenhoden beginnt!), und zwar entweder a) als schwielige Induration
mit Abnahme des Drüsen- und Zunahme des fibrösen Gewebes (sog. ,,Orchitis
fibrosa"); meist klinisch ohne Bedeutung oder b) als Gumma; evtl. dabei
Hydrocele symptomatica und Fungus benignus testis. Prognose: Hodenatrophie. Therapie: Antisyphilitisch, bei totaler Zerstörung Hodenexstirpation, bei Ulcus graue Salbe oder Jodoform oder Sublimatumschläge.
   4. Lepra
   5. Aktinomykose ⎫
   6. Rotz   ⎬ sehr selten!
   7. Echinococcus ⎭

D. Hydro-, Hämato-, Spermato- und Varicocele.

   a) Hydrocele oder Wasserbruch, auch bezeichnet als seröse Entzündung
der Scheidenhaut von Hoden bzw. Samenstrang (Periorchitis bzw. Peri-
funiculitis serosa chronica).
   Entstehung: Oft unbekannt, bisweilen Trauma (Quetschung z. B. bei
Kunstreitern) und Entzündung (spez. Gonorrhoe, ferner Prostatitis, Urethral-
striktur u. a.), sowie sonstige Störungen zwischen Sekretion (vermehrt!) und
Resorption (vermindert!); bei kleinen Kindern auch Phimose spez. bei gleichzeitiger Balanitis (dagegen selten bei den beschnittenen jüdischen Kindern!);
ferner als sog. ,,symptomatische Hydrocele" bei Tumor, Lues und Tuberkulose; schließlich als ,,Hydrocele purulenta s. Pyocele" bei perforierender
Verletzung oder bei nicht aseptischer Punktion der einfachen Hydrocele.
   Unfallzusammenhang ist möglich; Voraussetzung ist aber ein lokales
und erhebliches Trauma, und zwar direktes (z. B. Stoß oder Quetschung),
dagegen wohl nicht indirektes (z. B. Verheben); auch ist der zeitliche Zusammenhang nachzuweisen: vorherige Gesundheit, im Anschluß an den
Unfall baldige Erkrankung mit Schmerz und Schwächeanfall sowie mit
großem, evtl. blutigem Erguß, evtl. Hautschädigung oder Bluterguß, auch
Arbeitsniederlegung und Arzthinzuziehung.
   Vorkommen: Häufig, spez. bei Erwachsenen und bei kleinen Kindern
im 1.—5. Jahr, hier auch oft angeboren.
   Lokalisation: Meist einseitig, selten doppelseitig.
   Symptome: Langsam, aber stetig wachsende Geschwulst einer Scrotalhälfte ei- bis birnenförmig, glatt, prall-elastisch, evtl. fluktuierend, durch-
sichtig (außer bei verdickter Wand und bei blutigem oder milchigem Inhalt;·

Untersuchung mit fest [!] aufgesetzter Stethoskopröhre gegen Tageslicht oder gegen elektrische Taschenlampe, am besten in verdunkeltem Zimmer), mit Schenkelschall, nach der Bauchhöhle gut abgegrenzt, nicht reponierbar und bei Husten, Pressen usw. nicht zunehmend (außer bei Hydrocele communicans). Hoden gewöhnlich hinten, und zwar oben oder meist unten versteckt, aber durch den eigentümlichen Druckschmerz erkennbar. Inhalt vermehrt (von 25 g bis zu mehreren, meist $\frac{1}{4}$—$\frac{3}{4}$ Litern); dabei klar, gelblich, neutral, eiweißreich; bisweilen blutig (Hämatocele) oder chylös (Chylocele) oder milchig (Galaktocele); öfters befinden sich im Sack Reiskörperchen gestielt oder frei. Probe nach Lisbonne-Jeanbreau: Im Spitzglas umgerührt mit Chloroform $\frac{1}{10}$ ergibt die Hydrocelenflüssigkeit bei Entzündung (symptomatische H.) mehr oder weniger Gerinnung, dagegen keine bei fehlender Entzündung (genuine H.).

Komplikationen: Gefühl der Schwere, evtl. Arbeitsbehinderung und (durch Aufbrauchen der Penishaut) Störung von Miktion und Coitus; Ekzem; Pyocele; Hämatocele; Kombination mit Hernie, Spermatocele usw.

Differentialdiagnose: Hodenentzündung und -tumor (spez. bei symptomatischer Hydrocele), sowie Hernie (meist unregelmäßig geformt, mit Netz- oder Darminhalt, undurchsichtig, mit tympanitischem Klopfschall, nach der Bauchhöhle sich fortsetzend, dahinein reponierbar und bei Husten, Pressen usw. zunehmend!).

Prognose: Spontanheilung ist bei kleinen Kindern möglich, sonst dagegen selten.

Therapie:

a) Palliativ: Punktion und evtl. Injektion von einigen (2—10) Kubikzentimetern Alkohol (70—90%), Jodtinktur (5—10%), Lugolscher Lösung, Carbolsäure 1—5%, Chlorzinklösung 10%, Kochsalzlösung 10%, Formalin 1—3%, Carbolglycerin āā, Phenolcampher, Clauden, Chinin. hydrochlor. 13,0, Urethan 6,5, Aq. dest. ad 100,0, 1% Sublimatlösung usw. nach vorheriger Anästhesierung durch Einfüllen von ca. 50—100 ccm $\frac{1}{2}$—1%ige Novacainlösung für 5—10 Minuten (bei kleinen Kindern evtl. heilend samt Bruchband, Phimosenoperation und Obliterationsbehandlung usw. und bei alten Leuten mit schlechtem Allgemeinzustand evtl. genügend, u. U. wiederholt nach 1—4 Wochen; sonst nicht sicher [Rückfälle sind ohne oder mit Injektion häufig, meist nach $\frac{1}{4}$—2 Jahren!] und nicht ungefährlich [Blutung und Infektion; cave auch Hodenverletzung, daher Einstich gewöhnlich von vorn oben!]); anschließend und sonst Ruhe, später Suspensorium, Umschläge oder Jod-, Quecksilber- oder Ichthyolsalbe, Jod innerlich u. dgl. Injektion bringt etwas bessere Dauerresultate, ist aber auch nicht sicher und ist u. U. verbunden mit Schwellung, Fieber, Kollaps usw. sowie mit stärkerer Füllung, worauf erneute Punktion und evtl. auch Injektion angezeigt ist. Nicht angezeigt ist die Punktion bei Operations-Rezidiv, symptomatischer Hydrocele, Wandveränderung, Reiskörperchen u. dgl. sowie überhaupt bei jugendlichen Patienten, bei welchen die Operation meist schnellere und sicherere Heilung verspricht, und bei Kleinkindern, bei welchen Spontanheilung erwartet wird!

b) Radikal:

1. Nach v. Volkmann: Breite Incision und Tamponade (heutzutage verlassen!).

2. Nach v. Bergmann: Partielle Scheidenhautexcision; Technik: Lokaloder (wegen Hämatomvermeidung) auch Leitungs- oder u. U. Lumbalanästhesie oder ausnahmsweise Narkose; Schnitt über der Höhe der Geschwulst oder in der Leiste, Ablösen der deckenden Schichten bis auf die letzte (gefäßlose!), also bis aufdie Tunica propria, Entleerung durch Stich, Resektion der beiden Scheidenhautlappen bis auf einen schmalen Rest am Hoden unter Schonung des Samenstrangs, sorgfältige Blutstillung, Jodtinkturpinselung, evtl. nach Kocher lose Catgutknopfnaht des Restes über dem Hoden, evtl. (aber gewöhnlich weder nötig noch ratsam) Glasdrän, Hochlagerung und Kompressionsverband, später Suspensorium usw. (Methode der Wahl!). Zur Vermeidung

des postoperativen Hämatoms wird empfohlen Punktion einige Tage zuvor und Absteppnaht am Resektionsrand der Scheidenhaut. Anzeige: sicherste Methode!

3. Nach Winkelmann: Umstülpung der Tunica vaginalis nach außen und Fixation durch einige Catgutnähte in dieser Lage; dadurch Verwachsung des peritonealen Blattes mit der Wunde. Anzeige: gelegentlich, namentlich bei kleinen Kindern.

4. Nach Klapp: Raffung der gespaltenen Scheidenhaut, wobei die beiden Tunicae nicht voneinder getrennt, sondern zusammengelassen, also nur aufgeschnitten und gerafft werden.

5. Nach Kirschner u. a.: Von kleinem Hautschnitt Kreuzschnitt am unteren Pol des Sackes die Tunica vaginalis und Vernähen der nach innen umgelegten 4 Zipfel an der Innenwand des Hydrocelensackes durch einige Catgutnähte; dadurch subcutane Dauerdränage in das umgebende lockere Gewebe. (Vorteil der sog. „Fenstermethode": Einfachheit und Hämatomvermeidung; daher spez. bei alten Leuten! Nachteil: Rezidiv, namentlich wenn das Fenster nicht am tiefsten Punkt angelegt ist oder der Hoden sich vorlegt?).

Bei postoperativem Hämatom: Punktion; im übrigen vgl. Haematoma scroti inveteratum bei Hodenverletzung!

Bei Hydrocele acuta serosa: Zunächst versuche Bettruhe, Hochlagerung und Umschlag.

Bei Hydrocele purulenta: Incision und Dränage.

Anmerkung. Abarten der Hydrocele.

1. Hydrocele communicans s. congenita: Bei ganz offengebliebenem Processus vaginalis als Verbindung zwischen Bauchhöhle und Hydrocele vaginalis bzw. H. funiculi spermatici, wobei die Brücke verschieden weit sein kann; meist bei Kindern; als zylindrische Geschwulst, bis in die Bauchhöhle sich fortsetzend und bei Horizontallage oder Druck dahinein entleerbar (aber im Gegensatz zum Hodenbruch nicht plötzlich und gurrend, sondern langsam und rieselnd), aber sich wieder füllend bei Herumgehen oder Pressen in charakteristischem Wechsel. Therapie: Bruchband oder besser Radikaloperation.

2. Hydrocele bilocularis, d. h. teils extra- teils intraabdominalis: bei in der Leiste unvollständig obliteriertem Processus vaginalis; als sanduhroder zwerchsackförmige Geschwulst mit nur beschränkter Entleerbarkeit beider Säcke gegeneinander; vorwiegend im jugendlichen Alter. Therapie: Punktion und Injektion unsicher, daher am besten Sackexstirpation.

3. Hydrocele funiculi spermatici: Bei am Samenstrang, und zwar innerhalb oder außerhalb des Leistenkanals unvollständig obliteriertem Processus vaginalis; als kleine, ovale Geschwulst von Hydrocelenbeschaffenheit am Samenstrang hängend; meist im kindlichen oder jugendlichen Alter. Man unterscheidet H. f. sp. totalis und partialis, in letzterem Fall wieder simplex oder multiplex sowie extra- und intravaginalis. Differentialdiagnose: Spermatocele (an Hoden oder Nebenhoden), Hydrocele im Bruchsack (Samenstrang frei) und Hydrocele testis bei Leistenhoden (Hoden liegt nicht im Hodensack). Therapie: Punktion und Injektion unzweckmäßig, daher am besten (wie oben) Exstirpation oder Umstülpung, im Notfall auch Resektion.

4. Hydrocele muliebris: Am Diverticulum Nuckii längs des Lig. rotundum als Folge nicht völliger Obliteration des Processus vaginalis; bei Frauen meist nach Schwangerschaft, Geburt und Wochenbett.

b) Hämatocele, d. h. Haematoma intravaginale s. Haematoma tunicae vaginalis propriae s. Periorchitis haemorrhagica bzw. adhäsiva oder proliferans.

Entstehung: a) Bei Hydrocele nach Trauma, Punktion, Injektion oder Radikaloperation. b) Sonst nach Trauma (Hufschlag, Quetschung, Zerrung usw.) oder bei älteren Männern auch anscheinend spontan oder im Anschluß an Entzündungen des Urogenitalsystems.

Symptome, vgl. Hydrocele; Geschwulst ähnlich wie dort rundlich-oval und derb-elastisch, aber Geschwulst meist undurchsichtig und mit derber und verdickter, evtl. verknöcherter oder verkalkter Wandung; Erguß blutig-serös bis dick-blutig oder kaffeesatzartig, bisweilen milchig (Liparocele).

Verlauf: Chronisch über Jahre.

Komplikationen: Periorchitis adhaesiva bzw. prolifera oder Vereiterung (z. B. bei Punktion).

Diagnose: Charakteristisch ist die schubweise Geschwulstzunahme entsprechend wiederholten Blutungen.

Differentialdiagnose: Hydrocele, Orchitis chronica, spez. tuberculosa oder luetica und Hodentumor.

Therapie: Vgl. Hydrocele; Punktion und Injektionen sind hier nicht zweckmäßig; am besten Exstirpation der ganzen veränderten Scheidenhaut, also partiell oder total; evtl., nämlich bei schwerster Wandveränderung nebst Hodenatrophie: Hodenexstirpation.

c) Spermatocele, d. h. Samenretentionscyste, also eine von dem Samenorgan ausgehende Cyste im Hodensack infolge Dilatation von Samenkanälchen bzw. mit diesen zusammenhängenden Divertikeln.

Vorkommen: Meist im geschlechtskräftigen Alter; rechts etwas häufiger als links.

Ursache: Unbekannt, bisweilen wohl Trauma (mit Ruptur oder Blutung von Samenkanälchen) oder Entzündung (spez. Gonorrhoe) oder Verstopfung durch eingedicktes Sperma.

Lokalisation: Meist an der Verbindung von Hoden und Nebenhodenkopf in der Gegend der Vasa efferentia, sowie an gestielter Hydatide, ungestielter (Morgagnischer) Hydatide, Ductuli aberrantes, Paradidymis (Giraldès' Organ), ferner an Hoden, Nebenhoden oder Samenstrang.

Formen: Intra- und extravaginal (letztere sind häufiger und größer).

Symptome: Vgl. Hydrocele; Geschwulst rundlich bis birnenförmig, glatt, prall gespannt oder fluktuierend wie jene, aber klein (in der Regel höchstens nuß-, manchmal, nämlich bei extravaginaler Sp. auch orangengroß), etwas schmerzhaft (spez. bei Coitus), zu Hoden oder Nebenhoden gestielt (Stiel der Birne ist unten, dagegen bei Hydrocele oben; Hoden und Nebenhoden bleiben wenigstens vorn und seitlich zugänglich) und evtl., aber öfters nicht transparent; Inhalt klar oder trüb-weißlich (wie ,,Milch oder Seifenwasser"), schwach alkalisch, mit geringem spez. Gewicht (1002—1009) und Eiweißgehalt (0,2—0,5%); Punktion ergibt meist, aber nicht immer Spermatozoen.

Komplikation: Hydrocele.

Verlauf: Langsam wachsend.

Diagnose: Vorgeschichte mit Trauma oder Gonorrhoe, Volumwechsel und Beschwerden bei sexueller Erregung, typisch gelegene, meist kleine und mehr oder weniger gestielte Geschwulst und Probepunktion mit typischem Inhalt: Meist Spermatozoen, Alkalescenz, geringem spez. Gewicht und Eiweißgehalt.

Differentialdiagnose: Hydrocele, spez. H. funiculi spermatici.

Therapie: Exstirpation evtl. unter Einpflanzung des Ductus deferens in den Hoden, ausnahmsweise, nämlich bei großen intravaginalen Sp. alter Leute Semiskastration; dagegen sind Punktion und Injektion sowie Incision verlassen, auch Resektion oder Umklappung weniger ratsam.

d) Varicocele oder Krampfaderbruch, d. h. Erweiterung der Venen von Samenstrang (Plexus pampiniformis) und evtl. auch Hoden, Hodenhaut usw. (analog den Varizen und Hämorrhoiden).

Ursache: Erbliche Disposition im Sinne der verminderten Widerstandsfähigkeit der Venenwand (häufig bestehen gleichzeitig Varizen und Hämorrhoiden) und Stauung durch Körpergröße, Hernie, Geschwulst, langes Stehen,

Stuhlverstopfung usw.; rasch und einseitig, auch rechts entsteht die „symptomatische" Varicocele bei gleichseitigem Nierentumor.

Vorkommen: Häufig; spez. im geschlechtskräftigen Alter im 15.—40. Jahr, dagegen fast nie bei Kindern und Greisen.

Lokalisation: Ganz überwiegend (ca. 90%) links (linker Hoden steht tiefer, und links mündet die V. spermatica nahezu rechtwinklig in die V. renalis, während sie rechts spitzwinklig in die V. cava mündet), selten (ca. 7,5%) beiderseits und ganz selten (ca. 2,5%) nur rechts.

Symptome: Gefühl von Schwere und ziehende evtl. neuralgische Schmerzen an Hoden und Samenstrang (besonders bei Hitze, langem Stehen, Anstrengung, geschlechtlicher Erregung); Hodensackhälfte verlängert; sicht- und fühlbares Venenkonvulut regenwurm- oder hühnerdarmartig, weich, evtl. bläulich durchschimmernd und durch Ausstreichen und Horizontallage entleerbar, dagegen durch Druck am äußeren Leistenring und bei Stehen sich anfüllend.

Komplikationen: Hodenneuralgie, Hodenatrophie, Thrombophlebitis mit Phlebolithen, sowie nässendes und juckendes Scrotalekzem, gelegentlich auch Infektion.

Differentialdiagnose: Netzbruch, Hydrocele communicans, Epididymitis u. dgl.

Prognose: Beschwerden verlieren sich oft von selbst mit der Zeit, sind auch oft nervös.

Therapie: a) Meist genügt konservative Therapie: Suspensorium, kalte Sitzbäder, Waschungen und Duschen, Körperpuder, Stuhlregelung, reizlose Kost unter Vermeidung erregender Speisen und Getränke, Körperbewegung, Sexualhygiene, nach Bedarf Sedativa: Brom, Monobromcampher oder Baldrianexklud-Zäpfchen oder Präjakulin.

b) Sonst, spez. bei heftigen Schmerzen oder bei drohender Hodenatrophie, aber nur in schweren Fällen, Radikaloperation: Partielle, dagegen nicht totale Resektion der am meisten erweiterten Venen unter Schonung der (am besten zuvor darzustellenden) A. spermatica und des Vas deferens (sonst droht Hodenatrophie oder -nekrose!), evtl. zugleich Verknüpfen der oberen und unteren Venenstümpfe und in entspr. Fällen außerdem Verkleinerung des Hodensacks durch Hautresektion oder Quervereinigung der längs durchtrennten Haut; schließlich evtl. Verschluß des oft weiten Leistenkanals durch Operation nach Bassini, was auch oft allein genügt.

E. Geschwülste.

I. **Scrotum:** Atherome, Dermoidcysten, Fibrome, Lipome, Häm- und Lymphangiome, Chondrome, Osteome, Neurome, Xanthome, Melanome, Sarkome und Carcinome bzw. Cancroide (letztere besonders bei Schornsteinfegern, Teer- und Paraffinarbeitern auf dem Boden eines Ekzems oder einer Warzenbildung infolge langer Einwirkung des Steinkohlenrußes; Therapie: Exstirpation mit Leistendrüsenausräumung).

II. **Scheidenhäute:** Lipome, Fibrome, Lymphangiome, Chondrome, Myxome, Mischgeschwülste, Sarkome usw.

III. **Hoden, Nebenhoden und Samenstrang:** Lipome (häufiger am Samenstrang; meist präperitoneal entlang dem Samenstrang), Fibrome (von der Albuginea), Enchondrome, Häm- und Lymphangiome, Leio- und häufiger Rhabdomyome, Atherome, Dermoidcysten (meist schon im Kindesalter), Teratome (vorwiegend zur Zeit der Geschlechtsreife; solid; langsam wachsend, derb und unempfindlich, vorwiegend rechts, oft maligne entartend), Cysten aus Resten des Wolffschen Körpers, Echinococcuscysten, Sarkome (meist als Rundzellensarkom oder als Zwischenzellentumor: sog. Syncytium, auch als Mischtumoren und Melanosarkome; meist im jugendlichen bis mittleren Alter; öfters nach Trauma; manchmal, und zwar anscheinend verhältnismäßig häufig im retinierten Hoden; meist rasch und bedeutend wachsend, gelegentlich doppelseitig) und Carcinome bzw. Seminome (entweder als weiche-medulläre oder selten als harte-scirrhöse; meist im höheren, manchmal aber auch im früheren Alter, auch auf dem Boden eines malignen Teratoms). Am Nebenhoden finden sich Angiome und Carcinome, und am Samenstrang Lipome, selten Fibrome, Hämangiome, Cystadenome und Sarkome.

Vorkommen: Ziemlich selten; öfters in ektopischen Hoden (10% aller Hodengeschwülste betreffen ektopische Hoden!).

Komplikationen: 1. Hydrocele symptomatica. 2. Durchbruch mit sog. „Fungus malignus testis". 3. Fortwachsen vom Hoden auf Nebenhoden und Samenstrang, retroperitoneale Lymphdrüsen (häufig und bedeutend!) usw. sowie Metastasen in Lungen, Haut, Knochen, Gehirn usw.

Diagnose: Geschwulst mit raschem und infiltrierendem Wachstum, evtl. Metastasen und neuralgische Schmerzen, u. U. Probeexcision oder -punktion.

Differentialdiagnose: Hydrocele, Periorchitis, Orchitis, Tuberkulose und vor allem Lues (Wassermannsche Reaktion, therapeutischer Erfolg usw.!).

Prognose: Schlecht; Operationsmortalität ca. 10% und Dauerheilung 15—30%.

Therapie: Exstirpation von Hoden, Nebenhoden und Samenstrang (hoch!) samt Drüsen; man achte auf doppelseitige Geschwülste. In inoperablen Fällen Arsen und Röntgenbestrahlung, ebenso wie zur Nachbehandlung, spez. der Drüsen.

32. Abschnitt: Penis.

A. Mißbildungen.

Totaler Defekt (mit Mündung der Harnröhre in den Mastdarm), rudimentäre Bildung evtl. mit Lage des Penis unter Scrotal- oder Bauchhaut, Doppelbildung, Zweiteilung und Längsspaltung, accessorische Hautgänge, Epithelcysten, epitheliale Vorhautverklebung.

B. Phimose und Paraphimose.

a) Phimose ist Vorhautverengerung infolge Mißverhältnisses zwischen Vorhautweite und Eichelumfang, oft verbunden mit totaler oder partieller Epithelverklebung bis Verwachsung zwischen Eichel und innerem Vorhautblatt (solche kommt aber öfters auch allein vor, also ohne echte Phimose).

Entstehung:

1. Angeboren: Häufig; auch mehr oder weniger angedeutet bei allen Neugeborenen.

2. Erworben: Bei Balanitis, Schanker, Gonorrhoe, Diabetikerekzem, Carcinom, Narbe, Elephantiasis usw. (Bei erworbener Phimose Erwachsener denke man u. a. an Diabetes und Carcinom!).

Symptome: Vorhaut mehr oder weniger verengt derart, daß sie nicht ganz über die Eichel zurückgestreift werden kann, und zwar zugleich entweder hypertrophisch (d. h. rüsselförmig verlängert und verdickt) oder atrophisch (d. h. knappanliegend und verdünnt).

Folgen: Erschwerung und (spez. bei gleichzeitiger Vorhautentzündung) Unmöglichkeit der Harnentleerung evtl. mit blasen- oder sackartiger Erweiterung der Vorhaut, Vorhautgangrän oder Präputialsteinen, sowie Ausdehnung von Harnröhre, Harnblase, Ureteren und Nierenbecken; bei Kindern auch Entwicklungsstörung, Nervenleiden, Bettnässen und Onanie, ferner Nabel- und Leistenbruch, sowie Mastdarmvorfall, schließlich Blasenstein und Hydrocele; bei Erwachsenen Beschwerden beim Coitus evtl. mit Impotentia

coeundi et generandi, sowie Disposition zu Balanitis, Carcinom und Geschlechts-
krankheiten, ferner mangelhafte Sauberhaltung und Abhärtung, sowie Gefahr
von Einrissen beim Coitus, schließlich Paraphimose (s. da).

Therapie: **a) Konservativ** (bei kleinen Kindern mit epithelialer Verklebung
und evtl. auch mit leichter Vorhautverengerung zu versuchen): Stumpfes,
evtl. wiederholtes Lösen der Verklebung mit Knopfsonde und manuelle Reposition durch tägliches Zurückstreifen sowie Einfüllen von Paraff. liquid.
oder bei eigentlicher Verengerung ausnahmsweise Dehnung mit spitzer Kornzange oder anatomischer Pinzette, evtl. in Rauschnarkose.

b) Operativ: In Rausch oder bei Erwachsenen Lokal- bzw. Leitungsanästhesie
an der Peniswurzel; Synechien sind mit Knopf- oder Rinnensonde gleich-
zeitig zu lösen; anschließend Wickelverband mit Bleiwasser oder essigsaurer
Tonerde, später Sitzbäder und Salbe; bei entzündeter Phimose versuche man
Ruhe, Hochlagerung und Umschläge mit essigsaurer Tonerde, später Salbe
sowie u. U. Ausspülungen des Vorhautsacks mit Borwasser od. dgl., evtl. baldigst
Operation. Gegen Erektionen Sedativa: Brom, Monobromcampher oder
Baldrianexkludzäpfchen oder Präjakulin (komb. Präparat aus Eupaverin,
Atropin, Cotarnin, Lupulin, Monobromcampher und Epiphysenextrakt).

1. **Dorsalincision** mit Schere auf Hohlsonde bis nahe zum Eichelkranz
(cave Spalten der Harnröhre!) und Naht der beiden Vorhautblätter mit Jodcatgut, evtl. unter Bildung des Roserschen Läppchens, d. h. eines kleinen
Dreiecks aus dem inneren Vorhautblatt mit Basis zur Eichelfurche durch
Anfügen eines V-förmigen, d. h. schräg nach rechts und links gesetzten Schnitts,
Umschlagen des Läppchens nach außen und Einnähen in das Schnittende
des äußeren Blatts und unter Schonung der Ursprünge der V. dorsalis penis
zur Vermeidung hartnäckiger Blutstauung (durch Zurücklassen schürzen-
förmiger Hautlappen oft unkosmetisch, spez. bei Erwachsenen, dagegen wohl
brauchbar bei kleinen Kindern mit sehr hypertrophischer Vorhaut und
mit nicht zu engem innerem Vorhautring!).

2. **Zirkuläre** (sog. „Circumcision") oder besser ovaläre **Amputation:**
Abtragen der überschüssigen Vorhaut (evtl. vor Klemmpinzette), dorsale
Incision, Abrundung der Ecken und Naht. (Bei **reichlichem** Material, spez.
bei Bürzelbildung; aber evtl. nachteilig durch zu starke Entblösung der Eichel
und wegen Kosmetik!)

3. **Plastik,** z. B. nach **Schloffer** o. a.: Spalten des **äußeren** Vorhaut-
blatts nach der **einen** und unter seitlichem Verziehen des Wundwinkels
mit einzinkigem Haken Spalten des **inneren** nach der **anderen,** hierzu
senkrechten Richtung, beide in Winkel von ca. 45° zur Penislängsachse, seitliches Verziehen der Wundfläche durch Zug der Wundränder am Einschnitt
nach beiden Seiten zu einem Rhombus und quere Nahtvereinigung, evtl. unter
Resektion der Hautbürzel an den beiden Enden (bei **knappem** Material!).

Anmerkung. Verkürzung des Frenulum mit dessen zu hohem Ansatz an
der Eichel erfordert evtl. Einschneiden oder besser quere Durchtrennung,
Zurückschiebung und Längsvernähung; doch ist Zurückhaltung angebracht,
um nicht die Funktion des Frenulum aufzuheben.

b) Paraphimose (auch „spanischer Kragen") ist Einklemmung der zu engen
Vorhaut hinter dem Eichelkranz.

Entstehung: Durch gewaltsames Zurückstreifen der phimotischen Vorhaut hinter die Eichel und Festhalten in der Eichelfurche durch das sekundäre
Ödem; meist bei Masturbation oder Coitus.

Symptome: Hinter der ödematös geschwollenen Eichel bestehen 2 zirkuläre Wülste aus dem zurückgestreiften inneren und äußeren Vorhautblatt.

Differentialdiagnose: Penisstrangulation (z. B. durch Faden oder
Ring s. u.) mit anschließendem Ödem.

Folgen: Schließlich partielle Vorhautgangrän evtl. mit Spontanheilung,
aber mit Gefahr glieddeformierender Narbenschrumpfung.

Therapie: a) Zu versuchen in Rausch oder Lokalanästhesie, evtl. nach
kalten Umschlägen und Kompression der Eichel mit der Hand oder mit Gummi-

binde centripetal oder ausnahmsweise Skarifikation, unblutige Reposition durch Vorschieben der Vorhaut über die Eichel mit beiden Händen, evtl. unter Hilfe von Mullschleier oder Zwirnhandschuh, indem die Daumen sich gegen die Eichelspitze anstemmen und die übrigen Finger die Vorhaut vorziehen oder indem die linke Faust mit Daumen und Zeigefinger ringförmig den Penis umfassend, ihn langzieht und die ersten 3 Finger der rechten Hand die Eichel durch den Vorhautring durchpressen; sonst b) blutig durch Spalten des einschnürenden Vorhautrings von innen (mit Tenotom auf Hohlsonde) oder besser von außen (mit Messer auf Hohlsonde). Anschließend Phimosenoperation (sofort oder nach Abschwellung).

C. Verletzungen.

Entstehung: a) Subcutane: Quetschung spez. amerigierten Penis durch Stoß, Schlag, Fußtritt, Coitus, Einklemmen zwischen Tür oder Schublade usw.

b) Offene: Quetsch-, Riß-, Schuß-, Stich- und Schnittwunde (letztere zufällig durch offen eingestecktes Taschenmesser; sonst bei Geisteskranken oder durch rachsüchtige Frauen; auch bei manchen Völkern in Form der totalen Emaskulation von Kriegsgefangenen, religiösen Sektierern (Skopzen) und Eunuchen.

Komplikationen. Blutung aus Schwellkörper, Abscedierung, Hautgangrän, Schindung, Luxation und Fraktur des Penis sowie Induratio penis mit Chorda oder Erektionsverlust, Harnröhrenverletzung mit Harninfiltration und Harnfistel usw.

Therapie: Hochlagerung (durch Kissen, Handtuch, Pappvorlage usw.) und kühle Umschläge; bei Komplikationen evtl. operativ.

Anmerkungen.

1. Umschnürung des Penis.

Ursachen: Aus erotischen, abergläubigen oder verbrecherischen Gründen oder zur Verhütung von Bettnässen und Pollutionen sowie Befruchtung mit Haar, Faden, Band, Draht, Ring, Schraubmutter, Flaschenhals usw.

Diagnose: Meist leicht, außer bei Umschnürung mit dünnem Faden u. dgl., welcher im Ödem verschwinden kann.

Folgen: Weichteilstauung bis -gangrän und Harnröhrenkompression bis -durchschneidung.

Therapie: Durchtrennen des einschnürenden Fremdkörpers mit Schere und Pinzette oder mit Messer auf Hohlsonde, bei metallenen mit Kneifzange, Feile, Giglisäge, rotierender Diamantscheibe usw., falls das Abstreifen des abschnürenden Fremdkörpers nicht gelingt, auch nicht nach Incisionen am gestauten Gliedschaft.

2. Schindung des Penis, d. h. Abreißung der Gliedhaut total oder partiell.

Ursachen: Treibriemen, Wagenrad, Tier- (Hunde-, Pferd-, Kamel-) biß, Schuß usw.

Folgen: Narbenschrumpfung mit Störung der Erektion und Ejakulation.

Therapie: Evtl. sofortige oder baldige Hautplastik (sog. „Phalloplastik") mit Thierschschen Läppchen, erhaltener Vorhaut, einfach oder doppelt gestielten Nachbarlappen (von Hodensack, Bauch oder Oberschenkel) oder Wanderlappen.

3. Fraktur des Penis, d. h. subcutane Ruptur der Corpora cavernosa.

Ursache: Quetschung des erigierten Penis (s. da).

Folgen: Narbe mit Chorda oder Erektionsverlust.

Therapie: Evtl. Incision mit Koagulaausräumung.

4. Luxation des Penis, d. h. subcutane Verlagerung des Penis durch Zurückschlüpfen unter die Scrotal- oder Symphysengegend nach völliger Abreißung der Vorhaut rings von der Eichel.

Ursache: Fußtritt, Überfahrung usw.

Folgen: Evtl. Harninfiltration.

Therapie: Reposition evtl. unter Hautspaltung und Wiederannähen; in älteren Fällen auch Hautplastik.

5. Frenulumriß.

Ursache: Coitus.

Folgen: Evtl. Blutung.

Therapie: Evtl. Umstechung oder Naht.

D. Entzündungen (außer den venerischen).

a) Entzündung von Eichel und Vorhaut (Balanitis bzw. Balano-Posthitis),

auch „Eicheltripper" genannt.

Ursachen: Unreinlichkeit (spez. bei Phimose), Coitus bei Fluor, infizierte Wunden (nach Coitus, Masturbation, Beschneidung usw.), Gonorrhoe, weicher und harter Schanker, Carcinom, Diabetes, akute Infektionskrankheiten usw.

Symptome: Schwellung, Rötung, Eiterung, Jucken oder Brennen an der Eichel.

Formen: Katarrhalisch, ulcerös, diphtherisch, gangränös.

Komplikationen: Lymphangitis, Phlegmone, Erysipel und Gangrän, sowie bei enger Vorhaut entzündliche Phimose.

Differentialdiagnose: Syphilitische Papeln.

Therapie: Bäder, Waschungen und Umschläge sowie Ausspritzungen mit milden Antiseptika (Bleiwasser, essigsaure Tonerde, Wasserstoffsuperoxyd, Kal. permangan. usw.); später Borsäure-, Zink-, Dermatol-, Xeroform-, Sozojodol-, Jodoform- usw. Puder; außerdem bei Phimose Operation und bei venerischen Erkrankungen spezifische Therapie; bei Verdacht auf Tumor ist die phimotische Vorhaut zu spalten; stets ist der Harn auf Zucker zu untersuchen!

b) Lymphangitis, Phlegmone und Erysipel: Folge: Öfters Abscedierung oder Gangrän.

c) Gangrän.

Ursachen: Verletzung, Umschnürung, Paraphimose, Phlegmone und vor allem Erysipel, phagedänischer Schanker, Diphtherie, Fusispirillose und Allgemeinerkrankungen (spez. Diabetes, sowie Typhus, Influenza, Sepsis usw.).

Gefahr: Sepsis.

Therapie: Incisionen und Abtragungen, später evtl. Plastik.

d) Elephantiasis.

Ursachen: Anhaltendes oder wiederholtes Trauma, Phimose, Harnröhrenverengerung und -fistel, Balanitis, Lymphangitis, Erysipel, Tuberkulose und Lues, sowie Ausräumung der Leistendrüsen; in den Tropen auch Filaria sanguinis; schließlich Röntgen- und Radiumbestrahlung.

Kombination oft mit Hodenelephantiasis (s. da).

e) Tuberkulose in Form von Ulcerationen, spez. am Präputium bei ritueller Beschneidung (Aussaugen der Wunde zwecks Blutstillung durch phthisischen Beschneider!) oder bei Coitus sowie als Haut- und Unterhauttuberkulose oder selten als Lupus.

f) Lues aller Stadien; u. a. Gumma an Eichel, Vorhaut, Haut und Schwellkörper.

g) Cavernitis bzw. Thrombose der Corpora cavernosa penis.

α) Cavernitis acuta, evtl. purulenta.

Ursachen: Verletzung subcutane (Coitus, Schlag, Stoß, Fall usw.) oder offene (Schnitt, Stich, Biß, Schuß usw.) der Schwellkörper, Verletzung und Entzündung der Harnröhre mit Harninfiltration, infizierte Wunde, Geschwür, Furunkel, Lymphangitis, Phlegmone und Erysipel des Penis, Entzündung der Eichel und Vorhaut, Gonorrhoe, Schanker, Sepsis und sonstige Allgemeinerkrankungen (spez. Pocken, Typhus usw.).

Symptome: Druckempfindliches Infiltrat oder Absceß am geschwollenen Penis, sowie Fieber.

Komplikationen: Vereiterung evtl. mit Sepsis; später Narbe evtl. mit Penisverkrümmung (sog. Chorda venerea) und Erektionsverlust.

Therapie: Evtl. Incision; sonst vgl. Induratio penis plastica!

β) Cavernitis chronica.

Ursachen: Scharfe (Stich, Schnitt, Biß, Schuß usw.) und stumpfe (Coitus, Stoß, Schlag, Fall usw.) Verletzungen, eitrige Entzündungen direkt (bei penetrierender Verletzung), fortgeleitet (bei infizierter Wunde, schankrösem und luetischem Geschwür, Furunkel, Absceß, Phlegmone, Erysipel) und metastatisch (bei Sepsis, sowie Typhus, Pocken usw.), Marasmus, Arteriosklerose, Gicht, Diabetes, Leukämie, Gonorrhoe, Syphilis, Tuberkulose und Geschwulst (Sarkom, Endotheliom, Carcinom).

γ) Induratio penis plastica s. Sklerose s. Ganglion penis.

Wesen: Induration ist im Gegensatz zur Cavernitis nicht im Schwellkörper selbst, sondern in der Albuginea, und wohl nicht sekundär, sondern idiopathisch.

Pathologische Anatomie: Bindegewebsschwiele mit zellreichen Wucherungsherden; bisweilen Kalk-, Knorpel- oder Knochenbildung (sog. „Penisknochen"; physiologisch bei manchen Tieren: Affen, Hunden, Katzen, Bären, Meerschweinchen usw., dagegen nicht beim Menschen; hier anscheinend durch Gewebsmetaplasie entstehend; dies aber auch bei anderen Affektionen: Trauma, Entzündung, Gonorrhoe, Lues usw.).

Pathogenese: Ungeklärt; wichtig erscheint Konstitution, spez. Neigung zu Arthritis, Gicht, Diabetes usw., sowie Syphilis, Arteriosklerose, Alkohol- und Tabakabusus usw.; vermutet wird auch primäre Arterienerkrankung mit Intimawucherung; anschließend Thrombose, vielleicht auf toxischer oder infektiöser Grundlage.

Komplikationen: Öfters (ca. 10%) besteht zugleich Dupuytrensche Fingerkontraktur.

Vorkommen: Selten; meist bei älteren Männern zwischen 40—60 Jahren, aber auch bei älteren, selten bei jüngeren.

Symptome: Kleine, circumscripte, allmählich wachsende, derbe Verhärtung am Penis, dorsal zwischen Wurzel und Eichel, zwischen Haut und Schwellkörper in Knoten-, Strang- oder Plattenform, evtl. mit Kalk-, Knorpel- oder Knocheneinlagerung (Röntgenbild!).

Folgen: Bei Erektion Schmerzen und Abknickung (sog. „Chorda venera oder Strabismus penis"), bisweilen auch unvollkommene Gliedfüllung (Erection louche) mit Impotentia coeundi, selten auch Ejakulationsstörung, vereinzelt Blutungen bei Coitus.

Verlauf und Prognose: Im allgemeinen chronisch-progressiv und hartnäckig-rezidivierend; bisweilen erfolgt spontaner Stillstand oder nicht ganz selten Rückgang.

Differentialdiagnose: Sonstige Verhärtung von Penis, spez. Schwellkörpern, u. a. Gonorrhoe, Tuberkulose, Gumma und Geschwulst (vgl. Cavernitis chronica!).

Therapie: Meist wenig erfolgreich; zu versuchen ist allgemein: Jod, laktovegetabilische Kost und Trinkkur (Radium), lokal: Bäder, Packungen und Umschläge (Fango, Moor, Radium usw.), Wärme (Leinsamen- und Senfmehlpackung, Heißluft, Diathermie usw.), Massage, Elektrizität und Resorbentia (Jod, Quecksilber und Ichthyol, sowie Salzsäurepepsin). Fibrolysininjektionen oder Reizkörper, z. B. Olobinthin (?). Aussichtsreich ist vor allem und allein heilend, aber dies auch nicht bei bereits eingetretener Verknöcherung, die Röntgen- und Radiumbestrahlung. Evtl., aber wegen des fraglichen Erfolges nur ganz ausnahmsweise (spez. bei Möglichkeit völliger Entfernung und bei Versagen der konservativen Therapie, aber nicht bei fehlenden Beschwerden, bei verlorener Libido und bei schlechtem Allgemeinzustand) Radikaloperation (unter möglichster Schonung der Schwellkörper und mit exakter Blutstillung, sowie am besten ohne Blutleerschlauch und ohne örtliche Betäubung sowie mit Radiumnachbestrahlung)?

E. Geschwülste.

Formen: Atherome, Dermoide, traumatische Epithelcysten, Zylinderepithelcysten accessorischer Gänge, Lipome, Fibrome, Hauthörner, Häm- und Lymphangiome, Endotheliome, Sarkome und vor allem Carcinome.

Vorkommen: Sarkom selten und öfters bei Jugendlichen, auch als prognostisch ungünstiges Melanosarkom der Eichel; Carcinom ziemlich häufig und bei älteren, aber auch bei jüngeren Männern, spez. am Eichelkranz sowie an Eichel und innerem Vorhautblatt.

Entstehung wird begünstigt durch Phimose, Kondylom, Hauthorn und Narbe, anscheinend auch durch Uterus- bzw. Scheidencarcinom der Ehefrau.

Formen: 1. Papilläres Carcinom oder sog. Blumenkohlgewächs (meist!). 2. Ulcus rodens. 3. Nicht papillärer Scirrhus (selten!).

Symptome: Schmerzen, übelriechender Ausfluß und sekundäre Phimose (bei älteren Männern mit Phimose und übelriechendem Ausfluß ist an Carcinom zu denken!), sowie harter Tumor und Leistendrüsenschwellung; evtl. Probeincision und Probeexcision.

Komplikationen: 1. Fortwachsen auf Harnröhre, Scrotum, Hoden, Prostata, Blase und Becken und 2. Metastasen in den inguinalen, selten retroperitonealen Lymphdrüsen usw.

Differentialdiagnose: 1. Spitze Kondylome (nach Tripper oder Unsauberkeit; weich und nur verdrängend). 2. Primäraffekt (Spirochätennachweis!). 3. Gumma (Wassermannsche Reaktion und Heileffekt!). 4. Weicher, spez. phagedänischer Schanker (Ducreysche Bazillen und Bubo!). 5. Harnröhrenstriktur. 6. Papillome. 7. Tuberkulose.

Therapie: Amputatio penis mit prinzipieller Leistendrüsenausräumung beiderseits; letztere am besten einige, und zwar etwa 1—3 Wochen später zwecks Erzielung einer primären Wundheilung); evtl. totale Emaskulation. Dazu Röntgennachbestrahlung, spez. der Leistendrüsen. Bei inoperablem Tumor Arsen- und Röntgen- bzw. Radiumbestrahlung.

Anmerkung. Entzündliche Geschwülste oder vielmehr Granulationswucherungen sind a) Spitze Kondylome: bei Gonorrhoe, Balanitis usw. (sog. „Feigwarzen"), auch an Damm, Skrotum usw. Differentialdiagnose und Komplikation vgl. Carcinom; Therapie: Choleval-Bolus, Sumitates Sabinae pulv.+Alum. ust. $\overline{a}\overline{a}$, Zinc. oxyd. + Acid. tannic. $\overline{a}\overline{a}$ od. dgl.; evtl. in Lokalanästhesie Kauterisation mit Paquelin oder Ätzmitteln (z. B. 30—50%iger Resorcinpaste, Trichloressigsäure od. dgl.) oder Exkochleation mit scharfem Löffel nach Vereisung oder am besten Exstirpation (neben kausaler Therapie); bei großer Ausdehnung Röntgenbestrahlung.

b) Breite Kondylome: bei Syphilis; Therapie: lokal graue Salbe und allgemein antisyphilitische Therapie.

33. Abschnitt: Bauchdecken.
I. Bauchdecken im allgemeinen.
A. Mißbildungen.

Angeborene Bauchmuskel-, spez. Rektusdefekte.

B. Verletzungen.

Entstehung und Formen:

a) Subcutane: 1. Quetschung nebst Bluterguß, Blutcyste, Vereiterung oder Verknöcherung (durch Hufschlag, Deichselstoß, Pufferquetschung, Überfahrung, Auffallen od. dgl.). 2. Muskelriß und Bauchdeckenhämatom nebst Bluterguß, evtl. Vereiterung oder Verknöcherung (spez. im M. rectus, seltener obliquus abd. bei Verheben, Coitus, Pferbesteigen, Reckübung, Springen, Diskuswerfen, Tetanus usw.; besonders bei Alter, Gravidität, Potatorium und Typhus u. a. Infektionen; D i f f e r e n t i a l d i a g n o s e: Peritonitis, Appendicitis, Darmperforation, Ileus, Eierstockcyste oder -blutung u. dgl. T h e r a p i e: evtl. Punktion oder Incision mit Ausräumung). 3. B a u c h b r u c h. 4. S u b c u t a n e r I n t e s t i n a l p r o l a p s infolge Bauchwandruptur (sehr selten, am ehesten bei älteren Leuten) oder Zwerchfellruptur (meist links vgl. Zwerchfellhernie!). 5. A d h ä s i o n e n.

b) Offene: Stich, Schnitt, Schuß usw. (Schußwunden sind meist penetrierend, aber nicht immer, spez. nicht tangentiale, matte und sog. ,,Kontur- oder Ringelschüsse", d. h. solche, bei welchen das Projektil durch Knochen oder durch angespannte Muskulatur abgelenkt ist und dann einen mehr oder weniger langen Weg in den Bauchdecken herumläuft).

K o m p l i k a t i o n e n: Organverletzung mit Peritonitis (evtl. erst nach einigen Tagen, vgl. Magen-Darmverletzung!) oder Blutung, letztere auch aus A. epigastrica inf. (länger dauernder Shock, Zeichen innerer Blutung und Bauchdeckenspannung deuten auf Organverletzung).

T h e r a p i e: Bettruhe, Diät, Umschlag und Morphium, bei Shock auch Excitantia; evtl. Krankenhausaufnahme zur Operation, jedenfalls Beobachtung bei den nachstehenden Komplikationen:

Bei W u n d e: Wundrevision.

Bei V e r d a c h t a u f O r g a n v e r l e t z u n g: Laparotomie.

Bei B l u t u n g a u s A. e p i g a s t r i c a i n f.: Unterbindung peripher und central.

Anmerkung. B a u c h d e c k e n e m p h y s e m entsteht manchmal t r a u m a t i s c h bei Verletzungen oder Operationen, namentlich bei gleichzeitigem Hakenzug, Würgen usw., manchmal e n t z ü n d l i c h bei Gasphlegmone nach Operationen wegen Appendicitis, Brucheinklemmung u. dgl., sowie spontan bei Harn- und Kotphlegmone, schließlich auch nach subcutaner Injektion.

C. Entzündungen.

a) Eiterungen: Furunkel, Erysipel und Phlegmone.

E n t s t e h u n g: Infizierte Wunde oder Laparotomiewunde (achte bei Laparotomie z. B. Appendektomie auf Fernhalten entzündlichen Inhaltes von den Bauchdecken und dräniere bei nicht aseptischem Eingriff, wenn nicht die Bauchhöhle, so doch die Bauchdecken!), aus dem Magendarmkanal durchgewanderter Fremdkörper (z. B. Nadel, Gräte oder Knochen, sowie Gallen- und Blasenstein; Nadeln gelegentlich auch von außen eingeführt spez. bei Hysterie), Furunkel, vereiterter Muskelriß (spez. in der Typhusrekonvaleszenz), extraperitoneale Blasenruptur, Blasendivertrikel, Blasen-, Magen- und Darmgeschwür oder -tumor (spez. -carcinom) mit Perforation, Brucheinklemmung mit Gangrän, Tuberkulose und Osteomyelitis von Brustkorb, Wirbelsäule und Becken, Lungenabsceß und Empyem, Entzündung von Harnblase, Harnröhre, Prostata, Samenblasen, Uterus, Appendix, Gallenblase, Leber, Milz, Nieren usw. Manchmal ist die Eiterung jauchig mit Gas; evtl. erfolgt Fasciennekrose.

Formen: I. Oberflächlich, d. h. subcutan.

II. Tief, d. h. subfascial:

1. innerhalb der Rectusscheide, 2. präperitoneal.

G e f a h r des Übergreifens auf das Bauchfell mit Peritonitis, später auch der Entstehung eines Bauchbruchs.

Differentialdiagnose: Fremdkörper, Tuberkulose, Syphilis, Aktinomykose, chronisch-entzündliche Geschwulst und Tumor der Bauchdecken.

T h e r a p i e: Bei Absceß Incision und Dränage; sonst kausal; auch achte auf Fremdkörper oder tieferliegenden Entzündungsprozeß. Betr. Paravesicalentzündung vgl. Harnblase!

39*

b) Chronisch-entzündliche Bauchdeckengeschwulst: Infolge Fremdkörper-
oder sonstiger Organperforation (vgl. a) oder infolge Fadeneiterung spez.
nach Bruch- oder Blinddarmoperation (Schloffer u. a.); bisweilen nach
Monaten bis Jahren; oft ähnlich gut- oder bösartiger Geschwulst (Dermoid,
Sarkom usw.) sowie Epiploitis (intraabdominal!); selten. Therapie wie bei a);
Diagnose u. a. Hyperleukocytose.

c) Tuberkulose: Als kalter Absceß; selten von den Bauchmuskeln spez.
M. obliquus int. ausgehend, meist von Rippen und Brustbein, sowie von
Symphyse oder von Bauchfell und Bauchorganen.

d) Gumma: Z. B. im Rectus; im Gegensatz zum Fibrom mit der Zeit
weicher werdend, sonst diagnostizierbar durch Wassermannsche Reaktion
und Heileffekt.

e) Aktinomykose: Vereinzelt entstehend von außen, sonst in der Regel
vom Darm, spez. Blinddarm als chronisch-entzündliche, derbe, an einzelnen
Stellen erweichte Infiltration mit drusenhaltigem Eiter; sonst ähnlich Tuberkulose, Appendicitis oder Tumor.

f) Echinococcus: Subcutan oder intramuskulär oder präperitoneal, evtl.
kombiniert mit Echinococcus der Bauchorgane, spez. Leber.

D. Geschwülste.

Atherome, Dermoide, Schleimbeutelhygrome (z. B. bei Tischlern
durch Anstemmen des Werkzeugs gegen den Leib), Häm- und Lymphangiome, Hautfibrome; Hautsarkome (spez. Fibro- und Melanosarkome; letztere ausgehend von Pigmentnävus), Lipome (subcutan, intramuskulär oder präperitoneal; letztere meist oberhalb des Nabels und hier
oft verbunden mit Hernia epigastrica, s. da), Fibrome, Fibromyome und
Fibrosarkome (sog. „desmoide" Tumoren, oder Desmoide der
Bauchdecken, ausgehend von den Aponeurosen oder Inscriptiones tendi-
neae; überwiegend bei Frauen im 2. und 3. Dezennium nach Geburt in
Schwangerschaftsnarbe der Muskulatur bzw. Aponeurose: vorderes oder
hinteres Blatt oder Inscriptio tend.; meist an den geraden, aber auch
an den schrägen Bauchmuskeln; meist unterhalb, seltener oberhalb des
Nabels; rechts häufiger als links, gelegentlich in der Mitte oder in der
Lendengegend; Symptome: Stetig, dabei meist langsam wachsende, harte,
glatte, abgegrenzte, ovale, hühnerei- bis faust- bis kopfgroße, kaum druckempfindliche, beim Anspannen der Muskulatur [z. B. beim aktiven Aufrichten des Oberkörpers ohne Unterstützung der Arme] im Gegensatz zu den
intraabdominalen Tumoren nicht verschwindende, dagegen von den Bauchorganen abgrenzbare und fixierte, sonst manuell und respiratorisch bewegliche Geschwulst; Diagnose: U. a. Vorgeschichte, Alter, Geschlecht und
Lokalisation; Differentialdiagnose: Bluterguß und Muskelriß, Bauch-
deckenentzündung, entzündlicher Bauchdeckentumor, Rectusgumma, Muskeltuberkulose, Aktinomykose, Fibromyoma lig. rotundi, Beckenfibrom, Bauchtumor, spez. Ovarialcyste oder Sarkom, abgesacktes Peritonealexsudat usw.;
Gefahr der Sarkomentwicklung; Therapie: Exstirpation evtl. samt dem
öfters verwachsenen Peritoneum nebst anschließender Plastik, und zwar am
Bauchfell durch Bruchsack oder Netz oder an den Bauchdecken durch
Rectusverschiebung oder gestielten oder freien Fascienlappen oder Silberdrahtnetz u. dgl.), Carcinome (primär außer am Nabel sehr selten, häufiger
sekundär, und zwar entweder fortgeleitet von Uterus, Magen, Darm, Leber,
Gallenblase, Harnblase, Netz usw. oder als Implantationsmetastase in der
Laparotomienarbe nach Operation eines Bauchkrebses).

II. Nabelgegend.

A. Mißbildungen.

a) Dottergangsfistel, -divertikel und -cyste, sowie Meckelsches Divertikel.

Entstehung: Störung in der Obliteration des Dottergangs (Ductus omphalomesentericus), d. h. Verbindungsgangs zwischen Darm, spez. unterem Ileum ($^1/_3$—$1^1/_3$, meist $^1/_2$—1 m oberhalb der Ileocöcalklappe) und Dottersack bzw. Nabel, und zwar beim Neugeborenen durch Eröffnung gelegentlich des Abfallens der Nabelschnur und später infolge Belastung (Hustens, Pressens, Schreiens usw.) oder Entzündung.

Bau: Intraperitonealer Verlauf und Cylinderepithel.

Formen:

1. Dottergangsfistel, d. h. fortbestehender Dottergang vom Darm bis in den Nabelring oder gar bis in die Nabelschnur; aus gewulsteter Darmschleimhaut bestehender Tumor mit schleimigem oder (bei genügender Weite) kotigem Sekret von alkalischer Reaktion, aber bisweilen mit verdauender Wirkung, ähnlich wie Magensaft.

2. Dottergangsdivertikel, d. h. fortbestehender Dottergang innerhalb Nabelschnur, aber vom Nabelring an geschlossen; himbeerartige Geschwulst am Nabel.

3. Dottergangscyste, d. h. fortbestehender Dottergangsrest innerhalb der Leibeshöhle, aber gegen Darm und Nabel geschlossen.

4. Meckelsches Divertikel, d. h. fortbestehender Dottergangsrest als Darmanhang von einigen Millimetern bis 30, meist 6—7 cm Länge und von 1 cm bis Darm-Dicke.

Komplikationen: a) bei 1 und 2 Adenom- und Carcinomentwicklung, b) bei 1 und 2 Schleimhautprolaps, bei 1 auch Darminversion evtl. mit Ileus, c) bei 4 (ähnlich wie bei Appendix) Infektion mit Entzündung (spez. bei Fremdkörpern oder Darmparasiten), Ulceration (spez. tuberkulöse und typhöse), Vorlagerung und Einklemmung in Bruchsack, Stieldrehung, Darmabklemmung, -umschlingung, -verdrehung oder -invagination mit Ileus.

Therapie: Ätzung mit Höllenstein, Paquelin od. dgl. oder besser Exstirpation evtl. mit Darmnaht, dagegen nicht einfache Abtrennung wegen Gefahr der Bauchhöhleneröffnung.

b) Urachusfistel und -cyste.

Entstehung: Störung in der Obliteration des Harnstrangs (Urachus), d. h. Verbindungsgangs zwischen Harnblase und Allantois bzw. Nabel, also späteren Lig. vesico-umbilicale medium, und zwar beim Neugeborenen durch Eröffnung gelegentlich des Abfallens der Nabelschnur und später infolge Harnabflußbehinderung oder Infektion von den Harnwegen.

Bau: Präperitonealer Verlauf und Plattenepithel.

Symptome: Sekret von saurer Reaktion und mit Harnbestandteilen; Fistelrichtung nach der Blase; evtl. Blaueinfüllung der Blase und Röntgenbild der mit Kontrastmasse gefüllten Blase. Bei Urachuscyste besteht eine rundliche, median zwischen Nabel und Blasenscheitel gelegene Geschwulst.

Therapie: (Nach Beseitigung des Harnabflußhindernisses oder Blasenkatarrhs) Ätzung mit Höllenstein, Thermokauter od. dgl. oder besser Exstirpation, evtl. mit Blasennaht (cave Eröffnung der Bauchhöhle!).

B. Entzündungen.

a) Ekzem, Granulom, Phlegmone, Abseeß, Gangrän und Konkrementbildung.

Ursache: Unreinlichkeit, spez. bei dicken Leuten. Differentialdiagnose: Atherom oder Dermoid oder Carcinom. Therapie: Feuchter Umschlag oder Dermatolpuder, später Salbe; evtl. Incision und Ausräumung.

b) Infektion der Nabelwunde Neugeborener: Eiterung, Erysipel, Diphtherie, Tetanus usw. neonatorum: Gefahr der Phlebitis mit oft tödlicher Sepsis.

c) Entzündliche Fistelbildung: Am Nabel (als an der widerstandsschwächsten Stelle der Bauchwand) münden häufig Unterleibseiterungen, z. B.:

1. Kot-(Darm-)fisteln bei eingeklemmtem Nabelbruch, Darmverletzung, Abbinden der Nabelschnur mit Darmeröffnung, Darmfremdkörper (Knochen, Nadeln, Kot- und Gallensteine), Magen- und Darmperforationen bei Ulcus, Carcinom, Tuberkulose, Appendicitis usw.

2. Harnfisteln bei extraperitonealer Blasenverletzung, perivesiculärer Entzündung usw.

3. Gallenfisteln bei Cholecystitis, Leberabsceß, Leberechinococcus usw.

4. Eiterfisteln bei eitriger und tuberkulöser Peritonitis (Nabelfisteln der Kinder sind meist durch letztere bedingt; der Durchbruch erfolgt gern am Nabel als an der schwächsten Stelle der Bauchwand), sowie bei Nabelkonkrement und -phlegmone, Atherom und Dermoid.

Diagnose: Entleerung von Kot, Harn, Galle, Eiter usw., bzw. von oral gefütterter Lindenkohle usw. oder rectal, bzw. vesical eingeführter Farblösung.

Differentialdiagnose: Angeborene (Dottergangs- und Urachus-) Fistel.

Therapie: Kausal.

C. Geschwülste.

Entzündliche Granulome (sog. „Fungus umbilicalis s. Sarkomphalos"; an der infizierten Nabelwunde Neugeborener, aber manchmal auch später auf dem Boden von Hautentzündungen; Therapie: Ätzung oder Abtragung), Dermoide, Teratome, Atherome, Lymph- und Hämangiome, Lipome, Fibrome, Sarkome, Adenome (von Hautschweißdrüsen oder Dottergangscysten) und Carcinome bzw. Cancroide (seltener primär von Haut oder Dottergang oder Urachus und häufiger sekundär bei Magen-, Darm-, Leber-, Gallenblasen-, Netz-, Bauchfell-, Uterus-, Eierstock-, Blasen- usw. Carcinom, und zwar kontinuierlich fortschreitend oder metastatisch).

34. Abschnitt: Bauchfell.

A. Verletzungen.

Entstehung: a) Stumpfe (subcutane) durch Fausthieb, Wagendeichsel- oder Kuhhornstoß, Fußtritt, Hufschlag, Fall, Überfahrung, Verschüttung, Pufferquetschung usw.: sog. Bauchquetschung (Contusio abdominis); häufiger bei Verkehrs-, Sport- und Betriebsunfall; Entstehung meist direkt, seltener indirekt; fast in $2/3$ der Fälle kompliziert durch Verletzung innerer Organe: Leber, Milz, Nieren, Nebennieren, Bauchspeicheldrüse, Gallenblase, Harnblase, Magen und Darm, spez. Dünndarm, selten Dickdarm, Duodenum, Appendix und Magen sowie Mesenterium, Netz und Gefäßen, dies auch öfters kombiniert; sehr selten verbunden mit subcutanem Eingeweidevorfall durch Bauchwand- ruptur oder mit Zwerchfellbruch durch Zwerchfellruptur.

b) Offene durch penetrierenden Schuß, Stich, Schnitt, Pfählung, Stier- hornstoß usw., gelegentlich durch Selbstmordversuch, wobei die linke Seite häufiger betroffen ist als die rechte (Rechtshänder!); oft sind auch hierbei Bauchorgane verletzt, und zwar meist kombiniert, aber auch isoliert: Magen, Dickdarm, Leber, Milz, Bauchspeicheldrüse, Zwerchfell, Mesenterium, Netz und Gefäße.

Komplikation: Organverletzung mit Gefahr der Peritonitis (Bauch- deckenspannung, Erbrechen, Stuhl- und Windverhaltung, Druckschmerz usw.) und der inneren Blutung (Kollaps, Blässe, beschleunigter, anfangs bisweilen auch verlangsamter und schlechter Puls, Flankendämpfung mit der wechselnden Körperlage nach einigen Minuten wechselnd. Bauchdeckenspannung, evtl. Probepunktion mit dünner Nadel in der Weiche etwas einwärts vom oberen vorderen Darmbeinstachel; retroperitoneale Blutung ist nicht immer von intraperitonealer zu unterscheiden) und bei offener Verletzung (häufiger bei Stich und seltener bei Schuß, hier wiederum je nach Art des Projektils) auch Organ- (spez. Netz- und Organ-: Dünndarm, seltener Dickdarm oder Magen-) Vorfall. Bei stumpfer Gewalt Zerreißung flüssigkeitsreicher Drüsen (Leber, Milz usw.), sowie prall gefüllter Hohlorgane (Harnblase, Gallenblase, Magen und Darm), besonders bei bereits bestehender Wanderkrankung (Geschwür, Entzündung usw.), und zwar am Darm teils durch Berstung, teils durch Quetschung, teils durch Pressung gegen Wirbelsäule oder Darmbein, teils durch Abriß des Darms, spez. an fixierten Teilen (Duodenum, Flexura duodeno-jejunalis, Dickdarmflexuren) oder durch Abriß des gefäßführenden Mesenteriums mit sekundärer Darmgangrän; bisweilen erst nach einigen Tagen.

Diagnose: Shock, Anämie, Pulsbeschaffenheit, Costalatmung, Bauchdeckenspannung und Druckschmerz, evtl. auch freie Gas- oder Flüssigkeitsansammlung in der Bauchhöhle; dazu Röntgenbild (Organverlagerung mit subdiaphragmatischer Luftblase!). Shock sowie Druckschmerz und Bauchdeckenspannung sind oft auch bei einfacher Bauchquetschung vorhanden; für Blutung sprechen: Anämie, Pulsverschlechterung und wechselnde Fleckendämpfung und für Organverletzung: Druckschmerz auch rectal im Douglas und freie Gasansammlung in der Bauchhöhle mit Verkleinerung der Leberdämpfung sowie Erbrechen, Stuhl- und Windverhaltung, evtl. Röntgenbild. Wichtig ist auch der Krankheitsverlauf, spez. Zunahme der genannten Erscheinungen; tritt innerhalb von einigen (2—4) Stunden keine Besserung ein, so ist jedenfalls die Laparotomie auszuführen.

Prognose: Mortalität beträgt bei stumpfer Verletzung 20—50%, und zwar zur Hälfte an Nebenverletzungen, bei penetrierender Verletzung 20—70%, und zwar bei Stich 20—25% und bei Schuß 60—75%; Operationsmortalität bei stumpfer Verletzung 30—40%, bzw. bei penetrierender Verletzung fast das Doppelte, und zwar im übrigen je nach dem Zeitpunkt der Operation, nämlich sofort 10% bzw. 20%, nach 2—4 Stunden $33^1/_3$ bzw. 50%, nach 4—12 Stunden 75% bzw. 80% und nach über 12 Stunden bei beiderlei Verletzung fast 100%.

Therapie (ratsam ist sofortige Krankenhausaufnahme mit genauer Beobachtung!): Bei Shock Ruhe, Herzmittel und Atropin; sonst bei Verdacht auf Organverletzung oder innere Verblutung Laparotomie, und zwar baldmöglichst (Prognose verschlechtert sich von Stunde zu Stunde und ist nach 12 oder gar nach 24 Stunden bereits ganz schlecht!). Technik: Bei offener Bauchverletzung unter Wundrevision evtl. mit Wunderweiterung (Sondierung ist unsicher und nicht ungefährlich, daher verboten!), sonst gewöhnlich median; genaue und systematische Revision aller Bauchorgane mit deren Versorgung durch Naht oder Resektion; bei Eingeweidevorfall deren Reinigung und Versorgung unter Wunderweiterung; bei Blutung Ligatur, Umstechung oder im Notfall Tamponade oder bei Milzzerreißung auch Exstirpation; in die Bauchhöhle ergossenes Blut kann bei Fehlen von Infektionsgefahr z. B. bei Milz- und Leberruptur in eine Vene reinfundiert werden, sonst zuvor Blutsalz- oder besser Bluttransfusion nebst Kreislauf- und Herzmitteln (Ephetonin, Coffein u. dgl.); Äthertropfnarkose, auch Lokalanästhesie; vorher Magenaushebung; Reinigung durch Austupfen oder evtl. auch Spülung und möglichst Schluß der Bauchhöhle außer bei bereits eingetretener Infektion, wobei Dränage nach dem tiefsten Punkt, dagegen nicht Gazetamponade auf die Eingeweidenaht ratsam ist. Anschließend achte auf Peritonitis diffusa oder circumscripta (Absceß)!

B. Entzündungen: Bauchfellentzündung (Peritonitis).

a) Akute Bauchfellentzündung (Peritonitis acuta).

a) **Allgemeine oder freie bzw. ausgebreitete Bauchfellentzündung (Peritonitis libera bzw. diffusa).**

Entstehung: I. Vereinzelt nicht infektiöse (sog. aseptische) P. durch mechanische oder chemische Agentien: Luft, Blut, Galle, Harn, Verdauungsfermente, Ovarial- und Echinococcuscysteninhalt, Gewebsstümpfe, Brandschorfe usw., sowie bei stielgedrehten, eingeklemmten oder invaginierten Organen.

II. In der Regel infektiöse P. durch pathogene Mikroorganismen bzw. deren Toxine.

Erreger: Meist Colibacillus, Strepto- und Staphylococcus, seltener Pneumococcus (u. a. öfters auch bei kleinen Mädchen), Gonococcus (beim weiblichen Geschlecht), Pyocyaneus, Anaërobier, Typhusbacillus, Tuberkelbacillus usw.; häufig handelt es sich um Mischinfektion spez. um solche von Colibacillus und Eiterkokken.

Ausgangsherde: I. Bisweilen direkt durch penetrierende, selten auch durch stumpfe Bauchverletzung (Unfallzusammenhang ist für die Bauchfellentzündung nach stumpfer Bauchverletzung nur selten gegeben, und zwar entweder durch Zerreißung des Magendarmkanals oder durch Sprengung eines abgekapselten Eiterherds) oder durch Operation, spez. Laparotomie.

II. Selten hämatogen bei Septikopyämie nach Panaritium, Tonsillitis, Osteomyelitis, akutem Gelenkrheumatismus, Pneumonie, Influenza, Nephritis, Meningitis usw.

III. Meist fortgeleitet von entzündeten spez. durchgebrochenen Bauch- oder anderen benachbarten Organen, und zwar:

1. Am häufigsten Magendarmkanal (Appendicitis, Ulcus pepticum ventriculi et duodeni, typhöses, dysenterisches, tuberkulöses, syphilitisches und carcinomatöses Darmgeschwür, Decubitalgeschwür, Fremdkörper, Diverticulitis, Meckelsches Divertikel, äußere und innere eingeklemmte Hernien, Ileus, Darmquetschung oder -zerreißung usw.).

2. An zweiter Stelle weibliche Genitalien (Geburt und Frühgeburt, namentlich künstliche und hier wiederum kriminelle, ferner vereiterte Ovarialcyste, Pyosalpinx und Oophoritis durch Gonorrhoe usw., schließlich Uterusruptur, -perforation, -auskratzung und -injektion).

3. Seltener Leber- und Gallenwege (Cholecystitis, vereiterter Echinococcus, Leberabsceß).

4. Pankreas (Entzündung, Eiterung und Nekrose).

5. Milz (Absceß, vereiterter Echinococcus, Stieldrehung).

6. Mesenterialdrüsen (Tuberkulose und Typhus).

7. Nieren, Ureteren, Blase, Harnröhre, Prostata, Samenblasen, Hoden und Samenstrang.

8. Bauchwand (Erysipel und Phlegmone, spez. Nabelinfektion Neugeborener), inguinale und retroperitoneale Drüsen (Vereiterung), Damm (Periproctitis) und Wirbel-, Rippen- und Beckenknochen (spez. Psoasabscesse).

9. Pleura und Perikard (vermittels der reichen und weiten Lymphbahnen am Zwerchfell).

Formen: Fibrinös, serös, eitrig und jauchig bzw. gemischt.

Verlauf: Foudroyant oder schleichend.

Symptome: I. Allgemeine: Fieber (bisweilen allerdings gering und evtl. nur im Rectum nachweisbar), später evtl. Kollapstemperatur; Hyperleukocytose; Kollaps; verfallenes Aussehen mit ängstlichem Gesichtsausdruck, spitzer Nase, eingesunkenen Augen und faltiger Gesichtshaut (sog. „Facies abdominalis s. hippocratica"); kalter und klebriger Schweiß; kühle Extremitäten; Cyanose; evtl. Gelbsucht; starker Durst; Zunge belegt und namentlich später trocken; Sensorium zunächst frei, später getrübt, delirierend und schließlich oft euphorisch; Atmung flach, dabei costal und frequent; Puls klein, unregelmäßig und beschleunigt; Harn spärlich und hochgestellt, bei toxischer Nephritis eiweißhaltig.

II. Lokale. 1. Heftiger, bei Perforationsperitonitis besonders stark und jäh beginnender Leibschmerz und Druckempfindlichkeit, im Beginn evtl. lokalisiert in der Gegend des primären Krankheitsherdes, später ausgebreitet, auch rectal und an den Bruchpforten nachweisbar; gewöhnlich kontinuierlich; oft besteht auch ausstrahlender Schmerz in die Schulter.

2. Bauchdeckenspannung durch reflektorische Bauchmuskelspannung (sog. „Défense musculaire"); evtl. bretthart; nur ausnahmsweise fehlend im Shock, Rausch usw. sowie im späteren Stadium; aber auch vorhanden bei Intercostalnervenreizung nach Rippenbruch, Brustschuß, Pleuritis und Pneumonie, retroperitonealer (Nieren-, Wirbelsäulen-) Verletzung oder Blutung usw.

3. Dämpfung (durch Exsudat; cave gefüllte Darmschlingen!) oder Tympanie (durch Gasbildung; spez. bei Magendarmperforation!) oder peritoneales Reiben (durch Fibrinausschwitzung!).

4. Aufstoßen, Schlucken (Singultus) und Erbrechen; letzteres im Beginne selten fehlend; aber u. U. nicht vorhanden bei Magenperforation infolge Entleerung des Magens durch die Perforationsöffnung; zunächst Mageninhalt, später Schleim und Galle und bei Darmlähmung schließlich fäkulent als sog. „Koterbrechen (Miserere)"; dabei oft gußweise in Form des „Ausschüttens" oder „Überfließens".

5. Darmlähmung (paralytischer Ileus) mit fehlenden Darmbewegungen und -geräuschen sowie mit Verhaltung von Stuhl und Winden; seltener und dann meist später Durchfälle; zugleich Leibauftreibung (Meteorismus) mit Hochstand des Zwerchfells und mit Hochrücken, Verkleinerung oder Verschwinden der Leberdämpfung nebst Kantenstellung und Darmüberlagerung der Leber (teils durch gasgefüllte Därme, teils durch Gasbildung bzw. Gasfüllung in der freien Bauchhöhle).

Prognose: Ungünstig; meist Tod in Stunden bis Tagen im Kollaps durch Intoxikation mit Lähmung des verlängerten Marks, und zwar des Atem- und Gefäßnervencentrums; selten Genesung unter Absackung evtl. mit „Restabsceß" oder unter Übergang in chronisches Stadium. Bei Operation sterben durchschnittlich 30—40%. Verhältnismäßig günstig ist aseptische, sowie gewisse Pneumokokken- und Gonokokkenperitonitis, ungünstig Perforations- (an Magen, Darm und Gallenblase), puerperale und postoperative, spez. Streptokokkenperitonitis, sowie zarte Kindheit, hohes Alter, Fettleibigkeit, Diabetes, Herz- und Nierenleiden, Infektionskrankheiten, spez. Typhus.

Differentialdiagnose: Lokale Peritonitis (s. u.), Gallen- und Nierensteinkolik, tabische Krisen, Bleikolik, Magen- und Zwölffingerdarmgeschwür, Bauchfell- und Mesenterialdrüsentuberkulose, akute Pankreatitis, akute Enteritis, Cholera, Urämie, Typhus, Morbus Addison, Ileus, intra- und retroperitoneale Blutung, spez. Extrauteringravidität (Anämie, frühzeitig Dämpfung, Genitalbefund, spez. Vergrößerung der Portio uteri vaginalis, sowie Vergrößerung und Absonderung der Brüste und Fehlen bzw. Anomalie der Menses!), Acidosis bzw. acidotisches Erbrechen (auffallend häufiges Erbrechen ohne peritoneale Symptome; im Harn Aceton nachweisbar), Purpura abdominalis evtl. mit Proforation oder Invagination (Anfälle von Schmerzen und Erbrechen sowie Blutstuhl), Intercostalnervenreizung (bei Rippenbruch, Brustschuß, Pleuritis und Pneumonie), Menstruationsbeschwerden, Hysterie und Meteorismus, Schwangerschaft und überfüllte Blase.

Therapie: Außer der gleichzeitig neben der Operation oder bei inoperablen Fällen allein anzuwendenden konservativen Therapie: Bettruhe in halbsitzender Stellung mit Knierolle oder Lexerschem Peritonitisbänkchen, Rückenlehne und Fußstütze (sog. Fowlersche Lagerung), absoluter Diät mit Eß- und Trinkverbot, Magenspülungen, Tröpfcheneinläufen und Traubenzuckerinfusionen (spez. intravenöse Dauertropfinfusion), warmem Leibumschlag, evtl. Narkotika, spez. Morphium: Laparatomie, und zwar so früh als möglich („Frühoperation"; mit jeder Stunde verschlechtert sich die Prognose; wichtigste Frühsymptome sind Bauchdeckenspannung, ferner Schmerz, Fieber, Pulssteigerung, ängstlicher Gesichtsausdruck, Erbrechen und Aufstoßen!), evtl. (bei später Einlieferung in schlechtem Allgemeinzustand) aber erst später nach Erholung unter der unten beschriebenen Allgemeinbehandlung. Technik: Vorbereitung mit Magenspülung und Herzanregung. Äthernarkose (Chloroform ist kontraindiziert!). Rasche und schonende (!) Laparotomie über dem Ausgangsherd, sonst median. Möglichst Versorgung bzw. Beseitigung des Ausgangsherds (Appendektomie, Cholecystektomie, Übernähung oder Resektion von Magen-Darmperforation, Resektion gangränöser Darmpartie, Versorgung von Verletzungen usw.). Reinigung der Bauchhöhle durch Austupfen oder nötigenfalls (spez. bei schwerer und ausgedehnter Verunreinigung der Bauchhöhle mit viel Magen- und Darminhalt) durch Ausspülen mit heißer steriler phys. Salzlösung, am besten mit Hebervorrichtung. Nötigenfalls Sorge für gesicherten Eiterabfluß durch Dränage mit Glas- oder besser Gummidrän oder Zigarettendrän oder Mikulicz-Tampon nach dem Ausgangsherd, sowie u. U. nach den für Absceßbildung disponierten Bauchfelltaschen: Seitenteile, Douglasraum, Subphrenium); sonst Bauchschluß durch Etagennaht (zur möglichsten Wiederherstellung des normalen intraabdominalen Drucks!). Empfohlen wird vor dem Schluß der Bauchhöhle Bestrahlung mit der Quarzlampe „Laparophos" (gegen Nachschmerz, Adhäsionen, Darmlähmung und Embolie).

Nachbehandlung: S. o.; spez. Fowlersche Lagerung, d. h. halbsitzende mit Rückenlehne, Knierolle und Fußstütze nebst Hochstellen des Bettkopfendes und Reifenbahre über den Leib, Glühlichtkasten oder Heizkissen, Morphium, Kreislauf- und Herzanregung, absolute Diät, phys. Kochsalzoder Traubenzuckerlösung intravenös (auch als Dauertropfinfusion), subcutan und rectal (spez. als sog. „Tröpfcheneinlauf"; bei kleinen Kindern besser als Mikroklysma ½—1 stdl. 100—200 ccm), sowie Campher bzw. Coramin, Heceton, Kardiazol und Coffein (subcutan oder rectal als Zusatz zum Einlauf; auch intravenös z. B. Campher als Hosemannsche Injektion und Adrenalin bzw. Ephetonin oder Sympatol, Ikoral, Lobelin, Hypophysin), Magenspülungen oder nötigenfalls Dauerduodenalsonde, Diurese und Darmanregung (heißer Leibumschlag oder Lichtkasten, Darmrohr, Glycerinspritze oder Einlauf, Atropin, sowie Physostigmin, Hypophysin, Peristaltin, Hormonal, Sennatin usw.); bei Darmlähmung evtl. Enterostomie als Witzelsche Schrägfistel (an geblähter, aber nicht zu hoher Schlinge). Peritonitis (Coli- + Anaërober-) serum intraperitoneal und intramuskulär oder in der Narkose auch intravenös? Bei fortbestehendem Fieber suche und entleere man Eiterabsackungen, spez. im Douglasschen und subphrenischen Raum (s. u.). Operation ist nicht angezeigt bei schwersten Spätfällen, also bei Moribunden; auch ist Zurückhaltung mit der Operation geboten bei Gonokokken- und Pneumokokkenperitonitis im akuten Stadium, falls die Diagnose feststeht (s. u.).

β) **Lokale oder abgesackte Bauchfellentzündung (Peritonitis circumscripta).**

Entstehung: Wie α); je nach der Lokalisation perityphlitischer, pericholecystitischer, subphrenischer, Douglas-Absceß, Becken- oder Pelveoperitonitis usw.

Vorkommen: Namentlich bei Perityphlitis, Cholecystitis, Parametritis, Adnexerkrankung usw.

Symptome: Vgl. α); dabei aber Allgemeinerscheinungen spez. Erbrechen meist gering und vorübergehend; lokal (aber nur an einem Teil des Bauches) Schmerz- und Druckempfindlichkeit, Bauchdeckenspannung und Tumor bzw. Dämpfung.

Verlauf: Resorption, Absceßbildung oder Perforation.

Prognose: Spontanheilung (durch Perforation in Darm, Blase, Scheide oder nach außen) oder freie Peritonitis (durch Perforation in die freie Bauchhöhle) oder Sepsis.

Therapie: Vgl. *a*); in der Regel zunächst konservativ, aber „mit dem Messer in der Hand": Bei fortschreitender Eiterung (ansteigendes Fieber, Pulssteigerung, Hyperleukocytose, Tumor, Dämpfung, Probepunktion usw.!) Incision und Dränage, am besten mit Entfernung des Krankheitsherdes. Technik: Abdominal (am besten erst bei wandständigem Absceß, sonst nötigenfalls durch die abgedeckte Bauchhöhle), iliacal, lumbal, vaginal, rectal, parasacral oder transpleural.

Anmerkung 1. Subphrenischer Absceß.

Lokalisation: Unter dem Zwerchfell, und zwar rechts zwischen ihm und Leber, links zwischen ihm und Leber, Magen, Quercolon oder Milz; meist einseitig (Leberaufhängeband bildet eine Scheidewand des obersten Bauchhöhlenraums zwischen rechts und links!).

Ursachen: Peritonitis, Appendicitis, Leberabsceß, vereiterter Leber- oder Milz-Echinococcus, Cholecystitis, Absceß, Tuberkulose und Steinbildung der Nieren, sowie Pyelitis, Verletzungen, Geschwüre und Carcinome an Ösophagus, Magen und Duodenum, Eiterungen an Milz und Pankreas, selten Lungenabsceß und -gangrän, sowie Pleuraempyem u. dgl. Vereinzelt ist die Eiterung metastatisch, z. B. bei Furunkel sowie überhaupt bei Sepsis.

Vorkommen (nach der Häufigkeit angeordnet): I. Appendicitis (ca. 30%). 2. Magendarmperforation durch Ulcus, seltener Carcinom oder Trauma (ca. 30%). 3. Leber- und Gallenwegeiterung (ca. 30%). 4. Milzeiterung (ca. 5%). Pankreatitis (ca. 3%); Paranephritischer Absceß (ca. 3%); Dickdarmcarcinom oder -verletzung; Adnexerkrankung; Pleuraempyem sowie Lungenabsceß und -gangrän. Rippenosteomyelitis. 5. Peritonitis. 6. Sepsis.

Symptome: a) Von seiten der primären Erkrankung (Appendicitis, Magengeschwür usw.); b) allgemeine: Allgemeinstörung, Pulsanstieg, Fieber, Hyperleukocytose; c) lokale: Schmerz, Druckempfindlichkeit, Schwellung und evtl. Hautödem an dem betr. Rippenbogen vorn, seitlich oder hinten oder bei tiefem Absceß Verbreiterung der Thoraxbasis und Erweiterung der unteren Intercostalräume; ferner nach oben konvexe Dämpfung mit erhaltener respiratorischer Verschieblichkeit der unteren Lungengrenze und mit Verdrängung der Leber usw. nach abwärts, evtl. darüber Tympanie, sowie Metallklang und Schüttelgeräusch mit Lungenschall und Vesiculäratmen oberhalb in Form der dreischichtigen Schallanordnung: Lungenschall, Gasschall und Dämpfung (sog. „subphrenischer Gasabsceß oder Pyopneumothorax subphrenicus" infolge Perforation lufthaltiger Organe [z. B. Magen oder Darm] oder infolge Gasbildung von Bakterien [z. B. aus dem Darm]); Röntgenbild (horizontaler, bei Lagewechsel nach der Wasserwaage sich einstellender Flüssigkeitsspiegel mit oder ohne Gasblase darüber in Form sichelförmiger Aufhellung zwischen Leberkuppe und Zwerchfell, sowie evtl. Hochstand und schlechte Beweglichkeit der Bauchfellkuppel); Probepunktion (evtl. wiederholt und an mehreren Stellen sowie unter stetigem Spritzenkolbenzug beim Vordringen der Nadel, aber am besten nur bei der Operation, sonst Gefahr von Verletzung der Bauchorgane usw.; bei gleichzeitigem pleuritischem Erguß kann die Punktion zunächst Serum und erst bei tieferem Vorgehen Eiter ergeben; Eiter ist in ca. 20—25% gashaltig).

Eintritt: Meist in der 1.—2. Woche nach der Operation des Grundleidens (Appendicitis usw.).

Differentialdiagnose: Pleuraempyem bzw. Pyopneumothorax, Lungenabsceß, Leberabsceß, -echinococcus, gedeckte Magenperforation, Appendicitis, Typhus, Miliartuberkulose, Malaria, Bauchdeckenabsceß usw.

Komplikation: Oft Pleuritis.

Prognose: Dubiös; ohne Operation schlecht (Mortalität 90%); Spontanheilung durch Resorption selten; oft Durchbruch (meist in Peritoneum, Pleura oder Pericard mit tödlichem Ausgang; selten in Bronchien oder in Magendarmkanal oder durch die Bauchdecken nach außen mit Spontanheilung) oder Sepsis; bei Operation Mortalität ca. 30—35 (25—50)%.

Therapie: Baldigst (nach Probepunktion) Incision evtl. mit Gegenincision und Dränage. Technik: a) (Namentlich bei beteiligter Pleura) Peroder transpleural mit subperiostaler Resektion von 1—2 (8.—10.) Rippen in genügender (8—10 cm) Länge und, falls nicht Brustwand- und Zwerchfellpleura bereits verlötet sind, mit kreisförmiger Stepp- (d. h. Hinterstich-) naht zwischen beiden und anschließend (zum provisorischen Pleuraabschluß) Eindrücken des intercostalen Weichteillappens. Ratsam ist Operieren bei Druckdifferenzverfahren.

b) Besser wenn möglich subpleural am Rippenrand, und zwar (je nach Lage des Abscesses) transperitoneal (d. h. vorn im Epigastrium, und zwar meist am Rippenbogenrand diesem entlang präparatorisch bis auf das Bauchfell scharf und dann stumpf weiter unter Abschieben des Bauchfellsacks von der Zwerchfellunterfläche) oder retroperitoneal (d. h. hinten in der Lumbalgegend unter Resektion der 10.—12. Rippe); angezeigt spez. bei am Rippenrand vorkommendem Absceß und bei Fehlen eines gleichzeitigen Pleuraempyems!

Anmerkung 2. Douglas-Absceß.

Lokalisation: Im Douglasschen Raum des Beckens.

Ursachen: Peritonitis, spez. nach Appendicitis oder Perimetritis bzw. Adnexerkrankung (Pyosalpinx).

Symptome: a) Von seiten des primären Entzündungsherdes (Appendicitis, Perimetritis usw.); b) allgemeine: Allgemeinstörung, remittierendes Fieber, Hyperleukocytose; c) lokale: Druckempfindlichkeit und Tumor (evtl. fluktuierender) rectal oder vaginal; ferner Schmerz, Tenesmus von Blase und Mastdarm, Abgang von glasigem Schleim per anum, Klaffen des Sphinkters; Probepunktion.

Differentialdiagnose: Gefüllte Blase!

Prognose: Öfters Spontanheilung durch Resorption oder durch Durchbruch in Mastdarm oder Scheide; sonst Gefahr von Durchbruch in Peritoneum oder Sepsis.

Therapie: (Falls nicht bald Resorption oder Spontandurchbruch erfolgt) Incision und Dränage. Technik: Blasen- und Darmentleerung. Steinschnittlage. Sphinkterdehnung. Unter Einsetzen von Specula Probepunktion mit langer Nadel und bei liegender Nadel zwischen zwei Kugelzangen Eröffnung mit dem Thermokauter rectal oder vaginal. Einführung einer gespreizten Kornzange und evtl. Einlegen eines oder besser zweier fingerdicker Gummidräns, welche an Absceßöffnung oder After angenäht werden.

b) Chronische Bauchfellentzündung (Peritonitis chronica).

Entstehung wie a); spez. chronische bzw. abgelaufene Appendicitis, Cholecystitis, Perimetritis, Magen- und Darmgeschwüre und -katarrhe, Pericolitis, Divertikulitis, Kotstauung, Eingeweidebrüche, Verletzung, auch subcutane (selten!) und Operationen.

Formen: Exsudativ und adhäsiv.

Symptome: Evtl. abgesacktes Exsudat oder knollige Tumoren; im übrigen vgl. Bauchfelltuberkulose!

Folgen: Adhäsionen (s. da) mit Leibschmerzen, Verdauungsstörungen, Darmstenose bzw. Gassperre und Strangulationsileus, sowie Ikterus.

Therapie: Evtl. Laparotomie mit Durchtrennen und Peritonealisieren der Adhäsionen und mit Entfernen des Krankheitsherdes (sog. ,,Adhäsionscentrum": Appendix, Gallenblase, Tube usw.); evtl. Enteroanastomie. Sonst Bäder, spez. Sol- und Moorbäder, heißer oder hydropathischer oder Fango-Leibumschlag, Lichtkasten, Leibmassage, Saugglocke, Elektrizität, Jod, Fibrolysin, leichte und nicht blähende Diät und Stuhlregelung, Magnesiumperhydrol oder Tierkohle, Atropin bzw. Belladonna usw. (vgl. Adhäsionen!)

c) Pneumokokken-Peritonitis.

Erreger: Pneumococcus.

Entstehung: Hämatogen (spez. bei Infektion der oberen Luftwege in Form von Pneumonie und Pleuritis), genital (bei kleinen Mädchen) und vielleicht auch enterogen.

Vorkommen: U. a. öfters bei kleinen Mädchen (sog. „Peritonitis der kleinen, nämlich 3—10jährigen Mädchen").

Symptome: Vgl. Peritonitis; spez. rascher und hoher Temperaturanstieg, plötzliche und heftige Schmerzen, starkes Erbrechen, Durchfälle usw.; oft Bauchdeckenödem, aber geringe bis mäßige Bauchdeckenspannung und Druckempfindlichkeit diffus, auch Kopfschmerz und leichte Benommenheit.

Diagnose: Oft erst bei der Operation, und zwar mikroskopisch, kulturell und im Tierversuch; sonst ist bemerkenswert starke Allgemeinstörung mit plötzlichem Fieber und evtl. Cyanose, Herpes, auffällige Hyperleukocytose und sonstige Pneumokokkenherde in Lungen, Nasenrachenraum, Vulva usw.

Differentialdiagnose: Sonstige, spez. gonorrhoische und tuberkulöse, sowie eitige Peritonitis, sowie Appendicitis (Bauchdeckenspannung und -schmerzhaftigkeit, dagegen meist kein Durchfall).

Komplikationen und Prognose: Dubiös, oft ernst (Mortalität ohne Operation ca. 20%); sonst erfolgt Ausheilung oder Übergang in chronische Form oder Absceßbildung evtl. mit Durchbruch nach außen spez. am Nabel oder in Brusthöhle, sowie Sepsis.

Therapie: Operation bei unsicherer Diagnose sofort angezeigt, dagegen bei sicherer Diagnose zunächst nicht allgemein befürwortet, sondern erst bei Absceßbildung; dagegen ist bei sofortiger Operation die Aussicht nicht immer gut, daher bei sicherer Diagnose Abwarten zunächst ratsam. Pneumokokkenserum intraperitoneal und intramuskulär sowie Optochin.

d) Polyserositis.

Wesen: Schwielige Entartung der Serosa spez. an der Leber (sog. „Zuckergußleber" nach Curschmann) und an der Milz (Perihepatitis und Perisplenitis), auch am Darm (Zuckergußdarm s. da) nebst Ascites, sowie oft verbunden mit Erkrankung anderer seröser Häute spez. des Perikards mit dessen Obliteration (sog. „perikarditische Lebercirrhose" nach Pick s. da).

Ursache: Infektionen verschiedener, oft dunkler Natur (Rheuma, Tuberkulose u. a.).

Symptome und Verlauf: Plötzlich beginnend mit peritonealer Reizung, dann chronisch mit Pfortaderstauung (Ascites usw.).

Komplikationen: Lebercirrhose und Myocarditis.

Therapie: Vgl. Ascites!

e) Bauchfelltuberkulose (Peritonitis tbc.).

Entstehung: Selten primär; meist sekundär, und zwar entweder hämatogen bei Lungen-, Darm-, Drüsen-, Knochen-, Gelenk-, Miliartuberkulose oder fortgeleitet bei Tuberkulose von Darm (spez. Iloecöcalgegend), Mesenterial- und Retroperitonealdrüsen, männlichen (Samenstrang an der Kreuzungsstelle mit A. epigastrica!) und vor allem weiblichen Genitalien (spez. Tube, seltener Ovarien), Nieren, Nebennieren, Blase, Wirbelsäule und Becken, Pleura usw.

Vorkommen: Ziemlich häufig; meist bei Jugendlichen, bisweilen bei Potatoren mit Lebercirrhose; ca. 5% aller Tuberkulosefälle und an 3. Stelle nach Lungen- und Darmtuberkulose; meist besteht gleichzeitig Tuberkulose an anderen Organen: Lungen, Rippenfell, Darm, Nieren, Lymphdrüsen und weiblichen Adnexen.

Formen: 1. Exsudativ-serös mit abgesacktem oder freiem Exsudat („Ascites tbc."); am häufigsten! (ca. 50—66$^2/_3$%).

2. Adhäsiv-fibrinös mit Verwachsungen; seltener! (ca. 30—35, also 33$^1/_3$%).

3. Käsig-eitrig mit käsigen Knoten oder Abscessen, oft kombiniert mit Mesenterial- oder Retroperitonealdrüsentuberkulose; selten! (ca. 5—15%).

Symptome: (Meist, aber in der Regel schwach) hektisches Fieber, frequenter Puls und zunehmende Anämie und Kräfteverfall (sog. „Tabes mesaraica");

lokal freies (Acsites) bzw. abgesacktes evtl. cystenähnliches Exsudat oder Verwachsungen oder evtl. knollige Tumoren, Leibauftreibung, Leibschmerzen und Druckempfindlichkeit, evtl. Darmstenose oder -verschluß mit Erbrechen, sowie Verstopfung oder Durchfälle; infolge Schrumpfung des Mesenteriums sind oftmals die Dünndarmschlingen vorwiegend nach der rechten Bauchseite hinübergezogen und bedingen hier Tympanie (Thomayersches Symptom); außerdem Zeichen von Organ- (Darm-, spez. Cöcum-, sowie Adnex-, Mesenterialdrüsen-) und allgemeiner (Lungen-, Drüsen-, Knochen-, Gelenk-, Nieren- usw.) Tuberkulose.

Diagnose: U. a. jugendliches Alter, chronischer Verlauf, sonstige Tuberkulose, Röntgenbild, Tuberkulinreaktion, Meerschweinchenimpfung, Probepunktion (aber nicht erlaubt wegen Gefahr der Darmverletzung bei den nicht rein exsudativen Formen, also bei adhäsiver oder käsiger, jedenfalls hier gefährlich!) und Probeincision (Exsudat mit Eiweißgehalt 3—6% und mit Lymphocytose bis 93%, gelegentlich hämorrhagisch; Tuberkel-Bacillen gewöhnlich nicht mikroskopisch, evtl. aber durch die Kultur und im Tierversuch nachweisbar), sowie Probeexcision eines Stücks Bauchfell.

Differentialdiagnose: Peritonealcarcinose bzw. -sarkomatose und Ascites bei Lebercirrhose usw., Ovarial- u. a. Cysten und Tumoren, Kottumoren, Hydronephrose, Peritonitis chronica diffusa und circumscripta (spez. Appendicitis, Perimetritis usw.), sog. „Pseudotuberkulose" durch Parasiten (Tänien, Askariden, Distomum usw.) und durch Fremdkörper (Stärkekörnchen), Pneumokokkenperitonitis, Mesenterialdrüsen-, Darm- und Genitaltuberkulose, Typhus u. a.

Verlauf: Chronisch mit akuten Schüben.

Prognose: Dubiös; im allgemeinen nicht ungünstig bei der serösen, dagegen ungünstig bei der eitrig-käsigen und auch nicht günstig bei der adhäsiven Form durch Inanition, Peritonitis oder Ileus, sowie vor allem bei schwerer sonstiger (Lungen-, Darm-, Hirnhaut-) Tuberkulose; spez. bei Kindern erfolgt nicht selten Heilung (außer bei kleinsten Kindern unter 1 Jahr); meist sterben die Patienten an sonstiger Tuberkulose, dagegen selten primär an der Bauchfelltuberkulose, dann durch Eiterung, Ascites, Ileus oder Darmperforation.

Therapie: a) Konservativ: symptomatisch (vgl. chronische Bauchfellentzündung!) sowie kausal, und zwar allgemein und lokal (vgl. Allgemeine Chirurgie!): spez. Ernährung, aber leicht verdauliche und nicht blähende Kost und Stuhlregelung, Jodeisen, See- oder Solbäder, natürliche und künstliche Sonne, und zwar am besten im Hochgebirge od. dgl. sowie Röntgenstrahlen, Heißluft, Prießnitzumschläge, Schmierseifeneinreibungen, Tuberkulin? (Die konservative Therapie ist angezeigt vornehmlich bei adhäsiver und käsiger Form sowie vor und nach der Operation bei seröser Form.)

b) Operativ: Laparotomie am besten in Lokalanästhesie meist von vorsichtigem (Darm!) und kleinem medianem Längsschnitt unter dem Nabel mit langsamer, aber gründlicher Exsudatentleerung (Wirkung durch Serosahyperämie?) und evtl. Entfernung des primären Krankheitsherdes (Appendix, Tube, Mesenterialdrüsen usw.), und zwar bei der exsudativen Form, spez. bei älterem und starkem Ascites, falls keine schwere allgemeine, spez. Lungentuberkulose besteht; empfohlen wird Jodoformglycerin bzw. Jodoformosoleinfüllung oder Höhensonnenbestrahlung bei geöffnetem Bauch; Bauchdeckennaht in Schichten ohne Dränage. Lösung von Verwachsungen ist dagegen meist aussichtslos und nicht ungefährlich (Kotfistel oder Peritonitis sowie Miliartuberkulose!); nur bei Darmstenose mit konservativ nicht beeinflußbaren Ileussymptomen kommt in Betracht evtl. Darmresektion oder meist Enteroanastomie (evtl. mehrere kleine) oder im Notfall Enterostomie. Bei Perforationsperitonitis Laparotomie mit Versorgung der Perforationsstelle.

f) Bauchfellaktinomykose: Meist ausgehend vom Coecum; oft Appendicitis ähnlich.

C. Geschwülste.

a) Maligne Tumoren.

Formen: Selten Endotheliome und Sarkome, häufiger Carcinome (spez. Gallertcarcinome); an Peritoneum parietale, Netz oder Mesenterium; selten primär, meist sekundär bei Carcinom von Bauchorganen: Magen, Darm, Pankreas, Leber, Ovarien usw.

Vorkommen: Meist bei älteren Erwachsenen.

Symptome: Serös-blutiges, manchmal seröses oder chylöses Exsudat, evtl. mit Tumorelementen und knotige Tumoren, spez. im Netz, Douglas, Nabel usw. sowie Metastasen, Kachexie usw.

Diagnose: Evtl. Probepunktion oder -incision; sonst Tumor, Exsudat und Drüsenmetastasen (Rectalpalpation!).

Differentialdiagnose: Bauchfelltuberkulose (meist jugendliches Alter!), sowie sog. Pseudo- d. h. entzündliche (spez. Netz- und Bauchdecken-) Tumoren, Kottumoren, Schwangerschaft usw.

Prognose: Bei diffuser oder sekundärer Erkrankung aussichtslos.

Therapie: Evtl. Punktion (vgl. Ascites!).

b) Benigne Tumoren.

Formen: Lipome, Fibrome, Myxome, Lymph- und Haemangiome, Neurome (des N. sympathicus), Dermoide, Teratome und fötale Inklusionen; nicht ganz selten sind **retroperitoneale Tumoren** vom Lipom- oder Fibromtypus: Lipome, Lipofibrome, Lipomyxome und Liposarkome, welche öfters bedeutendes Wachstum, Erweichung, Sarkomentwicklung und Rezidivneigung aufweisen, manchmal aber langsam wachsend, abgekapselt, ausschälbar und nicht rezidivierend sind.

Symptome: Langsam oder schnell wachsende, schließlich oft enorme (bis 50 Pfund schwere) Tumoren mit Druckerscheinungen (neuralgischen Schmerzen im Lumbo-Sakralgebiet, Obstipation, Hydronephrose, Ascites, Beinödem, Temperatursenkung und später -erhöhung im gleichseitigen Bein usw.). Colon wird von dem Tumor entweder emporgehoben oder nach unten oder median verschoben (Nachweis durch Luftaufblähung oder Röntgenkontrastaufnahme, auch der Darm- und Harnwege).

Differentialdiagnose: Leber-, Milz-, Nieren-, Pankreas-, Ovarial-, Uterus-, Netz-, Mesenterial- u. a. Tumoren bzw. Cysten.

Therapie: Exstirpation lumbal oder meist von vorn, und zwar extra- oder transperitoneal unter Schonung der Bauchorgane, Ureteren, großen Gefäße usw., wenn möglich durch Enukleation, evtl. unter Morcellement, dabei schonend (Gefahr der Fettembolie!); bei inoperablen Tumoren Röntgenbestrahlung und Arsen.

c) Cysten.

Formen: Seröse, Lymph-, Chylus- und Blutcysten, Mesenterialcysten (meist an Jejunum, seltener an Ileum oder Colon), Cysten von Dotter- und Harngangsresten, Dermoide und Teratome, Echinococcuscysten und Cysticerken an Dünndarm, Netz, Mesenterium und Retroperitoneum.

Symptome: Ähnlich b).

Therapie: Punktion in der Regel ungenügend; daher Einnähung oder am besten Ausschälung unter Schonung der Mesenterialgefäße (Schnitte im Mesenterium parallel den Gefäßen!) oder sonst mit Darmresektion.

d) Pseudotumoren, d. h. entzündliche Netztumoren (sog. „Epiploitis").

Entstehung: Durch chronische Entzündung des Netzes infolge von Trauma, Reposition, Incarceration, Torsion, Massenligatur usw. in alten Eingeweidebrüchen oder nach Bauch-, spez. Appendix- und Hernienoperationen sowie bei entzündlichen Affektionen in der Bauchhöhle (Appendicitis, Cholecystitis usw., sowie Divertikulitis, Darmdurchspießung durch Fremdkörper usw.).

Symptome: Schmerzen und Tumor, sowie evtl. Exsudat und peritoneale Reizerscheinungen.

Verlauf: Eintritt oft erst längere Zeit (Wochen) nach der Operation.

Differentialdiagnose: Peritonitis chronica circumscripta spez. Appendicitis usw., sowie echte Tumoren spez. Ovarialcyste, Wanderleber, Milztumor u. dgl. (s. d.) und Schloffersche Tumoren (chronisch-entzündliche Geschwülste der Bauchdecken s. o.).

Therapie: Bettruhe, Bäder, hydropathischer Umschlag und Wärme; evtl., aber nur ausnahmsweise Exstirpation; bei Eiterung Incision (manchmal wird dabei ein Fremdkörper gefunden: Seidenfaden, Geschoß, Fischgräte, Gallenstein u. a.).

e) Pseudomyxoma peritonei: Ansammlung gallertiger Massen in der Bauchhöhle bei Durchbruch von Ovarialcyste oder von Hydrops einer chronisch-entzündeten Appendix sowie bei malignem Tumor, auch Lymphangio-endothelioma peritonei.

Therapie: Laparotomie mit Herdversorgung und Bauchhöhlensäuberung.

f) Aneurysma der Bauchaorta: Mit Wurzelsymptomen, spez. neuralgischen Schmerzen an Rücken, Kreuz, Leisten, Hoden und Oberschenkeln durch Druck auf die benachbarten Nerven; diagnostisch ist u. a. wichtig Röntgenbild mit Darmentleerung und evtl. Luftfüllung, u. U. Pneumoabdomen sowie Auskultation: blasendes Geräusch; meist tödlich durch Platzen mit Verblutung in die Bauchhöhle, selten spontan heilend durch Verödung.

Therapie: Ruhe, Sandsackbelastung, Gelatineinjektionen und Jod; bei Syphilis spezifische Behandlung.

g) Retroperitoneale Massenblutung: Ursachen: a) Renal bei Tuberkulose, Carcinom, Sarkom und Hypernephrom sowie Nierenaneurysma; b) extrarenal bei Aneurysma oder hämorrhagischer Diathese.

Diagnose: Plötzlicher Schmerz, Erbrechen, Leibauftreibung, Stuhl- und Windverhaltung, Geschwulst und Zeichen innerer Blutung; evtl. Probepunktion.

Therapie: Operation mit Tamponade, evtl. Nephrektomie.

h) Netztorsion.

Wesen: Verdrehung des großen Netzes mit folgender Stauung.

Vorkommen: Meist (ca. 90%) bei Bruch bzw. Bruchoperation, und zwar überwiegend rechts; sonst sekundär bei Erkrankungen in der Bauchhöhle oder im kleinen Becken, spez. Adhäsionen (z. B. nach Appendicitis), gelegentlich primär aus unbekannter Ursache.

Symptome: Peritoneale Reizerscheinungen, spez. plötzliche heftige Leibschmerzen (ähnlich wie Peritonitis, Appendicitis, Cholecystitis usw.).

Prognose: Gut bei rechtzeitiger Operation.

Therapie: Resektion des gedrehten und ernährungsgestörten Netzes.

i) Purpura abdominalis (Henoch).

Wesen: Eine besondere Form der Purpura neben Haut-, Gelenk- und Nierenblutungen.

Vorkommen: Fast nur bei Kindern.

Symptome: Anfallsweise Schmerzen und Erbrechen sowie Blutstuhl.

Differentialdiagnose: Leukämie und Sepsis.

Komplikationen: Invagination, Peritonitis und Darmperforation.

Prognose: Mitunter tödlich.

Therapie: Laparotomie; sonst wie bei Purpura (s. da).

D. Bauchwassersucht (Ascites)

(zu deutsch: „Schlauchkrankheit") ist Ansammlung von seröser Flüssigkeit ohne entzündliche Ursache in der freien Bauchhöhle (sog. „Transsudat" mit 1—3% Eiweiß und 1010—1012—[1015—1018] spezifisches Gewicht gegenüber 3—6% und über 1015—1018 bei „Exsudat"; die Flüssigkeit ist gewöhnlich klar, klebrig, fade riechend und gelb-grünlich, evtl. milchig durch Chylus bei Kompression des Ductus thoracicus durch Carcinomdrüsen usw.: „Ascites chylosus" oder bräunlichrot durch Blut bei Ileus, Pancreatitis haemorrhagica, Bauchfellcarcinose usw.: „Ascites haemorrhagicus" oder tiefgrün durch Galle bei Ikterus oder Gallenwegeröffnung: „Ascites ictericus"; Reaktion alkalisch bis neutral; darin evtl. Lymphocyten bei Tuberkulose, Tumorzellen bei Carcinom. Häkchen bei Echinococcus, Fermente bei Pankreasnekrose usw.; Menge: Mehrere bis 25 l und mehr).

Ursachen: a) Stauung, und zwar α) allgemeine (sog. Wassersucht) bei Herz-, Lungen- und Nieren- sowie Blutkrankheiten oder β) lokale (im Pfortadergebiet) bei Pfortaderkompression oder -thrombose, Lebercirrhose, Lebersyphilis, Leber-, Gallenblasen-, Ovarial-, Lymphdrüsen-, Pankreas-, Netztumoren, Bantischer Krankheit, Ileus durch Strangulation, Obturation oder Torsion usw.

b) Bauchfellerkrankungen: Polyserositis sowie Tuberkulose und Carcinose bzw. Sarkomatose.

Vorkommen: Der Häufigkeit nach sind die wichtigsten Ursachen Herzleiden, Nierenentzündung, Lebercirrhose, Bauchfelltuberkulose, Ileus, Genitalerkrankung, Bauchgeschwulst usw. (Venenentwicklung um den Nabel und Blutungen aus Ösophagus sowie Hämorrhoiden deuten auf Lebercirrhose, Beinödem vor dem Ascites auf Nierenleiden usw.).

Symptome (außer den Zeichen des Grundleidens): Leibauftreibung und Dämpfung, spez. in den abhängigen Partien mit gerader oder abwärts konkaver Begrenzungslinie nach oben und mit Schallwechsel bei veränderter Lagerung und evtl. mit Undulation (d. h. Schwappen „wellenschlagähnlich" bei Erschütterung des Bauches); zugleich oft Leib im Stehen herabhängend, im Liegen auseinanderfließend und in Seitenlage hinüberlaufend, aber bei großem Erguß kugelig vortretend, dabei Entfernung Schwertfortsatz-Nabel vergrößert, Nabel verstrichen bis vorgewölbt, Zwerchfell hochstehend, untere Thoraxapertur erweitert, Haut verdünnt und blaß, evtl. mit Striae, Spannung im Leib, Kurzatmigkeit bei costaler Atmung, Erbrechen, Appetitlosigkeit, Verstopfung usw.

Diagnose: Evtl. Probepunktion; sonst Vorgeschichte, Besichtigung, Betastung (auch rectal bzw. vaginal), Beklopfung, Harn- und Blutuntersuchung.

Differentialdiagnose: Peritonitis chronica spez. tbc, Pseudomyxoma peritonei, Cyste in Ovarien, Netz, Nieren, Leber usw., Gallenblasenhydrops, Adhäsionen, Schwangerschaft, gefüllte Blase, Rachitis mit Meteorismus usw.

Prognose: Je nach Grundleiden; meist schlecht.

Therapie:

a) Intern und zwar kausal; dazu Ruhe, Herzmittel, Diuretica und Abführmittel, sowie (namentlich bei Nierenleiden) Schwitzprozeduren und flüssigkeits- und salzarme, sonst leichte Kost; Jod ist zu versuchen, spez. bei Lebersyphilis.

b) Chirurgisch:

1. Bauchpunktion oder Parazentese: palliativ, namentlich bei bedrohlichen Beschwerden, spez. Dyspnoe; evtl. öfters bis vielmals wiederholt; Technik: wegen bedrohlicher Hirnämie im Liegen bei halbsitzender Rücken- oder Seitenlage sowie langsam und nicht zuviel auf einmal ablassen wegen Gefahr von Blutung und Kollaps; mittels mittelstarken (ca. 3 mm dicken) Trokars mit seitlichen Öffnungen und mit Mandrin unter Ableiten mittels Gummischlauchs in einen Eimer; Asepsis; Lokalanästhesie; Messerschnitt nebst Tabaksbeutelnaht; Einstich im Bereiche der Dämpfung (aber nicht an der Stelle einer evtl. Geschwulst!), und zwar nach entleerter Blase und wegen Gefahr der Verletzung der A. epigastrica am besten entweder genau in der Mittellinie unter dem Nabel (etwa 3 cm tiefer ihm bzw. 4 Finger breit über der Symphyse), aber nicht zu tief unten (cave Blase!) oder seitlich in der Mitte bzw. (spez. bei breitem Rectus) etwas außerhalb der Mitte einer Linie zwischen Nabel und oberem vorderem Darmbeinstachel (Monroscher Punkt); allmähliche Entleerung unter Ausdrücken, Oberkörperhochheben bzw. Seitenlagerung usw. Bei Abflußstockung (durch vorgelagertes Netz, Darm usw.) Lagewechsel und Eingehen mit Mandrin u. dgl. Anschließend

fest umgestecktes Handtuch oder besser Heftpflasterverband oder elastische
Leibwicklung. Bei Flüssigkeitsnachsickern Heftpflasterverband (ähnlich wie
beim Nabelbruch kleiner Kinder).

Bei Anstechen der A. epigastrica inf.: Kompressionsverband unter
Anheben einer Bauchdeckenfalte ober- und unterhalb oder besser Versorgung
durch Umstechung oder Unterbindung.

Bei Anstechen des Darms: Sofort Laparotomie mit Darmversorgung.

2. Operation nach Drummond-Talma (1896/98): Kurativ bei Lebercirrhose, Pfortaderthrombose oder -kompression usw. (aber am besten nur im
Frühstadium und bei leidlichem Allgemeinzustand, spez. beim Fehlen von bedrohlicher Herz- und Nierenkomplikation, Diabetes, Ikterus, Phthise, Altersschwäche usw., auch nicht in dringlichen Fällen, da der Operationserfolg
nicht vor $\frac{1}{4}$—$\frac{1}{2}$ Jahr zu erwarten ist!). Technik: Lokalanästhesie; von medianer
Laparotomie; Anheftung blutreicher Abdominalorgane (meist Netz: sog.
„Omentofixation"; sonst bei geschrumpftem Netz: Leber, Gallenblase, Milz
usw.) an die Bauchwand intra- oder präperitoneal, evtl. in eine Bauchfelltasche, sonst gewöhnlich in der Mittellinie über dem Nabel und nicht zu straff;
Prinzip: Schaffung eines Kollateralkreislaufs zwischen Pfortaderästen und
Bauchwandgefäßen (V. cava inf. bzw. epigastrica) analog der auf natürlichem
Wege einsetzenden Erweiterungen der Gefäßverbindungen zwischen Pfortader und Hohlvene; anschließend fleischarme Kost. Mortalität ca. 20%; Erfolge
in ca. 30—60, durchschnittlich $33\frac{1}{3}$%, aber erst allmählich in 2—6 Monaten
und meist erst nach mehrfacher Punktion; außerdem Möglichkeit von Bauchbruch und Darm-, spez. Colonknickung (daher bei Einnähung des Netzes
dieses nicht zu kurz nehmen!). Auch wird empfohlen Ableitung der Ascitesflüssigkeit in Pro- oder Retroperitoneum durch formalinisierte Kalbsarterien,
Seiden- oder Catgutfäden u. dgl. oder Einnähen des centralen Endes der V.
saphena magna in die Bauchhöhle, und zwar von einem Schnitt in der Schenkel-
kanalgegend in einen Bauchfellschlitz des Schenkelrings (Ruotte 1907).
Ecksche Fistel (d. h. direkte Anastomose zwischen V. portae und V. cava
durch Gefäßnaht ist zu unsicher und vor allem zu gefährlich, auch nicht
unbedenklich (Ausschaltung der Leberpassage mit deren entgiftender Wirkung!).

Evtl. kausal: z. B. bei Perikarditis adhaesiva Kardiolyse, bei Milzvergrößerung Splenektomie, bei Bauchfelltuberkulose Laparotomie, bei Bauch-
oder Beckengeschwulst deren Entfernung usw.

E. Bauchschnitt (Laparotomie).

Vorbereitung: Knappe, spez. flüssige Kost und Darmentleerung durch
Abführmittel und Einläufe, aber (außer bei Dickdarmresektion oder Afteroperationen) nicht tagelang und nicht drastisch (sonst Gefahr der postoperativen Darmlähmung!), auch nicht unmittelbar vor der Operation und
überhaupt nicht bei Darmstenose. Harnblasenentleerung spontan oder
nötigenfalls durch Katheterisieren. Magenentleerung durch Fasten, evtl.
durch Aushebern und Spülen, und zwar bei allen Magenoperationen (hier
wegen der damit verbundenen Schwächung einige [2—4 Stunden] zuvor;
aber Spülen des Magens ist besser zu unterlassen bei drohender oder eingetretener Magenperforation!) sowie bei Operation wegen Darmverschlusses
(hier unmittelbar zuvor und evtl. nachher Liegenlassen der Sonde nach
Kausch). Genaueste Untersuchung des ganzen Körpers, spez. der inneren
Organe und gegebenenfalls besondere Vorbereitung, spez. Kräftigung durch
Kochsalz- oder Traubenzucker- sowie Blutinfusion (vgl. Allg. Chirurgie!).

Lagerung: Evtl. Beckenhochlagerung nach Trendelenburg (aber
nicht unnötig lange und steil wegen Gefahr der Herzbelastung), Seitenkippung
oder Unterpolsterung (Leber-, Nierenrolle usw.); zur Bauchdeckennaht ist
wieder die gewöhnliche Horizontallagerung zu wählen.

Anästhesie: In der Regel Allgemeinnarkose in Form der Kombinations-
und Mischnarkose: Äther- bzw. Äther-Chloroformnarkose mit Morphium-

Atropin u. dgl. 1 Stunde und evtl. auch Veronacetin u. dgl. abends zuvor; bei kleineren Eingriffen und nicht entzündlichen Affektionen (Gastro- und Enterostomie, Gastroentero- und Enteroanastomie, u. U. Magen- und Darmresektion), auch Lokalanästhesie evtl. mit vorübergehender (Rausch-) Narkose oder mit Paravertebralanästhesie oder mit Splanchnicusanästhesie (?).

Technik: S c h n i t t f ü h r u n g (hierbei ist einerseits mit Rücksicht auf die Übersichtlichkeit und Zugänglichkeit der Krankheitsherd genügend freizulegen, andererseits mit Rücksicht auf die Gefahr der Bauchbruchentstehung die Durchtrennung der Bauchmuskelnerven tunlichst zu vermeiden!): 1. M e d i a n l ä n g s in der weißen Linie über bzw. unter dem Nabel bzw. links um denselben herum (Lig. hepato-umbilicale!), ausnahmsweise auch unter Entfernung des Nabels; auch bisweilen (Gastro- und Jejunostomie!) im Bereich und durch den linken Rectus, evtl. mit angesetztem Quer- oder Schrägschnitt oder mit Rippenbogenaufklappung nach M a r w e d e l (Medianschnitt längs über dem Nabel verlängert nach außen-oben bis 2 Finger breit unter Brustwarze oder Schrägschnitt unter dem linken Rippenbogen; Eindringen vor und hinter dem Rippenbogen unter Abschieben von Herz- und Lungenfell; Durchtrennen des 7. Rippenknorpels an der Brustbeingrenze und der 7.—9. Rippe an der Knorpelknochengrenze; Aufklappung des Rippenbogens nach oben-außen). 2. L ä n g s p a r a r e c t a l rechts oder links: sog. „Kulissen- oder Falltürschnitt", aber möglichst unter Schonung der von außen herantretenden Intercostalnervenzweige, daher nicht zu lang. 3. W e i t e r a u ß e n s c h r ä g oder q u e r mit Durchgehen stumpf durch die schrägen Bauchmuskeln entsprechend ihrer Faserrichtung: sog. „Wechselschnitt". 4. Q u e r, u. a. am Unterleib als s u p r a s y m p h y s ä r e r F a s c i e n q u e r s c h n i t t nach Pfannenstiel u. a.

Zurückhalten der Haut mit scharfen Gewichtshaken (sog. „Automaten") und der Muskeln mit stumpfen Haken (nach P e r t h e s, R o u x u. a.). Evtl. kann der Rectus unter Eröffnung seiner vorderen und hinteren Scheide mobilisiert und abgehalten werden. Eröffnen des Bauchfells mit dem Messer zwischen zwei Pinzetten und Weiterspalten auf dem Finger (vorsichtig bei geblähtem oder adhärentem Darm!). Anklemmen des eröffneten Bauchfells durch lange und gebogene Klemmen mit breitem und gezähntem Maul (sog. „M i k u l i c z - Klemmen"). Umlegen von Jodschutztüchern. Offenhalten der Bauchhöhle mit sog. Bauchdeckenhaken, evtl. Sattel-, L a n g e n b e c k - Haken u. dgl. Bauchrevision durch Palpation oder Darmabsuchen oder Eventration. Bei Eröffnung von Magendarmtraktus, Eiterherd u. dgl. empfiehlt sich sog. „Extraperitonealisieren", d. h. Vorlagern und Abstopfen der freien Bauchhöhle durch eingeführte Rollgazestreifen oder durch Kompressen und zum Schluß Abtupfen (trocken oder mit phys. Kochsalz-, ausnahmsweise auch mit Wasserstoffsuperoxyd-, Sublimatlösung u. dgl.); sonst Desinfektion (Abwaschen in Sublimat- und dann in phys. Kochsalzlösung) bzw. Erneuern der Handschuhe und Wechsel des Instrumentariums. Wegen Gefahr des Zurücklassens in der Bauchhöhle nehme man keine kleinen und losen Tupfer, sondern Kompressen groß und gesichert durch Fadenperle oder Klemme, sowie Verbandmaterial und Instrumente abgezählt. Peritonealdefekte sind zu übernähen evtl. mit Netzzipfel (sog. „Peritonealisieren"); sonst droht Adhäsionsbildung! Reposition der Bauchorgane, und zwar in möglichster Normallagerung der Eingeweide evtl. mit Netzüberbreitung unter Auseinander- und Hochhalten der Bauchdecken mit K ö r t e - Haken, Haltefäden od. dgl. an den beiden Wundwinkeln, evtl. in Beckenhochlagerung. Bauchdeckennaht in Etagen (Peritoneum, evtl. hintere Fascie, Muskulatur, vordere Fascie, Subcutis, Haut) durch E i n z e l - nähte mit Seide bzw. (spez. bei infektiösem Prozeß) Catgut, evtl. durchgreifend mit Silberdraht über Gazerolle geknüpft als „Stütznaht"; bei der Peritonealnaht fasse man dicht und breit; zur Vermeidung des Mitfassens der Baucheingeweide nähe man evtl. über Kompresse, C a d e r - Spatel oder Elevatorium oder Suppenlöffel; bei Spannung nähe man in t i e f e r Narkose, evtl. in Beckenhochlagerung; zur Bauchbruchverhütung ist besonders wichtig exakte Vereinigung der Fascien. Bei gefährdeter Asepsis, drohendem Hämatom und fettreichen Bauchdecken evtl. Glasdrän in die Subcutis (sonst Bauchdecken-absceß!); bei Eiterung Dränage mit Glas- oder besser Gummirohr oder Zigarettendrän (d. h. Jodoformgazedocht umwickelt mit Gaudafil, Projektivsilk, Guttaperchapapier u. dgl.) oder zum Abschluß der Operationsstelle gegen die freie Bauchhöhle oder zur Blutstillung mit Tampon (aber nicht auf eine Nahtstelle!), nur ausnahmsweise mit Mikuliczschem Schürzentampon; im übrigen erstrebe man tunlichst Schluß der Bauchhöhle und vermeide deren Breitoffenlassen. Cave mechanische, thermische und chemische Insulte, also Beschädigen, Abkühlen, Austrocknen und Verätzen der Eingeweide!

Verband: a) Wundverband aus Krüllgaze mit Mastisol oder Heftpflaster, b) aufsaugender und polsternder Verband aus Zellstoff mit Handtuch, Skulteten- oder Wickelbinde, am besten elastischer, auch Elastoplaststreifen od. dgl.; nötigenfalls Sandsackbelastung für 24 Stunden. Später evtl., aber nur bei sekundärer Heilung, Leibbinde für 1 Jahr und mehr; sonst Wickelbinde.

Nachbehandlung: a) Im allgemeinen: Halbsitzende Rückenlage; gewärmtes Bett; zunächst (6 Stunden) absolute Diät, später (3 Tage) flüssige Kost (schwarzer, dünner und ungesüßter Tee, Schleimsuppen usw.); Mundspülen; Atemübungen; Arm- und Beinbewegungen, sowie Aufsetzen (sog. ,,Spaziergang im Bett''); Wind- und Stuhlentleerung durch Darmrohr und Einläufe (bei Dickdarmaffektion cave hohe Einläufe!), Wärme usw.; evtl. Tröpfcheneinlauf, evtl. Analeptica (Campher, Coffein, Cardiazol usw.) und Narkotika (Morphium, Pantopon, Dilaudid, Trivalin u. dgl., evtl. mit Atropin). Aufstehen meist nach 8—12 Tagen, evtl., namentlich bei kleinen und aseptischen Operationen schon nach einigen Tagen, jedenfalls nur individualisierend (,,Frühaufstehn''). Evtl. Darmrohr einlegen nach mäßiger Sphinkterdehnung.

b) Im besonderen: 1. Kollaps. Wärmflaschen bzw. Heizkissen oder Glühlichtkasten und Wolle- bzw. Flanellpackung der Glieder; Bettfußende hochstellen; Kochsalz- oder Traubenzucker-, evtl. Blutinfusionen rectal, subcutan und intravenös, evtl. als Hosemannsche Injektion; dazu Campher bzw. Cardiazol und Coffein usw. sowie Adrenalin bzw. Ephetonin oder Sympatol und Hypophysin.

2. Schmerz. Narkotika (spez. Morphium, Pantopon, Narcophin, Dilaudid, Trivalin) subcutan oder rectal; später per os Narkotika und Antineuralgika (Codein, Aspirin, Pyramidon, Gardan usw.), evtl. kombiniert mit Hypnotika.

3. Durst. Mundspülen, Citronen- oder Essigläppchen zwischen die Lippen und Tröpfcheneinlauf mit Kochsalzlösung oder besser Leitungswasser sofort nach der Operation und nochmals am Abend je ¾—1 l; evtl. einige (3) Stunden vor der Operation Haferschleim ¼ l; später schluckweise kalter Tee usw.; Eispillen sind zu probieren, werden aber nicht immer vertragen; zu versuchen ist auch Cesol bzw. Neucesol 0,05 intramusk. (Mittel zur Anregung der Speichelsekretion).

4. Erbrechen. Absolutes Fasten und Rectalzufuhr bzw. Kochsalz- oder Traubenzuckerinfusionen; evtl. heiße Kochsalzlösung oder Neuenahrer, Vichyu. dgl. Wasser oder Tee, Magnesiamilch (1 Teelöffel Magnesia usta auf 1 Glas heißes Wasser), Belladonnaspeisepulver, Cocainlösung (0,1:50,0 teelöffelweise) u. dgl.; evtl. Magenausheberung und -spülung. Vitamin C (Cantan) ? Bei fortdauerndem Erbrechen denke man an Peritonitis oder Ileus!

5. Schlucken (Singultus d. h. klonischer Zwerchfellkrampf): Atemanhalten, Pressen, Gurgeln, lautes Zählen. Gehörgänge und Nasenlöcher zudrücken, Handgelenk und Finger umklammern u. dgl., Narkotika (Morphium, Papaverin, Atropin bzw. Belladonna, Chloralhydrat, Brom, Baldrian, Luminal, Pyramidon, Compral, Pernocton usw.), 10% Mentholspiritus 10—15 Tropfen in Wasser oder Extr. Belladonnae 6,0 Cocain. mur. 0,6 Aq. amygd. amar. ad 20,0 10 Tropfen 3mal tgl., Leibwärmer und heiße Getränke (Kochsalzlösung, Neuenahrer, Vichy- od. dgl. Wasser), festes Wickeln des Leibes mit elastischer Binde oder Heftpflaster bzw. Elastoplast und festes Anziehen der in Hüften und Knien gebeugten Beine an den Leib oder Hockstellung, Magenausheberung und -spülung, Nasenschleimhautpinselung mit 2% Pantocainlösung, Kohlensäure-

inhalation, Kurzwellenbestrahlung von Hinterhaupt- oder Oberbauchgegend, doppelseitige Phrenikusanästhesie, -vereisung oder -durchschneidung.

6. Darmparese. Darmrohr für $\frac{1}{4}$—$\frac{1}{2}$ Stunde öfters wiederholt, Glycerinspritze (sog. „Mikroklysma": Glycerin 5,0—20,0 mit gleichen Teilen Wasser), Einläufe mit Glycerin (1 Weinglas) nebst Wasser, Seifenwasser ($\frac{1}{2}$ Eßlöffel Schmierseife) oder Öl, Darmausheberung, Klysma aus Milch und Rübensirup zu gleichen Teilen, Elektroklysma; warmer Leibumschlag, Thermophor, Diathermie oder Lichtkasten; Fenchel-, Kamillen- oder Pfefferminztee; Atropin oder besser Physostigmin (0,001—0,003 subc., evtl. mehrmals) oder am besten Prostigmin (1—2 ccm evtl. wiederholt nach 4—6 Stunden), Esmodil (1 ccm, evtl. wiederholt nach $\frac{1}{2}$—1 Stunde) oder Doryl (0,00025 subc., evtl. wiederholt nach 1 Stunde); evtl. Sennatin, Peristaltin subc. oder Hormonal bzw. Eu- oder am besten Neohormonal (intravenös oder bei Blutdrucksenkungsgefahr intramuskulär); Hypophysenpräparat 3—10 V. E. $\frac{1}{2}$—1 cm sub-, intramusk. oder intravenös (letzteres nur mit schwachem Präparat); 20% Kochsalzlösung intravenös 10—20 ccm; Lumbalanästhesie; evtl. Magenspülung mit Eingießen von 2—3 Eßlöffel Ricinusöl durch den Magenschlauch; evtl. Enterostomie in Lokalanästhesie am linken Unterbauch, aber keine Relaparotomie; in einfachen Fällen auch leichte Massage und Elektrisieren der Bauchdecken, sowie bald Ernährung und Laxantia (Darman, Istizin, Leopillen, Rhabarber, Cascara, Paraffin. liquid., Agarol usw.). Sonst Kochsalzinfusionen sowie Kreislauf- und Herzmittel. Bei der Operation wird prophylaktisch Sphincterdehnung empfohlen.

7. Adhäsionsileus sowie Volvulus und innere Einklemmung. Versuchsweise wie bei Darmparese, spez. Wärme, Atropin usw.; sonst baldigst Laparotomie oder bei schlechtem Zustand Enterostomie. Vgl. Adhäsionen und Ileus!

8. Blasenschwäche. Darmanregung; warmer Umschlag; Bärentraubentee; Urotropin; Aufsetzen, Aufknien oder Aufstellen; Belladonna- oder Papaverinzäpfchen; Einspritzen von 15—20 ccm Glycerin bzw. 2% Borglycerin in die Harnröhre oder Nachspritzen nach Katheterisieren; Liq. Kalii acetic. (15% alle $\frac{1}{2}$ Stunden Eßlöffel per os oder per rectum, bis 6mal); 20—40% Urotropin oder Cylotropin oder Amphotropin 5 ccm intravenös oder intramusk.; Pilocarpin (1% 1 ccm + Atropin $\frac{3}{10}$—$\frac{4}{10}$ mg intravenös langsam in $\frac{1}{2}$—1 Min.); bei Kindern Chloräthylrausch; Anästhesierung der Rectalschleimhaut (?), sonst Katheterisieren morgens und abends. Neuerdings werden empfohlen (ähnlich wie bei Darmatomie) Prostigmin oder Esmodil oder Doryl (dies auch per os).

9. Peritonealreizung. Darmanregung, spez. Wärme, Physostigmin usw. und Herzanregung, spez. Tröpfcheneinlauf usw.

10. Durchfälle. Opiumtinktur (mehrmals 15 Tropfen) und Tannalbin oder Wismut, spez. Dermatol (messerspitzweise) oder Tierkohle und Bolus (eßlöffelweise), sowie Diät; ferner wird empfohlen: Alkali (Citronen- oder doppeltkohlensaures Natron) oder meist, spez. bei Magencarcinom auch Salzsäure, bzw. Acidolpepsin (?).

11. Thromboembolie. Prophylaktisch: Hochlagern und Wickeln bei Krampfadern, sowie Darm-, Lungen- und Herzanregung nebst Atmungs- und Bewegungsübungen, evtl. Frühaufstehn (?); therapeutisch (bei Thrombose): Ruhige Sitzlagerung unter Vermeidung von Aufstehn, brüsken Bewegungen und Massage, Hochlagern, Wärme oder Umschläge, Blutegel, Morphium, Sauerstoffatmung und Analeptica, evtl. Unterbindung der Sammelvene z. B. V. saphena magna und bei eingetretener Embolie u. U. Trendelenburgsche Operation der Lungenembolie; Aufstehen nicht vor 3—6 Wochen; zu versuchen Calcium-, Schilddrüsen- u. a. Präparate. Vgl. Allg. Chirurgie!

12. Bronchitis und Pneumonie. Aufsetzen und Lagewechsel; Mundpflege; Atemgymnastik; Herzanregung; Narkotica (Morphium, Codein usw.) und fester Leibwickel mit elastischer oder Gummibinde bzw. Halten mit den beiderseits flach aufgelegten Händen; sonst Brustumschlag, Inhalieren, heiße Getränke (Tee, Citronenlimonade, Emser Wasser usw.), Expektorantia (Sirolin,

Beatin, Tussamag, Mixtura solvens, Anistropfen mit heißem Brusttee, Ipekak.-Infus.; Apomorphin usw.) und Antipyretica (z. B. Inf. fol. Digit. 1,5:150,0 Natr. salicyl. 7,0 Antipyrin 3,0 2stdl. 1 Eßl.), evtl. Eukalyptusöl (Rp. Menthol 10,0, Eukalyptol 20,0, Ol. Dericini 50,0) oder besser Transpulmin, auch Anastil intramusk.; Herzanregungsmittel, auch Cardiazol-Chinin usw. sowie Lobelin und Kohlensäureinhalationen. Zu versuchen Calcium (Afenil intravenös oder Calc. gluconic. intramusc.), Reizkörper, spez. Eigenblutinjektion und Aether sulf. + Ol. Oliv. $\overline{aa}$ 1 ccm intramusc. 1—2 × tgl. sowie Röntgenbestrahlung (vgl. Allg. Chirurgie!).

13. Aufplatzen der Bauchwunde. Steriles Einpacken des Prolapses und sofortige Operation (Reposition und Sekundärnaht nebst Stützverband) in Narkose. Prophylaxe: Genügend langes Liegenlassen der Nähte (Seide!), vitaminreiche Kost, Darmentleerung und nicht zu frühes Aufstehen, sowie verläßliche Bauchdeckennaht und fester Verband mit Heftpflaster- oder Elastoplaststreifen, namentlich bei Carcinomkachexie, Cholämie, Blutverlust, Darmblähung, Ascites, Bauchfelltuberkulose, Bronchitis u. dgl.; meist im höheren Alter; Männer sind häufiger betroffen; meist am (7.—10.) 8. Tag. Mortalität $33^1/_3$ %.

14. Bauchdeckeninfektion. Sofortige Nahtentfernung und Dränage.

15. Entzündlicher Bauchdecken- (Schloffer) und Netztumor (Braun). Bettruhe und feuchtwarmer Umschlag; später Ichthyolsalbe und Fön; evtl. Incision oder ausnahmsweise Excision, s. da.

16. Fadeneiterung. Wie bei 15, evtl. Fadenextraktion, nötigenfalls unter Incision in Lokalanästhesie oder Narkose.

17. Postoperativer Bauchbruch. S. da.

18. Magendarmblutung. S. da. Vgl. Magendarmgeschwüre und Mesenterialgefäßthrombose!

19. Akute Magendilatation. S. da.

20. Parotitis. S. da.

35. Abschnitt: Magen und Darm.
A. Angeborene Anomalien.

I. Magen: Angeborene Pylorusstenose sowie Sanduhrmagen (s. da).

II. Darm: 1. Kongenitale Stenose oder Atresie. Therapie: Evtl. Anlegung einer Fistel oder Anastomose. Prognose: Schlecht; in der Regel erfolgt Tod. Vgl. Ileus!

2. Meckelsches Divertikel. Rest des Nabelgangs (Ductus omphalomesentericus) in Form eines blindsackartigen Darmanhangs gegenüber dem Mesenterialansatz mehr oder weniger lang (einige Millimeter bis 30 cm, meist 5—15, durchschnittlich 6—7 cm) und dick (1 cm bis dünndarmdick), also ähnlich einem Däumling, gelegen am unteren Ileum ($^1/_3$—$1^1/_3$ m, meist $^1/_2$—1 m oberhalb der Ileocöcalklappe); entweder frei oder fixiert, und zwar inseriert an Nabel, Darm, Mesenterium usw. Vorkommen: Nicht selten (bis ca. 1—2%); bei Männern etwa zweimal so oft als bei Frauen. Folgen: 1. Incarceration im Bruchsack (s. da). 2. Ileus durch Abknickung, Umschlingung, Verdrehung oder Verstopfung des Darms (s. da). 3. Fistel -oder Cystenbildung (sog. „Enterokystom"), evtl. Polyp oder Carcinom am Nabel. 4. Entzündung ähnlich Appendicitis (sog. „Divertikulitis"), spez. bei Fremdkörper, Kotstein und Parasiten. 5. Ulceration, spez. tuberkulöse und typhöse sowie peptische (ähnlich Magendarmgeschwür, namentlich im Kindesalter; dabei Darmblutung!). Therapie: Abtragung des Divertikels (ähnlich wie Wurmfortsatz, s. da; cave aber dabei Darmstenosierung!).

3. Lageveränderungen: Situs inversus (entweder mit gleichzeitiger Verlagerung der Brusteingeweide spez. Dextrokardie usw. oder mit Verlagerung allein der Baucheingeweide), Verbleiben des geraden Darmrohrs, Verbleiben der einfachen Darmschleife (mit Lagerung des Dünndarms rechts und des Dickdarms links nebst sog. „Sinistroposition des Coecum" oder umgekehrt), Mesenterium ileocolicum commune (d. h. Dünn- und Dickdarmgekröse gehen ineinander über, wobei Colon asc. und desc. ein freies Mesocolon besitzen; Vorkommen nicht ganz selten; Gefahr der Achsendrehung an Dünndarm und Dickdarm!), abnorme Länge oder Kürze des Darms, Megacolon (s. da), Fehlen der Sigmaschlinge, abnorm hohe Lage des Coecum (d. h. am unteren Leberrand), Coecum mobile (d. h. abnorm beweglicher Blinddarm), Splanchno-, spez. Gastro- und Enteroptose.

B. Verletzungen.

Entstehung: a) Subcutane: Meist Quetschung durch äußere Gewalt, (z. B. Huf, Faust, Gewehrkolben, Dreschflegel, Stierhorn, Wagendeichsel, matte Kugel, Eisenbahnpuffer, Fall gegen Kante, Überfahrung, Verschüttung usw.), selten Erschütterung durch Sturz; vereinzelt auch Schädigung bei Taxis eines eingeklemmten Bruchs sowie bei Momburgscher Blutleere. Dabei kann eintreten: 1. Quetschung des Darms direkt oder desselben gegen Wirbelsäule, Becken usw. oder 2. Abreißung (spez. an fixierten Teilen, z. B. Pylorus, Flexura duodenojejunalis, Ileocöcalgegend, Dickdarmflexuren, in Bruchsack fixierter Darmschlinge, sowie am Mesenterium) oder 3. Berstung spez. bei gefülltem Magendarmschlauch (u. a. in der Betrunkenheit!) und bei pathologischem Prozeß (Ulcus oder Narbe), schließlich auch bei Lufteinblasung von oben oder unten, aber wohl kaum durch Überanstrengung bei Verheben od. dgl. — außer bei pathologischem Prozeß in der Magendarmwand.

b) Penetrierende: Meist Stich oder Schuß, seltener Hieb, Pfählung usw.; dabei erfolgt fast stets Binnenverletzung, oft mehrfache (spez. bei Schuß) oder ausgedehnte (spez. bei Nahschuß usw. sowie bei Explosion).

c) Vom Inneren aus durch Fremdkörper oder durch Verätzung mit Säure oder Alkalien.

Vorkommen: Nicht eben selten. Von den einzelnen Organen werden betroffen: Duodenum selten, am ehesten am Pylorus oder an der Flexura duodeno-jejunalis, Dünndarm häufiger, und zwar meist oberstes Jejunum oder unterstes Ileum, selten Dickdarm und sehr selten Appendix, außerdem gelegentlich Mesenterium und Netz sowie Gefäße; Magenverletzung erfolgt durch stumpfes Trauma (Wagendeichsel, Maschinenkolben od. dgl.) lokal und im gefüllten Zustand, meist an der kleinen Kurve oder am Pylorus.

Pathol. Anatomie: 1. Kontusion oder 2. nicht perforierende Riß- bzw. Quetschwunde oder 3. Perforation.

Symptome: Shock, Schmerz (plötzlich und heftig, meist lokalisiert), Übelkeit, Aufstoßen und Erbrechen (evtl. blutig; bei Magenperforation bisweilen fehlend infolge Ausfließens des Mageninhalts in die Bauchhöhle), Bauchdeckenspannung, evtl. Flüssigkeit oder Luft in der Bauchhöhle, evtl. Ausfließen von Magendarminhalt und Magendarmvorfall aus der Wunde, evtl. Blutung in die Bauchhöhle.

Folgen: Verblutung und häufig Perforationsperitonitis sofort oder später (letzteres 1. bei kleinem Loch, z. B. nach glattem Gewehrdurchschuß mit vorläufigem Verschluß durch Schleimhautprolaps, aber mit nachträglicher Öffnung infolge Nachlassens der Muskelkontraktion in der Darmwand oder 2. bei fortschreitender Darmwandnekrose oder 3. bei Mesenterialverletzung mit anschließender Darmgangrän oder 4. bei Lösung von Peritonealverklebungen); später auch Absceß und Phlegmone sowie Ulcus, Magen- (spez. Kardia- und Pylorus-) und Darmstenose und Adhäsionen.

Komplikationen: Häufig Nebenverletzungen an Leber, Gallenblase, Milz, Pankreas, Nieren, Zwerchfell, Brust- und Beckenorganen, Gefäßen usw.

Prognose: Schlecht, spez. bei perforierenden Verletzungen; hier selten Spontanheilung evtl. mit Kotfistel und meist Tod an Peritonitis oder an retroperitonealer Phlegmone, sowie an Nebenverletzung oder Verblutung aus den großen Bauch- oder aus den Mesenterialgefäßen; Mortalität 5—66$^2/_3$% durchschnittlich, und zwar bei Stich besser als bei Schuß; günstig sind dagegen Bauchwand- und z. T. auch Leberschüsse.

Therapie (außer Bettruhe, absoluter Diät, Analeptica, Morphium): Bei sicherer oder wahrscheinlicher Perforation Laparotomie, und zwar baldmöglichst (Prognose verschlechtert sich von Stunde zu Stunde; nach 12 oder gar nach 24 Stunden ist sie bereits infaust); Technik: Laparotomie meist median evtl. unter Wundexcision, genaue Revision der ganzen Bauchhöhle (cave Übersehen von mehrfachen Perforationen und von Nebenverletzungen; daher ist nötig Absuchen des ganzen Magendarmschlauchs, evtl. Kontrolle der Magenhinterwand mit Eingehen durch Lig. hepato-gastr. oder Lig. gastrocol. in die Bursa omentalis; bei Schußverletzungen ist gewöhnlich [entsprechend Ein- und Ausschuß] eine gerade Zahl von Verletzungen des Kanals anzunehmen außer bei Steck- oder Streifschuß sowie bei retroperitonealem Vordringen des Geschosses. Versorgung der Perforation (gewöhnlich durch Naht, und zwar zur Vermeidung von Stenose quer zur Längsachse; evtl. Resektion bei starker Zerreißung, bei multipler Verletzung einer beschränkten Strecke oder bei schwerer Mesenterialverletzung; evtl. bei grober Dickdarmschußverletzung mit schlechtem Allgemeinzustand oder bei Peritonitis empfiehlt sich Einnähen des Schußloches als Anus praeternaturalis; evtl. Übernähung nicht perforierter, aber gefährdeter Wand; evtl. Naht von Mesenterialriß wegen Incarcerationsgefahr; vorgefallenes Eingeweide z. B. Netz wird unter Erweiterung der Bauchwunde zwecks Revision nach entsprechender Versorgung; bei Mesenterialverletzung besteht die Gefahr der Darmgangrän); Reinigen der Bauchhöhle durch Austupfen oder durch Ausspülen; Bauchnaht in Etagen ohne oder namentlich bei Dickdarmverletzung mit Tampon oder mit Drän.

Bei frischer Verätzung evtl. Gastro- oder besser Jejunostomie.

Peritonitis und Darmstenose s. da!

C. Fremdkörper.

Entstehung: 1. Von oben, d. h. per os (teils unabsichtlich d. h. verschluckt, spez. bei Kindern oder bei Dekorateuren, Frauen usw., welche während der Arbeit Nägel, Nadeln usw. zwischen den Zähnen halten; teils absichtlich d. h. geschluckt bei Hysterischen, Geisteskranken, Selbstmördern, Verbrechern, Schwertschluckern usw.): Steck-, Näh- oder Haarnadeln, Nägel, Zähne, Gebisse, Knochen, Gräten, Obstkerne, Münzen, Perlen, Ringe, Steine, Knöpfe, Messer, Gabeln, Löffel, Scheren, Schwertklingen, Glasstücke, Schlundsonden usw. 2. Von unten, d. h. durch den Pylorus vom Darm her, spez. bei Stenose unterhalb: Gallensteine, Spulwürmer usw.; im Darm auch vom Mastdarm her bei Verbrechern und Onanisten. 3. Von der Nachbarschaft, d. h. von außen oder aus der Bauchhöhle: Nadeln, Kugeln, abgebrochene Messerklingen usw.; im Darm auch: eingewanderte Gallen-, Nieren- und Blasensteine, ferner bei Laparotomie vergessene Instrumente und Verbandstücke, sowie Murphyknopf. 4. In Magen bzw. Darm selbst entstanden: Aus tierischen oder menschlichen Haaren spez. bei am Zopf kauenden Mädchen (sog. ,,Haarbälle oder Haargeschwülste Trichobezoare'') oder aus Pflanzenfasern (sog. ,,Pflanzenfasergeschwülste Phytobezoare'') oder aus Schellack spez. bei gewohnheitsmäßig Politur trinkenden Tischlern (sog. ,,Harz- oder Schellacksteine''); im Darm auch: Darmsteine Enterolithen (aus phosphorund kohlensaurem Kalk um Obstkerne usw.), Kotsteine Koprolithen und Kottumoren Skybala (aus eingedicktem Kot; kenntlich an 1. Knetbarkeit, 2. Klebesymptom d. h. Gefühl von Ankleben der Darmwand beim Betasten und 3. Verschwinden beim Stuhlabführen), sowie Parasiten: Askariden, Tänien, Oxyuren usw.

Symptome und Diagnose: Magendruck und -schmerz, sowie Appetit-losigkeit bis Brechreiz; evtl. Tumor (spez. bei Haar- und Pflanzenfaser-geschwulst; beliebig beweglich; ähnlich Magentumor, Wanderniere oder Wandermilz), Ösophago- bzw. Rektoskopie und Röntgenbild.

Prognose: Stets zweifelhaft, spez. bei spitzen Fremdkörpern. Öfters erfolgt Spontanabgang durch Erbrechen oder Stuhl, u. a. auch bei Nadeln, welche oft mit dem stumpfen Ende voran wandern. Sonst droht: 1. Liegen-bleiben evtl. mit Entzündung oder Decubitus spez. in Appendix und Diver-tikeln sowie Mastdarmampulle. 2. Einklemmung bzw. Einspießung spez. bei Ulcus oder Carcinom, aber auch sonst öfters an Pylorus, Duodenalwinkeln spez. Flexura duodenojejunalis, Dickdarmflexuren, Valvula Bauhini und Mastdarm im Schließmuskelbereich vor dem After, evtl. mit Obturations-Ileus (spez. bei Gallenstein und Schellackstein). 3. Perforation (spez. bei Nadeln, Gräten und Knochenstückchen) in Bauchhöhle, Harnblase usw. oder nach außen mit Perforationsperitonitis oder perigastritischen Absceß oder Magen-darmwandabsceß bzw. -phlegmone oder Netz-Bauchdeckentumor oder Harn-steinbildung.

Therapie. a) Konservativ: Bettruhe und Breikost (Kartoffel-, Grieß-, Reis-, Apfelbrei, sowie Hülsenfrüchte, Kraut, Brot usw., auch ziemlich dicker Bariumbrei unter wiederholter Gabe von Normacol und Atropin ½—1 mg subc.; Wirkung nach dem Prinzip der Wurstspritze!) unter Kontrolle des Stuhls auf spontanen Abgang (cave Körperbewegung und Abführmittel!) sowie unter manueller Kontrolle der Rectumampulle, wo der Fremdkörper stecken bleiben kann und dann herausgeholt werden muß.

b) Spez. bei großen und spitzen Fremdkörpern, jedenfalls bei Einspießung mit Perforationsgefahr operativ: Gastro- bzw. Enterostomie; bei schwerer Wandveränderung auch Resektion; bei Bauchdeckentumor Incision oder Excision.

D. Magen- und Darmfistel.

a) Magenfistel.

α) Äußere Magenfistel oder Magen-Bauchwandfistel d. h. Verbindung zwischen Magen und Körperoberfläche.

Ursachen: Subcutane oder penetrierende Verletzung (Schuß und Stich sowie Fremdkörper), Operation (absichtlich zwecks künstlicher Ernährung oder unabsichtlich infolge Nahtinsuffizienz nach Mageneingriffen), Ulcus und Carcinom.

Entstehung ist entweder direkt d. h. unter sofortiger Verklebung der Perforationsöffnung mit der Bauchwand oder indirekt d. h. auf dem Wege des Abscesses.

Formen: Röhrenfistel und Lippenfistel.

Symptome: 1. Abgang von unverdauten Speisen bzw. von per os ge-gebenen (leicht kenntlichen) Mitteln (Milch, Lindenkohle, Lycopodium, Mohn-körner usw.) kurze Zeit nach der Nahrungsaufnahme und 2. Austritt von Magensaft.

Folgen: Hautekzem und Inanition.

Therapie: Zu versuchen Ätzen und Zusammenziehen mit Heftpflaster-streifen, sonst Magennaht nach Umschneiden und Ablösen der Fistel oder (spez. bei Magencarcinom) Jejunostomie; außerdem Schutz der umgebenden Haut durch Dermatol-Zinkpaste o. dgl. und perorale Ernährung; künstliche Magenfistel schließt sich in der Regel spontan bald nach Fortlassen des Schlauchs.

β) Innere Magenfistel d. h. Verbindung zwischen Magen und anderen Hohl-organen.

Ursachen: Wie α), spez. Ulcus oder Carcinom des Magens oder des betr. Nachbarorgans; letzteres ist meist Colon, seltener Duodenum, Dünndarm, Pleura, Bronchien, Perikard, Gallenblase, Nierenbecken, Uterus usw.

Symptome: Abgang von unverdauten Speisen (sog. „Lienterie") bzw. von per os gegebenen (leicht kenntlichen) Mitteln an ungehöriger Stelle und umgekehrt Füllung des Magens mit Kot usw. oder an Dickdarm auch bei künstlicher Darmaufblähung bzw. -eingießung mit Luft bzw. gefärbter Flüssigkeit; auch Röntgenbild mit Kontrastmasse von oben und unten.

Therapie: Ätzen mit Höllensteinstift oder Thermokauter, evtl. Hautplastik oder am sichersten Nahtverschluß oder Resektion beider Hohlorgane; evtl. Gastroenterostomie.

b) Darmfistel.

α) Äußere Darmfistel oder Darm-Bauchwandfistel, auch Stuhl- oder Kotfistel.

Ursachen: 1. Trauma, und zwar subcutanes oder meist penetrierendes (Stich, Schuß usw., sowie Fremdkörper). 2. Operationen (absichtlich zwecks Ernährung oder Entleerung oder Behandlung und unabsichtlich durch Nahtinsuffizienz). 3. Erkrankungen des Darms: Ulcus pept., Tuberkulose, Aktinomykose, Carcinom und eitrige Entzündung spez. Perityphlitis, sowie Gangrän des Darms (spez. bei Brucheinklemmung, Ileus oder Mesenterialthrombose), Peritonealtuberkulose, Bauchwandphlegmone usw.; im übrigen vgl. Magenfistel!

Lokalisation: Meist Blinddarmgegend (Perityphlitis, Tuberkulose und Aktinomykose!) und Leiste (Brüche!), sowie Nabel (als Locus minoris resistentiae!).

Formen: Lippen- und Röhrenfisteln, evtl. mit Zwischenschaltung einer Absceßhöhle.

Differentialdiagnose: 1. Bauchwandfisteln (bei Rippen-, Darmbein-, Schambeineiterung usw.). 2. Bauchhöhlenfisteln (bei Appendicitis, Aktinomykose usw.). 3. Bauchorganfisteln (Harn-, Gallenfistel usw.).

Symptome: Abgang von Winden und Stuhl (Stuhl aus Jejunum ist gallighellbraun, schaumig, geruchlos, dünnflüssig und hautätzend; aus Ileum und Coecum dunkler, breiig und für die Haut harmlos; aus Dickdarm ebenfalls harmlos und an Farbe, Geruch und Konsistenz dem normalen Kot entsprechend) bzw. von ungenügend verdauten Speisen (mikroskopische Untersuchung des Stuhls auf Muskelfasern, Stärkekörner und Fett!) bzw. von per os gegebenen, leicht kenntlichen Mitteln: Lindenkohle, Mohnkörner usw. (Feststellung ihres Auftretens an der Fistel!), an Dickdarm auch bei künstlicher Aufblähung bzw. Eingießung Austreten von Luft bzw. Flüssigkeit; Röntgenbild mit Kontrastmasse von oben und unten.

Folgen: Hautekzem und Ernährungsstörung (beide um so mehr, je höher am Darm die Fistel sich befindet; am Duodenum und am oberen Dünndarm droht evtl. Inanition; Kontrolle u. a. durch Bestimmung des Körpergewichts und der Harnmenge; bei täglicher Harnmenge unter 500 ccm darf der Zustand nicht länger als einige Tage belassen werden).

Therapie: Zu versuchen Ätzen mit Thermokauter oder Höllensteinstift und Zusammenziehen mit Heftpflasterstreifen; evtl. Anfrischung mit durchgreifender Bauchdeckennaht oder Hautplastik; sonst Darmnaht oder -anastomie oder -ausschaltung oder -resektion, bei Duodenalfistel auch mit Pylorusabschluß oder -resektion: unter Kontrolle der Wegsamkeit des abführenden Darmrohres und unter möglichster Entfernung evtl. Ursache (Appendix, Tuberkulose, Aktinomykose, Carcinom usw.); außerdem Hautschutz durch Dermatolzink-, Granugen- oder Desitinpaste, Höllensteinbolus, Kaolin usw., Dauerbad und perorale Ernährung; bei Duodenalfistel auch breiige Kost, Atropin und linke Seitenlagerung.

β) Innere Darmfistel: Ursachen: Teils Affektionen des Darms vgl. α), teils solche (Tuberkulose, Carcinom, Steinbildung, Verletzung, Operation usw.) benachbarter Hohlorgane (Magen, Darm, Gallenblase und Gallenwege, Nierenbecken, Ureter und Blase, Tube, Uterus und Vagina, Perikard, Pleura und Bronchien usw.).

Lokalisation: Darm-Scheide, Darm-Uterus, Darm-Blase, Darm-Dick-darm usw.

Formen und Symptome: Vgl. a).

Folgen: Evtl. (bei Ausschaltung einer größeren Darmstrecke) Ernährungs-störung und Kotinfektion der betr. Organe (z. B. Harnwege).

Therapie: Idealverfahren ist die Freilegung, Trennung und isolierte Naht der beteiligten Organe; nötigenfalls Darmresektion; sonst Darmausschaltung oder im Notfall Anus praeternaturalis.

E. Motorische Störungen, Form- und Lage-veränderungen des Magens.

a) Pylorusstenose.

Ursachen: Krampf („Pylorospasmus": rein nervös oder bei Ulcus pylori, aber auch bei sonstigen Geschwüren und Entzündungen der Bauchhöhle usw.), Ulcusnarbe, Carcinom, Verätzungsstriktur, Tuberkulose, Gastroptose, Ab-knickung (durch Verwachsungen mit Gallenblase, Netz usw.; bei peritonealen Entzündungen), Kompression (durch außerhalb gelegene Tumoren, z. B. Gallenblase, Pankreastumor, Wanderniere usw.).

Symptome: Gefühl von Magendruck und -völle, evtl. Schmerz, Dyspepsie, Aufstoßen und Erbrechen (von evtl. alten Speisen; nicht gallig, oft voluminös und alle paar Tage), sicht- und fühlbare Magenperistaltik (sog. „Magen-steifung"; spez. auf Beklopfen der Magengegend), Magenerweiterung und evtl. auch -senkung (feststellbar durch Inspektion, Palpation und Perkussion spez. nach Magenaufblähung mit Gebläse oder mit Trinkenlassen von je ½—1 Tee-löffel Weinsteinsäure und doppeltkohlensaurem Natron in einem Schluck Wasser, getrennt und rasch hintereinander), vermehrte oder verminderte Salzsäure mit Gärung (bei ersterer Hefe und Sarcine, bei letzterer Milchsäure-bakterien, sowie Milchsäure), Retention von Speisen im Ausgeheberten (nüchtern alte Reste, spez. Preißelbeeren, Rosinen oder Pflaumen), Röntgenbild mit Kontrastbrei bzw. -milch (Magenerweiterung meist in Halbmondform mit Rechtsausdehnung und evtl. -senkung, sowie erheblicher, spez. suppenteller-artiger Rest noch nach 6, ja 12—24 Stunden!).

Folgen: Evtl. Inanition mit Abmagerung und Austrocknung (Gewichts-abnahme, Stehenbleiben erhobener Hautfalten, geringe Harn- und Stuhlmenge, Tetanie usw.), da im Magen keine nennenswerte Resorption, auch nicht für Wasser, stattfindet.

Komplikation: Gleichzeitige Stenose an Ösophagus, Kardia, Magenmitte oder Darm.

Therapie. a) Intern: Öftere und kleinere, dabei nahrhafte Mahlzeiten mit Brei- oder Trockendiät (cave große Flüssigkeitsmengen, blähende Speisen usw.) und rectale Ernährung, spez. Kochsalztröpfcheneinläufe sowie regel-mäßig (1—2mal tgl.) Magenausheberung und -spülung; sonst kausal, z. B. bei Spasmus feuchter Umschlag oder Thermophor, sowie Opium, Papaverin oder Belladonna, bei Narbe Fibrolysin usw. b) Bei Versagen der internen Therapie, aber nicht zu spät operativ, und zwar im möglich kausal, z. B. bei Ulcus, Carcinom (Pylorusresektion!), Pericholecystitis usw.; sonst palliativ: Gastroenterostomie oder im Notfall Jejunostomie, bei Spasmus auch Pyloro-plastik. Vor- und Nachbehandlung mit Kochsalz- und später auch Trauben-zuckerinfusionen.

Anmerkung. Angeborene Pylorusstenose oder hypertrophische Pylorusstenose bzw. Pylorospasmus der Säuglinge.

Ursache: Wahrscheinlich angeborene Muskelhypertrophie („angeborene hypertrophische Pylorusstenose"), bisweilen zugleich wohl auch Krampf (begünstigt durch Phimose, Spasmophilie, Ernährungsstörung, Infektions-krankheiten u. dgl.!), selten Abknickung oder Narbe.

Pathologische Anatomie: Pylorusmuskulatur hypertrophisch (3 bis 6 mm dick statt 1—2 mm) mit Vermehrung der elastischen Fasern.

Vorkommen: Gelegentlich, namentlich bei Brustkindern; männliches Geschlecht ist anscheinend bevorzugt (5:1); Vorkommen ist anscheinend regionär verschieden, vielleicht auch familiär und rassenmäßig bedingt.

Symptome: Mäßiges, aber fortdauerndes und manchmal massiges Erbrechen nicht galliger Massen, sicht- und fühlbare Magenblähung und Magenperistaltik, bisweilen (aber nicht häufig, keinesfalls immer) kleiner (nußgroßer) und fester bis harter Pylorustumor, Retention von Speisen im Ausgeheberten. Harn und Kot vermindert.

Folgen: Zunehmende Inanition mit Todesgefahr; Mortalität ohne Operation 20% (10—50%) und mehr, mit Operation nur 10 (5—20)%, im übrigen verschieden je nach dem Material.

Diagnose: u. a. vorsichtige Röntgenaufnahme mit Kontrastmasse.

Differentialdiagnose: Duodenalstenose (Atresie oder Adhäsion).

Beginn: meist 2.—4., manchmal aber auch schon 1. Woche.

Therapie: a) Zunächst zu versuchen konservativ: öftere und kleinere, aber nahrhafte Mahlzeiten (3stdl. Voll- bzw. Ammenmilch; sonst Breikost) und Kochsalz- bzw. Traubenzuckereinläufe und -infusionen, Alkalien z. B. Karlsbader Mühlbrunnen eßlöffelweise, evtl. Magenausspülungen, Leibumschlag bzw. Wärme und Opium bzw. Papaverin evtl. mit Atropin (Vorsicht wegen Vergiftungsgefahr, daher 1—2—6 Tropfen steigend einer $\frac{1}{2}$—1$^0/_{00}$ Lösung), auch Adalin od. dgl., sowie gegebenenfalls Phimosenoperation und bei Spasmophilie Phosphorlebertran und Calcium sowie Höhensonnenbestrahlung; sonst frühzeitig, d. h. vor Eintritt von Inanition, spätestens nach 8 Tagen; (Operation ist angezeigt bisweilen primär in schweren Fällen, sonst sekundär bei Versagen der konservativen Therapie unter Gewichts- und Befund- sowie Röntgenkontrolle, übrigens die Behandlung abkürzend): b) operativ: Gastroenterostomie oder besser Pylorusplastik (diese entweder als Längsschnitt und Quernaht oder als V-Schnitt und Y-Naht, am besten als Pyloromyotomie nach Weber-Ramstedt submukös desgl. oder nur submukös ohne Naht; evtl. nebst Netzdeckung). Vorbehandlung mit warmem Einpacken und Kochsalz- oder Traubenzuckerinfusion, evtl. Bluttransfusion sowie Analeptika. Nachbehandlung (am besten durch Kinderarzt!): desgl., bald Frauenmilch in kleinen Mengen. Technik: Äthertropfnarkose oder Lokalanästhesie. 1$\frac{1}{2}$—3 cm langer Schnitt am Oberbauch median längs. Jodtinktur nur mit Vorsicht und Nähte entfernen nicht vor dem 10. Tag, zugleich Stützverband der Bauchdeckennaht durch Heftpflaster- oder Elastoplaststreifen.

b) Sanduhrmagen.

Wesen: Abteilung des Magens in zwei oder mehrere Abschnitte (sog. „segmentierter Magen"), meist in Stundenglasform („Sanduhrmagen").

Ursachen: a) Angeboren fraglich. b) Erworben (ähnlich wie bei Pylorusstenose) meist durch Magengeschwür, seltener durch Carcinom, Tuberkulose, Verätzung, Verwachsung, Kompression usw.

Vorkommen: Meist im mittleren Alter, spez. bei Frauen.

Symptome (evtl. fehlend oder erst spät; sonst ähnlich wie bei Pylorusstenose): Magendruck und -schmerz, Dyspepsie, Erbrechen (gerichtweise) usw., ferner

1. zum Teil Nichtzurückfließen der Spülflüssigkeit, welche zum Teil durch die Stenose in den pylorischen Teil abströmt.

2. Nach Reinspülen des Magens einsetzende Trübung durch Mageninhalt, evtl. übelriechend und mit alten Speiseresten.

3. Nach Magenentleerung verbleibende Plätschergeräusche.

4. Bei Magenaufblähung sicht-, fühl- und durch Tympanie erkennbare Doppelsackbildung mit Aufeinanderfolge, Furche und Austauschbarkeit.

5. Stenosengeräusch bei Aufblähung und Rieselgeräusch bei Flüssigkeitsfüllung.

6. Röntgenbild mit Kontrastmasse, evtl. zur Abgrenzung gegenüber Spasmus mit Atropin bzw. Belladonna oder Papaverin zuvor; differentialdiagnostisch cave Spasmus bei Nervosität, Adhäsionen bei Cholecystitis und Druck von außen bei geblähtem Colon u. dgl.

Diagnose: Manchmal wird die Stenose des Sanduhrmagens, namentlich wenn sie hoch liegt oder wenn sie mehrfach ist, übersehen.

Differentialdiagnose: 1. Spastischer oder Pseudo - Sanduhrmagen. 2. Pylorus- oder Kardiastenose. 3. Tumor von Gallenblase, Milz, Niere usw.

Therapie. a) Konservativ: Vgl. Pylorusstenose! b) Operativ: α) Palliativ und zwar je nach Lage des Falls: 1. Gastroenterostomie d. h. Magendarmverbindung (meist am kardialen Teil, spez. wenn dieser groß ist). 2. Gastroanastomie d. h. Verbindung, und zwar recht breite zwischen den beiden Magensäcken (spez. bei hoher Brücke; aber nicht bei Pylorusstenose ober bei Verwachsungen). 3. Gastroplastik d. h. Längsincision und Quernaht (verlassen, weil unsicher betr. Recidiv und oft unmöglich; letzteres z. B. bei hochgradiger Stenose, Ulcus callosum, Adhäsionen usw.). β) Radikal: Resektion, und zwar Querresektion oder bei gleichzeitiger Pylorusstenose Pylorusresektion (spez. bei callösem Ulcus und bei Carcinom, falls Allgemeinzustand gut ist).

Bei gleichzeitiger Pylorusstenose: Gastroanastomie + Gastroenterostomie oder Doppelgastroenterostomie oder Pylorusresektion.

c) Magenerweiterung (Gastrektasie).

Entstehung: a) Primär als sog. „idiopathische Magenerweiterung" durch Atonie bei Muskelschwäche, Katarrh oder Überladung. b) Sekundär: Bei Pylorus- und Duodenalstenose (s. da).

Symptome: Magen erweitert sicht-, fühl- und perkutierbar, spez. bei Flüssigkeits- oder besser bei Luftfüllung (bei normalem Stand der kleinen Kurve darf die große die Nabellinie nicht nach unten überschreiten!), Plätschern (aber nur beweisend, falls kürzlich nichts genossen ist und das Plätschern auch unterhalb des Nabels und rechts von der Mittellinie auftritt!), zu langes Verweilen von Speisen (nachweisbar durch Aushebung nüchtern oder 1 Stunde nach Probefrühstück), voluminöses Erbrechen, Aufstoßen und Magendruck, Röntgenbild mit Kontrastmasse.

Therapie: Kausal, und zwar teils intern: häufige und kleine, dabei nährwertige Mahlzeiten, spez. Brei- oder Trockendiät unter Beschränkung der Flüssigkeitsmenge (diese evtl. zu ersetzen durch Einläufe), sowie Massage, Elektrisieren u. dgl.; teils chirurgisch (z. B. bei Pylorusstenose Gastroenterostomie, bei Gastroptose Gastroplikation od. dgl.).

d) Magensenkung (Gastroptose).

Entstehung: Teils angeboren (Konstitution), teils erworben (Abmagerung, Alter, Geburten usw.) vgl. Wanderniere; meist Teilerscheinung allgemeiner Eingeweidesenkung (Splanchnoptose), daher kombiniert mit Colon- und Nierensenkung (s. da); häufig besteht gleichzeitig Magenatonie und -ektasie; Unfallzusammenhang ist wohl immer abzulehnen.

Symptome: Magen gesenkt (evtl. bis unter Darmbeinschaufeln oder bis ins kleine Becken) und oft auch erweitert sicht-, fühl- und perkutierbar, spez. bei Trinken kalten Wassers oder besser bei Aufblähung (maßgebend ist der Stand der kleinen Kurvatur; diese ist u. U. gesenkt bis zum Nabel, in schweren Fällen auch noch darunter!) und Röntgenbild mit Kontrastmasse (Magen gesenkt und zugleich senkrecht stehend, oft auch erweitert und mit verzögerter Entleerung); außerdem evtl., aber keineswegs immer Beschwerden: Fülle, Druck, Schmerz, Übelkeit, Aufstoßen und Erbrechen, welche Beschwerden zunehmen bei Magenüberladung oder Stehen, dagegen abnehmen bei Liegen auf dem Rücken oder auf der rechten Seite.

Folge: Ernährungsstörung (sog. „Ptosekachexie oder -phthise") und Neurasthenie.

Therapie: a) In der Regel intern (ähnlich wie bei Wanderniere): Bandage evtl. mit Pelotte und Diät (wie bei Pylorusstenose); evtl. Liege- und Mastkur, sowie Massage, Gymnastik, Elektrisieren und Amara (z. B. Tinct. nucis vomic. u. Tinct. amar. $\overline{aa}$ 3mal täglich 10 Tropfen) sowie Arsen.

b) Nur ausnahmsweise, spez. bei virgineller Ptose, aber nur bei hochgradiger **chirurgisch:** 1. Gastroenterostomie (diese aber nur bei motorischer Störung, spez. Pylorusstenose; andernfalls kontraindiziert; u. a. ungenügend bei gleichzeitiger Atonie); sonst

2. Gastroplicatio (d. h. Heraufnähen der großen an die kleine Kurvatur) oder besser Gastropexie (d. h. Annähen der kleinen Kurvatur an Peritoneum, Bauchwand oder Rippenbogen) oder am besten Gastrosuspension (d. h. Verkürzung des kleinen Netzes durch Raffnähte) oder kombiniert, dabei evtl. unter Verwendung des Lig. teres hepatis, welches mit dem freien Ende an der Magenvorderseite längs der kleinen Kurve angenäht und evtl. am Rippenbogen suspendiert wird (Perthes) oder in schweren Fällen Querresektion; anschließend interne Nachbehandlung, spez. lange Liegekur.

e) Akute Magendilatation und arterio-mesenterialer Darmverschluß.

Wesen und Ursachen: I. **Akute Magendilatation** ist anscheinend Magenlähmung als primäre Magenüberdehnung durch Überfüllung nach übermäßigem Speisengenuß, sowie öfters nach Narkose, spez. Chloroformnarkose („postnarkotische Magenlähmung") oder nach Operationen, namentlich Bauchoperation mit Entfernung großer Bauchtumoren spez. Ovarialcysten u. dgl., Tamponade, Gallenblaseneingriff usw. („postoperative Magendilatation"); sekundär kommt es zum arterio-mesenterialen Darmverschluß.

II. **Arterio-mesenterialer Darmverschluß** ist wohl aufzufassen als mechanische Behinderung, d. h. Strangulationsileus mit Abknickung am untersten Duodenum durch die Mesenterialwurzel, spez. durch die darin verlaufende A. mesenterica sup. infolge Zuges der ins kleine Becken gefallenen leeren Dünndarmschlingen; disponierend wirken Abmagerung, Enteroptose, Lordose, Spondylitis usw., sowie auslösend Erschütterung, Lachen, Erbrechen, Narkose und Operation usw.; sekundär entsteht weiterhin, aber nicht immer eine akute Magendilatation.

Symptome (hochsitzender Ileus, und zwar Magenileus!): Magenblähung (ohne Darmblähung; anfangs mit peristaltischer Unruhe; zu beseitigen durch Magenaushebung) und Erbrechen (unstillbar, massenhaft und gallig, evtl. kaffeesatzartig, aber nicht kotig); außerdem Kollaps mit Verfall, Dyspnoe und kleinem und frequentem Puls; Fieber fehlt; bei arterio-mesenterialem Darmverschluß (im Gegensatz zu Magenblähung) besteht anfangs Hyperperistaltik von Magen und Duodenum, und durch Magenspülung wird das kopiöse Erbrechen nicht auffallend beeinflußt.

Prognose: Bei I. nicht selten spontaner Rückgang, bei II. Mortalität bis 75%; die Behandlung ist um so aussichtsloser, je länger der krankhafte Zustand bestanden hat.

Therapie: Magenaushebung und -spülung u. U. permanent, d. h. mit Liegenlassen des Magenschlauchs, Darmanregung (evtl. Hormonal oder Hypophysin u. dgl.), perorale Ernährung spez. Kochsalz- bzw. Traubenzuckerlösung rectal, subcutan und intravenös oder besser Bluttransfusion und rechte Seiten- oder besser Bauch- bzw. Knieellenbogenlage (Schnitzlersche Lagerung); evtl. Operation möglichst mit Beseitigung der Ursache (Geschwulst, Narbe, Verwachsung, Tampon usw.), sonst evtl. mit (vorderer) Gastroenterostomie oder Jejunostomie; aber hier meist erfolglos.

f) Magenvolvulus ist eine Verdrehung des Magens bei Brechakt oder bei Gährung oder bei Magentumoren; dabei erfolgt gleichzeitig Kardia- und Pylorusverschluß.

Symptome: Ähnlich e), aber ohne Erbrechen.

Diagnose: u. a. Sondierung.

Therapie: Operation: Detorsion evtl. mit anschließender Gastroenterostomie oder Resektion.

g) Mageninvagination ist eine Einstülpung des Magens und zwar meist in den Dünndarm, auch postoperativ nach Gastroenterostomie oder Magenresektion.

Symptome: Ähnlich e).

Therapie: Operation mit Desinvagination und Resektion.

F. Magenabsceß und Magenphlegmone (Gastritis suppurativa und phlegmonosa).

Vorkommen: Sehr selten; meist bei Männern, vorwiegend im 5. bis 6. Jahrzehnt.

Lokalisation: submukös; meist am Pylorusteil.

Formen: Gastritis phlegmonosa diffusa und circumscripta sowie abscedens (Magenabsceß).

Entstehung: Magenabsceß metastatisch bei Septicopyämie, Kindbettfieber, Scharlach, Erysipel, Typhus usw.; Magenphlegmone bei Fremdkörper, Trauma, Operation, Ulcus und Carcinom sowie bei Oesophagitis phlegmonosa. Begünstigend wirkt anscheinend Salzsäuremangel, dies auch bei Carcinom und Alkoholismus.

Erreger: Meist Strepto-, seltener Staphylo- und Pneumokokken oder Mischinfektion.

Symptome: Die einer akuten Gastritis mit Allgemein- und Peritonealsymptomen (Dyspepsie, heftiger Schmerz, Aufstoßen, Erbrechen, sowie hohes Fieber mit schwerer Störung des Allgemeinbefindens, bald Benommenheit und Hyperleukocytose, später Zeichen der Peritonitis diffusa.)

Gefahr der Perforationsperitonitis.

Prognose: Schlecht; meist tödlich in 1—2 Tagen; Absceß perforiert in 10% in den Magen.

Diagnose: Meist unmöglich vor der Operation.

Differentialdiagnose: Peritonitis, Pankreatitis, Leberabsceß, Appendicitis, Ulcus und Carcinoma ventriculi, Gastritis usw. sowie Pneumonie und Pleuritis.

Therapie: Bettruhe, absolute Diät, Eisblase, Morphium; evtl. Operation mit Incision und Tamponade bzw. Dränage; bei chronischem Prozeß auch Jejunostomie oder Gastroenterostomie oder Magenresektion.

G. Geschwüre.

a) Magengeschwür (Ulcus ventriculi).

Entstehung: I. Am häufigsten ist das einfache, peptische oder runde Magengeschwür (Ulcus ventriculi simplex, pepticum oder rotundum); Ursache desselben, sowie des peptischen Geschwürs an Speiseröhre, Zwölffingerdarm und Jejunum ist noch nicht ganz geklärt; wahrscheinlich sind von Bedeutung: a) einerseits lokale Ernährungsstörung durch Gefäßkrampf bei konstitutionell-nervös disponierten Patienten; hier auch familiär und rezidivierend (Vagotoniker?), bisweilen auch durch Thrombose oder Embolie z. B. bei Entzündung (Appendicitis), Operation, spez. Netzresektion oder bei Personen mit Herz- oder Gefäßleiden, b) andererseits Andauung durch den stark sauren Magensaft bei Hyperacidität, c) weiter mechanisch-funktionelle Einflüsse (entsprechend der Tatsache, daß namentlich kallöse Geschwüre an Stellen besonderer Beanspruchung, nämlich an Magenstraße oder Magenenge vorkommen), d) schließlich vielleicht auch Gastritis, namentlich für kallöse Ulcera.

II. Selten: Trauma, Verbrennung, Ätzung, Tuberkulose, Syphilis, Milzbrand, Aktinomykose usw.

Unfallzusammenhang ist für Magen- und Zwölffinger- sowie Darmgeschwür im allgemeinen abzulehnen (außer bei Verbrennung oder Infektion);
dagegen ist er u. U. zuzugeben für Perforation oder für Blutung, aber auch
nur falls schweres und geeignetes Trauma und falls sofortige Erkrankung mit
entspr. Erscheinungen auftritt z. B. Schmerz- und Schwächeanfall sowie Blutabgang usw.

Vorkommen: Häufig; meist in mittlerem Alter (20—50, meist 30 bis
40 Jahre); vorwiegend bei Frauen.

Lokalisation: Meist (ca. 50—80%) am Pylorus, dann am Korpus spez.
im Bereich, und zwar ungefähr in der Mitte der kleinen Kurvatur, selten an
Kardia oder Fundus (also in der „Magenstraße"); Hinterwand ist überwiegend betroffen, selten Vorderwand.

Zahl: Häufiger (ca. 20—25%) multipel: 2 oder mehr Geschwüre.

Pathol. Anatomie: Rundlicher bis ovaler und tiefer Defekt, evtl. bei
chronischem Verlauf mit hart-schwieliger Umgebung und dann evtl. makroskopisch und mikroskopisch ähnlich Carcinom (Ulcus callosum), evtl. (spez.
bei Ulcus callosum) durchfressend durch die ganze Magenwand mit Übergreifen auf benachbarte Organe: Leber, Milz, Pankreas, Bauchwand usw.,
wobei das betr. mit dem Magen verlötete Organ einen Teil d. h. den Grund
des Geschwürs bildet (Ulcus penetrans) oder perforierend in freie oder abgesackte Bauchhöhle (Ulcus perforans). In der Umgebung des Geschwürs an
der Magenoberfläche besteht oft flammige Rötung. Lymphdrüsen meist
geschwollen. Später erfolgt Vernarbung, evtl. mit Stenose an Pylorus oder
Magenmitte, epigastrischen Adhäsionen u. dgl.

Symptome: 1. **Krampfartiger Schmerz (sog. Kardialgie oder Gastralgie):**
bohrend, brennend oder schneidend; meist kurz ($\frac{1}{2}$—1—2 Stunden) nach der
Nahrungsaufnahme, spez. nach mechanisch oder chemisch reizenden Speisen,
bisweilen auf Erbrechen nachlassend; in der Magengegend, meist in der Mittellinie zwischen Schwertfortsatz und Nabel, aber auch oft in den Rücken ausstrahlend, sowie **umschriebene Klopf- und Druckempfindlichkeit** am Oberbauch
entsprechend dem gereizten Plexus solaris (evtl. vor dem Röntgenschirm
genau zu lokalisieren, auch abzugrenzen gegenüber Duodenum, Appendix
und Gallenblase; auch besteht ein dorsaler Druckpunkt entsprechend D 7
(6—8) links und schließlich bei entsprechender Leistungsanästhesie Verschwinden des Schmerzes) und evtl. **Tumor** (durch Spasmus oder Infiltration,
spez. bei Ulcus callosum).

2. **Appetitlosigkeit (Dyspepsie), Sodbrennen (Pyrosis), saures Aufstoßen
und Erbrechen** (meist nach der Nahrung; bei Pylorusstenose massig; gewöhnlich
sauer und evtl. blutig).

3. **Magenblutung,** und zwar nachweisbar:
a) als Bluterbrechen (Haematemesis): entweder plötzlich und stark
mit Ohnmacht oder wiederholt und gering mit Anämie; differential-diagnostisch
cave Nasen- und Lungenblut, welch letzteres ausgehustet wird und hellrot-
schaumig ist.
b) Als Blutstuhl (Melaena); dabei schwarzer und klebriger „teerartiger"
Stuhl und bei sog. „okkulter Blutung" evtl., aber nicht immer chemisch nachweisbar Blut in den Fäces.

4. **Meist, aber nicht immer vermehrte Salzsäurebildung (Hyperacidität)
und chronischer Magensaftfluß (Hypersekretion);** Nachweis durch Magensaft-
untersuchung auf Gesamtacidität, freie Salzsäure, Blut usw. im Ausgeheberten
nach Probefrühstück.

5. Evtl. **Motilitätsstörung als Pylorusstenose oder Sanduhrmagen.**

6. **Röntgenaufnahme** mit Kontrastmasse. (Bisweilen, spez. bei frischem
oder vernarbtem Geschwür kann ein charakteristischer Befund fehlen; meist
ist vorhanden: umschriebene Druckempfindlichkeit, vermehrte Peristaltik,
große Sekretionsschicht, 6 Stunden-Rest und an Geschwürsstelle lokaler
Spasmus oder Delle bis Nische: sog. Haudeksche Nische mit Kontrastfüllung und evtl. Luftblase darüber, evtl. auch als Kontrastfleck zurückbleibend

nach sonstiger Magenentleerung, dies namentlich bei Ulcus penetrans, aber manchmal erst erkennbar bei bestimmter, z. B. schräger Stellung; evtl. bestehen die Symptome von Sanduhrmagen oder von Pylorusstenose mit Magenerweiterung, Sekretionsschicht, gesteigerter Peristaltik bzw. Stenosenperistaltik, Entleerungsverzögerung, Rest und Rechtsverzerrung, oder eine schneckenförmige Einrollung des Magens); weitere Aufklärung bringt das Reliefbild der Magenschleimhaut.

7. Gastroskopie.

Komplikationen:

1. Stuhlverstopfung (oft).

2. Chlorose.

3. Neurasthenie und Hysterie.

4. Lungenschwindsucht (bisweilen).

5. Abmagerung und **Anämie** evtl. mit **Inanition.**

6. Stenose spez. Narbenstenose, und zwar entweder **Pylorusstenose** (mit Gastrektasie) oder **Sanduhrmagen** (durch Spasmus, Narbe oder Adhäsionen).

7. Carcinom spez. bei Ulcus callosum (wohl nicht ganz selten!), namentlich bei präpylorischem Geschwür (10—15%), dagegen selten bei hochsitzendem Geschwür, durchschnittlich in ca. 3—7%.

8. Blutung (in ca. 50%, spez. bei Geschwür der Hinterwand; durch Gefäßarrosion; evtl. tödlich durch einmalige große oder meist durch wiederholte größere oder kleinere Blutverluste; Mortalität 2,5—10%; Lebensgefahr droht bei Sinken des Hämoglobingehalts auf 50—20% und Steigen des Pulses auf 110—120).

Diagnose: Bluterbrechen und Blutstuhl sowie Zeichen der inneren Blutung (Aussehen der Körperenden, Pulsbeschaffenheit und Blutbefund.

Differentialdiagnose: sonstige innere Blutungen, spez. Hämoptoë, Ösophagusblutung bei Lebercirrhose, arteriosklerotische Blutung usw. sowie Blutkrankheiten.

9. Perforation, und zwar entweder frei oder gedeckt: a) in die freie Bauchhöhle mit Perforationsperitonitis (Perforation wird beobachtet meist, und zwar in ca. 80% bei Ulcus der Vorderwand; evtl. mehrfach; vorwiegend bei Männern zwischen 20 und 40 Jahren; meist nach prodromalen Ulcussymptomen bzw. langjähriger Vorgeschichte und einige Tage zuvor unter verstärkten Beschwerden, bisweilen aber auch ohne solche, überhaupt nicht selten ohne voraufgehende typische Ulcussymptome; im übrigen unter den Zeichen der Perforationsperitonitis [s. da, spez. unter plötzlichem, heftigem, lokalem Schmerz, manchmal ausstrahlend in die Schulter sowie ausgesprochener Druckschmerz und brettharte Bauchdeckenspannung, evtl., aber nicht immer Erbrechen, dazu Kollaps, Angstgefühl und Unruhe sowie Pulsveränderung, und zwar gewöhnlich erst -verlangsamung, dann -beschleunigung; ferner treten hinzu Leibeinziehung und später -auftreibung, Luftansammlung in der Bauchhöhle mit Verschwinden der Leberdämpfung usw.]; manchmal vielleicht ausgelöst durch Trauma, Sprung, Stoß, Heben, Brechakt, Röntgenmahlzeit u. dgl.) oder seltener, b) abgesackt mit perigastrischem Absceß, spez. subphrenischem (dabei Gefahr der Perforationsperitonitis) oder selten in benachbarte Hohlorgane (Quercolon, linke Pleura, Perikard, Bronchus, Gallen- und Harnwege, Bauchdecken) oder spez. bei Ulcus callosum übergreifend auf die Nachbarschaft (Pankreas, Leber, Milz, vordere Bauchwand) als sog. ,,Ulcus penetrans" mit ,,gedeckter" Magenperforation infolge Adhäsionsbildung, wobei die Symptome ähnlich wie bei Perforation, aber milder und die Aussichten auf Spontanheilung gering sind.

10. Multiple Geschwüre: 20—40%.

Differentialdiagnose: **1. Ulcus duodeni** (Anamnese; Geschlecht; späterer Schmerz; anderer Druckpunkt; seltener Erbrechen, spez. Bluterbrechen; selten Appetitstörung; Röntgenbild).

2. Carcinoma ventriculi (Anamnese, Alter, Kachexie, Fehlen von Salzsäure und Vorhandensein von Milchsäure, Tumor, Röntgenbild).

3. Cholelithiasis bzw. Cholecystitis, Appendicitis, Pankreatitis, Gallen-, Nierenkolik, Genitalerkrankung, Pleuritis, Adhäsionen usw.
4. Hernia epigastrica.
5. Nervöse Kardialgie bei Magenneurose (Schmerz unregelmäßig, auch weniger abhängig von der Nahrungsaufnahme und nicht verschwindend auf Ulcuskur, wohl aber auf Psychotherapie sowie ohne Blutstuhl und ohne typische Druckempfindlichkeit).
6. Tabische Krisen.
7. Neurasthenie und Hysterie.
8. Sonstige Magenleiden, spez. Hyperacidität.
Verlauf: Teils ohne, teils mit unbestimmten, teils mit typischen Beschwerden; häufig, spez. beim Korpus- (Frauen-) Ulcus ist Periodizität, d. h. Wechsel von Zeiten typischer Beschwerden und von Zeiten ohne Symptome, evtl. plötzlich katastrophal (Perforation oder Blutung).
Prognose: Spontanheilung möglich, aber nicht ohne Gefahr von Rückfall oder Komplikation; Tod in ca. 25% an Inanition, Lungenschwindsucht, Carcinom, Blutung oder Perforationsperitonitis; in letzterem Fall ist die Prognose ohne Operation infaust, im übrigen um so besser, je früher operiert wird: in den ersten 12 Stunden sterben 5—25%, in den ersten 24 Stunden 25—60% und nachher 60—80—100%.
Therapie: a) In der Regel, spez. in akuten Fällen **intern:** Bettruhe (4—6 Wochen); Diät (sog. Leube-Lenhartzsche Kost: 1. Woche: Schleimsuppen, Milch, Sahne, Butter, Fleischgelee; 2. Woche: Reis oder Grieß, Eier, Kalbshirn; 3. Woche: Keks, Kartoffelmus und geschabtes Fleisch oder Schinken; 4. Woche Nudeln, Weißbrot, Fleisch; im allgemeinen flüssig bis breiig, reizlos und eiweißreich; cave mechanisch (Brotrinde) oder chemisch reizende (Essig, saurer Wein, Salz, Gewürze, Gurken, Zwiebeln, Rettig, Speck, gepökeltes Fleisch, marinierter Fisch) oder blähende Speisen (Schwarzbrot, frisches Obst, Klöße, Kraut und Kohl sowie kohlensäurehaltige Getränke; cave Alkohol spez. Bier und Tabak); Stuhlregelung durch Einläufe und milde Abführmittel (Karlsbader Salz, Darman, Rhabarber usw.); Belladonna bzw. Papaverin (z. B. Atropin 3mal tgl. ½ mg oder Eumydrin 0,015:15,0 10 bis 15 Tropfen 2—3mal tgl. oder Spasmolysin bzw. Spasmalgin oder Eupaco oder Pantollanzäpfchen) und Alkalien (Natron, Magnesia, Neutralon bzw. Belladonna-Neutralen, Palliacol, Gastrosil, Carbarom, Normacid usw.; z. B. Barella-Speisepulver oder Peptozon oder Rp. Extr. Belladonnae 0,4, Natr. bicarb., Magn. ust. aa 15,0 oder Rp. Pulv. Rhei., Magn. ust., Bismut. subnitr., Natr. bicarb. aā 5,0 beides 3mal täglich messerspitzweise nach dem Essen oder Extr. Belladonna 0,15, Extr. u. Pulv. Rhei. aa 1,5 zu 30 Pillen 1—2mal täglich 1 Pille oder Atropin- bzw. Eumydrinpillen ½ mg oder Höllensteinlösung 0,2—0,3:150,0 3mal täglich 1 Tee- bis Eßlöffel vor dem Essen in einem Glas Wasser [wegen Gefahr der Argyrie nicht anhaltend, am besten nicht länger als 6 Wochen] bzw. Targesinlösung ½—2¼% eßlöffelweise oder Wismut z. B. Bism. subnitr. oder carb. teelöffelweise, Gelonid astomachica, Bisenoterran).
Empfohlen wird auch die Sippy-Kur: stündlich 100 ccm Milch-Sahnegemisch, später Eier, Butter, Zwieback, Reis- und Haferbrei u. dgl. neben Alkalien.
Reizkörper (Novoprotin u. dgl.) oder Röntgenbestrahlung oder Histidin z. B. Larostidin (?).
Außerdem bei Schmerzen: Wärme, z. B. Prießnitz- oder Brei- oder Thermophorumschlag (Gummikissen, Karlsbader Flasche, elektrisches Heizkissen u. dgl.) bzw. Kurzwellenbestrahlung und Narkotika (Morphium, Codein usw. sowie Atropin- und Papaverinpräparate z. B. Gastretten), ferner Cycloform (5,0 zum Speisepulver) oder Sol. Cocain (0,1:100,0 teelöffelweise).
Bei gleichzeitiger Pylorusstenose, Gastrektasie, Gastroptose: s. da!
Bei Blutung: Bettruhe, absolute Diät und später eisgekühlte Milch, Butter u. dgl., Eisblase, Morphium, Atropin (1—3 mg subc.) und Haemostyptica,

auch Adrenalin (6—30 Tropfen in Wasser alle 2 Stunden), Calcium, Vitamin C (z. B. Fructamin u. a.), evtl. Bluttransfusion.

b) Sonst, d. h. bei Versagen der internen Therapie mit evtl. wiederholter Ulcuskur spez. bei dauernden Schmerzen mit Ernährungsstörung, sowie bei callösem und penetrierendem Geschwür oder bei Komplikationen: Stenose, sowie Blutung und Perforation (s. o.) **chirurgisch,** und zwar entweder:

a) Palliativ: Gastroenterostomie spez. bei Pylorusgeschwür oder -narbe mit Stenose, auch sonst, spez. bei callösem, dagegen nicht bei einfachem Geschwür bessernd und meist heilend (soweit nicht die Resektion als sicherer vorzuziehen ist, welche allerdings aus allgemeinen oder örtlichen Gründen unmöglich sein kann) durch Magenentlastung und Säureneutralisierung bzw. -beschränkung seitens des alkalischen Gallen-, Pankreas- und Duodenalsekretes (sog. „innere Apotheke" nach Roux), aber Gefahr von Rezidiv, Ulcus pepticum jejuni und Carcinom, sowie Notwendigkeit diätetischer und medikamentöser Nachbehandlung. Mortalität gering (ca. $2\frac{1}{2}$—$7\frac{1}{2}\%$). Heilungserfolg nicht sicher, jedenfalls viel schlechter als bei Resektion; daher nur angezeigt bei inoperablem Geschwür, soweit nicht hier die palliative Resektion vorzuziehen ist.

β) Radikal: Resektion, und zwar bei pylorusfernem Geschwür als Querresektion (bei Ulcus gut vertragen und gut wirksam, spez. angezeigt bei callösem und bei fortdauernd blutendem Ulcus, jedoch evtl. ungenügend bei multiplen, spez. zugleich pylorischen Geschwüren sowie nicht absolut schützend vor Rezidiv, auch gefährlich bei schlechtem Allgemeinzustand) oder bei Pylorusgeschwür, spez. bei carcinomverdächtigem Pylorusresektion oder bei nicht resezierbarem Geschwür Palliativresektion unter Fortnahme von $^2/_3$ Magen samt Antrum und Pars pylorica. Excision mit oder ohne Gastroenterostomie ist als unsicher (Veränderung in der Umgebung des Ulcus und Fortbestehen von Stauung und Hyperacidität!) und als nicht ohne Nachteil (Verzerrung der Magenform!) nur ausnahmsweise erlaubt, dies spez. bei Blutung oder bei Perforation, wenn eine andere Operation in Hinblick auf den Allgemeinzustand nicht ratsam erscheint. Resektionsmortalität 10 (5—20)%. Heilungserfolg meist sicher.

Bei Pylorusstenose oder Sanduhrmagen: s. da!

Bei Blutung: Bei frischer bedrohlicher in der Regel intern (Ruhe; parorale Ernährung; Eisblase; Morphium; Atropin subc. mehrmals 1—3 mg; Larostidin einige Kubikzentimeter intramuskulär; Haemostyptica, spez. Gelatine, Calcium, Redoxon, Sangostop, Clauden usw. und Bluttransfusion evtl. wiederholt, sowie Analeptica); nur ausnahmsweise, spez. bei wiederholter Blutung: Operation, und zwar: Gastroenterostomie evtl. mit Umstechung am Geschwür oder an den benachbarten Magenarterien der kleinen Kurve oder im Notfall Jejunostomie, aber in der Regel keine Resektion (wegen zu hoher Mortalität!) im frischen Fall, wohl aber bei chronischer, also wiederholter stärkerer Blutung. Zuvor Bluttransfusion. Mortalität beträgt für das blutende Magengeschwür bei innerer Behandlung ca. 10%.

Bei Perforation: Sofort (!) Laparotomie median längs über dem Nabel in Lokalanästhesie oder Äthernarkose nach Magenausheberung mit doppelter Magennaht unter Netzdeckung, evtl. nach Geschwürexcision nebst Ausspülen der Bauchhöhle; bei befriedigendem Allgemeinzustand spez. bei Pylorusulcus bzw. -stenose (aber sonst nicht durchaus angezeigt, spez. nicht bei Kreislaufschwäche!) evtl. dazu Gastroenterostomie (zwecks Entlastung, Geschwürausschaltung, Ernährungsmöglichkeit und Dauerheilung!) oder besser (da die Gastroenterostomie die Gefahr des Ulcus pept. jejuni hat), namentlich bei pylorusfernem Ulcus evtl. Resektion; im Notfall, nämlich bei schlechtem Allgemeinzustand auch Gastrostomie unter Benutzung der Perforationsstelle für den Magenschlauch nebst Netzmanschettenbildung um das Gummirohr von der Perforation bis zum Peritoneum parietale (nach Neumann) oder spez. bei kardianahem Ulcus Jejunostomie.

b) Zwölffingerdarmgeschwür (Ulcus duodeni).

Entstehung: Vgl. Magengeschwür; am häufigsten ist auch hier das peptische Geschwür (lokale Ernährungsstörung durch Gefäßkrampf und Hyperacidität?), seltener das nach ausgedehnter Verbrennung oder Erfrierung, Abnabelung, abdominellen Krankheitsprozessen und Operationen, spez. Netzunterbindungen (Thromboembolie?) und selten das nach Trauma, Fremdkörper, Gallenstein usw., sowie bei Tuberkulose, Syphilis und Typhus des Darms.

Vorkommen: Nicht selten, wahrscheinlich ungefähr ebenso häufig wie Magengeschwür; meist in mittlerem und höherem Alter (30—50 Jahre und mehr); anscheinend viel häufiger bei Männern.

Lokalisation: Meist in der Pars sup., spez. (95%) in den ersten 1—4 cm hinter dem (fühlbaren) Pyloruswulst bzw. hinter der (bei der Operation sichtbaren) V. pylorica, also suprapapillär im sog. Bulbus duodeni (Fehlen des neutralisierenden Gallen- und Pankreassekrets!). Hinterwand ist häufiger betroffen als Vorderwand.

Zahl: Meist solitär, bisweilen mehrfach; öfters kombiniert mit Magengeschwür, aber seltener als dieses callös.

Symptome:

1. Schmerz: Meist, aber nicht immer typisch, und zwar ziemlich spät (1—4 Stunden) nach der Mahlzeit („Spätschmerz"), spez. nach mechanisch oder chemisch reizender („Nahrungsschmerz"), öfters aber auch nüchtern, daher nachts und dann durch Nahrung (Keks, Milch, Cognak usw.) gelindert („Hungerschmerz" oder „Nachtschmerz"), bisweilen periodisch, spez. im Winter bzw. Frühjahr und Herbst oder nach Erkältung, Aufregung, Anstrengung usw. für einige (2—6) Wochen, manchmal aber fehlend für Monate bis Jahre trotz Fortbestehens des Geschwürs; der Schmerz ist stechend bis bohrend und strahlt meist nach der Brust aus, sowie **umschriebene Druckempfindlichkeit** (etwas rechts von der Mittellinie; festzustellen durch Betasten oder durch Beklopfen mit Finger, Perkussionshammer u. dgl.; auch ist der Druckpunkt vor dem Röntgenschirm zu lokalisieren und abzugrenzen gegenüber Gallenblasenschmerz u. dgl.; dorsal besteht oft ein Druckpunkt entsprechend D 6—8, meist 7 rechts [ebenso wie bei Pylorusulcus] und Verschwinden der Schmerzen bei entsprechender Leitungsanästhesie) und evtl. **Muskelspannung** bzw. Resistenz am rechten Rectus.

2. Bisweilen **saures Aufstoßen, Sodbrennen und Erbrechen** (ziemlich selten); Appetit meist ungestört.

3. Duodenalblutung, und zwar selten a) als Bluterbrechen und häufiger b) als Blutstuhl bzw. okkulte Blutung im Stuhl, wobei Blut im Magensaft fehlen kann.

4. Säure meist vermehrt, seltener vermindert.

5. Selten **Motilitätsstörung** als Pylorus- bzw. Duodenalstenose; evtl. Ikterus.

6. Röntgenaufnahme mit Kontrastmasse, nötigenfalls in verschiedener, spez. Rechtslagerung oder unter Kompression des untersten Duodenum (evtl., aber nicht immer und z. T. auch bei Gallenblasen-, Pankreas- u. dgl. Erkrankungen ist vorhanden: umschriebener Druckpunkt, Bulbusformänderung, evtl. [aber nicht immer, spez. nicht bei frischem oder oberflächlichem Prozeß, sonst aber in ca. 75%] Duodenalnische oder -tasche oder -zapfen, längere und stärkere Füllung des obersten Duodenalteils als sog. „Dauerbulbus" und evtl. Restschatten als sog. „persistierender Duodenalfleck", Rechtsverzerrung und Fixierung des Duodenum, Verkürzung der Pars sup., Verziehung der großen und kleinen Magenkurvatur, Hypermotilität des Magens mit ungewöhnlich tiefer Peristaltik und beschleunigter Entleerung, evtl. Stenose mit Magen- und Duodenumrest); doch finden sich auch bei anderen Krankheiten manchmal Dauerbulbus, Rechtsverziehung und -Fixierung des Duodenum und Hypermotilität.

Komplikationen: **1. Stenose** (durch Spasmus, Narbe oder Adhäsionen); selten; meist **supra-**, selten **infra**papillär, daher meist ähnlich Pylorusstenose; evtl. mit Ikterus oder selten mit Pfortaderkompression). Vgl. Duodenumstenose!

2. Carcinom (Ganz selten).

3. Blutung (häufiger, spez. bei dem Geschwür der **Hinter**wand bzw. hinten und unten; evtl. tödlich).

4. Perforation (häufiger, spez. bei dem Geschwür der **Vorder**wand bzw. vorn und oben, vorwiegend bei Männern und von schlechter Prognose; verdächtig auf drohende Perforation ist vorher nicht bestehender oder plötzlich auffallend gesteigerter Schmerz nebst Rectusspannung und Erbrechen; anschließend Perforationsperitonitis oder abgesackte, spez. retroperitoneale oder subphrenische Eiterung oder Deckung durch benachbarte Organe: Pankreas, Leber, Gallenblase usw. oder Durchbruch nach außen).

Diagnose: Vorgeschichte sowie klinischer und röntgenologischer Befund, auch Mageninhalt und Stuhluntersuchung.

Differentialdiagnose: Magengeschwür, -katarrh und -senkung, Duodenaldivertikel, Cholecystitis und Cholelithiasis, Pankreatitis, Appendicitis, Hernia epigastrica, Tabes u. a.

Differentialdiagnose, Verlauf und Prognose: Vgl. Magengeschwür; anscheinend seltener als bei diesem erfolgt Spontanheilung und vielleicht etwas häufiger Blutung (ca. 10%) und Perforation (ca. 20%); callöses Ulcus ist seltener; Carcinom kommt so gut wie nicht vor.

Therapie: Vgl. Magengeschwür! a) **Intern** (wichtig; daher genügend lange, auch nach Operation fortzusetzen; in ca. $66^2/_3\%$ heilend!); wichtig ist vor allem Ruhe und Diät, auch Belladonna und Alkalien, sowie Reizkörper, Larostidin usw.

b) **Chirurgisch.** α) Palliativ: Gastroenterostomie, spez. wenn Resektion unmöglich, aber mit Gefahr von Rezidiv und Ulcus pept. jejuni ($3—5\%$, spez. bei Männern und im jugendlichen Alter); Mortalität $3—5\%$; Heilung — 70%, evtl. außerdem, aber heutzutage wieder verlassen, Pylorusverschluß, welcher am sichersten, aber auch nicht vor Blutung und vor Ulcus pepticum jejuni schützend und eingreifend durch die unilaterale Pylorusausschaltung nach v. Eiselsberg, weniger sicher durch Duodenumfältelung, Umschnürung mit Seidenfaden, Fascie, Lig. teres hepatis od. dgl. erreicht wird (die Pylorusausschaltung ist schon wegen des dabei häufigen Ulcus pept. jejuni ungeeignet!).

β) Radikal: Evtl., spez. bei blutendem Geschwür Resektion, und zwar als Pylorusresektion, wobei man sich also auf die Pars horizontalis sup. beschränken soll, da andernfalls Verletzung von Blutgefäßen sowie von Gallen- und Pankreasgang und Aufgehen der Naht des nicht allseitig peritonealbedeckten Duodenum droht, oder, wenn das Geschwür nicht resezierbar ist, Resektion des Magens zur Ausschaltung als sog. Palliativresektion, wobei mindestens $^2/_3$ Magen samt Antrum und Pars pylorica entfernt werden; Mortalität $5—10\%$; Heilung bis 90%; Excision oder Einfältelung dagegen ist unsicher und bei multiplen Geschwüren oder bei Stenosegefahr ganz ungeeignet.

Bei Komplikationen (Blutung und Perforation sowie Stenose) vgl. Magengeschwür!

c) Ulcus pepticum jejuni post gastroenterostomiam.

Vorkommen: Bisweilen einige Wochen bis Monate bis Jahre nach Magenoperation, namentlich nach Gastroenterostomie, spez. bei solcher mit langer Schlinge, sowie bei vorderer, aber auch bei hinterer, und zwar bei Ulcus ventriculi und relativ noch häufiger bei Ulcus doudeni (Hyperacidität und Disposition!), dagegen ganz selten bei Carcinom sowie bei Magen-, spez. Pylorusresektion (in einem kleinen Prozentsatz außer bei der Methode Billroth I)·

Bevorzugt ist das mittlere Alter (30—50 Jahre); ältere Personen sind weniger gefährdet; Männer sind bevorzugt. Voraussetzung ist entsprechende Disposition. Beschuldigt werden als begünstigend Fehler der Technik: Seidennaht, Klemmendruck, Gefäßunterbindung, intramuskuläres Hämatom u. dgl. sowie Diätfehler.

Häufigkeit: ca. 3% und mehr, und zwar 3—30, meist 3—5% bei Gastroenterostomie und sogar 17—44% bei Pylorusausschaltung, aber nur ½% bei Resektion und 1,8% bei Palliativresektion.

Lokalisation: Bisweilen im zuführenden, in der Regel aber im abführenden Darmschenkel, und zwar meist nahe der Gastroenterostomiestelle, selten weiter unten.

Zahl: Öfters mehrfach.

Entstehung: Meist in den ersten 1—2 Jahren, aber öfters auch später nach mehr oder minder langer Beschwerdefreiheit.

Symptome: Neuerlicher, oft sogar stärkerer Schmerz nach dem Essen und Druckempfindlichkeit in der Nabelgegend oder links unterhalb davon, Resistenz mit Muskelspannung, Blutstuhl neben Verstopfung oder Durchfall, Erbrechen (bei Magen-Colonfistel evtl. kotig), Stenose, Röntgenaufnahme mit Kontrastmasse von oben und evtl. auch von unten; evtl. Bauchfellreizung, Anämie und Abmagerung.

Komplikationen: Blutung und Perforation (in Bauchhöhle, Colon usw.). Fistula jejuno-colica erfolgt in ca. 20%; Symptome sind Durchfälle und Blähungen sowie kotiges Aufstoßen und Erbrechen, dadurch rascher Verfall; Röntgenbild ergibt schnelle Magenentleerung und Colonfüllung bei Kontrastmasse von oben, sowie Magen- und Duodenumfüllung bei Kontrastmasse von unten.

Therapie: a) **Intern** vgl. Magen- und Zwölffingerdarmgeschwür! (Die innere Behandlung ist zu versuchen, aber bei Versagen zu ersetzen durch die Operation).

b) **Chirurgisch:** Evtl. (aber eingreifend!) zweite Gastroenterostomie oder besser Excision des Ulcus oder am besten Resektion der ganzen Gastroenterostomiestelle mit anschließender Gastroduodenostomie oder besser mit Pylorusresektion, also radikal; nötigenfalls zuvor Jejunostomie und später Radikaloperation; anschließend interne Nachbehandlung wie bei Ulcus ventriculi bzw. duodeni für längere Zeit.

Prophylaxe: Radikaloperation (Resektion) des Magen- und Zwölffingerdarmgeschwürs; evtl. Gastroenterostomie am besten als hintere und mit kürzester Jejunumschlinge bei sogfältiger Technik (s. o.), sowie spez. bei Hyperacidität genügend lange Nachbehandlung (wie bei Ulcus ventriculi bzw. duodeni, spez. Diät und Alkalien nachher).

d) Darmgeschwüre (Ulcera intestini).

Ursachen: 1. Intoxikation (Quecksilbervergiftung). 2. Urämie. 3. Typhus und Paratyphus. 4. Dysenterie. 5. Tuberkulose, Syphilis, Lepra, Milzbrand usw. 6. Colitis ulcerosa. 7. Mesenterialgefäßthrombose und -embolie. 8. Dehnungsgeschwür. 9. Stercoral- oder Decubitalgeschwür. 10. Fremdkörper. 11. Verätzung. 12. Ulcerierte Tumoren, spez. Carcinome. 13. Incarceration. 14. Ulcus pepticum.

Symptome und Folgen: **1. Blutung:** Spez. bei Typhus; meist gering.

2. Perforation: Mit Peritonitis diffusa oder circumscripta oder innerer bzw. äußerer Darmfistel; bei Typhus häufig, auch in leichten evtl. ambulatorischen Fällen, meist in der 3. Woche, in der Regel in unterem Ileum, selten in Dickdarm oder Appendix, öfters mehrfach, von schlechter Prognose, sofort zu operieren mit Übernähung oder evtl. Darmresektion; sonst vgl. Peritonitis!

3. Stenose: Vgl. Ileus; bei Typhus nur ganz vereinzelt, häufiger bei Tuberkulose usw. (s. da).

H. Chronische Infektionen.

a) Tuberkulose.

Entstehung: a) Meist sekundär bei sonstiger, spez. Lungentuberkulose; hier wohl meist durch Verschlucken tuberkulösen Sputums (von der Mucosa aus) oder seltener fortschreitend von Peritoneum- oder Mesenterialdrüsentuberkulose (von der Serosa aus), b) öfters wohl auch primär, spez. bei Kindern durch Genuß von Milch, Butter usw. tuberkulöser Kühe (Typus bovinus!), oder durch Aufnahme von Tuberkelbacillen beim Herumkriechen auf dem Boden od. dgl. (Typus humanus!).

Vorkommen: Meist im mittleren Alter (zwischen 20 und 40 Jahren), nicht selten auch bei Kindern; meist besteht gleichzeitig Lungentuberkulose.

Formen: Geschwür oder tumorbildende Entzündung.

Lokalisation: Meist in der Ileocöcalgegend als Geschwüre oder oft unter reaktiver Bindegewebswucherung als hypertrophisch-stenosierender Ileocöcaltumor mit verwachsenen Mesenterialdrüsen und Netz, ferner sonst als Geschwüre in Dünn- und Dickdarm, ganz selten im Magen; Geschwüre sind meist multipel, selten solitär.

Symptome: Oft Durchfall, evtl. mit Schleim, Blut und Eiter, sowie mit Tuberkelbacillen (nicht immer vorhanden, sondern meist nur bei diffuser Darmerkrankung, dagegen öfters nicht bei isolierter spez. Ileocöcaltuberkulose, sowie schwer nachzuweisen, auch nicht ohne weiteres für Darmtuberkulose beweisend [z. B. bei gleichzeitiger offener Lungentuberkulose mit verschlucktem Sputum]); evtl. chronische Darmstenose mit Koliken, Flatulenz, Darmsteifungen, Erbrechen usw. oder spez. bei Ileocöcaltuberkulose Tumorbildung (circumscript, wurstförmig, hart, höckrig, wenig druckempfindlich, gedämpft-tympanitisch, palpatorisch und respiratorisch nicht oder kaum verschieblich), ferner Abmagerung, Anämie, hektisches Fieber, sowie sonstige Tuberkulose spez. des Unterleibs (Bauchfell- und Mesenterialdrüsentuberkulose). Röntgenbild mit Kontrastmasse von oben und unten (Hypermotilität, Ileumstenose, Spiegel, Füllungsdefekt oder Schattenlücke).

Diagnose: Jugendliches Alter, chronischer Verlauf, Durchfälle oder Darmstenosesymptome, Tuberkelbacillennachweis, sonstige Tuberkulose usw.

Folgen: Verwachsungen, Abscesse, Perforation (in Darm, Blase, Genitalien, Pleura, Venen, Bauchhöhle und Bauchdecken), chronische Darmstenose (in ca. 20%; oft mehrfach!) und Ileus.

Differentialdiagnose (spez. bei Ileocöcaltuberkulose): Perityphlitis, Aktinomykose und Carcinom, sowie sonstige Bauchgeschwülste.

Verlauf: Meist chronisch-progredient.

Prognose: Schlecht; Tod häufig durch Inanition, Ileus, Peritonitis (Perforationsperitonitis ist nicht häufig, häufiger umschriebene Abscesse), Sepsis, sonstige oder Miliartuberkulose; prognostisch wichtig ist der Befund von sonstiger, spez. Lungentuberkulose.

Therapie: Evtl., aber nicht bei ausgedehnter Darm- oder vorgeschrittener Lungentuberkulose operativ: Wenn möglich, spez. bei isolierter (z. B. Ileocöcal)-tuberkulose Resektion von Coecum und unterstem (meist ca. 30 cm) Dünndarm ein- oder zweizeitig mit Vorlagerung oder Darmausschaltung (aber nicht total, sondern mit Fistelbildung an beiden oder an einem Ende, z. B. Coecum); sonst bei schlechtem Allgemeinzustand oder bei starken Verwachsungen Enteroanastomie oder bei Ileus Enterostomie; im übrigen allgemein (vgl. Allg. Chirurgie!) und symptomatisch (Diät, Opium, Tannalbin usw., sowie Leibumschlag).

b) Syphilis: Meist im Mastdarm (s. da), vereinzelt im Magen und Darm.

c) Aktinomykose.

Entstehung: In der Regel von der Darmschleimhaut durch Verschlucken von infizierten Getreidegrannen u. dgl.; selten von Lungen, Urogenitalsystem oder Haut.

Lokalisation: Meist in der Ileocöcalgegend.

Symptome: 1. Zunächst Initialstadium ohne deutliche Lokalerscheinungen, 2. dann Tumor (charakteristisch infiltrierend nach der Fläche und Tiefe, sowie unbeweglich und bretthart, evtl. mit multiplen Erweichungsherden), 3. schließlich Fisteln (weit verzweigt, evtl. mit drusenhaltigem Eiter).

Diagnose: Drusennachweis, Bauchdeckenbeteiligung usw.

Komplikationen: Mischinfektion nebst Phlegmone, Sepsis, Amyloid oder Perforation (nach außen oder in Bauchhöhle, Darm, Genitalien, Blase, Nierenbecken, Pleura, Venen usw.); selten Kotfistel oder Darmstenose.

Verlauf: Chronisch über mehrere Jahre.

Prognose: Ohne Operation schlecht.

Differentialdiagnose: Perityphlitis, Tuberkulose und Carcinom, sowie Tumoren oder Abscesse von Bauchdecken, Nieren, Wirbeln, Becken und retroperitonealen Drüsen.

Therapie: Nur bei circumscriptem Tumor Anastomie, spez. Ileotransversostomie oder Resektion; sonst Incision und Exkochleation mit Jodoformgazetamponade sowie Allgemeinbehandlung (Jodkali usw.) und Röntgenbestrahlung.

d) Colitis ulcerosa bzw. gravis.

Wesen: Dickdarmkatarrh mit Geschwürsbildung.

Entstehung: Bisweilen anscheinend durch Strepto- und Staphylokokken; auch bei Sepsis; sonst Dysenterie usw.

Symptome: Eitrig-diarrhoische Stühle nebst kolikartigen Schmerzen und Tenesmus, sowie Fieber.

Komplikationen: Pericolitis, Perforation, Sepsis und Verfall.

Diagnose: U. a. Rektoskopie, Stuhluntersuchung und Röntgenbild mit Kontrastmasse.

Differentialdiagnose: Sonstige akute und chronische Infektionen (Ruhr usw., sowie Tuberkulose, Syphilis und Aktinomykose), Intoxikationen (Quecksilber usw.), Darmcarcinom und Colitis mucomembranacea (d. h. anfallsweise Durchfälle mit Koliken und mit Abgang von Schleim und Gewebsfetzen, aber ohne Blut und Eiter; vorwiegend beim weiblichen Geschlecht; auf Grund nervöser, spez. hysterischer Allgemeinerkrankung).

Prognose: In schweren Fällen schlecht; Mortalität bis 50%.

Therapie: Konservativ: Bettruhe, Diät (Wasserkakao, Tee, Mehlsuppen, Reis, Gries, Nudeln, Makkaroni, Zwieback, Toast, Rotwein, Huhn-, Taubenoder Kalbfleisch, Eier, Butter u. dgl., überhaupt schlackenarm und vitaminreich), Wärmeapplikationen (warmer Leibumschlag, Diathermie usw.), Adsorbentia (Tierkohle, Bolus usw.), Adstringentia (Tannalbin usw.) und Antiseptika (Yatren, Wismut usw.), Narkotika bzw. Spasmolytika (Morphium bzw. Opium und Atropin bzw. Belladonna) usw.; Reizkörper bzw. Autovaccine? Bluttransfusion; Einläufe mit 0,9% Kochsalz-, 2% Tannin-, $^{1}/_{10}$—$^{1}/_{5}$%о Höllensteinlösung od. dgl. b) Operativ: Evtl. Darmfistel (Colo- oder Appendicostomie) mit Spülungen unter Zusatz von Jodoform, Dermatol, Yatren, Wismut u. dgl. oder Anastomie (Ileosigmoidostomie) oder Resektion (Colektomie); zuvor Bluttransfusion.

Anmerkung.   Mesenterialdrüsentuberkulose.

Entstehung: a) Primär: In der Regel enterogen, und zwar entweder durch Genuß von Milch, Butter usw. tuberkulöser Kühe (Typus bovinus) oder durch Verschlucken von tuberkelbacillenhaltigem Material, spez. Sputum (Typus humanus), letzteres namentlich bei Kindern (Herumkriechen und Unreinlichkeit!).

b) Sekundär: Fortgeleitet, spez. bei Darm- und Bauchfell-, ferner Urogenitaltuberkulose oder auf dem Blut- und Lymphweg bei Lungen-, Bronchialdrüsentuberkulose usw.

Vorkommen: Nicht selten, spez. bei Kindern um das 5.—10.—15. Jahr.

Lokalisation: Meist ileocöcal.

Path. Anatomie: Entzündung, Verkäsung, Vereiterung, Verkalkung (hier häufig!).

Formen: Akut oder chronisch.

Symptome: Bauchschmerzen (in der erkrankten Gegend, sowie um den Nabel und in der Lende; oft kolikartig, spez. im Zusammenhang mit der Peristaltik, manchmal plötzlich, dann ähnlich wie bei Appendicitis oder Peritonitis), Tumor (höckrig, derb bis hart, druckempfindlich, tiefgelegen, mehr oder weniger beweglich, dabei im Gegensatz zu Kottumor nicht peristaltisch, wohl aber manuell verschieblich außer bei Verwachsung) und Röntgenbild (Bauchübersicht nach Darmentleerung: mehrfache gehäufte und gesprenkelte Schatten; differentialdiagnostisch cave Schatten bei Nieren- und Uretersteinen, Phlebolithen, Kotsteinen, Eierstockdermoiden u. dgl., vgl. Nieren- und Harnleitersteine!), ferner zeitweise Darmstörungen mit Verstopfung oder Durchfall, sowie gelegentlich Erbrechen; evtl. Fettstuhl (Verlegung der fettaufsaugenden Lymphbahnen!); Appetitlosigkeit, Abmagerung, Schwäche, Anämie, Nachtschweiß und hektisches, oft aber nur geringes Fieber; Tuberkulinreaktion; sonstige, spez. Unterleibs-, Darm- und Bauchfelltuberkulose (sog. „Tabes mesaraica").

Diagnose: Allgemeinbefinden, Temperatursteigerung, Betastung einschl. Rektalpalpation, Röntgenuntersuchung, Tuberkulinreaktion, Probelaparotomie.

Komplikationen: Adhäsionsileus und Perforation mit Durchbruch in das Peritoneum (bei Mischinfektion eitrige Peritonitis) oder in Darm, Retroperitoneum, Bauchwand usw.; bisweilen Miliartuberkulose.

Differentialdiagnose: Appendicitis, Adnexerkrankung, Peritonitis, Magen- und Zwölffingerdarmgeschwür, Nieren- und Gallensteine, Mesenterialcyste, Wanderniere, Enteroptose, Adhäsionen, Hernia incipiens spez. umbilicalis Bauchfell- und Darmtuberkulose, sonstige Bauchtumoren, Ileus, Fremdkörper, Würmer usw.

Prognose: Im allgemeinen nicht ungünstig; oft verläuft das Leiden überhaupt latent, und häufig kommt es zur Ausheilung; jedoch drohen obige Komplikationen, spez. Ileus und Vereiterung sowie Darm- und Miliartuberkulose.

Therapie. a) Konservativ: Allgemein (Luft, Licht, Sonne, Ernährung, Leberthran oder Jod, Tuberkulin usw.) und lokal, spez. Bestrahlung mit künstlicher Höhensonne oder Röntgenröhre.

b) Chirurgisch: Ausnahmsweise: 1. Exstirpation beweglicher Drüsentumoren durch Ausschälung nebst Serosadeckung, bei Gefährdung der Darmernährung ausnahmsweise mit Darmresektion oder 2. Einnähen in die vordere Bauchwand (bei Unmöglichkeit der Entfernung); sonst u. U. Laparotomie nebst 3. Punktion und Jodoforminjektion mit Netzdeckung (spez. bei Absceß). 4. Jodtinkturpinselung (letzteres beides gelegentlich der Laparotomie), welche an sich schon günstig wirken kann, ähnlich wie bei Bauchfelltuberkulose. Bei Komplikationen, spez. Ileus oder Perforation: Operation.

J. Blinddarm- oder Wurmfortsatzentzündung (Perityphlitis s. Appendicitis).

Entstehung: Stets durch Infektion, und zwar a) in der Regel enterogenfortgeleitet vom Darmkanal nach Katarrh, Diätfehler, Verstopfung usw. in Form eines meist in den Lakunen der Appendix lokalisierten Primärinfektes, b) vielleicht auch, aber wohl seltener hämatogen-metastatisch nach Angina, Furunkel, Osteomyelitis, Sepsis usw.

Begünstigend wirkt vor allem Sekretstauung in dem Blindsack der Appendix (sog. „Cavité close") durch abnorme Länge (schwankend zwischen 1 und 30, durchschnittlich 8—10 cm, also ca. fingerlang bei Notizbleistiftdicke), Enge, Lage, Verwachsung, Knickung, Verdrehung, Krypten und Follikelreichtum, Gefäßversorgung, Brucheinklemmung (sog. „Appendicitis im Bruch-sack"; meist bei Leisten-, sonst noch bei Schenkel- und Nabelbruch), Ge-schwülste, Würmer (Oxyuren, Askariden und Tänienglieder, sowie Tricho-cephalus dispar: sog. „Helminthen-Appendicitis"), Kotsteine und Fremdkörper, (Haare, Zahnbürstenborsten, Samen- und Fruchtkerne, Gräten, Knochen, Holzspäne, Emaillesplitter, Nägel, Nadeln, Schrotkugeln, Perlen usw.: sog. „Fremdkörperappendicitis"; Wirkung indirekt durch Kugelventilstauung oder durch Druckgeschwür), Trauma (sog. „traumatische Appendicitis"; Wirkung wohl nur im Sinne der Verschlimmerung und überhaupt wohl nur selten annehmbar, jedenfalls nur bei Zurückliegen des Trauma für einige Tage), Er-kältung (Wirkung wohl entweder als Folge eines begleitenden Darmkatarrhs oder als Folge des Primärherds: Angina, Pneumonie usw.) usw.

Krankheitserreger sind wohl verschiedene und diese meist kombiniert: Colibacillus, Strepto-, Staphylo- und Pneumococcus, Influenzabacillus, An-aërobier usw.

Vorkommen: Sehr häufig, wohl bei recht vielen Menschen; in jedem Lebensalter, spez. in der Jugend (10.—30. Jahr), aber selten im ersten Kindes-alter bis zum 2.—4. Jahr; bisweilen familiär (anatomische Disposition!), gehäuft-endemisch und periodisch (spez. im Frühjahr und Herbst); oft nach Angina, Influenza usw.; anscheinend in der neueren Zeit häufiger infolge unzweckmäßiger Lebens- und Ernährungsweise (viel Sitzen und Fleischgenuß!), spez. bei Kulturmenschen.

Pathol. Anatomie und Einteilung.

I. Appendicitis acuta: 1. A. simplex s. catarrhalis, evtl. Hydrops. 2. A. purulenta, evtl. Empyem. 3. A. gangraenosa, evtl. perforativa. Bei 2 und 3 kommt es meist zur Wandzerstörung; man spricht dann von einer destruierenden Form der A. im Gegensatz zu der bei 1 zu beobachten-den nichtdestruierenden; Folge destruierender Appendicitis sind Infiltrat, Absceß oder Sepsis.

Eine besondere Form ist die primäre Lymphangitis der Appendix, welche zu eitriger Einschmelzung des Gewebes oder zu Ileocöcaldrüsenver-eiterung führen kann; sie zeigt sich in hohem Fieber mit Schüttelfrösten und Blutbildveränderung, aber ohne ausgesprochenen Lokalbefund.

II. Appendicitis chronica (?).

Selten Tuberkulose (selten isoliert, meist bei Ileocöcaltuberkulose) und Aktinomykose sowie Tumoren (Polypen, Fibrome, Myome, Lipome, Sarkome, Carcinome und sog. Carcinoide d. h. unechte oder Pseudocarcinome (s. u.).

Symptome:

I. Akute Appendicitis.

1. Fieber (37,3—40,0⁰); dasselbe ist anfangs oft nicht hoch (z. B. 37,4—37,8) und ist evtl. auch rectal zu messen, woselbst die Temperaturerhöhung deutlicher sich darstellt als in der Achselhöhle; bisweilen besteht hohes Fieber mit Schüttel-frösten, u. a. bei primärer Lymphangitis.

2. Pulsbeschleunigung (80—100—120), selten -verlangsamung.

3. Initiales Erbrechen, Aufstoßen und Übelkeit gewöhnlich; zugleich meist Stuhlverstopfung, selten Durchfälle.

4. Belegte und trockene Zunge (in der Regel).

5. Schmerz (anfangs meist diffus, spez. in der Nabel- oder Magen-, später in der Ileocöcalgegend, bei Kindern auch öfters in Form von sog. „Nabel-koliken").

6. Druck- bzw. Klopfempfindlichkeit bei Betasten bzw. Beklopfen in der Blinddarmgegend, und zwar ungefähr am Mac Burneyschen Punkt, d. h. in der Mitte einer Linie zwischen Nabel und oberem vorderem Darmbein-stachel bzw. etwas tiefer bis herab zur Interspinallinie (Lanz) oder etwas höher bis zum Nabel (Kümmell) oder andernorts, und zwar je nach Lage der Appendix, auch Erschütterungsschmerz bei plötzlichem Niederdrücken und Wiedernachlassen in der Blinddarmgegend (Blumberg) oder bei Ein-

drücken des Colon desc. (Rovsing), sowie evtl. Druckempfindlichkeit des Peritoneum bei Palpation von Scheide oder Mastdarm („Douglasschmerz") aus; dazu Druckpunkt dorsal entsprechend D 10—L 4, meist L 1 und 2 rechts.

7. Lokale Bauchmuskelspannung (sog. „Défense musculaire"); diese fehlt aber manchmal, nämlich: 1. bei Empyem, 2. bei Lage der Appendix im kleinen Becken oder retrocöcal, 3. bei Schwartenbildung im Falle wiederholter Anfälle, 4. bei alten Leuten mit schlaffen Bauchdecken.

8. Hyperleukocytose (10000—30000) sowie Verschiebung des Blut bildes und Erhöhung der Blutkörperchensenkungsgeschwindigkeit (anfangs, spez. in den ersten 24 Stunden gewöhnlich nicht ausgesprochen, was für Adnexitis, Cholecystitis, Pyelitis, Colitis usw. sprechen würde).

Bei Sepsis und bei Peritonitis: s. da!

Bei circumscripter Peritonitis (sog. „Perityphlitis") außerdem: schmerzhafte und gedämpft-tympanitische Resistenz (bedingt wenig durch den verdickten Wurmfortsatz, vielmehr durch Infiltration, Exsudat und vor allem entzündlichen Konglomerattumor aus Darmschlingen und Netz).

Bei Absceß: Anhaltendes und ansteigendes Fieber evtl. mit Schüttelfrösten, Pulssteigerung (auf 100—120), schlechtes Aussehen, erneutes Erbrechen, sehr trockene und belegte Zunge, massiger Tumor (evtl. sicht-, jedenfalls fühlbar von außen oder vaginal bzw. rectal), Dämpfung, evtl. Fluktuation, evtl. Weichteilödem, starke Hyperleukocytose (über 20000).

II. Sog. Chronische Appendicitis (?): Dyspepsie mit Appetitlosigkeit, Abmagerung, Schwäche usw.; Stuhlverstopfung und Flatulenz; zeitweise Schmerzen (evtl. kolikartige: sog. „appendikuläre Koliken"; oft zusammenhängend mit der Peristaltik, bei Frauen auch zu Beginn der Menses) und Druckempfindlichkeit (bisweilen auch nach Rovsing bei Druck oder bei plötzlichem Nachlassen desselben über dem Colon descendens); Tastbarkeit des verdickten und empfindlichen Wurmfortsatzes (beim Anziehen der Beine in Hüften und Knien zwecks Bauchmuskelentspannung oder beim aktiven Erheben des gestreckten rechten Beines zwecks Entgegenbringens der Appendix durch den gespannten Psoas), lokale Muskelspannung und Hauthyperästhesie; anamnestisch oft außerdem ein oder mehrere akute Anfälle („sog. rezidivierende Appendicitis"), bisweilen aber auch keine solchen (sog. „Appendicitis larvata").

Diagnose: Wichtig sind allgemeine und vor allem lokale Entzündungssymptome, spez. Bauchschmerz und Druckschmerz sowie an erster Stelle (wenn auch manchmal fehlend s. o.) Bauchdeckenspannung und sonstige Bauchfellreizerscheinungen: Übelkeit, Erbrechen usw., welch letztere allerdings manchmal fehlen, nämlich bei der sog. „mesenterialen" Form); daneben ist wichtig Temperatur- und Pulsanstieg sowie Hyperleukocytose. Stets untersuche man auch rectal bzw. vaginal. Röntgenbild mit Kontrastmasse ergibt in chronischen Fällen ein oder gewissen Aufschluß über Lage, Größe, Form und Füllungszustand des Wurmfortsatzes.

Differentialdiagnose:

Bei I. Perimetritis (meist im Anschluß an Menses, Druckempfindlichkeit tiefer und mit den Genitalorganen zusammenhängend, evtl. doppelseitig, Fluor, Gonokokkenbefund, Brennen beim Wasserlassen, Genitalbefund, geringe Allgemeinstörung usw.), Pyosalpinx, Magen- und Zwölffingerdarmgeschwür, Bleikolik, Gallensteine und Gallenblasenentzündung, Pankreatitis acuta, Nieren- und Harnleitersteine, Wanderniere, Psoasabsceß, Pneumokokken- und tuberkulöse Peritonitis, Tuberkulose, Aktinomykose und Tumor des Darms spez. Coecumcarcinom, Appendixtumor, Divertikulitis, Entzündungtumor des Meckelschen Divertikels, Darmspasmus, Incarceration, Invagination, Ileus, Ovarialblutung bei geplatztem Corpus luteum, geplatzte Tubargravidität (Genitalbefund, Fehlen der Menses, Blut im Abdomen, Anämie usw.), Entzündung des retinierten Hodens, stielgedrehte Ovarialcyste und vereitertes Ovarialdermoid, Colitis und Enteritis, Darmspasmus, Typhus und Paratyphus (Hypoleukocytose, Milztumor, Pulsverlangsamung, Fehlen eines umschriebenen

Druckschmerzes usw.!), Mesenterialdrüsentuberkulose, Purpura abdominalis, (Blutstuhl!), Peritonitis, Beckenosteomyelitis, Aortenaneurysma, Intercostalneuralgie, Pneumonie spez. basale und Pleuritis (Lungenbefund), acidotisches Erbrechen der kleinen Kinder (Leib weich und schlaff; zugleich auffallend häufiges Erbrechen und Acetonurie), Spondylitis tuberkulosa, Bauchmuskelzerrung u. a.

Bei II. Außerdem: sonstige Adhäsionen und chronische Erkrankungen von Darm (Coecum mobile, Insufficientia valvulae Bauhini, Lanés king usw.), Magen, Gallenblase, Niere (Nieren- und Harnleiterstein sowie Hydronephrose), Blase, Adnexen usw., sowie Neurasthenie und Hysterie (nervöse Stigmata und Fehlen von Puls- und Pupillenwirkung beim Prüfen der Druckempfindlichkeit usw.): sog. ,,Pseudoappendicitis'', auch Dysmenorrhoe und Askariden.

Komplikationen:

1. Peritonitis diffusa (s. da). Die Entwicklung erfolgt im akuten Stadium bei gangränöser Appendicitis meist in den ersten 24—48 Stunden, seltener später, im Absceßstadium erst einige Tage nach dem Anfall, und zwar oft nach anfänglicher (trügerischer) Besserung, dies namentlich bei Kindern.

2. Peritonitis circumscripta, evtl. Absceß (ileocöcal, retrocöcal, lumbal, subphrenisch, retroperitoneal, retrofascial, pelvical d. h. im Douglas usw.); bisweilen auch Pleuritis (s. da).

3. Perforation in benachbarte Hohlorgane (Coecum, S. romanum, Ileum, Gallenblase, Harnblase, Uterus, Vagina) oder nach außen (in Nabel-, Lenden- oder Leistengegend).

4. Adhäsionen (mit Netz, Dick- oder Dünndarm, Genitalien, Bauchwand usw.).

5. Ileus (paralytisch oder adhäsiv); letzterer durch Verwachsungen mit Abknickung von Darmschlingen teils als Frühileus (d. h. meist in der 4. bis 8. Woche oder bisweilen schon früher), teils als Spätileus (d. h. nach Monaten bis Jahren).

6. Thromboembolie mit Mesenterialgefäßembolie, multiplen periportalen Leberabscessen, Sepsis.

7. Fistel mit oder ohne Kot; entstehend entweder spontan oder nach Operation (Gangrän, zurückgelassener Stumpfrest, Kotstein, Dränddruck usw.!).

8. Bauchbruch (nach Eiterung oder Operation).

9. Hydrops und evtl. (infolge Durchbruchs in die Bauchhöhle) Pseudomyxoma peritonei (s. o.).

Prognose: Stets dubiös; akuter Anfall geht oft in einigen Tagen zurück; sonst, d. h. bei destruierender Form mit Perforation, droht Übergang in Peritonitis circumscripta oder diffusa; Tod erfolgt meist an Peritonitis diffusa, seltener an sonstigen Komplikationen; besonders ungünstig ist auch Schwangerschaft und Geburt; Anfall rezidiviert in ca. 50% und kann dann in jedem Fall eine ungünstige Wendung nehmen; Mortalität beträgt bei interner Therapie ca. 10%, bei Operation ca. 1%, und zwar bei sofortiger oder baldiger Operation (Frühoperation) je nach dem Zeitpunkt ½—1—2%, bei späterer 5% (am 1. Tag ½%, am 2. 5, am 3. 10 und am 4. 20%).

Therapie. a) Nur ausnahmsweise intern, aber stets unter sorgfältiger Überwachung operationsbereit, d. h. unter sofortiger Hinzuziehung des Chirurgen oder am besten überhaupt auf der chirurgischen Krankenhausabteilung (sog. ,,bewaffneter Friede''): Bettruhe mit strenger Rückenlage (Unterschieber!); feuchtwarmer Umschlag oder Thermophor; absolute Diät, d. h. zunächst Fasten, später knappe und flüssige Kost (Schleimsuppen, Tee usw.); kein Abführmittel, spez. kein drastisches z. B. Ricinusöl und kein hoher Einlauf, auch kein Opium, evtl. Morphium (aber nicht anfangs; dabei Gefahr der Verschleierung des Krankheitsbildes!) und erst später kleine Einläufe oder Glycerinspritzen.

Magen- und Darm — Blinddarm- oder Wurmfortsatzentzündung. 653

b) Chirurgisch.

Operationsindikationen: 1. Im sicheren akuten Anfall: stets und sofort als sog. „Frühoperation", und zwar in den ersten 24—48—(72), am besten in den ersten 24 Stunden (mit jeder Stunde verschlechtert sich die Prognose, während die Sterblichkeit der Frühoperation sehr gering ist, jedenfalls geringer als bei Zuwarten, auch bei Frühoperation in den ersten 24 Stunden in der Regel die Bauchhöhle geschlossen werden kann, so daß das Krankenlager abgekürzt wird).

2. Im Intermediärstadium, d. h. nach 24—48—(72) Stunden: nur ausnahmsweise, und zwar nur bei fortschreitendem spez. wandständigem Absceß, Peritonitis, Ileus, Thromboembolie oder Sepsis, auch bei Infiltrat bzw. Conglomerattumor nur bei solchen Komplikationen.

3. Im Intervall, d. h. nach Abklingen aller Entzündungserscheinungen, und zwar je nach Schwere des Anfalls 6 Wochen bis 6 Monate später („à froid"; hier ungefährlich und segensreich!): bei ein oder gar mehreren schweren Anfällen sowie in den ersten Monaten der Schwangerschaft (sonst Rezidivgefahr mit ungünstigem Ausgang!) oder bei dauernden Beschwerden mit Beeinträchtigung des Allgemeinbefindens („soziale Indikation"), dagegen nicht bei reiner Neurasthenie und Hysterie u. dgl. Gelegentlich wird man auch bei sonstiger Laparotomie oder Herniotomie eine Appendix entfernen, namentlich wenn sie Beschwerden gemacht hat, vorausgesetzt daß es sich ohne Gefahr von Komplikationen ausführen läßt.

Technik der Appendektomie: In der Regel Allgemeinnarkose. Rückenlage evtl. mit leichter Tisch-Linkskippung oder mit Beckenhochlagerung. Hautschnitt längs oder schräg oder quer in Spinahöhe. Eingehen durch die Bauchmuskeln entweder pararectal als Rektusrandschnitt (unter möglichster Schonung der von außen herantretenden Gefäße und Nerven; auch bezeichnet als „Kulissen- oder Falltürschnitt") oder weiter außen zwischen Rektusrand und Darmbeinstachel schräg als Wechsel- oder Zickzackschnitt, d. h. wechselnd in der Faserrichtung der einzelnen Muskeln (weniger ergiebig!). Beiseitehalten der Muskeln mit stumpfen Haken. Im unteren Winkel epigastrische Gefäße schonen, sonst unter vorheriger doppelter Ligatur durchtrennen. Nach Eröffnung des Peritoneums Abstopfen der Bauchhöhle becken-, nabel- und leberwärts durch je eine Rollgaze mittels anatomischer Pinzette. Unter Vorziehen des an der seitlichen Bauchwand gelegenen und an den Tänien kenntlichen Blinddarms Entwickeln der in Fortsetzung der freien Tänie entspringenden Appendix mit Zeigefinger, Präpariertupfer oder Kletterligaturen (cave Zurücklassen eines Appendixrestes!). Isolieren der Appendix durch Abtrennen vom Mesenteriolum unter doppelten Ligaturen. Amputation der Appendix durch Durchquetschung an der Basis mit Kniehebelzange bis auf den resistenten Serosamantel, Seidenligatur in der Quetschfurche, Abklemmen unterhalb und Abtrennen zwischen Klemme und Ligatur mit dem Messer unter Nachjodieren oder Verschorfen mit dem Thermokauter. Versorgung des Appendixstumpfes durch Tabaksbeutelnaht und nochmalige Kreuzstichnaht sero-serös unter Einstülpen des Stumpfes mit feiner anatomischer Pinzette u. dgl. (cave dabei Abknickung des einmündenden Dünndarms!). Evtl. Austupfen der Bauchhöhle, spez. des kleinen Beckens. Reposition des Darms mit Netzüberbreitung. Bauchdeckennaht in Etagen (Peritoneum, hintere, vordere Aponeurosennaht, Hautnaht), evtl. mit Glasdrän in den Bauchdecken; bei Abscedierung Gummidrän mit oder ohne Jodoformgazedocht oder Zigarettendrän oder ausnahmsweise (bei Gefahr der Blutung) Schürzentampon. Nachbehandlung wie bei Laparotomie; spez. Wärme, Tröpfcheneinlauf, Darmanregung usw.

Bei Absceß: Incision und Dränage (am besten erst bei wandständig gewordenem Absceß, sonst unter Abstopfen der Bauchhöhle; Eingehen gewöhnlich abdominal, und zwar weit außen neben der Spina il. ant. sup. zur Vermeidung der freien Bauchhöhle und aus Rücksicht auf die spätere Appendektomie; bisweilen lumbal [bei retrocöcaler Lokalisation] oder perpleural [bei subphrenischem Absceß]; schließlich [bei Douglas-Absceß] rectal bzw. vaginal oder ausnahmsweise parasakral oder perineal; wenn möglich, [aber ohne zu wühlen und dadurch schützende Adhäsionen zu zerreißen oder Nebenverletzungen zu machen] mit Entfernung der Appendix, und zwar dies sofort, sonst jedenfalls später im Intervall [meist 6—8—12, meist 12 oder mehr Wochen nach Aufhören der Eiterung]) wegen Gefahr des Rezidivs, welches recht häufig (ca. 20—50%) eintritt, und zwar meist im 1. Jahr, aber evtl. auch noch nach mehreren Jahren — außer falls die Appendix verödet oder zerstört ist, was aber nur ganz ausnahmsweise eintritt.

Bei Peritonitis und Douglas-Absceß s. da!

Bei Thrombophlebitis mit Pyämie: Unterbindung der V. ileo-colica s. da!

K. Thrombose und Embolie der Mesenterialgefäße.

Entstehung. a) Arterien: Häufiger Embolie bei Arteriosklerose der Aorta ($^1/_3$) oder Herzleiden: frischer oder vor allem chronischer Endokarditis, sowie Klappenfehler, spez. Mitralfehler ($^2/_3$); seltener Thrombose bei lokaler Arteriosklerose oder Lues, sowie bisweilen bei Trauma, Operation, Fremdkörper, Darmverschluß oder -einklemmung, vielleicht auch Kompression durch tuberkulose Mesenterialdrüsen usw.

b) Venen: entweder α) primär, d. h. fortgeleitet bei Entzündungen im Wurzelgebiet der Pfortader (Appendicitis, Cholecystitis, Pankreatitis, Mesenterialdrüsenentzündung usw.), Operation (Appendicitis-, Bruchoperation usw.), Enteritis, Phlebosklerose (Alter, Lues, Alkoholismus), oder β) sekundär, d. h. deszendierend bei Pfortader- und Milzvenenthrombose.

Auslösend wirken Operation, Schwangerschaft und Geburt, körperliche Anstrengung, Defäkation usw.

Vorkommen: Selten; bevorzugt ist das mittlere Alter (20—70 Jahre); Männer erkranken doppelt so häufig als Frauen.

Lokalisation: Meist Vasa mes. sup. (höher, weiter und spitzwinklig!); seltener inf. oder beide; demgemäß ist betroffen meist der Dünndarm mit oberer Begrenzung an der Plica duodeno-jejunalis, seltener Dickdarm oder beide; Infarkt betrifft meist über 120, oft 300 cm, namentlich bei arteriellem, dagegen bei venösem gewöhnlich nur 30—60 cm, und zwar Jejunum, auch scharf begrenzt; gelegentlich multipel.

Pathol. Anatomie: Folge der Mesenterialgefäßthrombose und -embolie ist hämorrhagischer oder seltener anämischer Darminfarkt mit Gangrän oder (bei partieller Ernährungsstörung in der empfindlichen Schleimhaut) Ulcus mit nachfolgender Narbenstenose; Darmschädigung richtet sich nach Sitz der Zirkulationsstörung: sie kann u. U. (d. h. bei genügender Anastomosenbildung) ausbleiben, ist aber bei Sitz am Stamm der Vasa mes. sup. und inf. in der Regel vorhanden, und zwar ausgedehnt.

Symptome und Komplikationen: Kollaps mit Temperatursturz, heftiger kolikartiger Leibschmerz (anfallsweise akut beginnend und remittierend), Erbrechen (evtl. blutig oder fäkulent), Durchfall (evtl. blutig) oder Verstopfung bis Ileus, Meteorismus, Darmsteifung, druckempfindlicher Tumor der infarcierten Schlinge; später evtl. Ileus (durch Darmschädigung) oder Peritonitis (durch Keimdurchwanderung oder Darmperforation); außerdem Erscheinungen des ursächlichen Leidens (Herz-, Leber-, Nieren-, septisches) Leidens und der embolischen Begleiterscheinungen (in Nieren, Milz, Lungen, Gehirn, Extremitäten und Haut).

Formen: Diarrhoisch (15%), ileusartig (35%), gemischt (35%), symptomarm (15%).

Diagnose: Wichtig sind Darmblutung, Leibschmerz, Bauchauftreibung, Darmsteifung bzw. -tumor, Temperatursturz usw., sowie akuter Beginn und remittierender Verlauf; dazu (in $^2/_3$ der Fälle) Symptome des Grundleidens:

Endo- oder Myokarditis, Arteriosklerose oder Aortenaneurysma, Pfortader-thrombose, Appendicitis, Enteritis usw.; evtl. Probelaparotomie, zumal die Symptome mehrdeutig und durch die Komplikationen verdeckt sind.

Prognose: Sehr schlecht; meist Tod in ein bis zwei ($\frac{1}{4}$ der Fälle) oder in den ersten 8 Tagen ($\frac{2}{3}$) an Shock oder Peritonitis, bisweilen (spez. bei Arteriosklerose) in Wochen; selten Heilung mit oder ohne Geschwürsbildung.

Differentialdiagnose: 1. Ileus, spez. durch Invagination sowie Obturation oder Strangulation. 2. Peritonitis, spez. durch Perforation von Magen, Darm, Appendix, Gallenblase usw. 3. Intestinale Intoxikation und Infektion. 4. Abdominale Angiosklerose. 5. Pankreasapoplexie. 6. Darmgeschwür.

Therapie: Radikaloperation bzw. Probelaparotomie (baldigst, zumal mit Rücksicht auf die Unsicherheit von Differentialdiagnose, sowie von Ausdehnung und Grad der Darmschädigung; dagegen nicht bei schlechtem Allgemeinzustand, spez. bei vorgeschrittenem Herz-, Lungen-, Nierenleiden, Apoplexie, Lebercirrhose, Pfortaderthrombose, Sepsis, Peritonitis, Ileus usw.), und zwar möglichst mit Darmresektion (ein- oder nötigenfalls mehrzeitig mit Vorlagerung), sonst (nämlich bei schlechtem Allgemeinzustand sowie bei mehrfachem oder ausgedehntem Infarkt und Pfortaderthrombose) mit Kunstafter.

L. Megacolon spez. Megasigma oder Morbus Hirschsprung (Hirschsprung 1886).

Pathol. Anatomie: Erweiterung bei gleichzeitig langem Mesocolon, evtl. mit Wandverdickung und Verlängerung des Dickdarms, und zwar entweder des ganzen oder nur eines Teiles, spez. der Flexura sigmoidea (dabei kann betragen Länge letzterer bis 1—1$\frac{1}{2}$ m statt 30—75 cm, Umfang bis 35—70 cm statt 15 cm, Wanddicke bis $\frac{1}{2}$—2$\frac{1}{2}$ cm statt 1$\frac{1}{2}$ mm; oft ist der Darm mannsarm- oder gar oberschenkelstark und seine Kotmenge gewaltig).

Entstehung: a) Angeboren als abnorm großes Colon mit abnorm langem Mesocolon; dabei auftretend entweder gleich nach der Geburt bzw. kurze Zeit danach oder später am Ende des 1. Jahres, meist gelegentlich der Entwöhnung, also beim Übergang von der Brustnahrung zur gewöhnlichen Nahrung.

b) Erworben, d. h. zwar in der Anlage des langen Darmes angeboren, aber in der weiteren Ausbildung begünstigt durch voluminöse und blähende (spez. kohlehydratreiche) Kost oder durch Abknickung, Stenose, Spasmus, Tumor, Entzündung oder Klappenbildung im Mastdarm, Sphinkterkrampf durch Analfissur, Atresie, Verbrennungs- oder Operationsnarbe usw.; dabei auftretend erst im vorgerückten Alter.

Ursache: u. a. Sympathikotonie? (Manchmal besteht gleichzeitig Megacystis d. h. Harnblasenvergrößerung bei Schließmuskelreflexstörung.)

Vorkommen: Selten: bei manchen Völkern z. B. Russen (Kost!) häufiger (sog. „langer russischer Darm"); männliches Geschlecht erkrankt 3—5mal häufiger als weibliches.

Symptome: Hartnäckige (evtl. wochenlange) Stuhlverstopfung, große (evtl. mehrere Kilogramm schwere) Kottumoren, Entleerung stinkender Kotmassen bei Rectaluntersuchung bzw. -ausräumung, Dickdarmerweiterung (bei Inspektion, Palpation und Luft- oder besser Wasserfüllung des Mastdarms), Röntgenbild mit Wismut- oder besser mit Magneteisenstein- (Diaphanit-) Masse oder am besten mit entsprechender Beutelsonde, Leibauftreibung (Leibumfang kann betragen bei Kindern bis 50—100 cm, bei Erwachsenen bis 100—150 cm) mit flügelförmigem Abstehen der auseinandergedrängten Rippenbogen („Ballonmensch"), Zwerchfellhochstand und Bauchdeckenatrophie usw., Entfernung zwischen Schwertfortsatz und Nabel größer als die zwischen Nabel und Symphyse; evtl., namentlich bei älteren Patienten Koliken, Darmsteifungen und Erbrechen.

Folgen: Colitis, Pericolitis, Ulceration, Perforation mit Peritonitis (durch Dehnungsgeschwür), Volvulus (spez. bei Näherung der Fußpunkte der Flexura sigmoidea durch schrumpfende Perisigmoiditis), Ventilverschluß (durch Darmknickung mit Klappenmechanismus; meist zwischen den Fußpunkten oder seltener am Scheitel der Flexur), Abmagerung, Kachexie, Tetanie, Inanition (spez. bei Kindern), Verdrängungserscheinungen an den Brustorganen spez. Herz und Lungen mit Atmungs- und Kreislaufstörungen.

Diagnose: Hauptzeichen sind Stuhlverstopfung und Leibauftreibung, sowie Hyperperistaltik; evtl. Wasser- oder Lufteinführung rektal und Röntgenuntersuchung mit Metallsonde oder Kontrasteinlauf.

Differentialdiagnose: Ovarial-, Darm- usw. -tumor, Kottumor, Ileus, Bauchfelltuberkulose, Ascites, Rachitis mit habituellem Meteorismus usw., bei Neugeborenen auch angeborener Darmverschluß oder -verengerung.

Prognose: Oft Tod durch Inanition und Sterkorämie, bisweilen auch durch Perforation, Volvulus und Strangulationsileus; bei angeborenem Megakolon: 75% Mortalität der Säuglinge und auch noch später oft Exitus; überhaupt meist, namentlich in den schweren Fällen, Lebensdauer kurz (höchstens bis zum 6.—10. Jahr).

Therapie. a) **Intern:** Ballastlose Kost bzw. bei kleinen Kindern Brustnahrung, Kotentleerung (durch Abführmittel sowie vor allem Darmrohr und Einläufe, am besten mit Öl, evtl. manuell), elastischer Leibwickel, Massage, Elektrisieren, Bäder usw. (Meist nur vorübergehend erfolgreich, daher nur vorbereitenderweise!)

b) **Chirurgisch** (nicht zu spät, d. h. wenn in einigen Wochen die interne Therapie nicht zum dauernden Erfolge führt): Wenn möglich kausal (Sphinkterdehnung, Klappendurchtrennung); sonst

α) am besten radikal: selten (unsicher!) Colopexie und Coloplicatio d. h. Fixierung und Längsraffung des abnorm langen Mesosigma oder Querraffung des abnorm weiten Darms durch Zusammennähen von zwei Taenien im ganzen Dickdarmbereich evtl. mit Colopexie, besser Darmanastomose (z. B. zwischen den Flexurfußpunkten oder besser als Transversosigmostomie oder am besten als Ileosigmostomie) oder wegen Rezidivgefahr bei den genannten Verfahren am besten, wenn möglich, Darmresektion oder schlimmstenfalls Colectomie, und zwar wegen Nahtunsicherheit und wegen Allgemeinschwäche am besten mehrzeitig mit Vorlagerung oder mit Kunstafter, bei tiefem Sitz auch als Durchzieh-(Evaginations-)methode nach Grekow.

β) Bei schlechtem Allgemeinzustand mit dringlicher Operationsanzeige palliativ: Colostomie.

Sympathektomie d. h. Resektion des Plexus mesent. sup. und evtl. auch inf. sowie der beiden Grenzstränge des Sympathicus im Lumbalabschnitt 2, 3 und 4 und evtl. auch der parasakralen Nerven (?).

M. Darmdivertikel.

Entstehung: a) angeboren (z. B. im Duodenum, spez. im absteigenden pankreaswärts, im Dünndarm am Mesenterialansatz und schließlich im Dickdarm, spez. in Flexura sigm.; Meckelsches Divertikel s. da), b) erworben: α) durch Druck (sog. „Pulsionsdivertikel") z. B. Ulcus, Fremdkörper, Kotstauung usw., β) durch Zug (sog. „Traktionsdivertikel") z. B. Adhäsion, Tumor usw.

Formen: a) echte, d. h. mit normaler ganzer Darmwand und b) unechte, d. h. mit nur Teilen der normalen Darmwand (meist handelt es sich um Pulsionsdivertikel mit Ausstülpung von Mucosa und Submucosa durch Gefäßlücken).

Lokalisation: Meist in Dickdarm, spez. Colon descendens, Flexura sigm. und Mastdarm (bisweilen groß) als sog. „Grasersche Divertikel" in Form multipler Ausstülpungen der Mucosa bis unter die Serosa durch Gefäßlücken der Muscularis, seltener in Ileum und Jejunum, Duodenum, Appendix, Magen, Speiseröhre.

Vorkommen: Im mittleren bis späteren Alter.

Folgen: Kotretention, Dekubitalgeschwür, Entzündung (Divertikulitis) mit Sigmoiditis und Perisigmoiditis usw.; dadurch Schmerzen und Abgang von Schleim, evtl. Blut; auch Verwachsungen, Stenose, Absceß und Peritonitis; bisweilen auch Carcinomentwicklung (evtl. 25%).

Prognose: Viele Divertikel sind klein und machen überhaupt keine Störungen; im übrigen vgl. Folgen!

Diagnose: U. a. Röntgenaufnahme mit Kontrastmasse von oben oder unten (Divertikelfüllung; evtl. auch zurückbleibend nach Entleerung des sonstigen Darms).

Differentialdiagnose: Sonstige Entzündungen (spez. Appendicitis oder Tuberkulose) oder Tumoren (spez. Coloncarcinom).

Therapie: Evtl. Colostomie; sonst wenn möglich Radikaloperation.

Anmerkung. Duodenalhernien. Oft handelt es sich um angeborene Schleimhautduodenalhernien, namentlich in der Papillengegend, gelegentlich um Ulcustrichter, selten um Adhäsionen oder Gallensteine; meist bestehen keine Störungen, gelegentlich Entzündung sowie Pankreas- oder Gallenblasenerkrankung; nachweisbar durch Röntgenbild mit Kontrastmasse; evtl. Operation: Einstülpung oder Abtragung oder Resektion.

N. Entzündliche Darmgeschwülste.

Wesen: Chronisch-entzündliche Infiltration der Darmwand in Geschwulstform.

Entstehung: a) in der Regel am Darm: Diverticulitis, Colitis bzw. Pericolitis, Dysenterie, Geschwür, Fremdkörper, stumpfe und scharfe Verletzung, Verätzung, Darmeinklemmung usw.

b) Selten von außen: Bauchhöhlentamponade.

c) Ganz selten vielleicht auch metastatisch (?).

Lokalisation: Dickdarm, und zwar meist Colon ascendens (Typhlitis) und Flexuren, spez. Sigmaschlinge (Sigmoiditis bzw. Perisigmoiditis). Ähnliche Prozesse finden sich manchmal an sonstigen peritonealbedeckten Bauchorganen: Gallenblase und Adnexen sowie Netz.

Symptome und Folgen: Geschwulstbildung und Darmstenose bzw. -verschluß; bisweilen Fistelung und vielleicht auch Carcinomentwicklung (?).

Diagnose: Anamnese (Darmerkrankung usw.), Befund (Tumor über eine größere Darmstrecke und nicht höckrig) und Röntgenuntersuchung mit Kontrastmasse.

Differentialdiagnose: Spezifische Entzündung (Tuberkulose, Aktinomykose, Syphilis, Bilharziose) und Tumor (Carcinom und Sarkom).

Therapie: Darmresektion oder (bei ungünstigen lokalen Verhältnissen) -anastomie oder -ausschaltung oder (bei schlechtem Allgemeinzustand) Darmfistel, falls nicht die konservative Therapie genügt.

O. Dickdarmfunktionsstörungen einschl. Stuhlverstopfung und -stauung.

Ursachen und Formen: a) Als sog. „idiopathische oder habituelle Stuhlverstopfung" bei falscher (schlackenarmer) Nahrung, sitzender Lebensweise, schlechter Gewöhnung, schlaffer Muskulatur, Splanchnoptose, Neurasthenie und Hysterie, und zwar hier teils spastisch, teils atonisch, wobei aber das Bild der Dyskinese meist gemischt ist, dabei auch mit bedingt durch organische Leiden (b) oder Form- und Lageveränderungen des Dickdarms (c).

b) Als sog. symptomatische Stuhlverstopfung bei Gallen- und Nierensteinkolik, Entzündung der Bauchorgane, Magen- und Darmkatarrh, Dickdarmcarcinom, chronischen Herz- und Lungenleiden, Hirn- und Rückenmarkaffektionen usw.

c) Form- und Lageveränderungen des Dickdarms: α) teils angeboren, β) teils erworben, spez. durch Adhäsionen (sog. ,,Linitis plastica'') nach Peritonitis acuta und chronica, Appendicitis, Cholecystitis, Pankreatitis, Magen- und Darmgeschwür, Colitis, Diverticulitis, Kotstauung, Netztorsion, Netzentzündung, Brucheinklemmung, Tumor, Uterusretroflexion usw., und zwar an folgenden Stellen:

1. Colon ascendens bzw. Coecum: Meist bedingt durch einen abnorm weiten, gesenkten und beweglichen Blinddarm (,,Coecum mobile'' oder ,,Dilatatio coeci'', früher auch genannt ,,Typhlitis stercoralis'') evtl. mit abnorm langem und freiem Gekröse (,,Mesenterium ileo-colicum commune''), oft ähnlich einer chronischen Appendicitis (,,Pseudoappendicitis''), im übrigen charakterisiert durch ein abnorm weites, gesenktes und bewegliches, oft quatschendes Coecum, sowie durch ein entsprechendes Bild bei Röntgenaufnahme mit Kontrastmasse. Durch Adhäsion (z. B. nach Appendicitis) entstehen u. a. Lanes kink (d. h. Abknickung der untersten Dünndarmschlinge abwärts durch im kleinen Becken fixierten Strang) und Insufficientia valvulae ileocoecalis (Bauhini).

2. Flexura hepatica: In Form einer scharfen Knickung; selten.

3. Colon transversum: Girlandenförmig, und zwar U-, V- oder W-förmig herabhängend und evtl. in der tieferen Bauchhöhle spez. im Becken durch Netzstrang u. dgl. an Bauchwand, Bruchsack, anderen Bauchorganen usw. fixiert (,,Colo- oder Transversoptose, evtl. fixierte''); dadurch Abknickung des Dickdarms an den Fixationspunkten der beiden Kurvaturen; häufiger.

4. Flexura lienalis: In Form einer scharfen Knickung, wobei Colon transversum und descendens evtl. ,,doppelflintenartig'' weithin nebeneinander gelagert und evtl. miteinander durch Adhäsionen verwachsen sind (,,gutartige Stenose der Flexura linealis oder Flexurknickung, auch Payrsche Krankheit''); häufiger.

5. Colon descendens: Selten.

6. Flexura sigmoidea: Häufiger durch Adhäsionen (,,Perisigmoiditis'') oder durch Megasigma (s. da!).

7. Rectum: Durch abnorm starke Klappenbildung (hypertrophische Houstonsche Falten, d. h. Überbleibsel der Aftermembran am Übergang von Pars rectalis und analis).

8. Anus: Durch Sphinkterkrampf infolge Fissur, Hysterie u. dgl. (sog. ,,proctogene Obstipation oder Dyschezie'').

Im übrigen vgl. Darmstenose und -verschluß!

Einteilung: Man unterscheidet folgende Obstipationsformen, welche allerdings oft ineinander übergehen:

a) funktionell: Dynamisch und organisch;

b) topographisch: Colo- und proctogen; bei ersterer wiederum Ascendens-, Transversum-, Descendens-, Sigmatyp;

c) klinisch: Spastisch und atonisch.

Symptome: Stuhlträgheit mit festem, dabei knolligem oder bröckeligem oder schafkotartigem Stuhl (die Grenzen normaler Stuhlentleerung sind aber schwankend zwischen 1—3 Entleerungen täglich und 1 Entleerung in 24 bis 48 Stunden), Kottumoren, Meteorismus, Spasmen usw., evtl. chronische Dickdarmstenose (s. da) oder Ileus, letzterer meist als Occlusionskrise, spez. an den Flexuren durch Ventilverschluß nach blähenden Speisen oder Getränken (Festessen mit Schaumwein od. dgl.!) mit Stuhl- und Windverhaltung, Kolik und Erbrechen; dazu Kopfschmerzen, Schwindel, Mattigkeit, Appetitlosigkeit, Foetor ex ore, Flatulenz, Herzbeklemmung, Abmagerung, Depression und Nervenschwäche (sog. ,,Stuhlhypochonder'').

Diagnose: Stuhluntersuchung, Rectalpalpation, Rectoskopie, Mastdarmaufblähung oder -füllung, Röntgenbild mit Kontrastmahlzeit und vor allem mit Kontrasteinlauf, evtl. nebst nachfolgender Lufteinblasung unter Kontrolle der Verschieblichkeit des Darms bei Lagewechsel und bei Palpation sowie Schmerzpunkten.

Differentialdiagnose: Appendicitis, Adnexerkrankung, Gallensteine, Nierensteine, Magen- und Darmleiden, Wanderniere, Enteroptose, Neurasthenie, Hysterie, Tabes, Morphium-, Nicotin- oder Bleivergiftung, Hämatoporphyrie, Hypothyreose, chronische Darmstenose, Darmverschluß usw.

Therapie:

a) Konservativ (Hauptsache ist dabei regelmäßige Gewöhnung mit entspr. Darmerziehung!): Diät (nicht blähend; aber bei habitueller Obstipation reichlich, abwechslungsreich und vegetabilisch mit Pumpernickel bzw. Kleienbrot, Obst, Gemüse, Hülsenfrüchten, Honig, Marmelade, Fett, Öl, Mayonnaise, Butter, Käse, Milch; verboten ist Tee, Rotwein, Kakao sowie Heidelbeeren usw.: „sog. Hausmannskost"); Bauchmassage (manuell oder mit schrotgefüllter Holzkugel oder mit Vibrationsapparat); Elektrisieren; Hydrotherapie (Bäder, Duschen, Abreibungen, Packungen); Gymnastik (Spazierengehen, Aufrichten des Rumpfs aus liegender Stellung, Atemübungen, Gliederbewegungen, Turnen und Sport: Reiten, Rudern, Radeln, Schwimmen usw.); Stuhlregelung (Stuhlgewöhnung oder sog. „Darmdressur" evtl. mit Zigarre, Glas kalten Wassers usw.; Darmrohr, Glycerinspritzen bzw. -zäpfchen, Lecicarbon-Stuhlzäpfchen (Kohlensäureentwicklung!) und Einläufe mit nur wenig (bis $^{1}/_{4}$—$^{1}/_{2}$ l) Seifenwasser oder besser Oliven- bzw. Mohnöl; Abführmittel (möglichst selten, abwechselnd und mild z. B. Milchzucker, Honig, Apfel- und Pflaumenmus, Feigensirup, Laxinkonfekt, Tamarinden, Brotella, Fruchtsaft, Marmelade, Pfefferkuchen, saure Milch, Kefir, Apfel- oder Moselwein, Weintrauben, Leopillen, Elblaxans, Calomel, Sennes, Aloe, Rhabarber, Kurellas Pulver, Cascara sagrada, Darman, Istizin, Purgen, Agobilin, Paraffin, Regulin, Normacol, Nujol, Christolax, Purgolax, Mitilax, Petrolagar, Agarol usw., sowie Hamburger u. a. Tee oder Bitterwasser bzw. Kuren in Karlsbad, Marienbad, Franzensbad, Warmbad, Friedrichshall, Bilin, Kissingen usw.; evtl. manuelle Rectumausräumung).

In schweren Fällen wird empfohlen subaquales Darmbad, wobei der Patient in warmem Vollbad unter regulierbarem Druck einen hohen Einlauf erhält unter ständigem Zu- und Ablauf ohne Badewasserbeschmutzung; angezeigt u. a. bei Spasmus, Enteroptose, Megacolon, Divertikel u. dgl., auch bei Nieren- und Harnleitersteinen (s. da); nicht zulässig bei Herz- und Gefäßleiden sowie Darmentzündungen, spez. ulcerösen.

Außerdem bei Spasmen: Diät (Grobkost s. o.), Abführmittel (Paraffinpräparate z. B. Agarol), Einläufe (250 ccm 37⁰ C warmes Olivenöl abends einführen und über Nacht darin lassen), Wärme (heiße Bäder bzw. Sitzbad und Umschläge sowie Diathermie, Karlsbader Wärmflasche, Thermophor, Lichtkasten, Diathermie usw.) und Atropin bzw. Eumydrin oder Belladonna (als Pillen, z. B. Extr. Belladonnae 0,15, Pulv. u. Extr. Rhei $\overline{aa}$ 1,5 Nr. 30 oder Zäpfchen, z. B. Extr. Belladonnae 0,02—0,05, Ol. Cacao 2,0 oder Tropfen, z. B. Resorcin resubl. 5,0, Extr. Belladonnae 0,8, Codein. phosph. 0,5, Tinct. nuc. vom. 15,0, Tinct. Ratanhiae, Tinct. Opii $\overline{aa}$ 20,0 3 × tgl. 15—25 Tropfen oder Trousseausche Pillen: Rp. Fol. Belladonnae, Extr. Belladonnae $\overline{aa}$ 0,3 Succ. et Pulv. Liquiritiae q. s. ut f. pil. Nr. 30 tgl. 1—3 Pillen) und Papaverin bzw. Eupaverin, Papavydrin, Eupaco, Spasmalgin, Spasmolysin, Pantollan usw.

Bei Enteroptose: Leibbinde usw.

Bei Narben: Fibrolysin usw.

Bei Chlorose: Eisen usw.

Bei Neurasthenie: Brom usw.

Bei Hysterie: Psychotherapie usw.

b) Operativ: (ausnahmsweise; spez. bei organischer, namentlich mechanischer Störung: Stenose, Megacolon, fixierter Ptose, Tumor u. dgl., dagegen bei funktioneller Störung nur in allerschwersten und hartnäckigen Fällen, wenn alle konservative Therapie versagt, und zwar in Form der Resektion, meist

42*

linksseitiger Hemikolektomie, dagegen nicht bei Hysterie, Neurasthenie,
Tabes, Vergiftung usw.) Adhäsionslösung nebst Peritonealisierung (bei
Koloptose Netzlösung, bei Flexurknickung Niedrigerstellen der Flexur durch
Querschnitt und Längsnaht) oder evtl. Darmverbindung (Ileotransverso-,
Transversosigmo- oder Ileosigmostomie unter seitlicher Darmverbindung, doch
nur bei Stenose); sonst Darmresektion; im Ileusstadium auch evtl. Colo-
stomie (als Gasfistel oder als künstlicher After).

Bei Insufficientia valvulae ileocoecalis: evtl. Lösung von die Klappe
verzerrender Adhäsion.

Bei Coecum mobile bzw. dilatatum: Coecumresektion, auch
evtl. Cökopexie (Annähen des Coecums an die seitliche Bauchwand) oder
Cökorrhaphie (Verkleinerung durch Tabaksbeutelnaht) oder Coecoplicatio
(Längsfältelung zwischen vorderer und äußerer Tänie); gegebenenfalls kombiniert mit Appendektomie.

Bei Mastdarmklappenhypertrophie: Valvotomie.

Bei Sphincterkrampf: Sphincterdehnung.

P. Bauchadhäsionen.

Wesen: Verwachsung der bauchfellüberzogenen Eingeweide untereinander
oder mit der Bauchwand zufolge der großen Plastizität der verwundeten
Bauchfellserosa.

Pathologische Anatomie: Nach eintretendem Endothelverlust erfolgt
Fibrinexsudation und weiterhin Organisation vom lebenden Bindegewebe
her zu einem bleibenden Dauergewebe unter Neubildung von Gefäßen und
Zellen.

Entstehung: a) Angeboren.

b) Traumatisch, d. h. nach stumpfer oder vor allem scharfer Bauchverletzung.

c) Postoperativ, d. h. nach Laparotomie, und zwar mechanisch (Tupfen,
Schneiden, Kratzen, Nähen, Tamponieren usw.) oder chemisch (Äther,
Alkohol, Jodtinktur, Carbolsäure, Sublimat usw. sowie Blut, vielleicht auch
Galle und Harn) oder thermisch (Hitze usw.); begünstigend wirken Blutung
und Tamponade, sowie Darmruhe vgl. Prophylaxe! Vorkommen nach Bauchoperationen ist anscheinend häufig (angeblich bis ca. 90%), aber durch Beschwerden klinisch vortretende viel seltener (ca. 10%) und Ileus noch seltener
(ca. 1%). Begünstigend wirkt anscheinend Disposition, spez. Konstitution.
Im übrigen spielt eine Rolle die Grundkrankheit.

d) Entzündlich, d. h. nach Entzündungen (Appendicitis, Cholecystitis,
Magen- und Zwölffingerdarmgeschwür, Salpingitis, Parametritis, Peritonitis
acuta und chronica, auch tuberculosa, Mesenterialdrüsentuberkulose, Brucheinklemmung usw.) spez. bei sog. Adhäsionscentrum (Appendixstumpf, Kotstein, Ligatur, Fremdkörper usw.), sowie nach Fremdkörpern und Geschwülsten.

Typen (je nach Entstehung bzw. Lokalisation): z. B. am Dünndarm oberer
oder Gastroenterostomietypus, Ileocöcal- oder Appendicitistypus, Klein-
beckentypus; am Dickdarm Coecum, Colon asc., Flexura hepatica, Quercolon,
Flexura lienalis, Sigma (vgl. Dickdarmfunktionsstörungen!); sowie Magen-,
Zwölffingerdarm-, Gallenblasen-, Wurmfortsatz-, Genital- usw. Typus.

Formen: Strangförmig oder flächenhaft.

Symptome (sehr verschieden nach Entstehung bzw. Lokalisation; manchmal gering oder fehlend; manchmal bedeutend oder katastrophal): Schmerzen
bzw. Koliken (spez. als Zerrungsschmerzen; u. a. auftretend bei bestimmter
Haltung, z. B. Bücken oder bei Erschütterung, z. B. Niesen, ferner vor allem
bei Magen- und Darmtätigkeit, z. B. Nahrungsaufnahme und Peristaltik,
spez. nach blähender Kost, sowie bei Luftfüllung von Magen und Darm),
ferner Meteorismus, Obstipation, Flatulenz, Aufstoßen, Erbrechen,
Darmverschluß usw.

Komplikationen: Passagestörung mit Occlusionskrise oder (Strangu-
lations-)Ileus, sowie Abmagerung, Anämie, Neurasthenie usw.

Prognose: Spontanheilung ist möglich, auch in schweren Fällen, spez. nach Entzündungen; aber auch jederzeit, und zwar noch nach Jahren droht Ileus; bei Nachoperation können sich alte Adhäsionen wiederbilden oder neue entstehen; klinisch bedeutungsvoll sind weniger die flächenhaften als die strangförmigen Adhäsionen.

Diagnose: U. a. Magendarmaufblähung und Röntgenaufnahme mit Kontrastmasse von oben und von unten; auch mit Kontrolle der Verschieblichkeit bei Lagewechsel und bei Palpation; evtl. mit Pneumoperitoneum (Hypermotilität, Gasblasen und Flüssigkeitsspiegel, Passagestörung und Verschieblichkeitsverlust); evtl. Probelaparotomie. Wichtig ist auch Vorgeschichte (frühere Krankheiten oder Operation) und Symptomatik (anfallsweise Darmverschlußstörungen).

Differentialdiagnose: Neurasthenie und Hysterie, Entzündungen, Nieren- bzw. Ureter- und Gallensteine, Magen- und Darmgeschwür und -tumor, Lageveränderungen, Spasmen, Blasen- und Darmkatarrh, Abdominalangiosklerose usw.

Prophylaxe: Bei Laparotomie gute Technik: schonend, schnell, feucht, warm und aseptisch; cave mechanische (Tupfen und Reiben), chemische (Jodtinktur usw.) und thermische Reize (Hitze oder Abkühlung), sowie Tamponade und Blutung (daher möglichst primärer Bauchschluß unter Einschränkung der Dränage und vor allem Tamponade sowie sorgfältigste Blutstillung!); bei Wunden und Stümpfen (z. B. an Netz, Uterus usw.) empfiehlt sich Decken (sog. Peritonealisieren) durch Peritonealnaht, Netz od.dgl. Chemikalien (Gummi, Gelatine, Fette, Öle, Humanol usw.; Vogel empfiehlt Natr. citric. 0,05, Natr. chlorat 1,8, Sol. Gummi arab. ad. 200,0 steril und warm), als Gleitschmiere in die Bauchhöhle vor deren Schließung eingeführt sind dagegen fraglich und nicht unbedenklich. Frühzeitige Peristaltikanregung durch Spritzen bzw. Einläufe und durch Abführmittel per os und vor allem subcutan (Physostigmin, Neohormonal, Sennatin, Peristaltin, Hypophysin usw.), sowie durch Wärme (Licht- oder Heißluftkasten, Wärmekissen, Umschlag usw.), Massage, Elektrizität und Bewegungen (u. a. Atemgymnastik und Körperbewegung; evtl. Frühaufstehen); wichtig ist auch geeignete Lagerung, z. B. Seiten- und Beckenhochlagerung bei Bauch- und Bruchoperationen, spez. Linksseitenlagerung nach Appendektomie; vorher nicht zu stark abführen und hinterher bald Nahrung in kleinen Mengen.

Therapie: a) Konservativ: Wärme, (Umschlag, Heizkissen, Heißluftbad, Diathermie), Massage, Elektrizität und Bewegungen, sowie Darmanregung (vgl. Prophylaxe), sowie Diät, Stuhlregelung und Atropin bzw. Belladonna, Morphium usw.; zu versuchen Reizkörper, spez. Fibrolysin b) bei starken Beschwerden, spez. Stenoseerscheinungen: Operativ: Relaparotomie mit Lösen der Adhäsionen, spez. strangförmiger nebst Stumpfübernähung, gegebenenfalls nebst Entfernen evtl. Adhäsionscentrums (Appendixstumpf usw.); sonst ausnahmsweise (breite) Anastomose (z. B. bei rechtsseitiger Dickdarmknickung Ileo-Transversostomie und bei linksseitiger Colo-Sigmoideostomie) oder Darmresektion, aber nur im Notfall Darmfistel (Enterostomie oder Anus praeternaturalis; auch Appendicostomie als Gas- und Spülfistel).

Prognose: Rückfall ist nach Operation allerdings recht häufig.

Zusatz: Zuckergußdarm.

Ursache: Unbekannt, wahrscheinlich chronische Infektion (Rheuma, Tuberkulose u. a.).

Wesen: Schwielige Auflagerung des Darms neben etwas seröser Flüssigkeit in der Bauchhöhle (entzündlicher Ascites); wohl Teilerscheinung einer chronischen Entzündung der serösen Häute (Polyserositis s. da) neben gleichzeitiger Erkrankung von Leber und Milz (Perihepatitis und Perisplenitis) sowie Pleura und Perikard (s. da).

Symptome und Komplikationen: Meteorismus, Koliken, evtl. Erbrechen, Verstopfung, auch Ileus.

Operation: Laparotomie mit ergiebiger, aber schonender Darmbefreiung.

Q. Chronische Darmverengerung (Stenose).

Ursachen: a) **Im Darm gelegene Prozesse** (sog. Darmstrikturen): α) Geschwürsnarben nach Tuberkulose (meist, spez. im Dünndarm!), Dysenterie, Lues, Typhus (selten; meist bei jungen Leuten), Trauma, Fremdkörper, Kotstein, Dehnung, Intussusception, Brucheinklemmung (s. da). β) Geschwülste, spez. Carcinome.

b) **Außerhalb des Darms gelegene Prozesse:** Tumoren (z. B. Uteruscarcinom), Abscesse (z. B. Appendicitis, Cholecystitis, Perinephritis, Perimetritis) und Entzündungen bzw. Verwachsungen (z. B. obengenannte Entzündungen, sowie Diverticulitis) usw.

Lokalisation: Meist im Dünndarm.

Zahl: Solitär oder (nicht selten) multipel; letzteres spez. bei Tuberkulose und bisweilen bei Carcinom.

Formen und Symptome:

I. **Duodenalstenose** (bei Duodenalulcus, Cholelithiasis, Pankreasinduration, -tumor oder -cyste, Nieren- und Nebennierentumor, Paranephritis, retroperitonealen Lymphdrüsenaffektionen, Mesenterialdrüsen- und Bauchfelltuberkulose, Verwachsungen usw.):

1. Suprapapillär: Ähnlich wie bei Pylorusstenose (s. da); aber unterscheidbar durch Röntgenbild.

2. Papillär: Zurückhaltung von Galle (Ikterus) und Pankreassekret (Glykosurie und Verdauungsstörungen!).

3. Infrapapillär: Wie 2; dazu bei Magenspülung nach Klarwerden und ohne Pressen Gallenbeimengung.

II. **Dünndarmstenose:** Anfälle von lokalisierten Kolikschmerzen und Darmblähung, -steifung und -geräuschen (allgemein kollernde, gurrende oder pfeifende Geräusche, ferner an der Stenose Durchspritz-, oberhalb Plätschergeräusch; letzteres auch nach Magenausheberung fortbestehend), evtl. Leibauftreibung, Aufstoßen und seltener Erbrechen, Stuhlverstopfung oder Durchfälle, evtl. blutige; Harn spärlich und mit Indikanvermehrung; Röntgenaufnahme ohne und mit Kontrastfüllung von oben und von unten (evtl. lokale Retentionen in Form von Spiegeln und evtl. Luftblase darüber, auch Darstellung der Stenose!)

III. **Dickdarmstenose:** Ähnlich wie II; aber weniger ausgesprochen, vor allem Blähung entsprechend dem Dickdarm, sowie Verstopfung und Durchfälle nach voraufgehenden Verdauungsbeschwerden und Koliken; evtl. Stuhl übelriechend, sowie mit Blut, Schleim, Eiter und Tumorbestandteilen, bei tiefsitzender Stenose auch „band- oder schafkotartig" (aber keineswegs immer vorhanden und auch vorhanden bei einfacher Obstipation, sowie bei Hämorrhoidenknoten oder bei Nahrungsmangel!); Darmfüllung mit Luft oder Wasser; Röntgenaufnahme mit Kontrastfüllung vom Magen und vom Mastdarm (evtl. Schattenausfall oder -aussparung, sowie Stauung oberhalb); Rektoskopie; Rectalpalpation.

Diagnose: U. a. Röntgenaufnahme mit Kontrastmasse von oben und unten.

Folgen: Bisweilen, spez. bei entzündlichen Veränderungen Spontanheilung; sonst Inanition oder Obturationsileus (s. da).

Therapie: a) **Intern:** Diät (cave feste und unverdauliche Speisen!), Stuhlregelung (durch Darmrohr und Öleinläufe, evtl. milde Abführmittel), warmer Leibumschlag, Morphium und Atropin.

b) **Chirurgisch** (nicht zu spät, jedenfalls vor Inanition oder Ileus!): Darmresektion (spez. bei Carcinom) oder Darmplastik (d. h. Längsschnitt evtl. unter Narbenexcision und Quervernähung ähnlich wie bei Pyloroplastik; unsicher!) oder Darmanastomose (spez. bei starken Verwachsungen) oder Darmfistel (spez. bei Ileus).

R. Darmverschluß (Ileus).

Einteilung:

a) Mechanischer Ileus (d. h. mechanische Verlegung des Darms oder seines Lumens; bisweilen gefolgt von b: sog. „Kombinationsileus"):

a) Obturations- oder Occlusionsileus, d. h. durch Darmverstopfung, also von innen und ohne primäre Blutgefäßverlegung, und zwar entweder durch Lumenverlegung (durch Fremdkörper oder durch Darmwandveränderung) oder durch Druck von außen (angeborene oder erworbene Verengerung durch Narbe, innere und äußere Tumoren spez. Dickdarmkrebs, Entzündungen, Würmer, Kotsteine, Fremdkörper, Gallensteine usw.).

β) Strangulationsileus d. h. durch Darmabschnürung, also von außen und mit primärer Blutgefäßverlegung (Einklemmung in äußere oder innere Bruchpforten, Abknickung, Verdrehung, Einstülpung).

b) Dynamischer Ileus (d. h. Störung der treibenden Kräfte):

a) Paralytischer Ileus, d. h. durch Darmlähmung (an erster Stelle Bauchfellentzündung, ferner Bauchquetschung, Thrombose und Embolie der Mesenterialgefäße, Gallen- und Nierensteinkolik, eingreifende Bauchoperation mit vorherigem stärkerem Abführen, Eventeration usw., Operation, Quetschung oder Erkrankung an Nieren, Hoden, After, Bauchdecken usw., retroperitoneales Hämatom, centrale Pneumonie, Apoplexie, Wirbelbruch, Rückenmark- oder Nervenverletzung).

β) Spastischer Ileus, d. h. durch Darmkrampf (Fremdkörper, Würmer und Kotballen im Darm, Geschwüre und Entzündungen des Darms, Verletzungen, Operationen, Blutungen und Entzündungen der Organe in der Bauchhöhle und deren Nachbarschaft: Magen, Darm, Milz, Nieren usw., auch Bruchoperation, Gravidität, Hoden- und Eierstocktorsion, Appendicitis, Gallen- und Nierensteine, Magen- und Darmgeschwür u. a., Tabes, Hysterie, Bleivergiftung usw.). Der spastische Ileus tritt in seiner praktischen Bedeutung zurück vor dem paralytischen. Ersterer wird behandelt mit Vagus- und letzterer mit Sympathicusschwächung.

Verlauf: Akut oder chronisch, evtl. intermittierend bzw. rezidivierend. Akut sind die meisten Arten des Strangulationsileus (außer Volvulus) und vom Obturationsileus der Gallensteinileus sowie alle Arten von spastischem und paralytischem Ileus; chronisch sind von den Arten des Strangulationsileus der Volvulus und die meisten Arten des Obturationsileus, namentlich der durch Carcinom oder Tuberkulose; intermittierend ist öfters der Volvulus und die tuberkulöse Art des Ileus.

Symptome: Zunächst plötzlicher und heftiger Kolikschmerz, Kollaps und initiales Erbrechen. Dann vollkommene Stuhl- und Windverhaltung (evtl. kommt allerdings noch etwas Stuhl aus dem untersten Dickdarm, namentlich auf Einlauf); Leibauftreibung, -spannung und -tympanie mit Darmblähung (bei Dünndarmverschluß vorwiegend in der Leibmitte, bei Dickdarmverschluß entsprechend dem Colonrahmen), mit Darmsteifung (evtl., nämlich bei Strangulation lokal als „stehende Schlinge", spez. auf Schlagen mit naßkaltem Handtuch oder auf Beklopfen: v. Wahlsches Symptom) und mit besonders reichlichen und lauten Darmgeräuschen (metallisch-klingend oder kollernd-polternd, nämlich bei gelähmtem Darm mit Gas- und Flüssigkeitsfüllung, also beim paralytischen Ileus); Aufstoßen, Singultus und Erbrechen (erst aller Speisen, dann gallig, schließlich fäkulent: sog. „Miserere", d. h. mit übelriechenden und bräunlichen, also wie dünner Stuhl aussehenden Massen infolge fortgeschrittener Fäulnis des Inhalts im oberen Dünndarm und Magen). Atemgeräusch und Herztöne auffallend deutlich sowie metallisch-klingender Aortenton (infolge Resonanzverstärkung durch den gelähmten, gasgefüllten Darm). Harn vermindert und bei Dünndarmverschluß indikanhaltig. Schließlich Kollaps mit verfallenem Gesichtsausdruck, eingesunkenen Augen, vorstehenden Backenknochen, spitzer Nase, matter

Stimme, trockener Zunge, Foetor ex ore, kaltem Schweiß, Cyanose, kühlen Extremitäten, frequentem und kleinem Puls, Euphorie usw.

Bei mechanischem Ileus besteht motorische Unruhe, flaches Abdomen oder lokalisierter Meteorismus, kolikartige Schmerzen und meist normale Temperatur, dagegen bei dynamischem Ileus Darmlähmung, diffuse Leibauftreibung und konstanter Schmerz oder nur Spannung, dazu außerdem bei Entzündung Bauchdeckenspannung sowie Fieber und u. U. Hyperleukocytose.

Bei Strangulationsileus (im Gegensatz zum Obturationsileus) bestehen stürmisch und intensiv einsetzende Symptome, also frühzeitig Kollaps, spez. kleiner Puls, dauernder Schmerz und öfteres Erbrechen, ferner Exsudat im Bauchraum und lokaler Meteorismus.

Bei Dünndarmileus besteht stürmischer Beginn, heftiger Schmerz, baldiges, starkes und evtl. fäkulentes Erbrechen, halbkugelige Leibauftreibung in der Mitte, starke Peristaltik und deutliche Indicanurie; bei Dickdarmileus dagegen langsamer Beginn, spätes Erbrechen, Leibauftreibung entsprechend dem Colonrahmen, geringer Schmerz, geringe Peristaltik und keine Indicanurie (außer bei länger bestehendem Verschluß!).

Diagnose (festzustellen ist Vorhandensein, Sitz und Art des Darmverschlusses!): Anamnese (Erkrankungen bzw. Operationen der Bauchorgane: Appendicitis, Cholecystitis, Perimetritis usw., sowie Blei- u. a. vergiftung, Gallensteinleiden usw.), Operationsnarben, Alter (bei Kindern ist häufig Invagination, bei alten Leuten Carcinom), Inspektion (stehende Schlinge!), Palpation (Tumor!), Auskultation (klingende Darmgeräusche!), Untersuchung der Bruchpforten (äußere Incarceration!), rectale und vaginale Untersuchung (Atresie, Tumor, Invagination, blutiger Schleim, Kotballen usw.), Magen- und Darmrohreinführung, Einlauf, Röntgenbild evtl. mit Kontrastfüllung von unten (am besten zunächst Leeraufnahme im Stehen, dann Kontrasteinlauf evtl. mit Luftnachfüllung!) und evtl. auch (aber vorsichtig und nur mit geringer Menge und mit dünnflüssiger Masse, jedenfalls nur bei Fehlen ausgesprochener Ileussymptome!) von oben (Spiegel und Gasblasen, sowie Stenose!), Rectoskopie, Blutabgang (Invagination!), Untersuchung von Harn (Indikanvermehrung, und zwar um so früher, je höher die Stenose sitzt; sie kann aber fehlen, namentlich bei Dickdarmileus anfangs und kommt auch vor bei anderen Krankheiten z. B. Peritonitis!) und Blut (Chloridverminderung; sie kommt aber auch vor bei anderen Baucherkrankungen mit Erbrechen sowie bei Leber- und Nierenleiden!), Kolik, Erbrechen, Stuhl- und Windverhaltung, Meteorismus, Darmsteifungen, Probelaparotomie.

Differentialdiagnose: Peritonitis, Bleikolik, Gallensteine, Nierensteine, perforiertes Magen- und Zwölffingerdarmgeschwür, Cardialgie, tabische Krise, Magendilatation, Blasenfüllung, Pancreatitis acuta, retroperitoneale Blutung, Krankheit oder Verletzung (Nierenverletzung, -eiterung, -steinkolik, Wirbelbruch u. dgl.), Angina pectoris, Mesenterialgefäßsklerose, Tubenruptur, stielgedrehte Ovarialcyste oder Netzgeschwulst, akuter Darmkatarrh, Mesenterialgefäßthrombose und -embolie, innere und äußere Einklemmung, Urämie, Coma diabeticum, Hysterie, Blei- u. a. vergiftung, perniciöse Anämie usw.

Prognose: Selten Spontanheilung durch Abgang von Kotmassen, Gallensteinen, Fremdkörpern und Würmern, Zerfall von Tumoren, Lösung von Einklemmung, Rückdrehung, Abstoßung von Invaginatum usw.; meist Tod in wenigen Tagen durch Erschöpfung und Stercorämie mit Vergiftung sowie mit Kochsalz- und Wasserverarmung oder durch Peritonitis (infolge Durchwanderung von Keimen durch die geschädigte Darmwand oder infolge von Perforation von Kot- oder meist Dehnungsgeschwüren). Operationsmortalität (je nach Dauer des bestehenden Ileus) $33^1/_3$—75, durchschnittlich 50%, am 1. Tag überhaupt nur 25%.

Therapie: a) Intern (nur ganz ausnahmsweise in gewissen Fällen z. B. bei spastischem Ileus, arterio-mesenterialem Darmverschluß, Fremdkörperobstruktion durch Ascariden oder Gallensteine; evtl. auch bei Volvulus, Invagination im Colon, dagegen nicht bei Strangabklemmung und Einklemmung erlaubt, aber keinesfalls länger als einige Stunden und unter gebührender Berücksichtigung der durch sie bedingten Verschleierung. des Krankheitsbildes!): Bettruhe; absolute Diät neben Infusionen und Analeptika; Magenausheberung und -spülung; Darmrohr und hoher Einlauf von reichlich Wasser, Glycerin oder Öl, evtl. manuelle Kotausräumung; Elektroklysma; Blasenentleerung; feuchtwarmer Umschlag, Thermophor, Diathermie oder Lichtkasten; Physostigmin bzw. Prostigmin und Hypophysenpräparat bei paralytischem, auch postoperativem Ileus oder bei spastischem, aber auch mechanischem Ileus: Morphium und Atropin (1—3 mg, evtl. mehrmals) bzw. Spasmolysin od. dgl.; cave Abführmittel (außer bei Kotobstruktion); zu versuchen ist namentlich bei paralytischem, auch postoperativem und reflektorischem Ileus Lumbal- oder vielleicht auch Splanchnicusanästhesie.

b) Sonst, und zwar baldigst (ähnlich wie bei eingeklemmtem Bruch), keinesfalls erst unter Abwarten des Koterbrechens, **chirurgisch:** Laparotomie mit Aufsuchen des Hindernisses und mit Wiederherstellung der Darmwegsamkeit. Technik: Zuvor stets Magenspülung und am besten Einlegung der Kauschschen Magensonde (sonst Gefahr der Aspiration!) und Blasenkatheterisieren, sowie Analeptika: Coffein oder Cardiazol sowie Ephetonin oder Sympatol bzw. Ikoral, dazu Kochsalz- oder Traubenzuckerlösung, spez. hypertonische (z. B. 500 ccm 4% Kochsalzlösung oder 100 ccm 20% Traubenzuckerlösung evtl. nebst Insulin intravenös). Serum? Man untersuche vorher stets auf äußere (Bruch-) Einklemmung und bei der Operation auf innere! Meist Medianschnitt zwischen Nabel und Symphyse; sonst gegebenenfalls Bauchschnitt an der Stelle des vermuteten Hindernisses, und zwar genügend, aber auch nicht zu groß. Evtl. Beckenhochlagerung. Evtl., nämlich bei viel gestautem Darminhalt, wenn hier nicht das Ausstreichen des Darms bei eingelegtem Mastdarmrohr gelingt, Darmentleerung (durch Punktionsspritze oder besser durch Trokar mit seitlichem Abfluß oder am besten durch Darmaspirator mit Saugvorrichtung nach Extraperitonealisieren der betr. Darmschlinge durch Vorziehen und Kompressenumlagerung und Anlegung einer Tabaksbeutelnaht oder durch Incision mit Einbinden eines Paul-Mixterschen od. a. z. B. Kirschner-Boitschen steifen oder besser gegliederten Rohres in eine mit Darmklemme abgeklemmte Darmschlinge oder bei Darmresektion auch durch Herausleiten des oralen Darmendes nach Durchschneidung des Darms zwischen zwei Klemmen und Abtrennen vom Mesenterium), aber nicht unbedenklich wegen Gefahr von Peritonitis und Kollaps, daher möglichst abseits der eröffneten Bauchhöhle unter deren Abdeckung, u. U. von einem besonderen Schnitt und durch einen besonderen Operateur; evtl. Enterostomie. Revision der ganzen Bauchhöhle durch intraabdominelle Palpation oder systematische Absuchung des Darmes Schlinge für Schlinge mit Vor- und sofort wieder Zurückbringen oder Eventeration; achten auf mehrfaches Hindernis! Beseitigung des Hindernisses (z. B. Adhäsionsstrangdurchtrennung, Desinvagination, Volvulusrückdrehung, Fremdkörperextraktion usw.) oder Enteroanastomie oder Resektion oder Anus praeternaturalis (letzterer bei schlechtem Allgemeinzustand oder bei gefährdetem Darm!) oder in dringlichen Fällen, spez. bei postoperativ fortbestehender Darmlähmung am einfachsten Enterostomie (an einer geblähten, nicht zu hohen Dünndarmschlinge in der linken unteren Bauchgegend; bei Darmtumor oder bei gefährdetem Darm evtl. unter dessen Vorlagerung; man hüte sich dabei vor Übersehen mehrfachen Verschlusses!); evtl. Magendauerdränage durch Magensonde von der Nase oder im Notfall durch Gastrostomie.

Anmerkung: Spezielles.

1. Obturation, d. h. Verstopfung.

Ursachen (nach der Häufigkeit geordnet):

c) Darmgeschwülste: Carcinome (meist, spez. am Colon!), Sarkome (selten!), Adenome, Myome, Lipome, Endometriome, Cysten, invertiertes Meckelsches Divertikel usw. (Carcinom ist überhaupt die zweithäufigste Ursache des Ileus; der Ileus wird dabei bedingt entweder durch den Primärtumor im Darm oder durch Narbe, Adhäsion oder Metastase, auch außerhalb des Darms; differentialdiagnostisch wichtig ist höheres Alter, chronischer Beginn und allmähliche Gewichtsabnahme vgl. Dickdarmileus!).

b) Äußere Geschwülste: Tumoren, Cysten und Abscesse von Leber, Milz, Niere, Pankreas, Mesenterium, Netz, Ovarium, Uterus, Becken usw., sowie Wanderniere und Wandermilz.

c) Narben nach tuberkulösen (meist; spez. am Coecum; vorwiegend bei jungen und belasteten Leuten, auch oft intermittierend vgl. Dünndarmileus!), dysenterischen, luetischen, typhösen (selten!), Incarcerations-, Dehnungs-, Decubital- und traumatischen Geschwüren.

d) Fremdkörper, spez. Gallensteine, Schellacksteine, Haar- und Pflanzenfasergeschwülste, verschluckte Fremdkörper (spez. Obstkerne), eingewanderte Kompressen, zusammengeballte Parasiten spez. Spulwürmer, Darmsteine, Kotsteine und Kotmassen (Fremdkörperileus erfolgt bisweilen, und zwar dann meist in den untersten 2 m-Dünndarm; manchmal multipel; auch bei nicht sehr großem Fremdkörper unter Hinzutreten von Krampf; bei Nahrungsmitteln handelt es sich entweder um ein einzelnes ganzes Stück [Backobst oder Pilz] oder um mehrere zusammengeballte Stücke [Pfifferlinge, Erbsen, Stachelbeeren u. dgl.]; oft erfolgt der Fremdkörperverschluß in einem bereits pathologisch verengertem Darmteil z. B. bei Tuberkulose, Tumor, Stenose oder Adhäsion).

c) Angeborene Stenose oder Atresie (vereinzelt; entstehend als Hemmungsmißbildung durch Solidbleiben des Darmrohrs, bisweilen auch durch fötale Invagination oder durch fötale Enteritis oder Peritonitis mit Verwachsungen; vorwiegend am Dünndarm, spez. an Choledochusmündung und Nabelgangabgang oder am Mastdarm; meist Tod bald nach der Geburt).

Symptome und Verlauf: Vgl. Obturationsileus; öfters chronisch und intermittierend, bisweilen akut einsetzend durch Spasmus oder durch gleichzeitige Kot- oder Fremdkörper- (Obstkern- usw.) Verstopfung.

2. Strangulation, d. h. Abknickung.

Ursachen: a) Angeborene Löcher im Gekröse, namentlich in dem des untersten Dünndarms, und erworbene (durch Verletzung oder durch Operation, z. B. nicht vernähter Mesenterialschlitz nach Darmresektion oder nicht fixierte Mesocolonlücke nach Gastroenterostomia retrocol. post. sowie gelegentlich durch Entzündung z. B. Mesenterialdrüsentuberkulose oder durch Geschwür z. B. Magen- oder Zwölffingerdarmgeschwür).

b) Freies oder häufiger mit Bauchwand usw. verwachsenes Meckelsches Divertikel, sowie Appendix und Tube (meist durch Abknickung, sonst auch durch Umschlingung, Verdrehung oder Verstopfung infolge Umstülpung ins Darmlumen); bisweilen erfolgt auch die Einklemmung dieser Gebilde selbst, sowie von Netz oder Appendices epiploicae in innerer oder äußerer Hernie, in abnormen Gekröselöchern usw. oder ihre Achsendrehung, wodurch ein ileusartiges Krankheitsbild und (bei eintretender Gangrän des Wurmfortsatzes oder des Meckelschen Divertikels) auch Peritonitis hervorgerufen werden kann.

c) Erworbene Adhäsionsstränge, spez. Netzadhäsionen, vor allem im kleinen Becken nach Entzündung (Peritonitis acuta, chronica und tuberculosa, Appendicitis, Cholecystitis, Mesenterialdrüsentuberkulose, Adnexerkrankung, Magen- und Darmperforation), Brucheinklemmung, Verletzung oder Operation (mit mechanischer, chemischer oder thermischer Schädigung des Peritoneums, z. B. durch Quetschen, Jodtinktur oder Paquelin, ferner bei wundgelassenen Gewebsstümpfen und Netzligaturen, Tamponade und Dränage, Bluterguß usw.). Vgl. Bauchadhäsionen!

d) Ventilverschluß infolge Gassperre an durch Anlage oder Adhäsionen geschaffenen scharfen Umbiegungsstellen des Darms, z. B. an Dickdarmflexuren, spez. Flexura coli sin. Vgl. Dickdarmfunktionsstörungen!

3. Incarceration, d. h. Einklemmung a) in äußeren Bruchpforten, evtl. in versteckten als sog. ,,äußere Brüche'' (s. da) oder b) in vorgebildeten Bauch felltaschen (Recessus) als sog. „innere Brüche" (intraperitoneale oder intraabdominale Hernien); letztere sind:

a) **Hernia omentalis**, d. h. in der Bursa omentalis durch das Foramen Winslowii (hinter Gallengängen, A. hep. und V. portae sowie vor V. cava inf. und Wirbelsäule).

b) **Hernia Treitzii** s. retroperitonealis s. duodenojejunalis, (Treitz 1857), d. h. retroperitoneal im Recessus duodeno-jejunalis links von der entsprechenden Flexur, evtl. den meisten oder gar den ganzen Dünndarm beherbergend; häufig liegt in der oberen Falte des Bruchsacks die A. mesenterica inf. und in der unteren die A. colica sin. (es ist die häufigste innere Hernie!).

c) **Hernia mesenterico-parietalis dextra** d. h. rechterseits; am vorderen Rand der Bruchpforte verläuft die A. mesenterica sup. bzw. ileocolica, und das Jejunum ist mehr oder weniger weit mit der hinteren Bauchwand verlötet; in der Regel den ganzen oder den meisten Dünndarm beherbergend; etwas seltener als die Treitzsche Hernie.

d) **Hernia pericoecalis** s. ileo-coecalis, d. h. in Fossa ileo-coecalis sup. oder inf. oder in Fossa sub- bzw. retrocoecalis; gewöhnlich nur einen kleinen Teil des Dünndarms enthaltend; sehr selten, und zwar in umgekehrter Reihenfolge häufig.

e) **Hernia intersigmoidea**, d. h. im Recessus intersigmoideus an der linken Seite des Mesosigma; nicht ganz selten, also häufiger wie d) und f).

f) **Hernia supravesicalis** int. d. h. oberhalb der Harnblase an der Plica vesico-umbilicalis oder am Fußpunkt des Urachus; selten.

g) **Hernia diaphragmatica**, d. h. in Lücken des Zwerchfells (s. da).

Therapie: Lösung der Einklemmung unter Spaltung der Bauchfelltasche (cave große Gefäße in der Peritonealtasche, z. B. bei Hernia Treitzii: V. mesenterica inf. und bei Hernia omentalis: Gallengänge, A. hepatica und V. portae; daher zuvor Abtasten auf Pulsation!).

4. Volvulus und Torsion, d. h. Darmverschlingung oder -verknotung und Achsendrehung.

Vorkommen: Meist in mittlerem Alter; häufig in Rußland (langer Darm und vegetabilische Kost!).

Lokalisation: Magen (s. da), unterster Dünndarm, Coecum (spez. bei Coecum mobile ohne oder mit Mesenterium ileo-colicum commune) und vor allem Flexura sigm. (spez. bei angeborenem oder erworbenem Megasigma, langem Mesosigma und Näherung von dessen Fußpunkten durch chronische Mesosigmoiditis mit Schrumpfung, auch häufiger hinzutretend zu Darmknickung).

Ursachen: Abmagerung, Geburt, Trauma, Verheben, Erbrechen, blähende Kost, Überladung, vermehrte Peristaltik, plötzliche Venenstauung, abnorme Länge und Beweglichkeit des Darms usw.

Verlauf: Um so stürmischer, je höher gelegen und je stärker gedreht; bisweilen (spez. bei geringer Drehung) chronisch, und zwar sich steigernd oder spontan zurückgehend oder intermittierend bzw. rezidivierend z. B. beim typischen Sigma-volvulus mit vom linken Unterbauch aufsteigendem tympanitischem und schmerzhaftem Tumor.

Therapie: a) Reposition (allein aber ungenügend wegen Rezidivgefahr!) nebst Fixation oder Anastomose der Fußpunkte in reichlicher Ausdehnung oder besser b) Resektion, und zwar diese am besten in Etappen mit Vorlagerung oder mit Anus praeternaturalis.

5. Invagination oder Intussusception, d. h. Einscheidung, Einschiebung oder Einstülpung (ähnlich wie bei eingestülptem Handschuhfinger). Das sich einstülpende Darmstück heißt Intussusceptum oder Invaginatum, das aufnehmende Intussuscipiens oder Invaginans oder Scheide; meist ist die Einscheidung einfach (mit 3fachem Darmrohr im Querschnitt), selten 2- oder gar 3fach (mit 5- oder gar 7fachem Darmrohr im Querschnitt). In der Regel ist das obere Darmstück in das untere eingestülpt (absteigende), seltener umgekehrt (aufsteigende Invagination).

Vorkommen: Über 50% bei Kindern unter 10 Jahren, meist bei kleinen spez. nach der Abstillung oder bei Übergang zur Breikost, bei welchen übrigens andere Formen von Darmverschluß sehr selten sind; männliches Geschlecht überwiegt (2:1); bei älteren Leuten handelt es sich gewöhnlich um Darmgeschwulst.

Lokalisation: Dünndarm oder meist (75%) Ileocöcalgegend oder auch Dickdarm, spez. Querdarm (in Flexura coli sin.!) oder selten Flexura sigm. (ins Rectum!).

Ursachen: Quantitativ oder qualitativ belastende Kost, Abführmittel, Darmkatarrh, Traumen usw., polypöse (spez. gutartige) Darmtumoren, Mesenterialgeschwülste, invertiertes Meckelsches Divertikel oder Appendix.

Symptome: Oft wurst- oder walzenförmiger, beweglicher Tumor in der Blinddarmgegend bis unter die Leber sowie Schleim- und Blutstuhl (90%); evtl. prolapsartige Vorstülpung bis zum After mit Tenesmen und Öffnung des Afters (daher stets rectal palpieren!); sonst Somnolenz, Kollaps, Pulsverschlechterung, Koliken, Erbrechen usw. Vgl. Ileus!

Verlauf: Je nach Vorliegen von Obturation oder Strangulation weniger oder mehr stürmisch, aber bei ersterer meist langsamer als bei letzterer.

Diagnose: Invaginationstumor sowie Schleim- und Blutabgang sowie Allgemeinsymptome; dazu Vorkommen und Verlauf.

Differentialdiagnose: Enteritis, Appendicitis, Dysenterie, Tumor, Mesenterialgefäßverschluß, Purpura abdominalis, Nahrungsmittelileus, Brucheinklemmung usw.

Prognose: Selten Spontanheilung durch Rückstülpung oder durch Abgang unter Verklebung der Därme; aber meist Tod durch Sterkorämie oder Perforationsperitonitis, letztere durch frühzeitige Lösung oder Dehnungsgeschwür; später auch Narbenschrumpfung.

Therapie: Reduktionsversuch durch hohen Einlauf bzw. Lufteinblasung unter Röntgenkontrolle neben Kopfhängelage und heißem Bad sowie Spasmolytika in gewissen Fällen spez. von Dickdarminvagination ausnahmsweise erlaubt; sonst baldmöglichst, spätestens in den ersten 10 Stunden Operation, und zwar, namentlich bei kleinen Kindern a) Ausscheidung Desinvagination (nicht durch Zug, sondern besser wegen Gefahr der Zerreißung des bereits geschädigten Darms durch Druck oder ausnahmsweise unter Spaltung des Intussuscipiens) und (zur Verhütung des Rezidivs) evtl., nämlich am Dickdarm Fixation oder sonst, namentlich bei längerem Bestehen sowie überhaupt bei Tumor b) Resektion (in Hinblick auf Rezidiv und Darmschädigung sicherer, bei kleinen Kindern aber meist tödlich) oder ausnahmsweise c) Modifikation mit Resektion allein des Invaginatum (Zirkulärnaht sero-serös am Hals der Invagination, Längsschnitt des Invaginans, Einschneiden des ganzen Invaginatum zu $^2/_3$ der Zirkumferenz unter Schonung des Mesenteriums, Übernähen des Stumpfes und Abtrennen des Mesenterialstiels, Abschneiden des Stiels und Herausziehen des Invaginatums, Längsnaht der Invaginansincision); bei letzterem Verfahren besteht aber die Gefahr von Stenose und Peritonitis, oder ausnahmsweise d) Vorlagerung.

S. Geschwülste.

a) Magen: 1. Gutartige: Lipome, Fibrome, Myome, Angiome, Dermoide, Cysten, Adenome (auch multipel als sog. „Polyposis ventriculi"; oft carcinomatös, manchmal blutend und bisweilen Kardia oder Pylorus verlegend): selten, meist erst bei der Operation erkannt, selten palpabel, bisweilen im Röntgenbild mit Kontrastmasse nachweisbar. Häufiger 2. bösartige: Sarkome und vor allem Carcinome.

Magensarkom.

Entstehung: Meist primär, gelegentlich sekundär, nämlich metastatisch (z. B. bei Hautmelanom).

Vorkommen: Selten (1—2,5% aller Magengeschwülste); meist im mittleren oder höheren Alter.

Pathologische Anatomie: Gelegentlich vielleicht aus Myom entstehend; meist Rund- und seltener Spindelzellensarkom, manchmal Lymphosarkom; vereinzelt Carcinosarkom.

Formen: Äußere (meist) oder innere oder infiltrierende sowie gestielte oder breitbasige.

Symptome: (knolliger, großer und rasch wachsender) Tumor und Magenstörungen mit Schmerzen und Erbrechen, selten Blut; dazu Kachexie und Metastasen in Lymphdrüsen sowie Leber, Darm usw.

Komplikation: Perforation.

Dauer: 1—2—3 Jahre.

Diagnose: Röntgenuntersuchung, evtl. Probelaparotomie.

Differentialdiagnose: Magen- u. a. Bauchtumoren.

Therapie: Vgl. Carcinom!

Magenkrebs (Carcinoma ventriculi).

Entstehung: Fast stets primär; vereinzelt sekundär z. B. bei Speiseröhrenkrebs.

Vorkommen: Häufig (ca. $^1/_5$—$^1/_3$ und mehr aller Carcinome); überwiegend bei Älteren (meist jenseits des 40.—45. Jahres), bisweilen aber schon früher; vielleicht auch familiär (Napoleonische Familie!); bisweilen auf dem Boden des Ulcus, spez. Ulcus callosum.

Lokalisation: Am häufigsten am Pylorus (60%), dann an der kleinen Kurve (20%), seltener an Kardia und Fundus (je 10%). Fortschreiten meist aufwärts entlang der kleinen Kurvatur, dagegen selten und wenig über den Pylorus hinaus.

Pathol. Anatomie: Cylinderzellenkrebs, und zwar meist als Markschwamm oder als Scirrhus oder seltener, aber spez. bei Jugendlichen als Gallertkrebs.

Symptome (meist erst spät, manchmal plötzlich in akuter Weise in Erscheinung tretend!):

1. **Magendruck** und bisweilen **-schmerz.**

2. **Appetitlosigkeit, schlechter Geschmack, fauliges Aufstoßen und Erbrechen** (spez. bei Pylorusstenose; hier massig und faulig; sonst oft „kaffeesatzartig" durch Beimengung zersetzten Blutes).

3. **Magenblutung,** und zwar nachweisbar als Bluterbrechen oder als Blutstuhl (letzterer ist fast stets, wenigstens in Form des occulten Blutes nachweisbar).

4. **Verminderte Säure und wenig oder keine freie Salzsäure** (daher Günzburgsche Reaktion negativ) außer bei Ulcuscarcinom, wobei Hyperaciaität bleiben kann; bei Stagnation spez. bei Pylorusstenose (bisweilen aber auch bei gutartiger Pylorusstenose oder Gastrektasie!) Milchsäure und lange, sog. Milchsäurebakterien, außerdem evtl. Blut- und Tumorelemente im Ausgeheberten oder im Erbrochenen.

5. Evtl. **Motilitätsstörung bei Pylorus- oder Kardiastenose** (s. da); sonst evtl. verzögerte Motilität durch Muskelinsuffizienz oder aber beschleunigte durch starre Infiltration des Magenrohrs.

6. **Röntgenaufnahme** mit Kontrastbrei bzw. -milch, evtl. in verschiedener Lagerung, z. B. bei Pyloruscarcinom auch in Rechtsseitenlagerung und bei Kardiacarcinom in Rücken- mit Oberkörpertieflagerung (oft, aber nicht immer, nämlich nicht bei kleinem oder flachem Tumor finden sich starre sowie unregelmäßige und unscharfe Umrisse bis Füllungsdefekt: sog. „Aussparung", welche aber nicht verwechselt werden darf mit Befund bei gutartigem Tumor oder Syphilis des Magens, sowie bei äußeren Geschwülsten und Vergrößerungen benachbarter Organe; ferner Störungen der Verschieblichkeit und Motilität,

evtl. Kardiastenose, Sanduhrmagen oder Pylorusstenose sowie bei diffuser
Affektion Schrumpfmagen; Entleerung bei Pylorusstenose verzögert, bei
diffusem Carcinom mit starrer Infiltration des Magenrohrs, aber meist beschleunigt; wichtig ist neben dem Bild und Bewegungsablauf auch die Relief-
darstellung der Magenschleimhaut [Berg]).

7. Geschwulst (evtl. sicht-, sonst fühlbar, spez. bei verschiedener, u. a.
reklinierter Körperlagerung und bei Magenaufblähung sowie bei tiefer Einatmung; aber durchaus nicht immer, spez. nicht bei Kardia-, Fundus- und
Hinterwandtumor und oft erst spät; meist hart, höckrig, mehr oder weniger
druckempfindlich, palpatorisch verschieblich, dagegen nicht ausgesprochen
respiratorisch [außer bei Leber- oder Milzverwachsung], sowie die Lage ver-
ändernd bei verschiedener Magenfüllung).

8. Metastasen in den regionären Lymphdrüsen (an kleiner und großer
Kurve, Pankreas, Leberpforte, Retroperitoneum, Douglas, Oberschlüsselbeingrube links, Leiste usw.) und in sonstigen Organen (Netz, Peritoneum, Douglasraum, Nabel, Samenstrang, Leber, Ovarien, Lungen, Knochen usw.) mit Leber-
tumor, Ikterus, Ascites usw.

9. Abmagerung, Anämie und Kachexie sowie Blutkörperchensenkung.

10. Probelaparotomie.

Komplikationen: Pylorus- und Kardiastenose, seltener bedrohliche
Blutung und Perforation mit Perforationsperitonitis oder lokaler Peritonitis
oder Magendarm- bzw. Magenbauchwandfistel usw.

Diagnose: Magenbeschwerden, Abmagerung und Anämie, Appetitlosigkeit, Erbrechen, Bluterbrechen oder Blutstuhl, Salzsäuremangel usw.; verdächtig gegenüber anderen Magenleiden, spez. Ulcus ist höheres Alter; zwecks
Frühdiagnose und -therapie darf keinesfalls das ausgesprochene Krankheitsbild mit Tumor, Metastasen und Kachexie abgewartet werden, sondern man
dringe im Verdachtsfall auf Röntgenuntersuchung und evtl. Probelaparotomie.

Differentialdiagnose: Gastritis phlegmonosa und chronica spez. nervosa
und atrophicans, Ulcus callosum, Aktinomycose, Tuberkulose und Syphilis,
Pylorusstenose, Fremdkörper einschl. Tricho- und Phytobezoar, Pylorus-
spasmus, Baucharteriosklerose, perniciöse Anämie, Tumoren an Magen (Fibrom,
Myom, Adenom sowie Sarkom) und an Nachbarorganen: Leber, Gallenblase,
Pankreas, Quercolon, Aorta, Wirbelsäule und Netz usw.

Prognose: Tod in ½—2 Jahren an Marasmus, meist im 1. Jahr.

Therapie: **a)** In inoperablen Fällen **intern:** Röntgenbestrahlung (?) und
Arsen.

Außerdem symptomatisch Schonung, Luft, Licht und Sonne; leichte
und kräftige Kost (Milch, Sahne, Traubenzucker, Eier, Butter usw., evtl.
Nährpräparate); Fleischextrakt; Salzsäure und Pepsin (Rp. Acid. hydrochlor.
dil. 20 Tropfen oder Acidolpepsintabletten nach dem Essen sowie Encyme
(Encynorm, Pankreon u. dgl.); Amara und Stomachika (Tinct. amara,
Tinct. Chinae compos., Tinct. Strychni, Extr. Chinae Nanning, Extr. Con-
durango fluidum 20 Tropfen vor dem Essen, Pepsin-, Condurango- oder Wermut-
wein, Tausendgüldenkrautee usw.).

Bei Schmerzen: Warmer Brei- oder Thermophorumschlag und Narkotika
(Morphium, Codein, Belladonna, Eupaco usw.) sowie Antineuralgika und Hypnotika.

Bei Stagnation: Magenspülungen.

Bei Blutung: Vgl. Magengeschwür!

b) Chirurgisch (nicht zu spät; daher Frühdiagnose, evtl. Probelaparotomie!):
a) Radikal: Resektion weit im Gesunden (spez. an der kleinen Kurvatur
kardiawärts), und zwar am Duodenum 1—2—3, am Kardiateil 4 und mehr cm,
sowie samt Drüsen an kleiner (!) und großer Kurvatur; evtl. ausnahmsweise
bei schlechtem Allgemeinzustand zweizeitig mit vorausgeschickter Gastroenterostomie (s. u.); zuvor evtl. Kochsalz- oder Blutinfusion; ausnahmsweise,
aber eingreifend und im Dauererfolg unsicher als subtotale oder totale Magenexstirpation oder mit Resektion von Quercolon usw.; dagegen zu unterlassen

als aussichtslos bei ausgedehnten Drüsenmetastasen in Retroperitoneum, Pankreas, Leberpforte oder bei Metastasen in anderen Organen, spez. Peritoneum, Leber usw. oder bei Überwachsen auf Leber, Pankreas, Colon usw.; sonst Mortalität und Dauerheilung je ca. 10—30%; unter Einbeziehung der nicht mehr operablen Fälle ist das Dauerheilungsergebnis freilich nicht mehr als 3—12%.

b) Palliativ (falls einerseits Radikaloperation nicht möglich oder nicht rätlich, andererseits Motilitätsstörung vorliegt; evtl. vor der Radikaloperation, dagegen nicht bei ungestörter Passage):

1. Gastrostomie (bei Kardiastenose).

2. Gastroenterostomie (bei Pylorusstenose): Meist segensreich mit Lebensdauer $\frac{1}{4}$—2, meist $\frac{1}{2}$—1 Jahr und Mortalität bis 10—15%; in der Regel als hintere G. E. oder ausnahmsweise, wenn diese nicht möglich, als vordere mit Braunscher Anastomose; bei jauchendem Pyloruscarcinom ist evtl. die unilaterale Pylorusausschaltung anzufügen.

3. Jejunostomie (bei ausgedehnter Erkrankung, wenn 2 nicht möglich ist): meist aussichtslos.

b) Darm.

1. Gutartige: Adenome (meist ausgehend von den Lieberkühnschen Drüsen; vorkommend in jedem Alter, spez. im jugendlichen; breit aufsitzend oder gestielt als sog. adenomatöse ,,Darmpolypen", letztere bisweilen multipel als sog. ,,Polyposis intestini", vorzugsweise im Dickdarm, spez. Mastdarm, aber bisweilen auch im Dünndarm bis hinauf zum Magen), Fibrome, Lipome, Leiomyome, Häm- und Lymphangiome, Cysten, Dermoide, Teratome usw.

Vorkommen: Selten; Polyposis intestini ist manchmal erblich; in 50% vor dem 30. Jahr; später vorwiegend solitär, dann auch im Dick- und Mastdarm.

Symptome und Folgen: a) Äußere oder subseröse und b) innere oder submucöse; diese oft gestielt als sog. ,,Darmpolypen", evtl. mit Invagination (wobei sich der zuführende Darmteil in der Regel in oder selten über den abführenden stülpt und evtl. im After erscheint), Darmstenose bis -verschluß, Ulceration, Durchfall, Schleimabgang, Blutung und Verjauchung, Sepsis, Carcinomentwicklung (häufiger), bisweilen Spontanheilung durch Stielabreißung und Abgang des Tumors mit dem Stuhl. Sonst vgl. Darmkrebs!

Therapie: Chirurgisch, und zwar Excision oder meist am besten Darmresektion, sonst bei schlechtem Allgemeinzustand oder bei multiplem Vorkommen Enteroanastomie oder Anus praeternaturalis, evtl. mit späterer Radikaloperation: Dickdarmausrottung.

2. Bösartige: Sarkome (auch bei Jugendlichen vorkommend; häufiger im Dünn- als im Dickdarm, also umgekehrt wie bei Carcinom; recht oft auch als Lymphosarkom; entweder umschrieben-verwachsend oder häufiger diffusinfiltrierend; oft weit ausgedehnt und oft nicht stenosierend, aber bald übergreifend auf Gekröse, Netz usw. und metastasierend in retroperitonealen Lymphdrüsen, Leber, Milz, Niere usw.), selten; dagegen häufiger (ca. 20mal so häufig) Carcinome:

Darmkrebs (Carcinoma intestini).

Vorkommen: Häufiger, aber bei weitem nicht so häufig wie im Magen; wie dort meist im höheren Alter (über 40 Jahre; in der Regel im 50.—70. Jahr), aber bisweilen auch schon bei jungen Personen; Männer erkranken etwas häufiger als Frauen.

Lokalisation: Am häufigsten Dickdarm, spez. Mastdarm (80%); dann Flexura sigmoidea und Blinddarm (10%), sowie Flexura coli dextr. und sin., gelegentlich Colon transv., asc. und desc.; selten Dünndarm (kaum 2$\frac{1}{2}$—5%), hier am ehesten Duodenum, spez. Papilla Vateri (mit Icterus); von den verschiedenen Teilen des Dickdarms erkranken an Krebs etwa je zu $\frac{1}{3}$ Flexura sigm., Coecum und Colon asc., desc. und transv. zusammen).

Zahl: Meist solitär, bisweilen mehrfach bis multipel (entweder primär, namentlich auf dem Boden von Polypen oder häufiger sekundär, und zwar metastasierend von Mucosa oder Serosa).

Pathol. Anatomie: Zylinderzellenkrebs, und zwar meist adenomatös, seltener medullär, scirrhös oder gelatinös; öfters auf dem Boden von Polypen, spez. adenomatösen; begünstigend wirken Stenosen, Divertikel u. dgl.

Symptome:

1. Darmstenose: Fülle und Spannung mit anfallsweisem, auch blutigem Durchfall oder Verstopfung bis Ileus, Koliken, Erbrechen, lokalem Meteorismus und Darmsteifung (spez. bei zirkulärem Wachstum oder bei Scirrhus; meist chronisch bzw. intermittierend, öfters aber auch akut einsetzend durch Spasmus, Ventilverschluß, Fremdkörperobturation, Abknickung, Verdrehung oder Invagination; bisweilen wieder verschwindend durch Ulceration; am Colon mit „Flaschen- oder Balloncoecum").

2. Darmtumor meist hart, höckrig, mehr oder weniger druckempfindlich, sowie je nach Lage weniger oder mehr (letzteres spez. an Dünndarm und S romanum) beweglich, bei Magen- und Darmaufblasung charakteristisch gelegen; im Gegensatz zu Kottumor bei Abführen nicht verschwindend!

3. Stuhl träg oder durchfällig, evtl. band- oder schafkotartig, sowie stinkend; oft auch mit Blut, Schleim, Eiter und Tumorelementen (um so auffälliger, je tiefer!).

4. Röntgenaufnahme mit Kontrastbrei bzw. -milch von Magen und Darm (Vorsicht bei Ileus, dann besser nicht von oben, sondern von unten!).

5. Metastasen in Lymphdrüsen und in anderen Organen (Leber, Bauchfell, Knochen usw.), evtl. mit Ascites.

6. Abmagerung, Anämie und Kachexie.

7. Probelaparotomie.

8. Rektalpalpation ⎱ bei tiefem Sitz im untersten Dick-, spez.
9. Rekto-Romanoskopie ⎰ Mastdarm.

Komplikationen: Stenose bis Ileus durch den Tumor oder durch Narbe, Verwachsung oder Metastase; Ulceration mit Blutung oder Verjauchung; Perforation mit Perforationsperitonitis, abgesackter Eiterung oder Darm-, Magen-, Gallenblasen-, Harnblasen-, Bauchdecken-Darmfistel.

Diagnose: Schmerzen, Darmstenose, Blutabgang, Schwäche und Blutarmut, evtl. Tumor; dazu Röntgenkontrastbild und Probelaparotomie.

Differentialdiagnose: a) Sonstige Darmaffektionen: Gutartige Tumoren, Sarkom, Perityphlitis, Tuberkulose, Syphilis, Aktinomykose, Diverticulitis, Perikolitis, Intussuszeption, Spasmen, Kottumor, Fremdkörper Endometriom, Appendixtumor, Gallensteine, Parasiten, Dysenterie, Colitis ulcerosa usw.; bei Carcinom der Papilla Vateri auch Gallenblasen- oder Pankreaskopfcarcinom.

b) Affektionen, spez. Tumoren, Cysten, Tuberkulose usw. sonstiger Bauchorgane: Netz, Mesenterium, Magen, Gallenblase, Niere, Ovarium, Uterus, Blase, Becken.

c) Allgemeinerkrankungen mit Schwäche und Anämie z. B. perniciöse Anämie.

Prognose: Tod in meist sehr chronischem, anfangs allerdings latentem Verlauf ($\frac{1}{4}$—6 Jahre) an Marasmus, sowie an Ileus oder Peritonitis.

Therapie: **a) Intern:** Röntgenbestrahlung und Arsen; sonst symptomatisch vgl. Magenkrebs!

b) Chirurgisch: α) Radikal: Darmresektion samt dem die regionären Drüsen enthaltenden Mesenterialfächer; einzeitig oder meist (spez. am Dickdarm oder bei Ileus) mehrzeitig mit voraufgehender Vorlagerung oder mit Anus praeternaturalis bzw. Kotfistel. Vgl. Darmresektion!

β) Palliativ (bei inoperablen Fällen): Entweder Enteroanastomie evtl. nebst Darmausschaltung bzw. bei Papillencarcinom Gastroenterostomie oder Choledochoduodenostomie oder bei Ileus Anus praeternaturalis; anschließend Darmspülungen usw.

Anmerkung 1. Appendix-Tumoren, spez. Carcinoide: Sowohl gutartige (Polypen, Fibrome, Myome, Lipome) als auch bösartige (Sarkome und vor allem Carcinome).

Vorkommen: Appendix-Carcinoide sind nicht ganz selten $(0,1—1\%)$; meist im jugendlichen Alter (15—35 Jahre), aber auch sonst, jedoch gewöhnlich frühzeitiger als die Carcinome des übrigen Magendarmkanals (meist 45 bis 55 Jahre); Frauen erkranken häufiger als Männer.

Lokalisation: Meist in der Spitze oder etwas davon entfernt im distalen Drittel.

Wesen und Entstehung: Kleine, erbsen- bis haselnußgroße, derbe, weißgelbliche Wandverdickung mit epithelialer Neubildung, wahrscheinlich infolge Fehlbildung; nur vereinzelt findet sich ein echtes Carcinom (primär oder sekundär, und zwar fortgeleitet vom Coecum oder metastatisch).

Symptome: Meist ohne klinische Erscheinungen und als Zufallsbefund bei Appendektomie entdeckt; gelegentlich mit Invagination oder Ileus sowie Stenose, Divertikel und Pseudomyxoma peritonei; sonst ähnlich wie bei chronischer Appendicitis.

Komplikation: Carcinomentwicklung möglich; sonst gutartig ohne Metastasen.

Prognose: Günstig.

Therapie: Appendektomie; bei Malignitätsverdacht Coeumresektion.

Anmerkung 2. Endometriome.

Wesen: Adenomyosis d. h. Adenombildung im Bereich der mächtig verdickten Muskularis mit Cylinderepithel ähnlich wie in der Gebärmutterschleimhaut.

Lokalisation: meist Darm, namentlich Dickdarm, spez. Flexura sigm., sonst Uterus, Tuben, Lig. rot., Vagina, Nabel, Bauchdecken, Harnblase, Gliedmaßenmuskulatur usw. (vorwiegend in der Uterusumgebung unterhalb des Nabels!).

Vorkommen: selten.

Symptome: am Darm chronische Stenose bis Ileus und oberhalb Colitis (durch Zersetzung und Stauung), vereinzelt Darmblutung; die Beschwerden verschlimmern sich während der Menses, aber nicht bei Schwangerschaft oder Klimakterium.

Diagnose: Retroskopie und Röntgenkontrastbild, evtl. Probeexcision.

Differentialdiagnose: sonstige Tumoren, spez. Carcinom.

Therapie: Radikaloperation (Resektion); sonst zu versuchen Kastration durch Operation oder Röntgenbestrahlung.

Anhang: Magen- und Darmoperationen.

a) Allgemeines.

I. Magen- und Darmnaht: Am besten zweireihig, und zwar 1. innere Reihe durch alle Schichten (dadurch Sicherung, Blutstillung und Adaptierung!), 2. äußere Reihe sero-serös unter Mitfassen der Muscularis, wobei beiderseits die Naht etwas vom Wundrand entfernt ein- und ein Stückchen weiter ausgestochen wird, so daß ca. 2—3 mm Gewebe sich einstülpt, dabei wegen Gefahr des Ausreißens weder zu oberflächlich noch wegen Gefahr der Darmeröffnung zu tief (Lembert 1882); in der Regel als fortlaufende, nur ausnahmsweise als Einzelnaht; drehrunde und feine Nadel (sog. „Darmnadel"); Nadel gebogen (bei Nadelhalterführung) oder flach gebogen bis gerade bis schlittenförmig (bei freier Handführung); axial im Durchstich durchgeführt und genügend (Blutstillung und Dichtigkeit!), aber auch nicht zu fest angezogen; Darm angefaßt mit feinen, sog. Darmpinzetten; nur an gesunder und serosabedeckter Wand, wobei tunlichst breite Serosaflächen zur Berührung gebracht werden sollen; am Magen tunlichst an gefäßfreier Stelle, am Dünndarm gegenüber dem Mesenterialansatz, am Dickdarm an freier Tänie; Eröffnen erst nach Vorlagern, Umstopfen, Ausstreichen und Abklemmen mit federnder Klemmzange (sog. Darmklemme nach Doyen, Kocher, Payr u. a.; im Notfall auch mit Gazestreifen oder Gummischlauch); nach Eröffnen Austupfen und evtl. Desinfizieren mit 5%iger Jodtinktur; nach Schließen Abtupfen (trocken oder mit Kochsalz-, Wasserstoffsuperoxydlösung), sowie Sublimatdesinfektion der Handschuhe und Wechsel der Instrumente; Bauchdeckenschluß möglichst ohne Tamponade.

Murphyknopf ist als überflüssig, sowie als nicht sicher und nicht ungefährlich verlassen.

II. Blindverschluß an Magen und Darm: Nur ausnahmsweise durch einfache Vernähung in doppelter Schicht, besser:

1. Nach Doyen als sog. Schnürverschluß: Abquetschen bis auf den resistenten Serosamantel mit der Quetschzange (Enterotrib), Abbinden wie ,,eine Wurst'' mit Seidenfaden (erst dick, dann dünn) in der Quetschfurche, Abtrennen mit dem Thermokauter, Abschneiden des Überschusses mit Schere und Pinzette und Desinfektion des Stumpfrestes mit Thermokauter oder Jodtinktur, Tabaksbeutelnaht ca. 5 mm entfernt vom Bürzel unter Einstülpen des Stumpfes mit feiner anatomischer Pinzette und Übernähen mit zweiter Tabaksbeutel-, Kreuzstich- oder fortlaufender Naht, evtl. mit Netzdeckel. Anzeige: normaliter am Darm, auch am Blinddarm und am Duodenum.

2. Nach Moynihan: Anlegen einer konisch zulaufenden und leicht gebogenen Quetschzange, bei liegender Klemme Abtrennen, sero-seröse Naht fortlaufend zwischen beiden Seiten, unter Anspannen der beiden Fadenenden Öffnen und Herausziehen der Zange, Zurückführen der fortlaufenden Naht zum Anfang und Knoten dortselbst. Anzeige: desgl., spez. am Duodenum.

3. Nach Graser: Anlegen einer Quetschzange mit Nahtrinne, bei liegender Zange Abtrennen mit Messer, Verschorfen des Überschusses mit dem Thermokauter und Matratzennaht, nach Abnehmen der Zange überwendliche und schließlich sero-seröse Naht. Anzeige: am Magen.

b) Spezielles.

α) Magenoperationen.

1. Gastrotomie, d. h. Magenschnitt oder -eröffnung.

Indikationen: Fremdkörperextraktion, retrograde Sondierung der Speiseröhre, Kardiadehnung, Entfernung gutartiger Tumoren, Versorgung blutender Magengeschwüre, Probeincision.

Technik: Nach Vorlagern und Umstopfen Incision (entweder quer bei Gefahr der Gefäßverletzung oder ausnahmsweise, spez. am Pförtner längs bei Stenosegefahr) und nachher Naht (zweireihig).

2. Gastrostomie, d. h. Anlegung einer Magenfistel sog. Magenmundes, welcher einerseits länger oder dauernd bleibend, andererseits in gewissem Maße schlußfähig sein soll.

Indikationen: a) Zur künstlichen Ernährung bei Ösophagus- oder Kardiastenose nach Carcinom (hier nicht zu spät, jedenfalls vor Inanition oder Durchbruch; Vor- und Nachbehandlung mit Kochsalzeinläufen, Atemübungen, Analeptika usw.; bei diffusem Magencarcinom evtl. zu ersetzen durch Jejunostomie), und bei Narben usw., sowie bei Pharynx- und Ösophagusverletzung oder -operation.- b) Zur retrograden Bougierung oder zur Sondierung ohne Ende bei Ösophagusstenose.

Technik: Lokalanästhesie (präperitoneal, subfascial und subcutan) nebst Morphium + Atropin subcutan zuvor. Kleiner Schnitt epigastrisch längs über dem linken Rektus etwas ab von der Mittellinie vom Rippenbogen abwärts. Eingehen durch den Rektus in der Faserrichtung. Vorziehen des Magens mit Fingern oder Pinzette schrittweise bei tiefen Inspirationen (cave Quercolon; dieses ist kenntlich an Tänien, Appendices und Netz, jener an Größe, Glätte, Dicke und Gefäßen!). Einnähen einer über fünfmarkstückgroßen Stelle der

Magenvorderwand, und zwar des Korpus ziemlich hoch oben und nicht zu nahe am Pylorus mit Seidenknopfnähten an das seitliche Bauchfell. Tabaksbeutelnaht im Umkreise etwa eines Fünfpfennigstücks anlegen mit geschürztem Knoten, in deren Mitte den Magen zwischen zwei Pinzetten mit spitzem Messer stichförmig eröffnen, einen bleistift- (ca. 8 mm) dicken Nélatonkatheter (Nr. 24) bzw. Gummischlauch etwa 5 cm tief einführen und die Tabaksbeutelnaht bis zum festen Halt des Schlauches zuschnüren (cave Eindringen zwischen den Schichten der Magenwand; daher Spritzversuch mit Kochsalzlösung), evtl. Schlauch an der Magenwand mit einer Catgutnaht annähen, ohne in das Rohrlumen ganz durchzugehen. Weiter zwecks Schlußfähigkeit Kanalbildung durch sero-seröse Nähte:

a) entweder nach Witzel: Schrägkanal durch Einnähen des Schlauches auf die Magenwand kardiawärts unter Aufstellen einer beiderseitigen Längsfalte oder

b) einfacher nach Lucke-Kader: senkrechter Kanal durch zwei weitere je etwa 1 cm voneinander entfernte Tabaksbeutelnähte unter Einstülpen der vorher gelegten Naht oder durch beiderseitige Faltennaht.

Bauchnaht in Etagen bis auf einen Jodoformgazestreifen um den Schlauch, wodurch eine Verklebung der vorderen Magenwand mit den Bauchdecken befördert wird. Befestigen des Schlauches an der Haut durch Heftpflaster und Sicherheitsnadel, welche tangential durch die Schlauchwand oder besser durch ein zweites, über das erste gezogene Schlauchstück von etwa 2 cm Länge gesteckt wird. Verschluß des Magenschlauches durch Holzstöpsel od. dgl. Hautpflege mit Dermatol-Zink-, Granugen- oder Desitinpaste unter Abwaschen mit Öl, aber nicht Äther. Flüssig-breiige Ernährung (mit Trichter; alle 2—3 Stunden; je 200—300 ccm).

Bei undicht werdender Fistel: vorübergehend auf Stunden den Magenschlauch fortlassen oder einen dünneren einführen.

Bei dauernder Fistel: evtl. allmählich Dicke des Schlauches steigern bis auf Daumendicke, damit der Patient die Nahrung in den Magenschlauch spucken kann, nachdem er sie gekaut und eingespeichelt hat (Trendelenburg).

Bei temporärer Fistel: Fistel schließt sich spontan mit Weglassen des Magenschlauches.

3. Pyloro- und Gastroplastik.

Indikationen: Nur ausnahmsweise bei narbiger Pylorus- oder Magenstenose (Sanduhrmagen), spez. bei angeborener Pylorusstenose der Säuglinge; sonst meist ersetzt durch Anastomie oder Resektion, weil bei Verwachsung oder Infiltration unmöglich und weil unsicher. Zwecks Vermeidung evtl. Knickung macht Finney eine breite Anastomose zwischen Magen und Duodenum vom Pylorus als Scheitelpunkt. Die stumpfe Dehnung der Stenose mit dem Finger von Gastrostomie aus nach Loreta ist als unsicher und nicht ungefährlich verlassen.

Technik: Längsschnitt (nicht mehr und nicht weniger als 6—7 cm; entweder durch alle Schichten [v. Heineke - v. Mikulicz] oder besser submucös, also nur bis auf die Magenschleimhaut (Rammstedt u. a.]) und nachfolgende Quernaht der Serosa, aber ohne Muscularis.

4. Gastroenterostomie, spez. Gastrojejunostomie s. -anastomie, d. h. Magendarmverbindung.

Indikationen: a) Stenose am Magen, Pylorus oder Duodenum durch Ulcus, Narbe, Carcinom, Adhäsionen usw. b) Sonstiges, spez. callöses Magen- und Duodenalgeschwür, u. a. auch bei dessen Blutung oder Perforation. c) Als Teil der Magenresektion (s. da); dagegen nicht bei Magenleiden mit durchgängigem Pylorus, spez. in diesem Falle nicht bei Tabes, Neurose, Katarrh oder Gastroptose. Bei gutartiger Erkrankung ist der Eingriff besonders ungefährlich und segensreich, aber nicht ohne Folgen, spez. Ulcus pept. jejuni; daher entschließt man sich dazu nicht bei einfachem, sondern nur bei callösem, stenosierendem oder blutendem Geschwür, falls hier nicht die Resektion vorzuziehen ist. Mortalität bei Ulcus ca. 3—5% und bei Carcinom ca. 15%.

Technik:

a) G. E. antecolica anterior, d. h. vor dem Quercolon und an der Magenvorderwand (Wölfler 1885): Nachteil ist die größere Gefahr von
1. Ulcus pepticum jejuni post G. E. (s. da) und
2. Circulus vitiosus, d. h. Rückstauung in Form eines hochsitzenden Ileus. Wesen: Mageninhalt fließt in den zu- (statt in den ab-) führenden Schenkel und weiter in den Magen zurück entweder durch den Pylorus oder (bei dessen Verschluß) durch die Anastomose; Ursachen: Magenatonie, Sporn, Knickung, Verwachsung. Volvulus, Invagination oder Quercolondruck; Symptome: unstillbares Erbrechen; Prognose: meist Tod in 5—10 Tagen an Inanition, daher spätestens nach 3—4 Tagen zu beheben; Therapie: zu versuchen Magenausspülung und rechte Seiten- bzw. Bauch- bis Knieellenbogenlagerung; sonst Operation: Anastomose zwischen zu- und abführendem Schenkel oder bei zu kurzer zuführender Schlinge zwischen Duodenum und abführendem Schenkel durch Mesocolonschlitz; bei Adhäsion Lösung derselben; bei Volvulus (Durchschlüpfen von Darmschlingen an der G.-E.-Stelle) oder Invagination (retrograde Einscheidung des Dünndarms in abführenden Schenkel und weiter Magen) Zurechtlagern usw.

Ausführung: An der obersten Jejunumschlinge, aber mit Rücksicht auf Quercolonkompression etwas tief, nämlich 40—50—60 cm abwärts von der Flexura duodeno-jejunalis und breit (6 cm) sowie isoperistaltisch, außerdem wegen Gefahr des Circulus vitiosus als „Rückversicherung" stets (!) Braunsche Anastomose unterhalb des Quercolons, und zwar 10—15 cm abwärts der Anastomose mit gleich langen Schenkeln und klein (3 cm).

Anwendung: Ursprüngliche Methode, aber wegen der genannten Nachteile nur bei Unmöglichkeit der hinteren G.-E. durch Verwachsung oder Infiltration der Magenhinterwand, spez. bei ausgedehntem Magencarcinom und bei nicht resezierbarem Sanduhrmagen mit hohem Kardiasack; sonst ist die Normalmethode:

b) G. E. retrocolica posterior, d. h. hinter dem Quercolon durch Mesocolonschlitz und an der Magenhinterwand (v. Hacker), am besten mit kürzester Jejunumschlinge und diese vertikal abgehend (G. E. r. p. verticalis), im übrigen am tiefsten Punkte des Magens, also nahe der großen Kurve unter Gefäßschonung und nahe dem Pylorus, also im präpylorischen Teil, aber bei Ulcus und vor allem bei Carcinom genügend weit vom Tumor, ferner am besten Seit-zu-Seit und nicht zu klein, nämlich mindestens 5—6 cm groß; ausnahmsweise (z. B. zur sofortigen Ernährung oder bei gleichzeitiger Ösophagus- bzw. Kardiastenose nach Verätzung) kombiniert mit Gastrostomie, wobei der Magenschlauch durch die Magendarmverbindung bis in den abführenden Schenkel weitergeleitet wird.

Ausführung: Allgemeinnarkose oder Lokalanästhesie evtl. mit Rausch oder mit Splanchnicusanästhesie (?). Medianer Längsschnitt zwischen Schwertfortsatz und Nabel und evtl. weiter abwärts, letzteren links umkreisend (Lig. hepato-umbilicale!), Bauchrevision. Unter Emporschlagen von Netz und Quercolon und unter Vorstülpen des tiefsten Punktes der Magenhinterwand Mesocolon vorsichtig an gefäßfreier Stelle durchtrennen bis auf die Magenhinterwand (cave Belassen von schleierhaften Adhäsionen!) und unter Auseinanderziehen der Schlitzränder diese mit der genannten Stelle der Magenhinterwand in Handtellergröße durch 4—6 Seidenknopfnähte vernähen (sonst Gefahr der Darmeinklemmung im Mesocolonschlitz!). Aufsuchen der an der Flexura duodeno-jejunalis fixierten obersten Jejunumschlinge (links neben der Wirbelsäule unter dem hochgeschlagenen Mesocolon) und ganz kurz fassen, evtl. unter Einschneiden des zu langen Treitzschen Bandes. Abstopfen der Bauchhöhle. Magen senkrecht und Jejunumschlinge längs mit federnder Darmklemme in einer mit den Fingern ausgestrichenen Falte (Darm natürlich an der dem Mesenterium gegenüberliegenden Wand) tangential fassen und parallel lagern, während je eine Kompresse über den sonstigen Magen und Darm ausgebreitet und ein Stück Rollgaze zwischen sie eingelegt wird. Dann

Schichtennaht in folgenden Reihen (gewöhnlich fortlaufend und innere Naht mit Catgut, äußere mit Seide): 1. oder hintere Naht sero-serös ca. 8 cm lang mit Anlegen von je einem Kocherschieber an die Fadenenden. Dann Eröffnung von Magen und Darm an kleiner Stelle mit dem Messer und dann weiter auf Kocherrinne mit der Schere 2—3 mm von der ersten Naht entfernt und je ½—1 cm kürzer, also ca. 5—6 cm lang, während der Assistent evtl. austretenden Inhalt abtupft; Abtupfen der Schleimhaut erst trocken und dann mit 5%iger Jodtinktur; evtl. Unterbindung größerer Gefäße an der Magenschnittfläche. 2. oder hintere Naht durch alle Schichten einschl. Schleimhaut mit Anlegung von je einem Halsted-Schieber an die Fadenenden. 3. oder vordere Naht durch alle Schichten einschl. Schleimhaut unter Verknüpfen der Fadenenden mit denen von 2.; bei dieser Naht ist während des Fadendurchziehens die Schleimhaut mit der Pinzette sorgfältig einzustülpen oder nach Schmieden die Nadel an beiden Wundrändern von innen nach außen einzustechen. Jetzt Abtupfen der Nahtlinie, sowie Sublimatdesinfektion bzw. Wechsel der Handschuhe und Wechsel der Instrumente; außerdem Abnehmen der federnden Klemmen und Hervorziehen der dicht an der Magendarmverbindung abgeschnittenen Rollgazeunterlage. 4. oder vordere Naht sero-serös mit Verknüpfen der Fadenenden mit denen von 1., nachdem Magen- und Darmklemmen entfernt sind. Evtl. einige Aufhängenähte nach Kappeler zwischen Magen und abführendem Schenkel. Verschluß des Bauches durch Etagennaht.

5. Pylorusausschaltung.

Indikationen: a) Duodenalfistel, welche nicht spontan sich schließt und nicht vernähbar ist. b) Ulcus oder Carcinom von Pylorus und Duodenum (wobei die erkrankte Stelle spez. bei Blutung ruhiggestellt und das Ulcus vor dem sauren Magensaft bzw. der Magen vor der Carcinomjauche bewahrt werden soll, was aber nicht immer mit Sicherheit gelingt!).

Technik: Gastroenterostomie und anschließend Pylorusverschluß, und zwar:

a) total, d. h. mit völliger Kontinuitätstrennung und mit blindem Verschluß der Enden (vgl. Magenresektion) nach v. Eiselsberg: Ziemlich sicher, aber eingreifend!

b) partiell, d. h. mit Verengerung durch Querfältelung sero-serös nebst Einstülpung des Geschwürs oder durch Umschnürung mit Seidenfaden oder Fascie (Rectusfascie, Lig. hepato-umbilicale, frei transplantierte Fascia lata usw.), evtl. submuskulär oder nach Abquetschung und mit sero-seröser Übernähung: nicht sicher, aber weniger eingreifend!

6. Magenresektion bzw. Pylorusresektion (Billroth 1881) und totale bzw. subtotale Magenexstirpation.

Indikationen: Carcinom und Ulcus, spez. Ulcus callosum mit Sanduhrmagen (hier als Querresektion wenig gefährlich und recht segensreich!). Mortalität 5—20%.

Technik:

a) **Pylorusresektion:** Allgemeinnarkose oder bisweilen Lokalanästhesie evtl. mit Splanchnicusanästhesie oder Rausch. Medianer Längsschnitt zwischen Schwertfortsatz und Nabel und evtl. weiter abwärts, letzteren links umkreisend; evtl. mit angesetztem Quer- oder Schrägschnitt oder mit Rippenbogenaufklappung nach Marwedel. Schrittweises Abtrennen des kleinen und großen Netzes samt Drüsen vom wegfallenden Magenteil nach doppelten Ligaturen (bei Verwachsung des Mesocolon cave A. colica media wegen Gefahr der Quercolonnekrose; bei eintretender Verfärbung Quercolon in genügender Ausdehnung ebenfalls resezieren!). Nach Abstopfen der Bauchhöhle Abschneiden des kranken Magenteils zwischen Quetsch- bzw. Klemmzangen. Weitere Versorgung kann verschieden erfolgen, und zwar nach folgenden Methoden:

1. Nach Billroth I: Wiedervereinigung von Magen- und Duodenumwunde, wobei der Magenstumpf evtl. entsprechend verkleinert wird; Nachteil:

schwacher Punkt an den Nahtvereinigungsstellen sowie evtl. Nahtspannung und evtl. Stenose bei Rezidiv!

2. Nach Billroth II: Blindverschluß von Magen (am besten nach Graser) und Duodenum (hier ebenso oder besser nach Doyen oder am besten nach Moynihan) sowie Magendarmverbindung (hintere oder ausnahmsweise vordere, letztere nebst Braunscher Anastomose): Normalmethode; nur vereinzelt ist beobachtet Unsicherheit des Duodenalverschlusses mit Gefahr von Peritonitis, Absceß oder Duodenalfistel.

3. Nach Kocher: Einpflanzung der Duodenumwunde in den Magen nach dessen Blindverschluß; unbrauchbar für Fälle, bei welchen viel vom Magen, spez. von der kleinen Kurve fortgenommen werden mußte, daher selten angezeigt.

4. Nach Krönlein-Polya-Reichel-Wilms: Einpflanzung der ganzen oder der durch Nahtverschluß verkleinerten Magenwunde in das Jejunum nach Duodenumblindverschluß, wobei gewöhnlich die oberste Jejunumschlinge durch Mesocolonschlitz nach oben gebracht wird, worauf letzterer wie sonst so weit verschlossen wird, daß keine innere Einklemmung von Dünndarmschlingen erfolgen kann; einfaches und sicheres, daher beliebtes Verfahren.

b) Querresektion: Vgl. a). Evtl. werden Teile von Bauchwand, Leber usw. abgetrennt oder unter Umschneidung mit fortgenommen; dagegen wird das Pankreas bei Übergreifen von Ulcus callosum penetrans geschont, Magen nach Ausstopfen davon durch Umschneiden abgetrennt und der Geschwürsgrund durch Paquelin oder Jodtinktur desinfiziert und evtl. mit Netz gedeckt. Der Magen wird genügend weit im Gesunden zwischen zwei Klemmzangen durchtrennt unter möglichster Anpassung der evtl. schräg gestellten Schnittflächen und unter Belassung einer für die künftige Naht genügend breiten Zone vor den äußeren Klemmen. Unter Aneinanderlegen der Klemmen werden die beiden Magenstümpfe zirkulär durch zweireihige Einzel-, sowie sero-serös auch evtl. durch fortlaufende Naht mit Seide vereinigt, wobei zum Schluß die Ecken besonders sorgfältig übernäht und die Netzlücken geschlossen werden.

c) Palliativresektion, auch Resektion zur Ausschaltung (Finsterer 1918). Zweck: Verminderung der Magensaftabsonderung und evtl. auch Schaffung günstigerer Entleerungsverhältnisse.

Gefahren: Blutung und Durchbruch, auch Narbenschrumpfung und Carcinomentwicklung.

Mortalität: 5—10% (gegen 3—5% bei Gastroenterostomie).

Nachteil: Ulcus pept. jejuni 1,8% (gegen 3—30% bei Gastroenterostomie).

Vorteile (gegenüber der Gastroenterostomie): Besserer Heilerfolg bei etwas, aber nicht viel höherer Mortalität und bei erheblich geringerer Gefahr von Ulcus pept. jejuni sowie von Blutung und Durchbruch.

Anzeige: Ulcus ventriculi, duodeni, cardiae und pept. jejuni, falls interne Behandlung, auch Jejunostomie versagt und das Geschwür nicht resezierbar ist.

Technik: Fortnahme eines großen Teils (mindestens $^2/_3$) vom Magen samt Antrum und Pars pylorica; Pylorusring und -muskel können zur Not belassen werden, dagegen ist die Antrumschleimhaut auszuschneiden oder auszubrennen mit Paquelin oder Hochfrequenzstrom.

β) Darm-Operationen.

1. Enterotomie, d. h. Darmschnitt oder -eröffnung.

Indikationen: Fremdkörper- oder Gallensteinextraktion.

Technik: Incision (längs oder besser wegen Stenosengefahr quer zur Darmlängsachse; am Dünndarm an der dem Mesenterium gegenüberliegenden Stelle, am Dickdarm an einer freien Tänie; zuvor Vorlagern, Umstopfen, Ausstreichen und Abklemmen mit federnder Darmklemme oder im Notfall mit Fingern, Gazestreifen oder Gummischlauch; evtl. Hineinmassieren des Fremdkörpers in eine günstig gelegene Darmschlinge) und Naht (zweireihig).

2. Enterostomie, d. h. Darmfistelanlegung.

a) Jejunostomie oder **künstliche Nährfistel** (an der obersten Jejunumschlinge!).

Indikation: a) Ausgedehntes Magencarcinom, falls Gastrostomie und hintere oder vordere Gastroenterostomie sowie Magenresektion bzw. -ektomie unmöglich sind, b) blutendes Magengeschwür in gewissen Fällen und c) schwere Verätzung von Speiseröhre und Magen, falls die kombinierte Gastrostomie und Gastroenterostomie nicht vorzuziehen sind. (Bei a) Aussicht schlecht; bei b) und c) günstiger!].

Technik: Vgl. Gastrostomie, sonst

1. nach Witzel: an der obersten Jejunumschlinge ca. 20—30 cm unter der Flexura duodeno-jejunalis (bei zu hoher Anlegung besteht Gefahr der Abknickung durch das Quercolon und bei zu tiefer Gefahr des Verlustes der Magensaftwirkung) Schrägfistel wie am Magen, aber mit dünnerem (4—5 mm) Schlauch sowie mit schmaler und nur einfacher Faltenübernähung.

2. Nach Mayo-Robson: Vorziehen der obersten Jejunumschlinge, kleine Anastomose an den Fußpunkten, Reposition der Schlinge und Einnähen ihrer Kuppe in die Bauchwunde (dies einfach oder besser nach Witzel).

3. Nach Maydl: Quere Durchtrennung der obersten Jejunumschlinge 20—30 cm unterhalb der Flexura duodeno-jejunalis, Einpflanzen des oralen Endes 20 cm unterhalb der Durchtrennungsstelle schräg in das aborale Ende End-zu-Seit und Einnähen des aboralen Endes in die Bauchdecken an einer besonderen Stelle in schrägem Verlauf.

b) Ileo-, Appendiko-, Zöko- und Sigmoideostomie oder **künstliche Gas- bzw. Kotfistel (Fistula stercoralis).**

Indikation: a) Zur künstlichen Stuhlentleerung bei Darmverschluß und bei peritonitischer Darmlähmung (hier wegen sonst eintretender Gefahr der Inanition nicht an einer Jejunumschlinge, sondern an einer Ileumschlinge, und zwar an einer möglichst tiefen, und nicht zu spät, jedenfalls ehe alle Peristaltik erloschen ist). b) Zur künstlichen Darmspülung bei Colitis usw.

Technik: 1. Bei zweizeitigem Vorgehen: Schrägschnitt oberhalb des Leistenbands und Einnähen der Darmschlinge mit ihrer dem Mesenterium gegenüberliegenden Wandstelle in Talergröße, also in etwa 3—4 cm Länge und 1½—3 cm Breite an das seitliche Bauchfell, wobei am besten die Fäden lang gelassen und über einem ringsum auf die Einnähungsstelle gelegten Jodoformgazekranz nochmals geknüpft werden, worauf die Darmeröffnung erst in einer zweiten Sitzung nach einigen Tagen erfolgt.

Bei einzeitigem Vorgehen: An Dünndarm mit eingebundenem Katheter nach Witzel (wie bei Jejunostomie), an Appendix unter Einnähen ihrer Spitze, an Dickdarm unter Einbinden eines mit Kragen versehenen Glasrohrs nach Paul-Mixter mittels mehrfacher Tabaksbeutelnaht.

c) Künstlicher oder widernatürlicher After (Anus praeternaturalis).

Indikation: Vorübergehend (in radikal operablen Fällen mit gleichzeitig bestehendem Ileus) oder dauernd (in radikal nicht operablen Fällen) bei Darmverschluß, spez. Carcinom.

Technik am besten nach Maydl: (Aus pfleglichen Gründen an der seitlichen unteren Bauchwand und gewöhnlich an beweglichen Teilen des Dickdarms, und zwar je nach Sitz des Hindernisses und je nach Operabilität der Stenose [bei inoperabler dicht oberhalb zur Vermeidung von Blindsackstauung, bei operabler abseits zur Vermeidung des späteren Operationsgebietes!] am Cöcum oder besser, da hier der Stuhl nicht so flüssig ist, am Sigmoideum).

Lokalanästhesie: Schrägschnitt einige Finger breit oberhalb des Leistenbands pararectal oder weiter außen als Wechselschnitt. Durchtrennen der Bauchwand, und zwar der Fascie einerseits genügend (sonst Gefahr der Verengerung!), andererseits nicht zu weit (sonst Gefahr des Bauchbruchs) und der Muskulatur stumpf in ihrer Faserrichtung (zwecks Schlußfähigkeit und

Prolapsverhütung!) Fragliche Dickdarmschlinge vorziehen (Cöcum und Sigmoideum kenntlich als lateral gelegen und mehr oder weniger beweglich; cave das am Netz kenntliche Quercolon!) und evtl. durch scharfe und stumpfe Abtrennung von der lateralen Bauchwand genügend mobilisieren. Mesocolon an gefäßloser Stelle mit anatomischer Pinzette durchbohren und Jodoformgazestreifen oder Dränrohr bzw. Glasstab (bei kurzer Sigmaschlinge) durchziehen, später beiderseits unter Spannung an die Haut annähen, damit sich die vorgelagerte Darmschlinge nicht zurückzieht. Darmschenkel hinter dem Jodoformgazestreifen auf einige Zentimeter parallel vernähen und ringsum an das seitliche Bauchfell sorgfältig vernähen (sonst Bauchinfektion oder Darmprolaps!). Je nach Schwere des Ileus erfolge die Eröffnung des Darms: 1. sofort unter Einbinden eines mehr oder weniger dicken Gummischlauchs oder besser eines knieförmig gebogenen und gerieften, sog. Paul-Mixterschen Glasrohrs oder 2. zweizeitig: nach 1—3 Tagen Luftloch, nach 3—5 Tagen halb (und zwar in der vorderen Circumferenz) und nach 5—8 Tagen ganz bis auf den entgegengespannten Jodoformgazestreifen quer mit dem Paquelin durchtrennen, während dabei spritzende Gefäße unterbunden werden, sofern sie nicht schon vorher bei der Vorlagerung durch Massenligatur im Mesenterium versorgt waren. Rest, spez. Mesocolon kann auch durch elastische Ligatur mittels Gummischlauchs allmählich und blutleer zur Durchtrennung gebracht werden.

Nachbehandlung: Bandage mit Aluminium-Hohlpelotte nebst Kautschukring bzw. Verbandstück oder Gummischwamm oder (bei Unverträglichkeit der Pelotte mit Klappfenster) nachts fester Gürtel; Stuhlregelung (Stuhl sei halbfest) durch Diät spez. Tee, Rotwein, getr. Heidelbeeren, Kakao usw., evtl. Tannalbin, Wismut, Bolus, Tierkohle usw. und Opiumtinktur 10 bis 15 Tropfen oder umgekehrt durch Gemüse, Obst u. dgl. sowie Regulin, Agarol u. dgl. und Laxantia; Hautpflege durch Bäder und Dermatol-Zinkpaste; evtl. bei Carcinom usw. Darmspülungen wechselnd mit 3—5% Alkohol und mit Stärkemehl oder Bolus 1 Eßlöffel oder Kamillentee bzw. Kamillosan, evtl. nebst Ichthyol- oder Adrenalinzusatz usw.; nach Bedarf Belladonna- oder Dilaudidzäpfchen.

Bei dauerndem Kunstafter empfiehlt sich zur Schaffung einer gewissen Kontinenz: evtl. Sphincterersatz durch Darmknickung unter einer Hautbrücke; Schrägkanalbildung durch die Muskulatur von Bauchwand (M. rectus), Gesäß (M. glutaei) oder Schenkel (M. sartorius); Silberdrahtring; Gewebsinjektion; Drehung des Darms um die Längsachse zwischen 180—360°; Hautschlauchbildung evtl. mit Klemmverschluß od. dgl.

Bei sekundärer Komplikation (Stenose, Schleimhautprolaps, Darmvorfall, Bauchbruch): evtl. Plastik.

Anmerkung. Verschluß von Kotfistel und Kunstafter.

Voraussetzung ist die Wegsamkeit des abwärtigen Darmteils, welche festgestellt und vorbereitet wird durch Kotpassage unter Zudrücken der Fistelstelle und durch Spülungen von unten nach oben und vor allem umgekehrt von oben nach unten (d. h. von der Fistel nach dem durch Darmrohr offen gehaltenen After).

Vorbereitung: Gründliche Darmentleerung durch mehrtägiges Abführen und Einläufe, sowie flüssige Kost; ab Vorabend: Opium und Fasten. Hautpflege durch Bäder und Dermatolzinkpaste u. dgl.; vor der Operation Fistelstelle desinfizieren durch Paquelin oder Jodtinktur und Verschließen durch Mastisolkörper bzw. Heftpflaster oder durch Vernähen der Hautränder, evtl. nach Umschneidung und Einwärtsklappung derselben.

Nachbehandlung: Fasten und Opiumtinktur, sowie Sphincterdehnung und Darmrohr.

Methoden:

a) Bei feinen Fisteln: Versuche Spontanschluß unter Zusammenziehen der Haut in zwei Falten mit Heftpflaster, sowie Fasten und Einläufe.

b) Bei röhrenförmigen Lippenfisteln: 1. Dgl. nach Verätzen des Epithelschlauchs mit Höllensteinstift oder mit Thermo- bzw. Galvanokauter oder sonst 2. Anfrischung des Fistelgangs und durchgreifende Bauchdeckennaht oder 3. Hautplastik mit einem bzw. zwei Brücken-, Stieloder Doppellappen.

c) Bei kurzen und breiten Lippenfisteln:
1. Übernähung unter Fistelumschneidung, Ablösen des Darms von der Bauchwand, zweireihige Quernaht des Darms und Naht der rekonstruierten Bauchdecken mit durchgreifenden Silberdrahtnähten und Jodoformgazetampon in die Bauchdeckenwunde (aber nicht auf die Darmnaht!) oder 2. Darmresektion am besten von gesunder Bauchhöhle nach Fistelumschneidung oder 3. bei Verwachsungen (z. B. bei Tuberkulose oder Tumor) Darmausschaltung mit entfernter Anastomose oder im Notfall 4. Enterostomie.

Bei Duodenalfistel: Gastroenterostomie mit Pylorusverschluß oder sonst temporäre Jejunostomie.

d) Bei Spornbildung (spez. am Kunstafter!):
1. Spornquetsche (Kentrotrib) nach Dupuytren-v. Mikulicz, d. h. Quetschzange mit gezähnten, aber sonst stumpfen und glatten Branchen, welche unter Fingerkontrolle gesondert in die zu- und abführenden Schenkel der Fistel eingeführt und durch Gummischlauch um die Griffe allmählich bis zu kräftigem Druck genähert werden, wodurch der Sporn in 6—8—12 Tagen durchgequetscht wird; später Gradstreckung der Fisteldarmstrecke sowohl oral- wie analwärts durch eingeschobenes dickes Gummirohr u. dgl., welches durch Faden nach außen gesichert ist. Nachteile: langsam und unsicher, sowie nicht ungefährlich wegen Gefahr von Darm- bzw. Mesenterialeinklemmung und Bauchhöhleneröffnung!

2. Resektion und Zirkulärnaht unter Umschneidung der Fistel, Freilegung der Darmenden (möglichst extraperitoneal, sonst unter sofortigem Abtamponieren der eröffneten freien Bauchhöhle), exakter zweireihiger Darmnaht mit möglichster Verwendung des für die Nahtsicherheit günstigen Peritoneum, Naht der rekonstruierten Bauchdecken und Tamponade. Nachteile: Zwar schnell und aussichtsreich, aber ebenfalls nicht ganz sicher und nicht ungefährlich (wegen Gefahr der Bauchhöhleninfektion)!

3. Enteroplastik (analog der Gastro- und Pyloroplastik):

Indikation: Nur ganz ausnahmsweise bei solitärer und gutartiger Stenose, falls Enteroanastomie oder Darmresektion nicht angängig ist, spez. bei narbiger Duodenalstenose.

Technik: Längsincision und Quernaht.

4. Enteroanastomie, d. h. Darmdarmverbindung; evtl. kombiniert mit Darmausschaltung (s. u.).

Indikation: Darmstenose, -knickung, -fistel usw.

Technik: Am besten, spez. am Dickdarm Seit-zu-Seit; isoperistaltisch; nahe den Endverschlüssen (sonst Blindsackbildung!); ca. 5—6 cm lang, am Dickdarm eher mehr (festere Kotkonsistenz!); am Dünndarm an der dem Mesenterialansatz gegenüberliegenden Seite und am Dickdarm an einer freien Tänie; bei End-zu-End-Vereinigung beginne man am Mesenterialansatz; Verschluß des Mesenterialschlitzes (wegen Gefahr der Darmeinklemmung!); sonst vgl. Gastroenterostomie!

5. Darmausschaltung.

Indikation (an Stelle der Darmresektion, falls diese unmöglich oder unangebracht ist): a) Darmfisteln, spez. Darmbauchwandfisteln (s. o.) und Darmscheidenfisteln. b) Tuberkulose und andere Geschwüre, Stenosen, Gangränverdacht, inoperable Geschwülste, Colitis ulcerosa usw. (zwecks Schonung der erkrankten Stelle, Ableitung pathologischer Absonderung, Applikation von Medikamenten, Mobilisierung des evtl. verwachsenen Krankheitsherdes usw.). c) Chronische Stuhlverstopfung (?).

Technik: Enteroanastomie und Darmausschaltung, und zwar:

a) **Inkomplett, d. h. unilateral:** α) oral, } (bei beiden Nachteil
β) aboral } der Kotanhäufung!).

b) **Komplett, d. h. bilateral:**

α) **Mit Verschluß beider Enden ohne jegliche Fistelbildung:**
Gefahr der Darmsprengung durch Weitersekretion von Schleim und Epithel,
spez. bei pathologischem Darm; daher nicht erlaubt!

β) **Mit Verschluß des einen und Fistelbildung des anderen Endes:**
oft genügend!

γ) **Mit Fistelbildung beider Enden:** am sichersten, spez. bei stark
sezernierendem Darm sowie als Voroperation vor Exstirpation des Krankheitsherdes.

δ) **Mit Verschluß beider Enden bei bereits bestehender Fistel.**

6. Darmresektion.

Indikation: Tumoren (spez. Carcinom und Sarkom), Tuberkulose, Verletzung (Zerreißung, Quetschung, Schußverletzung usw.), Stenose, Gangrän
(bei Ileus mit Volvulus, Invagination usw. oder bei Mesenterialgefäßthrombose
bzw. -embolie), Fistel usw.

Technik (cave Arbeiten im Kranken, Nahtspannung und Darmknickung
sowie Fortnahme von mehr als 50 bis allerhöchstens 75% oder je nach Körper-
länge 1—3 bis allerhöchstens 5 m Dünndarm, während im allgemeinen
mindestens 2—3 m zurückbleiben müssen; an dem durchschnittlich 7 m langen
Dünndarm wird eine Fortnahme vertragen bis $^1/_3$ gut, bei $^1/_2$ und mehr schlecht,
bei $^2/_3$—$^3/_4$ und mehr kaum dauernd, indem Fett nicht vertragen wird und Durchfälle mit Inanition eintreten):

a) **Einzeitig:** In der Regel am Dünndarm, nur ausnahmsweise (z. B. bei
extraperitonealer Lage) auch am Dickdarm!

Ausführung: Nach Vorlagern des Darms und Abstopfen der Bauchhöhle
schrittweise Abtrennung des Mesenteriums (unter doppelter Ligatur, evtl. bei
fettreichem Mesenterium nach vorheriger Bildung einer Quetschfurche; cave
Zurücklassen langer mesenterialentblößter Stümpfe und Zuweitweggehen vom
Darm außer bei carcinomatösen Drüsen!), Abtrennen der Darmschlinge mit dem
Paquelin zwischen je einer Klemm- und Quetschzange (letztere auswärts,
und zwar ca. 1 cm von der Mesenterialabtrennungsstelle entfernt zwecks guter
Stumpfeinstülpung!) und Schnürverschluß nach Doyen mit mehrfacher
Tabaksbeutelnaht; anschließend Enteroanastomie (zirkulär, d. h. End-zu-End
oder besser wegen Stenosengefahr seitlich, d. h. Seit-zu-Seit bei isoperistaltischer
Lagerung der Darmschlingen).

b) **Mehrzeitig:** Am Dickdarm, spez. im Ileusstadium und an der
linken Körperseite, d. h. von Colon transv. bzw. linker Colonflexur abwärts
(Dickdarm hat im Gegensatz zum Dünndarm dünnere, schlechter vaskularisierte
und unregelmäßigere Wand, spez. mit Haustren und Appendices epiploicae,
auch zum Teil keinen Serosaüberzug und schließlich schlechte Mobilisierbarkeit,
sowie dickeren und bakterienreicheren Inhalt!).

Ausführung: α) Nach Mikulicz (2zeitig): 1. Vorlagerung der betr. Darmschlinge samt Tumor usw. unter genügender Mobilisierung und Mesocolon-
abtrennung (entweder später oder wegen Gefahr der Thromboembolie besser
sofort!), sowie mit Vernähen des zu- und abführenden Schenkels eine Strecke
parallel (bei beabsichtigtem Verschluß durch Spornquetsche!) und sonst an das
seitliche Bauchfell; nach einigen Tagen Abtragung der vorgelagerten Schlinge.
2. Anusschluß (s. o.): Sicher, aber langwierig und unangenehm; angezeigt
spez. bei chronischem Ileus durch Carcinom oder Flexurdrehung bzw.
Megasigma, auch nur bei beweglichem oder beweglich gemachtem Darmteil
möglich.

β) Nach Schloffer (3zeitig): 1. Kotfistel oder Kunstafter. 2. Darmresektion (nach Abklingen des Ileus). 3. Anusschluß: Bei akutem Ileus und
bei Unmöglichkeit der Vorlagerung, z. B. bei Carcinom am Übergang der
Sigmaschlinge in den Mastdarm, falls hier nicht abdomino-sakral vorgegangen
werden soll.

γ) Nach Hochenegg: 1. Enteroanastomie (spez. Ileo-transverso- oder Ileo- sigmo- oder Transverso-sigmostomie) mit oder ohne Darmausschaltung. 2. Darmresektion: Weniger unangenehm als a), aber gefährlicher; daher keinesfalls bei Ileus und nur selten angezeigt, z. B. bei Tuberkulose oder Carcinom am Colon ascendens mit Verwachsungen.

δ) Resektion mit Kunstafter durch Einnähen des oralen Endes in die Bauchdecken: Am Mastdarm; sonst nur im Notfall und möglichst ersetzt durch Einpflanzen des beweglich zu machenden Quercolons in den Mastdarm.

ε) Evagination (nach Grekow): Von einem medianen Bauchschnitt Mobilisieren des erkrankten Darmabschnitts im Colon sigm. oder pelvinum, dann dessen Einstülpen in das Rectum bis vor den After mit nachfolgender Vereinigungsnaht ringsum im Bereich der Umschlagsfalte sero-serös, weiter Schluß der Bauchhöhle und schließlich Abtragen des zum After heraushängenden gedoppelten Darms mit Vereinigungsnaht der beiden Darmquerschnitte, worauf sich allmählich der eingestülpte Darmabschnitt abstößt.

36. Abschnitt: Mastdarm und After.

A. Mißbildungen.

Mastdarm- bzw. Afterverschluß (Atresia recti bzw. ani).

Entstehung: Hemmungsmißbildung.

Vorkommen: Ziemlich selten; öfters erblich und familiär.

Formen:

1. Atresia ani s. Imperforatio ani oder Afterverschluß oder Aftersperre: After ist nicht offen, sondern durch epitheliale Verklebung oder durch eine feinere oder derbere Membran verschlossen, während der Mastdarm nahe der Hautdecke blind endigt und an der Stelle des Afters die Haut glatt ist oder Grübchen bzw. Falte zeigt; häufiger.

2. Atresia recti oder Mastdarmverschluß: After ist zwar ausgebildet, aber Mastdarm verschlossen (entweder durch eine dünne Membran zwischen Pars perinealis und Pars pelvina oder durch längeren Strang bzw. röhrenförmige Striktur an irgendeiner Stelle); seltener: etwa 3mal seltener als 1.

3. Atresia ani et recti oder After- und Mastdarmverschluß: After und Enddarm fehlen, während Sigma hoch endet (z. B. in Höhe des Kreuzbeins).

4. Atresia ani vesicalis, urethralis, uterina und vaginalis oder sog. Kloakenbildung: Angeborene innere Fistel des blind endigenden Mastdarms mit dem Urogenitalapparat, und zwar beim männlichen Geschlecht mit Blase (Blasengrund) oder Harnröhre (prostatischer Teil), beim weiblichen Geschlecht mit Uterus (selten) oder Vagina (oberhalb des Hymens); entstehend durch unvollkommene Abscheidung zwischen Digestions- und Urogenitalapparat.

5. Atresia ani perinealis, scrotalis, suburethralis und vulvo-vestibularis: Angeborene äußere Fistel des blind endigenden Mastdarms mit dem Urogenitalapparat, und zwar beim männlichen Geschlecht mit Damm, Scrotum, Penis oder Eichel (stets median und unterseits!), beim weiblichen Geschlecht mit Vulva.

Sonstige Komplikationen: Hypospadie, Blasenspalte, Hydronephrose usw.

Symptome und Folgen: Darmverschluß mit Stuhl- und Windverhaltung, Leibauftreibung, Erbrechen; bei enger äußerer oder innerer Fistel Darmverengerung mit Stuhlverstopfung.

Diagnose: Evtl. Röntgenbild mit Kontrastfüllung.

Prognose: Meist Tod in einigen (4—6—8) Tagen, bei Fistelbildung später an Ileus oder an Durchwanderungs- bzw. Perforationsperitonitis; bei vesikaler und urethraler Fistel an jauchiger Cystitis-Pyelitis-Nephritis-Urosepsis; am günstigsten ist breite Fistel zur Vagina; im übrigen ist die Prognose nur bei einfachem After- und Mastdarmverschluß sowie bei einfachen äußeren Fisteln gut, während die kleinen Kinder einen größeren Eingriff meist nicht vertragen; die Mortalität ist durchschnittlich unter Einrechnung der verschiedenen Krankheitsformen fast 50%.

Therapie: Operative Darmeröffnung, und zwar baldmöglichst, also bei häutigem Verschluß sofort und bei dickerer Gewebszwischenwand am besten um den 3. bis 4. Tag; bei Fistelbildung evtl. erst später, aber jedenfalls vor Manifestwerden von Ileus oder Urosepsis.

Technik: a) Bei epithelialer Verklebung: Stumpfe Lösung mit Finger, Kornzange, Sonde usw.

b) Bei membranösem Verschluß: Proktotomie (d. h. breite Incision von vorn nach hinten genau median nach Aufsuchen und Herunterbringen des Mastdarms nebst Naht zwischen Haut und Schleimhaut) oder Proktoplastik (ähnlich der Stomatoplastik nach Dieffenbach, s. da).

c) Bei hoch endigendem Mastdarm: α) Eingehen perineosakral, evtl. mit Steißbeinresektion, Aufsuchen des mit Mekonium gefüllten Darmendes (unter Abtasten desselben, der Steißbeinspitze und der durch Bougie markierten Harnröhre bzw. Scheide), Auslösen und Herunterziehen des Mastdarms evtl. unter Eröffnung des Peritoneums und Einnähen unter Erhaltung bzw. Verwendung des M. sphincter ext. β) Vorgehen abdomino-sakral, d. h. unter Aufsuchen des Darmendes vom Bauchschnitt (sicher, namentlich für schwierige Fälle notwendig, aber eingreifend!). γ) Nur im Notfall Colostomie.

d) Bei innerer Fistel: Desgl.; dazu sofort oder besser später Abtragen der Fistel vom Darm und Verschluß von Blase, Harnröhre, Uterus und Vagina.

e) Bei äußerer Fistel: Desgl.; dazu später Spaltung oder Exstirpation der Fistel.

Öfters schließt sich die Fistel bei unbehinderter Darmentleerung von selbst.

B. Fremdkörper.

Entstehung: a) Von oben (verschluckt): Fischgräten, Knochen, Nägel, Kirsch- oder Pflaumenkernhaufen, Gebisse, Löffel, Messer und Gabeln usw.; Wanderungsdauer meist 1—8 Tage oder länger. b) Von unten (eingeführt): Bei Einlauf (Katheter), Fall (Baumwurzel, Glasflasche usw.), Geisteskrankheit, sexueller Perversität, Schabernack (Borste), Verbergen (Wertgegenstände oder Diebeswerkzeuge bei Einbrechern, Edelsteine bei Schmugglern usw.). c) Von der Nachbarschaft (durchgewandert): z. B. Bruchfragmente, Sequester, Scheidenpessar, Laparotomieinstrumente und Verbandstoffe spez. Kompressen oder Tupfer. d) Im Darme selbst entstanden: Kotsteine (und zwar oft um unverdaute Speisereste, Fruchtkerne usw.); spez. bei Greisen, Paralytikern und Opiumbehandelten sowie Hysterischen.

Vgl. auch Fremdkörper in Speiseröhre und Magendarmkanal!

Symptome: Evtl. Schmerzen, Stuhldrang, Abgang von Schleim und Blut.

Folgen: Stuhlverstopfung, Katarrh, Geschwür, Entzündung, periproktitischer Absceß, Fissur, Fistel; auch Perforation in Blase (dadurch Blasenstein!), Scheide, Gebärmutter, Bauchhöhle usw.

Diagnose: Inspektion evtl. mit Speculum oder Rektoskop, Palpation, Röntgenbild.

Differentialdiagnose: Katarrh, Prolaps, Hämorrhoiden, Striktur, Tumor, Invagination usw.

Therapie: Einlauf (z. B. mit Öl) oder Extraktion (unter Leitung des Auges mit Finger, Zange, Löffel usw.; bei verhakter Borste unter Überstülpen eines glatten Rohres; nötigenfalls nach Sphincterdehnung und mit Speculum oder Rektoskop); evtl. Sphinctero-, Rekto- oder Colo- bzw. Laparotomie.

C. Verletzungen.

Ursachen: Fremdkörper (s. o.), ärztliche Instrumente (spez. starre, z. B. Thermometer, Hornklistierspritzen, Mastdarmbougies, Rektoskop usw.), Operation (z. B. Hämorrhoidenoperation), Pfählung (z. B. durch Gartenzaun, Besen- oder Heugabelstiel, Stuhlbein, Tierhorn u. dgl.; hier ist in je $33^1/_3$ $^0/_0$ Harnblase oder Bauchhöhle verletzt), Stich, Schnitt (z. B. durch zerbrechendes Glas- oder Porzellannachtgeschirr), Schuß, Schwangerschaft und Geburt (durch den kindlichen Kopf Drucknekrose oder Dammriß), Zerreißung (als sog. Berstungs- ruptur durch starkes Heben oder Pressen; spez. bei Prolaps, Hernie oder Ge- schwür) und Zerquetschung (z. B. durch Überfahrung).

Komplikationen: I. Nebenverletzung, und zwar 1. extraperi- toneale: Blase, Harnröhre, Prostata, Beckenknochen, Gefäße und Nerven usw. 2. Intraperitoneale: Blase, Darm, Leber, Pleura usw. II. Blutung (falls oberhalb des Sphincters, evtl. unbemerkt; daher digital untersuchen und Stopfrohr einlegen!). III. Infektion mit Kotphlegmone oder Peritonitis. IV. Fistel. V. Striktur.

Prognose: Fraglich; Mortalität groß, daher sorgfältige Wundvorsorgung, am besten Krankenhausaufnahme.

Therapie: Sofort Wundrevision nebst Gefäßversorgung und Jodo- formgazetamponade sowie Stopfrohr, evtl. mit Steißbeinresektion oder mit Sphincterotomia posterior (d. h. Sphincterspaltung entsprechend der hinteren Raphe); evtl. Anus praeternaturalis; bei Verdacht auf Bauchhöhlen- verletzung sofort Laparotomie. Achte auf Neben- (Harnröhren- usw.) Ver- letzung, zurückgebliebenen Fremdkörper, Blutansammlung oberhalb des Sphincters usw.! Evtl. Tetanus- und Gasbrandschutzimpfung.

Bei Infektion: Incision und Dränage.

Bei Blutung: (Unter Sphinkterdehnung und Speculumuntersuchung in Steinschnittlage, evtl. unter Sphinktero-, Rekto- oder Colo- bzw. Laparotomie) Unterbindung oder Umstechung, im Notfall Tamponade.

D. Entzündungen.

a) Am After:

1. Wolf (Intertrigo). Wesen: Oberflächliche Dermatitis der Afterspalte.

Vorkommen: Spez. bei Fettleibigen durch Reiben, Schwitzen, Unreinlich- keit, Durchfall, Würmer, langes Gehen oder Reiten usw.

Symptome: Brennender Schmerz sowie gerötete und evtl. nässende Haut am After.

Therapie: Ruhe, Sitzbad, Abwaschen mit Watte oder weichem Papier, (Zink-, Vasenol-, Septamid-, Kamillosan-) Puder, (Zink-, Bor-, Naphthalan-, Anästhesin-, Percain-, Tumenol-, Lenigallol-, Novalan-) Salbe bzw. Paste oder (Bleiwasser-) Umschlag.

2. Afterjucken (Pruritus ani).

Ursachen: Sitzende Lebensweise, Stuhlverstopfung, Mastdarmkatarrh und -fistel, Hämorrhoiden, Rectumpolypen, Rectumcarcinom, Genitalleiden, Fluor, Gravidität, Ekzem, Krätze, Filzläuse, Wanzen und Flöhe, Würmer (Oxyuren), gewisse Speisen (Krebs, Lachs, Wild) und Medikamente (Pyra- midon usw.), Diabetes, Fettleibigkeit, Gicht, Leukämie, Klimakterium, Ikterus, Leukämie, Pseudoleukämie, Carcinom und andere maligne Tumoren, Störungen der inneren Sekretion, Magen-Darmleiden, Senium, Nervosität usw.

Formen: Idiopathisch und symptomatisch sowie allgemein und lokal.

Symptome: Heftiges bis unerträgliches Jucken spez. in der Bettwärme, sowie zunächst gerötete, feuchte und geschwollene, später mit der Zeit verdickte, starre, faltenlose und bläulichweiß-glänzende Haut am After (ähnlich wie Chagrinleder).

Komplikationen: Fissur, Zellgewebsentzündung, Sphincterkrampf usw.

Therapie: Kausal (z. B. Beseitigung von Oxyuren, Hämorrhoiden, Mast- darmkatarrh, Stuhlverstopfung, Diabetes und Afterekzem sowie leichte Kost

ohne scharfe Reizmittel: Kaffee, Tee, Alkohol, Nicotin, Salz, Gewürze, ge-
räucherte Fleisch- und Fischwaren u. dgl.); sonst heiße Sitzbäder, kalte Umschläge, Betupfen mit Alkohol, 1—2% Thymol-, Salicyl- oder Mentholspiritus,
1—5% Carbolsäure, 10% Lapislösung, Analgit, Sublimatlösung, heißem Wasser
usw., Puder oder Salbe bzw. Paste (z. B. Vasenol-, Dermatol-, Granugen-,
Albertan u. a. Puder bzw. Haimor-Einlage oder Tumenol-, Lenigallol-, Schwefel-,
Mitigal-, Bromocoll-, Novalan-, Fissan-, Heliobrom-, Granugen-, Zink-, Desitin-,
Nivea-, Pellidol- u. a. Salbe bzw. Paste, ohne oder mit Menthol), evtl. mit
Calmitolsalbe, Cocain-, Percain-, Panthesin-, Pantocain- (Curtacain-) oder
Anästhesinpräparaten; nach Bedarf Narkotika, Sedativa, Hypnotika und
Antineuralgika z. B. Brom, Adalin, Luminal, Sedocym, Hovaletten, Nervocomp
u. a.; Hefe; Hormone; Padutin; Calcium; Diät reizlos; Brunnenkur; Kohle
innerlich; Klimawechsel; kühle Kleidung ohne Wolle; Quarzlampen- und vor
allem Röntgenbestrahlung; Diathermie; Reizkörper; Vaccine; evtl. Sphincterdehnung, intra- oder subcutane Novocaininjektion, Sakral-, Parasakral- oder
Lumbalanästhesie, Nervenresektion oder -dehnung, Hautcircumcision, -unter-
minierung oder -excision nebst Plastik.

3. **Furunkel:** spez. bei Kavalleristen.

b) Am Mastdarm:

α) **Nicht spezifische Entzündung: sog. Mastdarmkatarrh (Proktitis).**
Ursachen: Bakterielle Infektion, stark gewürzte Speisen, kräftige Ab-
führmittel (z. B. Aloë, Cascara u. dgl.), Abkühlung (durch Sitzen auf kalter
Erde, Stein, Abort usw.), Verletzungen, Fremdkörper, eingedickte Kotballen,
kalte, heiße oder chemisch reizende Einläufe, Würmer (Oxyuren), Hämor-
rhoiden, Prolaps, Periproktitis, Polyp, Carcinom, benachbarte Erkrankungen
(an Blase, Harnröhre, Prostata, Samenblase, Genitalien, Douglasraum usw.).
Formen: Akut und chronisch.
Symptome: Schmerz, Abgang von Schleim, Eiter und Blut, Durchfälle,
Stuhldrang, Sphincterkrampf, Dys- und Anurie, Priapismus, sowie Fieber.
Differentialdiagnose: Spezifische Entzündung, spez. Tuberkulose,
Dysenterie u. a.
Folgen: Analfissur, Schleimhautprolaps, Absceß, Fistel, Geschwüre (sog.
,,Proctitis ulcerosa"), Striktur, Sepsis.
Therapie: Möglichst kausal (bei Fremdkörper, Kotballen, Würmern,
Tumor usw.); sonst Opium-Belladonnazäpfchen, Cocain-, Percain- oder An-
ästhesinpräparate und Narkotika, Bettruhe, reizlose Kost, warme Sitzbäder,
Einpudern oder lauwarme Einläufe bzw. Spülungen (mit Öl, Schleim, Kamillen-
tee, Tannin, Bolus, Ichthyol, übermangansaurem Kali, Wasserstoffsuperoxyd,
Höllenstein, Dermatol u. dgl.); bei Geschwüren Ätzen mit Jodtinktur. Höllen-
stein, Thermokauter usw.; evtl. Colo- oder Appendikostomie mit Darmspülungen.

β) **Spezifische Entzündungen bzw. Geschwüre.**
1. Gonorrhoe: Entstehung: Durch Einfließen von Trippersekret von der
Scheide her oder durch anale Kohabitation bzw. Päderastie, seltener durch
rectale Untersuchung oder durch Einbruch einer Bartholinitis.
Lokalisation: Meist im unteren Teil.
Vorkommen: Häufiger beim Weib.
Symptome und Folgen: Zunächst Katarrh neben verschieden großen,
hahnenkammartigen, evtl. verzweigten Wucherungen: sog. spitzen Kondylomen
des Afters; später Narbenstriktur (durch Geschwür oder durch periproktitische
Entzündung); selten Fisteln und Geschwüre.
Diagnose: Mikroskopisch (Gonokokken!).
Therapie: Lokalbehandlung mit Spülungen, Salben, Stäbchen u. dgl.
(wie bei Gonorrhoe); betr. Strikturen s. da!.
2. Uleus molle: Ähnlich wie Tripper durch einfließendes Scheidensekret
oder durch passive Päderastie; evtl. als phagedänischer Schanker mit späterer
Mastdarmstenose.

3. Syphilis.

I. Ulcus durum.

II. Schleimhautpapeln oder breite Kondylome.

III. Gummata: Selten als isolierte Knoten, meist diffus in Form von multiplen Knötchen in der Submucosa.

Lokalisation: Beginnend im untersten Mastdarm und allmählich aufsteigend, evtl. bis zum Sigma.

Vorkommen: Häufiger beim Weib.

Symptome und Folgen: Katarrh mit Abgang von Schleim, Eiter und Blut, sowie Tenesmus; später Geschwüre, Fisteln, Perforation und Narbenstriktur (meist in Form der „trichterförmigen Stenose des unteren Rectum").

Diagnose: U. a. serologisch (Wassermannsche Reaktion!).

Prognose: Ernst; oft Tod an zunehmender Schwäche in einigen Jahren.

Therapie: Allgemein (antisyphilitisch) und lokal, evtl. sakrale Exstirpation oder Colostomie; betr. Strikturen s. da!

4. Tuberkulose.

Entstehung: Gewöhnlich auf dem Darmweg durch verschlucktes Sputum oder durch Nahrungsprodukte z. B. Milch tuberkulöser Kühe, selten auf dem Blutweg oder bisweilen direkt durch rectale Fingeruntersuchung oder durch Kratzen.

Lokalisation: Meist im Analteil.

Vorkommen: Überwiegend bei sonst tuberkulösen Menschen.

Symptome: Schmerzen, Durchfall mit dünnflüssigem Eiter, Inkontinenz, sowie charakteristische Geschwüre im Darm und evtl. an der Haut.

Komplikation: Fisteln und Narben bzw. Strikturen.

Diagnose: U. a. mikroskopisch (Tuberkelbacillen bzw. Tuberkel).

Therapie: Allgemein und lokal; evtl. Exstirpation oder Auskratzung oder Ausbrennen.

5. Aktinomykose: Entstehend meist sekundär vom Blinddarm, seltener primär von außen.

6. Dysenterie: Im oberen Mastdarm.

7. Diphtherie.

γ) Zellgewebsentzündung um den Mastdarm (Periproktitis).

Entstehung: a) Im Mastdarm durch harte Kotballen, Fremdkörper (Knochen, Gräten, Nadeln usw.), Verletzungen, Operationen und Erkrankungen des Mastdarms bzw. Afters oder Damms: Katarrh, Geschwülste, Geschwüre, entzündete Hämorrhoiden, Fissuren, Fisteln, Ekzem, Intertrigo, Furunkel usw.

b) Fortgeleitet bei benachbarten Eiterungen an Blase, Harnröhre (Katheterverletzung!), Prostata, Samenblasen, Bartholinischen Drüsen, Vagina und Uterus (perforierendes Carcinom), Douglas, Beckenbindegewebe (vereitertes Dermoid), Beckenknochen (komplizierte Frakturen, Tuberkulose und Osteomyelitis) usw.

c) Metastatisch bei Pyämie.

Formen: I. Diffuse (Phlegmone).

II. Circumscripte (Absceß).

1. Oberflächliche, d. h. subcutane oder submucöse.

2. Tiefe, d. h. ischiorectale.

3. Pelvirectale d. h. oberhalb des Diaphragma (bei Prostatitis, Harnröhrenverengerung, Beckeneiterung, Douglasabsceß usw.).

Symptome der lokalen Entzündung; bei 2 und 3 auch mit höherem Fieber, sowie mit Darm- und Harnröhrenaffektionen.

Folgen: Perforation (nach Haut, Mastdarm, Blase, Harnröhre, Vagina, Uterus usw.) mit Fistel, Phlegmone, Sepsis oder bei (pelvirectaler Affektion) Peritonitis.

Diagnose und Differentialdiagnose: Phlymonös-nekrotisierende Entzündung ist verdächtig auf Diabetes und chronische Eiterung auf Tuberkulose.

Therapie: Ruhe, Eisbeutel bzw. Umschläge oder Wärme bzw. Sitzbäder oder Ichthyolsalbe od. dgl. und Stuhlentleerung; baldigst Incision und Dränage (bei pelvirectaler Eiterung von einem Bogenschnitt am Damm oder von einem Längsschnitt pararectal hinten, evtl. mit Steißbeinentfernung); achte auf Fremdkörper im Rectum! Bei Diabetes Diät und Insulin. Bei Tuberkulose Röntgenbestrahlung und Allgemeinbehandlung.

E. Afterschrunde (Fissura ani), auch Afterkrampf.

Entstehung: Verletzung, Kotballen. Fremdkörper, Stuhlverstopfung, Klysmen, Hämorrhoiden, Geburt, Päderastie und Onanie, Ekzem, Gonorrhoe, Ulcus molle und Syphilis usw.; zugleich besteht oft ein variköser Symptomenkomplex.

Lokalisation: Meist an der hinteren Commissur, manchmal an der vorderen oder andernorts an der Grenze von Schleimhaut und Haut; meist einzeln, gelegentlich 2- oder 3fach.

Vorkommen: Häufiger bei Frauen.

Symptome: Kleine, myrtenblattförmige und oberflächliche, dabei sehr empfindliche, hochrote und trocken-granulierende, auch leicht blutende Schrunde (Rhagade) mit etwas verdickten Rändern und ödematöser Schwellung der Umgebung in einer radiären Afterfalte im Bereiche des Schließmuskels, sowie heftiger schneidender oder brennender, meist 1—2 Stunden anhaltender Schmerz (wie mit Messer oder Glüheisen), spez. bei und vor allem nach hartem Stuhl- oder auch schon bei Windabgang, Husten, Sitzen usw.; oft findet sich die ,,Vorpostenfalte" d. h. geschrumpfter Rest eines thromborierten, geplatzten und nekrotisierten Hämorrhoiden-Knotens.

Diagnose (nötigenfalls unter Anästhesierung durch Pantocain-, Panthesinod. dgl. nebst einigen Tropfen Suprareninlösung, z. B. mit getränktem Wattebausch, welcher einige Minuten eingelegt wird und nach dem Herausnehmen oft einen Blutstreif entsprechend der Schrunde zeigt): Besichtigung (typische Schrunde bei trichterförmig eingezogenem After; evtl. Vorpostenfalte) und Betastung, auch rectal (Schließmuskelkrampf sowie Schmerz bei Betasten mit dem Sondenknopf); dazu Lokalisation und Beschwerden.

Differentialdiagnose: Frischer Schleimhauteinriß bei Sphincterdehnung u. dgl. (Form breit-unregelmäßig statt länglich-myrtenblattförmig, Farbe blutigrot statt hochrot, Oberfläche feucht-frisch statt trocken-granulierend, Lokalisation atypisch statt an der meist betroffenen hinteren Commissur, Ränder weich-eben statt derb-wulstig, Druckempfindlichkeit gering statt bedeutend), auch Hämorrhoiden, Afterfistel, -ekzem u. a.

Folgen: Afterkrampf evtl. mit Stuhl- und Harnverhaltung oder Harndrang, Vaginismus usw.

Prognose: Spontanheilung wird durch den Sphincterkrampf und das Sphincterbewegungsspiel sowie durch die Kotbeschmutzung erschwert.

Therapie: Sitzbäder, kühle Umschläge, Diathermie, Saugen, reizlose Kost, Stuhlregelung mit Abführmitteln (z. B. Agarol u. dgl.) und Öleinläufen, Hamamelis-, Novalan-, Desitin-, Granugen-, Lenigallol-, Detoxin-, Lyssia-, Fissanal-, gelbe Quecksilber- oder Zymoidinsalbe oder Salbe mit Cocain-, Percain-, Panthesin- oder Anästhesinpräparaten, Narkotika als Zäpfchen oder subcutan; Röntgenbestrahlung (?); evtl. Ätzung mit Carbolsäure, Höllensteinstift bzw. 2%ige Lapislösung, Thermokauter usw. oder Incision über und durch die ganze Fissur; sonst sicherer in Lokalanästhesie oder Narkose bzw. Rausch Sphincterdehnung, evtl. mit Ätzen, Verschorfen, Incision oder am besten Excision der Schrunde. Empfohlen wird auch Injektion zur Verödung bzw. Abdrosselung der Hämorrhoiden (s. da), spez. Einspritzung an die Schrundenbasis.

F. After- oder Mastdarmfistel (Fistula ani und recti).

Entstehung: Vgl. Periproktitis; anscheinend handelt es sich öfters um Tuberkulose, seltener Lues, Typhus u. dgl., aber meist wohl um vereiterte Hämorrhoiden, Phlegmone, Furunkel, Herde in Harnwegen und anderen Beckenorganen oder Becken, infizierte Stercoralgeschwüre, Fremdkörperverletzungen durch Fischgräten, Nadeln usw.; auch gibt es angeborene und traumatische Fisteln. Viel Wahrscheinlichkeit hat die Annahme eines varicösen Symptomenkomplex am After mit Infektion und anschließender Thrombophlebitis.

Vorkommen: Ziemlich häufig; bevorzugt sind Männer (70%), und zwar im 3.—5. Dezennium.

Formen: **I. Komplette,** d. h. mit Mündung sowohl nach Haut wie nach Schleimhaut: am häufigsten!

II. Inkomplette, d. h. mit nur einer Mündung: 1. Äußere, d. h. mit Mündung nur nach Haut: häufiger!

2. Innere, d. h. mit Mündung nur nach Schleimhaut: seltener!

Außerdem: Einfache (mediale oder laterale) und komplizierte Fisteln, d. h. mit mehrfachen Mündungen, und zwar diese entweder alle auf einer Seite (laterale) oder auf beiden Seiten (kommissurale), bisweilen um die ganze hintere Circumferenz (Hufeisenfisteln); dabei öfters „kaninchen- oder fuchsbauartig" verzweigt.

Schließlich: 1. subcutane bzw. submucöse, hier wiederum infra-, trans- und intersphinctere; 2. ischiorectale (unterhalb des Levator); 3. pelvirectale Fisteln (durch den Levator; entsprechend den betr. Abscessen vgl. Periproctitis); letztere beiden Formen sind viel seltener als erstere.

Symptome: Nässen, Jucken und Schmerzen, sowie Tenesmus; am After, Fistel mit Granulationspfropf innen oder außen oder beidstellig sowie mit derber Resistenz entspr. dem Fistelgang und oft, namentlich auf Druck mit Abgang von Eiter und Blut, sowie evtl. von Kot und Winden.

Diagnose: Besichtigung evtl. mit Speculum oder Rectoskop, rectale Palpation, Sondierung (nicht immer ganz gelingend wegen evtl. gewundenen Verlaufs der Fistel), Einspritzung von gefärbter Flüssigkeit (Milch, Methylenblaulösung usw.), Röntgenbild mit Sonde oder Kontrastmasse.

Differentialdiagnose: Sacrococcygealfistel (bei vereitertem Dermoid), Eiterfistel (bei Parametritis, Beckeneiterung usw.) oder Urin- und Genitalfistel.

Prognose: Bei Tuberkulose (diagnostizierbar aus Aussehen von Fistel und Granulationen, histologischer und bakteriologischer Untersuchung, Nachweis sonstiger Tuberkulose usw.) je nach sonstiger Ausbreitung der Tuberkulose, daher oft ungünstig; auch sonst Spontanheilung selten wegen Kotinfektion, Sekretverhaltung und mangelnder Ruhigstellung infolge Sphincterkontraktionen sowie vor allem wohl wegen der meist sehr ausgedehnten und verzweigten Anordnung der Fisteln entsprechend den ursächlichen Varicen.

Prophylaxe: Genügende Eröffnung periproktitischer Eiterungen.

Therapie: Konservative Therapie, sowie Vorbereitung, Anästhesie und Nachbehandlung: vgl. Hämorrhoiden!

Zu versuchen ist konservative Therapie mit Diät, Stuhlregelung, Sitzbädern, Fistelfüllung (mit Wismutpaste, Kupfermasan, Jodtinktur, Jodoformglycerin u. dgl.), bei tb. Fistel Röntgenbestrahlung und Allgemeinbehandlung; meist ist jedoch Operation notwendig (außer bei schlechtem Allgemeinzustand infolge vorgeschrittener Lungentuberkulose, Hämophilie usw.).

Technik der Operation: Nach genügender Sphincterdehnung in Lokal-, Sacral-, Parasacral- oder Lumbalanästhesie, ausnahmsweise Narkose, Spaltung der Fistel samt allen Verzweigungen, welche man zweckmäßigerweise vorher sich durch Farbstoff- (Methylenblau-) füllung markiert, mit Messer oder

Thermokauter auf Sonde (diese bei kompletter Fistel von außen nach innen durchführen, bei inkompletter Durchstoßen unter Umwandlung der inkompletten in eine komplette Fistel; Sphincter wird zwecks Kontinenzerhaltung höchstens im äußeren Muskel gespalten und dieser nur einmal und stets radiär, sonst, namentlich bei ischio-rectaler Fistel umgangen durch paranale Schnittführung und Lappenzurückpräparierung, bei komplizierten Fisteln unter paranaler Verbindung der verschiedenen äußeren Öffnungen nebst Verfolgung der Nebengänge), dann unter Auseinanderziehen mit scharfen Haken Fistelgang auskratzen, ausbrennen oder (wenn möglich, d. h. bei nicht zu kompliziertem Gangsystem, besser, namentlich bei schwieliger spez. tuberkulös erkrankter Wandung) ausschneiden und mit Jodoform- bzw. Vioformod. a. Gaze breit tamponieren; ausnahmsweise (d. h. bei Excision) primär vernähen, jedenfalls ist evtl. durchschnittener Sphinkter tunlichst zu vernähen; bei Tamponade ist in der Nachbehandlung für Heilung vom Grund aus unter Verhinderung vorzeitiger Oberflächenverklebung zu sorgen. Nachbehandlung sonst wie bei Hämorrhoiden!

G. Verengerung (Strictura).

a) After-Verengerung (Strictura ani).

Vorkommen: Selten.

Entstehung: Durch ulceröse, phlegmonöse und brandige Prozesse, Verbrennung und Ätzung, Klystierspritzen- u. a. -verletzungen und Afteroperationen, spez. Kauterisation oder häufiger Excision von Hämorrhoiden (nach Whitehead).

Therapie: Bougieren oder Proctoplastik (entweder Längsspalten von vorn nach hinten, Ablösen der Schleimhaut und Vernähen mit der Haut oder bei starker Narbe unter Bildung von einem gestielten oder von zwei zungenförmigen Hautlappen mit Spitze nach dem After und in divergierender Fortsetzung des vorderen und hinteren Schnittendes).

b) Mastdarm-Verengerung (Strictura recti).

Vorkommen: Häufiger, aber doch ziemlich selten; meist bei Frauen, spez. im 3.—5. Dezennium (hier ist Lymphogranulomatosis inguinalis in Form der rectalen Späterkrankung, auch rectale Gonorrhoe und Syphilis häufiger!).

Lokalisation: Meist tief unten dicht über der Analportion oder etwas (bis 10 cm) höher beginnend und mehrere (bis 20) cm lang.

Entstehung: I. Durch außerhalb gelegene Prozesse: 1. Tumoren, (spez. maligne von Uterus, Ovarien usw.) oder 2. Entzündungen (spez. Para- und Perimetritis, Pyosalpinx, vereiterte Haematocele retrouterina, Douglas-Absceß, tuberkulöse Peritonitis usw.). II. (häufiger und praktisch wichtiger!) Durch Wandveränderungen (Strikturen „sensu strictiori"): 1. Entzündungen (spez. lymphogranulomatöse, gonorrhoische, schankröse, syphilitische, tuberkulöse, dysenterische, decubitale und catarrhalisch-ulceröse). 2. Narben (nach Verletzung, Klystier, Fremdkörper, Verätzung, Radiumverbrennung, Fistel, Operation, Geburt). 3. Tumoren (spez. Carcinoma recti). 4. Diverticulitis.

Symptome: Schmerzhafter Stuhlgang; Stuhldrang; Sekretion von Schleim, Fetzen, Eiter und Blut; wechselnd Stuhlverstopfung bis -verhaltung und Durchfälle; evtl., aber auch nur bei tiefsitzender Striktur Stuhlformveränderung („band''- oder „schafkot''artiger Stuhl).

Komplikationen: Katarrh, Geschwüre, Abscesse, Fisteln, Inkontinenz, Perforation (in Blase, Scheide, Peritoneum, periproktitisches Gewebe usw.), Ileus, Amyloid, Erschöpfung.

Prognose: Oft nach Jahren Tod.

Diagnose: Besichtigung (evtl. mit Speculum oder Rectoskop; bei letzterem Vorsicht wegen Gefahr von Blutung und Perforation!), Betastung (rectal und vaginal) und Röntgenuntersuchung, evtl. Probeexcision und Freische Probe.

Differentialdiagnose: Bei echter Striktur infolge Wandveränderung zeigt sich das Mastdarmrohr eng und starr sowie mit pathologischem Prozeß der Wand einschl. Schleimhaut, dagegen bei extrarectaler Stenose meist nur verengt, aber weich und nachgiebig bei intakter Schleimhaut. Im übrigen ist unter den verschiedenen ursächlichen Krankheiten zu unterscheiden: Lymphogranulomatosis ing., Lues, Gonorrhoe, Absceß, Dysenterie, Tuberkulose, Aktinomykose, Tumor, Divertikel, Verletzung usw.

Therapie: Möglichst kausal (z. B. bei Syphilis, Tumor usw.); sonst **a) unblutig:** Bougieren mit eingefettetem Finger oder besser mit konischen und entsprechend der Kreuzbeinaushöhlung gekrümmten Hartgummi- oder Metallbougies alle Tage bis Wochen bis Monate (cave Einriß oder Perforation; daher vorsichtig!); bei hochsitzender Striktur evtl. retrograd nach Colostomie (vgl. Ösophagussondierung!); zugleich Sitzbäder und Wärme spez. Diathermie oder Röntgenbestrahlung, sowie Stuhlregelung, auch Füllungen und Spülungen mit Protargol, Methylenblau usw.; Jod; Wismut; Arsen; Gold- u. a. präparate; Reizkörper?

b) operativ: I. Rectotomie (d. h. Incision) oder **Rectoplastik** (d. h. Längsdurchschneidung und Quervereinigung), und zwar

1. entweder vom Mastdarminneren nach Sphincterdehnung: sog. Rectotomia interna (Gefahr der Infektion und Perforation, daher nur bei tiefsitzender und kurzer, sowie nicht durch Eiterung komplizierter Striktur!).

2. Von hinten nach Freilegung des Rectum, evtl. unter Steißbeinresektion: sog. Rectotomia posterior (spez. bei periproktaler Eiterung!).

II. Anus praeternaturalis, und zwar als Sigmostomie oder bei geplanter Radikaloperation als Appendicostomie oder Cöcostomie mit anschließender Darmspülung und evtl. mit retrograder Bougierung bzw. Bougierung ohne Ende (spez. bei Ileus oder bei geplanter Radikaloperation!).

III. Excision, und zwar Resectio oder Amputatio recti (sicherste Methode, aber nicht schützend vor Rezidiv und schwierig wegen schwieliger Veränderung und Verwachsung, auch unangebracht bei periproktitischer Eiterung, bei weit hinaufreichender Affektion und bei schlechtem Allgemeinzustand!); zuvor empfiehlt sich meist Anlegung eines Kunstafters oberhalb.

H. Hämorrhoiden
(zu deutsch: Blutfluß, tatsächlich Blutadererweiterung evtl. mit Blutabgang).

Wesen: Varicöse Erweiterung der Mastdarmblutadern im Gebiet der Plexus venosi haemorrhoidales im Sinne des varicösen Symptomenkomplexes (nur ganz ausnahmsweise handelt es sich um echte Hämangiome; bisweilen bestehen „falsche Hämorrhoiden" in Gestalt prolabierter Schleimhautfalten, welche an sich harmlose Hypertrophien sind, insofern sie keine Blutungsquelle darstellen, wohl aber bei der Afterfissur eine Rolle spielen können).

Formen: a) Äußere oder subcutane, d. h. in der Zona ano-cutanea (also außerhalb des Afterschließmuskels und im Hautbereich).

b) Intermediäre, d. h. in der Zona intermedia (also an der Grenze zwischen Haut und Schleimhaut).

c) Innere oder submucöse, d. h. in der Zona columnaris (also innerhalb des Sphincters und im Schleimhautbereich).

d) Hochsitzende, d. h. ca. 10—20 cm hoch im Rectum.

Ursachen: I. Blutstauung: 1. lokale in den Hämorrhoidalvenen durch chronische Stuhlverstopfung, sitzende Lebensweise (Kavalleristen, sowie Bürokraten und Kontorkaufleute!), Wärme, reichliche und reizende, also üppige Speisen und Getränke usw., ferner durch Retroflexio uteri, Schwangerschaft und Tumoren sowie Entzündungen von Rectum, Blase, Prostata, Ovarien und Uterus. 2. Seltener durch Herz- und Lungenleiden mit allgemeiner Stauung oder durch Leberleiden mit Pfortaderstauung: Lebercirrhose, Leber-, Nieren- oder Pankreastumor, Pfortaderthrombose oder -kompression usw.

II. Wichtig ist außerdem Veranlagung (Vererbung; jüdische Rasse scheint bevorzugt zu sein; doch spielen bei der Familien- und Rassendisposition auch Ernährungs- und Lebensweise eine Rolle!); öfters bestehen auch gleichzeitig sonstige Venenerweiterungen: Varicen und Varicocele.

Vorkommen: Häufig; meist im mittleren Alter nach den 25—30er Jahren beginnend (hier in bis 50% vorhanden und in 25% mit Beschwerden); häufiger bei Männern, selten bei Kindern (hier immer hereditär!); Wohllebende sind bevorzugt.

Symptome: Klagen über Brennen, Jucken, Druck und Schmerzen am After, spez. beim Sitzen und Defäcieren, sowie Blutungen aus dem After in verschiedener Stärke; daselbst bläulich durchschimmernde, weiche, subcutane bzw. submucöse Knoten oder Stränge von Erbsen- bis Pflaumengröße, entleerbar durch Fingerdruck und anschwellend beim Pressen oder nach heißem Sitzbad oder beim Sitzen über heißem Wasser oder am deutlichsten beim Ansaugen mit Saugglocke; evtl. thrombosiert (derb und nicht entleerbar), entzündet bzw. vereitert (geschwollen, gerötet und druckempfindlich), brandig (mißfarben bis schwarz, oft schmierig belegt oder geschwürig zerfallen) oder blutend bzw. mit Blutgerinnsel bedeckt; Haut bzw. Schleimhaut darüber verdünnt (Druckatrophie!) oder verdickt (chronische Entzündung!).

Komplikationen: **1. Blutung** (einige Tropfen bis Eßlöffel; meist nur in Form von blutigen Streifen an Kotsäule oder Klosettpapier, manchmal aber in größerer Masse; bisweilen hellrot und spritzend; bei jedem Stuhlgang oder in Pausen von Tagen bis Wochen bis Monaten; meist gefolgt von subjektiver Erleichterung: ,,goldene Ader").

2. Entzündung (dadurch Schmerzen, Druckempfindlichkeit, Anschwellung, Fieber usw.) evtl. mit Vereiterung, Periproktitis, Ulceration, Fistel, Thrombosierung, Septikopyämie.

3. Bei inneren Hämorrhoiden auch **Prolaps und Incarceration** durch den Sphincter (dadurch starke Schmerzen, Tenesmus, Stuhl- und Harnverhaltung), evtl. mit Gangrän, Thromboembolie, Sepsis usw.

4. Thrombophlebitis evtl. mit Phlegmone oder Absceß sowie Pyämie, auch Phlebolithenbildung.

5. Haut- und vor allem Mastdarmkatarrh mit Ekzem, Pruritus oder Schleimabgang (sog. ,,Schleimhämorrhoiden"); spez. bei gleichzeitigem Prolaps.

6. Fissur.

7. Fistelung.

Prognose: Bisweilen Spontanheilung durch Thrombosierung; selten bedrohliche Blutungen oder Septikopyämie.

Diagnose: Vorgeschichte, Besichtigung unter Auseinanderziehen der Nates, sowie unter Pressen- oder Sitzenlassen über Topf heißen Wassers oder Glycerinspritze oder Saugglasanlegen, evtl. mit Speculum oder Rektoskopie bzw. Proktoskopie, sowie Betastung durch Eingehen mit dem Finger in den Mastdarm (rectale Fingeruntersuchung ist stets vorzunehmen zwecks Nachweises innerer Knoten und zwecks Ausschließens von Rectumcarcinom, welches übrigens auch neben Hämorrhoiden vorhanden sein kann!).

Differentialdiagnose: Fissur, Fistel, Gonorrhoe, Tuberkulose, Lues, Absceß, Polypen und Carcinom. (Stets untersuche man den Mastdarm mit dem eingeführten Finger, nötigenfalls auch mit Rektoskop und Röntgenkontrastaufnahme!).

Therapie: Möglichst kausal, also Behandlung der allgemeinen oder örtlichen Blutstauung bei Herz-, Leber- oder Unterleibsleiden usw.; sonst **a) palliativ:** Sparsame und reizlose Kost (cave scharfe Gewürze, starken Kaffee, schwere Weine und Liköre sowie Tee, Rotwein, Kakao, Schokolade u. dgl.), Stuhlregelung mit milden Abführ-, auch Gleitmitteln und evtl. Kur in Karlsbad, Marienbad, Kissingen, Mergentheim, Homburg, Neuenahr, Tarasp usw., Bauchmassage, passende Körperbewegung: Spaziergehen, Schwimmen, Zimmergymnastik mit Rumpf- und Gliederübungen (cave Reiten und Radfahren!), Gymnastik, Kühlsitzen (cave Polstersessel; statt dessen Rohrgeflechtstuhl!), „Anikure" unter Waschungen, Sitzbädern, Duschen (kühl und mit Zusatz von Eichenrindenabkochung, essigsaurer Tonerde od. dgl.), sowie unter Reinigung des Afters mit weichem Klosettpapier oder mit Watte; dagegen keine Einläufe außer solchen mit Öl. Zu versuchen Hamamelis-, Resorcin-, Perubalsam-, Tannin-, Wismut-, Ichthyol-, Menthol-, Cocain-, Suprarenin- u. a. („Anusol-, Sphincterol-, Bismolan-, Posterisan-, Lenirenin-, Sipon-, Rektamin-") od. dgl. Stuhlzäpfchen, auch Hantelpessar (?). Bei Blutung, Entzündung oder Einklemmung: Bettruhe, Eisblase oder Bleiwasserumschlag oder Mastdarmkühler oder heiße Sitzbäder mit Kamillentee od. dgl.; Stuhlregelung durch Abführmittel oder Öleinlauf; Granugen-, Hamamelis-, Fissanal-, Novalan-, Bismolan-, Ichthyol- u. a. sowie Anaesthesin-, Perkain-, Pantocain-, Cycloform- u. a. Salbe; Narkotika. Außerdem bei Blutung: Bettruhe sowie Hämostyptika und evtl. Tamponade mit Jodoform-, Stryphnon- od. dgl. Gaze nebst Stopfrohr; bei Vereiterung: Incision; bei Prolaps bzw. bei Einklemmung: (neben Bettruhe, kühlen Sitzbädern, adstringierenden Umschlägen oder Salben und Narkotika) Reposition mit dem eingeölten Finger, nötigenfalls in Chloräthylrausch (aber im Falle von Entzündung, Thrombophlebitis oder Gangrän gefährlich und hier am besten nach Abklingen der Entzündung durch die Radikaloperation zu ersetzen!).

b) Radikal: Bei starken Beschwerden und Blutungen, falls konservative Therapie versagt, sowie bei Entzündung, Thrombose oder Gangrän eingeklemmter Knoten!

Technik der Hämorrhoidenoperation:

Vorbereitung: Gründliche Darmentleerung 1—3 Tage lang durch Abführmittel und Einläufe (letzter spätestens abends zuvor); vom Vorabend ab flüssige Kost und Opiumtinktur 15—20 Tropfen. Zu Beginn der Operation gründliche, aber vorsichtige Sphincterdehnung.

Nachbehandlung: (Evtl., aber nur in schweren Fällen) Stopfrohr (d. h. fingerdickes und bis fingerlanges Gummirohr mit Jodoformgaze umwickelt und mit Seidenfaden verschnürt; vor Einführen mit Vaseline gut eingefettet; an 2 Sicherheitsnadeln mit Heftpflaster an die Haut oder mit Bändchenschlingen um das Becken befestigt; Zweck: Ableitung der Gase, Erkennung der Nachblutung und Blutstillung!) und Schutzverband (Dreiecktuch, T-Binde oder Badehose), sowie flüssige und knappe Kost und Opiumtinktur (3mal täglich 15 Tropfen 3—5 Tage lang); in den ersten Tagen gegen Schmerzen nach Bedarf Pyramidon und Morphiumspritze od. dgl.; bei Harnverhaltung heißer Umschlag, sonst Doryl od. dgl., auch 10—20 ccm 1%iges Borglycerin in die Harnröhre einspritzen, evtl. Katheterisieren nebst Urotropinmedikation; später Abführen mit Ricinusöl, evtl. abends zuvor Leopillen, Istizin, Agarol od. dgl. und Ölklysma (ca. 50—100 g warmes Olivenöl, evtl. durch das Stopfrohr eingefüllt), reizlose Kost, Stuhlregelung, Sitzbäder und Salbenlappen wechselnd mit Billrothscher Schwarzsalbe (Rp. Arg. nitr. 0,3, Bals. Peruv. 3,0, Lanolin ad 30,0) und Anästhesinsalbe (Rp. Cocain 0,25, Menthol 0,2, Anästhesin 1,0, Lanolin 12,0) od. dgl.

Anästhesierung: Lokalanästhesie, nur ausnahmsweise Sacral-, Parasacral- oder Lumbalanästhesie oder Narkose.

Operationsmethoden:

I. Normaliter: 1. Verschorfung mit dem Thermokauter (nach v. Langenbeck): Fassen der Knoten mit Faß- oder Balkenzange in Längsrichtung (also radiär!) und mit genügend großen Zwischenräumen sowie sparsam in 3, höchstens 4 Strahlen (sonst Gefahr zirkulärer Stenose!) Abklemmen an der Basis mit Blatt- oder Flügelzange, Unterlegen einer feuchten Kochsalzkompresse (zum Schutze der Haut gegen Verbrennung!) und völliges Verschorfen mit dem rotglühenden Thermokauter bis zum Abfallen der Klemme;

zwecks sicherer Blutstillung am besten anschließend fortlaufende Catgutnaht des Stumpfes. Oder (spez. bei diffuser Ausdehnung, sowie bei gleichzeitigem Prolaps):

2. In besonderen, spez. schweren Fällen Excision (nach Whitehead): Schrittweises Umschneiden der Knoten an Haut- und Schleimhautgrenze und (nach Abpräparieren des die Knoten enthaltenden Cylinders in Ausdehnung von 2—3 cm) gleichzeitige Catgutnaht von Haut und Schleimhaut entweder mit Erhaltung gesunder Brücken oder ausnahmsweise zirkulär, aber dann am besten unter Mitfassen des M. sphincter ext. (sonst Gefahr von Retraktion der Schleimhaut und zirkulärer Stenose sowie Inkontinenz; bei zurückbleiben- dem Schleimhautektropium oder -verfall mit Blutabgang genügt meist Elektro- koagulation!).

II. Ausnahmsweise, spez. bei messerscheuen oder dekrepiden Patienten, sowie bei isolierten, spez. inneren Knoten; aber nicht sicher und nicht un- gefährlich (Entzündung, Vereiterung und Gangrän!):

3. Abbinden oder Umstechen an der Basis der mit Faßzange vorgezoge- nen Knoten, evtl. in Verbindung mit Abquetschen durch Quetschzange oder besser mit Abtragen durch den Hochfrequenzstrom.

4. Injektion von einigen Tropfen 20—50%igem Carbolglycerin oder von ½—1 cm 70—96% Alkohol oder von einigen Tropfen Adrenalin 1:1000 (Maximaldosis 1 ccm!) oder Chininurethan (Antiphlebin) in die Knoten; evtl. mehrmals wiederholt; zuvor Abführen und Diät sowie Oberflächenanästhesie- rung, Desinfizieren und Saugen mit Saugglas (bis 15 Min.) oder besser in einem entsprechenden Proktoskop und nachher Schonung und flüssige Kost für 2—4 Tage; das Verfahren ist besonders angezeigt für höhersitzende Hämor- rhoiden und verspricht einer rationellen Therapie durch Verödung bzw. Ab- drosselung Aftervaricen.

J. Vorfall (Prolapsus).

Formen: a) Prolapsus ani, d. h. Vorfall der Afterschleimhaut; öfters verbunden mit Hämorrhoiden.

b) Prolapsus ani et recti, d. h. Vorfall der Pars perinealis recti in ganzer Wanddicke; häufiger!

c) Prolapsus recti, d. h. Vorfall des Mastdarms in ganzer Wanddicke durch den After; evtl. kombiniert mit Mastdarmbruch (Hernia rectalis) d. h. Bauchbruch neben dem Mastdarmvorfall, und zwar Vortreten der an der Darmvorderwand gleichzeitig vorgetretenen Falte des Douglasschen Raumes.

Ursachen: Fehlerhafte Anlage, spez. steilstehendes Steißbein oder all- gemeine Gewebsschwäche oder Lockerung der normalen Befestigungen, und zwar 1. durch Schwächung des Beckenbodens aus Levator, Sphincteren und Beckenfascie (normaliter horizontal, tellerartig und mit schrägem Sphincter- kanal!); 2. durch Erschlaffung der Rectalwand, spez. ihrer Muscularis; 3. durch Lockerung des periproctitischen Fettbindegewebes und seines Zusammenhangs mit den Nachbargebilden (Harnblase, Prostata, Samenblasen usw.); 4. durch Schwäche des Aufhängeapparates; 5. durch Tiefstand der Douglasfalte. 6. Durch Hämorrhoidalleiden in Form des varikösen Symptomenkomplexes am After.

Entstehung: a) Angeboren, b) erworben bei Enteroptose, Abmagerung, Altersschwäche, schwerer Körperarbeit, Springen, Schwangerschaft und Geburt, Bauchgeschwulst, Ascites, chronischer Stuhlverstopfung, Durchfall, Keuch- husten, chronischer Bronchitis, Phimose, Blasenstein, Harnröhrenverengerung, Prostatahypertrophie, Päderastie, Operation mit Durchtrennung des Levator ani oder seiner Nerven usw. Eine wichtige Rolle spielt die allgemeine Binde- gewebsschwäche verbunden mit varicösem Symptomenkomplex an After sowie Beinen und Hoden.

Vorkommen: Häufiger, spez. bei Frauen (Enteroptose, habituelle Stuhlverstopfung, Schwangerschaften und Geburten!), Kindern (Phimose, Blasenstein, Keuchhusten, chronischer Durchfall!) und alten Leuten (senile Involution
mit Abmagerung und Gewebsschwäche!).

Symptome: Bei Aftervorfall rosettenartige Schleimhautgeschwulst
(sog. „Schleimhautectropium") und bei Mastdarmvorfall wurst- oder kegel-
förmige Geschwulst aus ganzer Darmwanddicke mit Kot entleerender Öffnung
am unteren Ende („ähnlich wie bei defäzierenden Pferden").

Diagnose wird deutlicher bei Schreien, Pressen, Glycerinspritze od. dgl.

Komplikationen: Katarrhe, Blutungen und Ulcerationen, sowie Inkontinenz (durch Schleimhautanästhesie und Sphincterschwäche!); bei gleichzeitigem Mastdarmbruch erfolgt evtl. durch den Sphincter eine Einklemmung
mit Gangrän nebst Perforationsperitonitis oder Spontanheilung.

Differentialdiagnose: Invagination (der untersuchende Finger fühlt
keine Umschlagsfalte des Mastdarms, sondern kann überall neben dem vor-
schauenden Schlauch in den Mastdarm vordringen!).

Therapie: a) Nicht operativ, und zwar möglichst kausal (bei Stuhlverstopfung, Durchfällen, Hämorrhoiden, Rectumtumoren, Husten, Phimose,
Blasenstein, Harnröhrenverengerung usw.); sonst palliativ: Reposition mit
eingeöltem Finger oder Leinwandläppchen in Horizontallagerung evtl. in
Narkose und Retention durch Heftpflasterstreifen oder Bandage mit Pessar:
sog. Mastdarmträger (Rectophor); ferner Massage, Elektrisieren, Gymnastik,
Stuhlregelung und Defäzieren nicht in sitzender, sondern in hockender oder
liegender Stellung (daher nicht Topf, sondern Bettschüssel!).

b) Operativ (wenn die konservative Therapie in mehreren Wochen nicht
zum Ziele führt):

α) Bei Analprolaps ähnlich wie bei Hämorrhoiden s. da!): Injektionstherapie der Hämorrhoiden, auch Kauterisation der prolabierten Schleimhaut in mehreren (3—6) radiären Streifen oder Excision aus dem Prolaps.

β) Bei Rectalprolaps:

I. Beckenbodenplastiken: Bei Kindern, Dekrepiden und Operationsscheuen,
spez. in leichten Fällen!

1. Paraffin- oder Alkoholinjektionen paranal in die Sphincter-
gegend von verschiedenen Stellen um den After, evtl. wiederholt (?).

2. Subcutan um den After eingeführter Ring aus Silberdraht(Thiersch)
oder aus Fascie (Payr) oder aus Gummischlauch (Matti), und zwar evtl.
temporär (für 1—1½ Jahr); Technik: 1½ cm vor dem After einstechen, ein-
oder mehrmals aus- und wieder einstechen, über dem in den Mastdarm eingeführten Zeigefinger unter Spannung knüpfen und versenken. Nachteile:
Evtl. Rezidiv, Eiterfistel, Schmerzen und Inkontinenz.

3. Quere Raffung von Levator und Sphincteren von einem post-
analen, d. h. hinteren Bogenschnitt quer mit Längsvernähung (Hofmann);
evtl. kombiniert mit Rectopexie (s. u.).

4. Myoplastik (Shoemaker u. a.): Fingerbreiten Muskelstreifen vom
medialen Glutäusrand ablösen und vom Trochanter abschneiden unter Schonung
der Kreuzsteißbeinverbindung (N. glutaeus inf.!), sowie nach stumpfer Sphincter-
unterminierung den einen Muskelstreifen vor, den anderen hinter dem
Sphincter herumführen und Anfang-zu-End vernähen.

II. Suspensionsmethoden: Allein unsicher, daher meist kombiniert mit I.,
und zwar mit Ring oder mit Dammplastik!

5. Rectopexie (Verneuil u. a.): Nach dorsaler Freilegung des Rectum
dieses unter Hochhinaufziehen durch einige (nur die Muscularis, aber nicht auch
die Mucosa durchdringende) Nähte quer und längs raffen, evtl. auch zu letzterem
Zwecke die Fäden untereinander oder an Kreuzbeinperiost und -bänder knüpfen,
evtl. unter Zuhilfenahme einer frei transplantierten Fascie; evtl. anschließend
Beckenbodenplastik, vgl. I, 3.

6. Colopexie (Jeannel): Einnähen des untersten Teils der Flexura
sigmoidea unter Spannung an das seitliche Bauchfell oder an die vom Bauchfell

entblößten Beckenschaufelweichteile; evtl. bei zu langer Flexur Resektion oder Anastomie unter Verwendung der ausgeschalteten Flexur als Aufhängeband oder bei geschädigtem (katarrhalischem) Mastdarm Colostomie; evtl. zugleich Douglasverödung oder Dammplastik oder Einführen eines Thierschschen Rings.

7. Nadel mit dickem Seidenfaden oder Draht neben dem unteren Kreuzbein- ende bis ins Mastdarmlumen einstechen und nach Herausführen zum After wieder rückwärts durchstechen und außen über einem Gazetupfer knoten; nach 2—3 Wochen entfernen (Ekehorn); namentlich angezeigt bei Kindern.

III. Resektionsmethoden.

8. Resektion des Prolapses mit Zirkulärnaht der beiden Stümpfe (v. Mikulicz): Dabei zunächst äußeres Darmrohr im vorderen Umfange eröffnen, dann beide Peritonealflächen vernähen, dann inneres Darmrohr im vorderen Umfange schrittweise eröffnen und gleichzeitig mit dem äußeren vernähen, schließlich analog auch den hinteren Umfang schrittweise durch- trennen und vernähen; nicht ganz sicher und nicht ungefährlich wegen Retrak- tions-, Infektions- und Blutungsgefahr, daher nur bei schwerstem, spez. irre- poniblem, eingeklemmtem und gangränösem Prolaps, sowie bei Ulceration und malignem Tumor.

9. Abbinden des Prolapses über einem gerieften, daumendicken Hart- gummirohr mittels Gummischlauchs (Weinlechner); dabei Gefahr der Darm- einklemmung und Peritonitis, daher höchstens bei Prolapsgangrän mit schlechtem Allgemeinzustand.

10. Excision des zirkulär abpräparierten Schleimhautcylinders. sowie Raffnaht der mucosaentblößten Mastdarmmuscularis in einigen (ca. sechs) Querfalten und Naht von Schleimhautrest mit Haut unter Mitfassen der Muscularis (Rehn-Delorme); nur bei reponiblem Prolaps, hier aber sicher und nicht gefährlich.

K. Geschwülste.

a) Gutartige: Sehr selten; entweder sich ausbreitend in das Mastdarmlumen als sog. „Mastdarmpolypen" oder seltener nach dem kleinen Becken als sog. „Beckentumoren" (differentialdiagnostisch cave Becken-, Uterus-, Ovarial-, Blasen-, Prostatatumoren usw.!).

α) **Bindegewebige:** Fibrome, Lipome, Myome, Lymph- und Häm- angiome (selten).

β) **Epitheliale:** Papillome (sog. „villöser" Polyp oder Tumor villosus, auch Zottengeschwulst, Zottenpolyp oder papillärer Schleimhautpolyp genannt in Form einer vorspringenden Geschwulst mit Buckeln, manchmal flach-rasen- artig; meist breiter aufsitzend und in höherem Alter) und Adenome (sog. „Schleimpolyp"; meist gestielt und auch im jugendlichen Alter, auch oft hereditär; gewöhnlich isoliert, und zwar in unterem Mastdarmdrittel an der Hinterseite, bisweilen multipel über den ganzen Mast- und evtl. auch Dick- darm als sog. „Polyposis recti et intestini crassi"; Symptome: Tumor polypös gestielt, evtl. zum After heraus prolabierend, sowie Katarrh mit Schleim- und Blutabgang, Schmerz, Tenesmus, Inkontinenz; Folgen: Blutung, Invagination oder Stenose, sowie häufig carcinomatöse Umwandlung, selten Spontanheilung unter Stielabreißung; Diagnose: Rektalpalpation, Rektoskcpie und Kontrast- röntgenaufnahme; Differentialdiagnose: Colitis; Verlauf: Ein bis viele Jahre; Prognose: Bei multipler Affektion schlecht; Therapie: Abbinden mit Umstechung oder besser Excision mit elliptischer Umschneidung des Stiels, bei multiplen evtl. Mastdarmexcision oder Colostomie sowie Radiumbestrahlung und Arsen).

γ) **Cystische:** Atherome, Dermoide, Echinococcuscysten usw. (vom Anus oder vom periproktalen Gewebe).

b) Bösartige.
α) **Bindegewebige:** Sarkome (200mal seltener als Carcinome), spez. als Melanosarkome (selten).

β) **Epitheliale:** Carcinome (häufig).

I. Am Anus: Afterkrebs (Carcinoma ani).
Pathol. Anatomie: Plattenepithel- (Haut-) Carcinom.

Vorkommen: Selten, und zwar viel seltener als Mastdarmkrebs (bis 5%).

Entstehung: Anscheinend öfters auf dem Boden von Ekzem, Pruritus, Fissur, Fistel, Hämorrhoiden usw.

Symptome: Flacher oder tiefgreifender oder papillärer Tumor; bei Ulceration Leistendrüsenentzündung; evtl. Leistendrüsenmetastasen; evtl. Schmerzen beim Stuhlgang und später oft (durch Übergreifen auf den Sphincter) Inkontinenz.

Therapie: Radikalexstirpation mit Leistendrüsenausräumung; in vorgeschrittenen Fällen Amputatio recti (wie bei Rectumcarcinom); sonst Röntgen.

II. Am Mastdarm: Mastdarmkrebs (Carcinoma recti).
Pathol. Anatomie: Cylinderepithel- (Drüsen-) Carcinom.

Formen: a) Adenocarcinom bzw. Markschwamm (meist!), b) Scirrhus (seltener!), c) Gallertkrebs (bisweilen, und zwar relativ häufig!).

Vorkommen: Nicht selten (ca. 5% aller Carcinome und ca. 80% aller Darmcarcinome); meist in höherem Alter (40—60 Jahre), aber öfters, spez. als Gallertkrebs, auch früher (20—30 Jahre); Männer erkranken zweimal so häufig als Frauen; meist befallen ist die Ampulle, dann der Übergang in das Colon pelvinum, seltener der Analteil; am häufigsten beginnt die Geschwulst vorn; anfangs ist sie inselartig beschränkt, schließlich oft zirkulär; nicht ganz selten spez. bei Polypen findet sie sich multipel.

Entstehung: Anscheinend öfters auf dem Boden von Polypen, seltener Katarrh, Hämorrhoiden, Fissur, Geschwür, Striktur usw.; hier und da übergreifend von einem Carcinom der Nachbarschaft (Ovarien, Uterus, Harnblase usw.), sowie von einer Douglasmetastase bei Magen-, Dickdarm-, Gallenblasen-, Pankreas- oder Genitalcarcinom.

Symptome: Druck bis Schmerz im Mastdarm, sowie ziehende Kreuzschmerzen; Tenesmus und evtl. später Inkontinenz; Abgang von Schleim, Blut und Jauche; Stuhl wechselnd zwischen Verstopfung und Durchfällen, oft in Form von stinkender Jauchung oder von ,,Spritzern''; oft erst später Kachexie; Metastasen zunächst in Mesocolon, spez. in Peritoneum, Retroperitoneum, Netz usw. oder (mit dem Pfortaderkreislauf) in Leber oder (mit dem großen Kreislauf) in Lungen, Knochen (Wirbelsäule) usw.

Verlauf: Zunächst oft, spez. bei höher sitzendem Tumor, schleichend; daher meist spät erkannt.

Diagnose: (Außer Vorgeschichte und Symptomen) u. a. rectale Betastung (bei Pressen im Stehen oder Hocken; hoch genug unter Empordrängen des Damms mit der zur Faust geschlossenen Hand und ordentlich in ganzer Länge und Circumferenz den Mastdarm austastend; Mastdarmkrebs erscheint anfangs als Platte oder Knoten oder Polyp, später als kraterförmiges Geschwür mit hartem Randwulst; entweder insulär oder schließlich evtl. zirkulär; sonst achten auf Höhe, Ausdehnung in Breite und Länge, Herabsteigen beim Husten und Pressen, Schleimhaut-Verschieblichkeit oder Fixation an Blase, Prostata, Vagina, Uterus, Kreuzsteißbein usw.; hochgelegene Carcinome, spez. Scirrhen sind nicht immer tastbar, doch findet man dann oft eine auffallend weite Ampulle neben erschlafftem Schließmuskel — abgesehen von frühzeitigen Ileussymptomen); Rektoskopie und evtl. Cystoskopie; Röntgenbild mit Kontrasteinlauf (Stenose, Füllungsdefekt!); Probeexcision bzw. Probelaparotomie.

Differentialdiagnose: Obstipation, Diarrhoe, Dysenterie, Proctitis, Hämorrhoiden, Lymphogranulomatosis inguinalis, Lues und Gonorrhoe bzw. Narbenstenose (gegenüber Scirrhus), Prostata- und Ovarialcarcinome, Douglasmetastasen, Diverticulitis, Parametritis, Vaginalnarben, Uterusmyom, Retroflexio uteri, Prostatatumor, Polypen, Adenome, Papillome, Myome, Lipome, Kottumoren, Fremdkörper usw.

Komplikationen: Ulceration; Blutung; Passagestörung bis Ileus (durch Tumor oder Invagination oder Fremdkörperobturation); Perforation (in Peritoneum, Blase, Vagina und Uterus) und Metastasen.

Prognose: Meist Tod in wenigen (bei Scirrhus in ca. 3—5, bei Markschwamm und Gallertkrebs, sowie bei jugendlichem Alter in 1—2, durchschnittlich in 1½) Jahren; bei Radikaloperation Dauerheilung in ca. 20 (10—30 und mehr) % oder sonst Lebensverlängerung um mehrere Jahre, aber andererseits, namentlich bei abdomino-sakraler Radikaloperation nicht geringe (ca. 20 [10—30] %) Mortalität durch Herzschwäche, Sepsis, Peritonitis, Cystopyelonephritis oder Lungenkomplikationen usw.

Therapie: a) In **inoperablen Fällen:** Bäder und Sitzbäder; Spülungen mit Kamillentee, 3—5%igem Alkohol, Bolus, Ichthyol usw.; Narkotika, spez. Morphium, Pantopon, Dilaudid od. dgl. in Zäpfchen, innerlich oder subcutan; Röntgen- und Radiumbestrahlung, sowie Arsen; evtl. (spez. bei starken Schmerzen, Blutung, Stenose oder Jauchung): Anus praeternaturalis iliacus durch Colostomie, und zwar an der Flexura sigmoidea mit Spülungen, Zäpfchenbehandlung usw. des erkrankten Mastdarms oder ausnahmsweise (spez. bei Schmerzen, Stenose, Stuhldrang oder Jauchung) Sphincterotomie oder Rectotomia posterior, d. h. Spalten des Mastdarmes hinten vor dem After nach dem Steißbein, evtl. mit anschließender Elektrokoagulation, auch wiederholter; gelegentlich versuche man Sphincterdehnung, epidurale Injektion u. dgl.

Inoperabel ist der Mastdarmkrebs: 1. bei Übergreifen auf Nachbarorgane, spez. auf Kreuzbein oder Harnblase bzw. Harnröhre (dagegen können entzündliche Verwachsungen nach präliminarer Colostomie und Röntgenbestrahlung zurückgehen!); 2. bei Fernmetastasen in Peritoneum, Netz, Leber, Lungen, Pleura, Knochen usw.; 3. bei schlechtem Allgemeinzustand oder bei schweren Herz-, Gefäß-, Lungen-, Nieren- und Stoffwechselerkrankungen (Diabetes!), falls hier nicht Besserung möglich ist durch Vorbehandlung (z. B. mit Diät und Insulin bei Diabetes).

b) In **operablen Fällen: Radikaloperation.**

Zugang: **I. Perineal** (d. h. vom Damm mit seitlichem Bogenschnitt), bei Frauen auch **vaginal** (d. h. mit Spaltung der hinteren Vaginalwand): ausnahmsweise bei tiefsitzendem Tumor!

II. Dorsal (d. h. von hinten, und zwar sacral, d. h. mit Steiß-Kreuzbeinresektion nach Kraske): gewöhnlich!

III. Abdominal (d. h. vom Bauch): bei ganz hochsitzendem Tumor!

IV. Abdomino-sacral (d. h. kombiniert zunächst vom Bauch und dann von hinten mit Auslösen des Darms von oben, Versenken ins kleine Becken und Wiedervernähen des Peritoneums unter Einnähen des oralen Endes als einläufiger Kunstafter [abdominal] und dann von hinten unter Steißbein-Kreuzbeinresektion [sakral]): Bei von hinten allein schwer erreichbarem, spez. hochsitzendem und verwachsenem Tumor; dabei Vorteile: (außer besserer Zugänglichkeit) rationellstes Verfahren mit gründlicher Ausräumung des ganzen regionären Ausbreitungsgebiets nebst Orientierung über Ausdehnung, Metastasen und Blutversorgung; Nachteile: hohe Mortalität spez. bei Männern; daher im allgemeinen nicht bei beeinträchtigtem Allgemeinzustand!

Methoden: **I. Resektion mit Zirkulärnaht,** d. h. Ausschneiden eines Stücks aus der Kontinuität des Darmrohrs zwischen Darmklemmen und mittels zweireihiger Naht Vernähen des oberen Endes mit dem unteren, welches die Pars analis mit dem intakten Schließmuskel enthält: Normalmethode, wenn das Carcinom nicht sehr tief sitzt, spez. der Schließmuskel verschont und der Darm ohne Ernährungsstörung und ohne Spannung herabziehbar ist; doch bleibt der Schließmuskel auch hierbei nicht immer funktionstüchtig ebensowenig wie bei dem Durchziehverfahren. Das Verfahren ist auch nicht ideal im Sinne der beim Carcinom erstrebenswerten Radikalität. Sonstige Nachteile: Meist entsteht am hinteren Umfang vorübergehend Kotfistel, evtl. (auch bei frischer Wunde) stercorale Phlegmone und später bisweilen Stenose an der Nahtstelle; gegen die letztere empfiehlt sich Bougieren oder Plastik, gegen erstere Zusammenziehen mit Heftpflaster bei Fasten und Opiumgebrauch, evtl. Verschorfen, sonst unter Excision Lappenplastik oder Sekundärnaht. Deshalb u. U., falls Darm ohne Spannung bis vor den Anus gebracht werden kann, statt dessen:

Ia. Modifikation mit dem Durchziehverfahren (nach Hochenegg) d. h. das obere Ende wird durch die evtl. nach (mäßiger) Sphincterdehnung und Umstülpung von ihrer Schleimhaut befreite, also wundgemachte, aber den intakten Sphincter enthaltende Analportion durchgeführt und ringsum an dem Hautwundrand, außerdem mit einer zweiten Nahtreihe in der Wunde das obere Ende der Analportion an den durchgezogenen Darm angenäht.

II. Amputation bzw. Exstirpation mit Anus praeternaturalis, d. h. Fortnahme des Mastdarmendes samt Schließmuskel mit Einnähen des oberen Darmendes in die Haut, und zwar:

1. **Am Damm (Anus perinealis):** nur ganz ausnahmsweise.

2. **Unterhalb des Kreuzbeinstumpfes** im oberen Wundwinkel (Anus sacralis): gewöhnlich, spez. bei höher sitzendem Tumor!

3. **In der Weiche (Anus iliacus):** Bei sehr hochsitzendem Tumor und kurzem Sigma (nach Quénu). Bei dem Einnähen darf keine Spannung bestehen. Im übrigen ist das Verfahren mit Ausräumung des ganzen abführenden Dickdarms samt Lymphdrüsen und sonstigen Weichteilen des kleinen Beckens das sicherste hinsichtlich radikalen Vorgehens.

Nachbehandlung: Wattevorlage mit **T**-Binde bzw. Badehose oder (spez. bei Anus sacralis) Pelotte am Beckengurt.

Gegen Inkontinenz wird empfohlen (außer Diät, Medikamenten und Stuhlregelung sowie Pelotte, womit die meisten Patienten bei sachgemäßem Vorgehen mit der Zeit ein gutes Auskommen finden): Vor dem Einnähen Drehen des Darmes um 180—360⁰ um die Längsachse oder Darmknickung unter einer Hautbrücke oder schräges Durchführen durch die Muskulatur oder Muskellappenplastik oder Silberdrahtring oder Gewebs- (Alkohol- o. a.) Injektionen; gegen Hernie (außer Bandage) Nachoperation; gegen Schleimhautprolaps spez. bei Anus sacralis (außer Pelotte) Kauterisation oder Excision.

Allgemeine Technik der Mastdarmexcisionen:

Vorbereitung: Gründliche Darmentleerung durch Abführmittel und Einläufe (letzter abends zuvor!); vom Vorabend ab: flüssige Kost und Opiumtinktur. Blasenentleerung evtl. durch Katheter. Vaginalspülung und evtl. -tamponade.

Anästhesie: Lumbalanästhesie; nur ausnahmsweise (Äther-) Narkose.

Lagerung: Linke Seiten- oder Bauchlagerung in Form der sog. ventralen Beckenhochlagerung (nach Depage), bei abdominalem Vorgehen dorsale Beckenhochlagerung (nach Trendelenburg).

Evtl., spez. bei entzündlichen Verwachsungen oder bei Ileussymptomen, präliminare Colostomie 1—3 Wochen zuvor.

Vorgehen bei der gewöhnlichen (sacralen) Methode: Vorher Zunähen des Afters mit Tabaksbeutelnaht wasserdicht. Hautschnitt gerade oder bogenförmig hinten median von der Kreuzbeinmitte bis 2 cm über dem After, bei Amputation anschließend später Umkreisung des Afters unter Fortnahme von Paranalhaut, ischiorectalem Fett und Levator ani. Freilegen und Resecieren des Steiß- und z. T. Kreuzbeins schräg oder quer mit dem Meißel (nicht höher gehen als bis zu den dritten Sacrallöchern; sonst Schädigung der betr. Sacralnerven mit Blasen- und Mastdarm- sowie Beinlähmung!). Freilegung des Mastdarms durch Spalten der Parietalfascie (und zwar am besten unter Bildung eines analwärts gestielten U-förmigen Lappens, dagegen nicht in der adhärenten Mittellinie) und der Visceralfascie (Vordringen in falscher Schicht bedingt Gefährdung von Harnblase usw!). Isolieren des Mastdarmschlauches durch doppeltes Unterbinden und Durchtrennen der allseitigen Verbindungen unter Mitnahme evtl. Drüsen im Mesorectum bzw. Mesosigma und Umfahren mit Jodoformgazestreifen ober- und unterhalb des Tumors. Evtl. (zum weiteren Herabholen des Dickdarms bei hochsitzendem Tumor und bei weit hinaufreichenden Drüsen) Peritoneum eröffnen neben dem Darm bis in Höhe des Promontoriums, die haltenden Gewebsstränge samt Gefäßen weiter doppelt unterbinden und durchtrennen (A. haemorrhoidalis sup. dabei oberhalb des Promontoriums: ,,Kritischer Punkt", also nicht am Mesenterialansatz, sondern möglichst central nahe dem Kreuzbein; sonst Gefahr der Darmnekrose wegen Ausfallens der Anastomosen!) und schließlich Peritoneum an dem herabgeholten Darm wieder vernähen; evtl. Abdecken mit Jodoformgazestreifen und Beckentieflagerung.

Nachbehandlung: (Wegen Gefahr der Wundinfektion und evtl. Darmgangrän) Mikulicz-Tampon, sonst Situationsnaht. Stuhl fernhalten durch flüssige Kost und Opiumtinktur für 5—8 Tage. Evtl. Katheterisieren (Patienten haben nach der Operation oft Harnverhaltung, aber ohne Beschwerden!). Seitenlagerung mit tiefgehaltenem Becken.

37. Abschnitt: Leber.

A. Verletzungen.

Ursachen: a) Subcutane (als sog. ,,Leberruptur") durch Schlag, Deichselstoß, Pufferquetschung, Überfahrung, Sturz aus großer Höhe usw. b) Offene durch penetrierenden Stich, Schnitt oder Schuß (dabei, spez. bei Nahschuß, Querschläger oder Granatsplitter oft schwere Zerreißung infolge hydrodynamischer Wirkung in der weichen Leber). c) Bei Rippen- und Wirbelbruch in gewissen Fällen.

Symptome: Kollaps, Blässe, Dämpfungsbezirk, Bauchdeckenspannung und peritoneale Reizerscheinungen, Schmerz (lokal, sowie im Leib und bis in die Schulter), evtl. Ikterus.

Komplikationen:

1. Blutung (oft stark, besonders bei Pfortaderverletzung; bisweilen auch bei großer Ruptur fehlend infolge Gefäßabdrehung).

2. Infektion (von den Gallenwegen aus) mit Peritonitis und bisweilen mit Leberabsceß (als Spätfolge).

3. Lebernekrose mit Sequestrierung.

4. Leberzellenembolie (in Lungen usw.) sowie Fettembolie bei gleichzeitigen Knochenbrüchen.

5. Traumatische Lebercirrhose.

6. Nebenverletzungen an Schädel, Wirbelsäule, Rippen, Gliedmaßen, Herz, Lunge, Magen, Darm, Mesenterien, Milz, Niere, Pankreas, Blutgefäßen (ca. 50%).

Formen: Ohne oder meist mit Kapselverletzung; erstere machen öfters keine schweren Erscheinungen.

Prognose: Häufig Tod durch Verblutung, Infektion oder Nebenverletzung; Mortalität 50%; Operationsmortalität $33^1/_3$%.

Therapie: Bei drohender Verblutung oder Magendarmverletzung baldigst Laparotomie; Technik: Schnitt an der Wunde, sonst gewöhnlich median längs oberhalb des Nabels mit anschließendem Schräg- oder Querschnitt, evtl. mit Rippenbogenaufklappung (nach Marwedel), ausnahmsweise transpleural oder lumbal; Blutausräumung; genaue Revision der ganzen Leber einschl. Konvexität; Ligatur oder Naht (Lebernaht mit großer, gebogener, stumpfer und drehrunder Nadel und Catgut sowie nicht zu fest geknüpft, evtl. partienweise als sog. ,,garbenartige" Massenligatur nach Kusnezoff und Penski

oder Naht über resorbierbaren Magnesiumplatten nach Payr oder über Catgut-
knäuel) oder Aufstopfen von Netz, Fett, Fascie, Muskel usw. oder im Notfall
Tamponade mit einfacher oder Stryphnon-, Vioform- od. a. (nicht Jodoform-)
Gaze; bei Zertrümmerung oder Abreißung von Leberteilen Leberresektion,
evtl. zur Verhütung von Blutung und Luftaspiration nach Abklemmung der
Leber bzw. ihrer Gefäße im Lig. hepatoduodenale mit federnder Klemme,
Gummischlauch, Fingern usw.; genaue Revision der Bauchhöhle und Ver-
sorgung von Nebenverletzungen an Darm usw.

B. Leberabsceß (Hepatitis suppurativa).

Ursachen:

1. Allgemeine: Malaria, Ruhr, Typhus, Influenza, Pyämie, Appendicitis,
Cholecystitis und Cholangitis, Niereneiterung, Periproctitis, Dysenterie, Magen-
und Darmgeschwüre und -tumoren, Lungenabsceß und -gangrän, putride
Bronchitis, ulceröse Endokarditis, infizierte Schädelverletzung usw.

2. Lokale: Leberverletzung (Ruptur und offene Wunde, spez. Schuß
mit Steckgeschoß; auch als Spätfolge evtl. nach Verheilung der äußeren
Wunde), Gallensteine, Fremdkörper (Nadeln, Gräten usw.), Parasiten (Echinococcus, Spulwurm, Leberegel usw.), Tuberkulose, Syphilis und Aktinomykose.

Vorkommen: Besonders häufig in den Tropen bei Malaria und Amöben-
Ruhr.

Zahl: Solitär oder nicht selten multipel, letzteres spez. bei Pyämie und
Cholangitis.

Symptome: Intermittierendes Fieber mit Schüttelfrösten (aber bisweilen fehlend) und Hyperleukocytose, später blaßgelbliche Gesichtsfarbe;
Schmerz mit entsprechender Körperlage (auf dem Rücken oder auf der rechten
Seite) und -haltung („wie wenn der Patient den Absceß unter dem Arm
trüge"); vergrößerte und druckempfindliche Leber und evtl. fluktuierender
Tumor mit ödematöser Weichteilschwellung; peritoneale Reizerscheinungen
mit Aufstoßen, Erbrechen usw. Probepunktion und -incision.

Verlauf: Oft chronisch über Monate und Jahre.

Prognose: Selten Spontanheilung durch Resorption oder durch Durchbruch (nach außen oder in Lunge oder Magendarmkanal); sonst (und zwar
ca. $^2/_3$ der Fälle, spez. bei multiplen Abscessen) Tod durch Sepsis oder durch
Perforation (in Peritoneal-, Pleura-, Perikardhöhle, Mediastinum).

Differentialdiagnose: Subphrenischer Absceß, Pleuritis, Gallenblasenhydrops oder -empyem, Hydro- oder Pyonephrose, Leber- u. a. -echinococcus
oder -cyste oder -carcinom.

Therapie: Evtl. nach Probepunktion (jedoch nicht ungefährlich wegen
Gefahr von Blutung und Infektion!) Incision und Dränage, und zwar
entweder zweizeitig unter Einnähen der Leber oder einfacher einzeitig unter
Abdecken der Bauchhöhle; bei Absceß der Leberkonvexität desgl. mit Rippenbogenaufklappung, also transperitoneal oder transpleural oder lumbal; achte
auf Primärherd sowie auf multiple Abscesse!

C. Entzündungen.

Tuberkulose (als Solitärtuberkel oder als miliare Tuberkulose), **Syphilis**
(entweder als Hepatitis interstitialis, d. h. Bindegewebswucherung mit
sog. syphilitischer Lappen- oder Knollenleber oder als Gumma spez. an
Konvexität und Leberpforte) und **Aktinomykose** (übergreifend von anderen
Bauchorganen, spez. Blinddarm).

D. Geschwülste.

a) Cysten.

α) Parasitäre Cysten: Leberechinococcus.

Vorkommen: Häufig (65%; spez. in Norddeutschland usw.); bisweilen (20—25%) multipel; selten als Echinococcus multilocularis; im übrigen vgl. Allg. Chirurgie!

Symptome: Gefühl von Druck, sowie Ziehen im Leib (spez. beim Stehen) und Atembeklemmung (spez. beim Liegen); Harn- und Verdauungsstörungen; evtl. Ikterus, Ascites und Ödem der unteren Körperhälfte; Leber vergrößert und cystischer Lebertumor mit der Atmung verschieblich (außer bei Verwachsungen!) und hinter dem aufgeblähten Colon, kugelig oder bucklig, glatt, prallelastisch, evtl. mit Fluktuation (außer bei starker Spannung und bei Schwielenbildung!) und bisweilen mit Hydatidenschwirren (d. h. wellenförmiges Anschlagen des flüssigen Inhalts an die schlaff gespannten Cystenwände bei stoßweiser Palpation mit der flachen Hand); evtl. Eosinophilie und Komplementbindung (beide aber nicht konstant und nicht spezifisch!); Röntgenbild (Cystenbildung, evtl. Verkalkung!), evtl. unter Anlegung eines Pneumoabdomen.

Probepunktion ist nicht zulässig wegen Gefahr von Kollaps, Vergiftung, Keimzerstreuung, Nebenverletzung, Blutung und Eiterinfektion.

Bei Vereiterung dazu: Fieber mit Schüttelfrösten, Schmerzen und Kräfteverfall, sowie peritoneale Reizerscheinungen.

Echinococcusbaseninhalt ist charakterisiert durch Häkchen, Blasen und Häute, sowie Gehalt an Bernsteinsäure und Zucker, aber Mangel an Eiweiß (Ovarialcyste!) und an Harnstoff (Hydronephrose!).

Diagnose: u. a. Eosinophilie und in vorgeschrittenen Fällen Komplementbindung.

Differentialdiagnose: Leberabsceß, -tuberkulose, -syphilis, -cirrhose, -aktinomykose, -cyste oder -tumor, Hydrops oder Empyem der Gallenblase, Hydro- und Pyonephrose, subphrenischer Absceß, kalter Absceß, Aortenaneurysma, Pleuritis, Tumor und vor allem Cyste sonstiger Bauchorgane (Ovarien, Pankreas, Niere, Milz, Magen, Lymphdrüsen, Mesenterium, Peritoneum und Retroperitoneum).

Komplikationen:

1. Schrumpfung mit Verkalkung (unter Absterben des Parasiten).

2. Ascites (durch Pfortaderkompression oder -obliteration).

3. Vereiterung (durch Infektion) mit Septicopyämie oder mit Perforation (selten in Pfortader, V. hepatica und V. cava inf., A. hepatica, Perikard, Nierenbecken und Harnblase; häufiger in Gallenwege, Magen und Darm, Pleura und Bronchien [mit Aushusten oder Ersticken!], Peritoneum [dabei multiple Keimaussaat und Vergiftung unter urticariaartigem Ausschlag, bei Vereiterung Peritonitis] oder nach außen).

Verlauf: Meist chronisch über viele Jahre.

Prognose: Bisweilen Spontanheilung durch Schrumpfung mit Verkalkung oder durch Perforation nach außen oder in Bronchien oder in Magendarmkanal; sonst vgl. Komplikationen!

Therapie (nicht unnötig aufzuschieben wegen der drohenden Komplikationen, s. o.; zu achten ist auf multiple Cysten, welche von der Hauptcyste aus eröffnet und dräniert werden müssen):

1. **Punktion und Injektion** von Jodtinktur, 1⁰/₀₀ Sublimat oder 1% Formalin usw.: nicht sicher (Rezidiv!) und nicht ungefährlich (Keimaussaat, Vergiftung, Infektion, Blutung, Nebenverletzung!).

2. **Incision oder Resektion mit Einnähen, Ausräumen und Dränieren** ein- oder zweizeitig (letzteres ratsamer wegen Gefahr der Keimaussaat!): nachteilig wegen langdauernder Fistelung, Nachblutung, Gallenflusses und Bauchbruchs, aber oft angezeigt, spez. für vereiterte oder unübersichtliche Fälle, daher hier Normalverfahren.

3. Freilegen, Entleeren, Vernähen und Versenken evtl. nach „Formolage" (d. h. Abtöten der Parasiten durch vorherige Füllung für mehrere Minuten mit 1% Formalin) und unter „Capitonage" (d. h. Verödung der Wandauskleidung durch Füllen mit Jodoformglycerin od. dgl.): nicht ganz sicher (Rezidiv!) und nicht ungefährlich, spez. bei Vereiterung (Peritonitis!), sowie wegen Vergiftungsgefahr bei stärkerer Füllung und Konzentration, aber u. U. vorzuziehen, da hierbei eine Dränage fortfällt.

4. Exstirpation durch Ausschälung, evtl. durch Leberresektion: Nur ausnahmsweise möglich bei am Leberrand gestielten oder flach aufsitzenden Fällen; dagegen ratsam bei E. multilocularis, allerdings hier prognostisch ungünstig.

β) **Nicht parasitäre Lebercysten.**

Entstehung (ähnlich wie die Nierencysten s. da):

1. Falsche oder Erweichungscysten bei Tumor, Tuberkulose und Gumma.

2. Echte Cysten, und zwar selten Flimmerepithel-, Dermoid-, Lymph- und Blutcysten; sonst Retentionscysten und meist wohl angeborene oder Proliferationscysten (Cystadenome).

Formen: **1. Solitäre** Cysten und

2. multiple Cysten: sog. „polycystische Leberdegeneration oder Cystenleber"; dazwischen bestehen alle Übergänge.

Vorkommen: Selten; anscheinend überwiegend bei Frauen; wohl meist angeboren; oft familiär und oft kombiniert mit Cysten anderer Organe und mit sonstigen Mißbildungen; solitäre Cysten finden sich meist im vorgeschriebenen Lebensalter über 40 Jahre und meist am unteren Rand sowie rechts.

Verlauf: Langsam (über viele Jahre).

Symptome und Differentialdiagnose: Vgl. Leberechinococcus!

Therapie:

1. Punktion und Injektion: Unsicher und nicht ungefährlich!

2. Incision oder Resektion mit Einnähen und Dränieren: Nachteilig wegen langdauernder Fistelung usw., aber manchmal nicht zu umgehen, wenn die Radikaloperation nicht möglich ist!

3. Am besten **Exstirpation** durch Ausschälung oder durch subtotale Sackresektion (bis auf den verwachsenen und gefäßführenden Stiel) oder durch Leberresektion.

Bei multipler Cystenbildung ist Operation nur angezeigt bei lebenbedrohender Blutung, Eiterung oder Kompression.

b) Solide Lebertumoren.

α) **Gutartige:** Fibrome, Adenome, Lymph- und Hämangiome (sog. „Leberkavernome"); selten von klinischer Bedeutung.

β) **Bösartige:** Sarkome und Carcinome.

Vorkommen: Primär selten, meist sekundär, und zwar metastatisch bei Magen-, Darm-, Mastdarm-, Pankreas-, Speiseröhren-, Mamma- usw. -carcinom; meist jenseits des 45. Jahres.

Symptome: Evtl. harter und höckriger Knoten mit Krebsnabel, sowie der Leber angehörig, daher mit ihr palpatorisch und respiratorisch verschieblich; ferner bisweilen Ikterus oder Milztumor und Ascites.

Prognose: Tod in ½—1 Jahr.

Diagnose: Primärtumor.

Differentialdiagnose: Gallenblasenentzündung und -carcinom, Echinococcus, Absceß, Gumma (bei Verdacht auf Syphilis Wassermannsche Reaktion und antisyphilitische Kur!), Tuberkulose und Aktinomykose der Leber, Fettleber, Amyloidleber, Lebercirrhose, Magen-, Darm- und Netzcarcinom, sowie Nierentumor usw.

Therapie: Bei primärem Lebertumor, spez. umschriebenem evtl. Leberresektion; dagegen ist bei sekundärem Tumor nur symptomatische Therapie möglich.

Anmerkung. Aneurysma der Leberarterie.
Symptome: Lebervergrößerung, öfters auch pulsierender und schwirrender Tumor, dazu anfallsweise Schmerzen im Oberbauch, rezidivierender Ikterus und mit den Schmerzanfällen sich wiederholendes Auftreten von Blut im Erbrochenen und Stuhl sowie Fieberanfälle.

Differentialdiagnose: Papillen- oder Pankreascarcinom mit Leber-metastase, Gallensteinleiden verbunden mit blutendem Zwölffingerdarm-geschwür u. a.

Therapie: Unterbindung der A. hepatica, und zwar am Hauptast central vom Abgang der großen Verzweigungen (sonst droht evtl. Lebernekrose, falls nicht Kollateralen bereits ausgebildet sind!).

E. Schnür- und Wanderleber (partielle und totale Hepatoptose).

Vorkommen: Überwiegend bei Frauen, bisweilen bei Soldaten (infolge Koppeltragens!); meist bei allgemeiner Enteroptose.

Ursachen: Abmagerung, Schwangerschaft, Trauma, Korsett- oder Rock-band- sowie Koppelschnürung, Gallensteine, Lebercirrhose, Tumor usw.

Symptome: Ziehende Schmerzen in der Lebergegend bis in Brust, Schultern, Kreuz und Oberschenkel, bei Anstrengung sich steigernd und bei Rückenlage sich verringernd; Appetitmangel, Erbrechen und Verdauungs-störungen; evtl. Magenerweiterung, Ikterus und Ascites; harter und gedämpfter Tumor in Form, Größe und Lage der Leber bzw. einem zungenförmigen Leber-lappen entsprechend und mit der Leber zusammenhängend, sowie respiratorisch (außer bei langem und schmalem Stiel) und palpatorisch verschieblich nach der Seite und Höhe; Röntgenbild.

Differentialdiagnose: Sonstige solide Bauchgeschwülste (spez. Leber-tumor oder Riedelscher Lappen bei Cholecystitis, sowie Wanderniere usw.).

Therapie:

a) Konservativ: Bandage neben Ruhe- und Mastkur.

b) Operativ (nur ausnahmsweise, spez. nicht bei allgemeiner Ptose): Hepatopexie, d. h. Annähen der Leber mit Kapsel und derber Randpartie, sowie Lig. teres an die vordere Bauchwand (Peritoneum, Muskel und Fascie) in Höhe des Rippenbogens, evtl. auch an diesen oder mit Umschlagen eines Peritoneal-Fascienlappens um die Leber; ausnahmsweise Resektion eines Schnürlappens. Bei Cholelithiasis mit Cholecystitis: Cholecystektomie.

38. Abschnitt: Gallenblase und Gallenwege.

A. Mißbildungen.

Fehlen der Gallenblase, abnorme Lagerung der Gallenblase, Doppelbildung des Ductus cysticus, Verengerung der Gallenwege.

B. Verletzungen.

Ursachen: a) Subcutane (sog. ,,Gallenblasen-Ruptur") durch Stoß oder Fall, spez. bei entzündeter Gallenblase oder b) offene durch Stich, Hieb, Schuß usw.

Symptome: Kollaps, Schmerz im rechten Hypochondrium bis in Rücken und rechte Schulter, Erbrechen usw., sowie allmählich zunehmende Dämpfung im Oberbauch ohne Anämie; nach einigen (3—4) Tagen Ikterus.

Folge: Gallenerguß mit aseptischer oder bei Infektion eitriger Peritonitis.

Therapie: Laparotomie mit Entleerung der Galle und Versorgung der Gallenwege; bei Gallenblasen- und Cysticusverletzung Naht oder Plastik mit

Netz- oder Peritonealdeckung oder evtl. Cholecystektomie bzw. Gallengang-resektion; bei Hepaticus- und Choledochusverletzung Tamponade mit Hepati-cusdränage evtl. unter Naht oder unter Neueinpflanzung in den Darm.

C. Entzündungen.

a) Entzündungen der Gallenblase (Cholecystitis).

Entstehung: Entweder vom Darm oder vom Blut. Begünstigend wirken Stauung (Schwellung der Schleimhaut an der Papille bei Darmerkrankungen, vereinzelt auch idiopathische Choledochuscyste) und Fremdkörper (Gallen-steine oder Parasiten: Spulwurm, Echinococcus, Leberegel usw.). Meist in (ca. 90%) ist die Ursache Gallensteinleiden, sonst Magendarmkatarrh, Typhus, Dysenterie, Cholera, Pneumonie, Sepsis usw.

Erreger: Meist Colibacillus, sonst und oft mit ersterem kombiniert Staphylo- und Streptococcus, öfters auch Typhusbacillus, seltener Influenzabacillus und Pneumococcus, vereinzelt Tuberkelbacillus und Aktinomykosepilz.

Formen: 1. Serös (Hydrops), 2. purulent (Empyema) und 3. gangränös (Gangraena vesicae felleae).

Verlauf: Akut oder chronisch.

Symptome: Fieber mit Schüttelfrost; Schmerz; druckempfindlicher, birnförmiger, prall-elastischer und respiratorisch und palpatorisch verschieb-licher Tumor in der Gallenblasengegend; Bauchdeckenspannung und peri-toneale Reizerscheinungen (Erbrechen usw.), evtl. peritoneales Reiben, u. U. Steinklappern; bei Cholangitis auch Leberschwellung und Ikterus, sowie Schüttelfröste.

Differentialdiagnose, Komplikationen, Folgen und Therapie: Vgl. Gallensteine!

Zusatz: Gallenblasenentzündung ohne Steine kommt vor entweder bei In-fektion auf dem Blut- oder Darmweg (z. B. Paratyphus, Grippe u. a.) oder bei Stauung durch spastisch-atonische Zustände in den Gallenwegen.

b) Entzündung der Gallenwege (Cholangitis).

α) Akute: 1. Cholangitis catarrhalis.

Entstehung: Bei Magendarmkatarrh mit Verschwellung der Duodenal-papille oder bei Gallensteinen.

Symptome: Sog. „katarrhalischer Ikterus", dazu Dyspepsie und All-gemeinstörungen, evtl. Fieber und Leberschwellung.

Prognose: Meist schnell (in 2—6 Wochen) vorübergehend, selten über-gehend in chronische Form mit Cholämie.

Therapie: Meist intern genügend: leichte, spez. fettarme Kost, Bettruhe, Prießnitzumschlag, Stuhlregelung durch Karlsbader Salz und Einläufe.

2. Cholangitis purulenta.

Entstehung: Meist bei Gallensteinen, spez. bei solchen im Choledochus; bisweilen bei Typhus, Dysenterie, Cholera, Pneumonie, Septicopyämie usw.

Symptome: Hohes Fieber mit Schüttelfrösten, Ikterus, Leberschwellung, dumpfbohrende oder kolikartige Schmerzen.

Prognose: Meist tödlich an Sepsis.

Therapie: Hepaticusdränage, evtl. mit Cholecystektomie.

β) Chronische: Hervorgehend aus akuter Cholangitis und evtl. ausgehend in Cholämie mit biliärer Lebercirrhose.

D. Gallensteine (Cholelithiasis).

Vorkommen: Häufig; überwiegend bei Älteren (über 25—40 Jahre), spez. Frauen, welche geboren haben (Frauen erkranken 3—4—5mal häufiger als Männer!); ganz selten bei Kindern und bei jungen Mädchen auf Grund von Stoffwechselstörung (hier auch als „entzündungsfreie" Cholelithiasis).

Entstehung: Anscheinend bei Stauung und Infektion (letztere meist vom Darm mit Colibacillus, Typhusbacillus, Streptococcus usw.; seltener auf dem Blutweg!); begünstigend wirken Disposition (Erblichkeit und familiäres Vorkommen!), Fettsucht, Diabetes, Gicht, sitzende Lebensweise, mangelhafte Körperbewegung, seltene Mahlzeiten, Stuhlverstopfung, Darmkatarrh (spez. Typhus, Dysenterie usw.), Askariden, Schwangerschaft (dabei auch vermehrte Cholestearinbildung!), beengende Kleidung, spez. Korsett- oder Rockband-schnürung, sowie bei Männern auch Koppeltragen, Hepatoptose, kostaler Respirationstypus (bei Frauen normaliter!) usw.

Bildungsstätte: In der Regel Gallenblase; nur ausnahmsweise (bei Gallenstauung) auch Gallengänge.

Aufbau: 1. Cholestearinsteine (diese auch ohne Entzündung!). 2. Pigment-Kalksteine. 3. Kombinierte Steine.

Größe, Zahl, Form und Farbe: Sandkorn- (sog. „Gallengrieß") bis walnuß-, evtl. hühnereigroß; solitär oder häufig multipel bis zu Hunderten; in letzterem Falle meist geschliffen, oft fazettiert; wachsgelb bis schwarzbraun.

Symptome und Diagnose (latente Gallensteine sind sehr häufig, manifeste viel seltener; bei Leichenuntersuchungen findet man 10% „Gallensteinträger"; durch Hinzutreten von Entzündung oder Einklemmung werden diese zu „Gallensteinkranken"; letztere sind aber nur ca. 10—20% ersterer).

1. Schmerzen: Meist als Koliken in Form von „Magenkrämpfen" oder Bohren unter dem rechten Rippenbogen, ausstrahlend als Leib-, Gürtel-, Brust-, Rücken-, Schulter- oder Zwischenschulterblätterschmerz; oft äußerst heftig, so daß der Arzt zum Patienten kommen und eine Morphiuminjektion machen muß; meist verbunden mit Fieber, Kollaps, Erbrechen, Meteorismus, Stuhlverstopfung, Ikterus usw.; oft ausgelöst durch Diätfehler, Aufregung oder Anstrengung; meist abends oder nachts, spez. um Mitternacht einsetzend; dauernd Minuten bis Stunden (bis Tage); wiederholt alle Tage bis Monate; bedingt durch Steineinklemmung, Schleimhautschwellung oder Verwachsungen; gefolgt von Steinabgang oder nicht (im letzteren Fall spricht man von sog. „erfolglosem Anfall"); bisweilen bestehen keine ausgesprochenen Anfälle, sondern nur unbestimmte Verdauungsstörungen und Druckgefühl, sowie Schmerz bei Lebererschütterung und Druckempfindlichkeit lokal, auch Druckpunkt dorsal entsprechend 9.—11., meist 10. Interkostalraum rechts 2—3 cm auswärts von der Dornfortsatzreihe und dessen Verschwinden bei Leitungsanästhesie sowie Hauthyperalgesie.

2. Gallenblasenentzündung: u. a. mit mehr oder weniger druckempfindlichem, sowie palpatorisch (pendelförmig um die Längsachse, also seitlich) und respiratorisch (außer bei langem schmalem Stiel oder bei Verwachsungen) verschieblichem, birn- oder gurkenförmigem, prall-elastischem Gallenblasentumor unter dem scharfen unteren Leberrand zwischen Mittellinie und rechter Brustwarzenlinie, meist 2 Finger breit rechts von der Mittellinie, oder (spez. bei Choledochusstein) mit geschrumpfter Gallenblase; evtl. Steinklappern; evtl. peritoneales Reiben.

3. Leberschwellung: Nicht häufig, meist vorgetäuscht durch die entzündlich-vergrößerte Gallenblase oder durch einen entzündlich-verwachsenen Netztumor oder durch Riedelschen Lappen (d. h. durch Zug der steingefüllten und entzündeten Gallenblase zungenförmig ausgezogener Leberteil).

4. Ikterus nebst entspr. Haut- sowie Stuhl- und Harnveränderung: Nicht sehr häufig, und zwar selten bei Gallenblasenstein und auch in 20—33$\frac{1}{3}$% fehlend bei Choledochusstein; bedingt entweder durch Choledochussteinverschluß („lithogener Ikterus") oder durch auf die Gallenwege fortgeleitete Entzündung („entzündlicher Ikterus"); bisweilen intermittierend. Stuhl ist dabei glaserkitt- oder tonartig farblos und fettig („acholisch") und Harn mehr oder weniger bierbraun mit dunklem Schüttelschaum („ikterisch") sowie Haut, spez. Skleren gelb („quittenfarben").

5. Steinabgang: In Stuhl, Erbrochenem, Ausgehustetem oder nach außen; größere (hasel- bis walnußgroße) Steine gehen nur unter Entzündungsperforation oder Decubitus durch Fistel ab; Steinabgang ist per vias naturales nicht sehr häufig (aber oft vorgetäuscht durch Zusammentreten von verseiftem

Fett und von Schleim bei Fett- und Öldarreichung, u. a. auch bei Kurpfuscherpräparaten!); die abgehenden Massen sind nötigenfalls mikroskopisch und chemisch auf Gallenstein zu untersuchen.

6. **Röntgenbild:** Steine selten erkennbar, und zwar die reinen Cholestearin- und Pigmentsteine gar nicht, schon eher die verkalkten Steine bzw. ihr Kalkmantel und die verkalkte Gallenblasenwand; manchmal erkennt man bei der Magenuntersuchung indirekte Symptome z. B. Fixierung, Verlagerung, Verengerung des Magenausgangs bzw. Pförtners; erfolgversprechender ist die Gallenblasenfüllung mit einem intravenös oder peroral eingeführten Kontrastmittel: Cholecystographie.

Außerdem: **Fieber, Magen- und Darmstörungen** einschl. Achylie und Subacidität usw.

Probepunktion ist als gefährlich (Peritonitis!) zu unterlassen!

Differentialdiagnose: Magen- und Darmgeschwür oder -carcinom, tabische Krise, Bleikolik, epigastrische Hernie, Ileus, Appendicitis, Nieren- und Pankreassteine, Wanderniere, Hydronephrose, Cystenniere, Ovarialcyste, Leberechinococcus, -tumor, -cyste und -syphilis, Stauungsleber, Leberatrophie, Wander- und Schnürleber, Colontumor, Pankreasnekrose, -tumor und Pankreatitis, Bauchdeckentumor, Hysterie und Neurasthenie.

Im Anfall: U. a. Magen- und Darmgeschwür, tabische Krise, Bleikolik, epigastrische Hernie, Ileus, Appendicitis, Adnexerkrankung, Nierensteine, Pleuritis diaphragmatica, Coronarsklerose usw.

Folgen: 1. **Akute** und **chronische Cholecystitis** (s. o.) mit Perforationsperitonitis oder häufiger mit Pericholecystitis; dadurch Verwachsungen zu Magen, Duodenum, Colon, Netz und Bauchwand mit Magen- und Darmstörungen bzw. Pylorus- oder Duodenalstenose oder Darmknickungen usw.; gelegentlich Durchbruch mit Gallensteinerkrankung durch die Bauchdecken, spez. am Nabel.

2. Durch Cysticussteinverschluß **Hydrops** und

3. **Empyem** der Gallenblase evtl. mit Perforation in Magendarmkanal (Magen, Duodenum oder Colon), Peritoneum (wegen Netzdeckung selten; sonst [ca. 1—2%] freie oder abgesackte, spez. subphrenische Peritonitis), Nierenbecken, Blase, Pfortader, Pleura, Bronchien, nach außen (spez. am Nabel).

4. **Cholangitis, Leberabsceß und Sepsis.**

5. **Gallensteinileus,** d. h. Darmverschluß durch den in den Darm eingetretenen oder durchgebrochenen Gallenstein (mechanisch oder spastisch; meist in den untersten 2 m Dünndarm); nicht zu verwechseln mit paralytischem Ileus durch Darmlähmung bei Gallenblasenentzündung.

6. **Akuter und chronischer Cohledochusverschluß.** Entstehung: Durch herabgewanderten Stein; Symptome: evtl. intermittierendes Fieber mit Schüttelfrösten, Koliken, Ikterus (im Vordergrund des Krankheitsbildes; meist wechselnd und mehr graugelb), Leberschwellung, Gallenblase druckempfindlich und meist, d. h. in fast 80%, klein-geschrumpft infolge voraufgegangener Entzündung, während sie bei chronischem Choledochusverschluß durch Tumor, Narbe oder Kompression groß-ausgedehnt ist (**Courvoisier**sches Gesetz), außerdem Koliken und Fieber fehlen, schließlich Ikterus konstant, zunehmend und hochgradig ist, und während bei Gallenblasenentzündung durch Gallensteine Geschwulst und Koliken vorhanden, dagegen Ikterus oft nicht vorhanden ist. Prognose: ernst.

7. **Akute und chronische Pankreatitis und Pankreasnekrose** (s. da.).

8. **Gallenblasen- oder Lebercarcinom** (selten; ca. 1%; umgekehrt findet sich Carcinom wohl kaum ohne Gallensteine).

Prognose: Dubiös, bei Empyem und Choledochusverschluß ernst, bei Cholangitis fast stets ungünstig; häufig Übergang in Latenz; selten eigentliche Heilung; auch bei spontanem Steinabgang bleiben die meisten Steine zurück; bisweilen Abgang durch Perforation in Magendarm, Lungen oder auch außen, aber mit Gefahr der Peritonitis; sonst vgl. Folgen!

45*

Therapie: **a) Konservativ** (Auflösung der Steine ist unmöglich; in 70—80% gelingt durch interne Therapie zwar nicht Ausheilung, aber immerhin Überführung in Latenz, jedoch ist Rückfall mit allen Gefahren nicht ausgeschlossen!): Schonung, Körperbewegung, Atemgymnastik, lockere, spez. nicht schnürende Kleidung, Diät (häufige und kleine Mahlzeiten mit magerem Fleisch, Gemüse, Obst; cave schwerverdauliche, spez. fette und blähende Speisen sowie konz. Alkohol), Stuhlregelung und Trinkkur mit Glaubersalzbrunnen z. B. in Karlsbad, Neuenahr, Bertrich, Mergentheim usw. bzw. bei Achylie oder Subacidität mit Kochsalzbrunnen z. B. Kissingen, Wiesbaden, Homburg, Ems usw. oder zu Hause (½—1 Teelöffel Karlsbader od. a. Salz bzw. -ersatz in ¼—½ l heißen Wassers in kleinen Schlückchen oder ½ l Karlsbader Mühlbrunnen); außerdem werden als steinabtreibend empfohlen Kalomel, Podophylin, Phenolphthalein, Gallensäure, Pfefferminzöl, Natr. salicyl. u. a. bzw. kombinierte Präparate z. B. Chologen (Kalomel und Podophyllin), Agobilin (Strontium chol. u. salicyl. + Phenolphthaleindiacetat), Bilival (Lecithin-Natriumcholat), Felamin (Gallensäure + Hexamethylentetramin), Degalol (Gallensäurepräparat), Choleval (Gallensaures Natrium + koll. Silber), Choleflavin (Podophylin + Pfefferminzöl + Trypaflavin + Papaverin), Cholaktol (Pfefferminzölpräparat), Decholin (Dehydrocholsäure), Alkoton (Gallensäure-Knoblauchpräparat), Ceadon (Aloindioxycholansäure) usw. und Ölkur (200 Olivenöl, 20 Kognak, 2 Eigelb und 0,1 Menthol in 1—2 Portionen morgens nüchtern oder mehrmals tgl. 1 Eßlöffel Olivenöl und Kognak).

Im Kolikanfall: Bettruhe, Einlauf, heißer Leibumschlag (mit Karlsbader Leibflasche, Kartoffelbrei, Sandsack, elektrischem Heizkissen [„Stangerotherm"], Diathermie usw.), heißes Getränk, spez. Pfefferminz- oder Kamillentee und Antipyretika oder Narkotika, spez. Opium oder Morphium, nötigenfalls auch subcutan, evtl. mit Atropin oder Belladonna und Papaverin. Paravertebralinjektion 5—10 ccm 2% Novocain — oder 1% Tutocain — Suprareninlösung entspr. D 9 und evtl. auch 10.

b) Operativ: Operation ist absolut indiziert bei Hydrops, Empyem und Gangrän mit drohender Perforation und bei Cholangitis, sowie bei Ikterus durch Choledochusstein mit drohender Cholämie (Ikterus soll keinesfalls länger als 2—3, höchstens 6—8, durchschnittlich 3—6 Wochen belassen werden!) und schließlich bei Carcinomverdacht, relativ indiziert bei dauernden Beschwerden, wenn interne Therapie versagt oder nicht durchführbar ist und Patient durch dauernde Schmerzen oder oft wiederholte Anfälle dem Siechtum mit Arbeitsunfähigkeit verfällt („soziale Indikation"); kontraindiziert bei schwerem Herz-, Gefäß-, Lungen- Nieren- und Stoffwechselleiden, spez. Diabetes sowie höherem Alter, in welchem man im allgemeinen nur bei vitaler Indikation operiert. Gallenwegoperationen sind in der Regel größere Eingriffe, u. a. auch bisweilen von Lungenembolie gefolgt. Prinzipielle Frühoperation wird von den meisten Ärzten abgelehnt; gewöhnlich wird im Intervall operiert; andererseits ist die Operation im entzündlichen Anfall recht dankbar; keinesfalls operiere man zu spät, nachdem durch Infektion, Ikterus, Pankreatitis usw. der Organismus geschwächt ist und Komplikationen vorliegen, da dann die Operationsmortalität recht hoch ist. Mortalität sonst 5—20, durchschnittlich 10%. Heilung 50—90%. Kranke mit einem oder mit seltenen Anfällen, welche bei interner Therapie der Latenz zugeführt wurden, brauchen nicht durchweg operiert zu werden; operiert wird nicht wegen der Gallensteine, sondern wegen der durch sie evtl. bedingten Gallenwegentzündung. Bisweilen droht im akuten Stadium Perforation. Gefahr der Carcinomentwicklung ist anscheinend nicht groß. Evtl. Nachteile der Operation: nur ganz ausnahmsweise echtes Rezidiv durch im Choledochus zurückgelassene Steine bzw. Steinreste (neue Steine bilden sich bei richtig ausgeführter Cholecystektomie nicht wieder!), häufiger sog. „unechtes" Rezidiv durch Bauchverwachsungen, Fadeneinheilung, Bauchbruch (spez. bei Tamponade), Gallenstauung, Pankreatitis, Choledochusstriktur, Splanchnoptose, Nervenschwäche. Fortfall der Gallenblase wird in der Regel ohne nennenswerten Schaden vertragen. Auch nach Operation ist konservative Therapie notwendig, spez. Diät, Trinkkur, Stuhlregelung usw.

Technik der Operationen an den Gallenwegen:

1. **Gallenblasenexstirpation (Cholecystectomie):** Normalverfahren! Erste Operation durch Langenbuch 1882. Vorbereitung mit Darmentleerung und bei Cholämie: Calcium z. B. Chlorcalcium (1,5 per os und 3,5 per rectum täglich etwa 3—6 Tage lang), Gelatine (per os und subcutan), Pferdeserum (20 ccm subcutan 12 Stunden vorher), Bluttransfusion und Milzbestrahlung (?) u. dgl. Äthernarkose, ausnahmsweise Lokalanästhesie. Aufblasbares Kissen unter die obere Lendengegend, welches vor der Bauchdeckennaht wieder entfernt bzw. entleert wird. Gewöhnlich Medianschnitt längs über dem Nabel evtl. mit unten angesetztem Querschnitt oder Wellenschnitt nach Kehr (d. h. zunächst median längs vom Schwertfortsatz abwärts, dann daumenbreit unter dem Rippenbogen schräg durch den Rectus und nötigenfalls schließlich wieder längs durch den Rectus oder an seinem Außenrand) oder Schrägschnitt unter dem rechten Rippenbogen. Rectusmuskulatur or evtl. Durchtrennung anschlingen oder an die Fascie annähen. Unter Trennen der Verwachsungen Umkippen der Leber über den rechten Rippenbogen, Abstopfen der Bauchhöhle und Beiseitehalten von Magen und Duodenum (nach links) und von Colon (nach abwärts) mit Rollgaze und Leberspatel, Eingehen auf Gallenblase und Gallenwege (im Lig. hepatogastricum liegen am oberflächlichsten, zugleich am weitesten rechts (lateral) Choledochus, tiefer und zwerchfellabwärts A. hepatica und am tiefsten Pfortader). Evtl. Punktion der Gallenblase. Evtl. Vorziehen der Gallenblase am Fundus mit Gallenblasenfaßzange od. dgl. (cave Wegdrücken der Steine aus der Gallenblase in den Choledochus; daher zuerst nach dem Cysticus tasten!). Unterbinden (erst mit Catgut, dann mit Seide), Abtrennen mit Paquelin (zwecks Rezidivverhütung möglichst dicht am Choledochus; aber cave Mitfassen des beim Gallenblasenvorziehen evtl. ausgezogenen Hepaticus oder Choledochus!) und evtl. Peritonealisieren des Cysticusstumpfes, Unterbinden der A. cystica bzw. ihrer Äste und Auslösen der Gallenblase aus dem Leberbett evtl. nebst nachfolgender Naht der Leber mit drehrunder Nadel und mit mittelstarkem Catgut oder, wenn möglich (außer bei Phlegmone oder Schrumpfung!) Ausschälen subserös unter beiderseitigem Einritzen des Peritonealüberzugs und Wiedervernähen desselben über dem Leberbett. (Die Gallenblasenauslösung erfolgt entweder vom Cysticus oder vom Fundus aus.) Evtl. (bei Gefahr von Blutung oder Lösung der Cysticusligatur sowie bei infektiösen Fällen) Dränage mit Gummirohr und nötigenfails auch Tamponade mit einfacher (nicht Jodoform-) Rollgaze auf Leberbett und Cysticusstumpf für 5—8 Tage (zum Entfernen des Tampons ¾ Stunde vorher Morphiumspritze und Aufweichen mit Wasserstoffsuperoxydlösung, wenn man nicht den Tampon mit Protectivsilk umgibt!); bei gleichzeitiger Magenoperation vermeide Dränage oder gar Tamponade! Stets Revision der tiefen Gallenwege (Hepaticus und Choledochus) bis in den Darm und evtl. Hepaticusdränage: Besichtigen und Betasten evtl. Choledochus mit 2 Haltefäden anschlingen, dazwischen Incidieren, Sondieren mit Ureterkatheter leber- und darmwärts und Ausspritzen (sog. „Spritzversuch nach Payr": Kochsalzlösung durch Ureterkatheter mit aufgesetzter Spritze eingefüllt muß glatt und ohne Rückfließen in den Darm einfließen). Evtl. Steine in Hepaticus und Choledochus werden mit Löffel, Zange od. dgl. herausgebracht oder mit Finger herausmassiert, evtl. retro-, also supra-duodenal (d. h. bei Mobilisation des Duodenum nach Kocher unter Einritzen des Peritoneums fingerbreit vom vertikalen Duodenum und Hochschieben desselben) oder im Notfalle, spez. bei eingeklemmtem Papillenstein transduodenal (d. h. vom eröffneten Darmlumen). In besonderen Fällen, spez. bei schlammiger oder trüber Galle, bei vielen kleinen Steinen, spez. Hepaticussteinen, Cholangitis usw.: Hepaticusdränage durch in den Choledochus wasserdicht eingenähtes T-förmiges oder einfaches Gummirohr für 10—14 Tage neben Tamponade; aber entfernen erst, wenn Gallenwegentzündung abgelaufen und Galle ganz klar sowie Gallenabfluß nach dem Darm

gesichert ist (zur Kontrolle Dränagerohr zustöpseln und Stuhl auf Gallenfarb-
stoff nachsehen!); nachher Zusammenziehen der Wunde mit Heftpflasterstreifen und Diät wie bei Gallenfistel. Gelegentlich kann angezeigt sein:
Papillendilatation vom extraduodenalen Teil des Choledochus und ausnahmsweise namentlich bei Choledochus oder Papillenverengerung, Cholangitis od. dgl. (Gefahr der aufsteigenden Infektion!) Choledocho-Duodeno-
stomie (s. u.). Empfohlen wird Mukoklase und Äthereinfüllung (Pribram).

2. Gallenblasenfistel (Cholecystostomie), d. h. Eröffnung und Einnähung
(zwei- oder besser wegen Gefahr des Übersehens von Cysticussteinen einzeitig), sowie Dränage (am besten nach Punktion; wasserdicht mit Witzel scher
Schrägfistel): nur ausnahmsweise als Noteingriff bei schlechtem Allgemeinzustand bzw. bei hohem Alter oder bei schwierigen örtlichen Verhältnissen;
es droht Fistel oder Rezidiv.

3. Gallenblaseneröffnung (Cholecystotomie), und zwar als Cholecystendyse,
auch sog. ,,ideale Cholecystotomie", d. h. Eröffnung, Steinentleerung, Naht
und Versenkung der Gallenblase: wegen Rezidivgefahr verlassen!

**4. Gallenweg-Magen- oder -Darmverbindung (Cholecyst- bzw. Cholangio-
bzw. Choledocho-gastro- oder -enteroanastomie),** d. h. Anastomie zwischen
Gallenblase, seltener Choledochus oder Hepaticus oder im Notfall Gallengängen
(nach Durchtrennen der deckenden Leberschicht) einerseits und Magendarmkanal (Magen oder Duodenum oder selten Jejunum, Ileum oder Colon)
andererseits: bei Narbe, Verzerrung, Kompression, Tumor, Totaldurchtrennung
usw., falls nicht kausale Therapie möglich ist; dagegen nur ausnahmsweise
bei Steinen im Choledochus und Hepaticus (hier sonst Gefahr von Rezidiv
oder Cholangitis!).

E. Gallenfistel.

Ursachen: Verletzung, Operation oder Perforation (falls die normaliter
meist bald erfolgende Spontanheilung durch Stein, Totaldurchtrennung, Verzerrung, Narbe, Kompression, Tumor usw. verhindert wird).

Prognose: Längerdauernde Ableitung der Galle nach außen führt zu
schwerer Schädigung des Allgemeinzustandes durch Verdauungsstörungen mit
Fettstuhl usw.

Therapie: Wenn möglich kausal: z. B. Steinextraktion, Naht, Plastik oder
Resektion usw.; im übrigen häufige (alle 2—3 Stunden) und kleine Mahlzeiten sowie Karlsbader Wasser zwecks ununterbrochener Verdauungstätig-
keit; nötigenfalls Verfütterung der durch die Fistel entleerten Galle ganz oder
teilweise mit dem Magenschlauch; evtl. Gallenblasen-Magendarmverbindung.

F. Geschwülste.

Selten und meist erst bei der Operation erkannt gutartige: Choledochus-
cysten (d. h. kongenitale Ektasie der Gallenwege; selten; zu klären durch
Röntgenbild des Magendarmkanals mit Kontrastbrei und evtl. Gallenblasen-
darstellung: Cholecystographie; zu behandeln durch Einnähung mit Dränage
oder wenn möglich durch Anastomie der Cyste mit dem Darm, und zwar
tunlichst primär, sonst sekundär), Adenome (spez. am Gallenblasenfundus),
Myome, Fibrome, Lipome, Papillome (sog. ,,Zottenpolypen"), sowie
Sarkome; dagegen nicht ganz selten Carcinome.

a) Gallenblasentumor.

Vorkommen: Nicht ganz ungewöhnlich, aber doch immerhin selten, und
zwar meist bei Älteren (in der Regel in den 50—70er Jahren), spez. Frauen
(Verhältnis der Frauen zu Männern 3:5); fast stets (in ca. 90%) bestehen
zugleich Gallensteine (chronische Reizung und Entzündung?) und bisweilen
(das häufiger vorkommende) Fundusadenom, wenn auch nur wenige der

Fälle von Gallensteinleiden oder Fundusadenom an Carcinom erkranken; seltener **primär**, häufiger **sekundär** bei Leber-, Darm-, Pankreas-, Magen-, Uterus-, Mamma- usw. -carcinom.

Symptome und Komplikationen: Magen- und Darmstörungen, Schmerzen (ähnlich wie bei Gallensteinen, aber seltener und auch nur in ca. 20% in Form von Koliken), harter und höckeriger Tumor der Gallenblase mit Symptomen der Gallenblasenentzündung, evtl. mit Empyema vesicae felleae; später Weiterwachsen auf Leber und Gallengänge mit Ikterus (also meist erst später, sowie ohne Koliken und chronisch zunehmend) oder auf Magendarm (Duodenum und Colon), Netz, Drüsen der Leberpforte (mit Ascites) und Peritoneum (mit Peritonealcarcinose), sowie Metastasen (in Leber, selten in anderen Organen: Lungen, Nieren, Ovarien, Milz usw., sowie in Oberschlüsselbeingrube).

Diagnose wird oft vor der Operation nicht gestellt; Symptome hängen vornehmlich ab von der begleitenden Gallenwegerkrankung: Tumor, Ikterus, Ascites und zeigen meist Inoperabilität an.

Verlauf unter einem Bild ähnlich wie bei Gallensteinen.

Differentialdiagnose: Cholecystitis bzw. Cholelithiasis mit Kalktumor, Netzverwachsung, Hydrops oder Empyema vesicae felleae usw., Leberinduration, Echinococcus, Leber- sowie Magendarm- (Pylorus- und Colon-) Carcinom, Netz- oder Nierentumor usw.

Prognose: Schlecht; meist Tod an Cholämie; die meisten Fälle sind inoperabel; auch die Operation rettet nur ganz wenige.

Therapie: In Frühfällen Cholecystektomie evtl. mit Leber- sowie Pylorus-, Colon- oder Netzresektion und Drüsenexstirpation (bei Übergang auf die Leber und bei Drüsenmetastasen an den Gallengängen ist es jedoch meist zur Radikaloperation zu spät, also bleibt es zweckmäßigerweise bei Probelaparotomie); sonst, aber nur ganz ausnahmsweise (spez. bei Ikterus) Gallenblasenfistel oder besser Gallenblasen-Magendarmverbindung, sowie Röntgenbestrahlung und Arsen.

b) Gallengangtumor.

Vorkommen: Selten; am ehesten an der Papille oder seltener an der Einmündung des Cysticus oder an der Bifurcation des Hepaticus oder noch seltener am Choledochus, Hepaticus oder Cysticus; Männer erkranken häufiger als Frauen (im Gegensatz zum Gallenblasencarcinom).

Symptome (im Gegensatz zum Steinverschluß): Meist tastbar vergrößerte, selten verkleinerte Gallenblase (**Courvoisier**sches Gesetz), sowie frühzeitiger, intensiver und zunehmender Ikterus mit farblosem (grauem) Stuhl; aber kein Fieber oder Kolik; evtl. Ascites und Kachexie.

Verlauf: Meist nur einige Monate.

Prognose: Durchaus schlecht; auch bei Operation wenig aussichtsvoll, zumal die Blutungsgefahr bei Cholämie eine bedeutende ist.

Differentialdiagnose: Icterus catarrhalis und Choledochusstein (s. o.), sowie Pankreastumor und -induration, Drüsentuberkulose usw.

Therapie: In Frühfällen Gallenweg-, spez. Choledochus- oder Duodenalresektion, nötigenfalls mit Wiederherstellung des Gallen-, Pankreas- und Verdauungsgangs; sonst Gallenblasen- bzw. Gallenwegfistel oder besser Gallenblasen- bzw. Gallenweg-Magendarmverbindung -oder im Notfall Gummirohreinschaltung. Bei dem intrahepatisch gelegenen Gallenwegcarcinom ist eine Radikal- oder Palliativoperation wohl zwecklos; daher beschränkt man sich gegebenenfalls auf die Probelaparotomie. Sonst ist bei chronischem Ikterus wichtig entspr. Vorbereitung mit Calcium, Serum, Traubenzucker- oder Bluttransfusion; auch operiere man nicht zu spät; keinesfalls warte man länger als 6—8 Wochen.

39. Abschnitt: Bauchspeicheldrüse.

A. Mißbildungen.

Mangel, Spaltung, Neben- oder accessorisches Pankreas (mit Lokalisation an Magen oder oberem Dünndarm), Pancreas annullare (d. h. ringförmige Umwachsung des Duodenum; dadurch evtl. dessen Stenosierung).

B. Verletzungen.

Entstehung:

a) Subcutane (sog. „Pankreasruptur") durch Hufschlag, Stierhorn, Stoß, Tritt, Überfahrung, Verschüttung, Pufferquetschung usw.

b) Offene: Durch Stich oder Schuß sowie bisweilen durch Operation (Magen- oder Duodenumresektion, Gallenwegeingriff usw.).

Vorkommen: Selten (geschützte Lage!).

Folgen: Infektion mit Fettgewebsnekrose oder Peritonitis, Pancreatitis acuta und chronica, Pseudocystenbildung, Vorfall (aber nur am beweglichen Schwanzteil; nicht zu verwechseln mit Vorfall von Netz!).

Komplikationen: Meist Nebenverletzungen an Magen, Darm, Leber, Milz, Gefäßen usw.

Prognose: Mortalität 50—75%.

Therapie: Kapselnaht oder Ligatur oder Resektion mit anschließender Tamponade; wenn möglich, Deckung mit Peritoneum oder Netz; an der Hinterfläche des Pankreas cave A. pancr. magna; bei Pankreasvorfall Reposition oder Resektion.

Anmerkung. Technik der Pankreasaufsuchung:

1. Laparotomie median längs oberhalb des Nabels mit Eingehen durch das Lig. gastro-colicum (gewöhnlich); cave Gefäße im Mesocolon wegen Gefahr der Darmnekrose.

2. Durch das Lig. hepato-gastr. s. Omentum minus (auf diese Weise ist erreichbar Pankreaskopf und -körper teilweise).

3. Durch das Mesocolon transv. unter Hochschlagen des Quercolon; cave die durch das reichlich umgebende Fett verdeckten Vasa mes. sup. und colica med., deren Verletzung Darmgangrän bedingt.

4. Retroduodenal, d. h. unter Ablösen und Abschieben des absteigenden Duodenum nach links (bei Kopfaffektion).

5. Lumbal, und zwar links neben der Wirbelsäule (bei retroperitonealer Eiterung).

6. Transpleural (bei subphrenischer Eiterung).

C. Fisteln.

Entstehung: vereinzelt spontan, meist durch traumatische oder operative Verletzung, spez. letztere bei Stein, Cyste, Geschwulst oder Entzündung des Pankreas sowie bei Magen- oder Zwölffingerdarmgeschwür oder -geschwulst, Milz- oder retroperitonealem Tumor.

Formen: äußere und innere; praktisch wichtig sind erstere.

Symptome: Fistel mit Absonderung von Pankreassekret (bis 1 l; meist intermittierend, besonders stark 3—4 Stunden nach der Mahlzeit; die Flüssigkeit ist wässerig, klar, alkalisch und eiweißhaltig.

Diagnose: Im Zweifelsfall Nachweis von Pankreasfermenten, spez. Trypsin, aber auch Diastase und Lipase im Fistelsekret.

Komplikationen: Benässung und Hautmaceration; bei längerem Bestand droht Diabetes.

Prognose: Gefahr der Entkräftung; Spontanheilung ist aber möglich; überhaupt schließt sich der größte Teil der posttraumatischen und postoperativen Pankreasfisteln im Verlauf von 3 Monaten oder noch später von selbst.

Therapie: (abgesehen von Schutz der umgebenden Haut durch Zink-, Granugen- od. dgl. Paste bzw. Puder und Ableiten oder besser Absaugen des Sekrets durch Rohr mittels Wasserstrahlpumpe sowie bei Entkräftungsgefahr Wiederzufuhr per os sowie Dauerbad) zu versuchen interne Therapie mit Eiweiß- und Fett- (also kohlenhydratfreie, sog. Diabetiker-) Kost und Alkalien (spez. alkalische Wässer und Natron bicarbonicum), sowie Atropin und Röntgenbestrahlung?; nach Bedarf Pankreon; sonst Exstirpation der Fistel oder bei deren Unmöglichkeit Einpflanzung des ausgelösten Fistelgangs samt verwachsenem Pankreasstumpf in Gallenblase, Magen oder Darm bzw. in eine ausgeschaltete Darmschlinge, und zwar am besten in Magen oder Jejunum, im Notfall auch in Duodenum oder Gallenblase. Ätzung des Gangs und seiner Mündung ist nicht sicher, auch nicht immer rationell (kausal). Erweiterung der Fistelmündung unter Ausräumung von Steinen oder Drüsensequestern kann angezeigt sein.

Prophylaxe: Bei Operation der echten Pankreascyste versuche man (statt Dränage) Cystenexstirpation oder Einnähen des Pankreasstumpfes in das Darmsystem ebenso wie bei Tumoroperation; bei sonstigen Operationen, spez. Magen- oder Zwölffingerdarmresektion ist das Pankreas zu schonen.

D. Pankreassteine.

Vorkommen: Selten; einzeln oder multipel; bei Stauung und Entzündung.

Aufbau: Aus phosphor- und kohlensaurem Kalk.

Lokalisation: Meist im Ausführungsgang.

Symptome: Koliken (ähnlich wie bei Gallensteinen, aber linkerseits), evtl., aber nicht immer Glykosurie und Fettstühle, Ikterus, Steinabgang, Tumor, Röntgenbild.

Folgen: Vereiterung oder Atrophie, selten Cystenbildung und vielleicht Carcinom.

Differentialdiagnose: Gallensteine usw.

Therapie: Extraktion retro- oder transduodenal nach Incision mit Tamponade.

E. Entzündungen.

a) Akute Entzündung, Blutung, Eiterung und Nekrose (Pancreatitis acuta haemorrhagica, purulenta, gangraenosa und Pankreasnekrose).

Wesen: Akute Pankreasnekrose ist Autodigestion des Pankreas, wobei Gallenrückstauung und wohl auch Infektion eine Rolle spielen; davon zu unterscheiden ist die Entzündung, spez. Vereiterung infolge primärer Infektion.

Vorkommen: Im ganzen selten; meist bei älteren Leuten mit Adipositas, Potatorium, Arteriosklerose, Diabetes, Lues, Gallensteinen, Zwölffingerdarmgeschwür, Ascariden usw.; öfters nach Magendarmkrankheit oder Gallenblasenentzündung oder nach stumpfem Trauma sowie während der Verdauungszeit. Frauen erkranken zweimal häufiger als Männer (Gallensteinleiden!). In $2/3$ der Fälle besteht Gallensteinleiden.

Entstehung:

1. Direkt fortgeleitet vom Darm oder Choledochus durch den Pankreasausführungsgang, spez. bei Pankreas- und Gallensteinen, Darmkatarrh usw.

2. Lymphogen bei Magen- und Darmgeschwür.

3. Hämatogen, d. h. metastatisch bei Infektionskrankheiten (Pyämie, Pocken, Typhus, Influenza usw.).

Symptome (im allgemeinen gewisse Peritonitiszeichen, aber ohne Fieber sowie ohne Verschwinden der Leberdämpfung und ohne Bauchdeckenspannung): Heftiger epigastrischer Schmerz mit Ausstrahlung nach der linken Oberbauchseite und zwischen die Schultern in Form von „Magenkrampf", sowie Kollaps nebst Temperaturerniedrigung, Blutdrucksenkung, Pulsbeschleunigung, Cyanose usw., Übelkeit mit Aufstoßen, Schlucken und Erbrechen (gallig, seltener blutig), Leibauftreibung, Bauchdeckenspannung? Stuhl- und Windverhaltung, evtl. (nach Entleerung von Gas und Stuhl durch Darmrohr und Einlauf) schmerzhafte und derbe quere Resistenz oder fluktuierender Absceß in Ober-bauch- oder seltener in Lendengegend links; später evtl. Fieber, Ikterus, Fett-stuhl und Glykosurie.

Diagnose: u. a. Nachweis im Harn und Blutserum von Lipase und vor allem von Diastase (freilich nicht konstant!), sowie Gallensteinleiden (meist!); sonst Allgemeinzustand, Dauerschmerz mit plötzlichem Beginn, Übelkeit bis Erbrechen, Cyanose, niedrige Temperatur, rascher Puls, Darmlähmung, Vor-geschichte, Alter und Körperbeschaffenheit, evtl. Hyperglykämie; Röntgen-aufnahme zeigt evtl. Magen-, Zwölffingerdarm- und Dickdarmbeeinträchtigung; bei der Operation achte auf Fettgewebsnekrosen, blutig-seröses Exsudat, seröse Durchtränkung der Gekrösewurzel und Pankreastumor.

Komplikationen:

1. Fettgewebsnekrose in Form disseminierter, scharf begrenzter, hanfkorn-bis linsengroßer, opakweißer oder schwefelgelber Flecke; zunächst in Pankreas, dann in Umgebung: Mesenterium, Netz, Retro- und oft auch schon im Pro-peritoneum, schließlich evtl. metastatisch im ganzen Körper, spez. subcutan; bedingt durch Fettzerfall infolge eines sich bildenden fettspaltenden Fermentes, wobei die Fettsäuren mit Kalk zu fettsauren Kalksalzen sich verbinden.

2. Hämorrhagie.

3. Autodigestion, Eiterung oder Jauchung, evtl. mit Durchbruch (meist in Bursa omentalis, dann in Peritoneum, subphrenischen Raum oder Retro-peritoneum, selten in Magendarmkanal oder nach außen).

4. Arrosionsblutung.

5. Sepsis spez. eitrige Pfortaderthrombose mit multiplen Abscessen in Milz und Leber.

6. Shock durch sog. Pankreasvergiftung (Toxine?).

Prognose: Schlecht; in ca. 50—90% Tod in wenigen Tagen an Shock, Peritonitis, Sepsis oder Arrosionsblutung; selten, spez. in leichten Fällen Spontanheilung. Operation bringt in 50% und mehr Heilung. Eine Reihe akuter schwerer Fälle sind von vornherein verloren. In hoffnungslosen Fällen operiere man daher nicht mehr. Im übrigen sei man zurückhaltend bei alten Leuten, ebenso bei Spätfällen mit gutem Allgemeinzustand und Hyperleuko-cytose. Rezidiv in ca. 4%.

Differentialdiagnose: Peritonitis, spez. Perforationsperitonitis bei Magen-, Duodenum- oder Gallenblasenleiden und Ileus, sowie Mesenterial-gefäßthrombose, Gallensteinkolik, Kardialgie, Vergiftung usw.

Prophylaxe: Behandlung des Gallensteinleidens, spez. Cholecystektomie; dies auch nach der Pankreasoperation zur Rezidivverhütung.

Therapie: Je nach Sachlage verschieden, manchmal abwartend, nament-lich bei Shock, sonst baldigst Operation (Frühoperation) mit Freilegung und Tamponade, evtl. dazu Kapselspaltung, Ausräumung, Ausspülung und Ab-tamponade; zugleich gegebenenfalls möglichst Cholecystektomie mit Cholo-dochusrevision, evtl. Dränage; Äther- oder Lachgasnarkose; zuvor zur Be-hebung des Shocks intravenöse Dauertropfinfusion mit Kochsalz- oder besser Traubenzuckerlösung nebst Kreislauf- und Herzmitteln sowie Morphium und Atropin; bei sekundärem Absceß der Bursa omentalis Incision und Dränage.

Technik: 1. Meist **Laparotomie** mit medianem Längsschnitt über dem Nabel und Eingehen durch Lig. gastrocolicum (meist!) oder durch Lig. hepatogastri-cum oder durch Mesocolon transv., bei Pankreaskopfaffektion auch retro-duodenal unter Mobilisieren des Duodenum nach Kocher.

2. Bei retroperitonealer Ausbreitung mit Absceßbildung evtl. **lumbal** links oder selten rechts.

3. Bei subphrenischer Ausbreitung durch Lig. hepato-gastricum (vgl. 1) oder evtl. **transpleural** links.

Anmerkung. Pankreasblutung (Pankreasapoplexie) ist massige Blutung ins Pankreasgewebe; anscheinend infolge Trauma, Entzündung oder Gefäßerkrankung; meist rasch tödlich.

b) Chronische spez. interstitielle oder sklerosierende Entzündung (Pancreatitis chronica und Pankreasinduration oder -sklerose).

Pathol. Anatomie: Bindegewebswucherung und -verdichtung mit Drüsenschwund, spez. im Pankreaskopf.

Formen: Interstitiell-hypertrophisch und cirrhotisch-atrophisch.

Lokalisation: Meist im Kopf lokalisiert bzw. hier beginnend.

Entstehung: Bisweilen hervorgehend aus akuter Pankreatitis; meist fortgeleitet bei Entzündung vom Darm bei Gallensteinen, spez. Choledochus- und Papillenstein, Magen- und Duodenalerkrankung, spez. Geschwürsperforation, Stein, Narbe oder Tumor des Pankreas; selten hämatogen, z. B. bei Typhus, Influenza, Sepsis usw.; ferner werden beschuldigt Lues, Tuberkulose, Alkoholismus, Arteriosklerose, Diabetes, Fettsucht, Lebercirrhose und öfters Trauma.

Symptome: Harter und druckempfindlicher, aber in Gegensatz zum Carcinom nicht höckriger oder knolliger Tumor des Pankreas, spez. Pankreaskopfes; Magenschmerz ähnlich Gallensteinkolik, aber links ausstrahlend; Magen- und Darm-, sowie Pankreasfunktionsstörungen (seltener Fettstuhl, häufiger Glykosurie usw.!) mit konsekutiver Abmagerung infolge mangelhafter Nahrungsausnutzung.

Komplikationen: 1. Kompression von Duodenum mit Duodenalstenose und von Choledochus mit konstantem und zunehmendem Ikterus bei gleichzeitig meist ausgedehnter Gallenblase (also wie bei Carcinom!). 2. Atrophie, sowie Cysten- und Steinbildung des Pankreas.

Differentialdiagnose: Pankreascarcinom und -steinbildung, Gallenstein, Steinverschluß und Carcinom des Choledochus.

Diagnose: U. a. funktionelle Untersuchung auf Vermehrung der Pankreasfermente in Harn und Blutserum nach Wohlgemuth (Diastase) und Rona und Willstädter (Lipase).

Prognose: Bei Übergang aus der akuten Pankreasnekrose erfolgt zumeist Heilung; doch besteht oft längere Zeit Diabetes.

Therapie: a) Intern: Bettruhe, feuchtwarmer Umschlag oder Thermophor, Diät (wie bei Diabetes; bei Fettstuhl fettarm), Pankreon, Pankreasdispert od. dgl. und bei fehlender Säure Salzsäure oder Acidolpepsin, Stuhlregelung (spez. mit Kalomel und Karlsbader Wasser), Jodkali u. a. Sonst spez. bei fortschreitender Abmagerung, Ikterus, Diabetes usw.: b) chirurgisch: evtl. Spaltung der Pankreaskapsel (vorsichtig, spez. längs unter Schonung des Hauptausführungsgangs; sonst droht Fistelung!); bei Cholelithiasis: Cholecystektomie evtl. mit Hepaticusdränage; bei Ikterus ohne Gallensteine: Cholecystogastro- oder -enterostomie; bei Duodenalstenose: Gastroenterostomie.

c) Tuberkulose und Syphilis: Sehr selten.

F. Cysten.

Formen und Entstehung: 1. Proliferationscysten (Cystadenome) oder 2. Retentionscysten bei Abknickung oder Kompression der Ausführungsgänge durch Stein, Entzündung usw. (sog. „Ranula pancreatica"); öfters: 3. Erweichungs- oder Pseudocysten durch Erguß von Blut, Pankreassekret, Exsudat u. dgl. bei Trauma, Blutung, Entzündung, Carcinom usw.; selten: 4. Dermoid- und 5. Echinococcuscysten.

Vorkommen: Nicht ganz selten; in allen Lebensaltern, meist im mittleren; öfters im Anschluß an Trauma.

Symptome: Kugeliger, glatter, prall gespannter, evtl. fluktuierender und meist nur wenig palpatorisch und gar nicht respiratorisch beweglicher Tumor im Oberbauch, und zwar meist zwischen Magen und Quercolon oder zwischen

Leber und Magen oder hinter bzw. unter dem Quercolon (Magen- und Darm-aufblähung!) oder selten lumbal, sowie Beschwerden durch Druck auf Magen (Erbrechen), Darm (Verdauungsstörung), Choledochus (Ikterus) und Plexus coeliacus (neuralgische Schmerzen). Probepunktion nicht ungefährlich (Neben-verletzung von Magen usw. und Einfließen des Punktats in die Bauchhöhle!) und nicht sicher (nicht immer Fermente nachweisbar!). Evtl. Röntgenbild mit Kontrastfüllung von Magen und Darm (Verdrängung der Nachbarorgane, sowie am Pankreas Flüssigkeitsschatten, evtl. mit Gasblase!).

Cysteninhalt: Wasserklar oder öfters bräunlich (durch Hämorrhagie); alkalisch; eiweißreich (2—3%); von spezifischem Gewicht 1010—1020; evtl. (aber nicht immer und nicht streng spezifisch!) mit charakteristischen Fer-menten: Diastase, Trypsin und Steapsin.

Diagnose: Oft schwierig, u. a. mit Magen- und Darmaufblähung, sowie Röntgenaufnahme.

Differentialdiagnose: Mesenterial-, Netz-, Leber-, Nieren-, Ovarial-usw. -tumor, spez. -cyste, Leber- u. a. -echinococcus, Hydronephrose und Peri-nephritis, Lymphcyste, Dermoid und Teratom.

Verlauf: Langsam über Jahre.

Prognose: Bisweilen tödlich durch Ernährungsstörung, Ruptur mit Peri-tonitis, Arrosionsblutung oder Vereiterung; selten Spontanheilung durch Durchbruch in den Darm.

Therapie: Punktion erfolglos und nicht ungefährlich; daher bei den wahren spez. abgegrenzten und gestielten am besten, wenn möglich, evtl. nach Punktion bei abgestopfter Bauchhöhle Ausschälung bzw. Exstirpation mit Peritonealdeckung und Tamponade (cave Verletzung der Darmgefäße im Mesocolon) oder sonst (bei starken Verwachsungen sowie überhaupt bei den entzündlichen und traumatischen Pseudocysten) nach Gussenbauer Er-öffnung, Ausräumung, Einnähung und Dränage bzw. Tamponade, welche allmählich, aber langsam zu entfernen ist (Nachteile: Rezidiv, Infektion, Fistelung, Nachblutung, Ileus und Bauchbruch!). Zur Anastomie des Cysten-sacks mit dem Magendarmkanal oder Resektion mit Einnähen des Reststiels in den Magendarmkanal wird in besonderen Fällen geraten, vgl. Pankreas-fisteln!

G. Geschwülste.

Formen: Sehr selten gutartige: Adenome und Fibrome; häufiger bös-artige: Sarkome (selten; ca. 1%) und vor allem Carcinome (teils meist primär, teils ganz selten sekundär, und zwar letztere metastatisch oder häufiger fortschreitend vom Magen usw.; meist Scirrhus, seltener Adenocarcinom oder Gallertcarcinom).

Lokalisation: Meist im Pankreaskopf, manchmal im Körper und selten im Schwanz.

Symptome und Komplikationen: Epigastrischer, retroperitonealer, höckeriger und harter Bauchtumor hinter dem (aufgeblähten) Magen und Darm sowie manuell wenig und respiratorisch gar nicht verschieblich und Funktions-störung (Fettstuhl und später Zuckerharn); dazu Appetitlosigkeit, Übelkeit, Abmagerung und Druckgefühl; evtl. Stenose von Pfortader (mit Milztumor und Ascites), Choledochus (mit Ikterus bei gleichzeitig ausgedehnter Gallenblase), Pylorus und Duodenum (mit Gastrektasie und evtl. Ileus), sowie neuralgische Schmerzen im Plexus coeliacus; Metastasen frühzeitig und reichlich in Leber, Lungen usw. sowie in Lymphdrüsen, auch in denen der Oberschlüsselbeingrube (Virchow).

Komplikation: Hypoglykämie (,,primärer pankreatischer Hypo-Insulis-mus'').

Diagnose: Tumor, Fettstuhl, Ascites, Ikterus usw.

Differentialdiagnose: Pancreatitis chronica, sowie Magen- bzw. Pylorus-, Zwölffingerdarm-, Leber- und Gallenwegcarcinom, Icterus catarrhalis,

Duodenalulcus, Aneurysma, Echinococcus, tuberkulöse, luetische und aktinomykotische Drüsentumoren usw.

Prognose: Tod in einigen Monaten bis 1 Jahr, also schlecht.

Therapie: Nur ausnahmsweise Radikaloperation: totale oder partielle Pankreasexstirpation nebst Tamponade (nachteilig wegen Diabetes, daher Diät und Insulin verlangend und technisch schwierig; am ehesten am Schwanzteil möglich; evtl. mit Gastroenterostomie und mit Wiedereinpflanzung der Gallen- und Pankreasgänge!); sonst bei Ikterus mit Cholämiegefahr bald, spätestens innerhalb 6—8 Wochen nach Ikterusbeginn Palliativoperation: Cholecystostomie oder besser Cholecysto-gastro- bzw. -enterostomie; bei Duodenalstenose: Gastroenterostomie. Bei den sehr seltenen gutartigen Geschwülsten (z. B. Adenom) ist Ausschälung angezeigt.

40. Abschnitt: Milz.

A. Mißbildungen.

Fehlen, Lappung, abnorme (rechts) Lagerung, Wandermilz und Nebenmilzen.

B. Verletzungen.

Ursachen: a) Häufiger subcutane (sog. „Kontusion oder Ruptur"): Durch Hufschlag, Fußtritt, Stoß, Auffallen, Überfahrung, Verschüttung, Pufferquetschung, Fall aus großer Höhe usw.; bisweilen sozusagen spontan oder doch durch verhältnismäßig geringe Gewalt (Heben, Bewegung, Husten, Niesen, Erbrechen, Pressen, Geburt): sog. „Spontanruptur", dies spez. bei vergrößerter und erweichter Milz infolge Malaria, Tuberkulose, Amyloid oder akuter Infektionskrankheit (z. B. Typhus, Rekurrens, Kala-azar, Sepsis usw.).

b) Seltener offene durch Schuß, sowie vereinzelt durch Stich, Schnitt, Pfählung.

c) Durch Rippenbruch; hier auch noch nachträglich.

Vorkommen: Nicht ganz selten und zwar etwa halb so häufig wie die Leberruptur.

Symptome: Shock, Anämie, Schmerz (manchmal in der linken Schulter!) und Druckempfindlichkeit in der Milzgegend, Bauchdeckenspannung, Erbrechen, Zeichen innerer Blutung nebst Puls- und Temperaturveränderung sowie Dämpfung in der freien oder in der linken Bauchhöhle; bei offener Verletzung (neben Netzvorfall) evtl. Vorfall der Milz, welchem sich schließlich Gangrän anschließen kann.

Diagnose: Meist kommt man nicht über den Verdacht abdominaler Blutung, was ja aber für die Indikation zur Laparatomie genügt. Bei offener Verletzung, bei welcher in fast 90% die Pleurahöhle eröffnet ist, wird über der Brustverletzung leicht die Bauchverletzung übersehen.

Differentialdiagnose: Geplatzte Tubargravidität, perforiertes Magen- oder Darmgeschwür, Peritonitis usw.

Komplikationen: Oft Nebenverletzungen an Niere, Leber, Magen, Darm, Pankreas, Herz, Lungen, Zwerchfell, Rippen usw.

Prognose: Meist Tod durch Verblutung in Minuten, Stunden oder Tagen, evtl. erst einige Tage später nach vorübergehendem Stillstand der Blutung (infolge zeitweiligen Blutdrucksinkens oder bei subkapsulärer Blutung); bei intrakapsulärer Ruptur droht nachträglich blutendes Kapselbersten, Blutcyste oder Absceß; evtl. mit Sequestrierung; durch rechtzeitige Operation ist oft Heilung möglich. Bei Kindern ist die Prognose günstiger als bei Erwachsenen. Mortalität bei Milzverletzung beträgt $66^2/_3$, und zwar vor allem durch Nebenverletzungen, dagegen durch Milzverletzung allein nicht mehr als 20%; Operationsmortalität $33^1/_3\%$; Mortalität ohne Operation über 90%.

Therapie: Bei drohender Verblutung Laparotomie von einem Längsschnitt in der Mittellinie epigastrisch oder Schrägschnitt unter dem linken
Rippenbogen, und zwar unter genauer Milzrevision gewöhnlich (spez. bei nicht
übersehbarer Wunde, daher meist bei Schußverletzung sowie bei pathologisch
veränderter Milz) Splenektomie, bei glatten, spez. Stichwunden auch gelegentlich Naht mit dickem Catgut, evtl. nebst Netzdeckung Vivocoll u. a.
oder ausnahmsweise Resektion, nur im Notfall, z. B. bei Verwachsungen
Tamponade; bei Milzvorfall Reposition nach Blutstillung oder Exstirpation (letztere spez. bei stärkerer Verletzung, bei bereits infizierter Wunde
oder bei Gangrän); anschließend Infusion, gegebenenfalls auch Retransfusion
des aus der Bauchhöhle aufgeschöpften und durchgeseihten Blutes oder Bluttransfusion intravenös.

Technik der Milzoperationen: In Äthernarkose Laparotomieschnitt, und
zwar gewöhnlich, namentlich bei unklarer Diagnose median längs über dem
Nabel, evtl. mit links angesetztem Schräg- oder Querschnitt unter Anheben
oder ausnahmsweise Aufklappen des Rippenbogens oder Schrägschnitt unter
dem linken Rippenbogen vom Rectus bis zur Achsellinie oder u. U., spez.
bei Milzabsceß sowie bei Stich- oder Schußverletzung transpleurales Vorgehen.

a) Splenektomie (gewöhnlich ohne Schaden; jedoch nur im Notfall angezeigt und nicht möglich oder doch zu blutig bei starken Verwachsungen!)
unter sorgfältiger Ligatur der großen Gefäße im Lig. gastro-lienale in Partien und
mit Einzelnachfassen der Lumina, auch nahe der Milz (unter Schonung der Magen-
darmgefäße sowie des Magens und Darms und des Pankreasschwanzes); evtl.
Verwachsungen sind vorsichtig unter doppelter Unterbindung zu durchtrennen
bei vorsichtig Vor- und Beiseiteziehen der Milz; zur Blutsparung kommt
u. U. in Frage präliminare Milzarterienabklemmung und Adrenalininfiltration.

b) Milznaht mit drehrunder Nadel durch weitausgreifende, nicht zu fest
geschnürte und evtl. durch Magnesiumplatten usw. gestützte Fäden aus dickem
Catgut, evtl. mit Netzdeckung.

c) Milzarterienunterbindung oder -drosselung mit freitransplan-
tiertem Fascienstreifen (central vor Abgang der Magengefäßverbindungen und
ohne Mitfassen der Vene) ausnahmsweise statt Splenektomie bei nicht lösbaren
Verwachsungen oder bei nicht befriedigendem Allgemeinzustand.

d) Milzresektion ist nur ausnahmsweise angezeigt bei gutartiger Geschwulst oder beschränkter Verletzung, sonst zu ersetzen durch Splenektomie,
da unsicher und schwierig. Probepunktion ist nicht unbedenklich, daher
evtl. Probeexcision nach Suprarenininfiltration; sonst nur vor sofortiger
Operation.

e) Splenopexie ist nicht zu empfehlen und in schweren Fällen, spez. bei
pathologisch vergrößerter oder stielgedrehter Wandermilz zu ersetzen durch
die Splenektomie, da unsicher und schwierig; höchstens zulässig bei kleiner und
nicht schwer veränderter Milz, dann aber meist nicht nötig.

Anmerkung. Splenektomie bedingt auf die Dauer keine nennenswerte
Erwerbsbeschränkung, falls keine besonderen Komplikationen, spez. Verwachsungen oder Blutveränderungen vorliegen; es genügt meist Übergangsrente für 1—2 Jahre; für die erste Zeit ist eine gewisse Widerstandsschwäche
gegen Infektionen anzunehmen; mit der Zeit treten vikariierend ein die Zellen
des gesamten retikulo-endothelialen Systems, vor allem Leber und Lymph-
knoten.

Anzeigen:
a) absolute: Spontane oder pathologische Milzruptur, Stieldrehung der
Wandermilz, Milzvenenthrombose, Milzabsceß, Geschwulst, Echinococcus,
Lymphogranulomatose oder Tuberkulose (primäre) und Thrombopenie.

b) relative: Morbus Banti und Gaucher, perniciöse Anämie, hämolytischer Ikterus, Werlhofsche Krankheit, thrombophlebitischer Milztumor
und evtl. Malaria.

Gegenanzeigen: Lues, Amyloid und (in der Regel) Leukämie.

C. Abscesse.

Entstehung: Bisweilen direkt im Anschluß an penetrierende oder seltener subcutane, spez. intrakapsuläre Verletzung oder durch Vereiterung einer Echinokokkenblase; selten fortgeleitet aus der Nachbarschaft (perforierendes Magen- bzw. Darmgeschwür, -fremdkörper oder -carcinom oder Leberabsceß oder paranephritischer Absceß oder Pleuraempyem); in der Regel metastatisch bei Pyämie (z. B. nach Puerperalfieber, Endokarditis, Phlegmone, Panaritium, Nabelinfektion usw.), Appendicitis, jauchendem Carcinom oder penetrierendem Geschwür des Magens, sowie bei Infektionskrankheiten (Typhus, Rekurrens, Malaria, Dysenterie, Influenza usw.).

Pathol. Anatomie: Embolische Abscesse anfangs meist multipel, schließlich konfluierend; häufig nekrotisierend mit Milzsequestern.

Symptome: Remittierendes Fieber, evtl. mit Schüttelfrost, Hyperleukocytose, Schmerzen, Druckempfindlichkeit und evtl. ödematöse Weichteilschwellung in der Milzgegend, peritoneale und evtl. pleuritische Reizerscheinungen, Milzvergrößerung palpatorisch und perkutorisch nachweisbar, evtl. Lederknarren, Röntgenbild, Probepunktion (letztere ist aber nur erlaubt, wenn die Operation unmittelbar angeschlossen werden kann).

Verlauf: Evtl. Perforation durch Brust- oder Bauchwand nach außen oder in benachbarte Höhlen bzw. Hohlorgane: Pleura, Peritoneum, Subphrenium, Retroperitoneum, Magen, Darm, Nierenbecken.

Prognose: Ohne Operation schlecht, aber auch mit Operation ungünstig, namentlich bei eitriger Thrombophlebitis (Leberabscesse!).

Therapie: Nach Probepunktion Absceßspaltung oder bei starker Milzeinschmelzung, falls nicht starke Verwachsungen es verhindern, Splenektomie; Vorgehen in der Regel subdiaphragmatisch, gelegentlich transpleural (ein- oder zweizeitig unter Absteppen der Pleura und mit Überdruck), ausnahmsweise transperitoneal (unter Abstopfen der Bauchhöhle und mit Gegenincision hinten), wenn möglich lumbal.

D. Chronische (spezifische) Infektionen : Tuberkulose, Syphilis, Aktinomykose, Lymphogranulomatose, Lepra

selten; bei isolierter Milzerkrankung kann, falls die konservative Therapie versagt, die Splenektomie angezeigt sein, z. B. bei Tuberkulose, welche miliar oder großknotig auftritt, sowie bei Stieldrehung oder Wandermilz, falls keine Verwachsungen hindern.

E. Geschwülste.

a) Echinococcus.

Vorkommen: Selten (ca. 3%); dagegen unter den Milzcysten häufigste Form.

Symptome: Cystischer Tumor der Milzgegend evtl. mit Hydatidenschwirren sowie Komplementbindung und Eosinophilie; sonst vgl. Leberechinococcus!

Verlauf: Verkalkung, Vereiterung oder Perforation. Vgl. Milzabscesse!

Komplikation: Verwachsungen sind häufig.

Therapie: Einnähung mit Dränage oder besser Ausräumung mit Versenkung oder wenn möglich Ausschälung oder bei isolierter Erkrankung Splenektomie. Punktion durch die Bauchdecken ist gefährlich wegen Blutung und Dissemination, daher nur erlaubt bei Verwachsung oder bei sofort anzuschließender Operation.

b) Nicht parasitäre: Echte, Dermoid-, Lymph- und Blutcysten.

Vorkommen: Häufiger Blutcysten, und zwar gelegentlich durch Milzblutung nach Trauma, spez. bei kranker (Malaria-) Milz mit Vergrößerung oder Verlagerung, sowie durch Thrombose oder Embolie der Milzgefäße, ferner sonstige, auch echte (solitäre oder multiple) Cysten sowie Häm- und Lymphangiome.

Symptome: Cystischer Tumor der Milzgegend.

Verlauf: Selten Vereiterung und Ruptur; meist langsamer Verlauf über Jahre und schließlich Verdrängungssymptome (Druck- und Zuggefühl, sowie Störung von Atmung, Verdauung und Harnentleerung); dagegen Schmerzen nur bei Verwachsung, Verlagerung und Vergrößerung.

Diagnose: u. a. Röntgenkontrastbild (typische Verlagerung von Speiseröhre, Magen und Dünndarm nach rechts, von Colon nach hinten und von Niere nach unten!).

Therapie: Punktion zwecklos und wegen Blutung usw. gefährlich; daher Einnähung oder besser Ausschälung oder bei Verwachsungen Resektion oder meist, spez. bei Milzaufbruch oder bei sonstiger Milzveränderung, falls nicht starke Verwachsungen hindern, Splenektomie.

c) Neubildungen: Öfters sekundäre Sarkome oder Carcinome, selten primäre Häm- und Lymphangiome, Fibrome und Sarkome sowie Milzarterienaneurysma.

Therapie: Bei primärem Tumor Splenektomie.

d) Milzhyperplasie bei Leukämie und Pseudoleukämie: Splenektomie hier evtl. nach Röntgenvorbehandlung, aber nur ganz ausnahmsweise bei Beschwerden durch Wandermilz oder bei Milzruptur, auch nicht bei akuter, sondern nur bei chronischer lymphatischer und vor allem myeloischer Leukämie und bei Pseudoleukämie ohne große anderweitige Tumoren, schließlich nicht bei starken Verwachsungen möglich; sonst zwecklos (Allgemeinerkrankung der blutbildenden Organe!) und gefährlich (hämorrhagische Diathese!). Milzarteriendrosselung mittels Fascienstreifens?

e) Malariamilz sowie Milz bei Recurrens und Kala-azar: Splenektomie im chronischen Stadium, spez. bei Ruptur oder bei Beschwerden durch Vergrößerung, Beweglichkeit oder Stieldrehung; sonst zu unterlassen als unwirksam und bei vorgeschrittener Kachexie gefährlich (Verwachsungen sowie Leber- und Nierenstörungen!).

f) Splenomegalie (sog. Bantische Krankheit: Banti 1894): ist primäre (idiopathische) Milzhyperplasie.

Vorkommen: Meist im jugendlichen oder mittleren Alter (15—35 Jahre); wohl etwas häufiger bei Frauen.

Symptome (in 3 Stadien): 1. Milztumor (groß, derb und glatt) und Anämie (unter dem Bild der sekundären Anämie) mit Leukopenie (sog. „Anaemia splenica") sowie Magendarmbeschwerden und Schwächegefühl; 2. später Lebercirrhose (zunächst mit Lebervergrößerung, später -verkleinerung); 3. schließlich Ascites, konzentrierter Harn, Ikterus, hämorrhagische Diathese, Magendarmstörungen, Kachexie mit Exitus; dazu Temperatursteigerungen wechselnder Art.

Diagnose: Schwierig, im wesentlichen durch Ausschluß anderweitiger Erkrankungen; daher ist wichtig neben den genannten Symptomen: Blutbild und Wassermannsche Reaktion, sowie evtl. Probepunktion oder -excision.

Differentialdiagnose: Lebercirrhose, sowie sonstige Milzvergrößerung durch Leukämie, Pseudoleukämie, hämolytischen Ikterus, Tuberkulose, Lues, Absceß und Geschwülste der Milz, Malaria, Recurrens, Kala-azar, Sepsis, Morbus Gaucher, Polycythämie, perniziöse Anämie, Pfortaderthrombose.

Verlauf: Chronisch über mehrere bis viele Jahre.

Prognose: Spontanheilung kommt anscheinend nicht vor; Operation bringt Heilung im 1. Stadium in 60%, im 2. in 40% und im 3. in 25% Mortalität ca. 10%.

Therapie: Rechtzeitig, am besten im 1. Stadium Splenektomie; später bei Ascites nebst Talmascher Operation; sonst Arsen und Röntgenbestrahlung.

g) Hämolytischer Ikterus und **Perniziöse Anämie:** Splenektomie bzw. Arterienunterbindung oder -drosselung ist in schweren Fällen zu versuchen, aber nicht ungefährlich, daher erst anzuwenden, wenn versagen Arsen und Bluttransfusionen sowie Röntgenbestrahlung, bei perniziöser Anämie auch Lebertherapie (aber hier nur angängig, wenn Hämoglobingehalt nicht unter 20% und Erythrocytenzahl nicht unter 1 Million gesunken ist).

h) Essentielle Thrombopenie: Splenektomie zu versuchen bei Versagen der internen Therapie, aber vor Ausbildung schwerer Anämie.

i) Hypertrophische Lebercirrhose: Splenektomie zu versuchen, aber nicht sicher.

k) Akute gelbe Leberatrophie: Splenektomie zu versuchen, aber nur in Frühfällen.

l) Milzvenenthrombose: Splenektomie oder Milzarterienunterbindung bzw. -drosselung neben Röntgenbestrahlung zu versuchen, namentlich bei bedrohlichen Magendarmblutungen mit Hämatemesis in Intervallen, doch hier nicht vor Rezidiv schützend; dagegen nicht angezeigt bei gleichzeitiger Pfortaderthrombose oder bei frischer Entzündung.

m) Morbus Gaucher (1882): Splenektomie neben Arsen, Röntgenbestrahlung und Bluttransfusion zu versuchen, aber nicht zu spät, jedenfalls vor Milzvergrößerung und Kachexie; auch ist keine Heilung, sondern nur Besserung zu erwarten.

n) Werlhofsche Krankheit: Splenektomie als letztes Mittel zu versuchen, wenn Calcium, Reizkörper, Röntgenbestrahlung und Bluttransfusion versagen.

o) Polycythämie: Splenektomie kommt nur in Frage bei Komplikationen.

F. Wandermilz.

Wesen: Abwärtsverlagerung unter Dehnung der Aufhängebänder.
Vorkommen:
a) Angeboren.
b) Erworben: Überwiegend bei Frauen neben Splanchno- (Gastro-, Entero-, Nephro-) -ptose, ferner nach Geburten oder Traumen (?) und schließlich bei Milzvergrößerung (meist Malaria, seltener Leukämie, hämolytischer Ikterus, Echinococcus, Geschwulst usw.), falls hier nicht ausgedehnte Verwachsungen die Verlagerung verhüten.

Unfallzusammenhang ist nur ganz ausnahmsweise zuzugeben, setzt jedenfalls erhebliches und geeignetes Trauma mit nachgewiesener Milzverletzung voraus.

Symptome: Ziehende Schmerzen im Leib und Atmungs-, Verdauungs-, Miktions- und Menstruationsbeschwerden, sowie abwärts verlagerter Tumor von typischer Konsistenzform, scharfem Rand, Einkerbungen, Gefäßstiel mit pulsierender Arterie, verschieblich oder bei Verwachsungen mehr oder weniger fixiert, während die Milz an normaler Stelle palpatorisch und perkutorisch nicht nachweisbar ist.

Komplikation: Stieldrehung (durch Trauma, Peristaltik, Drucksteigerung in der Milzvene usw.) mit plötzlichen Schmerzanfällen, Anschwellung, Druckempfindlichkeit und peritonealen Reizerscheinungen sowie Ileus.

Differentialdiagnose: Abwärtsverdrängung der Milz durch Flüssigkeit oder Luft im Pleuraraum (Pleuritis oder Pneumothorax) und Wanderniere sowie Nieren-, Netz-, Mesenterial-, Magen-, Uterus- und Ovarialtumor, spez. stielgedrehte Ovarialcyste.

Therapie: Zu versuchen Bandage neben kausaler Behandlung bei Malaria usw.; sonst ausnahmsweise bei starken Beschwerden: Splenopexie (an Bauchwand oder besser in Bauchfelltasche oder retroperitoneal; aber schwierig und unsicher, höchstens bei kleiner und nicht schwer veränderter

Milz, namentlich bei stielgedrehter, wenn sie sich völlig erholt) oder besser (einfacher und sicherer spez. bei vergrößerter oder stielgedrehter Milz) S p l e n - e k t o m i e. Nach einfacher Detorsion und Reposition dagegen rezidiviert die stielgedrehte Wandermilz. Bei starken Verwachsungen auch M i l z a r t e r i e n - u n t e r b i n d u n g oder - d r o s s e l u n g.

41. Abschnitt: **Hernien.**

A. Allgemeines.

D e f i n i t i o n: U n t e r l e i b s - oder E i n g e w e i d e b r u c h (Hernia) ist das Hervortreten eines Eingeweides aus der Bauchhöhle durch eine Lücke der Bauchwand in eine abnorme Ausstülpung des parietalen Peritoneum. Dagegen ist E i n g e w e i d e v o r f a l l (P r o l a p s) oder f a l s c h e r B r u c h (H e r n i a s p u r i a) dasselbe o h n e Peritoneum (z. B. bei perforierender Stich-, Schnitt- oder Schuß- sowie bei geplatzter Laparotomiewunde); erfolgt dabei das Austreten von Eingeweiden unter die intakte Haut (z. B. bei stumpfer Gewalt), so spricht man von s u b c u t a n e m I n t e s t i n a l p r o l a p s.

Neben den ä u ß e r e n kommen viel seltener i n n e r e B r ü c h e vor, d. h. solche in Bauchfelltaschen innerhalb der Bauchhöhle; vgl. Darmverschluß!

A u f b a u. Man unterscheidet am Bruch:

1. Bruchpforte, d. h. Lücke der Bauchwand, durch welche der Bruch aus der Bauchhöhle heraustritt. Bruchpforte heißt B r u c h r i n g (z. B. bei Nabel- bruch) oder bei einiger Länge B r u c h k a n a l, welcher wieder g e r a d e (z. B. bei Nabelbruch) oder s c h r ä g sein kann (z. B. bei äußerem Leistenbruch).

Es handelt sich bei der Bruchpforte um bestimmte s c h w a c h e Stellen der Bauchwand, z. B. wo Gefäße: Schenkel-, Nabel-, obturatorische, Glutäal- gefäße (Hernia cruralis, umbilic., obtur., ischiadica) oder Samenstrang bzw. rundes Mutterband (Hernia inguinalis ext.) die Bauchhöhle verlassen oder wo die Bauchwand angeborene Spalten (H. umbilicalis und H. diaphragm.) oder physiologische Lücken (H. lumb., perinealis, epigastrica, diaphragm., inguinalis int.) oder pathologische, d. h. durch Operation, Verletzung oder Eiterung gesetzte Defekte hat (H. postoperativa u. a.; allgemein bezeichnet als Bauchnarbenbruch).

Nach der Bruchpforte erfolgt die B e n e n n u n g der verschiedenen Bruch- formen: Leisten-, Schenkel-, Nabel- usw. -Bruch.

2. Bruchsack, d. h. Umhüllung der vortretenden Baucheingeweide in Form des ausgestülpten Peritoneum parietale. Im einzelnen unterscheidet man 1. Bruchsackhals (Collum), 2. -körper (Corpus) und 3. -grund oder -boden (Fundus). Bisweilen erfolgt Verwachsung (dadurch evtl. Falten-, Fächer-, Divertikel-, Sanduhr- oder Zwerchsack- und Rosenkranzbildung) oder Cystenbildung. Vereinzelt bestehen zwei Bruchsäcke innerhalb einer gemeinsamen Bruchpforte, und zwar entweder mit gemeinsamer Bruchaus- mündung („juxtaponierte Bruchsäcke") oder völlig voneinander getrennt.

B r u c h s a c k f e h l t bei f a l s c h e m B r u c h, z. B. bei gewissen Zwerchfell- und Operationsbrüchen.

B r u c h s a c k f e h l t z u m T e i l bei G l e i t b r u c h, d. h. Bruch, bei welchem nur ein zum Teil vom Bauchfell bedecktes Eingeweide (und zwar Colon ascen- dens einschl. Coecum oder descendens einschl. S. rom. oder Harnblase) in den Bruch hineingezogen wird dadurch, daß das benachbarte parietale Peri- toneum im Bruchsack sich immer mehr vergrößernden Bruchs aufgeht; vorkommend spez. bei großen Leistenbrüchen, sowie gelegentlich, aber seltener bei Schenkelbrüchen; im ganzen nicht sehr selten (über 1% aller Brüche); links viel häufiger als rechts; Männer sind häufiger betroffen als Frauen; mit zunehmendem Alter häufiger; gelegentlich bei Kindern, dann angeboren bei Schenkelbrüchen. Gleitbruch entsteht dadurch, daß ein mit kleinem oder mit nur kurzem Mesocolon versehener Darmabschnitt (s. o.) im Zusammenhang mit dem benachbarten Peritoneum auf der retroperitonealen Bindegewebsschicht im Bruch nach außen gleitet, so daß also der vorliegende Darmteil mit seinem benachbarten Peritoneum einen Teil des Bruchsacks bildet; Ursache ist entweder angeboren oder erworben, und zwar selten primär durch Wandern des Darms unter seiner Serosahülle, sondern meist sekundär durch Hervorziehen des Darms vom wachsenden und gefüllten Bruchsack. Diagnose wird gestützt durch entsprechend starke Beschwerden sowie schwierige Reponibilität und geringe Vergrößerung bei Husten, Pressen usw. Gefahr der Darmverletzung bei Eröffnung und Versorgung des Bruchsacks, und zwar verschieden je nach dem Größenverhältnis zwischen Darmabschnitt und Bruchsack; sonst droht Incarceration und Appendicitis im Bruchsack, auch Verletzung von Samenstrang oder Mesenterialgefäßen. T h e r a p i e: Radikaloperation mit Reposition von Bruchsack samt Darmabschnitt im ganzen oder Bruchsackresektion ohne Darmbeschädigung, evtl. nebst Plastik. Operationsmortalität ist etwas höher als beim einfachen Bruch (ca. 3%). Bruchband ist zwecklos.

3. Akzessorische Bruchhüllen, d. h. Gewebe zwischen Bruchsack und Haut; gebildet durch die durch den Bruch mit vorgestülpten Bauchwandteile, spez. Fascien (alle Schichten zwischen Bruchsack und Fascia superficialis werden zusammen bezeichnet als sog. ,,Fascia propria herniae''); im übrigen praktisch ohne Wichtigkeit, weil evtl. fehlend, verkümmert oder verwachsen.

4. Bruchinhalt, d. h. vorgelagertes Baucheingeweide. Es kommen die verschiedensten Baucheingeweide in Betracht, und zwar nach Maßgabe ihrer Beweglichkeit:

a) Am häufigsten D a r m (sog. ,,Enterocele''), und zwar:

α) Meist D ü n n d a r m (beweglicher zufolge seines langen Mesenterium!); hier wiederum e i n e der u n t e r s t e n Schlingen (ca. 25 cm oberhalb der Iliocöcalklappe); bei demselben Bruch ist fast immer die n ä m l i c h e Darmschlinge betroffen; entweder eine, selten mehrere Darmschlingen oder n u r ein S t ü c k D a r m r o h r bzw. Divertikel (sog. ,,L i t t r é sche Hernie''; diese kann sein: 1. angeborenes sog. M e c k e l sches Divertikel, d. h. Überrest des Dottergangs am unteren Ileum, 2. falsches Divertikel, d. h. Schleimhautausstülpung durch Muskularislücke, 3. Appendices epiploicae, 4. Partial-, Lateral- oder Darmwandbruch, d. h. Einklemmung eines Stücks Darmrohr, und zwar meist an der konvexen, d. h. an der dem Mesenterialansatz gegenüberliegenden Seite).

β) Seltener D i c k d a r m (am ehesten bei langem und durch Enteroptose oder Abmagerung gelockertem Mesocolon); hier häufiger Quercolon und Sigmaschlinge, bisweilen auch Coecum und Appendix (besonders bei Coecum mobile oder bei Mesocolon commune; vereinzelt auch in l i n k s seitigem Bruch), in seltenen Fällen Appendices epiploicae und Divertikel.

b) An zweiter Stelle N e t z (sog. ,,Epiplocele''): Fast stets in größeren Nabel-, oft auch in Leisten- und Schenkelbrüchen; aber nicht bei Kindern in den ersten Lebensjahren, wo das Netz sehr kurz ist; Netz im Bruchsack ist oft hypertrophisch-verdickt und verwachsen, bisweilen torquiert (sog. ,,Netztorsion'') oder mit Cystenbildung.

c) Nicht selten H a r n b l a s e, spez. in Leisten- und Schenkelbrüchen; allerdings oft künstlich hervorgerufen bei der Operation infolge Ausziehens des Bruchsacks; es gibt intra-, extra- und (meist) paraperitoneale Blasenbrüche; verdächtig sind vorherige Harnbeschwerden: Harndrang und Schmerzen; bei Blaseneröffnung ist charakteristisch neben Harninhalt das netzartige Muskelwerk des Blaseninneren, evtl. Katheterisieren oder Blasenfüllung; bei Blasenverletzung empfiehlt sich sorgfältige Blasennaht in Schichten ohne Mitfassen der Schleimhaut, dazu Verweilkatheter, evtl. Dränage der Bauchdecken.

d) Bisweilen O v a r i u m (meist angeboren und kombiniert mit anderen Mißbildungen ähnlich wie Leistenhoden), T u b e und U t e r u s (weniger häufig und dann mit ersterem kombiniert).

e) Vereinzelt M a g e n, L e b e r, G a l l e n b l a s e, P a n k r e a s, M i l z, N i e r e (spez. gesenkte), H a r n l e i t e r und H o d e n.

f) Oft **mehrere** Baucheingeweide, spez. Darm und Netz (sog. „Entero-epiplocele"; allgemein „zusammengesetzter oder kombinierter Bruch") und vereinzelt, spez. bei Nabelschnurbrüchen nahezu **alle** (sog. „Eveneration").

Fettbrüche sind Brüche mit einem **subserösen**, d. h. präperitonealen Lipom, welches z. B. in der Linea alba durch eine Fascienlücke entlang einem Gefäß oder im Schenkelkanal mit den Schenkelgefäßen, seltener im Leisten-kanal mit dem Samenstrang oder im kleinen Becken nahe Harnblase und Mastdarm nach außen tritt und das Bauchfell zu einem Bruchsack ausziehen kann; daneben gibt es aber bekanntlich auch präperitoneale Lipome ohne Bruchbildung vgl. Bauchdecken!

Cystenbrüche sind Brüche mit Cystenbildung in von der Bauchhöhle abgeschlossenen Bruchsackteilen, z. B. am Processus vaginalis peritonei bzw. Diverticulum **Nuckii**; stülpt sich der Bruch in die Cyste ein, so entsteht die „Hernia encystica".

Entstehung.

a) **Kongenital**: Als **fertiger Bruch** nur als **falscher** (Hemmungs-mißbildung), z. B. bei Nabelschnur- und bei gewissen Zwerchfellbrüchen; sonst vorgebildet als sog. „Bruchanlage" wohl sehr häufig in Form des an-geborenen Bruchsacks bei äußerem Leistenbruch mit offen bleibendem Pro-cessus vaginalis peritonei bzw. Diverticulum **Nuckii** oder in Form abnorm weiter Lücken (z. B. am Leisten- oder Schenkelkanal) oder abnorm schwacher Stellen der Bauchwand; auch erblich.

b) **Erworben**: I. in der Regel **allmählich** durch **oft wiederholte** Einflüsse:

1. Durch **Zug** seitens eines wachsenden präperitonealen Lipoms (s. o.); vgl. epigastrischen und Schenkelbruch!

2. Durch **Druck** seitens der oft übermäßig angestrengten Bauchpresse, z. B. bei dauerndem Husten (Bronchialkatarrh, Emphysem, Keuchhusten, Lungentuberkulose), sowie bei häufigem und starkem Pressen beim Stuhl- oder Wasserlassen (chronischer Obstipation oder umgekehrt Diarrhoe, Harn-röhrenverengerung, Phimose und Prostatahypertrophie), anstrengender Be-schäftigung (Blasmusiker, Glasbläser, Straßenreiniger, Pflasterer, Lastenträger, Müller, Zimmerleute, Maurer, Bäcker, Gärtner usw.); spez. bei gleichzeitigem Fettschwund und Muskelatrophie infolge Altersschwäche, Schwangerschaft, Bauchtumoren, Ascites, Unterernährung, konsumierender Erkrankung usw.; vgl. direkten Leistenbruch und multiple Brüche alter Leute!

II. Selten durch **einmaliges Trauma** (sog. „Unfall- oder Gewaltbruch"): Die alte, auch in der Benennung vortretende Anschauung von einem Bauchfell-riß ist unrichtig. Die übergroße Mehrzahl der Brüche ist angelegt und entsteht allmählich. Die traumatische Entstehung eines Bruchs ist fraglich, jedenfalls sehr selten; dagegen möglich und häufiger annehmbar seine Verschlimmerung in Form von Fertigwerden, Füllung, Vergrößerung oder Einklemmung (Bei-spiel des Zuaventrompeters, welcher, als er bei Malakoff zum Angriff blies, in ein Loch trat und mit einem Bruch sich erhob), doch besteht die Möglichkeit plötzlicher Füllung natürlich nicht bei Brüchen der weißen Linie; auch muß zur Anerkennung als Unfallfolge strengste Kritik im Sinne der unten genannten Vorbedingungen gefordert werden, da ja Vergrößerung, Füllung und Ein-klemmung auch sonst, spez. bei Husten, Pressen usw. erfolgen kann. Zur Anerkennung als Unfallfolge wird verlangt: einmaliges Trauma von geeigneter Beschaffenheit und Stärke bei der Berufsarbeit, welches über den gewöhnlichen Rahmen derselben hinausgeht (meist indirekt durch Verheben oder Ausgleiten, seltener direkt durch Schlag usw.) sowie zeitlicher und ursächlicher Zusammen-hang, spez. vorherige Gesundheit und sofort anschließende Erkrankung mit heftigen Beschwerden (Schmerz, Kollaps, Erbrechen usw.), daher auch mit Aussetzen der Arbeit und mit baldigstem Hinzuziehen des Arztes, schließlich bei der Untersuchung Nachweis eines kleinen Bruches mit enger Bruch-pforte, schwieriger und bleibender Reponierbarkeit, zartem Bruchsack, ohne Bruchbanddruckzeichen und evtl. mit Empfindlichkeit und Blutunterlaufung, dies namentlich bei Brüchen der weißen Linie; anderenfalls ist die traumatische Entstehung des Bruches unwahrscheinlich, jedenfalls wenn bald nach dem Unfall ein großer Bruch mit weiter Bruchpforte, schwieligem Bruchsack u. dgl., sowie auch auf der anderen (gesunden) Seite ähnliche Verhältnisse wie auf der kranken (verletzten) festgestellt werden. Bei dem direkten Leistenbruch alter Leute ist Unfallzusammenhang wohl immer abzulehnen. Rente 10—15%, je nachdem ob der Bruch durch ein Bruchband mehr oder weniger ideal zurückgehalten wird. Bei der privaten Unfallversicherung sind Bruchschäden überhaupt von vornherein ausgenommen.

Vorkommen: Häufig (ca. 2—5%); im 1. Jahr häufig (äußere Leistenbrüche!), dann abnehmend und im mittleren Alter (spez. in den 50er und 60er Jahren) wieder progressiv zunehmend bis ins Greisenalter; häufiger bei Männern als bei Frauen; rechts etwas häufiger als links. Von den einzelnen Brüchen sind am häufigsten: Leistenbrüche (80%), dann Schenkelbrüche (10%), dann Nabelbrüche (5%), selten die anderen; beim Mann ist der häufigste Bruch entsprechend der anatomischen Beschaffenheit (Hodendescensus) und funktionellen Beanspruchung (Beruf) der Leistenbruch (95% gegenüber 45% bei der Frau), bei der Frau der Schenkelbruch ($33^1/_3$% gegenüber 5% beim Mann); öfters besteht doppelseitiger Leisten- oder Schenkelbruch oder mehrfacher Bruch, spez. bei älteren und muskelschwachen Personen.

Symptome und Diagnose.

a) **Reponible Brüche:** Ziehende Schmerzen (meist gebessert durch Ruhe, Horizontallagerung, Bruchband oder Handandrücken), sowie evtl. Koliken, Flatulenz, Aufstoßen und Brechreiz; bei dem seltenen Harnblasenbruch auch Miktionsstörungen und -beschwerden, sowie Harndrang; lokal anfangs nur Anschlagen des Bruchinhalts bei Bauchpreßwirkung in der Bruchpforte gegen den untersuchenden Finger, später Gewebsverdickung oder peritoneales Reiben beim Verschieben der Serosaflächen des Bruchsacks, schließlich Bruchgeschwulst, mit einem Stiel in die Bauchhöhle sich fortsetzend, stärker hervortretend bei Stehen, Husten, Pressen usw. und in die Bauchhöhle reponierbar, wobei man die Bruchpforte fühlt; außerdem Symptome des Bruchinhalts: 1. Darm: Glatte und weiche bis pralle Masse, Peristaltik, gurrende oder glucksende Darmgeräusche und Tympanie (letztere außer bei Kotfüllung oder bei Bruchwasser). 2. Netz: Lappig-körnig-klumpig anzufühlende Masse. 3. Ovarium: Eiformiger, harter Körper mit dem bleistiftdicken Tubenstrang, meist mit dem Uterus vaginal oder rectal verschieblich und evtl. zur Zeit der Menses anschwellend und schmerzhaft (dies außer bei Kindern und alten Frauen). 4. Harnblase: Harnbeschwerden und wechselnde Größe mit Entleerung und Füllung, sowie cystoskopischer Befund.

b) **Irreponible Brüche:** Beschwerden, spez. Koliken und Verdauungsstörungen in der Regel bedeutender und Bruchgeschwulst nicht in die Bauchhöhle zurückschiebbar. Irreponibilität kann bedingt sein: 1. durch entzündliche Verwachsung zwischen Bruchsack und -inhalt infolge Bandagendrucks, Netztorsion, Einklemmung, Kotstauung: sog. „Hernia accreta"; 2. durch Übergröße des Bruchinhalts, welcher sozusagen „sein Heimatrecht in der Bauchhöhle verloren hat": sog. „Hernia permagna"; 3. durch Einklemmung: sog. „Hernia incarcerata" (s. u.); daneben kann aber auch entzündlich-verdicktes Netz oder Gleitbruch Irreponibilität bedingen.

Differentialdiagnose: Cyste, Lymphdrüsenschwellung, Hydrocele, Variocele, Varix, Absceß spez. kalter, präperitoneales Lipom und sonstige Geschwulst, Aneurysma usw. (vgl. Spezielles!); im Anfang bei Fehlen einer Bruchgeschwulst auch: Appendicitis, Wanderniere usw.

Prognose: Spontanheilung ist möglich durch Bruchsackverödung, spez. bei kleinen Kindern; bei bloßer Bruchsackverengerung droht aber das Rezidiv. Meist wächst der Bruch, macht Verdauungsstörungen, sowie Beschwerden bei Marschieren, Heben usw. und kann sich jederzeit einklemmen (s. u.) Das Peritoneum des Bruchsacks kann auch an Carcinom oder Tuberkulose, der Darm an Carcinom, Tuberkulose, Typhus, Dysenterie usw. erkranken. Bei rechtsseitigen Leisten- und Schenkelbrüchen kommt auch Appendicitis im Bruchsack vor; daran muß man bei plötzlichen Veränderungen spez. Entzündung im Bruchsack denken; bei solcher Operation empfiehlt sich dann evtl. (spez. bei Eiterung) Dränage und u. U. Verschiebung der Bruchradikaloperation auf später.

Therapie.

a) Palliativ: Bruchband (Bracherium) bzw. Bandage, bei Säuglingen Wollbruchband oder Heftpflasterverband; bei irreponiblem Bruch Tragbeutel (Suspensorium). Indikation: Notwendigkeit besonderer Schonung und Diät, sowie Gefahr der Einklemmung; daher vor allem bei kleinen Kindern mit Möglichkeit der Spontanheilung und bei die Operation kontraindizierenden Zuständen (s. u.), schließlich überhaupt nur bei Leisten- und Schenkelbrüchen anwendbar. Kontraindikationen: u. a. Irreponibilität, sowie Leistenhoden, Varicocele usw. Im übrigen ist das Bruchband lästig und (außer bei kleinen Kindern in gewissen Fällen) auch nicht heilend. Technik: a) Zunächst Reposition (vgl. Einklemmung!); bei übergroßen Brüchen Vorbereitung 1—4 Wochen mit knapper Diät, Stuhlentleerung per os und per klysma, Horizontallagerung mit Bettfußendenhochstellen, Kompression mit Sand- oder Schrotbeutel oder elastischer Einwicklung, wiederholte Repositionsversuche. b) Dann Anlegen des Bruchbands (am besten aus elastischer Stahlfeder, Hartgummi- oder lederüberzogener Pelotte mit Roßhaar-, Luft-, Glycerin- usw. -füllung und Schenkelriemen; in Rückenlage anzulegen, nachts abzunehmen [außer bei gewünschter Spontanheilung kleiner Kinder oder bei starkem Husten, Harndrang oder Peristaltik]; Bruchband soll den Bruch völlig und in jeder Körperlage zurückhalten und muß daraufhin vom Arzt individuell ausgewählt [„angepaßt"] bzw. kontrolliert werden, was aber nicht dem Bandagisten überlassen bleiben darf. Hautpflege durch peinlichste Reinlichkeit: Seifen- und Spirituswaschungen sowie Pudern usw. Im übrigen vgl. Verbandlehre!).

b) Radikal (Normalverfahren ist 3; 1 und 2 sind nur ganz ausnahmsweise erlaubt):

1. Bruchband bzw. Heftpflasterverband neben fettansetzender Kost zwecks Spontanheilung; nur aussichtsvoll bei kleinen Kindern (¼—2 Jahre) mit kleinem Leisten- oder Nabelbruch; auch achte man auf evtl. Phimose, Stuhlverstopfung u. dgl., was zu beseitigen ist.

2. Subcutane Injektion periherniär, d. h. um die Bruchpforte nach Reposition mit entzündungserregender Flüssigkeit, z B. 50—70% Alkohol (nach Schwalbe) oder von gerinnender Masse, z. B. Hartparaffin (nach Gersuny), nötigenfalls wiederholt alle paar Wochen; unsicher und nicht ungefährlich, daher höchstens erlaubt bei Kontraindikation der Operation und höchstens bei frischen und kleinen Brüchen, und zwar dann am besten mittels Alkoholinjektionen, besser aber überhaupt zu unterlassen wegen Gefahr von Samenstrang-, Nerven- und Darmverwachsungen!

3. Radikaloperation: Heutzutage sicher (Rezidiv ist bei guter Technik nur vereinzelt) und ungefährlich, auch bei Säuglingen (falls nicht bald von selbst oder unter Bruchband Heilung erfolgt oder von vornherein wie weiter Bruchpforte sowie bei Verdauungsstörungen und Einklemmung) und bei alten Leuten; dagegen kontraindiziert bei Altersschwäche, Herz-, Lungen- und Nierenleiden, Diabetes usw., sowie aufzuschieben bei Bronchitis, Darmkatarrh, Furunkulose, Ekzem usw.; evtl. auch bei nicht stubenreinen Kindern bis zum Sauberwerden. Technik: Strengste Asepsis (sonst Fadeneiterung, Rezidiv, Sepsis usw.). Möglichst Lokalanästhesie. Gute Vorbereitung spez. Darmentleerung; vgl. auch Hernia permagna! a) Bruchsackversorgung; Isolieren des Bruchsacks (möglichst hoch hinauf; sonst d. h. bei Zurücklassen eines Peritonealtrichters droht Rezidiv!), Eröffnen (bei Gleitbruch cave Verletzung von Dickdarm oder Harnblase bzw. der sie ernährenden Gefäße; daher evtl. vorher Faltenpalpation!), Revision mit Abbinden von verwachsenem Netz (bei Massen ligaturen und ausgedehnter Netzresektion droht aber Epiploitis oder rück läufige Embolie mit Magendarmblutungen und Lungenembolie, bei Belassen eines ungenügend ernährten Zipfels Nekrose!) und Repostition der Baucheingeweide, hohes Abbinden nach Durchstechen oder Naht bzw. Tabaksbeutelnaht des Bruchsackhalses und Versenken des Stumpfes unter Vermeidung von Anstechen oder Einbinden von Bauchinhalt. b) Bruchpfortenverschluß durch Seiden- oder Catgutknopfnaht; evtl. außerdem zur Sicherung gestielte oder freie Plastik, spez. mit Fascie. Evtl. Subcutannaht. Hautnaht; bei noch nicht sauberen Kindern Wundklammern und Airolpaste oder Mastisolverband. Sorgfältige Blutstillung. Kompression durch Heftpflaster- und Bindenverband, sowie durch (1 Pfund-) Sandsack für 24 Stunden; bei doppelseitiger Operation auch erstseitig durch heiß-biegsame Bleiplatte. Evtl., aber nur ausnahmsweise Glasdrän für 1—2 Tage. Entfernung der Hautnähte nach 8—10 Tagen. Bettruhe 1—2—3 Wochen. Schonung für einige (ca. 3) Monate. Kein Bruchband.

Bruchzufälle:

a) Kotstauung (Obstructio herniae), d. h. Anfüllung des Bruchdarms mit geformtem Darminhalt bis zum Kotstillstand. Vorkommen: Bei Dickdarmbruch, spez. in alten, großen und irreponiblen Brüchen alter Leute. Symptome: Allmähliche Leibauftreibung, Koliken, Übelkeit und Erbrechen, sowie teigig-knetbarer Bruchinhalt und Schenkelschall; dabei Fehlen lokaler Entzündungs- oder akuter Einklemmungssymptome. Gefahr nachfolgender Koteinklemmung. Therapie: Hohe Einläufe mit Seifenwasser oder Öl und Magenspülung, sowie Repositionsversuch; evtl. Operation, und zwar im Notfall Darmfistel, sonst später nach Abklingen der Kotstauung Radikaloperation.

b) Bruchentzündung (Inflammatio herniae), d. h. lokale primäre Entzündung im Bruchsack. Ursachen: Direkt bei Trauma, Bruchband, Taxis, Netztorsion, Enteritis, Appendicitis, Tuberkulose, Carcinom, Echinococcus, Typhus, Dysenterie usw. oder fortgeleitet bei benachbarter Entzündung von Parametrium, Lymphdrüse usw. oder vereinzelt metastatisch bei Angina, Furunkel usw. Formen: Serös, fibrinös, eitrig, jauchig. Symptome: Lokale Entzündungszeichen spez. Schmerzhaftigkeit der Bruchgeschwulst evtl. mit lokaler Peritonitis (aber im Gegensatz zur Einklemmung ohne absolute Stuhlverhaltung!). Folgen: Verödung evtl. mit Spontanheilung; Verwachsung evtl. mit Irreponibilität; Divertikel- oder Cystenbildung; Vereiterung bzw. Verjauchung mit Durchbruch nach außen oder innen. Therapie: Bettruhe und Umschlag; evtl. Operation, und zwar meist (z. B. bei perforierter Appendicitis im Bruchsack) nebst Dränage und u. U. Verschiebung der Bruchradikaloperation auf später; cave Taxis!

c) Brucheinklemmung (Incarceratio herniae):

1. Elastische Einklemmung (Incarceratio elastica), d. h. Umschnürung des durch die Bauchpresse vorgetretenen Eingeweides in enger Bruchpforte, Bruchsack oder (z. B. bei Nabelbruch) Bruchsackseptum; meist akut; oft nach Heben, Husten, Pressen, Verdauungsstörung usw., dann auch gelegentlich, aber nur ausnahmsweise als Unfallfolge; bei Kindern überhaupt selten.

2. Koteinklemmung (Incarceratio stercoracea), d. h. Überfüllung des vorgetretenen Darms mit flüssigem oder gasförmigem Inhalt bei verhältnismäßig weiter Bruchpforte, spez. bei irreponiblen Brüchen; meist subakut bis chronisch; schließlich evtl. gefolgt von elastischer Einklemmung.

Eingeklemmt kann werden: Darm, spez. Dünndarm, hier auch nur ein Darmwandstück, seltener Dickdarm, vereinzelt auch Appendix, Appendices epiploicae und Divertikel, sowie Tube, ferner Netz, vereinzelt Magen und Harnblase. Durch Transsudation entsteht im Bruchsack das Bruchwasser; es ist zunächst serös, dann hämorrhagisch, schließlich jauchig; bereits nach 24 Stunden sind Bakterien aus dem geschädigten Darm eingewandert, aber zunächst abgeschwächt durch die bactericide Wirkung des Bruchwassers.

Retrograde Incarceration ist eine besondere, sozusagen paradoxe Einklemmung, wobei die abgeklemmten bzw. ernährungsgestörten Teile (statt im Bruchsack) bauchwärts vom Bruchring, also in der freien Bauchhöhle liegen, während im Bruchsack selbst ein verhältnismäßig normal beschaffener Eingeweideteil sich aufhält; sie findet sich teils an freiliegenden Gebilden: Appendix, Tube, Netz, Ovarium, Meckelsches Divertikel usw., teils an Darmschlingen (hier spez. bei mehreren in Form eines W [sog. „Zweischlingenbruch" oder „Hernie en W"], sowie bei Scheinreduktion, Volvulus und gleichzeitiger Mesenterialeinklemmung oder -knickung), und zwar vorzugsweise bei großen und; alten, spez. irreponiblen Brüchen alter Leute und meist rechtsseitig; retrograde Incarceration findet sich bei Leisten-, seltener Schenkel-, Nabel- oder Bauchbrüchen.

Symptome: a) Lokale: Örtliche Einklemmungserscheinungen, spez. heftiger Schmerz an der Bruchstelle und peritoneale Reizung mit Shock, Übelkeit und Erbrechen, sowie Bruchgeschwulst größer, härter (eigentümlich gespannt) und druckempfindlich, sowie irreponibel und bei Husten oder Pressen nicht druckvermehrt, später evtl. phlegmonös; b) abdominale: Erscheinungen der Darmunwegsamkeit, spez. Stuhl- und Windverhaltung (außer bei Darmwand- und bei Netz-, sowie Appendix- und Divertikelbruch; auch erfolgt sonst bisweilen noch etwas Stuhl aus dem untersten Dickdarmabschnitt, namentlich auf Einlauf, was also nicht ohne weiteres gegen Einklemmung zu verwerten ist) sowie Meteorismus, Koliken und Erbrechen, schließlich Koterbrechen („Miserere"); c) allgemeine: Kollaps mit Kälte, Schweiß, Cyanose, Pulsverschlechterung und Verfall.

Abarten der Brucheinklemmung mit lückenhaften Zeichen des Strangulationsileus sind: Darmwandbruch und Netzeinklemmung.

Bei Darmwand- bzw. Divertikeleinklemmung (auch sog. „Littrésche Hernie"): Stuhl und Winde sind meist noch vorhanden, weshalb die Einklemmung hier oft nicht erkannt wird; zugleich besteht aber besondere Gefahr der Peritonitis durch frühzeitige Gangrän; meist bei enger und straffer Bruchpforte, daher häufig bei Hernia cruralis und obturatoria, selten inguinalis.

Bei Netzeinklemmung oder -torsion: Schmerzen besonders in der Magengegend und starke peritoneale Reizerscheinungen; Bruchgeschwulst groß, derb-lappig und druckempfindlich, aber weniger wie bei Darmeinklemmung; Stuhlverhaltung und Allgemeinverfall weniger ausgesprochen und weniger stürmisch.

Folgen: Darmgangrän und schließlich Perforation, und zwar meist am Schnürring, spez. an der zuführenden Schlinge und an der Schlingenkuppe als Dehnungsgeschwür.

Prognose: Bei Nichtoperieren in 95% Tod an Shock, Sterkorämie und Inanition mit Herzschwäche oder Peritonitis oder Sepsis oder Lungenkomplikationen (Lungenentzündung, -embolie oder -abaceß); vereinzelt Spontanreduktion oder Spontandurchbruch nach außen mit Kotfistel.

Differentialdiagnose: Kotstauung, primäre Bruchentzündung (spez. Appendicitis oder Tuberkulose im Bruchsack), Lymphdrüsenentzündung (spez. Bubo), akute Hydrocele (spez. bei Säuglingen), Lipom, thrombosierter Varix, Peritonitis, Pankreatitis, Netztorsion, Stieltorsion oder Einklemmung des Leistenhodens, Ileus (spez. bei gleichzeitig bestehender äußerer Hernie) usw. Auch denke man an kombinierten Ileus (s. da), Einklemmung hinter Bubo, Volvulus im Bruchsack, retrograde Incarceration, Einklemmung in Bruchsackdivertikel oder -septen. Schließlich kann eine Brucheinklemmung vorgetäuscht werden bei einem Bruchträger durch eine intraabdominale Erkrankung mit ileusartigem Krankheitsbild: Ulcusperforation, Appendicitis, Cholecystitis u. dgl. („Steineinklemmung").

Therapie:

a) Unblutige Reposition oder Brucheinrichtung (Taxis). Indikation: Heutzutage verlassen und nur ausnahmsweise erlaubt bei großen Brüchen mit weiter Bruchpforte ganz alter Leute oder ganz kleiner Kinder, vorausgesetzt daß die Einklemmung noch frisch (in den ersten 4 Stunden), spez. daß noch keine entzündlichen Erscheinungen vorhanden sind; unter allen Umständen aber niemals bei enger Bruchpforte (also u. a. niemals bei Hernia cruralis, umbilicalis und obturatoria) sowie nicht bei Verdacht auf retrograde Incarceration, Volvulus im Bruchsack usw.

Technik: Einmalig, kurz (einige Minuten) und schonend durch gleichmäßigen Druck mit der rechten Hand, während die linke am Bruchsackhals leicht anziehend und hin und her schiebend angreift: in dem Sinne „Nicht ich muß reponieren, sondern ich will versuchen zu reponieren"; vorher Entleerung von Magen (Aushebern!), Darm (Einläufe!) und Harnblase (Katheterisieren!), ferner zwecks Bauchdeckenentspannung Lagerung horizontal mit hochgestelltem Becken, erhöhtem Rumpf, aufgelegtem Kopf und gebeugten Schenkeln, evtl. in heißem Bad, früher auch mit lokal aufgelegter Eisblase oder aufgegossenem Schwefeläther (1 Teelöffel alle $\frac{1}{4}$ Stunde; Vorsicht wegen Feuersgefahr!) bzw. mit aufgetropftem Chloräthyl; schließlich $\frac{1}{2}$—$\frac{3}{4}$ Stunde zuvor Morphium mit oder ohne Atropin, evtl. in Narkose; nach gelungener Taxis Kontrolle mit dem Finger, ob der Bruchkanal völlig leer ist und ob auch bauchwärts sich keine Geschwulst mehr befindet; schließlich Bruchband oder Verband mit Wattepolster und mit Spica coxae oder besser mit Fascia nodosa.

Gefahren (meist mit tödlicher Peritonitis): 1. Reposition von gangränösem Darm. 2. Bluterguß, Serosaeinriß oder Zerreißung von Darm, Mesenterium usw. 3. Schein- oder Massenreduktion („Reduction en masse oder en bloc"), d. h. Zurückschieben des Bauchinhalts bei bleibender Einklemmung in eine Bruchsacknische oder zwischen die Bauchdecken oder in das Properitoneum; kenntlich an Fortdauer bzw. Zu- statt Abnahme der Einklemmungssymptome, ferner am Fehlen eines leeren Bruchsacks vor der Bruchpforte und Vorhandensein einer empfindlichen Geschwulst in der Mitte des Bruchkanals und schließlich meist auch an dem plötzlichen Verschwinden der Bruchgeschwulst bei bisheriger Schwierigkeit der Taxis und ohne das bei gelungener Taxis hörbare Gurren.

b) Blutige Reposition oder Bruchschnitt (Herniotomie): Indikation: Normalverfahren; möglichst frühzeitig (ebensosehr wegen Gefahr der Darmgangrän wie der Sterkorämie) nach dem klassischen Spruch: „Über einem eingeklemmten Bruch lasse man die Sonne nicht auf- oder untergehen." (Stromeyer.)

Technik: Bei Ileuserscheinungen Magenausspülung bzw. -aushebung. Möglichst Lokalanästhesie. Genügender Hautschnitt über der Bruchgeschwulst (cave Verletzung des Bruchsacks!). Freilegen des Bruchsacks (cave Verwechslung mit gleichzeitigem Lipom oder Cyste!). Vorsichtige Eröffnung des Bruchsacks an einer freien Stelle (cave Verwachsungen und Gleitbruch!) unter Gazeschutz der Wunde und Austupfen des Bruchwassers, Weiterspalten auf Hohlrinne und Anklemmen der Bruchsackränder (cave Verletzung des Darmes, welcher im Gegensatz zum Bruchsack glatt, fettlos und undurchsichtig ist!). Débridement, d. h. Befreiung des Bruchs durch Beseitigen der Einschnürung mit vorsichtiger Spaltung von Bruchsack, Bruchsacksepten oder Bruchpforte schichtweise unter Leitung des Auges von außen nach innen (wegen Gefahr der Gefäßnervenverletzung also nicht von innen nach außen!), frei oder auf Hohlrinne oder besser auf Finger durch einen oder evtl. besser durch mehrere kleine Einschnitte an einer gefäßlosen Stelle und zwar nicht unnötig, aber doch so weit, daß der Darm bequem vorgezogen und überblickt werden kann (cave Zerreißen des evtl. schon geschädigten oder Zurückschlüpfenlassen des evtl. schon gangränösen Darms!). Evtl. Herniolaparotomie. Revision des Bruchinhalts mit evtl. Unterbinden von Verwachsungen und Resektion von gangränösem Darm, Netz usw.; der Darm wird (evtl. unter Beobachtung für mehrere Minuten nach seiner Befreiung und nach Abspülen mit heißer phys. Kochsalzlösung) auf seine Lebensfähigkeit geprüft, und zwar auf:

1. Farbe: Rosig (statt blau- oder gar schmutzig braunschwarz).
2. Oberfläche: Glänzend-spiegelnd (statt glanzlos-matt).
3. Konsistenz: Turgeszent (statt schlaff oder matsch „wie nasses Seiden- oder Löschpapier").
4. Geruch: Fehlend (statt kotig).
5. Kontraktion auf Kneifen mit den Fingern, Berieseln mit heißer Kochsalzlösung usw.
6. Blutung bei Messerritzer.
7. Pulsation in den Mesenterialarterien und Fehlen von Mesenteriumthromben.
8. Bruchwasser: Klar und geruchlos (statt trüb und übelriechend).

Reposition des Bruchinhalts mit Fingern oder Stieltupfer schrittweise, evtl. unter Expression, Beckenhochlagerung und Darmpunktion mit Übernähung. Schlußuntersuchung der Bruchpforte mit dem Finger. Abspülen der Wunde mit phys. Kochsalzlösung, Wasserstoffsuperoxyd od. dgl. Bruchsackversorgung. Radikaloperation (außer bei Kotphlegmone). Evtl. Subcutannaht. Hautnaht. Evtl. Glasdrän oder bei infizierter Wunde Tamponade und evtl. Silberdrahtnähte.

Bei gangränösem Darm: a) Am besten Darmresektion, und zwar weit im Gesunden, spez. dies an der zuführenden Schlinge (sonst Nahtgefährdung!), evtl. nach deren Entleerung (sonst paralytischer Ileus!), bei bereits perforiertem Darm auch von besonderem Laparotomieschnitt. b) Bei schlechtem Allgemeinzustand, aber nicht an hoher Dünndarmschlinge (sonst Inanition!) evtl. Anlegen eines künstlichen Afters unter Annähen der gangränösen Darmschlinge an das seitliche Bauchfell und unter Einbinden eines Paul-Mixterschen Darmrohrs, evtl. nach genügender Erweiterung der Bruchpforte, damit der Darmweg frei ist. c) Gelegentlich Invagination mit Anastomose.

Bei verdächtigem Darm: a) Vorlagerung mit Tamponade oder besser b) Dränage evtl. mit Anschlingen des Mesenteriums der betr. Schlinge, c) bei verdächtigem Schnürring oder Darmwandstück bei sonst sicher gesundem Darm auch ausnahmsweise Übernähung.

Postoperative Gefahren:

1. Wundvereiterung: Therapie: Sofortige Nahtlösung und Dränage.

2. Peritonitis durch nachträgliche Perforation des fälschlich reponierten oder des schlecht genähten Darms; Therapie: Sofortige Laparotomie.

3. Paralytischer Ileus durch Darmschädigung bei länger bestehender Einklemmung; Therapie: Magenaushebung und evtl. -spülung, Darmrohr, Einläufe, Wärme, Physostigmin, Herzanregung usw.; evtl. Enterostomie.

4. Strangulationsileus durch Netzverwachsung oder Darmadhäsionen; Therapie: Laparatomie.

5. Sekundäre Dünndarmstenose ring- oder kanalförmig durch Narbenbildung (ausgehend von der durch die Einklemmung geschädigten Mucosa); Symptome des chronischen Ileus oft mit Darmblutungen und Durchfall im Anfang; Therapie: Laparotomie mit Darmresektion oder (bei schlechtem Allgemeinzustand, ausgedehnten Verwachsungen usw.) Enteroanastomose.

6. Intestinale Blutungen durch embolische oder Inkarcerationsulcera.

7. Entzündlicher Netzstumpftumor.

8. Bruchsackruptur, d. h. Zerreißung des Bruchsacks (ähnlich wie bei Bauchorganvorfall) bei hochgradiger Verdünnung der deckenden Bauchwandschichten; traumatisch oder spontan; namentlich vorkommend bei postoperativem Bauchbruch; selten; evtl. mit Darm- oder Netzvorfall; Therapie: sofort Operation: Zurückbringen des Vorfalls und exakte Bauchdeckenschließung durch Naht, evtl. Plastik.

B. Spezielles.

a) Leistenbruch (Hernia inguinalis) d. h. Bruch in der Leiste, und zwar oberhalb des Leistenbandes.

α) Äußerer, indirekter oder schräger Leistenbruch (Hernia ing. externa s. lateralis s. indirecta s. obliqua).

Weg: In schrägem Verlauf von hinten-oben-außen nach vorn-unten-innen, und zwar vom äußeren (lateralen) Leistengrübchen, d. h. vom hinteren Leistenring bis zum vorderen Leistenring, und zwar in einem präformierten Kanal entsprechend dem Verlauf des Samenstrangs bzw. runden Mutterbands, dabei meist schließlich in den Hodensack bzw. große Schamlippe hinabtretend; also ausgehend vom äußeren Leistengrübchen, d. h. lateral von den epigastrischen Gefäßen.

Untersuchung der Bruchpforte erfolgt derart, daß die Zeigefingerkuppe, die Hodenhaut einstülpend, den hinteren Leistenring abtastet.

Grade (nach dem Stadium der Entwicklung):

1. Hernia incipiens: Bloßes Anschlagen von Bauchfellinhalt beim Husten und Pressen gegen den in den Leistenkanal eingeführten Finger.

2. H. incompleta s. interstitialis: Eintritt in den Leistenkanal, woselbst der eindringende Finger den (namentlich bei Stehen, Pressen und Husten) vortretenden Bauchinhalt in Form eines Zapfens fühlt.

3. H. completa: Vorwölbung in der Leistengegend, spez. beim Stehen, Pressen, Husten usw.

4. H. scrotalis bzw. labialis: Füllung des Hodensacks bzw. der großen Schamlippe.

5. H. permagna: Großartige Ausdehnung des Hodensacks (evtl. bis zum Knie hinab) unter Aufbrauchen der Penishaut (evtl. bis auf eine kleine Falte) und unter Verzerrung der Raphe scroti.

Formen:

1. Angeborener Leistenbruch (H. ing. congenita): Bauchinhalt tritt in das ganz oder teilweise offen gebliebene Seilersche Blindsäckchen (Processus vaginalis peritonei bzw. Diverticulum Nuckii), welches zur Zeit des Descensus testis am Ende der Fötalzeit entsteht und normaliter bald nach der Geburt, jedenfalls bis zum Ende des 1. Jahres obliteriert; Bruchinhalt und Hoden sind ohne Scheidewand von derselben Hülle umgeben und auch äußerlich nicht deutlich abgesetzt, sowie mit den Samenstranggebilden oft innig verbunden.

2. Erworbener Leistenbruch (H. ing. acquisita): Bauchinhalt tritt unter Vorstülpung des Bauchfells herab, und zwar schließlich ebenfalls entlang dem Samenstrang in den Hodensack, bleibt aber vom Hoden getrennt durch den Bruchsack und durch die Tunica vaginalis propria testis, d. h. durch den oben obliterierten Processus vaginalis peritonei.

Vorkommen: Häufig; teils angeboren, teils erworben; überwiegend bei Männern, bei Frauen spez. nach Schwangerschaft; bei Kindern ist der Leistenbruch meist angeboren, selten erworben, dann indirekt (äußerer Leistenbruch), und zwar bei Knaben 20mal häufiger als bei Mädchen und bei Knaben 3mal häufiger rechts als links; in 90% besteht Phimose; Incarceration ist bei Kindern selten; Inhalt der Bruchs ist bei Kindern oft Dünndarm, gelegentlich Dickdarm sowie Tube, Eierstock oder Harnblase.

β) Innerer, direkter oder grader Leistenbruch (Hernia ing. interna s. medialis s. directa).

Weg: Im graden Verlauf vom inneren (medialen) Leistengrübchen ebenfalls zum vorderen Leistenring; also ausgehend vom inneren Leistengrübchen, d. h. medial von den epigastrischen Gefäßen.

Charakteristika: Selten, höchstens bei großem Bruch in den Hodensack hinabsteigend, dann aber jedenfalls nicht in inniger Beziehung zum Samenstrang und Hoden; im allgemeinen nicht groß (meist bis hühnerei-, selten mannsfaustgroß); stets erworben, meist allmählich und im späteren

Alter auftretend; oft doppelseitig, wenn auch nacheinander und neben sonstigen Brüchen; mit breitem Stiel, daher leicht reponibel und selten sich einklemmend.

Vorkommen: Meist bei älteren (über 40 Jahre alten) Männern, selten Frauen, spez. im Anschluß an Abmagerung und Körperanstrengung; hier öfters beginnend als ,,weiche Leiste", wobei die ganze Gegend oberhalb des Leistenbands bei Husten, Pressen usw. sich vorwölbt.

Anmerkung. Seltene Abarten des Leistenbruchs:

1. Hernia supravesicalis, d. h. am äußeren Rand des M. rectus oder durch seine Substanz.

2. Hernia parainguinalis, d. h. parallel dem Leistenkanal, aber a u ß e r h a l b desselben.

3. Hernia inguinalis interparietalis: a) H e r n i a i n g. i n t e r s t i t i a l i s s. i n t e r m u s c u l a r i s s. s u b a p o n e u r o t i c a, d. h. zwischen den Bauchwandschichten, und zwar meist zwischen M. obliquus int. und ext. (am häufigsten!).

b) H. i n g. p r o p e r i t o n e a l i s, d. h. properitoneal (seltener; dabei öfters als eingeklemmter Bruch in Erscheinung tretend!).

c) H. i n g. s u b c u t a n e a s. s u p e r f i c i a l i s, d. h. subcutan.

3a, b und c meist kongenital und kombiniert mit Hodenektopie (Kryptorchismus oder Leistenhoden) bei engem vorderem Leistenring oder bei seitwärts verlagertem hinterem Leistenring, wodurch der Hodendescensus behindert wird, sowie mit Hydrocele und Variocele; sonst entstehen sie auch bei Taxisversuch; bisweilen in Zwerchsackform (sog. ,,Hernia bilocularis"), wobei ein Teil interparietal und ein Teil scrotal liegt.

Differentialdiagnose: Schenkelbruch (u n t e r h a l b des Leistenbandes s. u.!), Lymphdrüsenschwellung (Entzündungssymptome!), Senkungsabsceß (fluktuierend!), Samenstrang- und Hodengeschwulst (Lokalisation und Abgrenzung!), dislozierter Hoden, subperiostales Lipom, Varicocele, Hydrocele, (außer bei Kombination mit Hernie oder bei Hydrocele communicans: in der Größe nicht wechselnd, gegen die Bauchhöhle scharf abgegrenzt, nicht reponibel oder verkleinerbar, prallelastisch, meist durchscheinend und stets schallgedämpft, auch langsam entstehend!).

Therapie (s. o.: Allgemeines!):

a) **Bruchband** bzw. **Verband** (s. o.); heutzutage nur ausnahmsweise, nämlich falls Operation nicht ratsam oder nicht gewünscht, sowie bei kleinen Kindern, falls Spontanheilung möglich erscheint (meist als Fascia nodosa mit Wollknäuel od. dgl.). Daher ist angezeigt in der Regel als sicher und ungefährlich, evtl. (namentlich bei Gefahr von Einklemmung und von Verdauungsstörungen sowie bei weiter Bruchpforte, aber auch sonst mit Rücksicht auf Spiel, Turnen und Sport sowie größere Gefahr und größeren Eingriff bei späterer Operation) auch bei kleinen Kindern, falls man nicht lieber das Sauberwerden, also den Ablauf des 1. Jahres abwarten will:

b) **Radikaloperation:**

1. Nach Bassini (1889). **Indikation:** Methode der Wahl (außer bei kleinen Kindern, bei welchen die Pfeilernaht genügt und mit Rücksicht auf Operationsabkürzung und Hodenschonung vorzuziehen ist vgl. 4!); **Nachteil:** Rezidiv in ca. 3—5%, namentlich bei schlechtem Gewebsmaterial sowie bei Infektion, Hämatom, Husten, Stuhlverstopfung, Schwerarbeit u. dgl. und bei Alter, Fettsucht, Nephritis, Diabetes u. dgl. (meist schon im 1. Jahr; $^2/_3$ im inneren und $^1/_3$ im äußeren Winkel); dagegen lassen sich bei sachgemäßem Vorgehen vermeiden: Fadeneiterung, Neuralgie, Hodenbenachteiligung u. dgl. Mortalität unter $^1/_2$—1% (Lungenembolie, gelegentlich Pneumonie, auch Infektion); bei Furunkel oder Ekzem ist die Operation aufzuschieben ebenso wie bei Grippe, Bronchitis od. dgl.

Technik (Prinzip: Hohe offene Bruchsackabbindung und Kanalnaht mit Bildung eines neuen Schrägkanals für den Samenstrang zwischen Muskulatur-Leistenband und Externusaponeurose!): Hautschnitt schräg in der Mitte zwischen Leistenband und Rectus bis über den äußeren Leistenring. Externusaponeurose bis in letzteren spalten, mit Präpariertupfer beiderseits von der Unterlage ablösen, wie Buchblätter umlegen und anklemmen. Endzweige der Bauchwandnerven, spez. des N. ilio-inguinalis und N. ilio-hypogastricus resezieren oder beiseiteschieben, aber nicht einbinden! Samenstrang und Bruchsack emporheben und mit Jodoformgazezügel anschlingen. Unter Spalten des Kremastermantels zwischen zwei Pinzetten Isolieren des in der Regel namentlich an seiner Kuppe gut erkennbaren Bruchsacks, am besten h o c h o b e n am inneren Leistenring beginnend; cave Vas deferens und A. sperm. int. (sonst Funktionsstörung bzw. Nekrose des Hodens!); ausnahmsweise bei stark verwachsenem Bruchsack evtl. diesen quer abtrennen unter Belassen des peripheren Teils am Hoden; nur ganz ausnahmsweise d. h. im Notfall Kastration; bei angeborenem Bruch kleiner Kinder evtl. unter Verzicht auf die Bruchsackisolierung Tabaksbeutelnaht hoch oben mit Auslassen der Samenstranggebilde. Sonst Bruchsackisolierung fortsetzen hoch hinauf bis zu den epigastrischen Gefäßen, sowie Bruchsack eröffnen, anklemmen, revidieren, umstechen und nach beiden Seiten abbinden bzw. bei weiter Eröffnung oder bei Gleitbruch mit Tabaksbeutelnaht verschließen, resezieren und versenken (cave Anstechen oder Einbinden von Bauchinhalt!). Bisweilen, spez. bei d i r e k t e n Leistenbrüchen, wo kein eigentlicher Bruchsack, sondern nur eine Bauchfellvorwölbung besteht, genügt Zurückschieben der letzteren; Achtung auf Gleitbruch. Unter Hochführen des mit Jodoformgaze angeschlungenen Samenstrangs und Beiseitehalten der beiden Lappen der Externusaponeurose mit scharfen Haken oder mit Pinzetten lege man auf untergeschobener Kocher-Rinne (cave innen Peritonealgebilde, spez. Darm und Harnblase und außen Schenkelgefäße!) Catgut- oder Seidenknopfnähte zwischen M. obliquus int. + transversus bzw. nötigenfalls Rectusscheide bzw. Rectus bzw. Rectuslappen und Leistenbandumschlagstelle, wobei die Fäden zunächst angeschiebert und erst zum Schluß von unten nach oben geknüpft werden, ohne daß Gewebe spez. präperitoncales Fett sich vorwölbt zwischen der Nahtreihe; im o b e r e n Winkel bleibe eine für die Kleinfingerkuppe knapp durchgängige Lücke für den etwas aufwärts verlagerten Samenstrang, was zum Schluß der Naht nochmals überprüft werden soll, um Zirkulationsstörungen am Samenstrang zu vermeiden; evtl. 1—2 Raffnähte der Fascie oberhalb; im u n t e r e n Winkel (hier droht häufiger das Rezidiv!) fasse man das Schambeinperiost mit und durchtrenne den dort austretenden Bindegewebs-Gefäßstrang (sog. N a r a t h sches Venenkonvolut); bei Frauen rundes Mutterband nicht abtrennen (Uterusfixation!), sondern wie Samenstrang herausleiten und mit einnähen oder in der Bauchmuskulatur nahe dem Uterus fixieren; bei schlechter Bauchwand, namentlich bei dem kurzen und breitbasigen Bruchsack des direkten Leistenbruchs Heranziehung der Rectusscheide bzw. des Rectus, evtl. nach Incision seiner Scheide oder evtl. Sicherung der tiefen Naht durch aufgesteppten freien Bruchsack- oder sonst Fascienlappen, spez. bei direktem Bruch oder bei Rezidiv. Darüber Seiden- oder Catgutknopfnaht der Externusaponeurose evtl. mit Raffung oder Doppelung, während der Hoden mit Präpariertupfer in sein Hodenfach geschoben und mit Subcutannaht dort zurückgehalten wird. Spica perinei evtl. mit Hodensuspension durch Mastisolgazeschleier od. dgl. Billroth-Battistschürze mit Penisloch. Sandsack auf die Operationsgegend für 24 Stunden. Bettruhe 1—3 Wochen. Schonung für mehrere (ca. 1—3) Monate. Sonst vgl. Allgemeines!

1 a. M o d i f i k a t i o n nach B r e n n e r : Desgl. unter Erhaltung des M. cremaster wird dieser (statt Leistenbandumschlagfalte) vernäht mit dem M. obliquus int.

2. Modifikation nach G i r a r d : Desgl. mit Fasciendoppelung, indem der Rand des oberen Externusaponeurosenlappens über der tiefen Naht ebenfalls an die Leistenbandumschlagstelle und dann der Rand des unteren Externusaponeurosenlappens über ersteren hinaufgeschlagen an ihn genäht wird oder umgekehrt; Samenstrang wird nicht verlagert.

3. Nach K o c h e r : I n d i k a t i o n : Nur bei einfachen Bruchverhältnissen, spez. an Kindern; dagegen nicht bei verwachsenem oder irreponiblem Bruch. T e c h n i k (Prinzip: Bruchsackinvagination mit Lateralverlagerung und äußere

Kanalnaht!): Fassen des isolierten Bruchsacks mit starker gebogener Kornzange, Einstülpen, Vorschieben durch den Leistenkanal bis lateral vom inneren
Leistenring, Vorstülpen, Vorziehen durch kleinen Einschnitt durch die Externusaponeurose, Durchstechen, Abbinden und Resezieren, Nahtverschluß des
angeklemmten Peritonealrestes und der Externusaponeurose, Raffnaht der
Bruchpfeiler bis auf eine Lücke für den Samenstrangsaustritt im unteren
Wundwinkel.

Nach Czerny: Indikation: Bei kleinen Kindern, wo die Isolierung des
zarten und eingelagerten Samenstrangs ohne dessen Verletzung recht schwierig
sein kann und überhaupt Hodenbenachteiligung (Verletzung oder Quetschung)
durch die Bassinische Operation zu befürchten ist. Technik: Bruchsackabbindung und Pfeilernaht d. h. Raffnaht der Aponeurose nach möglichst
hoher Abbindung des isolierten Bruchsacks.

Die Leistenbruchoperation bei Kindern erfolgt am besten ab 2. Jahr;
sie ist einfach (Pfeilernaht), sicher (Rezidiv ist selten) und gefahrlos (keine
Gefahr der Lungenembolie); Kontraindikation ist Möglichkeit der Spontanheilung (kleiner Bruch im frühen Alter) und schlechter Allgemeinzustand
(Schwäche oder Krankheit), dies aber meist nur vorübergehend; Spontanheilung erfolgt oft nach Beseitigung einer evtl. Phimose.

b) Schenkelbruch (Hernia femoralis s. cruralis).

Weg: Durch die Lacuna vasorum entlang den Schenkelgefäßen medial
von der V. femoralis zur Fovea femoralis in der Gegend der Rosenmüllerschen
Drüse unter der Lamina cribrosa; also zwischen Leistenband oben, horizontalem Schambeinast unten, Gefäßscheide spez. Schenkelvene außen und
Lig. lacunare s. Gimbernati innen.

Seltene Abarten: 1. H. lig. Gimbernati, d. h. durch Lücke desselben
(Laugier).

2. H. fem. pectinea, d. h. durch Lücke des M. pectineus unter dessen
Fascie (Cloquet); sie führt manchmal zu Incarceration und wird leicht übersehen oder verwechselt (mit Hernia obturatoria).

3. H. latero-, prae- und retrovascularis, d. h. in der Lacuna vasorum
lateral oder vor (meist!) oder hinter den Schenkelgefäßen (Narath).

4. H. fem. externa, d. h. in der Lacuna musculorum, also lateral von
den Schenkelgefäßen und medial von M. sartorius bzw. Spina il. ant. sup.
(Hesselbach).

5. H. fem. properitonealis, d. h. zwischen Peritoneum und Beckenfascie (Kroenlein); vorkommend bei Schenkel- und noch häufiger bei Leistenbrüchen.

Vorkommen: Seltener als Leistenbruch, aber häufig bei Frauen, spez.
älteren über 40 Jahre (75%), seltener bei (älteren) Männern und ganz selten
bei Kindern ($1^0/_{00}$ aller kindlichen Brüche); rechts etwas häufiger als links,
nicht selten doppelseitig und manchmal neben Leistenbrüchen.

Prognose: Wegen der oft engen Bruchpforte droht häufig Einklemmung
und dabei Darmschädigung; öfters findet sich ein präperitoneales Lipom,
welches den Bruchsack verdeckt, und manchmal ein solches allein ohne ausgesprochenen Bruch; nicht selten ist der Bruch irreponibel durch Verwachsung
oder Netzvorfall. Inhalt kann sein Dünn- und Dickdarm, Appendix, Netz,
Harnblase, Eierstock, Tube, Harnleiter usw. Nicht ganz selten ist Appendicitis im Bruchsack. Bei Bruchsackverödung entwickelt sich manchmal
eine seröse Cyste.

Differentialdiagnose: Leistenbruch (oberhalb des Leistenbands
entsprechend einer leicht abwärts konvexen Linie zwischen oberem vorderem
Darmbeinstachel und Schambeinhöcker, bei schlaffen Bauchdecken aber
bisweilen nach unten überhängend; dagegen Schenkelbruch unterhalb
des Leistenbands, bei weiterem Wachstum aber bisweilen nach oben vorragend; maßgebend ist Lage der Bruchpforte und Richtung des Bruchstiels:
indirekter Leistenbruch tritt medial nach oben, Schenkelbruch lateral

nach unten vom Schambeinhöcker aus), Varix der V. saphena magna (bläulich durchscheinend mit fühl- und hörbarem Schwirren bei mäßiger Kompression unter gleichzeitiger Bauchpressenaktion; weich und kompressibel, d. h. durch Fingerdruck leicht und ohne Gurren entleerbar und bei dessen Nachlassen sofort sich wieder füllend auch ohne Bauchpressenwirkung; beim Liegen, sowie auf Venenkompression unterhalb verschwindend, dagegen beim Stehen sowie auf Venenkompression oberhalb sich füllend; ohne Fortsetzung nach der Bauchhöhle; oft kombiniert mit Varicen und evtl. auch mit Beinödemen), Lymphdrüsenschwellung (ohne Stiel zur Bauchhöhle und mit gleichzeitig nachweisbarem Infektionsherd an Geschlechtsgegend, After oder Beinen sowie derb und druckempfindlich), subperitoneales Lipom, Cyste des runden Mutterbands, Aneurysma, Senkungsabsceß (Primäres Wirbel- od. dgl. Leiden, pathognomonische Hüftgelenkstellung, Fluktuation, Unbeeinflußbarkeit durch Bauchpresse und durch Repositionsversuch).

Therapie: a) Bruchband (s. o.): Meist unsicher und auch nicht ganz ungefährlich (Neigung der Schenkelbrüche, spez. kleiner zu gefährlicher Incarceration!), daher nur ausnahmsweise erlaubt bei ungünstigem allgemeinem oder örtlichem Zustand sowie bei alten Leuten, falls das Bruchband gut sitzt.

b) Radikaloperation: *a*) Crural (Fabricius-v. Frey): Von einem Schrägschnitt unter Beiseitehalten der Schenkelvene mit stumpfem Haken nach außen mittels kurzer und stark gekrümmter, am besten gestielter Hakennadel (Narath) bis nahe zur Vene 3—4 Seiden- oder Catgutknopfnähte zwischen Leistenband und Lig. Cooperi bzw. Periost des horizontalen Schambeinastes, oder nach Salzer-Graser weniger gut, daher nur ausnahmsweise, spez. bei starker Spannung (sonst Ausreißen der Nähte oder Leistenbruchgefahr!) zwischen Leistenband und Fascie bzw. M. pectineus bzw. nach oben oder unten gestieltem halbmondförmigem Lappen desselben unter Umschlagen und Vernähen mit dem freien Rand des Leistenbands (Fäden werden zunächst angeschiebert und erst zum Schluß von innen nach außen geknüpft, evtl. gesichert durch frei transplantierte Fascie); Einkerbung oder Spaltung des Leistenbandes oder der Pektineusfascie ist nötigenfalls vorzunehmen, sonst aber tunlichst zu vermeiden; man gehe bis nahe an die Schenkelvene (aber cave Verletzung, Quetschung oder Verengerung derselben!). Rezidiv 5—20%. Mortalität ½%.

β) Inguinal (Lotheißen-Föderl), d. h. vom Leistenkanal aus unter Luxation des wie oben freigelegten und isolierten Schenkelbruchs nach oben und mit tiefer Naht zwischen M. obliquus int. + transv. und Schambeinperiost und Leistenband; angezeigt nur ausnahmsweise, spez. bei Rezidivhernie oder bei gleichzeitigem Schenkel- und Leistenbruch; bei weitem Leistenkanal empfehlen sich einige Pfeilernähte.

Bei Einklemmung (häufig und zwar 5mal häufiger als bei Leistenbruch sowie wegen der engen und straffen Bruchpforte oft verbunden mit Darmgangrän; auch öfters Darmwandbruch!) ist Taxis verboten! Bei Herniotomie cave Verwechslung des Bruchsacks mit gleichzeitiger Fettgeschwulst, Lymphdrüsenschwellung oder Cyste, sowie Darmschädigung, Zurückschlüpfenlassen des Darms, Anschneiden des oft dicht unter der Haut gelegenen Bruchsacks, Blutung aus Gefäßen, spez. bei deren Anomalie in Form des um den Schenkelkanal angeordneten sog. ,,Totenkranzes (Corona mortis)", wenn nämlich, was nicht selten vorkommt, die A. obturatoria aus der A. epigastrica inf. oder gemeinsam mit dieser aus der A. femoralis entspringt und im Bogen über den Schenkelring nach medial zum Canalis obturatorius zieht; daher evtl. Spalten der Bruchpforte nach oben-innen, und zwar am besten mit mehreren kleinen Schnitten oder ausnahmsweise stumpfes Dehnen der Bruchpforte unter Schonung des Bruchinhalts mit dem Finger nach außen, also an der lateralen Wand des Schenkelkanals; evtl. Ablösen des Leistenbands durch Schnitte nach beiden Seiten (sog. Herniolaparotomie).

c) Bruch des eirunden Lochs (Hernia obturatoria).

Weg: Durch das Foramen obturatum entsprechend der Lücke in der Membrana obturatoria für den gleichnamigen Gefäßnervenstrang (meist, aber nicht immer oben-außen oder innen zu diesem) von oben-lateral nach unten-medial dicht an der Unterfläche des horizontalen Schambeinastes bis unter M. obtur. ext.

Vorkommen: Selten; überwiegend bei älteren Frauen; auch doppelseitig und kombiniert mit sonstigem, spez. Schenkelbruch.

Symptome: Undeutliche und druckempfindliche, evtl. bimanuell zu untersuchende Bruchgeschwulst in der Adductorengegend medial von den Schenkelgefäßen dicht unterhalb des horizontalen Schambeinastes unter Pektineus; deutlicher werdend bei Muskelentspannung in Beugung, Abduction und Außenrotation; oft in dieser Stellung Zwangshaltung und bei umgekehrter Stellung Schmerzen.

Komplikation: Neuralgie (Schmerzen an Oberschenkelinnenseite, Hüfte und Knie!) und Lähmung, spez. Parästhesie am N. obturatorius: sog. „Rombergsches Phänomen" (aber nicht immer vorhanden; andererseits auch nicht spezifisch; differentialdiagnostisch cave Neuralgie, Rheumatismus, Absceß bei Schambeinosteomyelitis, Parametritis, Spondylitis usw.!).

Diagnose: Schwierig, am ehesten möglich bei Einklemmung; man untersuche auch rectal bzw. vaginal.

Differentialdiagnose: Schenkelbruch bzw. dessen pektineale Abart (oberhalb statt unterhalb des horizontalen Schambeinastes!), subperiostales Lipom, Senkungsabsceß von Becken, Bauchhöhle usw.

Therapie: Bei Einklemmung (häufig und oft mit Darmgangrän!) ist Taxis verboten; statt dessen Radikaloperation a) von außen unter Pektineusaufklappung (cave den meist unten gelegenen Gefäßnervenstrang!) oder b) (übersichtlicher) abdominal unter Beckenhochlagerung oder c) nötigenfalls kombiniert.

d) Lendenbruch (Hernia lumbalis).

Weg: Lumbal, und zwar 1. lateral vom Rückenstrecker im Trigonum lumb. Petiti, d. h. zwischen M. latiss. dorsi, obl. ext. und Crista il. oder 2. im Grynfeldtschen Dreieck, d. h. weiter oben zwischen 12. Rippe, M. quadr. lumb. und M. obl. int. oder 3. an Gefäßnervendurchtrittsstellen oder angeborenen Lücken der Muskulatur oder 4. an Narben nach Trauma oder Eiterung (Senkungsabsceß, Beckeneiterung usw.).

Vorkommen: Selten.

Differentialdiagnose: Muskelhernie, Scheinhernie durch Muskellähmung (bei spinaler Kinderlähmung, Nervenverletzung usw.), Lipom und sonstiger Tumor, kalter Absceß (bei Wirbel-, Nieren- usw. -Tuberkulose).

Therapie: Bandage oder besser Radikaloperation.

e) Hüftausschnittbruch (Hernia ischiadica).

Weg: 1. Durch das Foramen isch. majus oberhalb des M. pyriformis entlang der A. glutaea sup.: Hernia suprapyriformis (am häufigsten!). 2. Desgl. unterhalb des M. pyriformis entlang der A. glutaea inf.: Hernia infrapyriformis. 3. Durch das Foramen isch. minus: H. spino-tuberosa (am seltensten!).

Vorkommen: Äußerst selten.

Diagnose: schwierig.

Symptome: Bruchgeschwulst unter den Glutäen, und zwar im Gegensatz zur H. perinealis oberhalb des Lig. sacro-tub.; bei der öfteren Einklemmung schmerzhaft und druckempfindlich; auch untersuche man rectal bzw. vaginal.

Differentialdiagnose: Absceß, Cyste, Lipom, Aneurysma der Glutäalarterien.

Therapie: Herniotomie unter Spalten des M. glutaeus max. in der Faserrichtung.

f) Beckenboden- oder Mittelfleischbruch (Hernia perinealis s. ischiorectalis, auch H. vaginalis und rectalis, sowie sacralis).

Weg: Am Beckenboden.

Symptome: Bruchgeschwulst perineal oder sakral (unter der Haut) oder vaginal oder rectal.

Vorkommen und Entstehung: Sehr selten; meist infolge Entwicklungsstörung in Form von Douglasdivertikel oder nach sakraler Operation von Rectum- oder Uterustumoren (sog. „sakraler Narbenbruch") oder neben Vaginal- oder Rectalprolaps (sog. „Prolapshernie").

Differentialdiagnose: Absceß, Prolaps, Polyp.

Therapie: Bandage oder besser Radikaloperation.

g) Nabelbruch (Hernia umbilicalis).

a) Angeborener Nabelschnurbruch (Hernia funiculi umbilicalis congenita).

Wesen, Entstehung und Bau: Eigentlich Mißbildung (Ektopie) infolge Ausbleibens des Verschlusses der Bauchhöhle, wobei die gegen die umgebende Haut scharf abgesetzte und durchscheinende äußere Bedeckung gebildet wird von Primitivmembran, Whartonscher Sulze und Amnion und wobei außer Darm und Netz auch Magen, Leber, Pankreas, Milz usw. vorliegen können.

Prognose: Selten Spontanheilung durch Narbenbildung, meist (spez. bei Eventration) Tod in den ersten Stunden oder später (infolge Absterbens der dünnen Deckmembran) an Peritonitis.

Therapie: In den ersten Lebenstagen oder (spez. bei Gefahr von Einklemmung oder Durchbruch) sofort Radikaloperation unter Umschneiden an der Hautgrenze, Eröffnung, Naht und Reposition des Bruchsacks, sowie Bauchdeckenverschluß; sonst bei kleinem Nabelschnurbruch Reposition, sowie antiseptischer Puder- und darüber retinierender Heftpflasterverband (cave bei Abbinden der Nabelschnur Mitfassen von herausgetretenen Baucheingeweiden!). Achte auf Ductus omphalo-mesentericus, welcher im Falle des Offenstehens wie ein Darmloch versorgt werden muß, da sonst Kotfistel oder Peritonitis droht, sowie auf sonstige Mißbildungen z. B. Atresia ani.

β) Nabelbruch kleiner Kinder (Hernia umbilicalis infantum).

Weg und Entstehung: Durch die nur aus Haut, Fascie und Peritoneum gebildete Nabelnarbe infolge deren Dehnung bei wiederholter starker Beanspruchung der Bauchpresse (z. B. bei Schreien, Keuchhusten, Stuhlverstopfung, Phimose oder Harnstein) sowie bei Zerren an der Nabelschnur oder bei gestörter Wundheilung des Nabels.

Vorkommen: Recht häufig.

Symptome: Meist kleine zapfenförmige Bruchgeschwulst aus der Nabelnarbe, dabei stärker vortretend beim Schreien usw.

Komplikationen: Enterocele (Darm usw.; Netz ist selten im Bruch, da es in der ersten Lebenszeit sehr kurz ist); Einklemmung sehr selten.

Prognose: Spontanheilung bei kleinem Bruch in den ersten Monaten bis Jahren möglich, allerdings langsam.

Therapie: 1. Konservativ: Zu versuchen bei kleinem Bruch nach dessen Reposition Bandage oder besser Verband mit durchlochtem Heftpflaster oder mit Klebro- bzw. Elastoplastbinde in einer Breite von einer Mammillar- oder besser Achsellinie zur anderen durch drei dachziegelförmig sich deckende, ca. 1—2 Finger breite Streifen, quer oder schräg (kreuzweise), evtl. unter Einlegen einer Pelotte in Form einer ca. einmarkstückgroßen Pappscheibe (nicht zu klein und nicht zapfenförmig, sonst Bruchpfortenerweiterung!) oder besser unter Aufheben einer beiderseitigen senkrechten Falte der Bauchhaut; daneben Behandlung von Husten, Stuhlverstopfung, Phimose, Harnstein usw.; der Pflasterverband kann mehrere Wochen liegen bleiben, auch während des Badens.

2. Operativ: Spez. bei großem Bruch oder bei älterem Kind (über 1 bis 2 Jahre altem; aber vor dem Schuleintritt) Radikaloperation entweder mit

querer Omphalektomie oder besser (jedenfalls auf Wunsch der Eltern) unter
Erhaltung des Nabels von bogenförmigem Querschnitt dicht unter dem Nabel
oder, da der Bruchinhalt von oben hereintritt, links um den Nabel mit Belassen der Bruchsackkuppe an der Nabelhaut; Voraussetzung der Operation
ist guter Allgemeinzustand und saubere Haut (Ekzem soll erst abgeheilt sein!).

γ) Nabelbruch Erwachsener (Hernia umbilicalis).

Vorkommen: Bei älteren Erwachsenen, und zwar überwiegend bei Frauen,
aber auch bisweilen bei Männern, spez. fetten; oft nach Schwangerschaft,
Ascites, Tuberkulose, Peritonitis, Bauchtumor, Abmagerung usw.

Komplikationen: 1. Hautekzem, -ulceration und -gangrän, evtl. mit
Peritonitis. 2. Verwachsungen im Bruchsack (häufig; meist Netz und Quercolon sowie Dünndarm; dabei Koliken und Kotstauungen; Bruchsack ist oft
geseptet!). 3. Entzündung im Bruchsack. 4. Einklemmung (nächst Schenkelbruch bevorzugt; in Bruchpforte oder in Kammern; bisweilen subakut mit
nicht völligem Darmverschluß, aber mit zunehmender Stercorämie; öfters
Darmgangrän und bisweilen Exitus; im Zweifelsfall von 2, 3 und 4 nehme
man letzteres an und operiere!).

Prognose: Spontanheilung selten; meist zunehmende Vergrößerung;
postoperatives Rezidiv häufiger.

Therapie: a) Bruchband oder besser (elastische) Leibbinde, evtl.
mit platter Pelotte nach Gipsabguß: meist ungenügend, daher am besten:
b) Radikaloperation: Zuvor genügende Vorbereitung durch flüssige
Kost und Stuhlentleerungen; am besten Omphalektomie längs oder meist
(spez. bei Absicht elliptischer Hautfettexcision) quer, Stielen des Bruchsacks,
Eröffnen des Bruchsacks, und zwar am besten nicht auf seiner Höhe, sondern
an einem peripheren Punkt, evtl. Abtrennen und Peritonealisieren von Netz-
u. a. -adhäsionen, typisches Abtragen des Bruchsacks; bei Einklemmung
bald Eröffnen der freien Bauchhöhle (am besten unterhalb, da die evtl.
verwachsenen Netzstränge von oben herantreten); Bauchdeckenverschluß
entweder durch exakte Etagennaht od. desgl. (spez. bei Rectusdiastase) mit
Rectusaushülsung und -naht an den sehnigen Stellen od. desgl. mit Fascien-
querschnitt od. desgl. mit Fasciendoppelung od. desgl. mit freier Fascientransplantation, auch mit Silberringnetz (Goepel); evtl. Excision in Form
einer quergestellten Ellipse aus der Hautfettschürze; evtl. Glasdrän; Verband
mit Bauchdeckenentspannung durch Lagerung in Oberkörperaufrichtung und
Schenkelbeugung, evtl. zur Verhütung von Wiederverwachsungen Beckenhochlagerung; frühzeitig Darmanregung durch Darmrohr, Einläufe, Abführmittel, Physostigmin, warme Umschläge, Lichtkasten usw.; genügend lange
Bettruhe für 2—3 Wochen, später Bauchbinde.

h) Bauchbruch (Hernia ventralis).

α) Rectusdiastase:

Vorkommen und Entstehung: Bei Neugeborenen infolge mangelhaften Schlusses der Bauchwand oder bei Erwachsenen, spez. Frauen nach
Schwangerschaften und bei Fettleibigkeit; öfters verbunden mit Nabelbruch.

Symptome: Fühlbarer Längsspalt in der Bauchmittellinie zwischen den
beiden Mm. recti (besonders deutlich bei deren Anspannung während des
Aufrichtens aus liegender Stellung) und entsprechende Vorwölbung beim
Aufrechtstehen auf Husten, Pressen usw.

Therapie: a) Leibbinde oder b) Radikaloperation mit Raffnaht,
evtl. unter Aushülsen der Recti.

β) Mittlerer Bauchbruch oder Bruch der weißen Linie, spez. über und um den Nabel (Hernia lineae albae, spez. epigastrica und paraumbilicalis).

Vorkommen und Entstehung: Nicht selten (in ca. 1% der Erwachsenen);
meist über oder sonst gelegentlich unter dem Nabel; bisweilen multipel; wohl
meist durch Zug eines präperitonealen Lipoms, welches durch gitterförmige
oder quere Lücken der Fascie vorgetreten ist; gewöhnlich im mittleren Alter;
häufiger (10mal) bei Männern als bei Frauen; öfters bei anstrengender körper-

licher Beschäftigung, vielleicht auch bisweilen, aber jedenfalls nur ausnahmsweise nach Trauma (Verheben oder Stoß), auch postoperativ (s. u.); Unfallzusammenhang ist also nur ausnahmsweise gegeben.

Formen: a) Fettgewebsbruch d. h. subcutaner Prolaps eines präperitonealen Lipoms oder richtiger Fettpfropfs, welcher vom präperitonealen
Fettgewebe nicht, wohl aber vom subcutanen abgegrenzt ist, zugleich das
Bauchfell in Form eines Trichters nach sich ziehen kann (häufiger, nämlich
in 90%).

b) Echter Bruch: d. h. mit peritonealem Bruchsack versehener (oft
hinter einem präperitonealen Lipom bestehender) Bruch (seltener, nämlich
in 10%).

Symptome: Meist sicht- und fühlbar; kleine (bohnen- bis kirschgroße),
knopfförmige Geschwulst lipomartig, stark druckempfindlich und oft, aber
bei einfachem Lipom nicht reponierbar, wobei eine Fascienlücke fühlbar wird;
beim Husten und Pressen wird die Geschwulst beim echten Bruch größer,
dagegen beim einfachen Lipom nur vorgedrängt; oft fehlen Beschwerden
überhaupt, spez. bei einfachem Lipom, sonst (in ca. 10%) bestehen zugleich
infolge Zerrungen an Nerven oder an dem verwachsenen Bauchfell, Netz oder
vereinzelt Dünndarm und Quercolon (dagegen ist Magen selten verwachsen
und fast nie im Bruchsack gelegen) heftige Beschwerden: Schmerzen in Form
von Magenkrämpfen oder Koliken, besonders nach Anstrengung und Mahlzeit, Koliken, Aufstoßen, Erbrechen, Stuhlverstopfung und Meteorismus;
schließlich Abmagerung und Neurasthenie.

Diagnose: Hernia epigastrica wird oft übersehen; andererseits werden
oft Beschwerden anderer Krankheiten (spez. Magenleiden und Neurasthenie)
der Hernia epigastrica bzw. dem präperitonealen Lipom fälschlich zuge-
schrieben, während es sich tatsächlich nur um einen (häufigen) Zufallsbefund
handelt!

Differentialdiagnose: Magen- und Duodenalgeschwür bzw. -carcinom,
Gallensteine, Nierensteine, Bleikolik, Tabes, abdominale Entzündungen usw.
sowie Neurasthenie; andererseits ist in jedem Fall von Hernia epigastrica
Magen usw. genau zu untersuchen und evtl. durch Probelaparotomie zu
revidieren; wichtig für die Wertung ist umschriebene und konstante Druckempfindlichkeit der Bruchgeschwulst bei Fehlen von Symptomen anderer
Krankheiten.

Prognose: Günstig; Inkarzeration ist selten; beim einfachen Lipom und
auch oft beim echten Bruch besteht in der Regel völlige Arbeitsfähigkeit.

Therapie: Bruchband zwecklos; daher bei sicherer Diagnose mit ausgesprochenen Beschwerden Radikaloperation unter Zerteilen und Exstirpieren des präperitonealen Lipoms und Isolieren und Abbinden des Bruchsacks, evtl. mit Eröffnen der Bauchhöhle zwecks Lösung von Verwachsungen
des Netzes usw. sowie Revision der Bauchorgane, spez. Magens; es folgt sorgfältige Naht der Bauchdecken, und zwar am besten quer unter exaktem
und sicherem Schluß der Fascie, evtl. unter Fasciendoppelung oder nötigenfalls freier Fascienverpflanzung, sonst, nämlich bei einfachem Lipom mit kleiner
Fascienlücke nur unter Tabaksbeutelnaht des Fascienlochs und evtl. Raffnaht der Fascie darüber, gegebenenfalls unter Auslösen und Vereinigen der
Recti miteinander. Rezidiv nicht selten.

γ) Seitlicher (lateraler) Bauchbruch (u. a. Hernia lineae semicircularis
Spigelii), d. h. seitlich von der Mittellinie, spez. am Außenrand des Rectus an
der Übergangsstelle der Transversusaponeurose in die hintere Rectusscheide
entlang den durchtretenden Gefäßstämmchen der Vasa epigastr. inf. bzw.
Intercostalnervenzweige durch die Transversusaponeurose in der Höhenlinie
Nabel-Darmbeinstachel; bei Körperanstrengung sowie bei Schwangerschaft,
Ascites oder Abmagerung; entweder als einfaches Lipom oder als echter Bruch
(ähnlich wie bei der epigastrischen Hernie); bisweilen weiter seitlich bei angeborenem oder narbigem Muskeldefekt und schließlich in Form einer diffusen
Vorwölbung einer ganzen Bauchpartie bei Muskellähmung (z. B. nach Durch-

trennung des 12. Intercostalnerven bei Nierenoperation oder anderer Intercostalnervenzweige bei Bauchoperationen, auch bei der Appendektomie mit
Rectusrandschnitt in größerer Ausdehnung s. u. Bauchnarbenbruch) oder
bei spinaler Kinderlähmung (sog. ,,Scheinbruch oder Pseudohernie; richtiger
Bauchdeckenlähmung).

δ) Bauchnarbenbruch (Hernia traumatica, spez. postoperativa).
Entstehung: Durch Verschwärung, Röntgenverbrennung, Verletzung
(Stich, Schnitt, Schuß usw.) oder Operation, spez. bei gestörter Wundheilung
oder bei breiter Dränage (z. B. nach Appendicitis, Cholecystitis usw.) sowie bei
schlechtem (anatomisch-physiologisch unrichtigem) Bauchschnitt mit Durch-
trennung von Muskeln und Nerven oder bei schlechter Bauchvereinigung
ohne exakte Etagennaht.
Formen: Entweder Bruch der ganzen Narbe oder Bruch an einzelnen
Stellen der im übrigen haltenden Narbe.
Differentialdiagnose: Bauchdeckenlähmung, Adhäsionen, Bauchorgan-
erkrankung (Appendicitis, Cholecystitis, Colitis, Gallen- und Nierensteinleiden,
Adnexerkrankung), Neuralgie u. a.
Komplikationen: Häufig Verwachsungen von Netz, Darm usw. mit
Adhäsionsbeschwerden oder Ileus; Einklemmung selten; bisweilen Ulceration
an der verdünnten Narbenhaut.
Therapie: a) Zu versuchen Leibbinde, evtl. mit flacher Pelotte,
b) bei stärkeren Beschwerden Radikaloperation ähnlich wie bei Nabelbruch Erwachsener (s. da!) unter glatter und vorsichtiger Excision der Narbe
(cave Verletzung des oft dicht unter der dünnen Narbenhaut liegenden Darms!),
Lösung und Reposition des Bruchinhaltes, Rekonstruktion und exakte Etagennaht der einzelnen rekonstruierten Bauchwandschichten spez. Fascie, evtl.
unter Fasciendoppelung oder evtl. unter Plastik mit gestielter oder freitrans-
plantierter Fascie, im Notfall Silberring- oder -drahtnetz (vgl. Nabelbruch!).
Innere Brüche s. da.
Zwerchfellbrüche s. da.

42. Abschnitt: Schulter.

A. Mißbildungen.

1. Schlüsselbeindefekt (partiell oder total; meist beiderseitig; dabei Näherung
der Schultern und abnorme Adductionsmöglichkeit bis zu beider Berührung).
1a. Dysostosis cleido-cranialis. Wesen: Rudimentäre Entwicklung oder
Fehlen beider Schlüsselbeine verbunden mit Schädelveränderung: fortbestehende
Fontanellen und Lücken in den Schädelknochen; zugleich oft Spaltbecken,
Handwurzelanomalien, Spina bifida, Wolfsrachen usw., also Veränderungen
am ganzen Skelet mit Wachstumveränderung kombiniert mit Neurofibromatosis. Ursache: erbbedingte Verknöcherungsstörung. Symptome:
Schlüsselbeine fehlend oder verkümmert und dadurch Schultergürtel außerordentlich beweglich, so daß die Schultern vor dem Brustbein zusammenzu-
bringen sind, also Patient sich gewissermaßen selbst umarmen kann; dazu
watschelnder Gang, Hüftbehinderung u. a. Diagnose: u. a. Röntgenbild.
Therapie: symptomatisch.
2. Angeborene Schulterverrenkung (differentialdiagnostisch cave pathologische Luxation, paralytisches Schlottergelenk und Epiphysenlösung!).
3. Schulterblatthochstand angeboren als ,,Sprengelsche Deformität'' evtl.
verbunden mit gleichzeitiger Näherung des Schulterblatts an die Wirbelsäule
nebst Außendrehung oder mit sekundärer (d. h. durch den geänderten Zug
der inserierenden Muskeln bedingter) Gestaltveränderung, spez. mit hakenförmiger Vorwärtskrümmung des oberen Teils (,,wie die abgebogene Ecke
einer Blechtafel''; nicht zu verwechseln mit Schulterblattexostose), auch öfters
mit fibröser oder knöcherner Bildung im M. levator scapulae nach der Wirbel-

säule zu, sowie mit Skoliose und Gesichtsschädelasymmetrie; häufig bestehen gleichzeitig Muskeldefekt und fast immer Wirbel- und Rippenveränderungen. Differentialdiagnose: erworbener Schulterblatthochstand bzw. Skoliose. Prognose: ungünstig. Folgen: Schönheitsfehler und Behinderung des Arms in Elevation über die Horizontale. Vorkommen: Meist ein-, bisweilen doppelseitig. Entstehung: a) Angeboren als intrauterine Belastungsdeformität oder als Bildungsfehler (mit Muskeldefekt, Rippendefekt, Wirbelsäulenverbiegung, Keilwirbel od. dgl.); erblich. b) Erworben bei Skoliose, Rachitis, Schulterankylose, Muskelkontraktur der Mm. levator scapulae und rhomboidei, Oberarmamputation, Pleuraempyem, Schiefhals, Rippenexostose, Schulterlähmung u. dgl. (hier im Gegensatz zur angeborenen Form ohne Schulterblatt- und Muskelveränderungen). Therapie: Kausal: evtl. Tenotomie oder Muskelverlagerung; sonst zu versuchen orthopädische Behandlung: Liegeschabe oder Korsett und elastischer Zug am Beckenring; evtl. Resektion des medialen und oberen Schulterblattteils unter Durchtrennung abnormer Brücken spez. in der Verbindung des Schulterblatts zur Wirbelsäule, aber unter Schonung bzw. Wiederannähung der Muskelansätze.

4. Muskeldefekte: ein- oder doppelseitig, auch mehrfach am Körper, wohl erblich; am Arm z. B. am Finger- oder Daumenstrecker.

5. Dysphagia und Dyspnoea lusoria (Bayford 1789) „Lusus naturae" ist bedingt durch einen abnormen Verlauf der A. subclavia zwischen Wirbelsäule und Speiseröhre oder zwischen Speiseröhre und Luftröhre oder vor der Luftröhre; die A. subclavia dextra entspringt dabei direkt aus der Aorta, und zwar als 4. Gefäß unmittelbar vor dem Übergang des Aortenbogen in die Aorta descendens, wobei die Speiseröhre in einem Gefäßring eingeschlossen ist und Schluckbeschwerden auftreten können; Anomalie an sich ist häufiger (ca. 1%); Diagnose: Röntgenbild zeigt ein kurzes Divertikel der Aorta aufwärts von der abgehenden A. subclavia dextra mit Eigenpulsation und mit Kompression des Ösophagus.

B. Verletzungen.

a) Haut: Hautabreißung (nach Überfahrung, Maschinenverletzung, Schuß u. dgl.) und **Verbrennung;** dabei Gefahr sekundärer Narbenkontraktur, namentlich an Schulter und Ellenbogen, weshalb entspr. Verband, evtl. rechtzeitige Hautverpflanzung erforderlich ist.

b) Muskulatur:

1. Subcutane Ruptur des Deltamuskels. Lokalisation: Meist drei Finger breit über der Muskelinsertion. Ursache: Meist Heben oder Zerren, selten direkte Gewalt. Vorkommen: Sehr häufig (bei sog. Distorsio humeri). Symptome: Schmerzen, Bluterguß und Muskellücke spez. bei aktiver Elevation Folge: Behinderung der Elevation.

2. Quetschung und Zerrung des Kappenmuskels: Evtl. mit ausstrahlenden Schmerzen und Funktionsbehinderung, und zwar der adductorischen, der elevatorischen oder beider Portionen.

3. Muskelverknöcherung im M. deltoideus, coracobrachialis usw.; nach intramuskulärem Bluterguß bei Rekruten, Turnern, Jägern usw. als sog. „Exerzier-, Bajonettier- oder Schießknochen".

c) Gefäße: A. und V. axillaris.

Ursachen: a) Scharfe: Stich, Schnitt, Hieb, Schuß, Operation (spez. Verletzung der V. axillaris bei Achselhöhlenausräumung). b) Stumpfe: Quetschung oder Zerrung (bei Maschinenverletzung), Oberarm- und Schlüsselbeinbruch, Schulterverrenkung (bei Entstehung oder häufiger bei Einrichtung derselben, spez. in veralteten Fällen), Brisement forcé, Geburt usw.

Symptome und Folgen: Blutung (primär oder sekundär, spez. septisch), Hämatom, Vereiterung desselben, Thrombose, Gangrän, Luftaspiration (an der V. axillaris aber selten!), Aneurysma (s. u.).

Therapie: Bei Blutung Unterbindung oder wenn möglich Gefäßnaht, evtl. unter Freilegung des ganzen Gefäßstammes mit temporärer Claviculareresektion bzw. -osteotomie (am besten schräg von medial-oben nach lateral-unten!) und mit Pectoralisdurchtrennung; bei komprimierendem oder vereitertem Hämatom Freilegung; bei Thrombose Suspension und Wärme usw.

Anmerkung 1. Aneurysma der A. axillaris.

Formen: Arteriell und arterio-venös.

Ursachen: a) Verletzung, spez. Schuß (!), Stich, Stoß, Fraktur und Luxation usw. b) Selten und bei älteren Leuten Arteriosklerose und Lues.

Symptome: Geschwulst mit Pulsieren und Schwirren, welch beides auf Kompression der A. subclavia verschwindet.

Folgen: 1. Taubheit oder Neuralgie, sowie Kälte und Ödem des Arms. 2. Luxation der Clavicula am Sternalende nach oben, sowie Usur der 1. und 2. Rippe. 3. Ruptur des Aneurysmasacks.

Therapie: Wenn möglich Endoaneurysmorrhaphie (nach Matas), sonst Ligatur ober- und unterhalb und Sackexstirpation; im Notfall, aber allein unsicher centrale Ligatur; sonst vgl. Allg. Chirurgie, Aneurysma!

Anmerkung 2. Thrombose der V. axillaris bzw. subclavia.

Ursache: Infektion und vor allem Trauma: Quetschung oder Zerrung mit Intimaruptur.

Symptome: Schwellung, Ödem und Cyanose, auch Schwäche und Gefühlsstörung.

Therapie: Hochlagerung, Wicklung und Umschläge bzw. Wärme. Blutegel?

d) Nerven.

Ursachen: Vgl. c), spez. Schuß- oder andere Wunde, Stoß, Sturz, Motorradunfall, Transmissionsverletzung, Oberarm- und Schlüsselbeinbruch, Schulterverrenkung, ferner Geschwulst, arterielles Hämatom, Narbe, Callus, Halsrippe, steckengebliebener Fremdkörper, schließlich Zug oder Druck bei Lasten- (Stein- oder Kohlen-) tragen und Karrenschieben („Berufslähmung"), Krückengebrauch („Krückenlähmung"), Turnen („Klimmzuglähmung"), Armunterlegen, -herabhängen oder -hochziehen („Schlaf- und Narkosenlähmung"): hier durch Armüberstreckung oder Schulterstützendruck, Geburt („Geburtslähmung": namentlich bei Zange oder bei Extraktion in Beckenendlage mittels Armlösung oder Armzugs; dabei häufiger Oberarmtyp Erb und seltener Unterarmtyp Klumpke) usw.

Differentialdiagnose: U. a. (z. B. bei Geburt) Distorsion, Luxation, Fraktur oder Epiphysenlösung.

Symptome: Reiz- und Lähmungssymptome, spez. Neuralgien und Taubheit, sowie motorische Lähmung als sog. „Plexuslähmung", und zwar teils an mehreren Nerven des Plexus brachialis in verschiedenster Kombination, teils an einzelnen z. B.:

1. Traumatisch (auch nach Entbindung bei Armlösen oder bei Extraktion am nachfolgenden Kopf, sonst meist nach Verletzung) oft nach Erb: Mm. deltoideus, biceps, brach. int. und supinator longus usw. (5. und 6. Cervicalnervenwurzel am sog. „Erbschen Supraclavicularpunkt" 2—3 cm oberhalb des Schlüsselbeins!); dabei Arm schlaff herabhängend und einwärts gedreht, Vorderarm halb gestreckt und einwärts gedreht sowie umfangreiche Armlähmung mit Unmöglichkeit des Armhebens (M. delt.) und Vorderarmbeugens (M. biceps), aber mit normalem Hand- und Fingergebrauch; differentialdiagnostisch cave Schulterverstauchung und vor allem Epiphysenlösung (Röntgenbild!); gegen die drohende Kontraktur der Schulter empfiehlt sich deren Lagerung in Abduktion und Außenrotation durch Schiene mit Seitenfortsatz, später evtl. Sehnenplastik oder Arthrodese.

1a. Selten dazu: Mm. supinator, brevis, infraspin. und subscap.; dabei Vorderarm proniert und nicht supinierbar sowie Oberarm einwärts rotiert und nicht auswärts drehbar.

2. Selten (spez. bei Wirbeltumor oder -entzündung [Spondylitis], aber nur ausnahmsweise bei Trauma, am ehesten bei Schuß oder Stich, selten auch bei Geburt als Entbindungslähmung s. o.) nach Klumpke: Kleine Handmuskeln, spez. Thenar und Interossei, sowie Finger- und Handbeuger (untere Wurzeln des Armplexus: 8. Cervical- und 1. Thorakalnerv!), wobei eine entsprechende Lagerung durch Schiene gegen Kontraktur nötig ist; evtl. kombiniert mit oculo-pupillären Symptomen, d. h. Pupillenverkleinerung, Lidspaltenverengerung und Bulbusretraktion (Ramus communicans des 1. Thorakalnerv zum N. symp.!): sog. Hornerscher Symptomenkomplex.

3. Isoliert oder neben sonstigen Nerven des Plexus brachialis bei Verletzung, Fraktur und Luxation, Krückenlähmung, Achseloperation, Schultergelenkentzündung, spinaler und cerebraler Erkrankung usw. N. axillaris: M. deltoideus und z. T. M. teres min. und M. subscap.; dabei Unmöglichkeit des Armhebens zur Wagerechten, Dislokation des Oberarmkopfs nach ab- und einwärts und Deltamuskelatrophie, dabei Subluxationsstellung und evtl. paralytisches Schlottergelenk, sowie Hautanästhesie an Schulter und Oberarm außen (N. cut. brachii lat.).

4. Bei Fraktur, Achseldrüsen-Ausräumung, Schulterblatterkrankung usw. N. subscapularis: Mm. subscap., teres major und latiss. dorsi; dabei Unmöglichkeit des Armeinwärtsrotierens sowie Abwärts- und Rückwärtsnehmens (Schulter kann nicht zurückgenommen und Hand nicht auf den Rücken gelegt werden!).

5. Bei Schulterblattbruch, Schulterquetschung oder -zerrung (z. B. bei Reckturnen) usw. N. suprascapularis: Mm. supra- und infraspinatus und teres minor; dabei Arm abduciert und einwärts rotiert, Schulter tiefstehend und Schulterblatt nach außen-unten gerückt, sowie Unmöglichkeit des Armhebens in der Sagittalebene und des Auswärtsrotierens (Schreiben, Nähen, Säen usw. behindert!).

6. Isoliert oder häufiger neben sonstigen oberflächlichen Nerven bei Traumen: Stoß oder Druck auf die Schulter (Lastenträger, Fechter usw.) und bei Entzündungen: Erkältung, Typhus, Dysenterie usw., auch als Muskelerkrankung angeboren und bei progressiver Muskelatrophie (hier meist beiderseitig!) sowie schließlich artefiziell bei Mammacarcinomoperation N. thoracicus longus: M. serratus ant.; dabei Schulterblatthochstand, Unmöglichkeit des Armhebens über die Horizontale (dies aber wohl bei Fassen und Vorwärtsdrehen des Schulterblatts!), sowie bei Armherabhängen und noch mehr bei Armvorwärtsnehmen „flügelförmiges" Abstehen und bei Armseitwärtsnehmen Näherung des Schulterblattes an die Wirbelsäule; bei beiderseitiger Erkrankung Berührung beider Schulterblätter in der Mittellinie (sog. „Serratuslähmung"); bei Täuschungsversuch auf Serratuslähmung drückt gewöhnlich Patient Schulter nach hinten (Serratuswirkung!); ein williger Patient mit Serratuslähmung überwindet die Unfähigkeit seitlichen Armhebens über die Waagerechte durch Schleuderbewegung mit Hilfe des M. cucullaris, doch steht das Schulterblatt flügelförmig ab.

Prognose: Spontanheilung erfolgt bei leichten Fällen in 85% und bei schweren in $66\frac{2}{3}\%$, aber erst nach 4—5 Monaten, weshalb man mit Operation meist $\frac{1}{4}$—$\frac{1}{2}$ Jahr warten soll.

Therapie: a) Kausal z. B. Antirheumatica, Berufseinstellung, Reposition von Frakturen und Luxationen, Entfernung von Steckgeschossen, Tumoren, Knochensplittern, vorstehenden Fragmenten und Callus, Resektion des luxierten Oberarmkopfs, Ausräumung arterieller Hämatome; bei Nervendurchtrennung Nervennaht; bei Nervenkompression Neurolyse; bei fortdauernder Lähmung evtl. Muskel-Sehnentransplantation, z. B. von Mm. pect. maj. oder trapezius oder latissimus dorsi auf Mm. delt. oder serratus, von M. triceps auf M. biceps u. dgl. oder bei Deltamuskellähmung Verpflanzung

der kurzen Biceps- und der langen Tricepssehne an Akromion; bei Schlottergelenk evtl. Arthrodese (in Abductionsstellung).

b) Sonst symptomatisch: Bäder, Massage, Elektrisieren und Übungen,
sowie evtl. Stützapparat bzw. Bandage (z. B. Nyrops Gradehalter).

Bei bloßer Schädigung der Nerven (z. B. nach Geburt, Schulterluxation
usw.) empfiehlt sich zunächst Abwarten, wobei zur Verhütung von Kontraktur
auf Abductions- und Außenrotationsstellung und zur Verhütung von Ankylose
auf Bewegungsübungen zu achten ist.

Anmerkung. Bei Deltoideuslähmung (Verletzung, Geburt, Kinderlähmung u. a.) versuche man Heißluft, Elektrisieren, Massage und Gymnastik
sowie Fixation des Arms in Elevation, Außenrotation und Supination; sonst
Kapselraffung oder Arthrodese (Versteifung!), besser Muskeltransplantation,
und zwar vorn und seitlich durch M. pectoralis major, dessen losgelöste Pars
clavicularis und sterno-costalis am Akromion und lateralen Schultergräten-
drittel befestigt werden und seitlich auch durch M. trapezius, dessen losgelöste
Lappen an Schlüsselbein und Schultergräte befestigt werden, hinten durch
M. teres major, dessen gelöster Ansatz und Ursprung nach Drehung um 80⁰
an Schultergräte und lateralem Deltamuskel befestigt werden.

e) Schultergelenk und -knochen.

1. Kontusion und Distorsion. Differentialdiagnose: Luxation und
Fraktur (Röntgenbild). Gefahr der Schulterversteifung bei älteren Leuten
(und zwar meist in Adduction, Innenrotation und Elevation; infolge langer
Ruhigstellung oder Zwangshaltung) und Arthritis deformans; diese auch in
Akrominoclaviculargelenk, spez. bei Lastenträgern. Therapie: Vgl. Omarthritis, spez. Wärme, Massage und Übungen, evtl. Abductionsschiene; cave
längere Ruhigstellung in Adduction (z. B. durch Armtragetuch u. dgl.!).

2. Wunden. Ursache: Stich, Hieb, Schuß usw. Gefahr von Vereiterung,
Ankylose oder Schlottergelenk.

C. Entzündungen.

a) Haut usw.

1. Furunkel.

**2. Schweißdrüsenentzündung bzw. -absceß (Hydradenitis bzw. Abscessus
sudoriparus; selten Lymphbahn- und Drüsenentzündung, Thrombophlebitis, Sub-
pektoralphlegmone und Sepsis).** Erreger: Meist Staphylokokken; begünstigend
wirken Schwitzen und Kleiderreibung. Vorkommen: recht häufig; bevorzugt
ist das jugendliche Alter im 2. und 3. Jahrzehnt; weibliches Geschlecht erkrankt
häufiger als männliches; oft beiderseits. Symptome: Harte und schmerzhafte, gerötete und heiße Infiltrate, welche meist mehrfach sind und schließlich
zusammenfließen zu kleinen Abscessen unter der verdünnten Haut. Differentialdiagnose: Furunkel (rundlich mit centralem Eiterpfropf!) und
Lymphadenitis (tiefer und zunächst ohne Hautbeteiligung!). Prognose:
hartnäckig; Lymphangitis und Lymphadenitis, Thrombophlebitis, Subpektoral-
phlegmone und Sepsis sind aber selten. Komplikationen: Furunkel und
Gerstenkörner. Gefahr der Propagierung und Rezidivierung. Therapie: Zu
versuchen Jodtinkturpinselung, Jod-, Quecksilber- oder Ichthyol- bzw. Pechon-
oder Ilonsalbe, Röntgenbestrahlung, Saugen u. dgl. Evtl. Incision (mit Messer
oder Thermokauter nebst Excochleation und breiter Tamponade, Jodtinkturpinselung und Saugen) oder gelegentlich Excision, nur ganz ausnahmsweise
(d. h. in ausgedehnten und hartnäckigen Fällen) auch Exstirpation samt
ganzer behaarter Achselhöhlenhaut; zur Verhütung der häufigen Rückfälle
regelmäßig Enthaaren oder Rasieren, Abwaschungen mit 5—20% Formalinspiritus, Thymol-, Tannin-, Resorcin-, Salicyl-, Rivanol- u. a. Spiritus, Hidro-
fugal u. dgl., Betupfen mit 5—10% Kaliumpermanganat- oder Methylviolettlösung und Zinkpastenverband, ferner Saugen, Rivanol- oder Blutinfiltration,
Diathermie oder Kurzwellenbehandlung, Licht- und Röntgenbestrahlungen und

Staphylokokkenvaccine- bzw. Reizkörpertherapie sowie Allgemeinbehandlung mit Diät, Stuhlregelung, Hefe, Blutreinigungstee, Arsen, Jod, Schwefel u. dgl. und Bekämpfung der Reinfektion durch Haut-, Hände- und Wäschehygiene. Vgl. Furunkulose!

3. Phlegmone und Abscesse, spez. prä- und retroscapular, subpectoral und axillar (hier primär von Lymphdrüsen mit Periadenitis, Acnepusteln, Furunkeln usw. oder sekundär als Senkungsabscesse von Hals, Rippen, Schulterblatt, Schlüsselbein und Humerus, Schultergelenk usw.). Vgl. Subpectoralphlegmone!

b) Lymphdrüsen der Axilla.

1. Lymphadenitis acuta und chronica. Ursache: Infektionen an Arm (infizierte Wunde, Fremdkörper, Furunkel, Ekzem, Paronychium und Panaritium!) und Brust (Mastitis, Ekzem, Furunkel usw.!). Folgen: Absceß, chronisch-eitriger Entzündungstumor, progrediente Phlegmone (spez. subpectoral), Sepsis.

2. Tuberkulose (primär oder meist sekundär bei Hals-, Brust- oder Armtuberkulose, auch bei Lupus, Tuberculosis verrucosa cutis und Leichentuberkel an Hand und Fingern u. a. bei Verletzung, Operation oder Sektion; bei Knochen- und Gelenktuberkulose selten, wohl aber manchmal bei Lungen- und Pleuratuberkulose, namentlich bei solcher mit Verwachsungen); diagnostisch ist wichtig primärer Tuberkuloseherd und chronischer Verlauf mit Vereiterung, Durchbruch, Geschwür und Fistel; differentialdiagnostisch cave sonstige, spez. chronisch-eitrige und maligne Lymphome sowie carcinomatöse und sarkomatöse Lymphdrüsenmetastasen, vgl. Hals!

Therapie: Ruhigstellung und Umschlag; evtl. Punktion (bei Tuberkulose) oder sonst besser Incision oder ausnahmsweise (spez. bei chronisch-eitrigen Entzündungstumoren oder Tuberkulose) Exstirpation.

c) Knochen.

I. Schlüsselbein.

1. Periostitis, Ostitis und Osteomyelitis: ziemlich selten, aber von den kurzen und platten Knochen hier am häufigsten und öfters neben anderen Knochen, spez. Femur. Folgen: Partielle oder totale Nekrose (zugleich aber große Regenerationskraft des Periosts), Eitersenkung, Gefäßarrosion.

2. Tuberkulose: am ehesten am Sternalrand und im Sternoclaviculargelenk; primär oder meist bei gleichzeitiger Halsdrüsen-, sowie Brustbein-, Schulterblatt- oder Schultergelenktuberkulose; meist frühzeitig durchbrechend mit typischer Fistelung nach außen, selten nach dem vorderen Mediastinum. Therapie allgemein und lokal; evtl. Auskratzung; evtl. frühzeitige Resektion des Sternoclaviculargelenks.

3. Syphilis: ziemlich häufig, spez. am Sternalende in Form von Auftreibungen „Tophi", später mit Erweichung und Fistelung oder mit mächtiger Knochenneubildung oder mit Spontanfraktur; differentialdiagnostisch cave Sarkom!

4. Ostitis deformans und Ostitis fibrosa cystica.

5. Unspezifische Nekrose s. Malacie im Schlüsselbeinkopf Jugendlicher nach Art der Perthesschen Krankheit (?).

II. Schulterblatt.

1. Periostitis, Ostitis und Osteomyelitis: selten; evtl. mit Absceßdurchbruch nach Axilla oder seitlicher Bauchwand oder Rücken (am medialen Knochenrande); Aufsuchen der Herde nach dem Röntgenbild, dagegen nur in schweren Fällen subperiostale Totalexstirpation der Scapula mit sorgfältiger Schonung der abzulösenden Muskeln bzw. ihrer Nerven.

2. Tuberkulose: häufiger; teils primär, teils sekundär an der Pfanne bei Schultergelenktuberkulose; evtl. kalter Absceß in der Ober- oder Unterschlüsselbeingrube oder an Brustwand oder Rücken oder Axilla mit Fistelung oder mit Durchbruch ins Schultergelenk oder mit erschöpfender Eiterung; Röntgenbild mit Kontrastfüllung der Fisteln; differentialdiagnostisch cave Lipom und Bursitis!

d) Schultergelenkentzündung (Omarthritis).
1. Omarthritis serosa und serofibrinosa bzw. pannosa.

Ursachen: Kontusion und Distorsion, akuter und chronischer Rheumatismus, Sepsis, akute Infektionskrankheiten (Scharlach, Diphtherie, Dysenterie, Typhus, Pocken, Pneumonie usw.).

Symptome: Schmerzen, Zwangsstellung (in Adduction, Innenrotation und evtl. leichter Elevation), Beweglichkeitsbeschränkung (spez. in Abduction und Außenrotation; Schulterblatt geht bei allen Bewegungen frühzeitig mit; bei der Untersuchung ist das Schulterblatt exakt zu fixieren!), Druckempfindlichkeit und Gelenkschwellung (am vorderen und hinteren Rand des Deltamuskels und in Axilla), Röntgenbild, Probepunktion (am Vorderrand oder durch die Muskelmasse oder am besten am Hinterrand des Deltamuskels bei leichter Schulterabduktion).

Folgen: Evtl. Ankylose (in Adduction, Innenrotation und evtl. leichter Elevation; bedingt durch Kapselschrumpfung mit Verödung der Kapseltaschen, spez. der unteren und durch Muskelretraktion) oder Schlottergelenk mit Subluxation (dabei Herabtreten des Oberarmkopfs, Vortreten des Akromion und Lücke zwischen beiden!).

Differentialdiagnose: 1. Sonstige Entzündungen (Rheuma, Tuberkulose usw.) sowie sog. Neurose (Hysterie!) des Schultergelenks. 2. Periartikuläre Prozesse, spez. Schleimbeutelerkrankung: sog. „Periarthritis humeroscapularis" (s. u.), Myalgie usw.

Therapie: Wenn möglich kausal (z. B. Salicylpräparate bei Rheuma); sonst zunächst Ruhigstellung, feuchter Umschlag oder Eisblase und Kompression mit Spica humeri (Kompression ist am Schultergelenk schwer durchführbar!); bei Erguß evtl. Punktion oder Spülung mit 3%iger Carbolsäurelösung; bei Versteifung evtl. Injektion von Novocain, Humanol usw. oder von Sauerstoff (?) ins Gelenk oder in das periartikuläre Gewebe; (vorsichtiges) Redressement und Mobilisieren in Rauschnarkose; sonst Jodtinkturpinselung, Massage und Einreibungen (spez. am Deltamuskel!), Elektrisieren, Bäder (Thermal-, Sand-, Moor-, Schwefel- u. dgl. Bäder), Umschläge, Fangopackungen, Thermophor, Heißluft, Lichtkasten, Diathermie, künstliche Höhensonne, Stauen, Fibrolysininjektionen, Reizkörper, sowie Jod, Atophan, Salicylpräparate usw. Verband in wechselnder Stellung, spez. in Abduction bzw. Elevation (cave längere Adduktion; deshalb u. a. nicht längere Zeit, sondern nur mit Vorsicht: Armtragetuch, Desaultscher und Velpauscher Verband!) und frühzeitig Bewegungen unter sorgfältiger Fixation des Schultergürtels (aktiv, passiv und an Apparaten, spez. mit gefalteten Händen, Stab, Rollenzug, Pendel sowie Hantel- und Keulenschwingen, Schwungrad- oder Pendelbewegungen, Dreschen, Schaufeln, Hämmern usw.).

2. Omarthritis purulenta.

Ursachen: a) Direkt bei komplizierten Wunden und Knochenbrüchen spez. Schußverletzungen.

b) Fortgeleitet z. B. bei tiefer Weichteilphlegmone und bei akuter Osteomyelitis benachbarter Knochen, spez. des Oberarms (im ganzen selten wegen der geringen Ausdehnung des Kapselschlauches!).

c) Metastatisch bei akuter Allgemeininfektion (Septikopyämie, Typhus, Scharlach, Pocken usw.).

Symptome: Wie bei 1.; außerdem hohes Fieber und entzündliche Schwellung, später (durch Knorpelzerstörung) Scharren bei Bewegungen.

Folgen: Sepsis oder Absceßperforation (am vorderen oder hinteren Deltamuskelrand oder in Axilla, auch weiter an Brust und Rücken); später Ankylose.

Therapie: Punktion, Incision, Resektion oder Exartikulation; bei schwerer Eiterung empfiehlt sich zwecks besten Sekretabflusses die Dränage nach hinten: Schnitt am Hinterrand des Deltamuskels und Abziehen desselben nach außen, Eingehen an der Infraspinatussehne und Spalten von oben nach unten bis zum chirurgischen Hals des Humerus unter Schonung des N. axillaris und der Vasa circumflexa post. (Payr).

3. Omarthritis deformans.

Vorkommen: Ziemlich häufig, spez. bei Älteren; meist aber nicht immer gleichzeitig und gleich stark beiderseits, sonst je nach Beruf.

Lokalisation: Schultergelenk oder (häufiger) Schulterblatt-Schlüsselbeingelenk (sog. kleines Schultergelenk oder Schultereckgelenk).

Differentialdiagnose: Periarthritis humero-scapularis, Rheuma, My- und Neuralgie, Tuberkulose, Arthropathia neurotica u. a.

Entstehung: Nicht selten nach Trauma (Kontusion, Distorsion, Fraktur, Luxation u. dgl.), sonst gewöhnlich primär bei Alter und Körperveranlagung sowie professioneller Abnutzung z. B. links bei Tafelglasbläsern.

Symptome und Folgen: Schmerzen, Druckschmerz, Behinderung der Beweglichkeit (spez. in Abduction und Rotation), Krepitieren, Erguß, Röntgenbild (unregelmäßige Randwucherungen, sowie Verbreiterung und Abflachung an Pfanne und Kopf, Zuschärfung des unteren Kopfrandes, Höher- und Tiefertreten des Kopfes, selten freie Gelenkkörper).

Komplikation: Bisweilen, namentlich bei professioneller Erkrankung (z. B. links bei Tafelbläsern) Spontanruptur der aufgefaserten langen Bicepssehne (s. da).

Therapie: Vgl. 1.; dazu ausnahmsweise Schutzapparat (?) und bei jüngeren Leuten evtl. Resektion oder auch Entfernung beweglichkeitsstörender Knochenwucherungen.

4. Omarthritis neurotica.

Ursache: Schulter- und auch Sternoclaviculargelenk erkrankt verhältnismäßig häufig bei Syringomyelie, verhältnismäßig selten bei Tabes.

Symptome: Wie bei 3.; aber grotesker, spez. auch paraarticulär, sowie schmerzlos; daneben Zeichen der Syringomyelie oder Tabes.

Folgen: Öfters Subluxation (evtl. rezidivierend) und Vereiterung (durch Infektion der infolge gleichzeitiger Analgesie häufigen Verletzungen an Hand und Fingern).

Therapie: Evtl. Schutzapparat.

5. Gicht.

6. Gonorrhoe:
Nicht selten; serofibrinös oder eitrig bis phlegmonös; spez. in letzterem Fall mit großer Neigung zu Versteifung.

7. Syphilis II
(seröser Erguß) und III (Gumma von Synovia oder Humeruskopf).

8. Tuberkulose.

Vorkommen: Ziemlich selten gegenüber sonstiger Gelenktuberkulose, aber häufigste Form der chronischen Schultergelenkentzündung; häufiger bei Erwachsenen als bei Kindern, spez. bei Männern; zweimal häufiger rechts als links.

Formen: a) Am häufigsten als sog. „Caries sicca", d. h. trockene Form mit Granulationsherden, welche meist synovial beginnen und schließlich den Knochen zerstören zu einem Strunk mit unregelmäßig buchtigen Defekten und die Kapsel verschrumpfen, aber selten stärkere Eiterung oder größere Sequester liefern.

b) Seltener (spez. bei Kindern) als exsudatreiche Form mit Erguß oder häufiger als Fungus oder als kalter Absceß, evtl. mit eiternden Fisteln (diese meist am Hinterrand des Deltamuskels, ferner am Vorderrand desselben und in der Axilla).

c) Vereinzelt als sog. „Caries carneosa" mit fleischartigen Granulationen, welche den Knochen durchwuchern.

Symptome: Zunächst Schwäche und Steifigkeit der Schulter; später neuralgische Schmerzen; Druckempfindlichkeit an Gelenk oder Knochen; Versteifung (meist in Adduction, Innenrotation und Elevation); selten Erguß; häufig Abflachung der Schulter mit Deltamuskelatrophie und Abweichung des Kopfes nach vorn und unten oder oben; evtl. Subluxation; evtl. Wachstumsstörung bei Jugendlichen; Röntgenbild.

Differentialdiagnose: Trauma, Rheuma, Osteomyelitis, Gonorrhoe, Lues, Periarthritis humero-scapularis, Arthritis deformans und neurotica, Tumor, spez. Sarkom am oberen Humerusende usw.

Prognose: Bei Caries sicca öfters Ausheilung, aber fast immer mit Ankylose und bei Jugendlichen mit Armwachstumsstörung.

Therapie: a) Konservativ: Allgemein und lokal; Verband in Abduction! b) Operativ: Evtl. Resektion, bei der seltenen serösen Form auch Punktion und bei paraarticulärem Knochenherd Exkochleation. Vgl. Gelenktuberkulose!

Anmerkung 1. Schulterkontraktur und -ankylose.

Ursachen: a) Intraarticuläre Prozesse: blutige Verletzung, Kontusion, Distorsion, Fraktur spez. intraarticuläre, Luxation, Entzündung (tuberkulöse, eitrige, gonorrhoische, rheumatische usw.), b) Kontraktur, spez. durch längere Ruhigstellung in Verband bzw. Armtragetuch (Kapsel-, Bänder- und Muskelschrumpfung!).

Form: Meist in der ungünstigen Adductionsstellung; daher evtl. Verband in Abduction!

Diagnose: Cave Vortäuschung von Beweglichkeit durch Schulterblattdrehung (,,Schulterblatt geht mit"); daher Untersuchung unter exakter Fixation des Schultergürtels und des Schulterblatts, evtl. in allgemeiner oder örtlicher Betäubung; charakteristisch für die Schultergelenkversteifung ist auch die Steilstellung des Schlüsselbeins und die Annäherung der Schulter an die Mittellinie beim Versuch des Armhebens sowie im Röntgenbild der Hochstand des Oberarmkopfs gegenüber der Pfanne.

Folge: Behinderung des Armhebens völlig oder über die Horizontale.

Prophylaxe und Therapie: Vgl. d, 1 und Allg. Chirurgie!

Anmerkung 2. Schlotternde Schulter.

Ursachen: a) Erguß mit Kapselüberdehnung oder Knochendefekt bei Fraktur, Schuß, Resektion, Arthritis deformans (?) und vor allem neurotica, b) Muskellähmung bei spinaler Kinderlähmung oder traumatisch od. a. Lähmung des Plexus brach. oder des N. axillaris, welch letzterer den als Kapselspanner wirkenden Deltamuskel versorgt (sog. ,,paralytisches Schlottergelenk").

Diagnose: Schulterwölbung fehlt; Akromion springt eckig vor; zwischen Akromion und Oberarmkopf ist eine bis daumenbreite Lücke, welche bei Druck gegen den Arm von unten wieder verschwindet; Arm hängt schlaff herab, kann aktiv nicht gehoben werden und ist passiv abnorm (evtl. ,,dreschflegelartig") oder gar bis zu Luxationsstellung beweglich.

Prophylaxe: Armstützung durch Pflaster-, Binden- oder Tuchverband (z. B. Mitella); sonst Massage und Elektrisieren.

Therapie: Evtl. kausal (Gelenkpunktion bzw. Neurolyse oder Nervennaht); sonst (außer Muskelpflege durch Massage und Elektrisieren): Schutzapparat oder wenn möglich (allerdings betr. Dauerergebnis unsicher) Muskel-Sehnenverpflanzung (z. B. Pectoralis- oder Cucullaristeil auf Deltamuskel oder an Tuberculum majus); sonst auch Tenodese oder sicherer Arthrodese (Anfrischung der Knorpelflächen und evtl. Naht, Nagel oder Schraube bzw. Knochenbolzung; in leichter Abduction und Innenrotation).

e) Schulterschleimbeutel: Bursa acromialis s. supraacromialis, sowie subdeltoidea und subacromialis (letztere beiden Schleimbeutel kommunizieren öfters mit dem Schultergelenk und untereinander!), Bursa intertubercularis und coracoidea.

1. Bursitis serosa acuta und chronica z. B. nach Trauma.

2. Bursitis purulenta z. B. bei Osteomyelitis oder Pyämie sowie bei eitrigen Schultergelenksentzündungen.

3. Bursitis sero-fibrinosa chronica s. pannosa s. adhaesiva bzw. **calcarea:** hierher gehört auch die durch paraartikuläre Ursachen bedingte ,,**Schmerzhafte Schulterversteifung**", auch ,,**Periarthritis humero-scapularis**" oder **Duplay**sche **Krankheit** (Duplay 1872) genannt.

Wesen: Schulterbehinderung (Contractur) durch paraartikuläre, dabei nicht einheitliche Ursache.

Vorkommen: Recht häufig, namentlich bei älteren und veranlagten Leuten.

Ursache: Unbekannt; begünstigend wirken infolge längerer Zwangshaltung akutes und chronisches Leiden spez. Rheumatismus, Gicht usw. sowie Überanstrengung und Trauma: Kontusion, Distorsion, Fraktur und Luxation verbunden mit Kapsel-, Bänder- und Sehnen- (namentlich Supra- seltener Infraspinatussehnen-) verletzung.

Unfallzusammenhang ist häufiger gegeben, und zwar nicht nur bei schweren Schulterverletzungen mit Gelenkbeteiligung, sondern auch bei leichteren, und zwar schon infolge längerer Ruhigstellung, indem sich dann namentlich bei älteren und veranlagten Leuten eine schmerzhafte Behinderung durch Kapsel-Bänder-Sehnenschrumpfung einstellt und auch oftmals bleibt; wichtig ist für die Beurteilung der Zustand des ganzen Körpers, spez. der anderen Schulter.

Path. Anatomie: Nicht spezifisch-chronische Entzündung der Schulterschleimbeutel mit Nekrose, Verkalkung und Verknöcherung wird in manchen Fällen, Arthritis deformans des Akromio-Claviculargelenks und des Sulcus intertubercularis in anderen Fällen gefunden; in den meisten handelt es sich um bloße Schrumpfung des Gleitapparats: Kapsel, Bänder, Sehnen und Muskeln infolge unzweckmäßiger und längerer Ruhighaltung.

Symptome und Diagnose: Teilweise Schultergelenksversteifung spez. im Hochheben des Arms nach hinten-oben oder hinten-unten (Gesäß) und ausstrahlende Arm-, Nacken- und Rückenschmerzen, auch in Form nächtlicher Schmerzanfälle, Druckpunkte an Gelenkvorderseite, Rabenschnabelfortsatz, Großhöcker u. a. sowie an der Schultermuskulatur, Muskelspannung, später -atrophie und Schulterhochstand, sowie evtl. Schwellung und Druckempfindlichkeit des betroffenen Schleimbeutels; im Röntgenbild manchmal, aber durchaus nicht immer, Kalkablagerungen in Schalen- oder Wolkenform zwischen Akromion und Oberarmkopf oder etwas weiter außen und unten, auch an der Supraspinatussehne; sonst Oberarmkopfhochstand, Atrophie, Arthritis deformans usw.

Differentialdiagnose: Schultergelenkentzündung (Schwellung und Druckempfindlichkeit an anderer Stelle spez. hinten und axillar, aber nicht im Deltamuskelbereich und stärkere Muskelatrophie sowie vor allem Gelenkbehinderung spez. beim Sägen und Rotieren!) und Arthritis deformans im großen und kleinen Schultergelenk (Gelenkgeräusche und typische Gelenkveränderungen im Röntgenbild) sowie Tumoren (Lipome usw.), Arthropathia neurotika, Tuberkulose, My- oder Neuralgie u. a.

Verlauf: Über Jahre chronisch mit Exacerbationen; meist fortschreitend in der Schulterbehinderung.

Prognose: Quoad sanationem ungünstig; mit der Zeit droht infolge Kapsel-, Bänder-, Sehnen- und Muskelschrumpfung zunehmende Schulterversteifung, namentlich im Armheben nach hinten-oben neben entspr. Muskelatrophie.

Prophylaxe: Ruhigstellung der Schulter ist tunlichst, namentlich bei alten und veranlagten Leuten zu beschränken und wenn nötig in Abduktion durchzuführen (am besten Schulter in Abduktion von 80⁰ und in Anteversion von 20⁰, Ellenbogen rechtwinklig und Unterarm proniert); Vorsicht mit Armtragetuch, Verband nach Desault-Velpeau, Gips- oder Schienenverband!

Therapie: Wie bei Omarthritis; zu versuchen: Wärme (Wärmesäckchen, Heizkissen, Diathermie, Kurzwellenbehandlung, Paraffin-, Sand-, Moor- oder Fangopackungen, Glühlichtbad), Massage bzw. Einreibungen (mit Salit, Doloresum usw.), Bewegungsübungen (aktiv, passiv und an Apparaten), evtl. Abductionsschiene, u. U. Redressement oder Mobilisieren, nach Bedarf Antineuralgica, spez. Salicyl-, Atophan- und Pyramidonpräparate, evtl. Narkotika und Hypnotika; Reizkörper (Mirion usw.); Röntgenbestrahlung; Injektionen in Gleitapparat oder Gelenk bzw. paraartikulär (Novocain-, Pantocain-, ¼—1⁰/₀₀ Rivanol-, Phenol- u. a. Präparate 20—50 ccm, evtl. wiederholt, auch mit anschließender Mobilisation und Abduktionslagerung); auch Diät, Stuhlregelung, Trink- und Badekur, Vitaminpräparate, Jod usw.; bei Vereiterung Incision und Dränage; evtl. Schleimbeutelexstirpation (Vorsicht wegen der häufigen Kommunikation mit dem Gelenk, auch weder nötig noch sicher!) oder Resektion des Akromio-claviculargelenks (?).

4. Tuberkulose: Öfters als Reiskörperchenhygrom oder als kalter Absceß; oft gleichzeitig Schultergelenk- oder Knochentuberkulose; differentialdiagnostisch cave Lipom und Sarkom; Therapie: Jodoformglycerininjektion oder am besten Exstirpation.

Anmerkung. Schulterblatt- oder Scapularkrachen ist ein fühl- und evtl. hörbares Krachen bei Schulterblattbewegungen, welches meist harmlos ist.

Ursachen: Unebenheiten an der Schulterblattrückseite, und zwar Knochenvorsprünge bzw. Exostosen von Rippen oder Schulterblatt oder lediglich hochgradige Atrophie der subscapulären Muskulatur bei Lungentuberkulose u. dgl. Proliferierendes Hygrom der Bursa subscapularis oder B. subserrata oder B. anguli sup. scapulae wird häufig gefunden, ist aber wohl meist sekundär. Vielfach ist das Geräusch überhaupt nicht pathologisch.

Differentialdiagnose: Reiben bei Scapulafraktur, Omarthritis oder Pleuritis.

Therapie: Kausal, also evtl. Exstirpation der erkrankten Bursa und vor allem Abmeißelung von Knochenvorsprüngen; meist ist jedoch keinerlei Behandlung gegeben.

D. Geschwülste.

a) Weichteile.

α) Schulter: Atherome, Ganglien, Angiome, Naevi, Fibrome, Verbrennungskeloide, Lipome (spez. in der Akromialgegend; evtl. dabei ausstrahlende Schmerzen, Sensibilitätsstörungen, Deltamuskelatrophie und Armschwäche), Carcinome (an Haut und Schleimbeuteln), Sarkome (spez. am Deltamuskel; prognostisch ungünstig; Therapie: Evtl. Exstirpation oder Rezidivoperation oder Exarticulation oder Amputatio interscapulothoracalis).

β) Axilla: Häm- und Lymphangiome, Lipome, Fibrome, aberrierte bzw. accessorische Mammae, Lymphdrüsentumoren (vgl. Halslymphdrüsen; bisweilen pseudoleukämische und leukämische Drüsentumoren; carcinomatöse sind meist sekundär spez. bei Mammacarcinom s. da), Carcinome (außer an Lymphdrüsen, welche metastatisch erkranken bei Carcinomen der Brust oder Arme; auch an Haut spez. auf Narbe, Warze oder Lupus), Sarkome (an Haut, Gefäßen, Nerven und Lymphdrüsen).

b) Knochen.

α) Schlüsselbein: Fibrome, Osteome, Chondrome, Lipome, Cysten, Echinococcus, Strumametastasen, Carcinome und vor allem. namentlich am sternalen Ende Sarkome.

Therapie: Resektion oder (bei malignem Tumor) Totalexstirpation (Parallelschnitt; cave V. subclavia und Pleurakuppel; Funktionsstörung ist bei Schlüsselbeinfortfall gewöhnlich gering; evtl. Knochenplastik frei oder gestielt aus der Schultergräte!).

β) Schulterblatt: Fibrome, Osteome, kartilaginäre Exostosen, Enchondrome, Osteochondrosarkome, Sarkome und (metastatisch) Carcinome.

Symptome: Zunächst nur rheumatische Schmerzen und geringe Beweglichkeitsbehinderung des Arms; später oft großer und tiefliegender, evtl. fluktuierender Tumor in Ober- oder Unterschlüsselbeingrube oder in Axilla oder nach vorn mit Abdrängung und Luxation der Schulter.

Prognose: Bei malignem Tumor ungünstig wegen raschen Wachstums und frühzeitiger Metastasen in Lunge, Pleura, Wirbeln usw.

Therapie: Resektion bei gutartigem Tumor (z. B. Exostose) partiell, bei bösartigem in der Regel total; evtl. bei Übergreifen auf Schultergelenk oder Arm als Amputatio interscapulothoracalis mit vorheriger Unterbindung der Subclaviagefäße.

43. Abschnitt: Oberarm.

A. Mißbildungen.

Formen: **1. Amelie** (d. h. Fehlen des Armes ganz oder bis auf einen Stummel). **2. Hemimelie** (d. h. Fehlen oder rudimentäre Bildung der peripheren Teile). **3. Peromelie** (d. h. mangelhafte Entwicklung des ganzen Arms) bzw. **Phokomelie** (zu deutsch „Robbenglied", d. h. rudimentäre Bildung des Armes bei mehr oder weniger normal entwickelter Hand, welche ähnlich wie die Flosse einer Robbe am Rumpf hängt).

Fehlen beider Arme heißt auch Abrachius, Fehlen nur eines Armes Monobrachius, Verstümmelung Perobrachius.

Zu 1—3: Ursachen: Entweder primärer (erblicher) Keimfehler (hier findet sich oft ein Stummel mit mehr oder weniger entwickelten Fingern) oder mechanische Behinderung (durch Uterusdruck oder durch amniotische Bänder oder Nabelschnur evtl. mit „Selbstamputation der Glieder"; hier findet sich oft ein Stummel ohne das Gliedende, welches abgeschnürt ist, manchmal aber nur Schnurfurche oder Nerven- z. B. Radialislähmung).

Therapie: Evtl. Prothese oder Apparat, nötigenfalls nach Kürzung oder Umformung des Gliedrestes zwecks Gebrauchsverbesserung; sonst passende Berufswahl.

B. Verletzungen.

a) Haut usw.

1. Quetschung: Evtl. mit ausgedehntem Hämatom spez. innenseits oder bei tangential fassender Gewalt mit Décollement traumatique. Therapie: Ruhigstellung, Kompression und Eisblase; evtl. Punktion; bei Vereiterung Incision.

2. Wunden: Evtl. z. B. bei Maschinenverletzung, Tierbiß, Verbrennung und Verätzung usw. mit großem Hautdefekt; Therapie: Situationsnaht, evtl. Thierschsche Epidermistransplantation oder Hautlappenplastik gestielt oder brückenförmig (von Schulter oder Brust).

b) Muskulatur:

1. Muskelquetschung: Evtl. mit Blutcyste oder später auch mit Muskelverknöcherung.

2. Muskelwunde: Z. B. durch Sense, Hackmesser, Säbel u. dgl. Therapie: Muskelnaht mit starkem Catgut in Form von Doppelnähten.

3. Muskelbruch: d. h. Vorfall von Muskulatur durch Aponeurosenlücke bzw. -defekt: z. B. infolge stumpfer oder scharfer Verletzung. Therapie: evtl. Fasciennaht bzw. -plastik.

4. Muskelruptur: D. h. subcutaner Muskelriß.

Ursache: Meist Muskelüberdehnung (s. u.), selten direkte stumpfe Gewalt (Überfahrung, Quetschung, Verschüttung, Fall usw.); begünstigend wirken allgemein: Alkoholismus, Infektionskrankheit, Alter usw. und lokal: Entzündungen oder Traumen (z. B. bei der langen Bicepssehne Arthritis deformans oder Periarthritis humero-scapularis der Schulter oder Schulterluxation) sowie professionelle Abnutzung (z. B. bei Tafelglasbläsern links); in letzteren Fall handelt es sich um eine sog. „pathologische oder Spontanruptur".

Unfallzusammenhang ist nur ausnahmsweise gegeben, dagegen gewöhnlich abzulehnen, nämlich bei sog. pathologischer Ruptur alter und veranlagter Leute, spez. bei Schultergelenkerkrankung, zumal die Ruptur öfters

schon vorbestanden hat und erst bei dem Unfall zufällig entdeckt wird, auch
manchmal doppelseitig vorkommt; jedenfalls ist (ähnlich wie bei Leistenbrüchen u. a.) strengste Beurteilung erforderlich, insonderheit ist Voraussetzung: vorherige Gesundheit, geeigneter Unfall, sofortige Erkrankung mit
Arbeitsniederlegung und Arzthinzuziehung, sowie Schmerz, Blutunterlaufung
und Funktionsstörung. Funktionsstörung ist überhaupt gering, so daß meist
eine Dauerrente von nur 0—15% in Frage kommt.

Lokalisation: Am häufigsten M. biceps, und zwar dessen langer Kopf
bzw. Sehne, selten kurzer Kopf bzw. Sehne oder beide Köpfe bzw. Sehnen
oder gemeinsamer Muskelbauch oder (selten!) distale Sehne am Speichen-
höckerchen (Sack- oder Gewichtheben, Stemmen, Schaufeln, Kegeln usw.!);
weniger häufig M. trapezius und M. deltoideus (Heben oder Zerren!), M. coracobrachialis (Wäsche auswinden!), M. triceps (Werfen oder Fall auf den gebeugten Arm!), M. brachialis int. (Ellenbogenluxation und -distorsion, sowie
Fraktur am unteren Humerusende!).

Symptome und Diagnose: Krach, Schmerz, Druckempfindlichkeit,
Blutunterlaufung, Funktionsstörung (z. B. bei Bicepsruptur: Vorderarmbeugung schwach und langsam, dies spez. in Supinationsstellung), Vorspringen
und Verlagerung des weich sich anfühlenden Muskelbauchs bei aktiver Bewegung, sowie daneben Lücke (z. B. bei Ruptur des langen Bicepskopfes:
bei aktiv gebeugtem Ellenbogen Muskelbauch abwärts verschoben und dort
abnorm vortretend, sowie oberhalb tiefe Lücke bis auf den Knochen; später
evtl. Subluxation des Humeruskopfes nach vorn und innen [Pagenstecher-
sches Zeichen]).

Formen: Vollständiger und unvollständiger Muskelriß.

Folgen: Bei vollständigem Muskelriß evtl. Funktionsstörung, aber in der
Regel gering.

Therapie: Ruhigstellung mit Propulsivbinde und in passender Gliedstellung zur Näherung der beiden Muskelstümpfe (z. B. bei Bicepsruptur in
spitzwinkliger Vorderarmbeugung für 1—3 Wochen, dann bald Wärme,
Massage und vorsichtig gesteigerte Bewegungsübungen); evtl., aber wohl
nur bei traumatischer und vollständiger, dagegen nicht bei pathologischer
Ruptur (hier ist namentlich bei alten Leuten mit geringen Beschwerden keinerlei
Behandlung nötig!) Muskelnaht, u. U. mit Sicherung durch einen Flicken
oder Mantel von frei transplantierter Fascie, bei distaler Ruptur Anschluß
des Sehnenstumpfs an den M. brach. int. unter ulnarer Verlagerung oder an
den Radius unter Annageln.

5. Muskelverknöcherung (Myositis ossificans traumatica circumscripta)
durch Quetschung oder Zerreißung, spez. bei gleichzeitiger Knochenverletzung
oder Verrenkung; meist im M. brach. int. (s. u.).

c) Gefäße: A. brachialis.

Vorkommen: Häufig, spez. im Kriege.

Folgen: Blutung, Nachblutung, Hämatom, Vereiterung, Sepsis, Thrombose,
ischämische Muskelkontraktur, Gangrän, Aneurysma arteriale bzw. arterio-
venosum.

Therapie: Naht oder doppelte Unterbindung (am Ort der Verletzung;
nur ausnahmsweise [spez. bei Gefahr septischer Nachblutung] oberhalb
der Verletzung, und zwar am besten unterhalb des Abgangs der A. profunda
brachii). Bei Abreißung des ganzen Arms (durch Raubtier, Maschine, Mühl-
werk, Transmission, Granat-, Minen- und Böllerexplosion), wo oft zunächst
Gefäßverschluß durch Intimaaufrollung, Gefäßretraktion und Gefäßsteuerung
erfolgt, ist baldigste Ligatur der Gefäße erforderlich wegen Gefahr der Nachblutung.

d) Nerven.

1. N. radialis (häufig am Oberarm!).

Ursachen: Stumpfe (Wurf: Tricepskontraktion!) und vor allem scharfe
Verletzung (Schnitt, Hieb, Stich, Schuß, Glasscherbe, Maschinenverletzung
usw.), subcutane Ätherinjektion, Operation wegen Knochennekrose, Fraktur

und Luxation, Callus, Exostose, Geschwulst, Phlegmonennarbe usw., ferner Fesselung oder Esmarchsche Blutleere (daher Esmarchschlauch hoch oben, d. h. oberhalb der Radialisstelle und statt des Schlauches besser Gummibinde oder Perthesapparat!), sowie Krücke und Druck bei Schlaf, Betrunkenheit oder Narkose (durch Herabhängen des Arms über Tischkante oder Stuhllehne oder durch Andrücken gegen Kopf oder Rumpf), schließlich Bleivergiftung und bisweilen Infektionskrankheiten.

Symptome:

a) Gefühllosigkeit an der radialen Streckseite der Hand, sowie Daumen (ganz) und Zeige- und ½ Mittelfinger (Grundglied); aber nicht konstant wegen der Anastomosen und wegen der mehrfachen Innervation, am ehesten noch an einer Stelle des Handrückens zwischen dem 1. und 2. Metacarpus (in der Gegend der Tabatière).

b) Lähmung von M. triceps (M. triceps ist aber nur bei hoher Lähmung z. B. durch Krücke oder Luxation betroffen, was unter Ausschalten der Armschwere, also bei erhobenem oder unterstütztem Arm zu prüfen ist), M. extensor carpi rad. longus und brevis, extensor carpi ulnaris, extensor digit. commun. und propr. 2 und 5, extensor pollicis longus und brevis, abductor pollicis longus, supinator longus und brevis; daher Unmöglichkeit der Streckung von Vorderarm (dies aber nur bei hoher Lähmung), von Hand und von Fingern im Grundgelenk (Streckung im Mittel- und Endgelenk bei Unterstützung des Grundgliedes ist dagegen möglich durch M. interossei: N. uln.!), Streckung und Abspreizung des Daumens, Supination des Vorderarms in Streckung und Pronation (Supination in Beugung ist dagegen möglich durch M. biceps: N. musculocutaneus!); Atrophie der Streckmuskulatur; Handstellung: in Beugung und Pronation schlaff herab, Finger im Grundgelenk gebeugt und Daumen gebeugt und adduciert (sog. „Fallhand"); Kennzeichen: Hand und Finger sind nicht streckbar (außer Endglieder bei Unterstützung der Fingergrundglieder: N. ulnaris!) sowie Daumen nicht abspreizbar.

2. N. medianus:

Ursachen: Scharfe und stumpfe Verletzung, Fraktur, Luxation des Ellenbogens nach hinten, sowie progressive Muskelatrophie und Syringomyelie.

Symptome:

a) Gefühllosigkeit an der radialen Beugeseite von Unterarm und Hand, sowie von Daumen, Zeige-, Mittel- und ½ Ringfinger einschl. Streckseite der Endglieder von Zeige-, Mittel- und Ringfinger; oft auch Glanzhaut und hartnäckige Geschwüre der Haut der Finger durch Verletzungen (z. B. durch Verbrennung mit der Zigarre).

b) Lähmung von Beugemuskeln des Vorderarms (außer M. flexor carpi uln.), radialer Lumbrikalmuskeln und z. T. M. flexor digit. prof., Daumenballen (außer M. adductor pollicis und flexor pollicis brevis; also: M. flexor pollicis longus, abductor pollicis brevis und opponens), M. pronator teres und quadratus; daher Unmöglichkeit der Beugung der Hand und der Finger im Mittel- und z. T. auch im Endgelenk, Beugung und Opposition des Daumens, Pronation und Radialabduktion der Hand; Atrophie von Vorderarmbeugemuskeln und Daumenballen; Handstellung: mit gestrecktem und angelegtem Daumen bei zugleich schwachem Daumenballen (sog. „Affenhand"); Kennzeichen: Faustschluß ist nicht möglich (Hauptbeuger der Hand und Finger!).

3. N. ulnaris:

Ursachen: Scharfe und stumpfe Verletzung, Schrägbruch des inneren Oberarmknorrens, sowie progressive Muskelatrophie und Syringomyelie.

Symptome:

a) Gefühllosigkeit an der ulnaren Beuge- und Streckseite von Hand und Fingern (beugeseits ½ Ring- und ganzer Kleinfinger; streckseits ½ Mittelsowie ganzer Ring- und Kleinfinger).

b) Lähmung von M. flexor carpi uln., flexor digit. prof., ulnaren Lumbricales, Interossei, adductor pollicis und palmaris brevis; daher Unmöglich-

keit der völligen Flexion und der Ulnarabduction der Hand, Beugung der
Grundphalangen und Streckung der Mittel- und Endphalangen, An- und
Abspreizung der Finger, Anspreizung des Daumens, Abspreizung und Oppo-
sition des Kleinfingers; Atrophie an den dorsalen Intermetakarpalräumen,
Kleinfinger- und z. T. Daumenballen; Handstellung: Finger in den Grund-
gelenken gestreckt und in den Mittel- und Endgelenken gebeugt (sog.
,,Klauen- oder Krallenhand"); Kennzeichen: Finger können nicht gespreizt
werden.

Therapie: Vgl. Allg. Chirurgie!

Evtl. Nervenoperation (Neurolyse, Naht, Resektion usw.; Freilegung
des N. rad. außenseits in der Mitte zwischen Epicondylus humeri ext. und
Deltamuskelansatz, N. med. am Tricepsinnenrand, N. uln. hinter dem Epicondylus med.); sonst, aber nicht zu frühzeitig: Sehnenoperation, und
zwar Raffung, Verlängerung oder Überpflanzung (z. B. bei Radialislähmung Raffung des M. ext. carpi rad. oder Naht an das Radiusperiost bzw.
Überpflanzung des M. flexor carpi uln. auf M. ext. digit. comm. und des
halben M. flexor carpi rad. auf langen Daumenstrecker); evtl. Tenodese oder
Stützapparat (z. B. bei Radialislähmung Stützschiene für Hand und Finger
bis zum Grundglied zur Verhütung der Beugekontraktur und Streckerüber-
dehnung sowie für Daumen bei dessen Abspreizung; bei Medianuslähmung
elastisches Band um die Hand am Daumengrundgelenk zum Ersatz der aus-
gefallenen Opponenswirkung; bei Ulnarislähmung Spange zum Strecken der
Fingerglieder und Beugen der Grundglieder).

C. Entzündungen.

a) Haut.

1. Erysipel: Teils primär, teils fortgeleitet von Hand sowie von Kopf, Hals
oder Rumpf.

2. Phlegmone: a) Oberflächliche, d. h. subcutane: Teils primär, teils
fortgeleitet von Hand und Fingern, an der Streckseite auch von Bursa olecrani, an Beugeseite von Lymphbahnen und -drüsen (Cubitaldrüse) im Sulcus
bicipitalis int.

b) Tiefe, d. h. subfasciale: Meist um die Gefäßscheide als druckempfindlicher und bei Armabduction schmerzhafter Strang an der Innenseite zur Achselhöhle hin; entstehend teils primär, teils fortgeleitet, auch
von oberflächlicher Form sowie gelegentlich bei Sepsis.

3. Geschwüre bei Lupus, Tuberkulose, Syphilis usw.

b) Muskulatur:

1. Heiße Abscesse.

2. Kalte Abscesse (tuberkulöse).

3. Syphilis: als Myositis syph. und als Gumma (spez. an Biceps und
Triceps).

4. Aktinomykose.

5. Sporotrichose.

6. Echinococcus.

7. Muskelverknöcherung (Myositis ossificans traumatica).

c) Knochen:

1. Akute Osteomyelitis: Nicht selten (ca. 10%). Folgen: Fistelbildung
(fast immer an der Außenseite), Spontanfraktur, Totalnekrose, Epiphysenlösung (meist oben; dabei evtl. Verschiebung des Humerusschaftes, während
der Kopf in der Pfanne bleibt; evtl. mit Wachstumsstörung bis 10 cm), Vereiterung und Versteifung in Schulter- und Ellbogengelenk; bisweilen verläuft
die Osteomyelitis am Oberarm mit diffuser Knochenauftreibung ohne Eiterung.
Sequestrotomie von Schnitt im Sulcus bicipitalis ext. vom vorderen Deltamuskelrand bis zum äußeren Gelenkhöcker; cave im unteren Drittel den
(evtl. narbig verzerrten) N. radialis entweder durch Beiseiteziehen des freigelegten Nerven oder durch Umgehen mittels eines oberen und unteren
Schnittes (,,Tunnelverfahren").

2. Ostitis fibrosa bzw. cystica. evtl. mit Spontanfraktur.

3. Tuberkulose: Seltener primär an der Diaphyse (am ehesten hier bei Kindern), sonst häufiger neben Epiphysenherden; differentialdiagnostisch cave chronische Osteomyelitis.

4. Syphilis als Osteochondritis syph. und als Gumma (nicht selten; evtl. mit Spontanfraktur z. B. bei Kegeln, Fechten, Turnen od. dgl.; differentialdiagnostisch cave Sarkom; zur Diagnose u. a. Wassermannsche Reaktion und Röntgenbild!).

Durch Osteochondritis syphilitica mit Epiphysenlösung kommt es zur Parrotschen Armlähmung; Therapie: Verband des Arms in der Schulter in wagerechter Abduction und extremer Außendrehung.

d) Gefäße. Thrombose der Venen spez. V. axillaris bzw. brachialis erfolgt gelegentlich nach Trauma (Zerren oder Heben) oder nach Entzündung, namentlich bei jungen Mädchen, vgl. Allg. Chirurgie!

D. Geschwülste.

a) Weichteile: Hauthörner, Fibromata mollusca, Lipome (subcutane oder intramuskuläre), Naevi, Hämangiome (als H. spl. und als cav., letzteres auch in Muskeln, sowie als Angioma art. racemosum und als diffuse genuine Phlebektasie und Phlebarteriektasie), Lymphangiome (L. spl., cav. und cysticum), Neurome (selten als wahre Neurome, häufiger als Fibrome der Nervenscheiden oder als multiple Neurofibrome oder als Sarkome; evtl. mit Neuralgien, Parästhesien und Paresen; Therapie: evtl. Exstirpation durch Ausschälung oder Nervenresektion oder Gliedabnahme).

b) Knochen: Enchondrome, multiple kartilaginäre Exostosen (an den Metaphysen, und zwar meist an oberer, aber auch an unterer; evtl. mit Beweglichkeitsstörung, Neuralgie und Wachstumsstörung), Cysten, Echinococcus (evtl. mit Spontanfraktur), Mischtumoren, Sarkome (myelogene und periostale; bisweilen gefährlich; manchmal vielleicht nach Trauma oder als Callustumor; meist am oberen Ende; hier zunächst nur mit hartnäckigem dumpfem oder neuralgischem Schmerz und Beweglichkeitsbeschränkung ähnlich Osteomyelitis, Tuberkulose, Gumma und Omarthritis; evtl. mit Spontanfraktur; Röntgenbild!), Carcinome (in der Regel sekundär z. B. bei Mamma- Prostata- und Schilddrüsencarcinom; evtl. mit Spontanfraktur).

Therapie: Amputation oder Exartikulation oder Amputatio interscapulothoracalis; ausnahmsweise (spez. bei gutartigen Tumoren) auch Exstirpation oder Knochenresektion.

44. Abschnitt: Ellenbogen.

A. Mißbildungen.

1. Angeborene Flughautbildung.

2. Angeborene Luxation beider Vorderarmknochen (ganz selten) **oder des Speichenköpfchens** (etwas häufiger, und zwar mit proximaler Verlagerung zum Unterschied gegenüber traumatischer Luxation und gegenüber sekundärer Luxation bei Ulnadefekt, radioulnarer Synostose oder Exostose); Therapie: Evtl. blutige Reposition oder Resektion des luxierten Knochens.

3. Cubitus valgus oder varus (d. h. Abweichung der Vorderarmachse gegenüber der Oberarmachse radial oder ulnar; ersteres in geringem Grade auch physiologisch wohl infolge der Einwirkung der viel kräftigeren Beugemuskulatur am Unterarm, und zwar beim Mann weniger (Komplementärwinkel, d. h. Ergänzungswinkel zu 180°, beträgt bis zu 10°) und beim Weib mehr (bis zu 15—25°; hier vielleicht infolge Anlegens der Arme an das breitere Becken?); sonst angeboren, auch erblich oder erworben infolge Epiphysen-

wachstumsstörung durch ungleichmäßige Verknöcherung der unteren Oberarm-
oder der oberen Vorderarmepiphysen bei Entzündung oder Fraktur: Cubitus
valgus bei Fraktur am Condylus ext. oder Oberarmschaft und Cubitus varus
bei Fractura supra- oder intracondylica. Therapie: Schiene; später evtl.
Osteotomie oberhalb des Gelenks.

4. Überstreckbarkeit im Ellenbogengelenk, bedingt durch abnorme Schlaffheit der Gelenkbänder; evtl. dies zugleich an den Fingern.

B. Verletzungen.

a) Haut: Evtl. mit dermatogener Kontraktur. Therapie: Permanente
Extension am Vorderarm; evtl. Thierschsche Epidermistransplantation oder
Hautlappenplastik von Vorderarm, Oberarm, Brust, Bauch usw., u. U. nach
Narbenexcision.

b) Muskulatur: Evtl. mit Muskelverknöcherung (Myositis ossificans traumatica) spez. bei Periostknochenabsprengung nach Quetschung, Fraktur und
Luxation; hier häufig, spez. an M. brachialis int. und seltener an M. triceps u. a.;
im übrigen vgl. Allg. Chirurgie!

c) Gefäße: A. cubitalis mit Aneurysma arteriale oder arterio-venosum
(zwischen A. cub. und V. mediana); häufiger, spez. früher nach Aderlaß mittels
Schneppers, jetzt fast nur noch traumatisch.

d) Nerven (vgl. Oberarm!):

1. N. radialis: Außer bei Schnitt-, Hieb- und Schußwunden, sowie bei
Maschinenverletzungen spez. bei Fraktur von Radiusköpfchen und von äußerem
Oberarmhöcker, sowie bei Luxation.

2. N. medianus: Spez. bei suprakondylärer, T- und Y-Fraktur, sowie
bei Luxation.

3. N. ulnaris: Spez. bei Fraktur von Condylus und Epicondylus int.
humeri, ferner bei Luxation und schließlich bei Stoß oder Schlag oder Quetschung
am Sulcus ulnaris.

Anmerkung. Luxation des N. ulnaris, d. h. Verlagerung desselben aus
seiner Rinne am Epicondylus int. humeri; evtl. habituell. Ursachen: Gewaltsame Armstreckung oder Fall auf den stark gebeugten Ellenbogen oder direkte
Gewalt (spez. bei starkem Cubitus valgus oder bei flachem Epicondylus int.
humeri oder bei gleichzeitigem Abbrechen des Knochenvorsprungs). Folge:
Evtl. Ulnarisneuralgie. Therapie: Evtl. operative Befestigung des Nerven
durch Nähte oder besser durch gestielten Gewebs- (Muskel-, Sehnen-, Fascien-
oder Periostknochen-) lappen vom Epicondylus med., u. U. nach Ausmeißelung
einer Knochenrinne zu einem genügend tiefen Sulcus ulnaris.

e) Ellenbogengelenk: Kontusion und Distorsion.
Ursache: Letztere meist durch Hyperextension, sofern nicht gar Luxation
des Ellenbogens nach hinten erfolgt. Symptome: (Wie hierbei) evtl. Zerreißung der vorderen Kapsel und der Seitenbänder; daher Streckung im
letzten Ausmaße schmerzhaft, aber sonst bei langsamer Bewegung Funktionsstörung gering. Gefahr der Ankylose. Differentialdiagnose: Intraartikuläre
Fraktur (Stärkere Beweglichkeitsbehinderung und Röntgenbild!) Therapie:
Ca. 8 Tage Ruhigstellung und Eisblase bzw. feuchter Umschlag; später Bäder,
Heißluft oder Glühlicht, Muskelmassage und Bewegungsübungen.

Anmerkung. Epicondylitis oder richtiger **Epicondylusschmerz.** (Vulliet und
Franke 1909). Wesen: Isolierte Entzündung nichtinfektiöser Art oder besser
Reizung durch wiederholte Traumen oder Überanstrengungen (sozusagen
chronische Verstauchung), evtl. auch Kapsel-, Schleimbeutel-, Knochenhaut-,
Sehnen- und Muskelentzündung am Humero-radial-, sowie am oberen Radio-
ulnargelenk in der Gegend des Epicondylus lateralis, selten medialis humeri am
Ansatz der Unterarmmuskulatur.

Vorkommen: Nicht ganz selten, namentlich im mittleren Alter, spez.
bei disponierten Leuten (Stoffwechselstörung?).

Lokalisation: Einseitig, und zwar meist rechts oder bisweilen beiderseits. Ursache: Trauma, und zwar selten direktes und meist indirektes im Sinne der Verstauchung durch Überanstrengung namentlich bei gebeugtem und zugleich supiniertem Vorderarm, auch beruflich bei Schustern, Nietern, Hufschmieden, Anstreichern, Glasbläsern, Kofferträgern, Schreinern, Schneidern, Maurern, Flaschnern, Wäscherinnen usw. oder sportlich bei Fechtern sowie Golf- und vor allem Tennisspielern ("Fechter- sowie Golf- und Tennisellenbogen").

Unfallzusammenhang ist manchmal zuzugeben, insofern Prellung, Fehlschlag od. dgl. das Leiden auslösen kann, auf die Dauer aber abzulehnen, auch im Sinne dauernder Verschlimmerung.

Prophylaxe: Schonung und sachgemäße Handführung bei Sport und Betriebsarbeit.

Symptome und Diagnose: Stechende bis ziehende Schmerzen an und unter dem Epicondylus lateralis humeri, evtl. ausstrahlend bis in die Finger namentlich bei Anstrengung mit gebeugtem und zugleich supiniertem Vorderarm (dagegen nicht bei Ruhe) und Druckempfindlichkeit daselbst sowie entsprechende Funktionsstörung, auch herabgesetzter Händedruck; dazu Schmerzverstärkung bei passiver Beugung der gestreckten Hand oder bei passiver Streckung der gebeugten Hand bzw. beim passiven Herabdrücken der geschlossenen Faust, aber nicht der Hand bei gestreckten Fingern (Thomsen); sonst klinisch und röntgenologisch kein Befund, nur gelegentlich klinisch Weichteilschwellung, Knochenhautverdickung oder Kapselverdickung und röntgenologisch wolkiger Schattensaum am Epicondylus bei schräger Aufnahme (Periostauflagerung oder Verkalkung).

Differentialdiagnose: Neuritis, Periostitis u. dgl.

Verlauf und Prognose: Hartnäckig und rezidivierend; meist über Wochen bis Monate; schließlich aber in der Regel ausheilend.

Therapie: Symptomatisch, und zwar Schonung unter Aussetzen der beruflichen bzw. sportlichen Schädlichkeit, u. U. Ruhigstellung, evtl. Schiene (Hand und Finger gestreckt) und Umschläge bzw. Packungen bzw. Jod-, Quecksilber- oder Ichthyolsalbe; später Wärme (Heißluft oder Glühlicht oder Diathermie oder Moorpackung), später auch vorsichtige Massage bzw. Einreibungen; Röntgenbestrahlung, Reizkörper und Injektionen, sowie Diät, Stuhlregelung, Jod-, Salicyl- oder Atophanpräparate, Trinkkur, Vitamine, Organpräparate u. dgl.; ausnahmsweise Injektionen mit Novocainlösung oder in verzweifelten Fällen Operation: blutige Einkerbung des Extensorenansatzes 1—2 cm weit unmittelbar am Knochenansatz von einem kleinen Schnitt in Lokalanästhesie nebst Ruhigstellung für 8 Tage (Hohmann).

C. Entzündungen.

a) Ellenbogengelenkentzündung (vgl. Schulter!):

1. Seröse.

Symptome: Schmerzen, Zwangshaltung (recht- oder stumpfwinklig und leicht proniert), Beweglichkeitsbeschränkung, Druckempfindlichkeit und Gelenkschwellung (beiderseits neben der Tricepssehne oberhalb des Olekranon und evtl. auch außenseits am Radiusköpfchen), Röntgenbild, Probepunktion (bei stumpfwinkliger Beugung lateral neben Olekranonmitte oder durch die Tricepssehne; dagegen nicht medial wegen des N. ulnaris!).

Folgen: Evtl. Ankylose oder Schlottergelenk.

Ursachen und Therapie: Vgl. Schultergelenk; besonders ist zu achten im Falle der Versteifung auf beste Gelenkstellung (recht- bzw. spitz- bzw. stumpfwinklig und in Rotationsmittelstellung bis Supination, so daß die flache Hand den Mund erreichen kann), sonst auf Beweglichkeit im Sinne von Beugung und Streckung, sowie von Pro- und Supination (dazu u. a. redressierende Schiene, Tragen schwerer Gewichte oder Eimer in der Hand, Schlüsseldrehbewegung, Übungen mit Stab, Hantel, Rollenzug u. dgl., auch Hobeln, Sägen, Rudern, Fechten, Schwimmen usw.).

2. Eitrige: Am Ellenbogen sehr häufig, und zwar entstehend meist direkt (penetrierende Verletzung) oder fortgeleitet (Osteomyelitis, Phlegmone) oder metastatisch (Sepsis usw.).

3. Deformierende: Entweder sekundär z. B. nach Entzündung oder vor allem nach Verletzung, spez. Gelenkbruch oder primär nach Überanstrengung bei Schwerarbeitern, spez. Metall-, Steinbruch- oder Asphaltarbeitern (Arbeiten mit Preßluftwerkzeugen!), aber auch bei Heizern, Bergleuten, Schlossern, Schmieden, Landwirten u. a.; dabei Schmerz bei Drehbewegungen und Handschwäche; im Röntgenbild charakteristische Veränderung an den Gelenkenden, spez. am Radiusköpfchen, welches pilz- oder knopf- oder schüsselförmig umgestaltet ist; freie Körper sind im Ellenbogengelenk ziemlich häufig, spez. bei Absprengungsfraktur, aber auch sonst (sog. Osteochondritis dissecans), nicht zu verwechseln mit Gelenkmäusen bei Gelenkchondromatose; Pro- und Supination ist gewöhnlich frei, dagegen Beugung und vor allem Streckung mehr oder weniger behindert; häufiger ist auch Einklemmungsanfall.

4. Neurotische: Spez. bei Syringomyelie.

5. Gichtische.

6. Gonorrhoische: Selten; mit starken Schmerzen und schwerer Bewegungsbehinderung; für Heißluft- oder Stauungsbehandlung geeignet.

7. Syphilitische: Selten, außer bei hereditärer Lues; als seröse oder gummöse Form.

8. Hämophile.

9. Tuberkulöse, auch Fungus cubiti genannt.

Vorkommen: Nicht selten; etwas häufiger als Schultergelenktuberkulose; am häufigsten bei Jugendlichen, aber auch nicht selten nach dem 30. bis 40. Jahr; überwiegend beim männlichen Geschlecht.

Entstehung: Seltener synovial ($^1/_4$), meist ossal ($^3/_4$), und zwar meist ausgehend vom Olekranon, dann von den Humeruskondylen spez. den äußeren, am seltensten vom Radiusköpfchen.

Pathol. Anatomie: In der Regel Fungus oder käsig-eitrige Form, dabei bald abscedierend und fistelnd.

Folgen: Absceßdurchbruch meist beiderseits von der Tricepssehne oder außen am Radiusköpfchen, aber nicht beugeseits; bisweilen in den Muskelinterstitien fortkriechend; später Versteifung in halber Beugung und Einwärtsdrehung.

Verlauf: Sehr chronisch.

Differentialdiagnose: Arthritis deformans, chronischer Rheumatismus, chronische Osteomyelitis u. a.

Therapie: Oft genügt konservative Therapie mit Gipsschiene (meist ungefähr in rechtwinkliger und leicht supinierter Stellung), Stauung, Röntgenbestrahlung und Jodoforminjektion, spez. bei Jugendlichen; bei Erwachsenen evtl. und bei Knochenherd frühzeitig Arthrektomie oder Resektion (cave Wachstumszone Jugendlicher!) oder in schwersten Fällen ausnahmsweise Amputation.

Anmerkung 1. Ellenbogencontractur und -ankylose.

Ursachen: Intra- und paraartikuläre Verletzung (Weichteilverletzung, -verbrennung, -decubitus, Myositis ossificans, Kontusion, Distorsion, Fraktur, Luxation), sowie Weichteil- und Gelenkentzündung (eitrige, gonorrhoische, tuberkulöse usw.).

Folgen: Beweglichkeitsbehinderung.

Therapie: Kausal (Haut- bzw. Muskelexcision und -plastik usw.); evtl. Gelenkmobilisation (hier prognostisch besonders günstig!).

Anmerkung 2. Schlotternder Ellenbogen.

Ursachen: Entzündung oder Verletzung bzw. Operation, spez. Resektion.

Folge: Schwere Gebrauchsstörung.

Therapie: Stützapparat oder Arthrodese.

b) Schleimbeutelentzündung.

Lokalisation und Entstehung.

1. Bursa olecrani d. h. über dem Olekranon; durch Verletzung, chronisches Trauma (spez. bei Bergleuten, Böttchern und Lederappreteuren), sowie durch Gicht, Tuberkulose und Syphilis; chronisch oder akut, evtl. eitrig. (Dies u. a. auch nicht selten bei infizierten Verletzungen oder Eiterungen in der Nachbarschaft oder an den Fingern.)

2. Bursa bicipitalis, d. h. unter dem Bicepsansatz an der Tuberositas radii; u. a. durch plötzliche oder anstrengende Tätigkeit des M. biceps.

3. Bursa epicondyli int. und ext. u. a.

Formen: Akut oder chronisch.

Symptome: Umschriebene schmerzhafte und druckempfindliche Anschwellung.

Gefahren: Vereiterung evtl. mit Fistel, Gelenkeinbruch, Phlegmone, Olekranonnekrose usw.

Therapie: Ruhigstellung und feuchter Umschlag bzw. Jod-, Ichthyol- oder Quecksilbersalbe usw.; bei Eiterung frühzeitig Incision und Dränage; sonst bei begrenzter Affektion am besten Exstirpation.

c) Lymphdrüsenentzündung: Bei Lues, sowie bei peripherer Eiter- oder Tuberkuloseinfektion der Kleinfingerseite kommt es zur Entzündung der Cubitaldrüse (an dem unteren Humerusende innenwärts, 2—3 Querfinger oberhalb des Epicondylus med. humeri auf und bisweilen außerdem auch unter der Fascie neben N. medianus und A. u. V. cubitalis); im übrigen erkranken bei Hand- und Fingerinfekten meist nicht die Cubital-, sondern die Axillardrüsen.

d) Geschwülste.

Vgl. Ober- und Unterarm! Selten sind Ganglien beugeseits an der Biceps- oder streckseits an der Tricepsinsertion und freie Körper bei Gelenkchondromatose im Ellenbogengelenk.

45. Abschnitt: Vorderarm.

A. Mißbildungen.

1. Fehlen des Vorderarms, vgl. Oberarm!

2. Defekt von Vorderarmknochen: Ganz selten beide Knochen, auch sehr selten Ulna, häufiger Radius; ganz oder teilweise; manchmal doppelseitig; meist verbunden mit Fehlen der entsprechenden peripheren Knochen (bei Radiusdefekt Daumen, 1. Metacarpus, Kahn- und großes Vieleckbein), sowie der entsprechenden Muskeln (Supinatoren, Daumenmuskeln und langer Bicepskopf samt Sulcus intertubercularis): sog. „Strahldefekt".

Symptome: Typische Handstellung mit Abweichung nach der Defektseite evtl. bis zu rechtwinkliger Abbiegung (bei Radiusdefekt sog. „Manus valga" oder „Klumphand", welche aber auch ohne Radiusdefekt vorkommt, nämlich als Keimfehler oder als intrauterine Belastungsdeformität, dann erblich und kombiniert mit sonstigen angeborenen Deformitäten, spez. Klumpfuß s. da) und mit gebeugter Hand; Radius usw. verkümmert und Ulna verkürzt und verbogen (vgl. Röntgenbild!); zugleich evtl. Fehlen der entsprechenden Teile von Hand und Fingern sowie Contractur der benachbarten Gelenke.

Ursachen: Hemmungsmißbildung (durch amniotische Stränge u. dgl.) oder primärer Keimfehler bzw. intrauterine Belastungsdeformität.

Therapie: Frühzeitig, d. h. möglichst von vornherein Redression und Schienenapparat; später (etwa im 3. Jahr) evtl. Tenotomie oder Osteotomie des Nachbarknochens oder Verlängerung des verkümmerten Knochens mit schräger Osteotomie und Extension oder osteoplastischer Ersatz des verkümmerten Knochens (z. B. bei Radiusdefekt Einstellung der resecierten Ulna in die Mitte der Carpalreihe).

3. Kongenitale radio-ulnare Synostose oder angeborene Supinationsbehinderung, d. h Knochenverschmelzung von Elle und Speiche meist am oberen Ende, oft doppelseitig und evtl., aber nicht immer symmetrisch, auch erblich und kombiniert mit sonstigen Mißbildungen an Hand (z. B. Syndaktylie) und an anderen Körperteilen; evtl. fehlt das Speichenköpfchen.

Vorkommen: Selten.

Symptome und Folgen: Mehr oder weniger ausgeprägte Pronationsstellung des Vorderarms bei Unmöglichkeit der Supination im Ellenbogen (welche aber evtl. vorgetäuscht wird durch kompensierende Überdrehbarkeit in der Schulter und im unteren Radioulnargelenk), sowie mehr oder weniger ausgedehnte und ausgesprochene Knochenverschmelzung zwischen beiden Unterarmknochen an deren oberem Teil (vgl. Röntgenbild!); gelegentlich ist auch Beugung und Streckung des Ellenbogens behindert.

Diagnose: Symptome und Röntgenaufnahme.

Differentialdiagnose: Sonstige kongenitale und vor allem erworbene Supinationsbehinderung durch Brückencallus, Callus luxurians, Verkürzung des Zwischenknochenbands usw. (spez. bei Vorderarmbrüchen), sowie durch entzündliche Prozesse im Radioulnargelenk, Radiusluxation, rachitische Vorderarmverkrümmung, Radius valgus, Knochendefekt u. dgl.

Therapie: Bei starker Funktionsstörung empfehlen einige Autoren frühzeitig Operation: Durchtrennung der Synostose mit Interposition von Muskel, Fett oder Fascie, evtl. (in Ausnahmefällen) außerdem bei Supinations- und Beugungsbehinderung Resektion des proximalen Radiusendes oder bei starker Verkrümmung der Vorderarmknochen deren Osteotomie. Voraussetzung für die operative Behandlung ist, daß nicht am distalen Ende ebenfalls Synostose zwischen beiden Vorderarmknochen besteht, was aber gewöhnlich nicht der Fall zu sein scheint. Allerdings hat die Erfahrung ergeben, daß die Operation meist keinen Erfolg hat, was nicht Wunder nimmt im Hinblick auf die von jeher bestehende Weichteilverkürzung. In vielen Fällen ist die Funktionsstörung überhaupt gering durch Anpassung spez. unter kompensatorischer Funktionsverbreiterung der Nachbargelenke (Schulter usw.). Man ist daher mit Rücksicht auf die schlechten Operationserfolge einerseits und auf die geringe Funktionsstörung andererseits von der Operation wieder abgekommen.

B. Verletzungen.

Von den **Nerven** wird verletzt am häufigsten, und zwar durch Schnitt- und Stichwunden an der Beugeseite über dem Handgelenk: N. medianus (in der Mitte) und N. ulnaris (ulnar von der A. ulnaris); am N. radialis, welcher sich dicht unter dem Ellenbogengelenk teilt, bedingt die Verletzung des tiefen Astes streckseits über der Speiche Streckerlähmung, die des oberflächlichen Astes Hautanästhesie an der radialen Hälfte des Handrückens und der Streckseiten der Grundglieder 1—3; im übrigen vgl. Oberarm!

C. Entzündungen.

a) Haut.
b) Muskulatur und Sehnen. } Vgl. Oberarm und Hand!
c) Knochen.

1. Akute Osteomyelitis: An Radius und Ulna selten; Folgen: Vereiterung und Versteifung von Ellenbogen- und Handgelenk; evtl. tiefe Phlegmone in den Muskelinterstitien und Contracturen der Hand und Finger.

2. Tuberkulose: Evtl. mit supinationsbeschränkender Knochenauftreibung, Spontanfraktur oder Gelenkbeteiligung; bei den nicht allzu selten Olecranonherden ist zum Schutz des Ellenbogengelenks frühzeitige Operation angezeigt; differentialdiagnostisch cave u. a. Bursitis olecrani chronica.

3. Syphilis: Selten; evtl. mit Fistelung oder Spontanfraktur.

D. Geschwülste.

a) Weichteile: Fibrome, Lipome, Häm- und Lymphangiome, arterielles Rankenangiom und diffuse genuine Phlebektasie und Phlebarteriektasie, Neurome (spez. an N. ulnaris), Sarkome (spez. an Fascien) und Carcinome (an Haut; u. a. bei Ekzem der Teer- und Paraffinarbeiter).

b) Knochen: Selten Chondrome, Osteome, Exostosen, Knochencysten, häufiger Sarkome; im übrigen vgl. Oberarm!

46 Abschnitt: Hand und Finger.

A. Mißbildungen.

1. Syndaktylie bzw. Synphalangie, d. h. Verschmelzung von Fingern (meist) bzw. Fingergliedern (seltener).

Ursache: a) Angeboren als (oft vererbte) Bildungshemmung infolge Ausbleibens der im 3. Embryonalmonat erfolgenden Trennung der Finger durch Epitheleinsenkung (meist).

b) Erworben durch Zusammenwachsen von Fingern nach Verbrennungs-, Tuberkulose- u. dgl. -geschwüren (gelegentlich).

Formen: a) S. cutanea, d. h. häutige in Form von Schwimmhautbildung, b) S. fibrosa, d. h. bindegewebige, c) S. ossea, d. h. knöcherne evtl. samt Nagel; zugleich ist öfters die Strahlzahl vermehrt oder vermindert.

Vorkommen: Nicht ganz selten, und zwar am häufigsten in der 1. (häutigen) Form mit proximaler Schwimmhautbildung bei guter Form und Stellung der Finger; öfters kombiniert mit sonstigen Mißbildungen.

Lokalisation: Am häufigsten zwischen dem 3. und 4. Finger (also an den mittleren Fingern), am seltensten zwischen dem 1. und 2. (hier setzt die embryonale Trennung am frühesten ein!); öfters doppelseitig und evtl. gleichzeitig an den Zehen.

Therapie: Genügend weit proximal (mindestens bis zur Grundgelenkgegend) geführte Trennung der Hautbrücke und Verhütung des (ohne Bildung einer natürlichen Commissur von hier distal vorrückenden) Wiederverwachsens durch Deckung des Commissurwinkels nach Zeller mittels dorsalen drei- oder viereckigen und proximal gestielten Hautlappens in der Metakarpophalangealgelenkgegend, welcher volar angenäht wird (ähnlich wie bei der Stomatoplastik) und durch Deckung der seitlichen Defekte mittels Naht oder mittels spontaner, durch Scharlachrot- bzw. Pellidol- oder Epithensalbe od. dgl. geförderter Überhäutung oder mittels Thierschscher Epidermistransplantation oder mittels Hautplastik aus Brust-Bauchhaut oder (einfacher, aber nicht immer ausreichend!) mittels wechselseitiger Lappenbildung vom Rücken des einen und vom Bauche des anderen Fingers nach Didot und Nélaton (d. h. türflügelförmiger Hautlappen mit einer der Verwachsung entsprechend breiten Längsbasis von dem einen Finger dorsal und gleicher von dem anderen Finger volar werden in genügender Dicke von der Unterlage abgelöst, um die Wundseite des Nachbarfingers geschlagen und eingenäht). Am besten wählt man einen etwas größeren Hautlappen vom Handrücken, ähnlich wie bei der erstgenannten Zellerschen Plastik. Besonders zu achten ist auf Vermeiden jeglicher Spannung und Arterienverletzung. Klapp spaltet an der Grundgelenkstelle und legt eine Gummilasche mit umgekehrt aufgenähten Thierschläppchen ein, worauf nach 14 Tagen die übrige Verbindung zwischen den zwei Fingern durchschnitten und bei Abspreizung verbunden wird. Nachbehandlung mit Schienen- oder Streckverband, später mediko-mechanisch, auch mittels der Quengelmethode. Bei Syndaktylie aller Finger operiert man etappenweise, indem man zunächst nur 2 nicht benachbarte Finger trennt und dann später in einer 2. Sitzung die restlichen angreift. Bei zurückbleibender

Contractur ist mediko-mechanische Nachbehandlung, spez. mittels Quengelmethode angezeigt. Operation ist bei etwas älteren Kindern viel leichter und
aussichtsreicher als bei Säuglingen, daher meist, spez. bei häutiger Form,
erst im Schulalter, also im 8.—9. Jahr oder kurz zuvor, also im 4.—6. Jahr,
aber auch nicht zu spät auszuführen; bis dahin empfiehlt sich Dehnung der
Hautbrücke durch Massage und Bewegungen.

2. Polydaktylie, d. h. Überzahl von Fingern bzw. Fingergliedern, selten
auch von Mittelhandknochen und ganzer Hand.

Vorkommen: Nicht ganz selten; manchmal verbunden mit sonstigen
Mißbildungen im Sinne der Degeneration, auch mit Chondrodystrophie.

Formen: Entweder bloßer Hautanhang oder richtiger (knochenhaltiger)
Zwillingsfinger mit mehr oder weniger ausgebildeten Sehnen; bisweilen dabei
Anomalie (Verdoppelung, Überzahl, rudimentäre Bildung oder Verschmelzung)
an den distalen Carpalia; am häufigsten ist 6, seltener Mehrzahl, und zwar
Verdoppelung am Daumen (Pollex duplex) oder Kleinfinger, also an den
seitlichen Fingern (im Gegensatz zur Syndaktylie, wo die mittleren bevorzugt sind); öfters symmetrisch an beiden Händen und evtl. auch Füßen;
bisweilen erblich bzw. familiär und endemisch.

Diagnose: U. a. Röntgenbild!

Therapie: Abtragen des überzähligen Fingers (und zwar des am wenigsten
funktionsfähigen, zugleich schlechter stehenden und gebauten und dieses
an der eigentlichen Ursprungstelle; am besten nach Röntgenbild!) oder
ausnahmsweise Zusammennähen der angefrischten Zwillingsteile. Operation
erfolge baldigst, also frühzeitig.

3. Oligodaktylie, d. h. Fehlen von Fingern, spez. der mittleren, so daß
nur Daumen und Kleinfinger erhalten sind: sog. ,,Zangen- oder Spalthand
oder Krebsschere".

**4. u. 5. Überzahl von Fingergliedern (Makro- oder Hyperdaktylie bzw.
-phalangie)** z. B. dreigliedriger Daumen oder **Minderzahl (Mikro- oder Brachydaktylie bzw. -phalangie):** beides aber auch möglich durch **abnorme Länge
oder Kürze** der Fingerglieder z. B. ,,Kolbendaumen"; infolge Keimfehlers
oder Wachstumsanomalie; in der Regel vererbt.

6. Ausfall ganzer Finger- oder Handabschnitte (Ektrodaktylie) infolge
Keimfehlers spez. bei gleichzeitigem Strahldefekt oder infolge Spontan-
amputation durch amniotische Stränge; durch letztere wohl auch Furchen-
bildung evtl. mit spontaner Daktylolyse oder filamentöse Insertion
der Finger, sowie Spalthand (Perochirus): Hand gespalten und krebs-
scherenartig beweglich; oft dabei ein oder mehrere Finger, Mittelhand- und
Handwurzelknoten fehlend; wohl erblich.

7. Kongenitale Ankylose bzw. Contractur an Hand und Fingern; häufiger
als angeborener krummer Kleinfinger: sog. Kamptodaktylie.

8. Kongenitale Luxation an Hand und Fingern.

9. Überstreckbarkeit der Finger mit sog. Fingerknacken (abnorme Gelenkschlaffheit!).

10. Kongenitale Abweichung von Fingergliedern (Klinodaktylie) dorsal,
volar oder lateral.

11. Stellungsanomalie der Hand.

a) Angeboren: α) Ohne Strahldefekt; meist ulnopalmar, d. h. in Flexion
und Ulnarabduction (als sog. ,,Manus vara"); aufzufassen als Contracturstellung wohl infolge intrauteriner Belastung bei Fruchtwassermangel (ähnlich
wie Klumpfuß und öfters mit diesem kombiniert); Therapie: Redression
evtl. in Etappen und fixierender Verband in Korrekturstellung, Gymnastik und
Massage (vgl. Klumpfuß!).

β) Mit Strahldefekt: Häufiger Radius, seltener Ulna (vgl. Vorderarm!).

b) Erworben: Sog. „**Madelungsche Deformität**" am Handgelenk, auch „Manus valga" oder besser „Radius curvus" bzw. deren Gegenstück: Hand erscheint gegenüber dem Vorderarm volar, ganz selten dorsal verschoben und evtl. zugleich leicht radial bzw. ulnar abduziert. (Madelung: 1876).

Wesen: Keine Subluxation im Handgelenk, sondern Radiusverkrümmung am distalen Ende infolge asymmetrischen Wachstums der unteren Radiusepiphyse.

Ursache unbekannt; vermutet wird Knochenweichheit (Rachitis und Spätrachitis?) oder Wachstumsstörung an der unteren Radiusepiphyse neben Überanstrengung der Hand- und Fingerbeugemuskeln bei Beruf und Sport; endokrine Störung? Konstitutionsanomalie?

Vorkommen: Selten; bei Jugendlichen, spez. weiblichen (Frauen zu Männern wie 4:1); anscheinend in Kindheit (selten) oder Pubertät (meist) beginnend, spez. im 13.—17. Jahr; öfters doppelseitig; bisweilen familiär, auch erblich; auch als Berufskrankheit bei Wäscherinnen, Plätterinnen, Tischlern usw., sowie bei Druckern und Tucharbeitern (Arbeiten mit der Presse!).

Symptome: Hand gegen den Vorderarm parallel volar verschoben, aber gegenüber Handgelenksubluxation nicht ausgleichbar durch Zug oder Druck; antero-posteriorer Handgelenkdurchmesser vergrößert; dorsal unteres Radius- und Ulnaende abnorm vortretend und volar Beugesehnen brückenförmig vorspringend; im Röntgenbild Radiuskrümmung, Subluxation der Ulna, abnorme ulnare Neigung der distalen Radiusgelenkfläche, Unregelmäßigkeiten spez. häufig Exostose an der unteren Radiusepiphyse und Keilform des Carpus.

Folgen: Schmerzen, Behinderung und Schwäche spez. bei Handdorsalflexion, namentlich im Ausbildungsstadium (ähnlich wie bei entzündetem Plattfuß); Prognose im allgemeinen günstig.

Differentialdiagnose: Ulnaluxation und -subluxation, deform geheilte Fraktur, Handgelenkentzündung, Osteomyelitis u. a. („Pseudodeformität").

Therapie: Vermeiden von Überanstrengung, evtl. Berufswechsel, sowie symptomatische Behandlung: zunächst Ruhe und Umschläge, später Wärme, Massage, Elektrisieren und Übungen, spez. solche der Extensoren; evtl. Redressieren und orthopädischer Handschuh bzw. Schiene in Dorsalflexion; ausnahmsweise (in schweren Fällen und später, doch gewöhnlich nicht im Hinblick auf die geringe Funktionsstörung außer auf dringenden Wunsch der Patienten) Operation: Osteotomie quer, schräg oder keilförmig. Allgemeinbehandlung? (Luft, Licht, Sonne, Ernährung, Vitamine, Organpräparate, Phosphor, Calcium u. dgl.)

12. Partieller Riesenwuchs an Hand und Fingern (Makrocheirie und Makrodaktylie).

a) Angeboren (als angeborener partieller Riesenwuchs vgl. Allg. Chirurgie, Knochenerkrankungen!):

α) Wahrer oder einfacher, d. h. an allen Geweben gleichmäßig, also an Weichteilen und Knochen zugleich; Therapie: Glied verkleinern oder absetzen.

β) Falscher oder unproportionierter, d. h. nur an einzelnen Geweben durch fibrom-, lipom- oder angiomartige, manchmal aber auch den Knochen betreffende Geschwulstbildung; Therapie: Gründliche Exstirpation der Geschwulstbildung, in hochgradigen und diffusen Fällen evtl. Gliedabsetzung.

b) Erworben bei Akromegalie (s. da); fortschreitend von Endphalangen zur Hand und zugleich auch an sonstigen Gliedenden (spez. Fuß, Zunge usw.).

13. Windmühlenstellung der Finger (Deviation des voigts en coup de vent), d. h. ellenwärts gerichtete Abbiegung aller 4 Finger in den Grundgelenken findet sich äußerst selten angeboren (wohl erblich; ein- oder doppelseitig, auch kombiniert mit sonstigen Mißbildungen; Therapie: Weichteildurchtrennung an den Fingergrundgelenken), dagegen häufiger erworben bei Rheumatismus chron. und als Berufskrankheit bei Tischlern (Hobel) sowie bei Schneidern und Gärtnern (sog. „Tischlerhand").

B. Verletzungen.

a) Unblutige Verletzungen.

I. Sehnen: 1. Sehnenzerrung und -quetschung (z. B. durch Leine, Dreh-
bank, Treibriemen u. dgl. mit serösem oder blutigem Erguß, vgl. auch II!)

2. Sehnenruptur: V o r k o m m e n : keineswegs selten; an und für sich ist die
Verletzung nicht bedeutend, aber nicht unbedenklich für Feinarbeiter (Ärzte,
Musiker, Handwerker u. dgl.); a) häufiger an den S t r e c k s e h n e n des 2., 3.,
4. oder 5. Fingers rechts oder links, und zwar α) vereinzelt am M i t t e l g l i e d
und β) meist am E n d g l i e d, evtl. mit Abriß oder Abbruch eines meist schnabel-
schuhartigen Knochenstückchens, was aber auch durch Stauchungsbruch
erfolgen kann (Röntgenbild!); E n t s t e h u n g : entweder b l u t i g (s. u.) oder
u n b l u t i g, und zwar entweder d i r e k t infolge Schlages, Auffallens, Einklemmung, Bisses auf die Fingerstreckseite oder i n d i r e k t infolge Stoßes
oder Falles gegen den gestreckten Finger mit ruckweiser Beugung des Endglieds, häufiger auch durch Zug des hakenförmig gekrümmten Fingers beim
Strümpfe- und Schuhe- sowie Kleidunganziehen; b) vereinzelt an den B e u g e -
s e h n e n infolge Flexorenkontraktion bei gleichzeitiger Überstreckung oder
bei Hakeln, Schuhanziehen usw., und zwar meist am Muskelansatz im Bereich
des Vorderarms, an der oberflächlichen Beugesehne auch an der Teilungsstelle im Bereich des Fingermittelgelenks. Prädisponierend wirkt Anspannung der
Sehne im Augenblick der Verletzung, sowie Erkrankung der Sehne (Gicht usw.).

S y m p t o m e : a) S t r e c k s e h n e α) am M i t t e l g l i e d : Mittelglied ist ungefähr
rechtwinklig gebeugt und Endglied ebenso wie Grundglied überstreckt; Beugung
im Mittelgelenk ist möglich, aber Streckung aktiv behindert, während bei
passiver Streckung im ersten Teil dann die weitere Streckung auch aktiv
möglich wird.

β) Am E n d g l i e d : Endglied des betr. Fingers ist mehr oder weniger gebeugt
und kann aktiv nicht gestreckt werden, wohl aber passiv.

b) B e u g e s e h n e : Finger steht gestreckt und kann aktiv nicht gebeugt
werden, wohl aber passiv; auch gelegentlich am Endglied mit Knochenabriß.

T h e r a p i e : Schienung für mehrere (6—12) Wochen mittels kleiner Papp-,
Holz-, Gips- oder Metallschiene in forcierter Streck- bzw. Beugestellung. Bei
dem häufigen Strecksehnenriß am Fingerendglied empfiehlt sich (mehr als der
umständliche und lästige Schienenverband) für 3—12 Wochen unter späterem
Einschieben von Bädern, Massage und Übungen ein Pflaster- bzw. Elastoplast-
oder Zinkleim-, Gips- oder Zelluloidverband in forcierter Streckstellung des
Endglieds; auch wird empfohlen nach Gipsabguß angefertigte und aufstülpbare
Celluloidhülse oder Metallschienenhülse oder G l a ß sche Fingerschiene oder
eine nach Gipsabguß angefertigte Metallschiene mit Querbändern, oder wenn
möglich, spez. bei vollständigem Riß Sehnennaht (Fixation der Sehne am Endglied schwierig und unsicher; evtl. ist ein Knochenbohrkanal anzulegen und
die Strecksehne etwas oberhalb, wo sie noch nicht aufgefasert ist, zu fassen
oder zu durchflechten, doch wird man sich nur ausnahmsweise dazu genötigt
sehen; cave Nagelbett (sonst Nagelverkrüppelung!). Bei dem Strecksehnenriß
am Mittelglied, wo die Mittelpartie des Streckapparats am Mittelgelenk abreißt und die beiden Fortsätze der langen Strecksehne zu beiden Seiten
volarwärts abgleiten, während dazwischen das Gelenk dorsalwärts vortritt,
mache man die Naht der Mittelgelenkkapsel samt kurzer Strecksehne und
vernähe die beiden abgeglittenen Fortsätze der langen Strecksehne nach ihrem
Wiederheraufheben auf der Streckseite im Gelenkbereich miteinander. An den
Beugesehnen ist die Naht auch zu versuchen, evtl. unter Seitenfixation; denn
die Beugesehnen ziehen sich zurück und rollen sich auf, die Strecksehnen am
Finger gewöhnlich nicht, weil sie hier seitlich fixiert sind; erstere heilen daher
gewöhnlich nicht, zumal sie eingescheidet und ohne gefäßführendes Binde-
gewebslager sind. Die tiefe Beugesehne reißt oft am Vorderarm, die oberflächliche an der Teilungsstelle im Fingermittelgelenkbereich.

Am Daumen kommt es gelegentlich zu einer pathologischen oder Spontanruptur der langen Daumenstrecksehne, und zwar meist einige Wochen nach unblutigen Verletzungen der Handgelenkgegend (Handverstauchung und vor allem typische Radiusfraktur); Symptome sind (wie bei Strecksehnenruptur am Fingerendglied): Endglied hängt mehr oder weniger herab und kann aktiv nicht gestreckt werden, wohl aber passiv; dabei prüfe man die aktive Funktion bei Abspreizung, da bei eingeschlagenem Daumen die durch die Daumenballenmuskulatur erzeugte Abspreizung eine Streckfähigkeit vortäuschen könnte; in frischen Fällen versuche Schienen- oder Gipsverband in Streckung und Abspreizung für mehrere Wochen, sonst Operation: Sehnennaht oder -plastik, evtl. Anschluß an den N. extensor indicis proprius oder an den M. extensor carpi radialis.

Anmerkung. Trommlerlähmung ist destruierende Entzündung und sekundäre Ruptur der Sehne des M. extensor pollicis longus am distalen Rande des Lig. carpi transv. dorsale bei Trommlern sowie Bildhauern, Schmieden, Polierern, Kellnern usw. (bei Ersteren links, sonst rechts).

3. Sehnenluxation: Isoliert selten, und zwar an den Strecksehnen, spez. am Kleinfinger infolge starker Spreizung; häufiger bei gleichzeitiger Fraktur, Luxation, Contractur, Arthritis deformans der Metakarpophalangealgelenke u. dgl.; schließlich bisweilen angeboren bei Gelenkschlaffheit.

II. Gelenke: Kontusionen und Distorsionen des Handgelenks und der Finger, spez. Daumens.

Vorkommen: Häufig, namentlich am Grundgelenk des Daumens und an den Mittel- und Endgelenken der Finger.

Ursachen: Kontusion durch direkte Quetschung oder Schlag; Distorsion durch übermäßige Beuge-, Streck-, Seiten- oder Drehbewegung bei Fall, Stoß u. dgl., auch bei Ballspiel, Skisport u. a.

Symptome: Schmerz (spez. bei Handbewegungen), Funktionsstörung, Druckempfindlichkeit (am Gelenkspalt), Schwellung, Bluterguß, Gelenkerguß, Röntgenbild (negativ).

Differentialdiagnose: Luxation und Fraktur (Radius-, Carpal-, Phalangenfraktur, Lunatumluxation usw.).

Komplikationen: 1. Zerrung bis Riß mit Druckempfindlichkeit der Ansatzstellen an den Quer- (Lig. carpi transv. volare und dorsale) und Seitenbändern sowie Schiefstellung und abnorme Seitenbeweglichkeit. 2. Ein- und Abriß, Erguß, Funktionsstörung und Schmerz an den Sehnen (und zwar meist bei Beugung M. ext. carpi rad. longus mit Ansatz am 2. Metacarpus, bei Streckung M. flexor carpi rad. mit Ansatz an Basis des 2. Metacarpus, bei Radialabduktion M. ext. carpi uln., bei Ulnarabduktion M. ext. pollicis brevis und abd. pollicis longus). 3. Fissuren und Splitterungen an Phalangen-, Metacarpal-, Carpal- (spez. Kahn- und Mondbein!) und Vorderarmknochen (s. da); wichtig ist Röntgenbild!

Therapie: Ruhigstellung mit Papp-, Holz-, Cramer-, Metall- oder Gipsschiene und feuchter Umschlag; später Bäder, Heißluft, Massage, Bewegungen, elastische Wickelung bzw. Leder- oder Gummiband usw.

b) Blutige Verletzungen an Hand und Fingern.

Ursachen: Stich, Schnitt, Schuß, Biß, Riß, Quetschung u. dgl. und vor allem Maschinenverletzung (durch Presse, Stange, Walze, Hobel, Kreissäge, Messer usw.).

Therapie: Desinfektion der verletzten Hand und Finger mit Äther, Alkohol und Jodtinktur, aber ohne Waschen und Bürsten (Maschinenschmutz braucht nicht durchaus entfernt zu werden; dagegen ist bei Tintenstiftverletzung völliges Ausschneiden der infiltrierten Gewebsteile nötig!). Lokal- bzw. Leitungs-, auch u. U. Querschnitts- oder ausnahmsweise Plexusanästhesie, nur ausnahmsweise Narkose bzw. Rausch. Ausnahmsweise Blutleere. Wundversorgung, evtl. bei frischen Fällen in den ersten 6—12 Stunden Wundexcision (aber am Finger sparsam!) unter Entfernung gequetschter und zerrissener Hautränder, Muskel- und Sehnentrümmer, loser Knochensplitter, Blutgerinnsel, Fremdkörper u. dgl. Wundrevision. Naht von verletzten Sehnen (evtl. Plastik dagegen wohl besser erst sekundär!), Nerven (N. medianus am Vorderarm und N. ulnaris prof. in einer Schräglinie der Hohlhand vom Erbsenbein bis zum Daumenballeninnenrand!) und Knochen (möglichst nur stellen, aber nicht nähen). Blutstillung. Unterbindung, evtl. unter Erweiterungsschnitt und mit Hilfe der Blutleere, spez. an A. rad. und uln., sonst im Notfall durch Kompression und Suspension. Sparsame Naht, evtl. nur Situationsnaht der Haut mit Lücken, evtl. mit Gummidrän für einige Tage. Verband. Schiene, und zwar biegsame Draht- oder besser Gipsschiene in halbgebeugter Fingerstellung, gelegentlich Streckverband, auch als Drahtextension durch das Fingerendglied; die übrigen Finger, sowie Hand, Ellenbogen und Schulter sind von vorneherein zu bewegen, daher möglichst nicht zu fixieren. Hochlagerung. Bei entsprechender Gefahr (Erde oder Holzsplitter) Tetanus- und Gasbrandschutzimpfung. Empfohlen wird bei infektionsverdächtigen Wunden chemische Antisepsis (Wasserstoffsuperoxyd, Jodtinktur, Pyoktanin, Perubalsam, Rivanol, Dijozol u. dgl.). Evtl. Gegenincision und Dränage. Evtl. prophylaktische Stauung. Tiefenantisepsis (z. B. Vucininjektion) ist fragwürdig, auch an den Fingern wegen Gangrängefahr nicht anwendbar!

Bei Defekten ist wichtig einerseits gute Hautdeckung, andererseits sparsamstes Konservieren mit Rücksicht auf die Funktion namentlich an Daumen und evtl. auch an anderen, spez. Zeigefinger (Gliedbeweglichkeit, Fingereinschlagen, Fassen, Halten und bestimmte Handarbeit, spez. bei Ärzten, Klavier- und Geigenspielern, Schreibern, Uhrmachern). Cave Narbenbildung an Tast- und Faßstellen, daher Schnitte nicht an Beugeseite und Fingerkuppen, sowie Hautlappen möglichst volar. Bei erhaltener, auch schmaler Hautbrücke und in frischen Fällen auch bei völliger Abtrennung ist Wiederannähen zu versuchen. Sonst ist genügende und geeignete Hautdeckung zu schaffen:

a) Entweder durch Knochenkürzung (evtl. zwecks Sparsamkeit nicht nach dem klassischen, sondern nach atypischem Verfahren; kann der Nagel nicht erhalten werden, so ist seine Matrix völlig zu entfernen zur Vermeidung störender Nagelreste. Vorteil: einfach und kurzdauernd. Nachteil: Kürzung oder gar Verlust von Fingergliedern; daher nicht ratsam an wichtigen Fingern, spez. Daumen!

b) Oder durch Hautplastik. Spontane Überhäutung ist oft nicht angezeigt wegen ungeeigneter, nämlich empfindlicher und verletzlicher Narbenhaut und bei querer Gliedabtrennung auch wegen des konischen Amputationsstumpfes; höchstens ist bei kleinen Fingerdefekten (u. a. auch evtl. an der Fingerspitze) erlaubt, die Wunde granulieren und weiter sich selbst überhäuten zu lassen, wobei sich der Lebertran-Gipsverband bewährt, so daß Hautplastik nicht nötig wird. Freie Hautverpflanzung (Transplantation) ist am ehesten an Handrücken angängig, aber u. U. auch brauchbar an den Fingerenden: Epidermis ist meist ungeeignet als straff, ungepolstert, unverschieblich, empfindlich und widerstandsfähig, aber besser brauchbar bei Verwendung etwas dickerer Läppchen; Cutis heilt meist nicht an, kann aber bei frischer und glatter Wunde evtl. versucht werden z. B. aus Zehenbeere. Die gestielte Hautverpflanzung (Plastik) ist daher manchmal nicht zu entbehren; sie geschieht an Hand und Fingern meist nach folgenden Methoden:

α) Aus der Nachbarschaft: Nur selten und beschränkt; z. B. durch Verziehen der unterminierten und evtl. mittels Hilfsschnitte fortgesetzten Wundränder (sog. „Glissement") oder durch Eindrehung eines gestielten Lappens aus der Nachbarschaft (sog. „indische Methode"), evtl. von der Haut eines überflüssigen Fingers; bei Fingerkuppenabtrennung auch (nach Klapp) aus der Volar- oder Dorsalhaut, und zwar bei schräger Abtrennung seitlich gestielt und bei querer Abtrennung doppelt gestielt.

β) Aus der Ferne (sog. „italienische Methode"): Mit einfach oder doppelt gestieltem Lappen („Brücken- oder Muffplastik") von Brust oder Bauch; dies aber wegen der langen Krankheitsdauer auch nur bei besonderer

Indikation (z. B. für wichtige Finger- und Handabschnitte). Vgl. Allgemeine Chirurgie, Hautplastik!

Bei völligem Finger- spez. Daumenverlust empfiehlt sich als Ersatz Prothese (evtl. mit bewegbarem Finger) oder (bei noch erhaltener Beweglichkeit des zugehörigen Metacarpus besser) Plastik; letztere, spez. Bildung eines künstlichen Daumens (Nicoladoni) kann erfolgen auf verschiedene Weise:

1. Durch Bildung einer Hautwalze aus gestieltem Brusthautlappen und spätere Einsetzung eines frei transplantierten Knochenspans (aus Tibia, Fibula, Rippen, Zehenphalangen u. dgl.);

2. oder besser, auch kosmetischer (Nagel!), aber wegen der längeren und beschwerlichen Zwangshaltung nur bei Jugendlichen: Durch Überpflanzung einer ganzen (1. oder 2.) Zehe unter Bildung eines dorsalen Hautlappens und Annähen der mitdurchtrennten Sehnen;

3. oder durch Fingerverlagerung, und zwar am besten Verwendung des Zeigefingers mitsamt Gelenk und Sehnen durch Herüberschieben im durchtrennten Mittelhandknochen unter vorläufigem Belassen einer Hautbrücke, sonst wie bei 2;

4. oder schließlich beim Fehlen aller Finger durch Bildung von Mittelhandfingern unter Durchtrennen der Weichteile zwischen zwei benachbarten Mittelhandknochen und Deckung der entstandenen Wundflächen mit Haut; ebenso kann beim Verlust des Daumens dessen Metacarpus gelöst werden.

Ein völlig steifer und dabei schlecht (stark gestreckt oder stark gebeugt) stehender Finger stört u. U. (z. B. beim Faustschluß) und ist dann abzunehmen (meist am Grund-, evtl. am Mittelglied), desgl. ein kleiner Stumpf des 3. oder 4. Fingers (hier gelegentlich samt Mittelhandköpfchen nach Adelmann zur Verhütung der Sperrung der Hand beim Zugreifen; u. a. wegen des besseren Aussehens bei Damen, aber meist nicht bei Schwerarbeitern mit Rücksicht auf die Erhaltung voller Handbreite); dagegen ist am 1., 2. und 5. Finger auch ein kleiner Stumpf evtl. wohl brauchbar.

Bei durch Sehnenverlust aktiv nicht beweglichem Finger kann dieser beim Faustschluß vom Nachbarfinger mitgenommen werden, so daß er wenig stört.

Bei Beugecontractur ist u. U. durch Gliedresektion die Störung zu beseitigen.

Schmerzhafte oder wunde Stümpfe sind zu korrigieren unter den oben erwähnten Gesichtspunkten; sonst vgl. Operationslehre, Amputationsstümpfe!

Bei von außen nicht erreichbarem und sich nicht bald von selbst verlierendem Bluterguß oder Fremdkörper unter dem Nagel ist derselbe lochförmig zu schaben („Trepanation des Nagels"), spalten, resezieren oder extrahieren (dies nur nötigenfalls ebenso wie bei Eiterung).

Fremdkörper, z. B. Nadel, Metallstück, Holzsplitter u. dgl., spez. solche in der Hohlhand sind in der Regel zu entfernen. Technik: Lokalanästhesie; Abtasten und evtl. Röntgenbild in zwei senkrecht zueinander liegenden Ebenen, evtl. unter Einstechen steriler Nadeln auf den Fremdkörper vor dem Röntgenschirm oder am besten unter Kontrolle des Röntgenschirms; sonst unter Incision, Hakenzug, Absuchen der Wundränder, Verfolgen von Fährte, Verfärbung oder Bluterguß oder unter Abtasten mit dem behandschuhten Finger; Extraktion mit der Fremdkörper- oder Splitterpinzette; Jodtinkturdesinfektion, keine oder lockere Naht; evtl. Tetanusschutzimpfung.

Ringe u. dgl. sind bei Fingerverletzung sofort abzuziehen unter drehenden Bewegungen; in schwierigen Fällen hilft Hochlagerung und Ausstreichen, sowie Einseifen des Fingers; bei Einschneiden des schnürenden Rings in den geschwollenen Finger empfiehlt sich folgendes Verfahren: Dünnen Bindfaden unter dem Ring durchführen, das eine Fadenende von der Fingerspitze centralwärts lückenlos und ziemlich straff umwickeln und am centralen

Fadenende fingerspitzenwärts ziehen; sonst ist der Ring durchzukneifen mit Draht- oder Knochenzange oder durchzusägen mit Giglischer Säge nach Unterschieben einer Hohlrinne oder abzufeilen, evtl. unter Einspannen im Schraubstock.

Folgen: 1. Infektion; Therapie: Verbandwechsel, evtl. mit Entfernung der Naht, sowie Dränage und Incision.

2. Gangrän (s. u.).

3. Contracturen (s. u.).

4. Ankylose.

5. Ossifizierende Periostitis der Phalangen; spez. nach Fingerquetschung.

6. Traumatisches (hartes) Ödem am Handrücken (Sécrétan und Vulliet 1901/1902).

Wesen: Ungeklärt, wahrscheinlich periphere Trophoneurose auf dem Boden konstitutioneller Minderwertigkeit des Nervensystems. Sympathicusstörung?

Pathologische Anatomie: Blut- und vor allem Lymphstauung bei entzündlichen Veränderungen an den Gefäßen.

Vorkommen: Gelegentlich, im ganzen selten; verhältnismäßig häufig bei Unfallpatienten und überhaupt bei Neurotikern (Begehrungsneurose!).

Entstehung: Meist nach Trauma, und zwar stumpfem: Quetschung, Schlag oder Stoß, selten Verstauchung; gelegentlich auch ohne Trauma, spez. bei Infektion (s. u.).

Verlauf: Langsam fortschreitend bis zu einem schließlich evtl. bedeutenden Grad.

Prognose: Ungünstig bezüglich Heilung, jedenfalls hartnäckig; manchmal erfolgt Spontanheilung.

Symptome: Krapfen- oder luftkissenartige Schwellung über der ganzen Hand bzw. Fußrücken und evtl. Finger bzw. Zehen, und zwar bläulichrot, derb bis hart, ohne Zurückbleiben von Dellen bei Fingerdruck, unempfindlich und kühl; Haut glatt, glänzend und gespannt; zugleich bestehen meist Gefühlsstörungen und öfters Geschwüre mit geringer Heilungsneigung, häufig Fingernägel rissig und brüchig; Röntgenbild zeigt mit der Zeit Knochenatrophie.

Folgen: Hand- und Fingerbehinderung sowie -schwäche, schließlich Gebrauchsunfähigkeit.

Differentialdiagnose: Sonstiges Ödem (spez. artefizielles durch Umschnürung, Stauung bei Thrombose oder Geschwulst, Entzündung bei pyogener Infektion sowie Tuberkulose und Syphilis, Nervenleiden) sowie Sklerodermie und Elephantiasis.

Therapie: Schonung, Hochlagerung, Wärme (Ichthyol-, Jod- a. u. salbenverbände, feuchte Umschläge mit Kamillentee bzw. Kamillosan oder Salicylspiritus, Paraffin-, Antigin- oder Senfmehlpackung, Heißluft, Diathermie, Moorpackung, Glühlicht usw.), Massage (vorsichtig, jedenfalls schonend!) und Bewegungen, elastische Wicklung und Druckverband; zu versuchen Saugen, Sonnen- und Röntgenbestrahlung, Reizkörper, Fibrolysin, Organ-, spez. Schilddrüsenpräparate, Jod, Calcium, Padutin u. dgl.; evtl. Incision oder Excision des Schwielengewebes nebst Fascienstreifen oder Exstirpation des ganzen veränderten Gewebes, sowie Novocaininjektion und Sympathektomie, im Notfall Gliedabsetzung; gegebenenfalls kausal bei Geschwulst, sowie bei Syphilis und Tuberkulose.

7. Neuritis.

8. Glanzhaut (Haut dünn, glatt, glänzend, blaurot und kühl): spez. bei knapper und fixierter Haut.

c) Verbrennung (evtl. mit Hautcontracturen, spez. streckseits am Handrücken) und **Erfrierung, sowie Frostbeulen;** vgl. Allg. Chirurgie!

C. Entzündungen.

a) Phlegmone an Fingern (Panaritium) und Hand einschl. Sehnenscheidenphlegmone.

Ursache: Wundinfektion mit Eitererregern (spez. Staphylo- oder Streptokokken, gelegentlich zugleich Gonokokken, Rotz, Tetanus-, Milzbrand- und Diphtheriebacillen, Syphilisspirochäten u. a.) an (meist kleinen, nicht selten dem Patient überhaupt nicht bekannten) Verletzungen (durch Quetschung, Riß, Biß, Stich, sowie seltener Schnitt usw.), spez. bei gewissen Berufen: Ärzten, spez. Chirurgen, Gynäkologen, Anatomen, Leichendienern, Schwestern, Pflegern, Hebammen, Fleischern, Hausfrauen, Köchinnen, Dienstmädchen, Zuckerbäckern, Bierbrauern, Mechanikern, Schneidern, Gärtnern, Landwirten, Schweizern, Fischern, Kutschern, Tischlern, Schlossern, Maurern u. dgl. Dabei erfolgt die Infektion manchmal auch bei Ärzten nicht gleichzeitig mit der Wundverletzung, sondern erst später. Besondere Neigung zur Infektion zeigen Verletzungen mit Leichtmetall (Dural u. dgl.), was teils auf die unregelmäßig-zackige Oberfläche des Leichtmetalls, teils auf in diesem vorhandene gewebsschädliche Stoffe zurückgeführt wird.

Unfallzusammenhang ist gegeben sowohl, wenn die Verletzung, als auch wenn die Infektion durch den Unfall bedingt ist; in letzterer Hinsicht ist Voraussetzung der Nachweis des zeitlichen Zusammenhangs (meist einige wenige Tage, frühestens 1—2 Tage, spätestens 1—2 Wochen; es ist aber bei der Beurteilung eine besonders sorgfältige Prüfung angezeigt, da ja für die Entstehung von Panaritium jederzeit Anlaß gegeben ist, auch außerhalb der Betriebsarbeit.

Vorkommen: Der Häufigkeit nach erkranken Daumen, Zeige-, Mittel-, Ring- und Kleinfinger; die Finger der rechten Hand sind häufiger betroffen als die der linken außer bei Ärzten und Fleischern; überhaupt spielt bezüglich der Lokalisation der Beruf eine große Rolle. Besondere Disposition wird geschaffen — abgesehen von der Berührung mit eitrigem Material von Kranken bei Ärzten — durch Diabetes oder durch Syringomyelie, Raynaudsche Krankheit, Sklerodermie und Lepra, wobei in letzteren Fällen trophische Störungen und Gefühlsherabsetzung von Bedeutung sind.

Symptome und Formen:

a) Panaritium cutaneum: Oberflächliche Eiterblase, gelegentlich verbunden mit Lymphangitis oder Lymphadenitis; manchmal durch einen stricknadeldicken Gang zusammenhängend mit einem subcutanen Herd als sog. „Kragenknopfabsceß".

b) Panaritium subcutaneum: Meist beugeseits (hier wegen des dicken, straffen und senkrecht gefaserten bzw. gesepteten Gewebes circumscript, schmerzhaft und leicht nekrotisierend), seltener streckseits (hier frühzeitig Verbreitung und gerötete Schwellung; differentialdiagnostisch cave kollaterales Ödem am Handrücken; dieses findet sich auch oft bei volarem Herd!), übrigens bei Arbeitern (spez. Tischlern, Schustern usw.) sowie bei sonstigen Leuten im Anschluß an ungewohnte und anstrengende Tätigkeit, z. B. Rudern, Turnen u. dgl., öfters auch interdigital (dabei evtl. übergreifend auf die Streckseite), sowie unter Schwielen (sog. „Schwielenund Hohlhandabsceß"), evtl. mit Nekrose der Fascia palmaris oder mit Übergang zur tiefen Hohlhandphlegmone oder zur Streckseitenphlegmone durch die Interdigitalnische.

c) Panaritium subunguale s. sub ungue und parunguale: Paronychium s. Paronychia acuta purulenta: Im und am Nagelbett, bzw. -falz (im Volk auch „Neid- oder Nietnagel" bzw. bei weiterer Ausdehnung am Nagelwall „Umlauf"); entstehend aus Verletzungen am Nagelbett (Splitter) oder am Nagelwall, hier oft nach Schrunden und Einrissen, u. a. beim Zurückschieben der Nagelhaut („Manikure-Infektion"), bei Säuglingen auch durch Fingerlutschen und schließlich durch Vereiterung eines subungualen Hämatoms nach Nagelquetschung oder durch Eindringen von Fremdkörpern unter den Nagel, z. B.

bei Scheuerfrauen usw.; differentialdiagnostisch cave Syphilis und Tuberkulose. Hier zu erwähnen ist auch die chronische Paronychie, auch die der Zuckerbäcker.

d) Panaritium tendinosum mit Sehnenscheidenphlegmone: Entstehend entweder direkt durch infizierte (z. B. Stich-, Schnitt-, Biß-, Riß-, Quetsch- u. dgl.) Verletzung der Sehnenscheide oder indirekt, nämlich übergreifend im Verlauf von 2—4 Tagen von subcutaner, ossaler oder athritischer Eiterung, ganz vereinzelt vielleicht auch metastatisch (am ehesten bei Tripper oder Gelenkrheumatismus). Gegenüber dem P. subcutaneum ausgezeichnet durch Beschränkung auf die Beugeseite mit Freilassen von Seiten und Rücken des Fingers, Längsverlauf über den entsprechenden Fingerteil oder über den ganzen Finger, Verstreichen der Interdigitalfalten, Endigung an der Endgliedmitte unterhalb der Fingerkuppe, Druckschmerz über der Sehne und Schmerzsteigerung bei passiver Überstreckung bzw. Überbeugung, Unmöglichkeit aktiver Beugung und Zwangshaltung. Die Flexorensehnenscheiden des 2., 3. und 4. Fingers endigen in Höhe der Metacarpusköpfchen ca. 1—2 cm proximal vom Fingergrundgelenk; dagegen stehen die des Daumens und Kleinfingers mit der gemeinsamen Sehnenscheidentasche unter dem Lig. carpi vol. transv. und untereinander in nachbarlicher Verbindung; daher droht hier Fortleitung der Phlegmone nach dem Vorderarm und die kombinierte Daumen-Kleinfinger-: sog. V-Phlegmone. Sehnenscheidenphlegmone führt häufig, nämlich bei nicht rechtzeitiger oder sachgemäßer Behandlung durchschnittlich in 50%, sonst nur in 10% zu Nekrose der eiterumspülten Sehne mit Abstoßung in wurmartigen Fetzen („Wurm") und später zu tendo- bzw. myogener Contractur, sowie zu Übergreifen der Eiterung auf Knochen und Gelenke (Handgelenkempyem); ferner droht gelegentlich Fingerendgliednekrose (Fingerarterienthrombose!) oder Erysipel oder Arrosionsblutung oder Sepsis (mit 2—5⁰⁄₀ Mortalität).

e) Panaritium ossale und periostale: Entstehend entweder direkt durch Stich oder meist indirekt, nämlich fortschreitend von Unterhaut, Sehnenscheide oder Gelenk, dies spez. am Endglied, selten metastatisch (z. B. bei Typhus u. a. Infektionen). Ausgezeichnet durch starken, spez. nächtlichen, auch durch Stoß auslösbaren Tiefenschmerz und durch auf ein Fingerglied beschränkte und hier zirkuläre Schwellung in Form kolbiger Gliedauftreibung; später Knochennekrose mit Sequestern und mit hartnäckigen Fisteln, welche Granulationpropf aufweisen, auf rauhen Knochen führen und bis zur Abstoßung des letzten Sequesters fortdauern; Sondierung; Röntgenbild; oft, namentlich in schweren oder in spät bzw. ungenügend eröffneten Fällen kommt es zur Sequesterbildung; Sequesterbildung braucht am Finger allerdings bis zur Erkennung im Röntgenbild einige (2—3) Wochen und bis zur Abstoßung gar 4—6 Wochen; es stirbt ab entweder nur ein seitliches Randstück oder die ganze Phalanx oder nur der Endteil ohne das vom Gelenkapparat ernährte Gelenkstück oder bei auf den Knochen übergreifendem Gelenkpanaritium evtl. nur das Gelenkstück; später droht Fingerverstümmelung, spez. Verkürzung, wenn nicht für Schienung od. a. Verband gesorgt wird; bei zweckentsprechender Behandlung bildet sich — außer bei totaler Knochenabstoßung — oft, namentlich bei Erhaltenbleiben der proximalen Epiphyse ein bedeutendes und gutgeformtes Regenerat.

f) Panaritum articulare: Entstehend entweder direkt durch Stich, Schnitt, Biß, Maschinen- oder Schußverletzung, auch bei komplizierter Fraktur oder Luxation oder indirekt, nämlich fortgeleitet von Subcutis, Knochen, Sehne oder Nagel, ganz ausnahmsweise metastatisch. Ausgezeichnet durch Gelenkschmerz und Gelenkdruckempfindlichkeit, Gelenkschwellung zirkulär mit Vorwölbung der Haut streckseits, Entspannungsstellung in mittlerer Beugung, evtl. später Subluxationsstellung, abnorme Seitenbeweglichkeit, scharrendes Crepitieren der infolge Knorpelnekrose rauhen Gelenkflächen, schließlich Fistel mit Synoviabfluß, Sequestierung und Subluxation; dazu Röntgenbild. Später erfolgt meist Ankylose. Meist betroffen ist das Mittelgelenk.

Diagnose: Spontaner (klopfender) Schmerz, Druckempfindlichkeit an entspr. Stelle, Rötung, Hitze und Schwellung (meist dorsal besonders stark, auch bei volarem Herd; manchmal bei oberflächlicher Lage vorgebuchtet, im übrigen verschieden je nach der Form); selten, aber nur bei oberflächlicher Eiterbildung Verfärbung und Fluktuation, dazu u. U., namentlich bei Knochen- und Gelenkpanaritium Röntgenbild, sonst Diaphanoskopie mit Taschenlampe.

Differentialdiagnose: U. a. Erysipeloid und Erysipel, sowie Tuberkulose und Lues (hier schmerzlos, subakut und renitent, sowie mit schmerzloser und harter Lymphdrüsenaffektion; u. a. bei Ärzten und Hebammen); ferner Diabetes, akute Gicht, Raynaudsche Krankheit, Syringomyelie, Sklerodermie, Lepra, Sklerom, Milzbrand, Rotz, Aktinomykose, Furunkel usw.; bei Jugendlichen Osteomyelitis; an Gelenken Gonorrhoe, Rheuma und Gicht usw.

Prognose: Fortschreiten der Eiterung in die Tiefe (Sehnen, Knochen und Gelenk) und in die Länge (Hohlhand-, Vorderarm- und V-Phlegmone), Septikämie mit Metastasen in Lungen, Gelenken, Nieren usw. (sog. ,,Blutvergiftung''), Lymphangitis und -adenitis, Thrombophlebitis, Arrosionsblutung, Erysipel; später Nekrose von Fingern bzw. Fingerendteilen oder Fingerhaut (Arterienthrombose!), sowie Contracturen und Ankylose. Die Infekte der Finger- und Handbeugeseite sind weit gefährlicher als die Streckseite.

Therapie: In gewissen Fällen kann zunächst konservatives Vorgehen versucht werden (s. u.), aber unter ständiger Kontrolle mit Messerbereitschaft; sonst frühzeitig und genügend, spez. tief Incision, evtl. unter Abtasten mit dem Finger, Sondenknopf, Skalpellstiel usw. auf Stelle der größten Druckempfindlichkeit (vor der Schmerzbetäubung!), sonst an der Infektionsstelle (Wunde usw.), evtl. auch probe- oder entlastenderweise. (Abwarten von Fluktuation oder Hautveränderung ist an den Fingern jedenfalls nicht zulässig; wichtig ist der klopfende Schmerz, auch gestörte Nachtruhe; die Frühoperation entscheidet oftmals über das Schicksal des Fingers oder gar der Hand und manchmal auch des Lebens!) Ausreichende Anästhesie: Bei kurzdauernder, oberflächlicher Incision nur ausnahmsweise Chloräthylspray (meist ungenügend und zu unzureichendem Eingriff verführend, daher abzulehnen ebenso wie Verzicht auf jegliche Schmerzbetäubung!); sonst in der Regel am Finger bei lokalisierter peripherer Eiterung an Fingerkuppe oder -nagel Leitungsanästhesie an der Fingerbasis nach Oberst und bei progredienter, spez. Hohlhand- und Vorderarmphlegmone Äther-, bzw. Chloräthyl- oder Vinethenrausch; bei größerem Eingriff auch Evipan- oder Eunarkonnarkose. Evtl. Blutleere, welche namentlich im Frühstadium sowie bei tiefer Ausdehnung über Sitz und Ausdehnung des Entzündungsprozesses bestmöglichste Orientierung ermöglicht. Bei cutanem Panaritium genügt gewöhnlich Abtragen der Eiterblase (z. B. mit gebogener Schere; auch ohne Anästhesie). Bei subcutanem Panaritium empfiehlt sich Incision evtl. mit Excision von etwas Haut tangential (,,Planierung''). Bei Hohlhandphlegmone und -absceß sind genügend tiefe und lange Incisionen nötig, aber solche nur ausnahmsweise, spez. bei Interdigitalphlegmone auch dorsal (sonst differentialdiagnostisch cave kollaterales Ödem am Handrücken!) Schnittführung (stets längs unter Schonung der Gefäße und Nerven und nicht zu lang unter Schonung der Querbänder!): a) Fingerkuppe: Unweit und parallel dem Nagelrand, nötigenfalls bis auf den Knochen und Sehnenansatz unter Aufklappen der Fingerbeere (,,Fisch- oder Hechtmaulschnitt oder Froschmaul- oder Nagelrandschnitt oder Steigbügelschnitt''); später ist manchmal, spez. in langdauernden oder tiefinfizierten Fällen Beseitigung der durch die lippenförmig epithelialisierten Wundränder entstandenen Rinne notwendig mittels Anfrischung (aber vorsichtigerweise ohne anschließende Naht oder mit nur teilweiser). b) Finger: Nicht median, sondern seitlich neben der Sehne, und zwar ein- (an der befallenen Seite, sonst gelegentlich alternierend) oder evtl. (meist) beiderseits radio- und ulnarvolar, und zwar zur Schonung der seitlich gelegenen Gefäße und Nerven mit etwas schräger (tangentialer) Messerführung und zur Verhütung der sonst hervorspringenden und austrocknenden Sehne kurz und nicht über

die Zwischengliederfalten hinaus (außer bei schwerer Eiterung mit bereits
erledigter Sehne, spez. bei Pandaktylitis, in welchem Fall ein langer und
medianer Schnitt nötig sein kann); bei schwerer Sehnenscheidenvereiterung
mit drohender Fingerversteifung ist (außer am Daumen) zur Abkürzung der
Krankheitsdauer und Schmerzen, sowie zur Verhütung von Komplikationen
evtl. frühzeitig Fingerabnahme zu erwägen, wobei aber schonendes Vorgehen,
Jodtinkturbetupfen des Sehnenstumpfes und offene Wundbehandlung sich
empfiehlt. c) H a n d : Dicht neben der Sehne, dabei am Daumen- und Kleinfingerballen neben demselben; zu achten ist auf die V-Phlegmone, sowie spez.
bei letzterer auf Fortschreiten der Eiterung nach der gemeinsamen Beuger-
sehnenscheide oberhalb des Handgelenks in der Mitte neben der Palmaris-
sehne (cave Arcus volaris prof. [unter den Beugesehnen und an der Basis der
Metakarpalknochen], evtl. auch Arcus volaris subl. [über den Beugesehnen
und an der Mitte der Metakarpalknochen], ferner vor allem N. ulnaris prof.;
deshalb proximal nicht hinaus über eine Linie vom Erbsenbein zum ulnaren
Daumenballenrand; am Daumen am besten $1^1/_2$ cm proximal von der distalen
Begrenzung des Daumenballens). d) V o r d e r a r m : An der Grenze des mittleren
und des ulnaren bzw. radialen Drittels der Beugeseite längs.

Bei P a r o n y c h i e : Manchmal genügt konservative Therapie mit Seifen-
bädern und Salbe (Ichthyol, Quecksilber u. dgl.). Sonst Incision (evtl. unter
Zurückpräparieren der unterminierten Haut) und Tamponade. Evtl. Entfernung des Nagels teilweise (z. B. halbmondförmig) oder evtl. ganz (in letzterem
Falle ist jedoch das wunde Nagelbett störend und das Nachwachsen des Nagels
langsam, und zwar bis zu mehreren Monaten dauernd!).

Bei K n o c h e n e i t e r u n g : Incision und Tamponade; später (nach eingetretener Sequestrierung, was bei Phalangen nach 2—3 Wochen zu erwarten
und dann evtl. im Röntgenbild zu erkennen ist) Sequestrotomie unter auf-
klappendem (Hechtmaul)-Schnitt, sparsamer Extraktion und lockerer Tamponade ohne Naht oder höchstens mit Situationsnaht und mit Schienenverband
(cave Sehnenscheideneröffnung z. B. an der Mittelphalanx sowie unnötige
Knochenopferung).

Bei G e l e n k e i t e r u n g : Ruhigstellung durch gefensterten Schienen- oder
Streckverband; evtl. Injektion (Phenolcampher, Rivanollösung od. dgl.)
oder Incision (dorsalseitlich) oder Aufklappung oder Resektion oder Amputation.

N a c h b e h a n d l u n g in allen Fällen anschließend D r ä n a g e : Gummidrän:
Dünnes bzw. längs halbiertes Gummirohr oder besser Gummilasche, z. B.
Stück von Gummihandschuh (nicht zu lange wegen Gefahr der Arrosionsblutung!) oder Tamponade mit Jodoform-, Jod- oder Methylviolettgaze (locker
und für höchstens 1—2 Tage) oder besser (wegen Gefahr längerer und aus-
trocknender Tamponade für die Sehne) Salben- (z. B. Desitin) oder Peru-
balsamtampon; in der Hohlhand auch Spreizfedern.

V e r b a n d anfangs halbfeucht (aber nicht abschließend) mit essigsaurer
Tonerde oder besser (wegen Gefahr der Gewebseinschmelzung und der Verschleierung durch Schmerzstillung und Hautmaceration) mit Alkohol 60—90%
oder mit Jod-, Quecksilber- oder Ichthyolsalbe (cave Carbollösung sowie
Luftabschluß!) sowie Wärme, Stauen oder Röntgenbehandlung; dazu Ruhigstellung in Halbbeugestellung der Gelenke und Hochlagerung durch Armtragetuch, Schiene (Papp-, Cramer-, Gips- o. a., ausnahmsweise V o l k m a n n s
Suspensionsschiene); evtl. Bettruhe mit Lagerung auf Kissen.

M e d i k o - m e c h a n i s c h e N a c h b e h a n d l u n g : Frühzeitig mit heißen
Bädern (Wasser, phys. Kochsalzlösung, Wasserstoffsuperoxydlösung, Kaliumpermanganat, Chinosol usw.), bzw. Heißluft, Massage, Übungen usw.

Bei s c h l e c h t e m , spez. s c h m e r z h a f t e m K n o c h e n s t u m p f evtl.
Neuromentfernung, Hautplastik oder Reamputation (s. da).

Bei S e h n e n n e k r o s e evtl. später Sehnenplastik, aber an den Beugesehnen meist vergeblich (s. da); vergl. auch Fingercontracturen, tendogene!

Bei G e l e n k v e r s t e i f u n g evtl. später Gelenkmobilisation (s. da).

Bei Contractur kommen je nach Ursache und Lokalisation in Frage: Hautplastik (z. B. nach Morestin) oder Knochenresektion, falls nicht konservative Maßnahmen genügen (s. da).

Sonst ist bei störendem Finger, namentlich bei Handarbeitern, die Fingerabnahme zu erwägen, und zwar primär (s. o.) oder sekundär; dabei kann gelegentlich (vgl. Operationslehre!) die Mitnahme des Mittelhandköpfchens in Frage kommen (außer bei Eiterung), umgekehrt aber auch die Erhaltung einer oder zweier Glieder; am Daumen und evtl. auch am Zeigefinger sei man überhaupt konservativ.

Letztere beiden Operationen sind aber wegen Gefahr der latenten Infektion frühestens einige Monate nach abgelaufener Eiterung angängig und nicht sicher; evtl., spez. in alten und komplizierten Fällen mit Veränderung von Haut, Sehnen und Gelenken ist die Abnahme eines störenden Fingers bzw. Fingerteils vorzuziehen.

b) Sonstige akute Weichteilinfektionen.

1. Furunkel: An Hand und Fingern nur d o r s a l, und zwar meist an Handrücken oder Fingergrundglied; spez. bei Ärzten und Anatomiedienern (Eiter, auch streptokokkenhaltiger!), Sattlern u. dgl.; öfters verbunden mit Lymphangitis; differentialdiagnostisch cave Insektenstich, Phlegmone, Milzbrandpustel u. dgl.

2. Erysipel: Selten; häufiger **Erysipeloid**, vgl. Allgemeine Chirurgie!

3. Lymphangitis: Zunächst mit roten Streifen vom Handgelenk aufwärts, bzw. dorsal bereits am Handrücken; später mit derben, schmerzlosen, bis bleistiftdicken Strängen, evtl. monatelang. Entstehung oft nach Furunkel, Erysipel und vor allem Panaritium, hier auch nach kleinen Riß- und Stichwunden, spez. bei Leicheninfektion.

4. Thrombophlebitis: Entstehung wie bei 3; am Arm viel seltener vorkommend als am Bein.

5. Pyodermie: Eiterblasen eröffnen oder besser abtragen, Jodtinkturpinselung und Ichthyolsalbe od. dgl. oder Silbergaze bzw. folie (cave Jod!).

c) Chronische Entzündungen der Haut.

1. Ekzem: U. a. Sublimat-, Carbol-, Jodoform-, Lysol- u. dgl. -ekzem in Form einer sog. medikamentösen Dermatitis chronica oder acuta bei Chirurgen sowie bei gewissen sonstigen Berufen usw.; Therapie: Entfernung der Ursache und Glycerin bzw. Salbe bzw. Paste (Lanolin, Byrolin, Niveacreme, Lenigallol u. dgl.) spez. nach vorherigem Abtrocknen der Hände, evtl. auch nachts anzuwenden nebst Handschuhschutz. Sonst vgl. Allg. Chirurgie!

2. Tuberkulose: Leichentuberkel (an Hand- und Fingerrücken, sowie auf Knöcheln bei Anatomen und Leichendienern, sowie bei Fleischern), Tuberculosis verrucosa cutis, Lupus (meist an Fingern und Handrücken, evtl. mit Contracturen, später auch Carcinomentwicklung), Onychia maligna, tuberkulöse Lymphangitis (selten) und Lymphadenitis der Cubitaloder Achseldrüsen; Therapie: Ausätzen oder Auskratzen oder Ausbrennen oder Ausschneiden mit Jodoformpulverbehandlung, sowie Röntgen- oder Finsenlicht.

3. Lues: Primäraffekt (meist subakut und renitent als mißfarbenes, torpides und wenig schmerzhaftes Geschwür oder als Paronychie, selten als typische Induration; oft mit typischen Lymphgefäßsträngen an Unterarmstreck- und Oberarminnenseite, sowie mit Cubital- und Axillardrüsenschwellung; bisweilen mischinfiziert; meist bei Ärzten und Hebammen; hier Gefahr der Weiterverbreitung!), Interdigitalrhagaden, chronische Paronychie (schmerzhafte, leicht blutende, schmierige, etwas stinkende Ulcerationen am Nagelfalz, evtl. mit Nagelverlust; öfters multipel; Therapie: Nagelextraktion und Kauterisation), Psoriasis palmaris, Gummata (flache, bräunliche Infiltrate oder scharf gezackte, weichrandige Geschwüre, spez. an Handrücken oder Fingern).

4. **Lepra.**

5. **Syringomyelie.**

6. **Raynaudsche Krankheit.**

7. **Sklerodermie.**

8. **Sporotrichose.**

9. **Milzbrand.**

d) Sehnenscheiden-Entzündungen.

1. **Akute und nicht infektiöse, d. h. reibende, fibrinöse oder trockene Sehnen-scheidenentzündung (Tendovaginitis bzw. Metadesmitis s. Paratenonitis crepitans s. fibrinosa s. sicca): Velpeau.**

Wesen und pathol. Anatomie: Entzündung mit fibrinösen Auf-lagerungen zwischen Sehne und Sehnenscheide (Tendovaginitis) bzw. zwischen Sehne und Fascie (Metadesmitis).

.   Ursache: Anstrengung, spez. übermäßige und ungewohnte (z. B. beim Holzhacken, Wäscheauswinden, Scheuern, Rübenziehen, Schneeschaufeln, Schraubendrehen, Zimmern, Drechseln, Anstreichen, Schlossern, Schmieden, Trommeln, Geige- und Klavierspielen, Fechten, Rudern u. dgl.).

Unfallzusammenhang ist anzuerkennen, falls die Erkrankung im Laufe einer Arbeitsschicht entstanden ist.

Lokalisation: Strecksehnen, spez. am Daumen (Abd. poll. longus und Ext. poll. brevis, seltener Ext. digit. comm. und indicis propr.), selten Beuge-sehnen (z. B. am Daumen bei Paukenschlägern); am Vorderarm ist überhaupt die häufigste Lokalisation dieser Sehnenscheidenentzündung ($^2/_3$), welche sonst noch vorkommt namentlich am Unterschenkel (s. da).

Symptome: Schmerzen bei Fingerbewegungen und auf Druck, längliche Schwellung und knirschendes, schnurrendes oder knarrendes Reiben an den Strecksehnen spez. des M. abductor pollicis longus und M. extensor pollicis brevis schräg von ulnar-oben nach radial-unten (durch Fibrinauflagerungen analog der trockenen Pleuritis; am besten fühlbar durch Auflegen der Finger-beugeflächen an der Vorderarmstreckseite oberhalb des Handgelenks, während der Patient gleichzeitig Daumen und Finger streckt; aber bald, spez. bei geeigneter Therapie, verschwindend infolge flüssigen Exsudates oder infolge Resorption oder infolge Verwachsungen).

Diagnose: Bei richtiger Untersuchung leicht, aber trotzdem in der Praxis oft nicht gestellt.

Gefahr des Rückfalls bei zu frühzeitiger Wiederaufnahme der Arbeit.

Therapie: Ruhigstellung der Hand oder allein des Daumens für einige (3—8—14 Tage) durch Schiene in Streckstellung bis zu den Fingerspitzen (einschl. Finger!) und feuchter oder Alkoholumschlag; später heiße Bäder, Heißluft, Glühlicht, Massage, Jodtinkturpinselung oder Ichthyol- oder Queck-silbersalbe.

2. Chronische Sehnenscheidenentzündung.

Ursachen: Meist Tuberkulose; ferner Rheumatismus, Gicht, Bleiver-giftung, Lues, Gonorrhoe usw. sowie Trauma.

Vorkommen: u. a. bei Fleischern u. dgl. (Impftuberkulose nach Stich-oder Schnittverletzung?).

Lokalisation: Meist Beuge-, dann Strecksehnen oder beide; öfters kombiniert mit entsprechender Affektion am Fuß.

Formen: a) Seröser Erguß (Hydrops tbc.), evtl. mit Reiskörperchen (Corpora oryzoidea), d. h. Exsudatgerinnsel („Reiskörperchenhygrom, Hy-groma proliferum"). b) Fungus. c) Kalter Absceß.

Symptome: Schwellung von charakteristischer, den Sehnenscheiden ent-sprechender Form, Lage und Ausdehnung; evtl. zugleich an Hand und Vorderarm, dann durch das Lig. carpi transv. volare oder dorsale zweigeteilt bzw. taillenartig eingeschnürt und wechselseitig durchfluktuierend bzw. aus-tauschbar (sog. „Zwerchsackhygrom"); je nach Inhalt fluktuierend, schwirrend, teigig usw.

Folgen: Selten Schmerz, wohl aber häufig Hyper- und Anästhesie, sowie Schwäche und Fingerbehinderung.

Differentialdiagnose: Ganglion (kleiner, umschriebener, härter und anders lokalisiert), sowie Handgelenkentzündung und Hohlhandlipom.

Therapie: Neben Allgemein- und Lokalbehandlung (Salz- oder Jodbäder, Schonung, Ruhigstellung, Kompression, Bestrahlung, Stauen usw.) Jodforminjektion oder Auskratzung oder Exstirpation.

Anmerkung. Stenosierende Sehnenscheidenentzündung oder Tendovaginitis stenosans chronica fibrosa s. deformans, auch Periostitis oder Styloiditis radii (de Quervain 1895): Vorkommen: Nicht selten, spez. bei Frauen im mittleren bis höheren Alter (40—60 Jahren), und zwar vorwiegend bei Hausfrauen, Wäscherinnen, Köchinnen, Dienstmädchen, Fabrikarbeiterinnen usw.; oft besteht eine rheumatische Diathese; gelegentlich beiderseitig oder multipel. Lokalisation ist meist am Abductor pollicis longus und Extensor pollicis brevis, seltener am Extensor pollicis longus und an sonstigen Hand- und Fingerstreckern und -beugern. Ursache ist wohl chronische Überanstrengung bei bestimmten Tätigkeiten, z. B. Wäsche auswinden, Waschen, Bürsten, Holzhacken, Klavierspielen, Schreiben, Maschinenschreiben, Maschinenarbeit u. dgl. Histologisch findet sich fibröse Wucherung mit schwieliger Verdickung der Sehnenscheide evtl. nebst Faserknorpel; mit ausstrahlenden Schmerzen nach Daumen und Vorderarm, sowie Bewegungsschmerz. Schwellung, Druckempfindlichkeit und evtl. Verdickung des Sehnenscheidenfachs für Extensor pollicis brevis und Abductor pollicus longus über dem Speichengriffelfortsatz; evtl. „schnellender" Daumen. Prognose: hartnäckig. Therapie: vgl. Tendovaginitis acuta; zunächst versuche Schonung unter Aussetzen der schädigenden Tätigkeit für einige Wochen, evtl. Ruhigstellung mit Schiene und Umschläge, später Wärme (Heißluft), Jod- oder Ichthyolsalbe, Einreibungen, Röntgenbestrahlung, Injektionen u. dgl., evtl. Spaltung des durch chronische Entzündung verdickten und verengerten Sehnenscheidenfachs oder besser Excision eines schmalen Sehnenscheidenstreifens von etwa 2 cm Länge und ½ cm Breite unter Spaltung des Lig. carpi transv. dorsale (cave R. dorsalis n. radialis!).

e) Gelenkentzündungen: (vgl. Schulter!).

1. Seröse.

Symptome: Schmerz, Zwangsstellung (leicht gebeugt und ulnar abduziert), Beweglichkeitsbeschränkung, Druckempfindlichkeit und Gelenkschwellung (dorsal [beiderseits neben den Extensoren] und volar) evtl. mit Durchfluktuieren von volar nach dorsal und umgekehrt, Röntgenbild, Probepunktion (meist dorso-radial am ulnaren Rand des 2. Metacarpus unterhalb des unteren Radiusendes in der Linie des Resektionsschnittes nach v. Langenbeck); später auch Schlottern und Krepitieren.

Ursachen und Therapie: Vgl. Schultergelenk; besonders zu achten ist im Falle der Versteifung auf beste Gelenkstellung: Hand etwas dorsal flektiert, aber keinesfalls stark volar wegen Faßkraft; Finger leicht gebeugt!); am besten Papp-, Cramer- oder Gipsschiene bis zu den Metacarpusköpfchen (Finger freilassen und bewegen!).

2. Eitrige: An Hand und Fingern sehr häufig, und zwar meist direkt durch penetrierende Verletzung (Stich, Schnitt, Maschine, Schuß usw.), seltener fortgeleitet von Phlegmone bzw. Panaritium oder Osteomyelitis und selten metastatisch (Sepsis usw.). Therapie: Frühzeitig Incision oder evtl. Resektion.

3. Chronisch-rheumatische und deformierende: Erstere (chronisch-rheumatische) ist häufig an den Interphalangeal- und besonders an den Metacarpophalangealgelenken, spez. bei älteren Frauen im Klimakterium; Gefahr der Subluxation (meist ulnar und volar), spez. an Hand- und Metacarpophalangealgelenken. Letztere (deformierende) ist ziemlich selten, am ehesten am Daumengrund- und Handgelenk, dagegen selten an den Fingergelenken.

4. Neurotische: Bei Tabes und Syringomyelie; dabei rasche Deformierung mit enormer Auftreibung der Gelenkenden und mit paraartikulären Prozessen, Knarren; geringer Erguß; evtl. Schlottergelenk mit Subluxation dorsal oder volar; daneben schmerzlose Rhagaden, Verletzungen, Verbrennungen, Entzündungen usw.; Neigung zu Infektion.

5. Gichtische: Hier (nach Fuß und Zehen) recht häufig („Chiragra"); öfters mit Gichtknoten in Gelenken und Sehnenscheiden, sowie mit umschriebenen gelblichen Herden in entzündeter Haut; Gefahr von Durchbruch und Vereiterung, sowie von Subluxation ulnar und volar in den Metacarpophalangealgelenken.

6. Gonorrhoische: Häufig an Hand spez. beim weiblichen Geschlecht und manchmal auch an Fingern, spez. Daumen; Gefahr frühzeitiger Ankylose.

7. Syphilitische: Selten ist dabei Erweichung und Fistelung.

8. Tuberkulose, auch „Fungus manus".

Vorkommen: An Hand häufiger, und zwar etwas häufiger als an Schulter und etwas seltener als an Ellenbogen; spez. im mittleren und höheren Lebensalter (25—40 Jahre), überwiegend bei Männern, seltener bei Kindern; vorwiegend rechts; öfters im Anschluß an Trauma.

Entstehung: a) meist synovial, und zwar in dieser Form vorkommend bei Kindern und Erwachsenen; bei der Handgelenkstuberkulose sind in der Regel mehrere oder alle Handwurzelgelenke befallen (diese kommunizieren größtenteils unter einander; am ehesten sind isoliert: Radio-Ulnargelenk, Radiocarpalgelenk, Carpometacarpalgelenk 1 und 4 + 5, Erbsenbeingelenk). b) Seltener ausgehend, und zwar spez. bei Kindern von Knochen (s. da) und noch seltener von Sehnenscheiden (s. da).

Pathol. Anatomie: Trockene Form ist selten, häufig Fungus oder kalter Absceß.

Symptome: Vgl. 1.; zunächst allmähliche Funktionsbehinderung (Faustschluß!) und Erguß mit spindelförmiger, teigiger, blasser Schwellung bei gleichzeitiger Vorderarmatrophie, wobei die Einkerbung zwischen Vorderarm und Hand verschwindet („Froschhand"); später Zwangsstellung (in leichter Beugung), Subluxation (gebeugt und ulnar abduziert), abnorme seitliche Beweglichkeit, Crepitieren, Fisteldurchbruch (meist dorsal neben den Extensoren, sehr selten volar); bei Knochenherd auch Druckempfindlichkeit, Sequestrierung, Röntgenbild.

Differentialdiagnose: Arthritis und Tendovaginitis chronica rheumatica, gonorrhoica, deformans, neurotica usw. sowie Mondbein- und Kahnbeinmalacie.

Prognose: Bei Kindern günstig, bei Erwachsenen ungünstig; Funktion leidet meist sehr.

Therapie: Im allgemeinen, spez. bei Jugendlichen konservativ: Wickel, Bandage, Gipsschiene od. dgl. (bis zu den Metacarpusköpfchen, also unter Freilassen der Finger; in leichter Dorsalflexion), Solbäder, Stauung oder Heißluft, Sonnen- oder vor allem Röntgenbestrahlung, Punktion und Jodoforminjektion (mit feiner Kanüle hier), Auskratzung usw.; bei Knochenherd und bei älteren Leuten, aber nicht bei Kindern: Arthrektomie oder Resektion (Resultat ist funktionell unbefriedigend wegen zu lang werdender Sehnen oder wegen Einbeziehung derselben in den Krankheitsprozeß) oder ausnahmsweise in schwersten Fällen Amputation; bei Kontraktur vorsichtiges Redressement in Etappen.

f) Knochenentzündungen.

1. Akute Osteomyelitis an Radius und Ulna, Carpalia, Matacarpalia und Phalangen.

Entstehung und Vorkommen: Häufiger nach Verletzung oder Phlegmone (an den Fingern vgl. Panaritium ossale!), selten hämatogen (als akute infektiöse Osteomyelitis).

Folgen: Nekrose mit Fistelung (meist dorsal) und Verstümmelung (periostale Knochenneubildung an den Fingern gering!); Epiphysenlösung; Arthritis (eitrig oder bisweilen serös, in welch letzterem Fall Gelenkeröffnung evtl. nicht nötig ist).

Therapie: Evtl. Sequestrotomie unter Schonung von Gefäßen, Nerven und Sehnen.

2. Tuberkulose: An Radius, Carpalia, Metacarpusbasen (spez. 2 und 3) und Phalangen; hier als sog. „Spina ventosa" (zu deutsch „Winddorn" wegen der „aufgeblasenen" Fingerform).

Vorkommen: Fast nur bei Kindern (namentlich bis zum 5. Jahr), spez. skrofulösen.

Entstehung: In der Regel auf dem Blutweg, selten fortgeleitet von Haut- oder Sehnenscheidentuberkulose.

Lokalisation: Öfters an mehreren Phalangen oder Metacarpalia.

Pathol. Anatomie: Beginnend epiphysär und weiter schreitend auf die ganze Markhöhle („Osteomyelitis tbc.") mit Zerstörung von innen her nebst Auftreibung der Corticalis (evtl. Pergamentknittern!) und mit reaktiver Periostitis ossificans.

Symptome: Typische cylinder-, spindel- oder flaschenförmige, schmerzlose, feste oder eindrückbare (evtl. mit Pergamentknittern oder mit Fluktuation) Knochengeschwulst, Weichteilödem, Fistel (in Markhöhle oder auf rauhen Knochen), Röntgenbild.

Folgen: Übergreifen auf Haut, Gefäße, Nerven, Sehnenscheiden und Gelenke (mit Ankylose oder Schlottergelenk), sowie Verstümmelung spez. Verkürzung der Finger durch Nekrose oder Wachstumsstörung (Spitze des kranken Fingers tritt gegen die der anderen zurück!).

Prognose: Günstig.

Differentialdiagnose: Osteomyelitis, Lues und Sarkom.

Therapie: Im allgemeinen konservativ; evtl. bei stark eiternder Fistel Sequestrotomie und u. U. auch (mit auf Rücksicht auf die sonst drohende Verstümmelung schonende) Ausräumung der erkrankten Markhöhle mit dem scharfen Löffel samt Sequestern und evtl. anschließend Jodoformknochenplombe von einem dorsalen Schnitt unter Schonung der Gefäße, Nerven und Sehnen; anschließend Schiene (sonst Verkrümmung!); bei reiner Wunde sofort, sonst später nötigenfalls Knochenersatz autoplastisch durch Abspaltung von Nachbarknochen oder durch freie Transplantation (aus Tibia, Rippe, Schlüsselbein oder Ulna); ausnahmsweise, spez. bei Erwachsenen Gliedabsetzung.

3. Lues (angeborene oder erworbene): Als Periostitis (wohl meist übergreifend von den Weichteilen) oder Ostitis (ähnlich Sarkom oder Tuberkulose; auch oft mit flaschenförmiger Auftreibung des Knochens wie bei Spina ventosa; Folgen: Nekrose, Gelenkerkrankung, Fistelung und charakteristische Ulceration).

Anmerkung 1. Unspezifische Nekrose einzelner Handwurzelknochen, spez. an Mond- und Kahnbein: sog. Lunatum- bzw. Navicularemalacie (Preiser-Kienböck 1910).

Wesen und Ursache: Ungeklärt, vermutlich auf dem Boden einer Ernährungsstörung des Knochens infolge Trauma oder Überlastung bei gleichzeitiger Konstitutionsanomalie; auch Rachitis bzw. Spätrachitis bzw. Mangel an Vitamin und Störung der inneren Sekretion wird beschuldigt (dafür spricht das gelegentliche Vorkommen auf beiden Körperseiten und im Wachstumsalter!). Fraktur im eigentlichen Sinne ist nur in einzelnen Fällen anzunehmen; dagegen kommt es häufig sekundär zu sog. pathologischer Fraktur. Gelegentlich, aber selten wirkt ein einmaliges Trauma im Sinne der Verstauchung oder Quetschung auslösend oder verschlimmernd; dagegen sind anscheinend wiederholte Traumen zu beschuldigen im Sinne der Dauerschädigung, z. B. schwere landwirtschaftliche Arbeit mit Heu- oder Mistgabel oder berufliche Arbeit mit Preßluftwerkzeugen. U. a. gibt es traumatische und professionelle Fälle.

Unfallzusammenhang ist im Sinne der Entstehung selten oder gar nicht, aber häufiger im Sinne der Verschlimmerung, aber auch dies meist nur vorübergehend oder teilweise anzunehmen; oft zeigt das Röntgenbild schon alte Veränderungen, so daß das Leiden also schon vorbestanden hat, manchmal auch bereits sekundäre Arthritis deformans vorliegt.

Pathologische Anatomie: Unspezifische Spongiosanekrose mit Knochenabbau und -anbau, später Sekundärfraktur, schließlich Arthritis deformans.

Vorkommen: Nicht selten, meist im 17.—27. Jahr, aber gelegentlich später (bis zum 40. Jahr, aber dann wohl in früheren Jahren beginnend); rechts häufiger als links; gelegentlich beiderseits; meist Mond-, selten Kahnbein, auch Os navic. bipartitum.

Symptome: Schmerzen (namentlich bei Handbewegen, Schwerheben usw.) sowie Stauchungsschmerz und Druckempfindlichkeit (dorsale), Weichteilschwellung, Knochenverdickung, Handbehinderung, namentlich abwärts, Hand- und Armschwäche; später (infolge Knochenformveränderung) Handwurzelverkürzung (Abstand des 3. Mittelhandköpfchens vom Speichengriffelfortsatz); schließlich (bei sekundärer Arthritis deformans) Reiben; evtl. Reizzustand mit Schwellung, Wärme usw.

Röntgenbild zeigt Mondbein in Form und Bau verändert, nämlich verschmälert und verbreitert (wie „zusammengedrückt") sowie mit Aufhellungs- und Verdichtungsherden, später mit Spaltlinien oder gar zerteilt, schließlich mit Randzacken an Mondbein- und evtl. auch an anderen Carpalknochen.

Diagnose: Auch klinisch möglich auf Grund obiger Symptome und gesichert durch Röntgenbild, welches anfangs, aber nicht immer charakteristisch ist.

Differentialdiagnose: Verletzungen (Kontusion, Distorsion, Fraktur und Luxation) und Entzündungen (Osteomyelitis und Tuberkulose) sowie Arthritis deformans.

Verlauf: Chronisch mit lang anhaltenden Beschwerden, evtl. Arthritis deformans, u. U. mit Reizzustand; manchmal Ausheilung.

Prognose: quoad functionem nicht günstig (Schmerzen, Handbehinderung und Kraftlosigkeit!); Erwerbsbeschränkung für die Dauer 0—30%.

Therapie: Zunächst konservativ (symptomatisch), also neben Allgemeinbehandlung (mit Lebertran, Phosphor, Calcium-, Jod- und Organpräparaten sowie Reizkörpern) Ruhe und Umschläge, später Wärme, Massage und Bewegungen sowie elastische Wicklung bzw. Bandage, in schweren Fällen Schiene (Gipsschiene) oder Stützverband für Wochen bis Monate. Röntgenbestrahlung? Operation (ausnahmsweise, nämlich bei schweren Veränderungen des späteren Stadiums, spez. Formveränderung mit sekundärer Arthritis deformans, aber auch nicht zu spät): subkapsuläre Exstirpation von dorso-radialem Schnitt (mit oder besser ohne Fettimplantation) ist nur in schwersten Fällen angezeigt, auch nicht unschädlich; zu versuchen ist daher besser (als weniger eingreifend und oft auch genügend) Anbohren mit Draht oder Hochfrequenzsonde (Beck) oder Anmeißeln und Auslöffeln (Müller) bzw. Resektion mit Fortnahme der dorsalen Corticalisplatte (Konjetzny) von einem dorsalen Schnitt in Lokalanästhesie (namentlich in frischeren Fällen).

Anmerkung 2. Thiemannsche Epiphpsenerkrankung der Fingerbasen.

Wesen: Unspezifische Nekrose des Knochens.

Ursache: Unbekannt, vielleicht Hypofunktion der inneren, spez. Geschlechtsdrüsen.

Vorkommen: Im Pubertätsalter (14.—21. Jahr), auch familiär und kombiniert mit Kurzfingrigkeit.

Lokalisation: Meist Finger (3, 2 oder 4 an der Basis), seltener Zehen, spez. Großzehe; betroffen sind 1 oder mehrere Finger; oft symmetrisches Vorkommen.

Symptom: Manchmal fehlend, manchmal Schmerzen und Knochenverdickung, auch Fingerspreizstellung und -bewegungsstörung.

Diagnose: U. a. Röntgenbild (Epiphyse in Form und Bau verändert, auch Diaphyse manchmal verbreitert und unregelmäßig).

Differentialdiagnose: Tuberkulose, Lues u. a.

Prognose: Spontanheilung ist möglich; gelegentlich Verbreiterung der Basis mit Deformierung sowie Arthritis deformans.

Therapie: Schonung; zu versuchen Ernährung, Genital- und Hypophysenpräparate, Calcium, Phosphor u. dgl.

D. Contracturen.

a) Dermatogene.

Ursachen: *a*) Angeboren: Spez. im Mittelgelenk des Kleinfingers, hier oft doppelseitig; auch familiär. *β*) Erworben: Stumpfe und scharfe Verletzung, Verbrennung, Entzündung, Geschwür, Gangrän usw.

Therapie: a) Zu versuchen konservativ: Heiße Bäder und Heißluft, Massage, Streckverband, Redressement, Schiene, Apparat (Krukenbergs Handschuh, Spitzys Redressionstuch u. dgl.), Fibrolysin usw. b) Sonst operativ: Mit Schräg- bzw. V-Schnitt oder mit Narbenplastik nach Morestin oder mit Hautplastik frei nach Thiersch oder nach Krause oder gestielt aus Nachbarschaft oder aus Ferne (vgl. Fingerverletzungen!).

b) Desmogene: Durch Fasciennekrose nach tiefgreifendem Entzündungsprozeß wie a); auch als Dupuytrensche Fingercontractur (s. u.)

c) Tendo- bzw. myogene:

Ursachen: Stumpfe und scharfe Verletzung, Phlegmone, Gonorrhoe, Tuberkulose, Syphilis, progressive Muskelatrophie, Nervenlähmung; auch als ischämische Contractur (s. u.), sowie als Dauerstellung bei verkürztem Muskel infolge längerer Ruhigstellung oder als Gewohnheitscontractur (s. u.); an den Fingern, u. a. auch am Daumen kleiner Kinder findet sich eine Beugecontractur auch durch chronische Sehnenscheidenentzündung bzw. -verdickung oder Sehnenscheidenganglion bzw. -geschwulst, auch verbunden mit dem Bild des „schnellenden" Fingers (s. u.).

Therapie: a) Zu versuchen konservativ, spez. Schiene, evtl. Redression sowie Wärme, Massage, Übungen usw. (vgl. Dermatogene Contracturen!). b) Sonst operativ: Evtl. Abnahme eines unbrauchbaren und störenden Fingers; sonst Sehnendurchschneidung, -verlängerung oder -plastik mit Seidenzopf, Fascieninterposition, Anastomose mit Nachbarsehne, Abspaltung aus derselben oder aus einer benachbarten Sehne oder freie Sehnentransplantation, spez. vom Palmaris longus; evtl. zugleich Vorderarm- oder Handwurzelresektion, an den Fingern Phalangenresektion oder -exartikulation unter Erhaltung der Fingerkuppe.

d) Arthrogene (sog. Ankylose):

Ursachen: Blutige Verletzung, Kontusion, Distorsion, Fraktur, Luxation, Entzündung (spez. eitrige, gonorrhoische, tuberkulöse, rheumatische usw.).

Therapie: Evtl. Gelenkmobilisation; sonst evtl. Abnahme eines unbrauchbaren und störenden Fingers.

e) Neurogene.

a) **Paralytische:** Durch Nervenlähmung central (spinale und cerebrale Kinderlähmung) oder peripher (betr. letzterer vgl. Nervenverletzungen am Oberarm!).

β) **Spastische:** Durch Nervenleiden central oder peripher; hier spez. als Beschäftigungsneurose (s. u.).

Anmerkung 1. Dupuytrensche Fingercontractur (Dupuytren 1832).

Wesen: Entzündlich-narbige Schrumpfung nebst Bindegewebshyperplasie der Palmar-Aponeurose, welche eine Fortsetzung der Vorderarmfascie ist und sich auf die tiefe Fascie zwischen den Sehnen, sowie auf die Fingermittelglieder zu Periost, Sehnenscheide und Subcutis in Strängen fortsetzt (aber keine Schrumpfung der Haut oder Sehnen, wie man ursprünglich vermutete!).

Pathologische Anatomie: Mit Vascularisation und herdweiser Zellproliferation einhergehende chronische Entzündung der Palmar-Aponeurose („Fasciitis") und nachfolgende bindegewebige Narbenbildung.

Ursache: Unbekannt; begünstigend wirken möglicherweise bezüglich Zeit und Stärke der Entwicklung chronisches Trauma (harte Arbeit, Tauziehen, Bohren, Gravieren, Petschaft- und Siegeldruck, Krückstocktragen, Klavier- und Geigenspiel), vor allem aber bindegewebige Diathese (bisweilen besteht zugleich Induratio penis plastica, s. da; sowie Fußsohlenfascienaffektion), Arthritis deformans, Rheumatismus, Gicht, Diabetes, Arteriosklerose, Alkoholismus, höheres Alter (über 40—50 Jahre), männliches Geschlecht (Männer erkranken 10—20mal so häufig als Frauen), Erblichkeit, vielleicht auch Hormon- oder Nerveneinfluß (Verletzung des N. ulnaris oder medianus oder Plexus brach., Rückenmarksleiden bzw. -verletzungen). Unfallzusammenhang ist im allgemeinen abzulehnen, jedenfalls wenn das Leiden schon vorgeschritten sowie beiderseitig und mit entspr. Alter und Konstitution verbunden ist. Neben der genannten genuinen Form gibt es auch eine symptomatische-nervöse (s. o.), entzündliche oder traumatische, nämlich im Anschluß an Fascienverletzung (-quetschung oder -zerreißung), z. B. bei Reckturnen u. dgl., sowie nach Hand- verstauchung, Speichenbruch od. dgl., welche auch bei Jugendlichen und Weib- lichen vorkommt, auch auf die betr. Schädigungsstelle bzw. auf den betr. Finger und gegebenenfalls auch auf eine Seite sich beschränkt. Handarbeiter erkranken je nach der Schwere und Art der Handarbeit viel häufiger als Kopfarbeiter; so sind vor allem betroffen Schreiner, Schlosser, Schmiede, Kutscher, Packer, Preßvergolder, Gärtner, Dachdecker, Schuster, Erdarbeiter und Lustrierer.

Vorkommen: Häufiger, namentlich bei Männern über 40—50 Jahre mit entspr. Konstitution; Erblichkeit wird häufiger beobachtet (dominante Ver- erbung?); gelegentlich, dann wohl sekundär auch bei Jugendlichen und bei Frauen (s. o.).

Lokalisation: Meist am frühesten und am häufigsten am 4. (am leichtesten und ausgiebigsten beugbar und am stärksten beansprucht!), dann 5., weiter 3. und am spätesten und seltensten 2. und 1. Finger (also Finger der radialen Seite meist spät oder gar nicht; recht selten isoliert, z. B. Daumen).

Häufiger rechts, wenigstens anfangs; später meist doppelseitig, wenn auch nicht gleichzeitig und gleich stark auf beiden Seiten (durchschnittlich in 50% doppelseitig).

Verlauf: Chronisch-progredient über Jahre bis Jahrzehnte.

Prognose: Progredient und auch bei Operation leicht rezidivierend sowie hier (spez. im Falle sekundärer Veränderung in den Interphalangealgelenken und in den Sehnen) funktionell nicht immer befriedigend.

Symptome: Verdickung der Palmarfascie in Form umschriebener Knoten und Stränge, beginnend meist am Ringfinger und in Höhe des Metacarpo- phalangealgelenks, besonders vortretend bei Fingerstreckung; Haut darüber ohne Entzündung und Narbe, aber öfters mit der Zeit mit grubigen Ver- tiefungen und später mit Runzeln. Zugleich allmählich immer mehr zunehmende typische Fingerbeugecontractur: Zuerst im Grund-, später auch im Mittel-, aber nicht im Endgelenk (also mit gebeugtem Grund- und Mittel-, aber mit gestrecktem Endglied); evtl. Daumen adduciert und in beiden Gelenken gebeugt; weitere Streckung unmöglich, aber Beugung ungehindert.

Komplikationen: Mit der Zeit entwickeln sich sekundäre Veränderungen an Sehnen und Gelenken.

Diagnose: Typische Fingerbeugecontractur mit Strangbildung in der Palmarfascie, später auch Hautveränderung; dazu typisches Geschlecht, Alter, Lokalisation (meist beginnend am 4. Finger), Doppelseitigkeit usw.

Differentialdiagnose: Sonstige Fingercontracturen, spez. angeborene (cutane) des Kleinfingers im Mittelgelenk und erworbene bei Verletzung, Verbrennung, Geschwürsbildung, Entzündung, Eiterung, Arthritis deformans, Ulnarislähmung, progressiver Muskelatrophie usw. (an Haut, Fascie, Sehne, Muskel, Nerv oder Gelenk).

Prophylaxe: Täglich mehrmals Fingerstreckung sowie Wärme usw.

Therapie: a) Zu versuchen anfangs konservativ: Protrahierte heiße Bäder, Glühlicht, Diathermie und Heißluft, Fango-, Senfmehl- u. dgl. Packungen, Salzsäurepepsinumschlag, Jodeinreibungen, Massage, Bewegungen, Redressement, Schiene oder Streckapparat, Fibrolysin, Jod-, Calcium- und Organ-, spez. Schilddrüsen- und Epithelkörperchenpräparate, Injektionen von Novocain-, Pepsin-, Pregl[1]-, Humanol-, Fibrolysin- u. a. lösungen usw.; subcutane oder offene Durchschneidung der Narbenstränge ist ungenügend, jedenfalls ohne orthopädische Nachbehandlung mit Redressionsschiene unbrauchbar! b) Sonst, und zwar frühzeitig, ehe irreparable Veränderungen an Haut, Sehnen und Gelenken eingetreten sind, nach Kocher-Lexer Aponeurosenexstirpation, also radikal-operativ: Von Haut- (Längs- oder Lappenbogen-)schnitt außerhalb der Sehnen, evtl. mit seitlichen Hilfsschnitten bis zur Mitte des 2. Fingerglieds, erfolge sorgfältige Excision der ganzen schwielig veränderten Palmar-Aponeurose mitsamt den bis zu den 2. Fingergliedern ziehenden Fortsätzen und ganz durch bis auf die Sehnen; sorgfältige Schonung der Gefäße, Nerven, Sehnen und Haut; evtl. Mitfortnahme von Haut mit primärer Vereinigung der mobilisierten Wundränder bei Verband mit opponierten und flektierten Fingern, evtl. plastischer Ersatz der Haut frei oder sicherer gestielt aus Brust-, Bauch-, Hodensackhaut (wegen Geruchs nicht recht ratsam!) usw. oder aus der Nachbarschaft (dorsoulnarer Hautlappen vom Handrücken oder aus der Haut des wegen schwerer Gelenkveränderungen fortfallenden Kleinfingers); cave brüske Streckung der Finger in schweren und alten Fällen wegen Gefahr der Gangrän infolge Gefäßruptur, weshalb man die Streckung der kontrahierten Finger nur allmählich besorgt; sorgfältige und langdauernde Nachbehandlung mit Schiene in Fingerstreckstellung und mit aktiven und passiven Bewegungsübungen usw. Ausnahmsweise, spez. bei schwerer Haut-, Sehnen- und Gelenkveränderung, ist Fingerabnahme ratsam.

Anmerkung 2. Ischämische Contractur (v. Volkmann 1872/1881).

Wesen: Primäre Muskel- (und Nerven-)degeneration infolge Zirkulationsstörung.

Vorkommen: Fast ausschließlich im jugendlichen, spez. kindlichen Alter (bis zum 14. Jahr, meist vor dem 10. Jahr).

Ursachen: Manchmal schnürender Kontentiv- spez. zirkulärer Gips-, selten Schienenverband, langdauernde und starke Esmarchsche Blutleere, Arterienverletzung, Unterbindung, Thrombose oder Embolie, Hämatom, Quetschung, dislozierte Fraktur, Entzündung, Verbrennung oder Erfrierung usw. Meist handelt es sich um Verletzungen in der Ellenbogengegend: Suprakondyläre Extensionsfraktur oder Fraktur beider Unterarmknochen, seltener Ellenbogenluxation, -Distorsion oder -Kontusion usw. Grundursache ist wohl die Verletzung als solche, wobei in dieser Gegend die enge und gefüllte Fascienloge verhängnisvoll sich auswirkt, daneben starker Bluterguß und Knochenbruchverschiebung, während der Verband, spez. der zirkuläre eine begünstigende Rolle spielt. Das Leiden zeigt sich meist schon nach 6—8 Tagen.

Pathologische Anatomie: a) Makroskopisch: Muskulatur graugelblich, anämisch und mürbe; b) mikroskopisch: Wachsartige Muskeldegeneration mit Verlust der Kerne und Querstreifung sowie mit Leukocyteninfiltration, später fibröses Narbengewebe.

Lokalisation: Spez. Hand- und Fingerbeuger.

Symptome: Reaktive Entzündung mit Schwellung, Schmerz oder Taubheit neben Schwellung und Blaufärbung der Hand und Unbeweglichkeit der Finger; dann zunehmende Schrumpfung mit Dauercontractur in Form der Klauenhand, evtl. bis zur Einbohrung der Finger in die Hohlhand mit Geschwürsbildung daselbst, sonst bei Überstreckung der Finger in den Grundgelenken; schließlich Lähmung mit Schwäche, Funktionsausfall, Herabsetzung bis Fehlen der elektrischen Erregbarkeit, Blaufärbung, Kälte, trophischen Störungen usw.

Prognose: Oft, spez. später irreparabel, überhaupt ungünstig.

Prophylaxe: Baldigste und sorgfältigste Einrichtung bei Fraktur und Luxation sowie gutsitzender spez. nicht drückender und nicht schnürender Verband; zirkulärer Gipsverband ist an der oberen Extremität überhaupt zu widerraten und auch ein Schienenverband nicht zu fest anzulegen sowie regelmäßig zu kontrollieren und bei geringster Störung zu entfernen. Ferner gegebenenfalls Operation: Fascienspaltung mit Entfernung von Hämatom, Knochenfragment usw.

Therapie: a) Zu versuchen konservativ: Hochlagerung auf Kissen neben Bettruhe, Umschläge, heiße Bäder, Diathermie und Heißluft, Massage,

Elektrisieren, Bewegungen, sowie Dorsalredressionsschiene nach vorheriger Muskeldehnung, und zwar forciert in Narkose oder besser allmählich durch Streckverband oder am besten mit der Quengelmethode; b) Sonst operativ: Sehnendurchschneidung, -verlängerung, -verlagerung oder -plastik, evtl. (aber nur ausnahmsweise) nebst Gliedverkürzung durch Vorderarm- oder Handwurzelresektion und nötigenfalls Neurolyse (des N. ulnaris und medianus). Sympathicusoperation? Im Notfall Gliedabsetzung.

Anmerkung 3. Gewohnheitscontractur infolge Dauerstellung bei verkürztem Muskel als nutritive Verkürzung (z. B. Fingerbeugestellung bei Kutschern, Melkern und sonstigen Handarbeitern).

Anmerkung 4. Schreibkrampf (Graphospasmus s. Mogigraphie: zu deutsch Schreib-Ermüdung); hierher gehört auch der Klavier- und Violinspieler- sowie der Melkerkrampf.

Wesen: Koordinatorische Beschäftigungsneurose durch übermäßige oder falsche Handhabung bei Neuropathie.

Entstehung und Vorkommen: Als Berufskrankheit infolge Überanstrengung bei Schreibern, sowie bei Näherinnen, Klavier- und Geigespielern, Telegraphisten, Melkern, Uhrmachern, Zigarrenwicklern, Schneidern, Schustern, Schmieden usw.; begünstigend wirkt Neurasthenie. Ausgelöst wird der Krampf in der Regel durch eine Überanstrengung der betreffenden Muskeln.

Symptome: Teils Krampf, teils Lähmung; aber eintretend nur bei der betr. Tätigkeit! Gelegentlich finden sich Muskelverhärtungen am Arm.

Differentialdiagnose: Organisches Nervenleiden (Tabes, Paralysis agitans usw.) und lokales Leiden an Sehnen, Knochen oder Gelenken.

Prophylaxe: Richtiges Sitzen und Armhalten beim Schreiben sowie Vermeiden von Überanstrengung (s. u.).

Prognose: Hartnäckig und rückfällig, aber bei richtiger Behandlung günstig.

Therapie: Aussetzen der schädigenden Beruftätigkeit für mehrere (mindestens 4) Wochen; bei Schreibkrampf Spezialfederhalter z. B. dicker und weicher (Kork-) Halter und weiche Feder oder Nußbaums Brazelet oder Fassen des Federhalters zwischen Zeige- und Mittelfinger oder Linksschreiben oder Schreibmaschine bei gleichzeitiger Berichtigung des Sitzens und Armhaltens; daneben Massage, Bäder bzw. Wärme, Elektrisieren und Gymnastik, sowie kräftigende und beruhigende Allgemeinbehandlung (Brom und Eisen, Hydrotherapie, Landaufenthalt usw.).

Anmerkung 5. Schnellender oder schnappender Finger (Doigt à ressort): (Nélaton 1850).

Lokalisation: Meist Daumen (ca. 60%), dann Ring- und Mittelfinger (je 15%), aber auch Zeige- und Kleinfinger; in der Regel beugeseits; vorwiegend rechts, seltener links, manchmal beiderseits; bevorzugt ist die Grundgelenkgegend.

Vorkommen: Meist im mittleren Alter, gelegentlich bei kleinen Kindern, hier namentlich am Daumen, auch beiderseits.

Symptome: Finger kann nur bis zu einer gewissen Grenze gebeugt oder gestreckt werden, wobei er ruckweise haltmacht, und zwar stets an derselben Stelle, und erst bei starker Anspannung evtl. auch unter Zuhilfenahme der anderen Hand wird das Hindernis überwunden, wobei er mit einem Schnappen in völlige Schlußstellung hineinschnellt. Öfters, spez. am Daumen kleiner Kinder entwickelt sich eine leichte Beugecontractur. Evtl. gleichzeitig tastbares Knötchen an der Phalangealgelenkbeuge mit umschriebener Druckempfindlichkeit (Ganglion oder Schwiele der Sehnenscheide?).

Ursache: Umschriebenes Mißverhältnis zwischen Sehne und Sehnenscheide, und zwar a) entweder an der Sehne Verdickung durch Narbe nach Verletzung oder Serositis bei Infektionskrankheiten (z. B. Scharlach), Gichtoder Rheumatismusknoten, Tuberkulose, Gumma, Chondrosarkom, Fibrom, umgeschlagenen abgetrennten Sehnenzipfel u. dgl.; b) oder an der **Sehnen-scheide** bzw. deren Umgebung (Haltebänder usw.) Verengerung durch entzündliche oder traumatische Narbe, Tuberkulose, Gumma, Geschwulst, Ganglion, Fremdkörper usw.; begünstigend wirken: Überanstrengung (z. B. Gewehrgriffe bei Einjährigen) und bindegewebige Diathese (z. B. Gicht und Rheumatismus) vgl. Tendovaginitis stenosans und Ganglion!

Therapie: a) Zu versuchen, namentlich bei kleinen Kindern **konservativ:** Bäder, Heißluft oder Glühlicht, Massage, Resorbentia (Jodsalbe!), Übungen usw., evtl. längere Ruhigstellung in Streckstellung auf Schiene z. B. Stahl-feder; sonst b) **operativ:** Incision oder Excision der verengerten und ver-schwielten Sehnenscheide bzw. Entfernung von Sehnennarbe, Geschwulst, Ganglion, Fremdkörper od. dgl. (dabei Sehnenscheidenschnitt klein und längs, sowie quer vernäht oder besser offen gelassen; frühzeitige Bewegungen!).

E. Nekrose.

a) Durch Trauma: Quetschung durch Maschinenverletzung od. dgl. oder blutige Verletzung der Hauptgefäße.

b) Durch Druck oder Abschnürung: Zu fester und langdauernder Verband oder Blutleere.

c) Durch thermische oder chemische Ursachen:

α) Thermische: Kälte (Erfrierung) und Hitze (Verbrennung), sowie Röntgen-strahlen (Vorsicht bei Behandlung von Warzen, Tuberkulose, Geschwülsten usw.).

β) Chemische: Spez. Carbolsäure; selten Sublimat, Alkohol, essigsaure Tonerde usw. (bei Fingerverband, spez. bei wasserdichtem Abschluß oder bei fester Umwickelung, kann 1%ige Carbolsäure bereits nach 24 Stunden Gangrän hervorrufen, bei höherprozentiger Lösung nach kürzerer Zeit; dabei besteht meist eine den Arzt und Patienten täuschende Anästhesie; Ursache der Gangrän ist Gefäßthrombose).

Hierher gehört auch die **Tintenstiftnekrose:** Gewebszerfall mit Fortschreiten in die nächste Umgebung, oft mit anschließender Infektion; Therapie: baldigst und gründlichst Excision des ganzen verfärbten Gewebes.

d) Durch Thrombose und Embolie:

α) Durch Thrombose: Arteriosklerose, Syphilis, Aneurysma, Intimaruptur, Kompression, Eiterung usw., vgl. Panaritium, spez. Pandaktylitis!

β) Durch Embolie: Endokarditis usw.

e) Durch chronische Gefäßerkrankung:

α) Durch Gefäßerweiterung: Rankenangiom und genuine diffuse Phlebektasie bzw. Phlebarteriektasie.

β) Durch Gefäßverengerung: Arteriosklerose (senil bzw. präsenil; auch bei Diabetes), sowie Syphilis.

f) Durch Nervenleiden:

α) Malum perforans bei centraler (Tabes, Syringomyelie usw.) oder peripherer Nervenaffektion (Verletzungen sensibler Nervenäste, vgl. Oberarm!) an den Greifstellen der Finger, spez. an den einander zugekehrten Flächen von Daumen und Zeigefinger; sonst wie am Fuße (s. da)!

β) Raynaudsche und Bürgersche Krankheit.

γ) Ergotismus, ferner **Lepra** oder **Lupus mutilans** u. a.

Prophylaxe: Hochlagerung, lockerer Verband, protrahierte heiße Bäder und Heißluft; zu versuchen (zur Beseitigung der venösen Rückstauung an der Fingerkuppe) Schnitt parallel dem Nagelrand bis auf den Knochen und anschließend Saugen (Noeßke).

Therapie: Kausal; sonst Gliedabnahme (nach Abwarten der Demarkation und möglichst auch der evtl. manchmal progredienten Infektion). Sonst vgl. Allgemeine Chirurgie, Nekrose!

F. Ganglion.

(Zu deutsch Knoten; im Volksmunde „Überbein" genannt wegen der Knochenhärte und Knochennachbarschaft gewisser Ganglien.)

Wesen: Früher aufgefaßt als Retentionscyste durch Ausstülpung und Abschnürung eines Gelenk- oder Sehnenscheidendivertikels, jetzt als Proliferationscyste (Cystom) mit gallertiger Degeneration in dem lockeren paraartikulären oder paratendinösen Gewebe oder als traumatisch-entzündliche Erweichungscyste, und zwar dies vielleicht auf Grund traumatischer Gefäßveränderungen (Endarteriitis obliterans) infolge chronischer Reize. Unfallzusammenhang ist in der Regel abzulehnen, zumal wenn das Ganglien bereits groß und einkammerig ist bald nach dem fraglichen Unfall; überhaupt ist die Entstehung durch einmaliges Trauma höchst fraglich, ja sehr unwahrscheinlich.

Ursache: Chronisches Trauma (Klavierspiel, Fechten, Rudern usw.).

Vorkommen: Häufig; meist bei Jugendlichen im 10.—25. Jahr, spez. weiblichen.

Pathologische Anatomie: Farbloser oder gelblich-rötlicher, gallertiger Inhalt und zarte bindegewebige Hülle; Cyste ist anscheinend zunächst mehrkammerig und schließlich (durch Schwund der Septen) einkammerig; manchmal besteht ein gewisser Zusammenhang mit Gelenk oder Sehnenscheide durch einen kurzen und schmalen Gewebsstiel, aber ohne direkte Verbindung beider Hohlräume.

Hauptformen: Ganglion para-articulare und para-tendinosum.

Lokalisation: Am häufigsten (ca. 80%) an der Hand, sonst noch am Fuß, Knie usw. (s. da); meist dorsal, und zwar distal vom Querband und radial zwischen M. extensor carpi rad. brevis und extensor indicis propr. bzw. extensor pollicis longus, selten ulnar, öfters (spez. bei Klavierspielern) volar oberhalb des Handgelenks neben bzw. unter der A. radialis am M. flexor carpi rad.; ziemlich häufig an den Fingerbeugern im Bereich des Grundgelenks oder -glieds, ausgehend von der Sehnenscheide, vorwiegend an den mittleren Fingern, spez. Ringfinger, manchmal mit dem Bild des schnellenden Fingers.

Symptome: Kleiner (erbsen- bis haselnuß-, selten walnußgroßer), etwas, aber nur wenig verschieblicher, wenig empfindlicher, kugeliger bzw. buckliger, glatter, evtl. (spez. beim Handbeugen) fluktuierender, meist prall-elastischer, daher fast knochenharter Tumor von typischer Lage; Haut darüber unverändert, spez. verschieblich.

Folgen: Evtl. Neuralgien und Bewegungsstörungen und Schwäche.

Verlauf: Chronisch.

Diagnose: Typischer Sitz sowie Form und Konsistenz.

Differentialdiagnose: Sehnenscheiden- und Schleimbeutelhygrom sowie Tumor, Exostose und traumatische Epithelcyste (s. da).

Prognose: Bisweilen Spontanheilung durch Zerplatzen und Resorption.

Therapie: a) Zu versuchen (aber nicht sicher wegen Rezidivs in 50% etwa): Zerdrücken mit Daumen oder besser Zerklopfen mit breitem Holzhammer auf aufgelegtem Holzbrett (Holzspatel) bei volarflektierter Hand mit anschließendem Zerreiben und Kompressionsverband durch aufgebundenen Taler oder dgl.; wenig ratsam ist auch subcutane Discision oder Punktion oder Injektion (einiger Tropfen Jodtinktur, Alkohol, konz. Kochsalzlösung, Chininurethan, Clauden od. dgl.) oder Resektion usw. b) Sonst am besten Exstirpation (Lokalanästhesie; strengste Asepsis wegen der Gefahr von Eröffnung von Gelenk oder Sehnenscheiden; Hautschnitt längs oder evtl. in der Hautspaltrichtung, also quer; möglichst Schonung von Gefäßen und Nerven; Ausschälung sorgfältig bis zum Stiel unter Naht der evtl. Gelenköffnung; mit Operation ist tunlichst zu warten, bis das Ganglion reif, d. h. einkammerig, daher kugelrund, umschrieben und schmerzlos ist (sonst Rezidivgefahr!); anschließend Kompressionsverband und Schiene für einige Tage. Vgl. Allg. Chirurgie, Ganglien!

G. Geschwülste.

a) Weichteile.

1. Warzen (Verrucae planae juveniles).

Pathologische Anatomie: Hypertrophie des Papillarkörpers und Epithelverdickung.

Vorkommen: In der Regel im kindlichen und jugendlichen Alter (15 bis 25 Jahre).

Lokalisation: (Außer Gesicht) Streckseite von Hand und Fingern; oft multipel; auch als Mutter- und Tochterwarzen; bisweilen übertragbar.

Symptome: Kleine (linsen- bis erbsengroße), flache, glatte oder borstenpinselartig zerfaserte, hautfarbene oder schwarzgrünliche Tumoren.

Verlauf: Öfters spontan oder bei Behandlung einzelner Gebilde verschwindend.

Therapie: Ätzen (wiederholt; durch Glas- oder Holzstab; unter Schutz der umgebenden Haut mittels Salbe oder Paste oder Heftpflaster) mit rauchender Salpetersäure, Chromsäure, Milchsäure, Eisessig, Trichloressigsäure, Carbolsäure usw. oder Kohlensäureschnee oder Paquelin oder Galvanokauter oder Elektrolyse oder Hochfrequenzstrom oder Abtragen mit scharfem Löffel oder mit Cooperscher Schere oder mit Skalpell, evtl. nach Vereisung mit Chloräthyl-Spray und mit nachfolgender Ätzung oder Ausschneiden mit Naht (am Finger nicht immer möglich wegen des knappen Hautmantels!); spez. bei multiplen Warzen auch Arsen z. B. Solarson oder Quecksilber z. B. Hydrarg. jodat. flav. 0,01—0,03 3× tgl. 1—3 Pillen 4 Wochen lang (innerlich) oder 10—30% Salicylsäurekollodium bzw. -pflastermull, auch Cornilin oder Röntgen- bzw. Radiumbestrahlung (Vorsicht wegen Verbrennungsgefahr!); auch Reizkörper (z. B. Milchinjektionen), Atropin, Calcium od. a. und Vaccine.

2. Pigmentnaevi mit oder ohne Behaarung; manchmal übergehend in Melanoblastome.

3. Haemangioma spl. und cav., sowie Angioma art. racemosum und genuine diffuse Phlebarteriektasie bzw. Phlebektasie. Vgl. Allg. Chirurgie, Hämangiome!

4. Teleangiektatisches Granulom (Küttner): Gelegentlich auch an der Beugeseite der Hand und Finger auf dem Boden vernachlässigter Verletzungen; am besten zu excidieren, wenn Ätzung u. dgl. versagt. Vgl. Allg. Chirurgie, Hämangiome!

5. Fibrome: An Haut, Palmar-Aponeurose, Sehnenscheiden, Gelenkkapsel, Periost, Nervenscheiden; gelegentlich finden sich auch an Hand und Unterarm Hauthörner.

5a. Riesenzellenhaltige fibromatöse Tumoren der Fingerstreckseiten: Im Bereich der Fingermittel- und -endgelenke, selten an Zehen sowie an Händen und Füßen, Unterarm und Unterschenkel usw.; meist bei Jugendlichen; vorwiegend bei weiblichen Personen; streckseits; nicht eben selten; öfters multipel (an mehreren Figuren); meist Riesenzellen und oft Blutpigment, manchmal Xanthomzellen (s. u.) enthaltend; wohl keine echten Tumoren (Riesenzellenfibrom oder -sarkom), sondern Granulome; ausgehend von Bindegewebe der Gelenkkapsel, Aponeurose, Sehne oder Knochenhaut; gutartig, aber rückfällig namentlich bei Zurückbleiben lappiger Ausläufer und manchmal, aber selten auf den Knochen übergreifend und ihn zerstörend, aber nicht metastasierend; klinisch derb-elastisch, lappig, abgrenzbar und fleckig braunrot-gelblichweiß; Therapie: gründliche Ausschälung bei Wachstum oder Störung.

5b. Xanthome bzw. Xanthoblastome: Gelbgefärbte fibromatöse Tumoren an der Gliederstreckseite, namentlich über Gelenken; ausgehend vom Bindegewebe der Gelenkkapsel, -bänder und -zwischenknorpel, Schleimbeutel, Sehnen und Sehnenscheiden, Fascien und Knochen; charakteristisch ist der Gehalt an Xanthomzellen (d. h. wabig-schaumige Zellen mit lipoider Substanz, welche doppelt lichtbrechend ist und sich mit Sudan leuchtend-gelbrot färbt, chemisch Cholestearinfettsäureester darstellt), daneben an Riesenzellen und

Capillargefäßen sowie Blutungen bzw. Blutpigment; wohl ebenfalls keine echten Tumoren; Sarkomentwicklung ist möglich; sonst ist Prognose günstig; Therapie: Exstirpation, falls Wachstum oder Störung eintritt.

6. Lipome: Selten; am Finger volar und an Hand volar (Daumenballen) und dorsal, evtl. durchgehend zwischen den Metacarpalräumen oder ausgedehnt bis auf die Finger, aber nicht über das Querband hinaus; bisweilen auch an Sehnenscheiden und Gelenkkapsel; wohl beruhend auf Keimverlagerung; manchmal kombiniert mit Fibrom-, Chondrom-, Osteom- oder Angiombildung.

7. Neurome bzw. Neurinome.

8. Sarkome: Spez. an Haut, hier auch als Melanosarkom auf dem Boden von Pigmentnaevi (ungünstig!) oder als Riesenzellensarkom (?) an Aponeurose, Gelenkkapsel, Sehnenscheiden und Periost, soweit es sich hier nicht überhaupt um riesenzellenhaltige Granulationswucherungen handelt (s. o.) (günstig!) oder als Fibrosarkom an Nerven und Sehnenscheiden.

9. Carcinome: Selten an Hohlhand, hier auch bei Psoriasis., häufiger an Haut des Handrückens; spez. auf Warzen, Naevi, Verbrennung, Lupus, Ekzem („Teer- und Paraffinarbeiterkrebs"!), Röntgenbestrahlung („Röntgencarcinom"; an Fingern und Handrücken, spez. in der Gegend der Metacarpophalangealgelenke auf Grund chronischer Röntgendermatitis neben Hyperkeratosen, Teleangiektasien, Glanzhaut, Nagelveränderung usw.), Melkergranulom („Melkerkrebs"; zwischen den Fingern auf dem Boden chronischer Granulome mit eingepreßten Haaren vom Kuheuter).

10. Atherome: stets dorsal; selten, nicht zu verwechseln mit Lipomen und Fibromen sowie Ganglien und traumatischen Epithelcysten.

11. Traumatische Epithelcysten.

Entstehung: Durch traumatische Einsenkung eines vascularisierten, daher regenerationsfähigen Epidermis-Cutisteils samt Hautanhangsgebilden: Haarbälgen sowie Schweiß- und Talgdrüsen in die Tiefe (Implantationscyste).

Pathologische Anatomie: Bindegewebskapsel mit einem Belag von kubischem Epithel und mit grützbeutelartigem (u. a. Hornmassen und Cholestearin, aber nie Haare enthaltendem) Brei.

Ursache: Stich, Schnitt, Biß, Quetschung, Steckschuß, Operation usw.

Lokalisation: In der Regel an Hohlhand und Fingerbeugeflächen (also volar!), gelegentlich auch andernorts, spez. an Amputationsstümpfen, wo es sogar zur Einpflanzung in die Knochenwunde mit späterer Knochenauftreibung kommen kann (Röntgenbild!).

Symptome: Erbsen- bis haselnußgroße, rundliche, glatte, prallelastische bis fluktuierende, verschiebliche, subcutane Geschwulst, evtl. mit darüber befindlicher Hautnarbe von einer überstandenen Verletzung oder Operation.

Therapie: Exstirpation durch Ausschälung von einem schonenden Hautschnitt in Lokalanästhesie.

b) Knochen.

12. Enchondrome: Außer an Mittelfuß und Zehen am häufigsten an Mittelhand und Fingern; knollig und hart; öfters multipel, evtl. „wie die Kugeln einer Rechenmaschine" den Fingern aufsitzend; Differentialdiagnose: Chronische Osteomyelitis, Tuberkulose und Lues; Gefahr der Sarkomentwicklung; Therapie: zeitig Entfernung durch Exkochleation oder möglichst mit Geschwulstboden, evtl. (spez. bei mechanischer Gebrauchsstörung oder vor allem bei Verdacht auf Malignität) Gliedabnahme oder ausnahmsweise Knochenentfernung mit Ersatz durch frei transplantierten Knochen von Zehe od. dgl.

13. Osteome spez. **multiple cartilaginäre Exostosen; auch subunguale Exostose** (vgl. Zehen!).

14. Sarkome: Periostale und myelogene (gegenüber Enchondromen rasch wachsend und die Umgebung, spez. Haut einbeziehend!).

Anmerkung 1. Heberdensche Knoten: Exostosenartige Knochenauftreibungen an den Fingerendgelenken, und zwar teils an dem End-, teils an dem Mittelglied; wohl beruhend auf degenerativer chronischer Arthritis; vorkommend bei chronischem Gelenkrheumatismus, Gicht, Diabetes, Schrumpfniere, Fettsucht usw.; betroffen sind ältere Leute im Involutionsalter; Schmerzen über Jahre; evtl. Röntgenbild; Therapie symptomatisch mit Wärme, Jodtinkturspinselung u. dgl. sowie Antineuralgica; sonst kausal, also wie bei Gicht usw.

Anmerkung 2. Subunguale Tumoren: Fibrome, Sarkome, Osteochondrome, Hämangiome, Endo- bzw. Peritheliome und Angiosarkome, Neuromyoarterielle Glomustumoren (Masson 1904; vorwiegend am Fingernagelbett, selten andernorts, nämlich an Fingern und Zehen, sowie Ellenbogen, Knie, Unterschenkel usw.; überhaupt selten; bläulich durchschimmernd, abgekapselt, langsam wachsend, mit heftigen, oft bis in den Arm ausstrahlenden, bei Kälte verschlimmerten Schmerzen und Druckempfindlichkeit; Therapie; Excision; Prognose gut), Melanome (außerordentlich bösartig); auch Hühneraugen, Warzen und Exostosen (vgl. Zehen!).

47. Abschnitt: Hüfte.

A. Mißbildungen.

Angeborene Hüftverrenkung (Luxatio coxae congenita).

Vorkommen: Häufig (häufigste angeborene Verrenkung und neben dem Klumpfuß überhaupt häufigste angeborene Deformität); ca. $2^0/_{00}$; Mädchen sind viel öfter (3—7mal, durchschnittlich 6mal so oft) befallen als Knaben (bei ersteren ist Becken breiter und Hüftpfanne mehr nach der Seite als nach vorn gerichtet!); höherstehende Rassen (z. B. weiße) sind anscheinend mehr betroffen als niedrigstehende (z. B. schwarze); in manchen Gegenden Deutschlands häufiger als in anderen z. B. häufiger in Sachsen, Thüringen und Nordostbayern (slawischer Einschlag?); wohl oft erblich; oft familiär und kombiniert mit sonstigen Mißbildungen; etwas häufiger einseitig (über 60%), und zwar etwas mehr links; etwas seltener doppelseitig (unter 40%).

Entstehung: Ungeklärt; nur vereinzelt durch fötale Verletzung oder Entzündung; im übrigen sind am wahrscheinlichsten folgende zwei Annahmen: 1. Keimfehler mit rudimentärer (flacher) Pfanne und abnorm (steil) stehendem Kopf, vielleicht infolge ungenügender Anpassung an die aufrechte Haltung des Menschen. (Dafür spricht das öfters beobachtete familiäre Vorkommen, doppelseitige Auftreten und Verbundensein mit sonstigen degenerativen, also endogenen Bildungen, z. B. Spina bifida!). 2. Belastungsdeformität intrauterin durch Zwangshaltung im zu kleinen Uterus bei Fruchtwassermangel sowie bei Zwillingsgeburt, Beckenend- und Querlage. (Dafür spricht Kombination mit sonstigen exogenen, nämlich Belastungsdeformitäten: Schiefhals, Klumpfuß usw.!) Primär ist wahrscheinlich eine Hemmungsmißbildung des Hüftgelenks und sekundär die Verrenkung, weshalb man von einer „sogenannten" angeborenen Hüftverrenkung spricht.

Pathologische Anatomie: Verschiebung der entspr. Gelenkkörper innerhalb des Kapselraums. Stand des Oberschenkelkopfes zur Hüftpfanne: Stets oberhalb, und zwar in der Regel zunächst oben und vorn, später (meist!) oben und außen, schließlich oben und hinten; bisweilen bei älteren Kindern auch auf dem Darmbein (wie bei Luxatio iliaca). Formveränderungen: Pfanne: Klein und flach (letzteres durch Bindegewebs-Knorpelwucherung; daher im Röntgenbild evtl. nicht erkennbar!), später oft dreieckig mit nach hinten-oben zulaufender Spitze infolge Kopfschleiffurche; dabei Pfannendach kurz, flach und steil, sowie Pfannenränder mehr oder weniger abgeflacht. Kopf: Entweder kugelrund bis pufferförmig oder zugespitzt: zuckerhut-konisch, später abgeplattet; dabei zu groß für die Pfanne. Hals evtl. verkürzt und verbogen, und zwar zunächst steil, später, spez. nach Reposition flach, sowie antevertiert (daher im Röntgenbild bei Innenrotation zwar normal, bei Mittelstellung aber verkürzt erscheinend!). Oberschenkel-

50*

knochen kürzer und dünner. Kapsel erweitert zu langem „Kapselschlauch" mit „Kapselisthmus" (d. h. sanduhrförmiger Verengerung am unteren Pfannenrand durch die Psoassehne und die vorderen Kapselverstärkungsbänder, spez. y-Band), „Pfannentasche" (d. h. leerer Duplikatur an der Pfanne) und „Kapselhaube" (d. h. Verbreiterung am oberen Ende für Aufnahme des abnorm stehenden Kopfes). Muskeln atrophisch sowie in Länge und Richtung verändert, und zwar pelvitrochantere verlängert und mehr horizontal, pelvifemorale und pelvicrurale verkürzt und mehr aufsteigend.

Symptome: 1. Gang bei einseitiger Luxation hinkend auf der Fußspitze, bei doppelseitiger watschelnd („wie eine Ente"), zugleich Laufenlernen verspätet sowie Laufen mit Schmerzen und Ermüdbarkeit; den Eltern meist erst z. Z. des Laufenlernens am Ende des 2. Jahres die Krankheit verratend; bedingt teils durch Beinverkürzung, teils durch Verschiebung des Kopfs am Becken, teils vor allem durch Herunterfallen des Beckens beim Auftreten mit dem kranken Bein infolge Insufficienz der mehr horizontal gerichteten und später atrophischen Glutäalmuskulatur; aus letzterem Grunde ferner:

2. Trendelenburgsches Phänomen, d. h. Herabsinken der gesunden Beckenseite bei Stehen auf dem kranken Bein und bei Anheben des in Hüfte und Knie gebeugten anderen (gesunden) Beins; aber auch vorhanden bei Coxa vara, Perthesscher Krankheit, Epiphyseolyse, Pseudarthrose, Lähmung usw.

3. Beinverkürzung: Anfangs wenig (1—2 cm), später infolge Belastungsverschiebung (Luxationsverkürzung) und Wachstumsmangels (Verkümmerung) mehr (bis 7 cm); feststellbar durch Besichtigung (vgl. 8!) und Messung (aber anfangs kaum feststellbar!), dabei etwas Ausgleichbarkeit durch Zug am Unterschenkel (sog. Gleiten oder Glissement) — außer in älteren Fällen, namentlich wenn der Kopf durch Nearthrose eine knöcherne Stütze gefunden hat; später kommt es bei einseitiger Erkrankung infolge der zunehmenden Verkürzung zu kompensatorischem Spitzfuß und Skoliose (vgl. 7!).

4. Trochanter steht entsprechend hoch, und zwar über der Roser-Nélatonschen Linie und weniger weit ab von der Darmbeinkammhorizontalen, sowie seitlich stärker vor.

Anmerkung. Trochanterhochstand.

I. Bestimmung der Lage des Trochantor major zum Becken gelingt durch folgende Methoden, welche zwar nicht absolut genau, aber klinisch genügend arbeiten und von welchen a) bei nicht traumatischen und b) und c) bei traumatischen (mit Erschwerung der Umlagerung des Patienten) anzuwenden sind, wobei durch b) unter Vergleich mit der gesunden Seite auch eine einfache Bestimmung des Maßes des Trochanterhochstandes gewonnen wird; Fehlergrenze liegt bei ½—1 cm.

a) Roser-Nélatonsche Linie, d. h. Verbindungslinie vom oberen vorderen Darmbeinstachel und Sitzbeinhöcker bei Halbbeugestellung (135⁰) der Hüfte des seitlich gelagerten Patienten: Normaliter liegt die Trochanterspitze in, bei Trochanterhochstand über dieser Linie.

b) Bryantsches Dreieck, d. h. Dreieck, welches entsteht bei flach auf dem Rücken liegendem Patienten durch Verlängerung der Femurachse durch die Trochanterspitze nach oben, Fällung einer Senkrechten darauf am oberen vorderen Darmbeinstachel und Verbindung des letzteren mit der Trochanterspitze: Normaliter gleichschenklig, bei Trochanterhochstand mit gegen das Lot verkürzter horizontaler Kathete.

c) Shoemakersche Linie, d. h. Trochanter-Spinalinie: Normaliter die Bauchmittellinie treffend in Höhe des Nabels oder darüber, bei Trochanterhochstand darunter.

II. Vorkommen des Trochanterhochstandes wird beobachtet bei:
1. angeborener Hüftluxation,
2. traumatischer Hüftluxation (nach hinten),
3. spontaner Hüftluxation bzw. Subluxation nach Entzündung (Tuberkulose usw.) oder Lähmung (Kinderlähmung usw.),

4. Fraktur bzw. Epiphysenlösung am Schenkelhals,
5. Coxa vara,
6. Perthesscher Krankheit.

5. Schenkelkopf fehlt an normaler Stelle (d. h. am Leistenband außerhalb der Schenkelarterie) und steht an abnormer Stelle, und zwar entweder obenvorn oder oben-außen oder oben-hinten, wo er dann als zweiter Höcker neben dem Trochanter tastbar ist; er läßt sich dabei gegen das Becken etwas längs verschieben (namentlich bei kleinsten Kindern wichtig!).

6. Hüftbewegungen frei bis schlottrig spez. weit adducierbar und rotierbar, nur in Abduction behindert.

7. Becken bei einseitiger Luxation asymmetrisch und Wirbelsäule skoliotisch, bei doppelseitiger Luxation Becken vornübergeneigt und Wirbelsäule lordotisch (sog. „Hohlkreuz").

8. Besichtigung, und zwar am besten in Bauchlage bei gestreckten Beinen und in Rückenlage bei in Hüfte und Knie gebeugten Beinen: **Glutäalfalte** sowie Kniegelenkfalte und innere Oberschenkelfalte tieferstehend; Trochanter seitlich vortretend, Bein verkürzt und verdünnt; Gesäßmuskulatur abgeflacht; Adductorenfalte hochstehend; Damm verbreitert; Oberschenkelachse nach unten hin schräg einwärts, bei doppelseitiger Luxation evtl. gekreuzt.

9. Röntgenbild (vgl. path. Anatomie!): Kopfkern kleiner und weiter von der Pfanne abstehend, später auch höher; Pfanne flacher und Pfannendach steiler.

Diagnose: Anamnese, Inspektion, Palpation, Mensuration und Röntgenbild.

Differentialdiagnose: Spontane (paralytische und entzündliche, spez. osteomyelitische und tuberkulöse) und traumatische Luxation, Coxa vara (zwar auch Beinverkürzung und Trochanterhochstand nebst seitlichem Vortreten, Hinken usw., aber Kopf in der Pfanne und Bewegungen typisch eingeschränkt, vgl. Röntgenbild!), Schenkelhalsbruch bzw. -epiphysenfraktur, spontane Epiphysenlösung (fieberhafte Erkrankung!), Coxitis mit Contractur (Schmerz, Fixation, normaler Kopfstand!) Perthessche Krankheit, rachitische Lordose (Trochanter- und Kopfstand normal!).

Prognose: Mit der Belastung bis zu einem gewissen Grade fortschreitend; Spontanheilung unmöglich außer in beginnenden und leichten Fällen, welche man mit Fixation der Hüfte in Abduction neben Abductions- und Extensionsmaßnahmen behandeln kann; bisweilen bildet sich zwar Nearthrose an abnormer Pfannenstelle, aber mit schlechtem Gang und mit Arthritis deformans, Ischias usw.; außerdem drohen Schmerzen, Schwäche, Contractur, Schenkelkopfnekrose usw.; bei doppelseitiger Luxation auch hochgradige Lordose, so daß es bei nicht oder schlecht behandelten Fällen zu Krüppeltum oder gar Invalidität kommen kann.

Therapie: In manchen Fällen, in welchen nur eine Anlage in Form einer flachen Pfanne ohne ausgesprochene Kopfverlagerung besteht, gelingt bei frühzeitiger Diagnose innerhalb des 1. Jahres die Ausheilung mittels Einstellung der Beine in Spreizstellung durch Festbinden an den Betträndern, Spreizkissen, Spreizband od. dgl., besser aber durch Gipsverband oder Gipsschale für mehrere (1—3 Monate).

I. Radikal: Reposition.

1. Unblutige Reposition (Lorenz).

Indikation: Stets zu versuchen, am besten im 1.—2.—3., evtl. bis 4.—5.—6. Jahr, spätestens im 6.—12., bei doppelseitiger Luxation spätestens im 5.—8. Jahr; gelegentlich, nämlich bei geringem Kopfhochstand und bei muskelschwachem Individuum gelingt die Reposition auch noch später auf unblutigem Wege. Durchschnittlich gelingt sie in 75%, und zwar um so eher, je früher sie vorgenommen wird: im 1. und 2. Jahr sehr gut, im 2.—6. Jahr auch noch, ab 6. Jahr fraglich, dabei mit zunehmendem Alter immer seltener und schließlich nur ausnahmsweise. Dauerheilung im ganzen ca. 50%; es kommt auch noch nach vielen Jahren evtl. wieder zur Ausrenkung.

Technik: a) Evtl. Vorbereitung bei hochgradiger Luxation älterer Kinder (über 6 Jahre) durch Streckverband am Bein für einige (4—6) Wochen mit 10—20 kg, nötigenfalls mit Nagel-, Klammer- oder Drahtextension und evtl. subcutane Adductorentenotomie.

b) Reposition durch Druck auf den Trochanter, Zug am Bein und Hebeln über den Pfannenrand, und zwar entweder über den oberen unter Adduction und Innenrotation oder über den hinteren unter Abduction, Flexion und Außenrotation frei oder hebelnd auf der als Hypomochlion unter das Becken gelegten Faust oder auf ledergepolstertem Holzkeil; in tiefer (Äther-) Narkose; unter guter Fixation des Beckens seitens eines Assistenten durch Anpressen des in Hüfte und Knie stark gebeugten gesunden Beins an den Körper oder durch die auf beide Darmbeinstachel aufgelegten Hände; nötigenfalls nach kreis- oder pumpenschwengelartigen Beinbewegungen und nach Walken der Adductorengegend mit Daumen oder ulnarer Handkante (cave dabei Hautverschiebung; sonst entsteht Wundreiben; daher auch vorher Hautpflege!). Gelingen der Reposition markiert sich durch hör- und fühlbaren Ruck und durch Erscheinen des Kopfs an normaler Stelle, sowie durch den Befund im Röntgenbild. Repositionshindernisse können sein: Kapseleinklemmung, enger Kapselisthmus, Inkongruenz zwischen Kopf und Pfanne usw., später Verwachsungen zwischen Kapselhaube und Darmbeinperiost sowie Weichteil-, spez Ileopsoasverkürzung.

c) Retention durch gut anmodellierten Gipsverband um Becken und krankes Bein (bei doppelseitiger Luxation bis zur Mitte beider Unterschenkel, bei einseitiger auf der kranken Seite bis zur Mitte des Unterschenkels und auf der gesunden Seite bis zur Mitte des Oberschenkels); in ausprobierter Stellung, und zwar meist zunächst in nahezu rechtwinkliger Abduction, Streckung und Außenrotation oder (spez. bei Einrichtung über den oberen Pfannenrand) in halber Abduction, Beugung und Innenrotation, später in immer mehr gemäßigter Stellung, spez. in allmählich gesteigerter Adduction; Dauer des einzelnen Verbandes ca. 1—3, meist 1½, aller Verbände ca. 6—9 Monate.

d) Nachbehandlung mit Bädern, Massage und Gymnastik unter vorläufiger, spez. nächtlicher Gipslade, Schiene oder Beckenring.

Bei zurückbleibender Beugecontractur: Redressement, evtl. in Narkose, sonst etappenweise und Sandsackbelastung oder Streckverband, u. U. subcutane Tenotomie der subspinalen Weichteile nebst Gipsverband in redressierter Stellung.

Gefahren der unblutigen Reposition (außer Shock): 1. Fraktur an Schenkelschaft, Schenkelhals bzw. Epiphysenfuge oder Beckenring, sowie später (infolge Knochenschwunds) Spontanfraktur oder Deformierung, spez. Coxa vara oder valga. 2. Lähmung oder Neuralgie des N. ischiadicus bzw. N. peroneus oder N. femoralis. 3. Verletzung der A. oder V. femoralis. 4. Damm- und Scheidenriß sowie Hodenquetschung. 5. Hämatom evtl. vereiterndes, sonst vernarbendes der Adductorengegend. 6. Prävasculäre Schenkelhernie (Narath)? 7. Reluxation (früher oder später, manchmal bald oder doch schon in der Kindheit, oft erst in den 20er Jahren; durchschnittlich in 10% und mehr). 8. Transpostition, d. h. allmähliches Wiederaustreten des Kopfs aus der Pfanne nach vorn-oben und Eintreten unter und neben den unteren vorderen Darmbeinstachel; Bein dabei außenrotiert und abduciert; häufiger vorkommend; zu versuchen ist nochmalige Reposition evtl. mit Einschlagen von Nägeln oder Annähen eines abgemeißelten Periostknochenlappens am oberen äußeren Pfannenrand. 9. Später Arthritis deformans, Coxa vara und vielleicht auch Perthessche Krankheit.

2. Blutige Reposition (Hoffa-Lorenz).

Indikation: Bei Mißlingen der unblutigen Reposition, spez. bei Repositionshindernis und bei älteren Kindern; möglichst frühzeitig, und zwar im allgemeinen mit Aussicht im 3.—8., höchstens bis 10. Jahr, jedoch auch später, nämlich bis 15. Jahr und länger möglich, falls die verkürzten Weichteile genügend gedehnt oder durchtrennt werden; im übrigen ist das Ergebnis der blutigen Reposition dem der unblutigen in der Regel unterlegen, vor allem wegen mehr oder weniger bedeutender Hüftversteifung, daher die blutige Reposition nur ausnahmsweise angezeigt, zumal sie mit den unten genannten Gefahren verbunden ist.

Technik: Nach Vorbehandlung (ähnlich wie bei unblutiger Reposition) Arthrotomie mit Bildung einer genügend breiten und tiefen Pfanne (z. B. mit großem scharfem Löffel nach Hoffa, wobei evtl., spez. bei älteren Kindern die Pfanne zur Verhütung von Ankylose mit Fascie bekleidet wird) und mit Reposition des (möglichst geschonten, nur ausnahmsweise modellierten) Schenkelkopfs unter Durchtrennung der hemmenden Weichteile spez. Kapsel; anschließend Streck- oder besser Gipsverband, und zwar meist in Extension, Abduction und Innenrotation; bald Nachbehandlung mit Massage, Gymnastik usw.

Gefahren: 1. Reluxation. 2. Nichtprimäre Wundheilung. 3. Hüftgelenkversteifung; letztere tritt häufiger ein und ist spez. bei doppelseitigem Operieren verhängnisvoll!

II. Palliativ (bei nicht reponibler oder wiederkehrender, namentlich doppelseitiger Luxation spez. älterer Kinder über 15 Jahre mit starken Beschwerden, es sei denn daß der Kopf einen genügenden Halt gefunden hat infolge Pfannenneubildung oder Kapsel-Darmbeinverwachsung, in welchen Fällen Ausgleich der Verkürzung durch entspr. erhöhten Stiefel genügt):

1. Unblutig: Apparat (mit Beinextendieren und Trochanterniederdrücken zur Verhütung des Wiederhinaufrückens des Schenkelkopfs) z. B. Schienenhülsenapparat nach Hessing mit Beckenkorb oder Beckengurt, bzw. Korsett mit Trochanterbügel und Oberschenkelhülse; dazu Wärme, Massage und Gymnastik, spez. Abductionsübungen.

2. Blutig: Subtrochantere Osteomie (am besten schräg) oder Pseudarthrosenoperation nach Hoffa (d. h. Resektion des Schenkelkopfs und Einstellen des Schenkelschaftes auf die freigelegte Darmbeinfläche unter Bildung einer neuen und guten Pfanne: Blutige Transposition) oder Gabelung des oberen Femurendes nach v. Bayer-Lorenz (d. h. subtrochantere Osteotomie am Femurschaft schräg von unten-außen nach oben-innen nebst Einstellen des Femurschaftes in die Pfannengegend; anschließend Streck- oder Gipsverband in Extension und Abduction von ca. 45⁰ für 4—6 Wochen) oder Pfannendachplastik (König 1891), d. h. Bildung eines neuen Pfannendachs durch Knochenplastik; Technik: 1. nach Spitzy: Eintreiben von Nägeln, Elfenbeinstiften oder Knochenspänen, am besten von Darmbeinkamm schräg am oberen Pfannenrand („Spanplastik") oder 2. nach Albee: Herabklappen einer vom Darmbein eingemeißelten Knochenschale auf den oberen Pfannenrand („Zugbrückenplastik") oder 3. nach Schede: Kombination der beiden vorgenannten Verfahren; zugleich hat man den Kopf an die Pfanne genagelt oder diese blutig vertieft, was aber die Gefahr der Gelenkversteifung mit sich bringt; sonst droht Resorption oder Pseudarthrose des Knochentransplantats, sowie Arthritis deformans; zuvor muß der Kopf durch Dauerzug oder durch Schraubenzug in die Pfanne heruntergeholt sein, evtl. unter Tenotomie; anschließend Drahtextension oder Gipsverband für 2 Wochen, dann Liegeschale in mittlerer Abduction und medikomechanische Nachbehandlung; Belastung nicht vor 6—12 Wochen; Anzeige ist gegeben bei angeborener Hüftverrenkung, wenn der Kopf nicht eingerichtet werden kann oder wieder heraustritt und starke Beschwerden vorliegen, gelegentlich auch bei erworbener (traumatischer oder pathologischer, spez. paralytischer) Hüftverrenkung.

B. Entzündungen.

Hüftgelenkentzündung (Coxitis s. Coxalgie).

a) Seröse und eitrige.

Entstehung: 1. Direkt bei penetrierender Verletzung. 2. Fortgeleitet bei Phlegmone und häufig bei Osteomyelitis (ausgehend von Pfanne oder

Kopf; spez. bei Jugendlichen). 3. **Metastatisch bei akuten Infektions-krankheiten** (z. B. Sepsis, Gelenkrheumatismus, Typhus, Scharlach, Masern, Diphtherie, Pocken, Pneumonie, Influenza).

Symptome: Fieber evtl. mit Schüttelfrösten und sonstigen Allgemein-erscheinungen, **Schmerz, Entlastungsstellung, Bewegungsbeschrän-kung, Druckempfindlichkeit** und **Schwellung** (vorn auswärts von den Schenkelgefäßen und hinten in der Glutäalgegend); **Probepunktion** (ent-weder hinten über der Spitze des Großrollhügels am gestreckten, ange-spreizten und leicht einwärts gedrehten Bein in frontaler Richtung oder besser vorn auswärts von den Schenkelgefäßen am Sartoriusinnenrand in sagittaler Richtung); **Röntgenbild** (Abstand des Kopfs von der Pfanne und Kapsel-schatten, später Knochenzerstörung).

Folgen: Eiterdurchbruch mit Fistelung, Senkungsabsceß (in Adductoren- oder Glutäalgegend), Sepsis, Contractur, Ankylose, Spontanluxation (meist nach hinten und oben), Epiphysenlösung (mit Verkürzung und Außen- bzw. Innendrehung des Beins), Rezidiv.

Prognose: Oft Tod durch akute oder chronische Sepsis.

Therapie: Ruhigstellung durch Bettruhe mit Gips- oder Streckverband; evtl. Punktion und Carboleinfüllung bzw. -auswaschung oder Arthrotomie und Dränage (am besten nach hinten von einem Schnitt von der Großroll-hügelspitze parallel dem Faserverlauf des M. glutaeus max.: **Payr**) oder Resektion.

Beste Gelenkstellung ist Streckung bis leichte Beugung, Abspreizung und Drehmittelstellung.

b) Gonorrhoische: Selten; in mittlerem, meist im 20.—40. Jahr; teils serös, teils eitrig; in ersterem Fall evtl. Spontanluxation, in letzterem Fall meist mit rascher und völliger Ankylose; im übrigen sehr schmerzhaft und mit auffallend geringer Allgemeinstörung, spez. ohne hohes Fieber.

c) Luetische: Bei Lues II und III, sowie hereditaria.

d) Deformierende (Arthritis deformans s. Malum senile coxae).

Vorkommen: Recht häufig; meist bei alten Leuten jenseits 40—50 Jahre, spez. Schwerarbeitern und Landleuten, aber auch früher, hier spez. nach Trauma (Schenkelhalsbruch und Hüftluxation sowie Epiphysenlösung), sonst nach Entzündung (Tuberkulose, Syphilis, Osteomyelitis und Rheuma, vielleicht auch Perthessche Krankheit), inkongruenter Belastung (Knie- und Fuß-deformität z. B. X-Bein oder Plattfuß oder angeborener Hüftluxation).

Pathologische Anatomie: Atrophische und hypertrophische Ver-änderungen, spez. Randwucherungen an Kopf und Pfanne; Kopf meist pilz-, seltener kegel- oder strunkförmig; Pfanne ausgeschliffen; Schenkelhals ver-kürzt wie „doppelt eingekeilter Schenkelhalsbruch" und verbogen meist im Sinne der Coxa vara „wie Krückstock".

Symptome: Schmerzen ausstrahlend (bisweilen ischiasähnlich; meist nach Ruhe, spez. morgens; bei Reitern mehr in Schritt als in Trab und Galopp), Ermüdung, Steifigkeit, Beweglichkeitsbeschränkung (spez. in der Ab-duction z. B. bei Grabenüberschreiten, Pferdbesteigen usw.; später auch in Adduction und Rotation; am wenigsten in Beugung und Streckung; schließ-lich auch bei Bücken, Schuh- und Strumpfanziehen u. dgl. sowie trippelnder oder schiebender Gang), Gelenkknarren, Deformierung mit Gelenkverdickung, Trochanterverbreiterung und -hochstand und Beinverkürzung, selten stärkerer Erguß, aber häufiger freie Gelenkkörper (evtl. mit dem ganzen Schenkel-kopf als Riesengelenkmaus), Röntgenbild (vgl. pathologische Anatomie!).

Differentialdiagnose: Coxitis tuberculosa, neuropathische Gelenk-erkrankung, Coxa vara, sowie Ischias usw.

Komplikationen: Arthritis und Spondylitis deformans.

Prognose: Meist chronisch-progredient.

Therapie: Bäder (Thermal-, Sand- Schwefel- usw.), Wärme (Heißluft, Glühlicht, Diathermie usw.), Massage und Bewegungsübungen, sowie Stütz-apparat; dazu Jod, Hormone oder Reizkörpertherapie (?); u. U., aber nur ausnahmsweise Operation, und zwar namentlich bei Jugendlichen mit Bewegungsstörung evtl. modellierende Resektion, sonst Osteotomie subtrochanter oder unter Gabelung des oberen Femurendes, auch Redressement nebst Gipsverband in Abduction, Innenrotation und Hyperextension evtl. nach subcutaner Tenotomie der Adductoren. Sonst vgl. Allg. Chirurgie!

e) Neuropathische: Bei Tabes und Syringomyelie; nicht selten; ähnlich der deformierenden Arthritis, aber schmerzlos und hochgradiger, spez. auch paraartikulär und oft mit Schlottergelenk, Spontanfraktur und -luxation.

f) Tuberkulöse:

Vorkommen: Häufig; neben Knietuberkulose häufigste und bei Kindern überhaupt häufigste Gelenktuberkulose; spez. bei Kindern in der Laufzeit vom 3. bis 18., spez. 5. bis 12. Jahr, seltener bei Erwachsenen und sehr selten bei Säuglingen.

Entstehung: Seltener synovial, häufiger (spez. bei Kindern) ossal, und zwar ausgehend von Pfanne (Pfannen- oder acetabuläre Coxitis) oder etwas häufiger von Schenkelkopf (Schenkel- oder femorale Coxitis), seltener von Becken, Schenkelhals, -trochanter oder -schaft (in letzteren Fällen auch öfters Gelenk verschont und Herddurchbruch extraartikulär!).

Pathologische Anatomie: Meist fungös, seltener serös oder abscedierend.

1. Fieber und Allgemeinsymptome z. B. Unbehagen, Ermüdung, Abmagerung, Appetitlosigkeit usw.; dazu erhöhte Blutsenkungsgeschwindigkeit.

2. Schmerz: Spontan, bei längerem Gehen, Hüftbewegungen, Druck auf Gelenk (vorn nach außen von den Schenkelgefäßen) oder bei Schlag auf Trochanter, Knie oder Fußsohle; öfters ausstrahlend am Knie innenseits (Zweige des N. obturatorius?); bisweilen nachts mit Aufschreien bei unwillkürlicher Muskelbewegung im Traum.

3. Freiwilliges Hinken (zwecks Schonung des Beins mittels kürzer dauernder Belastung), Nachschleppen, Auftreten mit der Fußspitze oder Seitstellung; auch Unlust zum Spiel, Verlangen nach Getragenwerden und Unmöglichkeit des Hüpfens auf dem kranken Bein.

4. Beweglichkeitsbeschränkung bis -aufhebung in jeglicher Richtung, spez. frühzeitig in Rotation, Abduction und Hyperextension (durch reflektorische Muskelcontraction); dabei „geht das Becken mit": sog. „muskuläre Fixation des Gelenks".

5. Hüftcontractur als „Schmerz- oder Zwangsstellung", und zwar meist zunächst in Flexion, Abduction und Außenrotation nebst scheinbarer Beinverlängerung oder aber, spez. später (zwecks Unterstützungsmöglichkeit durch das gesunde Bein) in stärkerer Flexion, Adduction und Innenrotation nebst scheinbarer Beinverkürzung, jedoch verdeckt durch Wirbelsäulenverbiegung (sog. „kompensatorische Lordose"; zum Ausgleich der Beugecontractur; Kreuzbein „steht" und Lendenwirbelsäule ist „hohl, so daß man mit der Faust darunter fahren kann"; Grad der Beugecontractur läßt sich bestimmen durch Heben des Beins bis zum Ausgleich der Lordose) und durch Beckenneigung (sog. „kompensatorische Beckenhebung bzw. -senkung"; zum Ausgleich der Ab- bzw. Adduction beim Stehen und Gehen, damit das kranke Bein den Fußboden berühren kann; dadurch scheinbare Verlängerung bzw. Verkürzung des kranken Beins; dessen tatsächliche Länge ergibt sich schon durch Berücksichtigung der Beckenneigung und genauer durch Messung vom oberen vorderen Darmbeinstachel bzw. Trochanterspitze bis zum äußeren oder inneren Knöchel.

6. Evtl. **Gelenkerguß** (am besten vorn nach außen von den Gefäßen feststellbar), sowie evtl. Absceß- und Fistelbildung; ausnahmsweise auch Crepitieren (aber nur bei granulationsfreiem Knorpeldefekt).

7. Röntgenbild (undeutlich bis unregelmäßig angefressene Knochenumrisse oder Knochenherd, u. U. mit Sequester; später evtl. Knochenzerstörung, Pfannenwanderung, Epiphysenlösung und Gelenkspaltverschmälerung bis -aufhebung).

8. Probepunktion.

Folgen:

1. Contractur (s. o.).

2. Ankylose (bindegewebige oder seltener knöcherne).

3. Absceß- und evtl. Fistelbildung: Meist vorn-außen in der Extensorengegend oder vorn-innen in der Adductorengegend, seltener am Damm oder Gesäß oder durch die Pfanne ins Becken (rectale bzw. vaginale Untersuchung!) und evtl. weiter in Perineum, Blase, Scheide, Mastdarm oder Retroperitoneum; bei langdauernder Fistelung dazu evtl. Amyloid und bei Mischinfektion Sepsis.

4. Spontanluxation (durch Knochenzerstörung oder Kapselausdehnung): Meist nach hinten-oben in Form der **Pfannenwanderung** mit wirklicher Beinverkürzung usw.; bisweilen in Form der **Pfannenbodenperforation**.

5. Wachstumsstörung ebenfalls mit wirklicher Beinverkürzung (bei Jugendlichen).

6. Epiphysenlösung, Spontanfraktur und Verbiegung des Schenkelhalses: Selten.

7. Sog. „**coxalgisches Becken**" mit Atrophie, Neigung, Pfannenbodeneintreibung usw.

Verlauf: Chronisch über mehrere (ca. 4) Jahre.

Stadien **1. Prodrome** (Schmerzen, Hinken usw.). **2. Funktionelle Stellungsanomalien** (und zwar meist Bein zunächst in Abduction, später in Adduction). **3. Anatomische Veränderungen. 4. Folgen.**

Prognose: Bei Kindern günstig, nach dem 40. Jahr ungünstig, desgl. bei Eiterung. Ausheilung kann erfolgen im Anfangs- oder im späteren Stadium, in letzterem meist mit Ankylose; öfters (ca. $10—33^1/_3\%$, bei Erwachsenen bis $66^2/_3\%$), spez. bei Eiterung: Tod an Sepsis, Amyloid oder sonstiger (Miliar-, Lungen-, Darm-, Hirnhaut-) tuberkulose.

Differentialdiagnose:

1. Coxitis acuta und chronica, z. B. septica, rheumatica, luetica, gonorrhoica und vor allem osteomyelitica (Alter, akuter Beginn, schwere Allgemeinstörung, häufigere Epiphysenlösung und Spontanluxation, Probepunktion, Röntgenbild usw.) sowie Arthritis deformans (Alter, Geräusche, Abductionsbeschränkung bei sonstiger leidlicher Gelenkbeweglichkeit, Röntgenbild usw.).

2. Bursitis (an Bursa iliaca oder trochanterica), sowie **Periartikuläre Entzündungen** (an Trochanter, Schenkelhals, Sitzbein, Darmbein, Synchondrosis sacro-iliaca, Kniegelenk) und **Psoascontractur** (bei Appendicitis, Perinephritis, Drüsen- und Beckeneiterung, Spondylitis usw.; hierbei zwar auch Beugecontractur und Schwellung in der Hüftgegend, aber sonst freie Hüftgelenkbeweglichkeit!).

3. Epiphysenlösung und Schenkelhalsfraktur (Trauma, Röntgenbild!).

4. Coxa vara (spez. im contracten Stadium; im übrigen Hüftgelenk meist nur in Abduction beschränkt, sonst frei; Trochanterhochstand, Röntgenbild, Blutsenkungsgeschwindigkeit usw.!).

5. Perthessche Krankheit (ähnlich wie bei Coxa vara Hüftbewegung wenig, spez. nur in Abduction behindert, Trochanterhochstand, Röntgenbild, Blutsenkungsgeschwindigkeit usw.).

6. Luxatio coxae congenita (Hüftgelenk frei und Kopf an abnormer Stelle, was bei Tuberkulose nur im Falle der Pfannenwanderung statthat; ferner Anamnese, Röntgenbild usw.!)

7. Hysterie. (Blutsenkungsgeschwindigkeit ist nicht erhöht!)

8. Ischias, Muskelrheumatismus und Plattfuß.

9. Schenkelhalssarkom u. a.

Therapie: Außer Allgemeinbehandlung (spez. mit Luft und Sonne in Höhe, Wald oder Meeresstrand, bzw. mit künstlicher Höhensonne, Ernährung usw.) und lokaler Behandlung (mit Röntgenbestrahlung usw.):

a) Konservativ: Ruhigstellender und entlastenderVerband, und zwar:

1. Streckverband, und zwar zwecks Stellungsverbesserung bei Abductionscontractur Extension auch am gesunden Bein und Gegenextension an der kranken Seite, bei Adductionscontractur Gegenextension an der gesunden Seite. Vorteil: Ruhigstellung und Distraktion, sowie zugleich Stellungsverbesserung bei Contractur. Nachteil: Notwendigkeit der Bettruhe.

2. Gipsverband, und zwar zunächst im Bett; später als ,,Gehverband''; hier solange Schmerz bei Gehen, Schlag gegen die Fußsohle usw. besteht, entlastend, d. h. gut anmodelliert, sowie mit Tuberstütze und Gehbügel; schließlich als (evtl. abnehmbare) Gipshose; angelegt in Extension, sowie in leichter Abduction, fast völliger Streckung und Mitteldrehstellung; bei Contractur: mit vorsichtiger Korrektur derselben in Etappenverbänden, evtl. mit vorübergehend eingeschalteter Extension.

3. Schienenhülsenapparat nach Hessing mit Entlastung und evtl. mit Beckenkorb: aber nur in der Praxis aurea möglich; statt dessen sonst als Aushilfe modifizierte Thomasschiene.

b) Operativ: Bei Absceß Punktion und Jodoforminjektion; bei Mischinfektion Incision; bei Fistelung Becksche u. dgl. Paste, Jodoformglycerin u. dgl.; sonst Auskratzung oder Ausmeißelung von Knochenherd (Röntgenbild!) oder (in der Regel, aber nur als letztes Mittel, spez. bei renitentem Absceß, Fistel, Sequester, Knochenzerstörung, Pfannenwanderung usw., dagegen nicht mehr bei Amyloid, Allgemeintuberkulose, Altersschwäche usw., aber auch nicht im Frühstadium synovialer Form) Hüftresektion. Später bei Ankylose in schlechter Stellung subtrochantere Osteotomie mit Gips- oder Streckverband in Abduction und in geringer Beugung sowie in Drehmittelstellung.

Anmerkung 1. Contractur und Ankylose.

Ursachen und Formen: **1. Dermatogene** z. B. nach Hautverbrennung oder nach Hautgangrän infolge Bubo; meist in Flexion.

2. Desmogene: z. B. nach Psoasabsceß oder nach tiefer Drüsenvereiterung, vielleicht auch angeboren infolge abnormer Lage im Uterus sowie bei langer Bettruhe mit angezogenen Beinen; meist in Flexion, Einwärtsdrehung und Ab- oder Adduction.

3. Myogene (M. psoas): z. B. bei Spondylitis, Appendicitis, Lymphdrüsenerkrankung oder Rheuma; dsgl.

4. Neurogene: a) Spastische, z. B. hysterische (evtl. ausgleichbar, spez. in Narkose oder bei Ablenkung) oder bei spastischer Nervenerkrankung, z. B. bei Hydrocephalus und bei Littlescher Krankheit. b) Paralytische, z. B. nach spinaler Kinderlähmung, falls nur ein Teil der Hüftmuskeln gelähmt ist; infolge Antagonistenwirkung; namentlich bei verwahrlosten, d. h. lange im Bett zusammengekauert liegenden Kindern; meist in Flexion, Abduction und Außenrotation.

5. Arthrogene: z. B. bei Hüftgelenkentzündung (Tuberkulose, Gonorrhoe, Eiterung usw.); hier erfolgt entweder Contractur infolge Schrumpfung von Weichteilen, Fascie, Muskulatur und Kapselbandapparat (z. B. bei Tuberkulose) oder Ankylose infolge Knochenveränderung (z. B. bei Arthritis deformans, Gelenkrheumatismus, Osteomyelitis, Tuberkulose usw.); gelegentlich auch beiderseits, und zwar meist bei Arthritis deformans, selten bei Tuberkulose.

Folgen: Funktionsstörung ist bei guter Stellung (leichte Flexion, Abduction und Mitteldrehstellung) mäßig und ausgleichbar durch erhöhte Beweglichkeit in Becken und Wirbelsäule, sowie durch Wirbelsäulenverbiegung (Lordose bzw. Skoliose), dagegen bei schlechter Stellung spez. bei doppelseitiger Adductionscontractur schwerwiegend (Gang; sowie bei Frauen Coitus und Partus!). Erwerbsbeschränkung beträgt bei Versteifung in guter Stellung 30%, sonst und bei Arthritis deformans 50%, bei beiderseitiger Hüftversteifung 80%.

Therapie:

a) Bei Contractur: Brisement forcé (Vorsicht bei Tuberkulose und Osteomyelitis!) oder besser vorsichtiges Redressement mit Sandsackbelastung sowie Streckverband, Schiene oder Etappengipsverbänden, evtl. nebst Tenotomie an Adductoren, Fascie, Rectus femoris usw.; bei Adductorenspasmus kommt (außer Tenotomie) auch in Frage Resektion des N. obturatorius (z. B. intrapelvisch unter Abschieben des Peritoneum nach Selig); sonst versuche Wärme bzw. Bäder, Massage und Übungen (z. B. am Rollenzug unter dem Knie, Kniebeugen, Radfahren, Schwimmen u. dgl., bei Adductionscontractur Reiten oder Üben an Pferd, Bock u. dgl.

b) Bei Ankylose: Evtl. 1. Per- bzw. subtrochantere Osteotomie (lineär, und zwar am besten schräg oder nötigenfalls keilförmig; anschließend Gips- oder Streckverband in Abduction, wobei schätzungsweise die erreichte Adduction doppelt so viel Grad betrage wie die Verkürzung Zentimeter; angezeigt bei Adductionscontractur oder Verkürzung, aber nicht bei doppelseitigen Fällen wegen der Beschwerden beim Sitzen).

2. Resektion (angezeigt bei nicht zu starker Verkürzung und bei kräftiger Muskulatur, aber eingreifend und nicht rezidivsicher).

2. Gelenkmobilisation (ausnahmsweise, namentlich bei doppelseitiger Versteifung, aber schwierig und nicht angezeigt bei kürzlicher Eiterung oder überhaupt bei Tuberkulose).

Anmerkung 2. Schlottergelenk: z. B. bei spinaler Kinderlähmung, falls die Hüftmuskeln völlig gelähmt sind. Therapie: Stützapparat oder Muskelplastik (z. B. aus dem M. sacrospinalis für die Glutäen).

Anmerkung 3. Spontane oder pathologische Luxation.

a) Entzündlich: α) Entweder als Distentionsluxation (z. B. bei Typhus, Scharlach, Pocken, Gelenkrheumatismus usw.) oder β) als Destruktionsluxation (z. B. bei Eiterung, Tuberkulose, Arthritis deformans usw.).

b) Paralytisch z. B. bei spinaler Kinderlähmung, falls nur ein Teil der Hüftmuskeln gelähmt ist; Kopfstellung erfolgt je nach Sitz der Lähmung, und zwar 1. meist infrapubisch, d. h. vorn-unten: bei gesunden Auswärtsrollern und Abductoren sowie gelähmten Adductoren. 2. Selten iliakal, d. h. hinten-oben: bei gesunden Einwärtsrollern und Adductoren sowie gelähmten Abductoren.

Therapie: Evtl. operativ (blutige Reposition); sonst Stützapparat.

Anmerkung 4. Schnellende oder schnappende Hüfte.

Symptome und Wesen: Herüberschnellen eines Teils des Tractus ilio-tibialis (Maissiatschen Streifens), und zwar des sog. Tractus cristofemoralis von hinten über den Großrollhügel mit fühl- und oft auch hörbarem Geräusch bei aktiven Beinbewegungen; evtl. beiderseits, dann auch nacheinander. Keineswegs handelt es sich um eine Subluxation oder gar Luxation der Hüfte. Auch gibt es außerdem eine sog. krachende oder knurpselnde Hüfte infolge Gelenkanomalien mit Veränderung der Gelenkenden durch Fraktur oder Luxation (vgl. Knie!).

Entstehung: Willkürlich oder unwillkürlich; in letzterem Fall erworben, und zwar öfters im Anschluß an Trauma oder Überanstrengung; oft liegt Hysterie vor, in einigen Fällen einseitiger Ausfall der Gesäßmuskulatur durch Lähmung, Zerreißung oder Muskelerkrankung (spez. Syphilis) oder Traktusverkürzung infolge Narbenschrumpfung oder Hindernis durch Fascienfibrose oder unterliegenden entzündeten Schleimbeutel oder Trochanterfrakturcallus oder Geschwulst usw.

Formen: nervös und pathologisch, auch traumatisch.

Diagnose: Fühl- und evtl. sichtbares Hinüberschnellen eines derben Strangs über den Trochanter bei gewissen aktiven Beinbewegungen und evtl. hörbares schnappendes Geräusch dabei.

Differentialdiagnose: Hüftverrenkung und krachende Hüfte.

Folgen: Schmerzen und Gangstörung mit Schnappen.

Therapie: Nur ganz ausnahmsweise, spez. bei Hinken oder Schmerzen operativ, und zwar gegebenenfalls kausal oder sonst palliativ: Durchschneidung (Traktotomie) oder Nahtfixation des Fascienstreifens an das Trochanterperiost oder kombiniert; sonst symptomatisch und gegebenenfalls kausal (spez. psychotherapeutisch bei Hysterie oder Exstirpation einer störenden Geschwulst.)

Anmerkung 5. Perthessche Krankheit oder Osteochondritis oder richtiger Osteochondropathia (deformans) coxae juvenilis. (Perthes-Calvé-Legg 1910).

Wesen und Entstehung: Noch ungeklärt; anscheinend Ossifikationsstörung, auch vielleicht als Ernährungsstörung (Osteodystrophie) des jugendlichen Knochens durch Rachitis bzw. Spätrachitis (?), Infektion bzw. Intoxikation oder vielleicht Trauma (?); bisweilen anscheinend auftretend im Anschluß an Trauma z. B. Schenkelhalsbruch oder an Reposition einer traumatischen oder kongenitalen Hüftluxation (Kopfnekrose?). Konstitutionsanomalie? Störung der inneren Sekretion? Avitaminose?

Prozeß gehört zu den sog. unspezifischen Erkrankungen (Nekrosen) der Apo- und Epiphysen im Wachstumsalter (ähnlich wie die Erkrankung von Schlatter, Köhler usw.); er ist scharf zu trennen von spezifischen (tuberkulösen u. a.) Entzündungen ebenso wie von Arthritis deformans, welch letztere sich allerdings in gewissen (vernachlässigten oder schweren) Fällen sekundär anschließen kann.

Unfallzusammenhang ist im Sinne der Entstehung nur für die posttraumatische Kopfnekrose anzuerkennen, dagegen für die genuine Perthessche Erkrankung abzulehnen und auch Verschlimmerung nur ausnahmsweise und meist nur vorübergehend, aber überhaupt nur falls örtliches und schweres Tauma sowie zeitlicher Zusammenhang vorliegt.

Pathologische Anatomie: Subchrondrale Destruktionsherde unspezifischer Art im Femurkopf in den lateralen $^2/_3$ der Epiphyse bzw. Kopfkappe, evtl. auch im oberen äußeren Halsabschnitt und vielleicht auch an der Gelenkpfanne.

Vorkommen: Nicht ganz selten bei Kindern, und zwar überwiegend bei Knaben (?) im 3.—18., meist 5.—12. Jahr, meist einseitig, bisweilen ($^1/_{10}$) auch doppelseitig, sowie familiär (hier auch neben kongenitaler Hüftluxation).

Symptome: Schmerz fehlend oder nur gering und vorübergehend, selten stärker sowie nicht als ausgesprochener Bewegungs-, Druck- und Stauchungsschmerz; frühzeitig Ermüdung und Hinken (ähnlich wie bei angeborener Hüftgelenkverrenkung); später Beinverkürzung geringeren Grades und entspr. Trochanterhochstand (im übrigen verschieden je nach Art, Zeit und Dauer der Erkrankung bzw. Belastung, meist nur 1—2, gelegentlich bis 4 cm); Trendelenburgsches Zeichen positiv oder angedeutet; Hüftbewegungen behindert, spez. Abduction stärker und später evtl. auch Rotation mehr oder weniger, dagegen gewöhnlich, spez. anfangs nicht Beugung und Streckung; mäßige Muskelatrophie an Gesäß und Oberschenkel; Röntgenbild (typisch nach Verlauf von 1½ Jahr) in Struktur und Formveränderung: Meist Knochenaufhellungs- und -Verdichtungsherde subchondral in Kopf, evtl. auch in Hals und Schaft des Schenkels, sowie evtl. auch im Becken (Pfannengegend), später Deformierung, spez. Abflachung und Verbreiterung der Kopfkappe, sowie Teilung in mehrere Stücke mit deren Verdichtung, evtl. unregelmäßige Knorpelfuge, schließlich (sekundär also), namentlich bei unzweckmäßiger Belastung arthritische Kopf- (Walzen-, Pilz- oder Hutform nebst verkürztem Hals!) und Pfannenveränderung sowie Coxa vara oder Pfannenwanderung.

Diagnose: Gewöhnlich wohl möglich auf Grund typischer Symptome: Typische Bewegungseinschränkung in Abduction und evtl. Rotation bei geringer Beugungsbehinderung und Schmerzhaftigkeit, sowie typisches Alter; dazu Röntgenbild. Differentialdiagnostisch gegenüber Tuberkulose ist wichtig außerdem Fehlen von Fieber, Blutsenkungsgeschwindigkeitserhöhung und Tuberkulinreaktion. Schwierigkeiten ergeben sich namentlich im Früh- oder Spätstadium.

Differentialdiagnose: Coxitis tuberculosa, luetica, osteomyelitica, fibrosa usw., Coxa vara, Epiphyseolyse, Arthritis deformans juvenilis coxae, angeborene Hüftverrenkung.

Verlauf: In der Regel in einigen (2—5, meist 4) Jahren Ausheilung, evtl. mit Deformität (s. o.) und Abductionsbeschränkung, aber ohne Ankylose, stärkere Verkürzung usw.; Arthritis deformans kommt sekundär vor, namentlich bei Belastung.

Prognose: Günstig bei frühzeitiger und sachgemäßer Behandlung; völlige Ausheilung erfolgt dann in einigen Jahren; andernfalls droht Verkürzung und Abductionsbeschränkung stärkeren Grades sowie Arthritis deformans.

Therapie: Kräftigende, spez. antirachitische Allgemeinbehandlung, spez. Luft, Licht, Sonne, Ernährung, Vitamine, Organ- sowie Jod-, Calcium- und Phosphorpräparate und lokal Ruhigstellung, u. U. Bettruhe, evtl. für Monate Entlastung durch Gips- oder Streckverband oder Schienenhülsenapparat, sowie Massage, Elektrizität, Übungen, Wärme und Bäder bei Verbot von Turnen und Sport für 1—2 Jahre.

Zu versuchen ist: Künstliche Höhensonne oder Röntgenbestrahlung sowie Reizkörpertherapie.

Im Reizstadium: Bettruhe für einige (3—8) Wochen; anschließend obige konservative Therapie; evtl. Redressement nebst Gips- oder Streckverband in mäßiger Abduction von ca. 30⁰.

Operation (modellierende Resektion) ist im allgemeinen abzulehnen; später kann bei schwerer Veränderung mit Abductionsbehinderung oder Arthritis deformans die Osteotomie in Frage kommen.

Anmerkung 6: Kretinen-Hüfte (Osteochondropathia cretinoidea) infolge Insuffizienz der Schilddrüse zeigt eine ähnliches Krankheitsbild.

Anmerkung 7: Osteochondritis dissecans: nicht selten; vorwiegend bei Männern; teils spontan (erblich?) teils traumatisch (Schenkelhalsbruch oder reponierter Hüftluxation); Folge: Resorption oder Arthritis deformans oder Gelenkmaus evtl. mit Einkeilung.

Anmerkung 8: Schenkelkopfnekrose.

Ursachen: Angeborene und erworbene Hüftverrenkung sowie Schenkelhalsbruch u. a.

Differentialdiagnose: Coxitis, Arthropathia deformans und neurotica, Osteochondropathie, Coxa vara u. a.

Symptome und Komplikationen: Schmerzen und Bewegungsbehinderung, später Bewegungsstörung, Beinverkürzung und Schwäche, schließlich Arthritis deformans. Röntgenbild zeigt zunächst Verdichtung und später Deformierung des Schenkelkopfs.

Therapie: Ruhe, evtl. Streckverband, später Entlastungsapparat; evtl. Operation.

C. Schenkelhalsverbiegungen: Coxa vara und Coxa valga.

a) Coxa vara.

Wesen: Verbiegung des Schenkelhalses im Sinne der Adduction, d. h. mit verkleinertem Schenkelhalswinkel (bis recht- oder gar spitzwinklig statt stumpfwinklig [normaliter 125—130, meist 127 Grad]).

Vorkommen: Häufiger; übrigens schon durch den Bau des Schenkelhalses angelegt, welcher unter der Körperbelastung horizontal gedrückt wird.

Ursachen: **1. Essentiell:** Als „statische oder Belastungsdeformität" in der Pubertät, meist im 13.—18. Jahr („Coxa vara statica adolescentium"), spez. bei jugendlichen Schwerarbeitern oder Landarbeitern („Bauernbein") mit viel Stehen, Schwertragen und Arbeiten in gebückter oder kniender Stellung; öfters kombiniert mit sonstigen Belastungsdeformitäten (Skoliose, X-Bein, Plattfuß usw.); meist bei asthenischem Habitus.

2. Kongenital: Infolge primärer Keimstörung (auch familiär und kombiniert mit sonstigen Skeletstörungen z. B. Dystosis cleido-cranialis), fötaler Belastung (bei Fruchtwassermangel), Entzündung oder Verletzung, sowie bei angeborener Hüftluxation (hier selten, meist besteht vielmehr erhöhte Steilstellung des Schenkelhalses; wohl aber öfters nach der Einrenkung!) oder bei Deformität sonstiger Gelenke.

3. Rachitisch: Meist in den ersten Lebensjahren entstehend (,,Coxa vara infantum") und öfters mit dem Wachstum ausheilend; meist doppelseitig.

4. Osteomalacisch: Meist im höheren Alter.

5. Atrophisch: Bei Inaktivitäts- oder Altersatrophie.

6. Entzündlich bzw. malacisch: Bei Osteomyelitis, Tuberkulose, Ostitis fibrosa und cystica, Osteoarthritis juvenilis deformans, Arthritis deformans (häufiger) und neuropathica, Tumor.

7. Traumatisch: Bei Epiphysenlösung (,,Epiphyseolysis capitis oder Coxa vara traumatica adolescentium") häufig oder seltener bei vollständigem (daher evtl. übersehenem) Schenkelhalsbruch, hier auch noch nachträglich bei zu frühzeitiger Belastung.

Formen: a) Coxa vara cervicalis, d. h. in der Schenkelhalsgegend (z. B. statische und traumatische) und b) trochanterica, d. h. in der Trochantergegend (z. B. durch Knochenerweichung; also rachitische, osteomalacische, atrophische, entzündliche; hierzu gehört auch die angeborene Form).

Symptome:

1. Schmerzen von Leiste bis Knie, spez. bei Belastung; bisweilen in Form eines akuten Schmerzstadiums von einiger Dauer mit starker Bewegungsbeschränkung. Vgl. Coxa vara contracta!

2. Bewegungsstörung, spez. betr. Abduction (dadurch Gang gezwungensteif, sowie Spreizen, Bücken, Sitzen, Knien usw. behindert und in schweren Fällen Knien nur mit gekreuzten Beinen möglich), später auch evtl. betr. Rotation, spez. Innenrotation, dagegen sonst gewöhnlich frei und in Außenrotation vermehrt beweglich; bisweilen plötzlich einsetzend in Form eines akuten Stadiums unter starken Schmerzen mit Contractur in Streckung. Auswärtsdrehung und leichter Abspreizung als sog. ,,Coxa vara contracta" (analog dem ,,Pes planus contractus"), beruhend auf reflektorischer Contractur und bei zweckentsprechender Therapie (Ruhe) meist rasch zurückgehend.

3. Beinverkürzung (gemessen ab Spina il. ant. sup., dagegen nicht ab Trochanterspitze) mit Trochanterhochstand (meist 2—3, bisweilen bis 7 cm über der Roser-Nélatonschen Linie) und Vorstehen des Trochanters seitlich sowie mit Skoliose; auch Muskulatur von Gesäß und Oberschenkel geschwächt und tiefe Furche zwischen Gesäßmuskulatur und vorragendem Großrollhügel; zugleich Trendelenburgsches Zeichen und Hinken; bei doppelseitiger Erkrankung Gang ähnlich wie bei spastischer Spinalparalyse oder bei kongenitaler Hüftluxation, also watschelnd, aber steifer, dazu Bauch und Gesäß vortretend neben vermehrter Lendenlordose.

4. Röntgenbild (Schenkelhalsverbiegung); dabei ist die Aufnahme in Auswärtsdrehung, am besten im Vergleich mit der ebenso stehenden anderen Seite in Form einer Beckenübersicht ratsam.

Differentialdiagnose: 1. Luxatio coxae congenita oder acquisita. 2. Coxitis. 3. Arthritis deformans. 4. Fractura colli femoris (s. da; wichtig für die Unterscheidung ist u. a. Röntgenbild!).

Prognose: Ziemlich günstig; nach dem Abklingen des kontrakten Stadiums meist allmählich in 1—2 Jahren Nachlassen der Schmerzen und leidliche Gebrauchsmöglichkeit.

Prophylaxe: Z. B. bei Schenkelhalsbruch Gips-, Streck- oder Schienenhülsenverband für längere Zeit, bei Rachitis Allgemeinbehandlung und Massage, auch Spreizbett bzw. Spreizübungen usw.

Therapie:

a) Konservativ: Möglichst kausal (z. B. bei Rachitis); sonst zunächst mehrere Wochen bis Monate zu versuchen spez. bei kontrakter Coxa vara: Schonung mit Berufsunterbrechung; evtl. Bettruhe, sowie Streckverband oder Gipsverband unter Redressement (s. u.); später Streckverband oder Gehgipsverband oder Schienenhülsenapparat; schließlich Bäder, Massage und Bewegungs-, spez. Abductionsübungen, sowie evtl. Plattfußeinlage.

b) Operativ (spez. bei schwerer doppelseitiger Erkrankung mit starker Funktionsstörung z. B bei Frauen mit Behinderung von Coitus und Geburt): Evtl. unblutiges Redressement mit anschließendem Gipsverband in redressierter Stellung für ca. 6 Wochen (mit oder ohne Adductorentenotomie, und zwar möglichst frühzeitig), später Schienenhülsenapparat mit Beckenkorb nebst Abductionsvorrichtung durch Schlägerklinge od. dgl.; sonst evtl., aber wohl nur in schweren und veralteten Fällen sparsame Resektion oder Abtragung störender Knochenteile oder meist Osteotomie (meist subtrochanter oder intertrochanter, und zwar linear oder nötigenfalls, nämlich bei schwerer Deformität keilförmig [evtl. unter Berechnung des fortfallenden lateralen Keils nach dem Röntgenbild] oder meist linear, in letzterem Falle quer oder zum Ausgleich von Verkürzung besser schräg mit anschließender Extension; also wegen sonst drohender Gefahr von Gelenkinfektion oder -versteifung stets außerhalb des Schenkelhalses!) oder nötigenfalls, nämlich bei schwerer Kopfdeformation: Kopfresektion oder tiefe Osteotomie mit Einstellung des Femurschaftes an den Pfannenrand unterhalb des Schenkelkopfes.

Zusatz: Epiphyseolysis s. Coxa vara adolescentium.

Wesen: Epiphysenlösung und -wanderung am oberen Oberschenkelende im Bereich der Wachstumslinie bei Jugendlichen im Alter von 12—16 Jahren; ein- oder öfters beiderseitig.

Ursache: Unspezifischer Erweichungsprozeß auf konstitutioneller Grundlage, wahrscheinlich infolge endokriner Störung (Dysfunktion der Hypophyse und Keimdrüsen im Sinne der Dystrophia adiposo-genitalis oder des eunuchoiden Hochwuchses), begünstigt durch mechanische Momente; Unfallzusammenhang ist zuzugeben im Sinne der Auslösung bei plötzlichem Abrutschen des Kopfes, vorausgesetzt daß ursächlicher und zeitlicher Unfallzusammenhang anzunehmen sind.

Symptome: Coxa vara mit Schmerzen, Bewegungsstörung spez. im Einwärtsdrehen und Abspreizen, Beinverkürzung und -schwäche, Hinken, Trendelenburgsches Zeichen, Trochanterhochstand usw.

Diagnose: Röntgenbild.

Differentialdiagnose: vgl. Coxa vara.

Prognose: Arthritis deformans und Versteifung.

Prophylaxe: Entlastung und Allgemeinbehandlung, spez. Hormone.

Therapie: Bettruhe, evtl. Streckverband oder Gipsverband mit starker Abduktion und Innenrotation, später Entlastungsapparat sowie Wärme, Massage und Übungen; nötigenfalls Operation, und zwar in frischen Fällen Reposition und in älteren Fällen Osteotomie (vgl. Coxa vara!).

b) Coxa valga.

Wesen: Verbiegung des Schenkelhalses im Sinne der Abduction, d. h. mit vergrößertem (gestrecktem) Schenkelhalswinkel, also mit Steilaufrichtung des Schenkelhalses, so daß Kopf, Hals und Schaft mehr oder weniger gradlinig ineinander übergehen.

Vorkommen: Seltener und praktisch weniger wichtig.

Lokalisation: Ein- oder beiderseits.

Ursachen: **1. Essentiell:** Bei mangelndem Stützgebrauch des Beines; daher z. B. bei frühzeitiger, spez. kindlicher Ober- oder Unterschenkelamputation, Krückengang, X-Bein, anderseitiger Hüftluxation, Kinderlähmung, Dystrophia muscularis progressiva, Hydrocephalus usw.

2. Kongenital: Bei angeborener Hüftverrenkung, sonst kongenital sehr selten (Zwangslage im Uterus?).

3. Rachitisch (und zwar hier bei Kindern, welche infolge hochgradiger Knochenweichheit nicht zum Gehen gekommen sind); hier oft verbunden mit X-Bein zu dessen Ausgleich.

4. Osteomalacisch.

5. Atrophisch.

6. Entzündlich: Bei Tuberkulose, Osteomyelitis, Ostitis fibrosa usw.

7. Traumatisch: Bei Epiphysenlösung oder Schenkelhalsbruch (ausnahmsweise!)

Symptome, Diagnose, Prognose und Therapie: Vgl. a).

Im einzelnen: Symptome: Gang- und Bewegungsstörung, spez. Adductionsbeschränkung sowie Schmerzen (schleichend, evtl. intermittierend) und Ermüdbarkeit.

Diagnose: Beckenmessung mit Trochantertiefstand (unter der Roser-Nélatonschen Linie) und Röntgenbild.

Prognose: im allgemeinen gut; jedoch droht Arthritis deformans und Coxa valga luxans (spez. bei flacher Pfanne und steilstehendem Becken) s. da.

Therapie: Möglichst kausal; sonst Schonung, evtl. Bettruhe, später Bäder bzw. Wärme, Massage und Gymnastik; evtl. für mehrere Wochen Gips- oder Streckverband in Adduction und Innenrotation; u. U. Osteotomie; dazu Beseitigung evtl. Deformität: X-Bein, Knickfuß usw.

Zusatz: Coxa valga luxans (Klapp 1906):

Wesen: Subluxation des Oberschenkelkopfs aufwärts bei gleichzeitig steilem Schenkelhals und flacher Hüftpfanne; es handelt sich dabei um angeborene Mißbildung des Hüftgelenks, welche sich von der angeborenen Hüftverenkung nur graduell unterscheidet, also eine unvollständige Luxatio coxae congenita darstellt.

Ursache: Entwicklungsstörung der Hüftpfanne bei gleichzeitiger abnormer Beanspruchung.

Vorkommen: häufiger bei weiblichen als bei männlichen Personen.

Symptome: Coxa valga mit auswärtsgedrehtem Bein, Verkürzung, Trochanterhochstand, Trendelenburgsches Zeichen, Ausladung des Großrollhügels, Beinschwäche, Watscheln, Schmerzen und Ermüdbarkeit.

Diagnose: Röntgenbild (Beckenübersicht mit nach vorn gerichteten Knien).

Prognose: Arthritis deformans und Versteifung.

Behandlung: Ruhe mit Verband in Adduction und Innenrotation sowie mediko-mechanische Behandlung, später Entlastungsapparat; nötigenfalls Osteotomie subtrochanter oder Pfannendachplastik, bei älteren Leuten Gelenkmobilisation.

D. Hüftschleimbeutelentzündungen.

Lokalisation: **1. Bursa iliaca (subtendinea)** s. subiliaca: Zwischen Psoassehne und Beckenkamm; nahe N. femoralis und Hüftgelenkkapsel; bisweilen mit dem Hüftgelenk kommunizierend.

2. Bursa trochanterica superficialis s. subcutanea: Zwischen Großrollhügel und Haut.

3. Bursa trochanterica profunda s. m. glutaei max.: Zwischen Großrollhügel und M. glut. max.

4. Bursa m. glut. med. und min.: Zwischen den genannten Muskelansätzen und Großrollhügel außen bzw. innen.

5. Bursa tendinis m. obtur. int.: An der Incisura ischiadica.

6. Bursa m. obtur. int.: Zwischen Sehne des M. obtur. int. und den Mm. gemelli.

7. und 8. Bursa spinae il. sup. ant. und post.: Über dem entsprechenden Darmbeinstachel.

9. Bursa glutaeo-tuberosa: Zwischen M. glut. max. und Tuber isch. usw.

Formen und Entstehung:

a) Akut: Direkt bei penetrierender Verletzung oder fortgeleitet bei Weichteil-, Knochen- oder Gelenkerkrankung (z. B. Spondylitis, Beckenabsceß usw.) oder metastatisch bei Infektionskrankheiten (Sepsis, Typhus, Gonorrhoe usw.).

b) Chronisch: Meist tuberkulös, aber auch rheumatisch und chronisch-traumatisch z. B. bei Türken- oder Schneidersitz.

Symptome: Schmerz, Schwellung (glatt, prall-elastisch bis fluktuierend, gegen Haut und Unterlage verschieblich; evtl. entzündlich), Zwangsstellung (meist in Flexion, Abduction und Außenrotation, seltener in Flexion, Adduction und Innenrotation; aber in der Regel nicht so ausgesprochen wie bei Coxitis, sowie ohne Schmerz bei Gelenkbetastung und -erschütterung), evtl. Probepunktion und Röntgenbild.

Folgen: Neuralgie (bei Bursa iliaca N. fem., bei Bursa trochanterica prof. N. isch.) und Vereiterung evtl. mit Einbruch ins Hüftgelenk, spez. bei mit diesem kommunizierendem Schleimbeutel (Bursa iliaca) oder mit Phlegmone.

Differentialdiagnose: Coxitis (Gelenk fixiert, evtl. mit Contractur!), Knochenerkrankung, kalter Absceß, Schenkelbruch, Echinococcus, Tumor usw.

Therapie: Evtl. Punktion, Incision oder am besten Exstirpation.

E. Leistendrüsenentzündung.

Vorkommen: Häufig (häufigste Lymphdrüsenentzündung überhaupt!).

Entstehung: **a) Akut** bei Entzündungen der Genitalien (spez. bei venerischen, nämlich Schanker und Tripper als sog. ,,Bubo", sowie bei Eichelerosion und Eicheltripper), After, Damm und Gesäß (Hämorrhoiden, Ekzem, Fistel, Furunkel, Periproktitis usw.), Leisten (Ekzem, Intertrigo, Furunkel usw.) oder Beine (infizierte Zehenwunden, Hühneraugen, eingewachsene Nägel, Schleimbeutel, Hautabschürfungen, wunde Füße, Intertrigo, Ekzem, Furunkel, Unterschenkelgeschwür, Thrombophlebitis, Erysipel, Erfrierung usw.).

b) Chronisch bei Syphilis II (als sog. ,,indolenter Bubo") und Tuberkulose (u. a. bei Infektion der Beschneidungswunde infolge Aussaugens durch einen tuberkulösen Rabbiner sowie bei Infektion durch Coitus oder Masturbation).

Folge: Vereiterung mit Absceß.

Differentialdiagnose: Eingeklemmter Leisten- und Schenkelbruch, Lymphogranulomatosis inguinalis, Leistendrüsencarcinom und -sarkom, spezifische Entzündung bei Tuberkulose oder Syphilis, Aktinomykose, Gonorrhoe, Beckeneiterung, Pseudoleukämie u. a.

Therapie: Bettruhe und feuchter Umschlag; später Jodtinkturpinselung, Jod-, Ichthyol- oder graue Salbe und Wärme sowie Röntgenbestrahlung und Reizkörper; bei Vereiterung Punktion, Incision, Exkochleation oder Exstirpation (cave Verletzung der Schenkelgefäße und totale Lymphbahnverödung mit Gefahr anschließender Elephantiasis!).

F. Leistendrüsengeschwülste.

Primär als Sarkom, sekundär als Sarkom, Carcinom oder Melanom bei Geschwülsten an Geschlechtsteilen, Gesäß, Leisten oder Beinen, vgl. Oberschenkel!

G. Lymphogranulomatosis inguinalis.

Auch 4. venerische Krankheit genannt (Nicolas-Durand-Favre).

Wesen: Entzündlich-fibröse Wucherung mit Übergang in starkes Schwielengewebe, wahrscheinlich spezifisches Granulom durch unbekannten Erreger (filtrierbares Virus?) mit Inkubationszeit von Tagen bis Wochen, übertragen selten durch Wunde, meist durch Geschlechtsverkehr, sonst auch bei ärztlicher Berührung u. a.

Vorkommen: namentlich bei Frauen, aber auch nicht selten bei Männern, hier vorwiegend in der Leiste.

Symptome: zunächst Erosion bis Geschwür an der Infektionsstelle genital oder extragenital, später große derbe Geschwulst in der Leistengegend mit Hautverwachsung, -erweichung und -fistelung, selten in Ellenbeugen-, Achselhöhlen- oder Halsgegend; dazu Fieber, Abmagerung, Anämie, Leukocytose und Hautausschlag, schließlich später elephantiastische Masse in der Gegend der äußeren Geschlechtsteile und des Afters bzw. Mastdarms: Elephantiasis genito-anorektalis s. Esthiomène und tiefsitzende Mastdarmstriktur (s. da).

Diagnose: Intrakutanreaktion nach Frei (1925) mit verdünntem Eiter: Rotes Infiltrat, evtl. Bläschen bis Nekrose an der Impfstelle und Allgemeinreaktion mit Fieber, Gelenkschmerzen und Hautausschlag nach 2mal 24 Stunden (positiv in ausgebildeten Fällen nach Wochen).

Therapie: Bettruhe und Umschläge bzw. Wärme oder Röntgenbestrahlung. Reizkörper? Antimon, Wismut, Arsen oder Gold? Evtl. Incision, Exkochleation und Tamponade.

48. Abschnitt: Oberschenkel.

A. Mißbildungen.

Totaldefekt oder häufiger Teildefekt, auch Verkürzung (allein oder mit Hüftluxation, Schenkelhalsverbiegung oder Schenkelhalsdefekt), Zersprengung (in Kopf-, Trochanter und unteres Ende isoliert oder letzteres verbunden mit Schienbein), Fehlen der Kniescheibe, Muskeldefekte u. a. Ursache und Komplikationen: vgl. Oberarm! Therapie: Schienenhülsenapparat oder Prothese, evtl. Knochenverpflanzung.

B. Verletzungen.

a) Verletzung der Schenkelgefäße (A. und V. femoralis):

Vorkommen: Häufiger durch Schuß, Stich usw.

Folgen: Evtl. tödliche Blutung; später Aneurysma (s. u.).

Therapie: Zunächst Esmarchsche Blutleere oder Digitalkompression in der Wunde oder oberhalb (d. h. am Leistenband gegen den horizontalen Schambeinast); baldigst Unterbindung oder Gefäßnaht; Beingangrän ist nach Gefäßunterbindung hier häufiger.

b) Muskelruptur.

Vorkommen und Lokalisation: An Adductoren bei Reiten; an Iliopsoas bei Heben, Geburt, Tetanus usw.; an Tensor fasciae latae und Quadriceps bei Hintenüberfallen, Treten, Springen oder Wettlauf usw. (Die Zerreißung des Kniestreckapparates kann erfolgen: entweder im Muskel oder an der Quadricepssehne oder an der Kniescheibe oder am Kniescheibenband oder am Schienbeinhöcker, s. da); an Unterschenkelbeugern usw; öfters kommt es zu Rißfraktur; gelegentlich findet sich Spontanruptur bei allgemeiner oder örtlicher Erkrankung. Vgl. Allg. Chirurgie!

Therapie: Ruhe in Entlastungsstellung, evtl. Gipsverband oder Schiene für einige (2—3) Wochen (z. B. am Quadriceps mit gebeugter Hüfte und gestrecktem Knie); evtl. Muskelnaht, namentlich später Plastik mit gestieltem oder freiem Fascienlappen oder Muskel-Sehnenverpflanzung. Sonst elastische Wicklung sowie Wärme, Elektrizität, Massage und Übungen.

c) Muskelhernie: D. h. Vorfall von Muskelsubstanz aus einem Fascienriß.

Ursache: Penetrierende Verletzung, Quetschung, Durchstechungsfraktur und starke Muskelcontraction z. B. an den Adductoren durch Schenkeldruck bei

Reitern, sowie (vereinzelt, aber in der Regel nicht) bei Entnahme eines Fascienstreifens zur Fascientransplantation. Störungen: In der Regel gering. Sonst Therapie: Evtl. Fasciennaht.

d) Myositis ossificans s. u.

e) Verletzung der Nerven (im Bereich von Hüfte und Oberschenkel): Selten durch stumpfe oder scharfe Gewalt, spez. Stich, Schuß usw., während die Lähmung von Nerven hier ganz überwiegend central, spez. spinal bedingt ist; Therapie: Nervenoperation, sonst Stützapparat, evtl. Sehnenplastik.

1. N. cruralis: Oberschenkel kann nicht gebeugt und Unterschenkel nicht gestreckt werden; dazu, aber nicht immer ausgesprochen Gefühlsstörung am Unterschenkel und Fuß innen sowie am Oberschenkel vorn-außen (N. cut. femoris ant.); Therapie: Schienenhülsenapparat mit Quadricepszug oder Stahlklinge.

2. N. ischiadicus: Fuß hängt in Spitzfußstellung schlaff herab, und Fuß sowie Zehen sind unbeweglich, auch Unterschenkel nicht beugbar; dazu Gefühlstörung am Unterschenkel außenseits und Fuß sowie trophische Störungen mit Geschwürsbildung an Fußsohlen und Zehen (vgl. N. peroneus und tibialis!); Therapie: Schienenhülsenapparat oder orthopädischer Schuh mit Kork- oder Gummischwammeinlage; evtl. Arthrodese.

3. N. glutaeus sup. bzw. inf.: Schwäche des M. glutaeus max. bzw. medius und minimus nebst positivem Trendelenburgschen Phänomen; Bein kann in der Hüfte nicht abgespreizt und einwärts gedreht werden sowie Oberschenkelstreckung und Rumpfaufrichtung erschwert.

4. N. obturatorius: Bein kann nicht abgespreizt und auswärts gedreht werden. Dazu Gefühlsstörung am Oberschenkel innen.

C. Erkrankungen.

a) Gefäße.

1. Aneurysma der Schenkelgefäße.
Vorkommen: Häufiger.
Ursache: Meist Trauma.
Formen: A. arteriale und arterio-venosum.
Differentialdiagnose: U. a. Senkungsabsceß.
Therapie: Zu versuchen Kompression; sonst Ligatur oder Endoaneurysmorrhaphie (nach Matas) oder Exstirpation oder Gefäßnaht.

2. Varizen, Varix der Vena saphena magna und **Thrombophlebitis spez. Phlegmasia alba dolens:** Vgl. Unterschenkel!

3. Lymhangiektasien evtl. mit Lymphfistel oder Elephantiasis: vgl. Unterschenkel!

b) Nerven.

1. Neuralgie des N. ischiadicus oder Hüftweh, Ischias s. Malum Cotunnii (Cotugno 1764).
Vorkommen: Häufigste Neuralgie.
Ursachen: **a) Allgemeine:** Neurasthenie, Anämie, Gicht, Diabetes, Syphilis, Tabes, Paralyse, Gonorrhoe, Influenza, Typhus, Ruhr, Malaria, chronische, spez. orale Sepsis bei Zahn-, Mandel- u. a. Infekten, Alkohol- u. a. Vergiftungen, Stuhlverstopfung usw.
b) Lokale: Erkältung (Liegen auf kaltem Boden, Arbeiten in Nässe usw.), Überanstrengung (schwere Arbeit, rasches Laufen, unbequemes Sitzen usw.), Krankheiten des Rückenmarks (Tabes, Syringomyelie, Syphilis u. dgl.) und der unteren Wirbelsäule. (Bildungsfehler, Luxationen und Frakturen, Geschwülste und Entzündungen: Spondylitis tuberculosa, deformans, ankylopoëtica usw.), sowie des Beckens (Ileocoecaltuberkulose usw.), Kotstauung, Bauch-, Becken- und Beintumoren spez. Ovarial-, Uterus-, Mastdarm-, Blasen- und Prostatatumor, Parametritis, Schwangerschaft, Schußnarbe, Fremdkörper, Varizen des N. isch. usw.

Unfallzusammenhang ist nur ausnahmsweise gegeben im Sinne der Auslösung bzw. Verschlimmerung oder gar Entstehung, nämlich bei Durchnässung oder Erkältung, noch seltener bei Quetschung oder Zerrung (sog. „traumatische" Ischias).

Symptome: 1. Schmerzen im Verlauf des N. isch., und zwar in Gesäßgegend, Oberschenkelhinterseite, Kniekehle, Unterschenkelaußenseite und Fußsohle; bisweilen nur in dem oberen (Wurzel-) Abschnitt; meist nicht nur intermittierend in Form von Schmerzanfällen, sondern fast kontinuierlich; gesteigert bei Gehen, Sitzen, Rumpfneigen, Erschütterung, Umdrehen im Bett, Husten und Niesen; meist nachts besonders heftig; bei Varizen des N. ischiadicus sind die Schmerzen evtl. beim Stehen stärker und beim Liegen geringer.

2. Auslösen des typisch lokalisierten Schmerzes beim mehr oder weniger hohen Erheben des im Knie gestreckten Beines (Lasèguesches Symptom), manchmal auch schon bei passiver Dorsalflexion des Fußes oder der Großzehe bei gleichzeitig gestrecktem Bein oder beim Beugen des Rumpfes mit gestreckten Knien; häufig, aber nicht immer vorhanden.

3. Druckpunkte im Nervenverlauf, spez. an Kreuzbeinrand, Foramen isch., Gesäßfalte, Oberschenkelhinterseite, Kniekehle und Wadenbeinköpfchen bzw. Wadenmitte (es müssen aber keineswegs alle genannten Punkte druckempfindlich sein!).

4. Öfters, aber gering Parästhesien und fleckweise Anästhesien; bisweilen Achillessehnenreflex, selten (namentlich bei Spinalleiden oder Polyneuritis) Kniescheibenreflex fehlend; nur ganz vereinzelt Lähmungen.

5. Später Muskelatrophie am Ober- und Unterschenkel der erkrankten Seite (infolge Schonung).

6. Häufiger Skoliosis ischiadica (mit Neigung des Rumpfes nach der gesunden oder kranken Seite; zu erklären als Schmerzstellung zwecks Nervenentspannung), aber auch vorhanden bei Hysterie.

Komplikationen: Sonstige Neuralgien und Muskelrheumatismus am Rücken (Lumbago) usw.

Verlauf und Prognose: Oft langdauernd (über Wochen bis Monate bis Jahre) und leicht rezidivierend.

Differentialdiagnose: Coxitis, Malum coxae senile, Psoasabsceß, Tumor und Entzündung der verschiedenen Beckenorgane, Spinalleiden (Myelitis, Tabes, Tumor), Meralgia paraesthetica, Spondylitis tuberculosa oder deformans bzw. ankylopoëtica, Ostitis fibrosa, Osteomyelitis usw. des Oberschenkels, Raynaudsche Krankheit, intermittierendes Hinken, Hernia obturatoria, Muskelrheumatismus, Krampfadern, Plattfuß, Achillodynie, Calcaneussporn, Simulation, Hysterie usw.

Therapie: Wenn möglich kausal (z. B. bei Anämie, Gicht, Diabetes, Syphilis, Tumor, Narbe, Varizen und Stuhlverstopfung); sonst:

a) Konservativ: Im Beginn Bettruhe, Schwitzen, Salicylpräparate usw. sowie Diät- und Stuhlregelung; später Bäder (Heißwasser-, Fichtennadel-, Salhumin-, Stanger-, Moor-, Sand- oder Radiumbäder; evtl. Kuren in Gastein, Teplitz, Ragaz, Pistyan, Wildbad, Wiesbaden, Nauheim, Oeynhausen, Pyrmont, Schmiedeberg, Elster, Brambach, Oberschlema usw.); Wärme (Heißluft, Fön, Stangerotherm, Diathermie, Fangopackung usw.); Massage bzw. Einreibung (Chloroformöl, Salit, Diffundol u. dgl.); Elektrisieren (Galvanisieren); Bewegungsübungen. Evtl. Röntgen- und Radiumtherapie sowie Reizkörper (Yatrencasein, Vaccineurin, Mirion, Sufrogel u. a.). Nötigenfalls, namentlich in akuten Fällen in großen und wiederholten Dosen, auch intravenös versuche man Antineuralgika und evtl., aber nur im Notfall Narkotika, auch Impletol. Vitamin B? vgl. Allg. Chirurgie, Neuralgie!

b) Operativ:

1. Injektion nach Lange unter hohem Druck von größerer Menge (bis 80—100 ccm) angewärmter Kochsalz- oder $\frac{1}{4}$—$\frac{1}{2}$%iger Novocainlösung peri- oder besser endoneural in Lokalanästhesie von einem Punkt in der Mitte der Verbindungslinie vom Großrollhügel zum Sitzbeinhöcker, evtl. wiederholt

(bei Nervanstechen erfolgt ein blitzartiger Schmerz im ganzen Nervenverlauf evtl. bis in den Fuß) zwecks Nervenquellung bzw. -lösung; dagegen ist hier Alkoholinjektion und Nervenvereisung wegen Lähmungsgefahr nicht ratsam. Zu versuchen ist bei Wurzelneuralgie paravertebrale oder sacrale bzw. präsakrale oder epidurale Injektion einer $1/4$—$1/2$ $0/0$ Novocainlösung in größerer Menge.

2. Unblutige Nervendehnung durch forziertes Erheben des im Knie völlig gestreckten Beines oder durch Strecken des in der Hüfte stark gebeugten Beins in Narkose oder in Lumbalanästhesie. (Vorsicht wegen Gefahr von Rückenmarkblutung!).

3. Nur ausnahmsweise blutige Dehnung; Technik: In Bauchlage Längsschnitt dicht unter der Gesäßfalte in der Mitte zwischen Sitzbeinhöcker und Großrollhügel bzw. an der Grenze von mittlerem und äußerem Drittel im Muskelspalt zwischen medialer und lateraler Beugergruppe durch Haut, Unterhautzellgewebe und oberflächliche Fascie; Eingehen abwärts vom M. glutaeus max. und auswärts vom M. biceps; unter Schonung der begleitenden Arterie schlingenförmiges Aufladen und Dehnen des N. isch.

4. Evtl., aber nur ganz ausnahmsweise, nämlich bei sekundärer Ischias infolge eines unheilbaren Leidens Resektion der entsprechenden hinteren Rückenmarkswurzeln oder noch sicherer Chordotomie.

2. Neuralgie des N. femoralis: u. a. bei Schenkelbruch, Beckentumor, Spondylitis mit Senkungsabsceß, retroperitonealer Drüsenmetastase; Schmerzen an der Oberschenkelvorder- und Waden- bzw. Fußinnenseite (N. saphenus major!).

3. Neuralgie des N. cut. femoris lat. s. Meralgia paraesthetica s. Anaesthesia dolorosa: Schmerzen und Parästhesien, auch z. T. Anästhesie an der Oberschenkelaußenseite; öfters bedingt durch Trauma, z. B. durch Reiben eines Leibgurtes: Therapie: Injektion oder Resektion, falls die bei Ischias genannte konservative Therapie (Wärme, Massage und Galvanisation) versagt.

4. Neuralgie des N. obturatorius: u. a. bei Hernia obturatoria und Coxitis; Schmerzen an der Oberschenkelinnenseite bis zum Knie herab.

c) Muskeln.

Myositis ossificans circumscripta: Häufiger in Adductoren, seltener in Mm. pectineus, vastus und gracilis als „Reitknochen" bei Reitern infolge Schenkeldrucks, schließlich vor allem in Quadriceps nach Quetschung durch auffallenden Balken, Bierfässer (Bierfahrer!) usw. Vgl. Allg. Chirugie!

d) Knochen.

1. Osteomyelitis acuta.

Vorkommen: Am Oberschenkel häufig.

Verlauf: a) akut, und zwar hier meist mit schweren, evtl. typhusähnlichen Allgemeinerscheinungen. b) Chronisch, evtl. circumscript und tumor-(sarkom-)ähnlich, spez. am unteren Femurende.

Lokalisation: Meist an den Epiphysen, und zwar oben (spez. im Schenkelhals) oder unten (hier oft mit Entwicklung nach der Kniekehle), selten an der Diaphyse.

Folgen: Arrosionsblutung (spez. aus A. poplitea; evtl. tödlich); häufiger Spontanfraktur, Epiphysenlösung, Wachstumsstörung (Verkürzung bei Spontanfraktur, Epiphysenlösung und Totalnekrose oder Verlängerung bei Entzündungsreiz), Verkrümmung (am Schenkelhals als Coxa vara; am Schaft nach vorn; am unteren Ende nach hinten und innen), Gelenkbeteiligung (als Vereiterung oder als symptomatischer Erguß; dadurch evtl. Contractur, Ankylose, Schlottergelenk oder Arthritis deformans).

Therapie: Frühzeitig Absceßspaltung; später Sequestrotomie (meist von einem Schnitt außen zwischen M. vastus lat. und biceps, nur ausnahmsweise innen oder hinten; Sequesterlösung braucht lange, meist 3—9 Monate; Ausheilung am unteren Ende wird öfters behindert durch das Nichtanlegen der gespannten und evtl. außerdem entzündlich-infiltrierten Beugemuskeln; hier cave Gelenköffnung und Gefäßarrosion bei längerdauernder Dränage!).

2. Ostitis fibrosa und cystica: Lokalisation: Nahe Epiphyse, spez. oberer (in der Regio subtrochanterica und im Schenkelhals). Vorkommen: Beginnend im jugendlichen Alter. Verlauf: Chronisch. Symptome: U. a. Knochenschmerzen. Folgen: Spontanfraktur und Verkrümmungen, spez. Coxa vara. Diagnose: Röntgenbild. Differentialdiagnose: Lues, Echinococcus, Geschwulst spez. Sarkom, chronische Osteomyelitis, Neuralgie usw. Therapie: Stütz-(Schienenhülsen-)apparat; evtl. Ausräumung des erkrankten Knochens mit Meißel und scharfem Löffel; bei Verbiegung evtl. später orthopädische Operation; sonst Röntgenbestrahlung und Jod sowie Vitamin-, Phosphor-, Kalk- und Organ-, spez. Epithelkörperchenpräparate.

3. Tuberkulose: In der Diaphyse selten.

4. Syphilis: als Gumma, evtl. mit Spontanfraktur (z. B. bei Tanzen, Kegelschieben usw.).

5. Aktinomykose: Hämatogen oder (selten) direkt, auch an Weichteilen.

6. Echinococcus, spez. an Femur.

7. Deformitäten: Vorkommen und Ursachen: Am Schenkelhals vgl. Coxa vara und valga; am Schaft meist mit Winkel nach vorn und außen (bei Rachitis, Osteomyelitis, Ostitis fibrosa und cystica, Fraktur usw.); am unteren Ende mit Konvexität nach vorn (im Anschluß an Flexionscontractur nach Knieresektion und -tuberkulose, sowie Epiphysenlösung). Therapie: Stützapparat; evtl. Redressement oder Osteoklase oder Osteotomie (evtl. zwecks Verlängerung schräg mit Streckverband, u. U. nebst Knochennagelung nach Steinmann).

8. Wachstumsverringerung des Oberschenkels mit Genu valgum, selten varum infolge Erkrankung der unteren Femurepiphysenfuge durch Rachitis, selten Chondrohystrophie, vielleicht auch Infektion; selten; öfters beiderseits; vorwiegend bei Mädchen; typisch ist das Röntgenbild.

D. Geschwülste.

a) Haut usw. (meist oben und innen!): Fibrome, Lipome, Häm- und Lymphangiome, Atherome, Schweißdrüsenretentionscysten, Dermoide, Echinococcuscysten, Hygrome, Carcinome und Sarkome (letztere spez. als Melanosarkome auf Pigmentmälern).

b) Muskeln: Hämangiome, Fibrome und vor allem Sarkome (häufiger; fast immer in den Adductoren, bisweilen auch in M. vastus int. oder ext.; ausgehend von Fascie oder intramuskulärem Bindegewebe; differentialdiagnostisch cave Gumma, Myositis ossificans usw.).

c) Leisten- und Schenkeldrüsen: I. Seltener primäre: Sarkome. II. Häufiger sekundäre: 1. Sarkome (z. B. bei Bein- oder Hodentumor) 2. Melanome und 3. vor allem Carcinome (z. B. bei Bein-, Hodensack-, Penis,- Vulva-, Anal- und Bauchdeckencarcinom). Differentialdiagnose: Bubo, Senkungsabsceß, Aneurysma, retroperitoneale Lymphcyste, eingeklemmter Bruch. Therapie: Evtl. völlige Ausräumung der Leistendrüsen (nach Lennander längs der Gefäße bis zur Teilung der Aorta unter Ablösung des Bauchfells von einem Hautschnitt von der Symphyse an längs des Leistenbands bis zu Darmbeinstachel und -kamm nebst daran gesetztem Längsschnitt am Oberschenkel vor den Schenkelgefäßen).

d) Knochen:

1. Periostale Fibrome, Lipome und Myxome.

2. Enchondrome.

3. Kartilaginäre Exostosen: An den Metaphysen, spez. unterer, manchmal aber auch mehr oder weniger hoch an der Metaphyse, wohin sie mit dem Wachstum gelangen; öfters mit Schleimbeutel, evtl. nebst freien Körpern darin; bei Beschwerden abzumeißeln samt Knochenbett nach schonender Freilegung!

4. Sarkome: Meist myelogene, selten periostale; auch bei Jugendlichen; bisweilen nach Trauma; häufiger an den Epiphysen spez. unterer; Knochenauftreibung, evtl. pulsierend; auch schalig mit Pergamentknittern; auch mit Spontanfraktur; Röntgenbild (differentialdiagnostisch cave Cyste, Gumma, Ostitis deformans bzw. cystica, Osteomyelitis chronica, Aneurysma, Gelenkentzündung spez. Tuberkulose). Therapie: Evtl. Kontinuitätsresektion mit Osteo- oder Arthroplastik, auch Umkipplastik (Einpflanzung des Unterschenkels statt des Oberschenkels im Becken) und bei gutartigem Tumor Ersatz des unteren Femurdrittels durch den halbierten Tibiakopf (Klapp-Juvara) oder hohe Oberschenkelamputation oder Hüftexartikulation oder Amputatio interileo-abdominalis; sonst Röntgenbestrahlung usw.

5. Carcinome: Sekundär als Knochenmetastase evtl. mit Spontanfraktur (z. B. bei Mamma-, Schilddrüsen-, Prostata- usw. -tumor).

49. Abschnitt: Knie.

A. Mißbildungen.

Flughautbildung, angeborene Beugecontractur, angeborenes Genu recurvatum und angeborene Knieluxation nach vorn (wohl Belastungsdeformität; öfters kombiniert mit Spina bifida, Hüftverrenkung, Klump- oder Plattfuß; bisweilen doppelseitig; Therapie: Reposition oder besser Redression evtl. nebst Verlängerung des verkürzten Streckapparats), angeborene Verrenkung der Kniescheibe nach außen (spez. bei Genu valgum, abnormer Kleinheit der Kniescheibe und Abflachung des äußeren Oberschenkelknorrens; meist doppelseitig; vgl. Frakturen und Luxationen!), Fehlen oder Kleinheit der Kniescheibe (letzteres u. a. bei angeborener Knieverrenkung, Spitz- oder Klumpfuß), Spaltung der Kniescheibe (sog. „Fissur oder Doppelung der Kniescheibe: Patella partita, spez. bipartita"; nicht ganz selten; quer, längs oder vor allem schräg; in zwei oder mehr Teile; gewöhnlich, freilich nicht immer doppelseitig und dann symmetrisch; Wesen: multizentrische Ossifikation mit Störung der Verknöcherung; häufiger liegen in einer entsprechenden Eindellung im oberen-äußeren Quadranten ein oder mehrere isolierte Knochenkerne in Gesamtform der normalen Kniescheibe).

B. Verletzungen des Kniegelenks.

a) Stumpfe: Kontusion und Distorsion.

Symptome: Hämarthros, d. h. blutiger Gelenkerguß mit Gelenkschwellung, Fluktuation oder Schneeballenknirschen und evtl. Tanzen der Patella, ferner Schmerz, Druckempfindlichkeit (bei Kontusion spez. an Knochen: Patella, Femur und Tibia, bei Distorsion an den Seitenbandrißstellen usw.), Beweglichkeitsbehinderung und evtl. abnorme Beweglichkeit.

Komplikationen: Knorpel- und Knochenabsprengung (Röntgenbild!) außerhalb (z. B. am Condylus int. femoris) oder innerhalb des Gelenks, hier evtl. mit Gelenkmaus, sowie Zerreißung an Seiten- und Kreuzbändern, Flügelfalten und Menisken (s. da).

Folgen: Chronischer bzw. rezidivierender Erguß mit Schlotterknie (häufiger; spez. nach unzweckmäßiger Behandlung), Gelenkmausbildung, Ankylose usw.; vereinzelt Tuberkulose oder Vereiterung, letztere spez. bei infizierter Hautabschürfung sowie Arthropathia deformans und neuropathica.

Differentialdiagnose (vgl. Komplikationen): Fraktur und Luxation sowie Binnenverletzung: Meniscus-, Seiten- oder Kreuzbänderverletzung.

Therapie: Zunächst Ruhigstellung (durch Bettruhe und Volkmannsche Schiene für mindestens 8 Tage), Kompression (durch elastische Binde evtl. nebst Schwämmen oben, innen und außen von der Kniescheibe neben

Kniekehlenschiene) und hydropathischer Umschlag oder Eisblase; bei starkem oder hartnäckigem Erguß evtl. Punktion und u. U. Injektion von Jodtinktur, Jodoformglycerin, Phenolcampher usw. oder Auswaschung mit 3%iger Carbolsäure usw.; später Bäder, Heißluft, Lichtkasten und Diathermie, Massage, Bewegungen; am besten erst nach völligem Verschwinden des Ergusses Aufstehen mit Schusterspanstärkebindenverband oder elastischer Bindeneinwickelung bzw. Elastoplastverband bzw. Kniekappe (Schlotterknie!).

b) Scharfe: Wunden.

Ursachen: Schnitt, Stich, Hieb, Schuß, Fall auf Nagel oder Glas, Einspießen einer Nadel, Abgleiten einer Schusterahle, Fehlschlag mit Axt oder Sense, Abspringen von Maschinenteilen.

Komplikationen: Verletzung von Knochen, Beugesehnen, Nerven und Gefäßen der Kniekehle.

Gefahr der Infektion (spez. bei Schußverletzung durch Granat- und Minensplitter); dadurch Gelenkversteifung, Sepsis usw.

Diagnose der Gelenkverletzung: Abgesehen von Lokalisation und Wundrevision u. a. durch Synoviaausfluß, evtl. (z. B. bei Steckschuß) Röntgenbild usw.; — Sondieren verboten! (Oft wird leider die Gelenkverletzung zu spät erkannt, wenn bereits Gelenkinfektion oder gar Sepsis eingetreten ist.)

Therapie: Wundversorgung (vgl. Allgemeine Chirurgie, Wundbehandlung und penetrierende Gelenkwunde!) sonst wie bei a), spez. genügende Ruhigstellung.

C. Kniegelenkentzündung (Gonitis s. Gonarthritis).

1. Seröse (Hydrops genus).

Formen: Akut, chronisch und intermittierend (d. h. in mehrtägigen Anfällen alle paar [meist 2] Wochen).

Ursachen: Scharfe und stumpfe Verletzung (Kontusion, Distorsion, Fraktur und Luxation sowie Binnen-, vor allem Meniscusverletzung des Knies), längere Ruhigstellung, Rheumatismus, Entzündungen, Gelenkmaus, benachbarte Geschwülste oder Entzündungen (hier als sog. „sympathischer oder symptomatischer Erguß"); in manchen Fällen bleibt die Ursache unbekannt.

Symptome: Gelenkerguß (mit längs-ovaler Schwellung des Knies, Verstrichensein der Umrisse spez. oberhalb und beiderseits der Kniescheibe und Wulstbildung spez. nach oben bis 4 Fingerbreit über die Kniescheibe [entspr. dem oberen Recessus], evtl. auch in der Kniekehle), Fluktuation und Tanzen („Ballotement") der Kniescheibe, (d. h. Niederdrückbarkeit bis klappendes Anschlagen der auf dem Gelenkerguß schwimmenden Kniescheibe gegen die Femurkondylen beim senkrechten Aufdrücken mit den Fingerspitzen und Wiederhochfedern beim Nachlassen, evtl. bei geringem Erguß erst deutlich beim Ausstreichen des oberen Recessus mit der einen Hand von oben, aber evtl. Ballotement auch nicht deutlich erkennbar bei sehr prallem Erguß, wohl aber dann Fluktuation), ferner Schmerz, Spannungsgefühl, Beweglichkeitsbehinderung und Muskelschwäche; dazu Probepunktion mit chemischer, mikroskopischer, kultureller, tierexperimenteller, serologischer und biologischer Untersuchung, Röntgenbild.

Nach der Art des Ergusses unterscheidet man folgende Typen: a) serös (z. B. bei manchen Traumen und Entzündungen), b) serofibrinös (z. B. bei manchen Entzündungen) und c) blutig (z. B. bei frischem Trauma, Hämophilie und malignem Tumor; dazu tritt der sog. intermittierende Kniegelenkerguß (z. B. bei Gelenkmaus oder Meniscusverletzung).

Folgen: Chronischer Erguß mit Schlotterknie und Deviationsstellung (Subluxation nach hinten, X-Bein usw.) sowie Contractur und Ankylose (beste Gelenkstellung ist am Knie nahezu Streckung!).

Therapie: Vgl. B, a): Bettruhe und Kissenlagerung, evtl. Volkmannsche Schiene, Kompression evtl. forciert oder hydropathischer Umschlag bzw. Eisblase, später Wärme (Heizkissen, Heißluft, Moorpackung u. dgl.), evtl.

Reizkörper und Hormone; bei starkem oder hartnäckigem spez. chronischem Erguß Punktion, evtl. mit Injektion oder Ausspülung; später mediko-mechanisch, evtl. Badekur; bei chronischem Erguß noch längere Zeit elastische Bindenwickelung oder Kniekappe, evtl. Tutor (aus Schusterspan-Stärkebinden, Gips, Wasserglas usw.) oder Schienenhülsenapparat, in schweren und hartnäckigen Fällen Operation: Arthrotomie mit Kapselfensterung oder -ausschneidung.

2. Eitrige.

Formen: Empyem und Kapselphlegmone vgl. Allgemeine Chirurgie, Gelenkinfektion!

Differentialdiagnose: U. a. paraartikuläre Phlegmone (bei Verletzung Furunkel, Erysipel, Bursitis präpatellaris usw.).

Ursachen: a) Direkt bei penetrierender Verletzung (s. o.).

b) Fortgeleitet bei infizierter Hautwunde, Phlegmone, Erysipel, Furunkel, Osteomyelitis (von Femur, Tibia oder Patella).

c) Metastatisch bei Gelenkrheumatismus, Scharlach, Pocken, Typhus, Pneumonie, Influenza, Sepsis, sowie bei Katheterismus, Harnröhrenbougierung und Blasensteinzertrümmerung.

Symptome: Allgemeine (Fieber usw.) und lokale Entzündungssymptome (Gelenkerguß, Schmerzen, Beweglichkeitsbehinderung, Zwangsstellung, Probepunktion, Röntgenbild usw.); sonst vgl. 1!

Folgen: 1. Durchbruch des Eiters mit Fistelung (nach oben in oberen Recessus, nach beiden Seiten oder nach hinten spez. in Bursa poplitea oder semimembranosa), Röhrenabscesse, Sepsis. 2. Contractur und Ankylose.

Therapie: Vgl. 1; evtl. operativ:

1. Punktion (am oberen Rand der Kniescheibe meist außen oder auch innen schräg hinein zwischen Kniescheibe und Kondylen).

2. Ventildränage, d. h. Stichincision, wasserdichtes Einnähen eines Glasrohres, Füllung mit ca. 5 ccm Phenolcampher und Abschluß mit Wattepfropf für 24 Stunden (Payr).

3. Incision und Dränage (außen und innen von der Kniescheibe oder auch nötigenfalls nach hinten, und zwar hier z. B. nach Payr meist medial daumenbreit von der Mitte der Kniekehle am medialen Rand des M. semimembranosus).

4. Aufklappung von Längsschnitt (am besten medialer S-Schnitt nach Payr) oder nötigenfalls von Querschnitt.

5. Resektion.

6. Oberschenkelamputation (bei bedrohlicher Allgemeininfektion).

3. Gonorrhoische („Tripperrheumatismus"): Häufig (häufigste Trippergelenkmetastase), spez. bei Männern, aber nicht selten auch bei Frauen; öfters auch im Anschluß an Trauma: Sturz, Marsch, Tanz, Ritt, Coitus u. dgl.; Beginn stürmisch, aber mit geringem Fieber und mit wenig gestörtem Allgemeinbefinden; teils serös, teils eitrig bis phlegmonös; in ersterem Fall evtl. mit Subluxation spez. nach hinten, in letzterem Fall oft mit fibröser oder ossaler Ankylose spez. an Kniescheibe; im übrigen sehr schmerzhaft; Prognose hinsichtlich Gelenkfunktion ungünstig, insofern oft Versteifung eintritt; therapeutisch vgl. 1., spez. Stauen, Heißluft und Diathermie, evtl. Arthigon.

4. Syphilitische: Bei Lues II und III, sowie hereditaria; ähnlich Tuberkulose, aber oft doppelseitig sowie mit schlaffem Erguß und ohne Kapselverdickung und Bewegungsstörung; differentialdiagnostisch wichtig sind u. a. sonstige Luessymptome, Erfolg spezifischer Behandlung und Wassermannsche Reaktion in Blut und Gelenkpunktat (in letzterem evtl. früher und stärker?).

5. Hämophile („Blutergelenk").

Vorkommen: Knie ist am häufigsten befallen.

Entstehung: Spontan oder nach Trauma, auch nach geringem.

Symptome und Stadien: I. Hämarthros mit Erguß und später evtl. blutiger Hautunterlaufung, aber ohne Fieber, Schmerzen und Funktionsstörung. II. Panarthritis (ähnlich Fungus tuberculosus mit Schmerzen, Gelenkverdickung und Bewegungsbeschränkung). III. Contractur und evtl. Ankylose (meist in Flexion, Außenrotation und Abduction); daneben bestehen sonstige Anzeichen für Hämophilie.

Differentialdiagnose: akute Infektion, Tuberkulose, Rheumatismus, Gicht, Tumor spez. Sarkom.

Verlauf und Prognose: Rezidivierend; mit der Zeit kommt es zu Contractur oder Ankylose.

Therapie: Vgl. 1.; zunächst Bettruhe, Schiene und Kompressionsverband bzw. hydropathischer Umschlag sowie Hämostyptika; später Schienenhülsenapparat bzw. Tutor; mediko-mechanische Nachbehandlung vorsichtig und möglichst erst nach Blutgerinnungserhöhung (durch Bluttransfusion usw.); brüske Streckung sowie blutige Eingriffe kontraindiziert; auch Punktion höchstens mit feiner Nadel erlaubt. Im übrigen Schonung evtl. mit Berufswechsel sowie Verbot von Turnen und Sport.

6. Chronisch-rheumatische.

Ursache unbekannt; bisweilen Gelenkrheumatismus, Tuberkulose (Rheumatismus tuberculosus Poncet), Strepto- oder Staphylokokkeninfektion.

Folge: Evtl. Ankylose.

Therapie: Bäder und Umschläge (Heißwasser- oder besser Dampf-, Heißluft- und Licht-, Radium-, Schwefel-, Sol-, Moor-, Sand- usw.); Salicyl- und Jodpräparate; Injektionen von Jodtinktur, Jodoformglycerin, Phenolcampher usw., sowie von Vaseline; Reizkörpertherapie: u. a. auch Heilners Knorpelextrakt „Sanarthrit" (?); Streptokokken- u. a. Vaccine; später Fibrolysin und Medikomechanik.

7. Chronisch-deformierende („Arthritis deformans").

Entstehung und Formen: a) Teils monoartikulär spez. nach Trauma (Kontusion, Distorsion, Meniscusverletzung, Kondylenfraktur usw.) oder bei inkongruenter Belastung (Plattfuß, Unterschenkelverkrümmung) oder Blutumlaufstörung (Varicen), b) teils polyartikulär, auch symmetrisch, allerdings beiderseits nicht gleichzeitig und gleichmäßig, übrigens oft links früher und stärker (Stand- und Sprungbein!); hier meist im höheren Alter (über 40 bis 50 Jahre). Daneben unterscheidet man wie sonst eine primäre und eine sekundäre Form.

Symptome: 1. Schmerzen besonders nach Ruhe spez. morgens (betr. Patienten müssen wie gewisse Pferde, um flott zu laufen, erst in Gang gekommen sein) oder nach Überanstrengung u. a. bei Treppabsteigen, sowie leichte Ermüdbarkeit. 2. Gelenkerguß (in der Regel gering oder fehlend). 3. Reibendes bis knirschendes Gelenkgeräusch. 4. Freie Gelenkkörper (bisweilen). 5. Knochendeformierung mit Umfangsvermehrung des Gelenks, sowie Genu valgum oder varum. 6. Behinderung von Beugung und Streckung (gering bis mäßig, meist nur in den äußersten Graden). 7. Abnorme seitliche Beweglichkeit (bisweilen und gering!). 8. Röntgenbild (spornförmige Zacken an den Gelenkenden der Knochen, und zwar zunächst an Kniescheibe, weiter an Femur und Tibia; ferner Defekte, Abplattung, Gelenkspaltreduzierung, freier Körper usw.). Zeitweise kommt es zu Reizerscheinungen.

Therapie: Vgl. 6.; dazu Schonung, elastische Wicklung, evtl. Stützapparat; ausnahmsweise Punktion, Auswaschung, Athrotomie, Arthrektomie, Oberschenkelamputation.

8. Neuropathische spez. tabische („Charcotsches Gelenk").

Ursachen: Meist Tabes, seltener Syringomyelie usw.

Vorkommen: Im Knie am häufigsten, öfters doppelseitig.

Symptome: Ähnlich der Arthritis deformans, aber schmerzlos sowie Deformierung rascher und hochgradiger, spez. oft mit freien Körpern und vor allem paraartikulär, Schlottergelenk („jambe de polichinelle — Hampelmannsbein"), Genu valgum oder recurvatum usw.

Formen: Mehr gutartig oder mehr bösartig (je nach Deformierung).

Komplikationen: Gelegentlich Eiterung oder Tuberkulose.

Therapie: Vgl. 6. und 7.; dazu Stützapparat; nur ganz ausnahmsweise Resektion (im Erfolg unsicher und leicht infiziert) oder Amputation.

9. Freie Gelenkkörper oder Gelenkmäuse (Corpora libera s. Mures articulares).

Vorkommen: Im Knie am häufigsten von allen Gelenken, meist bei Jugendlichen, spez. männlichen.

Ursache: Außer Fremdkörpern (Nadel, Projektil usw.) kommen als Gelenkmäuse in Betracht:

a) Traumatische durch Knorpel-Knochenabsprengung bei Distorsion, Kontusion, Fraktur oder Luxation sowie Binnenverletzuing des Kniegelenks, spez. Kreuzbandriß; bisweilen erfolgt die Gelenkkörperbildung erst allmählich durch sog. Osteochondritis dissecans (König 1899).

b) Pathologische bei Arthritis deformans und neuropathica usw. sowie bei Osteochondritis dissecans und Gelenkchondromatosis.

Symptome: Vgl. 7. und 8.; bei sonst gesundem Gelenk sog. **Maussymptome,** d. h. plötzlich, evtl. ruckartig unter heftigem Schmerz, u. U. unter Kollaps einsetzende, mit Erguß verbundene und gewöhnlich rasch sich wieder lösende Bewegungshemmung des Knies in rezidivierenden Anfällen, zuweilen bei ganz bestimmten Bewegungen, zu erklären durch Einklemmung des freien Körpers (diese wohl weniger zwischen die Gelenkenden, sondern zwischen Gelenkkapsel und Knochen oder Bändern); außerdem oft **sicht-** bzw. **fühlbarer Gelenkkörper** (im oberen Recessus oder im vorderen Gelenkspalt außen oder innen von der Kniescheibe als wechselndes, meist flüchtig wieder entgleitendes Gebilde) und **Röntgenbild** evtl. in verschiedenen Ebenen oder stereoskopisch (freier Knochenschatten im Gelenk und bei der Osteochondritis dissecans meist ,,aprikosenkernförmig'', evtl. mit entsprechendem Defekt am Femur, seltener an Tibia und vereinzelt an Patella; differentialdiagnostisch cave im seitlichen Bild die in 10—20⁰/₀, durchschnittlich 15⁰/₀ sichtbare, meist beiderseitige, manchmal übrigens etwas verlagerte und veränderte **Fabella**, d. h. Sesambein im lateralen Gastrocnemiuskopf sowie Bursolithen u. dgl.).

Differentialdiagnose: U. a. Meniscusluxation sowie entzündliche und traumatische Kniegelenkerkrankungen anderer Art.

Folgen: Chronischer Gelenkerguß, Schlottergelenk und Arthritis deformans sowie Oberschenkelmuskelschwäche.

Therapie: Extraktion unter strengster Asepsis durch Arthrotomie, und zwar bei einzelnem und beweglichem Gelenkkörper möglichst durch kleinen Schnitt auf den vorher fixierten (,,gefangenen'') Körper; sonst (zwecks Gelenkabsuchung) zur Entfernung a l l e r Körper durch genügenden, aber schonenden, meist Längsschnitt (z. B. medialer S-Schnitt nach Payr). Bei **pathologischem** Gelenkkörper (Arthritis deformans) ist ein operativer Eingriff nur ausnahmsweise, namentlich bei solitärem und störendem Körper und in jugendlichem Alter angezeigt, in der Regel aber nicht ratsam. Bei Osteochondritis dissecans entferne man nur freie und störende Körper; sonst verfahre man zunächst konservativ.

10. Tuberkulöse (Gonitis tuberculosa, auch ,,Fungus genus", ,,Tumor albus").

Vorkommen: Häufig, spez. im 1. und 2. Dezennium (hier nach Coxitis häufigste Gelenktuberkulose), aber auch in jedem Lebensalter, selbst in höherem; öfters im Anschluß an Trauma, auch an geringfügiges.

Entstehung: Etwa gleich häufig: a) Synovial und b) spez. bei Kindern ossal (hier meist von Tibia- oder Femurkondylen, spez. äußeren, seltener von Patella und noch seltener von Wadenbeinköpfchen; Knochenherd ist evtl. erkennbar durch Druckschmerz und vor allem durch Röntgenbild).

Formen und Symptome:

a) Hydrops, d. h. chronischer Gelenkerguß mit typischer Schwellung, Fluktuation und Tanzen der Patella, evtl. mit Reiskörperchen, Hauttemperatursteigerung, Beweglichkeitsbeschränkung und Muskelatrophie. Punktat trüb mit Fibrinflocken und evtl. Reiskörperchen; Tuberkelbacillennachweis gelingt nur ausnahmsweise durch Bacillenfärbung, wohl aber meist durch Tierversuch.

b) Fungus, d. h. Granulationswucherung weich- oder derb-elastisch ohne Fluktuation, meist mit Gelenkschwellung von spindeliger Form neben Muskelatrophie und mit blasser gespannter Haut („Tumor albus"); zugleich meist muskuläre Fixation, später Contractur in Beugestellung.

c) Absceß: seltener!

Folgen: 1. Contractur und Ankylose sowie Spontanluxation (meist Beugung, Außenrotation und Abduction, selten Adduction; später auch Subluxation nach hinten, selten Überstreckung). 2. Absceß mit Fistelung (meist innen und außen, manchmal auch in Kniekehle). 3. Wachstumsstörung, und zwar selten Verlängerung (durch Reiz!), meist Verkürzung (durch Epiphysenschädigung oder Inaktivität!), sowie Genu valgum oder varum (durch Schädigung der entsprechenden Epiphyse!).

Verlauf und Prognose: Ausheilung kann erfolgen in 1—2—3 Jahren, spez. bei seröser oder fungöser Erkrankung; bei ersterer evtl. ohne Folgen, sonst meist mit Contractur und Ankylose; häufiger Rezidiv; Tod an sonstiger Tuberkulose, Amyloid oder Sepsis in $33^1/_3\%$, und zwar bei nicht eitriger Erkrankung in ca. 25%, bei eitriger in ca. 50% (hier also doppelt so häufig).

Diagnose: U. a. Röntgenbild (u. a. Knochenatrophie, erst Verbreiterung und später Verschmälerung des Gelenkspaltes, Weichteilschatten, Gelenkendenzerstörung, Knochenherd oder Sequester, Subluxation der Tibia nach hinten).

Differentialdiagnose: Traumatischer Erguß, Gelenkmaus, Meniscusaffektion, subakuter und chronischer Rheumatismus, Gonorrhoe, Arthritis deformans, Gelenkneurose, Blutergelenk, Syphilis, Epiphysenosteomyelitis, Chondromatose, Geschwülste (spez. Sarkom).

Therapie: a) Konservativ (spez. bei Jugendlichen und bei seröser oder trocken-granulierender Form): Außer Allgemeinbehandlung (Höhensonne, Meeresstrand oder Solbäder, Lebertran usw.) Ruhigstellung durch Streckverband (spez. bei Contractur s. da!) oder Gipsverband (zunächst entlastend mit Gehbügel und Tubersitz; später als Hose) oder Schienenhülsenapparat bzw. Thomasschiene; ferner Stauen und Injektionen von Jodoformglycerin, Phenolcampher usw. sowie Röntgenbestrahlung.

b) Operativ: 1. Ausräumung extraartikulärer Knochenherde (Röntgenbild!). 2. Bei eitriger, spez. fistelnder Form Arthrektomie oder 3. nötigenfalls in schweren Fällen, aber bei Kindern wegen Wachstumsschädigung nur ausnahmsweise und vorsichtig Resektion (von vorderem Querschnitt nach Textor; gründlich mit Entfernung alles Erkrankten; aber spez. bei Kindern zur Schonung der Epiphysenzone sparsam, am besten bogenförmig nach Helferich; anschließend sorgfältige Fixation mit Gipsverband in nahezu Streckstellung; gegen die nachträglich drohende Beugecontractur ist bei Kindern notwendig noch längere Zeit, nämlich für mehrere Jahre Tutor oder Schienenhülsenapparat und evtl. Durchtrennung der Beugesehnen). 4. Oberschenkelamputation bei schwerer infiltrierender Form spez. alter Leute über 50 Jahre.

Anmerkung 1. Contracturen und Ankylosen.

Ursachen und Formen:

1. Dermatogene z. B. nach Verletzung, Verbrennung oder syphilitischer Ulceration in der Kniekehle.

2. Myogene z. B. durch Ischämie (bei Blutleerschlauch, zu festem Verband, Unterbindung oder Verletzung der Gefäßstämme) oder durch Inaktivität bzw. nutritive Verkürzung oder durch Narbe.

3. Neurogene. a) Spastische z. B. bei Hysterie, spastische Spinalparalyse und sonstigen Rückenmarksleiden (Kompressionsmyelitis usw.). b) Paralytische z. B. Beugecontractur bei Kinderlähmung mit isolierter Streckmuskellähmung.

4. Arthrogene, z. B. bei Verletzung, Eiterung, Gonorrhoe, Rheumatismus, Tuberkulose, Hämophilie usw.; hier erfolgt entweder Contractur infolge Schrumpfung von Weichteilen spez. Kapselbandapparat und Muskulatur oder Ankylose durch teils fibröse, teils knöcherne Verwachsung zwischen Kapsel und Knochen oder zwischen Knochen untereinander, spez. frühzeitig,

und öfters isoliert zwischen Patella und Femur; die arthrogene Contractur
ist meist in Beugung, ferner zugleich Außenrotation und Abduction, seltener
Adduction, evtl. auch in Subluxation.

Prognose: Beste Stellung ist leichte Kniebeugung; schlecht ist stärkere
Kniebeugung; bei völliger Kniestreckung empfiehlt sich auf der gesunden
Seite Sohlenerhöhung um einige (ca. 2) cm, um das Gehen zu erleichtern.

Therapie: a) In **frischen** Fällen:

1. Bewegungsübungen aktiv (Kniebeugen usw.) und passiv (am Bettrand
evtl. mit durch Bleisohle beschwertem Fuß, Tuch- oder Bindenzügel, Galgen,
Pendelapparat usw. sowie Sport: Reiten, Radfahren, Schwimmen u. dgl.);
dazu Bäder, Umschläge, Moor- oder Fangopackungen, Heißluft, Glühlicht,
Diathermie, Massage, Fibrolysin usw.

2. Permanente Extension mit Gewichtsbelastung bzw. **Sandsack** bei Beugecontractur; bei Subluxation nach hinten dazu mit Vertikalzug am Oberschenkel
boden- und am Unterschenkel deckenwärts.

3. Portative orthopädische Apparate (Schienen-, Gips-, Schienenhülsen-
verbände) mit Bindenzügel, Gummizug, Feder bzw. Schlägerklinge usw.

4. Gewaltsames Redressement, evtl. Brisement forcé evtl. mit nachträg-
lichem Kontentivverband; in Narkose; evtl. in Etappen (Vorsicht, spez. in
älteren Fällen; sonst Zerreißung von Streckapparat, Kapsel und Bändern,
Kniekehlengefäßen und -nerven, Knochenbruch, Fettembolie, Wiederaufflackern von Entzündung!).

b) In **alten** Fällen:

1. Bei dermatogener Contractur: Narbendurchtrennung nebst Hautplastik.

2. Bei myogener Contractur, und zwar bei Beugecontractur: Durchschneidung oder Verlängerung der Beugesehnen (M. biceps sowie M. semimembr.
und semitendin.) offen von einem Schrägschnitt oberhalb der Kniekehle; bei
Streck-(Quadriceps-) contractur Lösung oder plastische Verlängerung
oder Sehnentransplantation (s. u.).

3. Bei arthrogener Contractur:

I. Stellungverbesserung bei schlechter (recht- oder spitzwinkliger)
Stellung durch:

a) Osteoclase oder heutzutage besser b) Osteotomie suprakondylär
(Rhea Barton) oder besser am Krümmungsscheitel (Gordon-Buck),
und zwar linear oder besser keilförmig oder am besten zwecks Schonung
der Wachstumslinien bei Kindern und zwecks Vermeidung der Verkürzung
bogenförmig (sog. ,,orthopädische Gelenkresektion" nach Helferich) oder
c) Resektion bei noch floridem spez. tuberkulösem Prozeß; dabei ebenfalls
möglichst bogenförmig.

Anschließend zur Verhütung der Beugecontractur noch längere Zeit Tutor
und evtl. Durchtrennung der Beugesehnen oder besser Transplantation der
Beuger auf die Strecker. Ist nach Knieresektion im Kindesalter eine Resektions-
deformität im Sinne der Beugungscontractur eingetreten, so empfiehlt sich
entweder orthopädische Resektion oder besser (zwecks Verhütung des
Tuberkuloserezidivs und weiterer Verkürzung) paraartikuläre Osteotomie
nach präliminarer Durchtrennung oder Verlängerung der Beuger; anschließendes Redressement verlangt Vorsicht, daher etappenweises und
allmähliches Vorgehen wegen Gefahr der Schädigung der lange in Beugestellung
und daher in Verkürzung verbliebenen Kniekehlengebilde: Gefäße und Nerven.

II. Gelenkmobilisation (dadurch Wiederschaffung eines beweglichen
Gelenks; aber schwierig und eingreifend, evtl. verbunden mit Wackelknie
und nicht angezeigt nach kürzlicher Eiterung oder überhaupt bei Tuberkulose).

**Anmerkung 2. Extraartikuläre Knieversteifung, spez. Quadricepscontractur
nach längerer Ruhigstellung** (Payr u. a.).

Wesen: Schrumpfung (Contractur) des Quadriceps, und zwar weniger
des zweigelenkigen Rectus, als der Vasti, spez. Vastus lat., aber auch med.
und intermedius, ferner von Fascie, Kapsel und seitlichen Verstärkungs-
bändern (Retinaculum med. und lat.) nebst Schwielenbildung perimuskulär,

peritendinös und periartikulär, sowie Fixierung und Verkleinerung bis Verödung des oberen Recessus (Röntgenbild evtl. mit Sauerstoffüllung!) und bisweilen fibröse oder knöcherne Ankylose der Patella (Fehlen ihrer Beweglichkeit!); bei Fraktur auch Fixation an Callus; bei Schuß, Eiterung, Operation, Brisement forcé usw. auch Verwachsung mit Narben usw.

Symptome: Beugehemmung bei Erhaltensein eines kleinen Bewegungsrestes von etwa 20 (10—30⁰).

Prophylaxe: Frühzeitige Bewegungstherapie; Gipsverband nicht zu lang, öfters gewechselt und mit Fenster für Patella-Bewegen und Muskel-Elektrisieren; Ersatz durch Streckverband und dieser in Semiflexion usw.

Differentialdiagnose: Hysterie oder Rentensucht (Beugeversuch in Narkose!).

Therapie: Brisement forcé wegen Gefahr unerwünschter Nebenverletzungen (s. o.) nur ausnahmsweise d. h. in frischen Fällen und mit Vorsicht erlaubt. In leichten Fällen: Durch- und Ausschneiden der perimuskulären, peritendinösen und periartikulären Schwielen unter schonender Ablösung des oberen Recessus und des muskulären Streckapparats. In schweren Fällen: 1. Scharfe Abtrennung längs am Vastus lat., med. und intermedius an der Muskelsehnengrenze. 2. Evtl. Ablösung der Patella und ausnahmsweise, d. h. bei Deckknorpeldefekt dazu Unterfütterung der abgelösten Patella mit gestieltem Fett- oder freiem Fascienlappen. 3. Evtl. plastische Verlängerung der Quadricepssehne (am besten S-förmig frontal). 4. Überpflanzung des durch Schnitt am medialen Condylus vom Knochenansatz abgetrennten Sartorius subcutan auf den Quadriceps. Nachbehandlung für ca. 8 Tage auf Schiene in rechtwinkliger Beugung. Aktive Streckung ist allerdings nach der Operation meist nicht ganz möglich.

Anmerkung 3. Paralytische Deformitäten: z. B. bei spinaler Kinderlähmung resultiert bei völliger isolierter Streckmuskellähmung Beugecontractur, sonst infolge Belastung des Beins beim Gehen Schlotterknie, spez. Genu recurvatum.

Therapie: Stützapparat oder Arthrodese; bei isolierter Streckmuskellähmung evtl. Sehnentransplantation (Sartorius oder Tensor fasciae latae oder Beuger auf Quadriceps).

Anmerkung 4. Schnappendes, schnellendes oder federndes Knie, d. h. ruckweise Bewegung im letzten Teil der Bewegung, spez. Streckung des Knies (meist etwa ab Winkel 160⁰), und zwar beim Gehen, aber nicht bei passiver Streckung und evtl. auch nicht bei aktiver Streckung in Rückenlage. Ursache unbekannt, bisweilen angeboren (Tibiasubluxation), sonst erworben, und zwar teils traumatisch, teils pathologisch: z. B. a) extraartikulär: Hindernis für die Flexoren (M. semitendinosus, biceps) durch Exostose, deform geheilte Fraktur an Femur oder Tibia, Meniscusverletzung usw. oder Flexorenspasmus oder b) meist intraartikulär: Binnenverletzung des Kniegelenks, spez. Meniscus- und vor allem Kreuzbänderriß, Zottenwucherung, Kniekehlencyste oder -ganglion sowie Schlaffheit des Kapselbandapparats.

Unfallzusammenhang ist also in manchen Fällen evtl. anzuerkennen.

Folgen: Erguß, Kapselverdickung und Schlottern sowie Muskelschwäche sind oft vorhanden.

Therapie: Symptomatisch; evtl. Schienenhülsenapparat oder Kniehülse oder Kniekappe, sonst kausal durch Entfernung von Geschwulst, Exostose, Meniscus od. dgl.

Anmerkung 5. Kniegelenkneurose oder -neuralgie, d. h. Schmerzen und Druckempfindlichkeit des Kniegelenks ohne anatomischen Gelenkbefund. Gefahr sekundärer Contractur. Ursache: Hysterie. Differentialdiagnose: Binnenverletzung des Kniegelenks (spez. Gelenkmaus und Meniscusluxation), Tuberkulose, osteomyelitische Epiphysenherde usw. Therapie: Psychisch; sonst symptomatisch.

Anmerkung 6. Schlotter- oder Wackelknie: D. h. regelwidrige Beweglichkeit nach der Seite oder nach vorn (Überstreckbarkeit) findet sich bei Gelenkverletzungen mit Seiten- oder Kreuzbandriß (s. da), starkem und anhaltendem Gelenkerguß traumatischer oder entzündlicher Art, Arthropathia deformans und vor allem neurotica, Kinderlähmung, Überdehnung des Kapselbandapparats bei Gips- oder Streckverband, namentlich bei solchem mit Angriff am Knochen (Nagel-, Draht- oder Klammerextension) usw. Therapie: wenn möglich kausal; sonst Kniekappe oder -hülse oder -schienenhülsenapparat, aber ohne Kniefeststellung, sondern mit Scharniergelenk, falls nicht in leichten Fällen elastische Kniekappe genügt; evtl. Bänder- oder Muskelplastik z. B. Fascien- oder Cutislappen von Quadriceps zum Gastrocnemius oder Lappen vom M. vastus lat. und Tractus ilio-tibialis zum durchbohrten Wadenbeinköpfchen; manchmal genügt Elektrokoagulation des betr. Seitenbands. Vgl. Genu recurvatum!

D. Kniedeformitäten.

a) X- oder Bäckerbein (Genu valgum).

Wesen: Auswärtsstellung (Abduction) des Unterschenkels im Knie derart, daß von vorn gesehen die Hüft-Fußgelenklinie an der Kniemitte außen vorbeigeht und das Bein einen im Knie nach außen offenen Winkel bildet.

Enstehung:

1. Kongenital: Selten; öfters kombiniert mit angeborener Patellaluxation.

2. Traumatisch z. B. bei Zerreißung des inneren Seitenbands oder bei schlecht geheilter Fraktur an Femur oder Tibia.

3. Inflammatorisch infolge Schädigung der lateralen oder Reizung der medialen Wachstumsfuge bei Tuberkulose, Osteomyelitis, Lues, Arthritis deformans und neuropathica.

4. Paralytisch bei spinaler Kinderlähmung.

5. Rachitisch (häufig) bei Kindern zwischen 1.—5. Jahr; meist gleichzeitig an unterer Femur- und oberer Tibiaepiphyse oder nur an einer; oft beiderseits in mehr oder weniger hohem, evtl. verschiedenem Grade; evtl. verbunden mit sonstigen rachitischen Deformitäten: Femurverbiegung nach vorn-außen, O-Bein andernseitig, Skoliose, Knickfuß usw.; begünstigend wirkt anscheinend frühzeitiges und langes Stehen, Tragen der Strumpfbänder längs außen, Knickfuß u. dgl.

6. Statisch (am häufigsten!) im Pubertätsalter, spez. zwischen 13. bis 18. Jahr bei jungen Leuten mit schwachem Knochenbau und mit stehendem Beruf als sog. professionelle Belastungsdeformität: Bäcker, Schmied, Schlosser, Tischler, Sackträger, Kellner, Laufbursche, Landwirt usw. (,,Genu valgum staticum s. adolescentium"); zugleich besteht im Beginn oft kompensatorisch Klumpfuß-, später Knickfußstellung.

Symptome: a) subjektive: Schmerz besonders am Knie innen (Band- und Periostreizung!), Beeinträchtigung des Gangs und der Standfestigkeit sowie Ermüdbarkeit beim Stehen und Gehen. b) objektive: 1. Abductionsstellung meßbar durch Kniebasiswinkel, d. h. Winkel zwischen Femurschaft und -kondylenbasis (z. B. nach dem Röntgenbild oder unter Abtasten des Gelenkspalts) oder durch Fuß- bzw. Knöchelabstand; bei beidseitiger X-Beinbildung stoßen die Knie X-förmig zusammen (,,X-Bein, Kniebohrer") und die Knöchel beider Füße bleiben entfernt; Deformität verschwindet in der Regel bei Kniebeugung und ist am deutlichsten in völliger Kniestreckung, und zwar bei genau nach vorn stehenden Kniescheiben (also Füße parallel stellen lassen!), während bei Beinauswärtsdrehen sie verdeckt werden kann. Gang schleudernd zur Vermeidung des Kniescheuerns mit Abduction und Innenrotation (,,Einwärtsgehen der Kinder"), später Außenrotation. Zugleich besteht oft Überstreckbarkeit, vermehrte Auswärtsrotation und Wackelknie im Sinne des X-Beins um ca. 20—40 Grad, sowie Pes valgus oder seltener, namentlich in schweren Fällen Pes varus; bei einseitigem X-Bein auch Beckenschiefstand und Skoliose.

Formen: Femur oder Tibia oder beide Gelenkteile betreffend.

Prognose: Spontane Heilung bei rachitischem X-Bein häufiger, bei statischem nur vereinzelt im Falle des Berufswechsels; meist aber zunehmende Verschlimmerung mit Schmerzen, Ermüdung und Unsicherheit sowie chronischer Erguß, Schlotterknie und Arthritis deformans.

Therapie: 1. Möglichst **kausal,** spez. bei Rachitis, Trauma, Lähmung usw.; sonst Allgemeinkräftigung durch Aufenthalt in Luft und Sonne (kleine Kinder im Kinderwagen, größere auf Wiese, im Sand, am Meeresstrand usw.); nicht zu früh Laufenlassen (statt dessen Bauchlage, Kriechen usw.!); Massage; Vermeiden von viel Gehen und vor allem Stehen, spez. gespreizt; evtl. Berufswechsel; Strumpfbänder nicht außen-, sondern innenseits; Einwärtsgehen; viel Türkensitz; nicht knien mit gespreizten Unterschenkeln und auswärts gedrehten Füßen; Plattfußeinlage oder besser Schuh mit innen erhöhtem Absatz sowie Massage und Übungen; ferner:

2. Bei stärkerer Verbiegung **redressierende Schienen** bzw. **Apparate, z. B.** Außenschiene mit Zug an Ober- und Unterschenkel oder Heusnersche Spiralfederschiene außenseits oder artikulierender Gipsverband mit Innenlängszug oder Gipsverband mit seitlicher Korkkeileinlage außen; auch nachts Zusammenbinden der Knöchel nebst Kniekissen oder unter Gewichtszug am Knie nach außen; Schienenbehandlung ist wegen Gefahr der Lockerung des Kniebandapparats vorsichtig, sowie unter Kombination mit Bewegungsübungen und Muskelmassage auszuführen.

3. **Forciertes Redressement** mit anschließendem Gipsverband evtl. in Etappen oder mit elastischer Nachkorrektur am artikulierenden Kontentivverband; auch hier ist wegen Gefahr des Schlottergelenks Vorsicht, sowie Kombination mit Bewegungsübungen und Massage angezeigt.

4. **Osteoclase** oder heutzutage besser **Osteotomie** des einen meist betroffenen, evtl. beider betroffenen Gliedabschnitte:

a) am Oberschenkel: Nötigenfalls keilförmig (je nach der Schwere der Deformität, am besten mit Berechnung des Kniebasiswinkels nach Röntgenbild), sonst gewöhnlich linear, dabei möglichst subcutan, und zwar suprakondylär (nach Mac Ewen); Technik: Kleiner Längsschnitt dicht oberhalb der Kondylen, also an der Metaphyse (zur Verhütung von bajonettförmiger Deformität gewöhnlich nicht höher!) innen oder außen neben dem Streckapparat bis auf den Knochen, Einsetzen eines graden und ca. 2 cm breiten Meißels neben dem Messer, Umdrehen des Meißels um 90⁰, Durchmeißeln bis auf eine randständige (mediale bzw. hintere) Knochenbrücke (zwecks Verhütung stärkerer Deformität; aber zwecks Verhütung stärkerer Splitterung auch nicht zu wenig!), Einbrechen des Knochenrestes im Sinne der Vermehrung des X-Beins bis zur Gradrichtung des Beins oder etwas darüber, Gipsverband von Becken bis Zehen für 4—5 Wochen bei Kindern oder 8—10 Wochen bei Erwachsenen, evtl. zur Nachkorrektur bereits früher gewechselt und dann ersetzt durch Schiene oder Kniehülse; mediko-mechanische Nachbehandlung. Gelegentlich, nämlich bei Deformität nach Kondylenfraktur ist die Osteotomie an der Diaphyse von Femur bzw. Tibia auszuführen, und zwar dann evtl. keilförmig. Zur Verhütung der Fettembolie empfiehlt sich Anlegen der Blutleerbinde.

b) Seltener am Unterschenkel: Tibia linear oder evtl. keilförmig mit medialer Basis, und zwar infrakondylär (Meyer-Schede) oder am Schaft (Nicoladoni), und zwar Fibula weiter unten oder gar nicht (Achtung auf N. peroneus!).

5. Bei zugleich geschädigtem Gelenk ausnahmsweise auch **Knieresektion.**

6. Empfohlen wird auch in leichten und beginnenden Fällen zwecks einseitiger Reizung der Wachstumszone das Eintreiben von Elfenbeinbolzen in die Diaphyse von Tibia und Femur nahe der Metaphyse (Reschke).

b) O-Bein (Genu varum).

Wesen: Einwärtsstellung (Adduction) des Unterschenkels im Knie lerart, daß von vorn gesehen die Hüft-Fußgelenklinie an der Kniemitte innen vorbeigeht und das Bein einen im Knie nach innen offenen Winkel bildet (Merkwort: „O Varus").

Ursachen (Vgl. X-Bein!):

1. Kongenital.
2. Traumatisch (Frakturen usw.).
3. Inflammatorisch (Arthritis deformans und neuropathica, sowie Osteomyelitis, Tuberkulose usw.).
4. Paralytisch.
5. Statisch (selten und nur geringgradig; z. B. durch Reiten).
6. Rachitisch (häufigste Form): Meist doppelseitig und oft verbunden mit sonstiger rachitischer Verbiegung spez. am Unterschenkel nach vorn-außen und mit (kompensatorischem) Plattfuß; bisweilen einseitig und evtl. dann mit X-Bein der anderen Seite sowie mit Beckenschiefstand und Skoliose.

Formen: Femur oder Tibia oder beide Gelenkteile betreffend.

Prognose: Meist bei Rachitis Spontanheilung bis zum 6.—7. Jahr, aber nicht so aussichtsreich wie bei X-Bein; mit der Zeit droht Erguß, Wackelknie und Arthritis deformans, bei einseitigem O-Bein auch Skoliose.

Therapie (vgl. a): (außer Allgemeinbehandlung) Zusammenbinden der Beine nachts, besser redressierende Schienen bzw. Apparate oder, da die Schienenbehandlung meist nicht genügt, besser forciertes Redressement mit anschließendem Kontentivverband oder Osteotomie (gewöhnlich lineär, und zwar am Scheitel der Krümmung; evtl. mehrfach; in der Regel am Unterschenkel, dabei Wadenbein stets zuerst und unterhalb des Köpfchens wegen N. peroneus!). Bei Arthritis deformans und neuropathica empfiehlt sich Schienenhülsenapparat.

Prophylaxe: Bei Rachitis ist längeres Stehen und Gehen sowie Türkensitz zu verbieten; bei Gelenkfraktur exakte Reposition; bei Gelenkverletzung oder -entzündung genügende Schienung.

c) Überstrecktes Knie (Genu recurvatum).

Wesen: Überstreckung des Unterschenkels im Knie derart, daß von der Seite gesehen das Bein im Knie einen nach vorn offenen Winkel bildet.

Ursachen (vgl. a): 1. Angeboren als Bildungsfehler oder Belastungsdeformität; öfters auch familiär und kombiniert mit sonstigen Deformitäten (Spina bifida, Hüftverrenkung, Klumpfuß).

2. Traumatisch: Bei Zerreißung des Kapsel-Bandapparats, spez. der Kreuzbänder, sowie bei Gelenkbrüchen, spez. Tibiakopfbrüchen.

3. Inflammatorisch: Bei Entzündung mit Kapselerschlaffung durch chronischen Erguß oder mit Knochenzerstörung (Osteomyelitis, Tuberkulose u. a.) sowie bei Arthropathia tabica.

4. Paralytisch: Bei teilweiser oder völliger Lähmung der Kniestreckmuskulatur bei Kinderlähmung u. a.

5. Rachitisch (hier sitzt aber die Abknickung nicht im Kniegelenk, sondern unterhalb der Tibiaepiphyse).

6. Statisch bzw. bei schlechtem Verband spez. Streckverband mit Überdehnung des Kapselbandapparats.

Folge: Evtl. schwere Gelenkstörung mit Schlotterknie und Arthritis deformans.

Prophylaxe: Behandlung des chronischen Ergusses durch Punktionen und Verbände sowie der Gelenkentzündungen und -verletzungen mit Stützverband; cave Gelenküberdehnung und -erschlaffung durch ungeeignete Verbände.

Therapie: Redressement (evtl. in Etappen) oder blutige Reposition oder Resektion oder Muskeloperation (Verlängerung des Streckapparates bzw. Verkürzung der Beugesehnen) oder Stützapparat bzw. Nachtschiene neben Massage der Oberschenkelmuskulatur.

E. Schleimbeutelentzündungen in der Kniegegend.

a) Präpatellare Schleimbeutel („Bursitis praepatellaris") und zwar:

1. Bursa praepatellaris subcutanea, d. h. zwischen Haut und Fascie.

2. B. praepat. subfascialis, d. h. zwischen Fascie und Aponeurose.

3. B. praepat. subtendinea, d. h. zwischen Aponeurose und Patella; öfters untereinander kommunizierend, aber nicht mit dem Kniegelenk!

I. Bursitis acuta (serosa oder purulenta bzw. phlegmonosa).

Entstehung: Teils direkt, teils vor allem fortgeleitet von der Umgebung bei infizierter Hautwunde, Furunkel, Lymphangitis, Phlegmone, Erysipel usw.

Differentialdiagnose: U. a. Kniegelenkeiterung (Schwellung des ganzen Gelenks, Tanzen der Kniescheibe und stärkere Bewegungsbeschränkung).

Therapie: Bettruhe, Schiene und hydropathischer Umschlag; bei Vereiterung Incision und Dränage; bei abgeschlossener Eiterung auch Schleimbeutelexstirpation mit Wundtamponade und evtl. Sekundärnaht.

II. Bursitis chronica s. Hydrops s. Hygrom.

Entstehung: Teils als Ausgang akuter Entzündung, teils von vornherein chronisch-traumatisch spez. infolge Kniens bei Dienstmädchen („Dienstmädchenknie, house-maids-knee"), Scheuerfrauen, Spiegelarbeiterinnen, Parkettlegern usw. oder infolge seröser Umwandlung eines traumatisch entstandenen Blutergusses im Schleimbeutel nach Quetschung od. dgl.

Symptome: Cystische Geschwulst vor der Kniescheibe umschriebenhalbkugelig, prall-elastisch oder fluktuierend, evtl. mit Reiskörperchen, dabei von normaler und verschieblicher Haut bedeckt.

Therapie: Aussetzen der Schädigung. Hydropathische Umschläge oder Jodtinkturpinselung meist erfolglos, dgl. Punktion, subcutane Discision, Jodoformglycerininjektion und Carbolauswaschung; am besten Exstirpation in Lokalanästhesie von einem Bogenschnitt oben oder seitlich (aber nicht unten wegen der Aufkniefläche!); Punktion in frischen Fällen, spez. bei Bluterguß zu versuchen.

III. Tuberkulose, Syphilis, Gonorrhoe, Gicht usw.

Entstehung: Teils primär, teils fortgeleitet von Gelenk oder Knochen (Patella).

Symptome: Wie bei II, aber mit auffallend verdickter Schleimbeutelwand und Druckempfindlichkeit.

Therapie: Schleimbeutelexstirpation; gegebenenfalls auch Ausräumung des Knochenherds.

b) Sonstige Schleimbeutel an der Knievorderseite.

4. Bursa subcruralis s. extensorum: Als Recessus superior mit dem Kniegelenk zusammenhängend und an dessen Erkrankungen teilnehmend.

5. Bursa infragenualis s. infrapatellaris profunda, d. h. zwischen Schienbeinkopf und Kniescheibenband; mit charakteristischer Schwellung zu beiden Seiten des Kniescheibenbands und mit Behinderung von Kniebeugung und -streckung; nicht mit dem Kniegelenk zusammenhängend.

6. Bursa praetibialis s. infrapatellaris subcutanea, d. h. vor dem Kniescheibenband zwischen diesem und Haut; bisweilen erkrankend beim Beten auf den Knien (z. B. bei Nonnen).

Dazu kommen accessorische Schleimbeutel, u. a. solche über Exostosen am Ober- oder Unterschenkel.

c) Schleimbeutel der Kniekehle („Kniekehlencysten oder -hygrome").

7. Bursa poplitea, d. h. zwischen M. popliteus und Unterschenkelknochen; an der Außenseite; oft mit dem Kniegelenk kommunizierend.

8. Bursa semimembranosa, d. h. zwischen M. semimembranosus und medialem Gastrocnemiuskopf; an der Innenseite hinter dem medialen Oberschenkelbzw. Tibiahöcker; nicht selten; häufiger mit dem Kniegelenk kommunizierend.

Bisweilen auch **Bursa gastroenemii med. und lat.**, d. h. zwischen Gastrocnemius und Oberschenkelcondylen.

Bursa bicipitis sowie **anserina**, d. h. zwischen Biceps sowie Semitendinosus
+ gracilis einerseits und Tibia andererseits.

Bursa epicondyli med. und lat., d. h. über den entspr. Oberschenkelhöckern.

Entstehung:

a) **Akut:** Selten primär nach Trauma, meist fortgeleitet von Weichteilen oder Kniegelenk oder schließlich bisweilen metastatisch bei Allgemeininfektion.

b) **Chronisch (Hydrops s. Hygrom)** durch direktes (Schlag, Stoß) oder
indirektes Trauma (Zerrung), z. B. bei Marschieren, Reiten, Turnen usw.;
begünstigend wirken anscheinend Infektions- und Stoffwechselkrankheiten,
spez. Rheuma und Gicht.

Symptome: Spannung bis Schmerzen, Ermüdbarkeit und Behinderung
(bei Kniebeugen, Gehen, Sitzen, Treppensteigen usw.), evtl. Weichteilschwellung,
Cyanose, Thrombose, Parästhesien und Neuralgien; ferner cystische Vorwölbung in der Kniekehle an typischer Stelle umschrieben, kugelig, prall-elastisch
oder fluktuierend, wenig oder gar nicht druckempfindlich, mehr oder weniger
breitgestielt nach der Tiefe der Kniekehle und dementsprechend beweglich,
evtl. mit dem Gelenk zusammenhängend und dann bei genügender Verbindung
beider Hohlräume wechselweise entleerbar, bei gestrecktem Knie deutlich
sicht- und bei gebeugtem fühlbar (Muskelentspannung!).

Komplikation: Evtl. freie Körper (Röntgenbild!).

Differentialdiagnose: Aneurysma, kalter Absceß, Geschwulst (Lipom,
Myxom, Papillom, Endotheliom, Enchondrom, Sarkom), Arthropathia deformans und neuropathica, spez. tabica.

Prognose: Hartnäckig und rezidivierend.

Therapie: a) **Konservativ:** Ruhigstellung, hydropathischer oder Moorum-
schlag, Bäder, Wärme (heiße Bäder und Umschläge, Heißluft, Diathermie usw.),
Jodtinkturpinselung, Kompression usw.

b) **Operativ:** 1. Zerquetschung mit anschließendem Kompressionsverband.
2. Punktion evtl. mit Injektion von Jodoformglycerin oder mit Carbolauswaschung (unsicher!). 3. Exstirpation (am besten, spez. bei stärkerer Wandveränderung; aber schwierig wegen Zartheit oder Verwachsung der Wand
und wegen Nähe von Gelenk, Gefäßen und Nerven).

d) Ganglien.

Vorkommen: Nicht selten; namentlich bei Männern im jugendlichen
bis mittleren Alter; namentlich am äußeren Meniscus, sonst auch am Knie
vorn am Streckapparat oder außen am Wadenbeinköpfchen oder hinten in
der Kniekehle.

Therapie: Wie bei chronischer Bursitis; im übrigen vgl. Allg. Chirurgie!

Zusatz: Meniscusganglien.

Vorkommen: nicht selten, überwiegend am äußeren Meniscus; bevorzugt
sind Männer im jugendlichen bis mittleren Alter.

Symptome: erbsen- bis nußgroße, rundliche, knochenharte oder prall-
elastische, manchmal fluktuierende, druckempfindliche Geschwulst, fest aufsitzend und im Bereich des Gelenkspalts mit verschieblicher Haut, schmerzhaft
namentlich bei gebeugtem Knie und vortretend meist bei gestrecktem Knie.

Differentialdiagnose: Exostose u. a. Tumoren (außerhalb des Gelenkspalts!).

Unfallzusammenhang ist — wie bei allen Ganglien — nur ganz ausnahmsweise gegeben, auch weniger für Entstehung als für Verschlimmerung.

Therapie: Am besten ist die gründliche Exstirpation der übrigens oft
breitbasig aufsitzenden und mehrkammerigen, auch u. U. tief hineinreichenden
Cystengeschwulst, evtl., aber nur nötigenfalls unter Entfernung des ganzen
Meniscus lateralis.

F. Kniekehlenabscesse.

Ursachen: Lymphdrüsenvereiterung nach entzündlichen Prozessen an Zehen und Fuß, Thrombophlebitis in Varix, vereitertes Aneurysma, osteomyelitische Herde im unteren Femur, sowie Tuberkulose und Syphilis von Lymphdrüsen, Schleimbeuteln und Knochen.

Therapie: Evtl. Incision und Dränage; bei späterer Narbenschrumpfung in der Kniekehle Schiene oder Streckverband, evtl. Hauttransplantation.

G. Verletzungen und Erkrankungen der Kniekehlen-gefäße.

a) Verletzungen der A. und V. poplitea.

Ursachen: Stich, Schuß, Überfahrung, Fraktur (am unteren Femurende) und Luxation (nach vorn) usw.

Folgen: 1. Intimaruptur; dadurch Thrombose und evtl. Unterschenkelgangrän. 2. Partielle oder totale Zerreißung (letztere fast stets mit Unterschenkelgangrän!); dabei entweder infolge Intimaaufrollung keine Blutung oder evtl. komprimierender Bluterguß oder Blutung bzw. Verblutung oder Aneurysma.

Therapie: Ligatur oder (in Hinblick auf die sonst fast stets drohende Unterschenkelgangrän) möglichst Gefäßnaht; bei gefäßkomprimierendem Bluterguß mit Gangrängefahr Entleerung des Blutergusses und Versorgung der Gefäßverletzung.

b) Aneurysma der Kniekehle.

Vorkommen: Häufiger.

Formen: A. arteriale und selten A. arterio-venosum.

Entstehung: Selten traumatisch, meist spontan bei Arteriosklerose oder Syphilis.

Symptome: Spannen bis Schmerz, Parästhesien und Paresen, Cyanose und Ödem, sowie evtl. Gangrän des Unterschenkels; Geschwulst in der Kniekehle mit allseitiger Pulsation und Schwirren, welch beides bei Kompression der Femoralarterie aufhört.

Folgen: Berstung nach außen oder nach innen (und zwar subfascial, wobei infolge Drucks auf die Gefäße Unterschenkelgangrän droht).

Differentialdiagnose: Kniekehlenabsceß, Schleimbeutelhygrom, sonstige Cyste, Geschwulst.

Therapie: a) Zu versuchen konservativ mit Kompression usw.; sonst b) operativ: Ligatur der A. femoralis oder besser Exstirpation oder Endoaneurysmorrhaphie (nach Matas) oder Gefäßnaht, vgl. Allg. Chirurgie!

H. Geschwülste der Kniegelenkgegend.

a) Haut, Subcutis, Fascie, Muskulatur usw.: Fibrome, Lipome, Myxome, Sarkome.

b) Schleimbeutel: Fibrome, Chondrome, Osteome, Myxome und Sarkome.

c) Gelenkkapsel, spez. Synovia: Lipome (von Gelenkzotten bzw. subsynovialem Fett; auch als sog. „Lipoma arborescens", d. h. mit baumförmig verzweigter Wucherung in das Gelenk vorspringend; differentialdiagnostisch cave chronisch-traumatische Entzündung oder Tuberkulose!), Fibrome, Hämangiome, Xanthome, Chondrome und Sarkome.

d) Knochen: Cartilaginäre Exostosen (meist an unterer Femur- und dann an oberer Tibiaepiphyse, selten an Patella; öfters mit Schleimbeutel, evtl. nebst freien Körpern), Chondrome, Osteome, Sarkome (hier relativ

häufig; an Femur oder Tibia, vereinzelt auch an Patella; myelogen oder
periostal; evtl. einbrechend ins Kniegelenk; differentialdiagnostisch cave
Gonitis, spez. tuberculosa!).

Therapie: Exstirpation; bei bösartigen Knochentumoren meist
Gliedabsetzung, ausnahmsweise auch Resektion mit Arthroplastik (?).
Vgl. auch Ober- und Unterschenkelgeschwülste sowie Ganglien!

Zusatz: Entzündungen und Geschwülste der Kniescheibe.

a) Entzündungen. 1. Osteomyelitis: sehr selten primär, häufiger
sekundär, und zwar übergreifend vom Kniegelenk, ausnahmsweise von Schleimbeuteln; verbunden mit Kniegelenk- und Schleimbeutelerguß; durchbrechend
nach außen oder innen; differentialdiagnostisch cave Phlegmone, Pleuritis,
Kniegelenkempyem und Oberschenkelosteomyelitis, sowie Patellatuberkulose,
-syphilis, -osteodystrophie und -tumoren.

2. Tuberkulose: nicht ganz selten primär, sonst sekundär bei Kniegelenk-
tuberkulose; fortschreitend auf Kniegelenk oder Schleimbeutel; Therapie:
Auslöffelung oder in fortschreitenden Fällen Exstirpation der Patella.

3. Syphilis: sehr selten.

4. Osteodystrophia fibrosa: selten.

b) Geschwülste: Cartilaginäre Exostosen, Chondrome, Sarkome und
Carcinome (metastatische).

50. Abschnitt: Unterschenkel.

A. Mißbildungen.

Angeborene Verbiegungen und Pseudarthrosen (wohl infolge intrauteriner
Fraktur oder infolge amniotischer Stränge oder infolge Hemmungsmißbildung);
dabei Bein verkürzt und schwach sowie meist an der Grenze von mittlerem
und unterem Drittel nach vorn abgeknickt; Röntgenbild klärt auf; Therapie:
bei Pseudarthrose Knochenverpflanzung.

Zirkuläre Einschnürungen (mehr oder weniger tief, evtl. bis auf den Knochen;
ohne oder mit Verkümmerung des peripheren Gliedabschnitts; wohl infolge
amniotischer Stränge).

Totaler Defekt des Unterschenkels (wohl teils infolge Bildungsfehlers,
teils infolge amniotischer Stränge: sog. ,,Selbstamputation"). Therapie: Bei
einseitigem Defekt Prothese, bei doppelseitigem Selbstfahrer.

**Totaler oder partieller Defekt einzelner Unterschenkelknochen (einer-
oder bisweilen doppelseits).**

a) Tibia: Seltener, aber schwerwiegender; dabei meist Unterschenkel
(Knie) in Flexion (evtl. recht- oder gar spitzwinklig; zugleich evtl. Flughautbildung) und in Adduction; Fibula nach hinten luxiert und locker mit dem
äußeren Femurkondylus artikulierend; Fibula verbogen; Fuß in Spitz-Klump-
fußstellung; Defekt an Zehen, Mittelfuß und Fußwurzel großzehenseits sowie
an Kniescheibe, Kreuzbändern und Muskulatur; zugleich Schlotterknie.

b) Fibula: Häufiger; dabei meist Defekt an Zehen, Mittelfuß und Fußwurzel kleinzehenseits und bisweilen auch an Kniescheibe, Kreuzbändern
und äußerem Seitenband; Verbiegung der Tibia nach vorn evtl. mit Hautnarbe
infolge amniotischen Stranges; Fuß in Knick-Plattfußstellung.

Therapie: Mit Rücksicht auf die fortschreitende Verbildung, Verkürzung
und Verkrümmung baldigste Stellungsverbesserung durch manuelles
Redressement oder Osteotomie oder Resektion oder Arthrodese oder Osteo-
plastik (Spaltung des Fußendes des verbliebenen Knochens zu einer Malleolengabel; bei Tibiadefekt Ersatz der Tibia durch die Fibula oder Implantation
der Fibula zwischen die beiden Femurkondylen usw.); anschließend Stützapparat; zur Behebung stärkerer Verkürzung empfiehlt sich evtl. Spitzfußstellung.

v. Volkmannsche Sprunggelenkmißbildung ist angeborener Schiefstand der Sprunggelenkslinie mit Abknickung in Pronation und Abduction sowie Verschiebung des Fußes nach außen infolge Wachstumsanomalie der Unterschenkelknochen d. h. Wachstumshemmung oder Verschiebung der Fibula (also Fibulateildefekt leichter Form, aber ohne Defekt an Zehen, Mittelfuß und Fußwurzel, also ohne Strahldefekt!); durch die starke Knickfußstellung wird eine Luxation vorgetäuscht; gewöhnlich doppelseitig; sehr selten. Therapie: Am sichersten orthopädische Fußgelenkresektion; dagegen ist Osteotomie wegen Pseudarthrosengefahr jedenfalls bei älteren Leuten nicht ratsam; in leichteren Fällen genügt Sehnenplastik: Mediale Verlagerung des Achillessehnenansatzes bzw. Calcaneusosteotomie mit medialer Verschiebung des unteren Fragments.

B. Verletzungen.

a) Ruptur von Fascie, Muskeln und Sehnen: Vorkommen spez. an der Wade bzw. Achillessehne (wohl häufigster Muskelriß des Körpers!), gelegentlich auch (z. B. bei Fußballspielern) an den Streckern (z. B. M. tibialis ant.). Ursache: Scharfe (Glas, Sense, Beil usw.) oder stumpfe Gewalt (Stoß, Schlag usw.) oder kräftige Muskelcontraction durch forcierte Bewegung, spez. bei angespannter Sehne (Fehltritt oder Sprung spez. bei Zirkuskünstlern sowie bei Läufern, spez. Skiläufern oder bei Tänzerinnen oder bei Tennisspielern als sog. „Tennisbein" usw.); begünstigend wirkt Alter (über 40 Jahre) sowie Arteriosklerose, Fettleibigkeit, Alkoholismus, Diabetes u. a. Symptome: Plötzlicher Schmerz, Bluterguß, Schwellung, Muskellücke und oberhalb Vorwölbung, Funktionsstörung. Differentialdiagnose: Tiefe Wadenthrombose (hier kommt es nicht zum Bluterguß, welcher sonst nach einigen Tagen sichtbar wird; auch fehlt plötzlicher Schmerz und Funktionsausfall; dafür bestehen Entzündungssymptome!). Gefahr des Pes calcaneus traumaticus. Therapie: Evtl. (spez. bei offener Verletzung) Sehnennaht; im übrigen Hochlagerung und Ruhigstellung mit gebeugtem Knie und mit plantarflektiertem Fuß für etwa 2—3 Wochen, evtl. durch Heftpflasterverband; später elastische Bindenwicklung und vorsichtig gesteigerte Mediko-Mechanik mit Wärme, Massage und Übungen.

b) Sehnenluxation: Vorkommen: Am häufigsten an Peronei, selten an Tibialis post. Entstehung: a) selten angeboren-habituell; b) erworben durch Zerreißung des Retinaculum, d. h. des die Sehne in ihrer Rinne haltenden Querbandstreifens durch Umkippen des Fußes nach innen und Contraction der Wadenmuskulatur; auch bei Fraktur und Luxation. Symptome: Sehne verläuft (statt in ihrer Rinne hinter dem Knöchel) auf dem Knöchel, also nach vorn luxiert als sicht- und fühlbarer Strang; Gang unsicher bis unmöglich. Therapie: Verband mit Heftpflaster und elastischer Binde in Supination für mindestens 2—3 Wochen in frischen Fällen zu versuchen, sonst aber allein unsicher; daher besser Naht des Retinaculum; evtl. in älteren Fällen Verstärkung durch Fascienstreifen oder durch Herunterklappen eines Periostknochenlappens von der Fibula; evtl. außerdem Vertiefung der Knochenrinne.

c) Verletzung und Aneurysma der A. tib. ant. oder **post.:** Letzteres selten; vereinzelt spontan, meist traumatisch durch Stich, Schuß, Unterschenkelbruch usw.; differentialdiagnostisch cave tiefen Absceß und Knochensarkom; Symptome (evtl. durch die dicke Wadenmuskulatur verdeckt) und Therapie vgl. Kniekehlenaneurysma!

d) Nervenverletzung.

a) N. peroneus (häufig, namentlich bei Schuß- oder Schnittverletzung, aber auch bei chronischer Beschädigung z. B. bei Feld-, spez. Rüben- und Kartoffelarbeitern sowie bei Dachdeckern infolge dauernden Drucks): Fuß hängt herab spez. mit dem äußeren Rand und kann nicht dorsalflektiert (Mm. tib. ant., ext. hall. u. digit. longus, peroneus longus u. brevis) und nicht abduciert (Mm. peronei) sowie Zehen in der ersten Phalanx nicht gestreckt werden (M. ext. digit. long. u. brevis); Gang tappend mit gehobenem Knie, um nicht hängen zu bleiben („Hahnentritt oder Steppergang"); später infolge Contractur Spitzklumpfuß nebst plantar gebeugten Zehen; ist nur der Ramus superficialis n. peronei betroffen, so ist die Rückwärtsbeugung des Fußes möglich und nur die Hebung des äußeren Fußendes verloren; Anästhesie an der Unterschenkelaußenseite und am Fußrücken.

b) N. tibialis (seltener): Fuß kann nicht plantarflektiert (Mm. triceps surae, tib. post., flexor hall. u. digit. longus) und nicht adduciert bzw. supiniert (M. tib. post.), sowie Zehen nicht gebeugt (M. flexor hall. u. digit.) werden; Erheben auf die Fußspitze unmöglich und Vorwärtsschreiten behindert; später Hackenfuß mit gekrümmten Zehen; Anästhesie an Fußsohle und Fußaußenrand.

Therapie: Nervenfreilegung, -naht oder -plastik; sonst Sehnentransplantation; dazu oder sonst Stützapparat (z. B. bei Peroneuslähmung Spitzfußmanschette bzw. -schuh, und zwar je nach der Schwere des Einzelfalls: fester und hoher Schnürschuh mit doppeltem Schnürsenkel oder Gurtbandage oder Schuh mit Heidelberger Winkel oder Unterschenkeldoppelschiene oder Schienenhülsenapparat); bei ausgedehnter und irreparabler Lähmung Arthrodese.

C. Entzündungen.

a) Weichteile.

1. Furunkel.

2. Lymphangitis.

3. Erysipel.

4. Phlegmone: a) Oberflächliche z. B. bei Hautabschürfung, Kratzeffekt, Quetschwunde, Zehenverletzung, Nagelrandentzündung usw. b) Tiefe z. B. nach Fußeiterung (entlang Sehnenscheiden oder Lymphbahnen), Thrombophlebitis, komplizierter Fraktur, Stich, Schuß usw.

5. Thrombophlebitis: Namentlich bei Varizen (s. da)!

Ursache: Infektion von der Nachbarschaft oder Ferne (Furunkel, Ekzem, Intertrigo, Geschwür usw.). Symptome: Schwellung, Schmerz, Hitze und Röte sowie derbe und schmerzhafte Venenstränge; dazu Fieber usw. Komplikationen: Thromboembolie, Vereiterung und Ödem sowie Hauternährungsstörung. Differentialdiagnose: Haut-, Knochen- u. dgl. entzündung und Muskelruptur. Prophylaxe: Varizenbehandlung. Therapie: vgl. Varizen!

Zusatz: Phlebitis migrans d. h. Auftreten entzündlicher Knoten in Subkutanvenen an verschiedenen Körperstellen über Monate bis Jahre bei fokaler, auch oraler Infektion u. dgl.; Röntgenmilzbestrahlung zu versuchen.

6. Chronische Erfrierung an Unterschenkeln oberhalb der Knöchel und evtl. auch an Oberschenkeln bei Frauen mit kurzer und leichter Kleidung (kurzer Rock!) in Form eines blauroten Erythems vgl. Elephantiasis, Zusatz!

7. Erythema induratum Bazin: Als tuberkulöse Erkrankung des Unterhautzellgewebes und der Haut, namentlich bei jungen Mädchen an der Streckseite der Unterschenkel; Therapie: Jod-, Ichthyol- oder Schwefelsalbe und Röntgenbestrahlung neben Allgemeinbehandlung.

8. Erythema nodosum: In Form schmerzhafter, erst hell-, dann dunkelroter Knoten an der Unterschenkelvorderseite bei jungen, meist kräftigen Mädchen; oft mit Fieber; Therapie: Bettruhe, Ichthyolsalbe und Salicylpräparate per os bzw. Cylotropin intramuskulär oder intravenös, auch Reizkörper.

b) Knochen.

1. Osteomyelitis.

Vorkommen: An Tibia mit am häufigsten, an Fibula am seltensten von den langen Röhrenknochen.

Formen: a) Foudroyant-septisch, b) akut, c) subakut oder d) chronisch; evtl. rezidivierend.

Selten sind folgende Abarten, welche zwar akut beginnen, aber weiterhin chronisch verlaufen: e) Periostitis non purulenta s. albuminosa s. serosa d. h. chronisch mit serösem (nicht eitrigem) Exsudat, f) Sklerosierende Osteomyelitis, d. h. ohne Eiterung, aber mit starker und harter Knochenverdickung, evtl. tumorartig, g) Knochenabsceß, d. h. haselbis walnußgroße Eiterhöhle mit Granulationswand und darum Knochensklerose; zunächst akut beginnend, später aber eminent chronisch verlaufend mit zeitweisen Entzündungsschüben: Schmerzanfällen, Druckschmerz, örtlicher Verdickung und heller Knochenhöhle mit dichter Umgrenzung im Röntgenbild. Vgl. Allg. Chirurgie!

Differentialdiagnose: Tuberkulose, Syphilis, Cyste, Echinococcus, Geschwulst.

Komplikationen: 1. Eiterdurchbruch nach außen (meist vorn, bisweilen auch nach der Wade). 2. Entzündung von Knie- oder Fußgelenk oder beiden (teils serös, teils eitrig; in letzterem Fall später mit Beweglichkeitsbeschränkung). 3. Epiphysenlösung. 4. Wachstumsstörung, und zwar Verkürzung oder seltener (durch Reiz) Verlängerung; spez. an der Tibia evtl. mit Klumpfuß- oder Plattfußstellung; an der Fibula umgekehrt, aber viel geringgradiger.

Therapie: Zunächst Absceßspaltung, evtl. Frühtrepanation (?); später Sequestrotomie (Sequesterlösung und Totenladenbildung braucht an der Tibia öfter ¼ Jahr und mehr je nach Ausdehnung des Prozesses; über letztere orientiert ziemlich gut die an dem oberflächlichen Knochen sicht- und fühlbare unregelmäßig-höckerige Knochenverdickung und das Röntgenbild; Vorgehen gründlich, aber cave Fraktur bzw. Epiphysenverletzung und Gelenkeröffnung; zwecks rascher Ausheilung empfiehlt sich Ausfüllung des Knochendefekts nach einer der folgenden Methoden: 1. Einschlagen und Einpressen der (entsprechend, evtl. z. B. am Tibiakopf lappenförmig geschnittenen) Weichteile in die muldenförmig abgeflachte Knochenrinne, nachdem diese möglichst aseptisch und bluttrocken hergerichtet ist (v. Esmarch). 1a. Desgl. unter Fixation mit Metallnägeln (Neuber). 2. Einschlagen eines Weichteil- (Muskel-, Periost-)lappens aus der Umgebung unter Bildung eines Hautlappens. 3. Deckelförmiges Aufklappen der Vorderwand der Totenlade im Zusammenhang mit den darüber liegenden Weichteilen in Gestalt eines türflügelförmigen Hautperiostknochenlappens und später Wiederzurückklappen auf die ausgeräumte Knochenhöhle (Sargdeckel- oder osteoplastisches Verfahren [Bier]). 3a. Desgl. unter Einknicken und Einlegen des durch oberen und unteren seitlichen Schnitt beweglich gemachten Knochendeckels (Lücke). 3b. Mobilisierung der Seitenwände der Totenlade und Verlagerung derselben gegen die Mitte (af Schultén). 4. Ausfüllen der (absolut aseptisch und trocken gemachten!) Knochenhöhle mit Jodoformplombe (Mosetig). 5. Bepflanzung der Knochenhöhle mit Epidermisläppchen (v. Mangoldt).

2. Tuberkulose: Vorkommen: Meist in den Epiphysen, spez. im Tibiakopf, selten in der Diaphyse (hier entweder fortgeleitet von Epiphyse oder Gelenk oder selten primär, dies spez. bei Kindern mit multiplen tuberkulösen Herden); Folge: Evtl. Knie- oder Fußgelenktuberkulose; Differentialdiagnose: Subakute und chronische Osteomyelitis; Therapie: Bei Gefährdung des benachbarten Gelenks rechtzeitig Operation.

3. Syphilis.

Entstehung: a) Angeboren als Periostitis ossificans und vor allem als Osteochondritis syph.; spez. in der oberen Tibiaepiphyse mit Verkürzung oder meist Verlängerung, Kniebeugekontraktur, Genu valgum, Plattfuß und Knochenauflagerungen (oft diffus, auch beiderseitig; zugleich Neigung zur Tibiaverkrümmung mit Konvexität nach vorn: sog. ,,Syphilitische Säbelscheidenform des Beins oder Ostitis deformans syph. der Unterschenkelknochen").

b) Erworben als Periostitis und Ostitis.

Vorkommen: Häufig an Tibia, spez. Vorderfläche (Lieblingssitz), aber auch an Fibula.

Symptome: Langdauernde und dumpfbohrende, spez. nachts exacerbierende Knochenschmerzen („Dolores osteocupi nocturni") sowie sicht- und fühlbare Knochenauftreibungen flach bis halbkugelig, derb bis halbweich oder pseudofluktuierend, mit unebenem Knochenwall ringsum und mit der Haut verwachsen, evtl. durchbrechend zu scharfrandigen und speckig belegten Geschwüren, welche charakteristische Narben hinterlassen; evtl. gummöse Herde im Knochen. (Röntgenbild!)

Folgen : Evtl. Spontanfraktur oder Wachstumsstörung, spez. Verlängerung.

Diagnose: Sonstige Luessymptome (bei angeborener Lues Hutchinsonsche Trias: Keratitis parenchymatosa, halbmondförmige Schneidezähne und Taubheit; bei erworbener: Narben an Genitalien, Schädelverdickung, Sattelnase usw.), Wassermannsche Reaktion, Erfolg einer antisyphilitischen Kur (Jodkali u. a.).

Differentialdiagnose: Subakute und chronische Osteomyelitis, Knochenabsceß, Tuberkulose, Cyste, Geschwulst, spez. Sarkom.

Therapie: Antiluetisch; evtl. Sequestrotomie; bei bleibender Verbiegung später evtl. Osteotomie.

4. Knochencyste evtl. mit Spontanfraktur, aber selten mit Verbiegung (Schienung durch Fibula!).

5. Echinococcus evtl. mit Spontanfraktur.

6. Traumatische, auch Marschperiostitis der Tibia mit Periostauftreibung, Weichteilödem, Schmerzen und Druckempfindlichkeit; Ursache: Direktes (Quetschung) oder indirektes Trauma (Überanstrengung bei Marsch od. dgl., namentlich bei Plattfüßen); Therapie: Bettruhe und Umschläge.

7. Schlattersche Krankheit (Schlatter-Osgood 1903/1904), d. h. Störung in der Verknöcherung des Schienbeinhöckers am Ansatz des schnabelförmigen Fortsatzes der oberen Tibiaepiphyse, welcher eine Apophyse mit eigenem Knochenkern darstellt, durch seine Verwachsung mit Apo- und Diaphyse die Tuberositas tibiae bildet und dem Kniescheibenband zum Ansatz dient; Röntgenbild ergibt meist Abnormitäten in der Verknöcherung der genannten Apophyse, und zwar häufig Abhebung des schnabelförmigen Fortsatzes der oberen Tibiaepiphyse und entsprechende Spaltbildung zwischen Epi- und Diaphyse sowie Knochen- und Knochenhautwucherung, evtl. Zerteilung des Apophysenknochenkerns in mehrere Stücke, sowie unregelmäßigen Bau und Oberfläche der Apophyse. (Röntgenbild ist oft, aber nicht immer charakteristisch, auch allein nicht entscheidend.) Vorkommen: In der Adoleszenz, um das 9.—20. evtl. bis 25., meist 13.—17. Jahr, bisweilen auch bei Erwachsenen; männliches Geschlecht ist anscheinend bevorzugt; öfters beiderseits, wenn auch nicht immer gleichzeitig und gleichmäßig; manchmal kombiniert mit Störungen in der Verknöcherung sonstiger Apo- und Epiphysen z. B. an Calcaneus oder Metatarsus (s. da). Ursache unbekannt, wohl Störung des Ossifikationsprozesses; vermutet wird Konstitutionsanomalie mit abnormer Weichheit des Knochens (Störung der inneren Sekretion, Belastungsdeformität oder Spätrachitis?); begünstigend wirkt anscheinend öfteres Trauma (Auffallen, Knien usw. oder Muskelzug beim Springen, Fußballspiel usw.); in einer Reihe von Fällen, aber nur ausnahmsweise handelt es sich um Fraktur (s. da) oder vereinzelt um Entzündung (Tuberkulose od. dgl.). Unfallzusammenhang ist nur anzuerkennen im Sinne der Auslösung bzw. Verschlimmerung, aber dies auch nur vorübergehend, überhaupt nur in besonderen Fällen. Symptome: Schienbeinhöcker stärker vorspringend fühl- und (von der Seite auch) sichtbar, geschwollen und druckempfindlich, sowie langsam einsetzende Schmerzen am Schienbeinhöcker bei Anstrengungen (Laufen, Springen, Treppensteigen, Radfahren u. dgl. und vor allem Knien), Muskelatrophie, evtl. Hinken, bisweilen Kniebeugung und -streckung schmerzhaft; Röntgenbild (von der Seite). Diagnose: Typisches Alter und meist männliches Geschlecht sowie klinische und röntgenologische Symptome.

Differentialdiagnose: Fraktur, sowie Tuberkulose und Osteomyelitis. Prognose: Gut; Heilung erfolgt in Monaten bis Jahren mit völliger Wiederherstellung. Therapie: Symptomatisch (Ruhe unter Verbot von Knien, Springen, Turnen und Sport, evtl. Bettruhe, Umschlag; später Wärme, Jodtinkturpinselung, Jod-, Quecksilber- oder Ichthyolsalbe, künstliche Höhensonne, Röntgenbestrahlung usw.); evtl. elastische Bindenwicklung oder Hülse oder Schusterspan-Stärkebindenverband; außerdem empfiehlt sich Allgemeinbehandlung mit Luft, Licht und Sonne, Ernährung, Salzbädern, Vitaminen, Jod, Phosphorlebertran und Calcium. Organpräparate? Reizkörper? Operation ist im allgemeinen abzulehnen; höchstens in hartnäckigen Fällen kommen ausnahmsweise in Frage Ignipunktur, Jodtinkturinjektion, Anbohren oder Einmeißeln bzw. Ausmeißeln der Apophyse.

D. Rachitische Verkrümmungen (Curvaturen) des Unterschenkels.

Vorkommen: Häufig, und zwar im 1.—5. Jahr (Zeit des Laufenlernens!), später selten (dann größtenteils ausgeheilt!), meist doppelseits.

Entstehung: Infolge Belastung (beim Stehen und Gehen, auf dem Armtragen, Sitzen oder Liegen mit verschränkten Beinen u. dgl.) oder infolge Muskelzugs oder infolge Infraktion.

Symptome verschieden; am häufigsten sind folgende Haupttypen:

1. Genu valgum oder varum (s. da).

2. Verbiegung total oder spez. im mittleren bis unteren Drittel mit Konvexität nach außen als sog. „O-, Sichel- oder Säbelbein"; dabei zugleich oft Abknickung und Drehung des unteren Drittels nach hinten und innen („Zehen einwärts") sowie Pes valgus oder varus.

3. Abknickung an der Grenze des 3. und 4. Viertels mit Konvexität nach vorn und oft gleichzeitig seitliche Abplattung mit vergrößertem sagittalem und verkleinertem frontalem Durchmesser als sog. „Säbelscheidenform" sowie Fuß abgeplattet und dorsalflektiert.

4. Abbiegung in der Mitte oder im unteren Drittel mit Konvexität einwärts oder einwärts-rückwärts.

5. Mehrfache, evtl. „korkzieher- oder weinrebenartige" Abbiegung („Korkzieher- oder Dackelbeine").

Folgen: Entstellung, spätes Laufenlernen, schlechter Gang, Fußdeformitäten.

Differentialdiagnose: Trauma, Syphilis, Ostitis deformans usw.

Verlauf und Prognose: Bei normalem Knochenwachstum erfolgt oft Spontanheilung im 3.—6., spätestens 7. Jahr, dagegen kaum noch nach dem 6. oder gar 10. Jahr sowie auch nicht bei gehemmtem Knochenwachstum, spez. bei rachitischen Zwergen und bei scharfwinkliger Knickung spez. nach Infraktion.

Therapie: a) Allgemein: Luft, Sonne, Sol- oder Seebäder, Ernährung, Vigantol, Phosphorlebertran und Calcium usw. sowie Verbot vorzeitigen und unzweckmäßigen Stehens, Gehens, Sitzens und Tragens; statt dessen Liegen auf fester Matratze, Ausfahren im Kinderwagen, Spielen auf Boden, Wiese, Sand usw.; zugleich Bäder und Heißluft, Massage, Gymnastik und Elektrizität; gelobt wird zwecks Knochenfestigung Bestrahlung mit natürlicher Sonne oder mit künstlicher Höhensonne (bei Deformität zur Unterstützung nach, aber nicht vor Korrektur, überhaupt erst bei beginnender Ausheilung).

b) Lokal: Gewöhnlich nur bei schweren und älteren Fällen, spez. auch bei winkliger Knickung nach Infraktion und überhaupt bei Versagen der konservativen Therapie nach mehrmonatiger Anwendung, aber nicht voreilig:

1. In den ersten Jahren, auch noch evtl. ab 3.—5. Jahr: Manuelles Redressement evtl. unter Einknicken nebst Gipsverband oder modellierender Apparat, spez. Schienenapparat, evtl. nach vorherigem Er-

weichen der Knochen durch Gipsverband für mehrere (4—8 Wochen) (Anzo-letti-Röpke) oder nach Kur mit Ammoniumchlorid 0,25 auf 1 kg Körper-gewicht täglich (Rabl) neben Stauungsbehandlung.

2. Ab 5.—6. Jahr (frühere Operation widerrät sich im allgemeinen wegen Möglichkeit der Spontanheilung und Gefahr des Rezidivs; vielmehr ist Ablauf der floriden Rachitis abzuwarten, also in der Regel das 4. Lebensjahr; auch ist Bestrahlung im allgemeinen erst nach der Operation durchzuführen): Osteoclase (manuell oder besser mit Osteoclast nach Lorenz, Schultze u. a.) oder heutzutage am besten (schonender und exakter, auch ungefährlicher hinsichtlich Fettembolie!) Osteotomie (auf der Höhe der Verkrümmung, d. h. am Deformationsscheitel; evtl. mehr-, bis 4—6fach, meist in verschiedenen Sitzungen; zur Vermeidung von Verkürzungen gewöhnlich lineär, sonst evtl. keil- oder bogenförmig evtl. unter Berechnung des Keils nach dem Röntgen-bild; mit Meißel oder mit Säge; zur Verhütung von Verschiebungen am besten nicht ganz durch, sondern nur bis auf Rest, welcher eingebrochen wird; möglichst subcutan, d. h. von kleinem Hautschnitt und ohne stärkere Periostabhebelung; Fibula wegen Gefährdung des N. peroneus nicht oder vorher und einige Finger breit unterhalb des Köpfchens durchtrennen, sondern gewöhnlich einbrechen; bei Gefahr des Rezidivs durch Spannung der Achilles-sehne deren Durchtrennung mit dieser Verlängerung; anschließend Gips-verband für 4—6 Wochen; evtl. nach 14 Tagen unter Wechsel des Gipsverbands Nachkorrektur; später mediko-mechanische Nachbehandlung mit Bädern, Massage, Elektrizität und Übungen). In schweren spez. ausgedehnten Fällen wird auch empfohlen subperiostale Resektion des verkrümmten Knochen-abschnitts oder Aufsplittern durch längsgerichtete Meißelschläge, dagegen nicht Knochenzertrümmerung (Fettemboliegefahr!).

E. Krampfadern (Varizen).

Wesen: Venenerweiterungen (Phlebektasien) am Bein, spez. Unter-schenkel im Gebiet der V. saphena magna, seltener parva.

Ursache unbekannt; wahrscheinlich Venenwandschwäche auf Grund angeborener (vererbter) Konstitutionsanomalie (Bindegewebsschwäche: in Rasse bzw. Familie und öfters kombiniert mit Varicocele und Hämorrhoiden sowie mit Plattfuß, X- oder O-Bein, Skoliose, Enteroptose, Hernie usw.), selten erworben infolge entzündlicher Gefäßwanderkrankung; daneben wirkt begünstigend als mechanisches Moment Stauung, z. B. schwere Arbeit im Stehen oder langdauerndes Stehen (z. B. bei Schlossern, Schmieden, Bäckern, Kellnern, Straßenbahnern, Waschfrauen, Plätterinnen, Chirurgen usw.; da-gegen nicht bei Briefträgern usw., da beim Gehen ein Aussaugen der Venen durch Fascien- und Muskelbewegungen stattfindet); begünstigend wirken auch hoher Wuchs, zirkulär schnürende Strumpfbänder, Fußdeformitäten, sowie Schwangerschaft, Bauch-, Becken- und Beintumoren mit örtlicher Blut-stauung oder Herz-, Lungen- und Nierenleiden mit allgemeiner Blutstauung usw. Bei der Schwangerschaft spielt auch, namentlich anfangs, die Gewebs-auflockerung eine Rolle.

Unfallzusammenhang ist im allgemeinen abzulehnen, daher nur ganz ausnahmsweise anzuerkennen, und zwar im Sinne der Entstehung bei Narbe, Knochenwucherung, Thrombose od. dgl. nur vereinzelt und im Sinne der Verschlimmerung manchmal bei Blutung, Gerinnselbildung oder Geschwürsentwicklung, dies aber wohl nur vorübergehend (vgl. Unterschenkel-geschwür!); für Thrombose und Embolie ist der Unfallzusammenhang manchmal anzuerkennen, falls ein geeignetes Trauma mit Einriß der Venen-wand, spez. Innenhaut oder mit der Vene benachbartem Bluterguß oder auch sonst, falls ein an anderer Körperstelle einwirkendes und mittelbar durch Bettruhe oder Gewebszerfall in zeitlichem Zusammenhang den Zustand herbei-führendes Trauma vorliegt.

Vorkommen: Sehr häufig; oft bald nach der Pubertät, meist im 20. bis 40. Jahr, selten erst im höheren Alter auftretend und mit zunehmendem Alter häufiger und stärker werdend; Frauen sind bevorzugt (Schwangerschaft usw.!).

Lokalisation: a) Meist oberflächliche: *α*) mehr diffuse-strangförmige über das ganze Gebiet der V. saphena magna, seltener parva. *β*) Mehr circumscripte: zylindrische oder sackförmige, hier wiederum entweder an Stamm und Hauptzweigen oder in Paketen an bestimmten Stellen z. B. an Knie, Wade, Knöchel, Fußrücken usw. oder in Einzelknoten (,,Varix''), dies auch in der Gegend des Schenkelkanals. b) Selten tiefe: Allein oder kombiniert mit ersteren. Harmlos, nur kosmetisch bedeutungsvoll sind die ganz oberflächlichen: intracutanen, welche meist neben subcutanen und subfascialen Varizen vorkommen. Neben den Varizen im Bereiche der großen Rosenkranzblutader gibt es gelegentlich solche im Bereiche der kleinen.

Symptome: 1. Spez. bei Stehen oder Stauung prallgefüllte und beim Liegen oder Ausstreichen sich mehr oder weniger entleerende, weiche, bläulich durchschimmernde, geschlängelte Stränge oder Säcke entsprechend den Hauptvenen des Beins im Verlauf der V. saphena magna, seltener parva. 2. Beim Stehen verschlimmerte und beim Liegen gebesserte Beschwerden: Spannung, Schwere, Ermüdbarkeit, Schmerzen (bisweilen gering, bisweilen stark, evtl. neuralgiform; bei Varizen des N. ischiadicus auch ischiasartig vgl. Ischias!), Muskel-, spez. Wadenkrämpfe (daher ,,Krampfadern''), Jucken spez. bei Warmwerden (daher nachts, sommers usw.).

Komplikationen (sog. ,,variköser Symptomenkomplex''): 1. Ekzem der umgebenden (in ihrer Zirkulation geschädigten) Haut und gelegentlich Erysipel, selten Sepsis. 2. Unterschenkelgeschwür (s. da). 3. Platzen eines Knotens mit Bluterguß unter die Haut oder (bei verwachsener und verdünnter Haut) mit Blutung nach außen, evtl. bedrohlicher; Blutung wird u. a. begünstigt durch Menses und vor allem Gravidität. 4. Muskelatrophie. 5. Platt- und Schweißfuß. 6. Unterschenkel- und Fußödem, evtl. (mit der Zeit) Elephantiasis s. da. 7. Thrombose mit Verödung und Verkalkung; durch letztere in den erweiterten Gefäßen, spez. in Knoten. Venensteine (Phlebolithen); durch Thrombose kann es zur spontanen Verödung und damit Heilung der Varizen in beschränktem Maße kommen. 8. Thrombophlebitis und evtl. (durch Vereiterung) periphlebitische Abscesse, Phlegmone und selten (am ehesten bei Körperbewegung oder Massage) Embolie oder Pyämie. 9. Periostitis, Knochenatrophie, Arthritis deformans im Knie, Neuralgie u. a.

Diagnose: vgl. Symptome; bei tiefen Blutadern sind bedeutungsvoll Blutadererweiterungen oberflächlicher Art, namentlich an Fußrücken und Innenknöchel, ferner Knöchelödem und schließlich beim Stehen stärkere und beim Liegen schwächere Beschwerden, u. U. auch Bluterguß oder Venenentzündung und sonstige Komplikationen.

Differentialdiagnose: genuine diffuse Phlebektasien und Hämangiome, spez. Cavernome und venöses Rankenangiom, bei Schenkelkanalvarix auch Schenkelbruch (s. da).

Prognose: Spontanheilung möglich durch Blutgerinnung mit anschließender Organisation; meist nimmt das Leiden immer mehr zu und führt zu Komplikationen: Beingeschwür, Thrombose usw.; Lebensgefahr droht durch Infektion mit Phlegmone, Erysipel oder Sepsis sowie Embolie (selten!); bedrohliche Blutung kann eintreten bei Schwangerschaft.

Therapie: Möglichst **kausal** (Vermeiden von zirkulär schnürenden Strumpfbändern, längerem Stehen usw.; evtl. Berufswechsel!); sonst:

a) **Konservativ:** Passende Körperbewegung bzw. Gymnastik (Spazierengehen, gymnastische Übungen und Radfahren, Schwimmen u. dgl. Sport, aber nicht Reiten); Massage; kühle Umschläge, Waschungen und Bäder; vor allem Horizontallagerung oder komprimierender

Verband. Technik der Bindenwickelung: Nach Bettruhe und vorher 5 bis 10 Minuten Hochhalten; von unten nach oben, dachziegelförmig sich deckend, ohne Zwischenräume, ohne Schnürung; von Zehenansatz bis zum Oberschenkel; 8—12 cm breite Binden; Bindenmaterial: schlecht Flanellbinde (nicht elastisch!), besser Trikotschlauch-, Ideal- oder Gummibinde, auch Gummi- oder Seidenstrumpf evtl. nach Gipsmodell (aber teuer, und Gummi auch rasch abgenutzt und nicht porös!), evtl. auch (vom Arzt anzulegen!) Wattekompressionsverband nach Volkmann oder besser Zinkleimverband nach Unna bzw. Varicosan- od. dgl. Binde, letztere spez. bei gleichzeitigem Unterschenkelgeschwür (s. da). Proveinase?

b) Operativ: Operation ist angezeigt in allen ausgesprochenen Fällen, namentlich im jugendlichen und mittleren Alter, dabei am besten vor Ausbildung des sog. varicösen Symptomenkomplexes, spez. der Komplikationen: Ulcus, Thrombose u. dgl.; zwecklos ist die Operation bei Allgemeinleiden: Herzleiden, Beckengeschwulst, Thrombose usw., unnötig auch bei einsetzender Spontanheilung durch Thrombophlebitis und aufzuschieben bei Eiterungen: Ekzem, Erysipel, Phlegmone, Furunkel, Thrombophlebitis usw. sowie bei Schwangerschaft. Wichtig ist die Auswahl des in jedem Fall angezeigten Operationsverfahrens (vorher evtl. Sichtbarmachen der Varizen durch Anzeichnen im Stehen mit Höllensteinstift evtl. nach Jodtinkturpinselung (Jodsilber) oder besser (aseptischer) mit Carbolfuchsin, ausnahmsweise auch während der Operation durch Staubinde; Anästhesie: Lokal- oder Leitungs- (N. femoralis und evtl. auch Plexus lumbosacralis), ausnahmsweise Lumbalanästhesie oder Narkose; Nachbehandlung: Kompressionsverband mit Volkmannschen Wattedruckverband oder Trikotschlauch od. a. Binde für 1—3 Wochen, anschließend elastische Wicklung mit Binden, später Strumpf für Wochen bis Monate.

Bezüglich der chirurgischen Methodik unterscheidet man im allgemeinen zwischen Injektionen (I) und Operationen (II). Die Injektionsbehandlung leistet auf dem Wege der Blutaderverödung in vielen Fällen das Gleiche oder noch mehr als die Operationsbehandlung, ist auch zugleich ungefährlicher, auch ambulant ausführbar, allerdings nicht gleich radikal und rezidivsicher, daher namentlich angezeigt bei beginnenden Fällen, überhaupt bei Jugendlichen. Die operative Behandlung ist gefährlicher, nicht zuletzt auch wegen ca. 10mal größerer Emboliegefahr, auch nur stationär ausführbar, daher zu beschränken auf schwere, spez. ausgedehnte und vorgeschrittene Fälle, wo die Injektion nicht genügt. Beide Verfahren sind kontraindiziert: bei Obstruktion tiefer Venen, welche den Blutabfluß nicht in genügendem Maße gewährleisten (sonst venöse Stauung mit Ödem, Elephantiasis usw.), ferner bei infektiösem Prozeß: Phlebitis, Pyodermie, Furunkel, Ulcus, Sepsis usw. (sonst Infektionsfortleitung), schließlich bei Allgemeinleiden: Diabetes, Arteriosklerose, Thromboangitis obliterans u. dgl. sowie bei Herz-, Gefäß- und Nierenleiden oder Schwangerschaft.

I. 1. Injektionen von Thrombose erzeugenden Flüssigkeiten in die für einige Zeit möglichst blutleergemachte Teilstrecke der Varizen (Linser, Nobl u. a.). Wegen Thrombo-Emboliegefahr braucht man einen soliden wandständigen Thrombus infolge Endothelverätzung und wegen Vergiftungsgefahr nichtgiftige Lösungen. Früher benutzte man u. a. Alkohol, Carbolsäure, Sublimat u. dgl.; jetzt verwendet man dafür ungiftige Lösungen, nämlich hypertonische (50—66%) Traubenzuckerlösung (z. B. Calorose, Varicosmon od. dgl.) oder (sicherer, aber bei Austritt aus der Venenbahn wegen größerer Nekrosegefahr gefährlicher) 10—20% Kochsalzlösung nebst Zusatz eines Anästheticum (z. B. Varicophthin, Varimedyl, Cabiven od. dgl.), auch Varicocid (Natriumsalz von Fettsäuren aus Schellfischleber) sowie 10% Chininurethan- oder 20—30% Natriumsalicylatlösung (letztere 3 nur mit Vorsicht!). Bei sachgemäßer Technik läßt sich vermeiden Gewebs- und Hautnekrose, Abszeßbildung u. dgl. Gefahr der Embolie ist bei Wahl des richtigen Mittels gering, jedenfalls geringer als bei Operation (ca. 10mal geringer = 0,15%); Saphenaunterbindung ist weder sicher betr. Embolieverhütung, noch in solchen Fällen zweckmäßig wegen erhöhter Thromboemboliegefahr, gelegentlich aber gleichzeitig angezeigt. Rezidive kommen vor (ca. 10—30%) und verlangen Wiederholung der Injektionen nach Monaten bis Jahren. Sonst wird man die Injektionen alle 1—2—3 Wochen, im ganzen bis zu 15 und mehr ausführen; vorher am besten Vena stauen und dann möglichst entleeren sowie leer halten durch centrale und periphere Kompression; Blut ansaugen; nach der Einspritzung Verband mit Kompression für einige Minuten und dann elastische Wicklung für einige Tage, aber herumgehen lassen. Bei paravenöser Injektion sofort Injektion abbrechen und Gewebe mit Kochsalzlösung oder Eigenblut infiltrieren, auch Umschläge, Wärme u. dgl. anwenden; bei anschließender Vereiterung ist zeitig einzuschneiden. Anzeige geben kleinere und größere Strangvarizen, dagegen weniger sackförmige Knoten und ausgedehnte Stammvarizen. Gegenanzeige ist gegeben bei Herz- und Niereninsuffizienz, excessivem Hochdruck, Altersschwäche, Arteriosklerose, Diabetes, Schwangerschaft usw. sowie bei frischem Entzündungsstadium und Obstruktion tiefer Venen. Durchaus unzulässig sind alle Lösungen, welche eine lockere Gerinnselbildung hervorrufen. Injektionstherapie ist ambulant durchzuführen (bei aufrechter Haltung, also im Stehen und Gehen fließt das Blut in den Beinvenen peripherwärts; daher bei ambulanter Behandlung die Emboliegefahr gering!) sowie streng aseptisch (sonst droht Infektion, namentlich bei Nekrose durch paravenöses Infiltrat!).

II. 2. Percutane Umstechungen (Schede-Kocher) multipel (bis 100—200) mit feiner und drehrunder sog. Darmnadel (cave am Wadenbeinköpfchen N. peroneus!); nach 3—5 Tagen zu entfernen und mit Kompressionsverband aufstehen lassen; angezeigt bei ausgedehnter Erkrankung, spez. bei nicht positivem Trendelenburgschem Versuch, am besten auch nur neben Resektion.

2a. Subcutane Discisionen (Klapp) ebenfalls multipel mit feinem sichelförmigem Messer: Tenotom oder Saphenotom (ähnlich wie 2 und wie dies am besten zu kombinieren mit 3 und 4 bzw. 5).

3. Ligatur oder besser Resektion der V. saphena magna (Trendelenburg 1891). Technik: In Lokalanästhesie Längs- oder besser Schräg- oder Querschnitt ziemlich hoch oben, nämlich etwa handbreit unter dem Leistenband, jedenfalls oberhalb der Grenze des oberen und mittleren Oberschenkeldrittels innen von den Schenkelgefäßen über dem vorher markierten Stamm der V. saphena magna dicht an der Einmündung in die V. femoralis; Freilegung der V. saph. oder bei hoher Teilung ihrer 2—3 Hauptstämme bis auf die Fascie; doppelte Unterbindung mit Resektion eines mehrere (6—8) Zentimeter langen Stücks; Hautnaht; Kompressionsverband und Hochlagerung für 2—3 Wochen. Bisweilen droht Thrombose, evtl. fortschreitende mit Gefahr der Thromboembolie. Besserung oder Heilung in 25—75%. Thromboemboliegefahr (½—1%). Als alleinige Operation nur angezeigt bei positivem „Trendelenburg", d. h. bei Varizen der V. saphena magna, falls deren Klappen insuffizient geworden sind und demgemäß in deren Rohrsystem die ganze Blutsäule der sonst bis zum Herz klappenlosen Venen lastet, füllen sich die Varizen nicht oder nur ganz allmählich und schwach, wenn man das durch etwas Hochlagern und Ausstreichen vom Venenblut entleerte Bein unter Kompression des Hauptstammes der V. saphena magna über den Bettrand senkt, dagegen sicht- und fühlbar sofort und stark, wenn man die Kompression dann fortläßt (Trendelenburgsches Zeichen); läßt man bei komprimiertem Hauptstamm den Patienten herumgehen, so werden bei Klappeninsuffizienz mangels Blutzuflusses von oben die Krampfadern leer gepumpt, aber stärker gefüllt, wenn eine Obstruktion der tiefen Beinvenen besteht (Perthessches Zeichen).

4. Mehrfache Resektionen von verschiedenen kleinen Einschnitten unter Hervorziehen der subcutan isolierten Venenstränge (Narath); angezeigt bei weit ausgedehnten Stammvarizen oder großen Knotengeflechten mit Seitenverbindungen; am besten in Verbindungs mit Saphenaresektion; Besserung oder Heilung in 80—90%.

5. Subcutane Resektion des ganzen Saphenastammes (Babcock); Technik: Kleiner Einschnitt am Saphenastamm oben am Oberschenkel, centrales Ende unterbinden, in peripheres Ende einen langen biegsamen Kupferdraht mit je einem dicken und einem dünnen Knopf am Ende einführen möglichst weit, evtl. bis nahe zum inneren Knöchel, hier auf den Sondenknopf einschneiden, peripheres Ende unterbinden, centrales Ende einbinden, Sonde samt Vene nach oben oder unten langsam und gleichmäßig herausziehen, wobei die Seitenäste abreißen, aber unter Intimaaufrollung und Gefäßrohrretraktion die Blutung bald steht, Hautnaht, Kompressionsverband; angezeigt bei ausgedehnten Stammvarizen mit positivem Trendelenburgschen Versuch, aber nicht bei diffusen, spez. verästelten Varizen.

6. Exstirpation von Schrägschnitt evtl. mit Keilexcision der verdünnten und verwachsenen Haut (Madelung); angezeigt bei umschriebenen Venenpaketen in Geschwulstform mit verwachsener Haut; Erfolg gut, aber Narben häßlich und empfindlich, daher nur angezeigt in besonderen Fällen.

7. Spiralige Umschneidung des Unterschenkels evtl. in mehreren (3—6) und ca. 10 cm voneinander entfernten Spiralen vom Knie bis Fuß: sog. „Ringelschnitt" mit doppelter Ligatur aller erweiterten Venen bis auf die Fascie mit oder besser ohne Wundtamponade (Rindfleisch); angezeigt nur ganz ausnahmsweise in ausgedehnten schwersten Fällen; Gefahr von Ödem und Elephantiasis sowie häßliche Narben, daher nicht allgemein anerkannt.

8. Anastomose zwischen V. saphena und V. femoralis (Delbet) zur Einschaltung von Klappen der letzteren, deshalb am besten 7—12 cm unterhalb der Einmündung der ersteren (also distal von den Klappen); unsicher, auch eingreifend und nicht unbedenklich wegen Thrombosegefahr, daher verlassen.

Bei Thrombophlebitis: Bettruhe, Hochlagerung, Volkmannsche Schiene, Prießnitzumschlag für einige (ca. 3) Wochen; später Fön, Heizkissen, Sonnen- und Röntgenbestrahlung und Ichthyol-, Jod- oder graue Salbe, sowie elastische Wicklung bzw. Strumpf- oder besser Zinkleimverband (nach Abklingen der Entzündungserscheinungen); cave Körperbewegung und Massage (Gefahr der Thromboembolie!); man achte auf Absceßbildung auch in der Tiefe z. B. an der Wade und mache gegebenenfalls Incision; bei Pyämie empfiehlt sich Unterbindung der V. saphena magna oder besser der V. femoralis oder iliaca ext.; einzelne thrombosierte und mit der Haut verwachsene Knoten kann man nach Abklingen oder bei Fehlen von Entzündungserscheinungen samt der deckenden Haut ausschneiden.

Bei Blutung: Bettruhe, Hochlagerung, Kompressionsverband; evtl., aber nur ausnahmsweise Unterbindung oder Umstechung der umliegenden Venen; dazu Hämostyptika.

Bei intrakutanen Varizen, wie sie gelegentlich ausgedehnt in „Besenreiser"form vorkommen und weder durch Injektion noch durch Operation angreifbar sind, kann eine kosmetische Verbesserung versucht werden durch Konterisation mit Mikrobrenner, Elektrokoagulation, Kohlensäureschnee, Röntgen- oder Radiumbestrahlung (ähnlich wie bei Haemangioma simplex s. da).

F. Unterschenkelgeschwür oder Beingeschwür (Ulcus cruris).

Vorkommen: Häufig; spez. bei der arbeitenden und armen Bevölkerung; überwiegend bei Frauen („Allerweltsleiden").

Entstehung:

a) Ganz überwiegend bei Varizen (sog. „Ulcus cruris varicosum") bei dem sog. varicösen Symptomkomplex durch Zirkulationsstörung (venöse Stauung mit erleichtertem Gewebszerfall und erschwerter Heilung durch ein Sauerstoff entbehrendes und Stoffwechselreste enthaltendes Blut!), Fettpolster- und Hautschwund, auch durch Ekzem, Kratzeffekt, Trauma oder Varixruptur oder durchgebrochene Thrombophlebitis.

b) Sonst bei scharfer oder stumpfer Verletzung (Quetschung, Scheuern, Kratzen usw.), komplizierter Fraktur, Verbrennung und Erfrierung, Nervenlähmung, Knochensequestrierung usw. Auch hierbei ist aber eine Gewebsdisposition, meist eine varicöse zur Geschwürsausbildung erforderlich. Unfallzusammenhang ist daher für das Beingeschwür nur ausnahmsweise gegeben, wenigstens auf die Dauer sehr selten, am ehesten bei Verletzung, spez. kompliziertem Bruch bzw. Schuß, bei Krampfadern aber nur vorübergehend bis zur Geschwürsabheilung, während hier später, vor allem abseits der Unfallstelle auftretende Geschwüre dem natürlichen Verlauf des vorstehenden Krampfaderleidens zuzuschreiben sind.

Lokalisation: Unterschenkel, spez. in dem Abschnitt vom Knöchel bis zur Unterschenkelmitte, also untere Hälfte (dagegen nur ganz selten obere!), auch öfters hinter einem, spez. innerem Knöchel; links häufiger und stärker als rechts, ebenso wie die Varizen (linkes Bein ist das Stand- und Sprungbein, überhaupt mehr belastet im allgemeinen!).

Symptome: Schlecht heilende Hautdefekte verschieden (linsen- bis handteller-) groß, evtl. zirkulär; Granulationen entweder frisch oder faul, manchmal schlaff („glasig") oder üppig („geschwulstartig"); Grund mehr oder wenig granulierend, bisweilen schmierig bis grünschwarz belegt, evtl. jauchend und stinkend; Ränder nicht scharf und nicht erhaben, bisweilen hart (callös) oder unterminiert (sinuös); Haut der Umgebung gewöhnlich varicös, evtl. ekzematös (meist schuppend) oder narbig oder schilfernd oder bräunlich oder ödematös.

Formen: Erethische und torpide, dazu callöse, phagedänische u. a.

Komplikationen:

1. Ausbreitung in Fläche und Tiefe.

2. Verwachsung mit unterliegender Fascie, Muskeln, Sehnen, Knochen; anschließend Muskelatrophie, Sehnenverlötung, Periostitis und Gelenkversteifung (durch Gewohnheits-, auch durch Narbencontractur; spez. am Sprunggelenk).

3. Entzündung mit Erysipel (häufig; öfters habituell!) oder Lymphangitis oder Thrombophlebitis oder Phlegmone oder Sepsis (letztere selten wegen der Verödung der Lymph- und Blutgefäßbahnen in der Umgebung chronischer Geschwüre!).

4. Ödem und evtl. Elephantiasis, spez. bei zirkulärem oder bei öfters entzündetem Geschwür nebst Thrombophlebitis, Erysipel u. a.

5. Carcinom (nicht ganz selten bei langbestehendem Geschwür; s. da!).

6. Amyloiddegeneration infolge langdauernder Eiterung.

7. Mischinfektion (Streptokokkeninfektion, Pyocyaneus, Fuso-Spirillose, Diphtherie u. a.).

Diagnose: vgl. Symptome; dazu u. U. chemische (Harn auf Zucker), bakteriologische (Wundinfektionserreger), serologische (Wassermannsche Reaktion), biologische (Tuberkulinreaktion sowie Temperaturmessung und Blutkörperchensenkungsprobe) und histologische (Tuberkulose, Carcinom) Untersuchung. Vorhandensein von Varizen ist nicht ohne weiteres ausschlaggebend für Ulcus cruris varicosum, da solche häufig sind und neben andersartigem Beingeschwür vorhanden sein können; umgekehrt dagegen spricht Fehlen von Varizen gegen varicöses Geschwür; im übrigen ist differentialdiagnostisch wichtig Sitz und Aussehen der Geschwüre.

Differentialdiagnose: Syphilis, Tuberkulose, Carcinom und Trophoneurose (s. da!), sowie traumatisches, narbiges, diabetisches, diphtherisches nekrotisches und eitriges Geschwür.

Prognose: Spontanheilung bei sachgemäßer Behandlung, spez. bei genügender Schonung oder gar Bettruhe bzw. Hochlagerung, aber auch schon bei elastischer Wirkung möglich, aber schwierig zumal bei der Arbeiterbevölkerung wegen Schonungsmangels oder Vernachlässigung oder Kurpfuscherei; das Unterschenkelgeschwür ist meist langwierig und rückfällig, daher eine

„Crux medicorum", und namentlich zur arbeitsärmeren und kalten Winterzeit sind die Kranken- und Sichenhäuser mit solchen chronisch Kranken stark und lange belegt.

Therapie: a) Konservativ:

I. Geschwürsbehandlung: 1. Reinigen mit warmem Seifenwasser (tägl. 10 bis 15 Min.), Äther oder besser Benzin und Spiritus; bei torpidem Geschwür Abreiben mit Tupfer oder Ätzen mit Jodtinktur, Chlorzink, Carbolsäure, Kohlensäure oder Touchieren mit Höllensteinstift oder Abkratzen mit scharfem Löffel oder Verschorfen mit Thermokauter oder Hochfrequenzstrom; auch Fön, Glühlichtbestrahlung, Diathermie, künstliche Höhensonne, Röntgenstrahlen, Massage, Kochsalz-, Novocain-, Blut- u. a. Infiltration usw.

2. Verband, und zwar bei schmierig belegtem Geschwür mehrmals (2 bis 4mal täglich) halbfeucht mit Fenchel-, Feldkümmel- oder Kamillentee bzw. Kamillosan, 2% Bleiwasser, 2% essigsaurer Tonerde, 10—20% Tannin, 1—4% Chlorkalk, Burowscher Lösung, 1—3% Wasserstoffsuperoxyd, 10% Kochsalzlösung, 1% Kal. permang., 1% Salicylsäure-, Resorcin-, Höllensteinlösung, Spiritus, Campherwein usw. oder trocken mit Jodoform (Vorsicht wegen Geruchs und Idiosynkrasie!), Hydr. sozojodol., Ichthyoform, Crurin, Yatren, Dermatol, Wismut, Bolus, 1% Höllensteinbolus, Tierkohle, Zucker, Albertan, Granugenolpuder, Silargel, Silberbolus, Perulenicet, Boluphen, Xeroform, Vioform, Airol, Ichthargan; Orthoform oder Anästhesin oder Percain oder Panthesin bei Schmerzen! oder mit Salbe oder Paste: 5—10% Bor-, Zink-, Wismut-, Präcipitat-, Hydrarg. rubr.-, Lokopan-, Granugenol-, Multival-, Yatren-, Dermatol-, Protargol-, Simanit-, Enzym-, spez. Pankreas-, Iletin-, Perubalsam- (evtl. mit 1% Höllenstein), Dermatol-, Nafalan-, Tumenolzink-, Ichthyol-, Philonin, Lyssia, Varicosan-, Hamamelis-, Lenigallol-, Desitin-, Ratanhia-, Ungt. basilic. c. Myrrhentinktur 10:1; zur Überhäutung auch 8% Scharlachrot- oder 2% Pellidol- oder Epithensalbe oder mit Lebertran bzw. Unguentolan oder Desitinolan, Perubalsam usw. sowie Blaugaze bzw. Pyoktanin oder Silberfolie. Wichtig ist bei der Geschwürsbehandlung ein öfterer Wechsel der verschiedenen Mittel bzw. ihrer Applikationsform je nach dem Geschwürszustand sowie Pflege des begleitenden Ekzems in der Wundumgebung mit Zink-, Granugen-, Desitin-, Lenigallolzinkpaste od. dgl.; auch Esiderm, Pyoctanin u. a.

II. Behandlung der Blutumlaufstörung: Hochlagerung, evtl. Bettruhe (möglichst nicht nur bis zur Geschwürsheilung, sondern bis zur kräftigen Vernarbung!) oder ambulant mit **Kompressionsverband** nach Hochlagern, Reinigen und Wundverband mit antiseptischem Puder od. dgl., evtl. auch Gummischwammkompression durch Trikotschlauch-, Ideal- oder (weniger gut, weil luftundurchlässig!), Gummibinde bzw. -strumpf oder Heftpflasterverband nach Baynton oder Klebro- bzw. Elastoplast od. dgl. -binde oder Peptonpaste nach Schleich oder (billiger) Zinkleimverband nach Unna, auch fertig beziehbar als sog. „Varicosan"-, Glauko-, Simavarix- od. dgl. Binde (Technik: Rp. Zinci oxyd., Gelatine āā 20,0 Glycerin, Aq. font. āā 80,0 mit mehr Zinkoxyd; aufpinseln und darüber Gaze- oder Stärkebinde; 3—4mal wiederholt; wechseln nach Durchtränkung: zunächst alle ½, später 1—4 Wochen; evtl. gefenstert an der Wunde; vgl. Verbandlehre!), außerdem zur Behebung der Blutstauung Wasserbehandlung, sowie Massage und Gymnastik.

b) Evtl. **operativ,** spez. bei callösem, torpidem oder verwachsenem Geschwür:

1. **Circumcision** (Nußbaum) durch Umschneidung des Geschwürs einige (2—3) Zentimeter vom Geschwürsrand entfernt bis auf die Fascie; zirkulär oder doch an zwei Seiten längs.

2. **Excision** mit anschließender Hautdeckung oder Spontanheilung.

3. **Hautdeckung** durch freie Epidermis- oder Cutistransplantation oder durch gestielten Lappen aus der Nähe oder Ferne (z. B. vom anderen Ober- oder Unterschenkel auf die Ferse) nach Reinigung und evtl. Excision des Ulcusdefekts vgl. Allg. Chirurgie, Transplantation!

4. Amputation (am Unterschenkel oder ausnahmsweise wenn angezeigt nach Pirogoff od. dgl. mit Geschwürsdeckung durch das überschüssige Hautmaterial des Fußes); heutzutage nur noch ausnahmsweise bei ganz schweren Fällen mit unerträglichen Schmerzen, Jauchung und Blutung, zirkulärem Ulcus, Elephantiasis, Fußversteifung, Arbeitsbehinderung usw.

Außerdem **kausal** (Varizenoperation oder -injektion, gelegentlich auch Nervendehnung, -injektion, -vereisung oder -resektion, Sympathektomie usw.).

Anmerkung 1. Syphilitisches Unterschenkelgeschwür.

Vorkommen: Bei Lues II oder III, in letzterem Fall ausgehend von Haut oder Knochen (Tibia), auch bei Lues congenita.

Symptome: Form kreisrund oder bogen-, oft nieren-, girlanden- oder schlangenförmig (durch Verheilen konkav- und Fortschreiten konvexwärts bzw. durch Zusammenfließen mehrerer Geschwüre); Grund speckig belegt; Ränder steil und scharf geschnitten „wie mit Locheisen ausgestanzt"; Narben strahlig und zunächst kupferbraun, später weißlich-glänzend.

Lokalisation: Überall und oft auch an Stellen, wo das varicöse Unterschenkelgeschwür nicht vorkommt, d. h. in der oberen Hälfte des Unterschenkels, spez. an Wade und Knie oder Oberschenkel; allerdings auch oft andernorts, spez. an Stellen mit über Knochen gespannter Haut z. B. an Tibia- und Knöchelgegend; oft multipel.

Diagnose: U. a. Wassermannsche Reaktion und Erfolg antisyphilitischer Kur sowie Vorgeschichte, Symptome und Lokalisation (s. o.).

Differentialdiagnose: Ulcus cruris varicosum (Varizen fehlen oft bei syphilitischem Geschwür, können aber natürlich auch gleichzeitig vorhanden sein; Unterschenkelgeschwüre ohne Varizen sind in dubio syphilisverdächtig, ebenso Geschwüre oberhalb der Unterschenkelmitte!).

Prognose: Bei spezifischer Behandlung meist rasch ausheilend.

Therapie: Antisyphilitisch (Jodkali usw.); lokal Jodoform, graue Salbe od. dgl.

Anmerkung 2. Tuberkulöses Unterschenkelgeschwür.

Vorkommen: Bei Skrophulose, Lupus, Tuberkulose von Haut oder von tieferen Geweben; u. a. an der Wade bei barfußlaufenden Kindern. Vgl. auch Erythema induratum Bazin (s. o.).

Symptome: Grund matt-graurötlich evtl. mit Tuberkelknötchen; Ränder flach und unterminiert; öfters multipel.

Diagnose: Vorgeschichte, Klinik, Befund und Tuberkulinreaktion!

Therapie: Außer Allgemein- (u. a. Leberthran, Jod usw.) und Lokalbehandlung (u. a. künstliche Höhensonne oder besser Röntgenbestrahlung) evtl. Auskratzung und Jodoformbehandlung oder Excision mit Hauttransplantation.

Anmerkung 3. Carcinomatöses bzw. sarkomatöses Unterschenkelgeschwür.

Vorkommen: Bei Carcinom, auch auf Boden langdauernder Beingeschwüre, selten bei Sarkom.

Symptome: Warzen- bis kraterförmig mit erhabenen und harten („wallartigen") Rändern; zugleich fortschreitend nach Fläche und Tiefe; Lymph- oder Blutmetastasen fehlen meist.

Diagnose: u. a. Probeexcision mit histologischer Untersuchung.

Differentialdiagnose: Kallöses Krampfadergeschwür.

Therapie: Gründliche Ausschneidung im Gesunden nebst Nachbestrahlung; nötigenfalls Gliedabsetzung.

G. Elefantenfuß oder -bein (Elephantiasis cruris).

Ursache und Vorkommen: a) Angeboren infolge amniotischer Schnürung oberhalb (gelegentlich vorkommend und erkennbar an der zentralen Schnürfurche), vielleicht auch vereinzelt auf Grund ererbter Konstitution (E. congenita).

b) Häufig und endemisch in den Tropen infolge der durch Mücken u. a. Gliederfüßler übertragenen und im Blut als Larve nachweisbaren Filaria sanguinis hominis (Bancrofti) ebenso wie an Scrotum oder Vulva (E. tropica).

c) Selten und sporadisch, aber mit Vorliebe am Unterschenkel bei uns (E. nostras): 1. Infolge langdauernder spez. rezidivierender Entzündungen z. B. bei Erysipel, Phlegmone, Lymphangitis, Thrombophlebitis spez. Phlegmasia alba dolens, chronischem Ekzem, varicösem, tuberkulösem und syphilitischem Unterschenkelgeschwür, osteomyelitischer, tuberkulöser und syphilitischer Knochenerkrankung usw. 2. Infolge chronischer Zirkulationsstörung z. B. bei Quetschung, Schußverletzung, Fraktur, eingeheiltem Fremdkörper, Verbrennung, Erfrierung, Varizen, Geschwulst usw. 3. Infolge Lymphstauung z. B. bei Tuberkulose, Geschwulstbildung bzw. Rezidiv usw. sowie bei Totalexstirpation carcinomatöser, tuberkulöser oder vereiterter Leistendrüsen usw.

Pathologische Anatomie: Chronisch-entzündliche Wucherung (Hyperplasie) des Bindegewebes (zellarm mit stellenweisen Zellanhäufungen in Form perivaskulärer Infiltrate) an Haut, Unterhaut und evtl. Fascie bzw. Muskulatur nebst sekundärer Muskelatrophie, Periostitis, Knochenverlängerung und Gelenkbehinderung sowie Lymphangiektasie.

Symptome: Haut verdickt und ödematös infiltriert, daher schwer oder gar nicht in Falten abhebbar und stellenweise mit stehenbleibendem Fingerdruck; evtl. Epidermis schuppenpanzerartig, Gliedmaße unförmlich („elefantenartig") vergrößert mit massigen Wülsten und dazwischen mit Schmutz, Epithel, Talg usw. enthaltenden Rinnen.

Komplikationen: Ekzem, Erysipel, Rhagaden, Geschwüre und Papillome, sowie Knochenverdickung und -verlängerung, Gelenkbehinderung, Muskelatrophie usw.

Verlauf und Prognose: In mehreren (5—10) Jahren sich ausbildend, meist beginnend im 2.—3. Jahrzehnt und langsam, aber stetig fortschreitend.

Differentialdiagnose: Elephantitis teleangiectodes, lymphangiectodes und neurofibromatosa (angeboren!) sowie partieller Riesenwuchs (Knochenvergrößerung!), auch Ödem, Lipomatosis und Erythrocyanosis crurum puellarum.

Therapie: Wenn möglich kausal (z. B. bei Ekzem, Erysipel, Varizen, Ulcus, Osteomyelitis, Lues, Tuberkulose, Tumor, Fremdkörper usw.); sonst:

a) Konservativ: Bettruhe, Hochlagerung, Kompression mit elastischer bzw. Gummibinde bzw. Strumpf, auch Zinkleimverband, heiße Bäder und Prießnitz- oder Salicylsäure-Alkoholverband bzw. -waschungen, Moor- oder Senfmehlpackungen, Bewegungsübungen, Massage, Wärme (Fön, Heißluft, Diathermie, Lichtkasten usw.), Bestrahlung, Arterienkompression, Fibrolysin, Jodkali, Arsen, Calcium, Hormone, Reizkörper-, Vaccine- und Serumtherapie usw.; außerdem evtl. Berufswechsel!

b) Operativ: Alkoholinjektion, Skarifikation und punktförmige Ustion unsicher und nicht ungefährlich; daher besser:

1. Massige Keilexcisionen „melonenscheibenartig" aus Haut und Unterhaut; besser:

2. Anlegung von Fascienfenstern (Lanz-Kondoleon-Payr), d. h. Excision von langen und breiten Fascienstreifen. (Zweck: Ableitung der Lymphe durch die tätige Muskulatur infolge Schaffens einer Verbindung zwischen oberflächlichen und tiefen Lymphbahnen!) nebst entspr. Cutis- und Subcutisexcision und Annähen der Muskulatur in großer Ausdehnung.

3. Fadendränage: durch subcutan und am besten auch subfascial fast in ganzer Gliedlänge und in allen 4 Quadranten eingelegte dicke Seidenfäden Fascienstreifen, Röhren usw. (Lymphangioplastik nach Handley; aber nur wirksam bei reiner Saftstauung ohne fibröse Induration spez. bei Elephantiasis der oberen Extremität nach Mammacarcinom usw., dagegen nicht bei Elephantiasis der unteren Extremität nach Varizen und Thrombophlebitis).

4. Evtl., aber mit Gefahr der Gangrän (daher fast nur vor 5!) Ligatur der Hauptarterie (A. femoralis oder iliaca ext.) bzw. periarterielle Sympathektomie.

5. Ausnahmsweise (spez. bei bedrohlicher Infektion oder unbrauchbarem Glied mit Schmerzen, Blutungen, Ulceration, Gelenkbehinderung usw.) Gliedabsetzung, falls soziale Indikation dazu zwingt.

Vor- und Nachbehandlung konservativ (s. o.), spez. Hochlagerung bzw. Bindenwicklung, sowie Wärme, Massage und Bewegungsübungen, später elastischer Strumpf.

Zusatz: Dickhaut an den Unterschenkeln junger Mädchen (Erythrocyanosis crurum puellarum).

Wesen: Es handelt sich nicht um Lymphstauung, sondern um Veränderung von Haut- und Unterhautzellgewebe mit derber (polsterartiger) Verdickung und blauroter Hautverfärbung, verbunden mit Lichen pilaris an den Unterschenkeln von den Knöcheln aufwärts bis zur Wade und evtl. auch oberhalb der Kniee an den Oberschenkeln; dazu Jucken und Schmerzen manchmal.

Vorkommen: Bei jungen Mädchen mit bestimmtem (rusticarem?) Typ an den Beinen und bisweilen auch an den Armen.

Ursache: Konstitution (endokrine Störung) verbunden mit chronischer Kälteschädigung bei kurzem Rock und dünnen (Flor-)Strümpfen.

Therapie: a) allgemein: Hormone (Schilddrüse und Eierstock, z. B. Thyreoidin Progynon), auch Eisen-Arsenpräparate und Diät; b) örtlich: Wechselbäder, Spirituspackungen, Ichthyol oder Jod, Diathermie, Licht- und Heißbäder, Massage u. dgl.; dazu passende Bekleidung: warme oder doppelte Strümpfe, weite und hohe Schuhe, langer Rock (cave dünne Strümpfe, enge Schuhe und kurzer Rock!), auch elastischer Strumpf oder Zinkleimverband in gewissen Fällen zu versuchen.

H. Geschwülste.

a) Weichteile: Fibrome, Lipome, Häm- und Lymphangiome, Neurofibrome, Carcinome (an der Haut; öfters im Anschluß an varicöses, syphilitisches oder tuberkulöses Unterschenkelgeschwür, Ekzem, Lupus, Osteomyelitisfistel usw.; warzen- oder kraterförmig; evtl. mit komedonenartigen Pfröpfen und mit wallartig erhabenen und harten Rändern, sowie fortschreitend wachsend und zerfallend, dabei aber im allgemeinen langsam verlaufend und spät metastasierend (wohl infolge des durch die voraufgegangenen Prozesse bedingten Blut- und Lymphbahnabschlusses; differentialdiagnostisch cave üppige Granulationen bei einfachem Ulcus; evtl. Probeexcision), Sarkome (an der Haut auch als Melanosarkom auf dem Boden von Pigmentmälern, sowie sonst an Fascie, Sehnenscheiden usw.).

b) Knochen: Exostosen (selten an Fibula-, häufiger an Tibiametaphysen, spez. oberer; evtl. störend durch Größe oder Nervendruck; dann abzumeißeln!), Enchondrome, Fibrome, Sarkome (häufig, spez. an oberer Tibiaepiphyse; myelogen oder periostal; erstere öfters auch als umschriebene und langsam wachsende, braunrote sog. Riesenzellensarkome oder als pulsierende sog. „Knochenaneurysmen"; differentialdiagnostisch cave Ostitis fibrosa, chronische Osteomyelitis, Syphilis, Tuberkulose), Carcinome (nur metastatisch; u. a. bei Mammacarcinom) sowie Metastasen von maligner Struma, Hypernephrom usw.

Therapie: Bei gutartigem Tumor Exstirpation, u. U. auch bei den gutartigen sog. myelogenen Riesenzellensarkomen der Weichteile und Knochen in Form der Auskratzung, sonst ausnahmsweise Resektion; meist Gliedabsetzung (Knieexartikulation oder Amputatio femoris osteoplastica nach Gritti od. dgl. oder Oberschenkelamputation).

51. Abschnitt: Fuß und Zehen.

A. Mißbildungen.

(Außer den angeborenen Contracturen)

vgl. Hand und Finger!

1. Syndaktylie, d. h. Verschmelzung von Zehen und evtl. auch von Mittelfuß und Fußwurzel; meist (wie an den Fingern) in den mittleren; aber im Gegensatz zu den Fingern hier gewöhnlich zu belassen, da funktionell und kosmetisch bedeutungslos.

2. Polydaktylie, d. h. Überzahl der Zehen; (wie an der Hand) meist an der Außen- oder Innenseite, selten in der Mitte; am häufigsten an jedem Fuß 6, dann 7—9, selten bis 11; öfters kombiniert mit Syndaktylie oder zugleich beiderseits oder zugleich auch an den Händen.

3. Oligodaktylie, d. h. Fehlen von Zehen.

4. Makrodaktylie, d. h. Zehenvergrößerung durch Überzahl von Phalangen (z. B. Großzehe mit drei Gliedern).

5. Mikrodaktylie, d. h. Zehenverkleinerung durch Minderzahl oder durch Verkürzung von Phalangen.

6. Ektrodaktylie, d. h. Fehlen von ganzen Zehen- und Fußabschnitten: Zehen, Mittelfuß, Fußwurzel, Unter- und Oberschenkel: Peropus, evtl. verbunden mit entsprechender Handdeformität: Perochirus bzw. Perodaktylus (Peromelus); auch in Form des bis in die Fußwurzel „hummerscherenartig" gespaltenen Fußes (sog. „Spaltfuß"), wobei gewöhnlich ein oder mehrere Mittelfußknochen samt Zehen fehlen.

7. Klinodaktylie, d. h. Abweichung nach der Seite z. B. am 1. Metatarsus medialwärts (sog. „Metatarsus adductus oder varus").

8. Partieller Riesenwuchs.

a) Angeboren:

α) Wahrer, d. h. alle Gewebe (Knochen und Weichteile) gleichmäßig betreffend; auch sog. „angeborener partieller Riesenwuchs" vgl. Allg. Chirurgie, Knochenerkrankungen!

β) Falscher, d. h. einzelne Gewebe besonders betreffend, z. B. Fettgewebe an Zehen und Vorderfuß.

b) Erworben: Bei Akromegalie (s. da).

Therapie: Bei Funktionsstörung Excision oder Resektion oder Gliedabsetzung; bei falschem Riesenwuchs evtl. Geschwulstexstirpation.

B. Verletzungen.

1. Fußverstauchung (Distorsio pedis).

Vorkommen: Sehr häufig.

Entstehung: Umkippen des Fußes beim Auftreten auf eine Kante oder beim Einklemmen in Loch, Wagenfurche usw., und zwar häufig bei forcierter Adduction, seltener Abduction (hier eher Knöchelbruch als Zerreißung des starken inneren Bandapparats!); begünstigend wirkt Fußdeformität (Knickfuß usw.) und ungeeignetes Schuhwerk (Halb- und Stöckelschuhe).

Symptome: Gelenkschwellung und -bluterguß sowie Schmerzen spontan, bei Auftreten bzw. Fußbewegungen (und zwar bei forcierter Ad- und Abduction, aber weniger bei Beugung und Streckung) und auf Druck (im Gelenkspalt, vor den Knöcheln und an den Bandansatzstellen; dagegen nicht im Bereich der Knöchel und Fußwurzelknochen).

Diagnose: U. a. Röntgenbild (gegenüber Fraktur!).

Differentialdiagnose: Knöchel- oder Fußwurzelbruch, Plattfuß, Tuberkulose usw.

Therapie: Bettruhe, Schiene und Umschlag bzw. Eisblase (für ½ bis 1 Woche); später Bäder, Heißluft oder Glühlicht, Massage und Bewegungen;

zum Aufstehen zunächst elastische oder Klebro- bzw. Elastoplastbinde oder Heftpflasterverband nach Gibney oder Wattestärkebindenverband od. dgl.; später hoher und fester Schnürschuh evtl. mit Plattfußeinlage; Bandage bzw. elastische Fußkappe.

2. Peroneussehnenluxation: Angeboren oder meist erworben (traumatisch); Therapie: fester Verband, evtl. Operation: Nahtfixation mit Verstärkung durch freitransplantierten Fascien- oder gestielten (heruntergeklappten) Periostknochenlappen evtl. nach Vertiefung der Knochenrinne. Vgl. Unterschenkel!

3. Muskel- und Sehnenruptur: Z. B. an M. peroneus longus oder brevis (hier als Rißbruch der Tuberositas ossis metatarsi 5 s. da), plantaris oder extensor digitorum (vgl. Fingerstrecksehnenriß!).

C. Entzündungen.

a) Äußere Bedeckungen.

1. Furunkel und Karbunkel: Selten und nur an Fuß- und Zehenrücken.

2. Interdigitalgeschwür (zwischen den Zehen) durch Intertrigo (vgl. intertriginöses Ekzem!) oder durch sog. „inneres" Hühnerauge (s. u.) spez. bei unzweckmäßigem Strumpf- und Schuhwerk oder bei Schweißfuß; differentialdiagnostisch cave Ulcus molle, Syphilispapel und Carcinom.

3. Phlegmone, Lymphangitis und **Erysipel** vgl. Unterschenkel! Eiterung kann sein:

a) Subepidermal (als sog. „Eiterblase" bei infizierter Wunde durch Scheuerung oder Druck).

b) Subcutan (z. B. sekundär bei oberflächlicher und primär bei tiefreichender Verletzung).

c) Subfascial (spez. bei Splitter- oder Nadelverletzung).

Therapie: Incision unter Schonung der Gefäße, Nerven und Sehnen (daher längs!) und der Fußauftrittfläche (daher am inneren oder äußeren Fußrand oder in der Fußhöhlung!).

4. Tuberkulose der Haut sowie Lupus: Manchmal kombiniert mit tuberkulöser Lymphangitis und Lymphadenitis sowie Nagelerkrankung; evtl. durchgreifend bis auf Fascie, Periost, Knochen und Gelenke; vereinzelt mit Abstoßung von Zehen oder deren Gliedern (sog. „Lupus mutilans") oder mit narbiger Zehencontractur oder mit Elephantiasis.

5. Syphilis als Papel zwischen den Zehen (durch Fingerübertragung!), Psoriasis plantaris syphilitica und Gumma in Form flacher Infiltrate oder Geschwüre; auch Nagelerkrankung: Onychia maligna (s. u.).

6. Lepra, auch als „Lepra mutilans".

7. Madurafuß. Vgl. Allg. Chirurgie, Infektionskrankheiten!

8. Frostbeulen. Vgl. Allg. Chirurgie, Thermische Verletzungen!

9. Schwielenbildung (Tyloma s. Tylosis) sowie **Kallositas** sowie umschrieben (mit einem central und vertikal in die Tiefe ragenden Zapfen oder Kegel) als **Hühnerauge oder Leichdorn (Clavus,** zu deutsch „Nagel").

Wesen: Hypertrophie der Hornschicht der Haut (Hyperkeratose).

Lokalisation: Als Schwiele spez. an den Fußstützpunkten: Ferse sowie Groß- und Kleinzehenballen; als Hühnerauge spez. über Knochenvorsprüngen am Metatarsusköpfchen von Groß- und Kleinzehe, Kleinzehe außen, zwischen den Zehen (durch Druck benachbarter Knochen als sog. „inneres" Hühnerauge, namentlich zwischen 4. und 5. Zehe durch Druck des Grundglieds 4), schließlich bei Hallux valgus oben-außen und bei Hammerzehe dorsal, soweit es sich hier nicht um Schleimbeutelbildung handelt.

Ursache: Zehendeformität und unpassendes Schuhwerk; häufig besteht Platt- oder Hohlfuß, Hallux valgus, Hammerzehe od. dgl.

Differentialdiagnose: Warzen der Fußsohle, spez. an Stützpunkten.

Komplikationen: 1. Infektion mit Tetanus, Eiterung bis Sepsis sowie diabetische Gangrän. 2. Schleimbeutelbildung unter dem Hühnerauge mit

Gefahr von Entzündung und Durchbruch nach außen oder in Sehnenscheide, Gelenk usw.

Therapie (möglichst kausal): Passendes Schuhwerk. Hühneraugen-(Filz-) ringe. Erweichen (Keratolyse) durch heißes Bad mit 1—2 Eßlöffel Pottasche oder durch Salicylsäure als $33^1/_3\%$ bis 50% Salicylsäureguttaperchapflaster („Hühneraugenpflaster") oder als 10% Salicylsäure-Kollodium (Rp. Salicylsäure 1, Milchsäure 1, Kollodium 8; 2mal tgl. aufzupinseln) bzw. Cornilin (Salicylsäureguttaplast mit Hanfextrakt), evtl. wiederholt, unter Schutz der umgebenden Haut mit Kautschukheftpflaster; darauf Abtragen. Zu versuchen Abtragen mit Messer oder Rasierhobel sowie Kohlensäureschnee, Hochfrequenzstrom, Trichloressigsäure u. dgl. Evtl. in Lokalanästhesie aseptisches Ausschneiden der Hornschicht samt centralem und konisch in die Tiefe eindringendem Kern evtl. mit Verätzen blutender Gefäße durch Höllensteinstift („Hühneraugenoperation"). Bei innerem Hühnerauge zwischen 4. und 5. Zehe evtl. Grundgliedresektion an der 4. Zehe. Röntgenbestrahlung?

10. Fasciitis der Fußsohle.

Wesen und Ursache: Schmerzhafte Knoten in der Fußsohlenfascie nach scharfer Verletzung oder Einriß bei Quetschung, Fraktur oder Luxation sowie bisweilen nach Infektionskrankheiten (Masern, Pneumonie, Influenza usw.) und bei Gicht u. dgl. (ähnlich wie Dupuytrensche Contractur in der Hohlhand).

Differentialdiagnose: Geschwülste (Lipome, Neurome, Endotheliome, Sarkome).

Folge: Evtl. Zehenbeugecontractur.

Therapie: Symptomatisch; evtl. Excision.

b) Nägel.

1. Onychia bzw. Paronychia acuta: Bei infizierter Schrunde, Einriß des zu starken Nagelwalles („Neid- oder Nietnagel") oder Verletzung (vgl. Panaritium!) sowie **Onychia chronica und maligna:** bei infizierter Verletzung sowie Tuberkulose oder Syphilis.

Therapie: Incision und evtl. Nagelextraktion; bei Tuberkulose und Syphilis Exkochleation und Jodoformpulver usw.

2. Krallennagel (Onychogryphosis).

Wesen: Hypertrophie der Nagelsubstanz mit Verdickung und Verkrümmung; evtl. „krallen- oder widderhornartig".

Vorkommen: Namentlich bei älteren Frauen; meist betroffen ist die Großzehe.

Ursachen: Anlage, spez. Platt-Spreizfuß mit Zehenverkrümmung neben Stiefeldruck oder Trauma, sowie lokale (Ekzem, Psoriasis, Ichthyosis, Erfrierung, Verätzung usw.) und allgemeine Erkrankungen (Typhus, Syphilis, Zirkulationsstörungen, Tabes, Diabetes, Arsen- oder Bleivergiftung usw.).

Therapie: Möglichst kausal, spez. passende Fußpflege und -bekleidung sowie Nagelpflege und -beschneidung; sonst zunächst Aufweichen in Sodabad, Abfeilen, Abschaben oder Abschneiden der hypertrophischen Masse und Bedecken mit Salicyl- oder Quecksilberpflaster; evtl. Nagelentfernung mit Nachbehandlung durch Salbe, später Bienenwachs; ausnahmsweise mit Entfernung der Nagelmatrix zur Verhütung des Nagelnachwachsens bei Rückfallneigung, aber dabei Fehlen des Nagelschutzes und Auftreten störender Hornwucherungen!

3. Eingewachsener Nagel (Unguis incarnatus).

Wesen: Infizierte Weichteilwunde bzw. Granulom nahe dem freien Nagelrand (Paronychie) durch Druck des Seitenrands der Nagelplatte auf den seitlichen Nagelfalz.

Vorkommen: Sehr häufig, namentlich bei jungen Leuten mit Senkfuß.

Lokalisation: Überwiegend an der Großzehe, und zwar meist außen, seltener innen oder beidrandig; öfters beiderseits.

Ursache: Abnorme Fußbildung, spez. Platt-Spreizfuß sowie unpassendes (zu enges oder zu kurzes) Schuhwerk und unrichtiges Nägelbeschneiden;

begünstigend wirkt breite Zehe, beweglicher Nagel und konvexe Krümmung desselben, sowie Platt-Spreizfuß; auslösendes Moment ist oft Tanzen, Marsch usw.

Prophylaxe: Vernünftiges (genügend breites und langes) Schuhwerk und zweckmäßiges Nägelbeschneiden (die seitlichen Kanten des vorderen Nagelrands sollen etwas über die Weichteile vorstehen; daher Nägel spez. an Großzehe nicht zu kurz und nicht konvex, sondern quer oder konkav schneiden!).

Therapie: 1. Zu versuchen Einschieben von Watte (evtl. mit Alkohol, Salicylsäure, Eisenchlorid, Plumb. subnitric., Ungt. diachylon usw. getränkter) mittels Meißelsonde zwischen Nagel und entzündete Haut und außerdem evtl. Seitwärtsziehen des Nagelfalzes durch einen unten um die Zehe herum gelegten Heftpflasterstreifen. 2. Am sichersten in Lokalanästhesie nach vorherigem Alkoholfußbad: (halbseitig oder total) Nagelextraktion durch Spalten längs in der Mitte und Herausdrehen mit der Kornzange, sowie Keilexcision der granulierenden Wunde samt betr. Teil von Nagelbett und -matrix bis auf den Knochen und bis 1 cm hinter den Nagelfalz unter gründlicher Entfernung auch seitlich des betr. Nagelmatrixteils, wodurch der Nagel entspr. verschmälert und der Nagelwall abgeflacht wird (ausnahmsweise mit Ausräumung der ganzen Nagelmatrix, wodurch das Wiederwachsen des Nagels überhaupt verhindert wird); evtl. namentlich in infizierten Fällen Jodoformgazetamponade, sonst Offenlassen, ausnahmsweise Zusammenziehen oder Nähen der Wunde oder Thiersche sche Epidermistransplantation; Bettruhe mit Hochlagern; nach 8 Tagen Bäder und Schwarzsalbeverband; passender Schuh mit Einlage. Vorher ist evtl. Entzündung zu beseitigen durch Ruhe und Umschläge bzw. Ichthyolsalbe. Voraussetzung für Heilerfolg ist Asepsis, Gewebsschonung und Adrenalinsparen bzw. -fortlassen. Einfache Nagelextraktion genügt nur ausnahmsweise. Manchmal kommt man aus mit Jodtinktur- oder Eisenchloridpinselung. Operation ist tunlichst zu vermeiden bei Arteriosklerose und Diabetes wegen Gefahr anschließender Zehengangrän; daher auch evtl. Entzündung abwarten und Adrenalin sparen oder ganz fortlassen!

c) Sehnenscheiden: Sehnenscheidenentzündung (Tendovaginitis).

Formen: Akut und chronisch.

Ursachen: Verletzung, Überanstrengung, Druck, Marsch, Rheumatismus, Gonorrhoe, Tuberkulose (primär z. B. Peroneus und Strecker oder sekundär von Knochen usw. z. B. Peronei vom Calcaneus).

Lokalisation: Tibialis-, Peroneus- und vor allem Achillessehne (hier öfters nach Marsch, Bergpartie, Schlittschuhlauf, Stiefel- und Strumpfhalterdruck u. dgl.).

Symptome: Spindelige und der Sehne in Form und Lage entsprechende, schmerzhafte und druckempfindliche, bisweilen knarrende oder knirschende Anschwellung nebst Gebrauchsstörung.

Differentialdiagnose: Ruptur und Verknöcherung der Sehnen sowie Knochenhaut- oder Schleimbeutelentzündung, Ganglion u. a.

Therapie: Zunächst Bettruhe, Schiene, Kompression und feuchter Umschlag bzw. Jod-, Quecksilber- oder Ichthyolsalbe; später Bäder, Heißluft oder Glühlicht, Massage und Bewegungen, sowie Stütz- oder elastischer Verband; bei Eiterung Incision; bei Tuberkulose Allgemein- und Lokalbehandlung, spez. Jod, Stauen, Röntgenbestrahlung usw.; evtl. Punktion und Jodoforminjektion oder Auskratzung oder Exstirpation.

d) Schleimbeutel: Schleimbeutelentzündung (Bursitis).

Formen: Akut und chronisch.

Ursachen: Trauma bzw. Überanstrengung, Gonorrhoe, Rheumatismus, Gicht, Influenza, Syphilis, Tuberkulose (meist bei gleichzeitiger Calcaneustuberkulose!); begünstigend wirkt ungeeigneter (reibender oder drückender) Schuh, vor allem Halbschuh; am oberen hinteren Rand des Fersenbeins ist bei Jugendlichen, spez. Eisläufern, Schleimbeutelentzündung häufiger.

Lokalisation: Meist als sog. „Achillodynie" mit Schmerzen und Schwellung an Bursa achillea post. s. retrocalcanea s. subachillea s. tendinis calcanei, d. h. am Ansatz der Achillessehne zwischen dieser und Calcaneus, seltener an Bursa achillea ant. d. h. zwischen Achillessehne und Fascie bzw. Haut oder an Bursa subcalcanea d. h. zwischen Calcaneus und Fußsohle als sog. „Calcaneodynie" (vgl. auch Fersenschmerz!) oder an accidentellen Schleimbeuteln bei Plattfuß, Hallux valgus und Digitus minimus varus, Hammerzehe, Hühnerauge, Hackensporn usw.

Therapie: Möglichst kausal: passender Schuh aus weichem Leder mit Ferseneinlage sowie mit ausgeweiteter und weicher Fersenkappe, auch Heftpflasterschutz oder Filzpolster; sonst symptomatisch: Umschläge, Ichthyolsalbe, Wärme, Röntgenbestrahlung u. dgl.; evtl., aber nur ausnahmsweise Operation: Schleimbeutelexstirpation nebst Abtragung von Knochenvorsprung.

e) Knochen und Gelenke, spez. Talocruralgelenk.

1. Seröse Entzündung.

Ursachen: Scharfe und stumpfe Verletzung (Kontusion, Distorsion, Fraktur und Luxation), längere Ruhigstellung, Rheumatismus, Gonorrhoe usw.

Symptome: Gelenkerguß mit Vorwölbung vorn (zu beiden Seiten der Strecksehnen) und evtl., aber meist geringer und später, auch hinten (zu beiden Seiten der Achillessehne), Schmerz (spontan, bei Bewegungen oder auf Druck), Beweglichkeitsbeschränkung und pathognomonische Stellung in leichter Plantarflexion, Probepunktion, Röntgenbild.

Therapie: Vgl. B): Bettruhe, Volkmannsche Schiene und Umschlag bzw. Jod- oder Ichthyolsalbe; später Bäder bzw. Heißluft und Diathermie, Massage und Übungen, sowie zum Aufstehen fixierender Verband (elastisch, in schweren Fällen Schusterspanstärkebinden- oder Gipsverband); evtl. Punktion.

Beste Gelenkstellung ist rechtwinkelige Beugung und leichte Supination!

2. Eitrige.

Formen: Empyem und Kapselphlegmone. Vgl. Allgemeine Chirurgie, Gelenkinfektion!

Ursachen: a) Direkt bei penetrierender Verletzung durch Stich oder Schuß, sowie bei komplizierter Fraktur oder Luxation.

b) Fortgeleitet bei infizierter Hautwunde, Phlegmone, Erysipel, Furunkel, Osteomyelitis (an Tibia, Calcaneus und anderen Fußwurzelknochen, Metatarsi); an Zehen auch von Hühnerauge, Hallux valgus, Hammerzehe, Malum perforans.

c) Metastatisch bei Gelenkrheumatismus, Septikopyämie usw.

Symptome: Allgemeine (Fieber usw.) und lokale Entzündungssymptome; sonst vgl. 1!

Folgen: 1. Durchbruch des Eiters mit Fistelung an den genannten vier Stellen der Gelenkvorwölbung, und zwar meist vorn beiderseits der Strecksehnen, seltener hinten beiderseits der Achillessehne bzw. Durchbruch in benachbarte Gelenke oder Sehnenscheiden. 2. Contractur und Ankylose.

Therapie: Vgl. 1.; evtl. operativ:

1. Punktion und evtl. Injektion (Phenolcampher, Rivanollösung u. dgl.).

2. Incision: Durch Längsschnitte vorn zu beiden Seiten der Strecksehnen und evtl. auch hinten zu beiden Seiten der Achillessehne (hinter dem inneren Knöchel Achtung auf Gefäßnervenbündel!); ausnahmsweise unter Abtragen eines Teils der Knöchel oder des Talus und bei Osteomyelitis unter Entfernung der erkrankten Knochenteile von Unterschenkelknochen, Talus, Calcaneus usw.

3. Aufklappung: Meist von lateralem Bogenschnitt (nach Kocher).

4. Resektion: Nur in schweren Fällen.

5. Gliedabsetzung: Amputation oder Exartikulation: Spez. an Zehen und Mittelfuß, aber an Großzehe möglichst unter Erhaltung des 1. Mittelfußköpfchens.

3. Gonorrhoische: Häufiger; spez. im Talokruralgelenk, sowie bisweilen im Großzehengrundgelenk (hier nicht zu verwechseln mit Gicht!); teils serös, teils eitrig bis phlegmonös; in letzterem Fall oft mit Ankylose; oft sind auch die Sehnenscheiden beteiligt; therapeutisch vgl. 1., spez. Stauen, Arthigon usw.

4. Syphilitische: Selten im Sprunggelenk usw.; öfters doppelseitig; am häufigsten als Dactylitis syph.; differentialdiagnostisch cave Tuberkulose und Arthritis deformans (Röntgenbild, Wassermannsche Reaktion, Heileffekt usw.).

5. Chronisch-rheumatische: Spez. im Talocruralgelenk und in den Zehengelenken.

6. Chronisch-deformierende.

Lokalisation und Ursachen: Öfters im Talocruralgelenk nach Gelenkverletzung (Kontusion, Distorsion, Fraktur und Luxation), bei Älteren auch spontan; sonst auch bei Entzündung (gonorrhoischer) oder bei Deformitäten von Fuß und Zehen (Pes plano-valgus bzw. transverso-planus, Hallux valgus usw.), dann namentlich im Großzehengrundgelenk.

Symptome: 1. Schmerzen. 2. Gelenkerguß. 3. Reiben. 4. Freie Gelenkkörper. 5. Knochendeformierung (spez. Sprunggelenk verdickt mit verbreiterter Malleolengabel und erniedrigtem Talus). 6. Beweglichkeitsbeschränkung. 7. Röntgenbild.

Therapie: u. a. Stützapparat; evtl. Resektion oder Amputation (z. B. nach Pirogoff).

7. Neuropathische („Osteoarthropathia tabica usw. oder Charcotsches Gelenk").

Ursachen: Tabes, Syringomyelie, Paralyse usw.

Lokalisation: Spez. Talocrural-, sowie Metatarsophalangealgelenk 1.

Symptome: Vgl. 6; öfters freie Gelenkkörper und Fußdeformität (häufiger Pes valgus bzw. transverso-planus, seltener varus, equinus, excavatus).

Differentialdiagnose: Plattfuß und Tuberkulose.

Therapie: Stützapparat; bei Eiterung Incision und evtl. Amputation, spez. nach Pirogoff; dagegen ist Resektion nicht zu empfehlen!

8. Freie Gelenkkörper: Spez. im Talocruralgelenk bei 6 und 7!

9. Gicht (Arthritis urica s. Podagra).

Wesen, Ursache und Therapie: Vgl. Allgemeine Chirurgie, Gelenkgicht!

Lokalisation: Zehengelenke, spez. Großzehengrundgelenk (Lieblingssitz!).

Formen: Akut und chronisch.

Symptome: a) Akuter Gichtanfall (meist nach Alkoholexceß, Verdauungsstörung, Erkältung oder Trauma; spez. zur Nachtzeit auftre end und mehrere Tage anhaltend): Schwellung, Rötung, Hitze und Schmerz ähnlich einer phlegmonösen Entzündung, aber ohne Lymphangitis oder -adenitis sowie ohne schwere Allgemeinerscheinungen, spez. Fieber.

b) Chronische Gelenkgicht (nach wiederholten Anfällen): Gelenkverdickung mit Gichtknoten (Tophi) in Form harter, kreideähnlicher Knoten in Gelenkumgebung, Sehnenscheiden und Subcutis; bisweilen weißlich durchschimmernd und durchbrechend.

Komplikationen: Vereiterung und Fistelung („Gichtabscesse und -ulcera"), sowie Arthritis deformans, Versteifung und Doformität bzw. Stellungsanomalie.

Diagnose: Alter, Konstitution, Lebensweise, Symptome und sonstige Gichtzeichen an Haut, Nase, Ohren, Lidern usw. sowie Eingeweiden, Röntgenbild.

Differentialdiagnose: Trauma, Tuberkulose, Gonorrhoe, Rheumatismus, pyogene Infektion, Arthritis deformans.

Therapie: a) Im Anfall: Bettruhe, Hochlagerung, Watteeinpackung oder Prießnitz- bzw. Alkoholumschlag, Eisblase oder (Ichthyol-) Salbenverband; ferner Diät, Abführen, Trinkkur und Schwitzen, sowie Colchicum, Aspirin bzw. Pyramidon oder vor allem Atophan, evtl.Morphium. b) Sonst bei lästigen oder vereiterten Tophi evtl. Excision oder Exkochleation oder Resektion oder Absetzung schwer zerstörter Zehen alter Leute; dagegen ist bei akutem Gichtanfall Incision kontraindiziert.

10. Tuberkulose auch „Fungus pedis."

Vorkommen: Häufig, aber seltener als in Hüfte und vor allem als in Knie; spez. im 1. und 2. Dezennium; öfters im Anschluß an Trauma (Distorsion usw.).

Lokalisation: Am häufigsten Talokrural- dann Talotarsal-, seltener andere Tarsal-, sowie Metatarsal- und Phalangealgelenke; meist mehrere Gelenke gleichzeitig. Reine Knochenherde sind selten, am ehesten an Calcaneus, Mittelfußknochen, spez. 1. und Zehen (vgl. Spina ventosa!), seltener an Unterschenkelknochen, Talus, Würfelbein usw.

Entstehung: Fußgelenke erkranken synovial oder häufiger, spez. bei Kindern ossal; und zwar in letzterem Falle Talokruralgelenk meist von Talus, seltener von Unterschenkelknochen, Talotarsalgelenk von Calcaneus, Würfelbein usw., Lisfrancsches Gelenk von Keil- und Mittelfußbeinen.

Pathologische Anatomie: Hydrops evtl. mit Reiskörperchen oder häufiger Fungus oder Absceß; bisweilen sog. Rheumatismus tuberculosus Poncet.

Symptome: 1. Beschwerden allmählich beginnend mit Ermüdung, Hinken, Schmerzen bei Stehen und Gehen, sowie auf Druck.

2. Gelenkschwellung von typischer Form z. B. a) am oberen Sprung- oder Fuß- oder Talokruralgelenk „sattelförmig" oberhalb der Knöchel.

b) Am unteren Sprung-, Fuß- oder Talotarsal- spez. Chopartschen Gelenk „spindelförmig" vorn unterhalb der Knöchel bis über den Fußrücken und hinten zu beiden Seiten des Achillessehnenansatzes, evtl. „spornförmig" um den Calcaneus.

3. Pathognomonische Stellung z. B. a) am oberen Sprunggelenk in leichter Plantarflexion. b) am unteren Sprunggelenk: α) an Articulatio talo-calcanea in Supination, β) an Articulatio talo-navic. in Pronation.

4. Beweglichkeitsbeschränkung.

5. Röntgenbild (starke und diffuse Knochenatrophie mit Verschwinden der Bälkchenzeichnung und mit Trübung der Knochenstruktur, sowie evtl. isolierte [helle] Knochenherde, Sequester und Eiterschatten).

6. Probepunktion mit entspr. Untersuchung.

Folgen: 1. Vereiterung mit Durchbruch nach außen (vorn beiderseits von den Strecksehnen, hinten beiderseits von der Achillessehne oder entfernt vom Herd) oder nach innen (in Sehnenscheiden). 2. Wachstumshemmung. 3. Fußdeformität, spez. Platt- oder Klumpfuß.

Diagnose: Schwellung, Kapselverdickung, Stellung, Bewegungsbeschränkung, Röntgenbild; evtl. Punktion.

Differentialdiagnose: Traumatische Affektion (Distorsion usw.), Plattfuß spez. entzündlicher, chronischer Rheumatismus, Syphilis, Gonorrhoe, Osteoarthropathia deformans bzw. neuropathica, Knochenhaut-, Schleimbeutel- oder Sehnenentzündung, Apophysitis calcanei, Geschwülste.

Prognose: Bei Kindern günstig, bei Erwachsenen ungünstig, spez. bei Vereiterung.

Therapie: a) Konservativ (außer Allgemeinbehandlung): Ruhigstellung durch Schiene oder Gipsverband, später Gehgipsverband mit Tretbügel oder Schienenhülsenapparat; ferner Stauen, Röntgenbestrahlung, Jodoforminjektionen und in schweren Fällen Ignipunktur.

b) Radikal: 1. Evtl. (aber nur selten gegeben, am ehesten am Calcaneus): Ausräumung extraartikulärer Knochenherde (Röntgenbild!); sonst 2. Resektion, und zwar bei Kindern nur ausnahmsweise in schwer eiternden Fällen und atypisch-schonend; dagegen gründlich-total bei Erwachsenen oder hier schließlich, aber auch nicht zu spät: 3. Gliedabsetzung (Unterschenkelamputation, osteoplastische Amputation oder Exartikulation, spez. nach Chopart oder Lisfranc usw.) spez. bei alten Leuten mit ausgedehnter Erkrankung, Mischinfektion oder sonstiger Tuberkulose.

Anmerkung 1. Fußsohlen-, spez. Vorderfuß- bzw. Mittelfuß- und Fersenschmerz (Metatarsalgie und Tarsalgie).

a) Vorderfuß- bzw. Mittelfußschmerz (Metatarsalgie) oder Mortonsche Krankheit: In der Gegend des 4., seltener 2. und 3. Metatarsusköpfchens; wohl infolge Knochenpressung oder Nervenquetschung an Zweigen, auch perforierenden der Nn. plantares; am häufigsten bei beginnendem Plattfuß, sowie bei Spreizfuß, ferner bei redressiertem Spitz- und Klumpfuß, ungeeignetem (engem und schlecht sitzendem) Schuhwerk, Muskelschwäche nach langem

Krankenlager oder Wochenbett usw. In manchen Fällen handelt es sich um ein eigenes Krankheitsbild: Koehlersche Krankheit am (2.) Mittelfußköpfchen oder Arthritis deformans am (Groß-) Zehengrundgelenk oder Fraktur am Metatarsus oder Periostitis daselbst (s. u.).

b) Fersenschmerz (Tarsalgie): In der Gegend der Ferse infolge Entzündung der Weichteile: Fettgewebe, Fascie und vor allem Bursa subcalcanea spez. bei Infektion (Gonorrhoe, Gelenkrheumatismus, Gicht, Influenza) oder bei Trauma, sowie infolge Calcaneusentzündung (Osteomyelitis, Syphilis, Tuberkulose sowie Ostitis fibrosa) oder -fraktur oder -spornbildung.

Calcaneus- oder Hackensporn ist eine plantare Exostose des Calcaneus zacken- oder knopfförmig entsprechend dem von den kurzen Fußsohlenmuskeln wie ausgezogenen Proc. med. oder major tuberis calcanei; vom 15. Jahr an häufig (ca. 10%), meist beiderseits, aber nur bisweilen, vorwiegend bei älteren Erwachsenen mit Fettleibigkeit in klinische Erscheinung tretend durch ganz umschriebenen Schmerz bei Druck und beim Auftreten und oftmals wieder mit der Zeit von selbst beschwerdefrei werdend; meist im seitlichen Röntgenbild erkennbar; öfters kombiniert mit sonstigen spornartigen Verknöcherungen an Sehnen, Bändern und Gelenken bzw. Wirbelsäule („generalisierte Ossidermose"); manifest infolge Infraktion evtl. Dislokation, Periostitis oder Bursitis nach Trauma oder abnormer Belastung spez. bei Plattfuß und bei Konstitutionsanomalie (Rheumatismus, Gicht, Arteriosklerose sowie bei Gonorrhoe usw.); Diagnose gibt das (seitliche) Röntgenbild neben klinischen Symptomen (umschriebener Druckschmerz an typischer Stelle!).

Therapie: Bettruhe und Umschlag; später Sol- und andere Bäder, Einreibungen, Heißluft oder Glühlicht und Jod- oder Ichthyolsalbe, gegebenenfalls Salicylpräparate oder Atophan oder Jod; außerdem passender (breiter und gut sitzender sowie hochabsatziger) Schnürschuh evtl. nach Gipsabguß mit durchlochter bzw. ausgebeulter und überzogener Filz-, Gummi- oder Schwammeinlage oder Fersengummikissen; evtl. Plattfußeinlage; bei Metatarsalgie infolge Spreizfußes genügend lange d. h. weit vorreichende Einlage oder Metatarsusleiste am Vorderschuh bei entsprechendem Schuh mit niedrigem Absatz sowie Spreizfußbandage bzw. elastische Kappe oder Elastoplastverband quer um den Vorderfuß unter Wiederaufrichten des Quergewölbes. Evtl., aber nur ausnahmsweise Operation: Alkoholinjektion, Dehnung oder Resektion der Plantarnerven, Exstirpation von Schleimbeutel, Fascienknoten oder Geschwulst, Abmeißeln eines zu langen Calcaneussporns (mit Verschorfung des Periosts und Fettdeckung meist mit Exstirpation eines evtl. Schleimbeutels, am besten von einem hufeisenförmigen Schnitt um die Fersenkappe oder von einem medialen bzw. lateralen Seitenschnitt; doch ist die Operation nicht sicher und nicht immer nötig, vielmehr nur ausnahmsweise angezeigt, spez. bei einseitiger entzündlich entstandener Knochenwucherung, während sonst meist genügen Ruhe, Umschläge und Röntgenbestrahlung sowie passende Einlage). Bei Spreizfuß: Nach Entfernung der Fußsohlenschwiele mit Bad, Salicylsäureguttaperchapflastermull und Messer Heftpflasterverband um das redressierte Quergewölbe und später Einlage bis vorn zur Spitze in gut passendem hohem Schnürschuh.

Anmerkung 2. Koehlersche Krankheit am Kahnbein des Fußes bei Kindern: sog. Koehler I. (Koehler 1908.)

Wesen und Entstehung: Unbekannt, wahrscheinlich Ossifikationsstörung im Wachstumsalter. Konstitutionsanomalie? Begünstigend wirken anscheinend Traumen (z. B. Sprung auf die Fußspitze treppab); dagegen handelt es sich nur ganz ausnahmsweise um eigentliche Kompressionsfraktur.

Vorkommen: Ziemlich selten; nur im betreffenden Wachstumsalter zwischen 2—10, meist 5—6 Jahren (Kahnbein verknöchert in dieser Zeit, und zwar am spätesten von allen Fußwurzelknochen!); bei Knaben zweimal häufiger als bei Mädchen; einseitig oder (bisweilen) doppelseitig.

Symptome: Schmerzen an der Fußinnenseite beim Gehen, ferner Hinken oder doch Auftreten vorwiegend mit dem äußeren Fußrand, Weichteil-

schwellung, Knochenverdickung und Druckempfindlichkeit in der Kahnbein-
gegend; zugleich Muskelatrophie des kranken Beines und Kontraktur im
Chopartschen Gelenk.

Röntgenbild (charakteristisch!): Kahnbeinschatten verkleinert, spez.
verschmälert und verdichtet, und zwar unregelmäßig und strukturlos; evtl.
in mehrere Stücke zerteilt.

Diagnose: Anamnese und Alter sowie Symptome und Röntgenbild.

Differentialdiagnose: Osteomyelitis, Tuberkulose, Trauma (Fraktur
und Kontusion), Plattfuß.

Prognose: Gut; Heilung erfolgt klinisch meist in Wochen oder Monaten
bis Jahren derart, daß nach einigen (2—3—4) Jahren auch das Röntgenbild
völlige Wiederherstellung aufweist; dagegen kommt es bei unzweckmäßiger
Behandlung bzw. ungenügender Schonung zur bleibenden Deformität und
Behinderung.

Therapie (konservativ; Operation ist kontraindiziert): Allgemein:
Ernährung, Luft, Sonne, Salzbäder, Röntgenbestrahlung, Reizkörper, Calcium,
Phosphorlebertran, Organpräparate u. dgl., und lokal: zunächst Bettruhe
und Umschläge, später Schonung, sowie Bäder, Heißluft oder Glühlicht,
Massage, Jodtinktur; evtl. elastische Wickelung oder Stützverband: Elasto-
plast-, Leim- oder Gipsverband für Wochen bis Monate; evtl. Plattfußeinlage
mit entspr. Schuh, aber wohl nur ausnahmsweise.

**Anmerkung 3. Koehlersche Krankheit am (zweiten) Mittelfußköpfchen:
sog. Koehler II.** (Koehler 1915 bzw. 1920.)

Wesen und Entstehung: Unbekannt, vielleicht Ossifikationsstörung
mit Knochennekrose in der Epiphyse zur betreffenden Wachstumszeit (s. u.);
begünstigend wirken anscheinend Trauma sowie Belastung abnormer Art,
z. B. bei Platt- und Spreizfuß neben Konstitutionsanomalie (endokrine
Störung?).

Unfallzusammenhang ist abzulehnen, jedenfalls auf die Dauer.

Vorkommen: Nicht ganz selten; vorwiegend bei Jugendlichen, spez.
weiblichen (80%) im Alter von 10—23 Jahren (Wachstumsalter!), selten später.

Lokalisation: In der Regel 2. und evtl. auch andere, spez. 3. und 4. Mittelfußköpfchen; bisweilen beiderseits.

Symptome: Schmerzen (bei Belastung sowie Stauchung und Bewegung,
spez. Beugung, auch Treppensteigen), Schwellung (am Fußrücken) und Druckempfindlichkeit (dorsal und volar und dorsovolar am erkrankten, meist zweiten
Mittelfußköpfchen), sowie Hinken, Stauchungsschmerz, Knochenverdickung,
evtl. Knarren, dies namentlich bei der sekundären Arthritis deformans.

Röntgenbild (charakteristisch): Entsprechendes, meist 2. Mittelfußköpfchen am Metatarsophalangealgelenk unregelmäßig in Bau und Form,
nämlich abgeflacht quer-eben oder s-förmig und unregelmäßig gezeichnet, spez.
mit fleckweisen Verdichtungen und Aufhellungen in der Köpfchenspongiosa,
evtl. Kopfkappe in mehrere Stücke zerteilt und unter Knorpelabhebungen; zugleich Gelenkspalt verbreitert, und zwar unregelmäßig und Metatarsusdiaphyse
plump und kurz ohne Hals und mit verdickter Corticalis; evtl. später Randwucherungen und -aussparungen an der Gelenkfläche von Metatarsus und evtl.
auch von Grundglied nach Art der Arthritis deformans.

Diagnose: U. a. Röntgenbild (von oben und evtl. auch seitlich bzw.
schräg, und zwar am besten beiderseits in Form eines Übersichtsbildes).

Differentialdiagnose: Vorfußschmerz, spez. bei Platt- und Spreizfuß,
ferner Kontusion, Distorsion, Fraktur sowie Tuberkulose, Arthritis deformans
usw.

Therapie: Konservativ wie bei 2, spez. Bettruhe und Umschläge bzw.
Jod- oder Ichthyolsalbe, später Bäder bzw. Wärme und Massage, sowie
stützender Verband mit elastischer Wirkung oder Klebro- bzw. Elastoplast-
verband und Schuh mit Metatarsalleiste und Einlage nach Gipsabguß zur
Entlastung des Vorfußes und Stützung des Quergewölbes. Zu versuchen sind
Medikamente: Arsen, Phosphor, Calcium usw. sowie Adrenalin (?), Organ-

präparate? Operation wohl nur ausnahmsweise, spez. bei sekundärer Arthritis deformans: Anbohren oder nötigenfalls modellierende Resektion; dagegen erscheint weniger ratsam Mittelfußköpfchenfortnahme evtl. mit Zehe.

Anmerkung 4. Mittelfußgeschwulst: Wohl gelegentlich traumatische oder vielleicht auch entzündliche Periostitis, meist aber Fraktur der Metatarsen (s. da!).

Anmerkung 5. Apophysitis calcanei: Vorkommen: Gelegentlich im Wachstumsalter (6.—12. Jahr), evtl. beiderseits, auch kombiniert mit entspr. Erkrankung an Tubersitas tibiae o. a. (vgl. Schlattersche Krankheit!). Wesen: Ossifikationsstörung an der Apophyse im kritischen Alter bei Konstitutionsanomalie, begünstigt durch Traumen, spez. Marschieren (?). Symptome: Schwellung, Schmerz, Druckempfindlichkeit an der Ferse hinten und Zerrungsschmerz bei passiver Dorsalflexion des Fußes usw. sowie Röntgenbild. Diagnose: Alter, sowie Symptome und Röntgenbild. Prognose: Günstig; mit der Zeit erfolgt völlige Ausheilung. Therapie: Allgemein- und Lokalbehandlung wie bei Schlatterscher Krankheit, spez. Ruhe und Umschläge bzw. Jod- oder Ichthyolsalbe sowie passender Schuh mit erhöhtem Absatz und Einlage.

Anmerkung 6. Apophysitis an der Tuberositas ossis metatarsi 5: desgl.

D. Fußbrand (-spontangangrän bzw. -nekrose).

Formen: Trockener (Mumifikation) und feuchter Brand (Gangrän).

Diagnose: Fuß, spez. peripherer Teil, nämlich Zehen und dann auch Vorderfuß blaß oder blau, schließlich schwarz, und zwar entweder trockenschrumpfend oder feucht-matschig, zugleich kalt, unbeweglich und gefühllos, zuweilen schmerzhaft.

Komplikationen: Infektion mit Lymphangitis, Phlegmone, Sepsis, Tetanus usw.

Vorkommen: Häufig (Fuß ist Lieblingssitz der Spontangangrän!).

Ursachen:

1. Senile oder arteriosklerotische: Im hohen Alter, meist nach dem 60. bis 70. Jahr, aber öfters schon früher (s. u.); oft im Anschluß an kleine Verletzung oder Operation (beim Nägel- oder Hühneraugenschneiden sowie Operation des eingewachsenen Nagels), stumpfes Trauma (Stiefeldruck), Entzündung (Paronychie, spez. bei eingewachsenem Nagel), Erfrierung usw.; häufiger beginnend mit Prodromalerscheinungen: Kälte, Taubheit, Kribbeln und rheumatischen oder neuralgischen Schmerzen besonders nachts und evtl. dem Morphium trotzend oder bisweilen mit Gangstockung d. h. mit „intermittierendem Hinken (Dysbasia s. Claudicatio angiospastica intermittens)"; in der Regel zuerst an einer Zehe, spez. Großzehe und von da evtl. weiter fortschreitend; nicht ganz selten beiderseits, und zwar dann meist nacheinander; Zehen weiß oder blau oder schwarz, kalt, gefühllos und unbeweglich; dabei periphere Arterien eng und starr, mit kleinem oder fehlendem Puls und evtl. (aber nicht immer, auch nicht allein beweisend!) mit Kalkschatten im Röntgenbild.

2. Präsenile (im 3. bis 5. Dezennium) oder **juvenile** (noch früher): bei Nicotinabusus, Alkoholismus, Syphilis und Kälteschädigung; spez. bei zigarettenrauchenden polnischen Juden, aber auch sonst als Bürgersche und als Raynaudsche Krankheit.

3. Syphilitische (Wassermannsche Reaktion): Auch in jugendlichem und mittlerem Alter; öfters symmetrisch.

4. Diabetische (Harnuntersuchung!): auch bei Jüngeren, aber selten vor dem 35. Jahr und oft verbunden mit Arteriosklerose; Neigung zu Infektion und Gefahr des Coma diabeticum, letzteres spez. bei Chloroformnarkose.

5. Thermische: Bei Verbrennung und vor allem am Fuß bei Erfrierung als sog. „Frostgangrän", aber auch bei geringerer Kälte, wenn gleichzeitig Nässe (schadhafte Schuhe, Fußlappen, Schweißfüße usw.: sog. „Nässegangrän")

und unzweckmäßige Fußbekleidung (Wickelgamaschen), sowie Allgemeinschwäche (Gewöhnungsmangel, Herzschwäche, Unterernährung, Überanstrengung, Betrunkenheit, Durchfälle, Cholera und Dysenterie usw.) ein-
wirken z. B. bei Landstreichern oder im Schützengraben; Neigung zu Infektion,
auch Tetanus (letzteres spez. im Schützengraben).

6. Chemische: Bei Umschlag spez. wasserdichtem mit Carbolsäure, sowie
bei Injektion von Adrenalin, Cocain, Chinin, Vuzin, Äther usw.

7. Toxische: Bei Ergotismus.

8. Traumatische-mechanische: Bei Quetschung, Druck, Abschnürung usw.,
auch bei Verband, Blutleere, Aufliegen u. dgl.

9. Thrombotische: Bei Verletzung (Überfahrung) mit Intimaruptur oder
mit gefäßkomprimierendem Bluterguß, Geschwulst, Phlegmone mit Gefäß-
entzündung, Infektionskrankheiten (Typhus, Masern, Scharlach, Pneumonie,
Influenza usw.).

10. Embolische: Bei Endokarditis usw.

11. Neuropathische oder paralytische: Bei Tabes, Paralyse, Syringomyelie,
Spina bifida, Nerven- und Rückenmarkerkrankungen, -verletzungen und -ge-
schwülsten usw., Lumbalanästhesie usw.

12. Symmetrische: Bei R a y n a u d scher Krankheit.

13. Lepröse: Bei Lepra mutilans.

14. Lupöse: Bei Lupus mutilans.

15. Zirkulatorische: Bei Phlebektasie und Phlebarteriektasie.

T h e r a p i e: Möglichst k a u s a l (z. B. bei Syphilis Kur, bei Arteriosklerose
Jod, bei Diabetes Diät und Insulin, evtl. Alkalien, bei Angiospasmus Padutin
usw.) sowie Stuhlregelung und Diät mit Verbot von Alkohol, Tabak und
Kaffee; sonst a) k o n s e r v a t i v: zu versuchen Hochlagerung, Wärme (Fön,
Heißluft, Diathermie usw. sowie Wechselbäder; Vorsicht wegen der oft bestehenden Hautanästhesie!) und trockener-antiseptischer Verband (Jodoform-,
Dermatolpulver usw. oder Verband mit Lebertran, Perubalsam u. dgl.); ausnahmsweise (z. B. bei Schmerzen) auch feuchter mit essigsaurer Tonerde,
übermangansaurem Kali, Alkohol usw. (cave scharfe Antiseptica spez. Carbolsäure, namentlich mit wasserdichtem Abschluß!); bei drohender Nekrose
versuche Stichincisionen nebst Saugbehandlung oder diese allein in Form einer
das ganze Bein fassenden Glasglocke mit Luftverdünnung.

b) Bei endgültiger Nekrose o p e r a t i v: Manchmal genügt A b t r a g u n g d e r
n e k r o t i s c h e n Partie; sonst Gliedabsetzung (gewöhnlich [spez. bei
Alters- und Frostbrand] erst nach Beendigung von Demarkation und evtl.
Entzündung, dagegen u n v e r z ü g l i c h bei fortschreitender Infektion oder bei
drohendem Coma diabeticum; in der Regel oberhalb der [durch Haut- und
Pulsbeschaffenheit sowie M o s k o w i c z schen Versuch zu bestimmenden]
Grenze zwischen Totem und Lebendem, aber u. U. [spez. bei schnell fort-
schreitender Infektion oder bei ausgedehnter Arteriosklerose] in genügender
Höhe, daher meist am Oberschenkel oder Knie).

Ausnahmsweise, aber unsicher und nicht bei schlechtem Allgemeinbefinden,
Infektion, Venenthrombose oder Schlagaderwandverkalkung wird vor-
geschlagen die a r t e r i o - v e n ö s e A n a s t o m o s e n a c h W i e t i n g, d. h. Einpflanzung oder besser Seit-zu-Seit-Verbindung der A. femoralis in die
V. femoralis nebst deren centraler Unterbindung, und zwar am besten peripher
von A. profunda femoris und V. saphena magna (?)

Im übrigen vgl. Allg. Chirurgie, Nekrose!

Anmerkung. Malum perforans pedis (Mal perforant du pied: Nélaton 1852).
W e s e n: Neuroparalytisches Geschwür.

U r s a c h e n: a) C e n t r a l e: Tabes, Paralyse, Syringomyelie, Spina bifida
aperta oder occulta, Rückenmarkverletzungen, -erkrankungen und -geschwülste.
b) P e r i p h e r e Nervenleiden: Verletzungen (Schuß, Quetschung usw.), Erkrankungen (Neuritis bei Alkoholismus, Lues, Arteriosklerose, Diabetes,
Lepra, Verbrennung, Erfrierung usw.) und Geschwülste.

Lokalisation: Meist an den (besonders dem Druck ausgesetzten) Stützpunkten des Fußes, spez. an der Fußsohle in der Fersengegend, sowie an den Metatarsophalangealgelenken 1 und 5; spez. bei älteren Männern mit schwerer Arbeit im Stehen und Gehen; öfters, und zwar spez. bei centralen Nervenleiden doppelseitig.

Vorkommen: Überwiegend Männer über 40 Jahre sind betroffen.

Symptome: Äußerst hartnäckiges Geschwür mit steilen und verdickten sowie unterwühlten Rändern, fortschreitend „trichterförmig" in die Tiefe evtl. bis auf Sehnen, Knochen und Gelenk, und zugleich schmerzlos, evtl. mit Sensibilitätsstörungen und mit trophischen Störungen sowie mit Schüben phlegmonöser Entzündung; zunächst besteht oft nur Schwiele, dann Geschwür.

Komplikation: Osteoarthropathie und Infektion mit Fistel, Knochennekrose, Ankylose usw. sowie Phlegmone und Sepsis.

Differentialdiagnose: Vernachlässigtes traumatisches Geschwür, Schwielen- bzw. Schleimbeutelvereiterung, Arteriosklerose, Syphilis, Tuberkulose, Lepra, Carcinom und Sarkom sowie Melanom.

Prophylaxe: Fußpflege und -bekleidung.

Therapie: Evtl. Schwielenabtragung oder Excision oder Exkochleation bzw. Sequestrotomie oder Gelenkresektion oder Gliedabsetzung; zu versuchen Nervendehnung, -vereisung, -einspritzung oder -resektion (z. B. N. tib. bzw. plantaris lat. hinter dem inneren Knöchel); sonst kausal (Jodkali usw.) und symptomatisch (Wundbehandlung mit Bettruhe, heißen Bädern, Umschlägen, Fönen, Bestrahlung, Schwielenerweichung und -abtragung, Pulveroder Salbenverband mit Jodoform, Dermatol, Granugenol, Pellidol usw.). Padutin? Sympathicusoperation, spez. lumbo-sakrale Grenzstrangresektion.

E. Deformitäten an Fuß und Zehen.

a) Fußdeformitäten.

1. Klumpfuß (Pes varus), auch „Teufelsfuß" genannt.

Wesen: Fuß steht fixiert in Supination, zugleich mehr oder weniger in Plantarflexion und zugleich in Abduction des Chopartschen Gelenks (Pes equinovarus excavatus).

Vorkommen: Sehr häufig (fast $1^0/_{00}$), zugleich ca. 10% aller angeborenen Deformitäten und fast 90% aller angeborenen Fußdeformitäten; Erblichkeit besteht in einem Teil der Fälle, aber in einem anderen Teil nicht; manchmal findet sich Kombination mit anderen Mißbildungen, sowie Krüppelpsychose; bekannte Patienten waren Lord Bryon, Talleyrand u. a.

Entstehung: I. Angeboren am häufigsten (ca. 75% und mehr); neben der Hüftverrenkung häufigste angeborene Deformität und weitaus häufigste angeborene Fußdeformität, nach Plattfuß zweithäufigste Fußdeformität überhaupt; 2mal häufiger bei Knaben als bei Mädchen, während bei diesen die angeborene Hüftverrenkung viel häufiger ist; etwas häufiger doppel- als einseitig. Ursache ist wahrscheinlich teils endogen, und zwar meist Keimfehler (z. B. bisweilen bei gleichzeitigem Fehlen von Tibia oder von medialen Fußwurzelknochen; öfters vererbt bzw. familiär (regressiv-geschlechtbegrenzt); manchmal (ca. 5—10%) kombiniert mit sonstigen, oft keimbedingten Mißbildungen z. B. Hüftluxation, Hodenretention, Klumphand, Hydrocephalus, Spina bifida, Lippen- und Gaumenspalte, Syndaktylie usw.), teils, aber selten exogen, und zwar als intrauterine Belastungsdeformität (bei Fruchtwassermangel, Uterustumor oder -abnormität, Zwillingsschwangerschaft oder bei Amnion- oder Nabelschnurumschnürung, worauf Abschnürung an sonstigen Gliedern oder Druckmarken, d. h. narbenartige und atrophische, dabei nur aus Epidermis ohne Hautpapillen, Schweiß- und Talgdrüsen bestehende Hautstellen hinweisen, ebenso wie sonstige Haltungsdeformitäten z. B. Hüftgelenkverrenkung und Klumphände oder anderseitiger Plattfuß: sog. kombinierte Mißbildung).

II. **Erworben** (im Gegensatz zur **angeborenen** Form): Seltener (ca. 25%), und zwar hier am häufigsten (ca. 75%) paralytisch; übrigens meist nur einseitig und auch bei beiden Geschlechtern ziemlich gleich häufig.

1. **Cicatriciell:** Bei Narben der Wade oder Fußsohle nach Verletzung, Verbrennung oder Geschwür der Haut (**dermatogen**) oder nach Verletzung, Rheumatismus, Syphilis, Ischämie der Waden- oder Peronealmuskeln (**myogen**).

2. **Entzündlich** (als **Gewohnheitscontractur**): Reflektorisch bei schmerzhaften Affektionen an Wade, Fußsohle, **Chopart**schem oder Sprunggelenk: Rheumatismus, pyogene Infektion, Gonorrhoe, Tuberkulose, Arthropathia tabica usw. (**arthrogen**).

3. **Spastisch:** Bei spastischer Paralyse, Hemi- und Diplegie, Kompressionsmyelitis, Syringomyelie und multipler Sklerose sowie Hysterie usw.

4. **Paralytisch:** Häufig bei spinaler Kinderlähmung (häufigste Form des erworbenen Klumpfußes: ca. 70%; sofort kenntlich an der Gliedverkümmerung, Muskelatrophie und Hautkälte und -cyanose; anfangs ausgedehnt, aber bald bis auf einen mehr oder weniger großen Teil zurückgehend; meist kombiniert mit Spitzfuß als sog. ,,Pes equino-varus paralyticus'') sowie bei Spina bifida, progressiver Muskelatrophie, Ischiadicus- oder Peroneusverletzung, spez. Schuß u. a.

5. **Traumatisch:** Bei schlecht geheiltem Knöchel- oder Fußwurzelbruch, sowie bei Luxation des Talocrural- oder Talotarsalgelenks oder des Talus allein.

6. **Statisch:** Bei X-Bein oder Unterschenkelverkrümmung infolge Fraktur, Rachitis, Osteomyelitis usw. mit vermehrtem Tibia- oder vermindertem Fibulawachstum sowie bei Fußformfehlern nach Verletzung (Schuß usw.), Operation (Resektion usw.) oder Entzündung (Osteomyelitis, Tuberkulose usw.).

Symptome: Fuß steht supiniert derart, daß die Fußsohle einwärts oder gar aufwärts sieht und der Patient auf dem äußeren Fußrand oder gar auf dem Fußrücken steht und geht; zugleich Fußspitze gesenkt und einwärts gedreht, Fersenhöcker dem äußeren Knöchel genähert, äußerer Knöchel nach unten und rückwärts vortretend, innerer Knöchel zurücktretend, Fuß scheinbar verkürzt und in sich zusammengeknickt, Oberschenkel auswärts- und Unterschenkel einwärts-rotiert, Wadenmuskulatur atrophisch (,,Streichholzbein''), Fuß hängend wie ein ,,Klumpen'' am Bein, Gang nicht mit abgewickeltem, sondern mit ,,stelzartig'' aufgesetztem Fuß, zugleich hinkend, auch manchmal schmerzhaft.

Beim **erworbenen**, spez. **paralytischen Klumpfuß** sind die Veränderungen oft geringer, spez. Fersenhöcker dem äußeren Knöchel weniger genähert und Fuß weniger abgeknickt, dafür mehr plantarflektiert und Unterschenkel mehr verkürzt, atrophisch und kühl-cyanotisch.

Komplikationen: Schwielen, Schleimbeutel und Entzündung an der Auftrittsfläche z. B. am Fußrücken über dem Würfelbein sowie in schweren Fällen Arthrosis deformans an Knie- und Fußgelenken, auch Schlotterknie.

Prognose: Verschieden je nach Ursache, Grad und Dauer des Zustandes sowie Ein- oder Doppelseitigkeit und Alter des Patienten. Aussicht ist um so besser, je früher die Behandlung beginnt, spez. beim angeborenen Klumpfuß, welcher sich bei frühzeitiger und sachgemäßer Behandlung konservativ bis zur Norm oder jedenfalls bis zur Funktionsfähigkeit korrigieren läßt, freilich zu Rückfall neigt.

Therapie (Sofortbehandlung: Je früher die Behandlung beginnt, um so besser ist die Aussicht; bei sofortiger und konsequenter Behandlung läßt sich so gut wie immer ein voller Erfolg erwarten):

a) In der Regel **unblutige** (baldmöglichst, spez. vor dem Gehen, am besten sofort, also bereits in den ersten Lebenstagen bis -wochen beginnend; sonst droht zunehmende Verschlimmerung; die konservative Therapie wird aber auch noch später im Kindes- und selbst im Adoleszentenalter mit Erfolg angewandt; sie ist also die Methode der Wahl!):

I. Bald nach der Geburt: Täglich seitens der Mutter bzw. Pflegerin unter Aufsicht des Arztes mehr- (mindestens 2—3-) mals schonendes manuelles Redressement zunächst in Abduction, dann Pronation und schließlich Dorsalflexion (cave supramalleoläre Fraktur; daher Unterschenkel in der Knöchelgegend fest umfassen!) und anschließend, am besten schon ab 2. bis 3. Woche Fixation in Überkorrektur mit Verband (Ferse ist mitzunehmen und zu achten auf Decubitus und Gangrän unter ständiger Revision der Zehen usw.!), und zwar:

1. Streifenverband: Flanellbinde, Heftpflaster bzw. Elastoplast oder Mastisolköperstreifen z. B. nach v. Finck — v. Oettingen: Touren entweder a) einfach Fußrücken-Fußsohle-Unterschenkel- und Oberschenkelaußenseite oder besser b) Fußaußenrand, Fußrücken, Fußinnenrand, Fußsohle, Fuß-, Unterschenkel- und Oberschenkelaußenseite und dann unter starker Pronation des Fußes und rechtwinkliger Beugung des Knies oberhalb desselben um den Oberschenkel außen-vorn-innen, hinten durch die Kniekehle, Unterschenkelaußenseite, Fußinnenrand, Fußsohle, Fußaußenrand und dasselbe noch 2mal; darüber Mullbinde; nach 2—8 Tagen zu erneuern! (Bei klebenden Verbänden droht Hautreizung und Nachgiebigkeit, bei straffem Material z. B. Heftpflaster auch Druckbrand!)

2. Zirkulärer Gipsverband oder namentlich anfangs abnehmbarer Gipsbzw. Cellonaschienenverband: Später, und zwar meist ab dritten Monat, aber auch schon früher und alle paar Wochen zu erneuern bis zum Ablauf des ersten Jahres, mindestens ¼ Jahr; bis über das stumpfwinklig gebeugte Knie, während ein Assistent den Fuß bei gebeugter Hüfte und Knie aufstellt oder mit später herauszuziehender Holz- oder Bandeisensohlenplatte dirigiert.

Anschließend noch längere Zeit, meist 1—2 Jahre, Nachtschiene und Klumpfußschuh, nötigenfalls redressierender Apparat: Schiene aus Gips, Pappe, Guttapercha oder plastischem Filz oder Federschiene oder Scarpascher Schuh (d. h. kräftiger und hoher Schnürstiefel mit Außenschiene und mit Erhöhung der Sohle außenseits um 1—1½ cm) oder Schienenhülsenapparat mit elastischem Zug; sonst droht Rezidiv. (Die Beobachtung muß bis zur Pubertät durchgeführt und nötigenfalls Behandlung: wiederholte Korrektur mit anschließendem Gipsverband ausgeführt werden.)

Zugleich mediko-mechanische Nachbehandlung: Bäder, Massage der Peronealmuskulatur, Elektrisieren und passive Bewegungen.

II. Bei älteren Kindern (ab 3.—6. Monat, auch bei Adoleszenten und Erwachsenen): Gewaltsames modellierendes Redressement (König-Lorenz): evtl. etappenweise alle 8 Tage; in Narkose; manuell auf dreikantigem lederbezogenem Holzkeil (nach König) oder später mit Umpreßzange (nach Phelps) oder Modelleur bzw. Osteoklast (nach Lorenz, Schulte u. a.), evtl. mit subcutaner Tenotomie bzw. Verlängerung der Achillessehne (aber nicht vor Beseitigung der Supination, da sonst der Fuß mit der Achillessehne seinen Halt verliert; daher Achillotenotomie am besten erst einige Wochen bis 1 Jahr nach dem Redressement); wie bei I. erst Abduction, dann Pronation und schließlich Dorsalflexion erzielen und wegen Gefahr der supramalleolaren Fraktur Unterschenkel in der Knöchelgegend fest umfassen; bisweilen droht — außer Supramalleolarfraktur — Fettembolie, sowie Tuberkulose oder Osteomyelitis; Gipsverband für 3—6—9 Monate; anschließend für 1 bis 2 Jahre, aber erst nach erreichter Überkorrektur Nachbehandlung mit Nachtschiene oder Apparat bzw. Klumpfußschuh sowie mediko-mechanisch wie bei I.; bei nicht sorgfältiger Nachbehandlung droht Rückfall, auch noch nach Jahren.

b) Ausnahmsweise, spez. in älteren und hochgradigen Fällen, wenn das wiederholte unblutige Verfahren nicht zum Ziel führt (ca. 10—20%), daher bei größeren Kindern und bei Erwachsenen, auch nicht ohne vorherigen Versuch unblutiger Umstellung, aber nicht vor dem 2.—4. Jahr, **blutige:**

1. Weichteiloperation: Subcutane Durchschneidung oder (zwecks Verhütung des sonst eintretenden Hackenfußes besser) Verlängerung der Achillessehne sowie offene Durchschneidung oder plastische Ver-

längerung der verkürzten Weichteile an der Fußinnenseite: Haut, Fascie, Sehne des M. tib. post., abd. hall., flexor digitorum und hallucis longus und Lig. deltoides (Phelps 1882) oder Verpflanzung des M. tibialis post. durch das Spatium interosseum auf den lateralen Fußrücken (Ludloff-Wullstein) oder Verpflanzung des M. tibialis ant. und des M. extensor hallucis longus auf Metatarsus 3—5 (Vulpius); unsicher, daher nur in besonderen Fällen, jedenfalls nicht ohne vorheriges Redressement und sorgfältige Nachbehandlung; sonst droht Rezidiv, im übrigen auch Gefäß- und Nervenschädigung sowie Narbencontractur bei der Operation nach Phelps!

2. In schweren Fällen, namentlich bei Erwachsenen oder bei noch unbehandelten Kindern mit Ankylose usw. auch Knochenoperation: Talusexstirpation oder bei Kindern bis zum 8., spez. im 3.—4. Jahr Knochenkernauslöffelung nach Meusel-Ogston (aus Talus, evtl. auch Cuboid und vorderem Calcaneus) oder besser Keilresektion aus dem lateralen Tarsus (mit breitem Meißel aus der Fußwurzel: Talus, Calcaneus, Cuboid und Naviculare; mit Keilbasis außen; von bogenförmigem Hautschnitt außen; unter Schonung der Sehnen; bis zum gelingenden Redressement) oder auch bei veralteten und hochgradigen Fällen mit Eiterung nur ganz ausnahmsweise Amputatio Pirogoff, wodurch Erwachsene rasch auf die Beine und an die Arbeit kommen.

Bei Unmöglichkeit der unblutigen und blutigen Umformung empfiehlt sich Schienenschuh mit Einlage nach Gipsabguß sowie bei Jugendlichen Nachtschiene.

Bei cicatriciellem Klumpfuß: Narbenexcision nebst Hautplastik sowie evtl. Tenotomie.

Bei deform geheiltem Knöchelbruch und bei Ankylose des Fußgelenks: Osteotomie supramalleolär (lineär oder keilförmig), wenn Redressement versagt.

Bei spastischem Klumpfuß: Evtl. partielle Nervenausschneidung nach Stoffel oder bei ausgedehnter spastischer Lähmung der unteren Extremitäten Hinterwurzelresektion nach Foerster neben Achillessehnendurchschneidung oder -verlängerung.

Bei paralytischem Klumpfuß: a) Bei teilweiser Lähmung: Sehnenverpflanzung (d. h. totale oder partielle Verpflanzung nicht gelähmter, aber weniger bedeutungsvoller, am besten verwandter Sehnen auf gelähmte oder nach Lange periostal an entsprechendem Knochenpunkt evtl. mittels Paraffinseidenzopfs, aber erst nach vorheriger Stellungskorrektur und nicht vor Ablauf des spontanen Lähmungsrückgangs, im allgemeinen nicht vor dem 9.—10. Jahr: Nicoladoni 1880) z. B. Ext. hallucis longus oder tibialis ant. oder Achillessehnenteil oder Flexor hallucis auf die gelähmten Peroneus- und Streckersehnen oder an entsprechendem Knochenpunkt (Os cuboides oder Tuberositas ossis metatarsi 5); vorher besorge man Beseitigung der Fußdeformität durch Redressement, nötigenfalls Talusexstirpation oder Keilresektion aus dem lateralen Talus (s. o.) und Gipsverband, evtl. nebst Durchschneidung bzw. Verlängerung der Achillessehne (falls nicht der Spitzfuß zum Ausgleich der Beinverkürzung erwünscht ist) und evtl. auch die der Plantaraponeurose; anschließend Nachtschiene.

Bei peripherer Lähmung, spez. Schußverletzung von N. ischiadicus oder peroneus erwäge man Nervenoperaton: Neurolyse, Resektion oder Naht.

b) Bei völliger Lähmung mit Schlottergelenk: Arthrodese oder Teno- bzw. Fasciodese (Verkürzung der Extensoren durch Sehnenraffung).

Ist auch die Wadenmuskulatur stark geschwächt oder fehlend, so kommt auch in Frage Talusexstirpation mit Rückverlagerung des Fußes in die Knöchelgabel (Whiteman).

In frischen Fällen ist vor Operation evt. Rückgang der Lähmung bzw. Anpassung („Motilité supplée) bis zum bleibenden Endresultat abzuwarten unter Bädern, Massage, Übungen und Elektrisieren sowie Nachtschiene und Peroneusschuh, evtl. Redressionsschuh.

Anmerkung. Abzutrennen von Pes varus ist der Pes adductus congenitus: Vorderfuß adduziert ähnlich wie beim Klumpfuß, dagegen Ferse gerade oder nach außen abgewichen (proniert), also in Valgusstellung; gelegentlich sekundär Plattfuß; Mittelfußknochen gerade oder verkrümmt; Skeletverbildung sitzt ursprünglich in der Fußwurzel, wahrscheinlich in den Keilbeinen bzw. Kahnbein; meist doppelseitig; überwiegend ($^2/_3$) erkrankt das männliche Geschlecht; Ursache wohl Keimfehler, daher angeboren und oft vererbt; Vorkommen nicht ganz selten; Therapie: Redressement, später Fußwurzeloperation; in leichten Fällen genügt Einlage und Nachtschiene.

2. Spitz- oder Pferdefuß (Pes equinus).

Wesen: Fuß steht fixiert in Plantarflexion, oft zugleich in Supination (Spitzklumpfuß, Pes equinovarus), selten in Pronation (Spitzknickfuß, Pes equinovalgus); bisweilen Hohlfußstellung (Spitzhohlfuß, Pes equinocavus).

Vorkommen: Recht häufig, aber seltener als Klumpfuß; überwiegend einseitig, selten (10%) doppelseitig, letzteres am ehesten bei Littlescher Krankheit und bei Kompressionsmyelitis.

Entstehung:
I. Angeboren: Selten (wohl als intrauterine Belastungsdeformität).
II. Erworben:
1. Paralytisch: Weitaus häufigste Form, und zwar selten bei Nervenverletzung oder -erkrankung, häufig (ca. 80%) bei spinaler Kinderlähmung, und zwar hier sowohl bei Extensorenlähmung, als auch bei völliger Lähmung (Fußschwere und Bettdeckendruck!); oft zugleich Spitzklumpfuß, selten (und zwar bei isolierter Lähmung des Tibialis ant. infolge Zugs des Ext. digit und der Peronei!) Spitzplattfuß, schließlich bisweilen Spitzhohlfuß (Antagonistenwirkung, Schwere und Gang!); Zehen dorsalflektiert oder subluxiert (Zehenstreckerwirkung und Gang!), seltener (bei Extensorenlähmung!) plantarflektiert.
2. Spastisch: Bei Littlescher Krankheit, Rückenmark- und Hirnlähmung, Hysterie usw.
3. Cicatriciell: Bei Hautnarbe der Wade nach Geschwür, Verbrennung usw. (dermatogen) oder bei Verletzung oder Entzündung der Wadenmuskulatur (myogen).
4. Als Gewohnheitscontractur: Bei Bettlägerigen (Schwere und Bettdeckendruck!) sowie bei fehlerhaft angelegtem Verband und bei hohem Absatz.
5. Kompensatorisch: Bei Beinverkürzung nach Ober- oder Unterschenkelfraktur, Hüft- oder Kniegelenkresektion, Hüft- oder Kniebeugecontractur usw. („Zehengänger").
6. Traumatisch: Bei schlecht geheilter Knöchel- oder Fußwurzelfraktur.
7. Arthrogen: Bei Entzündung des Talocruralgelenks (Tuberkulose, Gonorrhoe usw.).

Symptome: Fuß plantarflektiert derart, daß Patient mit Fußspitze oder gar mit Fußrücken auftritt; zugleich Fuß verkürzt, Fußgewölbe vertieft und Plantarfascie vorspringend; Dorsalflexion mehr oder weniger unmöglich, meist nicht bis zum rechten Winkel ausführbar; Wadenmuskulatur atrophisch (spez. bei paralytischem Spitzfuß); Gang entweder hüpfend mit gehobenem Becken, gebeugtem Knie und nach außen geworfenem Bein (bei Beinverlängerung) oder hinkend (bei Beinverkürzung z. B. bei paralytischem Spitzfuß), bei doppelseitigem hochgradigem Spitzfuß nur mit Krücken.

Zugleich Blasen, Schwielen, Schleimbeutel und Entzündung an der Auftrittsfläche z. B. an Metatarsophalangealgelenken oder Metatarsusköpfchen.

Prophylaxe: Fußstütze bzw. Nachtschiene, Reifenbahre und evtl. Spitzfußbandage bei langem Krankenlager, spez. bei solchem infolge peripherer (Peroneus-) oder centraler Nerven- (Rückenmark-) lähmung; bei Beinverkürzung Sohlenerhöhung, falls nicht der Spitzfuß dem Ausgleich der Verkürzung dienen soll.

Therapie: Redressement, und zwar: a) entweder allmählich durch elastischen Zug vom Vorderfuß zum Oberschenkel mittels Binden oder durch artikulierenden Gipsverband nebst elastischem Zug zu einem Fußsohlenbrett, bei Gehfägigen auch mittels Schienenstiefels oder Schienenhülsenapparats oder nötigenfalls b) **gewaltsam** in Narkose mit anschließendem Gipsverband; evtl. zuvor Achillessehnendurchschneidung oder besser -verlängerung.

Bei **Sprunggelenkankylose**: Supramalleoläre Osteotomie oder Keilosteotomie aus dem Sprunggelenk oder Talusexstirpation.

Bei **spastischem Spitzfuß**: Evtl. partielle Nervenausschneidung nach **Stoffel**; aber keine Achillotenotomie (sonst entsteht infolge Ausschaltung des Gastrocnemius ein Hackenfuß!).

Bei **paralytischem Spitzfuß**: a) Evtl. bei **teilweiser Lähmung** (nach Stellungskorrektur) **Sehnenüberpflanzung** (z. B. Ext. hallucis longus oder Peronei oder Tib. post. oder Flexoren auf den verkürzten Tib. ant. oder ans Kahnbein bzw. Os metatarsale 1). b) Bei **völliger Lähmung Arthrodese** oder **Tenodese** (Verkürzung der Dorsalflektoren), bei gleichzeitiger Beinverkürzung auch **osteoplastische Resektion** nach **Wladimiroff-Mikulicz**, bei gleichzeitigem Hohlfuß auch **Durchschneidung der Plantarweichteile.** Im übrigen empfiehlt sich zu Nachbehandlung orthopädischer Schuh mit Spitzfußfeder nebst hohem verstärktem Schaft evtl. mit Schienen.

3. Platt- oder Senkfuß bzw. Flachfuß bzw. X- oder Knickfuß (Pes planus bzw. valgus s. abductus bzw. planovalgus), oft kombiniert mit Spreizfuß als Platt-Spreizfuß (Pes transverso-planus).

Wesen: Fuß steht fixiert in Pronation und ist oft gleichzeitig abgeplattet; im einzelnen wird unterschieden: a) Allein Pronation, aber erhaltene Fußwölbung: **X- oder Knickfuß** (Pes valgus s. abductus); z. B. bei schlecht geheiltem Knöchelbruch. b) Allein Abflachung der Fußwölbung, aber keine oder geringe Pronation: **Flachfuß** (Pes planus); z. B. bei Juden und Negern, soweit hier nicht, ebenso wie bei kleinen Kindern, die stärkere Fettfüllung der Fußsohle zu beschuldigen ist (Spur entflohener Negersklaven!). c) Gleichzeitig Abflachung des Fußgewölbes und Pronation: Gewöhnlicher **Platt- oder Senkfuß** (Pes planovalgus); meist, spez. als statische Deformität. d) Gleichzeitig Senkung des Vorder- oder Quergewölbes: **Plattspreizfuß** (Pes transverso-planus).

Vorkommen: Außerordentlich häufig; häufigste, übrigens oft verkannte Deformität neben Skoliose! Von den verschiedenen Formen ist bei weitem am häufigsten der statische Plattfuß, welcher in Ländern der Zivilisation dank Beschaffenheit von Boden und Beschuhung, sowie Lebensweise usw. heutzutage außerordentlich verbreitet ist.

Entstehung:

I. **Angeboren:** Selten; manchmal als intrauterine Belastungsdeformität oder vereinzelt bei Knochen- (partieller oder totaler Fibuladefekt) oder Muskelanomalie (Verlagerung des Ansatzes des M. tib. ant.); charakteristisch ist die Steilstellung des Talus (Röntgenbild!).

II. **Erworben:**

1. **Spastisch:** Bei spastischer Spinalparalyse usw.

2. **Paralytisch:** Bei Kinderlähmung usw., und zwar sowohl bei **totaler,** falls Patient geht (sonst Spitzfuß s. da!) als auch besonders bei der häufigeren **Lähmung der Plantarflexoren und Supinatoren** (Mm. gastrocnem., tib. ant. und post.), sowie bei Durchtrennung von Sehnen (z. B. M. tibialis post.).

3. **Rachitisch:** Beginnend im 2. bis 3. Jahr oder auch noch später bei bleibendem O-Bein.

4. **Traumatisch** („Pes valgus traumaticus"): Bei schlecht geheilter Luxation oder Fraktur, spez. Abduktionsknöchelbruch, aber auch bei sonstigem Knöchel- oder Fußwurzel-, spez. Fersenbeinbruch sowie bei schwerer Fußverstauchung mit Kapsel-Band-Sehnenzerreißung, sowie bei Knochendefekt an äußerem Knöchel oder an äußerer Fußwurzel infolge komplizierter Fraktur, Osteomyelitis, Tuberkulose usw.

5. **Statisch** („Pes valgus staticus s. adolescentium"): „Belastungsdeformität"; meist im Kindes- oder Pubertätsalter, in der Regel um das 16. bis 20. Jahr

(statische Belastung, spez. bei Übertritt von Schule in Beruf!), öfters auch im Schwaben- oder vereinzelt erst im Greisenalter (zunehmendes Körpergewicht und abnehmende Gewebskraft!); sehr häufig (ca. 80% aller Plattfüße); meist (ca. 90%) doppelseitig; begünstigend wirkt schwere Arbeit im Stehen und Gehen (daher spez. bei Bäckern, Schlossern, Kellnern, Pförtnern, Verkäufern, Berufssoldaten, Fabrikarbeitern, Dienst- und Ladenmädchen, Krankenschwestern, Chirurgen, Apothekern, Bildhauern und Malern usw.), ferner Schwangerschaft, schwerer Körper, Rasseneigentümlichkeit (Juden!), Muskelschwäche, schwächlicher Knochenbau (oft kombiniert mit sonstigen Belastungsdeformitäten: Skoliose, Coxa vara, Genu valgum usw.), stark Auswärtssetzen der Füße, Entlastungsstellung bei Ermüdung mit gespreizten Hüften, auswärtsgedrehten Knien und auswärts gedrehten Füßen oder unter Anlehnen an eine Wand mit vorgeschobenen Beinen und mit auswärts gedrehten Füßen, schlechtes Schuhwerk (mit schmaler Spitze und hohem Absatz).Hierher gehört auch (traumatisch-statisch) der Plattfuß bei einseitig Amputierten oder sonst in der Tragfähigkeit eines Beins geschädigten Patienten an dem anderen (gesunden) Bein.

Unfallzusammenhang ist möglich im Sinne der Entstehung und Verschlimmerung, und zwar entweder direkt durch Verletzung von Knochen, Gelenken, Bändern, Sehnen und Muskeln oder indirekt durch Überbelastung infolge fehlerhaft verheilten Knochenbruchs, Beschädigung bzw. Verlusts oder Verkürzung des anderen Beins oder Krankenlagers.

Symptome: Fuß ist proniert und abduziert derart, daß bei Betrachtung von vorn die Tibiakante in ihrer Verlängerung nicht die 2. Zehe trifft, sondern einwärts vorbeigeht, und bei Betrachtung von hinten (spez. bei auf einem Fensterbrett, Hocker, Tisch oder Stuhl mit beiden parallel gestellten Füßen belastet stehendem Patienten) die Unterschenkelachse nicht die Fersenmitte, sondern den inneren Fußrand trifft, also mit der Ferse einen nach außen offenen Winkel bildet, das Fersenbein nach innen umgekippt erscheint und die Achillessehne bogenförmig gespannt verläuft; Fuß erscheint (bisweilen allerdings erst bei Belastung mit Stehen auf beiden oder noch besser auf einem Bein!) flach, breit und lang, sowie Fußgewölbe abgeflacht derart, daß der innere Fußrand dem Boden aufliegt und innenseits (statt konkav) konvex gebogen ist; innenseits hinter der Mitte erscheinen drei Vorsprünge: der stark vortretende innere Knöchel, weiter vorn das Talusköpfchen und noch weiter vorn der Kahnbeinhöcker; Kahnbein liegt mit innerem Knöchel und 1. Mittelfußköpfchen nicht in einer Linie, sondern darunter, also in Dreieckform (Feiss), sowie mit Ferse und 1. Mittelfußköpfchen nicht in Dreieckform, sondern in einer Linie (Hueter); Fuß tritt statt mit Ferse, äußerem Fußrand und Zehenballen mehr oder weniger mit der ganzen Sohle, spez. auch mit innerem Fußrand auf, während der normale Fuß eine Höhlung innen aufweisen soll derart, daß sich darin ein kleines Vöglein verbergen könnte; dazu evtl. (aber ausgeprägt erst beim ausgebildeten Plattfuß und vorgetäuscht bei Säuglingen durch Fettmantel!) Fußsohlenabdruck (mit ausgefüllter oder gar konvexer statt konkaver Innenkante) durch Auftretenlassen mit nassem Fuß auf den Boden, mit berußtem oder mit Schuhwichse, Stempelfarbe u. dgl. bestrichenen Fuß auf Bogen weißes Papier, welches dann mit Schellacklösung (z. B. Tischlerpolitur) fixiert wird, mit 10% Eisenchloridlösung bestrichenem Fuß auf Gerbsäurepapier (Tinte!), mit Fixierlösung bestrichenem Fuß auf lichtempfindliches Papier, welches dann belichtet und fixiert wird u. dgl.; Gang schwerfällig-unelastisch („Seehundsgang"), dabei über den inneren Fußrand und mit auswärts gedrehter Fußspitze, Schuhsohle und -absatz entspr. ungleichmäßig, und zwar innen schief abgelaufen und evtl. Schaftleder am inneren Knöchel durchgescheuert; Schmerzen, Wadenkrämpfe und Ermüdbarkeit spez. beim Gehen und Stehen, bisweilen auch nach längerem Liegen oder Sitzen (Fußbeschwerden, welche bei Stehen und Gehen auftreten, aber bei Liegen verschwinden, sind meist auf Plattfuß zurückzuführen!), und zwar namentlich beim beginnenden Plattfuß, öfters nach Anstrengung (Tanz, Marsch) oder Fehltritt; schmerzhafte Druckpunkte (bedingt durch Knochenpressung, Kapsel-, Bänder- und Sehnendehnung, Periostitis, bisweilen auch durch Arthritis deformans usw.) wechselnd, aber meist typisch innen an Tuberositas ossis navic., Caput tali, Artic. talo-navic., Lig. calcaneo-navic., außen vor und unter dem äußeren Knöchel, sowie am Proc. ant. calcanei, an der Fußsohle in der Gegend der Ferse (vgl. Fersenschmerz!), am Mittelfuß in der Gegend der Mittelfußköpfchen (vgl. Vorder- und Mittelfußschmerz!), an Fußgelenk, Wade, Knieinnenseite, Hüfte, Kreuz. Röntgenbild!

Entzündlicher oder contracter Plattfuß (Pes valgus inflammatus s. contractus) besteht in schmerzhafter Fixation, und zwar in stärkster Pronation ohne Supinations-, wohl aber mit Dorsal- und Plantarflexionsmöglichkeit; Ursache: Nicht Entzündung, sondern reflektorische Contractur der Muskeln durch Reizung der nervenreichen Knochenhaut und Bänder; meist bei beginnendem Plattfuß, öfters nach Anstrengung; verschwindend in Schlaf, Narkose und örtlicher Betäubung; differentialdiagnostisch cave Arthrosis deformans, Tuberkulose, Rheuma und sonstige Entzündung sowie Fraktur usw.

Fixierter Plattfuß besteht in bleibender Fixation.

Komplikationen: Hallux valgus oder seltener varus, Hammerzehe, Unguis incarnatus, Schweißfuß, Calcaneussporn, Tarsalgie und Metatarsalgie, Spreizfuß, Ischias, Varizen, Arthritis deformans usw.; ferner sonstige Belastungsdeformitäten: Genu valgum, Coxa vara, Skoliose usw.

Differentialdiagnose: Rheumatismus, Neuralgie (Ischias), Varizen, Gicht, Tuberkulose, Lues, Arthritis deformans und neurapathica, Hüft- und Knieleiden, Köhlersche Krankheit, Mittelfußbruch usw.

Prophylaxe: Vermeidung von Überbelastung (bei kleinen Kindern Kriechperiode nicht gewaltsam abkürzen und die Kinder nicht zu früh zum Laufen bringen; auch später keine zu weiten Spaziergänge, langes Stehen und schwer Lastentragen; evtl. Berufswechsel); geeignetes, am besten nach besonderem Leisten gearbeitetes Schuhwerk (fest gearbeiteter hoher Schnürstiefel mit breitem Vorderfuß und niedrigem Absatz; Sandale oder Hausschuh werden meist auch schlecht vertragen); richtiger Gang (mit geradausgerichteter Fußspitze, also „über die Großzehe"); funktionell-gymnastische Übungen (mehrmals täglich barfuß und mit geradausgerichteter Fußspitze Fersenheben, Kniebeugen und Fußkreisen im Sitzen, Gehen mit erhobenem innerem Fußrand oder auf Supinationsbrett, Supinationsbewegungen mit Widerstand oder passiv, auch Sport: Schneeschuhlaufen, Radfahren u. dgl.); Massage sowie Spirituseinreibungen der Fußsohle und Wade; Bäder (Warmwasser-, Wechsel-, Heißluft-, Glühlicht- usw.). Bei Fußdistorsion und Knöchel- oder Fußwurzelbruch sowie Entzündung von Gelenk: prophylaktisch Verband in Supinationsstellung und später Plattfußeinlage.

Therapie: Der völlig ausgebildete ossäre Plattfuß ohne Schmerzen braucht meist keine mehr und verträgt auch nicht jede Behandlung außer bei schwerer Arthritis deformans (Arthrodese); sonst bei beginnenden Fällen:

a) Konservativ: 1. In beginnenden Fällen, namentlich im kindlichen und jugendlichen Alter Plattfußschuh (d. h. hoher Schnürschuh mit Erhöhung innenseits um 1—1½ cm an Sohle und an dem innen nach vorn fortgeführten, ziemlich niedrigen Absatz) oder besser, aber nur bei noch ausgleichbarem Plattfuß Plattfußeinlage individuell, daher am besten nach Gipsabguß, und zwar am belasteten und mäßig redressierten Fuß; Zweck ist Stützung des Fußes mit Übertragung der Belastung auf schmerzfreie Stellen, daher genügend breit, d. h. von einer Seite zur anderen und genügend lang, d. h. von Ferse bis zum Zehenballen; den äußeren Fußrand mit umfassend; evtl. durch Kork- oder Linoleumstreifen od. dgl. fortschreitend mehr supiniert; genügend fest, d. h. aus Gummi, Kork oder Filz sowie Luftkissen oder besser aus Walkleder oder am besten aus Metall (Stahl, Kupfer, Aluminium- oder Duranabronze bzw. Duralumin u. dgl.) oder (vom Arzt herstellbar) nach Lange aus Gurtenstreifen, Celluloidaceton und Stahldraht. Daneben empfiehlt sich zur Behebung der „Fußinsuffizienz" eine sog. „kombinierte Fußbehandlung" mit Wärme (Heißluft, Bäder, Wechselbäder, Diathermie), Massage bzw. Unterwassermassage und gymnastischen Übungen, spez. Barfußgehen, Sandtreten, Zehengang, Fußübungen usw., also ,,aktive'' Therapie (s. o.).

2. In vorgeschrittenen und schweren Fällen Jugendlicher Redressement manuell oder besser mit Modelleur bzw. Osteoklast (evtl. in Narkose und nötigenfalls mit Achillotenotomie) und anschließend Gipsverband für 3 bis 6 Wochen, evtl. in Etappen; später Schienenschuh oder Schienenhülsenapparat oder Einlage.

Bei contractem Plattfuß: Zunächst für 1—2 Wochen Bettruhe und feuchter Umschlag; später Bäder oder Heißluft oder Glühlicht oder Diathermie, Bewegungsübungen und Massage; evtl. in Narkose oder Lokalanästhesie (einige Kubikzentimeter Novocainlösung ins Talonavicular- bzw. Tarlocuralgelenk nach Lorenz) Redressement und Gipsverband für ca. 3 Wochen; später Nachbehandlung mit Einlage usw.

b) Operativ (im allgemeinen nicht bei Kindern und auch nicht bei Erwachsenen mit komplettem Plattfuß!):

I. In noch nicht ausgebildeten Fällen ohne stärkere Knochenveränderungen sind von einigen Autoren Weichteiloperationen vorgeschlagen worden, haben sich aber nicht allgemein eingebürgert, jedenfalls nicht bei Kindern: 1. Durchtrennung der Achillessehne am Calcaneus und Verlagerung des nach oben umgeschlagenen und subcutan nach oben geholten centralen Endes unter die Fascia surae von einem Hautschnitt weiter oberhalb zur Ausschaltung des Triceps surae und damit Wiederherstellung des Fußgewölbes durch die Fußsohlenmuskeln (Nicoladoni); es droht aber Hackenfuß.

2. Verkürzung der Tib. post.-Sehne oder Verstärkung derselben aus der Achillessehne oder Verpflanzung des Tib. ant. an die Kahnbeinunterseite (Hoffa u. a.) oder der Achillessehne an die Ferseninnenseite (Gocht).

II. In bereits ausgebildeten Fällen (bei älteren Erwachsenen nach dem 30. Jahr, wenn das Redressement aussichtslos erscheint, also in schweren Fällen; aber auch nicht bei komplettem ossärem Plattfuß mit befriedigender Gehfähigkeit):

1. Keilresektion aus der Gegend des Talonaviculargelenks (Ogston) und evtl. Wiedereinpflanzung dieses Keils in umgekehrtem Sinne; es ist die Methode der Wahl für schwere ausgebildete Fälle mit stärkeren Beschwerden.

2. Verlagerung des schräg von unten-vorn nach oben-hinten durchmeißelten oder durchsägten Calcaneus nach unten-vorn (um etwa Fingerbreite) und evtl. auch nach innen nach vorhergehender Achillotenotomie (Gleich); meist aber ohne Erfolg für die Gewölbeaufrichtung.

3. Arthrodese; ratsam für schwerste Fälle mit unerträglichen Schmerzen, aber nicht nach dem 35. Jahr.

Bei schlecht geheiltem Knöchelbruch: supramalleoläre Osteotomie der Unterschenkelknochen, spez. Tibia (Trendelenburg-Hahn); aber nur selten angezeigt.

Bei spastischem Plattfuß: Evtl. partielle Nervenausschneidung nach Stoffel; dagegen ist die Vereisung des N. peroneus wohl nicht zu empfehlen.

Bei paralytischem Plattfuß: a) Bei teilweiser Lähmung evtl. nach Stellungskorrektur Sehnentransplantation, z. B. Ext. hall. longus oder Ext. digit. oder Peroneus auf Tib. ant. oder Teil der Achillessehne periostal zum Fußinnenrand am Calcaneus.

b) Bei völliger Lähmung sowie bei schwerer Arthritis deformans: Arthrooder Tenodese.

Bei angeborenem Plattfuß: Vgl. Klumpfuß! (Baldigst Redressement nebst Verband in Überkorrektur).

Bei rachitischem Plattfuß: Antirachitische Allgemeinbehandlung und Apparat, evtl. Redressement nebst Gipsverband.

4. Hackenfuß (Pes calcaneus).

Wesen: Fuß steht fixiert in Dorsalflexion, oft zugleich auch in Pronation (Pes calcaneo-valgus), seltener, spez. bei paralytischer Form zugleich auch in Supination (Pes calcaneo-varus.)

Vorkommen: Selten.

Entstehung: I. Angeboren: Selten (wohl als intrauterine Belastungs-deformität); oft verbunden mit Pes valgus.

II. Erworben: 1. Meist paralytisch: Bei spinaler Kinderlähmung oder Spina bifida mit Lähmung der langen Flexoren (Triceps surae), aber mit Erhaltung der kurzen Flexoren und der Extensoren.

2. Traumatisch: Bei willkürlicher (Tenotomie) oder unwillkürlicher blutiger oder unblutiger Verletzung (z. B. Sensenhieb oder Sehnenruptur) der Achillessehne.

3. Dermatogen (narbig): Bei Narbe nach Verletzung, Verbrennung oder Entzündung an der Fußgelenkvorderseite.

4. Myogen (reflektorisch): Als reflektorische Contractur bei schmerzhaften Affektionen (Entzündung oder Fremdkörper) der Fußsohle.

5. Arthrogen: Bei Entzündung im Sprunggelenk.

Formen: a) Pes calcaneus sursumflexus: Fuß ist im Talocruralgelenk dorsalflektiert, so daß Patient auf der Hacke geht.

b) Pes calcaneus sensu strictiori: Bei gelähmter Wadenmuskulatur als Pes calc. paralyticus; Fersenbein ist mit seinem hinteren Fortsatz direkt nach abwärts gerichtet infolge Drehung um die frontale Achse durch den Zug der gesunden Plantarmuskeln; Fußsohle ist dabei dem Boden zugekehrt und Ferse fehlt hinten, Fuß erscheint ausgehöhlt und Auftreten erfolgt mit Vorderfuß und Hacke, woselbst Schwiele, Schleimbeutelentzündung und Periostverdickung entstehen (Fuß ist ähnlich dem chinesischen Damenfuß: kurz und hochgewölbt mit wie „abgehackt" erscheinendem Vorderfuß).

Therapie: Redressement, fixierender Verband in überkorrigierter Stellung, später Schiene und mediko-mechanische Nachbehandlung (vgl. Klumpfußbehandlung!); evtl. in hochgradigen Fällen Durchtrennung oder Verlängerung der verkürzten Extensoren oder (bei nicht völliger Lähmung der Wadenmuskulatur) Verkürzung der Achillessehne.

Bei paralytischem Hackenfuß: a) Bei teilweiser Lähmung Sehnentransplantation z. B. Peronei oder Extensor hall. oder digit. comm. auf die teilweise durchschnittene Achillessehne oder an Proc. post. calcanei.

b) Bei völliger Lähmung: Arthro- oder Tenodese bzw. bei Verkürzung Operation nach Wladimiroff-Mikulicz.

Bei Pes calcaneus sensu strictiori: Evtl. Schrägabmeißeln des Fersenhöckers und Verlagerung nach hinten und oben nebst Verkürzung der Achillessehne oder Keilosteotomie aus Fersenbein bzw. Osteotomie des Schienbeins dicht oberhalb des Fußgelenks.

Prophylaxe: Bei Achillotenotomie empfiehlt sich sorgfältige Naht und Lagerung in Spitzfußstellung bis zur Heilung, bei Lähmung Stützapparat und bei Fußrückenverbrennung Schiene in Spitzfußstellung.

5. Hohlfuß (Pes cavus s. excavatus s. arcuatus).

Wesen: Vermehrte Aushöhlung der Fußsohle bzw. des Fußgewölbes auf Grund von Steilstellung des Vorderfußes bei gleichzeitiger Pronation (Spitz-Klump-Hohlfuß, auch Klauenhohlfuß genannt); meist (70%) zugleich Spreizfuß, seltener Hallux valgus; oft zugleich Krallenstellung der Zehen mit überstrecktem Grundgelenk und gebeugtem Mittel- und Endgelenk, sowie Überstreckbarkeit der Großzehe im Grundgelenk; zugleich Schmerzen an den gedrückten Mittelfußköpfchen und auf den Zehen sowie am Vorderfuß; Ferse wenig beschwielt; Fuß erscheint auffallend kurz und zugleich hohl.

Vorkommen: Selten, aber doch nicht ganz selten.

Entstehung: I. Angeboren als sog. „hoher Reihen oder Spann", also idiopathisch, aber doch wohl infolge Myelodysplasie oder Uterusbelastung.

II. Erworben: Bei Spasmus der Gewölbespanner nach Chorea, Hysterie usw. oder bei Parese ihrer Antagonisten mit Erhaltensein der kleinen Fußmuskeln (Triceps surae) nach cerebraler und spinaler Kinderlähmung, Spina bifida, Syringomyelie, multipler Sklerose usw. sowie nach Trauma, auch bei paralytischem Spitz- und Spitzklumpfuß und Hackenfuß.

Komplikationen: Schwiele und Tarsalgie, Hackensporn, Spreizfuß, Hallux valgus, Arthritis deformans.

Differentialdiagnose: Hackenfuß (wichtig ist die Stellung des Calcaneus in der Sagittalebene: Röntgenbild!) sowie Spreizfuß und Ballenfuß (sog. „unechter" Hohlfuß).

Therapie: a) Unblutig: Übungen und Redressement, fixierender Verband und mediko-mechanische Nachbehandlung mit Bädern, Massage und Übungen nebst Nachtsandale („Flachsohle") mit Spannlasche zum Fußrücken sowie Spreizfußeinlage und Absatzerhöhung.

b) Blutig: Durchtrennung der Plantarfascie und evtl. auch der Fußsohlenmuskeln und Verlängerung der verkürzten Strecksehnen, ausnahmsweise Keilresektion aus Würfel- und Kahnbein mit dorsaler Keilbasis; zugleich meist, nämlich bei Varuskomplikation auch etwas lateral; jedenfalls aus der Stelle der größten Krümmung nahe der Basis des 1. Metatarsus.

Bei spastischem Hohlfuß: Evtl. partielle Nervenausschneidung nach Stoffel; bei Spina bifida: Duralösung von Verwachsungen.

Bei paralytischem Hohlfuß: Evtl. Sehnentransplantation (z. B. Ext. hall. an die Unterseite des Metatarsus zur Ansatzstelle des M. tib. ant.

b) Zehendeformitäten.

1. Hallux valgus und varus (X- und O-Großzehe).

Wesen: Abknickung der Großzehe im Grund-(Metatarsophalangeal-) Gelenk nach außen von der Körpermittellinie, also kleinzehenwärts (Abductionscontractur oder Hallux valgus) oder selten umgekehrt (Adductionscontractur oder Hallux varus); gleichzeitig Großzehe gegenüber Metatarsusköpfchen kleinzehenwärts subluxiert, Streck- und Beugesehne sowie Sesambein ebenso seitlich, nämlich einwärts abgewichen und verkürzt; 1. Metatarsus adduciert; Metatarsusköpfchen unregelmäßig („exostosenartig") verdickt und vorspringend; Großzehe unter oder seltener über die benachbarten Zehen gelagert oder diese abdrängend. Röntgenbild zeigt Achsenknickung und evtl. Subluxation, evtl. Luxation der Großzehe sowie unregelmäßige Verdickung und Umformung mit Randzacken am 1. Mittelfußköpfchen.

Vorkommen: Hallux valgus sehr häufig, und zwar in mehr oder weniger starkem Grade bei ca. 25% aller Erwachsenen, spez. Frauen, namentlich bei Plattfuß bzw. Spreizfuß; Hallux varus selten, und zwar fast nur bei Klumpfuß oder Polydaktylie, also gewöhnlich angeboren.

Entstehung: I. Angeboren: Seltener. Vgl. 8!

II. Erworben: Durch schlechtes (spitzes und hochabsatziges) Schuhwerk, namentlich bei Plattfuß bzw. Platt-Spreizfuß als sog. „vestimentäre" oder gewöhnlich als „Belastungs-Deformität", bisweilen auch bei Nervenleiden oder Fußbruch; dabei scheint eine gewisse Veranlagung von Bedeutung zu sein.

Komplikationen: Frostbeule (im Volk wird das ganze Leiden überhaupt „Frostballen" genannt), Schwiele, Schleimbeutel, Ulceration, Vereiterung, Gelenkinfektion (in mindestens ca. 10% kommuniziert nach Payr Schleimbeutel mit Gelenk!), Periostitis, Arthritis deformans im Großzehengrundgelenk, eingewachsener Nagel, Platt-Spreizfuß, an der 5. Zehe Einwärtsstellung und an der 2. Hammerzehe usw. Manchmal kommt es (nach unpassendem Schuh oder nach Marsch) zu Reizzustand im Grundgelenk (H. v. inflammatus) oder zu kontraktem Stadium (H. v. contractus s. rigidus).

Therapie: Passender, am besten nach Maß angefertigter (breiter und langer sowie bequemer, auch weicher) Schuh mit niedrigem Absatz, Einlegesohle nach Gipsabguß mit Zehenbandage (Stahlschiene) und entlastendem Filzring; evtl. bei jüngeren Leuten operativ: 1. Von dorsalem Bogenschnitt und unter Excision von Schwiele und evtl. von entzündetem Schleimbeutel Abmeißelung des Knochenvorsprungs am Metatarsusköpfchen, aber sparsam unter Erhaltung des Mittelfußköpfchens im Ganzen, spez. der Knorpelfläche (Schede 1904); zugleich Durchtrennung der Weichteile (Kapselbandapparats) lateral und Raffung medial sowie mediale Verlagerung der Strecksehne, ausnahmsweise Strecksehnenverlängerung: evtl. genügend z. B. bei

Schmerz am Großzehenballen; überhaupt Methode der Wahl in leichten Fällen. 2. Osteotomie am 1. Metatarsus (meist unter Entfernung eines Keils mit medialer Basis) oder (außer bei komplettem Plattfuß) unter Knochendurchtrennung in der frontalen Ebene schräg von proximal-dorsal nach distal-plantar (Ludloff 1918): schwierig und unsicher, auch langwierig und eingreifend sowie ungünstig wegen Verkürzung und Höherlegen der Aufstützfläche, daher nicht beliebt. Hohmann macht eine Keilosteotomie mit 1 cm breiter Baisi medial am 1. Metatarsus, verschiebt das Köpfchen lateral und plantar und vernäht die an der Grundgelenkkapsel abgetrennte Sehne des M. abductor pollicis an der Kapsel unter Spannung medial und unten. 3. Grundgelenkresektion (Hueter 1877) ist nicht ratsam wegen Gangstörung durch nachträgliche Einbohrung der übrigen Mittelfußköpfchen in die Fußsohle: außer bei komplettem Plattfuß, wo das erste Mittelfußköpfchen nicht mehr allein und hauptsächlich Stützpunkt ist, aber keinesfalls bei Insufficienz des vorderen Fußgewölbes, auch unter allen Umständen sparsam und am besten mit Interposition von distal gestielten Schleimbeutel- oder von Weichteillappen zwecks Gelenkmobilisation unter Schonung des Gelenkbodens samt Sesambeinen (Mayo 1908): angezeigt nur in schwersten Fällen; besser 4. Exstirpation oder Resektion der Großzehengrundphalanx in den proximalen ½—²/₃ subperiostal nebst Exostosenabtragung, Kapsel-Bänderplastik usw. (Witzel 1897 und Alsberg 1924): Methode der Wahl für schwere Fälle.

Nachbehandlung (aller operierten Fälle): Schiene oder besser Gipsverband bzw. Gipslonguette von oberhalb der Knöchel bis über die Zehen für 2—3 Wochen in Plantarflexion und Adduction der Großzehe bei in Längs- und Quergewölbe aufgerichtetem Fuß; später (wie bei der konservativen Therapie) Maßschuh mit Einlage nach Gipsabguß und Spreizfußmanschette. Vorbehandlung: Evtl. Schleimbeutelentzündung und -fistel sowie Hautgeschwür muß abgeheilt sein unter Bädern und Ichthyolsalbe sowie Bettruhe; zuvor Alkoholbad.

1a. Adductionsstellung der Kleinzehe (Digitus minimus adductus s. varus), d. h. Abknickung der Kleinzehe großzehenwärts, nämlich ein- und aufwärts; Entstehung: Bisweilen angeboren oder häufiger durch enges und spitzes Schuhwerk bei gleichzeitigem Platt-Spreizfuß; Folgen: Schwiele, Hühnerauge außen und innen, Schleimbeutel; Therapie: Evtl. Exartikulation, sonst Weichteildurchtrennung und -raffung evtl. mit Plastik oder einfacher Grundgliedresektion (ähnlich wie bei Hallux valgus).

2. Hammerzehe (Digitus malleus), auch **Klauen-** oder **Krallenzehe.**
Wesen: Flexionskontraktur der Zehe, und zwar meist Grundphalanx dorsal, Mittelphalanx plantar, Endphalanx entweder plantar oder dorsal oder in Fortsetzung der Mittelphalanx (C-, Z- oder L-Form).

Vorkommen: Häufiger, meist 2. Zehe (am längsten sowie evtl. durch Großzehe, spez. bei Hallux valgus, verdrängt!).

Entstehung: I. Angeboren (selten; an einzelnen, spez. 2. oder allen Zehen), dann vererbt und gewöhnlich symmetrisch beiderseits.

II. Erworben (viel häufiger!): Bei schlechtem (kurzem und hochabsatzigem) Schuh namentlich bei Knicksenkspreizfuß, hier evtl. verbunden mit Hallux valgus sowie als Großklauenzehe bei Hohlfuß; bisweilen bei dorsaler Hautnarbe nach Verletzung oder Verbrennung oder bei Gelenkentzündung sowie bei Lähmung (Kinderlähmung, Hemiplegie, Tabes, Syringomyelie, Spina bifida, Rückenmarkverletzung usw.).

Komplikationen: Frostbeule, Schwiele, Schleimbeutel, Ulceration, Vereiterung.

Therapie: Passender (langer, breiter und weicher) Schuh mit niedrigem Absatz, Einlegesohle mit elastischer Zehenbandage bzw. Stahlfederschiene und dorsaler Schwamm- oder Filzring (in leichten Fällen, namentlich bei Kindern zu versuchen, sonst aber meist machtlos!), daher evtl. operativ: 1. Redressement (unsicher!), 2. subcutan oder besser offen von volarem Spiralschnitt Durchschneidung der verkürzten Weichteile: Haut, Fascie, Kapsel,

Bänder und evtl. Beugesehne, welch letztere nötigenfalls besser z-förmig verlängert wird (nicht immer genügend und auch nicht sicher!). 3. Resektion, und zwar am einfachsten Grundgliedresektion ($^1/_3$—$^2/_3$) oder -fortnahme von einem dorsalen Schnitt unter Weichteildurchtrennung beugeseits und -raffung streckseits (Normalverfahren!). 4. Exartikulation: Am sichersten, aber nicht immer nötig und ratsam (Fehlstellung der Nachbarzehen droht!); daher nur u. U., spez. in schweren Fällen angezeigt. Sonst außerdem Excision von Schwiele und Schleimbeutel sowie anschließend Nachtsandale mit Bandagierung der Zehe in Streckstellung.

3. Hammerzehenplattfuß (Pes malleus valgus).

Wesen: Flexions- und evtl. auch Adductionskontraktur der Großzehe im Grundgelenk; kombiniert mit Plattfuß.

Vorkommen: Vereinzelt.

Entstehung: U. a. durch schmerzhafte Fußsohlennarbe.

Therapie: Redressement nebst Beseitigung des Plattfußes; bei stärkerem Schrumpfungsprozeß nach Redressement Durchschneidung der Beugesehnen und evtl. Kapsel und Aponeurose oder Resektion des Metatarsus.

4. Beugekontraktur der Zehen, spez. Großzehe.

Wesen: Beugekontraktur der Zehen, spez. Großzehe im Grundgelenk (durch Sehnen- bzw. Muskel- und Kapselschrumpfung beugeseits).

Vorkommen: Selten.

Entstehung: Durch lange Ruhigstellung und Bettdeckendruck, namentlich bei Strecksehnendurchtrennung oder -lähmung, gelegentlich auch durch Fußsohlennarbe oder durch Strecksehnendurchtrennung bzw. -lähmung (u. a. bei Fußresektion nebst Strecksehnendurchschneidung nach Heidenhain). Hierher gehören auch die sog. eingekrallten Zehen mit gleichzeitigem Spitzfuß bei Ischiadicus- bzw. Peroneuslähmung.

Komplikationen: Störung des Fußabwickelns, überhaupt des Gehens.

Prophylaxe: Entsprechender Verband mit Stützung bei Dorsalflexion der Zehen, also bis über die Zehenenden reichender Schienen- oder Gipsverband (z. B. bei Fußresektion nach Heidenhain).

Therapie: Evtl. von seitlichem Bogenschnitt mit innerer Basis Durchtrennung der geschrumpften Weichteile (Beugesehnen, Kapsel usw.) oder in schweren Fällen Metatarsusresektion, evtl. mit Sesambeinexstirpation; Verband in leichter Dorsalflexion; mediko-mechanische Nachbehandlung. Zuvor kann man in beginnenden Fällen versuchen Redressement nebst elastischem Zug.

5. Hallux rigidus d. h. schmerzhafte Versteifung des Großzehengrundgelenks.

Ursache: Knicksenkspreizfuß mit sekundärer Arthritis deformans, namentlich im Anschluß an Überbelastung oder Trauma.

Vorkommen: öfters, auch doppelseitig.

Symptome: Großzehengrundgelenk versteift in Streckung bzw. Überstreckung, dazu Druck- und Bewegungsschmerz bei längerem Gehen, sowie bei Treppensteigen und Bergaufwärtsgehen; Zehenstand und Tragen eines hohen Absatzes unmöglich; dazu Arthritis deformans (Geräusche und Röntgenbild!).

Therapie: Passender Schuh mit „vorderem Absatz", sonst Operation mit Grundgliedresektion, ausnahmsweise Gelenkmobilisation (?).

6. Deformierung der Sesambeine am Großzehengrundgelenk mit Randzacken und öfters mit Fragmentierung bei Knickhohlfuß Erwachsener infolge mechanischer Schädigung. (Röntgenbild!). Schmerz bei Druck und bei passiver Dorsalflexion.

Therapie: evtl. Sesambeinexstirpation.

7. Exostosen am Fußrücken: meist über dem 1. Keilbein und 1. Mittelfußknochen bei fehlerhafter Fußbildung, spez. Plattfuß infolge mechanischer Schädigung (Röntgenbild!).

Therapie: falls passender Schuh nicht genügt, Filzringentlastung oder Operation: Abtragung.

8. Hallux valgus congenitus (angeborene Valgusstellung des Großzehenendglieds, evtl. kombiniert mit sonstigen Mißbildungen; Therapie: Keilresektion am Großzehengrundglied) und **Hallux varus congenitus** (angeborene Varusstellung der Großzehe infolge überzähliger Knochenbildung im Sinne der Polydaktylie).

F. Geschwülste.

a) Gutartige:

1. Fibrome.

2. Myxome.

3. Neurome bzw. Neurinome.

4. Lipome (bisweilen vom Fußrücken zwischen Zehen bzw. Mittelfußknochen nach der Fußsohle vordringend).

5. Hämangiome: H. spl., cav. und racemosum, sowie genuine diffuse Phlebarteriektasie bzw. Phlebektasie vgl. Allg. Chirurgie, Hämangiome!

6. Chondrome (nicht selten; öfters multipel; am häufigsten an Phalangen, seltener an Metatarsus, selten an Tarsus).

7. Osteome (spez. an der Ferse vom Calcaneus ausgehend).

8. Subunguale Exostosen (Dupuytren): an Zehen-, spez. Großzehennagelglied, selten an anderen Zehen dorsal unter dem Nagel; von der Epiphysenlinie ausgehend; bei Jugendlichen, spez. weiblichen; dadurch Schmerzen und Ulceration sowie Nagelabhebung. Wesen: Meist kartilaginäre Exostosen, sonst „irritative" (periostale) Hyperostosen durch Trauma oder Stiefeldruck. Diagnose: Röntgenaufnahme. Differentialdiagnose: Sonstige subunguale Tumoren sowie Hühneraugen und Warzen (vgl. Hand und Finger!). Therapie: Nagelextraktion und Ausmeißeln samt Knochenbasis evtl. nebst dessen Kauterisation.

9. Traumatische Epithelcysten, auch nach Operation des eingewachsenen Nagels (vgl. Hand und Allg. Chirurgie!).

10. Warzen, spez. an der Fußsohle, nicht zu verwechseln mit Hühneraugen; Therapie nach Vorbehandlung mit Salicylseifenpflaster od. dgl. in Lokalanästhesie, Exkochleation oder Kauterisation mit dem rotglühenden Paquelin bzw. Hochfrequenzstrom oder (am sichersten und schnellsten) Exstirpation.

11. Ganglien (nicht selten, aber viel weniger häufig als an der Hand; öfters (10%) doppelseitig; begünstigend wirkt anscheinend Fußdeformität; Knicksenkfuß; meist am Fußrücken in der Gegend der Strecker- und Peroneussehnen sowie Achillessehne oder der Fußwurzelgelenke, spez. in der Würfelbeingegend; differentialdiagnostisch cave Sehnenscheidenhygrom und Schleimbeutelhygrom sowie Osteophytenwucherungen; Therapie: Zerklopfen, Punktion, Injektion, Discision oder Resektion unsicher, daher am besten Exstirpation gründlich in Lokalanästhesie unter strengster Asepsis (vgl. Hand!).

12. Aneurysmen (selten; an Fußrücken oder Fußsohle; differentialdiagnostisch cave Absceß!).

13. Teleangiektatische Granulome ⎫
14. Xanthome bzw. Xanthoblastome ⎬ vgl. Hand und Allg. Chirurgie!

b) Bösartige:

15. Sarkome: An Haut (spez. auf Warzen und Mälern, auch auf Pigmentmälern als ziemlich häufiges und bösartiges Melanosarkom), Fascien, Gelenkkapsel, Bändern, Sehnenscheiden und Knochen (spez. Calcaneus und Zehen, hier auch subungual).

16. Carcinome (spez. in alten Narben nach Verletzung, Verbrennung, Erfrierung und Lupus, ferner in Klumpfußschwielen, Hühneraugen, Warzen und Mälern).

Therapie: Exstirpation oder Gliedabsetzung evtl. mit Röntgennachbehandlung.

Dritter Teil.

Frakturen und Luxationen.

1. Abschnitt: Allgemeiner Teil.

a) Frakturen.

Definition.

Als Verletzungen der Knochen kommen vor: a) Knochenquetschungen bzw. -erschütterungen (Kontusionen); dabei subperiostales Hämatom (am Kopf Neugeborener als Kopfblutgeschwulst: Kephalhämatom, an der Ohrmuschel als Othämatom u. a., sonst auch nach Knochenhautquetschung z. B. an Ulnakante, Tibiafläche und Knöcheln), sowie Knochenblutungen im Mark (hier bisweilen gefolgt von Osteomyelitis, Tuberkulose, Sarkom usw.) oder in der Spongiosa (hier evtl. übergehend in sklerosierende oder rarefizierende Ostitis) und b) Knochenbrüche (Frakturen), d. h. Trennungen des Knochenzusammenhanges.

Statistisches.

Frakturen sind häufige Verletzungen (ca. $1/7$ oder über 15% aller Verletzungen). Die Häufigkeit richtet sich nach der Verletzungsmöglichkeit; daher sind Knochenbrüche am häufigsten bei Männern im mittleren Lebensalter. Verhältnismäßig häufig sind Frakturen auch bei Greisen (infolge Knochenbrüchigkeit durch exzentrische Atrophie: „Alte Leute, morsche Knochen"), dies namentlich an bestimmten Stellen, z. B. am Schenkelhals. Seltener betroffen sind Kinder, deren Knochen recht elastisch sind (hier aber häufiger zur Zeit des Laufenlernens [3.—6. Jahr] und der Pubertät; in letztgenannter Zeit erfolgt statt Fraktur öfters Epiphysentrennung oder auch manchmal Luxation). Bisweilen werden Knochenbrüche auch bei Neugeborenen beobachtet (s. u.). Die Häufigkeitskurve steigt vom 1.—4. Jahrzehnt, erreicht dann den Höhepunkt und fällt allmählich wieder.

Betroffen sind meistens die Gliedmaßen (75%), besonders die oberen (in über die Hälfte aller Frakturen und zweimal häufiger als die unteren). Am häufigsten bricht Vorderarm 20—25%, dann Unterschenkel, Schlüsselbein und Rippen je ca. 15%, ferner Oberarm 7% und Oberschenkel 6%, schließlich Hand 10% und Fuß 2,5% sowie Gesicht 2—2,5%, Schädel 1—1,5%, Kniescheibe 1—1,5%, Schulterblatt, Wirbelsäule, Becken je ca. 1%, Brustbein usw. 0,1%. Kinder brechen am häufigsten Unterarm, Oberarm, Schlüsselbein, Oberschenkel usw.; Greise Schenkelhals und Oberarmhals.

Ursachen.

Man unterscheidet nach der Ursache:

a) Direkte Brüche, d. h. solche an der Stelle der einwirkenden Gewalt, z. B. bei Schlag (Parierfraktur der Ulna infolge Stockschlags auf den zum Schutz des Kopfes rechtwinklig erhobenen Vorderarm), Stoß, Schuß, Auffallen von Lasten, Überfahrung u. dgl.; sie sind oft besonders schwer (evtl. mit Splitterung oder Zermalmung) und oft kompliziert (d. h. mit Hautverletzung).

b) Indirekte Brüche, d. h. solche entfernt von der Stelle der einwirkenden Gewalt (z. B. Bruch von Schlüsselbein, Ober- oder Unterarm bei Fall auf die Hand; Bruch von Schädel, Wirbelsäule, Becken, Schenkelhals, Oberschenkel oder Knöchel bei Fall auf die Füße); indirekte Brüche sind recht selten kompliziert, dann meist als „Durchstechungsfraktur" (z. B. Flötenschnabelbruch am Unterschenkel).

Hierher gehören auch die Rißbrüche (s. u.).

Sog. schleichende Brüche finden sich bei verhältnismäßig geringer oder doch gering erscheinender Gewalteinwirkung, und zwar auch bei gesunden und jugendlichen Personen, namentlich als Sport-, auch bei Militärdienstverletzung, anscheinend namentlich bei asthenischem Habitus (z. B. am Unterschenkel, Mittelfuß u. a.), als Rißbruch aber vorwiegend bei muskulösen Menschen (z. B. am Becken); davon zu unterscheiden sind Brüche bei pathologischem Prozeß: sog. Spontanfrakturen s. da!

Ähnliches gilt für sog. leichte Brüche, die bei verhältnismäßig geringer Gewalteinwirkung entstehen und Glieder mit beeinträchtigem Gebrauch betreffen; dazu gehören Brüche bei Amputationsstumpfen sowie bei früherer Verletzung oder Entzündung der betr. Gliedmaße; sie ähneln den Altersbrüchen und leiten über zu den pathologischen Brüchen.

Anmerkung. Angeborene Brüche können entstanden sein:

a) vor der Geburt, d. h. intrauterin: Bei Verletzung des mütterlichen Unterleibes: häufiger stumpf (Tritt, Fall), seltener penetrierend (Schuß, Stich mit Heugabel, Schnitt mit Sense u. a.); meist am Unterschenkel im unteren Drittel mit nach hinten offenem Winkel (Zug der Wadenmuskulatur) und mit anschließender Fußmißbildung; intrauterine Frakturen sind öfters nicht traumatisch: sog. „spontane Frakturen" (s. u.);

b) während der Geburt, d. h. intra partum: Meist durch geburtshilfliche Maßnahmen seitens des Arztes (sog. artefizielle Geburtsfrakturen): an Extremitäten bei Wendung oder Armlösen und am Kopf durch Zange; seltener durch den spontanen Geburtsakt (sog. automatische Geburtsfrakturen): sei es durch Anomalie von seiten der Mutter (enges Becken), sei es durch solche von seiten des Kindes (Wasserkopf, abnorme Lage usw.); meist betroffen sind Oberarm und Oberschenkel.

Entstehungsmechanismus.

Für die Entstehung des Knochenbruchs ist maßgebend außer der Elastizität (u. a. groß in der Jugend und gering im Alter, wo der Knochen durch besonders großen Reichtum an anorganischer Substanz spröde ist) die Knochenfestigkeit, d. h. die mechanische Leistungsfähigkeit des Knochens. Der Knochen bricht, wenn seine Festigkeit überwunden ist. Man unterscheidet: Zug-, Druck-, Schub-, Strebe-, Biegungs- und Drehungsfestigkeit. Die Festigkeit der einzelnen Knochen ist sehr verschieden und bei demselben Knochen wiederum verschieden je nach der Stelle; sie hängt ab von Menge und Anordnung der Knochensubstanz (Architektur!), Verteilung kompakter und spongiöser Masse, Dicke, Länge (Hebelarm!), Form und Funktion des Knochens (Schlüsselbein und Schenkelhals!), Schutz durch Bänder- und Muskellagen, Individuum, Lebensalter (s. o.), Geschlecht.

Man unterscheidet folgende Brüche, welche bezüglich Stelle, Form und Verschiebung einen gewissen Typus erkennen lassen:

1. Biegungsbruch (ähnlich wie ein Stab über dem Knie gebrochen wird; an der Leiche herstellbar durch Biegen über Tischkante): zunächst bricht die konvexe Seite ein; typisch ist die Aussprengung eines Keils mit Basis an der konkaven Seite (erkennbar je bei Infraktion, Quer-, Schräg- und Stückbruch). Neben vollständigen Brüchen entstehen durch Biegung auch Fissuren und Infraktionen.

2. Abknickungsbruch, z. B. bei Knöchelbruch (an der Leiche herstellbar mit Osteoklast).

3. Quetschungs- oder Stauchungs- (Kompressions-) Bruch, z. B. durch Fall an Wirbelkörper, Schenkelhals, Oberarm, Tibiakopf, Fersenbein usw.; dabei evtl. Einkeilung „Gomphosis" (Fractura impacta s. cum implantatione), wobei an den langen Röhrenknochen der schmale und kompakte Diaphysenschaft in das breite und spongiöse Epiphysenende eingepreßt wird (z. B. Kompressionsbruch des Schienbeinkopfs); bei jugendlichen Knochen als besondere Form des Stauchungsbruches: sog. „Wulst- oder Faltungsbruch" d. h. Querbruch mit wulstartig aufgeworfener Corticalis infolge Plastizität des jugendlichen Knochens (z. B. am unteren Radius- oder am oberen Humerusende); bei Fersenbein- und Wirbelkörper erfolgt oft schräge Abschiebung.

4. Rißbruch durch Zug von Bändern bei Distorsionen oder von Muskeln bzw. Sehnen bei plötzlichen heftigen Contractionen, auch konvulsiven (Epilepsie, Eklampsie und Tetanus sowie Starkstromverletzung), wobei außer Zug auch Drehung u. dgl. eine Rolle spielen (z. B. beim typischen Radius- und Knöchelbruch), ferner an Patella und Olekranon, Tuberositas tibiae, Trochanter maj. und min., Tuber calc., Capitulum fibulae, Schlüsselbein und Oberarm (bei Lufthieb, Wurf), Oberschenkel (bei Fußtritt, Umdrehung), Oberarm- und Oberschenkelhöckern, Kronenfortsatz von Unterkiefer und Elle, Brustbein (bei Wehen), Rippen (bei Hustenstoß), Wirbeln (bei Kopf- bzw. Rumpfstrecken) sowie Wirbeldorn- und Querfortsätzen usw.; die häufigsten Rißbrüche betreffen die Sehnenansatzstellen an Apo- und Epiphysen; aber auch an den Diaphysen der Gliedmaßen finden sich Rißbrüche; besonders häufig handelt es sich um pathologische Frakturen (s. da).

5. Drehungs- (Torsions-) Bruch entweder durch Drehung des Gliedes bei feststehendem Körper (z. B. Oberarm durch Treibriemen) oder häufiger durch Drehung des Körpers bei fixiertem Glied (z. B. Ober- oder Unterschenkel bei in Rinne festgeklemmtem Fuß); gewöhnlich in Spiral- oder (besser gesagt) Schraubenform, und zwar entweder rechts oder links gedreht, wobei die Schraubenwindung immer gleichsinnig zur Drehungsrichtung verläuft; evtl. mit Ausbrechen eines rautenförmigen Stücks.

6. Zertrümmerungs- (Komminutiv-) Bruch durch Maschinenverletzung, Überfahrung, Quetschung, Schuß u. dgl.

Anmerkung. Bei den Schußverletzungen entstehen außer den Streifschüssen und den (matt auftretenden) Prell- und Steckschüssen je nach der Geschoßkraft (Entfernung!) alle Übergänge zwischen Lochschuß, Schmetterlingsbruch und völliger Zersplitterung; für das moderne Gewehrgeschoß typisch ist die Sprengwirkung infolge dynamischen Momentes bei naher Entfernung, und zwar bei spongiösen Knochen bis etwa 500 m und bei den langen Röhrenknochendiaphysen bis etwa 1000—1500 m.

Formen und Einteilung.

Man unterscheidet je nach der völligen oder nicht völligen Aufhebung des Knochenzusammenhangs unvollständige und vollständige Brüche.

a) Unvollständige Brüche (Fracturae incompletae s. imperfectae), und zwar:

1. Einknickung (Infraktion), an den platten Knochen z. B. am Schädel auch als Eindruck (Im- oder Depression); an den spongiösen Knochen spez. am Wirbelkörper und Fersenbein als Zusammenquetschung (Kompression). Einknickung findet sich besonders an kindlichen (spez. rachitischen) Röhrenknochen, dagegen selten bei Erwachsenen an Rippen, Brust- und Schlüsselbein, sowie bei Greisen an Schenkelhals; oft besteht dabei nur winklige Knickung als einzige Dislokationsform; schließlich kann auch diese fehlen. Periost ist an der Knickstelle entweder erhalten oder zerrissen; den Zusammenhang erhält jedenfalls die an der entgegengesetzten Seite nur verbogene Corticalis.

2. Sprung oder Spaltbruch (Fissur) „ähnlich wie ein Sprung in Teller oder Glas"; im Gegensatz zu der Einknickung an den weichen Kinderknochen selten, häufiger an den spröden Knochen Erwachsener; oft von vollständigen Frakturen ausstrahlend, oft aber auch selbständig; häufig ohne Symptome außer Schwellung und Schmerz, aber im Röntgenbild evtl. erkennbar; vorkommend am Schädel, sowie an den Röhrenknochen bei Schuß- und Torsionsbruch; evtl. bis in ein Gelenk hineinreichend (dabei Gelenkerguß, später evtl. -versteifung!).

3. Subperiostaler Bruch, d. h. Bruch des Knochens mit Erhaltung des Periostschlauchs; nur bei Kindern und Jugendlichen, bei welchen das Periost dick, saftreich und locker umliegend, zugleich sehr elastisch ist (sog. ,,Grünholzbruch").

Bei den unvollständigen Brüchen fehlen oft die typischen Frakturesymptome (abnorme Beweglichkeit, Crepitation, Dislokation), sind aber evtl. (z. B. Dislokation) durch Abbiegen oder Stauchen künstlich hervorzurufen; wichtig sind Schwellung, Bluterguß, Druck- und Stauungsschmerz, sowie Röntgenbild. Gefahr der völligen Fraktur! Reposition meist unnötig (außer bei Abknickung!) und Retention einfach; sonst Behandlung wie bei den vollständigen Frakturen!

b) Vollständige Brüche (Fracturae completae):

1. Querbruch, evtl. gezahnt mit feineren oder groben Zacken, wodurch eine Verschiebung verhütet, aber auch die Reposition verhindert werden kann.

2. Schrägbruch, besonders bemerkenswert als ,,Flötenschnabelbruch" an der Tibia.

3. Spiral- oder (besser gesagt) Schraubenbruch, entstehend als Torsionsbruch; an den langen Röhrenknochen (Tibia, Femur, Humerus u. a.) häufig; bisweilen bis ins benachbarte Gelenk sich fortsetzend, was bei kompliziertem Bruch besonders bedeutungsvoll werden kann wegen Infektionsmöglichkeit.

4. Längsbruch an den langen Röhrenknochen im ganzen selten; u. a. auch bei Schuß; am ehesten an den kurzen Knochen von Hand und Fuß; evtl. bis ins Gelenk (Gelenkbluterguß!); evtl. ,,klappende" Crepitation.

5. Mehrfacher Bruch eines Knochens an einer Stelle: T- und Y-Bruch an der unteren Epiphyse von Humerus, Femur, Tibia u. a.

Stückbruch, z. B. kleines Randstück bei Rißbruch, Keil bei Biegungsbruch, Rhombus bei Torsionsbruch.

Splitterbruch (Zertrümmerungs- oder Komminutivbruch) mit Zerteilung in mehrere Splitter oder mit völliger Zermalmung; entstehend meist infolge direkter Gewalt (z. B. Überfahrung, Auffallen von Lasten, Hufschlag, Nahschuß u. a.), aber auch indirekt (z. B. durch Fall).

6. Trennung eines Knochens an mehreren (zwei, selten drei oder mehr) Stellen: Selten, z. B. an den langen Röhrenknochen, Rippen, Unterkiefer; meist entstehend durch Überfahrung, Auffallen von Lasten u. dgl. (sog. ,,Doppel- bzw. mehrfache Fraktur").

7. Gleichzeitiger Bruch an mehreren Knochen desselben Körperteils: Z. B. an Unterarm, Unterschenkel, Mittelhand und Mittelfuß, Rippen; entweder in gleicher oder in verschiedener Höhe; Prognose ungünstig durch Gefahr von stärkerer Deformität und von Synostose.

8. Gleichzeitiger Bruch von Knochen mehrerer Körperteile: Selten; meist durch große Gewalt: z. B. Überfahrung, Maschinengewalt, Verschüttung, Sturz; oft mit schweren inneren Verletzungen verbunden; Prognose evtl. ungünstig quoad vitam (innere und Nebenverletzungen!) und quoad sanationem (Reposition und Retention erschwert!).

Symptome.

Die Symptome des frischen Knochenbruchs sind teils objektive (abnorme Beweglichkeit, Crepitation, Deformität, Weichteilschwellung; sie sind die wesentlichen Zeichen ,,Signa sensualia s. essentialia"; oft genügt eins zur Diagnose), teils subjektive (Bruchschmerz und Funktionsstörung; letztere sind wichtig bei Fehlen der objektiven Zeichen, z. B. am unvollständigen

Bruch); dazu tritt die Anamnese und vor allem das Röntgenbild; die Auskultation und Perkussion („Osteophonie") kommt heutzutage nur noch ausnahmsweise (z. B. an Schädel, Rippen), die Nadeluntersuchung („Akidopeirastik") fast gar nicht mehr in Betracht.

1. Abnorme Beweglichkeit (zuverlässigstes Fraktursymptom!): Nachweismanöver: Unter Anfassen der Bruchstücke nahe der Bruchstelle bei guter Fixation versuche man Verschieben beider Bruchstücke in entgegengesetzter Richtung oder bei Fixation des centralen alleiniges Bewegen des peripheren Bruchstücks bzw. Körperteils (im Sinne der winkligen, seitlichen und rotierenden Verschiebung; dabei achten auf das Mitgehen centralgelegener Knochenpunkte, z. B. Humerus- oder Femurkopf!); bisweilen (z. B. am unteren Bruchstück des Wadenbeins) besteht auch Schaukelbewegung „Mouvement de bascule" (d. h. durch Fingerdruck auf das eine Ende des Fragments das andere zum Vortreten bringen); schließlich an Kopf, Gesicht und Rumpf ist auch ratsam Untersuchung durch beiderseitigen Fingerdruck.

Cave Verwechslung durch Nebenbewegungen der darüberliegenden Weichteile oder in benachbartem Gelenk!

Die abnorme Beweglichkeit fehlt oder ist doch nur gering: a) bei gewissen vollständigen Brüchen entweder mit Einkeilung (z. B. bei eingekeiltem Schenkelhalsbruch) oder mit Verzahnung (Querbruch); b) bei vielen unvollständigen Brüchen (Fissur, Infraktion); c) bei isoliertem Bruch eines Knochens von zweiknochigem Glied (z. B. bei isolierter Fibulafraktur); d) bei gewissen Brüchen kurzer Knochen u. a. (wo die Bruchstücke schlecht zu fassen sind).

2. Knochenreiben oder -krachen (Krepitation), d. h. ein reibendes, knarrendes oder krachendes, bisweilen klappendes Geräusch wie beim Reiben von Hartholz, Kieselsteinen oder Walnüssen, bei Knorpelbrüchen mehr weich; zu fühlen und mitunter auch zu hören, evtl. (z. B. an den Rippen) mit dem Hörrohr; vom Anfänger als Fraktursymptom meist überschätzt; besonders wichtig bei Gelenkbrüchen; andererseits oft entbehrlich und unrätlich (Schmerzen und Nebenverletzungen!).

Nachweismanöver wie bei 1.; evtl. müssen die Bruchflächen durch Zug oder Druck erst an- bzw. gegeneinander gebracht werden.

Cave Verwechslung mit Blutgerinnsel (Schneeballenknirschen!) und Hautemphysem (Knistern; auch kann hier erzeugt werden die Krepitation durch Druck!), Peritonitis, Pleuritis und Perikarditis, Sehnen-, Schleimbeutel- und deformierende u. a. Gelenkentzündung (Reiben bis Knarren!), Caries (Sandsteinreiben!)

Crepitation fehlt: a) bei fehlender abnormer Beweglichkeit (s. o. unter 1.); b) bei fehlender Berührung der Bruchflächen, sei es infolge starker Dislokation (spez. Diastase), sei es infolge Interposition.

3. Verlagerung oder Verschiebung: Deformität (infolge Dislokation der Fragmente, welche ihrerseits zu einer Gestaltsveränderung des betr. Körperteils führt; diese Frage, ob bei einem Bruch Dislokation eingetreten ist oder nicht, ist von Wichtigkeit für Prognose und Therapie).

Nachweis durch Besichtigung, Betastung, Messung, Röntgenbild. Deformität ist evtl. verdeckt durch Weichteilschwellung. Sie fehlt evtl., und zwar: a) bei unvollständigen Brüchen (und zwar stets bei Fissur, manchmal auch bei Infraktion und subperiostalem Bruch); b) bei vollständigen Brüchen mit Verzahnung, Schienung durch den intakt gebliebenen zweiten Knochen des betr. Glieds, Erhaltung des Reservebandapparats (z. B. bei gewissem Patella- und Olekranonbruch). Oft genügt ein Blick. Meist ist damit die Diagnose gegeben.

Ursachen der Dislokation: a) **Primär** die einwirkende Gewalt, z. B. beim typischen Radiusbruch sowie bei allen eingekeilten Brüchen. b) **Sekundär:** 1. eine neue äußere Einwirkung, z. B. Aufstehen, Gehen, Sichaufstützen, Lagern, Transport usw.; namentlich bei ungeeignetem Einrichten oder bei ungeeignetem Verband; 2. die Schwere des Gliedes, z. B. bei Schlüsselbein, Unterkiefer, Bein (Außenrotation!); 3. Muskelzug infolge Retraktion der gereizten Muskulatur; wichtigste Ursache bei den Diaphysenbrüchen (spez. bezüglich Verkürzung!), ferner bei Schlüsselbein und Unterkiefer (seitliche und winklige Verschiebung!), sowie bei Patella und Olekranon (Diastase!). Man unterscheidet folgende **Hauptformen** der Dislokation, von denen evtl. gleichzeitig **mehrere oder alle** vorhanden sind (z. B. bei Oberschenkelbruch Bein verkürzt, geknickt, abgesetzt und verdreht):

1. Achsenverlagerung oder Dislocatio ad axin: Winklige Verschiebung oder Abknickung, meist stumpf-, evtl. recht- bis spitzwinklig; rein spez. bei Infraktionen, sonst meist kombiniert mit der folgenden Dislokation.

2. Seitenverlagerung oder Dislocatio ad latus: Seitliche Verschiebung oder treppenstufen-, gabel-, bajonnett- u. dgl. förmige Absetzung (Längsachse konstruieren!).

3. Drehverlagerung oder Dislocatio ad peripheriam: Verdrehung (Rotation), und zwar um die Längsachse; entweder beider oder (meist!) nur des peripheren Bruchstücks (z. B. bei Oberschenkel- oder Schenkelhalsbruch Außenrotation des Beines durch dessen Schwere und durch Muskelzug derart, daß Kniescheibe und Fußspitze nach außen zeigen).

4. Längsverlagerung oder Dislocatio ad longitudinem: Längsverschiebung; nachweisbar durch Besichtigung (Vergleich mit der gleichgelagerten gesunden Extremität oder gewisser Knochenpunktlinien (z. B. an der Hüfte Verbindungslinie von oberem vorderem Darmbeinstachel, großem Rollhügel und Sitzhöcker [,,Roser-Nélatonsche Linie"], am Ellenbogen Verbindungslinie beider Humerusepikondylen und Olekranonspitze) sowie durch Messung (mit Meßband, evtl. mit Tasterzirkel); dabei ist gleichzeitig festzustellen, ob die Längsverlagerung eine tatsächliche oder scheinbare ist sowie auf welchen Abschnitt des Körperteils die Verkürzung entfällt.

Man unterscheidet bei der Dislocatio ad longitudinem weiter:

a) Disl. ad long. cum **contractione** s. breviatione: Übereinanderschiebung oder **Verkürzung**; oft bei Diaphysenbrüchen, spez. am Oberschenkel (hier bis 10—15 cm und mehr); dagegen ist sie gering bei eingekeilten Brücken (s. da).

b) Disl. ad long. cum **distractione** s. elongatione: Auseinanderweichen oder **Verlängerung**; dadurch evtl. sicht- und fühlbarer Spalt zwischen den Bruchstücken: ,,Diastase", typisch bei Ansatz von kräftigen Bändern oder Sehnen (z. B. an Patella und Olekranon), sowie bei allen Rißbrüchen, dagegen selten bei den Diaphysenbrüchen (z. B. am Oberarm vereinzelt durch die Schwere; sonst künstlich bei der Knochennagelung mit Extension als Überkorrektur).

Einkeilung (,,Gomphosis") oder Disl. ad. long. cum implantatione, d. h. Verkürzung mit Ineinandertreiben der Fragmente infolge Kompressionsbruchs, z. B. am unteren Radius- und oberen Humerusende, Schenkelhals, Tibiakopf, Calcaneus, Wirbelkörper, auch als Eindruck (Depression) an Schädel und Gesicht; Diagnose evtl. durch mehr oder weniger deutliche Deformität (Verkürzung, Abknickung, Verbreiterung); dagegen fehlen hierbei meist abnorme Beweglichkeit und Knochenreiben.

,,Reiten" der Fragmente ist Kombination von seitlicher und winkliger Verschiebung mit Verkürzung (z. B. am Schlüsselbein, Oberschenkel).

Drehung eines Fragments um die Querachse (z. B. am Humeruskopf).

Regellose Verlagerung der Fragmente (bei Splitter- spez. Schußbruch); evtl. auch Heraussprengen eines Fragments durch die durchgestoßene Haut oder in benachbarte Organe (z. B. Rippen in Lungen).

4. Erscheinungen von seiten der Weichteile: Ödem infolge reaktiver Gewebsinfiltration (,,traumatische Reizung bzw. Entzündung") und **Bluterguß** (sog. Frakturhämatom), welcher allerdings meist erst nach einigen Tagen in der typischen blaugrüngelblichen Verfärbung äußerlich sichtbar wird; bei Gelenkbrüchen besteht zugleich Gelenkerguß. Die Weichteilschwellung ist meist bedeutend, evtl. gewaltig mit Blasenbildung der Haut (sog. ,,Brandblasen");

dabei im Gegensatz zur Kontusion und Distorsion weit ausgedehnt und annähernd zirkulär. (Je stärker und je ausgedehnter Schwellung und Bluterguß sind, um so wahrscheinlicher ist im allgemeinen Knochenbruch!) Bei frischem Knochenbruch ist die Lokalisation der dann noch beschränkten Schwellung ein wichtiges diagnostisches Hilfsmittel; später ist das Bild durch die Ausbreitung der Schwellung verwischt. Bei tief gelegenem Bruch (z. B. bei Oberarm- und vor allem bei Schenkelhalsbruch) ist Schwellung nebst Blutunterlaufung, auch wenn sie abseits von der Bruchstelle erscheint, ganz besonders von diagnostischer Bedeutung.

5. Bruchschmerz, und zwar nachweisbar a) direkt als Druckschmerz (umschrieben an der Bruchstelle; nachzuweisen durch Entlangfahren mit dem Finger) oder b) indirekt als sog. ,,Fernschmerz''; dazu gehört der Stauchungs- oder Stoßschmerz (bei Zusammenpressen des Knochens in der Längsachse; besonders wichtig bei unvollständigem, spez. subperiostalem und bei eingekeiltem Bruch, z. B. an Calcaneus, Tibia oder Femur durch Schlag gegen die Fußsohle, ferner an Radius, Wirbelsäule u. a.) bzw. Zugschmerz (bei Zug in der Längsachse des Gliedes; z. B. bei Mittelhand und Mittelfuß wichtig) und Bewegungsschmerz (beim Rippenbruch durch seitliches Zusammenpressen des Brustkorbs; bei Extremitätenbrüchen durch Gliedbewegungen; cave Bewegungen im evtl. verletzten Gelenk!). Druckschmerz besteht auch bei Kontusion, aber hier in der Regel weniger umschrieben, im übrigen lokalisiert an der Quetschungsstelle. Schmerz fehlt evtl. bei Delirium, Tabes u. dgl., sowie bei gewissen unvollständigen Brüchen (z. B. Fissuren) und bei Brüchen, welche nicht in der Druckachse liegen (z. B. bei Apophysenbrüchen).

6. Funktionsstörung (Functio laesa): Ausgesprochen bei vollständigen und nicht eingekeilten Brüchen der langen Röhrenknochen, spez. an Oberarm und Oberschenkel, dagegen fehlend bei unvollständigem Bruch (z. B. subperiostalem), sowie bei Bruch von Patella und Olekranon mit Erhaltung des Reservestreckapparates, zumal wenn durch entsprechende Lagerung die Schwere des Glieds ausgeschaltet wird, ferner bei eingekeiltem Bruch (z. B. bei eingekeiltem Schenkelhalsbruch) und bei isoliertem Bruch eines Knochens eines zweiknochigen Gliedes (z. B. Fibula-, Ulna-, Metacarpusbruch); sie ist andererseits evtl. aber auch vorhanden bei Kontusion und Luxation.

7. Anamnese oft typisch, z. B. beim Schenkelhalsbruch alter Leute (Fall auf Hüfte usw.!).

8. Röntgenbild soll stets, wenn irgend möglich, die Diagnose vervollständigen, namentlich bezüglich der Details: Form des Bruchs, Stellung der Fragmente, Fissuren, Gelenkbeteiligung usw.; es ist besonders wichtig bei unvollständigem, ferner bei einfachen Brüchen sowie bei Hand- und Fußwurzelbrüchen; pathologische Frakturen werden evtl. erst aufgeklärt; weiterhin ist das Röntgenbild zur Stellungskontrolle wichtig; das Unterlassen des Röntgenbilds gilt daher in gewissen Fällen als Kunstfehler. Im allgemeinen sind stets zwei Aufnahmen in zueinander senkrechter, evtl. auch in schräger Lage vorzunehmen (sonst Übersehen von gewissen Brüchen: Knöchel- oder Diaphysenschrägbrüchen usw. sowie von Dislokation!); evtl. ist besondere Lagerung erforderlich (z. B. beim Troch. min. Beinauswärtsdrehung); weiterhin ist auf richtige Einstellung der Bruchstelle zu achten in der Filmmitte und des oberen bzw. längeren Bruchstücks in der Filmachse; evtl. Wiederholung der Aufnahme (z. B. z. Z. des Callusschattens), dies vor allem bei Unmöglichkeit frontaler Aufnahme, z. B. an Metatarsus, Rippen, sowie bei Epiphysenzerrungen. Man darf nicht allzu sparsam sein mit der Filmgröße, sondern muß eine genügend große Aufnahme machen, und zwar gewöhnlich unter Einbeziehung eines Nachbargelenks; auch ist die einfache Durchleuchtung oft nicht ausreichend, sondern durch eine Filmaufnahme zu ersetzen. Wiederholung der Röntgenuntersuchung ist meist nötig zur Stellungskontrolle, und zwar sofort nach der Einrichtung und evtl. weiter nach 1 (sowie nach 2—3) Wochen. Im übrigen ist eine genaue Kenntnis der Aufnahmetechnik (Expositionsdauer, Röhre, Lagerung!) und der Bildbeurteilung (Epiphysenlinien, Deckungsschatten, Kompaktainseln, Exostosen, Sesambeine, Skeletvarietäten, Weichteilschatten!) nötig, evtl. ein Kontrollbild der gesunden Seite ratsam sowie Studium an Hand des Skelets und der Literatur; weiterhin ist eine genaue Kenntnis der normalen und pathologischen Röntgenbefunde in verschiedenen Lebensaltern erforderlich. Auch der klinische Befund muß bei der Beurteilung herangezogen werden.

Der praktische Arzt soll und muß die Diagnose auch ohne Röntgenbild, welches ja nicht immer zur Verfügung steht, also schon nach den klinischen Symptomen stellen können, z. B. bei eingekeiltem Schenkelhalsbruch, wo Transport (Lösen der Einkeilung!) schaden könnte. In gewissen Fällen (bei manchen Schädel-, ferner bei den Rippenbrüchen und Kahnbeinbrüchen) sind die sonstigen Untersuchungsmethoden überlegen und das Röntgenbild evtl. ganz unbrauchbar. Das Röntgenbild soll also im allgemeinen die Diagnose nur vervollständigen. Den Patienten, spez. Unfallpatienten, sollen die Röntgenbilder im allgemeinen nicht überlassen werden (sonst Gefahr ungünstiger psychischer Beeinflussung!).

Untersuchungsgang und Diagnose.

Notwendig ist ein geordneter Untersuchungsgang, gewöhnlich in nachstehender Reihenfolge: Anamnese, Besichtigung (Schwellung und Bluterguß, sowie Dislokation!), Funktionsprüfung (aktive Bewegungsversuche), Messung, Betastung (Bruchschmerz, evtl. auch abnorme Beweglichkeit und Knochenreiben!), Röntgenbild. Dabei fasse man nicht gleich mit roher Hand zu, sondern beginne mit den erstgenannten Untersuchungsverfahren und schließe erst dann eine schonende Tastuntersuchung an, wobei die Untersuchung auf abnorme Beweglichkeit und Knochenreiben evtl. überhaupt unterlassen werden kann; oft klärt das Röntgenbild schonender und vollständiger auf. Die Untersuchung soll sein einerseits schonend, und zwar schmerzlos (evtl. erst in Narkose, Lokal- oder Lumbalanästhesie mit sogleich anschließender Reposition und Retention) und vorsichtig (Gefahr stärkerer Dislokation, Lösen einer Einkeilung, Nebenverletzung von Haut, Blutgefäßen, Nerven!), andererseits gründlich (auch nach Vollständigkeit und Form des Bruchs, Stellung der Bruchstücke, Interposition, Nebenverletzungen [Gefäße, Nerven, Hirn und Rückenmark usw.]). Der betreffende Körperteil ist stets völlig zu entblößen und mit der gesunden Seite zu vergleichen. Bei Bewußtlosen, namentlich bei Schwerverletzten, ist der ganze Körper systematisch abzusuchen (multiple Verletzungen!). Die Differentialdiagnose hat Kontusion, Distorsion und Luxation zu berücksichtigen; im Zweifelsfalle ist wegen der Gefahr der Funktionsschädigung (zu frühe Belastung!) zunächst besser im Sinne einer Fraktur zu verfahren (z. B. bei Verdacht auf Knöchelbruch). Die Unterscheidung einer traumatischen Fraktur von einer pathologischen kann schwer sein (bei letzterer aber sonstige Krankheitserscheinungen und auffallend geringfügiges Trauma!). Röntgenbild!

Heilungsvorgang und -verlauf.

Allgemeinerscheinungen: Temperatursteigerung in Form des aseptischen Fiebers (d. h. einige Tage zwischen 37 und 40⁰ ohne stärkeres Krankheitsgefühl; bedingt durch Resorption zerfallener Gewebselemente, vor allem des Blutferments aus dem ergossenen Blut); im Harn: Urobilin, Fett, evtl. Zucker (gering und vorübergehend!), Eiweiß; evtl. Shock und bei Nebenverletzung auch Kollaps.

Lokaler Heilungsvorgang: Knochennarbe oder -wucherung (Callus); es handelt sich dabei um einen Regenerationsvorgang durch Gewebshyperplasie analog der normalen Knochenbildung, wobei die Regeneration durch eine aseptische Entzündung infolge des lokalen Blutergusses eingeleitet wird. Nach Resorption der in den ersten Tagen aufgetretenen Weichteilschwellung und des Blutergusses entsteht zunächst nach 1—2 Wochen ein voluminöser und locker-gefäßreicher („bimssteinartiger") Callus (sog. provisorischer C.) in Form einer die Bruchenden umfassenden spindeligen Auftreibung; derselbe besteht zunächst aus Keim- (Binde-) gewebe, und später bilden sich Knochenbälkchen derart, daß nach einigen Wochen der Callus verknöchert ist.

Man unterscheidet den Callus in:

1. Äußeren oder Periost-C. (am bedeutendsten!): Mantelartig um die Bruchstelle „wie eine Mörtelmasse", aber oft weit über die eigentliche Bruchstelle hinausgehend evtl. mit Ausläufern von versprengten Periostlamellen und Knochenbälkchen, vielleicht auch durch Gewebsmetaplasie aus dem umgebenden Weichteilgewebe („parostaler C.");

2. inneren oder Mark-, endostalen oder medullären C. (geringer): Evtl. als solider Zapfen die Markhöhle ausfüllend;

3. intermediären oder Knochen-C. (ganz gering!): Einerseits mit dem äußeren, andererseits mit dem inneren Callus zusammenhängend.

Zwischen-C. ist die Verwachsung zwischen äußerem und innerem Callus weit auseinanderliegender Fragmente.

Brücken-C. ist die brückenförmige Verschmelzung der Callusmassen zweier benachbarter Knochenbrüche eines Glieds; dadurch u. a. Synostose mit Funktionsstörung (z. B. am Vorderarm).

In den nächsten Wochen erfolgt eine Umbildung des Callus durch Verdichtung (Sklerosierung) und Resorption; der Callus wird dabei kleiner und härter („Erstarrung" des Callus); zugleich wird, und zwar unter funktioneller Inanspruchnahme allmählich die äußere Form glatter und die innere Struktur im Sinne der Architektur der Knochenbälkchen entsprechend der Funktion wieder ausgebaut, wobei die nicht durch Druck oder Zug in Anspruch genommenen Teile des Callus ebenso wie vorspringende Zacken und losgelöste Knochensplitter sich verlieren, evtl. — bei geringer Dislokation, spez. bei aneinanderliegenden Querschnitten — auch der Markkanal in seiner Kontinuität wiederhergestellt (sog. definitiver C.). Der Callus ist im allgemeinen um so mächtiger, je stärker die Dislokation und der Reiz durch Bewegungen; daher stark bei Splitterung und bei weitgehender Periostverletzung, gering bei kurzen und platten Knochen (z. B. am Schädel), sowie bei unvollständigen Brüchen (subperiostalen Brüchen, Fissuren und Infraktionen).

Besonderheiten: Bei Knorpel mit Perichondrium entsteht Callus von letzterem aus, und zwar bindegewebig, später knorpelig (z. B. an Rippen, Kehlkopf); Gelenkknorpel heilt nur bindegewebig.

Bei Splitterbrüchen heilen die Splitter gewöhnlich ein, indem sie vom Periost oder vom Callus ernährt werden, außer bei Eiterung; kleine Splitter können resorbiert werden.

Bei Gelenkbrüchen droht fibröse Vereinigung (infolge Dislokation, Ernährungsmangels, ungenügender Fixation, Interposition), ferner Gelenkschlaffheit (durch Kapseldehnung oder -zerreißung), Versteifung, Bildung freier Körper, Arthritis deformans, abnorme Gliedstellung (z. B. Genu varum oder valgum).

Bei Brüchen paralleler Knochen droht Behinderung der Funktion, z. B. der Supination am Vorderarm durch Brückencallus, Callus luxurians od. dgl. (s. u.).

Bei Eiterung besteht die Gefahr von Nekrose mit Sequesterbildung, Pseudarthrose, Sepsis.

Heilungsdauer.

Für die Dauer der Heilung (und zwar Konsolidation) gelten folgende (erfahrungsgemäß gewonnenen) Grundsätze:

1. Durchschnittswert ist im allgemeinen 60 Tage; jedoch richtet sich die Heilungsdauer nach der Dicke des Knochens, z. B. Oberschenkelbruch braucht etwa 4mal so lange (8—12 Wochen) als Fingerbruch (2 – 3 Wochen); im besonderen ist der Durchschnittswert für die Konsolidation bei den einzelnen Knochen folgender: Finger und Zehen 2, Mittelhand und Mittelfuß, sowie Rippen 3, Schlüsselbein 4, Unterarm 5, Oberarm 6, Unterschenkel 7—8, Oberschenkel 10, Schenkelhals 12 Wochen.

2. Kindliche Knochen heilen schneller (geringere Knochendicke und vor allem größere Heilungstendenz!), im allgemeinen 3mal so schnell und durchschnittlich in 2—3 Wochen (außer bei Rachitis, wo die Heilung verzögert sein kann).

3. Komplikationen verlängern die Heilungsdauer, und zwar teils allgemeine (z. B. Schwäche), teils lokale (z. B. starke Dislokation, Splitterung, Gefäß- oder Nervenverletzung, Interposition u. a.); komplizierte Brüche brauchen bei Eiterung länger, im allgemeinen 3mal oder mehr.

Bei der Heilungsdauer ist im übrigen zu unterscheiden zwischen Konsolidation und Gebrauchsfähigkeit; erstere fällt ungefähr zusammen mit der Verbandabnahme, letztere wird oft erst nach längerer stationärer und ambulanter einschließlich medikomechanischer Nachbehandlung erreicht.

Rekonvaleszenz.

Mehr oder weniger bei allen Knochenbrüchen, besonders aber bei langdauernder Inaktivität (z. B. beim langliegenden Kontentivverband) bleiben zunächst Folgen zurück:

1. Hautatrophie: Haut ist schlaff und dünn, oft trocken und schilfernd.

2. Muskelatrophie (teils als Inaktivitäts-, teils als Reflexatrophie): Muskulatur ist schlaff und verringert (sicht-, fühl- und mit Meßband bzw. Dynamometer meßbare Verminderung des Umfanges und der Kraft); bei langdauernder Inaktivität droht Bindegewebsnarbe und fixierte Retraktion der Muskulatur (sog. „nutritive Verkürzung") evtl. mit Gelenkversteifung (vgl. 4), ferner bei Zirkulationsstörung infolge Arterienschädigung oder infolge komprimierenden Verbands ischämische Contractur.

3. Ödem, evtl. Venenthrombose.

4. Gelenksteifigkeit: Seltener arthrogen durch intraartikulären Prozeß: sog. „Ankylose"; meist durch Schrumpfung von Fascien, Muskeln, Sehnen, Bändern und Kapsel: sog. „Contractur", z. B. am Knie (Quadricepscontractur s. da!); verhängnisvoll ist langdauernde Ruhigstellung; besonders gefährdet sind ältere Leute, und hier wiederum gewisse (sog. „Arthritiker"). Andererseits kommt nach Frakturen bisweilen, spez. am Knie Schlottergelenk vor infolge Bandzerreißung, langdauernden Blutergusses, starker und langer Distraktion in Streckverband, Schwächung der Muskulatur, spez. der Kapselspanner. Zur Versteifung neigen z. B. besonders Schulter und Wirbelsäule, zum Schlottern Knie.

5. Narbenschmerzen, namentlich bei Witterungswechsel (sog. „Kalender").

6. Knochenatrophie (Röntgenbild ergibt Aufhellung bis Durchlässigkeit!), bisweilen in Form der Sudeckschen Knochenatrophie (meist an Hand und Fuß; im Röntgenbild als fleckweise Aufhellung; verbunden mit auffallend hochgradiger Muskelatrophie, trophischen und vasomotorischen Störungen der Haut, Gelenkversteifung und Schmerzen; trophoneurotisch bzw. reflektorisch bedingt; ganz besonders wohl bei individueller Disposition); Gefahr der Refraktur; bei Kindern evtl. auch Wachstumsstörung.

Komplikationen: Üble Zufälle und Folgezustände.

Komplikationen des Knochenbruchs treten auf — abgesehen von gleichzeitiger Hautverletzung, bei welcher man auch von kompliziertem oder offenem Knochenbruch spricht — als a) accidentelle Störungen, b) Nebenverletzungen und c) fehlerhafte Callusbildung.

a) Accidentelle Störungen.
1. Wundinfektionen, und zwar:
I. **Lokale** oder **progrediente Phlegmone**: meist bei **komplizierten** Frakturen, auch bei solchen mit **kleiner Wunde**; selten bei **subcutanen** Frakturen (hier metastatisch infolge latenter oder manifester Allgemeininfektion, z. B. nach Angina); bei Beckenbrüchen mit Verletzung der Harnbzw. Darmwege als **Urin-** bzw. **Kotphlegmone**. **Gefahr** der **Sepsis**. **Therapie**: Incision: bei unaufhaltsamem Verlauf Gliedabsetzung.

II. **Gasphlegmone** bzw. **malignes Ödem**. **Differentialdiagnose**: Bluterguß, Luftaspiration, Luftemphysem, Fäulnisgas. **Prognose** schlecht. **Therapie** wie bei I, aber radikal.

III. **Tetanus**, zumal bei Erdbeschmutzung, besonders im Kriege. (Außer Wund-) vor allem **Serumprophylaxe** (Schutzimpfung). **Prognose** des ausgebrochenen Tetanus schlecht. **Therapie**: Kombinierte Serum-, Wund-, Narkotika- und Allgemeinbehandlung vgl. Allg. Chirurgie, Tetanus!

2. Delirium tremens: Bei Gewohnheits-, vor allem Schnapstrinkern. **Prognose** quoad vitam dubiös, quoad sanationem ungünstig wegen des unzweckmäßigen Verhaltens. **Diagnose**: Zu achten ist auf Unruhe, Bettdeckenzupfen u. dgl. **Prophylaxe** und **Therapie**: Außer kräftiger Nahrung evtl. Alkohol, Narkotika und Herzanregung; Insulin?; Überwachung; haltbarer (verstärkter, z. B. Eisenbandgips-) Verband, wenn möglich als **Gehverband**. Vgl. Allg. Chirurgie!

3. Hypostatische Pneumonie: Bei alten Leuten, welche länger liegen, z. B. nach Schenkelhalsbruch (s. da). **Therapie**: Aufsetzen, bald Gehverband; sonst Atemgymnastik, Inhalieren, Expectorantia, Herzanregung usw.

4. Decubitus: Bei alten Leuten, welche länger liegen an den Aufliegestellen (Kreuzbein, Trochanteren, Fersen usw.), sowie bei drückendem Verband. **Therapie**: Hautpflege und Lagerung (vgl. Wirbelbruch!), ferner gutgepolsterter Verband; sonst wie bei 3.

5. Emphysem: Bei Frakturen mit gleichzeitiger Eröffnung benachbarter lufthaltiger Organe oder Höhlen, z. B. bei Brüchen der Rippen (Lungen), Kehlkopf und Luftröhre (Luftwege), Gesichtsknochen (Nasenrachenraum bzw. Nebenhöhlen). **Prognose** günstig; nur selten Tod durch fortschreitendes Mediastinalemphysem oder Spannungspneumothorax.

6. Fettembolie: Größtenteils aus dem zertrümmerten Knochenmark der Bruchstelle bzw. aus den erschütterten Knochen; ziemlich häufig bzw. regelmäßig, aber selten (spez. bei multiplen!) verhängnisvoll; entweder primär (häufigste Ursache des primären Shocks!) oder sekundär (durch Transport oder Manipulieren) vgl. Allg. Chirurgie!

7. Thrombo-Embolie, vgl. auch b), α).

8. Shock: Bei schwerer Verletzung spez. Überfahrung; Einzelheiten vgl. Allg. Chirurgie!

b) Nebenverletzungen an Weichteilgebilden, und zwar an **inneren Organen**, wobei sie evtl. das Krankheitsbild beherrschen (z. B. Hirn und Rückenmark bei Schädel- und Wirbelbruch, Lunge bei Rippenbruch, Harnröhre oder Harnblase bei Beckenbruch), an den Extremitäten häufiger **Blutgefäß-** und **Nervenstämme**; teils primär, und zwar entweder **direkt** durch die frakturierende Gewalt (z. B. Schuß) oder seltener **indirekt** durch den Bruchrand oder dislozierte Splitter, teils **sekundär** durch nachträglich (bei Reposition, Transport) verschobene Splitter, teils **tertiär** durch den Callus.

α) Gefäßverletzungen (außer bei Schußbrüchen selten, am ehesten A. cubitalis bei Ellenbogenbrüchen, A. poplitea bei suprakondylärem Oberschenkelbruch, A. tibialis post. bei Unterschenkelbruch) sind: Vollständige oder teilweise Zerreißung, Kontusion mit Intimaruptur und anschließender Thrombose, Kompression; primär oder sekundär, letzteres z. B. durch disloziertes Fragment, Knochensequester, komprimierenden Verband; **Folgen**: Blutung (sekundär auch als Arrosionsblutung bei Eiterung), Hämatom bzw. Blutextravasat (Gefahr der Vereiterung!), traumatisches Aneurysma (selten;

häufiger bei Schußbrüchen!), ischämische Contractur oder Gangrän (infolge Intimaruptur, Zerreißung, Kompression oder Aneurysma; meist an Poplitea, Brachialis, Femoralis, Tibialis und Axillaris); bei Venenthrombose häufig hartnäckiges Gliedödem und Venenerweiterungen spez. am Unterschenkel; bisweilen (namentlich bei alten Leuten mit geschwächtem Herzen und bei Frauen mit Krampfadern, und zwar vorwiegend nach Beinbrüchen) Lungenembolie (selten in der 1., meist nach 2—4 Wochen, oft nach passiven Bewegungen, Reposition, Verbandwechsel, Aufrichten, Aufstehen u. dgl.; daher ist in solchen Fällen auf Ödem und thrombosierten Venenstrang zu achten!).

β) **Nervenverletzungen** sind außer an Schädel und Rückgrat besonders häufig an der oberen Extremität, namentlich am N. rad. bei Oberarmbruch in dessen mittlerem oder unterem Drittel, Plexus brach. bei Schlüsselbein- oder Oberarmbruch, N. peroneus bei Wadenbeinbruch, N. alveolaris inferior bei Unterkieferbruch, N. ulnaris und N. medianus bei Ellenbogen- und Unterarmbruch u. a. Es kommen vor: Vollständige oder teilweise Zerreißung, Kontusion (bei Schußbruch auch als Fernwirkung), Anspießung, Einklemmung (zwischen Bruchstücke), Kompression (durch primär oder sekundär dislozierte Bruchstücke oder durch Callus; letzteres nach ca. 4—8 Wochen und meist am N. radialis, ferner am Plexus brach., N. ulnaris, N. peroneus usw.). Folgen: Störungen der Motilität (Lähmungen, aber nicht immer typisch wegen vikariierender Versorgung seitens benachbarter Nerven; zur Prüfung der Funktion ist wichtig elektrisches Verhalten!), Sensibilität (oft auffallend gering und noch weniger typisch verändert) sowie der vasomotorischen, trophischen und sekretorischen Leitungen. Therapie: Zunächst abwarten unter Kontrolle des klinischen, spez. elektrischen Befundes; evtl. Stützvorrichtung gegen Contracturstellung (z. B. Spitzfußmanschette bei Peroneus- und Handschiene bei Radialislähmung); evtl. Operation (Neurolyse, Narbenresektion usw.; anschließend evtl. Nervennaht oder -plastik oder statt dessen Sehnenplastik bzw. -verkürzung).

Über gleichzeitige Luxation z. B. im Fuß-, Finger-, Ellenbogen-, Schultergelenk vgl. Luxation dieser Gelenke!

Luxationsfrakturen sind Frakturen in der Gelenkgegend mit Verschiebung nach Art der Luxation, vgl. Wirbel-, Unterkiefer-, Speichenköpfchen- und Knöchelbrüche!

c) Fehlerhafte Callusbildung.

1. **Übermäßige Callusbildung (Callus luxurians):** Besonders bei starker Dislokation oder Splitterung. Vorkommen: Besonders paraartikulär (z. B. an Hüfte, Schulter, Ellenbogen); ferner an der Diaphyse (hier bei zweiknochigen Gliedern auch in Form des „Brückencallus"); schließlich in Gelenkkapsel, Band- und Sehnenansätzen, sowie in benachbarter Muskulatur (z. B. M. brachialis int. oder M. quadriceps) als Myositis ossificans infolge Reizes von Trauma oder Bewegungstherapie. Folgen: Gelenkbehinderung (durch dislozierte Fragmente bzw. Splitter oder durch extraartikuläre Synostose in der Gelenknachbarschaft oder durch Ankylose bei Gelenkbruch), ferner Behinderung der Funktion (z. B. der Supination des Vorderarms), schließlich Nebenwirkungen im Sinne der Kompression auf Blutgefäß- (Thrombose!) oder Nervenstämme (Lähmung: z. B. auf N. radialis bei Oberarmbruch). Therapie: evtl. operativ.

2. **Geschwülste des Callus:** Enchondrome, Osteome, Sarkome, Cysten; sowie Erkrankungen: Tuberkulose, Syphilis usw. (selten!).

3. **Wiedererweichung bzw. Schwund des Callus:** Bei allgemeinen Krankheiten (Typhus, Tabes u. a.) oder bei örtlichen Affektionen (Nekrose), ferner aber auch als sog. „traumatische Osteomalazie" an gewissen schlecht ernährten und stark belasteten spez. spongiösen Knochenteilen, z. B. an Mond- und Kahnbein, Oberschenkel, Schenkelhals (hier als sog. „Coxa vara traumatica"), Wirbelkörper (sog. „Spondylitis traumatica"?) in Form des noch spät einsetzenden Nachgebens (Zusammensinterns").

4. **Wiederzerbrechen des Callus (Re- oder Rezidivfraktur):** namentlich in der ersten Zeit des noch frischen Callus; vorkommend, besonders am Ober-

und Unterschenkel durch zu frühzeitige Belastung bzw. ungeschickte Bewegung, namentlich bei starker Dislokation der Bruchstücke, sowie an der Kniescheibe. In den Fällen 3 und 4 ist daher Gehen ohne Stützapparat nicht zu früh zu erlauben (überhaupt nicht bei Knöchelbrüchen vor 5, bei Unterschenkelbrüchen vor 7, bei Oberschenkelbrüchen vor 10, bei Schenkelhalsbrüchen vor 12 Wochen).

5. Fractura non sanata: Verzögerung und Ausbleiben der Konsolidation (Pseudarthrose, d. h. falsches Gelenk; ,,falsch'' genannt wegen der unzweckmäßigen Funktion, fehlerhaften Muskelinsertion und gestörten Muskelarbeit!). Ist die Konsolidation nach dem üblichen Termin der Heilungsdauer (s. o.) nicht eingetreten, so spricht man allgemein von nichtkonsolidierter Fraktur: Fractura non sanata. Dabei kann es sich handeln entweder a) um eine bloße Verzögerung oder b) um ein Ausbleiben der Konsolidation (,,Pseudarthrose''); in letzterem Falle bestehen folgende Möglichkeiten: Entweder a) Weichteilinterposition evtl. mit dreschflegelartiger Beweglichkeit: schlotternde Pseudarthrose oder b) fibröse Vereinigung, welche wiederum kurz und straff oder lang und schlaff sein kann (wichtig für die Prognose!) oder c) ein neues Gelenk (eigentliche Pseudarthrose oder ,,Nearthrose''), u. U. mit gegenseitig abgeschliffenen Bruchenden, Knorpelüberzug, Gelenkkapsel und synoviaähnlicher Binnenflüssigkeit, aber auch mit Wucherungen und freien Gelenkkörpern analog den Vorgängen bei Arthritis deformans.

Formen: Atrophische (an der oberen Extremität) oder hypertrophische (an der unteren; hier infolge Belastung!).

Häufigkeit: Im allgemeinen selten (verzögerte Konsolidation 1%, Pseudarthrose gar nur $\frac{1}{2}\%$, aber bei komplizierten, spez. infizierten und bei Schußfrakturen, namentlich bei solchen mit Defekt häufiger: $2—5\%$ und mehr); im speziellen: Erstere besonders häufig am Unterschenkel, letztere am Oberarm ($\frac{1}{3}$ aller Fälle), ferner an Femur, Radius und Ulna, sowie überhaupt an den langen Röhrenknochen, sowie an Schenkelhals, Hand- und Fußwurzel, Olekranon und Kniescheibe, Wirbeldorn- und -querfortsätze u. a.

Ursachen: a) allgemeine: Höheres Lebensalter, allgemeine Schwäche (infolge Blutverlusts, Unterernährung, Avitaminose u. dgl.), schwere akute Erkrankung (z. B. Typhus), chronische konstitutionelle, auch Stoffwechselleiden und Störungen der inneren Sekretion (z. B. Syphilis, Diabetes, Schilddrüsen- u. a. Drüsendegeneration oder -verlust, Krebskachexie), Intoxikationen, Nervenleiden, Blutkrankheiten u. a.; aber nur geltend in wenigen Fällen und nur als unterstützendes Moment, auch nur für die Verzögerung der Konsolidation!

b) lokale (wesentliche Ursache, zumal für Pseudarthrose!):

1. Ungünstige Beschaffenheit des Bruchs: Ungenügender Bluterguß (bei offenen Brüchen, wobei der Bluterguß sich entleert, sowie bei Gelenkbrüchen, wobei der Bluterguß verändert wird und vor allem das Periost fehlt), Infektion mit Knochennekrose (bei komplizierten Brüchen sind evtl. Splitter primär nur schonend zu extrahieren!), starke Quetschung des Knochens mit Substanzzerstörung oder gar Defekt der Bruchenden: ,,Defektpseudarthrose'' (durch direkte Gewalt z. B. durch Schuß oder durch Auffallen von Lasten auf den Oberschenkel z. B. bei Holzfällern gelegentlich des ,,Triftens''; hier kombiniert mit langdauernder Kälteschädigung), starke oder gar radikale Entsplitterung bei der Wundversorgung, Nerven- (z. B. Radialis-) lähmung, schlechte Ernährung eines Bruchstücks (z. B. des Schenkel- oder Oberarmkopfs), starke Dislokation (z. B. Diastase bei Patella- und Olekranonbruch, Reiten der Fragmente u. dgl., sowie Distraktion am Unterarm und Unterschenkel bei intakten Parallelknochen und am Oberarm auch durch Eigenschwere oder durch starken Zug, namentlich bei Knochendrahtextension), Periostmangel bei gelenknahen Brüchen, ungenügende Reposition oder ungenügende Fixation (z. B. am Oberarm durch Baumeln des Armes infolge seiner Eigenschwere; hier evtl. kombiniert mit mangelhafter Muskelretraktion), isolierter Bruch eines Knochens an einem zweiknochigen Glied (z. B. Ulnabruch), Interposition (und zwar von Muskeln bzw. Sehnen z. B. am Oberarm und Oberschenkel, sowie von Kapselteilen bei Gelenkbrüchen u. dgl.; häufige und therapeutisch wichtigste Ursache!).

2. Akzidentelle Störungen: Innervationsdefekt bei Nervenlähmung, Zirkulationsstörung bei Gefäßstammverletzung, Eiterung bei komplizierten Brüchen, ferner Knochenaffektionen: Rachitis, Osteomalacie, Geschwülste, Cyste, Gumma, Echinococcus u. a.

3. Fehler in der Behandlung: u. a. Radikale Entsplitterung, Fremdkörperimplantation, Gewebsschädigung, mangelhafte Reposition und Fixation bzw. übermäßige Distraktion.

Diagnose (und zwar sowohl des Zustandes wie der Ursache!): Nachweis abnormer Beweglichkeit bzw. Federung über den Termin der Konsolidation hinaus (oder in frischen Fällen mit Interposition, Dislokation oder Defekt), Fehlen der Krepitation; dazu Röntgenbild (aber anfangs nicht ausschlaggebend), evtl. operative Freilegung der Bruchstelle; stets empfiehlt sich genaue Allgemeinprüfung, auch Blutuntersuchung nach Wassermann!

Prognose: Zu unterscheiden ist zwischen verzögerter Konsolidation und Pseudarthrose, bei letzterer wiederum zwischen kurzer-straffer und langer-schlaffer. Erstere kann bei genügender Festigkeit wenig bedenklich sein; bei letzterer besteht evtl. völlige Funktionsstörung (unzweckmäßige Muskelinsertion!) z. B. am Oberschenkel, Oberarm, Unterkiefer u. a.; dagegen ist der Zustsand günstig in Gelenknähe (z. B. bei Schenkelhalsbruch) spez. bei versteiftem Gelenk (z. B. Hüftgelenk, Radioulnargelenk) oder doch nicht allzu bedenklich an Rippen, sowie zweiknochigen Gliedern (das Wadenbein kann sogar durch Volumzunahme zum Tragen der Körperlast fähig werden!.) Ein bedeutender Unterschied besteht auch zwischen oberer (Pendel-) und unterer (Stand-) Extremität. Die Prognose verschlechtert sich mit der Länge der Bestandzeit (in diesem Fall wegen Muskelatrophie, bei Kindern wegen Wachstumsstörung!). Die Behandlung, auch die operative, führt nicht immer zur Heilung.

Prophylaxe: Sorgfältige Fixation der Bruchstelle, Zurückhaltung bei Fragmententfernung und Vorsicht bei blutiger Bruchversorgung, namentlich tunlichstes Fortlassen von Fremdkörpern (daher wenn möglich einfache Stellung der Fragmente!)

Therapie (wenn möglich, soll dieselbe kausal sein!):

a) Allgemeinbehandlung: Gute Ernährung und Kräftigung evtl. durch Badekur; Senf, Calcium, Phosphor (Phosphorlebertran, Protylin, Pro ossa d. h. Calciumphosphorpräparat mit Vitaminen usw.), Vitamine (C und D; auch rohe Mohrrüben, Bienenhonig, Citronensaft u. dgl.), Adrenalin, Organpräparate: Hypophysen-, Thymus-, Schilddrüsen- und Nebenschilddrüsen-Tabletten (Thyroxin, Elithyran) u. a. wird empfohlen; bei Syphilis und Diabetes spezifische Therapie!

b) Örtliche Behandlung:

α) Konservative Behandlung:

1. Immobilisierung in Gips-, Schienen-, Streckverband u. dgl.; aber nicht ohne gleichzeitige medikomechanische Behandlung; evtl. mit Fenster an der Bruchstelle zwecks deren Hyperämisierung.

2. An der unteren Extremität auch Umhergehenlassen im Gehverband: Kontentivverband (am besten abnehmbar und achsenrecht) oder Schienenhülsenapparat („automatische Friktion oder Festgehen der Fraktur").

3. Friktion der Bruchenden durch gewaltsame manuelle Manöver („Exasperation").

4. Passive Hyperämie mit Staubinde (eine oder mehrere Stunden täglich).

5. Beklopfen der Bruchstelle mit watteumwickeltem Hammer („Tapotement").

6. Hydrotherapie: Bäder, Packungen, Duschen usw. (besonders Radium-, Sol-, Schwefel-, Moorbäder).

7. **Hautreize**, z. B. Jodtinktur, Pflaster, Salben u. dgl.

8. **Massage**.

9. **Injektion** einiger Tropfen reizender Substanzen in die Bruchstelle z. B. Alkohol, Jodtinktur, Lugolsche Lösung, Carbolsäure, Milchsäure, Chlorzink, Terpentinöl u. dgl.; besser nach **Bier**: Frisches, mit paraffinierter Spritze und Kanüle der Armvene entnommenes Blut (20—40 ccm), evtl. nach einiger Zeit (nach 1—2—3 Wochen) zu wiederholen; auch Knochenbrei oder Periostemulsion oder Knochenkeimgewebsextrakt d. h. Extrakt von Callus junger Tiere (Horosteon), sowie Fibrinpräparat (**Bergel**) oder Ossophyt (Natrium, Glykokoll und Phosphorsäure).

10. **Röntgenbestrahlung** (?).

11. Früher auch **Scarification**; **Igni-, Aku- oder Elektropunktur**; **Haarseil**; **Eintreiben von Stahlnägeln**, sowie von **Elfenbein-** oder **Knochenstiften** u. dgl.; heutzutage besser Anbohren (**Beck**) oder Aufsplittern (**Kirschner**).

β) **Radikale**, d. h. **operative Behandlung**, und zwar bei Erfolglosigkeit der konservativen (aber nicht zu spät, spätestens nach 6—9 Monaten, evtl. aber erst einige Zeit nach Verschluß von Wunden oder Fisteln, und zwar nach Knocheneiterung nicht vor Ablauf eines Jahres sowie nach Kontrolle auf latente Infektion!), sowie von vornherein bei Interposition, Defekt oder falscher Gelenkbildung: Freilegen der Bruchstelle, Resektion, Koaptation und Immobilisierung der Bruchenden durch Naht, Nagelung, Verschraubung oder Verschienung, evtl. unter schräger, treppenförmiger od. dgl. Anfrischung, Verbolzung (dabei aber Schädigung des Marks, daher nur im Notfall, spez. bei Defekt!) oder Verfalzung (sog. ,,Autoplastik" der Bruchstelle); besser, namentlich bei Defekt: Knochenplastik entweder in Form des gestielten Hautperiostknochenlappens (zuverlässig, aber oft zu wenig ergiebig!) oder meist in Form freier Knochentransplantation, am besten als ,,Auto"transplantation mitsamt Periost und Mark in genügend dicken Spänen nach genügender Anfrischung der Bruchenden (aus Tibia, Fibula, Ulna, Radius, Metacarpus, Metatarsus, Schlüsselbein, Clavicula, Rippe, Darmbeinkamm u. dgl.), vielleicht, aber nur im Notfall auch Material von Amputierten, Leichen, Affen oder totes Material (Elfenbein, Celluloid, Gold); ausnahmsweise auch in Form der Einpflanzung in den gesunden Nachbarknochen (z. B. Tibia in Fibula) oder dessen Resektion zur Aufhebung der Sperrwirkung (z. B. Ulnaresektion bei Radiuspseudarthrose). Erfolg der Pseudarthrosenoperation ist nicht selten unsicher; wichtig ist genügendes Anfrischen der Bruchenden bis ins Gesunde unter Entfernung aller toten Narbenmassen an Weichteilen, Knochen und Periost, Eröffnung der gesunden Markhöhle, Schonung des Periosts sowie genügende Fixation durch Knochenbolzung, -schienung, -drahtschlinge u. a. unter Ruhigstellung bis zur Verknöcherung (diese braucht mindestens die 1½fache Zeit als bei frischem Bruch) und Röntgenkontrolle, später Funktion und schließlich mediko-mechanische Nachbehandlung. Wenn jegliche Therapie machtlos und auch ein Stützapparat (wegen Schmerzen, Wunde, Lähmung u. dgl.) nicht angezeigt ist, kann schließlich auch die Gliedabsetzung erwogen werden.

γ) **Palliative Behandlung:** Schienenhülsenapparat, wenn das Glied (z. B. Arm wegen der Hand) nicht geopfert werden soll und die operative Behandlung nicht angezeigt (Allgemeinbefinden oder Verweigerung eines operativen Eingriffes!) oder erfolglos ist.

Prognose.

a) Quoad vitam (vgl. Komplikationen!): Wundinfektionen (Sepsis, Gasbrand, Tetanus), Shock, Delirium tremens, hypostatische Pneumonie, Thromboembolie, Fettembolie, Decubitus, Emphysem, Verletzungen innerer Organe (Gehirn, Rückenmark, Lungen usw.).

b) Quoad sanationem. d. h. hinsichtlich Wiederherstellung der F o r m und F u n k t i o n des gebrochenen Gliedes (vgl. Heilungsverlauf und -dauer, sowie Rekonvaleszenz und Komplikationen, spez. Nebenverletzungen und fehlerhafte Callusbildung!). In einem kleinen Teil der Fälle erfolgt verzögerte Konsolidation oder Pseudarthrose. Bei vielen Fällen bleibt — trotz knöcherner Heilung — längere Funktionsstörung und damit Erwerbsbeschränkung, evtl. gar dauernde infolge Muskelschwäche und Gelenksteifigkeit, evtl. Deformität (Verkürzung!), Gelenkversteifung u. dgl., was bei Unfallpatienten oft eine Rente bedingt, und zwar zunächst eine etwas höhere (sog. ,,Übergangsrente''), bisweilen auch eine bleibende (sog. ,,Dauerrente''). Nur ganz vereinzelt ist Gliedabsetzung erforderlich.

Im übrigen richtet sich die Prognose nach Ursache (direkte Brüche sind gewöhnlich schwerer, oft gesplittert und kompliziert), Lokalisation (Brüche an den unteren Gliedmaßen heilen im allgemeinen schlechter als die an den oberen), Bruchform (unvollständige Brüche geben bessere, Splitter- und Gelenkbrüche schlechtere Prognose; bei offenen Brüchen droht Infektion), Alter (jugendliche Knochen heilen schnell), Behandlung u. a. Einfache Fissuren heilen in kurzer Zeit folgenlos aus. Nach Frakturen bleiben noch längere Zeit und evtl. dauernd gewisse Störungen zurück, welche die Erwerbsfähigkeit mehr oder weniger lange und stark beeinträchtigen (s. o.).

Therapie.

Jeder Arzt muß Knochenbrüche ebenso wie erkennen so auch zweckentsprechend behandeln können; Krumme Glieder sind eine schlechte Empfehlung für den Arzt, und der Schaden für Patient und Allgemeinheit (Kranken-, Unfall- und Invalidenversicherung!) kann bei unrichtiger Behandlung bedeutend sein ($^2/_3$ aller Unfallrenten betreffen Frakturen!). Oft empfiehlt sich F a c h a r z t ü b e r w e i s u n g oder K r a n k e n h a u s a u f n a h m e (Röntgenkontrolle, komplizierte Verbandtechnik, Operation!); die gesetzlichen Versicherungsträger schreiben für bestimmte Frakturen direkt Facharztbehandlung und evtl. Krankenhausaufnahme vor, dies auch bei bestimmten Ärzten und Anstalten. Für den praktischen Arzt läßt sich im allgemeinen, wenigstens für die typischen Frakturen, ein schematischer Behandlungsvorschlag aufstellen; dagegen sind die atypischen Frakturen als solche zu erkennen und besonders zu behandeln.

Die Aufgaben der Therapie sind zweifache: 1. A n a t o m i s c h e Heilung, d. h. in bester Stellung und 2. f u n k t i o n e l l e Heilung, d. h. mit bester Gebrauchsfähigkeit. Erstere wird im wesentlichen erreicht durch Reposition (exakt und baldmöglichst, letzteres wegen der bald einsetzenden und sich immer mehr steigernden Muskelretraktion) und Retention mit immobilisierenden (Lagerungs-, Schienen-, Gips- oder Streck-) Verbänden unter Röntgenkontrolle, letztere durch die mediko-mechanische Behandlung, welche sich vor allem gegen Muskelschwäche und Gelenksteifigkeit wendet. In letzterer Hinsicht am weitesten geht unter Verwerfen aller oder doch jeder längeren Ruhigstellung die Ü b u n g s - oder f r a n z ö s i s c h e M e t h o d e (Lucas-Championnière: ,,Bewegung ist Leben''). Heutzutage ist ein Mittelweg üblich, wobei man eine gute a n a t o m i s c h e Heilung durch entsprechenden Verband und daneben durch Medikomechanik (aber nicht erst nachher, sondern — unter häufigerem Wechseln des Gips- oder Schienenverbands oder im Streckverband — von vornherein) auch eine gute f u n k t i o n e l l e Heilung erstrebt. Jedenfalls ist die früher einmal beliebte Methode, einen Knochenbruch bis zur völligen Konsolidation im fixierenden Verband zu belassen, heutzutage aufgegeben, ja als Kunstfehler anzusehen. Meist kann der Kontentivverband bereits nach wenigen Wochen fortgelassen werden. Bei manchen Brüchen, namentlich bei solchen alter Leute steht die funktionelle Therapie von vornherein im Vordergrund. Dagegen braucht man bei jugendlichen, spez. kindlichen Patienten nicht allzu ängstlich mit der Ruhigstellung zu sein und muß auch bei manchen Gelenkbrüchen (z. B. am Ellenbogen) vor allzufrüher und starker Medikomechanik warnen. Jedenfalls soll man bei der Ruhigstellung nur die benachbarten Gelenke fixieren, und diese auch in der besten Stellung und nicht unnötig lange. Manche Brüche, insonderheit unvollständige (Fissuren), aber auch gewisse vollständige Brüche, namentlich solche mit Einkeilung (Wirbelbrüche und Beckenbrüche) lassen sich funktionell behandeln unter Verzicht auf Ruhigstellung im Verband.

Die Behandlung setzt sich zusammen aus 1. Einrichtung, 2. Verband und 3. Nachbehandlung.

1. Einrichtung (Reposition). Grundsätze: Möglichst exakt (evtl. unter Vergleich mit der gesunden Seite: Besichtigung, Betastung, Längenmessung und Röntgenbild in zwei zueinander senkrechten Ebenen bis zur Wiederherstellung der normalen Lage der Bruchstücke, welche zwar nicht conditio sine qua non ist, aber doch bestmögliche Gewähr guter Heilung auch in funktioneller Hinsicht bietet; nur ganz zwingende Gründe z. B. Infektion dürfen zur vorläufigen Zurückstellung der exakten Reposition Veranlassung geben!), möglichst frühzeitig (wegen des zunehmenden Widerstandes durch Muskelspannung!) und unter völliger Muskelentspannung (daher meist [spez. bei mit Verkürzung einhergehenden und bei mehrere Tage zurückliegenden Brüchen] in tiefer Narkose oder in Kurznarkose (Evipan!), ausnahmsweise [z. B. bei typischem Radiusbruch] auch im Rausch oder evtl. in Lokalanästhesie; letztere entweder als örtliche Einspritzung an der Frakturstelle, z. B. bei Knöchelbruch [ca. 20—40 ccm 2%ige Novocain-Adrenalinlösung an die Bruchstelle] oder als Leitungsanästhesie, z. B. Plexusanästhesie bei gewissen Brüchen der oberen Extremität). Technik: Unter Zug und Gegenzug (mit Hilfe von Assistenten, Bindenzügeln, Extensionsstich u. dgl.) Koaptation der Fragmente, an den Extremitäten dabei den peripheren Abschnitt unter Zug, Drehung, Knickung oder seitlicher Bewegung bis zur Beseitigung der Dislokation hinführend (bei starker Verlagerung des centralen Bruchendes in der natürlichen Verlängerung desselben). Bei schwierigen Brüchen empfiehlt sich ein besonderer (Schraubenzug- od. dgl.) Apparat (z. B. nach Lambotte). Bisweilen genügt zur Reposition Fingerdruck, z. B. am Gesicht. Bei Diastase, z. B. an Patella und Olekranon, bedarf es der Annäherung der Fragmente. U. U. empfiehlt sich Einrichtung der Fraktur vor dem Röntgenschirm. Gelingt die Reposition nicht oder ungenügend, so spricht man von „rebellischer" Fraktur. Einkeilung ist bei ungünstiger Fragmentverschiebung zwecks Stellungskorrektur gewöhnlich zu lösen oder doch richtigzustellen z. B. bei typischem Radiusbruch, u. U. aber (z. B. beim Schenkelhals- oder beim Oberarmbruch alter Leute) zu belassen, um eine Abkürzung des hier nicht unbedenklichen Krankenlagers oder Ruhigstellens zu erreichen.

Anmerkung. Blutige Reposition und blutige Knochenvereinigung (Osteosynthese). Vorzug idealer anatomischer und damit auch funktioneller Heilung. Nachteil: Callusmangel und Knochenresorption, sowie evtl. Fremdkörperausstoßung, daher Gefahr der Pseudarthrose; auch Gefahr der Infektion; jedenfalls längere Heilungsdauer und infolge längerer Ruhigstellung Funktionsschädigung der Gelenke, Muskeln usw. Indikation (im allgemeinen nur ausnahmsweise: ca. 3% und weniger): 1. Sonst nichtgelingende Reposition bzw. Retention mit entspr. Funktionsbehinderung, z. B. bei Querbruch von Olekranon und vor allem Patella mit völliger Zerreißung des Reservestreckapparats (Diastase!), Abrißbrüchen (z. B. Epicond. int. humeri), Unterkieferbruch (aber hier nur ganz ausnahmsweise, nämlich bei zahnlosem Unterkiefer, aber auch hier nur im Notfall, wenn Zahnschiene oder Streckverband nicht möglich sind!), Schlüsselbeinbruch (ausnahmsweise bei störender und konservativ nicht behebbarer Dislokation!), Brüchen nahe den Gelenken mit Verschiebung, spez. Verdrehung (am Oberarmkopf spez. bei dessen Umdrehung sowie am unteren Ende von Schenkel und Oberarm), intraartikulären Absprengungen mit Bildung freier Gelenkkörper, gewissen rebellischen Unterarm- und Unterschenkelbrüchen, Speichenköpfchenabbruch mit nicht behebbarer Dislokation, gewissen Schenkelhalsbrüchen u. a., ferner 2. Interposition oder sonst nicht heilbare Pseudarthrose, schließlich 3. irreponible und deform geheilte Brüche, sowie mehrfache Brüche einer Extremität und Bruch mit gleichzeitiger Verrenkung, bisweilen auch drohende Entstellung (z. B. Schlüsselbeinbruch junger Mädchen).

Termin der Operation: Gewöhnlich im Hinblick auf die Resorption des Blutergusses nicht vor Ablauf von 5—8 Tagen, bei offenen Brüchen evtl. sofort gelegentlich der Wundversorgung, aber dies nur ausnahmsweise (Infektion!), im übrigen nicht zu spät, meist ab 2. Woche, da sonst (z. B. bei Speichenköpfchenbruch) nicht nur Zeit verloren wird, sondern auch das funktionelle Ergebnis beeinträchtigt werden kann.

Technik: Zuvor erfolgt übersichtliche und schonende, spez. subperiostale Freilegung der Bruchstelle, Mobilisierung der Bruchstücke mit Knochenhaken, Elevatorien, Hebeln, Zangen od. dgl. und Anfrischung der Bruchstücke in einer besonderen (Schräg-, Treppen- od. dgl.) Form. In manchen Fällen von Querbruch genügt die blutige Stellung der Bruchstücke unter deren Verhakung bzw. Verzahnung z. B. bei gewissen Unterarmbrüchen, was bei der nachteiligen Wirkung jeder Fremdkörpereinpflanzung als das beste erscheint. Sonst kommen zwecks Fixation der Bruchstücke in Frage: 1. Verzahnung (z. B. bei breiten Schaftquerbrüchen). 2. Drahtnaht oder besser Drahtumschlingung mit Stahl- oder Aluminiumbronze-, (nicht Silber-)draht (z. B. bei Patella- und Olekranon-, Unterarm- u. a. Schaftschräg-, Schlüsselbeinbrüchen); heutzutage benutzt man wohl allgemein den rostfreien Stahldraht. 3. Nagelung oder Verschraubung (z. B. bei kondylären und suprakondylären Humerusbrüchen, bei Apophysenbrüchen und bei medialem Schenkelhalsbruch). 4. Schienung mit angeschraubten Metall- (rostfreien Stahl-) platten: Lane u. a.) oder besser gegebenenfalls mit Knochen, welch letzterer angenäht, angeschlungen, angeschraubt, eingebolzt oder eingefalzt wird (z. B. bei queren Schaftbrüchen ohne Verzahnungsmöglichkeit) und 5. Bolzung d. h. Einstecken einer inneren Schiene in beide Markhöhlen mit Bolzen aus Elfenbein, Horn, Galalith, Leichen-, Amputierten- oder am besten eigenem Knochen („Autoplastik"); jedoch ist die Bolzung wegen Markschädigung nicht ratsam, höchstens bei gut erhaltenem Periost. Vgl. auch operative Behandlung der Pseudarthrose! Wie dort sorge man zunächst für sorgfältige Adaption und feste Vereinigung sowie für gute und längere Ruhigstellung bis zum Beginn der Konsolidation und schließe medikomechanische Nachbehandlung an.

Vorläufer der blutigen Reposition sind Malgaignes Schraubenstachel für Flötenschnabelbruch der Tibia und seine Hakenklammer für Patellafraktur.

Operationen bei veraltetem, und zwar schlecht, d. h. deform geheiltem Bruch (Fractura male sanata). Indikation: Verkürzung, seitliche oder winklige Knickung, Außenrotation der unteren Extremität (z. B. nach Unter- und Oberschenkelbruch), Genu valgum oder varum, Pes valgus, Druck auf Gefäße oder Nerven (Plexus brach., N. radialis, peroneus usw.), Gelenkversteifung (namentlich an Ellenbogen und Knie, sowie Fuß), Supinationsbehinderung bzw. Synostose am Vorderarm u. dgl. (Von schlecht geheiltem Bruch spricht man gewöhnlich nur bei Zusammentreffen schlechter Stellung und schlechter Funktion; jedoch bedingt meist erst sehr bedeutende, keineswegs jede etwa nur im Röntgenbild erkennbare Deformität Funktionsstörung und damit Operationsindikation; bei Kindern erfolgt auch meist spontan ein weitgehender Ausgleich mit dem Knochenwachstum — es sei denn, daß die Wachstumszone betroffen oder eine starke, spez. scharfwinklige Deformität vorhanden ist). In allen Fällen komplizierter Fraktur ist bei der Knochenkorrektur (ähnlich wie bei der Gelenkmobilisation) auf latente Infektion Rücksicht zu nehmen, daher die Operation bei voraufgegangener Infektion erst längere Zeit (3 bis 9 Monate) nach Schluß der Wunden und Fisteln vorzunehmen und u. U. zu dränieren.

Technik: Evtl. genügt bloße Resektion vorstehender Knochenteile, z. B. bei drohender Hautperforation (spez. an der Tibia), Gelenkbehinderung (spez. am Ellenbogen), Supinationsbehinderung, Nerveneinklemmung, Myositis ossificans circumscripta u. dgl.; sonst muß Knochendurchtrennung erfolgen:

a) entweder unblutig, d. h. subcutan (dabei größere Gefahr der Fettembolie!):

α) bei noch nachgiebigem Callus (u. a. Röntgenbild!) durch Zurechtbiegen (sog. „späte Reposition oder Redressement") bis zur Überkorrektur mit anschließendem Gipsverband bzw. Gipsschiene für längere Zeit, evtl. wiederholt;

β) bei bereits festem Callus durch Zerbrechen (sog. „Osteoklasis s. Dysmorphosteopalinklasis"); sei es durch Händekraft über Tischkante, Holzkeil od. dgl., sei es durch Maschine (sog. „Knochenbrecher Osteoklast");

b) oder heutzutage in der Regel blutig, d. h. offen: sog. „Knochendurchmeißelung Osteotomie" (dabei möglicherweise Infektionsgefahr, aber exaktes Verfahren!); meist am kranken Glied (ausnahmsweise am gesunden, zwecks dessen Verkürzung) und meist an der Bruchstelle (evtl. aber auch an anderer Stelle, z. B. bei Schenkelhalsbruch zur Vermeidung der Gelenkeröffnung: subtrochanter, ferner bei Gefahr des Aufflammens von latenter Infektion); entweder linear oder keilförmig; evtl. schräg mit Streckverband, u. U. mit Knochennagelung zwecks Gliedverlängerung; evtl. Knochenvereinigung; Verband. Im einzelnen gilt: Vorspringende Knochenstücke, welche die Haut durchbohren oder sonst stören, sind abzumeißeln ebenso paraartikulärer Callus (z. B. an Hüfte, Schulter oder Ellenbogen), wenn er die Gelenkbewegungen beeinträchtigt, oder Callus (z. B. am Oberarm), wenn er Nervendruck bedingt. (N. radialis). Bei Brückencallus sei man zurückhaltend, wenn die Schrumpfung der Zwischenknochenweichteile die Drehungsbehinderung erklärt. Bei winkliger Deformität mache man Osteotomie (z. B. bei Knickfuß nach Knöchelbruch). Verkürzung (über 4 cm) am Bein kann durch schräge Osteotomie mit Knochenextension beseitigt werden, während sie am Arm keinen Eingriff verlangt. Bei Gelenkversteifung in schlechter Stellung erwäge man Resektion (Knie, Fuß usw.) oder Mobilisation (Ellenbogen) usw.

Gliedabsetzung: Primär bei totaler Zertrümmerung mit Gefäß- und Nervenverletzung, sekundär bei Gangrän oder bei unaufhaltsamer Sepsis.

2. Frakturverband (Retention). Der Frakturverband bezweckt das Festhalten der durch die Reposition geschaffenen zweckmäßigen Lage der Bruchstücke bis zur knöchernen Vereinigung.

Grundsätze: Möglichst sofort im Anschluß an die Reposition, evtl. noch in deren Narkose, nicht lange liegenlassen und öfters wechseln (der Verband soll nur bis zum Festwerden des Bruches liegen bleiben, daher bei unvollständigen, verzahnten und eingekeilten Brüchen, spez. bei alten Leuten an Schulter und Schenkelhals nur kurze Zeit; das Langeliegenlassen des ersten Verbandes ist ein Kunstfehler!), von vornherein Medikomechanik (namentlich bei Erwachsenen, während bei Kindern eine längerdauernde Feststellung nicht nur viel weniger schädlich, sondern auch zur Vermeidung übermäßiger Callusbildung u. U. rätlich sein kann), nicht drückend (Decubitus!) und nicht schnürend (Gangrän bzw. ischämische Contractur!). Der Verband ist regelmäßig zu kontrollieren, jedenfalls sofort nach Anlegung und nach 24 Stunden, daher Patient entsprechend anzuweisen sich wieder vorzustellen, jedenfalls bei Störungen.

Die **ischämische Contractur bzw. Lähmung** (s. da) droht u. a. außer bei Gefäßschädigung (Thrombose durch Verletzung oder durch Kompression seitens Hämatoms oder seitens dislozierten Fragments), welches wohl die hauptsächliche Ursache darstellt, gelegentlich auch bei schnürendem oder drückendem Kontentivverband, namentlich beim zirkulären Gipsverband an der oberen Extremität, und zwar bei Ellenbogenbrüchen. (Daher widerrät sich überhaupt der zirkuläre Gipsverband an der oberen Extremität!) Es handelt sich um primäre Muskel- und Nervendegeneration infolge mangelhafter Blutzirkulation. Klinisch: Zunächst Contractur, dann (durch reaktive Entzündung und zunehmende Schrumpfung mit Gefäße und Nerven umklammernder Narbenmasse) Lähmung. Lokalisation: Meist an Hand- und Fingerbeugern. Prognose: Zustand ist oft irreparabel. Therapie: Zu versuchen: Hochlagerung, Bäder, Heißluft, Bewegungen, Massage, Elektrisieren u. dgl.; ferner Dehnung und Dorsalextensionsapparat (Schiene), evtl. Operation: Sehnenplastik und Neurolyse bzw. Nervenverlagerung. Prophylaxe: Entfernung komprimierenden Verbands, Hämatoms, Fragments usw. vgl. Hand!

Verbandmethoden (vgl. Verbandlehre!): Je nach Lage des Falles ist die Auswahl unter folgenden Verbandmethoden zu treffen:

a) Binden- und Tuch- sowie Lagerungsverbände: Z. B. Armtragetuch, Tragbahre, Kissen, Laden, einfache und doppelte schiefe Ebene, Schwebe, Drahthose, -rinne und -korb. Die Lagerungsverbände bewirken lediglich eine gesicherte und schmerzlose Gliedlagerung (dabei in der Regel in der Semiflexionsstellung der Gelenke!), aber keine exakte und zuverlässige Retention; daher indiziert: definitiv nur bei Brüchen ohne Dislokation, sonst nur provisorisch als Notverband und als vorläufiger Verband bei Komplikationen (Entzündung, Gangränverdacht).

b) Kontentivverbände:

α) **Schienen** aus Pappe, Holz, Metall (spez. Cramersche Drahtschiene, v. Volkmanns und v. Bruns' T-Schiene), plastischem Material oder Gipsbinde bzw. Gipshanf nach Beely. Schienen sind funktionell und mehr oder weniger auch anatomisch geeignet, namentlich an der oberen Extremität (hier statt des gefährlichen zirkulären Gipsverbands!) und bei Komplikationen (Entzündung, Gangränverdacht), sowie auch provisorisch bei bereits eingetretener Weichteilschwellung bis zu deren Schwinden (z. B. bei Knöchelbruch).

β) **Zirkulär erhärtende Verbände:** Die langsam erhärtenden Verbände, z. B. solche mit Kleister, Leim, Wasserglas, Celluloid u. dgl. sind zur Retention für frische Brüche nicht brauchbar, da bei der langsamen Erstarrung das Repositionsergebnis in Frage gestellt wird, dagegen wohl zu Schienen und Schutzhülsen bei bereits in Konsolidation befindlichen Brüchen. Dagegen ist der schnell erhärtende Gipsverband in vielen Fällen geeignet; der zirkuläre Gipsverband (1852 von Mathysen erfunden und von Pirogoff in die Kriegschirurgie eingeführt) war lange Zeit der typische Frakturverband. Indikation und Gegenindikation: in der Regel gut anatomisch wirkend (außer gegen Verkürzung!), z. B. angezeigt bei Unterschenkelbrüchen (aber auch hier droht oft im Gipsverband Verkürzung und bei Brüchen im unteren Teil Rekurvation!), ferner gegebener („obligater") Verband für Transport (namentlich im Kriege), sowie für Geisteskranke und alte Leute, überhaupt als Gehverband; aber anatomisch bisweilen ungenügend (namentlich bei Verkürzung, z. B. wenig geeignet für Oberschenkelbruch!) und funktionell oft nachteilig (Zirkulationsstörungen, spez. Ödem und Varizen, Muskelatrophie und Gelenksteifigkeit trotz häufigen Wechsels und baldigen Ersatzes durch andere Methoden!), auch gefährlich (Druckgeschwüre und Gangrän bzw. ischämische Contractur!), schließlich nicht empfehlenswert bei Komplikationen (Mangel genügender Kontrolle!) Technik: Jeder erhärtende Verband ist eine Bildhauerarbeit im Sinne plastischer Nachbildung der Körperformen! Anlegen in Extension (mit Zug und Gegenzug!), evtl. mit seitlichen Zügen. Alle Gelenke, deren Bewegungen die Bruchstelle beeinflussen, in der Regel also beide benachbarte Gelenke, sind in dem Verband mitzufassen; Verhütung seitlicher und winkliger Bewegungen geschieht durch die zirkuläre Fixation, die der Verkürzung durch Anmodellieren spez. an den vorspringenden Knochenpunkten, die der Rotation durch Ruhigstellung eines Rotationshebels, (z. B. des im Ellenbogen gebeugten Vorderarms oder des Fußes, am Unterarm und Unterschenkel auch von Mittelhand bzw. Mittelfuß). Evtl. verstärkt durch Pappe, Schusterspan, Bandeisen, Gipslonguetten u. dgl. Evtl. gefenstert oder unterbrochen (bei Wunden!). An den unteren Gliedmaßen kommt zur ambulanten Frakturbehandlung auch der Gehgipsverband in Frage. Bei Schwellung zunächst durch Schiene ersetzt oder genügend gepolstert; sonst nicht oder wenig gepolstert, aber gut anmodelliert (sonst droht Dislokation!), nicht schnürend, sorgfältig und regelmäßig kontrolliert hinsichtlich Decubitus (Vorbeugen durch genügende Polsterung, besonders an vorspringenden Teilen, auch an der Bruchstelle; an schmerzhaften Stellen Verband sofort aufschneiden!) und Gangrän bzw. ischämische Contractur (Hochlagern, sowie Finger und Zehen frei lassen und dauernd, spätestens nach 24 Stunden, deren Farbe, Temperatur, Gefühl, Beweglichkeit kontrollieren, ferner auf Schmerzen nachsehen!); mit Rücksicht auf nachträgliche Verschiebung der Bruchenden im Verband nach Abschwellung (daher evtl. Stellungskorrektur!) und auf funktionelle Behandlung häufig gewechselt als sog. ,,Etappengipsverband'' (erstmals nach 8—14 Tagen, stets unter Stellungskontrolle sowie unter Muskel- und Gelenkpflege; später ungepolstert; evtl. zum Abnehmen eingerichtet).

c) Streckverbände: In Form der permanenten Extension bzw. Distraktion, welche der elastischen Retraktion der Muskeln und Aponeurosen, und zwar dauernd entgegenwirkt. Indikation: Gut wirkend einerseits anatomisch, vor allem gegen Verkürzung (Oberschenkelbrüche!), aber auch gegen sonstige Deformität, hier evtl. mit korrigierenden (seitlichen und rotierenden) Zügen; andererseits funktionell, indem von vornherein gleichzeitige Muskel- und Gelenkpflege möglich ist. Nachteile: Schwierige Technik (Transport!), sowie Gefahr von Hautschädigung und Gelenkschlaffheit (letztere beide aber vermeidbar!); bei alten Leuten, Deliranten usw. ist der Gipsverband überlegen (s. o.); letzterer kommt auch in Betracht evtl. in Kombination mit dem Streckverband bei schwer infizierten (Fensterverband!) und bei verzögert heilenden Brüchen. Technik: Verbandanlegen sofort im Anschluß an die Reposition und genügende, aber auch nicht zu starke Belastung unter Kontrolle des klinischen und Röntgenbefundes. Ausgebaut in Deutschland von v. Volkmann; weiter (namentlich auch mit queren und rotierenden Zügen) vor allem von Bardenheuer; verbessert von Zuppinger (in Form der Semiflexion der Gelenke zwecks Muskelentspannung, wodurch zu starke Gewichtsbelastung und damit schädliche Überdehnung der Muskeln und Gelenke vermieden wird); bei schwierigen, namentlich veralteten Verschiebungen und bei komplizierten Brüchen mit ausgedehnter Weichteilverletzung in Form von Knochennagelung nach Steinmann (früher) oder Knochenklammer nach Reh, Schmerz u. a. (gelegentlich in der Praxis) oder Knochendraht nach Klapp, Kirschner u. a. (heutzutage, namentlich im Krankenhaus, viel verwandt); evtl. kombiniert mit Schienen, z. B. Gipsschienen; hier auch als Gipsverband mit Distraktionsklammern nach Hackenbruch; als Schiene mit Streckvorrichtung nach Bardenheuer, Borchgrevink u. a. oder als Schienenhülsenapparat nach Hessing.

Erste Hilfe und Not- bzw. Transportverband. Kleider und Schuhe entweder vorsichtig abstreifen (dabei am gesunden Glied zuerst!) oder in der Naht aufschneiden und später evtl. über dem Verband wieder zusammenstecken. Gegen Verschiebung der Bruchenden mit Deformität, Nebenverletzungen (Hautdurchspießung u. a.!) und mit Schmerzen beim Transport dient der Not- oder Transportverband: Improvisierter Lagerungs- oder Schienenverband (dazu als Schienen: Stock und Schirm, Bretter, Äste, Waffen, Pappe, Holz, Eisen, Stroh, Flechtwerk u. dgl., als Polsterung Kleidung, Heu u. dgl., als Befestigung: Tücher, Riemen, Stricke u. dgl.; stets Mitfassen beider benachbarter Gelenke; am Arm auch Armtragetuch, am Bein Schienung an das gesunde); im Haus auch Lagerung auf Kissen, schiefer Ebene, zwischen Sandsäcken u. dgl., dabei feste Matratze, Kopfhochlagerung, evtl. Galgen, Reifenbahre usw. Transport (nach Anlegen des Notverbandes) möglichst schonend, evtl. mit Krankentrage; gewöhnlich Fußende voran, treppauf aber Kopfende voran (Kranker soll sehen, wohin es geht; dabei soll der Kopf gewöhnlich höher liegen als der Körper außer bei Bruch der unteren Gliedmaßen, wenn deren Stauchung vermieden werden muß); die weitere Fortschaffung erfolgt mit Wagen, Auto, Bahn oder Flugzeug. Der Notverband muß ebenfalls gut gepolstert, solid befestigt und genügend lang sein, also in der Regel die beiden benachbarten Gelenke mitfassen. Bei komplizierten Frakturen tritt dazu die Wundbehandlung, u. U. auch Wundstarrkrampf- und Gasbrandschutzimpfung.

3. Nachbehandlung: Medikomechanik; sie bezweckt Bekämpfung der zurückbleibenden Folgen (s. Rekonvaleszenz): Vor allem Muskelatrophie und Gelenksteifigkeit, daneben auch Ödeme, Hautatrophie und Schmerzen. Die medikomechanische Behandlung soll frühzeitig beginnen, nicht erst nach eintretender oder gar vollendeter Konsolidation, sondern von vornherein bei gefenstertem (Massage, Elektrisieren der Muskulatur, z. B. des Kniestreckmuskels, Bewegungen der Kniescheibe!), häufig gewechseltem oder abnehmbarem Schienen- und Gips- oder während des Streckverbands, ferner mit Freilassen entbehrlicher Gelenke, sowie mit Wechsel der Gelenkstellung; andererseits ist die Bruchstelle bis zur Verheilung genügend ruhig zu stellen (sonst droht Pseudarthrose!) und bei gelenknahen Brüchen vorzeitige Massage und passive Bewegungstherapie zu unterlassen (sonst droht Myositis ossificans und Gelenkversteifung!), namentlich bei Jugendlichen und am Ellenbogen; an der unteren Extremität später Gehverbände; am Bein ist die freie Belastung u. U. vorläufig noch zu vermeiden durch entlastenden Verband bzw. Apparat, spez. Schienenhülsenapparat (z. B. bei Schenkelhals- oder Fersenbeinbruch), an dem Fuß auch die Deformität, spez. Knickfußstellung zu verhindern durch passenden, zugleich hohen und verstärkten Schuh mit Einlage (z. B. bei Knöchelbruch); Beinverkürzung verlangt Ausgleich, und zwar bis 3—4 cm Absatzerhöhung und evtl. noch Korkeinlage, über 3—4 bis 8 cm Korkeinlage bei Spitzfußstellung, über 8 cm Prothese. Folgende Mittel kommen für die medikomechanische Behandlung in Betracht:

a) Bäder (Voll- und Teilbäder sowie Duschen und Güsse) mit heißem Wasser, Salz, Seife, Kleie, Fichtennadelextrakt, Moor, Fango, natürlichen Heilquellen; ferner Heißluft, Glühlichtkasten, Diathermie, natürliche und künstliche Sonne.

b) Massage.

c) Elektrisieren.

d) Übungen: aktiv, passiv und an Apparaten, auch am Bein mit Bindenzügeln und Schlingen am Galgen, sowie am Arm Greifübungen in Schlamm oder in Quecksilber, mit Schwamm, an Leiter oder Türgriff, Gewichttragen, Stab-, Ball-, Hantel-, Keulen-, Ring-, Reck-, Barren- u. dgl. Übungen, Sport (Radfahren!), Handarbeit (Schreibmaschine, Klavierspiel, Nähmaschine, Schleifstein, Handfertigkeitsbeschäftigung) u. dgl.; Behelfsvorrichtungen können dabei vielfach die kostspieligen und umständlichen Apparate ersetzen z. B. Rollenzüge, Gewichte u. dgl. Die Bewegungsübungen sind zur Verhütung von Muskelatrophie und Gelenkversteifung frühzeitig, z. B. bereits im (Streckod. dgl.) Verband durchzuführen; andererseits müssen sie vorsichtig, d. h. nicht zu brüsk vorgenommen werden, namentlich anfangs (sonst droht Verschlimmerung durch Schmerz, Contractur, Hämatom, Knochenwucherung u. dgl.). Aufsicht durch Arzt ist ratsam. Die beste Übung ist der Gliedgebrauch und die Arbeit; namentlich bei Unfallpatienten empfiehlt sich frühzeitige Aufnahme der Arbeit und nicht zu hohe Rente, sowie bei erreichtem Dauerzustand Kapitalabfindung (sonst droht Rentenbegehrungsneurose!). Außerdem bei Gelenksteifigkeit Redressement durch Spiraldraht-, Federschienen, Druck- und Zugverband; bei Nervenlähmung Stützschiene; bei Ödem Hochlagerung und elastische Wickelung; bei Wackelgelenk Gelenkschutzkappe; bei Beinfrakturen Gehverbände (bei alten Leute frühzeitig; entweder Bügelschienen nach Thomas und v. Bruns oder zirkulärer Gipsverband mit Gehbügel oder Schienenhülsenapparat).

Anmerkung 1. Epi- und Apophysenbrüche.

a) Epiphysenbruch oder traumatische Epiphysenlösung (Divulsio epiphysium) ist die Abtrennung eines Röhrenknochens (meist Femur, Humerus, Tibia. u. a. oben oder unten, Radius unten usw.) an der Knorpelfuge zwischen Epi- und

Diaphyse, und zwar bei Jugendlichen (bis 20., selten später; vor allem um das 16. und 17. Jahr).

Einteilung: a) vollständige und unvollständige; ferner b) reine (dabei ist die Epiphyse nur mit dem Intermediärknorpel abgelöst; im ersten Kindesalter) und kombinierte (mit Bruch der Diaphyse an der Grenze zur Epiphyse; im späteren Kindesalter!).

Entstehung entweder direkt durch starke Gewalt oder meist indirekt durch forcierte Bewegung im Gelenk (was bei Erwachsenen aber meist zu einer Luxation führt).

Diagnose setzt eine genaue Kenntnis der Anatomie der einzelnen Epiphysenlinien voraus; im übrigen Röntgenbild; gegenüber Gelenkbruch weiche Crepitation!

Prognose: Bei nicht richtiger Vereinigung der Bruchstücke droht Deformität (z. B. Coxa vara oder valga u. a.) und Wachstumsstörung; daher ist besonders sorgfältige Reposition und Retention geboten.

b) Apophysenbruch, z. B. am Troch. maj. und min., Proc. post. calc., Tuberositas tibiae usw.; meist durch Muskelzug; daher Dislokation in Form der Diastase; Verband in geeigneter Stellung mit Näherung der Fragmente; evtl. Operation.

Anmerkung 2. Spontanfrakturen und spontane Epiphysenlösungen.

a) Spontan- oder pathologische Frakturen sind solche, welche entweder ohne erkennbare äußere Gewalt (daher auch besser Pseudofrakturen!) oder durch eine auffallend geringe Gewalt entstehen, durch welche gesunde Knochen nicht brechen würden, z. B. beim Streichholzanzünden (Oberarm), beim Stiefelanziehen (Oberschenkel) od. dgl.

Ursache der Spontanfrakturen ist stets eine abnorme Knochenbrüchigkeit (Osteopsathyrosis s. Fragilitas ossium); im einzelnen kann eine solche durch folgende Umstände bedingt werden:

I. Knochenatrophie:

1. Senile bzw. präsenile, z. B. am Schenkelhals alter Leute;

2. juvenile-familiäre (sog. „Osteogenesis imperfecta s. Osteoporosis congenita" s. da!) in Familien, evtl. durch mehrere Generationen, oft mit multiplen Brüchen;

3. dyskrasische bei konsumierenden Krankheiten;

4. Inaktivitätsatrophie bei Entzündung oder Lähmung des betr. Glieds;

5. neurotische: außer bei peripheren Lähmungen auch bei Erkrankungen und Verletzungen des Rückenmarks, spez. Tabes und Paralyse (W. R.!) z. B. an Rippen, Oberschenkel usw. (hier überhaupt vorwiegend an der unteren Extremität), sowie bei Syringomyelie (hier vorwiegend an der oberen Extremität); oft mit multiplen Brüchen (namentlich in Irrenhäusern, wo man früher fälschlicherweise eine brutale Behandlung seitens der Wärter beschuldigte), ferner bei Hydrocephalus, Spina bifida usw.

II. Knochenerkrankung:

a) Allgemeine:

1. Rachitis bei Kindern häufige Ursache, namentlich für unvollständige Brüche (Infraktionen!) z. B. am Unterschenkel, Vorderarm, Schlüsselbein, Rippen; seltener für vollständige Brüche z. B. an Oberarm und Oberschenkel; hierher gehören auch die Frakturen bei Spätrachitis, Hungerosteopathie u. dgl.

2. Osteomalazie selten; bei Frauen im Anschluß an die Geburt und bei Greisen; dabei Infraktionen und Frakturen („sog. O. fracturosa" im Gegensatz zur „O. flexibilis s. cerea", d. h. wachsweiche Form mit Knochenverbiegungen).

b) Lokale:

1. Osteomyelitis entweder a) bei Nekrose ohne genügende Ladenbildung: α) als Totenladenfraktur (selten z. B. bei rasch und weit fort-

schreitender Nekrose), und zwar z. Z. der Demarkationsperiode; β) vereinzelt auch als Sequesterfraktur oder b) bei centralem Absceß.

2. Tuberkulose: Allerdings selten an den Diaphysen, häufiger an den Gelenkenden und an kurzen Knochen z. B. am Metacarpus; bei Abbrechen des Zahnfortsatzes des Epistropheus kann unter Kompression des verlängerten Marks plötzlicher Tod eintreten.

3. Lues, und zwar in Form des Gumma (W. R.!).

4. Echinococcus, am Knochen allerdings (im Gegensatz zur Erkrankung an inneren Organen) nicht häufig, meist schwer diagnostizierbar (Röntgenbild, Eosinophilie, Komplementbindung, Probeschnitt!); konservative Heilung möglich.

5. Knochencysten bei Ostitis fibrosa bzw. deformans u. dgl.

6. Geschwülste, und zwar meist solche im Knochen selbst, selten von außen in den Knochen wuchernde; auch Usur durch Aneurysma kann zu Fraktur führen; häufiger maligne Tumoren: Sarkome meist primäre (myelogene und selten periostale) und Carcinome meist sekundäre (metastatische; vor allem nach Carcinom der Mamma, Prostata, Uterus, Leber usw., und zwar an Oberschenkel, Wirbel u. a.); seltener benigne Tumoren: Enchondrome, Myxome.

Diagnose der Spontanfraktur wird oft verfehlt; bei jedem Bruch ohne stärkere Gewalt muß der Arzt daran denken, vor allem an Tabes und Paralyse, Gumma, Geschwülste (Sarkom und metastatisches Carcinom), seltener an Cyste, Echinococcus usw.; außer der Anamnese hilft genaue Untersuchung des ganzen Körpers, sowie Bruchform (Querbruch!) und Röntgenbild. Geschwülste des Knochens werden oft erst gelegentlich der Spontanfraktur bemerkt.

Prognose ist bei malignen Geschwülsten des vorgeschrittenen Geschwulstleidens wegen schlecht, wenn freilich auch hier Konsolidation möglich ist.

Therapie wie bei sonstigen Frakturen neben kausaler, spez. allgemeiner Behandlung.

b) Spontane Epiphysenlösung (Epiphyseolyse) ist die ohne Gewalt oder infolge auffallend geringer Gewalt eintretende Kontinuitätstrennung des Knochens in der Knorpelfuge, solange Epi- und Diaphyse durch Intermediärknorpel verbunden sind, also bei Jugendlichen.

Ursachen und Vorkommen: Osteomyelitis (am häufigsten am Knie, evtl. an Femur und Tibia zugleich, ferner an Hüfte u. a.), hereditäre Syphilis („Osteochondritis syph."; kurz nach der Geburt an Rippen, langen Röhrenknochen u. a.), Skorbut (an Rippen u. a.; früher häufiger, jetzt bei uns selten!), endokrine Störung (hierher gehört wohl auch die Epiphyseolyse bei Coxa vara adolescentium s. da) u. a.

Anmerkung 3. Komplizierte Brüche.

Definition: Unter „Komplikation" versteht man bei Knochenbrüchen das gleichzeitige Bestehen einer Hauttrennung, also Zusammenhang der Fraktur mit der Körperaußenfläche und damit Gefahr der Wundinfektion; man unterscheidet:

a) komplizierten oder offenen Bruch (Fractura complicata) und

b) nicht komplizierten (einfachen) oder geschlossenen (subcutanen oder unterhäutigen) Bruch (Fractura non complicata s. subcutanea s. simplex).

Vorkommen: Ziemlich häufig (ca. 20%), besonders an den Gliedmaßen, und zwar im allgemeinen um so häufiger, je peripherer der betr. Körperteil ist; also am häufigsten an Fingern und Zehen (75%), dann Mittelhand und -fuß (50%), Unterschenkel (15%), Unterarm (10%), Oberschenkel und Oberarm (je 7%) usw.

Ursache: a) entweder von außen, und zwar durch äußere Gewalt, z. B. Überfahrung, Maschinengewalt, Explosion, Verschüttung, Tierbiß, Schuß (!) u. dgl.; b) oder von innen, sei es daß die Haut einreißt, sei es daß die Bruch-

stücke eines indirekten Bruchs die Weichteile durchstoßen (sog. „Durchstechungsfraktur"), hier wiederum entweder sofort bei der Verletzung (z. B.
beim Schädel- [Schleimhaut!] und beim Knöchelbruch) oder erst später
bei Reposition, Transport, Delirium, Narkoseexzitation, sei es schließlich
daß ein Druckgeschwür über einem vorspringenden Knochenstück z. B.
beim Flötenschnabelbruch der Tibia durch Elevation des Knochens oder
durch Druck des Verbands entsteht, was sich bereits vorher durch Hautverfärbung bemerkbar machen kann (sog. „sekundär" offene Brüche); auch
operativ entstehen komplizierte Brüche, z. B. durch blutige Reposition von
Knochenbrüchen. Osteotomie, temporäre Resektion von Schädel, Oberkiefer,
Unterkiefer, Jochbogen, Schlüsselbein, Brustbein und Rippen usw.

Diagnose: U. a. Wundrevision (Sondieren ist dagegen verboten!).

Prognose: Komplizierte Frakturen können heilen wie subcutane; bedeutungsvoll ist Beschaffenheit und Größe der Wunde; bei Eiterung dauert
die Heilung im allgemeinen länger (etwa 3mal); auch droht Nekrose mit
Sequesterbildung, Pseudarthrose bzw. verzögerte Knochenbildung, Wund
infektionen: progrediente Phlegmone, Gasphlegmone und Tetanus, bisweilen
Sepsis; außer Infektionsgefahr verschlechtern Nebenverletzungen häufiger
die Prognose; evtl. wird bei der Verletzung das ganze Glied abgetrennt.

Therapie: Hauptsache ist Wundversorgung, erst zweite Aufgabe
Bruchversorgung. Die früher erschreckend hohe Mortalitäts- bzw. Amputations-
ziffer ist mit der anti- bzw. aseptischen Wundbehandlung verschwunden.
Der erste Verband ist in der Regel entscheidend für das Schicksal
des Verletzten (v. Volkmann). Verboten ist jedes Wischen, Ausspülen,
Abwaschen der Umgebung, Sondieren, Anfassen mit bloßen Fingern, feste
Austamponieren, primäre völlige Zunähen. Eine Reihe von komplizierten Brüchen mit kleinen Wunden heilt unter dem ersten
trockenen Verband wie subcutane (v. Bergmann); in solchen Fällen
genügt unter Schutz der Wunde mittels sterilen Tupfers Desinfektion oder
nur Jodtinkturpinselung der umgebenden Haut, trockener und lockerer
a- oder antiseptischer Verband (Dermatol-, Yatren-, Jod-, Silber-, Simanit-,
Methylviolett- oder Jodoformgaze) mit Pflaster oder Mastisol fixiert, Ruhigstellung in Lagerungs-, Schienen-, gefenstertem Gips- (!) oder Streckverband;
dabei ist wichtig ununterbrochene Fixation z. B. durch gefensterten
Schienen- oder Gipsverband, Draht-, Klammer- oder Nagelextension usw.,
da sonst beim Verbandwechsel unliebsame Reaktion droht. Auch die Durch-
stechungsfrakturen können in manchen Fällen wie subcutane Brüche behandelt
werden. Beschmutzte und zerfetzte Wunden (u. a. Schußfrakturen spez.
durch Granatsplitter und zerfetzende Infanteriegeschosse) verlangen das sog.
„Débridement": Wundrevision mit scharfen Haken, evtl. unter Incision und
Gegenincision mit Fortnehmen von Fremdkörpern, Blutgerinnseln und Nekrosen (gequetschten Hauträndern, Weichteilfetzen, losen Knochensplittern,
vorstehenden Knochenspitzen u. dgl.) mit Pinzette und Schere, sowie lockere
Tamponade oder besser Dränage zur Ableitung der Sekrete, evtl. „antiseptische" Wundbehandlung (Wasserstoffsuperoxyd, Perubalsam, Jodtinktur,
Natriumhypochlorit, Phenolcampher, Rivanol, Dijozol usw.), dagegen, namentlich bei infizierten oder älteren Wunden, keine oder nur lockere Hautnaht,
spez. Situationsnaht; evtl., namentlich bei Schußbrüchen, Straßenunfällen
u. dgl. Tetanus- und Gasbrandschutzimpfung; empfohlen wird außerdem
Biersche Stauung und Tiefenantisepsis (Vuzin, Trypaflavin od. dgl.). Bei
frischen (bis 6—12 Stunden) und nicht stärker beschmutzten
Wunden empfiehlt sich evtl. Wundexcision nach Friedrich mit primärer
Sehnen-, Nerven-, Blutgefäß- (Knochen-) und Hautnaht, u. U. mit plastischer
Hautdeckung durch einen gestielten Hautlappen, aber ohne Spannung. Von
Knochensplittern werden nur ganz lose, deren Ernährung unwahr-
scheinlich ist, entfernt; vorragende Knochenteile sind nach mechanischer
Reinigung und evtl. (Jodtinktur)desinfektion zu reponieren, evtl. (bei starker
Verunreinigung oder bei Unmöglichkeit der Reposition) zu resezieren z. B.

durch Abmeißeln, Absägen oder Abkneifen mit Luerscher Zange; die primäre Knochennaht in der offenen Wunde ist im allgemeinen zu unterlassen und jedenfalls eine Fremdkörperversenkung möglichst zu vermeiden. Sekundäre Knochenoperation ist angängig gewöhnlich erst längere Zeit (ca. ½—1 Jahr) nach abgelaufener Infektion. Außerdem ist u. U. Allgemeinbehandlung angezeigt, nämlich bei Shock, Blutverlust usw. (vgl. Allg. Chirurgie, Allg. Verletzungsfolgen!). Gliedabsetzung soll nur erfolgen a) primär nur bei völliger Zertrümmerung samt Verletzung von Gefäßen und Nerven, wenn Heilung mit Gliedfunktion ausgeschlossen erscheint (dabei äußerst konservativ, spez. an Hand und Fingern und nach Abklingen des Shocks!); b) sekundär bei Gangrän oder bei unaufhaltsamer Sepsis (dabei nicht zu spät!). Bei Infektion sowie bei chronischer Osteomyelitis ist nach allgemeinen Gesichtspunkten zu verfahren; im übrigen vgl. Allg. Chirurgie, Wundbehandlung!

b) Kontusionen, Distorsionen und Luxationen der Gelenke.

Subcutane Verletzungen der Gelenke können sein: Kontusion, Distorsion und Luxation.

1. Quetschung (Kontusion).

Entstehung: Meist direkt durch stumpfe Gewalt (z. B. Schlag, Stoß, Fall), bisweilen indirekt durch Gegenstoß an den Gelenkenden (z. B. bei Sturz).

Symptome: Gelenkbluterguß (Hämarthros) und lokaler Befund äußerlich an der Kontusionsstelle (Druckempfindlichkeit, Blutunterlaufung und evtl. Quetschwunde).

Komplikationen: Weichteilquetschung und evtl. -wunde; an den Knorpeln und Knochen: Frakturen, Fissuren und Spongiosazertrümmerungen bzw. Epiphysenlösung; evtl. chronischer Erguß mit Schlottergelenk, Versteifung, Arthritis deformans, Vereiterung (subcutan oder von Wunde aus), vielleicht auch Tuberkulose u. a.

Prognose: Im allgemeinen gut, insofern oft bald völlige Heilung erfolgt.

Therapie: Ruhigstellung durch Schiene, Kompression und kalter Umschlag mit Bleiwasser, essigsaurer Tonerde, Arnikaspiritus od. dgl. bzw. Eisblase, evtl., nämlich bei starkem und anhaltendem Gelenkerguß Gelenkpunktion; nach durchschnittlich einer Woche, evtl. aber früher oder später, allmählich gesteigerte Medikomechanik mit Bädern bzw. Heißluft oder Glühlicht, Massage und Bewegungsübungen, aber vorläufig noch Schonung und Stützverband (z. B. an Hand und Fuß elastische Wickelbinde oder Kappe bzw. Gummi- oder Ledermanschette). Bei Wunde vgl. Wundbehandlung!

2. Verstauchung (Distorsion).

Vorkommen (nach der Häufigkeit geordnet): Fuß, Hand, Schulter, Ellenbogen, Finger, Knie, Hüfte usw.

Entstehung: Durch gewaltsame übermäßige Bewegung (Überbeugung und Überstreckung, auch Rotation in einem Ginglymusgelenk) z. B. häufig am Fuß durch Umkippen, an der Hand durch Fall auf die gebeugte oder gestreckte Hand, am Knie durch Adduction oder Rotation des Unterschenkels; selten an Gelenken mit freier Beweglichkeit wie Schulter und Hüfte (hier eher Luxation!).

Symptome: Gelenkerguß, Beweglichkeitsbehinderung und evtl. abnorme Beweglichkeit, ferner Bluterguß und Schmerz (spontan, bei Bewegung und auf Druck am Gelenkspalt sowie an den Kapsel- und Bandansatzstellen z. B. am Kniegelenkspalt, Lig. deltoides usw.); in der Regel keine Weichteilverletzungen (im Gegensatz zur Kontusion).

Komplikationen: Stets Kapsel- und Bänderzerreißung sowie öfters Gelenkbluterguß. Evtl. Verschiebung der Gelenkzwischenknorpel (z. B. Kniemenisken),

Interposition von Kapsel, Muskeln oder Sehnen, Knochenabrisse und -brüche; (z. B. beim Knöchel- und Radius- sowie Oberarmbruch: Röntgenbild!), Knorpelabsprengungen (z. B. am Lig. cruc. genus), freie Gelenkkörper (sog. „Gelenkmäuse"; oft erst allmählich völlig abgelöst im Sinne der Osteochondritis dissecans; evtl. Einklemmungs- und Reizerscheinungen), abnorme Gelenkbeweglichkeit (z. B. am Knie seitlich) und fehlerhafte Stellung (z. B. Genu varum und valgum); Versteifung spez. im Schultergelenk; manchmal Arthritis deformans, auch noch nach Jahren; vereinzelt Tuberkulose oder Vereiterung.

Diagnose: U. a. Röntgenbild.

Differentialdiagnose: Kontusion, Fraktur und Luxation sowie Binnenverletzung.

Prognose: Im allgemeinen günstig, wenn auch manchmal noch lange Zeit Beschwerden zurückbleiben und manchmal Komplikationen bestehen oder folgen (s. o.).

Therapie: Bei Interposition, Meniscusverschiebung und freien Gelenkkörpern operativ; sonst wie bei 1 (nach genügender Ruhigstellung mit Schienen- oder Gipsverband bei Gelenkkapsellockerung später elastische Wirkung bzw. Zinkleim- oder Elastoplastverband, dieser auch von vorneherein zur ambulanten Behandlung und zum Transport z. B. bei Sportverletzung; am Fuß u. U. Plattfußeinlage). Im übrigen vgl. Spezielle Chirurgie (Fuß, Hand usw.!).

3. Verrenkung (Luxation).

Definition: Verrenkung ist die erhebliche und verbleibende Verschiebung zweier im Gelenk verbundener Knochenenden aus ihrer natürlichen gegenseitigen Stellung; gewöhnlich (außer bei Kieferluxation) findet dabei eine Kapsel-Bandzerreißung statt.

Benennung: Stets nach dem peripheren Skeletteil, an welchem übrigens meist die zur Verrenkung führende Kraft angreift (ausgenommen Wirbel; hier nach dem oberen; eine Ausnahme macht auch die Lux. claviculae acromialis, welche eigentlich Lux. scapulae genannt werden müßte) und nach der Richtung, welche der periphere Skeletteil nimmt: z. B. Lux. humeri subcoracoidea oder Lux. femoris ischiadica; Benennung entspricht dabei jedoch nicht immer dem tatsächlichen Vorgang: z. B. bei Vorderarmluxation nach hinten tritt tatsächlich der Humerus nach vorn. Gelegentlich kommt es zu Doppelverrenkung (z.B. zugleich am medialen und lateralen Ende des Schlüsselbeins) oder zu beidseitigen Verrenkungen (z. B. an beiden Schlüsselbeinen) oder zu mehrfachen Verrenkungen verschiedener Körperteile.

Vorkommen: $1/7$—$1/10$ so häufig wie Frakturen, und zwar bei Sport verhältnismäßig häufiger; meist bei Männern (außer am Kiefergelenk) im mittleren (knochenkräftigen) Lebensalter, bei Kindern unter 10 Jahren und bei Greisen sehr selten außer am Ellenbogengelenk, wo das 1. und 2. Jahrzehnt bevorzugt ist; bei Kindern erfolgt statt Luxation oft Epiphysenlösung, bei Greisen Fraktur; sehr selten ist auch eine Verrenkung unter der Geburt. Links sind die Luxationen etwas häufiger als rechts. Am häufigsten sind diejenigen Gelenke verrenkt, welche bei größter Beweglichkeit die größte Bewegungshemmung haben, z. B. Schulter (50%). Unter 100 Fällen kommen auf die obere Extremität 90, auf die untere 7, auf den Stamm 3. Von den einzelnen Gelenken luxieren der Häufigkeit nach: Schulter 50% (meist subcorac., seltener axillar, post. usw.), Ellenbogen 20% (meist post., selten ant. oder lat. sowie Radius oder Ulna allein), Finger 10%, Schlüsselbein 5—7,5% (meist akromial, seltener sternal), Hüfte 5—7,5% (meist iliacal., seltener pub., obt. oder isch.), Fuß 5% (meist talocrural, seltener talo-tarsal, sowie Talus allein oder tarsal und metatarsal), Hand (einschl. Carpalia, spez. Lunatum 3—5%, Unterkiefer 2,5%, Kniescheibe 1%, Knie 1,5% (meist ant., seltener lat. und post.), Wirbel 1% (meist Hals-, dann Lenden- und selten Brustwirbel oder Kopf), Zehen 1—2%.

Entstehung und Einteilung: Man unterscheidet einmal a) (nach der Form) vollständige und unvollständige Luxationen (letztere auch „Subluxationen" genannt; vorkommend vor allem an Ellenbogen, Knie und Fuß, dagegen nicht an Schulter und Hüfte), je nachdem ob sich die gelenkbildenden Knochen mit ihren Gelenkflächen gar nicht oder noch teilweise berühren; dann b) (nach der Entstehung) angeborene und erworbene, letztere wiederum als traumatische und spontane Luxationen (letztere heißen auch pathologische und sind bedingt durch einen pathologischen Prozeß an Weichteilen, Knochen oder Gelenk).

a) Traumatische Luxationen.

I. Selten **direkte:** Durch Schlag, Stoß, Fall usw., indem der betr. Gelenkteil durch die Gewalt fortgestoßen wird (z. B. Schulterkopf durch Stoß von hinten her), und zwar meist durch eine starke Gewalt, auch öfters kompliziert.

II. Meist **indirekte** und zwar:

1. Meist **passive** (unter Hebelwirkung) durch abnorme Bewegung des Glieds über die physiologische („Exkursions"-) Grenze hinaus, wobei die einwirkende Gewalt an der Gelenkhemmungsvorrichtung (Knochenvorsprung, Gelenkpfannenrand, Kapsel oder Bänder) ein Hypomochlion findet und, während sie selbst am langen Hebelarm angreift, den Gelenkkopf am kurzen Hebelarm hinausdrängt unter Zerreißung der Gelenkkapsel (diese zerreißt aber fast nie bei Kieferluxation!) nach maximaler Dehnung derselben, und zwar meist an einer typischen, gemeiniglich an der schwächsten Stelle; die endgültige Stellung in der jeweiligen Luxationsform, welche Gesetzmäßigkeit zeigt („pathognomonische Luxationsstellung") entsteht weiterhin entsprechend der Richtung der gewaltsamen Bewegung und außerdem infolge sekundärer Verschiebung entsprechend der Gliedschwere und der elastischen Spannung der Weichteile (Muskeln und Bänder).

2. Selten **aktive,** also durch Muskelaktion, sei es durch plötzlichen Ruck, sei es durch stetigen Zug, z. B. öfters an der Schulter beim Greifen nach oben, beim Herabholen oder beim Stein-, Scheiben-, Handgranaten- oder Ballwurf, Peitschenknallen, Lufthieb u. dgl., am Kiefer beim Gähnen; vor allem aber bei Krampfanfällen durch Epilepsie, Eklampsie, Tetanus, Hysterie usw. sowie Starkstrom (allerdings ist hier die Luxation evtl. erst sekundär und passiv nach voraufgegangenem Fall); besonders leicht erfolgt die Luxation natürlich als pathologische Luxation oder als habituelle Luxation.

Sport ist recht häufig bei der Entstehung der Luxationen verantwortlich z. B. Fußball an Schulter und Ellenbogen, Handball an Fingern, Schneeschuhlaufen an Schulter, Ellenbogen, Daumen, Finger usw.; auch kommen in Frage Boxen, Reiten, Schlittschuhlaufen u. a. Im übrigen handelt es sich heutzutage oft um Verkehr oder Betrieb (Maschinengewalt u. a.).

b) Spontane oder pathologische Luxationen: Oft unvollständige („Subluxationen").

1. Bei Gelenkentzündung (z. B. Tuberkulose oder Empyem Subluxation im Knie nach hinten) entweder durch Kapseldehnung infolge starken und hartnäckigen Ergusses („Distentionsluxation") oder durch Zerstörung der Knochenenden und Kapsel („Destruktionsluxation");

2. Bei Kapseldehnung; auch infolge abnormer Belastung am Unterarm und Unterschenkel bei Defekt oder Verkürzung des Nachbarknochens (z. B. an Ulna, sowie Fibulaköpfchen);

3. Bei Lähmung der Gesamtheit der Muskulatur (hier wirken Kapselerschlaffung und Gliedschwere!) oder eines Teils derselben (hier wirken Antagonisten!) als sog. „Paralytische Luxation".

c) Angeborene Luxationen: Meist am Hüftgelenk ein- oder doppelseitig, und zwar vorwiegend bei Mädchen; selten an anderen Gelenken. Ursache ist noch nicht völlig geklärt, wahrscheinlich intrauterine Belastung; im übrigen vgl. Hüftgelenk!

Symptome:

1. Atypische Gelenkfiguration: Bei den einzelnen Gelenken verschieden, aber hier jedesmal typisch, insonderheit: Veränderung der Gelenkumrisse („Luftfigur"), Fehlen des Gelenkkopfs an rechter und Vorhandensein an falscher Stelle, atypische Gliestellung mit veränderter Achsenrichtung, sowie Verlängerung oder Verkürzung (je nach Stand des Gelenkkopfs), Beugung oder Streckung, An- oder Abspreizung, Einwärts- oder Auswärtsdrehung.

2. Federnde Fixation, d. h. standige Rückkehr in eine bestimmte Stellung bei geringem passivem Stellungsausgleich durch Zug oder Druck, bedingt durch Weichteilspannung.

Außerdem (wie bei Fraktur) **Funktionsstörung, Weichteilschwellung, Bluterguß** und **Schmerz,** schließlich **Röntgenbild.**

Komplikationen: Hautwunde: sog. „komplizierte oder offene Luxation" (selten; entweder von außen infolge der Gewalteinwirkung oder vereinzelt von innen infolge Zerreißung; z. B. Ellenbogen, Knie, Fuß bzw. Talus, Zehen und Fingern), ferner Nebenverletzungen an Muskeln und Sehnen, Blutgefäßen (z. B. an Schulter, Ellenbogen und Knie, und zwar bei letzteren beiden bei vorderer Luxation, auch bei veralteter Luxation und überhaupt bei gewaltsamer Einrichtung), Nerven (z. B. Plexus brach. oder N. axillaris bei Lux. humeri) und Knochen (z. B. bei Schulter-, Ellenbogen-, Finger- und Fußluxation) sowie an inneren Organen (z. B. Rückenmarkläsion bei Wirbel- und Bauchorganverletzung bei Beckenluxation); später auch Myositis ossificans (meist bei Ellenbogen-, selten bei Schulter- oder Hüftluxation) und Arthritis deformans (auch noch nach Jahren).

Diagnose: Meist leicht durch Anamnese, Besichtigung und Betastung, manchmal aber schwierig, namentlich bei starker Schwellung oder kräftiger Muskulatur sowie bei gleichzeitiger Fraktur. Gegenüber Fraktur ist sonst wichtig: Federnde Fixation und atypische Gelenkfiguration einerseits, andererseits klassische Fraktursymptome: Abnorme Beweglichkeit, Krepitation und Dislokation; bei gleichzeitiger Fraktur besteht zwar eine federnde Fixation, vielmehr abnorme Beweglichkeit, diese aber ohne Mitgehen des luxierten Gelenkendes, sowie evtl. Krepitation. Röntgenbild (am besten vor und nochmals nach der Reposition, evtl. mit Vergleich der gesunden Seite oder stereoskopisch; auch wichtig zur Erkennung gleichzeitiger Fraktur!).

Differentialdiagnose: Distorsion, Kontusion und Fraktur, spez. gelenknahe, namentlich eingekeilte.

Therapie: **1. Einrenkung (Reposition),** deren Gelingen kenntlich ist an fühl- und hörbarem Einschnappen, Wiederkehr richtiger Gelenkfiguration und Gelenkbeweglichkeit bzw. Funktion, sowie Röntgenbild.

Regeln: 1. Möglichst bald, am besten sofort; 2. unter Muskelentspannung; daher in Narkose, evtl. auch in Rausch, Lumbal-, Lokal- (an den Gelenkenden oder unter Gelenkfüllung) oder (an der oberen Extremität) Leitungs-(Plexus-)anästhesie; in ganz frischen Fällen nicht immer nötig, namentlich nicht bei raschem und plötzlichem Vorgehen mit Überraschen des Verletzten; manchmal genügt Vorgabe von Alkohol oder Morphium; 3. schonend: „non vi, sed arte!" (man sei bei der Reposition so schonend wie möglich; sonst droht Verletzung von Knochen, Gefäßen, Nerven, Muskeln und Gelenk, auch Fraktur, Nekrose, Lähmung, Myositis ossificans und Arthritis deformans sowie habituelle Luxation). Das Repositionsmanöver ist bei jeder Luxation ein besonderes; im allgemeinen gilt aber: Die Anatomie der Luxation bestimmt in erster Linie unser heutiges Handeln („Physiologische" Einrenkung nach Roser); Technik: Zunächst Zug zwecks Beseitigung der sekundären Verschiebung, dann Hebelmannöver unter Zurückführen auf demselben, aber umgekehrten Weg, auf welchem der Knochen das Gelenk verlassen hat (wiederum möglichst unter Benutzung eines Hypomochlion); in vielen Fällen führt aber eine einfachere Methode auch zum Ziel, z. B. Zug in Richtung des luxierten Teiles nebst Druck auf den verschobenen Knochen. Evtl. ist Operation: blutige Einrichtung notwendig; vgl. irreponible

Luxation! Bei komplizierter Luxation Wundversorgung, evtl. Wundrevision, evtl. Resektion des vorstehenden beschmutzten und verletzten Gelenksteils; evtl. Wundstarrkrampf- und Gasbrandschutzimpfung.

2. Verband (Retention): Höchstens 3—8 Tage (ausnahmsweise, nämlich bei großen Gelenken 2—3 Wochen) Ruhigstellung.

3. Nachbehandlung: Allmählich gesteigerte Medikomechanik, namentlich bei alten Leuten; zunächst aktive und später passive Bewegungen noch vorsichtig unter Vermeiden derjenigen Bewegungen, deren Übertreibung zur Luxation geführt hatte, sowie Massage (dagegen ist, namentlich bei Jugendlichen am Ellenbogen, Massage und passive Bewegungsbehandlung zunächst zu unterlassen!), später Wärme (Bäder, Heißluft, Glühlicht, Diathermie), Massage und Bewegungsübungen (aktiv, passiv und an Apparaten); bei Gelenkversteifung auch Injektionen vgl. Allg. Chirurgie und Frakturen-Nachbehandlung!

Prognose ist im allgemeinen günstig; es droht aber gelegentlich irreponible, veraltete und habituelle Luxation sowie Komplikationen (s. o.), vor allem Gelenkerguß, Schlottern, Arthritis deformans oder Gelenkversteifung, bei komplizierter Luxation auch Wundinfektion.

Anmerkung 1. Irreponible Luxation.

Ursache: Kleinheit bzw. Schrumpfung des Kapselrisses, Interposition (z. B. Sehne bei Lux. pollicis, Kapseln und Muskeln bei Lux. humeri), gleichzeitige Fraktur.

Therapie: Falls Reposition durch besondere Manöver mißlingt, Operation: Blutige Reposition.

Anmerkung 2. Veraltete (obsolete oder inveterierte) Luxation.

Allmählich tritt bei sich selbst überlassener Luxation Nachlassen der Schmerzen, sowie geringe aktive und passive Beweglichkeit und sekundäre Veränderungen im Sinne der Arthritis deformans, spez. mit Ausfüllung der Gelenkpfanne und Umformung des Kopfs, evtl. Nearthrose ein. Längeres Bestehenlassen einer Luxation ist ein Kunstfehler im Hinblick auf die evtl. Schädigungen, z. B. an Gefäßen und Nerven, sowie auf die nach einigen Wochen eintretende Unmöglichkeit unblutiger Reposition. In den ersten Wochen kann noch die unblutige Reposition gelingen unter gewaltsamer Dehnung der verkürzten Muskulatur, Lösung der Verwachsungen mittels kräftiger und ausgiebiger pendelnder Bewegungen bei centraler Fixation (evtl. mit besonderem Apparat, z. B. an Hüfte oder Schulter; Payr empfiehlt ferner Gelenkfüllung mit reichlich [100—250 ccm] Novacain-Adrenalinlösung); später (je eher, desto besser!) erfolge blutige Einrichtung durch Operation: Arthrotomie, evtl. Kopfresektion oder Arthroplastik evtl. mit Neuformung der Gelenkenden und mit Interposition zwischen dieselben, spez. bei jüngeren Leuten, während man bei älteren evtl. die Naturheilung im Sinne einer Nearthrose zuläßt und durch frühzeitige Bewegungen befördert.

Anmerkung 3. Habituelle Luxation.

Definition: Häufig wiederholtes Auftreten der Luxation, auch bei unbedeutender (direkter oder indirekter) Gewalt (z. B. an Schulter bei Studenten auf der Mensur, Kleidung anziehen u. dgl.); in der Regel ist erstmals die Luxation eine traumatische, und auf diese ist auch das Leiden zurückzuführen, während die späteren Luxationen eines besonderen Traumas im Sinne des Unfalls nicht bedürfen, so daß der Unfallzusammenhang im allgemeinen nur für den 1. Unfall anerkannt werden kann. Abzutrennen ist die rezidivierende Luxation d. h. wiederholt auf Grund einer neuen Gewalt bei wieder völlig verheiltem Gelenk. Pathologische Reluxationen beobachtet man bei Arthropathia neurotica: Tabes, Syringomylie usw. Habituelle Subluxationen kommen vor an Kiefer, Hand, Fingern, Schulter, Hüfte, Knie und

Kniescheibe. Über Gelenkschnappen und Gelenkschlottern, bei welchen Leiden es weder zu Luxation noch zu Subluxation kommt, s. da!

Ursache: Zu weite und zu schlaffe Kapsel (nach Gelenkerguß oder nach Kapselzerreißung bei früherer Luxation), vielleicht auch Fraktur eines hemmenden Knochenvorsprungs bzw. Pfannenrands oder Zerreißung von Muskel bzw. Sehne.

Therapie: Längere Ruhigstellung; Alkohol- oder Jodtinkturinjektionen in die Kapsel; am besten Operation (Kapselraffung, -excision oder -doppelung, freie Fascientransplantation, gestielte Muskellappenplastik u. a.; nur ausnahmsweise Arthrodese oder Gelenkresektion); sonst, nämlich wenn man nicht operieren will oder kann (z. B. bei alten Leuten): Bandage mit Hemmungsvorrichtung, welche aber lästig und störend ist, daher meist nicht getragen wird.

Vorkommen: Am häufigsten an der Schulter (s. da!).

2. Abschnitt: Spezieller Teil.
1. Schädelbrüche (Fr. cranii).

Einteilung: Brüche: a) des Schädeldaches (Konvexitätsfrakturen) und b) des Schädelgrundes (Basisfrakturen: Fr. baseos cranii).

Vorkommen: Nicht selten, im Krieg besonders häufig (Schußbrüche); Schädeldach und -basis werden ungefähr gleich oft betroffen, häufig beide zusammen; oft, spez. an Schädeldach (fast $^2/_3$ aller Fälle) handelt es sich um komplizierten Bruch; bei Kindern sind Schädelbasisbrüche relativ selten.

Formen: Fissuren (häufig, oft neben Frakturen oder spez. bei Jugendlichen Nahtdehiszenzen, evtl. erst erkennbar nach Abwischen des Bluts und im Röntgenbild, im letzteren noch lange Zeit; bisweilen sind Haare, Tuchfetzen eingeklemmt [Klaffen bei der Entstehung und Zurückfedern bei Nachlassen der Gewalt!]); Loch-, Stück-, Stern- und Splitterbrüche; evtl. Depression und Defekt. Betroffen sind entweder beide Tafeln des Knochens (Tabula externa und T. interna s. vitrea) oder nur eine; die innere Tafel ist gewöhnlich stärker und öfters allein verletzt (nicht etwa wegen der größeren Brüchigkeit, „Sprödigkeit" der sog. „Glastafel", sondern wegen mechanischer Ursachen: geringere Dicke und Dichtigkeit, sowie vor allem gesteigerte Fortpflanzung des Drucks und [nach Teevan] vermehrte Zugspannung im Verein mit geringerer Zugfestigkeit des Knochens beim Flachdrücken der Schädelwölbung seitens der von außen kommenden Gewalt, während umgekehrt bei Gewalteinwirkung von innen nach außen [z. B. bei Schuß in den Mund] die äußere Tafel mehr betroffen ist als die innere!); die äußere Tafel ist allein nur selten betroffen, z. B. bei schräg auftreffender und scharfer Gewalt (Säbelhieb, Tangentialschuß) an mächtigeren Knochenpartien mit dicker Diplöe, z. B. an Warzenfortsatz, Stirnbein und Hinterhaupthöcker.

Entstehungsmechanismus. Bedeutungsvoll ist Festigkeit (im allgemeinen an der Schädelbasis geringer als an der Konvexität, im übrigen besonders gering an den Gefäß- und Nervendurchtrittstellen, stark an den Strebepfeilern vorn, seitlich und hinten) und Elastizität (Schädel springt, auf den Boden geworfen, wie eine Billardkugel und läßt sich seitlich zusammenpressen unter Zunahme des einen und Abnahme des anderen Durchmessers; Elastizitätsmodul des Schädels steht zwischen dem einer Hohlkugel aus Messing und dem einer aus Holz, und zwar ersterem näher).

Man unterscheidet nach der Entstehung:

1. Biegungs- oder Impressionsbrüche: Im allgemeinen durch eine umschriebene Gewalteinwirkung direkt, spez. bei den meisten Schädeldach-, aber auch bei einigen Basisbrüchen; z. B. bei Sturz auf den Schädel Eintreiben der Halswirbelsäule wie ein Keil in die spröde Basis, dabei oft „Kreis-

oder Ringbruch" um das Hinterhauptsloch in typischer Form entsprechend den schwächsten Stellen; bei Fall auf Füße, Knie oder Gesäß Eintreiben des Kopfes in die Wirbelsäule („wie beim Aufstoßen des Hammerstielquerstücks auf den Stiel"!); bei Schlag auf den Kopf Eintreiben desselben in die Wirbelsäule („wie auf Hut auf dem Kopf"); bei Schlag auf das Nasengerüst Eintreiben desselben in die vordere Schädelgrube; bei Fall oder Schlag aufs Kinn Eintreiben der Unterkiefergelenkfortsätze in die Schädelbasis.

2. **Berstungsbrüche** (rein oder oft kombiniert mit Biegungsbrüchen) stellen dar die meisten indirekten Schädelbrüche, spez. Schädelbasisbrüche, und entstehen durch Formveränderung des Gesamtschädels („wie Nuß durch Nußknacker"), meist durch beiderseitige Kompression, z. B. durch Überfahrung des auf dem Boden liegenden Kopfes, Pufferquetschung, Pressung zwischen Wagen und Wand u. dgl. oder durch Fall, Stoß, Schlag u. dgl.

Hierzu gehören auch die **ausstrahlenden oder fortgesetzten („irradiierten")** **Brüche** (z. B. vom Schädeldach auf die Basis oder umgekehrt; hierbei gilt Arans Gesetz: „Die Schädelbrüche pflanzen sich auf dem kürzesten Wege fort"), sowie die **Brüche durch Gegenstoß (Contrecoup)**, d. h. durch Summierung der fortgesetzten und schließlich an der Gewaltwirkung entgegengesetzten Seite zusammenstoßenden Schwingungen, z. B. an den dünnen Orbitaldächern bei Stoß oder Schlag bzw. Schuß am Scheitel z. B. Schädel des erschossenen Präsidenten Lincoln. (Freilich oft entstehen solche Brüche an der der ursprünglichen Gewalt entgegengesetzten Seite auch durch eine zweite Gewalt, z. B. durch Fall auf das Hinterhaupt nach Schlag gegen die Stirn, oder sie sind zu erklären als fortgeleitete Brüche), außerdem **Explosionsbrüche** durch Nahschuß (mit hydrodynamischer Wirkung!).

Über **Schädelschüsse** vgl. Spez. Chirurgie, Schädelverletzungen!

Vielfach bestehen typische Bruchformen, so daß aus der einwirkenden Gewalt auf die Bruchform und umgekehrt geschlossen werden kann; solche sind besonders wichtig für den Gerichtsarzt, welcher aus der Bruchform, ferner aus gewissen sog. „geformten" Brüchen (nach Puppe), spez. aus gewissen Loch- und Stückbrüchen (entsprechend dem einwirkenden Instrument), schließlich aus Art der Haut- und Haareläsion u. U. Rückschlüsse auf die Entstehung des Bruchs machen kann.

Ursachen: a) Am Schädeldach: Meist direkte, z. B. Sturz, Schlag, Stoß, sowie Hieb, Stich (Messerklingen können abbrechen und steckenbleiben; bei Möglichkeit der Sinusverletzung sind sie zunächst zu belassen!), Schuß u. a.; dagegen hier selten indirekte.

b) An der Schädelbasis: Selten direkte, z. B. Pfählungsverletzung oder Schuß vom Mund beim Selbstmörder; meist indirekte, und zwar am häufigsten durch Formveränderung des Gesamtschädels bei Überfahrung, Quetschung, Fall, Schlag, Stoß usw., auch oft fortgesetzt von der Konvexität („irradiierter Bruch") oder bisweilen durch Contrecoup oder schließlich durch umschriebene Gewalteinwirkung, (z. B. durch die in die Schädelbasis eingepreßte Wirbelsäule oder Gesichtsknochen).

Schädelbasisbrüche entstehen ungefähr in gleicher Häufigkeit durch Verkehrs- und durch Betriebsunfall, und zwar vor allem durch Motorrad-, Auto-, Fahrrad- und Pferdewagenunfall, dann durch Sturz von Dach, Heuboden, Leiter, Treppe od. dgl. und schließlich durch Schlag oder Stoß; meist handelt es sich um Sturz, dann um Schlag oder Stoß, schließlich um Überfahrung; betroffen ist meist die mittlere und vordere Schädelgrube zugleich, dann die mittlere und schließlich die hintere allein.

Symptome und Diagnose: Schädelbrüche, spez. Schädelbasisbrüche verlaufen mitunter symptomlos. Hirnerscheinungen beweisen lediglich Hirnläsion, sind also bei Schädelbruch nicht immer vorhanden und bisweilen auch ohne Schädelbruch. Am Schädeldach bestehen meist auch unmittelbare Frakturstimme (beruhend auf der nachweisbaren Knochenzusammenhangstrennung), an der Schädelbasis nur mittelbare.

a) Schädeldach. Deformität, spez. Bruchspalte, Bruchrand, Bruchstück und vor allem Depression (Vortäuschung derselben ist jedoch möglich durch 1. subperiostalen Bluterguß [Cephalhämatom] z. B. bei Neugeborenen [Wall ist evtl. wegrückbar]; 2. Weichteilquetschung, sog. „Beule" [über das Schädelniveau vorragend und wegrückbar]; 3. Phlegmone mit erweichtem [tiefem] Centrum sowie mit Entzündungszeichen; 4. alte Knochenunebenheiten durch Geburt oder früheres Trauma [alte Narbe], Gumma [oft multipel, W. R.!], Altersatrophie [meist symmetrisch an beiden Scheitelbeinen], individuelle Eigentümlichkeit [spez. am Hinterkopf]; 5. Cephalohydrocele traum., d. h. subperiostale Ansammlung von Liquor, Blut oder Lymphe infolge alter Schädelverletzung bei Kindern), Crepitation und abnorme Beweglichkeit (nur bei Stück- oder Splitterbruch, bisweilen bei Deckel- und bei Halbschalenfraktur), Weichteilschwellung: sog. „Pottsche Kopfgeschwulst" (aber auch bei Weichteilverletzung!), Bruchschmerz (direkt auf Druck und vor allem indirekt auf Erschütterung, auch spontan; der direkte Schmerz kommt auch bei jeder sonstigen direkten Verletzung z. B. Bruch vor), Geräusch des gesprungenen Topfes bei Perkussion, Röntgenbild (von vorn und seitlich, evtl. auch schräg; man erkennt Fissuren oft noch nach Monaten bis Jahren, im übrigen Bruchlinien, dislozierte Bruchstücke, Depressionen, Splitter, Fremdkörper usw.; cave Deckungsschatten, Gefäßfurchen, Nähte!), evtl. Hirn- und Hirnnervenerscheinungen (s. u.).

Bei komplizierten Schädelbrüchen soll nicht sondiert, sondern nach gehöriger Desinfektion revidiert, und zwar besichtigt und evtl. betastet werden auf Bruchspalten (differentialdiagnostisch cave Nahtlinien und angeklebte Haare), Fremdkörper, Splitter, Depression, sowie Blutsickern; bei gleichzeitigem Substanzdefekt evtl. pulsierendes Hirn oder Blut (aber fehlend bei starkem Innendruck); bei Verletzung von Hirnhäuten und Hirn evtl. Hirnvorfall und Liquorfluß.

b) Schädelbasis: Unmittelbare Symptome fehlen zumeist wegen der versteckten Lage der Schädelbasis; evtl. hilft Anamnese, äußere Verletzung und Röntgenbild, welches in fast 50% positiv ist; wichtig, allerdings nicht konstant und auch nicht spezifisch, sind die mittelbaren, sog. „rationellen" Symptome, nämlich evtl.:

1. Blutunterlaufung (Sugillation) durch Ausbreitung des Blutergusses von der Bruchstelle im lockeren Bindegewebe bis zur regionären Gegend der Haut oder Schleimhaut; nicht immer vorhanden und nur beweisend, wenn abseits von der Gewalteinwirkung (cave auch sekundäres Auffallen!) und erst später (nach Stunden bis Tagen, entsprechend dem von der Bruchstelle bis zur Körperoberfläche zurückzulegenden Weg!); meist bei Brüchen in der vorderen Schädelgrube: Am Auge, und zwar zuerst im Orbitalfett (evtl. Exophthalmus), dann in der Augapfelbindehaut (subkonjunktival zunächst am inneren Augenwinkel; häufig, namentlich bei Hochdruck, aber hier auch ohne Schädelbruch bei Husten bzw. Keuchhusten, Erbrechen u. dgl., sowie als sog. „Stauungsblutung" nach Perthes bei starker und plötzlicher Rumpfkompression, z. B. infolge Pufferverletzung) und zuletzt an den Augenlidern (zunächst am unteren; aber auch hier häufig durch Gesichts-, spez. Oberkieferbruch oder durch direkte Gewalt, spez. Schlag, Stoß, Fall usw., wobei der Patient „mit dem blauen Auge davongekommen ist"; das sog. „Brillenhämatom" ist also weder konstant noch spezifisch für Schädelbasisbruch!), ferner bei Brüchen in der mittleren und hinteren Schädelgrube in der Rachenschleimhaut (Nasen-Rachendach!) und in der Haut des Warzenfortsatzes, Halses und Nackens (Schläfenschuppe und Warzenfortsatz!).

2. Ausfluß von **a)** Blut (oft), **b)** Liquor (selten) oder **c)** Hirnsubstanz (sehr selten) aus äußerem Ohr, seltener aus Nase oder aus Rachen.

a) Öfters Blutausfluß aus Ohr (am häufigsten, auch öfters beiderseits!) oder Nase oder beiden, selten aus Mund; Blutausfluß aus dem äußeren Ohr nur vorhanden, wenn Trommelfell zerrissen ist oder wenn Fissuren bis in die obere Gehörgangswand durchgehen, und nur beweisend, wenn Hineinfließen von außen abgelehnt werden kann (cave: Blut aus äußeren Wunden, isolierter Trommelfellzerreißung oder Gehörgangsfraktur). Bei Verletzung des inneren Ohres kann sich das Blut bei intakt gebliebenem Trommelfell auch durch die Ohrtrompete in den Rachen ergießen und hier ausgespuckt werden; Trommelfellruptur erzeugt im allgemeinen eine weniger anhaltende, weniger bedeutende und weniger venöse Blutung; Blutausfluß aus Nase und Mund sind im allgemeinen für die Diagnose des Schädelbruches wenig zu verwerten, da sie auch sonst häufig vorkommen, spez. durch direkte Quetschung des Gesichts in der Nasen- und Mundgegend, auch bei Kieferbrüchen.

b) Liquorausfluß sehr selten (unter 1%); einsetzend nach einigen Stunden, meist erst erkennbar nach Aufhören der Blutung; mehrere (2—8) Tage lang; in rasch aufeinanderfolgenden Tropfen, bei Husten oder Pressen gesteigert, evtl. bedeutend bis zu mehreren (1—5 und mehr) 100 ccm in 24 Stunden, charakterisiert durch geringen Eiweißgehalt (Klarbleiben oder nur leichte Trübung beim Kochen!) und durch hohen Kochsalzgehalt (starker Niederschlag durch Höllensteinlösung) gegenüber Lymphe (aus Ohrlabyrinth) oder Serum (aus extraduralem Hämatom). Vgl. Hirnverletzungen!

c) Hirnsubstanzausfluß ganz selten; dann meist aus Ohr, selten aus Nase oder Mund. Voraussetzung ist Bruch mit beträchtlicher Dislokation nebst Verletzung von Hirnhäuten und Hirn; evtl. mikroskopisch festzustellen.

3. **Traumatisches Hautemphysem** an Hinterhaupt (aus Warzenfortsatzzellen), Stirn (aus Stirnhöhle), Augenlidern (aus Siebbeinzellen): selten (nur bei Eröffnung lufthaltiger Höhlen) sowie meist gering und belanglos.

4. **Hirnnerven-Störungen: -Lähmungen bzw. -Paresen,** aber auch ohne Schädelbasisfraktur (nämlich bei centraler oder häufiger bei peripherer Affektion!); Nerv kann geschädigt werden durch Zerrung mit Durchblutung oder durch Druck seitens eines Blutergusses oder durch Anspießung bzw. Durchquetschung eines Knochenbruchstückes oder durch Callus oder durch Aneurysma oder durch Meningitis; Prognose bei einfacher Zerrung, Durchblutung oder Kompression günstig; Auftreten bei Verletzung (Zerreißung oder Zerquetschung) sofort, bei Bluterguß, Callus, Aneurysma und Meningitis später; am häufigsten N. fac., acust. und abducens (oft diese zusammen; N. acust. isoliert selten, oft mit N. fac., welche beide durch einen langen Knochenkanal im Felsenbein verlaufen), ferner N. opt. (namentlich bei Selbstmörderschuß, aber auch bei stumpfem Trauma; hierbei evtl. nur Blutung in die Scheide mit Rückgang der Störungen; je nach dem Sitz der Läsion vor oder hinter dem Eintritt der Gefäße vom Bulbus aus Sehnervenatrophie bald [wie bei Embolie der A. centr. retinae] oder erst später, letzteres auch bei Schädigung durch Callus oder durch Carotisaneurysma), seltener die anderen Hirnnerven z. B. N. olf., N. trochl., N. oculomotorius, N. trigeminus und ganz selten der 9. bis 12., am ehesten noch der 12., auch 9., 10. und 11. gleichzeitig bei Bruch des Foramen jugulare mit Schluckbehinderung, Heiserkeit und Lähmung des Kopfnicker- und Kappenmuskels. (N. abducens häufiger betroffen als N. opt. und N. trochl. zusammen und N. opt. wieder häufiger als N. trochl.). Bei jeder Schädelbasisfraktur sind sämtliche 12 Hirnnervenpaare durchzuprüfen!

Außerdem beobachtet man gelegentlich an Hinterkopf, Scheitel und Hals hyperalgetische Zonen durch intrakranielle Sympathicusverletzung.

5. **Hirnstörungen: Hirnerschütterung, Hirndruck und Hirnquetschung.** Zu beachten ist, daß bei Schädelbruch Hirnstörungen meist, aber nicht immer vorhanden sind sowie daß Hirnerschütterung, -druck und -quetschung sich öfters zu unheilvollen Mischformen kombinieren und daß Hirnsymptome nicht immer durch den Schädelbruch bedingt zu sein brauchen, sondern auch durch Fettembolie u. dgl.

a) Hirnerschütterung (Commotio cerebri) infolge mechanischer Schädigung des Gesamthirns, spez. Hirnrinde und verlängerten Markes und infolge (wohl hauptsächlich sekundärer) Zirkulationsstörung. Charakteristisch ist die allgemeine Ausdehnung der Hirnaffektion und das Fehlen von Herdsymptomen, sowie das sofortige Auftreten und baldige Verschwinden (Flüchtigkeit!). Symptome: Sofort Bewußtlosigkeit für Minuten bis Stunden bis Tage, später Amnesie, auch retrograde und geistige Störungen, vor allem Kopfschmerzen, Schwindel, Vergeßlichkeit, Übelkeit, Empfindlichkeit gegen Hitze und Geräusche sowie Alkohol und Tabak, Charakteränderung u. a.; evtl. fortdauernde Geistesschwäche (sog. Kommotionsneurose); in der Regel sind aber nach ½—1 Jahr erwerbsbeschränkende Folgen abgeklungen, so daß dann eine Rente fortbleiben kann, spez. bei jugendlichen Personen; wohl aber ist Unfallneurose häufig in Form von Rentenbegehren.

b) **Hirndruck (Compressio cerebri)** infolge Raumbeengung, aber erst bei beträchtlicher; meist a) primär (traumatisch) — abgesehen von Hirnschwellung — entweder 1. durch **intrakranielles Hämatom**, und zwar meist aus der A. meningea media (häufig, in ca. 8,3% aller Schädelbrüche; schnell fortschreitend, sowie evtl. und dann meist in 24 Stunden tödlich durch Hirndruck; in der Regel ein-, manchmal beiderseitig, auch bisweilen an der der Verletzung gegenüberliegenden Seite; Therapie; Trepanation, Ausräumung und möglichst Ligatur), selten aus Sinus, Piavenen, A. carotis, ganz selten aus Basisgefäßen, oder 2. durch **ausgedehnte Depression** (selten, vorwiegend lokal wirkend, ziemlich unverändert im Verlauf); bisweilen b) **sekundär** durch akuten oder chronischen Hirnabsceß (langsam fortschreitend!). Charakteristisch für Hirndruck ist das oft, aber nicht immer vorhandene **freie Intervall** von einigen Stunden (meist) bis Tagen (selten!) entsprechend dem „Stadium des latenten Hirndrucks oder der Kompensation" durch Ausweichen des Schädelinhalts (Liquor-Blut-Lymphe); es folgt das **Reizstadium** mit Unruhe, Kopfschmerzen, Gesichtsrötung, Erregbarkeit, Erbrechen, Pulsverlangsamung (60—40 und weniger: Vagusreizung!), erhöhtem Blutdruck (Druckpuls) usw. und das **Lähmungs-** oder **Depressionsstadium** mit Sopor, Pulsbeschleunigung (120—140 und mehr: Vaguslähmung!), verringertem Blutdruck, gestörter Respiration, und zwar erst unregelmäßig, dann mit Atempausen und dazwischen tiefen und ausgeprägten Atemzügen („Cheyne-Stokessches Phänomen"), schließlich Tod durch Atemstillstand, während das Herz noch wenige Minuten weiterschlägt. Neben Allgemeinsymptomen bestehen evtl. **Herdsymptome**, und zwar **ausgedehnte**, spez. in der motorischen Region Krämpfe und Lähmungen (kontralateral!) in Form von Monospasmen und Monoplegien, meist facio-bracheal oder facio-lingual nebst konjugierter Ablenkung der Augen bei Reizung des Rindencentrums nach der gesunden Seite und bei Lähmung nach der verletzten, so daß also „der Patient im ersteren Fall vom Herd weg-, im letzteren nach dem Herd hinsieht", auch in Form der motorischen und sensorischen Aphasie, Hemianopsie usw.; evtl. **Stauungspapille** (beiderseits oder manchmal einerseits, spez. krankerseits) und bisweilen **starr dilatierte Pupille auf derselben Seite.** Evtl. kombiniert sich der Hirndruck mit Hirnerschütterung oder -quetschung. Für die Diagnose **Hirndruck** ist wichtig: Pulsverlangsamung und Bewußtseinsstörung, dazu Kopfschmerz, Erbrechen, Atmungsveränderung u. a., evtl., aber nicht immer Herdsymptome: Gekreuzte Halbseitenlähmung und einseitig starr erweiterte Pupille auf der verletzten Seite (ungünstig!); achte auf äußere Verletzung; u. U. Probepunktion.

c) **Hirnquetschung (Contusio cerebri)** infolge direkter Gewalteinwirkung mit Depression, und zwar durch scharfe Gewalt, z. B. Stich, Schuß usw. oder durch stumpfe Gewalt: Hammer-, Stock-, Hufschlag, Sturz u. dgl.; meist an der (evtl. durch Hautläsion erkennbaren) Verletzungsstelle, durch „Contrecoup" aber auch an der entgegengesetzten Seite, schließlich bisweilen multipel. Charakteristisch ist sofortiges Auftreten und längeres **Andauern**, ferner evtl. hohe und anhaltende Temperatursteigerung, sowie Allgemeinsymptome (und zwar meist geringe oder fehlende Bewußtlosigkeit!) und Herdsymptome, und zwar sofortige und circumscripte, evtl. aber auch fehlend. Evtl. kombiniert sich die Hirnquetschung mit Hirnerschütterung oder -druck; im übrigen gilt der Satz: Rückgang der Symptome spricht für

Commotio, Zunahme für Compressio und Stillstand für Contusio cerebri; schließlich ist zu beachten, daß Hirnsymptome auch durch sonstige gleichzeitige oder frühere Erkrankungen (Fettembolie, Apoplexie usw.) bedingt sein können.

Spätere Hirnstörungen: Neurose bzw. Psychose, Narbe, evtl. Cyste, dadurch Rindenepilepsie, Erweichung, Blutung und Spätapoplexie, sekundäre Nervendegeneration; vielleicht auch Encephalitis, Tuberkulose und Tumor.

Prognose: Heilung mit auffallend geringem Callus (infolge Fehlens von Deformität und von Bewegung der Fragmente); kleinere Defekte können, namentlich bei Kindern, durch Knochen oder sonst durch feste Bindegewebsnarbe geschlossen werden; sonst bleibt Schädeldefekt zurück; bei kleinen Kindern kann eine Meningocele spuria entstehen; häufig erfolgt durch Komplikationen, spez. durch Hirnschädigung, Nebenverletzung, Lungenaffektion u. a. oder namentlich bei Schußfrakturen (hier in ca. $66^2/_3\%$) durch Infektion mit Meningitis, Hirnabsceß, Sinusthrombose usw., und zwar in ca. $33^1/_3\%$ Tod oder schwere Gesundheitsstörung, dementsprechend oft hohe Rente (Tod erfolgt in 50% durch Hirnquetschung, in 20% durch Meningitis und in je 10% durch Hirndruck, Lungenkomplikation oder Nebenverletzung; der Tod erfolgt meist in den ersten Stunden bis Tagen). Patienten, welche die ersten Tage überstehen, bleiben meist am Leben, außer wenn eine Infektion hinzutritt, welche in ca. 10% auf das Schädelinnere übergreift und dann in ca. 80% zum Tode führt. Die Dauer der Berufslosigkeit ist nicht allein entscheidend für Heilungszeit und -erfolg. Manchmal bleiben nervöse Klagen zurück, wobei aber die seelische Einstellung eine große Rolle spielt; Unfallneurose ist häufig.

Komplikationen: a) Hirnnerven- und Hirnstörungen mit den entsprechenden Ausfallserscheinungen, bei Schädigung lebenswichtiger Partien (verlängertes Mark) auch tödliche, und zwar meist in den ersten 24—48 Stunden (s. o.); b) Infektion, meist ausgehend von Haut- oder Schleimhaut- (z. B. Paukenhöhlen-) Wunde, ferner von Mund- sowie Nasen- und Nebenhöhlen, spez. bei Verletzung der Stirnhöhle einschl. deren Hinterwand; evtl. noch nach Wochen; vielleicht auch metastatisch am Locus minoris resistentiae; dadurch Phlegmone, Osteomyelitis, Erysipel, Sepsis, Meningitis, Encephalitis, Hirnabsceß, Sinusthrombose. c) Verletzung von A. meningea media, Hirnsinus und A. carotis int.; später Exophthalmus pulsans s. da!

Differentialdiagnose: Rausch u. a. Vergiftung, Coma uraemicum und diabeticum, Apoplexie u. a.

Diagnose: Anamnese, Inspektion einschl. Reflektoruntersuchung von Mund, Nase und Ohren, sowie Augenspiegelung (Stauungspapille!), Palpation, Perkussion und Röntgenuntersuchung, evtl. Lumbalpunktion mit Untersuchung auf Druck, Blut- und Zellgehalt usw. (Blutung und Infektion), Hirnpunktion und Probetrepanation; bei komplizierten Schädelbrüchen Wundresision. Bei Unfallpatienten ist besonders zu achten auf Bewußtlosigkeit und Erbrechen (Hirnerschütterung), Hörstörung (Hörnerv oder Labyrinth), Drehschwindel und Nystagmus (vestibuläre Störung), Sehstörung (Sehnerv), Krämpfe usw. Am besten erfolgt eine genaue Untersuchung unter Hinzuziehung von Nerven- sowie Augen- und Ohrenfacharzt. Zur Diagnose genügt nicht ein Symptom, sondern mehrere: Bewußtlosigkeit, evtl. retrograde, Blutung aus Ohr od. dgl., Hirnnerven- und Hirnstörung, wobei zu unterscheiden ist zwischen allgemeinen und Herdsymptomen, sowie deren Art, Dauer und Beginn.

Therapie (wenn möglich Krankenhausaufnahme!): Mit Rücksicht auf Hirnverletzung, spez. -erschütterung lange Zeit (nach alter Erfahrung rund 100 Tage) Ruhe, zunächst Bettruhe (mindestens 1—3 Wochen, im übrigen je nach Schwere der Verletzung und weiterem Befinden) und $\frac{1}{4}$ Jahr oder länger Schonung; Überwachung, evtl. mit Festmachen der Hände (sonst fahren sich evtl. die Kranken mit schmutzigen Fingern in die Nase, Ohr usw.), leichte und knappe Ernährung unter Vermeidung erregender Getränke und Speisen, Stuhlregelung (durch Einläufe und Abführmittel) und Blasenentleerung (evtl. z. B. bei Benommenen mittels Katheters); innerlich Jod (Resorption!) und Brom (Beruhigung!), bei Kopfschmerz Antineuralgica, z. B. Pyramidon, bei Unruhe Morphium (Vorsicht bei Atemstörung!), bei allgemeiner Depression mit Kollaps Herzanregung, Hautreize, Wärmezufuhr, Kopftieflagerung und Gliedereinwicklung, evtl. künstliche Atmung u. dgl.; lokal Eisblase (aber nicht ständig, am besten suspendiert und nicht ungedeckt) oder Kühlröhre; bei Hirndruck (Blutung der A. meningea med. oder Depression!), sowie bei Meningitis, Encephalitis, Sinusthrombose, Hirnabsceß und Rindenepilepsie Operation; bei komplizierten Brüchen Wundrevision: Hautrasur und -desinfektion, Blutstillung, Excision, Revision des Schädels auf Depression, Knochensplitter und Fremdkörper, spez. bei Tangentialschuß, Situationsnaht evtl. mit Gummischlauchdränage und nötigenfalls Tetanus- und Gasbrandschutzimpfung; bei bereits infizierten oder bei schon eiternden Schädelbrüchen werden die Weichteile gespalten, die Bruchstelle genügend freigelegt und lose Knochensplitter entfernt, sowie locker tamponiert; subcutane Depressionen sind zu heben, und zwar so bald als möglich, aber auch evtl. sekundär bei lokalisierten Rinden- oder bei Hirndrucksymptomen; bei Ausfluß 1. aus Ohr: am besten äußerer Deckverband, jedenfalls nicht spülen, sondern äußerlich mit Jodtinktur desinfizieren und u. U. trockene Gaze einlegen (nach Durchfeuchtung erneuern!); 2. aus Nase: Nicht spülen und auch nicht tamponieren (Sekretvermehrung und -verhaltung!) außer evtl. Tamponade bei starker Blutung; 3. aus Mund-Rachen: Desinfizierende Spülungen bzw. Auswischungen und antiseptische Tabletten. Bei Nebenhöhleneröffnung, jedenfalls bei Infektion breite Eröffnung und Dränage nach außen (wegen Gefahr der Meningitis).

2. Brüche der Gesichtsknochen.

Vorkommen: Ziemlich selten (alle Gesichtsknochen zusammen nicht häufiger als Unterkiefer allein und mit diesem zusammen 2,5% aller Knochenbrüche).

Entstehung: Meist direkt (z. B. durch Fall, Stoß, Balkenschlag, Boxhieb, Faust- oder Hufschlag, Steinwurf, Schuß u. dgl.), seltener indirekt (durch Überfahrung, Verschüttung, Pufferquetschung u. dgl.); isolierter Bruch der Gesichtsknochen, spez. des Jochbogens ist gewöhnlich direkt.

Symptome: Sinnfällig; meist starke Weichteilschwellung, u. U. Wunde, sonst Druckschmerz sowie oft Dislokation, Beweglichkeit und Krepitation; evtl. Hautemphysem.

Diagnose: U. a. Röntgenbild; die klinische Diagnose wird meist erschwert durch starke Weichteilschwellung.

Komplikationen: Oft Haut- oder Schleimhautwunden, letztere durch Mitverletzung an Mund-, Nasen- und Nebenhöhlen sowie gleichzeitige Verletzung an Augenhöhle und Schädelgrund; häufig dabei Infektion nebst Phlegmone, Nebenhöhleneiterung, Knochennekrose und evtl. Meningitis, aber selten Sepsis; dazu Hautemphysem und Entstellung.

Therapie: Exakte Reposition, evtl. blutig mit Knochenhaken; evtl. später Plastik.

a) Nasengerüst. Vorkommen: nicht selten (exponierte Lage!); meist beide Nasenbeine; oft gesplittert. Formen: a) quer durch die Nasenwurzel, sowie Sieb- und Tränenbein; oft auch Schädelgrundbruch; Gefahr der Infektion mit Meningitis, b) Bruch von der unteren Augenhöhlenwand schräg nach innen-unten zur Nasenöffnung; Gefahr der Orbitainfektion von der Kieferhöhle her. Dislokation und Komplikationen: Abplattung ("traumatische Sattelnase") und Schiefstand der Nasenbeine oder Scheidewand; dadurch oder durch Muschelschwellung Luftbehinderung; auch Verletzung der Tränenwege mit Tränensackfistel oder Tränenträufeln; Infektion mit Periostitis und Perichondritis, Nekrose, Ozaena traumatica, Nebenhöhlenempyem; öfters zugleich

Verletzung von Nasenscheidewand und Muscheln sowie von Siebbein- und Kiefer-, auch Stirnhöhle; bisweilen gleichzeitig Schädelbasisbruch (achten auf Bindehaut- oder Gaumenblutung, sowie Hirnnervenschädigung!). Diagnose wird auch hier oft erschwert durch die starke Schwellung, welche die Deformität verdecken kann. Therapie: Baldmöglichst exakte Reposition durch Druck von außen und von innen unter Eingehen mit Kornzange, Elevatorium, Sonde, Metallkatheter, behandschuhtem Finger u. dgl., u. U. mit Hammer, evtl. (bei rückfälliger Deformität) öfters, auch noch bis zur 5. Woche wiederholt; dann außen Heftpflasterverband sowie innen Salbe- oder Jodoformgazetampon um Gummidrän, aber nur bei Blutung und bald fortzulassen; später evtl. Nasenformer; schließlich Plastik.

b) Jochbein: Symptome und Komplikationen: Gut sicht- und fühlbare Deformität der Wange bei Depressionsfraktur (wenigstens nach Abschwellung) und öfters Kieferbehinderung; evtl. Verletzung des N. infraorbit. (Anästhesie von Wange, Nase und Oberlippe!) oder des N. dent. sup. (obere Zahnreihe!), ferner evtl. Kieferklemme sowie Verletzung von Nase, Kieferhöhle, Augenhöhle, Oberkiefer und Schädel; Gefahr der Infektion von außen oder innen. Therapie: Möglichst exakte Reposition, evtl. spez. bei Depression blutig mittels Knochenhakens percutan oder von einem kleinen Hautschnitt am oberen Jochbogenrand in Lokalanästhesie, auch Knochenextension zu extraoralem Zahnschienen- und Kopfkappenverband; bei Defekt oder Impression später evtl. freie Fett- oder Elfenbein-, Knorpel- oder Knochentransplantation (Rippenstück od. dgl.). Bei Neuralgie des N. infraorbit. empfiehlt sich u. U. Neurolyse oder spez. Exairese.

c) Oberkiefer: Formen und Entstehung:
I. Körper durch direkte Gewalt, z. B. Hieb, Wurf, Stoß, Fall, Hufschlag, Schuß usw. oder seltener durch indirekte Gewalt z. B. Fall, Überfahrung, Verschüttung usw.; als Splitter, Zertrümmerungs-, auch Schußbruch oder Längsbruch (in der Mitte oder seitlich) oder doppelter bzw. einseitiger Transversalbruch (Guérin), und zwar in einer der drei Le Fortschen Unterarten:
1. (Gelegentlich) quer oberhalb des harten Gaumens und Zahnfortsatzes durch Nase und Kieferhöhlen sowie Keilbeinflügelfortsätze infolge direkter Gewalt z. B. Schlag von vorn nach hinten mit Rückwärtsverlagerung des Gaumen- und Zahnfortsatzes (Le Fort I);
2. (am häufigsten) totale Absprengung des ganzen Oberkiefers in einer Bruchlinie entsprechend der Oberkieferbegrenzung und durch die Nase (Le Fort II);
3. (manchmal) Bruch Nase, Augenhöhlen und Jochbogen, wobei das ganze mittlere Gesichtsskelet herausgesprengt wird (Le Fort III).
Diese Typen kommen aber auch mit Übergängen und unvollständig bzw. einseitig vor, wodurch Mischformen entstehen.
II. Fortsätze:
1. Alveolarfortsatz (z. B. beim Zahnziehen mit dem Schlüssel, wie es früher üblich war, aber auch sonst durch Fall od. dgl. häufiger).
2. Stirn- und Jochbogenfortsatz (öfters bei Nasen- oder Jochbeinbruch, überhaupt bei Schlag oder Fall).
3. Gaumenfortsatz (durch Pfählung vom Mund, z. B. mit Pfeife, Stock, Schirm, Trompetenmundstück od. dgl.), auch als Vertikalbruch längs in der Mitte, oder als Ausbruch der die vier oberen Schneidezähne tragenden Alveolarfortsatzpartie (Zwischenkieferausbruch).
Vorkommen: seltener als Unterkiefer (1:2—3).
Diagnose: U. a. Weichteilschwellung, Bluterguß, umschriebener Druckschmerz (auch beim Betasten von der Mundhöhle!), abnorme Beweglichkeit, Knochenreiben, Dislokation (Zahnstand!), Röntgenbild (nicht immer deutlich!); öfters besteht Blutung aus Mund oder Nase.
Komplikationen: Erschwertes Mundöffnen, Sprechen und Kauen; Artikulationsstörung; evtl. Verletzung mit Parästhesien oder später auch Neuralgie

des N. infraorbit., Tränengangs, Schädels, N. opticus und Augenmuskelnerven, Gefäße retrobulbär mit Exophthalmus; evtl. Eiterung mit Nekrose, Nebenhöhlenempyem, Meningitis usw. durch Infektion von außen (Schuß u. a.) oder von innen (bei Zusammenhang mit Mund, Ohr, Nase und Nebenhöhlen); evtl. Hautemphysem (bei Oberkieferhöhleneröffnung); nicht selten besteht gleichzeitig Hirnerschütterung und Schädelgrundbruch, auch manchmal Unterkiefer- sowie Nasen-, Sieb-, Joch- und Stirnbeinbruch.

Prognose: Heilung erfolgt in wenigen (meist 2—4) Wochen außer bei schwerer Dislokation oder Infektion sowie Nebenverletzungen. Infektion ist verhältnismäßig selten. Gleichzeitiger Schädelbruch kann den Tod veranlassen. Gelegentlich, aber nicht häufig, findet man Kaustörung, Gaumenperforation, Tränen-Nasenkanalverschluß, Neuralgie oder Augapfelverschiebung.

Therapie: Vgl. Unterkiefer, spez. Dentalschiene evtl. mit Gleitschiene, Gummizügen od. dgl. (bei Seitenverlagerung); bei der Guérinschen doppelseitigen Transversalfraktur wird Schiene bzw. Kappe durch einen beiderseits aus dem Mund herausreichenden „hirschgeweihähnlichen" Doppelbügel mittels Gummizügen an eine Kopfbandage herangedrängt (bei Abwärtsverlagerung); bei zahnlosem Kiefer auch Knochenextension; sonst Streckverband an Zahnschiene (bei Rückwärtsverlagerung) sowie Ernährung und Mundpflege. Notverband mit Kinnschleuder; bei Abwärtsverlagerung des Bruchstücks auch Mullbindenverband vom Gaumen zum Scheitel schleuderartig.

Bei Zahnfortsatzbruch Zahnschiene evtl. mit Gummi-, Seidenfaden-, Draht- oder Schraubenzug, bei Seitenverlagerung auch mit federndem Drahtbügel oder Querschraube; bei verhakter Wurzelspitze ist u. U. zur Dislokationsbehebung operativer Eingriff nötig; bei Knocheneiterung sind die Zahnfortsatzsequester erst spät und nur schonend zu entfernen.

3. Unterkieferbrüche und -verrenkungen.

a) Unterkieferbruch (Fractura mandibulae).

Vorkommen: Ziemlich häufig (1%); Unterkiefer bricht ebenso häufig oder noch häufiger als alle anderen Gesichtsknochen zusammen; manchmal (spez. bei Schlägerei oder Autounfall) bricht zugleich auch Oberkiefer sowie Nasen-, Joch-, Sieb-, Stirnbein oder Schädelgrund; nicht selten ist gerade am Unterkiefer mehrfacher Bruch. Die Häufigkeit von den verschiedenen Bruchformen ist folgende: meist Eckzahngegend (20%), dann Backzahngegend und Kieferwinkel (je 16%), seltener Mitte und aufsteigender Ast sowie Zahn-, Gelenk- und Kronenfortsatz. Unvollständiger Bruch (Fissur, auch Infraktion und subperiostaler Bruch) findet sich gelegentlich an Mitte, Kieferwinkel oder Gelenkfortsatz. Pathologischer Bruch kommt vor meist bei Osteomyelitis, seltener Syphilis, Tuberkulose und Aktinomykose, gelegentlich Cyste, Adamantinom und Carcinom.

Formen und Entstehung: I. Körper (am häufigsten). Entstehung meist direkt durch Stoß, Boxhieb, Schuß, Hufschlag, Fall usw., seltener indirekt durch seitliche Kompression, z. B. Überfahrung, Pufferverletzung, Verschüttung, Sturz usw. Form: a) innerhalb der Zahnreihe: 1. in der Mitte längs (direkt durch Schlag oder Sturz und indirekt durch Zusammenpressen, auch in der Geburt bei Extraktion und bei Kindern [Symphyse!]). 2. im Eckzahngebiet (am häufigsten, meist durch das Foramen mentale; schräg von untenaußen nach oben-innen; kleines Bruchstück nach außen verschoben und einwärts gekippt, großes abwärts gezogen von der Kinnmuskulatur. 3. Doppelbruch des Kinns (Mittelstück meist abwärts gezogen und auswärts gekippt, zugleich manchmal rückwärts verlagert, wobei durch Zurücksinken der Zunge auf den Kehlkopfeingang Erstickung droht). 4. an der seitlichen Zahnreihe (gewöhnlich großes Bruchstück abwärts und evtl. auch nach der gesunden Seite, kleines einwärts; auch beiderseits; Arterie und Nerv im Unterkieferkanal können zerrissen oder gequetscht sein. b) hinter der Zahnreihe (ähnlich. c) am Kieferwinkel, öfters durch die Weisheitszahnalveole (meist ohne Verschiebung; manchmal vorderes Bruchstück abwärts, zugleich nach der kranken Seite und gekippt, hinteres aufwärts; evtl. Infektion mit Absceß von Zahnfleischriß). Manchmal, spez. bei Schuß, ist der Unterkiefer mehrfach gebrochen oder zersplittert. Symptome: Evtl. typische Dislokation: Vorderes Fragment durch M. biventer, geniohyoideus usw., sowie durch die Schwere nach abwärts, hinteres durch Kaumuskeln: M. mass., temp., pterygoidei nach aufwärts, zugleich seitlich, und zwar letzteres nach innen und ersteres meist nach außen, selten umgekehrt; diese Deformität ist erkennbar durch Besichtigung außen und vor allem innen (Zahnreihe abgesetzt nebst eingerissenem Zahnfleisch!) und Betastung (Stufe!), sowie durch Röntgenbild; bei Schußbruch erfolgt oft ausgedehnte Splitterung (wie Sack voll Nüsse!), spätr evtl., namentlich bei Defekt, schwere Deformität, z. B. durch seitliche Verschiebung „Schiefbiß" und durch Rückwärtsverlagerung „Vogelgesicht". In manchen Fällen, z. B. bei einfachem Bruch in der Mittellinie oder bei Fissur, ist die Dislokation gering oder fehlend. Zu Dislokation treten evtl. Beweglichkeit und Krepitation sowie Schwellung, Bluterguß und Bruchschmerz, auch Artikulationsstörung und Functio laesa beim Sprechen und Kauen, dazu Speichelfluß. Röntgenbild (namentlich wichtig bei fehlender Dislokation und bei mehrfachem Bruch)!

II. Fortsätze (seltener, oft unerkannt; daher Röntgenbild!):

1. Alveolarfortsatz: meist direkt durch Schlag, Stoß oder Fall und dann öfters verbunden mit Quetschwunden an Lippe oder Wange, früher auch bei Zahnextraktion mittels Zahnschlüssels, sonst bei Zahnwurzelverhakung oder -verwachsung sowie bei pathologischem Prozeß: Cyste, Sarkom usw.; evtl. Infektion oder Nekrose; ähnlich wie am Oberkiefer kann Zahnluxation mit Verhakung eintreten und einen operativen Eingriff nötig machen, um die Dislokation zu beheben.

2. Aufsteigender Kieferast (meist schräg von oben-vorn nach hinten-unten; evtl. Dislokation des oberen Bruchstücks nach oben und innen und des unteren nach unten und außen; selten längs oder quer; Schleimhautverletzung fehlt meist).

3. Gelenkfortsatz an dessen Hals; meist direkt durch Stoß gegen das Kinn, evtl. kombiniert mit Bruch der Pfanne durch Anstoßen des Gelenkköpfchens; dabei typische Dislokation: Kieferköpfchen durch M. pteryg. ext. nach vorn und innen, Kieferast durch M. mass. und temp. nach oben und hinten und durch M. pteryg. int. bei einseitigem Bruch nach außen, dadurch Kinn nach der verletzten Seite verschoben (entgegengesetzt wie bei der einseitigen Luxation), außerdem um die Frontalachse gedreht, dadurch sog. „offener Biß", wobei die Frontzähne beider Kiefer beim Zubeißen nicht zusammenstoßen; bei dem gelegentlichen beiderseitigen Bruch ist u. U. das Kinnstück rückwärts verlagert, wodurch Atmungsbehinderung droht; manchmal besteht zugleich Oberkieferbruch oder Pfannenbodenbruch oder Schädelgrundbruch, auch Verletzung des äußeren Gehörgangs (Ohrblutung!).

4. Kronen- oder Hakenfortsatz: Selten, und zwar entweder als Biegungsbruch bei Sturz auf das Kinn oder als Rißbruch durch M. temp.; mit oder ohne Diastase je nach Durchtrennung oder Erhaltung von Periost und Sehnenfäden; Funktionsstörung auch in ersterem Fall trotz Pseudarthrose gering.

Komplikationen: Meist Haut- (bei direkter Gewalt: Hufschlag, Schuß od. dgl.!) oder Zahnfleischwunde, letzteres fast stets, nämlich in ca. 95% bei Bruch im Bereich der Zähne bzw. des Zahnfortsatzes (straffer und dünner Zahnfleischüberzug!), dagegen meist nicht bei unvollständigem Bruch sowie Bruch des aufsteigenden Astes, evtl. Ohrensausen (nervöser Apparat oder Gehörgang!), Ohrenblutung (bei Bruch der Gelenkpfanne), Anästhesie (einer Kinn- und Unterlippenseite) oder Neuralgie im Gebiet des N. ment. (bei Verletzung in der Gegend des Canalis alveol.), Blutung aus A. mandibularis oder aus A. max. ext. sowie Fascialislähmung (z. B. bei Kieferschuß), Entstellung (durch Dislokation), Atmungsstörung durch Glottisödem, Bluterguß oder vor allem Herabsinken der Zunge auf den Kehldeckel (bei Ausbruch und Dislokation des Mittelstücks rückwärts); Phlegmone mit Knochennekrose, Schläfen-, Mediastinal- oder Mundbodenphlegmone, Meningitis, Sinusthrombose, Hirnabsceß, Glottisödem, Aspirationspneumonie sowie Sepsis, selten auch Tetanus oder Gasbrand; Schädelgrundbruch und Hirnverletzungen (spez. bei Gewalt von unten gegen Kinn oder Unterkieferwinkel und bei Zusammenpressung des Kopfes seitlich); fast stets erschwertes Mundöffnen, Sprechen und Kauen, sowie starker Speichelfluß.

Prognose: Knochenheilung braucht durchschnittlich 4—6 Wochen, bei Dislokation, Defekt oder Infektion aber länger; evtl. kommt es zu Deformität oder Pseudoarthrose (namentlich bei Eiterung und vor allem bei Schußverletzung, spez. bei solcher mit Defekt).

Therapie: Sprech- und Kauverbot. Flüssige Kost, nötigenfalls mit Schnabeltasse oder Saugrohr, u. U. mit Nasenschlauch sowie rectal und subcutan, im Notfall Gastrostomie. Mundpflege durch ständige Spülungen, Auswischungen und Ausspritzungen mit Wasserstoffsuperoxyd, Kal. permang., Borax, Borwasser, Kamillentee bzw. Kamillosan u. dgl. Notverband durch extraoralen, d. h. äußeren elastischen Verband mit Trikotschlauchbinde od. dgl. (Funda oder Capistrum duplex mit Kork auf den Zähnen des hinteren Fragments; Nachteil: Evtl. Kieferklemme oder Vogelgesicht, daher nur ratsam bei fehlender Dislokation!) oder besser durch intraorale sog. „Dental"schiene (früher nach Hammond-Hansy oder Sauer, jetzt meist nach Hauptmeyer), welche die intakten Zähne als Stützpunkt benutzt und dabei die Kauflächen frei läßt, improvisiert durch Aluminiumbronze-, jetzt rostfreien Stahldraht. Sonst am besten Verband durch Zahnarzt mit Dentalschiene (Drahtschiene nach Sauer oder Klammer-Bänder-Ringmutterverband nach Angle, jetzt nach Hauptmeyer, evtl. dazu schiefe Ebene nach Sauer oder Gleitschiene nach Schröder, sowie Gummizüge, Schrauben oder Federn, und zwar möglichst bald wegen sonst eintretender Repositionserschwerung infolge Muskelretraktion oder später infolge Narbenzugs, sowie wegen Ernährungsbehinderung und wegen Gefahr von Entzündung, Blutung usw. Ausnahmsweise, nämlich bei zahnlosem Kiefer oder bei doppeltem Kinnbruch oder Gelenkköpfchenbruch oder Defektbruch oder bei Knochenverpflanzung kommt in Frage Extension an Zahnschiene mittels daran befestigter und zum Mund herausgeleiteter (hirschgeweihartiger) Drahtfortsätze oder am Unterkiefer auch mittels Kinndrahtschlinge zur Klammer bzw. Schraube nach einem an der Stirn befestigten Bügel. Lose Splitter und lockere Zähne (einstecken!) können wieder einheilen; doch wird man in dem Bereich der Frakturstelle gelegene entfernen ebenso wie cariöse Zähne oder Wurzeln. Evtl. blutige Reposition und Retention. Evtl., aber nur ausnahmsweise (z. B. bei zahnlosem Kiefer mit starker Deformität oder Defekt, falls andere Maßnahmen, spez. Aufbißschiene oder Knochenextension nicht durchführbar sind) Knochennaht (von Hautschnitt), aber bei Infektionsgefahr und namentlich bei Splitterung wegen Gefahr der Nekrose und Deformitätsvermehrung beim Drahtzusammenziehen ungeeignet, sowie auch sonst nicht ratsam wegen ungenügender Adaption und mangelhafter Ruhigstellung, damit Pseudarthrosegefahr. Bei deform geheilten Bruch genügt manchmal das Abschleifen oder umgekehrt das Bekronen von Zähnen; sonst mache man die Osteotomie am aufsteigenden Ast schräg (Perthes-Schloßmann) oder quer (Lindemann). Bei Pseudarthrose (infolge Nekrose oder Interposition), sowie bei deform geheiltem Bruch und bei Defekt Knochenplastik durch freie Transplantation (am besten autoplastisch, z. B. mit Darmbeinkamm-, Tibia-, Rippen-, Mittelfußknochen-, Schlüsselbeinstück) oder ausnahmsweise durch gestielte Plastik vom übrigen Unterkiefer unter gleichzeitiger Fixation durch Dentalschiene oder Knochenextension, sowie evtl. zuvor Haut- und Schleimhautplastik); später Zahnersatz, sonst vgl. Allg. Teil, Pseudarthrose!

Bei Gelenkfortsatzbruch. Versuche Dentalschiene (evtl. mit schiefer Ebene, Gleitschiene oder Pelotte) oder Hochbinden des Kinns mit elastischer Binde bei auf die hinteren Zähne gelegtem Keil, sonst, aber nur ausnahmsweise blutige Reposition oder Köpfchenexstirpation von einem Schnitt zur Kiefergelenkfreilegung vor dem Ohr oder unter Ohrmuschelaufklappung (Bockenheimer); wenig ratsam ist später die Osteotomie an der Bruchstelle oder die Resektion des Kieferköpfchens, besser die schräge Osteotomie am vertikalen Unterkieferast neben Dentalschiene. Bei deformer Heilung: versuche orthodontischen Redressionsverband, sonst Osteotomie. Bei Rückwärtsverschiebung des Unterkiefers kann Streckverband ratsam sein.

Bei Doppelbruch des Kinns mit Ausbruch des Mittelstücks, wo manchmal durch dessen Rückwärtsverlagerung Erstickung infolge Zurücksinkens der Zunge auf den Kehldeckel droht, ist sofort das ausgebrochene Mittelstück vorzuhalten durch Notverband nach Hauptmeyer, wobei die Zunge mittels durchgeführten Seidenfadens an einen senkrechten Fortsatz eines um Stirn und Hinterhaupt geschlungenen Zinkblechstreifens oder Drahts befestigt wird, bei ausreichender Bezahnung auch durch Notverband nach Sauer, wobei eine Drahtschiene um die Zähne der verschiedenen Bruchstücke angelegt wird.

Bei Brüchen hinter der Zahnreihe oder am unbezahnten bzw. ungenügend bezahnten Kiefer verwendet man eine Zahnschiene (nebst Gummizug, schiefer Ebene, Gleitschiene oder Pelotte) oder eine Aufbißschiene oder Zinnschienenkappe (nebst Gummizügen zu einer Oberkiefer- bzw. Unterkieferschiene oder zu einer Kopfkappe) oder eine Knochenextension (an Zahnschiene oder am Kieferknochen mit Klammer, Nagel oder Draht angreifend und hingeführt zu Verlängerungsstück oder Kopfkappe), während die Knochennaht so gut wie verlassen ist (s. o.).

Bei komplizierter Fraktur: Wundbehandlung: Hautdesinfektion; Wundrevision mit Entfernung von Fremdkörpern, Blutgerinnseln und Gewebsnekrosen, auch Sequestern (hier aber schonend, spez. nur bei völliger Loslösung) und Zähnen (hier aber nur bei Zahnfragmenten, in den Bruchspalt verlagerten Zähnen, cariösen Zähnen und Wurzeln); gegebenenfalls Wundausschneidung; Situationsnaht mit Silberdraht, auch Bäuschchennaht oder in infizierten, spez. älteren Fällen Adaption mit Heftpflaster- oder Elastoplaststreifen; Dränage; u. U. Tetanus- und Gasbrandschutzimpfung; später medikomechanische Behandlung mit Wärme, Massage und Bewegungsübungen; bei Infektion zunächst Ruhe und Umschläge oder Ichthyolsalbenverband, auch Wärme, Kataplasma oder Bestrahlung, evtl. Incision und Dränage, später gegebenenfalls Sequestrotomie.

b) Unterkieferverrenkung (Luxatio mandibulae): Einzige Luxation ohne Kapselriß (weite und schlaffe Kapsel!); Vorkommen ziemlich häufig (ca. 5% aller Luxationen); dabei häufiger bei Frauen, und zwar im mittleren Alter, dagegen selten bei Kindern und Greisen (flaches Gelenkhöckerchen, welches das Zurücktreten des Kopfes in seine Pfanne leicht zuläßt!); doppelseitig häufiger als einseitig.

Formen, Entstehung und Vorkommen.

1. Nach vorn. Typische (häufigste) Luxation; entstehend durch zu weites Öffnen des Mundes, wobei der Unterkiefergelenkfortsatz, welcher bei geöffnetem Mund nach vorn bis unter den Gelenkhöcker (Tuberculum articulare) tritt, dann unter Mitnahme der Zwischenknorpelscheibe (?) an der Gelenkgrube vor den Gelenkhöcker gerät und dort festgehalten wird. (Letzteres nicht etwa durch Knochenverhakung, sondern durch Retraktion der Muskeln: Mm. mass., temp. und pteryg. int. sowie der Seitenbänder, spez. des äußeren.)

2. Nach hinten. Sehr selten, und zwar fast ausschließlich bei Frauen, sonst auch durch Boxerhieb od. dgl.; doppelseitig oder häufiger einseitig; entstehend durch gewaltsames Mundschließen, wobei der Gelenkfortsatz das Tuberc. tympan. überspringt und hinten in der Fossa tympanico-stylomast. steht; dabei Mund fest geschlossen mit zurückgeschobenem Unterkiefer sowie Gelenkfortsatz hinten unter dem äußeren Gehörgang und dicht vor dem Warzenfortsatz; Gesichtshöhe in der senkrechten Entfernung Nasenspitze-Kinn vermindert; seitliche Wangengegend stärker nach außen vorstehend; gewöhnlich ist der Gehörgang verletzt und Ohrbluten vorhanden.

3. Nach außen oder innen. Selten; nur bei gleichzeitigem Unterkieferbruch am Köpfchen der anderen Seite.

4. Nach oben. Vereinzelt, dann nur bei gleichzeitigem Pfannenbodenbruch.

5. Divergierend, nämlich auf der einen Seite nach vorn und auf der anderen nach hinten; nur bei direkter Wirkung auf beiden Seiten.

Bei der typischen Luxation des Unterkiefers n a c h v o r n gilt außerdem:
U r s a c h e n : Zu weites Öffnen des Mundes, und zwar auch oft durch recht geringfügige Ursache: aktiv z. B. durch Gähnen, Schrei, Erbrechen, Biß auf großen Apfel oder passiv z. B. durch In-den-Hals-Sehen, Ösophago- und Laryngoskopieren, Zahnziehen, Zahnabdrucknehmen, Kieferaufsperren in der Narkose, Einführen der Schlundsonde seitens des Arztes oder Zahnarztes; meist b e i d e r s e i t i g; e i n s e i t i g auch durch Ohrfeige, sonst durch Schlag, Fall usw., auch bei Krampfanfall (Epilepsie u. a.).

S y m p t o m e : Mund steht offen (meist 1—2 Finger breit) und kann etwas weiter geöffnet, aber nicht geschlossen werden: ,,Kiefersperre''; Kinn steht vor, daher die untere Zahnreihe vor der oberen; Gelenkfortsatz fehlt an normaler Stelle (vor dem Tragus) und steht an abnormer (weiter nach vorn unter dem Jochbein), daher fühlbare und evtl. auch sichtbare Delle vor dem Ohr bzw. Tragus und Vorspringen des Kronenfortsatzes (fühlbar vom Mund aus) sowie Wange abgeflacht und Schläfenmuskel vorspringend; Speichelfluß; Behinderung von Kauen und Sprechen (besonders der labialen Konsonanten!). Bei e i n s e i t i g e r Luxation: Kinn schief nach der g e s u n d e n Seite verschoben (dagegen bei Bruch des Unterkiefergelenkfortsatzes nach der v e r l e t z t e n!), dadurch ,,Kreuzbiß'', was man besonders gut an den Schneidezähnen erkennt; Funktionsstörungen sind vorhanden, aber geringer als bei doppelseitiger Luxation, insonderheit ist Mundöffnung gering und Lippen schließbar. Evtl. Röntgenbild!

D i f f e r e n t i a l d i a g n o s e : Kiefergelenkentzündung, Gesichtslähmung u. a.

K o m p l i k a t i o n e n : Fraktur von Köpfchen, Hals oder Körper des Unterkiefers sowie von Schädelbasis.

P r o g n o s e : Veraltete und habituelle L. (habituelle L. ist hier recht häufig, weil i n t r a k a p s u l ä r); auch habituelle S u b l u x a t i o n (mit Einschnappen beim Mundöffnen sowie Erschwerung und Schmerzen beim Mundschließen; entstehend entweder nach Luxation oder ohne Trauma); spontaner Rückgang selten, aber vorkommend z. B. bei Erschrecken; evtl. spontane Besserung, aber nicht ohne lästige Rückbleibsel.

T h e r a p i e : Reposition evtl. in Lokalanästhesie (Gelenkfüllung oder Gelenkkapsel- und Kaumuskelinfiltration mit 1—2% Novocain-Adrenalinlösung) oder in Rausch (unter guter Fixation des Kopfs des auf einem niedrigen Stuhl vor dem Arzt sitzenden Patienten seitens eines Assistenten) durch Druck der umwickelten Daumen auf die Backzahnreihe beiderseits e r s t n a c h u n t e n u n d d a n n e r s t n a c h h i n t e n, während die anderen Finger des Operateurs von außen und unten den Unterkiefer umgreifen und schließlich beim Heben des Kinns schnell seitlich in die Wangentaschen oder herausschlüpfen (H i p p o - c r a t e s); nötigenfalls unter Zuhilfenahme des Mundsperrers oder eines Keils; evtl. erst auf der einen und dann auf der anderen Seite; früher auch durch kräftige Ohrfeige (Überraschung!); man kann die Einrichtung statt vor auch hinter dem Kranken stehend vornehmen; zweckmäßigerweise wird vor der Einrichtung der Mund des Kranken so weit als möglich geöffnet und während der Einrichtung leicht-hebelnde Bewegungen ausgeführt. V e r b a n d und N a c h - b e h a n d l u n g : 8 Tage flüssige Kost und Ruhigstellung durch Capistrum duplex; wegen Gefahr habitueller Luxation noch lange Zeit Vorsicht in den Kieferbewegungen (z. B. bei Essen, Gähnen, Lachen usw.). Evtl. blutige Reposition ohne oder mit Arthrotomie bzw. Resektion mit Ausräumung der Gelenkhöhle, evtl. auch Entfernung des Diskus, namentlich bei veralteter

Luxation, falls nicht auch hier noch die unblutige Einrichtung unter genügender Betäubung gelingt.

Bei Luxation nach hinten genügt manchmal schon das gewaltsame Öffnen des Mundes mit dem Kiefersperrer nach Heister oder einem breiten Raspatorium, welches zwischen die Backzähne des Ober- und Unterkiefers eingeführt und gedreht wird; gleichzeitig oder sonst drücke man mit dem Zeigefinger auf beiden Seiten den Unterkiefer nach vorn und oben vom Kieferwinkel her (entsprechend dem Esmarch-Heibergschen Handgriff bei Narkosezufall) oder ziehe den Unterkiefer mit den beiden Händen erst nach unten und dann nach vorn.

Bei rezidivierender, spez. habitueller Luxation bzw. Subluxation, wie sie namentlich bei Epileptikern vorkommt: Versuch von wiederholter Injektion einiger Tropfen Alkohol oder Jodtinktur in die Gelenkkapsel bei halbgeöffnetem Mund wird vorgeschlagen, ist aber unsicher und nicht ungefährlich (cave N. fac.!); sonst anfangs Kopfkinnschleuder oder elastischer Kappenverband mit Gummizügen zum Scheitel oder besser zahnärztlicher Apparat (Gleitschiene mit Gummizügen bzw. Occlusivscharnieren oder Oberkieferschiene mit Pelotte: Stentskloß gegen den aufsteigenden Unterkieferast in der Weisheitszahngegend (Schröder) für einige Wochen bis Monate (aber unsicher und lästig!); daher evtl. Operation: Gelenkkapselraffung oder -plastik (mit Kapsel oder Schläfenmuskel-Fascie) oder Bandscheibenentfernung evtl. mit Fettplastik oder am besten Schaffung einer Hemmvorrichtung vor dem Gelenkköpfchen durch Jochbogenspan (Lindemann) oder durch Bandscheibenvorstülpung (Konjetzny).

4. Brüche an Hals: Zungenbein, Kehlkopf und Luftröhre.

Vorkommen: Selten, besonders bei älteren Leuten (Kehlkopfverknöcherung!); öfters miteinander oder mit Brüchen am Brustkorb kombiniert.

Entstehung: Meist direkt (z. B. durch Faustschlag, Tritt, Hufschlag, Auffallen auf scharfe Kante, Erhängen, Schuß, Hieb, Schnitt; letzteres z. B. bei Selbstmördern, hier bei Rechtshändern meist schräg von links-oben nach rechts-unten); seltener indirekt (z. B. beim Erwürgen); bisweilen durch Muskelzug (z. B. Zungenbein und Luftröhre beim Kopfhintenüberbiegen, Luftröhre bei Tetanus und Preßwehen).

Komplikationen: Schmerz und Funktionsstörung bei Kopfbewegungen, Husten, Sprechen, Schlingen (namentlich beim Zungenbeinbruch: sog. „Dysphagia Valsalvae"); evtl. Heiserkeit oder Stimmlosigkeit; Hustenreiz; Blutauswurf; Hautemphysem; Atemnot bis zur Erstickung; Verletzung von Stimmbändern, Speiseröhre, Gefäßen und Nerven.

Prognose fraglich; Gefahr von Erstickung (evtl. plötzlicher durch Blutaspiration, Dislokation, lokales Ödem, Mediastinalemphysem) und von Infektion mit Nekrose, Phlegmone, Gefäßarrosion, Glottisödem; bei Zungenbeinbruch droht auch (infolge Schluckstörung) Gefahr von Schluckpneumonie; zurückbleibend: Schling-, Atem- und Stimmstörungen sowie Kehlkopfstenose.

Diagnose: Besichtigung und Betastung von außen und innen, Hautsugillation, Deformität, Beschwerden und Komplikationen, evtl. Laryngoskopie.

Therapie: Verbot von Kopfbewegungen, Sprechen und Nahrungsaufnahme, evtl. Kopffixation; flüssige Kost, evtl. durch Schlundsonde; nach Bedarf, u. a. zur Hustenbeschränkung, Morphium, zumal bei Emphysem. Bei eintretender, evtl. auch schon bei vorhandener oder möglicher Atemstörung, namentlich vor Transport im Kriege: Tracheotomie, und zwar frühzeitige (da jederzeit, evtl. plötzlich Erstickung erfolgen kann!); bei Tracheaverletzung (Silberdraht-) Naht ohne Mitfassen der Schleimhaut, Wunddränage, Trachealkanüle.

5. Wirbelbrüche und -verrenkungen.

a) Wirbelbrüche (Fr. vertebrae):

Vorkommen: Ziemlich, aber nicht sehr selten (0,3—3,0%); häufiger bei Arbeitern durch Unfall im Betrieb oder sonst durch Verkehrs- oder Sportunfall, auch namentlich bei Frauen durch Selbstmordversuch beim Sturz aus dem Fenster, dagegen fast nie bei Kindern; manchmal bei verhältnismäßig geringer, meist nur infolge schwerer Verletzung und oft tödlich.

Entstehung: a) Bisweilen direkt durch Schlag oder Stoß an Dornfortsätzen. und Wirbelbogen, dagegen selten an den (geschützt liegenden) Wirbelkörpern, hier vor allem durch Schuß; b) meist indirekt durch übermäßige Biegung oder Zusammenpressung oder beides zusammen (wobei der Verletzte wie ein Taschenmesser zusammengeklappt wird); evtl. dabei sonstige Frakturen: vor allem Sternumfraktur durch Aufpressen des Kinns auf die Brust; dabei Bruch meist (50—75%) an der Grenze von Brust- und Lendenwirbelsäule z. B. durch Verschüttung mit Auffallen schwerer Massen auf den Rücken (herabfallende Gesteinsmassen auf den hockenden Bergmann!), Sturz von einbrechendem Gerüst, Leiter, Obstbaum, Fenster, Treppe, Pferd, Skisprung, Ringen, Absturz des Aufzugs oder der Förderschale u. dgl., an der Halswirbelsäule auch beim Tauchen, bisweilen auch, aber nur ganz selten durch Verheben (am fünften Lendenwirbel; doch ist hier Vorsicht in der Beurteilung des Röntgenbilds angebracht!); c) vereinzelt durch Muskelzug, dies spez. an den Dornfortsätzen der untersten Hals- und obersten Brustwirbel (s. u.) z. B. bei Kohlen- und Erdschauflern infolge überdosierter Schleuderbewegung oder bei Kopfsprung u. dgl., sonst aber, spez. am Wirbelkörper meist nur bei Tetanus (3.—6. Brustwirbel) sowie bei pathologischer Prädisposition: Tuberkulose, Syphilis, Carcinom u. dgl. Manchmal (20—25%) sind mehrere Wirbel zugleich gebrochen, und zwar entweder benachbarte oder entfernte.

Formen: **I. Körper,** besonders am Übergang von Hals und Kreuz, daher am 4—7. Halswirbel, sowie vor allem an den untersten (12.) Brust- und am häufigsten an den obersten (1. und 2., dann 3. und 4., selten 5.) Lendenwirbeln, also mit Häufung um den 1. Lendenwirbel, seltener an den mittleren (5. bis 6.) Brustwirbeln: Fissuren und Infraktionen (isoliert selten, häufiger bei Kompressionsfraktur), Längsbruch (selten!), Querbruch (oft mit Abgleiten des oberen Bruchstücks nach vorn), Schrägbruch (desgl.; meist von hinten-oben nach vorn-unten, seltener umgekehrt), Kompressionsbruch (häufig; durch Sturz, Verschüttung usw.; mit Zusammenbruch der Spongiosa, dadurch Körper niedriger und breiter, dabei meist keilförmig, öfters kombiniert mit Fissuren und Infraktionen, evtl. zersplittert oder ganz zermalmt). Frakturen mit bedeutender Verschiebung nach Art der Luxationen heißen Luxationsfrakturen, und zwar entweder Luxationsschrägfrakturen oder Luxationskompressionsfrakturen; Luxationsfrakturen gefährden das Mark ganz besonders. Wirbelbrüche überhaupt, auch im besonderen Halswirbelbrüche sind nicht so selten, wie man vor der Röntgenära angenommen hat; sie wurden früher oft verkannt, zumal sie nicht selten nur geringe Symptome bieten, jetzt aber umgekehrt überschätzt.

II. Fortsätze selten isoliert, öfters bei Frakturen und Luxationen der Wirbel:

1. Dornfortsatz, besonders an den untersten (6. und vor allem 7.) Hals- und obersten 1., dann 2., selten 3. und 4.) Brustwirbeln (sie sind hier lang!); öfters mehrere; durch direkte Gewalt oder recht häufig durch Muskelzug (M. rhomb. und serrat.) z. B. beim Heben, Schaufeln oder Schleudern, daher meist bei Erdarbeitern; dabei öfters sinnfällige Fraktursymptome: Schwellung, Bluterguß, Druckschmerz, Bewegungsbeschränkung (rückwärts bei gleichzeitiger Vorwärtsneigung), Crepitation, abnorme Beweglichkeit und Deformität. Röntgenbild von vorn (Doppelkonturierung des Dornfortsatzes) und seitlich; die Beschwerden treten entweder sofort oder öfters erst allmählich auf; Rückenmarksymptome selten, überhaupt wohl nur bei gleichzeitiger Körperverletzung;

Therapie konservativ mit Schonung, evtl. Bandage, später mediko-mechanisch dagegen im angemernen nicht, sondern nur ganz ausnahmsweise operativ: Annähen oder Entfernen des abgebrochenen Dornfortsatzstücks. Knöcherne Heilung der meist einige Millimeter abwärts verlagerten Dornspitze erfolgt gewöhnlich nicht; trotzdem Funktionsstörung auf die Dauer unbedeutend (Arbeitsunfähig nicht über 13 Wochen in der Regel und Übergangsrente von 30—15% nicht über 1 Jahr).

2. Querfortsatz, besonders an den mittleren Lendenwirbeln (hier lang, dünn, senkrecht und mit Muskelansatz!); betroffen sind 1.—4., meist 3., seltener 1. und selten 3. 5. Lendenwirbelquerfortsatz, oft mehrere, manchmal beiderseits. Entstehung teils direkt durch Stoß, Fall usw., teils (meist) durch Muskelzug beim Rumpfüberbeugen (M. psoas, falls dieser nicht selbst ein- oder der Trochanter min. bei Jugendlichen abreißt s. da), auch bei Salto mortale. Symptome: Schmerz, Rumpfsteifhaltung, Muskelspannung, Druckempfindlichkeit neben der Mittellinie in Höhe des nächsten Dornfortsatzes; Rumpfbewegungen schmerzhaft, speziell öfters (ca. 50%) Neigen nach der gesunden Seite schlechter als nach der kranken (Payr); evtl. Erscheinungen eines retroperitonealen Blutergusses (mit Schmerz, welcher Appendicitis vortäuschen kann!), Röntgenbild. Differentialdiagnostisch cave in Röntgenbild: Lendenrippe, Apophysenlinie und Schatten durch Mesenterialdrüsen, Ureterstein usw. (wichtig für die Diagnose „Fraktur" ist schmaler Spalt, zackige Bruchlinie und Dislokation, auch Vergleich mit der anderen Seite!). Therapie: Ruhe für ca. 3 Wochen, breiter Heftpflastergürtel, Morphium; dann bald, meist nach 3 Wochen funktionelle Therapie mit Wärme, Massage und Bewegungen für einige Wochen; Korsett nicht ratsam; evtl., aber nur ausnahmsweise nämlich bei hartnäckigen und sicher durch Fragmentdruck bedingten Nervenwurzelsymptomen, auch eingreifend: Exstirpation des dislozierten Fragments. Prognose gut; Erwerbsbeschränkung zunächst 100, nach 6—12 Wochen 50—10 und nach 1 Jahr 0%. Verschiebung des Bruchstücks (abwärts) ist die Regel und knöcherne Heilung nur in 2/3 der Fälle, aber Dauerschaden nur ausnahmsweise.

3. Schräger Fortsatz, besonders an den luxierten Halswirbeln. Therapie: Gipsverband in Extension.

4. Wirbelbogen: Wie Dornfortsatz, oft mit Bruch desselben kombiniert; durch direkte oder (selten) indirekte Gewalt; selten isoliert, etwas häufiger verbunden mit Wirbelkörperbruch; meist am 4. bis 6., bisweilen auch am 1. und 2. Halswirbel; meist doppelseitig, evtl. mit Dislokation des ausgebrochenen Mittelstücks; dadurch oder später durch Callus evtl. Markerscheinungen, namentlich bei gleichzeitigem Wirbelkörperbruch, was die Prognose verschlechtert, dies spez. am Hals. Diagnose: Druckschmerz, abnorme Beweglichkeit, Crepitation, Dornfortsatzverlagerung, evtl. Markerscheinungen, Röntgenbild; Frühdiagnose ist schwierig, aber wichtig zwecks (aussichtsreicher) Frühoperation im Fall von Markerscheinungen. Therapie: Operation, namentlich bei Schußverletzung mit Markerscheinungen. Prognose: Mortalität ca. 50%.

Symptome. a) Allgemein- (Shock), b) Lokal- (Fraktur-) und c) Neben- (Mark- und Nervenwurzel-)erscheinungen.

a) Allgemeinerscheinungen: Shock.

b) Lokal-(Fraktur-)erscheinungen: Schmerz oft spontan stark, ferner Druckschmerz (auf Beklopfen mit der Faust oder besser mit dem Perkussionshammer!) und Stauchungsschmerz (auf Zusammenstauchen der Wirbelsäule durch plötzlichen und starken Druck beider aufgelegten Hände auf Kopf oder Schultern des auf dem Stuhlrand sitzenden Patienten; in frischen Fällen Vorsicht wegen Gefahr von Dislokation, damit Markerscheinungen und evtl. Tod!), Funktionsstörung (Rumpfbewegungen!), Schwellung und Bluterguß, sowie Crepitation und abnorme Beweglichkeit (gewöhnlich durch die dicke und kontrahierte Rückenmuskulatur verdeckt; leichter erkennbar bei Bruch von Dornfortsatz und Bogen; bei Bruch der obersten [bis zum 3.]

Halswirbel durch Untersuchung nicht nur von außen, sondern auch von innen [Rachen]), Deformität evtl. im Sinne der winkligen und seitlichen Knickung (traumatische Kyphose: „Gibbus" und Skoliose; zum Nachweis dient die Untersuchung der Dornfortsatzreihe; differentialdiagnostisch cave Belastungsdeformität, Rachitis, Spondylitis tuberculosa und deformans!), Röntgenbild (Brüche der Halswirbelsäule machen u. U. geringe Erscheinungen und werden erst röntgenologisch entdeckt, wobei an den obersten Halswirbeln die Aufnahme von vorn durch den geöffneten Mund zu richten ist: stets ist ein Röntgenbild in zwei verschiedenen Ebenen zu machen, also von vorn und seitlich bzw. am Rumpf auch noch schräg, d. h. in Fechterstellung; man untersuche stets die ganze Wirbelsäule, da mehrfache Wirbelbrüche nicht selten vorkommen; evtl. ist die Röntgenuntersuchung nach einigen Tagen zu wiederholen; differentialdiagnostisch cave Wirbelvariationen, spez. am 5. Lendenwirbel, welcher am besten von vorn in Steinschnittlage aufgenommen wird; sonst cave 1. Varianten: Schalt- und Keilwirbel, persistierende Gefäßkanäle, Spina bifida, Sakralisation, Spondylolisthesis u. a., 2. Zerstörungsherde bei Osteomyelitis, Tuberkulose, Syphilis, Geschwulst u. a., 3. Spondylosis deformans, Adoleszentenkyphose, Bandscheibenverkalkung u. a. Systemerkrankungen; beim häufigen Wirbelkörperstauchungsbruch ist von vorn der Körper verbreitert und von der Seite keilförmig, dazu die Dornfortsatzreihe und der Zwischenwirbelraum verändert!).

c) Neben-(Rückenmark- und Nervenwurzel-)erscheinungen: Entstehend entweder sofort durch Dislokation, Fremdkörper oder Bluterguß oder später, und zwar entweder durch nachträgliche Dislokation (Bewegung, ungeschicktes Anfassen, Transport, Untersuchung) oder durch Callus; aber auch öfters, nämlich in ca. $^1/_3$ der Fälle fehlend trotz Fraktur, vor allem dies bei Fraktur vom 2. bis 3. Lendenwirbel abwärts (Cauda equina!), aber evtl. auch sonst, spez. manchmal auch bei Bruch des Zahnfortsatzes des Epistropheus oder bei Bruch des Atlas, sowie auch vorhanden ohne Fraktur; bestehend in Erschütterung, Druck oder Quetschung des Marks, evtl. mit Bluterguß: Hämatomyelie (bei alleinigem Bluterguß erst nach Stunden auftretende, meist zu- und wieder abnehmende, oft unvollständige Marksymptome!).

Man beobachtet: a) vollständige Markverletzung (Querschnittläsion), und zwar 1. am Sacralteil: Störungen von Genitalien, Blase und Mastdarm, sowie Reithosenanästhesie; 2. am Lendenteil: dazu Lähmung der unteren Extremität sowie Anästhesie der unteren Körperhälfte bis zu Genitalien und Gesäß aufwärts; 3. am Brustteil: dazu Stammlähmung sowie Anästhesie bis zum Nabel bzw. Schwertfortsatz; 4. am Halsteil: dazu Lähmung der oberen Extremität, ferner diaphragmatische Respiration, Temperatursteigerung usw.; am 3. bis 4. Halswirbel: Zwerchfellähmung (N. phren.), welche bei Doppelseitigkeit den Tod und bei Einseitigkeit Zwerchfellhochstand auf der verletzten Seite bedingt; am 1. bis 2. Halswirbel: Atemlähmung, dadurch Tod. (Bei Abbruch des Zahnfortsatzes vom Epistropheus kann Markläsion fehlen oder vorhanden sein; in letzterem Fall erfolgt meist der Tod, und zwar gewöhnlich sofort, gelegentlich auch noch später bei eintretender Dislokation. Bei dem sog. „Genickbruch", wie er z. B. bei Sturz auf den Kopf eintritt, handelt es sich entweder um Schädelbasisbruch um das Hinterhauptloch oder um Bruch des 1. oder 2. Halswirbels bzw. Zahnfortsatzes vom 2. oder um Verrenkung zwischen Kopf und 1. oder zwischen 1. und 2. Halswirbel.)

b) Unvollständige Markverletzung: Dabei meist Überwiegen der motorischen Lähmung, gelegentlich auch Halbseitenläsion nach Brown-Séquard (d. h. motorische Lähmung der verletzten und sensible der entgegengesetzten Körperseite) usw.

Hier anzuschließen ist die Verletzung der Cauda equina unterhalb des 2. Lendenwirbels mit motorischer Lähmung der Beine unter Ausschluß der Adduktoren und Kniestrecker neben Schmerzen sog. „Paraplegia dolorosa" und die Verletzung der austretenden Nervenwurzeln mit Parästhesien oder Neuralgien, Parese bis Paralyse und Reflexanomalien. Außerdem bestehen u. U. Pupillenstörung, Vasomotorenlähmung mit Zirkulations- und Schweißanomalien, vermehrte Schwellkörperfüllung bis Priapismus, trophische Störungen, Pulsverlangsamung, Stimmveränderung, Gesichtsrötung u. a. Totale Läsion ist anzunehmen bei völligem und bleibendem Fehlen von Motilität, Sensibilität und Reflexen einschließlich Blase und Mastdarm unter Freisein von allen Reizerscheinungen motorischer oder sensibler Art, partielle Läsion im entgegengesetzten Fall, also bei einem mehr oder weniger großen Restbestand von Motilität, Sensibilität und Reflexen. Sehnenreflexe sind bei plötzlicher traumatischer Entstehung häufig aufgehoben; bei partieller Schädigung stellen sie sich wieder ein und sind dann meist gesteigert, bei totaler Läsion bleiben sie dagegen wohl dauernd aufgehoben; sind sie von Anfang an erhalten, so ist eine totale Läsion ausgeschlossen (Bastian-Brunssches Gesetz). Prognose: Im allgemeinen um so günstiger, je weniger Mark und je tiefer dasselbe verletzt ist; im übrigen: a) quoad vitam: Nebenverletzungen, vor allem Markverletzung; hierbei Gefahr durch Blasenlähmung (mit Cystitis-Pyelitis-Nephritis-Urämie oder Sepsis) und durch Decubitus (mit Sepsis); b) quoad sanationem: Callus langsam entstehend und vielleicht noch einige Zeit etwas nachgiebig; zurückbleibend evtl. Ankylose bzw. Spondylosis deformans localisata (d. h. beschränkt auf die nächste Umgebung der Bruchstelle im Sinne eines Reparationsvorgangs durch Ausbildung von die benachbarten Wirbel miteinander verlötenden Spangen) und (möglicherweise auch, aber von den meisten Autoren nicht anerkannt!) Spondylitis traumatica Kümmell (d. h. eine Art posttraumatischer Knochenerweichung mit wiedereintretenden Schmerzen evtl. Intercostalneuralgien und Markerscheinungen sowie Kyphose; im Röntgenbild Aufhellung und Formveränderung; nach Kompressionsbruch, aber auch nach anscheinend leichter Verletzung, dabei spez. Fissuren mit nachträglicher Verschiebung oder Bluterguß: sog. Distorsion oder Kontusion; eintretend erst nach Intervall von Monaten bis Jahren; differentialdiagnostisch cave Unfallneurose, Tuberkulose, Spondylitis deformans u. dgl., vgl. Wirbelsäulenversteifung!); bisweilen vielleicht, aber jedenfalls nur ganz selten anschließend Tuberkulose, metastatische Eiterung, Tumor. Arbeitsfähigkeit ist oft stark und dauernd herabgesetzt, namentlich bei Unfallpatienten und überhaupt bei älteren Leuten, aber in der Regel, jedenfalls bei Brüchen der Fortsätze oder des Wirbelbogens, doch nur vorübergenad, so daß oft schon innerhalb des 1., in weiteren Fällen 2.—3. Jahres völlige Erwerbsfähigkeit angenommen werden kann, vorausgesetzt daß eine sachgemäße, vor allem funktionelle und psychische Behandlung erfolgt; dabei Beurteilung schwierig, am besten nur auf Grund sorgfältiger klinischer und Röntgenuntersuchung seitens des Facharztes im Krankenhaus (wichtig ist Rumpfbeweglichkeit und Muskelzustand, weniger ausschlaggebend auch der Röntgenbefund; berücksichtigt werden muß auch im Einzelfall Alter und Körperbeschaffenheit!). Unfallneurose ist häufig. Bei alten Leuten besteht öfters auch Spondylosis deformans der übrigen Wirbelsäule, welche verschlimmert werden kann, wenigstens vorübergehend, aber auch dauernd im Sinne zunehmender Rumpfversteifung, während ihre Entstehung oder Verschlimmerung an sich durch den Unfall abzulehnen ist. Rückenmarkregeneration findet nicht statt. Auch bei vorübergehenden Marksymptomen bleibt oft eine gewisse Schwäche an Geschlechtsorganen, Blase und Mastdarm, sowie an den unteren Extremitäten, spez. im Peroneusgebiet zurück. Als Spätstörungen kommen in Frage: traumatische Myelitis, Schwielenbildung in den Rückenmarkshäuten und Meningitis serosa circumscripta, von welchen letztere operativ heilbar ist. Häufiger, namentlich bei Blasenlähmung mit Infektion der Harnwege (hier in ca. 50%) sind Nierensteine, welche außerdem auch vorkommen und erklärt werden als echte taumatische Steine durch Vasomotorenstörung mit Epitheldesquamation oder Colloidfällung sowie durch Blutgerinnsel infolge gleichzeitiger Nierenruptur. Bei Krankenhauspatienten berechnet sich die Lähmung auf ca. 30 (15—50)% und der Tod auf ca. 20 (15—33$^1/_3$%, bei kompleter Rückenmarklähmung aber auf 90—100%, im übrigen je nach Lokalisation des Bruchs: Halswirbel 90%, Brustwirbel 50% und Lendenwirbel 33$^1/_3$%).

Therapie: Transport und Untersuchung vorsichtig, spez. ohne Oberkörperaufrichtung, evtl. Gipsbett (wegen Gefahr der Dislokation für das Rückenmark). Gewaltsame Reposition aus gleichem Grund nicht angängig; wohl aber ist bei Dislokation, spez. bei gleichzeitiger Rückenmarkkompression zu versuchen: allmähliche Reposition im Durchhang automatisch unter genügender Betäubung (Narkose, Lumbalanästhesie oder am besten Lokalanästhesie) und anschließend Gipskorsett für einige Wochen (nach Böhler). Laminektomie, d. h. Freilegung des Rückenmarks durch Fortnahme der deckenden Wirbelteile (Dornfortsätze und hinterer Bogenteil einschl. Splitter usw.) bei nachweisbarer und nicht spontan weichender Kompression des Rückenmarks durch Knochensplitter, Fremdkörper, Projektil, Callus (neurologische Untersuchung und Röntgenbild, auch mit Contrastmasse!), und zwar frühzeitig, jedenfalls nicht zu spät (sonst Irreparabelwerden der Markstörungen!), meist in der 3.—6. Woche; die Operation ist aber nur ausnahmsweise angezeigt, jedenfalls bei sicherer Querschnittsläsion aussichtslos, auch bei Fortnahme einer größeren Teils der Wirbelsäule (Bogen einschl. des dorsalen Bandapparats) zur Abknickung und Rückwärtsverschiebung des kranialen Teils Anlaß gebend. Im übrigen Lagerung in permanenter Extension durch Flachlegen auf fester Roßhaarmatratze evtl. mit Reklination durch Kissen, Rauchfußsche Schwebe. Gipsbett oder Streckverband (Glissonsche Schlinge mit Gewichtzug von ca. 3 Pfund und mit Gegenzug durch Körperschwere bei hochgestelltem Kopfende) für ca. 4—6 Wochen, aber unter gleichzeitiger Massage- und Übungsbehandlung; evtl., aber durchaus nicht immer später (nach 2—3 Monaten) und für einige Monate (je nach Fall $1/_4$—1 Jahr) Stützkorsett aus Gips, Wasserglas, Celluloid, Cellon od. dgl. oder Schienenhülsenapparat (nicht zu früh angelegt und nicht zu früh abgelegt [sonst späte Deformität!], aber nicht zu spät abgelegt [sonst Muskelatrophie und Versteifung des Rumpfes!]). Mediko-mechanische Nachbehandlung anschließend, aber auch schon von vornherein. Für dauernd Gelähmte hat Wilms zwecks besserer Fortbeweglichkeit und Pflege die beiderseitige hohe Beinamputation vorgeschlagen; sonst Selbstfahrer oder Stützapparat.

Betr. Mastdarmlähmung: Stuhlregelung (alle paar Tage) durch Diät und Einläufe; evtl. Laxantia oder umgekehrt Opiumtinktur; cave Durchfälle!

Betr. Blasenlähmung: Regelmäßig (2—3mal tgl.) exprimieren (aber nur bei gesunder Blase) oder nötigenfalls katheterisieren mit gründlicher Entleerung evtl. durch Expression (cave dabei Blasenruptur bei starkem Katarrh!), am besten mit weichem Katheter, bei peinlichster Asepsis, sowie unter Verordnung von Urotropin u. dgl.; bei Cystitis anschließend Blasenspülung; Dauerkatheter nur ausnahmsweise angezeigt (z. B. bei schwierigem Katheterismus oder zum Transport).

Betr. Decubitus a) prophylaktisch: Lagerung trocken, sauber, glatt (evtl. mit Rehleder, Wasser- oder Luftkissen), Lagewechsel mit zeitweiser Seiten- oder Bauchlage, Vermeiden von Durchfällen und Harnbenetzung (evtl. Ausschnittrahmen, Heberahmen, auswechselbare Matratzenteile usw., sowie Harnflasche), Hautpflege durch Waschen mit lauem Seifen-, Essig-oder Citronenwasser, Spiritus od. dgl., danach Einpudern oder (bei Benetzungsgefahr) Einfetten, an Hacke Ring oder besser Hochlegen durch Kissen oberhalb. b) Therapeutisch: Außerdem nach Bedarf trockene, feuchte oder Salbenverbände; evtl. permanentes Wasserbad (dies aber erst nach Abschluß der Konsolidierung). Recht empfehlenswert ist ein Krankenhebeapparat.

Betr. Muskelatrophie: Massage, Elektrisieren und Bewegungen.

Betr. Gelenkversteifung: Bewegungen.

Betr. Contractur: Entsprechende Lagerung (z. B. gegen Spitzfuß Reifenbahre und Fußstützkissen bzw. Spitzfußmanschette usw.)

Betr. Wurzelneuralgie schwerster Art: Wurzeldurchschneidung oder Vorderseitenstrangdurchschneidung vgl. Chordotomie!

Anmerkung: Sonstige Verletzungen an der Wirbelsäule:

1. Kontusion oder Distorsion, oft verbunden mit Beschädigungen des Bandapparats oder der Gelenke und gefolgt von schmerzhafter Rumpfbehinderung, spez. bei Älteren.

2. Bandscheibenverletzung: Entweder kombiniert mit Wirbelverletzung oder isoliert; Diagnose: Röntgenbild zeigt u. U. Bandscheibenverschmälerung, später Verkalkung oder Verknöcherung sowie Randzackenbildung umschriebener Art; Differentialdiagnose: Spontandegeneration bei Spondylosis deformans und ankylopoëtica sowie Deformitäten.

3. Epiphysenlösung d. h. Verschiebung der knorpeligen Wirbelkörperrandleiste gegen die übrigen Knochen bei Jugendlichen.

4. Kantenbruch an der Randleistenecke (sozusagen abgeschwächter Kompressionsbruch); nicht zu verwechseln mit Abtrennung einer vorderen Ecke der Wirbelkörperrandleiste durch eindringendes Zwischenwirbelscheibengewebe an den oberen Lendenwirbeln Älterer (klein, dreieckig und ohne Verschiebung, sowie mehrfach!).

b) Wirbelverrenkungen.

Benennung: Nach dem oberen (kopfwärts gelegenen) Wirbel.

Entstehungsmechanismus: Ein Durchtreten des luxierten Knochens durch Kapselschlitz findet nicht statt; daher ist die Reposition erleichtert.

Formen: Man unterscheidet: 1. Flexionsluxation durch forcierte Beugung, und zwar nach vorn, selten nach hinten; doppelseitig. 2. Abductionsbzw. Rotationsluxation durch seitliches Neigen (nach der gesunden Seite) und Rotation (nach vorn); einseitig. Ferner ist zu trennen: 1. vollständige L., wobei die Gelenkfortsätze sich verhaken; 2. unvollständige L. oder Subluxation, wobei die Gelenkfortsätze einander aufsitzen.

Ursachen: Meist schwere Gewalt direkter oder vor allem indirekter Art mit Überbeugung, selten Überstreckung oder Verdrehung, z. B. Verschüttung, Sturz, Kopfsprung, Ringen, Schlag u. dgl.; bisweilen forcierte, bisweilen auch ungeschickte Bewegung; selten Muskelzug; z. B. bei plötzlichem und starkem Vor- oder Rückwärtsbeugen oder Verdrehen des Kopfes).

Vorkommen: Selten, am ehesten noch an den Halswirbeln mit ihrem geringen Wirbelkörperdurchmesser und ihren hohen Bandscheiben, und zwar am 4. bis 6., also an den mittleren entsprechend ihrer großen Beweglichkeit (der Häufigkeit nach werden betroffen 5., 6., 3., 4. und 7.); vereinzelt, dabei meist tödlich (sog. „Genickbruch" s. o.) 1. Halswirbel (Luxation des Kopfes) und 2. Halswirbel (Luxation des Atlas) evtl. mit Zahnfortsatzbruch: Mortalität ca. 50%); öfters, (und zwar am Brust- und Lendenteil fast nur) als Luxationsfraktur; sehr selten luxieren Kreuz- oder Steißbein.

Symptome: 1. Flexionsluxation: Kopf steht nach vorn geneigt; Dornfortsatz des luxierten Wirbels zurückgewichen und der des nächst unteren vorspringend; Kopfbeweglichkeit eingeschränkt; dazu Schmerz und Muskelspannung; evtl. Nebenverletzungen sowie Nerven- und Markerscheinungen. 2. Rotationsluxation: Kopf auf der kranken Seite nach der Schulter geneigt und Kinn nach der gesunden Seite gedreht, bei Subluxation umgekehrt Kopf auf der gesunden Seite nach der Schulter geneigt und Kinn nach der gesunden Seite gedreht; sowie Kopfdrehung nach der verletzten Seite und -seitwärtsneigung nach der gesunden Seite behindert, bei Subluxation Kopfseitwärtsneigung umgekehrt nach der verletzten Seite behindert.

Diagnose: Fixation in abnormer Stellung (Besichtigung und Betastung von außen [Dornfortsatzreihe zeigt eine treppenförmige Unterbrechung und Diastase!] und evtl., und zwar bis zum 3.—4. Halswirbel, auch von innen [Rachen!] sowie Schmerz, Bewegungsstörung und Muskelspannung, Röntgenbild (in 2 Ebenen; bei den obersten Halswirbeln geschieht die Einstellung von vorn durch den geöffneten Mund; differentialdiagnostisch beachte Occipitalisation und Spaltbildung z. B. am Epistropheus!), evtl. Mark- und Nervenwurzelerscheinungen am obersten Halsmark, evtl. Tod.

Differentialdiagnose: Fraktur (keine Fixation!) und Distorsion spez. an den Halswirbeln (zwar auch Schmerz und gewisse Funktionsstörung mit Fixation, sowie evtl. Marksymptome durch Hämatomyelie, aber keine Deformität und normales Röntgenbild!), sowie Tuberkulose, Lues, Osteomyelitis, Tumor, Rheumatismus, Hysterie usw.

Prognose: Öfters, namentlich bei beiderseitiger Luxation droht Rückenmarkschädigung, evtl. Tod sofort oder.später; bei Luxation der obersten 4 Halswirbel bedeutet den Markdurchtrennung den Tod durch Atemlähmung (Mortalität ca. 70%); bei den Überlebenden bleiben oft motorische und sensible Störungen zurück; bei solcher des 5. und 6. Halswirbels sind Mark- und Nervenwurzelsymptome zu befürchten; dazu kommen oft Nebenverletzungen.

Therapie: Reposition frühzeitig in tiefer Narkose bei gleichzeitigem Zug und Druck unter Mitfassen der oberen Halswirbel und nicht nur des Kopfes (sonst erfolgt die Drehung im Gelenk 1.—2.!), vorsichtig (sonst evtl. Guillotinierung!), im allgemeinen zunächst im Sinne der übertriebenen abnormen Stellung und dann im gegenteiligen, und zwar bei Rotationsluxation nach der gesunden Seite seitlich geneigt und dann nach der verletzten Seite rückwärts gedreht, bei der Beugungsluxation beiderseits nacheinander. Später oder bei nicht gelingender Reposition: Schienen- (Papp- oder Gipsschienenverband) oder Streckverband für einige Wochen. Bei nicht fester Verheilung droht Reluxation mit evtl. plötzlichem Tod, daher Stützapparat oder Spaneinpflanzung; bei fester Verheilung kommt es im Laufe der Jahre zur Besserung.

Bei veralteter Luxation: Evtl. blutig; sonst beträgt die Erwerbsbeschränkung $\frac{1}{2}$—$\frac{1}{3}$ infolge verminderter Trag- und Bewegungsfähigkeit der Wirbelsäule (bei einseitiger Luxation), doch ist die Operation gefährlich und oft unbefriedigend.

6. Brustbeinbrüche (Fr. sterni).

Vorkommen: Sehr selten (mit an letzter Stelle); fast nie vor dem 20. Jahr.

Entstehung: a) Direkt durch Stoß, Schlag, Fall, Pufferquetschung, Schuß u. dgl. (meist kombiniert mit Verletzung der Brustbinnenorgane: Lungen usw.) und b) indirekt durch Körperüberstreckung oder -überbeugung, evtl. mit Aufschlagen des Kinns auf der Brust, c) bisweilen durch Muskelzug (Rißbruch, quer) durch Überstreckung beim Heben, Kreißen oder durch Bauchmuskelkontraktion beim Heben, Erbrechen, Turnen u. dgl.

Formen: Meist quer, und zwar am häufigsten zwischen Handgriff und Körper (hier besteht Synchondrosis bzw. Synostosis!), ferner am zweiten bis vierten Rippenknorpel, selten zwischen Körper und Schwertfortsatz (Halbgelenk!), manchmal, aber selten auch am Schwertfortsatzursprung (Schwertfortsatz ist übrigens meist auch normaliter mehr oder weniger beweglich?); seltener schräg; ganz selten längs (differentialdiagnostisch cave mittlere Längsspalte bei „Fissura sterni congenita"!); bei Schuß auch Loch- und Splitterbrüche; öfters kombiniert mit Schlüsselbein-, Schulterblatt-, Rippen- oder Wirbelbruch.

Symptome und Folgen: Treppenförmige Dislokation sichtbar (besonders seitlich) und fühlbar; meist besteht Abweichung des distalen Fragments nach oben und vorn, selten (zwischen Handgriff und Körper) auch nach oben und hinten; bei Schwertfortsatzbruch mit Dislokation nach hinten entsteht evtl. anhaltender Schmerz und Erbrechen, sonst Schmerz auf Druck und bei Rumpfstreckung (daher im Liegen, aber nicht im Sitzen) sowie Haltung vornübergeneigt; evtl. Verletzung von Lungen und Rippenfell (Atembeschwerden, Emphysem, Blutspucken, Hamato- und Pneumothorax) oder von Herz und Herzbeutel, sowie von A. mamm. int. Bei kompliziertem Bruch evtl. Mediastinalabsceß. Achte auf sonstige Frakturen (s. o.).

Therapie: Ruhiglagerung mit Reklination, evtl. Pelotte-Heftpflaster-verband oder Streckverband mit Glissonscher Schlinge und Schulterkissen; dazu kalte Umschläge oder Eis, sowie Morphium. Evtl. blutige Hebung eines deprimierten Fragments (cave Pleura!). Bei mediastinaler Eiterung: genügende Freilegung, spez. Knochenfortnahme.

7. Rippenbrüche und -verrenkungen.
a) Rippenbrüche (Fr. costarum).

Vorkommen: Häufig (mit an zweiter Stelle; 15%), namentlich bei alten Leuten und Geisteskranken, selten (wegen des elastischen Brustkorbs) bei Kindern (außer rachitischen); meist an den mittleren Rippen spez. 5.—7., dann an den unteren (ausweichend!), selten an den oberen (geschützt!), gelegentlich auch (und zwar meist neben anderen Rippen, aber auch vereinzelt isoliert und dann meist übersehen) an der 1. Rippe; am häufigsten erfolgt der Bruch seitlich, spez. am Rippenwinkel in der vorderen bis hinteren Achsellinie.

Entstehung: a) Direkt durch Schlag, Stoß (z. B. mit Wagendeichsel, Stock- oder Schirmgriff, Säbelkorb), Fall auf Kante usw. oder b) indirekt durch quere Kompression des Thorax in sagittalem, frontalem oder schrägem Durchmesser (z. B. durch Überfahrung, Pufferverletzung, Ringen usw.), c) bisweilen durch Muskelzug beim Husten (Keuchhusten, Bronchitis!), Niesen, Heben, Schaufeln, Werfen, Erbrechen, Kreißen usw., überhaupt gern in der Schwangerschaft (Zerchfellhochstand), und zwar meist an der Knorpel-Knochengrenze, auch bei Jugendlichen oder „spontan" bei pathologischer Prädisposition (z. B. bei Geisteskranken, Tumormetastasen usw.), an der 1. Rippe beim Anheben (M. scalenus).

Formen: a) Unvollständige: Subperiostale, (Randlängs-) Fissuren, Infraktionen und b) vollständige Brüche: meist quer, auch schräg oder spiralig; evtl. (z. B. bei Überfahrung) mehrfach, an mehreren Rippen und doppelseitig; nicht allzuselten sind auch Rippenknorpelbrüche namentlich bei alten Leuten (Verknöcherung!).

Symptome: Schmerz spontan, öfters aber erst nach einigen Tagen heftig beim Atmen (daher oberflächliche und einseitig schonende Atmung!) sowie beim Husten, Niesen und Rumpfbewegen, ferner Druckschmerz (direkter Schmerz bei Fingerdarüberfahren und indirekter Schmerz bei querer Kompression des Thorax, und zwar gewöhnlich bei solcher von vorn nach hinten, da die Rippenbrüche meist seitlich gelegen sind), evtl. Krepitation (mit Ohr oder Hörrohr hör- und mit aufgelegter Hand bzw. Finger fühlbar), abnorme Beweglichkeit und Dislokation, schließlich Röntgenbild.)

Komplikationen (bei undeutlichen klassischen Fraktursymptomen auch diagnostisch wichtig!): Verletzung von Lungen und Pleura (Atembeschwerden, Blutspucken, Hautemphysen, Hämato- und Pneumothorax); bei Brüchen der 3.—7. Rippe links Herz und Herzbeutel; bei Brüchen der unteren Rippen Zwerchfell, Leber, Milz, Nieren, Magendarmkanal, außerdem Verletzungen von A. intercost., N. intercost. (mit Neuralgie); bei „Fenster- oder Stückbruch", d. h. doppeltem Bruch mehrerer zusammenhängender Rippen mit Ausbruch eines größeren Brustkorbstücks droht Mediastinalflattern; selten (z. B. bei Schuß) Hautwunde, dadurch Gefahr der Infektion mit Phlegmone, Osteo-myelitis, Sepsis usw. und evtl. des Pleuraempyems. Bisweilen namentlich bei alten Leuten mit chronischer Bronchitis droht Pneumonie (mangelhafte Durch-atmung und Expektoration!) sowie Lungen- und Rippenfelltuberkulose.

Prognose: Gewöhnlich erfolgt knöcherne Heilung in 3—4 Wochen mit mäßigem Callus, so daß also Dauerrente nicht nötig ist; selten Synostose, Pseudarthrose oder Nearthrose; gelegentlich Intercostalneuralgie; vereinzelt vielleicht Geschwulst (Enchondrom, Sarkom); alte Leute mit chronischer Bronchitis sind bedroht durch die Gefahr von Pneumonie.

Therapie: Brustkorbruhigstellung ca. 14 Tage lang durch breites fest-umgestecktes Handtuch bzw. elastische Binde oder besser durch breite, von unten nach oben dachziegelförmig sich deckende Heftpflaster- (durchlocht!) bzw. Mastisolkörper- oder besser Elastoplaststreifen (angelegt in Exspirationsstellung; nicht zirkulär, sondern nur auf der verletzten Brustseite handbreit je Brustbein und Wirbelsäule überschreitend), dazu Armtragetuch; ausnahmsweise, namentlich bei Bruch mehrerer Rippen anmodellierte Gipsplatte; dabei Aufsetzen, Atemübungen, Expectorantia, Antineuralgika: Gardan, Pyramidon od. dgl. und Narkotika: Codein, Morphium od. dgl. oder beide kombiniert: Gelonida oder Titretta antineuralgica! Bei Bluthusten ebenso, dazu Bettruhe und Eisbeutel. Evtl. Operation bei störendem Callus, hartnäckigem Hämatothorax, Spannungspneumothorax, bedrohlichem Haut- bzw. Mediastinalemphysem, Pleuraempyem, Fensterbruch (s. da). Bei bleibender Intercostalneuralgie Injektion oder Neurolyse oder (sicherer!) Exärese.

b) Rippenverrenkungen sehr selten! Am ehesten im Kosto-Sternalgelenk (mit Dislokation auf das Sternum), seltener im Kosto-Vertebralgelenk (meist nur bei Fraktur und Luxation der Wirbel) oder an den Rippenknorpeln untereinander (unter oder über die nächst oberen).

8. Schlüsselbeinbrüche und -verrenkungen.

a) Schlüsselbeinbrüche (Fr. claviculae).

Vorkommen: Häufig (mit an zweiter Stelle; 15%); besonders bei Kindern, auch intrauterin und intra partum, aber auch häufig bei Erwachsenen (hier allerdings häufig stattdessen Schulterluxation oder Oberarmbruch); meist im mittleren Drittel, und zwar hier wiederum entweder an dessen Grenze zum inneren oder häufiger zum äußeren Drittel.

Entstehung: a) Meist indirekt durch Fall auf Schulter oder Hand, z. B. vom Pferd bei Kavalleristen und Rennreitern (als Biegungsbruch; im mittleren Drittel, bzw. an der Grenze von mittlerem und äußerem oder auch von mittlerem und innerem Drittel), b) seltener direkt durch Schlag, Stoß, auch Rückstoß des abgeschossenen Gewehrs, Schuß usw. (an jeder Stelle), c) bisweilen durch Muskelzug, z. B. bei Lufthieb mit der Peitsche, Schläger, Wurf, Heben (im mittleren oder inneren Drittel).

Formen und Symptome: **a) Unvollständige Brüche,** vor allem Infraktionen (besonders bei Kindern; entstehend durch Fall auf Schulter oder Hand z. B. vom Tisch oder aus dem Wagen; Symptome: Funktionstörung gering, aber Schmerz beim Armhochziehen, sowie beim An- und Auskleiden und auf Druck, evtl. winklige Knickung, später Sugillation und schließlich Callus; gute Prognose).

b) Vollständige Brüche: 1. Im mittleren Drittel: am häufigsten (typischer Schlüsselbeinbruch). Entstehung: Meist indirekt als Biegungsbruch an der schwächsten Stelle, und zwar gewöhnlich schräg von vorn-unten-außen nach hinten-oben-innen, seltener quer. Dislokation fehlend oder gering nur bei subperiostalem Bruch der Kinder, sonst meist stark in typischer Form: Dislocatio ad latus, ad longitudinem c. contractione und ad axin, wobei die Bruchstücke aufeinander „reiten" (akromiales Fragment nach unten durch M. delt. und Armschwere, sternales nach oben durch M. sterno-cleido-mast., außerdem Verkürzung und Schulter-Innenrotation durch Adducturen und Innenrotatoren bei Aufhebung des Strebepfeilers zwischen Brust und Arm); Deformität ist gut sicht-, fühl- und meßbar; Schlüsselbein (Schulterbreite) verkürzt und Akromion daher der Mittellinie genähert; Arm einwärtsrotiert und herabgesunken, dadurch scheinbar verlängert; gewöhnlich Kopf nach der kranken Seite geneigt (zwecks Entspannung des Kopfnickers) und kranker Arm durch den gesunden gestützt, sowie gebrauchsbeschränkt, spez. im Hochheben; schließlich abnorme Beweglichkeit, Crepitation, Schwellung, Druckschmerz usw. sowie Röntgenbild.

2. Im äußeren (akromialen) Drittel: Selten; meist direkt durch Fall, Schlag, Stoß usw.; Dislokation (falls außerhalb des Lig. coraco-clav. oder mit dessen Zerreißung): Aufrichtung des äußeren Fragments (durch M. trapezius)

und Schulterblattdrehung; differentialdiagnostisch cave Lux. claviculae supra-acromialis (keine Verkürzung, auffallende Treppenbildung, geringere und anderslokalisierte Druckempfindlichkeit, Röntgenbild!).

3. Im **innern (sternalen)** Drittel: Sehr selten; bisweilen durch Muskelzug; Dislokation meist fehlend; differentialdiagnostisch cave Lux. incompl. claviculae supra- und praesternalis.

Traumatische Epiphysentrennung nur am **sternalen** Ende.

Prognose: Trotz Therapie bleibt fast stets starke Deformität zurück, aber selten mit Behinderung beim Lastentragen auf der Schulter durch disloziertes Fragment oder Callus luxurians, sonst jedoch ohne Funktionsstörung; selten (aber stets darauf untersuchen!) Schädigung von Plexus, A. oder V. brach. sowie von Lungen und Pleura (sofort oder später durch Callus); Pseudarthrose selten; Konsolidation erfolgt in ca. 2—4 Wochen.

Therapie: Reposition durch kräftiges Zurückziehen an beiden Schultern von hinten mit Anstemmen des Knies zwischen die Schulterblätter des seitwärts auf einem Stuhlrand sitzenden Patienten bei stark gebeugten und nach vorn gerichteten Unterarmen; evtl. nach Morphiumvorgabe oder in kurzem Rausch oder am besten in Lokalanästhesie. **Retention in ideal-anatomischer Weise** läßt sich durch die vielen (ca. 200) angegebenen Verbände nicht erreichen, am ehesten (z. B. angezeigt bei jungen Mädchen besseren Standes) durch Operation, sowie durch Stella dorsi bzw. Schnallen-gurtverband nach **Payr** oder durch Streckverband nach **Bardenheuer.** Verband nach **Desault. Velpeau** und **Moore** sind allein ungenügend. Einfach und gut wirkt eine Kombination von Stella dorsi und von **Desault-**schem Verband, wobei man den Verband zweckmäßigerweise mit breiten Trikotschlauchbinden anlegt, deren einzelne Touren mit Sicherheitsnadeln zusammengesteckt werden; zuvor Hautwaschung und -puderung sowie Achsel-kissen; gelegentlich wird dabei zwischen Rücken und gebeugtem Ellenbogen ein- oder beiderseits ein gepolsterter Holzstab eingeschoben oder besser eine hakenförmig umgebogene Cramerschiene angebunden, welche an den Rumpf hinten angewickelt ist und den Oberarm umgreifend die Schulter nach hinten nimmt, während nachts der Patient auf einem zwischen die Schulterblätter gelagerten Kissen liegt. Gebräuchlich, aber nicht sicher sind auch: **Savrescher Heftpflaster- bzw. Elastoplastverband** (3 Heft-pflasterstreifen: 1. horizontal: vom kranken Oberarm über Schulter und Rücken zur gesunden Brust [retiniert und außenrotiert den Arm], 2. schräg: von der gesunden Schulter unter dem kranken Ellenbogen zurück [hebt den Arm], 3. vertikal: von der Bruchstelle über Polster, dann um das kranke Handgelenk und zurück [trägt den Arm in Mitella parva und drückt auf die Bruchstelle]; vorher Achselkissen durch Binde fixiert, nachher Bindentouren entsprechend Desault-Velpeau); besser ist es als Modifikation nach **Landerer** (handgroßes, vom Rande her fächerförmig gespaltenes Heftpflaster-ende mit Einschaltung eines spannenlangen elastischen Gurts auf die kranke Schulter als Anfang der ersten Tour) oder v. **Büngners** dreiteiliger Gurt. Auch einfache **Mitella** mit Achselkissen oder überhaupt nur „funktionelle" Therapie wird empfohlen, falls überhaupt keine Dislokation besteht. Jedenfalls soll man, namentlich bei älteren Leuten, nicht länger als 1—2 Wochen und nur in Schulterabduktion fixieren wegen Gefahr der Schulterversteifung. Ana-tomisch wirken außer Stella dorsi vor allem Schnallengurtverband, z. B. nach **Payr** (umwickelter Gummischlauch durch die kranke Achsel, daran 2 Gurten-bänder, im Rücken gekreuzt und um die gesunde Achsel, daselbst sich durch aufschiebbares Lederschild haltend, geschnallt unter elastischem Zug: sog. „Rucksack- oder Tornisterverband") bzw. nach **Borchgrevink** (desgl. mit Gummizug zur anderen Hüfte) und Streckverband nach **Bardenheuer** (mit Zug nach außen-oben-hinten in der verlängerten Körperachse bei mäßig erhöhtem Oberkörper über Rückenkissen: „Wegweiserstellung"; aber cave Hautdurchspießung und Plexuslähmung!) bzw. dessen Extensionsschiene (Verfahren ist aber reichlich umständlich, überhaupt nicht ambulant durchführbar). Evtl., aber wegen Gefahr von Schulterversteifung und Pseudarthrose nur ausnahmsweise (besonders bei kompliziertem Bruch, Pseudarthrose, Callus luxurians mit Hautperforation oder Druck auf Gefäß-Nervenstrang sowie bei dessen Nebenverletzung, z. B. durch Schuß, schließlich auch bei rebellischer Deformität) Operation: Osteosynthese (unter Berücksichtigung der Dislokationsneigung am besten nach Schmieden mit schräger Anfrischung der Bruchenden von oben-innen nach unten-außen). Evtl., aber nur ausnahmsweise später Abmeißelung eines störenden Knochenvorsprungs. Nachbehandlung nach ca. 2—3 Wochen mit Massage und Bewegungen, auch Stabübungen usw. (sonst droht, namentlich bei alten Leuten Schulterversteifung!). Bei geringer oder mäßiger Dislokation bleibt eine Erwerbsbeschränkung auf die Dauer nicht zurück (außer bei Schulterversteifung).

b) Schlüsselbeinverrenkungen (Lux. claviculae): Selten (feste Bandverbindungen; eher Bruch!; aber immerhin ca. 5% aller Verrenkungen ausmachend); bisweilen entstehend und dann verbunden mit anderweitigen Verletzungen, spez. Rippenbrüchen durch schwere Thoraxkompression; häufiger akromial, seltener sternal, selten doppelt oder beiderseits.

I. Am **akromialen** Ende: Lux. acromialis claviculae s. clavicularis scapulae (eigentlich, d. h. nach der sonst üblichen Benennungsweise zu bezeichnen als Schulterblattverrenkung!) häufiger!

1. Nach oben (Lux. supraacromialis): häufiger! Entstehung meist durch Verdrängen des Akromion nach unten und hinten, z. B. bei Fall auf die Schulter mit abgespreiztem Arm oder beim Auftreffen von Lasten. Formen: Unvollständig und vollständig (je nachdem nur das Lig. acromio-clav. oder auch das Lig. coraco-clav. zerreißt). Symptome: Schlüsselbeinende steht mehr oder weniger (½—5 cm) hoch über Akromion mit treppenförmigem Absatz über der gewöhnlichen (erhaltenen) Schulterwölbung (deutlich am stehenden oder sitzenden, dagegen wenig am liegenden Patienten); dabei läßt es sich leicht reponieren, federt aber ebenso leicht wieder zurück. Differentialdiagnose: Schlüsselbeinbruch am akromialen Ende (Schlüsselbein verkürzt, weniger disloziert und an der Bruchstelle druckempfindlich!) und Akromionbruch (Druckschmerz weiter außen, Crepitation!) sowie Schulterverrenkung (s. da). Prognose: Reluxation; dabei Lastentragen behindert, dadurch Erwerbsbeschränkung 0—15% Dauerschaden (je nach Behinderung bei Lastentragen). Therapie: Reposition durch Druck auf das Schlüsselbeinende abwärts bei Auswärtsdrehung und Hebung des Arms leicht möglich; aber Retention schwierig, am ehesten für 2—4 Wochen durch Heftpflaster- bzw. Elastoplast- und Kompressen-Pelottenverband mit anschließendem Trikotschlauchverband unter Hebung des Arms am rechtwinklig gebeugten Ellenbogen (Desault-Velpeau) oder durch Schlüsselbeinschiene nach Böhler oder sicherer durch Streckverband nach Bardenheuer wie bei Schlüsselbeinbruch; evtl. Kapsel- und Bändernaht u. U. mit Fascienlappenverstärkung oder nötigenfalls Drahtnaht, besser extraartikuläre Draht- oder Bohreranspießung des Knochens (Akromion-Clavicula oder Clavicula-Rabenschnabelfortsatz).

2. Nach unten (Lux. infraacromialis, evtl. gar subcoracoidea): sehr selten!

3. Nach hinten (Lux. supraspinata): Ganz selten!

II. Am **sternalen** Ende (Lux. sternalis): Seltener!

1. Nach vorn (Lux. praesternalis): Häufiger! Entstehung: a) Meist direkt durch Verschiebung der Schulter nach hinten (durch Überfahren, Auffallen, Stoß oder Schlag bei fixiertem Rücken); b) seltener indirekt (durch Fall auf die Hand); c) bisweilen durch Muskelzug (beim Werfen). Symptome: Schlüsselbeinköpfchen samt Kopfnickeransatz vor dem Sternum (bei Schulterbewegungen mitgehend!); Schulterbreite von Akromion bis Brustbeinmitte verkürzt, dagegen nicht das Schlüsselbein selbst; dazu Röntgenbild. Differentialdiagnose: Schlüsselbeinfraktur am sternalen Ende (Schlüsselbein verkürzt!) sowie Tumor oder Gumma des Schlüsselbeins und Entzündung des Schlüssel-Brustbeingelenks. Therapie: Reposition durch Druck unter

Zug der Schulter nach hinten und außen; Retention schwierig: Verband bei vorgezogenen Schultern, z. B. durch Anbandagieren des Oberarms an die Wange und des Unterarms auf dem Kopfe oder durch Anbandagieren des Arms an die Brust mit kranker Hand auf gesunder Schulter; evtl. Kapsel- und Bänder- oder Knochennaht, u. U. mit Periost- oder Fascienlappenverstärkung.

2. Nach oben (Lux. suprasternalis): Sehr selten; durch Druck der Schulter abwärts; Schlüsselbeinköpfchen im Jugulum; evtl. dadurch Druck auf Kehlkopf und Trachea (Atemnot) oder N. vagus (Stimmstörung).

3. Nach hinten (Lux. retrosternalis): Selten, aber evtl. verhängnisvoll! Entstehung: a) Direkt durch Druck auf Schlüsselbeinköpfchen nach hinten (z. B. bei Wagendeichselstoß) oder b) indirekt durch Verschiebung der Schulter nach vorn (z. B. bei Quetschung zwischen Wagen und Wand, Überfahrung, Ringen u. dgl.). Symptome: Schlüsselbeinköpfchen samt Kopfnickeransatz ist zurück, Schulter nach unten, innen und vorn getreten; Schlüsselbein erscheint verkürzt. Komplikationen (selten und meist durch Adaption gemildert!): Druck auf A. carotis comm. (Ohnmacht, Ohrensausen), A. subclav. (fehlender Radialpuls), V. jug. comm., anonym., subclav. (Zirkulationsstörungen), Ductus thor., N. phren., N. vagus bzw. recurrens (Stimmstörung), Ösophagus (Dysphagie), Trachea (Atemnot, evtl. Cyanose). Therapie: Reposition unblutig durch Zug an der Schulter nach hinten und außen, evtl. (bei starker Verschiebung oder bei Interposition) blutig (durch Anziehen mit Knochenhaken von kleinem Schnitt); Retention schwierig, zu versuchen durch Kontentivverband bei Haltung des Arms nach hinten außen oder durch Streckverband (seitlich und schräg abwärts über Schulterkissen; evtl. Knochennaht oder -bolzung.

Nach unten wird eine Abweichung durch die 1. Rippe verhütet.

III. Doppelverrenkung, d. h. an beiden Enden zugleich (Lux. claviculae duplex s. totalis): Selten; meist zugleich am sternalen Ende nach vorn-oben und am akromialen nach hinten-oben, also suprasternalis + supraacromialis; Entstehung durch Zusammenpressen der Schultern (z. B. bei Überfahrung), wobei das Schlüsselbein aus seinen beiden Gelenkverbindungen springt „wie Kirschkern aus der mit den Fingern zusammengedrückten Kirsche".

IV. Verrenkung beider Schlüsselbeine (Lux. claviculae utriusque), z. B. im Sternoclaviculargelenk nach hinten: Sehr selten!

9. Schulterblattbrüche (Fr. scapulae).

I. Körper: Selten!

1. Mittelstück: Querbruch (mit Übereinanderschiebung der Fragmente), Längsbruch (selten), Splitterbruch, Fissuren.

2. Unterer Winkel: Dislokation nach vorn-außen-oben durch M. serr. und M. teres maj.

3. Oberer Winkel: Dislokation nach innen und oben durch M. levator scap.

4. Schultergräte: Quer oder längs.

Entstehung gewöhnlich direkt (durch Überfahrung, Pufferquetschung, Auffallen, Schuß); am oberen und unteren Winkel auch durch Muskelzug. Symptome: Schmerz und Funktionsstörung bei Armbewegungen; zur palpatorischen Untersuchung Schulterblatt zugänglich machen durch Abduzieren und Rückwärtsnehmen der Arme; auch empfiehlt sich Palpation des äußeren Randes von der Achselhöhle; manchmal besteht eine typisch gelegene und geformte Schwellung durch den Bluterguß. Diagnose: U. a. Röntgenbild. Prognose: Schmerzen und Exostose bei Lastentragen; bei Schußbruch Nebenverletzungen, besonders der Lunge, evtl. Splitter darin; bei Infektion langwierige Eiterung zwischen den kulissenartig sich deckenden Muskeln. Therapie: (Nach Reposition) Mitella, evtl. Heftpflaster- und Bindenverband nach Desault od. desgl. oder dazu Triangel für 2—3 Wochen (ähnlich wie bei Rippen- oder Schlüsselbeinbruch); bei komplizierten, spez. Schußbrüchen sorge man für entspr. Wundbehandlung und bei Infektion für gute Freilegung und Ableitung.

II. Hals, und zwar Collum chirurgicum (umfassend Gelenkfortsatz mit Cavitas glenoidalis, Proc. corac., Collum anatom., Tuberc. supra- und infraglen.). Vorkommen: Ziemlich häufig und praktisch wichtig! Entstehung meist durch Fall auf die Schulter (vom Pferd, aus dem Wagen, auf der Treppe). Symptome: Peripheres Fragment disloziert nach unten-innen-vorn durch Armmuskulatur; Akromion springt vor, darunter Vertiefung; Schulterwölbung abgeflacht; Arm scheinbar verlängert; Oberarmkopf herabgesunken und leicht reponierbar, aber wieder sofort nach Loslassen zurücksinkend evtl. unter Krepitieren; Röntgenbild! Differentialdiagnose: Schulterdistorsion (keinerlei Veränderung der Konfiguration), Luxatio humeri subcorac. (ähnlicher Anblick, aber federnde Fixation und Deformität stärker und nicht ausgleichbar!), Luxatio claviculae supraacromialis (Schlüsselbeinende steht hoch mit treppenförmigem Absatz über der erhaltenen Schulterwölbung; Deformität ist ausgleichbar durch Druck, aber bei dessen Nachlassen wiederkehrend!) und Fractura humeri (Kopf geht nicht mit bei Armbewegungen und ist druckempfindlich.) Prognose: Evtl. Pseudarthrose; Lähmung des N. axill. Therapie: Binden-, Kontentiv- oder Streckverband mit Haltung der Schulter nach oben-außen-hinten (ähnlich wie beim Schlüsselbeinbruch).

III. Akromion: Häufiger, bei Jugendlichen auch als Epiphysentrennung; entstehend meist direkt (durch Stoß oder Schlag), selten indirekt (durch Fall auf den Ellenbogen), bisweilen durch Muskelzug (beim Armheben); evtl. Pseudarthrose; häufiger längere Gebrauchsstörung mit Schmerzen.

IV. Proc. coracoideus. Selten isoliert, meist bei Oberarmluxation, bei Fraktur und Luxation des Schlüsselbeins oder bei Akromionfraktur; entstehend direkt und öfters durch Muskelzug (z. B. beim Schleudern des gestreckten Arms, Wäscheauswinden); Schmerzen auf Druck (aber in mäßigem Grad hier auch normaliter) und bei Außenrotation sowie bei Beugung des supinierten Vorderarms und bei Hebung des Arms nach vorn-innen; evtl. Dislokation nach unten und innen durch Mm. biceps (Caput breve), coracobrach. und pect. min. im Falle gleichzeitiger Bandzerreißung; oft Pseudarthrose. Therapie: Ruhigstellung des Arms mit Flexion und Pronation des Vorderarms.

V. Pfannenrandabsprengungen: Häufiger bei Schulterluxation; erkennbar durch Crepitation bei der Reposition und durch Röntgenbild.

10. Schulterverrenkungen (Lux. humeri).

Vorkommen: Allerhäufigste Luxation (ca. 50% und mehr, also ungefähr so häufig wie die aller anderen Gelenke zusammen: exponierte Lage, langer Hebelarm, Gelenk von großer Beweglichkeit bei weiter Gelenkkapsel mit starker Bewegungshemmung, Mißverhältnis zwischen Kopf und Pfanne!); vereinzelt beiderseits; meist im mittleren Lebensalter, dagegen bei Kindern erfolgt statt dessen leicht Epiphysenlösung oder Schlüsselbeinbruch oder Ellenbogenverrenkung, bei Greisen Bruch des spröden Oberarmknochens, evtl. mit dessen Verrenkung.

Formen:

I. Nach **vorn:** Lux. praeglenoidalis; häufig (ca. 90—97,5%)!

1. Lux. subcoracoidea: Am häufigsten (gewöhnliche Schulterluxation!); 75%.

2. Lux subclavicularis: Selten, nur bei starker Kapselzerreißung!

3. Lux. axillaris: Ab und zu vorkommend, wenn nämlich der Kopf unter der Gelenkpfanne stehenbleibt; 25%.

Ferner als Abart der vorderen bzw. vorderen-unteren Luxation:

Lux erecta (Arm hoch gehoben) und Lux. horizontalis (Arm horizontal); beide sehr selten; entstehend bei Emporhalten des Arms gelegentlich

des Unfalls; Arm bleibt dabei in der Stellung, welche er im Augenblick der
Kapselzerreißung einnahm, infolge Fixation durch die Muskulatur stehen!
II. Nach **hinten:** Lux. retroglenoidalis; selten (hinten ist der Pfannenrand
hoch und die Kapselwand kräftig!); manchmal direkt und manchmal durch
Starkstromverletzung.

1. Lux subacromialis: Kopf steht unter der Wurzel des Akromions; häufiger!
2. Lux. infraspinata: Kopf steht in der Untergrätengrube; seltener!
III. Nach **unten:** Lux. infraglenoidalis (s. I., 3).
IV. Nach **oben:** Lux. supracoracoidea; sehr selten; meist durch Stoß gegen
den Ellenbogen von unten; evtl. mit Abbruch des Proc. corac., überhaupt nur
möglich bei Sprengung des Schulterdachs.

Entstehung: a) Meist indirekt durch Fall auf die vorgestreckte
Hand oder Ellenbogen bei erhobenem und abduziertem Arm (dabei evtl. als
Lux. erecta oder horiz. bei stark erhobenem Arm, z. B. bei Fall durch Leiter-
sprossen, Treppe herab mit Festhalten oben am Geländer, Hochreißen vom
steigendem Pferd u. dgl.), b) seltener direkt durch Schlag, Stoß, Fall auf die
Schulter von hinten-außen, c) bisweilen durch Muskelzug beim Werfen,
Lufthieb, Tennisspielen, Ohrfeigegeben, Greifen nach oben; auch bei Konvulsionen infolge Eklampsie, Epilepsie, Tetanus (hierbei aber oft erst sekundär
durch den Fall, also dann indirekt!) sowie durch Starkstromverletzung.

Symptome (am deutlichsten bei veralteter Luxation, dagegen bei frischer
evtl. durch Weichteilschwellung etwas verdeckt): Kopf und Rumpf gegen die
kranke Seite geneigt und kranker Arm am gebeugten Vorderarm mit der
gesunden Hand ängstlich unterstützt; Schulterwölbung fehlt; Akromion
vorspringend, darunter am Deltoideusansatz äußere Kontur der Schulter
geknickt in einem nach außen offenen Winkel (desgl., aber noch ausgesprochener
bei Lux. axillaris); Oberarm (vom Akromion zum äußeren Oberarmhöcker)
scheinbar verlängert (nur bei der ganz seltenen Lux. supra-coracoidea verkürzt) und abduziert; Oberarmachse führt statt zur Gelenkpfanne an dieser
einwärts vorbei zum Proc. coracoideus (bzw. zur Schlüsselbeinmitte bei Lux.
subclavicularis oder nach außen und hinten bei Lux. retroglenoidalis); Oberarmkopf fehlt an normaler Stelle (unter dem Akromion, wobei die Pfanne
leer ist) und steht an abnormer (tastbar von der Mohrenheimschen Grube
und von der Achselhöhle aus, besonders gut fühlbar bei Drehbewegungen),
und zwar gewöhnlich unter dem Proc. corac. bzw. unter der Schlüsselbeinmitte bei Lux. subclavicularis oder in der Achselhöhle [dann also tiefer als
bei der Lux. subcorac.] bei Lux. axillaris; federnde Fixation bei nur geringer
Beweglichkeit vor- und rückwärts sowie seitlich, dies namentlich bei ausgedehntem Kapselriß; Röntgenbild.

Bei der seltenen Luxation nach hinten steht der Oberarmkopf hinten,
und zwar unter Akromion oder Schultergräte; Oberarmachse führt (statt
in die Gelenkpfanne) nach hinten und oben; Arm ist einwärts gedreht; Pfanne
leer; dazu Röntgenbild.

Diagnose: u. a. Röntgenbild. (In der Praxis wird erfahrungsgemäß auch
die typische und erst recht die atypische z. B. die Luxation nach hinten häufiger
übersehen; daher empfiehlt sich bei Schulterverletzungen Röntgenuntersuchung, zumal deren Unterlassung zu zivil- und strafrechtlicher Anklage des
Arztes führen kann.)

Differentialdiagnose:
1. Lux. claviculae supraacromialis (Vorsprung und darunter Einbuchtung zwar hierbei auch vorhanden, aber höher oben und weniger ausgeprägt, darunter die erhaltene Schulterwölbung; Schultergelenk selbst frei).
2. Fract. colli scapulae (Oberarmkopf zwar etwas herabgesunken, aber
nicht an abnormer Stelle; Deformität ausgleichbar; Schultergelenk frei beweglich; dagegen Fraktursymptome).
3. Fract. colli chir. humeri (Einbuchtung tiefer; Schulterwölbung
erhalten; Verkürzung des Oberarms; Schultergelenk frei; keine federnde

Fixation; Deformität [außer bei Einkeilung] ausgleichbar; daneben Fraktursymptome).

4. **Deltamuskellähmung** (Deltamuskel schlaff und schwach sowie Arm herabgesunken; dagegen keine federnde Fixation).

Komplikationen (darauf stets vor und nach Reposition untersuchen; evtl. wichtig für Reposition und für Gefahr habitueller Luxation!): Frakturen am Oberarm bzw. am Collum anat. bzw. chir. (ca. 2%) und vor allem Tuberc. maj. (häufiger, nämlich in 10—50%!), Tuberc. min. selten (ca. 2%; durch Zug des M. subscap.), Gelenkpfanne (seltener: ca. 2%; vornehmlich vorn und unten!), Akromion und Proc. corac. (selten); ferner Verletzung (Zerrung, Druck, Zerreißung; auch bei Repositionsmanöver) des Plexus brach. bzw. einzelner Zweige oder vor allem des N. axillaris (Deltoideuslähmung!), auch des N. circumfl. humeri (man prüfe auch das Gefühl, wenn möglich auch das elektrische Verhalten der Nerven!); selten Hautwunde (sog. „komplizierte Luxation").

Prognose: Namentlich bei älteren Leuten, sonst auch bei langer Ruhigstellung droht Schulterversteifung und Arthritis deformans; außerdem gleichzeitige Fraktur oder Nervenverletzung; irreponible, veraltete und habituelle Luxation (s. u.).

Therapie: Reposition. Allgemeine Regeln: 1. Möglichst bald (sonst veraltete Luxation mit Nearthrose oder Ankylose, sowie mit Ödem, Parästhesien, Neuralgien und Lähmungen); 2. **in genügender Muskelerschlaffung**: zu versuchen ohne Narkose, evtl. mit Überraschen des Patienten oder besser mit Morphiumvorgabe, sonst in Plexusanästhesie oder gewöhnlich in Rausch, evtl. in tiefer Narkose; 3. **unter sorgfältiger Fixation der** Schulter und des Schulterblatts durch Assistenten mittels Hände oder Handtücher; 4. **vorsichtig**: d. h. nicht roh, sondern behutsam und lege artis (sonst Gefahr von Verletzung der Knochen, Nerven und bei alten Leuten auch rigider Gefäße, namentlich bei veralteter Luxation oder bei gleichzeitiger Oberarmfraktur!).

Repositionsmanöver: Oft genügt einfacher Zug am Arm bei gleichzeitigem Druck auf den Oberarmkopf von der Achsel her; sonst:

1. Extensions- oder Elevationsmethode (Mothe), d. h. durch Extension am abduzierten oder am vertikal erhobenen Arm: Arzt, auf Stuhl oder Tisch hinter dem Patienten und den Arm oberhalb des Ellenbogens fassend, bringt den Arm des Patienten nach oben bis zur Verlängerung der Körperachse unter Zug (wie um den Patienten am Arm hochzuheben), während ein Assistent von der Achsel den Kopf gegen die Pfanne schiebt und ein anderer durch Hand oder Handtücher oder der Arzt selbst durch Aufsetzen des Fußes die kranke Schulter fixiert und zugleich von der Achselhöhle her den Oberarmkopf nach der Pfanne dirigiert, während der Arzt mit beiden Händen am verrenkten Oberarm oberhalb des Handgelenks umgreifend hochzieht, evtl. ihn seitlich oder drehend bewegend (Hippocrates). Spitzy empfiehlt, daß der Operateur mit dem Fuß in eine um den Arm des Patienten gelegte Schlinge tritt, und Ewald, daß er den Arm des Patienten sich um den eigenen Hals schlingt und den Patienten daran hochhebt.

2. Hebelmethode (Cooper): Durch Zug in Abduction und mit Faust, Knie oder Fuß als Hypomochlion in der Achsel am sitzenden bzw. auf Tisch oder am Boden liegenden Patienten.

3. Adductionsmethode (Riedel): Durch raschen Längszug schräg nach der gesunden Beckenseite evtl. mit Überraschung des Patienten, indem man dessen Hand wie zur Begrüßung ergreift und in demselben Augenblick die Reposition anschließt.

4. Rotationsmethode (Kocher oder desgl. durch Rotation ohne Elevation: Schinzinger) durch folgende vier Bewegungen:

1. Adduction bis an oder besser bis vor die Brust;

2. Auswärtsrotation des im Ellenbogen rechtwinklig gebeugten und adduzierten Arms bis zur frontalen Ebene (dabei besondere Vorsicht wegen Gefahr der Oberarmfraktur!);

3. Evtl. noch dazu Elevation in der Sagittalebene nach vorn bis fast zur Horizontalen;

4. Einwärtsrotation.

Alle Bewegungen langsam gesteigert, aber ohne Gewalt und ohne Ruck (sonst evtl. Fraktur); Arzt sitzt am besten neben dem Patienten und faßt mit seinen beiden Händen Ellenbogen und Hand; gleichzeitig muß am Arm gezogen werden; die Kochersche Methode ist nicht anwendbar bei Luxatio axillaris oder bei Luxatio retroglenoidalis.

Verband durch Armtragetuch, evtl., aber nicht bei alten Leuten durch sog. Mitella dpl. (d. h. Vorderarm eingehängt und Oberarm quer am Rumpf angebunden) oder besser durch Binden nach Desault-Velpeau oder Moore 3—5, höchstens 8 Tage, bei schwerer Verletzung sowie bei Knochen- oder Nervenverletzung länger, dann aber in Abduction. Darauf stetig, aber vorsichtig gesteigerte medikomechanische Nachbehandlung mit Heißluft bzw. Glühlicht, Massage und Bewegungsübungen einschl. Stab-, Zugpendel- u. dgl. Übungen, namentlich frühzeitig bei alten Leuten; zunächst aktive, später auch passive Bewegungen und Massage; freier Armgebrauch oder gar Schwerarbeit nicht vor 4 Wochen, zunächst aber noch vorsichtig (cave stärkere Abduction und Außenrotation!). Für Wochen bis Monate ist meist eine Rente von 25% angezeigt, Dauerrente aber nur bei Komplikationen, spez. Gelenkversteifung oder Arthritis deformans sowie habitueller Luxation.

Bei irreponibler Luxation (Ursachen: Kleinheit bzw. Schrumpfung und Verwachsung des Kapselrisses; Interposition von Kapselteilen, Muskulatur oder Bicepssehne; gleichzeitige Oberarm-, Höcker- oder Pfannenrandfraktur) blutige Reposition durch Arthrotomie evtl. unter Durchtrennung der Sehne des M. subscap. oder ausnahmsweise, spez. bei Nervenkompression Resektion.

Bei gleichzeitiger Fraktur: Reposition versuchen. und zwar am besten durch einfache Impulsion des Kopfes bei kräftigem Zug am hocherhobenen Arm; andernfalls Arthrotomie mit Naht bzw. Nagelung oder bei kleinem, intrakapsulärem (der Nekrosegefahr ausgesetztem) Fragment, spez. bei veralteter Luxation oder bei alten Leuten Exstirpation; bei alten Leuten auch Nearthrose durch Streckverband und baldige Bewegungen. Abgebrochenen Höcker kann man annähen oder nageln.

Bei veralteter Luxation: Reposition versuchen, spez. nach der Kocherschen Methode (ohne Gewalt, da sonst Fraktur oder Plexuschädigung oder Gefäßzerreißung droht; mit gründlicher Mobilisation durch pendelnde Bewegungen, um den Kopf frei zu machen und die Muskulatur zu dehnen; bei gleichzeitiger guter Fixation der Schulter durch zusammengelegte Tücher oder besser durch Leibchen mit Griff vorn und hinten und unter Schaffen eines Hypomochlion in der Achsel mit der Faust oder mit lederüberzogener Walze; Narkose oder Leitungsanästhesie; Payr empfiehlt auch Novocainfüllung des Gelenks); sonst (nach 3 Monaten ist eine unblutige Reposition wenig aussichtsvoll!) Arthrotomie mit Durchtrennung der Verwachsungen und Verkürzungen (M. subscap.!) und evtl. (aber nur im Notfall) Kopfresektion.

Bei habitueller Luxation (bis 100mal und mehr, spez. bei Epileptikern, oft schon bei geringer Gewalt z. B. beim Frisieren, Anziehen, Armausstrecken usw., bei Studenten auf der Mensur, gelegentlich auch im Schlaf; abzutrennen davon ist die sog. „rückfällige Lux." [d. h. sofort oder bald nach der Reposition durch ungeeignete Bewegung, z. B. Abduction] und die „Spontanluxation" [bei Tabes und Syringomyelie, Lähmung u. a.]; sowie die „willkürliche". Luxation infolge besonderer Innervationskunst. Für Unfallzusammenhang kommt im allgemeinen nur das 1. Trauma in Frage hinsichtlich der Neigung zur gewohnheitsmäßigen Ausrenkung und ihrer Folgen; ein neuer Unfall dagegen ist nur verantwortlich zu machen für die Wiederausrenkung und ihre Behandlung bis zu deren Abschluß namentlich dann, wenn eine starke Gewalteinwirkung diesmal vorgelegen und bisher die Wiederausrenkung nur selten stattgefunden hat, dann auch u. U. im Sinne dauernder Verschlimmerung, wenn nunmehr die Wiederausrenkung auffallend häufig erfolgt.

Vorkommen: meist betroffen sind Männer im jugendlichen bis mittleren Alter; 70% rechts und 30% links; Prognose: die Ausrenkung wird gewöhnlich mit der Zeit immer häufiger und leichter, ebenso wie die Einrenkung auffallend leicht gelingt; später droht Arthritis deformans und Gelenkmausbildung sowie Muskelatrophie: Ursache der habituellen Schulterluxation ist meist abnorme Kapselweite und -schlaffheit, bisweilen Absprengung an der Gelenkpfanne oder am Tuberc. majus, schließlich Abrisse am M. supra- und infraspinatus sowie teres minor, selten M. subscap, biceps u. a.): Konservative Therapie: länger fortgesetzte Ruhigstellung in mäßiger Abduction und leichter Vorwärtsneigung für 1—2 Wochen, sowie Wärme, Massage, Elektrisieren und Übungen, auch Alkohol- oder Jodtinkturinjektion zu versuchen; sonst Operation, und zwar je nach Lage des Falles (Röntgenbild!): Kapselexcision, -raffung oder -doppelung an der erschlafften Stelle, daneben evtl. freie Fascientransplantation vorn und hinten zur Kapselverstärkung (unsicher!) oder Muskelplastik aus Deltoideus, Triceps, Biceps, Pectoralis usw., auch Vornähen bzw. Sehnenraffung der Außenrotatoren spez. Infraspinatus oder Subscapularis (Röpke) oder Herumziehen eines unten abgetrennten, den Gefäßnervenstrang enthaltenden Muskellappens aus dem hinteren Teil des Deltoideus um den Humeruskopf zwischen beiden Bicepsköpfen (Clairmont-Ehrlich) oder ebenso aus dem M. coracobrach. (Finsterer) oder Aufhängen des Humeruskopfs am Schulterdach mit Fascienstreifen entweder extrakapsulär um Humeruskopf (Kirschner) oder mit Durchbohrung des Tuberculum majus (Schmieden-Löffler) oder intrakapsulär mit Durchbohrung des Humeruskopfs (Joseph) oder mit Durchführen der langen Bicepssehne durch Kopf oder Großhöcker (Heymanowitsch) oder mit Befestigen der abgetrennten langen Bicepssehne am Sulcus intertuberc. und am Humerusperiost (Rupp) oder gegebenenfalls (schwieriger!) Pfannenplastik mit Pfannenbodenvertiefung und Pfannenrandwiederherstellung durch Anklammern abgetrennter Knochen- oder Limbusteile, evtl. Knochenverpflanzung (Perthes) oder freie Knochenverpflanzung an den vorderen Pfannenrand (Eden) oder schräg nach unten-vorn an den Proc. corac. (Oudard) oder Annähen eines abwärts umgeknickten Knochenspans vom Proc. corac. an den vorderen Pfannenrand (Noeßke); evtl. (aber wegen Versteifungsgefahr nur im Notfall!) Arthrodese oder Resektion mit sorgfältiger Nachbehandlung; sonst Bandage (schnürbares Brustmieder bzw. Brustriemen mit durch Gummibänder verbundener Oberarmhülse und mit den Oberarmkopf vorn und hinten fixierenden Pelotten oder einfacher Riemen-Pelottenverband), aber unsicher und lästig, daher nur bei alten Leuten sowie bei vergeblich Operierten, spez. Epileptikern.

11. Oberarmbrüche (Fr. humeri)

häufig (10%), besonders bei Kindern und alten Leuten.

Man unterscheidet Brüche a) am oberen Ende, b) am Schaft und c) am unteren Ende.

a) Brüche am oberen Humerusende.

1. Fractura capitis, d. h. im Bereich der überknorpelten Gelenkfläche; selten!

2. Fraktur am Collum anatom. Viel (ca. 20mal) seltener als am Collum chirurg.! Entstehung meist durch Fall auf Schulter bei älteren Leuten. Formen: a) entweder rein intraartikulär: mit kleinem und evtl. nicht genügend ernährtem Fragment; dabei evtl. Umdrehung des oberen Fragments um die Querachse, so daß die Bruchfläche nach der Gelenkpfanne sehen kann; oder b) nahe den Tubercula; dabei evtl. Einkeilung oder Dislokation des unteren Fragments durch Mm. delt. und pect. maj. nach oben und innen, dadurch Dislokation des Kopfes nach außen (Malgaignes Dislokation). Symptome im wesentlichen die einer intraartikulären Verletzung nebst Schwellung, Bluterguß, Druckschmerz und Crepitation; dazu Röntgenbild (Einkeilung, Dislokation!). Prognose: Gefahr der Ankylose, bei intrakapsulärer Fraktur evtl. Kopfnekrose. Therapie: Triangel- oder Extensionsverband (entweder abwärts neben dem Körper mit Achselkissen oder mit Querzug nach außen); bei intrakapsulärer Fraktur evtl. Drahtnaht bzw. Nagelung oder Exstirpation des Fragments.

3. Fractura pertubercularis, d. h. schräg durch die Tubercula unterhalb des anatomischen Halses: wie 2.

4. Isolierte Fraktur des Tuberculum majus und minus. Vorkommen: Fraktur des Tuberc. maj. häufiger, die des Tuberc. min. selten. Entstehung: Meist direkt durch Fall; ferner sehr häufig bei Luxation bzw. bei deren Reposition; schließlich bisweilen durch Muskelzug: am Tuberc. maj. durch die Auswärtsroller (z. B. beim Schleudern), am Tuberc. min. durch M. subscap. (z. B. gelegentlich der Schulterluxation). Symptome: Umschriebene Druckempfindlichkeit, Krepitation und Funktionsstörung; Dislokation am Tuberc. maj. durch die Auswärtsroller nach oben, außen und hinten, dagegen Oberarmschaft nach innen, Auswärtsrotation behindert; am Tuberc. min. Dislokation durch M. subscap. nach innen, Einwärtsrotation (Hand auf den Rücken legen oder in die Hosentasche greifen!) behindert; Röntgenbild! Komplikation: Bei Fraktur des Tuberc. min. öfters Axillarislähmung. Therapie: Streckverband: am Tuberc. maj. in Abduction und Außenrotation senkrecht nach oben-außen, am Tuberc. min. in Adduction und Innenrotation; evtl. Naht bzw. Nagelung oder ausnahmsweise Exstirpation (?).

5. Fractura colli chirurg.: häufigste Fraktur am oberen Humerusende, spez. bei alten Leuten, aber auch häufiger bei Sportsleuten, Turnern, Reitern, Skiläufern u. dgl.! Entstehung: Meist durch Fall oder Schlag auf die Schulter, bisweilen durch Muskelzug (Hieb, Wurf). Symptome: Dislokation des Oberarmschaftes meist in Abduction, selten in Adduction (Ursachen der Dislokation: Gewalt und Muskelzug, und zwar am unteren Fragment durch M. delt. nach oben und durch Mm. pect. maj., latiss. dorsi und teres maj. nach innen-vorn!); dabei Schulterwölbung erhalten, erst darunter Einbuchtung; Achse geht einwärts am Gelenk vorbei; Oberarm verkürzt; Vorsprung unter dem Proc. corac. durch das obere Ende des unteren Fragments (nach vorn und innen, evtl. die Haut grübchenförmig einziehend oder gar perforierend); Oberarmkopf geht bei Armbewegungen nicht mit (außer bei Einkeilung!); Röntgenbild (Einkeilung und Dislokation!). Differentialdiagnose: Schulterdistorsion, -kontusion und -luxation sowie Schulterblatthalsfraktur (besonders schwierig bei Kombination mit Luxation und bei Einkeilung, bei welcher abnorme Beweglichkeit und Crepitation, sowie stärkere Verkürzung fehlen, aber direkter und Achsendruckschmerz vorhanden sind). Prognose: Schulterversteifung sowie Schädigung von Gefäßen und Nerven. Therapie: Reposition exakt unter Zug am rechtwinklig gebeugten Vorderarm in der Oberarmachse und Gegenzug in der Achsel durch Assistenten. Evtl. blutig (bei nicht befriedigender Reposition, namentlich bei Fragmentumdrehung oder bei gleichzeitiger Luxation oder bei Weichteilanspießung): Naht oder Resektion. Einkeilung nur lösen bei schlechter Stellung. Verband (am besten in mäßiger, aber nicht knickender Abduction!): bei Einkeilung in befriedigender Stellung und bei Fehlen von Dislokation einfache Schiene z. B. Gipsschiene; sonst außerdem Triangel (aus Pappe, Cramerschiene u. a.) oder Abductionsschiene oder Streckverband (am horizontal abduzierten Arm bei typischer Abductionsdislokation, sonst nach hinten-oben in der verlängerten Körperachse; später auch ambulant mit Baumelgewicht oder mit Extensionsschiene nach Bardenheuer), evtl. Knochendrahtextension am Olekranon. Nachbehandlung (sonst Schulterversteifung, namentlich bei älteren Leuten!): vor allem frühzeitig (ab 2.—3. Woche) Bewegungen, Massage und Wärme: Heißluft, Glühlicht, Diathermie usw.; später Stabübungen usw.

6. Epiphysenfraktur häufig (fast 50% aller Epiphysenfrakturen!) bei Jugendlichen; entstehend meist durch Fall auf Schulter, Ellenbogen oder Hand (statt der Schulterluxation der Erwachsenen!), auch bei Neugeborenen mit sog. „Pseudoparalyse" des Armes intra partum durch Armlösen; der abgebrochene Kopf steht in der Pfanne um eine sagittale Achse gedreht durch den M. supraspinatus, so daß die obere Brustfläche schräg aufwärts und etwas nach hinten sieht, und die untere Bruchfläche steht infolge des schlaff am Körper herabhängenden Arms tiefer, dabei nach oben gerichtet; Gefahr der Wachstumstörung spez. Verkürzung; Therapie: exakte Reposition und Verband mit rechtwinklig abduziertem und stark außenrotiertem Arm bei gebeugtem Ellenbogen für ca. 3 Wochen, evtl. blutig; sonst vgl. 5!; später evtl. in Narkose Brisement forcé oder lineäre Osteotomie an der Diaphyse oberhalb des Pectoralisansatzes nebst Verband in Außenrotation und in 2. Sitzung (zur Behebung der Außenrotation) subperiostale Osteotomie oberhalb der Kondylen.

b) Brüche am Humerusschaft.
Vorkommen: Häufig (ca. 50% der Oberarmbrüche).

Entstehung: a) meist direkt (durch Stoß, Schlag, Fall, Maschinenverletzung [oft schwer mit großer Weichteilverletzung; dabei z. B. bei Transmissionsriemenverletzung evtl. Blutungstillstand durch Intimaaufrollung, aber mit Gefahr der Nachblutung], Schuß [oft Splitterbruch; häufig Gefäß- und Nervenverletzung]); b) seltener indirekt (durch Fall auf Ellenbogen oder Hand), c) häufiger auch durch Muskelzug (z. B. bei Peitschen- und Schlägerhieb, Faustschlag ins Leere, Werfen von Stein oder Scheibe oder Handgranate u. dgl.), und zwar unterhalb des Deltoideusansatzes, weiter auch als Fraktur in utero und intra partum (beim Armlösen) und schließlich häufiger auch als Spontanfraktur infolge Rachitis, seniler Atrophie, Osteomyelitis (!), Echinokokkose, Gumma, Carcinom und Sarkom, Tabes, Paralyse und Syringomyelie.

Formen: Infraktionen (rachitische) und subperiostale Brüche bei Kindern, meist Spiralbrüche, ferner Querbrüche (meist direkt; evtl. gezahnt und verhakt), Schrägbrüche (indirekt), Splitterbrüche (durch Überfahrung, Schuß usw.).

Symptome gewöhnlich in klassischer Form; Crepitation fehlt jedoch bei Interposition; Dislokation fehlend oder gering (in Winkelform) bei Querbrüchen; sonst in verschiedener Form vorhanden je nach der Muskelwirkung: a) oberhalb des Deltoideusansatzes: oberes Fragment nach innen und hinten sowie oben durch M. pect. maj., teres maj. und latiss. dorsi, unteres nach außen und vorn durch M. delt.; b) unterhalb des Deltoideusansatzes: oberes Fragment nach außen und vorn durch M. delt., unteres nach hinten und oben durch M. triceps, coracobrachialis und biceps oder nach hinten und innen durch die Schwere.

Prognose: 1. Deforme Heilung, z. B. Winkelbildung (im ganzen aber im Gegensatz zur unteren Extremität weniger verhängnisvoll für die Funktion!).

2. Pseudarthrose häufig (hier am häufigsten; $33^1/_3$% aller Pseudarthrosen) infolge Muskelinterposition, ungenügender Immobilisation, übermäßige Distraktion, Knochennekrose u. dgl.

3. Gelenk- (Schulter- und Ellenbogen-) versteifung.

4. Nebenverletzungen: a) Gefäße: A. brach. durch Gewalt (Überfahrung, Schuß) oder durch Bruchstücke bzw. Splitter. b) Nerven: N. radialis (häufig: ca. 5—15%; namentlich bei Bruch im mittleren und unteren Drittel, an deren Grenze sich der Nerv spiralig um den Knochen windet; selten bei Brüchen im oberen Drittel), auch N. uln. oder N. med.; Entstehung entweder a) primär bei der Verletzung durch die Gewalt oder durch Knochensplitter oder b) intermediär bzw. sekundär durch dislozierte Knochenstücke oder c) sekundär bzw. tertiär durch Callus; Symptome der häufigen Radialislähmung; Hand hängt scmah herab; Hand und Finger können nicht aktiv gestreckt werden, wohl aber die Fingermittel- und -endglieder bei Unterstützung der Hand und der Fingergrundglieder; dabei Sensibilität wenig gestört und M. triceps funktionierend (außer bei hohem Sitz der Läsion); Prognose: Dubiös, bei Kindern wenig günstig; Therapie: Zunächst spontane Wiederherstellung abwarten mit Verordnen einer Radialisschiene; dann Operation, bei intermediärer und sekundärer Läsion baldigst: Neurolyse, Naht, Plastik (vgl. Spez. Chirurgie, Oberarm!).

Therapie.

1. Reposition unter Zug am rechtwinklig gebeugten Vorderarm und unter Gegenzug in der Achsel (cave Verdrehung: Epicondyl. humeri lat., Tuberc. maj. und Akromion müssen in einer Linie liegen!); bei Weichteilinterposition (fehlende Crepitation!) ist deren Beseitigung durch Zug mit seitlichen und rotierenden Bewegungen zu versuchen, sonst Operation ebenso wie bei Deformität, Weichteilinterposition oder Radialislähmung.

2. Retention: a) Schiene aus Pappe (1—4 einzeln oder weniger gut kastenförmig aus vierteiligem zusammenhängendem Modell), besser Cramersche Schiene oder am besten Gipsschiene (nach Art der Albersschen Kragenschiene, am besten je eine außen und innen an Brust und Schulter gekreuzt; aber kein zirkulärer Gipsverband wegen Gefahr der ischämischen Contractur!); sämtliche Schienen mit Schulterblatt, in Extension angelegt, dazu kleines Armtragetuch (großes würde durch Stützung des Ellenbogens die Extensionswirkung aufheben) und am besten in Abductionsstellung, namentlich bei Frakturen nahe dem Schultergelenk, daher zugleich oder auch allein: b) Triangel nach Middeldorpf bzw. v. Hacker aus Pappe, Cramersche Schiene u. dgl., auch Modifikation nach Friedrich, Slajmer, Christen u. a. oder c) Streckverband, (stationär im Bett mit Zug nach hinten-oben oder seitlich, bisweilen auch spez. später ambulant mit Streckschiene nach Bardenheuer, Borchgrevink, Wildt, Zuppinger, Christen, auch improvisiert mit Cramer- oder Gipsschiene), auch Knochendrahtextension am Olekranon (aber meist nicht nötig und auch nur vorsichtig mit nicht zu starker Distraktion wegen Pseudarthrosengefahr!). d) verstellbare Schiene aus Leichtmetall in Form des Triangels mit Extensionsvorrichtung nach Lamberger u. a.

3. Nachbehandlung mediko-mechanische, spez. frühzeitig bei alten Leuten (Schulter- und Ellenbogenversteifung!).

c) Brüche am unteren Humerusende.

a) **Allgemeines:** Diagnose oft schwierig, daher genaue Besichtigung, Betastung, Messung, Röntgenbild (cave bei Jugendlichen Epiphysenlinien!); evtl. Untersuchung in Narkose, besonders bei Kindern; außer Form, Durchmesser, Länge, Stellung und Beweglichkeit im Vergleich mit der gesunden Seite ist zu beachten die Lage der fixen Punkte bzw. Linien: Die beiden Epikondylen und das Olecranon bilden bei gestrecktem Ellenbogen eine gerade Linie (sog. „Huetersche Linie"), bei gebeugtem ein gleichschenkliges Dreieck, und das Radiusköpfchen liegt einige Millimeter handwärts vom äußeren Epicondylus, besonders gut tastbar bei Pro- und Supinationsbewegungen.

Komplikationen: Verletzung der Haut, Muskeln (Myositis ossificans!), Gefäß- und Nervenstämme (in jedem Fall untersuche man alle drei Armnervenstämme und die Gefäße!), ischämische Contractur, Deformität (Cubitus varus und valgus!), Gelenkversteifung (durch längere Ruhigstellung, Deformität, Callus, Myositis ossificans), freie Gelenkkörper, Arthritis deformans; bei Epiphysentrennung evtl. Wachstumsstörung.

Therapie: 1. Reposition exakt, evtl. in Narkose, unter wiederholter Röntgenkontrolle. 2. Retention durch Schiene (einschl. Hand, wodurch Drehbewegungen verhütet werden; meist in spitz- bis recht-, bisweilen in stumpfwinkliger und zugleich in pronierter Stellung; für 10—14 Tage; namentlich bei fehlender Deformität; Pappe-, Cramer-, Gipsschiene; aber kein zirkulärer Gipsverband wegen Gefahr der ischämischen Contractur!) oder Streckverband (am Vorderarm unter Freilassen der Hand; entweder in rechtwinkliger Stellung des Ellenbogens oder bei Gelenkbrüchen in Streckstellung mit durchgreifendem Zug, um die Fragmente einander zu nähern und die Resorption des Gelenkergusses zu befördern; später bei Ankylosegefahr mit Rücksicht auf die bessere Gebrauchsfähigkeit in rechtwinkliger Stellung; evtl. ambulant; auch Streckschiene; evtl. Knochennagelung oder Drahtextension). 3. Mediko-mechanische Nachbehandlung, namentlich

Bewegungen, und zwar im Sinne der Beugung und Streckung, sowie spez. im Sinne der Pro- und Supination; frühzeitig (nach 2—3 Wochen), aber namentlich bei Kindern nicht zu früh und nicht zu gewaltsam, vor allem anfangs zurückhaltend mit Massage und passiven Bewegungen (sonst erneute Blutung und Knochenwucherung!); auch Verband in wechselnder Stellung; später Heißluft bzw. Glühlicht, Bäder, Diathermie u. dgl. und (zwecks Streckung des Ellenbogens) Tragen von Gewichten oder Wassereimern, Heußnersche Spiralschiene, aktive, passive und Apparateübungen u. dgl. Evtl. Operation: primär Annähen oder Exstirpation stark dislozierter Knochenstücke; sekundär bei Deformität und Gelenkbehinderung Abmeißeln störender Knochenvorsprünge oder Ellenbogenmobilisation. Die beste Stellung bei versteiftem Ellenbogen ist mit Rücksicht auf die Funktion (Arbeit, Schreiben, Essen, Ankleiden, Frisieren) die ungefähr rechtwinklige und leicht supinierte.

β) Spezielles: Am unteren Humerusende gibt es folgende Brüche:

1. Suprakondylärer Bruch (Fr. supracondylica): Häufig und praktisch wichtig (Deformität; evtl. Anlaß gebend zu Operation!). Vorkommen: Häufig ($^1/_3$ aller Brüche am unteren Humerusende und 1% aller Brüche), besonders bei Kindern im ersten Dezennium (hier statt der Ellenbogenluxation Erwachsener!), dagegen bei Erwachsenen selten (hier häufiger beim Sturz rückwärts als Flexionsfraktur, während statt der Extensionsfraktur entweder Luxatio cubiti oder Fractura intercondylica erfolgt!). Entstehung: direkt oder indirekt (durch Fall auf Ellenbogen oder Hand bei Turnen, Springen, Radfahren usw.). Formen und Symptome: a) Extensionsfraktur d. h. durch Fall auf die vorgestreckte Hand: Häufiger; Bruchlinie schräg von hinten-oben nach vorn-unten; Abweichung des unteren Fragments nach hinten (ähnlich wie bei Ellenbogenluxation nach hinten, aber ohne daß das Olekranon seine Stellung zu den Epikondylen geändert hat), dadurch Knickung der seitlichen Oberarmachse mit hinten offenem Winkel, außerdem nach der Seite; evtl. Einspießung des Diaphysenendes in die Weichteile der Ellenbeuge (M. brach. int.). b) Flexionsfraktur, d. h. durch Fall auf den gebeugten Ellenbogen; seltener; Bruchlinie schräg von vorn-oben nach hinten-unten; Abweichung des unteren Fragments nach vorn, dadurch Knickung der seitlichen Oberarmachse mit vorn offenem Winkel; evtl. Einspießung in die Weichteile hinten (M. triceps). Zugleich besteht Verschiebung im Sinne der Verkürzung und der Seitenabweichung.

Differentialdiagnose: Ellenbogenluxation nach hinten (Knickung der seitlichen Oberarmachse weiter unten, und zwar im Gelenk selbst; keine ausgleichbare Deformität, vielmehr federnde Fixation; veränderte Konfiguration, spez. veränderte Lage der fixen Punkte: Epikondylen-Olekranonlinie und des Radiusköpfchens; außerdem keine Fraktursymptome!).

Prognose: Hautanspießung, Verletzung bzw. Intimaruptur der A. cub. (Gefahr der Gangrän oder der ischämischen Contractur; hier versuche Gefäßnaht!) oder der 3 Armnervenstämme, vor allem des N. med. oder des N. rad., Gelenkbehinderung (durch Deformität, Callus oder Myositis ossificans).

Therapie: Nach sorgfältigster Reposition unter Zug und Gegenzug in Pronation und stumpfwinkliger Beugung, welche evtl. nach einigen Tagen wiederholt werden muß, Papp- oder Cramer- oder am besten Gips-Schiene für 2—4 Wochen, evtl. auch länger (bei Extensionsfraktur in stumpf- und bei Flexionsfraktur in spitzwinkliger Beugung und zugleich Pronation) oder nötigenfalls, aber wohl nur ausnahmsweise Streckverband (evtl. mit Seitenzügen je nach der Deformität, meist am rechtwinklig gebeugten Vorderarm und am Oberarm in deren Längsachse mit Seitenzug an der Spitze des Winkels der Deformität) oder Streckschiene oder Knochendrahtextension. Evtl. Operation: Und zwar primär bei mißlingender Reposition namentlich bei Seitenverschiebung oder Verdrehung: blutige Vereinigung durch Nagelung, Verschraubung, Verklammerung, Verschienung u. dgl. oder durch Verbolzung (am einfachsten autoplastisch) und sekundär bei Deformität mit Bewegungsbehinderung oder

bei Gefäß- und Nervenstörung (zeitig!); sorgfältige und anhaltende Nachbehandlung medikomechanisch, aber zunächst zurückhaltend mit Massage
und passiven Bewegungen.

**2. Querbruch des eigentlichen Gelenkfortsatzes (Fr. processus articularis
s. cubitalis s. Fr. diacondylica):** Bei Jugendlichen häufig als traumatische
Epiphysentrennung; meist an innerem, selten an äußerem Epikondylus,
Trochlea und Humerusköpfchen. Symptome, spez. Dislokation ähnlich wie
bei 1, aber Dislokation, abnorme Beweglichkeit, Crepitation und Schwellung
meist weniger stark; evtl. Wachstumstörung mit Verkürzung oder mit Deformität als Cubitus varus oder valgus. Differentialdiagnose: Luxatio
cubiti.

**3a. Äußerer Schrägbruch, d. h. Bruch des Humerusköpfchens und des
äußeren Epikondylus (Fr. obliqua ext. s. condyli ext.):** Recht häufig, besonders
bei Kindern; meist indirekt durch Fall bei adduciertem Arm entweder auf den
Ellenbogen (fortgesetzte Wirkung durch das Olekranon) oder auf die Hand
(fortgesetzte Wirkung durch den Radius!). Symptome: u. a. Druckschmerz,
abnorme Beweglichkeit (spez. Ulnarabduction) und Dislokation (Untersuchung
des äußeren Epicondylus in seinem Verhältnis zu Epicondylen-Olecranonlinie
usw.!) nach hinten, außen und oben, evtl. auch verdreht nach vorn. Folgen: Deformität und Gelenkbehinderung. Therapie: Reposition durch Druck von
außen-hinten und Retention durch Schiene oder Streckverband (in rechtwinkliger oder in Streckstellung bei Pronation); evtl. bei mißlingender Reposition, spez. bei Fragmentverdrehung blutige Reposition mit Nagelung,
Klammerung, Schraubung oder Naht oder (bei mißlingender Reposition und
in veralteten Fällen mit Funktionsstörung) Exstirpation oder später lineäre
Osteotomie oberhalb des Gelenks.

**3b. Innerer Schrägbruch, d. h. Bruch des inneren Kondylus samt Trochlea
(Fr. obliqua int. s. condyli int.):** Selten; meist direkt durch Fall oder Stoß gegen
den Ellenbogen. Symptome: wie bei 3a, also Druckschmerz, abnorme Beweglichkeit (spez. Radialabduktion) und Dislokation; evtl. Dislokation (meist
nach innen, oben und hinten); evtl. gleichzeitig Radiusluxation bzw. subluxation.
Folgen: vgl. 3a! Therapie: wie bei 3a; evtl. Nagelung oder Verschraubung
bzw. Entfernung des dislozierten Fragments; auch kann Lösung und Verlagerung des N. ulnaris sekundär nötig werden.

**4a u. b. Bruch des äußeren oder inneren Epikondylus (Fr. epicondyli ext.
s. epicapituli oder Fr. epicondyli int. s. epitrochleae):** Am äußeren seltener,
am inneren Epicondylus (prominenter!) häufiger; namentlich bei Jugendlichen von 10—15 Jahren, hier auch als Epiphysentrennung. Entstehung:
Direkt oder indirekt (hier als Abrißfraktur durch Zug des Seitenbandes bei
Fall mit ab- oder adduciertem Arm und bei Ellenbogenluxation nach hinten);
bisweilen durch Überstreckung als isolierter Bruch extrakapsulär und ohne
stärkere Störung der Gelenkbeweglichkeit. Symptome: Schwellung, Druckschmerz, Crepitation, abnorme seitliche Beweglichkeit und Dislokation (meist
durch die Vorderarmbeuger nach abwärts, evtl. auch seitlich und verdreht);
bei Bruch des inneren Epicondylus Gefahr der Lähmung oder Neuralgie
oder Luxation des N. uln., weshalb Lösung und Verlagerung des N. uln.
später nötig werden kann; evtl., nämlich bei starker Dislokation Naht bzw.
Nagelung oder Exstirpation; sonst Verband in rechtwinkliger Beugung.

5. Bruch des Humerusköpfchens (Fr. capituli hum.) ist eine intraartikuläre
Absprengung, wobei das abgesprengte Knochenstück einen freien Gelenkkörper
darstellt; durch Fall auf die Hand bei gestrecktem Ellenbogen, namentlich bei
Frauen mit überstreckbarem Ellenbogen entsteht infolge Anstoßens des Radiusköpfchens Ablösung einer Knorpelschale („Schälfraktur"), welche zum freien
Gelenkkörper werden kann und bisweilen zwischen Condylus ext. und Radiusköpfchen getastet wird, sobald man den Arm strecken läßt; Gelenkerguß und
evtl. plötzliche Bewegungsbehinderung sowie Bluterguß am Ellenbogen innen;
im Röntgenbild cave Knochenkern bei Jugendlichen; Gefahr der Arthritis
deformans; Exstirpation.

6. T-, Y-, Längs- und Splitterbruch am unteren Humerusende (Fr. inter-condylica s. supracondylo-intercondylica): Öfters durch Sturz auf den gebeugten Ellenbogen an Stelle der kindlichen Fractura supracondylica, soweit nicht Luxatio cubiti erfolgt, und zwar in Form des doppelten Schrägbruchs der beiden Condylen oder des supracondylären Querbruchs mit Längsbruch zwischen den Condylen; demgemäß bestehen die Symptome des supra-condylären Querbruchs (s. 1.) und die des intracondylären Bruchs (Beweglichkeit beider Condylen gegeneinander, Crepitation und Druckschmerz beim Zusammenpressen); Dislokation in mannigfaltiger Weise, evtl. des oberen Bruchstücks keilförmig zwischen die beiden Condylen unter Verbreiterung der Condylengegend; im übrigen starker Gelenkerguß und Beweglichkeitsbeschränkung. Komplikationen: Hautwunde oder -durchspießung, sowie Verletzung der A. cub. und des N. med., seltener des N. uln. Therapie: Einrichtung und Schienenverband, nötigenfalls Knochendrahtextension am Olekranon; ausnahmsweise blutige Einrichtung und Fixation der Fragmente mit Nagel oder Schraube; evtl. später Abmeißelung eines störenden Knochenstücks oder Ellenbogenmobilisation.

7. Atypische Knorpelabsprengungen im Ellenbogengelenk: evtl. mit Bildung freier Gelenkkörper; imponierend als Distorsion oder Kontusion; Diagnose gibt u. a. Röntgenbild.

12. Ellenbogenverrenkungen (Lux. cubiti).

Ziemlich häufig (ca. 15—20%); nächst der Schulterverrenkung die häufigste Luxation, besonders bei Kindern und Jugendlichen im 1. und 2. Dezennium (5.—25. Jahr); bei ganz kleinen Kindern erfolgt statt dessen Epiphysenlösung und bei Erwachsenen Schulterverrenkung; bisweilen besteht gleichzeitig Fraktur; therapeutisch empfiehlt sich frühzeitige (nach 1—2 Wochen) und lange (evtl. bis über Monate) fortgesetzte, aber vorsichtige mediko-mechanische Nachbehandlung, vor allem Bewegungen, auch Stabübungen und Tragen von Gewichten, sowie Heißluft bzw. Glühlicht od. dgl.; in veralteten Fällen unblutige Reposition, sonst blutige, evtl. mit Ellenbogenmobilisation; im übrigen vgl. Diagnose, Prognose und Therapie der Frakturen am unteren Humerusende!

Formen (meist beide Vorderarmknochen, und zwar in der Regel nach hinten 70—75%, seltener seitlich 10% und noch seltener nach vorn 7%, selten auch nur ein Vorderarmknochen, und zwar häufiger Radius 10% und selten Ulna 3%):

A. Luxation beider Vorderarmknochen (Lux. antebrachii): Bei weitem häufiger!

a) Nach hinten (Lux. antebrachii post.): Häufigste (gewöhnliche) Luxation im Ellenbogen!

Entstehung: Selten direkt durch Huf- oder Faustschlag, meist indirekt durch Fall auf die vorgestreckte Hand bei gestrecktem Ellenbogen; dabei stemmt sich das Olekranon an die hintere Trochleagrube (Fossa olecrani); es entsteht bei weiterer Gewaltwirkung daselbst ein Hypomochlion, über welches das Humerusende nach vorn abgehebelt wird, und dieses tritt durch einen vorderen Kapselriß hindurch und nach vorn-unten.

Formen: Vollständige (meist!) oder unvollständige Luxation, je nachdem der Proc. coron. in der hinteren Trochleagrube steht oder mit der Spitze sich an der unteren Trochleafläche anstemmt.

Symptome: (Mehr oder weniger ausgesprochen) federnde Fixation, und zwar hinsichtlich völliger Beugung bei leichter (stumpfwinkliger) Beugung und Supination bzw. Mittelstellung; Olekranon und Radiusköpfchen, sowie Tricepssehnenansatz stehen nach hinten vor („fersenartiger" Vorsprung des Olecranon); Oberarm in einer hinten eingesunkenen Linie; Olecranon oberhalb der Epikondylenlinie (statt in derselben: „Ω-förmige" Stellung der drei fixen Punkte) und nach hinten zurück (statt in vertikaler Ebene darunter); Radiusköpfchen weiter nach hinten und unten vom äußeren Epicondylus; Cubitalfalte nach unten verschoben; darüber das walzenförmige Humerusende, evtl. durchgespießt; seitliche Oberarmachse trifft die Vorderarmachse nicht an ihrem hintersten Ende, sondern mehr distal; Ober- und Vorderarm erscheint verkürzt, bei unvollständiger Luxation etwas verlängert.

Komplikationen: Gleichzeitige Verletzung von Knochen: Fraktur (evtl. dadurch später Ankylose) von Proc. coron. (dabei auffallend leichte Reposition, aber auch Reluxation!), Radiusköpfchen, Olecranon, Trochlea, Kondylen und Epikondylen, spez. innerem sowie Zerreißung der Haut (Gefahr der Gelenkvereiterung!), Muskeln: M. brach. int. (ziemlich häufig ist Myositis ossificans infolge starken Luxationstraumas oder gewaltsamer Reposition oder forcierter Massage und passiver Bewegungsbehandlung), Gefäße: A. cub. und Nerven: N. rad., N. uln. (dabei evtl. Verlagerung aus seiner Rinne nach hinten) und N. med. Bisweilen (nach 5—6 Wochen und mehr) veraltete. Sehr selten, aber doch gelegentlich habituelle Luxation.

Prognose: Sonst droht oft (ca. $\frac{1}{3}$ der Fälle) Myositis ossificans (nach einigen Wochen auch im Röntgenbild erkennbar und meist nach $\frac{1}{4}$ Jahr auf dem Höhepunkt der Entwicklung) und später, auch noch nach Jahren Arthritis deformans.

Differentialdiagnose: Suprakondylärer Humerusbruch bzw. Epiphysentrennung (s. o.).

Therapie: Reposition, und zwar baldigste und schonende; meist in Narkose; in veralteten Fällen erst versuchsweise unblutig, sonst auch nötigenfalls blutig evtl. mit Ellenbogenmobilisation. Repositionsmanöver:

1. Bei frischen Fällen genügt oft einfacher Zug am leichtgebeugten Vorderarm, während der Oberarm fixiert ist (Vorteil schonender Reposition, damit der Vermeidung von Nebenverletzungen, spez. der nachträglichen Myositis ossificans).

2. Physiologische oder Hyperextensionsmethode (Roser), bestehend aus folgenden Akten:

a) Überstreckung (Operateur legt den kranken Arm supiniert auf das Knie seines auf einen Schemel gestellten Beins und überstreckt bis zum hinten offenen Winkel; dadurch wird der Proc. coron. flottgemacht, d. h. von der hinteren Gelenkgrube entfernt und so aus seiner Verhakung gelöst; aber Gefahr der Myositis ossificans!).

b) Zug am Vorderarm nach vorn (die rechte Hand des Operateurs zieht am Handgelenk, dieses umfassend, die linke umfaßt die Ellenbogengegend von der Seite, Daumen vorn auf das untere Humerusende, die übrigen Finger hinten auf das Radiusköpfchen und Olecranon, darauf drückend; dadurch wird die Gelenkfläche des Vorderarms der des Humerus gegenübergestellt).

c) Rasche Beugung.

3. Forcierte Beugungsmethode (älteste Methode): In den gebeugten Arm des Patienten wird Vorderarm oder Bein eingesetzt und dann am Vorderarm gezogen und gebeugt.

4. Distraktionsmethode (v. Dumreicher): Am proximalen Ende des rechtwinklig gebeugten Vorderarms wird von Assistenten in Verlängerung der Oberarmachse gezogen und durch die Achsel gegengezogen, dann nach Herabgleiten des Proc. coron. vom Operateur schnell gestreckt und schließlich gebeugt. Ewald drückt bei gebeugtem Ellenbogen am senkrecht herabhängenden Vorderarm mit beiden Daumen auf das Olecranon, während die Finger beider Hände Ellenbeuge und Trochlea umfassen. Lejars drückt mit beiden Daumen das Olecranon von hinten nach vorn, während ein Assistent am Vorderarm zieht.

Bei 2. und 3. gleiche Wirkung: Flottwerden des Proc. coron. wie bei 1.

Nachbehandlung: 8 Tage Ruhigstellung durch Schiene in spitzwinkliger Beugung; dann mediko-mechanische Behandlung frühzeitig und anhaltend (bis ca. $\frac{1}{4}$ Jahr), doch zurückhaltend mit Massage und passiven Bewegungen (sonst droht Myositis ossificans!).

Bei Unmöglichkeit der unblutigen Reposition, namentlich bei veralteter Luxation empfiehlt sich Operation: Reposition oder im Notfall Resektion; ebenso kann ausnahmsweise, aber erst später Operation nötig werden bei Myositis ossificans mit Behinderung von Gelenk sowie Gefäßen und Nerven (Exstirpation) und bei habitueller Luxation (Kapselraffung und -verstärkung).

Die übrigen Luxationen am Ellenbogen haben praktisch nur geringe Bedeutung; es sind dies die folgenden Luxationsformen:

b) Nach vorn (Lux. antebrachii ant.): Selten, meist nur bei gleichzeitiger Fraktur des Olecranon; vollständig oder unvollständig, je nachdem der Olecranonhöcker an der Vorderfläche der Trochlea herabgeglitten oder an der Trochlea angestemmt stehengeblieben ist. Entstehung: Meist Fall auf den gebeugten Ellenbogen. Symptome sinnfällig: Fehlen der Olecranonprominenz streckseits und Vortreten der Vorderarmknochenenden beugeseits; dabei Arm verkürzt und spitzwinklig gebeugt oder verlängert und fast gestreckt, sowie Gelenkdurchmesser von vorn nach hinten vergrößert oder verkleinert. Reposition durch Zug und direkten Druck; bei gleichzeitigem Olecranonbruch Verband in Streckstellung. Gefahr der Gefäßschädigung.

c) Nach der Seite (Lux. antebrachii lat. bzw. postero-lat.) ist ziemlich selten, auch nicht ohne Bandzerreißung, und zwar nach außen (meist!) oder nach innen (selten!), dabei zugleich nach hinten, bisweilen bei der vollständigen Luxation auch verdreht um 90—180⁰ („Umdrehungsluxation"); oft verbunden mit Fraktur des gegenseitigen (also meist des inneren) Epicondylus, gelegentlich des Speichenköpfchens oder der Trochlea; gefährdet sind N. radialis und ulnaris sowie A. cub.; häufiger unvollständig, namentlich bei Kindern. Symptome: a) Bei unvollständiger Luxation wird die Verletzung nicht selten übersehen, zumal wegen des gleichzeitigen Gelenkergusses und Weichteilschwellung; zu beachten ist die Verschiebung der Gelenkfläche nach innen oder außen spez. unter Berücksichtigung der 3 fixen Punkte, sowie Röntgenbild in zwei zueinander senkrechten Ebenen. b) Bei vollständiger Luxation sind die Symptome auffallend (bisweilen derart, als hätte man um den skelettierten Arm die Haut gelegt); Radiusköpfchen vorspringend und seitlicher Gelenkdurchmesser vergrößert, sowie Ellenbogen im stumpfen Winkel. Reposition in der Regel leicht durch Zug und direkten Druck, evtl. blutig mit Beseitigung des Hindernisses bzw. des Epicondylus int.

d) Nach zwei verschiedenen Richtungen (Lux. antebrachii divergens): Gewöhnlich Radius nach vorn und Olekranon nach hinten, seltener Radius nach außen und Ulna nach hinten oder Radius nach innen und Ulna nach hinten oder Radius nach außen und Ulna nach innen; dabei Zerreißung des Zwischenknochenbandes und des Lig. annulare; sehr selten!

B. Luxation eines Vorderarmknochens: Selten, dabei Radius viel häufiger als Ulna!

a) Radius. Selten; am ehesten bei Kindern; unter Zerreißung des Lig. annulare bei Stoß, Fall auf die Hand oder forcierter Seitenbewegung; am verschobenen Radiusköpfchen meist erkennbare, in praxi aber häufig übersehene Verletzung; öfters gleichzeitige Fraktur von Ulna, Proc. coron., Radiusköpfchen, Epicondylus und Condylus ext., Zerreißung des M. brach. int., bei Luxation nach vorn Zerrung des mit seiner Teilungsstelle hier darüber ziehenden N. rad., Band- und Kapselinterposition; Therapie: Einrichtung, sowie anschließend Ruhigstellung in recht- bis spitzwinkliger Beugung und Supination; evtl. blutige Reposition unter Arthrotomie, wobei eingeklemmte Kapsel- und Bandteile sorgfältig entfernt und der Radius in seine Stellung richtig zurückgebracht werden muß (cave „Scheinreposition"!); im Notfall Resektion des Radiusköpfchens.

1. Nach hinten, d. h. neben Olekranon: sehr selten, dabei meist Fraktur von Ulna bzw. Proc. coronoideus oder von Humeruskondylen!

2. Nach vorn, d. h. auf das Humerusköpfchen: häufiger, auch unvollständig, z. B. bei Kindern durch Hochziehen an der pronierten Hand; Beugung gelingt nur bis zum rechten Winkel, weil das Radiusköpfchen vor dem Humerus steht.

3. Nach außen, d. h. neben den Epicondyl. ext.: sehr selten rein, häufiger bei gleichzeitiger Fraktur der Ulna im oberen Drittel durch direkte Gewalt auf die Ulna oder durch Fall auf die Hand; vgl. 13 B, a 3!

b) Ulna: Fast ausschließlich nach hinten bzw. hinten-innen; selten; Radius nimmt etwas an der Verlagerung teil, falls nicht das Zwischenknochenband stark verletzt ist; Symptome und Therapie: Vgl. Luxation beider Vorderarmknochen nach hinten, aber unter Verkürzung der Ulnarseite mit Varusstellung sowie Pro- und Supination frei.

Bei kleinen Kindern zwischen 2 und 5 Jahren, spez. Mädchen, welche an der (meist linken) Hand geführt und beim Stolpern hochgerissen oder über Straßenpfütze hochgehoben werden, entsteht (abgesehen von Luxation im unteren Radioulnargelenk [s. da]) öfters eine **intrakapsuläre Distraktionsluxation bzw. -subluxation:** Subluxatio radii perannularis evtl. mit Kapseleinklemmung des Radiusköpfchens, indem dieses aus dem Ringband (Lig. annulare) schlüpft („wie jemand seinen Kopf aus der Schlinge zieht"); Symptome: Knacken, Schmerz, Druckschmerz am Speichenköpfchen, Pronationsstellung, Unfähigkeit der Supination sowie der Vorderarmbeugung und -streckung; Reposition gelingt meist von selbst oder durch Zug bei Supination bzw. Beugung bei gleichzeitigem Druck mit dem Daumen auf das Speichenköpfchen; Rezidiv häufiger.

Die angeborene Speichenköpfchenverrenkung, welche gelegentlich vorkommt, zeigt ein proximal verlängertes Köpfchen.

13. Vorderarmbrüche.

Häufigster Bruch (20%), und zwar meist am unteren Radiusende oder an beiden Vorderarmknochen. Die Brüche am oberen Ende, und zwar die vom Radius an Köpfchen und Hals sowie die von Ulna an Haken- und Kronenfortsatz sind oft intraartikulär.

A. Brüche beider Vorderarmknochen (Fr. antebrachii):

Vorkommen: Häufig; meist im mittleren, dann im unteren (hier auch als Epiphysentrennung), am seltensten im oberen Drittel (geschützt liegend; häufiger hier Bruch nur eines Knochens durch direkte Gewalt, z. B. durch Schuß!).

Entstehung und Formen: Direkt (durch Schlag, Überfahrung usw.; oft; dann gewöhnlich in gleicher Höhe; auch öfters kompliziert) und indirekt (durch Fall auf die Hand, bei Chauffeuren auch durch Zurückschlagen der Kurbel beim Motorandrehen als sog. „Kurbelfraktur"; meist im unteren Drittel als suprakondylärer Querbruch analog dem supramalleolären Bruch, seltener schräg oder schraubenförmig; sonst oft Ulna höher oben als Radius; bei Kindern oft als subperiostaler Bruch oder namentlich bei rachitischen auch als Infraktion beider oder eines Knochens ohne oder mit winkliger Dislokation).

Symptome: U. a. Dislokation: Winkelbildung (oft deutlicher werdend beim Freihinaushalten des Armes; meist dorsal-, seltener volarwärts offenen Winkel bildend; beim subperiostalen Bruch und bei Infraktion der Kinder ist die Winkelbildung oft das einzige charakteristische Fraktursymptom!), seitliche Absetzung und Verkürzung (besonders bei Bruch beider Vorderarmknochen in gleicher Höhe, spez. beim suprakondylären Querbruch; fehlend bei verzahnten Querbrüchen und bei unvollständigen z. B. subperiostalen Brüchen und Infraktionen; Ursachen der Dislokation: Gewalt, Gliedschwere und Muskelzug; letzterer im Vergleich zu ersteren ziemlich wenig bedeutungsvoll; es erfolgt bei Muskelwirkung:

a) Oberhalb des M. pronator teres: Pronation des unteren Fragments durch M. pron. quadr., sowie Supination des oberen durch die Supinatoren: M. biceps und M. sup. brevis ohne Gegenwirkung des M. pronator teres;

b) unterhalb des M. pron. teres: Pronation des unteren Fragments ebenfalls durch M. pron. quadr., sowie Mittelstellung des oberen durch gegenteilige Wirkung der Pro- und Supinatoren;

c) im unteren Vorderarmdrittel: Dorsal-, Radial- und Supinationsstellung des unteren Fragments durch M. sup. longus, sowie Pronation des oberen durch die Pronatoren.

Komplikationen: 1. Weichteil- (Muskel-) Interposition (evtl. äußerlich erkennbar an Hauteinziehung). 2. Pseudarthrose, evtl. dabei Funktionsschädigung (Hin- und Herpendeln der Hand); Ursachen der Pseudarthrose: Interposition, evtl. auch zu frühzeitige und ungeeignete Bewegungen. 3. Supinationsbehinderung, und zwar durch Brückencallus (Synostose), d. h. knöcherne Vereinigung der nebeneinanderliegenden Bruchstellen der beiden Vorderarmknochen, Nearthrose, d. h. Entstehung eines künstlichen Gelenks zwischen den zapfenförmigen Callusvorsprüngen beider Knochen, Callus luxurians, Verkürzung des Zwischenknochenbandes (dadurch Verlust von dessen Exkursionsfähigkeit; häufigste Ursache der Supinationsbehinderung!), winklige Deformität, Verwachsung zerrissener Muskeln bzw. Sehnen. 4. Versteifung von Hand- und Fingergelenken. 5. Komplizierte Fraktur (Gefahr der Vereiterung sowie von Tetanus und Gasbrand) meist bei Maschinenverletzung, aber auch bei indirekter Fraktur infolge Durchstechung (z. B. im unteren Drittel bei Fall auf die Hand). 6. Deformität. 7. Myositis ossificans.

Therapie: 1. Reposition exakt, u. U. wiederholt, evtl. vor dem Röntgenschirm unter Zug an der Hand und unter Gegenzug am rechtwinklig gebeugten Arm seitens Assistenten und durch Koaptation mit direktem Druck seitens des Operateurs; evtl., und zwar nicht selten blutig: a) primär bei irreponibler Deformität, bei gleichzeitigem Oberarmbruch oder bei Interposition; Technik: Nach Freilegen jedes Knochens subperiostal von einem darübergelegenen, also kleinen seitlichen Längsschnitt blutige Stellung unter Fragmentverhakung oder nötigenfalls Naht, Umschlingung, Schienung od. dgl., auch percutan mit Knochenhaken, b) sekundär bei Pseudarthrose (nach Anfrischung der Bruchenden deren Vereinigung, am besten unter Knochentransplantation) oder bei Supinationsbehinderung (Durchtrennung und Abmeißelung des Brückencallus sowie Zwischenlagerung von Fett, Fascie oder Muskulatur). 2. Retention: Durch Schienenverband, und zwar am besten Gipsschiene (von Oberarmmitte bis Fingeransatz) oder ausnahmsweise Streckschiene (nach Bardenheuer, Borchgrevink u. a.; auch improvisiert aus Holz- oder Cramer-Schiene mit Gummizug) in schwierigen Fällen auch Streckverband, und zwar am besten mit Knochen-Drahtextension; in einfacheren Fällen auch Pappschiene (z. B. Flügelschiene), Cramer-Schiene oder Preßschienenverband nach Middeldorpf (Schienenverband ist exakt anzulegen; Kontrolle durch Röntgenbild von oben und seitlich. Nach 1—2 Wochen ist der mittlerweile zu weit gewordene Verband zu erneuern, evtl. unter Korrektur der Stellung, spez. hinsichtlich der bis zur völligen Konsolidation immer noch drohenden Winkelbildung). 3. Nachbehandlung: s. u.

Anmerkung. Zu vermeiden ist: a) Supinationsbehinderung; daher keine zirkuläre feste Umwickelung, Schiene breiter als Vorderarm, Sorge für parallele (nicht gekreuzte!) Lagerung der Vorderarmknochen derart, daß das untere Fragment dem oberen entgegengeführt wird, daher gewöhnlich Verband in mäßiger Supination, also Mittelstellung, aber im oberen Drittel in Supination und im unteren Drittel in Pronation! b) Ischämische Kontraktur und Gangrän; daher gutgepolsterter, nicht zu fester, regelmäßig kontrollierter und öfters gewechselter Verband, am besten grundsätzlich hier kein zirkulärer Gipsverband! c) Versteifung der Hand und Finger, sowie Weichteilverwachsungen; daher frühzeitige Medikomechanik, vor allem Bäder bzw. Glühlicht, Massage und Bewegungen sowie von vornherein Freilassen und Bewegen der Finger, auch der Schulter im Verband!

B. Brüche eines Vorderarmknochens.
a) Radius.

1. Kopf und Hals. Vorkommen: Nicht gerade häufig (geschützte Lage!), immerhin ca. 1%; nicht selten isoliert, manchmal kombiniert mit anderen Brüchen dieser Gegend und mit Ellenbogenluxation; sehr selten auch als Epiphysentrennung. Entstehung und Formen: Direkt oder vor allem indirekt (durch Fall auf Hand oder Ellenbogen), wobei ein Quer-, Schräg- oder Zertrümmerungsbruch, bei Kindern auch Infraktion oder subperiostaler Bruch entsteht, öfters auch längs ein Einbruch gesetzt oder ein Randstück des Radiusköpfchens durch das Humerusköpfchen abgequetscht wird, sog. „Meißelfraktur". Diagnose oft nicht leicht; öfters fälschlich aufgefaßt als Gelenkkontusion bzw. -distorsion (spez. bei Bruch des Köpfchens mit intraartikulärem Gelenkerguß!) oder als Luxation bzw. Subluxation des Radiusköpfchens (Radiusköpfchen geht im Falle eines Bruches bei Pro- und Supinationsbewegungen nicht mit). Symptome: Außerdem Schwellung an der Radiusseite, Funktionsstörung, spez. Behinderung der Supination, Schmerz direkt als Druckschmerz und indirekt als Stauchungs- und Bewegungs- (Rotations-) schmerz, Crepitation, Röntgenbild in zwei Richtungen (bei Kindern cave Knochenkern, erkennbar bei Vergleich mit der gesunden Seite!). Prognose: Evtl. Verletzung des N. rad., spez. des tiefen Astes und Gelenkbehinderung durch das dislozierte Fragment oder später Arthritis deformans; bei Abbruch des Speichenköpfchens wird dieses öfters (ca. 10%) verlagert. Therapie: Ruhigstellung für wenige Wochen durch Stärkebinden- Gips-, oder Schienenverband in rechtwinkliger Beugung und in Rotationsmittelstellung und anschließend bald Bewegungen; bei Dislokation mit drohender Gelenkbehinderung unter Röntgenkontrolle baldigst Reposition unblutig oder blutig, also Arthrotomie mit Stellung oder Naht, evtl. Resektion des Radiusköpfchens, und zwar am besten frühzeitig (sonst droht Funktions-, spez. Drehungsbehinderung!).

2. Schaft. Selten (im Gegensatz zum Ulnaschaft); meist direkt (quer), auch indirekt durch Fall auf die Hand (schräg oder spiralig); Symptome: spez. Crepitation und Dislokation (evtl. winklige durch die Gewalt!) und Therapie: Wie bei Bruch beider Vorderarmknochen, also Schienung in Supination; evtl. Operation: Stellung oder Knochennaht.

3. Unteres Ende, spez. als **typischer Radiusbruch (Fr. radii loco typico s. classico),** d. h. Radiusbruch 1—3 cm oberhalb der Gelenklinie mit typischer Verschiebung des distalen Fragments dorsal und radial, entstanden durch Fall auf die Volarfläche der dorsalflektierten Hand (als kombinierter Riß- und Abknickungsbruch).

Vorkommen: Häufig (10% und mehr) und praktisch wichtig (besonders in der Unfallpraxis: Gebrauch der Hand! Bisweilen, spez. bei älteren Leuten droht Versteifung und später Arthritis deformans).

Entstehung: a) Selten direkt, b) meist indirekt durch Fall auf die Hand, und zwar: a) Meist auf die Volarfläche bei Dorsalflexion mit Verschiebung des distalen Fragments dorsalwärts als kombinierter Riß- (durch Lig. volare) und Abknickungsbruch (durch die obere Karpalreihe!), b) seltener auf die Dorsalfläche bei Volarflexion mit Verschiebung volarwärts. Oft sind ältere Leute betroffen. Bruch erfolgt sonst öfters beim Turnen. Bei Chauffeuren entsteht er auch durch Rückschlag der Kurbel des Motors („Kurbel- oder Chauffeurfraktur") und bei Bergleuten durch Rückstoß des Wagens beim Schieben ebenso wie Handwurzelbruch bzw. -verrenkung oder Handverstauchung statt dessen dabei vorkommt.

Formen (äußerst mannigfaltig, auch bei typischem Radiusbruch!): a) Unvollständig: Fissuren selten isoliert, häufiger bei Fraktur (sog. „typische Kontusion", öfters als Quetschung oder Verstauchung aufgefaßt); b) vollständig: Quer-, Schräg-, Y-, Absprengungs- und Splitterbruch; meist von einer Seite zur andern quer oder schräg von unten-vorn nach obenhinten, auch schräg von radial-oben nach ulnar-unten, evtl. bis ins Gelenk, oft auch zwei- oder dreischenklig, in letzterem Fall evtl. Y-förmig. Oft Ein-

keilung, dabei typische Form: dorsaler Rand in das untere Bruchstück ein-
gespießt und dieses dorsal abgewinkelt und meist auch radialwärts verschoben.

Bei Kindern und Jugendlichen bis zum 18. Jahr erfolgt statt der typischen
Radiusfraktur **Epiphysentrennung** (mit vorwiegend dorsaler Dislokation
der Hand; evtl. dabei Wachstumsstörung) oder **Diaphysenfraktur**, und
zwar vollständig oder subperiostal oder als Wulstbruch.

Symptome: Dislokation im allgemeinen typisch, aber im einzelnen sehr
verschieden: Von einfacher Fissur ohne Dislokation bis zu schwerster Deformität! Bei fehlender Dislokation (namentlich bei Fissur, subperiostalem
Bruch, Einkeilung sowie öfters bei Epiphysenlösung) nur Bruchschmerz auf
Druck und Stauchung, Schwellung, evtl. Winkel- oder Treppenbildung (meist
volar). Bei typischer Dislokation: a) **Von vorn** gesehen: Hand radialwärts
verschoben derart, daß die Vorderarmachse nicht den Mittelfinger trifft, sondern
ulnarwärts vorbeigeht, meist durch den 4. Finger: „Bajonettförmige Knickung",
b) **von der Seite** gesehen: Epiphysenstück aufwärts verschoben (durch die
Gewalt!) derart, daß die Vorderarmachse nicht gerade über das Handgelenk
zieht, sondern abgesetzt: „à la fourchette, d. h. nach Form einer französischen
Tischgabel"; außerdem Vorwölbung dorsal knapp oberhalb des Handgelenks
und volar weiter abwärts; Hand- und Fingerbewegungen beschränkt; Vorderarm gestützt gehalten; evtl. auch (außer bei Einkeilung) abnorme Beweglichkeit und Crepitation, sowie umschriebener Druckschmerz.

Differentialdiagnose: Contusio und Distorsio manus (namentlich
gegenüber Fissur, Infraktion und Einkeilung; dabei Schmerz in der Gelenklinie statt weiter proximal!), dorsale Handluxation im Radiokarpal-
oder im Karpo-Metakarpalgelenk (sehr selten; dabei durch Besichtigung
und Betastung sowie Messung leicht unterscheidbar s. da!). Im Zweifelsfall
soll man statt Distorsion lieber Fraktur annehmen! Röntgenbild!

Komplikationen: Sonstige Fraktur, und zwar der Ulna (häufig,
und zwar in ca. 50 (25—75)% Abriß des Proc. styloideus, selten Schaft etwas
oberhalb analog der Fibulafraktur „fracture de Dupuytren en membre
supérieure") und der Handwurzelknochen: Os navic., capitat., triquetr.,
hamat., lunat., sowie Luxation des Os lun., Zerreißung der volaren
und dorsalen Sehnenscheiden (M. ext. poll. long!), Zerrung der Sehne
des M. ext. carpi rad. (Schmerz an der Basis des Metacarpus II!), Ganglion-
bildung, Meniscussperre, Verletzung der A. rad. oder des N. med. (selten!)
sowie des N. rad. R. superfic. (sensibel) oder der Interossalzweige der
drei Armnervenstämme (häufiger!), Deformität, evtl. dadurch Funktionsstörung (bei schlechter Reposition bzw. Retention!), Blutumlaufstörung bzw.
Ödem sowie Gelenksteifigkeit der Hand und Finger, evtl. später
Spontanruptur der langen Daumenstreckersehne und Arthritis deformans
namentlich bei älteren Leuten, spez. bei empfindlichen alten Frauen
(begünstigt durch lange Ruhigstellung oder festen Verband); durch letzteren
auch ischämische Contractur! Schließlich Pseudarthrose (sehr selten!)
sowie Wachstumsstörung (bei Epiphysentrennung Jugendlicher).

Therapie: Wichtig ist exakte Reposition, guter Verband und
frühzeitige Bewegungstherapie!

1. Reposition exakt und bei starker Dislokation gründlich; in Rausch
oder Kurznarkose, ausnahmsweise Lokalanästhesie; evtl. wiederholt; später
evtl. ausnahmsweise noch Refraktur oder Wegmeißeln des störenden Callus.
Einkeilung ist (außer bei fehlender Dislokation) zu lösen. Technik (unter
Zug je an Daumen und an den übrigen Fingern durch einen Assistenten
und Gegenzug mit beiden verschlungenen Händen am Oberarm bei
rechtwinklig gebeugtem Ellenbogen durch einen anderen Assistenten):
Koaptation mittels direkten Drucks beider Daumen entsprechend der Deformität, bei Einkeilung evtl. nach kräftiger Dorsalflexion und Traktion,
über einem Hypomochlion (Daumen, auf Stuhl gestelltes Knie, Tischkante
Stuhllehne, Buch, Sandsack, Keil, Krückengestell usw.) und Zugs an der

vollen Hand mit der gleichnamigen Hand des Operateurs in kräftiger Ulnar-abduction, Flexion und Pronation sowie durch Druck mit der anderen Hand. **2. Retention** in genannter Stellung: Ulnarabduction, Flexion und Pro-nation (cave starke Handflexion!); von unterhalb Ellenbogen bis zu den Fingergrundgelenken; nicht zu fest und täglich kontrolliert; nicht länger als 2—3 Wochen; gewöhnlich dazu: a) S c h i e n e n v e r b a n d sofort im Anschluß an die Reposition, über Trikotschlauch und evtl. Polsterung, angewickelt mit Binde und Stärkebinde (2—3 Wochen, meist 20 Tage, im übrigen je nach Deformität; nach 8—14 Tagen zum erstenmal zur evtl. Nachkorrektur, später täglich 1—2mal abgenommen zwecks medikomechanischer Behandlung), und zwar am besten G i p s s c h i e n e (dorsal, von unterhalb Ellenbogen bis Mittelhand unter Freilassen der Fingergrund- sowie Mittel- und Endgelenke, auch spiralig nach B r a a t z; aber kein zirkulärer Gipsverband!). Weniger gut wirken sonstige Schienen: P a p p s c h i e n e (je eine dorsal, volar, radial und ulnar oder je eine dorsal und radial; in ulnarer und volarer Handstellung fixiert mit Mullstärke-binden nach Art der Bindenführung von L e x e r , s. u.), oder K e u l e n s c h i e n e (je eine radial und dorsal nach Art der Knöchelbruchschiene von D u p u y t r e n bzw. B r u n s , s. da) oder P i s t o l e n s c h i e n e nach N é l a t o n aus Pappe (am besten volar und dorsal, mit Daumenausschnitt, durch Einlegen in heißes Wasser modellierbar; durch Bindenkopf unter dem Diaphysenende auch Flexion, sonst nur Ulnarabduction!) oder fertige Schiene in Fläche und Kante gekrümmt nach S c h e d e (in Ulnarabduction und Flexion!) aus Holz, Hart-gummi, plastischem Filz, Metall usw. oder ausnahmsweise Extensionsschiene nach B a r d e n h e u e r , Dorsal- oder Supinationsschiene nach R o s e r , Wellen-schiene nach C o o v e r ; b) von einigen Autoren auch Verband o h n e S c h i e n e : Flanellbindenverband nach L e x e r (bei rechtwinklig gebeugtem Ellenbogen und volar-ulnar stehender Hand am Oberarm außen beginnend, dann an der Unterarmstreckseite über Handrücken am 2. Mittelhandknochen zur Hohl-hand, weiter durch dieselbe zur Ulnarseite des Kleinfingers, dann nochmals um Handrücken und Hohlhand, schließlich von der Ulnarseite der Hand über die Streckseite in Spiraltouren um den Vorderarm), einfaches Armtrage-tuch (dem Griffelfortsatz der Elle abschneidend) nach P e t e r s e n , Suspensionsmanschette nach S t o r p od. dgl.

3. Nachbehandlung: Frühzeitige Medikomechanik (Gelenkbruch!); sonst droht Hand- und Fingerversteifung, namentlich bei älteren Leuten und bei induriertem Ödem): Finger von vornherein im Verband freilassen; vom 8.—14. Tage an Bäder bzw. Glühlicht, Massage und Bewegungen ein-oder mehrmals täglich, zunächst unter Wiederanlegen der Schiene bis 2 bis 3 Wochen; später Übungen mit Schwamm, Ball, Stock, sowie Handarbeiten (z. B. Maschinenschreiben, Klavierspiel u. dgl.); bei hartnäckigem Ödem dazu Sandbäder, Schrot- oder Quecksilberkompression usw. Behandlung dauert bei jungen Leuten meist nur ca. 6—12 Wochen bis zur Gebrauchsfähigkeit; doch ist bei Unfallpatienten gewöhnlich eine Übergangs- und öfters auch eine Dauerrente nicht zu umgehen. Nach Ablassen des Verbands empfiehlt sich evtl. eine Bindenwicklung oder Manschette aus Leder, Gummi usw. um das Handgelenk.

b) U l n a:

1. Hakenfortsatz (Olecranon). V o r k o m m e n : Nicht ganz selten. **E n t-stehung:** a) meist d i r e k t (z. B. durch Fall oder Schlag auf den gebeugten Ellenbogen), b) selten i n d i r e k t (durch Hyperextension bei Fall auf die Hand, indem die Olecranonspitze sich an die Humerushinterfläche anstemmt), c) bis-weilen durch M u s k e l z u g (M. triceps, z. B. beim Werfen oder beim Lufthieb mit Säbel od. dgl.). **F o r m e n :** Meist Querbruch in der Mitte, selten an der Spitze oder an der Basis; auch Splitterbruch; öfters kompliziert (oberflächliche Lage; dabei Gefahr der Vereiterung und der Knochennekrose!); manchmal kombiniert mit Ellenbogenluxation oder mit Bruch des Proc. coron. u. a. **S y m p t o m e :** Evtl. typische Dislokation: Dislocatio ad longitudinem cum distractione (vgl. Patellafraktur!) d. h. sicht- und fühlbare Diastase (Delle!), bedingt durch Zug des M. triceps, namentlich deutlich bei gebeugtem Ellenbogen, aber fehlend bei Erhaltung des Periosts und der seitlichen Sehnenfasern; zugleich, aber nicht in letzterem Fall, Strecklähmung d. h. aktive Streckung unmöglich (zur Prüfung Arm mit Rückseite nach oben; dagegen am herabhängenden Arm Streckung vortäuschbar durch das Herabfallen des Vorderarms infolge der Gliedschwere!); schließlich Haemarthros. Differentialdiagnose: Im Röntgenbild cave die hier bruchlinienähnliche Epiphysenlinie bei Jugendlichen und Sesambein am Tricepsansatz. Gefahr der Pseudarthrose (vgl. Patellafraktur!). Therapie (ähnlich wie bei Patellafraktur): Zwecks Näherung der Fragmente Schienenverband an der Beugeseite in Streckstellung (cave Überstreckung wegen Gefährdung der Ellenbogenschlagader!) nebst Heftpflasterschlinge um Olecranonspitze zur Armbeugeseite nach vorheriger elastischer Auswickelung von Ober- und Unterarm gelenkeinwärts, falls Reservestreckapparat erhalten ist; sonst (d. h. bei starker Diastase mit ausgesprochener Strecklähmung) besser Aponeurosen- oder Aponeurosen- und Knochennaht nebst Gipsschiene in stumpf- (135⁰) winkliger Beugung; bei starkem Gelenkerguß vorher Gelenkpunktion; später baldiger Wechsel der Gelenkstellung; nach 2—4 Wochen medikomechanische Nachbehandlung. Bei kompliziertem Bruch empfiehlt sich möglichste Hautdeckung, evtl. unter Hautplastik.

2. Kronenfortsatz (Proc. coronoideus): Isoliert selten, häufiger bei Ellenbogenluxation (dann hier auffallend leichte Reposition, aber ebenso leichte Reluxation!) oder bei Fraktur des Olecranon und des Radiusköpfchens, auch durch Muskelzug (M. brach. int.). Dislokation gering und nur vorhanden bei Bruch an der Basis und bei Zerreißung von Bandmassen und Muskelansatz an der Tuberositas radii; Schmerz bei aktiver Beugung des pronierten Vorderarms und umschriebener Druckschmerz in der Ellenbeuge; Beugungsbehinderung; evtl. Crepitation; später evtl. tastbarer Callus; Röntgenbild. Schiene in recht- bis spitzwinkliger Beugung, bei Dislokation Reposition nebst Verschraubung.

3. Schaft (Diaphyse). Entstehung: a) Meist direkt (durch Schlag als „Parierfraktur" der Ulna" bei zum Schutz des Kopfes rechtwinklig erhobenem Arm oder durch Auffallen auf eine Kante, Hufschlag, Boxen, Djiu-Djitsu usw.), b) selten indirekt (durch Fall auf die Hand oder durch Torsion, z. B. beim Auswinden der Wäsche oder Schaufeln). Symptome: Schwellung, Bluterguß, abnorme Beweglichkeit, Crepitation und Dislokation, spez. evtl. winklige Knickung, aber keine Verkürzung (Radius wirkt als Schiene!). Diagnose wegen der oberflächlichen Lage des Ulnaschaftes leicht; doch wird erfahrungsgemäß der Ellenschaftbruch öfters übersehen und manchmal erst beim Auftreten des Callus bemerkt. Komplikation mit Hautwunde häufig. Prognose und Therapie: Wie bei Bruch beider Vorderarmknochen.

3a. Bruch im oberen und mittleren Drittel der Ulna mit Luxation des Radiusköpfchens nach vorn oder außen (analog dem Bruch der Tibia mit Luxation des Wadenbeinköpfchens); typische Verletzung durch direkte Gewalt wie bei 3. Symptome: Einknickung der Ulna und Prominenz des Radiusköpfchens außen. Gefahr der Gelenkversteifung, Pseudarthrose und Radialislähmung. Therapie: Gipsschiene oder Streckverband mit Eindrücken des Radiusköpfchens mittels Wattebausches od. dgl.; evtl. Arthrotomie, u. U. mit Resektion des Radiusköpfchens.

4. Griffelfortsatz (Proc. styloideus): Allein nicht ganz selten (direkt oder indirekt, nämlich als Rißbruch, aber oft verkannt, nämlich im frischen Zustand bei der „Handverstauchung" übersehen und im späteren Zustand als Variante des Proc. styl. ulnae aufgefaßt), häufig bei dem typischen Radiusbruch (s. da) sowie bei Handverstauchung, Radiusepiphysenlösung oder -wulstbruch, Mondbeinbruch und -verrenkung u. a. Meist erfolgt keine knöcherne, sondern nur fibröse Vereinigung (kein Periost, nur gefäßloses Seitenband!).

14. Verrenkungen an Hand und Fingern.

a) Unteres Radio-Ulnargelenk: Selten; direkt (z. B. durch Stoß gegen das untere Vorderarmende) oder indirekt; nur bei starker Zerreißung von Kapsel, Bändern und Zwischenknochenband, bisweilen bei typischem Radiusbruch; Ellenköpfchen volar oder dorsal; bei Wäscherinnen (Wäsche auswinden!) und bei kleinen Kindern, welche beim Stolpern von der führenden Person an der Hand hochgezerrt werden, auch als Subluxation; Reposition und Retention meist schwierig: Zu versuchen ist fester Verband nebst Pelotte in Supination für mehrere Wochen und später feste (Leder-) Bandage; evtl. Kapsel-, Band- oder Knochennaht, u. U. auch mit Fascienverstärkung und nötigenfalls mit Resektion des Ellenköpfchens.

Bisweilen erfolgt bei Handverstauchung oder bei typischem Radiusbruch, falls die ulnare Gelenkfläche in den Bereich der Bruchstelle fällt, z. B. bei dem (allerdings seltenen) Bruch der ulnaren Kante des Radius, nur eine unvollständige Luxation (Subluxation) des Gelenkköpfchens, auch dann manchmal, nämlich bei Zerreißung der Bandverbindungen, spez. Dreieckknorpels eine federnde, und zwar meist nach oben-außen.

b) Radio-Karpalgelenk (Lux. radio-carpalis). Vorkommen: Selten (starker Sehnen- und Bandapparat: Lig. carpi dors. und spez. volare!; bei der angeblich früher häufigeren Verletzung, welche in der eigentlichen Verrenkung der Hand gegen den Unterarm besteht, handelte es sich wohl meist um typischen Radiusbruch bzw. Epiphysenlösung, manchmal auch um die sog. perilunäre Luxation des Carpus oder Luxation einzelner Carpalia). Formen: Dorsal und (seltener) volar. Symptome sinnfällig: Dorsal bzw. volar treppenförmiges Vorspringen der bogenförmigen Karpalreihe und der beiden Vorderarmknochen mit ihren Griffelfortsätzen (beide Vorwölbungen steiler und distaler als bei dem typischen Radiusbruch!); Handgelenkdurchmesser von vorn nach hinten auf das Doppelte vergrößert; Entfernung von Mittelfingerspitze bis Olecranon geringer, dagegen von Griffelfortsatz bis Olecranon, sowie Handlänge selbst unverändert. Reposition unter Zug und Gegenzug durch Impulsion; Schiene 8—14 Tage; dann medikomechanische Nachbehandlung.

c) Interkarpalgelenk, d. h. Gelenk zwischen erster und zweiter Handwurzelreihe (Lux. intercarpalis). Analog b); ganz außerordentlich selten; entweder volar oder dorsal.

d) Einzelne Karpalgelenke: Nicht ganz selten, vor allem kombiniert mit Fraktur von Proc. styl. radii oder ulnae oder von Os navic. Meist betroffen ist das Os lun., welches selten bei Kompression dorsalwärts oder häufiger bei Dorsalflexion mit Ulnarabduction der Hand durch den in der Stoßlinie liegenden Radius volarwärts herausgedrängt wird; typisch und häufiger (nach dem Kahnbeinbruch häufigste Verletzung der Handwurzel) ist die Mondbeinverrenkung volar evtl. mit Drehung um die Querachse um 90—180⁰; tatsächlich handelt es sich nicht um eine Verrenkung des Mondbeins, sondern um eine solche der Hand im Radio-Karpalgelenk mit Zurückbleiben des Mondbeins an seiner Stelle, also im Zusammenhang mit Elle und Speiche infolge starker Bandverbindungen, also: perilunäre Dorsalluxation der Hand; dabei bleibt das Mondbein entweder an seiner Stelle richtig liegen: 1. Phase, oder es reißt um das stets erhaltene Lig. radio-lunare vol. eine volarwärts gerichtete Drehung von 90—180⁰: 2. Phase mit sekundärer Dislocation des Mondbeins. Entstehung: Direkt (z. B. durch Kurbelrückschlag) oder meist indirekt (z. B. durch Fall auf die dorsalflektierte Hand). Symptome: Sicht- und fühlbarer Vorsprung volar, Carpus verkürzt und zugleich im Tiefendurchmesser vergrößert, Zurücktreten des 3. Mittelhandköpfchens in der Knöchelreihe; Hand in halber Dorsal- und Finger in halber Volarflexion; Behinderung von Hand- und Fingerbeugung; Parese oder Neuralgie sowie An-, Par- oder Hyperästhesie am N. medianus, seltener am N. ulnaris; zunächst Schwellung, später Muskelatrophie; Röntgenbild von vorn und vor allem von der Seite (von oben überdecken die übrigen Carpalia Mondbein und Vorderarmknochen spez. Radius, und das Mondbein steht richtig zum Radius, aber nicht zum Kopfbein; seitlich erscheint das Mondbein gegen das Kopfbein verrenkt und zugleich mehr oder weniger verdreht); bisweilen kombiniert sich Mondbeinverrenkung mit Kahnbeinbruch (sog. typische „interkarpale Luxationsfraktur" nach de Quervain) oder mit Bruch an Haken-, Kopf-, Dreieckbein usw., sowie an Griffelfortsätzen von Elle und Speiche. Ferner luxiert bisweilen das Os navic. oder capitatum (dorsal). Therapie: Zu versuchen, spez. in frischen Fällen unblutige Reposition in Rausch unter Zug und Gegenzug durch Dorsal- und dann Volarflexion bei gleichzeitigem Druck, evtl. mit Schraubenzugapparat; sonst baldigst blutige Reposition oder nötigenfalls, spez. bei Medianusschädigung Exstirpation. Prognose: Ohne Einrichtung meist ungünstig betr. Hand- und Fingergebrauch.

e) Karpo-Metakarpalgelenk (Lux. carpo-metacarpea): Alle, mehrere oder nur eins; sehr selten; am Daumen etwas häufiger, hier volar, dorsal oder radial, auch unvollständig (häufiger!), auch habituell; sonst volar und dorsal, sowie divergierend; öfters kombiniert mit Knochenabbrüchen; am Daumen differentialdiagnostisch cave Distorsion und Bennetsche Fraktur; Therapie: Reposition und Schienenverband nebst Pelotte in forcierter Extension und Abduction, evtl. Kapsel-, Band- oder Knochennaht.

f) Metakarpo-Phalangealgelenk: Häufiger am Daumen (freie Stellung!), hier dorsal (gewöhnlich!), volar oder seitlich (letztere beiden ganz selten!); selten an den übrigen Fingern, am ehesten am zweiten und fünften (allerdings oft wohl von dem Patienten selbst reponiert), hier dorsal (meist!) oder volar; manchmal infolge Interposition bzw. Knopflochmechanismus irreponibel, dann blutig einzurichten; Symptome, Prognose und Therapie, vgl. Daumenluxation!

Daumenverrenkung (Lux. pollicis) häufiger und praktisch wichtig (therapeutisch von gewisser trauriger Berühmtheit!)

1. Dorsal am häufigsten! (gewöhnliche Daumenluxation!)

Entstehung: Durch Überstreckung und kräftigen Rückstoß z. B. beim Fall auf die Volarfläche sowie beim Ringen, Boxen, Fußballspiel, Verhaken im Schlüsselring usw.

Formen: a) Lux. incompleta: Gelenkflächen berühren sich noch; die Sesambeinchen sind auf den Rand des Metacarpusrückens gerutscht; Grundphalanx stumpfwinklig zum Metacarpus.

b) Lux. completa: Gelenkflächen berühren sich nicht mehr; die Sesambeinchen sind ganz auf das Dorsum des Metacarpus gerückt; Grundphalanx steil bzw. bajonettförmig; Metacarpusköpfchen (vom Anfänger evtl. als Grundphalanxbasis angesehen) springt volar vor.

c) Lux. complexa: Die Sesambeinchen sind umgedreht interponiert; Grundphalanx parallel zum 1. Metacarpus, also Bajonettstellung!

Symptome: Phalanxbasis dorsal, Metacarpusköpfchen volar vorspringend; Daumen entweder (meist!) unbeweglich fixiert („steife Form") oder ausgedehnt beweglich infolge Bandzerreißung („wacklige Form").

Komplikation: Bisweilen ist gleichzeitig auch das Endglied luxiert.

Differentialdiagnose: Gelenknahe Fraktur und Distorsion sowie schnellender Daumen, Gicht, Arthritis deformans u. dgl.

Prognose: Interposition und habituelle Luxation.

Therapie (Reposition): Mit Daumen und Zeigefinger der einen Hand (evtl. unter Zuhilfenahme einer Schlinge, Faßzange od. dgl.) den Daumen hyperextendieren und dann beugen, mit dem Daumen der andern Hand die erste Phalanx des Daumens vorschieben, evtl. unter Ulnarabduzieren und rechtsherum Rotieren („Uhrschlüsselführung"!) zwecks Entspannung der langen Daumenbeugesehne (s. u.); dagegen ist wenig ratsam einfacher Druck oder gar einfacher Zug am Daumen, da sonst evtl. eine stärkere Fixation des durchgetretenen Metacarpusköpfchens zwischen Kapsel, Bändern und Muskeln erfolgt (sog. „Knopflochmechanismus"!). Bei mißlingender Reposition (in ca. $^1/_3$ der Fälle) und bei veralteter Luxation Arthrotomie nebst

Reposition, nur im Notfall Resektion. Repositionshindernisse: Knopf-lochmechanismus durch zu kleine Kapsel- bzw. Muskellücke oder Inter-position, und zwar letztere durch Sesambeinchen, Kapselteile oder Sehne des M. flexor poll. long. (bei letzterem Fall ist zu versuchen: Reposition unblutig durch Ulnarabductions- und leichte Rotationsstellung des Daumens; sonst blutig: die interponierte Sehne ist nach Arthrotomie mittels Schielhakens oder Pinzette vom Dorsum des Metacarpus auf die Innenseite herabzuholen, die interponierte Kapsel zu befreien usw.).

2. **Volar,** zugleich abduziert und supiniert oder abduziert und proniert mit radial oder ulnar abgerutschter Strecksehne; ganz selten!

3. **Seitlich,** und zwar radial; ganz selten!

g) Interphalangealgelenk: Nicht ganz selten, oftmals wahrscheinlich vom Patienten selbst bzw. Sanitäter eingerichtet; dorsal (meist!), volar oder seitlich (radial oder ulnar); außerdem kombiniert: volar-innen oder dorsal-außen (bei Erhaltung eines Teils des seitlichen Bandapparats); evtl. zugleich an mehreren Fingern und manchmal im Mittel- und Endgelenk zugleich bzw. nacheinander durch Fortwirken der Gewalt bei dem gleichen Unfall; für Skeletonsport charakteristisch ist die Verrenkung am Kleinfingerendglied. Differential-diagnose: Bruch des nächst höheren Knochens (Metacarpus bzw. der nächst höheren Phalanx). Reposition durch Zug und Gegenzug, sowie Impulsion unter Vorschieben der Phalanx, evtl. (z. B. bei Einklemmung der Beugesehne) unter rotierenden und seitlichen Bewegungen; sonst Arthrotomie.

15. Brüche an Hand und Fingern.

a) Handwurzel (Carpus), spez. Os naviculare. Ursache: Meist Fall auf die Hand, gelegentlich Kurbelschlag, Quetschung u. dgl. Vorkommen und Formen: Ziemlich, aber nicht sehr selten, jedenfalls häufiger als man früher (vor der Röntgenära) glaubte, wo man Distorsion oder Kontusion, evtl. Simu-lation annahm; am häufigsten (ca. 1% und mehr aller Frakturen!) Os navic., und zwar gewöhnlich in der Mitte quer als Kompressionsbruch, sonst auch an der Tuberositas als Rißbruch, namentlich bei gleichzeitigem Radiusbruch, aber auch bei manchen Handverstauchungen: entweder isoliert oder mit volarer Luxation des Os lun. und des proximalen Kahnbeinbruchstücks, wobei letzteres mit dem Mondbein ulnarwärts disloziert wird; („typische Luxations-fraktur des Intercarpalgelenks": de Quervain 1902), ferner Os lun., triquetr. (hier auch als Abriß eines kleinen dorsalen Knochenstücks: sog. Fischersche Absprengung am Dreieckbein"), pisif., capital. (hier auch nebst Bruch am Grundteil des Metacarpus ulnar) u. a.; auch mehrere zusammen oder kombi-niert mit Radius-, Metacarpus- oder Phalangenfraktur. Symptome wie bei Distorsion, ferner umschriebener Druckschmerz (z. B. bei Kahnbeinbruch in der Tabatière) sowie Bewegungs- und Stauchungsschmerz (z. B. bei Kahnbein-bruch durch Stoß gegen das 1.—3. Mittelhandköpfchen der geballten Faust), Bewegungsbehinderung dosal und radial; Crepitation; dazu Röntgenbild (in verschiedenen Ebenen, spez. von oben bei Ulnarflexion und Dorsalflexion der Hand und seitlich bzw. schräg z. B. bei Kahnbeinbruch in halber Pronation; bei Tuberositasfraktur auch seitlich besonders wichtig, evtl. wiederholt nach 3 Wochen). Folge: Pseudarthrose am Kahnbein bei Querbruch, namentlich bei ungenügender Ruhigstellung. Prognose: Traumatische Malacie (Röntgen-bild!) und Arthritis deformans; jedenfalls oft langdauernde Funktionsstörung der Hand beim Schwertragen und -heben. Therapie: Evtl. Reposition; an-schließend Ruhigstellung in entsprechender Retentionsstellung 2—3 Wochen, bei Kahnbeinquerbruch aber 4—12 Wochen in Dorsalflexion und Radial-abduction mittels Gipsschiene unter Freilassen der Finger, u. U. aber unter Mitfassen vom 1. und 2. Grundglied, evtl. auch noch nachträglich Ruhigstellung versuchen, aber dann längere Zeit, nämlich viele Wochen bis Monate; dann medikomechanische Nachbehandlung mit Bädern, Massage, Bewegungsübungen,

Diathermie bzw. Heißluft bzw. Glühlicht usw., sowie elastische Wicklung bzw. Bandage; evtl., aber nur ganz ausnahmsweise bei Repositionshindernis oder bei späteren Beschwerden Exstirpation des gebrochenen oder luxierten Knochens, doch ist der Erfolg gewöhnlich nicht gut; bei Pseudarthrose oder Malacie versuche daher besser Anbohren oder Anmeißeln, auch Elektrokoagulation nebst Ruhigstellung durch dorsale Gipsschiene für 6—12 Wochen unter Röntgenkontrolle; vgl. Lunatummalacie!

b) Mittelhand (Metacarpus). Vorkommen: Häufiger, vor allem an 1. und 5. Metacarpus (exponiert!). Entstehung: Direkt (z. B. durch Aufschlagen mit dem Handrücken auf einen kantigen Gegenstand, besonders am 5. Metacarpus) oder indirekt (z. B. durch Fall oder Stoß auf die Spitze des überstreckten Fingers z. B. bei Handball, Schneeschuhlaufen usw. oder auf Mittelhandköpfchen bei gebeugtem Finger oder durch Abknickung beim Ringen, Boxen usw.). Bruchformen: Quer, schräg (oft lang gestreckt), spiralig; am Daumen bisweilen als Bennetsche Fraktur, d. h. Schrägbruch der volaren Hälfte der 1. Metacarpusbasis, also der proximalen Gelenkfläche (Gelenkaffektion!), wobei der Schaft des Mittelhandknochens dorsal, proximal und radial tritt, so daß der Eindruck einer dorsalen Subluxation spez. Luxation erweckt wird; bei Kindern erfolgt auch Epiphysentrennung (am Daumen an der Basis, an den übrigen Fingern am Köpfchen). Symptome: Bruchschmerz, und zwar nicht nur auf Druck (wie bei einfacher Quetschung), sondern auch auf Zug und auf Stauchung; Röntgenbild; evtl. abnorme Beweglichkeit und Crepitation (nachweisbar durch festes Umfassen und ruckartige Hebelbewegungen mittels Daumens und Mittelfingers); Dislokation meist gering, evtl. Fingerverkürzung, Winkelbildung und seitliche Verschiebung, bei Bruch in der Nähe des Köpfchens dieses in der Vola, proximales Bruchstück auf dem Dorsum vorspringend (cave Lux. phalangis I!). Therapie: 1. Reposition unter Zug und Gegenzug durch Koaptation mittels Drucks. 2. Retention durch Schienenverband: entweder je ein dickes Gummidrän neben dem Metacarpus durch Heftpflaster um die Mittelhand fixiert (Beck) oder am besten Verband in Halbfauststellung bzw. Schienung in Beugestellung durch doppelte schiefe Ebene mit Polster unter dem Metacarpuskopf (Friedrich) oder Streckverband an den Fingern (s. u.) bzw. Streckschiene; bei Bennetscher Fraktur volare Schiene oder Gipsverband in Abduction und Extension. 3. Ausgiebige medikomechanische Nachbehandlung mit Bädern bzw. Glühlicht, Massage und Bewegungen. Evtl. blutige Reposition unter Naht, Schienung od. dgl. Bei deformer Heilung mit Bewegungsbehinderung nach Bennetscher Fraktur evtl. Operation: Arthroplastik.

c) Fingerglieder (Phalanges.) Vorkommen: Häufiger. Entstehung: Meist direkt (durch quetschende Gewalt bei Maschinenverletzung, Stanze, Presse usw.; oft kompliziert) oder indirekt (durch längswirkende Gewalt, z. B. Fall oder Stoß gegen das Fingerende z. B. bei Handball); am Nagelglied auch durch Zug der Beuge- oder (häufiger) der Strecksehne; vgl. Spez. Chirurgie, Fingersehnenruptur! Formen: Quer, schräg, längs, spiralig, gesplittert. Symptome: Schwellung, Bluterguß, Druckempfindlichkeit lokal und auf Stauchung bzw. Zug, Dislokation, abnorme Beweglichkeit, Crepitation, Röntgenbild (von oben und seitlich). Prognose: Verschiebung des Bruchstücks und Gelenkbeteiligung (mit nachfolgender Versteifung), wodurch der Faustschluß leidet. Therapie: 1. Reposition unter Zug und Gegenzug durch Koaptation mittels Drucks. 2. Retention in leichter Beugung (in dieser „Halbfaust"-Stellung ist die Dislokation am einfachsten behebbar und der versteifte Finger am besten brauchbar; dagegen ist eine gerade Holz- oder Metallschiene nur erlaubt bei fehlender Dislokation und auch hier nur für wenige Tage!) durch volare Gips-, Metall-, Pappschiene (mit Heftpflaster oder Gazebändchen fixiert) oder über Watte- oder Bindenrolle in der Hohlhand oder in besonderen Fällen Streckverband mit Heftpflaster, Mastisolköper oder Trikotschlauch, Geflechthülse, Knochennagel, Faßzange oder Hautextension mittels doppelten Seidenfadens (Klapp) oder Drahts, fixiert an einer die Hand und Finger überragenden Vorderarmschiene oder -bügel. 3. Frühzeitige (nach 2 Wochen) und ausgiebige medikomechanische Nachbehandlung. Bei komplizierten Frakturen ist evtl. Amputation oder Exartikulation von Fingern bzw. Fingerteilen notwendig. Evtl. blutige Reposition nebst Naht, Schienung od. dgl.

16. Beckenbrüche und -verrenkungen.

a) Beckenbrüche (Fr. pelvis). Vorkommen: Nicht häufig; nur infolge bedeutender Gewalt (z. B. Sturz von Leiter, Dach, Pferd, Rodelschlitten usw., Verschüttung, Überfahrung, Schuß); bei Kindern überhaupt selten, da hier der elastische Beckenring nachgibt und häufiger innere Verletzungen erfolgen. Von den einzelnen Beckenknochen werden betroffen in absteigender Häufigkeit: Scham-, Darm-, Sitz-, Kreuz- und Steißbein.

Formen und Entstehung: Man unterscheidet im allgemeinen: I. Beckenrand- und II. Beckenringbrüche.

I. **Beckenrandbrüche**, d. h. Abbrechen einzelner Teile des Beckens; meist direkt (z. B. durch Hufschlag, Auffallen von Lasten):

1. Schambein. Schambogen in einem oder in beiden Schenkeln; meist durch Verschüttung oder durch Fall rittlings mit gespreizten Beinen auf Zaun, Kante u. dgl. (dabei meist deutlich fühlbare Dislokation; evtl. Verschiebung des Bruchstücks einwärts; oft Harnröhrenverletzung); auch durch Muskelzug.

2. Darmbeinschaufel. Meist direkt (z. B. durch Hufschlag) nahe der Linea arcuata oder Absprengung des Darmbeinkamms, auch als Rißbruch (durch M. glut. max. und med. mit Verschiebung der Bruchstücke durch jene nach außen und durch die Bauchmuskeln nach oben) oder Querbruch (Duverney-Thieme; dabei im Falle des Querbruchs unterhalb der Spina iliaca ant. sup. Verschiebung beider Bruchstücke mit Emporrücken der Spina il. ant. sup.; dadurch scheinbare Beinverlängerung, d. h. vergrößerte Distanz Spina-Malleolus bei gleichbleibender Distanz Trochanter-Malleolus) oder Kompressionsbruch (hinten-oben) oder Rißbruch der Spina il. ant. sup. (durch M. tensor fasciae latae und M. sartorius nach unten-vorn) und (z. B. bei Skisprung) der Spina inf. (durch M. rectus fem. und Lig. Bertini nach unten-hinten).

Anmerkung. Epiphysenlösung an der Spina il. ant. sup. und inf.: Vorkommen: Im späten Jünglingsalter (15.—25., meist 17.—19. Jahr); nicht ganz selten; vorwiegend bei männlichem Geschlecht. Entstehung: Direkt oder (häufiger) indirekt, nämlich durch Muskelzug z. B. an der Spina il. ant. sup. durch Abriß beim Schnellauf oder Schneeschuhlauf mit Überstreckung infolge plötzlichen Anhaltens (Bremsens). Symptome: Schmerz, Schwellung, Bluterguß, Druckschmerz, Krepitation, Dislokation (s. o.) und Funktionsstörung (Oberkörper gebeugt und nach der verletzten Seite schräg geneigt, sowie Beugung und Einwärtsdrehung behindert); Röntgenbild zeigt Dislokation nach unten-außen. Therapie: Heftpflasterverband um Becken und Oberschenkel bei Flexion, Abduction und Innenrotation für ca. 2—3 Wochen; evtl. Naht oder Nagelung oder Verschraubung; später Wärme, Massage und Übungen.

3. Sitzbein. Im ganzen oder (beim Schnellaufen, in den Sattel schwingen u. dgl.) als Abriß oder Absprengung des Tuber ischii (mit Verlagerung abwärts durch Unterschenkelbeuger: Mm. biceps fem., semimembr. und semitendin.). Therapie: Bettruhe mit Lagerung des Beins in Hüftstreckstellung für 2 bis 3 Wochen.

4. Kreuz- und Steißbein. Direkt (z. B. durch Hufschlag oder durch Fall auf das Gesäß; meist quer unterhalb der Kreuzbeindarmbeinfuge, oft in Höhe der dritten Sakrallöcher; mit winkliger Knickung oder mit Verlagerung nach dem Beckeninneren, dadurch evtl. Mastdarmquetschung und bisweilen auch Läsion der für die Kreuzbeinlöcher verlassenden Nervenwurzeln!) oder indirekt (vertikal durch die Seitenmasse des Kreuzbeins); auch das Steißbein kann frakturieren oder luxieren (ist aber schon normaliter oft verbogen und beweglich; daher Vorsicht in der Beurteilung des klinischen und röntgenologischen Befunds; evtl. intrarektaler Film!).

II. Beckenringbrüche (Rose), d. h. Brüche mit Trennung des aus den einzelnen Beckenknochen gebildeten (übrigens widerstandsfähigen und elastischen) Rings. **Entstehung:** Meist indirekt durch Zusammenpressung in frontaler, sagittaler oder diagonaler Richtung (z. B. durch Überfahrung, Pufferquetschung, Verschüttung, Sturz, Rodeln usw.), und zwar als Biegungsbruch an den schwächsten Stellen. Der Beckenringbruch kann sein: Doppelseitig symmetrisch, doppelseitig halbsymmetrisch, symmetrisch vorn oder hinten, einseitig doppelt oder einfach; eine wichtige Art des Beckenringbruches ist der doppelte **Vertikalbruch (Malgaigne)**; bei Ausbruch eines Mittelstücks ist dasselbe evtl. nach oben verschoben, dadurch scheinbare Beinverkürzung (Messung zur Brustwirbelsäule!); die Bruchlinien verlaufen an den schwächsten Stellen des Beckenrings; und zwar vorn meist neben der Symphyse durch das Schambein oder durch das Sitzbein oder an der Pfanne, hinten meist neben der Kreuzdarmbeinfuge oder in derselben (als Lockerung derselben) oder durch das Darmbein außen oder durch das Kreuzbein entlang den Kreuzbeinlöchern. Evtl. besteht ein Bruch der **Hüftpfanne** (fälschlich auch als Hüftkontusion diagnostiziert), und zwar entweder im **Pfannenrand** oder im **Pfannenboden**, hier wiederum entweder als Ausläufer des Beckenringbruchs oder mit **Zerteilung** entsprechend der jugendlichen Y-Fuge (durch den anprallenden Oberschenkelkopf!) oder mit Eintreibung des Oberschenkelkopfs durch die Pfanne in die Beckenhöhle (sog. ,,**Lux.** femoris **centralis**" oder besser ,,**Pfannengrund-** oder -bodenbruch" mit medialer Verschiebung des Schenkelkopfes, dadurch Abflachung der Hüftausladung; dabei evtl. Verkürzung von Schenkelhals- und Beinlänge und Adductionsbehinderung, sowie Palpationsbefund von Rectum und Röntgenbild, später evtl. Gelenkversteifung oder Arthritis deformans; differentialdiagnostisch cave Schenkelhalsbruch, bei welchem Beinverkürzung usw. besteht). Evtl. besteht gleichzeitig neben dem Beckenring- ein **Beckenrandbruch. Diagnose:** Besichtigung (von vorn nach hinten); bei Vertikalbrüchen evtl. ,,**Trendelenburgsches Phänomen**": beim Stehen auf dem kranken Bein senkt sich die gesunde Beckenhälfte (Fortfall der Wirkung des M. glut. med.!) nebst Prüfung von Zugschmerz (durch Zug mit den Händen an beiden Darmbeinschaufeln) und Druckschmerz (durch Druck von beiden Seiten her gegen die Darmbeinschaufeln); **Betastung** von außen, sowie von Mastdarm und Scheide (von hier aus tastbar Symphyse und beide Schambeinäste, Teile beider Sitzbeinäste, Linea arcuata, Incisura isch., Promontorium und z. T. Kreuz-Steißbein); **Messung** (scheinbare Beinverlängerung oder -verkürzung; Messung hat zu erfolgen nicht nur vom oberen vorderen Darmbeinstachel, sondern auch von der Brustwirbelsäule!); **Röntgenbild** (notwendig bei jeder Beckenverletzung; einfache Beckenasymmetrie besteht häufig aber auch normaliter!). **Komplikationen:** Hüftgelenkaffektion (bei Pfannenbruch), langdauernde **Schmerzen** bei Brüchen in der Gegend der Kreuzbeindarmbeinfuge und am Steißbein ,,**Coccygodynie**"), **Beckenanomalien** (dadurch bei Frauen evtl. Geburtshindernis), **Hautwunde** durch Gewalt oder durch Fragmentanspießung, z. B. in der Leistenbeuge bei Schambeinbruch (Vereiterung!), **Décollement traumatique** (bei tangential wirkender Gewalt, z. B. Überfahrung), **Muskelzerreißungen, Verletzung der Beckenvenen** (mit Bluterguß, Blutung, evtl. Verblutung, Thrombose), Verletzung bzw. Intimaruptur der A. iliaca, A. glutaea (Aneurysma!), N. isch., N. crur., N. obt. (!), Sakralnerven (Lähmung oder Neuralgie!), sonstige **Brüche, Verletzung von Beckenorganen: Harnröhre** (durch Gewalt oder Bruchstücke bei Schambeinbruch, vor allem bei Fall rittlings auf einen harten Gegenstand; häufiger beim männlichen Geschlecht; selten Quetschung, meist Zerreißung; entweder penetrierend oder nicht: **Therapie:** Verweilkatheter, sonst Urethrotomia externa; Gefahren: Harnphlegmone, später Harnfistel und Striktur), **Harnblase** (durch Gewalt oder Bruchstücke, auch durch Ruptur bei voller Blase; Diagnose durch Anurie [aber evtl. auch bei einfacher Bauchquetschung!] und durch Perkussion, ferner durch Katheterisieren [Blut und Verminderung der eingeführten Spülflüssig-

keit; bei jeder Beckenverletzung ist zu katheterisieren!]; Gefahren: Harnphlegmone oder Peritonitis, später Blasenstein), Rectum und Vagina (jedesmal untersuchen!), Verletzung innerer Organe (Hirnerschütterung, Thoraxkompression!), Shock, Fettembolie, bei Verletzung von Haut oder von
Unterleibsorganen auch Sepsis, spez. Pyämie (Unterleibsvenen!). Prognose:
Die Verletzung der Beckenorgane und der sonstigen inneren Organe ist von
maßgebender Bedeutung; Mortalität ist hoch: ca. 5%, bei Harnröhrenverletzung
$33^1/_3\%$; auch bei Heilung bleibt manchmal Beinbeeinträchtigung oder Neuralgie
zurück; doch heilen zahlreiche Beckenbrüche ohne Dauerschaden, wenn auch
Übergangsrenten von 50—30—15% angezeigt erscheinen können. Therapie:
1. **Reposition** nach Möglichkeit durch direkten Druck von außen und von innen
(von Mastdarm bzw. Scheide); bei Coccygodynie evtl. Steißbeinexstirpation.
2. **Retention** durch geeignete Rückenlagerung oder bei klaffendem Beckenring, spez. Symphysendiastase durch Gürtelverband (mit fest zusammen-
gestecktem Handtuch, Heftpflaster, Elastoplast, Gummi- oder sonstiger
elastischer Binde) oder Streckverband (mit durchgreifendem Zug nach
beiden Seiten), evtl., nämlich bei Beinverkürzung infolge Verschiebung einer
Beckenhälfte aufwärts (bei Beckenring- bzw. Pfannenbruch) auch Streckverband am Bein abwärts (mit Gegenzug durch Höherstellen des Bettendes)
und bei Pfannenbodenbruch mit Einwärtsverlagerung des Schenkelkopfs
kleinbeckenwärts Klammer- oder Drahtextension am Großrollhügel
in Schenkelhalsrichtung seitwärts, nötigenfalls, namentlich sekundär blutige
Reposition von einem vorderen Schnitt wie zur Iliacaunterbindung. 3. Mediko-
mechanische **Nachbehandlung** namentlich bei Pfannenbruch (Hüftgelenk!);
Bettruhe meist 3—6 Wochen; bei Beckenring- oder gar bei Pfannenboden-
brüchen lasse man nicht vor 6—10 Wochen aufstehen; Beckenrandbrüche dagegen erlauben frühzeitig funktionelle Behandlung.

b) Sog. Beckenverrenkung ist ganz selten eigentliche Luxation, d. h.
Trennung der Beckenknochen mit Verschiebung im Bereich der Beckenfugen:
Schambeinfuge (Symphysis ossium pubis) und Kreuzbeindarmbeinfuge (Syn-
chondrosis bzw. Articulatio sacro-iliaca) ein oder beiderseits oder in allen drei
Beckenverbindungen, häufiger Lockerung oder Klaffen dieser mit senk-
rechter oder sagittaler Verschiebung, meist kombiniert mit Beckenbruch;
Lockerung der Schambeinfuge erfolgt — außer durch Geburt — bisweilen
direkt durch Kompression oder indirekt durch maximale Beinspreizung, wobei
die Schambeinfuge klinisch und röntgenologisch klaffend gefunden wird.
Diagnose: Schmerz, Schwellung, Druckschmerz, tastbare Verschiebung mit
Niveauunterschied und Röntgenbild. Folge: Geh- und evtl. Blasenstörung.
Therapie: Reposition, dann Kompressionsverband mit Handtuch, Pflaster,
eleastischer Binde u. dgl. oder Zugverband (mit durchgreifendem Zug nach
beiden Seiten), später Beckengürtel; evtl. Knochennaht. Prognose: Lockerung
des Beckenrings macht Schwerheben und -tragen unmöglich und bedingt
eine Erwerbsbeschränkung bis 50%.

17. Hüft - (Oberschenkel-) Verrenkungen (Lux. coxae s. femoris).

Vorkommen: Nicht häufig (ca. 5%); nur bei bedeutender Gewalt (tiefe
Pfanne, feste Kapsel, starke Muskelumhüllung!); meist im kräftigen Kindes-,
Jugend- und Mannesalter (dagegen bei alten Leuten statt dessen meist Fraktur
des Schenkels, spez. Schenkelhalses!); bisweilen (z. B. bei Verschüttung) doppelseitig. Entstehung meist indirekt durch forcierte Bewegung von (meist!)
Bein (langer Hebelarm!) oder von Rumpf (z. B. bei Sturz aus Wagen od. dgl.,
sowie bei Überfahrung, Verschüttung, Schneeschuhlaufen, Rodeln usw.). Bei
einzelnen Menschen mit entsprechender Muskelschulung und weiter Kapsel
wird auch willkürliche Luxation beobachtet (nicht zu verwechseln mit
„schnellender Hüfte", d. h. willkürlich Überschnappenlassen des Tractus

ilio-tib. über den Trochanter maj. vgl. Spez. Chirurgie!). Angeborene Hüftverrenkung vgl. Spez. Chirurgie! Reposition im allgemeinen: Pathologische Stellung weiter treiben und dann ins Gegenteil verändern; meist
gelingt die Reposition bereits leicht unter Extension aufwärts an dem in
Hüfte und Knie rechtwinklig gebeugten Bein des auf dem Boden liegenden
Patienten in Narkose bei guter Beckenfixation. Nachbehandlung: 1—2—3
Wochen Ruhigstellung durch Sandsäcke oder Streckverband; später Massage,
vorsichtige aktive und passive Bewegungen, Wärme bzw. Bäder und Gehversuche. Man unterscheidet folgende Luxationsformen:

a) Unregelmäßige (irreguläre) Luxationen, d. h. solche ohne charakteristische
Stellung, und zwar nur bei Zerreißung des Y-Bandes (Lig. ilio-femorale s.
Bertini, übrigens des stärksten Bandes des Körpers): Selten! Dazu gehören
auch solche mit Fraktur an Schenkelhals, Trochantergegend oder Pfanne,
hier auch als sog. ,,Luxatio femoris centralis'' oder besser gesagt: ,,Pfannen-
grundbuch'' (d. h. Durchtreten des Schenkelkopfs durch den Pfannengrund
bei Sturz oder Schlag auf den Trochanter spez. bei jungen Leuten mit noch
offenen Fugen des Y-Knorpels; dabei Trochanterverflachung, Abductionsbeschränkung, Palpationsbefund vom Rectum und Röntgenbild vgl. Beckenbruch!).

b) Regelmäßige (reguläre) Luxationen, d. h. solche mit charakteristischer
Stellung des Schenkels (z. B. bei den hinteren L. stets mit Einwärtsrotation,
Flexion und Adduction); stets ohne Zerreißung des Y-Bandes!

α) **Doppelseitig:** Selten; entweder beiderseits nach hinten oder beiderseits
nach vorn oder einerseits nach hinten, andererseits nach vorn.

β) **Einseitig: I. Nach hinten** (Lux. postica s. retrocotyloidea); am
häufigsten (75%); Entstehung durch Einwärtsrotation, Flexion und Adduction;
in dieser Stellung federnd fixiert, und zwar je nach dem Grad:

1. Lux. iliaca. Am häufigsten (¾ der Fälle von hinterer Lux.; gewöhn-
liche Hüftluxation!): Kopf fehlt in der Leistengegend und steht auf dem
Darmbein; unter Einwärtsrotation, Flexion und Adduction kreuzt die kranke
Fußspitze Mittelfuß und Zehen des gesunden Fußes.

2. Lux. ischiadica. Seltener (¼ der Fälle von hinterer Lux.): Kopf
steht auf dem oberen Teil des Sitzbeins und befindet sich unterhalb der Sehne
des M. obtur. int. (Luxation unter der Sehne); Beugung und Einwärtsrotation
sind hier stärker derart, daß im Liegen das kranke Bein mit stark gebeugtem
Knie auf der Innenvorderfläche des gesunden Oberschenkels liegt und beim
Stehen die kranke Fußspitze den Fußboden kaum zu berühren vermag (Beinstellung äußerst auffallend und charakteristisch; ein ähnliches Bild bietet
ganz ausnahmsweise eine eingekeilte Schenkelhalsfraktur bei Einwärtsrotation,
unterscheidet sich aber durch Fehlen des Kopfes an abnormer Stelle und
Fehlen federnder Fixation!).

Sonstige Symptome der hinteren Luxation: Scheinbare Beinver-
kürzung, vermehrt infolge Beckensenkung zum Ausgleich der Adductions-
und Flexionsstellung; Trochanter steht über der Roser-Nélatonschen
Linie (falls nicht gleichzeitig Fraktur!), und Messung vom oberen vorderen
Darmbeinstachel zu Trochanter, Kniescheibe oder Knöchel ergibt Verkürzung;
Kopf (am besten tastbar bei rotierenden Bewegungen!) fehlt an normaler
Stelle und ist evtl., aber nicht immer, in der Tiefe der Gesäßmuskulatur fühlbar;
Hüftgegend verbreitert; Gesäß voller.

Diagnose: U. a. Röntgenbild.

Differentialdiagnose: Kontusion, Distorsion und Schenkelhalsfraktur
bzw. Epiphysenlösung (spez. bei Einkeilung in Innenrotation).

Komplikationen: Evtl. Harnverhaltung, Schmerzen und Parästhesien
im Gebiet des (vom Schenkelhals hochgehobenen) N. isch., Kompression oder
Zerreißung der Glutäalgefäße, Frakturen (z. B. am Pfannenrand oder Schenkelhals; selten; dabei Außenrotation!), Arthritis deformans, veraltete Luxation
mit Ankylose, Nearthrose oder Schenkelkopfnekrose.

Therapie: Baldmöglichst Reposition in tiefer Narkose mit Morphiumvorgabe und auf fester Unterlage unter sorgfältiger Fixation des Beckens (entweder seitens Assistenten mittels der beiden auf die beiden oberen vorderen Darmbeinstachel aufgelegten Hände oder besser nach Gersuny auf der kranken Seite ebenso und auf der gesunden durch Andrücken des in Hüfte und Knie maximal gebeugten Beins fest gegen die Brust oder im Notfall seitens des Operateurs durch Einstemmen des Fußes gegen den Damm [ohne Stiefel, cave Harnröhrenquetschung!]); man kann auch den Patienten sich auf den Bauch legen und das luxierte Bein für einige Minuten frei herabhängen lassen, dann es am Fuß anheben und gleichzeitig das eigene Knie in die Kniekehle einstemmen.

Repositionsmanöver: Meist genügt in frischen Fällen ein kräftiger Zug am rechtwinklig gebeugten Bein aufwärts mit der einen Hand am Knie und mit der anderen an der Knöchelgegend unter guter Beckenfixation; falls dies nicht zum Ziele führt: a) Nach Kocher: 1. Flexion, Adduction und Einwärtsrotation (dadurch Kapsel und Bänder zum Erschlaffen bringen), 2. Ziehen am gebeugten Bein vorwärts (dadurch Kopf herabholen und dem Kapselriß gegenüberstellen), 3. Auswärtsrotation (dadurch Kopf in die Pfanne eindrehen), 4. Strecken. b) Nach Middeldorpf: Hebelmethode („Methodus mochlica"): Stark beugen, abducieren, außenrotieren und strecken (dadurch Kopf vom Becken abhebeln und dann um den Pfannenrand als Hypomochlion in die Pfanne hineinhebeln. (Vorsicht: Bei Flexion und Auswärtsrotation kann der Kopf um den unteren Pfannenrand nach vorn gleiten in das Foramen obtur., dadurch entstände die Lux. obturatoria durch sog. „Zirkumduktion des Kopfes"; ferner bei Adduction und Außenrotation kann der Schenkelhals brechen, namentlich bei alten Leuten, daher langsam und stetig operieren!)

In veralteten Fällen (veraltet ist der Hüftverrenkung durchschnittlich nach 8 Wochen!) Reposition versuchsweise unblutig durch die Pendelmethode mittels besonderen Apparats in tiefer Narkose mit Morphiumvorgabe und nach rotierenden Bewegungen zwecks Lösung von Verwachsungen und Weichteildehnung (Albert-Payr); sonst blutig oder bei mißlingender Reposition (Repositionshindernisse: Interposition von Kapsel-, Muskel- oder Knochenteilen von Kopf, Trochanter oder Pfanne) evtl. Kopfresektion oder subtrochantere Osteotomie.

II. Nach vorn (Lux. antica s. praecotyloidea): Weniger häufig (25%); Entstehung durch Extension, Auswärtsrotation und Abduction bei gebeugtem oder bei gestrecktem Bein; je nachdem (und zwar etwa gleich häufig):

1. Mehr nach oben (Lux. suprapubica) bei gestrecktem Bein. Entstehung: Meist durch Rückwärtsbeugung des Rumpfes, z. B. durch Rückstoß einer Schaukel, Verschüttung gegen die Brust, Fall rücklings bei im Boden, Wagenrad od. dgl. fixiertem Bein in Auswärtsrotation und Abduction. Symptome: Bein auswärts rotiert, abduciert und mehr oder weniger gestreckt; Kopf leicht tastbar über dem Schambein in der Leistengegend; Cruralgefäße nach außen oder auf dem Schenkelkopf; evtl. Schmerzen oder Parästhesien im Gebiet des N. crur. Therapie: Hyperextension (Patient liegt dazu am Tischrand!), dann Flexion, Adduction und Innenrotation.

Nach der Kopfstellung unterscheidet man bei der Lux. suprapubica weiterhin:

a) Lux. ileopectinea (meist!): Kopf auf dem Tuberc. ileopect. zwischen Darm- und Schambein.

b) Lux. pubica: Kopf mehr nach innen, also am Schambein bis hin zum Tuberc. pub.

c) Lux. subspinosa: Kopf mehr nach außen, also unter dem unteren vorderen Darmbeinstachel.

2. Mehr nach unten (Lux. infrapubica) bei gebeugtem Bein. Entstehung: Meist durch Fall vom Pferd, Hängenbleiben im Steigbügel, Fall mit gespreiztem Bein od. dgl. Symptome (sehr auffallend und charakteristisch: Beinstellung!): Bein auswärts rotiert, abduciert und flektiert.

Therapie: Flexion bis zum rechten Winkel, Auswärtsrotation und Abduction, dann Adduction und Innenrotation.

Nach der Kopfstellung unterscheidet man bei der Lux. infrapubica weiterhin:

a) Lux. obturatoria: Kopf am Foramen obturatum, dabei die Membr. obtur. im unteren Teil deckend, evtl. N., A. und V. obtur. drückend; in der Plica falciformis, jedenfalls vom Rectum aus tastbar, sonst unter den Adductoren versteckt; Stehen und Gehen evtl. möglich unter Lordose, Beckenneigung und Fersehen (wegen der versteckten Kopflage und wegen der im Stehen wenig auffallenden Abduction und wegen Möglichkeit von Stehen und Gehen wird die Luxation manchmal nicht erkannt!). Bisweilen als Lux. obtur. secundaria durch die sog. „Zirkumduktion des Kopfs" beim Repositionsversuch einer hinteren Luxation (s. o.).

b) Lux. perinealis: Kopf am aufsteigenden Sitzbeinast hinter dem Hodensack tastbar; evtl. Druck auf Bulbus urethrae mit Harnverhaltung; Bein aufs äußerste abduciert und gebeugt; Stehen und Gehen unmöglich, da eine derart hochgradige Stellungsanomalie vom Becken aus nicht korrigierbar ist.

III. Nach oben (Lux. supracotyloidea): Sehr selten; Kopf in der Gegend des unteren vorderen Darmbeinstachels; Bein gestreckt, adduciert und außenrotiert.

IV. Nach unten (Lux. infracotyloidea): Ganz selten; bisweilen übergehend aus der oder in die Lux. isch. oder obtur.; Kopf unter dem Tuber ischii; Bein gebeugt, leicht abduciert und außenrotiert.

18. Oberschenkelbrüche (Fr. femoris).

Häufig, besonders häufig als Schenkelhalsbruch bei alten Leuten, dann auch häufiger als Schaftbruch bei Kindern und Männern mittleren Alters. Man unterscheidet Brüche: a) Am oberen Ende, b) am Schaft und c) am unteren Ende.

a) Brüche am oberen Femurende.

1. Schenkelhalsbrüche (Fr. colli femoris). Vorkommen: Häufig bei älteren Leuten (vom 50. Jahr an), besonders bei Frauen; bei Greisen (vom 70. Jahr an) überhaupt häufigster Bruch (vermehrte Knochenbrüchigkeit infolge seniler Osteoporose!); sonst selten, aber doch gelegentlich bei Erwachsenen und vor allem bei Jugendlichen, namentlich als Epiphysenlösung, sonst meist als Infraktion des Schenkelhalses.

Entstehung: Meist indirekt durch Fall auf den großen Rollhügel als Kompressionsbruch durch Wirkung in der Längsachse des Schenkelhalses (meist lateral, seltener medial; oft mit Einkeilung!); seltener durch Fall auf Knie oder Fuß (z. B. beim Abgleiten von Treppenstufe oder Fußsteig) bei gestrecktem Bein als Biegungsbruch durch Wirkung der Gewalt in der Längsachse des Oberschenkels selbst (hier meist medial!); bisweilen als Rißbruch durch Muskelzug bei forcierter Hüftbewegung, z. B. beim Lastenheben oder durch Zug des Y-Bandes, z. B. beim Rumpfrückwärtswerfen gegen Fall durch Ausgleiten (dann extrakapsulär!).

Formen und Symptome: Man unterscheidet (prognostisch wichtig!):

a) Intrakapsuläre oder (besser gesagt) mediale Schenkelhalsbrüche, evtl. dicht distal vom Kopf als sog. „Fr. subcapitalis". Vorkommen: Selten. Entstehung: Meist durch Fall auf Knie oder Fuß, bei Jugendlichen auch als Epiphysentrennung (s. u.). Symptome: Schmerz und Schwellung in der Leistengegend, Verkürzung gering (nicht mehr als 3 cm; Kapsel ist ja erhalten!), Trochanter beschreibt bei Beinrotation einen kleineren Kreis als normal, aber doch immerhin einen mittelgroßen. Das obere Bruchstück (Schenkelkopf) ist oft, namentlich bei alten Leuten, ungenügend ernährt (Gefäße im

Lig. teres sind ja im späteren Alter meist verödet, A. nutritia colli unterbrochen, Kapsel zerrissen bzw. interponiert, Periost fehlend und Knochen osteoporotisch!); daher erfolgt hier statt knöcherner Heilung oft, spez. bei totaler und nicht eingekeilter Fraktur Pseudarthrose, namentlich bei ungenügender Reposition und Fixation bzw. Schonung und Entlastung.

b) Extrakapsuläre oder (besser gesagt) laterale Schenkelhalsbrüche bzw. teils extra-, teils intrakapsuläre, letztere besonders vorn (die Gelenkkapsel reicht vorn tiefer, und zwar bis zur Trochanterlinie hinab, hinten nur bis zur Schenkelhalsmitte, nämlich bis zur Mitte zwischen Schenkelkopf und Crista intertrochanterica!), oft zwischen bzw. durch die Trochanteren: Sog. ,,Fr. inter- bzw. pertrochanterica'' oder seltener unterhalb der Trochanteren: Sog. ,,Fr. subtrochanterica''. Häufig mit Ausbruch eines hinteren länglichen Stücks vom Trochanter major und mit Abbruch des Trochanter minor. Vorkommen: Häufiger. Entstehung: Meist durch Fall auf den großen Rollhügel. Symptome sind verschieden, je nachdem Einkeilung besteht (meist!) oder nicht:

α) **Nicht eingekeilter Bruch:** Schmerz und Schwellung in der Trochantergegend; starke Funktionsstörung (Beinbewegung, spez. Heben des gestreckten Beins unmöglich, höchstens Schleifen des Beins mit gebeugtem Knie auf der Ferse); abnorme Beweglichkeit und Krepitation, sowie Deformität: Bein gewöhnlich außenrotiert (Kniescheibe und Fußspitze sehen nicht nach vorn, sondern nach außen, bedingt durch Gewalt, Muskelwirkung [M. glut. max. vermittels des Tractus iliotib.] und Gliedschwere, evtl. aber nachträglich [und zwar künstlich] umgekehrt in Innenrotation) und verkürzt (durch Muskelzug: Mm. glutaei und ileopsoas; sicht- und meßbar; bis 10 cm); Trochanterhochstand (über der ,,Roser-Nélatonschen Linie); Kopf geht bei Beinrotation nicht mit; Trochanter beschreibt dabei einen ganz kleinen Kreis, und zwar einen um so kleineren, je lateraler der Bruch erfolgt ist, wobei schließlich die Rotation um die Oberschenkelschaftachse erfolgt.

β) **Eingekeilter Bruch:** Druck- und Stauchungsschmerz; Funktionsstörung gering (mäßige Beinbewegungen, sowie Gehen und Stehen sind evtl. noch möglich); abnorme Beweglichkeit und Krepitation fehlen; Deformität nicht stark: Bein außenrotiert (zumeist) und verkürzt, aber wenig (meist nicht mehr als 2 cm); Schenkelhalswinkel verschieden verändert, meist annähernd rechtwinklig statt im Winkel 127⁰ (sog. ,,Coxa vara traum.''); entsprechend geringer Trochanterhochstand; Deformität künstlich nicht veränderbar; Kopf (schwer tastbar!) geht bei Beinrotation mit; Trochanter beschreibt dabei einen mittelgroßen Kreis (Untersuchung mit Vorsicht wegen Gefahr der Lösung der Einkeilung!).

Diagnose: Bei jeder schweren Hüftkontusion und -distorsion alter Leute ist an Schenkelhalsbruch zu denken (Röntgenbild!); wichtig ist Alter, Anamnese (Fall auf die Seite!), Funktionsstörung, Verkürzung und Außenrotation des Beins, sowie Röntgenbild.

Differentialdiagnose: U. a. Hüftluxation (spez. nach vorn, wobei das Bein auch auswärts gedreht ist, sowie ausnahmsweise solche nach hinten, wenn nämlich das Bein einwärts gedreht ist; hier federnde Fixation!) und Hüftkontusion oder -distorsion, Coxa vara usw.

Prognose: Ungünstig bei alten Leuten.

a) Quoad sanationem: Gang bleibt meist schlecht, Bein außenrotiert und verkürzt; evtl. Hüftversteifung durch Ankylose oder paraartikulären Callus; namentlich bei der medialen, übrigens meist nicht eingekeilten Schenkelhalsfraktur entsteht oft Pseudarthrose, namentlich bei großem Neigungswinkel der Bruchebene, überhaupt bei Adductionsfraktur mehr wie bei Abductionsfraktur; bei Einkeilung ist die Aussicht auf Konsolidation günstiger, doch besteht auch hier Gefahr nachträglicher Lösung derselben infolge Knochennekrose, namentlich bei großem Neigungswinkel der Bruchebene (über 50⁰ oder gar 90⁰: Pauwels); Erwerbsbeschränkung meist mindestens 6—12 Monate, evtl. dauernd; manchmal Arthritis deformans.

b) Quoad vitam: Hypostatische Pneumonie, Decubitus mit Erysipel und Sepsis sowie (spez. bei Prostatahypertrophie) Katheterismus mit Urosepsis, schließlich auch Thrombo-Embolie; Mortalität 20—10% und mehr, und zwar meist durch Pneumonie und dann durch Embolie.

Therapie.

a) Allgemeinbehandlung (bei alten Leuten Hauptsache!): Zeitweises Aufsetzen bzw. halbsitzende Lagerung mit Aufrichtungszügel, öfterer Lagewechsel, regelmäßige Atemübungen und Gliedbewegungen, frühzeitige ambulante Behandlung, Lungengymnastik, Herzanregung und Hautpflege, evtl. Wasserbett von vornherein.

b) Frakturbehandlung: I. Konservative Behandlung: Anzeige: Laterale Schenkelbrüche in der Regel und mediale Schenkelhalsbrüche mit günstigem Winkel der Bruchfläche (etwa bis 50⁰) sowie solche bei alten und dekrepiden Leuten. **Technik:** 1. **Reposition** (Verkürzung und Außenrotation!); bei **eingekeilten** Brüchen alter Leute keine gewaltsame Lösung, höchstens vorsichtiger Versuch der Stellungskorrektur spez. betr. Außenrotation, sonst Vorsicht bei Transport, Untersuchung und Reposition.

2. **Retention** durch axialen Streckverband in leichter Abduction (beste Stellung des Beins bezüglich Funktion!) mit geregelter Rotationsstellung (cave Außenrotation!) durch Schleif- oder Rollbrett oder Rotationszüge 6—8 Wochen (nur brauchbar für laterale Schenkelhalsbrüche und für mediale mit günstigem Winkel der Bruchfläche: 30—40⁰, spez. für die seltenen Abductionsbrüche) oder besser (nämlich bei medialem Schenkelhalsbruch mit mäßig günstigem Winkel der Bruchfläche: 40—60⁰) Gipsverband in Abduction, Innenrotation und Hyperextension für 8—12 Wochen (Whitman) nebst anschließender Entlastung für noch 3—9 Monate durch Gips- oder Schienenhülsenapparat; bei alten gebrechlichen Leuten Lagerung auf dem Planum inclin. dpl. mit Cooperschem Kissen für Ober- und Unterschenkel unter Freilassen von Gesäß und Kniekehle, ferner mit Rückenstütze (evtl. improvisiert durch umgelegten Stuhl!) und mit Fußstütze für 1—3 Wochen, dann Außerbettsetzen im Stuhl; bei **eingekeiltem** Bruch desgl. mit geringem Gewicht und mit kurzer (3 bis 4 Wochen) Extension oder mit entsprechender Lagerung durch Sandsäcke, Volkmannsche Schiene, Drahtrinne od. dgl.; baldmöglichst (nach Aufhören der Schmerzen und bei Beginn der Konsolidation) Nachbehandlung.

3. **Nachbehandlung:** Baldmöglichst ambulante Behandlung mit entlastendem Gehapparat: Thomasschiene, in der Praxis aurea auch Hessingscher Schienenhülsenapparat mit Krücken, Gehbänkchen oder Laufstuhl längere Zeit (bis ¼—½ Jahr) fortgesetzt, evtl. noch länger spez. bei Fractura subcapitalis (Röntgenkontrolle alle 3 Monate für die ersten Jahre!); sowie Beklopfen, sowie Massage und Bewegungsübungen (zunächst mit Knieschlaufe am Galgen) neben Vitaminen, Calcium-, Phosphor- und Organpräparaten; diese bereits bei eingekeilten Brüchen nach 1—2, bei losen und eingekeilten medialen nach 3—4 Wochen; **freie Belastung** nicht vor ½—1 Jahr und mehr, evtl., nämlich bei Pseudarthrose überhaupt nicht (Röntgenbild!), vielmehr hier entlastender Schienenhülsenapparat oder Pseudarthrosenoperation; doch ist ein Teil der Pseudarthrosen (ca. 20%) funktionell brauchbar infolge fester Bindegewebsbindung. Bei deformer Heilung (z. B. bei Kindern mit Coxa vara oder bei Erwachsenen nach frühzeitiger Belastung) Osteotomie substroch. oder Gabelung des oberen Femurendes (nach v. Bayer-Lorenz) nebst Gipsverband in Abduction für 8 Wochen.

II. Operative Behandlung: Anzeige: Mediale Schenkelhalsbrüche mit ungünstigem Winkel der Bruchfläche (über 50—70⁰), wo Pseudarthrose, auch bei Einkeilung droht, bisweilen aber auch mediale mit günstigem Winkel und laterale, wenn eine rasche Wiederherstellung ratsam erscheint. **Technik:** Knochennagelung, und zwar früher intraartikulär (Smith-Petersen) und jetzt besser extraartikulär (Sven Johnasson) mit einem central durchbohrten Dreikantnagel aus rostfreiem Stahl über einen unter Röntgenkontrolle durch Schenkelhals und -kopf eingeschraubten Führungsdraht nach vorheriger Einrichtung des Bruchs bei Knochendrahtextension des Beins in Abduction und Innenrotation mit 10 kg Belastung; Aufstehen nach 14 Tagen mit Gipsverband für 4—8 Monate; Mortalität bis 10%, auch droht Nagelbruch oder -lockerung.

Bei Pseudarthrose kommen, falls der Zustand unbefriedigend ist, namentlich bei jüngeren Leuten folgende Eingriffe in Frage: 1. Nagelung (aber nur, falls der Schenkelkopf nicht nekrotisch, auch Arthritis deformans nicht ausgesprochen ist); 2. autoplastische Knochenbolzung; 3. subtrochantere Osteotomie; 4. desgl. mit Bruchflächenumlagerung nach Pauwels; 5. Kopfexstirpation unter Einstellung des Oberschenkelschafts in die Pfanne.

2. Traumatische Epiphysentrennung und Bruch am Schenkelhals bei Jugendlichen. Bei Jugendlichen im 2. Dezennium bis zu Ende der Pubertät; teils als traumatische Epiphysentrennung (im Vergleich zum oberen Humerusende selten!), teils als richtige Schenkelhalsfraktur bzw. Infraktion (ziemlich, aber nicht allzu selten!), bisweilen auch als Spontanfraktur (bei Tuberkulose und Osteomyelitis) oder durch auffallend geringe Gewalt (bei Rachitis bzw. Spätrachitis), schließlich bisweilen bei der Geburt nach Extraktion. Entstehung durch Fall auf Hüfte oder Knie bzw. Fuß (z. B. beim Schlittschuhlaufen). Symptome wie beim Schenkelhalsbruch alter Leute, aber öfters, namentlich bei einfacher Infraktion gering. Gefahr der Coxa vara traum. (u. U. spät und allmählich; bisweilen auch nach geringem Trauma oder ohne nachweisbares Trauma; Schenkelhalswinkel ist dabei statt 127—130⁰ weniger: stumpf-, recht- oder gar spitzwinklig, Verkürzung und Trochanterhochstand, evtl. Außenrotation und Adduction mit Beschränkung der Einwärtsrotation und vor allem der Abduction), sowie Gefahr anschließender Coxitis deformans. Therapie: Nach Reposition Gipsverband oder Streckverband in Abduction wie bei 1; noch längere Zeit (mindestens 1 Jahr) Schienenhülsenapparat mit Abductionsvorrichtung, sowie medikomechanische Nachbehandlung; bei Deformität und Abductionsbehinderung später evtl. subtrochantere Osteotomie.

3. Isolierter Bruch des Troch. major. Vorkommen: Selten; bisweilen auch als Epipyhsentrennung bei Jugendlichen unter 17 Jahren. Entstehung: Fall auf den Trochanter od. dgl.; auch durch Muskelzug (M. glut. med.). Symptome: Dadurch Dislokation nach hinten-oben (falls sehniger Überzug mit zerrissen ist), sonst Behinderung der Abduction und Außenrotation, Schwellung, Druckschmerz und Crepitation. Therapie: Lagerung in Beugestellung durch Kissen oder durch Streckverband in Außenrotation und Abduction für einige (4—6) Wochen; evtl., aber wohl nur ausnahmsweise Nagelung.

4. Isolierter Bruch des Troch. minor. Vorkommen: Selten; als Epiphysentrennung bei Jugendlichen im 2. Dezennium, meist im 17.—20. Jahr; u. a. beim Sport, spez. Wettlaufen, Springen, Werfen oder Heben. Entstehung: Durch Rumpfrückwärtswerfen beim Ausgleiten bzw. Straucheln oder beim plötzlichen Laufanhalten, und zwar durch Muskelzug (M. ileopsoas, sofern nicht der Muskel selbst ein- oder die Lendenwirbelquerfortsätze abreißen; dabei Dislokation nach oben). Symptome: Lokalisierter und bei bestimmten Bewegungen (Außenrotation) auftretender Schmerz und umschriebener Druckschmerz, ferner Beinstellung in Flexion und Außenrotation sowie Beinheben zwar im Liegen möglich (M. tensor fasciae latae und M. rectus!), aber im Sitzen aktiv unmöglich („Ludloffsches Zeichen", aber nur falls die akuten Erscheinungen abgeklungen sind und falls M. iliacus mit verletzt ist), desgleichen nicht im Liegen bei gestrecktem, wohl aber bei gebeugtem Knie passiv möglich (Erschlaffung des M. ileopsoas!: Pochhammer); Röntgenbild (in Außenrotation!); Gehen oft noch möglich; Stehen auf dem verletzten Bein wird noch längere Zeit nicht vertragen. Therapie ähnlich wie bei 3: Lagerung in Hüftbeugestellung, Auswärtsdrehung und Abspreizung durch Streckverband oder auf Kissen für einige (3—4) Wochen; dann medikomechanische Nachbehandlung.

b) Brüche am Femurschaft.

Vorkommen: Ziemlich häufig, und zwar meist bei kräftigen Erwachsenen und Kindern, gelegentlich auch bei der Geburt.

Entstehung: a) Meist indirekt durch Fall auf die Kniee oder Füße (Biegungsbruch; quer oder schräg) oder durch Drehung, und zwar meist durch die des Körpers bei feststehendem Fuß (Torsionsbruch; schräg oder spiralig) z. B. bei Skilaufen, Ringen, Sturz mit dem Pferd usw., b) oft auch direkt durch starken Schlag, Auffallen von Lasten, Überfahrung (meist Biegungsbruch; quer; evtl. mit starker Weichteilquetschung; dabei Myositis ossificans oder Knochenquetschung, im letzteren Fall auch dabei Pseudarthrose, s. da), Schuß (meist Splitterbruch, an der Epiphyse auch Lochschuß), c) bisweilen auch durch Muskelzug (bei Fußtritt, Umdrehen od. dgl.); nicht selten sind gerade am Oberschenkelschaft, und zwar meist an der schwachen Stelle knapp unterhalb des Trochantor minor und dann oft quer pathologische Frakturen (Ostitis fibrosa cystica, Tabes, Carcinommetastase, Gumma u. a.).

Formen: a) Unvollständig: Infraktion (bei Kindern) und Fissuren. b) Vollständig: Seltener quer (auch bei rachitischen Kindern, hier evtl. subperiostal mit geringer Dislokation; sonst evtl. gezackt mit Verzahnung und dann evtl. mit geringer winkliger oder seitlicher Verschiebung); meist schräg oder spiralig (evtl. mit Ausbrechen eines Knochenstücks, und zwar eines dreieckigen bei Biegungs- und eines rautenförmigen bei Torsionsbruch); öfters Splitterbruch; bisweilen mehrfacher Bruch.

Symptome: Meist klassische Fraktursymptome vollzählig; daher Diagnose leicht, aber wegen der starken Weichteile und wegen der beträchtlichen Schwellung in den Details verdeckt; daher empfiehlt sich Röntgenbild und genauere Feststellung nachträglich bei der Repositionsnarkose! Crepitation fehlt bei Interposition und evtl. bei starker Verschiebung. Wichtig ist Dislokation: Außenrotation (durch Umfallen des peripheren Gliedabschnittes infolge der Schwere und evtl. Muskelzugs [Glutäalmuskulatur!]; Kniescheibe und Fußspitze sehen nach außen statt nach vorn!); Verkürzung (bis zu 10—15 cm, sicht- und meßbar bei symmetrischer Lagerung beider Beine, Maß vom oberen vorderen Darmbeinstachel bis zur Kniescheibe bzw. Kniegelenkspalt bzw. bis zum äußeren oder inneren Knöchel); winklige und seitliche Verschiebung (im wesentlichen durch Muskelzug, und zwar a) oberhalb der Adductoren: oberes Bruchstück gebeugt [M. iliopsoas!] sowie abduciert und außenrotiert [Ileopsoas- und Glutäalmuskeln!], unteres aufwärts gezogen und adduciert [Adductoren!], also Winkel nach vorn und außen; b) unterhalb der Adductoren: oberes Bruchstück nach vorn und innen [Adductoren!], unteres nach hinten und oben, im unteren Drittel nach hinten [M. gastrocnem.!]).

Prognose: Konsolidation in durchschnittlich 8, bei Kindern in 4 Wochen; freie Belastung nicht vor 10—12 Wochen.

Komplikationen: Deformität, spez. Verkürzung (Prophylaxe: Behandlung, spez. Streckverband!), Knieversteifung (durch Distorsion, Gelenkfissuren, lange Ruhigstellung; letzteres häufig und dann u. a. muskulär bedingt: sog. Quadricepscontractur; Prophylaxe: medikomechanische Behandlung von vornherein!) oder Schlotterknie (durch Gewalt oder durch Überdehnung im Verband; Prophylaxe Streckverband ohne zu starke Belastung, am besten in Semiflexion der Gelenke!), Pseudarthrose (durch starke Dislokation, spez. Reiten der Fragmente, schwere Knochenquetschung infolge direkter Gewalt oder Interposition von Muskeln); ferner bei alten Leuten hypostatische Pneumonie, Decubitus, Fett- und Thromboembolie.

Therapie: 1. Reposition in tiefer Narkose oder in Lumbalanästhesie unter Zug am Unterschenkel und Fuß und unter Gegenzug am Becken bis zum Ausgleich von Verkürzung, winkliger und seitlicher Verschiebung und Außenrotation (Fußspitze, äußerer Kniescheibenrand und oberer vorderer Darmbeinstachel müssen in einer Linie liegen!); möglichst frühzeitig (wegen der sonst einsetzenden Muskelretraktion); evtl. (bei Interposition usw.) blutige Reposition u. U. mit anschließender Vereinigung.

2. Retention: Provisorisch Lagerung auf doppelter schiefer Ebene, in Suspension oder mit Schienenverband (Holz-, Cramer-, Gipsschiene; mehrere an verschiedenen Seiten; von Brust bis Zehen; auch mit Extensionsvorrichtung nach Art der Desault-Listonschen Behelfsschiene; ungeeignet sind kürzere Schienen, auch die v. Volkmannsche Lagerungsschiene, falls ohne Mitfassen der benachbarten Gelenke). Bei Jugendlichen bis zum 20. Jahr genügt meist ein zirkulärer Gipsverband, welcher nach Reposition in Narkose unter Extension bis Semiflexion angelegt wird und zweckmäßigerweise auch das andere Bein miteinbezieht. Sonst am besten: Streckverband in Form der permanenten Gewichtsextension nach v. Volkmann-Bardenheuer (baldmöglichst und mit starker Belastung unter wiederholter Röntgenkontrolle; u. U. mit Seiten- und Rotationszügen je nach Deformität; bei Bruch im oberen bis mittleren Drittel in Abduction und Elevation zum Entgegenleiten des unteren Bruchstücks dem oberen; mit Gegenzug durch Höherstellen des Bettendes oder durch Tretstütze am gesunden Fuß evtl. mit Kniestreckschiene oder durch Dammschlauch; Extensionsgewicht bis 25 kg; Dauer ca. 4—6 Wochen; Belastung nicht vor 10 Wochen); am rationellsten, zumal bei renitenten und komplizierten Frakturen als Knochennagelung mit Extension nach Steinmann oder einfacher als Klammer oder am sichersten als Drahtextension (am unteren Femurende oder namentlich bei tiefsitzendem Bruch zur Vermeidung des Frakturhämatoms auch am Tibiakopf); am besten (geringere Gewichte und Vermeidung der Kniegelenküberdehnung!) in Form der Extension mit Semiflexion der Gelenke zwecks Muskelentspannung nach Zuppinger (mit entsprechender Schiene nach Zuppinger, Braun u. a. oder in Schwebe bei Flexion und Abduction, und zwar dies um so mehr, je höher der Bruch sich befindet — außer bei Brüchen unterhalb der Mitte; Gewichtsbelastung 10—20 kg). Bei kleinen Kindern bis zum 4. Jahr in Form der vertikalen Suspension nach Schede (für 3—4 Wochen; Aufwärtszug bis zum Abheben der kranken Beckenseite von der Unterlage; auch im Kinderwagen einrichtbar; cave Fußabschnürung!).

Bei Neugeborenen (namentlich bei künstlicher Geburt: Wendung oder Extraktion!) ebenso oder einfacher durch Fixation des Oberschenkels in starker Hüftbeugung an den Leib mit zirkulären Heftpflasterstreifen oder Binden oder am besten durch Fixation des in Hüfte und Knie rechtwinklig gebeugten Beins mit Binden oder Gurten an Kasten oder Schiene.

In besonderen Fällen (als Transport-, Geh-, Fenster- und Brückenverband bei komplizierten Brüchen) Gipsverband (aber Gefahr der nachträglichen Deformität, spez. Verkürzung, sowie der Muskel- und Gelenkschädigung, daher nicht zu lange belassen!); zur Technik: Von Brust bis Zehen; in Extension (am besten auf Strecktisch nach Schede u. a.) angelegt; gut anmodelliert und mit Sitzstützrolle zwecks Erhaltung der Extension; evtl. mit Gehbügel.

Später (bei noch nicht genügend fester Konsolidation) entlastender Gehapparat: Gehgipsverband mit sorgfältiger Entlastung oder einfacher Thomas-Schiene oder am besten Hessingscher Schienenhülsenapparat, falls man sich nicht mit Krücken begnügt.

3. Medikomechanische Behandlung (von vornherein!) mit Massage, Elektrizität, Bewegungsübungen im Streckverband und im Gipsverband (Fenster für Quadricepselektrisieren und Kniescheibenmobilisieren; öfters gewechselt; frühzeitig entfernt); später energische Nachbehandlung, spez. bald Kniebewegungsübungen am Galgen u. dgl.

Bei deform geheilten Brüchen: Redressement, Osteoklase oder Osteotomie mit Streckverband bzw. Knochennagelung nebst Extension.

Bei Pseudarthrose: Zunächst und versuchsweise Lösung evtl. angespießter Weichteile, bzw. forcierte Reposition und evtl. Exasperation, sonst Operation: Blutige Stellung oder Resektion mit Knochenvereinigung durch Naht, Schienung, Verklammerung, Autoplastik oder Knochentransplantation.

c) Brüche am unteren Femurende.

Vorkommen: Nicht häufig. Komplikationen allgemein: Kniegelenkerguß; später Gelenkversteifung oder Schlottergelenk, sowie Arthritis deformans. Therapie: 1. Sorgfältige Reposition; evtl., namentlich bei Gefäß-Nervenkompression blutig; 2. Retention durch Schiene oder Gipsverband (in Kniebeugung) oder Streckverband (mit Zug nach vorn am oberen Ende des unteren Fragments; bei Gelenkbruch mit durchgreifenden Querzügen zum Zusammenbringen der Fragmente und zwecks Resorption des Gelenkergusses); 3. baldige und sorgfältige medikomechanische Nachbehandlung und nach Konsolidation Kniestützapparat (aus Gips, Wasserglas, Schienenhülse: sog. „Tutor"; noch längere Zeit wegen Gefahr nachträglicher Deformität und Wackelgelenks). Bei starkem Gelenkerguß Gelenkpunktion (wegen Gefahr des Schlottergelenks durch Kapseldehnung).

Formen: **1. Suprakondylärer Querbruch.** Dislokation des unteren Bruchstücks nach hinten (M. gastrocnem.!); evtl. Druck des unteren Fragments auf Gefäße (Gefahr der Gangrän!) und Nerven, wobei diese auf der Bruchkante reiten können.

2. Traumatische Epiphysentrennung bei Jugendlichen vom 16.—18. Jahr. Vorkommen: Häufig (häufigste Epiphysentrennung!). Entstehung: Meist indirekt (durch Sturz, Hineingeraten in Wagenrad usw.); selten direkt. Formen: Entweder in der ganzen Epiphysenlinie oder nur z. T. (mit Fortsetzung der Bruchlinie in die Diaphyse). Symptome: Dislokation des unteren Fragments nach hinten (wie beim suprakondylären Querbruch) oder nach vorn, dabei evtl. rechtwinklig aufgestellt und evtl. zwischen Diaphyse und Patella eingeklemmt. Prognose: Ernst: Verletzung von Haut, Muskeln, Gefäßen ($33^1/_3\%$) und Nerven der Kniekehle, ferner Knieankylose, Deformität und Wachstumstörung (Femurlängenwachstum geht hauptsächlich von der unteren Epiphyse aus!). Therapie: Deswegen besonders sorgfältige Reposition und Retention!

3. Sonstige Brüche am unteren Femurende: Schrägbrüche am inneren oder äußeren Condylus, Y- und T-Bruch, Absprengung am überknorpelten Gelenkende spez. schalenartige Absprengung am unteren Ende der Kondylen, Längsfissuren in das Gelenk. Entstehung: Direkt durch Fall, Stoß gegen das gebeugte Knie usw. oder indirekt durch Fall auf die Füße, Treten in ein Loch usw. (oft fälschlich aufgefaßt als „Kniedistorsion"). Symptome und Komplikationen: Schwellung, Druckschmerz und Crepitation, Kniegelenkerguß, abnorme seitliche Bewegbarkeit des Knies, Formveränderung des unteren Femurendes (z. B. Verbreiterung der Kondylengegend), Verkürzung, X- oder O-Beinstellung mit Gefahr bleibender Stellungsanomalie.

4. Absprengung des oberen Teils des Epicondylus int. femoris in Form einer schalenartigen Knochenlamelle (Stieda) durch direkte oder indirekte Gewalt; Druckschmerz, Schwellung und Bluterguß; zu unterscheiden davon ist nachträgliche Verknöcherung nach Periostabriß seitens des inneren Seitenbands oder der Sehne des M. adductor magnus oder M. vastus med., was häufiger der Fall ist (z. B. bei Knieverstauchung nach Fußball, Schneeschuhlaufen, Rodeln usw.).

19. Brüche und Verrenkungen der Kniescheibe.

a) Brüche der Kniescheibe (Fr. patellae).

Vorkommen: Ziemlich, aber nicht ganz selten (exponierte Lage!), ca. 1% aller Brüche; aber praktisch wichtig wegen der Gefahr beträchtlicher Erwerbsbeschränkung.

Entstehung: a) Meist **direkt** durch Auffallen mit der Kniescheibe auf steinigen Boden, Bordkante, Eisenschwelle u. dgl., ferner durch Hufschlag, Schuß (meist Stern- oder Splitter-, auch Querbruch; selten kompliziert; oft unvollständig oder doch ohne Zerreißung des Reservestreckapparats, aber nicht selten kombiniert mit indirektem Bruch als Stoß-Rißbruch!); b) seltener **indirekt** (Querbruch; als Rißbruch und evtl. auch Biegungsbruch beim Rückwärtsfallen durch Muskelzug des beim Stolpern in unwillkürlicher Abwehrbewegung kontrahierten M. quadriceps, in dessen Sehne die Kniescheibe sozusagen als Sesambein eingewebt ist, während Kniescheibenband oder Tuberositas tibiae selten und noch seltener die Quadricepssehne reißt; gewöhnlich vollständig, und zwar mit Zerreißung des Reservestreckapparats).

Formen: Meist **Querbruch** ($^4/_5$), und zwar meist in der unteren Hälfte am Übergang von Körper und Spitze oder in der Mitte, selten höher oben an der Basis oder tiefer unten an der nicht überknorpelten Spitze, bisweilen in mehreren Transversalbrüchen untereinander (auch als Folge von Refraktur), öfters auch (bei direkter Gewalt) **Stern-** oder **Splitterbruch** oder **Fissuren**, selten (z. B. durch Hieb, Schlag od. dgl.). **Längsbruch** (direkt; günstig!), **Frontalbruch** (sog. „Austernschalenbruch"), **Abscherungsbruch** usw. Gewöhnlich handelt es sich um einen Gelenkbruch — außer bei gewissen Fissuren und Randabscherungen. In 1% wird **doppelseitiger** Bruch beobachtet. Selten sind **Spontanfrakturen** bei Tabes oder progressiver Muskelatrophie sowie bei Geschwulst oder Entzündung.

Symptome: Druckschmerz; Funktionsstörung: Gehen ist unmöglich, spez. Vorsetzen des Beins, höchstens Nachschleppen oder Rückwärtstreten mit stark durchgedrücktem Bein, desgl. unmöglich Heben des gestreckten Beins oder aktive Streckung: sog. „Streckschwäche oder -lahmheit", dagegen möglich ist passives Strecken des Beins im Knie; bei Erhaltung des Reservestreckapparats (namentlich beim direkten Bruch vorhanden!) ist jedoch meist (außer bei empfindlichen Leuten) einiges Gehen, sowie aktive Streckung in Seitenlage des Beins (dabei Ausschaltung der Gliedschwere!) möglich (die **Unterscheidung in Brüche mit und ohne Streckvermögen durch die Untersuchung in Seitenlage ist praktisch, und zwar prognostisch und therapeutisch höchst wichtig!**); Weichteilschwellung und **Gelenkerguß** (Gelenkbruch: Kniescheibe begrenzt mit dem größten Teil ihrer Hinterfläche das Gelenk!), dabei evtl. (bei Platzen des oberen Gelenkrecessus) Verteilung des Blutergusses unter dem Kniestreckmuskel weit hinauf am Oberschenkel; **abnorme Beweglichkeit; Crepitation** (fehlt meist, vorhanden nur bei genügender Annäherung der Fragmente, daher evtl. Untersuchung mit Zusammenschieben derselben!); **Deformität,** und zwar Diastase der Fragmente (d. h. Klaffen der Bruchstücke durch Retraktion des M. quadriceps und durch Gelenkerguß; bis 10 cm und mehr; erkennbar durch Besichtigung von vorn und von der Seite und durch Betastung, besonders stark bei Kniebeugen; evtl. läßt sich der Finger dazwischenlegen; Dislokation fehlt bei genügender Erhaltung des Reservestreckapparats: in der Mitte Aponeurose des Streckmuskels bzw. Sehne und vor allem seitlicher Bandapparat durch fibröse Faserzüge innen vom M. vastus int. und außen von der Fascia lata zur Tibia), evtl. auch seitliche Verschiebung und Kantenstellung; **Röntgenbild** (besonders wichtig bei subaponeurotischen Brüchen und bei Fissuren; das seitliche Bild bei Kniebeugung ergibt Aufschluß über den Grad der Diastase; manchmal ist neben dem Bild von vorn und von der Seite auch ein axiales ratsam).

Diagnose: Vorgeschichte, Besichtigung und Betastung sowie Röntgenbild; übersehen werden öfters Fissuren und veraltete Brüche.

Prognose: Prognostisch und therapeutisch wichtig ist die Unterscheidung der Kniescheibenbrüche in a) unvollständige bzw. solche ohne Zerreißung des Reservestreckapparats, damit ohne Diastase (gewöhnlich sind es direkte Brüche) und b) vollständige mit mehr oder weniger völliger Zerreißung des Reservestreckapparats, damit mit Diastase (gewöhnlich indirekte); letztere sind feststellbar durch Röntgen- und klinische Untersuchung: Diastase der Fragmente (besonders bei Kniebeugen) und Unmöglichkeit aktiver Streckung des Unterschenkels, auch nicht in Seitenlage. Knöcherne Heilung erfolgt spontan nur bei unvollständigen Brüchen und bei Brüchen mit Erhaltung des Reservestreckapparats, dagegen nicht bei Diastase. Ursachen der Diastase: Zerreißung des Reservestreckapparats, Retraktion des Kniestreckmuskels, Gelenkerguß, Interposition von „ponyfrisurartig" herabhängenden Fasern des sehnigen Überzugs, Kantenstellung bzw. Umkehrung der Fragmente. Auch bei fibröser Heilung kann immerhin ein leidliches funktionelles Resultat eintreten, vorausgesetzt daß der noch erhalten gebliebene Teil des Reservestreckapparats funktioniert und Kniestreckmuskel bzw. Kniescheibenband genügend schrumpfen sowie die Pseudarthrose straff, die Kniescheibe gleitend und der Quadriceps kräftig ist; jedoch bleibt die Tragfähigkeit des Beins mangelhaft und Gehen nur mit Stock und unter Schleuderbewegung möglich, wobei Auf- und Abwärtssteigen beeinträchtigt und mit dem verletzten Bein voran überhaupt unmöglich ist (was für Büroarbeiter einen geringeren, für Schwerarbeiter aber einen größeren Schaden bedingt).

Sonstige Komplikationen: Streckmuskelatrophie und -retraktion, Verwachsung des oberen Fragments mit Femurvorderfläche, Gelenkerschlaffung, Gelenkversteifung und Arthritis deformans (Prophylaxe: Massage, Elektrizität, Bewegungen und Kniescheibenmobilisieren; evtl. Gelenkpunktion), ferner Refrakturen des oberen Fragments oder des Callus z. Z. des Konsolidationsbeginns infolge direkter Gewalt oder infolge Muskelzugs (Prophylaxe: Vorsichtiges Steigern der Medikomechanik- und Gehbehandlung).

Therapie (allgemeine Aufgaben der Behandlung sind: Bekämpfen von Diastase, Gelenkerguß, Muskelatrophie und Gelenkbehinderung!).

a) Bei fehlender Diastase und erhaltener Streckfähigkeit sowie bei schlechtem Allgemeinzustand oder bei ungünstigen örtlichen Verhältnissen, spez. bei gefährdeter Asepsis: Gegen Gelenkerguß, welcher die Fragmente entfernt und evtl. kantet: Streckschiene, Kompression, Eis, Massage; bei starkem und hartnäckigem Erguß baldigst Punktion mit (genügend starker) Kanüle. Sodann bei evtl. Diastase nach Koaptation der Fragmente Retention durch hochgelagerte Streckschiene (Hüfte gebeugt und Knie gestreckt zwecks Quadricepsentspannung!), kniewärts gerichtete elastische Einwicklung von Ober- und Unterschenkel (zwecks Näherung der Fragmente!) und Heftpflasterstreifen evtl. mit Gummizügen nach Art der „Testudo inversa" oder besser nach Art des „v. Bramannschen Schmetterlingsverbands" (oberhalb und unterhalb der beiden Fragmente, schräg nach hinten geführt und dort gekreuzt auf der Schiene); auch Streckverband nach Bardenheuer (bei fehlender Dislokation mit durchgreifendem Zug, sonst mit je einem Zug am Oberschenkel nach unten und am Unterschenkel nach oben zum Annähern der Fragmente, außerdem zirkuläre Umwicklung des Knies zum Niederhalten der Fragmente. Zirkulärer Gipsverband unsicher (weil die Retention nicht besorgend) und schädlich (weil Muskel- und Gelenkpflege verhindernd!). Frühzeitige (bereits nach einigen Tagen) und energische medikomechanische Nachbehandlung, vor allem Massage, Elektrisieren und Bewegungsübungen; später (nach 10 bis 14 Tagen) passive Bewegungen und (nach 2—3 Wochen) Gehübungen mit gewickeltem Knie.

b) Bei bestehender Diastase und aufgehobener Streckfähigkeit: Voraussetzung des therapeutischen Erfolgs ist hier die Vereinigung der Fragmente; mit

Sicherheit gewährt diese nur die blutige Behandlung: Kniescheiben-naht; die Operation ist daher das Normalverfahren, angezeigt bei allen frischen Brüchen mit Diastase, sowie bei alten Brüchen mit fehlender Vereinigung und mit schlechter Funktion; dagegen nicht angezeigt bei fehlender Diastase (daher gewöhnlich nicht bei direktem Bruch oder bei Diastase mit fester bindegewebiger Pseudarthrose), sowie bei gefährdeter Asepsis oder schlechtem Allgemeinbefinden (hier Schienenhülsenapparat mit Quadricepsgurt!); nicht genähte Fälle von Diastase haben geringere Leistungs-fähigkeit und doppelte Heilungsdauer (Unfallversicherung!).

In früherer Zeit gab es folgende Operationen: Näherung der Bruch-stücke durch die Malgaignesche Schraubenklammer (ursprünglich percutan in die Fragmente, später auch in äußerlich anmodellierte Guttaperchaplatten eingesetzt), sowie die percutane Naht der Sehne oder um oder durch die Bruchstücke (aber unsicher und gefährlich durch Sekundärinfektion!).

Jetzt: Offene Kniescheibennaht: In Narkose oder in Lokal-, aus-nahmsweise Lumbalanästhesie; unter peinlichster Asepsis (sonst Gefahr der Vereiterung mit Knieversteifung oder Sepsis!); nach Resorption des Blut-ergusses (also nach 3—5—8 Tagen), evtl. nach Gelenkpunktion; von einem großen, aber flachen, aufwärts konvexen oder längsgerichteten Bogenschnitt oberhalb (also abseits der Frakturstelle und außerhalb der Kniefläche) Aus-räumen der Blutgerinnsel, Abkratzen der Bruchflächen, Excision interponierter Aponeurosenfetzen und Aluminiumbronze- oder Eisen- oder am besten rost-freier Stahl- (aber nicht Silber-) drahtnaht unter Vermeiden des Gelenkinneren, am besten nach Payr (zwecks breiter Aneinanderlagerung der Bruchflächen und zwecks Verhütung des Drahtdurchschneidens) durch beide Bruchstücke längs, also achsial, dabei oberhalb und unterhalb in die Sehne hinein und hier quer durch unter Mitfassen der Quadricepssehne oben und des Kniescheiben-bands unten, unter Zusammenbringen der Bruchstücke (z. B. mittels zweier Knochenhaken) mit Aufeinanderpassen der Bruchflächen fest angezogen, oben-außen geknüpft und umgelegt. Darüber und daneben gute Catgutnaht des Streckapparats, welch letztere von verschiedenen Autoren (Schultze u. a.) auch allein, also ohne Knochennaht für genügend erachtet wird, jedenfalls auch bei Knochennaht nicht unterlassen werden darf.

Bei Splitterbruch, bei zu kleinem Fragment oder bei Knochen-brüchigkeit: Drahtumschlingung d. h. Ringförmige Naht mit Draht um die Kniescheibe dicht am Knochenrand: Kreis- oder Zirkumferenznaht („Cerclage").

Bei Sekundärnaht veralteter Kniescheibenbrüche: Plastik der retrahierten Weichteile (harmonika- oder Z-förmige Verlängerung, Fascien- oder Muskelplastik, Kniescheiben- oder Gelenkmobilisation).

Retention durch Schiene, z. B. Cramer- oder Gipsschiene in nahezu, aber nicht ganz gestreckter Stellung (im Winkel von etwa 135—140^0).

Nachbehandlung (frühzeitig und energisch zur Verhütung der Gelenk-versteifung und Muskelatrophie!): Vom 10.—14. Tage ab Massage, Elektri-sieren, Wärme und Stellungswechsel mit allmählich gesteigerter Beugung; dann aktive und später passive Bewegungen sowie Übungen am Galgen usw.; nach 3—4 Wochen stärkere Bewegungen und Gehversuche mit Schiene bzw. Schutzhülse oder Kniewickel; in den ersten (6—12) Wochen ist eine gewisse Vorsicht angezeigt wegen Gefahr von Refraktur (s. o.).

b) Verrenkungen der Kniescheibe (Lux. patellae).

Selten; am häufigsten (ca. 2% aller Luxationen) nach außen (gewöhnliche Patellaluxation!), sonst, nämlich nach innen oder mit Verdrehung (sehr selten!).

A. Lux. mit Verschiebung lateral (sog. laterale Luxation).

a) Nach außen: Am häufigsten (äußerer Condylus ist flacher als innerer, und Kniescheibe liegt mehr über dem äußeren Condylus und wird nach

Luxation durch Lig. int. und durch die vom äußeren Condylus abgerutschte Quadrizepssehne festgehalten!). Formen: Vollständig und unvollständig. Entstehung: Meist direkt durch seitlichen Stoß, Schlag, Fall usw. gegen den Innenrand der Kniescheibe, und zwar bei gebeugtem Knie (z. B. gegen das Knie des Reiters beim Vorbeireiten an einem Gegenstand), auch indirekt durch Contraction des Quadriceps (z. B. beim ungeschickten Aufspringen oder Drehen oder Fall); begünstigend wirkt Kleinheit der Kniescheibe, Abflachung des äußeren Femurcondylus, X-Bein, Muskelschwäche oder Gelenkerguß bzw. Kapselschlaffheit. Symptome: Gelenkrinne leer und Kniescheibe außen vorspringend mit verfolgbarer Quadricepssehne aufwärts und Kniescheibenband abwärts; Knie leicht gebeugt in X-Beinstellung und in der Bewegung behindert; Unterschenkel außenrotiert; meist Kniegelenkerguß. Therapie: 1. Reposition durch direkten Druck mit beiden Händen von der Seite bei Quadricepserschlaffung (Hüfte gebeugt und Knie gestreckt!); evtl. Gelenkpunktion. 2. Retention durch Volkmannsche, Gips- oder andere Schiene in Streckstellung mit Kompression; auch Streckverband mit durchgreifendem Zug. 3. Nachbehandlung vorsichtig gesteigert nach ca. 2—4 Wochen; für längere Zeit ist noch Kniekappe oder Schutzhülse (Tutor) zu tragen. Prognose: Habituelle Luxation (namentlich bei X-Bein und bei Kapselerschlaffung infolge chronischen Gelenkergusses sowie bei Kinderlähmung, Femurkondylenosteomyelitis u. dgl.; auch angeboren [wohl durch intrauterinen Druck]; vollständig oder unvollständig; dauernd oder intermittierend [letzteres z. B. beim Springen, Tanzen]; Therapie der habituellen Luxation: Bandage lästig und unsicher, besser Operation: Raffung oder [Außen-] Verlagerung oder Ovalärexcision oder Kapselplastik mit gestieltem oder freiem Fascienbzw. Muskellappen oder Verlagerung eines Teils vom Ansatz oder des ganzen Ansatzes des Kniescheibenbands auf die Innenseite der Tibia oder Verlagerung des M. semitendinosus auf Kniescheibe und Schienbeinhöcker; außerdem werden folgende Operationen empfohlen: Mediale Ausschneidung einer Ellipse aus der Aponeurose mit Vernähen der entstandenen Lücke und Einnähen des ausgeschnittenen Stücks lateral in die hier gespaltene Aponeurose, evtl. dazu medialen Rand der Kniescheibe annähen an den Femurcondylus u. U. mit Fascientransplantation oder Annähen des Kniescheibenbands am abgetrennten äußeren Drittel nach unten und innen unter einer Periostbrücke an der inneren Tibiakante neben Kapselraffung oder Annähen eines gestielten Brückenlappens aus dem inneren Kapselteil bis in den M. vastus med. nach Herüberklappen auf die Außenseite, während die Lücke an der Entnahmestelle innen zusammengezogen wird; bei X-Bein evtl. gleichzeitig Osteotomie).

Sonstige Luxationen sind ganz selten, nämlich:

b) Nach innen (innerer Condylus ist steil, daher Luxation nach innen selten!).

B. Lux. mit Verdrehung (Torsion): Selten (ca. $1/6$ aller Kniescheibenverrenkungen; direkt (Stoß) oder indirekt (Verdrehung) oder durch Muskelzug.

a) Vertikal:

1. nach innen 2. nach außen	sog. vertikale Luxation oder Kantenstellung; Symptome sinnfällig: Statt Kniewölbung Kniescheibenkante vorspringend sowie Kniescheibenwand vorn und Gelenkfläche seitlich, und zwar außen oder innen; zugleich Sehne nach innen oder außen konvex; Reposition durch vorsichtige Umdrehung mit beiden Händen am erhobenen, also in Hüfte gebeugten und in Knie gestreckten Bein, evtl. blutig;

3. völlig umgedreht: Sog. Inversion, d. h. um 180°, so daß die Gelenkfläche mit der an ihr befindlichen medianen Leiste nach außen sieht; im übrigen bestehen die Symptome einer unvollständigen seitlichen Luxation; Diagnose schwierig; Therapie: Meist blutige Reposition, evtl. Exstirpation.

b) Horizontal:

1. nach oben oder häufiger
2. nach unten
{ sog. horizontale Luxation (evtl. Einkeilungsluxation, falls Kniescheibe zwischen Femur- und Tibiagelenkfläche eingekeilt); Kniescheibe springt evtl. nach vorn vor mit einer Kante; Reposition meist nur blutig möglich.

Nachbehandlung: 2—3 Wochen Bettruhe mit Kompressionsverband; später vorsichtige Medikomechanik mit Wärme, Elektrizität, Massage und Übungen sowie elastische Wicklung.

20. Knie- oder Schienbeinverrenkungen (Lux. genus s. tibiae).

Vorkommen: Sehr selten (starker Bandapparat, breite Gelenkflächen und geringe Knochenhemmung!); ca. 1% aller Luxationen.

Entstehung: Nur bei bedeutender Gewalt entweder direkt (z. B. durch Stoß) oder indirekt (durch Umknicken, Sturz, Maschinenverletzung); evtl. kompliziert; vereinzelt angeboren in Form der völligen Verrenkung oder bloß der Überstreckung („Genu recurvatum congenitum").

Formen: Vollständig oder unvollständig.

Einteilung:

nach vorn: Lux. ant. (am häufigsten!),
nach hinten: Lux. post.,
seitlich, und zwar außen oder noch seltener innen: Lux. lat.,
rotiert: Rotationsluxation.
} (sehr selten und öfterskombiniert!)

Symptome (sinnfällig und imposant!): Femurkondylen und Unterschenkelknochen, sowie Patella mit Sehne in abnormer Lage deutlich sicht- und fühlbar; außerdem veränderter Gelenkdurchmesser.

Komplikationen: Meist zugleich Zerreißung von Kapsel, Kreuz- und Seitenbändern und Kniescheibenband evtl. mit zurückbleibendem Schlottergelenk; evtl., aber seltener Frakturen am Femur, Tibia oder Fibula, namentlich in Form von Randbrüchen an den Gelenkenden, auch in der Zwischenhöckergegend und Lösung der Gelenkverbindung zwischen Tibia und Fibula; schließlich Verletzung der Haut (sog. „komplizierte Lux."), Muskulatur (Myositis ossificans), Poplitealgefäße (Zerreißung, Intimaruptur, Kompression, Thrombose; evtl. dadurch Gangrän) und Nerven (durch Gewalt oder dislozierte Knochenteile) beide namentlich bei Verrenkung nach vorn; später droht Arthritis deformans; auch habituelle Luxation kommt vor.

Differentialdiagnose: Kondylenfraktur und Epiphysenlösung.

Prognose: Mortalität erheblich (ca. 33$\frac{1}{3}$%).

Therapie: 1. Reposition meist leicht durch Druck unter Zug und Gegenzug (wegen Gefährdung von Haut, Gefäßen und Nerven baldmöglichst, aber vorsichtig wegen Gefahr der Haut- und Weichteilzerreißung!); evtl. blutig. 2. Retention durch Schiene, Gips- oder Streckverband 4—12 Wochen, dann noch Gelenktutor: Hülsenapparat bzw. elastische Kappe. 3. Medikomechanische Nachbehandlung, aber anfangs Vorsicht mit Massage und passiven Bewegungen. Evtl. kommt Naht zerrissener Bänder in Betracht. Bisweilen ist (wegen der oben unter den Komplikationen genannten Nebenverletzungen) Resektion oder Amputation notwendig.

Anmerkung 1. Verrenkung des oberen oder des unteren Tibiafibulargelenks. Ganz selten; a) oben, und zwar gelegentlich isoliert: Verrenkung des Wadenbeinköpfchens (nach vorn oder hinten durch Muskelzug beim Laufen oder Springen als typische Sportverletzung; manchmal spontan sich einrenkend), meist gleichzeitig bei Fraktur der Tibia am oberen Ende (analog der Verrenkung des Radiusköpfchens bei Fraktur der Ulna am oberen Ende) oder bei Fraktur des Fibulaköpfchens oder bei Knieverrenkung, evtl. mit Peroneus-schädigung; b) unten: isoliert sowie bei Fraktur oder Verrenkung der Fuß-gelenkgegend. Reposition durch Druck und anschließend Ruhigstellung durch Schiene oder Streckverband für 1—3 Wochen.

Anmerkung 2. Binnenverletzungen des Kniegelenks (sog. „Dérangement interne" „internal derangement"): a) Quetschungen bzw. Zerreißungen bzw. Verrenkungen der Zwischen- oder Halbmondknorpel (Contusio bzw. Fractura bzw. Luxatio menisci semilunaris). Vorkommen: Ziemlich häufig, meist bei jüngeren und kräftigen Männern; früher als intraartikuläre oder Binnenverletzung im Kniegelenk, sog. „Dérangement interne", bezeichnet; der innere (mehr offene und sichelförmige sowie wegen starrfer Befestigung nicht ausweichende) Zwischenknorpel ist bei weitem häufiger, und zwar ca. 2—20, durchschnittlich 10mal so häufig betroffen als der äußere.

Entstehung: Fast nur indirekt, und zwar bisweilen durch Überstreckung, sonst durch Seitenprellung und gewöhnlich durch forcierte Drehbewegung (meist auswärts) bei etwas gebeugtem Knie, z. B. bei Sport, spez. Schneeschuh-laufen, Rodeln, Reiten, Fußball- und Tennisspiel, Tanzen, Fall unter einen Körper, Sturz, Springen, Abspringen von der Straßenbahn, Stolpern, Aus-gleiten, Vertreten, Aufrichten aus den Knien u. dgl.; begünstigend wirkt anscheinend Degeneration infolge chronischer traumatischer Schädigung, wie sie namentlich bei Bergarbeitern vorkommt.

Unfallzusammenhang ist in vielen Fällen anzunehmen unter Voraus-setzung eines geeigneten erheblichen (fast stets indirekten) Trauma (Ver-stauchung mit Seitenknickung oder Verdrehung, auch bei plötzlicher und starker Selbstbewegung, z. B. Flucht) und eines zeitlichen Zusammenhangs (bei vor-heriger Gesundheit sofortige Erkrankung mit heftigem Schmerz, Gelenk-bluterguß usw., wobei sofortige Arbeitsniederlegung und Krankmeldung zu verlangen ist); andererseits kommt Meniscusverletzung auch spontan vor bei Degeneration infolge chronischer Schädigung durch unphysiologische besondere und anhaltende Beanspruchung: sog. „Meniscopathie", besonders bei be-stimmten Berufen (Bergarbeitern, Gärtnern od. dgl.), doch ist nicht jede histo-logisch festgestellte Degeneration des Meniscus ohne weiteres als Beweis gegen den Unfallzusammenhang anzusehen, wenn die genannten Voraussetzungen des Unfallzusammenhangs vorliegen, vielmehr die Krankengeschichte des Einzelfalls entscheidend.

Formen: Quetschung, Zerteilung, teilweiser oder völliger Abriß vorn (meist!), hinten oder seitlich; anschließend oft partielle und intermittierende Luxation ohne oder mit Einklemmung. Nebenverletzungen (z. B. Seiten- oder Kreuzbandriß) sind nicht selten, ebenso wie Hoffasche Krankheit.

Symptome: a) In frischen Fällen: Plötzlich heftiger Schmerz im Knie-gelenk an einer (meist an der inneren) Seite vorn 2—3 cm seitlich von der Kniescheibe im Gelenkspalt und evtl. Zwangsstellung in leichter Beugung (durch Einklemmung, sog. „Arretierung"; ähnlich dem „Maussymptom" bei Gelenk-maus!), evtl. sich öfters wiederholend, und zwar bei Trauma: Fehltritt, Ver-drehung usw.; Kniegelenkerguß; Gelenkspalt an der betreffenden Seite um-schrieben, und zwar kleinfingerbreit neben dem Kniescheibenrand druck-empfindlich sowie evtl. breiter und zugleich entweder tiefer oder mehr aus-gefüllt; evtl. (spez. bei spitzwinkliger Beugung und evtl. Drehung) Meniscus als flacher, länglicher und druckempfindlicher Körper im Gelenkspalt fühlbar, evtl. beweglich, und zwar teils aktiv (z. B. bei Streckung vor- und bei Beugung zurücktretend), teils passiv, doch ist ein solcher Tastbefund nicht die Regel, zumal der Meniscus auch nach innen sich verschieben kann; bisweilen reibendes bis knackendes Geräusch bei Bewegungen; Schmerzen bei gewissen Knie-bewegungen spez. bei Unterschenkeldrehung sowie -Überstreckung und bei Kniestauchung; Streckbehinderung; im Röntgenbild evtl. Gelenkspalt auf der entsprechenden Seite breiter, sonst aber ohne krankhaften Befund im Gegen-satz zu sonstigen Affektionen, spez. Gelenkmaus (Röntgenbild ist also nur differentialdiagnostisch brauchbar bei Leeraufnahme, aber auch hier manchmal verdächtig, wohl aber oft deutlich bei Füllung mit Luft oder Kontrastmasse oder beidem).

In veralteten Fällen: Fremdkörpergefühl sowie Anfälle von Schmerz und Streck- bzw. Beugungshemmung bei bestimmten Bewegungen (z. B. beim Aufstehen, Umdrehen, Treppensteigen), dann gefolgt von einem Einschnappen; Patient kann das Hinübertreten des Condylus über den luxierten Meniscus evtl. demonstrieren; gleichzeitig bisweilen obiger Befund einer druckempfindlichen Vorwölbung oder Vertiefung am Gelenkspalt mit rezidivierendem Gelenkerguß; wichtig ist umschriebener Schmerz bei Drehung oder Zerrung des Unterschenkels; bald auch Atrophie der Oberschenkelmuskulatur; gelegentlich Krachen bei bestimmter Bewegung; u. U. Wackelknie; später manchmal Arthritis deformans.

Komplikationen: Kreuz- und Seitenbandverletzungen sowie Hoffasche Krankheit.

Prognose: Evtl. schwere Funktionsstörung im Knie, spez. Gang nur mit festgestrecktem Knie sowie chronischer Gelenkerguß, Schlotterknie und Arthritis deformans; Operation bringt bei rechtzeitigem und sachgemäßem Vorgehen, namentlich bei jungen Leuten, in $66^2/_3$—90% Heilung; doch droht Schlotterknie und Arthritis deformans.

Diagnose: Oft jahrelang verkannt; wichtig ist Anamnese (Trauma, spez. Verdrehung), Krach, Schmerz, Periodizität, Druckempfindlichkeit an typischer Stelle im Gelenkspalt, Palpationsbefund, Funktionsstörung, Einklemmungserscheinungen und Röntgenbild (negativ!); evtl. Probepunktion (Gelenkbluterguß) und -incision.

Differentialdiagnose: Gelenkmaus (Röntgenbild!), sowie Distorsion, Kontusion und Fraktur einschl. Binnenverletzung, spez. Seiten- und Kreuzbänderriß, Hoffasche Krankheit, bei starkem Erguß Gelenkpunktion; ferner Tuberkulose, Gonorrhoe, Rheuma, Gicht, Lues, Meniscusganglion, Arthropathia neurotica und vor allem bei älteren Leuten Arthritis deformans, spez. solche mit Zottenwucherungen oder Gelenkkörpern.

Therapie: Versuchsweise in frischen Fällen Reposition durch direkten Druck unter Zug, Bewegung und Drehung, dann für mehrere (3—12) Wochen Ruhigstellung durch Schiene mit Kompressionsverband bzw. Elastoplast- oder Zinkleim-Gipsverband; anfangs Bettruhe und Umschläge für 1—2 Wochen, dann Schienenverband für 3—12 Wochen, später Wärme (Heißluft, Glühlicht, Diathermie, Bäder, Alkoholumschlag, Fangopackungen usw.), Massage der Oberschenkelmuskulatur und aktive Bewegungsübungen, sowie Kniehülse oder -kappe. Meniscus kann unter dieser konservativen Behandlung bisweilen wieder anheilen. Öfters ist jedoch wegen wiederkehrender Einklemmungserscheinungen bzw. Dauersperre eine Operation notwendig: Exstirpation des luxierten Stückes oder sicherer des ganzen Meniscus (am besten unter Anhaken, z. B. mit Langenbeckschem Knochenhaken zwecks sicherer Erkennung des abgerissenen bzw. luxierten Teils; von einem kleinen Querschnitt oder Längsschnitt, nötigenfalls vom medialen S-Schnitt unter Erhaltung der Seitenbänder); ausnahmsweise (unsicher und nicht unbedenklich, daher im allgemeinen nicht gebräuchlich!) Naht an das Schienbeinperiost; man operiere nicht zu spät, da sonst Arthritis deformans droht, aber bei vorgeschrittener Gelenkveränderung, spez. Arthritis deformans oder bei älteren Leuten besser nicht. Öfters bleiben nach der Operation zurück: Erguß, Schlottern und Bewegungsbehinderung sowie später Arthritis deformans, letztere aber anscheinend noch häufiger bei Nichtoperation; rechtzeitige Operation bringt meist Heilung.

b) Zerreißung der Seitenbänder.

Vorkommen: Häufiger, namentlich bei Fußball- und Schneeschuhsport; meist betroffen ist das mediale Seitenband.

Entstehung: Bei Verstauchung, Bruch oder Verrenkung, u. a. auch neben Meniscus- oder Kreuzbänderverletzung.

Symptome: Regelwidrige Seitenbeweglichkeit, sonst vgl. Distorsion, spez. Bluterguß und Druckschmerz (gewöhnlich am inneren Oberschenkelknorren, also im Gegensatz zu Meniscusverletzung nicht am Gelenkspalt, sondern darüber); dazu Röntgenbild.

Komplikation: Später evtl. Verknöcherung am Condylus med.

Prognose: Evtl. Schlottergelenk, chronischer Erguß oder Arthritis deformans, sowie X- oder O-Bein.

Therapie: Vgl. Distorsion; wichtig ist längere Ruhigstellung in richtiger oder besser überkorrigierter Stellung durch Schienen- oder Gipsverband in leichter Kniebeugung (170⁰) für 3—6 Wochen, später Kniekappe oder -hülse; evtl. Operation: Bandnaht oder -plastik mit Fascie, Sehne oder Muskel.

c) Zerreißung der Kreuzbänder.

Vorkommen: Selten; isoliert sehr selten, meist vielmehr verbunden mit sonstiger Kniegelenk-, spez. Meniscus- oder Seitenbandverletzung als sog. „Kombinationsverletzung des Kniegelenks".

Formen: Meist vorderes, selten hinteres und manchmal beide Kreuzbänder.

Entstehung: Nur bei schwerer Verletzung: Verstauchung oder Verrenkung, u. a. bei Fußball-, Schneeschuh- u. a. Sport.

Komplikationen: Evtl. Abriß eines Knochenstückes an Ursprung oder Ansatz der Kreuzbänder an der Eminentia bzw. Fossa intercondyloidea; oft gleichzeitig Riß der Kapsel und Seitenbänder, spez. des medialen und des medialen Meniscus (bei Riß des vorderen Kreuzbands), auch Schienbeinbruch.

Symptome: Schmerz, Gelenkerguß, Gangunsicherheit, evtl., (aber nur bei Zerreißung beider Kreuz- und zugleich eines oder beider Seitenbänder) abnorme Beweglichkeit des Knies, spez. abnorme seitliche und drehende Bewegbarkeit (am besten nachweisbar bei Entspannung der Seitenbänder, also in Beugestellung), sowie Überstreckbarkeit und Beweglichkeit vor- oder rückwärts oder beides: sog. „Schubladensymptom" (dieses fehlt aber bei Muskelspannung oder bei starkem Gelenkerguß!), Röntgenbild (gelegentlich, und zwar nicht selten Knochenabriß in der Zwischenhöckergegend, später hier Formveränderung: Vergrößerung, Zuschärfung oder Abplattung, Schleifspuren, Pilzformen, Callus u. dgl.; differentialdiagnostisch cave Arthritis deformans!; sonst negativ).

Diagnose: Nicht immer möglich, namentlich anfangs, wo oft nur das Bild einer schweren Verstauchung besteht; evtl. klinisch (bei schwerer Verletzung mit abnormer Beweglichkeit, spez. Überstreckbarkeit, Seitenbeweglichkeit, vermehrter Innenrotation und Adduktion und evtl. Schubladensymptom) und röntgenologisch (bei Knochenabriß), sonst nur operativ.

Differentialdiagnose: Vgl. a), spez. isolierte Seitenband- und Meniscusverletzung.

Prognose: Schlottergelenk, chronischer Erguß, Arthritis deformans, Gelenkmaus, Ankylose; manchmal bleibt nur eine mäßige Unsicherheit des Knies zurück, namentlich beim Gehen auf unebenem Boden oder beim Treppensteigen, spez. abwärts.

Therapie: Zunächst konservativ mit sorgfältiger und längerer Ruhigstellung durch Schienen- oder Gipsverband für 6—12 Wochen bei leichter Kniebeugestellung, später Kniekappe oder -hülse; nötigenfalls Gelenkpunktion; evtl. Arthrotomie mit Exstirpation von abgerissenen Knochenstückchen samt Bandrest und evtl. mit Bandnaht oder -plastik; sonst wie bei a); bei Schlottergelenk Kniekappe oder Schienenapparat.

d) Traumatische Erkrankung des subpatellaren Fettkörpers oder Hoffasche Krankheit (Hoffa 1904).

Wesen: Fibröse Hyperplasie des subpatellaren Fettkörpers spez. der Plicae alares und synoviales.

Entstehung: Einmalige oder vor allem öftere Traumen, und zwar meist indirekte (Distorsionen), seltener direkte (häufiges Knien usw.), auch bei Fußballsport; oft besteht Kombination mit sonstigen Kniegelenk-, spez. Meniscusschäden.

Symptome: Weich-derbe, evtl. fluktuierende, knirschende und druck-empfindliche Geschwülste dicht unterhalb und zu beiden Seiten der Patella und ihres Bandes, sowie Schmerzen, Ermüdbarkeit und Bewegungsbehinderung, evtl. Einklemmungssymptome, Erguß, Knirschen usw.

Differentialdiagnose: Vgl. a), spez. Gelenkmaus und Meniscusaffektion sowie solitäres Lipom und Lipoma arborescens.

e) Freie Gelenkkörper vgl. Allg. und Spez. Chirurgie!

f) Chondropathia patellae (Büdinger 1906).

Wesen: Degenerative Veränderungen an der Knorpelfläche der Kniescheibe.

Ursache: Traumen?

Symptome: Schmerzen, Druckempfindlichkeit, Geräusche und Bewegungs-behinderung, evtl. Gelenkerguß.

Diagnose: Röntgenbild (unregelmäßige Einsenkung der Kniescheiben-knorpelfläche).

Therapie: Evtl. Arthrotomie mit Entfernung des erkrankten Knorpels.

Anmerkung: Meniscusverkalkung häufiger (ca. $1^0/_{00}$), namentlich bei älteren und veranlagten Personen, auch oft doppelseitig, aber nicht immer auf beiden Seiten und dann auch nicht immer gleicherweise; vielleicht auch traumatisch.

21. Unterschenkelbrüche.

Häufig (nach den Vorderarmbrüchen mit an zweiter Stelle; ca. 15%): a) meist Brüche beider Unterschenkelknochen, b) seltener eines: α) Tibia oder β) Fibula, c) auch häufig supramalleolär und d) schließlich recht häufig beider oder eines Knöchels.

a) Brüche beider Unterschenkelknochen (Fr. cruris).

Vorkommen: Häufig, meist an der Grenze des mittleren und unteren Drittels.

Entstehung: Direkt (z. B. durch Hufschlag, Auffallen von Lasten, Überfahrung, Schuß) und indirekt (z. B. durch Fehltritt, Sturz, seitliches Umfallen oder Rumpfdrehung bei [in Geleise od. dgl.] fixiertem Fuß sowie bei Fußball- und Skisport); dann meist an der schwächsten Stelle, d. h. an der Grenze des mittleren und unteren Drittels; auch intra partum bei Extraktion des Kindes an den Füßen.

Formen: a) **Unvollständige:** Infraktion (rachitisch!) und subperiostaler Bruch (quer oder spiralig), besonders bei Kindern.

b) **Vollständige:** Querbruch (als Biegungsbruch direkt oder indirekt, evtl. gezackt mit Verzahnung und dann evtl. ohne stärkere Dislokation; Fibula in gleicher Höhe oder höher oben), Schräg- sowie Spiralbruch (als Biegungs- oder Abknickungs- oder Torsionsbruch, meist von oben-außen-hinten nach unten-innen-vorn, evtl. bis ins Gelenk; bisweilen [meist an der Grenze des mittleren und unteren Drittels] als „Klarinettenmundstück"-, „Flötenschnabelbruch" [Fr. en bec de flûte] mit Dislokation des oberen Frag-ments nach vorn, dadurch evtl. Hautan- oder -durchspießung; Fibula meist höher oben, und zwar öfters in gedachter Fortsetzung der schrägen Schienbein-bruchlinie), Splitterbruch (bei direkter Gewalt, z. B. bei Überfahrung, Steinverschüttung, Auffallen von Lasten oder Eisenschienen usw.; bei Schuß erfolgt meist Splitterung, in dem spongiösen Tibiakopf aber auch Lochschuß), bisweilen auch mehrfache Brüche (z. B. bei Überfahrung).

Symptome meist klassisch und vollzählig; Dislokation fehlt jedoch mehr oder weniger bei Infraktionen sowie bei subperiostalen und bei ver-zahnten Querbrüchen (hier ist wichtig Druck- und Stauungsschmerz!); sonst meist: Verkürzung (durch Muskelretraktion!), Außenrotation (durch Glied-schwere: „Umfallen des Fußabschnitts")!, winklige (mit Scheitel des Winkels nach vorn) und vor allem seitliche Verschiebung.

Diagnose: Besichtigung (von vorn und von der Seite), Betastung (mit Entlangfahren des Fingers auf der vorderen Schienbeinkante, sowie mit Umfassen oberhalb und unterhalb der Bruchstelle), Heben des Beins von der Unterlage (dabei oft Zunahme der Dislokation, spez. der winkligen!), Messung (Verkürzung!), Röntgenbild (stets zugleich von vorn und von der Seite!). Beachte: Fibula ist oft höher gebrochen als Tibia; sie bricht auch öfters erst sekundär beim Aufstehen und Auftreten; manchmal bricht sie zweifach.

Prognose: Konsolidation in 6—8, bei Kindern in 3—4 Wochen.

Komplikationen: Hautverletzung (sog. „komplizierter Unterschenkelbruch"; häufig!) durch Gewalt oder (z. B. bei Fall) durch dislozierte Fragmente als Durchstechung oder als Drucknekrose, besonders beim sog. „Flötenschnabelbruch"; hohe Gefahr der Vereiterung mit Knochennekrose, evtl. mit Erysipel, Gasphlegmone oder Sepsis. Deformität, spez. nach oben (Verkürzung), hinten (Rekurvation), außen oder innen (O- und X-Bein sowie Knickfuß). Callus luxurians und Brückencallus (hier funktionell allerdings weniger verhängnisvoll als am Vorderarm!). Pseudarthrose in Form der verzögerten Konsolidation (hier wohl wegen schwächerer Periosttätigkeit ziemlich häufig, spez. bei Querbrüchen!) oder seltener in Form des Ausbleibens der Knochenvereinigung (bei Interposition, Knochennekrose). Gelenksteifigkeit an Knie und Fuß (allerdings hier weniger häufig und hochgradig als z. B. bei Knöchelbruch!). Muskelatrophie (besonders an Quadriceps und Wade). Ödem und Venenthrombose.

Therapie (Bei Entkleidung, Untersuchung, Lagerung, Transport, Reposition usw. Vorsicht wegen Gefahr der Hautdurchstechung und bei komplizierten Brüchen wegen Gefahr der Wundinfektion!):

1. Reposition bei genügender Muskelentspannung in Narkose, Lumbal- oder Lokalanästhesie durch Koaptation der Fragmente unter Zug am rechtwinklig gebeugten Fuß durch einen Assistenten (beide Hände an Ferse und Mittelfuß, Ellenbogen an Rumpf und diesen zurückgelegt!) und unter Gegenzug am rechtwinklig gebeugten Knie durch einen anderen Assistenten bzw. Bindenzügel; dabei cave Verkürzung (Zug und Gegenzug!), Rekurvation (Ferse nicht heben!), seitliche Abweichung und Außenrotation (Visierlinie: oberer vorderer Darmbeinstachel-Patellainnenrand-Großzehe); außerdem unter Beachtung der vorderen Schienbeinkante bzw. -vorderinnenfläche und unter Vergleich mit dem gesunden Bein. Evtl. blutig: sekundär bei zurückbleibender Deformität oder Pseudarthrose, primär evtl. bei komplizierter Fraktur (s. da: Wundexcision und Desinfektion sowie weite Naht, evtl. zur Deckung der Bruchstelle Lappenplastik zwecks Primärheilung des komplizierten Bruchs; evtl., spez. bei Flötenschnabelbruch vorstehendes Knochenstück ist, falls nicht reponierbar oder falls verschmutzt, mit Luerscher Knochenzange abzukneifen; evtl. nämlich bei Erdbeschmutzung od. dgl. Gasbrand- und Tetanusschutzimpfung usw.). Nur ganz ausnahmsweise, und zwar primär bei schwerer Zertrümmerung mit Gefäß- und Nervendurchtrennung und sekundär bei unaufhaltsamer Infektion ist Amputation notwendig.

2. Retention: Ausnahmsweise Volkmannsche T- oder Braunsche Leer-Schiene; im Notfall auch Drahtrinne, Cramer-Schiene u. dgl. (Ferse gut hohl legen und polstern!), aber nur bei fehlender Dislokation, sowie provisorisch, spez. bei hochgradiger Weichteilschwellung und bei kompliziertem Bruch. Sonst entweder: a) Streckverband am besten mit Semiflexion der Gelenke nach Zuppinger, evtl. mit seitlichen und rotierenden Zügen, sowie bei Flötenschnabelbruch (früher Malgaignes Stachel!) Schlittenzug nach unten zwecks Niederhaltens des oberen Fragments, schließlich am Fuß deckenwärts (gegen Spitzfußstellung und Fersendecubitus), bei tiefsitzendem Bruch auch Stiefelzug nach Rücker; Extensionsgewicht bis 15 kg; Dauer des Streckverbandes ca. 4 Wochen; Belastung nicht vor 6—8 Wochen.

Evtl. (bei renitenten und komplizierten Brüchen) Knochennagel- oder Knochenklammer- oder heutzutage Drahtextension (am Calcaneus); oder meist in der Praxis:

b) Gipsverband: Zirkulär oder spez. später auch als Gipsschiene (sofort oder einige Tage später nach Abschwellung unter erneuter Reposition in Narkose angelegt; von Mitte des Oberschenkels bis Zehen; Knie leicht gebeugt, Fuß rechtwinklig und etwas supiniert [dabei cave Rekurvation, weshalb sich in gewissen Fällen Verband in Semiflexion der Gelenke mit leichter Spitzfußstellung empfiehlt!], Zehen frei; spez. anfangs genügend gepolstert [besonders an Kniescheibe, Schienbeinkante, Knöchel und Ferse!] und nicht schnürend; unter ständiger Kontrolle auf Stellung [Röntgenbild bzw. -durchleuchtung von vorn und seitlich!], sowie auf Decubitus [Schmerz] und Gangrän [Zehen müssen warm, rosig, beweglich und fühlend sein!]; nach 8 Tagen und später nach 2—3 Wochen erneuert unter entsprechend sparsamerer Polsterung bzw. ohne solche und unter Stellungsrevision); evtl. (später, sowie bei älteren Leuten und Deliranten oder bei Pseudarthrose) als Gehverband (gut anmodelliert, daher sparsam oder gar nicht gepolstert, am besten über Trikotschlauch; evtl. mit Gehbügel oder mit Filzsohle).

Evtl. (bei renitenten oder bei komplizierten Brüchen, auch ambulant, aber heutzutage wegen verschiedener Nachteile verlassen!) als Gipsverband mit Hackenbruchs Distraktionsklammern.

3. Nachbehandlung mit Wärme bzw. Bädern, Massage, Elektrisieren, Bewegungsübungen, elastischer Wicklung bzw. Zinkleimverband usw. (Funktionsstörung und Erwerbsbeschränkung oft langdauernd!); evtl. Plattfußeinlage oder Schienenschuh.

b) Brüche eines Unterschenkelknochens.

I. Tibia.

1. Am oberen Ende (Tibiakopf): Meist Gelenkbrüche, daher Gelenkerguß sowie Gefahr der Gelenkkomplikationen: Versteifung, Arthritis deformans, Gelenkmaus, Wackelgelenk, Genu varum oder valgum. Therapie: Evtl. Gelenkpunktion; sonst Schienen-, Gips- oder Streckverband nach Bardenheuer evtl. nebst durchgreifendem Zug (zwecks Zusammenhaltens der Fragmente und zwecks Resorption des Gelenkergusses), evtl. (bei X- und O-Bein) mit einseitiger stärkerer Belastung oder mit Seitenzug; heutzutage, namentlich bei gleichzeitiger Weichteilverletzung als Knochenextension am Calcaneus; frühzeitige und ausgiebige Nachbehandlung mit Bädern bzw. Heißluft oder Diathermie, Massage, Elektrisieren und Bewegungsübungen (zunächst am Kniegalgen und am Bonnetschen Apparat); später Knietutor, d. h. Hülse oder Kappe oder Schienenhülsenapparat. Cave Wackelknie!

Im einzelnen kommen folgende Bruchformen vor:

Absprengungen (durch Kompression) oder Abreißungen (durch die Kreuzbänder, s. da) von der Gelenkfläche,

Gelenkfissuren (meist indirekt durch Fall auf die Füße),

Schrägbrüche der Kondylen (meist direkt; evtl. dabei mit O- oder X-Beinstellung),

Querbrüche unterhalb der Kondylen (Fr. tibiae infracondylica): Direkt durch Stoß oder durch Auffallen und indirekt durch Fall auf die Füße,

Traumatische Epiphysentrennung (bei Jugendlichen; mit Gefahr der Wachstumsstörung),

Längsbruch des oberen Tibiaendes: Mit Verlagerung des äußeren Tibiaknorrens und des unverletzten Wadenbeins nach außen und Eintreten des äußeren Femurknorrens in den entstandenen Spalt (meist durch Sturz auf das rückwärts gespreizte Bein),

Kompressionsbruch des Tibiakopfs: Vorkommen: Häufiger, evtl. beiderseits. Entstehung: Indirekt durch Fall auf die Füße bei hohem Absprung von Gerüst, Heuwagen, Treppe, Fahrrad u. dgl. oder durch Herabsausen mit Förderschale, Fahrstuhl u. dgl. Formen: Entweder ist bloß die

Corticalis der Gelenkfläche eingedrückt, oder der schmale und feste Schaft der Tibia ist in die breite und lockere Epiphyse eingestampft mit großen Sprüngen im Tibiakopf, evtl. bis ins Gelenk; meist ist der innere Tibiakondylus stärker betroffen. Symptome: Gelenkerguß, Wackelknie, Druck- und Stauchungsschmerz, Deformität: oberes Tibiaende verbreitert, Unterschenkel etwas (wenige, meist ca. 2 cm) verkürzt, Varus- (meist!) oder Valgusstellung, Röntgenbild; abnorme Beweglichkeit und Crepitation fehlen wegen der häufigen Einkeilung meist. Komplikationen: Versteifung, Wackelknie, X- oder O-Bein, Arthritis deformans usw. (s. o.).

2. Am Tibiaschaft: Selten (meist gleichzeitig auch Fibula, vgl. Fr. cruris); Symptome und Therapie ähnlich wie bei Fr. cruris; dabei aber Funktionsstörung, Dislokation, abnorme Beweglichkeit und Crepitation gering oder fehlend; am ehesten seitliche oder winklige Verschiebung, ferner Druck- und Stauchungsschmerz; Röntgenbild; evtl. erfolgt gleichzeitig Verschiebung des Wadenbeinköpfchens (ähnlich wie die des Speichenköpfchens bei Ellenschaftbruch s. da!); es droht Pseudarthrose.

3. An der Tuberositas tibiae: Ziemlich selten, und zwar spez. bei Jugendlichen im Alter von 13—20 Jahren, hier meist als Apophysentrennung, d. h. Abhebung des schnabelförmigen Fortsatzes der oberen Tibiaepiphyse, welcher als Apophyse die Tuberositas tibiae bildet; anscheinend speziell bei besonderer Disposition, d. h. bei später Verknöcherung (sog. ,,Schlattersche Krankheit'', s. da), bisweilen aber auch teilweise im Knochen verlaufend oder nach vollendeter Verknöcherung bei Erwachsenen als Abrißbruch. Entstehung durch Muskelzug (M. quadriceps; bei Springen oder Rückwärtsfallen, indem statt der häufigen Patellafraktur oder Zerreißung des Kniescheibenbandes bzw. der Quadricepssehne diesmal die Tuberositas tibiae abreißt). Symptome: Dislokation nach oben durch Muskelzug; in der Gegend der Tuberositas tibiae sichtbarer (besonders seitlich!) und fühlbarer sowie druckempfindlicher Knochenvorsprung, mit dem Kniescheibenband zusammenhängend; lokaler Bluterguß; Behinderung der aktiven Streckung; Röntgenbild im Vergleich mit der gesunden Seite, wobei aber die normale oder pathologisch verbreiterte Apophysenfuge nicht mit Frakturlinie verwechselt werden darf. Therapie: Schiene in Streckstellung mit Heftpflasterverband; evtl. (aber wohl nur ausnahmsweise) Naht oder Nagelung.

II. Fibula.

1. Am Wadenbeinköpfchen: Vorkommen: Selten. Entstehung: direkt (durch Stoß, Hufschlag) oder indirekt (besonders bei schweren Tibiakopfbrüchen und öfters auch, und zwar dann leicht übersehen, bei weiter unten lokalisierten Tibiaschaftbrüchen) oder öfters durch Muskelzug (M. biceps) als Rißbruch, z. B. wenn ein Reiter sein Bein unter dem daraufliegenden Pferd hervorzieht. Symptome: Seitliche Beweglichkeit im Knie nach innen (Abtrennung des Ansatzes des äußeren Seitenbandes!). Komplikation: Evtl., und zwar primär durch Gewalt oder sekundär durch Fragmentdislokation oder tertiär durch Callus Peroneusläsion (neuralgische Schmerzen oder Gefühllosigkeit am Unterschenkel und Fuß außerhalb, schlaffes Herabhängen des äußeren Fußrandes). Therapie: Schiene in leichter Kniebeugung (zur Entspannung des M. biceps!); evtl. Osteosynthese bzw. Neurolyse.

2. Am Wadenbeinschaft: Vorkommen: Häufiger; meist handbreit über der Spitze des äußeren Knöchels, manchmal an zwei Stellen. Entstehung durch direkte Gewalt oder indirekt bei Distorsio oder Luxatio pedis sowie Fractura malleolaris int. Symptome und Diagnose: Darüberfahren mit dem Finger und Zusammendrücken des Unterschenkels auf Druckschmerz, Crepitation und abnorme Beweglichkeit (auf letztere auch Untersuchung durch Druck auf das Ende des unteren Fragments: ,,Schaukelbewegung''); Dislokation und Funktionsstörung dagegen sind in der Regel gering, sowie Gehen meist möglich.

c) Brüche beider Unterschenkelknochen oberhalb der Knöchel (Fr. cruris supramalleolares),

d. h. einige Finger bis eine Hand breit oberhalb der Sprunggelenkslinie.

Vorkommen: Häufiger.

Entstehung: Seltener direkt (durch Überfahrung, Verschüttung oder Schlag) und meist indirekt (durch Sturz, Umknicken oder Verdrehung, z. B. beim Schneeschuh- oder Schlittschuhlaufen).

Form: Mehr oder weniger quer; bisweilen schräg oder spiralig mit Bruch der Fibula höher oben; häufiger kompliziert.

Symptome: Ausgeprägt; spez. Dislokation seitlich und winklig (Fußstück nach hinten!), auch Verkürzung und Verdrehung.

Differentialdiagnose: Fußluxation, spez. seitlich und nach hinten.

Prognose meist nicht günstig: Lange Heilungsdauer und schwere Funktionsstörung (Tragen der Körperlast!) durch Deformität (O- oder X-Bein, Rekurvation, seitliche Absetzung) und durch Fußversteifung.

Therapie: Exakte Reposition, Retention und Nachbehandlung unter regelmäßig wiederholter klinischer und Röntgenkontrolle auf Stellung (Dislokationsneigung bedeutend!); zum Retentionsverband entweder Gipsverband (zirkulär oder als Schiene oder mit Hackenbruchs Distraktionsklammern) oder Streckverband (mit Seitenzügen wie bei Fr. curis) bzw. Knochennagel, -Klammer oder -draht; später evtl. Plattfußeinlage oder Schienenschuh; bei deform geheilten Brüchen nachträglich u. U. Spätredressement, Osteoklasie oder Osteotomie.

d) Knöchelbrüche (Fr. malleolares).

Vorkommen: Sehr häufig und praktisch wichtig; entweder beide Knöchel (sog. ,,doppelter'' Knöchelbruch) oder nur einer (sog. ,,einfacher'' Knöchelbruch); meist äußerer, dann beide, schließlich innerer Knöchel.

Entstehung: Seltener direkt (durch Stoß, Überfahrung, Rodeln, Fußball, Schneeschuhlaufen usw.), meist indirekt (durch Umknicken auf unebenem Boden, in Loch oder Geleis usw.; als kombinierter Knickungs- und Rißbruch).

Formen: **1. Abductions- oder Pronationsfraktur.** Am häufigsten, sog. ,,typischer Knöchelbruch''; meist als Bruch des inneren Knöchels mit Bruch der Fibula oberhalb der Knöchels (Fract. malleoli int. cum fract. fibulae supramalleolaris, ,,Fracture de Dupuytren''), entstehend durch Umkippen des Fußes nach außen; dabei erfolgt durch Spannung des inneren Seitenbandes (Lig. deltoides, spez. Lig. calcaneo-tibiale) Abriß des inneren Knöchels, und zwar an der Spitze und evtl. weiter noch, und zwar entweder durch andrängenden Talus Abknickung des äußeren Knöchels oder meist Einknickung des äußeren Knöchels oder meist Einknickung der Fibula an ihrer schwächsten Stelle, d. h. 5—7 cm oberhalb der Knöchelspitze schräg von hinten-oben nach vorn-unten gegen den sich anstemmenden Calcaneus durch die Körperlast.

2. Adductions- oder Supinationsfraktur. Weniger häufig und weniger ungünstig; entstehend durch Umkippen des Fußes nach innen; dabei erfolgt durch Spannung des äußeren Seitenbandes (Lig. talo- und calcaneofibulare) Abriß des äußeren Knöchels, und zwar quer oder schräg 1 cm oberhalb der Spitze und evtl. weiter durch andrängenden Talus Abknickung der Tibia am inneren Knöchel.

Fernere (seltenere) Bruchformen:

3. Rotationsbrüche, wobei die Malleolengabel durch die in ihr sich drehende Fußwurzel gesprengt wird wie zwei festgehaltene Seitenstäbe durch einen zwischengeklemmten Würfel: **a) Eversions- oder Laterorotationsbrüche,** d. h. durch Fußauswärtsdrehung: häufiger; entstehend entweder durch Umfallen des Körpers nach vorn-innen bei fixiertem Fuß oder durch Fußverdrehung nach außen-hinten bei fixiertem centralem Abschnitt (z. B. bei Andrängen des Reiters gegen eine Mauer oder bei Nachschleifen des aus dem Sattel gekommenen Reiters im Steigbügel):

1. **Bei Zerreißung des Lig. talofibulare:** Ausbruch eines dreieckigen Stücks aus der Tibia oder Hochtreten des Talus zwischen die auseinandergesprengten Unterschenkelknochen mit Abbrechen der Fibula höher oben.

2. **Bei Erhaltung des Lig. talofibulare:** Abriß eines dreieckigen Stücks der Tibia entsprechend dem v. Volkmannschen Dreieck durch das Lig. talofibulare und Abknickung des äußeren Knöchels; dabei evtl. Verlagerung des oberen Fragments nach innen-unten derart, daß dessen Spitze auf die Talusrolle kommt.

b) Inversions- oder Mediorotationsbrüche, d. h. durch Fußeinwärtsdrehung: selten; entweder als Bruch des äußeren Knöchels oder als Torsionsbruch beider Unterschenkelknochen; meist aber erfolgt statt dessen Einriß der Bänder des Chopartschen Gelenks oder des Lig. talofib. ant.

4. Lamellarer vertikaler Rißbruch am äußeren Knöchel vorn durch Lig. talofib. ant.

5. Abrißbruch an der Tibia hinten lateral durch Lig. talofib. post.

6. Längsschrägbruch der Fibula supramalleolär (an der schwächsten Stelle!); meist von hinten-oben nach vorn-unten.

7. Absprengung vom unteren Tibiaende durch Andrängen des Talus (sog. „Stauchungs- oder Meißelfraktur") vorn bei Flexion, hinten bei Extension, z. B. bei Hängenbleiben der Fußspitze unter forcierter Spitzfußstellung: sog. Fractura tibiae marginalis ant. (Lauenstein) oder post. (Bruns-Meißner).

8. Epiphysentrennung am unteren Ende der Unterschenkelknochen bei Jugendlichen bis 20. Jahr, meist im 13.—15. Jahr; ziemlich häufig; Dislokation ähnlich wie bei supramalleolärer Fraktur, aber geringer; selten Wachstumsstörung beider oder eines Knochens, in letzterem Fall mit Valgus- oder Varusstellung.

Symptome (beim typischen Knöchelbruch, im übrigen je nach Bruchart verschieden): Schwellung und Bluterguß (gewöhnlich stärker als bei Distorsio pedis!); Bruchschmerz (umschrieben bei direktem Druck, ferner auf Druck in der Kontinuität und bei Zusammenpressen der Knöchel); Funktionsstörung (Gehen öfters noch möglich!); typische Dislokation (manchmal gering oder fehlend): Abduction und Pronation („traumatischer Platt- oder besser X- oder Knickfuß, Pes valgus traum."; bei Betrachtung von vorn: Unterschenkelachse geht statt durch Zehe 1—2 einwärts vorbei, bei Betrachtung von hinten — am besten bei auf einem Tisch stehenden Patienten — Unterschenkelachse geht statt durch die Fersenmitte einwärts vorbei, also mit Achsenknickung!), selten Abduction und Supination („Pes varus traum."), evtl. auch subluxiert nach hinten, überhaupt kombiniert mit Luxationsstellung des Fußes (s. u.), an der Außenseite Einknickung der Fibula gleichsam „wie durch Axthieb"; evtl. abnorme Beweglichkeit und Crepitation; Röntgenbild (stets zugleich von vorn und seitlich).

Diagnose: Meist wohl möglich bei genauer Besichtigung und Betastung (Bruchschmerz und Dislokation!), früher auch erst in Narkose oder nach Abschwellung, jetzt einfacher sofort mit Röntgenbild. Besonders zu achten ist auf gleichzeitige Fraktur von Tarsalknochen und Bruch der Fibula höher oben. Schwierig ist die Diagnose bei atypischem, spez. unvollständigem Bruch (Infraktion, lamellarer Bruch). Im Zweifelsfall empfiehlt sich Annahme von Fraktur (sonst Gefahr der Funktionsschädigung!). Für Epiphysentrennung spricht (abgesehen vom typischen Alter) Schwellung, Druckschmerz und Knorpelreiben, evtl. Dislokation; dazu Röntgenbild.

Differentialdiagnose: Kontusion, Distorsion und Luxation.

Prognose: Ganz wesentlich abhängig von der Behandlung; häufig ist langdauernde oder gar bleibende Funktionsstörung (Gelenkbruch und Körperlast!); nachteilig ist vor allem Deformität (spez. Knickfußstellung, sowie Subluxation nach hinten) und Fußversteifung, ferner auch (wie bei sonstigen

Unterschenkelbrüchen) Muskelschwäche (Wade), Ödem (Unterschenkel) und Schmerzen (besonders bei längerem Gehen oder beim Gehen auf unebenem Boden, Treppen- und Leiternsteigen sowie Lastentragen usw.). Pseudarthrose sehr selten, aber manchmal am äußeren Knöchel. Evtl. komplizierte Fraktur, auch durch Hautanspießung (z. B. beim typischen Knöchelbruch durch das obere Stück der Tibia).

Therapie: 1. Reposition bis zur absoluten Beseitigung der Deformität (Funktion!); baldmöglichst und in genügender Muskelentspannung, daher gewöhnlich in Narkose; unter Gegenzug am Unterschenkel bei rechtwinklig gebeugtem Knie seitens eines Assistenten und Umfassen des Fußes mit der einen Hand an der Ferse, mit der andern am Fußrücken seitens eines zweiten Assistenten (oder seitens des Operateurs, wenn dieser nicht die Koaptation oder den Verband ausführt); dabei ist zu achten auf Beseitigung der seitlichen Verschiebung (Großzehe muß in der Unterschenkelachse bzw. in der Verlängerung des Innenrandes der horizontal stehenden Patella liegen; dabei kommt es weniger auf die Stellung des vorderen als auf die des hinteren Fußabschnitts an; stärkere Varusstellung ist nicht nur nicht nötig, sondern wegen der gleichzeitigen Plantarflexion unerwünscht; wichtiger ist genügende Adductionsstellung!), ferner ist zu achten auf Beseitigung der Verschiebung nach hinten oder vorn und der Verdrehung; schließlich ist wichtig eine gute Zusammenpressung der Knöchelgabel.

2. Retention durch Verband unter regelmäßig wiederholter Röntgenkontrolle und Verbanderneuerung. Bei starker Weichteilschwellung oder bei Hautkomplikation evtl. provisorisch Volkmannsche Schiene mit Hochlagerung oder besser, wegen der sonst drohenden Seitenverschiebung, zugleich sog. ,,Keulen- oder Knüppelschiene" nach Dupuytren (innen!) oder besser mit deren Modifikation nach Bruns (außen!), d. h. glatte Holzlatte mit Kissen aus Watte- oder Zellstoffbausch am unteren Ende in der Gegend des äußeren Knöchels zum Abdrängen des Fußes nach innen in Adductionsstellung; in manchen Fällen überhaupt genügend. Sonst als Normalverfahren entweder sofort im Anschluß an die Reposition in Narkose oder nach Abschwellung im genannten Verband unter erneuter Reposition in Narkose: Gipsverband zirkulär oder (bei sofortigem Anlegen oder als Fortsetzung des zirkulären Verbands) Gipsaußenschiene (von Mitte des Oberschenkels um den Fuß bis Zehen; Fuß rechtwinklig und supiniert, vor allem gut adduciert sowie nicht zu stark gehoben oder gesenkt, während Assistent den Fuß in obiger Stellung hält, Ferse von unten zwischen Daumen und Zeigefinger der einen und Großzehe von oben zwischen den ersten drei Fingern der anderen Hand); der 1. Verband bleibt gewöhnlich 1—2 Wochen und wird unter erneuter Kontrolle und evtl. Reposition ersetzt durch einen neuen Verband für weitere 2 bis 3 Wochen; später nach etwa 3—6 Wochen sowie bei alten Leuten und Deliranten auch als Gehgipsverband. In besonderen Fällen auch für 2—4 Wochen Streckverband nach Bardenheuer (am besten in Semiflexion der Gelenke nach Zuppinger; evtl. mit Mastisoltrikotschlauch, mit Knöchelschnalle (namentlich bei Diastase der Malleolen) und mit Fußzug deckenwärts, evtl. mit Stiefelzug nach Rücker, evtl. mit Seitenzügen (z. B. bei Abductionsbruch am oberen Ende nach innen und am unteren nach außen, bei Adductionsbruch umgekehrt); evtl. bei renitenten und komplizierten Brüchen Knochennagelung nach Steinmann oder besser Knochenklammer oder am besten Knochendraht am Calcaneus.

3. Nachbehandlung frühzeitig und ausgiebig; vor allem bald Massage, ferner Bäder, Heißluft, Diathermie, Elektrisieren und Bewegungsübungen; freie Belastung nicht vor 4—8 Wochen; Gehen zunächst im Gehgipsverband oder im elastischen Verband nach Gibney mit Plattfußeinlage; später für $^1/_2$—1 Jahr oder länger Plattfußeinlage (am besten nach Gipsabguß) in gut sitzendem hohen Schnürschuh mit innen gut unterstützter Sohle oder Schienenschuh.

Bei nicht gelingender Reposition (Knocheninterposition!) und bei deform geheiltem Bruch (Pes valgus, seltener varus!): Brisement forcé (nur ausnahmsweise!) oder sonst (spez. in alten Fällen) Osteotomie, und zwar entweder an einem Knochen oder an beiden (entweder einfach quer: supramalleoläre quere Osteomie nach Trendelenburg oder Fibula quer bis schräg und Tibia keilförmig); sonst Schienenhülsenapparat mit Redressionsvorrichtung. (Keinesfalls darf die fehlerhafte Stellung sich selbst überlassen werden in der Hoffnung auf Besserung durch Gewöhnung; sonst droht fortschreitende Verschlimmerung von Schmerzen und von Gehstörung, sowie von Muskelatrophie, Sehnenscheidenentzündung, deformierender Arthritis und Umbildung der Fußwurzel und des Fußgewölbes!) Im übrigen vgl. Fr. cruris!

22. Verrenkungen an Fuß und Zehen.

a) Oberes Sprunggelenk (Articulatio talo-cruralis), sog. „eigentliche Verrenkung des Fußes" (Lux. pedis).
Allgemeines. Vorkommen: Selten (festes Gelenk!).
Entstehung: Durch forcierte Bewegung im oberen Sprunggelenk.
Form: Im Gelenk zwischen Malleolengabel und Talus, während die sonstigen Tarsalverbindungen unverändert bleiben; vollständig oder unvollständig (häufiger!); nach allen Richtungen; oft, und zwar seitlich stets (!) verbunden mit Knöchel- bzw. Wadenbeinbruch: sog. „Verrenkungsbrüche" oder „Bruchverrenkungen"; oft kompliziert durch Hautperforation oder durch Drucknekrose seitens vordrängender Knochenteile.
Symptome: Sinnfällig.
Diagnose: Gewöhnlich auf den ersten Blick.
Differentialdiagnose: Fractura cruris supramalleolaris.
Therapie (oft schwierig!): Reposition durch direkten Druck auf Unterschenkelknochen und Fuß unter Übertreiben der vorhandenen Stellung und darauf Umkehren derselben bei gebeugtem Hüft- und Kniegelenk. Retention in Kontentiv- oder Streckverband mit Knöchelschnalle mindestens 2—3 Wochen. Vorsichtig gesteigerte medikomechanische Nachbehandlung; beim Gehen zunächst noch Stützung (elastische Wicklung oder Fußkappe) nebst passendem Schuhwerk.
Bei komplizierter L.: Aseptische Wundbehandlung, evtl. Erweiterungsschnitt oder Knochenresektion.
Bei veralteter L.: Versuchsweise unblutig; sonst blutig, evtl. mit Osteotomie oder Resektion.

Spezielles.
I. In **sagittaler** Richtung:
1. Nach **vorn** (seltener!): Durch forcierte Dorsalflexion. Fuß erscheint verlängert: sog. „Assyrerfuß"; Knöchel dem Fußboden genähert; Talus vor den Unterschenkelknochen, mit seiner Rolle vorn auf dem Fußrücken vorspringend; Fersenvorsprung hinten verschwunden.
2. Nach **hinten** (häufiger!): Durch forcierte Plantarflexion (z. B. beim Rodeln infolge Hängenbleibens). Fuß erscheint verkürzt; Knöchel dem Fußboden genähert; Talus hinter den Unterschenkelknochen; vorn Tibiaende scharf vorragend mit den gespannten Strecksehnen; Ferse stärker nach hinten vorspringend.
II. In **seitlicher** Richtung (Mechanismus ebenso wie bei dem entsprechenden Knöchelbruch, nur in höherem Grade (durch weiter wirkende Gewalt); stets mit Knöchelbruch kombiniert!):
1. Nach **außen** (am häufigsten!): Durch forcierte Abduction bzw. Pronation.
Symptome: a) Bei Drehung des Talus um seine sagittale Achse: Abduction des Fußes mit maximaler Senkung des inneren Fußrandes derart, daß Fußrücken nach innen und Fußsohle nach außen sieht; Talus unter dem inneren Knöchel vorspringend, evtl. durch die Haut durchgetreten.

b) Bei Drehung des Talus um seine vertikale Achse: Abduction und Plantarflexion des Fußes ohne Senkung des inneren Fußrandes.

2. Nach **innen** (sehr selten!): Durch forcierte Adduction bzw. Supination; Fuß in Klumpfuß-Spitzfußstellung.

III. Nach **oben** (selten!): Durch Fall auf die Füße, wobei Talus zwischen Tibia und Fibula emporsteigt; Fußgelenkgegend stark verbreitert, Malleolen dem Fußboden genähert, Fuß verkürzt.

b) Unteres Sprunggelenk (Artic. talo-tarsalis), sog. „Lux. pedis sub talo" oder „Subtaloluxation", d. h. der ganze Fuß ist luxiert gegenüber dem Talus, welcher selbst übrigens mit den Unterschenkelknochen seine normale Verbindung behalten hat.

Vorkommen: Selten.

Entstehung: Durch Verschüttung oder Überfahrung, selten durch Umknicken oder Fall aus großer Höhe.

Formen: 1. nach innen (am häufigsten!), 2. nach außen (seltener!), 3. nach hinten bzw. hinten-innen (außerordentlich selten!), 4. nach vorn (außerordentlich selten!); evtl. ist der Talus um seine Längsachse gedreht (Torsionsluxation); oft Frakturen der Fußwurzel bzw. Knöchel und Hautkomplikation.

Symptome: Sinnfällig. (Fuß verschoben gegenüber dem Talus, welcher deutlich vorspringt); Fußbewegungen im unteren Sprunggelenk unmöglich, dagegen im oberen unbehindert.

Diagnose: Gegenüber Lux. pedis normale Stellung des Talus zur Malleolengabel und freie Bewegung im oberen Sprunggelenk (Beugung und Streckung des Fußes!).

Prognose: Meist gelingt die unblutige Reposition; Operation ist nur ausnahmsweise nötig.

Therapie: Reposition (bei Hüft- und Kniebeugung zwecks Muskelentspannung!) durch Steigerung der abnormen Stellung, Druck auf Talus und Fuß, Zug und Verkehren in entgegengesetzte Stellung. Retention durch Kontentiv- oder Streckverband 2—3 Wochen. Nachbehandlung; dazu Fußwickel.

Bei mißlingender Reposition (Interposition!) blutig, evtl. mit Resektion oder Exstirpation des Talus.

Ähnliches gilt für die Talonavicularluxation, welche als Vorstufe der Subtaloluxation aufzufassen ist; hier ist in frischen Fällen die unblutige und, wenn diese (wie meist) nicht gelingt, die blutige Reposition zu machen, in veralteten Fällen die Resektion oder Exstirpation des Tolus aber meist nicht zu umgehen.

c) Isolierte Verrenkungen des Talus, sog. „komplette oder Doppelluxation des Talus", d. h. Talus ist luxiert mit Aufgeben seiner normalen Verbindung sowohl mit den Unterschenkelknochen wie mit dem übrigen Fuß (Tarsus).

Vorkommen: Im ganzen selten, aber nicht allzuselten.

Formen: 1. nach vorn (am häufigsten, spez. durch Fall nach hinten bei fixierter Fußspitze!), 2. nach hinten, 3. nach außen, 4. nach innen. Oft Kombination der sagittalen Luxation mit lateraler, z. B. nach vorn-außen oder vorn-innen; der luxierte Talus kann um seine horizontale Achse gedreht sein mit Schrägstellung zur Fußachse oder (selten) um die vertikale Achse, evtl. völlig umgekehrt, so daß seine Gelenkrolle (statt gegen die Malleolengelenkflächen) gegen die Fußsohle gerichtet ist; vollständige oder unvollständige L.; oft besteht kleine Hautwunde infolge Durchstechung des Talus oder infolge (rasch eintretender) Spannungsgangrän der vorgetriebenen Haut; evtl. wird der vollständig luxierte Talus durch eine komplizierende Hautwunde „wie der Kirschkern aus der Kirsche" herausgeschleudert, so daß er am Boden liegend, evtl. mehrere Meter abseits gefunden wird; häufiger besteht gleichzeitig Bruch des Talus, äußeren Knöchels, Sustentaculum calc.

Prognose: Reposition gelingt nur in ca. 25% unblutig (Interposition von Bändern oder Sehnen, spez. M. tib. post. oder Knochenbehinderung!); bei bleibender Verrenkung ist die Funktion schlecht.

Komplikationen: Nekrose des völlig isolierten Talus und Hautverletzung (mit Eiterung, Knochennekrose, Ankylose, Sepsis).

Therapie: Reposition versuchsweise unblutig: unter Fixation der Knöchelgegend durch einen Assistenten und unter Zug am Fuß durch einen zweiten (je eine Hand an Ferse und Fußrücken) Eindrängen des Talus zunächst bei gesteigerter pathologischer Stellung zur Vergrößerung der Durchschlüpfungslücke bei Hüft- und Kniebeugung, anschließend Gipsverband für mindestens 4 Wochen (Reluxationsgefahr!) und später Mediko-Mechanik sowie Plattfußeinlage; sonst (und zwar evtl. wegen Gefahr der rasch eintretenden Gangrän der gespannten Haut sofort) blutig: offene Reposition mit Elevatorien evtl. unter Hilfsincisionen oder (spez. bei komplizierter Luxation) Talusexstirpation, bei Frakturen auch -resektion. (Trotz Talusexstirpation bzw. -resektion bleibt ein befriedigendes funktionelles Resultat unter Einstellung der Malleolengabel auf den Calcaneus mit leichter Spitzfußstellung!).

d) Luxation und Subluxation sonstiger Tarsalknochen (Fersen-, Würfel-, Kahn-, Keilbein): sehr selten, am ehesten Kahnbein aufwärts! analog c).

Therapie: Impulsion unter Klaffendmachen der Lücke für den luxierten Knochen; evtl. blutig, und zwar meist Exstirpation.

e) Chopartsches Gelenk (Artic. tali transv., d. h. talo-navic. + calc.-cuboid.): Nach außen, innen, oben oder unten (meist!); sehr selten und meist verbunden mit schwerer Weichteilverletzung!

f) Lisfrancsches Gelenk (Artic. tarso-metatarsea), d. h. Verrenkung der Metatarsalknochen; selten; meist durch Sturz, Sprung, Überfahrung, Stoß od. dgl., auch bei Reitern durch Sturz vom Pferd oder durch Hängenbleiben im Steigbügel.

1. Aller: Nach oben (meist!) oder unten, ferner nach innen oder außen (in beiden letzteren Fällen wegen der Einfalzung des [längeren] 2. Metatarsus in die übrige Reihe nur bei gleichzeitigem Bruch desselben oder sekundär bei Verrenkung nach oben). Symptome bei der häufigsten L. nach oben: Metatarsalköpfchenreihe auf dem Fußrücken vorspringend, Spitzfuß vorgetäuscht, Fuß verkürzt und abnorm nach oben ausgebogen („Pes excavatus"), Zehen in Zwangsstellung und bewegungsbeschränkt; Röntgenbild.

2. Einzelner: am häufigsten der erste, und zwar nach oben (meist!) oder unten, am 1. und 5. Metatarsus auch nach innen oder außen (an den anderen aber nicht seitlich wegen der Einfalzung des längeren 2. Metatarsus), schließlich auch divergierend, z. B. des ersten nach innen und der anderen nach außen.

Therapie: Reposition durch direkte Impulsion unter Zug am Vorderfuß bzw. am betreffenden Metatarsus und Gegenzug an der Fußwurzel; sonst blutig, evtl. mit Metatarsusköpfenresektion.

g) Zehengelenke.

1. **Grundgelenk** (Artic. metatarso-phalang.): Selten, am ehesten bei unbekleidetem Fuß; fast nur an der Großzehe, und zwar meist nach oben, d. h. dorsal (hier ähnlich wie am Daumen, aber seltener als an diesem!). Entstehung: Durch forcierte Dorsalflexion und Rückstoß (z. B. bei Sprung oder Fall auf die Zehenspitze von Pferd, Wagen usw., Hängenbleiben in Leitersprosse oder Steigbügel, zu kurzes Eintreten in den Steigbügel, auf Straßenbahnwagen, Fehltritt, Fußtritt erteilen, Überfahrung, Fall unters Pferd usw.). Vorkommen: u. a. bei Reitern, Fuhrleuten u. a. Symptome: Zehe verkürzt und federnd fixiert sowie im Grundgelenk überstreckt und im Endgelenk gebeugt; Phalangenbasis auf dem Dorsum des Metatarsusköpfchens vorspringend, dieses in der Planta, hier evtl. die Haut perforierend; oft gleichzeitig Fraktur an Metatarsus oder Zehe; Röntgenbild. Reposition in Narkose oder in Lokalanästhesie unter weiterer Dorsalflexion der Zehe mittels Fingers (evtl. zwecks besseren Haltes auch mit Schlinge oder Geflechthülse) und Vorschieben der

Phalanx nach vorn, evtl. unter Endgelenksbeugung (zwecks Entspannung der Beugesehne) und bei seitlicher Abweichung unter Rotation; sonst blutig, evtl. (in veralteten Fällen) nebst Metatarsusköpfenresektion. Reposition ist bisweilen erschwert oder unmöglich infolge Interposition von Kapsel, Sehnen oder Sesambeinen.

2. Zwischengelenke (Artic. interphalang.): Ebenfalls selten, fast nur an der Großzehe, und zwar meist nach oben.

23. Brüche an Fuß und Zehen.

a) Fußwurzelbrüche (Fr. tarsi).

1. Brüche des Sprungbeins (Fr. tali).

Vorkommen: Isoliert selten, häufiger bei gleichzeitiger Luxation des Talus oder bei solcher im Talocruralgelenk sowie bei Fraktur der Knöchel oder des Fersenbeins.

Formen und Entstehung: a) Knorpelabsprengungen (bei Talusluxation).

b) Körperbruch (in zwei hinter- oder nebeneinanderliegende Hälften, T-Bruch, Splitterung oder Zermalmung; meist indirekt [durch Sturz, Umknicken usw.] oder direkt [durch Auffallen von Lasten, Überfahrung usw.]).

c) Halsbruch (bei Dorsalflexion des Fußes, wobei der Hals zwischen Kopf und Körper vom vorderen Tibiaende gleichsam durchgeschnitten wird, z. B. bei Sturz auf die Füße); häufiger!

d) Bruch des hinteren Fortsatzes (auch als Apophysenlösung; durch Fall auf die Hacke, wobei er von der hinteren Tibiakante abgequetscht wird; lokaler Druckschmerz oberhalb des Achillessehnenansatzes und Schwellung sowie Röntgenbild: cave Apophyse und Os trigonum).

Diagnose: Schwierig bei fehlender Dislokation; häufiger übersehen bei gleichzeitiger Distorsio pedis, Luxation, Knöchel- und Fersenbeinbruch; wichtig ist Fußrückenschwellung, lokalisierter Druckschmerz, Behinderung der Dorsalflexion; dazu Röntgenbild.

Prognose: Gefahr der Ankylose im oberen Sprunggelenk.

Therapie: Evtl. Exstirpation des Fragments oder des ganzen Talus, falls diese stören; sonst genügt oft konservative Therapie nebst Einlage.

2. Brüche des Fersenbeins (Fr. calcanei).

A. Körperbruch, spez. Zerquetschungs- oder Stauchungs- (Kompressions-) Bruch des Fersenbeins.

Vorkommen: Ziemlich häufig (wohl häufiger, als man in der Zeit vor Röntgenverfahren und Unfallheilkunde annahm) und praktisch wichtig (Diagnose oft verfehlt oder verkannt; Prognose ungünstig!).

Entstehung: Durch Kompression des Fersenbeinkörpers zwischen Talus und Erdboden meist durch Fall auf die Füße, z. B. bei Sturz vom einbrechenden Gerüst, Dach, Wagen, Obstbaum, Pferd, Treppe, im Schacht, sowie mit Aufstoßen von Förderschale, Aufzug, Luftballontragkorb usw., daher vor allem bei Bergarbeitern, Maurern, Zimmerleuten, Anstreichern, Feuerwehrmännern, Telephon- und Laternenarbeitern od. dgl., im Kriege auch bei Matrosen von auf Mine geratenden Schiffen; daher auch oft doppelseitig.

Formen: Von einfachen Fissuren bis zu schweren Komminutivbrüchen in allen Übergängen, vor allem häufig als typischer, allerdings verschieden schwerer Kompressionsbruch.

Diagnose (oft verkannt!): Anamnese (Fall auf die Füße!); Funktionsstörung (Auftreten unmöglich oder vorwiegend auf Fußspitze!); Druckempfindlichkeit namentlich bei querem Zusammenpressen; evtl. Fußbehinderung besonders in der Pro- und Supination (Talonaviculargelenk!); „plumpe" Schwellung beiderseits der Achillessehne; evtl. (aber nicht immer und in recht verschiedenem Grade!) Deformität: Fersenbein verbreitert und erniedrigt (meßbar; bis 2 cm), mit Tiefstand der Knöchel (besonders deutlich sichtbar bei Betrachtung des auf dem Tisch stehenden Patienten von hinten und meßbar durch Bestimmung des Abstandes der Knöchel vom Fußboden) und mit Achsenknickung (meist im Sinne des Knickfußes); Röntgenbild (spez. seitlich; im Vergleich mit der gesunden Seite; Fersenbein verbreitert und erniedrigt, evtl. mit unregelmäßiger Struktur und mit mehr oder weniger deutlichen Bruchlinien, evtl. auch mit Dislokation der Fragmente); öfters gleichzeitig Talus- oder Knöchelbruch.

Prognose: Oft beträchtliche und hartnäckige Funktionsstörung (behindertes Auftreten, namentlich mit Belastung!), Schmerzen, Ödem, Wadenatrophie, Deformität (Knickfuß!), Fußversteifung und Arthritis deformans.

Therapie: Möglichste Reposition unter Zug und Druck. Retention meist lediglich in Volkmannscher Schiene, sonst evtl. durch Heftpflasterstreifen, Gipsschiene (namentlich bei gleichzeitigem Knöchelbruch) oder Streckverband (nach Bardenheuer mit Achtertour um das Fußgelenk), evtl. Knochenextension mit Klammer oder Draht, auch mit Schraubenzug unter gleichzeitiger Seitenkompression (Zwinge); anschließend Gipsverband für 1—2 Monate, später Gehgipsverband. Evtl. blutige Reposition. Energische medikomechanische Nachbehandlung mit Bädern, Heißluft, Glühlicht, Diathermie, Massage, Bewegungsübungen; Aufstehen nicht zu früh (nicht vor 6—12 Wochen); Plattfußeinlage, evtl. mit entlastender, u. U. ausgesparter Filzsohle in hohem und festem Schnürschuh.

B. Brüche der Fortsätze.

a) Proc. ant. (meist zugleich mit Kompressionsbruch des Körpers).

b) Proc. post. (selten; im Röntgenbild cave Kalkaneusepiphyse bei Jugendlichen. Entstehung: Meist als Aussprengung einer hinteren oberen Ecke oder als Rißbruch des Fersenbeinhöckers durch Zug der Achillessehne bei Sprung oder Fall: sog. „Entenschnabelbruch" mit entspr. Diastase. Symptome: Evtl. durch Muskelzug Dislokation nach oben, besonders hervortretend bei Kniestreckung und bei Fußdorsalflexion, sowie Schwellung, Bluterguß und Knochenverdickung am unteren Ende der Achillessehne, aber bei normalem Abstand der Knöchel vom Fußboden (im Gegensatz zum Körperbruch, welcher gleichfalls durch Sprung oder Fall entsteht). Therapie: Reposition und Retention bei gebeugtem Knie und Spitzfußstellung; evtl. Nagelung oder Naht, u. U. mit Achillessehnenverlängerung.

c) Proc. lat. s. trochl. s. inframalleol. (sehr selten; durch Abquetschung oder durch Zug des Lig. calcaneo-fib.).

d) Proc. med. s. sustentaculum tali (isoliert selten; häufiger bei Bruch des Fersenbeinkörpers oder des inneren Knöchels infolge Umkippens).

e) Tuber calcis (selten; durch Zug der Plantarmuskeln).

3. Brüche der sonstigen Tarsalknochen.

Vorkommen: Selten! Entstehung: Bisweilen als Kompressionsbruch durch Auffallen von Lasten, Überfahrung, Fall auf die Zehen u. dgl. am Kahn- oder Würfelbein (hier cave durch Anlage bedingte Zweiteilung des Würfelbeins!); am Kahnbein auch als Kompressionsbruch bei Sprung auf die Fußspitze od. dgl.; am 1. Keilbein auch als Abrißbruch durch die Sehne des M. tib. ant. Symptome: Schwellung, Crepitation, Deformität, Druckempfindlichkeit und indirekter Bruchschmerz, Funktionsstörung, schließlich Röntgenbild. Differentialdiagnose: Kontusion und Distorsion. Therapie: Möglichste Reposition und Retention, später medikomechanische Nachbehandlung nebst Plattfußeinlage; evtl. blutige Reposition oder Entfernung störender Knochenstücke.

Anmerkung. Köhlersche Affektion des Kahnbeins heißt ein auffallend kleiner, unregelmäßiger und strukturloser, spez. verdichteter und evtl. zerteilter Knochenschatten im Röntgenbild bei kleinen Kindern (Kompressionsbruch mit Schädigung der Knochenkerns nur ganz vereinzelt; sonst gewöhnlich Ossifikationsstörung bei Kindern im Wachstumsalter, vgl. Fuß!).

b) Mittelfußbrüche (Fr. metatarsi).

Vorkommen: Häufiger (seit der Röntgenära mehr beachtet!).

Entstehung: a) Oft direkt (durch Auffallen von Lasten oder durch Überfahrung; dann häufig kompliziert), b) an der Tuberositas ossis metatarsi 5 auch durch Zug des M. peroneus brevis, namentlich bei Frauen mit Stöckelschuhen; häufiger; durch Umknicken bei in Supination fixiertem Fuß (im Röntgenbild cave Wenzel-Grubersche Apophyse bei Jugendlichen im Alter 15.—16. Jahr sowie Os vesalianum!), c) oft indirekt, hier durch Sprung oder Fall z. B. bei Turnern und vor allem als „Marschgeschwulst oder Fußgeschwulst der Soldaten", namentlich der ungeübten bei Marsch mit Gepäck oder in Ermüdung, anscheinend besonders auf waldigem, steinigem oder gefrorenem Boden; meist am 2., dann am 3., auch am 4., selten am 1. und 5., evtl. an mehreren (z. B. am 2. und 3. Metatarsus) zugleich, und zwar gewöhnlich im mittleren Drittel.

Diagnose: Teigige Schwellung am Fußrücken, Druckschmerz, Schmerz beim Auftreten, sowie bei Zug und Stauchung der Zehe, evtl. Knochenreiben; Röntgenbild (manchmal, spez. bei Fissur erst negativ und erst später nach Callusbildung positiv).

Differentialdiagnose: Distorsion und Kontusion, sowie Periostitis infectiosa oder traumatica am Mittelfuß.

Prognose: Beschwerden beim Auftreten durch Deformität und durch Callus.

Prophylaxe: Fußschoner nach Hinkel, d. h. zwei rechtwinklig verbundene Stahlbänder um Absatz und Sohle, über den Fußrücken geschnallt; dadurch Stütze des Fußgewölbes!

Therapie: Zunächst Bettruhe, Schiene und Umschläge; bald Heftpflasteroder Klebroverbände in zirkulären Touren von Fußwurzel bis Zehenansatz angelegt bei energischem Druck und Zug nach unten am über den Schemelrand herabgedrängten Vorderfuß; später energische medikomechanische Nachbehandlung mit Bädern, Heißluft, Glühlicht, Diathermie, Massage, Bewegungsübungen usw.; evtl. Einlage. Belastung erfolge nicht zu frühzeitig (erst nach ca. 4 Wochen).

c) Zehenbrüche (Fr. phalang. dig. pedis).

Vorkommen: Häufiger, besonders an der Großzehe. Entstehung: Meist direkt durch Auffallen von Lasten, Eisenschienen, Granaten u. dgl. sowie Fehltreten; oft kompliziert. Symptome (Röntgenbild!) und Therapie wie an den Fingern; bei schwerer komplizierter Verletzung ist zu erwägen primäre Amputation oder Exartikulation (letztere evtl. samt Metatarsusköpfchen zwecks Hautdeckung; möglichst zu erhalten ist aber Metatarsusköpfchen 1—3 sowie Großzehe zwecks besseren Auftretens bzw. Abwickelns des Fußes); sonst Reposition, Retention durch Schienen- oder Streckverband und baldige mediko-mechanische Nachbehandlung; es droht Deformität oder Gelenkversteifung.

Anmerkung 1. Sesambeine (Ossa sesamoidea). Evtl. normaliter zwei- oder mehrfach geteilt; aber auch Bruch derselben (dann mit zackiger Bruchfläche und meist direkt neben sonstigen Frakturen, z. B. am Metatarsus I; die gebrochenen Sesambeine am Großzehengrundgelenk können hartnäckige Beschwerden hinterlassen und zu Exstirpation der Bruchstücke Anlaß geben; stets plantar; meist beiderseits vorhanden; evtl. auf beiden Seiten verschieden; an den Metatarsalköpfchen; meist 2 an Metatarsus I, ferner 1—2 an V und II, seltener an IV und III (also nach der Mitte zu an Häufigkeit abnehmend!); an I und II evtl. auch noch an der Basis der letzten Phalanx vorhanden.

Anmerkung 2. Inkonstante oder accessorische Skeletstücke des Fußes (sog. „Tarsalia"). Im Röntgenbild evtl. verwechselt mit Knochenbruch (aber im Gegensatz zu diesem dabei kein Trauma, kein Schmerz oder sonstige Frakturzeichen, später kein Callus; außerdem gewöhnlich regelmäßige Form und Begrenzung, manchmal allerdings mit Randzacken; meist, aber nicht immer doppelseitig, wenn auch nicht immer symmetrisch (je nach dem Kalkgehalt!); evtl. zwei- und mehrfach geteilt!); gelegentlich klinische Beschwerden, aber gewöhnlich nur vorübergehend, daher ist Exstirpation nur ganz ausnahmsweise gegeben; es handelt sich um atavistische Bildungen; es kommen vor allem häufiger, nämlich in einigen Prozent, im übrigen verschieden vor (evtl. verwechselt mit Bruch des nachstehend bezeichneten benachbarten Knochens):

Os trigonum s. intermedium dem Proc. post. tali; früher fälschlich bezeichnet als Shepherdsche Fraktur).

Os peroneum (am Os cuboid. in der Sehne des M. peroneus longus).

Os tibiale ext. (an der Tuberositas ossis navic., sozusagen als Fortsetzung des Kahnbeins in der Sehne des M. tibialis post.): recht häufig (ca. 10%); wohl das häufigste Tarsale) und manchmal nach Trauma empfindlich; nicht zu verwechseln mit Kahnbeinbruch.

Os vesalianum (lateral und proximal an der Tuberositas ossis metatarsi V; differentialdiagnostisch cave Gruber-Wenzelsche Epiphyse oder Fraktur s. o.).

Os intermetatarseum dorsale (zwischen der Basis des 1. und 2. Metatarsus): ca. 1% und mehr; nicht zu verwechseln mit traumatischer Absprengung am Metatarsus oder mit Gefäßschatten bei Arteriosklerose.

Os intercuneiforme dorsale.

Os subtibiale (unter dem inneren Knöchel).

Os sustentaculum.

Calcaneus secundarius: ca. 2%; nicht zu verwechseln mit Absprengung am Proc. ant. calcanei. (versteckt gelegen zwischen Calcaneus und Naviculare).

Talus accessorius.

Cuboideum secundarium.

Os supranaviculare (im Tarsalbereich der Articulatis talo.-navic.); nicht zu verwechseln mit abgebrochener Exostose.

Pars peronea metatarsalis 1.

Proc. uncinatus cuneiform. tert. u. a.

Anmerkung. Sonstige Anomalien am Fuß sind:

1. Kompaktainseln.

2. Teilung oder Verwachsung von Fußknochen.

3. Verschmelzung des Mittel- und Endglieds der Kleinzehe (in mehr als $33\frac{1}{3}\%$; in der Regel beiderseits).

Vierter Teil

Operationslehre.

(Chirurgischer Operationskurs an der Leiche: „Akiurgie".)

1. Abschnitt: Ligaturen.

(Die Unterbindungen der wichtigsten Arterien.)

A. Allgemeines über Arterienunterbindungen.

Indikationen. 1. Prophylaktisch als sog. „präliminare Unterbindung" zur Blutsparung bei Operationen (z. B. A. lingualis bei Zungenoperation, A. carotis ext. bei Ober- oder Unterkieferresektion, A. axillaris bzw. femoralis bei der Amputations-Resektionsmethode der Exartikulation von Schulter bzw. Hüfte). 2. Therapeutisch bei Blutung durch Verletzung (Hieb, Stich, Schuß, Quetschung, subcutane Zerreißung) oder durch Arrosion (d. h. infolge eitriger Einschmelzung der Gefäßwand bei sog. „septischer Nachblutung" nach Phlegmone, Gangrän, Tumorzerfall). 3. Ausnahmsweise als selbständiger Eingriff bei inoperablen Tumoren von Gliedmaßen, Zunge oder Uterus, sowie bei Elephantiasis, Struma basedow., Hämangiom usw. 4. Vereinzelt zur Vorbeuge gegen Nachblutung z. B. A. carotis ext. bei Oberkieferzertrümmerungsbruch.

Auch die Venenunterbindung kann angezeigt sein, und zwar 1. prophylaktisch zugleich mit der Arterie, wenn deren isolierte Unterbindung für die Gliedernährung gefährlich ist (z. B. V. jug. int. mit A. carotis ext., V. fem. mit A. fem.), 2. therapeutisch bei Verletzung größerer Venen, 3. als selbständiger Eingriff bei Varicen oder Phlebektasie, 4. als Vorbeuge bei Pyämie z. B. nach Otitis media, Angina, Oberlippenfurunkel, Thrombophlebitis der Gliedmaßen, Appendicitis, Kindbettfieber. Vgl. Allg. und spez. Chirurgie!

Die Unterbindung eines größeren, spez. arteriellen Gefäßes ist, falls Gangrän droht, zu ersetzen durch die Gefäßnaht (vgl. Allg. Chirurgie!); andernfalls soll das Gefäß zuvor einige Zeit gedrosselt werden, und zwar mit Finger bzw. Apparat oder mit umgelegtem Fascienstreifen. Entscheidend für das Unterbindungsergebnis ist der Kollateralkreislauf d. h. Blutversorgung des Körperteils durch die die Unterbrechungsstelle umgehenden Gefäßbahnen; dessen Leistungsfähigkeit läßt sich erkennen an den sog. Kollateralzeichen, von denen freilich keins allein durchaus ausschlaggebend ist. 1. Moskowicz: Bei genügendem Kollateralkreislauf erfolgt eine deutliche reaktive Hyperämie bis in die peripheren Gliedteile, wenn das Glied steil erhoben und mit elastischer Binde bis zur geplanten Unterbindungsstelle blutleer gemacht, dann nach einigen Minuten dicht oberhalb mit dem Finger komprimiert, weiter die Binde abgenommen und unter fortdauernder Schlagaderkompression das Glied gesenkt wird. 2. Sandrock: Desgl. nach kräftigem Abreiben der Haut mit Äther-Alkohol. 3. Hotz: Blutung aus Einschnitten bis ins Corium an der Haut der Finger oder Zehen nach Abklemmung der beiden blutenden Enden des verletzten Gefäßes in der Verletzungsstelle. 4. Henle-Lexer-Coenen: Kräftige stoßweise Blutung aus dem distalen Ende des verletzten Gefäßes nach Abklemmung des proximalen Arterienstumpfes. 5. Vorhandensein des peripheren Pulses bei erhaltener Blutzirkulation trotz Gefäßverletzung.

Im einzelnen ist die Wirkung der Gefäßunterbindung bei den einzelnen Arterien recht verschieden, und zwar droht Gangrän: A. tib. ant. oder post. 3%, A. popl. 33¹/₃% und bei gleichzeitiger Venenunterbindung 15%, A. femoralis oberhalb Abgang der A. profunda femoris 20%, unterhalb 10%, Al. iliaca ext. 13%, A. iliaca comm. 50%, A. brach. 3%, A.axillaris (unterhalb A. circumflexa humeri) 10%, A. subclavia 10% und bei gleichzeitiger Venenunterbindung 7%; die Unterbindung der A. carotis com. oder int. führt öfters zu Hirnerweichung oder Tod, namentlich bei älteren Leuten über 40 Jahren, spez. bei Gefäß- oder Herzleiden: ca. 30%, bei gleichzeitiger Unterbindung der V. jug. int. aber seltener: ca. 5%.

Unterbindungsstelle: a) Am Ort der Not, d. h. an der Stelle der Blutung (in loco necessitatis i. e. laesionis), b) am Ort der Wahl, d. h. in der Kontinuität, und zwar central von der Blutung (in loco electionis). Erstere ist im allgemeinen vorzuziehen; letztere bringt evtl., nämlich im Falle reichlichen Kollateralkreislaufes die Gefahr der Nachblutung und im Falle ungenügenden Kollateralkreislaufes die der Gliedgangrän, ist aber gegeben: 1. Bei prophylaktischer Unterbindung und 2. ausnahmsweise bei therapeutischer Unterbindung, wenn diese am Ort der Verletzung (spez. bei Schuß) nicht gelingt oder wegen Gefahr der Gliedgangrän nicht ratsam ist; es wird dann an typischer d. h. durch die Anatomie gegebener Stelle, welche für die rasche und schonende Freilegung des betr. Gefäßes als am besten geeignet erscheint, die Unterbindung vorgenommen.

Instrumentarium: 1. Chirurgisches Messer für Weichteile (Skalpell), 2. feine spitze Schere, 3. Coopersche Schere, d. h. über die Fläche gebogene und an der Spitze abgestumpfte, 4. zwei vierzinkige scharfe (Wund-) Haken, 5. zwei stumpfe (Muskel-) Haken, 6. einzinkiges stumpfes (Nerven- oder Schiel-) Häkchen, 7. chirurgische (sog. Haken- oder Krallen-) und anatomische Pinzetten, 8. Rinnen- oder Hohlsonde und evtl. Kocher-Rinne, 9. Unterbindungs- oder Aneurysma- (sog. Deschampsche) Nadel mit Seiden- bzw. Catgutfaden.

Allgemeine Technik: Zweckentsprechende Körperlagerung. Orientierung nach Knochenvorsprüngen und Muskelwülsten bzw. Sehnen. Wahl des Schnitts entsprechend dem kürzesten Weg zur betreffenden Arterie und unter Schonung aller wichtigen Gebilde spez. Nerven sowie Sehnen und Muskeln, daher in der Spaltrichtung der Haut und entsprechend den Muskelinterstitien. Haut durchtrennen mit dem tischmesserartig gefaßten und parallel zur Körperfläche aufgesetzten Skalpell unter Anspannen der Haut zwischen Daumen und Zeigefinger der linken Hand. Einsetzen zweier scharfer Wundhaken in die beiden Wundränder seitens des Assistenten (fest und niederdrückend bzw. anhebend!). Stumpfes Eingehen (z. B. mit Skalpellstiel) in den Muskelspalt nach Spaltung der Fascie. Eröffnen der Gefäßscheide mit Messer oder mit feiner, spitzer Schere unter Anheben einer queren Falte mit chirurgischer Pinzette und evtl. weiteres Aufschneiden auf der in die Öffnung eingeführten Hohlsonde von innen nach außen mit dem umgekehrten Messer (Schneide nach oben!). Stumpfes Isolieren der Arterie von der Vene und Ausheben aus dem Bett mit zwei anatomischen Pinzetten oder mit Hohlsonde (aber nicht zu weit isolieren wegen Gefahr der Ernährungsstörung!); Arterie nur an der äußeren Wand und nur mit anatomischer Pinzette anfassen wegen Gefahr der Blutung; Nerven nicht quetschen oder zerren, nur an der Scheide anfassen und mit Nervenhäkchen beiseitehalten (wegen Gefahr der Nervenschädigung!). Unterfahren mit Hohlrinne. Umführen der Unterbindungsnadel, und zwar stets von der Seite des gefährdeten Nachbargebildes (Vene, Nerv). Unterbinden mit Seide bzw. bei Infektion mit Catgut (nicht Weide!, sondern Schifferknoten, evtl. chirurgischer Knoten; stets doppelt, d. h. central und peripher, bei großem Gefäß central doppelt, und zwar erst mit dickem und dann mit dünnem Faden wegen Gefahr der Rohrverkleinerung und damit des Ligaturabgleitens!). Durchschneiden des Gefäßrohres auf der Hohlrinne mit Schere oder Messer in der Mitte zwischen centraler und peripherer Unterbindung (beide sollen mindestens 1 cm voneinander entfernt sein!). Abschneiden der Unterbindungsfäden (nicht zu kurz wegen Gefahr der Knotenlösung!).

B. Spezielles über die einzelnen Arterienunterbindungen.
1. A. carotis communis.

Indikation: a) A. carotis comm.: Stich, Schnitt (spez. bei Selbstmordversuch), Schuß, Operation maligner Tumoren, Arrosion durch Eiterung oder Tumor, Aneurysma usw.; temporär auch zur Blutstillung bei Gesichts-, Rachen-, Kehlkopfoperationen. b) A. carotis int.: Verletzung oder Operation (z. B. Tumorexstirpation) im Rachen oder in der oberen seitlichen Halsregion. Im Hinblick auf die Gefahr der Hirnstörungen (20—30%) bzw. des Todes (10—20%) spez. bei alten Leuten über 40 Jahren und hier wiederum bei solchen mit Gefäß- oder Herzleiden ist die Unterbindung der A. carotis comm. oder int. nur im Notfall erlaubt, und zwar 1. nur bei Jugendlichen, 2. nach vorheriger Drosselung d. h. Kompression für mindestens 48 Stunden, falls nicht das Lumen bereits vorher längere Zeit eingeengt war durch Tumor oder Aneurysma, so daß ein Kollateralkreislauf aus A. vertebralis (A. subclavia) und A. carotis int. der anderen Seite sich ausgebildet hat. 3. mit gleichzeitiger Unterbindung der V. jug. int. (?) und 4. einseitig; sonst aber zu ersetzen durch temporäre Ligatur oder Kompression; für die meisten Blutungen im Bereich des Kopfes kommt übrigens die A. carotis ext. in Frage, dagegen die A. carotis int. nur für die intraorbitalen und intrakraniellen (hier aber auch nicht für die duralen, z. B. die der A. meningea media aus A. max. int. aus A. carotis ext.!).

Lagerung: Auf dem Rücken mit Reklination des Kopfes durch unter den Hals untergeschobenes Kissen und mit Drehung des Kopfes nach der entgegengesetzten (gesunden) Seite.

Orientierung: Aus dem Aortenbogen treten rechts A. anonyma mit A. carotis comm. und subclavia, links direkt A. carotis comm. und subclavia; die beiden Aa. carotes comm. verlaufen senkrecht aufwärts auf dem kürzesten Weg von der Brust zum Kopf am Halse von der Articulatio sterno-clav. etwas divergierend zu beiden Seiten des Halses am inneren Rand des M. sterno-cleido-mastoideus (Leitmuskel!); Unterbindungsstelle: dicht unter der Teilungsstelle (damit evtl. die Äste ebenfalls unterbunden werden können!) in Höhe des oberen Randes des Schildknorpels entsprechend der Protuberantia laryngea, welche beim Mann als „Adamsapfel" deutlich vorragt, also an der Kompressionsstelle gegen das Tuberculum caroticeum, d. h. gegen den ziemlich stark prominierenden Querfortsatz des 6. Halswirbels und oberhalb der Kreuzungsstelle des M. omohyoideus und des M. sterno-cleido-mast.

Technik: Am Vorderrand des vom Warzenfortsatz bis zum Sternoclaviculargelenk sicht- und fühlbaren Kopfnickers in dessen mittlerem Drittel in Schild- bis Ringknorpelhöhe 8—10 cm langer Längsschnitt durch Haut und Platysma. Schonen der subcutanen bzw. epifascialen Gebilde: im oberen Wundwinkel V. jug. ext. (vom Kieferwinkel zum hinteren Kopfnickeransatz am Schlüsselbein) und N. cut. colli (von der Mitte des Hinterrands des Kopfnickers schräg nach oben-median zum Hals). Nach Spaltung der oberflächlichen Fascie Kopfnickervorderrand freilegen und mit großem stumpfen Haken nach lateral, M. omohyoideus nach medial-unten ziehen. Im Winkel zwischen beiden tiefe Halsfascie und Gefäßscheide eröffnen. A. carotis comm. isolieren und von lateral (Vene!) umfahren; cave V. jug. int. (lateral und vorn), R. descendens des N. hypoglossus (als dünner Faden auf den Gefäßen; dann nach medial und unten verlaufend zu den Kehlkopfmuskeln), N. vagus (zwischen und hinter beiden Gefäßen; meist leicht zu vermeiden, da er weiter abliegt; Durchschneidung weniger bedenklich, dagegen Reizung durch Quetschen, Zerren oder Unterbinden bedingt evtl. Atmungs- und Herzstillstand!).

2. A. carotis externa.

Indikation: Bei Verletzung oder Arrosion, Verwachsung mit malignem Tumor, Blutung an den äußeren Teilen von Kopf und Gesicht spez. an Zunge, Oberkiefer usw., auch duraler; schließlich „präliminar" bei Gesichts-, Nasen- oder Kieferoperation (arterielles Rankenangiom, maligner Tumor, Kiefer- resektion, Nasenrachenraumoperation), auch nachher bei Blutung aus A. tonsillaris nach Tonsillektomie.

Lagerung und Orientierung wie bei A. carotis comm.

Technik: Hautschnitt am Vorderrand des Kopfnickers ähnlich wie bei Unterbindung der A. carotis comm., aber etwas höher oben, d. h. in Zungen- beinhöhe. Epifascial im lateralen Teil des Schnitts V. jug. ext. und N. auric. magnus schonen und nach lateral ziehen, subfascial V. fac. comm. (aus der V. jug. int. unter der Carotidenteilung zum Kieferrand) schonen oder doppelt unterbinden. A. carotis ext. ist von der A. carotis int. und comm. unter- scheidbar (abgesehen von der vorderen und oberflächlichen Lage) sicher nur durch die Astfolge:

1. A. thyroidea sup.: Dicht über der Carotidenteilung und unterhalb des Zungenbeins nach vorn-unten in abwärts konkavem Bogen zum oberen Schilddrüsenpol, dort sich in einen vorderen und hinteren Ast teilend.

2. A. lingualis: In Höhe des Zungenbeins oberhalb desselben und parallel dem großen Zungenbeinhorn nach vorn-oben, und zwar unter dem M. hyo- glossus zur Zunge, während N. hypoglossus und V. ling. über dem Muskel verlaufen.

3. A. maxillaris ext.: Nach vorn-oben unter der Unterkieferdrüse zum Kieferrand dicht vor dem Masseteransatz und weiter bis zum medialen Augenwinkel.

4. A. occipitalis: Nach hinten-oben zum Nacken und Hinterhaupt usw.

5. A. auricularis post.: Hinter der Ohrmuschel.

6. A. maxillaris int.: Zur Fissura spheno-maxillaris.

7. A. temporalis superfic. (als letzter Ast und direkte Fortsetzung der Carotis ext.): Vor dem Ohr zur Schläfe.

Astfolge beginnt fast unmittelbar über der Carotidenteilung in Höhe des Schildknorpels; bei kurzem Hauptstamm muß die Ligatur evtl. oberhalb der ersten Äste erfolgen z. B. zwischen A. thyr. sup. und lingualis, was auch zur Vermeidung des Fortschreitens der Thrombose auf die A. carotis int. empfohlen wird, indem dabei Zirkulation im unteren Teil der A. carotis ext. bestehen bleibt. Cave A. carotis int. (hinten und lateral; vor allem ohne Ver- ästelung!), N. hypoglossus (in leicht abwärts konvexem Bogen quer von lateral nach medial über der Astfolge zur Zunge), N. laryngeus sup. (aus dem hinter der Carotis verlaufenden N. vagus quer von lateral nach medial unter der Astfolge zum Kehlkopf).

Anmerkung. Wie die A. carotis ext. sind zu unterbinden an ihrem Ur- sprung ihre Äste, spez. A. thyreoidea sup. (als Vor- oder Ersatzoperation bei Struma, spez. bei Struma mit Basedow, ferner wegen Verletzung und bei Speiseröhren- und Kehlkopfoperation, spez. hier auch durch Gefäßarrosion; wohingegen A. thyreoidea inf. stammt aus Truncus thyreo-cervicalis aus A. subclavia). Andere Äste sind evtl. peripher zu unterbinden, z. B. 1. A. maxillaris ext. (z. B. vor Gesichtsoperation wegen Hämangiom und wegen Verletzung): Schnitt unter und parallel dem Unterkieferrand am Vorderrand des M. masseter durch Haut, Platysma und Fascie unter Schonung des Facialismundastes und der V. facialis ant. und 2. A. temporalis super- ficialis (z. B. bei Mensurhieb): Kleiner Längsschnitt 2 cm vor der äußeren Gehörgangsöffnung oder 1 cm vor dem Helixansatz durch Haut und Fascie.

Anmerkung. A. carotis ext. kann unterbunden werden (statt im Trigonum caroticum) auch am Lig. stylomandibulare, namentlich bei Blutung aus A. meningea media sowie aus Nase, Kiefern und Zähnen; Technik: Bogenförmiger Schnitt unter dem Ohrläppchenansatz, doppelte Unterbindung der V. facialis comm. und Eingehn zwischen Parotis vorn und Kopfnicker hinten oberhalb der Mm. digastricus und stylo-hyoideus.

3. A. lingualis.

Indikation: Ein- oder doppelseitig bei Verletzung und inoperablem Tumor (Carcinom, Hämangiom) der Zunge und Makroglossie, ferner präliminar bei Operation z. B. wegen Carcinoma linguae (zumal einerseits sie hier Endarterie, andererseits Anastomosenbildung gering ist!).

Lagerung und Orientierung wie bei A. carotis ext.

Technik: Hautschnitt schräg oder besser leicht bogenförmig, nach abwärts konvex, gut daumenbreit unter und parallel dem horizontalen Unterkieferast (cave den etwas variabel verlaufenden unteren [Mund-] Ast des N. facialis; sonst „schiefer Mund"!) vom Kopfnickervorderrand entlang dem fühlbaren großen Zungenbeinhorn bis zum Zungenbeinkörper durch Haut und Platysma. Schonen der V. jugularis ext. im lateralen Wundwinkel. Fascie spalten. Unterkieferdrüse nach Spaltung ihrer Kapsel am unteren Rand aus ihrem Bett auch an der Hinterfläche herauspräparieren und mit vierzinkigem scharfem Haken über den Unterkieferrand nach oben ziehen. Zungenbein von der anderen Seite hervordrängen und am großen Zungenbeinhorn mit scharfem Haken nach abwärts ziehen, wodurch das ganze Operationsfeld oberflächlicher gerückt und der M. mylohyoideus angespannt und damit deutlicher wird. Eingehen im tiefen (Hypoglossus-) Dreieck zwischen M. mylohyoideus medial, M. digastricus s. biventer und M. stylohyoideus unten und N. hypoglossus mit Vena comitans lateral. M. hyoglossus mit seiner senkrecht emporsteigenden Faserung scharf oder stumpf mit zwei anatomischen Pinzetten auseinanderdrängen und die wenige Millimeter darunter quer zur Zunge verlaufende A. lingualis vorsichtig aus der Tiefe emporholen mit der Hohlsonde (während N. hypoglossus mit V. comitans über dem Muskel und etwas oberhalb zur Zunge ziehen).

4. A. subclavia.

Indikation: Bei Blutung oder Aneurysma infolge Verletzung; evtl. empfiehlt sich für diese schwierige Unterbindung zwecks besseren Zugangs die temporäre Durchtrennung der Clavicula (jederseits zuvor Bohrloch anlegen, mit Drahtsäge vorsichtig umfahren und durchsägen [am besten zwecks Heilung in guter Stellung schräg von medial-oben nach lateral-unten] und mit zwei in die Markhöhlen eingesetzten einzinkigen Langenbeckschen Knochenhaken auseinanderziehen).

Technik: **a) Oberhalb des Schlüsselbeins,** d. h. in der Oberschlüsselbeingrube: Lagerung auf dem Rücken mit etwas erhöhtem Oberkörper (Kissen unter den Rücken!), mit nach der gesunden Seite gedrehtem Kopf und mit an den Tischrand gerückter Schulter; Arm derselben Seite dem Rumpf angelegt und stark abwärts gezogen. Orientierung: Verlaufsrichtung ist in einer Linie vom Kehlkopf zur Achselhöhle schräg nach unten-außen bis zum Schlüsselbein und weiter hinter diesem zur Achselhöhle zwischen M. scalenus ant. und med., während die V. subclavia vor dem M. scalenus ant. über die 1. Rippe verläuft. Technik: 10 cm langer querer Hautschnitt fingerbreit oberhalb und parallel dem Schlüsselbein vom lateralen Rand des Kopfnickers bis zum medialen Rand des Kappenmuskels durch Haut, Platysma und Fascie. V. jug. ext. (oberhalb des Schlüsselbeins am lateralen Rand des Kopfnickers über diesen in die V. jug. comm. einmündend) nach medial ziehen oder unterbinden (cave Anschneiden; sonst Gefahr der Luftembolie!). Eingehen in die gefäßreiche Fossa supraclavicularis stumpf mit zwei anatomischen Pinzetten; cave Jugularisäste sowie A. transversa scapulae (schräg nach lateral-unten aus Truncus thyreocervicalis aus A. subclavia), evtl. auch A. transversa colli und A. cervicalis superfic. (beide weiter oberhalb und quer aus A. subclavia bzw. Truncus thyreo-cervicalis) sowie Ductus lymphaticus dexter (rechts) bzw. Ductus thoracicus (links); M. omohyoideus nach lateral-oben und M. scalenus ant. nach medial ziehen samt dem darauf verlaufenden N. phrenicus (schräg nach medial-unten zur Brusthöhle). Am lateralen Rand des M. scalenus ant. (Leitmuskel!), unter welchem die A. subclavia hervortritt, knapp oberhalb seines weißlich-glänzenden Sehnenansatzes am fühlbaren Tuberculum Lisfranci s. scaleni der 1. Rippe vorsichtig unter Finger-fühlung unterfahren A. subclavia (rechts aus der A. anonyma, links direkt aus dem Aortenbogen zunächst hinter dem Brustbein auf der Pleurakuppe aufwärts, dann im aufwärts-konvexen Bogen oberhalb der 1. Rippe und schließlich vor dieser und hinter dem Schlüsselbein zwischen beiden durch die hintere Scalenuslücke, d. h. zwischen M. scalenus ant. und med. abwärts zur Achselhöhle schräg nach lateral-unten); cave weiter lateral Plexus brachialis (lateral als weißgelbliches und derbes Strangsystem; eben-falls durch die hintere Scalenuslücke) und V. subcl. (medial und vorn; durch die vordere Scalenuslücke, d. h. zwischen M. scalenus ant. und M. sterno-cleido-mast., also vor dem M. scalenus ant. und durch diesen von der A. subclavia geschieden; meist nicht zu Gesicht kommend, aber bei Verletzung ihrer selbst oder ihrer Äste unangenehme Blutung oder Luftembolie verursachend; weiter median hinter dem Sternoclaviculargelenk mündet mit ihr zusammen die V. jug. int. in die V. anonyma, außerdem links in den von V. jug. int. und V. subclavia gebildeten Angulus venosus der Ductus thoracicus als weißlicher Strang von hinten-oben aus der Brust-höhle einbiegend): also Plexus brach. außen und V. subclavia innen, beide oberflächlich, A. subclavia dagegen tief zwischen beiden.

b) Unterhalb des Schlüsselbeins, d. h. in der Mohrenheimschen Grube: Lagerung und Orientierung wie bei a, aber mit mäßig abduziertem und eleviertem Arm. Technik: Hautschnitt unter dem Schlüsselbein an der Grenze seines mittleren und äußeren Drittels schräg nach unten-lateral in der Linie Kehlkopf-Achselhöhle bis zur vorderen Achselfalte. Eingehen stumpf in die Mohrenheimsche Grube (d. h. Trigonum und weiter abwärts Sulcus deltoideo-pectoralis zwischen den Clavicularportionen des M. deltoideus und des M. pectoralis major, aber nicht zwischen den beiden Portionen des letzteren!), letzteren evtl. quer einschneidend und den M. pectoralis minor (schräg aufwärts-lateral zum deutlich tastbaren Proc. coracoideus) nach unten oder oben ziehend oder einschneidend. V. cephalica (über oder unter der Fascie; in die V. subcl. einmündend) nach lateral ziehen oder unterbinden; evtl. auch A. thoracico- und coraco-acromialis (aus A. subcl.) unterbinden. Fascia profunda s. clavico-pect. spalten und A. subclavia hervorholen und innen-unten (Vene!) unterfahren, und zwar in der Mitte und hinter Plexus brach. (lateral und vorn) und V. subcl. (medial und vorn), zwischen welchen beiden Gebilden also man in die Tiefe dringen muß.

5. A. mammaria interna.

Indikation: Bei Verletzung durch Stich, Schnitt, Schuß usw. oder bei Herzfreilegung (sonst Gefahr der Verblutung!). Lagerung: Auf dem Rücken. Orientierung: Im Intercostalraum, und zwar am besten im 2. Intercostal. (hier $\frac{1}{2}$—1 cm vom Brustbeinrand entfernt), nur ausnahmsweise im 3.—5. (hier wegen des leicht schräg nach unten-lateral abweichenden Verlaufs weiter ab: ca. 1—2 cm vom Brustbeinrand; auch wegen der enger werdenden Inter-costalräume schwieriger). Technik: 5 cm langer Querschnitt im Intercostal-raum von Brustbeinrand bzw. -mitte nach außen durch Haut und Fascia pect. Stumpf eingehen durch M. pect. major und scharf durch Intercostalmuskulatur (1. M. bzw. Fascia intercostalis ext. [schräg nach unten-medial], 2. M. intercostalis int. [schräg nach unten-lateral], weiter abwärts auch 3. M. transv. thoracis [quer]). In der Tiefe vorsichtig umgehen: A. mammaria int. samt einer medialen oder weiter abwärts (vom 3. Intercostalraum) zwei seitlichen Venen (cave hinten Pleura, welche durch die dünne Fascia endothoracica noch von der Arterie getrennt ist; besonders wichtig ist hier neben der centralen auch die periphere Unterbindung wegen Anastomose durch die A. epigastrica sup. zur A. epigastrica inf., wodurch A. subcl. und A. iliaca ext. kommunizieren).

6. A. axillaris.

Lagerung: Auf dem Rücken mit der entsprechenden Schulter am Tischrand, Arm mäßig abduziert (etwa rechtwinklig; aber nicht stärker, da sonst die Achselhöhlenzeichnung durch den vorgedrängten Oberarmkopf gestört wird) und Vorderarm rechtwinklig gebeugt und supiniert.

Orientierung: A. axillaris heißt der Abschnitt zwischen A. subcl. und A. brach., d. h. in der Achselhöhle zwischen Schlüsselbein und Oberarmkopf; Verlauf am unteren Rand des großen Brustmuskels in einer Linie von der Mitte des Schlüsselbeins bis zur Achselhöhle bzw. bis zum inneren Oberarmmuskelspalt; Unterbindungsstelle in der pyramidenförmigen Achselhöhle, welche umgeben ist vorn vom M. pect. major (vordere Achselfalte!) und hinten vom M. latiss. dorsi und teres major (hintere Achselfalte!); in der Tiefe körperwärts bleibt die seitliche Brustwand mit Rippen, M. serratus ant., Fett und Lymphdrüsen; peripher nach dem Arm läuft die Achselhöhle aus in den Sulcus bicipitalis medialis zwischen M. triceps einerseits und M. biceps bzw. M. coracobrachialis andererseits.

Technik: 5—10 cm langer Längsschnitt in der Achselhöhle aufwärts vom Sulcus bicip. med. an der vorderen Haargrenze und am Innenrand des M. coraco-brachialis unter Freilegen desselben und unter Aufwärtsziehen des M. pectoralis major mit stumpfem Haken (man verliere sich nicht weiter median im Achselfett, sondern gehe genau senkrecht in die Tiefe!). Gefäßscheide eröffnen und Hohlsonde weiter spalten und eingehen auf das Gefäßnervenbündel. Abziehen: Medial V. axillaris (oberflächlich und medial, evtl. das Gefäßnervenbündel deckend, an der Leiche medial herabhängend; in sie mündet etwas weiter oben, und zwar in der Mohrenheimschen Grube die V. cephalica) und lateral, später umfassend Plexus brachialis mit seinen 7 Strängen:

1. Am weitesten lateral, z. T. vom M. coraco-brach. bedeckt, als dünner Strang N. musculocutaneus (zur Oberarmbeugemuskulatur); er verläßt die Armschlagader am höchsten oben, und zwar oberhalb der Achselhöhle.

2. Als stärkster Strang lateral dicht neben dem M. coraco-brach. N. medianus, weiter oben aus zwei Zinken hervorgehend: sog. „Medianusgabel", welche die A. axillaris zwischen sich faßt; er verläßt die Armschlagader in der Ellenbeuge.

3. N. cut. antebrachii medialis.

4. N. cut. brachii medialis.

5. Medial N. ulnaris; er verläßt die Armschlagader an der Oberarmmitte.

6. Noch weiter medial und hinten, meist nicht mehr im Gesichtsfeld N. radialis (zur Oberarmstreckmuskulatur); er verläßt die Armschlagader in der Achselhöhle.

7. Und N. axillaris (zum Deltamuskel).

A. axillaris, evtl. begleitet von einer oder mehreren Vv. comitantes, wird am besten aufgesucht unterhalb der Medianusgabel, hier zwischen den beiden lateralen dicken Nervenstämmen: N. medianus (lateral) und N. ulnaris (medial); die Unterbindung erfolgt am besten zur Vermeidung von Armgangrän oberhalb der A. circumflexa humeri.

7. A. brachialis.

Lagerung: Wie bei A. axillaris.

Orientierung: A. brachialis heißt der Abschnitt zwischen A. ax. und cub., d. h. am Oberarm zwischen Oberarmkopf und Ellenbeuge; Verlaufsrichtung in einer Linie von dem in der Achselhöhle fühlbaren Oberarmkopf bis zur Mitte der Ellenbeuge; Unterbindungsstelle im ganzen Verlauf des Sulcus bicip. med. zwischen M. biceps und M. triceps, gewöhnlich in der Mitte des Oberarms am medialen Rand des M. biceps (Leitmuksel!) und unter dem bei rollenden Fingerbewegungen als harter, dabei spulrunder und notizbleistiftdicker Strang gut fühlbaren N. medianus (Leitnerv!), welcher (über ihr) oben lateral, in der Mitte kreuzend und unten medial verläuft.

Technik: 6 cm langer Längsschnitt im Sulcus bicip. med. am oder besser auf dem Bicepsrand und über dem fühlbaren N. medianus durch Haut und Fascie. Unter der Mitte Schonen der längs verlaufenden und durch die Fascie tretenden V. basilica (nicht zu verwechseln mit der tiefer gelegenen V. brachialis!) und N. cut. antebrachii med. (als dünner Strang). Medialen Bicepsrand in seinem Muskelfleisch freilegen und lateral beiseiteziehen. Aufsuchen, Isolieren und Medianverziehen des N. medianus (dicht am Bicepsrand und auf den Oberarmknochen zu; cave N. ulnaris, welcher mit der V. collateralis ulnae sup. weiter medial auf dem M. triceps verläuft zum Epicondylus med.). Darunter liegt A. brachialis mit zwei Begleitvenen und mit N. cut. brachii med. (weiter medial); sie wird am besten unterhalb der A. profunda brachii dicht unter dem M. teres major unterbunden.

Bei auffallend kleinem Kaliber der am N. medianus gefundenen Arterie denke man an eine abnorm hohe Teilung der A. brach. und suche etwas tiefer unter dem N. medianus nach einer zweiten Arterie.

Wird der Bicepsrand nicht richtig freigelegt, so kann der in der Mitte des Oberarms bereits vom Gefäßnervenstrang abzweigende N. ulnaris mit dem N. medianus und eine stärkere A. collat. ulnae mit der A. brachialis verwechselt werden.

8. A. cubitalis.

Lagerung: Mit stark supiniertem und leicht abgespreiztem Arm.

Orientierung: A. cubitalis heißt der Abschnitt in der Ellenbeuge, d. h. zwischen A. brach. und Teilung in A. rad. und ulnaris (1 cm unterhalb der Gelenklinie, bisweilen etwas höher oben, wobei dann ein Ast an der typischen Stelle in der Ellenbeuge hinter dem N. med. und ein Ast vor ihm liegt); Verlaufsrichtung vom medialen Bicepsrand im Sulcus bicip. med. bis zur Pulsstelle der A. radialis; Unterbindungsstelle in der Ellenbeuge in Höhe der Epikondylen am medialen Bicepsrand, etwas ulnar von der Mitte der Ellenbeuge.

Technik: Längs- bis Schrägschnitt in Richtung der Vorderarmachse in der Ellenbeuge etwas ulnar von deren Mitte in einer Linie vom Sulcus bicip. med. zur Pulsstelle der A. rad. durch die Haut. Epifascial sind die in Form eines „M" miteinander kommunizierenden V. mediana cubiti bzw. V. mediana basilica (medial) und V. mediana cephalica (lateral) zu schonen oder doppelt zu unterbinden. Dann Lacertus fibrosus (d. h. aponeurotisches Fascicel, fächerartig ausstrahlend von der Bicepssehne zur Vorderarmfascie schräg von oben-lateral nach unten-medial) ein wenig einschneiden in Richtung des Hautschnitts, also senkrecht zum Faserverlauf, nämlich von oben-medial nach unten-lateral. Dicht unter dem Lacertus fibr. liegt die A. cubitalis mit beiderseitiger Vene; davon medial (ulnar), meist aber schon etwas entfernt: N. medianus, nachdem er, in der Mitte des Oberarms die Arterie kreuzend, von lateral nach medial getreten ist; man gehe also nicht zu weit medial (N. medianus) und nicht zu weit abwärts (M. pronator teres).

9. A. radialis.

Lagerung: Mit gestrecktem Ellenbogen und supiniertem Vorderarm, evtl. (zwecks Vortretens der Sehnen) bei gebeugter Hand.

Orientierung: A. radialis entspringt mit der A. ulnaris aus der A. cubitalis fingerbreit unter der Ellenbogengelenklinie, bisweilen etwas höher oben; sie verläuft in einer Linie von der Mitte der Ellenbeuge bis zur Pulsstelle am Radius; sie liegt zwischen M. brachio-radialis s. supinator longus (Leitmuskel, an dessen Innenrand sie in ganzer Ausdehnung gefunden wird, oben etwas von ihm überlagert, unten neben ihm) und den oberflächlichen Beugern: M. flexor carpi radialis, weiter oben M. flexor digit. subl. (ulnar), begleitet von zwei Vv. comitantes (jederseits) und vom R. superficialis des N. radialis (radial), welcher oben bereits etwas abseits unter dem M. brachio-radialis verläuft und an der Mitte des Vorderarms unter diesem Muskel zur Streckseite zieht, wo er sich in die dorsalen Fingeräste teilt. Unterhalb des Handgelenks gibt die A. rad. den R. volaris superfic. zum Arcus volaris superfic. der A. ulnaris. Die A. rad. selbst zieht weiter auf die Streckseite um den Proc. styl. radii und schräg von diesem zum Spatium intermetacarpale 1—2, hier aufsuchbar von einem Hautschnitt Speichengriffelfortsatz-Intercarpalraum I in der Foveola radialis s. Tabatière (d. h. Schnupftabaksdose) zwischen den Sehnen des M. abductor und extensor pollicis brevis einerseits und des M. extensor pollicis longus andererseits, gekreuzt von dem fingerwärts strebenden R. superfic. des N. radialis.

Im Spatium intermetacarpale 1—2 tritt die A. rad. in die Hohlhand zurück und bildet den Arcus volaris profundus; dieser tiefe Hohlhandbogen ist also der Endteil der A. rad. und erhält einen R. volaris prof. aus der A. uln., liegt proximal (an den Basen der Metakarpalknochen) und tief (unter den Beugesehnen und direkt auf dem Knochen), versorgt Daumen- und Zeige-fingerradialseite und wird aufgesucht am Schnittpunkt der Wagerechten durch die Mitte des Daumenballens und der Schrägen von Daumen- und Kleinfingerballengrenze zum Zeigefinger unter dem M. adductor pollicis von einem Hautschnitt in gleicher Richtung einwärts vom M. lumbricalis I.

Technik: **a) An der Grenze des oberen und mittleren Drittels, also im Gebiet der Muskulatur** (tief und schwierig): Längsschnitt beugeseits an der Grenze des oberen und mittleren Drittels in einer Linie von der Ellenbeugen-mitte zur Radialpulsstelle durch Haut und Fascie. Den die Arterie z. T. deckenden Innenrand des M. brachio-radialis freilegen und nach lateral ziehen. Spalten der dünnen tiefen Fascie. In der Tiefe zwischen den dicken Muskel-wülsten des M. brachio-radialis (radial) und M. flexor digit. subl. (ulnar) liegt die A. radialis nebst zwei Vv. comitantes (jederseits), während der R. superfic. des N. radialis bereits etwas entfernt unter dem M. brachio-radialis liegt.

b) Dicht über dem Handgelenk an der Radialpulsstelle, also im Gebiet der Sehnen (oberflächlich und leicht!): Kleiner Längsschnitt beugeseits dicht über dem Handgelenk im Bereich des Radius zwischen den bei stärkster Hand-abwärtsbeugung vorspringenden Sehnen des M. brachio-radialis (radial zum Proc. styl. radii) und des M. flexor carpi rad. (ulnar) durch Haut und Fascie; oberflächlich d. h. dicht unter der Fascie liegt hier die A. radialis nebst zwei Vv. comitantes (wohingegen der R. superfic. des N. radialis bereits höher oben auf die Streckseite abgegangen ist).

Bisweilen ist die A. radialis an der Radialpulsstelle nicht vorhanden, indem sie bereits einige Fingerbreit über dem Handgelenk auf die Streckseite ge-treten ist.

10. A. ulnaris.

Lagerung: Wie bei A. rad.

Orientierung: A. ulnaris entspringt mit der A. radialis aus der A. cubitalis fingerbreit unterhalb der Gelenklinie, bisweilen höher oben; sie verläuft (nach kurzem Bogen) in einer Linie vom Epicondylus med. zu Os pisiforme; sie liegt in ganzer Ausdehnung zwischen M. flexor carpi ulnaris (Leitmuskel!) und M. flexor digit. subl., oben tief und unten oberflächlich, begleitet von zwei Vv. comitantes (jederseits) vom N. ulnaris (ulnar). Unterhalb des Hand-gelenks in Höhe des Os hamatum gibt die A. ulnaris den R. volaris profundus ab zum Arcus volaris prof. der A. radialis. Die A. ulnaris selbst geht oberflächlich weiter in die Hohlhand und bildet hier den Arcus volaris sublimis; dieser oberflächliche Hohlhandbogen ist also der Endteil der A. ulnaris und erhält einen R. volaris subl. aus der A. radialis, liegt distal (in der Mitte der Metakarpalknochen) und oberflächlich (über den Beugesehnen und direkt unter der Hohlhandfascie), versorgt mit den Aa. digit. vol. comm. bzw. propriae alle Finger außer Daumen und Zeigefinger radialseits und wird aufgesucht am Schnittpunkt einer Linie von Daumen-Kleinfingerballengrenze zum 4. Finger und einer darauf senkrechten Linie in Höhe des Ansatzes des abducierten Daumens, also ungefähr von einem Schnitt entsprechend der Beugesehne des 4. Fingers (welche der Bogen überquert), und zwar möglichst weit ulnar.

Technik: a) **An der Grenze des oberen und mittleren Drittels, also im Gebiet der Muskulatur** (tief und schwierig!): Längsschnitt beugeseits an der Grenze des oberen und mittleren Drittels (nicht höher oben, da hier die A. ulnaris einen Bogen ulnarwärts macht; hier am Abgang ist die Unterbindung auszuführen vom Schnitt wie zur Unterbindung der A. cubitalis) in einer Linie vom Epicondylus med. zum Os pisiforme durch Haut und Fascie. Eingehen am weißlichen Streifen des Muskelspalts (aber nicht zu weit median!) zwischen M. flexor carpi uln. (ulnar) und M. flexor digit subl. (radial). Spalten der dünnen tiefen Fascie. In der Tiefe liegt die A. ulnaris nebst zwei Vv. comitantes (jederseits) und N. ulnaris (ulnar; als starker Nervenstrang, von dem aus die Arterie evtl. gesucht werden kann, indem man vor ihm eingeht).

b) **Dicht über dem Handgelenk (an der Ulnarpulsstelle), also im Gebiet der Sehnen** (oberflächlich und leicht!): Kleiner Längsschnitt beugeseits dicht über dem Handgelenk im Bereiche der Ulna am lateralen Rand des Erbsenbeins zwischen den Sehnen des M. flexor carpi uln. (ulnar) und M. palmaris longus (radial); oberflächlich, aber tiefer als die A. radialis, liegt hier die A. ulnaris nebst zwei Vv. comitantes (jederseits) und N. ulnaris (ulnar; dicht daneben).

11. A. iliaca externa, interna und communis.

Indikation: Ligatur der A. iliaca comm. ist wegen großer Gefahr der Gliedgangrän (ca. 50%) nur ausnahmsweise erlaubt (z. B. bei der Exarticulatio interilio-abdominalis), sonst durch die temporäre Ligatur zu ersetzen; dagegen ist eher angängig die der A. iliaca ext. (Kollateralen aus A. fem. comm. und prof.!), und zwar am besten oberhalb der A. circumflexa il. prof. und A. epigastr. inf. (Gliedgangrän 12,5%) oder vor allem (z. B. bei Blutung aus Gebärmutter sowie Becken) die der A. iliaca int. s. hypogastrica (Kollateralen aus Beckengefäßen!); Unterbindung der entsprechenden Venen kommt in Frage bei Pyämie (z. B. die der V. hypogastrica bei puerperaler Sepsis).

Lagerung: Auf dem Rücken mit leicht abduciertem Bein, evtl. mit Beckenhochlagerung.

Orientierung: Aorta abdominalis verläuft etwas links von der Wirbelsäule, V. cava inf. rechts daneben. In Höhe des 4.—5. Lendenwirbels (entsprechend Nabelhöhe) teilt sich die Aorta gabelförmig in die beiden Aa. iliacae comm., deren Venen ebenfalls hier nach rechts liegen, also rechts: außen, links: innen von der Arterie. In Höhe des oberen Randes der Kreuzbeindarmbeinfuge teilt sich, während die entsprechenden Venen beiderseits innen liegen, indem rechts die Arterien die Venen kreuzen, die A. iliaca comm. mehr oder weniger spitzwinklig in die A. iliaca ext. und A. iliaca int. s. hypogastrica; letztere geht gerade abwärts zum Becken, erstere längs des M. iliopsoas schräg nach außen (in einer Linie vom Nabel zur Leistenmitte) zum Bein. Die Venen haben also das Bestreben, an die mediale Seite der entsprechenden Arterien zu gelangen, wobei sie an den dabei notwendigen Kreuzungen stets hinter den entsprechenden Arterien ziehen. An der Teilungsstelle der A. iliaca comm. kreuzt der Ureter die Gefäße, und zwar ventral gelegen; alle Gebilde liegen übrigens retroperitoneal.

Technik: Großer Schrägschnitt parallel und fingerbreit über dem Leistenband in dessen mittlerem bis äußerem Drittel (nicht weiter median als bis zur Mitte des Leistenbandes wegen Gefährdung von A. epigastrica inf. und

Samenstrang!) durch Haut und Fascia superfic. Evtl. im lateralen Wundwinkel: A. epigastrica superfic. (aus A. fem.) doppelt unterbinden. Dann,
um an die Hinterseite des Bauchfellsacks zu gelangen, Durchtrennen der
Bauchmuskulatur, und zwar erst Aponeurose des M. obliquus ext., dann
Muskulatur des M. obliquus int. und transversus abd., schließlich vorsichtig
zwischen zwei Pinzetten die sehr dünn und dem Bauchfell dicht anliegende
Fascia transv. Eingehen stumpf mit den Fingerspitzen im properitonealen Fett
und Abdrängen des Bauchfellsacks nabelwärts, welch letzterer vom Assistenten
weiterhin mit den gekrümmten Fingern oder mit breitem, stumpfem (,,Schaufel''-)
Haken abgehalten wird. In der Tiefe erscheint die A. iliaca ext. und medial
V. iliaca ext., während N. fem. medial auf dem M. psoas unter der Fascia iliaca
liegt. Unterfahren der Arterie von medial (Vene!).

Anmerkung. 1. A. epigastrica inf.: a) Entweder am Ursprung wie A. iliaca
ext., aber etwas weiter distal, oder b) am lateralen Rectusrand in einer Linie
von Leistenbandmitte zum Nabel.

2. A. iliaca comm.: In Beckenhochlagerung Hautschnitt wie zur Unterbindung der A. iliaca ext., aber weiter nach oben-außen bis drei Fingerbreit
über dem oberen vorderen Darmbeinstachel. Durchtrennen der Bauchmuskulatur ebenfalls weiter nach oben-außen. Stärkeres Abdrängen des Bauchfellsacks, wobei der die A. iliaca comm. an der Teilungsstelle kreuzende Ureter
samt Vasa sperm. int. hinten am Bauchfell kleben bleibt. Unterfahren der
Arterie rechts: Von außen nach innen, links: Von innen nach außen (mit
Rücksicht auf die entsprechende Lage der darunterliegenden, übrigens leicht
einreißenden Vene!).

3. A. iliaca int.: a) E x t r a p e r i t o n e a l: Wie bei A. iliaca comm., aber
noch etwas weiter aufwärts (z. B. bei gefäßreichen Geschwülsten des Beckens,
Aneurysma oder Nachblutung der A. glutaea inf. usw.). b) I n t r a p e r i t o n e a l,
spez. bei d o p p e l s e i t i g e r Unterbindung (z. B. bei Uterustumor oder -blutung)
von einem medianen Längsschnitt unter dem Nabel.

12. A. femoralis.

Lagerung: Auf dem Rücken.

Orientierung: A. femoralis heißt der Abschnitt zwischen A. iliaca ext.
und A. poplitea, d. h. am Oberschenkel von unterhalb Leistenband bis oberhalb Kniekehle bzw. Austritt aus dem Adductorenkanal. Verlaufsrichtung
von der Leistenbandmitte (d. h. Mitte zwischen oberem vorderem Darmbeinstachel und Schambeinhöcker) zur Innenfläche des Condylus med. femoris
(,,Linea ilio-condylica''). A. fem. tritt durch die Lacuna vasorum, V. fem.
desgl. medial (wobei in der Gegend des Fascienfensters der Fossa ovalis über
dessen scharfem Rand ,,Margo falciformis'' bzw. durch dessen siebartig durch-
löcherte Membran ,,Lamina cribrosa'' die V. saphena magna von Oberschenkelinnenseite in ein oder zwei Stämmen, ferner Lymphbahnen usw. einmünden),
dagegen N. fem. lateral (durch die Lacuna musculorum auf dem M. ilio-psoas,
bedeckt von der Fascia iliaca und bald unter dem Leistenband fächerförmig
in seine Äste sich teilend, von denen der N. saphenus lateral an die Arterie
tritt [Merkwort: ,,van'']). Im ersten Verlauf dicht unter dem Leistenband
spricht man von der A. femoralis comm., wovon abgehen an oberflächlichen
Ästen in der Gegend der Fossa ovalis A. circumflexa il. superfic., A. epigastrica
inf. und A. pudenda ext. (s. u.); in wechselnder Höhe, meist 2—3 Fingerbreiten oder 3—6 cm unterhalb des Leistenbandes entsprechend der Tro-
chanterhöhe geht von ihr ab die starke A. fem. prof. nach lateral-hinten
zur Muskulatur des Oberschenkels. Der Rest der Arterie geht als A. fem. ext.
s. propria astlos weiter an der Vorder-Innenseite des Oberschenkels im sog.
S c a r p a schen Dreieck zwischen Extensoren und Adductoren, erst oberflächlich, dann tiefer, begleitet vom M. sartorius (schräg von oben-außen nach
unten-innen vom oberen vorderen Darmbeinstachel zun Condylus med.
tibiae; Leitmuskel: Erst außen, dann innen nach Kreuzung der Arterie unter

der Mitte des Oberschenkels); dabei bleibt zunächst V. fem. medial und N. saph. lateral. Unter der Oberschenkelmitte tritt die Arterie in den Adductoren-kanal (Canalis adductorius: 3—6 cm lang; gebildet medial und hinten vom M. adductor magnus, lateral vom M. vastus medius und vorn von Fascia vasto-adductoria, mit welcher sich die Adductorensehne am Knochen ansetzt; abwärts durch einen Sehnenbogen ein Loch lassend, den sog. „Adductoren-schlitz", zum Austritt der Schenkelgefäße); dabei tritt die V. fem. nach hinten und der N. saph., die Fascie durchbohrend, nach vorn zur Unterschenkel-innenseite.

Technik: a) **Oberhalb der Mitte,** also im Scarpaschen Dreieck (nach Larrey): 1. Entweder oberhalb der A. prof., also dicht unter dem Leistenband (A. fem. comm.) oder besser (mit geringerer Gefahr der Beingangrän [20:10%]) 2. unterhalb der A. prof., also in der Mitte an der Spitze des Scarpaschen Dreiecks, nötigenfalls unter Präparation bis zum Abgang der A. prof. (A. fem. ext.). 6—8 cm langer Längsschnitt in der Linea ilio-condylica am Innenrand des M. sartorius durch Haut und Fascie. Evtl. Hautvenen unterbinden und Lymphdrüsen beiseiteschieben bzw. exstirpieren. Spalten der Fascia lata. Innenrand des schräg nach unten-innen gefaserten M. sartorius (an der Leiche meist bogenförmig nach innen gesunken) freilegen und lateralwärts verziehen sowie eingehen zwischen M. adductor longus (medial) und M. vastus med. (lateral). A. fem. unterbinden von medial; medial liegt V. fem. evtl. mit V. saph. magna, lateral N. saph.: im oberen Teil gehen von der Arterie ab: A. circumflexa ilium superfic. (nach oben-außen in Richtung zum Darmbeinstachel) und A. epi-gastrica inf. (nach oben-innen in Richtung zum Nabel) sowie A. pudenda ext. (nach innen in Richtung zu den Genitalien).

b) **Unterhalb der Mitte,** also im Adductorenkanal (nach Hunter): Bei leicht gebeugtem, mäßig abduziertem und stark auswärts rotiertem Bein („Schneiderstellung") an der Grenze des mittleren und unteren Drittels 10 cm langer Längsschnitt in der Linea ilio-condylica am Außenrand des M. sartorius durch Haut und Fascie. Außenrand des schräg nach unten-innen gefaserten M. sartorius freilegen und medialwärts verziehen. Eingehen zwischen M. vastus med. (lateral) und Adductoren (medial); dabei in dem fettgefüllten Interstitium losgehen auf den weißglänzenden Fascienstreifen und nicht zu weit medial in die Adductoren sich verlieren und deren Sehne spalten, sondern lateral eingehen! Spalten der Fascia vasto-adductoria. Unter dem von ihr gebildeten Dach des Adductorenkanals liegt in diesem die A. fem., medial-hinten V. fem. und lateral-vorn, evtl. bereits etwas entfernt, N. saph.; zu schonen ist die von der Arterie abwärts verlaufende starke A. suprema genu.

13. A. poplitea.

Lagerung: Auf dem Bauch bei gestrecktem Knie.
Orientierung: A. poplitea heißt der Abschnitt zwischen A. femoralis und der in der Kniekehle unter dem Sehnenbogen des M. soleus erfolgenden Teilung in A. tibialis ant. und post., d. h. in der Kniekehle nach dem Austritt aus dem Adductorenkanal; die A. poplitea liegt der hinteren Gelenkkapsel im mittleren Drittel, nämlich in der Höhe der Tibiakondylen an und im unteren Drittel auf dem M. popliteus. Verlauf: Längs bis schief nach außen vom proximalen zum distalen Winkel der Rautengrube der Kniekehle nahe ihrer medialen Grenze, welche gebildet wird: Proximal durch die auseinanderweichenden Beugemuskéln (medial M. semimembranosus und semitendinosus mit dem „Pes anserinus" und lateral M. biceps), distal durch die gemeinsamen, nach unten konver-gierenden Muskelbäuche des M. gastrocnemius; unter dem M. semimembr. und auf dem medialen M. gastrocnemius liegt die Bursa semimembranosa. Die Unterbindung der A. poplitea birgt große Gefahr der Beingangrän (ca. 35%); gelegentlich ist ihre Freilegung angezeigt bei Tumor oder Aneurysma, vor allem aber bei Verletzung, auch bei subcutaner), wobei sie dann u. U. vom Hämatom-druck befreit werden muß; wenn möglich mache man die Gefäßnaht, sonst

gleichzeitig die Unterbindung der Vene, wodurch sich die Gangrängefahr auf die Hälfte vermindert.

Technik: Längsschnitt in der Mitte der Kniekehle in Höhe der durch die Knochenbetastung auffindbaren und ungefähr der Kniekehlenfalte entsprechenden Gelenklinie. In der Subcutis Schonen der V. saphena minor (welche hinten in der Mitte des Unterschenkels zwischen den beiden Bäuchen des M. gastrocnemus senkrecht nach oben steigt und in dem unteren Teil der Kniekehle durch die Fascie in die V. popl. mündet und evtl. eine Anastomose zur medial gelegenen V. saphena magna sendet), sowie des lateral daneben gelegenen N. cut. surae med. (vom N. tibialis). Spaltung der in Kniestreckung scharf gespannten Fascia popl. Freilegen und Auseinanderziehen der die Rautengrube der Kniekehle begrenzenden Muskeln. Eingehen in dem Fett der Kniekehle oben. Oberflächlich und lateral liegt der als Wegweiser dienende N. tibialis mit dem lateral von der V. saphena minor verlaufenden Hautast N. cut. surae med. (als Fortsetzung des oberhalb des Kniegelenks in den N. tib. und peroneus geteilten N. ischiadicus, während der N. peroneus lateral zum hinteren Umfang des Wadenbeinköpfchens abgegangen ist), etwas tiefer und einwärts die bereits im Adductorenkanal nach hinten getretene V. popl. mit der V. saph. minor und noch tiefer und median, unter der Vene median hervorschauend, A. popl. (nahe, aber immerhin noch 1 cm entfernt der Kniegelenkkapsel); Nerv und Vene werden lateral beiseitegezogen (Merkwort „Ne. V. A.").

14. A. tibialis anterior.

Lagerung: Auf dem Rücken mit Beinmittelstellung.

Orientierung: A. tibialis ant. entspringt 6 cm unter dem Kniegelenk als schwächerer Ast aus der A. popl., tritt etwa fingerbreit unter dem Wadenbeinköpfchen durch die Membrana interossea von der Beuge- auf die Streckseite und verläuft in der Tiefe unmittelbar auf dem Lig. interosseum in einer Linie von der Mitte zwischen Tuberositas tibiae und Wadenbeinköpfchen zur Mitte zwischen beiden Knöcheln, lateral vom M. tibialis ant. (Leitmuskel; je nach der Muskelausbildung in verschiedener Breite neben der Schienbeinkante und von oben nach unten schwächer werdend von Daumen- bis Bleistiftdicke) sowie zwischen ihm (medial) und dem M. ext. hallucis longus bzw. oben M. ext. digit. longus (lateral). Nachdem die Arterie in der Knöchelgegend von der Sehne des M. ext. hallucis longus und vom N. peroneus prof. gekreuzt ist, verläuft sie auf dem Fußrücken als A. dorsalis pedis s. pediaea nach dem Spatium intermetatarseum 1—2 zwischen der Sehne des M. ext. hallucis longus (nunmehr medial!) und M. ext. digit. longus (lateral), dabei einen R. tarsalis lat. zur Kleinzehenseite und im Spatium intermetatarseum 1—2 einen Anastomosenzweig zur Fußsohle abgebend. N. peroneus profundus (vom N. peroneus aus der Gegend hinter dem Wadenbeinköpfchen lateral herantretend und zuvor, hoch oben, einige quere Äste zum M. tib. ant. abgebend) begleitet die Arterie lateral (nach Kreuzung).

Technik: a) Im oberen Drittel: Längsschnitt ca. 8 cm lang im oberen Drittel des Unterschenkels lateral neben dem M. tibialis ant., hier gut daumenbreit lateral von der vorderen Schienbeinkante, in einer Linie von der Mitte zwischen Tuberositas tibiae und Capitulum fibulae zur Mitte zwischen beiden Knöcheln ungefähr parallel der äußeren Schienbeinkante durch Haut und Fascie. Eingehen im Muskelspalt zwischen M. tibialis ant. (tibial) und M. ext. digit. longus (fibular) erst scharf, dann stumpf und Auseinanderhaltenlassen durch kräftigen Zug zweier rechtwinkliger stumpfer Haken (Muskelspalt ist kenntlich an einem weißen Streifen, im übrigen nicht leicht zu entwickeln, aber unbedingt klarzustellen, ehe man in die Tiefe geht; man suche ihn evtl. erst weiter unten auf, jedenfalls nicht zu dicht an der Tibiakante!). In der Tiefe im Fettgewebe auf dem Lig. interosseum liegt die A. tibialis ant. mit zwei Begleitvenen (jederseits) und N. peroneus prof. (lateral); ihre Isolierung und Unterbindung ist hier schwierig, am besten am hervorgeholten Gefäßnervenbündel auszuführen.

b) Im unteren Drittel: Längsschnitt im unteren Drittel des Unterschenkels lateral neben dem M. tibialis ant., hier knapp finger- oder bleistiftbreit lateral von der vorderen Schienbeinkante in einer Linie von der Mitte zwischen Tuberositas tibiae und Capitulum fibulae zur Mitte zwischen beiden Knöcheln durch Haut und Fascie. Eingehen im Spalt zwischen den bereits sehnig beschaffenen M. tibialis ant. (tibial) und M. ext. hallucis longus (fibular). In der Tiefe auf dem Lig. interosseum liegt die A. tibialis ant. mit zwei Begleitvenen (jederseits) und N. peroneus prof. (lateral oder weiter unten medial).

c) Auf dem Fußrücken (A. dorsalis pedis s. pediaea): Bei stark plantarflektiertem Fuß Längsschnitt in der Mitte des Fußrückens in einer Linie von der Mitte beider Knöchel zum Spatium intermetatarseum 1—2. Epifascial Schonen und Lateralwärtsziehen eines Astes des N. peroneus superfic. Eingehen zwischen den Sehnen des M. ext. hallucis longus (hier medial; gut sicht- und fühlbar spez. bei Großzehenstreckung) und des M. ext. hallucis brevis bzw. M. ext. digit. longus (lateral). In der Tiefe dicht auf dem Skelet liegt die A. dorsalis pedis s. pediaea mit zwei Begleitvenen (jederseits) und N. peroneus prof. (medial).

15. A. tibialis posterior.

Lagerung: Auf dem Rücken mit gebeugtem Knie und auswärts rotiertem Unterschenkel („Schneiderstellung").

Orientierung: A. tibialis post. setzt als der kräftigere Ast die A. popl. geradlinig fort, tritt durch den Arcus tendineus des M. soleus und unter die Fascia profunda in die tiefe Beugerloge, also unter den oberflächlichen Beugern (M. gastrocnemius und soleus), und verläuft in einer Linie vom Condylus medialis tibiae zur Mitte zwischen innerem Knöchel und Achillessehnenrand, begleitet von zwei Venen (jederseits) und N. tibialis post. (hinten). Sie wird in ihrem Anfangsteil auch Truncus tibio-peronealis genannt, bis sie über der Mitte des Unterschenkels die schwache A. peronea zur Wadenbeinseite abgibt (auffindbar im Spalt zwischen M. flexor hallucis und M. tib. post., nach dem Wadenbein zu). Weiter verläuft sie als A. tibialis post. (propria) bis hinter den inneren Knöchel, hier unter der Fascie (Lig. laciniatum) im Fett des sog. „Canalis malleolaris" hinter der Beugesehnenscheide (von vorn nach hinten: M. tibialis post., M. flexor digit. comm. und M. flexor hallucis longus!). Schließlich endet sie als A. plantaris comm. auf der Fußsohle, dort sich teilend in den R. plantaris med. und lat. nebst den gleichnamigen Ästen des N. tibialis post.

Technik: **a) Im oberen Drittel** (schwierig und praktisch weniger wichtig!): Längsschnitt in einer Linie vom Condylus med. tibiae zur Mitte zwischen innerem Knöchel und Achillessehne 1—3 Fingerbreit hinter der medialen Tibiakante. Epifascial Schonen der V. saph. magna und des N. saph. Spalten der kräftigen Fascie. Inneren Bauch des M. gastrocnemius freilegen und mit stumpfem Haken nach hinten ziehen. Nunmehr nicht eingehen zwischen M. gastrocnemius und soleus, sondern Spalten des schräg nach oben-außen gestreiften, sich breit an die Tibia ansetzenden M. soleus bis auf die tiefe Fascie. Spalten der kräftigen Fascia prof. in der Richtung des Hautschnitts. Auf dem Muskelfleisch des M. tib. post. liegt die starke A. tib. post. mit dem starken N. tib. (lateral).

b) Im unteren Drittel, d. h. hinter dem inneren Knöchel (leicht und wichtig; übrigens zu schonen bei Achillessehnen- und Fußgelenkoperationen!): Bogenförmiger und umkreisender Schnitt finger- bis daumenbreit hinter dem inneren Knöchel entsprechend der Mitte zwischen innerem Knöchel und Achillessehne durch Haut und Fascie bei stark auswärts gedrehtem Fuß. Im Fett liegt oberflächlich unter der Fascie (Lig. laciniatum) die A. tib. post. mit zwei Begleitvenen (jederseits) und N. tib. (hinten nach der Achillessehne zu); man verliere sich weder zu weit nach vorn an den inneren Knöchel, wo die Beugesehnenscheide uneröffnet bleiben muß, noch zu weit nach hinten in das Fett um die Achillessehne!

2. Abschnitt: **Amputationen und Exartikulationen.**
A. Allgemeines.

Definition: Gliedabsetzung (Ablatio) kann sein:

a) Amputation: Absetzung in der Kontinuität der Knochen, d. h. mit Durchtrennung des Knochens.

b) Exartikulation: Absetzung in der Kontiguität der Knochen, d. h. mit Abtrennung in der Gelenklinie.

Bei beiden Eingriffen besteht als gleiches Ziel die gute Weichteilbedeckung und die Gebrauchsfähigkeit, spez. an der oberen Gliedmaße Bewegungsfähigkeit und an der unteren Gliedmaße Tragfähigkeit bzw. ausnahmsweise auch Belastungsfähigkeit mit Bodengefühl des Stumpfes; beides ist auch maßgebend für die Wahl zwischen Amputation und Exartikulation: an der oberen Extremität, wo es auf die Stumpflänge ankommt und u. U. jeder Zentimeter gespart werden muß (Arbeitsarm!), ist die Amputation die gewöhnliche Form der Gliedabsetzung, namentlich am Daumen, während an den Fingern oft die Exartikulation vorzuziehen ist; dagegen wird an der unteren Extremität, wo es auf die Tragfähigkeit ankommt (Geh- und Stehbein!), auch die Exartikulation gelegentlich gewählt werden; doch sind Exartikulationsstümpfe (außer an den Zehen und Fingern) wenig ratsam, da sie viel Haut zur Stumpfdeckung verlangen und die Prothesenanbringung erschweren, auch an den langen Röhrenknochen zu lang sind. Kolbige Stümpfe sind besser als konische. Die Sparsamkeit darf nicht zu weit getrieben werden auf Kosten einer guten Beschaffenheit, spez. Weichteilbedeckung des Stumpfes; vielmehr steht über der Sparsamkeit die Stumpfbildung und die Zweckmäßigkeit der Stumpflänge. Sehr lange Stümpfe sind nicht praktisch. Freilich muß der Stumpf lang genug sein, um die wichtigsten Muskelansätze zu behalten und als guter Bewegungshebel zu arbeiten. Individuelle Beurteilung ist für die Stumpfwahl notwendig, namentlich an der oberen Extremität, während an der unteren eher schematisches Vorgehen angezeigt ist. Dank der hochentwickelten Technik des modernen Prothesenbaues ist es u. U. wohl berechtigt, etwas vom Glied zu opfern, wenn dadurch eine zweckmäßigere Prothese und damit ein gebrauchsfähigerer Stumpf erzielt wird. Am Bein steht heutzutage, da es sich herausgestellt hat, daß die meisten Beinstümpfe nicht belastet werden können, die Belastungsfähigkeit nicht mehr im Vordergrund; dagegen ist ein unempfindlicher, überhaupt ein tragfähiger Stumpf wünschenswert, um Bodengefühl zu ermöglichen. Unter diesen Umständen lassen sich folgende Regeln für beste Stumpfbildung im allgemeinen aufstellen: Am Daumen ist größte Sparsamkeit angezeigt; an den übrigen Fingern wird man im allgemeinen exartikulieren, gelegentlich aber auch amputieren, wenn der Rest bewegungsfähig ist, namentlich am 2. und 5. Grundglied und an allen Endgliedern. Hand- und Ellenbogenexartikulation sind nicht ratsam. Am Unterarm ist der Stumpf so lang zu erhalten, daß die Beugung und Streckung, wenn möglich auch die Drehung bleibt. Am Oberarm sei der Stumpf mindestens 10 cm lang; jedenfalls erhalte man den Oberarmkopf. Hier wie am Ober- und Unterschenkel ist die beste Absetzung im mittleren Drittel, also zur Hälfte und etwas darunter, während allzulange Stümpfe unpraktisch und kurze Stümpfe unter 6—10 cm unbrauchbar sind. Besser als Knie- und Fußexartikulation sind Absetzungen nach Gritti und Pirogoff, und zwar am besten als hoher Gritti bzw. Pirogoff. Alle Fußwurzelstümpfe sind nicht gut, dagegen praktisch Vorderfußstumpf unter Erhaltung der Mittelfußknochen, spez. des 1., also Fußabsetzung nach Lisfranc oder im Mittelfuß, dagegen weniger nach Chopart (ohne Prothese gut). Zehen werden exartikuliert außer 1., wo man möglichst viel erhalten soll. Pirogoff-Stumpf ist gut, falls belastungsfähig. Unterschenkelstumpf ist im allgemeinen wertvoller als Oberschenkelstumpf und Oberschenkelabsetzung besser als Hüftexartikulation; zu langer Stumpf ist auch am Bein nicht gut, und zwar weder am Oberschenkel noch vor allem am Unterschenkel. Vgl. Spezielles!

Indikationen: Die Gliedabsetzung ist eine verstümmelnde Operation und daher erst die Ultima ratio des Chirurgen, und zwar ausschließlich für Fälle, wo entweder das Leben bedroht oder das Glied verloren bzw. störend ist; daher sei man mit der Gliedabsetzung recht zurückhaltend, verschiebe sie aber andererseits dort, wo sie nötig und das Leben bedroht ist, nicht zu lange z. B. bei Sepsis; Shock lasse man, wenn möglich, erst vorübergehen. Es kommen für die Gliedabsetzung in Betracht:

1. Verletzungen. Man unterscheidet hierbei: a) die primäre oder Frühamputation und b) die sekundäre bzw. intermediäre oder Spätamputation; erstere war früher häufig; jetzt verfährt man unter dem Schutze zweckentsprechender Wundbehandlung (s. da) in der Regel exspektativ und nur ganz ausnahmsweise nicht konservativ.

a) Primär nur wegen fast völliger Abtrennung oder wegen schwerer Zertrümmerung mit Knochenverletzung einschl. Nerven und Gefäße (falls Gefäßnaht nicht angängig ist!), wobei die Lebens- oder doch Gebrauchsfähigkeit des Glieds unwahrscheinlich ist, z. B. nach Überfahrung, Maschinenverletzung, Explosion usw., sowie im Kriege nach Granat- oder Bombenverletzung. Bei schwerem Shock ist dieser erst abzuwarten, es sei denn daß unstillbare Blutung drängt („Verblutungsnotamputation").

b) Sekundär bzw. **intermediär:** Wegen sicher gestellter Gangrän (hier nach Demarkation und hart an der Grenze des Toten als sog. „Spar- oder Nahamputation") oder wegen unaufhaltsamer Infektion, spez. Gasphlegmone (sekundäre bzw. intermediäre Infektionsamputation: sog. Infektionsfrüh- oder -spätamputation, aber nicht zu spät; dagegen ist die primäre Infektionsamputation: sog. Infektionsfurchtamputation oder Präventivamputation, welche sogleich bei der Verletzung das Opfer des Glieds dem Risiko einer evtl. schweren Infektion vorzieht, heute nur noch ganz ausnahmsweise gestattet (z. B. bei schwerer Zermalmung und Beschmutzung am Fuß).

2. Infektion. Progrediente Phlegmone, spez. Gasphlegmone oder Knochen- und Gelenkeiterung, auch solche nach Verletzung oder Gangrän mit lebenbedrohender Allgemeininfektion akuter oder chronischer Art (mit Entkräftung, Amyloidentartung, septischen Nachblutungen usw.), falls Weichteil-, Knochen- oder Gelenkoperationen nicht zum Ziele führen; man verschiebe aber hier die Gliedabsetzung nicht zu lange, da sonst die Lebensrettung unmöglich wird; dagegen ist bei bereits ausgebrochenem Tetanus (s. da) von der Gliedabsetzung kein entscheidender Einfluß zu erwarten, falls Wundbehandlung und Seruminjektion durchgeführt sind.

3. Gangrän durch Verletzung, Verbrennung oder Erfrierung, Starkstrombeschädigung, Raynaud- und Bürgersche Krankheit, Arteriosklerose, Thrombose und Embolie usw. (vgl. Nekrose), falls spontane Erholung nicht erfolgt und nachdem Demarkation eingetreten ist, jedoch bei bedrohlicher Infektion und bei fortschreitender Gangrän baldigst; Wahl der Amputationsstelle richtet sich nach der Demarkationszone, bei Gefäßerkrankung nach den klinischen Prüfungszeichen (Hautbeschaffenheit, reaktive Hyperämie, Puls), evtl. Probeschnitt; in allen komplizierten Fällen (Ausdehnung bis auf den Unterschenkel, rasches Fortschreiten der Gangrän, bedrohliche Infektion, Allgemeinleiden, spez. Diabetes!) empfiehlt sich ein radikaleres Vorgehen, um dem Rezidiv mit öfterem („wurstscheibenförmigem") Nachamputieren vorzubeugen; von manchen Ärzten wird in solchen Fällen bei Beingangrän prinzipiell die Oberschenkelamputation befürwortet.

4. Geschwülste mit infiltrierender Ausdehnung auf die Hauptmasse der Gewebe, spez. Knochen, und zwar spez. bösartige, falls keine Fernmetastasen bestehen: Carcinome und vor allem Saekome, spez. Knochensarkome; vereinzelt gutartige (z. B. Enchondrom der Finger); Absetzungsstelle ist hier zu wählen im durchaus Gesunden (z. B. bei Oberschenkelsarkom Hüftexartikulation).

5. Tuberkulose, spez. solche alter dekrepider Leute über 50—60 Jahre, sofern sie sonst nicht heilbar und schonender Eingriff (Resektion) nicht genügend ist.

6. Schwere oder ausgedehnte Erkrankungen der Gliedmaßen mit Gebrauchsunfähigkeit, sowie mit unerträglichen Schmerzen oder Lebensgefahr durch Blutung oder Infektion, z. B. verkrüppelte Gliedmaßen oder Finger nach Verletzung oder Eiterung, Mißbildungen, unheilbare Contracturen und Pseudarthrosen, neuropathische Arthropathien, Elephantiasis, Phlebarteriektasie, ausgedehnte und hartnäckige, spez. zirkuläre Bein- u. a. Geschwüre mit Schmerzen, Blutung, Jauchung, Gelenkversteifung usw. (sog. „Amputation par complaisance" oder „Gliedabsetzung aus wirtschaftlicher Anzeige").

Instrumentarium: 1. Kleineres und größeres Amputationsmesser, d. h. großes und gerades langschneidiges Messer für Weichteildurchtrennung in einem Zug; 2. Lappenmesser, d. h. etwas kleineres, leicht bauchiges Messer für Lappenbildung; 3. Zwischenknochenmesser (Catheline), d. h. spitzes und schmales zweischneidiges Messer für Durchtrennung der Zwischenknochenweichteile; 4. Periostmesser, d. h. kurzes und kräftiges Messer für Periostdurchtrennung; ferner Bogen- oder Blattsäge mit Schloß zur Einstellung des Sägeblatts in 5 verschiedenen Winkelebenen, Raspatorium, Knochenfaßzange, Knochenhaken, Knochenschere, Knochenkneifzange, Knochenfeile, scharfe Löffel verschiedener Größe sowie chirurgische und anatomische Pinzetten, Gefäßklemmen, Naht- und Unterbindungsmaterial, gerade und gebogene Scheren, scharfe Haken und evtl. Weichteilschützer, schließlich Blutleerschlauch bzw. -binde, Dränrohre aus Gummi oder Glas, Tupfer- und Verbandmaterial.

Anästhetik: Narkose, evtl. mit Nervenblockierung durch Injektion der Nervenstämme mit Cocainpräparaten (Novocain od. dgl.) vor dem Durchschneiden; bei Shock höchstens Ätherrausch; bei Allgemeinkrankheiten (Herz-, Lungen-, Nierenleiden, Diabetes, Tuberkulose, Altersschwäche usw.) Lumbal-, Venen-, Querschnitts- oder Leitungs-, spez. an der oberen Extremität Plexusanästhesie (vgl. Anästhetik!) unter Vorgabe von Morphium od. dgl., und mit Verstopfen der Ohren mit Watte oder Wachs.

Blutleere: Blutleerschlauch bzw. (spez. an der oberen Extremität) -binde oder Kompressor nach Perthes, aber bei malignen Tumoren, Infektion oder Thrombose ohne elastische Auswicklung; evtl. gegen Nachblutungsgefahr Unterbindung am Ort der Wahl; bei Arteriosklerose evtl. Digitalkompression oder Unterlassen jeglicher Blutleere; bei Hüft- und Schulterexartikulation Sichern der Blutleerbinde durch Spicatour, Bindenzügel oder am hoch durch die Weichteile gesteckten Spieß oder präventive Digitalkompression oder (spez. bei Transfixionsmethode) schichtweise Digitalkompression (sog. „Exstirpationsmethode"), an der Hüfte, also bei Hüftexartikulation u. U. auch Momburgsche Blutleere.

Hautschnittführung:**1. Zirkelschnitt,** d. h. kreisförmig um den Gliedumfang, und zwar entweder quer (Querschnitt) oder schräg (Schrägschnitt), evtl. unter Anfügen von zwei seitlichen Längsschnitten, so daß zwei Hautlappen entstehen; dabei fällt allerdings die Narbe auf das Stumpfende, also am Bein auf die Tragfläche.

2. Rakettschnitt, d. h. Zirkelschnitt mit Längshilfsschnitt oder **Lanzettschnitt,** d. h. desgl. mit abgerundeten Ecken oder **Ovalärschnitt,** d. h. desgl. mit schräggestelltem Zirkelschnitt (z. B. bei Fingerexartikulation).

3. Lappenschnitt, d. h. mit Bildung von Lappen (zur Hautsparung bei ungleichmäßigem Material oder auch sonst zur Verlegung der Narbe von der Unterstützungs- oder von der Greiffläche bzw. außerhalb der Knochenwunde), wobei man sich zweckmäßigerweise vor dem Absetzen mit einem kleinen Hautritzer folgende Stellen vormerkt: 1. Höhe der Knochendurchtrennung, 2. Mitte oder besser eine Stelle etwas weiter hinten an beiden Seitenflächen, 3. Länge des vorderen und hinteren Hautlappens. Die Lappen können sein: Einfach oder doppelt („Ein- oder Zweilappenschnitt"); in letzterem Fall gleich- oder ungleichlang; ferner vorn, hinten oder seitlich gelegen; schließlich von außen nach innen (gewöhnliche Methode) oder von innen nach außen („Durchstich- oder Transfixionsmethode"). Lappen soll gut ernährt sein, dabei: Abgerundet, breitbasig, genügend dick (samt Subcutis mit Gefäßen) und genügend groß (wegen Hautretraktion und Randnekrose); Regel: Einfacher Lappen habe mindestens die ganze, doppelter die halbe Länge des größten Glieddurchmessers; bei verschiedener Größe der zwei Lappen ist die Größe entsprechend, jedenfalls im ganzen gleich dem ganzen oder besser gleich $^4/_3$—$^5/_4$ Glieddurchmesser zu nehmen; man wähle im allgemeinen lieber etwas zu viel Haut als zu wenig; an der Beugeseite spez. an Kniekehle oder Ellenbeuge ist wegen Hautretraktion ein Zugeben über das vorgeschriebene Maß ratsam; man wählt als Anfangspunkt des Lappenschnitts nicht die Mitte der Seitenfläche des Glieds, sondern beginnt 2 Querfinger nach hinten, um eine für die Lappenernährung genügende Breite zu gewinnen. Die Lappen können enthalten: 1. nur Haut, 2. Haut und Fascie, 3. Haut, Fascie und Muskulatur, 4. Haut, Fascie, Muskulatur und Periost. Meist wählt man zwei ungleiche Lappen, damit die Narbe nicht auf die Stützfläche kommt; dabei soll der längere Lappen den Stumpf ganz decken, daher etwa $^3/_4$ des Glieddurchmessers betragen; gewöhnlich ist die widerstandsfähigere Haut der Streckseite für den größeren (Deck-) Lappen zu benutzen, weshalb man meist einen größeren vorderen ($^3/_4$) und kleineren hinteren ($^2/_4$ des Glieddurchmesser) Lappen wählt.

Absetzungsverfahren: **1. Einzeitig** (Celsus) (sog. „einzeitiger Zirkelschnitt oder lineäre Amputation"), d. h. kreisförmiger Schnitt senkrecht zur Gliedachse durch sämtliche Weichteile und Absägen des Knochens in gleicher Höhe: „Schinkenschnitt" (dabei wird das Glied im Querschnitt glatt abgetrennt wie mit der Axt oder Guillotine). Dieses Verfahren bietet zwar den Vorteil einfacher Technik, raschen Operierens und klarer Wundverhältnisse und wird daher von einzelnen Autoren (außer als präliminarer Eingriff bei der Amputationsresektionsmethode an Schulter und Hüfte) neuerdings für gewisse Fälle (z. B. im Kriege bei Shock und Infektion, spez. Gasbrand, namentlich zur Erhaltung eines langen Stumpfes) empfohlen, aber von den meisten Autoren verworfen wegen Gefahr des kegelförmigen (konischen) Amputationsstumpfes mit Ulcus prominens inmitten der dünnen und gespannten Narbenhaut des Stumpfendes, wobei u. U. der Knochenstumpf weit über die retrahierte Haut und über die atrophische Muskulatur hervortritt und langwierige Nachbehandlung erfordert mit Zugverband, evtl. Reamputation (bei letzterer: Gefahr des Wiederaufflammens der Infektion!), auch chronisch Osteomyelitis des Stumpfendes mit Kronensequester droht.

2. Zweizeitig (Petit), d. h. Durchtrennung nur von Haut und Muskulatur gleichzeitig und dann Absägen des Knochens in einer (um $^1/_2$—$^2/_3$ des größten Durchmessers) höheren Ebene, und zwar entweder in Form des zweizeitigen Zirkel- bzw. Raketschnitts oder meist in Form des zweizeitigen Lappenschnitts, wobei in letzterem Fall das Stumpfende selbst narbenfrei bleibt. Dieses Verfahren ist angezeigt namentlich bei Shock (rasches Operieren!) und bei Infektion (einfache Wundverhältnisse!), spez. am Oberschenkel, sowie für Reamputationen.

Bei Amputationen ist als rasch und schonend beliebt die subperiostale Methode nach v. Bruns, d. h. einzeitiger Zirkelschnitt mit lineärer Amputation, dann Aufsetzen zweier seitlicher Längsschnitte bis auf den Knochen, subperiostales Abpräparieren der Weichteile vom Knochen mit türflügelartigem Aufklappen und Durchsägen des mit der Knochenfaßzange gehaltenen Knochenstumpfes weiter oben entsprechend dem oberen Ende der seitlichen Schnitte. (Dabei besteht aber die Gefahr vom Periost ausgehender Knochenwucherungen; dagegen ist das Verfahren zu versuchen [z. B. am Oberarm und Oberschenkel] an Stelle der Exartikulation, um die Ausbildung eines Knochenstumpfes aus dem verbliebenen Periostmaterial bei Erhaltung der Muskelansätze und damit die Schaffung aktiv beweglicher Stümpfe zu erstreben).

Bei Exartikulationen sind auch in Gebrauch:

a) Durchstich- (Transfixions-) methode, d. h. Bildung des Weichteillappens von innen nach außen durch Einstechen des flachgehaltenen Messers einmal vor und einmal hinter dem Knochen durch die Weichteile in Höhe der geplanten Knochendurchtrennung und Herausführen schräg gegen die Haut, z. B. an Hüfte und Ellenbogen (jetzt ziemlich verlassen; wohl aber früher häufiger verwandt, als es darauf ankam, ohne Narkose und Blutleere schnell zu operieren!).

b) Amputations-Resektionsmethode, d. h. zunächst einzeitiger Zirkelschnitt mit lineärer Amputation, dann Exartikulation vom Resektionsschnitt, z. B. an Hüfte und Schulter (nur möglich bei intakten Weichteilen; daher nicht immer angängig, spez. nicht bei bösartigen Geschwülsten!).

3. Dreizeitig, d. h. zunächst Durchtrennung der Haut bis auf die Fascie mit Zurückpräparieren von der Unterlage (bei Zirkelschnitt in Form einer Manschette), dann unter Zurückhalten der Haut mit scharfen Haken Durchtrennung der Muskulatur in einer höheren Ebene, schließlich unter Zurückhalten der Weichteile mit Gazezügeln oder „Weichteilschützer" Durchtrennung des Knochens in einer noch höheren Ebene. Dieses Verfahren ist das gewöhnliche in allen unkomplizierten Fällen; es bietet den Vorteil des bestgedeckten und funktionell leistungsfähigsten Stumpfes.

Allgemeine Technik: Lagerung auf dem Rücken, das abzunehmende Glied bis zum nächsthöheren Gelenk den Tischrand überragend und abgespreizt, im peripheren Teil aseptisch eingewickelt, dies spez. bei infizierter Verletzung, Gangrän, Eiterung. Ein Assistent hält das Glied, und zwar es stützend und leitend, beim Knochenabsägen leicht daran ziehend, nach Abnahme den Stumpf hochhaltend; ein zweiter Assistent hilft an der Wunde. Operateur steht bei Exartikulation vor dem Glied und faßt es mit der linken Hand; bei Amputation steht er gewöhnlich so, daß das Glied rechts abfällt („Der Amputator so sich stellt, daß ihm das Glied zur Rechten fällt"): also bei rechtsseitiger Amputation außen, bei linksseitiger innen, jedoch bei linksseitiger Oberschenkelamputation besser auch außen, da der Raum zwischen den Beinen des Kranken beengt ist; während seine linke Hand proximal auf dem Glied ruht, führt der Operateur — rechtes Bein leicht vorgesetzt, Hüfte und Knie gebeugt — das in die volle Faust gefaßte Amputationsmesser: Im ersten Tempo mit aufwärts und gegen sich gerichteter Messerspitze unter dem Glied durch, dann unter Ausnutzen der ganzen Klingenlänge mit gleichmäßigem Zug im ganzen unteren Umfange des Glieds herum; im zweiten Tempo von neuem, und zwar nunmehr mit von sich gerichteter Messerspitze von oben her mit Einsetzen des Messers im Ausgangspunkt des Schnitts den Rest durchtrennend. Zurückpräparieren der Haut erfolgt mit dem Lappenmesser durch senkrechte (gegen die Fascie, aber nicht gegen die Subcutis gerichtete), lange Messerzüge, während Operateur und Assistent an der Wunde mit breiten, scharfen Haken die Haut ringsum kräftig zurück- und zugleich aufwärtsziehen; evtl. sind zu beiden Seiten zwei Hilfsschnitte längs durch die Haut anzufügen. Muskulatur wird wie die Haut, aber etwas höher oben umschnitten, hierbei unter Zug und Druck. Bei zweiknochigen Gliedern wird dann noch das Zwischenknochenmesser, d. h. ein kleines zweischneidiges Amputationsmesser (Catheline: genannt nach einem französischen Chirurgen) in der Mitte zwischen beiden Knochen einmal eingestochen und nach oben und unten gewendet, während die Faust eine Acht beschreibt (dadurch glatte und einmalige Durchtrennung der Weichteile, spez. der Gefäße!). Knochen wird zunächst mit dem Periostmesser an der geplanten Durchtrennungsstelle umschnitten (dadurch Verhütung der Weichteilzerfetzung und -einklemmung in die Sägezähne!) und dann, während der Assistent die Weichteile mit Bindenzügeln oder mit gespaltener Kompresse, evtl. mit sog. Weichteilschützer (Retractor) zurückhält und der Operateur den Daumennagel der linken Hand oder das Periostmesser senkrecht auf den entblößten Knochen aufsetzt und gegen diesen Halt das Blatt der Säge anlehnt, mittels Bogen- oder Blattsäge, welches ein Schloß für in verschiedener Ebene einstellbares Blatt trägt, unter Kochsalzberieselung in glatten Zügen, aber ohne Druck durchtrennt: Zunächst in raschen und kurzen, später in langen (unter Ausnutzung des ganzen Sägeblatts) und schließlich in kurzen und vorsichtigen Zügen, während der zweite Assistent das Gliedende etwas anzieht, damit es die Säge nicht einklemmt oder der Knochen nicht abbricht. Stehengebliebene Splitter werden mit Hohlmeißelzange abgekniffen sowie vorspringende Kanten (z. B. vordere Schienbeinkante) ebenso abgekniffen oder abgesägt oder abgefeilt. Bei zweiknochigen Gliedern werden entweder beide Knochen zugleich durchsägt, aber unter schrägem Ansetzen der Säge oder nacheinander, wobei der dünnere Knochen, z. B. Fibula, zuerst und etwas höher abgesetzt werden soll. Während der 2. Assistent nach Weglegen des abgesetzten Gliedes den Stumpf „präsentierend" hochhält und der 1. Assistent die Wundfläche mit Haken auseinanderhält, besorgt nun der Operateur die Stumpfversorgung.

Stumpfversorgung: **I. Knochen.** Der Knochen ist so zu versorgen, daß (spez. bei Unterschenkel- und tiefer Oberschenkelamputation) ein brauchbarer, also trag-, u. U. auch belastungsfähiger Stumpf entsteht, wozu die vom Knochenmark und Periost ausgehenden Knochenwucherungen (Osteophyten) als Hauptursache der Empfindlichkeit der Knochennarbe zu vermeiden sind (Bier). Voraussetzung ist aseptische Heilung sowie glatte Knochenabsetzung mit Nachglättung der Knochenränder und -zacken mittels Knochenschere, Hohlmeißelzange oder Feile, am besten auch Verlegung der Weichteilnarbe abseits von der Unterstützungsfläche (die Weichteilnarbe soll möglichst nicht terminal, sondern lateral oder doch termino-lateral zum Knochenende liegen, an den Fingern auch nicht volar). Die einfache Knochendurchsägung genügt aber in der Regel nicht; vielmehr bedarf es zur Erzielung eines tragfähigen Stumpfes eines der folgenden Verfahren, welche sämtlich mit dem gymnastomechanischen Verfahren nach Hirsch (1899), d. h. Erziehung des Stumpfes zur Schmerzlosigkeit durch frühzeitige Nachbehandlung mit Bädern, Massage, Bewegungsübungen, Alkoholwaschungen, Bestrahlungen, Wicklung, Belasten usw. sowie Behelfsprothese (s. u.) zu kombinieren sind, wobei allerdings heutzutage eine gewaltsame mechanische Bearbeitung des Stumpfes mit Beklopfen und Treten als überflüssig und als nicht unschädlich angesehen wird.

1. Aperiostale und amedullare Amputation nach Bunge (1901; Normalverfahren spez. auch im Felde!), d. h. auf ½ (—1) cm Entfernen des Periosts, welches oberhalb mit dem Periostmesser umschnitten, dann mit dem Raspatorium nach unten (aber nicht nach oben!) abgeschoben und schließlich mit der Cooperschen Schere abgeschnitten wird, und des Knochenmarks, welches mit passendem (für Tibia und Fibula besonderem) scharfem Löffel ausgekratzt wird; Vorsicht wegen Gefahr des Kronensequesters (daher nicht zu brüsk und nicht zu weit abtragen, wodurch das Knochenende in seiner Ernährung bedroht würde!) und Vorsicht wegen Gefahr der aufsteigenden Markphlegmone (daher bei Infektion nicht zu tief bohren und evtl. hinterher die eröffneten Markräume mit Jodtinktur betupfen!).

2. Osteoplastische Amputation, und zwar am Fuß nach Pirogoff (1852 als 1. osteoplastische Amputation bei Fußerfrierung mit erhaltener Ferse ausgeführt) bzw. am Knie nach Gritti bzw. Ssabanejeff, d. h. Deckung der Knochensägefläche mittels Calcaneus bzw. Patella; auch am Diaphysenstumpf verwendbar als sog. „hoher Pirogoff bzw. Gritti".

3. Osteoplastische Amputation nach Bier (1891), d. h. Deckung der Knochensägefläche durch einen periostgestielten und periostgedeckten Knochenlappen oder einfacher durch einen gestielten Periostlappen nach Wullstein (1916); für Diaphysenstümpfe, z. B. am Unterschenkel (in Nachbildung des vorgenannten Verfahrens am Knie bzw. Fuß). Technik: Nach Umschneiden und Hinaufpräparieren eines großen vorderen Hautlappens wird ein U-förmiger Periostlappen umschnitten durch zwei seitliche Längs- und einen unteren Querschnitt, dann unten das Periost eine kleine Strecke vom Knochen abpräpariert, dann mit Bogensäge erst senkrecht abwärts, dann mit schräg

eingespanntem, schmalem Sägeblatt wagerecht parallel der Knochenoberfläche und zum Schluß wieder senkrecht aufwärts eine feine Knochenplatte
zugesägt, dieselbe mit Elevatorium in der Sägefläche von der Unterlage abgehebelt und zugleich der letzte Rest eingebrochen, an der Basis des Knochenlappens das Periost mit dem Zeigefinger noch etwas weiter nach oben abgeschoben, dann um diesen Perioststiel der Knochenlappen nach oben gedreht,
der Knochen hier oben quer abgesägt, auf ihn der Knochenlappen herunter-
geklappt und rings mit Periostnähten fixiert. Das Verfahren gewährt Tragfähigkeit, ist aber kompliziert und daher nur in besonderen Fällen angebracht,
auch bei Infektion und schon bei nicht streng durchführbarer Asepsis nicht
angezeigt (wegen Gefahr der Knochenausstoßung).

3a. Verschluß der Markhöhle des Knochenstumpfs durch einen aus dem
wegfallenden Knochen gebildeten, leicht konisch geformten und in seiner Dicke
etwa dem Markraumquerschnitt entsprechenden Knochenbolzen, welcher mit
einem Hammer vorsichtig, aber fest in die Markhöhle eingetrieben und dann
am Stumpfende mit diesem quer abgesägt wird (Kirschner).

4. Tendinoplastisches Verfahren nach Wilms, d. h. Bedecken der Knochensägefläche mit kräftiger Sehne, z. B. mit der entsprechend lang gelassenen
Achilles-, Quadriceps-, Tricepssehne; an den Fingern empfiehlt sich Vernähen
der Beuge- und Strecksehnen über dem Stumpf; schließlich wäre stets freie
Fascientransplantation anwendbar.

5. Exartikulation, z. B. am Knie und Fuß (hier evtl. mit Knöchelabtragung
in der Epiphysengegend); Gelenkstümpfe sind leidlich tragfähig, haben aber
gegenüber den Amputationsstümpfen den Nachteil, daß sie evtl. Opferung
an Gliedlänge oder (z. B. am Knie) viel Hautmaterial zur Deckung der großen
Gelenkflächen verlangen, auch bei Eiterung wegen Gefahr der Deckknorpel-
nekrose sich verbieten.

6. Amputation im Gelenkende oder **epiphysäre Amputation.** Epiphysen-
stümpfe sind besonders gut tragfähig, haben weniger Neigung zu störender
Periostwucherung, schonen die Wachstumszone Jugendlicher und benötigen
weniger große Decklappen als die Exartikulationsstümpfe, sind aber zu lang;
sie sind nur ganz ausnahmsweise angezeigt z. B. am Oberschenkel (Carden),
Unterschenkel (Syme), Oberarm usw. An der oberen Epiphyse erhalten sie
u. U. die Sehneninsertion, z. B. an Tibia, Olecranon, Humerus usw. Am Fuß
ist die quere Absägung in jeder beliebigen Höhe möglich.

7. Indirekte Unterstützung des Stumpfes a) mit freier Schwebe desselben
in einer Hülse, welche am Sitzknorren oder an Tibiaknorren sich anstützt,
oder b) am Knie auch mit Aufknieen des dicht unterhalb des Knies abgesetzten
und im Knie flektierten Stumpfes auf die druckgewohnte Gegend der
Tuberositas tibiae; dieses Verfahren war namentlich früher beliebt, als man
die Tragfähigkeit noch nicht erzielte und im Prothesenbau zurück war.

II. Nerven. Die großen und am besten auch die kleineren Nervenstämme
werden, damit das physiologischerweise entstehende und an und für sich
unvermeidbare Trennungs- (Amputations-) neurom, welches als abortiver
Callus der Nervenfibrillen infolge Nervenregeneration durch Auswachsen der
centralen Nervenfasern entsteht und regellos verfilztes Geflecht regenerierter
Nervenfasern nebst Nervenbindegewebe darstellt, nicht am Stumpfende anwachsen und Neuralgien auslösen kann, sondern in eine höhere Ebene des
Stumpfes und zwischen Muskelmassen verlegt wird, am einfachsten mit der
Pinzette oder Kocher-Klemme weit (5—6 cm) vorgezogen und unter Zurückstreifen der Weichteile mit dem Messer und mit der Cooperschen Schere
möglichst weit central glatt abgekappt; Bardenheuer empfiehlt entweder das Nervenende schlingenförmig zurückzubiegen, durch ein oberhalb angelegtes Schlitzloch durchzuziehen und zu vernähen oder den
Nerven längs zu spalten und die beiden zurückgeschlagenen Hälften mit
ihrer Wundfläche in sich selbst zu vernähen („Neurinkampsis"), Krüger
Abquetschen des Nerven mit Quetschzange und anschließend Nervendurch-
schneidung in der abgeklemmten Strecke, so daß am centralen Stumpf noch

einige Millimeter der abgequetschten Partie stehenbleiben, wobei das Auswachsen der Nervenfasern durch die zusammengepreßten Blätter der Nervenscheide vermieden werden soll, Payr-Hedri die Verschorfung des Nerven-
endes mit dem weißglühenden Paquelin, Fedoroff mit Acid. carbol. liquef.
(anscheinend sicherstes Verfahren!), auch Alkohol abs., 5% Formalin usw.

III. Blutgefäße. Die großen Blutgefäße werden bei noch liegender Blutleere an den bekannten Stellen (vgl. Querschnitt der einzelnen Gliedmaßen!)
aufgesucht, ein Stück weit mit zwei anatomischen Pinzetten isoliert, mit
Gefäßklemme gefaßt und verläßlich unterbunden, und zwar mit Seide, bei
Infektion mit Catgut, die Hauptarterien doppelt: Erst mit dickem, dann mit
dünnem Faden. Dann wird die Blutleere entfernt und der Stumpf für einige
(mindestens 1—2) Minuten, d. h. bis zum Abklingen der reaktiven Hyperämie,
steil eleviert und mit dickem Gazebausch komprimiert, dann die spontan
oder auf Ausstreichen der Muskelstümpfe blutenden Gefäße, spez. die in den
Muskeln und in den 2—3strahligen Bindegewebssepten, mit Klemme gefaßt
und unterbunden bzw. umstochen. Exakte Blutstillung ist die Vorbedingung
der aseptischen Heilung! Nachblutung kann erfolgen primär aus nicht
unterbundenen oder wieder gelösten Gefäßen, sekundär infolge Arrosion
oder Stumpfaneurysma (meist bei Wundinfektion, wobei kleinere sog. „Signal"-
Blutungen gewöhnlich voraufgehen).

IV. Muskulatur. Die Muskulatur wird bei zweizeitigem Vorgehen mit der
Haut durch tiefgreifende Silberdrahtnähte über dem Knochenstumpf vereinigt, bei dreizeitigem Vorgehen durch versenkte Catgutnähte, desgl. Sehnen
der Antagonisten, spez. an den Fingern Beuge- und Strecksehnen (dadurch
Verhütung der Contractur und Beschränkung der Muskelretraktion, Stumpf-
atrophie und -gestaltsveränderung; Atrophie ist allerdings unvermeidlich an
der Muskulatur, soweit sie nicht in Funktion bleibt!); evtl. sind Sehnen am
Stumpf neu anzusetzen (z. B. die langgelassenen Sehnen der vorderen Muskeln
beim Chopart u. a. als Gegenwirkung gegen die Achillessehne) oder subperiostal abzuhebeln (vgl. subperiostale Methode, z. B. an Hüfte und Schulter)
oder mit dem zugehörigen Corticalisstück abzumeißeln und wiederanzusetzen.
Über Kineplastik s. u.

V. Haut. Die mit Rücksicht auf Retraktion, Narbenschrumpfung und
evtl. Randnekrose reichlich (aber auch nicht übermäßig) und dick zu be-
messende Haut wird mit weiten und nicht zu fest geschnürten Seidenknopfnähten vereinigt unter Einfügen von Glasdräns (1—2; in den Wundwinkeln;
seitlich oder hinten, evtl. von besonderem Schnittloch; nach 2—3 Tagen zu
entfernen). Bei infizierten oder infektionsverdächtigen Wunden spez. auch
im Kriege empfiehlt sich zur Vermeidung der Sekretstauung statt dessen
weite (Situationsnaht!) Silberdrahtnaht bei lockerer Jodoformgazefüllung;
evtl. bleiben die Drähte ungeknüpft, oder es wird gar die Hautbedeckung
umgestülpt; bei drohender Fortleitung der Infektion ist die Wunde sofort breit
zu öffnen und dränieren.

VI. Lockerer Verband: Bestehend a) aus Deckverband mit Heftpflaster-
kreuz fixiert und b) aus aufsaugendem Verband; unter letzterem leichter
Zugverband oder über ihm Schiene, z. B. Holz- oder Cramer-Schiene unter
Einbeziehung des nächsthöheren Gelenks (am Unterschenkel kniebeugeseits
oder außenseits, am Oberschenkel hüftstreckseits gegen Contracturstellung);
Hochlagerung; bei Zuckungen Beschwerung mit Sandsack und Morphium;
bei Schmerzen Antineuralgica (Pyramidon usw.) und evtl. Narkotica (Morphium
usw.); Überwachung und Bereitlegen eines Blutleerschlauches bzw. -binde.

Stumpfverbesserung durch Nachoperation ist bei folgenden Stumpffehlern
(„Stumpfelend" oder „Stumpfmisere" oder „pathologischer Stumpf") angezeigt
(bei allen Nachoperationen an Stümpfen ist mit Mobilisation „latenter" Keime
zu rechnen und demgemäß auf exakten Nahtschluß zu verzichten, möglichst
auch entsprechend zu warten!):

I. Ungenügende oder ungeeignete Weichteil-, spez. Hautbedeckung, spez.
sog. „konischer oder Zuckerhutstumpf", d. h. kegelförmig vorstehender und

granulierender Stumpf (primär infolge schlechter, spez. einzeitiger lineärer Amputation und sekundär infolge Hautnekrose durch Trauma, Verband, Decubitus über vorstehender Knochenkante (namentlich an der stärker wachsenden Fibula, welche daher namentlich bei Jugendlichen höher oben abzusetzen ist!), Arteriosklerose usw. oder infolge Inaktivitätsatrophie; bei Jugendlichen auch infolge nachträglichen Längenwachstums des Knochenstumpfs gegenüber der atrophischen Muskulatur): 1. Hautextension durch leichten Zugverband mit 1—2 kg mittels Heftpflaster- oder Mastisolköperstreifen oder Mastisoltrikotschlauchs. 2. Mobilisieren der Hautränder, evtl. mit Narbenexcision. 3. Sekundär-, besser Nach- oder Reamputation; am besten nach Geschwürs- oder Narbenexcision Lappenbildung durch zwei den Gefäßen ausweichende Längsschnitte bis auf den Knochen: ,,Fischmaulschnitt". 4. Stumpfplastik: Brückenartiger, sog. ,,Visierlappen" oder gestielter Lappen aus der Nachbarschaft oder Fernlappen (an der oberen Extremität, spez. an Hand und Fingern aus Brust, Bauch oder Bein; an der unteren aus der andersseitigen Extremität; auch als ,,Muffplastik" und als ,,Taschenplastik"); dagegen ist nur ausnahmsweise angängig die freie Plastik durch Epidermis- und Cutistransplantation.

II. Stumpffisteln (teils durch Seidenfaden u. a. Fremdkörper, teils durch Knochensequester bei Eiterung, namentlich nach zu brüsker Periost- und Markentfernung; hier als Sägerand-, Kronen- oder Ringsequester): Exkochleation oder besser Incision mit Sequestrotomie nach Feststellung durch Sondieren und Röntgenbild.

III. Schmerzhafte Amputationsneurome (bei versäumter oder schlechter Nervenversorgung, spez. nach Eiterung; dabei besteht Neuralgie, wohl zu unterscheiden von den Schmerzen durch Narbenbildung oder Knochenwucherungen und von dem mehr oder weniger physiologischen ,,Nach-, Amputations- oder Phantomgefühl", d. h. schmerzhafte Empfindung in dem nicht mehr vorhandenen peripheren Gliedteil, spez. in Fingern und Zehen, erklärbar als Erinnerungsbild der Psyche): Kochsalz-, besser Novocain- und evtl. Alkoholinjektionen, Exstirpation des Neuroms, Nervendehnung, -vereisung, -durchschneidung, -resektion und -ausreißung, Sympathicusoperation, Resektion der hinteren Rückenmarkwurzeln und in schwersten Fällen Chordotomie. Bei Morphinismus ist jedoch vor Operation ein Versuch mit Entziehung des Morphiums zu machen. Prophylaxe: Asepsis und Nervenversorgung (s. da).

IV. Tragunfähigkeit (durch Weichteilnarbe oder Knochenwucherung): Narbenexcision und Osteophytenabtragung, evtl. Reamputation.

V. Stumpfcontractur (z. B. Adductionscontractur an der Schulter, Beugecontractur an Knie oder Hüfte, Spitzfuß; namentlich zu befürchten bei kurzem Stumpf): Sandsackbelastung, Federschiene, Streckverband evtl. mit Nagelextension, Redressement, subcutane oder offene Tenotomie oder besser Sehnenverlängerung (z. B. an Kniebeugern und Achillessehne) oder Sehnenüberpflanzung neben prophylaktischen Redressionsübungen und -vorrichtungen.

VI. Ankylose: Osteotomie (zur Stellungsverbesserung) oder Gelenkmobilisation, letztere spez. am Ellenbogen.

VII. Kineplastik, d. h. plastischer Eingriff (spez. an der oberen Extremität und hier wiederum an langen Unterarmstümpfen) zur Ausnutzung der dem Stumpf verbliebenen Muskelkräfte für die willkürliche Bewegung der peripheren Prothesenanteile (Vanghetti-Sauerbruch 1906/1915); bestehend a) entweder in Langlassen der Muskelstümpfe und Vernähen der Antagonisten vor dem Knochenstumpf zu einer Schlinge oder b) in Anlegen mit Haut ausgekleideter Kanäle, welche hergestellt werden durch einen gestielten rüsselförmigen, mit der Subcutis in sich zum Rohr vereinigten Hautlappen aus dem benachbarten Stumpfgebiet durch die Masse der Beuger und Strecker und Übertragung der Beuge- und Streckbewegungen durch hindurchgeführte Schlingen auf die entsprechend konstruierte Prothese.

VIII. Differenzierungsplastik, d. h. Differenzierung des Stumpfendes im Sinne der Bildung lebender Werkzeuge am Stumpfende, z. B. nach Krukenberg Bildung einer lebenden Zange aus dem erhaltenen Vorderarmrest durch Längsspaltung in einen radialen und ulnaren Strahl und Hautüberkleidung der Wundflächen des Spaltes durch frei transplantierte Epidermisläppchen, Bauchhautlappen od. dgl. („Hummerschere" oder „Alligatormaul"); ferner Bildung sog. „Mittelhandfinger" durch Spaltung und Hautbekleidung der Zwischenknochenräume. Walcher empfiehlt für lange Unterarmstümpfe folgendes Operationsverfahren unter Bildung von zwei Halbzirkelschnitten: Großer radialer Hautlappen- und Muskelhalbzirkelschnitt, ulnarer Haut- und Muskelhalbzirkelschnitt, Durchsägung der Ulna 6—8 cm höher als Radius, Längsdurchtrennung der Weichteilbrücke zwischen beiden Halbmuskelzirkelschnitten und Anlegung einer Pseudarthrose am Radius etwas oberhalb der radialen Lappenbasis von einer kurzen Incision über dem Radius.

IX. Bildung eines Ersatzglieds, z. B. Finger- oder Daumenplastik, d. h. Ersatz des verlorengegangenen Fingers oder Daumens durch Transplantation entbehrlicher Finger oder Zehen (Nicoladoni), vgl. Spez. Chirurgie, Daumen!

Nachbehandlung: Der Stumpf muß erst erzogen werden; denn gebrauchsfähig bzw. tragfähig ist meist nur der nachbehandelte Stumpf (Hirsch). An der oberen Gliedmaße soll der Stumpf nicht nur die Prothese tragen, sondern sie auch bewegen („beleben"). An der unteren Gliedmaße steht die Tragfähigkeit im Vordergrund, welche zugleich Prothesenreibung vermeidet und Bodengefühl erhöht; doch ist nur ein beschränkter Teil der Stümpfe tragfähig, und ein weiterer Teil wird mit der Zeit noch tragunfähig infolge Knochen- oder Nervenwucherung usw.; Tragfähigkeit ist zu verlangen und meist auch zu erzielen bei den osteoplastischen Amputationen nach Gritti und Pirogoff; doch ist auch hier der hohe Gritti und Pirogoff evtl. vorzuziehen; sonst ist oft wichtiger als die Tragfähigkeit die Absetzungshöhe, um einen bestbrauchbaren Stumpf zu erhalten; Gelenkstümpfe sind nicht ratsam. Die Nachbehandlung muß frühzeitig (bei reaktionsloser Heilung bereits nach 8 Tagen) beginnen; sie betrifft Hautpflege, Muskelkräftigung, Gelenkbewegung und Knochenstumpfkräftigung, und umfaßt: Preß-, Tret- und Klopfübungen mit Kissen, Kiste, Stufenkrücke, flacher Hand oder gepolstertem Holzhammer, Seifen-, Soda- u. a. Bäder, spirituöse Waschungen, Pudern, Heißluft bzw. Glühlicht, Massage, elastische Wicklung, aktive, passive und Apparatübungen, baldiges Gehen in Behelfsprothese an Gehbänkchen oder mit Stöcken, aber tunlichst nicht mit Krücken (cave Krückenlähmung!).

Prothese. **a) Vorläufige (provisorische), Behelfs-, Immediat- oder Hospitalprothese.** Diese ist baldigst, und zwar nach Abschluß der Wundheilung anzufertigen und bezweckt Erziehung des Stumpfes zur Tragfähigkeit und zur Funktion, zugleich Beschränkung der Atrophie und Verhütung der Krückenlähmung sowie der Contracturstellung, bei alten Leuten auch Vermeidung der hypostatischen Pneumonie (die Patienten sollen bald auf die Beine kommen, im Notfall mittels Thomasschiene). Technik: Über Trikotschlauch und mit Watte bzw. Filzunterpolsterung wird ein gut modellierter Gipsverband um den Stumpf angelegt und darüber eine Behelfsprothese angegipst; Behelfsprothese: I. an der oberen Extremität Schiene mit Handgriff, für fehlenden Daumen fester Däumling, für fehlende Finger entsprechender Handschuh, für Doppeltarmamputierte Prothesenjacke mit Stulpen in den Ärmelenden; II. an der unteren Extremität: 1. entweder runder Holzstab mit aufgenagelter Gummi- oder Flanellzwinge, Korb aus zwei gekreuzten, biegsamen Blechstreifen und Polster aus Flanell, Filz oder Watte unter dem Stumpfende oder 2. Gehbügel mit Fußplatte oder 3. künstliches Bein mit etwas beweglichem Fuß und Mittelfuß (durch Lederzwischenstück), bei Oberschenkelamputierten auch mit beweglichem und evtl. feststellbarem Kniegelenk und mit Quadricepsgurt sowie Tubersitz und Rumpfbindung, evtl. Beckengurt oder Beckenkorb; am gesunden Bein Plattfußeinlage; geringe Verkürzung gegenüber dem gesunden Bein (um ca. 1—2 cm) erleichtert das Durchziehen des Beins in der Sagittalebene; am gesunden Bein entwickelt sich manchmal mit der Zeit infolge Mehrbelastung Senkfuß und Arthritis deformans im Knie u. a.

b) Endgültige (definitive) Prothese. Diese ist erst nach Wochen bis Monaten (meist erst nach $\frac{1}{4}$—$\frac{3}{4}$ Jahr), dabei zunächst in einem und erst später nach weiterer Umformung des Stumpfes in einem zweiten Exemplar anzufertigen, und zwar bis unter der Nachbehandlung die Narbe reizlos, das Ödem geschwunden und die Muskulatur umgestaltet ist (infolge einfacher Inaktivitätsatrophie und infolge des geänderten Getriebes); man unterscheidet:

1. **Gebrauchs- oder Arbeitsprothese:** Am Bein Stelzfuß, evtl. mit Trittplatte, am Arm Hülse oder Bandage in Form von Handgriff mit auswechselbaren Gebrauchsteilen: Haken, Ring, Gabel, Messer, Löffel, Zange, Klammer, Greifwerkzeug usw., welche an der Stumpfhülse mittels Düse befestigt werden, so daß sie leicht abgenommen und angesteckt werden können; zweckmäßig ist auch Auswechseln einer künstlichen Hand mit beweglichen Fingern und federndem Daumen usw.

2. **Schönheits-, Schmuck-, Sonntags- oder Luxusprothese,** d. h. künstliches Bein oder Arm aus Leder, Celluloid, Leichtholz, Leichtmetall usw. mit Stahlschienen unter möglichster Ausnutzung der am Stumpf verbliebenen Muskeln mit Hilfe von Zugschnüren, welche durch Bewegung erhaltengebliebener Muskeln an Ellenbogen, Schulter, Rumpf usw. gespannt werden und willkürlich regulierbare Bewegungen mit der Prothese ermöglichen, wobei aber Sperrungen vorzusehen sind.

Komplizierte Stümpfe oder Prothesen eignen sich im allgemeinen nicht für den Durchschnitts- sowie Schwerarbeiter in Fabrik- und Landarbeitsbetrieb, sondern nur für den Spezial- sowie Kopfarbeiter, sonst auch als Schmuckglied. Prothese sei formenschön und zweckmäßig, dabei solid und leicht, auch gut zu reinigen und zu verarbeiten. Einzelteile werden zweckmäßigerweise, um Ausbesserung zu erleichtern und zu beschleunigen, in überall gleichmäßig hergestellten Maßeinheiten (Normalien) beschafft, z. B. Schalen, Schrauben, Nieten, Schnallen, Gurte, Schienen usw.: sog. ,,Paßteile''. Im Gebrauch der Prothese ist der Amputierte zu unterrichten, und zwar am besten in sog. ,,Arm- und Gehschulen''. Viele Armamputierte, namentlich aber Doppelhandamputierte verzichten auf das Tragen der Prothese und helfen sich mit den Armstümpfen. Beinamputierte sind natürlich auf eine Prothese angewiesen, um laufen zu können; doch genügt meist ein einfaches Stelzbein, evtl. mit Trittplatte (z. B. bei Landwirten) und für Vorfußamputierte ein orthopädischer Schuh mit steifer Kappe bei ausgefüllter Stiefelspitze. Das Kunstbein, welches leicht, gut zu reinigen, verarbeitbar und elastisch sein soll, wird nur ausnahmsweise (z. B. bei Landwirt oder Bergarbeiter) aus Leder hergestellt, besser aus Pappel- oder Weidenholz, für Oberschenkelamputierte auch aus Leichtmetall. Für Doppelbeinamputierte empfiehlt sich ein Selbstfahrer mit Armkraftbetrieb.

Anmerkung. Prothesen- oder Becherrandknoten sind chronische Entzündungsherde aus Granulationsgewebe mit Riesenzellen in der Stumpfhaut am Prothesenrand durch Reibung und Fremdkörper-, spez. Tuchfetzeneinlagerung von der eingescheuerten Stumpfbekleidung; evtl. Absceßbildung; Therapie wie bei Zellgewebsentzündung, evtl. Incision oder Exstirpation; Prophylaxe: Hautpflege und -schutz vor Druck und Reibung.

B. Spezielles.

a) Obere Extremität.

Hier ist mit Rücksicht auf die Funktion im allgemeinen äußerst konservativ zu verfahren, vor allem an Hand und Fingern, spez. an Zeigefinger und Daumen (im allgemeinen kann der Wert der verschiedenen Finger in ihrer Reihenfolge abgestuft gelten; der Zeigefinger ist wichtig für Zangen- und Traggriff, kann aber durch den Mittelfinger fast ersetzt werden; ganz besondere Wichtigkeit hat wegen des Zangenmechanismus der Daumen, wo größte Sparsamkeit am Platze und evtl. plastischer Ersatz angezeigt ist: ,,Daumen,

griechisch ‚Gegenhand‘ genannt, ist die halbe Hand"). Bei Daumen und Zeigefinger ist, namentlich zu gewissen Handfertigkeiten evtl. jeder Zentimeter
wertvoll und auch der verkrümmte oder versteifte Körperteil brauchbar,
dagegen letzterer an den übrigen Fingern meist nur störend, namentlich bei
Roharbeitern. Ein kleiner Fingerrest ist außer am Daumen auch noch am
2. und 5. Finger von Nutzen, dagegen am 3. und 4. nur schädlich wegen Sperrens
der anderen Finger; doch wird man am 5. und auch am 4. Finger einen beweglichen Grundgliedrest erhalten, da beide Finger funktionell weitgehend aneinander gekoppelt sind durch die Sehnenverbindungen am Handrücken. Die
Nagelgliedbasis ist in Hinblick auf den Sehnenansatz zu erhalten; doch wird
man bei kleinem Rest des Endglieds dieses besser exartikulieren, namentlich
wenn bei Amputation das Nagelbett verzerrt oder auf die Beugeseite verlegt
wird, da sonst der Nagel schief wächst und stört. Fingerkuppe sowie Finger-
und Mittelhandköpfchen und vor allem Greiffläche sollen von Narben frei
bleiben. Versteifung und Verkrümmung ist an den Fingern oft schlechter als ihr
Verlust; man wird also, wenn ihre Korrektur nicht möglich ist, solche Finger
oder Fingerteile opfern — außer am Daumen, wo auch ein steifer oder verkrümmter Rest brauchbar ist; sonst empfiehlt sich bei steifem Endgelenk u. U.
Absetzung in der Mitte des Mittelglieds und bei steifem Mittelgelenk an der
Grenze des mittleren und distalen Drittels des Grundglieds, wenn man nicht
den steifen Finger ganz beläßt oder ganz abnimmt. Wertvoll ist Handwurzel,
Mittelhand und Daumen in möglichster Länge, an den übrigen Fingern
Grundglied bzw. dessen proximaler Teil, falls Grundgelenk beweglich ist,
u. U. auch Mittel- und Endglied. Exartikulation bietet zwar den besten
Stumpf, ist aber unter Umständen durch die sparsamere Amputation zu
ersetzen; im übrigen sind die klassischen Methoden der Absetzung nur
im Falle der Sparsamkeit erlaubt, sonst atypische Operationen je nach dem
verfügbaren Material anzuwenden. Keinesfalls ist es ohne weiteres angängig,
einfach so viel vom Knochen abzunehmen, daß die Haut zur bequemen
Stumpfdeckung reicht; andererseits muß, namentlich bei Arbeitern, der
Stumpf vor allem brauchbar, daher die Hautbedeckung reichlich, verschieblich, gepolstert und leistungsfähig sein; dazu ist entweder ein Stück des
Glieds zu opfern oder, spez. am Daumen und Zeigefinger, eine Plastik vorzunehmen: gewöhnlich Haut gestielt aus der Ferne (Brust, Bauch, Schenkel usw.)
oder aus der Nachbarschaft, z. B. an den Fingerenden nach Klapp, nur ausnahmsweise Transplantation von Epidermis (mit etwas dickeren Läppchen,
sonst nicht sehr leistungsfähig!) oder von Cutis (unsicher!), evtl. Transplantation von Knochen oder von ganzen Fingern bzw. Zehen oder Zehenbeere
(vgl. Allg. Chirurgie, Plastik und Transplantation! und Spez. Chirurgie, Hand
und Finger!). An den Fingern genügt Leitungsanästhesie durch Umspritzung
an der Fingerbasis. Blutleere ist bei Suprareninzusatz zur Lokalanästhesie
unnötig; sonst verwende man einen dünnen Gummischlauch an der Fingerbasis.
Die Weichteilnarbe liegt am besten dorsal (statt volar oder terminal); deshalb
empfiehlt sich meist ein volarer Lappen; Nagelmatrix ist zur Vermeidung
störender Nagelreste u. U. gründlich zu entfernen und sonst Verzerrung oder
Verlagerung zu vermeiden ebenso wie die Anlage von traumatischer Epithelcyste bei Amputation; Beuge- und Strecksehnen sind miteinander zu vernähen
oder am Stumpf zu fixieren; eröffnete Sehnenscheiden werden bei Infektionsgefahr am besten im Augenblick der Durchtrennung oder vor dem Zurückschlüpfen rasch jodiert; bei Infektionsgefahr ist auf völligen Wundschluß zu
verzichten. Die Hand ist nicht zu exartikulieren, wenn sich Daumen oder
einzelne Finger, spez. Zeigefinger, erhalten lassen. Exartikulation der Hand
(mit gutem Prothesenhalt und Rotationsmöglichkeit) ist im allgemeinen nicht
besser als Vorderarmamputation, Exartikulation des Ellenbogens nicht besser
als Oberarmamputation. Hohe Vorderarmamputation mit Erhaltung des
Biceps- und Tricepsansatzes an Tuberositas radii bzw. Olecranon, wobei allerdings der Vorderarmstumpf zur erfolgreichen Prothesenbewegung mindestens
10 cm lang sein muß, ist im Sinne einer beweglichen Vorderarmprothese vor-

zuziehen der Ellenbogenexartikulation, welche allerdings sonst einen schön-
runden Stumpf und guten Prothesenhalt bietet. Am Unterarm und Oberarm
sei die Amputation sparsam, jedenfalls mit Erhaltung der Muskelansätze und
am Unterarm auch mit Erhaltung der Drehmöglichkeit, also nicht unterhalb
der Mitte, die Exartikulation evtl. subperiostal. Am Oberarm ist auch ein kurzer
Stumpf noch wertvoll. Im übrigen gilt der Grundsatz der Sparsamkeit nur,
soweit er sich mit guter Gebrauchsfähigkeit, spez. Widerstandsfähigkeit und
Schmerzlosigkeit des Stumpfes vereinigen läßt. Überhaupt darf man die Sparsamkeit nicht übertreiben; man muß auch die soziale Indikation berücksichtigen,
daher allzulanges Krankenlager ebenso vermeiden wie Gelenkversteifung,
Muskelschwäche und Hautgeschwürbildung; sonst ist maßgebend, Alter,
Geschlecht und Beruf. Allzulange Stümpfe sind aber nicht ratsam.

1. Fingeramputationen,

d. h. Absetzung an den Fingergliedern (Phalangen). Patient hält die übrigen
Finger gebeugt oder Assistent hält sie auseinander. Operateur faßt den gebeugten Finger mit Daumen und Zeigefinger der linken Hand. Querer oder
schräger Zirkelschnitt oder Ovalärschnitt oder am besten Lappenschnitt,
und zwar dorsal halber Zirkelschnitt und volar großer Lappen, u. U. je nach
Hautmaterial einen oder zwei volar-dorsale oder seitliche Lappen. Zurückpräparieren der Haut. Umschneiden des Knochens in Mittelstellung zwischen
Beugung und Streckung. Durchtrennen des Knochens mit Knochen-(Rippen-)
schere, Hohlmeißelzange oder Stichsäge oder Bogensäge; man vermeide
Quetschen und Splittern des Knochens. Vernähen der Streck- und der zwei
Beugesehnen miteinander über dem Stumpfende. Unterbinden der Aa. digit.
propr. vol. und evtl. auch dors. Feine Fingernerven nicht mitfassen (daher auch
Catgut zu Unterbindungen der Gefäße!) und am besten kürzen. Situationsnaht
der Haut.

2. Fingerexartikulationen.

I. Exartikulation an den Interphalangealgelenken. Orientierung: Bei
gebeugten Fingergliedern sieht man von oben auf das Köpfchen des nächsten
Gliedes; man sucht daher gewöhnlich zu weit proximal; die Gelenklinie liegt
aber etwas distal vom Vorsprung des nächsten Köpfchens, und zwar am Grundgelenk 1 cm, am Mittelgelenk ½ cm und am Endgelenk 2 mm; beugeseits
entspricht die distale Handquerfurche dem Metacarpusköpfchen, die erste
Fingerquerfurche liegt ½ cm distal vom Grundgelenk, die zweite genau entsprechend dem Mittelgelenk, die dritte 2 mm proximal vom Endgelenk. Technik: Patient hält die übrigen Finger gebeugt; der Assistent hält sie auseinander;
Operateur, vor der Hand stehend, faßt den Finger mit Daumen und Zeigefinger
der linken Hand. Bei gebeugtem Finger distal vom Köpfchen des nächsthöheren
Gliedes dorsal halber Zirkelschnitt durch Haut, Strecksehne und Kapsel bis ins
Gelenk, dann jederseits durch die Seitenbänder, schließlich Ausschneiden des
volaren Lappens bis zur nächsten distalen Beugefalte, evtl. (z. B. bei Beugekontraktur) aber noch weiter, und zwar entweder von außen oder von innen
(unter Drehen des Messers um 90⁰, Weiterführen in sägenden Zügen und wieder
senkrecht Ausschneiden). Sehnen durchtrennen in Mittelstellung und Annähen
an den Kapselrest; bei Exartikulation im Endgelenk bleibe die Sehnenscheide
des Fingers uneröffnet! Hautnaht.

II. Exarticulatio digiti, d. h. im Fingergrundgelenk (Articulatio metacarpo-
phalangealis) z. B. bei Zertrümmerung, Tumor, ungünstiger Kontraktur
u. dgl.: Rakett-, Lanzett- oder am besten Ovalärschnitt bzw. abgerundeter
Zirkelschnitt, beginnend auf dem Metacarpusköpfchen als dorsaler Längsschnitt
(am 1., 2. und 5. Finger etwas nach der Mitte zu, um die Narbe aus dem Bereich
des seitlich wirkenden Drucks zu bringen!), verlängert bis auf das Grundglied
und fortgeführt im Halbkreis um die Vola im Bereich der Querfurche oder
besser unter Bildung zweier seitlicher, bis auf das Grundglied hinaufreichender

Hautlappen; gegebenenfalls (z. B. bei Beugekontraktur) atypisch mit großem dorsalem oder seitlichem Lappen (zwecks genügender Stumpfdeckung bedarf es der Erhaltung eines Teils der Haut vom Grundgliede!). Unter Eingehen mit dem (mehr drückenden als schneidenden) Messer dorsal oder an einer Seite in das Gelenk Kapsel und Sehnen durchtrennen in Mittelstellung evtl. subperiostal, und Vernähen der Beuge- und Strecksehnen miteinander oder am Kapselrest oder kurz Abschneiden, damit sie sich ganz in die Tiefe zurückziehen — außer wenn sie, wie namentlich am Daumen, später für einen plastischen Ersatz verwandt werden sollen. Unterbinden der beiden Arterienstümpfe und Kürzen der Nerven. Hautnaht, wobei bei fehlendem Material evtl. Haut von wegfallenden Fingern zur Deckung des verbleibenden Handteils benutzt werden kann. Bei **Exartikulation mehrerer oder aller Finger zugleich** empfiehlt sich **gemeinsamer Lappen**; meist atypisch, je nach den gegebenen Verhältnissen.

III. Fingerexartikulation mit Resektion des Mittelhandköpfchens (nach Adelmann; dadurch schöneres Aussehen und sparsamere Hautdeckung, aber Verschmälerung und Lockerung der Hand; kontraindiziert bei Eiterung; angezeigt meist am 3. (und 4.) Finger, wo das dicke Köpfchen sperren, d. h. das Zusammenlegen der Finger stören würde beim Greifen feiner Gegenstände (z. B. beim Greifen von Sand), dagegen nicht am 2. und 5. Finger, wo infolge Verschmälerung der Hand die Kraft des Faustschlusses leiden würde, namentlich bei Schwerarbeitern; hier evtl. nur seitliches Abschrägen des Köpfchens; im übrigen entscheidet die soziale Indikation!); von einem verlängerten Dorsalschnitt Abtragen des Metacarpusköpfchens durch Hohlmeißelzange oder durch Draht- bzw. Stichsäge oder durch Knochenschneidezange oder am einfachsten durch Abquetschen mit scharfem Meißel auf untergelegtem Elevatorium. U. U., aber nur ganz ausnahmsweise, ist der ganze Metacarpus zu entfernen.

IV. Fingerexartikulation mitsamt dem ganzen Metacarpus. Unter Verlängern des Längsschnitts bis an die Metacarpuswurzel wird der Mittelhandknochen ausgeschält (möglichst subperiostal), während der Operateur mit der linken Hand den entsprechenden Finger dreht und der Assistent die Wunde mit scharfen Haken gut auseinanderhält. **Am Daumen und Kleinfinger** kann man auf zweierlei Art verfahren: a) Entweder Rakettschnitt mit dorsalem Längsschnitt etwas handmittenseits, b) oder (nach v. Walther) bei stark abgespreiztem Finger Schnitt von der Zwischenfingerspalte schräg bis zum Metakarpokarpalgelenk unter Aufschlitzen der ganzen Intermetakarpalgegend, dann Exartikulation im Metakarpokarpalgelenk, schließlich unter Zurückgehen mit dem Messer Bildung eines zungenförmigen langen Lappens außenseits am Thenar bzw. Antithenar bis auf das Grundglied hinauf. Am Daumen ist auf spätere Plastik bzw. Ersatzbildung Bedacht zu nehmen durch Erhaltung eines Metacarpusstumpfes und durch Langlassen der Beuge- und Strecksehnen (vgl. Spez. Chirurgie, Hand- und Fingerverletzungen, sowie Ersatzgliedbildung und Differenzierungsplastik im allgemeinen Teil dieses Abschnitts!).

3. Exarticulatio manus,

d. h. Absetzung im Handgelenk (Artic. radio-carpalis) zwischen Speiche und proximaler Handwurzelreihe (Kahn-, Mond- und Dreieckbein) entsprechend einer proximal leicht konvexen Bogenlinie zwischen den tastbaren Proc. styl. radii et ulnae, von denen ersterer etwa 1 cm mehr distal reicht. Hautschnitt entweder als Zirkelschnitt ($\frac{1}{2}$ Glieddurchmesser distal von der Gelenklinie; evtl. mit zwei seitlichen Längsschnitten) oder als Lappenschnitt (je nach Material ein oder zwei volare oder dorsale oder seitliche Lappen; am besten ein dorsaler oder volarer Lappen vom Handteller bis zu den Mittelhandköpfchen oder [spez. bei Verletzung] ein Lappen vom Daumenballen mit Erhaltung der Daumenmuskulatur!). Zurückpräparieren der Haut. Unter starker Volarflexion der mit der linken Faust ergriffenen Hand Durchtrennen zunächst der Dorsalsehnen, dann unter Ulnar- und Radialabduction der

Seitenbänder, schließlich der Volarsehnen mit langschneidendem Messer. Eingehen dicht hinter den Griffelfortsätzen am besten von der ulnar- bzw. radialdorsalen Seite her ins Gelenk bei entsprechend seitlich abduzierter Hand zwischen Radius und Karpalknochen (das für die Rotationsfähigkeit des Stumpfes wichtige Radioulnargelenk bleibe uneröffnet!); evtl. (spez. bei Verletzung, aber nicht bei Infektion) läßt sich die erste Karpalreihe oder der ganze Carpus erhalten und zu einem beweglichen Ansatzpunkt für die dorsalen und volaren Armsehnen gestalten. Griffelfortsätze bei starkem Vorspringen evtl. absägen. Beuge- und Strecksehnen entweder kürzen oder besser über dem Stumpf miteinander vernähen (Antagonistenverbindung!). Unterbinden der A. rad. und uln. bzw. ihrer Äste. Kürzen des N. uln. (ulnar von A. uln.) und des N. med. (in der Mitte der volaren Weichteile). Frühzeitig mache man Pro- und Supinationsübungen. Handexartikulation gibt keinen gut brauchbaren und prothetisch versorgbaren Stumpf, so daß meist die Unterarmamputation vorzuziehen ist.

4. Amputatio antebrachii.

Bei horizontal abduciertem und supiniertem Arm auf einem Beitisch in Plexus- bzw. Querschnittanästhesie oder Narkose bzw. Rausch unter Blutleere (am Oberarm) entweder Zirkelschnitt, evtl. mit zwei seitlichen Längsschnitten (Stumpf ist stark konisch, d. h. distalwärts rasch an Umfang abnehmend vom Muskel- zum Sehnenbereich) oder besser Lappenschnitt, und zwar gewöhnlich mit einem dorsalen Lappen von der Länge des größten Glieddurchmessers, sonst (z. B. bei Verletzung) je nach dem verbliebenen Material. Zurückpräparieren der Haut. Durchschneiden der Weichteile höher oben an der Lappenbasis mit Amputationsmesser in glattem Zirkelschnitt und der Zwischenknochenweichteile mit Zwischenknochenmesser in Achtertour, Knochen durchsäge in Supination entweder gleichzeitig oder zuerst Radius (da er anderenfalls wegen seiner lockeren Artikulation nicht fixierbar ist!); evtl. Knochenenden außenseits etwas abschrägen; man setze die beiden Unterarmknochen wegen Brückenverknöcherung mit Drehbehinderung nicht in gleicher Höhe ab, sondern Ulna ca. 2 cm höher als Radius und entferne zur Verhütung des Brückencallus das Periost namentlich an den beiden einander zugekehrten Knochenflächen des Zwischenknochenraums. Unterbinden der A. uln. und rad. (beiderseits neben den Fingerbeugern) und A. interossea vol. und dors. (nahe dem Lig. interosseum volar und dorsal; distalwärts oberflächlicher werdend). Kürzen: N. uln. (ulnar von A. uln.), N. rad. R. superfic. (neben A. rad.; distalwärts streckseits entfernt) und R. prof. (streckseits unter den Fingerbeugern neben A. interossea dors.), N. med. (größter Nerv; beugeseits in der Mitte zwischen den Arterien, und zwar unter dem oberflächlichen und über dem tiefen Fingerbeuger). Antagonistennaht bzw. bei Absetzung im unteren Drittel Fixation der Sehnenstümpfe an das Periost. Evtl. Kineplastik, wobei ein genügend langer Unterarmstumpf ratsam ist (vgl. Kineplastik bzw. Differenzierungsplastik im allgemeinen Teil dieses Abschnitts: Sauerbruch, Krukenberg, Walcher u. a.!). Überhaupt sei man sparsam und mache den Stumpf wenigstens so lang, daß die Unterarmdrehung erhalten bleibt, also der Ansatz des M. pronator quadratus, erhalte jedenfalls bei hoher Absetzung tunlichst einen 10 cm langen Stumpf nebst Muskelansätzen; andererseits ist ein zu langer Stumpf auch nicht gut, jedenfalls das Handgelenk zu opfern, wenn die Prothese ein Gelenk erhalten soll.

5. Exartikulatio antebrachii s. cubiti.

a) Gewöhnliche Methode. Orientierung nach den beiderseits tastbaren Epikondylen des Humerus und nach dem beim Rotieren dorsoradial fühlbaren Radiusköpfchen, aber nicht nach der Olecranonspitze! Hautschnitt als Zirkelschnitt oder besser als Lappenschnitt, und zwar am besten mit kleinem volarem und mit großem dorsalem Lappen (letzterer aus der druckgewohnten Dorsal-haut betrage etwa $^1/_3$ der Vorderarmstreckseite oder reiche bis handbreit unter die Olecranonspitze oder seine Schnittrichtung liege bei Halb-Beuge-stellung von 135⁰ in Fortsetzung der Oberarmachse; die Lappenschnitte be-ginnen an den Epikondylen; wegen der elastischen Weichteilschrumpfung in der Gelenkgegend bemesse man die Lappen nicht zu klein!). Durchtrennen der Weichteile zunächst an der Beugeseite des gestreckten und supinierten Vorderarms sofort bis auf den Knochen, dann jederseits in Höhe der Gelenk-linie durch die starken Seitenbänder und zum Schluß durch den Streckapparat dicht am Olecranon unter Zurückhalten des dorsalen Lappens oder, wenn möglich, unter Abmeißeln des Olecranon aber doch subperiostal mit Erhaltung des Tricepsansatzes und mit Antagonisten- (Triceps- und Biceps-) Naht. Unterbinden: A. cubitalis bzw. deren nahe beieinanderliegenden Äste: A. rad. und uln. Kürzen: N. med. (in der Mitte medial neben A. cub.), N. rad. (außen-seits vor dem Epicondylus lat.) und N. uln. (dicht hinter dem Epicondylus med.).

b) Durchstich- (Transfixions-) Methode: Durchstechen eines langen Messers beugeseits vor dem Knochen am Epicondylus med. hinein und am Epicondylus lat. hinaus und Ausschneiden eines langen volaren Lappens vom Gelenk schräg zur Beugeseitenoberfläche, während ein Assistent die Gefäße in der Ellenbeuge digital komprimiert; ebenso Bildung eines kleineren dorsalen Lappens.

Ellenbogenexartikulationsstumpf ist wegen Schwierigkeit der Prothesen-anbringung in der Regel unterlegen dem, wenn auch kurzen Vorderarm-amputationsstumpf, zumal dieser zum Bewegen der Prothesenfinger ver-wendbar ist; man wird also die hohe Unterarmabsetzung vorziehen, wenn das Speichenköpfchen mit den Biceps- und das Olekranon mit dem Tricepsansatz erhalten werden kann, andernfalls die tiefe (suprakondyläre) Oberarmabsetzung ausführen.

6. Amputatio humeri.

Hautschnitt entweder als Zirkelschnitt mit zwei seitlichen Längsschnitten oder besser mit einem Längsschnitt am Vorderrand des Deltamuskels oder am besten (spez. oberhalb des Deltoideusansatzes) als Lappenschnitt mit ein oder zwei medial-lateralen (besser als volar-dorsalen) Lappen. Durchtrennen der Weichteile mit glattem Zirkelschnitt etwas höher und des Knochens noch etwas höher oben. Gefäßnervenbündel findet sich leicht im Sulcus bicipitalis med. zwischen Beugern und Streckern (M. biceps + brach. einerseits und M. triceps andererseits) außer N. rad. und A. prof. brachii, welche außenseits liegen. Unterbinden: A. brach. mit zwei Begleitvenen (im inneren Muskelspalt), A. prof. brachii (außenseits); außerdem subcutan: V. cephalica (lateral) und V. basilica (medial). Kürzen: N. med. (oberflächlich über A. brach.), N. musculo-cut. (nahe; meist schon in der Beugerloge), N. uln. (innen) und N. radialis (nebst A. collat. radii abseits vom Gefäßnervenbündel neben A. prof. brachii außenseits, und zwar dicht am Humerus, welchen er bekanntlich von hinten her spiralig umläuft). Zweckmäßig ist die Antagonistennaht. Evtl. Kineplastik. Verband in Abductionsstellung z. B. mit Triangel. Beste Ab-setzungsstelle ist auch hier im Bereich des mittleren Drittels bis zur Grenze von mittlerem und unterem Drittel; allzulanger Hebelarm ist aber nicht ratsam; andererseits erhalte man tunlichst das obere Schaftdrittel, um einen genügenden Schulterbewegungshebel zu haben, auch den Ansatz des Deltamuskels und der Rotatoren. Allgemeinbetäubung oder Plexus- bzw. Querschnittsanästhesie. Gesicherte (!) Blutleere.

7. Exarticulatio humeri.

a) Amputations-Resektionsmethode (am besten; weil schnell, leicht und blutsparend, auch bis zum Schluß ausführbar in Blutleere, welche allerdings wie an der Hüfte besonders gesichert werden muß!). Zunächst lineäre Ampu-tation durch einzeitigen Zirkelschnitt in der Gegend des Deltoideusansatzes und Versorgung der Gefäße und Nerven (vgl. Amputatio humeri!). Dann (nach Abnahme der Blutleere) Längsschnitt (wie zur Resektion) am Vorderrand des M. deltoideus zwischen diesem und dem großen Brustmuskel vom Rabenschnabelfortsatz abwärts gleich bis auf den Knochen. Unterbindung der A. circumflexa humeri ant. und der V. cephalica (oberflächlich im oberen Wundwinkel). Dann wird, während ein Assistent die Weichteile gut mit Haken auseinanderhält und der Operateur den Humerusstumpf mit der Knochenfaßzange packt, der Humeruskopf durch Schnitte dicht am Knochen ausgeschält unter abwechselndem Drehen, am besten subperiostal (durch Knochenregeneration kann ein beweglicher Stummel sich bilden!); cave A. circumflexa humeri post. (wichtig für Ernährung des Hautmuskellappens!) und den daneben dicht unter dem Kopf quer zum Deltamuskel verlaufenden N. axillaris (wichtig für Stumpfbewegung!), weshalb man sich außenseits hart an den Knochen halten soll. Verstümmelung ist groß und Prothesenanbringung schwierig, so daß man, wenn irgend möglich, die hohe Oberarmamputation vorzieht.

b) Lappenschnitt vom Akromion (hinten) zum Rabenschnabelfortsatz (vorn), meist mit großem U-förmigem Lappen außen im Bereich des Deltamuskels („Epaulettenschnitt") und mit kleinem Lappen innen. Gefäße werden entweder vorher in der Unterschlüsselbeingrube unterbunden oder nach dem Schnitt vom Assistenten digital komprimiert (vom Kopfende her; beide Daumen in der Wunde und die übrigen Finger in der Achselhöhle) oder vor Durchtrennung der medialen Weichteilbrücke unterbunden. Zu schonen sind A. circumflexa humeri post. und N. axillaris (vgl. a). Unter Ein- und Auswärtsrotieren Abtrennen der Muskelansätze und Eingehen ins Gelenk von einem Schnitt in Form eines auf dem Kopf stehenden U, dessen Längsschenkel zum Tuberculum majus und minus und dessen Querschenkel oben erstere verbindend ziehen. Evtl. sind die vorspringenden Enden von Akromion und Schlüsselbein abzunehmen.

c) Durchstich- (Transfixions-) Methode mit ähnlicher Lappenbildung, aber von innen nach außen (statt von außen nach innen).

Anmerkung. Amputatio interthoraco-scapularis, d. h. Absetzung des Arms mit Entfernung des ganzen Schultergürtels, wobei das Schlüsselbein durchtrennt und das Schulterblatt an seinen Muskelansätzen abgetrennt wird; angezeigt z. B. bei malignem Tumor mit Beteiligung von Oberarmkopf, Schultergelenk und Schultergürtel sowie Gefäß-Nervenbündel der Achselhöhle. Im allgemeinen dem Facharzt im Krankenhaus vorzubehalten.

b) An der unteren Extremität.

1. Exarticulatio digiti pedis.

Die Technik der Absetzung an den Zehen entspricht im allgemeinen derjenigen an den Fingern. Im übrigen ist man hier im Hinblick auf die minderwichtige Funktion weniger konservativ, zumal schmerzhafte Narbe und schlechte Stumpfbedeckung durchaus vermieden werden müssen. Amputationen werden an den Zehen gewöhnlich — außer an der Großzehe — nicht gemacht und Exartikulationen nur im Grundgelenk. Bei Fortfall einzelner Zehen müssen die anderen Zehen vor Stellungsabweichung geschützt werden; insonderheit gilt dies für die Großzehe. Fehlt die Großzehe, so werden u. U. zweckmäßigerweise auch die anderen Zehen geopfert, es sei denn daß die 3 mittleren Zehen in befriedigender Stellung und Gebrauchsfähigkeit erhaltbar sind. Empfindliche Narbe oder schlechte Stellung der Zehe ist gewöhnlich schlechter als ihr Verlust — es sei denn, daß Korrektur möglich ist. Die Großzehe muß geopfert werden, wenn vom Vorderfuß nur der 1. Strahl erhalten geblieben ist; sonst wird man die 1. und evtl. auch 2. Zehe erhalten. Die Metatarsusköpfchen, namentlich 1 und 5 sind als wichtige Stützpunkte möglichst zu erhalten, desgleichen die Großzehe.

Indikationen: Verletzung (Zerquetschung), Entzündung (spez. Tuberkulose), Verkrümmung (Hammerzehe u. dgl.), Erfrierung und evtl. sonstige Gangrän bei Arteriosklerose, Diabetes usw.

Technik: Hautschnitt als Rakett-, Lanzett- oder am besten Ovalärschnitt, wobei an der 1. und 5. Zehe der dorsale Längsschnitt zur Vermeidung seitlichen Drucks etwas nach der Fußmitte zu und an der 1. Zehe wegen des großen Metatarsusköpfchens die Umschneidung genügend weit distal zu verlegen ist. Während der Assistent die Wunde mit Haken gut auseinanderhält und der Operateur die Zehe kräftig plantarflektiert, Eingehen vom Dorsum ins Grundgelenk, welches bei Verkrümmung, Ankylose usw. mit dem proximalwärts sich tastenden Messer gesucht wird (vom Anfänger meist zu weit distal von der Gelenkanschwellung der ersten Phalanx). Metatarsusköpfchen ist nur im Notfall etwas abzukneifen, sonst, spez. an der Großzehe, zu erhalten. Bei Exartikulation mehrerer oder aller Zehen (z. B. bei Verletzung oder Erfrierung) wird ein gemeinsamer plantarer Lappen gebildet, die einzelnen Zehen in der Interdigitalfalte möglichst distal umschnitten, so daß ein Zirkelschnitt mit Zipfelbildungen zwischen den einzelnen Zehen entsteht, und evtl. an Groß- und Kleinzehe je ein dorsaler Längsschnitt etwas nach der Fußmitte zu aufgesetzt. Bei Verlust einzelner Zehen ist eine Prothese nicht erforderlich; bei Verlust der Großzehe oder aller übrigen Zehen ist, um Stiefelform zu erhalten, Fußabstoßen zu ermöglichen und Vorwärtsrutschen des Fußes zu verhindern, ein orthopädischer Schuh mit Defektausfüllung und Kappenversteifung angezeigt.

Exartikulation der Zehe mitsamt dem Metatarsus erfolgt (wie die der Finger) unter proximaler Verlängerung des dorsalen Längsschnitts. Im allgemeinen haben einzelne Metatarsi (außer dem ersten) keinen erheblichen Wert, wenigstens für Kopfarbeiter; u. U. ist aber quere Fußabsetzung vorzuziehen.

2. Absetzungen am Fuß.

Allgemeines: Absetzungen am Fuß erfolgen sämtlich quer zur Längsachse; für die Wahl der Stelle ist maßgebend die Größe des plantaren Lappens d. h. der Vorrat an guter Sohlenhaut; plantarer Lappen verdient gegenüber dem dorsalen wegen seiner Derbheit den Vorzug; jedenfalls ist die Narbe außerhalb von Auftrittfläche und von äußerem Druck zu legen, daher meist dorsal; der plantare Lappen soll zwecks Erhaltung der ernährenden Gefäße die ganze Sohlendicke umfassen, daher dicht am Knochen und an seinem Ende (statt schräg) senkrecht geschnitten werden. Im übrigen sind möglichst die Stützpunkte des Fußes und die Muskelansatzstellen zu erhalten, daher wähle man wenn möglich die Amputatio metatarsea oder die Exarticulatio metatarso-tarsea, evtl. auch noch Exarticulatio intertarsea anterior; an der Fußwurzel selbst dagegen ist kein günstiger Stumpf zu erreichen, so daß man evtl. Unterschenkelamputation zwischen mittlerem und unterem Drittel oder hohen Pirogoff wählt, wobei traggewohnte Haut zur Stumpfdeckung verwandt wird; bei kurzem Stumpf, wo wegen Überwiegens der Achillessehne Spitzfuß droht, ist jedenfalls für Annähen vorderer Muskeln am Stumpf zu sorgen und evtl. die Achillessehne zu durchschneiden bzw. zu verlängern. Wegen der Hautretraktion sollen die Verbandtouren an der Planta von hinten nach vorn verlaufen und in diesem Sinne drängen. Zur Nachbehandlung empfehlen sich Bäder, Abwaschungen, elastische Wicklungen, Tretübungen usw. sowie weicher und glatter (grauer Woll-) Strumpf und ein Schnürschuh mit hohem und festem Schaft, Gummi- oder Korkfüllsel, Filzpolster und Stahlsohle.

Indikationen: Verletzungen, tuberkulöse Entzündung (Röntgenbild!), Geschwülste, Erfrierung und evtl. sonstige Gangrän.

I. Amputatio metatarsea (nach Sharp-Jäger). Indikation: Statt Zehenexartikulation, falls Plantarlappen nicht genügt und statt II, z. B. bei Verletzung oder Erfrierung, falls genügender Plantarlappen erhaltbar ist;

Vorzüge: Erhaltung des Stützpunktes durch die Tuberositas ossis metatarsi 5 und der normalen Fußbeweglichkeit durch die Muskelansätze (abgesehen von der des M. tib. post. am Os navic. und Cuneiforme 1, auch die der Mm. tib. ant. und peroneus longus am Metatarsus 1 und der Mm. peroneus brevis und tertius am Metatarsus 5); der Stumpf ist also zum Stehen und Gehen recht gut, und zwar um so besser, je länger er ist.

Technik: Nach vorn konvexer, kleiner dorsaler und großer volarer Lappen (letzterer bis zum Zehenansatz), Zurückpräparieren der Hautlappen, Umschneiden der einzelnen Metatarsi und Absägen derselben in gleicher Höhe (am besten rund); Unterbinden: A. dorsalis pedis (im Intermetatarsalraum 1—2) und Aa. plantares med. und lat. bzw. ihrer Zehenäste.

II. Exarticulatio metatarso-tarsea (nach Lisfranc 1815; Lisfranc ist die distale, Chopart die proximale Absetzung). Indikation: Häufig, spez. bei Verletzungen; Stumpf ist gut stützfähig und beweglich; Muskelansätze bleiben fast ganz erhalten. Jedoch ist der Verlust der vorderen Fußstützpunkte bedauerlich und die Prothesenbeschaffung schwierig; auch besteht Neigung zur Ausbildung eines Spitz-Klumpfußes; bei Erfrierung sind auch die Weichteile des Vorderfußes oft nicht widerstandsfähig genug auf die Dauer, und auch sonst entsteht Druck der Narbe gegen die Schuhfüllmasse.

Orientierung: Es fallen Zehen und Metatarsus, es bleibt der ganze Tarsus. Das Lisfrancsche Gelenk liegt zwischen den Metatarsi einerseits und dem Würfel- und den drei Keilbeinen andererseits. Gelenk wird gefunden außen dicht hinter der Tuberositas ossis metatarsi 5 und innen gut daumen- oder zweifingerbreit vor der Tuberositas ossis navic. Gelenklinie verläuft im ganzen in einem distal konvexen Bogen, aber an der Stelle des etwas längeren Metatarsus 2 proximal ausgespart; im einzelnen: von außen nach innen zunächst ein kleines Wegstück schräg nach vorn (im Winkel von 45⁰) nach dem 1. Metatarsusköpfchen zu, dann fast quer bis zum 2. Metatarsus, welcher gegenüber dem 3. um $\frac{1}{2}$ und gegenüber dem 1. um 1 cm proximal vorragt, dann um diesen zweimal bajonettförmig geknickt, also in der Rechteckform, schließlich wieder fast quer.

Technik: Fuß überragt den Tischrand; Operateur umfaßt die Fußspitze mit der vollen Faust der linken Hand und senkt die Fußspitze. Unter Markierung der beiden Orientierungspunkte: außen dicht hinter der Tuberositas ossis metatarsi 5 und innen daumenbreit vor der Tuberositas ossis navic. mit kleinen Schnitten schneidet der Operateur einen leicht nach vorn konvexen Lappen dorsal 1 cm vor der Gelenklinie, dann zwei seitliche Längsschnitte auf den Metatarsi 5 und 1 bis zum Zehengrundgelenk, schließlich einen großen Lappen volar bis zum Zehenansatz. Zurückpräparieren des dorsalen Hautlappens. Durchtrennen der dorsalen Sehnen bei Dorsalflexion des Fußes. Eingehen mit tastenden Querschnitten eines spitzen, kräftigen Messers durch die straffen Bänder und Kapsel in das Lisfrancsche Gelenk unter Beachtung seines oben beschriebenen, spez. vom 2. Metatarsus proximal rechteckig ausgesparten Verlaufs, und zwar a) entweder von außen nach innen bzw. links von innen nach außen oder b) erst von außen, dann von innen und am 2. Metatarsus zuletzt (das Gelenk findet man am besten außen hinter der Tuberositas ossis metatarsi 5); der 2. Metatarsus kann auch in Höhe der übrigen Gelenklinie abgesägt werden; gleiches gilt für das vorspringende 1. Keilbein. Während der Operateur nunmehr die Fußspitze stark plantarflektiert und dadurch die Gelenklinie zum Klaffen bringt, durchtrennt er hintere Kapsel und Bänder. Schließlich durchschneidet er mit horizontal gehaltenem Amputationsmesser den plantaren Lappen in ganzer Dicke einschließlich Muskulatur und Gefäßen, dicht hinter den Knochen entlanggehend, bis zum Zehenballen (cave Anschneiden der Fußsohlengefäße und spitzes Abschrägen des Lappens!). Unterbinden: A. dorsalis pedis (im Intermetatarsalraum 1—2) und Endäste der A. plantaris med. und lat. Sehnen sind an die Kapselreste anzunähen; Ansatz des M. tib. ant. am Metatarsus 1 und Keilbein 1 ist zu schonen oder wieder periostal anzunähen, desgleichen die dorsalen Sehnen, welche man zweckmäßigerweise etwas lang läßt, an das Periost des Stumpfes oder an die Fußsohlenmuskulatur; evtl. Achillessehnendurchschneidung (gegen Spitzfuß!). Verband in Dorsalflexion des Fußes; später Schuh mit weit nach vorn reichender Stützsohle zwecks Erhaltung der Schuhform und Funktion.

III. Exarticulatio intertarsea anterior (nach Bona-Jäger) ist eine kombinierte Exartikulation und Amputation, wobei man medial dicht vor der Tuberositas ossis navic. in das Gelenk zwischen dem dreifach facettierten Kahnbein einerseits und den drei Keilbeinen andererseits eingeht und in lateraler Fortsetzung dieser Gelenklinie das Würfelbein ungefähr in dessen Mitte durchsägt. Operation sonst wie nach Lisfranc, nur mit etwas kürzerem Hautlappen. Vorteil 1. vor Lisfranc: kürzerer Plantarlappen, 2. vor Chopart: Erhaltung der starken Bandverbindung von Fersen- zu Würfel- und Kahnbein und des Ansatzes des M. tib. post. am Kahnbein sowie längerer Stumpf mit breiterer Stützfläche.

Kölliker exartikuliert auch zwischen Würfelbein und 1. Metatarsus und amputiert dann quer die übrigen Metatarsi, um einen queren Stumpf zu erzielen und die Ansätze des M. peroneus brevis und tertius zu erhalten.

IV. Exarticulatio intertarsea post. (nach Chopart). Orientierung: Es fallen Zehen, Metatarsus und vom Tarsus die drei Keilbeine, sowie Würfel- und Kahnbein; es bleibt nur Fersen- und Sprungbein. Das Chopartsche Gelenk oder quere Tarsalgelenk liegt zwischen Fersen- und Sprungbein einerseits und Kahn- und drei Keilbeinen andererseits. Die Gelenklinie setzt sich zusammen aus dem distal konvexen Talo-Naviculargelenk und dem distal konkaven Calcaneo-Cuboidgelenk und ist daher leicht S-förmig. Gelenk wird gefunden innen dicht hinter der Tuberositas ossis navic., außen schwach daumen- oder gut fingerbreit hinter der Tuberositas ossis metatarsi 5. Von den Muskelansätzen bleibt dem Fußrest nur die der Wadenmuskulatur erhalten; gegen Spitzfußstellung empfiehlt sich daher Annähen der verkürzten Antagonisten.

Technik (ähnlich wie nach Lisfranc): Unter Markieren der beiden Orientierungspunkte innen und außen schneidet der Operateur einen kleinen dorsalen Lappen daumenbreit vor der Gelenklinie, dann zwei seitliche Längsschnitte bis nahe zum Metatarsusköpfchen 1 und 5, schließlich einen großen Lappen volar bis nahe zum Zehenballen. Zurückpräparieren des dorsalen Hautlappens. Durchtrennen der dorsalen Sehnen. Eingehen in das Chopartsche Gelenk unter Beachtung seines S-förmigen Verlaufs, und zwar stets zuerst innen dicht hinter dem Kahnbeinvorsprung oder vor dem Sprungbeinkopf in das Sprung-Kahnbeingelenk (cave, spez. links, das Kahn-Keilbeingelenk, welches proximal im Gegensatz zu der sphärischen Gelenkfläche des Sprungbeins die dreifach facettierte Gelenkfläche des Kahnbeins zeigt!) und dann in das Fersen-Würfelbeingelenk (cave das Sprung-Fersenbeingelenk, welches weiter hinten liegt; daher wende man das Messer etwas nach vorn, etwa nach der Kleinzehenmitte); das Gelenk klafft erst nach Durchtrennung des kräftigen Gabelbands (Lig. bifurcatum, d. h. calcaneo-naviculare und calcaneo-cuboideum), des sog. ,,Schlüssels des Chopartschen Gelenks". Evtl. (z. B. bei Erkrankung oder bei ungenügendem Hautmaterial) können die Gelenkflächen des Fersen- und Sprungbeins noch abgesägt werden. Unter starker Plantarflexion der Fußspitze Durchtrennen von hinterer Kapsel und Bändern. Schließlich Ausschneiden des volaren Lappens bis nahe zum Zehenballen. Unterbinden der A. dors. pedis und der Endäste der Aa. plant. med. und lat. Dorsalsehnen (M. ext. hallucis und digit. longus, tib. ant. und peroneus tertius) werden bei dorsalflektiertem Fuß an die Periostkapselreste am Talus oder an die Fußsohlenmuskulatur unter einer gewissen Spannung angenäht und evtl. sofort die Achillessehne durchschnitten oder verlängert (gegen Spitzfuß!). Evtl. später künstliche Versteifung des oberen Sprunggelenks; doch ist dann das Abwickeln des Fußes nicht möglich. Verband in Dorsalflexion des Fußes sowie Schuh mit weit nach vorn reichender Stützsohle oder bei ungünstigem Stumpf Schienapparat für Unterschenkel und Fuß.

Die Fußabsetzung nach Chopart hat oft ein ungünstiges Dauerergebnis, da sowohl der Ansatz der Strecker und des M. tibialis posterior, als auch der vordere Pfeiler des Fußgewölbes verloren geht, so daß ein Spitz-Plattfuß entsteht; plastische Verlängerung der Achillessehne hilft meist nicht viel, und Arthrodese des Fußgelenks verhindert das Abwickeln des Fußes; daher ist oft entweder ein Schienenapparat des Unterschenkels mit Condylensitz oder spätere Fußabsetzung nach Pirogoff bzw. Unterschenkelamputation notwendig.

Anmerkung. Modifikation mit Erhaltung der Zehen (Resectio metatarsotarsea) nach Witzel-Hoffmann, z. B. bei Tuberkulose; dabei wird unter Excision eines viereckigen Hautlappens samt Fistelöffnungen auf dem Fußrücken exartikuliert vorn im Metatarsophalangealgelenk (evtl. unter Absägen der Metatarsi) und hinten im Chopartschen Gelenk sowie die erhaltengebliebenen Zehen samt Sohlenhaut nach hinten angelegt und vernäht.

V. Amputatio pedis osteoplastica (nach Pirogoff). Prinzip: Absägen der beiden Unterschenkelknochen dicht oberhalb der Sprunggelenklinie und Aufsetzen des abgesägten Tuber calcanei als Knochendeckel auf die Sägefläche jener (erste osteoplastische Amputation 1854).

Vorteil: Vortreffliche und häufig anwendbare Fußabsetzung mit im allgemeinen tragfähigem Knochenstumpf, druckgewohnter Hautbedeckung, geringfügiger Beinverkürzung und gutem Prothesenhalt; der Fußexartikulation vorzuziehen außer bei der (seltenen) Erkrankung des Tuber calcanei.

Nachteile: Verstümmelung erheblich, Gang stampfend, Anbringen eines künstlichen Fußgelenks unmöglich und Prothese infolge der breit ausladenden Knöchel unförmlich; daher wird gern der „hohe" Pirogoff unter Kürzung des Unterschenkels um 5—6 cm angewandt, zumal Knochenanheilung und Beschwerdefreiheit nicht immer erreicht wird.

Indikationen: Verletzung, Entzündung, Geschwülste, Erfrierung und sonstige Gangrän, wenn der Fuß im ganzen entfernt werden muß, aber die Ferse erhaltbar ist (wie meist bei der Erfrierung, wobei die Methode zum erstenmal ausgeführt worden ist).

Lagerung: Patient liegt auf dem Rücken; Operateur steht vor der Fußsohle und umgreift die Fußspitze mit der linken Hand.

Technik: Hautschnitt mit kräftigem Lappenmesser zunächst steigbügelartig von der Spitze des inneren Knöchels zu der des äußeren Knöchels quer über die Fußsohle, dabei durchdringend bis auf den Knochen, dann rechtwinklig dazu über den Fußrücken in einem nach vorn leicht konvexen Bogen, dabei durchdringend durch Haut und Fascie. Durchtrennen der Strecksehnen bei dorsalflektiertem Fuß. Während ein Assistent den dorsalen Hautlappen samt Sehnenstümpfen nach aufwärts zieht und der Operateur den mit der linken Hand umfaßten Fuß plantarflektiert, Eingehen von vorn in das Talo-Cruralgelenk, dann beiderseits durch die Seitenbänder zwischen Knöchel und Fußwurzel (cave innen dicht hinter dem inneren Knöchel: A. tib. post., welche die Stumpfhaut ernähren muß, andernfalls man die Exartikulation nach Syme oder die tiefe Unterschenkelamputation erwäge; daher halte man sich dicht am Knochen und verliere sich nicht in die Weichteile!), schließlich hinten am Talus durch die Kapsel. Nach Umschneiden mit dem Periostmesser Durchsägen mit der Bogensäge den Calcaneus hinter der Talusrolle senkrecht in der Ebene des Steigbügelschnitts, also gerade bei genau nach vorn gerichtetem Bein, worauf der Fuß abfällt. Während der Assistent den vorderen und hinteren Lappen hochhält, umschneidet der Operateur mit dem Periostmesser die Unterschenkelknochen zirkulär, vorn weniger hoch (bis 1 cm), hinten höher (bis 2 cm; cave A. tib. post.!), sägt sie dicht oberhalb der Gelenklinie ab, paßt die Sägefläche von Unterschenkelknochen und Calcaneus aufeinander evtl. unter Nachsägen und evtl. unter Durchschneiden der Achillessehne und fixiert sie aneinander durch Periostnähte. Unterbinden: A. tib. ant. (vorn zwischen den Strecksehnen) und A. tib. post. bzw. A. plantaris lat. und med. (innen neben der Calcaneussägefläche). Vernähen der Strecker und des M. tibialis ant. am Stumpfende, und zwar unter einer gewissen Spannung. Verband mit Touren über die Planta von hinten-unten nach vorn-oben; Verbandwechsel vorsichtig (nicht nach unten-hinten abreißen!).

Anmerkung. **Modifikation nach Lefort-Günther:** Statt senk- und wagerecht sowie zueinander rechtwinklig werden die Hautlappenschnitte schräg sowie zueinander spitzwinklig und die Knochensägeflächen ebenfalls schräg, und zwar einander parallel von hinten-oben nach vorn-unten angelegt.

Vorteile gegenüber der Originalmethode: 1. Sohlenhaut bildet die Auftrittfläche, 2. Achillessehnendurchschneidung ist nicht notwendig, 3. Kontakt der Sägeflächen ist größer und daher für die Anheilung günstiger.

VI. Exarticulatio pedis (nach Syme: 1842). Prinzip: Exartikulation des Fußes mit Absägen der Malleolen unter Benutzung der Fersenhaut, also ähnlich Fußabsetzung wie nach Pirogoff, aber mit Auslösung des Fersenbeins aus der Fersenhautkappe.

Nachteile: Mäßige Stützfläche (Malleolengabel) und Beinverkürzung, auch Gefahr der Fersenlappennekrose und der Hämatombildung in der großen Wundhöhle; auch ist die Tragfähigkeit bei dem großen schlaffen Fersenlappen nicht gut und die Prothesenanbringung bei dem schlecht faßbaren Stumpf nicht einfach. (Die Methode hat vorwiegend historische Bedeutung als Vorgängerin der Pirogoffschen Operation und ist am ehesten wertvoll bei Jugendlichen mit Rücksicht auf die Erhaltung der Epiphysenfuge!).

Indikationen: Daher nicht beliebt und auch nicht häufig anwendbar, gewöhnlich ersetzt durch osteoplastische Amputation nach Pirogoff (außer bei der seltenen Erkrankung des Calcaneus) oder durch tiefe Unterschenkelamputation, gelegentlich aber wohl brauchbar.

Technik: Hautschnitt wie bei Pirogoff oder Lanzettschnitt mit Querschnitt über die äußeren Knöchel und mit medialem Lappen bis zur Ferse; bei Unbrauchbarkeit der Fersenhaut auch Steigbügelplastik nach Samter, d. h. Herabschieben eines brückenförmigen Lappens aus der Hinterseite des Unterschenkels über den Unterschenkelstumpf, Auslösen im Sprunggelenk wie bei Pirogoff, dann Auslösen des Calcaneus aus der Fersenkappe mit bogenförmigen, skelettierenden (d. h. gegen den Knochen gerichteten) Schnitten des Periostmessers (cave A. tib. post. und Haut!), schließlich nach zirkulärer Umschneidung Absägen des Unterschenkels dicht über der Sprunggelenklinie oder nur an den Malleolenspitzen.

3. Amputatio cruris.

Indikationen (häufigste Amputation!): Verletzung, Entzündung (tuberkulöse und eitrige Knochen- und Gelenkaffektionen), Geschwülste, Erfrierung und sonstige Gangrän, ausnahmsweise auch ausgedehnte und tiefe Geschwüre und Elephantiasis.

Technik: Hautschnitt entweder als Zirkelschnitt (dessen Länge mindestens $\frac{1}{2}$ des größten, also des dorso-ventralen Durchmessers beträgt) evtl. mit zwei seitlichen Längsschnitten oder besser als Lappenschnitt (mit ungleichen, gewöhnlich mit größerem vorderem und kleinerem hinterem Lappen, damit die Weichteilnarbe nicht zusammenfällt mit der Unterstützungs-, spez. Sägefläche der Tibia!). Nach Zurückpräparieren der Haut Durchtrennen der Weichteile höher oben an der Hautlappenbasis mit Amputationsmesser in glattem Zirkelschnitt und der Zwischenknochenteile in Achtertour. Nach Umschneiden der Knochen mit dem Periostmesser werden Tibia und Fibula durchsägt, und zwar entweder gleichzeitig oder Fibula vorher; Fibula wird am besten etwas (2—3 cm) höher abgesetzt, bei hoher Unterschenkelamputation das Köpfchen entfernt oder besser, namentlich bei Infektion, flach abgemeißelt; die vordere Tibiakante ist

abzuschrägen entweder von vornherein durch Rundsägen oder nachträglich mit
Säge, Meißel oder Feile. Besonders wichtig ist am Unterschenkelstumpf im
Interesse der Belastungsfähigkeit die Knochenversorgung, auch wenn keine
Tragfähigkeit des Stumpfes erzielt wird; sie erfolgt am einfachsten und besten
durch die aperiostale-amedulläre Methode nach B u n g e mit Nachbehandlung
nach H i r s c h; ausnahmsweise, aber nur bei a s e p t i s c h e r Heilung, kann man
verfahren: osteoplastisch nach B i e r oder tendinoplastisch nach W i l m s oder
mit gestieltem Periostlappen nach W u l l s t e i n oder (wohl am besten) mit
Markhöhlenverbolzung nach K i r s c h n e r, auch als „hoher P i r o g o f f", d. h.
mit Deckung durch das abgesägte Tuber calcanei; bei hoher Unterschenkelamputation kommt auch in Frage die A m p u t a t i o n „am O r t e d e r W a h l",
d. h. handbreit unter dem Knie, wobei der Patient mit gebeugtem Knie auf der
druckgewohnten Tuberositas tibiae sich aufstützt (sog. „Kniegänger"), aber
auch einen tragfähigen Stumpf bekommen kann, welcher allerdings zur
Prothesenbewegung meist zu kurz ist und leicht aus der Prothese herausrutscht,
weshalb man heutzutage den kurzen Unterschenkelstumpf wohl nur bei irreparabler Kniebeugekontraktur ausführt, wenn man nicht hier den „hohen
G r i t t i" vorzieht; jedenfalls ist bei der hohen Unterschenkelamputation auf Erhaltung der Muskelansätze zu sehen und, falls dies möglich, dann die hohe
Unterschenkelamputation der Knieexartikulation vorzuziehen; kurze Unter-
schenkelstümpfe sind orthopädisch schlecht zu versorgen; man bilde sie möglichst 10, jedenfalls 6 cm lang; aber auch sehr lange Stümpfe sind gerade am
Unterschenkel nicht erwünscht, da — abgesehen von dem zu langen Hebelarm — Irritation der vorderen Schienbeinkante sowie Cyanose, Kälte und
Ödem am Stumpf droht; am besten setzt man nicht tiefer ab als an der Grenze
des mittleren und unteren Drittels; beste Absetzung ist also im mittleren Drittel
oder im unteren Teil des oberen Drittels. Beim Verband achte man auf gute
Unterpolsterung der Tibiavorderfläche und Vorziehen der Haut der Hinterseite
nach vorn mit Heftpflastertouren. Unterbinden bzw. Kürzen: A. tib. ant. und
N. peroneus prof. (außenseits neben der dicht unter der Haut liegenden medialen
Tibiafläche und M. tib. ant. in der Streckerloge vor dem Lig. interosseum),
N. peroneus superfic. (in der Peroneusloge), A. tib. post. und N. tib. (innenseits
in der Beugerloge unter den mächtigen oberflächlichen Beugern: Mm. soleus
und gastrocnemius und subfascial über dem M. tib. post.), in den unteren zwei
Dritteln auch die schwache A. peronea (unweit der A. tib. post. nahe der Fibula
an deren Rückfläche); epifascial V. saph. magna und N. saph. (innenseits)
sowie V. saph. parva und N. cut. surae lat. (hinten in der Mitte).

4. Absetzungen im Knie.

Indikationen: Vgl. Unter- und Oberschenkelamputation!

Methoden: 1. Exartikulatio cruris s. genus, d. h. Absetzung im Kniegelenk
m i t (wenn irgend möglich!) oder o h n e Erhaltung der Kniescheibe und mit Vernähung der Antagonisten, d. h. der Beuger und des Lig. patellae; sie ergibt gut
tragfähigen Stumpf, ist aber meist nicht angebracht, spez. nicht bei Hautmangel
(die großen Kondylenflächen verlangen eine umfangreiche Hautbedeckung und
einen unförmlichen Prothesenkorb; auch besteht wegen der notwendigen Länge
des vorderen Hautlappens Neigung zu Lappennekrose, bei welcher Knorpelnekrose und Einbuße der Tragfähigkeit droht) oder bei Erkrankung, spez.
Vereiterung des Kniegelenks, schließlich auch nicht bei Möglichkeit hoher
Unterschenkelamputation mit Erhaltung der Muskelansätze; in den ersteren
Fällen empfiehlt sich (außer der tiefen) evtl. auch die diakondyläre Oberschenkelamputation nach C a r d e n oder der „hohe G r i t t i", während der
Oberschenkelstumpf bei Absetzung im Knie allzulang ist).

2. Amputatio femoris supracondilica osteoplastica (nach G r i t t i 1857), d. h.
tiefe (suprakondyläre) Oberschenkelamputation mit Verpflanzung der an der
Hinterseite angefrischten Patella auf die Sägefläche des Oberschenkels (in

Nachbildung der osteoplastischen Fußamputation nach Pirogoff); sie ist die gewöhnliche Methode der Absetzung im Knie und hat den Vorteil bequemer Hautdeckung und guter Tragfähigkeit des Stumpfes bei richtiger und fester Aufheilung der Patella, ist aber nicht angebracht bei Infektion; der Neigung der Patella, sich dem Zuge des Quadriceps folgend vom Femurstumpf zurückzuziehen, wird am besten begegnet durch ziemlich hohe (metaphysäre) Femurabsetzung, leicht bogenförmige Absägung und periostale Naht der Patella bzw. ihres Ligaments am Oberschenkelperiost und -kapselrest oder an die Beugerstümpfe. Eine Modifikation der Grittischen Methode stellt dar die dia-kondyläre osteoplastische Oberschenkelamputation nach Ssabanejeff, d. h. mit Aufpflanzung eines senkrecht abgesetzten Stücks Tibiavorderfläche samt Tuberositas tibiae bzw. nach Djelitzyn, d. h. mit Aufpflanzung des schräg abgesetzten Tibia- und Fibulakopfs; diese Methoden sind nur möglich bei Intaktheit genannter Knochenteile, aseptischer Wundheilung und gutem Allgemeinzustand mit kräftiger Lappenernährung, haben aber den Vorteil druckgewohnter Stützfläche aus Tuberositas tibiae und deren Hautbedeckung sowie der Erhaltung der Muskelansätze des M. quadriceps fem. bzw. M. sartorius, gracilis, semitendinosus sowie semimembranosus und biceps fem.

Technik: Hautschnitt als Lappenschnitt mit ungleichen Lappen (damit die Narbe nicht auf die Stützfläche fällt), und zwar gewöhnlich mit großem vorderem Lappen von einem zum anderen Kondylenvorsprung bis unter die Tuberositas tibiae (also etwa 10 cm oder handbreit abwärts oder anders ausgedrückt [ähnlich wie am Ellenbogen] bei Halbbeugestellung von 135° in Verlängerung der Oberschenkelachse; bei Exarticulatio cruris und bei Modifikation nach Ssabanejeff bzw. Djelitzyn etwa drei Finger breit tiefer) und mit kleinerem Lappen (mindestens daumenbreit abwärts, jedenfalls nicht zu klein wegen der an der Gelenkbeuge starken Hautretraktion!). Unter Beugung des Knies Eingehen von vorn in das Kniegelenk unter der Patella quer durch das Lig. patellae, dann durch die Seiten- und Kreuzbänder, schließlich unter nahezu, aber nicht ganz Streckung des Knies durch die sämtlichen Weichteile der Kniekehle, worauf der Unterschenkel abfällt. Ablösen des Streckapparats aufwärts bis über die Kondylen. Während ein Assistent den abgelösten Hautlappen samt Streckapparat umgedreht nach oben hält und der Operateur die umgedrehte Patella mit großer Kompresse in der linken Faust faßt, mit den vier Fingern von der Hautseite her sie vordrängend und am Lig. patellae mit dem Daumen sie fixierend, wird die Patella mit dem Periostmesser umschnitten und ihre innere (überknorpelte oder Gelenk-) Fläche längs (und zwar eben oder leicht konkav) mit breitem Sägeblatt abgesägt. Dann wird der Oberschenkelknochen umschnitten und quer (und zwar ebenfalls eben oder leicht konvex) abgesägt, und zwar in der dem Durchmesser der Patellasägefläche in der Größe entsprechenden Metaphysenlinie, d. h. zwischen Epi- und Diaphyse, evtl. korrigierend nachgesägt, bis die Sägeflächen von Patella und Oberschenkel aufeinander passen, dann beide Sägeflächen aufeinander gestellt und die Patella bzw. ihr Ligament am Oberschenkelperiost und Kapselrest bzw. an den Beugerstümpfen hinten vernäht. Statt der Patella kann evtl. nach Wilms die Quadricepssehne auf den Knochenstumpf aufgesetzt werden. Empfehlenswert ist der „hohe" Gritti, wobei der Oberschenkel statt daumenbreit über der Gelenklinie) 6—8 cm oberhalb abgesetzt wird, so daß das Prothesengelenk in Höhe des ursprünglichen Kniegelenks kommt. Unterbinden: A. und V. poplitea (in der Mitte der Kniekehle, letztere oberflächlicher) sowie einige Aa. und Muskeläste. Kürzen: N. tib. (neben und oberflächlich von A. und V. popl.) und N. peroneus (lateral, etwas entfernt). Verband leicht andrückend mit gekreuzten Heftpflasterstreifen; Holz- oder Cramer- oder Gips-Schiene bei gestreckter Hüfte bis über d ese hinaus. Nach 4—6 Wochen kann in der Regel bereits die Behelfsprothese und nach weiteren 4—6 Wochen die endgültige Prothese beschafft werden; Trag- und Belastungsfähigkeit ist meist vorhanden, aber Tubersitz an der Prothese kaum zu entbehren.

5. Amputatio femoris.

Indikationen: Verletzung, Entzündung (spez. Tuberkulose und Vereiterung des Kniegelenks oder des Unterschenkels), Elephantiasis, Geschwülste,
Gangrän usw.

Lagerung: Patient liegt auf dem Rücken bis zum Tischrande vorgeschoben,
während das kranke Bein vollkommen überragt und das gesunde mit gebeugtem
Knie auf einem Schemel aufgestellt ist. Operateur steht bei Amputation des
rechten Beines rechts vom Patienten, bei der des linken zwischen beiden
Schenkeln oder links.

Technik: Hautschnitt entweder als Zirkelschnitt mit zwei Längsschnitten
innen und außen oder vorn und hinten oder besser (wegen Verlagerung der
Weichteilnarbe außerhalb der Stützfläche und wegen ungünstiger Sekretableitung!)
als Lappenschnitt, und zwar gewöhnlich mit großem vorderem und mit kleinerem
hinterem Lappen (der vordere Lappen soll mindestens die Länge des Glieddurchmessers haben!). Zurückpräparieren der Hautlappen. Durchtrennen der
Muskulatur, und zwar etwas höher oben als die der Hautlappenbasis, mit
Amputationsmesser in glattem Zirkelschnitt. Noch höher oben, während die
Weichteile kräftig zurückgehalten werden (vom Operateur mit Daumen und
mit den übrigen Fingern der linken Hand oder vom Assistenten mit Haken oder
mit zwei Bindenzügeln bzw. mit einer gespaltenen Kompresse oder mit Weichteilschützer oder unter senkrechter Elevation des Beins, wobei die Weichteile
ihrer Schwere zufolge zurückfallen), Umschneiden des Knochens zirkulär mit
dem Periostmesser und Durchsägen quer, dabei aber nicht senkrecht zur
Diaphysenlängsachse sondern zur Körperlängsachse. Evtl. Glätten der Knochenränder. Knochenversorgung am einfachsten nach Bunge-Hirsch, ausnahmsweise osteoplastisch nach Bier oder tendinoplastisch nach Wilms (d. h. mit
Aufsetzen der Quadricepssehne) oder mit Periostlappen nach Wullstein oder
wohl am besten mit Markhöhlenverbolzung nach Kirschner, auch als sog.
,,hoher Gritti" (d. h. mit Deckung durch die abgesägte Patella); bei sehr hoher
Oberschenkelamputation verzichtet man auf direkte Stumpfbelastung und
läßt den Patienten in seiner Prothese auf dem Sitzhöcker gewissermaßen sitzen,
sorgt aber durch möglichst langen Stumpf (wenigstens bis unter den Trochanter
minor) mit Erhaltung der Muskelansätze für möglichst allseitige und kräftige
Beweglichkeit; im übrigen ist auch ein kurzer Stumpf noch angängig, da er ja
nach Art der Hüftexartikulation versorgbar ist, nämlich mit Beckenkorb bzw.
-gurt neben Schultertraggurt und Tubersitz; kurze Stümpfe sind bis 6 cm
Länge noch brauchbar; besser sind längere Stümpfe mit Erhaltung der Muskelansätze, so daß die Prothese bewegt werden kann; am besten sind Oberschenkel-
stümpfe mit Länge bis $^2/_3$; sehr lange Stümpfe sind auch hier nicht zweckmäßig
— außer bei alten Leuten, welche sonst nicht gehen lernen; als tiefe Oberschenkelamputation empfahl man früher statt der Knieexartikulation, spez.
bei krankem Gelenk oder bei ungenügender Hautbedeckung, die diakondyläre
Oberschenkelamputation (nach Carden), welche einen gut tragfähigen Epi-
physenstumpf liefert, aber ebenso wie Knieexartikulation, einen allzu langen; am
Oberschenkel ist auch beliebt die subperiostale Amputation nach v. Bruns
(d. h. lineäre Amputation und Bildung seitlicher Haut-Muskel-Periostlappen
von vorderem und hinterem Schnitt bis auf den Knochen); schließlich wirkt
günstig die Vernähung der gegenüberliegenden Muskeln über dem Stumpf
durch versenkte Catgut- oder durchgreifende Silberdrahtnaht. Unterbinden
bzw. Kürzen: V. und A. fem. und N. saph. (innenseits neben dem M. sartorius
zwischen Streckern und Adductoren), ferner A. prof. fem. bzw. deren Verzweigungen und Muskelgefäße, schließlich den mächtigen N. ischiadicus (in der
Mitte der Hinterseite zwischen den Adductoren und Beugern hinter dem
M. biceps fem.) und seine A. und V. comitans, welche vor der Nervenversorgung
zu unterbinden sind; epifascial: V. saph. magna in 1—2 Stämmen (innenseits).
Holz- oder Cramer-Schiene oben oder außen bei gestreckter Hüfte (sonst
droht Hüftbeugecontractur!).

6. Exarticulatio femoris s. coxae.

a) Amputations-Resektionsmethode (nach Kocher) ist die Methode der Wahl in der Praxis, da schnell, leicht und blutsparend. Zunächst lineäre Absetzung durch einzeitigen Zirkelschnitt unter der Trochantergegend und Versorgung der Gefäße und Nerven (vgl. Amputatio femoris!), dann nach Abnahme der Blutleere (Achtertour um das Becken oder Spießfixation) Längsschnitt über dem Trochanter außen-hinten, oberhalb desselben beginnend (wie zur Hüftresektion nach v. Langenbeck). Während ein Assistent die Weichteile gut mit Haken auseinanderhält und der Operateur das Femur mit der Knochenfaßzange packt, wird der Kopf durch Schnitte dicht am Knochen ausgeschält unter abwechselndem Ein- und Auswärtsdrehen, am besten subperiostal (durch Knochenregeneration kann sich hierbei ein beweglicher Stummel bilden!), schließlich unter Hyperextension und Abduction das Lig. teres mit kräftiger Cooperscher Schere durchschnitten, worauf der Kopf schnalzend luxiert.

b) Exstirpationsmethode (nach Beck-Rose) d. h. unter Durchtrennung der Weichteile Schritt für Schritt (wie bei Tumorexstirpation) ist die Methode bei Erkrankung der Weichteile, z. B. bei malignem Tumor: Lappenschnitt (gewöhnlich vorderer und hinterer Lappen), und zwar von außen nach innen; dabei empfiehlt sich präliminare Unterbindung der Vasa il. ext. oder Momburgsche Blutleere, da sonst der Blutverlust trotz aller Vor- und Umsicht ein bedrohlicher ist.

c) Durchstich- (Transfixions-) Methode ist die Methode in früherer Zeit gewesen, als man ohne Narkose und Blutleere schnell operieren mußte: Lappenschnitt, und zwar von innen nach außen, indem man ein großes Amputationsmesser mit fußwärts gerichteter Schneide bei stark gestreckter Hüfte in der Mitte zwischen Darmbeinstachel und Trochanter major horizontal auf den Schenkelhals einstach, unter Senken des Messergriffs die Vorderfläche des Oberschenkels aufsuchte, nahe am Damm vor dem Sitzknorren ausstach und schräg nach oben-distal einen etwa 20 cm langen, also bis zur Grenze des oberen und mittleren Drittels des Oberschenkels reichenden Lappen ausschnitt, erst vorn, dann hinten, während ein Assistent die Gefäße im oberen Lappen digital komprimierte (jetzt besser in Momburgscher Blutleere!).

Anmerkung. Exarticulatio interilio-abdominalis, d. h. Absetzung des Beines samt zugehöriger Beckenhälfte a) ganz, d. h. in der Symphyse und in der Articulatio sacro-iliaca, oder b) besser (mit Erhaltung des Bauchmuskelansatzes und des Diaphragma pelvis!) größtenteils, d. h. im Bereich des Scham- bzw. Sitzbeins und der Beckenschaufel vor der Kreuzdarmbeinfuge; angezeigt nur bei bösartigem Tumor an Becken-Oberschenkel, soweit man sich nicht auf die Strahlenbehandlung beschränken will; Mortalität (an Shock durch Blutverlust) gewaltig; es empfiehlt sich Momburgsche Blutleere; die eingreifende Operation bleibt dem Facharzte im Krankenhaus vorbehalten.

3. Abschnitt: Gelenkresektionen.

A. Allgemeines.

Definition: Resektion ist die teilweise Entfernung eines erkrankten Organteils unter Aneinanderfügen der geschaffenen Wundflächen, wobei also das Ganze erhalten bleibt. Die Resektion kann sein: a) Kontinuitäts- oder Knochenresektion, d. h. Entfernung von Teilen in der Kontinuität, oder b) Kontiguitäts- oder Gelenkresektion, d. h. Entfernung von Gelenkkörpern bzw. deren Teilen samt erkrankter Synovialmembran.

Formen und Indikationen der Gelenkoperationen:

1. Arthrotomie ist die einfache Eröffnung des Gelenks, z. B. zur Entfernung von Fremdkörpern oder von dislozierten Gelenkteilen (Kniemeniscus, Gelenkmaus usw.) sowie zur Eiterentleerung.

2. Gelenkresektion ist die ausgedehnte Freilegung des Gelenks mit Entfernung der Gelenkteile, und zwar a) teilweise: Teil- (Partial-) oder atypische Resektion oder Arthrektomie, und zwar: A. ossalis + synovialis oder A. ossalis oder A. synovialis s. Synovektomie; b) totale: Totalresektion, und zwar Entfernung der Knorpel-Knochenenden und Gelenkkapsel.

Die Gelenkresektion wurde früher meist in Form der totalen Ausrottung des ganzen Gelenks vorgenommen; heutzutage ist man konservativ, d. h. individualisierend-atypisch in Form der teilweisen Entfernung der Gelenkteile, und zwar je nach Art und Ausdehnung der Krankheit. Indikationen: Schwere Verletzung, spez. Schuß mit Gelenkendenzertrümmerung, habituelle, angeborene und veraltete Luxation (falls sie irreponibel ist und Funktionsstörungen bedingt!), Tuberkulose der Kapsel oder Knochenenden (falls die konservative Therapie versagt und falls Gliedabsetzung nicht angezeigt ist; letztere dagegen z. B. bei alten Leuten!), Geschwülste der Knochenenden (selten!), Vereiterung des Gelenks (hier erfolgt die Schnittführung vom Gesichtspunkt glatter Wundverhältnisse und guter Dränage, daher evtl. nach hinten und die Wundbehandlung offen; bei bedrohlicher Allgemeininfektion akuter oder chronischer Art ist die Gliedabsetzung vorzuziehen, und zwar nicht zu spät, vgl. Infektionskrankheiten!), schlecht stehende Ankylosen (hier zur Stellungsverbesserung als sog. „orthopädische Resektion").

Anmerkung 1. Arthrodese (Albert 1878) ist Gelenkresektion mit Entfernung des Gelenkknorpels und z. T. -knochens in Form breiter Wundflächen zwecks künstlicher Versteifung des Gelenks, z. B. bei Schlottergelenk nach Arthritis deformans, neuropathischer Arthropathie, Gliederlähmung (s. u.).

Anmerkung 2. Arthrolyse oder Gelenkmobilisation (Murphy, Lexer, Payr u. a.) ist Gelenkresektion mit künstlicher Neubildung des Gelenks, z. B. bei Ankylose nach penetrierender Verletzung, Gelenkfraktur, gonorrhoischer und eitriger Infektion (s. u.).

Instrumentarium (Mehrzahl angegeben von v. Langenbeck):
1. Resektions- oder Periostmesser, d. h. kräftiges Messer mit handfestem Stiel, kurzer Klinge und dickem Rücken.
2. Resektionsschere, d. h. kräftige Coopersche Schere.
3. Resektionspinzette, d. h. kräftige Krallenpinzette.
4. Raspatorium: gerade und gekrümmt.
5. Elevatorium: gerade und gekrümmt.
6. Knochenschere nach Liston.
7. Knochenmeißelzange nach Lüer.
8. Knochenfaßzange nach v. Langenbeck.
9. Knochenhaken nach v. Langenbeck, d. h. kräftiger, einzinkiger, scharfer Haken.
10. Resektionshaken nach v. Langenbeck, d. h. breiter und langer, stumpfer Haken mit rechtwinklig abgebogenem Blatt.
11. Scharfe Löffel verschiedener Größe.
12. Hammer und Meißel; diese teils flach, teils hohl.
13. Sägen, spez. Stich-, Blatt-, Bogen- und Kettensäge (letztere am besten als Drahtsäge nach Gigli: aus dünnem gerieftem Stahldraht mit zwei Ösen und Handgriffen; dazu Führungssonde vgl. Operationslehre, Trepanation!).

Allgemeine Technik: Hauptregeln: 1. Frühzeitig operieren (ehe der Prozeß zu weit vorgeschritten ist oder irreparable Folgen, spez. Muskelatrophie, Kontraktur und Allgemeinerkrankungen gesetzt hat!), 2. gründlich, spez. bei Tuberkulose und 3. schonend operieren (möglichst ohne Nebenverletzungen an Muskeln, Gefäßen und Nerven sowie ohne Schädigung des Gelenks und der Epiphysenzone, spez. ohne Verkürzung, Wachstumschädigung bei Jugendlichen, Beweglichkeitsbehinderung!).

Anästhetik: In der Regel Narkose, an den unteren Gliedmaßen (spez. bei Altersschwäche und Tuberkulose) auch Lumbalanästhesie, sonst evtl. Lokal-, Leitungs- oder Venenanästhesie.

Blutleere kann in der Regel entbehrt werden; sie hat den Vorteil besserer Übersicht (z. B. bei Tuberkulose oder Geschwulst), aber den Nachteil der Gefahr von Nachblutung und Nervenschädigung.

Assistenz: Einer an der Wunde und ein zweiter zum Halten und Bewegen der Gliedmaße (spez. bei Hüft- und Schulterresektion).

Die Operation besteht in drei Akten: 1. Schnitt durch Haut und Weichteile, 2. Eröffnung des Gelenks und 3. Entfernung der erkrankten Gelenkteile. Hautschnitt soll 1. das Gelenk übersichtlich freilegen und 2. Nebenverletzungen an Muskeln, Gefäßen und Nerven vermeiden; daher in der Regel längs, nur ausnahmsweise zwecks besserer Übersicht und Zugänglichkeit (z. B. an Knie- und Fußgelenk) quer, und zwar in der Regel streckseits (v. Langenbeck) und in den Muskelinterstitien. Weichteile werden, wenn möglich, spez. bei Verletzungen, subperiostal und subkapsulär (v. Langenbeck-Ollier) abgelöst mit dem Resektionsmesser (in skelettierenden, d. h. dicht nebeneinander und senkrecht auf den Knochen aufgesetzten Längsschnitten) und weiter mit dem Raspatorium und Elevatorium, evtl. subcortical (König), d. h. unter Mitnehmen der oberflächlichen Corticalis als der osteoplastischen Cambiumschicht mittels feinen scharfen Meißels oder evtl. unter Abmeißeln und später Wiederannageln der als Muskelhaltestellen dienenden Knochenvorsprünge der Apophysen (z. B. an Olecranon, Trochanter und Tuberositas tibiae) mittels breiten Meißels. Kranke Gelenkteile sind gründlich zu entfernen: Weichteile mit Resektionsmesser bzw. -schere und -pinzette, Knochen durch Absägen der Gelenkenden bzw. Auslöffeln oder Ausmeißeln von Einzelherden; evtl. läßt sich der kranke Synovialsack geschlossen exstirpieren wie ein maligner Tumor („extrakapsuläre Resektion" nach Bardenheuer); bei Jugendlichen ist die Wachstumszone möglichst zu schonen. Wiedervernähen der abgetrennten Kapsel-, Muskel-, Sehnen- und Apophysenteile; evtl. anschließend Sehnenverlängerung oder (z. B. an der Hand) -verkürzung. Exakte Blutstillung. Bei Tuberkulose ist Jodoformpulver einzustreuen (vorsichtig, sonst Jodoformintoxikation!) und Allgemeinbehandlung zur Verhütung des Rezidivs anzuschließen (Röntgen- und Höhensonnenbestrahlung, Seeklima usw.). Hautnaht, evtl. mit Dränage; bei Infektion, spez. bei fistelnder Tuberkulose und bei eitriger Entzündung Tamponade mit Sekundärnaht. Fisteln sind vorher auszuschneiden bzw. auszukratzen oder zu desinfizieren mit Paquelin und Jodtinkturpinselung.

Im übrigen richtet sich die Behandlung nach dem gewünschten Ziel; insbesondere gilt folgendes:

a) Bei gewünschter Versteifung (Ziel ist solide Ankylose; jedenfalls kein Schlottergelenk, spez. an der unteren Gliedmaße, z. B. am Fuß): Anfrischen der beiden Gelenkenden in Form der Entknorpelung meist breit und eben, evtl. zum besseren Halt treppenstufenförmig, evtl. mit Catgutnaht des Periost, aber nur ausnahmsweise (bei Neigung zu fehlerhafter Stellung) mit Naht, Nagel oder Bolzen, und zwar am besten mit freier Knochenverpflanzung autoplastisch; anschließend immobilisierender Verband: Schiene (spez. an der oberen Gliedmaße), sowie Gips- oder Streckverband in gewünschter, d. h. gebrauchsgünstigster Stellung; später Tutor (z. B. am Knie gegen Beugekontraktur).

b) Bei gewünschter Beweglichkeit (Nearthrose oder Mobilisation oder Arthroplastik): Voraussetzung ist völlige Ausheilung der Grundkrankheit (Eiterung und auch Fistelung muß mindestens ¼—1 Jahr abgeschlossen sein!) und gute Beschaffenheit des Bewegungsapparats, außerdem energischer Wille und kräftiges Jugend- bzw. Mannesalter (hohes und frühkindliches Alter oder Unfallneurose sowie Fisteln, Geschwüre oder Infiltrate bzw. latente Infektion und Muskelschwäche bzw. -verwachsung u. dgl. sind Gegenanzeige!). Evtl. Vorbehandlung (Bäder, Massage, Elektrizität, Übungen) und Voroperation (Fistelexcision, Fremdkörper- und Sequesterentfernung, Haut-, Muskel- oder Sehnenplastik, Kniescheibenunterfütterung usw.). Haut- und Weichteildurchtrennung sei besonders schonend, Narbenexstirpation gründlich,

Herrichtung der Gelenkflächen durch Knochenabtragung entsprechend der anatomisch-funktionellen Norm mit Gruben, Vorsprüngen, Führungslinien usw., sowie genau axial, schließlich möglichst sparsam. Das Wiederverwachsen der neugebildeten Gelenkenden wird verhütet durch Abfeilen der Knochenwundflächen (Poliermethode) oder sicherer durch Zwischenlagerung von freien oder besser gestielten Fascien-, Fett-, Muskel-, Periostlappen über einem oder beiden Gelenkenden (Interpositionsmethode), außerdem durch Klaffenderhalten des Gelenkspalts mittels Streckverbands od. dgl. und durch frühzeitige (nach 2—3 Wochen) und sorgfältige medikomechanische Nachbehandlung mit Bädern, Heißluft, Massage, Elektrizität, aktiven, passiven und Apparatübungen, Fibrolysin usw.; in der ersten Zeit ist ein entlastender Schienenhülsenapparat (nach Hessing) angezeigt. Erfolge sind, namentlich am Ellenbogen und Unterkiefer, vorzügliche. Zu vermeiden ist allerdings, namentlich am Bein, spez. Knie Schlottergelenk.

Transplantation ganzer Gelenke vom Patienten selbst (z. B. Daumenersatz durch benachbarten Zeigefinger samt Grundgelenk) oder von Amputierten, weniger gut von Leichen oder Affen, ist vereinzelt gelungen (Lexer u. a.), aber unsicher.

Anmerkung: Beste Gelenkstellung ist an der Schulter mäßige Abduktion, leichte Vorwärtsneigung und Drehmittelstellung, am Ellenbogen recht- (manchmal auch etwas spitz- oder stumpf-) winklige Beugung und leichte Einwärtsdrehung, an der Hand leichte Dorsalflexion, an den Fingern leichte bis mäßige Beugung, an der Hüfte geringe Beugung, leichte Abspreizung und Drehmittelstellung, am Knie nahezu Streckung, am Fuß rechtwinklige Stellung, an den Zehen Streckstellung.

B. Spezielles.

1. Resectio digiti.

Indikationen (im ganzen selten außer am Daumen, da sonst ein versteifter Finger wenig Wert hat und meist später zur Gliedabsetzung kommt): Eiterung, Tuberkulose, dislozierter Gelenkbruch, irreponible Luxation, schlecht stehende Ankylose und evtl. auch Ankylose als solche (Gelenkmobilisation).

Technik: Längsschnitt dorso-lateral, d. h. streckseits seitlich neben der Strecksehne, ausnahmsweise beiderseits (dagegen nicht volar wegen Beugesehnen, Gefäßen und Nerven; außerdem wegen Greiffläche!). Abtrennen der Weichteile nach beiden Seiten, und zwar bei Kapselerkrankung extrakapsulär, sonst subperiostal und subkapsulär, jedenfalls unter Schonung der Sehne und Sehnenscheide (bei deren Eröffnung droht Infektion!). Beiseiteziehen der Strecksehne, evtl. unter Durchtrennen und Wiedervernähen der seitlichen Haltebänder. Entfernen der erkrankten Gelenkenden mit Knochenschere, Meißel oder Draht- oder besser feiner Laubsäge (bei Kindern cave Wachstumszone!) und der Kapsel. Bei beabsichtigter Gelenkmobilisation Interposition eines gestielten Sehnenscheidenlappens oder eines freien Fett- oder Fascienlappens. Fingerstreckverband oder Schiene.

2. Resectio manus.

Indikationen: Fast ausschließlich Tuberkulose, selten Trauma (spez. Schuß) und akute Eiterung, ferner Schlottergelenk nach Lähmung oder nach ausgedehnter Resektion (Arthrodese) und schließlich Ankylose nach Trauma oder nach Gonorrhoe (Gelenkmobilisation; für besondere Fälle, z. B. bei Musikern usw.).

Technik: Soweit nicht, z. B. bei Fistelung, besondere Schnittführung angezeigt ist, empfiehlt sich spez. für Tuberkulose der dorso-radiale, evtl. der dorso-ulnare oder beide Schnitte kombiniert, im übrigen je nach der Lokalisation des Krankheitsherds (dagegen nicht der volare wegen dicker Weichteile: Beugesehnen, Gefäße und Nerven!).

a) Dorso-radialer Schnitt nach v. Langenbeck: Bei leichter Flexion und Ulnarabduction der auf einem Seitentischchen proniert aufgelegten Hand 10 cm langer Längsschnitt streckseits von der Mitte des gut fühlbaren ulnaren Randes des 2. Metacarpus aufwärts über die Mitte der unteren Radiusepiphyse bis drei Fingerbreit oberhalb der Handgelenklinie, welche zwischen den beiden Griffelfortsätzen von Radius und Ulna in leicht proximal-konvexem Bogen verläuft. (Zu schonen sind A. radialis in der Tabatière zwischen den Sehnen des M. ext. hall. longus und denen des M. ext. hall. brevis und abductor zum Spatium intermetacarpale 1—2) und N. rad. R. superfic. (schräg darüber zu Daumen und Zeigefinger). Eingehen zwischen den Sehnen des M. ext. digit. comm. (ulnar) und des M. ext. carpi. rad. longus und brevis (radial). Unter Eröffnen der Sehnenscheide wird die spitzwinklig kreuzende Sehne des M. ext. poll. longus, dessen Muskelbauch zur Orientierung dient, mit stumpfem Haken radialwärts verzogen und die Strecksehnen des 2. und 5. Fingers ulnarwärts. Spalten des Lig. carpi dorsale längs. Ablösen mit Elevatorium und evtl. Meißel: Mm. ext. carpi rad. longus und brevis, welche sich am 2. und 3. Metacarpus ansetzen, sowie radialwärts Verziehen derselben. Ulnar davon Eingehen auf den Knochen und beiderseits mit skelettierenden Längsschnitten vorgehen, bis die beiden Griffelfortsätze erscheinen; Kapsel quer eröffnen. Unter Schonung der Seitenbänder sowie der volaren Gebilde und unter starker Volarflexion der Hand Entfernen der erkrankten Knochen und Kapsel. Evtl. verfahre man extrakapsulär. Am Vorderarm wird abgesägt, am besten mit dorso-volarer und radio-ulnarer Krümmung unter möglichster Schonung des Radioulnargelenks (Pro- und Supination!) und bei Jugendlichen der Wachstumszone; man reseziere an beiden Vorderarmknochen, und zwar gleichmäßig (sonst droht Stellungsanomalie!). An der Handwurzel lassen sich die kranken Herde evtl. mit Meißel oder scharfem Löffel im ganzen entfernen, sonst die einzelnen Knochen unter Packen mit Knochenfaßzange durch Messer bzw. Schere und Elevatorium, am besten zuerst das Kahnbein, dann die anderen Knochen der ersten Handwurzelreihe, am Hakenbein unter Abkneifen des Hakenfortsatzes mit der Knochenzange (cave N. uln. r. prof.!); zu erhalten sind meist großes Vieleck- und Erbsenbein (ersteres wegen der Daumenartikulation!) und Muskelansätze (spez. M. flexor carpi ulnaris am Erbsenbein!); isoliert ist das Metacarpocarpalgelenk am Daumen (cave Gelenk zwischen großem Vieleckbein und Zeigefingermetacarpus!). Evtl. (spez. bei Gelenkmobilisation) Verkürzen der Strecksehnen durch Resektion oder Knotenschlagen. Volare Gipsschiene bis zu den Metacarpophalangealgelenken in mäßiger Dorsalflexion der Hand für etwa 3—4 Wochen; frühzeitig Fingerbewegungen.

b) Dorso-ulnarer Schnitt nach Kocher. Bei leichter Flexion und Radialabduktion der auf einem Seitentisch proniert aufgelegten Hand ca. 10 cm langer Längsschnitt streckseits von der Mitte des radialen Randes des 5. Metacarpus aufwärts bis einige Fingerbreit oberhalb der Handgelenkslinie; zu schonen ist beim weiteren Vorgehen der Ramus dorsalis n. uln.

3. Resectio cubiti.

Indikationen: Verletzung (spez. Schuß), Eiterung, Tuberkulose, irreponible und veraltete Luxation, Ankylose nach Trauma (spez. Gelenkfraktur, veraltete Luxation und Verletzung) und nach Gonorrhoe (Gelenkmobilisation).

Technik: **a) Hinterer Längsschnitt** nach v. Langenbeck: Arm wird vom zweiten Assistenten mit je einer Hand an Ober- und Unterarm gehalten in mittlerer Beugung über die Brust des Kranken mit Streckseite aufwärts dem Operateur zu, welcher auf der kranken Seite steht. Längsschnitt 10 cm lang streckseits ungefähr in der Mitte beginnend drei Fingerbreit unter der Olekranonspitze auf der Ulnakante, dann aufwärts über das Olekranon und endigend drei fingerbreit über dem Olekranon, hier mit steilgestelltem Messer in einem Zug mitten durch Tricepssehne und -muskel in die Fossa olecrani. Unter Einsetzen scharfer Haken Abschälen der Weichteile beiderseits mit

dicht nebeneinandergestellten, senkrecht auf den Knochen gerichteten Längsschnitten und mit Elevatorium, und zwar lateral bis zum Epicondylus lateralis,
dabei Capitulum humeri, Radiusköpfchen, Lig. annulare und Radioulnargelenk freilegend, und dann nach Zurückbringen der lateralen Weichteile
medial bis zum Epicondylus med., dabei evtl. denselben samt Ansatz der Hand-
und Fingerflexoren subcortical abmeißelnd und den als derben Strang fühlbaren und in seiner Rinne eingebetteten N. ulnaris mit den Weichteilen ab-
hebelnd (N. uln. kommt dabei in der Regel nicht zu Gesicht; nur bei ausgedehnter paraartikulärer Tuberkulose empfiehlt sich seine Aufsuchung!).
Durchtrennen der beiden Seitenbänder. Unter maximal-spitzwinkliger Beugung
Herausluxieren des Humerus. Abtragen der erkrankten Knochen (am besten
mit Bogensäge und Meißel bogenförmig nach Helferich unter Nachbildung
der normalen Gelenkformen, d. h. am Oberarm konvex mit Fossa olecrani
und mit Führungsrinne und am Unterarm konkav mit hakenförmigem Ole-
kranonfortsatz hinten; cave Schlottergelenk und bei Jugendlichen auch
Wachstumsstörung durch zu ausgiebige Resektion!) sowie der Kapsel. Schiene
meist in recht- bis stumpfwinkliger Beuge- und in Rotationsmittelstellung.
    b) Lateraler Angel- oder Hakenschnitt nach Kocher mit Erhaltung des
M. anconaeus (Kapselspanner!) und mit Trennung zwischen den vom N. rad.
versorgten Muskeln (Mm. brachio-rad., ext. carpi rad. longus, triceps und
anconaeus) und den vom N. rad. Ramus prof. versorgten Muskeln (Mm. ext.
carpi rad. brevis und ext. carpi uln.): Schnitt lateral, beginnend 3—5 cm über
der Gelenklinie an der lateralen Humeruskante zwischen M. triceps und
M. brachioradialis, dann zwischen M. anconaeus und Extensoren zum Radiusköpfchen bogenförmig auf die Ulnakante und schließlich aufwärts bis 3—5 cm
unter das Olekranon. Die untersten, an der Ulna verlaufenden Fasern des
M. anconaeus werden durchschnitten. Ablösen (wenn möglich subperiostal oder
subcortical) des ganzen, die Mm. triceps und anconaeus enthaltenden Strecker-
lappens auf der medialen Seite wie eine Kappe über das Olekranon.
    Bei Mobilisation empfiehlt sich hinterer Längsschnitt oder lateraler
Hakenschnitt und evtl. medialer Längsschnitt über dem Epicondylus med.,
Erhaltung des Streckapparats mit Z-förmiger Durchtrennung und Wiedervereinigung der Tricepssehne, sorgfältige Nachbildung der Gelenkformen,
Interposition von gestieltem Muskellappen vom lateralen Tricepsanteil längs
abgespalten mit Stiel in Gelenkhöhe nach Helferich oder gestielte bzw.
freie Fett- oder Fascientransplantation und entsprechende Nachbehandlung
(nach 5—8 Tagen Stellungswechsel und Bewegungsübungen im Sinne der
Beugung, Streckung und Drehung).

4. Resectio humeri.

    Indikationen: Verletzung (spez. Schuß), Eiterung, Tuberkulose, habi-
tuelle und veraltete Luxation, Ankylose, paralytisches u. a. Schlottergelenk.
    Technik: **a) Von vorn:** Lagerung auf dem Rücken mit der kranken Schulter
am Tischrand auf Kissen bei leichter Abspreizung. Vertikaler Längsschnitt
nach v. Langenbeck oder besser Schrägschnitt nach Hueter-Ollier 10 cm
lang am Vorderrand des Deltamuskels zwischen diesem und dem großen Brustmuskel vom Rabenschnabelfortsatz etwas auswärts der Schlüsselbeinmitte
schräg nach unten-außen. Eingehen auf das Gelenk zwischen den mit großen,
stumpfen Haken auseinandergezogenen M. delt. (lateral die obersten Fasern
an der Clavicula werden durchschnitten; Unterbindung eines Astes der
A. thoraco-acromialis) und M. pect. major samt V. cephalica (medial). Bei
leichter Innenrotation Eröffnen der Scheide der langen Bicepssehne unter
dem Proc. coracoideus auf Hohlsonde bis hoch hinauf ins sehnige Dach des
Schultergelenks zur Tuberositas supraglenoidalis, Aufladen auf einen stumpfen
Haken und damit median Verziehen. Ablösen der Weichteile nach beiden
Seiten mit typischen Resektionsschnitten längs parallel und neben der Furche
der langen Bicepssehne (Sulcus intertubercularis) vom Knochen, am besten

subperiostal und subcapsulär, und zwar unter Auswärtsrotieren vom Tuberculum minus die Adductoren und Einwärtsroller: Mm. subscap., teres major und latissimus dorsi und unter Einwärtsrotieren vom Tuberculum majus die Abductoren und Auswärtsroller: Mm. supra- und infraspinatus und teres minor; muß der Kopf bis unter den chirurgischen Hals freigelegt werden, cave N. axillaris samt A. circumflexa humeri. Kopf wird herausluxiert. Unter Adduction und Aufwärtsstoßen Resektion von Kopf (unter Fixation durch Knochenfaßzange; mit Bogen-, Stich- oder Drahtsäge) und Pfanne (mit Messer und Pinzette, evtl. mit Hohlmeißel oder Löffel) sowie der Kapsel. Bei Mobilisation Interposition freier oder besser gestielter Fascien-, Fett- oder Muskellappen (M. delt., pect. major). Triangel oder Streckverband in starker Abduktion.

b) Von hinten (spez. bei diffuser Gelenk- oder bei Pfannenerkrankung): Lagerung auf der gesunden Seite. Hautschnitt nach Kocher 10—15 cm lang vom Akromioclaviculargelenk entlang der Schultergräte nach hinten-unten bis zu deren Mitte und von da bogenförmig nach unten-außen bis nahe zur hinteren Achselfalte, oben gleich eindringend ins Akromioclaviculargelenk und ablösend dem Trapezmuskelansatz vom oberen Rand der Schultergräte. Mit dem untergeschobenen Daumen Abheben des unteren Deltamuskelrandes stumpf von der Unterlage (Mm. infraspinatus und teres minor) und Abtragen der untersten Fasern nahe dem Ursprung. Nach stumpfem Abschieben der Ränder der Mm. supra- und infraspinatus Durchmeißeln oder Durchsägen der Schultergräte in deren Mitte schräg in der Richtung des Scapulahalses nach vorherigem Anlegen von Bohrlöchern zwecks späterer Drahtnaht, falls nicht periostale Vernähung genügt (cave N. suprascapularis, welcher hinter der Spina von der Fossa supra- in die Fossa infraspinata tritt). Abziehen des akromialen Teiles der Schultergräte samt Deltamuskel kappenartig über den Oberarmkopf abwärts mit beiden Daumen. Verband wie bei a).

5. Resectio digiti pedis.

Indikationen: Sehr selten, z. B. bei Gelenkeiterung; dagegen nicht bei Hallux valgus (Gangstörung!) und nur ausnahmsweise (d. h. im Falle von Ankylose) bei Hammerzehe.

Technik: Wie Fingergelenke von ein oder zwei dorso-lateralen Längsschnitten.

6. Resectio pedis.

Indikationen: Verletzung, Schuß, Vereiterung, Tuberkulose (hierbei erkrankt meist das obere, oft zugleich auch das untere Sprunggelenk, nicht selten das Sprung-Kahnbein-Gelenk und die benachbarten kleinen Gelenke; fast stets die vordere, seltener die hintere Gelenkkapsel); ähnliches Vorgehen wie bei der Fußresektion ist angezeigt bei der Talusexstirpation wegen Tuberkulose, Zertrümmerungsfraktur oder Luxation mit drohender Hautgangrän sowie bei der Keilresektion des Klumpfußes.

Technik: Je nach Krankheit und deren Ausdehnung kommen verschiedene Resektionsmethoden in Betracht, vor allem folgende:

a) Lateraler Hakenschnitt nach Kocher-Lauenstein (schonend und zugleich übersichtlich). Lagerung: Auf die gesunde Seite; Fuß innen rotiert und adduciert über Holzklotz. Außenseits langer Hakenschnitt etwa 1 cm hinter dem Wadenbein, beginnend 10 cm oberhalb der äußeren Knöchelspitze, dann um diese hinten-unten herum und etwas aufwärts endigend am Fußrücken daumenbreit vor der äußeren Knöchelspitze am Sprung-Fersenbein-Gelenk zur Sehne des M. peroneus tertius (unter Schonung hinten des N. saph. ext. und der V. saph. parva und vorn des N. peroneus superfic). In ganzer Länge des Hautschnitts Sehnenscheide des M. peroneus longus und brevis eröffnen sowie Peroneussehnen entweder herausheben und beiseiteziehen oder durchtrennen nach vorherigem Anschlingen zwecks nachheriger

Wiedervereinigung. Eingehen auf den äußeren Knöchel (wenn möglich subperiostal und subcapsulär, bei Kapselerkrankung extrakapsulär) mit skelettierenden Längsschnitten und Abschieben der Weichteile nach vorn und
hinten mit Raspatorium, Elevatorium und scharfen Haken. Eröffnen des Gelenks mit Querschnitt durch Kapsel und Bänder außen zwischen äußerem
Knöchel und Fußwurzel, dann vorn und hinten, dagegen innen möglichst
nicht (cave dort Flexorensehnen und Gefäßnervenstrang!). Herausluxieren
des Fußes durch Umbiegen nach innen über den inneren Knöchel als Hypomochlion (ohne ihn abzuknicken), so daß die Fußsohle nach oben (zum Damm)
sieht. Resektion des Talocrural-, evtl. auch des Talofibular- und sonstiger
Tarsalgelenke; evtl. Exstirpation des Talus (wobei eine gewisse Beweglichkeit durch Artikulation von Malleolengabel und Calcaneus verbleiben kann).
Schiene oder besser Gipsverband in rechtwinkliger Stellung des Fußes. Später
Scarpascher, d. h. hoher Schnürschuh mit Innen- und Außenschiene.

b) Beiderseitiger Längsschnitt mit innerem Ankerschnitt nach v. Langenbeck (schonend, spez. angezeigt bei Querschuß mit Verletzung beider Knöchel
und bei schlecht geheiltem Knöchelbruch): Innenseits leicht bogenförmiger
Querschnitt unter dem inneren Knöchel mit senkrecht in dessen Mitte aufgesetztem Längsschnitt dicht hinter dem inneren Knöchel (Ankerschnitt) und außenseits Hakenschnitt hinter dem äußeren Knöchel, wie bei a; darauf Resektion
der beiden Knöchel subperiostal und Absägen des Talus, nachdem das zunächst
ausgespannte Blatt einer Bogensäge unter den Weichteilen durchgeführt
und dann wieder eingespannt ist.

c) Doppelter vorderer Seitenschnitt nach König: Am Vorderrand des inneren
und äußeren Knöchels beiderseits neben den Strecksehnen je ein Längsschnitt
von 3—4 cm oberhalb der Gelenklinie bis zum Chopartschen Gelenk; darauf
Eingehen auf die Fußwurzel unter Abheben der dazwischenliegenden Weichteilbrücke mit stumpfen Haken nach aufwärts.

d) Lappenquerschnitt nach Hueter-Heidenhain (zwar verletzend:
Streckensehnen, A. tib. ant. und N. peroneus superfic. und prof.; aber guten
Zugang gewährend zu oberem und unterem Sprunggelenk, Talus und sämtlichen Fußwurzelgelenken; daher angezeigt spez. bei Tuberkulose sowie überhaupt bei beabsichtigter Fußversteifung): Großer, abgerundet-viereckiger Hautlappen dorsal von beiden Knöchelspitzen nach abwärts, evtl. bis zur Mittel-
fußmitte. Durchschneiden der Dorsalsehnen etwas höher oben, evtl., spez.
am M. tib. ant. bajonettförmig zwecks bequemer Wiedervereinigung. Unterbinden der A. tib. ant. Sorgfältige Schonung der A. tib. post. Resektion der
erkrankten Gelenke. Wiedervereinigung der Strecksehnen bei Dorsalflexion
des Fußes und Hyperextension der Zehen, welche auch im Verband längere
Zeit einzuhalten ist.

Anmerkung 1. Tarsektomia totalis oder osteoplastische Fußresektion nach
Wladimiroff-Mikulicz. Indikation (statt Pirogoff): Bei ausgedehnter
Erkrankung, spez. Schuß und Zertrümmerung der Fußwurzel, Sarcoma calcanei,
evtl. auch Pes equinovarus paralyticus und Beinverkürzung. Prinzip: Entfernt wird die ganze Fußwurzel zwischen Unterschenkelknochen und Vorderfuß unter Erhaltung einer dorsalen Weichteilbrücke samt A. dorsalis pedis,
sowie des gesunden Vorderfußes und unter Vermeidung der Gliedverkürzung.
Technik: In Bauchlage Schnitt quer oben daumenbreit oberhalb der Knöchel
durch die ganzen Weichteile samt Achillessehne und unten steigbügelartig durch
die Fußsohle in der durch die Krankheit gegebenen Höhe sowie beiderseits
schräg von den Knöcheln zu den seitlichen Fußflächen. Unter sorgfältigem
Hochhalten der zu schonenden dorsalen Weichteile samt Strecksehnen und
A. tib. ant. in Dorsalflexion des Fußes Eindringen ins Fußgelenk von hinten
und Resektion oben der Unterschenkelknochen quer und unten (je nach Erkrankung) an Würfel-Kahnbein oder an Keilbein-Kahnbein oder an den Metatarsi senkrecht. Aufeinanderstellen der Sägeflächen und parostale Nähte.
Patient geht mit starkem Spitzfuß auf den stark dorsalflektierten Zehen,

also als „Zehengänger" statt als „Sohlengänger" („künstlicher Stelz- oder Pferdefuß, axiale Vorschuhung, umgekehrter Pirogoff").

Anmerkung 2. Resectio tarso-metatarsea (bei Tuberkulose): Von zwei seitlichen Längsschnitten oder evtl. von dorsalem Lappenschnitt (wie bei Fußresektion nach Hueter-Heidenhain) oder nach Witzel-Hoffmann s. o.).

Anmerkung 3. Excisio tali (bei Tuberkulose, Klumpfuß, irreponibler Luxation): Von leicht bogenförmigem Schnitt außen vor dem äußeren Knöchel bis zur Tuberositas ossis metatarsi 5 in forcierter Adduction.

Anmerkung 4. Excisio calcanei: Von Querschnitt um die Ferse oberhalb der Sohle hinten herum (sporenartig) von der Tuberositas ossis metatarsi 5 außen bis zur Achillessehne innen mit aufgesetztem Längsschnitt.

Anmerkung 5. Excisio ossis navicularis (bei Tuberkulose und Plattfuß): von Längsschnitt neben dem M. ext. hallucis longus.

7. Resectio genus.

Indikationen: Verfahren a) bei Totalresektion, also wegen schwerer Eiterung, Tuberkulose und Arthritis deformans, schlecht stehender Ankylose, paralytischem Schlottergelenk (Arthrodese) und evtl. Ankylose (Gelenkmobilisation). Verfahren b) und c) bei Teilresektion sowie bei Gelenkmobilisation und evtl. auch bei ausgedehnter Arthrektomie wegen Gelenkmaus oder Meniscusluxation.

Technik: a) Querer Bogenschnitt nach Textor: Lagerung auf dem Rücken mit rechtwinklig gebeugtem Knie und mit auf den Tisch aufgestelltem Fuß. Operateur steht vor dem Knie. Ein Assistent hilft an der Wunde, ein zweiter dirigiert das Bein. Hautschnitt bogenförmig quer unter der Patella von einem Epicondylus zum anderen durch alle Weichteile einschließlich Lig. patellae bis ins Gelenk. Nach Aufwärtsziehen der Kniescheibe Durchtrennen der Seitenbänder jederseits bis weit nach hinten und Abtragen der Kreuzbänder hart an den Condylen. Evtl. ist die Patella zu exstirpieren oder doch an der Hinterseite abzusägen und auch der obere Recessus zu entfernen. Evtl. ist die extrakapsuläre Resektion zu versuchen, wobei die ganze Kapsel wie ein maligner Tumor nach dem Hautschnitt oben und unten abpräpariert und nach Durchsägen der Knochenenden in toto herauspräpariert wird. Sonst wird, während der Assistent am Oberschenkel diesen mit einzinkigem Knochenhaken oder mit Bindenzügel nach oben hält und am Unterschenkel diesen durch die in die Kniekehle eingestemmte und nach unten-vorn drückende Faust heraushebelt, der Rest der Kapsel exstirpiert (hinten cave A. popl. dicht hinter der Kapsel, außen N. peroneus dicht hinter den Wadenbeinköpfchen) und nach Umschneiden die Gelenkenden des Ober- und Unterschenkels mit Bogensäge abgesägt, und zwar 1. sparsam, spez. unter Schonung der Wachstumszone, welche am Oberschenkel etwa 2 cm, am Unterschenkel 1 cm vom Gelenkknorpel an beginnt, 2. genau in der Querachse unter Vermeidung von X- oder O-Beinstellung, 3. plan oder besser sphärisch, d. h. am Oberschenkel konvex und am Unterschenkel konkav unter Nachahmung der natürlichen Form: bogenförmige Resektion nach Helferich (dabei größere Kontaktfläche, sicherer Halt, geringere Verkürzung, Vermeidung der Wachstumszone und Verhütung der Subluxation!). Einzelherde der Knochen sind auszumeißeln oder auszulöffeln. Aufeinanderpassen der resezierten Gelenkenden in Beugung von etwa 5—10—15⁰ und in richtiger Stellung (ohne X- oder O-Bein-, Subluxations- oder Rotationsstellung). Parostale Catgutnähte (Naht oder Nagelung gewöhnlich nicht notwendig); evtl. Vernähen der Reste von Kniescheibenband und Quadricepssehne; Gipsverband; später Tutor (gegen Kniebeugekontraktur).

b) Lateraler Hakenschnitt nach Kocher: Außenseits beginnend handbreit oberhalb der Kniescheibe am Außenrand des M. vastus ext., abwärts fingerbreit entfernt vom Patellarand und endigend unterhalb der Tuberositas tibiae: Tuberositas tibiae mit Sehnenansatz wird abgemeißelt sowie die Patella median verzogen und um 180⁰ umgedreht.

c) **Medialer Bogenschnitt** nach v. Langenbeck oder **besser medialer S-Schnitt** nach Payr: Beginnend handbreit oberhalb der Kniescheibe entsprechend ihrem medialen Rand, dann in medial leicht ansteigendem Bogen kleinfingerbreit von der Kniescheibe entfernt und schließlich an ihrem unteren Rand im Bogen zur Tuberositas tibiae. Asymmetrische Längsspaltung des Quadriceps durch Lostrennen des M. vastus med. von der gemeinsamen Strecksehne, wodurch eine möglichst geringe Schädigung des Streckapparates gegeben ist. Umdrehen der Kniescheibe nach außen, was leichter als nach innen gelingt (vgl. traumatische Patellaluxation!).

Bei Gelenkmobilisation empfehlen sich Querschnitt oder schonender ein oder zwei Längsschnitte (wie bei b und c) mit Erhaltung des Kniestreckapparats oder mit temporärer Durchtrennung desselben (z. B. Abmeißeln und Wiederannageln der Tuberositas tibiae, Aussägen und Wiedereinschieben eines queren Knochenfalzes aus dem Tibiakopf nach Kirschner, Z-förmiges Durchtrennen und Wiedervernähen des Kniescheibenbandes bzw. der Kniescheibe sagittal oder am besten frontal), Resektion in der normalen Gelenkform, Schaffen eines genügenden Gelenkspalts, Verhüten der Wiederverwachsung der Gelenkenden durch Interposition und Nachbehandlung; außerdem evtl. Unterfüttern der Kniescheibe usw. (s. o.).

8. Resectio coxae.

Indikationen: Tuberkulose, Osteomyelitis, nichtgeheilter intrakapsulärer Schenkelhalsbruch, irreponible angeborene oder veraltete erworbene Hüftgelenkverrenkung, Arthritis deformans, Kinderlähmung (Arthrodese) und Ankylose (Mobilisation).

Technik: **a) Längsschnitt über dem Trochanter major** nach v. Langenbeck: Lagerung auf die gesunde Seite; Bein halb gebeugt, stark adduziert und etwas innenrotiert. Ein Assistent hilft an der Wunde, ein zweiter dirigiert, spez. rotiert das in ganzer Länge aseptisch eingewickelte und im Knie gebeugte Bein (als Winkelhebel; eine Hand am Ober- und eine am Unterschenkel). 10—15 cm langer Längsschnitt über dem Trochanter major, beginnend in der Mitte einer Linie zwischen hinterem oberem Darmbeinstachel und Trochanterspitze, dann auf dem Trochanter major und schließlich noch 3—4 Fingerbreit auf dem Femur abwärts mit kräftigem Resektionsmesser gleich durch bis auf den Knochen, oben durch die drei Gesäßmuskeln: Mm. glutaeus max., med. und min., unten durch das vom oberen vorderen Darmbeinstachel zu beiden Trochantern ziehende Y-förmige Band: Lig. ilio-fem. s. Bertini, hier gleich bis ins Gelenk. Unter Abhalten mit großem Haken und abwechselndem Ein- und Auswärtsrotieren Abpräparieren der Weichteile vom Trochanter und Schenkelhals nach vorn und hinten mit typischen Resektionsschnitten; wenn möglich subperiostal und subkapsulär. Statt der beschriebenen Abtrennung kann die Lösung der vorderen und hinteren Muskelansätze vom Trochanter auch im Zusammenhang mit einer Corticalschicht durch zwei Schläge mit einem breiten Meißel erfolgen (König) oder durch Abmeißeln des ganzen Trochanters nebst Muskelansätzen; die Wiederbefestigung erfolgt zum Schluß der Operation durch Nageln oder Schrauben des Knochens und Weichteilnaht. Spaltung der Kapsel und Einkerben des Limbus cartilagineus. Schließlich unter Adduction, Innenrotation und Beugung Eingehen zwischen Kopf und Pfanne und Durchtrennen des Lig. teres, falls es nicht durch den pathologischen Prozeß zerstört ist, mit Cooperscher Schere. Unter Vermehrung der genannten Beinstellung Herausluxieren des Kopfes. Freimachen von Kopf und Hals bis auf den zu schonenden Trochanter minor samt Ansatz des M. iliopsoas. Resektion von Kopf (möglichst erhaltend Epiphysenlinie oder wenigstens Schenkelhalsrest) mit Giglischer Säge und von Pfanne mit Messer bzw. Schere und Pinzette oder mit großem, flachem Meißel sowie Exstirpation der erkrankten Kapsel. Extensions- oder Gipsverband in leichter Abduktion.

b) Hinterer Bogenschnitt nach Kocher: Nach vorn konvexer Bogenschnitt, beginnend an der Basis des großen Rollhügels aufwärts bis zu dessen Spitze und weiter winklig abbiegend nach hinten-oben entsprechend der Faserrichtung des M. glut. max. Durchtrennen desselben in seiner Faserrichtung, Abtrennen des Ansatzes der vom N. glut. sup. versorgten Mm. glut. med. und min. nach vorn (gegen den gleicherweise innervierten M. tensor. fasciae latae) und der vom N. glut. inf. versorgten Mm. glut. max., obt. int. und ext. samt gemelli nach hinten, mit Längsschnitten am Rand des M. glut. med. in das Interstitium zwischen diesem und M. glut. max. einerseits und Pyriformissehne andererseits tiefer eindringen. Spalten der Kapsel entlang dem oberen Rand der Pyriformissehne.

c) Abwärts konvexer Querschnitt nach Ollier-Mikulicz: Über dem Trochanter major mit Abmeißeln seiner Spitze samt Muskelansätzen (spez. zur Reposition veralteter Luxationen und zur Mobilisation).

4. Abschnitt: Verschiedene typische Operationen.

1. Schädeleröffnung (Trepanation).

Definition: Trepanation ist Resektion am Schädeldach; der Name stammt vom Trepan, d. h. von dem früher dazu benutzten Instrument (s. u.).

Indikation: 1. Erkrankungen der Schädelknochen: Vor allem Verletzungen mit Splitterung (durch Schlag, Schuß usw.), ferner Entzündungen (Tuberkulose, Lues, Osteomyelitis) und schließlich Geschwülste.

2. Erkrankungen des Schädelinhalts: Blutung (spez. aus A. meningea media), Fremdkörper, Hirnabscesse, Cysten, Parasiten, Infektions- und echte Geschwülste, Epilepsie.

Instrumentarium zur Schädeleröffnung:

1. Hand- oder Kronentrepan, auch Rundsäge oder Trephine genannt (klassisch, aber veraltet, weil unhandlich und zeitraubend sowie beschränkt, auch nur bei ganz umschriebenen Affektionen anwendbar): Nach Schnitt durch die Weichteile und Zurückschieben des Periosts wird mit der Krone oder Schneide des Trepans, d. h. einem mit Sägezähnen ausgestatteten Hohlcylinder unter rotierenden Bewegungen ein kreisförmiges, etwa 2—3 cm im Durchmesser großes Loch gesägt, und zwar zunächst (gegen das Abgleiten!) unter Einsetzen der Pyramide (d. h. eines central in der Achse der Trepankrone eingefügten Stachels), dann (nach Aussägen einer Rinne) unter Herausziehen des centralen Stachels weitergebohrt unter zeitweisem Entfernen der Sägespäne und unter Kontrolle der erzielten Tiefe mit Sonde oder Elevatorium und schließlich nach Lockerwerden der Knochenscheibe letztere (das sog. Knochenrondell) mit dem Tirefond (d. h. mit einer nach Art eines Korkziehers mit Hebevorrichtung versehenen Knochenschraube) herausgezogen oder einfacher mit Elevatorium herausgehoben.

2. Hammer (vernickelter Stahlhammer mit Gummiüberzug oder Holzhammer aus weichem [Linden- oder Pappel-]Holz) und **Meißel** (gerader und einseitig abgeschrägter, sog. Tischlermeißel, schräg etwa im Winkel von 45° bis tangential aufgesetzt; einfach und nie versagend, aber mühsam, zeitraubend und angreifend mit Gefahr der „Verhämmerung".

3. Hohlmeißelzange (nach Lüer, Collin, van Havre usw.): Nach außen umbiegend und nur kleine Stücke abkneifend; angezeigt vor allem zur Erweiterung von Knochenlücken, spez. bei Frakturen.

4. Drahtsäge, d. h. gezähnter Stahldraht nach Gigli: Nach Bohren von Löchern am Knochen im Abstand von 3—4 cm mit Hand- oder elektrischem Bohrer auf zwischen Knochen und Dura eingeführter Uhrfeder oder Leitsonde; um so besser schneidend und um so weniger abbrechend, je flacher im Bogen sie geführt wird (daher mit weit auseinandergehaltenen Händen und nicht zu scharf abknickend sowie in langen und nicht zu schnellen Zügen!).

5. Knochenschneidezange (Kraniotom) nach Dahlgren-Stille: Maul besteht aus scharfem Haken, welcher die Schädelknochen von unten faßt und in eine dem Haken entsprechende ovale Öffnung einpresst; Haken mit rundem Knopf zum Schutze der Dura; unterer Griff bewegt sich nicht mit; Spannweite durch Schraube je nach Knochendicke einstellbar; zuvor werden ebenfalls Knochenlöcher im Abstand von 3—4 cm mit Hand- oder elektrischem Bohrer angelegt.

6. Bohrer mit Hand-, Fuß- oder Maschinen- (Motor-) Betrieb, am besten elektrisch (aber dabei bisweilen Betriebsstörung!): Mit Kugelfräse nach Doyen werden Löcher vorgebohrt und der Rest mit scharfen Löffeln ausgekratzt, die dazwischenstehenden Knochenbrücken mit Sudeck- oder Gaylorscher Schneidefräse (kleiner Schneckenbohrer mit schneidenden Flügeln und mit linsenförmig abgeplattetem Knopf zum Duraschutz) oder bei sehr dickem Knochen zunächst nur die äußere Tafel mit Borchardtscher Pflugfräse (schräg angreifender Bohrer mit verstellbarem Bügel) durchtrennt. Für Krankenhaus empfiehlt sich der elektrische Bohrer auf fahrbarem Stativ mit biegsamer Welle und sterilisierbarem Handstück; langsam ein- und rasch abstellen!

Vorbereitung: Nach Abschneiden der Haare mit gebogener Schere oder einfacher mit Haarschneidemaschine, Depilieren (chemische Enthaarung mit Evacreme od. dgl.) oder Rasieren (am besten trocken) und Desinfektion mit Äther, Alkohol und Jodtinktur. Darmentleerung. Urotropin (?) prophylaktisch. Blutdruckbestimmung!

Lagerung: Auf dem Rücken mit etwas erhöhtem Kopfteil; Kopf unterstützt, evtl. nach der Seite gedreht, bei Kleinhirnoperation auf dem Bauch, evtl. in besonderem Sitzgestell.

Anästhetik: Narkose (ohne Morphium) bzw. Avertinbasisnarkose oder am besten Lokalanästhesie mit Adrenalinzusatz, bei Benommenheit auch ohne Anästhesie. Narkotiseur muß vollkommen abgedeckt und steril präpariert sein. Während der Narkose ist auf Atmung und Herztätigkeit, sowie Blutdruck zu achten.

Blutsparung: Durch Sitzstellung, Adrenalininfiltration, Heidenhains fortlaufende rückgreifende Umstechungsnaht, temporäre Umstechung der Kopfarterien, Kompressionsplatten (nach Kredel usw.) oder -klemmen (nach Bail, Makkas, Vorschütz usw.) oder elastische Umschnürung mit Gummischlauch oder -band; am Knochen durch Einpressen von Wachs, Elfenbein, Holz u. dgl. oder durch Einbohren eines halbstumpfen Knochenhakens, Meißels, Arterienklemme usw. oder durch Zusammenpressen mit Zange; am Hirn durch Kompression mit heißer Kochsalzlösung, Koagulen, Ligatur, Silberclips oder Muskelaufpflanzung, auch Elektrokoagulation; an den Piavenen durch vorsichtige Ligatur mit feinstem Catgut unter einfacher Verschlingung; an den Sinus durch Ligatur oder Tabaksbeutelnaht evtl. nebst Muskelaufpflanzung, im Notfall durch Tamponade.

Dringliche Schädeloperationen:

a) Versorgung von Knochenbrüchen (an der Leiche herzustellen durch Hammerschlag!): Bei Wunde Excision derselben und genaue Revision unter Einsetzen scharfer Wundhaken; sonst linearer oder Bogenschnitt mit Spalten und Zurückschieben des Periosts. Evtl. (spez. bei Schlag oder Schuß) Resektion des Knochens ("Débridement"). Deprimierte Knochenstücke sind mit Meißel oder Elevatorium auf einem als Hypomochlion dienenden zweiten Instrument zu heben, vorspringende Zacken mit Hohlmeißelzange abzukneifen, lose Splitter mit Pinzette zu entfernen (evtl. in der Tiefe mit behandschuhtem Finger oder Sonde, aber ohne zu bohren oder zu wühlen!). Revision, bis im ganzen Umkreis des Schädelloches das Elevatorium glatt zwischen Dura und Knochen passiert. Bei verletzter Dura ist der Knochen so weit fortzunehmen, bis ringsum intakte Dura sichtbar ist, bei unverletzter Dura diese nur bei dringlicher Indikation (vermehrte Spannung und fehlende Pulsation der Dura, sowie Druckerscheinungen!) zu eröffnen, evtl. nach Punktion. Bei wahrscheinlicher Infektion und bei Hirnverletzung Tamponade oder Dränage (sonst droht Hirnabsceß!). Ausnahmsweise primäre Knochendeckung durch Reimplantation von Splittern oder durch Plastik, falls primäre Hautnaht möglich ist; sonst erst sekundär.

b) Unterbindung der A. meningea media. Indikation: Bei Brüchen spez. Schädelbrüchen entsteht in einem Teil (ca. 8,3%) der Fälle ein extradurales, meist aus der verletzten A. meningea media stammendes Hämatom mit Hirndruck und dadurch Lebensgefahr, welche durch rechtzeitige Operation beseitigt werden kann; außerdem kommen extradurale Hämatome aus der A. meningea media vor durch direkte Verletzung.

Anatomie: A. meningea media (aus der A. maxillaris int. aus der A. carotis ext.) tritt durch das Foramen spinosum in den Schädel, verläuft hier zwischen Dura und Schädelknochen in dessen Gefäßfurchen und teilt sich nach kurzem Stamm in den Ramus ant. und post.; der R. ant. teilt sich wiederum in einen vorderen und hinteren Zweig zur Stirn- bzw. Scheitelgegend, der R. post. zieht nach hinten aufwärts. Vgl. Spez. Chirurgie, Hirnverletzungen!

Diagnose: Hirnsymptome, spez. Hirndruck (s. d.; wichtig ist u. a. Bewußtlosigkeit nach mehr oder weniger ausgesprochenem, freiem Intervall, stark gespannter und verlangsamter Puls und Herdsymptome, spez. gegenseitige, Lähmung bzw. Krämpfe [crural, brachial oder facial], evtl. gleichseitige Pupillenstarre) sowie Röntgenbild (Bruchlinien!); evtl. Probepunktion und Probetrepanation.

Orientierung: Eine Vertikale in der Mitte einer Horizontalen zwischen unterem Augenhöhlenrand und äußerem Gehörgang gibt ungefähr den Verlauf des Stammes der A. meningea med.

Technik: Temporäre osteoplastische Resektion nach Wagner (1889) mit Bildung und Wiedereinheilung eines Haut-Weichteil-Periost-Knochenlappens. Auf der genannten (deutschen oder unteren) Horizontalen und um genannte (vordere) Vertikale hufeisen-, lyra- oder omegaförmiger Schnitt zur Umschneidung eines ¾kreisbogigen Lappens von etwa 6 cm Breite und 8 cm Länge mit Stiel abwärts (wo Gefäße und Nerven eintreten) und mindestens 3 cm breit (gleich der halben größten Breite des Lappens) durch Haut- und Weichteile. Während die Weichteile mit der linken Hand auf die knöcherne Unterlage gehalten werden, etwas weiter einwärts Umschneiden des Periosts und Zurückschieben im Gebiet des Schnittes mit dem Raspatorium. Schädeleröffnung (Trepanation): Ausmeißeln eines Knochenlappens mit breitem geradem Meißel entsprechend dem Weichteillappen, aber etwas kleiner, und Einmeißeln der Basis an beiden Ansatzstellen quer mit schmalem geradem Meißel. Unter Einführen von zwei Elevatorien wird der Knochenlappen von der Spitze her aufgebrochen und um seine Basis um 180⁰ nach unten umgeklappt. Damit der Weichteillappen nicht von der Knochenunterlage abgelöst wird, werden beide über Kompressen mit Klauenzangen (nach Krause) zusammengefaßt. Zwecks späteren guten Einpassens wird der Lappen an den Rändern, spez. an der Basis, mit Hohlmeißelzange geglättet und verkleinert. Ausräumung des Hämatoms sowie Unterbindung oder Umstechung oder im Notfall Tamponade. Wird an der trepanierten Stelle ein Hämatom nicht gefunden, so ist evtl. weiter hinten am Warzenfortsatz entsprechend der hinteren Vertikalen oder evtl. auch auf der anderen Seite zu suchen. Evtl. subdurales Hämatom ist zu eröffnen und auszuräumen. Zurückklappen des Haut-Weichteil-Periost-Knochenlappens und Hautnaht.

2. Nasentamponade (Bellocqsche Tamponade).

Indikation: Blutstillung bei heftigen Blutungen (spez. durch Tumor des Epipharynx) im Nasenrachenraum, hier evtl. kombiniert mit der vorderen Tamponade (1½ cm breite und gesäumte Stryphnon-, Yatren-, Vioform- oder Jodoformgaze, evtl. mit 5—10%iger Gelatinekochsalzlösung, Serum, Adrenalinlösung usw. unter Hilfe langer, schmaler Spatel z. B. Stopfer nach Luniatschek ähnlich wie bei Zahnblutung fest eingestopft), falls die Verätzung der

blutenden Stelle oder die vordere Tamponade allein nicht genügt sowie bei
Operationen an Gesicht, Kiefern, Nase usw. zur Verhütung der Aspiration
des in den Rachen fließenden Blutes.

Nachteil: Gefahr der Infektion der Nebenhöhlen und des Mittelohrs;
daher empfiehlt sich die Bellocqsche Tamponade nur im Notfall, falls die
anderen Verfahren der Blutstillung versagen. Vgl. Spez. Chirurgie, Nasenbluten!

Instrument: Bellocqsches Röhrchen (d. h. Metallkatheter mit spiralig
abgebogener Uhrfeder, an deren Ende ein Knopf mit Öhr sich befindet und
die mittels Handgriffes im Katheter vorgeschoben werden kann) oder einfacher Nasenkatheter oder am einfachsten dünner Nélatonkatheter mit
angebundenem Seidenfaden.

Technik: Der mit der Uhrfeder beschickte Katheter wird vom Nasenloch
entlang dem Nasenboden bis in den Rachen eingeführt, dann bei weitgeöffnetem
Mund mittels des Handgriffes die Uhrfeder vorgeschoben, ihr runder Kopf
hinten im Rachen mit Pinzette hervorgeholt und an das Öhr des Knopfes
ein einfacher oder doppelter Faden geknotet, an dem ein daumenendglied-
oder kastanien- oder walnuß- (ca. 2×3 cm) großer, zusammengerollter und
fest verschnürter Tupfer verläßlich angebunden ist, während ein weiterer
Seidenfaden frei herabhängt. Dann zieht man durch Zurückführen des Instrumentes Seidenfaden mit Tupfer fest in die Choane von hinten ein (evtl. beiderseits) und befestigt, damit der Tampon fest hineingepreßt und nicht aspiriert
wird, die Seidenfäden außen, und zwar mit Heftpflaster an der Wange oder
besser hinter dem Ohr zusammengeknotet, bei drei Fäden den aus dem Mund
vorkommenden mit Heftpflaster an der Wange und die beiden aus der Nase
vorkommenden über einem vorderen Tampon miteinander verknotend. Entfernung aus den oben genannten Gründen baldigst, spätestens nach 2mal
24 Stunden. Gleichzeitig vordere Tamponade.

3. Oberkieferresektion (Resectio maxillae sup.).

Indikation: Maligner Tumor (Carcinom, Sarkom), gelegentlich auch
Adamantinom oder Phosphornekrose des Oberkiefers, soweit nicht (z. B.
bei Mundschleimhautcarcinom ebenso wie bei Epulis) die partielle Kieferresektion genügt; sonst temporär (osteoplastisch unter türflügelartigem
Umklappen und später Zurückklappen eines Weichteil-Periost-Knochen-
lappens) zur Freilegung von Tumoren des Nasenrachenraums, der Nebenhöhlen und der Hypophyse.

Vorbereitung: Sorgfältige Mundspülungen, -auswischungen und -aus-
spritzungen mit Wasserstoffsuperoxyd-, Kamillosan-, Kamillozon-, Borwasser,
Borax-, Menthoxon oder anderer Lösung sowie Entfernung von Zahnstein und
kariösen Zähnen bzw. Wurzeln, Füllung kariöser Zähne und Jodtinkturpinselung
oder Kauterisation von Geschwürsflächen; dazu Zahnabdruck und Prothesen-
vorbereitung durch den Zahnarzt.

Technik: Zur Blutersparnis empfiehlt sich präliminare Unterbindung
der A. carotis ext. nebst gleichzeitiger Drüsenexstirpation am Kieferwinkel
und am Gefäßstrang von dem Kopfnicker in Lokalanästhesie oder evtl. temporäre (aber nicht dauernde!) Ligatur der A. carotis comm. Zur Verhütung
der Blut- und Schleimaspiration entweder 1. Operation am hängenden Kopf
nach Rose (dabei ist aber die venöse Blutung stark!) oder besser 2. bei
sitzender Stellung mit zurückgeneigtem Kopf Trendelenburg-Hahnsche
Tamponkanüle (Trachealkanüle mit von außen aufblasbarem Gummisack,
welcher sich der Trachealwand allseitig hermetisch anlegt) nach Tracheotomie
(Nachteil: Notwendigkeit einer Voroperation und Gefahr der Bronchopneumonie!) oder besser Kuhns perorale Tubage oder besser 3. Halbnarkose
nach Krönlein (mit erhaltener Reflexerregbarkeit und Expektoration, aber
Betäubung schlecht und Aspirationsgefahr nicht sicher behoben!) oder am
besten 4. Lokalanästhesie (heutzutage Normalverfahren!): Zuvor Morphium +
Atropin bzw. Pantopon + Atrinal, ausnahmsweise Scopomorphin (Nachschlaf

mit Atmungs- und Aushustungsschwäche!), Leitungsanästhesie des N. maxillaris in der Flügelgaumengrube oder am Foramen rotundum und Umspritzung mit 1%iger Novocain-Suprareninlösung. Sitzlagerung mit steil erhobenem und nach der gesunden Seite etwas gedrehtem Kopf. Hautschnitt nach Dieffenbach-Weber-Kocher (kaum sichtbare Narbe und Vermeidung des N. facialis, der größeren Gefäße und des Ohrspeicheldrüsenganges!): Schnitt durch die Oberlippe median neben dem Filtrum, dann bogenförmig um Nasenloch und Nasenflügel, neben der Nase aufwärts bis zum äußeren Augenwinkel, dann bogenförmig in der Hautfalte unter dem unteren Augenlid und schließlich am äußeren Augenwinkel (zwecks Schonung der zur Augengegend ziehenden mittleren Facialiszweige nach Kocher) im Knick abwärts zum Jochbein auf das Ohrläppchen hin, und zwar durch die ganzen Weichteile. Abtrennen der Wangenschleimhaut an der Umschlagstelle, der knorpligen Nase vom Rand der Apertura pyriformis bis in die Nasenhöhle, des Periosts am Orbitalrand (also subperiostal, damit nicht das Orbitalfett in die Wunde vorfällt) und des M. masseter in seinem vorderen Anteil vom Jochbogenfortsatz. Zurückpräparieren und Umschlagen des ganzen Weichteillappens nach außen. Bei malignen Tumoren ist stets das Periost, evtl. auch Weichteile und Haut mit fortzunehmen. Durchtrennen des Oberkieferkörpers mit Drahtsäge bzw. Meißel an seinen vier Verbindungsstellen, und zwar: **1. Am Jochbein:** Von der Fissura orbitalis inf. unter dem Jochbogenfortsatz mit Deschampscher oder Fergussonscher Nadel durchgehen und möglichst weit lateral mit Giglischer Drahtsäge durchsägen, während der Bulbus mit dem Wagnerschen Bulbusschützer bzw. Spatel oder Elevatorium gedeckt wird. **2. Am Stirn- und Nasenbein:** Desgl. durchgehend um den Stirnfortsatz von der Apertura pyriformis nach der Augenhöhle, dabei das dünne Tränenbein durchstoßend. **3. Am andersseitigen Gaumenbein:** In der Mittellinie nach Extraktion des inneren Schneidezahnes harten Gaumen und Zähne mit Meißel von vorn nach hinten oder nach Einführen eines Führungsinstruments von der Nase in den Rachen mit Drahtsäge von hinten nach vorn durchtrennen, und zwar bei Freisein des mukös-periostalen Überzuges denselben einschneidend an der Innenseite der Oberkieferzähne und bis zur Mittellinie subperiostal abschiebend, bei Freisein nur des weichen Gaumens den harten Gaumen in seinen Weichteilen median spaltend und im Gebiet des weichen Gaumens seitlich abweichend bis zum letzten Backzahn. **4. Am Keilbeinflügel:** Bei weitgeöffnetem Mund hinter dem letzten oberen Backzahn senkrecht aufwärts durchmeißeln. Zum Schluß wird der Oberkiefer mit Elevatorien oder Meißeln herausgehebelt und mit Knochenfaßzange herausgedreht. Dann wird zur Blutstillung (aus Ästen der A. maxillaris int.) die Höhle für einige Minuten fest tamponiert, dann noch blutende Gefäße unterbunden und auf stehengebliebene Tumorreste mit Hohlschere, Meißel und Löffel revidiert nebst Nebenhöhlenausräumung. Zur Verhütung des Herabsinkens des Bulbus (Doppelbilder!) wird entweder die untere Orbitalplatte bzw. ihr Periost erhalten oder, wo dies nicht angängig ist, ein ca. 1½ Finger breiter, oben gestielter Muskellappen aus dem Vorderteil des M. temporalis samt Knochenleiste des Proc. coronoideus bis zum horizontalen Unterkieferast längs abgespalten und unter dem Bulbus quer zum Stirnfortsatzrest bzw. Nasenfortsatz des Stirnbeins mit einigen Periostnähten am inneren Augenwinkel vernäht. Jodoformgazetamponade der Wundhöhle mit Ableitung zum Mund oder besser (falls weicher Gaumen und Schleimhautperiostüberzug des harten Gaumens erhalten sind) zum Nasenloch nach Schleimhautnaht zwischen Wange und Gaumen, wodurch ein Abschluß nach der Mundhöhle geschaffen wird. Exakte Hautnaht spez. am Lippenrot. N a c h b e h a n d l u n g: Baldiges Aufstehen. Nach Bedarf Herz- und Lungenmittel. Mundspülungen und -ausspritzungen. Flüssige Ernährung mit Schnabeltasse usw., evtl. mit Schlundsonde in der ersten Zeit, wenn nicht rectale Ernährung, spez. Tröpfcheneinlauf genügt. Expectorantia. Allmähliche Lockerung und nach 8—10 Tagen Entfernung der Tamponade. Sofort (zur Erhaltung der Gesichtsform, also

Retraktionsverhütung) Prothese nach vorherigem Zahnabdruck mit Gaumen-
platte und Gebiß sowie evtl. zur Bulbusstützung mit zahnförmigem Fortsatz.
Prognose: Mortalität beträgt ca. $10^0/_0$ und mehr (Shock und vor allem
Lungenkomplikationen!).

4. Unterkieferresektion und -exartikulation (Resectio bzw. Exarticulatio maxillae inf. s. mandibulae).

Indikation: Bei malignem Tumor: Sarkom und Carcinom, evtl. auch
bei Adamantinom und ausgedehnter, spez. Phosphornekrose (hier subperiostal),
soweit nicht (z. B. bei auf den Knochen übergreifendem Schleimhaut- u. a.
Carcinom) ebenso wie bei Epulis die partielle Kieferresektion genügt; sonst
temporär unter vorübergehender Durchtrennung und späterer Wiedervereinigung mittels Drahtnaht durch vorher angelegte Bohrlöcher a) median
nach Sédillot-Kocher oder b) seitlich nach v. Langenbeck (hier am
besten schräg, und zwar unter Berücksichtigung des Muskelzuges schräg von
hinten-oben nach vorn-unten oder winklig oder treppenförmig).

Technik: Vorbereitung und Nachbehandlung vgl. Oberkieferresektion!
Am besten Lokalanästhesie (Leitungsanästhesie des N. mandibularis an der
Lingula oder am Foramen ovale und Umspritzungsanästhesie; dazu Morphium
+ Atropin bzw. Pantopon + Atrinal, evtl. Scopomorphin) und evtl. präliminare Unterbindung der A. carotis ext. (oberhalb der A. thyr. sup.) bei
gleichzeitiger Halsdrüsenexstirpation. Lagerung mit etwas nach hinten gebeugtem und nach der gesunden Seite gedrehtem Kopf. Zunge (wegen Gefahr
des Zurücksinkens derselben nach Muskeldurchtrennung) am besten mittels
durchgeführten Seidenfadens vorziehen. Hautschnitt evtl. zunächst median
durch Unterlippe und Kinn, dann oder sonst daumenbreit unter (nicht auf)
und parallel dem horizontalen Unterkieferast und evtl. am Unterkieferwinkel
noch daumenbreit aufwärts bis nahe zum Warzenfortsatz durch Haut,
Platysma und Fascie bis auf den Knochen. Unterbinden der A. max. ext. (am
Unterkiefer vor dem Masseter) und verschiedener Venen, spez. V. facialis
comm. Entfernen der Glandula submaxillaris unter hohem Abbinden des
Ausführungsgangs, sowie der Lymphdrüsen submental, submaxillar und cervical unter Freilegen der Halsgefäße. Massetermuskel breit abtrennen. Nunmehr erst Knochendurchtrennung in der Mittellinie zwischen den beiden
mittleren Schneidezähnen oder nach Extraktion des ersten Schneidezahns,
indem unter Fingerkontrolle im Mundboden ein spitzes Messer oder gleich
die Unterführungsnadel von außen nach innen durchgestoßen und der Knochen
mit der Giglischen Drahtsäge durchgesägt wird unter Fixation mit Knochenfaßzange (sonst droht evtl. Spontanfraktur an der erkrankten Stelle!). Unter
Einsetzen eines einzinkigen scharfen Knochenhakens in die Markhöhle Abziehen des Knochens nach außen und unten, Abtrennen der Schleimhaut-
ansatzstelle innen und außen und Abtragen der Muskelansätze (bei Nekrose
subperiostal), und zwar außen: Mm. mentalis, triang. und quadrang. menti,
buccinatorius und masseter, innen: Mm. digastr., mylo- und geniohyoideus,
genioglossus und pterygoideus int. Abschneiden nach Ligatur der an der
Lingula in den Canalis mandibularis eintretenden Vasa und N. alveolaris inf.
M. temporalis am Proc. coronoideus entweder im sehnigen Ansatz durchschneiden oder besser den Fortsatz mit Knochenschere oder -zange abkneifen.
Exartikulation der Unterkieferhälfte aus dem Gelenk an der Cavitas glenoidalis
des Schläfenbeins, dabei die Kapsel samt M. pterygoideus ext. entweder mit
dem Messer durchschneidend (cave A. maxillaris int. hart an der Gelenk-
innenseite!) oder einfacher den Unterkiefer durch mehrfaches Drehen um die
Längsachse herausreißend. Prothese (nach vorherigem Zahnabdruck) am besten
als Zahnschiene, und zwar Gleitschiene (bei genügend festen Zähnen). Wenig
ratsam ist Einsatz aus Kautschuk, Metall, Elfenbein, Knochen (Rippe usw.)
mit Verbindung zur anderen Unterkieferhälfte durch Drahtnaht oder besser
Bolzung; nur bei zahnlosem Unterkiefer ist er nicht immer zu entbehren. In

aseptischen Fällen, namentlich bei zahnlosem Unterkiefer, kann primäre Knochentransplantation möglich sein; sonst mache man sie sekundär, und zwar entweder gestielt vom übrigen Unterkiefer oder meist frei von Darmbeinkamm, Schienbein, Rippe, Mittelfußknochen oder dgl., wobei man einen markhaltigen und periosttragenden Knochen nimmt und ihn am besten in eine angefrischte Stufe des Unterkiefers samt Periosttasche einfügt. Axhausen empfiehlt den frei transplantierten Knochen vorher an der Resektionsstelle zur Einheilung zu bringen und ihn nach der Resektion einzufügen. Evtl. Vernähen der Muskelstümpfe miteinander oder an den Knochenrest bzw. Prothese (sonst Zurücksinken der Zunge!). Catgutnaht der Schleimhaut zwischen Wange und Mundboden. Hautnaht evtl. mit Dränage nach außen; nötigenfalls ist plastischer Hautersatz nötig z. B. durch gestielten Hautlappen vom Hals.

5. Rippenresektion (Resectio coxae).

Indikation: 1. Materialentnahme zur freien Knochentransplantation bei Plastik an Kehlkopf, Luftröhre, Unterkiefer, Nase usw. 2. Erkrankungen (Tuberkulose, Osteomyelitis, Tumor) der Rippen. 3. Erkrankungen der Brusteingeweide: Herz, Lungen und Pleura, spez. Empyema pleurae (häufigste Anzeige!), sonst Verletzung, Tuberkulose, Lungenabseß, Gangrän, Echinococcus, Tumor, Zwerchfellbruch. subphrenischer Abseß usw.

Verhütung der Gefahr des künstlichen Pneumothorax, vgl. Spez. Chirurgie, Rippenfell!

Instrumentarium: Punktionsspritze und -kanüle, Weichteil- und Periostmesser, Schere, anatomische und chirurgische Pinzetten, Unterbindungsklemmen, vier- bis achtzinkige scharfe Haken, Raspatorium und Elevatorium gerade und gekrümmt, Rippenschere (am besten nach Art einer Rosenschere nach Stille!), Hohlmeißelzange, Gummirohr mit Sicherheitsnadeln, Material zur Naht und Lokalanästhesie.

Technik: Lokalanästhesie mit rhombischer Umspritzung der betr. Rippenwand, perineuralem Depot am oberen und unteren Rand der betreffenden und evtl. auch der nächsten Rippe und Infiltration des Periosts; vorher Morphium und nötigenfalls Analeptika: Coffein, Cardiazol od. dgl. Lagerung in halbsitzender Stellung auf der gesunden Seite oder sitzend quer auf dem Tisch mit auf einer Seite herabhängenden Beinen, während ein Assistent von vorn oder von der Seite den Patienten stützt, zugleich den Puls kontrollierend. Nach Probepunktion Eingehen an der tiefsten Stelle des Eiters, gewöhnlich an der 8. bis 10., meist 9. Rippe, und zwar in der Schulterblatt- bis hinteren Achsellinie (möglichst tief zwecks besser Sekretableitung, aber nicht zu tief wegen der Zwerchfellkuppel, welche nach Entleerung des Eiters heraufrückt und sonst das Drän komprimiert bzw. verlegt!), im übrigen an der Probepunktionsstelle Hautschnitt 10—15 cm lang von hinten nach vorn auf der Rippe längs (also schräg abwärts) in deren Mitte durch die mit Daumen und Zeigefinger der linken Hand gespannten Weichteile: Haut, Fascie, Muskulatur und Periost. Blutstillung. Zurückhalten der Weichteile nach oben und unten mit breiten, scharfen Haken. Falls noch nicht erfolgt, Spalten des Periosts, und zwar längs in der Mitte der Rippe entsprechend dem Hautschnitt, sowie an beiden Wundwinkeln senkrecht, so daß ein H-förmiger Schnitt entsteht. Abschieben des Periosts nach oben und unten mit Raspatorium, Nachhelfen am oberen und unteren Rand mit dem Periostmesser, Ablösen des Periosts hinten durch Hin- und Herfahren mit gebogenem Elevatorium unter Bedecken desselben mit ausgebreitetem Gazetupfer, und zwar, damit die Spitze sich nicht in die Intercostalmuskulatur verliert, entsprechend deren Faserrichtung, d. h. oben von hinten nach vorn sowie unten von vorn nach hinten (cave Pleura!). Ausschneiden eines genügend (wegen der folgenden Thoraxretraktion nicht unter 8—10 cm) langen Rippenstücks unter Einschieben der Rippenschere und Andrängen derselben möglichst an den Wundwinkel, und zwar erst vorn, dann hinten. Evtl. Erweitern der Knochenlücke und Abrunden der Stumpf-

ecken mit Hohlmeißelzange. Evtl. Resektion einer zweiten Rippe, wobei der
Nerv auszuschneiden und die Gefäße nach doppelter Unterbindung zu resezieren
sind. Nach Probepunktion Einschneiden von hinterem Periost, Fascia endo-
thoracica und Pleura costalis, und zwar scharf mit dem Messer quer in der
Rippenrinne erst wenig, dann mehr bis zur genügenden Weite für das Dränrohr.
Ablassen des Eiters unter zeitweiligem Verschluß durch Gazebausch (langsam;
sonst namentlich bei Fehlen von Verwachsungen Kollaps!), Extraktion evtl.
Fibringerinnsel mit Kornzange und schließlich Entleeren des Restes durch
Aufsetzen, Husten usw. Ausspülung unnötig und wegen Gefahr des Pleura-
reflexes und der Lungenüberschwemmung bei Bronchialfistel nicht unbedenk-
lich, jedenfalls nur warm, unter geringem Druck und bei gleichzeitiger Abfluß-
möglichkeit. Einführen eines kurzen (das Rohr soll nur eben in die Pleurahöhle
hineinragen!) und daumendicken (das Rohr soll genügen für die Eiterabführung!)
Gummirohrs in die Pleurahöhle und Annähen an die Brustweichteile. Dränfleck.
Teilweise Hautnaht. Luftabschließender Deckverband, evtl. mit wasserdichtem
Stoff, für einige Tage; darüber nach Bedarf zu wechselnder Aufsaugeverband.
Lagerung auf die kranke Seite in halb sitzender, evtl. zeitweise liegender
Stellung. Betr. Nachbehandlung vgl. Spez. Chirurgie, Rippenfell!

6. Luftröhrenschnitt (Tracheotomie).

Indikationen: 1. Erstickungsgefahr infolge Stenose der oberen Luftwege,
am häufigsten bei Diphtherie (soweit hier die Intubation nicht ausnahmsweise
gewählt wird), ferner bei Stich-, Schnitt- und Schußverletzung sowie bei Fraktur
des Kehlkopfs, aspirierten oder verschluckten Fremdkörpern, Glottisödem durch
Angina Ludovici oder Halsphlegmone, Entzündung, Pseudocroup, Perichondritis, Verbrennung usw., gutartiger (Papillom) und bösartiger (Carcinom)
Geschwulst, Tuberkulose, Lues, Aktinomykose, Rhinosklerom, Lepra, Narbe
nach Ulcus, Trauma oder Operation, Kompression durch Struma, Lymphdrüsen-
und Ösophagustumor oder Aneurysma, doppelseitiger Rekurrenslähmung usw.

2. Aspirationsgefahr bei Operationen an den oberen Luftwegen (Nase,
Kiefer, Zunge, Rachen, Kehlkopf, Luftröhre): hier präventiv mittels der
Trendelenburgschen oder Hahnschen Tamponkanüle (soweit hier nicht
Kopftieflagerung, Halbnarkose oder Lokalanästhesie sowie perorale Tubage
nach Kuhn vorzuziehen ist).

3. Einleitung der künstlichen Atmung bei Asphyxie oder Intoxikation
infolge von Narkose, Vergiftung, Scheintod usw., falls einfache künstliche
Atmung nicht genügt, namentlich bei Schleimaspiration.

Operationsmethoden zu Eröffnung der oberen Luftwege:

1. Pharyngotomia subhyoidea, d. h. Querschnitt dicht unterhalb des Zungen-
beinkörpers von einem Horn zum anderen mit Durchtrennung der Muskulatur,
Membrana thyreo-hyoidea und Schleimhaut, und zwar dicht unterhalb des
Zungenbeins (cave den weiter unterhalb durch die Membran tretenden, die
Sensibilität des Kehlkopfes besorgenden N. laryngeus sup., welcher sicherheits-
halber am besten freigelegt und nach außen-unten gezogen wird unter Erweiterung des Schnitts nach außen; sonst droht Aspirationspneumonie!);
angezeigt bei Operationen, spez. wegen Tumor und Tuberkulose am Kehlkopfeingang, Zungengrund oder Rachen.

2. Laryngofissur s. Laryngotomia, d. h. Spaltung des Kehlkopfs durch
medianen Längsschnitt in großer Ausdehnung total oder besser nur partiell,
und zwar zwecks Erhaltung des Stimmbänderansatzes (Stimme!) im unteren
Anteil, zunächst durch Einstechen der Membrana hyothyreoidea oberhalb der
Eminentia thyr. und evtl. weiter durch Scherenschlag nach oben bis zum
Zungenbein und nach unten durch Schild- und evtl. Ringknorpel; angezeigt
bei angeborenem Diaphragma, Fremdkörpern, Verletzungen, Tuberkulose,
Lues, Sklerom, Narbenstenose, multiplen Papillomen und malignem Tumor des
Kehlkopfinneren (soweit nicht heutzutage vermöge der vervollkommneten
Technik der Eingriff endolaryngeal ausgeführt werden kann).

3. Cricotomia, d. h. medianer Längsschnitt durch Membrana cricothyr. und Arcus cric. (unterhalb des Schildknorpels; evtl. Schilddrüse nach unten schieben; cave A. cricoidea!); angezeigt nur ausnahmsweise als Notoperation (Kehlkopfgerüst wird geschädigt; auch sind Nekrose, Granulom und erschwertes Dekanülement nicht selten!

3a. Coniotomia, d. h. Querschnitt durch das Lig. conicum in der Einsenkung zwischen Ring- und Schildknorpel dicht unter der Haut, am besten gleich unter dem Schildknorpel zwecks Vermeidung der Gefäßanastomose zwischen den beiden Aa. crico-thyr.; der Cricotomie vorzuziehen als einfache und rasche Notoperation bei Glottisödem, Fremdkörpern u. dgl., aber sonst ebenso wie die Cricotomie nur im Falle höchster Not bei Mangel chirurgischer Ausbildung!

4. Tracheotomia superior, d. h. Luftröhrenschnitt oberhalb des Schilddrüsenisthmus als medianer Längsschnitt durch die obersten 2—3 Trachealringe unter Abwärtsziehen des Isthmus nach Querincision oberhalb und Abschieben der Fascie von der Luftröhre abwärts; angezeigt bei gleichzeitiger Kropfbildung; doch kann der Isthmus den Eingriff erschweren, zumal wegen Blutungsgefahr.

5. Tracheotomia inferior, d. h. Luftröhrenschnitt unterhalb des Schilddrüsenisthmus als medianer Längsschnitt durch die unteren Trachealringe unter Aufwärtsziehen des Isthmus; angezeigt als typische Tracheotomie spez. bei Kindern (aber nicht bei stärkerem Kropf; auch hat sie evtl. den Nachteil, daß spez. bei Erwachsenen das Operationsfeld tief liegen und daß die A. anonyma arrodiert werden kann), ferner als Voroperation bei Pharyngo- und Laryngotomie, wobei diese einige Tage später in freiem Terrain ausführbar ist.

Orientierung (leicht bei mageren Männern mit vorspringendem „Adamsapfel", dagegen evtl. schwierig bei fetten Frauen und kleinen Kindern): Kehlkopf liegt in Höhe des 5.—6. Halswirbels, bei Kindern etwas höher. Abzutasten ist unter dem ebenfalls gut fühlbaren Zungenbein mit seinen beiden großen Hörnern der Schildknorpel mit seinen beiden in der Mitte kielartig zum Adamsapfel (Pomum Adami s. Eminentia laryngea) zusammentretenden Platten und darunter ein medianer Fortsatz (Proc. pyramidalis) kann bis zur Eminentia laryngea oder gar bis zum Zungenbein reichen; Hülle besteht aus einer zarten und fest haftenden inneren und aus einer derben und lockeren äußeren Kapsel; von Gefäßen sind in der Mittellinie bemerkenswert Anastomosen der Arterien und Venen und unten die in die V. cava einmündende V. thyr. ima bzw. Plexus venosus thyr. impar. Am Brustbein zieht vorbei die A. und V. anonyma. Bei 1—2jährigen, evtl. auch noch bei älteren Kindern liegt zwischen Schilddrüse und Brustbein der Thymus. Vor dem Kehlkopf liegen Haut, Unterhaut mit Venen (spez. zwei neben der Mittellinie längsverlaufende), Fascie und die in der Mittellinie zum weißlichen Bindegewebsstreifen der Linea alba colli zusammentretenden Mm. sterno-hyoidei bzw. sterno-thyreoidei.

Instrumentarium (am besten zum sofortigen Gebrauch stets fertig zusammengestellt und sterilisiert): Messer, Schere, mehrere (je 2) chirurgische und anatomische Pinzetten, Nadeln und Nadelhalter, zahlreiche (6—8) Unterbindungsklemmen, 2 scharfe und 2 stumpfe Wundhaken, Präpariertupfer, 1 stumpfer Haken nach Roser zum Zurückhalten der Schilddrüse, 2 scharfe, rechtwinklig abgebogene, einzinkige Häkchen zum Anhaken der Luftröhre, 1 schlanke Kornzange zum Entfernen der Membranen, 1 Gummikatheter und passende Spitze zum Ansaugen, Naht- und Unterbindungsmaterial (Catgut und Seide), Verbandstoff, Gummihandschuhe, Gänsefedern, Baumwollband und verschiedene Trachealkanülen passender Größe (bei Kindern 5—10 mm, bei Erwachsenen bis 15 mm Durchmesser; aus Neusilber nach Lüer mit beweglichem Schild mit unscharfem Fensterrand und mit elliptischer Krümmung nach Passavant, dagegen nicht mit kreisförmiger [sonst droht Decubitus der vorderen Trachealwand!], als Doppelkanüle mit Innenrohr [zwecks Wechselns zum Reinigen!] und mit Schild nebst zwei Henkeln für das Anbinden des Kanülenbandes; bei infiltrierendem oder bei tiefer hinabreichendem Prozeß aus biegsamer Spiralfeder: sog. „Hummerschwanz"kanüle nach König; im Notfall kann statt Kanüle ein Gummirohr eingelegt werden, dessen beide Enden gespalten und jederseits an die Haut angenäht werden).

Lagerung: Mit rekliniertem Kopf (durch Klotz oder Kissen unter den Schultern, aber nicht unter dem Nacken; unter diesem nur während der Einleitung der Narkose!); ein Assistent (zugleich Narkotiseur) hält den Kopf streng gerade, ein zweiter hilft an der Wunde, wobei er dem rechts stehenden Operateur gegenübersteht.

Anästhesie: Bei Kindern Chloroformnarkose (trotz Dyspnoe und Cyanose gewöhnlich unbedenklich!); bei schwerer Asphyxie erübrigt sich jede Betäubung, sonst möglichst Lokalanästhesie in Form der Umspritzungsanästhesie; außerdem evtl. Schleimhautpinselung oder Leitungsanästhesie des N. laryngeus sup. zur Ausschaltung des Reflexhustens.

Technik: Unter Anspannen der Haut zwischen Daumen und Zeigefinger der linken Hand Hautschnitt längs genau in der Mittellinie(!) und nicht zu klein, und zwar 1. bei Tracheotomia sup. von der Mitte des Schildknorpels bis zum Anfangsteil der Trachea, 2. bei Tracheotomia inf. vom Ringknorpel bis auf das Manubrium sterni; auch einen (kosmetischeren) Querschnitt kann man für die Haut benutzen. Schonen oder Unterbinden der Venen, von denen zwei längs neben der Mittellinie verlaufen und evtl. anastomosieren. Nach Spalten der Fascie Eingehen in dem weißlichen Bindegewebsstreifen der Linea alba colli, in welcher die Mm. sterno-hyoidei bzw. -thyreoidei zusammenstoßen, sowie Auseinanderhalten der Muskeln mit stumpfen Haken. Vorgehen auf die Trachea stumpf mit zwei anatomischen Pinzetten (unten cave V. thyr. ima!), mit dem Zeigefinger die Lage der Trachea abtastend, damit man nicht an ihr vorbei in die Tiefe dringt. Schilddrüse nach oben bzw. unten ziehen, indem man nach Bose unter Anspannen mittels Zeigefingers oder Pinzette die Fascie, welche in ihrem vorderen und hinteren Blatt die Schilddrüse samt Gefäßen in sich faßt, vorsichtig quer ober- bzw. unterhalb einschneidet, sie dann mittels Präpariertupfers von der Luftröhre abschiebt und mit stumpfem Haken nach Roser abhält. Vor Eröffnung der Luftröhre muß jede Blutung sorgfältig gestillt sein (sonst droht Erstickung durch Bluteinfließen in die Lunge!). Einsetzen je eines scharfen einzinkigen Häkchens beiderseits neben der Mittellinie in die Luftröhre unter Hervorziehen derselben. Einschneiden der Trachea median längs mit spitzem Messer (senkrecht und rasch, damit die Luftröhrenvorderwand ganz durchtrennt und die Schleimhaut nicht abgelöst werde, aber auch nicht zu tief bis in die Hinterwand; mit kopfwärts gerichteter Schneide und von unten nach oben, damit nicht beim Ausfahren des Messers der Isthmus bzw. A. und V. anonyma verletzt werden, welch letztere auch durch den oberhalb des Brustbeins eingesetzten linken Zeigefinger zu schützen sind!). Evtl. Erweitern des Schnittes nach oben und unten, genau entsprechend dem Kanülendurchmesser. Dann Herausnehmen der Häkchen aus der Trachea und Einsetzen in die durch leichtes Drehen des Messers zum Klaffen gebrachten Trachealwände, und zwar beide nacheinander (sonst Gefahr des Zurückschlüpfens der Trachea!). Evtl. Herausziehen von Membranen mit schlanker Pinzette oder Kornzange; nötigenfalls Aussaugen mit Katheter und Spritze, dagegen nur im Notfall mit dem Mund. Einsetzen der Trachealkanüle unter Eindrehen von der Seite, d. h. zunächst mit sagittal, dann mit frontal gestelltem Schild, evtl. mittels erst geschlossener und dann gespreizter anatomischer Pinzette oder mittels vorgeschobenen Gummikatheters, dessen abgerundetes Ende weniger Widerstand findet als das der Kanüle. Kanüle wird dann fest hineingehalten und sofort mit sterilisiertem Bändchen an den Schildschenkeln über dem untergeschobenen Finger verknüpft (mit Knoten, nicht mit Schleife!), damit sie beim Husten nicht herausgeschleudert wird. Teilweise Hautnaht. Jodoformgazedränfleck. Vorhängen einer mit Kochsalzlösung befeuchteten Gazeschürze. Nachbehandlung (mit ständiger Überwachung tags und nachts, am besten im Krankenhaus): Sorge für feuchte und warme Luft von mindestens $+ 16^0$ C durch Inhalieren mit phys. Kochsalzlösung oder Aufstellen großer flacher Schalen mit heißem Kamillentee, sowie Aufhängen feuchter Tücher, während der Körper des Kranken durch wasserdichte Schürze geschützt wird. Zur Sicherung ungestörter Kanülenatmung häufiges (etwa alle 2 Stunden wiederholtes) Reinigen der Kanüle mit Gänsefeder, weichem Katheter od. dgl. nebst Wechseln des Innen- und nötigenfalls auch des Außenrohres. Evtl. Aussaugen von Schleim mittels Katheters oder Ausziehen mittels Katheters und Spritze. Baldiges (evtl. bereits nach 2—6 Tagen) Dekanülement, d. h. endgültiges Fortnehmen der Kanüle nach probeweisem Tragen einer Fensterkanüle, d. h. einer oben durchbohrten und außen mit Holz (dagegen nicht mit Kork!) zugestöpselten Kanüle (am Tag; erste Nacht vorsichtshalber nochmals Kanüle einlegen!).

Im Notfall (!) ist ein einziger, d. h. durch die sämtlichen Weichteile gleich bis in die durchgetastete Trachea hindurchgeführter Schnitt in Höhe des Ringknorpels notwendig und erlaubt.

Vermieden werden muß u. a.: Verletzung der Schilddrüse, Blutaspiration, seitliches Vorbeipräparieren an der Trachea, Ablösen der Schleimhaut, Durchschneiden auch der hinteren Trachealwand.

Komplikationen der Tracheotomie:

1. Atmungsstillstand. Therapie: Künstliche Atmung und Herzanregung. Nach Eröffnung der Luftröhre erfolgt eine Weile ($\frac{1}{4}$—$\frac{1}{2}$—1 Min.) Atmungsstillstand (Apnoe); derselbe ist unbedenklich (vgl. gutes Aussehen des Patienten!) und erklärbar durch die plötzliche Sauerstoffsättigung des Atemcentrums.

1a. Luftwegeverstopfung durch Membranen: Reinigen einschl. Durchfegen, evtl. Aussaugen.

2. Weichteilemphysem durch Einströmen von Luft in das umliegende Zellgewebe bei Aushusten oder Herausreißen der schlecht liegenden bzw. schlecht befestigten Trachealkanüle oder bei ungeeigneter, spez. zu kurzer Kanüle oder bei zu großer Tracheotomiewunde; Gefahr der Erstickung!

3. Wunddiphtherie. Prophylaxe und Therapie: Asepsis; Jodoformgaze, Spray, Heilserum.

4. Knorpelnekrose.

5. Blutung bzw. Nachblutung (letztere nach ca. 6—10, meist 8 Tagen): a) Aus der Wunde (selten und gering!); b) aus der Umgebung, evtl. aus A. anonyma (meist!), A. carotis comm., A. thyreoidea inf. und sup. usw. durch phlegmonöse oder diphtherische Arrosion oder durch Kanülendecubitus, spez. nach Tracheotomia inf.; bevorzugt sind Kinder, bei welchen infolge Kleinheit der Verhältnisse die Organe besonders nahe beieinander liegen; Prognose ungünstig; Prophylaxe: Behandlung evtl. Wunddiphtherie, sonst zeitiges Dekanülement; oft gehen voraus Blutspuren im Auswurf, welche als alarmierendes Symptom anzusehen sind.

6. Schluckstörung durch Entwöhnung oder durch diphtherische Lähmung; evtl. ist Ernährung durch Schlundsonde oder Mastdarmschlauch notwendig.

7. Kanülendecubitus. Meist an der vorderen Trachealwand entsprechend dem unteren Kanülenende, seltener an der hinteren entsprechend der Kanülenkonvexität; Symptome: Evtl. Schmerzen, Fieber, quälender Husten, blutiger Schleim; Prophylaxe: Kanüle mit beweglichem Schild, mit unscharfem Rand und mit elliptischer Krümmung sowie zeitiges Dekanülement oder bei Notwendigkeit längeren Liegens der Kanüle zeitweises Einlegen einer anderen Kanüle; Therapie: Ersatz der Kanüle durch kürzere oder längere.

8. Erschwertes Dekanülement. Ursachen: a) Granulationswucherung (Granulationsstenose), spez. bei Tracheotomia sup.; teils diffus, teils circumscript, evtl. polypös. b) Tracheaverbiegung (Verbiegungsstenose), spez bei

Erschlaffung oder Knorpelnekrose. c) Narbe (Narbenstenose), z. B. bei Decubitalgeschwür, Knorpelnekrose. d) Langdauernde Außerfunktionssetzung
der Stimmbänder (Gewohnheitsparese) oder Lähmung der Kehlkopfmuskulatur
(Diphtherielähmung). Begünstigend wirken zu langes Liegen, falsche Länge
und falsche Krümmung der Trachealkanüle. Diagnose: U. a. Laryngoskopie
(von oben und von der Tracheotomiewunde). Prophylaxe: Passende Kanüle
und zeitiges Dekanülement. Therapie: Vgl. Stenose; spez. Dilatation, Trachea-
resektion, Tracheotomie, und zwar diese etwas weiter unten; bei Granulationen
Abtragen derselben mit scharfem Löffel, Thermo- oder Galvanokauter, Höllenstein, Chlorzink u. dgl., evtl. nach weiterer Spaltung der Trachealwunde: Bei
narbiger Verzerrung meist Ablösen der Trachea genügend, nur ausnahmsweise
Resektion erforderlich; bei Gewohnheitsparese Fensterkanüle.

Anmerkung. Intubation (O'Dwyer). Wesen: Einsetzen einer entsprechend
gestalteten Dauerkanüle aus Metall oder Ebonit (Tubus) in den Kehlkopf.
Technik: Bei eingelegter Mundsperre und bei hinter die Epiglottis eingeführtem linkem Zeigefinger wird der Tubus von passender Weite vom Mund
aus mittels langarmigen und winklig abgebogenen Handgriffs (Introductor)
in den Kehlkopf eingeführt, abgestoßen, mit dem Zeigefinger niedergedrückt
und mit zum Mund herausgeleitetem Sicherheitsfaden außen an der Wange
befestigt zum jederzeitigen Entfernen des evtl. sich verstopfenden Tubus.
Vorteile: Schnell und wenig eingreifend, spez. ohne Operation und ohne
Narkose, sowie ohne die obengenannten Komplikationen der Tracheotomie
(Nachblutung usw.).
Nachteile: Gefahr von Druckgeschwür, Absceß, Narbenstenose, Membran-
hinabstoßen, Ernährungsstörung (dadurch evtl. Schluckpneumonie!), ferner Verstopfung oder Aushusten des Tubus (dadurch evtl. Erstickung); daher Notwendigkeit ständiger ärztlicher Überwachung (also nur im Krankenhaus zulässig)
und evtl., nämlich bei fortbestehender Stenose oder bei Tubendecubitus, Notwendigkeit sekundärer Tracheotomie, welche übrigens eine schlechtere Prognose gibt als die primäre. Bei Entfernung des Tubus droht Verletzung des
Kehlkopfs oder Hinabstoßen in die Trachea. Aus allen diesen Gründen wird
zwar die in den 80er Jahren eingeführte Intubation statt der Tracheotomie
seitens nicht chirurgisch ausgebildeter Ärzte angewandt, aber im allgemeinen
als der Tracheotomie keineswegs gleichwertig angesehen. Tracheotomiebesteck
soll stets bereitstehen.
Gegenanzeigen: Völliger Verschluß (hier unmöglich!), tief hinabreichender
Prozeß (Stenoseerscheinungen bestehen hier fort!) und schwere Herzschwäche
oder Asphyxie (hier versagend!).

7. Exstirpation des Hodens (Ablatio testis s. Kastration).

Indikation: Maligne Tumoren (Carcinom und Sarkom), Nekrose nach
Durchtrennung des Samenstrangs bei Verletzung oder Operation, Tuberkulose
(spez. angezeigt als frühzeitiger Eingriff bei einseitiger Erkrankung, hier als
„Semikastration"; evtl. ist die Exstirpation des Nebenhodens allein oder
zugleich die nur partielle des Hodens ratsam, spez. bei doppelseitiger Erkrankung).
Technik: Lokalanästhesie. Während ein Assistent den Hoden nach unten
zieht, unter Anspannen der Haut mit Daumen und Zeigefinger der linken
Hand Schrägschnitt in der Leiste oder bei erkrankter Haut (Fistelung bei
Tuberkulose, Hautverwachsung bei Tumor) auch am Hodensack mit entsprechender elliptischer Hautumschneidung schichtweise durch Haut und
Tunica dartos bis auf die Fascia ext. Cooperi. Im Zweifelsfalle (zur Feststellung
der Notwendigkeit der Kastration) Probeschnitt durch den Hoden nach Eröffnung der Hüllen (Tunica vag. comm., Tunica propria parietalis et visceralis
und Tunica albuginea). Sonst wird der Samenstrang dicht unter dem äußeren
Leistenring oder besser hoch oben unter Spaltung des Leistenkanaldachs
aufgesucht und unter Spaltung der Tunica vag. comm. in seinen Bestandteilen

isoliert. Der nach hinten median gelegene Ductus deferens, welcher als derber, spulrunder und federkieldicker Strang fühlbar ist, wird möglichst hochhinauf evtl. unter Spaltung des Leistenkanals, jedenfalls soweit er erkrankt erscheint, verfolgt und mit dem Paquelin durchtrennt (aber nicht abgebunden wegen Schmerzen und nicht ausgerissen [„Evulsionsmethode"] wegen Gefahr des Abreißens an erkrankter Stelle); bei Tuberkulose empfiehlt sich Jodoform-glycerininjektion in den centralen Stumpf. Die A. deferentialis ist zu unterbinden. Die übrigen Gebilde, nämlich die A. und V. sperm. ext. (außerhalb) und A. deferentialis sowie A. sperm. int. und Plexus pampiniformis (innerhalb der Tunica vag. comm.) werden in 3—4 Portionen als „Ligaturen en masse" unterbunden, und zwar recht fest (sonst droht infolge Abgleitens der Ligatur Nachblutung aus dem zurückschlüpfenden Stumpf!). Hoden wird mit obengenannten Hüllen stumpf ausgeschält und am unteren Pol sein Leitband (Gubernaculum testis s. Hunteri) scharf abgeschnitten. Evtl. Glasdrän in die leere Scrotalhälfte, sonst Etagennaht. Bei malignem Tumor außerdem evtl. Leistendrüsenausräumung.

Zusatz: Vasektomie d. h. Resektion des Samenstrangs beiderseits erfolgt von einem kleinen Hautschnitt in der Leistengegend auf eine Strecke von 2—3 cm nach sorgfältiger Isolierung mit Catgutunterbindung (zur Sterilisation oder zur Verhütung der Nebenhodenentzündung bei Prostatektomie, Dauerkatheter u. dgl.).

8. Amputatio penis.

Indikation: Gangrän und Carcinom (an Glans und Präputium, falls die Absetzung in der Pars libera s. pendula geschehen kann, während in höher [bis auf die Pars fixa] oder in die Tiefe [bis auf die Schwellkörper usw.] vorgeschrittenen Fällen die völlige Entfernung des Gliedes evtl. samt Hoden, also die Entmannung oder die totale Emaskulation notwendig sein kann).

Lokalanästhesie an der Peniswurzel oder weiter oberhalb unter der Symphyse subcutan und subfascial mit 1%iger Novocain-Suprareninlösung nebst Anästhesie der Harnröhrenschleimhaut durch Einfüllen von 10 ccm 1/2%iger Pantocainlösung od. dgl. (s. u.).

Blutleere mit dünnem Gummischlauch oder mit federnder Darmklemme an der Gliedwurzel.

Technik: Während nach leichtem Zurückschieben der Haut das Glied an der Glans (aber nicht an der Vorhaut!) mit der linken Hand oder mit Pinzette oder Krallenzange vorgezogen wird, Abschneiden des Penis in der Pars libera quer mit großem (Lappen-) Messer in glattem Zug, indem das Messer, mit der Spitze angesetzt, einmal hin- und einmal hergezogen wird oder indem man schichtweise vorgeht: erst Zirkelschnitt durch die (weder zurückgestreifte noch vorgezogene) Haut, dann etwas weiter oberhalb Schnitt glatt durch den übrigen Penis bis auf die evtl. vorher isolierte und geschützte Harnröhre samt ihrem Schwellkörper und schließlich weiter unterhalb Abschneiden letzterer Gebilde. Evtl. (zwecks Verhütung der Verengerung der äußeren Mündung) ist die Harnröhre etwas weiter peripher abzutrennen oder etwas weiter central hinaufzupräparieren. Unterbinden unter der Haut: einige Venen, welche sich zur V. dorsalis penis subcutan sammeln, und unter der Fascia propria: dorsal median A. und beiderseits V. dorsalis penis; Umstechen unter der Tunica albuginea in den Schwellkörpern je eine A. prof. penis. Zur weiteren Blutstillung des kavernösen Gewebes werden die Corpora cavernosa penis in ihrer Albuginea durch zwei Quernähte miteinander vernäht, evtl. nach Resektion des Septum. Blutstillung unter Entfernen der Blutleere. Vernähen der Schleimhaut des Harnröhrenstumpfes, evtl. zwecks Vergrößerung der äußeren Mündung unter dorsaler oder volarer Längsincision, zirkulär mit der Haut im unteren Bereich und Vernähen der übrigen Haut in senkrechter Richtung aufwärts. Bei malignem Tumor außerdem evtl. Leistendrüsenausräumung beiderseits von bogenförmigem Querschnitt oberhalb der

Symphyse, und zwar zur Verhütung der Wundvereiterung gewöhnlich erst
etwas (1—3 Wochen) später, sonst 8—10 Tage vorher.

Bei völliger Gliedentfernung empfiehlt sich zur Verhütung der Harnbenetzung die Einnähung des Harnröhrenstumpfes am Damm nach medianer
Hodensackspaltung.

9. Katheterismus.

Definition: Katheterismus ist die kunstgerechte (instrumentelle) Entleerung der Harnblase auf dem Wege der Harnröhre mittels eines in dieselbe
eingeführten röhrenförmigen Instrumentes, des Katheters.

Instrumentarium: Katheter. 1. Starrer oder Metall- (Neusilber-) katheter;
entweder mit einfacher oder nach Dieulafoy od. a. mit doppelter (S-förmiger)
Krümmung; der weibliche Kather ist kürzer und schwächer gekrümmt.
2. Halbstarrer oder elastischer Katheter aus Kautschuk mit Seidengespinst
(Fabrikat Porgès oder Rüsch) mit kleiner stumpfwinklicher Aufbiegung am
Ende, sog. „Mercierscher Krümmung" („Katheter coudé"). 3. Weicher oder
Gummikatheter aus vulkanisiertem Kautschuk („Nélaton-Katheter"). 4. Bei
Frauen auch Glaskatheter.

Am Metallkatheter unterscheidet man: a) Pavillon oder Handgriff mit
querer äußerer Öffnung und mit zwei Ösen (Drahtringen) zur Orientierung
über die Lage des Instrumentes in der Blase (Schnabelrichtung); b) Schaft
oder Körper; c) Schnabel oder Blasenende mit zwei Abflußöffnungen („Augen
oder Fenstern") nahe dem Ende, während das Ende selbst abgerundet und
geschlossen ist (sonst Verletzungsgefahr!).

Katheterkaliber schwankt zwischen $1/3$—10 mm und wird nach der
Charrièreschen Skala bezeichnet, wobei jede Nummer $1/3$ mm mehr bedeutet
(Nr. 1—30; normaliter Nr. 24 = 8 mm); ein Maßblatt mit entsprechend großen
Öffnungen gestattet die jederzeitige Bestimmung der Katheternummer.

Orientierung: Harnröhre beim Weib ist kurz und gerade bzw. wenig
gekrümmt, beim Mann lang (ca. 15—20 cm) und zweifach gebogen, und zwar
S-förmig, indem die erste Krümmung mit der Konkavität aufwärts, die zweite
abwärts sieht; erstere Krümmung ist beim erigierten oder beim erhobenen
Penis ausgeglichen; Abschnitte: 1. Penisteil oder Pars anterior s. cavernosa
(10—15 cm), 2. Dammteil oder Pars media s. membranacea (1—1½ cm),
3. Beckenteil oder Pars posterior s. prostatica (4 cm); am Diaphragma urogenitale liegt die konstante Krümmung und Verengerung (Isthmus).

Lagerung: Auf dem Rücken bei durch Kopfrolle leicht erhobenem Kopf
mit flachem festem Kissen unter dem Becken und mit leicht gebeugten, abducierten und auswärtsrotierten Beinen, zwischen welchen eine Schale aufgestellt
ist; am besten auf hohem Tisch.

Lokalanästhesie beim Mann durch Füllung der vorn durch Zuhalten,
Zubinden oder Zuklemmen mittels Penis- oder Darmklemme verschlossenen
Harnröhre für einige (5—15) Minuten mit 5—10 ccm ½—1%iger Cocain- oder
1—3%iger Alypin- oder besser ½—1%iger Psicain- oder ¼—½%iger Pantocain- oder ½—1%iger Larocainlösung nebst einigen (4) Tropfen 1%iger
Adrenalinlösung mittels einer Spritze mit konischem Ansatz, beim Weib evtl.
(meist aber unnötig!) durch Pinseln oder Einspritzen mit doppelt so starker
Lösung; bei Kindern oder bei empfindlichen Erwachsenen in Rausch bzw.
Narkose, auch Morphiumvorgabe kann ratsam sein; man spritze ohne Druck
und massiere die eingefüllte Lösung nach hinten; Wartezeit 5—15 Minuten;
Vorsicht bei Wunde oder Blutung!

Technik des Katheterismus mit Metallkatheter (auch an frischer Leiche
zu üben). Grundregeln: Aseptisch und vorsichtig; stets beginnend mit weichem,
sonst mit recht dickem Katheter, ferner genau in der Mittellinie und an der
Vorderwand sich haltend, sowie zart und geduldig, mit leichter Hand,
dagegen nicht mit Gewalt, spez. ohne Blutung und Schmerz (sonst droht Verletzung, evtl. falscher Weg!). Bei der Frau vermeide Vagina; ein fälschlich
hier eingeführter Katheter darf nicht ohne erneute Desinfektion in die Urethra

eingeführt werden. Bei eitriger Urethritis ist der Katheterismus zu unterlassen oder doch auf Notfälle zu beschränken. Überhaupt ist das Katheterisieren möglichst zu beschränken in Hinblick auf die Gefahr der Harnwegeinfektion. Operateur steht gewöhnlich links. Händedesinfektion. Nach Zurückschieben der Vorhaut Desinfektion der äußeren Harnröhrenmündung mit $1^0/_{00}$igem Sublimatbausch. Der sterilisierte, erwärmte und mit sterilem Öl, Glycerin, Katheterpurin od. dgl. (dagegen nicht Vaseline) gut eingefettete, übrigens auf Druck- und Zugfestigkeit geprüfte Katheter wird mit den ersten drei Fingern der supinierten rechten Hand schreibfederartig, evtl. mittels anatomischer Pinzette unweit der Spitze gefaßt, während die Ulnarkante leicht auf der Nabelgegend ruht und Daumen und Zeigefinger der linken Hand den Penis halten, die Vorhaut zurückschiebend und die Lippen der äußeren Harnröhrenmündung zum Klaffen bringend. Jetzt zieht man zum Ausgleich der vorderen Harnröhrenkrümmung das Glied nabelwärts an und über Schnabel und Schaft des ruhig über der Linea alba gehaltenen Katheters, wobei derselbe über die Pars pendula penis bis zum Damm durchgleitet (man schiebe weniger vor als daß man das Glied überzieht ähnlich wie man beim Einstecken des Regenschirms in sein Futteral verfährt!). Zur Gewinnung der hinteren Krümmung am Diaphragma urogenitale wird der Pavillon in der Sagittalebene gesenkt, indem er einen Halbkreis nach dem Fußende beschreibt und die rechte Hand sich vom Nabel erhebt und zwischen die Schenkel senkt, mit der Zeigefingerspitze allein niedergedrückt, während die linke Hand den Penisteil emporzieht, so daß der Katheter mehr durch Hebelwirkung als durch direktes Schieben eindringt: „Bauchtour" (Tour sur le ventre). Ein anderes, spez. bei Fettleibigkeit, Ascites, Meteorismus usw. angezeigtes Verfahren ist die ganze bzw. halbe „Meistertour" (Tour du maître), wobei der Katheter von vorn bzw. von rechts mit kopfwärts gerichtetem Schnabel eingeführt und nach Vordringen bis zum Damm um ½ bzw. ¼ Kreisbogen horizontal gedreht wird. Bei Widerstand hilft man sich durch Zurück- und Wiedervorschieben, evtl. auch durch Nachhelfen mit dem sanft nach oben drängenden linken Zeigefinger vom Damm oder Mastdarm. Zur Entleerung des letzten Restes ziehe man den Katheter etwas vor. Bei länger bestehender Harnverhaltung darf die Harnblase nicht auf einmal ganz entleert werden wegen Gefahr der Blutung ex vacuo. Das Herausnehmen erfolgt auf umgekehrtem Weg, während (zwecks Vermeidung des Schleimhautansaugens, Harnzurückfließens und Benetzens) der linke Zeigefinger die äußere Öffnung des Katheters verschlossen hält. Anschließend Bettruhe, Diät, Diuretica und Harnantiseptica, nach Bedarf Narkotika bzw. Spasmolytika oder Antineuralgika oder Kombinationspräparate.

10. Kapilläre Blasenpunktion (Punctio vesicae).

Indikation: Harnverhaltung bei Striktur, Verletzung, Prostatahypertrophie usw., wenn der Katheterismus nicht gelingt und die Operation an Harnblase oder Harnröhre nicht möglich ist, und zwar präventiv als Noteingriff; evtl. wiederholt, dies aber nur ausnahmsweise (sonst Infektionsgefahr von prävesikalem Gewebe und Bauchfell mit Peritonitis bzw. Urosepsis!); vielmehr sorge man für baldmöglichste Behebung der Ursache; überhaupt ist der Eingriff bei den modernen Transportverhältnissen nur ganz selten erforderlich.

Instrumentarium: Mindestens 10 cm lange Spritzenkanüle oder Capillarz. B. Lumbaltrokar mit Gummischlauch; dagegen wenig ratsam stärkerer Trokar.

Technik: Nach Rasieren und Hautdesinfektion in Lokalanästhesie suprasymphysärer Stich: Dicht oberhalb der durch den linken Zeigefinger markierten Symphyse genau median senkrecht 5—10 cm tief, bis die Spitze des Instrumentes frei beweglich im Hohlraum der sicht- und fühlbar gefüllten Blase liegt, bei welcher die Bauchfellfalte nach oben abgehoben ist und das Eindringen unter Ruck deutlich gefühlt wird. (An der Leiche wird die Blase mittels Katheters mit 250—500 ccm Wasser gefüllt und die Harnröhre durch einen fest um den Penis geschnürten Faden geschlossen).

Gefahr der Infektion der tieferen Gewebsschichten, spez. des Cavum Retzii und weiterhin des Peritoneum mit anschließender Peritonitis, letzteres auch bei Verletzung des Peritoneum während des Einstechens, was namentlich bei Verwachsungen erfolgen kann.

11. Blasenschnitt (Zystotomie),

und zwar suprapubisch (Cystotomia alta s. Epicystotomie), auch hoher Steinschnitt (Sectio alta) genannt im Gegensatz zu Sectio profunda s. perinealis (und zwar diese entweder mediana oder lateralis), soweit nicht bei der Frau die Colpocystotomie d. h. die Eröffnung der Harnblase von der Scheide aus angezeigt ist.

Indikation: a) Entleerung der Blase, z. B. bei Striktur oder Verletzung, wenn Katheterismus nicht gelingt; evtl. auch zur Ausführung des retrograden Katheterismus (Katheterismus posterior) und zur Anlegung einer Blasenfistel. b) Intravesikaler Eingriff wegen Verletzung, Steins, Fremdkörpers und Geschwulst (soweit diese nicht durch die Harnröhre erreichbar sind), sowie wegen Prostatahypertrophie (sog. suprapubische oder transvesikale Prostatektomie im Gegensatz zur perinealen).

Lagerung: Rückenlage in Trendelenburgscher Beckenhochlagerung mit Kopf nach dem Licht (Fenster), herabhängenden Unterschenkeln und Schulterstütze. Operateur steht links, ein Assistent ihm gegenüber und ein zweiter neben ihm.

Anästhesie: Lokal- oder Lumbalanästhesie, dagegen Narkose nur ausnahmsweise.

Technik: Vor der Operation mittels Katheters, welcher entweder entfernt oder verschlossen wird (durch Zustöpselung oder Umschnürung des Gliedes mit Gazestreifen), Entleeren, Spülen und Füllen der Blase mit 150—250—350 ccm warmer Kochsalz- oder Borlösung usw. oder besser (aseptischer, aber mit Gefahr der Luftembolie, namentlich bei brüskem Vorgehen!) mit ebensoviel Luft zwecks Hochdrängens der Peritonealfalte. Ca. 10 cm langer Hautschnitt längs genau median, d. h. in der Verbindungslinie von Peniswurzel und Nabel dicht oberhalb der tastbaren Symphyse durch Haut und Fascie, dann stumpf zwischen den Mm. pyramidales und recti abd. in der Linea alba, deren Aufsuchen durch kräftiges Anziehen mit scharfem Haken nach oben erleichtert wird. Eingehen zwischen den mit stumpfen Haken auseinandergehaltenen Muskeln. Dicht über der Symphyse, also im unteren Wundwinkel wird (ohne unnötiges Entblößen des Knochens oder Ablösen der Blase im prävesikalen Raum) die zarte Fascia transversa quer durchtrennt und die bogenförmig sich abzeichnende, beim Pressen oder Husten noch deutlicher werdende Peritonealfalte im präperitonealen Fett evtl. nach Messerritzer mit Präpariertupfer stumpf abgeschoben und über Rollgaze mit stumpfen Haken zurückgehalten. Die an ihrem Venennetz der Vv. vorticosae und an ihrem durchscheinenden grobfaserigen Muskelwerk erkennbare Blase wird ziemlich hoch am Scheitel, beiderseits von der Mittellinie im Abstand von 2 cm, mit zwei Haltefäden an Schiebern angeschlungen, vorgezogen und in der Mitte zwischen den gespannt gehaltenen Haltefäden eröffnet durch Stichincision mit scharfem, spitzem Messer durch die ganze Wanddicke, evtl. nach vorheriger Blasenentleerung mittels Trokars, um die Überschwemmung der Wunde mit dem Harn zu vermeiden; der Schnitt wird bedarfsgemäß nach unten und oben verlängert (hier cave Peritoneum!), evtl. im unteren Wundwinkel auch die Bauchmuskeln in ihrem Ansatz an der Symphyse eingekerbt oder durchschnitten. Es folgt unter raschem Austupfen des Blaseninhaltes mit Stieltupfern und unter Einsetzen langer, rechtwinkliger Haken (Blasenspatel) beiderseits und evtl. auch oben und unten der intravesikale Eingriff (Stein- oder Fremdkörperextraktion, Tumorexstirpation, Prostatektomie usw.). Blasennaht in 2—3 Schichten, zunächst mit Catgut (sonst droht Inkrustation!) dicht am Rand der Schleimhaut, aber ohne Mitfassen derselben, zum Schluß evtl. mit Seide oder Catgut unter Mitfassen der bedeckenden Bindegewebsschicht einstülpend nach Art der Lembertnaht. Dauerkatheter für 8—10 Tage mit Ableitung in ein ausgekochtes und mit antiseptischer Flüssigkeit gefülltes Glasgefäß (Ente). Gummidrän in die Blase für einige Tage nur bei schwerer Infektion oder bei Blutung, und zwar zwecks besserer Heilung und Vermeidung der Blasenfistel im oberen Winkel. Stets Dränage des Cavum Retzii, d. h. des zu schwerer Infektion neigenden prävesikalen Fettbindegewebsraums für einige Tage mit Glasdrän und Jodoformgazedocht (sonst droht evtl. Harninfiltration!). Teilweise Naht der Bauchdecken in Etagen.

12. Äußerer Harnröhrenschnitt (Urethrotomia externa),

d. h. Freilegung der Harnröhre in der Pars membranacea vom Damm aus, auch bezeichnet als Boutonnière oder im Gegensatz zur Sectio alta s. suprapubica als Sectio profunda s. perinealis, und zwar entweder mediana oder lateralis.

Indikation: Eröffnung der Harnröhre bei deren vollständiger Zerreißung oder bei impermeabler traumatischer oder gonorrhoischer Striktur sowie (falls die endourethrale Entfernung nicht gelingt) bei Steinen und Fremdkörpern, ferner bei Fisteln und bei periurethraler Phlegmone, schließlich bei Prostatahypertrophie und früher auch bei Blasensteinen.

Lagerung: Sog. „Steinschnittlage", d. h. Rückenlage mit Vorziehen des Gesäßes bis zur Tischkante und mit gespreizten sowie in Hüfte und Knie gebeugten Beinen durch Lagerung auf Beinhaltern oder auf den Schultern der beiderseits stehenden Assistenten; Operateur sitzt vor dem Damm; genaue Geradlage des Beckens, damit der Operateur nicht aus der Mittellinie kommt; männliche Genitalien bauchwärts nach oben gehalten oder mit Tuchklemmen fixiert; After durch wasserdichtes Tuch abgedeckt mittels Anklebens, Anklemmens oder Annähens.

Anästhesie: Lokal- oder Lumbalanesthesie oder Narkose.

Technik: Nach Einführen des Metallkatheters oder des alten Itinerariums oder Gorgerets (d. h. Metallbougie mit Längsrinne auf der konvexen Seite) Längsschnitt am Damm genau in der Mittellinie entsprechend der Raphe oder vorn konvexer halbkreisförmiger Bogenschnitt zwischen Scrotalwurzel und After durch Haut und Unterhaut. Eingehen auf den in der Tiefe fühlbaren Katheter median im weißlichen Fascienstreifen. Durchtrennen des M. transversus perinei superfic. (cave die gleichnamige Arterie!) und Vordringen zwischen den Fasern des M. levator ani. Abziehen des Mastdarms nach unten mit stumpfem Haken und des Bulbus urethrae nach oben mit scharfem Haken, während der Bulbus von den in der Mitte schräg zusammentreffenden Fasern des M. bulbo-cavernosus über den Corpora cavernosa penis bedeckt und beiderseits von dem längsgefaserten M. ischio-cavernosus begrenzt ist (cave oben Verletzung des Bulbus, sonst starke und schlecht stillbare Blutung! und cave unten Verletzung des Mastdarms!). Zwischen After und Harnröhrenzwiebel ist die Harnröhre in ihrer Pars nuda erreichbar: Spalten in der Mittellinie und Anschlingen der klaffenden Ränder mit beiderseitigem Fadenzügel. Evtl. über Dauerkatheter (für 12—14 Tage) paraurethrale Catgutnaht ohne Mitfassen der Schleimhaut und teilweise Hautnaht bis auf eine Lücke, evtl. Jodoformgazetampon.

13. Sehnendurchtrennung
(subcutane Tenotomie, spez. Achillotenotomie).

Indikation: Die subcutane Tenotomie, wobei die unter der Haut angespannte, evtl. unter faradischer Reizung des Muskels besonders vorspringende Sehne von einer möglichst kleinen Hautwunde aus durchschnitten wird, ist wie die (sicherere) offene oder percutane Sehnendurchschneidung

oder wie die (dosierbare) Sehnenverlängerung angezeigt bei Sehnenverkürzung, und zwar 1. meist an der Achillessehne bei Spitzfuß, evtl. auch
nach Vorderfußabsetzung bei Chopart und Pirogoff, 2. sowie an den Ober-
schenkeladductoren bei spastischer Hüftcontractur (soweit hier nicht die
Obturatoriusresektion vorzuziehen ist; während an den Unterschenkelbeugern bei Kniecontractur wegen Gefährdung der Kniekehlengefäße und
an dem Kopfnicker bei muskulärem Schiefhals wegen Gefährdung der
V. jugularis und wegen Rezidivgefahr besser offen vorgegangen wird).
    Instrumentarium: Tenotom nach Dieffenbach, d. h. sichelförmiges
Messer entweder spitz oder geknöpft, letzteres anwendbar nach kleiner Stichincision mit spitzem Messer.
    Technik: Das Bein des auf dem Rücken liegenden Patienten wird zwecks
Anspannung der Achillessehne mit gestrecktem Knie und mit dorsaflek-
tiertem Fuß vom Operateur mittels der linken Hand am Mittelfuß hoch-
gehalten und mit der rechten Hand das Tenotom schreibfederartig oder in
der vollen Faust bzw. wie zum Schälen einer Frucht mit den vier gebeugten
Fingern gefaßt, während der Daumen die Spitze kontrolliert; auch an dem
auf dem Bauch liegenden Patienten kann die Operation ausgeführt werden.
Einstechen des Tenotoms daumenbreit oberhalb des Ansatzes der Achillessehne am Calcaneus und (zur Vermeidung von A. tib. post. und N. tib.) dicht
an ihrer Vorderfläche, und zwar am rechten Bein am Innen- und am linken
Bein am Außenrand der erschlafften Sehne, Schneide nach der Fußsohle
gerichtet; dann Durchführen, bis die Spitze auf der anderen Seite unter der
Haut mit dem Daumen gefühlt wird, und Umdrehen des Messers um seine
Längsachse, so daß die Schneide gegen die Sehne gerichtet ist (also um 90⁰).
Darauf erfolgt die Durchtrennung der Sehne teils durch kurze, sägende Züge
des Messers, teils unter zunehmender Dorsalflexion des Fußes mittels der
linken Hand durch Andrängen der angespannten Sehne gegen die Messer-
schneide in der Richtung von vorn nach hinten, d. h. von innen nach außen,
während der Daumen auf der Achillessehne über der Messerspitze ruht und
das andrängende Messer unter der Haut auffängt. Die völlige Durchtrennung
macht sich erkennbar durch fühl- und hörbaren Ruck, fühlbaren Spalt und
Übergang des Fußes in die Dorsalflexion. In dieser Stellung Schienen- oder
Gipsverband nach aseptischem Verband. Zu vermeiden ist: 1. Vergrößerung
der Messereinstichwunde (stetig arbeiten!), 2. Verletzung der gegenüberliegenden Haut (Daumenkontrolle!), 3. Durchschneiden der hinteren Weichteile (Vorsicht zum Schluß der ruckweise eintretenden Durchtrennung!),
4. Verletzung von N. tib. und A. tib. post. (unmittelbar neben der Sehne
eingehen!). Durch Regeneration im Peritenonium mit seinem Bluterguß
erfolgt bald wieder Vereinigung der Stümpfe.
    Eine zweckmäßige Modifikation ist die „ziehharmonikaartige" Sehnen-
durchschneidung nach Bayer von zwei Einstichen oben und unten: Erster
Einstich distal am Calcaneusansatz in der Mittellinie und quere Durchtrennung nach der einen Seite (also nur zur Hälfte der Sehnenbreite), und
zwar bei Spitzklumpfuß nach der inneren und bei Spitzplattfuß nach der
äußeren Seite; zweiter Einstich proximal mehr oder weniger hoch, ebenfalls
in der Mittellinie und ebenfalls quere Durchtrennung zur Hälfte der Sehnenbreite, nunmehr aber nach der entgegengesetzten Seite; hierbei gleiten
während der Redressements die entstandenen Sehnenstümpfe aneinander
vorbei (dadurch Sehnenverlängerung, und zwar um so mehr, je höher oben
der zweite Einstich gemacht wurde), bleiben aber in Zusammenhang miteinander (dadurch keine Funktionsstörung!).

14. Gelenkpunktionen.

Indikation: Gelenkergüsse kommen vor bei 1. Verletzungen: Ver-
stauchungen, Quetschungen und Knochenbrüchen sowie Binnenverletzungen.
2. Entzündungen, und zwar teils akuten bzw. subakuten direkt bei
penetrierenden, spez. Stich- oder Schußverletzungen oder fortgeleitet bei

nachbarlicher Entzündung (Erysipel, Furunkel, Phlegmone, Bursitis, Osteo-myelitis) oder metastatisch bei Sepsis u. a. Allgemeininfektionen durch Eiter-erreger sowie Gono-, Pneumokokken, Typhus-, Ruhr- und Enteritiserreger, teils chronischen bei Traumen und Infektion, spez. rheumatischen sowie Tuber-kulose und Syphilis. 3. Sonstigen Gelenkerkrankungen: Geschwülsten, Arthritis deformans und neuropathica, Hämophilie, Hydrops intermittens, Nesselaus-schlag, Serumkrankheit usw.

Gelenkpunktionen dienen teils der Diagnose, teils der Therapie. a) Diagnose: 1. Makroskopisch: Vorhandensein, Menge und Art des Exsudats (rahmig bei Eiter-, fötid bei putrider Infektion, flockig bei Tuber-kulose, blutig bei Verletzungen sowie bei Tabes, Tumor und Hämophilie). 2. Mikroskopisch (vermehrter Zellgehalt bei Infektarthritis, Eitergehalt bei pyogener Infektion, Fibrin und Lymphocyten bei Tuberkulose usw. sowie Erregernachweis: Eitererreger und meist auch Pneumokokken, oft auch Gono-kokken, dagegen selten Tuberkelbacillen und Spirochäten). 3. Kultur (Staphylo-, Strepto-, Pneumo- und Gonokokken sowie Tuberkelbacillen). 4. Tierversuch (bei Tuberkulose). 5. Serologisch (bei Syphilis: Wasser-mannsche Reaktion). 6. Physikalisch-chemisch (erhöhter Alkalityp bei Tuberkulose, Verschiebung nach dem Neutralpunkt bei Infektarthritis, Säure-typ bei pyogener Infektion). Dazu Füllung mit Gas (Sauerstoff) oder Kon-trastmasse bei der Röntgenuntersuchung, namentlich bei Fremdkörper, Ge-lenkmaus oder Fabella u. a.

b) Therapie: 1. Entlastung bei Erguß nach Verletzungen und Ent-zündungen; bei Tabes und Syringomyelie ist Zurückhaltung geboten; bei Hämophilie benutze man nur feine Kanüle. 2. Ausspülung (mit phys. Kochsalz-, $3^0/_0$iger Borsäure-, 3—$5^0/_0$iger Carbolsäure-, $\frac{1}{4}$—$1^0/_{00}$iger Rivanol-u. a. Lösung) bei Verletzung mit rückfälligem Erguß sowie bei Entzündungen rheumatischer oder eitriger Natur, auch bei Tuberkulose und Arthritis defor-mans sowie bei chronisch-traumatischen Ergüssen. 3. Einfüllung (mit Phenolcampher oder 5—10%igem Jodoformglycerin- oder -öl bzw. Jodoformosol u. a.) bei infizierten, spez. Schußverletzungen (hier auch als Ventildränage nach Payr), Tuberkulose (2—10 g alle 1—2—3 Wochen), Arthritis deformans u. a.

Instrumentarium: 10—100 ccm Rekordspritze und einige Spritzen-kanülen, und zwar zur Lokalanästhesie eine feine und zur Gelenkpunktion je nach Art des Ergusses eine mehr oder weniger dicke, evtl. nämlich bei dickeitrigem oder fibrinhaltigem Gelenkinhalt sowie zur Gelenkauswaschung ein dünner Trokar.

Technik: a) Allgemeines: Strengste Asepsis: Instrumente ausgekocht; Operationsfeld mit Äther, Alkohol und Jodtinktur desinfiziert und mit sterilen Tüchern ringsum abgedeckt; Operateur zieht sterile Gummihandschuhe an. Lokalanästhesie mit $\frac{1}{2}$%iger Novocain-Suprareninlösung in Form der Haut-quaddel und evtl. auch Stichkanalinfiltration einschl. Gelenkkapsel; aus-nahmsweise Chloräthylspray und bei empfindlichen Patienten oder akuter Entzündung Rauschnarkose. Einstich rasch-stoßweise, bei Trokar nach kleinem Hautschnitt; Gelenkknorpel ist zu schonen; evtl. mit Spritze an-ziehen und Gelenkhöhle allseitig mit den flachaufgelegten Händen ausdrücken; Nadel mit kurzem Ruck herausziehen; aseptischer Deckverband mit Gaze-Heftpflaster bzw. Mastisol-Köperfleck und darüber Druckverband mit elastischer Binde evtl. unter Watte- oder Schwammpolsterung; Ruhe und Lagerung auf Kissen oder Schiene, später elastische Kniekappe.

b) Besonderes: 1. **Schulter** (bei etwas abgespreiztem Oberarm): a) **von vorn**: Am Vorderrand des Deltamuskels $\frac{1}{2}$—1 cm nach unten und außen vom Rabenschnabelfortsatz horizontal in etwas schräger Richtung nach der Grube unter der hinteren Schulterecke auf den bei Bewegungen kenntlichen Oberarmkopf, oder meist: b) Von hinten: Am hinteren Rande des Delta-muskels unter der Akromionbasis in Richtung auf den Rabenschnabelfortsatz, genau waagerecht 3—4 cm tief, oder c) von der Seite: Zwischen Akromion

und Schulterkopf in der Mitte zwischen vorderstem Akromionrand und stärkster
Deltamuskelvorwölbung in etwas schräger Richtung nach unten und hinten.
Meist, spez. bei Infektion punktiere man von hinten zur Vermeidung der
Bursa subscap. bzw. subdelt.

2. **Ellenbogen** (bei stumpfwinklig gehaltenem Ellenbogen des einwärts
gedrehten, auf einem Seitentisch gelagerten Armes):

a) Seitlich innen oder besser außen neben dem Olecranon unter dem
äußeren Oberarmknorren unmittelbar über dem bei Drehbewegungen fühlbaren Speichenköpfchen horizontal in der Richtung auf den Epicondylus int.
oder: b) Von hinten in der Mitte zwischen beiden Epikondylen dicht oberhalb
der Olecranonspitze in direkter Richtung nach vorn durch die Tricepssehne
3—4 cm tief.

3. **Hand:** Dorsoradial zwischen den Sehnen des Ext. pollicis long. und
Ext. indicis propr. am ulnaren Rand des zweiten Mittelhandknochens dicht
unterhalb des unteren Speichenendes in Höhe einer Verbindungslinie zwischen
den Griffelsortsätzen von Elle und Speiche in Richtung schräg ellenwärts ca.
2 cm tief. Bei größerem Erguß wird man übrigens einfach an der am stärksten
vorgewölbten Stelle einstechen, ebenso wie man sich an den Fingergelenken
an die stärkste Kapselvorwölbung hält, während sonst die Punktion der Fingergelenke wegen der engen und komplizierten Gelenkspalten schwierig ist und
jedenfalls mit dünner Nadel vorgenommen werden muß.

4. **Hüfte,** und zwar entweder am leichtesten (!):

a) Von vorn: Bei leicht gebeugtem, abgespreiztem und auswärts gedrehtem
Bein in der Leistenbeuge etwas unter dem Leistenband in Höhe des großen
Rollhügels auswärts von den Schenkelgefäßen (Arterie) am Sartoriusinnenrand bzw. im Mittelpunkt einer Linie zwischen Arterie und Großrollhügel
oder 1—1½ cm unterhalb einer Wagerechten durch den Schambeinhöcker
und 1½ cm nach außen von der Arterie in sagittaler Richtung 3—6 cm tief
zum oberen Rand des Schenkelhalses an den bei Drehbewegungen tastbaren
Schenkelkopf, oder besser:

b) Von der Seite: Bei leicht gestrecktem, angespreiztem und einwärts
gedrehtem Bein unmittelbar über der Trochanterspitze in frontaler und horizontaler Richtung, also genau entsprechend der Beckenquerachse ca. 4,6 cm
tief.

5. **Knie:** Von vorn innen oder besser außen etwas neben der oberen
Ecke der Kniescheibe ca. 3—4 cm tief in zunächst schräger und dann der
Kniescheibenvorderfläche paralleler Richtung zwischen Kniescheibe und Ober-
schenkelknochen oder in den oberen Recessus, nachdem dieser durch die die
Kniescheibe umfassende linke Hand möglichst gefüllt ist.

6. **Fuß,** und zwar entweder (meist!):

a) Vorn zu beiden Seiten der Strecksehnen über dem betr. Knöchel nach
dem anderen Knöchel zu, oder gelegentlich:

b) Hinten zu beiden Seiten der Achillessehne. Gewöhnlich geht man
vorn-außen ein: auswärts von den Strecksehnen und oberhalb und einwärts
von der äußeren Knöchelspitze von vorn nach hinten zwischen Knöchel und
Sprungbein nach dem inneren Knöchel zu ca. 3 cm tief.

Fünfter Teil

Verbandlehre.

A. Einfache Verbände: Binden- und Tücherverbände.

Die einfachen Verbände: Binden- und Tücherverbände, wie sie in ihrer althergebrachten („klassischen") Form geübt werden, bilden für den Arzt die Schule in der für die Praxis sehr wichtigen Verbandtechnik; sie sind zugleich die Grundlage der meisten (Wund-, Schienen- und anderen) Verbände.

a) Bindenverbände (Fasciae).

I. Allgemeines.

Zweck und Benennung: Binden werden gebraucht bei den meisten Verbänden: Wundverband, feuchter Einwicklung, warmer Einpackung, Kompression und Expression; auch mitverwandt bei den Lagerungs-, Kontentiv- und Streckverbänden, hier auch als Träger erhärtender (z. B. Gips) oder klebender (z. B. Mastisol) Masse. Je nach dem Zweck spricht man von Fascia uniens, continens, comprimens, expellens usw.

Material:

1. Mull oder Gaze (meist gebraucht, besonders beim Wundverband; lockeres Baumwollgespinst; weich und schmiegsam sowie waschbar, aber nicht oft verwendbar).

2. Kambrik („Toile de Cambrai") **oder Kaliko** (starkes Baumwollgewebe; fest und dauerhaft sowie öfter verwendbar; besonders zu Schienenverband und Einwicklung).

3. Köperstoff (festes, sog. „geköpertes" Baumwollgewebe, einseitig haarig; zu Wund- und Streckverband).

4. Flanell (Wolle; weich und doch fest, auch warm; etwas, aber nicht völlig elastisch; nach Waschen einlaufend und weniger elastisch; besonders verwandt zu Schienenverband, warmer Einpackung, evtl. auch zu Kompression).

5. Leinwand (gut waschbar, weniger weich und schmiegsam, am ehesten nach öfterem Waschen; früher hauptsächlichstes Bindenmaterial bei vorgeschriebener Bindenlänge in klassischen Touren und Verbänden; jetzt noch zu Übungszwecken mit farbiger Randlinie, ferner zu Einwicklung und Schienenverband, sowie als Träger klebender Masse bei dem sog. Heftpflaster, dies auch in Form des kräftigen Segeltuchs zu Streckverbänden).

6. Papier (als Baumwollersatz besonders im Kriege; leicht beschaff-, aber nicht wasch- und wenig haltbar, spez. nicht bei Durchfeuchtung, auch nicht zugfest; dauerhafter durch Überwickeln mit etwas Mullbinde; etwas elastisch als Kreppapier; widerstandsfähig, aber starr als Zellstoff- und Papiergarngewebe).

7. Elastische Binden: Trikot-, Ideal-, Diakon- u. a. Baumwollstoffe oder Gummi, auch „in Kombination von Gummi und Zeug als sog. „überwebte Gummibinde" oder Baumwollstoffe mit Klebemasse, Klebro-, Elastoplast- u. a. Binden (zu Kompression und Expression, bei Krampfadern, Rippenbruch, Gelenkverletzung u. dgl., sowie Gummi auch zu Blutstauung oder Blutleere vgl. Kompressionsverbände!).

8. Imprägnierte Binden: Mull mit Gips, Wasserglas, Leim u. dgl., ferner mit Stärkekleister als sog. Steifgaze-, auch Stärke-, appretierte, Blaubinden (besonders widerstandsfähig, spez. zu Kopf- und zu Schienenverbänden mit Pappe, Schusterspan usw.; vor Gebrauch einlegen in warmes Wasser bis zur Durchweichung, gut ausdrücken und straff anlegen, da sie beim Trocknen lockerer werden — im Gegensatz zu den Leinenbinden, welche eingehen).
Formen:

1. Einköpfige Binde (gewöhnliche Binde; bestehend aus a) Bindenkopf, b) -grund oder -körper und c) -ende).

2. Zweiköpfige Binde (hergestellt durch Aufwickeln einer gewöhnlichen Binde von beiden Seiten her; Anlegen mit der Mitte auf den zu verbindenden Körperteil, beide Köpfe in entgegengesetzter Richtung herumführen, an der Hinterseite mit gewechselten Händen weiter; früher häufiger für Kopfverbände, z. B. Mitra Hippocratis, Fascia nodosa).

3. Mehrköpfige Binde: Winkel- oder ⊤-Binde (hergestellt durch Annähen einer einköpfigen Binde auf die Mitte einer zweiköpfigen, und zwar entweder senkrecht (meist!) oder schräg; einfach oder doppelt; unbeweglich oder beweglich; meist für Dammverband).

4. Vielköpfige Binde: Jetzt noch z. B. zu Leibverband nach Operation oder Geburt als Scultetenbinde (Chirurg Schultes = Scultetus), bestehend aus etwa neun parallel gelagerten, dachziegelförmig sich deckenden Querstreifen, mit ihrer Mitte durch Längsstreifen vereinigt und mit ihren Enden um den Körperteil (z. B. Leib) herumgeschlagen und festgesteckt.

5. Gespaltene Binde (Fascia fissa): Gewöhnlich als Schleuderbinde (Funda), hergestellt durch Einschneiden eines kurzen Bindenstücks von beiden Enden längs bis auf ein dem zu bedeckenden Körperteil entsprechendes Mittelstück, z. B. als Funda nasi, maxillae usw. (s. u.).

Maße: Länge 6 (2—10) m; Breite 2—30 cm (je nach dem Glieddurchmesser; im allgemeinen nicht breiter als dieser; etwa in folgender Reihenfolge der Breite: Finger, Kopf, Arme und Beine, Rumpf).

Allgemeine Gebrauchsregeln: Abteilen: Mit großem, scharfem Messer nach Zentimeter-Maßstab, evtl. am „Bindenschneidebrett" (d. h. in hohlrinnenförmigem Holzgestell mit Einteilung durch Schlitze).

Aufwickeln (straff und exakt!): Entweder mit Bindenwickelmaschine (auf vierkantiger Achse mit Kurbel) oder mit der Hand (Zusammenlegen des Bindenendes zu einem Knäuel, dann Fassen und Rückwärtsdrehen desselben zwischen Daumen und Mittelfinger der linken Hand und des Bindenendes zwischen Daumen und Zeigefinger der rechten Hand; bei breiten Binden besser mit beiden Händen von der Seite).

Anlegen (Arzt steht vor dem Patienten zum Beobachten des Kranken auf Schmerz, Ohnmacht, Erbrechen nach Narkose u. dgl.; Körperteil ruhig gehalten, evtl. durch Assistenten!): Stets von der Peripherie her (sonst Stauung!), Bindenkopf nach oben, bei Rechtshänder gewöhnlich von links nach rechts, Bindenkopf kurz (handbreit ab!) fassen, Binde leicht und stetig anziehen während des Umlegens (nicht erst danach!), nicht zu locker (sonst Rutschen!) und nicht zu fest (namentlich bei Entzündungen; sonst Schnürung!); Binden, spez. Mull- und Stärkebinden sollen nicht die Polsterung überragen und überhaupt nicht auf die bloße Haut zu liegen kommen.

Festmachen (möglichst vorn, nie auf der Aufliegefläche oder über der Wunde!): Unterlegen jeder folgenden Binde mit dem Anfang unter das Ende der vorhergehenden (leichtes Auffinden beim Abwickeln!), sonst durch Sicherheitsnadel bzw. Verbandklammer oder Pflaster oder Überwickeln einer Stärkebinde oder Verschnüren (Enden der Binde einreißen bzw. mittels Scherenschlags einschneiden, einmal an der Gabelung kreuzen, dann in entgegengesetzter Richtung herumführen und verschnüren durch Knoten bzw. Schleife, auch [z. B. bei Gummibinde] mittels angenähter Bänder); evtl. können auch noch die einzelnen Gänge untereinander festgesteckt oder -genäht werden.

Abnehmen: Entweder durch Abwickeln (ungeordnet von einer Hand in die andere bei ruhig gehaltenem Glied!) oder z. B. beim Wundverband durch Aufschneiden mit der Verbandschere (z. B. Verbandschere nach Seutin mit flachem, stumpfwinkligem Kopf; nicht über Wunde oder Knochenvorsprung, nicht im Winkel, z. B. über den Fußspann, evtl. entlang der Schiene; evt. vorher Ablösen des Verbands in warmem Bad oder nach Wasserstoffsuperoxydberieselung).

Reinigen: In verdünnter Natronlauge oder Sodalösung kalt einlegen (zur Entfernung des sonst gerinnenden Blutes), auswaschen in Soda- oder Kresolseifenlösung, kochen, auswaschen, ausbreiten, trocknen, bügeln, aufrollen, sterilisieren.

II. Grundtouren oder -gänge.

1. Kreis- oder Zirkeltour oder -gang (Ductus circularis): Anfang und Schluß der meisten Bindenverbände; beim Anfangen (wegen Gefahr des Abrutschens mangels Reibung, wenigstens bei Leinwandbinde und bei Fehlen einer Watte-, od. dgl. Unterlage!) zunächst leicht schräg legen und den entstehenden Zipfel oder Lappen mit der linken Hand halten und dann durch die nächste Kreistour befestigen.

2. Spiral- oder Schneckentour oder -gang (Ductus spiralis): Meist fortlaufend in der Gliedkontinuität als Windung oder Hobelspantour oder -gang (Hobel = Dolabra).

Unterarten:

a) 1. Aufsteigend (zentripetal): Dolabra ascendens (meist!).

2. Absteigend (zentrifugal): Dolabra descendens.

b) 1. Gedeckt oder fortlaufend oder einfach: Dolabra currens s. simplex (meist!), d. h. mit sich mehr oder weniger ($^1/_3$—$^2/_3$) deckenden Gängen (diese möglichst parallel und in gleichem Abstand!).

2. Frei oder geschlängelt, als sog. Schlangentour: Dolabra repens s. serpens, d. h. mit Lücken zwischen den einzelnen Gängen (selten; nur dort verwandt, wo man schnell von einem Ende des Körperteils zum anderen gelangen will, z. B. um einen Verband an den betr. Körperteil zu fixieren oder um an Gliedmaßen zur Peripherie zu gelangen und sie dann nach dem Centrum auszuwickeln).

3. Umschlag oder Renversé (Dolabra reversa): Bei Körperteilen mit rasch zu- oder abnehmendem Umfang (also mit kegelförmiger statt cylindrischer Gliedform!) z. B. an Unterarm und Unterschenkel, weil bei der einfachen Dolabra Klaffen der Binde am unteren Rande (sog. ,,Nase" oder ,,Tasche") auftreten würde; Technik: Bei leicht schräg angelegter und am unteren Rand angezogener Binde Daumen der linken Hand auf oberen oder unteren Rand auflegen und mit der pronierten rechten Hand den Bindenkopf umdrehen und zunächst schräg abwärts leiten, dann rings herumführen; dabei achten auf parallelen Verlauf und gleichmäßigen Abstand der Gänge und Anlegen des Umschlags immer an derselben Stelle, so daß sämtliche Kreuzungsstellen sich in einer geraden Linie auf der Mitte des Gliedes befinden (cave zu weites Abwickeln des Bindenkopfs und zu straffes Anziehen der Binde beim Umschlagen!).

3. Kreuz- (Achter- oder Brezel-) tour oder -gang (Ductus cruciatus): An Gelenken und zwar:

a) Gekreuzte: Kornähre (Spica): Bei Schulter und Hüfte sowie Hand und Fuß; bestehend aus Anfangskreistour, 3 Achtertouren und Schlußkreistour.

Unterarten:

a) Spica ascendens, d. h. aufsteigend und Spica descendens, d. h. absteigend.

b) Spica anterior, posterior und lateralis, d. h. mit Kreuzung vorn, hinten oder seitlich.

c) Spica duplex, d. h. mit Kreuzung vorn und hinten zugleich bzw. (bei Hüfte und Schulter) an beiden Körperseiten.

b) Gefächerte: Schildkröte (Testudo), auch Fächer- oder Strahlenverband: bei Knie und Ellenbogen sowie Ferse; mit Kreuzung der Touren jedesmal an der Beugeseite und mit fächerförmiger Auseinanderstrahlung an der Streckseite.

Unterarten:

1. Testudo inversa: Gelenkeinwärts, d. h. ausgehend von oberhalb oder unterhalb des Gelenks (Schlußtour rutscht leicht ab!).

2. Testudo reversa: Gelenkauswärts, d. h. ausgehend von der Gelenkmitte.

III. Typische Bindenverbände.

a) Extremitäten (Bindenbreite etwa von Glieddurchmesser; gewöhnlich centripetal; nicht schnürend; Zehen und Finger zwecks Kontrolle möglichst freilassend; cave Druck auf Nerven [z. B. N. rad., peroneus usw.]; die benachbarten Gelenke mitfassend; Gelenkstellung je nach dem Gliedgebrauch passend!):

a) **Obere Extremität:**

1. Spica manus bzw. pollicis (Hand- bzw. Daumenwickel) bei Wunde, Entzündung, Verstauchung, Verrenkung, Bruch, Quetschung, auch über feuchtem Verband; evtl. zugleich mit Schiene.

a) descendens ⎫ Kreuzung volar oder dorsal (je nach Lage der zu be-
             ⎬ deckenden Wunde.).
b) ascendens ⎭ Spez. als Anfang der Armeinwicklung, vgl. 6.

c) duplex mit Bindenkreuzung sowohl volar wie dorsal.

2. Chirotheca (Handhülle): Hohlhand bleibt dabei gewöhnlich frei (Handgebrauch und Verbandschonung!):

a) dimidia s. incompleta (Fingerhalb- oder -teilwicklung) ist eine Spica descendens;

b) completa (Fingerganzwicklung): Anfangs- und Schlußkreistour, Dolabra serpens abwärts und zurück Dolabra currens, evtl. reversa;

c) Fingerganzwicklung mit Einhüllung der Fingerkuppe: Desgl., aber dazu eingeschaltet zwischen Dolabra serpens und currens eine Schleifentour vom Handgelenk zur Fingerkuppe (cave Zug, sonst lästiger Druck!), welche an beiden Seiten des Fingers angedrückt und durch Kreistouren befestigt wird.

3. Involutio digitorum (z. B. bei Verbrennung) ist eine Chirotheca compl. aller Finger 5—1; dabei jeder Finger, wenigstens zunächst, für sich (sonst Gefahr der Verwachsung untereinander!); nach jeder Fingereinhüllung zum Handgelenk (Hohlhand bleibt gewöhnlich frei, daher Kreuzungen sämtlich dorsal!); zum Schluß Kreistour ums Handgelenk.

4. Testudo cubiti: a) inversa, b) reversa.

Angezeigt wie bei Hand (vgl. 1), sonst auch nach Aderlaß; gewöhnlich bei rechtwinkligem Ellenbogen (sonst klemmt die Binde in der Ellenbeuge!), nur bei Fractura olecrani bei gestrecktem Ellenbogen (zwecks Näherung der Fragmente!), hier kombiniert mit Schiene.

5. Spica humeri: a) ascendens, b) descendens, c) duplex.

Angezeigt wie bei Hand (vgl. 1.), sonst auch bei Lymph- und Schweißdrüsenerkrankung der Achselhöhle, woselbst aber in der Regel Heftpflaster- oder Mastisolverband vorzuziehen ist; auf der Schulterhöhe, und zwar unter Anmodellieren hoch hinaufreichend, Kreuzungen, diese am besten zusammengesteckt (sonst Abrutschen der Touren und Behinderung der Schulterbeweglichkeit!), in der Axilla sich fast deckend, daselbst Watte-Mull-Puderkissen nach Abwaschung (sonst Druck und Scheuerung!).

6. Involutio Thedenii (Generalchirurg Theden) extremitatis superioris: Zur Autotransfusion („Fascia expulsiva"), sowie zur Kompression bei venöser Stauung, spez. Ödem; Regeln: Stets zentripetal, lückenlos und gleichmäßig angezogen (sonst Stauung!) sowie exakt mit Kreuzungen in einer Linie.

Technik: Involutio digitorum, Spica manus asc., Dolabra currens bzw. reversa asc. antebrachii, Testudo cubiti inversa, Dolabra currens bzw. reversa asc. humeri, Spica humeri asc.

β) **Untere Extremität** (analog der oberen, vgl. *a*):

7. Sandalium (Fußwickel): Ist eine Spica pedis desc. oder asc.

8. Stapes (Steigbügel): Früher auch nach Aderlaß (,,Fascia pro venaesectione pedis"); Kreistour um Mittelfuß, 3mal Dolabra currens asc., Achtertour ums Fußgelenk.

9. Testudo calcanei: a) inversa (dabei aber Nasenbildung und Abrutschen der Schlußtour!);

b) reversa (besser!).

9a. Testudo calcanei mit Fersenabschluß (am besten!): Nach Testudo-inversa-Tour: Fußrücken-Sohle-Achillessehne, und zwar einmal hinter dem **inneren**, einmal hinter dem **äußeren** Knöchel.

10. Involutio pedis: Kreistour um Fuß an Zehenbasis, Dolabra currens asc. pedis, Testudo calcanei inversa mit Fersenabschluß.

10a. Desgl. mit Einhüllung der Zehenspitzen: Wie 10., dann Tour von Ferse abwechselnd von den beiden Seiten über Zehenspitzen zur Fußsohle (cave Zug, sonst lästiger Druck wie in zu kurzem Stiefel!), darüber wieder Dolabra currens asc. pedis.

11. Testudo genus: a) inversa, b) reversa; auch zu Kompression bei Gelenkerguß; gewöhnlich in **leichter Beugung** (passend für Gehen, Treppen-steigen usw.) mit Anweisung, das Knie nicht zu stark zu beugen, z. B. beim Sitzen (sonst Abrutschen oder Stauung!), bei Bettruhe in **Streckung** des Knies evtl. auf Schiene.

12. Spica coxae: Auch bei Leistenverband (z. B. Bubo, Hernie); in die Genitocruralfalte Watte-Mull-Puderkissen nach Abwaschung:

a) ascendens, b) descendens, c) duplex; und zwar ant., post. oder lateralis: Auch bei Unterleibsverband (zu dessen Halt und Abschluß!); Beckenkreistouren verlaufen **unterhalb** der Darmbeinkämme (wie bei Bruchband), nur bei Spica coxae duplex **oberhalb**, und zwar hier um die Taille in etwa Nabelhöhe nebst Kreuzung oberhalb der Hüftgelenkslinie (in der Praxis ist diese Form stets anzuwenden!).

13. Involutio Thedenii extremitatis inferioris vgl. 6.; bestehend aus: Stapes, Testudo calcanei inv. mit oder ohne Fersenabschluß, Dolabra currens bzw. reversa asc. cruris, Testudo genus inversa oder reversa, Dolabra currens bzw. reversa asc. femoris, Spica coxae asc.

b) Kopf (Binden 3—4 cm breit; Kopfverbände straff, unterpolstert und evtl. darüber Stärkebinde; unter Ausnutzen der knöchernen Prominenzen, also vorn bis zur Glabella, seitlich bis zum oberen Orhmuschelrand und hinten bis unter das Hinterhaupt; Körperöffnung: Mund, Nase, Augen und Ohren freilassend; evtl. bei Gängen vom Kinn zum Scheitel den Mund öffnen lassend; an der Hals-Kinn-Gegend und hinter dem Ohr Wattepolsterung, auch solche unter und über der Ohrmuschel bei deren Deckung; evtl. (z. B. nach Kropf-operation) ist eine Einwicklung der Schultern und oberen Brustteile anzufügen; Assistent stützt Hinterkopf mit der einen und Kinn mit der anderen Hand; bei Narkotisierten hält der Assistent den Kopf mit einer Hand am Haarschopf und mit der anderen Hand an der Nase, während evtl. ein zweiter Assistent die Hand in den Rücken stützt; oft ist am Kopf spez. Gesicht dem Binden-verband Dermatolpuder oder Mastisol- bzw. Heftpflasterverband vorzuziehen):

14. Capistrum (Kopfhalfter): Grundtypus der meisten Kopfverbände, spez. früher auch Notverband bei Unterkieferbruch:

a) **simplex** (vor dem gesunden Ohr **eine**, vor dem kranken **drei** aufsteigende Touren, zwischen Tour II und III Kinntour von der kranken Seite her): 1. Kreis-tour um Stirn-Hinterhaupt, 2. schräg über Hinterhaupt zur r. Halsseite, 3. erste aufsteigende Tour vor dem l. Ohr zum Scheitel (I), 4. hinter dem r. Ohr unter dem Kinn, 5. zweite aufsteigende Tour vor dem l. Ohr zum Scheitel (II), 6. schräg über Hinterhaupt zur l. Halsseite, 7. Kinntour von links nach rechts, 8. um den Hals vor dem r. Ohr zum Scheitel (Ia), 9. schräg über Hinterhaupt zur r. Halsseite, 10. dritte aufsteigende Tour vor der zweiten vor dem l. Ohr zum Scheitel (III) 11. Schlußkreistour um Hinterhaupt-Stirn; für die linke Seite ist die Binde von links nach rechts zu wickeln statt wie gewöhnlich von rechts nach links!

b) duplex (vor dem gesunden und vor dem kranken Ohr je drei aufsteigende Touren, zwischen Tour II und III Kinntour): 1. Kreistour um Stirn-Hinterhaupt, 2. schräg über Hinterhaupt zur r. Halsseite, 3. links aufsteigend (I), 4. schräg über Hinterhaupt, 5. rechts aufsteigend (Ia), 6. schräg über Hinterhaupt, 7. links aufsteigend (II), 8. schräg über Hinterhaupt, 9. rechts aufsteigend (IIa), 10. schräg über Hinterhaupt, 11. Kinntour von r. nach l., 12. um Hals, 13. links aufsteigend (III), 14. über Hinterhaupt schräg, 15. rechts aufsteigend (IIIa), 16. Hinterhaupt-Stirn als Schlußkreistour.

15. Mitra Hippocratis (Mütze des H.): Mit zweiköpfiger Binde evtl. unter Assistenz; bestehend aus von der Mitte nach beiden Seiten auseinanderstrahlenden sagittalen Touren, vorn und hinten jedesmal durch eine (evtl. von der Assistenz) eingeschobene horizontale Tour gedeckt. Technik: Mittelstück auf Stirn, Köpfe unterhalb des Hinterhaupthöckers gekreuzt, dann einen Kopf horizontal, den andern sagittal weitergeführt (als sog. ,,rücklaufende Binde, Fascia capitis reflexa"); ältester Bindenverband, heutzutage statt dessen: sog. ,,Kopfwickel": bestehend aus sagittalen und horizontalen, auch Achter- und Umschlagtouren bis tief herab auf die Augenbrauen und Nackengegend mit Watteunterpolsterung und Stärkebindendeckung. Verband kann auch mit einköpfiger Binde ausgeführt werden: Kreistour um Stirn-Hinterhaupt, sagittal vor- und rücklaufende Touren Stirn-Hinterhaupt und Schlußkreistour Stirn-Hinterhaupt, welche die sagittalen Touren festhält.

16. Oculus s. Fascia ocularis (Augenbinde) als Deck- und Druckverband, gewöhnlich ersetzt durch Heftpflasterstreifen oder Mastisolschleier; sonst, d. h. zum einfachen Lichtschutz, dient die Augenschutzklappe (Umbraculum):

a) simplex s. Monoculus: Stirn-Hinterhaupt-Kreistour zu Anfang und Schluß, sowie drei schräge Touren über das kranke Auge (oberhalb des gesunden Auges ascendierend, auf dem kranken descendierend; mit Kreuzung an der Glabella);

b) duplex s. Binoculus: Mit den schrägen Touren wechselnd über beide Augen.

17. Funda (Schleuder), und zwar Funda capitis (Scheitel), oculi (Auge), nasi (Nase), maxillae (Kinn): Mittelstück auf den betr. Kopfteil, die oberen und unteren Endenpaare gegeneinander gekreuzt und für sich am gegenseitigen Kopfpol geknotet (z. B. bei Kinnschleuder: die beiden unteren Enden aufwärts zum Scheitel, die beiden oberen über die ersteren gekreuzt zum Hinterhaupt und evtl. weiter nach dortiger Kreuzung zur Stirn zurück und hier geknotet).

18. Fascia nodosa (Kreuzknotenbinde): Früher zur Kompression der A. temporalis bei Aderlaß, Verletzung oder Aneurysma, übrigens auch in der Leiste als Bruchbandersatz: mit zweiköpfiger Binde; Mittelstück derselben auf gesunde Schläfe, horizontale Kreistour, auf der kranken Schläfe evtl. über Wattepelotte, die beiden Enden in einem Packknoten untereinander kreuzen zu vertikaler Kreuztour; evtl. Knoten wiederholt.

c) Rumpf (Binden 12—15 cm und mehr breit; am Becken um einen oder beide Oberschenkel und an Schulter um einen oder beide Oberarme; heutzutage oft ersetzt durch Pflaster- oder Mastisolverbände):

19. Stella (Sternbinde):

a) Stella dorsi (,,Rückenstern"), von großer praktischer Bedeutung, auch bei Schlüsselbeinbruch (s. da) mit Flanell- oder Trikotschlauchbinde od. dgl. als einfachster Retentionsverband: Kreistour von Akromion dorsal zur Axilla und ventral zum Akromion zurück, dann über Rücken zur anderen Achsel, ventral zum gleichen Akromion, dann über Rücken zurück (sog. „Petitsche Acht"; 3mal).

b) Stella pectoris („Bruststern"): mit Achselschleife anfangen oder Kreistour unterhalb der Brüste zu Anfang und Schluß, drei Achtertouren über die Brust mit Achselschleife hinten und Kreuzung vorn auf der Brust.

c) Stella dorsi et pectoris („Rücken- und Bruststern"): Kreistour unterhalb der Brüste zu Anfang und Schluß, Schrägtour über die Brust zur Schulter, Achselschleife von hinten nach vorn und Schrägtour über die Brust zur anderen Schulter („Bruststern"), dann ebenso auf dem Rücken mit Achselschleife von vorn nach hinten („Rückenstern").

20. Suspensorium mammae (Brustwickel) bei Brustdrüsenerkrankung, -wunde oder -stauung (soweit hier nicht als Dauerverband Mieder, Brusthalter, Korsett od. dgl. vorzuziehen ist):

a) simplex: Kreistour unterhalb der Brüste zu Anfang und Schluß, dann schräg am unteren Rand der vom Assistenten gestützten Brust über dieselbe aufwärts zur gesunden Schulter, daselbst Achtertour unter der Achsel hindurch und über Rücken zurück (links wickeln von links nach rechts!)

Modifikation 1: Desgl. auch ohne Kreistour, dafür mit Schulteracht.

Modifikation 2: Desgleichen mit jeweils eingeschobenen Kreistouren um den Rumpf.

b) duplex: Desgl. über beide Brüste abwechselnd.

21. Spica perinei (Dammkreuzbinde): Als Dammverband; auch wenn man nicht einfach T-Binde oder Dreiecktuch oder Bade- bzw. Schlupfhose benutzt, als Wundverband bei Hernien- und Hydrocelenoperation (vorher am besten Suspension des Hodens durch mittels Mastisols befestigtes Gazestück; Binde angelegt an dem auf Beckenstütze ruhenden Patienten bei leicht gebeugten Hüften und Knien; darüber wasserdichtes Tuch mit Loch für Penis; Genitalien und Anus bleiben frei!): Kreistour in Höhe der Darmbeinkämme zu Anfang und Schluß, Achtertouren über den Damm (bei Gefahr des Haematoma scroti auch von hinten her!)

22. Desaultscher Verband: Früher bei Schlüsselbeinbruch, wobei er das periphere Fragment nach außen, oben und hinten bringen soll (Wirkung unsicher, am ehesten wirkend nach außen und oben; um das periphere Fragment nach hinten zu bringen, am besten kombiniert mit Stella dorsi oder mit Sayreschem Heftpflasterverband); Desaultscher Verband besteht aus folgenden 3 Haupttouren:

I. Tour: Über langem Keilkissen der Achsel (mit Basis oben) Kreistour von der gesunden Schulter durch die kranke Achsel zur Schulter zurück, dann Schulter-Achsel-Acht, dann absteigende Kreistouren um die Brust einschl. Achselkissen. Zweck: Fixierung des Achselkissens.

II. Tour: Absteigende Kreistouren um den über Achselkissen an die Brust seitlich (unteres Humerusende nicht zu weit nach vorn!) angelegten Arm und Brust, von oben nach unten fester werdend. Zweck: Befestigung des Armes an die Brust unter Hebelung des peripheren Fragments nach außen durch Druck auf den unteren Humerus medianwärts, wobei das Achselkissen als Hypomochlion wirkt.

III. Tour: Von der gesunden Achsel vorn zur kranken Schulter, hinten am Arm herab zum Ellenbogen, vorn zurück zur gesunden Achsel (vorderes Dreieck), dann hinten zur kranken Schulter, vorn am Arm herab zum Ellenbogen, hinten zur gesunden Achsel (hinteres Dreieck), jedes Dreieck zweimal nach dem Schema: Achsel-Schulter-Ellenbogen (Merkwort „Asche"), schließlich zur gesunden Schulter, um Nacken, abwärts zum Handgelenk, um dasselbe aufwärts mit Druck über die Schlüsselbeinbruchstelle zur kranken Schulter („Mitellatour oder Mitella parva"), darüber Stärkebinde oder Zusammenstecken der Touren. Zweck: Armtragen, zugleich Heben des peripheren Fragments und Druck von vorn auf die Bruchstelle, evtl. über Druckkissen daselbst.

23. Velpeauscher Verband: Früher bei Schlüsselbeinbruch und Schulterverrenkung spez. habitueller. Bei V-förmig gehaltenem Arm mit Handfläche auf gesunder Schulter quer über Arm und Rumpf, dann am Rücken schräg aufwärts zur kranken Schulter, dann am Arm vorn (!) abwärts hinter dem Ellenbogen und schließlich quer über Brust und Rücken zum Anfang zurück. (Vertikaltouren schreiten medianwärts, Horizzontaltouren abwärts fort, so daß die Kreuzungen sichtbar sind; Vertikal- und Horizontaltouren wechseln einander ab; Kreuzungen entlang dem Humerusschaft; Ellenbogen freibleibend!) An der linken Körperseite ist die Binde von links nach rechts zu wickeln statt wie gewöhnlich von rechts nach links.

Der Desault- und Velpeausche Verband sind bei Schlüsselbeinbruch zur Deformitätausgleichung allein nicht geeignet; außerdem haben sie bei längerem Tragen, namentlich bei alten Leuten, die Gefahr der Schulterversteifung in der ungünstigen Adductionsstellung. Zweckmäßig ist auch die Verwendung einer elastischen (z. B. Trikotschlauch-) Binde.

b) Tuchverbände.

I. Allgemeines.

Zweck: Früher häufig und in zahlreichen (über 70) Formen verwandt, heutzutage mehr in der Allgemein- als in der Krankenhauspraxis, und zwar: 1. Als Notverband, spez. mit Esmarchs Samaritertuch (mit aufgedruckter Gebrauchsanweisung), sonst mit Taschen-, Hand-, Mund-, Tischtuch u. dgl., auch als Behelfsverband statt Binden- oder Klebverband; 2. für besondere Zwecke statt des Bindenverbands, z. B. bei feuchtem Verband oder bei Kot-, Harn-, Gallen-, Eiterfistel (wegen des häufigen Wechsels!), am Damm (sonst schlechter Halt und viel Bindenmaterial!), an Gelenken (zum Vermeiden störender Bewegungen!) und an Amputationsstümpfen, sowie zum Befestigen von Notschienen.

Material: Leinwand, Baumwolle (spez. Kaliko), schwarze Seide.

Befestigen mit Tuchzipfeln oder Sicherheitsnadeln.

Formen und Maße:

1. Dreiecktuch von der Form eines rechtwinkligen, gleichschenkligen Dreiecks, dessen Hypothenuse: ,,Basis, auch langer oder unterer Rand oder lange Seite" (gewöhnlich 1¼ m lang!), dessen Katheten: ,,Kurze oder seitliche Ränder oder kurze Seiten", dessen rechter Winkel: ,,Spitze" und dessen spitze Winkel: ,,Zipfel oder Enden" heißen.

2. Fünfzipfliges oder Doppeltuch ist eine Abart des dreizipfligen, hergestellt durch Einschneiden der beiden Seitenränder einige Zentimeter oberhalb der Basis, dieser parallel; auch als Schleudertuch verwendbar.

3. Viereektuch von der Form eines Quadrats und Größe gewöhnlich 1 qm; durch Zusammenlegen oder Durchschneiden in der Diagonale entsteht das Dreiecktuch.

4. Kravatte oder Tuchbinde, hergestellt durch Längszusammenlegen eines Drei- oder Viereektuchs, soweit nicht statt dessen (z. B. für Halsumschlag) ein 10—15 cm breiter Flanellstreifen od. dgl. vorzuziehen ist; für einfache Verbände in Form von Kreis-, Spiral- und Achtergängen an Kopf, Hals und Gliedmaßen (Stirn-, Augen-, Ohren-, Wangen-, Kinn-, Halsbund, sowie Tuchverband an Hand und Fuß, Ellenbogen und Knie), ferner als Armtragschlinge sowie zur Befestigung von Schienen.

5. Schleuder, hergestellt (analog der Schleuderbinde) durch ein geschlitztes d. h. von beiden Querseiten bis auf ein Mittelstück eingeschnittenes rechtwinkliges Tuch oder mittels des fünfzipfligen Tuches.

6. Dreifach geschlitzter (sechszipfliger) Tuchverband z. B. als Kopfverband (Fascia Galeni).

7. Handtuchverband hergestellt durch Umschlagen und Befestigen eines Handtuches mit Sicherheitsnadeln oder angehefteten Bändern; in ganzer Breite um den betreffenden Körperteil (z. B. Arm, Brust, Bauch usw.); bei feuchtem Brustumschlag muß der Verband gegen das Abrutschen durch breite Schultertragebänder befestigt und ergänzt werden; am Bauch ist der Verband nach Laparotomie recht brauchbar zum schnellen und schonenden Verbandwechsel, namentlich bei Eiterung, Kotfistel od. dgl.

Anmerkung: Hierher gehört auch die Badehose und der Schlüpfer, welche zum Festhalten des Verbands am After oder Damm brauchbar sind.

II. Typische Tücherverbände.

a) Extremitäten (obere und untere analog!):

1. Kreuztuch von Hand bzw. Fuß (Vinculum carpi bzw. tarsi): Krawatte um Mittelhand mit der Mitte quer durch die Hohlhand, dann Achtertour als Spica manus asc. über Handrücken zum Handgelenk und um dasselbe verknüpfen.

2. Einhüllung von ganzer Hand bzw. Fuß (Involucrum manus bzw. pedis), auch für Amputationsstümpfe: sog. „Haube" (Triangle bonnet). Auf Dreiecktuch Hand auflegen mit den Fingerspitzen nach der Spitze des Tuches, diese über Handrücken zurückschlagen, beiderseits der Hand Falte eindrücken, die freien Enden mehrmals um Hand und Vorderarm schlagen und über dem Handgelenk verknüpfen.

3. Ellenbogen- bzw. Knietuch: Krawatte als Testudo reversa.

4. Schulter- bzw. Hüfttuch: Zwei Dreiecktücher, und zwar I: Spitze auf Schulter, Basis um Oberarm knoten, II: als Krawatte in schräger Kreistour um den Rumpf durch die gesunde Achsel auf der kranken Schulter knoten, dann Spitze von I unter II hindurchziehen, auf Schulter zurückschlagen und hier feststecken.

b) Kopf:

5. Dreieckige Kopfhaube (Capitium triangulare): Dreiecktuch mit Basis über Stirn und mit Spitze nach dem Nacken, über letzterer die beiden Enden tief im Nacken kreuzen, rückwärts zur Stirn führen und hier knoten, schließlich Spitze nach vorn heraufschlagen und feststecken.

6. Viereckige Kopfhaube (Capitium quadrangulare): Deckt auch Ohren und z. T. Wangen; Vierecktuch ungleich (um Nasenlänge differierend) zusammengelegt und auf den Kopf gebreitet derart, daß kürzerer Teil bis Nasenwurzel, längerer bis Nasenspitze über das Gesicht reicht, dann die Enden des ersteren unter dem Kinn, die des letzteren — nach haubenartigem Auswärtsumrollen des Gesichtsrandes — im Nacken knoten.

7. Kopf- (Stirn-, Augen-, Wangen-, Ohr-, Hals-) bund: Krawatte in Kreistour um den Kopf, am gegenteiligen Kopfpol knoten oder nach dortigem Kreuzen wieder zurückführen und hier knoten.

8. Schleudertuch (Funda): Wie die entsprechende Binde (vgl. I, 17).

9. Kreuzknotentuch: Wie die entsprechende Binde (vgl. I, 18); auch als improvisiertes Leistenbruchband.

c) Rumpf:

10. Brusttuch (Deckverband für die weibliche Brust): Dreiecktuch mit Spitze über kranke Schlüsselbeingegend legen, Enden horizontal um die Brust zum Rücken führen und dort alle drei zusammenknoten.

11. Tuch- (Stütz-) verband für die weibliche Brust: Krawatte mit Mitte auf Brust legen, in schräger Kreistour vor der gesunden Schulter führen und nach Achselschleife dort knoten (nach Art der „Petitschen Acht").

12. Unterleibstuch: Dreiecktuch mit der langen Seite um die Taille, hinten knoten, Spitze vorn herab über den Unterleib und über den Damm hindurch zum Rücken, dort am ersteren Knoten verknüpfen.

13. Dammtuch: Dreiecktuch wie bei 12, nur hinten deckend und vorn geknotet.

14. Schamtuch: Zwei Krawatten, davon eine um Taille legen und hinten knoten, andere, die Genitalien einschlagend, am Damm hindurchführen und vorn und hinten mit ersterer verknüpfen, wenn man nicht eine Bade- bzw. Schlupfhose benutzen will.

15. Armtragetuch mit Dreieektuch (Mitella triangularis): Häufigster und wichtigster Tuchverband, jedoch bei längerem Tragen, namentlich bei alten Leuten, Gefahr der Schulterversteifung: „Leichentuch der Schulter", daher nicht zu langdauernd, auch nicht ständig und Arm nicht ängstlich an den Brustkorb geklemmt, evtl. Ersatz durch Verband in Abduction (z. B. Achsel-kissen, Triangel, Schiene usw.): Dreieektuch mit langer Seite innen (merke: lange Seite parallel dem herabhängenden gesunden Arm und rechter Winkel unter dem rechtwinklig gebeugten Ellenbogen!) und mit der Spitze unter dem Ellenbogen unter dem kranken Arm der Brust anlegen, Arm einschlagen mit rechtwinkligem Ellenbogen bis zur Mittelhand, innerer Zipfel auf gesunde und äußerer auf kranke Schulter, beide im Nacken verknoten (Knoten hinter dem Rockkragen, sonst Druck!), überstehende Spitze nach vorn umschlagen und feststecken mit Sicherheitsnadel; ist das Tuch zu kurz, so hilft man sich mit an den Zipfeln angeknoteten Bindenstreifen.

15a. Modifiziert (zwecks stärkerer Hebung des kranken Armes, dessen Handfläche auf die gesunde Schulter gelegt wird): Wie 15, nur lange Seite außen und Spitze innen, zum Schluß Spitze schräg zur kranken Schulter hinaufschlagen und dort befestigen.

16. Armtragetuch mit Viereektuch (Mitella quadrangularis): Mitte des oberen Randes unter die kranke Achsel und beide Enden auf der gesunden Schulter knoten, dann unter Einlegen des Armes die beiden anderen Enden hochheben und ebenfalls auf der gesunden Schulter knoten, schließlich unter (bequemer) Hochlagerung des Armes die abstehende Falte über die kranke Schulter herablegen und feststecken; Arm ruht also in einer Falte des Viereck-tuches; sämtliche 4 Enden werden auf der gesunden Schulter geknotet. (Vorteil vor 15: Halt des Armtragetuchs wird nur auf der gesunden Schulter genommen, z. B. bei Verbrennung, Wunde, Rheumatismus der kranken Schulter usw.).

17. Armtrageschlinge (Mitella parva): Krawatte aus Drei- oder Viereektuch oder Bindenstück, und zwar von gesunder auf kranke Schulter in einer Schleife unter dem Handgelenk herumführen und im Nacken verknoten. Zur besseren Fixation kann eine zweite Krawatte horizontal zusammen um kranken Ober-arm und Brust gebunden werden. Im Notfalle lege man den rechtwinklig gebeugten Vorderarm in den hochgeschlagenen und am Brustteil befestigten Rockschoß.

18. Moorescher Verband: Früher bei Schlüsselbeinbruch; 2 Krawatten: I. Krawatte mit Mitte auf rechtwinkligem Ellenbogen außen auflegen und die beiden Enden: 1. in Achtertour durch die Ellenbeuge nach hinten, über den Rücken schräg zur gesunden Schulter nach vorn, 2. hinten am Ellenbogen, dann in der Ellenbeuge nach vorn, innen am Arm aufwärts zur kranken Schulter vorn, schräg über den Rücken zur gesunden Achsel und durch diese ebenfalls zur gesunden Schulter nach vorn; hier mit 1. verknoten. II. Krawatte als Mitella parva.

B. Lagerungsverbände.

Angezeigt u. a. bei Entzündung oder Verletzung, auch bei Fraktur; hier aber mit geringem oder keinem Einfluß auf die Fragmentdislokation; daher hier meist nur als Notverband oder als provisorischer Verband bei Kompli-kationen: Entzündung oder drohender Gangrän; als alleiniger Verband dagegen nur bei Fehlen von Dislokation. Zu achten ist u. a. auf Unterstützen der Knie-kehle, Hohllegen der Ferse, Stützen der Fußsohle, Verhüten des Umfallens des Beins nach außen durch Sandsäcke usw.

1. Tragbahre und Hängematte sowie Armtragetuch u. dgl.

2. Kissen: a) ungeformte, und zwar schmiegsame (deshalb nicht ganz voll gefüllte!) mit Sand (Sandsäcke), Spreu, Sägespänen, Gras, Stroh u. dgl., b) geformte aus Seegras oder Roßhaar, z. B. Desaults keilförmiges Achselkissen bei Schlüsselbeinbruch, v. Dumreichers Kissen in Form der doppelten schiefen Ebene bei Oberschenkelbruch, Middeldorpfs Kissen in Triangelform bei Oberarmbruch.

3. Schiefe Ebene (Planum inclinatum):

a) Einfache (Pl. incl. simplex) zum Beinhochlagern bei venöser Stauung und Ödem; hergestellt durch Kissen, umgelegten Stuhl, auf das Bettende schräg aufgelegtes Brett od. dgl.

b) Doppelte (Pl. incl. duplex): Z. B. beim Oberschenkel- und Schenkelhalsbruch gebrechlicher alter Leute, welche frühzeitig aufgesetzt werden müssen; hierbei zugleich Lagerung in Semiflexion der Gelenke mit Muskelentspannung und evtl. auch in Extension (falls nämlich der Oberschenkelteil lang genug gewählt wird, wobei Zug durch Körper und Gegenzug durch Unterschenkel erfolgt); hergestellt durch Kissen unter dem Knie (auch Tornister, Kleiderpack od. dgl.), umgelegten Stuhl, zwei unter einem Winkel festgezimmerte oder besser durch Scharniere verbundene und durch Schnüre oder Holztreppe in beliebigem Kniewinkel verstellbare Bretter, desgl. verbessert mit seitlichen Stützstangen und Fußbrett nach v. Esmarch oder am besten als sog. ,,Sitzbett bzw. Sitzstuhl" (Triclinium mobile) mit Rumpfstütze (evtl. improvisiert durch in das Bett gestellten umgelegten Stuhl), doppelter schiefer Ebene aus Kistenbrettern mit Kissen für Ober- und Unterschenkel, Freilagerung von Gesäß und Kniekehle sowie Hacke, Fußstütze, Aufrichtezügel zum Bettrand.

4. Laden und Kasten (Toruli und Lectuli): Früher häufiger, jetzt nur noch als Petit-Heistersche (Beinbruch-) Lade mit schiefer Ebene für den Oberschenkel und verstellbarer Lade für den Unterschenkel (hierbei ebenfalls Lagerung in Semiflexion der Gelenke mit Muskelentspannung!).

5. Drahtgitterschiene nach Mayor, (fertiggepolsterte) **Drahthose nach Bonnet** und (zusammensetzbare) **Drahtrinne nach Roser;** sämtlich aus großmaschigem Drahtgeflecht; jetzt meist ersetzt durch die Volkmannsche Schiene.

6. Schweben (Suspension): Aufzuhängen an Zimmerdecke, an Bett angebrachtem Querbalken oder Galgen; bei Kindern auch an Holzreifen; auch mittels Tragearms an Krankensessel. Zweck: Hochlagerung (hierbei ebenfalls Lagerung in Semiflexion der Gelenke mit Muskelentspannung!). Typen: Heutzutage an den Extremitäten in Form der Kombination von Kontentiv- (Schienen- und Gips-) und Streckverbänden mit der Suspension; früher als Sautersche Schwebe mit Fersenausschnitt und Fußbrett bei Unterschenkelbruch, Rauchfußsche Schwebe mit Rumpfreklination bei Spondylitis, Barwellsche Lagerung mit redressierender Rumpfhebung in Seitenlagerung bei Skoliose usw.

7. Reifenbahre (Fulcrum tegminis): Drei Holzstäbe, verbunden durch torbogenförmige Drahtreifen; auch improvisierbar aus Faßreifen, Cramer-Schiene, Schusterspan-Bandeisen u. dgl.; benutzt als Schutz über den Fuß gegen den schmerzhaften und schädlichen (Spitzfuß!) Bettdeckendruck, ferner zum Anbringen des Eisbeutels (z. B. bei Distorsion, Fraktur usw.) oder zur Suspension des Fußes (z. B. bei drohendem Hackendecubitus).

C. Kontentivverbände
(sog. ruhigstellende oder immobilisierende Verbände).

Indikation: Bei Entzündung und Verletzung (zur Bekämpfung von Schmerzen, Blutung, Nebenverletzung und Infektion!), auch nach Operation und vor allem bei Knochenbrüchen zum Festhalten der durch die Einrichtung erzielten Richtigstellung der Bruchstücke bis zu deren Festwerden (hier sozusagen als ,,äußeres Skelet"!), Knochenverbiegungen, Pseudarthrosen, Kontrakturen usw.

Allgemeine Regeln (praktisch wichtig; Verstöße gelten als Kunstfehler, evtl. droht dem Arzt Schadenersatzpflicht oder Bestrafung wegen fahrlässiger Körperverletzung!):

1. Genügende **Polsterung** mit Polsterwatte, Zellstoff, Flanell, Molton, Filz, Faktiskissen u. dgl., namentlich bei Frakturhämatom, besonders sorgfältig an den Verbandenden und an vorragenden Knochenpunkten und -kanten, und zwar am Arm an Olecranon und Epikondylen, am Bein an Kniescheibe, Wadenbeinköpfchen, Schienbeinkante, Knöchel, Ferse, Fußrücken, Achillessehne, Mittelfußhöcker usw. (sonst Decubitus!).

2. Umwicklung nicht zu locker (sonst Dislokation!) **und nicht zu fest** (sonst Stauung oder Gangrän bzw. ischämische Kontraktur!), spez. keine schnürenden Touren; bei frischer Schwellung Hochlagern und kein oder nur genügend gepolsterter Verband, an den oberen Extremitäten am besten überhaupt kein zirkulärer Gipsverband; Freilassen der Finger und Zehen zwecks Kontrolle; Verbandkontrolle sofort und spätestens 24 Stunden nach Anlegen (s. u.).

3. Genügende **Fixation:** Gewöhnlich unter Mitfassen der beiden benachbarten Gelenke, bei Frakturen evtl. sämtlicher Gelenke, deren Bewegungen die Stellung beeinflussen (z. B. beim Oberschenkelbruch das ganze Bein vom Becken bis Mittelfuß; dagegen beim typischen Radius- bzw. Knöchelbruch in der Regel ohne Ellenbogen- bzw. Kniegelenk); die Volkmannsche Schiene allein genügt nur für Verletzungen vom Knie abwärts; biegsame Schienen geben Halt nur gegen Biegung über die Kante; bei mehreren Schienen diese nacheinander und jede für sich anwickeln!

4. Richtige **Gelenkstellung** (entspr. bester Gebrauchsfähigkeit bei Versteifung), und zwar gewöhnlich an Schulter leicht abduziert, an Ellenbogen rechtwinklig und supiniert bzw. in Mittelstellung, an der Hand gestreckt bis dorsalflektiert, an Fingern halb gebeugt, an Hüfte nahezu gestreckt, abduziert und mittelrotiert, an Knie nahezu gestreckt, an Fuß rechtwinklig und leicht supiniert.

5. Medikomechanik, spez. Muskel- und Gelenkpflege durch frühzeitige Massage, Elektrisieren (z. B. am Quadriceps; bei Gipsverband evtl. im Fenster!), Bewegungen, Bäder, Stellungswechsel im Verband, Wechseln der Verbände, medikomechanische Nachbehandlung (sonst Muskelatrophie und Gelenkversteifung, und zwar letztere meist extraartikulär, z. B. am Knie u. a. durch Quadricepscontractur!).

6. Ständige **Kontrolle,** besonders in den ersten Tagen, auf Druck und Schnürung (Finger und Zehen freilassen und untersuchen auf Schwellung, Verfärbung, Gefühllosigkeit, Kälte, Versteifung; in diesem Fall und bei Schmerz Verband sofort auf- oder abschneiden; entsprechendes Anweisen und Wiederbestellen des Patienten!), Infektion (Verband fenstern oder unterbrechen, jedenfalls Wundstellen und -kanal markieren, Verbanddatum u. dgl.!), Frakturstellung (Röntgenbild!); auch sei der Verband leicht (spez. an der oberen Extremität) und bequem (Mundöffnung, Atmung und Verdauung, Körper- und Gliedbewegungen usw.!).

Einteilung: a) Schienenverbände (amovible Verbände), b) zirkulär erhärtende Verbände (inamovible Verbände).

a) Schienenverbände.

I. Notschienen aus Stroh, Flechtwerk, Baumrinde, Schilf, Pappe, Holz, Metall bzw. entsprechende Gegenstände aus Umgebung, Haus, Küche, Wald und Feld: z. B. Stock, Schirm, Kisten, Bretter, Besen, Lineal, Säbel, Seitengewehr, Zweig, Zaun, Kochlöffel u. dgl.; als Polster: Kleidung, Wäsche, Stroh, Heu, Moos, Laub, Gras, Werg u. dgl.; als Binde: Tücher, Riemen, Stricke, Hosenträger, Strohseile u. dgl.; am Arm auch Armtragetuch, evtl. hergerichtet aus Hals-, Hand-, Taschen-, Mund-, Bettüchern oder improvisiert durch Einstecken der Hand in die Rockknopfreihe oder durch Feststecken des um den rechtwinklig gebeugten Unterarm hochgeschlagenen Rockschoßes an der Rockbrust; am Bein auch gesundes Bein als Schiene oder umgelegter Stuhl, Kleiderpack u. dgl. als einfache oder doppelte schiefe Ebene.

II. Pappschienen: Material gewöhnlich aus grauer Buchbinderpappe in verschiedener Dicke, evtl. improvisiert aus Buchdeckeln, Kartons u. dgl., evtl. kombiniert mit Watte, Schusterspan, Stärke- oder Gipsbinden. Vor- und Nachteile: Leicht, billig, gut beschaffbar, beliebig schneidbar (bei in horizontalem und vertikalem Sinne schräg gehaltenem Messer!); auch plastisch (am einfachsten durch Eintauchen in heißes Wasser s. u.); sonst aber nachgiebig und leicht verderbend. Anwendung: Besonders an der oberen Extremität, z. B. für Finger (nur die verletzten Finger fixierend; zum Schutz gegen Anstoßen die Fingerspitze überragend!), Hand (bis zu den Mittelhandköpfchen, nur bei Sehnenscheidenentzündung bis zu den Fingerspitzen!), Unterarm (1. Pistolenschiene mit Ulnarabduction von unterhalb Ellenbogen bis Mittelhand, volar und dorsal; bei typischem Radiusbruch; 2. Flügelschiene, d. h. Ober-Unterarm-Schiene innenseits mit umklappbarem volarem und dorsalem Blatt, sog. „Flügel" am Unterarmteil, evtl. kombiniert mit zwei Flächenschienen volar und dorsal; bei Unterarmbruch), Ellenbogen, Oberarm (1—4 Seitenschienen evtl. mit Schulterkappe oder Triangel nach Middeldorpf bzw. v. Hacker, welch letzteres den Vorteil der Schulterabduction und der Oberarmextension bietet, evtl. als Slajmersches Dreieck d. h. Triangel mit Ober- und Unterarmtrageblatt aus Pappe nach hakenförmig zugeschnittenem Modell), Hals (elliptisch oder kragenförmig mit eingeschnittenem und umgebogenem oberem und unterem Rand), Kopf, Hoden (nierenförmiges Unterschiebblatt zwecks Suspension des Hodens) u. a.

III. Holzschienen.

a) Biegsame: Improvisierbar aus Birken- u. a. Rinde oder aus Rollwand; früher als Spaltschiene nach Gooch, Tuchschiene nach Schnyder und schneidbarer Schienenstoff nach v. Esmarch; jetzt als Ahornfurnier oder als Schusterspan (allein als Schusterspan-Stärkebindenverband z. B. zur Ruhigstellung tuberkulös erkrankter Gelenke oder neben Gips-, Pappe-, Bandeisenverband zu dessen Verstärkung).

b) Starre: α) Entweder als einfache Holzplatte, evtl. improvisiert aus Kisten, Brettern, Linealen u. dgl. oder β) in besonderer Form: **Finger** (Mundspatel, Zigarrenkistenbrettchen u. dgl., sowie Schusterspan oder Ahornfurnier); **Hand** (Handbrett mit oder ohne Daumen nach Stromeyer); **Vorderarm** (a) bei typischem Radiusbruch: 1. Pistolenschiene mit Ulnarabduction nach Nélaton, 2. Radiusschiene mit Ulnarabduktion und Volarflexion nach Schede, 3. Dorsalschiene nach Roser, 4. Wellenschiene nach Coover u. a.; b) bei Unterarmbruch Preßschienenverband nach Middeldorpf: Volar- und Dorsalschiene, beide breiter als Unterarmdurchmesser, mit Longuetten zwischen Schienen und Vorderarm zwecks Einpressens der Weichteile volar und dorsal in den Zwischenknochenraum); **Ellenbogen** und **Oberarm** (Flügel- oder Suspensionsschiene nach v. Volkmann: innenseits mit stumpfwinklig gebeugtem Ellenbogen, auswechselbarem Stützbrett: sog. „Flügel" am Oberarm, Loch zur Aussparung des Epicondylus med. und Ring am Handbrettende zwecks Suspension, z. B. bei Entzündung oder Stauung); **Unterschenkel** (1. Knüppel- oder Keulenschiene nach Dupuytren bei Knöchelbruch: handbreite und kräftige gerade Holzlatte am Ober- und Unterschenkel bis über die Fußsohle, innenseits mit dickem und festem Wattekissen am unteren Ende in der Gegend des inneren Knöchels, über welches der Fuß mit Achtertouren in Adductionsstellung herangezogen wird, oder besser Modifikation nach v. Bruns: desgl. außenseits mit dickem und festem Wattekissen in der Gegend des äußeren Knöchels, durch welches der Fuß in Adductionsstellung abgedrückt wird; 2. Dorsal- oder Suspensionsschiene nach v. Volkmann: dorsale Halbrinne mit Ringen zur Beinsuspension an Galgen, z. B. bei Entzündung und Stauung; 3. Kniekehlenschiene nach v. Volkmann (zum Schutz der Kniekehlengefäße und -nerven bei Kniekompression wegen Gelenkergusses); **Oberschenkel** (1. Holzlatten in verschiedener Länge; auch zusammensetzbar aus kurzen Brettchen mit Zinkblechhülsen an einem Ende; 2. zugleich mit Extension, z. B. als D e s a u l t - Listonsche Behelfsschiene: Holzlatte außenseits von Brust bis handbreit unter Fußsohle mit Loch und Gabel an beiden Enden zur Schlingenbefestigung in Extension; unten Zug am Fuß, oben Gegenzug am Damm).

IV. Metallschienen.

M a t e r i a l : 1. **Eisen** als Bandeisen, Draht (verzinnt oder verzinkt), Blech (gegen Rosten angestrichen, nickelplattiert oder verzinnt; letzteres ist das sog. „Weißblech").

2. Zink-, Kupfer-, Nickel-, Bleiblech.

3. Aluminium nach S t e u d e l als Band (leicht, nicht rostend und gut verarbeitbar mittels Universalzange zum Schneiden, Zähnen, Biegen über Fläche und Kante).

4. Duralumin (leicht wie Aluminium und hart wie Stahl).

5. Streckmetall (d. h. gitterförmig gestanztes Blech mit schrägen Flächen und dazwischen Gips oder Zement, wie bei der Rabitzwand) u. a.

Schienenarten: **a) F o r m b a r e Metallschienen:**

1. Blechstreifen aus Eisen, Zink (Weiß-, Zinkblech) od. a.; ähnlich verwendbar wie Pappschienen.

2. Bandeisen oder -aluminium: Entweder in f e r t i g e n Schienenmodellen, z. B. P o r t s c h e Blechstreifenschiene, H e u ß n e r s c h e Gurtenstabschiene, Behelfsschiene für Oberschenkelbrüche im Feld nach Barth, Haß, König u. a. oder (besonders brauchbar!) in behelfsmäßigen Kombinationen, z. B. als Binglers Heidelberger Schiene (zusammensetzbar aus Längs- und Querstäben), Schusterspan-Bandeisenverband nach Gocht, Bandeisenschiene mit Gurten und Schnallen nach Lange, sowie mit Gips (s. u.).

3. Draht als sog. Draht- oder Leerschiene, z. B. als obere Drahtschiene zur Suspension des Unterschenkels nach S m i t h, als Beinlagerungsschiene: sog. „Leerschiene nach Braun" (mit Verband -und Extensionsmöglichkeit), sowie als Verstärkung und Brücke bei Gipsverband (s. u.).

4. Drahtsiebstoff bzw. -geflecht allein als Kapsel, sonst als Verstärkung bei Gipsverband.

5. Heusners Spiral- oder Serpentinschiene aus gehämmerten Drahtspiralen, aufgenäht auf Filzplatten: zum Ausgleich von Contracturen an Hüfte, Knie, Fuß, Ellenbogen, Finger s. u., und zwar sowohl zum Beugen als zum Strecken (gut polstern an den aufliegenden Stellen!).

6. Cramer-Schiene aus verzinntem Eisendraht in Form zweier stärkerer Längsdrähte als Randleisten und zahlreicher feinerer Querdrähte als Ausfüllung („Strickleiterform"), in der Fläche leicht gebogen, beliebig biegsam, auch zu fenstern (durch Herausnahme von Querdrähten und evtl. Ausbiegen der Seitendrähte) und zu verlängern (durch Zusammenbinden mehrerer Schienen); daher mannigfaltig verwendbar, vor allem als Behelfsschiene, z. B. im Kriege; dabei leicht, reinlich, sterilisierbar und billig, aber der anmodellierbaren, daher angenehmeren und sicheren Gipsschiene unterlegt; A n w e n d u n g : an Kopf, Hals und oberer Extremität ähnlich wie Pappschiene, an unterer Extremität meist in Kombination mehrerer Schienen mit Fersenaussparung, Fußquerschiene (gegen Rotation), Winkel-, Stütz-, Elevationsschiene, schließlich auch als vordere Suspensionsschiene für den Unterschenkel, Kniekehlenschiene, Triangel, Reifenbahre, Extensionsschiene (z. B. am Oberarm mit überragendem Schulter- und Ellenbogenteil, am Vorderarm mit überragendem, korb- oder schlittenartig umgebogenen Ende).

b) F e r t i g g e f o r m t e Metallschienen:

1. Fertiggeformte (am besten perforierte) **Blechschienen** aus nickelplattiertem Eisen, Zink, Kupfer, Nickel u. a.; anwendbar entsprechend den Papp-, Holz-, Gipsschienenmodellen, z. B. als Radiusschiene nach S c h e d e, C o o v e r usw., sowie als Glaßsche Fingerschiene u. a.; auch als Stachelschiene, d. h. mit aufgesetzten Metallstiften, welche die umgewickelte Binde besser halten, am besten biegsam und leicht sowie strahlendurchlässig; evtl. mit biegbaren Seitenarmen und verbreitertem Ende (Lamberger u. a.).

2. v. Volkmannsche T- oder Lagerungsschiene: Flache Hohlrinne aus angestrichenem oder verzinntem Eisenblech mit Fußbrett, verschiebbarem T-Eisen und bogenförmigem Fersenausschnitt; Anwendung: im wesentlichen nur als Lagerungsapparat zur Ruhigstellung bei Wunde und Entzündung, Hochlagerung (bei Stauung), provisorischer Stellung (bei Knochenbrüchen mit Schwellung, infektionsverdächtigen Wunden, Gangränverdacht), und zwar nur genügend zur Ruhigstellung vom Knie abwärts, dabei evtl. kombiniert mit Seitenschiene, z. B. Holzlatte; auch schlecht geeignet bei Wunden an der Hinterseite des Beines. Gebrauchsanweisung: Fuß gut, d. h. rechtwinklig mit ganzer Fußsohle dem Fußbrett anliegend einstellen, gut polstern (z. B. an oberem Rand, Kniekehle, Kniescheibe, Tibiakante, Ferse, Fußrücken und Mittelfuß sowie Fußsohle) und Knie unterstützt bis zur leichten Beugung. Fußbrett soll die Zehen etwas überragen. Für viele Fälle zweckmäßig erscheint Kniebeugestellung auf daraufgelegter und durch Sandsack od. dgl. im Knie unterstützter Cramer-Schiene oder auf „gewinkelter" Volkmann-Schiene (im Knieteil von beiden Seiten bis auf schmale Brücke mittels Blechschere eingeschnitten und am Oberschenkelende verjüngt, welches in die Sprossen einer untergelegten und hinter dem Fußteil rechtwinklig abgebogenen Cramer-Schiene eingesetzt wird). Für gewisse Fälle (zum Behandeln von Wunden hinterseits und zum Lagern in Semiflexion der Gelenke) ist die unter a) 3 genannte Drahtleerschiene nach Braun vorzuziehen.

2a. Desgl. modifiziert nach v. Bruns: Desgl., aber mit 3 Verbesserungen: 1. Verlängerbar durch einschiebbaren Oberschenkelteil, 2. mit Galgen am Fußteil zur Fußsuspension (gegen Fersendecubitus!), 3. mit Gleitschiene statt T-Eisens (bei Extension).

3. Gehschiene nach Thomas: Gehapparat für Kranke mit Oberschenkelbruch, Knieresektion u. dgl., welche dabei mit schwebendem bzw. extendiertem, daher entlastetem Bein an Gehbänkchen auf sind; bestehend aus um Hüfte und Schulter schnallbarem Sitzring (auf welchem die Kranken sozusagen reiten), Seitenstangen mit darin gleitenden Rundstangen aus Stahl (posaunenartig ausziehbar und in beliebiger Höhe festschraubbar) und Steigbügelplatte (gegen welche der Fuß mittels Extensionszügels oder Spannlasche herangezogen werden kann).

3a. Desgl. modifiziert als Geh- und Lagerungsschiene nach v. Bruns: Desgl., aber statt Steigbügelplatte Fußbrett mit T-Eisen, Suspensionsgalgen für den Fuß und Rollenträger für Extension.

4. Drahtleerschiene nach Braun, Lagerungsapparat nach Böhler u. a.: Drahtgestell für Ober- und Unterschenkel sowie Fuß bei Semiflexion der Gelenke nebst Extensionsmöglichkeit.

V. Schienen aus plastischem Material: Aus gewöhnlicher oder (besser) aus mit alkoholischer Schellack- u. dgl. Lösung getränkter Pappe, aus ebenso getränktem Filz oder aus Guttapercha, Fiber, Hornhaut, Leder u. dgl.; plastisch gemacht durch Hitze (z. B. durch Eintauchen in heißes Wasser, Erwärmen im Ofen oder im Dampf kochenden Wassers, Heißbügeln); Anwendung wie die entsprechenden Papp- und Gipsschienen.

b) Zirkulär erhärtende Verbände.

α) Rasch erhärtende Verbände: Gipsverband.

Indikation: 1. Bei **chronischer, spez. tuberkulöser Entzündung von Knochen und Gelenken** (zur Ruhigstellung und Entlastung, z. B. bei tuberkulöser u. a. Fuß-, Knie-, Hüftgelenk-, Wirbelentzündung).

2. Bei **Frakturen** (zur Retention nach Reposition) z. B. bei Knöchel-, Unterschenkel-, evtl. auch Oberschenkelbruch (hier ausnahmsweise anstatt

des Streckverbands, namentlich bei Transport, Delirium, alten Leuten u. dgl.),
in Extension angelegt und hierin fixiert (z. B. am Oberschenkel durch Halt
an Sitzhöcker mittels Watterolle, Filzwulstes u. dgl.); evtl. unterbrochen
mit Distraktionsklammern nach Hackenbruch; evtl. als Gehverband
mit Filz- oder anderer Sohle oder mit Tretbügel aus Bandeisen oder aus
Stahldraht; am Hals als Gipskrawatte; am Rumpf als Korsett, evtl. mit
permanenter Extension am ,,Jurymast" d. h. Notmast (Sayre) oder als Gipsbett (Lorenz).

3. Bei **Deformität** (zur Redression), evtl. als redressierender Etappen-
verband mit allmählich gesteigerter Korrektur oder unterbrochen mit
Korrektur durch Gummizug an eingegipstem Haken, Brett, Schiene, Tretbügel
u. dgl., Spiralfeder, distrahierender Schraube, eingeklemmtem Kork u. dgl.
(z. B. bei Platt-, Klump- und Spitzfuß, Genu valgum und varum, Kniebeugecontractur, Schiefhals und Wirbelsäulenverbiegung, spez. Skoliose).

Geschichte: Früher als ,,Gipsumguß" gebraucht; 1852 als Gipsbinden-
verband angegeben vom holländischen Militärarzt Mathysen.

Chemie: Gips ist schwefelsaurer Kalk, für Verbandzwecke brauchbar,
ist nur feiner und weißer: sog. ,,Alabaster"gips; der im Naturzustand vorkommende Gips muß erst von seinem Kristallwasser befreit werden durch
Erhitzen: sog. ,,Brennen" des Gipses; der gebrannte Gips erhärtet, mit Wasser
zu einem Brei verrührt, wobei er sein durch das Brennen verlorenes Krystall-
wasser wieder aufnimmt: sog. ,,Löschen" des Gipses.

Der gebrannte Gips wird beim Liegen an der Luft allmählich unbrauchbar,
indem er Wasser aus der Luft anzieht (hygroskopisch!); daher Aufbewahren
in Blechdosen, in mit Zink ausgeschlagenen Kästen, Glasflaschen oder mit
wasserdichtem Stoff überzogenen Tonkruken; evtl. läßt er sich wieder brauchbar
machen durch vorsichtiges Erwärmen auf einer Pfanne, bis keine Wasser-
dämpfe mehr aufsteigen (aber nicht zu stark, sonst wird er ,,totgebrannt"
d. h. unfähig, Wasser aufzunehmen und zu erhärten!); unbrauchbarer Gips
bzw. Gipsbindenmaterial führt zu Mißerfolg.

Anmerkungen: Zwecks schnellerer Erstarrung: Alaun (ein gehäufter
Eßlöffel bis eine Handvoll auf eine Waschschüssel entsprechend ca. 10 l Wasser);
zwecks langsamerer Erstarrung: Borax, Leim, Wasserglas u. dgl.; zwecks
Leichtigkeit: Kohlensäure entwickelnde Chemikalien; zwecks Festigkeit:
Zement u. a. m.

Technik: **Gipsbindenherstellung:** Feines und weißes, auch gut (s. o.) auf-
bewahrtes Gipspulver wird in nicht zu weitmaschige und nicht mehr als 5 m
lange Mull-, seltener (kräftiger, aber plumper und schlechter erhärtend!)
Stärkebinden fest eingerieben und die Gipsbinde recht lose aufgewickelt,
und zwar mit Gipsbindenwickelmaschine oder (besser!) mit der Hand; am
einfachsten werden Gipsbinden in luftdicht verschlossenen Blech- oder Papp-
hülsen von der Fabrik fertig bezogen. Cellona- bzw. Cellabastergips-
binde: Gips ist mit kolloidaler Substanz an die Binde gebunden, daher nicht
streuend, auch sauber, schnell und leicht sowie strahlendurchlässig; die Binde
braucht nur durch das Wasser gezogen zu werden (Tauchzeit 4 Sekunden) und
nur in 4—6facher Schicht zu liegen; bei Abtropfen der durchfeuchteten Binde
erhält man eine knetbare Masse; Boraxzusatz zum Wasser verzögert die
Erhärtung; Überziehen des Verbands erfolgt mit Cellona-Hartlack.

Einlegen: In Schüssel warmes (45⁰C) Wasser mit Alaunzusatz (s. o.) Gipsbinde vorsichtig einlegen, mit etwas abgerolltem und auf den Gefäßrand ausgebreitetem Bindenende ruhig (ohne zu drücken!) liegen lassen, bis die Binde
durch ist, d. h. bis keine Luftblasen mehr aufsteigen (auch nicht beim Klopfen
mit dem Finger auf die Stirnseite des Bindenkopfs), vorsichtig herausnehmen
und zwischen den flachgehaltenen, längsgestellten Handinnenflächen (nicht
in der Faust!) ausdrücken; nächste Binde bereits vor dem Herausnehmen der
vorhergehenden einlegen. Betr. Cellonagipsbinde s. o.

Polstern: Polsterwatte, d. h. nicht entfettete Watte (entfettete ballt
sich zusammen!), am besten geleimt und in Rollenform aufgewickelte: sog.

„Wiener Watte", darüber zwecks Fixierung des Polsters Mullbinde; aushilfsweise auch Zellstoffrolle; in besonderen Fällen auch Faktiskissen, Flanellbinde, Molton- und Filzstreifen (letztere am besten mit Mastisol oder Binde fixiert) oder Trikotschlauch mit oder ohne Polsterung (praktischerweise an den Enden überragend zum Halten und zum Zurückbiegen über den dadurch kurz vor dem Erstarren des Gipses abrundbaren Rand) oder auf der bloßen Haut (rasiert und eingeölt oder -gefettet bzw. überzogen mit Gipsmilch, d. h. ganz verdünntem Gipsbrei; aber nur ausnahmsweise und nur für Erfahrene erlaubt; doch ist der nicht oder wenig gepolsterte Gipsverband besonders geeignet für die Frakturbehandlung zwecks sicherer Retention!).

Umlegen: Rasch, alle Teile miteinander verbindend; nicht zu dick (sonst zu schwer!) und nicht zu dünn (sonst zu schwach!), gewöhnlich in 4—8facher Lage; mit loser Bindenführung, spez. ohne Zug, Umschlag oder Falte, evtl. Binde öfters abgeschnitten (die Binde ist lediglich als Trägerin der Gipsmasse zu betrachten!); ständig zwischen den einzelnen Touren anmodelliert; zum Schluß mit etwas Wasser, Gipsbrei oder nassem Handtuch geglättet; an den Rändern genügend fest, d. h. dick und daselbst umgebogen bzw. ausgeschnitten; stets die Zehen freilassend.

Trocknen: Erstarrungsdauer 5—10 Minuten, erkennbar durch lauten Schall beim Beklopfen; Erstarrung wird beschleunigt durch Zusatz von Alaun, sowie durch Verwendung feinsten Gipspulvers, Mull- (statt Stärke-) binden, warmen und sparsamen Wassers; bis zum Erstarren muß das Glied in der richtigen Lage ruhig gehalten werden; das völlige Festwerden geschieht durch weiteres Trocknen in 24—48 Stunden, beschleunigt durch Luft und Wärme, z. B. durch Freiliegenlassen, besonders an der Sonne oder Ofen bzw. Heizung, Alkoholbesprengen, Luftfächeln oder Heißluftdusche.

Evtl. Überziehen (bei Gefahr der Durchnässung mit Wundsekret, Harn und Kot u. dgl., namentlich bei kleinen Kindern, sowie beim Gehverband): Mit Stärkebinden, Lack (z. B. mit alkoholischer Schellacklösung oder Dammarharz in Äther 1:4) bzw. Cellona-Hartlack, Wasserglas bzw. Wasserglas mit Schlemmkreide, Celluloidacetonbrei u. dgl.

Evtl. Anmerken mit Tinten- oder Hautstift: Datum der Anlegung und der geplanten Abnahme, Skizze des Knochenbruchs u. dgl.

Kontrollieren ständig, und zwar sofort und am nächsten Tag nach der Anlegung sowie weiterhin unter genauer Anweisung des Patienten und seiner Umgebung auf Gefäß- und Nervenstörung, Druck, Locker- oder Weichwerden u. dgl.; bei Störung sofort verbessern oder nötigenfalls aufschneiden in ganzer Länge und Tiefe und u. U. abnehmen; bei Beckengips achte auf Magenatonie, dann Kopfendehochstellen, Magenspülung und Diät.

Abnehmen: Vorbereitet durch Aufweichen der betr. Stelle mittels starker Essig- (aber nachteilig für Messer!) oder konzentrierter Kochsalzlösung oder durch Aufweichen des ganzen Verbandes im warmen Bad; Durchschneiden mit Messer (Skalpell oder Gipsmesser nach v. Esmarch, d. h. kräftiges kurzes Messer mit bogenförmiger Schneide), Säge (Blattsäge oder Giglische Drahtsäge) oder Schere (Gipsschere nach Seutin oder besser nach Stille oder Gipshebelmesser nach Hasselmann u. a.), evtl. auf vorher untergelegter und an den Enden vorragender Schnur, Draht, Papp-, Blech- oder Bleistreifen; schließlich Aufbrechen der Seitenteile mit den Fingern oder mit Beißzange nach Wolff. Die Gipsbinden können in Salzwasser ausgewaschen werden. Der Arzt reinigt seine Hände von Gips in kaltem Salzwasser oder schützt sich durch vorheriges Einfetten oder durch Gummi- bzw. Lederhandschuhe.

Lagerungshilfsmittel beim Anlegen von Gips- u. a. Verbänden: Bisweilen genügen Assistentenhände oder an Wandhaken, Tischpfosten u. dgl. befestigte Bindenzügel bzw. -schlingen; außerdem kommt in Frage:

1. Beim Becken- und Beinverband: Behelfsweise Lagerung auf ausgespannten Gurtenstreifen, untergelegten Eisenstangen („Dittelsche Stangen") u. dgl.; sonst Beckenstützen, und zwar:

a) ohne Extension (auch beim Wundverband gebraucht!): Becken-
bänkchen nach v. Volkmann (massives, hartgepolstertes, mit Wachstuch
überzogenes Bänkchen quer unter dem Kreuzbein; auch improvisierbar durch
Assistentenhand, mit Watte überpolstertes Eisengestell, Fußbänkchen oder
Topf u. dgl., an der Hacke duch Auflegen derselben auf Stuhllehne), Borchard
(nach oben verjüngtes Gestell mit abnehmbarer, daher einbindbarer und später
herausziehbarer Kreuzbeinplatte), Adlercreutz (desgl.) u. a.;

b) mit Extension und mit Gegenhalt am Damm (z. B. bei Retentionsverband des Oberschenkelbruchs):

1. Extension durch Assistenten: Extensionsbeckenstütze nach
v. Esmarch, v. Bardeleben u. a. (am Verbandtisch anschraubbare vertikale
Eisenstange mit in der Höhe verstellbarer Kreuzbeinplatte, auch improvisierbar
durch eine mit dem Griff nach oben gestellte, an den Tisch geschraubte Tischler-
klemme [,,Schraubenzwinge"]).

2. Extension durch Apparat: v. Bruns eisernes Kreuz oder besser
Extensionstisch nach Schede (beliebige Extension mit genauer Dosierung
durch Zahnradgetriebe und Dynamometereinschaltung, Spreizbarkeit der
Beine durch abduzierbare Extensionsrahmen), Heusner u. a., auch improvisierbar auf gewöhnlichem oder passend hergerichtetem (z. B. mit Langes Feld-
rahmen aus Gasrohr) Tisch mit Kissen, Gegenhalt am Damm (durch am
Kopfende angebundenes Dammtuch), Fußzug (durch Streckverband, Streck-
manschette, Nagel-, Zangenextension u. dgl.; zu Stativ, an der Wand oder
Tisch angebrachte Rolle oder Haken u. dgl.; mittels Händekraft, Gewichts,
Knebels u. dgl.), für Extremitätenfrakturen heutzutage meist Distraktions-
apparat nach Lambotte u. a. (vgl. Frakturen!).

2. Beim Rumpfverband (z. B. bei Wirbelbruch, -entzündung und -ver-
biegung): Tisch nach Schede, Nebels schräger Rahmen, Sayrescher Galgen
oder statt dessen besser Suspensionsrahmen nach Beely u. a.

Verstärken des Gipsverbands: Indikation: An besonders belasteten Stellen
(z. B. Hüfte, Knie, Fuß), ferner beim gefensterten und unterbrochenen, sowie
beim Gehverband (hier spez. als Fußsohle und Tretbügel), sonst namentlich
bei Deliranten. Technik: Gipsbrei (Gips und Wasser zu gleichen Teilen
in Emaillegefäß gut verrührt bzw. verrieben); entfettete Wattelagen mit
Gipsbrei; Gipslonguetten (übereinandergelegte Gipsbindentouren); in heißes
Wasser getauchte Pappe, Schusterspan oder Furnierholz, Filz, Leder, Gurtenstreifen, Langstroh, Rolladen, Holzplatten, Eisen-, Zink- und Aluminiumband,
Stachelschiene, Draht, Drahtschiene, Drahtgeflecht bzw. -netz, Streckmetall
u. dgl.; auch Zusatz von Zement u. dgl. zum Gips wirkt verstärkend.

Gefensterter Gipsverband. Indikation: Wunden, Fisteln und Decubitus
sowie ernährungsgefährdete Körperstellen (zwecks Wundverbandwechsels,
sowie Freiluft- und -lichtbehandlung); daher spez. bei komplizierten Frakturen. Technik: Fenster genügend groß (mit etwa daumenbreitem Rand
um die Wunde); Verband in der Fensterumgebung evtl. verstärkt; gegen
Fensterödem (bei Pseudarthrose zu deren Stauungsbehandlung aber evtl.
erwünscht und benutzt!) lokaler Kompressionsverband. Fensteranlage entweder von vornherein beim Verbandumlegen durch Aussparen der Wundstelle oder nachträglich (am besten vor dem Festwerden des Verbands,
andernfalls nach Aufweichen) durch Ausschneiden der Wundstelle mittels
Messers unter Zuhilfenahme eines der folgenden Mittel (sog. ,,Gipsfenster-
sucher"): vorheriges Abmessen der Fensterlage von fixen Punkten oder
Anzeichnen an der gesunden Körperseite; Miteingipsen eines Wattebergs
an der Fensterstelle; Eingipsen einer evtl. auskochbaren, biegsamen Platte
mit vorstehendem Stift aus Weißblech, Kupfer u. dgl. (behelfsweise auch
Pappblatt mit Nagel), auf welchen nach Verbandfertigstellung eine zweite
dem Fenster entsprechende, als Schablone der ersten hergestellte Platte
aufgesteckt wird; desgl. eines Kragens aus Aluminium, Blei, Pappe u. dgl.;
desgl. eines umgekehrten Kegelstutzes aus Holz, Kork u. dgl. (behelfsweise auch Tasse, Glas, Topf); desgl. eines Celluloidfensters mit krempenartig

umgebogenem und durch Heftpflasterstreifen an die Haut fixiertem Rand. Abdichten des Verbandfensters gegen Wundsekret: Aufstreichen von Vaseline, Lack, Wasserglas, Celluloidacetonbrei u. dgl. oder Einschieben von paraffingetränkter Watte, Heftpflaster, wasserdichtem Stoff, Guttapercha u. dgl. (wobei die Streifen mit dem einen Ende unter die Fensterränder eingeschoben bzw. vor Verbandanlage auf die Haut aufgeklebt und mit dem andern Ende über den Fensterrand zurückgeklebt werden) oder wasserdichter Tabaksbeutel (mit Loch in der Mitte des Bodens für die Wunde, darum eine Zone zum Ankleben an die Haut der Umgebung und darüber einen durch tabakbeutelartig verschnürbares Band verschließbaren Beutel für den Wundverband).

Unterbrochener oder Brückengipsverband. Indikation: Wie beim gefensterten Gipsverband, spez. falls die Wunden ausgedehnt, multipel oder stark sezernierend sind, ferner zwecks elastischer Redression bei Deformitäten (z. B. X- und O-Bein, Spitzfuß, Beugecontractur des Knies s. o.), Distraktion von Frakturen (z. B. mittels Klammern nach Hackenbruch), Anbringung von Gelenkschienen (,,Artikulierender Gipsverband"). Technik: Brücken aus zusammengedrehten und mit Gipsbinde umwickelten Gipslonguetten oder aus Schusterspan, Eisen- oder Aluminiumbandstreifen, Draht und Drahtleerschiene, Cramer-Schiene u. dgl.; Gipsverband evtl. verstärkt; Brücken gut verankert durch Gipsbinden- und -breiumdichtung und durch Querbänder an beiden Enden; evtl. außerdem Anbringung von Extension oder Suspension.

Gipsschienen: Technik: In Gipsbrei getauchte Hanfbündel (ursprünglicher Typus als sog. ,,Gipshanfschiene" nach Beely), Flanell-, Sackleinen-, Pappe-, Drahtnetzstreifen, mit Gipsbinde umwickelte Drahtleerschienen und am besten Gipslonguetten (d. h. Gipsbinden in mehreren [ca. 6—10] Lagen hin- und hergelegt, evtl. verstärkt durch Flanell- o. a. Streifen: Typus der sog. ,,Kragenschiene" nach Albers). Indikation: An Stelle der sonstigen Schienen (modellierbar!) oder an Stelle des zirkulären Gipsverbandes (gefahrloser hinsichtlich der ischämischen Contractur bzw. Gangrän, namentlich an der oberen Extremität; übrigens auch sofort bei frischer Fraktur anwendbar, sowie jederzeit ab- und wieder anlegbar!), sowie besonders geeignet bei gleichzeitigen Wunden und bei Notwendigkeit baldiger medikomechanischer Behandlung, auch kombinierbar mit Extension oder Suspension. In Betracht kommen für die Anwendung von Gipsschienen u. a. Finger-, Mittelhand-, Handwurzel- (Kahnbein-), Speichen-, Unter- und Oberarmbruch. Anwendungsformen: Kopf-, Rücken-, Hals-, Ober- und Unterarm-, Arm- (evtl. mit Schulterkappe), Radius- (dorsal von unterhalb Ellenbogen bis Mittelhand), Bein-, Knöchel-, Kniekehlen-, vordere Suspensionsschiene u. a. (vgl. die entsprechenden Schienentypen aus Pappe, Holz, Metall!).

Abnehmbare Gipshülsen: Z. B. Schutzhose (bei Coxitis in vorgerücktem Stadium), Gelenkhülse (,,Tutor", spez. bei Tuberkulose, Deformität, Beugecontractur, Pseudarthrose), Schiefhalskrawatte, Rumpfkorsett; zum Abnehmen und Wiederanlegen der Hülsen bei Verbandwechsel sowie Bestrahlung empfiehlt sich das Eingipsen querer Kalikobänder oder Gurtenstreifen (Schloßverband nach Spitzy); meist wird die Gipshülse allerdings besser ersetzt durch entsprechende Apparate aus Wasserglas oder Celluloidaceton bzw. Cellon sowie Stahlschienen-Lederhülsen (zwar teurer; aber leichter, haltbarer und besser verarbeitbar!), auch als Gipsstelze für Beinamputierte (Behelfsprothese) und als Gipsbett für Wirbelbruch und -entzündungen, spez. Tuberkulose.

Gipsformen mittels Gipsbreies oder besser mittels Gipsbinden in redressierter Stellung als Modell zur Herstellung orthopädischer Apparate, z. B. Plattfußeinlage, Beinschienenhülsenapparat, Knietutor, Rumpfkorsett, Schiefhalskrawatte u. dgl. (,,Gipsabdruck").

Gehgipsverband ist ein gut anmodellierter circulärer Gipsverband am Bein von unterhalb des Knies bis zum Vorderfuß mit Filzsohle oder nötigenfalls

(entlastend) mit Gehbügel aus Bandeisen oder -aluminium nebst Gummi-
auftrittfläche, welcher bei Unterschenkel-, Knöchel-, Fersenbein- oder Mittel-
fußbrüchen das Herumgehen mit Entlastung der Bruchstelle, also bereits vor
vollendeter Konsolidierung erlaubt.

β) **Langsam erhärtende Verbände:** Indikation: Nicht geeignet als
Retentionsverband bei Neigung zur Deformität, z. B. bei den meisten frischen
Knochenbrüchen (hier statt dessen Gipsverband!), wohl aber als Schutzhülse
bei bereits konsolidierenden Knochenbrüchen sowie bei Entzündung der Knochen
und Gelenke (z. B. Korsett bei Spondylitis, Hose bei Coxitis, Knie-, Bein-
oder Ellenbogenhülse, Schiefhalskrawatte); leicht, elastisch und gut verarbeitbar; wegen der langsamen Erhärtung über einem Modell; evtl. abnehmbar;
evtl. artikulierend; evtl. perforiert.

Technik:

1. Eiweißverband (Larrey) ⎱
2. Dextrinverband (Velpeau) ⎰ veraltet.
3. Paraffinverband: wenig gebräuchlich.
4. Kleisterverband (Seutin): Aus Stärkekleister in Form damit getränkter
Mullbinden, evtl. kombiniert mit Schienen; Erhärtungsdauer 2—3 Tage;
heutzutage ersetzt durch den Schusterspan-Stärkebindenverband oder durch
einen der nachstehenden Verbände.

5. Leimverband (Vanzetti): Aus Tischlerleim in Form damit getränkter
Leinwandstreifen mit Verstärkung von Segeltuchstreifen, Furnierholz, Hobel-
spänen („Holzleimverband"), Rohrgeflecht („Rohrgeflechtleimverband"), Cellu-
loseplatten („geleimter Celluloseverband"), auch mit Zusatz von Peptonmasse
(„Peptonleimverband" nach Schleich), Zinkmasse („Zinkleimverband"
nach Unna) u. dgl.; Erhärtungsdauer 3—6 Stunden; Anwendung z. B. als
Kompressionsverband bei Unterschenkelschwellung, -geschwür und -varizen,
Fußdistorsion, -fraktur und -sehnenscheidenentzündung.

6. Wasserglasverband (Schrauth): Aus präpariertem Wasserglas (d. h.
einer sirupdicken, klaren, gelblichen Lösung von kieselsaurem Natron oder
Kali) in Form damit getränkter oder bestrichener Mull- oder besser Leinen-
oder Stärkebinden evtl. mit verstärkenden Einlagen; Lösung greift Wäsche
(Unterlage aus Packpapier!) und Hände (Fettüberzug oder Lederhandschuhe!)
an und ist gut verschlossen zu halten (sonst Zersetzung durch Kohlensäure
der Luft!); Erhärtungsdauer ein bis mehrere Tage, abgekürzt durch Zusatz
von Schlemmkreide, Magnesit, Zement u. dgl.; sonst empfiehlt sich darüber
Alkoholbinde oder Gipsverband oder Schiene.

7. Celluloidverband (Landerer-Kirsch): Aus Celluloid-Acetonbrei in
Form damit bestrichener Mull- oder Trikotlagen, evtl. mit Stahldrahtver-
stärkung; Lösung ist feuergefährlich (Aceton) und explosiv (Celluloid), belästigt
die Hände (daher benutze man Lederhandschuhe!) und Atmungsorgane;
mit Glasstöpsel verschlossen aufzubewahren; Erhärtungsdauer einige Stunden;
mit Stahldrahtgerüst auch zu Plattfußeinlage (Lange); nicht feuergefährlich
ist das Cellon.

D. Streckverbände.

(Zug- oder Streck- [Extensions- oder Distraktions-] verbände in Form der
„permanenten Extension".)

Geschichtliches: Von altersher bekannt; in der jetzigen Form spez.
zur Frakturbehandlung eingeführt in Deutschland von v. Volkmann (1865),
weiter ausgebildet von Bardenheuer (1895), als Knochenextension mit Nagel
angegeben von Codivilla (1903) und weiter durchgeführt von Steinmann
(1907) und mit Draht zuerst angewandt als Fersendrahtzug von Klapp (1913)
und für die ganze Frakturbehandlung ausgebaut, auch mit Bohrapparat und
Spannbügel von Kirschner (1927).

Indikationen:

a) Hauptsächlich bei **Frakturen bzw. Osteotomien** als Retentionsverband (in vielen Fällen best wirksam, und zwar sowohl anatomisch [Beseitigung der Deformität, vor allem der Verkürzung z. B. bei Oberschenkelbruch], als auch funktionell [Möglichkeit gleichzeitiger, also baldigster Muskel- und Gelenkpflege sowie Verhütung von Callus luxurians, Pseudarthrose, Ödem und Hautatrophie!]). Dagegen sind im allgemeinen wenig oder nicht geeignet: komplizierte, spez. infizierte Brüche (außer bei Drahtextension) und solche bei alten Leuten und Deliranten.

Nachteile: 1. Schädigung der Haut: Blasenbildung bei empfindlicher Haut und Decubitus bei fehlerhafter Technik (daher vorspringende Knochenpunkte spez. Oberschenkelkondylen, Wadenbeinköpfchen [N. peroneus!], Schienbeinkante, Knöchel usw. polstern, z. B. durch Watte oder Flanellbindenumwickelung; zirkuläre schnürende Touren spez. in der Gegend der Achillessehne und an Fußspann vermeiden; seitliche Reibung spez. an den Knöcheln ausschalten durch genügend breites „Spreizbrett oder -bügel, sog. -Sprengel"; die Vermeidung von schädlichem Druck ist eine wichtige Aufgabe bei den Zugverbänden!).

2. Schädigung der Gelenke: Gelenkerschlaffung (daher nicht zu starker Zug und Unterstützung der Gelenke spez. des Kniegelelenks durch Rolle, Sandsack u. dgl. oder besser Streckverband in Semiflexion der Gelenke!) und Gelenkcontractur (daher frühzeitige Medikomechanik; gegen Spitzfuß Fußbrett oder vertikale Suspension des Fußes!)

3. Schwierige und nicht immer durchführbare Technik (u. a. bei Transport z. B. im Kriege).

Hauptregeln des Streckverbands bei Frakturen: Verbandanlegen möglichst sofort im Anschluß an die Reposition und mit genügender, aber auch nicht zu starker Belastung unter Kontrolle des klinischen (Längenmessung mit Meßband!) und Röntgenbefundes; bei der Beurteilung der Zugkraft ist einerseits das Zuggewicht, anderseits die Reibung zu berücksichtigen, welch letztere durch Verwendung von Schleifflächen, Rollen, Schweben u. dgl. möglichst zu verringern ist.

b) Außerdem ist der Streckverband angezeigt zur **Ruhigstellung und Entlastung der Gelenke,** z. B. bei Entzündung, spez. Tuberkulose oder nach Resektion, ferner

c) zur **Dehnung von Weichteilnarben,** spez. bei **Contracturen** und zur **Hautdehnung bei Wunden, auch an Amputationsstümpfen:** Entweder Heftpflaster- bzw. Mastisolköperstreifen mit Verknotung unter Zug (sog. „Knotenextension") oder mit Gewichtszug evtl. unter Gummieinschaltung oder Zug an angebundene bzw. angegipste Holz-, Cramer-, Bandeisenschiene bzw. -bügel (bei Amputationsstumpf auch an die Prothese) oder mit Verschnürung mittels an den Wundrändern angebrachter Hakenstreifen (sog. „Miedernaht").

Hierher gehören schließlich auch in gewisser Hinsicht die Zugverbände mit Heftpflaster- bzw. Mastisolköperstreifen bei Bruch von Schlüsselbein (nach Sayre u. a.), Olecranon und Patella, Rippen, sowie der Klumpfußredressionsverband (nach v. Öttingen) vgl. Pflasterverbände!

Technisches:

Gliedlagerung spez. Gelenkstellung: Am besten in Halbbeuge- bzw. auch geringerer Beugestellung (Semiflexion) der Gelenke (bereits früher verwandt, z. B. bei Beinlade, Schwebe und doppelter schiefer Ebene; besonders betont bereits im 18. Jahrhundert von Pott, neuerdings Zuppinger), z. B. an Hüfte in $\sphericalangle$ 30—60⁰ und an Knie in $\sphericalangle$ 130—150⁰, und zwar an beiden Gelenken korrelat, d. h. entsprechend stark gewinkelt; ausgenommen sind allerdings gewisse Frakturen, z. B. solche im mittleren Drittel des Oberschenkels oder im oberen Drittel des Unterschenkels. Vorzüge: Muskelerschlaffung, geringere Gewichtsbelastung (und zwar ca. $^1/_3$—$^1/_5$; z. B. am Oberschenkel ca. 5—10 statt 15—25, am Unterschenkel $3^1/_3$—5 statt 10—15 kg, am Oberarm 2—5 statt 5—10 kg), Vermeiden der Hautschädigung, sowie der Muskel- und Gelenküberdehnung, Möglichkeit der frühzeitigen Medikomechanik, spez. Muskel- und Gelenkpflege. Technik: Am einfachsten und besten Hängemattensuspension, sonst auch Schienen mit Semiflexions-stellung der Gelenke z. B. Drahtleerschiene nach Braun u. a., evtl. mit auto-matischer Extension oder mit Selbstbewegung nach Zuppinger, Ziegler u. a., behelfsmäßig Kissen oder doppelte schiefe Ebene. Im übrigen gilt für die Glied-lagerung:

a) Bein: Bei Lagerung auf gewöhnlicher Schiene ist der Reibungs-widerstand zu groß, als daß ein genügend wirksamer Zug zustande kommen könnte; statt dessen kommen folgende Verfahren in Frage (angeordnet in absteigender Reihe nach dem Grad der Reibung):

I. Schleif- oder Schlittenschiene: 1. v. Volkmannsche ⊤-Schiene auf Holz-brett mit zwei aufgeleimten dreiseitigen Prismen (dabei muß der Fuß mit der ganzen Sohle fest gegen das Fußbrett angedrängt und straff anbandagiert werden, sonst Fersendecubitus; das Knie darf nicht hohl liegen, sonst Genu recurvatum!), 2. v. Brunssche verbesserte ⊤-Schiene mit Gleitgabel oder 3. Königsche Bockschiene oder Schlitten mit Dorsalholzschiene und Schleifbügel aus winklig abgebogenem Metallreifen.

II. Rollschiene mit Rollen auf Holzbrett (nach Art des v. Dumreicherschen Eisenbahnapparats).

III. Schweben, am besten in Form der Hängemattensuspension; bei Oberschenkelbrüchen kleiner (½—4jähriger) Kinder (Beschmutzung!) empfiehlt sich Vertikalsuspension nach Schede (zum Bettgalgen, behelfs-mäßig auch im Kinderwagen; am besten mit Gummieinschaltung; Zugstärke bis zur Beckenschwebe; Gegenzug erfolgt durch Körperschwere oder Becken-tuch).

b) Arm: Im Bett Lagerung auf Kissen oder Schiene; ambulant am Oberarm mit Armtrageschlinge und „Baumelgewicht" (Clarc-Hamilton).

c) Kopf und Rumpf: Zug mittels Glissonscher Schlinge, Gegenzug durch Körperschwere bei Hochstellen des Kopfendes oder durch Streck-verband an den Beinen.

Zug:

1. Gewichtszug: Durch Anhängen von Gewichten oder besser von in eine Tragstange einschiebbaren, daher leicht auswechselbaren Bleischeiben; behelfs-mäßig auch durch ausgewogene Sandsäcke, Ziegelsteine, Wassereimer, Schrot-beutel u. dgl.; die Gewichte dürfen nicht abfallen können, etwa auf den Kranken, daher haltbare Schnur und Sicherheitsvorrichtung!

2. Gummizug: Durch unter Spannung eingeschaltetes Gummiband bzw. -schlauch, auch in Verbindung mit Gewichtszug (welcher durch Gummi-zwischenschaltung angenehmer wirkt).

3. Federzug bzw. Kurbelzug.

Gegenzug (Kontraextension) erfolgt (außer durch Reibung) durch folgende Maßnahmen:

1. Höherstellen des Bettfußendes (um ca. 20—40 cm) durch Holzklötze mit napfförmiger Vertiefung für die Bettfüße, im Notfall auch Ziegelsteine u. dgl., wobei das Eigengewicht, d. h. die Schwere des auf der schiefen Ebene abwärtsgleitenden Körpers als Gegenzug wirkt.

2. Gegenhalt am Damm durch „Dammschlauch", d. h. durch zwischen den Beinen um den Damm durchgeführten und an einer entsprechenden Masse (am besten am Kopfende des Bettes) befestigten oder gegenextendierten Schlauch aus gepolstertem Gummi, wattegefülltem Trikot, Schafwolle, Bettuch u. dgl. (bei stärkere Belastung ratsam); bei Kindern empfiehlt sich ein fixierbarer Miederverband.

3. Tretstütze, z. B. Holzkiste für den gesunden Fuß, wobei zur sicheren Wirkung das Knie durchgedrückt werden muß, was bei Schlafenden oder Unvernünftigen mittels Knieschiene u. U. erreicht werden muß.

Zugleitung: Mit fester (Gardinen-) Schnur oder mit Klavierseitendraht (letzterer bei Notwendigkeit starken Zugs!).

Zugführung: Zwecks Vermeidens jeglicher Reibung durch genügend weite und dicke, zugleich glatte Ringe oder über Rollen mit entsprechender Zahl, Anordnung und Einstellung der Zughöhe und -richtung; am einfachsten einschraubbare Rolle (sog. „Vogelrolle") oder aufschraubbare Rolle mit sog. „Tischlerschraubzwinge" oder besser Rollenträger mit Höhen- und Seiteneinstellung .

Zugrichtung: Außer dem **Längs-(Achsen-)zug**, welcher in den meisten Fällen zur Beseitigung der Deformität nicht nur im Sinne der Verkürzung, sondern auch im Sinne der seitlichen und winkligen Dislokation genügt, sind u. U. angezeigt:

1. Seiten- oder Querzug, evtl. verstärkt durch einen weiteren Querzug am Gelenkende jedes Fragments nach der Seite der Verschiebung (sog. „Abhebelungszug"), z. B. bei seitlicher oder winkliger Verschiebung des Oberschenkels.

2. Vertikaler Zug, d. h. Zug decken- bzw. bodenwärts zum Galgen bzw. zur Bettunterlage, z. B. bei Oberschenkelbruch mit Dislokation nach vorn oder hinten, auch am Fuß zur Extension von Vorderfußbrüchen und zur Behebung der Spitzfußgefahr im Schwebeverband, schließlich beim **dreiteiligen Zugverband nach Schede** wegen Kniebeugekontraktur (3 Züge: erster längs, zweiter bodenwärts am unteren Oberschenkelende, dritter deckenwärts am oberen Unterschenkelende; am besten in einem Bett mit dreiteiliger Matratze).

3. Durchgreifender Zug, d. h. 2 Querzüge nach entgegengesetzten Seiten, davon einer schmäler und durch den breiteren durchgesteckt (zur Näherung der auseinandergewichenen Fragmente und gleichzeitig zur Gelenkkompression, z. B. bei Gelenkbrüchen am Ellenbogen und Knie, sowie bei Beckenbrüchen).

4. Rotationszug: Entweder einfach (bloß nach einer Seite) oder besser, namentlich zwecks Vermeidung von Querzugwirkung doppelt (nach den beiden entgegengesetzten Seiten) zur Behebung der Verdrehung, z. B. bei Oberschenkelbruch.

Zugmittel:

a) Gewöhnlich in Form des an der Haut angreifenden **Klebverbands,** und zwar mit:

1. Heftpflaster (als kombiniertes Bleiharzpflaster: sog. **Emplastrum adhaesivum** oder besser, weil besser klebend, als Kautschukpflaster evtl. mit Zinkoxydzusatz: Z. B. Helfo-, Leuko-, Germaniaplast): Zu Streckverbänden am besten mit Segeltuchunterlage; Pflaster soll gut kleben und nicht reizen (Vorsicht bei empfindlicher Haut; namentlich bei alten Leuten; cave Hämatom und Diabetes: Bei jedem Streckverband ist der Harn vorher auf Zucker zu untersuchen!); aufkleben auf die trockene, rasierte und abgeätherte Haut; abweichen mit Äther, Benzin oder spez. bei empfindlichen Körperstellen (Hodensack, After usw.) Öl u. dgl. Das Heftpflaster wird in einige Finger breiten Streifen an den beiden Seitenflächen des betreffenden Körperteils (z. B. am Bein hosenbordenartig) angeklebt, und zwar oberhalb der Bruchstelle anfangend (soweit die Muskeln des distalen Fragments hinaufreichen, aber nicht höher hinauf, da sonst keine volle Zugwirkung erfolgt!), mit einigen schrägen Heftpflasterstreifen gesichert (cave Abschnürung, daher keine zirkulären, sondern steil-schraubenförmige und keine allzu langen Touren!) und mit Mullbinden angewickelt. Vorragende Knochenteile werden mit Flanellbinde, Zellstoff, Watte, Filz od. dgl. gepolstert z. B. Oberschenkelknorren und Wadenbeinköpfchen, sowie Schienbeinkante. Gelenke bleiben frei. Zirkulärschnürung ist zu vermeiden (Knöchel frei!). Die oberen Enden der Heftpflasterstreifen werden zurückgeschlagen und mit angewickelt. Um das periphere Ende des betreffenden Körperteils wird eine Heftpflasteransa geführt, zur Vermeidung der Knöchelreibung ein Spreizbrett oder -bügel: sog. „Sprengel" von genügender (!) Breite eingehängt und daran mittels Schnur und Rollen ein Gewicht befestigt, dessen Last tunlichst erst allmählich gesteigert wird, nachdem das Heftpflaster an der Haut genügenden Halt gefunden hat.

2. Harzklebemasse (Heusner): Rp. Balsam. venetian. opt. 75, Balsam. canadens. rectif. 25, Alkohol abs. Äther sulf. aa 50 oder Cerae flavae, Res. Damarae, Kolophon. aa 10,0 Terebinth. 1,0 Äther, Spir., Ol. Terebinth aa 50,0. Auf die wie bei 1. vorbereitete Haut mittels Sprühapparats aufgespritzt, darüber Stoffstreifen (Filztuch, Flanell, Barchent, Köper u. dgl., mit Mullbinde angewickelt); besonders fest und sofort belastbar!

3. Mastisol (v. Öttingen 1905) Rp. Masticis 20,0, Chloroform 50,0, Ol. lini gtts. XX. oder dessen Ersatzpräparate, d. h. Mastix-, venet. Terpentin-, Kolophonium- od. dgl.-Harzlösung in Äther oder Benzol oder Tetrachlorkohlenstoff mit Zusatz von Lein- oder Ricinusöl z. B. Rp. Masticis 20,0, Benzol 50,0, Ol. lini gtts. XX. Kolophon. 10,0 Terebinth. venet. 7,0; darüber entweder Streifen aus Stoff (Köper) oder Schlauch aus Trikot bzw. Stoffhandschuh; besonders reizlos und klebend!

4. Klebrobinde (v. Heuß): Reizlos (kein Kautschukgehalt!); porös, daher Sekret durchlassend (Kreppstoff!); wasserfest (auch im Bad!); elastisch.

b) In besonderen Fällen (und zwar bei Wunde, Geschwür, Blase, Ekzem oder Decubitus):

5. Unterbrochener Hautklebeverband, z. B. in Form des Wildtschen Zuges: Längsstreifen an der zu unterbrechenden Stelle quer durchtrennt, beide Enden auch von innen beklebt oder nach innen umgeklappt, dann übereinandergeschoben und mit Klammern oder Heftzwecken wieder miteinander verbunden.

6. Nichtklebende (vielmehr durch Reibung haftende) Verbände, z. B. Stecknadelverband (v. Volkmann): Leinwandbindenstreifen als Längszug und darüber zirkulär Mullbinde, deren jegliche Zirkeltour an den darunterliegenden Leinwandstreifen beiderseits mit Stecknadeln festgesteckt wird,' oder

kombinierte Längs- und Zirkelmullbinden (naß angelegt, Rundtouren in absteigender Richtung, Längsstreifen nicht beide zugleich, sondern nacheinander angewickelt, freie obere Ränder umgelegt), oder

Trikotschlauch mit zirkulärer Flanell- und Mullbinde (evtl. wiederholt) oder

Zinkleimverband mit aufgeklebten oder eingeleimten Längsstreifen aus Köperstoff oder Varicosan-, Glauko- u. a. Binde u. dgl. (festhaltend, auch hautschonend, aber nicht sicher vor Abrutschen, daher nur bei schwächerem Zug brauchbar!) oder

Gipsverband (gut anmodelliert!) mit eingegipsten Längsstreifen.

7. Fertige Bandagen: Manschetten- oder halfterartig an Stellen mit vorspringendem Winkel; auch improvisierbar; z. B. am Kopf Glissonsche Schlinge (Kleiderbügel nebst Kinnschleuder aus Gurtenstoff), am Fuß Linnartzscher Filzschuh.

8. Zügel aus krawattenartig zusammengelegtem Tuch oder aus Streifen mit künstlichem Knoten (Nodus) oder Schlinge (Ansa) z. B. nach Hennequin an Hand, Ellenbogen, Fuß, Knie (hier zusammengelegtes Tuch mit der Mitte auf die Vorderseite des Oberschenkels oberhalb des leicht gebeugten Knies, die beiden Enden kreuzweise durch die Kniekehle und vor dem Unterschenkel zusammengeführt, daran Gewicht über Rolle mit Schnur in der Knotenstelle).

c) Tiefer als an der Haut angreifender Zug (zwecks besonders energischer Zugwirkung):

9. Korbhülsenextension (Oppenheim; aber auch schon früher bekannt): Elastische Hülse aus spiraligem Geflecht von Palmblatt oder von spanischem Rohr analog dem im Volk bekannten „Bauernfänger" oder „Hexenstrumpf", wobei das Hineinschlüpfen leicht, dagegen das Herausschlüpfen erst durch Zusammenschieben der Hülse, nicht aber durch einfaches Abziehen der Hülse möglich ist; anwendbar z. B. an Zehen und Fingern, Unterschenkel und Unterarm (nicht unbedenklich, jedenfalls Glied ist gut zu unterpolstern und Zirkulationsstörung zu vermeiden, überhaupt nur als Notbehelf!).

10 .**Knochenextension:** Extension an einem durch den Knochen durchgebohrten Nagel (Codivilla 1903, Steinmann 1907) oder an einer in den Knochen eingeschlagenen Klammer (Heineke 1900) oder am besten an einem durch den Knochen durchgeführten Draht (Klapp 1913, Kirschner 1927). Vor- und Nachteile sind im allgemeinen die des gewöhnlichen Streckverbands; u. U. aber ist er diesem ganz bedeutend überlegen, daher in vielen Fällen heutzutage bevorzugt, namentlich in Form der Draht-, gelegentlich spez. in der Allgemeinpraxis Klammerextension:

Vorteile: 1. Kräftigere Wirkung (weil am Knochen angreifend), 2. Vermeidung der Hautschädigung und meist auch der Gelenküberdehnung.

Nachteile (aber meist sämtlich vermeidbar!): 1. Gefahr der Infektion nebst Knochennekrose und -fistel (meist, aber nicht immer vermeidbar durch peinlichste Asepsis, Umgehen des Frakturhämatoms, Incision durch die Haut [aber nicht bis auf den Knochen], nicht zu langes [höchstens 3—4 Wochen] Liegenlassen des Knochennagels, Desinfektion des Nagels vor dem Herausziehen mittels Jodtinktur). 2. Gelenküberdehnung (vermeidbar durch nicht zu starke Gewichtsbelastung und durch passende Nagelungsstelle z. B. beim Oberschenkelbruch oberhalb des Kniegelenks). 3. Schmerzen, Nagellockerung, Decubitus an den Durchlochungsstellen, Schädigung von Gelenk und bei Jugendlichen von Epiphysenfugen mit Wachstumsstörung (vermeidbar durch entsprechende Technik s. u.)

Indikationen: Wegen der genannten Nachteile, spez. wegen Gefahr der Knochenkanalinfektion nur ausnahmsweise; im übrigen wie beim gewöhnlichen Streckverband; spez. trete er an dessen Stelle, falls dieser versagt oder nicht anwendbar ist; in Betracht kommen vor allem Ober- und Unterschenkel-, bisweilen auch Unterarm- und (suprakondyläre) Oberarmbrüche; und zwar ist bei den genannten Knochenbrüchen die Knochennagelextension angezeigt: 1. (wegen der kräftigen Wirkung!) im Falle starker Dislokation, spez. Verkürzung namentlich in veralteten Fällen und nach Osteotomie, hier auch zur künstlichen Verlängerung der Gliedmaße; 2. (wegen der Hautschonung!) im Falle geschädigter Haut: Wunde (komplizierte Brüche, spez. Schußbrüche!), Ekzem, Decubitus, ferner evtl. auch Fettleibigkeit und hohes Alter, schließlich auch 3. bei tiefsitzenden Brüchen (z. B. bei solchen der Fußgelenkgegend) und 4. bei mehrfachen Brüchen einer Gliedmaße.

Technik: Durchbohrungsstelle ist im allgemeinen die periphere Metaphyse, bei Jugendlichen die Diaphyse des gebrochenen Glieds, und zwar: Bei Oberschenkelbruch Femurkondylen (dem Tibiakopf oder Calcaneus vorzuziehen zwecks Vermeidung von Kniegelenküberdehnung), nur bei tiefsitzendem spez. suprakondylärem oder Gelenkendenbruch zwecks Vermeidung des Frakturhämatoms Tibiakopf;

bei Unterschenkelbruch untere Tibiametaphyse oder besser Calcaneus;

bei Oberarmbruch Humeruskondylen oder besser Olecranon;

bei tiefsitzendem Oberarm- und bei Unterarmbruch untere Radiusmetaphyse (hier dorso-volar durchgeführt).

Cave: Gefäße und Nerven sowie Frakturhämatom, Markhöhle, Gelenk, Epiphysenlinie!

Gewichtsbelastung erfolgt unter Kontrolle des klinischen und Röntgenbefundes, am besten in Semiflexion der Gelenke, dabei mit viel geringeren Gewichten als beim gewöhnlichen Streckverband (gewöhnlich bei Oberschenkelbruch bis 5—15 kg, bei Ober- und Unterarmbruch bis 2—4 kg); bei sorgfältig angeordnetem Gegenzug; Abnahme der Knochenextension spätestens nach 3—4 Wochen (sonst Gefahr der Infektion und Überdehnung!), dann Ersatz durch gewöhnlichen Streck- oder durch Kontentivverband.

Anmerkung 1. Nagelextension, d. h. Durchbohren des ,,beiderseitigen'' oder besser eines ,,perforierenden'' Nagels aus Stahl von kleiner Hautincision nach lokaler Anästhesie von Haut und Periost; Haut wird zwecks Vermeidung nachträglichen Scheuerns am besten vor der Incision etwas proximal verschoben; Nagel genau senkrecht (nicht schräg) durch den Knochen bohren; in die Löcher der Nagelenden Klaviersaitendraht; daran Gewicht. Schienennagelextension, d. h. Verbindung von zwei Nagelsystemen durch ein ausziehbares Schraubensystem ist nur ausnahmsweise angezeigt: besser fixierend und besser dosierbar, auch ambulant brauchbar, aber im allgemeinen zu kompliziert.

Anmerkung 2. Klammerextension, d. h. Ersatz des Nagels durch einen scherenförmigen Apparat nach Art einer Klammer (nach Reh, Schmerz, Shoemaker, Hoffmann u. a.); besonders für die Praxis brauchbar statt der an besondere Apparatur und Technik gebundenen, sonst aber als sicherer vorzuziehenden Drahtextension, zumal die Klammer bei stärkerem Zug abrutschen und Infektion mit sekundärer Osteomyelitis bei längerer Anwendung auftreten kann.

Anmerkung 3. Drahtextension, d. h. 1—2, meist 1½ mm dicker Aluminiumbronze- oder am besten rostfreier Stahldraht mit besonderem Führungsinstrument eingeführt und mit Klammervorrichtung ähnlich wie bei der Nagelextension versehen (Klapp, Kirschner u. a.); Vorteil geringer Infektions- und Fistelgefahr, daher auch länger zu belassen: 2—6 Wochen; man vermeide allzu starken Zug wegen Gefahr vor Knochendiastase (Pseudarthrose!) und Gelenküberdehnung (Schlottergelenk!); keine Hautincision; Haut ist etwas aufwärts zu verschieben und vor Druck und Zug zu bewahren; Hautwundendeckverband um die Bohrlöcher; bei Infektion Draht sofort entfernen unter Abkneifen auf der gesunden Seite und Durchziehen nach der entzündeten Seite; heutzutage allgemein bevorzugtes Verfahren der Knochenextension.

Früher waren folgende Applikationen gebräuchlich:

a) Am Fersenbein, z. B. bei Unterschenkel- oder Fußwurzelbruch außer Extension mittels Nagels oder mittels Zange (bereits von Heineke): Draht durch den Knochen und beiderseits zur Fußsohle (Klapp) oder Draht durch die Weichteile über den hinteren Fersenbeinfortsatz vor der Achillessehne, und zwar innen in der Mitte zwischen Achillessehne und Gefäßen ein- und um das Fersenbein wieder ausstechend, über ein mit Heftpflaster an den Mittelfuß fixiertes Extensionssohlenbrett geknotet (Gelinsky).

b) An der Tuberositas tibiae, z. B. bei tiefsitzendem Oberschenkelbruch Drahtschlinge durch die Tuberositas tibiae.

c) Am Olecranon, z. B. bei tiefsitzendem Oberarmbruch Drahtschlinge durch das Olecranon.

d) Am Finger, z. B. bei Knochen- und Gelenkentzündung, Fraktur, Gelenkmobilisation, Kontraktur: Silberdraht oder doppelter Seidenfaden durch die Weichteile der Fingerbeere oder durch den Nagel oder durch beides; statt dessen auch Nagel oder kräftige Sicherheitsnadel durch den Knochen der Endphalanx oder Backhaussche Tuchklemme am Nagelglied angeklemmt.

Anmerkung 4. Kontentivverband mit Extensionswirkung.

A. Schienen mit Extensionswirkung: Zug und Gegenzug erfolgt hierbei nach den Endpunkten einer an dem betreffenden Körperteil angewickelten Schiene, am besten elastisch mittels Gummischlauchs oder mittels Spiralfeder; Vorzüge: Kombination des Kontentiv- und des Streckverbands (damit guter anatomischer und funktioneller Wirkung), zugleich an der oberen Extremität portativ, daher ambulant.

a) An der **oberen** Extremität: Behelfsmäßig mit Holz-, Cramer-, Drahtleer-, Gipsschiene bzw. -Bügel (Gussenbauer):

1. Am Oberarm: Zug zum unteren, den Ellenbogen überragenden Ende durch Streckverband am Oberarm oder durch Extensionsschlinge am rechtwinklig gebeugten Vorderarm; Gegenzug durch Extensionsschlinge um die Achsel zum oberen, die Schulter überragenden Ende oder durch Achselkrücke. Schienenextension am Oberarm wird ferner erzielt durch: 1. Triangel (falls der Oberarmteil genügend lang gewählt wird!), 2. Abductionsschienen nach Hofmann, Christen u. a.

2. An Unterarm, Hand und Fingern: Zug zum unteren, die Hand überragenden Ende durch Streckverband an Unterarm, Hand oder Fingern; Gegenzug zum rechtwinklig abgebogenen Oberarmteil.

An den Fingern genügt auch eine Unterarmschiene oder ein am Handgelenk fixierter Bügel.

Analog, dabei besser ausgestattet und zuverlässiger, aber auch kostspieliger sind die fertigen Schienentypen mit Extensionsvorrichtung nach: Bardenheuer (Metallschiene mit Federzug, evtl. auch mit sog. Brücken gegen seitliche oder winklige Deformität), Heusner (Aluminiumschienen), Borchgrevink (Holzschiene mit Gummizug; Oberarmgegenzug durch Schulterbügel, welcher im Armloch einer Weste bzw. eines Leibchens mit Perinealschlauch befestigt ist), Wildt (Schienen aus verzinktem Bandeisen mit Flügelschraube).

b) An der **unteren** Extremität: Behelfsmäßig mit Holzlatte außenseits, an deren unterem, die Fußsohle überragendem Ende der Zug und an deren oberem, die Hüfte überragendem Ende der Gegenzug angreift (Desault-Liston); besser mit Beinextensionsverband zum Fußteil einer Holz- oder Cramer-Schienenkombination.

Fertige Schienentypen mit Extension für das Bein: Lagerungs- und Gehschiene nach Thomas oder v. Bruns mit Extension zur Steigbügelplatte, z. B. zwecks ambulanter Behandlung der Oberschenkelbrüche im späteren Stadium (s. o.) und Schienenhülsenapparat nach Hessing (bestehend aus Stahlschienen und Lederhülsen zum Schnüren, nach Gipsmodell in Extensionsstellung angepaßt; vorzüglich wirksam, aber kostspielig, daher nur bei langsam konsolidierenden Frakturen bzw. Pseudarthrosen und Gelenkleiden, z. B. Tuberkulose; Extension durch Fersenzug zum Sohlenteil mittels Ledermanschette und kreuzweise unter dem Fußblech verknoteter Lederbänder, Gegenextension durch Anstemmen gegen den Sitzbeinhöcker, evtl. auch mit Beckenkorb).

B. Gipsverband mit Extensionswirkung.

1. Extendierend wirken bereits **gewöhnliche Gipsverbände,** wenn eine Extension bei ihrer Anlegung ausgeübt (z. B. bei Oberschenkelbruch im Schedeschen Extensionstisch, bei Wirbelbruch in Sayres Galgen) und durch Anmodellieren an den vorragenden Knochenpunkten oder durch Beugung des zunächstliegenden Gliedabschnittes (Heineke) weiter erhalten wird; dazu gehören auch die Gehverbände.

2. Auch läßt sich der Gipsverband **mit dem Streckverband kombinieren,** und zwar: a) der zirkuläre Gipsverband, z. B. als Gipshose bei Coxitis oder bei Luxatio coxae cong. operata, b) die Gipsschiene, z. B. als Außenschiene bei Oberschenkelbruch, c) der Brückengipsverband, am besten mit „Gleit"bügel oder -schiene, z. B. bei Unterschenkelbruch oder als Teleskopverband, wobei zwei Gipsverbände ineinander greifen wie eine Teleskopröhre in die andere (Spitzy).

3. Weiter gehören hierher die **unterbrochenen Gipsverbände** mit korrigierendem Zug durch Gummi oder Feder bei Contracturen, z. B. bei Kniebeugecontractur oder Deformität (X- und O-Bein).

4. Stark extendierend wirken die **Distraktionsklammern,** angegeben bereits v. Heine in Form der eingegipsten Stellschrauben, neuerdings vor allem von Hackenbruch in Form der Metallklammern mit „Schraube ohne Ende", welche eine dosierbare Distraktion, außerdem vermöge der Kugelgelenke auch eine Korrektur der Rotation und vermöge Hilfsschraubenvorrichtung mit Druckplatte eine solche der seitlichen bzw. winkligen Deformität gestatten. Indikation: Widerspenstige Frakturen, spez. komplizierte (Schußbrüche!), vor allem am Unterschenkel (hier auch als Gehverband) sowie Contracturen z. B. am Knie. Technik: Gut polstern, vor allem an den Stützpunkten des unterbrochenen Gipsverbands: Einerseits am Fußrücken und Knöchel-Fersengegend, andererseits an Tibiakopf; am besten mit Faktiskissen. Gefahr des Decubitus besteht in beträchtlichem Maße, daher in der Praxis wenig zu empfehlen trotz der ganz ausgezeichneten Wirkung und heute verdrängt durch die Knochendrahtextension.

E. Druckverbände.

I. Heftpflaster- bzw. Klebverbände.

1. Bayntons Heftpflasterverband bei Unterschenkelgeschwür zur ambulanten Behandlung: Fingerbreite und 1½ Gliedumfang lange Heftpflasterstreifen werden mit der Mitte an der dem Unterschenkelgeschwür gegenüberliegenden Seite des Unterschenkels angelegt, unter gleichmäßigem Zug glatt herumgeführt, die Enden nach Art einer zweiköpfigen Binde gefaßt, auf der Geschwürseite gekreuzt und schräg aufwärts angeklebt, dann mit weiteren Streifen, welche sich dachziegelförmig zu ²/₃ decken, der ganze Unterschenkel vom Geschwür aufwärts bis unterhalb des Knies belegt, darüber Roll-Watte und elastische Binde; nach 2—7 Tagen erneuert.

2. Gibneys Heftpflasterverband bei Fußverstauchung und Knöchelbruch zur ambulanten Behandlung: Vor und nach der Anschwellung, bei rechtwinklig (sonst d. h. bei Spitzfuß wird das Gehen beschwerlich!) und leicht supiniert gehaltenem Fuß, je nach der Lokalisation der Bandzerreißung außen (meist!) oder innen: Zwei Reihen von etwa zehn daumenbreiten und nach Bedarf (abmessen mit Schnur oder Tuch!) langen Heftpflasterstreifen, vorher in passender Länge zurechtgeschnitten und über Stuhllehne bereit gelegt, dachziegelförmig zu ²/₃ sich deckend und in straffer Anspannung angeklebt, und zwar abwechselnd: **a) längere Vertikal-(Steigbügel-)Touren,** beginnend außen neben der Tibiakante unter dem Knie, dann an der Tibiakante senkrecht herab und steigbügelartig um die Fußsohle bis fingerbreit vor den inneren Knöchel; fortschreitend von vorn nach hinten, und zwar von der Tibiakante bis zum Achillessehnenrand; **b) kürzere Horizontal-(Hufeisen-) Touren,** beginnend am äußeren Fußrand an der Basis der kleinen Zehe, dann hufeisenartig um die Hacke herum bis zur Basis der großen Zehe; fortschreitend von unten nach oben, nach oben dabei kürzer werdend, bis die ganze Knöchelgegend bedeckt ist, vorn auf dem Fußrücken einen breiten Streifen Haut freilassend (sonst Zirkulationsstörung!); darüber Kambrik- und Stärkebinde; nach 8 Tagen evtl. erneuern.

3. Schanzs Heftpflasterverband bei Mittelfußbruch und Plattfuß zur ambulanten Behandlung: Bei mit aufgestellter Hacke nach unten gezogenem und quer zusammengedrücktem Fuß um denselben zirkuläre Heftpflasterstreifen oder Heußsche Klebrobinde oder Elastoplaststreifen; unter den Vorderfuß evtl. Gummischwammpolster.

4. Frickes Heftpflastereinwickelung des Hodens bei Orchitis: Zirkulär um die Wurzel des durch Abziehen isolierten kranken Hodens fingerbreite Heftpflasterstreifen unter leichtem Zug, dann senkrecht dazu von einem Punkt der Zirkeltour zu einem gegenüberliegenden über den Scheitel des Hodens eine Anzahl dachziegelförmig zu ²/₃ sich deckender Streifen, zum Schluß zweite Zirkeltour über der ersten.

5. Gersons Heftpflastersuspensorium bei Orchitis, Scrotalhämatom oder -ödem: Bei nach unten ausgezogenem Hodensack und nach oben abgedrängtem Hoden einige Finger breiter Heftpflasterstreifen und evtl. weiter oben noch ein zweiter zirkulär um den unteren Pol des Hodensacks, am oberen Rand durch schmalen Wattestreifen unterpolstert.

Hier sind anzuschließen u. a. die Verbände bei Schlüsselbein-, Rippen-, Olecranon- und Patellafraktur sowie bei Klumpfuß, Nabelbruch, Mastdarmvorfall u. a.

Die obengenannten Verbände lassen sich statt mit Heftpflaster auch mit Mastisol-Köperstreifen oder mit Elastoplast, Lomaplast u. dgl. ausführen, wobei in letzterem Fall der Verband gleichzeitig elastisch ist.

Anmerkung. Kautschukheftpflaster — ebenso wie Mastisol-Köper und Elastoplast u. dgl. — findet Verwendung bei folgenden Verbänden: 1. Druckverband (s. o.). 2. Streckverband (s. o.). 3. Bindenverband (als befestigender Abschluß, soweit nicht Sicherheitsnadel oder Verbandklammer benutzt wird. 4. Wundverband (statt des umständlicheren und leicht rutschenden bzw. scheuernden, auch kostspieligeren Binden- oder Tuchverbands), auch bei Verletzungen (als Schnellverband mit a- oder antiseptischer Gazeauflage und abziehbarer Schutzgaze) und bei Operationen (perforiertes Heftpflaster, Mastisol-Gaze, -Köper oder -Molton, Elastoplast u. dgl.).

II. Elastische Einwickelung der Extremitäten und des Leibes,

spez. des Unterschenkels bei Ödem, Varizen, Ulcus cruris und Thrombose, evtl. auch bei chronischer Gelenk- und Sehnenscheidenentzündung, Senk- und Spreizfußbeschwerden, Fußverstauchung (zur ambulanten Behandlung) und bei Beinbrüchen (zur Nachbehandlung) sowie nach Bauchoperationen und bei Bauchdeckenerschlaffung.

Allgemeine Regeln: Vorher Bettruhe und mindestens ½ Stunde hochlagern; hochhalten; peripher beginnen und central fortschreiten; Touren dachziegelförmig zu ²/₃ sich deckend, gleichmäßig und nicht zu stark angezogen, nicht schnürend, daher auch ohne Umschlag und ohne Lücken; evtl. Geschwür im Seifenbad und mit Benzin reinigen und antiseptisch (Jodoform- bzw. Dermatolpulver, Salbe oder Paste) verbinden, nötigenfalls durch Verbandfenster aussparen, dann u. U. unter Schwammkompression zudecken.

Verbandtypen:

1. Elastische Binde: Nur im Notfall Kambrik- oder Flanellbinde (wenig elastisch!), besser Trikotschlauch-, Ideal- oder Diakonbinde (elastisch, porös, billig und waschbar, aber nur im kühlen Wasser und nur mit milder Seife unter Nachspülen; nicht plätten; trocknen nur an der Luft, nicht am Ofen!), ferner Gummibinde (wenig haltbar und nicht durchlässig, nicht auf bloßer Haut, sondern nur über Mullbinde) oder besser Baumwoll- oder Seidengespinst mit Gummieinwebung. Bequemer und gleichmäßiger als die Binde wirkt:

2. Elastischer Strumpf bzw. Teilstück (sog. ,,Kappe") für Oberschenkel, Wade, Knie, Fuß usw.: Am besten ohne Naht (sonst lästiger Druck!), mit elastischem Sohlenteil (bei Anschwellung bis auf den Fuß!), mit Zehenspitze (gegen Zusammenrollen des Strumpfes!).

3. v. Volkmanns Wattekompressionsverband: Dick Rollwatte, darüber fest angezogene Mull- und Stärkebinden.

4. Unnas Zinkleimverband (durchlässig und reizlos!): Zinkleim (Rp. Zinc. oxyd. 15,0, Glycerini 25,0—45,0, Aq. dest. 45,0, Gelat. alb. 15,0) mit Pinsel aufgetragen, darüber Watteflocken oder Mull- bzw. Stärkebinde mit immer neu aufgetragenem Zinkleim und darüber Mull- oder Trikotschlauchbinde; erneuern nach ½—1 bis mehreren Wochen.

Auch gebrauchsfertig als Varikosan-, Glauko-, Simavarixbinde c. a.; statt dessen auch Klebrobinde v. Heuß.

5. Heftpflasterverband vgl. I, 1.

6. Elastoplast- u. a. Verband: Gleichzeitig klebend und elastisch; ganz oder durchbrochen gestrichen (letzteres porös und reizlos!).

III. Gelenkkompressionsverband.

Bei akutem und chronischem Erguß durch Verletzung oder Entzündung z. B. am Knie:

1. Elastische Binde (vgl. II, 1).

2. Schwammkompression mit Gummi- oder Badeschwämmen, welche vorher in warmes Wasser getaucht und gut ausgedrückt sind (z. B. am Knie drei, davon einer oberhalb, die beiden andern zu beiden Seiten der Kniescheibe); darüber elastische, am besten Gummibinde; brauchbar ist auch Faktis oder Sattlerfilz.

3. Forcierte Kompression nach v. Volkmann desgl., aber sehr stark komprimierend; daher nur anzuwenden mit Kniekehlenschiene aus Holz oder Gips (zum Schutz der Kniekehlengebilde!).

4. Später **elastische Kappe** (vgl. II, 2), d. h. Gelenkteilstück aus elastischem Gewebe, z. B. am Knie; hier vorteilhaft mit Rehledereinlage hinten entsprechend der Kniekehle, evtl. mit eingenähten Verstärkungsschienen (z. B. bei Schlotterknie bzw. Seitenbandriß oder habitueller Patellaluxation).

5. Heftpflasterverband in Form zweier sich kreuzender Reihen dachziegelförmig sich deckender Heftpflasterstreifen; klebend, aber nicht elastisch.

6. Elastoplast- u. a. Verband; klebend und elastisch.

7. Zinkleimverband (vgl. II, 4); festsitzend, aber nicht elastisch.

IV. Druckbandagen.

1. Leibbinde.

Indikation: Nach gewissen Laparotomien, bei Schwangerschaft und Wochenbett, Hängebauch, Eingeweidesenkung und Wanderniere, Bauchbruch und Rectusdiastase u. dgl.; evtl. mit Pelotte für Bauchbruch, Wanderniere usw.

Form: Von den vielen Modellen sind nur einige empfehlenswert, u. a.:

a) Tuch mit Gurtenbändern (nach Art der Skulteten- oder der altindischen Leibbinde), bestehend aus Leibtuch mit einer Reihe querer Gurtenbänder.

b) Völlig elastische Leibbinde: 1. Entweder in Form der elastischen Binde (vgl. II, 1) umzuwickeln oder 2. in Form eines geschlossenen, entsprechend breiten Schlauchs; von oben oder unten überzuziehen.

c) Leibkorsett: Am besten porös, nach jeglicher Richtung dehnbar, ohne feste Stäbe, ganz oder teilweise elastisch, mit Taillengurt, Schenkelriemen und evtl. auch mit Schulterbändern (diese elastisch oder gewirkt, aber nicht gewebt, sonst lästiger Druck!), angefertigt nach Maß oder evtl. nach Gipsabguß.

d) Heftpflasterverband.

2. Bruchband (Bracherium).

a) Improvisiert: Durch Binde oder Tuch um Becken und krankes Bein über einer Wattebauschpelotte nach Art der Fascia nodosa, z. B. bei Brüchen Erwachsener mit Einklemmungsgefahr provisorisch; bei kindlichem Nabelbruch nach dessen Reposition ein oder besser mehrere dachziegelförmig sich deckende, einige Finger breite Heftpflasterstreifen (evtl. über einer flachen Pappe-Wattebauschpelotte) auf die beiderseits in Form einer senkrechten Falte angespannte Haut, darüber Binde; beim Mastdarmvorfall kleiner Kinder nach dessen Reposition über großer Gazepelotte Heftpflasterstreifen, zunächst mehrere von unten nach oben quer, dann zwei schräg in Form der Spica perinei, bei gestreckten Beinen angelegt (daher bei gebeugten Beinen sich anspannend!).

b) Fertige Bruchbänder, bestehend aus: 1. Beckengürtel aus Riemenwerk oder besser (nicht drückend!) aus biegbarer Stahlfeder mit Lederüberzug zwischen Hüftbeinkamm und Rollhügel; 2. an der einen Seite auslaufend in die Zunge, d. h. gelochtes Lederband; 3. und 4. an der andern Seite fortgesetzt in Hals und Kopf, d. h. Druckkissen, sog. „Pelotte" mit Faktis-, Luft-, Glycerin- u. dgl. Füllung und Lederüberzug. 5. Schenkelriemen verstellbar. Pelotte kann sein a) fest oder b) in einem Gelenk beweglich. Man unterscheidet ferner rechts-, links- und doppelseitige Bruchbänder. Besondere Formen: Für Schenkelbruch stärker abgebogen, schmäler, im Halsteil kürzer und mit stärkerer Federkraft; für Leistenhoden gegabelt; für Hodenbruch verlängert mit dreieckiger sog. „Rattenschwanzpelotte"; für doppelseitigen Leistenbruch mit zwei durch ein regulierbares Querband verbundenen Pelotten.

3. Hodentragbeutel (Suspensorium). Bei Hydro- und Varicocele, Hämatom, Operation, Verletzung und Entzündung des Hodens bzw. Hodensacks: Improvisiert durch Mastisolgazestück vom Unterleib um das Scrotum; sonst als fertiger Beutel aus Leinwand, Baumwolle, Trikot, Seide in verschiedenen Größen, bestehend aus Beckengürtel, Tragbeutel und Schenkelriemen.

Hierher gehören auch **Mastdarm- und Gebärmuttervorfallbandage (**„**Rekto- und Hysterophor"), Kunstafterbandage, Harnrezipient (**„**Urinal")** u. dgl.

Anhang: Unfallversicherung.

1. Gesetzbestimmungen.

Betriebsunfall ist „begriffsgemäß" im Gesetz nicht festgestellt, aber nach der ständigen Rechtsprechung dann anzunehmen, wenn der Verletzte durch ein mit der Arbeit unmittelbar oder mittelbar zusammenhängendes und äußeres, zugleich zeitlich bestimmbares und in einem verhältnismäßig kurzen Zeitraum, spez. plötzlich einsetzendes Ereignis an seiner körperlichen oder geistigen Gesundheit geschädigt wird. Dabei ist die zeitliche Begrenzung gegebenenfalls in einem weiteren Sinne aufzufassen, insofern nämlich nicht unbedingt ein gerade augenblickliches Geschehnis vorzuliegen braucht; sondern es genügt, wenn die Schädigung innerhalb einer durch größere Pause nicht unterbrochenen Arbeitszeit von einigen Stunden, höchstens einer Arbeitsschicht erfolgt. Z. B. ist vom Gericht als Betriebsunfall anerkannt Erkältung durch Stehen in kaltem Wasser oder Gliedschädigung durch Bohren in hartem Gestein bzw. Hacken in gefrorenem oder steinigem Boden oder Sehnenscheidenentzündung am Vorderarm nach anstrengender Handarbeit, von einigen, freilich nicht von allen Gerichten auch die Entstehung und Entzündung von Hohlhandblasen während einer Arbeitsschicht. Körperschäden aus Anlaß einer durch Unfallfolge bedingten Heilbehandlung oder Untersuchung (z. B. Operation oder Röntgenbestrahlung) sind ohne weiteres anzuerkennen; dagegen kann ein aus falscher Annahme eines Betriebsunfalles vorgenommener ärztlicher Eingriff nicht als Unfallfolge anerkannt werden, auch nicht als mittelbare (z. B. Kniegelenkoperation wegen falscher Annahme einer Zwischenknorpelverletzung oder Gelenkmaus). Eine das betriebsübliche Maß nicht überschreitende Tätigkeit bedingt im allgemeinen keinen Betriebsunfall; doch gehört zum Unfallbegriff nicht ohne weiteres, daß die zur Schädigung führende Gewalteinwirkung das übliche Maß der Arbeitsleistung überschritten hat oder ein außergewöhnliches Ereignis darstellt, falls tatsächlich eine Beschädigung eingetreten ist, dann auch Unfälle des täglichen Lebens, wenn im Einzelfall Zusammenhang mit der Betriebstätigkeit vorliegt (z. B. Fußsehnenzerrung beim Abspringen vom Kutscherbock oder Rücken-, Schulter-, Arm- usw. -zerrung beim Heben). Was den Zusammenhang gewisser Wettereinflüsse mit der Betriebstätigkeit angeht, so können auch sie anerkannt werden, wenn die schädigende Einwirkung sich nicht länger als auf eine Arbeitsschicht erstreckt hat (z. B. Erkältung). Blitzschlag wird gewöhnlich als Betriebsunfall anerkannt, namentlich wenn er einen Erntearbeiter auf offenem Felde oder einen Dachdecker auf dem Dach beim Festhalten des Blitzableiters getroffen hat. Sonnenstich und Hitzschlag werden nur berücksichtigt, wenn der Patient durch seine Betriebstätigkeit ungewöhnlicher Sonnenhitze oder Hitzeeinwirkung ausgesetzt war (z. B. bei Arbeiten an einem besonders heißen Sommertag auf der Landstraße oder an einem Heizkessel). Insekten- (z. B. Bienen-) Stich ist nur dann entschädigungspflichtig, wenn eine vermehrte Gefahr durch die Betriebstätigkeit gegeben war (z. B. beim Einfangen eines Bienenschwarms durch den Imker), dagegen nicht ohne weiteres sonst, da ja ein solcher Insektenstich bei jeder sonstigen Arbeit und auch ohne diese jederzeit erfolgen kann. Zellgewebsentzündung ist dann Unfallfolge, wenn bei der Betriebstätigkeit entweder die zur Infektion führende Wunde oder wenn die Infektion einer bestehenden Wunde durch Berührung mit infektiösem Material gesetzt war; doch ist hier ein strenger Maßstab bei der Beurteilung anzulegen.

Außerdem sind seit 1925 einige **Berufskrankheiten** eingeschlossen. **Voraussetzung für die Entschädigung eines Betriebsunfalles ist, daß der Unfall selbst die alleinige oder doch wenigstens eine wesentlich mitwirkende Ursache des Körperschadens war.** Dabei kann der Unfallzusammenhang entweder ein **unmittelbarer** oder ein **mittelbarer** sein. Auch die **Verschlimmerung** eines schon **bestehenden Leidens** durch einen Unfall ist anzuerkennen, vorausgesetzt daß die durch den Unfall bedingte Verschlimmerung eine wesentliche ist. Doch ist eine solche Verschlimmerung nur so lange zu entschädigen, als sie lediglich auf den Unfall zurückzuführen ist und auch nur in der Höhe, in welcher dem Unfall die Verschlimmerung beigemessen werden muß. Man muß demgemäß unterscheiden zwischen einer **vorübergehenden** und einer **dauernden** sowie zwischen einer **gänzlichen** und einer **teilweisen** Verschlimmerung. In ähnlichem Sinne ist der Zusammenhang zwischen Tod und Unfall nur dann anzunehmen, wenn der Unfall den Tod selbst verursacht hat oder wenn er das zum Tode führende Leiden verschlimmert hat in einer Art, daß eine erhebliche Beschleunigung des tödlichen Ausgangs eingetreten ist, welcher anderenfalls in nächster Zeit nicht anzunehmen war. **Verschlimmerung** einer **krankhaften Anlage** (z. B. eines Unterleibsbruches) wird im allgemeinen **nicht** als eine Unfallfolge angesehen; denn in diesem Falle ist der schließliche Krankheitszustand nur der letzte Akt eines schon lange vorbestehenden und nach seinem natürlichen Verlauf sich immer weiter entwickelnden Leidens — es sei denn, daß der Unfall tatsächlich eine neue Lage geschaffen hat, wobei aber ein entsprechend schwerer Unfall zu verlangen ist, ebenso wie entsprechende Krankheitserscheinungen sofort nach dem Unfall.

Entschädigt werden müssen auch alle tatsächlichen **Körperschäden,** welche infolge krankhaften Beharrens in Unfallvorstellungen entstanden sind, z. B. Gelenkversteifung, wenn diese durch unzweckmäßige Ruhighaltung zustandegekommen ist, auch wenn solche Schäden durch den körperlichen Zustand des Patienten oder durch unzweckmäßige Behandlung seitens des Arztes begünstigt wurden, nicht dagegen, wenn sie lediglich auf dem natürlichen Verlauf des vorbestehenden Leidens oder auf krankhaften Vorstellungen des Patienten beruhen („Unfall- oder Rentenneurose").

Kommen **zwei Unfälle an derselben Körperstelle** in Frage (z. B. Daumenverlust und Zeigefingerverlust), so ist jeder Unfall für sich zu betrachten, und zwar schon deswegen, weil der Rentenberechnung für die beiden Fälle u. U. ein verschiedener Jahresarbeitsverdienst zugrunde gelegt werden muß. Hängen aber die beiden Unfälle ursächlich miteinander zusammen (z. B. Schwindelanfälle nach Kopfverletzung), so ist der zweite Unfall als Folge des ersten anzusehen und also dieser letzterer allein verantwortlich zu machen.

Zur Anerkennung des Unfallzusammenhanges genügt nicht etwa die bloße **Möglichkeit,** sondern es muß mit **Sicherheit** oder doch mit einer an **Sicherheit grenzenden, jedenfalls überwiegenden Wahrscheinlichkeit** der Unfallzusammenhang dargetan werden, wobei allerdings die Beurteilung nicht an ein bestimmtes Beweismaterial gebunden zu sein braucht, da ja ein zwingender Beweis nicht immer zu erbringen ist, und auch eine übertriebene oder theoretische Bedenklichkeit nicht angebracht erscheint; dagegen gilt der Grundsatz: „in dubio pro reo bzw. pro laeso" nicht für die Unfallversicherung.

Rente wird gewährt für die Dauer der Erwerbsbeschränkung, falls diese über die 13. Woche hinaus andauert. Spätestens von der 27. Woche ab, also nach ½ Jahr, erhält der Patient die vorläufige Rente. Spätestens am Ende des 2. Jahres oder bei geklärter Sachlage schon früher ist im Falle von Fortdauer der Unfallfolgen die „Dauerrente" festzusetzen. Die Unfallrente beträgt $^2/_3$ des letzten Jahresarbeitsverdienstes, die Teilrente entsprechend weniger. Für die Feststellung der Erwerbsbeschränkung ist die Erwerbsmöglichkeit **auf dem allgemeinen Arbeitsmarkt** maßgebend; doch soll der besondere Beruf und die besondere Tätigkeit im Betriebe bei der Schätzung der Rente Berücksichtigung finden. Die Renten sind um 5% abgestuft; Ausnahme

machen die Sätze von $33^1/_3$ und $66^2/_3\%$, welche man zweckmäßigerweise nur als
Dauerrentensätze wählt. Schwerbeschädigte (50% und mehr) erhalten
Kinderzulage (10%). Eine schon vor dem Unfall bestehende völlige oder
teilweise Erwerbsunfähigkeit ist im Gutachten festzulegen. Wird der Verletzte infolge einer vom Unfall unabhängigen Krankheit oder infolge Alters
voll oder teilweise erwerbsbeschränkt, so geht die Rente unverändert
weiter. Sie läuft auch dann weiter, wenn z. B. nach Fingerverlust durch Unfall
später der ganze Arm verloren geht. Dagegen kann ein schon vor dem Unfall
bestehendes Leiden bei der Rentenfestsetzung wohl Berücksichtigung finden,
wenn durch dasselbe die Unfallschädigung in erhöhtem Maße fühlbar wird
(z. B. wenn bei früherer Schädigung oder Verlust der einen Hand durch den
Unfall auch die andere Hand noch geschädigt wird).

Für jeden Unfall muß die Rente getrennt festgesetzt werden. Dagegen ist
für **verschiedene Schäden** ein und desselben Unfalles das Zusammenfassen
von mehreren Rentensätzen möglich und gegeben derart, daß die Gesamtrente
meist mehr oder weniger ausmacht als die Summe der Einzelschäden. Für
Unfallfolgen, welche sich in verschiedenen Zeiten, bald mehr, bald weniger
bemerkbar machen, ist ein **Durchschnittssatz** anzusetzen. **Entstellung** wird nur
dann entschädigt, wenn sie zur Beeinträchtigung der Erwerbsmöglichkeit führt,
was für die in bekleidetem Zustand unsichtbaren Stellen im allgemeinen nicht
und für den Mann weniger als für die Frau in Frage kommt. Im **Todesfall** gibt
es **Sterbegeld** und **Hinterbliebenenrente** für Witwe und Kinder, sowie unterhaltene Eltern und sonstige Verwandte der aufsteigenden Linie. **Erhöhte
Witwenrente** ($^2/_5$ statt $^1/_5$) wird gewährt, wenn die Witwe durch Krankheit oder
Gebrechen sowie durch Alter für mehr als 3 Monate wenigstens die Hälfte der
Erwerbsfähigkeit verloren hat, also mindestens 50% erwerbsbeschränkt ist;
dabei ist Antrag auf Grund eines ärztlichen Zeugnisses nötig; die Berufsgenossenschaft kann **Nachuntersuchung** vornehmen oder ein Heilverfahren
zur Besserung anordnen. Bei **dauernder** oder **wesentlicher Änderung** der
Unfallfolgen, nämlich bei Änderung über 5%, bei Dauerrente aber nur
über 10% (auch erst nach Jahresfrist s. u.), kann die Rente neu festgesetzt
werden. Die Änderung der Unfallfolgen kann dabei eintreten sowohl durch
Besserung im objektiven Befund als auch durch Gewöhnung. Ist volle Gewöhnung an die Unfallfolge aber bereits rechtskräftig festgesetzt worden,
so kann sie im allgemeinen nicht nochmals geltend gemacht werden, wenn auch
die Erfahrung ergibt, daß im Laufe der weiteren Zeit die Erwerbsfähigkeit
durch Gewöhnung noch steigen kann, namentlich bei jüngeren Leuten. In den
ersten 2 Jahren nach dem Unfall kann eine Rentenänderung jederzeit erfolgen.
Ist aber nach 2 Jahren die **Dauerrente** einmal bestimmt, so kann eine Änderung
nur in Zeiträumen von wenigstens 1 Jahr vorgenommen werden, auch wenn
mittlerweile ein neues Heilverfahren stattgefunden hat. Bei der Umwandlung
der vorläufigen in eine Dauerrente ist die Möglichkeit gegeben, zu der Frage des
Unfallzusammenhanges und des Rentensatzes erneut Stellung zu nehmen; dabei
ist die Rentenherabsetzung nicht an den Nachweis einer wesentlichen Besserung
gebunden; die Bemessung der Rente erfolgt also dann ohne Bezug auf frühere
Gutachten und kann ohne weiteres höher oder niedriger angesetzt werden.
Rentenerhöhung kann stattfinden bei Nachweis einer wesentlichen, mindestens
10% betragenden Verschlimmerung, z. B. durch Zunahme der Muskelschwäche,
Gelenkbehinderung, Weichteilschwellung od. dgl. sowie vor allem durch Auftreten einer Arthrosis deformans als mittelbare Unfallfolge, dies auch noch nach
Jahren. Die Dauerrente kann ohne den Nachweis einer Besserung oder Ver-
schlimmerung nicht mehr geändert werden und auch nur um 10% oder mehr.

Kapitalabfindung kann eintreten mit Zustimmung der Berufsgenossenschaft,
vorausgesetzt daß 2 Jahre seit dem Unfall verflossen sind, und zwar bei einer
Rente von 10% ohne Einwilligung des Verletzten und in Höhe der 3fachen
Jahresrente, bei einer Rente von 15—25% nur mit Einwilligung des Ver-
letzten und je nach Alter des Verletzten und Zeitdauer der Verletzung in der
Höhe des 6—14fachen der Jahresrente, bei einer Rente von 30% und darüber

ebenfalls nur mit Einwilligung des Verletzten, aber nur bei Verletzten zwischen dem 21. und 55. Jahr, bei einer Rente von 50% nur zu $^2/_3$ des Betrages. Für die Berufsgenossenschaft ist dabei wichtig eine Auskunft vom Arzt über die Möglichkeit der Änderung in den Unfallfolgen sowie das voraussichtliche Lebensalter. Durch die Abfindung wird der Anspruch auf Krankenbehandlung und Berufsfürsorge nicht berührt, ebensowenig wie Wiederanspruch auf Rente, falls eine wesentliche Verschlimmerung, nämlich eine solche um mindestens 15% eintritt. Dem mit einem Kapital abgefundenen Patienten kann gegen Rückzahlung die ursprüngliche Rente wieder gewährt werden, falls wichtige Gründe vorliegen (z. B. wenn das mit dem Kapital erworbene Grundstück zur Erlangung einer anderen Erwerbsmöglichkeit wieder veräußert wird).

2. Gutachtenschema.

Ort und Datum, Anlaß und Zweck, spez. Antragsteller mit Zuschrift und Aktenzeichen, Vor- und Zuname sowie Anschrift des Verletzten; Unterlagen: Angaben über Untersuchung des Verletzten, evtl. Beobachtung und Behandlung, Akten usw.

I. Vorgeschichte kurz, aber vollständig, dies namentlich in Streitfällen über die Frage des Unfallzusammenhangs.

a) Nach den Angaben des Patienten (genau nach der Erzählung des Patienten, nötigenfalls unter dessen Befragung, wobei aber Suggestivfragen vermieden werden müssen):

1. Familiengeschichte: Eltern und Geschwister, sowie Ehegatten und Kinder.

2. Frühere Krankheiten und Verletzungen, speziell Unfälle und Kriegsdienstschäden, Altersveränderungen, rheumatische Leiden usw., sowie deren Behandlung und evtl. Militär-, Alters-, Invaliden- oder Unfallrente mit Angabe des Zeitpunktes und des Prozentsatzes.

3. Jetziger Unfall mit Tag, Betrieb, Hergang und Körperbeschädigung; Weiterverlauf: Bewußtlosigkeit, Bettlägerigkeit, Arbeitsniederlegung, Arzthinzuziehung; erste Versorgung nebst Notverband; weitere Behandlung, evtl. Krankenhausaufnahme und Operation, Nachbehandlung, Entlassung, Apparatbeschaffung; Arbeitswiederaufnahme mit Datum, Betrieb, Tätigkeit und Verdienst nebst Angaben über das Verhältnis zu dem Verdienst vor dem Unfall und gegenüber Mitarbeitern, evtl. Überstunden oder Akkordarbeit oder Arbeitsunterbrechung.

b) Nach den Akten (unter Angabe von Aktenbündel und -blatt). Vornehmlich zu berücksichtigen sind die ärztlichen Gutachten unter Angabe von Gutachter und Datum sowie Befund, Änderung und Begutachtung über Unfallzusammenhang und Erwerbsbeschränkung; außerdem evtl. Krankenblätter, Krankenkassenauszüge mit Angabe belangvoller Krankheiten (frühere Verletzungen, Versteifungen, Verkürzungen u. dgl. sowie Rheumatismus, Osteomyelitis, Tuberkulose u. a.), Unfallanzeige und Protokoll einschließlich Zeugenaussagen; Auskunft des Arbeitgebers über Tätigkeit, Erwerbsbehinderung und Verdienst; evtl. Beobachtungen eines Kontrolleurs; eigene Beobachtungen aus der Behandlung oder Begutachtung, soweit sie nicht bei dem derzeitigen Untersuchungsbefund vermerkt werden.

II. Derzeitiger Untersuchungsbefund:

a) Klagen (genau nach den Angaben des Patienten, und zwar am besten mit dessen Ausdrucksweise; nötigenfalls muß der Arzt nachhelfen, darf aber ebenso wie bei der Vorgeschichte nichts in den Patienten „hineinfragen"). Besonders anzugeben sind Schmerzen, vor allem im Stehen, Gehen, Heben, Bücken, Knieen, Leitern- und Treppensteigen, Lastentragen u. dgl., Weichteilschwellung, Gelenkbehinderung, Schwäche, Unsicherheit usw., sowie Gebrauchsbeeinträchtigung bei beruflicher Tätigkeit unter Angabe der erschwerten oder unmöglichen Arbeiten, evtl. auch Arbeit und Verdienst (soweit dies nicht schon bei der Vorgeschichte angegeben ist); bei Nachuntersuchung auch Angabe über Verbesserung oder Verschlechterung seit der letzten Begutachtung.

b) Tatsächlicher Befund (die Untersuchung erstrecke sich auf den ganzen Körper, also nicht nur auf den verletzten Körperteil; gegebenenfalls sind beizufügen Skizzen, Freilichtaufnahmen, Röntgenkopien oder besser -diapositive, Fußsohlenabdruck usw., sowie Leistungsproben des Patienten im Schreiben, Zeichnen, Rechnen usw.):

1. **Allgemeinzustand:** Möglichst ausführlich mit Angabe des Ernährungs- und Kräftezustandes sowie Blutfüllung, Befund der inneren Organe und des Harns; anderweitige Krankheiten an Herz, Lungen, Tuberkulose, Rheuma, Tabes, Stoffwechselkrankheiten, Eingeweidebrüche, Wirbel- und Beinverkrümmungen, Plattfuß, Krampfadern, Beingeschwüre, Spondylitis und Arthritis deformans u. dgl., sowie frühere Unfälle und Kriegsdienstbeschädigungen nebst Angabe der Rente.

2. **Örtlicher Befund** des unfallbeschädigten Körperteils unter Vergleich mit der anderen Körperseite bei entsprechenden Verhältnissen, nämlich Lage und Haltung und unter Angabe der Untersuchungszeit und -art, nämlich ob im Stehen oder Liegen, nach elastischer Wicklung, morgens oder abends usw. Angabe über besondere Heilmittel: Apparat, orthopädischer Schuh, Einlage, ein oder zwei Stöcke, Krücke, Bandage usw., sowie deren Abnutzungszustand und Körperdruckstellen.

Einige besondere Hinweise sind angebracht hinsichtlich der einzelnen Körperteile, Verletzungen, Krankheitszeichen und Untersuchungsmethoden:

Körperteile:

1. Kopf: Narben, Nervendruckpunkte, Sehlöcher- und andere Reaktion, Hirnnerven, Rombergsches Zeichen usw.

2. Rumpf: Wirbelsäulenverkrümmung nach der Seite und nach hinten; Bücken, seitliche und Drehbewegungen; Taillenausbildung; Brustumfang (in Brustwarzenhöhe bei waagerecht ausgebreiteten Armen einmal bei stärkster Ausatmung und dann bei stärkster Einatmung); Steifhaltung; Abstand der Fingerspitzen vom Fußboden beim Rumpfbeugen mit gestreckten Knieen, in Zentimeter gemessen (aber nicht brauchbar bei verminderter Hüftbeugung); Muskelspannung; Druckempfindlichkeit; Hinlegen, Umdrehen und Aufrichten sowie Gehen.

3. Arm: Hohlhandverarbeitung und -beschwielung. Faustschluß, Handdruck (der Hände Kraft wird geprüft sowohl durch Handdruck wie durch Handdruckkraftmesser, wobei zweckmäßigerweise der Durchschnittswert bei 3maliger Messung vermerkt wird; beides ist allerdings nicht ohne weiteres maßgebend, vielmehr ins Belieben des Patienten gestellt; doch merkt der Arzt beim Handdruck, ob gegengespannt und ob der Daumen nicht richtig aufgesetzt wird).

4. Bein: Fußsohlenbeschwielung und deren Lokalisation; Stehen, Gehen, Fersenheben, Kniebeugen, auf einem Bein Stehen und Hüpfen; Schuhabnutzung; besonders wichtig ist hier die Angabe von sonstigen Leiden z. B. Arthritis deformans, Krampfadern, Weichteilschwellung, Beinverkrümmung, Knick-, Senk-, Spreizfuß usw.

Verletzungen:

1. Gliedverlust: Stumpflänge, Knochenende, Hautbedeckung, Narbe, Geschwür und Fistel, Muskulatur, Schwellung, Gelenkstellung und -beweglichkeit, Druckschmerz, Belastungsfähigkeit, Nervengeschwülste, Prothesenrandknoten, Prothese und deren Sitz.

2. Narbe: Lage, Richtung, Länge und Breite, Farbe, Verschieblichkeit, Druckempfindlichkeit, Widerstandsfähigkeit, Fistelbildung und Entzündungserscheinungen.

3. Knochenbruch: Festigkeit und Verschiebung nach den verschiedenen Richtungen: Verkürzung, Verdrehung, Knickung und Seitenabsetzung; dazu Weichteilschwellung, Muskelschwäche und Gelenkbehinderung.

4. Gelenkverletzung: Schwellung, Erguß, Wärme, Röte, Geräusche, Beweglichkeit, Schlottern, Druckschmerz.

Krankheitszeichen:

1. Weichteilschwellung: Besichtigung (namentlich der Knöchelgegend, dieser auch von hinten); Betastung (mit Bezeichnung der Tiefe der auf Fingerdruck verbleibenden Delle: gering, mäßig oder stark); Messung (im Vergleich zur anderen Seite und unter Angabe, wann und in welcher Körperstellung, sowie ob bei Bandagegebrauch gemessen ist).

2. Muskelschwäche: Besichtigung (an der Wade auch von hinten); Betastung (schlaff oder straff); Messung (im Vergleich mit der anderen Seite).

3. Gelenkbehinderung: Aktiv und passiv; in letzterem Falle ist evtl. Spannung zu vermerken ebenso wie Prüfung bei abgelenkter Aufmerksamkeit. Bei völliger Versteifung ist die Winkelstellung zu bezeichnen. Bei teilweiser Versteifung wird die verbleibende Beweglichkeit am besten nach Winkelgraden angegeben; doch ist einfach und genügend die Beurteilung nach dem Bruchteil der normalen Beweglichkeit durch Augenmaß, dies speziell an Hüfte und Schulter. Für die Schulter ist auch wichtig Kopf-, Nacken- und Rückengriff, für den Ellenbogen Anlegen der Hand an das gleiche Schlüsselbein, für die Hand Lage von Handrücken oder Hohlhand bei dem Rumpf anliegendem Oberarm und rechtwinklig gebeugtem Unterarm, für die Finger Abstand der Fingerspitzen von der Hohlhand (nötigenfalls unter Vermerk der Stellung der Grundgelenke), für Hüfte und Knie Abstand der Hacke vom Gesäß.

Für die einzelnen Gelenke kommen folgende Bewegungen in Betracht:

Schulter: Heben seitlich und vorwärts sowie Säge- und Drehbewegungen.

Ellenbogen: Beugung und Streckung sowie Drehungen ein- und auswärts.

Hand: Beugung und Streckung sowie Rollen.

Finger: Beugung und Streckung sowie Spreizung.

Hüfte: Beugung und Streckung, Drehung ein- und auswärts, An- und Abspreizung.

Knie: Beugung und Streckung.

Fuß: Beugung und Streckung sowie Rollen.

Zehen: Beugung und Streckung.

Untersuchungsmethoden, speziell Messung:

Die Messung erfolgt nach Zentimetern oder deren Bruchteilen, wobei für gewöhnlich unter ½ heruntergegangen zu werden braucht. Das Bandmaß sei weich und etwa 1½ cm breit. Das Messen geschehe ohne Zug sowie beiderseits an derselben Stelle bei gleicher Haltung und Entspannung, und zwar am Arm bei losem Seitwärtshalten oder Herabhängen und am Bein beim Liegen mit gestütztem Kopfe sowie mit aufliegenden Armen und Beinen.

Maßgebend sind nicht die absoluten Werte, sondern die relativen, nämlich im Vergleich mit der anderen Seite; man muß aber dabei frühere Krankheiten oder Verletzungen berücksichtigen, ebenso wie Weichteilschwellung oder Knochenverdickung. Geringe Unterschiede sind nicht immer von Bedeutung, da solche, und zwar bis zu 1 und 2 cm, rein zufällig vorkommen; auch muß man berücksichtigen, daß zwar die Beinumfänge auf beiden Seiten ziemlich gleich sind, daß aber beim Arm der Gebrauchsarm, also meist der rechte, höhere Werte aufweist, wenigstens am Unterarm und an der Hand, während am Oberarm der linke gewöhnlich gleich oder gar stärker ist.

. 1. Längenmessung: Diese ist an den Armen meist entbehrlich; sonst wählt man folgende Punkte:

Schulterhöhe — äußeren Oberarmhöcker — Hakenfortsatzspitze — Speichen- oder Ellengriffelfortsatz — Mittelfingerspitze; an der Mittelhand ist auch die Knöchelreihe zu berücksichtigen, indem bei Mittelhand- oder Handwurzelverkürzung das betreffende Mittelhandköpfchen aus der Köpfchenreihe zurücktritt. An den Beinen ist die Längenmessung namentlich bei Knochenbrüchen wichtig; man wählt hier folgende Punkte:

Oberen vorderen Darmbeinstachel — oberen Kniescheibenrand — bzw. inneren oder äußeren Kniegelenkspalt — äußere oder innere Knöchelspitze; an der Ferse ist auch der Knöchelabstand vom Fußboden festzustellen durch Messung oder einfach durch Besichtigung von hinten. Zugleich ist anzugeben, ob eine evtl. Verkürzung tatsächlich oder scheinbar ist, was durch Berücksichtigung des Beckenschiefstandes einfach festgestellt wird. Ferner ist nötigenfalls zu vermerken, auf welchen Teil des Beines die Verkürzung entfällt. An den Beinen ist die Längenmessung in sehr genauer Weise auch möglich durch Unterlegen von ½—1 cm dicken Holzbrettchen, wobei die Verkürzung als ausgeglichen gilt, wenn die Gefäßfalten gleich hoch stehen.

2. Die Umfangmessung erfolgt gewöhnlich an folgenden Stellen:

a) Für Muskelschwund: An Oberarm, Unterarm und Mittelhand ohne Daumen je an der dicksten Stelle; am Oberschenkel 10, 15 oder 20 cm unter dem oberen vorderen Darmbeinstachel oder über dem oberen Kniescheibenrand und an der Wadendicke.

b) Für Weichteilschwellung oberhalb der Knöchel: Über den Knöcheln und am Mittelfuß.

c) Für Gelenkverdickung: An Ellenbogen, Hand, Fingern, Knie, Fuß und Zehen; an Schulter und Hüfte sind die Gelenkumfänge ebenso wie die Muskeldicken nicht zu messen, wohl aber durch Besichtigung und Betastung festzustellen, was übrigens auch sonst, z. B. an der Hand, wertvoll ist.

III. Begutachtung:

a) Krankheitsbezeichnung mit dem wissenschaftlichen Namen in deutscher und evtl. dahinter in fremder Sprache sowie mit Angabe der seit dem Unfall verflossenen Zeit, evtl. mit kurzer Zusammenfassung des Krankheitsverlaufs, speziell Heilungsergebnisses; neben den Unfallfolgen sind hier außerdem anzugeben sonstige Leiden in möglichst vollkommener Aufzählung unter Angabe ihrer Abhängigkeit oder Unabhängigkeit vom Unfall, soweit solches nicht besonders bei der nächsten Frage des Unfallzusammenhangs zu erörtern ist.

b) Unfallzusammenhang: Die Frage des Unfallzusammenhanges ist in vielen Fällen ohne weiteres klar (z. B. bei Wunden, Knochenbrüchen usw.). Dagegen ist in manchen Fällen der Unfallzusammenhang strittig. Dann ist die Erörterung über den Unfallzusammenhang nicht selten die wichtigste und schwierigste Aufgabe bei der ärztlichen Gutachtertätigkeit. Bezüglich des Unfallzusammenhanges lassen sich fünf verschiedene Möglichkeiten aufstellen: 1. Sicher anzunehmen oder 2. auszuschließen, 3. mit überwiegender Wahrscheinlichkeit anzunehmen oder 4. auszuschließen und 5. möglich, aber fraglich. Jeder Fall ist an Hand der Akten individuell zu beurteilen; im übrigen gibt es nach der ärztlichen Erfahrung gewisse Richtlinien, welche allgemein anerkannt und demgemäß maßgebend sind. Im übrigen betr. Unfallzusammenhang der einzelnen Krankheiten vgl. Allg. u. Spez. Chirurgie!

Der Unfallzusammenhang ist nur anzuerkennen, wenn er mit Sicherheit oder doch mit überwiegender, nämlich an Sicherheit grenzender Wahrscheinlichkeit angenommen werden kann; die einfache Möglichkeit bzw. Erklärbarkeit genügt nicht. Der Unfall braucht allerdings nicht die alleinige Ursache des Schadens zu sein; sondern es genügt, wenn er ein wesentlich mitwirkender Umstand ist. Neben der Entstehung ist auch die **Verschlimmerung** eines Leidens zu entschädigen, wenn der Unfall daran schuld ist. Diese Verschlimmerung kann eine vorübergehende oder dauernde sein. In beiden Fällen, namentlich in letzterem, ist wiederum zu entscheiden, inwieweit der Schaden dem Unfall zur Last gelegt werden muß und inwieweit er dem vom Unfall unabhängigen Leiden in seinem natürlichen Verlaufe entspricht. Es ist also der Unfall nur zu berücksichtigen, insoweit und so lange er für den derzeitigen Zustand schädigend eingewirkt hat. Hier ist auch die Frage der **Entschädigungssucht** zu erörtern, insofern Unfallfolgen, soweit sie nur in der Vorstellung des Kranken beruhen, nicht als entschädigungspflichtig gelten. Auch die Frage des Betriebsunfalles als solchen, welche ja an und für sich keine medizinische, sondern eine

juristische ist, muß gelegentlich der Arzt erörtern, daher die einschlägigen
Bestimmungen des Gesetzes kennen.

c) Unfallfolgen: Hier sind in möglichster Vollständigkeit die Unfallfolgen
aufzuzählen, und zwar sowohl die unmittelbaren (z. B. Gliedverlust, Narbe,
Geschwür, Fistel, Weichteilschwellung, Deformität, Muskelschwäche, Gelenkbehinderung usw.), als auch die mittelbaren (z. B. Arthritis deformans
nach Gelenkverletzung), sowie deren Bedeutung für die Erwerbsfähigkeit,
z. B. im Stehen, Gehen, Knien, Treppensteigen, Lastentragen, Heben, Bücken
usw. Neben diesen objektiven Zeichen sind auch die subjektiven, also die Beschwerden zu würdigen. Zugleich ist anzugeben das Verhältnis zwischen sub-
jektivem und objektivem Befund mit Angabe über Verstellung oder Übertreibung bzw. Beharren in Unfallvorstellungen, deren Annahme zu begründen
ist (z. B. auffallend geringer Handdruck oder schlechter Gang, Verhalten bei
abgelenkter Aufmerksamkeit oder in unbeobachtetem Zustand, Schwielenbildung und Muskelbeschaffenheit, Bewegungen beim An- und Ausziehen,
Spuren von Apparat- z. B. Korsettabnutzung und Druckstellen am Körper);
allerdings soll die entsprechende Äußerung in sachlicher und vorsichtiger Form
erfolgen. Manchmal wird der Unfall frei erfunden oder falsch dargestellt.
Öfters werden andere, meist vorbestehende Leiden vom Verletzten als Unfallfolgen betrachtet und hingestellt (z. B. Arthrosis oder Spondylosis deformans,
Gelenkbehinderung, Plattfüße, Krampfadern und Unterschenkelgeschwüre,
Hernien u. a.).

d) Bei Nachuntersuchungen ist außerdem zu erörtern, ob Änderungen,
nämlich Besserung oder Verschlechterung, gegenüber dem Zustande bei der
letzten Rentenfestsetzung eingetreten sind. Dabei ist der subjektive und
vor allem der objektive Befund sowie **Gewöhnung** zu berücksichtigen,
auch Arbeit und Arbeitsverdienst sowie Beobachtung durch Kontrollpersonen
zur Beurteilung heranzuziehen. Hinsichtlich der subjektiven Erscheinungen
wird oft eine Besserung geleugnet, läßt sich aber meist auf Grund ärztlicher
Erfahrungen und objektiver Zeichen wohl feststellen. Im objektiven Befund achte man auf Vernarbung, Abschwellung, Muskelkräftigung, Beweg-
lichkeitszunahme usw. Gewöhnung erfolgt in der Regel mit der Zeit fortschreitend; endgültig ist sie anzunehmen durchschnittlich nach (1)—2—3 Jahren,
aber auch noch später; sie muß aber wesentlich sein und nötigenfalls begründet
werden an Hand des objektiven Befundes, vor allem der Schwielenbildung und
des Muskelzustandes; sie ist auch zu berücksichtigen, wenn sie erst teilweise
eingetreten ist; ist sie aber einmal als voll in Anrechnung gebracht, so kann sie
im allgemeinen nicht erneut, jedenfalls erst nach langer Zeit zur Begründung
einer Rentenherabsetzung geltend gemacht werden, es sei denn im Sinne einer
weiteren Gewöhnung, wozu auch die untengenannte Umgewöhnung gehört; für
ihre Beurteilung spielen u. a. Art und Schwere der Verletzung sowie Alter und
Beruf des Patienten eine Rolle; auch hinsichtlich des Apparatgebrauches und
der Operationsfolgen ist die Gewöhnung von Bedeutung; im Sinne der Gewöhnung ist auch zu verwerten der Eintritt benachbarter Gelenke für versteifte
(z. B. Wirbelsäule für Hüfte oder Schulter für Unterarmdrehung), ferner der
Eintritt anderer Glieder für abgesetzte oder versteifte (z. B. Mittel- für Zeigefinger) und schließlich der Eintritt anderer Haltung (z. B. Spitzfuß oder
Skoliose für Beinverkürzung): „Umgewöhnung".

e) Erwerbsbeschränkung: Die Festsetzung der Rente ist nicht eigentlich
Sache des Arztes, sondern der **Spruchbehörde.** Doch wird vom Arzt (neben
Diagnose mit Angabe der Funktionsstörungen) auch eine Schätzung der
Erwerbsbeschränkung nebst deren Begründung gewünscht mit Angabe,
welche Arbeiten ausgeführt werden können und welche nicht, nämlich
ob leichte, mittlere oder schwere, ob solche mit anhaltendem Stehen
und Gehen, Lastentragen, Leiternsteigen, Bücken, Arbeiten im Sitzen usw.
Die Rentenschätzung bezieht sich nicht auf die **Arbeitsunfähigkeit** im Sinne
der Unfähigkeit, die frühere Arbeit wieder auszuführen, sondern auf die
Erwerbsunfähigkeit im Sinne der Unfähigkeit, überhaupt eine lohn-

bringende Tätigkeit auszuüben; es ist also nicht die betreffende Berufstätigkeit maßgebend, sondern die Tätigkeit auf dem allgemeinen Arbeitsmarkt, doch sind die körperlichen und geistigen Fähigkeiten des Verletzten zu berücksichtigen, daher billigerweise auch Alter und Beruf, und man wird auch die tatsächliche Arbeitsleistung und den tatsächlichen Arbeitsverdienst nach der Lohnauskunft des Arbeitgebers mit in Betracht ziehen. Im übrigen berechnet sich der Gliedverlust nach bestimmten (ziemlich allgemein anerkannten und allgemein gültigen) Sätzen und die Gliedschädigung nach dem Bruchteil der dem verletzten Glied gebliebenen Gebrauchsfähigkeit; doch sind solche Rententabellen nicht anzusehen als Vorschrift, sondern nur als Anhalt, also nicht als absolut gültiger und starrer Normaltarif (vgl. Rententabelle!). In frischen Fällen ist ein entsprechend höherer Satz zu wählen, so daß bis zum Eintritt möglichster Gewöhnung und Besserung ein allmähliches Absinken der Rente in angemessenen Zeitabschnitten möglich ist; auch muß für den Anfang eine besonders hohe (Übergangs-) Rente gewährt werden, schon wegen der durch die Behandlung eingetretenen Arbeitsentwöhnung und Schonungsbedürftigkeit. Erwerbsbeschränkung unter 10, neuerdings 20% gilt in der staatlichen Unfallversicherung als wirtschaftlich nicht wesentlich und wird daher nicht entschädigt, übrigens überhaupt nicht bei gewissen geringfügigen Dauerschäden nach Eintritt der Gewöhnung und bei Fehlen von Komplikationen (z. B. Verlust oder Versteifung von gewissen Fingern oder Fingergliedern).

f) Es folgt die **Voraussage** hinsichtlich Änderung, nämlich Besserung oder Verschlimmerung sowie völliger Heilung bzw. Dauerschadens.

Gegebenenfalls ist hier weiterhin die **Kapitalabfindung** zu erörtern; eine solche ist im Interesse der körperlichen und seelischen Gesundung des Verletzten meist nur zu empfehlen, vorausgesetzt daß der Dauerzustand erreicht ist und daß normale Lebensdauer angenommen werden kann, weshalb über beide Punkte ein kurzer Vermerk seitens des Arztes ratsam ist.

g) **Nachuntersuchungsfrist** ist anzugeben für den Fall, daß Änderung möglich ist. Man wird zunächst, da ja rechtlich innerhalb der ersten 2 Jahre jederzeit eine Rentenänderung möglich ist, eine baldige Nachuntersuchung vorschlagen, also zunächst nach $\frac{1}{4}$—$\frac{1}{2}$—$\frac{3}{4}$—1 Jahr, wobei die Rente um beliebige Sätze, auch um 5%, geändert werden kann. Nach 2 Jahren wird die Dauerrente festgesetzt, und zwar unabhängig vom früheren Rentensatz und von einer Zustandsänderung. Später dagegen ist eine andere Rente nur möglich bei entsprechender Änderung (Besserung oder Verschlimmerung) im tatsächlichen Befund einschl. Gewöhnung und nur um wesentliche Sätze (10% und darüber) sowie frühestens nach Zwischenraum von 1 Jahr, manchmal erst nach einem solchen von 2—3 Jahren.

In der Privatversicherung wird man zur Festsetzung des Dauerschadens, wenn dieser sich nicht schon sofort übersehen läßt (z. B. bei Gliedverlust), gewöhnlich am Ende des ersten Jahres Stellung nehmen, nötigenfalls später, spätestens nach 3 Jahren (s. u.).

h) Die Frage, ob **Weiterbehandlung** nötig ist oder nicht, ist namentlich im ersten Gutachten zu erörtern. Dabei ist zu berücksichtigen Art, Regelmäßigkeit und Dauer der Behandlung. Die Entscheidung über die Dauer der Behandlung wird man dem behandelnden Arzt überlassen, wenn nicht ein besonderes fachärztliches Urteil darüber verlangt wird. Ebenso entscheidet am besten der behandelnde Arzt über die Regelmäßigkeit der Behandlungen; schon eher wird die Gutachter darüber zu entscheiden haben, ob überhaupt noch eine regelmäßige Behandlung erforderlich ist oder ob nicht genügen gelegentliche Vorstellung beim Arzt oder häusliche Maßnahmen neben der Arbeit. Hinsichtlich der Art der Behandlung ist zu entscheiden, ob die bisherige Behandlung seitens des Hausarztes genügt oder ob besondere Maßnahmen erforderlich sind, nämlich Behandlung durch den Facharzt, im Krankenhaus oder Zanderinstitut, Erholungs- bzw. Badekur, Operation, Apparatbeschaffung usw. Bei der Badekur ist anzugeben Dringlichkeit, Art, Ort und Dauer. Bei der Frage der Operation ist zu prüfen, ob die rechtlich

vorgeschriebenen Bedingungen erfüllt sind; nach der Entscheidung des Reichs-
gerichts muß eine Operation geduldet werden, wenn sie dem Kranken zugemutet
werden kann, d. h. wenn sie gefahrlos ist (ausgeschlossen sind u. a. alle Operationen
in Allgemeinbetäubung oder Lumbalanästhesie, doch wohl nicht solche im
Rausch oder in kurzer Äthernarkose), wenn sie Besserung oder Verhütung
der Verschlimmerung (beides spez. hinsichtlich der Erwerbsfähigkeit) mit
Sicherheit erwarten läßt (nach dem Urteil aller oder der Mehrzahl der hinzu-
gezogenen Ärzte bzw. einer Ärztekommission) und wenn sie nicht mit nennenswerten Schmerzen oder Eingriff in die Körperunversehrtheit verbunden ist
(Gliedabsetzung, Osteotomie, Gelenk- sowie Schädel-, Brust- oder Bauchhöhleneröffnung, Hautverpflanzung, Lumbalpunktion u. a.). Was die Apparatbeschaffung angeht, so ist deren Notwendigkeit streng zu prüfen, da erfahrungsgemäß die Apparate oft gar nicht getragen und orthopädische Schuhe zur
Ersparung selbstzubeschaffender verlangt werden; orthopädischer Schuh ist
ein besonders hergestellter Schuh mit eigenem Leisten oder Einlage oder
besonderem Schaft. Bei Verkürzung empfiehlt sich ein orthopädischer Schuh
mit Korkeinlage bei zwanglosem Spitzfuß, in leichten Fällen auch Absatzerhöhung und Doppelsohle; von sonstigen Apparaten nennen wir Bandagen,
Bruchband, Stock mit Gummizwinge, Krücke, Gehbänkchen, Prothese,
Schutzfingerling oder Handschuh, Schienenhülsenapparat, Korsett usw., wobei
meist 2 Exemplare bewilligt werden zum Wechseln und zum Ersatz bei Ausbesserung; die Kosten der Beschaffung ebenso wie der Neubeschaffung und
Instandhaltung werden vom Versicherungsträger übernommen, solange die
Apparate wegen Unfallfolgen erforderlich sind.

Eine **Zusammenfassung** der Begutachtung in Form eines Urteils empfiehlt
sich in besonderen Fällen, namentlich bei Streitfall oder Obergutachten. Dabei
sind unter Würdigung der im Gutachten niedergelegten Umstände die vom
Auftraggeber gestellten Fragen einzeln und wörtlich zu beantworten, wobei
es in der Regel genügt, auf die betreffenden Fragen einzugehen (z. B. Unfallzusammenhang, Erwerbsbeschränkung oder Verschlimmerung). Eine Aus-
einandersetzung mit den früheren Gutachten ist gewöhnlich unerläßlich; sie
soll aber sachlich, überhaupt taktvoll geschehen. In grundsätzlichen Fragen
ist noch auf die Fachliteratur einzugehen, wenn auch nur kurz. Bei gericht-
lichen Gutachten kommt dann am Schluß die eidesstattliche Versicherung, daß
das Gutachten nach bestem Wissen und Gewissen erstattet ist. Eigen-
händige Unterschrift mit Anschrift sowie in besonderer Anlage spezifizierte
Rechnung mit Angabe der gewünschten Zahlungsart ist anzufügen.

Anmerkung 1: Gutachten (im Gegensatz zum Befundbericht) kann vom
Arzt verweigert werden bei Befangenheit oder bei Mangel an Fachkenntnis
sowie bei gesundheitlicher oder beruflicher Behinderung. · Ein unrichtiges
Gutachten aus Fahrlässigkeit oder wider besseres Wissen kann zur Belangung
des Gutachters in straf- und zivilrechtlicher sowie in disziplinarischer Hinsicht
führen. Nötigenfalls ist der Facharzt hinzuzuziehen oder Beobachtung im
Krankenhaus zu empfehlen. Eingreifende Untersuchungsmethoden brauchen
(ebenso wie entspr. Operationen s. o.) vom Patienten nicht geduldet zu werden,
wenn sie nämlich mit Gefahr oder Schmerz oder Körperbeschädigung verbunden sind (z. B. Encephalographie, Lumbalpunktion und -contrastfüllung,
Cystoskopie, Gelenkpunktion und -füllung u. dgl.). Für die Abfassung des
Gutachtens gelten folgende Vorschriften: pünktlich, vollständig, leserlich (am
besten mit Schreibmaschine, evtl. mit ein oder mehreren Durchschlägen),
deutsch (fremdsprachliche oder technische Ausdrücke in Klammern anfügen),
unparteiisch d. h. nach bestem Wissen und Gewissen, zugleich sachlich (ohne
Ausfälle gegen Patient oder Kollegen).

Anmerkung 2: Erster Befundbericht des behandelnden Arztes bzw.
Durchgangsarztes (d. h. eines vom Versicherungsträger bestellten Facharztes)
soll gemäß seiner großen Wichtigkeit folgendes genau enthalten: Zeit der
Untersuchung, Unfallzeit, -ort und -hergang, Befund der Unfallfolgen einschl.
Röntgenuntersuchung, Diagnose, sonstige Krankheiten, Frage des Unfall-

zusammenhangs, Arbeitsfähigkeit, Voraussage betr. Behandlungsdauer und Dauerschaden.

Anmerkung 3: Die Behandlung Unfallverletzter erfolgt im allgemeinen nach den ärztlichen Regeln der Chirurgie; sie soll aber von vorneherein und bis zum Schluß sowohl die körperliche wie die seelische Leistungsfähigkeit des Verletzten im Auge behalten und nötigenfalls die bei manchen Naturen teils unbewußt, teils bewußt auftretende Überbewertung der Unfallfolgen bekämpfen, auch die Verletzung nicht unnötigerweise als schwerwiegend empfinden lassen, daher Einsicht in die Röntgenbilder verhüten usw. Die erste Versorgung ist namentlich bei Wunden, Infektionen und Frakturen bzw. Luxationen oft von entscheidender Bedeutung; nötigenfalls ist von vorneherein fachärztliche oder Krankenhausbehandlung vorzuziehen, und die Versicherungsträger sind befugt, für alle Verletzungen sofort eine fachärztliche Untersuchung durch den Durchgangsarzt und für gewisse schwerere Verletzungen Krankenhausaufnahme zu fordern. Die Weiterbehandlung muß genügend lange, regelmäßig und tatkräftig durchgeführt werden, nötigenfalls bei Facharzt, Krankenhaus oder Zanderinstitut. Neben der anatomischen ist die funktionelle Heilung zu beachten, daher von der mediko-mechanischen Behandlung frühzeitig, weitgehend und nachhaltig Gebrauch zu machen, wobei Wärme, Massage und passive Bewegungen mit Hilfspersonal im Vordergrund stehen. Mit Nachoperationen Unfallverletzter sei man vorsichtig, zumal Arbeitsentwöhnung und Bestärkung in Krankheitsvorstellungen droht, auch die evtl. notwendige Mitarbeit des Verletzten nicht immer gewährleistet ist. Andererseits wird man eine Operation (z. B. Absetzung eines steifen Fingers, empfehlen, wenn dadurch frühere und bessere Arbeitsfähigkeit erreicht wird. Die beste Nachbehandlung ist die Arbeit, evtl. unter Umschulung.

3. Rententabelle

für Dauerrenten d. h. Prozentsätze für gewisse glatte und dauernde Schäden (also bei Fehlen von besonderen Komplikationen durch Hautgeschwür, Knochenwucherung, Gelenkversteifung, Nervenschmerzen u. dgl. und nach Eintritt völliger Gewöhnung an den veränderten Körperzustand, was je nach Art und Größe der Verletzung nicht vor 1—5 Jahren anzunehmen ist; diese Sätze haben sich in der Praxis an Hand von Entscheidungen des Reichsversicherungsamts herausgebildet für die staatliche Unfallversicherung, während in der privaten die sog. Gliedertaxe allein maßgebend ist). Diese Prozentsätze sind aber nicht schematisch einzustellen und als Vorschrift, sondern nur als Anhalt zu betrachten; also jeder Fall ist individuell zu beurteilen. Dabei ist die Erwerbsfähigkeit auf dem allgemeinen Arbeitsmarkt maßgebend. Daneben ist aber die besondere Lage des Einzelfalles nach Beruf und Berufstätigkeit, Alter, Geschlecht, Körperbeschaffenheit usw. zu berücksichtigen, wobei vor allem zwischen Schwerarbeitern und Feinarbeitern, sowie zwischen Kopfarbeitern und Handarbeitern Unterschiede gemacht werden müssen. Entsprechend der Tatsache, daß bei zahlreichen Folgezuständen verschiedene Schweregrade vorkommen, sind für den gleichen Zustand in einem gewissen Spielraum wechselnde Prozentsätze bei der Rententabelle öfters angegeben. Wichtig ist ferner die Frage, ob die Erwerbsbeschränkung bereits durch andere Leiden oder Unfälle beeinträchtigt ist, insbesondere ob der betreffende oder der symmetrische Körperteil bereits geschädigt war, so daß also der Unfallschaden sich nun ganz besonders schwer bemerkbar macht (z. B. wenn bei einer Fingerverletzung an derselben Hand die anderen Finger oder wenn die andere Hand bereits verletzt war). Im übrigen ist bei Verschlimmerung eines bestehenden Leidens durch einen Unfall zunächst die gesamte Erwerbsbeschränkung zu schätzen und davon die durch das vorbestehende Leiden bedingte Erwerbsbeschränkung abzuziehen. Bei mehreren Schäden werden nicht immer die Sätze einfach addiert, sondern es ist die Gesamtwirkung der Schäden zu berücksichtigen, auch u. U. ein höherer

oder ein niedrigerer Satz anzunehmen, je nach Lage des Falles; so kann ein
Schaden an mehreren Fingern oder an beiden Händen zugleich sich ganz besonders schwer auswirken, und umgekehrt können Schäden an verschiedenen
Körperstellen sich gegenseitig etwas ausgleichen, zumal wenn schon durch
einen anderen Schaden die Erwerbsfähigkeit sehr bedeutend geschädigt war;
dies gilt vor allem für die Beurteilung verschiedener Körperteile, wobei man
eben immer die „Ganzheit" des Organismus berücksichtigen muß, schon deshalb,
weil man sonst bei Zusammenrechnung der verschiedenen Schäden über 100%
kommen könnte.

Am Bein sind beide Seiten im allgemeinen gleich zu bewerten; am Arm
wird, außer bei Linkshändern, die linke Seite gewöhnlich 5—10—15% oder
$^1/_4$—$^1/_3$ der Rente weniger entschädigt als rechts. In schwersten Fällen, z. B.
bei völliger Blindheit sowie bei Verlust beider Arme oder Hände, ist außer der
Erwerbsbeschränkung Hilflosigkeit anzunehmen, wobei die Rente bis zu 100%
des Jahresarbeitsverdienstes zu bemessen und außerdem eine Hilflosenzulage
für besondere Pflege zu gewähren ist, falls regelmäßig für eine ganze Reihe von
alltäglichen Verrichtungen (Anziehen, Waschen usw.) die Hilfe einer anderen
Person in Anspruch genommen werden muß. Apparate (z. B. Prothese, Schienenhülsenapparat, Bandage, Schuh, Stock, Brille, Zahnersatz, Selbstfahrer usw.)
sind außerdem zu bewilligen; die genannten Prozentsätze sind also unter der
Voraussetzung aufgestellt, daß ein solcher Apparat bewilligt wird und auch
benutzt werden kann. Für Unfallfolgen, welche sich zu verschiedenen Zeiten bald
mehr, bald weniger bemerkbar machen (z. B. Unterschenkelgeschwüre), ist ein
Durchschnittssatz zu wählen. Entstellung wird nur dann entschädigt, wenn sie
zur Beeinträchtigung der Erwerbsmöglichkeit führt; im allgemeinen werden
daher im bekleideten Zustand verdeckte Entstellungen nicht entschädigt; im
übrigen wird hier der Beruf ganz besondere Berücksichtigung verdienen, ebenso
wie Geschlecht und Alter.

Kopf:

Traumatische Epilepsie oder sonstige schwere Hirn- verletzungen	30—100%
Unkomplizierte Schädellücke bei Pelottengebrauch je nach Größe	0—30%
Skalpierung bei Mädchen (außer Perücke)	33$^1/_3$%

Gesicht:

Abstoßende Gesichtsentstellung mit erschwertem Fort- kommen	20—50%
Einfache Gesichtsentstellung bei Mädchen	10—25%
Facialislähmung (ohne Augenschädigung) sonst oder Lippendefekt mit Speichelfluß	10—20%

Mund:

Kieferklemme bei Notwendigkeit flüssiger Ernährung (Zahnabstand bis 1½ cm)	20—30%
Lippenverletzung mit Speichelfluß	20%
Verlust mehrerer bis aller Zähne (außer Ersatz), je nach Störung	0—25%
Kiefer-, Zungen- oder Gaumendefekt mit Sprachstörung	10—30%
Völliger Sprachverlust	50—100%

Nase:

Entstellender Nasenspitzenverlust oder Sattelnase . .	10—25%
Verlust der ganzen Nase neben Modellersatz	25—50%
Verlust des Geruchs	0—10%
Verlust des Geruchs und Geschmacks	0—20%
Erhebliche beiderseitige Nasenverengerung mit Atem- erschwerung	10—30%

Stinknase	20—30%
Einfache Nebenhöhleneiterung (chronische)	10—30%
dto. mit Schwindel und Kopfschmerz	30—50%

Luftwege:

Luftröhrenkanüle mit normaler Stimme	15—30%
dto. mit Stimmlosigkeit	50%
Kehlkopfverlust	50%
Stimmlosigkeit	20—30%
Pleuraschwarte	0—30%
Lungenhernie	20—50%

Ohr:

Verlust einer Ohrmuschel bei Frauen	10%
Verlust beider Ohrmuscheln	20—25%
Schwerhörigkeit, leicht, einseitig . | Umgangssprache	0%
,, ,, doppelseitig | über 4 m	0%
,, mittel (Flüstersprache unter 1—2 m)	
einseitig	10%
,, doppelseitig	15—20%
,, hochgradig (Umgangssprache unter	
1 m), einseitig	15%
,, doppelseitig	40%
Völlige Taubheit, einseitig	10—25%
,, ,, doppelseitig	30—50%
Cholesteatom . . . . | (je nach Hörfähigkeit)	15—30%
Zustand nach Radikaloperation |	0—30%
Gleichgewichtsstörung	10—70%

Auge:

Starkes Tränenträufeln oder starke Ptosis	10—25%
Verlust einer Linse (je nach Sehschärfe mit Starglas) .	10—20%
,, ,, ,, doppelseitig	20—30%
Einseitige Augenmuskellähmung mit Verlust des körperlichen Sehens	15—33$\frac{1}{3}$%
Einseitige schwere Sehstörung (unter $\frac{1}{10}$) oder Augenverlust	25—33$\frac{1}{3}$%
dto., doppelseitig	80—100%
Halbseitenblindheit	30—50%

Rumpf:

Bauch-, Leisten-, Nabel- oder Schenkelbruch (durch Bruchband zurückzuhalten) je nach Größe und Doppelseitigkeit	0—30%
dto. nicht reponibel (je nach Größe und Verwachsung)	30—100%
Krampfader- oder Wasserbruch: Je nach Größe . . .	0—20%
Verlust des männlichen Gliedes oder beider Hoden je nach Alter	0—50%
Verlust einer Niere bei Anpassung	0—15%
Verlust der Milz ohne Störung	0%
Verlust der Milz mit Blutbildveränderung oder Verwachsungen	20—30%
Gebärmutterverlust oder erhebliche Lageveränderung, starker Gebärmutter-, Scheiden- bzw. Mastdarmvorfall oder Verlust des Afterschließmuskels oder Kotfistel oder Adhäsionen mit Komplikationen	20—30—33$\frac{1}{3}$%
Gut verheilter Rippen-, Schlüsselbein-, Brustbein-, Becken- oder Wirbel- bzw. Dorn- und Querfortsatzbruch (nach Ablauf des 1. Jahres)	0%
Schief geheilter Schlüsselbeinbruch mit $\frac{1}{3}$ Schulterversteifung oder störendem Knochenvorsprung . . .	15%

Starke Rückenbeschwerden mit erschwertem Heben, Tragen und Bücken	30—50%
Wirbelkörperkompressionsbruch (je nach Behinderung).	0—50%
dto. mit partieller Rückenmarkschädigung	50—100%
dto. mit bloßer Blasen- und Mastdarmstörung	20—50%
Harnfistel oder Harnröhrenverengerung ohne Beschwerden, aber mit Behandlungsnotwendigkeit . .	10—30%
dto. bei häufigem und schmerzhaftem Harndrang und Harnträufeln	20—50%
dto. bei Blasenkatarrh oder Fistel	50—75%
dto. bei unfreiwilligem Harnabgang oder Niereninfektion oder Schrumpfblase	75—100%

Gliedmaßen:

a) Verlust: Arm:

	rechts	links
Finger oder Fingerglied	0—10%	0%
Zeigefinger	0—10%	0%
Zeige- und andere Finger	25—30%	20%
Mittel- oder Ringfinger nebst Mittelhandköpfchen	10%	0%
2 sonstige Finger	20—30%	20%
Zeige- und 2 andere Finger	35—40%	30%
3 sonstige Finger	30—35%	30—35%
Alle 4 Finger	50%	40—45%
Daumennagelglied	0—15%	0—10%
Daumennagel- und halbes Grundglied	10—20%	10%
Ganzer Daumen	20—30%	15%
Daumen und Mittelhandknochen	25—40%	20—30%
Daumen und 1 Finger	25—45%	20—30%
Daumen und 2 Finger	40—50%	35—40%
Daumen und 3 Finger	45—50%	40—45%
Daumen und alle 4 Finger	50—60%	40—50%
Hand	60%	50%
Hand und halber Vorderarm	60—70%	50—60%
Ganzer Vorderarm oder halber Oberarm . . .	70%	60%
Ganzer Arm	75%	66⅔—70%

Bein:

Großzehe oder deren Nagelglied	0—15%
Einzelne Zehe mit Komplikation oder Zehenverkrümmung oder Zehe mit Mittelfußknochen oder 4 Zehen oder Großzehe mit benachbarter Zehe	10—15%
Alle Zehen einschließlich Großzehe	15%
Halber Mittelfuß	20—30%
Ganzer Mittelfuß oder Vorderfuß (auch Lisfranc, Chopart, Pirogoff)	30—35%
Fuß oder Fuß und ⅓—½ Unterschenkel	40—50%
Ganzer Unterschenkel (auch Gritti)	50—60%
Halber Oberschenkel	50—60%
Ganzes Bein (im Hüftgelenk oder dicht darunter) . .	70—75%

b) Sonstige Schäden:

Arm:

(Links werden 5—15%, durchschnittlich 10% oder ¼—⅓ Rente weniger angerechnet.)

Bicepsruptur	10—25%
Nicht eingerichtete Schulterverrenkung	40—50%
Schulter ganz versteift in angespreizter Stellung . . .	40—50%
Arm bis zur Waagerechten zu heben	25—30%
Arm halb über die Waagerechte zu heben	15—25%
Schlotterschulter	30—50%

Habituelle Schulterverrenkung je nach der Schwere des Zustandes	25—50%
Oberarmpseudarthrose (außer Apparat)	50%
dto. mit Radialislähmung	75%
Ellenbogen ganz steif in Streckstellung oder in spitzwinkliger Beugung	50%
dto. bei 150⁰	40%
dto. bei 90⁰	20—30%
Ellenbogenschlottergelenk (außer Stützapparat)	33¹/₃—50%
Ellenbogen beweglich zwischen 90⁰ und 150⁰	20—35%
Olecranon nicht knöchern verheilt	10—20%
Vorderarmpseudarthrose (außer Stützapparat)	50%
Isolierte Radius- oder Ulna-Pseudarthrose	20—30%
Unterarmdrehbewegungen aufgehoben bei Mittelstellung	30%
dto. bei schlechter Stellung	30—40%
Speichenbruch leicht schief geheilt bei ¹/₄ versteiftem Handgelenk	0—10%
dto. stark schief geheilt bei ¹/₃ versteiftem Handgelenk	10—20%
Handgelenk versteift in gerader Stellung	30%
dto. in ¹/₃ Beugung oder ¹/₂ Überstreckung	40—50%
Daumengrundgelenk versteift	10—20%
Daumenendgelenk oder sonstiges Fingergelenk versteift	0—20%
Deltamuskel- oder Achselnervlähmung	30%
Sägemuskellähmung	30%
Speichennervlähmung	25—30%
Mittelnervlähmung	33¹/₃—40%
Ellennervlähmung	40%
Erbsche Lähmung	40—50%
Klumpkesche Lähmung	50—60%
Lähmung zweier Armnerven	60%
Lähmung dreier Armnerven	75%
Völlige Gebrauchsunfähigkeit des Armes	75%
Bein (beide Seiten werden im allgemeinen gleich eingesetzt):	
Pseudarthrose Schenkelhals	50—80%
dto. Oberschenkel	50—75%
dto. Unterschenkel	50—66²/₃%
dto. Kniescheibe	20—30%
Schwere Arthritis deformans an Hüfte, Knie oder Fuß	25—30%
Kniescheibenbruch mit Strecklähmung	20—30%
Schlotterknie, je nach Schwere	20—50%
Fußdeformität oder Schmerzen nach Knöchel-, Fersen- oder Mittelfußbruch	10—33¹/₃%
Knickplattfuß mit Arthritis deformans	40—50%
Fersenbeinstauchungsbruch	10—20%
dto. beiderseits	20—40%
Empfindlicher Plattfuß nach Mittelfußbruch	15—30%
Hüfte versteift in guter Stellung	30%
sonst	33¹/₃—50%
beiderseits, je nach Stellung	60—80%
Knie versteift in Streckstellung	33¹/₃—40%
dto. beiderseits	60—80%
dto. 175⁰	30—33¹/₃%
dto. 160⁰	40%
dto. 150⁰	50%
dto. 140⁰	60%
Knie beweglich zwischen 120—170⁰	25%
dto. zwischen 90—180⁰	15%
Fuß versteift 90⁰	20%

dto. 100⁰ . . . . $33^1/_3\%$
dto. 120⁰ . . . .   40—50%
Sämtliche Zehen versteift oder Großzehe in Überstreckung   15%
Cruralislähmung . . . .   30—50%
Ischiadikuslähmung . . . .   50—60%
Peroneus- oder Tibialislähmung . . . .   20—35%
Obturatoriuslähmung 30%
Traumatische Ischias mäßigen Grades 25%
Krampfadern oder Narbe mit Geschwürsneigung . . .   10—25%
Ödem nach Thrombose . . . .   10—40%
dto. mit Geschwürsneigung . . . .   25—50%
Beinverkürzung unter 3 cm 0%
dto. 3—5 cm . . . .   10—15%
dto. 5—10 cm (außer orthopädischem Schuh mit Sohlenerhöhung) . . . . $20—33^1/_3\%$
Oberschenkelbruch schlecht geheilt mit starker Ver-
kürzung, Muskelabmagerung, Schlotterknie usw. . .   25—50%
dto. mit mäßiger Verkürzung, leichter Muskelabmagerung
und ohne Schlotterknie 15%
Unterschenkelbruch mit Deformität und Fußbehinderung   25%
Völlige Gebrauchsunfähigkeit des Beins 75%

Gliedmaßenverlust ist nicht schematisch, sondern individuell zu beurteilen; auch ist für die Rente nicht allein die Länge des Stumpfes maßgebend, sondern dessen Gebrauchswert und dieser wiederum abhängig von der Zweckmäßigkeit der Länge und von der Stumpfbeschaffenheit. In letzterem Sinne verlangen Stumpfstörungen (Geschwür, Neurom, Gelenkversteifung od. dgl.) eine höhere Rente. In ersterem Sinne sind sowohl allzulange als auch allzukurze Stümpfe unterwertig. Im einzelnen gilt: Bei Störung oder Verlust von Fingern ist der Rentensatz nicht allein in bezug auf die Finger sondern auf die Hand anzusetzen. Verlust einzelner Finger oder Fingerteile bedeutet im allgemeinen keine nennenswerte Erwerbsbeschränkung außer am Daumen und evtl. auch am Zeigefinger, für welche aber der Mittelfinger eintreten kann. Verlust einer Hand bedingt 50—60%, eines Ober- oder Unterarms höchstens 60—70% und eines ganzen Arms 70—75%, beider Arme oder Hände 100% nebst Pflegezulage, Verlust beider Beine an den Unterschenkeln 80% und an den Oberschenkeln 80—100%, Unmöglichkeit anhaltenden Sitzens bei nur kurzdauerndem Stehen und Gehen 100%, Arbeiten nur im Sitzen 50%, Unfähigkeit zu längerem Stehen und Gehen 30—50%, Verlust von Fuß sowie allzulanger oder allzukurzer Unterschenkelstumpf 30—50%, Verlust von Knie sowie allzulanger Oberschenkelstumpf 50—60%, Verlust des ganzen Beins oder allzukurzer Oberschenkelstumpf 70—75%, dagegen guter Oberschenkelstumpf 50—60% und guter Unterschenkelstumpf 40—50% sowie Mittelfußstumpf 20% (s. o.).

Anmerkung. Privatunfallversicherung.

Die Grundlage der **privaten** Unfallversicherung bilden hinsichtlich der Entschädigung die vom Verband der Versicherungsgesellschaften aufgestellten „Allgemeinen Versicherungsbedingungen der einzelnen Unfallversicherungen", welche bei den verschiedenen Gesellschaften nur in einzelnen Punkten (z. B. in der Höhe der Sätze der sog. „Gliedertaxe") voneinander abweichen. Für den **Unfallbegriff** gelten in der **privaten** Unfallversicherung andere Bestimmungen als in der **staatlichen:** Ein Unfall liegt vor, wenn der Versicherte durch ein plötzliches, von außen auf seinen Körper einwirkendes Ereignis unfreiwillig eine Gesundheitsschädigung erleidet. Dabei braucht es sich nicht um einen Betriebsunfall zu handeln. Dagegen sind Gesundheitsschädigungen durch Temperatur- und Witterungseinflüsse nicht entschädigungspflichtig ebensowenig wie Selbstmorde, Rauferei- und Operationsfolgen. Auch sind einzelne Leiden und Gebrechen von der Versicherung ausgeschlossen: z. B. Bauch-, Unterleibs- und Wasserbrüche, Darmverschluß, Unterschenkelgeschwüre, Blutungen unter Mitwirkung innerer Erkrankungen, Schlaganfälle und Epilepsie, vor allem funktionelle Nervenstörungen; Infektion wird auch nur als Unfall anerkannt, wenn eine Wundinfektion oder eine sonstige äußere Infektion vorliegt. Gewisse Personen, u. a. Schwerkranke und Alte über 65 Jahre, werden nicht aufgenommen oder doch nur mit einer Klausel (Ausschluß bestimmter Krankheiten bzw. Körperteile) bzw. mit einer höheren Prämie (Gefahrenklassen!). Heilverfahren zwecks Wiederherstellung muß der Verletzte durchführen lassen, und zwar durch Ärzte, gegebenenfalls, und zwar unter ähnlichen Bedingungen wie bei der staatlichen Versicherung (s. o.) auch Operation. Bei Todesfall ist Leicheneröffnung vorgesehen. Für die **Entschädigung,** deren Höhe im übrigen natürlich von der Höhe der im Vertrag ausgemachten Versicherungssumme bzw. der jährlich zu zahlenden Prämie abhängt, gelten folgende Bestimmungen: Versichert wird gegen Arbeitsunfähigkeit, Invalidität und Tod. Wenn keine Erwerbsbeschränkung eintritt, so trägt die Versicherung die Kosten der ärztlichen Behandlung bis zur Höhe des vollen Tagegeldes. Wenn eine Erwerbsbeschränkung vorliegt, so ist zu unterscheiden zwischen vorübergehender und dauernder. Bei vorübergehender Erwerbsbeschränkung werden Tagegelder gewährt. Diese richten sich nach der Berufstätigkeit bzw. Beschäftigung des Versicherten, vor allem danach, ob der Versicherte verwaltend (leitend oder aufsichtführend) oder praktisch mitarbeitend tätig ist (z. B. erhält bei Verletzung eines Fingers der linken Hand ein Arzt oder ein Klavierspieler volles Tagegeld, dagegen ein Fabrikdirektor u. U. überhaupt nichts). Im übrigen wird die Entschädigung nach der jeweiligen Erwerbsbeschränkung abgestuft. Die Dauer ist höchstens für ein Jahr, so daß also bei fortdauernder Erwerbsbeschränkung, falls sie nur vorübergehend ist, aber nicht dauernd, eine Entschädigung nicht mehr gewährt wird. Schließlich ist die Tagegeldzahlung abhängig von der Fortdauer der ärztlichen Behandlung, anderenfalls von einem alle zwei Wochen beizubringenden Arztzeugnis über die vorliegende Erwerbsbeschränkung. Bei dauernder Erwerbsbeschränkung wird eine Abfindung gewährt. Diese richtet sich ausschließlich nach der vertraglich festgesetzten **Gliedertaxe** (Wertungstabelle) ohne Rücksicht auf die Berufstätigkeit. Statt der Kapitalabfindung kann eine Rente vorgesehen werden, und zwar entweder mit vom Lebensalter abhängiger Berechnung oder mit gleichbleibender Berechnung; dabei besteht für beide Teile das Recht, Rentenänderung zu verlangen, wobei alle fünf Jahre regelmäßige Nachuntersuchungen vorgesehen sind. Der Dauerschaden (Invalidität) wird gewöhnlich nach Abschluß des ersten Jahres bestimmt; läßt sich der Dauerschaden schon vorher übersehen (z. B. bei glattem Gliedverlust), so kann bei einem nicht mit Tagegeld Versicherten die Kapitalauszahlung schon früher erfolgen. Läßt sich auch nach Abschluß des ersten Jahres der Dauerschaden noch nicht übersehen, so werden Zinsen entsprechend der derzeitigen Invalidität gezahlt und nach gegebener Zeit, spätestens aber nach drei Jahren, das dem Invaliditätsschaden entsprechende Kapital ausgezahlt unter wiederholten, gewöhnlich halbjährlichen Untersuchungen bezüglich der mittlerweile eingetretenen Besserung.

In der Gliedertaxe sind im allgemeinen folgende Bewertungen für glatte Schäden vorgesehen:

Arm oder Hand	60 (70)%	Großzehe	5 (8)%
Bein oder Fuß	50%	andere Zehe	2 (3)%
Daumen	20 (25)%	Erblindung beider Augen .	100%
Zeigefinger	10 (16)%	ein Auge	30—50%
andere Finger	5 (4)%	Taubheit beider Ohren . .	60 (70)%
		ein Ohr	15—30%

Der höhere Satz gilt bei Auge und Ohr dann, wenn schon die Sinneskraft auf einem Auge oder Ohr vorher verloren war.

Bei teilweisem Verlust bzw. bei teilweiser Gebrauchsbeeinträchtigung werden die Sätze entsprechend herabgesetzt. Bei Verlust oder Gebrauchsbeeinträchtigung **mehrerer** Körperteile werden die Prozentsätze zusammengezählt, aber nur bis zur Höchstsumme von 100% und stets ohne Rücksicht auf die Berufstätigkeit. So erhält z. B. ein Arzt oder Klavierspieler ebenso wie ein Fabrikdirektor bei Verlust des linken Zeigefingers 10%, obwohl erstere ganz oder hochgradig geschädigt sind, letzterer gar nicht (es ist also bei Bewertung der dauernden Erwerbsbeschränkung die Sache umgekehrt als bei der vorübergehenden!). Über den Höchstsatz von 50% bzw. 60% kann auch bei Verlust des ganzen Beines oder Armes nicht hinausgegangen werden. Der Verlust des Fußes wird dem des Beines gleichgesetzt. Am Finger wird gewöhnlich im Sinne des **Verlustes** entschädigt, auch wenn der Finger minderwertig oder teilweise verloren oder versteift, aber gebrauchsunfähig ist, sonst im Sinne der teilweisen Gebrauchsunfähigkeit, also $\frac{1}{2}$, $\frac{1}{3}$, $\frac{1}{6}$ od. dgl. Bei Verlust mehrerer Finger werden die verschiedenen Finger zusammengerechnet, so daß oft recht geringe Prozentsätze herauskommen, es sei denn daß der Gutachter einen Schaden außerhalb der Gliedertaxe, nach welcher ja dann der Schaden sich nicht gut berechnen läßt, oder in Beziehung auf Hand oder Arm einschätzt, welche ja dann als solche auch tatsächlich mehr oder weniger gebrauchsbeeinträchtigt sind. Bei Todesfall wird die Entschädigung in ganzer Höhe der Todesfallsumme geleistet, wobei die bisherigen Zahlungen abgerechnet werden. Haben andere Krankheiten bei dem Dauerschaden mitgewirkt, so wird die Entschädigung entsprechend gekürzt, vorausgesetzt daß die Mitwirkung jener Krankheiten mindestens 25% beträgt. (So z. B. wird eine vorbestehende Arthritis deformans, wenn der Unfall sie verschlimmert hat, etwa zur Hälfte angerechnet.) Ebenso wird verfahren, wenn schon vor dem Eintritt der Versicherung ein Schaden vorbestanden hat (z. B. werden, wenn ein Knie steif war und die Erwerbsbeschränkung schon dadurch 30% betrug, bei Verlust oder völliger Gebrauchsunfähigkeit des Beins durch den betr. Unfall von 50% dann 30% abgezogen, so daß nur 20% verbleiben). Bestand der Schaden schon vor Eingehen der Versicherung, so ist in der Regel bereits in den Versicherungsantrag eine entsprechende Klausel aufgenommen, welche die Entschädigung nur teilweise vorsieht oder das kranke Glied ganz ausnimmt. Gegen die Entscheidung der Versicherung kann Patient binnen 2 Monaten Einspruch erheben; es entscheidet dann über juristische Fragen das Gericht und über medizinische (Unfallzusammenhang und Erwerbsbeschränkung) eine dreigliedrige Ärztekommission, deren Urteil für beide Teile bindend und endgültig ist.

(Die Ärztekommission besteht aus 3 Ärzten, von denen 1 der Versicherte, 1 die Versicherungsgesellschaft und 1 als Unparteiischen beide bestimmen, welch letzterer die Kommissionsmitglieder und den Versicherten einberuft, die Sitzung leitet und nötigenfalls, wenn nämlich keine Einigkeit herrscht, den Ausschlag bei der Entscheidung gibt.)

Gelegentlich, namentlich in Haftpflichtsachen, wird der Gutachter auch gefragt, ob und in welcher Höhe ein Schmerzensgeld angemessen ist, welches über den Ersatz des Vermögensschadens hinaus gewährt werden kann; diese Frage, zu welcher nicht allein der Arzt zuständig und wobei auch die Vermögenslage der Beteiligten zu berücksichtigen ist, richtet sich nach Grad und Dauer der Schmerzen bei Unfall und Behandlung, auch nach etwaiger Verunstaltung, Behinderung bei Berufsarbeit, Sport u. dgl.; sie wird nur in besonderen Fällen gewährt, im übrigen in das Ermessen des Gerichts gestellt.

Sachverzeichnis.

C suche man auch unter K und Z, sowie umgekehrt, ferner deutsche Namen unter fremdsprachlichen, Krankheiten unter Organen, Gefäße und Nerven unter Arteria (A.) und Nervus (N.).

Printed in the United States
By Bookmasters